Gregory's Pediatric Anesthesia

Gregory 儿科麻醉学

·原书第6版·

原著　[美] Dean B. Andropoulos
　　　[美] George A. Gregory

主审　熊利泽　俞卫锋　薛荣亮

主译　杨丽芳　张建敏　张马忠

中国科学技术出版社
·北　京·

图书在版编目（CIP）数据

Gregory 儿科麻醉学：原书第 6 版 /（美）迪安·B. 安德罗普洛斯（Dean B. Andropoulos），（美）乔治·A. 格雷戈里（George A. Gregory）原著；杨丽芳，张建敏，张马忠主译 . — 北京：中国科学技术出版社，2022.3

书名原文：Gregory's Pediatric Anesthesia, 6e

ISBN 978-7-5046-9228-3

Ⅰ.① G… Ⅱ.①迪…②乔…③杨…④张…⑤张… Ⅲ.①儿科学—麻醉学 Ⅳ.① R726.14

中国版本图书馆 CIP 数据核字 (2021) 第 197238 号

著作权合同登记号：01-2021-4966

策划编辑	池晓宇　焦健姿
责任编辑	方金林
装帧设计	佳木水轩
责任印制	徐　飞

出　　版	中国科学技术出版社
发　　行	中国科学技术出版社有限公司发行部
地　　址	北京市海淀区中关村南大街 16 号
邮　　编	100081
发行电话	010-62173865
传　　真	010-62179148
网　　址	http://www.cspbooks.com.cn

开　　本	889mm×1194mm　1/16
字　　数	2546 千字
印　　张	80.5
版　　次	2022 年 3 月第 1 版
印　　次	2022 年 3 月第 1 次印刷
印　　刷	天津翔远印刷有限公司
书　　号	ISBN 978-7-5046-9228-3/R·2829
定　　价	598.00 元

版权说明

内容提要

  本书引进自国际知名的 WILEY 出版社，是由 Dean B. Andropoulos 和 George A. Gregory 两位教授组织全球顶尖儿科麻醉学家联合撰写的一部鸿篇巨制。本书共四篇 50 章，通过理论讲授 – 问题分析 – 文献回顾 – 临床指导的模式，全面翔实地论述了儿童各脏器的发育生理学、解剖学、药理学、心理学，以及儿科麻醉各个亚专业的特点。著者挑选了大量精美图片，并绘制了生动形象的示意图，以帮助读者理解基础知识的重点难点。此外，书中将知识扩展到儿科麻醉的伦理问题、试验设计、儿科麻醉医师的教育与培养，以及儿童围术期外科之家等麻醉医师亟待掌握的领域；部分临床章节还列出了疑难病例的管理经验，更加凸显了书中内容的"实战性"，能够让读者将理论知识深入浅出地运用于临床实践中。纵观本书，内容系统全面，配图精美丰富，理论与实践紧密贴合，既可帮助麻醉医师了解儿童生长发育、指导日常实践工作及开展临床科研，又可帮助儿科麻醉医师迅速成长，进而为儿科麻醉学界培养更多人才。

译校者名单

主　审　熊利泽　同济大学附属上海市第四人民医院
　　　　俞卫锋　上海交通大学医学院附属仁济医院
　　　　薛荣亮　西安国际医学中心医院

副主审　John Zhong（仲巍）　得克萨斯大学西南医学中心暨达拉斯儿童医院
　　　　William Xu　奥古斯塔大学乔治亚医学院
　　　　杨　瑞　陕西省人民医院

主　译　杨丽芳　西安交通大学附属儿童医院
　　　　张建敏　国家儿童医学中心（北京）/ 首都医科大学附属北京儿童医院
　　　　张马忠　上海交通大学医学院附属上海儿童医学中心

副主译　李　军　温州医科大学附属二院育英儿童医院
　　　　宋兴荣　广州市妇女儿童医疗中心

译校者　（以姓氏笔画为序）
　　　　于　洋　天津医科大学总医院
　　　　马　锐　西安交通大学附属儿童医院
　　　　马阳巍　国家儿童医学中心（北京）/ 首都医科大学附属北京儿童医院
　　　　王　怡　空军军医大学第一附属医院（西京医院）
　　　　王　晟　广东省人民医院
　　　　王月兰　山东第一医科大学第一附属医院（山东省千佛山医院）
　　　　王妮莎　西安交通大学附属儿童医院
　　　　王晓月　海口市人民医院 / 中南大学湘雅医学院附属海口医院
　　　　王瑶琪　天津医科大学总医院
　　　　尹　红　中国医科大学附属盛京医院
　　　　邓　姣　空军军医大学第一附属医院（西京医院）
　　　　左明章　北京医院
　　　　叶　茂　重庆医科大学附属儿童医院
　　　　田　毅　海口市人民医院 / 中南大学湘雅医学院附属海口医院
　　　　庄培钧　复旦大学附属儿科医院
　　　　刘立飞　重庆医科大学附属儿童医院
　　　　刘艳华　西安交通大学第二附属医院
　　　　刘雅菲　北京大学第一医院
　　　　刘赫琪　国家儿童医学中心（北京）/ 首都医科大学附属北京儿童医院
　　　　汲　玮　上海交通大学医学院附属上海儿童医学中心
　　　　许　婷　四川省医学科学院·四川省人民医院
　　　　许爱军　华中科技大学同济医学院附属同济医院

孙志鹏　华中科技大学同济医学院附属武汉儿童医院
孙莉萍　上海交通大学医学院附属上海儿童医学中心
李　军　温州医科大学附属二院育英儿童医院
李　爽　四川省医学科学院·四川省人民医院
李　婵　西安交通大学附属儿童医院
李　超　玉溪市儿童医院
李　强　南昌大学附属儿童医院
李佳佳　温州医科大学附属二院育英儿童医院
李俊峰　北京医院
杨丽芳　西安交通大学附属儿童医院
杨海帆　西安交通大学附属儿童医院
余高锋　广州市妇女儿童医疗中心
谷长平　山东第一医科大学第一附属医院（山东省千佛山医院）
邹天笑　上海市儿童医院
邹沅芫　上海交通大学医学院附属仁济医院
宋丹丹　中国人民解放军北部战区总医院
宋兴荣　广州市妇女儿童医疗中心
宋琳琳　北京大学第一医院
张　勇　广州市妇女儿童医疗中心
张　爽　西安交通大学附属儿童医院
张马忠　上海交通大学医学院附属上海儿童医学中心
张建敏　国家儿童医学中心（北京）/首都医科大学附属北京儿童医院
范艳婷　广州市妇女儿童医疗中心
范逸辰　上海交通大学医学院附属仁济医院
金立红　上海交通大学医学院附属上海儿童医学中心
周志坚　复旦大学附属儿科医院
郑若芳　温州医科大学附属二院育英儿童医院
屈双权　湖南省儿童医院
赵龙德　南京医科大学附属儿童医院
胡华琨　南昌大学附属儿童医院
胡智勇　浙江大学医学院附属儿童医院
钟　良　华中科技大学同济医学院附属武汉儿童医院
姜　静　上海交通大学医学院附属上海儿童医学中心
费　建　南京医科大学附属儿童医院
贺　琳　复旦大学附属儿科医院

秦　霈　西安交通大学附属儿童医院
耿武军　温州医科大学附属第一医院
莫晓飞　广州市妇女儿童医疗中心
党杨杰　西安交通大学附属儿童医院
倪新莉　宁夏医科大学总医院
高玉华　宁夏医科大学总医院
高嘉男　西安交通大学附属儿童医院
唐红丽　温州医科大学附属第一医院
黄　河　重庆医科大学附属第二医院
黄　磊　昆明市儿童医院
黄小聪　广东省人民医院
戚文宇　中国医科大学附属盛京医院
崔　波　中国人民解放军北部战区总医院
彭　婷　华中科技大学同济医学院附属同济医院
彭哲哲　上海交通大学医学院附属上海儿童医学中心
蒋一蕾　浙江大学医学院附属儿童医院
韩　园　温州医科大学附属二院育英儿童医院
覃　怡　广西医科大学第一附属医院
舒仕瑜　重庆医科大学附属第二医院
谢克亮　天津医科大学总医院
蓝雨雁　广西医科大学第一附属医院
翟小竹　上海交通大学医学院附属仁济医院
颜璐璐　湖南省儿童医院
潘守东　首都儿科研究所附属儿童医院
潘志英　上海交通大学医学院附属仁济医院
薛荣亮　西安国际医学中心医院
魏　国　首都儿科研究所附属儿童医院
魏　嵘　上海市儿童医院

主审简介

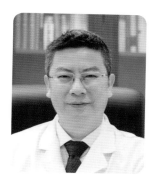

熊利泽　主任医师、教授，博士研究生导师。同济大学附属上海市第四人民医院院长，同济大学医学院脑功能与人工智能研究所所长。国家自然科学基金杰出青年基金获得者，长江学者计划特聘教授，973项目首席科学家，中国首任世界麻醉学会联盟（WFSA）常务理事，亚洲及澳洲区麻醉学会前任主席，中华麻醉学会前任主任委员。《中华麻醉学杂志》总编辑，《Journal of Anesthesia and Perioperative Medicine》副主编。教育部创新团队和科技部重点领域创新团队学术带头人，连续6年入选中国高被引学者。以第一完成人获国家科技进步一等奖1项，共发表SCI论文225篇，总被引7858，H因子25.4。

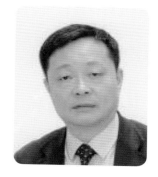

俞卫锋　主任医师、教授，博士研究生导师。上海交通大学医学院附属仁济医院麻醉科主任，上海交通大学医学院麻醉与危重病医学系主任。中国医师协会麻醉学医师分会第四届委员会会长，中华医学会麻醉学分会副主任委员，中华医学会麻醉学分会儿科学组组长，上海市医学会麻醉专科委员会第九届委员会主任委员。担任《麻醉·眼界》《Anesthesiology》中文版主编，《中华麻醉学杂志》《临床麻醉学杂志》《JAPM》副总编辑。主持国家自然科学基金9项及指导科室71项，获国家自然科学基金生命科学部重点课题和科技部重大研发计划各1项。以第一负责人承担30项省部级以上课题，主编专著11部。共发表论文300余篇，SCI收录108篇，总IF＞300分。获国家和军队科技进步二等奖各一项，教育部科技进步奖一等奖一项。

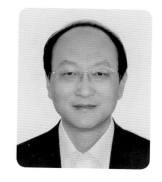

薛荣亮　一级主任医师、二级教授，西安国际医学中心医院北区麻醉与舒适化医疗中心主任。陕西省医学会麻醉学分会现任主任委员，中国医药教育协会麻醉专委会常委，中国药理学会麻醉药理学分会委员，中国中西医结合麻醉学会委员。《中华麻醉学杂志》《国际麻醉与复苏杂志》《临床麻醉学杂志》《中国疼痛医学杂志》《实用疼痛学杂志》《麻醉安全与质控杂志》《临床医学研究与实践杂志》等编委。主持课题获得4项国家自然科学基金资助和1项省基金资助；以第一完成人获陕西省科技进步一等奖1项、参与完成二等奖2项、三等奖2项。发表专业论文150余篇，其中第一作者发表SCI论文16篇。获国家发明专利1项、实用新型专利多项；参编专著3部，副主译及参译专著2部。

主译简介

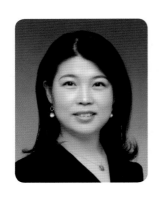

杨丽芳　医学博士、副主任医师，硕士研究生导师。国家儿童区域医疗中心／西安交通大学附属儿童医院麻醉与围术期医学科主任。中华医学会麻醉学分会第十三届青年委员，中华医学会麻醉学分会小儿麻醉学组委员，中国心胸血管麻醉学会小儿麻醉学分会常委，中国中西医结合学会麻醉学分会委员，陕西省医学会麻醉学分会常委，中国医师协会陕西省麻醉科医师分会常委，陕西省中西医结合学会麻醉学分会常委，《医用气体工程》期刊编委，《临床麻醉学》期刊青年编委。以第一作者、通讯作者、共同第一或共同通讯作者在 *JACC*（IF=15.343）、*Eur Heart J*（IF=10.046）等杂志发表 SCI 论文 26 篇，中文核心期刊论文 8 篇。主持国家自然科学基金 3 项，陕西省杰出青年基金 1 项，陕西省国际合作基金 1 项，陕西省社发攻关基金 1 项，西安市科技局项目 1 项。主译专著 1 部、副主译专著 1 部、参译专著 4 部、参编国家十三五本科生教材 3 部；第一发明人申请国家发明专利 6 项，实用新型专利 3 项。

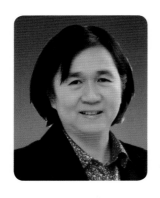

张建敏　主任医师、教授，博士研究生导师。国家儿童医学中心（北京）／首都医科大学附属北京儿童医院麻醉科主任。中华医学会麻醉学分会小儿学组副组长，中国心胸血管麻醉学会小儿麻醉分会第三届主任委员，福棠儿童医学发展研究中心小儿麻醉专业委员会主任委员，中华医学会北京分会麻醉专业委员会常务委员，北京儿科麻醉学组组长，首都医科大学麻醉学系系务委员，北京医师协会麻醉专科医师分会常务理事，北京市临床麻醉质量控制和改进中心专家，中国医疗保健国际交流促进会围术期医学分会委员。在中华医学会麻醉学分会制订的麻醉指南中负责撰写"新生儿和低体重新生儿麻醉"部分，主编、主译 2 部，参编、参译书籍 18 部，在国、内外核心期刊发表文章 94 篇。担任 Pediatric Anesthesia 期刊副主编。

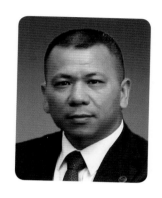

张马忠 医学博士，主任医师，博士研究生导师。麻醉科学科带头人，上海交通大学医学院附属上海儿童医学中心 / 国家儿童医学中心副院长。《国际麻醉学与复苏杂志》常务编委，*Paediatric Anaesthesia* 期刊副主编，《中华麻醉学杂志》《临床麻醉学杂志》《上海医学杂志》编委，国家自然科学基金、上海市自然科学基金和中国博士后基金同行评审专家。《当代小儿麻醉学》（2011）、全国高等学校麻醉学专业第四轮规划教材 / 规划数字教材《麻醉药理学》（2016）、《麻醉药理基础》（2009）副主编，《实用小儿麻醉技术》（2011）、《小儿麻醉与围术期医学》（2018）、《围术期麻醉护理 – 床边安全恢复指南》（2019）副主译。发表、撰写涉及成人或儿童麻醉相关论文及图书章节 100 余篇，主要研究领域为麻醉药理学、发育与疼痛。

补充说明

本书收录图片众多，不少图片以彩色呈现效果更佳。考虑到读者随文阅图习惯并确保版面美观，所有图片均随文排录，有彩色版本者还安排在书末位置单独排录，但不另设页码，特此说明。

书中参考文献条目众多，为方便读者查阅，已将本书参考文献更新至网络，读者可扫描右侧二维码，关注出版社医学官方微信"焦点医学"，后台回复"Gregory 儿科麻醉学"，即可获取。

中文版序

随着我国出生率的下降和老龄化时代的到来，人们对儿科医疗的要求会越来越高。小儿不是缩小版的成人，其具有自身的生理学特点。当患儿接受手术或检查需要麻醉时，这些生理学特点会给患儿带来医疗风险，因此麻醉工作者必须成为保障患儿医疗安全和质量的关键力量。不幸的是，在过去的几十年中，虽然麻醉药物和监测技术的进步已经显著降低了儿童的麻醉风险，但儿童麻醉死亡风险仍普遍高于成人，麻醉引起的心血管系统和呼吸系统的并发症也仍然是围术期导致儿童死亡的主要原因。2010—2015 年，美国 Wakeup Safe 共收到 531 例儿童围术期心搏骤停的报告，其中由麻醉导致的心搏骤停有 329 例，发生率为 3.3/ 万，且麻醉导致的死亡率高达 0.36/ 万。在导致心搏骤停的原因中，心血管系统和呼吸系统的并发症占比为 84%，这些冰冷数字的背后是一次次血的教训，时刻提醒我们，关注儿童围术期安全、提高儿科麻醉质量是医院永恒的主题。

Gregory's Pediatric Anesthesia 是一部享誉世界的儿科麻醉学鸿篇巨制，这次由杨丽芳主任主译的第 6 版与上一版已相距 8 年，在内容上也发生了翻天覆地的变化。本书著者均来自于 US NEWS 榜单排名前十的全美各大儿童医院及世界其他地区的顶级儿童医院，这些儿童医院的建院历史平均超过 100 年，并且撰写各个章节的作者也是相应领域指南的撰写者。他们一方面利用自身的研究与所学，向我们系统阐述了儿童各时期、各系统的胚胎学、生理学、药理学，以及麻醉对儿童心理的影响，另一方面还引用了大量文献和图片，并结合自身的临床经验，以循证医学的方法告知了我们如何正确地在临床中实施相关操作。在部分章节的末尾，各位著者还以真实的病例向我们阐述了典型病例和危急事件的管理，真正做到了理论结合实际。同时，本书还将知识扩展到了儿童麻醉的伦理问题、试验设计、儿科麻醉医师的教育和培养，以及儿童围术期外科之家等麻醉医师亟待掌握的领域。

杨丽芳主任作为中华医学会麻醉学分会的青年委员及儿科学组委员，长期躬耕于儿科麻醉，她不仅在科研领域中取得了丰硕成果，而且还在临床工作中提出了许多独特的见解，给我留下了极为深刻的印象。此次我又非常欣喜地看到，她作为儿科学组的一员，组织了国内 30 多家医院的麻醉学专家完成了本书的翻译工作，为国内读者及时了解国外儿科麻醉学的最新指南和发展前沿提供了便利。此外，令我感到欣慰的是，这 30 多家医院的麻醉学科都是中华医学会麻醉学分会儿科学组和中华医学会麻醉学分会青年委员的成员单位，每章的译者均是在相应领域具有非凡造诣的知名专家。由于本书各章均包含了巨大的信息量，因此翻译工作难度很大，为了让此书的中文版尽早与国内读者见面，杨丽芳主任带领翻译团队竭尽所能，用最短的时间完成了本书的翻译工作，他们为此付出了巨大努力。作为中华医学会麻醉学分会前任主任委员，我向他们付出的辛勤汗水和孜孜以求的精神表示祝贺并致以崇高的敬意。

我相信，本书的出版将成为中国麻醉医师了解世界各国儿科麻醉现状的"望远镜"，将成为加快国内广大麻醉医师，尤其是基层麻醉医师成长的"助推剂"，也必将成为全面提升我国儿科麻醉水平的"发动机"，以及保障儿童患者麻醉与围术期安全的"指南针"。谨以此为序。

中华医学会麻醉学分会第 12 届委员会主任委员

《中华麻醉学杂志》总编辑

译者前言

儿童麻醉与成人麻醉的差别很大,有其非常明显的特殊性。循环的稳定、呼吸的调控、药物的应用、容量的补充、疼痛的管理、心理的疏导……都充满了挑战。熟悉和掌握与麻醉相关的儿童解剖、生理、药理等特点,并应用合适的麻醉方法和监测设备,才能使儿童安全渡过麻醉和手术期,并在术后顺利恢复。

我国从事临床麻醉工作者近 10 万人,其中从事儿童临床麻醉者不足 1 万,部分同行很少甚至从未接触过儿科麻醉。然而,随着我国"三孩政策"的放开,儿童群体已经在不少综合医院中占据了相当大的比例,因此如何保证儿童围术期的安全、减少死亡率、降低并发症,成为中华医学会麻醉学分会儿科学组努力奋斗的目标。*Gregory's Pediatric Anesthesia, 6e* 是由 Dean B. Andropoulos 教授和 George A. Gregory 教授主编、多国顶尖教授参编的鸿篇巨制,该书用四篇 50 章全面阐述了儿童从生理到药理、从解剖到临床的麻醉相关知识,图文并茂,数据翔实,并在第 5 版的基础上对儿科麻醉的部分内容进行了大篇幅的修订,各个章节的作者在相应的章节均引用了众多的 RCT 研究,通过对大数据的精准分析提出解决问题的办法。另外,为了让本书更加贴近临床,避免空洞的理论讲解,在部分临床章节的末尾,各位作者还将亲身经历的疑难病例加进来,将对应的理论知识融入复杂病例的管理中,力求使阅读本书的麻醉医师都能在理论中成长,从实践中进步。正如本书的 2 位主编在前言中所说,儿科麻醉学是一个真正的国际领域,而每位著者为我们不断发展的学科实践提供了全球化的视角,因此,本书是一部令人拍案叫绝、能够真正指导儿科麻醉的工具书兼教科书。

为了让这部佳作传播更广,造福更多的儿童患者,全面提升我国儿科麻醉水平,在中华医学会麻醉学分会第 13 届儿科麻醉学组的大力支持下,我们联合中华医学会麻醉学分会青年学组、气道学组的 100 余位同仁,在大家共同的努力下,由翻译到审校,由二审到三审,字斟句酌,力求能够准确表达原著者的本意,最终完成了本书的翻译工作。

在本书即将付梓之际,衷心感谢为本书付出努力的每一位同仁,感谢中国科学技术出版社给予的大力支持,同时感谢西安马克医疗科技有限公司的支持和帮助。本书的出版得到了国家重点研发计划(2016YFC1101000)、国家自然科学基金项目(81774415、81901205)、军队后勤科研重大项目(ALJ17J001)、陕西省自然科学基础研究计划杰出青年科学基金项目(S2018-JC-JQ-0094、2021JC-49)、陕西省创新能力支撑计划 – 科技创新团队项目(S2020-ZC-TD-0029)、西安市科技计划项目[2019114613YX003SF036(1)、201805098YX6SF32(9)]等多项课题的资助,在此一并表示感谢!

由于书中所述涉及专业较多,加之各位译者编译风格有所差异,虽经反复推敲,但书中仍可能存在不足和疏漏之处,恳请广大读者批评指正,提出宝贵的意见和建议。

西安交通大学附属儿童医院

原著前言

自 *Gregory's Pediatric Anesthesia, 5e* 面世以后，麻醉学科的知识和实践在很多方面取得了长足的进步。为了应对这些变化，第 6 版对所有章节均做出了重要的修订及补充，并回顾了儿科麻醉中最新的重要文献。我们在各章节中插入了大量图片和表格，以便更好地诠释每一个知识点，另外，在各章的重点段落之后，我们还添加了要点以加深读者的学习印象。为了探讨儿童围术期外科之家和先天性心脏病患者非心脏手术的麻醉，我们在第 6 版中增加了新的章节，将第 5 版中的较长章节分为 2 个章节，以供我们有更充足的篇幅去更详细探讨它们，这些章节涵盖了心血管系统的发育和心血管系统的生理学、创伤麻醉和烧伤麻醉、耳鼻咽喉科手术麻醉和眼科手术麻醉。在所有的临床麻醉章节中，我们也对那些非常实用的病例进行了更新。

近年来，超声在麻醉手术中的应用呈指数级增长，因此第 6 版对超声引导下的区域阻滞做出了大量更新，详细阐述了四肢和躯干主要部位的超声解剖和超声图像。此外，床旁超声在血管通路（如外周静脉置管）、心肺评估、气道和胃内容物评估中的广泛应用则是令人兴奋的新用途，书中也进行了详细介绍。

由于儿科麻醉学是一个真正的国际领域，因此第 6 版的作者来自美国、英国、加拿大、法国、德国和澳大利亚，他们为我们不断发展的学科实践提供了全球化的视角。Kester Brown 教授是本书"儿科麻醉的历史"的作者，曾于 1974—2000 年担任过澳大利亚墨尔本皇家儿童医院的麻醉科主任。Brown 教授曾游历于世界各国，并且还在许多国家对当地的麻醉医师进行过指导和培养；而"儿科麻醉的历史"一章也反映了他对我们这个领域的历史及其国际根源具备的渊博知识。不幸的是，Brown 教授于 2018 年 11 月离开了我们，但作为曾经在全世界培养了数百名临床医师的儿科麻醉先驱之一，作为一位具有敬业精神、同情心、科学好奇心和杰出临床技能的楷模，他将被我们所有人铭记，儿科麻醉医师学会中的每个人也将深深地怀念他。

我们特别感谢 WILEY 出版社的编辑团队，包括出版商 Claire Bonnett、高级项目编辑 Jennifer Seward、高级制作编辑 Nick Morgan、自由项目经理 Nik Prowse、自由文字编辑 Ruth Hamilton Swan 和 Jane Andrew 及编辑助理 Bobby Kilshaw。我们与这个专业团队合作得非常愉快，且他们为改进本教科书中大量材料的内容和表现方法也提出了很多建议。

最后要说的是，正如在第 5 版前言中所说，我们还要感谢我们的学生、住院医师及研究员，他们教给我们的知识同我们教给他们的一样多，甚至教给我们的知识比我们教给他们的更多，而他们提出的有深度的问题、想法及激励也正是医学学术的核心所在。这种探索的力量迫使我们所有人都走出自己安逸的环境，用不同的方式进行思考。我们同时也感谢外科医师和护理人员对我们的支持，但最重要的是，我们感谢患儿和他们的父母给予我们治疗他们的权利，感谢他们每天都能够持续对我们进行教导，他们是我们最好的老师！

Dean B. Andropoulos

George A. Gregory

目　录

第一篇　小儿麻醉原理

第 1 章　儿科麻醉的道德伦理和专业精神 ························· 舒仕瑜 译，黄　河 校（002）
第 2 章　儿科麻醉的历史 ·· 彭　婷 译，许爱军 校（018）
第 3 章　儿科麻醉学教育：立足当前，展望未来 ··············· 孙志鹏 译，钟　良 校（045）
第 4 章　儿科临床试验的伦理设计、实施与分析介绍 ········· 李　爽 译，许　婷 校（055）
第 5 章　心血管系统的发育 ································· 姜　静　彭哲哲 译，张马忠 校（075）
第 6 章　心血管系统的发育生理学 ····································· 彭哲哲 译，张马忠 校（098）
第 7 章　呼吸系统的发育生理学 ··· 覃　怡 译，蓝雨雁 校（117）
第 8 章　中枢神经系统的发育生理学 ·································· 李佳佳 译，李　军 校（139）
第 9 章　肝脏、胃肠道和泌尿系统的发育生理学 ··············· 郑若芳 译，李　军 校（159）
第 10 章　药理学 ··· 汲　玮 译，张马忠 校（186）
第 11 章　体液、电解质和营养 ··· 刘雅菲 译，宋琳琳 校（220）
第 12 章　凝血、出血和输血 ·· 崔　波 译，宋丹丹 校（242）
第 13 章　心肺复苏术 ··· 谷长平 译，王月兰 校（273）

第二篇　小儿麻醉管理

第 14 章　焦虑、心理准备、意识和行为改变 ····················· 杨海帆 译，杨丽芳 校（296）
第 15 章　儿科围术期外科之家规范 ···································· 王晓月 译，田　毅 校（310）
第 16 章　儿童气道管理 ·· 李俊峰 译，左明章 校（320）
第 17 章　麻醉的诱导、维持和苏醒 ···································· 刘赫琪 译，张建敏 校（350）
第 18 章　麻醉后恢复室的管理 ··· 张　爽 译，杨丽芳 校（381）
第 19 章　监测和血管通路 ··· 贺　琳 译，周志坚 校（401）
第 20 章　儿科区域麻醉 ·· 邹天笑 译，魏　嵘 校（438）

第三篇　小儿麻醉实践

第 21 章　胎儿干预和手术的麻醉 ······································· 庄培钧 译，周志坚 校（468）
第 22 章　早产儿麻醉 ··· 马　锐 译，杨丽芳 校（498）

第 23 章　新生儿和既往早产婴儿的麻醉 ················· 魏　国　译，潘守东　校（519）

第 24 章　青少年和年轻成人患者的麻醉 ················· 唐红丽　译，耿武军　校（540）

第 25 章　神经外科麻醉 ····························· 王　怡　译，邓　姣　校（563）

第 26 章　胸科手术麻醉 ····························· 李　婵　译，杨丽芳　校（595）

第 27 章　先天性心脏病的麻醉 ············· 金立红　孙莉萍　译，张马忠　校（612）

第 28 章　先天性心脏病非心脏手术的麻醉 ··········· 王妮莎　译，杨丽芳　校（669）

第 29 章　小儿脊柱手术麻醉 ························· 刘赫琪　译，张建敏　校（691）

第 30 章　器官移植麻醉 ········· 翟小竹　邹沅芫　范逸辰　译，潘志英　校（714）

第 31 章　腹部手术麻醉 ····························· 李　强　译，胡华琨　校（763）

第 32 章　小儿泌尿外科手术麻醉 ····················· 马阳巍　译，张建敏　校（781）

第 33 章　骨科手术麻醉 ····························· 蒋一蕾　译，胡智勇　校（801）

第 34 章　耳鼻喉科及牙科手术麻醉 ········· 张　勇　余高锋　译，宋兴荣　校（822）

第 35 章　眼科手术麻醉 ················· 范艳婷　余高锋　译，宋兴荣　校（843）

第 36 章　颅面整形手术麻醉 ············· 莫晓飞　余高锋　译，宋兴荣　校（853）

第 37 章　儿童疼痛管理 ····························· 秦　霈　译，杨丽芳　校（885）

第 38 章　门诊麻醉 ····················· 党杨杰　秦　霈　译，杨丽芳　校（913）

第 39 章　创伤儿童的麻醉 ··························· 赵龙德　译，费　建　校（937）

第 40 章　烧伤儿童的麻醉 ··························· 赵龙德　译，费　建　校（954）

第 41 章　手术室外麻醉与镇静 ······················· 黄　磊　译，李　超　校（970）

第 42 章　儿科重症监护 ····························· 颜璐璐　译，屈双权　校（996）

第 43 章　遗传综合征患者的麻醉 ····················· 刘立飞　译，叶　茂　校（1038）

第 44 章　发展中国家的小儿麻醉 ····················· 高玉华　译，倪新莉　校（1057）

第四篇　小儿麻醉的质量、结局和并发症

第 45 章　小儿麻醉的临床并发症 ····················· 咸文宇　译，尹　红　校（1070）

第 46 章　小儿手术和麻醉对大脑发育的影响 ··· 于　洋　王瑶琪　译，谢克亮　校（1102）

第 47 章　患者模拟技术在儿科麻醉中的应用 ··········· 黄小聪　译，王　晟　校（1132）

第 48 章　儿科麻醉中的数据库、注册中心和临床结果研究 ··· 韩　园　译，李　军　校（1154）

第 49 章　电子化的麻醉记录：麻醉信息管理系统 ······· 王晓月　译，田　毅　校（1173）

第 50 章　手术室安全、沟通与团队合作 ··············· 刘艳华　译，薛荣亮　校（1187）

附录 A　围术期儿科麻醉药物及其他治疗药物 ········· 高嘉男　译，杨丽芳　校（1201）

附录 B　儿童正常检验值 ····························· 高嘉男　译，杨丽芳　校（1206）

附录 C　缩略语列表 ··（1231）

第一篇

小儿麻醉原理
Principles of Pediatric Anesthesia

第 1 章　儿科麻醉的道德伦理和专业精神 …………………………………………… 002

第 2 章　儿科麻醉的历史 …………………………………………………………………… 018

第 3 章　儿科麻醉学教育：立足当前，展望未来 ……………………………………… 045

第 4 章　儿科临床试验的伦理设计、实施与分析介绍 ………………………………… 055

第 5 章　心血管系统的发育 ……………………………………………………………… 075

第 6 章　心血管系统的发育生理学 ……………………………………………………… 098

第 7 章　呼吸系统的发育生理学 ………………………………………………………… 117

第 8 章　中枢神经系统的发育生理学 …………………………………………………… 139

第 9 章　肝脏、胃肠道和泌尿系统的发育生理学 ……………………………………… 159

第 10 章　药理学 …………………………………………………………………………… 186

第 11 章　体液、电解质和营养 …………………………………………………………… 220

第 12 章　凝血、出血和输血 ……………………………………………………………… 242

第 13 章　心肺复苏术 ……………………………………………………………………… 273

第 1 章　儿科麻醉的道德伦理和专业精神
Ethics and Professionalism in Pediatric Anesthesia

David B. Waisel　著

舒仕瑜　译　　黄　河　校

一、概述

儿科麻醉伦理实践的关键是：你希望自己的孩子和家人受到什么样的尊重和对待，就怎么去尊重和对待你的患者及其家人。儿科麻醉的伦理实践主要应遵循以下 7 条准则。

1. 请记住手术是一件大事：随时提醒自己，虽然手术对你来说只是日常工作，但可能是影响患儿及其家属一辈子的大事，这有助于你对患儿及其家属保持一颗友善和敬畏的心，还可以提高自己缓解压力的能力，避免你在术前用药尚未充分起效时就匆忙开始麻醉，避免你尚未安抚好青少年患者的紧张情绪就匆忙开始静脉导管，或者完全不按照安全指南进行操作。

2. 尽量满足儿童患者及其家属的要求：要保持耐心、平静、随和的心态，避免偏见。患儿的父母因为焦虑和睡眠不足，难以理解那些复杂的医学信息，可能需要你说好上几遍，他们甚至会对看似平淡无奇的一般信息产生过激的反应，因此在沟通的时候要以明确他们的需求为目标，明确他们到底是需要你提供一定程度的信息，还是需要你帮助做决定，或是仅仅想获得情感上的安慰以打消他们的疑虑，总之尽量正面回答他们的问题来满足其需求。

3. 谦虚谨慎的态度：作为专业人士，你应该知道怎么做才是最好的，但是家属做出的许多抉择可能会反映出一些你很难理解的、甚至不赞成的价值观、顾虑，以及个人、家庭和家族的过往经历。如果你因为患者的家属做出了有可行性但却非最佳的抉择而诋毁他们，这样的做法不仅不专业，而且还会阻碍你与患者及其家属的沟通。如果你觉得患者及其家属做出的某个决策是不可取的，在寻求行政或法律干预之前可先向前辈同事请教这种情况应该如何应对。

4. 对儿童患者及其家属负责：尽己所能地照顾患儿及其家属，确保每件小事都做到尽善尽美。例如为患儿及家属的探访者搬把椅子、找专人解答与围术期临床医疗无关的问题、进行详细的术前评估、在不妨碍患者惯用手活动能力的情况下建立静脉通道、坚持采用最佳麻醉技术、在手术室内对与你无关的疏忽和错误也保持警惕，确保患儿及其家属的术后身心健康。要将每一个患儿当成自己的孩子那样认真地对待。

5. 服务患者：医学是一种高尚的服务行业。在很大程度上，患者的喜好、价值观和需求比我们的喜好、价值观和需求更重要。只有在全面、周到、细致的考虑和咨询之后，我们的价值观才在患儿的医疗护理中有一定作用。

6. 磨炼你的技能：努力提供一流的服务，对自己所掌握的知识和技能进行批判性反思，大胆向他人寻求帮助[1]。

7. 保持同理心：临床医师要充分表明自己理解并尊重患儿及其家属的立场和经历[2]，最有效的方式就是发自肺腑地说出"我希望事情不是像现在这样的"，患儿及其家人就能感受到你这份真挚的同理心[3]。

临床医师可能认为医学伦理问题往往只出现在剧本里——放弃生命维持治疗和分配器官以供移植——但事实上，医学伦理问题在我们的日常临床实践中处处可见。举个例子，临床医师因为上呼吸道感染而建议推迟一名婴儿患者的手术，那么如果这名婴儿已经由于非医疗原因手术已经被推迟了三次，临床医师是否可以选择灵活处理呢？临床医师如何回应患者家属想给孩子进行手术的要求？这些看似简单的医疗决定，实际蕴含着关于知情同意的伦理道德和医师对患儿及家属的义务。如何衡量患儿家属强烈的手术要求？患儿家属想要尽快手术治疗的真实原因是不是真的很重

本章译者、校者来自重庆医科大学附属第二医院。

要？（是因为错过之前的手术预约而内疚？还是因为担心孩子的健康？或是因为奶奶恰巧来城里照顾患儿的兄弟姐妹，使父母此刻有时间陪孩子进行手术治疗？是否担心无法再次从单位请假陪孩子手术？还是因为孩子暑假需要去外出打工的父亲或母亲的身边，而延期意味着要将手术延迟至秋天？诸如此类。）我们甚至是不是还应该考虑手术对整个家庭的影响？如果父母因为其他顾虑错过此次机会就不会再安排其他时间让孩子接受手术又该怎么办？

当临床医师面临他们职业中"应该做的事"（即医师的职责和义务要求他应该做的事情）发生互相冲突的时候，就会出现职业道德的困境。在上述例子中，临床医师决定手术的时机应该充分考虑怎样对孩子是最有利的，包括上呼吸道感染的影响及孩子及时接受手术治疗的可能性。一旦"应该做的事"之间出现冲突的情况，应从医学伦理的角度寻求相应的解决方法。

解决职业道德困境并不等于要做一个道德高尚的人。伦理冲突的识别、诊断和处理需要与诊治心肌缺血同样程度的专业度。医学伦理困境解决办法的培训和实践使伦理道德顾问可以准确识别道德困境和关键事实因素，采用伦理原则和案例分析法，提出准确的问题，并且通过伦理道德方面的创造性思维来提出更多令人满意的解决方案。

尽管之前对临床医师这方面进行过一些相关的教育培训，但只有不到 51% 的儿科住院医师能够正确回答出关于患者隐私、基因检测、儿科知情同意及停止和放弃潜在生命维持医学治疗（life-sustaining medical treatment，LSMT）等方面的部分问题[4]。

类似这样的医学伦理知识不足更加强调了医学伦理委员会及其咨询服务的重要性。临床医师可能会发现咨询服务对于解决患儿家属和临床医师之间的分歧、青少年决策参与的程度、临终关怀的决策及医师职业义务等问题上特别有帮助[5, 6]。

伦理委员会的成员由整个医院的代表组成，如教士、行政人员、社会工作者、护士和医师。许多伦理委员会甚至还纳入了当地社区的代表。根据当地的惯例，可能由个人、小组或整个伦理委员会来提供咨询服务。对于大多数伦理委员会来说，所有合法公民（基本上包括所有参与患者医疗护理的临床医师）都可以申请伦理咨询服务[5]。大多数的咨询服务都要在临床记录中填写一份书面报告。医疗护理中的标准是：伦理咨询服务只提供建议，没有正式的权威性。然而，名誉较高的伦理委员会具有一定的非正式权威性。本章通过案例研究介绍了一项伦理咨询服务。

法律并非是解决医学伦理道德困境的理想替代方法。因为法律代表了可接受行为的下限，而伦理学则阐述了我们应该追求的一个较高的标准。实际上，由于大多数关于医学伦理困境的法律都是判例法，因此法律往往无法提供明确的指导。此外，频繁地对抗法律程序可能会破坏将来的家庭 – 临床医师 – 医院之间的关系。原始的法律法规无法处理复杂的医疗问题。

> **要点：儿科麻醉的伦理实践**
> - 儿科医学伦理学是一个广泛且不断变化的领域。
> - 识别、诊断和处理伦理问题需要专业的知识、经验和技能。
> - 任何参与患者医疗护理的人都可以请求进行伦理咨询。

二、儿童知情同意流程

知情同意原则的核心是相信患者有权给自己的医疗方案作决定。这种自主决策权是通过法律概念中的"胜任力"来实现的。从法律上讲，除非特殊情况，未成年人不具备签署医疗知情同意书的能力。但是，未成年人确实具有不同程度的决策能力，因此需结合未成年人自身和实际情况，让他们适当参与到医疗计划的制订中（框 1-1）[7]。

> **框 1-1　美国儿科学会定义的同意和知情的要素**[7]
>
> **医疗决策的知情同意要素**
> - 提供以下信息
>   - 疾病的本质
>   - 建议的诊断步骤和（或）治疗方案及其成功的可能性
>   - 拟采取的治疗方案和替代方案的潜在风险、益处和不确定性
>   - 治疗，包括除了给予一些安慰措施之外的不治疗的选择
> - 评估患者和代理人的理解和医疗决策能力，包括保证患者和代理人有提问的时间
> - 确保是否同意该计划完全是自愿的
>
> **对儿科患者进行医疗决策知情同意的实践**
> - 帮助患者正确认识疾病的本质
> - 告诉患者对测试和治疗应该有怎样的期望
> - 根据患者对病情的了解情况及可能影响患者反应的因素进行临床评估（包括是否存在促使患者接受测试或治疗的非正当压力）
> - 促使患者表明其是否愿意接受建议的医疗护理，以及愿意的程度

儿科知情同意的过程取决于儿童的年龄和生长发育情况（表 1-1）。在考虑儿科知情同意流程时，采用了最佳利益、知情许可和同意等概念。为了方便起见，"父母"一词是指患儿的代理决策者。但是，父母并不总是患儿的法定代理决策者，并且对青少年患者而言，父母的代理权利是有限的。"决策者"一词指的是参与特定决策制订的人，可能包含父母、儿童及其咨询顾问。

表 1-1　未成年人参与医疗决策的分级程度

年　龄	决策能力	技术方法
6 岁及以下	无	最佳利益标准
		危害阈值标准
7—11 岁	发展中	知情许可
		知情同意
12—18 岁	认知能力的成熟	知情同意（与发育程度相匹配的知情同意）知情许可
	成熟程度逐渐提高	
成熟的未成年人	已成熟，对于特定的医疗决策由法官依法决定	知情同意
独立生活的未成年人	已成熟，根据具体情况决定（如结婚、参军、经济独立）	知情同意

这张简单粗略的表格应该被看作是一个指南。必须始终结合具体情况考虑。当患儿处于表格中年龄段的上限时，可有限度地或完全采用更上一级的技术方法，如对 6 岁儿童使用同意书，可能是更合适的

本章的基本要点就是要尊重孩子们的经验和意见。美国儿科学会强调，"任何人都不应该在没有对患者能力进行认真评估之前就征求患者的意见。在即使患者反对也必须接受治疗的情况中，应将真实情况告诉患者，而不是向他们隐瞒实情[8]。"

（一）最佳利益标准和知情同意

知情同意书仅可以提供给患者本人。有些学者指出，当父母以患儿的名义提供法律同意书和伦理决策时使用"知情许可"这一术语，表明知情同意书并非患者本人所签[8]。知情许可的概念框架强调了父母决策的伦理学限制，但这不影响医院根据地方性法规合法获得父母所提供的知情同意书。

7 岁以下儿童通常没有足够的决策能力，无法有效参与知情同意的流程。当儿童无法有效参与知情同意的过程或当父母无法根据之前与孩子的沟通做出决

定时，通常可根据最佳利益标准来做决定。该标准要求明确谁来当决策者及对孩子来说什么是最有利的。"最佳利益"并不等于临床医师定义的最佳医疗手段。通常最佳利益有几种选择，临床医师依靠父母来确定什么是对孩子的最佳利益选择。因为社会重视家庭的角色，父母希望他们的孩子得到最好的，并且选择的后果一律由家庭承担，因此父母享有在制订医疗决策时较大的决策范围。尽管父母根据自己的判断做出的选择对孩子长大后可能并不一定正确，但许多人仍然相信父母的价值观对孩子的未来是最有利的[9]。

如果父母的决定超出了可行的医疗护理范围，应仔细斟酌父母的决定。可行医疗护理的范围界限由医疗干预或无医疗干预情况下的潜在危害程度和发生概率、治疗成功概率及总体的风险 - 收益比所决定。

为明确是否需要限制父母的决策权，从命名和概念上来看，危害阈值标准可能比最佳利益标准更准确、更有用。危害阈值标准是根据父母决策是否会危害患儿健康和安全而制订的[10-12]。许多临床医师可能会采用危害阈值标准来确定父母不当决策的范围。

当父母看似要选择不恰当的治疗方案时，临床医师应向其同事咨询，并对该治疗方案的可接受程度进行评估，必要时，适当参与讨论。临床医师应努力在不寻求法律援助的情况下解决分歧。但是，国家法律有保护弱者的倾向。一旦其他可选方案都失败了，父母明显会选择不当治疗方案时，临床医师应开始对相关治疗方案展开评估。

（二）知情同意：孩子的角色

当儿童心智发育到一定程度，应该允许儿童参与一定程度的决策制订[7]。儿童的决策能力是由儿童理解、调用信息的能力、根据信息进行推理的能力（包含对特定选择的风险和收益进行评估和鉴别的能力）、领会所做决定对自己影响的能力（要求有较强的抽象思维能力）和本身作决策的能力所决定的。神经生物学证据表明，这些能力会随着年龄和经验的变化而变化，且通常在 12 岁时比较明显[13]。

对于 7—11 岁的儿童而言，临床医师应征求父母的知情许可和儿童自己的知情同意，并让儿童参与决策的过程。儿童可以参与的普通决策包括：6 岁儿童在吸入诱导治疗之前是否需要镇静治疗，10 岁儿童是采用吸入还是静脉诱导麻醉，11 岁儿童是否需要外周神经阻滞来进行术后镇痛等。

临床医师认为 12 岁及以上的青少年有足够的决策能力来履行知情同意的道德义务。然而，12 岁及以

上青少年的决策能力受其性格、处境、情绪冲动的影响且容易低估远期后果。在情绪冲动的情况下，他们更倾向于选择冒险（承担风险）的行为。因此，青少年越不成熟且决策风险越高时，决策失误导致的后果就会越严重。如果青少年的一个草率的决定可能会使其永远失去一个好机会，或对人生造成不可挽回的后果，那么认为这样的决定是具有高风险的。举个例子，拖延脊柱侧弯的手术时间可能会增加脊柱弯曲的程度，从而损害心肺功能，进一步影响其生活质量、远期发病率和寿命。所以决策的风险等级必须严格按照数据的质量和关联性进行确定。

（三）独立生活的未成年人和成熟未成年人的定义法则

独立生活的未成年人是在医疗护理决策方面具有法定决策权利的未成年人。国家通常规定在军队服役、已婚已育及经济独立的未成年人为生活独立未成年人。要达到生活独立未成年人的评定标准，必须由法官从法律上和伦理上来判定，患者在特定情况下有能力签署法律同意书。法官根据决策的风险程度、孩子的发育成熟程度和年龄来考虑未成年人的心智成熟状态。

（四）信息公开

美国大多数州的法律标准都采用合理人标准，即信息公开应该满足假定的合理人的要求。

然而，目前没有伦理、道德和法律标准明确指出儿科麻醉知情同意流程如何才算满足合理人标准。在信息类型和深度、参与决策的欲望及知情同意讨论的目标方面，每个儿童（包括家属）持有不同的观点[14]。例如，有些人需要这些信息作为决策参考，有些人想要这些信息是因为他们觉得有义务被告知，而有些人只想确保一切顺利就行，他们对信息量的需求是越少越好。根据社会人口特征并不能有效预测信息公开和决策的偏好，因为这些偏好可能会因手术、压力和当天出现的其他因素而改变。

对临床医师来说，一个比较好的方式是首先根据孩子的医疗状态、手术风险、可供选择的临床治疗方案告知孩子和家属一些必要的信息，然后再询问他们是否需要其他更多的信息来做决定[15]。这既不会对那些对更多信息不感兴趣的患者造成压力，也能满足那些需要完整信息的患者的需求。以患者需求为主导的交流可能会减少医疗事故诉讼。基于知情同意的医疗事故被起诉的可能性非常低，因为根据患者的需求进行交流（或只是简单地倾听和回应决策者的需求和请求）可提高患者的满意度，从而总体上减少投诉和诉讼的发生[16]。

除非有明确的延期需求，术后恶心呕吐（postoperative nausea and vomiting，PONV）是临床医师日常沟通交流的一个典型重点。PONV具有以下特点：①它是父母的重点关注问题；②可通过早期用药进行治疗；③可通过行为和饮食策略缓解；④与寻求术后医疗干预有关。然而，有研究表明仅36%的术后讨论涉及了PONV[17]。

在患者须知的内容方面每个文献大多都是不相同的，并且很少有明确的规定[18]。即使在同一个机构里，具体做法也不同。例如，2012年的一项关于儿科麻醉知情同意的观察研究表明，恶心呕吐（36%）、咽喉痛（35%）、过敏症（29%）、低氧（25%）和急性谵妄（19%）是每次谈话中最常见的5个风险性因素[17]。实习生通常每次谈话都会讨论3个风险因素，而主治医师只关注1个风险因素。近1/3交流中仅使用麻醉风险的一般说明，却未有关于麻醉风险的性质、分类或发生率的进一步介绍。这些不同到底是对决策者需求的合理回应，还是标准的一个基本变化，目前还无法确定。

对于局部镇痛等辅助技术的使用，需要对"满足决策者需求"这一说法进行修正。以对一个其他方面健康的青少年进行大范围的膝盖手术为例，决策者认为全身麻醉是术前的一项必要准备，因此他们可能暂时不会去了解更加详细的麻醉风险信息，因为这不会影响他们的决定。但是对该案例中的这个孩子来说，局部镇痛并非是必需的。决策者应该知道局部麻醉并非是手术的一个必要程序。并且，由于他们有更重要的选择权利，决策者应该了解更多关于风险和收益的信息。

患者很难理解定量化的风险，与患者进行定量风险沟通的策略参见表1-2[19-21]。

（五）知情拒绝

如果决策者拒绝了重要的医疗建议，临床医师需要比接受医疗建议的情况更加全面翔实地告知决策者这其中的风险、收益及相应的备选方案。这有助于确保决策者能够尽可能了解选择不理想治疗方案所造成的风险。

有明显决策能力的儿童（10岁左右，最好能达到12岁）可能会拒绝非急救治疗措施。临床医师应尊重这种选择，并且确保不要给患儿施加压力。强迫或通过某些手段使患儿接受治疗会损害儿童对医疗工作者的信任，并降低他们后期在护理方面的配合度。对患

表 1-2　向患者沟通定量化的风险 [19-21]

了解定量化的风险可能有助于患者做出决定。陈述和表达是理解的关键，例如有一位担心出现术后恶心呕吐（PONV）的患者，现在想要了解 PONV 在局麻（30%）和全麻（50%）中的相对风险

方法

1. 使用八年级水平的语言
2. 使用绝对风险和频率
3. 避免使用如"局麻相对于全麻发生 PONV 的概率降低 50%"这样的相关描述
4. 由于患者具有不同的能力，医师应当谨慎地使用不同的方式来展现数据，过快地展现太多的信息会使患者感到困惑

口头陈述	分析
"局麻时，PONV 的发生率为 30%；全麻时，PONV 的发生率为 50%。"	• 依赖于对并非普遍存在的百分比的理解
"局麻时，PONV 的发生率为 30%，即 10 例患者中有 3 例可能发生 PONV；全麻时 PONV 的发生率为 50%，即 10 例患者中有 5 例可能发生 PONV。"	• 添加频率（10 个患者中有 3 个，10 个患者中有 5 个） 　– 为理解提供了第二条途径 　– 通常更容易理解
"局麻时，PONV 的发生率为 30%，即 10 例患者中有 3 例可能发生 PONV；全麻时，PONV 的发生率为 50%，即 10 例患者中有 5 例可能发生 PONV。这意味着全麻相比于局麻，每 10 个患者中可能会多出 2 个会出现术后呕吐。"	• 使用绝对数字（10 个患者中 2 个以上）进行直接比较，这通常是有用的 • 增加语言的复杂性 • 可能的解决措施 　– 将信息分解成小块，更容易理解 　– 采用图片来解释

图形展示	分析
图形表示 #1	• 临床医师画 10 个点，并填写合适的数字 • 描述在这种类型的麻醉下，每 10 个患者中有多少人可能会出现 PONV

	1	2	3	4	5	6	7	8	9	10
局麻	■	■	■	□	□	□	□	□	□	□
全麻	⊠	⊠	⊠	⊠	⊠	□	□	□	□	□

图形表示 #2	• 可以用仅 1 行来比较 2 种治疗方案 • 额外的可能出现 PONV 的患者可以被圈出或突出显示出来

	1	2	3	4	5	6	7	8	9	10
局麻 全麻	■	■	■	⊠	⊠	□	□	□	□	□

有慢性病的儿童来说，保持他们对医疗工作者的信任尤为重要。

解决这些分歧的核心是保持沟通、消除对麻醉和手术治疗的误解，以及缓和患儿及其父母的焦虑感。主要目标是在不损害患儿、父母和临床医师之间的关系的情况下解决分歧和纠纷。临床医师可能想要强调："没有患儿的同意什么事都不会发生的。"但是这句话只有切实履行才有意义。将与患儿讨论交流的内容从手术内容转移到其他方面，或者让孩子穿上便服而非病号服，这可以降低孩子的压力并能更好地与他们交流。

临床医师应该认识到：使用药物来安抚焦虑的青少年和使用药物来迫使青少年接受手术治疗是不同的。如对一个变得极度焦虑并且拒绝手术的 15 岁青少年而言，医师单方面地采用咪达唑仑来获取孩子的治疗配合是很不妥当的。但是，如果医师通过征得了青少年患者的同意来让患者减少焦虑，那么这种行为就完全合情合理了。另外，建议临床医师说服青少年患者同意手术，并且鼓励他们在手术过程中保持镇定。耐心地花一些时间，多一些尊重，采用一些正确合理的措施，通常能够有效且令人满意地解决问题。

（六）耶和华见证会的孩子

耶和华见证会将圣经经文解释为：任何接受输血的人都将"与他的族人隔绝"，并永世无法受到救赎 [22]。

成年人可能会在知情的前提下，主动和自愿地拒绝维持生命的输血疗法。法庭通常会授权批准为耶和华见证会的儿童进行必要的围术期输血。法院做出该判决是基于国家监护权，即国家具有保护无行为能力患者利益的义务。

在医治耶和华见证会的患儿时，临床医师应在围术期直接采用输血疗法。同其他所有患者一样，应告知患儿及其家属，在医疗护理的标准范围内，医师会尽力遵循当事家庭的意愿。由于拒绝输血治疗被认为是一个"良知问题"，临床医师应向患者及其家属介绍其他可行的干预措施。通常可以采用控制性低血压、人工低温和血液稀释的方法，以及采用人工胶体溶液、右旋糖酐、促红细胞生成素、去氨加压素和术前补铁来干预治疗。有些耶和华见证会成员会接受术前预存血液/术中完全回输的治疗方式，如自体血液回输。临床医师应告知家属在意外紧急情况下，必要时会直接采用输血治疗，并且在输血治疗的同时或随后寻求法律授权。临床医师应该熟悉医院获得法律授权的首选机制。在临床医师意识到进行输血治疗的可能性较高或当地司法机构对耶和华见证会成员的案例法不太熟悉的情况下，临床医师可选择在术前获取法院颁发的输血疗法同意书（尤其是当医师感觉到术中有很大可能需要给患者输血时）。

选择性输血治疗可延迟到孩子具有一定的年龄和心智发育相对成熟且自己能做决定的时候再进行，但是这种延迟会增加发病的风险，并且影响预后。影响是否继续进行输血治疗的因素包含风险和收益的定量和定性变化。

对于临床医师是否应该为耶和华见证会儿童成员改变输血治疗的标准，合理人的观点产生了分歧。一方面，何时进行输血治疗通常是一种主观判断，受到儿童基础健康状况、临床表现、试验值、预计失血量、外科和手术知识、风险承受能力和格式塔理论的影响。因此，对于见证会的儿童，晚于正常时间进行输血治疗可能是一种合理的做法。另一方面，虽然临床医师知道输血治疗的标准各不相同，他们大概仅在必要时才会采取输血治疗。在本研究中，改变输血治疗的标准会减少最优化治疗方法的可选性，这会与平等对待耶和华见证会儿童患者的义务相违背。

当青少年患者拒绝在围术期采用输血治疗，他们需要提供充分的理由，如因宗教信仰原因，并且要充分了解拒绝输血治疗对其自身及其家庭可能造成的后果。为了评估是否存在胁迫或控制性行为的情况，临

床医师需要与患者进行私人谈话。在这些方面，伦理咨询尤为有用。在法庭上，法官通常会根据 5 年生存率等显著治疗效果指标及开始和维持输血疗法的可操作性来决定青少年是否可以拒绝输血。即使输血治疗能够显著增加 5 年生存率，年龄低至 14 岁的青少年仍然也被赋予拒绝输血治疗的权利。

若最终的安排是尊重青少年拒绝输血治疗的选择，那么临床医师需要做出相应的治疗方案，确保其他医师在围术期和术后都可以了解并尊重患者的意愿，并且还要制订相关治疗方案的落实计划来尊重患儿不进行输血治疗的决定，以防患儿需要进行二次手术急救。

（七）急救治疗

对于无父母签署法律同意书或知情许可的未成年患者而言，需要在第一时间对其进行急救[23]。当无法确定是否需要等待父母的知情同意书时，临床医师应第一时间采取治疗措施，而不是等待。

若接近成年的青少年患者拒绝临床医师制订的医疗护理方案，急救治疗就变得更加复杂了。在紧急情况下，可能无法对未成年人是否具备足够的决策能力进行必要的评估。临床医师应使用最佳利益标准来指导治疗。例如，一名 15 岁青少年患者因急性颈椎骨折拒绝急救固定治疗，毕竟放弃颈椎固定治疗可能会造成不可挽回的伤害，像这种典型的青少年缺乏常识和高估自己身体情况的行为使得他们在紧急情况下不具备足够的决策能力。在这种情况下，很难想象如果尊重青少年的决定，不给予患者急救治疗会造成什么样的后果。

（八）暂时性丧失判断能力的父母

使用毒品的父母可能是不理智的、危险的，并且无法承担帮助他们孩子做决定的责任。在确保患儿、受伤父母及其他在场人员的安全的前提下，临床医师应该采用限制性最少的方法来保护患儿及其父母的隐私。

虽然从伦理上和法律上来讲，延迟常规治疗直至获得正常状态的父母知情许可和法律同意书似乎是一种谨慎的做法，但是临床医师需要将延迟治疗的好处与父母无法恢复正常的风险进行权衡考虑。即使丧失判断力的父母无法提供知情许可和法律同意书，但是先一步进行常规治疗可能对孩子最有利。这种情况下，临床医师向法律、风险管理和伦理方面的同事进行咨询可能会帮助他们做出正确的选择。

（九）同意进行无直接利益的儿科手术

儿科临床医师可能会遇到需要为兄弟姐妹捐献骨

髓进行造血干细胞移植的儿童[24]。干细胞捐献者没有从其捐献行为中获得直接的医疗福利，但麻醉和可能需要面对的输血治疗是捐献过程中的主要风险。

捐献的好处通常是来自帮助家人从而获得的心理慰藉。倡导儿科捐助的人认为，骨髓捐赠的好处大于身体受到的伤害[25]。然而，在这样一个复杂的动态过程中，捐献者可能存在发生中度创伤后应激障碍的风险。一些捐献者觉得他们没有是否捐献的选择权，而且可能还要为移植失败的情况负责。

考虑到干细胞捐献行为的风险和益处及家庭的特殊社会地位，美国儿科学会认为，当满足一些特定要求的前提下，从道德上讲允许未成年人捐献骨髓，这些要求包括：供体和受体之间关系密切、考量骨髓捐献的风险、骨髓受体受益的概率、没有合适的成年骨髓捐献的亲属。未成年人捐献骨髓还需要提供父母和患者的知情同意书。往往通过让备选的骨髓捐献者签署独立主张声明书的方式，使父母对骨髓捐献者的不利影响程度降到最低[26]。

（十）基因检测和生物信息库

虽然基因检测可为确诊疾病、确定携带者状态或迟发性疾病检测提供实质性的参考，但是在没有获得检测对象的同意或他们没有充分准备的情况下，贸然告知检测对象其基因检测结果可能会对他们造成伤害。

基因检测对儿童的危害尤其大。基因检测可能会影响个人的社会心理发展及失去获得商业资助和保险机会，剥夺儿童选择是否获取基因信息的机会。只有在对儿童具有直接医疗效益或对某个家人具有医疗效益，并且不会伤害儿童的情况下，才可进行基因检测。否则，基因检测应推迟，直至儿童能明确理解基因检测的后果时方可进行。

同意建立生物信息库和保存组织用于基因研究是存在问题的，假定已沿用至少 25 年的《通用法则》修订后从 2018 年开始执行。《通用法则》是美国人体研究的核心伦理规范。该修订版是允许使用生物库的广泛同意书[27, 28]。在某些限制条件下，该广泛同意书允许未经捐赠者的额外许可就可以使用库内保存的组织[29]。该广泛同意书的其中一个问题就是捐赠者或代理人可能会同意承担一些未知的、无法估计的风险[29]。但是，不管采取什么保护措施，总是会有暴露隐私的风险[30]。隐私暴露的后果包含投保人寿保险被拒，并且若将来保险法改变，可能还会出现保险被拒或保费过高的情况。

儿童应根据其成长发育程度适当参与生物库知情同意的讨论决策过程[31]。当儿童进入成年期后，知情同意的问题就发生了改变。一种可能的解决方案是要求生物库组织待捐献方成年后与之联系，为其在成年后提供再次选择加入或退出生物库的机会。目前这种解决方案没能实现常规执行[32]。

> **要点：儿童知情同意程序**
> - 尊重儿童的经验、观点和能力[8]。鼓励儿童在心智发育相对成熟时适当参与。避免形式上诱导和教唆。
> - 在知情同意的过程中，优先满足儿童和家庭在信息、决策和情感上的需求。
> - 使用口述和图片化的策略量化风险。
> - 在某些特定情况下，青少年可能因为宗教原因拒绝接受可以维持生命的输血治疗。
> - 基因检测和生物信息库可能会给捐赠者及其亲属带来无法预料的后果。

三、放弃潜在维持生命的治疗方案

当 LSMT 造成伤害的概率和程度大于其带来的好处的概率和质量时（由儿童和其家庭判定），儿童跟成人一样有权限制 LSMT 的使用[33]。LSMT 的好处包含延长寿命，而伤害包含顽固性疼痛、残疾、精神痛苦或降低孩子的生活质量。

与"拒绝心肺复苏术"比起来，临床医师更喜欢使用"维持生命的治疗方案"这个术语来强调治疗的偏好选择是一系列连续的策略，而不是二进制的（即并非只有"接受"或"拒绝"这两个选择）。"潜在性"表明了治疗效果的不确定性。

（一）围术期采用潜在 LSMT 的限制

限制围术期潜在 LSMT 的使用可以让儿童有机会接受有效的治疗，而不用被迫承受不想治疗的负担[33, 34]。治疗方案可能包含提高生活质量、使患者可以出院回家休养、改善沟通能力、加强疼痛管理、减缓疼痛、处理与主要问题无关的非临终问题或紧急问题等过程。治疗过程中产生的潜在伤害可能来自复苏治疗、复苏后医疗护理或由此导致的功能或认知衰退。这些伤害会让后面的复苏治疗或重症监护治疗"失去意义"。考虑短期和长期潜在效果和伤害有助于临床医师了解儿童的想法，所以临床医师会更尊重儿童患者的偏好和选择。

美国麻醉医师学会、美国儿科学会和美国外科医师学会规定在进入手术室或治疗区之前主治医师应重新考虑现有的 LSMT 限制条件。

在术前重新考虑治疗步骤时，要求通过与患儿本人、其父母和相关临床医师（如外科医师和初级内科医师等）讨论来明确手术的目的和临终关怀的详情。根据儿童的心智发育程度，允许儿童适当参与讨论。在实际操作过程中，围术期重新考虑 LSMT 可以取得两种结果，即完全复苏或以目标为导向的围术期复苏治疗。

目标导向的治疗方法允许决策者根据主要目标（如 "我不想在死之前还要在 ICU 里被折磨 2 周"）而不是具体的治疗（如心肺复苏术）来指导治疗方案[35]。临床医师可以通过研究可耐受伤害、期待的效果及结果范围的可能性来指导讨论。临床医师还应介绍病房与手术室抢救之间的差异，而且强调在治疗的全程会有专门的了解临终关怀目标、能够对临床问题进行实时评估并且建立实时治疗方案的临床医师参与。框 1-2 列出了讨论中还可以涉及的其他信息。

框 1-2　关于潜在生命维持医学治疗（LSMT）的围术期限制讨论的组成部分 [33-35]

- 计划的程序和预期给患儿带来的好处
- 描述围术期 LSMT 与病房 LSMT 相比的优势
- 需要复苏的可能性
- 需要复苏的可能病因的可逆性
- 对潜在干预及其后果的描述
- 成功复苏的机会，包括有目击和无目击心脏病发作结果之间的差异
- 复苏和不复苏的结果范围
- 对医源性事件的响应
- 预期和可能的手术地点和术后医疗护理类型
- 术后治疗试验的使用
- 术后再建立 LSMT 先前局限性的时机和机制
- 通过目标导向的方法建立一种 "协议" 的统一意见，或撤销围术期不进行复苏抢救的医嘱
- 文件记录

手术室临床医师根据其临床经验确定复苏治疗是否对实现上述目标有用，以及有多大的作用。根据已知的病因决定是否采用如胸部按压等特定干预治疗，可能更符合临终关怀的目标。这种方式鼓励了在伦理上可重复的试验疗法策略。例如，明知心肺复苏无法取得预定的治疗效果，继续心肺复苏就与临终关怀的目标相违背。在手术室中，被目击的心脏病发作往往比没有及时被发现的心脏病发作有更好的预后，因为

被目击到的心脏病发作可以得到及时干预，并且医师很可能知道发作的原因，因此治疗效果通常会更好。

大多数决策者选择使用以目标为导向的暂时治疗干预措施，以快速简单地控制可逆事件，但是却拒绝使用很可能会造成永久后遗症的一些干预措施，如可能造成神经系统损伤的潜在 LSMT。例如，对静脉注射肾上腺素和胸外按压有反应的短暂性心律失常与治疗暂时性、易逆转、不太可能有明显后遗症的事件的授权是一致的。另外，如果心动过缓导致复苏治疗时间延长，继续治疗会造成超过患者耐受能力的伤害，即无论如何都不能使患者恢复到以前的功能状态，在这种情况下，停止复苏治疗是合理的。

仅当主治麻醉医师和外科医师的临床判断中认为发生的不良事件是暂时的且可逆的情况下，可将目标导向的偏好简单地记录为 "在手术室（及麻醉恢复室）患者想要施行复苏抢救"。

目标导向治疗方法需要明确 LSMT 后儿童何时能恢复到之前的状态。由于目标导向治疗方法需要具备丰富的知识，并且它是应对麻醉和手术变化的一种有效方法，在患者从 PACU 出来时通常就是围术期协议的终止时间。

此外，临床医师还要讨论在得到继续治疗的压力大于效益这个结论之前是否需要进行术后治疗试验。治疗试验允许决策者和临床医师确定治疗方案对预定目标的实现程度，而非假设治疗方案是否有效[3]。由于时间或其他因素的影响，试验治疗可能会受到限制。试验治疗中，儿童需要承受相对较小量的伤害，如短暂的机械辅助呼吸，以观察是否能取得预定目标。这些信息可帮助决策者根据可能受到的伤害和效益做出正确的决定。

在儿科领域，通常不需要进行精确的定义和术后计划的记录，因为术后患儿的父母通常会留在病房照顾儿童，因此可以随时针对治疗做出相应的决策。由于父母已经充分分析了临终关怀的效益和伤害，因此通常具有一定的认知能力来参与放弃治疗的讨论。由于父母在场，在尊重限制患儿伤害和负担的决策下，临床医师在围术期可进行更多的复苏治疗试验。然而，当儿童能够参与讨论时，需要根据儿童的心智发育程度，与患者进行适当的谈话。与获取同意书一样，决策的过程中应该考虑孩子的偏好和意见。

控制对医源性事件过度反应的本能。为了减少不良后果，决策者会选择保守治疗。医源性问题不会取代商定的潜在 LSMT 限制的偏好，除非对该医源性事

件的了解使相关的负担和治疗益处与商定的计划一致。

即便如此，患者及家属仍然很难摆脱对医源性事件的个人感受。但是患儿和他们的家人在意的是他们现在的处境如何，而不在意他们是如何走到这一步的。

（二）维持生命治疗的医嘱

维持生命治疗的医嘱（physician order for life-sustaining treatment，POLST）是通过给抢救复苏的选择赋予医师医嘱的权威性，来提高人们对复苏抢救治疗选择的尊重。而且这种医嘱在医院内外都有效[36]。与其他无须专业医疗指南也能准备的指令相比，POLST可以保证专业的医师为如何提高临终关怀的偏好提供建议。POLST 会记录 LSMT、其他医疗干预和人工营养管理等方面的偏好[37]。POLST 文件记录似乎可改善医患沟通、尊重患者的偏好，特别是在不同的场合下[38-40]。

可能医师对维持生命治疗的不熟悉是实行 POLST的最大障碍[41]。如果围术期临床医师不熟悉维持生命治疗，他们会认为儿童的 LSMT 具有正式授权的限制，因此有必要对儿童的维持生命治疗进行重新考虑。

（三）尊重 LSMT 围术期限制的障碍

虽然 LSMT 限制条件都在改善，临床医师对临终关怀的尊重度仍然不够[36, 42, 43]。由于破坏系统的限制及被流言和错误信息所误导，临床医师对相关政策、法律和道德标准仍然不够了解[44-48]。

对于围术期需要重新考虑进行 LSMT（如 POLST）的儿童而言，若早期诊断及与患者沟通不充分，就无法为其寻找合适的临床医师，还会妨碍医患之间的讨论，更无法达成让儿童、家属和临床医师三方都满意的协议。接受过小手术治疗或未做过术前检查的儿童很可能直到手术当天才被发现需要进行 LSMT 治疗。

流言和在休息室的闲谈会加强一个错误的观念：遵守 LSMT 的围术期限制条件可能会被起诉[49]。针对LSMT 限制要求的法规通常包括保护临床医师的免责条款。因儿童有权避免不合适治疗方案，并且缺乏对尊重正确记录 LSMT 临床医师的判断，遵守 LSMT 限制条件的风险很可能要比不遵守 LSMT 限制条件要低。

LSMT 还有一些不明显的阻碍，如躲避风险的自然本能，尤其是对那些被错误地认为是毫无益处的重大风险[49]。许多临床医师倾向于避免因其经验不足而无法判断受到私下或公开批评的模棱两可的尴尬局面。由于有这些方面的担忧，临床医师会觉得遵循 LSMT的限制要求会是一个令人后悔的决定，这会导致在没有清晰了解风险下或因为过度反应的情况下想象出一

些可怕的后果，最终导致他们认为遵循 LSMT 限制的要求太过冒险。通过专家实地测试、相关技巧训练、记住为患者服务的原则，临床医师可很好地消除这些误解及负面情绪。

（四）潜在的不当干预

针对治疗中"无效"这一概念的大多数疑惑都是由于术语表达不准确所造成的。无效治疗应视为无法完成特定生理目标的治疗。从这种意义上来说，很少会发生是否需要采用无效治疗的困境。另外，成功率低的干预手段可被认为是潜在的不当治疗方案，但是却不能将其视为无效治疗。如果干预措施在"合理预期"之下不能达到具有显著效果的治疗目标（即对患儿的负担，可行性或有时在成本方面不能达到目标），则该干预措施可被认定为潜在的不恰当治疗方案[50]。

从临床角度来看，关于不当干预的讨论侧重于干预手段对患儿的益处和伤害。应对定性和定量考量提出精确的定义，并且临床医师应该阐明用于形成对干预手段预估的信息是否是基于直觉、临床经验或严谨且密切相关的科学研究。在对年幼儿童治疗干预效果的可能性和范围预测中，问题的复杂化是最主要造成疑点的因素。最终，由于缺乏国家标准，应根据对患儿本身的益处和伤害来判断儿童医疗护理是否恰当，而非根据成本[51]。医院应该建立解决儿童医疗纠纷的标准流程[52]。

围术期的临床医师会遇到使用了看似不当的治疗方案的案例。除了核心价值观和信念的差异之外，还有一些其他影响因素促使患儿的父母寻求这些看似不恰当的治疗手段（框 1-3）。了解这些影响因素可以有助于临床医师建立同理心。

（五）如果你是我，你会怎么做

患儿的父母可能会问临床医师如果站在他们的立场上，他们会如何做。在直接回答这个问题之前，临床医师应尝试确定一下患儿的父母问的到底是什么。

如果患儿的父母因为无法理解复杂的信息或因为自己不确定而寻求决策的帮助，那么临床医师明确父母的目的或价值观是很重要的。然后，临床医师就可以回答"如果这是我的目标的话，我会这样做，因为……"，把原因解释清楚可帮助父母根据自己的价值观进行推理。

如果患儿的父母不确定如何衡量相冲突的其他价值观，临床医师可以跟他们分享自己的价值观，但需要注意的是要提醒父母还有许多其他可行的治疗方法，并且应优先考虑患儿父母自己的价值观。临床医师可

框 1-3　我们为什么要采用这个医疗方案？影响父母寻求看似不当的医疗护理的因素

父母出于个人、家庭和社会原因为患儿寻求看似不当的医疗方案。这些潜在因素影响着决策

- 对预后或治疗效果的不切实际的期望
  - 之前对患儿疾病预后的错误预测（如"不会活到 2 岁以上"）
  - 当地关于"神效"疗法的传言
  - 关于"神效"疗法的公开报道
- 来自知情信息不足的家庭成员的影响 / 反对
  - 害怕损失在社区中的个人声誉
  - 害怕受到隐性排挤
  - 不想损害家庭声誉的内部或外部压力
- 内疚
  - 对以前的行为负责（例如，将孩子留给"不负责任"的亲戚照顾）
  - 对"延迟"耽误治疗负责，因为他们"错过"了一些东西
  - 模糊但完全错误地认为这是他们的过错
  - "致人死亡"的情感暗示
- 对临床医师、医院或医疗系统的不信任
  - 个人干扰个人互动
  - 导致不信任的合法和不合法的故事和事件
  - 来自有组织偏见的社区（如种族、性别、民族、社会经济等）
- 临床医师的教育 / 指导不足
  - 没有明确的临床医师协调护理
  - 临床医师之间缺乏沟通
  - 没有与家属做好关于 LSMT 的了解过程
  - 家属和临床医师之间的沟通中断
  - 对家属信任的一位外围临床医师（有时是医学生）的善意但考虑不周的评论和建议

LSMT. 生命维持治疗

向他们这样解释："我的工作是帮助你做出符合你价值观的合理选择。我们来讨论一下如何将你的价值观运用到这个医疗决策中。"

如果患儿的父母需要确定其做出的一个合理决定的合理性，即使这个决定并不是临床医师推荐的，临床医师也可以通过肯定他们做出该决定是恰当的，并告诉他们有这种不确定感是很正常的，以此来回应患儿的父母[53]。承认要做"正确"的事情时也存在的不确定的感觉，可以进一步向患儿的家长反映出进行医疗决策过程中存在的困难。

（六）心源性死亡后的器官获取

在根据神经系统标准确定死亡后的器官采集过程中，患儿在进入手术室之前被宣布死亡。在心脏（或血液循环）死亡［cardiac（or circulatory）death/ donation after cardiac death，DCD］后器官收集的过程中，已经被决定放弃潜在生命维持治疗的患儿会被送入手术室，再撤除 LSMT。如果在预定时间内宣布心源性死亡，则进行器官收集工作。虽然 DCD 已经得到广泛认可，但其中仍然有一些让人担忧的事情，包括是否会由于方便器官切取的一些干预措施而改变死亡的过程。有关心源性死亡后器官捐献的详细内容请参阅第 30 章。

> **要点：放弃潜在的生命维持治疗**
> - 儿童与成人有同样限制潜在的 LSMT 的权利，但是关于可能性和结果范围的预测不太可靠。
> - 在围术期，必须重新考虑限制 LSMT 的命令。他们可能在目标导向的方法中受到尊崇。
> - 治疗试验增加了尊重临终关怀偏好的可能性。试验使决策者能够检验这样一个假设，即一种治疗可能达到特定的目标，同时如果治疗变得过于累赘，则允许它被撤销。
> - 对来自价值观、信仰、观念、个人经验和社区人群接触史的看似不当的治疗的渴望。
> - 与儿童和家庭合作，将他们的价值观应用于医疗决策。

四、小儿麻醉的特殊情况

（一）儿科患者中的研究

麻醉医师 Henry K. Beecher 是最先意识到儿科患者中的研究比成人患者中研究需要更大监督力度的人之一[54]。研究的受试者需要代理人签署知情同意书这一点很容易被滥用。儿科研究使儿童面临长期的未知风险，因为研究的干预措施发生在儿童的成长发育过程中[55]。

由于伤害风险的增加，且缺乏针对儿童的直接效益，儿科的研究需要根据患儿的成长发育程度，取得儿童本人签署的同意书的义务在逐渐增加。但是该义务不是总能得到执行，有时候无法获得儿童本人签署的同意书，尤其是当儿童患有强烈情感伤害的疾病，如癌症[56, 57]。若只能通过参与研究才能使儿童获得直接利益，知情同意可能被豁免（免知情同意）。虽然不希望看到这样的情况，但若研究仅将受试者儿童暴露在最低的生命风险以下，或者没有豁免知情同意时研究就无法进行下去时，知情同意也有可能被豁免[50, 51]。

联邦指南定义了儿科研究的 4 个类型（框 1-4）。这 4 个类型具有共同的特点，即潜在的收益必须同潜在风险同等程度增加。大多数关于儿科研究的争论都

与最低风险和相对最低风险的最小增加量概念的解读有关[52]。

框 1-4　儿科研究的联邦分类（美国）[50]

- 不涉及超过最低风险的研究
  - 机构审查委员会（IRB）确定最低风险
  - IRB 发现并记录有足够的规定使得可以征求儿童的知情同意和一位家长（父亲或母亲）的同意
- 涉及的风险超过最低风险但对个体可能有潜在直接利益的研究
  - IRB 通过对受试者的预期收益来证明风险的合理性
  - 预期收益与风险的关系至少与它们在可用替代方法中的关系一样有利
  - 具有知情同意的充分规定和受试儿童父母一方同意
- 研究涉及的风险大于最低风险，且不可能对受试者个人有直接益处，但可能产生关于受试者的紊乱或状况的一般性知识（通常称为"最低风险的轻微增加"）
  - IRB 确定研究风险为"最低风险的轻微增加"
  - 干预或程序向受试者提供与他们实际或预期的医疗、牙科、心理、社会或教育状况中固有的经验相当的经验
  - 干预或程序可能产生一般性的知识……这对理解或改善受试者的身体障碍或状况至关重要
  - 具有知情同意的充分规定和父母双方同意
- 对影响儿童健康或者福利的重大问题提供理解、预防或者减轻机会，否则不予批准的研究

最低风险是指"研究中预估产生伤害或不适的概率及程度不大于日常生活中或在日常体检、心理检查、测试中遇到的普通伤害或不适的概率及程度"[58, 59]。

一般而言，最低风险是指健康儿童在安全环境中所遇到的风险，如做体育运动和坐车等活动[59, 60]。以前采用基于纳入研究的儿童受试者在"日常生活"中被暴露的风险标准来解释最低风险，但是这种解释现在已经不受赞同了。换言之，在这种最低风险的解释中，若儿童受试者日常治疗中有腰椎穿刺的治疗项目，那么为了研究的目的，让孩子暴露于腰椎穿刺的风险是可以接受的。

"大于最低风险，且不可能对受试者个人有直接益处，但可能产生关于受试者的紊乱或状况的一般性知识……这是至关重要的"这个分类定义了什么时候将儿童暴露于"最低风险的轻微增加"是可接受的[58]。"最低风险的轻微增加"被视为是短暂的、可逆的且不严重的疼痛、不适或伤害[61]。风险评估是基于整个研究过程中对风险的综合暴露及风险与患者群体之间的关系。例如，虽然抽血对 15 岁健康青少年群体来说是可以接受的，但是对 15 岁严重自闭症谱系障碍患者来说，抽血是不可取的，因为患者的理解障碍可能会对他们造成难以忍受的伤害[62]。

"疾病状态"一词用来表达以下特征："有确切的科学或临床证据体系表明，疾病状态会损害儿童的健康和幸福，或者增加未来出现潜在健康问题的风险[62]"。例如，以对未患 2 型糖尿病的肥胖儿童进行抗胰岛素评估方案为例，如果研究人员向机构审查委员会提供了足够的科学证据表明肥胖儿童因肥胖体质具有增加患糖尿病的风险，那么这些肥胖儿童就可以作为研究对象纳入试验。苗条的儿童不应被纳入试验，因为他们不会被考虑为具有发展成糖尿病的风险。

严格的监管无疑会阻碍必要和有益的研究[56, 57]，但监管往往是对已发生的违法行为的回应。监管法规通常都是根据先前的违规记录而制定的。在某种程度上，监管的放松会引发监管的滥用行为重新活跃起来。违规行为只有发生后才会被发现，否则很难被提前识别。

改善机构审查委员会的审查过程可能可以使对风险的不准确评估最小化，而不准确的评估往往会阻碍合适的研究而使不合适的研究获得批准。个人对某项活动的风险水平的直觉受认知偏差的影响，如对活动的熟悉度、对活动的控制程度和潜在危害的可逆性[63]。研究风险的系统评估可降低风险估计的误差。其中一种方法就是采用标准量表对各潜在危害的程度和发生概率进行分类，进而将潜在危害与对照活动进行对比[64]。

临床研究中多采用社会经济状况较差的儿童作为研究对象[65]。他们的生活环境会造成反应性呼吸道疾病等疾病的发生或恶化，而且大多数研究都是在城市医院内进行。经济状况较好的儿童可以从相关研究中获益，不用承担对应的风险。此外，社会经济状况较差的儿童及其家属更容易被研究吸引，因为研究一般提供相对便宜的治疗作为参与研究的奖励。但是，对社会经济状况较差的家庭来说，在研究者或 IRB 眼中的小恩小惠可能是他们参与研究的主要动机。关于研究内容和伦理的讨论详见第 4 章。

（二）青少年隐私权

自由讨论是维持青少年患者与临床医师良好关系的关键，只有当青少年患者相信讨论内容的公开性和保密性时，他们才能敞开心扉与医师讨论自己的病情[66, 67]。保密性意味着青少年患者能够掌控自己的信息，没有患者本人的允许，该信息不得对外公开[68]。青少年对自主权和认知决策能力的需求越来越强烈，这使得他们逐渐能够承担这一责任。

临床医师有义务保护患者信息，未经授权和必要，不得泄露患者信息。对青少年患者而言，即使对止痛药的使用也需要进行保密。对保密性很重视的青少年可能会隐瞒相关信息，导致必要的治疗被推迟[66, 67, 69]。在父母不在场的情况下，临床医师可以问青少年患者一些敏感的问题，正确处理保密性的问题能够使青少年更加如实地回答。

但是，青少年的隐私保密不是绝对的。尊重青少年的自主性可能会与临床医师确保青少年做出合理决定的义务相违背。只有当符合上报规定或是为防止对青少年患者或其他人造成严重伤害的情况下，违反保密协定才在道德伦理上具有正当性。但是这并没有明显的界定，临床医师应根据患者、家属和病例特征获得伦理或法律支持，以确保违反保密协议的合理性。

下面几种情况都容易引起患者隐私的泄露：粗心对待或不安全地使用病历档案和电子通信记录；在公共场所（如电梯、走廊或餐厅）与其他患者或不相关的医师讨论患者的信息；或是由于私密性好的场所不足，临床医师不得不在家庭候诊室内与患者或家属公开讨论病情。那些不直接参与患儿医疗管理的临床医生，可能不会对青少年性行为、精神疾病或其他会引发耻辱感的疾病，以及种族或民族背景信息引起足够的重视，泄露患者隐私的行为更容易发生[70]。

（三）青少年怀孕

医院和临床医师应该针对怀孕测试阳性的青少年患者建立一套专门的术前准备方案。正如前文所述，怀孕属于青少年患者的私密信息，未经患者许可，不得泄露。美国的州法令规定，临床医师只能将怀孕阳性测试结果告知青少年患者本人[71, 72]。除了道德准则和实践中的原因之外，这些法令是专门为防止虐待青少年孕妇而提出的。

掌握敏感信息的临床医师应鼓励青少年患者将怀孕情况告知其父母。在告知时如有青少年专家或社会工作者在场，可能有助于青少年与其父母的沟通，提高患者在医疗过程中的配合度。

当青少年孕妇不想将怀孕信息告知其父母时，伦理复杂度会呈对数增长，在这种情况下延迟治疗程序是合适的[73]。即使临床医师在不违反保密协议的情况下不得不延迟治疗，如何与患者父母沟通延期治疗的细节也会影响遵守保密协议的能力。例如，临床医师可向青少年的父母提供一个简短的报告，告知他们治疗将延期。虽然这种方法可以避免向家属撒谎，但是这种方式可能会让青少年患者的父母感到困惑，引起

他们询问一系列问题，导致需要保密的患者信息被泄露。另外，因为遵守保密协议是临床医师的主要义务，因此他们可能会采用主动欺瞒的方式对待青少年患者的父母，并且用"患者父母无权知道青少年怀孕信息"来合理化这个行为。

欺瞒患者家属的方法如果出现在教科书中是很奇怪的，或许一个简短的相关课程是很有用的[74, 75]。临床医师应该尽量避免欺瞒的行为，但是为了保密，必要时，欺瞒是最不令人反感的方法。从伦理上讲，患者本人是唯一有权知道怀孕信息的人，这样理解更有利于减轻被欺骗者的痛苦，而你的欺瞒行为完全是为了保密的需要。

临床医师应该采用有效的欺骗方式，而不是采用需要诊断或治疗干预的借口，更不应该在此过程中使父母过度担心孩子的状况。例如，暗示没有手术室可用、急救对患者可能有用，这种借口在一开始就不具说服力，因为家属有可能愿意等到有手术室腾出来为止。而"检测到新杂音"的借口则会使父母过度担心孩子的健康问题，临床医师需要进一步向父母进行本不必要的解释。简单的欺骗借口，如因为禁食不足或担心出现上呼吸道感染而需要推迟治疗，更可能最大限度地减少不希望看到的情况发生。

美国儿科学会规定，要为咨询堕胎相关信息的青春期女孩进行保密[76]。除非受到州法律的严格限制，青春期女孩在没有父母知情同意的情况下也可以进行堕胎。各州关于怀孕青春期女孩的父母参与他们孩子人工流产过程的程度的规定各不相同[71]。各州可能会要求在人工流产之前，需要提供怀孕女孩父母签署的知情同意书或至少通知其父母[71]。为确保怀孕的女孩在州法律允许父母参与的规定下仍然可以进行保密堕胎，各州必须设立一个父母不在场的司法分流程序来避免患者父母的参与和知情。在司法分流听证会上，法官会审问该女孩，以确定她是否可以独立完成堕胎手术的知情同意。即使法官判定该女孩不够成熟，只要法官相信人工流产手术对于该女孩是最有利的选择，也可以允许当事人独立签署堕胎手术同意书。

（四）性少数群体（LGBTQI+）患者

虽然 LGBTQI 青少年数量及性别焦虑症的发病率正在逐渐增加，但对 LGBTQI 青少年的临床经验却很少，这一点可通过对 LGBTQI 青少年的特殊护理得到佐证。女同性恋、男同性恋、双性恋、跨性别者、变性人、同性恋者、阴阳人统称为 LGBTQI，LGBTQI 是描述无性别认同或性别取向偏好变化的一个不充分

的术语。一个人的遗传生物学特征被称为性（sex）。性别（gender）是指个人向身边人展示自身的自我认同社会结构。不同性别认同的范围是很广泛的，包括无性别、流动性别、混合性别或未命名的性别。由于很难统一指代所有这些情况，"+"在这里用来不带偏见地表示那些未提及的性少数群体。

完全合理存在的有关性别差异或青春前期儿童烦躁不安的问题被广泛误解，儿童经常因为这些问题而被他人嘲笑。针对这些问题，应该采取不同的治疗方法。由于自然发育的不确定性，儿童可延迟到青春期再决定接受更明确的干预治疗[77]。临床医师必须鼓励支持患者进行选定的治疗方案（如支持患者的变性手术）。

青少年是一个艰难的人生阶段。孤立、偏见，甚至来自父母和其他家庭的或明或暗的谴责，使LGBTQI+青少年面临正常青少年无法想象的困难。由于这些原因，LGBTQI+儿童有更高的概率发生滥用药物、无家可归、产生自杀意念和身体伤害的情况。自认为是变装癖的 Leelay Alcorn 在 2015 年所写的遗书中的一部分内容被广泛转载，其中描述了跨性别者的孤立、羞耻和痛苦："请别悲伤，这对我来说是最好的选择。我本该经历的一生不值得继续下去……因为我是个变装癖……我从来没告诉过别人，我只是继续做我的'假小子'，试图融入这个社会[78]。"

临床医师应避免异性恋正统主义假设（询问病患是否有男朋友或女朋友）。诊疗过程中识别出患者希望使用的名字（如果没有依法改名，那么病历上的名字通常是错的），识别出患者偏向用作指代的代名词或使用非性别代名词（虽然在与儿童的谈话中临床医师应该直接呼唤其名字），应清楚表达自己询问尴尬问题的目的，并且采用无性别倾向的语言。

要点：小儿麻醉的特殊情况

- 出于道德和实践的原因，青少年患者的信息应得到保密。临床医师负责保持适当的保密性。
- 认真评估自己是否有可能存在导致健康或医疗纠纷的个人行为，尤其是跨种族、性别和社会经济地位的行为。制订策略，尽量减少这些行动。
- 谨慎使用看似无害，但使用了一些可能伤害或羞辱青少年的假设的语言。

五、儿科麻醉专业精神

（一）尊重公民权

医师的专业能力得益于训练、实践和成长社会的慷慨。因此，隐性的社会契约使内科医师有义务做自己力所能及的事情，并负有特别责任解决在医师"社区范围"中"直接影响个人健康"的问题[79, 80]。这里，"社区范围"是指某个内科医师专门负责的物理位置范围之内或某个特定的患者类型。例如，儿科麻醉医师负有加强儿科医疗保健的特殊义务[81, 82]。

儿科麻醉医师通过参加与个人"专业、兴趣和状况"相符的活动向社会履行其义务（图 1-1）[80]。儿科临床医师应致力于解决人们医疗护理质量之间的差异，而不是以社会经济地位、种族、性别、地理位置和其他影响健康因素区别对待患者从而造成发病率和死亡率的差异[83, 84]。

（二）安全高效的医疗护理方案

临床医师必须努力提高医疗护理的安全性。临床上，医师需要积极主动加强安全措施以提高医疗护理的质量，如程序超时、洗手次数等。忽略或避开无效的、不切实际的或有害的政策会阻碍制定有效的政策，并导致临床医师无法确定在实际工作中需要遵守哪些规则[85]。临床医师需要将失败的政策上报领导层，领导必须愿意针对这些失败策略进行详细的讨论，在不责备或伤害临床医师尊严（如对医师说"再认真努力一点"）的情况下，解决这些问题。即使是领导层的一次拒绝，也会影响未来一线临床医师与患者的沟通质量。

临床医师应通过报告侥幸脱险的事故案例或其他潜在风险，尽自己最大的努力来改善医疗护理质量。通常（有时是正确地）临床医师可能会质疑那种被鼓吹的"无责备"的方法来报告潜在的风险或错误[86]。为识别潜在风险，临床医师应实地检测其感知内容，或用其他方法强调医疗护理过程中可能发生的风险。造成医疗错误的系统缺陷只有通过真实报告和参与根本原因分析才能发现。

（三）差错披露与致歉

虽然隐瞒医疗差错是人规避风险的本能，但是却违反了知情同意原则，一旦医疗差错被披露出来，会降低患者对医疗服务的信任，患者也会因此提起法律诉讼[87]。当然，想要隐瞒医疗差错是可以理解的。虽然医院或法律系统会对医疗差错进行雄辩，但是临床医师没有足够的心理准备，且未接受足够关于如何沟

- 开发系统以您对自己的孩子和家庭的期望对待治疗的每一个孩子和家庭
- 说出可能伤害患者的问题（如系统问题、不合格的临床医师）
- 练习专注和自我反思

- 积极参与政治活动，为儿童的需要发声
- 通过制订和遵守适当的计划促进患者安全
- 识别并致力于解决健康或医疗保健差异的问题
- 支持全球医疗保健

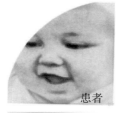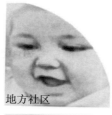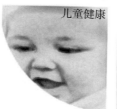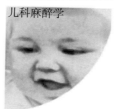

患者　　地方社区
儿童健康　儿科麻醉学

- 参加医院的管理
- 在公众健康问题中对社区成员进行患者教育（如儿童肥胖、吸烟问题）

- 积极参加国家组织
- 教学、研究，支持教研活动

▲ 图 1-1　儿科麻醉医师的义务

儿科麻醉医师对这 4 个社区有责任义务。个体麻醉医师不需要履行每一项义务。麻醉医师的"单位"，如私人执业团体、学术部门和州协会，应以集体的形式履行这些义务，图中列举了几个例子

通医疗差错方面的培训[88]。

在医疗差错发生时，儿童和父母都希望医师和院方不要隐瞒。适当的差错披露和道歉可以改善医患之间的信任、沟通和尊重，并且可能会给儿童和父母更强的控制感。有些研究指出这样往往会带来更好的结果[89]。儿童和父母还希望能得到院方恰当的道歉，即使道歉会使他们感到更加焦虑。

深思熟虑的全面信息公开与披露应从承认错误开始。明智但不善于公开医疗差错和道歉的临床医师会在此时寻求相关专家的帮助。专家可以通过排练和提供相关问题的回答内容帮助临床医师做好披露医疗差错和道歉的准备。专家可以安排继续与家庭进行沟通，并为他们提供情感支持。犯错误的临床医师有时候被认为是"第二受害者"[90]，他们自己会很紧张，并且可能无法为儿童和家属提供情感支持。临床医师应尽快合理地分享自己所知道的信息，但是对于自己不知道的信息，尤其是对错误本身，不应该向儿童及家属做出任何假设。应将事件的医学意义和任何必要的治疗告知给决策者。因为披露医疗差错是一个长期的过程，应该给孩子和家庭安排一位擅长信息披露和道歉的联络人来回答他们的问题，为他们安排与院方的会见，对研究结果进行解释，并向患者及家属介绍避免类似事件的计划。

大多数反对道歉和披露差错的观点都认为，道歉和披露差错会增加被成功起诉的风险，另外选择隐瞒也是为了保护患者，使他们不必为了将来需要进行的医疗护理措施产生不必要的担忧。但是经过推敲，这些观点都是站不住脚的。道歉是表达遗憾或悔意的一种方法。真诚的道歉和相应的行动及悔意都是无价的，而不真诚的道歉是需要付出代价的。尽管超过一半的州都有法律禁止将医师承认道歉或怜悯共情的行为作为医疗差错的证据，许多人仍然认为道歉可能会增加被起诉和败诉的风险。然而，良好的医患关系才是防止被起诉的最好保障[16]。隐藏、掩饰或对某一医疗事件的漠不关心会损害患者对医师的信任，这比真诚的道歉更容易造成被患者起诉的局面。

例如，一些人建议医师为对孩子造成的影响道歉，但不对实际事件负责。如果医师在合理使用抗生素的情况下造成了儿童出现皮疹，那么道歉是合理的。但是，当临床医师错误地使用神经肌肉阻滞药而不是抗胆碱酯酶药来对抗肌肉松弛时，上述的行为就是非常奇怪的、不可取的。虽然也应该评估调查是否是系统缺陷造成的医疗差错，但是在这种用药错误的情况推卸责任很可能会激怒患儿的父母（除非该用药错误真的有一个好的借口或原因）。

可想而知，父母往往对他们孩子的术中经历很敏感。临床医师应考虑为孩子所遭受的痛苦经历（如多次尝试静脉输液置管及吸入诱导麻醉失控）而道歉，或至少要表达一下自己的同情心。在这些讨论中，临床医师可以承认这是一次糟糕的经历，并且提供一些将来加强患儿护理照顾的建议。举个例子，临床医师可以说"扎了这么多针才成功，我很抱歉"或"下次，我们可能会在插针前给患者口服镇定药"。通过这些简单的评论，临床医师向家属承认发生了什么事情，表达他们的遗憾，并且为家属提供了一些将来治疗和操作的建议。

作为对伤害或医疗错误的一种透明的披露及适当赔偿的方法，"沟通和解决"可改善医师与患者及其家属之间的关系，可更好地分析事件以改善当下的情况，并且有可能阻止患者及家属对医师和医院进行起诉[91, 92]。对评估性的治疗护理进行辩护是让临床医师参与到沟通和解决的系统中的关键[93, 94]。

（四）生产力的压力

生产力的压力是普遍存在的"为保证手术室时间表的正常有效运行而产生的内部和外部压力"[95]。其结果是，临床医师迫于压力缩短术前讨论、不明智地处理病例，或过早地拔管以加快手术室中的周转速度。在面对自己技术不足以提供良好的麻醉手术或在不适宜的环境中进行手术时，临床医师都应该意识到压力的存在。例如，对某些临床医师或一些外科手术中心来说，对软骨发育不全的儿童进行的"常规"扁桃腺切除术就是一个过于复杂的手术了。临床医师对患者和他们自己的义务仅仅是在医师自己能力范围内给患者提供医疗和护理，并在经济和管理压力促使他们做其他事情时认识到这一点。

（五）怀疑涉嫌虐待儿童

从法律上讲，医师有义务举报怀疑存在涉嫌儿童虐待的情况，并可能因知而不报承担相应的刑事责任。当然，当儿童的父母与医师处于同样的社会经济地位时，医师可能犹豫是否选择忽视儿童虐待的嫌疑并不向当局报告，这种犹豫的想法是可以理解的。但是，儿童虐待不应被轻视成一次性事件，早期干预可使悲剧的结果降到最低。

儿童虐待包括体罚、性侵、精神折磨和疏于照顾[96]。临床医师可能是儿童虐待行为的第一发现人，因为证据通常都出现在儿童的手臂、手、头、脸、脖子和嘴巴。虐待迹象包括不同形状物体的擦伤或烧伤、符合生物力学模型的伤害（如手印）、婴儿骨折及无法用疾病史解释的奇怪的受伤情况。儿童虐待行为也可能在医院诊断或治疗护理中发生。患有慢性认知障碍或身体活动受限的儿童更容易受到虐待[97]。代理型 Munchausen 综合征也是一种儿童虐待行为，这是一种由父母在其孩子身上造成的或虚构出来的临床问题。对应这种儿童虐待的疾病迹象和症状往往难以得到连贯清晰的解释。

> **要点：儿科麻醉的专业精神**
> - 儿科临床医师应承担一定的社会责任，要通过在地方、国家或国际社区中通过支持医学专业人或自己投入精力来改善儿童的健康。
> - 及时、根据事实、无责难地与接受过披露和道歉培训的同事一起公开医疗错误并道歉。请记住，临床医师是"第二受害者"且应得到恩典。建立系统以识别和支持、帮助"第二受害者"。
> - 通过像对待自己的孩子一样来对待每个患儿，拒绝生产力压力。

病例分析

设计本案例的目的是：①强调字面意义上的案例（如"17 岁的青少年患者拒绝输血治疗"）忽略了与案件相关其他信息的复杂性；②研究青少年医疗决策成熟度的确定过程及相关因素；③举例说明如何在难以抉择的时候做出正确的判断；④提供伦理咨询内容的范例。咨询涉及的内容包括澄清医疗问题、确定利益相关者及其相对影响程度、确定伦理问题、提供评估和建议。

1. 概述

Candace 是一个 17 岁的女孩，患有一种罕见的横纹肌肉瘤，她需要通过手术切除缠绕在大血管上的肿瘤，但由于 Candace 是一名耶和华见证会的成员，她拒绝在术中和术后接受输血治疗。

2. 医学问题

这种类型的横纹肌肉瘤非常罕见，预后难以估计。不过，最乐观的估计其 5 年存活率为 5%～10%。虽然在手术中发生大出血的可能性很低，但需要切除的肿瘤缠绕在大血管上，这可能会导致突然的、迅速的及大量的出血。

3. 家庭背景

Candace 是 Linda 和 Larry 的女儿。通过一个朋友，Larry 在 9 年前开始接触耶和华见证会，并在 6 年前成为了耶和华见证会的成员。Linda 承认自己是有宗教信仰的，但对宗教组织并不感兴趣，不过她对女儿做决策方面给予充分的自主权。

Candace 在耶和华见证会学习的第 1 个月持有非常怀疑的态度，她认为"虽然我有一些朋友'找到'了宗教……但对我来说，宗教从来就没有意义"。后来经过深入全面的学习，她认为耶和华见证会通过一种容易理解的方式让她觉得这个宗教对她是有意义的，并认为耶和华见证会是正确的宗教，最后她在 14 岁时选择成为耶和华见证会的成员，以表达她对耶和华见证会的虔诚。

Candace 过着积极的高中生活。她是曲棍球队的主力队员，经常参加学校的戏剧演出。她负责组织圣经学习活动和每周的青年小组会议。她是一位成功的演说家，曾面对 100 多人讲述自己成为耶和华见证人的故事。

Linda 和 Larry 喜欢女儿 Candace 现在的样子。Candace、Linda 和 Larry 在家庭事务的决策上共同做出决定。他们通常会就宵禁之类的事情发生争执。

Candace 非常积极地参与自己的治疗过程，她对各种可能的治疗方案选择及短期和长期的影响提出了许多恰当的问题。

在私下与 Candace 的讨论中，她强调她不想死。然而，她相信圣经和上帝禁止接受血液，输血会使她产生极大的内疚和悲伤，因为她辜负了上帝。虽然她担心接受输血会使她疏远上帝，但她最主要的忧虑还是觉得彻底辜负了上帝。当被问及如果是被强行或在失去知觉时输血是否会减轻她的不安时，她回答说会有同样的感觉，因为她已经认为自己不会自愿地接受输血，并且她把失去知觉时被强行输血等同于"强奸"。她用一种真实而平静的方式说："如果我醒来发现自己在接受输血，我会立刻把它从手臂上扯下来。"

Candace 自始至终都清晰地表述着她的宗教和精神信仰。她的信仰与她所选择的宗教教义是一致的。她认为自己有良好的判断能力，并能够对个人道德判断负责。如果她有良心的指导，她可以想象自己脱离耶和华见证会。

4. 伦理问题

● 如果成年人有权拒绝维持生命治疗中的输血治疗，未成年人是否有这一权利呢？

● 什么特征和标准可以用来确定未成年人是否具有足够的能力和成熟度来做出这一决定？

● 应讨论哪些问题，以确保他们所期望的血液治疗方式被执行？

逐渐成熟中的青少年被赋予越来越大的决策权。证明青少年成熟和决策能力的相关特征包括理解他们自身的选择和相关后果、具有内在一致的理论基础、表达自己立场的能力、在智力和情感上自由选择观点的能力，以及与相对年长者的关系趋向成熟的迹象。并不是所有的特征都需要呈现出来青少年才能被认为是成熟的，随着决策后果的增加，对特定决策来说，具有决策能力的必要证据的门槛也随之提高。

在青少年选择时过度受短期后果影响的合理的担忧中，没必要掺杂一些不太相关的担忧，如担心随着孩子们年龄的增长，其偏好可能会发生变化。成熟的人能够根据经验和证据改变自己的主意。当青少年成熟时，他们可能会改变主

意，但这并不会使当前的选择无效，因为他们当前就具有足够的决策能力。

实用主义考虑到是否应该强迫青少年接受他们不想要的医疗护理措施。青少年最有能力进行身体抗议，要么是拔掉静脉导管，要么是不接受治疗。例如，16 岁患有霍奇金淋巴瘤的 Billy Best 逃跑了，这样他就不必完成化疗方案了 [98]。

5. 评估

伦理咨询委员会认为，Candace 符合成熟个人的要求，具备实质性的决策能力，理解自己选择的重要性。她在耶和华见证会以外的积极参与，表明她对世界的看法更广泛，而不是可能只接触耶和华见证会造成的比较狭隘的看法。鉴于她的信仰和广泛的传教和教学活动，我们相信她经过深思熟虑选择成为耶和华见证人。她和父母之间有着一种充满爱的健全的关系。尽管她拒绝接受维持生命的疗法可能导致严重的疾病或死亡，但我们相信她满足了做出这些决定的标准。

6. 建议

● 伦理委员会认为 Candace 应被视为主要决策者。

● 我们知道，外科医师请求法院下达命令，允许 Candace 拒绝潜在的维持生命的输血治疗。我们鼓励 Candace 及其家人寻求有关此过程的尽可能多的信息，包括获得这种身份的过程，追求并获得"成熟的未成年人"身份可能导致的弊端，Candace 获得这种身份后其父母的角色及使用医疗健康代理人的信息。法院命令可以最大程度地减少个人自作主张给 Candace 输血的机会。

● 为了确保医院对尊重 Candace 选择的隐性承诺的忠实性，必须确定一批愿意尊重 Candace 意愿的临床医师。必要的临床从业人员包括手术室护士和技术人员、麻醉医师、实习麻醉医师、注册护士麻醉师、外科医师、术后护士和内科医师，特别是 ICU 医师。必须做出相应的安排，以确保临床医师在紧急情况下愿意再次进行手术。这些临床医师的要求应该先得到满足（如见一见 Candace）。

● 本咨询内容是建议性的。我们的评论仅限于对 Candace、她的家人和医护团队所面临问题的伦理层面的解释。您也可以联系法律顾问办公室，了解他们在现有法规层面对该问题提出的建议。

附言：法院的指令授予 Candace 决定是否进行输血治疗的权力。在后来的非正式辩论中，法官宣布，除了 Candace 的成熟度之外，最主要的考虑因素之一是输血治疗的生存可能性也非常低。如果她接受治疗的存活率更高的话，相对来说他们则不太可能授予 Candace 自主决定是否进行输血治疗的法律权力。

第 2 章 儿科麻醉的历史
History of Pediatric Anesthesia

T.C.K. Brown 著

彭 婷 译 许爱军 校

一、概述

由同时代的人们所写的历史与后来的人们所写的历史是不同的,后者更多地依赖其他来源的信息。洞察使用临床体征和敏锐执行力的年长麻醉医师,他们中的许多人在没有现代化设备的辅助下也掌握了很好的技能(例如,有障碍气道的经鼻盲探气管插管,或者解剖定位实施神经阻滞),这些有助于我们理解历史的发展及前辈们如何处理问题。

这一章将讨论麻醉诞生后第 1 个 100 年中的事件,并将重点讨论 1950—2000 年,因为这是儿科麻醉学发展最快的时期。

二、麻醉学科的成立及早期发展

早期的麻醉药物,长期被用作聚会上的吸入剂供集体娱乐使用,人们后来观察到它们能缓解意外受伤者的疼痛。Humphrey Davy 注意到了这个现象,于是在 1799 年提出氧化亚氮也许对缓解无大量失血手术的疼痛有效。1824 年,Henry Hill Hickman 认为气体吸入剂可能有预期的麻醉效果,但他却选用了无效的二氧化碳。

1844 年,美国康涅狄格州哈特福特市的一名牙医 Horace Wells 成功地将氧化亚氮用于拔牙手术。然而,他的公开演示却失败了,因为患者哭了,尽管他声称自己不疼。

1842 年,美国佐治亚州的 Crawford Long 将乙醚用于包括小儿在内的手术麻醉。由于当时他并未公开报道,失去了原应获得发现新麻醉药物的荣誉。直到 1846 年,William Morton 在波士顿成功演示了乙醚麻醉后,才发表相关文章。另一位化学家 William Clark

也错过了这份应有的荣誉。他在 1842 年 1 月乙醚狂欢后,做了一项无痛拔牙的实验。

鉴于当时航海旅行的发展,新闻可以迅速传遍世界各地。1846 年 10 月 16 日,William T.G. Morton 在波士顿首次公开演示乙醚麻醉获得成功;同年 12 月 16 日,该麻醉药在英国首次应用。1847 年 6 月 7 日,Pugh 首次在澳大利亚使用了乙醚(外科手术);Belassario 几乎同时在悉尼使用了乙醚(口腔科手术)。

1847 年,爱丁堡的产科教授 James Young Simpson 引入氯仿作为麻醉药物,他以前曾在晚餐派对上使用氯仿和乙醚以供宾客们娱乐。在接下来的 1 个世纪,以上提到的三种药物开始在麻醉中应用并逐渐占据主导地位。后来,氯乙烷也被用于诱导,它起效迅速,作用时间短。氯乙烷的首次应用是在 1848 年,但直到 1895 年才得到普及。Embley 在 1906 年综述了该药的药理学 [1, 2]。

最初很多的手术中,采用开放点滴法将麻醉药滴到手帕或纱布上,后来又给手帕或纱布加上了金属框架,如 Schimmelbusch 面罩 [3](图 2-1)。

乙醚被认为是相对安全的麻醉药。它具有拟交感

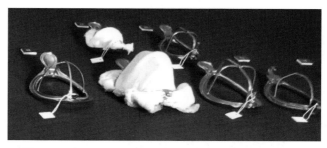

▲ 图 2-1 小儿 Schimmelbusch 面罩(左),中间为安装纱布后的面罩,最右侧是 Chadborne 的改进版

本章译者、校者来自华中科技大学同济医学院附属同济医院。

作用，有利于保持心血管系统功能稳定。同时，它也是强效的支气管扩张药，在特效的支气管扩张药发明前，乙醚可用于处理哮喘持续状态。乙醚还可以促进气道的分泌功能以稀释黏液，使其更容易被吸出。气道分泌物对于麻醉来说是一件麻烦的事，却可以被阿托品或东莨菪碱抑制，这也是将这两种药物作为术前用药的主要原因。乙醚气味难闻，许多小儿吸入后会感到恶心，但多数情况下只会呕吐 1 次。Guedel 发明了一种基于眼部征象和呼吸方式的量表，用以判断吸入乙醚后患者的麻醉深度。

乙醚易燃。由于乙醚比空气重，电源插头需要放置在 150cm 的高处，以尽量减少点燃或引爆乙醚的可能。乙醚是低效能的麻醉气体，像氧化亚氮一样。乙醚的使用受限于它的易燃性，而且它密度比空气小，在与电器设备接触时危险性更大。乙醚一直在相对不富裕的国家中使用，因为它价格低廉，而且相对安全，由训练有素的护士和医疗助理管理起来也比较简单。这些护士和助手提供了重要的医疗服务，尤其是在专业医疗人员匮乏的非洲国家。

伦敦的 John Snow（图 2-2）很快成为应用麻醉药的专家。他制造了一台乙醚蒸发器，其设计考虑了乙醚蒸发的若干原理：挡板增加了液态乙醚与空气的接触时间，有助于产生更多的蒸汽；恒温水浴可以防止蒸发器内的液态乙醚降温太快。Snow 还对他的病例做了细致的记录，并报道了大量乙醚和氯仿麻醉的病例，其中没有死亡病例。他记录了 145 例 1 岁以下的婴儿使用氯仿，最小的婴儿只有 10 天大，其中很多病例都是做唇裂手术。他使用的氯仿浓度没有超过 2%，他强调了避免使用高浓度氯仿的重要性，同时指出氯仿在婴儿和儿童中比成人起效更快。

关于选择乙醚还是氯仿的讨论很多。氯仿闻起来有甜味，引起的呕吐反应更少，但与更多的死亡病例相关。死因主要是心源性的，有些病例死于肝衰竭。1896 年，英格兰有 85 人死亡，其中 65 例发生在手术开始之前。这些统计数据促使墨尔本医院的第一位麻醉医师 Edward Henry Embley（图 2-3）对 284 只狗展开了一项大型研究，结果表明氯仿致死的原因是心力衰竭而不是印度海得拉巴委员会提出的呼吸衰竭。他还证明切断迷走神经或使用阿托品可提供一定的保护作用。该研究的另一个特点是有一半的动物注射了吗啡和箭毒，这比将箭毒引入临床麻醉早了 40 年。实验人员在给予氯仿之前，行气管切开术使动物能够进行通气。该研究结果以 20 页的篇幅发表在 1902 年 4 月《英国医学杂志》上 [5]。1905 年，Embley 发表了另一篇关于氯乙烷的重要论文，氯乙烷用于麻醉诱导持续了半个多世纪。1901 年，Embley 被任命为墨尔本大学麻醉药的讲师，这肯定是世界麻醉界最早的学术任命之一。

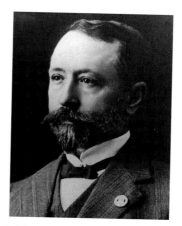

▲ 图 2-3　Edward Henry Embley

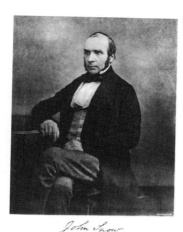

▲ 图 2-2　John Snow 和他发明的蒸发器水浴箱（右）

有记录的氯仿致死的首个病例是一名 15 岁的女孩 Hannah Greener，和后来的许多病例一样，她死于使用氯仿麻醉诱导期间[6]。这可能是心脏被氯仿致敏，暴露在高水平的循环儿茶酚胺中(她非常焦虑)。1911 年，心电图（electrocardiogram，ECG）技术进步后，Levy 发现这种情况的同时存在可诱发心室颤动，但那时还没有除颤仪。

（一）术前用药

术前用药的目的是缓解患者的焦虑，降低麻醉药的用量，减少分泌物，特别是使用乙醚时（术前用药选择阿托品或东莨菪碱）。40 年前，人们使用包括阿片类药物、阿托品或东莨菪碱、复合或不复合催眠药等在内的大量术前用药。儿童不喜欢打针，护士也不希望给他们打针，因此大约在 20 世纪 80 年代，出现了经口（或经鼻）的给药途径。现在，随着儿童父母参与程度的增加和日间手术的日益增多，很多麻醉医师极少使用术前用药。研究表明，对于学龄前儿童来说，父母在场和使用术前用药，具有同等的镇静效果[7]。

（二）局部麻醉

1884 年 Koller 发现了可卡因对眼睛的局部麻醉作用，并开启了其他局麻药的发展，如阿米卡因（1904年）和普鲁卡因（1905 年）。

局部麻醉和区域麻醉最初是由外科医师开创的。1898 年德国的 August Bier 首次实施了蛛网膜下腔麻醉，在他实施的前 6 名患者中包括 2 名儿童[8]。蛛网膜下腔麻醉在一些医疗中心流行起来，直到 1907 年，法国报道已实施蛛网膜下腔麻醉 2000 例，德国 Bier 团队报道了 1000 例。

1920 年，法国外科医师 Gaston Labat 在梅奥诊所教了 1 年区域麻醉学，并撰写了他的著作《区域麻醉：其技术和临床应用》[9]。

Fidel Pages （马德里，1921 年）首次介绍了硬膜外麻醉[10]。Mario Dogliotti（意大利都灵，1933 年）为推广这项技术做出了贡献[11]。

> **要点：麻醉学的开始**
> - 1842 年，佐治亚州，Crawford Long 使用乙醚——有记载的第一种麻醉药，实施了包括儿童在内的麻醉。
> - 1844 年，康涅狄格州哈特福德市，Horace Wells 在拔牙手术中首次使用氧化亚氮。

> - 1846 年，波士顿，William T.G. Morton 首次成功地公开演示了乙醚麻醉。
> - 1847 年，苏格兰爱丁堡，James Young Simpson 引入氯仿用以分娩镇痛。

三、小儿区域麻醉的早期阶段

20 世纪初，开始有专门研究小儿区域麻醉的论文发表。1909—1910 年，伦敦大奥蒙德街儿童医院的院长 Tyrell Grey 发表了 3 篇关于儿童蛛网膜下腔麻醉的论文，每篇包括了 100 个病例[12]。患儿没有接受全身麻醉，而是由熟悉他们的护士安抚。联合应用葡萄糖增加阿米卡因的比重，以控制局麻药的扩散。蛛网膜下腔麻醉对患儿的益处是麻醉完全，无外科休克，止痛范围限于阻滞区域，极少出现术后呕吐。对外科手术的好处是可以提供良好的手术条件，开腹容易，肠道收缩，手术时间缩短，并且蛛网膜下腔麻醉可以由外科医师自己实施。患儿疼痛减少，可以更早地恢复喂养。

1945 年，Etherington-Wilson 通过比重调节脊髓麻醉的平面而闻名。基于对 1600 名患者的观察，他介绍了蛛网膜下腔麻醉药物剂量的计算方法，其中包括 30 名 16 日龄—3 岁的患儿[13]。1949 年蒙特利尔市的 Stephen 和 Slater 及[14] Leigh 和 Belton[15] 也报道了成功实施蛛网膜下腔麻醉的经验。

如果了解并阅读了关于小儿蛛网膜下腔麻醉的正面报道，多年以后 Abajian 等支持蛛网膜下腔麻醉成为新生儿和早产儿的一种有效的麻醉方式就不足为奇了，尤其是蛛网膜下腔麻醉并未引起该年龄组的小儿出现低血压[16, 17]。在该年龄组，全身麻醉的主要问题是术后呼吸暂停。通过吸入空气并在肺内保留少量可弥散的氮气以稳定肺泡，在很大程度上解决了这一问题。Déry 等证明了该方法对维持成人功能残气量的重要性[18]。该方法也适用于婴幼儿，尽管有效却未在新生儿中得到普及。

1920 年，明尼阿波利斯市的 Farr 报道了 129 例小儿蛛网膜下腔麻醉，其中 9 例失败。许多病例的手术方式均为幽门环肌切开术[19]。1932 年，罗马尼亚布加勒斯特市的 Marian 报道了 653 例主要用药为 4% 普鲁卡因的小儿蛛网膜下腔麻醉，其中 15 例失败[20]。人们对蛛网膜下腔麻醉的兴趣得以保持并扩散。1935 年，同样来自布加勒斯特市的 Balacesco 报道了 1241 例小儿蛛网膜下腔麻醉，除了一些年龄较大的儿童（15 岁以上）出现了头痛，效果良好。他早期使用阿米卡因，后来使用了 4% 的普鲁卡因[21]。

1933 年，多伦多有研究者给年龄小于 2 周的小儿实施了蛛网膜下腔麻醉[22]。4 例患儿还做了胸部手术。大多数患儿术前使用了戊巴比妥和吗啡，选择穿刺间隙为 L$_{4\sim5}$，因为当时人们已经认识到婴儿的脊髓末端水平更低。使用两髂嵴连线水平作为穿刺定位更方便，同时比年长儿童穿刺点低一个节段。多伦多市的 Junkin 观察到两个重要现象：小儿低血压的发生少于成人，头痛在小儿蛛网膜下腔麻醉中也不常见[22]。

1933 年，Meredith Campbell[23] 介绍了骶管麻醉用于 4—14 岁儿童的膀胱镜检查和尿道手术。1936 年，Sievers 报道了硬膜外阻滞在膀胱镜检查术中的应用[24]。

1950 年，南非德班的 Harry Curwen 发表了一篇包括 92 例新生儿骶管麻醉的论文[25]。Armando Fortuna 领导了巴西区域麻醉学的发展。他撰写了几篇骶管麻醉实施及安全性的相关论文，认为骶管麻醉对于高风险患儿也是安全的，并在 2000 年发表了一篇关于儿童区域麻醉的综述[26, 27]。

20 世纪 70 年代，骶管麻醉已在世界多国广泛应用，包括澳大利亚、英国、法国和墨西哥[28-31]。

法国小儿麻醉学会，即 ADARPEF，分析了 224 409 例区域或局部阻滞病例：50% 为骶管阻滞[32]。其中，并发症有硬脊膜穿孔 8 例，意外的蛛网膜下腔麻醉 4 例，意外的血管内注射导致惊厥 2 例和直肠穿刺 1 例。其他报道的并发症还有误用其他注射器和注射不正确的药物。如果注入的药物有毒，结果可能是灾难性的。法国小儿麻醉学会后来又发表了另一个 24 005 例病例的回顾性研究（1982—1991 年），其中麻醉方式大多是骶管麻醉，其次为腰段硬膜外麻醉和蛛网膜下腔麻醉[33]。该研究引起了关注，因为 5 名年龄不足 2 月龄的患儿出现了严重的神经系统后遗症，其中死亡 3 例，四肢瘫痪 3 例，半身瘫痪 1 例，心搏骤停伴脑损伤 1 例。Dalens 等认为，椎管内注入空气可能会造成灾难性后果[34]，就像这些患儿一样[35]。

大量失败病例的报道（25%）[21] 及严重并发症的出现，都说明了人们对该技术的运用或对药物剂量掌握的不足，或操作者不够谨慎[36]。例如，以前的教科书描述股神经阻滞：在股动脉外侧进行扇形注射。而更准确的描述应该是：将一根短斜面针垂直皮肤刺入

股动脉外侧区域，并在针刺入阔筋膜和髂筋膜时感受到两次落空感。此时，如果注射阻力小，即认为针尖位于正确的位置[37]。否则，用手固定推注杆，带着正压回退针尖，直到较易注射为止，因为有时两层筋膜会融合在一起。寻找注射深度的另一个要点是，当针尖位于肌肉内，会有较大的注射阻力，当针尖到达神经附近时注射阻力降低[38]。

> **要点：小儿区域麻醉的早期阶段**
> - 1909—1910 年，伦敦大奥蒙德街儿童医院的 Tyrell Gray 发表了 3 篇关于小儿蛛网膜下腔麻醉的论文。
> - 20 世纪 20—30 年代，有 4 个超过 2000 例病例的小儿蛛网膜下腔麻醉的大型系列研究。
> - 1933 年，Meredith Campbell 报道了首例小儿骶管麻醉。

四、给药系统和麻醉机

早在麻醉气体、氧气和乙醚的机器出现之前，人们已经发明了许多吸入器，如 20 世纪初发明的 Gwathmey 吸入器。伦敦圣巴塞洛缪斯医院的 Edmund Boyle 对旧的麻醉方法不满意，于是 1916 年从美国购置了一台 Gwathmey 吸入器。由于该机器连接处出现了气体泄漏问题，大概从 1917 年起，他决定自己制造机器。最初的机器配备了氧气、氧化亚氮和乙醚。Boyle 机器不断发展进步，并在全世界得到了广泛的应用[39]。美国出现了 Forreger 麻醉机和后来的 Heidbrink 麻醉机。随着时代发展，流量计和蒸发器得到了改进，麻醉机变得更加精确。20 世纪 50 年代，Lucien Morris 已经发明出铜罐蒸发器[40]，而 Cyprane 发明出 Fluotec 蒸发器，它具有分流气流和温度补偿功能，可以提供精确的低浓度氟烷。后来该装置被其他代理商不断改进[41]。

另一个重要的进步是利用钠石灰吸收二氧化碳，这是 1915 年由 Dennis Jackson 引入麻醉循环系统中的[42]。Waters 使用过滤罐改良了麻醉循环系统，这种过滤罐还有儿童型[43]。这样避免了使用高气体流量，并且特别适用于环丙烷。环丙烷是一种昂贵的、具有易爆性的麻醉药，需要特制的流量计。

麻醉机不断地改进，如 Boyle 麻醉机，该机器及

其改良的机器持续使用了 60～80 年（图 2-4）。波士顿的 Jeffrey Cooper 设计了一套精妙的给药系统，该系统具备电子反馈安全功能[44]，但其推广受到了商业打压。墨尔本的 Rod Westhorpe（图 2-11H）和同事一起生产了一种符合人体工程学特征的机器，例如可调节高度，具有倾斜设计的 LED 指示灯、流量计及两侧输送麻醉气体的装置（图 2-5）。在组合麻醉给药系统、呼吸机和监护仪的"工作站"这一新概念提出前，他们的机器并没有被人们接受，但他们的理念是革命性的。

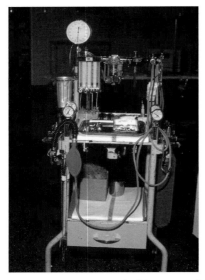

▲ 图 2-4　CIG Boyle 麻醉机，1963 年

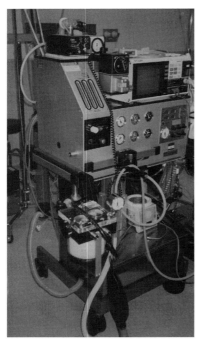

▲ 图 2-5　人体工程学麻醉机，顶部为 Claire 呼吸机和监护仪

小儿麻醉的给药系统

婴幼儿需使用低阻力管路以最大限度地减少呼吸做功。1937 年，Philip Ayre（图 2-6）发明了 T 形管，它的优点是无瓣膜、阻力低，操作简单，并且允许插管患者的控制通气操作远离手术区域，尤其适用于唇腭裂和神经外科的手术。最初，他使用的 T 形管是取自一台旧飞利浦麻醉机的部分管路，该管路的吸入气流从侧面进入，但呼出气流却要经过一个直角。他认识到这种设计对患者更有好处，因为管路会对呼气流产生轻度阻力，这个阻力可以用来保持肺泡不塌陷。事实上，这正是持续正压通气的一种方式。遗憾的是，当 T 形管被制造后，新鲜气体输入管道也变成了一个直角。大约 40 年后，才出现新鲜气体输入管道呈锐角的设计，再现了最初发明 T 形管保持轻度 CPAP 的优点。

T 形管呼出端的容积应超过潮气量以避免气体稀释。控制通气时，呼出端被封闭，使新鲜气体进入肺内。因此，潮气量取决于新鲜气体的流速及呼气端封闭的持续时间（流量发生器）。

Philip Ayre 是个不同寻常的人：他秃顶，戴着姜黄色的假发，由于做过唇腭裂修补术，他的声音像鸣喇叭一样特别，这种声音在麻醉诱导的时候吸引了小孩子的注意。他在医学生阶段就完成了超过 2000 例麻醉[45]。

后来，英国利物浦的 Jackson Rees 为 T 形管加上了一个有开口的气囊，增加了多用性（图 2-7）。有自主呼吸时，气囊可充当呼吸监测仪，也可以用来实施控制通气（图 2-8）。使用要点是用三个手指来挤压气囊，因为用四个手指会引起鱼际肌疲劳。

在北美，使用较多的低通气阻力设备是 Lewis-

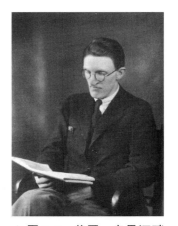

▲ 图 2-6　英国，泰恩河畔纽卡斯尔，Philip Ayre

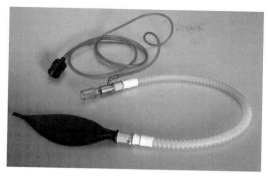

▲ 图 2-7　**Jackson Rees** 改进后的 **T** 形管可与延长的气管导管连接

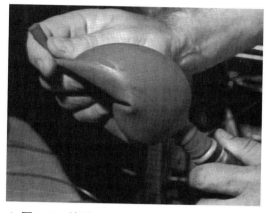

▲ 图 2-8　使用 **Jackson Rees T** 形管带开口的气囊通气需要三个步骤：①用拇指和示指封闭开口；②用另外三个手指挤压气囊；③停止挤压并使其放气

Leigh 和 Stephen-Slater 单向阀通路。他们允许新鲜气体进入患者体内，但在呼气时，瓣阀关闭、吸入气流停止并引导回路中呼出气体排出。

装有小型钠石灰罐和细管道的 Bloomquist 小儿呼吸回路已在北美投入使用，同时，墨尔本的 Ian McDonald 也设计出了类似的小型回路。回路活瓣增加了呼吸做功，因此，最好用来实施控制通气。循环回路系统可以节省昂贵的气体，环丙烷降低了火灾的风险。

要点：给药系统和麻醉机

- 早在 1916—1917 年就出现了输送氧气、氧化亚氮和乙醚的麻醉机。
- 1915 年，Jackson 介绍了利用钠石灰吸收二氧化碳的方法。
- 1937 年，Ayre 引入 T 形管，专门用于小儿麻醉。

五、20 世纪 30—50 年代出现的新药物

这个时期出现了几种新的麻醉药。辛可卡因 / 地布卡因（1929 年）是长效局麻药，常用于延长蛛网膜下腔麻醉的时间。1942 年，来自西班牙布尔戈斯的 Vara-Lopez 报道了 438 例使用辛可卡因 / 地布卡因的小儿蛛网膜下腔麻醉[46]。

短效巴比妥类药物，如环己巴比妥和硫喷妥钠分别于 1932 年和 1934 年问世。尽管很多人坚持使用吸入麻醉药进行诱导，但 60 多年来，硫喷妥钠一直是理想的静脉麻醉诱导药。硫喷妥钠常规剂量约 5mg/kg，在某些情况下需要调整。在新生儿中通常避免使用，但可以小剂量应用（如 2～3mg/kg）。婴幼儿诱导剂量较大，在 2 岁后随着年龄增长而下降[47, 48]。术前用药可以减轻焦虑和交感反应。焦虑儿童的心输出量和肌肉血流量会增加，但脑部的血流量相应减少，因此，需要更多的药物来实施诱导。当患者由于失血而出现血容量不足时，情况就相反了。患儿的低血容量通常是由于失血导致的。如果给予常规剂量，有效循环血量低，使得血液中的血药浓度变大，流向脑和心脏的血流和药物比例也会更大。麻醉药物起效更快，心肌抑制更容易发生。

环丙烷是在多伦多发现的一种气体麻醉药，Waters 于 1934 年将其引入临床麻醉[49]。它不仅易燃且易爆。智利曾发生过环丙烷爆炸事件，包括工作人员和患者在内一共死亡 5 人。环丙烷的血 / 气分配系数低（0.47），可实现快速诱导和复苏。环丙烷可使患者快速达到深度麻醉状态并使肌肉松弛，为患者气管插管和手术提供良好的条件。在肌松药被引入临床之前，该优点促进了胸科手术的发展。环丙烷具有拟交感神经特性，因此，即使在一些失血的情况下也能维持血压稳定。其缺点是当血管收缩作用消失后，会出现低血压。

环丙烷因其快速、平稳的诱导过程而广泛用于小儿麻醉。对于新手来说，喉痉挛发作时可能很棘手，但经历过 3～4 次喉痉挛后，就能很快学会如何应对这种并发症——对充满氧气的气囊持续施加正压，只要声带稍微打开一点，氧气就会进入患者体内。在深麻醉下还是在几乎清醒时拔管，时机的选择是关键问题。Ralph Waters 在教学时提出，在麻醉快结束时打开氧化亚氮并停止使用环丙烷，以降低喉痉挛的发生率。当氟烷引入临床后，环丙烷的使用逐渐下降。

三氯乙烯（三烯）是一种干洗剂。1941 年，伦敦的 Langton Hewer 将其作为麻醉药引入临床。它有很多优点，包括成本低、强效的镇痛作用（对产科和肢端手术）且不易燃。其最低肺泡有效浓度（minimum alveolar concentration，MAC）为 0.17%。然而，与其他吸入麻醉药不同，其催眠作用弱，且增加肌张力引起浅快呼吸（类似限制性肺疾病的症状）；与其他吸入麻醉药不同，它增加了非去极化肌松剂的消耗。可能原因是，三氯乙烯影响肌梭从而增加了肌张力，降低了胸壁的顺应性。

三氯乙烯与含有 5% 氢氧化钾的钠石灰一起使用时，会产生神经毒性[50]。上述混合物与二氧化碳发生产热反应，释放有毒的分解产物，最常见的是出现三叉神经毒性反应。氢氧化钾随后被苏打或钡石灰（80% 的氢氧化钙和 20% 的氢氧化钡）中更安全的氢氧化钠、氢氧化钙或氢氧化钡取代。

一些儿科中心曾经将三氯乙烯用作神经外科手术的辅助用药，其作为一种麻醉药用于心导管术时没有引起心血管系统变化。在一些不发达地区，仍使用三氯乙烯代替氧化亚氮，因为氧化亚氮作为一种气体麻醉药，对不富裕的国家来说其价格高且不易获得。

应避免使用高浓度三氯乙烯，否则会导致强直、苏醒延迟，以及增加术后呕吐，特别是和其他麻醉药联合使用的时候。只有在三氯乙烯浓度达到 1 个 MAC 时，人才能闻到它的味道。三氯乙烯价格便宜，当其制造工厂更替时，三氯乙烯被停产了。

利多卡因是 1946 年由 Lofgren 和 Lundquist 于瑞典合成的。后来被广泛使用。尽管它的作用时间较短（约 1.5h），必要时利多卡因可输注使用，由于新药价格昂贵，欠发达的国家将输注利多卡因用于长时间手术，18 年后，人们发现利多卡因具有抗心律失常作用。

近期出现的长效局麻药，如布比卡因是在 1963 年引入临床使用的。它重新激发了人们对神经阻滞和区域麻醉的兴趣。尽管有人声称引进的新型药物具有更多优点，但布比卡因已被安全地使用了数千次，只要在安全剂量（3mg/kg）范围内，并且避免血管内注射。Moore 认为布比卡因血浆浓度低于 4μg/ml 是不太可能出现惊厥的。在一个发生惊厥的病例中，他记录到布比卡因的血浆浓度为 5.1～5.4μg/ml[51]。另一例意外的惊厥报道中，记录到的布比卡因血浆浓度为 7.5μg/ml，当时注射器回抽确认无血。这名 12 岁的患者在意识恢复之前一直进行通气给氧。虽然出现了心音减弱，表明心输出量短暂下降，但未监测到心律失常[52]。

> **要点：20 世纪 30、40 和 50 年代出现的新药物**
> - 1933 年，Waters 将环丙烷引入临床。
> - 1941 年，Hewer 首次使用三氯乙烯。
> - 1946 年，Lofgren 和 Lundquist 合成利多卡因。

六、新生儿解剖和生理因素与麻醉和监护的关系

婴幼儿有一些与通气相关的重要解剖学特点[53]。从胸部 X 线上看，因为小婴儿肋骨前后径更水平，故没有像大龄儿童和成年人肋骨一般前后径上的后端高，前端次之，中间段最低的解剖所特有的水桶柄样运动，在呼吸时，胸廓横断面直径增加幅度比较小。因此婴儿的潮气量主要依赖于膈肌运动。任何妨碍膈肌运动的因素，如胃内的空气或腹部胀气，都会减少潮气量。轻柔的通气动作可以避免胃胀气。

对于有气管食管瘘的患者，如果使用正压通气，必须轻柔（低压），尤其是瘘口位于食管下段且面积比较大的情况下。在 20 世纪 60 年代，医师有时会通过侧位胸部 X 线片显示瘘管的空气影来估计瘘管大小。如果瘘管直径超过 2mm，则表明有潜在胃胀气的风险。

另一项关于新生儿胸部 X 线片的观察性研究提示，左主支气管与气管夹角（47°）比右主支气管与气管的夹角（30°）大[54]。而 Adriani 和 Griggs[55] 于 1954 年提出，左右两侧的夹角相等，这一观点在教科书中被不断地复述了许多年。

气管插管过深时，通常会进入右侧。许多人认为是因为右主支气管与气管的夹角更小，或者右主支气管较粗大，但其实主要是由于气管导管尖端的斜面位于右侧。其实际意义是如果行左主支气管内插管，需要把斜面开口转向左侧。在纤维支气管镜发明之前，麻醉医师必须要知道这个重要知识点。

麻醉相关的无效腔必须要降低到最小，因此，人们发明了 Rendell-Baker-Soucek 低无效腔面罩。一些麻醉医师通过切去部分气管导管以减少无效腔，这是不必要的。尤其更不适合于控制通气的情况，因为存在过度通气的风险。

婴儿呼吸频率及心率较快，因此，可以输送更多的氧气到组织中，以满足婴儿组织的高代谢率和氧耗。

由于每搏输出量变化小，心输出量取决于心率。婴儿缺氧时，易导致心率减慢（这与成人不同），因此，其心输出量会受到严重影响。

50 年前，监护措施很单一，主要依靠医师对临床症状的观察。麻醉医师可以根据临床表现收集到绝大多数的重要信息。脉搏可以提示心率、心律、容量状态及其自身特征（如洪脉、细脉）。

心前区或食管的听诊既可提供通气和插管位置是否正确的有价值信息，还可提示心率、心律及心音强度。心音是由心脏瓣膜关闭产生，如果每搏输出量或心肌收缩力降低，则声音变弱。心音可敏感地提示心输出量变化（前提是听诊器贴紧）。最近，这成为判断血氧饱和度下降是患者自身原因还是氧饱和度探头连接问题的一种快速方法。

毛细血管再充盈时间是判断外周血流灌注的有效指标。失血和寒冷时，外周血流灌注减少。皮肤颜色可以提示血红蛋白含量是否正常，例如，如果血红蛋白浓度低时，皮肤会显得苍白。发绀是缺氧的晚期表现，尤其在血红蛋白低的情况下。这就是引入脉搏血氧仪是麻醉领域重要进步的原因。

多年以来，液体和电解质疗法取得了进步。最初，人们觉得婴儿需要保持水分，需要葡萄糖补充能量。当时儿科医师给予 5% 葡萄糖液，或 1/5 生理盐水中加入 4% 葡萄糖，但此类液体提供的钠含量不足，易引起低钠血症。

与大龄儿童不同，新生儿和婴儿的细胞外液（extracellular fluid，ECF）占比大，细胞内液（intracellular fluid，ICF）占比小。如果发生脱水，他们比年龄较大的儿童更严重（ECF 丢失后，ICF 量少不能代偿 ECF 的不足）（图 2-9）。

具有调控钠重吸收的皮质肾单位，在出生时还没有发育完全。尽管大部分水是在近端肾小管被重吸收，但尿液渗透压（新生儿为 700mOsm/L，成人为 1400mOsm/L）主要由 Henle 襻重吸收水来调节。此处组织间质的尿素含量较少（氮被用于组织合成）。这个信息在 20 世纪 60 和 70 年代初才被报道。

如今，含电解质的平衡液（如哈特曼液，即后来的林格液），是小儿术中常用的液体。正常情况下，手术应激可保障儿童有足够的血糖浓度。可以将葡萄糖添加到早产儿的静脉输液中，因为出生时早产儿的血糖和糖原储备可能不足。新生儿在出生前几天需要的液体较少。每日液体需求量的一种计算方法如下。

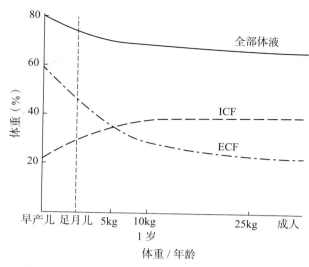

▲ 图 2-9　生命最初几个月内细胞内液和细胞外液（ICF 和 ECF）的变化
改编自 Cheek [125] 和 Friis-Hansen [126]

- 0—7 日龄：出生天数 /7×100ml/kg。
- 0—6 月龄：100ml/kg。
- 1—13 岁：体重（kg）- 年龄（y）×90ml/kg。

全胃肠外营养（total parenteral nutrition，TPN）是 20 世纪 70 年代提出的概念，TPN 通过提供必需的热量、营养和液体，能够缩短患者在 ICU 停留时间。节省下来的费用抵消了 TPN 的成本。

由于婴儿的头部较大，有更大的体表面积 / 体重，因此，热量损失会更大。婴儿皮下脂肪少，不易保温，且不产生寒战。对于婴儿，热平衡温度，也就是使其热量流失最小的周围环境温度范围很窄。人们采用了如在婴儿的操作台上放置温毯、包裹箔毯、加热湿化器及架空的加热器等方法来预防体温降低。在这些方法应用之前，手术的预后较差。

生理学有许多进展，其中包括药物使用的变化，对儿科麻醉学产生了积极的影响。更好地理解这些进展有助于改善儿童的治疗和手术预后。

> **要点：新生儿解剖和生理因素**
> - 婴儿的肋骨更水平，不能做"桶柄"运动，潮气量主要依赖于膈肌运动。
> - 早期阶段，仅通过临床观察进行监护：皮肤颜色、毛细血管再充盈、脉搏。
> - 电解质平衡溶液、保温及新生儿药理学对提高新生儿麻醉的存活率有重大贡献。

七、儿科麻醉进入专科时代

在过渡时期（1920—1950 年），麻醉医师开始对儿童特别是婴儿关注增多，这种变化主要出现在一些较先进的儿童医院。只有在麻醉技术改进时，小儿外科手术范围才得以扩展，因此还有很长的路要走。

小儿麻醉是指适用于所有年龄段儿童的麻醉。在最初的 100 年中，它通常是麻醉整体中的一部分，小儿被当作缩小版的成人，相关研究非常缺乏。很少有医师专门投身于麻醉，大多数医师也做一些普通医师的工作。第二次世界大战之前，很少有人对小儿麻醉感兴趣。在加拿大、英国、澳大利亚和新西兰这些国家，有时是年轻且经验不足的医师在实施麻醉；而在美国和欧洲，护士经常参与麻醉。Betty Lank 就是其中之一，自 1936 年起在波士顿与 Robert Gross 合作了 20 年，为小儿麻醉做出了杰出贡献。

（一）加拿大

Charles Harold（Robby）Robson（图 2-10A）[56, 57] 来自英国哥伦比亚。他于 1913 年毕业于蒙特利尔的麦吉尔大学。在第一次世界大战期间，他前往法国之前，曾在蒙特利尔总医院实习，并在皇家维多利亚医院接受麻醉培训，后来成为加拿大军队的高级麻醉医师顾问。

1919 年，他回到加拿大，成为多伦多儿童医院（Hospital for Sick Children，HSC）的麻醉科主任，并工作到 1951 年退休。HSC 病例中大约 1/3 为扁桃体腺样体切除术。麻醉方式主要是开放点滴吸入氯乙烷和乙醚。Robson 有一种独特的触觉插管技术——必要时他可以仅凭手指将导管引导进入气管。他在 1935 年成为一名临床示教者，并于 1936 年发表了一篇有关"小儿麻醉"的论文，并制作了一部关于术后苏醒期风险的电影。他经常做关于小儿麻醉方面的演讲，并培训了一批麻醉医师，其中五位后来成为科室主任。他可能是第一位在该领域产生重大影响的儿科麻醉医师，被称为加拿大的儿科麻醉学鼻祖。

1927 年，Charles Junkin 加入 HSC，与当时其他的麻醉医师一样，他同时为成人和小儿实施麻醉，也参与医师的普通诊疗工作。1945 年，他成为专职的儿科麻醉医师，1951—1960 年，他一直担任麻醉科主任[58]。

第二次世界大战结束后，一批训练有素、经验更丰富的专职麻醉医师加入，扩大了科室的规模，如 Norman Park，他与多伦多其他人一起加入，其中包括 Code Smith。Code Smith 是一名出色的药理学老师。他擅长讨论药物的构效关系（尤其是巴比妥类药物和局部麻醉药），这使该课程变得非常有趣。使得该课程更易于理解和记忆。他主要从事神经外科麻醉。

同样来自英国哥伦比亚的 Digby Leigh（图 2-10B）[58] 于 1932 年毕业于麦吉尔大学。Digby Leigh 开始接受外科培训，直到后来蒙特利尔和加拿大的第一位麻醉学教授 Wesley Bourne 说服他转行到麻醉。Digby Leigh 在威斯康辛州麦迪逊市与美国第一位麻醉学教授 Ralph Waters 这位传奇人物共事 3 年（1937 年）后，于 1940 年回到蒙特利尔儿童医院担任院长。他发明了非重复吸入的呼吸阀和婴儿重吸收回路，以便可以在闭合回路中使用环丙烷。

战争期间，Digby Leigh、Wesley Bourne 和 Harold Griffiths（后来的世界麻醉学会联合会 WFSA 第一任主席）分别为出征前的军医们组织了为期 3 个月的麻醉培训课程。战后，很多学员迅速成长为麻醉专家队伍中的一员。Digby Leigh 开设了麻醉学课程，并颁发蒙特利尔麻醉学毕业证书，该课程为加拿大的麻醉培训奠定了基础。1947 年，他移居温哥华，在那里设立了一个机构，为温哥华总医院和儿童医院提供全套的教学服务。与他同行的人中有一位出色的临床医学教师，Eric Webb，他激发了学员们对麻醉发展史的兴趣。后来，Leigh 前往尼日利亚的拉各斯，作为加拿大在该国建立培训项目的一部分为该国建立培训机构。与 Leigh 为伴的还有 Horace Graves、Harold Kester、John Poole 和 Herb Randall。最后一位和 Waters 一同接受培训，但直到 92 岁才开始麻醉实践工作，他可能是至今仍在行医的最年长的麻醉医师。

1949 年，Leigh 与温哥华总医院小儿麻醉科主任 Kay Belton 共同撰写了北美第一部小儿麻醉学教科书[59]。这是一本有趣的书，首先讨论了医院内儿童的护理，然后讲述了区域麻醉，包括骶管阻滞和蛛网膜下腔麻醉，占他们实施麻醉病例数的 10%。

1954 年，Digby Leigh 因其提出在温哥华设立独立科室并担任麻醉科主任的要求被拒，转而去了洛杉矶儿童医院工作。他在那里开设了儿科麻醉年度周末课程，这一课程长期由 Wayne Herbert 主持。后来，他把利用半天工作时间用以培训学员的做法带到了澳大利亚。他对普通麻醉和儿科麻醉的教学及培训的影响巨大，被视为加拿大儿科麻醉之父。

C.R. Stephen 接替 Leigh 担任蒙特利尔儿童医院院

长。直到 1950 年，他的同事 H.M. Slater 在他移居北卡罗来纳州杜克后[57]，接替了他的位置。他们发明了 Stephen–Slater 非重复吸入呼吸阀。

儿童医院的麻醉科和设有独立儿童病区的大型医院开始拥有越来越多的专职儿科麻醉医师，尽管在许多地方，普通麻醉医师将儿科麻醉作为其临床工作的一部分。从 20 世纪 50 年代以后，专职人员基本全面负责领导该专科的发展。

1954 年，在安大略汉密尔顿工作的 Ruston，报道了婴儿和儿童的硬膜外麻醉，并在 10 年后更新了他们的经验[59, 60]。

在 20 世纪 60 年代和 70 年代，加拿大的后一批主要贡献者包括 Alan Conn（图 2-10C），他是多伦多 HSC 的主管，后来成为重症监护室的主任，他对救治溺水患者特别感兴趣。David Steward 是他的继任者，David 是一位非常活跃的教师，还是著名的《小儿麻醉手册》的主编（图 2-10D）。他的兴趣之一是早产儿麻醉。后来他在结束洛杉矶儿童医院临床主任的职业生涯之前，创立了温哥华儿童医院。David 的继任者是 Bob Creighton，再往后就是 Jerry Lerman（图 2-10E），他是一位热诚的研究者。

还有很多人专职从事该领域。Jeremy Sloan 是来自南非儿童医院的心脏手术麻醉医师。后来，他在国际标准委员会工作。在移居温哥华之前，Harold Davenport 曾短期担任蒙特利尔儿童医院院长，不久后又回到了英格兰。他写了一本关于小儿麻醉的手册。Tom McCaughey（图 2-10F）因担任温尼伯儿童医院院长而闻名。

（二）美国

Robert Smith（图 2-10G）[4] 在欧洲服完兵役后开始从事麻醉工作，并于 1946 年担任波士顿儿童医院麻醉科主任。此前，这家医院的麻醉是由 Betty Lank 等护士团队负责实施。Betty Lank 发明了小儿专用装置，如小儿血压计袖带和小儿面罩。Smith 非常关注患儿安全，提倡小儿使用合适型号的气管导管及包裹婴儿以防止热量流失。20 世纪 50 年代，他率先使用了心前区听诊器。

Robert Smith 是一位出色的教师，其学员来自世界各地。他举止文雅，从不和人争辩。1959 年，他出版了一本著名的、综合性著作《婴幼儿麻醉学》，被视为美国儿科麻醉之父[61]。

1938 年，曾与 Ralph Waters 一起培训的 Virginia Apgar（图 2-10H）成为纽约儿童医院的麻醉科主任。

1953 年，她对新生儿复苏进行了大量研究，发明了世界闻名的 Apgar 评分系统。该方法以评估婴儿出生即刻及稍后的情况：皮肤颜色、脉搏、神经反射、肌张力和呼吸 5 项，每项得分 0 分、1 分或 2 分。该方法简单易行，且具有预测价值——低于 5 分表明婴儿有危险。她在职业生涯的后期去了约翰·霍普金斯大学，在那里她对先天性疾病进行了研究[62]。

也有许多人为儿科麻醉的发展做出过贡献，如芝加哥儿童医院的 Robert McQuiston 和纽约哥伦比亚长老会医学中心婴儿医院的 Herbert Rackow 和 Ernest Salanitre[63]。第二次世界大战后，他们建立了专职部门以促进儿科麻醉的培训与实践。Ernest Salanitre 在吸入麻醉药的摄取和清除、小儿心搏骤停危险因素等方面进行了研究。

Margot Demming 是费城第一位全职的儿科麻醉医师。她发现婴儿比成人需要更高浓度的吸入麻醉药[64]。很多其他的人也参与了儿科麻醉工作，例如，同在费城的 Jack Downes，参与了早期重症监护的创立[65]。一些地区获益于移民的著名儿科麻醉医师，如来自加拿大的 Digby Leigh 和 C.R. Stephen 及来自其他地方的医师。

（三）英国

1937 年，Robert Cope 被任命为英国伦敦大奥蒙德街儿童医院麻醉科主任（图 2-10I）[66]。Sheila Anderson、Bill Glover（图 2-10J）等也加入了他的团队，还有后来成为英国第一位儿科麻醉学教授的 David Hatch（图 2-10K）。David Hatch 和 Ted Sumner（图 2-10L）合著了一本宝贵的关于新生儿麻醉的书。

后来，Jackson Rees（图 2-10M）、Gordon Bush（图 2-10N）（《小儿麻醉》的第一位编辑）、Alan Stead 和 Tony Nightingale 等加入团队后，扩大了利物浦的影响力。来自世界各地的人们来向他们学习经验。英国有许多儿童医院，而许多城市因他们儿童医院的专家而闻名，如格拉斯哥市（Douglas Arthur、Roddie McNicol——神经阻滞，特别是前入路坐骨神经阻滞）、贝尔法斯特 [（Harold Love，（图 2-10O）、Gerry Black（图 2-10P）]、曼彻斯特 [（Peter Morris（图 2-10Q）、George Meakin（图 2-10R）——小儿肌松药]、伯明翰（Susan Jones）等。甚至布莱顿、德比郡的地名也分别因 Ted Armitage（图 2-10S）和 Brian Kay 对骶管麻醉做出的贡献而闻名。很多领军人物成为儿科麻醉医师协会主席。

Jackson Rees 是一位积极分子，他因教学、科研的成就和不断创新而广受赞誉[67]。他主要负责的利物浦技术：使用硫喷妥钠，d-箭筒毒碱及氧化亚氮和氧气进行快速人工通气。许多人将其错误地描述为过度换气，因其实施该方法非常迅速，他将球囊装在 T 形管上并保持轻度正压的浅快呼吸。在这些做法被推崇之前，他已经开始使用高频通气和呼气末正压（PEEP）。他曾是澳大利亚麻醉医师协会的客座讲师，并于 1963 年在墨尔本讲授为期 2 周的课程。在访问期间，他参观了在阿德莱德[68] 和墨尔本[69] 发展起来的长期留置的经鼻气管插管，需要时还可以进行通气。他经由多伦多返回利物浦，对所见所闻极具热情。他在利物浦创建了小儿重症监护室，并发明了用于经鼻气管插管的专用复合导管。

1973 年，英国在欧洲率先成立了英国和爱尔兰小儿麻醉医师协会（Association of Paediatric Anaesthetists of Great Britain and Ireland，APA）。医师协会的成员包括来自欧洲及世界其他地区的儿科麻醉代表人物，在其他常规会议出现之前，他们在此会议中占有很大的比例[70]。这些会议成为儿科麻醉医师之间建立相互交流的重要桥梁。

（四）澳大利亚

在澳大利亚，一些经验丰富的麻醉医师在二战前和二战期间兼顾了大多数需要特殊治疗的婴儿和儿科病例。其中包括 Gilbert Brown（澳大利亚麻醉医师协会 ASA 的第一任主席），在阿德莱德儿童医院创立了小儿麻醉专科的 Mary Burnell（后来成为 ASA 的第二任主席和麻醉学系主任）（图 2-11A），来自珀斯的 Gilbert Troup（1922—1947 年），以及 1940 年成为悉尼第一位专业儿科麻醉医师的 Andrew D. Morgan。Morgan 曾为 1942 年的第一例肺叶切除手术和 1947 年的第一例动脉导管结扎手术实施过麻醉，他在 1957 年退休。Charles Sara（图 2-11B）的研究方向是肌松药、气道加湿和慢性呼吸功能不全的治疗，他于 1957 年加入麻醉科。1955 年，Verlie Lines 成为其中的首位全职麻醉医师，他对气道问题特别感兴趣。在珀斯，兼职名誉主席 Douglas Wilson（1946—1956 年）自己制造设备，实施了当地大部分新生儿的麻醉。1960 年，Nerida Dilworth 在兼职麻醉医师 Peter Brine 的帮助下，开始了 30 年的主任生涯。后来，Peter Brine 成为澳大利亚麻醉医师协会主席[71]。

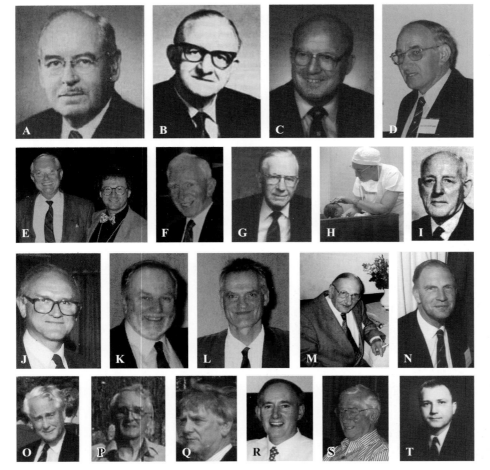

◀ 图 2-10 加拿大、美国和英国著名的儿科麻醉专家

A. Charles Robson，多伦多；B. Digby Leigh，蒙特利尔，温哥华，洛杉矶；C. Alan Conn，多伦多；D. David Steward，多伦多，温哥华，洛杉矶；E. Robert Creighton（左），Jerrold Lerman（右），多伦多；F. Tom McCaughey，温尼伯；G. Robert Smith，波士顿；H. Virginia Apgar，哥伦比亚，纽约市；I. Robert Cope，伦敦；J. William Glover，伦敦；K. David Hatch，伦敦；L. Ted Sumner，伦敦；M. G. Jackson Rees，利物浦；N. Gordon Bush，利物浦；O. Gerry Black，贝尔法斯特；P. Harold Love，贝尔法斯特；Q. Peter Morris，曼彻斯特；R. George Meakin，曼彻斯特；S. Ted Armitage，布莱顿；T. Arthur Keats，休斯敦，得克萨斯州

1946 年，Margaret McClelland（图 2-11C）回到墨尔本。战争时期，她在伦敦从事了多年麻醉工作并获得了麻醉学毕业证书。她很快受到欢迎，在儿童医院工作了一段时间之后最终成为第一任麻醉科主任（1949 年兼职，1956 年全职）。后来儿童医院和妇女医院开始交换学员培训。除来自本地的，还有来自澳大利亚各州和新西兰的学员。Margaret McClelland 以培训麻醉技师的形式给予学员良好的训练和足够的支持，一些学员为其工作了 30～35 年。Margaret McClelland 特别关注住院儿童的诊疗工作，因此，麻醉相关死亡率显著降低。她与联邦工业气体公司的 Harry Adams 合作，开发了一系列儿科麻醉设备（图 2-12），并开始使用包括肌松药在内的新药物。

Margaret McClelland 先后得到了 Ian McDonald（图 2-11D，右）和 John Stocks（图 2-11E）的大力支持。他们开创了延长带管和通气时间，使墨尔本儿童医院的重症监护室得到了发展。最初重症监护室的规模只有复苏室的一半[69]。她对心脏手术中低体温及低体温与麻醉相关死亡率的关系进行了研究。1964 年，她曾出任澳大利亚麻醉医师协会主席，并于 1970 年退休。

John Stocks 是 Margaret McClelland 的继任者，John Stocks 是一位安静、勤奋的医师，受到同事们的高度评价[71]。他于 1969 年担任重症监护室主任。他撰写的《儿科麻醉注意事项》得到广泛的阅读和应用。他原计划撰写一本书，但不幸的是，1974 年他因癌症手术的并发症去世，享年 43 岁。这本书最终由 Kester Brown 完成，他接替 John Stocks 并担任了 26 年主任。Kester Brown 积极参与教学，专注于教育和科研。他的合著者是 Graham Fisk，Graham 建立了悉尼第二家儿科麻醉和重症监护病房，并成为澳大利亚麻醉学教育与研究领域的领军人物。Geoff Barker 接替 Stocks，任重症监护室主任。他曾在多伦多接受培训，后来返回多伦多，成为 HSC 重症监护室主任，并最终成为多伦多大学重症医学教授。

Tess Brophy 是另一位杰出的女性，她在昆士兰州发展了儿科和神经外科麻醉，后来成为澳大利亚和新西兰麻醉医师协会会长。

到 1967 年，澳大利亚只有 10 名全职和 5 名兼职的儿科麻醉医师，但是他们引领了接下来 20 年的快速发展。值得注意的是，在澳大利亚麻醉协会或学院中，

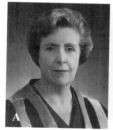
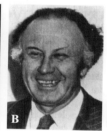
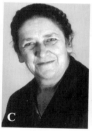
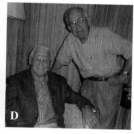
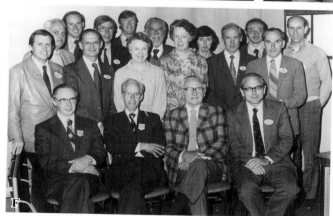
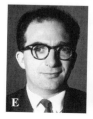
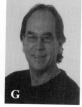
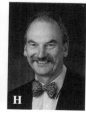
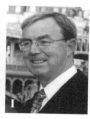
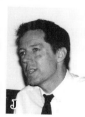

◀ 图 2-11 澳大利亚、新西兰著名儿科麻醉专家

A. Mary Burnell，阿德莱德；B. Charles Sara，悉尼；C. Margaret McClelland，墨尔本；D. Bernard Brandstater，在贝鲁特工作的澳大利亚人，黎巴嫩（左），Ian McDonald，墨尔本（右）；E. John Stocks，墨尔本；F. 1979 年澳大利亚小儿麻醉会议出席者；G. Robert Eyres，墨尔本；H. Rod Westhorpe，墨尔本；I. Peter Kempthorne，奥克兰；J. Brian Anderson，奥克兰

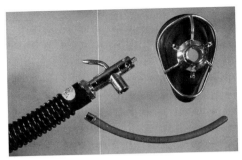

▲ 图 2-12　Margaret McClelland 和 Harry Adams 设计的小儿麻醉设备

曾担任领导角色的人中许多是儿科麻醉专科医师，其中包括几位杰出的女性。Kester Brown 在 WFSA 任职 20 年，最后 4 年担任主席。他在许多国家组织课程、授课和教学，这有效地促进了儿科麻醉的发展。

许多国外的麻醉医师来澳大利亚学习先进经验，有 40 个国家的医师到墨尔本学习，还有其他人去了悉尼、阿德莱德、珀斯。学成后大多数人返回自己的祖国，他们积极传授经验，提高了自己国家的麻醉水平。

Victor Mwafongo（图 2-13A）回国后作为坦桑尼亚的麻醉医师，后来担任急诊医学主任。Radha Krishna（图 2-13B）及后来的 Ng Siew 相继出任马来西亚的麻醉主管。Rebecca Jacob（图 2-13C，中）在阿德莱德学习了 2 年，后来成为印度主要医院之一的韦洛尔基督教医学院教授。她还是亚洲儿科麻醉学会会长，该学会由新加坡的 Agnes Ng 发起（图 2-13C，右）。其他许多人，如来自印度的 Dilip Pawar（图 2-13C，左）也担任了领导角色。

在随后的 10 年（1970—1980 年）中，澳大利亚很多才华横溢的年轻人专门从事儿科麻醉（图 2-11F）且做出了杰出贡献。墨尔本皇家儿童医院的 Robert Eyres（图 2-11G）实施心脏手术麻醉时尝试使用硬膜外技术。他首次对儿童局麻药的血药浓度进行了研究，结果表明，即使布比卡因应用剂量为 3mg/kg，骶管麻醉和硬膜外麻醉中的血药浓度也不会超过 2μg/ml 的安全界限[72]。Rod Westhorpe（图 2-11H）成为研究麻醉史的专家，同时还是澳大利亚患者安全基金会的负责人，并为一种人体工程学的麻醉机和 Claire 呼吸机的发明做出过贡献。他还担任了澳大利亚麻醉医师协会主席。Johns Overton、Kennealy 和 Vonwiller 成为悉尼儿科麻醉的领军人物，其中，1969 年 Overton 完成了第一例深低温下婴儿直视心脏手术的麻醉。

本章的目的是为了展示儿科麻醉多年来的发展及实践中的一些进步。1967 年，700 多名患者在墨尔本

皇家儿童医院 ICU 接受了 24h 或更长时间的治疗。新生儿疾病，如食管闭锁（图 2-14）和膈疝的死亡率开始下降。那时，膈疝由于腹腔内容物上移，婴儿表现为发绀、桶状胸、舟状腹，当时作为急症处理，以防止膈疝修补后关腹前肠道胀气。一名婴儿 24h 后实施手术，术后上半身呈红色，下半身发绀。该患儿肺脏大小正常，后来康复出院。对肺脏大小进行临床评估有助于判断预后。如果是正常大小的 1/3 或更小，则预后不佳。现在已经认识到，如果受压侧的肺体积缩小，则另一侧肺也会受到压迫，肺动脉高压就会出现。近年来，体外膜肺（extracorporeal membrane oxygenation，ECMO）和肺动脉高压治疗方法的出现使情况得以改善。另一个因素可能与膈疝患儿生存率低的关系更大：在运送到医院的路上，患者体温降低。当婴儿保持体温且肺脏发育较好时，预后是较好的。麻醉处理要点是不要试图使发育不良的肺脏过度膨胀。其并不能完全膨胀。随着时间的推移，在压迫解除后肺脏会发育长大。

（五）新西兰

1991 年，直到 Starship 儿童医院在奥克兰成立，新西兰才有了儿童医院。新西兰定期派人到墨尔本接受儿科麻醉培训，Peter Kempthorne（图 2-11I）是第一个学成返回后开展儿科麻醉和新生儿重症监护的人。Brian Anderson（图 2-11J）在墨尔本和鹿特丹接受过儿科麻醉培训，并在奥克兰新医院开业时领导学术的发展。

（六）斯堪的纳维亚和欧洲

在斯堪的纳维亚半岛，麻醉工作仍由外科医师负责，受过专门训练的护士在他们的指导下工作，直到第二次世界大战之后，随着新型麻醉药和设备的出现，乙醚 / 氯仿时代成为历史[73]。

1951 年，Goran Haglund 在瑞典哥德堡儿童医院被任命为麻醉医师，他曾到芝加哥接受了 1 年培训。他的美国工作经验总结：将患有严重心血管和呼吸系统疾病的重症患者集中到一个地方，可以实现更好的管理。1955 年，他开设了世界上第一个多学科合作的儿科重症监护病房。然而，他的工作成就远不止于此。在那之前，他负责处理部分外科病房患者的呼吸、液体和电解质问题。1954 年，他描述了一种正压 / 负压呼吸机，该团队在 1958 年报道了利用呼吸机进行治疗，包括 4 名新生儿，其中 2 名患有婴儿呼吸窘迫综合征，这种治疗方法可能又是一个首创。Haglund 发明了包括支气管镜检查在内的呼吸系统疾病的诊断和

治疗方法。他提出了口对口呼吸法，这比 Peter Safar 发表的重要文献早了几年。Haglund 是一个有才华的人，为麻醉专业做出了巨大贡献 [74, 75]。

1958 年，Hans Feychting（图 2-13D）被任命为斯德哥尔摩儿童医院的第一位儿科麻醉医师。1961 年，他建立了第一个术后病房，在随后的 5 年中术后病房演变成重症监护病房，他也因此而变得广为人知。后来，他在建立麻醉设备的国际标准方面发挥了重要作用。Alvar Swenson（图 2-13E）于 1966 年被任命为 Karolinska Sjukhuset 医院的儿科麻醉主任。他特别擅长呼吸机治疗。当儿科麻醉学传承到后辈继承者手中时，可谓顾托得人，这些继承者包括 Barbro Ekstrom Jodal（图 2-13F）、Krister Nilsson（一位活跃的研究者）（图 2-13G）、Gunnar Olsson（慢性疼痛）等。

Toivo Suutarinen（图 2-13H）曾在 1941 年参加过俄罗斯的冬季战争。他是芬兰儿科麻醉之父。他开始接受的是外科手术培训，后来认识到迫切需求优秀的麻醉医师时转行从事麻醉。他在美国工作了 2 年（芝加哥和马萨诸塞州总医院）。1956 年回国后不久，他便被指派到赫尔辛基儿童医院，在那里，他们在先进的麻醉技术和重症监护的有力支持下，开展了高标准的手术。他于 1981 年退休，继任的是在儿童肌松药研究方面领先的 Olli Meretoja。

1947 年，Otto Mollestad 成为挪威奥斯陆的第一位麻醉医师。卑尔根市的 Signe Gullestad 是一位对儿科麻醉特别感兴趣的人。Gunnar Bo（图 2-13I）和一些同事直到 20 世纪 80 年代才成功地在奥斯陆的 Rikshospitalet 组织一个小团队专门负责婴幼儿麻醉。

整个欧洲有很多儿童医院。巴黎的一些儿童医院，如 Enfants Malades 和 St. Vincent de Paul，Claude St. Maurice（图 2-13J）和后来的 Isabel Murat（图 2-13K）都曾在此工作。他们是区域麻醉的领导者。后来，Bernard Dalens（图 2-13L，中）出版了有关小儿区域麻醉的权威教科书。St. Maurice 与曾在蒙特利尔和 Bromage 一起培训的 Ottheinz Schulte Steinberg（图 2-13M）合著了一本关于小儿局部麻醉的著作。St. Maurice 曾在德国慕尼黑附近的施塔恩贝格工作。而 Ottheinz Schulte Steinberg 进行了关于骶管阻滞局麻药扩散的最早研究之一。他还开展了在骶管阻滞中将导管向上置入硬膜外腔（小儿硬膜外腔没有隔膜）的技术，必要时可置入胸部节段。Paolo Busoni（图 2-13L，左）在佛罗伦萨的 Ospedale Pediatrico A. Meyer 医院进一步推广了该技术，大部分手术在骶管麻醉下进行 [75]。

他们常用的麻醉技术是氟烷诱导，静脉注射地西泮和骶管阻滞，而不持续使用全身麻醉。术后呕吐率低至 7%。Busoni 还与心理学家合作进行了一项研究，让孩子们画出经历麻醉的感觉。有孩子将身体的上半部画成红色，下半部画成绿色。

欧洲著名的麻醉人物还包括莫斯科 Filitov 儿童医院的 Mickelson 教授，他自 20 世纪 70 年代以来就开始使用包括胸段在内的硬膜外麻醉，还有波兰的 Karl Rondio、比利时列日大学儿童医院的 Josef Holzki（图 2-13N）和苏黎世的 Peter Dangel。Peter Dangel 特别关注重症监护，并且是最早参与直升机运送重症儿童的医师之一。大部分麻醉是由接受过麻醉培训的护士完成的。

尽管荷兰有几家儿童医院，但大多数儿科麻醉都是在大学附属医院完成的。Anneke Meursing（图 2-13O）于 1986 年访问了英国和美国的几个主要医学中心，并在墨尔本停留了 6 个月。她提高了鹿特丹索菲亚儿童医院的知名度，该院是当时鹿特丹最大的儿童医院（Meursing A，个人交流，2016 年）。她开展了教学计划和积极的研究项目，并说服了刚刚退休的 Jackson Rees 从利物浦过来进行定期访问，指导他们的工作。也有其他国家的人来到她这里学习先进经验。其中如新西兰的 Brian Anderson 和墨尔本的 Andrew Davidson，后来成为其国内该领域的领导者。索菲亚儿童医院被合并到大学附属医院后，团队人数减少了，他们必须把重心放到临床工作中去，上述教学和科研发展只好告一段落。

从麻醉学的总体来看，Anneke Meursing 也扮演了重要角色。她于 1986 年和 1989 年在鹿特丹组织了第一届和第二届欧洲小儿麻醉会议，并创立了欧洲小儿麻醉协会联合会（Federation of European Associations of Pediatric Anaesthesia，FEAPA）。她曾担任 1992 年世界麻醉协会组织委员会秘书，此后，接连出任 WFSA 执行委员会委员，WFSA 秘书兼主席。

另一个欧洲著名的儿科麻醉医师是 Sten Lindahl，他是斯德哥尔摩卡罗林斯卡医学院教授，后来成为诺贝尔生理学和医学奖委员会主席。

（七）南非

Harry Curwen（图 2-13P，拿着他 1950 年写的论文打印稿 [25]）在德班开始实施了很多新生儿骶管麻醉，到 1950 年时，已经实施了 92 例。他在一次南非会议上讲述了自己的经验。他不确定该技术是否会被接受，但他认为该技术可能对相对偏远的小型医学中心工作

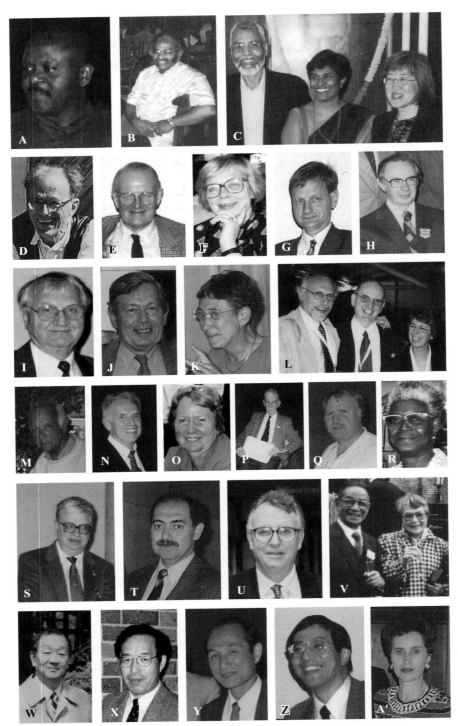

▲ 图 2-13　来自斯堪的纳维亚半岛、欧洲、南非、尼日利亚、南非及包括日本在内的亚洲的杰出儿科麻醉专家

A. Victor Mwafongo，坦桑尼亚；B. Radha Krishna，马来西亚；C.（由左至右）Dilip Pawar，印度，Rebecca Jacob，印度，Agnes Ng，新加坡；D. Hans Feychting，斯德哥尔摩；E. Alvar Swenson，斯德哥尔摩；F. Barbro Ekstrom Jodal，斯德哥尔摩；G. Krister Nilsson，斯德哥尔摩；H. Toivo Suutarinen，赫尔辛基；I. Gunnar Bo，奥斯陆；J. Claude St. Maurice，巴黎；K. Isabel Murat，巴黎；L. Paolo Busoni，佛罗伦萨（左），Bernard Dalens，克莱蒙费朗（中），Elizabeth Giaufre，佛罗伦萨（右）；M. Ottheinz Schulte Steinberg，慕尼黑；N. Josef Holzki，比利时列日大学儿童医院；O. Anneke Meursing，鹿特丹；P. Harry Curwen of Durban，南非，手里拿着关于小儿骶管麻醉的论文，1950；Q. Adrian Bosenberg，德班；R. Dorothy Foulkes Crabbe，拉各斯，尼日利亚；S. Armando Fortuna，巴西；T. Carlos Riquelme，智利；U. Carlos da Silva，巴西；V. Seizo Iwai（左），Mitsuko Satayoshi（右），日本；W. Hiroshi Sankawa，日本；X. Katuyuki Mitasaka，日本；Y. Genichi Suzuki，日本；Z. Maseo Yamashita，日本；A'. Estela Melman，墨西哥

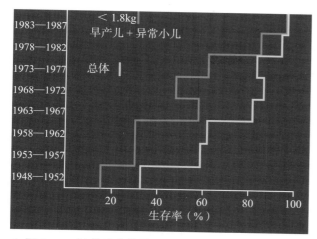

▲ 图 2-14　随着重症监护的发展，食管闭锁患者的预后得到改善

的专业人员有用。

红十字纪念医院于 1955 年在开普敦开业，旨在成为对所有族裔开放的儿童医院。红十字会承担了大部分的建设费用。Tom Voss 于 1958 年开始全职负责麻醉工作，并于 1968 年成为副教授。他 1977 年移居澳大利亚，并于 1980 年成为悉尼新开的韦斯特米德医院的儿科麻醉医师。在开普敦时，他作为团队的一员参与过 5 对连体双胞胎的手术麻醉（Voss T，个人交流，2016 年）。

Adrian Bosenberg（图 2-13Q）是德班市的儿科麻醉医师，在 Schulte Steinberg 休假访问后，他在新生儿手术中使用骶管导管，导管位置放置可达胸段。优点是在缺乏有经验护士的情况下，可以对术后不使用呼吸机的患儿进行护理[76]。

Dorothy Ffoulkes-Crabbe 是尼日利亚拉各斯大学教学医院的著名麻醉专家，她在 30 多年的职业生涯中发表了多篇有关儿童气道管理、区域麻醉和麻醉状态下糖代谢的论文（图 2-13R）。

南美有很多家儿童医院。智利圣地亚哥的 Calvo McKenna 医院是其中之一，该医院现在是该地区儿科麻醉的 WFSA 培训中心。该院的第一位培训学员来自玻利维亚。来自巴西的 Armando Fortuna（图 2-13S）报道了骶管麻醉经验，病例大多来自 1963 年使用利多卡因的高风险婴儿[25, 77]。20 世纪 50 年代后期，他成为该领域的领导者。1984 年，来自智利的 Carlos Riquelme（图 2-13T）组织了该国首届儿科麻醉学研讨会。他是一位对自己所做的事情深思熟虑的杰出教师。巴西的 Carlos da Silva（图 2-13U）通过给出一种麻醉药并让学员说明药物的使用方法来考核学员。

（八）日本

在日本，有记载的最早的麻醉药是一种含有曼陀罗的草药混合物，称为通森山，由外科医师 Hanaoka 于 1804 年使用。Gencho Homma 于 1837 年报道了其用于 5 岁以上儿童的唇裂修复术。日本是一个封闭的国家，所以麻醉直到 1950 年之后才得到发展。Mitsuko Satayoshi（图 2-13V，右）为新生儿外科先驱 Keijiro Surugu 医师的患者实施了气管插管全身麻醉，后来，于 1961 年在接受 Digby Leigh 培训的 Seizo Iwai，从洛杉矶返回后也加入了该团队（图 2-13V，左）。1965 年，国家儿童医院成立，这是日本第一家儿童医院。到 1990 年增加至 17 家。Seizo Iwai 是该院麻醉科的第一任主任。科室于 1966 年开始行日间手术。初期人手不足，后来情况得到改善并成为了日本顶级的医学中心[78]。

1968 年，Iwai 在神户市升任教授，随后，Hiroshi Sankawa（图 2-13W）及在多伦多儿童医院工作数年的 Katakayuki（Kats）Miyasaka（图 2-13X）相继进入东京儿童医院。Miyasaka 进行了七氟烷的早期试验，而且参与过 10 例连体双胞胎的分离手术，并计划建立一家新的无纸化国家儿童医院，并设法在该医院增加了以前不存在的急诊科。

日本儿科麻醉医师协会于 1971 年成立，以促进知识的传播。Genichi Suzuki（图 2-13Y）是主要参与者。Maseo Yamashita（图 2-13Z）在亚洲儿科麻醉协会成立后，出任该学会职务。

> **要点：早期的儿科麻醉医师，1920—1950 年**
> - 1919 年，多伦多，Charles Robson 成为第一位公认的儿科麻醉医师。
> - 1937 年，伦敦，Robert Cope 是英国第一位全职儿科麻醉医师。
> - 1946 年，波士顿，Robert Smith 成为美国第一位全职儿科麻醉医师，也是早期教科书的作者。
> - 第二次世界大战之前，Brown、Burnell、Troup 和 Morgan 建立了澳大利亚的儿科麻醉。

八、小儿麻醉专科的进一步发展

20 世纪 50—70 年代，儿科麻醉学发生了很大的变化。麻醉已成为公认的专科，有更多更好的设备可用，包括对麻醉科医师和外科医师都有用的内镜、手术显微镜及各种各样用于复苏的药物和辅助药物，这些都有助于应对难度更大的手术。聚氯乙烯（polyvinyl chloride，PVC）气管导管、静脉蝶形针和套管针的应用，以及术前和术后的重症监护都有助于提高患者生存率。

最近，内镜手术的开展给麻醉科医师带来了必须适应外科手术的重大变化。

心脏手术

1938 年，Gross 在波士顿实施未闭动脉导管结扎术，初步开始了心脏手术。1944 年，在约翰霍普金斯医院，Merel Hamel 和 Austin Lamont 参与了 Blalock 和 Helen Taussig 对法洛四联症姑息性手术的治疗[79]。

1955—1970 年，得克萨斯州儿童医院的 Denton Cooley 医师实施的心脏外科手术例数最多。与他合作的是杰出的麻醉学先驱 Arthur Keats[80]（图 2-10T）。他发表了多篇相关主题的论文，如麻醉技术、预后、药物治疗、气道管理、麻醉诱导和维持、心律不齐及其术中治疗、灌注，以及介绍了他们 1958 年制造的术后使用的呼吸机。他还描述了心脏导管插入术（1958年）和用鱼精蛋白逆转肝素的方法（1959 年）。他为早期该领域做出了巨大的贡献。另一个先驱是芝加哥的 W.O. McQuiston，他于 1949 年撰写了第一篇有关小儿心脏手术麻醉的论文[81]。

1969 年至 20 世纪 70 年代，体重低于 10kg 的婴儿甚至是新生儿的心脏矫正手术取得成功，这得益于深低温（18℃）停循环技术的实施。这项技术由日本的 Mori 提出[82]。（伦敦的 Drew 曾更早尝试深低温方法，但这项技术没有普及。）这是激动人心的时段。在心脏停顿 1h 或更长时间后，看到心脏开始跳动并收缩逐渐变得规律且有力，这是世上最神奇的一种经历。这项技术成功的部分原因归功于在泵关闭之前向氧合器中加入 CO_2。其目的是为了纠正温度变化引起的 pH 变化，但更重要的是，二氧化碳可使氧解离曲线右移，从而在循环停止之前向组织释放更多的氧。通常在低温下，氧解离曲线会向左移动。

由于心脏对于生存至关重要，因此任何对心脏有益的措施，如药物或技术支持，都利于在重症监护中的患者。随着越来越多的麻醉专家关注该领域，更多复杂的异常状况得到纠正。心脏外科已成为一个拥有大量专家和会议的亚科科。

一些患者在心脏手术后需要持续人工通气。在多伦多，这始于 1961 年[83]并为重症监护室的创立做出

了贡献，重症监护室最初只是复苏室的一部分。

九、重症监护室的开始

1952 年暴发了脊髓灰质炎的大流行。丹麦哥本哈根遭到重创，那里有很多病例。呼吸系统受累的早期患者有近 90% 死亡。刚刚从美国接受完麻醉训练返回的 Bjorn Ibsen[74, 84]，受邀成为重症监护室的顾问，在那时该科室在丹麦第一次为人所知。他发现很多患者死于二氧化碳蓄积和呼吸衰竭。他带领医学生，后来是牙科学生，为患者实施气管切开、吸引和手控通气。他们只有一台铁肺和一些低效的胸甲式负压呼吸机。最后，经过了 165 000h 的人工通气（相当于 1000 周或超过 19 年），流行病过去了，死亡率降至 25%。第一个被治愈的患者是一个 12 岁女孩。这个时期是重症监护室发展的开端。该时期加速了呼吸机的改进，Paul Astrup、Ole Sigaard Andersen 和 John Severinghaus 促进了酸碱、pH 和二氧化碳的检测的发展[85]。

（一）聚氯乙烯气管导管和儿童重症监护室

PVC 气管导管的出现为儿童重症医学的发展打开了大门。1962 年，Bernard Brandstater（图 2-11D，与 Ian McDonald 50 年后再会面），即一位在黎巴嫩贝鲁特工作的澳大利亚人，报道了第一例长时间带管的病例。他的大多数患者都患有破伤风，其中 1 例患有哮吼症[86]。

Tom Allen 于 1960 年担任阿德莱德儿童医院的麻醉科主任[68, 87]。经鼻气管插管成功用于成人后，他说服内科医师在严重的哮吼症（喉气管支气管炎）病例中尝试使用加长的经鼻气管插管。他是该领域的领导者，但大约在同期也有人在开展同样的工作。1960 年，墨尔本的 Ian McDonald 给肺叶切除术后的婴儿彻夜进行手控通气。他和 John Stocks 建议将经鼻气管插管作为食管闭锁修复术后保留气管切开的婴儿脱管流程的一个步骤。带管 5 天后，气管导管被成功拔除。当他们回顾前 60 例长期带管的病例时，发现 3 例出现声门下狭窄[69]。可能原因是导管释放灭菌用的环氧乙烷和有机锡。但将 PVC 植入皮下，并没有出现组织反应。最终得出结论，过粗的气管导管对喉部最窄处环状软骨周围黏膜的压力导致了狭窄。正压通气时，气管导管周围要有轻微的漏气。该建议实施后，接下来的 300 个病例都没有出现这种并发症。在那个年代，人们常质疑带套囊气管导管的合理性，直到近些年它们

才备受推崇。主要原因是成本高及套囊压力对气管下黏膜造成的损伤。只要顺利通过了环状软骨，更大直径不带套囊的普通管完全可以替代，在很多年的使用中效果也令人满意。普通管受热后会随着气管的形状塑形，横截面近乎圆形。而且，在套囊处的气管直径也随着每次呼吸而扩张和收缩。

现代重症医学医师理所当然地认为，其他很多细节当时还没有完全解决。当鼻腔的正常加湿功能被导管绕过后，就必须采用某种形式的加湿方式以防止分泌物结痂和导管堵塞。在气体是否应该通过加热过的水或使用产生水雾的雾化器上存在很多争议。水滴大小是问题关键，太小（0.5～3μm）的话水雾会到达肺泡，淹没肺泡；太大（30μm）的话，水雾只能到达气管，不能到达支气管。

雾化器适时地被湿化器取代。最简单的湿化器就是在管路中放一个热水罐。但是这样做有一定风险。温度必须进行设定，使气流温度在接近患者时约为35℃。这样可使湿化效果最佳并能防止患者烫伤或过热。环路设计必须能防止冷凝水出现及阻塞通气。后来，将一根电热丝置入管路中，以便在加湿器上设置患者所需要的温度。但新的问题是，35℃非常适合细菌生长，而之前使用（55～60℃）热水时细菌会被杀死。这不是用抗生素治疗细菌感染就能解决的问题，因为在那个年代，常见致病菌铜绿假单胞菌还缺乏有效的抗生素治疗。当感染和交叉感染成为难题时，最有效的解决方法就强制执行严格洗手和更换吸引管。

人们发明了各种各样的方法以解决经鼻气管导管固定的问题。苏格兰阿伯丁的 Tunstall 设计了一个特殊的夹子[88]。Jackson Rees 制作了复杂的管子以做到固定牢固（图 2-7），但因成本和插入困难而放弃。一种常用的方法是在防水胶布一半长度的位置分成两片。第一片的一半横在面部贴在鼻子正下方（图 2-15），另一片缠绕管子后沿鼻梁向上固定。第二片的上半部分横着贴在鼻梁上，压住第一条胶布鼻梁上的部分，防止导管被向下拉动。下半部分缠绕管子后横着贴在面部。为了保护皮肤并增加黏性，在脸上固定胶布的位置涂一些安息香复合酊剂。胶带要不时更换，以防止被分泌物打湿。最紧急的情况就是导管被意外拔出，这时要马上去掉导管固定物，面罩通气，并迅速再次插管。

图 2-16 展示了一种符合人体工程学的方法，患者嘴张开可以使面罩通气更容易。

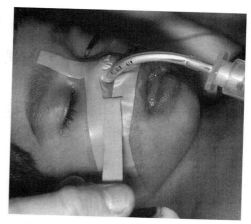

▲ 图 2-15　用防水胶带固定经鼻气管导管，沿鼻梁向上贴，以防止导管被向下拉动。第二条胶带加固。最后整个用黏性膏剂覆盖（没有展示）

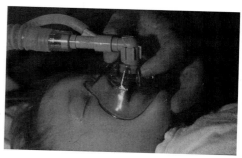

▲ 图 2-16　低无效腔面罩通气
面罩放置在下巴的凹陷处，嘴巴微张。将面罩用拇指和示指轻柔地放在脸上，同时用小指将下巴向前拉（注意 Portex 公司 Y 形连接器）

熟练的插管技术对麻醉和重症监护来说是必需的，对于耗氧量较大且缺氧进展迅速的婴儿尤为重要。图 2-17 展示了一种符合人体工程学的好方法，不需要其他人将婴幼儿头部固定。注意演示者固定头部以及握喉镜的手法，左手的小指向下压喉部，使导管更容易通过声门。导管尖端通过声门后只前进 2～3cm，避免插入支气管（足月儿出生时的气管长度通常为 4.5cm）。经鼻气管插管时，导管穿过鼻腔并被引导至声门，可以通过左小指按压喉部或旋转导管来调节对位。有时候，插管略微屈曲颈部，可以使导管更容易通过声门。

人体工程学是关于如何让我们更省力更有效率地完成工作。符合人体工程学的方法更容易被传授和学习。

其他问题仍然存在，如 "PVC 导管可以保留多长时间"？1964 年 11 月，在多伦多儿童医院举行的会

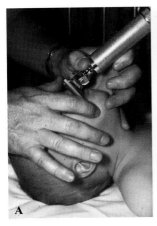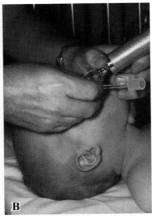

▲ 图 2-17 气管插管

A. 头颈后仰，右手鱼际隆起固定前额，右手示指打开口腔，以方便喉镜置入；B. 注意握喉镜的手法，以便左手小指可以伸出往下压气管。导管从右侧口角进入，便于显露声门。对于经鼻气管插管来说，如有必要可以通过旋转导管使其更容易通过鼻腔，进入声门。轻度的颈部屈曲有时会有所帮助

议上，当 Leigh、Cope 和 Jackson Rees 等医师在小组讨论 5~7 天是否合适时，布里斯班的著名儿科麻醉医师 Tess Brophy 站起来说，在澳大利亚，一名患者带管 34 天后成功拔管。大家都震惊地保持沉默。此后，允许带管的时间更长了（6 个月）。但现在，如果患儿需要长时间的气管插管，应选择气管切开，避免影响婴儿的面部肌肉发育[89]。

（二）呼吸机

1937 年，斯德哥尔摩的 Crafoord 发明了第一台正压呼吸机。他是一名胸外科医师。很多地方直到 20 世纪 50 年代后期才配备了机械呼吸机。我们接下来要谈及在早期小儿重症监护室（pediatric intensive care unit, PICU）使用的少数几种呼吸机。压力控制呼吸机（如 Bird Mark Ⅷ型或 Bennett PR2 型呼吸机）可通过调整压力产生合适的潮气量，且配有时间循环装置以防止气道压未能达到最大吸气压，但此类呼吸机需要频繁调整。定容模式呼吸机（如 Engstrom 呼吸机）输送的是设定容量的气体，其前提是气管导管周围不存在明显漏气。

Engstrom 呼吸机是在 1953 年小儿麻痹症大流行到瑞典之前发明的。这是一种由带偏心凸轮的大活塞驱动的大型机器，可产生类似正弦波的正压曲线。吸气相时，驱动力挤压球囊使储存在有机玻璃气缸中的空气排出。输出的气体量取决于输送到回路中的气体量，随后气体流回球囊。它是容量控制的，气流模式刚开始很慢，允许气流在增速之前进入肺的各个部位。

在正弦波到达曲线顶部前，球囊必须是空的。这为压力达到平衡提供了时间，气体从通气良好的区域再分布到气道较窄、顺应性不好和气流阻力大的通气不良区域。大多数其他呼吸机都没有这种功能，因此，患者需要定期进行大动作的膨肺或"叹气"样呼吸以防止肺不张。

1. 间歇正压通气

间歇正压通气（intermittent positive pressure ventilation, IPPV）可引起许多生理性改变。平均胸膜腔内压上升，其程度取决于吸呼比（I:E）及设定压力的大小。胸膜腔内压增高减少了静脉回心血量，引起低血容量患者血压下降。有些呼吸机具有负压呼气相功能来代偿这一现象。有些人认为负压呼气相功能是有用的，因为静脉回心血量很重要；而另外一些人认为呼气相正压可以防止肺泡塌陷并降低肺内的功能残气量，持这两种观点的人存在强烈的意见分歧。1968 年，来自英格兰泰恩纽卡斯尔的 John Inkster 提交了一篇论文，并在研讨会上讲述了他的活瓣，以实现呼气相正压[90]。同时参会的还有蒙特利尔的 Mary Ellen Avery 教授。1970 年，在墨尔本举行的皇家儿童医院百年纪念会议上，她谈到了 PEEP 的概念，用以保持气道开放。大约在同一时间，旧金山的 George Gregory 提出了使用 CPAP 使患有新生儿肺透明膜病（呼吸窘迫综合征）的早产儿肺部保持充气状态。多伦多儿童医院的 Charlie Bryan 也有类似的想法。他们之间有信息交流还是各自单独的想法呢？现在看来，这个显而易见的解决方案极大地扩大了当时新生儿学的范围，且为儿科麻醉医师实施婴幼儿麻醉，包括腹股沟疝、坏死性小肠结肠炎和动脉导管未闭等疾病，这一有挑战性的工作提供了方法。

一切还没结束。CPAP 增加平均胸膜腔内压，只能通过升高静脉压才能使血液流回心脏，从而维持正常的心室舒张末期容积，但可能导致毛细血管压力改变，使更多的液体滞留在组织中，从而导致水肿。为了补充滞留组织中的液体量，需要额外增加补液，才能保障足够的每搏输出量。调整最佳 CPAP 或 PEEP 使其最有利于通气，且对循环影响最小。另一重要问题随之出现。随着肺泡 FiO_2 增加，有时达到对发育期肺产生毒性的程度，甚至导致死亡，亦有引起晶状体后纤维增生症和失明的潜在风险[91]。目前可采用滴注表面活性物质的方法来治疗新生儿肺透明膜病，此类新生儿缺乏肺泡表面活性物质，而该物质可防止肺泡塌陷。

2. "Stocks 子弹"

吸力的影响是另一个值得重视的问题，这是清除分泌物所必需的[92]。中断通气和供氧会导致患儿的血氧分压 PaO_2 下降，吸引必须暂时中断呼吸。和很多早期有创新思维的麻醉医师一样，John Stocks 设计了一种非常简单的装置，即"Stocks 子弹"，能较好地适配呼吸管路（图 2-18）。它中间的一个通道，可以实现在持续通气时进行吸引，因此避免了 PaO_2 下降，并减少了管路吸引后重新连接的次数[93]。

3. 呼吸道梗阻

呼吸道梗阻是儿科麻醉面临的巨大挑战之一，可危及生命。1927 年，Scholes 报道了 1175 例患者使用 O'Dwyer 导管[94]治疗白喉性气道梗阻。最终，疫苗接种解决了这个问题。

除非实施气管切开术，否则喉乳头状瘤、阻塞性囊肿和结节等都给麻醉带来困难。手术显微镜、激光和扩张设备（支气管扩张器）[95]的使用，使此类疾病的治疗变得更为简单[96]。

会厌炎是一种可怕的疾病，尤其是近乎完全梗阻且会厌肿得像樱桃时，小气泡是判断气道的唯一标志。最初的治疗方法是气管切开，后来气管插管成为优先选用的方法，因为在使用抗生素后，人工气道仅需维持数小时，直到肿胀减轻[97]。接种 B 型流感嗜血杆菌疫苗实际上已消除了该疾病。

呼吸道梗阻可由气管内异物、气管管壁狭窄或外部压迫引起，如锁骨下动脉异常或纵隔肿物。纵隔肿瘤需诊断性活检以确定最佳治疗方案。为这类患者实施麻醉风险更大，尤其是患者无法平卧，在某些体位时，肿瘤压迫气管、支气管甚至上腔静脉。在这种情况下，小心摆放体位非常重要，经验表明，维持肌肉张力的氯胺酮是最安全的诱导药物。

最初儿科重症监护室属于麻醉医师的工作范围，因其在气道管理和通气方面非常专业。由于患有并发症的重症患儿会被送入 ICU，其他专科的人员也参与管理，有些国家重症监护室是一个独立专科。最初，

麻醉医师在重症监护室施展他们的技能，现在若想成为顶级的儿科麻醉医师，花一些时间从事重症医学工作很重要，这样可以使他们在治疗病情最严重的患者时获得专业技术技能和相关设备方面的知识。

> **要点：专科的进一步发展**
> - 1955—1970 年，休斯敦，Denton Cooley 和 Arthur Keats 使先天性心脏病手术取得显著进步。
> - 20 世纪 50 年代初期，丹麦，Ibsen 在小儿麻痹症流行期间首创重症监护室。
> - 20 世纪 50 年代初，瑞典，Engstrom 呼吸机是最早发明的呼吸机之一。

十、揭秘和挑战：恶性高热、严重高钾血症和过敏

意外情况使麻醉科医师心生恐惧，尤其在病因未知且治疗方法也不确定的情况下。墨尔本的 Jim Villiers（图 2-19）曾 2 次陷入这种艰难的状况，但他 2 次都成功地拯救了患者的生命于一种新近被描述的麻醉"疾病"：恶性高热、注射琥珀胆碱后出现的严重高钾血症。

1962 年，一名 20 岁男性患者因腿部骨折行手术和石膏固定之后，Denborough 及其同事描述了恶性高热综合征。该患者有麻醉相关致死的家族史，但他的一个表亲最近得以幸存。术前问诊和检查没提示任何问题，但是在使用氟烷麻醉后，患者和钠石灰罐都开始变热。没有发现任何其他线索，Villiers 立即停用了麻醉药并给予氧气。手术迅速完成后，患者被送到一个新的复苏室，幸运的是，那里存放了神经外科手术备用的几桶冰块。他们用冰块冷敷患者全身，使其体

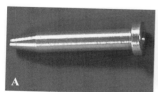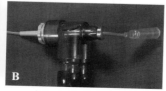

▲ 图 2-18　"Stocks 子弹"能较好地适配呼吸管路
A. "Stocks 子弹"；B. 吸痰管穿过"子弹"，实现持续通气时吸引

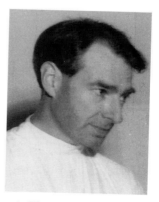

▲ 图 2-19　Jim Villiers

温下降得以存活。当时并不知道原因。患者随后被转诊给内科医师，内科医师根据其家族史得出病因为遗传的[98]。

1965 年，多伦多的一名 13 岁女孩，入院接受 Harrington 棒脊柱侧弯矫正术，术中因体温过高手术中断，但一直没有苏醒。该病例发生在丹曲林被发现之前。代谢紊乱是由于暴露在琥珀胆碱和卤化吸入麻醉药后，过量的钙离子释放引起肌肉强直收缩、产热、氧耗增加、二氧化碳产生增加和酸中毒。当温度达到 44～45℃时，缓冲机制失效，随后导致死亡。目前，早期预警信号是增加通气后，呼气末二氧化碳数值仍在上升，有效的治疗是输注丹曲林。这是一种令麻醉科医师恐惧的疾病，因此，常规体温监测被引入术中。

Jim Villiers 在 1960 年报道了另一个存活病例，一名严重烧伤的 6 岁女孩，插管前使用了琥珀胆碱，插管后改俯卧位进行后背皮肤移植手术。却发生了心搏骤停，未能找到原因[99]。他们马上进行胸外心脏按压，但墨尔本唯一的除颤仪在几公里外的另一家医院。该团队开胸行胸内心脏按压，持续 20min 后心脏恢复跳动。他们不清楚女孩发生心搏骤停的原因。1 周后这个女孩在换药时出现了相同的反应——心搏骤停，并再次进行了气管插管。开胸行心脏按压 25min 后才最终复苏。到底发生了什么？没人知道。最终患者康复了，后来活了至少 50 年。Gordon Bush 是一位著名的利物浦麻醉医师，他发表了一篇提出建议的论文，促成了在温哥华进行的一些研究[100]。琥珀胆碱引起的正常人血钾变化以前没有相关研究，事实证明影响非常小——血清钾上升幅度低于 0.5mmol/L，成年人变化更小（引自 TCK Brown 的未发表数据）。研究发现，越南战争中严重烧伤患者血清钾含量大幅度上升[101]。后来，Brown 发现大面积烧伤患者血清钾上升幅度与琥珀胆碱剂量及烧伤面积有关[102]。他证实了 Viby-Mogensen 的发现：血钾上升在烧伤后 10d 左右才出现[103]。为了不引起血钾大幅度上升，他应用小剂量琥珀胆碱 0.1mg/kg 或 0.2mg/kg，并通过肌电图的方式证明了烧伤后存在琥珀胆碱的急性敏感期，即烧伤后的 7～10d，小剂量琥珀胆碱就可引起短暂麻痹[104]（图 2-20）。尽管有短时间可以应用琥珀胆碱，但大多数的麻醉科医师还是为了避免出现问题而不使用这种药物。

过敏反应是另一种"意外"经历。机体能对多种药物产生过敏反应，但幸运的是，其很少见。过敏反

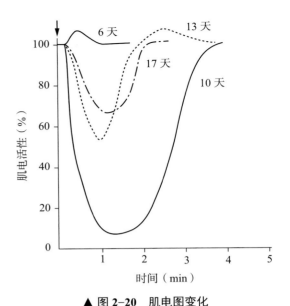

▲ 图 2-20 肌电图变化

1 名烧伤面积为 30% 的 6 岁患儿在烧伤后的 2 周内对 0.1mg/kg 的琥珀胆碱的反应和敏感度

应可能是严重的，甚至是致命的，但另一方面，可能不像含有氢化蓖麻油的诱导药丙泮尼地（1965 年）引起的症状那么严重。10 年后，安泰酮似乎是一种新型神奇诱导药，作用时间短，可通过输注给药，但由于容易引发过敏反应，虽然通常不严重，还是被市场淘汰。

后来发现了乳胶过敏。如果患者或医务人员对乳胶过敏，则必须避免使用乳胶制品。脊柱裂患者在接触乳胶制品（如导尿管）后，特别容易发生过敏。鉴于麻醉科医师、患者及其他群体的呼吁，乳胶制品逐渐被其他产品取代，医疗环境中实际上没有乳胶制品了。

其他的一些先天性畸形和遗传疾病曾给麻醉科医师带来了挑战。但现在已经认识到，通过早期骨髓移植或酶替代疗法，其中一些疾病可以被矫正或治愈。

本章将提供一个先天性疾病如何鉴别和治疗的病例。某些类型的黏多糖贮积症（特别是 Hurler 和 Hurler 综合征）患者的气道维持和气管插管可能非常困难[105]。通过颈部侧位 X 线可获得相关信息。婴儿的喉头通常位于 C_3 水平，3 岁时逐渐下降到 $C_{4\sim5}$，成人则下降到 C_6[106]（图 2-21）。黏多糖贮积症患者的上颈椎异常且喉头常高于正常位置，因此，当使用 Guedel 通气道时，会厌被推向喉头处，使通气变得更加困难（图 2-22）。尝试插管时，对准较高的喉头，直视声门插入气管导管非常困难。因此，可以通过一只手的两个手指持喉镜，其余手指用力按压喉部

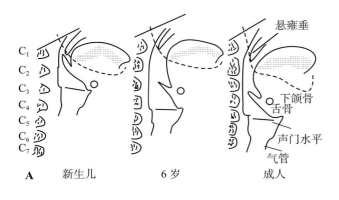

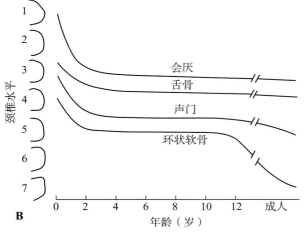

▲ 图 2-21　生长发育过程中，喉头（声门）与颈椎的位置关系

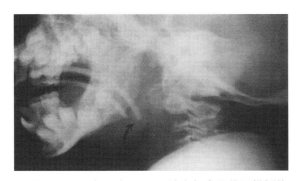

▲ 图 2-22　1 名 2 岁 Hurler 综合征患儿的颈椎侧位 X 线显示上颈椎异常，喉头高位，Guedel 通气道压迫会厌和声门

使声门向后进入视野，同时另一只手引导气管导管通过声门。该操作极为困难，某些医学中心只有最有经验的麻醉科医师才能完成操作。使用鼻咽通气道更容易管理气道。如使用喉罩（laryngeal mask airway，LMA），则不能置入过深，避免会厌堵塞声门。纤维支气管镜和视频喉镜可简化气管插管操作，如插管并非必需，可使用鼻咽通气道或喉罩代替，但放置时需小心。

要点：揭秘和挑战
- 1962 年，首次报道恶性高热，1 名有麻醉相关死亡家族史的 20 岁男性患者在麻醉时出现高热并最终存活。
- 1960 年，1 名烧伤患者在使用琥珀胆碱后出现了严重高钾血症。
- 20 世纪 60 年代，开始有对麻醉药物（包括丙泮尼地和安泰酮）过敏的描述。

十一、发展时期出现的新药物

（一）氟烷

氟烷（1956 年）在麻醉学发展史上扮演了重要角色，尤其是在小儿麻醉中，肝脏并发症极为罕见。在取代了环丙烷后，氟烷多年来一直是小儿麻醉最常用的吸入麻醉药，直到后来被七氟烷取代。氟烷可引起心律不齐，尤其在暴露于儿茶酚胺时。浓度快速超过 2% 或苏醒期，患者有时会出现喉痉挛。七氟烷投入使用后，将挥发罐完全打开至 8% 也未引发喉痉挛，尝试将氟烷挥发罐短暂地开至 5%，直到患者意识消失，同样没有引发喉痉挛，因此否定了先前认为七氟烷有更快诱导速度的观念。当完全打开挥发罐时，氟烷较低的血气分布系数对诱导速度的影响被其较高的 MAC 值所抵消。在复苏室，与七氟烷引起躁动相比，氟烷苏醒虽慢但平稳。七氟烷在刚引入临床时，价格是氟烷的 10 倍。

Gregory 等证明，氟烷的 MAC 值可随年龄变化。早产儿对氟烷非常敏感，足月新生儿比年龄稍大的婴儿和儿童敏感（需要氟烷更少），而婴儿和儿童与成人比较则需要更多。MAC 值随着年龄的增长而降低[107]，随后，此规律也证明适用于其他吸入麻醉药，如异氟烷[108]。

（二）甲氧氟烷

甲氧氟烷（1960 年）是具有乙醚特性的卤化醚，但不易燃，起效和苏醒都较慢。25% 的甲氧氟烷代谢后产生氟，如果过量（超过 2MAC/h）可引起成人高心输出量型肾衰竭，对于小儿，相同药物浓度下的血氟水平大约只有成人的一半，骨骼和牙齿可吸附多余的氟（免费的牙齿保健）[109]。当与肌肉松弛药和空气一起使用时，甲氧氟烷可作为气管内麻醉和新生儿麻醉的辅助用药，因其可提供良好的镇痛效果。使用空气可以防止微型肺不张和功能残气量（functional residual capacity，FRC）降低[18]。功能残气量可避免早产儿和新生儿术后呼吸暂停，除非某些患儿术前就存在呼吸暂停。

（三）布比卡因

布比卡因是一种局麻药，作用时间持续 4～6h，肾上腺素、吗啡或可乐定可延长其硬膜外作用时间。与利多卡因引起的惊厥（10mg/kg）先于心脏抑制和心搏骤停出现不同，布比卡因引起的惊厥发生于心脏毒性反应之后，因此，难以估计布比卡因的中毒剂量。通过骶管或硬膜外给予 3mg/kg 布比卡因，最大血药浓度不超过 2μg/ml[72]。墨西哥的 Estela Melman（图 2-13A′）报道，即使使用布比卡因 4mg/kg，也未观察到中毒现象。该药重新点燃了人们对区域麻醉和神经阻滞的兴趣，特别是在巴西、澳大利亚、法国和英国。20 世纪 80 年代，布比卡因在其他国家得以推广，因为它可用于术后镇痛。

（四）肌松药

1941 年，蒙特利尔的 Griffith 和 Johnson[110] 首次介绍了 d- 箭筒毒碱，该药引入临床麻醉的过程很漫长。1815 年，Charles Waterton 从南美洲带回一些印第安箭毒（箭毒马鞍子），并演示了它的肌肉麻痹作用。2 次试验给驴注射并导致死亡后，Griffith 和 Johnson 第 3 次给驴行气管切开插管并进行风箱通气 4h 后，驴得以存活[111]。Claude Bernard 将箭毒用于生理实验，后来 Embley 在氯仿的研究中使用了该药[5]。d- 箭筒毒碱作用持续 40～45min（0.6mg/kg），之后作用逐渐消失。新生儿对该药很敏感，只需成人的一半剂量——0.3mg/kg。

后来观察到，患有肝癌、肾母细胞瘤和骨肿瘤的婴儿和儿童表现出对 d- 箭筒毒碱的耐药性。如化疗、肿瘤切除或截肢成功后，耐药性就会消失[112]。

琥珀胆碱的结构就像两个乙酰胆碱分子连接在一起，使神经肌肉接头处的受体去极化。结构的相似性解释了其对心脏的胆碱能作用。琥珀胆碱肌松作用持续 4～5min，除非患者有遗传性胆碱酯酶异常，不能正常代谢琥珀胆碱而使其作用时间延长。在杂合子中，其作用时间是 15～20min，而在纯合子中，肌肉麻痹可持续 20～40min，甚至更长[113]（图 2-23）。医师鼓励纯合子患者携带危险标记。另外，纯合子的药物剂量减少 15%～20%，可产生正常的肌松作用时间。这是药物遗传学中一个有趣的例子。

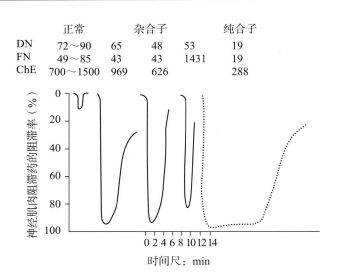

	正常	杂合子			纯合子
DN	72～90	65	48	53	19
FN	49～85	43	43	1431	19
ChE	700～1500	969	626		288

▲ 图 2-23 胆碱酯酶异常患儿的肌电图变化：0.1mg/kg 琥珀胆碱，伴随地布卡因（DN）、氟化物值（FN）和胆碱酯酶（ChE）水平

（五）氯胺酮

氯胺酮是一种特殊类型的麻醉药——产生分离麻醉，能较好地维持气道通畅和保留肌张力。在不富裕的国家，氯胺酮用于烧伤患者和外周手术麻醉，接受过简单培训就能实施氯胺酮肌内注射。低剂量氯胺酮也成为一种重要的镇痛药。作为一种拟交感药物，可以有效扩张支气管。

给大鼠注射氯胺酮后，可观察到特定神经元凋亡的证据[67]。4 年后，同一个团队发现其他与 γ- 氨基丁酸(γ-aminobutyric acid，γ-GABA) 受体作用的麻醉药，可产生类似结果。这引起了人们对其是否影响婴儿和儿童学习能力的担心。不幸的是，氯胺酮后来成为一种"街头药物"。

本书的其他章节会提到最新的麻醉药物及用法，本章不做详述。

> **要点：发展时期出现新兴的药物**
> - 1956 年，氟烷引入临床后成为随后 50 年中小儿麻醉最常用的药物。
> - Gregory 首先发现氟烷 MAC 值随年龄变化。
> - 甲氧氟烷是一种非可燃性麻醉药，于 1960 年被引入临床。
> - d- 箭筒毒碱是第一种肌松药，于 1941 年被引入临床。

十二、复杂手术中的辅助技术

（一）人工低温

低温是心脏麻醉学早期的一个研究课题，低温具有脑保护作用。在深低温用于婴儿心脏手术后，20 世纪 70 年代早期，又出现了一个后续研究时期。

人工低温除了在心脏手术中应用，还有其他用途。当需要脑保护时，低温是有效的辅助技术，尤其是存在大出血风险时，如动脉瘤手术、巨大血管瘤切除术、肝外伤、肿瘤切除术（如盆腔内骶尾部畸胎瘤切除术）[114]。人工低温的流行也经历了由盛转衰的过程。有些人提出低温增加出血，但复温后凝血功能会恢复，并可通过使用复温毯加速凝血过程来部分抵消低温的弊端。

关于电解质的研究表明，体表温度降低，从 37℃下降至 27℃，血清钾下降约 2mmol/L。如发生心律不齐（通常温度在 28～29℃），注射少量氯化钾症状就会消失——降温过程中的一个有用信息。低钾血症会导致血浆胰岛素减少及高血糖[115]。

（二）控制性降压

当出血成为棘手的问题时，控制性降压是另一个有效的辅助技术。1888 年，硝普钠被首次合成；1927 年，Johnson 介绍了其心血管作用[116]。它是一种作用时间很短的血管平滑肌松弛药，经静脉输注给药。

血管扩张药可减少预期出血或非预期且无法控制的出血。在心脏手术中，撤机前适当给以血管扩张剂可充盈容量血管，减少术后体温后降效应，还可降低心脏后负荷。

酚苄明是一种 α- 交感神经阻滞药，作用时间长（达 24h），因不扩张脑血管而在神经外科手术中具有优势，也可成功用于治疗由于急性血管收缩和心力衰竭引起的神经源性肺水肿[117]。除此之外，输注硝普钠是一个有效的替代方法。可惜的是，和麻醉中使用过的很多其他有用的药物一样，酚苄明已经退出市场。

从 1972 年开始，墨尔本的 Janice Peeler 将硝普钠控制性降压用于脊柱侧弯手术，最初在安装 Harrington 棒时使用，已有 30 多年。失血量由平常的 3～4 单位，减少到大约 1 单位，但更重要的是手术时间从约 3h 减少到 1～1.25h，这是因为外科医师的手术视野比原来更清楚。

另外一种适用的紧急情况是用来中止神经外科肿瘤切除术中的持续渗血。出血太快，外科医师无法找到出血点。只能用纱布压迫，并快速补充液体，直到血容量补充正常。给予小剂量硝普钠后，血压降低，外科医师打开纱布后可以看到并烧灼出血点。血压在 2～3min 内恢复正常。避免了大量输血，患者得以恢复，也减轻了外科医师和麻醉科医师的压力。

硝普钠也可用于减少可能发生大出血的儿童肝破裂手术和肝肿瘤切除术中的失血[118]。它也可用于控制嗜铬细胞瘤手术中的血压升高，并通过降低血压来中止心律失常。

其他血管扩张药也适用于控制性降压，如硝酸甘油、咪噻芬和酚妥拉明[119]。

血管扩张药用于血管通畅的儿童比用于患有粥样硬化性血管病的老年人更安全，有血管病的老人更容易出现缺血。

十三、疼痛管理

20 世纪 80 年代，疼痛管理变得更加合理，部分原因是 Anand 及其同事的工作证明了婴儿可感觉到疼痛[120]，尽管多伦多的 Robson 早在几年前就已认识到[57]。根据基本的药理学原理，静脉输注给药可避免肌内注射给药的疼痛（通常在疼痛再次开始出现之后），且更容易获得稳定的血药水平，这是另一个疼痛管理变得更加合理的原因。很难想象，在早些年，有人会认为：婴儿没有痛觉或对疼痛没有反应，即使有疼痛，也不会留下记忆。

人们对区域麻醉和神经阻滞的应用产生了极大的兴趣。骶管麻醉和硬膜外麻醉更加盛行，有时通过持续输注药物来延长作用时间。神经阻滞可快速有效应用[38]，该技术已被超声引导方法替代。

疼痛管理和区域麻醉在本书其他章节（见第 20 章和第 37 章）和有关专著中均有详述[121]。

改进疼痛管理需要对医务人员进行额外培训，并需要更多人员来监督其实施。人员和设备的额外成本最初在很多资金短缺的地方阻碍了疼痛小组的发展，但现在疼痛管理已被人们广泛接受，尤其是在发达国家。Dilip Pawar 担任 WFSA 疼痛委员会主席时，制订了简化的流程，用以在亚洲一些欠发达国家传授先进的疼痛管理系统。

儿童也会罹患与癌症和疾病相关的慢性疼痛，如复杂区域疼痛综合征（complex regional pain syndrome，CRPS）Ⅱ型[122]。通常应有疼痛专家参与治疗，麻醉科医师在疾病的进展过程中也可发挥重要作用。可以实施区域神经阻滞来协助治疗，如 CRPS 中的交感神经阻滞 [123]。

十四、门诊麻醉和手术室外麻醉

如提到 20 世纪后期的麻醉实践的重大改变，手术室外麻醉和更短的留观时间当属其中。

以前，放射科可能是麻醉科医师在手术室外工作的唯一场所。在计算机断层扫描（computed tomography，CT）和磁共振成像（magnetic resonance imaging，MRI）出现之前，神经系统放射学指的是脑血管造影和气脑造影术 [124]。气脑造影术时，患儿坐位，从腰椎穿刺注入空气，使空气在硬膜下腔里上行。气体到达脑室周围，然后让患儿变换不同体位，从仰卧、侧翻、俯卧，最后再回到仰卧，使空气在脑室周围移动，同时在不同体位下拍片。由于需要不断体位变化，不适合连接多种监护。患儿在麻醉后，行气管插管并保留自主呼吸。临床评估脉搏可以提供许多有价值的信息，并且可以直接观察通气情况。尽管检查时存在很多与麻醉相关的问题，特别是 MRI，要求避免使用磁性物体，通常从检查室外观察患儿，使用非磁性监护仪等，但并不像气脑造影术检查遇到的问题一样。

放射科的麻醉工作和日间手术室的发展只是麻醉科医师走出手术室的第一步。越来越多的麻醉科医师为其他临床操作提供麻醉或镇静，如腰穿、骨穿等，防止患者出现不适和应激。他们还为非麻醉科医师实施镇静设立安全指南。现在，满足这些需求已成为麻醉科工作的重要部分。

医师甚至可以从手术室转移到新生儿室为早产儿实施手术，以避免转运途中破坏新生儿所需的稳定环境。

十五、小儿麻醉协会和会议

在课程和会议中沟通理念，促进了小儿麻醉的发展 [70]。Digby Leigh 在洛杉矶开创的为期 2 天的会议就是一个例子。多年来，Wayne Herbert 一直在组织这个会议。Alan Conn 在多伦多儿童医院也开设了类似的年度周末课程，麻醉学和重症监护主题交替进行。1964年，他的讲者团队令人印象深刻，其中有来自英格兰的 Digby Leigh、Jackson Rees 和 Bob Cope，来自波士顿的 Robert Smith，来自蒙特利尔的 Tony Davenport 和来自温尼伯的 Tom McCaughey。

1970 年，在堪培拉举行的亚洲大洋洲会议之后，墨尔本皇家儿童医院召开了小儿麻醉百年纪念会议。1974 年，Kester Brown 担任会议主席之后，1975—2000 年，他每 3~4 年召开一次会议，会议汇集了大多数澳大利亚的儿科麻醉医师，组成了一个非常团结的小团体，并逐渐发展壮大。到访的国外演讲者来自许多国家。1988 年，两位著名的儿科麻醉专家在前往澳大利亚学会和墨尔本小儿麻醉药物会议途中分别做了停留，一位停在吉隆坡、新加坡、曼谷、马尼拉、中国香港，另一位则在科伦坡、布里斯班和珀斯。这是这些地区小儿麻醉界的一个大新闻。1995年，皇家儿童医院庆祝成立 125 周年。这一年，来自各大洲的麻醉专家担任特邀讲者，说明儿科麻醉专业知识已在全世界传播。Estela Melman 谈到了墨西哥的胎儿手术，以及如何修复唇裂而不留下瘢痕。智利的专家介绍了分离连体双胞胎的病例。在随后的讨论中，与会听众听到了 27 个病例报道，其中日本 10 例，开普敦 5 例。绝对不应低估其他国家麻醉同道的经验。

世界性的和其他大型的麻醉会议通常都包含儿科麻醉会议版块。1984 年在马尼拉举行的世界大会期间，由 David Steward 和 Seizo Iwai 组织的世界儿科特别会议举行，随后在华盛顿、阿姆斯特丹、墨尔本和新斯科舍省的哈利法克斯都举行了世界儿科会议。

英国小儿麻醉医师协会于 1974 年开始定期举行年会。后来，他们还与一些国家级学会合作召开联合会议，第一届会议在 1981 年于赫尔辛基举行。

20 世纪 60 年代，美国儿科学会创立了麻醉分会。Alan Conn 和 Leonard Bachmann 是最初的组织者。其成员仅限于专职的儿科麻醉的专家。1987 年，美国成立儿科麻醉学会，并向所有对儿科麻醉感兴趣的麻醉科医师开放。

随着专科发展，国家和地区学会逐渐增加。Agnes Ng 于新加坡创立亚洲学会。该领域其他的主要贡献者还有 Rebecca Jacobs（韦洛尔，印度）、Dilip Pawar（德里）、Angelina Gapay（菲律宾）及来自日本的 Masao Yamashita（图 2-13）。

在会议期间或会后儿科麻醉医师的旅途中，儿科麻醉医师群体有机会能够见面、共度时光并在旅途中建立持久友谊。这也发生在芬兰、澳大利亚（图 2-24）、加拿大和南非。

通过参观其他科室（图 2–25）并以此方式结识同道，一个生机勃勃且友好的亚专科——儿科麻醉诞生了。

十六、小儿麻醉杂志

国际小儿麻醉专刊《小儿麻醉》创立于 1980 年。开始时该刊从其他杂志摘录关于小儿麻醉的文章并装订成刊。它鼓励更多的小儿麻醉专科作者投稿。利物浦的 Gordon Bush 是第一位编辑，其后是 Ted Sumner（伦敦）、Neil Morton（格拉斯哥）和 Andrew Davidson（墨尔本），所有这些人促使它成为全球公认的高质量期刊。第一届编委及委员会于 1989 年在鹿特丹举行（图 2–26）。

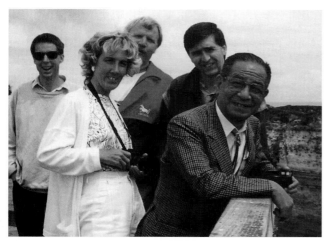

▲ 图 2–24　一起旅行——澳大利亚维多利亚州大洋路，建立国际友谊
自左侧依次是 Brian Anderson（新西兰）、Susan Jones（英国）、Adrian Bosenberg（南非）、Peter Booker（英国）、Seizo "Jake" Iwai（日本）

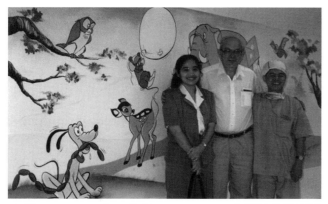

▲ 图 2–25　1988 年，作者 Kester Brown 参观曼谷儿童医院，和科主任 Anchall Attachoo 在一起

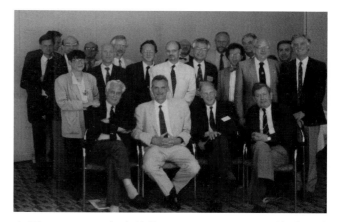

▲ 图 2–26　1989 年鹿特丹，*Pediatric Anesthesia* 编委及委员会第一次会议
左起第一排（坐）为 Gerry Black（贝尔法斯特）、Edward Sumner（伦敦）、Gordon Bush（利物浦 – 编辑者）、Claude St Maurice（巴黎）；第二排（立）为 Isabel Murat、Mario Govaerts（比利时）、Etsuro Motoyama（美国）、Jerrold Lerman（加拿大）、Kester Brown（澳大利亚）、Peter Morris（美国）；第三排（立）为 Krister Nillson（瑞典）、Raafat Hanallah（美国）、Olli Meretoja（芬兰）、Paolo Busoni（意大利）、Karl Rondio（波兰）、Nishan Goudsouzian（美国）

十七、儿科麻醉学培训

有组织的儿科麻醉学的发展伴随着 20 世纪 70 年代和 80 年代儿科麻醉培训计划的启动。这些培训计划主要出现在北美、英国和澳大利亚几家著名的儿童医院，包括波士顿儿童医院、费城儿童医院、多伦多儿童医院、大奥蒙德街医院、加利福尼亚大学、旧金山大学和墨尔本的皇家儿童医院。早期儿科麻醉培训是在住院医师培训或专科医师培训后，再通过一个为期 6～12 个月的培训，主要用于接触和掌握特殊儿科麻醉病例的处理，尤其是新生儿麻醉。1997 年，在美国，儿科麻醉培训逐渐延长到 12 个月，需经美国研究生医学教育认可委员会认证。2013 年，美国麻醉学委员会举行了首次儿科麻醉学认证考试。有关教育和培训的更多信息，请参见第 3 章。

十八、结论

重点总结如下。提高麻醉安全性的最重要的进步是 20 世纪 80 年代中期引入临床的脉搏血氧仪。二氧化碳浓度监测仪在随后几年出现，它可以提供很多有用信息。20 世纪 80 年代，Archie Brain 将喉罩引入临床（图 2-27），对麻醉实践产生了重要影响。提高麻醉水平、降低麻醉并发症和死亡率的最重要因素是麻醉科医师培训的进步。威斯康辛州麦迪逊市的 Ralph Waters 是美国第一位麻醉学教授，并对该专业的很多早期有影响力的领导人进行了培训，其中包括 Digby Leigh，其发起的培训计划在美国的影响力远远超过在他的祖国加拿大的影响力。

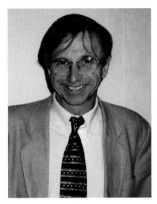

▲ 图 2-27 Archie Brain——喉罩的发明者

第3章 儿科麻醉学教育：立足当前，展望未来
Education in Pediatric Anesthesiology: Practice in the Present with the Future in Mind

Stephanie A. Black   Justin L. Lockman   Alan Jay Schwartz   著

孙志鹏 译   钟 良 校

如果您想学点什么，那就去读一读。如果你想理解一些事情，那就写下来。如果你想成为某个领域的专家，那就去教学和授课吧。

——Yogi Bhajan [1]

一、概述

回顾一下你曾有过的印象深刻的、积极的学习经历，当时你也许是个学生，抑或是作为教师。创造这样一个学习时刻的要素是什么？哪些因素有助于个体的表现，如教师、学员或其他相关人员的态度、信念或沟通方式？这种经历的影响有多大程度上归因于当时的情境或是未看见的因素？当你反思积极的学习经验时，哪些特点最突出？他们的共性又是什么？

强大而积极的儿科麻醉学教育不是一蹴而就的，其需要通过深思熟虑、经过实践验证产生。这不仅对提供安全的儿童围术期管理是必要的，而且对培养形成探索、尊重和追求卓越的人文精神也是必要的。

本章主要探讨儿科麻醉学教育的宗旨：确定需求（"为什么"），结合理论的实践（"怎么做"），明确成功实施的要素（"做什么"）。

二、儿科麻醉学教育的需求分析

为使患儿获得最实际的和最有效的麻醉管理，那么对麻醉医师进行相关儿科麻醉学教育就至关重要。这一重要的概念是发展儿科麻醉学认可的亚专业教育计划的主要推动力 [2]。用什么来评估儿科麻醉学亚专业的发展，以及专门针对这一临床治疗领域教育的需要是什么，这些非常重要。

（一）儿科麻醉学专业知识的需求

单单儿科人口数据就是令人信服的理由（框 3-1）。2015 年，据联邦人口普查局记录，美国 18 岁以下的儿童有 73 683 825 名，占当年总人口的 23% [3]。尽管近期出生总数和出生率呈轻微下降趋势，2015 年美国仍有 3 978 497 名婴儿出生 [4]。这些新生儿中有相当一部分患有严重的临床疾病，需要接受外科和非外科的诊断和治疗，需要在有经验的儿科麻醉医师的监护下才能安全地完成。在美国，每 33 名新生儿中，大约有 1 名存在先天缺陷。每 4.5 分钟就有 1 名先天异常婴儿降生，这意味着每年有 12 万名新生儿受到先天缺陷的影响 [5]。尽管有些只是轻度异常，但有些缺陷会严重影响新生儿的生理功能。

框 3-1 2015 年美国出生数据 [3, 4]

- 总出生人数：3 978 497
- 出生率：12.5‰
- 育龄女性（15—44 岁）生育率：62.9‰
- 低出生体重儿（低于 2.5kg）出生率：8.0%
- 早产儿（小于 37 孕周）：9.57%
- 未婚率：43.9%

每年约有 40 000 名新生儿患有先天性心脏病，最常见的先天性缺陷需要在 1 岁以内进行干预 [6]。其中 25% 患有有严重的心脏缺陷，需要在麻醉监护下进行手术或诊断。其他的严重的先天生理缺陷包括：每年有 7000 多例唇腭裂的新生儿 [7] 及大约 6000 例唐氏综合征的新生儿出生 [8]。先天性畸形在新生儿死亡原因中排首位，这使得他们较健康的新生儿更容易患急性疾病和永久残疾（框 3-2）[9, 10]。

本章译者、校者来自华中科技大学同济医学院附属武汉儿童医院。

框3-2　婴儿死亡的10项主要原因1岁以下）（2014年）（总死亡数 23 215）[9, 10]

- 先天性畸形、变异和染色体异常（先天性畸形）
- 早产和低体重相关疾病（低出生体重）
- 受孕产妇相关并发症影响的新生儿（产妇并发症）
- 婴儿猝死综合征（sudden infant death syndrome, SIDS）
- 意外（意外伤害）
- 新生儿受胎盘、脐带、羊膜影响的相关并发症（脐带和胎盘并发症）
- 新生儿细菌性脓毒症
- 新生儿呼吸窘迫
- 循环系统疾病
- 新生儿出血性疾病

每年约有 920 万儿童（0—19 岁）因意外伤害在急诊室接受治疗，因受伤而死亡的人数超过 12 000（约每小时 1 人）[11]。其中有大量患儿需要在麻醉管理下进行临床诊断和治疗。

（二）儿科麻醉学专家的价值

儿科麻醉的需求众多，但儿科医院的分布相当不均匀。在美国有 5500 多家医院[12]，其中约 250 家儿童医院，而独立的儿童专科医院不到 50 家[13]。目前缺乏关于儿科手术数量的准确数据。2009 年，小儿手术数量有 216 000 多例，其中约有 40% 是在成人医院进行的[14]。在儿童专科医院中，儿科患者专用资源显然更为丰富，如药品、设备及经验丰富、技术精湛、精通心理的医师和辅助人员等。

在 2005 年美国麻醉医师协会（American Society of Anesthesiologists，ASA）的一份报告中，Hackel 和 Gregory 强调，小儿患者及其麻醉管理需求与成人患者明显不同[15]。基于对此的认可和共识，ASA、美国儿科学会（American Academy of Pediatrics，AAP）和儿科麻醉学会（Society for Pediatric Anesthesia，SPA）在 1999—2004 年发布并完善了小儿麻醉管理特别实践指南[16-18]。在小儿麻醉资源尚不充足的情况下，许多社区医院仍需要治疗儿童患者。2017 年，美国外科医师协会制订了小儿外科质量持续改进计划，和他们现有的创伤鉴定程序类似，将进行小儿手术的机构分为Ⅰ、Ⅱ及Ⅲ级[19]。Ⅰ级管理为最复杂的儿科患者，Ⅱ级次之，这两个级别的医疗机构都要求有资质的小儿麻醉执业医师在岗，并且能够为 2 岁或以下的患者提供治疗。Ⅲ级中心着力于 6 月龄以上进行简单手术、ASA 分级Ⅰ～Ⅱ级的患者，并且需要为 2 岁及以下患儿配备具有小儿麻醉经验的麻醉医师。

在所有儿科患者就诊环境中，儿内科医师、儿外科医师和小儿专科医师都需要经验丰富、技术娴熟的麻醉学专家。随着公众对儿童医疗保健的了解越来越多，可以在公共互联网站点上轻松访问健康信息，患儿家长甚至在某些情况下要求经验丰富的麻醉学专家来提供麻醉管理。"来自其他医学领域的数据支持了这一需求，并表明执业麻醉医师参与围术期管理的频率越高，并发症的发生率就越低"[20]。

（三）建立儿科麻醉学教育案例

显而易见，提供专业的小儿麻醉管理需要足够的人力（具有小儿麻醉学专业知识的麻醉医师）和足够的经验（经过完善的教育并获得认证的小儿麻醉医师）才能参与治疗所有儿童（包括危重患儿的救治）。

1999 年，美国儿科学会麻醉学分会发表了《小儿围术期麻醉管理指南》，为小儿麻醉患者的管理奠定了基础[17]。在此之前，1997 年出版了一份刊物，说明了建立儿科麻醉学标准化课程的理由[2]。美国研究生医学教育认证委员会（Accreditation Council for Graduate Medical Education，ACGME）通过麻醉学住院医师审查委员会制订了小儿麻醉学标准化教育的要求，这些要求指导了 10 多年的小儿麻醉学教育。2012 年，美国麻醉学委员会（American Board of Anesthesiology，ABA）批准了一项认证程序，以认可在专科领域具有特殊专长的临床医师[21]。在 ABA 小儿麻醉学考核的前 3 年（2013—2015 年），有 2734 名候选人获得了认证。

2012 年，儿科麻醉领导委员会与美国儿科麻醉主任协会共同组建了二年级高级专科医师协作网。认识到越来越需要在小儿麻醉亚专业中进行扩展专科培训及在领导能力和学术领域进行进一步培训，该体系包括 12 个月的自愿性非 ACGME 计划要求的课程，涉及心脏、疼痛、教育、科研及质量与成果的专科医师培训[22]。2015 年，53 个美国 ACGME 儿科麻醉合作计划中有 24 个（25%）在此网络中提供了一项或多项高级合作。2012—2017 年，有 15%～20% 的 ACGME 学员在这些计划中接受了额外的培训[23]。在撰写本文时，这些小组正在努力探索将 ACGME 小儿麻醉合作的期限延长至 2 年，并使这些计划为不同领域提供扩展的正规培训。这样做的理由是为小儿麻醉学领域的领导者做好准备，他们还将在日益复杂和充满挑战的医疗环境中担任医院、卫生系统和学术界领导中发挥重要作用。

三、儿科麻醉学教育的理论与策略

随着儿科麻醉医师亚专业教育的需求进一步明确，相应的问题也随之出现：我们要如何培养自信和熟练的麻醉医师为危重患儿提供有力的保障？我们如何把这些训练有素的临床医师培养成医学教育家从而把他们的专业知识传授给数量不断增加的小儿麻醉医师？这些问题的关键在于"如何"培养出小儿麻醉的专家，以及存在哪些基础理论和体系来支持这些专科医师的培养。

（一）医学教育者：医师要有所准备

在进入医学院学习时我们就知道，"医师"（doctor）这一词的词根是来自拉丁语 docere，意为"去教授"。然而，对于不断增加的医学生，绝大多数医学院缺乏教学理论的正式课程，也很少能提供医学生教学机会，就更不用说指导他们如何进行优质的教学。医学院学生、住院医师和主治医师的儿科麻醉教育主要在学术环境中进行，在学术环境中，医师必须承担（无论舒适程度如何）教师的角色。许多学术型医师反映他们对教师这一角色准备不足，因为从未接受过正规的教育培训。随着越来越多的人认识到跨学科团队的重要性，即使在非学术环境中，也需要儿科麻醉医师必须迅速辨别周围学员的接受能力，并将一些复杂而又有细微差别的知识迅速转换成通俗易懂的方式传授给大家。除此之外，经验丰富的带教医师需要有能力去传授一些可能挑战学员固有认识的知识，而那些学员有可能是护士、临床工作的同事或是患者。这在一定程度上需要保留这些学员的自主性。这种要求即便是对于有经验的教育者也是一种挑战。而对于那些没有受过系统教育和实践的临床医师就似乎更望而生畏了。

参与儿科麻醉学习的人员层次复杂、来源繁多。掌握这门学科所需的医疗信息范围迅速扩大，可以很容易地通过电子形式检索[24, 25]。对于这类学员，仅凭专科医师提供的权威专业知识来进行教学是不够的。

许多机构对缺乏正规的医师教育培训做出了反应，通过发展教学学院或教授学者课程，使医师接触到各种教育理论和实践，允许发展教育项目，并在医师教育者发展教学能力时为他们提供指导和支持[26, 27]。医学教育硕士课程也越来越多，为执业医师提供深入的接触和培养教育理论和项目开发方面的专业知识。

除了这些建设性项目，对于儿科麻醉学的带教者来说要十分重视在患儿、同事及学员中言传身教的意义[28]。学员一般会注重善于观察他们周围的环境，他们的行为会受周围人的行为所影响。在专业领域塑造有效的团队合作、交流、专业知识、领导力及患者的归属感，将会在课程之外持续影响这些学员[29]。

（二）理论学习

学习可以被定义为基于经验总结的思考方式及行为学改变。有很多理论试图为如何学习提供线索。从刺激反应理论[30]到多元智能理论[31]（仍在完善中），几乎有近百种方式理解我们是如何学习的。参与儿科麻醉学研究生教育的学员都相对专业，他们都带着特定的专业需求目标，需要将他们放在专门的学习环境中去。因此，在这种背景下，某些特定学习理论比其他理论更行之有效。

1. 体验式教育

对一些人来说，住院医师规范化培训教育和专科医师规范化培训教育更像是师生制，师生与院校和专家一起建立知识体系，锻炼技能，为学生独立实践做好准备。这是体验式教育最纯粹的形式之一。体验式教育的原理在 1938 年 John Dewey 的一篇论文中有很好的描述，其中他描述了在实践中学习的基本原理。Dewey[32]是建构主义学习理论家之一，与同时代的 Leo Vygotsky 和 Jean Piaget 一样，他认为学习是一个积极的、情境化的构建过程，而不仅是获取知识[33]。理解和学习建立在学生心理活动的现有框架上，由以前的经验提供信息，并通过主观的视角进行观察。Dewey 将"教育经验"描述为强烈的、包含所有感官来建立的多方面知识。建立多方面知识，比单纯的认知准备意义更大。然而，在评估体验式教育的效果时，光"做"是不够的——这是经过儿科麻醉学住院医师培训和专科培训实践检验的，充分准备和积极思考是对心理活动技能发展的必要补充。

2. 有学习经历的成年学习者

参与儿科麻醉学的人员多种多样，他们在整个大学本科教育和医学院学习过程中，通过认知和心理活动的传统教育模式取得了成功，同时积累了丰富的经验。当他们进入实习期时，这些学员已经掌握相应技能、同时充满好奇和疑问，更重要的是，他们已经拥有了至少 20 年的生活经验，这些经验将指导他们如何进行学习[34]。成人学员在他们的生活中扮演着许多影响他们学习风格的角色。在其他角色中，他们自己可能已经是父母、教师、科学家、作家或商人。他们可能来自不同的社会背景，这会让同一件事因个体不同而理解不同。成人学员的动机很强，强调自我追求，注重结果，而且往往比年轻的学员更具有内在的动力[35]。他们应该参与规划和评估他们的教学活动，并经常积极参与以自身见解为基础的自身教育改进。

3. 学习和表现为导向

学员对所接触新鲜事物的态度会影响对事物的解释和整合，从而形成新的认识。这被描述为"学习"与"表现"两个导向[36]。在以学习为导向上，当学员遇到一个具有挑战性的新任务（如给新生儿气管插管或制订重症患儿的麻醉计划）时，即会将其作为一个培养掌握能力的机会，哪怕早期尝试失败。其依赖于这样一种信念，即学员有自发掌握这个技能的动机，最终会达到掌握。而在表现为导向中，当学员遇到挑战而受到挫败时，倾向归咎于外在因素。虽然这也代表学员一定程度的自信（或许事件本身确实超过处理者水平），但这样会存在低估学员对此所负有责任的危险（如缺乏术前准备却归咎于设备失效，患者预后不良归咎于不遵医嘱或较差的基础状态）。从终身学习的角度来看，可靠且专业的儿科麻醉医师应该倾向于学习而不是表现为导向，应该具备强烈的责任感和求知欲。作为儿科麻醉学的教育者，我们必须鼓励学习而不是注重表现，建立信心和技能，同时识别归因于学生的因素，这一点很重要。

（三）儿科麻醉学教育策略

理论教育很重要，有许多策略来指导儿科麻醉学的教师如何完成既定任务。虽然有很多方法可以帮助我们改进对儿科麻醉医师的培养，但实际上只有少数一些方法非常实用。

1. 术中学习环境

外科手术中是一种独特的学习环境，即使是最富有经验的儿科麻醉医师也要努力平衡术中对患者的治疗和保护、麻醉学员的临床教学及手术室的流畅运转等潜在的相互竞争的优先事项。虽然许多的对高风险罕见事件的危急事件管理的精神运动和情感技能是在高保真模拟中学习的，但更重要的是在日常的临床工作中，学员可以熟练掌握更多日常操作（如常规气道管理、各类静脉置管或与家属沟通谈话等）。因学员们不同的熟练度及适应程度，他们会有不同的需求、兴趣及学习准备。提倡自主学习，同时保持适当的监督，是培养的儿科麻醉医师的关键。有效的麻醉学教育包括用证据或文献支持实践，提供富有逻辑的依据进行临床决断，为临床决策提供理论支持，并将教学活动嵌入相关背景[37]。麻醉学学员可能也在努力提升自己

的能力，同时，他们也会接受帮助进步的知识并意识到教学工作的重要性。

2. 针对性练习

针对性练习是指通过重复训练一些特定场景的方式以达到熟练掌握专业临床技能的目的，这种方式下能得到带教医师直接的反馈[38, 39]。那些对日常工作进行有针对性练习的人，将不断娴熟技能并提升专业知识；而那些以死记硬背的方式从事自己职业的人，很快就会在工作中到达远低于顶尖医师水平的瓶颈。儿科麻醉的许多"任务"甚至对那些高年资医师来说都是一个挑战，掌握这些技能是这门学科的首要任务。我们有责任使我们的患者处于最佳状态，在每个训练阶段，以及在我们的治疗实践中不断改进。对儿科麻醉学学员的积极指导也迫使教师（"教练"）发挥检查性实践的积极作用，这可以作为教师自身学习的一种形式。

3. 加强反思和反馈

带教医师加强对学员行为的反馈不仅仅是对临床实践改进的提升，也是学员所渴望的。尽管在提供反馈方面存在许多障碍（时间投入、困难交谈的适应，即使反馈是建设性的关键，在教学评估中也害怕报复），但与学员就其表现进行反思性对话，虽然本质上是敏感的，但对学习至关重要。反馈可以是逐渐形成的，在学员成长的同时进行设计整合，或者是通过观察学员的表现后进行总结形成的。反馈有多种形式，但越来越多的证据表明应该创建一个完整的反馈体系。这不仅包括使其成为所有培训机构工作常态，并为反馈机制的形成创造一个有利的环境，而且还包括培训机构对反馈机制的态度转变：证据表明，使用引人深思的反馈问题比纠正性建议更有效[40, 41]。换言之，在现代反馈机制中，学员应该比老师更多的表达。

有几种工具和策略可用于创建反馈。"R2C2"模型是一种四步反馈模式：建立关系（Relationship）、探索反应（Reactions）、研究内容（Content）和辅导行为转变（Coaching）[42]。或者，Pendleton 模型使用了不同的四步技术，旨在征求学员对自己表现的见解[43]。第一步，学员陈述自己值得肯定的地方；第二步，带教老师辨别指出学员值得肯定的地方。第三步，学员指出仍然需要提高的地方。最后第四步带教老师指出学员仍然需要改进的地方。另一种方法是"反思性反馈"交流，邀请学员反思自己的实践，并确定需要进一步学习的地方。这一策略在很大程度上依赖于学员的自主性和对改进的投入。图 3-1 展示了一个用于在

反思模型中提供反馈的认知辅助的例子。此外，还存在多种其他方法，但不管反馈方法如何，仍有若干主题（框 3-3）。

4. 课程开发

教育项目的不断改进，无论有意或者无意，本身应该是深思熟虑的过程。正如临床带教医师通常没有系统地接触过教学策略或教育理论一样，那些负责制订教育计划或课程的人也可能觉得困难重重。不同的体系都会提供一些教学改革的方向，以供临床带教者进行教学改进参考。一个富有成效的课程应该是协调而又实用的。在医学教育改革上，医学教育各方（学员、教育人员和管理人员）参与修缮会使改进更加成功。

制订医学课程的指导方针可能是复杂的，但是通过通俗易懂的解决方案能够使这项任务易于达成[44]。

总结性反馈

情景设定
正确的**设定**：时间、地点和准备——"让我们进行反馈"
制订讨论**计划**，并将感情因素排除在外
专注于**行为**并给出特例

问和答
"你今天想学习什么？你**学**到了吗？还有什么想学的"
"你下次会如何做的不一样"
"**我看到你做了**……并且我关心/印象深刻的是……"

寻找自我反馈
"还有哪些其他**建议**我能给你"
"今天你还有任何我能回答你的**问题**吗"
"**下一次我还能做些什么**来更好地促进学习"

▲ 图 3-1　帮助理解认知反馈的一个例子
该图提供给所有麻醉相关人员和低年资麻醉医师，以便在日常讨论中使用

框 3-3　关于提供反馈的建议

- 反馈应该是常规工作并被视为日常工作的一部分
- 学员应该明确评价他们的标准
- 反馈应该针对特定行为，而不是泛泛而谈
- 仅仅少数可以直接被大家看到的行为可以被评论
- 反馈应该在考察后尽快给出，但应该在学员能保持客观理性的状态下
- 寻求将学员的自我感知作为反馈的发展
- 为改进实践工作提供策略

改编自 Cantillon 和 Sargeant [43]

课程优化的主要步骤包含以下几方面。

(1) 计划：进行"需求评估"——明确问题，将其与目标学员结合起来。

(2) 开发：列出目标（理想的）和目的（量化指标），确定教育策略（内容、方法、材料）。

(3) 实施：执行拟议课程。

(4) 评估：通过持续改进，获得更好的效果。

当这些教学策略囊括了学员的每个学习阶段之后，课程就会变得更加贴切有效。学员参与课程后获得具体的、可衡量的成果也变得行之有效。

四、儿科麻醉学教育实践中教"什么"

我们已经讨论了儿科麻醉学教育的基本原理和一些方法，尚存在一些密切相关的问题。

- 实施儿科麻醉学教育计划必要的因素是否包括儿科麻醉学住院医师认证和儿科麻醉学专科资质培训？

- 儿科麻醉学教育为非麻醉学专业医护人员培训的作用是什么？

- 评价学员、教育人员和课程有效的方法是什么？

- 教育人员的教育在发展高质量教育项目中有何作用？

除此之外，部分问题都将在这里通过概述现有的策略和方案来解决，理解这些复杂问题的答案可以帮助读者在推进具体的教育项目时大获全胜。

（一）美国的麻醉学住院医师规范化培训

作为通过 ABA 认证的亚专业学科，儿科麻醉学新近的发展已经改变了儿科麻醉学住院医师规范化培训的预期。自获得认证以来的几年中，美国的儿科麻醉学从业人员数量翻了一番，每年超过 200 人。因此，许多医疗机构，即使是那些主要针对成年患者的机构，也雇用了至少一名受过专科培训的儿科麻醉医师来处理儿科患者。

随之而来的影响是，美国国内对于麻醉学住院医师培训中"是否应该"进行儿科麻醉的专科培训产生了分歧，以及当前的培训模式是否与为未来教育出的麻醉医师的目标相吻合[2, 21]。可以预计，在今后 10 年里，这些问题将逐渐明确。同时，所有参与住院医师培训的教师都应了解，ACGME 和 ABA 制订了相应的标准，为儿科住院医师培训工作者设立了教育经验的最低门槛。这两个组织传统上采取不同的指导方针。ACGME 使用实习期模式来评估，其评价标准为时长

（临床麻醉学培训中 CA-1 年度至 CA-3 年度内至少 2 个月的儿科麻醉轮转，中间间隔最多 6 个月）和病例数（各不同年龄组的患儿的最小例数）。在其他一些医学院，在 CA-1 年度开始之前，通过儿科住院医师轮转或完整的儿科实习（研究生 1 年级）来增加经验。另外，ABA 定义了预期教育目标是获得麻醉学初级认证（框 3-4）。教育工作者应了解这两个指南，并有义务确保麻醉学住院医师规范化培训能够为获得麻醉学委员会初级认证和麻醉学实践做好充分准备，因为这与儿科麻醉学都压专业有关）。

框 3-4 儿科麻醉学初级认证主题

- 麻醉设备
- 术前用药
- 麻醉药物和技术
- 液体疗法、血液替代治疗和葡萄糖生理需要
- 气管插管和拔管相关问题
- 新生儿生理学
- 先天性心脏病和大血管疾病
- 新生儿急症
- 麻醉相关的儿科学问题
- 非新生儿儿科亚专业手术的麻醉相关问题

改编自 American Board of Anesthesiology.

（二）麻醉专科教育

如果儿科麻醉学住院医师培训的目的是让住院医师为从事包括儿科麻醉及救治在内的麻醉学职业做好准备，那么下一个问题是："儿科麻醉学专科培训对谁来说是必要的？"儿科麻醉学继续教育的目标和价值是什么？不得不说的是，考虑到学员将至少延迟 12 个月才能获得全职的、不受限制的儿科麻醉学专科培训的执照和雇用，这可能会花费不菲的成本。此外，成功完成麻醉学住院医师培训后，他们如果选择在学术部门或儿童中心工作，与私营单位的工作相比，存在降低薪资的潜在财务风险。

首先，毫无疑问的是，对于经过专科培训的儿科麻醉医师来说，毕业后掌握的病例的广度和深度都更好。在许多机构，儿科病例常常被潜在地或明确地分为"住院医师病例"和"专科医师病例"。例如，一个 1kg、1 日龄的先天性心脏病和气管食管瘘的新生儿拟行气管修复手术，在大多数情况下，不太可能由麻醉住院医师来处理。此外，许多住院医师认为这个病例超出了他们预期的实践范围，因此这个患者由儿科麻醉学专家（包括儿科麻醉专科医师）处理，就不足为奇了。

1. 临床实践

尽管这种"结合实践"的指导原则会有所帮助，ACGME 也概述了小儿麻醉专科培训项目的要求，包括每个学员毕业所需的"病例索引"列表（表 3-1）[45]。任何考虑扩大或建立小儿麻醉专科培训的中心必须在每一个类别中有足够的病例数量，以确保毕业生有一定的临床经验，这必须在不影响麻醉学住院医师培训和临床经验的情况下完成。类似的是，ABA 已经创建了一个儿科麻醉学亚专科认证考试，有一个详细的内容概括（框 3-5）。现在，参加此项考试的前提是完成 ACGME 认可的 12 个月的儿科麻醉学专科医师培训。

表 3-1 小儿麻醉专科培训最低病例数

类　别	最低病例数
病例总数	240
患儿年龄	
• 新生儿	15
• 1—11 月龄	40
• 1—2 岁	40
• 3—11 岁	75
• 12—17 岁	30
ASA 分级	
• ASA 1	25
• ASA 2	42
• ASA 3	50
• ASA 4	20
操作	
• 动脉置管	30
• 中心静脉置管	12
• 硬膜外 / 骶管阻滞	10
• 纤支镜	4
• 全身麻醉	200
• 周围神经阻滞	11
手术类别	
• 气道手术（不包括 T&A）	7
• 体外循环心脏手术	15
• 非体外循环心脏手术	5
• 颌面部手术（不包括唇腭裂手术）	3
• 腹腔内手术（不包括疝手术）	12
• 颅内手术（不包括分流手术）	9
• 胸内非心脏手术	5
• 大型矫形外科手术	5
• 其他非手术操作	10
• 其他手术	55
• 新生儿急诊	3
疼痛管理	
• 会诊及 PCA	17

ASA. 美国麻醉医师协会；PCA. 患者自控镇痛；T&A. 扁桃体和腺样体切除术（引自 Accreditation Council for Graduate Medical Education，最新版本详见 ACGME 网站）

框 3-5 儿科麻醉学专科认证内容

专业基础
- 解剖学
- 生理学及麻醉设备学
- 麻醉药理学

基于器官的基础和临床科学
- 呼吸系统
- 心血管系统
- 中枢和周围神经系统
- 消化系统
- 肾/泌尿系统
- 内分泌/代谢系统
- 血液病学/肿瘤学
- 遗传学

临床亚专业
- 胎儿
- 新生儿
- 疼痛相关疾病
- 耳鼻喉科
- 整形和口腔颌面外科
- 眼科
- 矫形外科
- 创伤和烧伤

麻醉临床科学
- 小儿麻醉的术前评估和准备
- 围术期总体策略
- 区域麻醉和镇痛
- 全身麻醉
- 麻醉并发症
- 特殊操作
- 术后管理
- 麻醉监护和镇静
- 急性和慢性疼痛管理

特殊问题
- 特殊的外科手术
- 相关专业问题
- 生物统计学原理和研究设计

引自 The American Board of Anesthesiology，最新版本详见 ABA 网站

2. 培养学术型儿科麻醉医师

麻醉学是为数不多的几个特殊医学领域之一，在这些领域，一名出色的住院医师最终不一定能成为一名主治医师级麻醉专家。这可能由于他们将来的角色与分工不同，如手术室的一线专业人员和从事诸如麻醉科管理、教学培训会议和在医院委员会服务等。因此，与专科临床经验相比，可能更重要的是，专科培训主要目标是培养学术技能，这是在职业生涯成为一名成功儿科麻醉学专家的先决条件。这包括学术专长（如进行研究或开展教育研讨会）和在手术室外的领导技能，培养对实践管理和教育指导的理解。例如，一个项目可以将学员与教员配对，以进行反复的住院教

学情景再现，在这种情况下，教员只是沉静地观察，学员来扮演老师的角色，在课程结束后向学员提供关于教学风格和效果的反馈。通过这种方法，在 1 年的时间里，学员不仅掌握了他们选择的课题，而且开始把教学看作是一种技能，这是他们在以前的培训中没有接受过的训练。

如上所述，那些更专注于掌握临床领域的儿科麻醉医师，选择不同中心提供儿科心胸麻醉、儿科急性疼痛，儿科区域麻醉等方面的进一步研究。对于那些期望毕生致力于大型医疗中心处理进行心胸外科手术的先天性心脏病患儿的麻醉医师来说，越来越需要成功完成这些高级专科培训项目并获得证书。从项目推进的角度来看，所有儿科麻醉学专科培训第 2 年的高级项目都有一个重要的相似之处：它们通常定位于大型医疗中心机构的职位。事实上，近几年来，几家大的医疗机构决定只聘用受过此类培训的教员。医学教育工作者应牢记这一点，在临床医学技能之外，重视学术和研究工作，并应将儿科麻醉专科培训建立在学术基础上。目前除了已与成人疼痛专科培训对应的小儿疼痛专科资质培训项目之外，这些专科培训项目还没有学术委员会认证的资格考试。

3. 教育项目的监督

对于任何经 ACGME 认证的教育项目（包括住院医师培训和专科医师培训项目），都有相当多的规定和管理要求并会定期更新。为避免由此产生的误解，可以通过 ACGME 网站（www.ACGME.org）了解关于资格培训具体要求的最准确信息。项目主管和协调员还应了解一般项目要求（适用于所有专业项目）和特定专业项目要求。在这个网站上有"项目主管电子手册"和一个名为"新项目管理资源"的区域。建议所有项目主管查阅这些信息，以确保项目合法合规，并提供修改有关规定建议的反馈。这些资源对于非 ACGME 认证项目的负责人也会非常有用。

除了 ACGME，每个教学医院都设有由指定机构官员（designated institutional official，DIO）领导的医学研究生教育办公室。DIO 是一名负责管理医院所有 GME 项目的医师，并且负责解决教育项目中出现的问题。在 GME 办公室和 DIO 的协调维护下，ACGME 认证项目和非 ACGME 认证项目都能获得相应支持。与 DIO 和 GME 团队建立良好的合作关系对教育项目的成功至关重要。

（三）非麻醉专业人员的教育

儿科麻醉学教育远远超出了"认证培训课程"的

范围。许多儿科麻醉医师可能意识到，经常有一些非麻醉专业医师轮转到手术室进行"麻醉体验"。一部分是来学习基础或高级的气道管理，另一些则是来学习麻醉状态下患儿的血管穿刺技能，还有人来学习和实践麻醉药物的使用剂量和滴定。这些学员的临床水平往往有很大的差异，其中包括但不限于非麻醉专业住院医师、主治医师、医学生、镇静护士和医师，见习麻醉护士和麻醉助理，转运人员和院前护理人员。

为每一个或每一组学员精心制订学习目标，是培训这些有着不同经验和教育经历学员成功的关键。我们还必须注意避免改变或减少原有的麻醉学习安排，来制订非麻醉专业学习者的学习计划。必须保证所有患者都得到安全的麻醉管理，因此要严格监督非麻醉专业学员，以免发生意外而使患者受到伤害。

非麻醉专业学习者在基础知识、技能和心态方面存在潜在的较大差异。与接踵而至的学员相比，接触患者的机会是有限的。在大型的医疗机构中，我们应该设立课程或计划，以优化外来人员进入手术室学习，不建议随机的参观学习。

以费城儿童医院（Children's Hospital of Philadelphia，CHOP）申请的一个儿科气道管理技能教育课程（Pediatric Airway Skills Education，PASE）为例，需要有参观手术室的先决条件。这项课程是一种多模式教育，包括在线学习模块，该模块的重点是：①儿科气道的解剖和评估；②儿科人工和辅助通气；③气管插管和插管失败案例解析。在线学习模块完成后，学员将参加第四部分，在模拟设备上完成时长 1 小时的实践培训课程，包括面罩通气、口腔和鼻腔气管插管、喉罩通气。这种方法类似于美国心脏协会对高级生命支持所提供的学习课程。在线学习以学员自己的学习速度进行，并在成功获取技能后对该能力进行评估。这种方法使学员投入在他们的教育上，使每一个接触患者的学员都准备充足，并且能将重点放在前期学习的知识和技能上。

（四）儿科麻醉教育的评价

评价是洞悉任何教育事业的重要基础，这是通过批判性反思及持续改进实现的。在儿科麻醉学领域，对学员、教师和课程的评价可以共同创造良好的教育体验。

1. 学员评价

在过去的 10 年里，对学员的评价方式发生了重大变化。儿科麻醉学的教育工作者必须认识到这些新评价系统的原理和意义。以前 Likert 量表相关的

"ACGME 核心能力"评价量表 1～5 用来对"医学知识"进行评价，现已经被另一种工具所取代，其类似于评价儿科医师的 ACGME 分阶段目标胜任力评价系统 Milestones 系统 [46, 47]。

每个医学专业及亚专业都建立了依托于 ACGME 和 ABA 的 Milestones 系统。Milestones 系统对在儿科麻醉轮转的住院医师和儿科麻醉专科医师的预期目标是不同的。有关儿科麻醉专业培训的 Milestones 系统详情可以在网上获取 [48]。

Milestones 评价系统的宗旨是：一个实习医师与一个专科医师优秀与否的标准是不一样的。当使用旧的 5 分制 Likert 量表，他们都得 5 分的意义相同吗？Milestones 系统中的每个评价指标都是技能、知识和态度三者的结合。评分是依据学员在这些量表上的实际表现，并以此设定预期目标。例如，儿科麻醉学专科培训的目标是达到 Milestones 系统评分 4 分的毕业水平，5 分则被认为是非常优秀的，但是一些职员可能不会在所有项目上达到 5 分的水平。就专科培训的 Milestones 系统而言，学员达到 1 分的成绩才可以进行专业培训。与旧系统不同的是，即使是优秀的学员也可能会在专培之初得到"低分"，从而对教师和学员构成心理负担。尽管 Milestones 系统并不完美，但它比旧的系统更有利于指导学员的成长。越来越多的非 ACGME 项目也开始使用该系统，因此医学教育者在实践中必然会遇到这些系统。

借鉴越来越多企业的经验，360° 考核法已经成为评价系统的重要组成部分（现也已被 ACGME 授权）。考核评价制度因不同的环境和教职学员，可能有多种形式；但其共同主题是，主治医师并不是唯一或者最好的考评者，无法去考核判断学员与护士、职员、孩子、父母或其他人的交流情况。如图 3-2 所示，360°考核法中蕴藏丰富的或未被开发的学员数据。

除了入学认证考试，对公众和监管机构，如 ACGME 对"授权的专业活动"（entrustable professional activities，EPA）的需求也在逐步增长。EPA 的概念非常简单：我们如何知道学员 X 在独立条件下能够完成操作 Y [49, 50]？不久之前，仅根据毕业后受培训年份就授予了自主权。但现在，这显然是不充分的，因为不同的学习要求有不同的学习方式。例如，我们如何知道一名学员适合去放置中心静脉导管？我们能不能确定他之前做了足够的数量（量），并且做得正确而没有并发症（质）？在 EPA 模式中，这种过程将被跟踪，在成功完成表现适当的必要病例数后（需要教员同意

患者家长关于小儿麻醉专科医师的调查

医师姓名：_____

亲爱的家长：

培训未来的儿科麻醉医师是我们费城儿童医院的重要使命，今天，您的孩子将由一个团队照顾。这个团队包括了一位"专科医师"，这名医师完成了麻醉学培训且选择继续进行进一步的儿科麻醉专科培训。

我们需要您的帮助，以确保我们的同事是最好的专科医师。占用您的部分时间给我们提供反馈，并将此表交还给麻醉恢复室护士，或放置于恢复室 /PACU 的"专科医师评价箱"内。您的回答是匿名的，并且不会影响到您的孩子在今天或者将来得到的治疗。

非常感谢！

请您回想今天与治疗您孩子的医师同事进行互动时，他 / 她是否：

1. 介绍了他 / 她自己并清楚解释了其角色？

□ 需要改进　　　　　　□ 达到我的预期　　　　　□ 超出我的预期

2. 认真倾听您的关注点和问题？

□ 需要改进　　　　　　□ 达到我的预期　　　　　□ 超出我的预期

3. 尊重您的孩子、您的家庭、您的文化？

□ 需要改进　　　　　　□ 达到我的预期　　　　　□ 超出我的预期

4. 手术前，给孩子体检时是否有足够的尊重和友善？

□ 需要改进　　　　　　□ 达到我的预期　　　　　□ 超出我的预期

5. 用您能理解的语言清晰解释日常的治疗计划？

□ 需要改进　　　　　　□ 达到我的预期　　　　　□ 超出我的预期

6. 对医疗问题很了解？

□ 需要改进　　　　　　□ 达到我的预期　　　　　□ 超出我的预期

7. 在麻醉恢复室回访孩子，确保孩子的舒适？

□ 需要改进　　　　　　□ 达到我的预期　　　　　□ 超出我的预期

8. 询问您手术后和出院前是否有顾虑？

□ 需要改进　　　　　　□ 达到我的预期　　　　　□ 超出我的预期

综上，基于该儿科麻醉专科医师提供的医疗，您是否愿意这位医师再次为您的孩子服务？（勾选一项）

□ 是　　　　　　　　　□ 否

请写下您的建议（或者对以上问题的相关解释），以便我们对儿科麻醉专科医师的问卷结果进行审查。

_____

_____

请将此表放入 PACU（紫色病房）的"专科医师评价箱"内

修订于 11/2014

▲ 图 3-2　关于小儿麻醉专科医师的家长评价，与原来使用的专业医疗团队医师评价表类似但内容不同

并且传达给学员），该学员才被认为有资格在间接监督下完成该项操作。在接下来的 10 年里，可以预见的是，在麻醉学教育中，关于 EPA 工具的讨论会越来越多，此时，这个领域的工具研究将更为成熟。

2. 教师评价

什么是好老师？医学教育者如何评价教学效果？如果一个学生不学习，是老师的错还是学生的错，还是两者兼有之？像这样的问题困扰着医学教育工作者，这些人常常把教学视为一生的工作。老师有效地评价学员是令人犯难的。另一方面，对教师重要的评价又

增加了教师额外挑战：评价者通常是学生，这导致了复杂的利害制衡。

假设有两类教师：一类经常带着食物来上课，总是和颜悦色，他被学生给予了很高的评价；一类在手术室纠正学生的每一个动作且给予了相关解释。当学生对老师的纠正意见做出评价时，后者可能会得到糟糕的"教学分数"，但事实上，其教学质量可能远高于前者。评估教师的更准确方法也许是定期进行第三方考核，但是这在逻辑和解释方面带来了挑战，并可能在教育互动中产生霍桑效应，即观察行为会影响被观

察者的行为。

再举另外两类老师的例子：一位教师教一个非常平凡但是容易被误解的概念，另一位教一种非常古怪且很少被使用的技巧。这两种技巧都有潜在价值，然而大多数教师可能认为前者的价值高于后者，而学员则可能会给第一位教师更低的教学分数。这个例子展示了两个重要概念。首先，在被评估时，是教师的问题还是课程的问题并不是十分清楚；第二，多数情况下，学员想要学习的东西和教师认为学员想要学习的东西之间是存在差异的。

在医学理论授课中，教学效果评价存在明显的诱因。虽然没有一个系统是完美的，但是完全依赖学员主导的教学效果评价存在潜在的危险。教学评价比实际教学效果相比，更能反映学员对教员的感受（亲和力和教师性格），学员对其表现或能力的自我预估若遭到教师质疑则可能会使教师遭到恶意教评 [51]。在学术机构中，教师中存在"互惠主义"的担忧，在这种情况下，学员倾向于评价教师，因为他们认为教师会评价他们。尽管有缺陷，教学评价在医学专业课教师的晋升和提拔中起着很大的作用，这应该促使学院考虑有关教学效果的补充数据。

在定义什么是优秀的教学时，应检查更多的远程学员的学习成果，以了解教学工作是否产生了持久的影响，而非是依赖学员教学过程中对教育体验的实时感受 [51]。此外，还应考虑来自教育扩展活动的数据，如同伴教育、机构讲习班、讲座和大型巡回演讲等。

3. 课程评价

商业人士撰写了很多关于项目评估的书籍 [52, 53]。医学教育界已经开始意识到它的战略价值，因此，结构化评估已经成为教学课程维护的常规部分。至少，这促成了 ACGME 授权的项目评估委员会（Program Evaluation Committee，PEC）会议。

PEC 由跨部门的教员和至少一名实习生组成，也可以包括课程主管认为的其他合适人员。PEC 必须由课程主管主持，要求每年至少召开一次会议。会议前收集的信息来源可能包括教师评价、同行评价、校友调查、辅助工作人员投入、论文评价、课程评价和毕业生委员会认证合格率。PEC 需要每年提出课程改进意见，课程主管主要负责实施随着时间推移而进行的改进。有关 PEC 功能的详细信息，可以在 ACGME 课程要求的相关网站上找到 [45]。除了 PEC 最低要求的年度审查外，一些课程还利用其他措施来衡量课程的有效性。PEC 会议可能会更加频繁，或者持续不断地收

集数据，以持续改进项目。例如，在 CHOP 中，会通过同事汇报来主动收集关于热点关注、改进建议等的实时数据。PEC 会议促进了教学课程结构性的年度改变，需要时采用年中改革，以保证教育目标的实现。

课程评价中一个很重要但又经常被忽略的方面是接替计划。在理想的情况下，课程主管有一个共同的领导和助理课程主管，而助理课程主管也有一个确认的后备人员。这些人可以充分理解问题，并且能够分享课程主管的任务。年度课程要求和其他管理任务应该明确划分，以便在课程主管发生计划内或者计划外的变更时，课程可以继续运行而不中断。通常，"牵头人"负责运行课程，但结果是，如果牵头人不在了，组织中就没有人完全知道如何保持当前的课程运行状态，更不用说在课程改进过程中需要进行哪一部分的改变。

（五）儿科麻醉学继续教育

除了涉及儿科麻醉学的各种医学研究生教育项目外，麻醉学系（和教育工作者）必须考虑对教职工的继续教育。除了正规的"继续医学教育"（CME）课程，这些课程通常在当地提供，或者通过儿科麻醉学会（www.pedsanesthesia.org）等组织在全国范围内进行，最近还有一个重点是内部教师发展计划。这些项目应以当地的需求评估为基础，可能涵盖各种不同的主题，如技术技能培训（如除颤器使用更新教育或其他很少使用的技能的复习）、医学教育技术研讨会、专业教育系列和职业倦怠预防策略 [54]。ABA 儿科麻醉学认证项目包括基础麻醉学教育项目和儿科麻醉子专业委员会终身学习所需的教育项目。这通常需要一个超过 10 年的周期，需要大量的 CME 学分、定期复习专题（其中 50% 涉及儿科麻醉主题）和重大质量改进活动的证据 [55]。许多麻醉医师有着与医学受训者不同的专业教育需求，然而，当认识到与经验丰富的教员存在差距时的挫败感可能会抑制正确方向上的进一步努力。教育部门领导人的职责是寻找一种方法来进行需求评估，并为所有成员提供有意义的教育经验。

五、结论

儿科麻醉学教育本身必须是一种深思熟虑的实践模式，是一个通过课程反复培养实践能力的机会，立足于哲学，为实际应用而设计。无论采取何种策略，首要目标都是建立一种支持学习的文化，并为教育和临床工作者找到一种为之服务的共同目标：为儿童提供专业麻醉学服务，无论是现在还是将来。

第4章 儿科临床试验的伦理设计、实施与分析介绍

An Introduction to the Ethical Design, Conduct, and Analysis of Pediatric Clinical Trials

Myron Yaster　Jeffrey Galinkin　Mark S. Schreiner　著
李　爽　译　许　婷　校

一、概述

药理学和生理学、药物作用和器官功能是围术期麻醉实践的基础。在我们心中，麻醉医师是生理学家和药理学家。我们根据患者的反应精确滴定药物，以获得预期的治疗效果。了解我们使用的药物的药代动力学（吸收、分布、清除和个体对药物的敏感性）和药效学（药物对作用部位的临床效果，血流动力学、呼吸、肾脏和中枢神经系统功能）对于提供安全麻醉是必不可少的。但最根本的是，如何确定一种治疗首先是否有效？或者，如果可以选择治疗方案，哪一种最好？此外，尽管麻醉科医师根据患者的反应滴定药物，但他们如何知道依据群体的药代动力学确定给多少药物才能产生平均或典型的反应？或者，一种药物应该在何时使用，并且预期会持续多久？同样重要的是，如何确定或测试效果，以及在什么时间段内确定或测试效果？

历史上，大多数涉及麻醉药物和技术的研究都把围术期作为效果的评估时间。然而，如果这些药物或技术的效果在几周或几年后才显现出来呢？曾经，远期效果被认为是荒谬的。然而现在，我们从随访数年而不是数天的长期研究中进行了解，麻醉药使用方式的后果可以在几年后产生深远的影响[1]。有研究针对接受围术期麻醉的成年冠状动脉疾病患者和接受麻醉的新生儿检查效果的变化，该研究显示在麻醉完成多年后还有显著效应[1, 2]。

随机、双盲、安慰剂对照试验（randomized, double-blind, placebo-controlled trial，RCT）是确定治疗有效性和安全性的"金标准"。对于干预措施和结果之间的因果关系，没有其他的研究设计能提供更好的证据。不幸的是，当儿童成为受试者时，伦理上可接受的随机对照试验更难设计，而且在实际实施过程中存在许多障碍。当RCT不可行时，临床医师必须依靠来自其他试验设计的较弱证据，如实用临床试验、无安慰剂对照的临床试验、队列研究、病例对照研究，甚至个案报道。虽然所有这些研究都是有价值的，但由于可能产生混淆和偏倚，其结果不太令人信服。

无论研究设计的具体细节如何，执行临床试验都是具有挑战性的，通常也是成本高昂的。如果按照临床试验管理规范（good clinical practice，GCP）的标准执行，其挑战性和成本尤其高。同时，临床试验消耗大量资源和研究者的耐心，因此常常被研究者视为需要克服的磨难，而不是受欢迎的助手。

批准用于成人的新疗法迅速被假定为可以覆盖儿科患者的"治疗标准"，这增加了进行RCT的障碍，并鼓励了在儿科实践中非常普遍的超处方用药[3, 4]。从心理学上讲，这就为研究人员愿意对儿童进行新疗法临床试验提供了一个非常短暂的时间窗。当临床医师或患者接受一个有效的疗法时，他们不想参与一项有加入安慰剂或对照组风险的研究。但是，给儿童使用超处方药物会使他们暴露在无效的治疗和不良的不良反应中。在住院期间接受超处方药物治疗的儿童发生药物不良反应的可能性几乎增加了1倍[5, 6]。众所周知，儿童对药物有独特的反应（如体重增加、生长迟滞），需要使用不同的剂量和给药方法且常常不能获得有效反应，即使该治疗对成年人的同一问题非常有

本章译者、校者来自四川省医学科学院·四川省人民医院。

效［例如，使用曲坦类药物治疗偏头痛或使用选择性5- 羟色胺再摄取抑制药（selective serotonin reuptake inhibitors，SSRI）治疗抑郁症］[7]。

儿童，从新生儿到青少年都不可能像成人一样预估他们对药物的反应，因而进行 RCT 是必要的。鉴于未被验证过的临床治疗其安全性和有效性证据一直是不确定的，故本章将给大家介绍临床试验及在婴儿、幼儿和青少年实施时所碰到特殊问题的讨论。

二、什么是临床试验？

临床试验是一种有计划的试验，它涉及分配受试者并进行干预，评估干预对受试者的影响。试验的目的通常是确定干预的有效性和安全性（图 4-1）。尽管很重要，但就本章而言，我们不讨论涉及单一组的临床试验，如药代动力学研究。干预并不局限于药物、生物制剂或设备，也包括饮食（如术前禁食间隔时间）、提供治疗的方法或过程或任何其他可由研究者控制的操作。在一个确定的时间点，将一组或多组接受测试干预的受试者的结果，与对照组中一组或多组平行可比受试者的结果进行比较。

常见的难题

对于研究者来说最令人困惑的是，临床问题需要RCT 才能得到明确的答案，同时也意识到由于组织、设计或执行问题，并不可能回答这个问题。这不仅出现在研究者发起的单中心试验；也可能阻碍该行业或国家资助的多中心试验。所有试验的共同障碍包括规划不当、协议制订问题及缺乏可用的试验对象或资金。此外，几乎所有的临床试验研究者，无论是在工业界还是学术界，都有不切实际或过于激进的完成研究的时间表。事实上，美国国立卫生研究院（National Institutes of Health，NIH）的数据表明，85% 的临床试验未能按时完成。

过高的目标或仓促的时间安排可能导致对一个方案的多次修订，最终导致试验赞助者与确定中心之间的合同无法签订，以及研究审查委员会（Investigational

Review Board，IRB，也称研究伦理委员会，或 Research Ethics Committee，REC）批准延迟[8, 9]（赞助者或资助机构是为某一临床试验或项目提供财政，以及提供行政和科学支持的机构、组织或基金）。不适当的程序或收集模式导致不合理的研究对象选择和不完整的数据收集，可能导致不必要的方案偏倚，损害研究的真实性，或导致意外不良事件并危及整个研究。不切实际或过于密集的时间安排也可能使调查人员对他们的参与能力产生怀疑，迫使他们选择退出而不是参加试验。这些因素导致在多中心研究中，约 30% 的研究机构没有一个受试者可以入选。或者，一些研究者受挫于完成适当试验所需时间的限制，可能会在所有必要的程序和支持系统都得到充分的测试和开发之前，就开始一项设计不完善的试验。这不仅危及试验，更糟糕的是，会将受试者暴露于不必要的风险（产生不可用数据的试验）中。

三、入门指南

为了避免这些缺陷，一个有组织的循序渐进的方法，包括团队合作和对临床试验方法学的理解，是必要的[10-12]。临床研究比以往任何时候都更需要临床医师、研究方法学家、统计学家、研究协调员、IRB 和研究参与者之间的共同合作。

（一）确定研究问题

从临床问题引出研究问题是研究的开始。研究问题有个一般公式，解决整体性的关注问题，如"这种药物或医疗手段或设备是否有用"？这个首要研究问题的目的是不明确的，首先需要形成一个 PICOT（人群、干预、对照、结果、时间线）问题[13]。人群是指根据年龄组和其他纳入和排除标准拟招募参加试验的患者。干预需要精确定义：一剂或多剂量、给药间隔和用药持续时间。对照是指与干预措施组进行比较的组。感兴趣的结果包括评估干预是否有效的计划。将要使用的评估标准——发病率、死亡率、生理变量变化、量表或测试等——需要提前确定。最后，必须就进行比较的时间点达成一致。根据我们的经验，在不

资格筛选

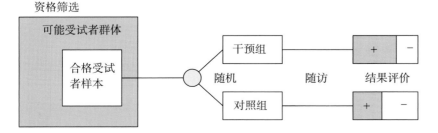

◀ 图 4-1 临床试验是一项有计划的试验，对具有一般人群代表性的样本组受试者进行管理或实施干预，目的是确定干预的有效性和安全性

同的调查人员之间或调查人员与赞助人之间，可能需要相当长时间的磨合和协商，才能达成双方同意的问题。总之，完成 PICOT 花费的时间对于试验的成功至关重要。预先付出的努力将避免失望和以后可能的失败。

研究者经常会混淆目的、终点和假设这三个相关但截然不同的术语的含义。研究中的目的是阐明临床试验的一般目的。一般来说，它们的形式是"为了确认……"，接下来是需要确认的事情，如"该研究药物治疗……的疗效"或"口服该研究药物的药代动力学……"。举个例子帮助理解。假设一个临床试验将测试一种新的抗高血压药物，主要目的是确认该研究药物对 18—65 岁成人（PICOT 问题中的 P 和 I）中至重度高血压的疗效。主要目的将作为样本量计算的基础（样本量不足则不能明确阐述目标），而次要目标通常是探索性的。

研究终点将每个目的转换为明确的操作解释，明确定义如何测量目的及何时进行测量。终点指定对照组、进行比较的时间点及将用于比较的精确测量或评估方式（PICOT 中的 C、O 和 T）。在我们的抗高血压药物例子中，主要终点可能是研究药物组治疗 4 周后，测量无创收缩压（或舒张压）相对基线的变化（以 mmHg 为单位），比较药物治疗组与安慰剂对照组血压变化的差异。最后，研究者们经常会混淆研究假设的放置位置。它们常常被错误地放入研究目的中，但实际上属于设定的统计方法部分。研究假设在统计术语上表达为原假设和备择假设。

在任何临床试验中，制订了目标和终点之后，任何临床试验的下一个问题都很简单："首先，进行这个试验有意义吗？"该问题的答案取决于以下几个问题：关于该研究问题什么是已知的？这个问题值得花时间和精力去回答吗？如果今天能知道结果，结果将如何改变临床实践？在人类身上进行这项研究是伦理允许的吗？最后，用临床试验来回答这个研究问题是可行的吗，还是有更好的替代方法吗？

（二）选择对照组

显然，设计临床试验最重要的下一步就是选择试验的治疗组和对照组 [14]。这些组必须彼此不同，调查人员和受试者必须愿意加入这两个小组。根据均衡原则来确定开展一项对照试验是否为伦理所允许 [15]。当低质量的证据提示一种疗法可能优于另一种疗法时，研究者可能不愿意参与试验，因为他们不愿意随机分配他们的患者。然而，即使研究者确信试验干预效果

优于替代方案，如果现有证据提示临床上存在真正的不确定性，那么研究的问题就处于均衡状态，做试验是合乎伦理的。在临床试验中出现意想不到的结果是早已有之事，通常表现为治疗组使用了被认为更有效的治疗方法，结果却是安慰剂组有生存优势 [16]。在 50% 的儿童肿瘤分组临床试验中，新的试验药物疗效没有超过标准治疗组，证明我们经常处于真正的均衡状态 [17]。

在儿科临床试验开始时，来自成人的数据经常提示该药物是积极有效的，至少在某种程度上对提出的适应证有效。在这种情况下，真正的均衡可能不存在。要求真正的均衡可能导致很大的局限性，所以研究者们提出了很多替代公式来替代它 [18-20]。许多伦理学家认为，在这种情况下，进行试验是否合乎伦理取决于被分配入对照组（理论上是研究中不太有利的组）要承担的风险。当潜在的危害是轻微和暂时的，进行试验仍然是合乎伦理的 [21]。例如，一个替代对乙酰氨基酚治疗紧张性头痛的药物试验，或一个过敏性鼻炎的新疗法，可以符合伦理地进行，因为在这两种情况下，服用安慰剂的受试者都不会受到不应有的伤害。

对照组可以是既往的，也可以是同期进行的，并且可以通过随机或非随机过程分配给各组。虽然，使用既往对照组来与研究干预组比较很简单，很有诱惑性，但是应该避免这种做法。大量的经验表明，使用既往对照组的试验比使用同期对照的试验更有可能得出新疗法有效的结论 [22]。同期对照的选择项包括安慰剂、相同干预措施的不同剂量（剂量范围或剂量反应研究）、已确定的干预/治疗（主动对照）或以上所有的组合。国际协调会议（International Conference on Harmonization，ICH）的文件《临床试验中对照组的选择和相关问题》广泛讨论了这些选择各自的优缺点 [14]。

安慰剂对照组的使用仍然是一个有争议的话题 [19, 23, 24]。美国食品药品管理局有一项来自国会的明确授权，只能批准已经证实安全有效的药物、生物制品和设备。在做决定时，FDA 明显倾向于安慰剂对照试验。由于许多对成人有效的药物在儿科临床试验中未能确认其有效性（如曲坦类药物 [25] 和抗抑郁药 [26]），FDA 的偏好有相当充分的理由。试图证明等效性的主动对照试验受到以下难题困扰：如果两个干预组之间没有发现差异，可能是两者都无效，也可能是两者都有效。即多达 40% 的关于治疗抑郁症、疼痛和高血压（及其他疾病）的临床药物试验未能证明其优于安慰

剂，导致 FDA 不愿意依赖主动对照试验[23]。安慰剂可提供检测灵敏度——区分有效药物和无效药物的能力。安慰剂还可以准确评估疗效的大小，并有助于区分由环境干预引起的低发生率不良事件。例如儿童用抗抑郁药的临床试验确认自杀是主要的忧虑，如果没有安慰剂对照组，这是不可能确认的。

虽然对这一问题的更全面讨论超出了本章的范围，但一般而言，在以下情况下使用安慰剂对照，在伦理上是允许的：对某种情况或疾病没有被证实有效的治疗时，可用的治疗效果不佳或具有不适当的毒性时，参与者对现有的替代疗法没有反应时，以及最终不会产生过度的不适、严重或永久性的发病率结果时。

通常，接受安慰剂并不等于没有治疗。经常是受试者接受标准治疗，再加上或减去研究干预。有两种方法可以纳入临床试验中以提供安全边界。首先是有早期离开的选择——研究在受试者到达终点后就结束，而不是要经过固定的时间；其次是使用立即补救治疗[14, 27]。例如，在安慰剂控制的疼痛研究中，如果安慰剂（或试验药物或方法）无效，静脉注射（intravenous，IV）患者自控镇痛（patient-controlled analgesia，PCA）吗啡已经被用作补救措施。在一些试验中，补救措施的使用、补救的时间和补救治疗量的差异被用作研究的终点，而不是用疼痛评分作为终点[27-29]。最后，对于许多涉及麻醉药的临床试验，不可能使用安慰剂对照，但通常选择辅助治疗作为对照。因此，许多麻醉药的试验主要关注药效动力学而不是疗效。例如，肌肉松弛药的试验侧重于剂量反应、起效时间和作用持续时间，而不是药物之间的疗效比较。

（三）确保有效性：随机原则和分组方案的隐藏

临床试验依靠两个程序来确保其有效性：分组方案的隐藏（或盲化）和随机化[30]。隐藏包括两个部分：在随机分组时隐藏分配方案，以及在试验期间防止分组情况被发现。更倾向于使用隐藏一词，因为使用"盲化"一词有可能引起混淆，特别是在那些把视力丧失作为结果衡量标准的试验，或涉及丧失视力的患者的试验。事实上，常用的表述"调查人员被蒙蔽了双眼……"会引起可笑的联想。这并不真的意味着研究人员确实"被蒙蔽了"，而是意味着谁被分到治疗组是保密的。随机化确保所有已知和未知的混杂变量随机分布，并且希望在两组之间分布均等。可使用多种技术生成治疗分配方案，包括使用随机数表或计算机生成序列[31-33]。

简单的随机分配会导致试验中两组受试者数量的

严重失衡。有备选技术可以确保随机化序列保持两组受试者的数量相对一致，无论是对于研究整体而言，还是对于多中心试验的中心之间而言，该技术都可行[34]。最常见的方法是将受试者随机分成 2 个、4 个或 6 个受试者的功能块，确保每个功能块中受试者的数量相等。例如，如果该功能块大小为 2，则受试者随机按 AB 或 BA 顺序分配到治疗组 A 和对照组 B。然而，如果治疗分配是可发现的（如隐藏是不完整的），那么在每个功能块中，第一个被分配的受试者的信息可以预测下一个受试者的分配是什么。使用较大的功能块，可以增加可能的治疗分配组合的数量，增加预测受试者分配的难度。确保研究功能块之间平衡的另一种方法是置换每个功能块的大小。在这项技术中，随机使用 2 个不同大小的功能块，使得预测治疗分配非常困难。例如，有些功能块将由 4 个受试者组成，有些功能块将包括 6 个受试者。如果不知道功能块的大小，就无法预测下一个受试者的治疗功能块分配。

治疗组分配过程不仅必须是随机的，而且结果必须是隐藏的，这是隐藏的第一部分。如果研究者知道下一个受试者的分配组别，可能会影响他们招募该受试者的意愿，并对知情同意过程产生偏见，或者，可能导致采取措施操纵程序以影响分配。有研究报道称，研究者们把密封的信封放在明亮的灯光下，或者找到其他方法来破坏随机分组安排，人为选择受试者的分组。

为了防止治疗分配结果被发现，统计员不应向研究小组的任何成员透露随机化方案或功能块的大小。在单中心试验中，应当由研究者以外的人制作并维护随机化序列。如果研究是药物试验，由一名与试验无关的药剂师准备研究用药是一种非常有效的隐瞒分配情况的方法。当结果测量是主观的时，受试者、研究者和统计员都不知道受试者的治疗分配才是理想状态。干预开始后隐藏治疗分配，减少了受试者的期望偏差和研究者的评估偏倚。如果结果判定是无偏倚的，如死亡，那么保持隐藏可能就不那么重要了。由于隐藏是有效研究的关键，因此应当对在临床试验期间保持隐藏的程度进行评估，并写入到发表的所有文章中[35]。

在比较两种有效治疗方法时，由于给药方法、药物大小或颜色等因素，可能无法掩饰药物。使用双重模拟法（两种有效疗法都有相匹配的安慰剂）可能是一种有效的替代方案。每名受试者服用两种有效治疗药物中的一种，另一种则服用安慰剂。对于许多麻醉和疼痛研究来说，如果涉及必须监测浓度的挥发性麻醉药，或者，如果干预是侵入性的（如硬膜外阻滞），那么掩盖治疗可能是相当困难的。当对研究者无法隐瞒治疗分组时，仍有可能阻止受试者发现他们的治疗分配，并让研究者以外的人对结果进行评估，以尽量减少偏倚。

（四）研究结果评估

有意义的临床试验结果包括以下临床事件，即通过某些互不相干的对个体有意义的方式（对他们而言），改变了个体健康状态的临床事件，如阻止了死亡、延长了生命、预防疾病发生、改变生活质量或降低治疗成本[36]。所有其他结果，如生理学变量或生物学指标的变化，都被当作替代终点[37-39]。替代终点经常被用来取代临床事件，因为它们更容易测量，而且通常认为被测变量与感兴趣的临床结果相关。替代者可能更容易评估，但除非它们被证明能预测感兴趣的结果，如已经被证实有预测能力，否则他们将是患者相关结果的不良替代品[40, 41]。在心律失常抑制试验（cardiac arrhythmia suppression trial，CAST）中，接受恩卡尼或氟卡尼治疗的患者室性异位起搏（替代结果）较少，但死亡人数是安慰剂组的近 3 倍[16]。

在一项旨在确定上呼吸道感染儿童使用哪种麻醉药物效果最好的试探性临床试验设计中，血氧饱和度＜94% 与需要住院治疗的肺炎、脑损伤或死亡的肺炎相比，被视为是不良呼吸结果的替代指标。然而，血氧饱和度＜94% 与死亡、发病率、生活质量或治疗成本之间的关系非常微弱。由此说明，选择的替代指标最好是与患者或医疗系统（成本）的事物有直接关系的结果。

（五）样本量和效能

即使是有经验的研究人员，在方案制订的早期也必须咨询生物统计学家。循证医学创始人之一 David Sackett 明智地建议说："如果你在制订研究问题的同一天没有开始寻找一位生物统计学家作为联合首席研究员，那你就是个傻瓜，既得不到资助基金，也得不到有效的答案[12]。"在临床试验中，一项关键的决策是确定所需的患者数量，该数量可以通过使用指定的 Ⅰ 型和 Ⅱ 型错误的保护措施检测出临床上的重要差而定[10, 42]。Ⅰ 型错误是指当零假设为真时，拒绝零假设（假阳性结果）的概率，在大多数公式中通常用希腊字母 α 表示。在被比较因素、特征、特点或感兴趣的条件的人群或组中，零假设没有潜在的差异。在临床试验中，这意味着试验治疗的真正潜在效果并不大于或

小于对照治疗的效果，正如特定的结果检测所展示的那样。Ⅱ 型错误是当零假设为假时，接受其为真（假阴性结果）的概率，通常在大多数公式中由希腊字母 β 表示，检验功效则被定义为 1−β。在这种定义下，检验功效是当零假设为假时拒绝接受它的概率。因此，基于 Ⅰ 型和 Ⅱ 型错误和检验功效的计算将确定试验所需的患者数量，并且通常将确定试验的可行性、成本和执行研究所需的研究场地的数量。

检验功效通常设置为 0.8，偶尔设置为 0.9，这意味着如果确实存在达到指定程度的差异，则试验有 80%（或 90%）的机会检测到该差异。在检验功效计算中的变量包括有临床意义的差异的程度、观察到的事件数和变异性（标准差）。预期的差异或事件数越大，所需的受试者数量就越少。感兴趣结果的变异性越大（即标准差越大），试验所需的受试者数量就越多。不幸的是，极少有治疗能达到显著的效果（虽然大多数研究者都设想效果会显著）。事实上，25% 的效果已经是实际中相当大的效果了。高估新疗法的疗效会导致试验检验功效不足，从而影响实施该试验的伦理可行性。检验功效不足的试验无法达到其设定的目标，不能解答研究目标，还将受试者暴露于不必要的风险中[43, 44]。

在研究设计中，纳入检验功效计算的变量是最易受控制和争议最多的因素之一。通常，当需要的受试者数量很大时，会调整事件发生率或夸大预期效果。无论有或没有进行这些操作，在更糟糕的个别情况下，如果研究需要的受试者数量过大，可能会妨碍研究的实施。另一方面，如果通过改变与预期的结果事件数量相关的试验前预期或标准差来操纵样本量，研究结果可能变得无关紧要或无效。许多人呼吁重新评估用于估计样本量的方法，研究者们倾向于使用可信区间或效应大小的宽度，而不是简单地进行检验功效计算。这进一步强调了在试验的初始计划阶段就与生物统计学家密切合作的重要性[43, 44]。

决定试验所需的受试者数量，需要研究人员、研究赞助人员和生物统计学家积极互动，并参考将会审查研究结果的监管机构的意见。尽管关于如何计算 Ⅰ 型和 Ⅱ 型错误或估计所需样本量的细节的讨论，已经超出了本章的范围，我们还是参考了一些优质的综述和教科书，以此提供一个概述[45-47]。有趣的是，Ⅰ 型和 Ⅱ 型错误保护的选择有些武断。乍一看，研究团队可能想要一个能同时防止这两种错误的试验。但事实上，这多半是不可能的，至于最终决定应该优先考虑

哪个因素，可能取决于这两种错误的医学与实践影响。因此，相对较高的错误率（$\alpha = 0.10$ 和 $\beta = 0.2$）通常用于可能会重复做的初步试验。另一方面，当不可能重复做时，要使用较小的错误率（$\alpha = 0.01$ 和 $\beta = 0.05$）。

（六）试点研究

研究人员经常将统计功效不足的临床试验归类为"试点研究"。这是对试点研究这个术语和其目的的误用。试点研究旨在完善研究问题，或确定所提出的研究设计的实施可行性。它包括评估招募和保留受试者的难易程度、纳入 / 排除标准的清晰度、研究程序的可行性、改进数据收集方法、确保研究管理程序得到优化及研究能力问题[48-50]。对于新药，试点研究（一期研究）可以获得药代动力学数据和早期安全性数据，这正是规划后期试验所需的。试点研究的分析主要是描述性的，样本量不是由检验功效计算确定，而是由实现研究目标所需的其他实用因素确定的。一些研究者认为，试点研究可用于协助正式的检验功效计算。然而，考虑到样本量较小，标准差、点估计和可信区间宽度通常会很大，这些使得其运用令人担忧。

（七）单中心和多中心研究比较

麻醉科医师（包括作者在内）最常采用单中心试验，因为它们相对容易组织开展和实施。研究人员均位于同一机构内，相互了解，能够在研究流程的实施和数据收集上实现更高程度的统一。最重要的是，单中心试验的成本明显较低，执行效率更高，也不像多中心试验一样需要设计、执行和监督的行政结构。中心试验对学术研究人员至关重要的出版和学术推广问题更加明确，没有冲突。

出版物和研究人员获得的出版认可是参与多中心儿科临床试验产生阻力的最重要的驱动力之一，它也是很少被公开讨论的问题之一。在绝大多数学术机构中，晋升的依据是发表论文的数量、质量、原创性和作者排名。在单中心试验中，研究者的名字会被列出，他 / 她甚至可能是第一作者或通信作者，这是学术晋升的最宝贵作者排名。在多中心试验中，药物赞助者通常以招募成功而不是学术贡献为基础进行排名。事实上，大多数研究者通常只在研究团队成员的期刊文章的脚注中被列出。此外，如果这项研究是一项商业赞助的试验，那么作者身份通常被认为是"受污染的"。有些人主张放弃作者排名，代之以贡献者身份，即每个人在研究中的角色都列在出版物的末尾，而不是继续用目前这种不准确的排名系统[51]。然而，只有在学术中心和推广委员会同意不仅奖励排名作者，也奖励

所列的贡献者后，这个模式才能稳固。

虽然绝大多数研究者更喜欢单中心模式，但单中心模式存在严重的局限性。仅靠一个中心，要及时招募到足够的参与者可能会很困难，甚至是不可能的。此外，当所有受试者来自同一地区并由一小群临床医师进行治疗时，结果可能具有内部有效性，但可能缺乏外部有效性，导致其适用于其他环境的普遍性不足[52]。幸运的是，医疗保健也减少了不良结果的数量，这使得离散临床事件的差异更难被发现。例如，儿童癌症的生存率已经显著提高。同样，与麻醉相关的死亡人数在过去 30 年里已经急剧下降。由于这些原因，两个治疗组之间的有效预期差异规模变得越来越小。因为检验功效是基于事件的数量，而不是受试者的数量，所以总的来说，越好的治疗结果就意味着临床试验需要的样本量越大。

多中心参与协作完成大型、简单的试验，是解决单中心试验局限性合乎逻辑的方法[53]。为了确保多中心试验的有效性，所有中心都需要使用通用的流程，使用便于准确记录和传输数据的数据收集工具，建立协调所有活动的行政和组织机构。要做到这一切，费用可能非常高昂[54]。国家卫生研究院通过临床与转化科学基金中心（Clinical Translational Science Award centers，CTSA）等网络建立了一套促进多中心试验的机制，关注罕见疾病和高危人群（如囊性纤维化、镰状细胞病、马方综合征等）的不同亚专业组也建立了类似机制。此外，多中心数据管理软件使数据输入的计算机化和标准化更加容易。在临床试验开始之前，对研究者来说，检查这些机构的资源是很重要的，因为它们在建立临床研究时是非常宝贵的（通常是免费的）。

（八）基金

所有的临床试验都需要花费大量的资金。资金从哪里来，有多少钱可以花，是所有临床试验中两个关键的问题。理想情况下，资金来源应该是私人和公共来源的混合，包括政府、药品和器械行业以及医疗保险公司。不幸的是，这一理想极少实现，大部分资金来自政府、私人赠款和制药企业。美国政府的主要医疗研究资助机构 NIH 极少资助围术期麻醉学相关研究。事实上，NIH 内部没有关于麻醉学的专门研究机构。此外，NIH 不可能承担以麻醉学为基础的研究的全部费用，因为它的首要任务是资助基础科学研究。此外，直到现在，企业仍不愿意进行儿科临床试验，因为他们认为儿科市场太小，无法证明投资回报率，行业也

不愿意进行儿科临床试验，特别是因为儿科使用的大多数药物都是超药品适应证用药，我们将在稍后讨论。

儿科围术期麻醉和镇痛试验缺乏资金的难题并没有简单的解决办法。尽管困难重重，但尝试是必要的。没有付出很大的努力就放弃，只会导致失败。根据我们的经验，如果该项目值得做，那么，资金来源既可以从政府和医疗行业等传统来源获得，也可以从私人或公共基金会或当地慈善家等非传统来源获得。常常被忽视的是，有专门用于麻醉的基金会和学会为初学者和有经验的研究者提供的资金。其中包括麻醉教育研究基金会（Foundation for Anesthesia Education Research，FAER）、麻醉患者安全基金会（Anesthesia Patient Safety Foundation，APSF）、国际麻醉研究学会（International Anesthesia Research Society，IARS）和亚专业麻醉学会，如儿科麻醉学会（Society for Pediatric Anesthesia，SPA）。此外，许多公共基金会，如五月天基金会、比尔和梅琳达盖茨基金会，为儿科临床试验，特别是疼痛试验提供研究资金。

另一种就近的资金来源是需要从进行试验的社区中筹集，而麻醉科医师通常对这种资金来源缺乏了解。在每个地方都有慈善家、公司和社区组织，可以招募他们来支持麻醉研究、教育和患者治疗。尽管医院，尤其是儿童医院，普遍在这方面做得非常好，但麻醉科在这方面做得非常差。

发展和筹集研究基金或基金讲座专门为年轻和成熟的研究人员提供种子资金，这对临床试验和我们的专业至关重要。最后，无论资金如何获得，资金来源

都必须以公告形式全部报告给伦理委员会、机构利益冲突办公室和公众，包括招募患者进入试验阶段，试验产生数据和结论在公共论坛上或在非专业刊物或科学杂志上发表时。

（九）新药试验阶段

相当一部分麻醉研究涉及药物测试。美国所有涉及研究新药的研究，在研究对象从动物转移到人类前，都需要有 FDA 签字同意的新药研究（investigational new drug，IND）申请。测试新药的第一阶段称为 I 期试验（图 4-2）。 I 期试验产生关于药物吸收、分布、代谢、清除和安全性的初步信息。 I 期试验研究通常纳入 20～80 名受试者，且首先在健康成人年志愿者身上进行。然而，有些 I 期试验可能需要在儿童身上进行，如针对儿童癌症的化疗。与成人的 I 期试验研究相反，儿童参与者必须有目标疾病或症状。 I 期试验研究极少与对照组一起进行，如果有对照组，通常是不同剂量的研究药物。

在 I 期试验研究确定了新药的基本药理学和安全性之后，测试进入 II 期。 II 期试验可进一步细分为两种基本类型[55]。 IIa 期通常是探索有效性（和安全性）的小规模试点临床试验，在患有需要治疗、诊断或预防的疾病或症状的特定人群中进行。 IIb 期是精心控制的试验，用于有需要治疗、诊断或预防疾病或情况的受试者，用于评估药物的疗效（和安全性）。这些临床试验通常是更严格的药物疗效证明。这些试验通常使用替代的疗效测量方法（例如，降低血压或缩小肿瘤体积，而不是降低死亡率）来探讨患有相关疾病或

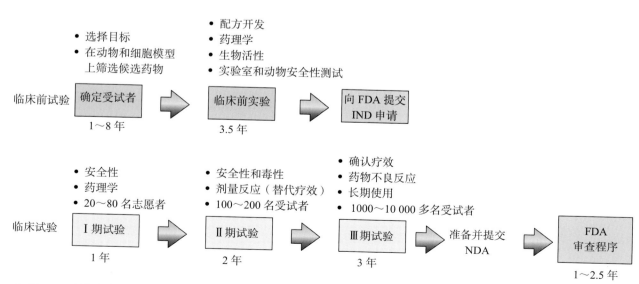

▲ 图 4-2　所有研究新药的研究都要经过动物的临床前实验，几个阶段的人体临床试验，最后通过 FDA 的新药申请和批准

这一过程需要数年时间，期间每一步都有可能失败。FDA. 美国食品药品管理局；IND. 新药研究；NDA. 新药申请

症状个体的疗效。这些是精心控制的试验，旨在提供疗效的初步证据，探索药物的有效剂量范围，并补充有关药物安全性的数据。它们通常包括重复给药和在预期治疗剂量下的额外药代动力学测试。Ⅱ期试验经常涉及几百人。

Ⅰ期和Ⅱ期试验经常探讨给药剂量与生理反应之间的关系。一般情况下，需要 5 个或 6 个剂量来确定完整的反应范围——从无反应的最高剂量、产生有效反应的最低剂量，到极限剂量，超过该剂量后，效应不再随剂量增加或出现不适当的不良反应。当只研究了 2～3 个剂量时，则该试验更恰当的名称是剂量范围试验。考虑到预期的个体变异，剂量范围试验通常需要 3～4 倍的剂量差异才能清楚区分一种剂量和另一种剂量。在进行疗效研究之前未能确定正确的剂量，可能会导致疗效试验失败或不必要的毒性伤害。在Ⅱ期试验结束时，有效性和安全性已经初步确定，可以进行验证性试验或结束开发。对于化疗药物，还需要确定最大耐受剂量（maximal tolerated dose，MTD）。在剂量 – 反应研究的基础上，选择用于疗效验证试验的剂量。在Ⅱ期试验结束时，赞助方和 FDA 会面以确定Ⅲ期试验或关键试验的终点。

Ⅲ期试验或确认性试验是新药开发的最后阶段，旨在使药物获得 FDA 的批准，得到说明书。药品说明书放在包装内，是配药时使用的文件，经美国食品药品管理局批准并由药品生产商提供。它列出了有关药物药理学的基本信息摘要，药物的适应证（症状、人群、推荐剂量）、禁忌证和潜在不良反应。Ⅲ期试验通常是大型的随机对照临床试验，旨在证实药物的有效性和安全性。显而易见，所有的药物都要在其疗效和不良反应之间进行权衡。研究结果必须普遍适用于更广泛的人群。替代性的疗效测量不足以支持说明书。对于一种癌症化疗药物，需要确认其是否能提高生存率，而不是简单地确认能否缩小肿瘤体积。一种新的止痛药不仅需要证明各组之间的疼痛评分存在显著的统计学差异，而且这种差异还必须足够大到被认为具有重要的临床意义。

当赞助方认为他们已经确定了药物对某一特定适应证的有效性和安全性后，他们会向 FDA 提交一份新药申请（new drug application，NDA），目的是为该药物配上说明书并向公众销售。在进入临床前试验的1000 种药物中，只有 100 种进入Ⅰ期人体试验，大约 70 种进入Ⅱ期试验，30～40 种进入Ⅲ期试验。有12～15 家公司提交了 NDA 申请，其中只有 9 家或 10 家获得批准（图 4-2）。

药品一经批准，赞助方必须继续进行上市后监控。许多严重的药物不良反应和药物相互作用只有在药物被批准使用并投放市场后才被发现。事实上，这并不奇怪，因为在最初批准时，大多数新批准的药物只在 1000～5000 人中进行了测试。虽然对调查人员和赞助方来说这是相当多的人，但实际上，这个数目还是太少了，以至于无法发现罕见但潜在的重要不良反应。大多数罕见但严重的不良反应发生在不到 1∶10 000 的人身上。显然，如果接触这种药物的人数少于 5000 人，那么在药物获得批准时，这么罕见的药物不良反应就不一定能被检测出来。这强调了药物上市后监测的重要性，并解释了为什么会出现已经获得批准的药物被撤销许可的头条新闻，这种情况发生在 1.5%～5% 的新批准药物中，具体百分比取决于同期获批的新药数量[56]。

最近被撤销许可的一些药物包括：羟吗啡酮，一种长效 μ_1 受体激动药，因滥用可能性高于预期而被移除；罗非昔布，一种 COX-Ⅱ 抑制药，因增加心肌梗死风险而被移除；瑞库溴铵，一种短效肌肉松弛药，因严重或致命的支气管痉挛而被移除；氢吗啡酮长效释放剂，由于意外过量的风险而被移除；西美加群，由于肝毒性而被移除。罕见的特殊肝毒性和心肌梗死风险增加的病例可能很难在Ⅲ期试验中被发现。

与这些药物相关的风险在最初的测试中都没有被发现，他们是通过上市后监测暴露出来的，而不是Ⅳ期试验的结果。然而，当药物常规使用时，FDA 及其欧洲对应机构欧洲药品管理局（European Medicines Agency，EMA）可以对所有新药的批准提出额外的要求。例如，由于 20 世纪 90 年代有几种药物（如阿司咪唑、特非那定和西沙必利）因心律失常而被撤销许可，现在所有新药都要测试是否有可能延长 QTc 间期。

在 FDA 批准并给予药物许可后，为了确保和评估新批准药物的长期安全性和有效性，FDA 可能会要求进行Ⅳ期试验[57]。药物赞助方也可能选择探索该药物的其他适应证，或在比Ⅲ期试验更广泛的人群中研究该药物。不幸的是，许多Ⅳ期试验并没有科学合理的设计，而且是由药物赞助方资助的种子试验，其目的是提高对药物的关注并促进销售。

（十）小儿临床试验的时机

理想情况下，所有新的治疗干预措施在引入临床实践之前都要经过严格的测试。然而，现实情况则大不相同，临床对新疗法的采用远远超过了做出这些治疗性判断的坚实证据基础。如前所述，测试一种新疗法的可行时间窗通常很短，尤其是对儿童而言。在付诸临床实践之后，被批准用于成人的干预措施也成为儿童的"治疗标准"，即使没有充分证据证明其用于儿童的有效性或安全性。事实上，这是一个正在进行中的复杂问题，少量病例报道、成组病例分析和其他形式的无对照的试验，都在医学文献中泛滥成灾。最近，对开展儿童临床试验的授权清楚地表明，试验不仅是可行的，而且是必要的。儿童群体已被证实有独特的不良反应（如生长障碍和自杀），需要不同的剂量水平或配方，并且可能无法对药物产生和成人一样的反应，即使疾病是相同的（如用曲坦类药物治疗偏头痛和用 SSRI 治疗抑郁）[7, 58]。显然，"孩子不是缩小版的成人"这句格言已经一次又一次地被证明是正确的。因此，开始儿科试验的理想时间是在新疗法首次获得批准之前或之后马上开始，在先入为主的观念占据优势之前。不幸的是，这种情况极少发生，因为正如我们将描述的，设计、组织和构建一个适当的试验需要相当多的时间、耐心、纪律和金钱——这正是许多研究人员不幸缺乏的品质。

（十一）小儿麻醉药物与药理研究

虽然大多数儿童不能吞咽药丸，但为儿童设计的液体剂型的药物却很少[59]。虽然药店可以临时配制，但这些药物被迫在没有生物利用度或适合性相关信息的情况下使用。剂型和给药途径的改变以不可预测的方式影响药物的吸收、分布和最终疗效。信息不足会使儿童暴露在以下风险中：年龄特异的不良反应，由于给药不当而导致的治疗无效，以及由于医师倾向于开虽然疗效稍差但自己熟悉的药物，而导致无法获得新药。此外，保险公司和其他第三方付款人可以拒绝支付超说明书使用药物的费用。事实上，在过去，很少对儿童进行药代动力学和药效学测试，以至于到 1968 年，他们被称为"治疗学的孤儿"[60]。

为了弥补在儿童和儿童亚群体（新生儿、婴儿、学龄期和青少年）中缺乏适当的药物说明书的缺陷，美国国会于 1997 年颁布了《FDA 现代责任法案》（FDA Modernization and Accountability Act，FDAMA），其后还有《最佳儿童用药法案》（BPCA，2002 年）和《儿科研究公平法案》（PREA，2003 年）。整体而言，这些法律旨在提高儿童药物使用及说明书标注的标准和要求。FDAMA 和 BPCA 鼓励制药公司研究已获批准药物的儿科适应证，而 PREA 则要求所有新药和生物制剂、所有新配方和获批准药物的适应证都要进行儿

童中进行试验和研究。PREA 和 BPCA 被重新授权纳入单个法律，作为 FDA 修正法案的一部分（FDAAA，2007 年）。这些项目非常成功，迄今为止，已经对 750 多个药品包装说明书进行了更改[61-64]。

尽管自 1997 年以来在儿童用药说明书方面取得了重大进展，但在围术期用于婴儿、儿童和青少年的大多数药物仍然是超说明书使用，也就是说，它们尚未在儿科试验中进行有效性或安全性的彻底测试。其中一个主要原因是，大多数麻醉和镇痛药都是比较老的，并且在 FDAMA 签署成为法律时没有专利有效期或没有保留专营权。然而，一些药物，包括地氟烷、昂丹司琼、咪达唑仑、米力农、羟考酮、曲马多和七氟烷，已经根据 FDAMA 或 BPCA 进行了研究。展望未来，所有新药都必须依据 PREA 进行研究。不幸的是，对儿童患者使用较老的药物，通常会超出说明书上的适应证，而且给药途径甚至在成人中也没有经过测试或批准。即使不考虑药物代谢酶的成熟度，不考虑作用位点伴随着衰老正常进程而发生的改变，也很难将大多数 III 期临床试验中来自相对健康的成人受试者的数据，外推应用到慢性病成人、老年人、孕妇、婴儿、儿童、青少年及成人和儿童危重病患者。为了解决老药的问题，BPCA 通过与 NIH 和 FDA 的合作为非专利药提供资金。这些研究目前正在实施，依靠的是杜克临床研究所（Duke Clinical Research Institute，DCRI）通过儿科试验网（Pediatric Trials Network，PTN）提供的一笔大额赠款。

四、临床试验的伦理问题

（一）概述

涉及人体研究的耻辱历史很长，从对犹太人和其他被征服的人进行致命的医学实验的纳粹战争罪行，到 1932—1972 年由美国公共卫生署进行的塔斯基吉梅毒研究。在那项研究中，少数的梅毒患者被纳入研究疾病自然进程组，他们没有被告知患有这种疾病，即使在青霉素问世并用于治疗梅毒后，他们也没有被治疗。

在美国，由国家生物医学和行为研究中保护人类受试者委员会撰写的《贝尔蒙特报告》中指出，仁慈、尊重他人和公正确定为涉及人类受试者的研究的基本伦理原则。这些原则不仅仅是理想，它们已经被转化为联邦研究规范，称之为《共同规则》（第 45 卷第 46 条），并纳入《FDA 研究法规》（第 21 卷第 50 条和第

56 条）。一篇极好的综述指出，要确保临床研究的伦理行为有七项要求，请参考《贝尔蒙特报告》中阐述的基本原则。尽管临床伦理研究取得了相当大的进展，但 1999 年 Jesse Gelsinger 在宾夕法尼亚大学的基因转移试验中去世，这增加了人们对遵守联邦法规、研究中的利益冲突及机构对临床试验监督的关注。有关联邦法规的更多信息，请参阅 FDA 网站 [65]。

（二）研究审查委员会的审查和批准

美国所有接受联邦资助进行研究的机构都必须持有一份由人类受试者保护办公室（Office for Human Research Protections，OHRP）签发的《联邦承诺书》（Federal Wide Assurance，FWA）。FWA 是该机构对政府的保证，它将遵循联邦法规指导人体研究。在世界范围内，《赫尔辛基宣言》最早于 1964 年由世界医学会通过，并经多次修订（最近一次是在 2008 年），是世界范围内临床研究伦理的重要体现。该宣言对国际性研究很重要，但并不能取代美国法律和联邦法规。FDA 最近通过了《国际良好临床实践协调委员会指南》，以支持《赫尔辛基宣言》[66]。其他组织发布的重要临床研究伦理声明包括：国际组织和医学科学理事会（Council of International Organization and Medical Sciences，CIOMS）关于临床试验伦理行为的指南以及世界卫生组织关于审查生物医学研究的伦理委员会的操作指南。一些组织已经为儿科临床试验制订了更具体的指南，包括 EMA。所有这些组织都有一个共同的伦理观点，即研究对象个体的利益必须优先于其他所有利益。

美国联邦法规（及 CIOMS、WHO、EMA 和赫尔辛基国际宣言）强制要求，在启动任何涉及人类受试者的研究方案之前，研究伦理委员会必须进行独立审查和批准，这是所有临床研究的一项基本原则。在美国，这些伦理委员会被称为机构审查委员会（IRB），由 5 名或 5 名以上在临床研究、医学、法律、研究伦理、生物统计学、护理学等领域具有不同背景的专业人员组成，如果涉及儿童，还包括儿科学专业人员 [67]。为了确保独立性和局外人的客观判断力，要求必须至少有一名 IRB 成员与进行研究的机构无关，并且必须至少有一名成员是非专业人士，非专业人士应当优先选择来自试验点所在机构周围的社区代表。风险不超过最低限度的研究（框 4-1）可以通过仅由 IRB 主席的审查来加速进行。但大多数临床试验都大于最小风险，需要召开 IRB 委员会进行审查。IRB 通常有一个非常正式的申请流程，需要大量与试验相关

的文档。组织和准备这个文件是费时费力的，而且很昂贵，因为许多 IRB 对提交文件收取的费用可能高达数千美元。在试验设计和实施过程中，常常没有注意到这一费用及准备需要提交的文件的成本。

框 4-1　放弃或更改同意书以进行最小风险研究

如果要批准此类弃权或变更，机构审查委员会（IRB）必须找到并记录以下内容
- 该研究对受试者造成的风险最小
- 放弃或变更不会对受试者的权利和利益产生不利影响
- 没有放弃或变更，研究将无法实施进行
- 在适当的情况下，受试者将在参与试验后获得额外的相关信息

引自美国卫生与公共服务部条例，第 45 卷第 46.116 节

不需要患者、家长或监护人知情同意的最小风险研究示例
- 对数百名患者的麻醉技术相关医疗记录进行的回顾性分析，发现寻找患者并征得患者同意的过程将阻止研究的进行
- 回顾性医疗记录回顾了数百或数千种麻醉药的并发症，如喉痉挛
- 研究来自已经存在的大型数据库，即国家医疗补助数据库、大学健康联盟、美国卫生保健研究机构和优质儿童住院患者数据库（Kids' Inpatient Database，KID）、美国儿童医疗集团（Child Health Corporation of America，CHCA）数据库
- 研究仅涉及已经收集到的材料（数据、文件、记录或样本），或研究涉及的材料将被收集来单纯用于非研究目的（如医疗或诊断）。例如，多余的废弃血液或尿液用于生物标志物分析技术，或通过一个大族群中儿童的身高和体重数据来确定接受麻醉的特定人群中肥胖的发生率

通常，IRB 要求的文件包括协议副本、知情同意书和批准文件、将用于招募研究参与者的任何宣传文件和手册副本、研究数据收集工具、研究药物的研究者手册、资金来源，以及由研究人员发现的任何利益冲突。越来越多的 IRB 也需要一个详细的计划来进行数据管理，包括基因标本的安全，以及如何保护受试者的隐私和数据的机密性。最后，许多机构需要证明文件来确认参与研究的人员已经参加了机构规定的研究伦理、患者安全、财务和机密性保护相关课程，并通过了考核（通过国家学习计划，如在线 CITI，合作机构培训新方案项目，迈阿密佛罗里达州，https://support.citiprogram.org）。

对于多中心研究，通过"中心"IRB 可以获得许多便利，如节约时间、提高组织效率、得到成本优势 [68]。中心 IRB 代表当地 IRB 审查和批准试验提案。其组织结构和审查过程与当地 IRB 相同。然而，与当地 IRB 不同的是，中央 IRB 可以同时成为多个研究点

记录的 IRB。中央 IRB 既可以设在某个学术中心，也可以设在营利性中心中的一个，后者是最常见的。尽管提交和处理的成本通常高于当地机构的 IRB，但无论从短期还是长期来看，都要便宜得多，这是因为一个中心接着一个中心联合进行的成本更低，时间效率更高。有些人甚至认为，当只有一个 IRB 负责试验时，伦理监督得更好[69]。事实上，在一项试验中，没有什么比在等待 IRB 批准时无法启动和招募患者更昂贵的了。因此，中央 IRB 是制药业最欢迎的审查监督方式。为了促进政府资助的研究，NIH 现在也要求它的所有新的多中心研究都采用单个 IRB（sIRB）。此外，在《美国联邦法规》第 45 卷第 46.114 节的《共同规则》中增加了一项新规定，要求对在美国机构进行的所有合作研究使用单个 IRB。新的规范要求自 2018 年 1 月 20 日起生效[70]。

　　不论如何评审提案，流程通常需要 3 个月或更长时间。对于许多研究人员和赞助人来说，这种拖延已成为摩擦和挫折的根源。虽然这是可以理解的，但如果提交的 IRB 报告本身是不充分的，或者构思和书写的不当，会使情况变得更加麻烦。根据我们的经验，IRB 审批的延迟通常会因发起人或研究者的修改、修订和急于完成提交而延长。我们在制订和提交方案时的口头禅是"估量两次，缩减一次"。试验计划过程应确保有足够的时间进行初始 IRB 审查，以及检讨 IRB 对申请、方案和同意文件提出的修改。最后，合同问题也需要花时间，而且更经常成为开始试验的限速步骤。同样，根据我们的经验，将这些工作同步进行比按顺序进行要好得多，效率也更高。

（三）研究对象涉及小儿时的特别注意事项

　　尊重个人的原则，包括个人自主决定权，要求研究人员在招募受试者参加临床试验前获得他们的知情同意。由于在法律上儿童不能表示同意，而且可能无法理解有关试验的信息，因此他们被认为是临床研究中容易受伤害的群体。通用规则（第 45 卷第 46 节）和 FDA 研究条例（第 21 卷第 50 节和第 56 节）的 D 部分包括对儿童的额外保护。当直接利益预期大于风险时，可允许特定的有害风险，如在肿瘤试验时。当研究没有提供直接益处的预期时，D 部分的文件控制了儿童可能面临风险的大小。文件也包括征得父母许可和孩子同意的要求。有四种风险 / 利益比例上升的类别，它们所受审查的程度相应提高（框 4-2）（第 45 卷第 46 节和第 21 卷第 50 节 D 部分）。

　　知情同意不仅仅是一份需要签字的文件，它包括

持续不断地对试验目的、流程特点、风险和潜在益处、研究干预措施的替代方案进行详细的解释。知情同意程序包括：由医师对受试者的能力和决策力进行评估，信息告知，并尽可能保证个体能自由选择医疗方案，不被强迫或诱导。此外，受试者必须被明确告知，他们可以在任何时候撤回自己的同意并停止参与试验，而他们的治疗质量及由谁治疗和在哪里治疗不会受影响。由于儿童在法律上或发育上都没有能力做出同意决策，所以孩子的父母或监护人充当代理决策者，同意孩子参与试验。就像在临床治疗中一样，人们期望父母会基于孩子的最大利益来决定是否参与研究。如果研究的风险大于最小值（框 4-2），而且没有令儿童直接受益的预期，则必须根据《共同规则》（第 45 卷第 46.406 节或第 407 节）或 FDA 中对人体受试者的保护规定（第 21 卷第 50.53 节或第 54 节）获得批准。这些规定需要额外的保障：需要得到父母双方（当可行时）的许可。

框 4-2　联邦政府对儿科研究的分类

第 46.404 节和第 50.51 节：研究不大于最小风险
- 由机构审查委员会（IRB）确定最小风险
- 充分征求了孩子和父母或其他监护人的同意
- 在马里兰州，甚至要求这种级别的研究也必须直接对患者有益

第 46.405 节和第 50.52 节：研究大于最小风险，但是预期会令儿童直接受益
- 根据令儿童直接受益的预期，由 IRB 确认风险是值得的
- 预期的利益 / 风险比例至少应当与现有的其他疗法一样好
- 充分征求了孩子和父母或其他监护人的同意

第 46.406 节和第 50.53 节：研究大于最小风险，没有令儿童直接受益的预期，但可能获得关于疾病或症状的通用的知识
- 由 IRB 确定风险仅仅比最小的风险稍增加了一点
- 干预措施用于研究对象的前提条件是：仅用于配合在研究对象本来就要进行的或本来预期要进行的医疗、牙科、心理、社会或教育进程
- 干预或过程很可能获得通用知识，该知识对理解或改善受试者疾病或症状是至关重要的
- 充分征求了孩子和父母或其他监护人的同意

第 46.407 节和第 50.54 节：原本未经批准的研究，但研究能提供机会来帮助理解，预防或缓解那些影响儿童健康和利益的问题

　　当儿童被认为有能力理解所要求告知的信息时，则需要征得该儿童的同意[71, 72]。同意必须是积极和肯

定的，没有反对并不能代表同意。与"知情同意"要求不同的是，"同意"不要求儿童进行风险 / 收益评估。征得同意的过程中，应该告知研究的目的、流程特点及在任何时候都有撤回同意的权利。要获得儿童参与者的同意，需要了解儿童的认知能力，以及研究者用儿童或青少年能够理解的语言描述治疗、程序和试验目标的能力。一般而言，7 岁以下的儿童被认为没有决策能力，不能做出同意决定。7—14 岁的孩子处于灰色地带，IRB 中对他们的要求变化很大。在实践中，我们试图获得所有 7 岁以上智力健全儿童对试验研究的同意。对 14 岁以上的儿童，几乎所有 IRB 都要求征得发育健全者的同意。当需要征得同意时，相关文件的要求将由当地 IRB 决定。其中一些需要单独的书面同意文件，而另一些只需要知情同意书上的同意记载[73, 74]。

（四）可接受风险的分级

也许儿科临床研究的独特之处就在于可接受风险的局限性。最小风险的定义和最小风险的轻微增加是研究何时会被批准的关键。当临床试验的风险不超过最小限度时，任何儿童都可以参加（第 46.404 节和第 50.51 节）。但是，如果风险超过最小值不止一点，那么就不可能进行试验，除非有可能给儿童带来直接的获益（第 46.405 节和第 50.52 节），而且"对受试者的益处至少应当与现有的其他疗法一样好"。最小风险的定义本质上是令人困惑的，因为其中包含两个独立的标准：常规检测标准和日常生活标准。虽然常规检测的风险基本上是微不足道的，但日常生活的风险却是相当大的[75]。几乎所有的 IRB 都认为，涉及使用一种正在研究的药物的临床试验，无论药物多么无害，研究风险也高于最小风险，至少有轻微的增加。

儿童死亡或严重受伤的风险并不是零。驾车（成年司机）的死亡风险因司机的年龄、行车时间和路况的不同，为 0.06%～0.6%。儿童日累计死亡可能性是 1.5/100 万，主要死因是车祸和溺水。根据年龄，儿童住院和急诊的可能性为每天（1.0～2.1）/100 万和每天（6.4～64）/100 万[75]。美国麻醉医师协会身体状况评估 Ⅰ 或 Ⅱ 级的儿童，接受全身麻醉的死亡风险目前估计为（4～5）/100 万（1∶20 万）。因此，乘车是日常生活风险的一部分，被认为是最低风险，而接受全身麻醉风险高于乘车，至少比最低风险略高。不同的伦理委员和伦理学家对与某些程序相关的风险程度会得出不同的结论。2016 年，FDA 儿科咨询委员会未能就操作（如 MRI）中使用全麻的风险达成一致。委员会投票为 7（风险小幅度增加）∶9（风险大于小幅度增加）[76]。为了避免将儿童暴露于过高风险水平的可能性，研究伦理团体中的一些人认为，应该只有一个单一的风险标准，通常他们倾向于更接近常规检测标准的风险[77]。采用这个统一的标准会对儿科研究产生寒蝉效应。不同的 IRB 在决策过程中的差异部分是由于他们对这两种定义的阈值差异。

（五）获益

临床研究的好处可以是直接的，间接的，或者两者都有。基于之前的研究、临床前期数据或其他基础，如果有一个合理且可信的预期提示参与者将获得有意义的临床益处时，研究就提供了直接获益的预期[77]。只有在提供直接获益的预期时，风险稍高于最低限度（有轻微增加）的临床试验才能获得允许。只要益处大于风险，并且至少与研究之外的现有其他疗法一样好，伦理委员会就可以批准该研究（第 46.405 节和第 50.52 节）。

如果该研究或该研究的一个组成部分纯粹出于研究目的，而不是为了参与者的直接利益，则只有在该研究的风险仅限于最低风险之上的轻微增加的前提下，伦理委员会才能批准该研究（第 46.406 节或第 50.53 节）。由于最低风险的定义存在争议，可以预见，轻微增加的定义也存在争议。Rid 等提出了一种评估风险的规则，要求定义每种干预措施的所有危害（可忽略的、小的、中等的、显著的、重大的、严重的和灾难性的危害）的所有概率，然后与日常生活中的风险进行比较[78]。研究人员对提出的措施的了解比伦理委员会多得多，他们有责任向伦理委员会提供尽可能多的数据，说明该操作或干预措施的所有可能的危害的概率和程度，以帮助伦理委员会做出决定。

（六）强迫和不正当诱导

招募研究对象时，可以在说服和强迫之间建立或跨越一条非常真实的界线。对受试者的强迫包括操纵或滥用信息，或者灌输恐惧让患者以为不参与会导致放弃医疗服务或接受较差的医疗服务。许多机构认为，如果主要研究者同时又是个体的家庭医师，会产生胁迫压力。强迫是一种威胁，应该与不正当诱导区分开来。不正当诱导是提供过于慷慨的回报，使得受试者忽视他们更好的判断，去承担他们本来不愿承担的风险。

不正当诱导是指回报或报酬过高，使资产微薄的受试者（经济微薄个体）难以拒绝参与。诱导的例子有通过参与获得间接的好处，例如获得治疗的机会增加或过高的经济报酬等。参与获得的间接好处，如得到临床专家的治疗，缩短临床就诊等待时间、上门服务的转诊和免费医疗（包括试验期间和试验之后获得的研究药物），是非常有说服力的激励因素。提供免费医疗和药品及缩短等待时间，确实是激励参与研究的非常强大的诱惑。在给个体的适当报酬和不适当诱导之间有一个微妙的界限。合理的报酬是合乎道德的，并为所有的人提供参加研究的机会，并不倾向处于财务困境者。没有证据表明适度的报酬会对受试者的判断产生负面影响[79, 80]。设计预算的目标应该是努力实现支付平衡，刚好抵消参与试验产生的花销和负担。

报酬可以分为四个部分：对花费的金钱的补偿，对时间和精力的补偿，表达感谢的礼物和奖励[80, 81]。IRB 几乎普遍禁止激励措施。赠予被试者的致谢礼物应该只有象征性的价值。如果参与试验没有发生差旅费或其他负担，则报酬包括任何付款都属于不恰当的行为。当受试者必须返回医院或诊所进行随访时，为差旅费（报销）和父母损失的工作时间（误工补助）付款是绝对公平的，也是预料中的事。当儿童参与者必须完成某些项目（如记日记），或必须放弃休闲活动时，为他们花的时间和精力做出补偿也是合理的，正如给他们父母的补偿[82, 83]。支付给儿童的款项必须与年龄相适应，9 岁以下的儿童通常不了解付出努力多少和支付金额大小之间的关系，因此应以固定金额支付。

五、工作计划和试验实施

与任何大型项目一样，临床试验有几个阶段，为了使试验顺利进行并完成，必须对这些阶段进行管理。每一个阶段都有各自的特点和完成的时间表，都存在陷阱，如果不加以处理，就会导致失败和挫折。对于大多数临床试验，其阶段包括初始设计、可行性评估、方案制订、数据管理和文件准备、受试者招募 / 筛选和登记、研究处理和随访、结束和研究终止，以及可选的试验后随访（图 4-3）。一旦注册和随访完成，必须检查数据以确保其准确性（数据清理），然后才能开始进行分析。显然，每个阶段之间都有重叠。

（一）初始设计阶段

初始设计阶段明确了临床试验的基本原理、目的和目标。文献综述是必要的，以确定与目标疾病或症状及拟定的研究干预措施有关的背景资料。药物试验将这些信息汇编入研究者的手册中，但是要依靠研究

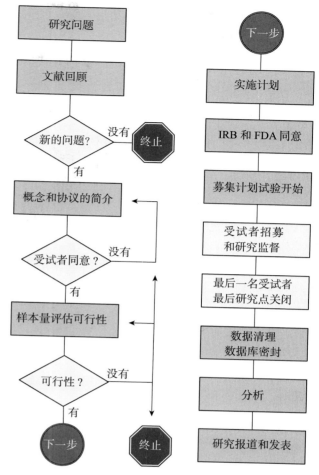

▲ 图 4-3　临床试验的初始阶段
每个主要阶段（显示为菱形）都包含多个组件（显示为矩形），组件在整个临床试验中共享。FDA. 美国食品药品管理局；IRB. 机构审查委员会

人员来确定，关于干预措施的安全性和有效性有什么是已知的。虽然对以前结果的确认有一定的价值，但是重复以前已经完成的工作通常是在浪费时间和资源。在研究问题的答案已知的情况下，将受试者暴露在风险中也是不道德的[78]。

根据我们的经验，最好的方法是从创建一份概要或方案大纲开始。这是一份 2~4 页的文件，概述了试验的 PICOT 问题，以及分到不同研究小组的方法和隐藏治疗分组的方法。应当确定主要和次要目标，估计所需的样本量，并指定分析主要目标的专用统计方案。只有当方案设计团队的所有成员都同意大纲时，研究计划才能开展。由于概要方案的细节正在最终确定，招募计划的细节也应被考虑进去，以确定将需要多少个研究点（中心）。试验的初步时间表、组织框架、受试者安全，以及确保数据完整性、质量和安全性的计划，都需要一一制订并实施。最后，也就是在这个时

间点开始寻求基金支持，撰写并提交融资提案。

（二）试验可行性和招募计划

有了方案大纲，主要研究人员下一步需要评估这些方案是否有可操作性。对可得到的受试者数量的现实评估将决定该研究是否可以在单一地点进行，是否需要其他机构来增加可得到的受试者的总数。开始一项临床试验是个很耗时的过程，提出的研究必须是可行的，否则就不应该开始。大多数伦理学家认为，驱动力不足或不可行的研究是不合伦理要求的，许多 IRB 不会批准一项没有希望完成的研究[84]。

如果还没有完成，此时方案规划阶段的主研究者和共同研究者就要选出有经验的临床研究协调员，并得到他的建议，以此来管理许多研究相关活动。有一名研究协调员协助项目规划，有助于确保之前制订的工作范围、研究方案和规则要求是可行的和实际的。研究协调员通常会协助招募受试者，并被委派来确保研究团队遵守研究协议。他们可以作为研究的行政协调中心和地方研究点之间的主要行政联络员。最后，研究协调员经常监督和协调向当地研究人员提供的行

政和人员服务，并维护记录存储系统、规章文件和进程。

招募计划需要每个研究地点的投入和计划，通常需要研究者和协调员通力合作。第一步是审核潜在的可用人群，牢记纳入和排除标准。如果看起来没有足够多的潜在参与者，就要选择放宽纳入 / 排除标准以增加可用受试者数量，增加参与的研究中心数量，或计划一场广告宣传活动来增加潜在的参与者（图 4-3）。研究者通常会极大地高估他们招募受试者的能力，大多数试验未能按时完成招募。根据我们协调多中心试验的经验，1/4 到 1/3 的试验点甚至连一个受试者都没有招募到，而最好的 25% 的试验点招募了 75%～90% 的受试者。由于很难预测哪些试验点会成功招募受试者，因此通常会吸纳比预期更多的试验点来确保研究的完成。在实际的招募过程中，研究协调员应追踪所有受试者，从筛选直到完成。2010 年 CONSORT 指南提供了很好的资源，说明如何追踪和为什么要通过招募流程追踪患者，而且任何随机对照试验都应该提供专门的招募表[85-87]（图 4-4）。研究的性质将决定如

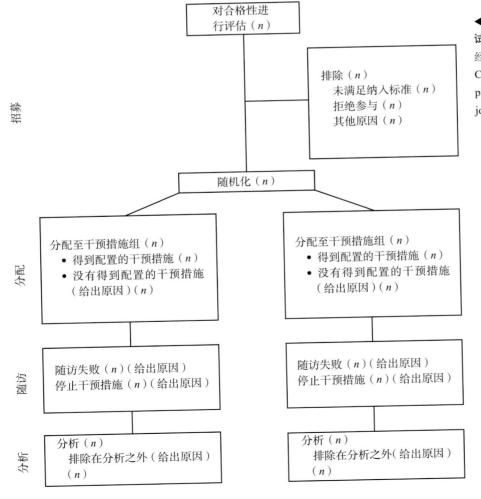

◀ **图 4-4 通过两组平行随机试验匹配 2010 进度流程图**

经 Schulz 等[86] 许可转载，引自 CCBY，http://journals.plos.org/plosmedicine/article?id=10.1371/journal.pmed.1000251.

何、何时、由谁来接触预期受试者。对于麻醉和疼痛试验，这还可能包括审查手术室时间表、在外科医师办公室征求意见、一个或多个宣传方案，如在印刷品、互联网或广播上做广告。

（三）制订协议和工作计划

如果计划中的研究在不进行修改的情况下是可行的，那么，下一步就是将大纲或者概念充实成一个完整的方案。在这个阶段应对方案的具体细节进行详尽的阐述并且形成书面成果（"板上钉钉"）。研究大纲应当包含研究目标、研究终点、纳入标准、排除标准，此外还应包括很多其他要点，如筛选及跟踪检验的时间窗口、对疾病或疗程已知或可能发生的并发症的控制程序，以及在并发症出现时监测治疗患者的治疗方案。SPIRIT2013声明包含了所有临床试验方案所要求的要点。框4-3为临床试验方案目录的示例。

大多数方案会专设章节来详尽叙述科学背景，但

框4-3　临床试验方案目录的示例

背景信息及基本原理
- 概述
- 所研究产品的名称及描述或干预措施的描述
- 从临床医学和非临床医学研究中得到的结果
  - 非临床医学研究
  - 临床医学研究
- 药物和剂量的选择
- 依从性声明
- 相关文献及数据讨论

研究目标
- 主要目标
- 次要目标

研究计划
- 研究设计概要
  - 筛选阶段
  - 治疗阶段
  - 随访阶段（如有）
- 随机化及盲选
- 研究周期、招募及场所数量
  - 研究周期
  - 研究场所总数量、计划研究对象总数
- 研究人群
  - 纳入标准
  - 排除标准

研究程序
- 筛选访视
- 治疗阶段
  - 访视1
  - 访视2（以此类推）
- 随访阶段
  - 访视
- 不定期访视
- 伴随药物
- 急救药物
- 研究对象完成/退出研究
  - 提前终止研究访视

研究评估及办法
- 筛选及基线评估（程序及测量项）
  - 体检
  - 实验室测试
  - 其他程序
- 效力评估

　- 诊断性测验、规模、方法等
- 药物动力学评估（如有）
- 安全评估/测量

统计考核
- 主要终点
- 次要终点
- 统计方法
  - 基线数据
  - 效力分析
  - 安全分析
- 样本大小及强度
- 中期分析（如有）

研究药物（根据其他干预措施调节）
- 描述
  - 包装
  - 标签
  - 剂量
  - 治疗依从性及黏附性
  - 药物责任制

安全管理
- 临床不良事件
- 不良事件报告
- 不良事件的定义
- 严重不良事件（serious adverse event，SAE）的定义
- SAE的IRB/IEC通知
- 研究者向主办方报告SAE
- 医疗急救

研究管理
- 治疗分配办法
  - 随机法
  - 盲分法
  - 非盲分法
- 数据收集及管理
- 法律法规及道德考量
  - 数据及安全监测计划
  - 风险评估
  - 参与试验的潜在益处
  - 风险收益评估
- 知情同意/同意的过程
- 支付给研究对象或其家庭的报酬
- 保密性

发表论著
参考文献

当它涉及详细的实际研究程序时，还有所欠缺。一份书写良好的方案的特征是：研究协调员在阅读方案之后，知道每次研究访视应选择哪种流程、操作的时间及具体操作步骤，数据管理员能够设计必要的案例报告表格，生物数据学家能够进行研究分析，另一组研究人员能够复制该临床试验。研究流程部分应当包含一个访视计划表，该表应当包含所有在随访中需监测的项目。通常来讲，一个简单的要点清单及一个总结表格就足够。一个完整的单次访视流程清单是确保每次访视所有需监测项目按要求完成的关键。在手术室进行的临床试验，每次访视可能间隔几分钟或者几小时，而并非几日。针对这一点，在研究评估及方法部分应当阐明评估的具体步骤。沿用前面所叙述的抗高血压药物的临床试验的例子，仅表明需测量收缩期血压是不够的，方案应当准确描述具体测量的方法：在哪只手臂上？用何仪器？研究对象是坐着、躺着还是站着？需要休息多少分钟？测量多少次可作为平均值？

完成后的方案将会是研究实施阶段的蓝图，并且一旦付诸行动，如果试验成功，那么该方案的流程将会附在信函后面。诚然，这种"板上钉钉"的僵硬制度困惑了许多临床医师，但是该制度也是临床试验和例行临床护理之间最根本的区别[91]。例行临床护理中，（内科）医师凭借经验做出最合理的诊疗判断，并做出治疗决定。另一方面，在临床试验中，研究人员的职责仅限于方案中所规定的责任，与他们的个人判断无关，这是确保试验真实性至关重要的一点。例如，如果一个 6 岁的术后患者在麻醉后恢复室（postanesthesia care unit，PACU）中血氧饱和度达到92%，一些临床医师或许会选择继续观测等待，另一些临床医师可能会开具医嘱并且使用辅助供氧。但是，如果研究方案中的治疗方法 / 系统要求在研究对象血氧饱和度跌至 94% 及以下时给研究对象供氧，那么即使和研究人员的个人临床经验相悖，研究人员也应当给研究对象输氧。再例如，假设研究方案要求研究对象吃绿果冻，临床医师 / 研究员必须提供绿果冻，哪怕他们自己更想提供红果冻。

（四）数据管理及文件准备

当方案最终确定后，知情同意书、同意表格及病例报告表（case report forms，CRF），不管是电子版本或是纸质版本，都可以进行改良。数据应当先在原文件中进行记录，如病历、麻醉记录单或者数据收集表，然后再转录至 CRF 中。如果使用数据收集表格，应当

先测试表格的可用性。另外，应当组建数据管理团队，并且制订数据存储、备份及安全计划。在多中心试验中，数据管理团队将制订随机化计划表及治疗分配计划表，并且制订数据从单个研究中心到数据中心的传输协议。所有临床试验都需要一个数据质量控制计划。如果研究只在一个中心进行，则主研究者将负责制订数据质量控制计划。如果是多中心试验，整个研究的主研究者、研究资主办方或者合同研究组织（contract research organization，CRO）将负责在试验中进行现场监测，并对试验过程中的表现和结果进行审查。以上流程组成了收集、处理及核查研究数据准确性的计划及现场监测计划，从而确保方案得以严格实施并确保数据表格填写正确。最后，数据监测组必须制订有关数据安全和权限的指南，该指南包括研究员从研究内外渠道获取的研究数据，对于数据的权限必须考虑患者的隐私权及保密性。协调中心还会负责为研究人员提供辅助文件，以确保研究程序得到准确遵守，并为参与者准备日记或指导。

个人可识别医疗信息的隐私标准《隐私法规》首次制定了一系列针对某些医疗信息保护的国家标准。美国健康与社会服务部（Health and Human Services，HHS）颁布了《隐私法规》，以具体落实 1996 年医疗保险可携性和责任法案（Health Insurance Portability and Accountability Act，HIPAA）的要求。隐私条例中的标准强调了受该条例约束的组织（下称"受约束的组织"）对个人医疗信息（下称"受保护医疗信息"）的使用和披露及个人对自己医疗信息被使用情况的知情权及控制权的标准。在 HHS 内部，公民权利办公室（Office for Civil Rights，OCR）负责实施执行《隐私法规》中有关自愿依从性活动和民事罚金的规定。《隐私法规》对临床试验实施的影响并不大，但扩大了知情同意书中关于强制性保密规定的范围。

（五）知情同意书

主研究人员通常要负责建立一个知情同意书模板，但是在多中心试验中，研究发起人会提供一个知情同意书模板供现场研究人员使用。该知情同意书必须满足联邦政府对知情同意书应具备项目的要求［第 45 卷第 46.116 节（a）和第 21 卷第 50.25 节］。该同意书语言应浅显易懂，适合阅读能力在 6～8 年级（美国成年试验参与者的平均阅读水平）的人阅读。大约 12% 的美国人的卫生文化程度低于基本水平，22% 的美国人刚达到基本水平。因此，若知情同意书所要求的阅读能力高于 8 年级，那么会有 1/3 的参与者无法理解该

同意书的内容[92]。

（六）安全监测计划

所有的临床试验都需要对危及研究对象或其他人的意外因素进行监测，包括严重不良事件（serious adverse events，SAE）。在多中心研究中，SAE 通常会被及时汇报给研究发起人。研究发起人有责任将这些事件汇报给负责本次研究的管理机构。但是，并非所有 SAE 都必须向 IRB 汇报。FDA 和 OHRP 都向 IRB 汇报了不良事件的指南。该指南要求涉及受试者风险的未预料到的问题或其他严重事件、与研究干预相关的意外事件，需要迅速向 IRB 报告。除外这些指南的规定，研究人员还需要遵守本地机构颁布的相关政策。

安全监测应当根据试验的复杂程度及可能对研究对象产生的潜在伤害进行调整。对于风险程度相对低的单中心研究，主研究人员对其进行把控已经足够。对于具有中等程度内在风险的单中心试验，建议设置一个由主要研究者和其他与研究之外的专业人士组成的内部数据安全监测委员会（Data Safety Monitoring Committee，DSMC）。涉及危及生命的情况或者干预本身存在固有风险的多中心试验应当设置一个独立的 DSMC[93, 94]。

对于所有涉及儿科受试者有的药物试验，美国儿科学会强烈建议设置一个 DSMC 用于监测[95]。然而，当某项干预行为已经有一系列针对成年人的安全记录并且其干预效果不会危及生命安全时，该程度的监测可能会带来不必要的负担，并会大大增加研究的间接成本。不管监测机制如何，项目计划表和中期分析（若有）的时间截点都需要明确定义且达成一致。对于涉及危及生命的情况的试验，其方案应当包含当意料之外的重大危险出现时，提前终止试验的停止规则及流程。在极少数情况下，只有当证据充分表明具有巨大优势的情况下，出于利益考虑方可终止试验[96, 97]。

（七）署名及登记

研究结果如何发表及由谁发表通常在试验前的计划阶段常会被忽略。根据我们的经验，如果在试验开始前就该点未进行明确，后期往往会带来一些不和谐因素并导致研究人员之间的不愉快。如前所述，对很多研究者来说，研究署名对他们的学术晋升至关重要。研究论文（及辅助研究）作者的顺序应当在研究开始前由所有研究员协商一致、达成共识并确定下来。最理想的方式是，在研究设计阶段前期，应当推出一个正式主管该事项的委员会并且委托这个委员会代表全体研究员公正地履行职责。该主管委员会应先于专业

科学委员会建立审查、批准研究组成员发表刊物及进行介绍的流程。在这个阶段，明确个人在试验中的角色也是很重要的。有一些期刊现在要求阐明在发表之时每一位研究员具体的职责。最后，同样很重要的一点是建立保护措施，以防对研究成果的过早披露或者由研究组少数成员单独发表。

制订方案过程中的最后一步就是制订试验预算及试验人员配备要求。是否每个预期参与试验的中心都配备了足够的人员并且有能力确保试验安全、有效、高效地进行？他们是否能及时招募到足够人数的受试者？监管如何进行及由谁来进行？所研究药物如何进行包装、标记、分发及保护？研究经费从何而来、由谁资助？谁来执行试验所要求的监管类工作？研究经费及计划预算是决定试验是否成功的关键因素。就像企业会因为资本不足而破产，经费不足会导致研究项目失败。的确，根据我们的经验，进行研究的实际成本，包括方案制订和场地批准，常常会超出预算，而这通常会导致合同履行延迟及其他不利事件。

由于儿科麻醉医师进行的许多研究都涉及药物，而且大多数都没有被批准用于儿童，因此，可能需要得到 FDA 及与欧洲的 EMA（与 FDA 同类性质的机构）的许可。本章节不对向 FDA 申请 IND 的过程进行讨论，但是在 FDA 官网（www.FDA.gov/CDER）上有很多有用信息，其中就有一个指导文件名为《研究新药申请（IND）——决定人体试验研究是否无须 IND 便可进行》。最后，所有第 Ⅱ、Ⅲ 及 Ⅳ 阶段试验都要求在国家试验注册表上预先登记，如在美国就有 www.clinicaltrials.gov。这些注册系统通常是由政府机构出资设立的，设立的目的是为了防止研究人员通过在试验开始前提前设定研究目标、干预措施、研究对象群体、样本大小及分析计划来操纵研究终点。这些数据库向公众公开，可供检索。针对申请进行发表的试验，大多数期刊都要求进行试验注册并都会使用试验注册。

（八）执行试验：治疗及随访

在所有前期制订工作结束后，可行性评估、方案制订和监管认可皆已完成，研究人员才可以进行研究对象招募并且着手进行试验。对于所有多中心试验，通常在研究对象的招募前，研究员会开会进行培训，熟悉标准操作流程，并且数据管理相关内容会最终确定下来。大多数围术期小儿麻醉试验中，本地研究员或者这些试验的协调员会从一份住院及门诊手术名单中招募受试者。招募计划（包括审阅及获取这些名单）应当被包含在首次提交给 IRB 的资料中。向医疗协会

以及非医疗大众做好广告宣传和联络工作在其他成人及麻醉试验中很重要，但在小儿麻醉试验中则非必需。另一方面，同样重要的是，在招募受试者之前，将研究事项通知外科医师和当地转诊的儿科医师，前事先取得他们的默许。

如果在手术日当天得到同意或批准非常困难，另一个办法是筛选一下手术计划，然后向潜在研究参与者致函告知他们研究目标及程序的大致情况，并且给那些表示有兴趣参加的人寄送同意书。招募函必须在使用前必须经过 IRB 批准，并且研究记录中应当留存招募函复本。如果没有前面的筛选及通知，潜在的参与者可能没有充足的时间去思考该试验的风险、利益或者其他更复杂的研究的选择，虽不至于不可能做出明智选择，但也是非常困难的。因此，一个成功的招募计划通常要求研究员或者研究协调员在外科医师或者儿科医师的办公室中进行筛选和招募。

在同意参加临床试验时，研究人员和预期参与者都需要明白在试验中参与者所得到的治疗与通常的临床治疗不同。研究人员的义务是严格遵守方案，而不是根据受试者的需要而提供有针对性的治疗。参与者是否会直接从该次试验中受益并不明确；如果许诺某些益处那就是在先入为主地假设试验的结果。这种对临床治疗与研究之间的差别的错误认知被定义为"治疗性误解"[98-100]。研究人员必须确保预期受试者了解这种差别，其预期和实际情况才相配。数据质量审查、场所监测访视及研究主管委员会、DSMC 和其他研究委员会的会议定期举行。在这些会议上，将审核招募过程及计划的完成研究的时间轴，以确保研究按计划进行。

（九）试验结束及终止阶段

一旦完成对最后一个研究对象的最后一次访视，并且数据管理组最后提出的数据问题得到解决，研究中心就可以被关闭了。现实中，招募人数较少的研究场所可能早在这个时间点之前就被关闭了，所以会有充足的监测资源去锁定研究数据库。这些研究场所的监测组会对设备处置、供给、药物和其他储备资源进行疏导。一旦所有数据问题都得到解决，数据库就可以被锁定，这意味着不在有任何改变，即便发现一些小错误。只要研究对象的标签符仍在数据库中被用来进行分析，该研究就必须处于进行中的状态并且必须经 IRB 批准。在多中心试验中，一旦主办方结束了试验随访，大多数中心都可以提交终止研究的请求。

该研究的统计分析人员可能会也可能不会按计划对治疗干预进行盲法的分析。统计人员准备好表格和图形中汇总的结果。一份正式的研究报告通常是准备好了的，并且研究员和参与者将被告知研究发现。研究的结果将会被提交用于发表，也会提交给监管机构。最后，如果有提及，这个时间点可以开始计划跟踪试验了。

六、其他临床研究设计

本章重点关注前瞻性的、随机的、盲法的安慰剂对照试验，其作为公认的最高标准证据来决定治疗干预（药物或其他治疗）是否对改善特定结果有效。鉴于该类试验的复杂性及成本，它们通常是不可行的，并且需要其他临床研究方法来提供数据，以帮助确定干预措施的有效性，或跟踪具有特定疾病状况的患者队列来判定某种结果的危险因素。规划和进行随机对照试验的原则在设计这类临床研究的时候非常有用，这里将简要介绍观察性研究。读者将会读到几篇非常优秀的综述和文章，它们总结了多种临床研究方法[101-104]。

（一）观察性研究

观察性研究包括队列研究、病例对照研究、横断面研究及描述性研究。根据研究的性质，具体的研究活动可以不受相关研究法规的约束或 IRB 的批准。需要获得 IRB 批准的具体研究活动，除非有免除责任的情况，该类研究都需要提供知情同意书。无须提供知情同意书的研究必须是风险最小的研究，并且不得侵犯任何研究对象的权利和利益，且在没有放弃同意的情况下开展该研究是不可行的。如果该研究需要额外的研究程序，例如，影像研究或者额外的研究访视、血液测试，那么该实验很可能不属于可以免除该责任的情况。如果该研究的风险超过了最小风险，那么只有风险被限制在不超过最低限度的轻微增加，并且得到父母双方的签字认可，该研究方可被批准。

观察性研究虽然花费较小并且操作起来便捷快速，但该类研究也有短板。和临床试验相比，临床试验的研究任务是随机分配的，所以无法保证对照组的基线是一致的。可以对影响试验结果的混淆变量进行调整，但不能假设所有因素都被考虑在内。此外，治疗任务并没有采用双盲法，偏倚可能会影响研究人员进行评估。因此，研究群体在基线上的差别会导致结果的差异，而不是由于暴露于风险因素。和临床试验相比，无法确定原因和结果。

（二）队列研究

队列研究是在一段时间内对一组或者多组个体进行跟踪研究。这些组或者队列是由一个风险因素或者所暴露的某种风险因素，如某种麻醉药、年龄、ASA 身体状况、麻醉医师的经验等，这些组和队列并不是由治疗任务来划分的，研究人员会对他们进行一定时间的跟踪研究得出结论。队列研究可以是前瞻性的，从现在的初始队列开始，随着时间向未来推进；也可以是回顾性的——初始队列是在过去确定的，然后跟踪到现在或未来。

例如，一组接受先天性复杂心内直视手术的新生儿可按相关风险因素进行划分，如停跳 vs. 不停跳。该队列可以进行几个月甚至几年的跟踪研究，以评估神经发育结果。所收集的数据包括人口统计及临床数据，如手术或者搭桥术、循环骤停、合并症及并发症的细节情况、监测及神经影像数据、麻醉药及镇静药的使用情况。结果指标可能会涉及研究对象的日常临床治疗信息及根据研究所特别进行的流程，如神经影像及神经发育成果测试[105]。常用的分析方法会涉及对相对风险及该风险 95% 置信区间的估计。回归分析通常可以同时评估两个或两个以上的风险因素与结果的相关性。

和临床试验一样，队列研究在正式的协议中应该有明确的目标（例如，在孩子 12 月龄时，其通过红外线光谱测量出来的脑氧饱和度和神经发育结果的低分值有关联）。队列研究可以辨识出潜在的风险因素和初步数据，这些数据可以来设计治疗性干预的对照实验的初级数据（例如，就脑氧饱和度使用治疗方案 vs. 标准治疗，以及影响神经性发育结果的决定性因素）。所有的队列研究都应当提前制订好研究计划，该研究计划应当和临床试验的分析计划一样细致[106]，并且队列研究的方案也应当包含满足汇报指南中的所有细节[107-109]。

另一个前瞻性队列研究的例子就是最近发表的 APRICOT 研究，该研究中，有 33 个欧洲国家共计 261 家医院前瞻性地收集了 2 周内非常详细的不良结果数据，并对 31 000 例麻醉进行了综合性分析[110]。

（三）病例对照研究

队列研究里，研究对象根据其所受的某个风险因素被分至不同的组，然后对其进行一段时间的跟踪来发现结果，但是在病例对照研究里，则通过结果来倒推风险因素。对照组的选择至关重要，如果选择不慎可能导致结论是不可信的[111]。鉴于案例的数量通常有限，通常为每个病例分配一个以上的对照，以此来增加研究的说服力。鉴于对照主体的数量是任意选择的，所以要计算相关风险是不可能的。不过，分析的方法包括计算比值比及其 95% 置信区间，当结果发生的频度较低时，置信区间和相关风险非常相近。

对照研究进展迅速，但是对证据的强度要求比队列试验要低一些。但是，当关联性很高并且生理学理论基础充分时，对照研究便非常具有说服力。例如，阿司匹林治疗与雷氏症候群的联系就是通过对照研究证实的。最近有一个案例表明，患支气管痉挛的患者如果使用了瑞库溴铵而不是维库溴铵，其面临的风险高了 3.3 倍[112]。需要注意的是，在对照研究中，对结果的风险因素归因与队列研究相反，那些研究结果可能会面临遭受风险因素的风险。

（四）数据库储存

在过去几十年中，针对儿科麻醉的单中心或多中心前瞻性数据库的数量大大增加。这包括了不良事件数据库，如儿科围术期心搏骤停数据库及苏醒安全储存库[113, 114]。储存的数据可以用来进行对照研究和队列研究或者给各机构反馈基准数据。

不良事件有着清楚的定义，并和其他与患者及临床有关的数据一同被填写进数据收集表中。不良事件的因果关系可以由专家评审小组进行裁决。对这些数据的定期分析产生了一些重要的新信息，例如，先天性心脏病患者发生心搏骤停的风险较高，药物治疗错误的发生率，以及大量输血导致高钾性心搏骤停的风险。另外，还可以形成一个更大更全面的、有关患有或未患有并发症的研究人群的数据组，如儿科区域性麻醉网络、先天性心脏麻醉数据库[115, 116]。如果前瞻性临床试验的巨大费用支出和复杂性，大型数据库或许可以考虑在数据库体系中进行试验的模式，例如，如果要去证实使用某药物还是不使用该药物可以提升结果的假设，如果研究设计可以借助已经收集到的数据，便可以降低研究成本并使研究更快地进入正轨[117]。

随着电子麻醉记录的广泛采用，自动化的数字数据收集和提交到更大的多中心数据库成为可能。这些"大数据"组可以用来进行研究结果的分析，或者用来描述某研究人群的特征，如被麻醉儿童的血压范围[118]。

尽管证据分级对数据库来说没有对前瞻性临床试验重要，但可以为前瞻性研究产生假设，而数据库中所包含的大部分患者信息至少可以部分克服一些缺点，如数据收集不完整、变量集不完整、在设计数据库时没有精确的研究假设也没有主要的结果度量。关于数据库研究的其他讨论详见其他章节（见第 48 章）。

七、临床研究的证据分级

在确定某药物、治疗干预或者诊断测试是否会产生更好的结果时，有许多模式可以划分证据的质量或等级及建议的强度。其中一种办法是美国心脏学会找到的，这种方法被广泛运用，并且为理解其他评估证据等级或者理解某种疗法、药物、策略及诊断测试的建议强度的方法提供了一个框架 [119]。前瞻性随机性对照试验被认为是等级最高的证据，如果不止一个试验都在探讨一个问题，并且经过组合分析或 Meta 分析后结果一致，那么针对该干预，证据非常有说服力。涉及药物及干预措施的单一的小儿麻醉试验少之又少，更不用说多重随机的试验了。最近发表的 GAS 试验是个例外，GAS 试验比较了腹股沟疝修补婴儿采用椎管内麻醉与全身麻醉的差别，以及它们对神经发育结局的相关性 [120]。在这个设计精巧并且资源充沛的试验中，2 年的结果（次要结果是 5 年神经发育测试的主要结果）几乎相同，并且这样的试验不太可能重复

进行，那么，这就为在相对较短的手术中蛛网膜下腔麻醉与全身麻醉的神经发育等效性提供了有力的证据。麻醉相关神经毒性领域的大多数其他临床数据都是完全或部分回顾性的，这表明麻醉暴露与较低的神经发育结果之间的相关性证据水平较低。

八、结论

决定治疗有效性必不可少的金标准是随机双盲安慰剂对照试验。任何研究都耗时、耗力，实施起来还时常耗资巨大，从开始实施到完成有可能让人感到沮丧。然而，如果不能恰当地实施研究，有可能导致某些治疗的永久不确定性。进行合理的研究实施需要花时间去完成方案的设计，创建和测试数据的收集和测试表，获取赞助和基金，建立数据采集和分析的构架。对于复杂性研究而言，最好在着手试验之前进行预试验。一旦完成研究就需要及时发表研究结果，并向公众和管理机构公布。最后，最重要的是，执行研究的每一步必须遵照伦理的标准。其他类型的研究，包括前瞻性的观察性研究、回顾性的队列研究、病例对照和数据分析研究，虽然和随机对照双盲试验研究相比证据等级弱一些，但同样能提供重要的数据。

第 5 章　心血管系统的发育
Development of the Cardiovascular System

Barry D. Kussman　Wanda C. Miller-Hance　著

姜　静　彭哲哲　译　　张马忠　校

一、概述

先天性心脏病（congenital heart disease，CHD）是最常见的出生缺陷，在活产新生儿中的发病率约为 1%。虽然该疾病谱内的异常几乎占所有主要先天性畸形的 1/3 [1, 2]，但它的病因和机制尚未完全明确 [3]。目前对先天性心脏病发病机制的认知大多来源于对非人类物种的研究，以及基因组学、蛋白质组学、转基因技术、影像学和整合生物学等学科的研究进展 [4]。

心脏畸形的病因分为遗传因素与非遗传因素，并且部分心脏畸形还受多因素的影响，有可能是多种基因调节与环境因素影响相互作用的结果 [5-8]。影响心脏发育的潜在机制涉及分子遗传和表观遗传、信号通路、细胞迁移、细胞分化、细胞增殖和死亡、血流动力学和心肌收缩力等诸多方面 [9-15]。

本章采用分段解剖法叙述心血管系统的发育，并阐述异常发育与特定先天性心脏畸形间的关系。但应注意，心血管系统发育实际上是三维时空过程众多因素同时作用的结果。

二、心血管系统的发育

（一）心脏发育的观点改变

多年来，节段模型一直是心脏胚胎学教学中的经典理论基础。该理论认为，所有未来心脏节段的原基或最早可识别的组分都是以线性心管的形式呈现的 [16]。而该模型假设直型心管最终演化形成了心房、心室、心球及动脉干。然而，随着近年来科学的进步，逐步提供了更多信息使上述概念面临了许多挑战（图 5-1）[9]。早期研究表明，细胞是从中胚层迁移到心脏两极 [17-19]，但后来的研究证实细胞在襻化初始阶段后

便迁移至心脏 [20-22]，故当前观念认为，原始心管仅包含左心室（left ventricle，LV）前体细胞，而其他心脏成分的前体细胞是从原始心管以外的第二生心区加入到静脉和动脉极的 [16]。

> **要点：心脏发育观点的改变**
> - 随着研究进展，所有心腔均起源于原始心管的经典理论受到挑战。
> - 修订的观点认为，原始心管仅含有未来能够形成 LV 的前体细胞。

（二）正常与异常的心血管发育

在人类胚胎发育的最初 2 周，由于缺乏心脏和血管系统，胚胎发育依赖子宫 – 胎盘循环的扩散作用。在第 2 周末，胚胎发育成由外胚层和内胚层组成的双层胚盘（图 5-2）。对于脊椎动物而言，心血管系统发育常始于胚胎期第 3 周，是最先发育并发挥作用的器官系统。胚胎在原肠胚形成过程中发育成三层胚盘，成为含外胚层、中胚层和内胚层的三胚层结构 [23]。

1. 心脏起源区域

原肠形成后，位于外胚层的心脏祖细胞通过原线横向和轴向迁移至侧板中胚层。侧板中胚层被围心腔分成两层：体壁中胚层（背侧）和脏壁中胚层（腹侧）（图 5-3）。体壁中胚层细胞分化出心包，而脏壁中胚层细胞形成双侧心脏发生区，也称生心区，继而分化出心肌细胞 [24]。生心区在中线融合形成新月区（图 5-4A 和 B）。新月区至少存在两个不同细胞谱系，即：第一生心区（first heart field，FHF）和第二生心区（second heart field，SHF）[12]。FHF 分化生成线性心管，来自 SHF 的细胞则有助于心襻流入道（静脉）和流出道（动脉）极点的形成。如本章后述，促进心脏发育

本章译者、校者来自上海交通大学医学院附属上海儿童医学中心。

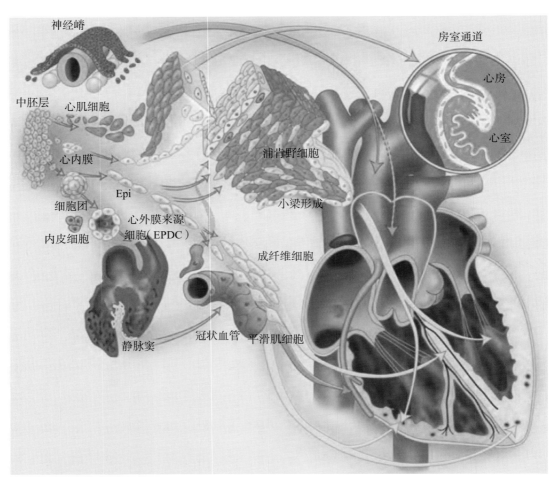

▲ 图 5-1　**心脏发育发生始于中胚层（粉色）和神经嵴（NC，紫色）前体细胞**（彩图见书末彩插部分）
初级和次级心脏前体细胞聚集在一起，发育成心肌细胞（CM. 深粉红色）线、心内膜（EC. 浅蓝色）、PEO- 源性心外膜（Epi. 黄色）、血管内皮（END. 深蓝色）。心肌前体细胞形成心室致密的小梁状（Trab）心肌（PHF 源性左心室 . 银色）、SHF 源性右心室（金色）和心房（SHF 源性 . 金色）、室间隔（银色和金色）及部分房间隔（未画出）。心肌壁内侧的心内膜由混合细胞群（EC、NC、EPDC）组成，发育成心内膜垫及之后的房室入口和半月瓣。心内膜垫在心腔分隔过程中也起作用（未描述）。心外膜（Epi. 黄色）覆盖心肌壁，发展为 EPDC，并分化为间质成纤维细胞（FB）和冠状动脉平滑肌细胞（SMC）。EPDC 可能有助于诱导心肌细胞分化为外周浦肯野细胞（P. 深绿色）。冠状动脉系统内皮细胞（深蓝色）主要起源于静脉窦 / 肝区（红色），进入心外膜下间隙发育为冠状微血管网络。在动脉极，内皮细胞进入主动脉壁形成冠状动脉口，并被 EPDC 衍生的 SMC 包裹形成冠状动脉。心脏神经嵴细胞（紫色）在咽管周围迁移，并入 SHF 后迁移至流出道、大动脉和半月瓣，也可能进入心脏静脉极（未图示）。最后，此图描述了传导系统的组成，如窦房结和束支（黑色）（经 Elsevier 许可转载，引自 Poelmann，Gittenberger-de Groot[9]）

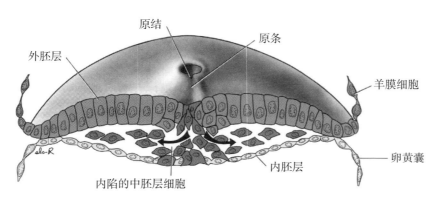

◀ 图 5-2　**三胚层结构的形成**
第 15 天原始胚层横断面显示外胚层细胞内陷。细胞向内生长取代了下胚层，最终形成内胚层。内胚层一旦建立，向内移动的外胚层形成中胚层（经 Wolters Kluwer 许可转载，引自 Sadler[33]）

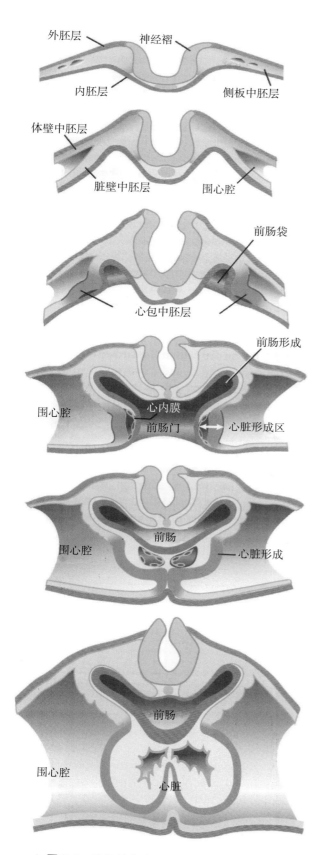

外胚层　　神经褶

内胚层　　　　　侧板中胚层

体壁中胚层

脏壁中胚层　　　围心腔

前肠袋

心包中胚层

前肠形成

围心腔

心内膜

前肠门　　心脏形成区

前肠

围心腔　　　　　心脏形成

前肠

围心腔

心脏

▲ 图 5-3　鸡胚的心脏、前肠腔和体腔形成图示

经 Oxford University Press 许可转载，引自 Kirby [34]

的胚胎细胞不仅来自中胚层生心区，也来自心脏神经嵴 [25] 和前心外膜 [26]。

> **要点：心脏起源区域**
> - 心肌细胞起源于脏壁中胚层的双侧生心区。
> - 生心区融合形成新月区，新月区存在两个细胞谱系，为第一生心区和第二生心区。
> - 促进心脏发育的细胞起源于心脏中胚层、心脏神经嵴和前心外膜。

2. 心管

原始心管在胚胎发育第 4 周初开始形成。随着胚胎折叠，新月区侧面相互靠近形成心管腹侧 [27]（图 5-4C 至 G）。新月区中间部分形成心管背侧，由心背系膜悬吊于前肠。心管有两个尾侧入口（静脉极）和一个头端中央出口（动脉极）[27, 28]。应注意，在胚胎学教学中所用原始心管的所有心脏节段示意图实际为假设结构，大部分结构是在心脏襻化过程中，逐步增加至线性心管上 [29]。

原始心管由内层心内膜、中层心胶质和外层心肌层组成，其中心内膜由源自脏壁中胚层的特定内皮细胞组成，与新月区心肌发育同步。此阶段心管心肌细胞因几乎无收缩成分，肌质网发育不良，缝隙连接分布密度较低，自律性较高，故称为原始心肌 [16]。

人类胚胎的心脏收缩始于妊娠第 3 周左右，随后形成胚胎循环。鉴于心管静脉极自律性最高，人们推测认为，心管缓慢蠕动收缩驱动血液从静脉极单向流至动脉极。

心管形成异常：心管发育失败（无心畸形）会引起胎儿死亡。

> **要点：心管形成**
> - 胚胎发育第 4 周时形成原始心管。
> - 心管形成后出现收缩活动及胚胎循环。
> - 心管发育失败会导致胎儿死亡。

3. 心襻

心襻的形成使初始的线性心管结构转变为正常分隔并形成体肺循环系统的四腔心结构 [29, 30]。心脏是胚胎形成的首个功能器官，随着心襻形成，也是其首个非对称器官。

心脏襻化始于腹侧弯曲和心背系膜消失，如前所述，心背系膜使心管悬吊于前肠，然后沿着头尾轴向

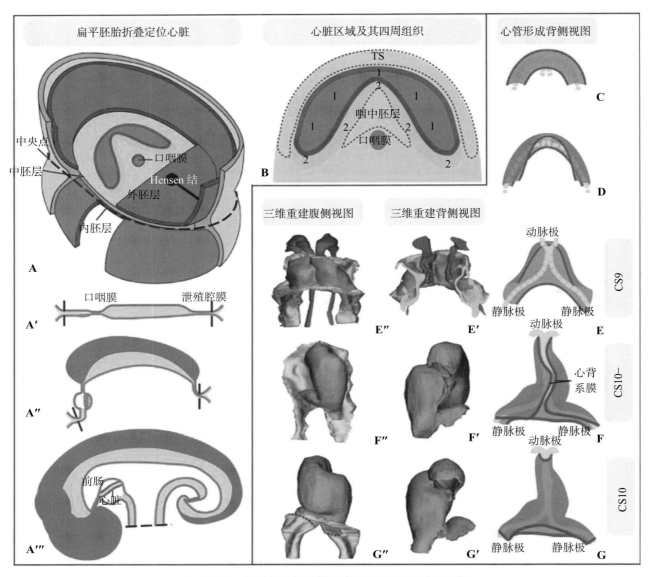

扁平胚胎折叠定位心脏

中央点
中胚层
外胚层
内胚层

口咽膜
Hensen 结

A

口咽膜　　　　　泄殖腔膜

A′

A″

前肠
心脏

A‴

心脏区域及其四周组织

TS

咽中胚层

口咽膜

B

心管形成背侧视图

C

D

三维重建腹侧视图　三维重建背侧视图

动脉极

静脉极　　静脉极

E″　　　**E′**
动脉极

F″　　　**F′**
静脉极　　静脉极
动脉极

G″　　　**G′**

心背系膜

静脉极　　静脉极

E　CS9

F　CS10−

G　CS10

▲ 图 5-4　胚胎折叠与心管形成（彩图见书末彩插部分）

A. 胚胎初始为一扁平圆盘，含 3 个胚层，即外胚层（Ecto）、中胚层（Meso）和内胚层（Endo）。A 至 A‴. 随着胚胎不断折叠，肠胚胎形成，并从口咽膜（SM）处延伸到泄殖腔膜（CM）。心脏（HT）位于前肠（FG）腹侧，头部尾段，垂直脐带和横隔（TS）。B. 生心区分为可分化形成线形心管的第一生心区（1）和第二生心区（2），第二生心区与第一生心区发育呈连续性，同时心肌细胞迁移至发育中的心脏。实际上，此处划定的严格边界是逐渐形成的。C 至 G. 心管从浅马蹄形新月心至管状结构形成过程。胚胎的折叠使新月心（红线）侧面合在一起形成心管的腹侧部分，而新月心（蓝线）的内侧部分则形成心管的背侧部分，由心背系膜（DM）侧悬挂在前肠上。在 DM 闭合后，随之与前肠断开，第二生心区的细胞只能通过动脉和静脉极（AP 和 VP）迁移到心脏（经 John Wiley and Sons 许可转载，引自 Sylva 等 [27]）

右旋转（右旋或 D 襻），使心管左边旋转到前面，内侧屈曲旋转到左边。这些改变使直心管变为 C 形环（图 5-5）[29]。随后的构象变化导致二维 S 环形成。心襻形成后，心脏各个部分可相应称之为（不同作者间名称叫法差异较大）静脉窦、共同心房、房室管（atrioventricular canal，AVC）、原始 LV、原始右心室（right ventricle，RV）、动脉圆锥和动脉干 [31]。

正常心脏的心襻向右扭曲型（D-loop），使得 RV 面向右侧（图 5-6，左），同时使心脏主要位于左胸，心尖向左（左位心）。正常心脏的特征是心房 - 内脏正位，意指胸腹器官和心房位置正常，并具有右襻心室。

心襻异常：左 - 右结构异常与心脏合并右襻型和左襻型（L-loop）的畸形有关，可见于如内脏异位综

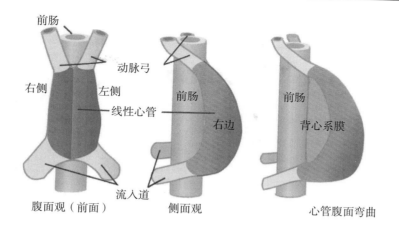

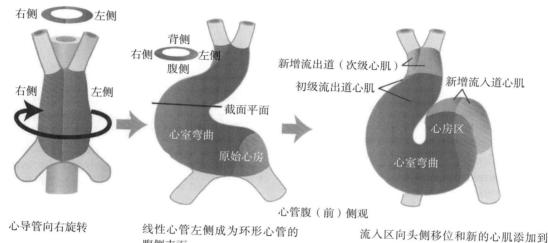

▲ 图 5-5　心脏襻化的步骤（彩图见书末彩插部分）

心管在前肠的腹侧形成，并首先对前肠开放。然后，心管曲面由背心系膜悬挂在前肠腹侧，背心系膜会快速消失。首先，腹面弯曲，然后弯曲旋转至右边，使心管左边转到前面，内侧弯曲转到左边。襻化形成 S 形回路的后续环节包括细胞进入流入极和流出极（经 Oxford University Press 许可转载，引自 Kirby [34]）

合征、心房异构、完全型内脏反位和心脏连接异常等疾病 [32]。

　　如果心管围绕头尾轴向左旋转而非右旋，将形成左襻型心（图 5-6，右）。此时，RV 位于左侧，LV 在右侧。

　　先天性矫正型大动脉转位（congenitally corrected transposition of the great arteries，CCTGA）心房和流出道位置正确，但心室节段异常向左旋转（左襻心室），导致房 - 室连接和心室 - 动脉连接不一致。此病可在内脏正位下单发，亦可与内脏反位并发，可发生内脏镜像反位的器官有肝脏、胃和脾脏等。

　　右位心指心脏主要位于胸腔右侧，通常心尖向右，而中位心心尖指向中线的前下方。中位心和右位心的心脏结构，既可为正常亦可见异常。房性异构指双侧心房形态对称（即两侧均左心房形态或两侧均右心房

形态），但往往会导致复杂的心脏畸形 [30]。某些脏器或其组成部分位置正常，其余部分则结构反位，这也通常会导致复杂的心脏疾病，称为内脏异位或内脏异位综合征。

┌─────────────────────────────────────┐
要点：心襻

● 心脏是人类胚胎发育的首个功能器官。

● 襻化是心脏形态发生的关键，它决定心脏的形状并使胚胎发育产生左右不对称性。

● 右襻或 D 襻是指正常的右位心脏襻，心襻异常向左旋转会形成左襻或 L 襻。
└─────────────────────────────────────┘

4. 心脏分隔

　　心襻形成后，心脏间隔及相应的很多过程逐步开始，从妊娠第 4 周开始，持续至第 7 周 [27]。心

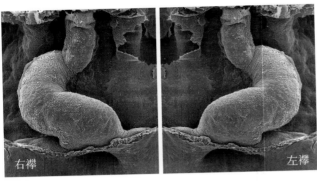

▲ 图 5-6　心襻结构图示

鸡胚心脏的电子显微镜扫描图（正面观），即 D 襻（右襻）和 L 襻（左襻）结构（"C 形"襻；HH- 阶段 12）（经 Elsevier 许可转载，引自 Männer[114]）

脏间隔把心脏分成 4 个腔室，形成独立的体循环和肺循环[33]。

5. 心房分隔

在胎儿心脏，房间隔分阶段生成以维持胎儿心房必要的右向左分流。原发隔为第一房间隔，从心房顶部逐渐向下延伸至房室连接处与心内膜垫连接（图 5-7）[34]。原发隔的前缘被一层与背侧间质突起相连的间质细胞帽覆盖。原发隔前缘与房室垫间的空隙被称为原发房间孔（原发孔），而当原发隔与心内膜垫相连后，原发孔关闭，随后原发隔顶部融合穿孔形成继发孔，左右心房间血液则经此流通[35]。第二房间隔（继发性房间隔）来源于原发隔和窦房瓣左瓣间的折叠皱襞。由于第二房间隔呈新月形，且并未形成一个完整的心房腔分隔，因而就产生了卵圆孔，该结构在胎儿时期有单向阀作用，允许源自下腔静脉的高氧合血液从右心房（right atrium，RA）流入左心房（left atrium，LA）。

心脏的静脉极在发育早期有两个通道，即静脉窦的左右角，血流从胚胎（通过主静脉、卵黄静脉和脐静脉）流入到静脉窦和共同心房腔。静脉窦，包括其右角及窦房结，均融入 RA 的背侧（后）壁（图 5-8），

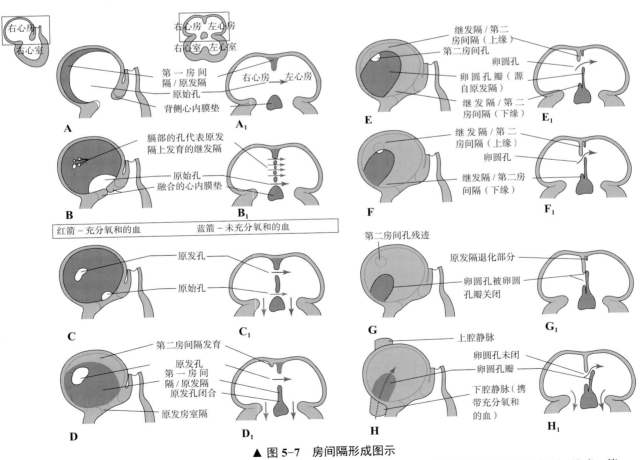

▲ 图 5-7　房间隔形成图示

原始心房分隔形成阶段的演示草图。A 至 H. 从右侧观房间隔发育图。A₁ 至 H₁. 冠状切面观房间隔发育图。注意，第二房间隔增长逐步覆盖了原发隔开口，形成第二房间孔。观察 G₁ 和 H₁ 卵圆孔瓣膜。当右心房压力（RA）超过左心房（LA）时，血液从心脏的右边流向左边。当左心房的压力与右心房压力相等或更高时，卵圆孔瓣膜关闭卵圆孔（G₁）（经 Elsevier 许可转载，引自 Moore 等[115]）

而静脉窦的左角则并入发育中的房室沟成为冠状窦。LA 的后（背）壁由融合的肺静脉及其周围的心肌构成[34, 36]。

心房分隔缺损：房间隔缺损（atrial septal defect, ASD）是导致心房水平分流最常见原因。缺损大多位于卵圆窝区域，为原发隔部分缺损所致[37]。

原发隔与继发隔未完全融合就形成了卵圆孔未闭（patent foramen ovale，PFO）。如果孔瓣够大且 LA 压超过 RA 压，则卵圆孔可处于功能性关闭状态。

原发孔型房间隔缺损是原发隔未能与心内膜垫融合所致。该缺损从卵圆窝的下缘延伸至室间隔顶部。该类型的缺损是心内膜垫缺损的一部分，也称为房室间隔和心内膜垫缺损，可单独存在也可与其他房室连接异常合并存在。

静脉窦型 ASD 发生在由胚胎期静脉窦发展而来的部位（右心房后部），表现为一种右肺静脉异常进入心

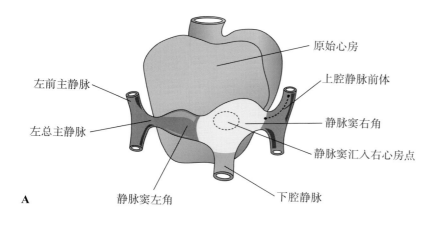

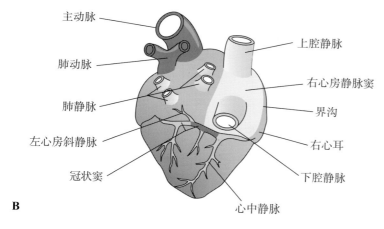

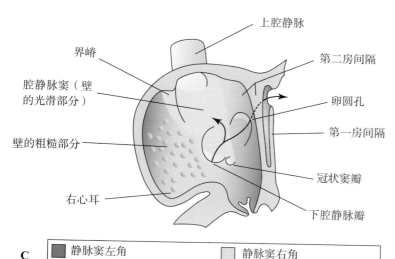

◀ 图 5-8　静脉窦的演变（彩图见书末彩插部分）

A. 心脏背面观（胚龄约 26 天）示原始心房和静脉窦。B. 胚龄 8 周时，背面观示静脉窦右角并入右心房。静脉窦左角成为冠状窦。C. 胎儿右心房内面观：①右心房壁光滑部分（腔静脉窦）起源于静脉窦右角；②下腔静脉嵴和瓣膜及冠状静脉窦都起源于右窦房瓣。原始右心房成为右心耳，一个圆锥形的肌肉囊。箭示血液流动（经 Elsevier 许可转载，引自 Moore 等[115]）

腔的动脉间交通 [38]。最常见的缺损是上腔静脉型，缺损位于上腔静脉心脏端和右上肺静脉之间，而较少见的是下腔静脉型，该型心房壁多卷入右下或中肺静脉回流的入口 [37]。

冠状窦型 ASD 是由冠状窦和 LA 间部分或全部组织缺失导致的（无顶），这种类型的 ASD 会造成血液通过冠状静脉窦口在心房间流动。

共同心房是由原发隔、继发隔和房室管的心房部分缺如导致的，并通常合并内脏异位综合征 [37]。

6. 室间隔形成

在心管襻化后，外层原始心肌细胞分化并重新启动细胞分裂，使心室在尾部球状沟两侧囊样扩张（图 5-9）。心脏胶质消失导致腔内一侧小梁的形成，产生海绵状心肌。当起源于心外膜的成纤维细胞浸润生长至心外膜侧后，心肌开始致密化，此时小梁停止了增生。

室间隔的发育始于妊娠第 5 周并持续至第 7 周 [27]。肌部室间隔由扩大的心室融合形成，而细胞主要来自相邻的左心室游离壁 [27, 33]。室间隔游离缘和心内膜垫之间的区域为第一室间孔，尽管血液可通过第一室间孔在原始心室间流动，但初始时，来自原始心房的血液通过室间孔只能到达原始 RV。在房室连接发育完善后，RA 才直接与 RV 相通。室间隔孔闭合是通过上、下心内膜垫，肌间隔和流出道心内膜垫（圆锥缓冲垫）的融合实现的，而融合部位则是室间隔的膜性部分。

室间隔缺损：室间隔缺损（ventricular septal defects, VSD）可单发或与其他先天性心血管畸形并发。该缺陷可能源于单个或多个室间隔的结构组分（肌部、心内膜垫、流出道）发育不良和（或）结构排列紊乱。

肌部 VSD 是最常见的类型，发生在室间隔的肌肉部位。此类缺损完全被发达的心肌肌肉边缘包围。缺损可为多个，且可位于肌小梁隔膜的任何部位。

室间隔膜部位于主动脉瓣（aortic valve, AoV）无冠瓣下方，毗邻三尖瓣（tricuspid valve, TV）前缘连合处。动脉瘤样纤维组织可使小的缺损自然闭合。缺损扩大超过室间隔膜部称为膜旁或膜周部 VSD。

圆锥间隔或主动脉下 VSD 位于室间隔的圆锥和肌部之间 [39]。该型缺损常与室间隔肌部和圆锥部错位有关。

肺动脉下、圆锥部、嵴上型或双动脉下 VSD 位于肺动脉瓣（pulmonary valve, PV）正下方流出道（圆锥）。AoV 可脱垂进入缺损处，导致主动脉瓣反流。

膜周部、肌型或 AVC 型室间隔缺损位于 RV 流

入道 [40]。由于这些 VSD 的房室结的位置及 His 束的路径都各有不同，因此，会给外科修复手术会带来影响。

共同心室或单心室可由不同的机制引起，其特征为单个心室长有两个房室瓣，或一个大的主导心室合并长有一个发育不全的小心室。室间隔发育不全或房室瓣排列异常可能是其潜在病因 [41]。目前人们已经发现存在多种功能性单心室。

7. 房室通道分隔及房室瓣发育

心内膜细胞经心内膜 - 间质细胞转化后生成心内膜垫 [42]。瓣膜形成前，心内膜垫和下壁心肌发挥防止血液反流的作用。而下垫和上垫的中央融合形成 AV 分隔，并在此处将 AVC 分为左（二尖瓣）和右（三尖瓣）两部 [43]。自原发性房间隔至环状瓣膜水平为房室隔的心房部分，而房室隔的心室部分自环状瓣膜水平向外延伸到肌肉组织，并形成室间隔入口。

AV 瓣及瓣下组织是由心内膜垫通过空化、重塑及下壁心肌形成瓣叶及索样结构形成的（图 5-10）[44, 45]。在发育后期，随着心肌层的消失，原始瓣叶开始延展与分层。

心内膜垫融合后，心肌细胞取代了成纤维细胞，这一过程称为心肌化。间质心内膜垫融合和心肌化共同生成部分房间隔、室间隔和动脉圆锥及心脏关键部位的基质 [46]。

房室通道及房室瓣缺损：心内膜垫结构异常可致一系列结构异常，统称为心内膜垫缺损（如前所述，亦可称为 AVC 或 AV 间隔缺损）。

单发的二尖瓣（mitral valve, MV）前叶裂是此类疾病中最轻的畸形。原发孔型 ASD 是由原发隔与心内膜垫上部未完全融合导致的，常合并 MV 裂。以上缺陷统称为部分 AVC 缺损。当心内膜垫下部未与室间隔肌肉部分融合时，可出现流入道或 AVC 型 VSD。原发孔型 ASD 合并小到中等大小的（限制性）VSD 可形成过渡型 AVC 缺损，该缺损常被 AV 瓣组织遮盖。完全性房室通道缺损（complete AV canal, CAVC）由原发孔型 ASD，流入道 VSD 和共同 AV 瓣组成。而 CAVC 患儿往往一个心室发育不良，同时另一心室被大部分 AV 瓣膜组织占据。约 40% 的唐氏综合征患者合并 AVC 缺陷 [45]。

Ebstein 畸形的特征为三尖瓣隔瓣，以及后瓣下移至右心室。该畸形是先天性三尖瓣反流最重要的病因。在病理上，此畸形是由 RV 流入道异常分层引起的 [47]。由于部分心肌缺失及部分心肌"心房化"，因此，右心

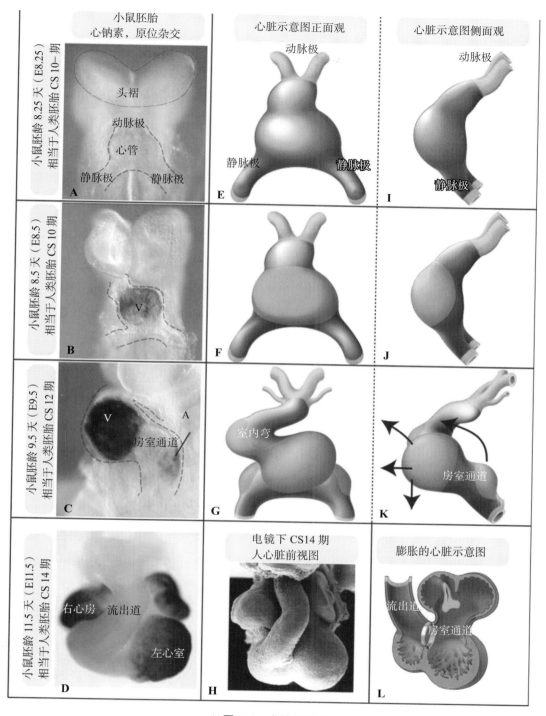

▲ 图 5-9　心腔的形成

A 至 D. 小鼠胚胎的一系列发育。小鼠 RNA 全胚原位杂交，心钠素（ANF）为心室肌分化标记物。E 至 G
和 I 至 L. 心腔组成的心脏框架图。灰色，原始心肌；蓝色，参与心腔构成心肌；K 中的箭表示腔室最终
扩大成成人构型，心室位于心房内后方。H.CS14 标记的人类心脏电子显微镜图，与小鼠 E11.5 标记心脏
相似，框架图如 L 示。出于教学目的，在 L 所示的图中，流出道连接在右侧；在人体内它位于心脏腹侧，
如 D 和 H 所示。A、E 和 I. 心管（HT）从静脉极（VP）到动脉极（AP）仅由原始心肌组成。B、F 和 J. 第
一个开始膨胀的腔室是位于心脏外弯曲处的胚胎心室（V）。C、G 和 K. 心管已开始襻化，并形成 S 形，
可见胚胎的左心室和右心室。心房（A）也开始逐渐向左右两边扩大。流出道（OFT）、室内弯（IC）和房
室通道（AVC）的心肌仍为原始心肌。图左数字已注明对应 Carnegie 分期（CS）（经 John Wiley and Sons
许可转载，引自 Sylva 等 [27]）

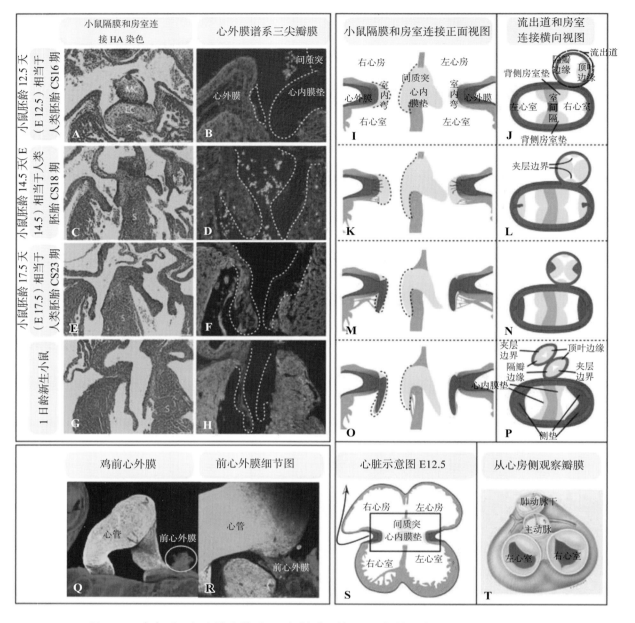

▲ 图 5-10 房室（AV）和流出道（OFT）瓣膜及其周围组织的发育（彩图见书末彩插部分）

A 至 H. 小鼠心脏切片图，对应结构图见图（S）。B、D、F 和 H. 不同发育阶段心外膜的谱系示踪。心外膜谱系标记采用 WT1；红色为心外膜酶谱标记，绿色为心肌。I 至 P. 房室通道和流出道瓣膜发育示意图。红色为心外膜（Ep）；灰色为原始心肌；黄色为心内膜垫（EC）。需注意的是流出道的细胞主要来自神经嵴，而非如房室通道一样来自心内膜。P. 图示各种垫与嵴结构对最终的瓣膜（T）的作用。Q 和 R. 3 日龄鸡胚的前心外膜（PE）。R.PE 附在心管上向外扩张形成心外膜。图左数字已注明对应 Carnegie 分期（CS）（经 John Wiley 和 Sons 许可转载，引自 Sylva 等[27]）

室由真正的三尖瓣环处延伸至房间隔与三尖瓣连接的部分比较薄弱，而小梁和流出道的部分构成了功能性的右心室。

三尖瓣闭锁的特点为 TV 和 RV 发育不全。病理上，该病可合并正常大动脉或转位大动脉，室间隔可完整或伴发 VSD，但单发的三尖瓣狭窄非常罕见。

虽然二尖瓣狭窄与其他左心系统梗阻性病变常合并存在，但梗阻性疾病的病理是多种多样的，而先天性二尖瓣反流较二尖瓣狭窄更常见。

8. 流出道分隔与半月瓣发育

心脏神经嵴细胞对心血管系统正常发育至关重要[25]，这是因为它们参与了细胞流出道分隔、半月瓣形成、心脏神经组织发育、心脏传导系统的绝缘及主动脉弓重塑[48]。

(1) 流出道常分为三部：圆锥部（近端）、动脉干（中部）和主动脉囊（远端）[49]。流出道分隔始于第 4 对和第 6 对主动脉弓之间的主动脉囊背侧壁的间质层形成（主肺动脉隔）[50]，随后间质层向动脉干延伸，将主动脉囊腔分成主动脉干和肺动脉干的发育雏形。心脏神经嵴细胞迁移到胚胎咽弓（第 3、4、6 号），其中部分神经嵴细胞迁移至流出道（图 5-11），流出道的心内膜垫是间充质嵴，是由下方心内膜向间充质转化而来，而间充质嵴可以旋转进入流出道。神经嵴细胞迁移后，来自胚胎咽弓的间质组织细胞，进入动脉

干内膜垫形成两列位于中央的突起（图 5-12）[51]。这些突起最终与圆锥垫近端及主肺动脉隔远端融合。发育中 PV 的旋转与主肺动脉隔和突起的螺旋有关，其方式为发育中的主动脉将与主动脉囊的右侧、头侧部分连接，而发育中的肺动脉干将与主动脉囊的左侧、尾侧连接[52]。

流入极和流出极于心襻处融合，其在发育中旋转和楔入，使心房和流出道血管与 AV 瓣和心室对齐（图 5-13）[49, 51]。在圆锥中，心肌细胞进入心内膜垫，此后进一步膨入腔内，并在中线处融合。圆锥心内膜垫常与近端 AV 垫组织和肌性室间隔嵴融合。

发育早期，肺动脉下圆锥和主动脉下圆锥均位于

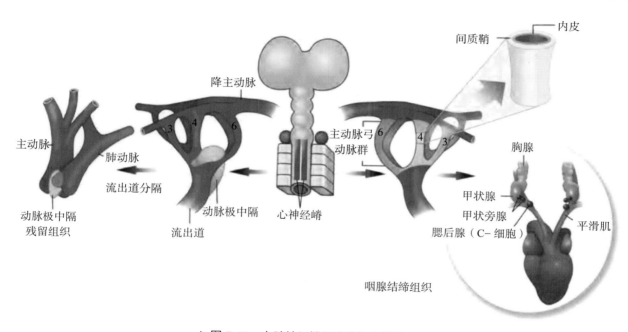

▲ 图 5-11 心脏神经嵴细胞的衍生结构图示
心脏神经嵴细胞参与胚胎主动脉弓转化为胸腔大动脉的发育与成形，同时形成平滑肌束。此外，该细胞还参与胸腺、甲状旁腺和甲状腺的发育，在腺体发育后提供基质细胞（经 Elsevier 许可转载，引自 Keyte 和 Hutson[49]）

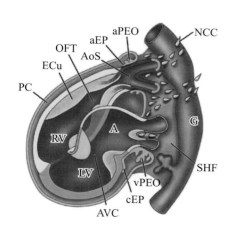

◀ 图 5-12 心管襻化示意图（彩图见书末彩插部分）
第二生心区（SHF. 黄褐色）分化形成新心肌（黄色）、右心室（RV）和心房（A）。第一生心区（褐色）分化生成左心室（LV）心肌和房室通道（AVC）。神经嵴细胞（NCC）主要参与动脉极的发育，包括主动脉囊壁（AoS）和流出道（OFT）的心内膜垫（ECu）。静脉极也有部分神经嵴细胞位于 AVC 心内膜垫区。在心包腔（PC），心外膜前体结构突出于静脉极（vPEO），动脉极亦有同源结构（aPEO）。动脉极的心外膜（aEP）分布在 AoS 上，而来自静脉极的心外膜最终覆盖整个心脏心肌层（cEP）。NCC. 神经嵴细胞；SHF. 第二生心区；AVC. 房室通道；vPEO. 静脉极心外膜前体结构；cEP. 心脏心肌层；LV. 左心室；RV. 右心室；PC. 心包腔；ECu. 心内膜垫；OFT. 流出道；AoS. 主动脉囊壁；aEP. 心外膜；aPEO. 动脉极心外膜前体结构；A. 心房；G. 前肠；L. 肺芽（经 Elsevier 许可转载，引自 Gittenberger-de Groot 等[26]）

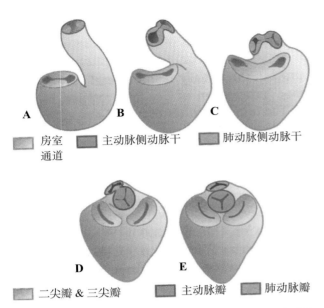

房室通道 ▢ 主动脉侧动脉干 ▢ 肺动脉侧动脉干

二尖瓣 & 三尖瓣 ▢ 主动脉瓣 ▢ 肺动脉瓣

▲ 图 5-13　主动脉楔入步骤图示（彩图见书末彩插部分）
流出道心肌重塑进程中，主动脉侧流出道沿中心聚拢于
二尖瓣和三尖瓣之间（经 Oxford University Press 许可转
载，引自 Kirby [34]）

右心室上方。随后胚胎某些组织退化，导致 AoV 向后
下方旋转至 LV 的正上方，并与 MV 呈纤维状连接 [53]。
胚胎发育的第 5 周，其循环从原始的单串联循环过渡
到双串联循环。

流出道分隔后，流出道心内膜垫内的间质组织被
重塑成三瓣状的主动脉瓣和肺动脉瓣，半月形瓣结构
形成。心内膜细胞是半月瓣和房室瓣成纤维细胞的主
要来源，但来自心外膜的成纤维细胞也有助于瓣膜的
形成 [50]。在瓣叶的顶端还发现了神经嵴细胞，但它们
在瓣膜形成中的作用机制仍不清楚。

(2) 流出道分隔异常：心脏神经嵴细胞缺失或功
能障碍可引发许多疾病，主要为一系列与心脏、面
部、胸腺、甲状旁腺和脑组织缺陷有关的综合征 [49, 51]，
包括 22q11 缺失综合征（如腭 - 心 - 面综合征）、
CHARGE 综合征、胎儿酒精综合征、视黄酸胚胎
病、Alagille 综合征、Noonan 综合征及 LEOPARD 综
合征 [49]。

永存动脉干由流出道分隔（圆锥动脉干与主肺动
脉分隔）失败和肺动脉下漏斗部缺失导致，由于存在
漏斗部缺失，患儿可并发 VSD [54]。永存动脉干患儿，
其主动脉瓣和肺动脉瓣融合形成一个半月瓣。肺动脉
（pulmonary arteries，PA）以各种形式起源于总干根部，
具体形式取决于分隔缺损的程度。主 - 肺动脉窗由流
出道分隔不完全引起。半月瓣形成过程中，流出道心

内膜垫异常内陷形成房室通道 [52]。流出道分隔异常可
导致主动脉或肺动脉发育不良。

通常认为，法洛四联症是肺动脉下漏斗（圆锥）
发育不良所致 [55]。漏斗部较小导致圆锥间隔前向偏
移，圆锥和肌肉间隔排列不齐。这导致 RV 流出道阻
塞和主动脉下 VSD [56]。该疾病常合并 PV 异常，同时
血流减少又导致 PA 发育不全。变异型法洛四联症包
括与 PA 发育不全程度有关的肺动脉闭锁。

在其他理论中，大动脉转位（transposition of the
great arteries，TGA）是由肺动脉下圆锥吸收，使 PV
向下和向后移位于 LV 上方 [57]，或主肺动脉隔旋转失
败引起 [58]。D-TGA 是大动脉转位最常见形式，患儿
心房心室（AV）连接一致而心室大动脉（VA）连接
不一致。先天性或生理性的矫正型大动脉转位是指同
时存在 VA 和 AV 连接不一致（即双连接不一致）。由
于大多数情况下，该畸形特点为心脏 L 襻、左位心及
内脏正位，因此亦称之为 L 转位。

右心室双出口与肺动脉下和主动脉下圆锥持续存
在有关，而 LV 双出口（非常罕见）则与两者均缺失
有关。这些解剖畸形常并发 VSD。

肺动脉瓣狭窄多以瓣膜连接处融合或缺失为特征。
对于新生儿，严重肺动脉瓣狭窄是动脉导管依赖型病
变，而肺动脉血流依赖于动脉导管的开放（patency of
the ductus arteriosus，PDA）。

左心室流出道梗阻可发生在瓣膜、瓣膜下或瓣膜
上水平。最常见的 AoV 异常为两叶瓣 AoV，亦是最
常见的先天性心脏缺陷（发病率 1%～2%）[1]。两叶瓣
畸形有几种表型，最常见特点为动脉瓣连接处融合。
对于新生儿，严重的主动脉瓣狭窄是动脉导管依赖型
病变，患儿依赖 PDA 保障体循环血流。主动脉瓣常表
现为发育不良，瓣叶可单连合或双连合，可并发瓣叶
增厚、翻卷和单瓣等畸形 [59]。严重的主动脉狭窄或主
动脉瓣闭锁可能是左心系统梗阻病变的一部分，可伴
发左心室发育不良，升主动脉和（或）主动脉弓、二
尖瓣的狭窄或闭锁，LV 心内膜纤维弹性增生（即左心
发育不良综合征）[60]。

主动脉瓣下狭窄有多种胚胎学病因。圆锥间隔相
对于肌性间隔向后移位可导致左心室流出道梗阻。主
动脉弓中断可并发这一解剖异常和 VSD。家族性肥厚
性心肌病是一种恶性心肌病，为常染色体显性遗传病，
最常见的病因是收缩蛋白的基因突变 [61]。单纯性主动
脉瓣下纤维肌嵴或肌膜亦可导致主动脉瓣下狭窄。

先天性主动脉瓣上狭窄（supravalvular aortic stenosis,

SVAS）与弹性蛋白基因（7 号染色体）缺失或功能丧失有关。多数情况下，SVAS 多见于 Williams-Beuren 或 Williams 综合征[62, 63]。该综合征一般特征为发育落后、精灵面容、独特的行为特征和新生儿低钙血症。非综合征型 SVAS 可为常染色体显性遗传疾病，抑或由少数基因突变引起[64]。患儿的动脉弹力蛋白含量降低且排列紊乱，胶原蛋白含量增加，肥大的平滑肌细胞数量增加。其临床表现也可能是动脉病变导致的结果，病变可累及主动脉、肾动脉和（或）肺动脉。

> **要点：心脏分隔**
> - 心脏分隔始于襻化，最终形成 4 个心腔和 2 个独立循环。
> - 心脏分隔的过程涉及心房和心室的肌性分隔、房室和流出道心内膜垫形成及背侧间质突形成。
> - 心脏分隔异常可致心房和（或）心室水平结构缺损、房室瓣膜发育异常、流出道异常、半月瓣异常。

9. 心内膜的发育

心内膜细胞由特定的或多能心脏祖细胞群细胞发育而成，该细胞群在心管形成过程中亦参与血管生成。形态学上，这些特定的内皮细胞分布在心肌上，并与血管网相连[65]。覆盖于房室和流出道软垫上的心内膜细胞间质化，是心脏瓣膜形成和心脏间隔完成的关键[66]。心内膜细胞能通过机械敏感性通路感知血流（剪切应力）和心脏壁的舒张和收缩（机械应力）等血流动力学变化，有助于心脏形态和生理的发育[65]。心内膜祖细胞也参与了冠状动脉和静脉的发育[67]。此外，部分心内膜细胞参与组成了促进心脏修复和再生的干细胞群和血管分泌信号传导中心[68]。

10. 心外膜和冠状动脉的发育

心管襻化后，心外膜开始发育并覆盖心脏和大动脉根部。在围心腔内，心外膜前体结构（proepicardial organ，PEO）起源于静脉极（vPEO）和动脉极（aPEO）处腹侧咽突的脏壁中胚层（图 5-12）[26, 69]。源自 vPEO 的心外膜覆盖心房、AVC 和心室，源自 aPEO 的心外膜覆盖流出道。Gittenberger-de Groot 等已经证明，心外膜覆盖心肌后，部分细胞经过上皮间质化并移入心外膜下间隙[70]。这些心外膜来源细胞（epicardially derived cells，EPDC）进入心肌和心内膜

垫并分化为成纤维细胞、冠状动脉平滑肌细胞、内皮细胞和造血细胞。心外膜源性成纤维细胞分化为间质成纤维细胞、纤维环和冠状动脉外膜成纤维细胞。心外膜对心肌生长必不可少，而间质成纤维细胞对心肌致密化至关重要。

心肌营养物质的运输过程有三个序贯和重叠的阶段[46]。尽管早期心肌层内无血管，但心内小梁区心内膜上有静脉窦（小梁通道），使营养物质可以通过静脉窦进行扩散。冠状动脉血管来源于心外膜、静脉窦和心内膜。随着心外膜形成，源于 EPDC 的心外膜下血管内皮丛经历微血管生成、血管生成和动脉生成（平滑肌细胞和周皮细胞覆盖在新生的冠状动脉丛上）[71]。较过去的观点而言，现认为心外膜对冠状动脉发育的作用变小[72]。静脉窦芽的静脉内皮细胞去分化后迁移到心背侧的心外膜下间隙[67, 73]。这些细胞穿透心肌壁并分化为动脉和静脉内皮细胞。在心脏和室间隔腹侧，心内膜内皮细胞形成冠状动脉丛。部分冠状动脉丛与小梁间静脉窦连接。穿过心肌壁的冠状动脉丛密度不均匀，心外膜侧分布密度较心内膜侧高[69]。心外膜下血管网随后重塑成具有成人冠状动脉和静脉特点的分支。冠状动脉循环发育的最后一步是心周冠状动脉毛细血管丛进入主动脉根部（图 5-14）[71, 74]。每个冠状窦都有开口，接收多个小血管的血流。在左右主动脉窦，多个通道合并形成左右冠状动脉的主干，剩余的（无冠状动脉）窦退化。

心外膜和冠状动脉发育异常：正常心肌致密化需心肌细胞和 EPDC 间营养相互作用[26, 75]。心室致密化不全是一种主要累及左心室的海绵状心肌病，而 EPDC 功能异常则是它的病因。

冠状动脉瘘来源于冠状动脉且常终止于右心室。

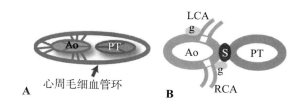

▲ **图 5-14　左冠状动脉（LCA）和右冠状动脉（RCA）的发育**

A. 众多心周毛细血管环分支通过主动脉壁流入主动脉窦；B. 左右各只有一支动脉留存，与主动脉窦合并形成 LCA 与 RCA。PT. 肺动脉干；g. 心脏神经节；S. 主肺动脉隔；Ao. 主动脉窦；LCA. 左冠状动脉；RCA. 右冠状动脉（经 Oxford University Press 许可转载，引自 Kirby[34]）

该病可单独存在或与其他病变合并存在。冠状动脉血流入低压室腔可使心室容量超载和心肌缺血（冠状动脉窃血）。

左冠状动脉异常起源于肺动脉（anomalous origin of the left coronary artery from the pulmonary artery, ALCAPA）是指冠状动脉血管未开口于主动脉窦，而是通过腹侧通路与肺动脉相连[76]。此时，由于血流流入血管阻力和压力较低的 PA，出现冠状动脉窃血，冠状动脉血流方向与正常相反，右冠状动脉压力可代偿性增高。

冠状动脉异常起源于对侧主动脉窦与左冠状动脉先天性闭锁都是可以导致猝死的罕见解剖异常[76]。

要点：心外膜和冠状动脉发育
- 冠状动脉血管起源于心外膜、静脉窦和心内膜。
- 冠状动脉循环发育经历许多步骤，最终实现心周冠状动脉毛细血管丛进入主动脉根部。
- 心外膜发育异常可致某些类型的心肌病和冠状动脉异常。

11. 心脏传导系统的发育

原始心脏起搏点位于心脏静脉窦和原始心房的交界处。在瓣膜形成前，去极化电流单向缓慢传导使心肌蠕动收缩，因此，血液可以从心管静脉极流至动脉极。随着心管延长，心肌工作细胞分化出缝隙连接、发育良好的肌节和低自律性的心肌[77]。静脉极、AVC 和流出道的心肌细胞分化为具有高自律性的特殊传导细胞，其特点为肌节发育不良，传导速度缓慢。心肌细胞分化为工作和传导心肌后，胚胎心电图波形与成形心脏的心电图相似[78]。

胚龄 32 天时可检测出窦房结（sinoatrial node, SAN），它由位于右总主静脉与 RA 的交界处心肌细胞发育而来[79]。胚龄 33 天时可检测出房室结（atrioventricular node, AVN），它由 AVC 中传导缓慢的心肌细胞发育而来，保持了其传导缓慢的原始特性。AV 束、左右束支和浦肯野纤维由快速传导的心室心肌分化。AV 传导系统为心房和心房间唯一的心肌连接。

心脏传导系统发育异常：传导系统正常发育依赖于心房和心室间对位一致、房室间隔正确连接、室间隔完整[80]。已知的或可能与传导系统异常相关的解剖异常的疾病包括：校正型 TGA、AVC 缺损、膜周 VSD 和单心室。

旁路是指部分心肌细胞束提供的附加的房室传导途径，是室上性心律失常发生的基础（如 Wolff-Parkinson-White 综合征）。Ebstein 畸形常伴有 Wolff-Parkinson-White 综合征和其他异常传导通路。

心房传导紊乱和节律异常与静脉窦部心肌有关，因此，往往发生在特定解剖部位[81]。AVN 的结构复杂，在许多正常心脏具有双 AVN 生理学特点（两条不同电生理特征通路）和房室节点再传导心动过速的解剖基础。

在分子水平上，影响离子通道的基因突变可致心脏传导性疾病，其中最重要的包括长 QT 综合征、Brugada 综合征、儿茶酚胺源性多形性室性心动过速、短 QT 综合征[82]。

要点：心脏传导系统的发育
- 原始心脏起搏点位于心脏静脉窦和原始心房的交界处。
- AV 结保持了其初始的传导缓慢的特点，使 AV 传导适当延迟；而 AV 束、左右束分支和浦肯野纤维由快速传导的心室肌发育而来。
- 传导系统异常一般见于以下解剖异常：AV 对位不一致、房室间隔对位不良、室间隔缺损。

12. 动脉弓的发育

背主动脉形成于脊索两侧的中胚层，与腹侧咽内胚层相邻，为双侧平行的血管。主动脉囊通过咽弓动脉连接到成对的背主动脉，称为咽弓动脉（pharyngeal arch arteries, PAA）或主动脉弓动脉[15]。心脏神经嵴细胞迁移到中胚层咽弓，并环绕内皮细胞形成 PAA 的平滑肌[25, 83-85]。随着时间推移，PAA 逐步形成了一种从头至尾的对称模式。神经嵴细胞对动脉弓重塑至关重要，其中主动脉弓的部分节段和背主动脉退化，而其他节段则通过转化继续发育成成熟的不对称模式（图 5-15）。

背主动脉从尾部开始融合，一直延伸到第 7 体节。第 7 体节由第 7 节间动脉供血，形成了左锁骨下动脉并促进右锁骨下动脉的形成。背主动脉发出背节间动脉，为脊髓和发育中的体节供血。节段间动脉间形成纵向吻合，其中第 1 到第 7 段动脉吻合形成椎动脉。前 6 对节间动脉在椎动脉形成后退化，因此，椎动脉起源于第 7 节间动脉。

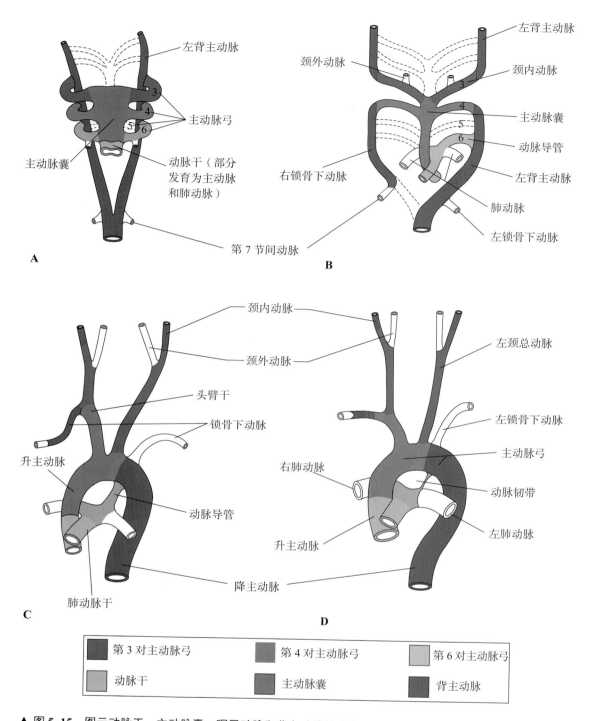

▲ 图 5-15　图示动脉干、主动脉囊、咽弓动脉和背主动脉转化为成人型动脉过程中的动脉改变，未着色的血管不源于以上结构（彩图见书末彩插部分）

A. 第 6 周时的胚胎咽弓动脉。在此阶段，前两对动脉已基本消失。B. 第 7 周时的胚胎咽弓动脉。背主动脉的一部分及咽弓动脉通常消失，以虚线表示。C. 第 8 周时动脉分布。D. 6 月龄婴儿的动脉血管示意图。注意，升主动脉和肺动脉在 C 图显示比 D 图小得多，意指这些血管在不同的发展阶段相对血流量的多少。在 C 图可观察到大的动脉导管，它本质上是肺动脉干的直接延续。正常情况下，动脉导管在出生后几天内功能性闭合。最终，如 D 图所示，动脉导管变成动脉韧带（经 Elsevier 许可转载，引自 Moore 等 [115]）

主动脉弓发育异常：主动脉弓畸形可认为是原始双主动脉弓结构的异常退化所致，可用 Edwards 假设的双主动脉弓模型解释（图 5-16）[86]。左位 / 右位主动脉弓指示了其跨越的主支气管位置[87]。双弓结构的右侧主动脉弓在右锁骨下动脉至降主动脉段退化，形成左位主动脉弓（left aortic arch，LAA）。反之，则形成右位主动脉弓（right aortic arch，RAA），其双弓结构的左侧主动脉弓在左锁骨下动脉至降主动脉段退化。RAA 常与先天性心脏病有关。LAA 伴发右锁骨下动脉起源异常，常与双弓结构的右侧主动脉弓在右锁骨下动脉至右颈总动脉段退化有关，而 RAA 伴发左锁骨下动脉起源异常与双弓结构的左侧主动脉弓在左锁骨下动脉至左颈总动脉段退化相关。双主动脉弓的形成源于胚胎两侧同时存在第 4 主动脉弓。主动脉弓中断（interrupted aortic arch，IAA）指双侧第 4 主动脉弓均退化萎缩。IAA 以 B 型最常见，主动脉弓中断位于左颈总动脉和左侧锁骨下动脉之间，RAA 正常退化。血管环意指气管和食管被血管结构完全包绕，潜在血管结构既可为持续开放的血管，亦可为纤维残留组织，如动脉韧带。当气管和食管未被血管结构完全包绕，此异常称为血管吊带。主动脉弓异常可致气管、支气管和（或）食管受压。PA 吊带，即左侧 PA 起源于右侧 PA 后经气管和食管间穿过，患儿常伴发呼吸道畸形[88]。

主动脉缩窄是一种体循环的梗阻性疾病，表现为动脉导管插入部对侧（导管旁）的降主动脉狭窄或主动脉弓管状发育不全。由于导管组织进入主动脉壁和（或）出现了异常血流模式，致使机体升主动脉血流减少。

足月儿单纯性动脉导管未闭可能是一种遗传性的先天畸形，持续存在的导管结构与正常动脉导管组织学特征不同[89]。PDA 可单发，尤在早产儿中群体，亦可与几乎所有先天性心脏病合并存在。但动脉导管未闭对某些类型的 CHD 患儿来说是生存的必要条件。

> **要点：主动脉弓的发育**
> - 主动脉弓的初始形态在整个发育过程中不断修正，最终发育为出生时的血管结构。
> - 神经嵴细胞在主动脉弓的发育中起关键作用。
> - 主动脉弓发育异常，与原始的双主动脉弓节段不能退化或退化位置错误有关。

13. 肺循环与体循环静脉系统的发育

（1）肺静脉：气管、支气管树和肺脏皆由腹侧前肠的呼吸憩室发育而来。在发育早期，肺脏和前肠静脉回流相同，即经内脏静脉丛流入主静脉和脐（系统）静脉（图 5-17）。

初级肺静脉是由背心系膜内管道化形成通道而成[36]。初级肺静脉进一步管道化使其与发育中的 LA 相连，在妊娠第 1 个月末，初级肺静脉已在肺芽的肺静脉丛与心脏窦房部之间建立了联系。此后，肺静脉丛与体循环静脉系统失去连接。随后，正常的肺静脉连接进入 LA，因此，各肺静脉直接单独接入 LA。

（2）肺静脉发育异常：完全异常的肺静脉连接（total anomalous pulmonary venous connection，TAPVC）是由于在肺脏静脉与内脏静脉系统的连接消退前，未建立普通肺静脉和肺静脉丛间的正常连接。多数情况

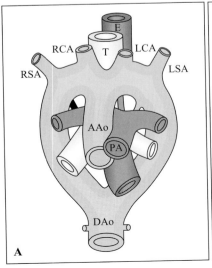
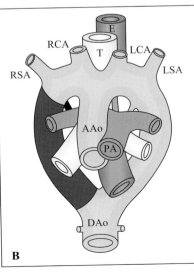

◀ **图 5-16　主动脉弓 Edwards 发育模型图**
A. 假设的双主动脉弓系统，双侧各有主动脉弓、动脉导管环绕气管（T）和食管（E），两侧颈动脉和锁骨下动脉分别源于同侧动脉弓，降主动脉位于中线位置；B. 正常主动脉弓是由右锁骨下动脉与降主动脉之间的右弓背段中断，右动脉导管退化形成。AAo. 升主动脉；DAo. 降主动脉；LCA. 左颈总动脉；LSA. 左锁骨下动脉；PA. 肺动脉；RCA. 右颈动脉；RSA. 右锁骨下动脉；T. 气管；E. 食管（经许可转载，引自 Türkvatan A，Büyükbayraktar F.G，Ölçer T，and Cumhur T. Congenital anomalies of the aortic arch：evaluation with the use of multidetector computed tomography. Kor. J Radiol.2009；10：176–184.）

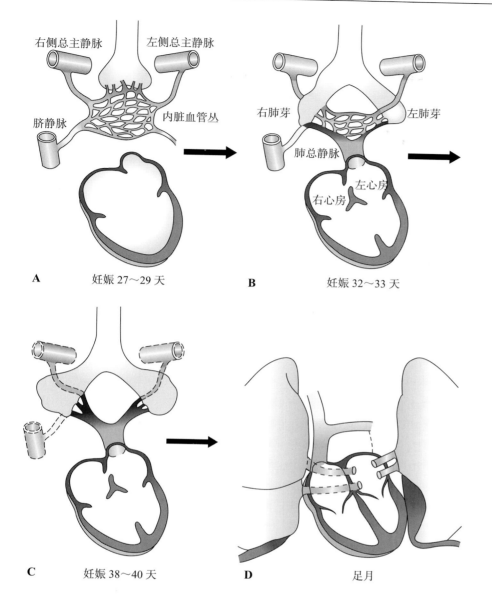

A 妊娠 27～29 天　　**B** 妊娠 32～33 天

C 妊娠 38～40 天　　**D** 足月

◀ **图 5-17　肺静脉的发育**
A. 在妊娠 27～29 天，前肠血管丛（内脏血管丛）将原始肺芽包裹住。在此阶段，肺芽与心脏无直接连接，而与脐静脉和主静脉系统有多重连接。左心房后壁有一小突起，指向发育中的第二房间隔。B. 在妊娠的第 1 个月末，肺总静脉在肺静脉丛与心脏窦房结形成连接。此时，肺静脉丛和内脏静脉丛的连接仍通畅。C. 肺静脉丛和内脏静脉丛间连接消失。D. 肺总静脉（CPV）汇入左心房，各支肺静脉分别独立直接连接至左心房（经 Wolters Kluwer 许可转载，引自 Brown 和 Geva [92]）

下，所有肺静脉在 LA 后方汇合，通过心上、心脏或心下途径引流（膈下）入右心循环。部分肺静脉异位引流（partial anomalous pulmonary venous connection，PAPVC）是由于在肺脏静脉与内脏静脉系统的连接消退前，左或右肺静脉部分闭锁，可引起左或右侧肺静脉回流受阻。TAPVC 和 PAPVC 均能产生左向右分流，亦能引发肺静脉梗阻。肺静脉亦可发育不良或闭锁，最常见的肺静脉发育数量的变异为左或右单根肺静脉 [90]。三房心是指一个斜的纤维肌膜把 LA 分成两个腔：后上腔接收肺静脉血流，而前下腔与 MV 和 LA 相关附属结构连通 [91]。该畸形由肺静脉与原始 LA 融合不完全引起。静脉窦型房间隔缺损可伴有部分（但不常见）右肺静脉引流至右上腔静脉或 RA，此时肺静脉仍与 LA 相连（上腔静脉型缺损）。有罕见病例报

道示，房间隔缺损部位为下腔静脉入口（下腔静脉缺损型），同时右肺静脉回流至此区域附近。典型的先天性肺静脉狭窄发生于肺静脉 –LA 连接处，其狭窄长度与程度和受影响的肺静脉数量可呈进展性。该畸形的解剖基础为肺静脉与 LA 连接异常 [92]。

> **要点：肺静脉的发育**
> - 肺和气管支气管树是由腹侧前肠发育而来。
> - 肺静脉和左心房间建立正常连接与肺静脉丛与体循环静脉脱离初始连接相关。
> - 肺静脉丛与内脏静脉系统的连接退化后，肺静脉和肺静脉丛之间正常连接建立失败可致肺静脉发育异常。

14. 体循环静脉

在胚胎发育的第 4 周末，原始静脉系统由三组两侧对称静脉组成，分别为卵黄静脉、脐静脉、主静脉。每组都回流至静脉窦左右角。卵黄静脉回流卵黄囊和胃肠道组织的血液，并发育成门静脉系统；脐静脉从胎盘输送含氧血液，分别在妊娠第 2 个月（右侧）及出生后（左侧）退化；主静脉回流头部、颈部和体壁血液，发育成腔静脉系统（图 5-18）。体循环静脉血转换回流到 RA，与血管退化和重塑以生成成人型不对称静脉模式有关（图 5-19）[93]。

体循环静脉异常发育：静脉系统的发育复杂，导致体循环静脉异常的疾病十分广泛[94]。永存左上腔静脉（left superior vena cava, LSVC）是左前、左主静脉退化失败引起。它可能与右侧 SVC 共存（双侧 SVC），若右前和右主静脉退化，则其可能成为唯一 SVC。在绝大多数的患儿中，LSVC 经冠状静脉窦回流入右心房，如果冠状窦部分或完全无顶，则其可能回流入左心房[95]。双侧 SVC 合并冠状窦无顶通常伴发其他先天性心脏畸形。内脏异位综合征是胚胎发育早期左 - 右轴向旋转紊乱引起的，常伴有体循环静脉异常。

下腔静脉中断，奇静脉 / 半奇静脉延续至左右 SVC 是由 IVC 肝段形成失败引起。此时，肝静脉直接回流到 RA，机体可出现多种形态的双侧下腔静脉。

> **要点：体静脉的发育**
> - 原始体静脉循环由 3 个左右对称系统构成，即卵黄静脉、脐静脉、主静脉。
> - 全身静脉回流向右心房的转变与整个发育过程中血管结构的退化和重构有关，产生了出生时所见的不对称静脉模式。
> - 静脉系统发育复杂，发育中的变异可致体静脉广泛的系统性静脉畸形。

15. 发育中心脏的神经支配

心脏由起源于神经嵴细胞的感觉（传入）神经和运动（传出）神经支配（图 5-20）[96, 97]。感觉传入通路通过副交感神经和交感神经将信号从心脏传入大脑。运动传出通路为自主神经系统的一部分，副交感神经和交感神经通路的传导都经过节前神经传至节后神经。

心脏神经系统发育和成熟都比较缓慢，出生后才具有完善的功能[97]。副交感神经支配先于交感和感觉神经支配，因此，副交感神经胆碱能系统发挥作用要先于交感神经 - 肾上腺素系统[98]。自主神经受体介导的效应机制先于功能性神经支配启动，使心脏对循环系统中的儿茶酚胺产生反应，以缓冲低氧和心动过缓对机体的影响[99]。副交感神经元的神经递质为乙酰胆碱，交感神经元的神经递质为去甲肾上腺素。

心脏神经支配异常：自主神经功能异常是由感觉和自主神经元的发育、迁移、存活和功能不足引起的自主性相互作用受损所致，在这方面，交感神经系统比副交感神经更易受到影响[100]。家族性自主神经功能障碍（Riley-Day 综合征）是最广为人知的遗传性感觉和自主神经病变，此症与直立性低血压和猝死风险增加相关。自主神经系统异常影响 CHD 患者病理生理和远期预后[101]。

婴儿猝死综合征与自主神经系统发育异常有关，可以导致心肺自主调控功能发育不成熟，入睡后无觉醒反应[102]。患儿常发生异常的 2 个脑干核团为迷走神经运动背核和孤束核，两核均在心脏神经支配中起作用[101]。

鉴于唐氏综合征患儿的心率和血压对运动刺激的反应性减低，该类患儿可能存在自主神经功能障碍[103, 104]，麻醉诱导过程中心动过缓的风险增加[105]。

> **要点：发育中心脏的神经支配**
> - 心脏受感觉（传入）和运动（传出）神经双重支配。
> - 心脏神经系统发育成熟缓慢，直至出生后才能完全发挥作用。
> - 副交感神经支配先于交感神经支配。
> - 心脏神经支配异常可能是自主神经相互作用受损和自主神经系统发育异常所致。

三、心脏干细胞治疗与心脏再生

在正常人的心脏中存在着具有多能性、克隆性和自我更新性的心脏干细胞[106]。尽管研究主要集中于成人心肌缺血的恢复或再生上，但干细胞疗法是一种新兴的治疗 CHD 的方法[107-109]，且其在儿童中的应用疗效可能比成人更成功[110]。心脏不是有丝分裂终末分化后器官[106]，现已证实心脏具有再生性[111]。心肌细胞

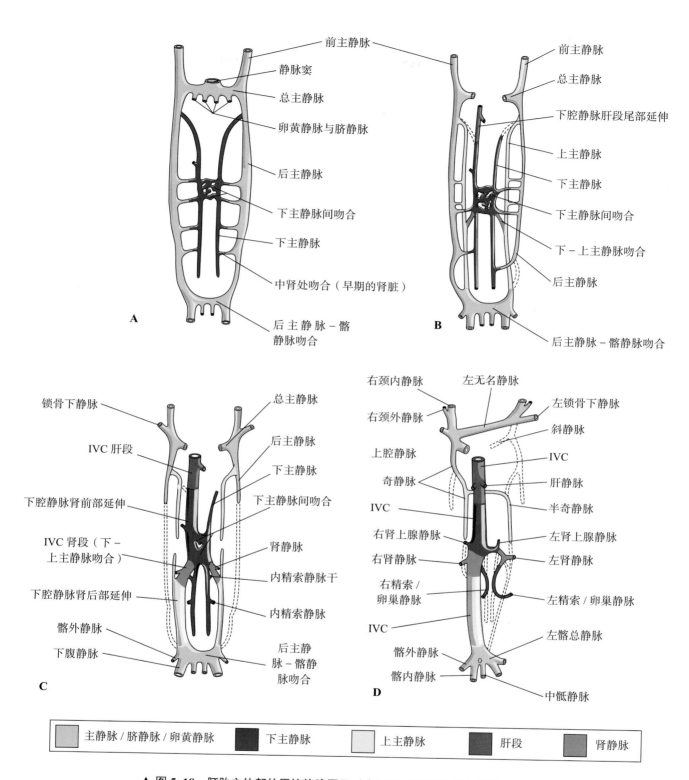

▲ 图 5-18　**胚胎主体部的原始静脉图示（腹侧观）**（彩图见书末彩插部分）

最初，存在 3 种静脉系统，即源自绒毛膜的脐静脉、脐囊的卵黄静脉和胚体的主静脉。随后下主静脉出现，最后上主静脉发育。A. 6 周龄胚胎；B. 7 周龄胚胎；C. 8 周龄胚胎；D. 成熟期胚胎。本图阐明了成熟静脉模式的发育过程。IVC. 下腔静脉（经 Elsevier 许可转载，引自 Arey [116] 和 Moore 等 [115]）

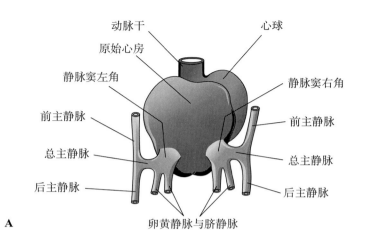

动脉干
心球
原始心房
静脉窦左角
静脉窦右角
前主静脉
前主静脉
总主静脉
总主静脉
后主静脉
后主静脉
卵黄静脉与脐静脉

A

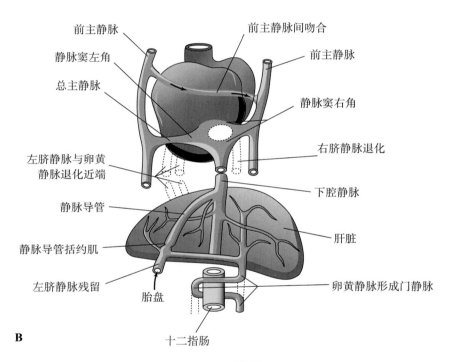

前主静脉
前主静脉间吻合
前主静脉
静脉窦左角
总主静脉
静脉窦右角
右脐静脉退化
左脐静脉与卵黄
静脉退化近端
下腔静脉
静脉导管
肝脏
静脉导管括约肌
左脐静脉残留
胎盘
卵黄静脉形成门静脉
十二指肠

B

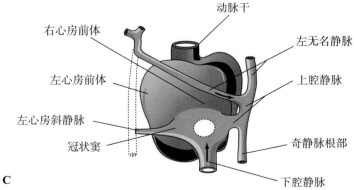

动脉干
右心房前体
左无名静脉
左心房前体
上腔静脉
左心房斜静脉
奇静脉根部
冠状窦
下腔静脉

C

◀ 图 5-19 静脉系统的发育图示

心脏发育背侧观。A. 胚龄第 4 周（约 24 天），示原始心房，窦静脉及其汇入静脉。B. 胚龄第 7 周，示扩大的右窦角及穿过肝脏的静脉循环。各器官未按比例绘制。C. 胚龄第 8 周，示A 和 B 中所示的主静脉的成熟衍生结构（经 Elsevier 许可转载，引自 Moore 等 [115]）

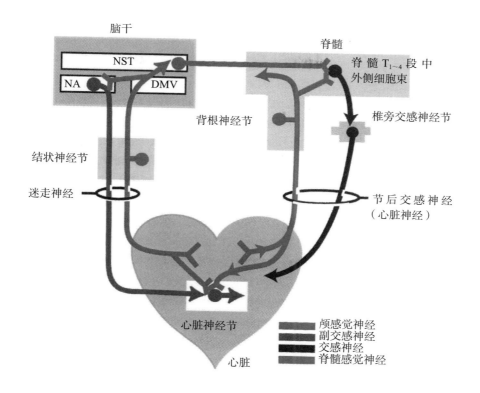

▲ 图 5-20　心脏神经支配总体示意图，脉冲的方向用箭表示（彩图见书末彩插部分）

NST. 孤束核；NA. 疑核；DMV. 迷走神经背核（经 Oxford University Press 许可转载，引自 Kirby[34]）

损伤后再生的潜在机制有：①常驻心脏祖细胞的激活、增殖和分化；②成熟心肌细胞去分化重新进入细胞周期；③新血管生长激活心外膜心肌细胞增殖；④非心肌细胞释放旁分泌因子促进现有心肌细胞增殖[112]。心脏干细胞的再激活已打开了应用再生医学新疗法治疗先天性和后天性心脏病的大门[113]。

四、结论

心脏是人类胚胎发育的第一个功能器官。有关心脏发育过程的新观点已使很多经典胚胎学和形态学的观点受到了质疑，包括心脏发育的节段模型。现已确定并非所有的心脏祖细胞都来自于早期心管。目前认为，仅左心室前体来源于直型心管，其周围有众多生心区域形成，促进心脏发育。

心脏起源于中胚层和神经嵴前体细胞。中胚层分化生成四个细胞系（心肌细胞系、心内膜系、心外膜系及内皮细胞系），此为构成心脏和血管系统的基石（图 5-21）[26]。心脏神经嵴细胞是主动脉弓形成和重塑、流出道分隔、半月瓣形成、心脏神经组织和传导系统绝缘的关键[48]。表 5-1 描述了胚胎发育阶段、相应心血管系统发育过程对应的时间轴[27]。

现行的有关心血管系统发育的细胞和分子机制的科学研究表明，心血管系统发育过程是复杂的。过去几十年，人们不断利用先进研究技术阐明了正常和异常心血管发育的诸多方面。尽管已证实心脏发育异常可导致先天性心脏病，但对先天性心血管畸形的潜在因素和机制的理解仍在不断更新。

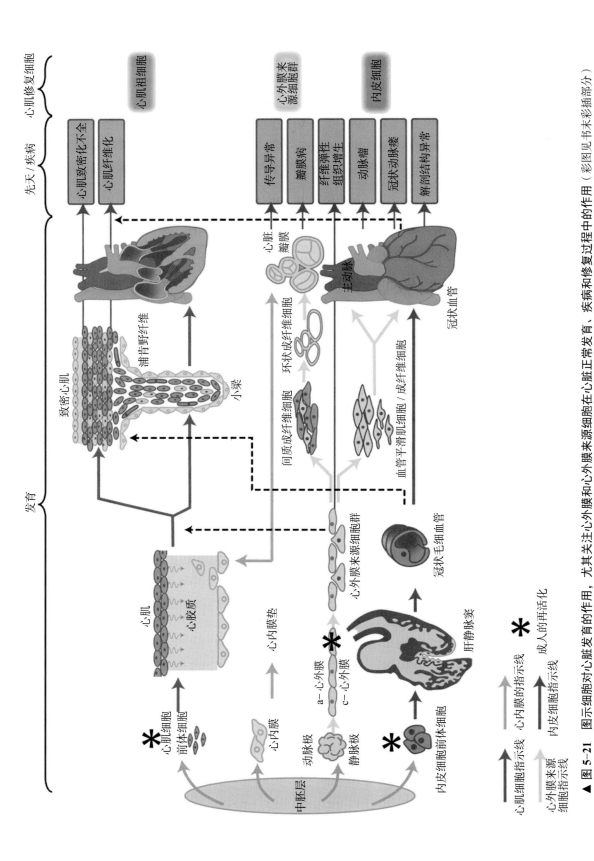

▲ 图 5-21 图示细胞对心脏发育的作用，尤其关注心外膜和心外膜来源细胞在心脏正常发育、疾病和修复过程中的作用（彩图见书末彩插部分）

4 个中胚层细胞系（心肌细胞、心内膜、心外膜和内皮细胞）相关的与心外膜来源细胞（EPDC）相关的先天性畸形和（后天性）疾病，最右侧显示了 3 个可能重新激活的心脏（干）细胞群（经 Elsevier 许可转载，引自 Gittenberger-de Groot 等[26]）已描绘每个细胞系的主要分化及与其他细胞系的主要相互作用。绿色框显示了最被认为是构成了心脏的主要结构单元。

表 5-1 人类发育阶段对应的心脏发育过程

Carnegie 分期	人类 DPC	小鼠 DPC	
CS8	17～19	7	新月心形成
CS9	19～21	7.5	胚胎折叠，心包腔位于终点，心肌形成沟壑，心内膜血管丛和心胶质形成
CS10	22～23	8	心脏搏动，心内膜管融合，心系膜贯通，襻化开始，心室开始膨大
CS11	23～26	8.5	心房膨大，心外膜前体形成
CS12	26～30	9.5	出现原发隔与右静脉瓣，室间隔肌部形成，心胶质中出现细胞，心外膜开始生长
CS13	28～32	10.5	房室垫形成，肺静脉连接心房，左静脉瓣出现，心外膜间质首次出现在房室沟
CS14	31～35	11.5	房室垫互相靠拢，流出脊显现，心外膜间质中毛细血管形成
CS15	35～38	12	房室垫彼此相对，第二房间孔形成，远端流出道分叉，流出道嵴延伸至原发孔
CS16	37～42	12.5	原发房间隔闭合，流出道嵴达室间隔，整个心脏被心外膜覆盖
CS17	42～44	13.5	继发房间隔出现，窦房结可见，左右心房室连接分离，近端流出道分隔，半月瓣发育
CS18	44～48	14.5	出现乳头肌，房室瓣开始形成
CS19	48～51	15	左静脉瓣与第二房间隔融合，二尖瓣和三尖瓣的小叶形成
CS21	53～54	16	冠状动脉的主要分支逐渐清晰
CS22	54～56	16.5	腱索形成
CS23	56～60	17.5	三尖瓣的隔叶分层

DPC. 交媾后天数

经 John Wiley and Sons 许可转载，引自 Sylva 等 [27]

致谢

请注意：本章大部分已发表在 *Development of the Cardiovascular System and Nomenclature for Congenital Heart Disease* 第 4 章，作者为 Barry D. Kussman, Wanda C. Miller-Hance；*Anesthesia for Congenital Heart Disease*（2015）第 3 版，作者为 Wiley and Sons, Hoboken NJ。

第 6 章　心血管系统的发育生理学

Developmental Physiology of the Cardiovascular System

Dean B. Andropoulos　著

彭哲哲　译　　张马忠　校

一、概述

罹患先天性心脏病时，循环系统在应对生理与病理的双重刺激下持续变化和发育。这是理解心血管系统对麻醉和外科手术反应的前提，并且这种反应通常与具有"正常"心血管系统的儿童和成人常见的可预期反应截然不同。本章回顾了胎儿期至成年期心血管系统发育的变化，包括正常生理和先天性心脏病病理两种状态。目前，对人类正常与患病心脏的发育了解有限。本章讨论的许多信息主要来自动物模型，随着对人类心肌组织研究的进展，无疑将会提供更多的新发现。

二、胎儿期至新生儿期的发育

（一）循环通路

胎儿经脐静脉从胎盘获得营养丰富的氧合血液，并通过脐动脉向胎盘排出低氧血液，故胎盘取代肺脏作为呼吸器官。因此，子宫内血流大部分绕过肺脏，仅占胎儿心室总输出量的约7%[1]。胎儿期肺血管阻力高，肺脏萎陷并充满羊水。此为胎儿循环的生理基础，即为并联循环，而非出生后所见的串联循环。胎儿循环存在三处分流，以利氧合血液通过脐静脉至体循环，分别为静脉导管、动脉导管及卵圆孔（图6-1A）[2]。约50%的氧分压为30～35mmHg的脐静脉血通过静脉导管入右心房。在静脉窦与Chiari网的引导下，优先通过卵圆孔流入左心房。因此，大脑与上半身优先接收这部分氧合相对较好的血液，其量占心室总输出量的20%～30%。胎儿期通过下腔静脉回流的血液量约占心脏总静脉回流量的70%，约2/3的静脉血进入右心房与右心室。此部分血流约90%经动脉导管分流

供应胎儿下半身。

出生后，随着肺脏膨胀并开始发挥氧合作用，肺血管阻力急剧下降，肺血流量骤增（图6-2）[3]。而胎盘循环的中断及这一系列变化使得静脉导管闭合，动脉导管缩窄，左右心房压力翻转，导致卵圆孔关闭。随后进入过渡循环期（图6-1B），其特征是肺动脉压力及阻力高（但远低于宫内时期），有少量的左向右分流（经动脉导管），但这是一种不稳定的状态，若不能维持较低的肺血管阻力，则可导致循环迅速转换为胎儿循环，通过动脉导管和卵圆孔产生右向左分流。维持胎儿循环是许多先天性心脏病患儿存活的必要条件，尤其是仅靠动脉导管开放维持体循环或肺循环血流，以及房室瓣闭锁的患儿。此类患儿应用前列地尔（PGE$_1$）维持动脉导管开放至关重要。双心室心脏存在巨大心内分流时，胎儿循环将导致导管水平右向左分流，引起患儿缺氧。随着肺血管阻力进一步下降，动脉导管因血栓形成、内膜增生和纤维化而永久性关闭，正常心脏在数周内可转换为成熟循环（图6-1C）。有利于胎儿循环向成熟循环转变的因素包括氧分压正常、肺脏膨胀、pH正常、一氧化氮和前列环素。有助于胎儿循环维持的因素包括低氧分压、酸中毒、肺萎陷及感染产生的各种炎性介质（白三烯、血栓素A$_2$、血小板活化因子）及内皮素A受体激动药[4]。

（二）心肌收缩性

成人心肌层肌纤维平行排列、构序良好，与之相对，胎儿心肌层的特点是细胞排列不整齐，肌原纤维较少且随机排列[5]。由于胎儿心肌组织含水量更多而收缩组分更少，与成人心肌组织相比，其单位质量的收缩力亦降低。两者钙循环和兴奋收缩偶联也不相同，胎儿心肌的T管和肌质网发育不完全，导致其对胞质游离钙依赖性更强，以维持正常的收缩力。尽管

本章译者、校者来自上海交通大学医学院附属上海儿童医学中心。

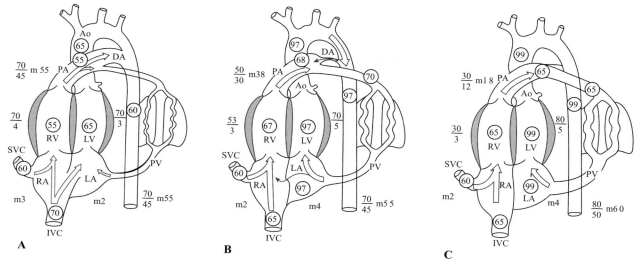

▲ 图 6-1　胎儿循环至成熟循环的转化

A. 胎儿循环；B. 过渡循环；C. 成熟循环。圆圈内数字为氧饱和度，无圈数字为压力值（mmHg）。m . 平均压力；RV. 右心室；LV. 左心室；RA. 右心房；LA. 左心房；DA. 动脉导管；Ao. 主动脉；PA. 肺动脉；SVC. 上腔静脉；IVC. 下腔静脉；PV. 肺静脉（经 John Wiley and Sons 许可转载，引自 Rudolph [2]）

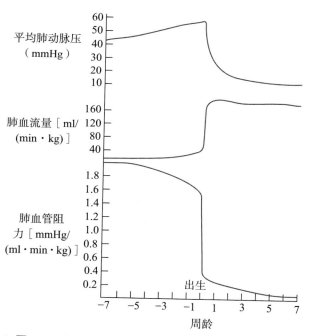

▲ 图 6-2　新生羊肺动脉压力、肺血流量及肺血管阻力的动态变化曲线

经 John Wiley and Sons 许可转载，引自 Rudolph [3]

胎儿心脏处于不成熟状态，但根据 Frank-Starling 机制，只要后负荷（即动脉血压）处于较低的水平，胎儿心脏仍可以增加每搏输出量，直至左心房压达到 10～12mmHg [6]。以上特征在新生儿期与婴儿期早期都会持续存在。

> **要点：胎儿期至新生儿期的发育**
> - 胎儿期到新生儿期的转变包括肺血管阻力降低、左心系统压力升高、动脉导管、卵圆孔、静脉导管分流关闭。
> - 过渡循环期是介于胎儿和成人循环间的中间状态，可在缺氧、酸中毒、先天性心脏病或其他致肺动脉压力升高的情况下持续存在。
> - 胎儿心肌组织单位质量的收缩力较成熟心肌降低，且只可有限增加每搏输出量。

三、新生儿期至婴儿期和儿童期的发育

出生时，新生儿心脏突然从并联循环转变为串联循环，左心室须立即适应由于肺血回流而显著增加的前负荷和由于胎盘循环中止而增加的后负荷。新生儿的氧耗非常高，出生最初几个月内需要维持高心输出量。然而，动物模型已证实，胎儿期和新生儿期心肌肌小节在前负荷增加时，收缩力增加有限，心输出量增加程度与容量负荷增加程度不匹配 [7, 8]（图 6-3）。与成熟心肌相比，新生儿心肌的静息张力更大。这表明，新生儿心脏的做功在其 Frank-Starling 曲线的极限值附近，对后负荷和前负荷增加的代偿储备较少。临床证实，新生儿在接受复杂心脏手术后，往往不能耐

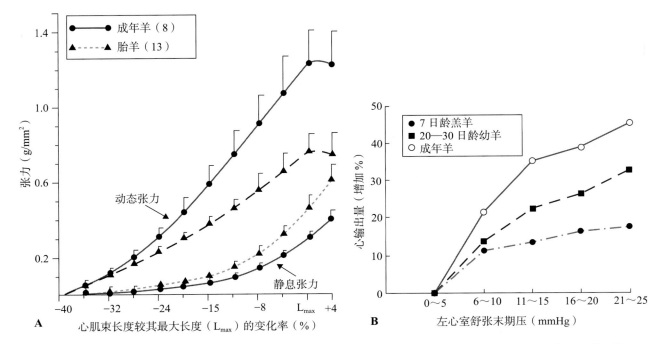

▲ 图 6-3　动物模型已证实，胎儿期和新生儿期心肌肌小节在前负荷增加时，收缩力增加有限，心输出量增加程度与容量负荷增加程度不匹配

A. 胎羊与成年羊等长心肌束的长度 - 静息张力与长度 - 动态张力关系 [7]；B. 恒定心率时，对 5ml/(kg·min) 生理盐水容量负荷刺激的反应 [8]（A 经 Elsevier 许可转载，引自 Friedman [7]；B 经 Elsevier 许可转载，引自 Friedman 和 George [8]）

受左心房压或平均动脉压的小幅增加。新生儿心肌对外源性儿茶酚胺的正性变力作用反应有限，更依赖心率来维持心输出量。原因之一是，新生儿出生后，体内的内源性儿茶酚胺水平高，但这是过渡至宫外生存所必需的 [9]。当高水平的内源性儿茶酚胺在出生后几周内降低时，心肌收缩储备就会相应增加。

如前所述，新生心肌顺应性低于成熟心肌，并且心肌静息张力高，随着容量负荷增加，其心室压也显著升高 [10]。这些研究提示，与成熟心脏相比，新生儿心脏的舒张功能相对受损 [11]。新生心肌肌原纤维对钙更敏感，离体实验显示，暴露于相同浓度的游离钙时，其比成年肌原纤维具有更强的张力 [12]。

必须再次强调，以上数据几乎均来源于动物模型，尽管临床观察与此近乎一致，但仍需临床无创研究以确认以上有关心脏发育的观点。

（一）心脏发育期的基因表达

近年来，在理解人类心脏发育的遗传学方面已经取得了一定进展，并且与几乎完全在动物模型中进行的生理学研究得出的结果相反，基于活检或尸检标本获得的少量人体心脏组织可用于这些研究。下面，我们将阐述这些研究进展的几个方面。

肌球蛋白是心肌肌原纤维粗肌丝的主要蛋白质组分，该蛋白表达的差异可能对心肌收缩力产生重要影响。第 14 号染色体上的遗传基因负责生成肌球蛋白重链，重链是构成粗肌丝的骨架，主要存在 α 和 β 两种亚型。β 型重链占多数，不因心肌成熟而发生显著改变 [13]。肌球蛋白轻链具有多个亚型，这些亚型的相对比例随发育或心脏压力负荷改变而变化。在新生心肌中占优势的亚型对钙离子（Ca^{2+}）有更高的敏感性 [14]，这可能是新生心肌对 Ca^{2+} 的敏感性增加的原因。

肌钙蛋白 I、肌钙蛋白 C 和肌钙蛋白 T 是结合 Ca^{2+} 的关键蛋白，它们调节肌球蛋白和肌动蛋白的相互作用，直接影响收缩力。肌钙蛋白 C 为 Ca^{2+} 结合部分，不随发育而变化。然而，肌钙蛋白 I 有两种亚型，一种是在胎儿和新生儿心脏中占主导地位的慢骨骼肌型，另一种是在成熟心脏中唯一表达的心肌型 [15]。只有心肌型肌钙蛋白 I 对 β- 肾上腺素能刺激敏感，产生正性变时变力作用。而新生肌原纤维中未成熟肌球蛋白轻链更耐酸中毒。肌钙蛋白 T 的四种亚型在胎儿和新生儿心脏中表达，但在成熟心脏中只表达一种。这些亚型具有不同程度的 ATP 酶活性和 Ca^{2+} 敏感性，而在未成熟心肌中活性更高 [12]。原肌球蛋白 [16] 有两个异构体，肌动蛋白 [17] 有三个异构体，它们在发育过程中的表达比例动态变化，但这些变化的功能意义尚未阐明。

一些酶受心脏负荷的影响。蛋白激酶 C（protein kinase C，PKC）通过多种下游胞内组分的磷酸化在跨膜信号转导中发挥重要作用[18]。PKC 有六种亚型，它们在发育过程中不受影响。然而，当主动脉瓣狭窄引起左心室肥厚时，除 PKC-β 外，所有亚型均显著上调，而 PKC-β 在扩张型心肌病中表达明显上调。磷酸二酯酶（phosphodiesterase，PDE）是参与磷酸腺苷（AMP）循环终端的酶，可调节心肌的收缩状态。肺动脉高压患者右心室肥厚时，PDE-5 的表达显著增加，抑制该酶可提高心室收缩力[19]。

有关正常心脏发育和先天性心脏病病因，在分子和细胞层面皆有新发现[20]。已证实心肌肌动蛋白的错义突变是部分单纯继发孔型房间隔缺损患者的病因[21]。在新生儿期，心脏干细胞在心肌中存在相对较多[22]。这些干细胞可能有助于促进心脏病内科治疗或外科纠治术后的恢复。

（二）细胞外基质

心脏细胞外基质在将心肌细胞肌小节收缩产生的力传递到心腔、产生搏出量的过程中发挥重要作用。细胞外基质的主要成分是 I 型和 II 型胶原、糖蛋白和蛋白多糖，而在发育过程中这些组分的表达呈现出动态变化。新生儿心脏 I 型胶原（较 III 型胶原硬度更高且顺应性更低）含量在心脏总蛋白含量中占比更高[23]。新生儿心脏中胶原蛋白与总蛋白的比例约在 5 月龄达到成人水平。这一变化，再加上未成熟心肌的含水量更丰富，这可能是婴儿心脏舒张功能降低的部分原因。此外，心肌收缩组分的相对缺乏，降低了新生儿心肌细胞增加其正性变力作用的能力。连接心肌细胞和毛细血管的胶原连接网络即心脏编织网络，在出生后迅速发育，并随心脏后负荷压力增加而代偿，以实现心脏功能的完整性[24]。细胞外基质的发育约 6 月龄时完成，使肌小节缩短产生的力量更有效地转移到心室（图 6-4）[12]。

心肌细胞与细胞外基质由两种特殊复合物连接，它们由 20 多种蛋白质、肋状体结构和肌萎缩蛋白相关的糖蛋白复合物组成[25, 26]（图 6-5）。肋状体结构连接肌小节 Z 盘和细胞外基质，被称为整合素的跨膜蛋白连接肌纤维膜与细胞外基质。整合素是胶原蛋白和纤连蛋白的特异性受体，使细胞外基质附着于肌细胞，产生力传导[27]。胶原蛋白和另一种细胞骨架蛋白黏着斑蛋白在 Z 盘附着于肌小节。整合素有 α 和 β 两个亚基，表达多种

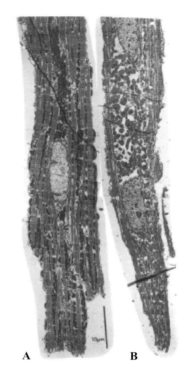

▲ 图 6-4　心肌细胞纵切面

A. 成年家兔；B. 3 周龄家兔。注意心肌原纤维组织结构及细胞大小间的差异（经 Wolters Kluwer 许可转载，引自 Nassar 等[12]）

亚型，这两种亚基的相对比例在发育过程中表现出动态变化，从而促使细胞骨架蛋白群对心肌细胞的黏附性更强，骨架结构更完整。

肌萎缩蛋白相关的糖蛋白复合物也有助于细胞外基质到心脏细胞骨架的大量机械连接，并可以促进收缩力的传递[25, 26]。此类复合物包含肌萎缩蛋白、肌聚糖蛋白、肌养蛋白聚糖与小肌营养蛋白。这些复合物在心脏功能中起着不可或缺的作用，它们的表达突变可能与心肌病，特别是肌营养不良型心肌病有关。肌萎缩蛋白活性的降低可致全心腔扩张和心室功能降低。小肌营养蛋白的表达突变与左心室心肌致密化不全有关。

（三）细胞间连接

闰盘调节细胞间相互作用，协调心肌细胞的活动，使其同步收缩，维持心脏组织结构的完整性[28]（图 6-6）。闰盘位于心肌细胞纵向末端，有黏着连接、桥粒、缝隙连接三种形式。桥粒兼有胞内和胞间组分。该结构用于整合细胞到基质和细胞与细胞相互作用的信号，确保力的传递、维持细胞膜的稳定性和传递生化信号。黏着连接负责将心肌细胞紧密结合在一起，锚定肌原纤维，并确保收缩力从细胞到细胞的传递。

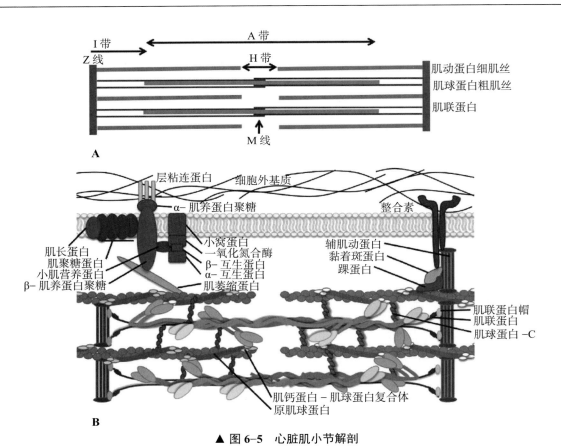

▲ 图 6-5 心脏肌小节解剖

A. 肌小节的基本结构。肌小节是基本收缩单位。由肌动蛋白组成的细肌丝被锚定在 Z 线，并与由肌球蛋白组成的粗肌丝形成瞬态滑动。M 线、I 带和 A 带是依据其组分（肌动蛋白、肌球蛋白和细胞骨架蛋白）在偏振光下衍射显示的解剖特征而定义。肌联蛋白连接 Z 线与 M 线，并通过 I 带中的可伸缩区使肌小节具有弹性性质并产生力。肌小节同步缩短形成心肌细胞收缩。B. 肌小节的几种主要蛋白质。肌养蛋白聚糖 - 糖蛋白复合物和整合素复合物组成肋状体结构，肋状体结构附着于细胞外基质。力转导和细胞内信号通过肋状体结构调节。每种蛋白质对心脏的功能都有独特的重要作用（经 Rockefeller University Press 许可转载，引自 Harvey 和 Leinwand [26]）

最后，缝隙连接组成心肌细胞间的电耦合装置，确保电信号快速传导、形成电合胞体，从而使心肌细胞协调收缩。近期证实闰盘蛋白表达突变与心脏疾病有关。如黏着连接表达突变与心力衰竭和扩张型心肌病相关，桥粒表达突变与某些可致心律失常的右心室心肌病有关。

前述内容为读者简要总结了发育进程中细胞生物学方面的研究进展。这一领域的新发现很多，尤其是来自人体组织的新数据，这将促进对疾病的病理生理学更深入的了解，启发新治疗方案的产生。如果想更全面地了解这个领域的进展，读者可以阅读一些有代表性的综述 [29-31]。

（四）心脏的神经支配

通过对新生儿的临床观察，人们提出假设：与大龄儿童和成人相比，新生儿心血管系统的交感神经支配和对心脏的控制并不完善，而副交感神经的支配则较为完善 [5]。例如，新生儿心动过缓时对迷走神经刺激的响应频率，以及新生儿对拟交感类药物相对不敏感。动物模型的组织学研究显示，与成熟个体相比，新生儿心脏交感神经支配不完全，但副交感神经的数量或密度则没有差异 [32, 33]。

心脏活动的自主心血管控制可以通过测量心率变异性来评估，而心率变异性是对呼吸和每搏输出量变异度的反应 [34]。交感神经和副交感神经输入窦房结的活动会导致心率变异性的改变，而由于副交感神经输入窦房结的活动更多，所以心率变异性更大 [35]。对睡眠状态下的正常婴儿的研究显示，随着年龄增加，心脏副交感神经支配优势逐渐减弱，至 6 月龄时与成人相似，这与成人心脏交感神经支配占优势的表现是一致的 [36]。

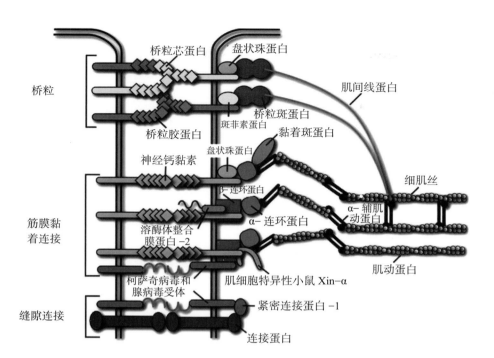

◀ 图 6-6　心脏闰盘的
组分和主要复合物
经 Elsevier 许可转载，引
自 Sheikh 等 [28]

要点：新生儿期至婴儿期与儿童期的发育

- 新生儿心脏呈心率依赖性，增强收缩力的能力有限，对前、后负荷过度的耐受有限。
- 肋状体结构和肌萎缩蛋白相关的糖蛋白复合物在心肌细胞与细胞外基质的连接中起着核心作用，继而在心脏的力传导中发挥作用。
- 闰盘维持心肌细胞间的连接，通过紧密黏附和电脉冲转换，从而促进心脏协调收缩。

四、儿童期至成人期的发育

在从胎儿到新生儿和出生后最初几个月的过渡时期之后，关于心脏在细胞水平上发育的确切性质和程度的人类或动物研究就不多了。大多数研究只是比较了动物的新生期或胎儿期与成年期 [37]。人们认为心腔的发育受到血流量的影响 [38]。心室较高的血流量或容量负荷使心室腔扩大，但功能受限的房室瓣膜如三尖瓣狭窄，会导致血流量较低和心室腔较小。心肌细胞质量随正常发育而生长，而心室流出道梗阻则主要归因于心肌细胞肥大。妊娠晚期皮质醇升高是导致胎儿心肌细胞增殖的重要因素，且人们担心产前应用糖皮质激素促进胎儿肺成熟可能抑制心肌细胞增殖。通常假设，人类 6 月龄婴儿心肌细胞的肾上腺素受体、细胞内受体和信号传导、钙循环和收缩蛋白的相互作用与调节与成人相似。类似的

是，吸入性麻醉药在新生儿中引起的心肌抑制作用更强，大约 6 月龄时才近似于成人水平 [39]。

五、不同年龄生理指标的正常值

早产儿、足月新生儿和各年龄段婴儿与儿童的生理指标正常范围对麻醉科医师很重要（表 6-1 和图 6-7）[60]。显然，这些生理指标的可接受范围在很大程度上取决于患者的病理生理状态，但如果其他心功能和组织氧合指标合理，宽泛的"正常"值可增加医师

表 6-1　不同年龄段正常心率和收缩压

年　龄	正常心率范围（次 / 分）	用示波血压计测量的正常收缩压范围（mmHg）
新生儿（< 30 日龄）	120～160	60～75
1—6 月龄	110～140	65～85
6—12 月龄	100～140	70～90
1—2 岁	90～130	75～95
3—5 岁	80～120	80～100
6—8 岁	75～115	85～105
9—12 岁	70～110	90～115
13—16 岁	60～110	95～120
> 16 岁	60～100	110～120

血压数据来源于参考文献 [40-43]

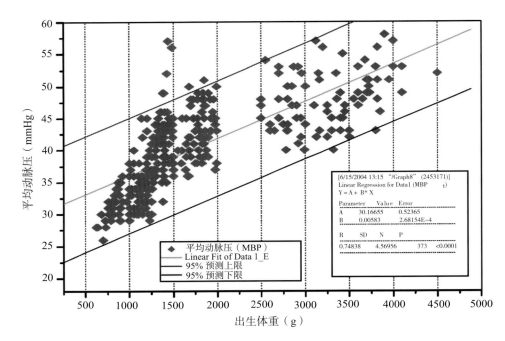

◄ 图 6-7 无心肺疾病的 1 日龄新生儿在清醒状态无创示波法测量平均动脉压的线性回归曲线（彩图见书末彩插部分）

含 292 例早产儿和 81 例足月新生儿。绿线为 P_{50}，蓝线为 P_{95}，黑线为 P_5。注意，体重为 3kg 的足月新生儿正常平均动脉压范围为 37~56mmHg [40]。Linear Fit of Data 1_E. 数据线性拟合（MBP=30.16655+0.00583×体重）（经 Springer Nature 许可转载，引自 Pejovic 等 [40]）

对"低"血压的接受度。清醒、健康的婴儿和儿童的生理参数通常与麻醉患者和患有重大心脏疾病接受侵入性手术患者的显著不同，尤其是在静息血压值较高的患者中 [41-43]。

一项非常重要的研究汇总了 10 个中心共 116 000 例 ASA Ⅰ～Ⅱ级，主要使用七氟烷麻醉的非心脏手术患者，该研究报道了年龄 0—18 岁患者在准备阶段（术前）和术中阶段通过无创示波法（NIBP）测量出的血压范围值 [44]（图 6-8）。这些数据来源于电子麻醉记录单，并且研究人员仔细对这些数据进行了处理从而去除了伪值。基于得出的收缩压、舒张压和平均血压，分别计算出与年龄和性别相关的曲线。每个年龄段正负两个标准差（standard deviations，SD）的范围涵盖了该年龄段 95% 的儿童血压值，构成"正常"血压范围。例如，平均动脉压的第 50 百分位数 P_{50}（0SD）范围从新生男婴的 33mmHg 到 18 岁男孩的 66mmHg。平均动脉压的第 2.5 百分位数 $P_{2.5}$（-2SD）从新生男婴的 17mmHg 到 18 岁男孩的 47mmHg。麻醉儿童的血压参考范围下限较清醒儿童约低 20mmHg。4 岁男童收缩压和平均动脉压的 $P_{2.5}$（-2SD）分别为 85mmHg 和 60mmHg，而麻醉时则分别为 68mmHg 和 38mmHg。

六、长期存在的先天性心脏病导致的心肌后遗症

心室肥厚是多种不同的慢性病理生理状态的共同反应。室壁厚度因心肌细胞与其他非收缩组分肥大而增加。虽然室壁肥厚缓解了扩张心脏的室壁应力，但也降低了心室的功能，尤其是其舒张功能。这种功能减少有助于降低多种慢性疾病下心室压力或负荷过载时的心肌氧耗 [45]。

压力超负荷性肥大可导致心肌细胞基因表达的改变。肌球蛋白表达从快反应型 α- 球蛋白变为慢反应型 β- 肌球蛋白，降低了心肌功能 [46]。整合素连接激酶在肥厚型心肌病患者中表达增加，动物模型也观察到其诱导心肌肥大 [47]。在终末期心肌病患者中会出现其他调节心肌细胞骨架蛋白（如肌萎缩蛋白）产生的基因表达异常或突变 [48, 49]。

七、正常与病理状态下心肌细胞受体的功能

（一）肾上腺素受体

肾上腺素受体（adrenergic receptors，AR）是受体超家族的一部分，通过偶联特异性鸟嘌呤核苷酸调节蛋白或 G 蛋白介导其生物效应 [50]。该类超家族受体拥有共同的结构基序，其特征是有跨越脂质双分子层的七个疏水性结构域。七个结构域通过氨基端和胞质羧基端之间的三个胞内环和三个胞外环连接。受体家族的功能依赖于与受体结合的特异性激动药（或配体），从而导致受体构象改变。这种结构上的变化允许受体的细胞内部分与鸟嘌呤核苷酸调节蛋白（或 G 蛋白）之间发生相互作用，而这种相互作用也称为偶联，它

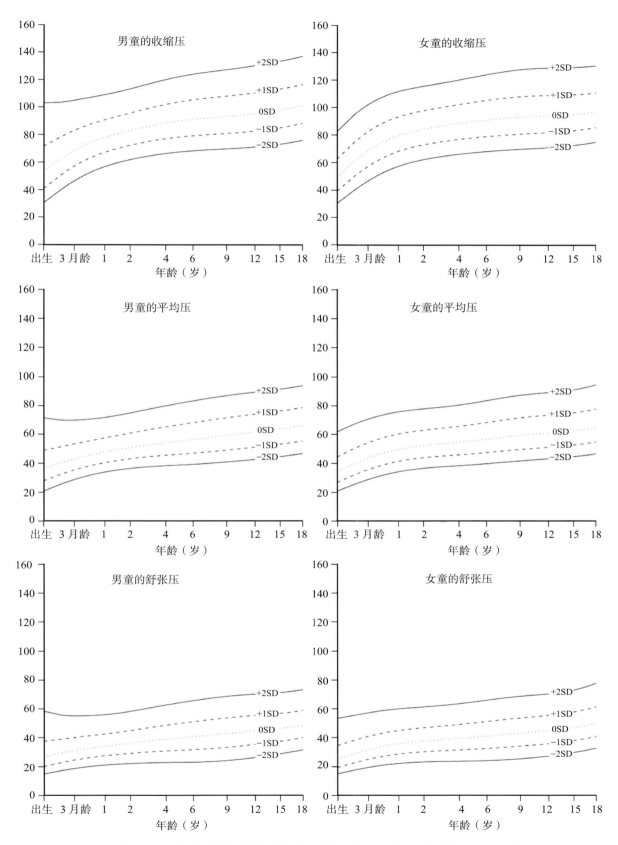

▲ 图 6-8　手术麻醉期间不同性别儿童麻醉后，无创血压与年龄相关的参考曲线

经 Wolters Kluwer 许可转载，引自 Graaff 等 [44]

会将激活的受体与特定的生物反应联系起来。生物反应的调节是由特定细胞外受体激动药和特定 G 蛋白与激活受体的偶联来启动的。

一旦细胞外配体（或激动药）被细胞表面受体特异性识别，受体构象将发生变化，将受体复合物的特定区域暴露到质膜的胞内侧[51]（图 6-9）。这种构象改变触发 G 蛋白与受体第三个胞内环上氨基酸发生相互作用，使 G 蛋白活化。G 蛋白分为三种，即激活型 G 蛋白（Gs）、抑制型 G 蛋白（Gi）和 Gq。通常，所有 β 受体与 Gs 相互作用，α₁ 与 Gq 相互作用，α₂ 与 Gi 相互作用。G 蛋白由三个亚基组成：α 亚基、β 亚基和 γ 亚基。G 蛋白偶联受体的激活诱导鸟苷三磷酸（guanosine triphosphate，GTP）与 G 蛋白结合的鸟苷二磷酸（guanosine diphosphate，GDP）进行交换，α 亚基又与 β-γ 亚基分离。GTP 激活的 α 亚基调节特定效应酶的活性，通过特定的信号途径，催化 GTP 水解为 GDP 和无机磷酸盐。这使高能磷酸基团转移到酶上，进而导致 α 亚基失活。这一过程将最终导致亚基的失活，失活的 α 亚基又与 β-γ 复合物重新结合。该循环不断重复，直到激动药与受体分离。在激活酶的下游，第二信使的产生调节生物反应。

根据肾上腺素受体（AR）与选择性激动药和拮抗药结合的系列研究，人们将其分为两类。1948 年，Ahlquist 根据激动药的效价等级差异将 AR 分为 α 受体和 β 受体[52]。随后开发的多种药物能选择性拮抗 α 受

体而对 β 受体无作用，因此，该发现得以被反复证实。然而，在了解了 α 受体和 β 受体类型的区别后不久，上述分类无法根据效价等级差异充分解释拮抗药的药理效应的现象变得更加明显，与激动药不同，因为它能阻断拮抗药的作用。随着放射性配体标记的拮抗药的出现和检查受体基因表达的新分子克隆技术的出现，清楚表明这 2 个受体可进一步被细分为各种亚型。

迄今已鉴定出 4 种 β 肾上腺素受体亚型，即 β₁ 型、β₂ 型、β₃ 型和 β₄ 型。在药理方面，β₁ 型和 β₂ 型是根据其对不同儿茶酚胺，即肾上腺素、去甲肾上腺素和异丙肾上腺素的亲和力来区分。β₁ 型对肾上腺素和去甲肾上腺素亲和力相似，而 β₂ 型对肾上腺素的亲和力高于去甲肾上腺素。β₁ 型和 β₂ 型对异丙肾上腺素亲和力相同。β₃ 型和 β₄ 型受体对心血管功能影响较小，此处不再进一步讨论。

每个亚型的表达和分布都高度依赖于器官，这增加了另一种特异性。某一特定受体在两种不同组织中的分布，可能导致两种不同的功能。研究心血管对肾上腺素能刺激的反应时，发现 β₁ 受体主要在心脏组织中表达。对受体亚型的刺激引起心脏的正性变力和变时作用，使心肌收缩力增加和收缩时间缩短。尽管 β₂ 型也可在心脏中表达，但主要表达在血管平滑肌中。受体亚型在心脏中的分布和相关功能具有争议，并且可能随心脏功能的改变而改变。在非衰竭心脏中 β₂ 型受体的百分比在心室为 20%[53]，心房为 30%。年轻人心室 β₁ 型与 β₂ 型占比约为 75% 和 25%[54, 55]。

每个信号通路都具有肾上腺素受体特异性。激动药与 β₁ 受体结合导致 G 蛋白偶联，G 蛋白 α 亚基激活后，腺苷酸环化酶（adenylate cyclase，AC）活性增加，诱导 ATP 转化为 cAMP。cAMP 作为第二信使，使蛋白激酶 A（protein kinase A，PKA）磷酸化。激酶的功能是使其他靶蛋白磷酸化，从而启动生物反应。PKA 使许多细胞内靶点磷酸化，包括钙通道、肌钙蛋白 I 和内质网钙通道蛋白受体。PKA 在调节钙敏感性方面也发挥关键作用[56]。

已证实 β₂ 受体也能通过 cAMP 信号通路发挥作用，导致 PKA 活化，但在心肌细胞中其程度远不及 β₁ 型[57]。这种刺激的反应似乎对平滑肌影响更大，如血管平滑肌。在此类组织中，β₂ 受体激活和 cAMP 增加促进血管平滑肌舒张，并可能引起血压改变。由于血管平滑肌缺乏 β₁ 受体表达，所以 β₁ 受体激活的效应微乎其微。

与 β 受体相似，α 受体在药理学上可分为 α₁ 受体

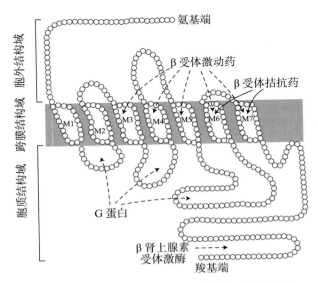

▲ 图 6-9　β 肾上腺素受体分子结构的 3 个结构域
跨膜结构域为激动药（虚箭）与拮抗药（实箭）的配体 - 结合部。胞质结构域与 G 蛋白和 β 肾上腺素受体激酶相互作用（经 Elsevier 许可转载，引自 Moss 和 Renz[50]）

和 α₂ 受体。α₁ 受体主要分布在血管平滑肌，在心脏中占比较小。α₂ 受体也存在于某些血管平滑肌，但其主要功能是作为中枢神经系统和外周神经系统的突触前受体。应用分子技术已鉴定出 3 种 α₁ 受体亚型（α$_{1A}$ 型、α$_{1B}$ 型、α$_{1D}$ 型）和 3 种 α₂ 受体亚型[50]。心脏或血管平滑肌上 α₁ 受体与激动药结合后，激活 G 蛋白 Gq 亚基，随后激活磷脂酶 C，生成甘油二酯和肌醇 -1，4，5- 磷酸三磷酸，促进肌质网释放 Ca^{2+}，增加血管平滑肌张力或心肌收缩力。结合分子药理学和信号转导的最新知识，肾上腺素受体的分类示意图参见图 6-10[50]。

心肌组织中肾上腺素受体浓度非常小，其量以 1mg 蛋白中的含量低至以飞摩尔计数。然而，受体活化的效应被下游信号极度放大。在大鼠心室肌细胞中，β 受体与接下来的两个下游信号传导组分（β 受体：G 蛋白：腺苷酸环化酶）的比值为 1：200：3[58]。这证明激活少量受体能产生巨大的生物效应。此外，也证明最终调节 cAMP 胞内生成的限速组分是受体密度和腺苷酸环化酶的浓度。

（二）肾上腺素受体信号转导的发育改变

从新生心肌到成熟心肌的发育过程中，肾上腺素受体功能变化的相关研究仅限于部分动物实验。如前所述，新生心肌对儿茶酚胺类产生的正性肌力作用有限。

新生兔心室肌肾上腺素受体密度高于成年兔，但相同浓度异丙肾上腺素刺激下，成年兔心肌组织的正性肌力反应更强[59]。新生大鼠肾上腺素能介导的正性肌力增强机制完全归因于激活 β₂ 受体，而成年大鼠则归因于激活 β₁ 受体。新生大鼠 Gi/Gs 比值较高，显然其 β₂ 受体与 Gi 蛋白的偶联并不完善。β₁ 受体与 β₂ 受体相对比值，新生儿与成人皆为 17%，单纯非发绀型先天性心脏病儿童的比值约为 22%，亦较为接近[60]。

动物实验和人类实验证据皆表明，α 肾上腺素受体介导的心肌细胞的变时和变力作用随发育而动态变化。在新生动物模型中发现，刺激 α 肾上腺素受体在心肌中产生正性变力和变时效应，而在成熟心肌中则产生负性变力和变时效应[60, 61]。迷走神经和交感神经阻滞后评估儿童自主神经功能障碍时发现，随年龄增长，刺激 α₁ 受体引起的变时作用逐渐减弱[62]。

（三）正常心脏的钙循环

钙在心肌收缩和舒张过程中发挥重要作用，是介导心肌细胞去极化和肌动蛋白肌球蛋白系统介导收缩过程中的第二信使。在讨论钙在发育期与心力衰竭期中的作用之前，先简要回顾钙在正常成熟心脏中的兴奋收缩偶联作用[63]。

心肌细胞的收缩依赖于 Ca^{2+} 内流增加超过某一阈值，当胞内 Ca^{2+} 低于该阈值时，心肌细胞舒张。Ca^{2+} 的运输主要发生在两个区域：细胞膜（慢反应）或胞内肌质网（快速释放和再摄取）[64, 65]（图 6-11）。Ca^{2+} 主要通过 L 型钙通道或低电压依赖型钙通道流入胞内，低电压依赖型钙通道分两类：低阈值型（快速

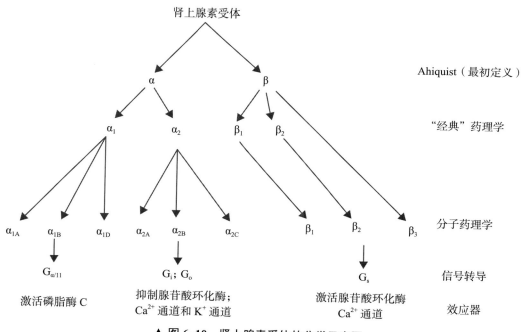

▲ 图 6-10　肾上腺素受体的分类示意图
经 Elsevier 许可转载，引自 Moss 和 Renz[50]

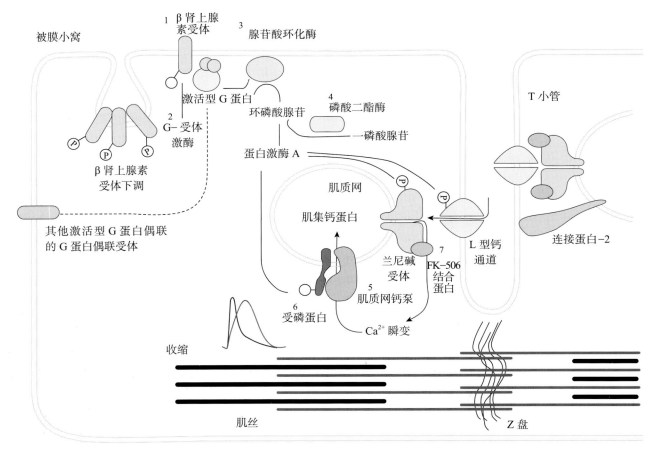

▲ 图 6-11　钙循环与肾上腺素受体系统和肌纤维的关系

参见正文讨论。P 代表被各种激酶磷酸化的位点，数字 1~7 代表心力衰竭的药物治疗靶点（经 Journal of Clinical Investigation 许可转载，引自 Hoshijima 和 Chien [65]）

失活通道）和高阈值型（缓慢失活通道）[66]。肌膜的去极化触发这些通道开放，导致大量的 Ca^{2+} 从肌质网（sarcoplasmic reticulum，SR）释放，SR 是胞内主要储存 Ca^{2+} 的细胞器。Ca^{2+} 通过缓慢失活通道流入 SR，充分储存 Ca^{2+}。Ca^{2+} 转运至胞外主要通过两种机制：钠钙交换体（NaO–Ca^{2+}）和钙泵。钠钙交换体将三个钠离子（Na^+）转运至胞内，同时将一个 Ca^{2+} 转运至胞外，两者维持反向 1∶1 交换[67]。钙泵以能量依赖的、高亲和力但低效率的方式主动将 Ca^{2+}（以 1∶1Ca^{2+}–ATP 的比例）转运至胞外[68]。钙调蛋白可上调肌膜上钙泵对游离 Ca^{2+} 的亲和力。尽管跨细胞膜钙转运对平衡胞内外 Ca^{2+} 浓度，肌质网 Ca^{2+} 储存和释放具有重要作用，但 Ca^{2+} 跨胞膜转运量远小于跨 SR 转运量，此为成熟心脏兴奋收缩偶联的重要机制[69]。Ca^{2+} 跨胞膜转运机制在新生儿（未成熟）心脏的兴奋收缩偶联中则发挥更重要的作用。

SR 中 Ca^{2+} 大量释放和再摄取与肌动蛋白肌球蛋白复合体的激活和失活、心肌细胞的收缩和舒张有关。

SR 是一个密闭的细胞内膜性细胞器，与肌丝收缩密切相关[70, 71]（图 6-12）。SR 通过横管（T 小管）连接到肌膜。肌膜的去极化使电信号沿 T 小管下传至 SR，导致 SR 上的 Ca^{2+} 通道开放，使大量 Ca^{2+} 释放到细胞质中，胞质 Ca^{2+} 结合肌钙蛋白并启动肌动蛋白 – 肌球蛋白相互作用。SR 分为纵行肌质网和终池，后者与 T 小管相连。终池主要参与 Ca^{2+} 释放，纵行肌质网主要参与 Ca^{2+} 再摄取[72]。

SR 释放 Ca^{2+} 主要机制为配体门控钙通道（也称为兰尼碱受体）与药物兰尼碱结合。该通道的激活依赖两个主要机制：通过 T 小管去极化和胞内 Ca^{2+} 自身结合；在心肌和骨骼肌中，两者优势机制不同。T 小管中的 L 型钙通道与配体门控钙通道的去极化，使 Ca^{2+} 快速进入胞内并开放 SR 的 Ca^{2+} 通道。当胞内 Ca^{2+} 浓度增加时，这些配体门控钙通道关闭，通常配体门控钙通道在 Ca^{2+} 浓度为 0.6μmol/L 时打开，3μmol/L 时关闭。

Ca^{2+} 的再摄取和螯合导致心肌细胞舒张，这是一

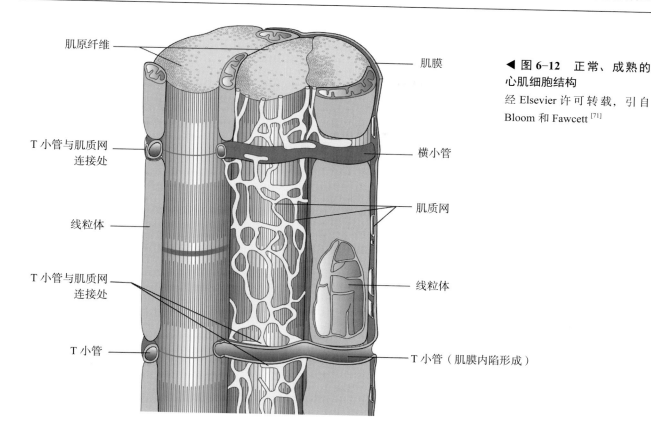

肌原纤维

肌膜

T 小管与肌质网连接处

横小管

肌质网

线粒体

T 小管与肌质网连接处

线粒体

T 小管

T 小管（肌膜内陷形成）

▲ **图 6-12 正常、成熟的心肌细胞结构**
经 Elsevier 许可转载，引自 Bloom 和 Fawcett [71]

种主动转运机制，主要与纵行肌质网钙泵（SERCA）水解 ATP 有关 [73]。钙泵结合 2 个 Ca^{2+} 并迅速转运到 SR 内。其转运系统不同于肌膜：它具有更高亲和力，转运更迅速，且对钙调蛋白不敏感。Ca^{2+} 通过肌集钙蛋白储存 SR 内，肌集钙蛋白作为 Ca^{2+} 结合槽，是一种高容量、低亲和力的蛋白。

在 Ca^{2+} 转运中还有 2 个重要的蛋白质，即受磷蛋白和钙调蛋白 [74, 75]。受磷蛋白与 SERCA 相关，并可至少被 4 种蛋白激酶磷酸化：cAMP 依赖型蛋白激酶、Ca^{2+}/钙调蛋白依赖型蛋白激酶、cGMP 依赖型蛋白激酶或蛋白激酶 C。受磷蛋白磷酸化时，增加 SERCA 对 Ca^{2+} 亲和力，促进 Ca^{2+} 转运回 SR，从而影响心脏的变力作用和松弛状态。受磷蛋白在 β 肾上腺素受体介导的心脏正性肌力作用中十分重要。钙调蛋白是一种胞质内 Ca^{2+} 存储蛋白，有四个 Ca^{2+} 结合位点，它与细胞膜上钙泵（增加钙泵对 Ca^{2+} 的亲和力），SR 上配体门控钙通道（抑制其活性），Ca^{2+}/钙调蛋白依赖型蛋白激酶等相互作用 [75]。已发现受磷蛋白的基因表达突变可能是扩张型心肌病的一种罕见病因 [76]。

细胞质 Ca^{2+} 增加启动收缩过程。肌球蛋白是粗肌丝的主要成分，构成了肌原纤维的微观结构，与肌动蛋白（细肌丝的主要成分）相互作用为心肌细胞收缩提供了力学基础 [77]。肌动蛋白和肌球蛋白约占收缩

器官的 80%，并以平行、纵向方式排列，从 Z 线伸出（图 6-13），形成被称为肌节的基本收缩单位 [78]。其中粗细肌丝交错排列成六角形三维晶格结构，3 根细肌丝紧邻一根粗肌丝。肌球蛋白通过其 S1 横桥与肌动蛋白连接，并通过能量依赖的铰链机制，形成肌丝滑行，使肌节缩短和延长。该结构通过连接蛋白如肌联蛋白、伴肌动蛋白和 α- 辅肌动蛋白维持 [79]。肌动蛋白与肌球蛋白的相互作用是在 Ca^{2+} 与肌钙蛋白结合时启动的，肌钙蛋白与肌动蛋白紧密相连，由三个亚基组成：Ca^{2+} 结合亚基（TNC）、原肌球蛋白结合单元（TNT）和抑制亚基（TNI）。TNC 可以结合多达四个 Ca^{2+}，引起细肌丝结构变化，以便 S1 横桥交叉桥附着 [80]。这也改变了 TNI 亚基的构象，并允许原肌球蛋白，肌丝相互作用中的另一个蛋白质组成部分移到一边，暴露肌动蛋白上的结合位点，从而使其与 S1 横桥紧密结合。随着 Ca^{2+} 出现，肌动蛋白促使肌球蛋白 ATP 酶水解一个 ATP 分子，为 S1 横桥牵拉细肌丝提供能量，导致肌节缩短。肌钙蛋白 C 是调节心肌细胞收缩最重要的因素，对局部 Ca^{2+} 水平的变化有非常陡峭的反应曲线。将 Ca^{2+} 再摄取至 SR 会导致 Ca^{2+} 水平迅速下降，肌钙蛋白、肌球蛋白、肌动蛋白复合体的抑制形式恢复，横桥结合逆转，肌节松弛。

除了钙，影响 Ca^{2+} 与肌钙蛋白的相互作用和敏感

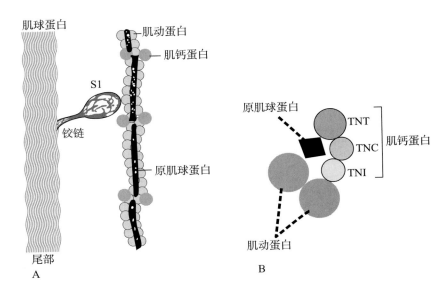

A. 单根粗肌丝与细肌丝的 S1 横桥和铰链结构；B. 肌动蛋白与原肌球蛋白和 3 种肌钙蛋白亚基的关系。见文字说明。TNT. 原肌球蛋白结合单元；TNC. Ca²⁺ 结合亚基；TNI. 抑制亚基（经 Wolters Kluwer 许可转载，引自 Michael [78]）

性的还有多种其他机制，包括 β 肾上腺素受体刺激、甲状腺激素和磷酸化的 cAMP 依赖型蛋白激酶。

（四）钙循环发育期的变化

未成熟心脏的兴奋 - 收缩系统较成熟心肌有多方面不同。T 小管未完全形成[81]，肌质网结构不完整，储钙能力更低[82]，mRNA 表达较少[83, 84]，对阻滞药的反应性较低[85, 86]。9 月龄时肌钙蛋白（TnI）的主要抑制亚基由不敏感型 cAMP 变为 cAMP 反应型，这是新生儿期后，机体对 β 肾上腺素能刺激反应性增加的原因之一[86]。所有信息表明，新生心肌较成熟心肌更依赖胞质游离 Ca²⁺ 流动，且对 L 型钙通道阻滞更敏感，此为心肌抑制机制之一。后者被认为是氟烷对新生大鼠心肌抑制较七氟烷更强的机制，在临床上也观测到同样的现象[87]。表 6-2 总结了新生心脏与成熟心脏间心脏发育和功能的主要差异。

（五）甲状腺激素

三碘甲状腺原氨酸（tri-iodothyronine，T₃）在心血管系统发育、急性调节和功能方面具有重要作用。T₃ 影响心脏收缩相关蛋白、钙循环相关组件和 β 肾上腺素受体发育和密度相关的基因表达，其水平正常是心脏发育与成熟的必需因素[88]。外源性 T₃ 导致的细胞核介导蛋白质合成增加至少需 8h。具体影响包括上调 β 肾上腺素受体，增加心肌收缩蛋白合成，增加线粒体密度、体积和呼吸作用，增加 SR 钙泵 mRNA，以及改变肌球蛋白重链亚型。然而，T₃ 与心肌细胞特殊膜受体结合，也可在几分钟内发生急性效应，包括激发肌质网 L 型钙泵活性、增加蛋白激酶活性和减少受磷蛋白[89]。心脏手术和心肺转流干扰甲状腺素（T₄）转化为 T₃，婴幼儿心脏术后血清 T₃ 水平显著降低[90]。

表 6-2 新生心脏与成熟心脏主要差异总结

	新生心脏	成熟心脏
生理特性		
收缩性	有限	正常
心率依赖性	高	低
收缩储备	低	高
后负荷耐受性	低	更高
前负荷耐受性	有限	更佳
心室间依赖性	显著	较少
钙循环		
Ca²⁺ 主要流通部位	细胞膜	肌质网
正常 Ca²⁺ 依赖性	高	更低
循环儿茶酚胺	高	更低
肾上腺素受体	下调，不敏感	正常
	β₂ 型、α₁ 型为主	β₁ 型为主
神经分布	副交感型为主，交感型不完整	完整
细胞骨架	胶原蛋白量与含水量高	胶原蛋白量与含水量更低
细胞组分	SR 未成熟，肌原纤维分布无序	SR 成熟，肌原纤维有序分布

T_3 输注可改善心脏手术后患儿的心肌功能，减少重症监护病房的停留时间[91]。

> **要点：正常心脏与患病心脏的心肌细胞受体功能**
> - 肾上腺素受体系统，特别是 β 受体系统，通过 G 蛋白和腺苷酸环化酶偶联在调节心血管收缩中起核心作用。
> - 新生儿心脏的钙循环不成熟，T 小管和肌质网发育不良，至 6—12 月龄才达成熟状态。
> - 甲状腺激素是心肌收缩蛋白生成、钙循环相关组件和肾上腺素受体密度的相关基因正常表达所必需的，也可快速增强心脏肾上腺素受体敏感性，提高钙循环效率。

八、体循环和肺循环血管张力的调节

血管张力调节对理解和治疗先天性心脏病十分重要。正常人的体循环和肺循环有复杂的系统维持血管舒张和收缩介质间的微妙平衡。异常反应可导致肺动脉高压或体循环高压，或反之。图 6-14 列出了其中的部分介质[92]。某种程度上，体循环和肺循环的控制机制皆需考虑，但有时某种机制对某一循环更重要。例如，内皮细胞调节系统（NO-cGMP 通路等）在肺循环（低阻力循环）中占优势，而磷脂酶系统在体循环中占优势（高阻力循环）。血管张力的内皮细胞依赖性调控在胎儿循环向产后循环过渡中发挥重要作用，胎儿内皮细胞持续处于病理性环境，可致产后过渡循环存在和肺动脉高压，两者均可能影响先天性心脏病的病理生理[93]。

（一）肺循环

花生四烯酸的血管活性代谢物类花生酸，在细胞膜上产生。类花生酸通过脂氧合酶途径生成白三烯，再通过环氧酶途径形成前列腺素。PGE_1 作为舒张血管的重要前列腺素，也可促进和维持动脉导管开放。前列环素（PGI_2）可有效扩张肺血管[94]。前列腺素通过与体、肺循环平滑肌细胞膜受体结合，激活腺苷酸环化酶，增加 cAMP 浓度，降低 Ca^{2+} 水平和血管张力。血栓素 A_2 是一种强力白三烯，与前列腺素作用相反，可使血管收缩和血小板聚集。慢性缺氧引起的该系统失衡可致慢性肺动脉高压[95-97]。

一氧化氮（nitric oxide，NO）弥散入细胞后激活

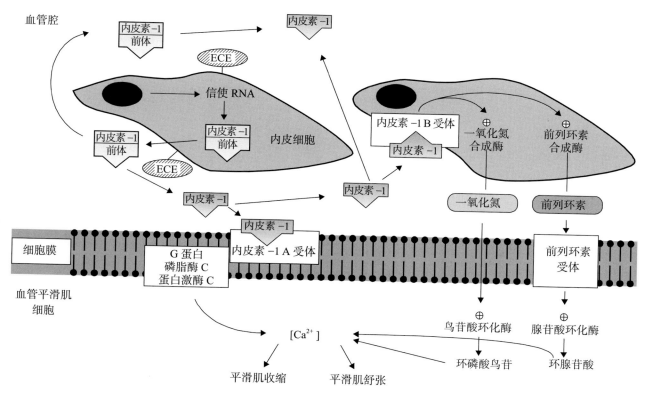

▲ 图 6-14 肺循环中调节血管张力的主要介质示意图
ECE. 内皮素转换酶（经 Portland Press 许可转载，引自 Haynes 和 Webb[92]）

鸟苷酸环化酶，增加 cGMP 的浓度，导致 Ca^{2+} 局部浓度降低，从而降低血管张力，是一种内皮源性血管舒张因子[96]。钙离子敏感性钾通道通过 cGMP 依赖性蛋白激酶产生 NO，引起血管舒张[98]。NO 是由 NO 合成酶催化 L- 精氨酸生成，与血红蛋白结合后可被灭活。磷酸二酯酶 V 破坏 cGMP，因此磷酸二酯酶抑制药，如西地那非，增强 NO 介导的血管舒张作用[99]。

内皮素是一种功能强大的内皮源性血管活性肽，其中内皮素 -1（endothelin-1，ET-1）的特征最明显。内皮素 -1 前体在循环和肺血管内皮细胞中的内皮素转化酶作用下生成内皮素 -1。肺循环压力、剪切力增加、缺氧可导致 ET-1 增加。两种 ET-1 受体（ETA 和 ETB）参与对平滑肌血管张力的调节[100]。ETA 受体存在于平滑肌细胞膜上，促进血管收缩，ETB 受体位于内皮细胞，提高 NO 合成酶活性，促进血管舒张。ET-1 主要激活 ETA 受体，许多肺动脉高压状态如 Eisenmenger 综合征和原发性高血压，ET-1 水平增加[101]。ET-1 随剪切力、缺氧或缺血的增加而增加，导致胞内 Ca^{2+} 升高，Ca^{2+} 敏感性提高，使肺血管压力增加[95]。

（二）体循环

外周循环有多种调节方式。刺激通过感受器传入，整合后经交感神经和副交感神经系统调节循环，传入感受器有心脏内壁肺牵张感受器、动脉壁压力感受器（如主动脉弓和颈动脉窦）。牵拉动脉壁可刺激压力感受器，经延髓血管舒张中心调节后，使血管舒张和心率减慢[102]。心房肺牵张感受器抑制下丘脑分泌血管加压素。自主神经系统的传出通路由交感神经和副交感神经纤维组成。交感神经可分为血管收缩纤维和血管舒张纤维。血管收缩纤维释放去甲肾上腺素激活 α 肾上腺素受体，产生血管收缩。血管舒张纤维释放乙酰胆碱或肾上腺素使血管舒张，该效应主要存在于骨骼肌。副交感神经纤维对心率和心脏功能调节至关重要，但在外周循环调节中仅起次要作用[103]。

激素调控与受体介导的细胞内信号是其他重要的调节机制。去甲肾上腺素由肾上腺髓质和血管附近交感神经纤维分泌，主要刺激外周 α 受体，引起血管收缩。肾上腺素也由肾上腺髓质分泌，但其主要作用是刺激外周循环的 β_2 受体，通过 cAMP 介导细胞内钙浓度降低，引起血管舒张。

当肾小球旁器感受到血流量和血压降低时，会反馈激活肾素 - 血管紧张素 - 醛固酮轴，生成血管紧张素 II。具体为肾素裂解血管紧张素原产生血管紧张素 I，血管紧张素 I 通过肺血管紧张素转换酶生成血管紧张素 II。血管紧张素 II 是有效的血管收缩药，还可诱导下丘脑分泌血管加压素（抗利尿激素），它也具有血管收缩作用。

右心房或左心房压力升高时，可刺激心房肌细胞分泌心房钠尿肽（atrial natriuretic factor，ANF）。它具有舒张血管和抑制心脏的作用，并可降低肾小管对钠的重吸收[104]。张力改变也可刺激心室肌细胞释放 B 型钠尿肽，引起 cGMP 增加，导致动脉和静脉舒张。此外，它可加快尿钠和水的排出[105]。

第二信使系统激活体循环血管细胞膜受体，使血管张力改变。磷酸肌醇信号系统是许多激动药的共同作用途径[102]（图 6-15）。磷脂酰肌醇是一种脂质肌醇，主要位于质膜内层，通过膜激酶磷酸化，产生磷脂酰肌醇二磷酸。第二信使 1，4，5- 三磷酸肌醇是在磷脂酶 C（phospholipase C，PLC）的作用下由这种复合物产生的[106]。该序列开始于一个激动药，如血管紧张素 II、血管加压素、去甲肾上腺素或内皮素与一个具有七个膜跨越域的受体结合。该受体激活 Gq 蛋白亚基，反过来促使磷脂酰肌醇依赖的磷脂酶 C（PI-PLC）生成三磷酸肌醇，使肌质网释放 Ca^{2+}，激活肌动蛋白 - 肌球蛋白系统，产生血管收缩。另一第二信使 1，2- 二酰基甘油，也同步生成，它继续激活蛋白激酶 C，在平滑肌细胞增殖时的有丝分裂中发挥作用。PLC 有许多同工酶，与以上一系列反应有关的为 PLCβ 型。当细胞生长因子如血小板衍生生长因子与细胞表面受体结合，激活酪氨酸激酶时，PLCγ 型被激活，生成 3，4，5- 三磷酸磷脂酰肌醇，参与有丝分裂。

体循环血管扩张是硝基血管扩张药形成 NO，或外周血管中 β_2 肾上腺素受体激活的结果，两者皆激活鸟苷酸环化酶和生成 cGMP，从而降低胞内 Ca^{2+} 浓度，使血管舒张[107]。

不同外周组织血管床的局部代谢不同，血管紧张度亦不同。例如，pH 对肺循环影响更大，低 pH 收缩血管，高 pH 舒张血管，这一效应在肺血管较其他组织明显。局部 CO_2 浓度对中枢神经系统血管更重要，高水平导致血管舒张。氧分压降低通常导致血管舒张，这是因为腺苷在低氧时释放减少，然而低氧时肺血管压力增加。脑循环中，脑血管的自动调节功能占主导，以在一定动脉血压范围内维持组织血流恒定，但该机制对其他组织血管床并不重要。胎儿和未成熟脑组织的血管自动调节功能和 CO_2 反应性都比较迟钝[108]。

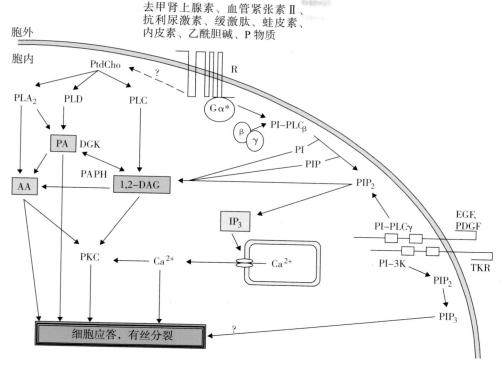

▲ 图 6-15　磷脂酶 C 系统

该图总结了 1, 4, 5- 三磷酸肌醇（IP3）和 1, 2- 二酰基甘油（1, 2-DAG）的主要受体激活途径。激动药与受体（R）的 7 个跨膜结构域结合，导致磷脂酰肌醇特异的磷脂酶 Cβ（PI-PLCβ）激活，而多肽生长因子刺激酪氨酸激酶受体（TKR），激活磷脂酰肌醇特异的磷脂酶 C γ（PI-PLCγ）。这两种途径都会导致 4, 5- 磷脂酰肌醇二磷酸（PIP₂）的水解和 IP3 与 1, 2-DAG 的生成。此外，激动药激活异源三聚体受体可刺激磷脂酰胆碱（PtdCho）水解，同时，酪氨酸激酶受体的激活可刺激磷脂酰肌醇 3, 4, 5- 三磷酸肌醇（PIP₃）的生成。DGK. 甘油二酯激酶；PAPH. 磷脂酸磷酸水解酶；G*. 活化 G 蛋白亚基；β. β- 肾上腺素受体亚基；γ. γ- 肾上腺素能亚基；PLD. 磷脂酶 D；PKC. 蛋白激酶 C；PI-3K. 磷脂酰肌醇 3- 激酶；PI. 磷脂酰肌醇；PIP. 磷脂酰肌醇 4- 磷酸；EGF. 表皮生长因子；PDGF. 血小板衍生生长因子；PLA2. 磷脂酶 A2；AA. 花生四烯酸；TKR. 酪氨酸激酶受体（经 Elsevier 许可转载，引自 Izzard 等[102]）

要点：体循环和肺循环血管紧张度的调节

- 肺血管内皮细胞对调节肺血管张力和阻力发挥主要作用，主要通过一氧化氮、前列腺素、cGMP 等复杂途径维持低阻力。

- 体循环血管张力和阻力相对比肺血管循环高，神经激素种类更多，包括交感神经肾上腺系统、肾素 - 血管紧张素 - 醛固酮系统和磷脂酶 C 系统。

- 肺循环和体循环血管紧张度的病理生理紊乱，可通过吸入一氧化氮和使用内皮素受体拮抗药等途径治疗。

九、受体信号在心肌功能障碍、先天性心脏病和心力衰竭中的作用

了解心肌功能障碍时的受体信号转导和钙循环，有助于理解后文讨论的许多疗法，本节将在三方面聚焦受体生理学和钙转运：①心脏手术和体外循环后的急性心肌功能障碍；②慢性发绀型心脏病的应答变化；③慢性充血性心力衰竭和心肌病时的变化。

（一）急性心肌功能障碍的受体信号转导

急性心肌功能障碍，有时在体外循环后出现，并且通常需要使用儿茶酚胺类药物来治疗。这些药物有时无效，尤其是在逐步增加剂量时。儿童心房 β 肾上腺素受体数目和亚型分布不受体外循环手术的影响，然而，体外循环术后异丙肾上腺素对腺苷

酸环化酶的激活显著降低[109]。β 受体从激活型 G 蛋白 – 腺苷酸环化酶复合体中解偶联。中或高剂量儿茶酚胺应用数分钟后可能出现受体脱敏，这是由于增加的 cAMP 浓度导致 G 蛋白解偶联[110]。

大剂量儿茶酚胺给药仅几分钟后，可能会因螯合而使磷酸化的肾上腺素受体失活。这些受体通过内吞作用被螯合，该过程涉及 β- 抑制蛋白，β- 抑制蛋白与受体结合形成一种被称为网格蛋白的肌膜蛋白（图6-16）[51]。这些被螯合的受体要么被循环回到细胞膜表面，要么被溶酶体破坏[111]。受体的这种永久破坏和降解发生于儿茶酚胺暴露后数小时，并且伴随着 mRNA 和受体蛋白合成的降低，导致肾上腺素受体浓度持续降低，减少外源性儿茶酚胺而得以逆转螯合，但其速度与合成新受体相似。

新生儿心脏对急性或长期应用儿茶酚胺可能表现出不同的反应。新生动物模型显示，不同于受体脱敏，其 β 肾上腺素受体反应增强，腺苷酸环化酶活性也增加[112]。受体脱敏现象发生在发育后期。目前还不清楚这些数据对人类的具体影响。

儿茶酚胺类治疗也可增加 Gi 蛋白亚单位浓度，从而降低 β 肾上腺素受体敏感性。大鼠和犬的模型已证实该治疗可致 Gs/Gi 值相对降低[113, 114]。新生大鼠心肌细胞也表现出儿茶酚胺诱导的受体脱敏作用，长期暴露于去甲肾上腺素可引起细胞膜上功能性 L 型 Ca^{2+} 通道基数上调。连续暴露可致 L 型 Ca^{2+} 通道 mRNA 减少至对照值的 50%[115]。长期给予去甲肾上腺素可降低犬的肌质网钙泵密度[116]。最后，成年或新生大鼠心肌细胞暴露于高浓度儿茶酚胺 24h，可致心肌细胞凋亡增加，这是一种基因介导的细胞程序性死亡和清除的能量依赖机制[117, 118]。这种效应在成熟心肌中通过 β 肾上腺素受体介导，而新生心肌则通过 α 受体介导。

对急性心肌功能障碍患者，以上研究为限制其使用儿茶酚胺类药物的剂量和持续时间提供了理论依据。显然，对于血流动力学不稳定的体外循环患者撤机时，这很难实现。限制儿茶酚胺剂量的策略有：低剂量儿茶酚胺和磷酸二酯酶抑制药复合应用，以及添加糖皮质激素、三碘甲状腺原氨酸和血管加压素[119]。

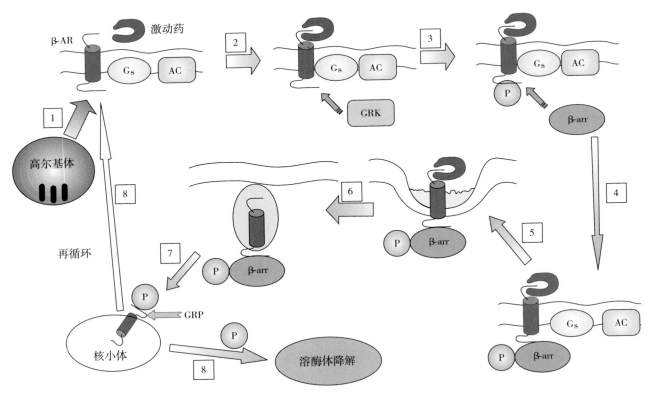

▲ 图 6-16　β- 肾上腺素受体（β-AR）脱敏和下调

1. 激动药结合；2. G 蛋白偶联受体激酶（GRK）介导 β-AR 磷酸化；3. β- 抑制蛋白结合磷酸化 β-AR，再与 G_s 蛋白结合；4 至 8. 将受体螯合到核小体（4 至 7），去磷酸化后循环回到细胞膜（8）或易位至溶酶体以便进一步降解（8）。AC. 腺苷酸环化酶；GRP. G 蛋白偶联受体磷酸酶；P. 无机磷酸盐；β-arr. β- 抑制蛋白（经 John Wiley and Sons 许可转载，引自 Booker[51]）

（二）先天性心脏病的受体信号传导

近 10 年，有许多关于先天性心脏病患者肾上腺素受体信号转导通道的新发现。有研究纳入 71 名心脏手术婴幼儿，留取其右心耳组织研究 β 肾上腺素受体密度，$β_1$、$β_2$ 受体亚型及其与腺苷酸环化酶偶联[120]。研究发现严重或失代偿非发绀型患者（如充血性心力衰竭）或发绀型（如重度发绀）心脏病患者，其肾上腺素受体密度显著降低。非新生儿期，这种受体下调为选择性 $β_1$ 型，但严重主动脉瓣狭窄或大动脉转位新生儿 $β_2$ 亚型下调更明显。在法洛四联症患者中，与未治疗的患者相比，普萘洛尔治疗可显著增加 β 肾上腺素受体的数量和密度。β 肾上腺素受体下调与循环去甲肾上腺素水平升高有关。最后，如前所述，在病情严重患者中，腺苷酸环化酶活性降低，表现出部分解偶联。其他研究已证实，症状明显的法洛四联症患者（缺氧发作），右心室流出道肌肉中的肾上腺素受体明显增多，腺苷酸环化酶活性较无缺氧发作患者更高[121]。先天性心脏病也影响 $α_1$ 肾上腺素受体。一项对 17 例心脏手术儿童切除的心房组织的研究评估了药物对 α 肾上腺素受体与 β 肾上腺能受体的刺激作用。α 型正性肌力反应占 0%～44%，β 型正性肌力反应占 56%～100%，右心室肥厚程度和压力负荷与 α 型受体的刺激量相关[122]。

在左心发育不良综合征（hypoplastic left heart syndrome，HLHS）拟行心脏移植患者中，有研究探索了其体循环右心室心肌细胞的改变和 β 肾上腺素受体系统的适应性，包括右心室功能正常且无心力衰竭或正性肌力治疗（14 例）和失代偿组右心室衰竭（12 例）患者[123]。以 12 例因心脏大小或血型不符而无法匹配的器官捐献者作为对照。相比非心脏衰竭患者，HLHS 右心室的肌质网钙 - 腺苷三磷酸酶 $2α$ 和 $α-$ 肌球蛋白重链基因表达减少，由于 $β_1$ 型受体下调导致其总 β- 肾上腺素受体数量下调，环磷酸腺苷水平不变，钙 / 钙调蛋白依赖性蛋白激酶 Ⅱ 活性增加。HLHS 患者 ANP 表达增加。失代偿 HLHS 组中肌球蛋白亚型发生转化，腺苷酸环化 -5 增加，受磷蛋白苏氨酸 -17 的磷酸化增加，且以上独特的适应性改变仅发生在衰竭心脏。

（三）充血性心力衰竭与心肌病的受体信号转导

与成年心力衰竭患者类似，患有慢性左向右分流和心脏容量负荷超载的充血性心力衰竭儿童，其循环去甲肾上腺素水平也会升高。这导致了 β 肾上腺素受体密度的下调[124]。肺动脉压升高程度和左向右分

流的量与血浆儿茶酚胺水平相关，并与 β 肾上腺素受体密度呈负相关。所有这些异常情况在手术纠治后都恢复到正常水平。在充血性心力衰竭中受体下调程度与婴幼儿术后并发症的发生率有关。ICU 住院时间大于 7 天或术后早期死亡的患儿，$β_1$ 型受体和 $β_2$ 型受体 mRNA 基因表达显著低于预后良好患者[125]。此外，应用普萘洛尔治疗充血性心力衰竭的患者，β 肾上腺素受体 mRNA 水平较高，并有改善预后的倾向。还有一项研究指出，扩张型心肌病儿童对儿茶酚胺的反应性也降低了，在多巴酚丁胺负荷试验中，以 $5μg/(kg \cdot min)$ 和 $10μg/(kg \cdot min)$ 剂量注射多巴酚丁胺，结果显示射血分数无显著增加[126]。通常，先天性心脏病或心肌病患儿的离体右心房组织显示 $β_1$ 和 $β_2$ 受体密度降低，下游腺苷酸环化酶功能降低，而更大程度的受体密度降低与心室功能恶化有关[127]。最近，单核苷酸多态性分析评估了 135 例心力衰竭患儿的肾上腺素受体遗传变异，结果显示 $α_2$ 受体基因型与去甲肾上腺素（norepinephrine，NE）释放增加有关，$β_1$ 受体基因型与 NE 敏感性更高相关[128]。此外，实验还分析了 $β_2$ 受体基因型与受体下调和血管舒张功能受损的关系。这些异常基因型患者的中心静脉压、肺毛细血管楔压、肺血管阻力指数和体循环血管阻力呈线性增加。异常基因型患者对 β 受体阻滞药有更好的反应。

心力衰竭儿童接受左心室辅助装置（left ventricular assist devices，LVAD）治疗的越来越多，许多情况下该装置可作为心脏移植的过渡。一项研究对使用 LVAD 的心脏移植儿童（11 例）与未使用 LVAD 的心脏移植儿童（20 例）进行了比较，并将 16 例因技术原因无法移植心脏的患儿作为对照[129]。无 LVAD 的心力衰竭患者 $β_1$ 型肾上腺素受体与肾上腺素受体总量皆下调，经 LVAD 治疗后恢复到接近正常的非衰竭水平。其他心力衰竭的心脏异常信号通路也恢复到正常非衰竭水平，包括 G 蛋白偶联受体激酶 2，表明反向重塑，并提示在儿童中提高 LVAD 的使用频率作为恢复的过渡可能是可行的。

以上是对儿童心脏病的受体信号转导进行的简要讨论。这一新兴领域对治疗策略有许多启发，读者可参读关于这一主题更详细的优秀综述[130]。

要点：心肌功能障碍、先天性心脏病和心力衰竭的受体信号转导
- 急性心功能障碍时，高剂量儿茶酚胺可通过

G 蛋白腺苷酸环化酶复合物偶联和分离 β 肾上腺素受体而使心肌脱敏。

- 严重的发绀型或非发绀型先天性心脏病合并心力衰竭时，可导致新生儿或婴儿心肌的 β 肾上腺素受体下调。
- 持续的心室功能下降，常常与 β 肾上腺素受体密度和腺苷酸环化酶功能降低有关。

十、心肌预处理

心肌预处理是指心肌反复短时暴露在缺血、吸入麻醉药或其他应激下，可缓解随后的（即 12～24h）的长时间缺血引起的损伤，从而使心肌梗死面积减小，改善损伤后心肌功能[131]。虽然慢性发绀也有类似心肌保护作用，但效应较低，时程长（超过 24h）。另一机制为远程缺血预处理（remote ischemic preconditioning，RIPC），缺血是在远离心肌的组织床进行，如手臂或腿的骨骼肌，通过血压袖带反复充气，促使机体非特异性神经递质或激素释放保护心肌[132]。心肌预处理的机制十分复杂，可能为通过某种 cGMP 依赖机制释放各种神经激素和多肽，如腺苷、缓激肽和一氧化氮，随后触发心肌细胞内一系列信号转导，赋予其"记忆"效应，保护心肌免受未来的缺血性损害。其信号转导效应包括蛋白激酶 C、酪氨酸激酶、丝裂原活化蛋白激酶、糖原合成酶激酶 3β 和其他酶[133]。这一系列事件激活线粒体和肌膜的 ATP 敏感性钾通道（K$^+$-ATP），导致缺血预处理的机制错综复杂。近期发现提示线粒体膜通透性转换孔（mitochondrial permeability transition pore，MPTP）为这一效应的潜在终端[133]。MPTP 是一种跨线粒体膜的非特异性通道，该通道长时打开可致线粒体电势损耗、ATP 合成抑制，最终导致线粒体肿胀与破裂、细胞能量代谢衰竭和细胞死亡。心肌预处理使用的药物和刺激能保持 MPTP 关闭，其所涉及的亚细胞机制需进一步阐明。

要点：心肌预处理
- 心肌预处理是一种复杂的现象，将心肌反复短时暴露在缺血或其他应激下，以对随后的缺血性损伤起到保护作用。
- 线粒体膜通透性转换孔是各种形式缺血预处理的共同途径，其关闭可防止线粒体损伤。
- 体外循环前，使用血压袖带对肢体充气进行远程缺血预处理将减少某些炎性和缺血性细胞死亡标志物生成，但尚未改善临床结果。

致谢

请注意：本章大部分内容已发表在第 4 章 *Development of the Cardiovascular System and Nomenclature for Congenital Heart Disease*，作者为 Barry D. Kussman、Wanda C. Miller-Hance；第 5 章 *Physiology and Cellular Biology of the Developing Circulation*，作者为 Dean B. Andropoulos。两者均收录在 *Anesthesia for Congenital Heart Disease*（第 3 版）。

第 7 章　呼吸系统的发育生理学
Developmental Physiology of the Respiratory System

Roland Neumann　Maria Victoria Fraga　Susan H. Guttentag　Dean B. Andropoulos
Britta S. von Ungern-Sternberg　著
覃　怡　译　　蓝雨雁　校

一、概述

细胞进行有氧呼吸对生存至关重要，需要在肺泡表面进行氧气和二氧化碳的有效交换。肺泡的表面积必须能够适应耗氧量的巨大变化，即从安静时的 250ml/min 到激烈运动时的 5500ml/min [1]。因此，成人肺的气体交换表面积可达到 50～100m²，总肺活量为 2.5～3.0L。肺组织的器官发生必须扩大肺表面积才能满足气体交换的需要。本章将讨论肺、胸壁和膈肌的发育，肺血管的发育，肺流体生理学，出生时肺功能和循环的转变，以及出生后肺结构和肺功能的发育；然后介绍麻醉科医师临床工作中经常遇到的三种疾病，即哮喘、支气管肺发育不良和囊性纤维化的发育病理生理学。

二、肺、胸壁和膈肌的胚胎学

肺的形成始于人类妊娠早期，其生长发育一直延续至儿童时期 [2, 3]。尽管肺的发育分为几个时期（胚胎期、假腺期、小管期、囊泡期和肺泡期），但各阶段之间都有相对较长的重叠期，重叠时间受产前和产后多因素的影响（图 7-1）。

（一）胚胎期

胚胎期的肺发育以肺芽和气道起始分支形成为标志。原始肺发育始于人类胚胎期第 25 天，由前肠发育为前肠腹侧的喉气管沟。喉气管沟远端逐渐闭合，形成发育期下咽部和喉部之间唯一的连接。闭合失败会导致各种类型的气管食管瘘，从最常见的食管远端瘘口与气管相通，食管近端为盲端，典型的瘘口在隆嵴水平（87%）到不常见的包括单纯食管闭锁（8%）、H

型瘘（4%）、食管闭锁合并近端（1%）或远端气管食管瘘（1%）[4]。喉气管沟闭合后，肺芽开始一系列的二分分裂，逐渐形成传导性气道和 5 个原始肺叶（左肺 2 个和右肺 3 个）。肺芽发育障碍可导致肺发育不全，右肺最为典型。

（二）假腺期

肺发育的这一阶段标志着大的传导性气道的建立。在人类胎儿中，气管、段支气管和亚段支气管的发育在 7 周内完成，所有支气管在 16 周内发育完全。尽管传导性气道会随着胎儿和新生儿的成长而发育（从出生到成年，气道直径和长度增加了 2～3 倍），但大气道分支的发育在孕 16 周后就会停止。

（三）小管期

肺发育的小管期以通过细支气管末端水平的小型传导性气道的发育完全为标志，最后发育的气道具有软骨支撑。呼吸性细支气管无软骨支撑，是肺部气体交换区起始部的标志。呼吸性细支气管及其所有相关的肺泡管和肺泡构成腺泡，是肺进行气体交换的基本单位。终末细支气管及其所有相关的腺泡结构构成肺小叶。小管期的终末细支气管和呼吸性细支气管最终形成由 23 个亚气道组成的分支气道。

（四）囊泡期

囊泡期大约从孕 24 周开始，直到妊娠足月。尽管在大约 24 周时肺泡毛细血管膜宽度（气道／肺泡的管腔表面到毛细血管的管腔表面）已可满足气体交换（0.6μm），但气道、毛细血管和间质之间的关系仍在不断变化。除此之外，气体交换的效率由有效表面积决定，而不是由肺泡毛细血管膜的宽度决定。末端囊泡光滑壁气道的加长和加宽扩大了气体交换表面积，该表面积由双毛细管网覆盖而成。

本章译者、校者来自广西医科大学第一附属医院。

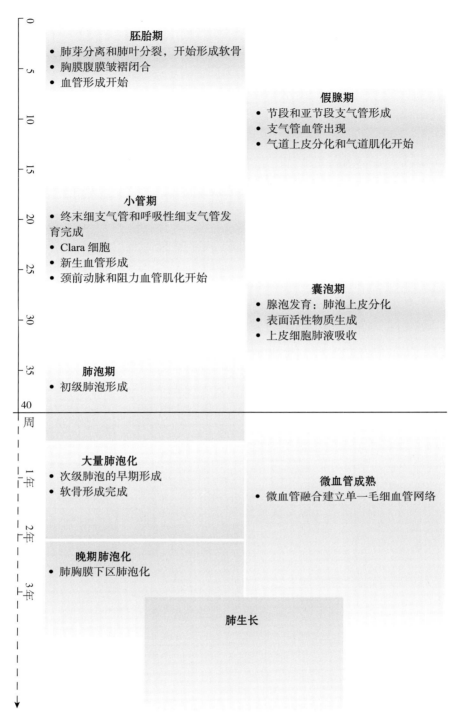

▲ 图 7-1　胎儿和出生后肺发育阶段示意图

（五）肺泡期

这是胎儿肺发育的最后阶段，但肺泡化持续时间较长。当气道分支形态改变建立起肺的传导性气道时，肺泡化可使与气体交换相关的表面积扩大[5]。在肺泡化的过程中可使肺泡数量从出生（0～5000 万个）到成年（＞3 亿个）增加了 20 倍。原始囊泡形成低嵴（初级隔膜），将囊泡细分成包含肺泡管的初级肺泡和由各

嵴之间的突起（次级隔膜）形成的次级肺泡。次级隔膜的区域弹性蛋白沉积增加[6]，且弹性蛋白在形成时位于次级肺泡的顶部。次级隔膜含有一个结缔组织中心层，可分为两层毛细血管膜，说明隔膜由其自身毛细血管折叠而成。隔膜还会促进 Kohn 孔的发育，以保证腺泡之间气体流动的连续性。次级隔膜的形成和微血管的成熟是这一阶段肺发育的关键因素，该阶段

仅在人类妊娠约 36 周时才开始。因此，即使在足月分娩时，人的肺在结构上仍未完全发育成熟。肺泡发育的完成在正文其他部分讨论。

（六）胸壁和膈肌的发育

腹侧体壁的形成始于受精后第 4 周，伴随着体壁外侧褶皱的形成。褶皱由侧板中胚层和覆盖的外胚层组成，褶皱会向腹侧移动，在发育中的胚胎中线处会合[7]。闭合失败可能发生在中线的任何位置，导致先天性胸壁畸形（异位心、胸骨裂）和腹壁畸形（脐疝、膀胱外翻）。胸骨在第 6 周出现平行的间质浓缩带，第 10 周融合[8]。随后立即形成软骨，但要到 6 个月后才会开始骨化。肋骨骨化从怀孕第 7 周开始，并将在成年早期完成。膈肌是将胸腔内发育的肺与腹腔及发育中的肠和腹部的实体器官隔开的关键结构。胸膜腹膜褶襞的闭合始于假腺期，人类胎儿 7 周内完成。在此期间，中肠驻留在脐带内，并在 10 周后返回腹膜腔。因此，膈肌发育不全会导致胸腔和腹膜腔相通，使腹膜内容物［胃、肠和（或）肝脏］进入到胸腔内。这限制了肺发育的空间，导致与膈肌缺损同侧的肺发育不良。肺发育不良也可以延伸到对侧肺，这是由胸腔内积聚的腹部脏器使纵隔移位所致。

要点：肺、胸壁和膈肌的胚胎学

- 肺发育经历了 5 个阶段，这 5 个阶段可相互重叠。
- 每个发育阶段都扩展了肺的结构，最终形成了不需要胎盘就能进行气体交换的肺。
- 肺泡化虽然在出生时尚未完成，但大部分在 3 岁左右可基本完成。
- 胸壁在出生时主要由软骨组成，因此可塑性好，这种可塑性有利于阴道分娩。

（七）肺血管的发育及其与肺泡的关系

肺血管系统由腺泡的供应血管和支气管的循环血管组成[9]。在胎儿早期，肺血管随气道发育。早期肺血管是通过血管发生形成的，即间充质细胞分化为内皮细胞，再分化为毛细血管。当每个新的肺芽进入间充质时，就会形成一个新的血管丛增加肺循环。人类孕 5 周时，每个支气管周围都有一个毛细血管网，右心室和左心房通过肺血管网进行血液循环。在肺发育的小管期，原有的血管通过血管新生生成新的血管，血管内皮细胞从已建立的血管中增殖并萌芽。血管形成是妊娠 17 周前肺血管发育的主要方式，此时腺泡前气道

完全发育，而肺发育后期以血管新生为主。在肺发育的囊泡期，由血管新生和血管形成的血管网之间的相互连接增强。

在人类肺中，作为第二循环系统的支气管循环，起源于背主动脉，为全身供血。支气管血管在肺循环形成后发育，在孕 8 周时开始形成。支气管血管网广泛，在成人呼吸树中，支气管动脉远端可见肺泡管。支气管肺隔离症是一种可导致同侧肺发育不良的占位性肺畸形，其形成与背主动脉的多余分支血管有关。

血管形成和血管新生是子宫内肺血管发育的主要方式。人类足月儿的肺泡数量相当于成人肺泡的一小部分，肺泡壁由一层厚厚的"初级隔膜"组成，该隔膜包括两个毛细血管床包围的结缔组织中心层，每个毛细血管床对应一个肺泡[3]。肺泡结构随次级隔膜的出现而改变，两层毛细血管层中的一层在次级隔膜内发生折叠，因此，双毛细管网在成年后消失。微血管成熟包括将双毛细血管网融合成单个毛细血管系统。表面积和管腔体积的扩大压缩了间质，使毛细血管网占据更多的空间，从而促进了肺泡表面积的扩大和毛细血管床的融合。到出生后第 3 周，肺容积增加了 25%，间质容积减少了 27%，这是促进微血管融合的原因。随后，融合区域优先生长，一直持续到约 3 岁。从出生到成年，肺容积增加了约 23 倍，而毛细血管容积扩大了 35 倍。最近的研究表明，这种毛细血管容积的增加是通过在没有毛细血管萌芽的情况下插入毛细管而发生的。这一毛细血管网生长的新概念已被命名为微血管肠套叠式生长，在现有血管内形成腔内组织柱，不断扩张以增加毛细血管表面积[3]。

肌化出现于肺动脉发育早期[9]。最初，脉管系统的肌肉由邻近气道的支气管平滑肌细胞衍生而来。腺泡前体和肺阻力血管的肌化始于小管期，并持续到妊娠结束。血管肌化的第二阶段，肺血管的平滑肌细胞由周围的间充质分化而来。血管肌化的第三阶段主要发生在肺的远端气道血管，毛细血管内皮细胞经历了内皮-间质的转变过程，包括内皮细胞的分化、从内皮层分离和迁移及平滑肌细胞标志物的表达。正常的肺动脉肌化延伸到终末细支气管水平，几乎不出现在呼吸性细支气管周围的血管中。在因持续性肺动脉高压和重度支气管肺发育不良死亡的新生儿和婴儿体内，均可见伴行于腺泡动脉的血管平滑肌发生异常延伸。

最近的研究证据表明，肺毛细血管床能积极促进正常肺泡发育，并有助于肺结构的终生维持[10]。一

项对支气管肺发育不良合并气道和血管畸形的研究支持了这一观点。腺泡内的动静脉在出生后通过血管新生继续发育，同时肺泡的数量和大小也不断增加。由于肺泡上皮细胞对远端肺泡周围的血管生长有诱导作用，这很可能是一个相互作用的过程。

> **要点：肺血管的发育**
> - 肺血管的发育通常伴随着气道的发育。
> - 出生时肺泡内有双重血管系统，随着出生后肺的进一步发育而消失。
> - 从出生到青年，肺容积增加了 23 倍，毛细血管容积增加了 35 倍。
> - 肺毛细血管床可能利于促进正常肺泡发育，并终生有助于维持肺泡结构。

三、婴幼儿上下呼吸道的生理和解剖

这一主题的部分内容在其他章节（见第 16 章）也有提及。婴幼儿的气道与年龄较大儿童和成人相比，在解剖学和生理学上有一定差异。在新生儿期，以鼻式呼吸为主。新生儿鼻道阻塞，如后鼻孔闭锁，可出现严重发绀。在鼻塞的情况下婴儿采用口式呼吸 [11]。新生儿首选鼻式呼吸的原因是舌体相对较大，会厌位置较高，可能与软腭相连，从而影响口式呼吸 [12]。1 岁以后，之前位置较高的会厌和喉部逐渐下移。上呼吸道，包括咽部、喉部、气管和支气管，婴儿上呼吸道的顺应性较年龄较大儿童和成人高。这是由上呼吸道肌张力较低及支撑喉部、气管和支气管软骨的肌肉松弛程度较高所致。因此，婴幼儿发生上呼吸道塌陷的风险更高 [13]。这可在患有上呼吸道阻塞的婴儿中观察到，患儿用力吸气而加重梗阻，导致上呼吸道塌陷，进一步加剧气道阻塞。当下呼吸道阻塞时，用力呼气压迫胸腔和呼吸肌导致气道塌陷。这种动态气道塌陷现象可以在激动和哭闹的婴幼儿中观察到。因此，这也解释了为什么使用镇静药可改善他们的呼吸功能，特别是预防由于用力呼吸而导致的气道塌陷 [14]。

新生儿的气道阻力（R_{aw}）高于年龄较大的儿童和成人，与大气道相比，新生儿气道直径的小幅减小会导致 R_{aw} 的大幅升高。与成人相比，婴幼儿的气道阻力 50% 以上是由小气道产生的，这是婴幼儿更容易受到小气道疾病（如毛细支气管炎）影响的原因之一 [15, 16]。

> **要点：新生儿上呼吸道生理学**
> - 新生儿以鼻式呼吸为主。
> - 舌体较大，会厌位置高，可能与软腭相连，更易发生呼吸困难。
> - 新生儿上呼吸道的顺应性较高，因此上呼吸道阻塞时更容易发生气道塌陷。
> - 由于气道狭窄，新生儿和婴幼儿的气道阻力较高。这些气道水肿对新生儿和婴幼儿的影响要比老年患者严重多。

（一）胸壁和呼吸肌

呼吸是肺和气道压力循环变化的结果，由胸壁、膈肌、气道和肺实质之间复杂的相互作用所产生。在婴幼儿时期，除肺实质和气道因发育产生变化外，呼吸肌和胸壁也随着发育产生特定变化。

（二）膈肌和肋间肌

膈肌是位于胸腹部之间的穹隆状肌纤维隔膜。它是最重要的呼吸肌。与较大年龄之后相比，婴儿期的膈肌位置相对更高，肋膈角更浅 [17]。这降低了呼吸效率，限制了通过膈肌运动增加潮气量的能力。在胸部顺应性高而肋间肌做功效率低的幼儿中，吸气时膈肌的最大活动范围可能会导致肋骨下缘内陷。这种现象称为胡佛征，是婴幼儿呼吸窘迫的常见症状。与年龄较大的儿童和成人相比，婴儿期膈肌的肌肉含量相对较低，耐疲劳的 I 型肌纤维含量也较少。肋间外肌使胸腔向上和向外抬起，但婴儿早期肋骨呈水平位，因此对吸气过程影响不大。此外，肋间外肌有助于胸腔的稳定。麻醉药物会影响其功能，并可能导致功能残气量减小。在出生后的第 1 年末，胸腔肌肉对潮式呼吸的作用已与年龄较大的儿童和成人相当 [18]。

（三）胸壁

婴儿胸部的形态与年龄较大儿童相比有很大不同。婴儿胸部横截面近似正方形，而年龄较大儿童则呈椭圆形。婴儿的肋骨呈水平位，使肋间肌功能和胸式呼吸受限。在童年和青春期，肋骨逐渐向下倾斜，到 10 岁时已与成年相近。年龄较大儿童的胸廓活动范围较婴幼儿更大。因此，成年人膈肌和肋间肌的收缩，向上抬起肋骨，与婴儿相比可更有效地增加胸腔内容积和负压。此外，婴儿胸壁顺应性更高，比年龄较大儿童活动性更好 [19]。幼儿呼吸窘迫可导致胸廓变形，做功无效，降低呼吸效率。在 1 岁以内，随着肋骨的逐渐骨化，胸部形态逐渐改变，胸壁顺应性不断下降。

要点：新生儿和婴儿的膈肌和胸壁
- 婴儿的膈肌呈水平位，降低了呼吸效率。
- 膈肌效率的下降会限制婴儿在必要时增加潮气量的能力。
- 新生儿和幼儿膈肌耐疲劳的 I 型肌纤维含量较少。
- 麻醉减弱肋间外肌的功能，使功能残气量减少。
- 新生儿胸壁顺应性高，在气道梗阻时胸廓变形，做功无效，呼吸效率降低。

四、肺液生理学

胎儿肺液是发育过程中肺上皮细胞的产物[20]，平均生成速度 4～6ml/(kg·h)。胎儿喉外展阻止胎肺液进入羊水，产生 2～4cmH_2O 的呼气末压力。因此，妊娠期胎儿肺液总量为 20～30ml/kg。胎儿肺液的成分不同于羊水和血浆（表 7-1）。胎儿肺液中氯含量高于血清，是由于气管和远端肺上皮细胞分泌更多活性氯的结果。催乳素、角质形成细胞生长因子、前列腺素 E_2 和 F_2 可促进胎儿肺液的分泌，而 β 肾上腺素能激动药、血管加压素、血清素和胰高血糖素等介质可抑制胎儿肺液的分泌。

表 7-1　人类胎儿肺液与其他体液的成分比较

成　分	肺液	间隙液	血浆	羊水
钠（mEq/L）	150	147	150	113
钾（mEq/L）	6.3	4.8	4.8	7.6
氯化物（mEq/L）	157	107	107	87
碳酸氢盐（mEq/L）	3	25	24	19
pH	6.27	7.31	7.34	7.02
蛋白质（g/dl）	0.03	3.27	4.09	0.10

虽然胎儿肺液是肺发育的重要组成部分，但在分娩时它会成为由脐带供氧转变成肺供氧的主要障碍。减少胎儿肺液量及降低其对肺泡表面张力的潜在影响的三个重要因素是：胎儿肺液吸收、清除和肺表面活性物质成熟。肺上皮细胞表面由分泌转变为吸收胎儿肺液，很大程度上与孕晚期肺泡上皮钠转运增强有关[20]。大量证据表明，出生前后诱导肺上皮细胞钠通

道（epithelial sodium channels，ENaC）开放是促进钠转运的主要因素，水随钠被动转运。ENaC 成分的诱导发生在转录水平，以顺应细胞外基质成分、糖皮质激素、醛固酮和氧气的变化。相比之下，增加细胞内环磷酸腺苷（cyclic adenosine monophosphate，cAMP）水平的药物（即 β 受体激动药、磷酸二酯酶抑制药和 cAMP 类似物），在不增加钠通道数量的情况下，增强了钠通道的转运能力。糖皮质激素和甲状腺激素在短期内启动肺上皮细胞内跨肺上皮钠转运方面起重要作用，这一转运过程由 β 肾上腺素能激动药引发。由水通道蛋白组成的水通道在胎儿晚期激活，以促进液体的转运，但其重要性尚不清楚。

在足月分娩时，肺上皮细胞由分泌转变为吸收，但不能很大程度减少胎儿肺液量。经剖宫产剖出的新生儿，没有经历阴道分娩、缺乏产道挤压，新生儿湿肺的发生率会增加。阴道分娩时，头颈部娩出后，子宫持续收缩挤压胎儿胸腔促进胎儿肺液大量排出。然而，动物研究表明，分娩期间胸部挤压的作用有限[21]。分娩过程中清除胎儿肺液的主要机制是，通过激素的作用来促进胎儿肺液清除，尤其是儿茶酚胺诱导 ENaC 的开放。随着胸腔内负压的增加，呼吸运动有助于将残留的胎儿肺液转移到肺泡周围疏松的间质组织中。随后，液体被淋巴管和肺血管重吸收。肺内残余液体量约为 0.37ml/kg。

要点：肺流体生理学
- 胎儿肺液生成速度平均 4～6ml/(kg·h)，这是肺部生长所必需的。
- 临近出生时，肺部的液体容量为 20～30ml/kg，与出生后的功能残气量相近。
- 胎儿肺液的清除通过在出生时或临近出生时吸收、大量清除和表面活性物质的成熟来完成。

五、肺细胞类型、发育和肺表面活性物质的释放

（一）近端气道

近端气道上皮呈高柱状，远端气道上皮渐变为近似立方体状[22, 23]。气管和支气管的内胚层纤毛柱状上皮细胞分为四种：未分化的柱状细胞、纤毛细胞、分泌/杯状细胞和基底细胞。纤毛细胞在黏膜清除过程

中起重要作用，最初出现在妊娠 11～16 周，较少分布在远端气道。早在妊娠 13 周时就可以观察到三种类型的分泌细胞，主要是黏液颗粒细胞、浆液颗粒细胞、黏液 - 浆液颗粒细胞。胎儿气道中产生黏蛋白的杯状细胞数量在妊娠中期达到高峰，并在成年后下降。最后，早在妊娠 12 周时就可见表达表皮角蛋白的未成熟基底细胞。

气管支气管树的支撑软骨在妊娠 4 周时以离心方式从原始气管开始爬行，10 周时到达主支气管，大约 25 周时到达最远端的细支气管。在出生 2 个月后气道软骨发育完全。黏膜下腺体位于软骨组织和表面上皮之间的间质中，在宿主气道防御中起主要作用。婴幼儿的气道黏膜下腺体含量较成人多。黏液细胞排列于腺体近端，浆液细胞排列于远端，后者占腺体总上皮细胞含量的 60%。浆液细胞分泌水、电解质和具有抗菌、抗炎和抗氧化特性的蛋白质，而黏液细胞主要分泌黏蛋白。除了这种宿主防御作用外，黏膜下腺还含有大量基底细胞，它们通过补充气道上皮细胞以修复气道损伤。

气道的肌肉在妊娠 6～8 周开始发育，气管和大气道周围可见平滑肌细胞。胎儿气道平滑肌细胞在妊娠早期受神经支配并可收缩。乙酰胆碱激发试验阳性，并可被 β 肾上腺素能激动药逆转。气道肌化贯穿胎儿期和儿童期，因此，与成人相比，平滑肌的数量随着气道体积增大而增加。此外，无论是足月儿还是早产儿，在出生后都有支气管平滑肌数量的迅速增加。

肺神经内分泌细胞（pulmonary neuroendocrine cells，PNEC）遍布气道，通常位于支气管树分支点上的神经支配簇，称为肺神经内分泌体（neuroendocrine bodies，NEB）[24]。孤立的 PNEC 对牵张和缺氧介导的分泌敏感，产生胺（如 5- 羟色胺）和多肽（如蛙皮素），它们在调节支气管张力中起重要作用。与 PNEC/NEB 相关的典型病理包括支气管肺发育不良、呼吸控制障碍（先天性中枢低通气综合征和婴儿猝死综合征）、囊性纤维化和肺动脉高压。婴儿期神经内分泌增生（neuroendocrine hyperplasia of infancy，NEHI）是一种罕见的婴儿期间质性肺疾病，伴有 PNEC 和 NEB 数量的增加，但其发病机制尚不清楚。

（二）远端气道

细支气管上皮不同于近端气道上皮。细支气管上皮包含的纤毛细胞和杯状细胞逐渐减少，最终在末梢细支气管中消失。Clara 细胞在气管中的数量和分布密度不断增加，是终末细支气管中数量最多的细胞[22]。Clara

细胞在妊娠 16～17 周时开始出现，最初表现为大量的糖原储存，然后被分泌颗粒取代。在妊娠 23～34 周，远端细支气管中的 Clara 细胞数量急剧增加。Clara 细胞在宿主防御和清除空气中的有毒成分中发挥重要作用。这种特殊细胞内，细胞色素 P_{450} 和黄素单加氧酶的分泌水平极高。虽然这些酶在解毒过程中非常重要，但它们也参与前致癌物的生物活化，使 Clara 细胞有可能成为有毒代谢物的靶点。Clara 细胞在远端气道的免疫调节中也起着重要作用。Clara 细胞产生的重要宿主防御产物包括 Clara 细胞分泌蛋白（Clara cell secretory protein，CCSP 或 CC10）、表面活性蛋白 A 和 D、白细胞蛋白酶抑制药和胰蛋白酶样蛋白酶。Clara 细胞分泌的抗蛋白酶有助于调节远端肺中蛋白酶 - 抗蛋白酶的平衡。

（三）肺泡

在妊娠 4～6 个月期间，腺泡内的上皮细胞开始进一步分化[25]。立方上皮细胞积累大量糖原，并形成含有疏松小体的小囊泡。大量的糖原囊泡为生产越来越多的表面活性磷脂所需的底物提供了现成的来源，随着胎肺中表面活性物质不断生成，糖原囊泡的体积减小。在 2 型细胞的前体细胞中，板层小体体积变大、数量增多，表面活性磷脂和蛋白质堆积的更密集，而 1 型细胞的前体细胞，一旦失去与间充质成纤维细胞的关联，失去前体囊泡逐渐变薄，从而发育成更适合气体交换的表型。在胎肺发育的囊泡早期易识别肺泡 1 型和 2 型细胞。关于 1 型细胞的起源仍存在相当大的争议。在体外培养时，这些细胞转化非常缓慢，倍增时间估计在 40～120 天，这表明在体内它们只能通过功能进行区分。当上皮损伤时 2 型细胞增殖以重建上皮细胞连续性，然后失去板层小体等表型特征，同时获得 1 型细胞的标记，这提示 1 型细胞的快速再生需要 2 型细胞介入。

越来越多的人认为肺泡 1 型细胞不仅仅是气体交换的一层被动膜[26]。较大的表面积和较小的质核比形成了一层薄的肺泡毛细血管膜，以利于气体交换。与此同时，肺泡 1 型细胞的表面积较大也为肺提供了较大的吸收表面积。肺泡 1 型细胞内的水和离子通道的存在，部分不同于 2 型细胞，有助于确保肺泡保持相对干燥。1 型细胞还可调节局部细胞增殖，传递巨噬细胞聚集信号，以及调节局部肽、蛋白酶和生长因子的功能。

虽然肺泡 2 型细胞在肺泡中最主要的功能是在表面活性物质生成中的作用，但它还具有其他的重要功能[27]。如前所述，肺泡 2 型细胞是局部祖细胞。与 1 型细胞相同，肺泡 2 型细胞在顶膜和基膜上都含有特殊的离子和水通道及离子泵，有助于水和离子跨上皮转运。2 型细胞还分泌重要的抗氧化剂（SOD-1、SOD-2、SOD-3 和谷胱甘肽）和天然宿主防御分子（SP-A、SP-D、溶菌酶），参与肺泡微环境的解毒和杀菌。

最近，肺泡 2 型细胞在加剧肺泡病变中的作用愈加清晰。2 型细胞通过产生纤维蛋白原、尿激酶型纤溶酶原激活药和组织因子参与凝血 - 纤溶级联反应，尤其是在病理情况下。2 型细胞越来越多地被认为是肺内细胞因子和趋化因子，以及促进纤维化的生长因子的来源。最后，上皮细胞、细胞基质、间质细胞和局部炎症细胞之间的相互作用可能促进损伤和炎症的修复，或在延长损伤后的肺重塑，从而产生有害影响，如肺损伤和纤维化。因此，虽然之前认为肺泡 2 型细胞是肺泡的防御者，但它在维持肺泡的正常功能或肺泡的损伤中扮演着更为复杂的角色。

要点：肺泡细胞类型和表面活性物质的释放

- 纤毛上皮细胞在妊娠 10～16 周时出现，对清除肺中的黏液起重要作用。
- 产生黏液的杯状细胞可见于妊娠 13 周，对于保护肺免受异物的伤害十分重要。
- 软骨在气管形成早期开始发育，妊娠 25 周时出现在远端细支气管中。
- 远端气道中的 Clara 细胞对宿主防御十分重要。
- 2 型细胞是表面活性物质的最终来源，但也产生细胞因子和趋化因子。

（四）肺泡表面活性物质

肺泡表面活性物质对于肺泡正常功能十分重要，肺泡腔内持续分泌表面活性物质形成薄层液面以保护脆弱的肺泡上皮细胞。根据拉普拉斯定律，这一水层产生的表面张力对抗肺泡张力并促进呼气末的肺泡塌陷，即肺泡回缩压力与表面张力成正比，而与肺泡曲率半径成反比。气液界面上肺表面活性物质的存在可降低肺泡表面张力，从而防止呼气末肺不张，保证功能残气量，并降低随后肺泡复张所需的张力。

肺表面活性物质是由肺泡 2 型细胞合成、包装和分泌的复杂混合物，由 80% 磷脂、10% 中性脂质和 10% 蛋白质组成[28]。表面活性物质储存在板层小体中，板层小体是一种溶酶体衍生的膜结合细胞器，各种刺激（包括牵张）均可使其分泌减少。在肺泡中，表面活性磷脂以细胞外储存的形式即管状髓磷脂转运。

磷脂和蛋白质成分在气液界面的表面活性物质单层中被回收，返回到肺泡 2 型细胞内，在那里被重新包装成板层小体。同时，肺泡巨噬细胞吞噬并降解表面活性物质成分。

饱和类酰基磷脂酰胆碱占表面活性剂重量的 45%，其中不饱和磷脂占 25%，其他磷脂（尤其是磷脂酰甘油占 5%）占 10%。表面活性物质中主要的饱和磷脂酰胆碱是二棕榈酰磷脂酰胆碱，简称 DPPC。DPPC 是肺表面活性物质中唯一具有表面活性的成分，能够将表面张力降至几乎为零。不饱和磷脂和其他脂质成分（如胆固醇）的存在可使液面薄层在正常体温下的呼吸循环周期中维持流体状态。发育中胎肺内的磷脂含量随着妊娠的进展而增加，这是由肺泡 2 型细胞内磷脂合成相关的酶活性增加所致。胆碱参与的合成途径是表面活性物质磷脂合成的主要途径，其酶的表达和活性不仅受发育调控，而且还受激素的诱导调节。与临床直接相关的诱导激素是糖皮质激素和增加细胞内 cAMP 表达的药物，如 β 肾上腺素受体激动药（和宫缩抑制药）特布他林。

表面活性物质含有一组对表面活性物质功能和宿主防御有重要作用的特异性蛋白质，其含量占表面活性物质的 5% 以上，其余 5% 的蛋白质主要来自血清蛋白。这四种表面活性剂蛋白 SP-A、SP-B、SP-C 和 SP-D 根据其物理特性被细分为疏水性蛋白（SP-B 和 SP-C）和亲水性蛋白（SP-A 和 SP-D）。疏水性表面活性剂蛋白在表面活性物质的表面活性特性中起主要作用，而亲水性表面活性剂蛋白在宿主防御、免疫调节、表面活性物质清除和代谢中起主要作用。

疏水蛋白共同促进了表面活性磷脂从管状髓鞘到薄层液面的转移，促进了磷脂在表面活性物质液面中的扩散，并有助于维持呼气末表面活性物质液面的稳定[28]。由于 SP-B 在表面活性物质动态平衡中的关键作用，它在维持肺泡正常功能中起着核心作用。不同于 SP-C，SP-B 是一种分泌蛋白，与膜联系紧密。SP-C 包含跨膜结构域和共价连接的脂肪酸（棕榈酸），使其与磷脂膜整合在一起[29]。SP-B 和 SP-C 均由大的前体蛋白合成，通过分泌途径经过广泛的翻译后加工，最终到达板层小体。SP-B 在板层小体形成过程中起重要作用，遗传性 SP-B 缺陷的婴儿肺泡 2 型细胞无板层小体。由于板层小体是 SP-C 的加工完成部位，遗传性 SP-B 缺乏症婴儿也缺乏成熟的 SP-C，反而积累了大量的、无功能的 SP-C 前体。因此，患有遗传性 SP-B 缺乏症的患者，尽管表面活性物质磷脂含量相对正常，但由于 SP-B 和 SP-C 的缺失，使得肺表面活性物质的表面张力很差。相反，由于 SP-C 在 SP-B 蛋白加工中既不起直接作用，也不起间接作用，因此，缺乏 SP-C 的动物，SP-B 正常，板层小体正常，表面活性物质功能相对正常，没有出现与表面活性物质功能障碍相关的围产期死亡。

与生成表面活性磷脂的酶相同，SP-B 和 SP-C 的表达也由发育和激素共同调节[30]。在人类胎肺组织中，SP-C mRNA 在妊娠 12 周、SP-B mRNA 在妊娠 14 周时可检测到，而成熟蛋白则在妊娠 24 周后才能在胎儿肺组织中检测到。妊娠 30 周后可在羊水中检测到 SP-B 蛋白，足月时其含量增加[31]。这是由发育调节所致，SP-B 和 SP-C 前体蛋白进行翻译后修饰蛋白发生水解[32]。因此，由于肺泡 2 型细胞表面活性蛋白和磷脂产生酶的发育调节，早产儿表面活性物质的成分、磷脂和疏水性蛋白的含量均减少。2 型细胞分化的速度和胎肺表面活性物质的二次生成都受内源性皮质类固醇水平的调节，早产时可通过给予糖皮质激素而加快肺泡表面活性物质的二次生成。表面活性物质对糖皮质激素的反应涉及所有的脂质和蛋白质成分，主要通过增加基因表达完成，从而使早产儿的发育接近正常发育模式。内源性甲状腺激素、前列腺素和儿茶酚胺对 2 型细胞的合成和出生时肺液的清除也有促进作用。某些促炎细胞因子（如肿瘤坏死因子和 TGF-β）在呼吸系统中抑制表面活性物质的生成，并在脓毒症和炎症等情况下下调表面活性物质的表达。

> **要点：表面活性物质**
> - 表面活性物质通过降低呼气末期肺泡表面张力和防止肺泡塌陷来改善肺功能。
> - 表面活性物质由磷脂、脂类和蛋白质组成。
> - 表面活性蛋白对表面活性物质的功能和宿主防御都很重要。
> - 2 型细胞分化速度受内源性皮质类固醇水平调节，早产时给产妇使用产前糖皮质激素可加速其分化速度。

六、出生时肺液和肺血流的生理变化

胎儿发育中，两个关键事件在适应出生时发生的空气呼吸方面起着重要作用：胎儿肺液的排出和胎儿循环的改变。每个因素都是独立的，但在新生儿呼吸模式转变的过程中，它们是相互依存的。

虽然胎儿肺液对早期肺发育至关重要，但清除肺液为空气呼吸做准备也极为关键[33]。由于液体重吸收在很大程度上依赖于钠通道的调节，在分娩过程中损害儿茶酚胺诱导的 ENaC 成熟的分娩方式（如剖宫产）可能会影响肺液清除，导致胎儿肺液滞留，出现新生儿短暂性呼吸急促。新生儿短暂性呼吸急促通常需要吸氧，以促进淋巴管排出多余液体，或持续的气道正压通气（continuous positive airway pressure，CPAP）以促进肺泡内肺液的清除。胎儿肺液滞留会增加新生儿呼吸系统并发症的发生，如胎粪吸入综合征、细菌性和病毒性肺炎。此外，胎儿肺液滞留可能使胎儿循环向成人循环转变的过程复杂化，从而导致新生儿肺动脉高压。

新生儿呼吸模式转变过程的另一个关键事件是循环模式的适应。在胎儿期，气体交换的器官是胎盘。因此，胎儿的循环模式与流入 / 流出胎盘的血流量相适应，使流入 / 流出肺部的血流量降至心输出量的 5%~10%。通过胎盘的低阻力 / 高容量、肺血管的高阻力和动脉导管来实现。胎盘的大表面积和腔隙结构导致了该器官的低阻力 / 高容量。当血管扩张药（如一氧化氮、前列环素）产量不足时，胎肺中氧分压降低及循环中的血管收缩药（如内皮素 –1、白三烯和 Rho 激酶），均可使肺动脉压力升高[34]。因此，肺循环压力和体循环压力大致相等。较高的肺血管阻力和等效的肺循环与体循环压力共同促进氧合血液从胎盘（通过脐静脉和静脉导管）经卵圆孔流入右心房，再流入左心房，然后进入体循环。动脉导管是由第 6 主动脉弓发育而来的血管，从主动脉弓接近左锁骨下动脉水平发出，在左肺动脉分叉水平连接肺动脉和主动脉。子宫内较高的肺血管阻力和较低的体循环阻力有利于氧合血液从右心房流向右心室和肺动脉，经动脉导管进入主动脉弓供应体循环。除了系统地优化氧合血液的流动，心房和导管水平分流的结合允许足够的血液流向所有的心腔，促进它们在胎儿时期的发育。因此，这也解释了新生儿时期右心室的肌化程度高于左心室的原因。

在向空气呼吸过渡的过程中，必须改变循环模式，以确保肺部作为气体交换的器官[35]。分娩时脐带的夹闭和切断会将胎盘从体循环中移除，导致体循环血管阻力急剧增加。这充其量只能对中央的血流方向改变有适度的影响，而不是改善血液流向下半身。呼吸空气会使肺膨胀，增加肺泡毛细血管床的氧分压，使肺血管阻力急剧下降。肺牵张感受器引起肺血管的反射性扩张，而不受增加的氧分压影响。这些作用的最终结果使左心房压高于右心房，导致卵圆孔功能关闭。上述改变使通过动脉导管的血流量在出生后减少 24%，但不足以使动脉导管血流在出生后 48h 内停止。在出生后的最初 2～3 周内，动脉导管血流停止并最终瘢痕化形成动脉韧带。流经导管的血流量减少加剧导管中膜肌肉的低氧血症，从而促进动脉导管收缩。导管通过收缩营养血管（导管的另一氧供来源）来加重中膜肌肉缺氧。这些适应性变化共同导致胎儿肺循环与体循环串联，进入成人模式，从而形成有效氧合。

以上生理变化是动态的，可在出生后的最初几天还原成胎儿循环模式。虽然肺血管阻力在出生后的最初几分钟至几小时内急剧下降，但在出生后数周至数月内仍未达到成人水平，在此期间，肺血管容易因缺氧和酸中毒而发生收缩。此外，与全身血管阻力降低相关的因素，如败血症，可降低全身血管阻力，甚至在出生后最初几天肺血管张力正常，也会导致肺动脉压升高，导致右向左分流增加。

新生儿持续性肺动脉高压（persistent pulmonary hypertension of the newborn，PPHN），也称为持续性胎儿循环，可与其他新生儿疾病（如败血症或胎粪吸入）合并发生，或本质上是特发性的[34]。该疾病的特征是右心室压力过高，未氧合血液通过动脉导管从右向左分流，导致严重低氧血症。PPHN 可由导致肺血管收缩的肺实质疾病、无肺实质疾病的肺血管重构、原发性或继发性肺发育不良引起。动物研究已经阐明了可降低肺血管阻力的靶向治疗的相关通路，如一氧化氮 / cGMP、前列环素 /cAMP 和内皮素。在使用一氧化氮提供特定的肺血管舒张功能的同时，优化氧合和通气，可以降低 PPHN 的发病率和死亡率，并减少其他支持治疗如体外膜肺氧合的使用。

动脉导管未闭也会使早产儿的治疗复杂化[36, 37]。早产儿的动脉导管壁薄，因此仅依靠管腔血流供氧。因此，导管中膜肌肉不因导管收缩而缺氧，从而导致了导管解剖学闭合的延迟。肺膨胀和表面活性物质含量较少使早产儿的肺血管阻力降低，体循环血管阻力升高促进血流通过未闭的动脉导管从左向右分流，从而导致肺水肿。两者均对呼气末正压升高反应明显。肺循环过度也与肺血管从脑及肠系膜窃血相关，增加脑室内出血和肠缺血的风险。动脉导管未闭可以通过使用减少前列腺素合成的药物来治疗，如吲哚美辛和

布洛芬，但疗效与孕周成反比。当反复使用吲哚美辛治疗无效，且动脉导管未闭是引起肺部症状的主要原因时，可通过左胸切开入路进行手术结扎治疗。关于外科手术结扎动脉导管未闭的远期复发率还存在一些争议。

> **要点：出生时肺液和肺循环的变化**
> - 出生时的关键事件包括肺液清除和胎儿循环转换为成人循环。
> - 肺液滞留（如剖宫产）会导致新生儿短暂呼吸急促，需要吸氧，有时还需要鼻腔持续气道正压通气。
> - 在出生后的最初几天可出现胎儿型循环（从右向左分流）的重建，并由此导致低氧血症。
> - 持续性肺动脉高压患儿右心压可重新建立胎儿型循环并导致严重的低氧血症。
> - 早产儿动脉导管未闭持续时间较长，使肺部疾病恶化。

七、出生后肺发育

与胎儿肺发育相同，出生后肺发育可细分为几个阶段，如图 7-1 [3] 所示。含有次级隔膜的成熟肺泡（如前所述）在 36 周时就在胎儿中出现，标志着胎儿肺发育肺泡期的开始，持续到 1—2 岁。出生后的肺泡化始于最初 6 个月内的大量肺泡形成阶段，此后，次级肺泡的增加速度减慢。婴幼儿肺泡不同于成人肺泡。这些未成熟的次级肺泡含有一个双毛细血管床，而成人的肺泡只有单个毛细血管床覆盖。出生后肺发育的下一个阶段是微血管成熟，发生在出生后几个月到 3 岁（前文已提及）。肺泡的增加从儿童期一直持续到青春期，甚至成年动物和人类行肺切除术后仍可发生肺泡扩张。微血管成熟后的肺泡形成称为晚期肺泡形成。这种现象最常见于肺胸膜下区域，其机制可能类似于次级肺泡化的形成。肺泡化伴随着肺泡间隔中弹性纤维含量的增加，它通过增加肺实质的弹性反冲特性来防止肺泡和小气道的塌陷。3—4 岁时，肺泡间隔变薄，Kohn 孔和支气管肺泡连接（Lambert 管）开始发育。新生儿缺乏 Kohn 孔和 Lambert 管易导致肺不张。

肺泡数量的增加并不是扩大肺泡表面积的唯一方法。虽然肺泡化在出生后 3 年逐渐减弱，但肺仍继续生长使气体交换面积扩大。从 2 岁到成年，肺组织随

着肺体积的增大而膨胀，大致与儿童体重的增加成正比。肺泡直径由新生儿的 50～100μm 增加到成人的 200～300μm。因此，在出生前后的肺发育和肺生长的一系列过程中，胎儿肺内发育的气体交换表面积有巨大的扩张潜力，以满足婴儿、儿童和成人对有氧细胞呼吸日益增长的需求。伴或不伴叠加性肺损伤的早产儿，出生后这些发育机制能否正常发挥作用，是目前的研究热点。

要点：出生后肺发育

- 肺发育的肺泡期持续到出生后 2 年，但在青少年时期会有所减少。
- 出生后的前 6 个月发生大量肺泡化。
- 微血管的成熟持续到 3 岁。
- 3 岁以后，肺表面积随着肺泡体积的增大而增加。

八、呼吸控制

呼吸控制的发育从产前就开始了，在出生后几周至几个月内继续发育成熟[38]。早产儿和足月儿可能会出现以不规则和周期性呼吸为特征的不成熟呼吸模式。呼吸控制系统的各组成部分仍不成熟，包括外周和中枢化学感受器反应、脑干呼吸节律发生和呼吸系统的其他部分。因此，与年龄较大的儿童相比，幼儿发生严重甚至危及生命的呼吸暂停的风险更高。新生儿对二氧化碳和氧气的通气反应受损[39]。高碳酸血症会导致足月儿、儿童和成人潮气量和呼吸频率增加，但早产儿的反应往往较弱。早产儿对缺氧表现出双相反应。最初通气量增加，约 1min 后，通气量减少，呼吸暂停的风险增加。导致新生儿呼吸暂停的其他重要机制包括对传入喉部的刺激或肺过度膨胀的过度抑制反应。后者由于刺激肺牵张感受器而引起的呼吸暂停反应也称为 Hering-Breuer 反射，与年龄较大的儿童相比，该现象在婴儿中更为明显。呼吸暂停是指超过 20s 的无气流状态，分为无呼吸困难的中枢性呼吸暂停和有呼吸困难的阻塞性呼吸暂停。临床上，大多数婴儿呼吸暂停表现为混合性呼吸暂停，即缺乏呼吸驱动（中枢性呼吸暂停）合并气道梗阻（阻塞性呼吸暂停）。中枢性呼吸暂停和阻塞性呼吸暂停都是由呼吸控制系统不成熟导致呼吸中枢输出冲动减少所致。阻塞性呼吸暂停的主要气道阻塞部位是咽部，此时，咽部肌肉张力

降低[40]。呼吸控制不良，尤其是早产儿，可能需要使用呼吸兴奋药（如咖啡因）、CPAP 或机械通气。

要点：呼吸控制

- 呼吸控制的发育从产前开始，在出生后几周和几个月内持续成熟。
- 早产儿呼吸模式仍不成熟，特征性表现为呼吸不规律和周期性呼吸。
- 外周和中枢化学感受器及脑干呼吸节律发育尚不成熟，使新生儿易出现呼吸暂停。
- 与年龄较大的儿童相比，婴儿更容易发生 Hering-Breuer 反射。
- 早产儿容易出现中枢性和阻塞性呼吸暂停。

九、肺功能随年龄变化的正常值

在新生儿和儿童中，前文提及的发育变化会导致呼吸系统机械活动的快速变化，并影响肺功能。许多生理参数不随年龄增长而变化（如动脉 pH），而肺功能的预测值则取决于年龄、身高、性别和种族[41]。常规的标准化肺功能测试结果基于体重或身高，此标准对于结果的解释、参考值的比较十分重要。当测试结果受婴幼儿的配合程度影响时，技术手段对测量结果和肺功能测试的标准化有重要影响。例如，许多研究比较了伴或不伴支气管肺发育不良（bronchopulmonary dysplasia，BPD）的早产儿与足月儿的依从性相关的肺功能测量值，以确定诊断及判断预后。然而，两组之间有很大的重叠，大多数患有 BPD 的婴儿的测量值在对照组的 95% 置信区间内[42]。这一观察结果表明，在个别婴儿中，单点测量作为诊断或预后工具的价值有限。在研究过程中，尽管在重症监护室中婴幼儿呼吸机现在提供了进行肺功能测量的机会，但最好在肺功能实验室获得一致性测量数据。表 7-2 将对基本参数进行概述，以及对肺功能如何随年龄变化进行描述，包括标准化的正常参考值。

要点：肺功能随年龄变化的正常值

- 肺功能预测值取决于年龄、身高、性别和种族。
- 依赖于婴幼儿主观能力的测试可能会对测量结果产生较大的影响，因为儿童不能有效地

表 7-2　婴幼儿、儿童和成人的肺的呼吸参数和标准

	婴幼儿	儿　童	成　人
顺应性	1.5～2.0ml/(cmH$_2$O·kg)	2.5～3.0ml/(cmH$_2$O·kg)	0.1L/cmH$_2$O * 注意单位不同
肺阻力	20～40cmH$_2$O/(L·s)	20～40cmH$_2$O/(L·s) *2 岁以上	1～2cmH$_2$O/(L·s)
功能残气量	20～25ml/kg	20～25ml/kg *18 月龄以上	1.9～2.4L * 注意单位不同
潮气量	4～8ml/kg * 早产儿 3～5ml/kg	4～8ml/kg	6～8ml/kg
呼吸频率	20～60 次 / 分	20～30 次 / 分	12～20 次 / 分
分钟通气量	240～480ml/(kg·min)		5～8L/min * 注意单位不同

完成测试。

● 单个婴儿的单点测量作为诊断或预后工具的价值是有限的。

（一）顺应性

肺的弹性是用零流量条件下单位跨肺压（transpulmonary pressure，P$_L$）变化引起的肺容积（volume，V）变化或肺顺应性（C$_L$=ΔV/ΔP$_L$）来描述。在吸气和呼气过程中压力和体积的系统变化可以绘制出肺的静态压力 - 容积曲线。呼吸系统的顺应性由肺顺应性（combination of lung，C$_L$）和胸壁顺应性（chest wall compliance，C$_W$）构成，并在整个儿童和青少年时期发生变化。新生儿为 1.5～2ml/（cmH$_2$O·kg），儿童和成人为 2.5～3ml/（cmH$_2$O·kg）[43]。胸壁和肺组织都具有弹性特性。虽然在低肺容积时胸壁会进行扩张，但由于其弹性纤维和肺泡气 - 液界面的表面张力，肺组织有反扩张和塌陷的趋势。

1. 肺顺应性

肺顺应性与其体积成正比，并随着儿童时期的生长而增加。然而，这种顺应性有其特点，肺顺应性 / 功能残气量的比值（functional residual volume，C$_L$/FRC）在儿童和成人中保持相对稳定。肺组织的反扩张弹性从出生到青春期逐渐增强，成年后逐渐减弱，可能主要与肺内弹性纤维的含量有关。肺顺应性还取决于肺表面活性物质的含量和质量。表面活性物质的作用是稳定肺泡体积，防止其塌陷。

2. 胸壁顺应性

婴儿的胸壁顺应性（C$_W$）很高，在有肺部疾病的

情况下，会出现无效呼吸，可见胸壁凹陷。胸腔从婴儿期、儿童期到成年期逐渐骨化，C$_W$ 逐渐降低。

3. 闭合容积与功能残气量动态提升

婴儿的 C$_W$ 是肺组织顺应性的 2～6 倍，早产儿更甚，但在儿童期和成年期，C$_W$ 逐渐降低到几乎与肺组织顺应性相等。FRC 受胸壁扩张性和肺塌陷的趋势影响，反映了 C$_W$ 和 C$_L$ 的动态平衡。新生儿和婴儿的胸壁坚固性低于年龄较大的儿童和成人，因此 C$_W$ 较高，导致 FRC 较低。

婴儿顺应性的增加导致 FRC 接近其闭合容积，即肺泡和小气道塌陷占据的容积[44]。婴儿可以通过动态提升 FRC 来抵消肺泡塌陷的影响。以下几种机制有助于提高 FRC。

● 呼吸肌运动增强：在吸气和呼气时，呼吸肌运动都会增强，包括在呼气时膈肌停止活动。

● 呼吸频率增加：呼气时间和肺排空时间缩短。

● 声带内收：尤其是在呼气时，声带内收导致气道阻力增高和呼出气流减少。患有肺部疾病的新生儿可闻及喉鸣音。

这些机制主要在 1 岁内发挥作用。随着胸壁坚硬度逐渐增加，C$_W$ 降低，并与呼吸系统静息容积的 C$_L$ 相匹配。

要点：肺和胸壁顺应性

● 肺的弹性特性由每单位跨肺压变化的容积（V）变化来描述。

● 呼吸系统的顺应性由肺顺应性（C$_L$）和胸壁顺应性（C$_W$）构成，并在整个儿童和青少

年时期发生变化。

- 儿童和成人的肺顺应性［肺顺应性 / 功能性残气量的比值（C_L/FRC）］仍然相对恒定。
- 婴儿的胸壁顺应性（C_W）很高，在有肺部疾病的情况下，会出现无效呼吸，可见胸壁凹陷。
- 婴儿顺应性的增加导致 FRC 接近婴儿的闭合容积，即肺内肺泡和小气道塌陷占据的容积。

（二）气道阻力

气道阻力（airway resistance，R_{aw}）反映了气道的非弹性阻力和组织黏滞阻力。肺阻力主要由吸气和呼气气流流经较大气道时产生的摩擦阻力（80%）决定，而组织黏滞阻力（19%）和惯性阻力（1%）也起作用[43]。气道阻力可表示为维持单位流量（Q）所需的气道两端的压力差（ΔP），$R_{aw}=\Delta P/Q$［cmH_2O/(L·s)］。Poiseuille 定律表明，气道阻力随气道直径的减小而增加，气道阻力的大小与呼吸道半径的 4 次方成反比（$R_{aw}=8\eta L/\pi r^4$，其中 η 是气体黏度，L 是长度，r 是气道半径）。与成人相比，儿童的气道相对较大。然而，婴儿和儿童的气道实际直径较成人小得多，导致 R_{aw} 的增加。因此，婴儿的气道直径的细微变化会导致 R_{aw} 的大幅增加[45]。R_{aw} 还受气道数量、肺容量和呼吸频率的影响。由于成人气道横截面面积比婴儿大，大约 80% 的 R_{aw} 由直径大于 2mm 的气道产生，只有大约 20% 的 R_{aw} 由较小的外周气道产生。而婴儿的 R_{aw} 高达 50% 由外周小气道产生，因此，婴儿易患小气道疾病，如毛细支气管炎[16]。2 岁以下健康婴幼儿的 R_{aw} 范围为 20～40cmH_2O/(L·s)，而成人的 R_{aw} 为 1～2cmH_2O/(L·s)。

要点：气道阻力

- 气道阻力（R_{aw}）反映了气道的非弹性阻力和组织黏滞阻力。
- 婴儿和儿童的气道直径比成人小得多，导致气道阻力增加。

1. 潮气量

潮气量是指每次吸入或呼出的气体量，在吸气或呼气时测量，或取整个呼吸周期的平均值。潮气量应按体重或身高进行标准化。极低体重早产儿的自主呼吸潮气量可低至 3～5ml/kg。健康婴儿的自主呼吸潮气量正常值为 7～8ml/kg（4.3～11.8ml/kg）[46]，与年龄较大的儿童和成人相似。

2. 气体交换

肺气体交换是指气体在肺的终末呼吸单位（即肺泡）进行扩散。婴儿和年龄较大的儿童氧和二氧化碳在肺泡毛细血管膜上的扩散过程是相似的。儿童期各年龄段的肺泡毛细血管膜厚度相似，但其表面积随着年龄增长而增大。扩散能力也随着表面积的增大而增强。因此，与年龄较大的儿童和成年人相比，新生儿的储备扩散能力较低。在婴幼儿时期，肺泡间（Kohn孔）和支气管肺泡连接（Lambert 管）的发育可以改善肺内的气体交换。两者的缺失使婴幼儿易患肺不张、通气 - 血流比例失调和肺内分流增加。气体交换取决于到达肺泡毛细血管膜的气体量。部分气体无法到达肺泡毛细血管膜，滞留在传导气道中不参与气体交换。这部分气体容积被称为解剖无效腔。吸入气体的另一部分可能到达没有血流灌注或灌注不良的肺泡，这部分气体所占的肺泡容量被称为肺泡无效腔。婴儿的无效腔容积明显高于年龄较大的儿童和成人。这主要是由于婴儿胸外气道的解剖无效腔较年龄较大的儿童和成人多 50%[47]。成人无效腔与潮气量的比值（V_D/V_T）明显低于新生儿（分别为 0.2～0.3 和 0.4～0.5）。这在一定程度上解释了与年龄较大的儿童和成人相比，婴儿每千克体重的分钟通气量较大，因为吸入的部分气体不参与肺泡气体交换，是"无效的"[48]。

3. 分钟通气量

分钟通气量是潮气量和呼吸频率的乘积。大多数早产儿和足月儿的呼吸频率是 20～60 次 / 分，每分钟通气量的正常范围是 240～480ml/(kg·min)[49]。

要点：潮气量、无效腔和分钟通气量

- 自然呼吸的健康婴儿潮气量正常值为 7～8ml/kg，与老年患者相似。
- 所有年龄段的肺泡毛细血管膜的厚度相似，但其表面积在整个儿童时期显著增加。
- 表面积的增加也与扩散能力的增加有关。
- Kohn 孔和 Lambert 管的缺失易导致婴儿肺不张、通气灌注失调和肺内分流。
- 婴儿的无效腔量（0.4～0.5）明显高于儿童和成人的（0.2～0.3）。

十、影响婴幼儿主要呼吸道疾病的病理生理学

（一）哮喘

哮喘是一种慢性复发性疾病，患病率为 1%～20%，在西方及肥胖率较高的国家（如苏格兰 18%，澳大利亚 15%，美国和巴西 11%）较多[50]。支气管哮喘的特征包括变异性及可逆性的气道梗阻和支气管高反应性。支气管高反应性的患者对刺激产生反应的概率更高，气道狭窄更严重。因此，患有哮喘或其他与气道炎症相关疾病（如上呼吸道感染）的儿童在围术期更容易出现呼吸道不良事件，特别是在支气管痉挛和喉痉挛的发生率方面。哮喘患者存在不同程度的气道炎症、支气管高反应性、喘息和气道重塑[51]，这些也可见于反复呼吸道感染、囊性纤维化和 BPD 的儿童。

哮喘的特征是可逆性支气管收缩，喘息和咳嗽，并伴有炎症及小气道黏液的增加，从而导致气道堵塞。儿童气道直径较小会导致气道阻力增加，使得哮喘相关的发病率和死亡率显著增加[50]。

哮喘急性发作期的低氧血症主要是由通气不足导致的通气 - 血流（V/Q）比值失调[52]。轻度气道阻塞的儿童通过过度换气改善气体交换，但同时也会使肺过度通气，使膈肌机械做功异常，使呼吸做功增加[53]。

健康儿童的呼气通常是被动的，但气道阻塞迫使儿童通过辅助呼吸肌和腹肌主动呼气，这容易导致呼吸肌疲劳，尤其是婴儿更易导致二氧化碳潴留。此外，婴幼儿需要增加呼吸肌做功来使胸腔内压力增加以排出残留气体。高碳酸血症是患儿可能需要呼吸支持的警告信号。

许多婴儿因气喘合并上下呼吸道病毒感染，特别是呼吸道合胞病毒（respiratory syncytial virus，RSV）和鼻病毒而被诊断为"哮喘"。大部分婴幼儿喘息只出现在学龄前，不会发展成慢性哮喘。在部分儿童中，由于遗传、环境、免疫反应机制等综合因素，RSV 感染会增加喘息发展成为慢性哮喘的风险，但目前机制未明。6 岁后支气管痉挛反复发作的儿童可诊断为哮喘，大多数患者的症状在青春期后可完全消失或得到极大改善。那些哮喘持续到青春期的患者通常对他们的疾病有特异性反应 / 过敏成分。儿童因病毒性呼吸道感染引发的喘息，75% 以上到成年后症状可以完全缓解[54-57]。

支气管痉挛发作的诱因很多。如前所述，病毒性呼吸道感染，尤其是 RSV，是儿童中常见的诱因。已知与哮喘加重有关的其他病毒包括鼻病毒、流感、副流感和冠状病毒。机体暴露于病毒产生的过敏反应和先天免疫反应中加剧了病情进展[54]。其他感染，如衣原体、支原体和细菌性呼吸道感染，可引起哮喘加重。抗原特异性 IgE 抗体对气道变应原的过敏反应是另一种主要的发病机制，通常在 2—3 岁后发生。这种机制在儿童后期和青春期起主要作用，并在 20 岁时达到高峰。尘螨、动物皮屑、树木和花粉是过敏性哮喘最常见的诱因。儿童哮喘另一个重要的诱因是暴露于烟草烟雾中，这一环境因素是婴幼儿哮喘急性发作的独立危险因素[57]。运动、胃食管反流和心理压力是导致哮喘恶化的其他因素，尤其是在年龄较大的儿童中。哮喘的遗传因素是复杂且呈多样的，尽管特异性表型具有家族遗传性，最近的全基因组研究和其他基因候选研究在阐明哮喘的遗传起源方面进展有限。部分研究报道了在英国和德国及其他国家的家庭观察到 7q21 染色体标记均与儿童期哮喘相关。有二手烟接触史的婴幼儿，两者相关性最明显。目前，已经确定了几个候选基因，但是还没有筛选出确切的哮喘基因但哮喘基因尚未明确[58]。

哮喘加重的病理生理学比较复杂，急性发作是由气道慢性炎症演变而来，即气道平滑肌阻力增加，导致气道重塑和慢性肺功能不全及气道分泌物增加。此外，哮喘可分为许多亚型。气道炎症是哮喘发病的本质，其中肥大细胞、嗜酸性粒细胞、中性粒细胞和 CD4[+]T 淋巴细胞起主要作用。在过敏性哮喘中，气道中的抗原暴露于 IgE 特异性抗体会诱发 Th2 型淋巴细胞反应，进而发生细胞因子级联反应。细胞因子吸引肥大细胞、嗜酸性粒细胞和嗜碱性粒细胞，进而被激活释放影响气道平滑肌张力的介质，包括组胺、白三烯（过敏反应慢反应介质）和前列腺素，导致急性支气管痉挛[59]。众所周知，慢性炎症对气道上皮细胞的影响是哮喘发作极为重要的病理生理基础。中重度哮喘患者的支气管活检显示上皮化生区域基底膜增厚，肌成纤维细胞数量增加，还包括气道平滑肌肥大和增生，黏膜腺体增生，血管生成和细胞外基质蛋白的沉积和组成改变等气道重塑的表现[59, 60]（图 7-2）。这意味着，以平滑肌增加为特征的慢性气道异常，免疫系统对过敏原产生应答，炎症和气道分泌物引起的慢性气道狭窄将会随着急性气道平滑肌收缩而进一步收缩。尤其是在小的儿科患者中，小气道直径狭窄意

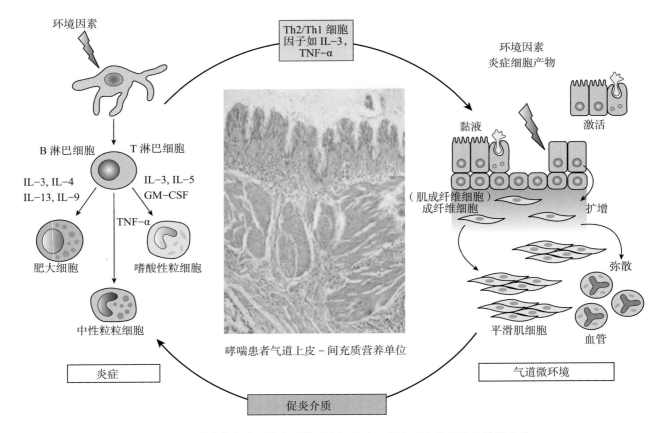

▲ 图 7-2　哮喘的炎症反应和重塑反应与上皮 - 间充质营养单位的激活有关

上皮损伤改变了支气管上皮和间充质细胞间的通信位点，导致肌成纤维细胞活化和间充质体积增加，并诱发整个气道壁的结构改变。GM-CSF. 粒细胞 - 巨噬细胞集落刺激因子；IL. 白介素；Th. 辅助性 T 细胞；TNF. 肿瘤坏死因子（经 Elsevier 许可转载，引自 Holgate 和 Polosa [60]）

味着相对较小程度的气道平滑肌收缩就会导致更严重的支气管痉挛症状，因为气道阻力与层流时气道半径的四次方、湍流时气道半径的五次方成反比。

术前，评估患者是否有未确诊和（或）无法控制的哮喘是非常重要的。一般情况下，手术应延期至哮喘症状得到良好控制后进行。没有标准化的结果可以确定哮喘的诊断。然而，诊断依据通常包括一定程度的喘息和支气管高反应性[50]，其他常见症状包括咳嗽、呼吸困难和胸闷。患有频繁或反复发作（夜间或清晨）的喘息，运动或过敏引起的喘息，在没有呼吸道感染的情况下出现喘鸣，以及在服用 β_2 受体激动药后临床症状得到改善的儿童和（或）有特应性疾病（家族）病史的儿童患哮喘的可能性较高[61]。

因此，对幼儿哮喘的评估包括发作频率、严重程度及疗效等详细病史，还应明确环境过敏原和暴露史。麻醉前临床体检非常关键，麻醉前合并活动性喘息的患者应取消择期手术。然而，术前的血生化或胸部 X 线检查很少有必要[62]。虽然过敏性哮喘患者可能会出现皮肤过敏原检测、嗜酸性粒细胞增多和（或）特异性 IgE 抗体阳性，但这些试验结果不能改善对围术期呼吸道不良事件的预测[61]。在哮喘控制良好的儿童中，肺功能检查结果与哮喘的临床严重程度没有明显相关性[63]。由于哮喘患者气道梗阻的可逆性，肺功能正常并不能排除哮喘。这种情况下，支气管激发试验具有较高的阴性预测价值，这属于术前非常规检查[63]。

围术期持续使用哮喘治疗药物尤为重要。对于哮喘患儿，术前加用 β_2 激动药可能是有利的[64]，但是，对于接受低风险手术的无呼吸道症状的年龄较大的患者，加用这些激动药的作用有限[65]。然而，对合并呼吸道症状的儿童预防性使用沙丁胺醇效果甚微[65]。哮喘的疗效取决于患者的年龄和哮喘的严重程度。哮喘急性发作通过吸入短效 β 受体激动药（雾化或定量吸入器）治疗，如左沙丁胺醇或沙丁胺醇，可以增强体内 AMP 的作用，从而松弛气道平滑肌。卤化吸入麻醉药可以通过抑制 Ca^{2+} 内流使气道平滑肌舒张。有关吸入麻醉药的药理学参见其他章节（见第 10 章）。全身麻醉下严重急性支气管痉挛的病例非常罕见，气体交换受到严重影响，任何吸入麻醉药均无法进入呼吸道，静脉注射 β 受体激动药（肾上腺素、异丙肾上腺素和硫酸镁）可以使气道平滑肌快速松弛，使吸入麻醉药物进入气道。美国国立卫生研究院和英国胸科协会发表了关于哮喘评估和治疗指南的循证医学证据[61]。对于间歇性发作的哮喘，建议根据需要使用短效 β 受体激动药进行间歇性治疗。随着哮喘的严重程度和慢性过程进展，增加了其他治疗方法，如吸入皮质类固醇激素、色甘酸（肥大细胞稳定药）、孟鲁司特（白三烯受体抑制药）、长效 β 受体激动药或口服糖皮质激素（图 7–3）。

哮喘患者通常应避免使用非甾体抗炎药（non steroidal anti inflammatory drugs，NSAID），虽然有理论依据，但是其临床证据不足[61, 66, 67]。然而，最近的

严重程度的组成部分		哮喘严重程度分级（0—4 岁）			
		间断性	持续性		
			轻度	中度	重度
损害因素	症状	≤ 2 天 / 周	每周 > 2 天，但不是每天	每天	一整天
	夜间觉醒	0	1～2 次 / 月	3～4 次 / 月	> 1 次 / 周
	短效 β₂ 激动药用于症状控制（没有预防 EIB）	≤ 2 天 / 周	每周 > 2 天，但不是每天	每天	每天 每天几次
	干扰正常活动	无	轻微限制	一些限制	极为有限
风险	急性发作需要口服全身皮质类固醇激	0～1/ 年	6 个月内发作 ≥ 2 次需要口服全身皮质类固醇或喘息发作 ≥ 4 次 / 年持续时间 > 1 天及持续性哮喘的危险因素		
			考虑自上次加重后的严重程度和间隔发作频率和严重程度可能随着时间的推移而波动 任何严重程度的恶化都可能发生在任何严重类别的患者		
建议开始治疗的步骤 （图 6–3C）		步骤 1	步骤 2	步骤 3 考虑短期口服全身皮质类固醇	
		在 2～6 周内，根据严重程度，评估所达到的哮喘控制水平。如果在 4～6 周内没有观察到明显的改善，考虑调整治疗方案或更改诊断			

EIB. 运动性支气管痉挛

附注

- 循序渐进的治疗方法旨在协助而不是替代，临床决策需要满足患者的个体化治疗需求
- 哮喘严重程度由损害因素和风险两者决定。通过患者 / 护理人员对近 2～4 周情况的回顾评估损害程度。通过较长时间的症状评估来反映整体评估，如询问自上次就诊后患者的哮喘是好转还是恶化。当各项指征严重恶化时即可定义为重度哮喘
- 目前，没有足够的证据说明发作频率与哮喘的严重程度相关。出于治疗目的，过去 6 个月内有 ≥ 2 次病情加重者需要口服全身性皮质类固醇激素，或在过去 1 年喘息发作 ≥ 4 次的患者，以及那些有持续性哮喘危险因素的患者应与那些有持续性哮喘者等同视之，即使患者的损害程度与持续性哮喘不一致

A

▲ 图 7–3　儿童哮喘严重程度分类和治疗

A. 目前没有长期服用药物控制的 0—4 岁的儿童哮喘严重程度分类和初始治疗（经 National Heart，Lung，and Blood Institute；National Institutes of Health；US Department of Health and Human Services[86] 许可转载）

严重程度的组成部分		哮喘严重程度分级（5—11 岁）			
		间断性	持续性		
			轻度	中度	重度
损害因素	症状	≤ 2 天 / 周	每周 > 2 天，但不是每天	每天	一整天
	夜间觉醒	≤ 2 次 / 月	3～4 次 / 月	每周 >1 次，但不是每晚	每周 7 次
	短效 β₂ 激动药用于症状控制（没有预防 EIB）	≤ 2 天 / 周	每周 > 2 天，但不是每天	每天	每天几次
	干扰正常活动	无	轻微限制	部分限制	严重限制
	肺功能	• 病情发作期间 FEV₁ 正常 • FEV₁ > 预测值的 80% • FEV₁/FVC > 85%	• FEV₁ ≥预测值的 80% • FEV₁/FVC > 80%	• FEV₁= 预测值的 60% • EFV₁/FVC=75%～80%	• FEV₁ < 预测值的 60% • FEV₁/FVC < 75%
风险	需口服全身皮质类固醇	0～1 年（附注） ≥ 2 年（附注） —————→			
		←——— 考虑上次恶化后的严重程度和间隔时间 频率和严重程度可能随时间在任何严重程度类别的患者波动 每年恶化的相对风险可能与 FEV₁ 有关			
建议的启动治疗步骤		步骤 1	步骤 2	步骤 3，中剂量 ICS 选项或步骤 4，并考虑短期疗程口服全身皮之类固醇	
（图 6-3D）		在 2～6 周内，评估所达到的哮喘控制水平，并调整治疗方案			

EIB. 运动性支气管痉挛；FEV₁.1s 内用力呼气量；FVC. 用力肺活量；ICS. 吸入皮质类固醇激素

附注

- 循序渐进的治疗方法旨在协助而不是替代，临床决策需要满足患者的个体化治疗需求
- 哮喘严重程度由损害因素和风险两者决定。通过患者 / 护理人员对近 2～4 周情况的回顾评估损害程度。当各项指征严重恶化时即可定义为重度哮喘
- 目前，没有足够的证据说明发作频率与哮喘的严重程度相关。一般情况下，频繁发作与病情恶化（如需要急救、非计划的护理、住院治疗或入住 ICU）预示哮喘严重程度加重，过去 1 年 ≥ 2 次喘息发作的患者并需口服皮质类固醇激素的患者，即使患者的损害程度与持续性哮喘不一致，以及有持续哮喘发作危险因素的患者，都可认为是持续性哮喘

B

▲ 图 7–3　儿童哮喘严重程度分类和治疗（续）

B. 对目前没有长期服用药物控制的 5—11 岁的儿童哮喘严重程度分类和初始治疗

研究表明对乙酰氨基酚（扑热息痛）的作用可能更受关注[68]。短效 NSAID 应用于哮喘儿童的不良反应风险非常低，应作为首选镇痛药，但哮喘合并鼻息肉的儿童除外，此类儿童发生 NSAID 诱导的支气管痉挛的可能性更高。

要点：哮喘

- 支气管哮喘的特征包括变异性及可逆性的气道梗阻和支气管高反应性。
- 患有哮喘或其他与气道炎症相关疾病（如上呼吸道感染）的儿童在围术期更容易发生呼吸道不良事件（支气管痉挛和喉痉挛）。
- 气道炎症是哮喘最基本的发病机制。
- 对婴幼儿哮喘的评估包括发作频率、严重程度及疗效等详细病史，还应明确环境过敏原和暴露史。麻醉前合并活动性喘息的患者应取消择期手术。
- 在围术期继续使用所有的哮喘治疗药物是非

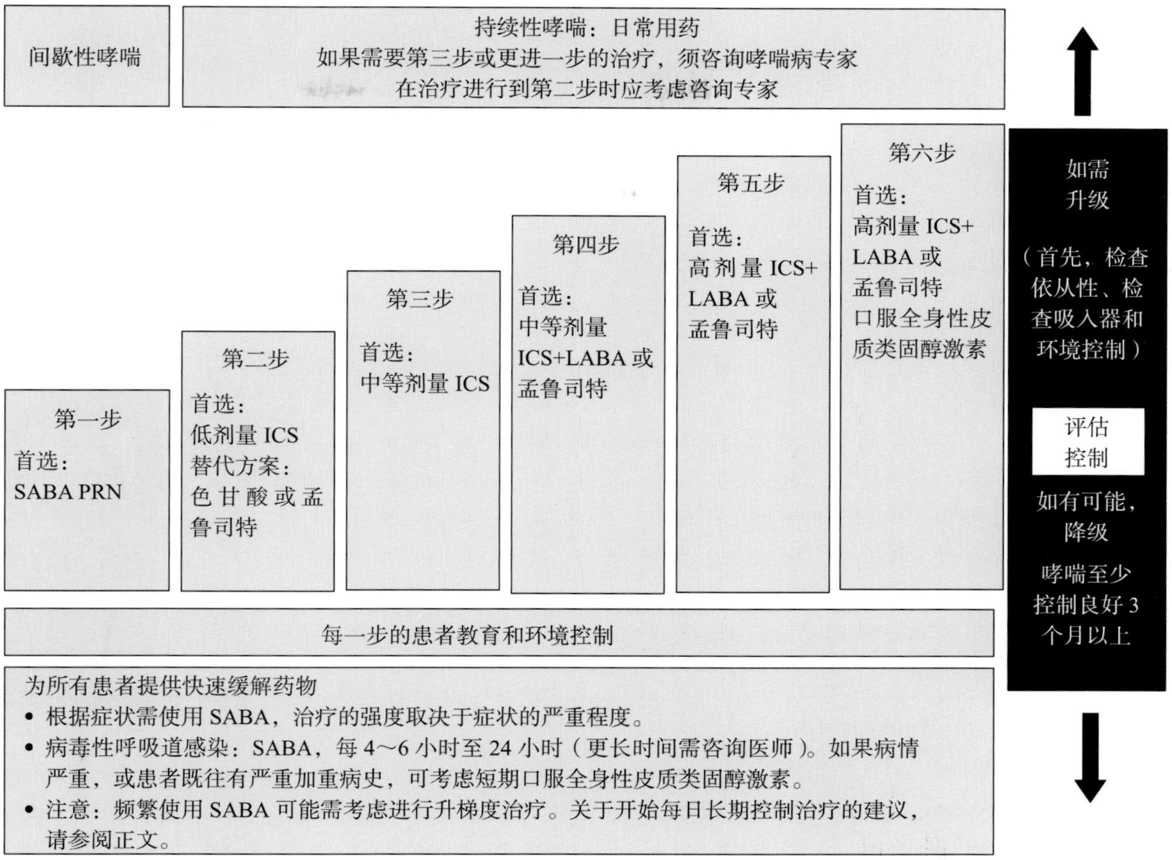

间歇性哮喘	持续性哮喘：日常用药 如果需要第三步或更进一步的治疗，须咨询哮喘病专家 在治疗进行到第二步时应考虑咨询专家

第一步
首选：
SABA PRN

第二步
首选：
低剂量 ICS
替代方案：
色甘酸或孟
鲁司特

第三步
首选：
中等剂量 ICS

第四步
首选：
中等剂量
ICS+LABA 或
孟鲁司特

第五步
首选：
高剂量 ICS+
LABA 或
孟鲁司特

第六步
首选：
高剂量 ICS+
LABA 或
孟鲁司特
口服全身性皮
质类固醇激素

如需升级
（首先，检查
依从性、检
查吸入器和
环境控制）

评估
控制

如有可能，
降级

哮喘至少
控制良好 3
个月以上

每一步的患者教育和环境控制

为所有患者提供快速缓解药物
- 根据症状需要使用 SABA，治疗的强度取决于症状的严重程度。
- 病毒性呼吸道感染：SABA，每 4～6 小时至 24 小时（更长时间需咨询医师）。如果病情严重，或患者既往有严重加重病史，可考虑短期口服全身性皮质类固醇激素。
- 注意：频繁使用 SABA 可能需考虑进行升梯度治疗。关于开始每日长期控制治疗的建议，请参阅正文。

关键词：当首选或替代治疗中列出多个治疗方案时，按字母顺序排列。ICS. 吸入皮质类固醇激素；LABA. 吸入长效 β_2 激动药；SABA. 吸入性短效 β_2 激动药

附注：
- 循序渐进的治疗方法旨在协助而不是替代，临床决策需要满足患者的个体化治疗需求
- 如果使用替代方案治疗，且疗效欠佳，应停止，在升阶梯时选用首选药物治疗
- 如果在 4～6 周内没有观察到明显的改善，并且患者 / 家庭治疗的依从性令人满意，请考虑调整治疗方案或重新诊断
- 对 0—4 岁儿童的研究有限。第二步首选治疗是基于 A。所有其他建议都是根据专家建议和较大儿童的研究结果推断得出

C

▲ 图 7-3　儿童哮喘严重程度分类和治疗（续）
C. 0—4 岁的儿童循序渐进控制哮喘的治疗方案

常重要的。
- 患有哮喘的鼻息肉儿童发生 NSAID 引起的支气管痉挛的可能性更高。

（二）支气管肺发育不良

全世界超过 1/10 的新生儿是早产儿（＜胎龄 37 周），每年有 1500 多万早产儿，其中 240 万在妊娠 32 周之前出生[69, 70]。1967 年，Northway 等对 32 例因呼吸窘迫综合征（respiratory distress syndrome，RDS）进行机械通气的早产儿进行研究后，发现了支气管肺发育不良（bronchopulmonary dysplasia，BPD）。该疾病以间质纤维化、肺泡过度膨胀和区域性肺不张交替出现和气道异常为特征，包括鳞状化生和过度肌化[71]。在早产儿存活的早期，呼吸机治疗通常包括高吸入氧浓度（FiO_2）、高通气量和气道压力，现已知这些治疗方式会导致严重的肺损伤，并在许多早期 BPD 患者中导致严重的慢性肺部疾病。近年来，随着早产儿存活率的升高，以及对高氧引起肺损伤和机械通气压力过高、容量过大带来的不良影响的认识，BPD 表型已转变为气道和肺泡发育停滞的组织学形态改变：肺泡数量减少，肺泡直径大于正常，未出现更严重的形态改

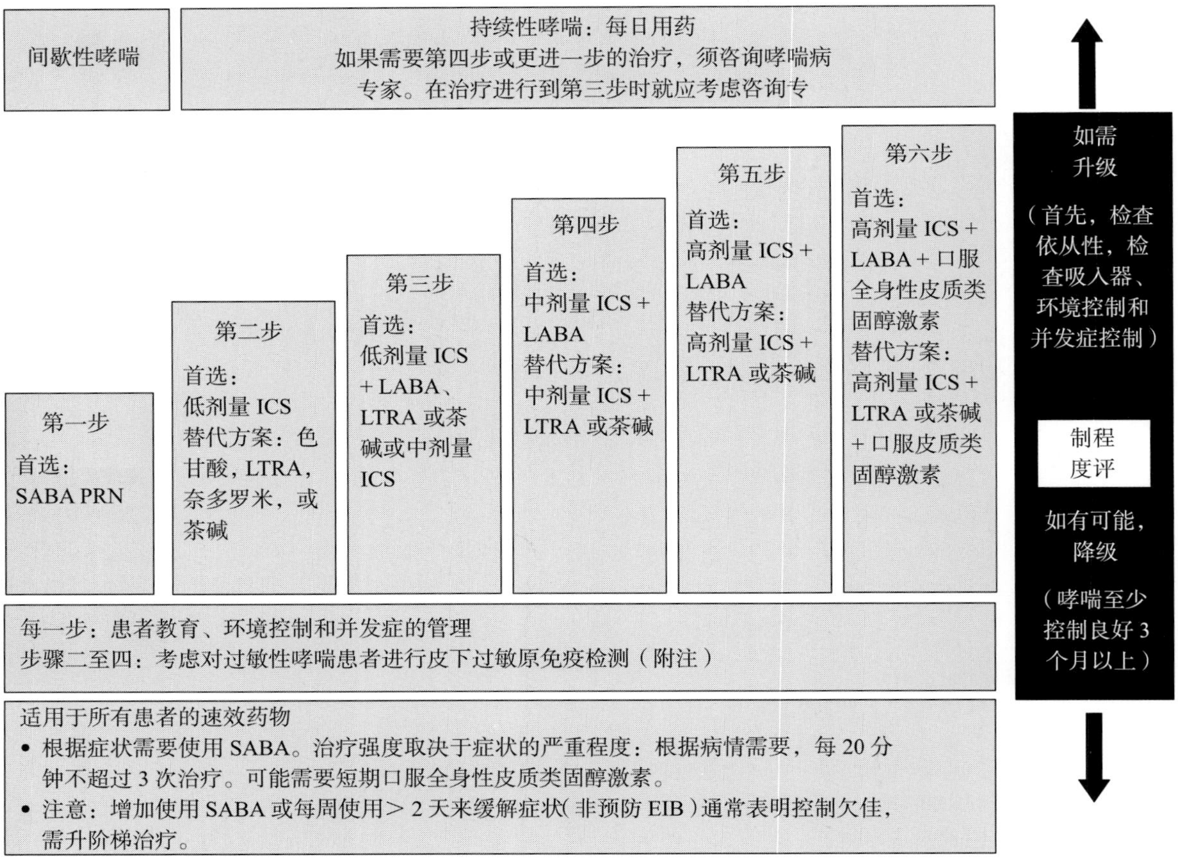

间歇性哮喘	持续性哮喘：每日用药 如果需要第四步或更进一步的治疗，须咨询哮喘病 专家。在治疗进行到第三步时就应考虑咨询专				

第一步
首选：
SABA PRN

第二步
首选：
低剂量 ICS
替代方案：色
甘酸，LTRA,
奈多罗米，或
茶碱

第三步
首选：
低剂量 ICS
＋ LABA、
LTRA 或茶
碱或中剂量
ICS

第四步
首选：
中剂量 ICS ＋
LABA
替代方案：
中剂量 ICS ＋
LTRA 或茶碱

第五步
首选：
高剂量 ICS ＋
LABA
替代方案：
高剂量 ICS ＋
LTRA 或茶碱

第六步
首选：
高剂量 ICS ＋
LABA ＋ 口服
全身性皮质类
固醇激素
替代方案：
高剂量 ICS ＋
LTRA 或茶碱
＋ 口服皮质类
固醇激素

如需
升级
（首先，检查
依从性，检
查吸入器、
环境控制和
并发症控制）

制程
度评

如有可能，
降级
（哮喘至少
控制良好 3
个月以上）

每一步：患者教育、环境控制和并发症的管理
步骤二至四：考虑对过敏性哮喘患者进行皮下过敏原免疫检测（附注）

适用于所有患者的速效药物
- 根据症状需要使用 SABA。治疗强度取决于症状的严重程度：根据病情需要，每 20 分
  钟不超过 3 次治疗。可能需要短期口服全身性皮质类固醇激素。
- 注意：增加使用 SABA 或每周使用＞ 2 天来缓解症状 (非预防 EIB) 通常表明控制欠佳，
  需升阶梯治疗。

关键词：当首选或替代治疗中列出多个治疗方案时，按字母顺序排列。EIB. 运动性支气管痉挛；ICS. 吸入皮质
类固醇；LABA. 吸入长效 β2 激动药；LTRA. 白三烯受体拮抗药；SABA. 吸入短效 β2 激动药

附注：
- 循序渐进的治疗方法旨在协助而不是替代，临床决策需要满足患者的个体化治疗需求
- 如果使用了替代治疗，但疗效欠佳，应停止治疗，并在升阶梯治疗时选用首选治疗方案。因为需要监测血清浓度水
  平，茶碱不是一个理想的选择
- 第一步和第二步药物治疗基于 A。第三步，ICS ＋ 辅助治疗和 ICS 是基于 B 所列的治疗方案的治疗效果，从年龄较
  大的儿童和成人的比较试验推断出的结果并不适用于这个年龄组；第四至六步所有其他建议都是根据专家建议和较
  大儿童的研究结果推断得出
- 第二至四步免疫治疗基于 B，即室内尘螨、动物皮屑和花粉；关于霉菌和蟑螂诱发哮喘的证据不足。如果过敏原单
  一免疫治疗效果最好。过敏原引发哮喘儿童较成人严重。实施免疫治疗的临床医师应做好准备和装备，以识别和治
  疗可能发生的过敏反应。

D

▲ 图 7-3 儿童哮喘严重程度分类和治疗（续）

D. 5—11 岁的儿童循序渐进控制哮喘的治疗方案

变 [72, 73]（图 7-4）。然而，尽管早产儿的治疗策略有所改进，BPD 仍是早产儿最常见的并发症，超过 2/3 的 29 周之前出生的儿童肺发育受到影响 [74]。BPD 与早产儿死亡率升高、神经发育不良和慢性呼吸道疾病有关 [75]。目前，对 BPD 最常见的定义是，诊断为 RDS 的早产儿需要进行 28 天以上的氧疗（与是否需要机械通气无关），孕 36 周后 BPD 可进一步分为轻度、中度或重度 [76]。美国国家儿童健康与发展研究所国家心肺和血液研究联合研讨会将 BPD 进一步分型：轻度 BPD，即氧疗时间≥ 28 天，孕 36 周后可停止氧疗；中度 BPD，即氧疗时间≥ 28 天，孕 36 周后需继续氧疗 $FiO_2 ≤ 0.3$；重度 BPD，即氧疗时间≥ 28 天，孕 36 周后需要机械通气和（或）需继续氧疗 $FiO_2 > 0.3$ [72]。

各研究中心 BPD 的发病率差异较大，但在最近的

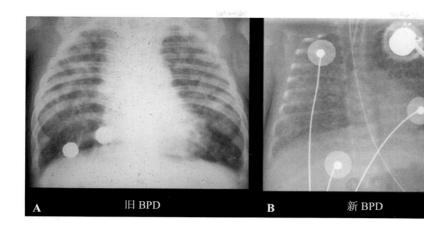

◀ 图 7-4　支气管肺发育不良
（BPD）的影像学表现
A. 旧的 BPD 诊断标准：区域性
肺不张和肺过度膨胀；B. 新的
BPD 诊断标准：肺野弥漫性病
变（经 Elsevier 许可转载，引自
Gupta 等 [73]）

研究中，出生体重 500～1500g 的妊娠 24～31 周的早产儿，根据孕 36 周后对氧气的需求量计算，BPD 的平均发病率为 25%～30%；然而，因各中心的研究结果存在差异，BPD 的发病率为 5%～60%[72]。BPD 的总体发病率是稳定的，但由于早产儿的存活率增加，BPD 的总体发病率可能略有升高。BPD 的危险因素包括较低的胎龄和出生体重、宫内发育迟缓、胎儿性别男、哮喘家族史、未接受产前糖皮质激素治疗及可能未知的遗传因素。

关于 BPD 的发病机制的新理论为，处于小管晚期和囊泡期的肺部发育关键阶段的极早产儿发生肺损伤，导致肺结构发育停滞和关键阶段的修复中断[77]。肺损伤可能的风险因素包括绒毛膜羊膜炎和胎儿炎症反应、呼吸机诱导的肺损伤（容积伤、气压伤、肺不张）、氧毒性（氧自由基的产生和脂质过氧化）、表面活性物质缺乏及血管生成的中断［血管内皮生长因子（vascular endothelial growth factor，VEGF）途径的抑制］[77]。

降低 BPD 发生率和严重程度的措施包括：对 RDS 早产儿使用无创通气模式替代气管插管。nCPAP 和通过特殊设计的鼻罩进行的鼻间歇正压通气（nasal intermittent positive pressure ventilation，NIPPV）均可用于无创通气。无创通气作为继发于 RDS 的呼吸系统衰竭的主要治疗手段，可以让部分婴儿避免气管插管，但目前尚无一致的证据证明这些手段可以降低 BPD 的发生率。无创通气作为拔管后的主要治疗方法，可以减少气管插管和机械通气的持续时间。然而，拔管后使用这些通气模式并没有最终证明可以降低 BPD 的发生率[73]。现代常规机械通气采用微处理器技术，可实现患者触发同步通气、容量保证通气和流量循环通气，所有这些通气模式在预防呼吸机诱发的肺损伤方面都具有优势。与压力控制通气模式相比，容量控制通气模式可以降低 BPD 的发生率[16]。允许性高碳酸血症

缩短了机械通气时间，但并不能降低 BPD 发生率。高频振荡通气常用于 RDS 的早产儿，研究发现这种通气模式可以降低 BPD 的发病率[73]。氧中毒在 RDS 和 BPD 恶化的发病机制中扮演重要角色，在最近的研究中，以 SpO_2 控制在 85%～89% 范围为目标，而不是 94%～97%，可能可以减少肺损伤和减轻 BPD 的严重程度；为进一步阐明其效果，正在进行相关的 Meta 分析[78]。产前单次使用糖皮质激素（地塞米松或倍他米松），可以促进胎儿肺表面活性物质成熟，降低 RDS 的严重程度，但尚无证据表明可以降低 BPD 的风险，这可能与早产儿存活率的增加有关。使用表面活性剂治疗可显著降低 RDS 的发生率和严重程度，但仍不能降低 BPD 的发生率，这同样可能与早产儿存活率增加有关。最初用于减少早产儿呼吸暂停的咖啡因疗法，也可以降低 BPD 的发病率。吸入性一氧化氮（inhaled nitric oxide，iNO）是一种强效肺血管扩张药，已用于早产儿低氧性呼吸衰竭的治疗，但随机对照试验结果显示，它对 BPD 的生存率和发病率的影响不一致，因此不推荐作为 RDS 的常规治疗。其他用于 RDS 患儿治疗，并评估其可降低 BPD 发生率的药物包括吸入皮质类固醇、呋塞米、β 受体激动药、抗胆碱能吸入药、吲哚美辛、布洛芬、维生素 E、超氧化物歧化酶，但这些药物并未降低 BPD 的发病率。有效降低 BPD 发病率的治疗方法除了咖啡因疗法外，还包括在出生后口服补充糖皮质激素、维生素 A 和肌醇[78]。

大多数关于早产儿 BPD 的纵向研究发现肺功能异常在极早产儿、BPD 严重程度较高者、宫内发育受限者中加重。通常，这种肺功能异常包括不同程度的气道阻塞、支气管高反应性、过度通气和气体弥散功能障碍[79]。BPD 患儿支气管高反应性的潜在原因尚不清楚，究竟是由于气道结构改变还是细菌性气道炎症引起的还存在争议。

在面对 BPD 的患者时，麻醉科医师必须充分回顾病史和阅读目前的胸部 X 线片。根据上文提到的标准，评估 BPD 的严重程度。检查通常可以发现婴儿在接受补充氧疗时出现不同程度的呼吸急促、肋间肌和肋下凹陷，并有肺水肿或支气管反应性增加的迹象，如细啰音和呼气性喘息。了解患者的基础血氧饱和度和 $PaCO_2$ 很重要，两者通常可从毛细血管或静脉血气中获得。术中的通气策略应尽量减少气压伤、容积伤和氧中毒，允许性高碳酸血症与患者基础的 $PaCO_2$ 水平持平。麻醉科医师必须预测到 BPD 患者术后可能出现的以下情况并做好相关计划，肺顺应性下降、气道阻力增加、术后机械通气风险增加，这些都必须对 BPD 患者进行预测和计划。术中可能需要使用利尿药或支气管扩张药，以优化围术期肺部预后。

对麻醉科医师而言，识别支气管高度反应性尤为重要，在气道操作引起机械刺激的情况下应更加警惕。早产儿的呼吸道症状通常被认为是哮喘，尽管其潜在的病理生理原因似乎与 BPD 患儿不同，在 BPD 患儿中没有观察到嗜酸性炎症通路[79]。这也表明，常规哮喘治疗可能对这些儿童无效。此外，肺动脉高压已被认为是儿童 BPD 的一个重要并发症，术前应筛查患儿是否患有肺动脉高压[75]。在围术期的其他因素中，低温、疼痛和酸中毒可导致肺血管收缩。这些是造成低氧血症的重要危险因素，因为 BPD 患儿的呼吸储备有限，而通气 - 血流比例失调会进一步增加低氧血症的风险[62]。此外，麻醉还可能进一步加重潜在的右心室功能损害。

虽然随着年龄的增长，症状通常会缓解，而且在术前评估时儿童可能没有症状，但支气管高反应性的发生率仍然是升高的，增加了围术期呼吸不良事件的风险。

要点：支气管肺发育不良
- BPD 表型已转变为气道和肺泡发育停滞的组织学形态改变：肺泡数量减少，肺泡直径大于正常，未出现更严重的变化。
- 关于 BPD 的发病机制的新理论，在小管晚期和肺泡期的肺发育关键阶段的早产儿发生肺损伤，导致肺结构发育受阻，并破坏其修复。
- 允许性高碳酸血症可缩短机械通气的持续时间，但不能降低 BPD 的发生率。

- 以 SpO_2 控制在 85%～89% 范围为目标，而不是 94%～97%，可能可以减少肺损伤和减轻 BPD 的严重程度。
- BPD 包括不同程度的气道阻塞、支气管高反应性、过度通气和气体弥散功能障碍。
- 肺动脉高压是公认的 BPD 患儿的重要并发症。
- 围术期体温过低、疼痛和酸中毒可导致肺血管收缩。

（三）囊性纤维化

囊性纤维化（cystic fibrosis，CF）是一种常染色体隐性疾病，由囊性纤维化跨膜传导调节蛋白（cystic fibrosis transmembrane conductance regulator，CFTR）基因缺陷引起，白种人新生儿发病率为 1/2000。美国约有 30 000 名儿童和成人患此病，全世界有 70 000 多人患病[80]。即使具有相同 CF 基因突变的儿童，临床表现也各异。随着早期诊断和治疗的改善，预期寿命在过去几十年中显著延长，平均预期寿命接近 40 岁[81]。CFTR 是一种三磷酸腺苷（adenosine triphosphate，ATP）结合蛋白，通过 cAMP 环腺苷酸调节氯化物和碳酸氢盐在上皮细胞中的转运。CFTR 还通过调节其他蛋白，尤其是上皮细胞钠通道来调节气道表面液体厚度。CFTR 缺失或功能障碍导致肺、胰腺、肠、肝胆管、汗腺和输精管上皮细胞电解质和液体含量异常。CF 患者分泌黏稠、干燥、高黏性的黏液，严重阻碍了黏液的有效清除（图 7-5）。

最近的研究结果表明，尽管仍然缺乏活动性症状，但这种不可逆的、进行性的肺部疾病在生命早期就已开始进展[82]。其中主要的潜在因素之一是在出生后前几周内发生的严重炎症反应，即使是在无症状、培养阴性的婴儿中也是如此[83]。同样，肺的结构在婴儿期和学龄前期开始发生变化，无症状的婴儿常出现轻度支气管扩张、残气量增加和支气管壁增厚，大多数患者在 5 岁时发生支气管扩张。CF 患者易发生由金黄色葡萄球菌、铜绿假单胞菌、流感嗜血杆菌等难治性病原体引起的慢性感染。炎症既继发于慢性感染，又区别于微生物疾病。慢性感染和炎症加速了组织破坏、支气管扩张和气道阻塞的循环，这一过程最终导致呼吸衰竭。随着疾病的间断发作肺部损伤缓慢恶化，随后进入疾病的相对稳定期[84]（图 7-6）。

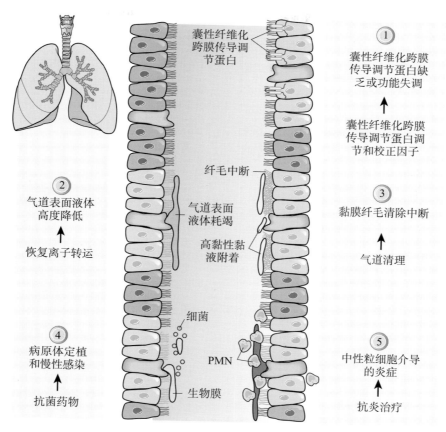

▲ 图 7-5　囊性纤维化肺病的特点是上皮细胞表面囊性纤维化跨膜传导调节蛋白缺乏或功能失调

1. 导致离子转运紊乱和气道表面液体层耗竭；2. 导致黏液纤毛清除延迟；3. 为细菌病原体的定植和慢性感染奠定了基础；4. 强烈的炎症反应；5. 指出每个指标的治疗方法。PMN. 多形核细胞（经 Wolters Kluwer 许可转载，引自 Rowe 和 Clancy [81]）

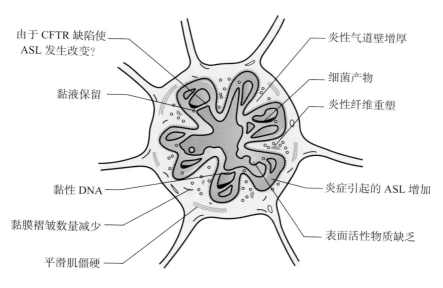

▲ 图 7-6　早期 CF 肺病中导致小气道阻塞的可能因素

多种因素都可能导致褶皱之间的间隙填充。ASL. 气道表面液体；CFTR. 囊性纤维化跨膜传导调节蛋白（经 John Wiley and Sons 许可转载，引自 Tiddens 等 [84]）

CF 标准疗法包括每日清理气道和胸部物理治疗（通过振动疗法、手控疗法或特殊设计的背心）协助清除黏液。雾化吸入重组人 DNA 酶稀释痰液中因细菌感染和大量中性粒细胞流入气道管腔而积累的过多 DNA 碎片。该疗法可改善肺功能，减少 CF 恶化的发生率，提高生活质量[81]。部分试验结果显示，雾化高渗盐水也是有效的。针对患者的特定病原体及其易感性，进行早期和积极的抗生素治疗，是近年来提高 CF 患者生活质量和减缓病情恶化的重要组成部分。最近，一些治疗机构规律使用肠外抗生素治疗（即每 3 个月 1 次），包括氨基糖苷类药物、头孢他啶和美罗培南。抗生素耐药性是一个主要问题，特别是耐药假单胞菌和其他耐药微生物，如伯克霍尔德菌。吸入雾化妥布霉素已被证实可有效预防 CF 恶化。有些患者使用小剂量皮质类固醇，或 NSAID 进行抗炎治疗[81]。CFTR 调节药物正在研发中，并已进行一些临床试验；基因转移治疗将是一种理想的治疗方法，但面临着巨大障碍，临床应用为时尚早。严重 CF 患者及预期寿命为 2 年或更短的患者，可进行肺移植手术。

麻醉科医师需要对 CF 患者进行各项检查，包括诊断影像学、血管通路检查、肺活检、支气管镜检查、喂养性胃造瘘术、鼻窦内镜手术和肺移植。对病史、用药史、诊断测试和体格检查进行完整的回顾是很重要的。由于所有患有 CF 的儿童在围术期发生呼吸系统不良事件的风险都特别高，麻醉科医师可通过如静脉而非吸入诱导、非侵入性气道装置和深麻醉下拔管等措施来优化麻醉管理[85]。

要点：囊性纤维化

- 囊性纤维化是由囊性纤维化跨膜传导调节基因（CFTR）缺陷引起的常染色体隐性遗传病。
- 平均预期寿命约 40 岁。
- 肺的结构在婴儿期和学龄前开始发生变化，无症状的婴儿常出现轻度支气管扩张、残气量增加和支气管壁增厚，大多数 5 岁时发生支气管扩张慢性感染和炎症加重了组织破坏、支气管扩张和气道阻塞的循环，这一过程最终导致呼吸衰竭。
- 慢性感染和炎症加速组织破坏、支气管扩张和气道阻塞的循环，最终导致呼吸衰竭。

第8章 中枢神经系统的发育生理学
Developmental Physiology of the Central Nervous System

Zoel Quinonez R. Blaine Easley Bruno Bissonnette Ken M. Brady 著

李佳佳 译 李 军 校

一、概述

儿童不仅仅是成人的缩小版。中枢神经系统（central nervous system，CNS）在出生时发育并不完全，直至出生2年后才发育成熟。由于这种成熟的延迟，一些特定的病理生理和心理差异随之而来。神经发育遵循时间遗传事件和活动依赖性结构修饰之间的复杂相互作用。在缺乏底物的情况下，不可避免的代谢易损性挑战着年轻大脑活跃的细胞可塑性。通过对颅内腔物理学的全面理解，以及对大脑血管生理学和神经系统发育特性的深入了解，本文强调需关注易发生神经损伤的重症患儿。

二、大脑和脊髓发育的胚胎学——从胎儿到新生儿到儿童的变化

（一）大脑的胚胎发生

CNS的发育从一个相对简单的单层细胞开始，逐渐发展到一个非常复杂、多层的中心结构，最终与身体的每个部位相连接。CNS胚胎发生的过程包括三个步骤：①神经胚形成；②管道形成；③消退分化（表8-1）。

表8-1 中枢神经系统胚胎发生

发育阶段	孕龄（d）	结 局
神经胚形成	16～28	大脑，脊髓直至$L_{2\sim4}$节段
管道形成	30～52	脊髓的骶尾部
消退分化	46～出生	终丝

受精后的2周内，在胚胎外胚层神经板上形成了一条凹槽，其中包含将成为大脑和脊髓的细胞。到1个月时，神经胚形成结束，该凹槽的两侧边缘融合形成神经管（图8-1）。

此时，神经嵴细胞在封闭的神经管之外，随后迁移并分化形成各种神经元结构，如交感神经节、肠神经元丛、背根神经节和肾上腺髓质，以及在皮肤中形成黑色素细胞。

在喙端，神经管经历不同的生长、扩张和折叠形成三个初级脑泡：前脑、中脑和菱脑。在尾部，神经管和周围的中胚层保留节段的特征，并形成从延髓到腰中段的脊髓部分。初级脑泡进一步分化形成次级脑泡。前脑分为端脑（大脑皮质和基底核）和间脑（丘脑、下丘脑和视网膜）。中脑不再细分。菱脑分为后脑（脑桥和小脑）和末脑（延髓）（图8-2）。

（二）脊髓的胚胎发生

延髓至腰中段的脊髓起源于神经管的尾端。妊娠1个月内后神经孔闭合，随后伸长形成远端脊髓和脊髓圆锥。管道形成是指在妊娠1～2个月内将脊索和神经上皮融合成尾端细胞团，形成骶尾部。微囊在这个细胞团内发育融合。消退分化是指尾部神经管管腔化时多余细胞坏死而留下终丝和马尾的过程，一直持续到产后早期。脊柱的生长超过脊髓的生长，导致脊髓圆锥从出生时的L_3椎体节段上升至成年时的L_1节段（图8-3）。

（三）神经管缺陷

神经管缺陷是指在中枢神经系统发育期间发生的任何缺陷。我们可以将神经胚形成过程中的缺陷分为：①与大脑和脊髓相关的缺陷；②仅与大脑相关的缺陷；③仅与脊髓相关的缺陷。例如在早期发育中，当神经胚形成失败时，大脑和脊柱会发生完全性闭合不全。如果只是大脑无法闭合，则称为无脑畸形。在随后的

本章译者、校者来自温州医科大学附属二院育英儿童医院。

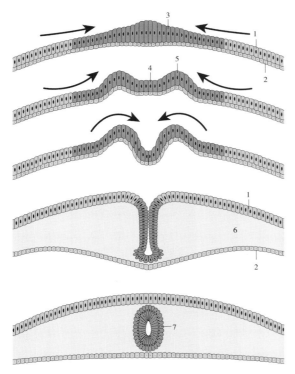

▲ 图 8-1　神经胚形成

细胞移动的方向（箭）。1. 胚胎外胚层；2. 胚胎内胚层；3. 神经外胚层；4. 带有神经沟的神经板；5. 神经褶；6. 中胚层；7. 神经管（经 Elsevier 许可转载，引自 Karfunkel [169]）

发育中，可能会发生许多大脑畸形（包括先天性脑积水），这些畸形对小儿麻醉医师来说具有临床意义。异常神经元迁移导致的皮质畸形，可在总体表面解剖中观察到 [1]。脑裂畸形（脑壁的裂口）、脑回肥厚（稀疏的、宽的脑回）和多小脑回畸形都是与迁移异常密切相关的例子。无脑回畸形（平滑脑）是一种严重的畸形，可能发生在迁移异常或神经发生的早期中断之后。胼胝体部分或完全发育不全可能与上述任意异常有关，但人们认为它本身是一种迁移异常。管腔化失败导致两种结局：如果边缘组织是平坦的，则为脊髓膨出；如果有额外的脊膜 / 神经组织向背侧外翻，则为脊髓脊膜膨出。

（四）增殖与迁移

神经管闭合后，细胞呈指数增长，标志着大脑发育进入第 2 个月，并持续到妊娠中期。因此，在妊娠中期，中枢神经系统特别容易受到致畸物暴露带来的整体伤害。径向迁移是皮质发育的一个特征明确、功能强大的迁移方式，是指源自快速分裂的脑室周围细胞层的细胞，以神经胶质和神经元变体的形式分布于新皮质中，并沿神经胶质网络迁移的过程。细胞通过

迁移填充于 6 层结构的皮质中，最后来到最外层结构（最后形成）中，因此，此处的细胞最年轻。足月时皮质细胞增殖基本完成。但在早产儿中，尤其是那些在妊娠晚期接近生存能力极限的早产儿，靠近侧脑室的丘脑尾沟含有残余的生发基质。一种短暂的脆弱的血管过度生长网络伴随着这种持续的生发活动，使该部位在早产儿中容易发生出血 [2, 3]。

（五）突触发生和髓鞘形成

妊娠晚期的神经元发育是神经元生长、突触增殖、轴突生长和髓鞘形成时期的开始。基因决定的解剖指令和环境决定的可塑性间的相互作用产生了无数神经元之间的联系，在人类大脑中形成了一个不可思议的逻辑单元网络。网络形成的基本策略需要神经元网络的过度增殖和相互连接，然后通过凋亡机制使这些细胞群变薄，修剪不活跃的突触结构，增强功能性和活跃性连接，由此可见突触活动模式决定了神经元和突触连接的活力。因此，网络的最终功能取决于感官和环境输入，这些输入中有一部分被证明是有时间敏感性的。

弱视是发育的关键阶段由于缺乏适当的感官输入而导致突触形成出错的最突出例子。枕叶皮质的正常发育需要沿视觉通路进行空间上有组织、同步的神经元活动。枕叶皮质的活动依赖性突触增强在子宫内的黑暗环境中开始，因为电活动波自发地穿过视网膜，从而增强了整个视觉通路中空间协调的突触连接 [4]。出生后，进一步的突触强化依赖于光介导的视网膜兴奋。如果视网膜在 2 岁之前的关键发育时期受到不充分或分离的光刺激，相应皮质网络突触形成的不可逆修剪可导致受累的眼睛永久性失明 [5-7]。

虽然其他神经发育过程的关键时期尚不明确，但我们知道，围产期突触形成的激增会从儿童早期一直持续到青春期。关键时期的存在将发育中的初级突触形成与其他形式的神经可塑性区别开来。由于突触调节的相对持久性，婴儿期和儿童期甚至被假定是一个智力、行为和情感发展的关键时期。刺激、互动和社会化丰富的环境促进了突触保留的增多，而忽视、不良刺激的发育环境使皮质网络突触耗竭，可能导致永久性的认知缺陷 [8-11]。即使在成熟的哺乳动物大脑中，皮质锥体神经元的树突状分支也被证明是环境依赖性的（图 8-4）。此外，在关键的发育阶段引入持续有害的环境可能产生不良的情感变化。

（六）髓鞘形成

髓鞘形成和轴突成熟开始于妊娠晚期，在妊娠 23～32 周，皮质白质内未成熟的少突胶质细胞密度达

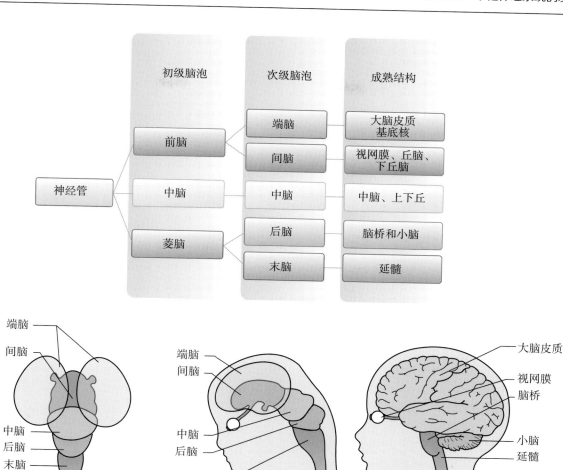

▲ 图 8-2　始于神经管的大脑发育

神经管产生 3 个初级脑泡，由初级脑泡形成 5 个次级脑泡，最后发育成成熟大脑

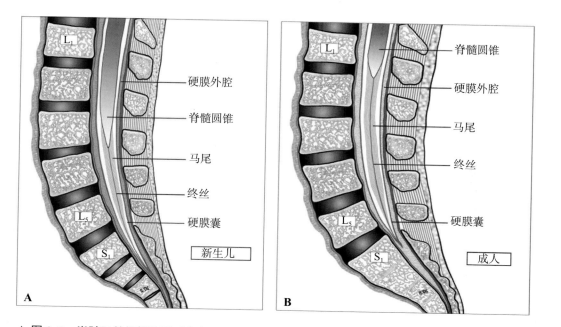

▲ 图 8-3　脊髓及其椎管的不对称生长导致脊髓圆锥的位置相对于脊柱的位置从新生儿（A）到成人（B）发生变化

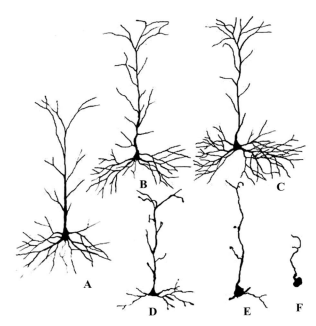

▲ 图 8-4　皮质锥体神经元树突状分支的年龄相关模式

A 至 C. 成熟的锥体神经元（A）可经历刺激依赖性的稳定过程，但可随刺激变化增加突触间的相互连接和树突状分支（B 和 C）；D 至 F. 另外，在缺乏刺激输入时，成熟神经元可能会经历突触修剪和树突状分支的退化损失（经 SAGE 许可转载，引自 Williams 和 Ramamoorthy[167]）

到峰值，这段时期也是早产儿的白质易损期[12]。髓鞘形成从儿童期一直持续到青少年时期，反映了大脑的发育过程。大脑的生长（从出生时的 450g，到 1 岁时的 1000g，再到 18 岁时的 1400g）是由于髓鞘形成和细胞体积增大，而不是细胞增殖。

发育标志也遵循髓鞘形成的模式。例如皮质脊髓束的髓鞘化，经历从短到长的纤维变化，从妊娠 36 周持续至出生后 2 年左右，在解剖学上与头 - 趾反射亢进的消失相关，在此期间，神经张力也有所提高。此外，支配语言的额颞叶通路的轴突成熟从儿童晚期持续至青少年时期，这与语言能力的日益完善有关[13]。与突触形成过程一样，髓鞘形成模式也是活动依赖性的[14]。

患有先天性心脏病的足月儿，其磁共振成像（magnetic resonance imaging，MRI）显示出不成熟的髓鞘形成模式。此外，据估计体外循环前约 1/4 的先天性心脏病患儿 MRI 显示大脑存在病变，而大脑发育不成熟是体外循环后出现新的 MRI 病变的危险因素。许多病变表现为弥漫性白质损伤，其性质与早产儿脑室周围白质软化症相似[15]。

（七）疼痛通路及相关反应的发展

对伤害性感受的理解及"疼痛"对发育中婴幼儿

的影响可能是相对较新的儿科麻醉专业的最大贡献。伤害性感受系统在妊娠中晚期发育，在出生后前 2 年还会发生进一步的成熟变化。在历史上，医师对新生儿和婴儿的疼痛治疗不足主要是由于他们认为这些时期的疼痛系统是不发达的[16]。尽管新生儿和婴儿缺乏对疼痛的"语言"反应，但医师们还是认识到了其对疼痛的"生理"反应，从而促进了对伤害性感受生理学基础的仔细探索。

伤害性感受始于对外周神经系统水平刺激的察觉[17]。与成人特有的触觉、压力觉和温度觉不同，发育中的胎儿不存在特异性痛觉传感器。相反，其游离的非特异性神经末梢可感受到"疼痛"刺激。在胎儿期，首先出现的是快速适应压力感受器，其次是缓慢适应的压力感受器，最后是快速适应的机械感受器。这些受体对机械损伤、化学刺激物和炎症介质的去极化反应可与成人受体相比[18]。皮肤感觉感受器于出生后 7 周龄（postconceptual age，PCA）时在口周出现，11 周龄时扩展到手和脚，20 周龄可遍及所有皮肤及黏膜表面[19, 20]。脊髓背角的传入纤维和感觉神经元之间的突触形成先于这些感觉反射的发展。

A 和 C 纤维的游离神经末梢介导痛觉传导。这些纤维不表现出疲劳，相反，重复或连续的刺激会易化冲动的传递。组织学研究表明，新生儿皮肤中伤害感受性神经末梢的密度与成人相似[21]。更重要的是，最早的伤害感受器的神经生理特性也与成人相似。有髓纤维首先长入发育的脊髓中，与背角深层形成连接，并与胶质层神经元形成侧支。随着无髓 C 纤维的向内生长及其与背角浅表神经元的突触形成，这些侧支出现发育退化。有髓 A 纤维在胎儿及极早产新生儿中传递伤害性刺激，直至 C 纤维连接成熟[22]。

一级神经元的细胞体位于椎旁神经节，它将伤害性信息传递到脊髓背角。一级神经元与脊髓背角的二级神经元形成突触。然后，二级神经元穿过中线，在包括脊髓丘脑束在内的各种通路中上行，与三级神经元在丘脑中形成突触，然后投射到大脑感觉皮质[23]。在脊髓背角，来自中枢神经系统和背角内中间神经元的下行纤维调节（放大和抑制）伤害性信息的输入。这种调节作用是通过各种化合物（P 物质、肾上腺素能递质、5- 羟色胺和内源性阿片类物质）介导的，这些化合物通过特定的受体系统与一级或二级神经元结合（图 8-5）。

在妊娠前 3 个月，脊髓和中枢神经系统的发育始于神经管的闭合。此时，开始出现背角。电子显微镜和免疫化学研究表明，背角各种神经元的发育及其层状排列、神经元间的连接及特定神经递质和受体的表达在妊娠 13 周前开始，并于妊娠 30～32 周时完成。最初，背角神经元具有很大的感受野，与相邻神经元的感受野存在广泛重叠。在成熟过程中，单个背角神经元的感受野逐渐缩小，并可被更精确地定位[24]。在细胞水平，P 物质、谷氨酸、降钙素基因相关肽（calcitonin gene-related peptide，CGRP）、血管活性肠多肽（vasoactive intestinal polypeptide，VIP）、神经肽

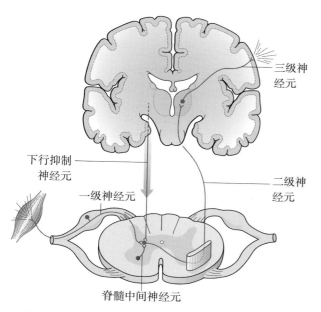

▲ 图 8-5 下行抑制通路和脊髓中间神经元在脊髓水平调节痛觉传导

Y 和生长抑素等兴奋性神经递质的释放介导并调节伤害性冲动在脊髓背角的传导（图 8-6）。这种伤害性传递的调节是通过局部中间神经元释放脑啡肽和下行抑制轴突释放去甲肾上腺素、多巴胺和 5- 羟色胺来实现的。

这些下行抑制轴突起源于脊髓上中枢，终止于脊髓和脑干的所有水平。在妊娠早期、中期直到妊娠晚期的后半阶段，伤害性感受机制是不平衡的，趋于放大而非抑制伤害性感受的传入。在 8—10 周龄，背角表达伤害性神经递质 P 物质、CGRP 和生长抑素。谷氨酸、VIP 和神经肽 Y 在 12—16 周龄内出现。脑啡肽的局部释放可能会调节极早产儿中传入的伤害性刺激，而脑啡肽最早于 12—16 周龄表达。但是这种机制可能无法有效减少剧烈疼痛刺激的传导。在妊娠晚期的后半阶段，随着脊髓上中枢的下行抑制通路成熟、脊髓背角中多巴胺和去甲肾上腺素的释放，传入感觉的刺激受到抑制。抑制性神经元在 34—38 周龄时首先表达这些神经递质，然后在新生儿期表达 5- 羟色胺[25, 26]。

伤害性冲动通过脊髓前外侧和外侧白质中的脊髓丘脑束、脊髓网状束和脊髓中脑束传导至脊髓上中枢。科学家曾提出这些传导束中髓鞘缺乏或减少是新生儿中枢神经系统不成熟的一个指征，并以此来支持以下观点，即新生儿无法像成年人一样感知疼痛或对其做出反应。众所周知，不完全髓鞘化并不意味着功能缺乏，但可使新生儿中枢神经束的传导速度较慢，这一观点仍得到广泛支持。此外，与更高大的（更长的）

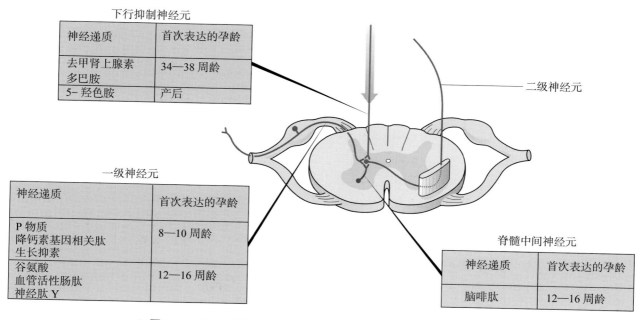

下行抑制神经元	
神经递质	首次表达的孕龄
去甲肾上腺素 多巴胺	34—38 周龄
5- 羟色胺	产后

一级神经元	
神经递质	首次表达的孕龄
P 物质 降钙素基因相关肽 生长抑素	8—10 周龄
谷氨酸 血管活性肠肽 神经肽 Y	12—16 周龄

脊髓中间神经元	
神经递质	首次表达的孕龄
脑啡肽	12—16 周龄

▲ 图 8-6 脊髓中发现的调节痛觉通路活动的神经递质首次表达的孕龄

成人相比，婴儿冲动传导经过的神经元间距离更短，完全抵消了中枢传导速度的减慢[27]。

由于大多数通往新皮质的感觉通路在丘脑中都存在突触，所以丘脑和皮质之间的连接时机对皮质的痛觉感知也至关重要。人类妊娠 30 周时，脑干和丘脑的痛觉传导束完全髓鞘化，妊娠 37 周时，丘脑皮质疼痛纤维完全髓鞘化。在灵长类胎儿中，丘脑神经元发出轴突，在妊娠中期前到达大脑。这些纤维停留在新皮质下，直至皮质神经元迁移和树突分支完成，并最终在 20—24 周龄时形成新的突触连接[27]。

胎儿和新生儿脑电图（electroencephalographic，EEG）模式的存在及新生儿的行为发育表明大脑皮质的功能成熟。双侧大脑半球的间歇性脑电图爆发在 20 周龄时出现，持续至 22 周龄，在 26—27 周龄时出现双侧同步。30 周龄时，我们可以使用脑电图模式区分胎儿的清醒和睡眠状态[28, 29]。研究人员记录了 26 周龄前早产儿的体感、听觉和视觉诱发电位的皮质成分[30]。胎儿时期的几种行为方式也暗示了大脑皮质的功能。例如，子宫内胎儿从 28 周龄开始出现定义明确的安静睡眠、活跃睡眠和清醒时期。此外，新生儿除了对疼痛有特定的行为反应外，还表现出对视觉和听觉刺激的各种认知、协调和联想能力，这些证明了皮质功能的存在和对伤害性传入的完整处理[23]。

（八）疼痛刺激反应的发展

人类胎儿会自发地运动，并在妊娠早期对刺激表现出复杂的反应。对直接刺激做出反应的反射运动，开始于 PCA 后 7.5 周龄，最初局限于头颈部[31]。其敏感性从头端向尾侧发展，直至 PCA 后 14 周龄时下肢才能对刺激做出反应。来自未成熟大鼠和其他动物的数据显示，对刺激的初始反应表现出不一致性、非特异性且难以定位的特点[32]。然而如果被触发，刺激会引起极度夸张和持久的反应[33]。这些观察证实了来自动物数据和人类早产儿临床观察的神经生理学结果。大鼠背根神经节的单细胞研究表明，当神经支配到皮肤时，后肢就会出现皮肤感受野[34]。皮肤传入的初始刺激未能在背角细胞中产生阈上兴奋，但在出生时仅通过轻触即可引起去极化[32]。虽然突触连接在出生时仍很弱，但阈上刺激在背角细胞中激发了长时程的超兴奋状态[34]。

多型疼痛感受器通过 C 纤维传递到背角，对出生时的按压、热刺激和化学刺激表现出完全成熟的反应[35]。然而，尽管观察到它们在解剖学上的联系，但这些 C 纤维传入神经直到出生后 1 周才能引起背角细

胞的活动。因此，尽管 C 纤维连接在出生时仍不成熟，无法直接传递伤害性输入信息，但它们可能会大大增加对其他有害（A 纤维）和非有害输入信息的反应。连同在背根神经节细胞中观察到的较大感受野，可能会增加来自相对不成熟神经系统中枢反应的可能性。缺乏来自较高中枢的功能性下行抑制通路也导致了传入神经输入的潜在易兴奋性和低阻尼反应。

（九）传入性感觉和伤害刺激输入的中枢整合

在人类中，妊娠 30 周时会出现传入性感觉和伤害刺激输入的复杂的中枢整合。此时，我们还可以检测到视觉和听觉诱发电位及对外部影响有反应的复杂脑电图[28, 29]。Klimach 和 Cooke 证明了早产儿存在体感诱发电位（somatosensory evoked potentials，SSEP）[30]。实际上，这些作者测量了妊娠 28 周时婴儿的 SSEP 并发现，随着胎龄的增加，外周神经传导和中枢神经传导的速度都会增加；但他们也发现，年龄较小的婴儿，其外周神经传导速度和中枢处理能力存在很大差异，这表明成熟率存在很大的个体差异。SSEP 在婴儿期继续发育成熟[36]。蛛网膜下腔注射利多卡因会导致早产儿 SSEP 迅速消失，这与运动和感觉阻滞的发生相对应。SSEP 的恢复和潜伏期缩短至基线，表明在监测诱发电位时阻滞发生偏移[37]。正电子发射断层扫描显示，婴儿大脑皮质感觉区域葡萄糖利用率最高，这意味着大脑皮质的活动水平较高[38]。

最近的证据还表明，早产儿疼痛刺激后大脑皮质会发生活化[39]。Bartocci 及其同事使用近红外光谱分析了 28—36 周龄的早产儿，发现在静脉穿刺后，其躯体感觉皮质的血流量增加，而枕叶皮质的血流量并没有增加[40]。在一项类似的研究中，Slater 及其同事记录了 18 名 25—45 周龄的婴儿脚后跟着地后的皮质活化[41]。他们注意到触觉刺激后没有皮质反应，即使脚后跟刺激引起反射性肢体收缩。综上所述，这些研究提供了额外的证据，证明甚至在早产儿中也存在对疼痛刺激的有意识感觉。表 8-2 总结了新生儿的行为和生理上的伤害性反应。

（十）痛觉的分子基础

在动物模型中发育细胞化学的研究主要集中在 P 物质、阿片肽及其受体、N- 甲基 -D- 天冬氨酸（N-methyl-D-aspartate，NMDA）受体及 C-fos 基因的表达。虽然我们可以在妊娠早期检测到神经递质，但其浓度往往很低，而且并不总能在其发挥功能的部位上被发现[42]。相比之下，我们可以在妊娠早期检测到受体，与成人相比，其密度更高、分布更广泛，这

表 8-2　对疼痛的主要生理反应

评价指标	对疼痛刺激的反应
大脑中动脉搏动指数	降低
颅内压	升高
全身血压	升高
心率	增加（新生儿不固定）
经皮氧分压	降低
迷走神经张力（窦性心律失常振幅）	降低
手掌出汗	增加
近红外光谱	减少

要点：大脑和脊髓的胚胎学

- 从妊娠第 16 天到出生，CNS 胚胎发生的过程包括三个步骤：神经胚形成、管道形成和消退分化。
- 细胞增殖和迁移紧随神经管闭合之后，并持续至妊娠中期。突触形成和髓鞘形成开始于妊娠晚期，并以较慢的速度持续至出生后 2 年。
- 痛觉通路和反应在妊娠中期和晚期开始发育，在出生后前 2 年进一步成熟。

样即使神经递质水平较低也能有利于反应发生[17]。妊娠期间受体群体的表型可发生瞬间变化且非常复杂，到出生时停止表达，这说明了体外细胞化学发现与我们目前对体内痛觉的理解之间存在巨大差距[43]。阿片类药物受体在发育过程中数量和类型均发生变化。Pasternak 等在新生大鼠中证实，与吗啡镇痛反应的大幅增加相结合，氚标记的脑啡肽配体的高亲和力结合位点在出生后 2 周内增加了 3 倍[44]。相反，在出生后的 2～14 天，吗啡对通气驱力的影响保持不变。随后的其他研究证实了阿片受体数量的增加，以及它们在子宫内和产后发育过程中的结合亲和力发生变化[45]。

在细胞和组织水平上评估基因和蛋白质表达的能力导致产生了一种基于更多系统的方法来适应伤害性刺激，从而引发了对疼痛刺激生理反应的新见解。评估急性和慢性疼痛反应模型中外周神经、脊髓和大脑中基因表达的最早变化，使我们能够在啮齿类动物模型中评估对疼痛刺激和神经损伤的复杂反应[46]。此外，蛋白质组学和微阵列技术的发展揭示了先前无法识别的特定细胞系和（或）组织中的实际转录及活化蛋白的变化[25, 47]。阿片受体内遗传变异和表达改变的鉴别阐明了这些技术的重要性。在 Pasternak 及其同事的研究之后，这些技术已经在动物和人类种群中识别出了基因的剪接变异和单核苷酸多态性，这更好地解释了结合动力学和分子反应引起的阿片类镇痛药临床反应的差异[44, 48]。分子疼痛研究的未来方向包括神经元和受体反应的分子特征的发展，这与我们对急性和慢性痛觉的表型定义相关，由此将产生基于这些分子特征（药物基因组学）的更加个体化的疼痛治疗[49]。

三、颅内容物

成熟大脑的骨性外壳既保护着又威胁着其完整性。新生儿和婴幼儿的开放骨缝和囟门为颅内容物的扩张提供了一定的空间。正常婴儿的后囟骨化（闭合）需 2～3 个月，前囟骨化（闭合）需 9～18 个月。由于颅骨和硬脑膜的弹性所限，大脑不能承受急性占位效应。近 2 个世纪以来，一直用 Monro-Kellie 学说来描述高颅内压引起脑疝和脑卒中的风险[50, 51]。鉴于脑脊液从大脑到椎管的流动是一种储备机制，因此颅骨弹性不是呈线性变化的。当颅内容积的增加耗尽了这种储备顺应性时，进一步的增加会导致血液被挤出颅腔。脑疝随着颅内容量的增加而发生。

过去，颅内弹性是通过在监测颅内压（intracranial pressure，ICP）的患者中注入少量人工脑脊液来估算的。如今，简单的 ICP 监测即可满足大多数专业人员的需求。而最新的 RAP 指数是通过颅内压波形的脉冲幅度行为分析所得，用来描述颅内顺应性的三种临床状态。具体而言，在平均颅内压缓慢变化时期，颅内压力波的脉冲频率振幅（A）与平均压力（P）之间的相关系数（R）即为 RAP 指数[52, 53]。在正常状态下，RAP 接近于零，因为颅骨的顺应性，颅内压的脉冲振幅较低且不变。当顺应性储备耗尽，颅骨和硬脑膜的弹性特性开始占主导地位，ICP 的脉冲频率振幅变得被动，以减缓平均颅内压的变化，RAP 趋向于 1。最后，当 ICP 到达限值即将发生脑疝时，ICP 的进一步增加将血液挤出颅腔并减小 ICP 的脉冲幅度，RAP 变为负值（图 8-7）。如 RAP 所示，颅内压严重升高的患者，当外科医师行减压性颅骨切除术时，其颅内顺应性得到改善[54]。

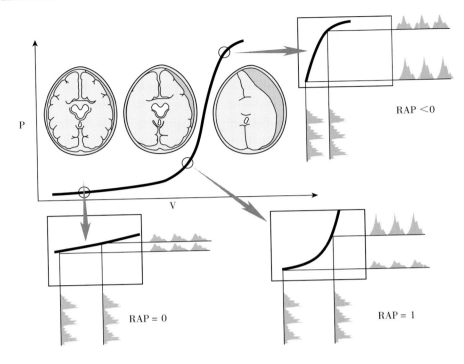

◀ 图 8-7　颅内压波形是固定的心搏量脉冲的产物，出现在颅内压力 - 容积曲线的不同位置

颅内顺应性储备可以用 RAP 来描述：颅内压脉冲振幅（A）与平均颅内压（P）之间的相关性（R）。该方法定义了颅内顺应性储备的三种状态。① RAP=0：颅内压脉冲振幅不随平均颅内压的增加而改变；容量变化易被颅内顺应性储备所抵消。② RAP=1：颅内压脉冲振幅与平均颅内压变化相关；颅内压力 - 容积曲线上升部分的患者顺应性储备减少。③ RAP ＜ 0：颅内压脉冲与平均颅内压的变化呈负相关。当 RAP 为负值时，颅内顺应性储备耗尽，就会出现脑疝

　　8 块主要的颅骨构成颅腔，形成 8 条骨缝和 6 个囟门。这些骨骼的延迟骨化允许分娩过程中产道对颅骨的挤压变形。这一观察结果导致了一个错误的推论，即囟门允许颅顶的扩张，从而保护大脑免受急性占位的影响。事实上，在亚急性占位的情况下，骨缝和囟门的生长和扩张缓慢，但骨间纤维连接缺乏顺应性，不能容纳颅腔内急性增加的占位。尽管在急性颅内占位效应中前囟没有保护作用，但对其进行检查是 ICP 的一项重要监测指标。当需要进行 ICP 监测但不能采用有创方式时，眼压测量法被应用于前囟，以无创方式测量 ICP[55]。2 岁时，囟门闭合，骨取代骨缝，但纤维骨缝允许骨继续生长。

　　脑幕是后面的脑干和小脑与前面的皮质和间脑之间的硬脑膜隔，进一步分隔了颅腔。因为颅内压是在前脑室监测的，而小脑幕把颅腔分成不同压力环境下的亚区，因此这会对后脑室肿瘤患儿颅内压的监测造成影响。后脑室占位效应导致脑干变形，出现昏迷、心动过缓和高血压的迹象，可不出现囟门鼓出或前脑室压力升高。

脑脊液

　　在儿童中，脑脊液（cerebrospinal fluid，CSF）的产生、流动和再吸收紊乱是重要的致病原因。正常的 CSF 生理学在成人中已被详细地阐述成人平均有 150ml CSF，其中 30～40ml 在脑室，脉络丛以 20ml/h 的速度产生 CSF。这样 CSF 每天更新 3～4 次。CSF 间隙和矢状窦之间恒定的小压力梯度驱动 CSF 在大脑细胞外间隙的流动，并通过蛛网膜颗粒重吸收。已有人阐明在脑室外引流的儿童中 CSF 的产生率呈年龄依赖性。但是，不同研究之间所记录的 CSF 产生量的巨大差异，可能是由于临床需要放置引流管的病理情况不同所引起的。尽管如此，Yasuda 及其同事发现，在出生后第 1 年中，CSF 的产量呈对数增长，并在 2 岁时达到成人产量的 60%[56]。

> **要点：颅内腔**
> - 正常婴儿的后囟闭合需 2～3 个月，前囟闭合需 9～18 个月。
> - 成熟颅骨的弹性不是呈线性的；CSF 从大脑向椎管移动时存在一定的储备，但当脑肿胀或出血耗尽储备时，就会发生脑疝。
> - 幕下后脑室质量效应导致脑干变形，出现昏迷、心动过缓和高血压的征象，但可不出现囟门膨出、前脑室压力升高。
> - CSF 产量在出生后第 1 年呈对数增长，在 2 岁时达到成人产量的 60%。

四、中枢神经系统的血管解剖学

（一）大脑血管解剖学

　　健康的 3kg 婴儿，正常大脑重 500g，其心输出量为 250ml/(kg·min)，脑血流量为 25ml/(100g·min)

[=42ml/(kg•min)]。因此，婴儿的大脑需要 17% 的心输出量，占体重的 17%。相比之下，一个体重 50kg 的健康青少年，大脑重 1400g，心输出量为 100ml/(kg·min)，正常脑血流量为 22ml/(kg·min)。因此，成熟的大脑仅占体重的 2% 左右，但需要 25% 的心输出量。

起源于双侧颈内动脉和椎 – 基底动脉的广泛动脉网为大脑提供血液。这些动脉分别发出分支汇入大脑前动脉和大脑后动脉，在脑干腹侧面相互吻合，组成大脑动脉环（Willis 环）的前后段，并通过连接前交通动脉和后交通动脉形成环路。Willis 环向脑实质提供侧支血流，因此，损伤任意血管通常不会导致临床意义上的缺血。然而，任意主要脑血管的损伤、阻塞或形成不完全都可导致脑血管意外（cerebrovascular accident，CVA）。构成 Willis 环的血管易形成小动脉瘤，这是与动脉壁形成缺陷相关的先天性出生缺陷。尽管是先天性缺陷，这些动脉瘤很少破裂，最早也要到中年才会破裂。动静脉畸形（arteriovenous malformations，AVM）是最常见的先天性脑血管畸形，由于毛细血管异常扩张导致血液从动脉侧分流至静脉侧。50% 的患者由于压迫或窃血现象而出现癫痫或神经功能缺损，另 50% 的患者出现出血。绝大多数动静脉畸形发生在幕上区（通常是在大脑叶区），而只有 10% 发生在幕下区。

脑静脉位于软脑膜层，而大的集合静脉在蛛网膜下腔层。它们最终横穿硬脑膜下腔，进入颅静脉窦。位于硬脑膜和颅骨骨膜之间的静脉窦主要构成大脑的静脉引流系统。静脉窦壁缺乏瓣膜和肌肉。

静脉引流系统中的其他静脉窦对麻醉科医师来说意义重大，特别是上矢状窦。由于其位置相对表浅且居中，在颅缝早闭矫正术或颅骨整复术中容易受到损伤。上矢状窦延续至右横窦的约占 60%，延续至左横窦的约占 40%。横窦向外侧延伸至小脑幕上的乙状窦。S 形的乙状窦（因此得名）位于颅后窝内，最终进入静脉扩张处（被称为颈内静脉球）。大部分静脉引流系统经乙状窦进入颈内静脉，而岩下窦直接进入颈内静脉。一块薄骨板将乙状窦与后方的乳突窦和乳突气腔分隔开。枕窦位于枕骨大孔旁，终止于鼻窦汇合处。环绕蝶鞍的海绵窦与岩上窦相连，汇入横窦。

（二）脊髓血管解剖学

脊髓的动脉供应主要来自一条脊髓前动脉和两条脊髓后动脉，两者都起源于椎动脉。根动脉来源于颈升动脉、颈深动脉、肋间动脉、腰动脉和骶动脉

的脊髓分支，也为脊髓提供血流补充。脊髓前动脉供应脊髓的腹内侧，包括皮质脊髓束和运动神经元。两条脊髓后动脉在脊髓表面形成一个丛状网络，供应脊髓的背面和侧面，包括与本体感觉和轻触觉相关的感觉束[57]。

脊髓前动脉沿脊髓腹侧走行，供应白质束，并穿透脊髓实质，在灰质内发出分支。鉴于脊髓前动脉（主动脉的前根分支之一）的不连续性，根髓动脉（Adamkiewicz 根髓大动脉）为脊髓下 2/3 部分提供血液，其正常起点在左侧 T_9 和 L_5 之间变动。鉴于前后循环之间缺乏侧支血流，腹侧脊髓在很大程度上依赖于神经根动脉的侧支血流（图 8-8）。在子宫内发育过程中出现的 62 条神经根血管中，只有 6～8 条持续到成年，在高达 45% 的普通人群中只有不到 5 条。一般来说，大多数人有 1 或 2 条颈神经根动脉，2 条或 3 条胸神经根动脉，1 或 2 条腰神经根动脉。这使上胸部和腰椎区域脊髓易发生缺血，特别是在主动脉或脊柱手术期间或创伤后。

脊髓的静脉回流包括两条正中纵行静脉、两条前外侧纵行静脉和两个后外侧纵行静脉，汇入椎静脉丛[58]。静脉引流由内外丛构成，内外丛相互连通，并与节段性体循环静脉和门静脉系统相连。内丛由薄壁、无瓣静脉组成，在每个脊髓节段与来自脊髓的静脉和基底静脉相连，并穿过枕骨大孔与枕窦和基底窦相通。

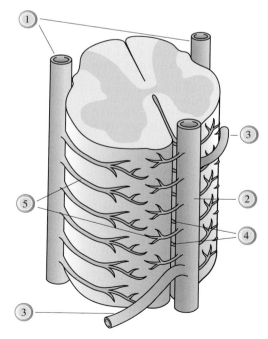

▲ 图 8-8　脊髓血供

1. 脊髓后动脉；2. 脊髓前动脉；3. 前根动脉；4. 沟支动脉；5. 软脑膜动脉丛

内丛流入椎间静脉，经椎间孔和骶孔进入椎体、肋间、腰椎和骶外侧静脉。从各椎体流出形成前椎丛的连接静脉，构成外丛。穿过黄韧带的静脉形成后椎丛。

要点：中枢神经系统血管解剖

- Willis 环为大脑实质提供侧支血流。因此，任意血管的损伤通常不会导致临床上明显的缺血。
- 上矢状窦位于中线且相对表浅，在颅缝早闭矫正术或颅骨整复术中易受损。
- 脊髓的动脉供应来自一条脊髓前动脉和两条脊髓后动脉，两者均起源于椎动脉。

五、脑血管生理

在 Kety 和 Schmidt 的开创性工作之后，通过随后几十年收集的数据确立了正常成人脑血流值为 50～75ml/(100g·min)[59-62]。实际上，这些值代表了具有显著变异性数据的平均值。在这些报道中，受试者之间的显著差异源于脑血流量自身的变化，且物质输送是与脑氧耗氧量和代谢率相匹配的，而不是测量不精确。该技术在 3—10 岁儿童中的应用表明，青春期前儿童的脑血流量约为成人的 2 倍[63]。随后对无呼吸窘迫综合征的健康早产婴儿进行了测量，结果显示其出生时脑血流量约为成人的 1/3，在许多婴儿中，其缺血阈值在 20ml/(100g·min) 左右[64-67]。图 8-9 描述了各年龄段大脑血流的正常发育变化。

脑血流发育模式反映了生命最初几年细胞生长、突触形成和髓鞘形成的趋势。婴儿大脑的整体代谢最初小于成人的 30%，但在出生后 4 年间增加为成人的 2 倍[68,69]（图 8-10）。

大脑内存在功能完整的血管，但在目前生存能力极限下出生的婴儿脑血管发育不完全，且解剖结构也不完整。作为一般原则，神经血管调节需要完全的血管形成和具有反应能力的肌肉小动脉的发育。如前所述，脆弱的脑室周围血管过度生长伴随生发基质持续存在，容易导致早产儿出血。早产儿缺乏一个将动脉从软脑膜表面穿透进入深部白质结构的完整系统。成人大脑白质循环中有一个动脉网络，而早产儿大脑中的白质循环吻合不良，容易发生缺血性损伤[70,71]。根据对胎羊的研究发现，在孕程的 2/3 时，胎羊对动脉压变化产生血管反应，这与当前的生存能力极限相对

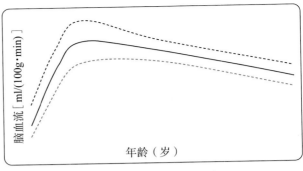

▲ 图 8-9 脑血流的发育变化

在出生时，流向大脑的血流量比成人少。在出生后最初几年，血液流速急剧增加，在 4 岁时达到峰值，然后在青春期又逐渐减少至成人水平

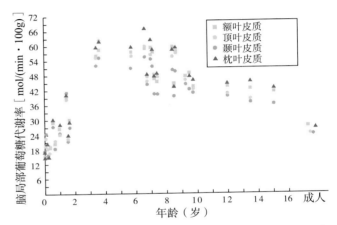

▲ 图 8-10 采用脑局部葡萄糖代谢率（LCMR$_{glc}$）量化脑代谢

在出生时较低，在出生后第 1 年增加，在青春期又逐渐减少。这一模式概括和解释了大脑血流变化的发展模式

应。但是与动物相比，早产儿反应极限更接近静息血压[72]。在妊娠晚期，肌层的发育与动脉和小动脉的血管反应性相关，较大的软脑膜血管的肌层首先发育，然后是逐渐变小的小动脉。这可以预测极早产儿血管反应性较差，随着胎龄的增加，血管反应性逐渐变精细。与此相一致，正常早产儿似乎在相当长的时间里进行压力 - 被动循环，这种情况可见于休克或存在颅内病变的成人[73]。早产儿循环和压力自动调节的特性，给麻醉科医师在危重早产儿血压管理中的处理带来困难。早产儿的特殊情况将在下面的章节中进一步讨论。

多层自动调节机制有利于维持大脑代谢需求和底物传递的重要稳态。这些机制在大脑中以不同频率、不同精度和不同区域特异性进行运作。本章介绍了四种不同的脑血流控制机制。前三种机制为全身血管收缩反应、压力自动调节和神经 - 血管连接，机制精确

性从前到后依次增加，在动态压力 - 流量系统中协同调节大脑血流。接下来，讨论脑血管对动脉二氧化碳、氧气和葡萄糖浓度稳态变化的反应。此外，分别评估了这些机制发展的相关因素。

（一）全身血管收缩反应

全身血管收缩反应使脑血流量不受心输出量影响，为保证脑血流量提供了最原始的方法。心输出量下降使交感神经张力增加，肾素 - 血管紧张素 - 醛固酮轴激活，血管加压素活性增加。这三个轴对全身血管系统的血管收缩反应均大于对脑血管系统的反应。全身血管收缩反应的净效应是以牺牲全身的灌注来维持脑灌注[74-77]。因此，在血压正常的休克中，可能会发生肾衰竭和坏死性小肠结肠炎，而无神经损伤。由此可见，当全身血管收缩反应起作用时，大脑为维持脑血流量，其获得的血流量占总心输出量的百分比可按需调整[78-80]。在严重的低心输出量休克（如腹泻、出血或心力衰竭）中，脑灌注和全身灌注之间的这种对立关系可能威胁全身灌注。临床上，全身灌注不足表现为进行性外周（指端缺血）、肠道或肾脏缺血，这种情况在滴定加压治疗维持脑灌注后会加重。即使在体外循环中，只要灌注压力足够，无论血流速度如何，该机制仍可保持脑血流[81]。

维持全身灌注和脑灌注之间的平衡是先天性心脏病患儿的管理难点。众所周知，减轻后负荷是一种重要的治疗方法，可提高分流术后发生充血性心力衰竭和循环分流患者的存活率。在这种情况下，临床医师必须在降低全身血管阻力与维持足够脑灌注压（cerebral perfusion pressure，CPP）之间取得平衡。即使是有更明确的 CPP 限制的成人心力衰竭患者，在积极使用血管扩张药治疗时也会出现脑低灌注症状（晕厥、晕厥前状态）。儿童患者，无论能否表达晕厥前症状，也存在同样的风险。此外，采用血管扩张法维持婴儿在极低 CPP 下接受体外循环的策略可改善肾脏和内脏的灌注，提高整体存活率，但会降低脑灌注[82-84]。应该指出的是，这一策略对接受心脏手术儿童神经系统损伤高发是否有影响，目前尚不明确（图 8-11）。

交感神经系统在妊娠早期发育，副交感神经系统也在同期发育且张力增加[85]。这种较高基线的交感神经张力使早产儿血管系统对全身血管收缩反应的储备较差，从而损害了它维持大脑灌注压的能力。在基线时，近乎最大的收缩力和心率的加快也限制了早产儿调节心输出量的能力。因此，早产儿缺乏这种脑血流自身平衡调节机制，缺乏维持灌注压的能力，从而使

大脑变得更加脆弱。灌注压无法维持表现为低血压，尤其是在生命的最初几小时和几天内，当低阻力胎盘循环消失（夹紧脐动脉）时，发育不全的心肌泵所承受的后负荷增加[86]。

（二）压力自动调节

脑血管调控的下一层，通常被称为压力自动调节，可在一定范围内的脑灌注压下保持恒定的脑血流量。

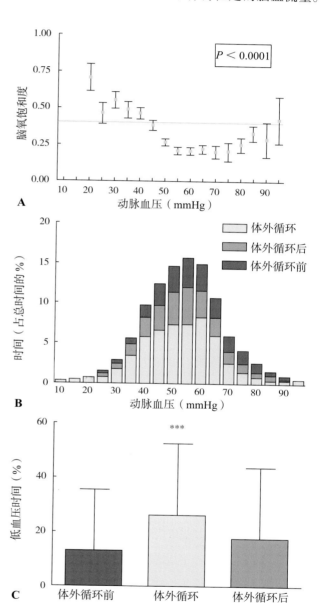

▲ 图 8-11　通过动脉血压（ABP）和脑氧饱和度（COx）之间的相关性，定量分析心脏手术期间儿童脑血管压力的自动调节情况，提示病理性压力被动调节，脑氧饱和度反而越来越高（彩图见书末彩插部分）

A. 当血压正常时，观察对象表现出完好的压力自动调节能力，当血压进行性下降时逐渐出现功能紊乱；B. 记录期间，大部分时间血压正常、自动调节功能完好；C. 低血压与自动调节功能受损最常见于体外循环（CPB）期间

在成人和儿童中，创伤性颅脑损伤后压力自动调节功能的损害与死亡和神经功能障碍有关 [87—91]。然而，新的自动调节连续监测方法表明，压力自动调节机制是稳健的，难以完全丧失；相反，自动调节功能的丧失通常是由于血流动力学的管理耗尽血管舒张机制（血压过低）或少见的血管收缩机制（血压过高）。偏离"最佳血压"，特别是导致最大限度压力自动调节的血压，与创伤性脑损伤后死亡和神经功能障碍的增加有关 [92, 93]。体外循环下成人的发病率和手术死亡率与灌注压低于压力自动调节下限的时间和幅度相关 [94, 95]。

压力自动调节，与全身血管收缩反应相似，允许大脑窃取全身血管的血液并分流至全身血管。与全身血管收缩反应（对动脉压和心输出量的变化都有反应）不同，压力反应仅对动脉血压变化做出反应。压力自动调节的反应速度明显快于全身血管反应 [96, 97]，在一项成人研究中动脉血压变化在 4～10s 内发生，而在一项新生儿研究中动脉血压变化则在 2s 内发生。在动物

模型中，通过直接测量压力自动调节反应时间，发现持续 30～60s 的血压变化充分发挥了压力自动调节机制 [98]。压力自动调节允许大脑血流随脉搏和呼吸频率而变化，但作为一个高通滤波器，可防止大脑血流波动持续超过 30s。

ICP、血容量、血流量、血流速度和氧合的生理记录可显示在持续 20～300s 的动脉血压缓慢变化期间的自我调节活性。在具有正常自动调节功能的大脑中，血容量和 ICP 与这些低频率的血压成反比。介导自动调节的阻力小动脉的扩张和收缩导致了这种反比关系。这种关系使血压缓慢变化过程中的脑血流量、流速和氧合保持恒定。当血压低于自动调节的下限时，无反应的脑血管随动脉血压变化被动地扩张和收缩。在这种情况下，脑血容量、ICP、脑血流量、流速和氧合都与动脉血压的缓慢变化呈正相关。完整的和受干扰的自动调节之间的这些区别构成了其生理监测的基础 [99—102]（图 8-12）。

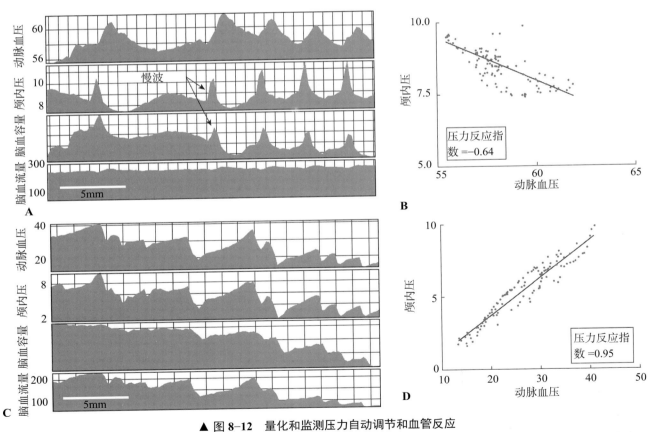

▲ 图 8-12 量化和监测压力自动调节和血管反应

A 和 B. 通过对血压正常仔猪的动脉血压、颅内压、脑血容量和脑血流量的记录显示完整的压力自动调节过程。ABP 慢波引起阻力小动脉的反应性扩张和收缩，使 CBV 和 ICP 均表现为慢波，其波形与 ABP 波形相倒置。在这种完整的自动调节状态下，CBF 是恒定不变的。压力反应指数（PRx）用负的 Pearson 相关系数来量化 ICP-ABP 的反比关系，显示了正常的血管反应性。C 和 D. 在低血压仔猪中，ABP、ICP 和 CBV 在慢波频率下为同相的，显示了病理状态下的压力被动调节。在这种自动调节功能受损的状态下，CBF 会发生波动，PRx 为正的

此外，压力自动调节的极限及其反应时间会发生变化，并对二氧化碳张力变化做出反应。目前了解到，压力自动调节的下限（最初由 Lassen 在成人中描述为 50mmHg）在患者之间和不同状态下存在显著差异[62, 103]（图 8-13）。

儿科群体自动调节的下限尚未确定，但进行体外循环的婴儿的平均动脉血压下限为 30～40mmHg[82, 84]。全流量旁路术不能预防低血压，因为当动脉血压低于自动调节的下限时，无论全身总输出量如何，脑血流量都会减少（图 8-14）。

早产儿的压力自动调节和临界闭合压

在血压极低的早产儿中，可以观察到压力反应性的证据，但在早产情况下，关于安全的低血压阈值未达成共识[104, 105]。早产儿在胎儿循环过渡期的血压较低。导致早产儿过渡性低血压的原因众多，但以下原因普遍存在，即突然增加的后负荷使早产儿未成熟的

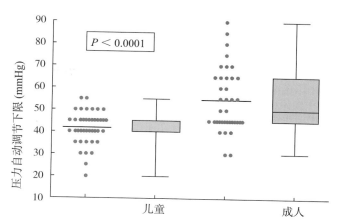

▲ 图 8-13　压力自动调节下限（LLA）不一定是 50mmHg
在心脏手术期间，分别对儿童和成人群体的 LLA 进行了测定。在研究中为每位受试者确定了与压力 - 被动调节下脑氧饱和度相关的血压阈值。一般来说，儿童患者的耐受性比成人患者更差，且受试者间的差异性较大，这表明单一的血压阈值不足以作为血流动力学管理的指南（经 Wolters Kluwer 许可转载，引自 Brady 等[84]）

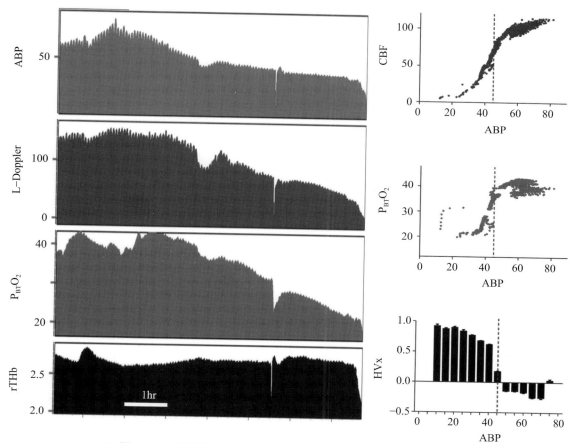

▲ 图 8-14　全流量旁路术不能保护大脑使其免受低血压引起的缺血损害
依那普利可逐渐降低仔猪在全流量 [120ml/（kg·min）] 体外循环下的血压。脑血流图、白质氧合图和自动调节图（HVx，来自 rTHb 的血红蛋白体积指数）均显示，自动调节的下限为 ABP=45mmHg。尽管有全旁路流速，当 ABP 低于 45mmHg 时，该动物的脑血流量减少，白质氧分压降低，自动调节受损（HVx 为正的提示压力处于被动调节状态）。ABP. 动脉血压；L-Doppler.L- 多普勒，有创皮质激光多普勒血流仪测量脑血流；$P_{BT}O_2$.Licox 监测仪测定白质氧分压；rTHb. 近红外光谱显示脑血容量变化趋势

心肌不堪重负。早产后的低血压值接近临界闭合压（在此血压下流向大脑的血流为零）。因此，这些患者临界闭合压的微小变化意味着脑血流的有或无。没有高颅压的足月儿不会发生这种不稳定的情况。

Rhee 及其同事研究了一组早产儿大脑中动脉的血流速度模式、压力自动调节和临界闭合压[106, 107]。在这项研究中，他们观察到许多受试者的脑血流量受心脏收缩期的限制。当舒张压低于临界闭合压时，舒张期无血流，脑血流依赖于心率。这种状态使得自动压力调节变得无关紧要（图 8-15）。

为处理此类患儿的闭合压力问题，Rhee 及其同事分别测量和分析了脑血流与动脉血压的收缩期数值和舒张期数值。他们发现几乎所有受试者的舒张期脑血流量为零或受动脉血压被动调节。但是，在某些受试者中，即使舒张期血流是被动调节的，收缩期脑血流也受动脉血压变化的限制（图 8-16）。因此，当他们

使用收缩期流速来量化早产儿的压力自动调节时，极少发现妊娠 23～26 周时的压力反应性证据，但在妊娠晚期后半阶段压力反应性逐渐增加[106-108]。

临界闭合压是颅内压（血管外压力）和血管壁张力（血管内压力）的总和。顾名思义，临界闭合压是脑血流量为零的压力，因此，可以使用闭合压力对动脉血压进行标准化，以量化脑灌注压（脑灌注压 = 动脉血压 – 临界闭合压力）[109-111]。在 Rhee 等研究的早产儿群体中，以这种方式将脑灌注压估计为舒张末期余量（舒张期 ABP- 临界闭合压）。当未经校正的动脉血压没有升高时，舒张末期余量的增加与脑室内出血有关。这一发现强调了需要一个标准化因子来解释早产儿临界闭合压的差异[112]。

除非有临床可行的方法来监测临界闭合压力和自动调节状态，否则无法提出绝对安全的动脉血压建议。此外，这些建议可能不适用于危重患者，因为与危重

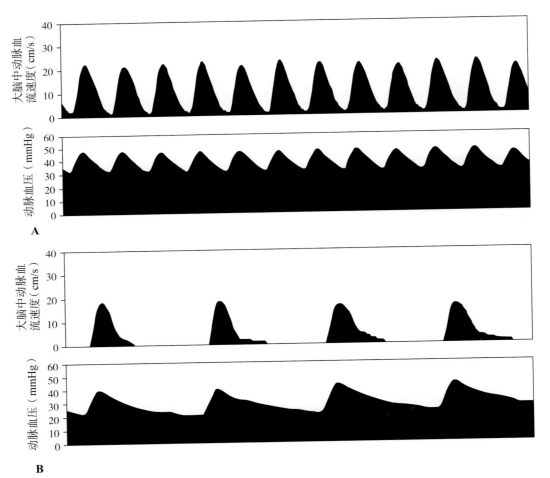

▲ 图 8-15　在基线（A）和心动过缓（B）时监测的早产儿大脑中动脉血流速度（CBFV）和动脉血压（ABP）

该婴儿的舒张期 ABP 处于或接近临界闭合压，即证明脑血流仅受心脏收缩期情况的影响。在这种状态下，心动过缓可显著降低大脑的整体血流量

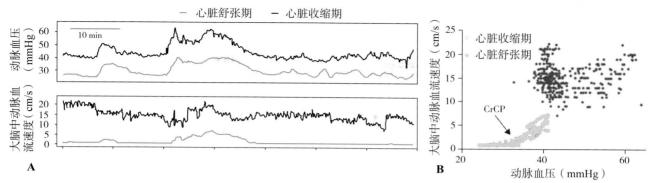

▲ 图 8-16　早产儿出生第 1 天的动脉血压（ABP）和大脑中动脉血流速度（CBFV）的监测（彩图见书末彩插部分）

A. 心脏收缩期 ABP 和 CBFV 的时间趋势如紫色曲线所示，心脏舒张期 ABP 和 CBFV 的时间趋势如蓝色曲线所示；B. 当将 CBFV 绘制成 ABP 的函数时，对应的收缩期值（紫色）是自动调节的结果：CBFV 与 ABP 之间不存在相关性。然而，同一时间间隔对应的舒张期值（蓝色）显示，该新生儿的舒张期脑血流量为零或受压力被动调节。图片表示第一次出现脑血流的舒张期 ABP（箭），即此婴儿的临界闭合压（CrCP）

病相关的因素可能会损害自身调节功能，改变整个压力自动调节的极限。例如，无颅内病变的新生仔猪压力自动调节的平均脑灌注压下限为 30mmHg，而患有脑积水的仔猪则为 50mmHg [113]。该研究中，即使监测 ICP 亦无法解释自动调节功能中的这一差异。在缺乏相关自动调节状态信息的情况下，医师仍应将血压和脑灌注压的粗略概念应用到小儿脑保护中。

（三）神经血管连接

在 1890 年，即 Kety-Schmidt 技术首次用于测量脑血流的 54 年前，Roy 和 Sherrington 观察到了神经元活动与脑血流之间的关系。

我们得出结论，大脑小动脉管壁周围充满淋巴液，其内含有的大脑代谢产物可引起脑血管管径的变化：在这种反应中，大脑拥有一种内在机制，通过这种机制，其局部血流供应可随局部功能活动的变化而变化。

——Roy 和 Sherrington，1890 年 [114]

Roy 和 Sherrington 直接测量了狗暴露的感觉神经受到电刺激时大脑局部体积的变化，以显示大脑的活动 - 血流分布情况。此后，灵敏的局部血流测量技术的出现使神经血管相互作用的研究重新获得关注。最近，Koehler 等使用由星形胶质细胞组成的血管神经单元的新兴模型解释了活动依赖性血流，其中星形胶质细胞桥接着一系列突触和穿透性小动脉的集合 [115]。这些研究显示神经血管连接仅在神经元激活的直接区域内影响血流（空间特异性），并迅速启动，在神经元激活的 1s 内影响血管直径的变化。与相对缓慢的整体的压力自动调节机制相比，神经血管耦合还可更好地控制大脑血流。脑血流量的代谢调节可引起脑血容量的巨大变化，如通过巴比妥酸盐诱发昏迷来治疗 ICP 升

高。随着巴比妥酸盐剂量的增加，脑耗氧量和脑血流量随之下降。在足以产生静息 EEG 的剂量下，巴比妥类药物可将脑血流量和容量降低至半清醒状态，而更高剂量则不能进一步减少脑血流量（图 8-17）[116]。

给予丙泊酚可产生与爆发抑制相似的作用 [117]。这项技术有助于减少急性颅内占位患者的脑容量，改善手术视野，降低 ICP。当通过降低温度抑制脑代谢时，未观察到静息 EEG 的平台期。由于细胞代谢的减慢与膜电位的释放和维持无关，温度的降低进一步减少脑血流量和脑容量。中度低温下大脑保持的脑血流量是正常温度时的一半，而深低温下会产生低于正常脑缺血临界阈值的脑血流 [118-120]。

低温和电抑制疗法均可维持和利用代谢和脑血流的平衡。但是，低碳酸血症引起的脑血流量减少，使脑血流减少至代谢需求水平以下。这种代谢与脑血流的不协调导致了缺血易感性，这可能解释了为什么预

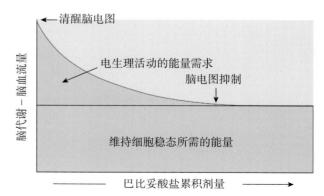

▲ 图 8-17　一半以上的脑代谢（CMR）过程参与维持神经元活动时放电所需电压梯度

巴比妥酸盐诱导的静息 EEG 可消除这种代谢活动，并在维持血流 - 代谢耦合的同时减少脑血流量

防性低碳酸血症反而使脑外伤患者的预后更差[121]。

（四）体内平衡紊乱的血流反应

非生理性化学物质代谢紊乱较上述脑血流的三种流量和压力控制机制更具影响力，典型的例子包括动脉内二氧化碳、氧气和葡萄糖的代谢紊乱。从逻辑上讲，即使灌注压足够，在底物输送不足的状态下大脑产生的血管代偿反应可能是无效的。

1. 脑血管对二氧化碳的反应

动脉血二氧化碳分压的急性下降或升高可导致脑血管的收缩或舒张。脑血管对二氧化碳的反应主要发生在二氧化碳的生理范围内，并与 CSF pH 的变化相关。CSF 的低 pH 会对神经功能产生不利影响。虽然氢离子不能透过血脑屏障，但二氧化碳可自由地扩散到 CSF 中，以调节 pH。

以下两种机制协同调节 CSF 的 pH。第一种，具有较强碳酸酐酶活性的脉络丛室管膜细胞加速 CSF 的周转，从而产生强大的代谢缓冲作用。第二种，脑血流联合动脉血二氧化碳分压来调节 CSF 中二氧化碳的清除。CSF 的缓冲可部分解释脑血流对二氧化碳变化的反应时间。动脉血二氧化碳变化引起的血管反应在数秒内即开始，并在 10min 内达到稳态。在随后的 3～6h 内，脑血管阻力逐渐恢复至基线水平，这与 pH 调节的时间进程一致[122, 123]。持续的高碳酸血症最终会引起充血反应，该模型无法解释此现象，且在血清二氧化碳分压降至正常后亦无法恢复正常。

儿科麻醉医师通常将二氧化碳作为手段来调节脑血流的变化。过度通气可减少脑血容量，有利于颅内压升高的开颅手术。但是，如前所述，利用过度通气调节颅内容积亦能减少脑血流量，破坏正常代谢与脑血流的平衡。当预防性过度通气用于颅内压的管理时，可致外伤性颅脑损伤患儿发生缺血性损伤。因此，脑外伤基金会宣布，除非是手术期间短暂使用或预防即将发生的脑疝，否则不能进行预防性过度通气。

相反，单心室患者存在严重的左向右分流，高碳酸血症可通过减轻过度的肺循环负荷来增加脑氧输送。在这种情况下，血清高碳酸血症和酸中毒会增加肺血管阻力，而 CSF 中的高碳酸血症和酸中毒则会降低脑血管阻力。动脉血二氧化碳调节脑血流量的作用是通过改变 CSF 的 pH 来实现的。在 CSF 产生过程中，由于 CSF 的快速循环和对碳酸酐酶的高反应性，3～6h 后 CSF pH 的变化幅度明显下降。因为血脑屏障将血清和 CSF 缓冲液隔离开，所以即使血清 pH 仍然异常，大脑的 pH 也会恢复正常。因此，CSF 的缓冲

限制了二氧化碳调节的有效作用时间。此外，长时间呼吸性酸中毒或碱中毒的患者即使血清 pH 恢复正常，也可能造成损伤。例如，在抢救性体外循环启动时，血清低 pH 和高二氧化碳分压与脑卒中和出血密切相关[124-126]。

2. 脑血管对氧输送的反应

动脉血氧分压在 60～300mmHg 不会明显改变脑血管张力。但是，当动脉血缺氧或贫血影响氧输送时，脑血管阻力降低，脑血流增加[127-129]。脑血管系统对动脉氧分压极限值的反应与对二氧化碳的反应相反，后者主要发生在动脉血二氧化碳分压的正常生理范围内。实际上，只有当氧输送达到一个临界阈值时，整个大脑的缺氧性脑血管扩张才会破坏自身调节机制。

3. 脑血管对葡萄糖输送的反应

尽管新陈代谢率是正常组织的 7.5 倍，成人大脑神经元的糖原储备只能维持 2min 左右。缺乏局部葡萄糖的缓冲意味着大脑依赖于恒定的毛细血管血流供应。虽然大多数细胞需要胰岛素将葡萄糖从血清运输到细胞内，但在没有胰岛素的情况下，葡萄糖也能很容易地扩散到神经元中。只有在意识丧失和 EEG 改变后，成人大脑中的葡萄糖缺乏才会导致血管扩张。相反，新生儿大脑的血管舒张反应阈值较高，在血清血糖水平为 30mg/dl 时发生血管舒张，而不会出现意识丧失或脑电图改变[130-132]。

（五）临界闭合压力

传统上，人们认为 CPP 的作用是保障大脑的氧供：CPP 是 ABP 与 ICP 的压差［如果颈静脉压（jugular venous pressure，JVP）高于 ICP，则为 ABP 与 JVP 的压差］。这样的 CPP 概念过于简单，这一点在血管痉挛等临床情况中得到了证明，血管痉挛时 ABP、ICP 和 JVP 看起来正常，但 CBF 可减少至损伤神经功能的程度。关于灌注压的另一种观点结合了临界闭合压（critical closing pressure，CrCP）的测量，以了解心动周期频率下 CBF 的阻抗[111]。CrCP 理论上是总血管壁张力和 ICP 的瞬时总和。当 ABP 等于 CrCP 时，血管通透性下降，CBF 停止。因此，只有 ABP 大于 CrCP 时才能产生脑灌注压（也被称为"闭合余量"）。在血压进行性下降的儿童中，血流停止最初只发生在舒张期，此时舒张压低于 CrCP，即为舒张期闭合余量[109]。随后，收缩压进一步降低至 CrCP 以下，使血液完全停止流向大脑。

为了更好地确定早产儿的最佳血压目标值，有人提出了 CrCP 的测量方法。因为这类人群中与血压相

关的数据结果之间相互矛盾，所以目前尚无早产儿合适的血压目标值的共识。最近，Rhee 及其同事证明了早产儿和低出生体重儿的 ABP 接近 CrCP，有时低于 CrCP。他们发现受试者中 CrCP 的差异与 ABP 的差异一样大，这就解释了为什么原始 ABP 并不能替代早产儿 CPP，即使在 ICP 很低的情况下[106]。妊娠晚期早产儿 CrCP 随着孕龄增加，并在出生后随年龄增加，与 ABP 的变化趋势一致[106]。同一组研究者随后发现较高的灌注压（ABP 标准化为 CrCP）与早产儿脑室内出血相关[112]。目前，监测 CrCP 的唯一可用方法是估算在心脏周期下有创 ABP 的变化与大脑中动脉血流速度变化之间的时间常数[111]。虽然在临床上不可行，但随着技术的进步，这一发展可能会产生针对早产儿群体的更有效的管理策略。

> **要点：脑血管生理学**
> - 与成人相比，婴儿的脑血流量较少，在 4 岁前急剧增加，然后在青春期逐渐减少至成人水平。
> - 妊娠晚期出现压力自动调节，但从妊娠 23～26 周开始，血流受压力被动调节，在许多患者中仅受心脏收缩期的影响。
> - 脑血流对生理范围内动脉血二氧化碳水平反应强烈，过分的过度通气会导致脑缺血。
> - 新生儿脑血管扩张仅发生在动脉氧分压低于 50～69mmHg 和葡萄糖低于 30mg/dl 的临界水平。

六、脑电图

如果应用得当，EEG 监测可连续记录放置于头皮特定位置的参考电极之间的电活动。EEG 可识别围术期异常的和潜在的脑损伤或功能障碍。人们认为这种电活动起源于皮质神经元树突的突触后电位，并且根据频率对脑电图波形进行分类：δ（1～3/s）、ζ（4～7/s）、α（8～12/s）和 β（13～20/s）（图 8-18）。许多因素如年龄、意识 / 警觉状态、活动（如眨眼）、药物和各种疾病状态都会引起这些波形的改变。特别是睡眠，可以表现出独特的变化，如尖波（K 复合波）和局限于中心电极上的睡眠纺锤波（一般为 12～14/s）。不同部位的棘波和慢波活动的不同组合是癫痫发作或癫痫样活动的特征，可能会干扰处理后的 EEG 的有效性。因

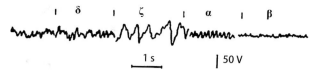

▲ 图 8-18　EEG 波形按频率分为 δ（1～3/s）、ζ（4～7/s）、α（8～12/s）和 β（13～20/s）

注意，δ 波振幅较高（> 75μV），而 β 波振幅很低（< 10μV）。这些波形可根据患者的临床状态（如觉醒状态或癫痫活动状态）进行解释。这些不同波形的倾向和分布在整个生命过程及不同的精神活动中都会发生变化。例如，在 EEG 监测下，成人受试者睡眠时 δ 波活动增多，而清醒思考时 α 和 β 波活动增多

此，要对连续的 EEG 测试进行充分解读，需要良好的线路连接及训练有素的技术人员 / 临床医师的连续分析。大脑成熟程度和环境因素（如麻醉药、疼痛、脑代谢和体温）也会影响 EEG 信号。

当使用得当时，EEG 有助于协助诊断和病情管理。例如，训练有素的临床医师在体外循环中可利用 EEG 来指导降温策略、监测术中情况和术后癫痫发作。这些研究中使用了综合的（多根导线采集的原始脑电图波形）和经过处理的（计算机算法 - 驱动的简化 EEG 显示）EEG[133]。体外循环期间大多数患者 EEG 表现为等电位[134]。在实施深低温停止循环时，循环停止前的降温过程中，等待 EEG 恢复至等电位状态可能会提供神经保护作用[135]。患者之间诱发静息 EEG 所需的低温程度存在显著差异。与诱发电位消失时的温度相比，诱发静息 EEG 所需的温度更低，这使得 EEG 成为降温过程中更可靠的一种神经监测方法[136]。

EEG 活动随脑再灌注和复温而恢复。持续性 EEG 活动恢复所需的温度可预测术后神经功能障碍情况，因为这可能与术中脑损伤相关。在成人研究中，持续性 EEG 活动恢复所需的温度越高，术后出现神经功能紊乱或脑卒中的风险就越大[137]。

此外，围术期 EEG 监测还可检测由于药理学上的神经肌肉阻滞和镇静作用而在临床上漏诊的癫痫发作，包括亚临床的癫痫样活动[138]。癫痫发作可继发于脑损伤，并加重已存在或正在发生的神经元损伤。Clancy 等对 183 名心脏手术后的婴儿进行了 EEG 监测，发现 11% 的患儿术后 EEG 检测到癫痫样活动，尽管没有出现明显的癫痫相关的临床表现。最近，已有报道指出儿童心脏手术后 48h 内出现弥漫性 EEG 波率减慢。然而，EEG 波率减慢与神经功能缺陷或 MRI 改变无关[139]（图 8-19）。术前 EEG 监测也被用于早产儿癫痫发作和缺血性事件的检测。

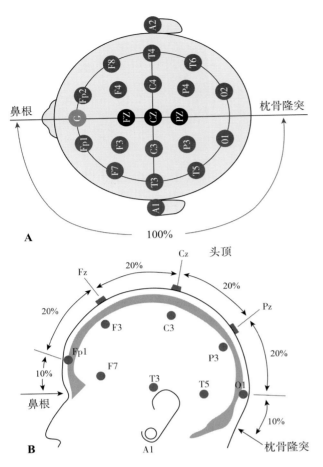

A

B

▲ 图 8-19　自采用 10/20 国际系统以来，用于经典 EEG 记录的电极在头皮的标准化放置已变得普遍

A. 在矢状面，电极的 "10/20" 放置方向与其他放置点在鼻根 - 枕骨隆突的连线上所占的相对百分比相关。这些放置点被标记为额极（Fp）、中央区（C）、顶部（P）、枕部（O）和颞部（T）。中线电极被标记为 z，代表 0。B. 在冠状面，用奇数表示左半球的位置，用偶数表示右半球的位置。Fz. 额极中线电极；Cz. 中央区中线电极；Pz. 顶部极中线电极

尽管持续 EEG 监测可带来临床效益，但是人员和技术的局限及对专业解读的需求限制了其在重症监护病房和手术室的全面使用。

经过处理的 EEG 监测

Maynard 和 Prior 率先在临床麻醉实践中使用了经过处理的脑电图监测。多项研究显示使用全面和经过处理的 EEG 信号，有助于识别和管理可能发生围术期不良事件的患者。Prior 和 Maynard 将这种神经生理监测的临床应用分为三种情况：①在择期手术过程中，有确凿证据表明它可降低高危患者的医源性伤害风险；②它提供了其他方式无法获得的有用信息；③它可能具有潜在价值，但在降低发病率或死亡率方面的优势尚未得到证实[140, 141]。通过使用经过处理的 EEG 监护

仪来弥补对技术专家或神经科医师的需求，吸引了许多围术期临床医师的关注。Davidson 的一篇综述对儿童的这一监测原则做了很好的阐述[142]。本文中，我们将重点介绍当前临床实践中的可用技术。

振幅整合脑电图（amplitude-integrated EEG，aEEG）通过将电极放置在 P3～P4 位置和接地线 Fz 来监测新生儿易损区域。放大后的信号通过不对称带通过滤波器，该滤波器会显著减弱 2Hz 以下和 15Hz 以上的活动信号，以减少出汗、肌肉活动和电干扰等来源的人为干扰。附加处理包括半对数化的振幅压缩、整流和时间压缩。使用脑功能监测仪（如 "BraiNZ" 监测器）连续从两个双顶部电极获取的 aEEG 记录，也被证明在早期预测脑损伤严重程度方面是有用的。在 35 例脑电图追踪到中度异常或抑制和（或）癫痫的婴儿中，27 例在 18～24 个月的随访中死亡或存活但伴有神经系统异常。在 21 例振幅正常的婴儿中，19 例随访正常[143]。培训临床医师以识别和理解 aEEG 的背景振幅，并将其与患者的临床状况相联系仍是目前面临的一个挑战[140]。特别是在麻醉方面，McKeever 等发现 2 岁以下儿童的 aEEG 预测概率较低[144]。

连续综合的 EEG 在手术室中的使用和解读存在一定的技术难度。然而，具有自动解读功能的有限通道 EEG 技术是易于使用的，并证实了脑电活动与成人麻醉或意识深度之间存在相关性。市面上可用的双频谱指数（bispectral index，BIS）（ASPECT technologies，USA）和 SEDline 脑功能检测仪（Masimo，USA）使用基于多种脑电图特征分析的算法，并将其整合为一个单一的无量纲数。与常规 EEG 不同，这些监测仪需要在前额和太阳穴位置放置一个包含多个电极的单一传感器，上述位置易于识别并可重复放置电极。BIS 采用单侧传感器阵列，而 SEDline 采用双侧传感器。Glass 等证明，采用不同的电极排列（或组合）进行 BIS 记录时，其采集的结果相似[145]。他们使用了额部（Fp1 和 Fp2）至 CZ 的电极组合，以及一个接近 BIS 传感器电极位置的替代电极放置位置（FPz-At）。

SEDline 使用双侧四通道正面阵列（FP1、FP2、F7、F8）来生成患者安全指数或 PSI。尽管 FDA 批准使用这些监测仪来评估麻醉深度，但作者还报道了其他应用（如爆发抑制、镇静监测）[142, 146, 147]。PSI 和 BIS 指数都是从 0（等电位或静息 EEG）到 100（清醒），但研究表明这些数值范围在麻醉深度的实际解释上存在差异。例如，多项研究认为 BIS 值的升高（＞ 80）

与觉醒相关，而 BIS 值的降低则与麻醉深度的增加及体外循环时的低温有关[148]。类似的研究也表明，PSI 值在 25～50 可以预防术中知晓或避免术后苏醒延迟事件（可见于 PSI ＜ 25）[149, 150]。目前，儿童 SEDline 应用的研究有限。尽管 BIS 算法是基于成人受试者的，但有几项研究表明，BIS 用于预测 2 岁以下儿童麻醉深度的数值，与之前成人研究中的数值具有良好的相关性[151]。最近的研究也表明，与婴儿相比，在较大儿童中 BIS 确实有更可靠的预测作用[152]。

其他经过处理的具有类似功能但导联阵列和信号分析不同的 EEG 检测仪也是可用的。无线的手持脑状态监测器（Danmeter A/S，Odense，Denmark）使用一种专有算法，数字范围也是 0～100，40～60 表示达到足够的镇静深度。脑功能状态指数（cerebral state index，CSI）是由输入模糊逻辑推理系统的时域和频域分析所得。一项 BIS 和 CSI 的对比研究发现，两个监测仪麻醉深度的预测概率统计值均为 0.87，显示出良好的性能。CSI 在较深的麻醉条件下表现更好，而 BIS 在较浅的麻醉条件下表现更好[152]。

Narcotrend 监护仪（MonitorTechnik，Bad Bramstedt，Germany）也对原始的 EEG 信号进行了处理，并采用来自不同电极位置的单通道或双通道记录。早期的模型将镇静的深度分为从 A（清醒）到 F（非常深的麻醉）的 6 个阶段。最新的 Narcotrend 软件（版本 4.0）可计算 Narcotrend 指数，这是另一种无量纲的 0～100 的数值范围，类似于上述检测仪所计算的数值。与 BIS 相比，Narcotrend 指数在镇静深度监测方面效果略好（预测概率统计值为 0.88 vs. 0.85）[153]。

在重症监护病房和手术室进行脑功能监测的其他方法包括反应熵和状态熵[154]。利用一种公开可用的算法，EEG 信号的不规则性可以被量化，以反映镇静深度。这个熵监测仪（GE Healthcare，Fairfield，CT，USA）利用肌电图（electromyographic，EMG）信号，为评估患者是否对外部刺激（如疼痛的刺激）有反应提供有用信息。EEG 与 EMG 的结合以反应熵表示；单独的低频 EEG 信号以状态熵表示。区分有意识和无意识的熵指数的预测概率值比 BIS 的预测概率值好[155]。有害刺激确实增加了反应熵和状态熵之间的差值，但这种差值的增加并不总是代表镇痛不足[156]。此外，最近 Sciusco 及其同事也证明，对于反应熵和状态熵而言，预测概率都随年龄的增长而增加，在婴儿中表现较差，在较大儿童中表现较好[152]。

七、诱发电位监测

各种诱发电位（evoked potential，EP）监测方法评估了上行和下行神经通路的完整性。视觉、听觉、感觉或运动系统的特定刺激刺激中枢神经系统，产生一种称为 EP 的电反应。围术期诱发电位评估工具及其应用情况参见表 8-3。

表 8-3　围术期电生理监测[157-167]

监测手段	应用范围	当前应用情况
EEG	• AVM 修复 / 切除 • 体外循环 • 意识水平	• 大部分中心使用 • 部分中心使用 • 部分中心使用
BAEP	• 听神经瘤 • CN Ⅴ减压 • CN Ⅷ减压 • 意识水平	• 推荐使用 • 部分中心使用 • 部分中心使用 • 部分中心使用
SSEP	• 脊柱手术 • 主动脉手术	• 推荐使用 • 部分中心使用
MEP	• 脊柱手术 • 主动脉手术	• 大部分中心使用 • 部分中心使用
VEP	• TBI 的 ICU 监护 • 视神经手术	• 部分中心使用 • 研究中使用

AVM. 动静脉畸形；BAEP. 脑干听觉诱发电位；CN. 脑神经；EEG. 脑电图；ICU. 重症监护病房；MEP. 运动诱发电位；SSEP. 体感诱发电位；TBI. 创伤性脑损伤；VEP. 视觉诱发电位

在本章中，Germaine 认为，患者相关因素与临床管理之间复杂且有时动态的相互作用，需要对这些检查的基本神经生理学有所了解。与 EEG 相同，觉醒状态、各种麻醉药的存在、代谢紊乱和温度都会对这些监测方式造成显著影响。对于上行（背侧 / 后侧）通路的监测，皮质上监测仪可检测由周围刺激引起的皮质电活动的变化。这可以进行振幅、潜伏期和衰减的评估。团队的经验和实施连续诱发电位监测所需资源的可获得性限制了其持续应用。当然，在脊柱手术中，体感诱发电位已经成为一个被广泛接受的监测手段。

运动诱发电位（motor evoked potentials，MEP）对下行（前侧）通路的评估包括量化刺激大脑皮质所引发的外周运动反应。术中 MEP 监测是儿科麻醉学的一项重要内容，然而，与其他 EP 监测方式一样，手术或麻醉因素及患者的神经发育状态可引起信号变化。一项 2—12 岁儿童特发性脊柱侧弯手术的回顾性研究显示，MEP 阈值与年龄存在很大的相关性[161]。尽管其确切机制仍有争议，但这些发现与 Parano 及其同事的早期观察结果一致 [168]。他们假设，随着年龄的增长，延迟的神经元成熟变化可使年龄最小儿童中的延迟传导显著减弱、EP 振幅降低。具体来说，正在进行的突触形成、不完全的神经整合和髓鞘形成减少等多因素问题代表了这种神经元成熟的延迟。这种动态差异使经验数据的用处不大，并且经常使临床医师将每位患者的数据作为他们自己的基线。此外，各种麻醉药对这些监测模式的影响差异较大，并随患者年龄和所用药物的不同而变化。由于这些问题，许多中心倾向于静脉麻醉，以尽量减少或避免吸入麻醉药的使用 [161, 162]。MEP 可与 SSEP 一起监测，以提供脊髓前后完整性的双重评估。关于脊髓监测的进一步讨论参见其他章节（见第 29 章）。

> **要点：脑电图与诱发电位监测**
> - 围术期的脑电图监测可检测到一种等电位状态，这种状态可在深低温循环停止时提供神经保护作用，并可检测到需要合适治疗的无症状癫痫发作。
> - 经过处理的脑电图监测算法基于成熟的成人脑电图模式，在婴儿和幼儿中的应用范围有限。
> - 体感和运动诱发电位已在脊柱和主动脉手术中得到越来越多的应用，并可防止缺血性损伤和永久性神经损伤。

八、结论

婴幼儿存在神经系统损伤的风险，为了进行安全有效的围术期管理，儿科麻醉医师必须掌握与儿科患者相关的独特的神经发育过程和神经生理学基础等知识。我们的专业将继续扩展不断增长的知识体系，以降低重大疾病对正在发育的人类大脑的危害。我们期待麻醉方法的进一步完善，以此来保护正常的神经发育过程。神经监测设备将继续更新并为监护重症患儿的麻醉科医师提供越来越全面的实时数据。当将这些信息与神经发育原理、颅内解剖结构的物理学和神经血管生理学相结合时，我们可完善临床决策，改善患者的预后。

第 9 章　肝脏、胃肠道和泌尿系统的发育生理学
Developmental Physiology of the Liver, Gastrointestinal Tract, and Renal System

Peter N. Bromley　Ellen Rawlinson　Zoe Harclerode　James Bennett　**著**

郑若芳　**译**　李　军　**校**

一、肝脏

肝脏的胚胎发育、出生后的转变和婴儿期的成熟是一个非常复杂的主题。低血糖、黄疸和药物代谢障碍在生后的前几周十分常见。了解肝脏发育的原理，可以使麻醉科医师了解婴儿期肝脏对疾病的易感性。

（一）肝脏胚胎学

肝脏和胃肠道来源于原肠的发育变化[1, 2]。肝脏由前肠腹侧表面的内胚层增厚发育而来，而后这些内胚层细胞增生发育为肝憩室，随后在横膈的间充质内形成肝细胞索。肝母细胞则是未分化的细胞，在 Notch 信号通路的调节下可分化为肝细胞、胆管或肝管。Alagille 综合征的发生与这一过程的异常有关，该病将在本节的末尾进行阐述。肝细胞的分裂十分迅速，而分裂后的细胞则排列在卵黄静脉的周围形成肝窦。

横膈是胚胎的一个重要区域，它在胚胎的交界处发育，横膈的内部在前肠和中肠之间，而外部在卵黄囊内胚层与羊膜外胚层交界处。横膈的间充质也产生基质细胞，它能为肝脏提供发育的浆液和纤维组织，如肝包膜和镰状韧带。胆道的各种结缔组织和平滑肌也由该间充质组织形成。

4 周左右，胆囊和胆囊管起源于肝憩室下腹侧十二指肠的增厚部分，这个增厚的部分也称为囊性憩室，随着发育肝憩室与前肠（十二指肠）之间的连接逐渐缩窄，形成肝管，而胆囊管和肝管则形成胆总管，后者最初从前面进入十二指肠，后来从左边进入。肝脏和胆道的生长非常迅速，到妊娠第 9 周时，肝脏约占胎儿体重的 10%（图 9-1）。

（二）胎儿造血

造血干细胞首先从卵黄囊迁移到肝脏并发挥造血功能，生成红细胞、巨核细胞和巨噬细胞[3]。而来源于背主动脉周围中胚层的造血干细胞也会再次进入肝脏，随后在胚胎发育过程中，这些细胞自行迁移到骨髓和其他淋巴组织中。未成熟的胎儿红细胞比成熟的红细胞大，同白细胞和血小板一样，它们在整个妊娠期都会增多。

（三）胎儿肝脏循环的发育

胎儿肝脏中的循环很复杂，建议读者参阅其他章节（见第 5 章）。

和前肠的其他部分一样，肝脏的动脉血供也来源于卵黄囊的卵黄动脉[4]。左右卵黄动脉和背主动脉之间的动脉血管丛合并后形成三条不同的动脉，随着卵黄囊的缩小退化，来自主动脉的三条动脉将为整个肠道供血。腹腔动脉为前肠供血，肠系膜上动脉为中肠供血，而肠系膜下动脉为后肠供血。供应肝脏和胆囊的动脉是来源于腹腔动脉的肝总动脉。

静脉血则通过三个左右对称的静脉系统分别进入静脉窦的两个角：卵黄静脉收集发育中肠道的血液，脐静脉从胎盘收集经过氧合的血液，而主静脉收集来自于胚体的血液。

左右卵黄静脉来源于卵黄囊内的血管网，在经过一段时间发育后它们形成了原肠的静脉回流血管。在横膈中，左右卵黄静脉之间形成血管丛，且随着肝憩室在横膈中扩张，肝细胞索会围绕这些静脉丛排列，形成原始肝窦。在肝脏的尾端，卵黄静脉形成众多的吻合；左卵黄静脉接受脾及肠系膜上静脉的血液，而右卵黄静脉尾段逐渐退化消失，左右卵黄静脉间的吻

本章译者、校者来自温州医科大学附属二院育英儿童医院。

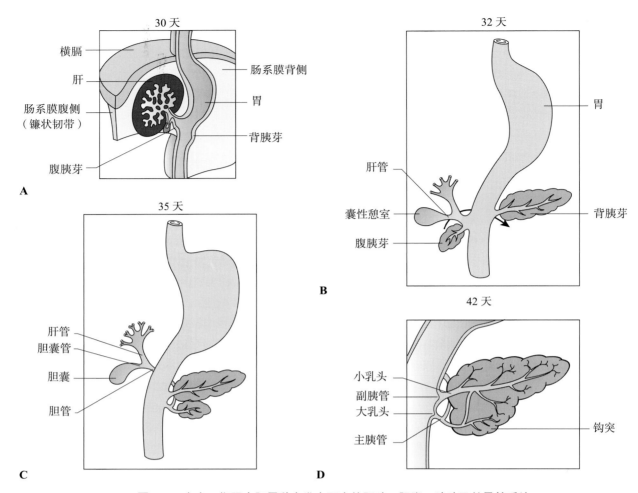

▲ 图 9-1 由十二指肠内胚层憩室发育而来的肝脏、胆囊、胰腺及其导管系统

A. 肝芽在第 4 周开始发育，并在肠系膜腹侧（前部）扩张；B. 囊性憩室和腹胰芽也长入肠系膜腹侧，而背胰芽则长入肠系膜背侧；C. 妊娠第 5 周，腹胰芽围绕十二指肠的后侧（前右侧）迁移，与背胰芽融合；D. 腹胰芽的主管最终形成主胰管，它会将整个胰腺排空（经 Elsevier 许可转载，引自 Schoenwolf 等[1]）

合成为门静脉的尾段部分，门静脉的头段则由右卵黄静脉的头段形成。当静脉窦的左角退化形成冠状窦时，左卵黄静脉头段消失，众多的侧支血管将血液输送到右卵黄静脉。在肝脏顶端，扩张的右卵黄静脉收集所有肝脏血液并将其导流入心脏，而经过一段时间的发育后，右卵黄静脉逐渐成为下腔静脉。

两条脐静脉从胎盘的绒毛膜接收血液，从而将富含营养的含氧血液输送给发育中的胎儿。在发育的第 2 个月，右脐静脉退化消失，这一过程中的异常可能会导致腹壁缺损（腹壁缺损的临床治疗，见第 31 章）。而左脐静脉将含氧血液输送给胎儿，再进入静脉导管，然后经下腔静脉进入右心房。在新生儿早期，因血液不再流经脐静脉，它逐渐萎缩并形成圆韧带，而萎缩的静脉导管则形成静脉韧带。在门脉高压的情况下，这些萎缩的血管可以再通。

> **要点：肝脏胚胎学**
> - 肝脏和邻近组织的重要发育出现在妊娠第 30～42 天。
> - 胎儿的肝脏发育不完全。
> - 肝脏是子宫内胎儿生成血红蛋白的主要场所。
> - 发育异常是导致后期肝功能障碍的原因。

（四）功能发育

在妊娠第 9 周时，肝脏占胎儿体重的 10%，在新生儿这个比例会降至 4%，而在成人中它却只占体重的 2% 左右，此外，胎儿肝细胞比成年人的肝细胞小，并且缺乏多种酶和糖原。

（五）糖类代谢

新生儿低血糖是一个常见的问题，突出了肝脏在葡萄糖代谢中的关键作用。胎儿通过胎盘从母体获得所需要的葡萄糖，出生后，新生儿迅速获得了维持自身葡萄糖稳态的能力[5]。在妊娠第 9 周时，胎儿的肝细胞就已经能够合成糖原了，胎儿足月时，糖原的储存量已经很高（每克肝组织含糖原 40～60mg），可以为新生儿提供一定的储备直到开始喂养及自身消化系统发挥作用。一个健康足月新生儿依靠肝糖原分解释放的葡萄糖可耐受 12h 的禁食[6]。糖原的分解由糖原磷酸化酶催化，而胰高血糖素和肾上腺素都可以提高它的活性，但分娩后，胰高血糖素升高，胰岛素水平下降。由于早产儿缺乏有效储存和分解糖原的能力，因此发生低血糖的风险会更大。

出生后在有效喂养建立之前，新生儿的葡萄糖供不应求，然而肝脏还不能发挥生酮作用。因此，新生儿依赖于乳酸和丙酮酸的糖异生作用，而人们认为这种糖异生作用是由分娩后胰高血糖素和儿茶酚胺水平升高引起的。

胎儿肝脏中的糖异生作用微不足道[7]，这可能是由于胰岛素水平过高和限速酶 – 磷酸烯醇式丙酮酸羧激酶水平过低造成的，而后者的活性在出生后会迅速提高。同样，负责半乳糖磷酸化的肝半乳糖激酶的水平在临近分娩时也会增加，使得新生儿能够代谢饮食中的半乳糖。但有趣的是，胎儿肝脏对葡萄糖的利用率却很低，取而代之的则是氨基酸和乳酸。出生后，新生儿肝脏对葡萄糖的利用很少；相反，半乳糖是合成糖类的首选，而葡萄糖会优先被外周组织利用。由于将葡萄糖 -6- 磷酸转化为葡萄糖所需的葡萄糖 -6- 磷酸酶的活性在胎儿肝脏中也较低，因此，机体需要促进糖原的储存才能满足生后的高水平需求，并以此来平衡葡萄糖的产量不足。而促进糖原合成的酶水平也会在临近分娩时升高。

从胎儿到新生儿，葡萄糖代谢途径的转换极其复杂，而负责葡萄糖代谢的酶系统如何进行调控仍有待研究。分娩和哺乳也对糖皮质激素通路的启动和胰岛素水平的降低发挥一定作用。

（六）氨基酸代谢

大部分蛋白质的分解代谢过程发生在肝脏，而分解产生的氨基酸可用于蛋白质的合成。另外，氨基酸经氨基转移酶的脱氨基作用，可产生葡萄糖、酮或脂肪酸，此外，氨基酸脱氨基后也可产生氨，后者可经肝脏转化为尿素。

动物研究表明，氨基酸大约能为胎儿提供 40% 的能量，必需氨基酸甚至可以作为能量的来源。在子宫内，胎儿肝脏对氨基酸具有很高的摄取率，但这种摄取率随着分娩而下降。参与尿素循环中的许多酶在妊娠中期就能很好地发挥作用，使胎儿肝脏可清除体内绝大部分的氨。氨的蓄积可产生毒性作用，急性肝衰竭时可导致颅内高压升高及肝性脑病的发生。

除由胎儿肝脏产生的谷氨酸、丝氨酸和天冬氨酸外，几乎所有的氨基酸都是通过主动转运透过胎盘进入胎儿体内的。调节氨基酸合成所必需的酶系统在出生时就已表达，但 p- 羟基苯基丙酮酸氧化酶的作用发挥可能会出现延迟，而该酶又主要负责对酪氨酸的分解，因此这可能是引起胎儿分娩后出现暂时性酪氨酸血症的原因。

（七）脂质代谢

脂肪酸的氧化是发育中胎儿主要的能量来源[8]。脂肪酸一方面可以由胎儿合成；另一方面，非酯化脂肪酸也可以从胎盘扩散至胎儿体内，而某些长链脂肪酸可以通过胎盘向胎儿进行主动转运。由于游离脂肪酸储存在肝脏和脂肪组织中，因此它不能被外周组织利用。

动物模型表明，与成年动物相比，动物胎儿肝脏中乙酰辅酶 A 羧化酶（负责脂肪酸合成）的水平相对较低，因此来自母体的酮和葡萄糖可能是胎儿合成脂肪酸的前体物质。

出生后，机体动员肝脏中积累的脂肪氧化来产生能量——三磷酸腺苷（adenosine triphosphate，ATP），以及产生可供外周组织使用的酮体，并且这种对脂肪酸的氧化能力在出生后的头几天就会迅速成熟，以应对胰岛素水平下降和胰高血糖素的升高。此外，肝脏也是酮体最大的来源（乙酰乙酸、3 羟基丁酸和丙酮）。由于葡萄糖代谢的不成熟，因此脂肪储备对早产儿尤为重要。

出生后，新生儿会吮吸乳汁，而与固体食物相比，乳汁的脂肪含量相对较高，但糖类含量较低。虽然饮食中的长链和中链脂肪酸可通过增加肝脏糖异生的底物供应来促进糖异生，但断奶后还是要增加婴儿饮食中糖类的含量，并且肝脏生成脂肪的能力也会再次增强。

（八）药物代谢

肝脏对肠道吸收物质的代谢起着核心作用，这意味着它具有很多用以实现对外来物质（外源性物质，如药物）的生物转化所必需的酶系统。然而肝脏的不成熟可能会影响肝脏清除药物的能力，也会使其容易受到药物及其分解产物的损害。婴儿的药物代谢过程十分复杂，因为它依赖于肝脏质量（婴儿肝脏的质量相对成人来说更大）、蛋白质结合及血流量，同时还有药物酶的分解代谢和清除过程。

大多数药物的代谢包括改变其结构的化学反应，然后通过结合使它们更具极性（水溶性），从而得以排泄。这些反应又分为Ⅰ相和Ⅱ相反应。Ⅰ相反应是烟酰胺腺嘌呤二核苷酸磷酸（nicotinamide adenine dinucleotide phosphate，NADPH）- 细胞色素酶 P450 还原酶和 NADPH 细胞色素 C 还原酶进行电子转移的结果。它们通过失去电子引起氧化反应，有时又通过得到电子引起还原反应。Ⅰ相反应还包括酯类和酰胺类的水解、硫酸化、脱卤化、N- 脱烷基化和 O- 去甲基化。

细胞色素 P_{450}（cytochrome，CYP）是一组含铁的膜结合酶，存在于内质网和线粒体中，而人们根据氨基酸序列表现出的同源程度来对其进行了分类，目前至少有 57 个人类 CYP 基因编码了多种 CYP 酶[9]，其表达至少包括 18 个 CYP 家族酶。它们的命名是以"CYP"开头加上家族数字编号，随后再加一个字母，最后是数字编号。

Ⅱ相反应是与底物偶联，形成极性更强且水溶性更高的共轭物，如葡萄糖醛酸苷、硫酸盐或乙酰化衍生物。葡萄糖醛酸结合反应需要一种活化的葡萄糖 - 尿苷二磷酸葡萄糖醛酸（uridine diphosphate glucuronic acid，UDPGA）的参与，并在葡萄糖醛酸转移酶的催化下来完成，这样形成的葡萄糖醛酸化合物很容易随着尿液排出，如果是较大的化合物则通过胆汁排出，胆红素就是以这种方式排出的。然而葡萄糖醛酸转移酶在新生儿中的活性较低，因此大量的溶血会使酶的结合能力超载，从而导致未结合胆红素升高的胆红素血症，而苯巴比妥可用于诱导该酶的合成。

CYP 酶的表达是影响胎儿和新生儿药物代谢的重要因素。在宫内发育的早期，CYP 酶在人的肝脏中就具有活性；事实上，许多酶系统在肝脏发育的第 8 周就可以对外源性物质进行代谢了。在整个胎儿发育过程中这些酶的活性逐渐增加，在出生后，其活性增加得更为明显。

分析所有 CYP 酶的进化历程超出了本章的范畴，因此我们仅着重讨论某些具有代表性的 CYP 家族酶，而 CYP3A 家族酶是进化过程的一个典范，它是人体内含量最丰富的 CYP 药物酶，参与许多常见药物的代谢[10]。CYP3A7 是胎儿体内含量最丰富的 CYP 酶，存在于器官形成的过程中，并在类固醇代谢中发挥作用，但分娩后该酶不再表达。与此同时，CYP3A4 成为出生后 CYP3A 家族酶中含量最多的成员，参与 50% 依赖 CYP 的药物代谢；CYP3A4 在胎儿体内的表达水平较低，但 1 岁时即可达到成人水平的 50%。人类 CYP3A4 等位基因超过 20 个，因此在药物清除方面有很大的变异性[11]。其中，CYP2E1 参与酒精的代谢，并负责将对乙酰氨基酚转化为具有肝毒性的代谢物 N 乙酰 P 苯醌亚胺。然而 CYP2E1 在胎儿时的表达水平较低，并且在 1 岁时才能增加到成人水平的 40% 左右，直到 10 岁时它才能完全表达。

Ⅱ相反应酶的进化还不太清楚，但是，其基因表达及遗传多态性在幼年和成年人群中存在显著差异。尿苷葡萄糖醛酸转移酶可催化胆红素、吗啡及对乙酰氨基酚等药物的葡萄糖醛酸化反应。然而，妊娠中期的胎儿，其对吗啡的葡萄糖醛酸化仅为成人水平的 10%～20%，而在出生后 2～6 个月，吗啡葡萄糖醛酸化才可以达到成年人的水平，但也可能会推迟到 2 岁才能完全达到。其他葡萄糖醛酸转移酶也有类似的多态性，例如，尿苷二磷酸葡萄糖醛酸转移酶 1A（uridine glucuronyl transferase 1A，UGT1A）的异常与 Crigler–Najjar 综合征和 Gilbert 综合征有关，本章稍后将对此进行阐述。

> **要点：功能发育**
> - 肝脏是发育过程中获得最佳营养所必需的脏器。
> - 婴儿糖类、脂类和蛋白质的代谢通常与年长儿不同。
> - 用于药物代谢的酶在子宫内含量较少，然而在新生儿娩出后第 1 年就可以达到成人水平。

（九）胆汁形成与分泌的发展过程

肝脏负责将胆红素、胆汁酸和含胆汁的外源性物质输送至小肠，最终随粪便排出。此外胆汁酸进入肠腔后还参与了长链脂肪酸、脂溶性维生素及一些药物和激素的吸收，因此肝脏在营养吸收方面发挥着重要作用，而这对胆汁淤积症婴儿的营养和生长特别重要。

胆汁合成和分泌的不成熟在临床中表现十分明显，

具体表现为患病新生儿易因败血症或胃肠外营养而发生胆汁淤积，以及健康婴儿出现生理性黄疸和母乳性黄疸。

胆汁分泌始于妊娠 4 个月，此后它会始终存在于胆道系统中，胆汁进入肠道后可以使胎粪具有独特的颜色[12]。在胎儿时期，胎盘对胆汁酸进行代谢和解毒。在整个妊娠晚期，胆囊中主要的胆汁酸从牛磺结合型双羟基胆汁酸（主要是牛磺鹅去氧胆酸）转变为牛磺胆酸和甘氨胆酸，儿童的结合型胆汁酸在生后 2～7 个月才会转变为以甘氨酸结合胆汁酸为主的类型，正如在成人中所见。而次级胆汁酸是由结肠细菌分解初级胆汁酸形成的，因此不会在胎儿体内出现。胆汁酸的胎盘转运体可促进胆汁酸在母胎循环中的转运。而小肠中胆汁酸重吸收不良导致胎儿的肝肠循环发育不佳，再加上胆汁酸在母体循环中的清除，意味着胎儿和新生儿仅有一个小的胆汁酸池。且其对胎盘和母体肝功能高度依赖，一旦母体肝功能障碍，胎儿胆汁酸盐的排出就会受到影响[13]。

整个婴儿期胆汁的分泌都在增加，在出生后不久，胆囊就会在尝试于喂养后进行自我排空，但在妊娠 27～32 周的早产儿中这种能力会被削弱。

胆汁酸分泌和肝肠循环促使胆汁流动，由小肠吸收的胆汁酸进入门脉后再由胆汁酸内向转运蛋白将其摄取。超过 75% 的结合型胆汁酸盐依靠钠依赖的继发性主动转运机制，通过 Na^+/ 牛磺酸共转运多肽（Na-taurocholate co-transporting polypeptide，NTCP）进入肝细胞。相比之下，未结合的胆汁酸通过非钠依赖的转运机制，即有机阴离子转运多肽家族（organic anion transporting polypeptide family，OATP）转运至肝细胞内进行 N- 酰基酰胺化。随后，胆汁酸迅速穿过肝细胞质转运并分泌到胆管。ATP 依赖性胆盐输出泵（bile salt export pump，BSEP）是大部分胆汁酸分泌的转运体，在浓度梯度很大的情况下由它来对胆汁酸进行转运[14]。

BSEP 基因突变是引起进行性家族性肝内胆汁淤积症 2 型（progressive familial intrahepatic cholestasis 2，PFIC2）的原因。在有关代谢导致的结合型高胆红素血症的章节中，将对该病和有关疾病进行阐述。

一种单独的转运蛋白 MRP2 可将结合胆红素分泌到胆汁中，而它的突变将导致 Dubin-Johnson 综合征。这种常染色体隐性遗传病会导致轻度结合型高胆红素血症，但肝功能化验的指标正常，此外，Dubin-Johnson 综合征也不会出现临床症状，并且不影响患者的寿命（图 9-2）。

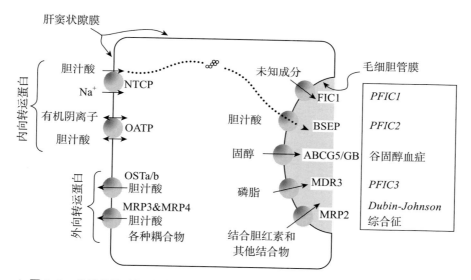

▲ 图 9-2　关键的肝脏胆汁酸转运蛋白在胆汁形成及其在适应胆汁淤积中的作用

左边是肝血窦表面，右边是毛细胆管的表面。斜体字表示的是与特定小管转运蛋白基因缺陷相关的疾病。值得注意的是，胆汁酸在肝血窦膜上有多种内向和外向转运蛋白，而毛细胆管膜上只有一种胆汁酸转运蛋白 BSEP。这些转运蛋白可以对细胞内胆汁酸浓度的进行微调，以适应各种胆汁淤积性疾病。肝细胞内胆汁酸流动的主要路径由虚线表示。NTCP. Na^+ 牛磺酸共转运多肽；OATP. 有机阴离子转运多肽；OST. 有机溶质转运蛋白；MRP. 多药耐药相关蛋白；FIC1. 家族性肝内胆汁淤积相关蛋白 1；BSEP. 胆盐输出泵；MDR. 多药耐药蛋白；PFIC. 进行性家族性肝内胆汁淤积症。官方基因命名：*FIC1*（*ATP8B1*）、*BSEP*（*ABCB11*）、*MDR3*（*ABCB4*）和 *MRP2*（*ABCC2*）（经 Cambridge University Press 许可转载，引自 Karpen[15]）

（十）胆汁淤积

过去认为，胆汁淤积症是由解剖学中的部分胆道系统堵塞或梗阻所致。然而，胆汁中的各种成分是由不同的转运蛋白分泌的，因此这些转运蛋白的缺失或异常也可导致胆汁淤积，而肝细胞是产生和分泌胆汁酸和胆汁的主要细胞，因此当胆汁流量减少时，肝脏是最有可能因胆汁酸淤滞而受损的器官。此外，胆汁酸在细胞内的堆积似乎是胆汁淤积症最重要的病理结果。

胆道梗阻，如胆道闭锁或肝细胞分泌功能受损（如 PFIC2），都能导致肝细胞细胞质中胆汁酸浓度升高，使胆汁酸通过一系列不同的机制发挥作用。它们一方面可以作为改变膜结构和功能的清洁剂，另一方面可通过改变细胞信号通路和基因表达来发挥有害作用。其对 CYP450 通路的激活可以保护肝脏免受胆汁酸有害作用的影响；而对肝库普弗细胞、肝星状细胞和肌成纤维细胞的激活可能会导致肝纤维化[15]。

（十一）新生儿黄疸

以下章节将讨论婴儿期发生的黄疸，在此，我们不会详细列举疾病的鉴别诊断，而是要对先前所述的病理生理机制进行简要说明。某些疾病是相当少见的，而有些疾病只会在后期才表现出来。然而，婴儿黄疸是儿科麻醉医师经常遇到的问题。新生儿黄疸可能需要我们去探究发病的可能原因，而对于胆道闭锁这种能够治疗的疾病，诊断是重中之重。我们在此处所论述的新生儿黄疸的原因可分为高未结合胆红素血症和高结合胆红素血症两种。

1. 高未结合胆红素血症

胆红素是血红素的分解产物，而肝脏的主要功能之一就是胆红素的排泄。它是一种具有毒性的分子，以游离形式扩散到神经组织，特别是基底节，可引起早产儿的核黄疸。由于胆红素与白蛋白结合紧密，因此一般情况下游离胆红素水平较低，然而在低蛋白血症或某些药物（如磺胺类药物和呋塞米）与白蛋白结合取代了胆红素结合位点时，游离胆红素的水平就可能升高。

2. 生理性黄疸

由于葡萄糖醛酸转移酶功能不完善而出现的高未结合胆红素血症，可导致约 50% 的婴儿在出生后第 1 周发生短暂的新生儿黄疸[16, 17]。有时候黄疸可能很严重，并且血清胆红素还会超过 12mg/dl，这可能与早产、擦伤和母乳喂养有关。生理性黄疸在出生后第 3 天达到高峰，随后开始下降，但高胆红素血症可能持续长达 14 天。由于黄疸具有自限性，因此通常不需要治疗；但如果胆红素清除缓慢，可以使用一种有效的治疗方法——光疗。

3. 母乳性黄疸

与母乳喂养相关的高未结合胆红素血症较为常见，此类黄疸往往发生在出生 4 天后，这个时间可能与生理性黄疸的发生时间有重叠，但有时也可延长。虽然病因仍待阐明，但对于病因的推测有以下几个：母乳中的游离脂肪酸导致胆红素的肝肠循环增强，以及 β- 葡萄糖醛酸酶导致胆红素的解离。对于该种黄疸的诊断，除了确保只是由母乳引起的黄疸以外，还要排除多种可导致严重肝病的病因，此后即可做出临床诊断，并且通常也无须任何治疗。

4. Crigler-Najjar 综合征

Crigler-Najjar 综合征是由胆红素尿苷二磷酸葡萄糖醛酸转移酶（uridine diphosphate glucuronyltransferase, UDPGT）缺失而导致的常染色体隐性遗传疾病。该综合征可分为两种类型：1 型是 UDPGT 的完全缺失，2 型则是 UDPGT 的水平低下。因此，1 型是更严重的疾病，当新生儿患有此病时，未结合胆红素的水平会快速升高，同时患核黄疸的风险也明显增大。

1 型 Crigler-Najjar 综合征的治疗常采用光疗，但脓毒症可能导致该病急剧恶化，因此需要进行血浆置换或换血治疗。从长远来看，肝移植是避免神经系统出现不良后果的最好办法，而 2 型 Crigler-Najjar 综合征的病程进展则较为缓和。

5. Gilbert 综合征

Gilbert 综合征是一种导致轻度高未结合胆红素血症的疾病，它是由 UDPGT 基因缺陷引起的。患者通常为男性，只有轻微的黄疸的表现，但并发其他疾病时可导致黄疸加重。该病的典型表现出现在青少年时期，但是具有遗传缺陷的杂合子病例的症状可能在新生儿时期就表现出来，然而这种疾病并不需要治疗。

6. 高结合胆红素血症

实际上，对高结合胆红素血症的鉴别可以让临床医师将由肝脏疾病引起的黄疸和更常见但通常又属于良性病因所致的黄疸区分开来，因为后者常表现为高未结合胆红素血症。

除凝血因子Ⅷ中的血管假性血友病因子来源于血管内皮外，其余的凝血因子则均由肝脏合成。脂溶性维生素 K 是肝脏合成凝血因子Ⅱ、Ⅶ、Ⅸ和Ⅹ所必需的，但除非胆汁酸盐将膳食中的脂肪乳化，否则肠道很难直接吸收脂溶性维生素 K。因此，如果患儿有胆道梗阻，体内这些凝血因子的水平很容易下降。婴儿维生素 K 缺乏症导致的出血发生率为 1/10 000。过去由维生素 K 缺乏引起的出血常发生在出生的第 1 天或第 1 周，但约有一半的病例可发生在出生 1 周之后，并且通常与母乳喂养或肝脏疾病有关。这种患儿发生颅内出血的风险很高，因此在欧洲和北美的医疗机构中，在新生儿出生时为其补充维生素 K 已成为常规治疗。

（十二）获得性胆汁淤积

1. 与脓毒症相关的胆汁淤积症

肝外脓毒症是婴儿胆汁淤积最常见的原因，它主要损害肝细胞功能，导致胆汁流量减少和肝内胆汁淤积。这可能解释了发育不成熟的肝脏对各种损伤因素极其敏感的原因。在动物模型中，给予内毒素脂多糖将导致胆小管内胆汁流量的持续减少，其机制是抑制了胆汁酸转运蛋白的活性，以及下调了胆汁酸盐转运蛋白的基因表达。在给予内毒素后的 1h 内，BSEP 和 MRP2 蛋白均显著降低。此外，细胞因子还可通过抑制依赖环磷酸腺苷（cyclic adenosine monophosphate，cAMP）的转运蛋白的功能而造成胆汁淤积，而肝细胞膜上也有能够与内毒素结合的受体，从而改变肝细胞骨架结构，这些都提示内毒素可以直接损伤肝细胞。

脓毒症期间的溶血也可导致黄疸，且脓毒症患者红细胞分解产生的大量胆红素已远远超过了肝脏的承受能力[18, 19]。

由于内毒素可以介导肝脏中编码抗感染和组织修复所必需的蛋白质和酶的基因表达，因此肝脏在感染和损伤的急性期反应中也具有核心作用。

2. 肠外营养引起的胆汁淤积

由肠外营养引起的胆汁淤积症在新生儿中尤为常见。这种临床场景对于儿科麻醉医师来说并不陌生：一个接受了广泛肠切除术的早产新生儿，合并有脓毒症，需要进行肠外营养。

PN 引起胆汁淤积的机制比较复杂且原因众多，包括早产、感染、短肠和 PN 的配方中成分有毒或成分缺失都可能导致胆汁淤积的发生。另外，新生儿肝脏生成胆汁和处理药物的能力本就不成熟，因此他们的肝脏特别容易受到胆汁淤积的损伤，而有趣的是，与 PN 有关的胆汁淤积症在年长儿和成人中却很少见。频繁的中心静脉穿刺置管所引起的感染常导致血清结合胆红素的急剧升高。而经口进食的缺乏也会阻断胆汁酸的肝肠循环，从而导致胆汁淤积，这有可能继发于

肠道激素分泌异常。细菌在小肠内的过度繁殖可能造成细菌易位和内毒素产生，但甲硝唑有时可能会有帮助。此外，PN 中某些成分的缺失或存在仍然是一个引人注目的原因；过多的脂质 [＞ 1g/（kg·d）] 可能使肝脏代谢不堪重负，输注葡萄糖浓度过高也可能使胰岛素的分泌增加，从而加快脂肪酸的合成速度并阻碍肝脏对它的分解，这些因素都促进了脂肪酸在肝细胞内的堆积。因此，重要的是不要过度使用 PN，如果患儿可以耐受，可通过间歇禁食来避免 PN 的持续输注，这对于患儿可能是有益的。

PN 引起的胆汁淤积症的显著特征是与早产、肠衰竭和脓毒症有关[20]。这就为临床医师提供了一个对婴儿进行肠外营养支持的理论依据，既可以保证他们的生长发育，同时也可避免胆汁淤积发展为肝硬化。注意严格的无菌操作是避免中心静脉导管感染的关键，而改良的肠道外科技术可减少细菌易位的机会，降低脓毒症发生的风险。如果可能，我们还是鼓励增加肠内喂养，以减少 PN 的输注量，刺激肠道激素分泌，从而有助于肝肠循环的恢复，且尽可能限制使用 PN 的天数。尽管铜和锰是胆汁淤积的潜在病因，但 PN 的配方中仍需含有足够的微量元素、氨基酸和必需脂肪酸。

（十三）结构异常

1. 胆道闭锁

约 1/3 的新生儿胆汁淤积症是由胆道闭锁造成的。它是一种非常值得关注的疾病，因为延误诊断和治疗会导致患儿出现不可逆的肝损伤。同时它也是儿童肝移植最常见的适应证[21]。

胆道闭锁的特点是胆道进行性炎症和肝外胆管的破坏及肝内胆管的损伤，如不及时治疗，则会进展为肝纤维化和胆汁性肝硬化。根据闭锁发生的解剖学位置来对其进行分类是目前能够被人们普遍接受的分类方法（图 9-3）。

该病在英国和美国的发病率为 1/15 000～1/10 000，尽管病因仍不清楚，但与其他部位畸形的合并出现使胚胎学假说（综合征型胆道闭锁）更具说服力。大约 10% 的胆道闭锁婴儿有伴发畸形，包括多脾、门静脉发育异常、下腔静脉中断和心脏畸形。

胆道闭锁的婴儿通常是健康的足月婴儿，起初表现都很正常，但不久就会出现持续性黄疸和大便苍白，另外，嗜睡、瘙痒和体重增长不良也会表现得非常明显，此外，患儿还常合并肝大，而随着病情的发展，还会出现门脉高压的征象，如脾大和腹水。

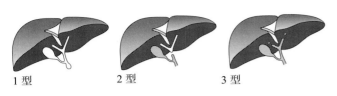

1 型　　　2 型　　　3 型

▲ 图 9-3　胆道闭锁的分类

1 型. 胆总管闭锁，并经常会导致近端胆管囊肿；2 型. 肝总管闭锁；3 型. 整个肝外胆管的闭塞和闭锁（经 John Wiley and Sons 许可转载，引自 Millar [21]）

确诊后，外科治疗是实施 Kasai 手术，包括闭锁胆管的切除、空肠 Roux-en-Y 回路的重建及肝门处与断端组织吻合，以便将胆汁引流出来。尽管手术可以使胆汁得到充分引流，但由于胆道闭锁是一种进行性炎性疾病，因此仍有许多患儿可能会进展为肝硬化。如果患儿年龄大于 8 周或合并有晚期肝纤维化或已确定有肝硬化时再进行手术治疗，则成功率会非常低。Kasai 手术能使 70% 的患儿部分胆道恢复引流，其中 60% 的患儿可能得益于此而存活 5 年。然而，尽管手术取得了成功，但仍有约 30% 的患儿会在未来会出现肝功能障碍 [22, 23]，到 20 岁时，近 50% 未行肝移植的患者会进展至肝硬化 [24]。关于 Kasai 手术的更多讨论，请参阅其他章节（见第 31 章）。肝移植为 Kasai 术后效果不佳者提供了更好的治疗方法，而有关肝移植的麻醉管理请参阅其他章节（见第 30 章）。

2. 胆总管囊肿

胆总管囊肿是胆管先天性局限性肿胀，发病率为 1/100 000，多见于女孩（女性：男性为 5：1）。值得关注的是，这种疾病在日本更为普遍。由于囊肿出现的部位不同，因此产生了众多的分类方法。虽然囊肿好发于胆总管，但也可能发生在胆道系统的任何部位（图 9-4），然而它的病因也尚不明确。

该病可发生在任何年龄，产前超声检查有时可以对该病做出诊断。它的典型症状包括疼痛、黄疸及腹部可触及的包块。经超声扫描或磁共振胰胆管造影可对该病进行确诊。而继发性结石形成、胆管炎、胰腺炎和自发性胆管破裂也都有可能发生，囊肿的长期存在也可能导致恶性病变。门静脉受压或肝硬化可导致门静脉高压，因此通过手术切除囊肿并同时采用 Roux-en-Y 吻合术来恢复胆道的引流就可以达到治疗的目的。该病预后普遍都非常好，且已有报道表明手术可以逆转门脉高压。

3. Alagille 综合征

Alagille 综合征是一种罕见的常染色体显性遗传

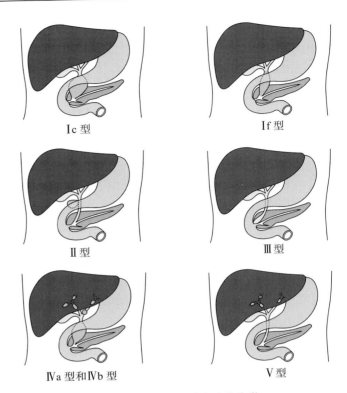

Ⅰc 型　　　　　　Ⅰf 型

Ⅱ 型　　　　　　Ⅲ 型

Ⅳa 型和Ⅳb 型　　　　V 型

▲ 图 9-4　胆总管囊肿的分类

Ⅰ 型胆总管扩张可为囊性（Ⅰc 型）或梭状（Ⅰf 型），并且通常还导致胰胆管汇合异常。其他类型有 Ⅱ 型（憩室）、Ⅲ 型（胆总管囊肿）、Ⅳa 型（肝外和肝内胆管的多发囊性扩张）、Ⅳb 型（肝外胆管多发囊肿）和 V 型（肝内胆管单发或多发囊肿）（经 John Wiley and Sons 许可转载，引自 Millar [21]）

病，发病率为 1/100 000 分娩婴儿，其特征是小叶间胆管缺乏。它是由 Jagged1 基因 [25] 突变引起的，该基因编码 Notch 信号通路中的蛋白质。该综合征的典型症状和体征是倒三角形面容、蝴蝶状椎骨及周围性肺动脉狭窄导致的肺动脉高压。此外，心脏的发育异常也是多种多样，可能有肺动脉发育不全、肺动脉瓣狭窄和室间隔缺损。这类患儿往往发育迟缓，身材矮小。肝脏疾病的严重程度参差不齐，多数儿童肝病表现轻微，但瘙痒通常会很严重。

治疗包括瘙痒的针对性治疗，营养支持，然而某些患儿需要实施心脏矫治手术。肝移植是失代偿性肝病患儿或瘙痒难耐患儿的一种选择，然而移植后的预后可能会受到相关心脏病的影响，因此必须进行细致的规划和评估。

（十四）代谢疾病

1. α₁- 抗胰蛋白酶缺乏症

α₁- 抗胰蛋白酶缺乏症（α1-antitrypsin deficiency，α₁-ATD）是引起新生儿黄疸最常见的遗传性疾病，其活产婴儿的发病率为 1/1600。虽然只有少数缺乏症患者会进展为肝病，但它却是引起成人肺大疱性肺病的常见病因[26]。α₁-抗胰蛋白酶是一种由肝脏产生的蛋白酶抑制药，也是血中急性时相反应蛋白，可使白细胞弹性蛋白酶失活。该缺乏症是由编码 α₁-抗胰蛋白酶的基因突变所导致的，而该基因位于第 14 号染色体上。目前已经发现了该病的 70 多种表型，但 PiZZ 表型（Pi 指的是蛋白酶抑制物，ZZ 是采用等电聚焦电泳法分离出的异常 α₁-抗胰蛋白酶蛋白区带）症状最为严重，表型为纯合子 PiZZ 的个体出现进行性肝病的风险较高。该病的发病机制尚不清楚，可能与肝细胞中异常 α₁-抗胰蛋白酶分子的形成有关。然而，并非所有具有遗传缺陷的个体都会发展成肝病，因此导致发病的某些病理生理过程可能更为重要。

该病的临床表现类似于胆道闭锁：患儿出现黄疸的同时还具有陶土样便及肝大，此外，纯合子婴儿血清 α₁-抗胰蛋白酶的水平较低，而肝活检病理学表明患儿患有新生儿肝炎及肝细胞内含有过碘酸-希夫（periodic acid–Schiff，PAS）阳性颗粒。对于该病的治疗包括营养支持、补充脂溶性维生素及针对瘙痒的治疗。虽然每个患儿的预后都不尽相同，但大部分患儿的预后还是很好的。尽管仍有部分病例可发展至肝硬化且病情也可能会迅速恶化，因此需要接受肝移植手术，即便如此，该类患儿接受肝移植术后其预后也是非常不错的。

2. 进行性家族性肝内胆汁淤积症

进行性家族性肝内胆汁淤积症（progressive familial intrahepatic cholestasis，PFIC）是一组常染色体隐性遗传疾病，它的发病机制与胆管转运蛋白的异常有关[27]。PFIC-1 是由在胆管中表达的 FIC 基因突变引起，其特征是在出生后几个月内出现胆汁淤积、腹泻和胰腺炎，肝活检可见胆管缺乏。治疗通常采用支持治疗，但某些患儿需接受胆道外引流手术。另外，幼儿期也可以发生肝硬化，因此某些患儿需接受肝移植手术。PFIC-2 是由于胆汁酸盐输出泵缺陷引起的，除了不会出现胰腺炎外，其他临床症状与 PFIC-1 相似。PFIC-2 的预后很差，患儿在 10 岁前就需要接受肝移植手术。PFIC-3 与 PFIC-1 和 PFIC-2 不同，前者是由于小管磷脂转运蛋白 MDR3 的缺陷引起的，它的临床表现是肝内胆汁淤积并伴有 γ-谷氨酰转移酶的升高。该病也与 PFIC-1 相似，但往往到成年时才会出现临床表现，而预后也不尽相同。

3. 囊性纤维化

活产儿囊性纤维化的发病率约为 1/3000，是最常

见的威胁生命的常染色体隐性遗传疾病，受累脏器有肺、胰腺、汗腺和肝脏。而受累肝脏的严重程度差异很大，其中 1/3 的囊性纤维化患者可因非肺源性疾病而死亡。肝脏囊性纤维化常在青少年时期出现，在婴儿期很少引起新生儿胆汁淤积、胆管增生或胎粪性肠梗阻[28]。胎粪性肠梗阻尤其要小心，因为它可能会导致脓毒症及应用 PN。新生儿胆汁淤积症常自行消退，但这种消退似乎并不能预测未来肝病的进展。

读者应该明白，虽然肝病的病因多种多样，但进展到晚期肝病的模式十分相似。肝脏疾病内科治疗的进步及器官移植手术的发展给肝病患儿带来了很大的希望，但也给儿科麻醉医师带来了一系列的挑战。

> **要点：胆汁形成和胆汁淤积情况**
> - 由于生理和解剖病变，新生儿常发生胆汁淤积症。
> - 囊性纤维化和 α₁-抗胰蛋白酶缺乏症等常见疾病常累及体内多个器官，因此为这类患儿实施麻醉更具挑战性。
> - 胆道闭锁合并肝功能衰竭是肝移植的常见病因。

二、胃肠道发育生理学

（一）概述

除了要了解术前禁食时间（nil per os，NPO）是否足够外，麻醉科医师一般不太会关注胃肠道的情况，但后者对于麻醉科医师来说要比了解禁食时间更加重要。胃肠道的正常功能是机体健康的基础，在某种程度上我们应当像重视心血管、呼吸和肾脏系统一样来关注胃肠道的情况，这是非常必要的。虽然胃肠道的问题可能需要很长时间才会表现出全部的影响，但根据我们自己的生理体验，当胃肠道功能正常时，我们毫无感觉；而当胃肠道功能异常时，我们则感觉十分难受。而麻醉科医师所遇到的某些危重患者，他们往往就是因为胃肠道的问题而处于一种绝望的状态。

绝大多数动物，以及所有那些比较复杂的生物，都遵循着同样的基本身体构造：它们都具有衍生出的管腔，其内表面本身就是胃肠道或源自胃肠道，而不同种类生物体之间发育构造的保守程度表明了机体内组织和器官起源集中的重要性，如若不然就会出现巨大的差异。遗传学家甚至可通过研究果蝇或线虫的胃

肠道来了解人类的胃肠道情况。

尽管在过去的一段时间里，人们对发育遗传学的知识有了惊人的增长，而且也认识到了它的复杂性，但我们对该领域的细节内容并不太感兴趣。本节将概述胃肠道的胚胎学，并阐明麻醉科医师所见到的患儿畸形是如何发生的。然而，相对而言，我们更关注儿科麻醉医师在临床上可能会遇到的相关疾病和症状的要点，但对这些症状的处理将在其他章节中介绍。

胃肠道的生理发育是由无法越过的时间期限决定的。在婴儿出生时，胃肠道必须准备好充分消化所摄入的食物以满足婴儿对液体和电解质的摄入需求，婴儿出生后最先摄入的是乳汁，它能为极快的生长发育需求提供足够的能量和生化原料，胃肠道此时必须高效地将其消化而不打乱未成熟的体内稳态调节机制。同时，胃肠道还必须抵挡住病原微生物和潜在有毒物质的突然攻击。在出生后的几个月里，胃肠道必须为断奶做好相应的准备，以适应由易消化的乳制品过渡到能够消化外界所给予他的任何食物——这是婴儿独立生存的第一个关键步骤。此后，胃肠道不会再因机体的需求而发生根本性的改变，尽管胃肠道还需要继续生长，并且需要几年时间才能发挥它的全部功能，但在个体的余生中，这些生长过程几乎都不会再发生改变。这一时间跨度意味着子宫内胃肠道的发育速度非常快，并且许多残留的功能性变化通常也会在生后不久出现。

很明显，即使是动物模型，在发育中的肠道内进行生理学实验也很困难，因此有时非专业人士也能一眼看出科学认知上存在的巨大差距，另外，有些（可能很多）已知的知识是从其他物种的数据中推断出来的，尽管胃肠道的同质性意味着这些信息常常是准确的，但有些科学认知可能并非如此。

（二）胃肠道生理学基础

下面是胃肠道生理学的简要介绍，但这仅仅是一份备忘录。感兴趣的读者可参阅规范的生理学教科书以获得更完整的内容。

胃肠道上皮由四种基本类型的细胞组成：肠上皮细胞、杯状细胞（分泌黏液）、内分泌细胞和潘氏细胞。胃肠道的"基础"细胞是肠上皮细胞，其微绒毛形成的刷状缘朝向肠腔，而邻近的肠上皮细胞之间采用的是紧密连接，这些肠上皮细胞位于基膜上，而在基膜下毛细血管和乳糜管为营养物质进入血液循环和淋巴系统提供了通道。在基底膜上方、相邻细胞间，细胞基底外侧部表面紧邻充满液体的细胞旁间隙，这对液体和电解质的输送和转运至关重要。此外，肠上皮细胞排列在绒毛上，形成细小的指状黏膜隆起突入肠腔（图9-5）。

大量密集的绒毛使健康的肠腔表面在肉眼下呈现出柔软光滑的状态，而相邻肠绒毛之间的凹陷向下可延伸至黏膜下，这些凹陷被称为肠隐窝（Lieberkühn，即李氏腺），肠上皮细胞正是起源于隐窝中的干细胞，而成熟的干细胞会不断从隐窝中出来向上移行至绒毛，并沿着既定路线逐渐向绒毛顶端迁移，在绒毛顶端脱落进入肠腔。

肠上皮细胞具有多种消化和吸收功能。营养物质可以通过胞饮作用、被动扩散、易化扩散和主动转运进入细胞。而这些活动过程由极其复杂的神经网络负责协调。

（三）胃肠道胚胎学基础

麻醉科医师必须了解胃肠道的胚胎学基础，才能理解常见的形态畸形。

受精后第5天，晚期囊胚由一个中空的细胞球组成。外层细胞会形成滋养层细胞，然后构成胎盘的胎儿部分。内细胞团则在胚泡的一侧形成一个小细胞团并很快发育成双层结构：一边是外胚层细胞与羊膜腔相邻，另一边则是内胚层与卵黄囊相邻，随着圆盘形的胚盘从左右两侧及头侧和尾侧开始发生圆弧形卷折，使内胚层逐渐成为胚体内侧的内层，而在外胚层，其内的原条中的细胞向内迁移成为包绕内胚层的中胚层细胞。虽然内胚层仍与卵黄囊相通，但后者已位于胚胎中部以外了。受精后第25天，内胚层的头端和尾端在前肠后肠的入口处发生内陷，形成原肠的盲端，此外，原肠中有器官胚基，这些胚基从头到尾依次生长形成甲状腺、气管支气管芽、肝脏、胰腺和尿囊，尿囊是中空的内胚层突起，但却位于胚胎外。

通常将原肠分为四个部分：咽部，一直延伸到气管支气管芽；前肠，从气管支气管芽一直延伸到肝芽；中肠，由肝芽一直延伸到后肠门，后肠门是早期胚胎中肠盲端的起点——在成人中，此处位于横结肠的2/3处，从这里开始向下就是后肠。

原肠的两端会逐渐开放从而与外界相通，在原肠的头端会形成一个凹陷，并由颊咽膜封闭，而后它与咽相通并破裂形成近端开口。在后肠末端，也会形成一个类似的凹陷并向内生长，与后肠相接，形成肠和泌尿生殖系统的共同开口，即泄殖腔。在前肠，气管支气管芽向腹侧发育。通常，气管支气管与前肠唯一相通的地方是喉进入口咽的地方。食管则随着气管支

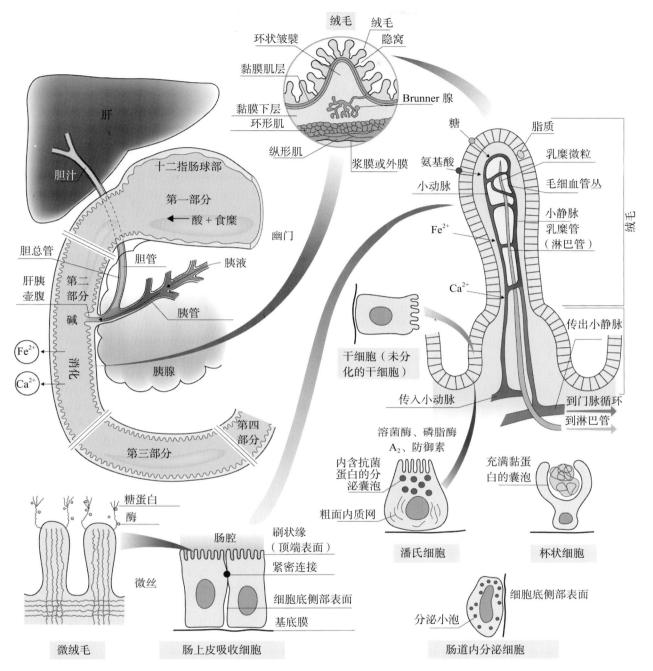

▲ 图 9-5　消化道（十二指肠）的基本结构和功能

经 Blackwell Publishing 许可转载，引自 Keshav 和 Bailey [161]

气管芽的向下生长而延长，而心脏也会随之下降 [29]。

　　该部位最常见的先天性疾病是食管闭锁伴气管食管瘘，发生率约 1/4000 [30]，但病因尚不明确。该病最常见的类型（超过 80% 的患者）是上段食管的末端形成盲管，而远端食管在接近隆嵴水平处向后进入气管。尽管也可以看到其他异常的闭锁类型，但仅有食管闭锁或狭窄而无食管气管瘘的患儿并不常见（图 9-6）。有时染色体异常（如唐氏综合征）可导致食管闭锁的

发生，且超过一半的病例都存在相关发育的异常，特别是心脏和肾发育不全、小头畸形、其他部位的肠闭锁、肢体短缩和多囊肾 [31]。

　　胃由前肠部分开始扩张。它沿顺时针方向旋转，使左侧变为前部，右侧变为后部。当该过程进行时，肠系膜被拖到胃后面，并在其后面形成一个腹膜袋，即网膜囊。因此，腹膜将胃包绕，防止其位置固定，并允许胃可以进行必要的运动和扩张。后壁（现在是

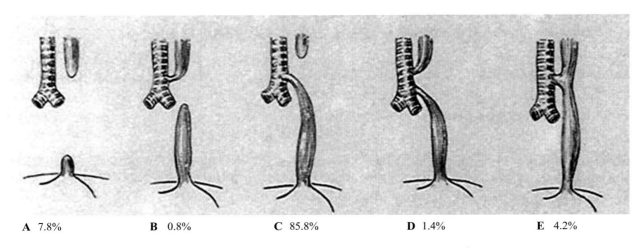

A 7.8%   B 0.8%   C 85.8%   D 1.4%   E 4.2%

▲ 图 9-6   食管和气管异常的解剖学分型和各类型的近似发病率

A 型 . 食管闭锁，无气管食管瘘（tracheoesophageal fistula, TEF）；B 型 . 食管闭锁伴近端 TEF；C 型 . 食管闭锁伴远端 TEF；D 型 . 食管闭锁伴近端和远端 TEF；E 型 . 又称 H 型，有 TEF 但不伴有食管闭锁（经 Elsevier 许可转载，引自 Gross [157]）

左侧）的生长速度要比右侧快，导致远端被推向右侧。肝芽则从十二指肠的腹侧发育而来，它向前生长，所以它的上表面长入原始横膈，而这个结构的一部分将产生横膈膜，并把右肺和心脏的底部与肝脏完全分隔，十二指肠也参与了这种由左至前的旋转，因此它与肝脏的连接被拉到纤细的胆总管中，并被拉到十二指肠后面，最终在左侧乳头处进入十二指肠（图 9-1）。

原肠拥有两个胰芽，分别为腹胰芽和背胰芽。十二指肠的旋转会将腹胰芽拉至它的后面，最后与背胰芽接触并部分融合。成人中仍可见到原始的腹胰芽，这就是胰腺的钩突部，它通常略低于胰腺主体。细小的胰管则会融合形成胰总管，后者与胆总管一起在乳头处进入十二指肠。

胰腺发育后，中肠以惊人的速度增长并形成一个长的肠襻。它由肠系膜上动脉来提供血液供应，而肠系膜上动脉可由中肠旋转将其从肠系膜中脱拉出来。另外，中肠的旋转也使肠道远端部分被向上和向右逆时针方向牵拉，以及使扩张部分的肠道形成盲肠的盲端从而进入右上腹，并位于其他肠道和肝脏的前面。随着这部分延伸形成升结肠时，它向右下腹下降，至此中肠的旋转也就结束了，其结果是旋转了接近270°（图 9-7）。

小肠的肠襻随着长度的增加而不断增加，但结肠却不会。由于中肠的生长非常快，而腹腔内无法适应肠道的这种快速生长，因此中肠会突出到腹腔外，随着整个胎儿的生长和心、肝的升高，腹腔变得越来越宽敞，中肠在妊娠 11 周时逐渐回纳入腹腔，此时卵黄

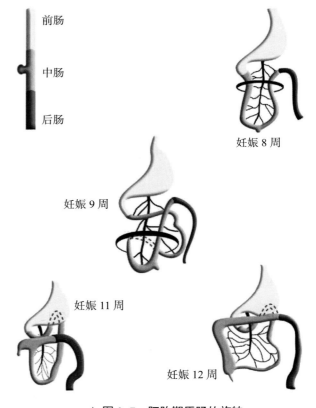

▲ 图 9-7   胚胎期原肠的旋转

经 Health Education Assets Library 许可转载 [158]

囊消失，腹壁闭合，只剩下脐带及其血管在体腔外。在退化的卵黄囊与中肠连接处，残留的卵黄囊（Meckel 憩室）可能含有异位胃上皮细胞、纤维索带，有时还含有卵黄囊肿，这些异常因素都会将卵黄囊与前腹壁系在一起。

后肠与泌尿生殖道开口被向下生长的泌尿生殖道隔膜分开，从而使隔膜与泄殖腔膜相遇并将其分为两部分：前部分由尿囊衍生，形成膀胱和生殖道，后部分形成直肠。妊娠 9 周时，外胚层肛门窝穿孔进入直肠，就此打开了肠道的远端。

新生儿肛门闭锁的发病率约为 1/5000，从肛门有膜尚未消失到肛管和括约肌完全无法形成。泌尿生殖结构可能还有其他缺陷，这种异常可能与脊柱畸形、脐膨出和无神经节细胞症有关 [32]。

（四）先天性腹壁缺陷：腹裂和脐膨出（脐疝）

腹裂即腹壁的缺损，一般位于脐的右侧，直径通常小于 5cm。虽然病因还不确定，但致病因素可能不止一个 [33]，这也解释了发病率上升的原因，包括环境污染物的影响 [34]。这可能是间充质细胞迁移失败导致的，也就意味着腹壁永远不会完全闭合由肠道生理性疝出所留下的缺损，通常在妊娠第 10 周左右，肠道会缩回腹腔内。然而，随着肠道生长发育，肠道可能会再次疝出。在某些情况下，腹壁薄弱或局部缺血可能导致一开始闭合的腹壁发生破裂。而腹裂好发于脐右侧的位置可能表明右脐静脉退化有缺陷。肝脏有时也会疝出腹壁外。疝出的肠道没有腹壁覆盖，暴露在羊水中，那么出生后也必然暴露在外。疝出肠道的血液供应也可能受到影响，而缺血的肠道可能会退变为纤维带或可能成为内含闭锁的肠段。即使不是这样，肠道也可能发育不良且功能也会受到损伤。有时，肠道被一层纤维蛋白"皮"覆盖，这可能是由肠道内容物泄漏到羊水中而浸泡暴露在外的肠管而形成的，而"皮"的存在也预示着更糟糕的结果 [35]。

在脐膨出（也称为脐疝）中肠道通过敞开的脐环疝出。虽然羊膜覆盖着肠管也包绕着脐带，并形成一个囊，但当囊很大时可能就会发生破裂。囊的大小可以变化，它可能含有任何内容物，包括少量的肠管、大部分小肠、肝脏和脾脏。

新生儿两种腹壁缺损的发生率约为 1/2000，但各地区的比例有所不同，在许多地方，随着时间的推移，该病的发病率正在发生改变，在发达国家的总体趋势是腹裂的发病率越来越普遍，而脐膨出的发病率保持不变或略有下降，因此在许多地区，腹裂比脐膨出更为多见。腹裂与年轻母亲的年龄有关，且有时往往是唯一的异常因素，其中只有 17% 左右的患者合并有其他先天性异常，而超过 60% 的脐膨出患者均合并有其他异常 [36]。

先天性脐疝类似于脐膨出，但是这种疾病的腹壁原本就是正常闭合的，所以当疝发生时，疝出物会被腹膜和羊膜所覆盖。

Prune-belly 综合征是一种罕见的疾病，发病率不到 1/30 000 新生儿，患者几乎都是男孩 [37]。该病是前腹壁的肌肉被增厚的胶原带取代而造成的，而这可能是由形成横纹肌的间充质细胞的迁移缺陷所致。因此，腹部看起来很松弛，在褶皱的皮肤下可以看到肠襻的形状，甚至可见肠襻的蠕动，该病也因此得名。膀胱和肾脏的肌肉组织也会受到影响，可能出现膀胱扩张、增厚、输尿管积水和肾发育不良。极为罕见的巨膀胱 - 小结肠 - 肠蠕动缓慢综合征也表现出类似的外观。

（五）肠旋转不良

妊娠前 10 周，胚胎的中肠位于腹腔外，如果中肠不发生旋转，盲肠的胚基会位于腹腔 6 点钟的位置；由于中肠旋转 270°，盲肠胚基来到了正确的位置；中肠首先旋转 180°，使它位于腹腔 12 点钟位置；最后再旋转 90°，使它位于腹腔 9 点钟位置；最终，盲肠胚基处于右上腹部，紧邻肝脏，这意味着此后结肠将位于十二指肠上方（前面）。左侧的肠襻首先回纳入腹腔，所以当盲肠胚基随着升结肠的生长而下降时，这些组织将位于右侧。当肠系膜的位置位于腹膜上时，肠系膜可能发生融合并将肠管固定在该点。通常肠系膜会将十二指肠的 C 环、升结肠和降结肠固定，而小肠襻和横结肠仍会保留肠系膜。

在肠旋转不良时，肠道有时仅旋转 90°；如果左侧肠管首先返回到腹部，这将意味着远端部分将首先返回，而结肠（所有部分）将位于左侧，小肠襻将位于右侧。

如果是顺时针而不是逆时针旋转 90°，那么十二指肠将反过来覆盖在结肠上方。

肠旋转不良可导致如下问题：肠道可能因位置异常，或腹膜后部分肠道缺乏正常的固定而发生肠梗阻；肠系膜发生扭转（肠扭转），造成缺血性损伤，而异常的腹膜带也可能导致肠道梗阻。这种情况通常在盲肠位于十二指肠的左侧时发生，因此盲肠的纤维带位于十二指肠的上方（Ladd 韧带）[38]。有时，发生旋转的肠管能够完全正常地发挥作用，但未来也可能会发生肠扭转或梗阻，也可能因为没有引起任何临床症状而被发现，或偶然由不相关的疾病进行影像学检查或外科探查时将其发现。然而，超过 70% 的病例在 1 岁之前即被确诊，并且其他部位的先天性异常也具有类似的发病比例。肠旋转不良是一种常见疾病，新生儿发病率为 1/500。

（六）肠闭锁、狭窄和肠蹼

有人认为，十二指肠在发育过程中经历了一个固相阶段，在妊娠第 8～10 周，空泡的融合重新建立了肠腔（这篇文献对这一说法有些疑问[39]）。如果融合不完全，则会出现狭窄、蹼或闭锁，或者根本与肠管腔完全没有连接，则可能导致重复囊肿。十二指肠闭锁通常（50%）与宫内生长迟缓、羊水过多、早产和其他部位的先天性异常有关，后者可能是 VACTERL（即椎体、肛门、心脏、气管、食管、肾脏和肢体[40]）异常的一部分。有时十二指肠狭窄可以被胰腺环状组织（环形胰腺）包围，但尚不清楚这是狭窄的原因还是其结果[41]。

空肠回肠闭锁可能是由子宫内部分肠道血液供应中断所致，其发展阶段比十二指肠闭锁晚得多。与狭窄不同，它们可能是一小段肠管被纤维带所代替，再到多发性肠闭锁伴长段肠缺失和肠系膜缺损。有时，中断的肠道可能由边缘血管供应，因此一段逐渐变细、发育不良的肠道以螺旋状缠绕在肠系膜周围，导致"苹果皮"或"圣诞树"畸形（Ⅲb 型）[42]（图 9-8）。它们与其他异常没有特别的关系。通常情况下，肠管在梗阻近端扩张，而在梗阻远端塌陷或发育不全，但有些肠狭窄可表现为远端扩张（风向袋畸形）。

结肠闭锁的发生机制与此相似，但更为罕见——

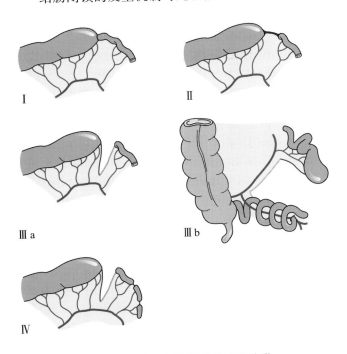

▲ 图 9-8　空肠回肠闭锁的病理分类
Ⅰ 型（黏膜网型）、Ⅱ 型（纤维束型）、Ⅲa 型（肠系膜间隙缺损型）、Ⅲb 型（"苹果皮"型）或 Ⅳ 型（多发闭锁型）（经 Elsevier 许可转载，引自 Welch 等[159]）

在所有肠道闭锁中所占比不到 15%。

> **要点：发育异常**
> - 了解肠道的胚胎学对于理解许多肠道畸形是非常必要的，如食管气管瘘、肠旋转不良等（VACTERL 综合征）。
> - 脐膨出和腹裂是常见的疾病。前者常与其他先天性畸形相联系，后者则不是。
> - 肠旋转不良患儿容易发生中肠扭转，这是真正的新生儿急腹症。

（七）胃肠道功能发育——囊泡、糖类水解酶、跨膜转运蛋白

在妊娠 9～10 周，肠道上皮由复层扁平上皮变为单层柱状上皮[43]。在分层阶段可能会出现一些吸收过程，但重要的功能直到细胞变为柱状结构才变得明显。无论是在细胞类型之间还是在肠道区域之间，成熟都是不均匀的。一般来说，吸收细胞先成熟，然后是杯状细胞和内分泌细胞，最后是潘氏细胞。发育也是从近端到远端进行。绒毛会首先出现，它会增生到几乎使管腔闭塞的程度，而隐窝则发育较晚。上皮细胞是由位于隐窝内增殖区的干细胞分化而来，潘氏细胞向下迁移至隐窝，而其他细胞则向上移向绒毛顶端。因此细胞有两个发育轴：在隐窝–绒毛轴垂直发育，以及沿肠的近端–远端轴发育。内胚层衍生的上皮细胞与迁移至其下的中胚层细胞之间的相互作用对肠道的有序发育至关重要[44]。绒毛在空肠中最高，而往远端之后则变短。成熟结肠没有绒毛，只有隐窝，但未成熟结肠有绒毛。

吸收细胞的一个基本特性是它们能从囊泡的腔中吸收物质。与囊泡有关的特殊蛋白质（如网格蛋白和小窝蛋白）允许选择性吸收并向细胞内分配来自肠腔的物质[45, 46]。

发育中的肠上皮细胞在结构上与成熟的肠上皮细胞不同，在妊娠 17 周左右，回肠中可以看到巨大的溶酶体，虽然成人肠道中的溶酶体比新生儿多，但却没有巨大的溶酶体[47]。发育中的肠道需要从羊水和乳汁中吸收更多未消化的大分子物质（生长因子、激素、免疫球蛋白），因此这些物质更容易渗透进细胞，这可能是此阶段对病原体更敏感和更容易出现过敏的原因。

对顶端糖类酶的发育进行了深入的研究，特别是乳糖酶和蔗糖酶/异麦芽糖酶的二糖酶复合物[48]，而直到上皮细胞变为柱状上皮细胞后，这两种酶才会出

现，并且水平也会逐渐增加。从妊娠 32 周开始，乳糖酶和蔗糖酶活性突然大幅度增加。大多数哺乳动物（包括人类）的乳糖酶活性在断奶后（人类童年后期）会急剧下降，通常降至峰值的 10% 左右，因此大多数人成年后容易出现乳糖不耐受[49]。乳糖酶是唯一能够将乳糖分解成葡萄糖和半乳糖的酶，因此乳糖不耐受症是目前最常见的双糖不耐受症。其他的双糖不耐受症则更少见，且其他双糖不耐受症是由转运蛋白缺陷而不是酶缺陷造成的。而在北欧血统的人群中，乳糖酶的活性通常会持续到成年。此外，这些人群普遍有食用家养动物乳汁和奶制品的传统，或者这样说，至少他们可能一度依赖于家养动物乳汁，而家养动物乳汁所提供的营养又赋予了这类人群很大的生存优势。随着年龄的增长，降低或消除乳糖酶活性下降的突变可能分别起源于几个不同的人类群体。酶的分布也沿隐窝－绒毛轴和近端－远端轴变化，乳糖酶主要集中在小肠的近端和绒毛的顶端，一旦绒毛出现炎性反应，它就很容易脱落。蔗糖酶在绒毛上分布均匀，并沿着小肠进一步分布，但在成人结肠中这两种酶均不存在[50]。

转运蛋白的发育

糖类的主要转运蛋白包括：SGLT-1，它位于刷状缘（微绒毛的顶端），也是钠－葡萄糖和半乳糖的协同转运蛋白；GLUT-5，它也位于刷状缘，是果糖的转运蛋白；GLUT-2，它位于上皮细胞的基底部，是负责转运己糖的蛋白。糖类的转运蛋白在妊娠期开始表达，随着时间的推移，其数量和密度不断增加并成熟。出生时，SGLT-1 在整个绒毛都有分布，而成年时仅在最接近顶端的第三个位置被发现。因此，每单位肠道面积的吸收能力随着年龄的增长而下降，而肠道的总面积却在增加，且总面积增加约与新生儿期后体重增加成正比或略低一些[51]。由于肠道近端糖类浓度较高，因此肠道近端转运蛋白的数量也更多。断奶期间，糖的转运能力会进一步下降，部分原因是由基因决定的，因此即使坚持全母乳喂养，糖的转运能力仍会下降。

氨基酸转运蛋白更为复杂，它们种类繁多，不同类型的转运蛋白负责不同的氨基酸的吸收，尽管这些转运蛋白的亲和力可能会相互重叠，而即使是小肽（主要是含 2～3 个氨基酸的寡肽）也有它们自己的转运蛋白。

胆汁酸盐也有特殊的转运蛋白，与其他转运蛋白不同，它们在回肠中的数量更多。令人好奇的是，它

们直到断奶后才会出现；而在此之前，据推测，胆汁酸盐在小肠内以被动形式吸收的[52]，这是因为在哺乳期肯定存在肝肠循环。胆汁酸盐在哺乳期进入结肠可能对结肠菌群的发育有重要意义。

糖类吸收不良可能会非常危险。其结果是糖进入结肠后引起渗透性腹泻。结肠细菌对糖进行发酵，又会产生氢、甲烷和二氧化碳。到目前为止，导致吸收不良的最常见原因是刷状缘中的糖类水解酶的丧失，其中又以乳糖酶的缺乏最为常见。在无乳糖奶粉替代品出现之前，婴儿先天性乳糖酶缺乏症通常是致命的。虽然其他糖类水解酶的遗传缺陷非常罕见，但获得性缺陷可由一系列可能导致黏膜损伤的因素引起，包括炎症、缺血或过敏。

营养物质转运蛋白的缺陷很罕见，其中葡萄糖－半乳糖吸收不良就是由 SGLT-1 合成缺陷所致。

（八）肠道神经系统

肠道神经系统（enteric nervous system，ENS）对胃肠道功能的发挥至关重要。ENS 的所有神经均来源于神经嵴细胞，可大致分为两个神经丛：一个是黏膜下神经丛，顾名思义，位于肠道黏膜下；另一个是肌间神经丛，位于内层环行平滑肌层和外层纵行平滑肌之间。ENS 不仅仅是自主神经系统副交感支的延伸，而且它还包含大量的神经元（和脊髓一样多）和许多不同的细胞类型，能够在完全没有外界信号输入的情况下发挥功能。它的神经元可能是感觉神经元、运动神经元（肌肉神经元和内分泌神经元）或中间神经元，还具有类似中枢神经系统中的细胞类型，如胶质细胞、星形胶质细胞等。甚至可以说，ENS 的复杂性和独立性，使其可被视为"第二大脑"。ENS 与其他系统的神经连接相对较少，而在这为数不多的连接中，最大的一部分来自迷走神经，其中 90% 的神经纤维是感觉纤维，因此在某些方面，ENS 可能比其他方式更能调控 CNS。

进入 ENS 的神经嵴细胞是一种具有是高度迁移能力的多潜能细胞，它们起源于限定区域－后脑的迷走神经嵴细胞，这些细胞在整个肠道内繁殖，从近端开始，最终到达整个后肠。一些来自其他部位（神经管和骶骨体）的神经元也参与了 ENS 的形成，如果母体子宫条件不好，缺乏细胞迁移和分化所需的正常成分，那么在任何地方均无法产生功能性神经节细胞。控制这种迁移和分化的因素是极其复杂的。

先天性巨结肠是 ENS 发育过程中的一种先天性疾病，从远端开始，发生神经节细胞缺失的肠道长度长

短不一（尽管偶尔发生，但可能是灾难性的，它可能是完全缺失的一种状态）。巨结肠常可引起肠梗阻。其根本病因是神经元的迁移失败，并且可能涉及多种不同因素。编码酪氨酸激酶（c-RET）的基因、胶质源性生长因子和内皮素受体 ENDRB 显然都与此有关。其他在神经元发育调控中起作用的基因，如 SOX-10 和 MASH-1，它们的突变也可能在动物中引发先天性巨结肠[53]。目前已知还有许多其他基因参与该病发生，但仍有许多先天性巨结肠病例（2017 年不到 50%）未能显示出这些基因中的任何一个突变[54]。显然，让正确类型的神经元处于正确的位置的过程是非常复杂的，只是我们还远没有完全了解。

1. 发育中肠道的运动功能

肠道运动功能的缺陷可能对未成熟肠道的功能限制更大，而不是因为缺乏结构元素、细胞类型或消化酶和分泌液。运动功能的发育远远落后于这些其他因素。因为它至少需要 2 年时间才可视为发育成熟。机体所需的主要运动包括吞咽、吸吮、混合、蠕动及排空。食管及其邻近部分是横纹肌，受自主神经控制；而胃肠道其余部分的肌肉，一直到肛门外括约肌，都是平滑肌。虽然中枢的神经投射和来自更高一级的中枢所产生的体液调节可以改变它的功能，但其本质上是自主的，受自身的 ENS 和体液因素调节。

2. 吞咽

在妊娠 16 周或 17 周时，胎儿可出现明显的吞咽运动，羊水吞咽量也稳步增加，从 20 周的每天不到 20ml 逐渐增加至足月时每天约 450ml[55]。这不仅仅是"练习"，因为羊水中含有营养和生长因子，吞咽它们可促进肠道发育。胎儿吞咽中断可导致羊水过多。由于早产儿食管推进产生的压力低于足月儿，且食管的运动也可能不完全或不协调，因此早产儿更容易因反流和误吸而导致其他并发症出现。食管下括约肌（lower esophageal sphincter，LES）的功能在这方面尤为重要。虽然在早产儿中发现较低的 LES 压力似乎更容易导致反流，但反流却并非因为静息时的 LES 压力不足而是与 LES 的短暂松弛有关[56]，而其中的原因尚不完全清楚。

妊娠 28～30 周即可看到吸吮运动，但通常要到 37 周左右才能实现与吞咽和呼吸的有效协。早产儿可能会通过短时间停止呼吸进行吸奶，然后休息并继续呼吸。

胃和小肠的平滑肌均表现出典型的慢波电活动模式，其收缩节律由 Cajal 间质细胞的起搏活动控制。

肌肉收缩是由峰电位引起的，它是在慢波上引起的额外去极化，并超过肌肉收缩的阈值。

在成熟的胃和小肠中，胃肠道在禁食状态下会出现一种从胃到直肠的波状收缩，称为移行性复合运动（migrating motor complex，MMC），它是胃肠道禁食的典型特征。成人每 90 分钟左右就会出现 1 次，而进食可以消除 MMC，在 MMC 恢复之前的 3～4h 内，只能看到节段性蠕动波和短蠕动波。完全发育的 MMC 直到足月才能出现[57, 58]，但这种成熟的肌电图模式对成功的肠内喂养并不是必不可少的。胃排空可在 MMC 出现前 6 周观察到，而收缩活动则更，但大部分早产儿可能需要通过鼻饲来克服胃排空不足。很明显，肠内喂养促进了肠道有效运动活动的进行，因此在不可能完全肠内喂养的情况下，部分肠内喂养至少是有益的。当然，在一些动物体内，细菌定植也是正常肠道发育所必需的。

对于希望为患者提供安全麻醉的麻醉科医师来说，胃排空率至关重要，但遗憾的是它变化极大。麻醉前非常教条地遵守 NPO 方案，意味着对胃肠道生理学缺乏了解。早产儿通常需要 20～40min 才能将胃排空一半，这个时间要慢于足月儿，而配方奶的排空时间要比母乳长。

结肠在成熟时也表现出波状收缩的传导，粪便进入直肠可导致肛门内括约肌反射性松弛和排便。这些波状收缩的频率随着年龄的增长而减少，尤其是在进食后，足月儿每小时会出现几次波状收缩，而成人可能每天只有 1～2 次。大多数婴儿首次排便的时间为出生后 2 天内，但早产儿的首次排便时间可能会更早。在子宫内，正常情况下胎粪无法进入羊水，但如果羊水中存在胎粪则通常被认为胎儿窘迫的征兆。

许多因素可以干扰胃肠道运动功能的发育成熟过程，包括一些肠外因素，患有缺氧性脑损伤的婴儿更容易出现反流问题，因此需要推迟这些患儿肠内喂养的时间。

胎粪性肠梗阻最常见于囊性纤维化的婴儿。囊性纤维化（cystic fibrosis，CF）是由一种编码囊性纤维化跨膜电导调节剂（cystic fibrosis transmembrane conductance regulator，CFTR）蛋白的基因缺陷引起的，而该蛋白对于形成依赖 cAMP 的氯离子通道有重要调节作用。该疾病的特点是黏液异常黏稠，通常容易导致呼吸道阻塞、感染或胰腺功能不全。除了氯化物缺乏外，CF 杯状细胞的分泌物和肠黏液也有其他变化，如含有更多的蛋白质，特别是较多的白蛋白。其结果就是黏稠的胎粪引起肠梗阻。在没有 CF 时，患者几乎不会因肠道运动障碍而发生肠梗阻，除了 Cajal 间质细胞缺陷的患者。

要点：功能发育
- 用于从肠道吸收物质的酶的发育各不相同，通常随着时间的推移而增加。
- 婴儿含有大量乳糖酶，而成人很少，因此容易导致成人乳糖不耐受。
- 先天性巨结肠症是肠道 ENS 中神经节细胞迁移失败所致，并会造成巨结肠和偶发肠梗阻。唯一有效的治疗方法是切除病变肠道。

（九）胃肠道免疫

胃肠道的作用就是从环境中吸收物质并将其运输到生物体内去，因此，当环境充满潜在病原体时，这一过程将对胃肠道产生不利影响。为了有效保护生物体免受这些威胁，机体需要一个极其复杂的多模式防御系统。

1. 先天性免疫

杯状细胞分泌的一种黏液可以形成物理屏障，并且该黏液中含有的抗菌化合物，可保护黏膜免受病原体侵袭。当机体出现炎症或感染寄生虫时，杯状细胞的数量就会增加。肠上皮细胞可能通过一种不寻常的机制促进免疫[59]。出生后，肠上皮细胞寿命较短，为 3～5 天。当这些细胞死亡并进入管腔时，它们释放组蛋白，该蛋白是细胞核小体的组成部分，但似乎也具有显著的抗菌活性(巨噬细胞中也存在类似的化合物)。大多数的肠上皮细胞脱落后进入肠腔，可能是一种有效的保护措施，而除此之外，我们尚不清楚为什么它们的寿命如此短暂；潘氏细胞（源自相同的前体）的寿命则长的多，就如同无菌环境中的胎儿肠上皮细胞一样。因此，肠上皮细胞除吸收功能外，似乎还具有免疫功能。然而，潘氏细胞的主要功能就是免疫，可以分泌多种杀菌化合物。此外，潘氏细胞内还含有许多颗粒（类似于中性粒细胞），这些颗粒看起来也非常相似，其中却包含有溶菌酶、磷脂酶 A_2 和名为 α- 防御素的肽。所有这些成分都具有抗菌活性，但与中性粒细胞和巨噬细胞不同的是，大多数或可能全部的潘氏细胞都是将颗粒释放到肠腔发挥抗菌作用，因此它们的抗菌活性发生在细胞外。另外，潘氏细胞也与髓系细胞不同，前者固定地位于隐窝上皮内。人类妊娠 13～14 周，即可检测到潘氏细胞的存在，潘氏细胞一旦出现可立即产生低水平的防御素。新生儿的防御素水平在出生前后明显升高，但水平仍比成人低几倍。

2. 获得性免疫

关于细胞免疫和体液免疫机制的详细叙述不在本章讨论范围内，因此我们将假定读者对这些系统有一些了解。胃肠道对免疫系统造成的根本问题是，机体必须有能力要保护自身免受大量病原体的攻击，但在此过程中不可避免的是，摄入的食物也会带来大量的外来抗原，而如果机体对每种抗原都做出反应，这不仅无法实现，即便实现也会导致免疫细胞的浪费，而最后所带来的结局可能是有害甚至是灾难性的。因此必须有一种精确而微妙的方法来诱导机体对无害抗原的耐受（可能是必需的），同时对真正的威胁保持警惕。关于机体是如何实现精确和完整的免疫调节，也许无须多言，但无论怎样，已知的复杂性并不会给本文的目的带来太多的困扰。

淋巴细胞出现在胃肠道内三个大的区域，分别为上皮内淋巴细胞、派尔集合淋巴结和固有层。

上皮内淋巴细胞在妊娠 11 周左右出现，并持续增加，妊娠 27 周时约达到婴儿水平的 70%[60]。固有层中的 B 细胞和 T 细胞在妊娠 12～14 周时出现，出生时两者增加的数量相似。虽然两个区域的细胞亚群明显不同，但在整个区域内都会有细胞增殖，而成年细胞增殖仅限于派尔集合淋巴结：妊娠 18 周左右，即可以观察到这些细胞增殖，同成人一样，派尔集合淋巴结主要集中在回肠。出生时大约有 100 个派尔集合淋巴结，到青少年时期达到高峰，增加至 250 个左右，然后数目逐渐减少。当它们出现时，覆盖在淋巴结上的肠上皮细胞从柱状变为立方状，来源于肠上皮细胞的 M 细胞也出现了，它们的功能是从肠腔中提取抗原并将其传递给淋巴细胞集合处[61]。成熟的 M 细胞会被成簇的淋巴细胞包围。

在子宫里，无菌环境并不能对免疫系统的功能进行检验，但出生时抗原会突然涌入。虽然早产儿能够同时产生体液免疫反应和迟发性超敏反应，但其反应的可靠性不如足月婴儿。出生后免疫系统仍可以继续快速发育，至少部分原因是因为受到肠腔内抗原刺激（这个过程在非肠道喂养的婴儿中效果较差），而通常 1 岁后上皮内淋巴细胞的数量就会是新生儿的 3 倍。

B 细胞及其产生的免疫球蛋白对保护胃肠道巨大的黏膜表面至关重要，然而派尔集合淋巴结却是产生活性浆细胞的基础。此外，它也是特定细胞系克隆扩增的场所，成熟的免疫细胞也是由此分散进入到循环当中，从而分布到整个固有层。分泌免疫球蛋白的浆细胞主要产生包裹有分泌成分的 IgA，后者则由肠上皮细胞输入到肠腔。在新生儿中，大量的 IgA 由母乳提供，这在一定程度上弥补了未成熟体液免疫系统的缺陷。

（十）母乳、哺乳期和细菌定植

有人认为，母乳比人工奶制品好 [62]。随着婴儿年龄的增长，母乳的成分也会发生变化，在纯母乳喂养的阶段，母乳的成分也并不一致，并且母体之间也会有很大的差异。生产后的前几天母体会产生初乳，虽然量较少，但其成分却与成熟乳汁不同。

1. 乳蛋白

母乳中含有大量的蛋白质，根据它们遇酸后是否会凝结成块而将其分为两类，即凝结蛋白质（酪蛋白）和不凝结蛋白质（乳清蛋白）。酪蛋白在淡奶环境中会形成胶束，并含有离子，特别是钙和磷。母乳中的主要酪蛋白是 β- 酪蛋白和 κ- 酪蛋白。乳清蛋白中，浓度最高的依次是 α- 乳清蛋白、乳铁蛋白、分泌型 IgA（sIgA）和血清白蛋白。

分泌型 IgA（母乳中 90% 的免疫球蛋白）具有显著的免疫效能，直接针对母体遇到的抗原而克隆出的其他免疫球蛋白。因此，IgA 可能是根据局部的环境而量身打造出来的。而且，免疫球蛋白可抵抗婴儿肠道的降解。

另外，母乳中还含有少量很重要的酶，如胆盐激活脂肪酶，它有助于消化母乳中的脂肪，并且该酶和乳腺分泌时包裹在母乳脂滴上的质膜，可以确保母乳脂肪更易消化。

实验表明，一些生长因子，如胰岛素样生长因子、转化生长因子和表皮生长因子，可促进胃肠道细胞增殖，在第一次喂食后，胃肠道细胞会迅速增殖，因此仔猪的肠道重量在 3 天内可增加 1 倍 [63]。

母乳中的激素包括胰岛素、甲状腺素和糖皮质激素，这些激素和其他因素（如核苷酸）都在肠道的成熟过程中发挥着重要作用。

母乳中也含有保护黏膜的物质，如前列腺素和磷脂。

2. 母乳中的非蛋白质成分

成熟母乳（产后至少 3 周产生的）中通常含有 4% 的脂肪 [64]，包括几乎所有的中链或长链脂肪酸甘油三酯，7% 的糖类，几乎所有的乳糖和 1%～1.5% 蛋白质（其中约 40% 为酪蛋白，60% 为乳清蛋白）。

初乳中脂肪和糖类的含量较少（约为成熟乳汁的 75%），但含有较多的乳清蛋白（约为成熟乳汁的 2 倍），以及高达 5～12 倍的 sIgA 和高浓度的营养因子，尤其是在产后的前 1～2 天 [65, 66]。相比之下，牛奶的情况就大不一样了，它的乳糖含量只有母乳的一半，脂肪含量也较少，而酪蛋白的含量大约是初乳的 3 倍且电解质浓度更高。

婴儿的胃不会产生太多的酸（新生儿胃 pH 是 4～5），因此胃蛋白酶的活性和蛋白质的消化能力非常有限。相比之下，胃在消化乳脂方面更为重要。胃脂肪酶活性在新生儿期就已经非常高（即使是早产儿），并且机体似乎需要这种酶来启动对质膜覆盖的乳脂肪球的分解，否则乳脂肪球会抑制胆盐激活脂肪酶（母乳的一种成分）的活性。

起初，未经修饰的大分子物质在整个肠黏膜中的转运量很大。当然这个过程是发生在胎儿体内，且羊水中存在的因子随后也会出现在胎儿循环中。此后，肠道的渗透性大大降低，这一过程被称为密闭。密闭的确切时间很难确定，它在人类身上发生的时间比其他一些哺乳动物身上发生的时间要早得多——大鼠在出生后很久才会发生密闭。当然，人体肠道在新生儿时期渗透性很强，而母乳中的营养因子可能会促进密闭的发生，这可能有助于预防感染。

3. 肠道菌群定植与菌群的发育

现在人们认识到，人类其实不是一个单一的有机体，而是许多不同生物共同生活的聚集地。如果对人体内或人体表面每个细胞的 DNA 进行测序，你会发现多达 99% 的基因并不属于人类，而是来自各种细菌、真菌、病毒、古细菌和其他生物。因为它们大多数都很小，所以如果按重量计算，我们大部分基因都来自人类自身的基因。构成菌群的绝大多数有机体都是对人体有益或至少是无害的，但对这些菌群与人类关系的阐述仍停留在早期阶段。胃肠道是这些共生菌数量最多的地方。出生前，胃肠道处于无菌环境，因此各个不同的物种是如何出现及后来是如何定居于此将会是一个非常有趣的问题。据推测，栖息在肠道中的物种对机体健康发展具有重要意义，而越来越多的资料也证实了这一点。此外，肠道菌群不仅与胃肠道本身的健康有关，而且与许多其他器官系统的健康也有关。一个有问题或病理性的菌群与坏死性小肠结肠炎、各种炎症性肠病、特异性反应、过敏（特别是对食物过敏原的病理敏化）、自身免疫性疾病、神经精神疾病（如自闭症和注意缺陷多动障碍）、糖尿病、肥胖及很多其他疾病的发展有关。

许多婴儿早期胃肠道的定植菌群来源于产道和母乳。因此，经剖宫产分娩或采用配方奶喂养的婴儿肠道内所含的菌群显然与经阴道分娩或母乳喂养的婴儿并不相同，这是由于剖宫产和配方奶喂养的婴儿有效避过了常见微生物的定居区。母乳喂养的婴儿其肠道定植菌群主要双歧杆菌和乳酸杆菌，而配方奶喂养的婴儿其肠道内定植的细菌总数虽然较少，但却含有更多的拟杆菌、肠球菌、奇异菌属、梭菌和厌氧链球菌。随着婴儿年龄的增长，肠道自身的成熟及食物种类和类型的变化，肠道内菌群的平衡也会发生改变，一般在3岁左右就会形成类似"成人"型的菌群。在一定程度上暴露于各种微生物环境似乎有助于防止病理性过敏的发生，因此，与家养动物和水媒微生物近距离生活和密切接触的儿童很少出现病理性过敏[67]。

抗生素治疗和住院治疗都可能以有害的方式改变肠道菌群。目前对这些特征的研究在很大程度上还远没有达到可将因果关系归因于某种特定菌群的存在或缺乏及人类宿主疾病状态出现的阶段。因此，认为通过使用益生菌、直接引入理想的微生物种群或通过使用抗生素或噬菌体药物减少不良菌群的方式控制菌群即可达到治疗目的的这一想法是不对的，因为上述做法根本起不到治疗效果。当然，针对这些问题的研究也会越来越多，但毫无疑问的是，科研人员会将这些新知识转化为新的医疗干预手段。目前，大多数研究都致力于寻找疾病与菌群的构成成分之间的可能联系。与成人相比，婴儿更容易受到沙门菌、弯曲杆菌和致病性大肠埃希菌的感染。

> **要点：肠道菌群的发育**
> - 出生之前，肠道是无菌的；出生后，肠道菌群发育迅速。
> - 母乳喂养和配方奶喂养的婴儿其肠道内的菌群不同。
> - 正常菌群的改变可能导致产后并发症的发生，如坏死性小肠结肠炎。

（十一）坏死性小肠结肠炎

坏死性小肠结肠炎（necrotizing enterocolitis，NEC）是新生儿最常见的胃肠道疾病。尽管发病率高并且也进行了大量的研究，但病因仍不清楚[68]。该病在早产儿中更为常见，而大约10%出生体重低于1500g的婴儿会发生NEC，并且早产儿出生得越早，就越有可能发生NEC。而在妊娠周期大于35周的婴

儿中却很少见NEC。足月新生儿如果出现NEC，通常出生后几天内就会发病，但对于胎龄较小的早产儿来说，可能在出生后几周才会发病。

将NEC发生的原因归咎于感染因素对大家来说是有说服力的，确实在晚期严重病例中，NEC的临床表现往往就是败血症。有时，患儿也会呈现出聚集性发病的情况，提示该病可能具有传染性的致病源。但是，很显然并没有一个特定的菌群导致了NEC。在许多NEC病例中都可见到患儿肠道内有大量的梭状芽孢杆菌，但这些细菌也普遍存在于健康的婴儿中，因此这一发现并不具有代表性。在母乳喂养的婴儿中，肠道内双歧杆菌往往占据优势，而在NEC病例中，它们的数量却很少，也许给予益生菌来促进双歧杆菌的生长，对机体可能具有保护作用[69]。母乳对NEC具有保护效应，并且乳汁内还含有抗炎物质，有时在早产儿母亲的乳汁中抗炎物质的浓度会更高[70]。此外，早产儿肠道中Toll样受体4（TLR-4）的表达增加，而TLR-4在肠道的正常发育过程中发挥着重要作用，然而革兰阴性细菌的内毒素可能与TLR-4结合，并通过多种不同的细胞因子介导炎症级联反应，最终导致肠缺血、细菌易位和全身败血症[71]。

早产儿NEC的临床表现通常是，起初肠内喂养进展可能非常顺利，但随后出现喂养不耐受，并可能出现腹胀和呕吐。另外，呼吸暂停也很常见，患儿可能无精打采或看起来不舒服。X线可显示肠襻扩张，肠内积气，如果病情发展到肠壁全层缺血和肠穿孔，则可见到腹膜内有游离气体。全身症状可能有体温过低、酸中毒和其他电解质紊乱，最终导致心力衰竭和多器官衰竭。

NEC治疗包括肠道休息（可能需要肠外营养）、一般支持治疗和抗生素治疗，如果病情恶化则需剖腹探查，术中可能需要切除缺血坏死的肠段，必要时还可能实施造瘘术。NEC的死亡率很高，尤其是出生体重小于1500g的婴儿，该病的死亡率可高达50%，而幸存者可能还会因短肠或吸收不良而导致其他并发症的出现。

> **要点：坏死性小肠结肠炎**
> - NEC是新生儿，尤其是早产儿胃肠道疾病的常见病因。
> - NEC的死亡率随着胎龄的减少而增加，并可高达50%。
> - 母乳可能在一定程度上能够预防NEC的发生。

三、肾脏系统的发育生理学

肾脏和尿道发育畸形是美国儿童肾衰竭最常见的原因[72]。在活产新生儿中，这种畸形的发生率可高达 1/100，其程度不等，从良性到无症状的重复肾再到致命性肾脏疾病，如双侧肾脏发育不全[73]。

（一）胚胎学和发育

1. 肾脏和泌尿道

发育完全的肾脏有两个胚胎前体：前肾和中肾。虽然两者最终都退化，但它们对正常的肾脏发育必不可少。前肾在妊娠第 4 周早期起源于间介中胚层，由胚颈部多个简单小管构成的还未发育的非功能性肾[72]；前肾小管汇入双侧导管，后者是 Wolffian（肾原性）管的前体，其尾部延长，与泄殖腔融合；妊娠第 4 周末，中肾在尾部向前肾发育，中肾是由发育良好的肾单位和血管球组成，这些肾单位和血管球流入 Wolffian 管，在 4 周左右的时间里中肾发挥临时肾的作用。尽管中肾在男性体内会留下多个分化成熟的组织器官，但在妊娠的前 3 个月结束时它们就退化了[74]。

永久性肾脏在妊娠第 5 周早期开始发育。在中肾管的尾端有一个向外突出的憩室，即输尿管芽，它是输尿管和肾集合系统的前身（图 9-9）。在下肢水平，输尿管芽会进入名为后肾原基的组织，这是间介中胚层的一个特殊部位，同时也是肾实质的前体，随后输尿管芽伸长形成输尿管，分支形成肾盏和集合管。每个集合小管的末端诱导后肾原基的细胞形成囊泡，囊泡伸长成为最终的小管（图 9-10）。

妊娠第 8 周左右，肾单位开始发育，它的发育成熟是以离心性模式出现，也就是说近髓肾单位先发育成熟，而后才是皮质肾单位。肾单位在妊娠 18 周后发育速度迅速加快，至 34～36 周时完成，每个肾脏拥有 80 万～100 万个肾单位[75]。在此之后，肾脏的生长主要是近曲小管的延长和间质组织的增加。输尿管芽诱导肾发生的异常是许多先天性畸形的基础，常见畸形的详细情况详见表 9-1。早产儿和低体重儿肾单位较少，导致肾单位滤过率过高及肾小球肥大[78]。肾单位数量不足可导致高血压、心血管疾病的发生，且这类人群在以后生活中也更容易产生肾脏疾病[79, 80]。

2. 膀胱

尿生殖膈将泄殖腔分隔为位于腹侧的尿生殖窦和背侧的直肠，而膀胱主要起源于尿生殖窦的膀胱部分，膀胱三角则起源于中肾管的尾端。随着中肾管并入膀胱，使得输尿管开始向膀胱开放，它们的开口位置由于肾脏上升的"牵引"而向上移动。起初，膀胱与尿囊（已退化的组织）在输尿管上部相连，而尿囊逐渐收缩成为脐尿管，而脐正中韧带就是脐尿管在成人中的体现。如果胎儿膀胱排空受阻，脐尿管可能会保持开放状态，从而使尿液渗漏到脐周围。

3. 肾迁移与血液供应

起初，左肾和右肾在盆腔中彼此靠近，妊娠第 9 周时，双肾迁移到腹腔的腹膜后，这也是成年人双肾所在的位置。这种大范围的迁移并不是肾脏本身的运动引起的，而是由胚体尾部向肾脏方向生长发育所致。因此，发育畸形在这一过程中很常见（表 9-1）。

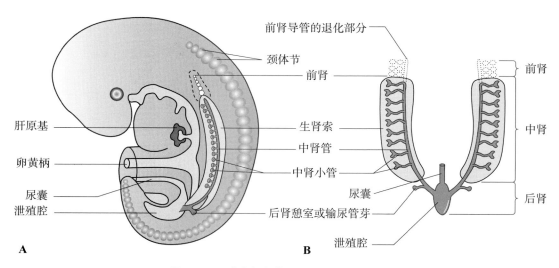

▲ 图 9-9　胚胎在妊娠第 5 周时的 3 组排泄系统

A. 侧面观；B. 腹面观，可见中肾小管已被向外侧牵拉，而其正常位置如 A 所示（经 Elsevier 许可转载，引自 Moore 和 Persaud[74]）

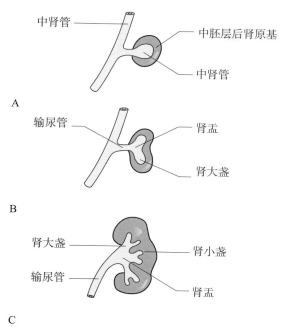

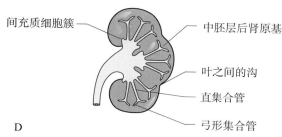

▲ 图 9-10　永久性肾脏的发育

后肾憩室或输尿管芽发育的连续阶段（妊娠第 5~8 周），从图中可以观察到输尿管、肾盂、肾盏及集合管的发育变化（经 Elsevier 许可转载，引自 Moore 和 Persaud[74]）

　　肾动脉和静脉起源于髂总血管的分支。随着肾脏的上升，肾动静脉从主动脉和下腔静脉依次接收更多新的分支，而原本起源于髂总血管的分支通常会退化。因此，它们的持续存在也解释了肾血管系统中的许多变化。75% 的成人一侧肾脏只有 1 条肾动脉供血，而 25% 的成人双侧肾脏可有 2~4 条副动脉[81]。这些动脉通常流入肾门部，但副动脉也可能是终末动脉，因此肾的某些部分容易发生缺血，而位于肾下极的动脉可能阻塞输尿管进而引起肾盂积水[82]。

4. 胎儿尿液生成和羊水过少序列征

　　胎儿肾脏在妊娠第 10 周时开始产尿，到妊娠第 20 周时尿量可占羊水总量的 90%。产尿的速度从妊娠 20 周的 0.1ml/min 增加至妊娠 40 周的 1ml/min，这已远远超过新生儿期尿液的生成速度[83]。胎儿尿量可通过超声测量，在子宫胎盘功能不全的情况下，测量值的过低则预示围产期结局的不良[84]。羊水量过少将导

致羊水过少序列征，该病具有特征性的面部特征，称为 Potter 面容，包括小下颌、眼距增宽、鼻梁扁平及耳朵较正常偏低、耳郭巨大且缺乏软骨[85]。与羊水过少序列征相关的骨骼异常包括马蹄内翻足、髋关节发育不良、脊柱侧弯、斜颈和挛缩。羊水对肺的正常发育也是必不可少的，羊水过少引起的肺发育不全是导致婴儿高死亡率的主要原因[86]。胎儿每天吞下大量的羊水，而这些羊水又被肠道吸收。然而，胎儿的肾脏直到出生后才承担起排泄的作用，因此，胎儿的代谢废物是通过胎盘转运至母体肾脏而排出的（表 9-1）。

（二）发育生理学

1. 肾小球滤过

　　肾小球滤过是水和溶质通过肾小球滤过膜的过程。除了含有很少的蛋白质外，超滤液几乎和血浆一样。超滤速率由四个因素决定：①贯穿毛细血管壁的 Starling 力的平衡；②血浆流速；③肾小球毛细血管壁通透性；④毛细血管表面积。

　　量化测量肾小球滤过率（glomerular filtration rate，GFR）对合理用药和监测慢性肾脏疾病具有重要意义。如果需要将小婴儿和成人的直接测量值进行比较，就需要根据参考标准来进行换算。虽然不能直接测量肾脏的重量，但肾脏重量和绝对 GFR 与体表面积（body surface area，BSA）有很好的相关性。根据 BSA 计算得出的 GFR 消除了因儿童体型变化所引起的变异度[87]。儿童和青少年的体表面积可根据以下公式[88] 计算。

$$BSA（m^2）=0.024\,265 \times 体重^{0.5378} \times 身高^{0.3964}$$

　　测量 GFR 最常用的方法是基于清除率的概念。物质 X（Cx）的肾清除率可用以下公式表示。

$$C_X = U_X V / P_X$$

　　其中 Ux 是尿液浓度，Px 是血浆浓度，V 是尿液流速。如果一种物质被自由滤过而没有被肾脏代谢、合成或转运，那么它的清除率就等于 GFR。

　　尽管 GFR 很重要，但精确测量仍是个问题。肾的菊粉清除率仍是衡量各年龄组 GFR 的金标准。然而，它的实用性易受到有效性、检测困难和儿童尿液样本收集等实际问题的影响。当存在膀胱输尿管反流和阻碍膀胱完全排空的疾病时，尿量的测量就会不准确[89]。肌酐由肾小管细胞自由滤过和分泌，但数值却会受到饮食和肌肉质量的影响。此外，在肾功能不全的情况下，肾脏对外源性肌酐的清除率显著增加，因此 GFR 往往被高估[90]。虽然，用放射性核素测定 GFR 十分准确，但它不是儿童的理想药物，特别是对

表 9-1　泌尿道常见畸形及其胚胎起源

疾　病	胚胎学病因	临床表现
肾缺如	• 输尿管芽与后肾中胚层连接失败 • 严重发育不良肾脏的完全退化	• 活产婴儿单肾缺如的发病率为 1/1000，通常是偶然发现的，在未来出现慢性肾脏疾病的风险更高 • 活产婴儿双肾缺如的发病率为 1/（10～30 000）。胎儿无尿导致羊水过少，通常是致命的
重复尿道	• 输尿管芽分裂 • 输尿管芽重复	• 输尿管裂合并一侧肾分裂或额外肾 • 受累侧各有 2 个输尿管和各自的肾脏
异位肾	• 当肾脏位于胎儿骨盆时，肾脏中止或异常迁移和（或）融合	• 盆腔肾——单侧无法上升，并且也无症状，但可能与肿瘤混淆或在手术中受到损伤 • 交叉异位——一个肾移向对侧，可能会发生肾脏融合 • 盘状肾或"饼状"肾——肾脏在骨盆内完全融合，而融合的肾位于膀胱上方，并且输尿管也很短 • 马蹄肾——活产婴儿发病率为 1/500（7% 的马蹄肾患者合并有特纳综合征），特点是肾的上极或下极发生融合（通常都是下极）。由于肠系膜下动脉的根部阻止了 U 形肾的正常上升，因此它位于下腹部，通常也不会出现症状
肾脏发育不良或发育不全	• 输尿管芽诱导肾发生失败	• 病变可以表现为肾脏萎缩但含有少量正常的肾单位，也可以表现为肾小管有各种各样缺陷，但肾脏大小正常。此外，发育不良的肾脏也可能是多囊肾，这些疾病通常会在出生前或出生后的前几年就会自行发病，并且这些疾病也是全世界学者公认导致肾衰竭最常见的原因，其分子机制正在研究之中 [76]
肾母细胞瘤	• 肾原性停滞：由间质分化失败引起的异常结构	• 儿童肾脏恶性肿瘤的发病率为 1/10 000。肾原性停滞在肾母细胞瘤患儿中更为常见 [77]

GFR 需要反复评估的儿童。

目前对 GFR 的测量已使用了其他标记物。碘海醇是一种非离子型对比剂，即使在肾功能不全的情况下，也可以较高剂量进行放射造影。半胱氨酸蛋白酶抑制药 C 是一种内源性半胱氨酸蛋白酶抑制药，它可以在体内不断产生并且在肾小球自由滤过，且不受炎症、性别、肌肉质量和 1 岁以上年龄的影响。利用碘海醇血浆清除率和血清半胱氨酸蛋白酶抑制药 C 的方程式来计算 GFR 似乎非常准确，但这些测定方法还没有得到广泛应用 [91]。从滤纸上的血迹中可以准确定量碘海醇，这可能有助于患者在家中的后期取样。此外，碘海醇也可以作为一种流行病学工具 [92]。

通常用 Schwartz 公式计算儿童的 GFR，该公式已经过多次迭代，并引入了新兴的生物标记物和更精确的实验室分析 [93]。完整的 Schwartz 方程使用碘海醇血浆清除率作为金标准，目前又加入了血清肌酐、血尿素氮、半胱氨酸蛋白酶抑制药 C、身高和性别。一个仅使用身高和肌酐的简易床旁版本显示出较好的准确度，但与测量的 GFR 相关性较差，也会高估疾病的进展速度。为了利用内源性标记物进行精确的 GFR 估算，建议使用完整的 Schwartz 方程 [94, 95]。

妊娠第 9 周，肾小球开始发挥滤过功能，胎龄 30 周的早产儿其 GFR 为 12ml/(min·1.73m^2)，足月时可达 20ml/(min·1.73m^2)。胎儿出生后，肾脏仍会快速发育直至完全成熟，GFR 每 2 周即可增加 1 倍，这一比例的上升在早产儿和低体重儿中均可看到 [96, 97]。到 1.5—2 岁时，GFR 的数值（对 BSA 校正后的数值）达到成人水平 [98]。婴儿 GFR 低主要由肾素 - 血管紧张素系统介导的血管收缩引起，这可能是一种必要的适应过程，以防止因肾小管未成熟而导致体液和电解质的过度丢失 [99]。

2. 肾小管功能

(1) 钠：滤过钠排泄分数（fractional excretion of sodium，FE$_{Na}$）从妊娠 30 周的 12.8% 降至 38 周的 3.4%，但正常成年人钠的 FE$_{Na}$ 仅为 1% [100]。早产可导致盐的大量消耗，进而引起低钠血症，而足月新生儿保存生长所需的钠和排出钠的能力都很有限。因此，足月新生儿使用过多的钠可导致细胞外容量增多、水肿和重度高钠血症，并产生严重的短期和长期后果 [101, 102]。在出生后的前几天，钠的排出量通常超过经口摄取量（母乳或配方奶），从而导致钠的负平衡，进而引起体重下降。随着 FE$_{Na}$ 的逐步下降和口服摄入量的增加，出生体重会在 5～7d 内得到恢复。肾脏的排钠能力大约在 1 岁左右成熟 [103]。

肾单位会通过不同的机制对钠进行重吸收。其中对钠离子重吸收的一个关键成分是位于小管细胞基底外侧膜上的 Na^+-K^+-ATP 酶，它能将钠从细胞中主动转运到细胞间质和管周毛细血管中，从而为管腔中 Na^+ 的重吸收创造一个电化学梯度（图 9-11）。这种活动通常需要通过特定的转运蛋白介导，并且许多其他电解质和化合物的转运也都要与之偶联才能转运。尽管新生儿肾脏对盐皮质激素的敏感性不高，且其近曲小管和远曲小管的重吸收机制也尚未成熟，但醛固酮对于保持适当的钠潴留却是必不可少的[104]。

(2) 水：婴儿的营养物质完全是液体形式的，因此必须保持高的尿流率才能维持体液平衡。而这都需要通过滤过水排泄分数（fractional excretion of water，FE_{H_2O}）来实现。近曲小管对水的重吸收是等渗性重吸收。但新生儿血浆蛋白水平降低，因此从管腔到毛细血管的静水压和渗透压降低，导致近端小管对水的重吸收减少。远曲小管对水的重吸收受抗利尿激素（antidiuretic hormone，ADH）的调节，而即便是早产儿对 ADH 也很敏感。新生儿从出生第 2 天起就能适当调整排尿量，FE_{H_2O} 可高达 13%（成年人也具有类似的数值，并且每天会产生 20L 尿）[105]。

新生儿出生时的最小尿浓度与成人水平相等，为 50mmol/kg，但最大尿浓度仅有 600～800mmol/kg，大概只到年长儿的 50%。这是新生儿体内 Henle 襻缩短及髓质间张力降低的结果（尿素水平较低，反映了生长期婴儿的合成代谢状态）。假设溶质负荷为 10～15mOsm/kg，为防止溶质滞留所需的最小尿流率为 25ml/(kg·d)[106]，此数值换算成尿量约为 1ml/(kg·h)，因此可以将该数值作为判断肾衰竭的依据。

(3) 钾：未成熟肾脏排钾的能力很低。新生儿可以排出 9% 的滤过钾，而儿童和成人可排出约 15% 的滤过钾。钾排泄的主要部位是远曲小管和皮质集合管。醛固酮通过作用于该区域的主细胞，增强基底外侧膜上钠泵的活性，从而提高细胞内钾浓度。此外，它还增加了管腔膜对钾的渗透性，从而促进钾的排泄。虽然婴儿醛固酮的水平很高，但细胞对醛固酮的反应减弱。此外，较低的管内流动速度会导致细胞外较高的钾浓度，从而降低扩散梯度。而管腔内流速在婴儿 3 月龄左右时才能达到正常值。婴儿排钾能力的降低可能只在用药过量或病理性细胞释放的情况下才有意义。一旦出现这种情况，高钾血症可能很快会出现[107]。

(4) 葡萄糖：葡萄糖在近曲小管的起始段被立体特异性转运蛋白完全重吸收。该过程涉及继发性主动转运且具有可饱和的特点（图 9-11）。当对 GFR 进行校正后，足月儿葡萄糖阈值与年长儿和成人一样。然而，早产儿却表现出明显的葡萄糖消耗，这可能是由肾单位数量减少、基底外侧膜钠泵活性降低或转运蛋白的表达及密度改变所致[108]。

(5) 磷酸盐：正常婴儿的快速生长需要磷酸盐处于正平衡状态。虽然血浆磷酸盐在胎儿期和婴儿期的水平较高，但随着年龄增长其水平却不断降低。新生儿磷酸盐排泄分数的降低，并非是由新生儿 GFR 降低所致。相反，未成熟肾脏的近曲小管和远曲小管对磷酸盐的重吸收能力增强，且这种重吸收能力的增强与甲状旁腺激素活性和膳食中磷酸盐含量无关。生长激素可能对磷酸盐的重吸收具有一定调节作用，这表明该过程是机体对磷酸盐需求的一种适当的生理反应，而非肾脏系统的不成熟导致[109]。

(6) 酸碱平衡：新生儿维持酸碱平衡的能力下降有几个原因，包括重吸收碳酸氢盐、分泌有机酸和产氨的能力下降，以及可滴定酸（特别是磷酸盐）的水平较低。然而，即使是早产儿，出生 1 个月后也可以获得尿液酸化的能力，这表明远端肾小管氢离子的分泌是可以诱导的，而与肾脏的胎龄无关[110]。

85%～90% 的碳酸氢盐在近曲小管被重吸收，这是一个能量依赖的过程，需要近曲小管分泌氢离子来

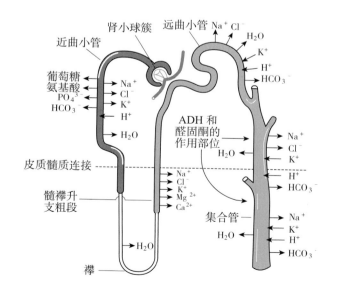

▲ 图 9-11　水、电解质的排泄和重吸收

在抗利尿激素和高渗性髓质的作用下，水与葡萄糖、氨基酸、磷酸盐、钠和碳酸氢盐在近曲小管被重吸收，而在远曲小管中，钠在醛固酮的作用下被重新吸收，并伴有钾离子和氢离子的排出（经 Elsevier 许可转载，引自 Cumming 和 Swainson[160]）

交换钠离子。早产儿肾脏的碳酸氢盐阈值（尿液中的水平）为 18mEq/L，足月新生儿约为 21mEq/L，1 岁左右上升至成人水平，为 24～26mEq/L[111]。碳酸氢盐重吸收减少可能是由于管腔 Na^+-H^+ 逆向转运蛋白的不成熟及 Na^+-K^+-ATP 泵的活性降低，导致钠的驱动力不足所致。氢离子分泌的主要部位是远曲小管，而成熟的远曲小管能以 1000∶1 的比例逆浓度梯度排出氢离子［相比之下，近曲小管中的继发性主动转运的梯度仅为（4～10）∶1］[112]。

(7) 氨基酸：婴儿在出生后的前几周可出现一过性的生理性氨基酸尿，这未必是一种全身性疾病，因为并非所有疾病都能导致类似程度的氨基酸尿[113]。氨基酸由肾小球自由滤过，成人近曲小管通过继发性主动转运使氨基酸逆浓度梯度穿过管腔膜并促进其在基底外侧膜的扩散，可重吸收 98%～99% 的氨基酸（图 9-11）。这些特殊的转运系统从出生起就存在，但由于尚不清楚的原因，因此并没有在一开始就充分发挥作用[114]。因此，新生儿和婴儿更容易受到饮食中蛋白质含量不足的影响。例如，牛磺酸对视网膜发育非常重要，但有研究表明，接受 PN 的低体重出生婴儿若未额外补充牛磺酸，其血浆中牛磺酸的含量很低[115]。

(8) 控制系统：胎儿体内肾素的水平很高，足月时其肾素水平大约是成人的 2 倍。出生后前几周肾素水平仍会上升，之后开始逐渐下降，直到 6—9 岁达到成人水平。肾素是血管紧张素 Ⅱ（angiotensin Ⅱ，A Ⅱ）生成的限速步骤，因此后者的生成模式与肾素的类似。A Ⅱ 对发育中的肾脏系统有重要的营养作用。因此，妊娠中晚期母体应用血管紧张素转换酶抑制药（angiotensin-converting enzyme inhibitors，ACEI）可导致胎儿肾发育不良、肾衰竭、羊水过少及肺发育不良[116]。对于成人而言，A Ⅱ 是一种强效的全身性血管收缩药，虽然它会减少肾血流量，但同时又通过收缩出球小动脉来保持肾小球滤过率。A Ⅱ 也能升高新生儿的全身血压，但升高的程度降低，这可能是由于新生儿体内 A Ⅱ 水平较高，已经占据了大部分 A Ⅱ 受体所致。前列腺素是拮抗 A Ⅱ 作用最重要的平衡因子，并可介导入球小动脉的扩张。

(9) 肾血流量：胎儿时期，流经肾脏的血流量占心输出量的 2.5%～4%，出生 24 小时为 6%，1 周时为 8%～10%，6 周时为 15%～18%。有效肾血浆流量在 12～24 个月内达到成人水平（对 BSA 进行校正后）[117]。新生儿肾脏可以在全身灌注压适当下降的情况下自动调节其血流量，尽管这种反应似乎效率不高。由于肾内血流量分布不同，新生儿流经肾脏的血液大部分都流向了近髓肾单位，因此皮质肾单位出现缺血的风险比较高。随着个体成熟，肾血流量可能由于心输出量、灌注压和肾血管阻力的改变而逐渐增加。虽然 A Ⅱ 在维持血管基础张力方面似乎很重要，但其他神经体液因子也发挥着作用，包括 ADH、心钠素、腺苷和内皮素[118]。

（三）儿科肾脏疾病

1. 急性肾损伤

改善全球肾脏病预后组织（Kidney Disease Improving Global Outcomes，KDIGO）指南将急性肾脏损伤（acute kidney injury，AKI）定义为肾功能在 7 天或更短时间内的突然下降[119]。它的特征是肾脏不能完成其排泄功能，且不能适当地调节体液和电解质平衡。AKI 的病因可分为肾前性损伤、肾性损伤和肾后性损伤（表 9-2）。其病因与年龄有关：新生儿好发皮质坏死和肾静脉血栓，而儿童好发溶血性尿毒症（hemolytic uremic syndrome，HUS），年龄较大的儿童和青少年则好发快速进展性肾小球肾炎（rapidly progressive glomerulonephritis，RPGN）。

住院儿童的 AKI 可能是多因素引起的，肾前性、缺氧/缺血和肾毒性损害已成为重要的致病因素。高危人群包括患有败血症、接受干细胞移植、接受体外循环或体外膜氧合的儿童及低体重出生儿/早产儿[120]。

在单中心开展的多项流行病学研究主要针对的是急性起病的儿童，但由于缺乏 AKI 标准化定义而受到限制。尽管如此，在过去的 20～30 年里，导致 AKI 的主要病因似乎已从原发性肾脏疾病转变为全身性疾病。此外，总体发病率的增加，也反映了有创治疗的增加及危重症儿童疾病严重程度的升高[121]。急性透析质量倡议（Acute Dialysis Quality Initiative，ADQI）工作组是第一个尝试使用 RIFLE 标准来定义 AKI 的组织[122]。该 RIFLE 标准之后历经三次修改衍生出目前的三个标准：①儿童的 RIFLE 标准（pRIFLE）；②急性肾损伤网络（acute kidney injury network，AKIN）分级；③KDIGO 指南[119,123,124]。以上标准均以血清肌酐为生物标志物，以尿量为临床测量标准，而这三种标准都可以用于儿科 ICU 患者，并且效果很好，但在发病率（37%～51%）和分级上存在一定差异[125]。虽然以上三项标准都有各自的优点，但仍然需要采用单一的定义。

使用肌酐作为生物标志物实用但还不够精准。肌

表 9-2 新生儿和儿童急性肾损伤的病因

类 型	病 因
肾前性损伤	**血管内容量减少** • 脱水 • 肾性盐耗或肾上腺疾病 • 出血 • 第三间隙丢失：败血症、创伤 **肾的低灌注（血管内容量正常）** • 心力衰竭 / 心脏压塞 • 肝肾综合征
肾性损伤	**急性肾小管坏死** • 缺血 / 缺氧损伤 • 药物导致，如氨基糖苷类、对比剂 • 毒素 　－ 内源性，如血红蛋白、肌红蛋白 　－ 外源性，如甲醇、乙二醇 **间质性肾炎** • 药物导致，如青霉素、NSAID、磺胺类药物 • 特发性 **快速进展性肾小球肾炎** **血管病变** • 肾动静脉血栓形成 • 皮质坏死 • 溶血性尿毒症 **尿酸性肾病与肿瘤溶解综合征** **先天性异常** • 发育不全 / 异型增生伴或不伴梗阻 　－ 特发性 　－ 母体用药，如 ACEI、NSAID • 多囊肾病
肾后性损伤	**先天畸形** • 后尿道瓣膜症 • 输尿管囊肿 • 膀胱输尿管反流 • 腹肌发育缺陷综合征 **获得性梗阻** • 肾结石 • 肿瘤，如骶尾部肿瘤

ACEI. 血管紧张素转换酶抑制药；NSAID. 非甾体抗炎药

酐是衡量肾功能而不是损伤的指标，其血清水平在损伤后 48～72h 才会升高，然而在这个时间段内患者早已发生了严重的肾损伤。因此，我们需要更敏感的生物标志物以实现早期诊断，从而及时实施保护和准备预防措施。而最有希望的标志物包括血浆半胱氨酸蛋白酶抑制药 C、中性粒细胞明胶酶相关脂质运载蛋白、尿白细胞介素 -18 和肾损伤分子 -1 [126]。

2. 肾前性损伤

当肾脏血流量减少时，就会发生肾前性损伤。如果缺血时间过长，则可能出现缺血 / 缺氧性急性肾小管坏死。当然这一过程并非突然出现，因为只要肾脏本身没有疾病就可以及时逆转这种损伤 [127]。其代偿机制主要是肾脏合成的前列腺素使入球小动脉扩张，但应用环氧合酶抑制药可能会削弱扩张效应。因此，虽然使用布洛芬或吲哚美辛可促进早产儿动脉导管闭合，但它们都可能会导致肾功能不全，尽管使用布洛芬的风险比吲哚美辛小 [128]。

尿液参数也可有助于区分肾前性损伤和肾性损伤。当灌注压降低时，功能正常的肾小管将适当的保存钠和水，生成渗透压为 400～500mOsm/L、尿钠浓度为 10～20mEq/L、滤过钠排泄分数小于 1% 的浓缩尿。但新生儿肾小管此时并未成熟，因此当灌注压降低时，肾脏只能生成渗透压 > 350mOsm/L、钠 < 30mEq/L、滤过钠排泄分数 < 2.5% 的浓缩尿。

持续受损的肾小管无法以这种方式保存钠，因此最终生成渗透压 < 350mOsm/L、钠含量 30～40mEq/L、滤过钠排泄分数 > 2% 的稀释尿，但所测得的这些数值是建立在低灌注开始前肾小管功能正常的基础上。因此，对于那些患有先天性肾脏疾病或已应用过利尿药患者的尿液成分，用这些数值就很难解释了 [129]。

3. 肾性损伤

尽管细胞损伤的机制尚未清楚，但缺血 / 缺氧性 AKI 的特点是肾脏早期出现血管收缩，随后出现斑片状肾小管坏死。而且早期即可出现 ATP 的耗竭，从而导致细胞骨架破坏和细胞极性的丧失，以及管腔和基底外侧膜上 Na^+-K^+-ATP 酶的丢失。有研究表明，这种机制同样也可导致移植肾的肾功能障碍 [130]。此外，一氧化氮和内皮素对血管张力调节的改变，以及活性氧和氮分子的产生也可引起同样的损伤 [131]。

肾毒性损伤可由多种药物引起，而氨基糖苷类药物诱发的肾毒性最为常见，这可能与近端小管的溶酶体功能障碍有关。这类药物损伤的发生率与剂量和时间有关，因为一旦停止用药通常就可以逆转这种损伤。尿液中的血红蛋白或肌红蛋白可通过多种机制导致肾小管损伤，包括血管收缩、肾小管腔内管型和（或）血红素蛋白诱导的氧化应激反应 [132]。

儿童急性淋巴细胞白血病和儿童 B 细胞淋巴瘤极其容易导致尿酸性肾病和肿瘤溶解综合征，其发病机制很复杂，但其中一个重要的机制是与尿酸结晶在肾小管或肾血管的沉淀有关。肿瘤细胞的快速分解会导致严重的高磷血症，随后磷酸钙晶体的沉积也会导致 AKI。而越来越多的研究者对尿酸在热损伤和其他病因所致 AKI 中的可能作用产生了兴趣 [133]。

4. 预后

AKI 绝对不是一个好的诊断，它的存在使儿科 ICU 中合并各种疾病的患儿的死亡率显著增加，而且它会明显延长患儿在 ICU 和普通病房的停留时间 [120, 125]。在 AKI 后存活的患儿中，尽管大多数患儿的肾功能得到了临床恢复，但一项研究却表明，176 名儿童中，有 34% 的患儿在发生 AKI 后出现肾功能下降或从三级医疗机构出院后需行透析治疗 [134]。这可能是由 AKI 后肾脏组织修复常不完全，并出现进行性局灶性小管间质纤维化所致 [121]。显然，从 AKI 中恢复的儿童在今后生活中仍然存在肾功能损害的风险，并且无论其年龄多大及是由何种因素诱发 AKI，结果都是如此 [135, 136]。有研究学者已经提出了"急性肾脏疾病"这一术语，并用它来定义 AKI 后病理生理仍继续进展的患者的临床病程 [137]。

5. 慢性肾脏疾病

慢性肾脏疾病（chronic kidney disease，CKD）的定义是肾脏结构或功能的异常持续 90 天以上。尽管有人认为 GFR ＜ 75ml/(min·1.73m^2) 可能更适合用于 2 岁以上儿童、青少年和年轻人的 CKD 诊断，但目前诊断 CKD 仍然采用的是总 GFR 的临界值小于 60ml/(min·1.73m^2) [138]。CKD 的特征是肾功能进行性下降并伴有明显增加的患病率和死亡率。从出生前开始，它就可以发生于任何年龄段；而由于胎盘发挥了肾脏作用，因此，即使是致命的肾脏畸形也可能在几天内不引起生化指标的紊乱。表 9–3 列举了已确定有肾衰竭（established renal failure，ERF）的病因 [139]。

与年龄相仿的对照组相比，心血管疾病在 ERF 患儿中更为常见，在接受透析的患儿中，ERF 所造成的死亡率可高达 30% [140]。生长迟缓与 GFR 的下降成正比，并且接受透析的儿童要比接受保守治疗或移植治疗的儿童更容易出现生长迟缓。而导致生长不良的因素包括代谢性酸中毒、肾性骨营养不良、营养不良、糖皮质激素治疗及对生长激素的反应性降低。此外，移植后追赶性生长不良，可造成 60% 的 CKD 患儿成年后身材矮小。尽管并不是每个患儿都能保持对重组生长激素（recombinant growth hormone，rGH）具有临床反应，并且有些人担忧移植后应用 rGH 可能会加剧排斥反应，但每日透析和使用 rGH 仍可能对改善病情有所帮助 [141]。另外，已有研究表明 CKD 可以造成多种神经认知功能的缺陷，从注意力无法集中到无法

表 9–3 英国儿童肾衰竭的病因和患病率

病　因	患病率
肾发育不良伴或不伴反流	35
梗阻性肾病	19
肾小球疾病	11
先天性肾病	10
肾小管间质疾病	7
肾血管性疾病	5
多囊肾	4
代谢性疾病	4
诊断不明	3
恶性肿瘤及相关疾病	2
未登记	1

经 Karger Publishers 许可转载，引自 Hamilton 等 [139]

使用精细语言表达甚至是更严重的发育迟缓，而改进透析液的配制、纠正营养不良和减少铝的接触都能够改善 CKD 的预后 [142]。

对儿童慢性肾病的治疗并不容易，透析及其所需的血管通路又带来了特殊的问题（见第 30 章）。虽然只有一项着眼于严格控制血压的临床试验证明了所有能够改变 CKD 疾病进展的治疗方法 [143]，但目前人们正在研究尿液和血清中新的生物标志物以监测和量化 CKD，这他们对发展新的治疗策略可能也会有所帮助 [144]。

6. 多囊肾病

儿童多囊肾病主要包括常染色体显性遗传多囊肾病（autosomal dominant polycystic kidney disease，ADPKD）和常染色体隐性遗传多囊肾病（autosomal recessive polycystic kidney disease，ARPKD）。在世界范围内，ADPKD 是最常见的遗传性肾脏疾病，在活产婴儿中的患病率为 1/400～1/1000，但只有大约 2% 的病例出现在儿童时期。相比之下，ARPKD 是一种儿童疾病，它在活产婴儿中的患病率为 1/40 000～1/10 000，因此在儿科临床工作中，可以发现这两种疾病的患病率大致相等 [145]。在 ADPKD 患者中，约 5% 的肾小管形成上皮性囊肿并随后与其母小管分离（通常在约 2cm 处分离），而囊肿生长和进行性肾损害会导致双肾严重肿大。此外，该病还能导致肝囊肿和颅内动脉瘤。在 ARPKD 患者中，如果肾囊肿起源于远端集合管，尽

管它也会引起进行性的肾功能损害，但不会导致肾肿大。先天性肝纤维化是 ARPKD 的常见特征，尽管肾脏症状在 ARPKD 的早期更为常见，而肝脏症状则在晚期更为常见。在年长儿中，肝纤维化和门脉高压往往是主要的临床表现，但肝肾联合移植已成功地应用于 ARPKD 的临床治疗中 [146]。

ADPKD 主要是由两个基因的突变引起的：第 1 个基因是位于 16 号染色体上编码多囊蛋白 1 的 *PKD1*，并且前者也是一种跨膜蛋白（85% 的患者都是该基因突变引起的），第二个基因是位于 4 号染色体上编码多囊蛋白 2 的 *PKD2*。然而，ARPKD 则是由 6 号染色体上的 *PKHD1* 基因突变引起的，其编码蛋白为聚导蛋白。这三种蛋白都存在于初级纤毛中，它们似乎相互作用并共享可改变细胞内钙和 cAMP 水平的胞内信号通路。而通过对这些通路的研究证明目前已产生了新的治疗策略。托伐普坦是血管加压素 V2 受体的一种拮抗药，因为它可以降低囊性组织中 cAMP 的水平，所以它能够有效延缓成人囊性肾病的进展，而它在儿童患者中的作用研究也正在进行 [147]。此外，还有部分研究人员也正在对肾素 – 血管紧张素系统在 ARPKD 中的作用及普伐他汀在儿童患者中的应用进行研究 [148]。

肾囊肿也可以在患有其他疾病的时候发生。肾消耗病（nephronophthisis，NPH）是一种慢性肾小管间质性肾炎，该病婴儿型的特征是肾脏皮质出现微小囊肿，到 5 岁时可发展为 ERF，而青少年型出现囊肿的时间要晚的多 [149]。高达 20% 的结节性硬化症（tuberous sclerosis complex，TSC）患者将会出现双侧多发肾囊肿。在 TSC 散发病例中，75% 的患者都有 *TSC2* 基因的突变，而该基因位于 16 号染色体 *PKD1* 基因的 48 个碱基对内。

7. 腹肌发育缺陷综合征

腹肌发育缺陷综合征（prune belly syndrome，PBS）在活产婴儿中的发病率为 1/40 000～1/29 000 [150]。男性患病率是女性的 20 倍，双胎患病率是单胎的 4 倍，胎儿母亲的生育年龄越小，胎儿患病的风险更高 [151]。腹部肌肉异常、双侧隐睾和输尿管扩张构成该综合征的三联征，它的名字来源于腹壁特有的皱褶和修剪状外观，腹内正常的肌肉组织无法发育 [152]。尿路异常包括巨膀胱、输尿管弯曲扩张及巨输尿管、肾盂积水或肾脏发育不良。

PBS 的发生机制尚不清楚，某些理论认为早期尿道梗阻导致膀胱扩张、腹壁肌肉组织退化及阻止睾丸下降。另一个更有说服力的理论认为，在妊娠第 6～10 周，间充质细胞的异常发育，也称为中胚层发育中止，这是潜在的致畸原因，肾脏内所见的大量胶原、平滑肌、纤维和结缔组织也支持了此种理论，而单纯的梗阻性病变理论却很难解释这些特征 [153]。

可以尝试通过膀胱 – 羊膜腔分流术或胎儿膀胱镜来减轻宫内胎儿的下尿路梗阻，并且研究人员已经研发了多种量化评分系统以便于实施适当的靶向治疗 [154]。另外，约 30% 的患儿因肾发育不良和感染后瘢痕形成而引起肾衰竭。与其他原因所致的肾衰竭的儿童相比，PBS 患儿不仅透析的时间更早，且死亡率也高于其他患有梗阻性尿路疾病的儿童 [155]。但对于那些需要腹膜透析的患儿，腹壁畸形似乎不会增加腹膜透析并发症的发生率 [156]。

> **要点：肾脏系统**
> - 肾功能的差异可能会造成电解质紊乱，使新生儿更容易出现液体和电解质输入过量的情况。
> - 由于新生儿碳酸氢盐重吸收能力和排酸能力的不成熟，机体纠正酸碱失衡的能力降低。
> - 由于早产儿肾单位和葡萄糖转运蛋白数量减少，因此早产儿葡萄糖的消耗增加，这可能会导致渗透性利尿和低血容量。

第 10 章　药理学

Pharmacology

Jean X. Mazoit　著

汲　玮　译　　张马忠　校

一、概述

小儿并非缩小版的成人，他们体内的氢化物含量、中央和外周血的分配、代谢率、肺容量、心脏和血流动力学参数等与成人明显不同。但小儿亦是缩小的成人，因为他们的未来潜力蕴藏在他们的基因中。虽然出生早期一些表型可能尚未表达，但大多数遗传性状在出生时已完全表达。

二、胎儿、新生儿、婴儿和儿童药物吸收、分布、蛋白结合、代谢和消除系统的发育 [1]

（一）吸收、分布和消除

1. 容量、流量和速率

新生儿、婴儿和成人机体构成差异较大（见第 11 章）。体内含水量尤为如此，体内含水量占体重比从孕 26 周和 31 周婴儿的 80%～85% 下降到足月时的 75%，青少年期减少到 60%。细胞外液容量主要通过出生后的钠摄取调节，从妊娠 26 周时占体重的 65% 下降到足月时的 40%，10 岁时下降到约 20% [2, 3]。因此，亲水性药物如琥珀酰胆碱，在新生儿和婴儿的分布容积大于较大儿童。胎儿出生时细胞膜也不成熟，如药物主动外排系统在出生时尚未完全成熟，新生儿对许多疏水性药物的脑生物利用度（本章使用"疏水性"来代替"亲脂性"）高于儿童或成人 [4, 5]。心输出量也不同且与体表面积密切相关。新生儿基于体重的吸入麻醉药中央室容积高于成人。

2. 比例校正

直至最近，矫正上述差异的唯一方法是使用"三法则"，即先除以 70kg 或 1.73m² 再乘小儿体重或体表面积。目前已有其他方法可用 [6-8]。异速生长比例模型认为，药代学参数如代谢速度或清除率与相应的成人参数的经验幂相关。

$$CL_{Ped} = CL_{Adult} \left(\frac{BW_{Ped}}{BW_{Adult}} \right)^x$$

其中 CL_{Ped} 和 CL_{Adult} 分别是儿童和成人的参数（这里为清除率），BW_{Ped} 和 BW_{Adult} 分别是儿童和成人的体重，x 是经验比例因子。这种方法在与药代动力学（PK）或药效学（PD）模型结合时具有良好的预测能力（图 10-1）[9]。异速生长模型无法解释发育过程的所有变化。因此，如生理学模型等其他方法可能提供更为准确的结果 [7, 10]。

3. 摄取和吸收

胃的 pH 出生后迅速从 1～3 增加到 5～7，并在生命的第 1 个月保持基本状态 [11]。新生儿胃排空和肠蠕动也比婴儿和成人慢。由于膜运输、胰腺酶活性和胆汁盐分泌尚未成熟，胃和肠吸收速率和程度是可变的。该年龄段口服药物的生物利用度和吸收率不稳定。此外，由于肝脏代谢不成熟，新生儿的首过效应通常会降低。因此，在某些情况下，药效可能会提高。

婴儿和儿童的其他途径吸收通常很快，如咽喉部局部麻醉后，利多卡因浓度可在 2～4min 后达峰值 [12]。年轻患者利多卡因毒性反应常于伤口浸润后发生。药物吸收的速率和程度取决于药物种类和注射部位，因此，相关问题将在每种药物的 PK 部分讨论。

4. 分子跨膜转运：转运蛋白的作用

药物是易于通过生物膜被动或主动转运的小分子。所有细胞膜中均具有摄取和消除的转运蛋白 [13, 14]，转运蛋白的两个超家族即溶质载体（solute carrier，SLC）和 ATP 结合盒（ATP-binding cassette，ABC）控制着跨膜分子运输 [4, 15]。虽然 SLC 转运蛋白常用于摄取，

本章译者、校者来自上海交通大学医学院附属上海儿童医学中心。

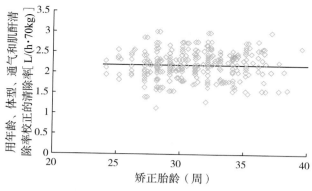

▲ 图 10-1　在个别早产儿中预测的万古霉素清除率

基于异速生长模型将数据标准化为 70kg 的成人，并根据年龄和肌酐清除率（NONMEM）进行校正。模型中包含的协变量显著降低了个体间的变异性（经 John Wiley and Sons 许可转载，引自 Anderson 等[9]）

但有些也参与双向转运。ABC 转运蛋白为外排泵，负责从细胞内移除化学物质。

有机阴离子转运多肽（organic anion transporting polypeptides，OATP）、有机阳离子转运蛋白（organic cation transporters，OCT）和有机阴离子转运蛋白（organic anion transporters，OAT）是主要的溶质载体转运蛋白。这些膜蛋白位于心脏、肝脏、大脑、肾脏和胎盘的窦状隙边缘。SLC 家族中的多药及毒素蛋白转运蛋白（multidrug and toxin extrusion transporters，MATE）可从细胞中排出奥沙利铂、西咪替丁、二甲双胍和普鲁卡因胺。

ATP 结合盒转运蛋白由多重耐药（multidrug resistance，MDR）基因和 MDR 相关蛋白编码的 P- 糖蛋白（P-glycoprotein，P-gp）组成，作为外排泵负责内源性和外源性物质如未结合胆红素和抗惊厥药等的运输。与 SLC 转运蛋白一样，这些转运蛋白普遍存在于血脑屏障（blood-brain barrier，BBB）、血脑脊液屏障、肠壁、肝细胞和肾小管细胞[16]。P-gp 位于内皮细胞和上皮细胞管腔膜。妊娠 22 周时人脑组织即出现 P-gp，出生时几乎完全成熟[17]。所有这些转运蛋白都具有高度多态性。与细胞色素 P450 的 3A4 和 2C9/19 或 UDP- 葡萄糖醛酸转移酶（UGT）1A 和 2B 亚型多态性协同，P-gp 的多态性增加了对大多数抗癫痫药物（苯妥英钠、卡马西平、苯巴比妥、加巴喷丁、非尔氨酯、托吡酯、拉莫三嗪、丙戊酸、地西泮和劳拉西泮）的耐药性。

关于转运蛋白的个体发育迄今为止知之甚少。人类胎肝仅有少量转运蛋白。SLC 和 ABC 转运蛋白的 mRNA 表达从出生到 4 岁不断增加，至 7 岁时可完全

表达[15, 18]。在肾脏和肠道也有类似发现。

早在 22—26 周胎龄前即可在脑干某些部位检测到 P-gp，足月时 P-gp 功能完全发育成熟。胎儿 22—26 周胎龄时可检测到多药耐药相关蛋白 1（multiple drug resistance-associated protein 1，MRP1），其水平几乎与成人相同。这与脉络丛和紧密连接出生前已完全成熟一致，因此血 - 脑脊液屏障可发挥其功能[5, 16]。婴儿 6 个月之前，脂类和疏水性小分子也可能以较低的选择性穿过此屏障。

5. 药物处置：血液运输与分布

药物经静脉注射或其他途径给药后在体内分布。小儿的心输出量和中央室容积大于成人，故药物在靶器官的分布更快。某些复杂的模型可用于解释年龄、容积、清除率和麻醉药量之间的关系。目前都采用以年龄为协变量的群体 PK-PD 模型，结合效应室消除速率常数（ke0）和半数有效浓度（Cpss50 或 Ce50）描述药物从中央室到效应室的分布及由此产生的效应[19, 20]。ke0 是稳态时药物从中央室转运到效应室的速率常数，该参数（或 $T_{1/2}$ke0，相当于半衰期）是药物到达靶器官的最佳指标，与药物峰效应时间直接相关。Ce50 是药物在效应室中的（虚拟）浓度，近似于 Cpss50，即稳态时效应室药物浓度。药物是否向更深的房室分布，取决于血浆和组织蛋白结合、疏水性、pKa、空间体积。这个分布过程的重要性在于它是导致短期或长期用药（吸入麻醉药，丙泊酚）后延迟苏醒差异性的主要因素，并由此引出稳态输注时间相关性半衰期的概念[21]。此外，术后心输出量和体温升高时，可能导致分布到较深房室（包括胃和肠内容物）的药物（如芬太尼等）再次释放进入循环。

6. 蛋白结合

许多药物与血清蛋白结合，主要为白蛋白［人血清白蛋白（human serum albumin，HSA）］和 α_1- 酸性糖蛋白（acid glycoprotein，AGP）。硫喷妥钠、丙泊酚等酸性药物优先与 HSA 结合，碱性药物主要与 AGP 结合。蛋白结合分子是否跨过血脑屏障，取决于结合的性质（与受体结合 - 解离的速率）和器官转运时间等因素[22, 23]。在肝脏中，Disse 间隙的存在减慢了转运时间。经肝脏代谢药物的清除通常与蛋白结合无关[24]。在快速转运的器官中，如大脑和心脏，蛋白结合通常控制着该器官吸收的药物量。

血清白蛋白在血浆中含量最为丰富（0.6mM），包含三个具有结合袋的同源螺旋结构域（Ⅰ～Ⅲ）。HSA 有两个主要的高亲和力结合位点，结合常数在

$10^4 \sim 10^6/M$ [24, 25]。位点 1 结合华法林、硫喷妥钠、丙泊酚和许多其他药物，位点 2 通常以立体定向和变构的方式结合内源性羧酸（二十烷酸，脂肪酸）、丙泊酚、吸入性麻醉药和大多数非甾体抗炎药（图 10-2）。非甾体抗炎药的一些代谢产物以共价结合导致该位点被永久占据。胆红素也可与 HSA 上的多个位点结合 [26]。丙泊酚等药物可取代胆红素，从而增加游离胆红素的量，并可能导致新生儿核黄疸 [27]。

AGP 也称 α_1-酸性糖蛋白（orosomucoid，ORM），是一种急性期蛋白。出生时，AGP 浓度为成人浓度的 1/3～1/4，并在随后的 9～12 个月内略有增加 [28, 29]。AGP 降低的第一个后果是游离药物的增加，游离药物可穿过屏障（血脑屏障、血心屏障）导致药物效应增加。游离药物量增加的第二个后果是肝清除率较低药物的实际肝清除率明显高于预期，如布比卡因。AGP 有 2～3 个高亲和力位点，主要与碱性药物结合 [30, 31]，但一些酸性药物（如苯基丁氮酮）和中性药物也可与 AGP 结合。三种基因变异类型（A、F1 和 S）导致两种主要表型（F1S 和 A），两者与外源化学物结合不同。炎症过程中，AGP 浓度和对药物的亲和力显著增加。术后，AGP 浓度几乎翻倍（图 10-3）。肝摄取率低到中等的药物，如布比卡因，术后总清除率呈时间依赖性变化（但不影响游离药物的内在清除率）（图10-4）[28]。与大多数碱性药物一样，局麻药和苯基哌啶类阿片药物（芬太尼、舒芬太尼、阿芬太尼）主要与 AGP 结合。

蛋白质 - 药物加合物：药物结合于蛋白可分为熵驱动（如氚的被动现象）和焓驱动（通常放热）[32]，这导致药物的强力结合（共价，范德华力）。药物或其代谢物与组织或血浆蛋白的共价结合，产生多半为毒

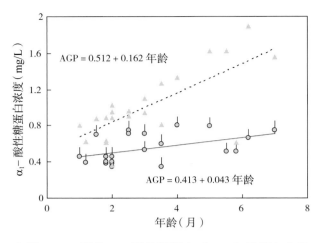

▲ 图 10-3 婴儿 α_1-酸性糖蛋白（AGP）浓度与年龄的关系

AGP 浓度在出生时很低，并随年龄增长而逐渐增加。炎性损伤后 AGP 浓度迅速增加。圆圈为术前测量的个体值，三角为术后 2 天测量的值。术后所有患者的 AGP 浓度均升高（经 Wolters Kluwer 许可转载，引自 Meunier 等 [28]）

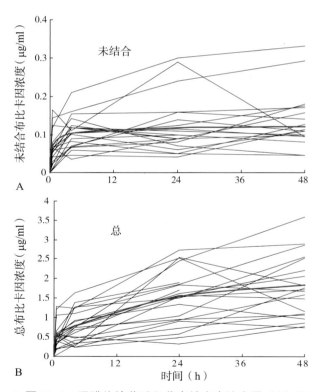

▲ 图 10-4 硬膜外给药后血浆未结合布比卡因（A）和总布比卡因（B）浓度[T_0 时给药，然后连续输注 0.375mg/(kg·h)，持续 2 天]（彩图见书末彩插部分）

黑线是个体数据，红线是使用 NONMEM 拟合的群体值。未结合浓度在 12h 内达到稳态，而输注 48h 后总浓度仍未达到稳态。炎症过程引起 α_1-酸糖蛋白浓度持续升高增加了蛋白的结合，但由于肝脏固有清除率保持不变，因此，具有毒性的未结合浓度部分处于稳态（经 Wolters Kluwer 许可转载，引自 Meunier 等 [28]）

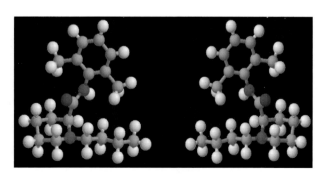

◀ 图 10-2 布比卡因的 2 个对映异构体（彩图见书末彩插部分）

手性碳位于分子中心，许多药物（如吸入麻醉药、非甾体抗炎药、氯胺酮、依托咪酯和局麻药），都有不同的立体异构体，或是具有手性中心的对映体，或者是其他异构体

性的蛋白－药物加合物[33]。这些加合物常产生免疫反应而引发过敏，氟烷、对乙酰氨基酚（扑热息痛）、双氯芬酸、磺胺和丙戊酸的毒性反应都是加合物所致。

体外循环期间由于蛋白结合减少，未结合的丙泊酚浓度显著增加[34]。大多数具有强蛋白结合的药物可能都是如此。

7. 代谢和清除包括遗传多态性

(1) 肾功能：肾功能（肾小球滤过率和肾小管功能）在出生时不成熟。3 岁之前，大多数经肾排泄的药物及其活性代谢产物的清除受此影响，如出生时茶碱和咖啡因的清除率很低。同样，吗啡的一种活性代谢物，吗啡 -6- 葡萄糖醛酸会在早产儿和足月新生儿体内积聚，增加呼吸抑制的风险[35, 36]。氨基糖苷类抗生素等药物也可能具有毒性。新生儿前列腺素浓度升高以维持有效的肾小球滤过率。NASID 类可通过阻断前列腺素的作用，导致肾脏低灌注和肾衰竭[3]。

(2) 肝代谢[37-40]：大多数用于麻醉、术前用药和镇痛药物都是经肝脏代谢。肝脏通过 I 相和 II 相反应代谢外源性物质。 I 相反应的特点是微粒体氧化代谢，使药物失活或有时激活（表 10-1）。 II 相反应通过结合并充分利用药物或 I 相代谢产物的亲电特性（表10-2）[39, 40]。 II 相反应主要发生在肝脏，也可发生在肠壁、肾实质和肺。参与 I 相反应的酶主要位于内质网，而 II 相结合酶系统主要存在于细胞质。

细胞色素 P_{450} 是一类主要位于肝小叶中央的酶。CYP3A4 是含量最为丰富的亚型（图 10-5）[41-44]。决定亚型代谢能力的因素有两个：①酶的丰度；②酶的亲和力和代谢速率（Michaelis-Meten 方程中的 K_m 和 V_m）。外源性物质可能是该反应的底物、抑制药或诱导剂，从而产生药物相互作用并引起相应的临床反应。胎儿在子宫内到出生后几年内，这些酶的成熟度不断变化，如 9 月龄前[35, 36, 45]小儿 UGT 清除吗啡能力不足，而由细胞色素 P_{450} 的 CYP3A4/3A7 亚型代谢的芬太尼，可以被早产儿充分代谢[46]。CYP1A2 代谢罗哌卡因的能力在 6 岁之前尚未完全成熟[47]。

（二）儿童是缩小的成人

个体未来的潜力存在于其基因中，虽然出生时一些表型可能尚未表达，但已具备大多数遗传性状。代谢酶的遗传多态性是影响药物用量最常见的因素[48-54]。

CYP2D6 的多态性可增加曲马多向阿片受体激动药 O- 去甲基曲马多（M1）的生物转化率[55]，可待因也经由 CYP2D6 代谢为吗啡[56, 57]。曾有一例病例报道，母亲术后体内大量可待因代谢为吗啡导致母乳喂养的

新生儿死亡[58]。母乳中吗啡含量的增加导致婴儿发生严重呼吸暂停甚至死亡。接受可待因治疗超过 1 天的婴幼儿、服用曲马多的肾衰竭儿童[59]和扁桃体切除术后的儿童[60]，均有中毒报道。另外，5%～8% 的白种人和 20%～25% 的日本人存在可待因代谢不良，无法获得良好的镇痛效果[61]。

> **要点：药理学发展的决定因素**
> - 小儿并非缩小的成人。
> - 分布容积、代谢速率与成人不同。
> - 小分子跨膜（如血－脑屏障）转运不成熟。
> - 小儿是缩小的成人。
> - 基因多态性是药物作用和不良反应产生的重要决定因素，如 CYP2D6 倍增。

三、吸入麻醉药的药代动力学和药效学

气体是最早用于全身麻醉的药物（1842 年乙醚，1844 年氧化亚氮，1847 年氯仿），其作用机制至今仍未完全阐明[62, 63]。人们一直认为生物膜的热力学效应为其作用机制，但现在更倾向于认为是药物对离子通道和受体的特异性作用。然而，大量事实表明它可能为多种机制的复杂组合。Meyer-Overton 及其他相关理论是基于麻醉药非特异性地溶解于细胞膜，从而改变其流动性和功能的现象提出的。关于 Meyer-Overton 理论仍存在争议[64, 65]。有趣的是，稀有气体氙主要通过弱范德华力与蛋白质非特异性结合发挥作用[66, 67]。一种将脂质双分子层非特异性热力学效应和兴奋性神经元通道直接抑制相结合的统一理论正在形成，初步解释了麻醉药对脊髓的特异性作用[68, 69]。事实上，所有麻醉药都能让机体维持制动，甚至当有害刺激诱发交感神经反应时也是如此。此外，复合用药（静脉注射和吸入）的等辐射分析和响应面曲线提示彼此间仅表现为药效学相加，这为它们具有共同的作用机制提供了有力证据[70-72]。

在通常的压力和温度条件下，氧化亚氮（N_2O）和氙气是气体，卤化麻醉药是液态（地氟烷在 22.8℃下沸腾，因此需要特殊的挥发罐）（表 10-3）。N_2O 是导致臭氧层损耗最重要的物质[73]。此外，卤化吸入麻醉药（和 N_2O）是常见的温室气体。20 年全球变暖潜能值［GWP（20）］和以 1 个最低肺泡浓度计算的异氟烷、七氟烷和地氟烷的二氧化碳当量比值分别为2.2、1 和 26.8[74]。

表 10-1　麻醉和围术期用药的肝代谢——I 相代谢

	细胞色素 P_{450} 亚型					
	1A2	**2A6**	**2B6**	**2D6**	**2E1**	**3A4/5**[1]（3A7）
早期肝脏表达	1 月龄	1 月龄	1 岁	1 周龄	出生	
50% 成人水平	1 岁	1 岁		6 月龄	1 岁	
90% 成人水平	4—6 岁				4—6 岁	
多态性导致个体间变异度	达 60 倍			达 60 倍	达 50 倍	达 60 倍
卤化剂						
氟烷		++			++[2]	++
异氟烷		+/-	?		+	
七氟烷			+/-		+[3]	
地氟烷			?		+/-[3]	
丙泊酚[4]			+++	I	II	I
氯胺酮			+++			++I
咪达唑仑			+			+++
右美托咪定		++				
阿片类						
芬太尼						+++
阿芬太尼						+++
舒芬太尼						+++
曲马多				+++		+
可待因				+++		
酰胺类局麻药						
利多卡因	++		+/-			++
布比卡因	+					+++
罗哌卡因	+++		+/-			++
对乙酰氨基酚	+				++	+
咖啡因	+++				+	+

其他亚型包括：2C8/9，如大多数 NSAID、苯妥英钠、巴比妥类、氯胺酮和少量咖啡因；2C19，如地西泮、巴比妥类和质子泵抑制药。CYP2C19 具有重要的多态性。参与硫喷妥钠和依托咪酯代谢的亚型仍有待鉴定

(1). CYP3A7 在妊娠后 50～60 天在胎儿体内即具有活性，出生后逐渐转为 CYP3A4

(2). 2E1 亚型负责与肝毒性有关的有毒代谢产物的形成

(3). 地氟烷是代谢率最低的药物；由于 CYP2E1 不成熟，七氟烷在 4 岁以前代谢很低

(4). 丙泊酚也可被 CYP2C 代谢，但代谢程度较低

+. CYP 亚型的底物；I. CYP 亚型的抑制药

表 10-2　麻醉和围术期用药的肝代谢——Ⅱ 相代谢

	NAT2	SulfoT	尿苷 5′－二磷酸（UDP）葡萄糖醛酸转移酶（UGT）							
			1A1	1A3	1A4	1A6	1A8	1A9	2B7	2B10
早期肝脏表达	1T	胎儿早期	出生	2T		出生			10%~20%＜1T	
50% 成人水平				2 岁		6 月龄			1 月龄	
90% 成人水平			3~6 月龄			青春期			6 月龄	
胆红素			+++[(1)]							
吗啡				+ 新生儿		+			+++	
可待因									+++	
丁丙诺啡			+	+++					+	
丙泊酚							++	+++		
右美托咪定					+++					+++
对乙酰氨基酚		++ 胎儿				+++		++		
异烟肼	+++									
磺酰胺	+++									
NSAID			+	++					++	+++

地西泮强烈抑制吗啡和可待因代谢，氯胺酮抑制吗啡代谢，雷尼替丁抑制吗啡和对乙酰氨基酚代谢。利福平是可待因、吗啡、对乙酰氨基酚、拉莫三嗪、普罗帕酮代谢的诱导剂。苯巴比妥（可能还有硫喷妥钠）和苯妥英钠是对乙酰氨基酚代谢的诱导剂，可能增加其毒性

(1). 缺乏 1A1 亚型可诱发常染色体隐性遗传 Crigler-Najjar 和 Gilbert 综合征

+. 亚型的底物；I. 亚型抑制药；NAT2. N- 乙酰转移酶 2 型；NSAID. 非甾体抗炎药；SulfoT. 磺酰转移酶；T. 妊娠期

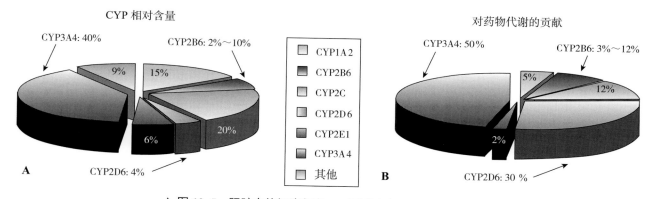

▲ 图 10-5　肝脏中的细胞色素 P_{450} 亚型（彩图见书末彩插部分）

A. 相对含量；B. 对药物代谢的相对贡献（经 Bentham Science Pulisher 许可转载，引自 Wang 和 Tompkins）

（一）氧化亚氮

氧化亚氮（N_2O）气体分子量 44Da，血气分配系数 0.47，在 70% 吸入浓度时吸入和呼出分压快速达到平衡[75-77]。N_2O 具有快速动力学特征，在深外周室小于 8~10L。Severinghaus 在阐明 N_2O 不遵循 Kety 原则时对此开始认识，并首次描述了时量相关时间。停止给药后作用迅速消除，即使持续给药几小时，消除也仅是轻度延迟。此外，由于 N_2O 弥散迅速，吸入 N_2O 和 O_2 混合物的患者，在吸入空气时可能会出现扩散缺氧或 "Fink 效应"[78, 79]。N_2O 有空腔扩散能力，中耳或肠道压力较高时应谨慎使用。N_2O 的 MAC 值至少为 104%[80]，N_2O 与吸入麻醉药和静脉麻醉药同时应用时具有相加作用。此外，可能由于其对 N- 甲基 -D- 天冬氨酸受体（N-methyl-Daspartate，NMDA）的作

用，N_2O 具有兴奋、神经保护、镇痛和抗痛觉过敏的特性[81, 82]。因此，50%N_2O 和 O_2 常用于手术室外镇静和镇痛。N_2O 可增加术后恶心呕吐发生率，轻度增加脑血流量（cerebral blood flow，CBF）并降低脑血管阻力。颅内压（intracranial pressure，ICP）的净效应多变，通常升高颅内压[83]。

（二）氙气

氙气（Xe）是最重的非放射性天然惰性气体（分子量 131.3）。它是一种密度 5.89、黏度 2.3Pa·s 的高密度单原子气体（正常条件下）。理论上，高黏度可能限制其用于气道阻力增高患者和早产儿[84]。氙气 MAC 值是 70%。氙气吸入 5min 后吸入气和肺泡气浓度可达到 90% 平衡。由于氙原子极化能力强，在空腔内可与所有蛋白质结合[66, 67, 85]。因此认为，疝气的物理性质决定了其作用方式，如 Meyer-Overton 法则或弱范德瓦尔斯力。与 N_2O 一样，氙气是一种低亲和力 NMDA 受体拮抗药，氙气抑制氯胺酮诱导的大鼠皮质 c-fos 表达，但 N_2O 可增强其表达[86, 87]。此外，氙气是一种有效的抗伤害性感受物质。这种作用可能与阿片类或肾上腺素能通路无关，与氯胺酮或吸入麻醉药引起的神经细胞凋亡机制也不同。

初步研究表明，氙气对新生儿期窒息后的大脑具有保护作用[88]。氙气的另一个有趣的特性是其心血管稳定性和心肌保护作用。氙气不改变心肌收缩力，对血管张力也无显著影响。缺血损伤前氙气预处理的保护作用在神经元和心肌上都被观察到。与局部麻醉药一样，氙气通过减少脂多糖（lipopolysaccharide，LPS）刺激单核细胞产生肿瘤坏死因子（tumor necrosis factor，TNF）-α 和白细胞介素（interleukin，IL）-6，从而调节免疫系统炎症反应[86]。未来，产量和成本问题无疑会限制氙气的使用。

（三）卤代吸入麻醉药

卤代吸入麻醉药是分子量在 168～200Da 的小分子（表 10-3）[89-91]。有轻度疏水性，血液和组织溶解迅速。氟烷是一种由溴、氯化物和氟化物取代的烷烃。异氟烷、七氟烷和地氟烷是由氯化物和氟化物（异氟烷）或单氟化物（地氟烷和七氟烷）取代的醚类。氟烷、安氟烷和异氟烷是手性药物，具有不对称碳，市售为

表 10-3　气体和挥发性麻醉药的理化性质和药代动力学

	氟　烷	异氟烷	地氟烷	七氟烷	N_2O	氙　气
分子重量（Da）	197	184	168	200	44	133
分配系数（根据 LogP 计算）	200	126	398	631	3	–
密度（空气 =1.29，氢气 =0.18）（g/L，0℃，760mmHg）	1.87	1.50	1.5	1.52	1.94	5.89
黏度（空气 =1.83，氢气 =1.97）（Pa/s，25℃，760mmHg）	–	–	–	–	1.46	2.3
沸点（℃，760mmHg）	50	48	23	57	-88	-108
蒸气压（20℃时的 mmHg）	244	238	669	170	57.9	–
临界点压力	–	–	–	–	36.4℃时 71.7	16.5℃时 58
血 / 气分配系数	2.40	1.40	0.45	0.65	0.47	0.12
脑 / 血分配系数	1.9	1.6	1.3	1.7	1.1	–
代谢百分比	15～20	0.2	0.02	3.0	0.004	< 0.001
Vss（L）#	148	69	19	38		
成人 MAC（vol%）	0.76	1.15	6.0	2.0	104	70
Ce50（%）	–	0.60～1.3	4.0～6.0	1.12～1.5	170	
$T_{1/2}ke0$（min）	–	3.2～4.3	0.9～1.3	2.0～3.5	–	

#Vss. 平均体重 70kg、心输出量 5L 成人的总分布容积
$T_{1/2}ke0$ 来源于 BIS、Shannon 或近似熵或 Narcotrend 相似结果

外消旋混合物。七氟烷为非手性，二氧化碳吸收剂降解七氟烷会产生化合物 A，对大鼠有肾脏毒性[92]。然而，这种风险在人类中似乎不存在[93]。

1. 作用模式

麻醉药的主要作用是通过产生脊髓水平效应维持制动。除 Meyer-Overton 理论，卤代吸入麻醉药的作用机制与脊髓和大脑离子通道和受体相互作用有关[62, 63, 94]，同时增强 γ- 氨基丁酸受体、GABA-A 型受体和甘氨酸受体活性，并抑制谷氨酸受体 [α- 氨基 -3- 羟基 -4 异噁唑 - 丙酸受体（AMPA）、红藻氨酸受体和 NMDA 受体]。它们还抑制神经元烟碱受体，与 N_2O 和氙气机制相同。NMDA 抑制药具有抗缺血再灌注损伤和抑制手术引起的痛觉过敏的作用。然而，卤代吸入麻醉药也通过线粒体途径促进细胞凋亡，尤其是发育期的大脑[95, 96]。

2. 药代动力学

卤代吸入麻醉药与 HSA 的结合顺序为：地氟烷 > 异氟烷 > 氟烷 > 七氟烷[94, 97-99]。每摩尔 HSA 大约结合 3mol HSA。

卤代麻醉药经血 - 肺泡界面吸收和清除。这些疏水性药物分布于深外周室，麻醉后数周仍可在呼出气体检测到微量。疏水性使其可快速转移到效应室并被脂肪吸收。低溶解度药物（表 10-3）可迅速达到饱和，即假稳态[90, 100]。其结果是麻醉诱导更快，时量相关消除时间更短。由于这些分子的器官溶解度及区域血流和容积数据众多，常用生理动力学模型描述卤代吸入麻醉药的体内过程。经典房室模型是首选，主要是因为其容积、清除率和半衰期等基本参数解释简单，且易于临床应用[101-106]。卤代吸入麻醉药的药代动力学最好用线性乳突模型、一级动力学描述。吸入含有蒸汽的气体后，从肺泡气至血液转移迅速，并分布到包括大脑（效应室）在内的外周室。除外经肝脏代谢的一些药物，消除也通过同样的途径。肺泡气浓度（F_A）反映动脉血药浓度，吸入气浓度（F_I）反映房室浓度。麻醉诱导期 F_A/F_I 比值（肺泡气浓度与吸入气浓度比值）与时间的关系反映吸入速度（洗入），停药后肺泡麻醉气浓度与停药时肺泡麻醉气浓度比值（F_A/F_A0）反映消除过程（洗出）。呼气末浓度（FET）或呼气末分压（mmHg）通常接近 F_A。

吸入麻醉药的摄取和消除取决于心输出量和通气。在药代动力学中，生理情况和药代动力学无直接对应关系。中央室容积取决于心输出量和清除率，清除率取决于分钟通气量和心输出量。与在肝脏代谢消除的药物的肝脏清除率类似，通气相当于内在（代谢）清除率，心输出量（cardiac output，CO）相当于肝血流量。心输出量是主要比例因子，因此，如能获得儿科患者心输出量、吸收和消除等数据很有意义[107]。同样重要的是需谨记，40% 进入体内的氟烷通过肝脏代谢消除[101, 102, 108, 109]。

时量相关消除时间：因为药代动力学的多房室特性（室间清除率缓慢，给药数天也不能达到稳态），所以观察到的消除具有高度时量相关性[70, 104]。短时间（< 30min）给药，七氟烷或地氟烷的 F_A/F_A0 下降速度比 N_2O 快。这是因为 N_2O 可在 20～30min 内接近稳态，而七氟烷或地氟烷在此时达到了 60%～80% 稳态。90min 后，不同药物间的差异即具有临床意义（图 10-6）。与分钟通气量和心输出量对药代动力学的影响类似，儿童缺乏消除时间随年龄变化的数据。此外，现在大多数文章都是基于借助软件（GasMan®，Med Man Simulations，Boston，MA，USA）生成的数据资料，并没有验证来自患者的数据是否足够。

3. 药效动力学

40 多年来，麻醉效果的测定一直是研究的主题。最初使用的标准用 MAC 表示，MAC 是指使 50% 患者产生特定效应时的呼气末浓度[110]，等效于静脉麻醉药的 Ce50。MAC 基于一个基本假设，即肺泡浓度几乎即刻与大脑浓度平衡，并充分反映神经元效应室的浓度。MAC 定义为挥发性麻醉药（在 O_2 或 O_2-N_2O 混合气中）的肺泡浓度，该浓度使 50% 的受试对象对切皮无反应。也可考虑其他效应，如药物引起的心血管抑制，这对新生儿和婴儿尤其重要。随着时间推移，MAC 有多种不同形式：MACINT 是可行气管插管的 MAC 值，MACBAR 是消除切口交感神经反应（心动过速和血压升高）的 MAC 值，MACEXT 是用于深麻醉下气管拔管的 MAC 值等[111-115]。早产儿异氟烷 MAC 值低于足月新生儿，虽然缺乏这一年龄组的数据，但早产儿 MAC 值相对较低是所有吸入麻醉药的普遍现象。出生时和出生后前几个月，所有吸入麻醉药的 MAC 值都处于峰值（氟烷除外，氟烷出生几个月后达到峰值）。1 岁以后年龄与 MAC 值的关系出现逆转，MAC 随着年龄增长而降低（图 10-7）。总之，6 月龄婴儿 MAC 值是 40 岁成人平均值的 1.5～1.8 倍[116-119]。此外，早产儿相比足月新生儿对心血管抑制更为敏感，而新生儿又较大龄儿童和青年人更敏感[120]。

MAC 为评价患者麻醉深度是否合适提供了可能性。目前可利用脑电图获得多个指数如双频指

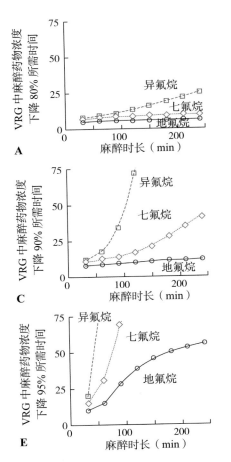

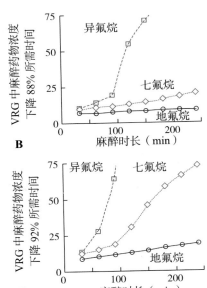

图 10-6　根据吸入麻醉药给药持续时间，血管丰富组织（VRG）即大脑、心脏、肾脏、肝脏的时量相关消除时间

经 Wolters Kluwer 许可转载，引自 Eger 和 Shafer [70]

数（BIS™，Medtronic-Covidien，Minneapolis，MN，USA）、熵或 Narcotrend® 指数（MonitorTechnik，Bad Bramstedt，Germany）[121-124] 监测患者状态，并据此调节麻醉深度。大量研究表明，根据这些指数计算的成人 $T_{1/2}ke0$ 群体值相似，且接近临床经验预期值（表 10-3）[125-129]。但与丙泊酚类似，个体间差异性较大。此外，与静脉麻醉药一样，由于同时测量镇静和镇痛效应对 EEG 衍生指数的算法存在干扰，研究不同 MAC 方法之间的相关性非常困难。在 2 岁以上的儿童中，其 BIS-IC50 与不同 MAC 之间的相关性与成人相似 [126, 130]。到目前为止，除了同时应用区域阻滞麻醉和全身麻醉外，这些设备都无法准确评估婴儿的镇静深度（图 10-8）[131-134]。

4. 吸入麻醉药对不同功能的影响

异氟烷和地氟烷具有刺激性，在麻醉诱导期间会引起气道刺激 [135]。只有氟烷和七氟烷适用于麻醉诱导，而氟烷因安全性较低而逐渐被摒弃，但气道刺激不会增加诱导后喉痉挛的风险。

(1) 对中枢神经系统的特殊作用：吸入性麻醉药浓度依赖性抑制神经元活性。吸入高浓度麻醉气体抑制脑电活动，吸入浓度大于 2MAC 时出现爆发抑制 [136]。

七氟烷大于 1.5MAC 时可诱发癫痫样活动并伴有癫痫样放电，但一些患者低浓度时也偶有发生 [137]。伴随这些脑电变化可出现惊厥样运动，其发病率未明，通常无后遗症。但建议避免使用 6% 以上浓度七氟烷诱导，并保持吸入浓度不高于 1.5MAC。吸入麻醉药常与麻醉恢复期躁动有关 [138, 139]。七氟烷等较新药物躁动更为频繁，同时应用阿片类药物、丙泊酚、局麻药或氯胺酮可预防躁动。右美托咪定可作为躁动可能产生自我伤害时的首选治疗药物 [140]。儿童术中知晓比成人更为常见，但儿童内隐记忆似乎很少受到关注 [141, 142]。咪达唑仑和丙泊酚都能抑制外显记忆，但是如果出现，咪达唑仑不能预防内隐记忆 [143]。

除了可能诱导婴幼儿神经细胞凋亡，吸入麻醉药对神经系统产生与心肌相似的保护作用 [144-147]。这种作用与 NMDA 受体抑制无关。除有直接的神经保护作用外，异氟烷、七氟烷和地氟烷预处理对缺血缺氧产生的局灶性缺血再灌注损伤和细胞凋亡还具有保护作用。这种作用可能与激活双孔钾离子通道和诱导 NO 合成的激活有关。预处理对新生儿心脏手术特别有应用前景。

所有吸入麻醉药均可增加 CBF [148, 149]。这种血流

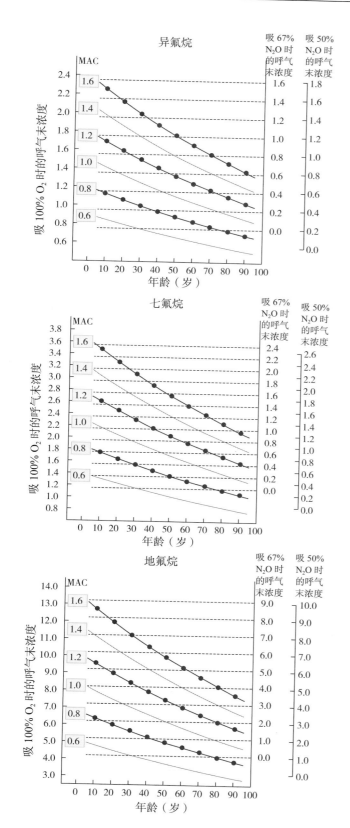

▲ 图 10-7　年龄相关的异氟烷、七氟烷和地氟烷最低肺泡浓度

早产儿 MAC 值低于新生儿（经 Elsevier 许可转载，引自 Nickalls 和 Mapleson[119]）

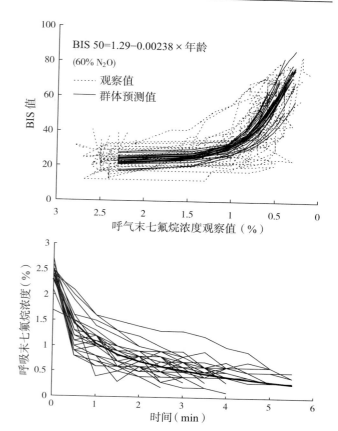

▲ 图 10-8　（6±3）岁儿童 BIS 值与呼气末（ET）七氟烷的关系

所有患者均施行区域阻滞。虚线是个体值，实线是使用 NONMEM 计算的 Bayesian 估计值。无伤害性刺激时 BIS 值与 ET 七氟烷之间具有良好相关性，并与年龄呈负相关（经 Elsevier 许可转载，引自 Lopez 等[142]）

量的增加伴随着脑内血容量显著增加，因此吸入麻醉儿童的颅内压高于静脉麻醉儿童。地氟烷升高颅内压的程度大于异氟烷或七氟烷。麻醉气体剂量依赖性抑制脑血管自动调节，但浓度小于 1～1.5MAC 可维持脑血管自动调节。由于动脉血压是影响脑灌注的主要因素，因此应注意维持动脉血压[150, 151]。

(2) 对呼吸系统的影响[152-154]：所有吸入麻醉药都可降低潮气量而影响分钟通气量，且不能增加呼吸频率补偿。有趣的是，氟烷对二氧化碳通气反应的抑制低于其他药物，但氟烷对急性缺氧反应的抑制作用大于异氟烷。七氟烷和地氟烷是抑制呼吸最轻的药物。如果 PaO_2 突然下降，使用地氟烷和七氟烷更加安全。单肺麻醉期间异氟烷、地氟烷和七氟烷之间并无差异。另外，丙泊酚和吸入麻醉药之间亦无明显差异。0.5MAC 时所有药物都是支气管扩张药。地氟烷吸入浓度大于 0.5MAC、七氟烷浓度大于 1～1.5MAC 时导致支气管收缩。异氟烷仅在 2MAC 时仍能保持支气

管舒张。然而气道高敏如近期上呼吸道感染儿童，地氟烷显著增加支气管阻力，而七氟烷具有支气管扩张作用[155]。

(3) 对心血管系统的影响[156-162]：所有麻醉药均抑制心肌收缩和交感神经张力。氟烷 1MAC 时作用明显，而异氟烷、地氟烷和七氟烷在 1.5MAC 以上才出现。此外，氟烷可导致明显心动过缓，而七氟烷在 1.5MAC 以下对心率几乎无影响。研究证实异氟烷和地氟烷能增加成人心率，但心率的增加对儿科患者来说并不那么重要。有趣的是，阿托品对氟烷的心脏抑制作用治疗效果不佳，但可增加其他三种麻醉药物麻醉婴儿和儿童的心肌收缩力。氟烷与其他药物（主要是七氟烷已被研究）的这种差异也见于心功能正常和多种先天性心脏病患者，对自主呼吸的患者也是如此。此外，仅氟烷可明显增强肾上腺素诱发的心律失常。氟烷、异氟烷和七氟烷都以相似方式抑制动脉血压自主调节，但应关注氟烷引起的心动过缓。早产儿压力反射尚未成熟，对麻醉药的心血管抑制作用特别敏感。总之，婴儿和儿童应尽可能避免使用氟烷，因为在这一年龄组患儿过量摄入氟烷可导致死亡。氟烷在大多数国家已不再使用，但在一些发展中国家仍有应用。

异氟烷、地氟烷和七氟烷具有心脏保护作用，已证实地氟烷和七氟烷可降低成人冠心病患者的术后死亡率。事实上，心肌抑制降低了氧需求并可能产生缺血期保护。但有证据表明保护效应与预处理和后处理有关，这可能对婴幼儿的心脏手术有益[157, 163, 164]。

(4) 对肌肉松弛的影响：吸入性麻醉药对肌肉松弛有内在影响[165-167]。吸入性麻醉药的神经肌肉接头前作用降低了运动纤维的放电速率。此外，还可能影响运动终板的敏感性。吸入性麻醉药与肌肉松弛药存在相互作用，它们不影响非去极化肌松药的药代动力学，但会降低 Ce50[168]。相比丙泊酚麻醉，七氟烷麻醉患者达到相同效果所需罗库溴铵或阿曲库铵剂量减少 25%～30%[169]。在相似 MAC 时，所有吸入性麻醉药都能同等程度增强泮库溴铵、维库溴铵、罗库溴铵、阿曲库铵和顺式阿曲库铵的肌松作用[170]。

(5) 恶性高热（见第 45 章）：所有吸入性麻醉药均可能诱发恶性高热（malignant hyperthermia, MH）[171-174]。琥珀酰胆碱增加 MH 的严重程度。MH 是骨骼肌 RyR 受体表达缺陷的遗传性疾病，发病率 1：8500～1：3000。事实上，不同人群之间发病率存在很大差异。全身麻醉相关的 MH 发生率估计在 1：100 000～1：30 000。多种肌肉疾病患者更易

发生 MH，中央轴空病和低钾性周期性麻痹尤其危险[175, 176]。通常的临床表现为麻醉诱导平稳，随后出现渐进性心动过速和体温升高，呼气末二氧化碳分压逐渐升高。细胞内钙调节受损的直接标志是肌肉强直。自主呼吸患者可观察到分钟通气量逐渐增加。主要的生物学表现是酸中毒、高钾血症和血清肌酐激酶＞ 10 000U/L。如果不加干预，MH 可能迅速致死。MH 的这些症状并不总是典型的，而且有可能会漏诊，因为 MH 可能在患者离开手术室后逐渐出现，或在以后的麻醉中致命性发作。丹曲林是一种特效治疗药物（2～3mg/kg 直至 10mg/kg，单次注射）。根据临床症状决定丹曲林用量。治疗后 MH 症状和体征可能复发，必要时需再次使用丹曲林。因而，必须保证丹曲林随时可用。丹曲林须溶解在无菌水中（可加热到 40℃），因为用标准制剂溶解是非常困难的。目前，一种可用的丹曲林新剂型，即丹曲林钠®（Eagle Pharmaceuticals Inc.，Woodcliff Lake，NJ），只需 5ml 无菌水即可溶解 250mg 药物。重点是更换麻醉机和整个回路，必要时给患者降温并纠正酸中毒。必须施行肌肉组织活检，以助确诊。易感者预防 MH 的方法包括去除蒸发罐并更换回路。采用全凭静脉麻醉，避免使用琥珀胆碱。

要点：吸入麻醉药的药代动力学和药效动力学

- 卤代类吸入麻醉药的作用机制主要是通过结合 GABA$_A$ 受体，抑制神经元功能。
- 增加分钟通气量和心输出量增加摄取和分布。
- 不同药物 MAC 值不同：地氟烷、异氟烷和七氟烷 MAC 值在 1～12 月龄时最高，异氟烷和地氟烷 MAC 值在新生儿期较低，七氟烷 MAC 值在新生儿期较高。

四、静脉麻醉药的药代动力学和药效学

（一）苯二氮䓬类

苯二氮䓬类与 GABA$_A$ 受体特异位点相互作用，增加受体与 GABA 的亲和力[177, 178]。GABA$_A$ 受体是主要的抑制性神经递质，增加氯离子通道的开放频率。正常情况下，细胞内氯离子浓度低于细胞外。氯离子通道开放增加细胞内氯离子的浓度，使细胞膜发生超极化。苯二氮䓬类药物具有催眠和镇静作用，是有效

的抗惊厥药和抗焦虑药，并可引起顺行性遗忘。其有弱中枢性肌松（中枢效应）作用，但与外周作用的骨骼肌松弛药无明显相互作用。

1. 药代动力学

苯二氮䓬类药物是主要与 AGP 等血清蛋白结合（表 10-4）的弱碱[179, 180]。其中仅咪达唑仑为水溶性的[180]。苯二氮䓬类药物能迅速穿过血脑屏障并与受体结合：除劳拉西泮外，$T_{1/2}ke0$ 小于 3min[181-184]。相反，作用持续时间主要取决于受体亲和力。咪达唑仑、氯硝西泮和劳拉西泮受体亲和力常数比地西泮高 20 倍，作用时间分别为：地西泮 2h、咪达唑仑 2~4h、氯硝西泮 24h、劳拉西泮 24~72h。

苯二氮䓬类药物通过细胞色素 P450 CYP3A4 亚型在肝脏代谢，但劳拉西泮由 UGT 代谢[185-187]。无 I 相代谢。地西泮有活性代谢物，主要为 N- 去甲地西泮，可在 ICU 肾衰竭患者体内蓄积。咪达唑仑有一种活性代谢物 α_1-OH- 咪达唑仑，但代谢物与母体药物的比例维持恒定，即便 ICU 患者也是如此。由于这些分子的肝摄取率较低，其清除主要依赖肝功能，故肝衰竭患者苯二氮䓬类药物清除率明显降低。口服咪达唑仑后吸收迅速，生物利用度为 50%，T_{max}（达峰浓度时间）出现在给药后 40~50min。直肠给药后吸收非常迅速。儿童地西泮和咪达唑仑 T_{max} 分别为 10min 和 15min。直肠给药后，地西泮和咪达唑仑的生物利用度分别为 50%~80% 和 20%~50%。肌内注射由于吸收不确切已很少应用。苯二氮䓬类药物分布容积较大（1~2L/kg），终末半衰期长（表 10-4）[188-191]。除了如利托那韦等逆转录病毒复制抑制药，苯二氮䓬类药物与 CYP3A4 代谢的其他药物间很少有相互作用。早产儿和出生后 2~3 个月婴儿体内 CYP3A4 不成熟，咪达唑仑清除率非常低[192, 193]。

2. 药效动力学

(1) 中枢神经系统作用：苯二氮䓬类药物作用于 $GABA_A$ 受体产生镇静作用。其适应证包括术前用药和 ICU 患者镇静[194]。用作术前药时，有时会出现反常的躁动反应。咪达唑仑因其镇静、抗焦虑和遗忘作用仍作为术前药的首选，尤其是不合作患儿或经历多次手术的患者。然而，对顺行性遗忘和内隐记忆的影响仍有争议[143]。苯二氮䓬类药物对 CBF、颅内压或心血管系统几无影响，因此适用于 ICU 患者镇静，尤其是长期使用丙泊酚存在风险的新生儿和头部外伤患者[195]。

(2) 呼吸和心血管系统作用：咪达唑仑降低二氧

碳敏感性，抑制通气[196]。阿片类药物可增强这种作用。地西泮和咪达唑仑心血管抑制轻微，血管阻力下降引起血压轻度下降[197]。同时使用麻醉药或其他镇静药时，这种效果增强。ICU 患者使用咪达唑仑几天后，不影响肝、肾上腺功能，但可能会发生耐药和快速耐受，尤其是长期使用（≥ 3 天）时。高剂量或长期输注咪达唑仑的患者可能发生苯二氮䓬戒断综合征[198]。

(3) 用量：3—6 月龄以上婴儿和儿童术前用药：麻醉诱导前 30~40min 口服咪达唑仑 0.3~0.5mg/kg（不能口服时可经直肠给药），术前 60min 地西泮 0.1mg/kg（如无咪达唑仑）。咪达唑仑作为麻醉诱导辅助用物，剂量 0.15mg/kg。作为麻醉诱导唯一药物，静脉注射 0.3~0.6mg/kg。危重患者咪达唑仑输注剂量为 0.03~0.3mg/(kg·h)［30~300μg/(kg·h)］。ICU 患者可根据临床情况调整咪达唑仑剂量（强烈建议床位护士使用镇静评分）。

氟马西尼是苯二氮䓬类药物的特异性拮抗药，可逆转苯二氮䓬类药物的所有作用。由于其快速消除，须持续输注以维持疗效[199]。静脉注射剂量为每分钟 5~10μg/kg，最高可达 40~50μg/kg；随后 1h 内以相应的速度给予上述滴定剂量连续输注。

（二）硫喷妥钠

硫喷妥钠已不再用作成人麻醉诱导，儿童亦是如此，且在世界很多地区已无法获得。类似丙泊酚，硫喷妥钠调节 $GABA_A$ 和甘氨酸受体，主要作用于脊髓水平且优先作用于甘氨酸受体[178, 200-202]。

1. 药代动力学

硫喷妥钠是一种弱酸（pKa7.6），辛醇 / 缓冲液分配比 490（LogP=2.69）（表 10-4）[91]。它是两种立体异构体［S-（+）和 R-（-）］的外消旋混合物，S-（+）异构体的效能是 R-（-）异构体的 2 倍。硫喷妥钠与 HAS 结合，成人和新生儿平均游离率分别为 15% 和 28%[203]。硫喷妥钠由细胞色素 P450 系统代谢，但确切代谢途径有待进一步研究。硫喷妥钠终末半衰期非常长[204-206]。快速推注后药物分布迅速，因而其作用时间较短暂。硫喷妥钠单次注射后的药代动力学用两室线性模型描述最佳，成人终末半衰期约 12h。给药速率显著影响获得预期效应的总剂量：由于药物的快速再分布，较高给药速率导致的峰浓度高且短暂，但无法有效穿过血脑屏障；最小平台浓度需要维持一段时间方能达到临床疗效。这与其效应室平衡半衰期 2.4min（$T_{1/2}ke0$）一致（表 10-4）。6 月龄以上儿童清除率高于成人，平均 $T_{1/2}$ 为 6.1h（表 10-4）。长期用

表 10-4　苯二氮䓬类和静脉麻醉药的理化性质与药代动力学

药物	分子量 (Da)	pKa	分配比 (辛醇/缓冲液)	蛋白结合率 %		T1/2 (h)	CL [ml/(kg·min)]	Vc (L/kg)	Vss (L/kg)	T1/2ke0 (min)	Ce50 (μg/ml)
咪达唑仑	326	6.1	475	96	成人:	3~8	1.3~4	-	1.1	3.2	-
地西泮	284	3.3	580	98	成人:	40	0.4~0.6	-	-	1.6	-
硫喷妥钠	242	7.4	209	80	成人:	12~15	3.1	0.28	2.1	1.2	-
					5 月龄~4 岁:	6	6.6	0.4	2.1	-	-
丙泊酚	178	11	6900	99	成人:	6~8	20	0.15	5	2.6 (LOC)~4.2 (BIS50)	1.8 (LOC)~5.2 (BIS50)
					1 岁:	-	50	1.0	10	0.8 (BIS50)	5.2 (BIS50)
					5 岁:	12~15	30	0.4	8	-	-
					早产儿:	-	15	1.3	6	-	-
依托咪酯	244	4.5	1000	75	成人:	3.5~4.6	10	0.3	2.5~4	1.55 (BIS50)	0.53 (BIS50)
					7~13 岁:	4	17	0.66	5.6	-	-
氯胺酮	238	7.5	750	60	成人 S (+):	2.5~5.3	21~36	0.2~0.4	3.0~8.0	-	-
					成人 R (−):	2.6	19	0.4	8.0	-	-
					8 岁:	6~8	30	0.4	-	0.2	0.52 (唤醒)
右美托咪定	237	7.1	2.89	94	成人:	2	9.0	0.8	1.6	6 (Ramsey 量表 5)	0.000 75 (Ramsey 量表 5)
					0~1 月龄:	-	15.5	0.83	-	-	-
					1~6 月龄:	20.1	0.76	-	-	-	0.0006~0.0008 [1μg/kg 负荷剂量;0.7μg/(kgh) 泵注]
					6~12 月龄:	-	18.3	0.99	-	-	-
					12~24 月龄:	-	17.7	0.72	-	-	-
					2~5 岁:	-	18.3	0.96	-	-	-
					6~15 岁:	-	13.3	0.80	-	-	0.0012 [1μg/kg 负荷剂量;0.7μg/(kg·h) 泵注]

Ce50 意指 50% 患者意识消失（LOC）或 BIS 值降低 50%（BIS50）的浓度。BIS. 熵和 EEG 衍生的各种参数结果相似。CL. 清除率；T1/2. 终末消除半衰期；T1/2ke0. 效应室至平衡半衰期；Vc. 中央室容积；Vss. 稳态分布容积

药时（如重度 ICP 升高患者），硫喷妥钠表现为非线性（Michaelis–Menten）动力学，表观终末半衰期 15h。新生儿和幼儿药代动力学无明显改变，但药效可能不同，0—14 日龄、1—6 月龄、6—12 月龄和 1 岁以上患者的 ED_{50}（50% 儿童睫毛反射消失的剂量）分别为 3.4、6～7、5.5 和 4.2mg/kg [207, 208]。有趣的是，硫喷妥钠 ED_{50} 与年龄关系曲线与卤代吸入麻醉药 MAC 值与年龄关系曲线非常相似。目前，缺乏硫喷妥钠异速生长模型的研究。

2. 药效动力学

(1) 中枢神经系统作用：硫喷妥钠不增加 CBF 但可能降低 ICP（脑灌注压可能无显著变化）。较长的消除时间需考虑 Michaelis–Menten 动力学。

(2) 呼吸和心血管系统作用：硫喷妥钠可能降低机体对二氧化碳的敏感性，抑制通气。在成年人中，使用硫喷妥钠比使用丙泊酚在术后即刻发生更多的严重呼吸不良事件，虽然两者引起的功能残气量（functional residual capacity，FRC）变化相似 [209]。呼吸不良事件增加可能与硫喷妥钠残留镇静作用较高有关。

硫喷妥钠降低动脉血压。不同于丙泊酚，血压下降不仅与血管张力下降有关，而且与心肌收缩力下降有关 [210]。因此，硫喷妥钠用于心力衰竭患者时需谨慎。

(3) 其他作用：硫喷妥钠和其他巴比妥酸盐一样可诱发卟啉症，易感患者绝对禁用。如发生血管外扩散，酸性硫喷妥钠溶液可能导致注射部位坏死。意外动脉注射会导致严重坏死。

(4) 用量：因为意外的血管外注射后坏死风险很高，建议使用稀释溶液（儿童和成人为 2.5%，婴儿为 1%）。麻醉诱导使用辅助药物（阿片类）时，小于 10 天新生儿硫喷妥钠剂量为 2.5～3mg/kg，婴儿为 6～7mg/kg，儿童为 5mg/kg。

当 ICU 患者无论是成人还是儿童长期输注硫喷妥钠时，其药代动力学都是非线性的。如给药速率超过 4mg/(kg·h)，监测硫喷妥钠的血浆浓度则很重要。

（三）丙泊酚

丙泊酚已取代硫喷妥钠用于麻醉诱导和维持。得益于广泛的丙泊酚药代动力学研究，丙泊酚用于麻醉维持可能与计算机辅助输注系统的出现有关 [211]。丙泊酚与 GABA 受体结合增强 GABA 受体门控，并减缓受体脱敏 [200, 201]。此外，丙泊酚可抑制突触前兴奋传递并减少谷氨酸释放，还可增强甘氨酸对甘氨酸受体的激活。

1. 药代动力学

丙泊酚是一种弱酸，pKa 为 11.5，辛醇/缓冲液分配比约 6500 [91]。因疏水性高，故"溶解"于脂肪乳剂中。丙泊酚与红细胞和血清白蛋白结合，游离部分 < 1% [212-214]。在血清 HSA 浓度降低的体外循环 [215] 和 ICU 患者中，结合明显降低。丙泊酚的药代动力学随年龄变化很大，因此，婴儿、儿童和成人剂量差异较大（表 10-4）[216-219]。20kg 的 5 岁儿童相比 70kg 的 30 岁成人：①儿童清除率略高于成人；②更重要的是，儿童分布容积（Vc 和 Vss）是成人的 2～2.5 倍，儿童房室间清除率为成人的 1.5 倍。基于异速生长模型分析，跨物种和人类不同年龄间的清除率恒定：$CL=71（BW/70）^{0.78}$L/min，其中 BW 是体重，70 是成人标准体重 [220]。丙泊酚有明显的多室药代动力学和时－量相关性半衰期的特征（图 10-9）。有报道称，ICU 患者和新生儿药代动力学改变（清除率降低）[221]。由于丙泊酚清除率出生后才能成熟，小于 38 周早产儿清除率非常低。然而年龄差异主要体现在药代动力学上，不同年龄组药效学几无差异 [222-227]，如婴儿、儿童和成人达到预期效应所需的效应室浓度（Ce50）几乎相同。相反，年轻患者 $T_{1/2}ke0$ 和达峰值浓度的时间比成人短，这种差异与分布容积和房室间清除率差异一致（表 10-4）。此外，丙泊酚影响呼吸和动脉血压并不遵循相同的动力学 [228, 229]。成人患者呼吸抑制的 $T_{1/2}ke0$ 为 2.6min，与镇静催眠 $T_{1/2}ke0$ 相似，而收缩压从基线下降到 80mmHg 的 $T_{1/2}ke0$ 在 20 岁和 75 岁患者中分别为 6min 和 11min。

2. 药效动力学

(1) 中枢神经系统的特殊作用：正常二氧化碳时，

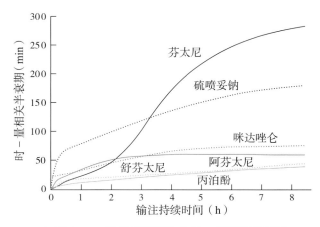

▲ 图 10-9　静脉常用药物的时－量相关半衰期

瑞芬太尼消除时间恒定，图中略去（经 Wolters Kluwer 许可转载，引自 Hughes 等 [21]）

丙泊酚对 CBF 或颅内压几无影响[229, 230]，因此常用于 ICP 增高的 ICU 患者镇静[231]。丙泊酚也用于治疗癫痫发作，主要用于癫痫持续状态[232]。

(2) 呼吸和心血管系统作用：与所有镇静催眠药一样，丙泊酚降低机体对二氧化碳的敏感性，抑制通气。由于呼吸抑制的 $T_{1/2}ke0$ 与镇静催眠的 $T_{1/2}ke0$ 相似，因此，这种影响非常重要[232]。

高浓度（超治疗）丙泊酚有直接的负性肌力作用[210]，但治疗浓度丙泊酚对心肌收缩力影响轻微[233]。丙泊酚对心血管的作用主要是影响血管张力，可能与抑制交感神经系统有关。丙泊酚抑制线粒体通透性转换孔及其抗氧化和自由基清除能力，可保护心肌免受缺血再灌注损伤[234, 235]。

(3) 丙泊酚输注综合征：ICU 患者输注丙泊酚 2 天后可能发生严重毒性反应[236, 237]。这种"丙泊酚输注综合征"可能源于丙泊酚对线粒体呼吸链的解偶联作用。临床表现包括乳酸性酸中毒、横纹肌溶解症和心血管衰竭（心动过缓，有时为 Brugada 样心电图、心脏停搏）。一些患者可见绿色或红色尿液[238]。这种综合征最初出现在大剂量丙泊酚镇静的头部外伤儿童和成人。如果丙泊酚镇静对患者有益，推荐剂量 < 4mg/(kg·h)，给药时间不超过 48h。密切监测酸碱状态、血清乳酸和肌酸激酶浓度。目前，尚无数小时使用丙泊酚进行全凭静脉麻醉（total intravenous anesthesia，TIVA）对儿童产生不良影响的报道。

(4) 剂型和剂量：丙泊酚常用乳剂浓度为 1% 或 2%。最早使用的载体乳剂是脂肪乳剂，仿制药也使用其他脂质乳剂。丙泊酚含有 EDTA、焦亚硫酸钠或苯甲醇作为抗菌剂。注射部位疼痛常见，利多卡因（0.5～1mg/kg）能减轻疼痛，可在注射丙泊酚前使用，或混合于同一注射器中使用。细菌易在乳剂中迅速生长，故丙泊酚不应事先制备。相比其他麻醉药（如吸入麻醉药），丙泊酚术后恶心和呕吐的发生率较低。为了达到成人相似的血浆浓度，儿童初始剂量需为成人的 2～3 倍[239]。由于稳态容积明显不同，儿童最初 15～60min 输液量需高于成人[240]。须注意丙泊酚对血流动力学影响显著，故采用其他药物辅助麻醉诱导更为可取。< 1 月龄小儿麻醉诱导常用剂量为 2mg/kg，1 月龄—3 岁为 2～3mg/kg，3～8 岁为 3mg/kg，> 8 岁为 2～3mg/kg。单次注射后可维持 5～10min。也有建议新生儿择期插管时使用小剂量丙泊酚[241]。连续输注给药方案详见表 10-5。

（四）依托咪酯

依托咪酯是一种羧基咪唑，疏水性强，具有催眠作用，心血管系统影响极微。尽管它对肾上腺类固醇合成有抑制作用，但常用于血流动力学危重患者的麻醉诱导[242, 243]。依托咪酯有高度的对映选择性。R-（+）对映体药效是 S-（-）对映体的 10 倍[244, 245]。商用制剂是纯 R-（+）对映体。与丙泊酚相同，依托咪酯也作用于 $GABA_A$ 受体，但这两者作用于受体不同亚单位[244-246]。在体外，依托咪酯可引起明显的内皮素依

表 10-5　丙泊酚和氯胺酮输注方案

丙泊酚　婴幼儿输注方案。丙泊酚 3～5mg/kg 麻醉诱导后，按照下述方案维持麻醉。麻醉需辅以芬太尼 / 阿芬太尼 / 舒芬太尼或局部麻醉（改编自 Steur 等[240]）

年 龄	时间（min）					
	0～10	10～20	20～30	30～40	40～100	> 100
< 3 月龄	25	20	15	10	5	2.5
3—6 月龄	20	15	10	5	5	2.5
6—12 月龄	15	10	5	5	5	2.5
1—3 岁	12	9	6	6	6	6
成人	10	8	6	6	6	4

氯胺酮　体重 12～40kg 儿童输注方案。方案取决于手术和辅助用药（改编自 Dallimore 等[277]）

	输注速率［mg/(kg·h)］				
	0～20	20～40	40～60	60～120	> 120
负荷剂量 2mg/kg	11	7	5	4	3.5

赖性血管舒张。然而，这种作用比使用丙泊酚观察到的要小，并且可以被肾上腺素能刺激所逆转[247]。

1. 药代动力学

依托咪酯是一种疏水性（活性分子"溶解"于丙二醇或脂肪乳）弱碱，并与 AGP 结合。肾肝功能衰竭患者蛋白质结合减少，可能增加这些患者的药物敏感性[248, 249]。

依托咪酯由细胞色素 P_{450} 系统在肝脏代谢，但特异性亚型尚待验证。依托咪酯降低安替比林清除率，其代谢可能与 CYP3A2 相关[250]。肝硬化患者清除率降低[251-253]。依托咪酯代谢物无活性。儿童中央室容积是成人 2 倍以上（0.66 与 0.27L/kg）[254]，清除率也更高，但中央室容积主要取决于心输出量。如果心血管功能正常儿童需要较大剂量才能完成麻醉诱导，那么血流动力学受损儿童需要的剂量可能较少[255, 256]。

2. 药效动力学

(1) 中枢神经系统的特殊影响：依托咪酯不影响 CBF，可降低 ICP。脑灌注压维持正常，因为依托咪酯诱导使动脉血压轻微下降，这可能解释了 CBF 下降及随后的 ICP 降低。

(2) 呼吸和心血管系统的影响：依托咪酯通过抑制机体对二氧化碳的敏感性，诱发中度呼吸抑制。

由于其血流动力学稳定性，依托咪酯主要用于麻醉诱导（尤其急诊）[210, 255, 257-259]。依托咪酯不影响心率，中度抑制心肌收缩。在动物和人体内外的研究表明依托咪酯具有内在的负性肌力作用，类似于氯胺酮和咪达唑仑。这种作用能被肾上腺素能刺激完全逆转。更重要的是依托咪酯中度影响血管张力，但与丙泊酚和硫喷妥钠相比，压力反射仍然保留。

(3) 对肾上腺功能的影响：依托咪酯阻断 11- 过羟基化酶，从而抑制胆固醇向皮质醇的转化[260]。给予诱导剂量的依托咪酯后，肾上腺抑制持续约 24h。这种效应具有临床意义，尤其是对肾上腺功能受损的感染性休克患者。

(4) 剂型和剂量：根据所用溶剂有两种配方。初始配方使用丙二醇（35%vol/vol），第二种是脂质乳剂作为载体。这两种制剂都有注射痛，但是丙二醇制剂由于其渗透压（4640mOsm/L），刺激性尤其强。

急诊麻醉诱导，心血管功能受损患儿用量 0.2~0.3mg/kg，病情稳定患儿 0.3~0.6mg/kg。注射过程中可能会发生肌阵挛。在儿科患者，麻醉诱导可采用 6~8mg/kg 的剂量经直肠给药。因其抑制皮质醇合成，不建议连续用药。

（五）氯胺酮

氯胺酮具有催眠、镇痛和抗痛觉过敏特性，并产生"分离麻醉"、深度镇痛和明显的交感兴奋作用[261]。不良反应包括幻觉、精神错乱、谵妄、流涎和气道分泌物增加。氯胺酮麻醉的特点是快速制动和出现木僵状态，瞳孔扩大，眼球震颤，肌张力增加。麻醉后可能会出现精神错乱症状，常伴有幻觉，年幼儿童比成人少见，并且可通过服用苯二氮䓬类等药物预防。氯胺酮中度影响心血管系统。氯胺酮含有一个不对称碳原子，有两个对映体 R-（-）氯胺酮和 S-（+）氯胺酮。S-（+）对映体的麻醉效能约为 R（-）对映体的 4 倍[262]。

氯胺酮是非竞争性 NMDA 受体拮抗药，抑制谷氨酸突触前释放并增强 $GABA_A$。氯胺酮还具有类阿片和毒蕈碱性质。氯胺酮对 NMDA 受体的影响包括神经保护和促凋亡作用[263-267]。

1. 药代动力学

氯胺酮在 pH7.4 时电离 50%、非电离 50%。氯胺酮及其代谢产物去甲氯胺酮均与血清蛋白结合，游离部分分别为 40% 和 50%[268]。氯胺酮由 CYP2B6 和 3A4 代谢[269-272]。脱甲基产生去甲氯胺酮，其活性约为氯胺酮的 30%。去甲氯胺酮的代谢与氯胺酮几乎相同（通过 CYP2B6 和葡萄糖醛酸结合），并且终末半衰期也相似（4~6h）[273-275]。去甲氯胺酮具有部分氯胺酮的作用。氯胺酮进入受体速度极快，$T_{1/2}ke0 < 1min$（表 10-4）。静脉注射 1mg/kg 后，药物再分布迅速（初始分布半衰期 < 15min），麻醉作用持续 6~10min。氯胺酮药代动力学具有多室性，效应和浓度降低时间具有明显的时 - 量相关性。

2. 药效动力学[276-279]

(1) 中枢神经系统的特殊效应：氯胺酮对中枢神经系统有特殊效应[280, 281]，增强脑电活动，增加 CBF 和脑氧代谢率（cerebral metabolic rate of O_2，$CMRO_2$）。氯胺酮可升高动脉血压，颅内压升高与脑血流量增加成正比。但复合使用其他药物尤其是维持正常 CO_2 分压时，颅内压一般不会增加。因此，氯胺酮常用于神经功能受损患者。氯胺酮作用于线粒体产生神经保护作用，但氯胺酮对 ATP 敏感的线粒体钾离子通道的影响仍有争议。另一方面，氯胺酮也通过线粒体途径诱导细胞凋亡。这在新生儿和婴儿值得关注。氯胺酮对发育期动物大脑的神经毒性较为明显，因此，小儿患者应谨慎使用。

(2) 对呼吸和心血管系统的影响：氯胺酮不抑制呼吸，二氧化碳反应性保持不变[282]。潮气量和呼吸频率不变。即使应用大剂量氯胺酮也不会改变 FRC，但会引起中度支气管平滑肌舒张。氯胺酮可保留咽 – 喉 – 气管反射，而具有一定的气道保护性。

氯胺酮对心肌收缩力影响最小[283, 284]，可保持交感神经和压力反射活性[285, 286]。氯胺酮在健康受试者中轻微升高动脉血压，增加心肌收缩力，增加心输出量。但在心脏储备减少的患者，当 β 肾上腺素能刺激不能增加心肌收缩力时，氯胺酮具有负性肌力作用。此外，冠状动脉储备不足患者，MVO_2 增加可能有害。据报道，氯胺酮通过抑制 ATP 敏感性钾离子通道来抑制缺血预处理，但这尚有争议。相比 R-（-）对映体，S-（+）对映体对心肌收缩力和缺血预处理的损害无疑更小。

(3) 氯胺酮的抗痛觉过敏作用：通过阻断 NMDA 受体，亚麻醉药量的氯胺酮可有效地抗痛觉过敏[287]。氯胺酮可抑制阿片类药物引起的痛觉过敏，并能有效减少吗啡用量的作用。在伤害性刺激的早期，即围术期使用，可观察到这些效应。如果仅在术后使用氯胺酮，即使与患者自控镇痛（patient controlled analgesia, PCA）一起使用，效果也不明确。这些影响在小儿患者仍需进一步研究证实。因为可能存在神经毒性，氯胺酮用于 2—4 岁前儿童仍有争议。

(4) 对免疫功能和炎症的影响：氯胺酮与局部麻醉药一样有强大的免疫调节和抗炎作用。氯胺酮降低核因子 -κB（NF-κB）的活化和 TLR4 的表达，常用于脓毒症和创伤患者[288]。这些抗炎特性在小儿患者还未表现出来。此外，还需要进一步的研究来评估氯胺酮对感染性或癌症患者的有益作用。

(5) 剂型和剂量：氯胺酮有多种剂型。外消旋混合物初始剂型含有苄索氯铵作为防腐剂。R-（-）对映体和防腐剂都具有神经毒性。许多国家使用毒性较小的不含防腐剂的 S-（+）对映体，但即使纯 S 对映体高浓度下也可能有神经毒性，因此不建议将其用作硬膜外注射的佐剂。

氯胺酮给药途径很多，静脉麻醉诱导剂量 1～2mg/kg，维持麻醉药量 2～4mg/(kg·h)。鉴于其时 – 量相关性半衰期特点，使用合适的改良方案可能更好（表 10-5）。氯胺酮也可肌内注射，剂量 5～8mg/kg。肌内注射起效较慢（5～10min），持续时间延长（20～30min）；也可经直肠给予同样剂量的氯胺酮。氯胺酮越来越多地用于诊疗操作时的镇静，特别是在急诊科，1～1.5mg/kg 静脉注射或 4～5mg/kg 肌内注射（intramuscularly, IM）[289, 290]。用于预防术后痛觉过敏的低剂量方案包括术前静脉注射 0.15～0.30mg/kg，随后 24h 持续输注 0.1～0.3mg/(kg·h)。作为 PCA 辅助药物，剂量为每毫克吗啡给予 1mg 氯胺酮。但大多数小儿研究并未显示低剂量氯胺酮的益处。

（六）右美托咪定

右美托咪定是具有镇静 / 催眠作用的咪唑衍生物，作为一种高选择性 $α_2$ 肾上腺素受体激动药作用于中枢神经系统，$α_2$：$α_1$ 选择性 1600：1（相比之下可乐定是 200：1）。右美托咪定与蓝斑突触前 $α_2$ 受体和脊髓 $α_2$ 受体结合产生催眠和抗焦虑作用[291]。1999 年，FDA 批准将其用于 ICU 机械通气患者的镇静，2007 年批准了第二个适应证，用于保留自主呼吸成人诊疗操作时的镇静。右美托咪定现在在欧洲和大多数其他国家有售，然而，尽管它在小儿中广泛使用，但任何国家都未批准用于儿童。过去 10 年，右美托咪定作为镇静药在 ICU 使用大增，可用作吸入性麻醉和 TIVA 等全身麻醉技术的辅助药物，单独或与其他药物联合用于诊疗操作的镇静，预防或治疗术前、术后谵妄，以及用于辅助骶管或硬膜外麻醉[292]。

1. 药代动力学

儿童右美托咪定蛋白质结合率为 93%，静注负荷剂量后快速分布半衰期约 7min，清除率约 15mg/(kg·min)，终末消除半衰期约 2h[293]。85% 的药物在肝内经 UDP- 葡萄糖醛酸转移酶进行葡萄糖醛酸化，15% 经细胞色素 P450 2A6 葡萄糖醛酸化，转化为无活性代谢物，极少量以原型从尿液和粪便排泄。基于异速生长模型，足月新生儿清除率约 300ml/(min·70kg)，1 岁儿童清除率增加到 600ml/(min·70kg)，更大儿童＞700ml/(min·70kg)[294]。右美托咪定可经非静脉途径给药，鼻内生物利用度 65%，口服 16%，颊部 84%，IM 100%。

2. 药效动力学

(1) 中枢神经系统的特殊作用：与蓝斑突触前 $α_2$ 受体结合后导致去甲肾上腺素释放减少，产生类似生理睡眠的镇静作用，儿童脑电图研究证实类似于非快速眼动睡眠[293]。儿童 600pg/ml 或以上血浆浓度可产生显著镇静作用。右美托咪定减少脑血流的程度与脑代谢率降低的程度有关，不影响颅内压。右美托咪定既能保留体感电位，又能保留运动诱发电位。小儿硬膜外给予右美托咪定时有镇痛和抗伤害性感受作用。

动物模型研究发现，右美托咪定不引起神经细胞凋亡，并且可部分或完全阻断吸入麻醉药、氯胺酮和丙泊酚引起的神经细胞凋亡[295]。这一特性使右美托咪定成为研究麻醉药潜在神经毒性问题替代方案的主要候选药物（见第 46 章）。临床前模型显示右美托咪定对脑缺血和炎症有神经保护作用[296, 297]。右美托咪定用于 ICU 镇静时，可降低儿童谵妄发生率[298]。

(2) 呼吸和心血管系统的影响：右美托咪定镇静的主要优点是，常规剂量下可保持正常的呼吸模式、分钟通气量并保持上呼吸道通畅。这有助于婴儿心脏手术后早期拔管[299]。这一优势在阻塞性睡眠呼吸暂停患儿也可以看到。在进行影像学研究时，相比丙泊酚，右美托咪定在维持上呼吸道通畅的同时，很少需要气道支持[293]。

右美托咪定减少中枢和外周神经系统的交感神经传出，给药后心率(heart rate, HR)和平均动脉压(mean arterial pressure，MAP)较基线水平降低，其影响通常与负荷剂量和输注速率成正比[293, 300]。5min 内快速给予负荷剂量，尤其是无手术刺激的情况下，可以观察到心率和血压下降 20%～30%。10min 以上缓慢给予负荷剂量可降低心率和血压的下降幅度。格隆溴铵可用于预防或治疗右美托咪定引起的心动过缓，但有报道称这两种药物组合可能出现体循环高血压。右美托咪定高剂量或重复负荷剂量可导致短暂性高血压，可能是与激动外周小动脉 α_1 受体有关[293]。

右美托咪定延长心脏传导系统的所有电生理间隔，可导致二度或三度心脏传导阻滞或交界性心动过缓[301]。在小儿心血管外科手术中，患有心律失常的患者应避免使用右美托咪定，在接受地高辛、β 肾上腺素能阻断药或钙通道阻断药物治疗的患者中使用右美托咪定应特别谨慎。相反，右美托咪定可降低小儿心脏手术后房性和室性心律失常的发生率[302]。

(3) 剂型和剂量：右美托咪定易溶于水, pKa 为 7.1。每毫升未稀释溶液含 118μg 盐酸右美托咪定（相当于 100μg 右美托咪定）和 9mg 氯化钠。溶液不含防腐剂、添加剂或化学稳定剂[303]。

右美托咪定常用于 ICU 镇静或作为全身麻醉辅助用药，考虑到其他药物的应用，如 ICU 内苯二氮䓬类、阿片类的使用，以及手术室常用的吸入麻醉药或局部麻醉，因此，通常情况下静脉输注 0.5～1μg/kg 的负荷剂量超过 10min，然后以 0.3～1μg/(kg·h) 的量输注即可。新生儿肝脏代谢功能不全，剂量须减少 50%[294]。单独用于磁共振成像镇静，负荷剂量 2～3μg/kg 加或不加 1～2μg/(kg·h) 维持量对无心血管疾病儿童通常有效。作为一种鼻内镇静给药或术前用药，一般给予 2～3μg/kg 是有效的[292, 304]。

长期使用苯二氮䓬类药物或阿片类药物引起耐受和戒断综合征的 ICU 患儿，右美托咪定是预防或治疗的有效药物。相反，右美托咪定在 ICU 患者使用超过 7 天也产生与停药综合征相关的反应，包括躁动、高血压和心动过速[292]。

（七）全身麻醉相关的神经细胞凋亡

出生时，中枢神经系统尚未完全发育，外部干预可能会对其造成损害。例如，有报道称，经历长期剧烈疼痛的新生儿在脊髓水平上可塑性受损[305]。同样，全身麻醉可诱导发育期大脑神经细胞凋亡[306]（图 10-10 ）。

迄今为止，尚无临床试验能够证实生命早期经历麻醉的患儿会罹患任何的认知障碍，但是，所有管理机构和麻醉协会都警告 3 岁以下儿童不要施行不必要的麻醉。1999 年，Ikonomidou 和同事进行了一项具有里程碑意义的研究，结果证明阻断发育期动物 NMDA 受体会导致神经元凋亡[307]。随后，许多药物都显示

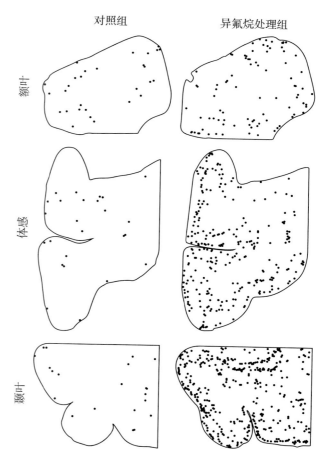

对照组　　　　　异氟烷处理组

额片　体感　颞片

▲ 图 10-10　恒河猴大脑皮质切片（计算机重建）

动物暴露于 0.7～1.5vol% 呼气末异氟醚 5h 后，凋亡细胞（黑点）数量明显增加（经 Wolters Kluwer 许可转载，引自 Brambrink 等[309]）

出了具有诱导发育期大脑神经细胞凋亡的可能性，包括氯胺酮和卤代吸入麻醉药，以及丙泊酚和咪达唑仑[95, 96, 265, 308-310]。然而，此类动物研究都是在极端条件下进行，存在低氧或血压下降等混杂因素[311]。最近认为，右美托咪定可作为神经保护药物，但尚需临床研究来验证动物实验的结果[312]。目前，我们建议推迟需全身麻醉的非急诊手术。如果为非择期手术，最好选择清醒区域阻滞麻醉或全身麻醉复合区域阻滞麻醉。如必须施行全身麻醉，则优选阿片类药物平衡麻醉技术。

> **要点：静脉药物的药理学**
> - 丙泊酚与 $GABA_A$ 受体结合，是一种多用途麻醉诱导和维持药物。高剂量和长时间给药可降低血管张力和干扰线粒体功能，这是其主要缺点。
> - 依托咪酯是与 $GABA_A$ 受体结合的咪唑衍生物，几无心血管效应，但即使单次给药也可能导致可逆的肾上腺抑制。
> - 氯胺酮与 NMDA 受体结合，常用于麻醉诱导和镇静，主要不良反应是增加唾液分泌和烦躁。
> - 右美托咪定与突触前 α_2 肾上腺素受体结合，用于 ICU 镇静、辅助全身麻醉和诊疗操作镇静，是临床唯一常用而不引起神经凋亡的静脉输注镇静 / 催眠药。

五、阿片类药物

阿片类药物与特定阿片受体（μ、δ、κ）相互作用，其主要作用部位包括脊髓、髓质和中脑导水管周围灰质[313, 314]。

目前有两大类阿片类药物可供选择：一种是长效亲水药物，主要用于缓解术后或慢性疼痛；另一种是苯哌啶类化合物，主要用于围术期镇痛。短效药物在手术室外使用越来越多，这些药物多为纯 μ 受体激动药。除了瑞芬太尼，苯哌啶类化合物主要经肝脏代谢。

（一）苯基哌啶类

药效动力学

苯基哌啶是与 AGP 结合的弱碱[29, 315, 316]，仅通过 CYP3A4 亚型在肝脏代谢。瑞芬太尼是例外，其降解通过血浆非特异性胆碱酯酶[317-319]。这些胆碱酯酶无

处不在，如果缺乏则后果是致命的，因而所有患者都能代谢瑞芬太尼。新生儿代谢瑞芬太尼非常迅速，之后药物清除率略有下降（表 10-6）。苯基哌啶类药物无活性代谢物。芬太尼、阿芬太尼和舒芬太尼经肝代谢，肝代谢迅速成熟（图 10-11）[46]。舒芬太尼适合采用靶控输注（target controlled infusion，TCI）给药，因其时 - 量相关半衰期比芬太尼或阿芬太尼更短且可预测（图 10-9）[320]。瑞芬太尼的减量时间非常短，几乎是恒定的，而芬太尼的减量时间随着给药时间的延长而显著增加[21]。

(1) 中枢神经系统的影响：二氧化碳张力正常时，这些药物对大脑血流动力学均无有害影响。$PaCO_2$ 正常时，CBF 和 ICP 均不会增加[321-323]。

(2) 呼吸和心血管系统的影响：阿片类药物均有呼吸抑制作用。年轻患者更易出现胸壁肌肉强直，尤其是快速推注时[324]。在等效剂量下，所有苯哌啶类药物都可将 FRC 降低到相同程度[325, 326]。缓慢注射时，这些药物不会显著降低胸壁顺应性，因而可用于 ICU。有趣的是，母体注射瑞芬太尼后胎儿会出现肌肉僵直[327]。

苯哌啶类药物均对心肌收缩力和血管张力有抑制作用[161, 328-331]，还可引起明显的心动过缓。阿托品不能完全恢复心肌收缩力。瑞芬太尼比其他药物更易引起心动过缓，但在同等剂量下，这四种药物可能有相似的效果。所有阿片类药物的呼吸抑制、恶心呕吐、瘙痒和罕见尿潴留的发生率相似[313]。

(3) 芬太尼：芬太尼是苯哌啶中最古老的镇痛药[46, 332-336]。它的半衰期很长，尤其是用于 ICU 患者镇静时。儿童芬太尼的肝提取率大于 70%。出生后不久，芬太尼清除率即超过肝血流的 50%（图 10-11）。但芬太尼分布容积和房室间清除率缓慢，导致时 - 量相关半衰期随给药时间增加而迅速增加。此外，芬太尼可分泌入胃液，麻醉恢复很长时间后，胃液和深外周室药物会再进入循环。常用剂量为 2～4μg/kg 静脉注射，按需追加 1～2μg/kg，持续静脉输注 1～2μg/(kg·h) 维持。如果计划手术后不久拔管，不建议手术期间持续输注芬太尼。达到峰值效应的时间为 5～6min。

(4) 阿芬太尼：阿芬太尼半衰期较短，深外周室分布较少，清除率高（表 10-6）[335, 337, 338]。静脉注射后，阿芬太尼 1～2min 达到峰效应。在长期输注后，递减时间会适度增加。对于短时间的操作，通常的推注剂量为 10～20μg/kg，然后再注射 5～10μg/kg。

表 10-6 阿片类药物和对乙酰氨基酚的理化性质和药代动力学

药物	分子重量(Da)	Pka	分配比(辛醇/缓冲液)	蛋白结合率(%)		T_{1/2}(h)	CL[ml/(kg·min)]	Vc(L/kg)	Vss(L/kg)	T_{1/2}ke0(min)
芬太尼	336	8.4	860	70～85		6～8	10～20	–	4～5	5
阿芬太尼	–	6.5	130	65～90		1～2	10～15		0.4～1	1.5
舒芬太尼	387	8.0	1750	80～90		2～3	4～9		2～3	2～4
瑞芬太尼	–	7.1	18	–		0.1	90～46		0.45～0.24	<1
吗啡	285	8.0#	6	30～35		1.5～2	30～40		2～4	100
曲马多	263	9.4	250	20	成人:	5.5	6.3	–	2.7～4.1	–
					2—8 岁:	2.8～3	10.3	–	2.2	100～200
					新生儿:	–	5.7	–	–	–
可待因¹	299	8.2	12			1.7	8.5			
对乙酰氨基酚	151	9.5	3		成人:	2	3.8	0.5	0.9	–
					2—15 岁:	2	3.3	0.34	0.82	–
					早产儿和新生儿(IV) CL=0.5～1.5ml/(kg·min)(27—46 周矫正胎龄)	–	–	–	–	–

CL. 清除率；T½. 终末消除半衰期；Vc. 中央隔间的体积；Vss. 稳态分布容积。可待因代谢为吗啡，吗啡是一种活性分子

(5) 舒芬太尼：苯哌啶中舒芬太尼的半衰期居中[335, 337, 339-343]。长期给药后，效应持续时间仅轻度延长，因而很受临床欢迎。舒芬太尼达峰时间 2～4min。麻醉诱导剂量 0.2～0.4μg/kg，追加剂量 0.1～0.25μg/kg，或持续输注 0.1～0.5μg/(kg·h)。

(6) 瑞芬太尼：瑞芬太尼为强效阿片类药物，起效快（<1min），半衰期短[337, 344-349]。无论给药时间长短，其时－量相关半衰期，即药物浓度下降 50% 所需时间，恒定为接近 4min。复合丙泊酚（3～4mg/kg）或七氟烷（0.5～1MAC）时，静脉推注 2～3μg/kg 后 20～30s，儿童可获得良好的插管条件。但因可能有明显的心动过缓和低血压，不建议对新生儿和婴儿推注瑞芬太尼[327, 328]。当使用 0.5～1MAC 吸入麻醉药时，持续输注 0.15～0.25μg/(kg·min)（新生儿和婴儿）或 0.50μg/(kg·min)（儿童），即使是对 HR 和血压影响敏感的新生儿，镇痛效果和稳定性也很好。然而，应注意：①在苏醒时和术后应提供高质量的镇痛，因为一旦停止输注瑞芬太尼，其镇痛作用维持短暂；

②警惕术后出现痛觉过敏，其常继发于大剂量使用阿片类药物之后。瑞芬太尼和舒芬太尼是 TIVA 的首选药物。瑞芬太尼婴儿常用剂量 0.10μg/(kg·min)，儿童 0.25μg/(kg·min)。

（二）吗啡

吗啡是从罂粟中提取的天然生物碱。它是一种两性电解质，分子量 285（游离基），pKa 为 9.85 和 7.87，生理 pH 下辛醇：水分配率为 1.42，HSA 蛋白结合率 35%。吗啡有 4 个异构体，彼此间几无差异［可待因有相同的异构体分布，吗啡活性代谢物吗啡 -6- 葡萄糖醛酸（M-6-G）有 2 个异构体］。

1. 药代动力学

吗啡（如氢吗啡酮）不经细胞色素 P450 进行 I 相代谢，而是直接通过 2B7 和 UGT 的 1A3 亚型进行 II 相代谢[37, 39, 350, 351]。约 40% 的吗啡在肝外代谢，因此，其清除率明显大于肝血流[352]。但凝血酶原时间大于 40% 正常值或肝功能下降 50% 的患者，剂量须减半（滴定调节方法不变）[353-355]。虽然转化为 M-6-G

的吗啡量不到 10%，但仍具有重要意义，因为 M-6-G 的效能是吗啡的 2～8 倍，且清除率极低[356, 357]。肾衰竭时 M-6-G 清除力受损，当肌酐清除率（CrCl）低于 30ml/(min·1.73m²) 时，呼吸抑制风险增加[358]。由于 M-6-G 的产生延迟，其浓度在停用吗啡较长时间后仍呈上升趋势（图 10-12）。CrCl 为 15～30ml/(min·1.73m²) 时，吗啡用量应减半。CrCl ＜ 15ml/(min·1.73m²) 时，不应使用吗啡。纳洛酮可拮抗其呼吸抑制作用，但有时需输注数小时甚至数天。腹膜透析清除吗啡效果不佳，但血液透析（通常是血液滤过）可以去除 M-6-G。然而，M-6-G 可在透析期间累积。芬太尼和舒芬太尼可经血液滤过消除，因而，在接受血液滤过治疗的 ICU 患者应使用替代药物。

Ⅱ 相代谢出生时不成熟，在出生后的前 6～9 个月缓慢增加（图 10-11）[36, 45]。鉴于此，再加上同期阿片受体也不成熟，因而小婴儿吗啡剂量与年长婴儿及儿童不同（表 10-6）[35, 36, 359-362]。

吗啡具有亲水性，不易穿过生物膜。静脉注射吗啡 20min 后效应浓度达峰（图 10-12）。然而，吗啡静脉注射 6min 后，其效应室浓度可达 80% 峰值浓度，并维持于这一浓度之上达 80min。吗啡的作用时间比芬太尼或舒芬太尼要长得多。

2. 药效动力学

呼吸抑制是阿片类药物在新生儿和婴儿中常见的不良反应。呼吸频率逐渐下降，呼吸抑制逐步增加。由于同时有镇静作用，呼吸抑制更多引起氧饱和度下降而非高碳酸血症。但婴儿大部分时间处于睡眠状态，镇静效果很难评估。建议对婴幼儿进行经皮脉搏血氧饱和度监测，但临床观察也很必要，通常在麻醉复苏室或 ICU 进行。除了呼吸抑制，吗啡的其他不良反应还包括服药 2～3 天后出现恶心呕吐、尿潴留、瘙痒和便秘。地塞米松、氟哌利多或 5-HT₃ 受体抑制药昂丹西酮能有效预防术后恶心和呕吐。

3. 用量

婴幼儿吗啡应滴定调节。3 月龄以下新生儿和婴儿 10～30μg/(kg·h) 连续静脉输注，并根据所需效果和呼吸频率进行调节，通常即已足够。＜ 3 月龄的婴儿对吗啡呼吸抑制作用非常敏感。3—6 月龄以上婴儿、体

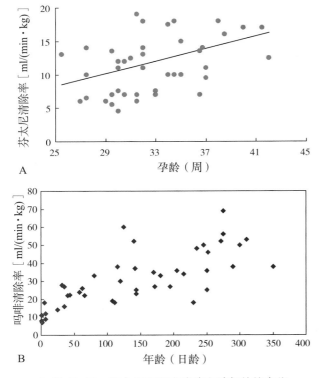

▲ 图 10-11　芬太尼和吗啡清除率随年龄的变化

A. 芬太尼；B. 吗啡。早产儿芬太尼清除率相对较高（约占 50% 肝血流量）。清除率成熟迅速，42 周时几乎完全成熟。此外，出生时吗啡清除率很低，需 1 年才能完全成熟［经 Elsevier 许可转载，引自 Saarenmaa 等[46]（A）和 Lynn 等[45]（B）］

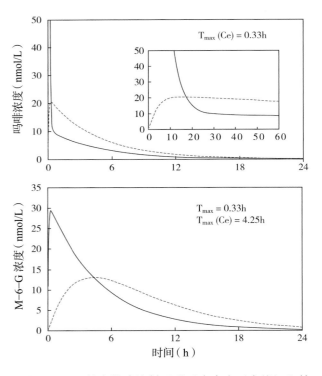

▲ 图 10-12　单次静脉注射吗啡后中央室（实线）和效应室（虚线）吗啡（上图）和 M-6-G（下图）浓度

吗啡为亲水性药物穿过血脑屏障缓慢，静脉注射后，吗啡浓度在 20min 达峰。更为亲水的 M-6-G 在吗啡注射后 4h 以上达峰。因而，口服吗啡后效果延迟（部分效应来自首过消除产生的 M-6-G）（改编自 Mazoit 等[356]）

重 < 10kg 的儿童，如年龄 < 12 月龄静脉滴定从负荷量 50μg/kg 开始， > 12 月龄者负荷剂量从 100μg/kg 开始，随后每 5 分钟追加 25μg/kg，直至达到预期效果。< 40kg 的儿童通常每 5 分钟给予 75μg/kg，直至达到有效剂量。体重超过 40kg 的儿童采用成人方案，即每 5 分钟注射 3mg。出于安全考虑，7 岁前的儿童不宜由家长控制 PCA 设备。即使这个年龄之后，这种给药方法仍有局限性，仅少数团队还在采用家长控制镇痛。持续输注阿片类药物与 PCA 具有相似的优缺点，即对运动性疼痛效果欠佳。输注方案为 20～40μg/(kg·h)。6 岁以后，儿童一般能理解 PCA 原理。儿童剂量和给药规则与成人相似，即每 5～10 分钟注射 15～20μg/kg。吗啡持续输注加 PCA 长期以来一直使用，但这种做法可能会导致呼吸抑制。许多医院采用的方法是，持续输注吗啡并由护士控制镇痛，该法可给予低剂量负荷量和（或）通过增减减少 5μg/kg 以调节吗啡输注速度。如若所有医护人员都已接受良好培训并遵循严格的规程，这种做法值得推荐。

如缺乏药物输注泵或 PCA 泵，也可肌内或皮下途径（更好）给药，但使用这种方法时会出现峰谷血药浓度。选择口服给药途径也是可行的，然而，此途径给药时需考虑肝脏首过消除，部分吗啡在到达全身循环之前已被代谢。仅 10% 代谢物（M-6-G）具有活性。初次给药后 6～9h，效应室 M-6-G 浓度并不显著（图 10-12）。吗啡口服剂量为 0.2～0.4mg/kg，最大剂量每 6 小时给予 20mg。

（三）其他阿片类药物

1. 曲马多

曲马多是一种中枢性镇痛药，为顺式和反式异构体的外消旋混合物，顺反式的活性、结合或代谢方面几无差异。曲马多属于弱阿片受体激动药，可抑制去甲肾上腺素和 5- 羟色胺再摄取[363-365]。（+）对映体与受体亲和力更强，优先抑制 5- 羟色胺摄取并增强其释放。（−）对映体刺激 α_2 肾上腺素受体优先抑制去甲肾上腺素再摄取。O- 脱氧代谢物（M1）具有活性，（+）M1 为主要活性分子。

（1）药代动力学：曲马多主要由 CYP2D6 代谢，出生时尚不成熟[53, 54, 363, 364]。M1 宫内形成受损且具有重要的多态性，对 μ 受体的亲和力是曲马多的 300～400 倍[365]。两者半衰期相似[366-368]。因为 M1 和母体药物同样有效，故给药和起效之间有滞后。这是曲马多量 - 效关系曲线平坦及术后即刻注射曲马多镇痛效果不佳的原因[369]。肝功能衰竭显著降低曲马多的清除

率。肾衰竭时清除率略有下降，但 M1 清除率明显下降。因曲马多代谢和 M1 形成减少，CYP2D6 多态性可能导致 5%～6% 的白种人镇痛不足。相反，曲马多的超快代谢者有呼吸抑制的风险。FDA 据此巨大代谢差异，发布警示禁忌使用曲马多，不应用于 12 岁以下儿童的疼痛治疗，也不应用于扁桃体切除术后的 12—18 岁儿童[370-372]。口服生物利用度为 70%～90%。T_{max} 因剂型不同而异，为 1～2h（滴剂吸收更快）。

（2）药效动力学：曲马多呼吸抑制少于吗啡，其他不良反应包括恶心、呕吐、头晕、出汗、口干和嗜睡。但类似可待因，曲马多可能导致超快代谢者的严重毒性[60]。

（3）用量：曲马多主要用于治疗术后轻中度疼痛和术中镇痛，但其镇痛性能弱于苯哌啶类药物或吗啡。在手术开始的时候静脉注射 2～3mg/kg，可为许多患者提供有效的术后镇痛。因为 M1 形成的滞后时间很长，不建议曲马多连续输注。曲马多口服剂量每 6～8 小时 1～3mg/kg。

2. 可待因

可待因是从鸦片中提取的一种天然生物碱。它主要通过产生吗啡而起作用，吗啡为其次要代谢产物（多数白人受试者，5%～6% 可待因转化为吗啡）[56, 60]。可待因主要代谢物可待因 -6- 葡萄糖醛酸并无活性。由于 CYP2D6 多态性，吗啡产量变化较大。20%～25% 东亚人无法将可待因代谢为吗啡，5%～6% 的白种人也是如此。能够广泛代谢可待因的成人，吸收 50mg 可待因后生成吗啡和 M-6-G，两者的 T_{max} 分别为 0.7h 和 1.8h 时，C_{max} 分别为（27 ± 23）nmol/L 和（41 ± 33）nmol/L。相应的浓度时间曲线下面积（areas under the curve，AUC）相当于与口服吗啡 3～6mg。然而，某些超快速代谢者 CYP2D6 基因复制，可能产生过量吗啡[57]。超快速代谢的母亲母乳喂养的婴儿、服用可待因超过 1 天的婴儿和幼儿或 M-6-G 生成显著增加的肾衰竭儿童均有死亡病例报道[58, 59, 373]。FDA 警示可待因禁用于 12 岁以下儿童和 12—18 岁肥胖青少年中[370]。

用量：可待因有时与对乙酰氨基酚合用。6 月龄以上儿童剂量为 1mg/(kg·6～8h)。应提醒日间手术患儿的父母，可能缺乏效果或极少数情况下过量并导致嗜睡、昏迷和呼吸缓慢[374]。

3. 对乙酰氨基酚（扑热息痛）

对乙酰氨基酚具有抗炎、解热和镇痛作用。其作用机制部分为中枢性，部分未知[375, 376]。对乙酰氨基

酚抑制环氧化酶 COX-3 的变异体。活性代谢物（对氨基苯酚）可能通过大麻素受体发挥作用。

对乙酰氨基酚难溶于水。与甘露醇、半胱氨酸混合可提高其溶解度和稳定性。口服和直肠给药后血浆浓度峰值时间分别为 30～60min 和 1～2h（表 10-6）[377-382]。口服给药后生物利用度为 85%～95%，直肠给药后生物利用度小于 80%。通过肝脏 CYP2E1、CYP1A2 和 CYP3A4 代谢（表 10-1）。N- 乙酰对苯醌亚胺（NAPQI）是一种毒性代谢物，通过与细胞蛋白结合形成加合物引起肝毒性[33, 383]。婴儿早期对乙酰氨基酚代谢较少，但出生后清除率迅速增加[381]。新生儿黄疸使清除率降低 40%。

有研究认为，婴儿期和幼儿期接触对乙酰氨基酚会增加哮喘的发病率，但近期研究并未证实这一风险[384, 385]。静脉注射对乙酰氨基酚也越来越多地用于诱导动脉导管闭合[386]。

用量：对乙酰氨基酚有片剂、口服液、栓剂和静脉注射液，并不是所有国家都有后一种配方。静脉和口服给药时，早产儿和新生儿剂量为 10mg/（kg·6h）。1 月龄—2 岁小儿剂量为 15mg/（kg·6h），2—15 岁剂量为 20mg/(kg·6h)。经直肠给药时，首次剂量为 40mg/kg。

4. 蔗糖和其他甜味剂

蔗糖和其他甜味剂在早产儿和新生儿有抗伤害感受特性[387]。目前常用于疼痛性诊疗操作，通常与安抚措施结合使用，并且推荐在清醒区域麻醉如蛛网膜下腔阻滞期间使用。

> **要点：阿片类药物**
> - 早产儿苯哌啶代谢几乎完全成熟，因此，ICU 儿童使用芬太尼或舒芬太尼镇静的越来越多。
> - 出生时吗啡代谢不成熟，出生后第 1 年清除缓慢增加，但吗啡仍然是术后用药之选。
> - 可待因和曲马多主要通过其代谢物发挥作用。超快代谢者有发生危及生命的并发症的风险。因此，12 岁以下儿童应避免使用可待因，尤其是出院后和睡眠呼吸暂停综合征患者。

六、肌肉松弛药和拮抗药

肌松药分为去极化和非去极化两类。琥珀胆碱是唯一仍在使用的去极化肌松药。非去极化药包括非甾体和甾体类，这两类都是乙酰胆碱（acetylcholine，ACh）的非竞争性拮抗药。

（一）神经肌肉传递

神经肌肉接头突触间隙释放乙酰胆碱引起肌肉收缩[388, 389]。突触前囊泡释放乙酰胆碱具有钙依赖性机制。在突触间隙，乙酰胆碱酯酶迅速降解乙酰胆碱。运动神经末梢也会再摄取部分乙酰胆碱。乙酰胆碱通过刺激肌肉烟碱型乙酰胆碱受体（nicotinic acetylcholine receptors，nAChR），促进钠和钙进入细胞内而发挥作用。信号通过钠通道（$NA_V1.4$）进一步传输[390]，终板周围钠通道尤其丰富。新生儿肌肉 $NA_V1.4$ 密度较低。nAChR 的 17 个亚基形成了大量亚型。人体有两种肌肉型受体变体，即成人 $\alpha_1\beta_1\epsilon\delta$ 和胎儿 $\alpha_1\beta_1\gamma\delta$（图 10-13）。出生后 2～4 年，成人亚型逐渐取代胎儿亚型。胎儿受体对乙酰胆碱反应较慢。有趣的是，胎儿亚型在 ICU 患者长期制动和炎症期间重新表达。与成人相比，新生儿、婴儿和幼儿释放到突触接头的乙酰胆碱也较少，但婴儿和儿童对肌肉松弛药的反应取决于如肌肉松弛药的药代动力学和受体结合能力等许多因素。例如，琥珀胆碱和大多数非去极化肌松药在婴儿体内的分布容积增加。

神经肌肉阻滞监测[391]

直接、可靠地确定和预防残余肌松唯一的方法是采用加速度法刺激神经肌肉。加速度描记法测量肌肉

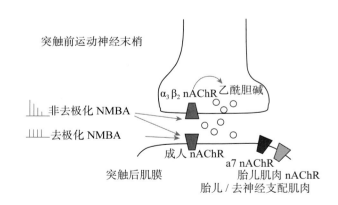

▲ 图 10-13 神经肌肉接头示意图

描述了神经肌肉阻断药（NMBA）对突触后和突触前烟碱型乙酰胆碱受体（nAChR）的影响。胎儿型 nAChR 相比成人型亲和力和反应速率较低（经 Elsevier 许可转载，引自 Fagerlund 和 Eriksson[389]）

对运动神经刺激的反应，单次颤搐测量的是单次脉冲诱发的反应高度。4 个成串刺激（train of four，TOF）以 0.5s 间隔测量肌肉对连续 4 个刺激的反应，并确定第四次与第一次反应的比例（T_4/T_1，测量重复刺激后衰减）。这个比例测量了对重复刺激反应（消退）的衰减，也是衰减量的一种测量。强直刺激则是高频刺激的结果，导致肌肉强直性收缩。双短强直刺激（double-burst stimulation，DBS）由两个短程强直刺激（每组三个 50Hz 的脉冲）组成，间隔足够长时间（通常为 750ms）以允许充分松弛。强直后刺激是强直易化后对单次抽搐或 TOF 的反应。琥珀酰胆碱不抑制突触前神经元 nAChR。在非去极化肌松药观察到的衰减与突触前受体有关，琥珀胆碱对这些受体没有影响，所以观察不到衰减。因此，琥珀胆碱不影响 TOF 和强直衰减[392]。另一方面，所有非去极化药物都能抑制神经元 nAChR 并表现出衰减。常用监测部位是拇收肌（拇指）、眼轮匝肌（眼睑）和皱眉肌（眉弓），最后一个常用于测试喉内收肌群的阻滞程度。不同肌肉阻滞的时间过程变化较大（图 10-14）[393-396]。腹壁和喉部肌肉相比拇内收肌神经肌肉阻滞开始和恢复更快。此外，喉内收肌需要更大剂量非去极化药物实现完全阻滞。膈肌是最不易阻滞的，其开始和恢复与拇内收肌相似。

不同部位肌肉的 $T_{1/2}ke0$ 差异反映其生理学差异（表 10-7 和图 10-14）。轻度神经肌肉阻滞足以导致咽部功能障碍，从而有利于气管插管[397]。因此，皱眉肌是评价气管插管时机的最佳指标，而拇收肌是从阻滞到恢复早期的最佳指标。TOF 出现一个反应时，提示肌力恢复至 < 10% 对照，出现第四个反应时，提示所测肌肉的力量恢复至少 25% 对照。在临床上 T_4/T_1 恢复至 > 90%，提示残余阻滞不明显。通常，TOF 的四个刺激出现两个反应，提示可采用药物逆转神经肌肉阻滞。

（二）琥珀酰胆碱

尽管琥珀酰胆碱（succinylcholine，SCh）是唯一可用的去极化肌肉松弛药，但其确切作用机制仍不清楚。注射后引起大量 ACh 分泌和肌纤维自发性收缩。随后的肌肉松弛涉及复杂的机制，包括受体脱敏和钠通道失活。SCh 起效快，作用时间短，是快诱导的首选药物。

SCh 对突触前 nAChR 亲和力较低并导致 I 相阻滞（颤搐幅度降低、无衰减和强直后增强）。大剂量 SCh 会引起快速耐受和类似于非去极化阻滞的 II 相阻滞。

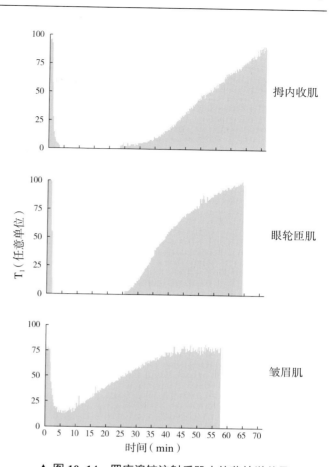

▲ 图 10-14 罗库溴铵注射后肌肉的药效学差异

4 个成串刺激每 15 秒重复 1 次，T_1 反应如图所示。显然，皱眉肌反应延迟更短，但持久性更强。其动力学接近喉部肌群。这与维库溴铵或罗库溴铵注射后拇内收肌和喉部肌肉 $T_{1/2}ke0$ 的 2～4 倍差异完全一致（经 Wolters Kluwer 许可转载，引自 Plaud 等[393]）

1. 药代动力学

琥珀胆碱含有两个酯键连接的乙酰胆碱分子，具有高度亲水性（表 10-7）[398]。与可卡因、海洛因和酯类局部麻醉药一样，SCh 在血清、红细胞和肝脏中被非特异性酯酶（丁酰酯酶或假性胆碱酯酶）水解[399, 400]。血浆胆碱酯酶基因型众多，导致血浆胆碱酯酶活性广泛变异。一些患者血液中假胆碱酯酶活性降低。超过 20% 的白人为非典型杂合子变异，患者的半衰期几乎 2 倍于没有变异患者。单次注射 SCh 后，异常变异纯合子患者可能保持肌松数小时至数天。检测假胆碱酯酶缺乏的方法是测试地布卡因值，但由于缺乏敏感性、特异性和成本考虑，常规使用不太可能。爱斯基摩人和澳大利亚原住民具有相同的基因型，长时间肌松的风险更大。

琥珀胆碱迅速进入神经肌肉接头。由于其分布容积小且可从中央室和外周室消除，因而降解迅速（表

10-7）[401]。SCh 消除半衰期是 1min，但阻断拇收肌的 $T_{1/2}ke0$ 为 12min，与非去极化肌松药相似。大剂量注射有助于缩短药物起效时间。然而，目前尚无最新的有关婴儿和儿童的数据[402-404]。产生同样的插管条件，婴儿需 3mg/kg，儿童需 2mg/kg。剂量差异很可能与分布容积不同有关。SCh 亲水性高。琥珀胆碱缺乏新生儿、婴儿和儿童使用异速生长比例校正，并描述不同年龄间相互关系的 PK-PD 数据模型。

2. 药效动力学

琥珀酰胆碱不良反应很多，许多麻醉医师已经弃用。

(1) 中枢神经系统的影响：有人认为琥珀酰胆碱增加颅内压，但最近的研究表明，维持二氧化碳张力正常的情况下并非如此。也有认为，琥珀酰胆碱引起眼外肌收缩，增加眼压。最近的证据表明，当快速气管插管和进行肺部通气时，眼压不会增加[405]。

(2) 心血管系统的影响：琥珀酰胆碱可引起心动过

表 10-7 肌肉松弛药和拮抗药的理化性质和药代动力学

药 物	分子重量（Da）	分配比（辛醇/缓冲液）	蛋白结合率（%）	$T_{1/2}$（min）	CL［ml/（kg·min）］	Vc（ml/kg）	Vss（ml/kg）	$T_{1/2}ke0$ 拇内收肌	$T_{1/2}ke0$ 咽喉肌	Ce50（ng/ml）
琥珀胆碱	290	$7 \cdot 10^{-5}$	20	1.01	37	9	40	12	–	746
泮库溴铵	–	–	–	107	1.81	–	275	5.1	–	
维库溴铵	558	0.15	70	–	4.9	40	200	5.8	1.2	166
罗库溴铵	546	0.02	45	71	3.2	47	210	4.4	2.7	820～1420
			婴儿（1—10 月龄）	–	35	230	2.8	–	650	
			儿童（2—6 岁）	46	7.1	35	165	3.6	–	–
阿曲库铵	929	$1 \cdot 10^{-4}$	37	–	–	–	–	6.8		
顺式阿曲库铵	929	$1.9 \cdot 10^{-4}$	20	26	4.1	35	94	3.9～9.8	–	98～153
			儿童（1.5—6 岁）	–	6.8	87	207	6.0	–	129
米库氯铵	1029	$3 \cdot 10^{-3}$	30							
			顺-顺	68	3.8		277			
			顺-反	2.0	106		278			
			反-反	2.3	57	–	211			
新斯的明	233	32		110	9.2～10	80	1700～1860			
依酚氯铵	166	63		126	8.3～12.1	50	810～900			
			婴儿（3—7 月龄） 73	17.8	150	1180	–			
			儿童（1—4 岁） 99	14.2	170	1220	–			
舒更葡糖	2178			136	75～138	50	160～200	1.0（罗库溴铵）	–	720
								1.7（维库溴铵）	–	62

Ce50. 半数有效浓度；CL. 清除率；$T_{1/2}$. 终末消除半衰期；$T_{1/2}ke0$. 效应室浓度达 50% 血浆药物浓度的时间；Vc. 中央室容积；Vss. 稳态分布容积

速或心动过缓，但首次使用时很少出现心动过缓。这种情况在第二次或第三次给药后更常见。阿托品可预防心动过缓[406]。虽然缺乏证据，但有认为 SCh 诱导肌束颤动会增加心输出量和 $CRMO_2$，然而这种效应似乎没有临床意义。

(3) 钾的释放，对肌肉的影响和恶性高热：①钾释放。除非患者有高钾血症，否则琥珀胆碱引起的钾释放通常是极少的，没有临床意义。患有杜氏肌营养不良和其他肌病、瘫痪（通常是脊柱起源）、横纹肌溶解、烧伤的患者，由于失去神经支配的肌肉受体上调和表型改变，使用 SCh 时发生心律失常的风险明显增加[407, 408]。②咬肌痉挛和恶性高热。琥珀胆碱可引起咬肌痉挛和下颌不能完全松弛，尤其是氟烷麻醉期间，有作者认为这是由于 SCh 剂量不足。SCh 可引发恶性高热（见第 45 章）。当与氟烷或七氟烷一起使用时，这种可能性更大。

（三）非去极化肌松药

在肌肉和神经元 nAChR 处，非去极化肌肉松弛药与 ACh 竞争。非去极化肌松药包括氨基类固醇（泮库溴铵、维库溴铵和罗库溴铵）或苄基异喹啉（阿曲库铵、顺阿曲库铵和米库氯铵）[409]。所有这些药物产生的阻滞时间均小于 40min，其中米库氯胺的作用持续时间最短。

1. 药代动力学

所有肌松药都具有高度水溶性且分布容积较小[398]。以二室或三室线性动力学描述最佳（表 10-7）[410-419]。中央室容积不大于血浆容积，稳态分布容积等于 1/4 体重。非去极化肌松药的清除率相对较低，除了与 SCh 相同、经胆碱酯酶水解的米库氯铵。

2. 代谢

氨基类固醇主要通过载体介导以原型从尿液和胆汁消除[420, 421]。转运主要通过 OCT，少部分通过 P-gp。泮库溴铵主要为肾转运，肝胆转运有限[422]。25% 的泮库溴铵代谢产物 3-羟基代谢物被重吸收，其阻滞作用约为泮库溴铵的 1/2。肾和（或）肝功能衰竭患者泮库溴铵清除延迟。维库溴铵以原型从尿液和胆汁排泄（胆汁转运＞50%）[423]。胆汁淤积症患者维库溴铵清除率降低。肾衰竭的影响较小，但终末期肾衰竭患者维库溴铵清除率降低，且对该药的敏感性较正常人略高。长期使用维库溴铵后，血浆中可发现少量 3-去乙酰维库溴铵（一种中等活性代谢物）。罗库溴铵是维库溴铵的衍生物，起效迅速，作用时间与维库溴铵相似。罗库溴铵以原型从尿液和粪便排泄，代谢量极低。肾

衰竭仅轻微影响罗库溴铵的消除。相比代谢消除，经转运蛋白排泄较少受到影响。例如，肝硬化患者分布容积更大，胆汁淤积和黄疸患者的清除率降低。清除率顺序为泮库溴铵＜维库溴铵≈罗库溴铵，这与其作用持续时间一致。

阿曲库铵有 10 种立体异构体[424]。1R-顺式、1′R-顺异构体称为顺式阿曲库铵。阿曲库铵和顺式阿曲库铵在血浆中均通过 Hofmann 消除和在一定程度上通过羧酸酯酶活性而自发降解。Hofmann 反应为速度限制性、温度和 pH 依赖性的。阿曲库铵和顺式阿曲库铵的主要终产物 N-甲基四氢罂粟碱有毒性，并可能引起癫痫发作，但血清 N-甲基四氢罂粟碱浓度始终低于毒性阈值。由于顺式阿曲库铵的效力是阿曲库铵的 3～5 倍，因此，顺式阿曲库铵引起的组胺释放较少，引起惊厥的可能性也较小。

米库氯铵在血浆中被水解 SCh 的假性胆碱酯酶水解[425, 426]。米库氯铵是立体异构体混合物，顺式和反式效能相似。第三种顺式-顺式异构体占代谢物总量低于 6%，效能约为其他两种异构体的 1/13。顺-顺异构体清除率很低，$T_{1/2}$ 大约是其他两种异构体的 20～30 倍。血浆胆碱酯酶杂合子的患者（具有非典型 AA 变异，占 20% 白种人）清除主要异构体的能力降低 50% 且 $T_{1/2}$ 延长[400]。AA 纯合子或其他变异患者可能会出现长时间的神经肌肉阻滞。肾衰竭轻度降低米库氯铵清除率[426]。

3. 药效动力学

神经肌肉阻滞药的 ke0 与分布系数 logD 密切相关。高水溶性分子迅速进入其受体，因而起效很快。Ce50 与 logD 和分子量呈反比。高水溶性和低分子量的分子效能更强[398]，作用持续时间取决于进入受体的速度（$T_{1/2}$ke0）和受体亲和力。不同作用部位之间有很大差异，拇收肌 $T_{1/2}$ke0 比喉部肌肉慢得多[393, 395]，药物到达喉部肌肉的速度是到达拇内收肌和膈肌的 4～6 倍。起效是剂量依赖性的，作用时间相对较短的药物，如罗库溴铵，可能需要相对大剂量才能迅速起效。罗库溴铵 $T_{1/2}$ke0 最短且起效迅速。由于罗库溴铵的作用持续时间中等，因此较大剂量的罗库溴铵在注射后 1min 可以提供良好的插管条件。

(1) 对脏器的特殊影响：非去极化肌松药对 CBF 或 ICP 影响轻微。阿曲库铵、顺式阿曲库铵和米库氯铵释放组胺，快速注射时可引起支气管收缩、低血压和心动过速[427]。泮库溴铵（偶尔是罗库溴铵）阻断毒蕈碱受体，诱发中度心动过速。

(2) 相互作用：吸入麻醉药增强神经肌肉阻滞药的作用[428-430]。这种增强的机制尚不清楚，可能是两者对 nAChR 影响具有相加作用[422]。例如，七氟烷缩短儿童罗库溴铵神经阻滞的起效时间并延长其持续时间。$T_{1/2}ke0$ 和 Ce50 降低 60%，T_1=5% 的恢复时间延长 25%。酸碱紊乱、低钾血症和低温可延长肌松药的作用时间。许多药物（吸入麻醉药、抗生素如庆大霉素、锂和钙通道阻滞药）与神经肌肉阻滞药相互作用并增强其作用。硫酸镁通过减少 ACh 释放，增强非去极化肌松药的作用。苯妥英钠、卡马西平和其他抗惊厥药可引起对神经肌肉阻滞药物的耐药性。使用非去极化肌松药后给予 SCh，可延长其阻滞时间。

(3) 肌松药过敏：神经肌肉阻滞药可引起严重的过敏反应，这与快速输注阿曲库铵、顺式阿曲库铵或米库氯铵观察到的组胺释放不同[431-433]。新生儿和婴儿过敏反应少见。其发生率随年龄增长而增加，30—60 岁患者达到最高。根据皮肤测试，罗库溴铵引起过敏反应发生率高于其他肌松药，但皮肤测试并非确诊的最佳方法。约 75% 的病例出现 III 级（支气管痉挛 ± 荨麻疹）过敏反应。

4. 用量

气管插管：成人 SCh 插管剂量 1mg/kg，婴儿 3mg/kg，儿童 2mg/kg。紧急气管插管时 SCh 肌内注射剂量 5mg/kg[434]。

小儿罗库溴铵插管剂量 0.6mg/kg 可在 < 1min 内产生良好的插管条件。较大儿童快诱导麻醉通常需成人剂量 1.2mg/kg。该剂量可提供良好的插管条件，但作用时间延长。

泮库溴铵 0.08～0.1mg/kg，起效时间 3～5min，作用时间超过 60min。当 TOF 的 T_2 恢复时，追加 0.02mg/kg。维库溴铵 0.1～0.2mg/kg，起效时间 1～3min，作用时间为 30～40min，追加剂量 0.1mg/kg，维持麻醉时以 1～1.2μg/(kg·min) 持续输注。罗库溴铵 0.4～0.6mg/kg，起效时间 1～2min，作用时间 40～60min，追加剂量 0.1～0.15mg/kg，麻醉维持时以 5～15μg/kg 连续输注。阿曲库铵 0.4～0.8mg/kg，起效时间 2～3min，作用时间 40～60min，追加剂量 0.1～0.2mg/kg，麻醉维持时以 5～15μg/(kg·min) 持续输注。顺式阿曲库铵 0.1～0.2mg/kg，起效时间 2～3min，作用时间 40～60min，追加剂量 0.03～0.5mg/kg，麻醉维持时以 1～3μg/(kg·min) 持续输注。0.2mg/kg 米库氯铵起效时间 1～3min，作用时间 < 30min。

（四）拮抗药

有两种不同类型的拮抗药用于逆转神经肌肉阻滞作用：季铵型可逆乙酰胆碱酯酶抑制药和舒更葡糖。

1. 乙酰胆碱酯酶抑制药

乙酰胆碱酯酶抑制药（新斯的明和依酚氯铵）是季铵盐，为亲水性离子化合物。

(1) 药代动力学：新斯的明和吡斯的明为三铵化合物，与乙酰胆碱酯酶共价结合后形成无活性氨基酰复合物并缓慢降解（$T_{1/2}$ 约 30min）[435]。依酚氯铵形成一种弱络合物，降解速度更快，因此作用时间和半衰期比新斯的明短。新斯的明在神经肌肉连接处被乙酰胆碱酯酶和红细胞迅速代谢，几无活性的代谢物通过肾脏结合和清除[436]。依酚氯铵代谢形成无活性的葡萄糖醛酸结合物。目前对这两种药物的药代动力学还不清楚，但它们的终末消除半衰期比包括泮库溴铵在内的所有神经肌肉阻滞药都长（表 10-7）[437, 438]。肾脏缺如患者的新斯的明消除受损（$T_{1/2}$=181 和 80min）。儿童达到 T_1、T_4/T_1 和 T_2 的时间总是较成人更快。此外，儿童使用依酚氯铵比新斯的明恢复更快[439-446]，所有已经研究的肌松药都是如此。新斯的明的效能是依酚氯铵的 12～18 倍。儿童患者颤搐恢复 50% 或 80% 所需依酚氯铵剂量（以体重计算）相对大于成人。目前尚不清楚新斯的明是否如此。

(2) 药效动力学：乙酰胆碱酯酶抑制药有许多不良反应，其中大部分与毒蕈碱效应有关[427]。这些症状包括心动过缓、唾液和肠道分泌物增加、瞳孔缩小和支气管收缩。阿托品或格隆溴铵可预防或逆转这些作用。阿托品引起的心动过速对儿童来说不是问题，但应关注心动过缓，特别是新生儿和婴儿。依酚氯铵引起心动过缓比新斯的明少，是儿科患者的首选。需注意这些药物可能引起支气管收缩，特别是对哮喘患者。

(3) 用量：婴儿和儿童逆转阻滞所需新斯的明的剂量在 0.03～0.07mg/kg，具体情况取决于所使用的神经肌肉阻断药。作者推荐 0.05mg/kg。注射后 10min 效应达峰。单次注射 0.75～1mg/kg 依酚氯铵，注射后 2～3min 效应达峰值。两者用药前都应给予阿托品 10～15μg/kg，防止心动过缓。格隆溴铵在儿童中用量为 4μg/kg，新生儿 8μg/kg 可有效防止心动过缓。

2. 舒更葡糖

舒更葡糖是一种可包裹氨基固醇类神经肌肉阻滞药的环糊精，具有外部亲水性结构和内部疏水核。该药物特异性包裹罗库溴铵和维库溴铵，并在较小程度上包裹泮库溴铵。舒更葡糖对苄基异喹啉类药物（阿曲库铵、顺式阿曲库铵和米库氯铵）无效。目前，尚无严重不良作用报道，但可能会出现过敏反应。

(1) 药代动力学：舒更葡糖以原型从肾脏清除[447]。其半衰期超过所有神经肌肉阻滞药[448, 449]，清除率 75～138ml/min，接近肾小球滤过率（glomerular filtration rate，GFR）。肾衰患者舒更葡糖清除率下降与肾脏清除率降低相似[450]。舒更葡糖与维库溴铵和罗库溴铵亲和力不同。维库溴铵 $T_{1/2}ke0$ 是罗库溴铵的 2 倍（表 10-7）。这种差异与平衡解离速率常数 Kd 的差异一致（罗库溴铵 0.1μM，维库溴铵 0.175μM），但两药结合能力相似。使用罗库溴铵后 T_2 出现时注射 2mg/kg 舒更葡糖。婴儿 TOF 恢复到 90% 的时间是 0.6min，儿童 1.2min，成人 1.2min。剂量＞2mg/kg 时，恢复速度并不会加快。

(2) 用量：2mg/kg 舒更葡糖对 T_2 再次出现后阻滞的常规逆转是足够的[451]。然而，在紧急情况下（如给予大剂量罗库溴铵后无法插管），需要舒更葡糖剂量可能高达 12mg/kg。

（五）抗胆碱酯酶药

临床上有两种抗胆碱能药物，即阿托品和格隆溴铵[452-458]，它们选择性竞争毒蕈碱受体上的乙酰胆碱，对烟碱受体几乎没有作用。

阿托品是颠茄的一种天然生物碱，是一种叔胺，pKa 为 9.9。阿托品在生理 pH 下高度电离，在含水房室迅速扩散（Vd4.9L/kg）。阿托品具有手性碳（R 型几乎没有活性）。

格隆溴铵是一种合成季铵盐，生理 pH 下完全电离。分布容积小，只有 0.60L/kg。成人阿托品终末消除半衰期是格隆溴铵的 3～4 倍（2.3～3.7h 和 0.8h）。在婴幼儿中格隆溴铵的 $T_{1/2}$ 非常短（20min），因为其清除率更高［婴幼儿 22ml/(kg·min)，成人 9ml/(kg·min)]。成人阿托品清除率为 15.4ml/(kg·min)。新生儿和婴儿的分布容积较大，$T_{1/2}$ 比成人长。阿托品在肝脏中代谢，代谢产物之一 1-莨菪碱具有活性。格隆溴铵不被广泛代谢，它以原型从尿液中迅速排出。肾衰竭会影响格隆溴铵的清除。与阿托品不同，格隆溴铵不穿过血脑屏障。

抗胆碱能药物增加心率，抑制腺体分泌物，诱导支气管扩张。阿托品引起瞳孔扩大，而格隆溴铵则不会。低剂量下两种药物都会引起心动过缓。相比阿托品，格隆溴铵的心率效应延迟（2～3min 和 1min）。阿托品剂量过高会产生毒性反应（心动过速、烦躁和兴奋、幻觉、谵妄和昏迷），也可能出现低血压和循环衰竭。

用量

阿托品静脉注射剂量为 10～15μg/kg。格隆溴铵用于儿童的剂量为 4μg/kg，1 月龄—2 岁婴儿剂量为 9μg/kg。有些格隆溴铵制剂含有苯甲醇，对新生儿和婴儿有毒，不宜重复使用。

肌内注射后 T_{max} 为 15～30min。然而，该途径药物吸收差异很大。IM 剂量等同于或略高于 IV 剂量。

要点：肌肉松弛药和拮抗药

- 琥珀酰胆碱在婴儿体内分布容积很大。插管剂量 1 岁以下 3mg/kg，1—8 岁 2mg/kg。
- 婴幼儿拮抗神经肌肉阻滞所需新斯的明的剂量为 0.05～0.07mg/kg。
- 婴儿拮抗前须给予阿托品 10～15μg/kg 或格隆溴铵 5～10μg/kg（心动过缓导致婴儿心排血量大幅度下降）。
- 氨基类固醇肌松药主要由膜蛋白转运以原形排出，出生时和出生后前几年这些转运蛋白并未完全成熟。阿曲库铵和顺阿曲库铵经 Hofmann 反应降解，Hofmann 反应与温度有关。
- 舒更葡糖是一种新的环糊精拮抗药，专门拮抗维库溴铵和罗库溴铵。高达 12mg/kg 的大剂量给药可用于紧急逆转神经肌肉阻滞。

七、局部麻醉药

局部麻醉药（local anesthetics，LA）通过失活启动动作电位的电压门控钠离子通道，阻止神经冲动沿神经纤维传播[459]。某些毒素［河豚毒素（tetrodotoxin，TTX）]作用于细胞外以阻断动作电位，局麻药则是对磷脂膜的胞质侧有作用。用于临床的两类合成化合物分别是氨基酯类（2-氯普鲁卡因、普鲁卡因、丁卡因）和氨基酰胺类（利多卡因、布比卡因、罗哌卡因）。氨基酯类经血浆假胆碱酯酶降解，极少经肝代谢。氨基酰胺类比较稳定，仅由肝脏代谢。

（一）药代动力学[460]

局部麻醉药是分子量为 236～288Da 的弱碱性药物（表 10-8）。pKa 在 7.6（甲哌卡因）和 9.1（氯普鲁卡因）之间。pH 为 7.40 时，60%～85% 的分子电离并扩散。LA 也可溶于脂质和细胞膜。布比卡因细胞

表 10-8　局部麻醉药的理化性质

药　物	分子重量（Da）	pKa*	分布系数†	蛋白结合	起效时间	作用时间	效　能‡
酯类							
普鲁卡因	236	8.9	1.7	6%	长	1h	0.5
氯普鲁卡因	271	9.1	9.0	?	短	0.5～1h	0.5～1
酰胺类							
利多卡因	234	7.8	43	65%	短	1.5～2h	1
丙胺卡因	220	8.0	25	55%	短	1.5～2h	1
甲哌卡因	246	7.7	21	75%	短	1.5～2h	1
布比卡因**	288	8.1	346	95%	中	3～3.5h	4
罗哌卡因	274	8.1	115	94%	中	3h	3.5～4

*. 37℃时的 pKa；**. 布比卡因 = 左旋布比卡因；† 辛醇：缓冲液分配；‡ 与利多卡因效能相比

膜溶解度是利多卡因的 10 倍，罗哌卡因的溶解度是利多卡因的 2 倍。除利多卡因外，所有酰胺类 LA 都具有不对称碳。尽管异构体理化性质（pKa，分布比例）相同，但对生物效应器（通道、受体、蛋白质）的亲和力不同。罗哌卡因和左旋布比卡因是纯 S-（-）对映体。为防止溶液析出，市售 LA 是 pH 为 4～5 的盐酸盐溶液。如在溶液中加入碳酸氢盐，pH 增加，盐将会沉淀。

类似大多数弱碱，酰胺类 LA 与血清蛋白和红细胞结合。这点对临床很重要，尤其是新生儿和幼儿。新生儿血细胞比容大于 45%，因而未结合药物含量可能降低。LA 在血清中与 AGP 和白蛋白结合。尽管 AGP 血清浓度较低（成人 < 1g/L），但它是结合 LA 的主要蛋白。出生后前 6～9 个月，AGP 浓度逐渐增加，并在 1 岁时达到成人水平（图 10-3）[28]，随之 LA 游离部分降低[461]。游离组分减少可能对 LA 的毒性反应有保护作用。然而，伴随着游离药物肝清除减少，清除率可能保持不变（图 10-4）。LA 也可与 HSA 结合，但亲和力很低。因为 HSA 是血清中含量最丰富的蛋白质，所以其结合能力显著。

（二）吸收

上呼吸道喷雾表面麻醉后，LA 迅速吸收并可能引起毒性，特别对 4 岁以下儿童。因此应使用每次按压药量不超过 10mg 的设备[462]。EMLA®（局部麻醉药共晶混合物）乳膏含等量利多卡因和丙胺卡因，不会被大量吸收，但早产儿除外[463]。在新生儿和婴儿丙胺卡因可能会产生高铁血红蛋白血症，特别是同时行甲

氧苄啶-磺胺甲噁唑治疗者[464]。这种乳膏可能对早产儿不起作用，因为他们的皮肤血流量很大。

酰胺 LA 生物利用度为 1（仅肝脏代谢）。这些疏水性药物与组织结合，从而吸收延迟。延迟视局部条件而异。例如，髂腹下神经阻滞时吸收快于骶管阻滞。成人硬膜外注射 3h 后仅吸收 70% 利多卡因和 50% 布比卡因或罗哌卡因，这是一个安全因素[465]。成人研究表明，硬膜外隙药物吸收速度表现为从头到脚、从胸到骶尾部药物吸收速度明显减慢。婴儿和成人骶尾或腰椎硬膜外注射后，利多卡因和布比卡因浓度约 30min 达峰值。罗哌卡因的 T_{max} 在婴儿中比儿童长，在儿童中比成人长，可能是因为 4～7 岁前代谢利多卡因和罗哌卡因的 CYP1A2 还不成熟[466]。这对左旋布比卡因不重要，因为左旋布比卡因由 CYP3A4/7 代谢[467]。

肾上腺素可降低 LA 峰值浓度。临床常用浓度 5mg/L（1/200 000）为成人最佳浓度，该浓度可能会降低婴儿脊髓血流量，并产生神经功能缺陷。因此，有作者建议小于 1 岁的婴儿使用浓度不超过 1/400 000 的肾上腺素，因为这一浓度也有效[468]。

（三）分布

LA 稳态分布容积略低于 1L/kg（表 10-9）[469-478]。由于药物吸收延迟，非静脉途径给药后的计算值可能明显高估分布容积。终末消除半衰期相比静脉注射后得到的值也增加。血管外给药能准确测量药物的全身清除率，但取样必须持续较长时间。在新生儿、婴儿和成人单次注射后，LA 极有可能分布容积很大，从

表 10-9　婴幼儿与成人布比卡因、左旋布比卡因、罗哌卡因不同给药途径的药代动力学比较

		fu	Vss# [L/kg)	CLT/F [ml/(min·kg)]	CLU/f [ml/(min·kg)]	T1/2# (h)
布比卡因						
成人静脉		0.05	0.85～1.3	4.5～8.1	≈100	1.8
成人硬膜外		–	–	4～5.6	–	5.1～10.6
婴儿骶管单次		0.16 (0.05～0.35)	3.9	7.1	–	–
儿童（5—10 岁）		–	2.7	10	–	–
婴儿硬膜外持续给药		（0.06～0.24）*	–	5.5～7.5*	36～73	–
		（0.03～0.18）‡	–	3.5～4‡	36～73	–
左旋布比卡因						
成人静脉		0.045	0.72	4.2	116	2.6
0.6—2.9 月龄婴儿骶管		0.13	2.87	6.28	51.7	–
罗哌卡因						
成人静脉		0.05	0.5～0.6	4.2～5.3	≈100	1.7
成人硬膜外		–	–	4.0～5.7	≈70	2.9～5.4
单次骶管	新生儿	0.07	–	–	50～58	–
	婴儿	0.05～0.10	2.1	5.2	–	–
	儿童	5.2（1.3～7.3）	2.4	7.4	151	–
硬膜外持续给药	新生儿	–	2.4	4.26	–	–
	婴儿	–	2.4	6.15	–	–
	儿童	0.04		8.5	220	–

fu. 游离分数；Vss. 稳态分布容积；CL/f. 总体内清除率与生物利用度比（T. 总分数；U. 未结合分数）；T1/2. 终末消除半衰期
假设成人平均体重为 75kg
#. flip-flop 效应（即吸收时间比消除时间长）导致非静脉途径给药后测定的表观值、T1/2 和容积被高估
*. 输注 3h 后
‡. 输注 48h 后由于蛋白结合增加，CLT 随时间而降低

而防止高血清浓度出现。但在多次注射后，情况并非如此。罗哌卡因在成人和儿科患者中的分布容积小于布比卡因。在相同剂量下，罗哌卡因的 C_{max} 高于布比卡因，尽管罗哌卡因的 T_{max} 延迟。

（四）消除

肝细胞色素 P_{450} 酶代谢所有的酰胺类局麻药。布比卡因主要由 CYP3A4/7 代谢为哌啶酰亚胺（pipecoloxylidide, PPX）[479]。罗哌卡因主要由 CYP1A2 代谢为 3′- 和 4′- 羟基罗哌卡因，少量由 CYP3A4 代谢为 PPX[47]。这些酶出生时不成熟，发育表达也有很大差异。利多卡因摄取率（0.65～0.75）相对较高，其消除为流量限制而非速率限制，因此心输出量影响利多卡因的

肝清除。血浆 LA 浓度增加可能产生毒性。此外，布比卡因和罗哌卡因的肝摄取率（0.30～0.35）相对较低，其消除为速率限制型。因此，肝脏清除和游离部分体积是总清除率的主要决定因素。术后，血清 AGP 浓度升高，蛋白质结合增加。这导致总清除率降低，但内在清除率不受影响。同时，血清总浓度改变，但未结合浓度不变（图 10-4）。出生时布比卡因清除率较低，出生 6～9 个月后略有增加。新生儿和婴儿罗哌卡因清除率也很低，出生后 2～6 年逐渐增加[28, 461, 462, 467, 474-478]。尽管清除率很低，罗哌卡因浓度仍然低于毒性水平，即使在年轻患者也是如此。

（五）药效动力学

局麻药以游离状态穿过细胞膜（未离子化），在细胞内被电离并与钠通道孔内的特定氨基酸结合并堵塞孔道[479]。LA 还可阻断钾和钙通道，但所需浓度稍高于阻断钠通道所需浓度。电压门控钾离子通道启动复极，其中一些通道（包括 hERG 通道）与遗传性心律失常如长 QT、短 QT 或 Brugada 综合征相关。阻断这些通道所需 LA 浓度略高于阻断钠通道所需浓度[480, 481]。不同于中枢神经系统和心脏，周围神经仅表达少量钾通道。钠和钾通道阻滞都具有立体特异性，S 对映体诱导阻滞作用小于 R 对映体。LA 与 L 型钙通道结合，但目前尚不清楚阻断这些通道是否会影响长效 LA 的心脏毒性。

神经纤维分髓鞘化和未髓鞘化两种。无髓纤维动作电位连续传播。在启动去极化后，钠通道对刺激不敏感（不应期），从而阻止脉冲反向传播。钠和钾通道沿纤维均匀分布。小纤维的传导速度低，有髓神经外包髓鞘以郎飞结有规律间隔。钠通道密布于郎飞节，约 200 000 通道 /cm^2[482, 483]。钾通道沿髓鞘分布，近结节旁区域浓度较高。节点快速去极化产生的电场延伸 2～3 个节点。动作电位从一个节点快速跳跃到下个节点。有髓纤维节点间距离较大（α 纤维中 3～4 个节点 /cm，δ 纤维中有 20～30 个节点 /cm），运动纤维和小的感觉纤维传导速度比传导疼痛信号的纤维快。因电场延伸距离相对较长，LA 需在相对较长的距离内"浸泡"神经纤维。这种信号的逐渐消失称为衰减传导。小的 Aδ 轻度有髓纤维被阻断的药物少于阻断重度有髓纤维所需的药物。这种现象被称为差异性神经阻滞，其原因与纤维节间距离差异有关[484]。髓鞘上的浓度梯度在多大程度上参与这一现象，目前尚不清楚。髓鞘形成始于妊娠晚期，出生时不完全。出生后髓鞘化迅速增加，3—4 岁时接近完成[483]。大鼠郎飞结在 2—3 周龄时完全成熟。有趣的是，2 周龄大鼠和成年大鼠的节间距离相似，这可能是婴幼儿每千克所需 LA 大于大龄儿童或成人的原因（图 10-15）[485]，所幸婴幼儿阻滞所需 LA 浓度较低。婴儿和儿童达到与成人相似的强度和持续时间，需要更大体积的低浓度 LA 溶液。但奇怪的是，婴儿椎管内麻醉需要的 LA 剂量更大，但椎管内阻滞的持续时间较短。有作者认为这种差异源于新生儿和婴儿脑脊液体积较大，比大龄儿童和成人脑脊液循环更快。然而，小儿脑脊液 LA 药代动力学未知。新生儿和婴儿的脑脊液容量和周转率低于儿童和成人（图 10-15）[486, 487]。这种快速效应可

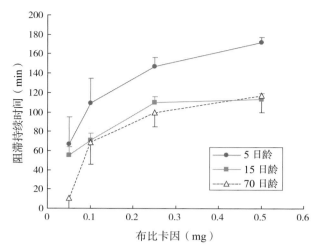

▲ 图 10-15　注射布比卡因后大鼠坐骨神经阻滞的持续时间

新生鼠阻滞时间比老年鼠更持久。尽管大小和重量有显著差异，但 2 周龄和 10 周龄大鼠阻滞持续时间相似。显然，郎飞结间距离是运动阻滞的主要决定因素，1—2 周龄时郎飞结间距离固定于成人水平（经 Wolters Kluwer 许可转载，引自 Kohane 等[485]）

能主要与药效学有关。阻滞强度和持续时间取决于郎飞结的节点数，节点之间的距离在出生后不久即已固定[482, 483]，这种情况下婴儿椎管内麻醉的持续时间短并不奇怪。

（六）对中枢神经和心血管系统的影响

与所有钠通道抑制药一样，低剂量 LA 具有抗惊厥作用。因此，利多卡因可用于治疗儿童难治性癫痫[488]，但"治疗比"较低、安全范围窄。高剂量 LA 可引起惊厥和昏迷。在与引起惊厥的药物浓度相似的情况下，长时间持续的 LA 可诱发心律失常。房室结的传导依赖钙通道，但心脏冲动传导依赖于钠通道。因此，利多卡因是主要的 Ib 类抗心律失常药。LA 延长不应期，但 LA 不利于有效不应期增加与心室传导速度降低之间的平衡。长效 LA（如布比卡因）显著降低心室传导速度[489]，这种效应因心动过速而明显放大[490]。对心率相似的新生和成年动物，LA 的阻滞强度相似[491]。然而，由于新生儿和婴儿的心率通常高于成人，他们对局部麻醉药引起的阻滞比成人更为敏感。LA 还能降低心肌收缩力。但获得同样的收缩力下降，需注入 10 倍降低心室传导所需量的布比卡因。除了中枢阻滞诱导的交感神经阻滞效应外，LA 还具有直接的血管活性作用。S 对映体（罗哌卡因和左旋布哌卡因）具有温和的血管收缩特性。有报道认为这是导致阴茎阻滞后缺血的原因，但在该报道中罗哌卡因与缺血之间的直接关系有待商榷[492]。

（七）立体专一性

甲哌卡因、丙胺卡因、布比卡因和罗哌卡因具有不对称碳。由于与血清蛋白、肝酶或离子通道的结合可能是不对称的，因此推测具有不同的立体专一性。蛋白结合、药代动力学和神经阻滞几乎没有立体选择性，故左旋布比卡因与其外消旋体具有类似的阻滞特性。心脏传导具有明显立体专一性，而收缩力不受立体选择性的影响。

局麻药有抗炎特性和抑制血小板聚集的作用[493]，它们可减少白细胞启动和自由基产生[494-496]。利多卡因全身给药具有抗伤害性感受作用，尤其是在神经性疼痛方面[497]。因此，LA 现在已被用于术前预防成人术后痛觉过敏[498]。有趣的是，通过抑制神经性炎症过程，LA 可预防甚至治疗成人和儿童复杂区域性疼痛综合征[499,500]。

（八）局部麻醉药的毒性

利多卡因和布比卡因产生神经阻滞，在注射部位所需最低浓度分别为 $300 \sim 1500 \mu M$ 和 $100 \sim 500 \mu M$。该浓度利多卡因偶尔会引起成人马尾综合征，但更有可能在脊髓麻醉后引起短暂的神经系统症状。LA 对肌肉也有毒性，布比卡因毒性最强[501,502]。肌肉毒性是非对映选择性的，为行眼部手术的成人、肌病（布比卡因是杜氏肌病的一种体外模型）和线粒体肌病儿童实施区域阻滞应格外谨慎。外周神经阻滞比中枢神经阻滞更危险，因为外周阻滞更易将药物直接注射到肌肉中。

局部和区域阻滞麻醉后，LA 血药浓度迅速升高，可引起神经或心脏毒性。每 1000 例患者约有 1 例出现神经毒性[503]。由于蛋白结合率和内在清除率较低，婴儿比成人更易发生 LA 中毒。全身麻醉可掩盖儿童 LA 中毒的早期症状。除了药代动力学因素外，儿童心率过快也会增加 LA 的毒性[491]。罗哌卡因和左旋布比卡因 [S-（-）对映体] 适合用于年轻患者，因为两药较少产生强直性阻滞。即便发生罗哌卡因中毒，小剂量肾上腺素通常能迅速恢复。心室传导障碍是 LA 毒性的主要表现，出现 QRS 波增宽、心动过缓，随后出现心室颤动和（或）心搏停止[504]。LA 引起心肌收缩力轻微下降通常不是问题。治疗包括改善氧合、纠正酸中毒和使用肾上腺素（以 $2 \sim 4 \mu g/kg$ 开始，小剂量递增）[505]，如心室颤动无法逆转，则需除颤（$2 \sim 4J/kg$）。在立即采取复苏措施的情况下，尽快给予脂肪乳剂，这是 LA 毒性的特异性治疗方法。大量病例报道表明，快速大剂量注射脂质乳剂可逆转 LA 毒性作用[506-508]。

1mol 脂肪乳剂结合的布比卡因分子比 1mol 缓冲液多 3000 倍以上，相当于布比卡因的分布体积突然增大[509]。但最近的志愿者实验表明，如果存在脂质吸附效应，获益可能低于预期[510]（图 10-16）。脂质对心肌的直接作用可能也与抢救效果有关[511]。此外，对罗哌卡因等非亲水性药物治疗效果低于布比卡因或左旋布比卡因[510]。类似的是，长链乳剂优于中链或短链乳剂。

小儿静脉注射 20% 的脂肪乳剂推荐剂量为 5ml/kg，如心功能未恢复，可重复给予此剂量（最高可高达 $10 \sim 12mg/kg$）。密切监测患者并按需给予更多的脂肪乳治疗，而非代之以脂肪乳剂维持输注。脂肪乳降低 LA 清除，因此，心脏毒性可能会延迟复发。

预防毒性反应的措施包括缓慢注射少量药物和反复回抽，有作者建议注射含有肾上腺素的溶液。持续应用 LA 治疗术后疼痛优于单次注射，因为后者可能引起药物浓度的波动。如果导管移位进入血管，连续给药更为安全。对于年龄较大的儿童，采用患者控制的区域麻醉（patient-controlled regional anesthesia，PCRA）（见第 37 章）效果良好。另外，单次给药量应尽可能足够小，以避免其毒性。

（九）佐剂

佐剂常用于延长镇痛时间。

肾上腺素（$5 \mu g/ml = 1/200\ 000$）降低 C_{max} 但不影响浓度达峰时间。< 6 月龄婴儿推荐使用 $2.5 \mu g/ml = 1/400\ 000$ 的肾上腺素[468]。但肾上腺素对长效 S-（-）对映体效果较差，并限制了这些溶液的使用。阴茎、眼部阻滞等应仅使用纯 LA 溶液。

可乐定 $1 \sim 2 \mu g/kg$ 静脉或硬膜外腔注射均可延长骶管阻滞时间[512]，超过 $2 \mu g/kg$ 可导致低血压。因为可能会导致呼吸暂停，所以不推荐可乐定用于 < 3 月龄的婴儿。

一些临床医师使用氯胺酮作为硬膜外阻滞的辅助药物[513]。R-（-）对映体和防腐剂均有高度神经毒性，S-（+）对映体也可能有毒性。因此，应避免使用氯胺酮作为硬膜外阻滞的辅助用药[514,515]。

阿片类药物常用作硬膜外阻滞的佐剂。出生 $6 \sim 9$ 个月后，LA 中添加阿片类药物可延长硬膜外镇痛长达 24h。使用疏水性药物（芬太尼，舒芬太尼）时，必须放置在疼痛即将发生的相应脊髓节段[516,517]。不含防腐剂的吗啡很易向头侧扩散，可在较低水平的脊髓节段用药，但理论上呼吸抑制的风险较高。硬膜外吗啡注射剂量为 $25 \sim 30 \mu g/kg$，继之以 $1 \mu g/(kg \cdot h)$ 持

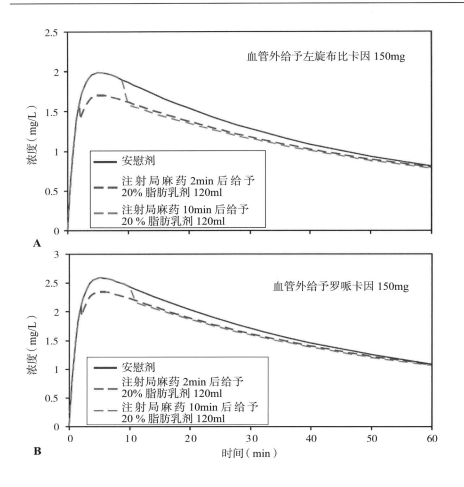

图 10-16 血管外注射 150mg 左旋布比卡因（A）或罗哌卡因（B），随后推注 20% 的脂肪乳剂 120ml 后观察到的模拟血浆浓度变化（彩图见书末彩插部分）

该模拟基于 16 名短期输注药物、脂肪乳剂或安慰剂志愿者交叉研究获得的药代动力学数据。脂肪乳剂可迅速降低药物峰浓度且效果稳定（经 Wolters Kluwer 许可转载，引自 Dureau 等[510]）

续输注；连续硬膜外注射芬太尼或舒芬太尼与局麻药合用，剂量分别为 0.2μg/(kg·h) 和 0.1μg/(kg·h)。吗啡 5～10μg/kg 可在全身麻醉期间作为脊髓镇痛的唯一药物。

（十）剂型和用量

酰胺类 LA 纯溶液不含防腐剂，仅含肾上腺素的溶液包括偏亚硫酸氢盐[518]。与 S 对映体（罗哌卡因和左旋布比卡因）相比，布比卡因外消旋混合物更安全，镇痛质量和持续时间相似，运动阻滞更少。全麻期间使用区域镇痛时，应使用低浓度 LA（2～2.5mg/ml，即 0.2%～0.25%）。骶管阻滞起始最大用药量为 2～2.5mg/kg，腰段或胸段硬膜外阻滞最大用药量为 1.2～1.7mg/kg，外周神经阻滞最大用药量为 0.5mg/kg。术后镇痛以低浓度（0.625～1mg/ml）LA 持续输注，新生儿最大速度 0.20mg/(kg·h)，1—6 月龄时 0.30mg/kg，> 6 月龄为 0.40mg/kg。

要点：局部麻醉药
- 优选酰胺类局麻药左旋布比卡因和罗哌卡因，因其心脏毒性较小，且相比外消旋药物
- 引起的运动阻滞更少。
- 一旦发生局麻药全身毒性和心脏毒性，常规复苏和脂肪乳剂急救是治疗干预的基础。
- 3 月龄以上婴儿，可乐定是骶管阻滞的常用辅助药物。

八、肥胖儿童的麻醉药理学

在美国，2—19 岁儿童肥胖的定义为体重指数（body mass index，BMI）大于相应年龄和性别的第 95 百分位数，其发生率已从 2000 年的 13.9% 上升到 2014 年的 17.2%[519]。针对肥胖儿童麻醉药物剂量的循证医学建议仅限于少量研究。药物说明书推荐剂量几乎不包括病态肥胖患者。更为困惑的是，许多剂量建议以瘦体重（lean body weight，LBW）为基础，也就是说不包括脂肪重量，这对大多数患者而言是不现实的。理想体重（ideal body weight，IBW）是相应年龄和性别的第 50 百分位的 BMI，这在一些剂量方案中也有所涉及。

丙泊酚是针对肥胖儿童 PK 和 PD 研究最好的药

物。使用丙泊酚麻醉诱导时，依据脑电图和临床症状（睫毛反射消失）分析，根据 IBW 而非总体重（TBW）计算剂量似乎最为合适[520, 521]。但麻醉维持输注时，为达到并维持血浆浓度 3μg/ml 并提供适当深度的麻醉，基于指数 0.75 的异速生长模型给药拟合效果最好。对 TBW 130kg、身高 1.66m、IBW 78.7kg 的青少年而言，丙泊酚麻醉诱导剂量为 1.4mg/kg TBW，然后以 155μg/(kg·min) 持续输注 20min，120μg/(kg·min) 持续输注 20min，最后以 85μg/(kg·min) 持续输注 60min 进行麻醉维持。

对于其他麻醉药物，如阿片类药物、硫喷妥钠和依托咪酯，缺乏小儿相关数据，但对成人多建议基于瘦体重给药[522]。肌松药也缺乏小儿数据，但琥珀酰胆碱的药效学特性取决于细胞外液容量，应基于 TBW 给药。对于其他非去极化肌松药，建议使用 LBW 或 IBW。鉴于儿童用药数据缺乏及其与成人 PK/PD 数据的差异，对于肥胖患儿的药物剂量，需根据效应滴定调节，这个原则至关重要[522]。

病例分析

1 例出生体重 3520g 的足月新生儿，计划在出生后 16h 行食管闭锁（3 型）修复术。心脏、腹部和肾脏超声检查均正常。患儿有轻微喘鸣音。耳鼻喉科医师对其进行会诊评估，并在术前实施喉镜检查。除活化凝血时间稍微延长（45s，正常值 35s）外，其他血液检查正常。Ⅷ因子、Ⅸ因子及术前血栓弹力图正常。体检提示这是一个外观健康、自主呼吸伴轻微喘鸣音的男婴。患儿已留置外周静脉导管。食管上部放置吸引导管来吸引唾液。在自主呼吸的情况下，使用 6% 七氟烷进行麻醉诱导。耳鼻喉科医师用 2% 的利多卡因 10mg（不加肾上腺素）喷洒喉部，未发现气道异常，随后行气管插管，插管后给予舒芬太尼 0.5μg 和阿曲库铵 1mg，给药时间超过 1min。给予机械通气控制呼吸。使用左旋布比卡因进行硬膜外麻醉。由于喉部检查前 30min 已使用利多卡因，所以左旋布比卡因的初始剂量（5mg 或 2.5mg/ml 溶液 2ml）减少，随后立即持续输注 0.85mg/h，即 0.0625% 溶液 1.4ml/h。用 1.5%～2% 七氟烷维持麻醉（0.5～0.6MAC 不含 N2O）。手术顺利，拮抗肌松药（新斯的明 350μg，阿托品 75μg）后拔管。除了硬膜外给药，静脉给予对乙酰氨基酚（50mg 单次推注加 25mg/6h）。不幸的是，术后 5h 硬膜外导管滑出。麻醉医师开具持续静脉滴注吗啡 40μg/h，考虑到硬膜外导管给予的药物会持续镇痛 1h 以上，所以未给予吗啡负荷剂量。6h 后，患儿呼吸频率逐渐下降到 16 次 / 分。吗啡输注量减少至 30μg/h，呼吸频率恢复正常。患儿术后一切平稳。

1. 由于喉部检查使用利多卡因，故硬膜外给予较小剂量左旋布比卡因。利多卡因局部应用后经黏膜迅速吸收，并可与阻滞用的左旋布比卡因相互作用。

2. 七氟烷麻醉诱导复合表面麻醉为咽喉检查提供了良好的条件。气管插管后，缓慢注射苯基哌啶类阿片药和肌肉松弛药，以防止胸壁肌僵。这些药物要缓慢注射，以防快速注射舒芬太尼和阿曲库铵时发生严重低血压。

3. 实施硬膜外麻醉：①提供术后镇痛，允许快速拔管并避免术后机械通气；②减少卤代吸入麻醉药的用量，防止可能的中枢神经系统损害。该年龄段患儿 MAC 值高于成年人，但 MAC 可因情况不同（如血流动力学）而不同。阿片类药物复合区域阻滞实施的平衡麻醉是较好的麻醉方式。选择左旋布比卡因而非罗哌卡因，因为代谢左旋布比卡因的 CYP3A4/3A7 出生时已成熟。罗哌卡因由 CYP1A2 代谢，4 岁之前不成熟。纯 S 异构体（罗哌卡因和左旋布比卡因）毒性较低并较少引起运动阻滞，这在婴儿尤为重要。新生儿和婴儿亲水性局麻药的分布容积很大，因此，按千克体重给予的初始剂量通常与较大儿童相同。因为 LA 毒性是累加的，并且在硬膜外阻滞前不到 1h 局部使用了利多卡因喷喉，因此，硬膜外间隙内注入了较少量的左旋布比卡因（1.4mg/kg），随后持续输注。降低输注速度是因为 4～5 个半衰期后，药物将在分布容积中完全分布。此时，清除率迅速成为控制药物浓度的唯一因素。由于 LA 毒性相关的非结合部分（CLu）清除率在出生时很低，并随年龄逐渐增加，因此，药物剂量应随年龄不同而改变。幸运的是，4—6 月龄以下婴儿使用小剂量 LA 有很好的镇痛效果。

4. 控制术后疼痛至关重要，不仅可缓解疼痛，而且可减少呼吸系统并发症（通气不足）。除了区域麻醉，本例患儿还使用了对乙酰氨基酚。该药在出生后 1 个月内婴儿体内代谢不完全，因此，扑热息痛的剂量是年长患儿的一半且未给予负荷剂量。

第 11 章　体液、电解质和营养
Fluids, Electrolytes, and Nutrition

Peggy McNaull　Adam Suchar　著

刘雅菲　译　　宋琳琳　校

一、概述

液体和电解质管理是住院患儿治疗方案中的一个重要组成部分。像麻醉药一样，必须根据临床评估及对各器官系统知识的深入掌握，调节液体和电解质的使用剂量，从而达到最佳疗效。本章的目的在于增进麻醉科医师对儿童液体和电解质调节机制的理解，明确液体和电解质紊乱的处理，并说明液体和电解质紊乱对儿科麻醉的影响。

二、生理

（一）肾脏生理

肾是调节液体和电解质平衡的重要器官，它的功能单位称为肾单位，而每侧肾脏含有 100 万～130 万个肾单位。血液经入球小动脉进入肾小球，经出球小动脉离开。肾小球是一个特殊的毛细血管团，负责过滤血浆中的水、氨基酸和游离离子，而这种簇状分支的毛细血管网包裹在一个称为 Bowman 囊的杯样囊内。

滤过的液体透过肾小球基底膜进入 Bowman 囊后，会流入近曲小管，再流经髓襻到达远曲小管，最后通过集合管以尿液形式流出肾单位。另外，经肾小球滤过的液体流经肾小管系统时，肾小管复杂的重吸收和分泌机制会使其成分发生显著改变（图 11-1）。早在妊娠第 3 周时，泌尿系统的胚胎就开始发育了，而到第 10 周时，肾单位内的肾小球开始滤过液体并产生尿液。肾发生，即肾功能单位的形成，是在妊娠 34～36 周发育完全的。虽然足月新生儿肾小球数量等同成人，但即便通过校正体表面积后，他们的肾小球滤过率（glomerular filtration rate，GFR）也仅为正常成人的 30%。在出生后的第 1 年，肾小球和肾小管体积的

增大使 GFR 也急剧增加。当胎儿在妊娠 34 周之前出生时，新的肾单位会在出生后继续形成。因此，这些婴儿 GFR 的升高一部分原因是肾小球数量的增加[1-4]。

GFR 的调节因素包括基于 Starling 原理的跨毛细血管壁压力的平衡、毛细血管的总表面积、肾小球毛细血管壁的通透性和肾血流。总体来说，胎儿和新生儿肾功能的特征是肾血流和 GFR 低，这是由于他们的肾血管阻力高、体循环血压低和的毛细血管滤过面积很小。婴儿的肾血管阻力会在出生后快速下降，而体循环血压和毛细血管滤过面积则随着年龄的增加而增加[5]。新生儿生后 2 周的 GFR 可以达到出生时的 2 倍，到 3 月龄时可以达到 3 倍，到 2 岁时可以达到成人水平。早产儿的 GFR 在出生时甚至更低，而且也比对应足月儿的 GFR 增加得更慢[6]。

尽管足月儿的 GFR 较低，但仍可以保留体内的钠。随着 GFR 和滤过液中钠负荷的增加，近曲小管对钠的重吸收也开始增加[7]，但早产儿由于近曲小管发育不成熟，不能对肾小球滤过的钠很好地进行重吸收，因此早产儿的球 - 管失衡会存在很长一段时间。此外，早产儿的远曲小管也不受醛固酮的调节。这些因素也导致早产儿存在钠排出过多和低钠血症的风险。肾脏对钠的重吸收随着胎龄的增加而增加，胎龄 30 周的早产儿会将 5% 的滤过钠排出，而足月新生儿仅排出 0.2%[8]。

人们通常将肌酐和（或）肌酐清除率（可以通过收集的 24h 尿液直接计算或间接通过公式计算）作为一种估算 GFR 的方法，但两者之间的相关性在新生儿和婴儿中并不可靠且比较复杂，因为大多数婴儿的血浆肌酐水平实际上会在出生后升高。但事实上，在血浆肌酐开始下降到稳态水平之前，早产儿出生的胎龄越小，血浆肌酐升高就越显著[2, 9]。其他章节（见第 9 章）提供了有关泌尿系统发育生理的更多内容。

本章译者、校者来自北京大学第一医院。

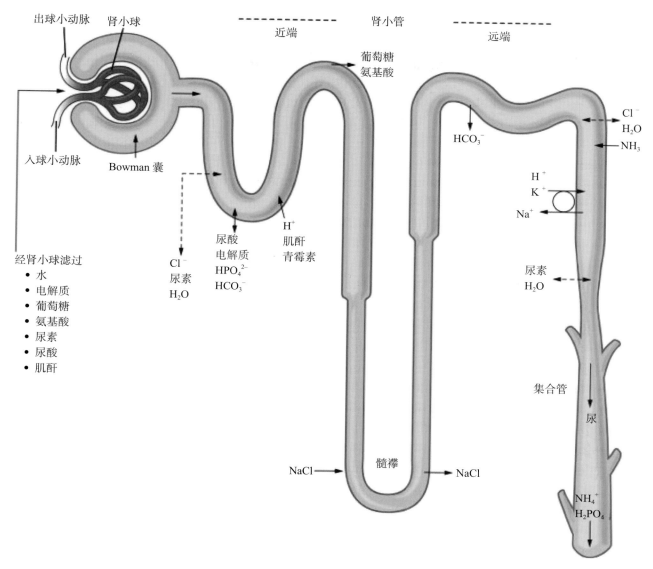

▲ 图 11-1 肾单位的结构

经 Elsevier 许可转载，引自 Egan 和 Hemmings [4]

（二）体液稳态

理论上讲，机体的内环境是一组相互联系、体液分布其中的解剖间隙，而水是人体的主要体液，占总体重的 50%～80%。总体水（total body water，TBW）的定义是指体内无钠水的总量，它分布在由细胞膜分隔的两大间隙内，分别是细胞外液（extracellular fluid，ECF）间隙和细胞内液（intracellular fluid，ICF）间隙（图 11-2）。含水量的差异取决于组织类型：肌肉组织含水量可达 75%，而脂肪组织含水量仅为 10%。TBW 随年龄的增长而减少，这主要是由于 ECF 的水分流失而造成的。TBW 在早产儿和低出生体重儿中可占体重的 80%，在生后 6 个月的足月儿中可占体重的 75%，在 6 月龄以上的婴儿、儿童和青少年中，它约为体重

的 60%[10-15]。另外，脱水时 TBW 的含量会下降，并且在体重中的占比也会更低。

ICF 约占 TBW 的 2/3，相当于总体重的 30%～40%。但在早产儿中，ECF 的所占 TBW 的比例远大于 ICF，并且到足月时可占 TBW 的 60%[16]。在新生儿出生后，正常的多尿期会使 ECF 的容量立即减少，当 ECF 容量减少之后，ICF 的容量则因细胞的生长发育而持续增长。由体重决定的 TBW 的分布在出生后仍在发生改变，直到大约 3 月龄时，ICF 大于 ECF。由于在脱水期间，机体需要从 ICF 调动体液以补充血容量，因此，这种体液转移对机体是有益的，也正因如此，非新生儿要比新生儿能够更好地代偿因禁食、发热、腹泻或其他原因引起的血管内容量的丢失。细胞外液 /

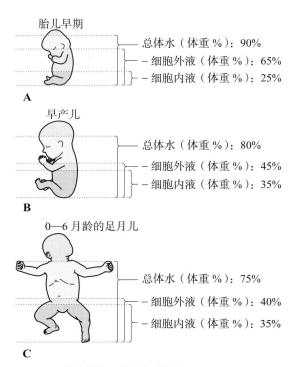

A

B

C

> 6 月龄婴儿、儿童和青少年

D

▲ 图 11-2　以体重百分比表示的体液间隙示意图

A. 胎儿早期；B. 早产儿；C. 足月儿至生后 6 个月；D. 6 月龄以上婴儿、儿童和青少年

细胞内液的比值在 1 岁时达到成人水平（图 11-3）。

ECF 是由血浆容量和组织液容量构成的，但血浆容量相对较小，在静脉液体治疗时这一点非常值得注意。血浆容量约占体重的 5%，并在一生之中都保持恒定。另外，血液细胞、血小板和蛋白质也悬浮于其中。组织间液占体重的 15%，除了蛋白质水平较低外，其溶质组成几乎与血浆相同。

ICF 和 ECF 的溶质组成不同。钠离子和氯离子分别是 ECF 中主要的阳离子和阴离子，而 ICF 含量最高的阳离子是钾离子，其在 ICF 中的浓度约为 ECF 的

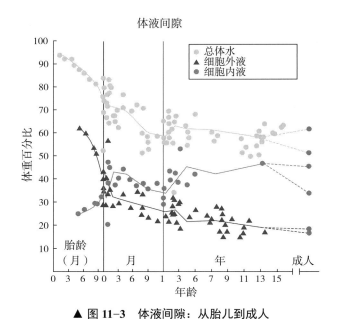

▲ 图 11-3　体液间隙：从胎儿到成人

总体水、细胞外液和细胞内液占体重的百分比（经 American Academy of Pediatrics 许可转载，引自 Friis-Hansen [10]）

30 倍，蛋白质、有机阴离子和磷酸根则是 ICF 含量最高的阴离子（表 11-1）[17]。实际上，新生儿的电解质水平与儿童和成人相同，除钾离子在出生后前 2 天比成人水平高 1~2mmol/L 外 [18]。阳离子 – 钠和钾的分布差异是由于 Na+/K+–ATP 酶转移泵的作用，它可以从细胞内排出钠，并将钾转移至细胞内。而 ICF 和 ECF 中阴离子的不同，很大程度上是由细胞内不能自由透过细胞膜的分子决定的。

需要谨记的是，由于 ICF 比 ECF 的容量更大，以及电解质在两部分体液之间的浓度变化，因此，所测得的血清中的电解质浓度并不一定能反映出机体的总量。例如，细胞内钾离子浓度比血清中的钾离子浓度高得多，即使钾从细胞外大量丢失，但钾从细胞内转移到细胞外也可以维持正常的血清钾离子浓度，甚至引起血清钾离子浓度的升高。在糖尿病酮症酸中毒时这种情况表现最为明显，患者处于严重低钾的状态，但钾离子从 ICF 跨膜转移到 ECF 常常会掩盖这种状态。

表示在这些间隙中跨膜转运的数学公式（Starling 公式）中纳入了膜两侧（如组织间隙和血管腔）的胶体渗透压和静水压参数。

$$J_V = K_F \left([P_C - P_I] - \delta [\pi_C - \pi_I] \right)$$

其中 J_V= 跨膜滤出的液体量，K_F= 膜的滤过系数，P_C= 毛细血管静水压，P_I= 组织间液静水压，δ= 溶质反射系数（溶质在特定膜上的渗透率），π_C= 毛细血管胶体渗透压，π_I= 组织间液胶体渗透压，而液体的

表 11-1　各体液间隙的成分

	细胞外液	细胞内液
渗透压（mOsm）	290～310	190～310
阳离子（mEq/L）	155	155
钠（Na^+）	142	10
钾（K^+）	4.0	140
钙（Ca^{2+}）	2.4	0.0001
镁（Mg^{2+}）	1.2	58
阴离子（mEq/L）	155	155
氯（Cl^-）	103	4
碳酸氢根（HCO_3^-）	28	10
磷酸根	4	75
硫酸根（SO_4^{2-}）	1	2
有机酸	6	–
蛋白质	5	40

经 Elsevier 许可转载，引自 Hall [17]

渗出量是膜的渗透率和净驱动压（静水压－胶体渗透压）乘积的函数（图 11-4）。这一关系的破坏（例如，当膜受到损失时，会降低蛋白质的反射系数）可能引起组织间隙容量的增加及水肿。正常患者的胶体渗透压和静水压处于平衡状态，但发生各种疾病时，组织间液可能增加而血管内容量减少。例如，脓毒症时毛细血管的通透性增加（组织间液吸收蛋白质，从而增加了 π_I）或使用正压通气时引起的静脉压增加（增加 P_C）都可能导致水肿和（或）血容量减少。

（三）渗透压

理解 ECF 和 ICF 间的渗透压变化是掌握体液平衡生理学的基础，而渗透压的定义是指在一定重量的水中所有溶质的浓度。由于细胞膜对水的通透性，因此，各间隙之间通常都保持着等渗或渗透平衡的状态。如

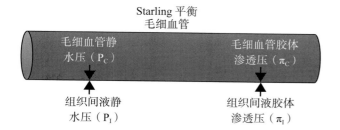

Starling 平衡
毛细血管

毛细血管静水压（P_C）　　　毛细血管胶体渗透压（π_C）

组织间液静水压（P_I）　　　组织间液胶体渗透压（π_I）

▲ 图 11-4　**Starling 假说认为，在毛细血管水平，体液转移受毛细血管和组织间液间静水压和胶体渗透压梯度平衡的控制**

果某一个间隙内的体液渗透压改变，那么水的流动将使渗透压快速达到平衡，而渗透压的失衡可能导致水在细胞内外间隙之间发生明显的转移 [19, 20]。机体对血浆渗透压进行着严密调节，并维持在 285～295mOsm/kg，并且可以通过直接测定或用以下公式估算得出数值 [21]。

$$渗透压 = 2 \times [Na] + [血糖] / 18 + [BUN] / 2.8$$

血糖和血尿素氮（blood urine nitrogen，BUN）的单位为 mg/dl。血糖和 BUN（mg/dl）值分别除以 18 和 2.8，就可以将单位转换为 mmol/L。血钠值乘 2 计入了伴随它的阴离子，主要是氯离子和碳酸氢根离子，但计算的渗透压通常比测定的渗透压略低。

正常情况下尿素氮对血浆渗透压的影响很小。由于尿素氮容易通过细胞膜，因此它不仅仅存在于细胞外，并且细胞内浓度近似等于细胞外浓度。虽然血钠升高会导致水从细胞内移至细胞外，但尿毒症时细胞内外之间并没有渗透梯度，因此，不会出现水分的转移。有效渗透压可以通过以下公式计算 [21]。

$$有效渗透压 - 2 \times [Na] + [血糖] / 18$$

能调节水分在 ECF 和 ICF 之间转移的渗透力是由有效渗透压（也称为张力）决定的，而有效渗透压与测定的渗透压不同，因为前者只注重具有渗透性但不能通过细胞膜的溶质，而并没有考虑到所有具有渗透性溶质，包括那些可以跨膜的溶质。有很多机制可以影响 ECF 的容量及渗透压，包括抗利尿激素（antidiuretic hormone，ADH）、渴感、肾对钠的调节、肾素－血管紧张素－醛固酮系统及心房钠尿肽。

（四）ECF 量与渗透压的调节

1. 抗利尿激素和渴感

下丘脑的渗透压感受器可以感受到小至 1% 的血浆渗透压改变 [22]。当感知有效渗透压升高时，下丘脑视上核和室旁核神经元就会分泌 ADH [23, 24]，随后 ADH 的前体激素会沿神经轴突转移至垂体后叶，并以精氨酸加压素的形式储存于此，并通过胞吐过程释放 [25]。而循环中的 ADH 通过与肾集合管细胞中的 V_2 受体结合，生成环磷酸腺苷，使水通道蛋白（水通道蛋白 -2）插入肾集合管 [26]。这导致集合管对水的通透性增加，从而进入高渗性的肾髓质而被重吸收，因此就提高了尿液的浓度并使水的排出减少，但由于肾脏会强制性地排出尿溶质，如钠离子和尿素氮，因此并不能完全消除经尿液失水 [27]。当血浆渗透压降低时，机体几乎不分泌 ADH，以利于最大限度地排出稀释的尿液。而自由水（不含钠的水）的排出也使血浆渗透

压得到了纠正。

尿液的渗透压最低为 30～50mOsm/kg [28, 29]，这就限定了肾脏的最高排水能力，因此肾脏排出水分必须要有充足的溶质。尿液的渗透压最高可达约 1200mOsm/kg [28]，但即使肾脏能够最大限度地浓缩尿液，但它对溶质的强制性排出决定了最低尿量的产生。高盐摄入或高尿素氮丢失的患者，他们的肾脏会增加对水的强制性排出，而这种现象也可以在尿路梗阻解除后或急性肾小管坏死恢复期见到。渗透性利尿可以引起尿溶质增加和随后的水排出增加，常见于糖尿病患者发生葡萄糖尿时及使用甘露醇后。而肾脏浓缩尿液的能力会随着生长发育而改变。新生儿，尤其是早产儿尿液的最高渗透压低于年长的婴儿或儿童 [30]，这限制了他们肾脏的保水能力，使其更易出现高钠性脱水。

释放 ADH 的第二大原因是，左心房、主动脉窦和颈动脉窦的压力感受器感受到了血容量的明显下降，而低血容量和低血压会刺激 ADH 的非渗透性释放。事实上，容量不足对 ADH 的调节优先于渗透压的调节。换句话说，即使血浆渗透压低至 260～270mOsm/kg，在血容量减少或低血压的儿童中抗利尿激素也可迅速释放 [31]。

由血流动力学和非血流动力学因素引起的许多其他临床情况，都可以引起 ADH 的不当释放（框 11-1）。由于围术期会带来疼痛、应激、低血容量和（或）出血及阿片类药物的使用，因此，外科患儿面临着 ADH 释放增加的风险 [32, 33]。

渴感也受下丘脑渗透压感受器调节，并且这些感受器与决定 ADH 分泌的感受器完全不同。当血浆渗透压升高时，下丘脑渗透压感受器通过与大脑皮质的联系从而诱发渴感。当血浆渗透压达到 290mOsm/kg，此时 ADH 水平足以产生最大的抗利尿作用，才会诱发渴感 [34]。此外，渴感往往也是机体缺乏 ADH（中枢性尿崩症）或对 ADH 无反应（肾源性尿崩症）的一种反应，这两种情况都会导致肾脏产生大量的稀释性尿液，而无法感知口渴的患者可能会发生严重的体液失衡。虽然其机制并不完全清楚，但在容量不足时血管紧张素 Ⅱ 释放的增加及压力感受器都可以诱发渴感 [35]。

2. 肾对钠的调节

如前所述，钠离子既是细胞外的主要阳离子，也是渗透压的主要决定因素，因此，它对于维持血容量是非常重要的。而氯离子是细胞外主要的阴离子，同

框 11-1 抗利尿激素产生增加的临床情况

血流动力学因素
低血容量
- 呕吐
- 腹泻
- 利尿药
- 肾性盐耗综合征
- 醛固酮减少症

高血容量
- 肾病
- 肝硬化
- 充血性心力衰竭
- 低蛋白血症

低血压
非血流动力学因素
CNS 疾病
- 脑膜炎
- 脑炎
- 脑卒中
- 脑脓肿
- 颅脑损伤
- 缺氧性脑损伤

肺部疾病
- 肺炎
- 哮喘
- 结核
- 脓胸
- 慢性阻塞性肺病
- 毛细支气管炎

- 急性呼吸衰竭
- 肺不张
- 正压通气

肿瘤
- 肺
- 脑
- CNS
- 头
- 颈
- 乳腺
- 胃肠道
- 泌尿生殖系统
- 白血病
- 淋巴瘤
- 胸腺瘤
- 黑色素瘤

药物
- 环磷酰胺
- 长春新碱
- 吗啡
- 选择性 5- 羟色胺再摄取抑制药
- 卡马西平

其他
- 恶心
- 呕吐
- 疼痛
- 应激
- 术后状态
- 皮质醇缺乏

CNS. 中枢神经系统（经 Wolters Kluwer 许可转载，引自 Bailey 等 [32]）

样也必不可少，但为简化起见，一般认为钠平衡是血容量状态的主要调节因素。由于需要相等数量的阴离子和阳离子，因此，体内钠离子和氯离子的含量通常是等比例改变。但在某些情况下，氯离子减少是引起血容量不足的主要因素（如伴血容量不足的代谢性碱中毒），还可能存在血容量不足伴代谢性酸中毒这种情况，此时缺钠可能超过缺氯。

由于几乎不存在钠摄入的稳态控制机制，因此钠离子的平衡取决于肾脏，后者可以重吸收流经肾单位各部分的滤过钠，并能够改变各部分对滤过钠的重吸收百分比，从而维持钠的稳态。正常情况下，肾脏只将不到 1% 的肾小球滤过钠排出。在没有疾病的情况下，肾外失钠量和尿液排泄的钠量与钠的摄入量相符合，并且肾脏有能力适应钠摄入量的大幅波动。经尿排钠受肾内和肾外机制的共同调节，必要时这两种机制可也以将经尿排泄的钠量减少到几乎难以检测的水平，但儿童的有效血容量是影响其肾脏排钠最重要的

因素，而这个有效血容量是指机体调节机制感受到的容量状态。

虽然肾单位的各个部分均可重吸收钠（图 11-1），但大部分滤过钠则在近曲小管和髓襻被重吸收，然而，远曲小管和集合管却是精确调控钠平衡的重要部位。近曲小管重吸收约 65% 的滤过钠，同时它也是重吸收碳酸氢根、葡萄糖、磷酸根、氨基酸和其他由肾小球滤出物质的主要部位[36]。所有这些物质的转运都与共同转运蛋白对钠的重吸收有关系，而对碳酸氢根的重吸收则需要通过钠-氢交换蛋白。这种关联对碳酸氢根和磷酸根具有重要的临床意义，因为它们的重吸收与钠离子是同步进行的。在代谢性碱中毒合并血容量不足的患者中，需要尿液排泄碳酸氢根离子以纠正代谢性碱中毒，但血容量不足会导致钠离子和碳酸氢根离子潴留，从而阻止了机体对碱中毒的纠正。扩容治疗会造成经尿排泄磷酸根离子的增加，即使是在机体缺乏磷酸根离子的情况下[37]。近曲小管也对尿酸和尿素氮进行重吸收，在钠离子潴留增加时，机体对两者的重吸收也会增加，这种机制解释了脱水时经常伴发高尿酸和尿素氮的原因，而近曲小管对钠离子的潴留是由脱水诱发的[38]。由于近曲小管细胞对水有通透性，因此，近曲小管对水重吸收与对钠离子重吸收是同步进行的。

就绝对量而言，髓襻是肾单位中对钠进行重吸收的第 2 个最重要的部位[39]。其中位于管腔膜侧壁上的 Na^+/K^+、$2Cl^-$ 协同转运蛋白重吸收滤过的钠和氯，而大多数的钾离子又被再次滤到了管腔，但呋塞米和其他襻利尿药可以抑制这种协同转运蛋白，从而大幅增加对钠离子的排出。髓襻升支对水不具有通透性，因而在不重吸收水的条件下保存了钠。ADH 作用于髓襻升支段促进对钠的重吸收，这有助于形成高渗的髓质环境，当 ADH 作用于髓质集合管时可以最大程度实现对水的保留。由于襻利尿药能够抑制髓襻升支段对钠的重吸收，导致髓质中高渗液浓度的降低，因此在使用 ADH 时，肾脏不会排出最为浓缩的尿液。

远曲小管对钠离子的重吸收是由对噻嗪类利尿药敏感的 Na^+、Cl^- 协同转运蛋白介导的[40]，而远曲小管对水相对不具备通透性，但可以重吸收钠离子和氯离子，因此它对于将低钠浓度的尿液输送到集合管是非常重要的。对于那些因血浆渗透压低而停止分泌 ADH 患者，远曲小管对钠离子的重吸收可以使他们排出无钠尿液。噻嗪类利尿药通过抑制远曲小管对钠离子和氯离子的重吸收，阻止了无电解质尿液的排泄，也部

分解释了长期服用噻嗪类利尿药的患者偶尔出现严重低钠血症的原因。

集合管是肾单位的最后一部分，但它对于调节水、钾离子、氢离子和钠离子的排泄是非常重要的。尽管集合管对钠离子的重吸收量低于肾单位的其他部分，但它却是调节钠平衡的关键部位。集合管对钠的重吸收是通过受醛固酮调节的钠通道来实现的。当这些通道在醛固酮的作用下开放时，几乎可以重吸收全部的钠离子。由于集合管对钠离子的重吸收使得管腔内产生出负电荷，这促进了钾离子和氢离子的分泌。保钾利尿药阿米洛利和氨苯蝶啶可以抑制钠通道，从而抑制对钠离子的重吸收，以及减少了钾离子的分泌。保钾利尿药螺内酯阻止醛固酮与受体结合，因此，它间接降低了钠通道的活性。如前所述，集合小管对于维持水平衡十分重要，因为它可以在 ADH 的作用下插入更多的水通道以增加对水的通透性，从而使肾髓质的高渗环境可以最大限度地浓缩尿液[4]。

肾小球滤过的钠量与 GFR 成正比。假如肾单位对钠离子的重吸收量是恒定的，那么当 GFR 小幅下降时，肾脏会完全重吸收钠离子，当 GFR 小幅升高时，肾脏会显著增加对钠离子的排泄。但这种情况并不会发生，因为肾单位对钠离子的重吸收与钠离子的输送成正比，这个原理称为球-管平衡。

3. 肾素-血管紧张素-醛固酮系统

肾素-血管紧张素-醛固酮系统也是肾脏对钠离子排泄的重要调节因素。有效血容量下降时，肾小球球旁器就会分泌肾素。能诱使肾素释放的因素包括肾小球入球小动脉灌注压下降、流经远端肾单位的钠离子减少和 β_1 肾上腺能受体激动药，并且 β_1 肾上腺能受体激动药的含量会因血容量的不足而增加[41, 42]。肾素是一种蛋白水解酶，它可以分解血管紧张素原生成血管紧张素 I，而血管紧张素转换酶随后可以将血管紧张素 I 转换成为血管紧张素 II[43]。血管紧张素 II 的作用包括直接刺激近曲小管增加对钠离子的重吸收，以及刺激肾上腺以增加其对醛固酮的分泌，后者通过作用于远端肾单位，特别是远曲小管末段和集合管，增加它们对钠离子的重吸收。另外，醛固酮还可以促进钾离子经尿排出。血管紧张素 II 除了能够减少尿中钠离子的丢失外，它还可以作为血管收缩药在容量不足时维持血压在适当的范围内[44]。

4. 心房钠尿肽

扩容可以刺激心房钠尿肽（atrial natriuretic peptide，ANP）的合成，它是心房在感受到心房壁受到牵拉时

产生的一种多肽类物质。在 GFR 增加的同时，ANP 抑制肾素的分泌和醛固酮的合成，进而促进钠离子经尿排泄的增加。在发生 ECF 容量增加时，ANP 能够将液体从血管内转移到组织间隙，防止血浆容量过度增加。另外，它可以抑制血管紧张素 Ⅱ 和去甲肾上腺素引起的血管收缩作用，并作用于脑部，降低机体对盐的主观需求，以及抑制 ADH 的释放。因此，ANP 的净效应是通过利钠和利尿来降低血容量和血压[45]。

（五）血容量

20 世纪 60 年代末到 70 年代中期，人们明确了新生儿、婴儿和儿童的循环血容量，并且这些数据目前仍然是人们评估各种重要的临床病症和指导治疗的公认标准，如失血和血液制品的输注[46, 47]。由于血容量随着生长发育而逐渐减少（随体重的变化），因此，在低出生体重、早产或危重婴儿中测定出的循环血容量可高达 100ml/kg。血容量会在生后最初几个月轻微增加，到 2 个月时达到峰值（约 86ml/kg），随后下降至约 80ml/kg，到 1 岁时最终稳定在 70ml/kg。表 11-2 列出的是循环血容量的估计值。

表 11-2　循环血容量的估计值

年 龄	血容量的估计值（ml/kg）
早产儿	90～100
足月儿	80～90
婴儿（＜1岁）	75～80
儿童	70～75
成人	65～70

要点：体液和电解质调节的生理学
- 早产儿肾脏发育不成熟，可能会导致肾脏过度排钠和低钠血症。
- 许多血流动力学和非血流动力学因素都可以引起抗利尿激素的释放，因此几乎所有住院患儿都可能发生低钠血症。
- 钠既是细胞外的主要阳离子，也是渗透压的主要决定因素，因此对维持血容量至关重要。肾脏对钠离子的重吸收能力决定了钠的平衡。
- 血容量不足时，肾素 - 血管紧张素 - 醛固酮系统对钠离子经尿排泄的调节在维持正常血压方面发挥重要作用。
- 在高血容量时，心房钠尿肽是肾脏对钠离子

重吸收的关键调节因子，它的分泌最终会导致血容量和体循环血压的下降。
- 早产儿循环血容量可高达 100ml/kg，到 1 岁时，婴儿的循环血容量将下降至成人水平，约 70ml/kg。

三、静脉补液治疗

（一）历史回顾

1831 年，Thomas Latta 医师首次报道了他采用静脉补液治疗抢救因霍乱而脱水的患儿。当时 Latta 医师并没有将液体输入结肠，而是决定"立即将其注入血液循环中"[48]。在 1882—1885 年，英国生理学家 Sydney Ringer 博士进行了几项他称之为"体外的研究"并研制出了一种液体，而他所用的这种液体成分与血浆类似，并可以使青蛙的心脏在体外继续跳动[49]。1900 年左右，荷兰生理学家 Hartog Jacob Hamburger 博士研制出"生理"或"正常"盐水，即 0.9% 的氯化钠[50]，但目前看来，"生理"和"正常"这两个形容词使用的并不准确，因为事实上，与血清 100mmol/L 的氯离子浓度相比，0.9% 氯化钠的氯离子浓度为 154mmol/L，已经远远超过了生理水平[51]。1918 年，Blackfan 和 Maxcy 报道了他们采用腹腔内输注 0.8% 的等渗盐水成功救治了一名腹泻脱水的婴儿[52]。1931 年，Karelitz 和 Schick 通过静脉输注 5% 的葡萄糖与等渗氯化钠或林格液的混合液，为脱水患儿实现了"解毒"[53]。1932 年，美国儿科医师 Alexis Hartmann 博士改良了林格液，在其中加入了起缓冲作用的乳酸[54]。Latta、Ringer、Hamburger 和 Hartmann 研制的液体都属于晶体液，即水和电解质所形成的是一种具有结晶能力的水溶液，与晶体液相比，胶体液是含不溶性颗粒的液体，颗粒悬浮于其中而非溶解状态，而天然胶体白蛋白最初是用来治疗创伤者的，但在 1941 年珍珠港袭击事件后，人们也用它来治疗烧伤患者[55]。20 世纪 40 年代，Gamble 的研究详细阐述了体液和电解质分布的解剖特点及肾脏在体液平衡中的重要作用[56]。1950 年，Darrow 和 Pratt 阐述了钾离子丢失对机体的影响，并制订了腹泻患儿电解质缺乏的补充方案[57]。

1957 年，Malcolm Holliday 和 William Segar 合作发表文章，首次估计了"在输液治疗中需要的液体维

持量"[58]。这篇文章中的数据逐渐发展为"4-2-1"公式，广泛用于计算住院患儿每小时所需的静脉维持液量，另外，作者通过将不显性失水与健康儿童静息和正常活动时的代谢率联系起来，从而简化了对液体需要量的计算，并且他们提出，儿童对水的需求与对能量的需求是一致的，并且代谢率与体重有关。Holliday 和 Segar 认为"住院患者"的能量需求"大致介于基础水平和正常活动水平之间"，并由此构建了能量需求与体重的关系曲线（图 11-5）[58]。基础代谢率和正常活动曲线下的总能量消耗估计值是基于 1925 年 Talbot 发表的研究数据得出的[59]。根据这些图表，作者建议体重 0～10kg 的患儿每日液体需要量为 100ml/kg，体重为 11～20kg 的患儿每日液体需要量是在 1000ml 的基础上，超过 10kg 的部分体重每千克增加 50ml，20kg 以上患儿每日液体需要量是在 1500ml 的基础上，超过 20kg 的部分体重每千克增加 20ml。这一估算被进一步简化为"4-2-1"原则，该原则建议，住院患儿每小时体重的第一个 10kg 的静脉维持液量为 4ml/(kg·h)，第 2 个 10kg 为 2ml/(kg·h)，其后的每千克为 1ml/(kg·h)（表 11-3）。1988 年，Lindahl 发现麻醉状态下的患儿能量消耗比 Holliday 和 Segar 的估算值低 50%，而且他计算出在麻醉状态下代谢 100cal 的能量需要 166ml 的水[60]。因此，Holliday 和 Segar 建议的每日液体需要量与 Lindahl 的结果保持了较好的一致性。

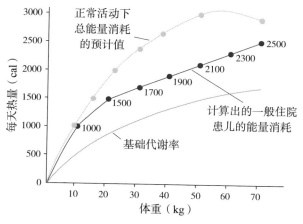

▲ 图 11-5　基础状态与理想状态下的能量消耗对比

根据 Talbot 的研究，住院患者的能量消耗大约介于基础活动和正常活动之间[59]。从住院患儿能量消耗的曲线上可以看出，10kg 婴儿消耗 1000cal（需要 1000ml/d，100ml/kg）；20kg 的儿童消耗 1500cal（需要 1500ml/d，第 1 个 10kg 为 100ml/kg，第 2 个 10kg 为 50ml/kg）（经 American Academy of Pediatrics 许可转载，引自 Holliday 和 Segar[58]）

表 11-3　由体重决定的儿童每小时或每天生理维持量："4-2-1 原则"

体重（kg）	每小时量	每日量
＜ 10	4ml/kg	100ml/kg
10～20	40ml+2ml/kg（超过 10kg 的部分，体重每千克增加 2ml）	1000ml+50ml/kg（超过 10kg 的部分，体重每千克增加 50ml）
≥ 20	60ml+1ml/kg（超过 20kg 的部分，体重每千克增加 1ml）	1500ml+20ml/kg（超过 20kg 的部分，体重每千克增加 20ml）

Holliday 和 Segar 在文章中进一步提出，静脉输液中的电解质成分应与母乳中的电解质近似[58]，并且他们也估测了 100ml 母乳中钠、钾和氯的含量，并根据需要输入的维持液的容量，利用这些估算出的浓度值决定电解质的每日需要量。他们推荐钠为 3mEq/(kg·d)，钾和氯均为 2mEq/(kg·d)。因此，临床医师将内含 0.2% 氯化钠的 5% 的葡萄糖液作为常规静脉输注液体。另外，作者在其文章的结论中强调，他们的数据仅用于计算每日所需的维持液体量，并警告不要用这些数据来指导液体不足的纠正或在有持续异常液体丢失情况下的液体补充。

（二）围术期液体管理

术中液体管理除补充生理维持量外，还必须补充体液缺失量和继续丢失量。1975 年，Furman 及其同事提出了一种补液方案，即根据 Holliday 和 Segar 的方法，通过将每小时的生理维持量乘以患者术前禁食水的时间，计算出术前缺失量，并在术中第 1 小时补充缺失量的一半，随后的 2 小时补充剩余的缺失量[61]。这种方法一直应用到 1986 年，这时 Berry 提出了一种对无其他疾病的患儿，在手术第 1 小时内静脉补充基础盐溶液的更简单的方法[62]，即对 3 岁及以下的患儿应给予 25ml/kg 的碱性盐溶液，4 岁及以上的患儿应给予 15ml/kg 的碱性盐溶液。然而，Furman 和 Berry 建议的补液方案是建立在假设患者经历了 6～8h 的长时间 NPO 的基础之上，但这个方案却受到了美国麻醉医师协会 NPO 最新指南的检验（表 11-4），因为目前的建议是允许患者在需要麻醉的手术前 2 小时饮用清亮液体。随后 Holliday 和 Segar 也修改了他们的建议方案，并提出了一种更简单且可能更准确的补液方案，即在麻醉期间补充 20～40ml/kg 的平衡盐溶液。术后补液方案应减少为 2、1、0.5 原则：即第 1 个 10kg 补充等张液 2ml/kg，第 2 个 10kg 补充 1ml/kg，20kg 以上的每 kg 补充 0.5ml/kg [63-65]。如果 12h 后患儿不能恢复口服摄入，则应按 4-2-1 原则开始输注标准低渗液（含 5% 葡萄糖的 0.45% 的氯化钠溶液）以预防高钠血症。

表 11-4 美国麻醉医师协会禁食水指南

膳 食	最短禁食水时间
清亮液体	2h
母乳	4h
婴儿配方奶	6h
非母乳奶	6h
清淡饮食	6h
油炸食品、高脂肪食品或肉类	≥ 8h

此外，人们对"第三间隙丢失"的概念也提出了质疑，如"不与血容量保持平衡且不与血管腔实现渗透平衡的无功能的 ECF"这种概念也受到了挑战，近期研究认为这种 ECF 可能并不存在[66]。1961 年，Shires 和他的同事首次在 13 名接受择期手术（主要是胆囊切除术）的成年人身上发现了这一现象，当时为了测定血浆、红细胞和 ECF 量，他们给这些患者注射了 [131]I 标记的血清白蛋白、[51]Cr 标记的红细胞和 [35]S 标记的硫酸钠，另外，研究人员根据观察到的手术器械牵拉力大小、暴露难度和麻醉深度对手术相关的组织损伤进行了评级。作者认为，ECF 发生了再分布或隔离于不再与功能性 ECF 相通的区域，而且隔离量与手术损伤的程度相关[67]，因此该研究建议使用等渗液补充从功能性 ECF 间隙进入到"第三间隙"的体液丢失量。虽然 Shires 等的发现对 20 世纪 60 年代的其他研究人员和临床医师产生了相当大的影响，但很少有其他研究者能重复他们的发现，并且近期的几项成人研究严重质疑了"第三间隙"的实际存在[66]，在这些试验中，研究人员使用了多种血样和稳态示踪动力学方法，结果显示术后功能性 ECF 量保持不变或增加，而不是减少[68-70]。

目前还有人提出可以根据手术的类型，给患儿额外输注 1～15ml/(kg·h) 的等渗液体，以补充手术中持续丢失的血管内容量[71-73]。实际上已有研究发现，接受坏死性小肠结肠炎手术的早产儿每小时需要补充高达 50ml/kg 的液体，并且手术也会导致严重创伤及肠道缺血[74]，而这种持续的体液丢失主要归因于同时发生的三方面生理改变，第一，麻醉引起交感神经张

力松弛，导致血管扩张；第二，全血以不同的速率丢失；第三，毛细血管渗漏和手术创伤导致等渗液渗出，以及含蛋白的体液进入组织间隙，但必须仔细应对第三种生理改变，因为过量补液导致的血液稀释和毛细血管静水压增加会加剧毛细血管渗漏和体液外渗。一般来说，1ml 失血需要补充 1ml 胶体（5% 的白蛋白或血制品）或约 1.5ml 的等渗晶体液如乳酸盐林格液（lactated Ringer's solution，LR）[74]。

（三）围术期血糖

依据严重程度的不同，低血糖能够对中枢神经系统造成致命性的影响，尤其是对新生儿。低血糖会引起应激反应，改变脑血流的速度及脑代谢，如果没有及时发现和治疗，就会导致永久性的神经发育损伤。1967 年，Anderson 等首次报道了 6 例新生儿低血糖及长期低血糖造成的严重的临床和病理后遗症[75]。动物实验进一步证实，不仅长期严重低血糖可以导致脑损伤，而且轻度低血糖合并轻度缺氧或缺血也可导致脑损伤[76]。2008 年，一项对 35 例症状性低血糖（血糖 45mg/dl 或 2.6mmol/L）足月新生儿的研究发现，94% 的患儿磁共振成像显示脑白质出现异常，其中 43% 的患儿出现重度异常。此外，在 18 个月的随访中，35 例患儿中的 26 例继续表现出一定程度的神经系统损伤[77]。也有研究发现，低血糖与儿科重症监护病房（pediatric intensive care unit，PICU）患者的发病率和死亡率的增加有关[78]。

在过去的 40 年里，研究人员已经重新全面评价了葡萄糖在术中常规补液中的作用。20 世纪 70 年代的研究表明，禁食的患儿在麻醉期间可能会发生低血糖[79-82]，因此，为了避免围术期发生低血糖，人们认为必须要输注葡萄糖，但这一做法忽视了高血糖的风险。1986 年，Welborn 等对 446 例 1 月龄—6 岁拟接受门诊小手术患儿的术前低血糖进行了评估[83]，其中 2 例患儿的术前血糖为 50mg/dl 但没有出现症状，这 2 例患儿在进入手术室前禁食时间都超过了 17h。近期的一些研究估计，术前低血糖的发生率为 0%～2.5%，并且通常与 8～19h 的禁食有关，而这个禁食时间远远超过了目前 ASA 推荐的术前 NPO 指南（表 11-4）[84]。

人们现在已经认识到高血糖对大脑也有严重的不良影响。研究发现缺血缺氧时，机体对过量葡萄糖的代谢障碍可导致乳酸堆积，降低细胞内 pH，进而严重影响细胞功能，甚至可能造成细胞死亡[85]。另外，高血糖也能够引起渗透性利尿，导致患儿发生脱水和电解质紊乱[74, 84, 86]。此外，以儿童为对象的相关

研究发现，高血糖可加重患儿神经系统的不良预后，并增加并发症的发病率和死亡率，尤其是存在缺血缺氧时[78, 87-89]。

在 1986 年 Welborn 等的研究中，患儿被随机分为两组，一组术中输注 LR，另一组输注含 5% 葡萄糖的 LR（D5LR），虽然两组患儿的血糖升高均有统计学意义，但与 LR 组患儿［术前（85±14）mg/dl，术后（111±22）mg/dl］相比，D5LR 组患儿的血糖升高幅度更大［术前（83±14）mg/dl，术后（244±60）mg/dl］[83]。

基于上述研究和其他相关研究的结果，人们逐渐达成共识，术中葡萄糖只应选择性用于低血糖风险最高的患儿，只有低血糖风险最大的患者，术中才应该有选择性地使用葡萄糖，并且即使是为这些患儿输注葡萄糖，也应使用较低浓度的含糖液（如 1% 或 2.5%）[74, 84, 86, 90]。但需要注意的是，目前在美国市面上还没有浓度低于 5% 的静脉注射用葡萄糖液。由于低血糖风险最高的人群包括新生儿、应用静脉高营养的患儿和合并内分泌疾病的患儿，因此建议对这些患儿常规监测血糖水平并调整输液速度[74, 86, 90]。对于其他方面健康的患儿，麻醉期间不建议常规输注葡萄糖。

（四）新生儿液体管理

新生儿对液体的需要量因孕龄、环境条件和疾病状态而有所不同。假设没有口服液体的婴儿粪便失水最少，那么他们对水的需要量等于不显性失水量加肾溶质的排出量加其他经非正常途径的持续体液丢失量。不显性失水与孕龄间接相关，非常不成熟的早产儿（< 1000g）失水可能多达 2～3ml/(kg·h)，其中部分原因是皮肤发育不成熟、缺乏皮下组织和体表面积暴露过大[91]。此外，置于辐射保温台下、接受光疗期间及发热也会导致不显性失水的进一步增加，但给婴儿穿着衣物、让他们呼吸湿润气体或较大的孕后年龄却可以减少不显性失水。在恒温箱中接受护理的较大早产儿（2000～2500g）不显性失水量为 0.6～0.7ml/(kg·h)[91]。

充足的液体摄入对肾脏排泄尿溶质负荷（如尿素、电解质、磷酸根）至关重要，而尿中溶质的含量则随着膳食摄入及营养合成 / 分解状态的不同而发生变化。高蛋白摄入、溶质含量高的配方奶和分解代谢状态都会增加需要经尿排泄的最终产物，从而增加了对水的需要量。肾脏的溶质负荷虽可以在 7.5～30mOsm/kg 之间变化，但由于新生儿，尤其极低出生体重儿，他们的肾脏对尿液的浓缩能力较差，因此他们需要摄入更多液体以排泄溶质。

足月新生儿的液体摄入量通常从第 1 天的 60～70ml/kg 开始，到第 2 天或第 3 天时可以增加到 100～120ml/kg。体重较轻且胎龄较小的早产儿第 1 天可能需要从 70～80ml/kg 开始，随后逐渐增加到 150ml/(kg·d)[5]，虽然输液量超过 150ml/(kg·d) 是比较少见的，但应根据个体化来做出调整，如体重 < 750g 的早产儿生后第 1 周因皮肤发育不成熟和体表面积过大，导致经表皮丢失的水分占比较高。因此，有时需要较高的静脉输液量，但应每日严密监测体重、尿量、BUN 和血钠水平，以明确水分处于平衡状态及患儿的液体需要量。然而，临床观察和体格检查并不能有效反映早产儿的体液状况。另外，葡萄糖尿、急性肾小管坏死多尿期和腹泻这些增加体液丢失的疾病，可给尚未达到最大保水和电解质能力的肾脏带来进一步的压力，从而导致患儿发生严重脱水。相反，液体过负荷可以造成水肿、心力衰竭、动脉导管未闭和支气管肺发育不良。

由于新生儿肾脏的远曲小管无法充分对醛固酮的调节做出反应，从而导致持续失钠情况的发生。因此，给新生儿输注的静脉液体中必须包含钠离子。考虑到大多数新生儿的手术都存在 ECF 丢失和失血，因而用于静脉输注的液体也应与 ECF 的电解质含量相似（即平衡盐溶液，如 LR 或勃脉力），但不宜选用低渗液补充丢失量，因为容易导致严重的低钠血症。如果新生儿入手术室时正在输注维持液且病情稳定，那么合理的做法是应以恒速继续输注该维持液，并根据需要加输平衡盐溶液、胶体或血制品，以补充术中的体液丢失量。

如前所述，恰当的补充葡萄糖是在为新生儿进行液体选择时需要考虑的一个重要问题。多数情况下，为生后 48h 内的新生儿输注含 10% 葡萄糖、0.2% 氯化钠和 20mmol/L 钾的维持液是合理的。48h 后，可以将 10% 的葡萄糖溶液替换为 5% 的葡萄糖用于足月儿，而早产儿补充高浓度葡萄糖的时间应适当延长。对停止葡萄糖持续输注的婴儿或胎龄较小的婴儿，以及糖尿病母亲所生的新生儿，都应进行严密的关注及血糖监测，因为这些患儿更易出现低血糖。术前接受静脉高营养或输注葡萄糖的新生儿，术中应继续输注相同的液体，但必须严密监测血糖，避免发生高 / 低血糖。

（五）肠外营养

在肠道喂养尚未完全建立之前或不可能长期经肠道喂养时，通常需要全肠外营养，又称静脉高营养，并且 TPN 能为患儿提供生长发育所需的液体、热量、氨基酸、脂肪、电解质和维生素。而危重患者往往需要在持续输注静脉高营养液的情况下进入手术室。营养液可通过经皮或手术留置的中心静脉导管或外周静脉输注，也可以使用脐静脉输注，且最长可以使用 2 周，但术中应监测血糖以明确是否发生高血糖。

肠外营养的目的是通过输注葡萄糖、蛋白质和脂肪来提供足够的热量，以促进适宜的生长发育。为满足营养需要，营养液中通常应含有 2.5～3.5g/dl 的合成氨基酸、10～15g/dl 的葡萄糖（10%～15% 的葡萄糖）及适量的电解质、微量元素和维生素 [92, 93]。如果通过外周静脉输注，建议葡萄糖的浓度低于 12.5%。如果经中心静脉输注，葡萄糖浓度可提高至 25%。

加入的电解质、微量元素和维生素的剂量应接近规定的静脉维持需要量。静脉注射脂肪乳剂，如 20% 的脂肪乳，常与肠外营养联合使用，可以在提供热量的同时而不增加渗透压。另外，它还可以减少对高浓度葡萄糖液的需求，也能够预防必需脂肪酸缺乏的发生。如果甘油三酯水平保持正常，脂肪乳剂常用的起始剂量为 0.5g/(kg·24h)，并可逐渐增至 3g/(kg·24h)，但 0.5g/(kg·24h) 就已足以预防必需脂肪酸缺乏的发生 [94]。然而，每天输注的营养液含量应在仔细评估患者的临床和生化状况后确定，随后持续缓慢的输注。

在没有脓毒症、手术和其他严重应激的情况下，在 24h 内通过肠外营养获得大于 100kcal/kg 的新生儿，预计体重可增加约 15g/(kg·24h)，其正氮平衡在 150～200mg/(kg·24h) [93]。而在 24h 内通过外周静脉输注 2.5～3.5g/kg 的复合氨基酸、10g/dl 的葡萄糖及

2～3g/kg 的 20% 脂肪乳剂，通常可以实现上述目标（在出生后第 1 周，分解代谢趋势发生逆转，随后体重增加）[95]。

静脉高营养的并发症与留置的静脉导管和营养液的代谢相关。脓毒症是经中心静脉输液最常见的并发症，因此，只有通过严密的导管护理及营养液的无菌配制才能将其发生率降至最低，而凝固酶阴性葡萄球菌是最常见的致病菌 [92]。治疗包括选择适宜的抗生素，如果感染持续存在（尽管给予了患儿适宜的抗生素，但血培养结果反复阳性），必须拔除导管。另外，血栓形成、液体外渗和中心静脉导管意外脱落也可能发生。经外周静脉输注营养液时较常见的并发症有静脉炎、皮肤坏死和浅表感染，而肠外营养的代谢并发症包括高血糖、氮质血症、肾钙质沉着、低血糖、高脂血症，静脉输注脂肪乳剂时可能还会导致低氧血症及高氨血症。此外，长期接受肠外营养且未接受过肠内营养的婴儿可能还会发生代谢性骨病、胆汁淤积性黄疸和（或）肝病。

（六）液体选择

表 11-5 列出的是常用静脉液体的成分，从表中可知正常血浆的渗透压为 275～290mOsm/kg。经外周静脉输注渗透压过低的液体会导致水进入红细胞内，从而引起溶血，因此，通常需要将静脉液体的渗透压配制成 285mOsm/kg 或以上（渗透压适度升高的液体没有不良影响）。与血浆相比，生理盐水（0.9% 氯化钠）的渗透压略高（308mOsm/L），而 LR 则为等渗液

表 11-5　常用静脉液体的成分 [33]

液　体	渗透压（mOsm/L）	pH	Na+（mM）	K+（mM）	HCO₃⁻（mM 等价）	Cl⁻（mM）	葡萄糖（g/dl）
血浆	275～290	7.4	140	3.6～5.1	30	100	0.07～0.11
0.9% 盐水	308	5	154	0	0	154	0
3% 盐水	1026	–	513	0	0	513	0
7.5% 盐水	2400	3.5～7	1250	0	0	1250	0
乳酸林格液	273	6.5	130	4	28	109	0
醋酸林格液	270	6	130	4	30	110	0
勃脉力 A	294	7.4	140	5	50	98	0
5% 葡萄糖 + 生理盐水	560	4	154	0	0	154	5
5% 葡萄糖	253	4	0	0	0	0	5
5% 葡萄糖 +0.45% 氯化钠	406	4	77	0	0	77	5
5% 葡萄糖 +0.25% 氯化钠	321	4	34	0	0	34	5

（273mOsm/L），但 Na^+ 的含量略低。

1. 白蛋白

目前，人们公认血浆中大量存在的天然胶体——白蛋白是胶体的"金标准"。它是通过 Cohn 低温乙醇分馏工艺从混合人体血浆中提取的：这种方法是将人类血浆加热到 60℃ 持续 10h，然后使用超滤灭菌，因此消除了疾病传播的风险[96]。白蛋白的分子量约为 69kDa。美国生产的白蛋白其浓度有 5% 和 25% 两种，其中 5% 白蛋白的渗透压与等量血浆相同，25% 白蛋白的渗透压则是等量血浆的 5 倍，也就是说，输注 100ml 25% 的白蛋白增加的血容量可以达到输注量的 5 倍；而要达到同样的扩容量，却需要输注 500ml 的 5% 白蛋白[97]。血容量增加是由于液体从组织间液转移到血管内。然而，合并有血管腔通透性增加的患者（如危重症、脓毒症、创伤和烧伤患者），液体从组织间隙转移至血管内的情况可能会减少，并且胶体实际上还会渗漏至组织间液，从而通过将体液从血管内转移至组织间液，加重组织水肿。

白蛋白的不良反应很少见。虽然人们认为白蛋白对凝血级联反应的影响微乎其微，但其通过抑制血小板聚集[98]或对抗凝血酶Ⅲ的类肝素样作用[99]而具有微弱的抗凝效果。如果使用白蛋白补充的容量低于患儿血容量的 25%，则上述影响没有临床意义。过敏反应也是使用白蛋白的并发症之一，但由白蛋白导致的过敏反应显著低于其他胶体[100]。

有两项彼此独立的 Meta 分析已对白蛋白的安全性提出了质疑[101, 102]。2004 年的 Saline versus Albumin Fluid Evaluation 研究是一项涉及 7000 例患者的多中心随机双盲试验，但 Finfer 等发现，使用盐水和白蛋白的成人在预后方面并无显著差异[103]，并且两组在死亡率（白蛋白组 726 例死亡，盐水组 729 例死亡）和次要评价指标（ICU 停留或住院时间、机械通气天数和肾脏替代治疗天数）方面也均无显著差异，但似乎使用白蛋白的一小部分颅脑外伤（traumatic brain injury，TBI）患者的死亡率出现了上升。研究人员随后进行了事后随访研究（Saline versus Albumin Fluid Evaluation——TBI 研究），结果证实了上述发现。他们得出结论，使用白蛋白对危重 TBI 的患者进行复苏时，其死亡率较使用盐水的患儿更高[104]。

2. 非蛋白胶体：羟乙基淀粉

羟乙基淀粉（hydroxyethyl starches，HES）是通过对天然多糖进行改良而合成的人工胶体。由于天然多糖易被血液中的淀粉酶水解，因此，通过在其 C-2、C-3 和 C-6 位点用羟乙基取代天然多糖的羟基，可以避免淀粉酶对 HES 的水解，这也使 HES 更加稳定，不易被水解，从而延长了它的扩容效果。

可以根据浓度、MW、摩尔取代度（molar substitution，MS）（羟乙基单位与总葡萄糖单位的比值）和 C2∶C6 比对 HES 胶体进行分类[105]。HES 液体可以扩充血容量，并且效果可以持续 2～6h，但具体则要根据 HES 液体的特点。虽然 HES 的物理特性使其在血管内停留的时间比晶体液长得多，但 HES 也会导致较多的不良反应，如低凝状态（血管性血友病因子、血小板和Ⅷ因子功能下降）、肾损害和瘙痒[106, 107]。与新一代低 MW、低 MS 的 HES 液体（如 HES130/0.4）相比，高 MW、高 MS 的第一代 HES（如 HES450/0.7）对凝血系统的不良影响更显著。HES 还可能诱发肾小管细胞水肿和产生高黏性尿而使肾功能恶化[108–110]。

2008 年发表的一项前瞻性随机研究中，Standl 等将第三代 6% 的 HES（万汶，6% 的羟乙基淀粉 130/0.4 氯化钠注射液）和 5% 白蛋白进行了比较，而这项研究的对象为 81 例择期接受非心脏手术的患儿，结果表明两组患儿在围术期血流动力学变化、凝血功能、血气及其他实验室指标方面并无差异[111]。同样是在 2008 年，一项欧洲的前瞻性、多中心、观察性、上市后安全性研究，对 6%HES 用于儿童围术期血浆替代的安全性做出了评价[112]，该研究对 316 例年龄 3—12 岁患儿输注了 HES（130/0.42），输注量的平均值为（11±4.8）ml/kg，并且所有患儿的循环都能够保持稳定，没有发生严重的药物不良反应，如过敏、肾衰竭或凝血障碍，但该研究仅纳入的是肾功能和凝血功能正常的患儿。尽管儿童的临床试验结果证实了 HES 的安全性，但近期成人研究数据显示，与晶体液相比，危重患者使用 HES 却增加了肾脏衰竭和死亡的风险[113–116]。2013 年 6 月，美国食品药品管理局发布警告，禁止危重患者使用 HES。鉴于 2013 年美国 FDA 的警告和成人患者使用 HES 的风险，大多数的儿科麻醉医师已不在临床工作中使用它们了。

3. 晶体液与胶体液

围术期补充血容量选择晶体液还是胶体液，这仍然是尚未解决的问题。由于缺乏儿童研究，我们继续从成人研究中推知，应联合使用晶体液和胶体液以达到预期效果。最新的 Cochrane 系统评价数据库回顾了胶体液与晶体液用于危重成人患者液体复苏的结果，作者指出没有证据支持在烧伤、创伤患者的液体复苏中或术后患者中使用胶体液优于晶体液；另一方面，也因为胶体液费用更高，且并不能提高存活率[117]。进一步的 Meta 分析比较了用于液体复苏的各种胶体液，结果发现，在死亡率、输血和过敏反应发生率方面，没有证据表明哪种胶体液比其他胶体液更有效或更安全[118]。

要点：静脉液体治疗

- Holliday 和 Segar 在 1957 年发表的论文中首次为临床医师提供了一种实用的静脉输液方案。而他们的建议已演变成目前称之为儿童静脉补液治疗的"4-2-1 原则"。
- 对于哪种静脉输注液体能够带来最佳的临床预后，目前还没有明确的共识。而传统低渗液体的使用可能会导致并发症，如使术后患者发生高血糖和低钠血症。
- 对于其他方面健康的患儿，不建议常规输注葡萄糖。越来越多的人认为，只对那些低血糖风险最高的人群如新生儿、静脉高营养患儿和合并内分泌疾病的患者选择性地在术中使用葡萄糖。
- 新生儿液体管理需要深入理解总体水分布的生长发育变化及与年龄相关的肾、肝、心、肺和中枢神经系统的生理学。

四、体液和电解质紊乱

（一）脱水

脱水是儿科常见的临床问题，也是世界范围内儿童并发症和死亡的主要原因之一。病史通常能够提示脱水的病因，而病毒性胃肠炎和（或）腹泻性疾病则是儿童脱水最常见的原因。治疗脱水患者的第一步是评估脱水程度（表 11-6），这决定了病情的紧急程度和需要补充的液体量。体重下降是反映患儿脱水程度最可靠的指标。由于水分在婴儿体重中的占比较高，因此，体重下降的百分比越高，脱水的程度也就越严重。轻度脱水的婴儿或儿童可能很少出现临床症状或体征，而中度或严重脱水者通常都会有明显的症状和体征。血容量不足最初会表现为心率增快和尿量减少，但当脱水患儿的血压发生下降则提示血容量严重不足，重要器官可能发生灌注不足。此时，必须立即予以积极的静脉补液治疗。

1. 实验室检查

几项实验室检查可以用于评估脱水患者。事实上，血钠浓度决定了脱水的类型，因为血钠水平的变化取决于溶质在水中的相对丢失量。通常可以将脱水分为等钠（也称为等渗）、低钠和高钠性脱水，但临床上最常见的儿童脱水（75%～80%）类型则是等渗性脱水

表 11-6 脱水的临床表现

	轻度脱水	中度脱水	重度脱水
体重下降	< 5%（婴儿） < 3%（儿童或成人）	5%～10%（婴儿） 3%～6%（儿童或成人）	> 10%（婴儿） > 6%（儿童或成人）
血流动力学表现	无	有	有
脉搏	正常	轻度增加	心动过速
毛细血管再充盈时间	2～3s	3～4s	> 4s
血压	正常	正常	低
灌注	正常	正常	循环衰竭
皮肤			
弹性	正常	下降	明显下降
颜色	正常	苍白	明显苍白
黏膜	干	干	杂色或发灰，干裂
体液丢失			
尿量	轻度少尿	少尿	无尿
眼泪	减少	-	无

（Na^+ 130～150mEq/L），这种类型的脱水是溶质和水以等比例丢失，而分泌性腹泻是引起等渗性脱水最常见的原因。约 15% 的脱水患者为高钠性脱水（$Na^+ >$ 150mEq/L），这种类型的脱水常见于病毒性胃肠炎或母乳喂养的婴儿，这是由于腹泻和不显性失水没有得到充分补充。低钠性脱水（$Na^+ <$ 130mEq/L）发生率约为 5%，常见于摄入大量低盐液，如水或配方奶的腹泻患者[119]。

腹泻患儿经粪便丢失碳酸氢根、继发性肾功能不全或休克引起的乳酸性酸中毒都可能导致代谢性酸中毒，而阴离子间隙对于鉴别引起代谢性酸中毒的各种原因则非常有帮助。呕吐或经胃管丢失体液常会导致代谢性碱中毒。另外，腹泻也可能造成血钾水平的降低。因呕吐导致的脱水、胃液内钾离子的丢失、代谢性碱中毒和经尿丢失钾离子，都可以导致患儿发生低钾血症；而代谢性酸中毒引起的钾从细胞内移至细胞外及肾功能不全可以导致高钾血症。由于酸碱失衡可能是由多种机制共同导致，因此，单独依靠病史很难预测患儿的酸碱状态或血钾水平。

BUN 和血肌酐水平对评估脱水患儿也有帮助。在没有实质性肾损伤的情况下，血容量不足可能会导致 BUN 不成比例的增加，而血肌酐很少会发生变化或不会发生变化。这是由于肾脏适当的保留钠和水，进而引起尿素在近曲小管被动重吸收增加造成的，但蛋白摄入不足的患儿发生中或重度脱水时，BUN 可能并不增加或增加很小，因为尿素的产生取决于蛋白质的分解。尿素氮生成增加的患儿其 BUN 可能也会不成比例地增加，例如胃肠道出血或使用糖皮质激素这两种能够使分解代谢增强的情况。虽然脱水时血肌酐也可能出现小幅度的短暂升高，但血肌酐浓度的出现明显升高往往提示肾功能不全。急性肾小管坏死（急性肾损伤）是血容量不足患儿发生肾功能不全最常见的原因，但有时也可能是由患儿既往未发现的慢性肾功能不全或引起急性肾衰竭的其他原因所导致。肾静脉血栓形成是婴儿重度脱水的常见后遗症，可能的症状包括血小板减少和血尿。

脱水引起的血液浓缩会导致血细胞比容、血红蛋白和血清白蛋白水平升高。补液后这些数值则会恢复正常，但急性脱水期间血红蛋白浓度的正常可能会掩盖患儿潜在的贫血状况。另外，脱水患儿血清白蛋白水平出现降低常提示患儿患有慢性疾病，如营养不良、肾病综合征或肝病，或者患有急性疾病，如毛细血管渗漏。

2. 体液缺失量的计算

体液缺失量是指体内水分丢失的总量，以体重下降的百分比来表示。明确体液缺失量需要临床测定脱水的百分比，然后与患儿的体重相乘。例如，一个体重为 10kg 的患儿，脱水程度为 10%，则体液缺失量为 1L。如果无法获知患儿的基础体重，则应根据临床症状和体征估计体液缺失量的百分比（表 11-6）。

3. 重度脱水的治疗原则

重度脱水患者需要立即采取治疗以确保充足的组织灌注。复苏期需要快速恢复循环血容量，并使用等渗液如生理盐水或 LR 纠正休克。通常应给予患儿单次输注 20ml/kg 的等渗液。重度脱水患者往往需要多次输液，并需要尽可能快地输注。对已知或可疑代谢性碱中毒的患者（如单纯性呕吐患者），不应使用 LR，因为乳酸可能会加重碱中毒。

当患儿恢复充足的血容量后，初期的复苏和补液期就算完成了。通常患儿会表现出临床症状的改善，包括心率下降、血压恢复正常、灌注得到改善、尿量增加及更为机警的精神状态。

一旦患儿恢复充足的血容量，下一步就应根据脱水的病因和类型进行复苏。对于等渗性或低钠性脱水，所有丢失的体液量应在 24h 内得到纠正；但对于高钠性脱水，应采取缓慢纠正的办法。根据脱水的病因，患儿可能还合并有低钾或高钾血症。通常只有等到患儿排泄大小便及测定 BUN 和肌酐证实肾功能正常后，静脉输液中才可以加入钾离子。根据患儿的临床表现，给予有大量持续体液丢失的患儿适宜的补充液也是非常必要的。

4. 监测和调整治疗方案

对于静脉补液的患者，至少应每天测定他们的血清电解质水平。如前所述，由于脱水患儿有发生钠、钾和酸碱平衡紊乱的危险，因此，关注这些离子和酸碱状态的变化趋势是非常重要的。例如，当前血钠值为 145mmol/L，是正常值，但如果 12h 前血钠值为 135mmol/L，那么 12h 或 24h 后患儿发生高钠血症的危险就会很高。高钠血症和低钠血症的纠正将在本章后半部分详细阐述，而临床医师必须积极主动监测电解质水平，并对液体治疗方案做出相应调整。

（二）钠

钠离子既是 ECF 的主要阳离子，也是血浆渗透压的重要决定因素，对于神经和心脏组织动作电位的产生极为关键，而血钠异常常常是水平衡异常的反映，而并非体内总钠量的增减。另外，促使患者饮水的渴

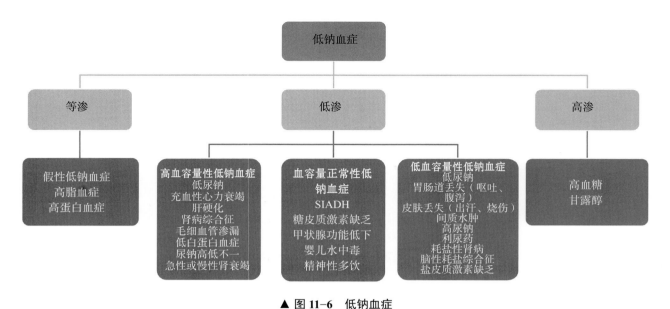

▲ 图 11-6　低钠血症

SIADH. 抗利尿激素不适当分泌综合征

感机制及抗利尿激素（也称为精氨酸后叶加压素）对血浆渗透压和钠离子浓度也进行着严密的调控。渗透压增加、血容量下降和（或）血压下降时，垂体后叶会释放 ADH，从而增强肾脏对小管液中水的重吸收。

1. 低钠血症

低钠血症是住院患者最常见的电解质紊乱之一。事实上，约有 25% 的住院患儿会发生低钠血症[120]。低钠血症的定义为血清 Na^+ 浓度小于 135mmol/L（mEq/L），最常见的病因是游离水排出障碍所引起的体内游离水过多。

许多不同的病因都可以导致低钠血症（图 11-6），而对低钠血症的进一步评估首先需要明确患者的血浆渗透压。如果血浆渗透压正常，应怀疑是否为假性低钠血症。假性低钠血症是一种实验室伪象，是当患者合并有高脂血症或高蛋白血症时通过间接方法而不是由直接离子选择电极法测定钠离子浓度造成的。如果血浆渗透压升高，应怀疑是高渗状态所导致，因为高血糖或输注甘露醇常引起高渗状态。

真正的低钠血症常伴有血浆渗透压降低。如果血钠和血浆渗透压同时降低，则应评估患儿的容量状态和尿钠浓度。如果有证据证明低钠血症患者合并有容量超负荷及尿中钠离子浓度过低，那么可能的病因有充血性心力衰竭、肝硬化、肾病综合征或低白蛋白血症。而急性或慢性肾衰竭患者常常合并低钠血症和高血容量，并伴有尿钠水平的变化。能够引起低血浆渗透压、低钠血症、低血容量和低尿钠的常见原因包括呕吐、腹泻、排汗过多、烧伤和间质水肿。利尿药，

尤其是噻嗪类利尿药，以及促进肾盐消耗的疾病则会导致低血浆渗透压、低钠血症、低血容量及高尿钠。

血容量正常的低钠血症的可能原因包括糖皮质激素缺乏、甲状腺功能低下、婴儿水中毒、精神性多饮和抗利尿激素不适当分泌综合征（syndrome of inappropriate antidiuretic hormone，SIADH）。SIADH 是导致术后患儿发生血浆渗透压降低、低钠血症、等容量和高尿钠一系列表现的最常见原因，并且发生 SIADH 时，ADH 的分泌不受低血浆渗透压或血管内容量增加的抑制。ADH 介导的水潴留可以导致低钠血症、血容量增加和肾钠排泄增加。如本章前面所述，血流动力学和非血流动力学因素都可以使许多患儿术后出现 ADH 的不适当释放（框 11-1）。

1983 年，一项对接受脊柱侧弯矫形术儿童的研究首次证明，患者术后经常发生低钠血症。研究人员认为，这一现象是由静脉输注低渗液体引起的 SIADH 所导致[121]。自这项结果发表以来，已有大量回顾性和前瞻性观察研究表明，低钠血症在非手术和术后住院患儿中的发生率相对较高，而且还可能会产生致命性后果[122-127]。在一项前瞻性观察研究中，研究人员发现 81 名连续收住在同一 PICU 的术后患者，术后 12h、24h 的低钠血症发生率分别为 21% 和 31%[125]。此外，还有许多前瞻性随机对照试验对比了住院患者接受低渗和等渗液体的结果[128-138]。近期一项对现有文献的 Meta 分析总结了 10 项随机对照试验的数据，对 855 名住院患儿接受低渗和等渗维持液治疗的结果进行了比较，结果表明，静脉输注低渗液体发生低钠血症

和严重低钠血症（血钠＜130mmol/L）的危险显著增加（分别为 RR=2.24，95%CI 1.52～3.31 和 RR=5.29，95%CI 1.74～16.06）。静脉输注低渗液体的患儿其血钠下降程度更显著（−3.49mmol/L，与等张液相比，95%CI −5.63～−1.35）。此外，两张液体在高钠血症发生风险方面并没有表现出明显差异（RR=0.73，95%CI 0.22～2.48）[139]。

根据现有的临床证据，对需要静脉输液的住院患者应给予等渗维持液，或根据持续丢失的容量，以相称速率输注成分恰当的液体。在接受静脉液体治疗时，应每天测定患儿的体重和电解质，并严密监测血钠水平 [140]。

低钠血症可以使自由水产生从细胞外移至细胞内的跨膜渗透流动，其中受影响最大的器官则是脑，并且儿童比成人更容易因低钠血症而发生脑水肿，这是由成人和儿童在颅内容量与大脑体积之比、脑脊液量、脑含水量和电解质含量方面的差异造成的。儿童的大脑生长很快，到 6 岁时就能达到成人水平，而颅骨则会继续生长直至 16 岁。能够缓冲脑组织扩张的脑脊液容量，儿童小于成人。此外，儿童脑细胞内的钠浓度约比成人高 27%。

在临床中，脑水肿是低钠血症最严重的后果。轻度低钠血症时，患儿经常表现为焦虑或躁动。随着低钠血症的加重，症状可能进一步恶化出现头痛、呕吐、共济失调、定向障碍、抽搐，甚至昏迷或死亡。而低钠血症的治疗和纠正速度应当取决于症状的严重程度和低钠血症的持续时间。治疗方法包括限制水分的进入、口服或静脉注射氯化钠及治疗基础疾病（框 11-2）。由于快速纠正低钠或过度纠正严重和（或）慢性低钠血症有发生脑脱髓鞘的危险，因此，应避免在 48h 内使血钠增加超过 25mmol/L（mEq/L）。出现低钠血症性脑病症状时，需要采用高渗盐水进行针对性治疗（3% 氯化钠，513mEq/L）（框 11-1）[141]。

2. 高钠血症

高钠血症是住院患儿中另一种常见的电解质紊乱，它的发生意味着相对于总体钠量，机体水分不足。其定义为血清 Na^+ 浓度大于 145mmol/L（mEq/L），导致它发生的原因为净水丢失或摄入高渗钠（图 11-7），但不论是以净水丢失还是以低渗液体或纯水的形式丢失，都是导致患者发生高钠血症的主要原因。而纯水的丢失则是由皮肤或呼吸系统的不显性失水或肾/中枢性尿崩症引起。低渗性失水有许多可能的病因，其中腹泻和（或）呕吐是儿童和婴儿最常见的病因，因

为这些患者往往难以控制自己的水摄入量，以及补充持续的丢失量。住院患者的高钠血症往往是医源性的，常继发于为纠正代谢性酸中毒而输注高渗盐水或碳酸氢钠后 [142, 143]。

以大量稀释尿形式发生的纯水丢失最常见的原因是尿崩症（diabetes insipidus，DI）。发生肾性 DI 时，虽然 ADH 释放正常，但肾对 ADH 的保水作用无反应。儿童肾性 DI 多为遗传性而非获得性，并且大多数遗传性肾性 DI 的患者为男孩，因为此病是一种 ADH 受体的 X 连锁基因突变。而中枢性 DI 是由下丘脑对 ADH 的产生和（或）垂体后叶的分泌不足所导致，它可继发于创伤、肿瘤、梗死、感染或浸润性疾病。中枢性 DI 的患者术中可表现为高钠血症、高渗、多尿和脱水。既往遭受过颅脑创伤或正在接受垂体、下丘脑或视神经肿瘤手术的患者如出现上述症状，应怀疑发生了中枢性 DI。术中根据中枢性 DI 的严重程度，可能需要对这些患者输注血管加压素以建立抗利尿机制 [144]。

脑出血是高钠血症最严重的临床后果。严重的高钠血症，特别是与脱水相关的高钠血症，能够造成脑萎缩，这可能会导致脑血管撕裂或断裂，引起脑出血和永久性神经损伤或死亡。而高钠血症的严重性和进展速度决定了会出现不同的症状。婴儿和儿童的临床表现包括过度换气、肌力减退、烦躁不安、高调啼哭、失眠、嗜睡，甚至出现昏迷。

高钠血症的治疗和纠正速度应取决于相关脱水的程度、症状的严重程度和高钠血症的持续时间。发生严重高钠血症性脱水时，应谨慎地输注等渗液恢复血

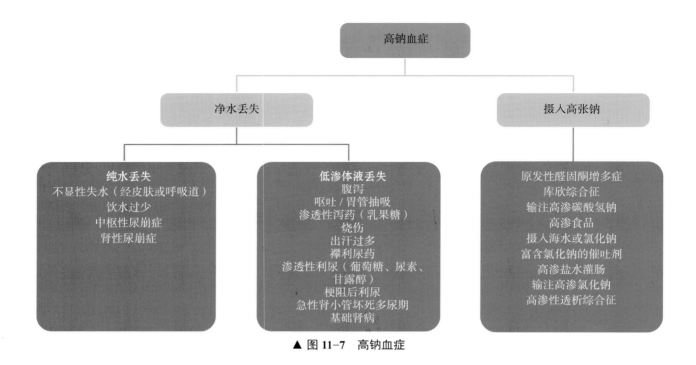

▲ 图 11-7　高钠血症

容量。在重新恢复正常血容量后，应计算患儿的自由水缺失量，而血钠下降的幅度每天不应超过 15mmol/L。高钠血症纠正过快可能导致脑水肿、癫痫和死亡[143]。

（三）钾

钾是 ICF 的主要阳离子，正常细胞内浓度为 150mmol/L（mEq/L），细胞外浓度为 3.5～5.5mmol/L（mEq/L）。这一浓度差受到 Na^+/K^+-ATP 泵调节，从而形成了细胞膜两侧的跨膜电位差。维持细胞内 / 外钾的正常比值对于中枢神经系统及心肌、骨骼肌和平滑肌细胞正常的传导和收缩功能至关重要。体内的总钾含量主要取决于肾脏，因钾离子在肾小球可被自由滤过，但绝大部分在经尿排出前就被肾脏重吸收了。钾摄入增加时，肾能通过增加排钾予以调节，但在钾摄入不足时却不能阻止体内钾的消耗。醛固酮是主要的盐皮质激素，在维持钾离子稳态中发挥着重要作用，它主要作用于肾脏远曲小管，促进水和钠的重吸收及钾的分泌。血钾紊乱的常见原因包括跨细胞离子转移异常、肾脏排钾异常、盐皮质激素分泌过多或不足、内 / 外源性钾负荷或钾摄入不足[145]。

1. 低钾血症

低钾血症是指血清 K^+ 浓度小于 3.5mmol/L（mEq/L），住院患儿也常发生低钾血症。一项回顾性研究对一家三级医院的 PICU 连续收治的 512 例患者进行了分析，结果显示，40% 以上的患者发生了低钾血症，其中 16% 的患者的低钾血症为中 - 重度（< 3.0mmol/L）[146]。使用内源性或外源性 β 受体激动药、胰岛素、家族性周期性麻痹或钡中毒都可以使钾从细胞外液转移到细胞内液，继而发生低钾血症。碱中毒通过促进钾跨细胞膜转移至细胞内及增强肾脏对钾离子的排泄引起低钾血症。襻利尿药、噻嗪类利尿药和乙酰唑胺也可以促进肾脏对钾离子的排泄。糖尿病酮症酸中毒的患儿也经常发生低钾血症，这是因为葡萄糖尿时发生了渗透性利尿。原发性醛固酮增多症、某些罕见的先天性肾上腺皮质增生症和库欣综合征的患者常因盐皮质激素产生过多造成肾脏对钾离子的排泄异常，Liddle、Barter 和 Gitelman 综合征也会导致肾脏对钾离子的排泄异常，而呕吐和腹泻是儿童肾外失钾最常见的原因（图 11-8）。

低钾血症的临床症状和体征往往缺乏或很轻微。中至重度低钾血症时，患儿可能表现为全身无力、淡漠或便秘。心电图改变包括 P 波增高、PR 间期延长、ST 段压低、QT 间期延长、T 波低平或倒置或出现 U 波，并且使心力衰竭或左心室肥厚患者发生心律失常的危险增加。血钾小于 2.5mmol/L 的患者可能发生肌肉坏死，小于 2.0mmol/L 时可能会发生上行性肌麻痹[145]。

低钾血症的治疗应视伴随症状和体征的严重程度而定。尽可能采用口服补钾来纠正低钾血症。出现严重症状（如心电图改变、肌力减退或麻痹）时，应给予静脉补钾，但静脉补钾的速度不应超过 1mEq/(kg·h)。通过外周静脉输注钾可能会引起疼痛和静脉炎，钾离子浓度为 40mEq/L 或更高时应通过中心静脉通路输注。

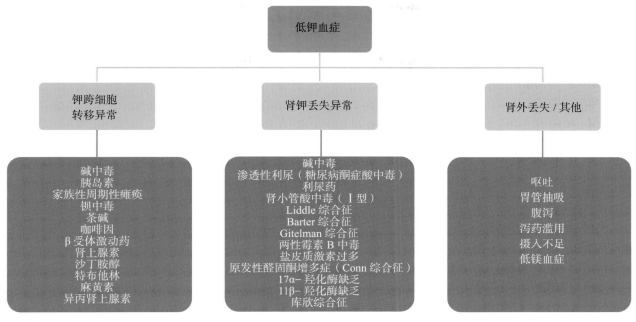

▲ 图 11-8　低钾血症

2. 高钾血症

高钾血症是指血清 K^+ 浓度大于 5.5mmol/L，但住院患者的高钾血症发生率低于低钾血症。前面曾提到，一项回顾性研究对一家三级医院的 PICU 连续收治的 512 例患者进行了分析，同样是在这项研究中人们发现，有 29% 的患儿发生了高钾血症，并且 512 例患儿中有 12% 的患者发生了严重的高钾血症（$K^+ > 6.0$mmol/L）[146]。

儿童的高钾血症往往是由检测出现了伪值或检测不准确造成的。经毛细血管采血、使用小口径穿刺针或导管抽血、止血带过紧都可能导致红细胞溶血，从而释放细胞内的钾离子。怀疑假性高钾血症时，应再次抽取高流动性血液血样。

许多临床病症都可以通过促使钾从 ICF 转移至 ECF，从而导致高钾血症。代谢性酸中毒、胰岛素缺乏、肌张力过高、洋地黄中毒、β 受体阻滞药、琥珀胆碱、肿瘤溶解综合征、高钾型周期性瘫痪、剧烈运动及烧伤、创伤或横纹肌溶解引起的组织损伤，都能促使钾跨细胞移动导致高钾血症。另外，急性和（或）慢性肾衰竭也可能引起高钾血症，如 GFR 降至 30ml/(min·1.73m²) 以下时，会使尿钾排泄明显受损，而盐皮质激素（醛固酮）缺乏，如 Addison 病、21- 羟化酶缺乏或Ⅳ型肾小管酸中毒，也可能引起严重的高钾血症。此外，患儿有效血容量的下降经常通过肾脏机制导致高钾血症，这是由于在低血容量期间，流经集合管的钠离子减少，致使正常的尿钾排泄功能受到损失。螺内酯、血管紧张素转换酶抑制药、非甾体抗炎药和环孢素，这些药物通过对醛固酮产生影响，导致高钾血症的发生。但因摄入过多引起的高钾血症并不常见，尤其是在肾功能正常的情况下。大量输血和（或）输注库存血偶尔也可能会引起高钾血症（图 11-9）[147]。

高钾血症的儿童经常没有症状，直到其基础疾病出现症状和体征需要电解质检测时才被发现。血钾超过 8mmol/L 的患儿可能会出现与吉兰 - 巴雷综合征患者类似的上行性肌力减退或麻痹。高钾血症也与严重的心脏传导障碍有关，根据其严重性和进展速度，甚至可以出现致命性的心律失常。随着血钾升高，心电图的特征性改变包括 T 波高尖，随后出现 PR 间期延长、P 波减小或消失、QRS 波增宽和 R 波波幅增大，最后，在发生心室颤动或心脏停搏前，QRS 波进行性增宽最终与 T 波融合形成正弦波（图 11-10）。

对发生肌力减退或麻痹、心电图改变和（或）血钾大于 6.0mmol/L 的患儿，需要采取紧急治疗（框 11-3）。高钾血症处理的第一步是检查并去除各种口服钾和（或）非口服钾，下一步是通过予以静脉注射氯化钙或葡萄糖酸钙拮抗细胞外钾的作用来稳定心肌。虽然钙离子起效很快，但其效果仅能持续 30～60min，因此可能需要重复给药。胰岛素联合葡萄糖适用于有症状的高钾血症，其中胰岛素可以促使细胞外的钾进入细胞内，而葡萄糖能够预防低血糖并增强内源性胰岛素的生成。也可以考虑吸入 β 受体激动药和静脉注

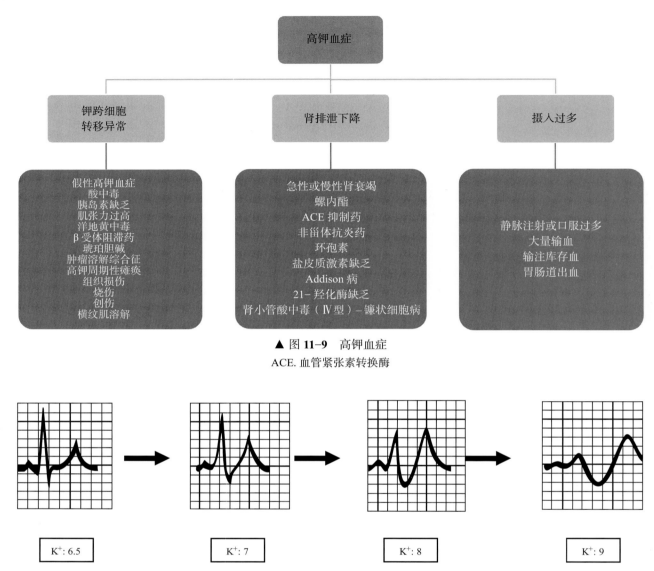

▲ 图 11-9 高钾血症

ACE. 血管紧张素转换酶

▲ 图 11-10 高钾血症进展时的心电图改变

经 BMJ 许可转载，引自 Masilamani 和 van der Voot [147]

框 11-3 对症状性高钾血症的治疗

- 停止口服或静脉钾输注
- 5～10min 内静脉推注氯化钙（10～20mg/kg）或 10% 葡萄糖酸钙（0.5ml/kg）
- 15～30min 内静脉注射普通胰岛素（0.1U/kg）和葡萄糖（0.5g/kg）
- 考虑静脉输注碳酸氢钠（1mEq/kg）和（或）吸入沙丁胺醇
- 对血容量充足及肾功能正常的患者，可以考虑静脉注射呋塞米（1mg/kg）
- 考虑使用聚磺苯乙烯（口服或经直肠）*
- 保守治疗失败时行肾脏替代治疗

*. 新生儿、术后患儿、功能性或机械性肠梗阻患儿禁忌使用

射碳酸氢钠，因为两者也可以促进钾离子向细胞内转移。然而，最终的治疗应以发现高钾血症的病因和永久清除体内过多的钾为目标。襻利尿药和口服阳离子交换树脂（如聚磺苯乙烯）分别有助于钾离子经肾和肠道排出。当保守治疗失败时，建议行肾脏替代治疗。

（四）钙

钙是一种二价阳离子，是体内富含的第五大元素，主要以羟基磷灰石结晶形式储存在骨骼中。事实上，仅 1% 的总钙在 ECF 中。约 50% 的细胞外钙以游离的离子钙形式在血循环中流动，40% 与蛋白质（白蛋白为主）结合，10% 与阴离子形成复合物，其中只有游离的离子钙具有生物活性。钙对心脏、血管舒缩和神经系统的功能十分重要。钙离子浓度的报告有多种单位，如 mg/dl、mmol/L 或 mEq/L。血浆总钙正常值为 8.5～10.5mg/dl（2.1～2.6mmol/L 或 4.2～5.2mEq/L），游离 Ca^{2+} 正常值为 4.0～5.0mg/dl（1.0～1.3mmol/L 或 2.0～2.6mEq/L）。

甲状旁腺激素是钙稳态的主要调节因子，可以诱导骨骼释放钙、肾重吸收钙及将维生素 D 转换至最活跃的形式，即 1, 25- 二羟维生素 D（骨化三醇）。反过来说，1, 25- 二羟维生素 D 可以刺激肠道增加对钙的吸收。降钙素是血钙升高时甲状腺释放的一种激素，通过减少骨吸收来降低血钙水平，但降钙素的缺乏或过量并不会导致高钙血症或低钙血症[148]。

1. 低钙血症

低钙血症是指血清 Ca^{2+} 浓度小于 4mg/dl（1.0mmol/L），是住院患者较常见的电解质异常。一项对入住同一 PICU 的 145 例患儿的前瞻性分析显示，49% 的患者总钙含量低，17.9% 的患者离子钙含量低[149]。

在 ICU 病房中观察到的低钙血症通常与急性疾病或应激有关，如脓毒症、心脏手术、横纹肌溶解、胰腺炎、肝炎或肿瘤溶解综合征。甲状旁腺激素分泌不足（甲状旁腺功能减退）或对甲状旁腺激素反应不良（假性甲状旁腺功能减退）也会导致低钙血症。低钙血症常见于继发于甲状旁腺未发育或发育不良的 DiGeorge 综合征婴儿。但甲状旁腺激素的释放和发挥作用需要镁离子的参与，因此，低镁血症可能通过间接机制导致离子钙水平降低。维生素 D 缺乏或维生素 D 的激活异常都可能导致低钙血症。另外，应激、甲状旁腺发育不成熟和（或）摄入富磷配方奶或牛奶，常常会引起新生儿发生低钙血症。肾衰竭通过高磷血症在内的多种机制也可以导致低钙血症，这是由于血磷水平升高往往会产生磷酸钙沉淀，继而引发低钙血症。呼吸性和代谢性碱中毒能促使钙与白蛋白结合，从而使血离子钙水平出现下降。此外，用于保存血制品的枸橼酸盐可以螯合钙离子，造成血清中游离的钙离子快速降低。

低钙血症的心血管表现包括低血压、心脏收缩力下降和 QTc 间期延长。血中离子钙浓度降低还会影响神经肌肉的兴奋性，新生儿可表现为癫痫发作、手足搐搦、肌肉痉挛、喉喘鸣和（或）呼吸暂停。

治疗低钙血症最重要的一点是明确低钙血症的病因。对出现症状的低钙血症危重患儿，需要立即对其静脉推注氯化钙或葡萄糖酸钙，但最好是通过大静脉或中心静脉给予。如果同时存在低镁血症，也应经静脉给予硫酸镁。根据低钙血症的原因，远期治疗

可以采取的方法有口服钙盐、骨化三醇和（或）硫酸镁[148]。

2. 高钙血症

高钙血症是指血清 Ca^{2+} 浓度大于 5.0mg/dl（1.3mmol/L），是住院患儿较为少见的电解质异常。因治疗需要而给予钙剂是引起儿童高钙血症的常见原因。儿童高钙血症的其他原因因年龄而异，包括甲状旁腺功能亢进、磷酸盐消耗、母体低钙血症、恶性肿瘤、维生素 D 过多症、制动、皮下脂肪坏死和遗传 / 先天性代谢性疾病。虽然高钙血症的临床表现可能并不具有特异性，但严重的病例可能会出现为虚弱、肌张力减退、嗜睡和昏迷，可能还有癫痫发作，也可能会出现高血压、心动过缓和（或）QT 间期缩短。高钙血症可以引起多尿和脱水，而肾钙质沉着也会导致肾脏发生损伤。对于有症状的患儿，初始治疗原则是用襻利尿药增加尿钙排泄，同时纠正经常伴随严重高钙血症出现的脱水。除紧急治疗外，远期治疗可根据病因采取的方法有甲状旁腺切除、降钙素或双膦酸盐[150]。

（五）镁

镁是细胞内含量仅次于钾的第二大阳离子，对于维持细胞内各种酶的活性有着关键作用。具体说，所有由 ATP 供能的化学反应，镁离子都是重要的辅助因子。镁离子也可以作为钙通道拮抗药，在调节细胞内钙通道活性中发挥着重要作用。由于 ECF 的镁含量不足全身镁含量的 1%，因而血清镁含量并不能准确反映总镁含量。因此，镁离子异常的临床症状经常与血清镁水平无关。血清镁离子浓度的正常值为 1.8～2.3mg/dl（0.75～0.95mmol/L）[151, 152]。

1. 高镁血症

高镁血症在儿童中很罕见。最常见的原因是医源性输入过多的镁离子，尤其是在肾衰竭时。高镁血症的临床表现包括腱反射减弱、呼吸抑制、嗜睡、心电图改变，甚至出现心搏骤停。由于静脉注射钙剂可以逆转高镁血症对神经肌肉的抑制和心脏毒性作用，因此对有症状的患者应静脉给予钙剂。进一步治疗的目标是发现和去除来自于外源性的镁离子。对有肾衰竭的患儿，可能还需要采用透析治疗。

2. 低镁血症

低镁血症在 PICU 患儿中有一定的发生率。一项回顾性研究发现，危重患儿低镁血症的发生率为 44%[153]。低镁血症的主要原因是镁摄入或补充不足，其他原因包括经胃肠道和肾丢失。许多药物也可以增加肾对镁离子的排泄，如氨基糖苷类抗生素、顺

铂、两性霉素 B、襻利尿药、环孢素和他克莫司。另外，低镁血症也经常见于脓毒症和烧伤患者，并且低镁血症合并低钙血症和（或）低钾血症的情况也很常见。

严重的低镁血症通常会表现为神经肌肉兴奋性增强，包括手足搐搦、震颤和（或）癫痫发作。另外，患儿性格改变可能也很明显。低镁血症时也可以发生心律失常，如室性期前收缩、室性心动过速、尖端扭转型室性心动过速和心室颤动。有症状和（或）有持续丢失镁离子的患儿需要口服或静脉补充镁离子，但静脉输注镁剂应缓慢，因为快速输注可能会引起低血压 [151]。

（六）磷

磷是一种主要储存于骨骼中的细胞内离子，对于维持细胞结构、通过产生 ATP 参与细胞代谢、调节细胞内通路（如通过关键酶的蛋白磷酸化参与细胞信号转导）、通过缓冲尿中酸性物质维持酸碱平衡及参与骨矿化都是至关重要的。机体是通过调节肠道对膳食磷酸盐的摄取、肾脏对磷酸盐的重吸收和分泌，以及 ECF 和骨储存池之间磷酸盐的交换来维持磷酸盐的稳态。血磷正常值随年龄而变化，其中婴儿的血磷水平最高，而婴幼儿和儿童的血磷水平较高可能与儿童骨骼生长速度较快有关 [154]。

1. 高磷血症

高磷血症在儿童中相对少见，最常见的原因是肾衰竭或肿瘤溶解综合征。而高磷血症的主要临床后果是导致低钙血症、钙磷酸盐在肾脏及其他软组织中的异常沉积。对某些严重的患儿，可能还需要采取透析治疗。

2. 低磷血症

危重患儿的低磷血症相对常见，据报道，入住 PICU 的最初 10 天内，患儿低磷血症发生率高达 61% [155]。由于低磷血症的大多数症状具有非特异，因此经常会被漏诊，它的主要的临床表现为代谢性酸中毒、2, 3- 二磷酸甘油酸（diphosphoglycerate，DPG）和 ATP 减少、溶血、白细胞和血小板功能障碍、急性呼吸衰竭、心律失常、低血压、癫痫发作和肌力减退。低磷血症最常见的原因和（或）危险因素有营养不良、再喂养综合征、使用利尿药、类固醇、儿茶酚胺和抗酸药、静脉输注过量葡萄糖、糖尿病酮症酸中毒、脓

毒症和呼吸性碱中毒。除了明确并去除低磷血症的原因外，治疗方法主要采用口服补充磷或静脉输注磷制剂，但后者通常只用于重度低磷血症的患者 [155, 156]。

要点：体液和电解质紊乱

- 治疗脱水患者的第一步是评估脱水的程度和原因，而脱水的程度决定了病情的紧急程度和补液量。

- 低钠血症很常见，通常是由静脉输注低渗液体引起的。对于儿童，一般应给予静脉输注等渗维持液。

- 高钾血症通常由急性肾损伤、酸中毒、大面积组织创伤或医源性原因所致，而胃肠炎引起的腹泻或持续呕吐往往会导致低钾血症。

- 低钙血症是一种相对常见的电解质异常，通常与急性疾病或应激有关，如脓毒症。钙离子水平下降可以引起神经肌肉兴奋性升高，新生儿可表现为癫痫发作、手足搐搦、肌阵挛、喉喘鸣和（或）呼吸暂停。

- 危重患儿的低磷血症相对常见。临床表现主要为代谢性酸中毒、2, 3-DPG 和 ATP 水平下降、溶血、白细胞和血小板功能障碍、急性呼吸衰竭、心律失常、低血压、癫痫发作和肌力减退。

五、结论

静脉液体治疗是儿科麻醉围术期管理的核心组成部分，也是儿科麻醉医师在围术期对临床医师有重要指导作用的一个领域。重要的是要认识到静脉液体也是一种药物，要像使用其他药物一样明确是否需要输液、输注的液体量、相关监测及何时停止输液。静脉液体治疗的目的是，在维持正常电解质平衡的同时保持细胞外容量。急症患者往往会发生一些影响正常体液和电解质稳态的临床状况，因此，儿科麻醉医师管理这些患者时应谨慎决策适宜的输液量和液体类型，这要求麻醉科医师必须全面掌握儿童体液和电解质调节的生理学知识。

病例分析

一辆机动车将一名 9 岁既往健康的男孩撞伤后，将其抛弃在距事发地点约 15m 的地方。在到达急诊室时，患儿主诉腹痛，并且尿常规提示有明显的血尿。该患儿的 Glasgow 昏迷评分为 13 分，头颅 CT 平扫也未见异常，进一步影像学检查显示患儿有左耻骨骨折、盆腔血肿、左足中段半脱位／脱位、左锁骨骨折和肺挫伤。入住 ICU 第 1 天，患儿就发生了需要气管插管的意识改变。插管期间，患儿发生了误吸，但他的生命体征和呼吸参数仍能保持稳定。随后，将其推入手术室进行了左足骨折和脱位修复手术，对他的骨盆骨折则采取了骨盆外固定支架的非手术治疗。4 天后，患儿的呼吸状况稳定了下来，也没有出现任何并发症。因此，医务人员顺利拔除了他的气管导管，并将其转至普通儿外科病房。但 2 天后，患儿再次发生了意识改变，随即医务人员立刻为他安排了 CT 扫描。在 CT 扫描过程中，患儿突然发生全身强直性阵挛，因而医务人员只得将他再次转入 PICU。在住院期间，化验检查发现患儿合并有严重的低钠血症，血钠值只有 116mmol/L。因此，医师采用了 3% 的高渗盐对他进行治疗，而通过高渗盐和限制输液，患儿的血钠值在 2 天内慢慢得到了纠正。他的低钠血症可能是由多种原因造成的，包括医源性静脉输注低渗液及继发于肺挫伤、误吸和多发伤所致疼痛引起的 SIADH。

第 12 章　凝血、出血和输血
Coagulation, Bleeding, and Blood Transfusion

Laura A. Downey　Margo R. Rollins　Bruce E. Miller　著
崔　波　译　　宋丹丹　校

一、概述

血液系统是人体所有系统中独一无二的。它由多个部分组成，每个部分都有非常具体和独特的功能。本章将重点介绍其凝血功能，还将讨论凝血过程、影响新生儿和婴儿凝血系统成熟的因素、凝血系统的疾病和检测、输血治疗和血液保护原则。

二、凝血过程

凝血过程是血细胞和血浆蛋白之间通过复杂的相互作用，阻止血液从破损的血管流出，之后再恢复血管通畅的过程。凝血过程可分为两个阶段：初期止血是通过诱导受损血管收缩和血小板血栓的形成来进行的止血；二期止血则是血液中的凝血因子在受损血管处形成纤维蛋白凝块的过程。尽管这两个阶段看似独立、截然不同且按顺序进行，但实际上它们却是相互依存、相互协调且同时进行。凝血过程的最后，纤溶系统溶解血栓，重新恢复血流通畅并使伤口愈合[1]。

初期止血是受损的血管壁与血小板相互作用，形成血小板血栓的过程。血管壁受损后会暴露出血管内皮下的胶原蛋白，而血小板通过其外露的糖蛋白 Ib（glycoprotein Ib，GP Ib）表面受体，立即黏附到与胶原蛋白结合的血管性假血友病因子（von Willebrand factor，vWF）上。随后，血小板活化且血小板贮存颗粒释放血小板激动药和凝血因子，并且血小板形态和表面功能发生改变，受损血管收缩。随着纤维蛋白原与邻近血小板上外露的糖蛋白 Ⅱb/Ⅲa（GP Ⅱb/Ⅲa）受体结合，血小板发生聚集（图 12-1）。此时血小板血栓形成，活化血小板的磷脂膜则为二期止血的发生提供了结合表面[2]。

二期止血是由血浆中凝血因子相互作用形成纤维蛋白血栓，可溶性的纤维蛋白原转化为不溶性纤维蛋白的过程。为了便于有效的交流，用罗马数字对大多数凝血因子进行了国际编号命名[3]（表 12-1）。正常情况下，这些凝血因子都是以无活性的酶原形式存在，二期止血开始时才转化为有活性的酶[4]。

二期止血过程划分为内源性途径和外源性途径这两种血管级联反应，再经共同途径激活凝血酶，最终形成纤维蛋白[4,5]（图 12-2）。然而，临床和实验室观察结果使人们认识到，内源性途径和外源性途径在体内并不是独立完成的，而且磷脂作为表面催化剂在凝血过程中有重要作用。有研究认为，此凝血过程中的磷脂可能来源于血小板[5]。据此，有人提出一种以细胞为基础的凝血模型以诠释二期止血的过程，利用该模型可阐明细胞表面在二期止血过程中起重要的平台作用[6]。

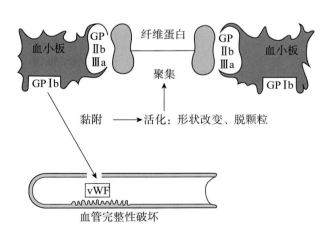

▲ 图 12-1　初期止血

血小板黏附、活化和聚集。GP. 糖蛋白；vWF. 血管性假血友病因子（经 Springer Nature 许可转载，引自 Hardy 和 Desroches[239]）

本章译者、校者来自中国人民解放军北部战区总医院。

表 12-1　凝血因子编号和同义词

罗马数字	同义词
I	纤维蛋白原
II	凝血酶原
III	凝血激酶、组织因子
IV	钙离子
V	促凝血球蛋白原、易变因子
VII	前转变素、稳定因子
VIII	抗血友病因子、抗血友病球蛋白、抗血友病因子 A、凝血因子VIII：C
IX	血浆凝血活酶、抗血友病因子 B、Christmas 因子
X	Stuart 因子、Prower 因子、Stuart-Prower 因子
XI	血浆凝血活酶前质、抗血友病因子 C
XII	Hageman 因子、接触因子、表面因子、Glass 因子
XIII	纤维蛋白稳定因子、Laki-Lorand 因子

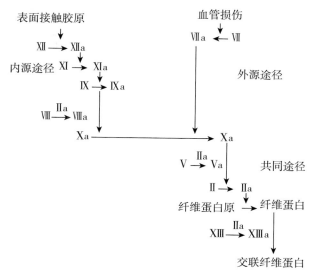

▲ 图 12-2　二期止血：凝血级联反应过程

血小板在此阶段产生的凝血酶数量足以使纤维蛋白原转化为纤维蛋白，并可将纤维蛋白单体与 F XIII a 相互交联以形成牢固的凝血斑块[6, 7]。

牢固的凝血斑块形成完毕和出血停止后，纤维蛋白溶解系统逐步激活，使受损血管恢复通畅，利于伤口愈合。其过程为，组织纤溶酶原激活物（tissue plasminogen activator，tPA）和它的底物纤溶酶原与纤维蛋白的表面结合，随后与纤维蛋白结合的 tPA 将局部的纤溶酶原转化为有活性的纤溶酶，溶解纤维蛋白凝块，使血流恢复通畅[6, 7]。

血液系统具有持续调节促凝和抗凝过程的能力，一方面它能够使血液顺利通过未受损伤的血管，另一方面也能阻止血液从受损伤的血管处流出。在正常情况下，由于循环中活化的蛋白质 C（protein C，PC）及其辅助因子蛋白质 S（protein S，PS）能够灭活血液中所有的 F Va 和 F VIIIa，减少了血栓的生成，再加上血管内皮表面完好无损，因而光滑的血管管腔表面不会形成血栓[8]。另外，抗凝血酶（antithrombin，AT）也可以中和循环中的 FIXa、FXa、FXIa 和凝血酶，以阻止纤维蛋白的生成[9]，而循环中的一氧化氮和前列环素则通过抑制血小板的活化，并释放 tPA 以促进纤维蛋白溶解[8]。因此，在未受损伤的血管中这些机制可以防止血凝块的形成，但是血管损伤却打破了体内的平衡机制，从而创造了一个有利于血栓形成的环境[8]。此外，当血管发生损伤时，凝血过程仅局限在受损血管处，这是因为介导凝血过程的 TF 仅在受损血管上表达，而且，机体循环内大量的抗凝血药也起

以细胞为基础的凝血模型将二期止血过程分成三个可重叠的阶段：①启动阶段，组织因子（tissue factor，TF）承载细胞进入或围绕受损血管；②放大阶段，TF 承载细胞产生凝血酶；③扩增阶段，血小板表面产生凝血酶。当 TF 复合物与血浆中活化的凝血因子VII（F VII a）结合催化 F X 和 F IX 因子的激活时，就开启了凝血过程，而血小板脱颗粒释放的 F Va 可以产生少量的凝血酶（图 12-3A），随后这些少量的凝血酶又激发了凝血的放大阶段。图 12-4A 将凝血模型的启动阶段与经典的外源性凝血途径对比。

在放大阶段，最初产生的凝血酶能够激活更多的血浆凝血因子和附近的血小板，而活化的血小板暴露出大量的磷脂表面，随后在扩增阶段大量的凝血酶又可在这些磷脂表面生成（图 12-3B）。

凝血酶的扩增发生在活化的血小板表面。具体而言，先是 F VIIIa 与 F IXa 结合形成一种"酶"复合物，激活 FX 因子，这一过程与之前所阐述的内源性凝血途径有相似之处（图 12-4B）。随后 FX a 与 F V a 结合形成"凝血酶原酶"复合物，最终催化大量的凝血酶原转化成凝血酶（图 12-3C），此阶段类似于内源性凝血途径和外源性凝血途径汇合后的共同途径（图 12-2）。另外，与启动阶段只产生少量凝血酶不同，

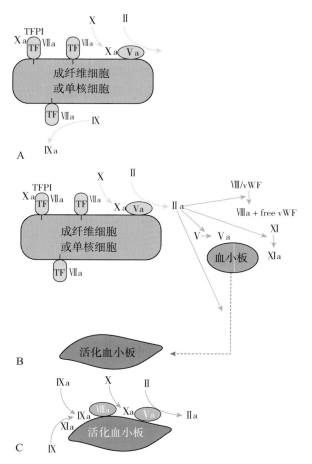

▲ 图 12-3 二期止血：基于细胞的凝血模型

A. 启动阶段；B. 放大阶段；C.F Ⅹ a 和 F Ⅴ a 组成凝血酶原复合物。TF. 组织因子；TFPI. 组织因子通路抑制药；vWF. 血管性假血友病因子（经 Elsevier 许可转载，引自 Hoffman 和 Monroe [6]）

到抑制凝血因子激活的作用 [1, 6-8]。最后，凝血系统和纤溶系统在正常的情况下仅出现在需要的地方，并通过促凝和抗凝因子精确的调节系统平衡以防止病理状况的发生。

┌─────────────────────────────────────┐

要点：凝血过程

- 初期止血是受损血管壁和血小板相互作用，形成血小板血栓。
- 二期止血是血浆凝血因子在活化血小板表面相互作用，形成纤维蛋白栓。
- 随后纤维蛋白溶解使受损血管重新通畅。

└─────────────────────────────────────┘

三、凝血系统的成熟

凝血因子、血小板和纤溶蛋白均不能透过胎盘屏

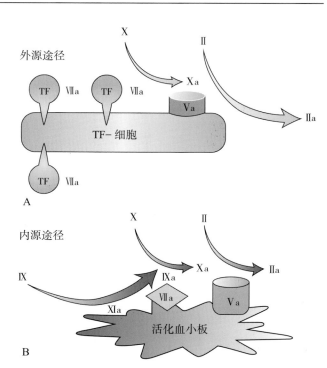

▲ 图 12-4 凝血级联反应和基于细胞的二期止血模型比较

A. 外源性途径；B. 内源性途径。TF. 组织因子（经 Elsevier 许可转载，引自 Hoffman and Monroe [6]）

障，胎儿大约在妊娠 11 周开始合成这些物质。在胎儿未来的发育过程中，凝血系统和纤溶系统的成熟是相互平行的，从而精确地维持止血过程的平衡 [10, 11]。尽管这些系统在不断的发育成熟，但是在胎儿出生时，无论是数量还是质量，这些物质都存在某种程度的不足。

有研究学者详细记录了健康早产儿（胎龄 30—36 周）和足月儿（胎龄＞ 37 周）从出生到 6 月龄时的血浆凝血因子和凝血抑制物的水平。在出生 1 天时，血浆中依赖维生素 K 的凝血因子（Ⅱ、Ⅶ、Ⅸ 和 Ⅹ）和接触因子［Ⅻ、Ⅺ、高分子激肽原（high-molecular-weight kininogen, HMWK）和激肽释放酶（prekallikrein, PK）］均显著低于成人值，但大部分凝血因子会在 6 个月时接近成人水平（图 12-5）。同样，几种抗凝血因子（AT、PC 和 PS）和纤维溶解因子（纤溶酶原和 tPA）的水平也与凝血因子的情况类似（图 12-6）。相反，纤维蛋白原、F Ⅴ、F Ⅷ、F ⅩⅢ、vWF 和血小板计数水平在出生第 1 天就非常接近成人值，并且纤溶酶原激活物抑制物的水平也是如此 [12-15]（图 12-7）。

在胎儿凝血系统的发育过程中，除了这些数量问题外还存在质量问题，因此有研究提出了"胎儿纤维蛋白原"这一概念 [16, 17]，并且根据血栓弹力图数据、测定的纤维蛋白原活性与抗原水平的差异 [19]，以及新生儿和成人纤维蛋白原显微结构的差异 [20]，研究人

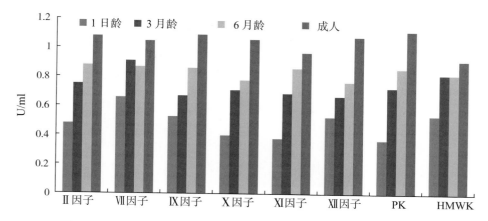

▲ 图 12-5 足月儿的凝血因子水平随年龄增长的变化（彩图见书末彩插部分）

PK. 激肽释放酶；HMWK. 高分子激肽原（改编自 Andrew 等[13]）

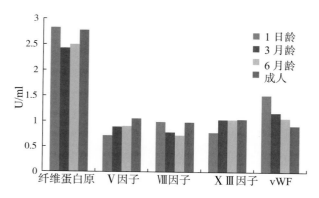

▲ 图 12-6 足月儿的凝血因子水平（彩图见书末彩插部分）

vWF. 血管性假血友病因子（改编自 Andrew 等[13]）

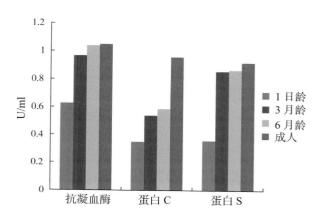

▲ 图 12-7 足月儿的凝血抑制物水平（彩图见书末彩插部分）

改编自 Andrew 等[13]

员推测婴幼儿存在纤维蛋白原功能受损的情况[18]。另外，通过比较 F Ⅻ、PK、PC 和纤溶酶原的生物活性与血浆水平，发现它们可能也存在先天不足[10, 21-23]，但是这些数据并不是绝对的[15, 19]。此外，有文献报道了出生 48h 内的新生儿有血小板聚集障碍的情况[24]。

对婴幼儿的凝血试验研究表明，不管是足月儿还是早产儿，其活化部分凝血活酶时间（activated partial thromboplastin time，aPTT）都出现了延长，并且在 3—6 月龄时才会发育到成人水平，而凝血酶原时间（prothrombin time，PT）和凝血酶时间（thrombin time，TT）在出生时同样也出现了延长，但是在几天内就能达到成人水平[11-13, 25]。

解释凝血系统的成熟问题很复杂，且没有证据表明新生儿、婴儿和儿童的自发性出血、创伤后出血或术中出血的风险要比成人高。事实上，血栓弹力图已经告诉我们，即便是新生儿也有完整的凝血系统[26]。然而，凝血系统一旦激活，婴幼儿凝血因子和抗凝因

子水平的变化将导致凝血酶的生成能力下降，并且凝血酶的生成时间也会显著延长；另一方面，纤溶系统的先天不足会造成纤溶酶的生成减少和纤溶受损[23, 27]。幸运的是，凝血和纤溶系统的发育是同步进行的，并且它们的成熟度与胎龄呈正相关，而两者之间的净效应显然达到了维持良好止血效果所需的平衡。尽管数量和质量的不成熟在出生后的第 1 年即可得到改善，但必须意识到，婴幼儿血浆中大多数的凝血因子、抗凝因子和纤溶蛋白的正常值与成年人的正常值不同。

> 要点：凝血系统的发育成熟
> ● 在婴幼儿早期，许多凝血因子和抗凝因子水平存在数量缺陷。
> ● 一些凝血抑制物及其前体也可能存在质量异常。
> ● 虽然婴幼儿早期凝血系统不成熟，但是止血还是可以维持微弱的平衡。

四、凝血系统的评估

麻醉医师和外科医师通常使用凝血系统的实验室检测来筛查患者术前是否有遗传性或后天性出血疾病，或进行病因诊断，并监测术中和术后对出血的治疗效果[28]。然而，没有哪种检测项目是完美的，因为每种检测项目要么只能报告计数结果而无法兼顾功能的检测，要么只是在体外实施，无法等效地反映体内状况。本节将阐述目前所开展的实验室检测及其适应证和局限性。

（一）初期止血的评估

初期止血的评估包括血小板和 vWF 的数量和功能分析。其中，血小板的数量可通过自动化仪器检测全血所得出，它的正常值范围在 150 000～400 000/μl。不过血小板计数并不能评估体内血小板的功能，出血时间（bleeding time，BT）是过去评估血小板功能的主要检测指标，由于它需要切割皮肤，并且也非常依赖于检验人员，因此目前多已弃用，取而代之的则是血小板功能分析仪（PFA-100，Siemens Diagnostics，Marburg，Germany），它主要是检测血小板对于膜的黏附性，再由膜上的二磷酸腺苷（adenosine diphosphate，ADP）或者肾上腺素刺激血小板聚集，随后仪器会记录血小板血栓形成和阻塞膜中微孔所需的时间，即闭合时间（closure time，CT）[29]。血小板计数低于 50 000/μl 或血细胞比容低于 25% 的患者，有严重血小板功能异常如 Bernard-Soulier 综合征（GPⅠb 受体缺陷）、血小板无力症（GPⅡb/Ⅲa 受体缺陷）或严重血管性假血友病（von Willebrand disease，vWD）2 型和 3 型患者，都会出现 CT 的延长。另外，使用阿司匹林、非甾体抗炎药物或 GPⅡb/Ⅲa 抑制药的患者，其 CT 也会出现延长[28, 30, 31]。血小板功能分析仪的最佳适应证是有严重出血的患者，当 CT 值正常时，就可以排除血小板或 vWF 因子不足、严重的血小板功能障碍及严重 vWD 所致的大出血[30, 32]。然而，由于血小板功能分析仪在血小板功能缺陷的筛查试验中敏感性较低，因此作为术前筛查血小板功能的仪器，它的结果并不准确[32]。

虽然 PFA-100 检测出的 CT 异常值表明有初期止血障碍，但是还需要采用更精细的检测方法，如血小板聚集测定、血小板分泌试验和血小板流式细胞术等多种检测手段对具体原因进行明确鉴定，其中血小板聚集试验是检测血小板整体功能的金标准，血小板分泌试验测定的是血小板颗粒释放的物质，而血小板流式细胞术则是利用单克隆抗体检测血小板表面糖蛋白的缺陷（如 Bernard-Soulier 综合征和 Glanzmann 血小板无力症）[31]。正确利用这些试验进行诊断需要有丰富的专业知识，因此可能需要血液科医师的指导。

（二）二期止血的评估

二期止血的评估包括检测凝血酶的产生和纤维蛋白的形成，目前对二期止血的检验采用的是凝血因子水平的测定，以及分析这些凝血因子在凝血过程中的相互作用。

纤维蛋白原水平的测定是最常见的定量检测方法，它的标准检测方法（克劳斯法）是将全血样本离心后，在稀释的去血小板血浆中加入外源性的凝血酶，然后通过已知的纤维蛋白原水平绘制标准曲线，再根据血栓形成的时间（采用光密度法测量），参照标准曲线推算出待检样本中的纤维蛋白原水平[33]。使用该方法计算出的纤维蛋白原正常值在 150～400mg/dl。另外，科研人员也在研究可以使用全血来测定"有功能的纤维蛋白原"水平的方法，如黏弹性凝血试验、血栓弹力图（thromboelastography，TEG®）和旋转式血栓弹力监测仪（rotational thromboelastometry，ROTEM®），它们通过阻断纤维蛋白原诱导的血小板聚集，以消除血小板对血凝块强度的作用，当血小板的作用消除后，就可以测得纤维蛋白原对凝血的独立作用[34]。目前使用此方法测定的纤维蛋白原的参考值范围尚在制订。

目前普遍通过测定凝血酶原时间、活化部分凝血活酶时间和凝血酶时间以反映凝血因子之间的相互作用。其中 PT 是检测参与外源性途径和共同途径凝血因子的经典方法，对因子Ⅶ、Ⅹ、Ⅴ、Ⅱ（凝血酶）和Ⅰ（纤维蛋白原）的数量变化较为敏感（图 12-8），其正常值范围是 10～14s。凝血活酶是 TF、磷脂和钙的混合物，它的作用是启动凝血过程，而用于启动凝血的凝血活酶效价可以参照标准凝血活酶制剂，以计算国际标准化比值（international normalized ratio，INR），后者可以更精确地对 PT 值进行比较[33]。另外，PT 还可以有效地检测多种原因所致的凝血功能障碍，如维生素 K 缺乏、肠道吸收不良、肝衰竭、稀释性或消耗性凝血功能障碍，以及上述凝血因子的个体缺陷，尤其是因子Ⅶ的缺陷。此外，PT 和 INR 也可用于监测口服维生素 K 拮抗药（华法林）患者的抗凝效果[28]。

aPTT 常用于评估"内源性"和共同凝血途径（图 12-9）。由于凝血活酶中只有磷脂部分能够激活因子Ⅻ，因此术语取名为"部分凝血活酶"时间；而使用某种激活剂（硅藻土、高岭土、二氧化硅或鞣花酸）又可以加速 aPTT 检验中的凝血过程，因术语中也含有"活化的"PTT 一词。aPTT 的正常值范围通常为 21～35s，但如果缺乏接触凝血因子（Ⅻ、Ⅺ、HMWK 和 PK）、因子Ⅷ和Ⅸ及共同凝血途径因子（Ⅹ、Ⅴ、Ⅱ和Ⅰ），aPTT 就会发生延长。此外，当待检血液中存在有肝素和狼疮抗凝物时，aPTT 也会延长。

狼疮抗凝物属于抗磷脂抗体大家族中的一员，最初人们认为它只存在于自身免疫性疾病患者中，然而目前发现，高达 1% 的正常人中也存在，而感染病毒性疾病后的儿童也可能短暂出现[35, 36]。狼疮抗凝物抑制脂质依赖性凝血复合物的正确组装，如Ⅷa/Ⅸa "酶"复合物和Ⅹa/Ⅴa "凝血酶原酶"复合物，尽管狼疮抗凝物可能是 aPTT 延长最常见的原因[37]，但它们却不会增加出血的风险。事实上，它们所引起的主要临床表现是影响血小板 - 血管内皮细胞之间的交互作用，以及干扰蛋白 C 和蛋白 S 的活性，随后造成血栓的形成。

对 aPTT 延长的初步鉴别，可通过将待测血浆和标准血浆按 50 : 50 的比例混合后再进行检验，若随后 aPTT 的数值在正常值范围内，表明有某种凝血因子缺乏；若 aPTT 持续延长，则表明待测血浆中含有肝素、狼疮抗凝物或某种凝血因子特异性抑制物[28, 33]。

凝血酶时间是指患者血浆接触到外源性凝血酶后，纤维蛋白原转化为纤维蛋白所需的时间（图 12-10），其参考值为 10～15s。当血液中含有肝素、凝血酶抗体、纤维蛋白降解产物、狼疮抗凝物或患者患有低纤维蛋白原血症、异常纤维蛋白原血症、淀粉样变性时，则 TT 出现延长[33]。如果待测血液中存在有肝素，可以通过使用从蛇毒中提取的物质——蛇毒酶来对 TT 值修正，以评估纤维蛋白的形成。蛇毒酶和凝血酶一样，可刺激纤维蛋白原向纤维蛋白转化，但与凝血酶不同的是，它不会受到肝素的抑制。

（三）纤溶系统的评估

纤维蛋白溶解可以通过检验纤维蛋白降解的最终产物或通过黏弹性试验直接测定血凝块溶解来确定[33]。当凝血系统被激活而发生纤维蛋白溶解时，纤溶酶将产生的纤维蛋白血凝块降解为包括 D- 二聚体在内的纤维蛋白降解产物，后者是由交叉连接的纤维蛋白的两个"D"片段组成的分解产物[38]。因此，D- 二聚体的存在可明确地表明 FⅩⅢ交叉连接的纤维蛋白分解，在某些病理性疾病时，如弥散性血管内凝血（disseminated intravascular coagulation，DIC），就可能会出现[39]。此外，纤维蛋白和纤维蛋白降解产物

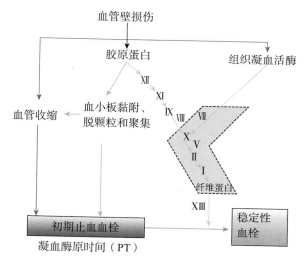

▲ 图 12-8　凝血酶原时间检测的凝血级联反应
经 Elsevier 许可转载，引自 Bleyer 等[11]

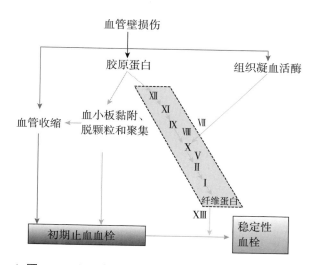

▲ 图 12-9　活化部分凝血活酶时间检测的凝血级联反应
经 Elsevier 许可转载，引自 Bleyer 等[11]

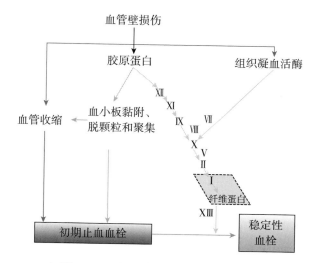

▲ 图 12-10　凝血酶时间检测的凝血级联反应
经 Elsevier 许可转载，引自 Bleyer 等[11]

的检测通常要在参考实验室实施，但 D- 二聚体在许多医院的实验室就可以检测。

黏弹性试验（TEG® 和 ROTEM®）可评估从血栓形成到血栓收缩的止血过程及血栓的溶解，当全血样本开始凝血后，测试杯的旋转和探针装置可以产生特征性的凝血印迹[40, 41]（图 12-11）。而凝血激活药的使用，使它们可以非常快速地提供结果，以利于患者的救治[42]。另外，这些化验既能够检验出患者的高凝状况，也可以发现低凝状况。此外，随着这些化验的逐步进行，其所呈现出的凝血描记图可以将纤溶系统的活性完整无误地表现出来。已有文献证明，黏弹性凝血化验对于治疗由肝移植、心脏外科手术和创伤所引起的凝血难题大有裨益[26, 43, 44]，并且有人还利用它来研发公式，以指导输血治疗[45, 46]。

（四）实验室检测

临床医师通常在术前对患者进行凝血检验，以预测围术期的出血问题。尽管对患有严重系统性疾病的患者进行术前凝血化验无可厚非，但对那些接受小手术且无病史或体征提示为出血体质的健康患者，是否需要常规检测凝血却尚存争议。对这一群体进行凝血检验的主要目的是检查出先前未诊断出的遗传性出血疾病，如 vWD 或血友病。但是，由于这些疾病比较罕见，从经济学的角度来看，对没有明显出血史的患者常规进行术前凝血功能的检验似乎并不合理[47, 48]。而且，用于术前筛查患者的检验未必总能可靠地预测围术期出血[49]。例如，血小板计数只是一种定量评估，并不能提供有关血小板功能的信息[48]。虽然 PFA-100 CT 可以筛查 vWD，也可以检测出因服用阿

司匹林或 NSAID 所致的血小板功能损害，但其在围术期的有效性尚未得到证实[50]。PT 筛查的是"外源性"凝血途径，因此它无法检测出各种类型的血友病。最后要说的是，至今还没有研究发现 aPTT 能够预测没有临床出血指标患者的术后出血[51]。

对接受扁桃体和腺样体切除术的小儿，术前进行的凝血筛查已经受到严格审查。而接受这类手术的儿童，有 2%～4% 的患儿会发生术后出血。但许多研究表明，血小板计数、PT 或 aPTT 无法预测哪些儿童会发生术后出血[36, 47, 52-55]。而且，大量初次接受常规凝血检验且结果异常的患者，重新化验时又恢复正常，从而给父母造成多余的担忧，导致手术延误，以及增加医疗成本[56]。这些结果使一些研究者由此认为，当患者无可疑病史或体格检查时，术前凝血化验的作用对于患者的管理微乎其微，因此不应实施[47, 56-60]；甚至美国麻醉医师协会在麻醉前评估的指导意见里，也不赞同对无症状患者常规进行术前凝血的化验，只推荐将其用于有相关病史或体格检查有问题的患者[61]。同样，美国耳鼻咽喉头颈外科学会也建议，对接受扁桃体和腺样体切除术的患者，只有他们的病史或体格检查提示可能有凝血问题时，才进行凝血功能的检测[62]。

凝血系统的术前评估应从相关病史和体格检查开始。框 12-1 列举了一些可以向患儿父母及年长儿童所提问题的范例[47, 63, 64]，而体格检查的相关发现包括无先前外伤所致的出血点、紫癜和瘀斑[63, 65]。但临床医师必须意识到，病史采集和体格检查的准确性取决于临床医师在体格检查时发现这些异常及父母和（或）

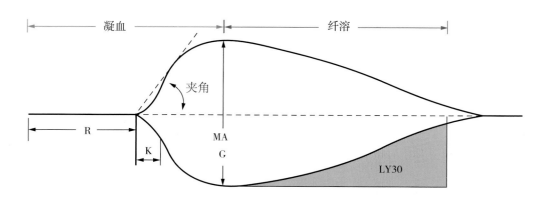

R= 形成初始血凝块的反应时间

K= 纤维蛋白交联，反映纤维蛋白原功能

夹角 = 反映纤维蛋白原功能

MA(mm)= 凝血强度，主要指血小板

G=MA 转化为压强值 kdynes/cm²

LY30=MA 后 30min 内的血凝块解比

▲ 图 12-11　TEG® 血栓弹力图

经 Haemonetics Corporation 许可转载，TEG® 是 Haemonetics Corporation 在美国和其他国家的注册商标

框 12-1　有关出血史的问题

- 您的孩子是否有以下问题
  - 易碰伤（大于 5cm）？
  - 刷牙时是否牙龈出血？
  - 经常流鼻血？
  - 伤口或擦伤后流血很长时间？
  - 异常严重的经期？
  - 出血进入关节或肌肉？
- 您孩子的出血发生在什么情况下
  - 牙齿脱落或拔牙？
  - 既往手术（包括包皮环切术）？
  - 既往受伤？
  - 脐带脱落时？
- 您的孩子是否服用
  - 抗组胺药？
  - 阿司匹林？
  - 布洛芬或其他非甾体抗炎药？
  - 其他治疗头痛、感冒或月经不调的非处方药物？
- 您的孩子是否服用任何处方药或需要医师长期治疗的慢性疾病？
- 您的孩子是否有输血史？
- 是否有手术外伤史，或出生后易擦伤史，或不寻常的家族出血史？
- 您的家人是否有血友病、血管性假血友病、低血小板或任何其他血液疾病？

儿童对问题的回答，而父母或儿童可能缺乏正确理解和回答医学问题的能力，且对过去重要症状的记忆和叙述可能也并不准确，造成家族史可能被过度解读；另一方面，寄养父母或养父母对患儿的个人史或家族史可能不甚了解，以及遗忘患儿服用的药物，可能也会使体格检查不够全面 [63, 64]。此外，由于疾病在亲属中的自发突变或变异表达，因此多达 40% 患有遗传性出血疾病的病例可无家族史；而且，很多幼儿可能先前未受过外伤、未接受过手术或有其他症状可以使出血疾病表现出来 [63, 66]。鉴于以上原因，部分临床医师仍提倡在扁桃体和腺样体切除术术前常规要进行凝血筛查 [54, 67]。尽管如此，目前多数权威人士还是主张，只有在病史和体格检查有所提示的情况下才进行术前实验室检查。然而，临床医师的经验和判断必须要用于从病史和体格检查获得的信息内容和质量上，从而做出是否进行术前实验室检查的最终决定。

对活动性出血的患者实施血小板计数和纤维蛋白原水平的定量评估，以及进行 PT 和 aPTT 的定性评估，都有其局限性。首先，关于成分输血的绝对值几乎无统一的意见；其次，这些化验通常是在检验周转期相对较长的中心实验室进行，因此当得到结果时，患者的临床情况可能已经发生了改变。随着技术的进

步，研究人员开发出了床旁快速检验，以使临床医师更快的得到结果，并且血小板计数、纤维蛋白原水平、PT、aPPT、TT 都可以用这种方法获得。但与传统的实验室检测相比，这些床旁检测的精确性与可靠性还有待商榷 [28]。此外，黏弹性试验（TEG® 和 ROTEM®）也可以为临床医师提供即时数据，并且作为治疗儿童体外循环后出血的辅助方法，研究人员已对其进行了广泛研究 [26, 68]。虽然床旁检测的应用改善了时效性问题，但仍然缺乏采取干预措施的触发数值。因此，是否输血在很大程度上仍然受临床表现和出血量（及手术医师的意见）的影响，而凝血试验是用于监测治疗期间凝血状态的变化趋势。

要点：凝血系统的评估
- 不加选择的术前凝血试验可能无法可靠地识别潜在的凝血异常。
- 准确的病史和体格检查，加上有针对性的凝血检测，可以更好地识别小儿围术期出血风险。
- 对有活动性出血的患者实施床旁护理检测，如黏弹性试验（TEG® 和 ROTEM®），可以提供最有价值的临床凝血数据。

五、先天性血液病

先天性凝血障碍给麻醉科医师的围术期管理带来了严峻挑战，并且远远超过麻醉科医师在手术室为患者麻醉的时间，而掌握这些疾病较为常见的情况将有助于麻醉科医师与血液科医师及外科医师进行成效的交流，以便于在术前准备时为患儿拟定恰当的治疗方案。

（一）血管性假血友病

vWD 是最常见的遗传性出血疾病，发生率高达 2%。这种疾病是由 vWF（血管性假血友病因子）的含量、结构或功能异常所引起的，而 vWF 是在止血过程中发挥双重重要作用的大分子蛋白 [69-71]。首先，vWF 促进血小板的黏附和聚集，在初期止血过程中，vWF 使血小板能够黏附于损伤的血管内皮，并通过与血小板 GP Ⅱb/ Ⅲa 表面受体的相互作用引起血小板聚集。其次，vWF 作为凝血因子Ⅷ的载体蛋白，可以阻止 FⅧ被循环中的活化蛋白 C 快速清除。因此，凝血因子Ⅷ的水平和功能依赖于 vWF 功能和活性 [72]。然

而，vWF 是在内皮细胞和巨核细胞中合成，在凝血系统激活或机体受到感染、妊娠或强体力活动等应激条件刺激时，内皮细胞就可释放 vWF。此外，当血小板激活后，它的 α- 颗粒也可以释放 vWF [69, 73, 74]。

vWD 的分类是基于血浆中 vWF 的数量及 vWF 结构和功能缺陷（表 12-2），通常将 vWD 分为三类：部分数量不足（1 型）、质量缺陷（2 型）和数量完全不足（3 型）。1 型的特点是功能正常的 vWF 数量减少，该型占 vWD 患者的 70%～80%；2 型的特点是 vWF 有各种质量缺陷，进一步又分为 4 种亚型，即 2A、2B、2M 和 2N；3 型的特点是完全没有 vWF，而且 F Ⅷ 的水平极低，是最严重的类型。另外，已有报道描述了"血小板型"或"假性"vWD 病，它表现为异常的血小板与功能正常的 vWF 因子亲和力增强。最后要说的是，有人还报道了一种"获得性"的血管性假血友病综合征，它的特点是血浆中抗 vWF 的自身抗体所致的 vWF 水平低下，恶性细胞繁殖对 vWF 因子的吸收，或者是在高剪切应力下，高分子 vWF 多聚体的缺失。而引起这种综合征的潜在病因包括自身免疫性疾病（如系统性红斑狼疮）、淋巴组织增生性疾病、骨髓增生性疾病、肾母细胞瘤及先天性心脏疾病、主动脉瓣狭窄、

细菌性心内膜炎和动脉粥样硬化病变 [69, 75]。

1. 临床表现

1 型和大多数 2 型的亚型 vWD 患者的临床表现通常相对较轻，包括黏膜皮肤出血、鼻出血、牙龈出血、消化道出血、月经过多、产后出血过多、皮肤出血和易擦伤。这些患者在拔牙、扁桃体和腺样体切除术、小手术或小创伤后可能会有大量出血，而由于 2N 型和 3 型 vWD 的患者 F Ⅷ 因子水平也低，因此也可能会发生在血友病患者中常见的关节和颅内大出血。

2. 诊断

根据个人的黏膜皮肤出血史、vWD 家族史和（或）符合 vWD 的凝血检验结果，可以做出 vWD 的诊断 [76-78]。对 vWD 的筛查试验包括 aPTT、BT 和血小板功能测定，但这些试验对明确诊断缺乏敏感性和特异性。相反，检测 vWF 数量、功能和结构可同时用于诊断和治疗（表 12-2）。最常见的检测包括：vWF 抗原（vWF：Ag）测定，可以量化 vWF 的水平；vWF 利托菌素辅助因子测定（vWF：RCo），可以评估 vWF 的功能；F Ⅷ 测定（F Ⅷ：C），可以评估血浆中 F Ⅷ 的功能。在分析 vWF 的水平报告时，要记住重要的一点是，O 型血的人 vWF 的平均水平比其他血型的人约

表 12-2 血管性假血友病

类 型	病理学	遗 传	vWF:Ag	vWF:RCo	活化Ⅷ	vWF 多聚体分布
1	数量缺失： • 正常 vWF 数量减少 vWF:RCo/vWF:Ag = 1.0）	常染色体显性	↓	↓	↓	正常
2	数量缺失（2A，2B，2M vWF:RCo/vWF: Ag ＜ 0.6～0.7）					
2A	• 大分子 vWF 多聚体组合失败 • 突变型多聚体蛋白水解增加	常染色体显性	正常或↓	正常或↓	正常或↓	高分子或中间分子缺失
2B	• 异常大分子 vWF 多聚体与血小板结合→血小板减少	常染色体显性	正常或↓	正常或↓	正常或↓	高分子缺失
2M	• vWF 与血小板异常结合位点→ vWF 血小板结合减少	常染色体显性	正常或↓	↓或↓↓	正常或↓	正常
2N	• vWF 与Ⅷ异常结合位点→Ⅷ清除增加→Ⅷ水平减少	常染色体隐性	正常	正常	↓或↓↓	正常
3	总量缺失： • vWF 完全缺失	常染色体隐性	↓↓↓	↓↓↓	↓↓↓	所有多聚体缺失
"血小板型"或"伪"vWD	血小板异常 • 异常血小板与 vWF 结合增强→血小板减少	常染色体显性	正常或↓	↓↓	正常或↓	高分子常缺失

Ag. 抗原；RCo. 利托菌素辅因子测定；vWD. 血管性假血友病；vWF. 血管性假血友病因子

低 25%；另外，炎症和应激（如儿童在抽血期间）可能会导致 vWF 水平假性升高。因此，当初次检测结果正常时，可能有必要重复检验以确定 vWD 的疑似诊断。此外，因为 2N 型和 3 型 vWD 患者的 F Ⅷ都处于游离状态，可被机体快速清除，故检测 F Ⅷ的活性水平有助于这两型 vWD 的诊断。而 2B 型或"血小板型"的 vWD 患者由于体内 vWF 和血小板自发结合和消耗，所以会出现不同程度的血小板减少[73, 76, 79]。

3. 管理

vWD 的治疗目的是恢复初期止血时正常血小板的黏附功能，并提高异常低水平的 F Ⅷ。对于小手术或拔牙手术，vWF ∶ RCo 和 F Ⅷ∶ C 的水平达到正常值的 40%～50% 就足够了；而对于需要接受大手术或危及生命的出血患者，理想的水平是达到正常值的 80%～100%。术后，临床医师应设法将 vWF ∶ RCo 水平维持在正常值的 50% 以上至少 3 天，而 FV Ⅷ∶ C水平则需要在正常值的 50% 以上至少 5 天[77]。

1- 去氨基 -8- 右旋 - 精氨酸加压素（1-Deamino-8-D-arginine vasopressin，DDAVP，去氨加压素）作为一种合成的血管加压素类似物，可刺激内皮细胞和血小板释放 vWF，并增加血浆 vWF 和 F Ⅷ水平。该药物对 1 型 vWD 患者疗效显著，另外，它也能恢复大多数 2 型 vWD 型患者血浆的 F Ⅷ和 vWF 水平，但 vWF 的质量缺陷却依然存在，所以初期止血可能仍是异常。2B 型和血小板型 vWD 患者则禁忌使用 DDAVP，因为 vWF 的释放会加剧这些疾病常见的血小板减少症。为了指导它在 vWD 患儿遇到止血困难前的使用，建议使用试验剂量的 DDAVP，并检测随后 vWF ∶ RCo 的反应，而对 DDAVP 治疗无反应的 2 型 vWD 患者和 3 型患者需要 vWF 和 F Ⅷ的替代治疗[69, 72, 74, 79]。

4. 术前评估

已知有 vWD 病史或家族史的患者应至少在行择期手术前 1 个月向血液科医师进行术前咨询，以便有充足的时间进行合理的评估、检验和治疗，而 vWD 的类型和手术范围决定了在手术开始前应有适合的药物和物品可供随时使用。

5. 术中管理

围术期治疗的目标是使 vWF 和 F Ⅷ的含量达到治疗水平，以便于充分的止血。如前所述，DDAVP 能够刺激内皮细胞和血小板释放 vWF，从而大大提高许多 1 型患者在手术前的 vWF 水平，但是重复使用 DDAVP 可能会导致快速耐受现象，因此需要其他的干预措施[69]。

对于有 DDAVP 禁忌证（2B 型、血小板型）或治疗无效（2 型 vWD、3 型 vWD、大手术）的患者，围术期可能需要补充 vWF 和 F Ⅷ，而对这些患者的治疗可以选择市售的因子浓缩物或含有 vWF 和 F Ⅷ因子的冷沉淀。目前，美国食品药品管理局批准的市售因子浓缩物有：Humate-P®（human derived vWF；CSL Behring，Marburg，Germany）、Wilate®（human derived vWF/F Ⅷ complex；Octapharma USA，NJ，USA） 和 VONVENDI®（recombinant vWF；Shire Pharmaceutical Holdings Ireland Limited，Baxalta Incorporated，Dublin，Ireland）[72]。

口腔或黏膜出血的患者，抗纤溶治疗（如氨甲环酸和氨基己酸）是止血后防止血栓溶解的重要辅助治疗方法。通常，在手术后抗纤溶药物要应用 3～7 天。如果患者补充了足够的 vWF 和 F Ⅷ后仍持续出血，则可能需要输注血小板。另外，外科医师应始终关注术中仔细止血，而局部加压或使用某些外用药物，如牛凝血酶和纤维蛋白黏合剂都是可以采用的方法[74, 77]。

6. 术后管理

由于 vWD 患者术后出血的风险增加，当临床医师为他们制订术后监测方案和安排出院时，应考虑疾病的严重程度及止血所面临的挑战。而在接受 DDAVP、抗纤溶治疗或持续补充因子浓缩物及监测后，这些患者可能会因再出血、电解质紊乱、容量超负荷需要入院治疗或密切的术后随访。

要点：血管性假血友病

- 这是最常见的遗传性出血疾病。
- 由 vWF 的含量（1 型和 3 型）、结构和功能（2A、2B、2M 和 2N 型）异常所致。
- 大多数亚型表现为皮肤黏膜出血。
- 确诊有赖于 vWF 因子定量（vWF 抗原检测）和功能（vWF 利托菌素辅助因子检测），以及 FV Ⅲ因子活性的检测。
- 大多数患者的管理包括使用 DDAVP 和（或）补充 vWF 和 F Ⅷ。

（二）血友病

血友病是一种由 F Ⅷ因子（血友病 A）或 F Ⅸ因子（血友病 B 或圣诞病）缺乏引起的 X 连锁先天性出血疾病[80, 81]。在凝血过程中，F Ⅷ或Ⅸ活性低下会阻碍 F Ⅷ a/F Ⅸ a "酶" 复合物在活化血小板表面的充分形成。因此，F X 激活和随后凝血酶生成减少，导致血凝块形成障碍和出血。血友病 A 比血友病 B 更常见，占所有病例的 80%～85%。作为一种 X 连锁隐性遗传疾病，血友病常导致男性发病，但致病基因则来自于母体。然而，大约 1/3 的血友病患者并没有家族史，而这似乎是受到新生突变的影响[82-85]。

1. 临床表现

凝血因子缺乏的严重程度决定了血友病患者的出血表现，患者可以表现为轻微受伤后长时间渗血，也可以表现为创伤或大手术后危及生命的大出血。轻中度血友病患者，可能只在手术或创伤后才出血；相反，那些严重血友病患者由于日常活动就可导致出血，因此在他们 2 岁前就可以诊断。新生儿患者在静脉穿刺、足跟血采集、注射或包皮环切术后都可能会发生出血，因此，已知母亲为血友病基因携带者所生的男孩在没有排除血友病之前，不应进行包皮环切手术。初学走路的儿童和小儿患者日常活动就可能引起过多的瘀伤，在牙齿脱落后发生口腔出血，甚至肌肉血肿和关节出血。颅内出血是严重血友病患者发生出血相关性死亡的主要原因。

严重血友病的另一个常见表现是非创伤性（自发性）关节内出血，最常见的出血部位是膝盖、脚踝和肘部，反复出血经常发生在同一关节，导致滑膜组织炎症伴进行性关节损伤和关节病。当 6 个月内反复出血至少 4 次，或总出血次数达到 20 次时，人们将该关节称为"靶关节"。慢性关节疼痛和功能障碍可能最终需要关节镜手术或关节置换，而慢性关节疾病则是严重血友病患者致残的主要原因[84-89]。

2. 诊断

虽然患者通常有家族史或有易擦伤或出血的临床病史，但血友病的诊断则是通过 F Ⅷ 和 F Ⅸ 活性水平低下的测定结果，同时 vWF 数量和功能正常做出的。凝血筛查试验通常表现为 aPTT 延长而 PT 正常，但这些检验还不够一致，也不够敏感及特异，因此还不能作为诊断工具。凝血因子的检测结果以"活性（%）"表示，即每毫升血浆中有 1 单位凝血因子则为 1% 活性。在有血友病病史的家庭中，可以通过检测脐带血中的血浆来对新生儿做出诊断，甚至早在妊娠 20 周时就可以对胎儿做出诊断。两种血友病的分类是基于 F Ⅷ 或 F Ⅸ 活性的水平，而人们又将其分为重型（活性水平 < 1%）、中间型（活性水平 1%～5%）或轻型（活性水平 > 5%）。重型患者通常在 2 岁前即可得到诊断，而中间型或轻型患者通常在生活中因出现止血困难后

才能得出诊断[82, 83, 85]。

3. 管理

血友病的管理是尽量提高缺失因子的血浆浓度，以充分控制创伤性出血，为择期开刀手术提供有效止血和（或）防止自发性出血[90]。轻型血友病患者极少会出现危及生命的出血或自发性出血，因此，使用 DDAVP 可以释放足够的内源性 vWF 和 F Ⅷ 以补充轻度凝血因子缺乏[74, 91]。对中间型、重型血友病 A 患者或血友病 B 患者，治疗重点是用重组或血浆来源的 F Ⅷ 或 F Ⅸ 进行预防性或"按需"补充[84]，预防性治疗每周可给予 1～4 次，维持凝血因子活性水平 > 1%，以防止出血。相反，"按需"疗法是用来治疗急性出血，而"按需"治疗的剂量和频率取决于出血的位置和严重程度，对于轻微的口腔、鼻腔或尿路出血，因子的活性水平最低应维持在 40%，并且要维持数天；对于更重要的解剖区域，如大脑、咽后部或靶关节的出血，以及胃肠道或肌肉的严重出血，因子的活性水平应达到 80%～100%，并且维持 3～14 天（取决于出血的严重程度）[82, 92, 93]。

从历史上看，19 世纪，对血友病的治疗是直接输全血；20 世纪 50—60 年代，发展为输注新鲜冰冻血浆（fresh frozen plasma，FFP）和冷沉淀；到 20 世纪 90 年代，输血浆来源的凝血因子和重组的 F Ⅷ 和 F Ⅸ 已成为治疗的主要措施。在可能的情况下，重组因子应是首选的治疗方法，因为它们可以减少输血相关感染的风险；但遗憾的是，大多数制品的半衰期都很短（F Ⅷ 为 8～12h，F Ⅸ 为 18～24h），因此患者需要频繁输血[85]。此外，高达 30% 的患者产生了抗 F Ⅷ 或 F Ⅸ 的 IgG 中和性抗体，从而使血浆来源的或重组的补充因子治疗无效[83, 93]。通过频繁输注（通常是每天）大剂量 F Ⅷ 或 F Ⅸ 并合用或不合用免疫抑制药的免疫耐受诱导疗法，可使大约 70% 的此类患者成功清除这种抗体[94]。另外，在高滴度抑制物患者发生出血时，通常需要使用重组 F Ⅶ a 或 F Ⅷ因子抑制物旁路药物（factor eight inhibitor bypassing agent，FEIBA），它是一种含有因子 Ⅱ、Ⅶ、Ⅸ、Ⅹ 的活化的凝血酶原复合物（activated prothrombin complex concentrate，APCC）[95]。重组 FⅦa 和 APCC 也可作为预防药物防止血友病患者自发性出血，另一方面，它还能在围术期为体内含有抑制物的血友病患者给予有效的止血。但是，这种旁路药并非万能药，它们不能使凝血酶的生成正常化，对它们止血效果的预测比浓缩因子更加困难，并且价格更贵也更难以监测。此外，它们还有致血栓形成的

可能性 [82, 83, 96]。

4. 术前评估

血友病患者的手术需要预先计划和协调，对于严重的血友病患者，组建一个多学科团队（由外科医师、血液科医师、麻醉科医师、血库医师、药剂师和检验科医师组成）以确保有合适的医疗资源救治他们是非常重要的 [97]。择期手术应安排在一周中的初期和当日的早上，以便于术中和术后的恢复期能获得血库和检验科充分的支持。

术前实验室检查包括：①凝血因子定量检验以测定因子活性；②抑制物筛查和抑制物定量检测；③血型检验和血制品的交叉配血。为了达到最佳的治疗效果，检验科需要配备检测凝血因子水平和抑制物的仪器。另外，应通知药房和血库提供足够数量的因子浓缩物和血液制品，以维持患者在整个围术期内有必需的凝血因子水平。

5. 术中管理

血液科医师的专科意见将为择期手术的血友病患儿提供围术期最佳治疗方案，因此非常重要。对于小手术，通常将因子活性水平提高到 30% 以上就足够了；对于创伤更大的手术，必须要大于 50%；而危及生命的出血或可导致明显大失血的手术，应把因子活性提高到 80%～100%。因此，手术室应该备有足够的浓缩因子和血液制品（红细胞、冷沉淀、新鲜冰冻血浆、血小板），或者其易于获得。此外，检验科人员应在需要时能进行因子活性测定。除了补充凝血因子外，其他减少术中失血的措施还包括术中严密止血（如加压止血、使用凝血酶明胶海绵），为了预防血凝块溶解，还可使用抗纤溶药（如氨甲环酸、氨基己酸）[84, 85, 87, 89]。

6. 术后管理

由于血友病患者伤口愈合时间延长，术后可能出现延迟出血或再出血，因此应严密监测患者术后出血情况。根据疾病的严重程度、外科手术及患者对自身疾病的感受，决定患者是住院观察还是门诊观察。另外，凝血因子的活性水平监测应咨询血液科医师，并且为了防止再次出血，血液科医师应就凝血因子的补充要求和治疗持续时间提出建议。

> **要点：血友病**
> - X 连锁隐性遗传病：血友病 A 是 F Ⅷ 缺乏；血友病 B 是 F Ⅸ 缺乏。

> - 根据体内现有的凝血因子活性，可将血友病分为轻型、中间型或重型。
> - 严重血友病患者可发生自发性出血，最好发于关节。
> - 血友病的诊断是 vWF 因子水平和功能正常时，通过检测 F Ⅷ 或 F Ⅸ 水平做出的。
> - 治疗包括使用重组或血浆来源的 F Ⅷ 或 F Ⅸ、重组的 F Ⅶ a 或活化的凝血酶原复合物浓缩因子来预防性或"按需"补充因子。

（三）血栓形成倾向

血栓形成和血栓栓塞在儿童中并不常见，文献报道的发病率为（0.07～0.14）/10 000 儿童 [98, 99]。临床上易诱发它的风险因素包括：留置中心静脉导管、不能活动、恶性肿瘤、全身性感染、心脏病、肾病综合征、肥胖、吸烟、妊娠及口服含雌激素的避孕药。医学的进步增加了这些危险因素的发生率和持续时间，也增加了发生血栓的风险，而患有遗传性血栓形成倾向也会增加发生血栓的风险 [99–105]。

遗传性血栓形成倾向的发生因素包括抗凝血酶、蛋白质 C 或蛋白质 S 的缺乏，基因突变导致 FV Leiden（FV Leide，FVL）和凝血酶原 G20210A 的产生，以及亚甲基四氢叶酸还原酶（methylenetetrahydrofolate reductase，MTHFR）的活性减少。其中抗凝血酶缺乏会导致它对凝血酶、FX a、FIX a、FXI a 和 FXII a 的抑制作用降低；而蛋白质 C 或蛋白质 S 缺乏则阻碍了 FV a 和 FVIII a 的灭活；FVL 是 FV 的突变体，它可以抵抗蛋白质 C 的灭活作用；凝血酶原 G20210A 突变会造成凝血酶原含量的增加；MTHFR 基因突变可导致血液中同型半胱氨酸的水平升高，诱导内皮细胞损伤和功能障碍。所有这些因素都可能导致高凝状态。在这些因素中，抗凝血酶、蛋白质 C 和蛋白质 S 的缺乏是最少见的，但是它们所带来的血栓形成风险却是最高的 [96, 100, 101, 103, 104, 106–112]。

"狼疮抗凝物"的存在也可能是血栓形成的危险因素。"狼疮抗凝物"是一个术语，是机体针对细胞膜和线粒体中的磷脂所产生的抗体，或是机体对抗原应答后产生出可与磷脂结合的抗体。它可见于自身免疫性疾病患者，或在恶性肿瘤患者和病毒感染患者中出现一过性升高。正如前所述，它们通过抑制脂质依赖的凝血复合物，如 FVIII a/FIX a "酶"复合物及 FX a/FV a "凝血酶原酶复合物"的正确组装而导致 aPTT

出现延长。而更重要的是，狼疮抗凝物会改变血小板与血管内皮细胞的相互作用，并抑制蛋白质 C/ 蛋白质 S，从而促使患者血栓形成 [96, 109, 113-115]。

1. 临床表现

新生儿和青少年是血栓形成风险最高的两类儿童。通常，留置的中心静脉导管是新生儿血栓形成的主要诱因，并且血栓好发于身体上部的静脉中。而青少年更可能并存多种医学危险因素，或正在口服含雌激素的避孕药或滥用烟草。此外，有血栓的青少年极有可能患有遗传性血栓形成倾向（在血栓形成的青少年中有 21% 的患者患有遗传性血栓形成倾向，而新生儿为 6%），并且这些患者的血栓可能更多发生在身体下部的静脉中 [99, 101, 103]。在 2 岁以下的患儿中，蛋白质 C 的缺乏比较常见，而抗凝血酶和蛋白质 S 的缺乏常见于学龄儿童 [105]。另外，由于胎盘小血管的异常凝血，因此 FVL 和 MTHFR 的突变会造成习惯性流产 [116]。有文献报道，绝大多数儿童的血栓形成（85%）发生于住院期间 [99]。

有血栓形成的儿童大约 2/3 都是有症状的，而临床表现取决于血栓或栓子的位置。颅内栓塞时，可出现头痛、呕吐和惊厥；肺栓塞时，出现胸痛和呼吸急促；肾脏血栓时，出现血尿；上腔静脉（superior vena cava，SVC）梗阻时，可出现上腔静脉综合征和乳糜胸 [99]。

2. 诊断

诊断仪器可以应用超声扫描，当使用超声心动图评估心脏问题时，临床医师可能会偶然发现它们并做出诊断。另外，CT 血管造影和通气 - 灌注扫描也是有助于诊断的仪器 [99, 102]。

3. 管理

很显然，避免血栓形成是临床医师的管理目标，将临床危险因素降至最低并倡导健康的生活方式则是临床医师管理的核心。由于特异性治疗可能对确诊的遗传性凝血因子缺陷患者有所帮助，因此，对抗凝血酶缺乏的患者可以使用重组抗凝血酶浓缩物，而新鲜冰冻血浆可以补充抗凝血酶、蛋白质 C 和蛋白质 S。另外，也可以使用蛋白质 C 浓缩物。

处理血栓形成倾向的一个困难问题是应该对谁进行筛查，而解读血栓形成倾向的筛查试验需要专家们的意见。我们不提倡不加选择地使用这些检查，但是针对这些少见的疾病的对照试验也很困难。检测结果可能对验证正在进行的治疗有所帮助，并为无症状的亲属提供建议。根据大多数专家意见制订的通用指南建议，对没有临床危险因素（尤其是年幼的儿童）而出现血栓的患者，以及反复出现血栓或有明确血栓家族史的患者应进行筛查。对于"高危"血栓形成倾向的患者，如抗凝血酶、蛋白质 C、蛋白质 S 缺乏的患者，以及 FVL 纯合子、并存多种因子缺陷的患者，则需要长期的抗凝治疗 [101, 117, 118]。

4. 麻醉的影响

血栓形成倾向的影响主要是，麻醉科医师要认识到疾病的存在、疾病的病理生理机制及麻醉对长期使用抗凝药患者的潜在影响。在缺乏抗凝血酶的患者恢复足够的抗凝血酶水平之前，使用肝素治疗可能不会有效。MHTFR 突变患者应避免使用氧化亚氮，因为会干扰维生素 B_{12}/ 同型半胱氨酸的代谢，从而进一步增加血浆同型半胱氨酸水平 [119]。对有这类疾病的患者制订围术期治疗方案时，血液科专家的建议非常重要。

> **要点：血栓形成倾向**
> - 具有易感危险因素是儿童血栓形成的最常见原因。
> - 新生儿和青少年风险最大。
> - 先天性血栓形成性疾病（血栓形成倾向）会增加这种风险。
> - 如果有无端的血栓形成或有很强的家族史，建议进行筛查。

（四）镰状细胞病

镰状细胞病（sickle cell disease，SCD）是一种遗传性的血红蛋白疾病，并且也是最常见的遗传性红细胞疾病 [120]。血红蛋白分子由两对珠蛋白链组成，每对含有一个含 Fe^{2+} 的亚铁血红素基团。血红蛋白 A 由 2 条 α 和 2 条 β 链组成，占正常成人血红蛋白的 95%，血红蛋白 S 是由于单核苷酸突变，导致 β 链第 6 位的谷氨酸被缬氨酸所取代，因而含有异常的 β 链。撒哈拉以南的非洲国家、中东、东南亚、地中海及南美和中美洲部分地区，其人口和后代的 HbS 患病率最高；在发达国家，对新生儿的诊断、预防接种、预防性使用青霉素、使用延缓疾病进程的药物（如羟基脲）和输血等措施，使 SCD 患者能够生存到 50 或 60 岁；但出生于发展中国家的患者，则有 50%～90% 在 5 岁之前死亡 [121, 122]。

编码血红蛋白 β 链的基因具有共显性，因此，基因型为杂合子的正常人与血红蛋白含有镰状 β 链的患者所生的后代红细胞内既有 HbA 也有 HbS，而人们把血红蛋白以 HbA 和 HbS 为主的无症状携带者称为镰状细胞特征（sickle cell trait，SCT）。由于 SCT 能够防止此类患者出现恶性疟原虫所致疟疾的致命并发症，因此，有人认为它会在某些人群中一直延续。镰状 β 链的纯合子患者所生后代只会出现 HbS，与 SCT 不同，这种疾病（HbSS）可能会出现严重的临床表现[123-125]。另外，SCD 一词包括了 HbSS 疾病、HbSC 病（HbC 的产生是由于 β 链第 6 位的谷氨酸被赖氨酸取代）、HbS 合并一种血红蛋白分子的减少（$β^+$ 珠蛋白生成障碍性贫血）、HbS 合并 β 链的完全缺失（$β^0$ 珠蛋白生成障碍性贫血），在这些基因型中，HbSS 和 HbS/$β^0$ 病的临床症状是最严重，其次是 HbSC，而 HbS/$β^+$ 的症状较轻[121,125-127]。

HbS 分子的不稳定导致血红蛋白发生聚合、变性加速和血红蛋白的分解，从而破坏红细胞膜，使红细胞僵硬。在低氧状况下，红细胞变得僵硬并呈"镰状"，从而不易通过毛细血管床。这些畸形的红细胞会阻断流向组织和器官的血流，引起血管闭塞、终末器官损伤及患者重度疼痛。另一方面，由于 HbS 分子不稳定，因此，镰状红细胞的寿命（10～12 天）要比正常红细胞的寿命（120 天）短，从而发生溶血性贫血，而慢性血管内溶血又造成慢性血管炎、肺动脉高压和缺血性脑卒中发病率的升高[121,125,126,128]。另外，SCD 患者接受外科手术可以说司空见惯，而 SCD 所致的严重病理改变需要多学科合作应对，从而制订出正确的围术期管理方案。

1. 临床表现

间歇性疼痛的血管闭塞危象是 SCD 的临床特征，而感染、手术应激、体力活动和精神紧张会诱发"镰状细胞危象"[127,129]。然而，超过 50% 的危象患者并无明显的诱因。这种疾病在幼儿的最初表现往往是指（趾）炎和手脚肿痛，但 SCD 最严重的并发症是血管闭塞性疼痛危象、急性胸部综合征（acute chest syndrome，ACS）、缺血性脑卒中和脾隔离症。这种疾病会累及全身各个器官和系统，导致患者发生各种慢性疾病（表 12-3）。

ACS 是 SCD 患者死亡的主要原因，它的定义为发热、胸痛或呼吸系统症状合并肺部出现新的浸润性病变，其病因包括感染及骨髓坏死引起的脂肪栓塞。对它的治疗包括给予广谱抗生素、使用诱发性肺量计、应用支气管扩张药，如果患者有缺氧，可以进行辅助供氧，补充和维持足量的液体，以及实施恰当的疼痛治疗。如果早期的治疗措施没有改善症状，则应采取血液置换。ACS 的反复发作常常会导致慢性肺损伤和肺动脉高压，而哮喘和肺栓塞也是 SCD 所带来的严重问题[126,127,130,131]。

HbSS 病常见的神经系统并发症包括短暂性脑缺血发作和脑卒中，如果患者存在缺血性脑梗死，可在

表 12-3 镰状细胞病所累及的器官和系统

系 统	临床表现	治 疗
神经系统	TIA、缺血性脑卒中	紧急换血（HbS 降至 < 30%）、水合
呼吸系统	ACS、PHTN、肺梗死、哮喘、RAD	急性：广谱抗生素、吸氧、支气管扩张药、补液、止痛、换血 慢性：利尿药、肺血管扩张药
心血管系统	冠状动脉的血管闭塞、心脏自主神经功能障碍、右心功能障碍	吸氧，必要时正性肌力支持
泌尿生殖系统	阴茎异常勃起、肾乳头坏死、肾衰竭、夜间遗尿	阴茎异常勃起补水、控制疼痛、注射 α 受体激动药 其他透析、肾移植
骨骼	无血管坏死、化脓性关节炎、骨髓炎、骨质疏松症、椎骨塌陷	急性：抗生素、控制疼痛 慢性：控制疼痛、物理治疗、截肢术、关节置换
血液系统	溶血性贫血、急性再生障碍性贫血、脾大或脾隔离症、铁超载	紧急输血、脾切除、螯合疗法
消化系统	急性/慢性胆囊炎、胆结石、肝大	胆囊切除术
其他并发症	视网膜病变、慢性疼痛、小腿溃疡	控制疼痛、眼科咨询

ACS. 急性胸综合征；PHTN. 肺动脉高压；RAD. 反应性气道疾病；TIA. 短暂性脑缺血发作

出现症状的时候实施紧急换血，将循环 HbS 的水平降至 30% 以下。另外，长期输血治疗将有助于预防疾病复发 [128, 131]。

脾隔离症或再生障碍性危象都可能导致代偿性慢性贫血的急性加重。感染病毒性疾病的 4 岁以下儿童可能会发生脾隔离症，因此会造成严重的贫血、低血容量甚至休克。对此类患儿的处理通常需要积极的液体复苏、紧急输血、使用正性肌力药和急诊行脾切除术。而脾脏的萎缩通常会发生在 5 岁时，因此 5 岁以后脾隔离症就会消失。发生再生障碍性危象时可能需要输注红细胞，前者通常是由细小病毒 B19 引起的暂时性骨髓功能抑制造成的 [125-127, 130, 132]。

血管闭塞性危象引起的慢性疾病包括股骨头和肱骨头的缺血性坏死、骨髓炎、骨质减少、视网膜病变和胆石症 / 胆囊炎。肾脏和泌尿生殖系统疾病包括夜间遗尿、阴茎异常勃起，需要透析的肾衰竭，而这些患者应由专门治疗急慢性 SCD 的团队来跟踪随访 [126, 127, 133]。

2. 诊断

血红蛋白病可通过血红蛋白电泳或高效液相色谱法进行诊断，而 SCT 和 SCD 患者的镰状血红蛋白溶解性试验（Sickledex 试验）将出现阳性结果。目前，美国的医务人员在新生儿出生后不久就对其采用这种方法进行筛查。对患儿的早发现及预防性青霉素和疫苗的使用，使 HbSS 病患者 18 岁的生存率提高到 93.9%。如果根据临床表现怀疑是该病患者，就应当对来自 HbS 高发地区的大龄患儿进行筛检 [121, 126, 130, 134]。

3. 管理

当前的治疗策略旨在减少急性危象，减少长期并发症并提高生存率。羟基脲是经 FDA 批准用于治疗 SCD 的唯一药物，它可以有效降低急性危象的发生，并降低成人和儿童 SCD 的死亡率；另外，它能增加一氧化氮的释放，从而促进血管舒张，减轻肺动脉高压并抑制血小板凝集；也可以诱导胎儿血红蛋白（fetal hemoglobin，HbF）的产生，并且 HbF 能够抑制 HbS 的聚合，因此有助于减少 RBC 的镰状化。对于某些患者，可以选择干细胞移植来治疗，如果成功，将从本质上恢复红细胞的正常生成并防止进一步的进展。此外，对于某些患者，基因治疗也即将成为现实 [120, 122, 126, 129]。

长期输注红细胞是维持治疗的主要手段。由于 SCD 患者通常都会发生贫血，因此输血可以治疗贫血并增加 HbA 的浓度，同时也能够抑制体内含有 HbS 红细胞的产生。然而，用于输注的红细胞应当为镰变

试验阴性，并且所输血液中不存在任何会与患者体内已有抗体发生反应的抗原。此外，已有研究表明，输注的红细胞与患者 C、E 和 Kell 抗原表型匹配可以降低 SCD 患者发生同种免疫的概率，并最终降低溶血性输血反应的发生率 [135]。因此，理想情况下，输注的红细胞抗原表型应与患者的这些抗原相匹配。但是，在紧急状况下输注表型不匹配的红细胞（或输注供血者镰变试验尚不明确的红细胞）也是可行的。

对严重的镰状细胞危象的治疗包括有低氧血症时给予辅助供氧、积极补液、纠正酸中毒、使用抗生素、维持体温在正常范围内和良好的灌注、足够的镇痛及在需要的时候进行输血治疗（可以进行单次输血或实施血液置换以降低血中 HbS 的浓度）。要减轻 SCD 患者的疼痛可能会比较困难，但可以应用对乙酰氨基酚、NSAID、镇痛药，以及在条件允许时行区域阻滞。美国疼痛学会已公布了 SCD 儿童的疼痛管理指南 [136]。

4. 术前评估

SCD 的并发症预示着患者常常需要手术治疗。患儿经常发生溶血，导致胆结石形成，因此胆囊切除术是最常见的手术 [127]，但脾切除术和骨科、神经外科、心脏外科和产科手术也很普遍。术前评估应由一个多学科团队来实施（团队成员应包含外科医师、麻醉科医师和管理 SCD 患儿的内科主治医师），以预防和处理围术期并发症。

应在全面的病史询问和体格检查期间就明确 SCD 患儿的并发症和严重程度（框 12-2）。另外，要根据患者病情严重程度来决定进行哪些重要的术前检查，可能需要检验的项目有血细胞比容、血红蛋白、血尿素氮（blood urea nitrogen，BUN）、肌酐。如果怀疑有肺动脉高压，还应行心电图和超声心动图 [127]。SCD 患儿应安排在手术日的较早时间进行，以避免长时间的禁食水导致血容量不足和脱水，甚至诱发危象。对于病情稳定的患者，浅表手术可安排在门诊进行，但需要考虑周全。

框 12-2 镰状细胞病患者的术前评估

- 最近一次急性镰状细胞危象是何时发生的？
- 患者多久发生一次危象？
- 是否有引发严重危象的特定诱因？
- 目前对 SCD 采取的是什么治疗（如应用羟基脲、长期输血）？
- 最近一次输血是什么时候？
- 危象期间的疼痛治疗方案是什么？
- 谁是负责治疗 SCD 的内科主治医师？

已有研究表明，实施术前预防性输注红细胞，让正常的红细胞将异常的红细胞稀释，可以降低围术期并发症的发生率。积极的输血方案是将 HbS 浓度降低至 30% 以下，而保守输血方案的目标是将血红蛋白水平提高至 10g/dl，而不考虑 HbS 的浓度。但研究发现，保守输血方案对于预防围术期 SCD 相关并发症与积极输血方案是一样有效的，同时也能明显降低相关的输血风险[137]。接受浅表择期小手术的儿童术前并不需要输血，但大手术术前输血却很关键（大手术包括开胸手术、剖腹手术、骨科手术及扁桃体和腺样体切除术）[138, 139]。

5. 术中管理

术中麻醉管理包括注意充分的供氧，补充足够的液体，维持体温在正常范围内及酸碱平衡，而对这些患儿的疼痛管理往往会比较困难，因此实施包含区域阻滞在内的多模式镇痛对于术中和术后的镇痛都有益处[127]。

骨科和心脏外科手术为 SCD 患者的麻醉管理带来了很多难题。在骨科手术中使用止血带还尚存争议[140, 141]，但也有文献报道对术前接受血液置换患者术中使用止血带的情况[142]，同样也有文献报道了术前及术中血液置换后安全进行体外循环（cardiopulmonary bypass，CPB）下的心脏手术[143, 144]。冷停搏液的使用和 CPB 期间的最适体温还没有达成共识，但维持体温在正常范围内似乎是显而易见的。

6. 术后管理

没有证据支持在无低氧血症时需要长时间吸氧，但是应监测脉搏血氧饱和度及给予氧疗以维持正常的氧饱和度，而积极的肺部灌洗和术后早期活动可能会减少肺部并发症。另外，对术后疼痛的充分治疗也至关重要，正如上所述，对乙酰氨基酚、非甾体抗炎药、镇痛药和区域阻滞技术可以达到良好的术后镇痛效果。对于病情较复杂的患儿，可能需要咨询疼痛科专家。

要点：镰状细胞病
- 它是最常见的遗传性红细胞疾病。
- 间歇性疼痛的血管闭塞危象（"镰状细胞危象"）是该病的临床特征。
- 急性胸综合征是死亡的主要原因。
- 对这些患儿实施胆囊切除术是极为常见的。
- 在实施侵入性手术前，术前预防性的输注红细胞使血红蛋白达到 10g/dl（保守输血方案）或使 HbS 水平 < 30%（积极输血方案）可能都很有用。

六、输血治疗

输血医学在推动医学和外科手术发展中已发挥了重要作用，而两者的发展也使儿童患者获益良多。本节将介绍输血治疗的基本原则、临床所用的血液制品、输血的管理、输注血液制品的适应证 / 临界值，以及输入这些血液制品可能发生的不良反应，而大多数医疗中心都有血库医学主任或输血科专家，因此可就以上这些问题与他们咨询，认识到这一点是极为重要的。

（一）输血治疗的原则

1. ABO 血型系统

人们根据血液中红细胞表面是否存在经遗传获得的特异性抗原而对其进行了分类，而国际输血协会确认了人类有 30 种主要的血型系统，其中最重要的是 ABO 系统。ABO 血型系统是通过 RBC 表面上是否存在 A 和（或）B 抗原来区分个体的"血型"，当编码 A 或 B 抗原的等位基因为纯合子时，其个体是 A 型血或 B 型血。此外，当编码 A 或 B 抗原的等位基因中的一对基因与不会编码产生出抗原的 O 型血的等位基因结合成为杂合子时，个体也会是 A 型血或 B 型血，当编码 A 和 B 抗原的等位基因构成杂合子时，个体也会同时具有这两种抗原，即 AB 血型。最后，编码 O 型血的等位基因为纯合子时，红细胞不会含有 A 和 B 抗原，因此，只能是 O 型血（表 12-4）。然而，ABO 血型的分布在世界各地都存在着种族和人种差异。在美国，大约 44% 的人口为 O 型，42% 的人口为 A 型，10% 的人口为 B 型，4% 的人口为 AB 型。

表 12-4 ABO 血型系统

ABO 血型				
	A	**B**	**O**	**AB**
等位基因组合	AA AO	BB BO	OO	AB
具有的 ABO 抗原	A	B	无	A 和 B
具有的 ABO 抗体	抗 B	抗 A	抗 A 抗 B	无

在出生的第 1 年，个体会自然产生针对 ABO 抗原的抗体，但其红细胞上却不存在这种抗体，甚至在没有输血的情况下也会自然产生抗体，这可能是个体对接触到来自细菌、病毒或植物的某种在结构上与 ABO 抗原极为类似的抗原所做出的反应。因此，A 型血的人会产生抗 B 抗原抗体（IgM 型），B 型血的人会产生

抗 A 抗原抗体（IgM 型），O 型血的人会产生抗 A 抗原和抗 B 抗原抗体（IgM 和 IgG 型），而 AB 型血液的患者则不会产生抗 ABO 抗体（表 12-4）。但 O 型血的母亲体内抗 A 和抗 B 抗原的 IgG 抗体则能够透过胎盘，导致 RBC 上具有 A 或 B 抗原的婴儿发生溶血。

2. Rh 血型系统

Rh 血型系统的重要性仅次于 ABO 血型。1940 年，研究人员发现，使用恒河猴的红细胞免疫家兔所得的血清可以使大约 85% 的人类红细胞发生凝集，随后他们将恒河猴红细胞表面的抗原称为"Rh 因子"。随后，人们应用血清学检测在这些人的 RBC 上发现出了一种相似的抗原，称为 D 抗原。因此，RBC 上具有这种 D 抗原的人被称为"Rh 阳性"，而不携带这种抗原的人被称为"Rh 阴性"。也正如前所述，大约 85% 的美国人为 Rh 阳性。

与 ABO 血型系统不同，Rh 阴性的人只有在输入一次 Rh 阳性血液或在妊娠期间 Rh 阳性血液流经胎盘才会产生抗 Rh 抗体，一旦抗 Rh 抗体形成，反复接触 Rh 阳性的 RBC 就会引发溶血。由于抗 Rh 抗体属于 IgG 型，故可以透过胎盘，这对于 Rh 阴性且体内已有抗体而目前所怀胎儿又为 Rh 阳性的母亲来说是非常重要的，这是由于这些母体可能因前次怀有 Rh 阳性胎儿，导致 Rh 阳性红细胞在胎儿 - 母体间流动，因此这些母体已经产生了抗体，而这些抗 Rh 的 IgG 抗体通过胎盘进入第二胎仍为 Rh 阳性的婴儿体内，可以引发新生儿溶血性疾病（胎儿成红细胞增多症），也可以造成未出生胎儿的 Rh 阳性红细胞发生溶血。

3. 输血者与献血者之间的输血相容性

由于红细胞表面抗原的存在及循环中的血浆内抗体会对这些抗原做出免疫应答，因此血液制品的输血者和献血者之间必须有免疫相容性。由于全血内既有 ABO 抗原又有抗体，因此只能将其输给 ABO 血型相同的人。而浓缩红细胞（packed RBC，PRBC）含有表达在 RBC 表面的抗原和少量含抗体的血浆，因此，输血者和献血者的 ABO 血型不一定完全相同。然而，患者只能输入 ABO 表面抗原不会与自己循环中的抗 ABO 抗体起反应的 PRBC。例如，O 型血患者的 RBC 表面无 A 或 B 抗原，但他们的血浆中却有抗 A 和 B 抗体，因此，可能只能向他们输入 O 型 RBC（由于没有抗原）。相反，AB 血型的患者由于 RBC 表面同时具有 A 和 B 抗原，但他们的血浆中却没有抗体，因此，可以给他们输入 A、B、AB 或 O 型的 RBC（表

12-5）。因此，要为患者输注 PRBC 时，O 血型的人就是万能的献血者，而 AB 型患者则是万能的输血者。

表 12-5　ABO 血型的相容性

输血者的 ABO 类型				
	A	B	O	AB
输血者可以输入的 RBC 类型（内有抗原）	A O	B O	O	A B AB O
输血者可以输入的含血浆的血制品（内有抗体）的类型	A AB	B AB	O A B AB	AB

与 PRBC 不同，在含血浆的血制品（包括新鲜冰冻血浆和血小板）中，红细胞的数量微乎其微，但却含有抗 ABO 抗体，因此患者只能输入抗 ABO 抗体不会与自身 ABO 表面抗原发生反应的含血浆的血制品。由于除 AB 血型以外的其他血型都含有针对红细胞表面 A 或 B 抗原的抗体，因此，AB 血型的患者只能输入 AB 型血浆和血小板。相反，由于 O 型血患者没有 RBC 表面抗原，因此，他们可以输入 A、B、AB 或 O 型献血者的血浆制品（表 12-5）。因此，要为患者输入含血浆的血制品时，AB 血型的人就是万能的献血者，而 O 型血患者则是万能的输血者。

临床医师在输血时也必须考虑 Rh 抗原的情况。Rh 阳性个体可输入 Rh 阳性或 Rh 阴性献血者的 PRBC，也可以输入无抗 Rh 抗体献血者的含血浆的血制品（也可以输入 Rh 阳性或先前未输过血的 Rh 阴性献血者的含血浆的血制品）。

由于给 Rh 阴性个体输入 Rh 阳性红细胞可使 30%～80% 的输血者产生抗 -Rh 的抗体，因此对于 Rh 阴性个体应首选 Rh 阴性 PRBC。如果未来还要为这些输血者输注更多的 PRBC，或者患者未来可能要生育孩子，那么该配型对他们尤为重要。尽管血小板含有 ABO 抗原，但它们却不含 Rh 抗原。然而，红细胞在一定程度上可以污染所有的血小板制品，因此，Rh 阴性患者应首选输入 Rh 阴性的血小板。如果必须向 Rh 阴性个体输注 Rh 阳性血小板，则可以在 72h 内为之前确诊的高危人群输注 Rho（D）免疫球蛋白，以防止血小板内的红细胞诱导免疫系统产生抗 Rh 抗体。由于 FFP 是一种无细胞的血制品，因此，Rh 阴性个体可以输入 Rh 阳性或 Rh 阴性献血者的血浆。

（二）临床应用的血液制品

1. 采集技术

临床应用的血液制品多种多样（表 12-6），而医护人员是通过两个过程将它们收集的。医护人员一次可以采集一位献血者 450～500ml 的全血（whole blood，WB），而在采集血液的同时，可将 70ml 的抗凝血药 / 保存液溶液与血液混合。基本的 "CPD" 溶液含有用于抗凝的柠檬酸盐、用于缓冲储存过程中发生酸中毒的磷酸盐及为 RBC 提供能量的葡萄糖。此外，CPD 抗凝血药 / 保存液溶液能让含有 RBC 的血制品在 1～6℃的条件下保存 21 天，若在溶液中加入红细胞合成 ATP 所需的腺嘌呤（Adenine，CPDA-1），则可以将保质期延长至 35 天。另外，新兴的腺嘌呤 – 生理盐水添加剂溶液，如 AS-1（Adsol）、AS-3（Nutricel）和 AS-5（Optisol），都额外加入了不同数量的磷酸盐、葡萄糖、腺嘌呤、甘露醇和盐水，它们进一步将血制品的保质期延长至 42 天 [145-147]。

含多个成分的全血随后可被分离为多个血液制品。这种做法能使数位患者从中获益，也让不同的血液成分获得最佳的存储方式并使临床医师有的放矢地为患者输注特定的缺乏成分。1 单位的全血经过离心最终可获得 PRBC、血浆和血小板各 1 单位，但在北美的大多数医学中心，医护人员起初将 1 单位的全血分为 PRBC 和富含血小板的血浆，然后将富含血小板的血浆进一步分离为血浆和血小板，随后医护人员从血浆中再分离出冷沉淀和其他人源性血制品，如白蛋白和纤维蛋白凝胶。

另外，也可以通过机采法从献血者的血液中专门采集某种成分。在此过程中，将献血者的血液引流至外部管路，再根据该成分具体的比重通过离心将其分离，然后从全血中采集出去，而其余的成分则返回至献血者。这种方法可以采集 RBC、血小板、血浆或粒细胞，与分离全血技术相比，它的应用能让一位献血者就为临床提供大量所需要的血液成分，从而也尽可能减少了输血者输注异体血的概率 [145]。

2. 全血

献血者的血细胞比容在 38% 以上时才能采集全血 [146]，而输注全血不仅可以提高血红蛋白的水平，还可以补充凝血因子 [148]。然而，输注全血能提高血红蛋白至何种水平则受到献血者血红蛋白水平的限制，可它的应用却有利于新生儿的血液置换、2 岁以内儿童体外循环下心脏复杂手术后、大失血后的控制出血及输血 [145, 149]。但是，只有相对 "新鲜" 的全血（即存储时间小于 48h）才能有效地纠正因凝血功能障碍所致的出血。在 1～6℃冷藏期间，全血中不稳定且对温度敏感的凝血因子 V 和 VIII 的活性逐渐降低 [145]，另外，在此温度下储存全血会迅速而显著地改变血小板的存活率。在 4℃下保存 3h 后，血小板活性下降至 62%，24h 后下降至 12%，48h 后则下降至 2% [150]。然而，及时获取、检测及运输全血，以便其能在采集后的 24～28h 内应用于众多医疗机构的物流系统，却成了限制全血在临床常规应用的主要因素。考虑到这些实际因素的存在，以及前述所说将全血分离为成分血的益处，因此，如今输注全血的情况已寥寥无几了。

3. 浓缩红细胞

输注浓缩红细胞提高血红蛋白水平从而增加血液

表 12-6　血液制品

	存　储	保质期	特殊处理（理由）
全血	1～6℃	21～35 天 *	
浓缩红细胞	1～6℃	21～42 天 *	滤掉白细胞 **（发热 HTR，同种免疫，CMV 减少，TRIM）；辐射（免疫力低下，新生儿，血亲，TAGVHD）；洗涤（去除钾）
冷冻红细胞	≤ - 65℃	10 年	解冻；洗涤（去除甘油和钾）
新鲜冰冻血浆	≤ - 18℃（收集后 8h 内）	1 年	解冻
24h 内冰冻血浆	≤ - 18℃（在收集后 8～24h 内）	1 年	解冻
冷沉淀	≤ - 18℃	1 年	解冻
血小板	20～24℃	5 天	滤掉白细胞 **（如 PRBC）；辐射（如 PRBC）

*. 取决于使用的存储溶液；**. 通常在存储前的采血时实施

CMV. 巨细胞病毒；HTR. 溶血性输血反应；PRBC. 浓缩红细胞；TAGVHD. 输血相关性移植物抗宿主反应；TRIM. 输血相关性免疫调理

的携氧能力是临床最常用的方法，通过全血分离或使用血液成分单采法采集浓缩红细胞。与全血一样，储存它需要使用某种抗凝血药 / 保存液溶液，并且温度需在 1～6℃。如果使用 CPDA-1 溶液，则 1 单位的 PRBC 的比容为 65%～80%，容量约为 250ml，保质期为 35 天。如果加入添加剂溶液（如 AS-1、AS-3 或 AS-5），则 1 单位的容量会增加至 350ml 左右，但血细胞比容会降至 55%～65%，而保质期却可以延长至 42 天 [145, 146, 148]。另外，医护人员在必要的时候也可以根据输血者的疾病及先前他们对输血的耐受性，应用冷冻、洗涤、辐照或去白细胞等方法来对浓缩红细胞进一步处理。

如果需要储存具有独特表型的 PRBC 或使用自体回收所采集的 RBC，那么在加入甘油这种低温保护剂后，就可以保存 42 天以上。而在 -65℃ 或更低的温度下将其冷冻，保存期更可达 10 年。在把这些冷冻的 PRBC 解冻后，必须在 24h 内输注或再次冷冻。而用浓度递减的含氯化钠溶液洗涤红细胞则可除去甘油，但遗憾的是，该过程可能导致血细胞比容的丢失，从而导致血制品中红细胞比容的基础值降低。然而，对红细胞进行洗涤却可以除去其中的血浆蛋白、炎性介质（如细胞因子）和其他血浆污染物，并且洗涤 RBC 可以防止由异体血浆蛋白引起严重过敏反应的再次发生，可以除去库存或辐照后 PRBC 中过量的钾，还可为已产生抗 IgA 抗体的 IgA 缺乏症患者，在输血前除去血浆中的 IgA。洗涤完成后，由于在储存之前已经破坏了洗涤装置的密闭性，因此，如果 PRBC 在 1～6℃ 下储存，则必须在 24h 内输注；如果在 20～24℃ 下储存，则必须在 4h 内输注 [146]。

使用铯（[137]Cs）放射源发出的 γ 射线或直线加速器发出的 X 线辐照 PRBC（或全血），可以灭活淋巴细胞，从而可以预防输血相关性移植物抗宿主病的发生。当输注 PRBC（或全血）的患者免疫功能低下，或是献血者的一级或二级亲属，或者是新生儿时，就有必要对 PRBC（或全血）进行辐照。即便在辐照前，抗凝血药 / 保存剂所指示的有效期在 28 天以上，在经过辐照后的保存期都将缩短至 28 天。另外，辐射后，钾和游离的血红蛋白会从 RBC 释放到血浆中。因此，若辐照时间和输血时间间隔较长，可以考虑洗涤辐照后的 PRBC [145-147]。

去除 PRBC 中的白细胞是为了减少非溶血性发热反应的发生率，减少输血者对 HLA 抗原的同种异体免疫反应，降低巨细胞病毒传播的风险及其他可通过白细胞传播的感染性疾病，并尽可能降低输血相关性免疫调节的影响。去除白细胞通常是在储存前的采血时实施，也可以在实验室或床旁储存后再去除。已有报道指出，由于缓激肽的激活，储存后再去除白细胞会导致部分输血者［尤其是服用血管紧张素转换酶（angiotensin converting enzyme，ACE）抑制药的输血者］出现意想不到的严重低血压。另外，储存后再去除白细胞无法去除储存期间白细胞释放的炎性介质。考虑到这些因素，美国超过 80% 的 RBC 都是在储存前去除白细胞的，而使用白细胞过滤器则可以去除超过 99% 的白细胞 [145, 146, 151]。

4. 血浆

通过分离全血或通过单采血液成分的方法可以制备血浆。通过分离全血，每单位的血浆容量为 170～250ml；而通过单采血液成分的方法，每单位的血浆容量为 500ml。"新鲜冷冻血浆"（fresh frozen plasma，FFP）是指采集后，在 8h 内置于 -18℃ 或更低温度下储存的血浆。这种方法可以防止温度敏感的"不稳定"凝血因子 V 和Ⅷ的失活，并使保质期可达 1 年，如果在采集血浆后 8h 内未将其冷冻，则 V 和Ⅷ因子的活性将会降低，但是仍可以在 24h 内在 -18℃ 或更低温度下将其冷冻，并贴上标签"24h 内的冰冻血浆"，这种血浆也可以保存 1 年。根据定义，每毫升 FFP 含有 1U 各种凝血因子，还含有 2～4mg 的纤维蛋白原。由于没有在收集装置内添加低温保护剂，大多数白细胞发生死亡或失去功能，因而不需要应用辐照和去除白细胞来预防输血相关性移植物抗宿主反应和 CMV 感染。输注前，要将 FFP 在 30～37℃ 的水浴中解冻 20～30min 再立即输注，或将其保存在 1～6℃ 下 24h 内输注。如果未在 24h 这个窗口期内输注，则可以将其在 1～6℃ 下再保存 4 天，但必须再次贴上标签"已解冻血浆"，尽管 V 和Ⅷ因子的水平仍可以发挥止血作用，但它们的活性早已降低 [145, 146, 152]。

5. 冷沉淀

冷冻的抗血友病凝血因子，也即"冷沉淀"，是指将 1 单位的新鲜冰冻血浆解冻至 1～6℃ 时所形成的冷凝白色沉淀物。一旦从 FFP 中将其制备后，必须在 1h 内将其置于 -18℃ 或更低温度下重新冷冻，并且它的有效期为 1 年。每单位冷沉淀物有 5～15ml 的血浆，其内含有浓缩的纤维蛋白原（150～250mg）、FⅧ（80～150U）、vWF（只有血浆原始浓度的 40%～70%）、FⅩⅢ（只有血浆原始浓度的 30%）和纤维蛋白（30～60mg）。提取冷沉淀后，应再次给剩余的血浆贴上标签"去冷沉淀血浆"。由于该血浆缺乏前面提到的凝血因子，因此不应将其用作 FFP 的替代品。

一旦准备输入冷沉淀，必须在解冻后 6h 内输入，以防止 F Ⅷ活性丧失。如果有多单位的冷沉淀混合在一起，则必须在 4h 内输注，以最大限度地减少潜在的污染风险。由于冷沉淀与 FFP 一样储存在低于 -18℃的温度下，因此在输入冷沉淀之前不需要辐射和（或）去除白细胞。另外，冷沉淀中没有 RBC，而仅含有少量的血浆（因此抗 ABO 抗体的量极少），所以成人在输冷沉淀前不需要检测 ABO 和 Rh 的相容性[145, 146, 152, 153]。但是，几单位的冷沉淀中少量的血浆相对婴幼儿的血容量可能也会带来严重的问题，因此儿科中心通常都会使用与输血者 ABO 相容的冷沉淀。

6. 血小板

血小板可通过分离全血中富血小板血浆成分或采用白膜法从全血中分离，或通过单采血液成分的方法制备。用全血制备的血小板单位称为"随机献血者血小板"，在 50～70ml 的血浆里至少含有 5×10^{10} 个血小板；而通过单采血液成分的方法获得的血小板指的是"单个供者血小板"，在 200～400ml 血浆中至少含有 3.5×10^{11} 个血小板。因此，单个供者的机采血小板 1 单位相当于随机献血者血小板 6～8 单位。由于机采技术的应用可以最大程度减少输血者输注异体血，美国机采血小板已成为血小板的主要来源。血小板需在 20～24℃保存，并需要持续不断地缓慢震荡以防止聚集，由于在此温度下存在细菌污染的风险，目前美国规定的血小板保存期仅为 5 天。另一方面，由于血小板不需要与血浆和冷沉淀一样在极冷温度下储存，因此，如果担心在临床中发生输血相关性移植物抗宿主病，就必须对它们（类似于全血或浓缩红细胞）进行辐照以灭活有功能的淋巴细胞。当存在 CMV 传播的风险时，也必须去除白细胞[145, 146]。

在成人医疗中心内，输注少量的血小板可能不需要输血者与供血者的血型相同。但是，血小板表达有多种表面抗原，包括 ABO 抗原和血小板特异性抗原，因此，如果输注 ABO 血型不合的血小板后其效能降低，则需要输注 ABO 血型相同的血小板。由于单位血小板中含有大量的血浆，对于婴儿和儿童来说，献血者的血浆和输血者的 ABO 血型必须具有相容性。此外，由于随机献血者血小板和单个供者血小板中都

残留有少量的 RBC，因此 Rh 阴性患者首选输注 Rh 阴性者的血小板，以防止发生 Rh 同种异体免疫反应，尤其是女性或未来可能需要再次输血的患者[145, 154]。

7. 因子浓缩物

研究人员开发出了多种凝血因子浓缩物用于治疗临床特定的疾病，如血友病，然而，当临床医师还在寻找异体血制品的替代品以辅助围术期止血时，超说明书使用因子浓缩物，如纤维蛋白原浓缩物（fibrinogen concentrate，FC）、重组活化的 F Ⅶ（recombinant activated F Ⅶ，rF Ⅶ a）和凝血酶原复合物浓缩物（prothrombin complex concentrates，PCC）却正悄然兴起，支持使用这些辅助促凝药的人认为，少量输注有很多益处，可以立刻使用（因为不需要解冻或交叉配型）、降低感染和免疫反应的风险，同时还兼具经济性。然而，几乎没有研究对这些产品的安全性和有效性进行评估。因此，在围术期使用这些辅助药物处理止血问题时，考虑血栓形成的风险是非常重要的。

rFⅦa（rF Ⅶ a；NovoSeven®，RT，Novo Nordisk，Bagsvaerd，Denmark）是由仓鼠细胞合成、专为对外源性 F Ⅷ或 F Ⅸ产生抑制物的血友病患者开发的。rF Ⅶ a 通过依赖和不依赖 TF 的机制共同激活血小板表面的 FXa，这些复合物催化大量的凝血酶生成，后者又促进纤维蛋白的生成和致密血凝块形成[155, 156]。尽管 FDA 批准 rF Ⅶ a 可用于有 F Ⅷ和 F Ⅸ抑制药的血友病 A 和 B 型患者的治疗，但有些人却也超范围地将其作为抢救成人和儿童创伤、颅内出血、肝移植和心脏外科手术所致大出血的药物[157-161]。虽然它在减少输血方面具有一定的效果，但是有些研究表明，它增加了血栓栓塞的并发症和死亡率[162-166]。

FDA 已经批准了几种可供不同人群使用的 PCC 上市销售，作为来源于人血浆的冻干产品，它们含有各种促凝血因子[167]。每种 PCC 都有不同的成分和功能，尽管有些制品含有 PC、PS、抗凝血酶和肝素，但大多数制品都含有依赖维生素 K 的凝血因子（F Ⅱ、F Ⅶ、F Ⅸ和 F Ⅹ）。3 因子 PCC 含有低水平的失活 F Ⅶ和治疗水平的 F Ⅱ、F Ⅸ和 F Ⅹ，而 4 因子 PCC 则含有所有依赖维生素 K 的凝血因子，并且都能达到治疗水平。另外，它还是先天性或获得性凝血因子缺乏患者最常用的补充药物。此外，也可以用它逆转抗凝药，如华法林[168]。与 rF Ⅶ a 一样，超说明书范围使用 PCC 治疗创伤和体外循环后所致的出血也正日益增多。虽然有部分报道指出它增加了血栓形成的并发

症，但是到目前为止，还没有研究去探寻超范围使用的相关适宜剂量、给药方案、血栓形成的发生率及死亡率。

纤维蛋白原浓缩物（RiaSTAP, CSL Behring, Marburg, Germany）是来源于成人血浆的纯化纤维蛋白原，FDA 已批准它用于先天性低纤维蛋白原血症患者的治疗。目前也有人把它作补充纤维蛋白原的药物来代替冷沉淀和新鲜冰冻血浆，然而需要注意的是，纤维蛋白原浓缩物不含有冷沉淀中的其他因子（vWF、F Ⅷ和 F XⅢ）[168, 169]。

（三）输血的管理

1. 血型、筛查和交叉配型

输血的准备工作首先是检测血制品和输血者的血型和 Rh 抗原类型。通过正向和反向定型可界定 ABO 血型。正向定型可检测输血者的 RBC 上存在哪种抗原，反向定型试验则是检测当输血者的红细胞上不存在 A 和 B 抗原时，血浆中是否天然存在抗 A 和 B 的抗体。因此，通过鉴别输血者存在哪种 ABO 抗原和哪种抗 ABO 抗体来确定血型。新生儿通常到 4—6 月龄时才会产生抗 ABO 抗体，因此，正向定型主要用于确定他们的血型。而 Rh 的抗原类型是通过使用含有抗 D 抗原的试剂检测 RBC 中的是否存在 D 抗原来确定。

之后是对拟输血者的血浆进行筛查，以确定其血浆中是否有针对 RBC 表面其他血型抗原而产生的其他抗体，而该筛查试验可以通过使用输血者的血浆孵育由 3～4 组 O 型红细胞组成的筛选红细胞板得到结果，而选择这种红细胞是因为其表面有最常见的非 ABO 抗原，可以诱导大量抗体的产生，从而能导致至少有一个筛选细胞发生溶血，在此之后加入抗人球蛋白以凝集所有附着抗体的 RBC（间接 Coombs 试验）。如果检测到抗体，则该筛查试验的结果为阳性，必须进行进一步检验以鉴别是哪种特异性抗体。如果临床医师要求输注 RBC 且距上次抗体筛查已过 3 天，或者患者在临床医师获得首次筛查结果后的 3 天内出院，则必须再次进行抗体筛查。但新生儿却是例外情况，由于他们的免疫系统不成熟，因此在同一次住院期间，年龄在 4 月龄内且首次抗体筛查结果为阴性的新生儿都不必再次接受筛查[145]。

输血者的血浆和献血者的 RBC 交叉配型是输注 PRBC 之前的下一个步骤。如果输血者的抗体筛查结果为阴性，则仅需检验输血者与献血者 RBC 之间的 ABO 相容性，而两者之间的相容性可以通过立即离

心交叉配血法来进行血清学鉴定（将输血者的血浆与献血者的 RBC 混合，确定没有发生凝集或溶血），也可以使用电子交叉配血法，这种方法是通过一系列的计算机程序为患者选择血库内相匹配的 PRBC。这些交叉配血方法中的任何一种都可以在 5～10min 内为抗体筛查阴性的输血者准备好 PRBC，但是，如果输血者的抗体筛查结果呈阳性，则必须实施更详细的血清交叉配血试验，即抗人球蛋白（antihuman globulin, AHG）试验或"完整的 Coombs"交叉配血试验，以验证输血者血浆与可能存在于献血者 RBC 表面具有临床意义的非 ABO 抗原的相容性。尽管鉴定输血者的抗体及寻找匹配的供体红细胞可能需要很长时间，但完成上述试验最多需要 45min。

与 PRBC 不同，在输注血浆、冷沉淀或血小板前不需要进行交叉配血检验，在输注这些血制品时，只需要满足所输血浆与输血者的 RBC 均有 ABO 相容性即可。FFP 和冷沉淀可在 20～30min 内解冻并用于输血。另外，由于血小板是在室温下保存的，因此，当患者有需要时应立即输注。

2. 血液制品管理

输注血液制品首先要确认输血者的信息，核实要输注的血液制品已分发给该输血者，确认血制品的 ABO 血型和 Rh 抗原类型匹配该输血者。

由于红细胞在输注前一直在血库 1～6℃的温度下储存，或在手术室内的冰块上保存，因此术中输注红细胞制品可能需要对其加温，可以在温控水浴槽内对全血或 PRBC 进行加温，或使用循环温水、强制风暖或热交换器在 RBC 流经静脉管路时对其加温。在给药前对血液制品加温不仅可以减少低体温的发生，而且还可以减少由低体温可能导致的各类血管收缩和（或）凝血功能障碍[170]。然而要注意的是，过度加温可以引起溶血，因此要避免[146]。另外，由于在发放 FFP 和冷沉淀前，工作人员会在血库内对其加温，而血小板则在室温下储存，因此在输注前，通常并不需要再次加温。

如果需要稀释 PRBC 以加速通过静脉管路，则应使用 0.9% 氯化钠（生理盐水）。由于 PRBC 中柠檬酸盐抗凝血药可以大量螯合钙离子形成小凝血块，因此应避免使用乳酸盐林格液这种含钙的溶液稀释 PRBC。另外，由于低渗溶液可能引起 RBC 溶血，因此也应避免使用低渗溶液。要注意的是，输注血液制品的静脉管路不得同时输注各种药物或其他溶液[146]。

在输注全血、PRBC、FFP、冷沉淀和血小板时，

应使用孔径为 170～200μm 的过滤器，以去除凝血块和聚集物，并且所有的标准输血管路都要有这些滤器。尽管在回输经细胞保护仪器处理过的红细胞时都会常规使用微聚集物过滤器（孔径为 20～40μm），但目前还没有使用它的确切适应证。由于它能捕获血小板，因此绝对不能在输注血小板时使用它。最后要说的是，各种血液制品一旦取出，应在 4h 内输完，以最大限度地减少细菌污染的风险[146]。

（四）输血液制品的适应证/临界值

输注血液制品可以纠正患者贫血以提高携氧能力，并且也可用来纠正凝血功能障碍以减少出血。然而，输注血液制品也会带来传染病、免疫反应和非免疫反应的风险，故必须将这些风险与输注它们的预期收益进行权衡。因此，输注各种血液制品的决定都应该深思熟虑[148]。

1. 浓缩红细胞

临床上没有单一的血红蛋白最低值可以作为向所有患儿输血的临界值[148, 152, 171]，并且由于缺乏新生儿、婴幼儿和儿童的红细胞输注临界值的随机对照试验，因此，对于儿科的医护人员而言这个问题变得更为复杂[145]。对儿科重症监护病房的调查结果表明，启动输血的血红蛋白值之间存在巨大差异[172]，除血红蛋白水平以外的各种临床疾病都是决定输注红细胞的主要因素[173]。20 世纪 40 年代引入的输血"10/30"规则，由于风险和收益分析的原因已经不受欢迎[148]，而在许多临床情况下，临床医师目前可以允许血红蛋白值远低于 10g/dl 的水平再进行输血。某些生理体征，如心动过速、低血压，或者能检测到的混合静脉血氧饱和度值低、氧摄取率增加或乳酸酸血症的进展及代谢性酸中毒，这些指标为纠正一定程度的贫血提供了客观证据[148]。

针对具体的血红蛋白值，来自成人的数据表明，当血红蛋白水平低于 6g/dl 时，可能会超出冠状动脉血流的储备上限，进而影响了氧的摄取[148]。对重症监护病房的成人和儿童使用限制性输血策略，即当血红蛋白值降到 7g/dl 时才输注 PRBC 的研究表明，与更加自由的输血策略相比，即在血红蛋白值为 9.5g/dl 或 10g/dl 时输血，限制性输血策略能够减少输血人数和输注的血制品单位数，而发病率和死亡率不变，或者还有所降低[174, 175]。根据这些数据，血红蛋白水平低于 7g/dl 时才输注浓缩红细胞的建议似乎是合理的。若没有持续出血或更复杂的临床疾病，在血红蛋白值远大于 10g/dl 时，可能没有必要输血。血红蛋白值在

7～10g/dl 时，如果存在组织氧供不足的客观生理迹象时应决定输血[176]。这些建议需要对早产儿、发绀型先天性心脏病、充血性心力衰竭或有严重并发症的儿童做出调整，事实上，尽管存在争议[177]，但在早产儿中使用限制性输血策略可能与神经系统发病率的增加有关，其原因被认为是大脑的氧供减少[178]，而有关婴幼儿和儿童的这些临床参数甚至比前面所叙述的证据还要少。

一般认为，输注 10～15ml/kg 的浓缩红细胞将使血红蛋白水平提高约 3g/dl 或 HCT 提高 10%[145]，很多公式可以更加精确地计算输注浓缩红细胞的容量，其中一个公式如下。

所需浓缩红细胞的容量 = 总血容量 ×（Hb 目标值 -Hb 实际值）/ 单位浓缩红细胞的 Hb

总血容量（total blood volume，TBV）是根据输血者的年龄推算出来的：早产儿为 90～100ml/kg，足月新生儿为 80～90ml/kg，6 月龄—2 岁为 80ml/kg，2 岁以上儿童为 70ml/kg[179]。每单位的浓缩红细胞的血红蛋白值取决于储存浓缩红细胞所用的抗凝血药/保存液溶液[145]。另外，使用此公式计算出的实际/预测的血红蛋白上升值为 0.61～0.85，但该数值也受所使用的 TBV 和浓缩红细胞血红蛋白值的影响。通过对浓缩红细胞输入量与体重的回归分析，可得到一个新公式，其结果是实际/预测血红蛋白上升值为 0.95，并且该数值在不同年龄段的儿童中都是有效的[180]。

所需浓缩红细胞容量 =4.8× 体重（kg）× 提高血红蛋白的目标值（g/dl）

或者如下公式。

所需浓缩红细胞容量 =1.6× 体重（kg）× 提高 Hct 的目标值（%）

使用此新公式可以最大限度地减少重复输血。

2. 血浆

普遍认为输注 FFP 的适应证包括：在 INR > 2.0 或 aPTT > 1.5 倍正常值，或不能及时获得 INR 和 aPTT 值时，治疗获得性凝血功能障碍所致的活动性微血管出血（弥散性血管内凝血、肝病、大量输血、心脏手术、肝移植）；当没有特定的因子浓缩物时，补充罕见的先天性凝血因子缺乏（Ⅱ、Ⅴ、Ⅹ、Ⅺ、ⅩⅢ、蛋白 C）；紧急逆转华法林的抗凝作用；当没有 AT 浓缩物时，补充肝素抵抗患者的 AT 缺乏；补充遗传性血管性水肿患者的 C1 酯酶抑制药，但不能使用 FFP 进行扩容、增加白蛋白浓度或在有特定的因子浓缩物时，纠正已确诊的凝血因子缺乏[145, 152, 176, 181]。"冷

沉淀减少的血浆"有时可用于治疗血栓性血小板减少性紫癜（thrombotic thrombocytopenic purpura，TTP），该病是由于 vWF 因子的多聚体大分子分解受到抑制，从而导致微血栓和组织梗死。输入这种缺乏 vWF 因子的血浆，可以补充患者所缺乏的分解 vWF 因子的酶（ADAMTS13），并改善 TTP 的并发症 [145, 146, 182]。

10～15ml/kg 的 FFP 是上述适应证的常规输注量，但据报道，这一剂量会使血浆凝血因子水平增加 25%～30% [1, 3]，从而超出正常止血所需的凝血因子水平阈值（凝血因子 V 为 15%，其他因子为 30%）[183]。

3. 冷沉淀

输入冷沉淀的指征有：当纤维蛋白原水平< 100mg/dl 或不能及时测定纤维蛋白原水平时出现的微血管出血，以及先天性纤维蛋白原缺乏患者的活动性出血。当纤维蛋白原水平超过 150mg/dl 时，极少需要输入冷沉淀，但是纤维蛋白原水平在 100～150mg/dl 时，若有大脑或眼睛等密闭空间内出血的风险，输入冷沉淀可能是比较谨慎的做法。尽管不建议将冷沉淀作为治疗血友病 A 或 B、凝血因子 XIII 缺乏症或 vWD 的一线药物，但是当无法获得纯化或重组的凝血因子浓缩物或 vWD 对 DDAVP 治疗无效时可以输注。年幼儿童每 5 千克体重输 1 单位的冷沉淀估计可以使纤维蛋白原的水平提高 100mg/dl，而年长儿童每 10 千克体重输 1 单位的冷沉淀，纤维蛋白原增加 50～70mg/dl [145, 152, 176]。

4. 血小板

输注血小板的原因可能是由于血小板计数低，也可因为血小板功能异常而不考虑数量是否正常。虽然目前还缺乏对照试验，只有通用指南可以帮助指导血小板的补充治疗，但在围术期发生活动性出血时，明智的做法是将血小板计数维持在 50 000/μl 以上。另外，当有微血管出血时，则可能需要将血小板的水平提高到 100 000/μl。此外，当血小板功能障碍造成活动性出血时（尿毒症、血小板无力症或服用抗血小板药物），无论血小板计数多少，都需要输注血小板。而在脓毒症、使用抗生素或其他因素导致凝血功能障碍的情况下，当血小板计数降至 50 000/μl，或患者没有这些风险因素但血小板计数降至 10 000/μl 以下时，即使没有发生出血，通常也需要预防性地输注血小板。对于大多数没有其他危险因素或既往脑出血史的 NICU 患儿，一般认为血小板计数大于 30 000/μl 是比较安全的。在侵入性操作，如手术、中心静脉穿刺置管、胸腔穿刺术、内镜检查或腰椎穿刺前，应将血

小板计数升至 50 000/μl 以上。对接受神经外科或眼科手术，或者已发生过中枢神经系统出血的患者，血小板计数至少要高于 100 000/μl。在骨髓活检前或在血小板破坏增加的疾病（特发性血小板减少性紫癜）中，输注血小板并不常见，并且输注血小板还将增加 TTP 患者和肝素诱导的血小板减少症患者形成血栓的风险 [145, 152, 176, 181]。

输注随机献血者血小板时，新生儿可按照 5～10ml/kg 输注，年龄较大的婴幼儿按照每千克 0.1～0.2 单位输注，这个剂量应该能使血小板增加 50 000～100 000/μl。当输注单个供者单采血小板时，通用的剂量是，新生儿输 10ml/kg，< 15kg 的儿童输 0.25 单位，15～30kg 的儿童输 0.5 单位，> 30kg 的儿童输 1 单位，但对该输血剂量的反应可因患儿情况和血小板含量的不同而各有差异。若输血后未能达到预期的血小板增量，应寻找导致血小板输注无效的原因，并且在以后的输血中可能需要输注表型相匹配的血小板 [145]。

5. 大量输血

创伤是儿童死亡的首要原因，而出血则是创伤患者可预防性死亡的首要元凶 [184]。对这些创伤患儿和非创伤患儿的严重术中出血的液体复苏，可能需要大量输血，对儿童大量输血的经典定义（尽管比较武断）是指 24h 内血制品的输注量达到个体的血容量（70～80ml/kg）[185, 186]。如此大量的输血常伴随大量的晶体液输注，也常与创伤导致的凝血功能障碍有关，后者作为凝血功能障碍、酸中毒和低体温组成的"致死三联征"的一部分，也经常导致创伤患者的死亡 [187, 188]。来自战争条件下的数据表明，使用新鲜的全血作为"损伤控制性复苏"的一部分，可以减轻创伤所致的凝血功能障碍，并提高他们的存活率 [189]。由于全血很难获得，人们已经引入了一种预先确定红细胞、血浆和血小板输入比例的平衡输血方法，并且发现它同样也能降低成年创伤患者的死亡率 [186, 190]。因此，有人建议将大量输血方案（massive transfusion protocols，MTP）也用于大出血的儿科患者（主要是创伤患者）[191]。

儿童 MTP 的目的包括：维持血小板计数在 50 000/μl 以上，血红蛋白水平保持在 10g/dl 以上，以及凝血试验的检测值达到正常 [192]。然而，却有几个问题困扰 MTP 在儿科领域的使用。决定应用 MTP 的客观数据尚不清楚，但是有人提出，对于急性即刻出血或快速输注 40ml/kg 的血制品，这一可靠的预测儿童患者死亡率的指标，临床医师应当予以关注 [193, 194]。

另外，儿童的年龄、性别和体重的变化，也使得创建普遍适用的 MTP 很困难[184]。尽管通常认为 FFP 与 PRBC 比例应在 1∶1，并且在 MTP 随后的输血方案中也加入血小板和冷沉淀[189, 191, 192, 194]，但血浆、血小板与浓缩红细胞的最佳比例仍未明确（图 12-12）。使用 MTP 的益处包括允许床旁医师更专注于对患者的即时治疗，不用单调重复地根据实验室结果预约血制品。不及时的结果可能也不能反映目前的临床情况，而且还可以使血库更快地为输血提供安全的血液制品[186, 195]。

MTP 在儿科患者中的应用不会增加血液制品的使用总量，也与输入血浆或血小板的增加所致的发病率无关。但是，目前也尚未证明 MTP 是否能降低大量输血患儿的总体死亡率[191, 194]。

> **要点：输血治疗**
> - 血型是基于红细胞表面是否有遗传的抗原。
> - 在输注浓缩红细胞之前需要交叉配血，而血浆、冷沉淀和血小板不需要。
> - 特定的凝血因子浓缩物可以更有针对性地纠正凝血功能障碍，同时最大限度地减少某些输血相关的问题。
> - 根据体重调整的大量输血方案可能有助于儿童大出血的复苏救治。

（五）潜在的输血不良反应

血制品的输入并非没有风险，而且与成人相比，儿童输血过程中的不良反应发生率要高出 3～4 倍[196, 197]。传染病的传播、非传染性免疫反应和非免疫介导的输血反应是临床医师持续关注及临床研究的主要问题（框 12-3）。对献血者的预先筛选、对捐献的血液进行病原体检测、使用白细胞滤过器及在明确指征的情况下对血液成分进行辐照等措施，使得现今的血液制品比以往任何时候都更安全[145, 198, 199]。但是，仍有必要保持警惕以发现已知的风险，并预测当今血液供应中新出现的风险。

新生儿（1～5kg）

血袋	红细胞	血浆	血小板	冷沉淀
1	0.5 单位	0.5 单位		
2	0.5 单位	0.5 单位	0.25 个单采量	
3	0.5 单位	0.5 单位		1 单位
4	0.5 单位	0.5 单位	0.25 个单采量	
5	0.5 单位	0.5 单位		1 单位

婴幼儿（6～10kg）

血袋	红细胞	血浆	血小板	冷沉淀
1	1 单位	1 单位		
2	1 单位	1 单位	0.5 个单采量	
3	1 单位	1 单位		2 单位
4	1 单位	1 单位	0.5 个单采量	
5	1 单位	1 单位		2 单位

低龄儿童（11～25kg）

血袋	红细胞	血浆	血小板	冷沉淀
1	2 单位	2 单位		
2	2 单位	2 单位	1 个单采量	
3	2 单位	2 单位		4 单位
4	2 单位	2 单位	1 个单采量	
5	2 单位	2 单位		4 单位

大龄儿童（25～50kg）

血袋	红细胞	血浆	血小板	冷沉淀
1	3 单位	3 单位		
2	3 单位	3 单位	1 个单采量	
3	3 单位	3 单位		6 单位
4	3 单位	3 单位	1 个单采量	
5	3 单位	3 单位		6 单位

青少年（25～50kg）

血袋	红细胞	血浆	血小板	冷沉淀
1	5 单位	5 单位		
2	5 单位	5 单位	1 个单采量	
3	5 单位	5 单位		8 单位
4	5 单位	5 单位	1 个单采量	
5	5 单位	5 单位		8 单位

▲ 图 12-12　儿童大量输血方案

经 John Wiley & Sons 许可转载，引自 Hendrickson 等[191]

1. 传染病的传播

即使公众可能意识不到输血的众多风险，但因输血而感染传染病的风险却仍没有脱离公众的视线。潜在的病原体包括细菌、病毒、寄生虫和朊病毒（框 12-4）。

框 12-3　输血潜在的不良反应

- 传染病的传播
- 免疫介导的输血风险
  - 溶血性输血反应
  - 非溶血性输血发热反应
  - 过敏反应
  - 输血相关性急性肺损伤
  - 输血相关性移植物抗宿主病
  - 输血后紫癜
  - 输血相关性免疫调理
  - 同种异体免疫反应
- 非免疫介导的输血反应
  - 输血相关性败血症
  - 非免疫性溶血反应
  - 输血相关性循环超负荷
  - 代谢紊乱
  - 红细胞储存损伤
  - 错误输血

框 12-4　可能通过血液制品传播的病原体 / 传染病

病毒
- HIV 1 型和 2 型
- 人类嗜 T 细胞病毒（HTLV）Ⅰ型和Ⅱ型
- 甲肝病毒
- 乙肝病毒
- 丙肝病毒
- 庚肝病毒（HGV）
- 巨细胞病毒（CMV）
- Epstein-Barr 病毒
- 细小病毒 B19
- 人疱疹病毒 -8
- 西尼罗病毒
- 肠病毒
- 寨卡病毒

细菌
- 梅毒（梅毒螺旋体）
- 落基山斑疹热（立克次体）
- 细菌污染物

寄生虫
- 疟疾（疟原虫）
- 巴贝虫病
- 南美锥虫病
- 弓形虫病
- 利什曼病

朊病毒
- 变异 Creutzfeldt-Jakob 病

细菌感染是最普遍的感染因素，由于储存在室温下，血小板成为最常见受污染的血液制品。葡萄球菌是血小板中最常见的病原菌，而低温下也能复制的革兰阴性细菌，如小肠结肠炎耶尔森菌，则在浓缩红细胞中更常见。感染的主要来源有：献血者皮肤上的静脉采血点、无症状或未被检测到的菌血症献血者、未经消毒的采集袋及在加工过程中违反无菌原则的操作 [151, 152, 200–202]。

即便如此，输血导致的病毒感染更令人担忧，这是由于病毒感染会带来潜在的长期不良后果。目前，医疗机构会应用血清学检验或核酸扩增技术（nucleic acid amplificatiotests，NAT）对采集的血制品中的人类免疫缺陷病毒（human immunodeficiency virus，HIV）、人类嗜 T 细胞病毒（human T-lymphotrophic virus，HTLV）、乙型肝炎病毒（hepatitis B virus，HBV）、丙型肝炎病毒（hepatitis C virus，HCV）、西尼罗病毒和寨卡病毒进行常规检测 [200, 203–205]（表 12-7）。NAT 对病毒 DNA 或 RNA 的早期检测缩短了这些病毒的窗口期，即在献血者感染病毒后到献血者血清筛查试验呈阳性之前的时间 [151]。因此，通过输血传播这几种病毒的风险已大大降低 [151, 201, 203, 206]。与最敏感的筛查 HBsAg 的试验相比，NAT 的使用只会略微缩短 HBV 的窗口期，因此 NAT 并不是目前常规检测 HBV 的方法 [151, 198]。框 12-5 详细列举了对目前一些病毒病原体通过血制品传播的预估风险。

表 12-7　用于筛查献血者血液中病原体的实验室检查

病原体	实验室检查
HIV1 型和 2 型	NAT 用于 HIV 1 型 抗体检测用于 HIV 1 型和 2 型
HTLV Ⅰ型和Ⅱ型	抗体检测
乙肝病毒	HBV 表面抗原检测 HBV 核心抗体检测
丙肝病毒	NAT HCV 抗体检测
西尼罗病毒	NAT
寨卡病毒	NAT
CMV	CMV 抗体检测
梅毒螺旋体	抗体检测
南美锥虫	抗体检测

NAT. 核酸扩增试验；HTLV. 人类嗜 T 细胞病毒；CMV. 巨细胞病毒 改编自 https://www.cdc.gov/bloodsafety/basics.html）

由于人体感染甲型肝炎病毒（hepatitis A virus，HAV）后通常会出现症状，从而可以将其从献血者中排除。另外，该病也没有慢性携带者，很多人通过先前的感染或接种疫苗都已产生了抗体。因此，HAV 很少通过血液制品传播，而 CMV 传染给免疫功能不全患者的风险也因为使用去白细胞的血制品（称为 "CMV 安全"）或使用 CMV 血清阴性的血制品明显下降了 [151]。当然，医疗机构也会对潜在献血者感染的梅毒螺旋体及引起恰加斯病的克氏锥虫进行血清学试验，以检验这些生物的抗体 [203, 207]。

目前没有筛查的其他病原体所导致的输血相关疾病传播，这也是一个值得关注的问题，这其中包括人类疱疹病毒 -8（卡波西肉瘤的病原体）和大多数寄生虫病（疟疾、巴贝西虫病、弓形虫病和利什曼病的病原体）[152, 198, 199, 208]。幸运的是，寄生虫病的传播在发达国家很少见。然而，庚型肝炎病毒（hepatitis G virus，HGV）和其他一些未知的病毒，以及引起变异型克 - 雅病，即相当于人类的牛海绵状脑病（即 "疯牛病"）的朊病毒，它们的潜在传播却是重大问题 [209]。最近，在 1980—1996 年造访过受疯牛病影响的欧洲国家的潜在献血者都需要推迟献血 [203]。

由于新的病原体不断出现，旧的病原体也会改变它们的特征和流行病学模式，因此输血相关的传染病风险并非一成不变。最近的一个实例就是研发出对寨卡病毒的筛查检测，且美国所有的献血者都必须强制接受对该病毒的筛查 [210]。

目前正在开发能够去除大多数病毒、细菌和寄生虫等病原体的有效技术，以提高未来血制品的安全性，如结合朊病毒的过滤器就是个例子 [203, 210]。此外，对每个血液制品都实施 NAT 检测，而不是像目前这样只对混合下样本池进行 NAT 检测，可能会带来很多益处，但也非常昂贵 [208]。尽管如此，目前使用的筛查方法已足够有效，因为输血的非传染性风险才是目前输血治疗的主要并发症 [151, 201, 211]。

2. 免疫介导的输血风险

免疫介导的输血风险包括溶血性输血反应、非溶血性输血发热反应、过敏反应、输血相关性急性肺损伤、输血相关性移植物抗宿主病、输血后紫癜、输血相关性免疫调节和同种异体免疫反应 [201]（表 12–8）。

3. 溶血性输血反应

免疫介导的溶血性输血反应（hemolytic transfusion reactions，HTR）是由红细胞输注给体内已有针对其抗原的抗体患者造成的。最严重的 HTR 是输注 ABO 血型不符的红细胞，从而导致急性血管内溶血。此外，文书错误也是造成此类事故最常见的原因。因此，大多数 HTR 都是可以避免的。然而，已有文献表明，电子识别系统，如条形码扫描，可以减少输注血型不符血制品的发生率 [212]。

清醒患者可能会表现为寒战、发热、恶心、焦虑、胸部和侧腹痛，但对于麻醉下的患者，这些症状可能被掩盖，可表现为心动过速、低血压、微血管出血和血红蛋白尿。需要鉴别症状是由 HTR 引起，而不是麻醉下的其他潜在原因引起的。一旦怀疑发生免疫介导的急性 HTR，应立即停止输血，将血液制品送回血库检查，并采取预防措施改善急性肾衰竭和凝血功能障碍。

免疫介导的迟发性 HTR 是由于输血者因先前输注含有非 ABO 抗原的红细胞或妊娠，体内已产生抗非 ABO 抗原的抗体，此时再次输注此类红细胞。但是，抗体通常处于较低水平，以至于在筛查过程中没被检测到，而输血后却产生快速的抗体应答。迟发性 HTR 表现为输血后 3～10 天血红蛋白水平下降，这种情况一般不需要治疗，但对问题的鉴别非常重要，如检验输血者的抗体，而在将来输入相关抗原阴性的血制品是非常必要的 [145, 152, 201, 203]。

4. 非溶血性输血发热反应

非溶血性输血发热反应（febrile non-hemolytic transfusion reaction，FNHTR）是指在输血过程中或输血后不久，体温升高 1℃至发热范围。这些反应通常是由于在储存过程中，白细胞衍生的细胞因子释放到血液制品内，或者是由于输血者体内抗白细胞抗体（先前输血或怀孕后产生的）对献血者白细胞发生反应。它们最常见于血小板输注，但也可发生于红细胞或血浆输注。对 FNHTR 的诊断是一个排除诊断，是在排除其他的输血相关发热原因，如急性 HTR、细菌性输血反应或输血相关性急性肺损伤后做出的，但储存前去除白细胞可大大减低这些反应的发生 [145, 201, 203]。

5. 过敏反应

过敏反应在所有急性输血反应中最常见，它是由

表 12-8 免疫介导的输血风险

	病 因	血液制品类型	预 防
溶血性输血反应	• 受血者体内的抗体对献血者的红细胞	• 急性：ABO 血型不相容的红细胞 • 迟发性：含 ABO 以外抗原的红细胞（产生记忆）	• 急性：预防文书错误 • 迟发性：输血史和抗体史
非溶血性输血发热反应	• 献血者白细胞衍生的细胞因子 • 受血者对供血者的白细胞产生抗体	• 血小板最常见	• 滤掉白细胞
过敏反应	• 受血者对献血者的可溶性血浆抗原产生抗体 • 受血者对献血者的 IgA 产生抗体	• 含血小板的血制品（FFP、机采血小板和红细胞）	• 洗涤血小板和红细胞以去除血浆，或使用无 IgA 的血浆
输血相关性急性肺损伤	• 献血者的抗体对受血者的白细胞反应；献血者的细胞因子或白细胞介素诱导受血者的白细胞活化，使之隔离在肺里	• 富含血浆的产品（FFP 和机采血小板）	• 避免使用多胎女性供血者的血浆产品
输血相关性移植物抗宿主病	• 献血者有免疫活性的淋巴细胞植入到受血者体内	• 含细胞成分的血制品（红细胞、血小板、粒细胞）	• 辐射血制品
输血后紫癜	• 受血者的抗体对献血者的血小板起抗原	• 红细胞、血小板、FFP	—
输血相关性免疫调理	• 白细胞？	—	• 减少库存血的白细胞
同种异体免疫反应	• 受血者抗体对微小红细胞、血小板或白细胞的抗原起反应	• 含细胞成分的血制品（红细胞、血小板、白细胞）	• 扩展抗原表型 • 辐射 HLA- 相容的血小板

FFP. 新鲜冰冻血浆

输血者的抗体与献血者血浆中的可溶性抗原发生反应引起的。因此，去白细胞的血制品并不能减少这类反应的发生。但在输血前洗涤浓缩红细胞或血小板以去除血浆和相关抗原，可以减少过敏反应的发生。过敏反应的治疗包括停止输血和使用抗组胺药物，然而，某些过敏反应本质上就是过敏性休克，需要积极治疗，包括使用类固醇、抗组胺药物和肾上腺素。在发生严重的输血过敏反应后，应考虑输血者是否有免疫球蛋白 IgA 缺陷症，而 IgA 缺陷症的患者会产生抗 IgA 抗体，从而与献血者的 IgA 发生反应，即可引起严重的过敏反应。对于已知有 IgA 缺乏和抗 IgA 抗体的输血者，未来都需要输注无 IgA 的血浆或洗涤过的血细胞制品 [145, 201]。

6. 输血相关性急性肺损伤

输血相关性急性肺损伤（transfusion-related acute lung injury，TRALI）一直是输血相关死亡的主要原因 [201]。TRALI 定义为：在有或没有急性肺损伤的其他危险因素时，患者在输血期间或输血后 6h 内发生新的急性肺损伤，并与输血有明确的时间关系 [213]。在输入各种类型的血液成分后，都可以发生 TRALI，但更有可能发生在输注富含血浆的血液制品后，如FFP 和单采血小板 [214]。人们目前提出了两种相关的病理生理机制，在经典的"抗体介导"机制中（大约 85% 的患者属于此类），献血者的抗白细胞抗体与输血者的白细胞起反应，释放炎症介质，损伤肺泡上皮和血管内皮细胞，导致非心源性肺水肿。然而，大约 15% 的病例检测不到抗体。另一种机制是继发于大手术、脓毒症、创伤、吸入性肺炎或大量输血等情形后的全身性炎症疾病，导致白细胞和肺内皮细胞激活，使白细胞在肺部隔离。"生物活性因子"如细胞因子、白细胞介素或输注血制品中的脂质等，可能会激活这些隔离的白细胞，从而导致肺损伤和非心源性肺水肿 [214]。

TRALI 的临床表现与急性呼吸窘迫综合征（acute respiratory distress syndrome，ARDS）相似。治疗方式主要是对症治疗，尽管死亡率为 5%～10%，但患者通常可以在 96h 内恢复。利尿并不能改善症状，并且类固醇的作用也未经证实 [152, 214]。大多数抗体介导的TRALI 病例都与多次孕产妇献血者的血浆有关，因为这些献血者在怀孕期间可能会产生抗白细胞抗体，而去除抗白细胞抗体或尽量减少使用这些献血者的血浆制品可显著降低 TRALI 的发生率 [145, 214]。

7. 输血相关性移植物抗宿主病

输血相关性移植物抗宿主病（transfusion-associated graft versus host disease，TA-GVHD）是输注的由细胞组成的（红细胞、血小板或粒细胞）血制品中有免疫活性的 CD8$^+$ 淋巴细胞进入输血者的体内进行增殖，并攻击宿主组织造成的。当受血者的免疫功能受损而不能清除献血者的淋巴细胞时，或当输血者的免疫系统没能将献血者的淋巴细胞作为异物进行识别（如有生物学关系的献血者或 HLA 匹配的制品），就会发生这种疾病。临床表现常出现在输血后 1～6 周，症状包括发热、皮疹、腹泻、肝功能障碍和全血细胞减少。通过对输血者的皮肤活检或从循环的淋巴细胞上检测到献血者的 DNA，即可做出诊断。输注红细胞和血小板前，对其进行辐照，使献血者的淋巴细胞不能增殖，可以消除 TA-GVHD 的风险，而 TA-GVHD 几乎都是致命的，死亡率接近 90%[201, 203]。

8. 输血后紫癜

输血后紫癜（post-transfusion purpura，PTP）是指输血者既往因输血或妊娠而产生出针对血小板特异性抗原的抗体，在其输血后发生严重的血小板减少症。虽然 PTP 是一种罕见的并发症，但它可以发生在输注红细胞、FFP 或血小板后的 5～10 天。在 PTP 的进展过程中，输注的血小板和输血者自身的血小板都会受到破坏，从而严重降低血小板计数，甚至低于 10 000/μl。虽然有人指出，可以使用类固醇和免疫球蛋白治疗，并建议把血浆置换作为二线治疗手段，但该病通常可自行恢复。输注血小板通常也不能有效地提高血小板数量，但如果在严重大出血时临床医师认为有必要输注，则可能需要大剂量的血小板输注，因为输入的血小板大部分也会受到破坏[201]。

9. 输血相关性免疫调节

虽然输血相关性免疫调节（transfusion-related immunomodulation，TRIM）的确切机制目前仍不清楚，但在输血后，输血者的免疫反应调节可能是一把双刃剑。有文献表明，肾移植的患者在移植术前输血可提高存活率。与肾移植患者一样，心脏移植和肝脏移植患者在移植术前采用供者特异性输血或输注 HLA-DR 相容的红细胞，可提高术后存活率。TRIM 可能还会降低克罗恩病的复发率，和配偶 HLA 抗原共享的女性的流产率也会降低。输血增加了术后感染和癌症复发的发生率，目前对这一结论还存有争议，也没有明确的证据。TRIM 的病因学理论指出，白细胞的参与是 TRIM 的主要因素，因此输血的不良影响应归咎于 TRIM，在储存前去除血制品中白细胞可能会改善 TRIM[171, 201, 215]。

10. 同种异体免疫反应

同种异体免疫反应是指在输血或怀孕后对少量红细胞抗原或血小板或白细胞抗原产生抗体，随后当再次输注含有这些抗原的血制品时，导致延迟发生的 HTR 或血小板输注无效。临床上重要的同种抗体中，大约 2/3 的抗体都直接针对的是红细胞表面的 Rh 和 Kell 抗原。在采用长期输血方案治疗的镰状细胞病患儿中，高达 40% 患儿会产生同种异体抗体。因此，这些患儿在开始长期输血治疗前，应该接受全面的 RBC 抗原表型分析。已有研究表明，输注表型与患者 Rh 和 Kell 抗原相匹配的浓缩红细胞，可将同种异体免疫反应的发生率从 3% 降低至 0.5%[135]。与之相似，血小板输注无效和有抗 HLA 抗体的患者，输注与 HLA 相匹配的血小板可能也是必要的。然而，输注血必须对这些匹配的血小板进行辐照，以消除由于献血者和输血者之间 HLA 的相似性而导致的 TA-GVHD 的风险[145, 201]。

11. 非免疫介导的输血危害

非免疫介导的输血危害包括细菌性输血反应、非免疫性溶血反应、输血相关性循环超负荷、代谢紊乱、红细胞储存损伤引起的并发症和错误输血[201]。

12. 细菌性输血反应

输血相关的细菌败血症的发生率远低于血液制品的细菌污染。然而，输注血液制品所获得的感染物却是导致死亡的最常见原因[202]。革兰阴性菌更易造成致命性感染。2004 年，本医疗机构对血小板进行细菌污染强制检测，结果大幅度降低了输血后败血症的发生率，而血液成分采集及处理和储存血液制品技术的不断改进也降低了这种输血相关的风险[151, 152, 200, 201]。

13. 非免疫性溶血

红细胞的非免疫性溶血可由以下原因引起：血液储存不当、冷冻红细胞脱甘油不足、血液加温器故障致红细胞热损伤、红细胞暴露在低渗或高渗溶液中、通过小口径导管快速输血或红细胞回收过程中使用的加工技术。如果严格遵循储存、制备和输注红细胞的相关规定，通常可以预防和减少此风险[201]。

14. 输血相关性循环超负荷

输血相关性循环超负荷（transfusion-associated circulatory overload，TACO）是由输血时容量超负荷引起的心源性肺水肿。心肺功能受损和肾衰竭的患者、婴幼儿特别容易发生这种风险。使用利尿药和减慢输血速度可能会最大程度减少 TACO 的发生[201]。

15. 代谢紊乱

高钾血症、低钙血症和低体温可伴随输血而出现。由于随着时间的推移，红细胞中的钾会转移到储存液中，因此高钾血症是浓缩红细胞输注的一个潜在问题。储存 7 天后，血中的钾离子浓度平均为 12mEq/L；储存 21 天后，血中的钾离子浓度平均为 32mEq/L。在给新生儿输血或大量输血时，因输注浓缩红细胞的容量相对较大，故高钾血症会是一个严重的问题。据报道，高血钾引起心搏骤停和死亡的主要原因在于输血速度太快，而不在于总输血量[216]。

使用新鲜程度较高的浓缩红细胞（小于 14d）、通过远离右心房的静脉输注、纠正酸中毒、补充钙剂以稳定心肌并给予葡萄糖和胰岛素以降低血钾水平，这些都有助于预防和治疗高钾血症。

"枸橼酸中毒"导致的低钙血症可能是大量输注血浆和血小板所带来的一个难题。这些血制品的抗凝血药溶液中有高浓度的枸橼酸，后者通过结合离子钙发挥抗凝作用。新生儿和婴幼儿因细胞内钙储备有限，特别容易发生低钙血症，治疗包括使用钙剂和减慢输注速度。由于枸橼酸盐在肝脏内代谢很快，因此，输血导致的低钙血症只是一过性的。

低体温是由快速输注大量加温不足的血液制品所造成的。低体温不仅会增加高钾血症和低钙血症的心脏毒性，而且在大量失血和大量输血期间，也会发生凝血功能障碍、低体温和酸中毒的"致死三联征"，低体温就是其中的组成部分。因此，应积极预防和（或）治疗低体温的发生[201]。

16. 红细胞储存损伤

红细胞最长可储存 42 天，这为血液分配中心在血制品的管理方面提供了极大的灵活性[199]。然而，在储存期间，红细胞和含有红细胞的血制品可发生有害的改变。由于红细胞失去了变形能力，增加了黏附性，从而使其通过毛细血管的能力受损；2, 3-DPG 水平下降，会增加血红蛋白和氧的亲和力；最后，一氧化氮浓度下降，可能会损害血管的舒张功能。因此，尽管输注红细胞可提高血红蛋白值，使更多的氧气在血液中转运，但这些影响加在一起可能会减少组织对氧的利用。然而，使用小于 14 天的浓缩红细胞可使这些不利影响最小化[170, 185, 201]。

17. 错误输血

错误输血是指将错误的血液制品输给了错误的受血者，这是血制品输注中最常见的非感染性并发症。

大约 30% 导致错误输血的失误发生在血库，而 50% 的失误发生于临床环节。在给血制品贴上标签并核对血制品和输血者信息时，必须仔细注意细节，这也是避免发生可预防的输血危害的关键之处[151, 201]。如前所述，电子条形码识别系统显著降低了该并发症的发生率。

> **要点：输血的潜在风险**
> - 传染病的传播现在很少见，但不时地出现新的病原体，如寨卡病毒。
> - 发生严重免疫介导的溶血性输血反应最常见的原因是文书差错，使用条形码等电子识别系统可以预防。
> - 非溶血性输血发热反应、过敏反应、输血相关性急性肺损伤、输血相关性移植物抗宿主反应、输血相关性循环超负荷和高钾性心搏骤停是输血所带来的其他风险。

七、血液保护

鉴于输注同种异体血液制品的潜在危险，故应始终考虑尽量减少输血。对于某些因宗教原因（耶和华见证会的成员）而拒绝输血的患者来说，这些考虑尤其重要。为患者和他们即将接受的手术量身制订积极的血液保护计划是成功的关键，但也需要临床医师的深谋远虑，把术前、术中和术后的血液保护模式结合起来，将为产生最大收益。

（一）术前模式

手术前应询问和调查患者是否有出血性疾病的个人史和家族史，并应根据患者出现的症状或体征进行完善的实验室检查，以便根据检测结果采取相应措施。贫血需要查明原因。如果可行的话，抗凝药和抗血小板药应在术前合适的时间范围内停用。

术前贫血是决定围术期是否需要输血的一个主要风险因素[171, 217]，而术前使用促红细胞生成素可以降低这种风险。促红细胞生成素是一种肾脏产生的激素，作用于骨髓中的红细胞前体细胞，加速产生成熟的红细胞，从而提高血红蛋白水平[218]。已经证明，在实施各类外科手术之前，使用重组人促红细胞生成素可提高婴幼儿和儿童的血红蛋白水平[218-220]，但是它价格昂贵，需要在手术前几周内反复静脉或皮下注射，而且使用时必须补充铁剂。术前使用促红细胞生成素最重要的作用可能是提高术前自体献血时的血红蛋白水平，或有利于术中进行急性等容性血液稀释[220-223]。

术前贮存式自体血回输（preoperative autologous blood donation，PABD）是指术前采集患者的血液，在围术期再回输给该患者。对于需要接受择期手术且术中有可能大量输血的患儿，以及有罕见血型或对高发生率抗原有特异抗体的患儿，PABD 都很有效，后者还能减少患者输注异体血液制品的概率。目前，PABD已广泛用于 3 月龄儿童的各种外科手术中[221, 224-226]。与促红细胞生成素一样，PABD 的使用需要时间和深思熟虑。根据儿童的体重和预计的手术失血量，可以分次采集血液。血液采集应该在手术前提早完成，以便让患儿在手术前恢复血红蛋白水平。每次采血时的预估算采血量，可根据以下方式计算：估计血容量（estimated blood volume，EBV）的百分比（15%），按每千克体重计算出明确的采集量（10ml/kg），体重矫正后的成人 1 单位的血量［（体重/50kg）×450ml］，保持患儿采血后血细胞比容在 30% 以上，需按公式［EBV ×（初始 Hct-30%）/ 平均 Hct，其中平均 Hct=（初始 Hct-30%）/2］进行计算[224]。然而，PABD 不适合用于有活动性感染、贫血或心肺储备量受限的儿童。血管通路问题可能会限制 PABD 在婴幼儿中的使用[220, 221]，但是对一些行心脏手术的儿童，临床医师在术前放置诊断性导管期间，使用大口径的血管鞘就可以采集到自体血，因此这些儿童的血管通路就不是问题了[226]。使用 PABD 收集的血液仍然存在文书错误和细菌污染的风险，因此自体血回输也需要有相应的适应证，也应该避免在无适应证的情况下就进行回输[227]。

（二）术中模式

手术技术显然在减少术中失血和减少异体输血中发挥着关键作用，而对出血血管的控制是非常必要的。此外，手术创缘使用局部血管收缩药、使用止血带、调节患者体位以抬高手术部位，以及使用局部凝血药可能都很重要[215]。

麻醉科医师在减少围术期异体血输注中同样也发挥着积极作用，维持正常体温对预防低体温所导致的血小板和凝血因子功能障碍是非常重要的，而控制性降压技术可有助于减少术中出血。此外，从术区回收的红细胞回输可以最大限度地减少血液丢失，但不适合于癌症手术患者、活动性感染患者或应用局部凝血药后的患者。允许性低的血红蛋白水平，并根据乳酸性酸中毒的进展或血流动力学的不稳定性等指标来决定是否需要输血，可能会使某些患者避免输血。当允许血红蛋白水平较低时，增加吸入氧浓度将会提高血液中的溶解氧，并有助于维持组织有足够的氧供。此外，减少异体血输注也可以考虑采取急性等容性血液稀释（acute normovolemic hemodilution，ANH）或使用抗纤溶药等措施[171]。

ANH 包括术中采血术后回输。患者在麻醉诱导后开始采血，同时输注晶体（3∶1 容量补充）或胶体（1∶1 容量补充），以维持等容积的血容量。手术开始后，术中出血所丢失的就是血红蛋白较低的血液，因此对患者来说也是安全的。一旦出血得到控制，即可回输含有较高血红蛋白、有功能的凝血因子和血小板的新鲜自体血。ANH 的采血量可以用以下公式计算，EBV ×（初始 Hct- 目标 Hct）/ 平均 Hct，其中平均 Hct=（初始 Hct- 目标 Hct）/2[227]。当预计手术失血量超过儿童 EBV 的 15%，而该患儿的 Hct 基础值大于 35% 且有足够的心肺储备可以耐受低 Hct 时，即可考虑使用 ANH。目前，后者已经用于 7 月龄的儿童，而手术的种类包括后路脊柱融合术、腹部手术、癌症手术和骨髓采集术等[224]。与 PABD 相比，ANH 的优势在于，它可以在择期手术和急诊手术的当天进行，也可以在麻醉下的儿童建立了足够多的血管通道后进行，并且管理成本还较低[228]。ANH 采集的血液可以在室温下储存长达 8h，如果采集量超过一袋，则应该以采集顺序相反的次序进行回输[224]。因此，Hct 最高的血液（采集的第一个单位）应在出血完全控制后回输。

抗纤溶药包括抑肽酶及赖氨酸类似物、ε- 氨基己酸（ε-aminocaproic acid，EACA）和氨甲环酸（tranexamic acid，TA）。虽然抑肽酶作为一种丝氨酸蛋白酶抑制药在减少围术期失血和减少输血方面非常有效，但在心脏手术期间使用，会对成人的肾脏、心血管和脑血管造成不良影响，并增加术后死亡率，因此该药于 2007 年被中止销售[229-232]。然而，接受心脏手术的新生儿和儿童则没有类似的文献报道[233-236]，并且欧洲和加拿大已经重新批准了抑肽酶用于心肌血管重建术[237]。基于此，我们仍在等待重新考虑它在儿童中的使用。

EACA 和 TA 主要通过结合纤溶酶和纤溶酶原的赖氨酸结合位点来发挥抗纤溶作用。这种可逆的结合改变了纤溶酶原的构象，阻碍了后者与纤维蛋白的结合，阻止其向其活性形式纤溶酶的转化，同时也抑制了纤溶酶对纤维蛋白的活性[238, 239]。已有研究表明，这两种药物可以减少发绀型儿童接受心脏手术时的失血量和异体输血量[240-243]，也能够减少因心脏手术而多次胸骨切开的儿童[142]及因特发性或继发性脊柱侧弯接受后路脊柱融合术儿童[244-246]的失血量和异体输血量。此外，有研究表明它们对接受肝移植[249, 250]和全膝关节置换的成年患者也有益处[247, 248]，因此也可能有益于接受类似手术的儿童。这两种药物也可能有助于血管性假血友病患者或血友病患者经过适当的凝血因子补充治疗后的血凝块溶解，尤其是黏膜出血的患者[71, 82]。有证据表明，TA 在止血效果上比 EACA 更有效[251]，但这两种药物最合适的剂量方案仍未确定。虽然目前并没有报道使用这两种药物出现了血栓并发症，但是有文献报道，在接受心脏手术的成年患者中使用 TA 增加了术后癫痫的发生率[252, 253]。

（三）术后模式

尽量减少输注异体血制品应持续至术后。其中有效的策略包括只做必要的检查以减少血样的采集，以及继续严格遵守限制性输血策略的临界值再决定是否输注红细胞。术后抗凝或抗血小板治疗只有在术中出现的凝血障碍得到纠正以后才能开始进行。未来的研究方向包括开发以凝血检验结果为导向的输血公式指导血液成分的输注，以及开发安全的人造携氧载体以限制红细胞的输注。

> **要点：血液保护**
> - 将术前、术中和术后的血液保护策略结合可以使效果最优化。
> - 术前血液保护方法包括使用促红细胞生成素和贮存式自体血回输。
> - 术中采取急性等容性血液稀释、红细胞回收、使用抗纤溶药物和控制性降压技术可能对减少输血都有所帮助。
> - 术后可采用限制性输血临界值和输血公式以指导血液成分输注。

第 13 章　心肺复苏术
Cardiopulmonary Resuscitation

Todd J. Kilbaugh　Robert M. Sutton　Ryan Morgan　Alexis A.Topjian　Vinay M. Nadkarni　Robert A. Berg　著

谷长平　译　　王月兰　校

一、概述

儿童心搏骤停并不罕见，虽然心搏骤停的生存率在过去 10 年中已经得到了改善，但在早期自主循环恢复（return of spontaneous circulation，ROSC）的患儿中，其出院存活率却低于 50%，而且幸存者中神经系统疾病的发病率也显著增加[1-7]。在美国，心搏骤停导致的死亡可造成每年损失 400 000 个质量调整寿命年。尽管相关研究和质量改善方案不断对儿童的心肺复苏做出了改进，但在现有的儿科心肺复苏（cardiopulmonary resuscitation，CPR）指南中，有高质量证据支持的却不到 5%[8]。此外，虽然越来越多的证据表明，未发育成熟的大脑对急性损伤的反应与发育成熟的大脑截然不同，但针对婴儿和儿童心搏骤停后继发性损伤机制的研究却很少。本章将着重探讨儿童心搏骤停、心肺复苏和其他为改善儿童心搏骤停预后制订的个体化治疗措施。

二、儿童心搏骤停的流行病学

在美国，每年约有 100 万人死于心血管疾病，是疾病相关死亡的最常见原因[9]。据估计，每年将有超过 40 万的美国人发生心搏骤停，其中大约 90% 的患者是在院前发生的。然而，由于在上报过程中存在的问题及儿童心搏骤停的鉴别和定义比较困难，因此其真实发生率很难确定。具体来说，对于灌注不良的患儿要确定脉搏消失就比较困难[10]，而对心动过缓并有灌注不良的患儿实施 CPR 的指征使定义儿童院内心搏骤停（in-hospital cardiac arrest，IHCA）变得复杂[11]。但不管怎样，根据心搏骤停登记处和管理数据库显示，美国每年有 6000 多名儿童进行了 CPR[12, 13]，

这相当于每 1000 名住院患者中有 0.77 名儿童进行了 CPR[12]。由于大多数的儿童医院广泛采用了快速反应系统及对高危患者的识别[14-16]，因此，在美国大于 95% 的 CPR 事件都发生在重症监护病房（intensive care units，ICU）[2]。在 2010—2013 年的一项多个研究型儿童医院的队列研究中发现，心肺复苏的发生率为 1.4%，而在 20 世纪 90 年代的报道中，这一比例为 1.8%[13]。在儿童心脏 ICU 中，发生心搏骤停的患者可达 3%～6%[17, 18]。

美国心脏协会（American Heart Association）依循指南（get with the guidelines-resuscitation，GWTG-R）项目注册研究表明，儿童院内心搏骤停的出院生存率从 20 世纪 90 年代的 13.7%[13] 提高到 2006 年的 22%[19]。另外，GWTG-R 数据显示，2001—2009 年，ROSC 比例从 39% 提高到 78%，出院存活率从 24% 提高到 43%[4]。最近，一项对儿童重症监护室院内心搏骤停事件的多中心研究表明，78% 的儿童实现了 ROSC，并且 45% 的患儿还能幸存到出院[1]。此外，虽然存活的可能性会随着 CPR 持续时间的延长而下降，但在 CPR 持续时间较长的情况下决定终止复苏对医护人员来说却很复杂，而且由于心肺复苏技术的改进，目前明确的是，长时间的心肺复苏术并非都是无效的。影响儿童心搏骤停预后的因素包括：①患儿的病史；②心搏骤停发生时所处的环境；③最初监测到的心电图节律；④无血流灌注的持续时间（指的是在心搏骤停时无自主循环或 CPR 的时间）；⑤复苏期间实施的生命支持治疗的质量；⑥复苏后生命支持治疗的质量[19-22]。

心搏骤停的潜在病因和心脏的初始节律关系密切，并会严重影响患者的预后[1, 20]。成人心搏骤停通常与冠状动脉缺血和原发性室性心律失常有关[23]，

本章译者、校者来自山东第一医科大学第一附属医院（山东省千佛山医院）。

而儿童院内心搏骤停通常由进行性呼吸功能不全和循环休克引起[1, 20]。此外，在儿童 CPR 中，最常见的初始心律是心电静止、无脉性电活动（pulseless electrical activity，PEA）或心动过缓合并灌注不良[4, 20]。10%～15% 的儿童院内心搏骤停患者早期心律会出现心室颤动（ventricular fibrillation，VF）或无脉性室性心动过速（paroxysmal ventricular tachycardia，pVT）[4, 20, 24, 25]，但值得注意的是，在约 15% 的儿童院内心搏骤停患者中，VF 或 pVT 是作为继发性心律出现的。尽管与心电静止或 PEA 相比，原发性 VF 和 pVT 是有利于提高生存率的心律，但继发性 VF 或 pVT 却会带来极高的相对死亡风险[20, 25]。

毫无疑问，儿童院外心搏骤停后的预后要比院内心搏骤停的预后更差[26-36]。这可能是由于院外心搏骤停患儿长时间失去有效血液循环，并且大多数院外心搏骤停的患儿均未被发现，只有 30% 的儿童接受了旁观者实施的 CPR。由于以上多种因素，最后只有不到 10% 的院外心搏骤停（out-of-hospital cardiac arrests，OHCA）患儿可以存活到出院，并且这些存活的患儿常伴有严重的神经系统损伤。但令人疑惑的是，由旁观者实施的 CPR 却可使成年患者的生存率增加 1 倍以上[37]。来自日本的一项基于全国范围人群的前瞻性队列研究同样表明，发生 OHCA 的患儿，无论是接受常规心肺复苏（包括人工呼吸）还是仅接受胸外心脏按压心肺复苏，其生存率都比未接受心肺复苏时高出 1 倍以上[38]。该研究还对 OHCA 的预后进一步划分出层次，将导致心搏骤停的原因分为"心源性"和"非心源性"，并确定了旁观者在 CPR 过程中实施人工呼吸的相对价值。与仅接受胸外按压心肺复苏的患儿或没有心肺复苏的患儿相比，由非心源性因素导致，并接受旁观者实施常规 CPR（包括人工呼吸）的 OHCA 患儿，在心搏骤停后 1 个月神经系统的预后往往会更好；而对于本质上被定义为"心源性"引起的儿童心搏骤停，由旁观者施行的 CPR（常规 CPR 或仅胸外按压的 CPR）与未施行 CPR 的患儿相比，前者在心搏骤停后 1 个月的神经系统预后会更好。有趣的是，由旁观者实施的这两种 CPR（常规 CPR 或仅胸外按压的 CPR）对由心源性引起的儿童心搏骤停效果相似，这与动物实验和临床成人相关研究结果是一致的[38]。

与成人相比，儿童院内心搏骤停后的生存率更高：27% 的儿童能存活到出院，而成人只有 17%[20]。对于儿童和成人，由心室颤动 / 室性心动过速（VF/VT）引起的心律失常性心搏骤停后的预后更好。重要的是，

由心律失常引起的儿童院内心搏骤停很少（由心律失常引起的儿童心搏骤停只占 10%，但成人高达 25%）。在这些心律失常导致的心搏骤停患者中，大约有 1/3 的儿童和成人可以存活到出院。另外有趣的是，与成人相比，儿童院内心搏骤停后的生存率更高，这也反映出心电静止或无脉性电活动（PEA）的儿童生存率明显高于成人（儿童为 24%，成人为 11%）。进一步的调查表明，儿童较高的存活率主要是由于婴儿和学龄前儿童比年龄较大的儿童有更高的生存率[19]。虽然这只是推测，但儿童具有较高的存活率可能是由于在心脏复苏术中冠状动脉和脑血流量得到了改善。因为这些年幼的心搏骤停患者胸壁顺应性高，因此，主动脉舒张压和静脉回流也就得以增加[39, 40]。此外，院内心搏骤停的患儿在配备有专职儿科医师的医院中存活率也会增加[41]。

> **要点：儿童心搏骤停的流行病学**
> - 据报道，儿科 ICU 中心搏骤停的发生率为 1.4%，而在儿科心脏 ICU 中，心搏骤停的发生率为 3%～6%。
> - 在儿科 ICU 中，78% 的儿童实现了 ROSC，并且 45% 的儿童还能幸存到出院。
> - 由于心肺复苏技术的改进，目前明确的是长时间的心肺复苏术并非都是无效的。
> - 与成人相比，儿童院内心搏骤停后的生存率更高，这也反映出心电静止或无脉性电活动（PEA）的儿童生存率明显高于成人（儿童为 24%，成人为 11%）。

三、心肺复苏阶段

心搏骤停和 CPR 干预的四个不同阶段是：①心搏骤停前；②无血流（未经治疗的心搏骤停）；③低血流量（实施 CPR 后）；④复苏后 / 心搏骤停。如表 13-1 所示，改善儿童心搏骤停预后的干预措施应以 CPR 的时间和所处的阶段来对治疗方法进行优化。

（一）心搏骤停前

心搏骤停前阶段是指儿童先前所患的所有相关性疾病（如神经系统疾病、心脏疾病、呼吸或代谢疾病）和引起代谢供给和代谢需求分离的诱发事件（如呼吸衰竭或休克）。发生 IHCA 的患儿通常会在心搏骤停前的几小时内出现生理状态的变化[42, 43]，因此在停搏前

表 13-1　心搏骤停和复苏阶段

阶　段	干预措施
心搏骤停前（预防）	• 加强社区儿童安全教育 • 优化患者监测和快速应急反应 • 培训院内 MET 和快速反应团队 • 发现和治疗呼吸衰竭和（或）休克来预防心搏骤停 • 将患者转运至成熟的儿科中心
心搏骤停（无血流量）（保护）	• 尽量减少 BLS 和 ACLS 之间的间隔（条理清晰地进行治疗） • 当有除颤指征时，尽量缩短除颤的间隔时间
低血流量（CPR）（复苏）	• 用力快速按压 • 让胸廓完全回弹 • 尽量减少按压时的中断（采用 15∶2） • 避免过度通气 • 调整 CPR 以优化心肌血供（冠状动脉灌注压和呼出二氧化碳） • 如果标准 CPR/ACLS 没有立刻成功（2～5min 内），可以考虑 ECPR
复苏后短时间内（代谢供给）	• 改善心输出量和脑灌注 • 如果有指征，对心律失常进行治疗 • 避免高血糖、体温过高、过度通气、低氧血症和高氧血症 • 积极治疗发热 • 持续的质量改进以应对未来的紧急情况
复苏后阶段	• 尽早实施理疗及康复
远期康复（再生）	• 生物工程与技术结合 • 干细胞移植未来可能的作用

ACLS. 高级生命支持；BLS. 基础生命支持；CPR. 心肺复苏；ECRP. 体外膜氧合辅助的心肺复苏；MET. 医疗急救队

阶段，干预措施的重点是预防心搏骤停，尤其要注意对呼吸衰竭和休克的早期发现并采取针对性治疗。早期发现在确定儿童心搏骤停前状态中起着关键作用。此外，与成年人不同的是，儿童可能会对恶化的临床表现产生长时间的生理反应。医疗急救团队（medical emergency teams，MET）（也称为快速反应团队）是专门为此目的而设置的院内急救团队，该团队鼓励一线医务人员乃至家长根据生理流程的驱动参数，甚至直觉，即时启动评估。如果有必要，MET 对患者进行评估后，会将那些临床失代偿风险高的患儿转运至儿科重症监护病房，其目的是为了防止病情发展至完全性的心搏骤停状态或缩短启动高级生命支持的反应时间，从而减少无血流灌注的情况。另外，与 MET 启动前相比，MET 的干预降低了心搏骤停的发生率[16, 44, 45]。尽管早期识别流程不能发现所有有心搏骤停风险的儿

童，但似乎可以合理地做出假设。在病情发展过程中尽早将危重患儿转运到 ICU 进行更完善的监测，以及采取更为积极的干预措施，可以改善复苏治疗的效果和临床预后。然而，需要注意的是，临床医师必须发现心搏骤停前状态，以便启动监测和采取干预措施以阻止病情进展至心搏骤停。然而大量的资金和资源都用于研究心搏骤停的其他阶段，如果把重点着眼于骤停前状态，将会对存活率和神经系统的预后带来很大程度的改善。

在监护较为完善的病房中，如儿科心脏重症监护病房，采用实时预测分析的新方法可能会发现心肺恶化风险最高的患者。在 25 名单心室新生儿接受心脏手术后，其中大多数都接受的是左心发育不良综合征 I 期姑息治疗，研究人员对这 25 名患儿高精度记录的生理值进行回顾性分析，包括心率和心率变异度、呼吸频率变异度、ST 段变异性及脉搏血氧饱和度的风险指数，并构建了逻辑回归模型。在 13 例患儿中，研究人员共发现了 20 次心肺功能恶化事件（呼吸衰竭或呼吸停止，或心搏骤停），而在这些事件发生前 1～2h，风险指数的增加可以准确预测出即将发生的心搏骤停（ROC 下面积为 0.91）[46]。此外，在同一组患者中，在心搏骤停前 4h 的窗口期内，单独利用三维重建 ST 段矢量值和 ST 的变异也可以预测这些事件（ROC 曲线下面积为 0.81）[47]。如果这些方法经过前瞻性的研究及验证，再用来预测这些高危患者的心搏骤停，那么在以上监测方法的辅助下，早期预警可能会发生明显改进。

（二）无血流灌注/低血流灌注

为了改善儿童心搏骤停的预后，缩短未经治疗的心搏骤停的无血流灌注期是非常必要的。为此，对高危患者进行监测以尽早发现心搏骤停，并及时启动基础和高级生命支持是非常重要的。有效的 CPR 可以在低血流灌注期优化冠状动脉灌注压（相对于提高右心房压来说，主要还是提高主动脉舒张压），以及提供一定心输出量来维持重要器官血供和功能（通过提高平均动脉压）。基础生命支持的重要原则是：用力快速按压，在两次按压之间要让胸部完全回弹，尽量减少胸部按压的中断。心肌主要在舒张期通过冠状动脉接受来自主动脉根部的血流，当心脏停止跳动，主动脉不再有血流流动时，冠状动脉的血流也就停止了。然而，在胸外心脏按压过程中，主动脉压力与右心房压力同时升高，而在随后的胸外按压的减压阶段，右心房压比主动脉压下降得更快更低，从而在两者之间

产生一个了压力差，含氧血液也得以向心脏灌注。因此，胸廓的充分回弹（释放）是主动脉根部和右心房之间产生压力差的关键因素。在心肺复苏期间，冠状动脉灌注压（coronary perfusion pressure，CPP）低于 15mmHg 提示 ROSC 预后不良。此外，在实验及临床工作中较高的 CPP 值有提高 ROSC 的可能性[48-51]。因此，虽然胸外按压是心搏骤停期间维持心输出量的一个主要临时措施，但给予升压药物则是通过增加全身血管阻力来进一步提高 CPP 并促进 ROSC。在成熟的动物和人类研究中，研究人员发现在 CPR 低血流量灌注阶段实现最佳的 CPP、呼出气 CO_2 浓度及心输出量与患者自主循环恢复概率的提高及短期和长期预后的改善密切相关[48, 51-57]，目前急需未成熟的动物模型和儿童患者的临床研究来评估目标导向的 CPR。另外，在心室颤动和无脉性室性心动过速期间，缩短无血流灌注期的其他必要措施还有快速监测和迅速除颤。显然，要对这些心律失常的患儿进行成功复苏，仅靠 CPR 是不够的。对于由窒息和（或）缺血引起的心搏骤停，为心肌提供充足的灌注和氧供则是 ROSC 的关键因素。

（三）心搏骤停后 / 复苏

心搏骤停后 / 复苏阶段包括协调、熟练掌握心肺复苏后即刻、复苏后的几小时到几天及长期的康复，而复苏后即刻期是发生室性心律失常和其他再灌注损伤的高危期，在复苏后即刻期和复苏后的几天实施干预措施的目标包括：足够的组织氧供，治疗复苏后心肌功能障碍，并尽量减少复苏后组织损伤（例如防止复苏后出现发热和低血糖，需在可能的情况下，开始复苏后低温治疗，防止发生高血糖并避免高氧）。而心搏骤停后 / 复苏阶段可能在对细胞损伤（兴奋性毒性、氧化应激、代谢应激）和细胞死亡（凋亡和坏死）的理解认识方面取得突破性的进展，最终提出新的分子靶向干预措施。康复阶段的重点是对受损细胞的治疗，以及完善细胞与器官之间的反射和自发性通讯的重建，有利于长远的功能恢复。

复苏的具体阶段决定了治疗的重点。在某个阶段采用的改善预后的干预措施在另一个阶段可能是有害的。例如，在心搏骤停的低血流灌注阶段，强烈的血管收缩可以提高冠状动脉灌注压和 ROSC 的可能性，但在复苏后阶段，同样强烈的血管收缩却增加了左心室后负荷，从而可能加重心肌劳损和心功能障碍。目前我们对心搏骤停和复苏的认识只停留在生理学层面，只是通过粗略地调节血压、氧供和氧耗、体温和其他生理参数来改善预后，但随着人们对细胞损伤、血栓形成、再灌注损伤、介质级联反应、损伤和修复的细胞标志物及包括干细胞在内的移植等技术的不断深入，将来的干预手段也会逐渐与这些新兴领域相结合。

要点：复苏阶段

- 心搏骤停和心肺复苏的四个阶段是：①心搏骤停前；②无血流灌注（未经治疗的心搏骤停）；③低血流灌注（CPR）；④复苏后 / 心搏骤停。
- 在心搏骤停前阶段，干预措施的重点是预防心搏骤停，尽早发现呼吸衰竭和休克并采取治疗。
- 基础生命支持的重要原则是：用力快速按压，在两次按压之间让胸廓充分回弹，并尽量减少中断。
- 在复苏后阶段的干预措施包括：充足的组织氧供，治疗心肌功能障碍，并尽量减少组织损伤（例如，防止出现体温过高和低血糖，防止出现高血糖，以及避免高氧）。

四、心搏骤停（无血流灌注）和心肺复苏（低血流灌注）阶段的干预措施

高质量的 CPR 包括：①确保有足够的胸外按压频率；②确保胸外按压的深度；③在两次胸外按压之间让胸廓充分的回弹；④尽量减少胸外按压的中断；⑤避免过度通气[58]。

（一）A–B–C 或 C–A–B

对于 OHCA 的患者，"仅胸外按压"的 CPR 也可以改善患者预后[59, 60]，而这也是现在医疗急救服务调度员指导旁观者心肺复苏的推荐模式[61]。在日本近期的一项研究中，研究人员发现对于由原发性心脏病导致的 OHCA 患儿，采用单纯胸外按压的 CPR 和采用人工呼吸的传统 CPR，其存活率是相同的。然而，只有 29% 的患者是由心脏原因引起的 OHCA。在整个队列中，与采用人工呼吸的传统 CPR 相比，对那些由非心脏病引起的 OHCA 患者仅采用胸外按压的 CPR，后者的生存率明显要更差[40]。此外，在日本另一项全国性的 OHCA 注册研究中，研究人员发现单纯胸外按压 CPR 的生存率仅仅优于没有实施 CPR 的患者，但其生存率却没有传统 CPR 的高[62]。在美国最近的一

项 OHCA 注册研究中，人们发现接受胸外按压和人工呼吸这种传统 CPR 的儿童与未接受 CPR 的儿童相比，前者的总体生存率和预后都得到了改善；然而，与未接受 CPR 的儿童相比，仅接受胸外按压 CPR 的儿童的总体生存率和预后并无明显差别[63]。因此，除了"救援人员不愿或不能进行人工呼吸"这种情况外，对于院内或院外的心搏骤停，均不建议对儿童仅仅实施胸外按压的 CPR[58]。

无论如何，为了防止胸外按压开始时的不良延迟，以及由于辅助通气所涉及的工作相对复杂，目前在 CPR 期间，早期干预措施的优先次序已从气道 – 呼吸 – 循环（"A-B-C"）改为循环 – 气道 – 呼吸（"C-A-B"），这也得到了 2010 年和 2015 年 AHA BLS 指南的认可[58,64]。然而，2015 年国际复苏联络委员会的一份共识声明指出，在儿童患者中尚缺乏明确的研究证据来支持这一建议[65]。但在我们看来，C-A-B 在生理学上是合理的，特别是考虑到延迟胸部按压的开始时间与不良预后的关系。因此，儿科医师必须认识到窒息和低氧血症是心搏骤停的先兆[1,20]。在 ICU 和手术室内更是如此，ICU 及手术室的医务人员和其他医疗资源可以对患儿进行高质量的胸外按压及循环支持，经验丰富的医护人员还能为患儿进行辅助通气。

（二）气道和呼吸

尽快建立能够进行有效气体交换的气道是复苏成功的关键。复苏的第一步是使用自动充气型复苏气囊建立一个人工气道并进行纯氧通气，然后尽快实施气管插管，并尽量减少胸外心脏按压的中断。使用 CO_2 比色计对呼出气体进行检测则是儿童 CPR 的治疗标准[41]。呼出气中没有 CO_2 可能意味着气管插管位于食管内，或者 CPR 无效，没有或只有非常少的肺血流参与气体交换。如果没有 CO_2，应由经验丰富的临床医师立即进行直接喉镜检查，如果气管导管在气管中的位置正确，应关注胸外心脏按压的效果。在 CPR 期间，维持呼气末 CO_2 在恰当的水平是 ROSC 预后良好的一个有利因素[42,43]。

在 CPR 期间，患者的心输出量和肺血流量为窦性心率时的 10%～25%。因此，要使流经肺循环的血液进行充分的气体交换，必须降低分钟通气量。动物实验和临床数据表明，CPR 过程中过度通气（"过度通气"是由频繁的人工呼吸导致的）很常见，并可在很大程度上影响静脉回流和心输出量[66-68]。若考虑中断 CPR 以实施气道管理和人工呼吸的效应，这些不利的血流动力学因素会使情况更加复杂，并可能使

生存率变得更差[69-72]。虽然过度通气会给复苏造成困难，但鉴于大多数儿童的心搏骤停是由窒息所引起的这一事实（90% 的心搏骤停始于呼吸功能不全），立即开始充分的通气仍然非常重要。心律失常所致心搏骤停和窒息性心搏骤停在生理学上是截然不同的，在突发心室颤动所致心搏骤停的动物模型中，可接受的 PaO_2 和 $PaCO_2$ 数值在胸外按压但无人工通气期间可持续 4～8min[73,74]，其中部分原因是心脏停搏开始时，主动脉内的氧和 CO_2 的浓度与无血流及主动脉氧耗量最低的停搏前状态相差不大。在 CPR 低血流灌注期间，肺脏就充当了氧气的储库，因此，在没有人工呼吸的情况下，充分的氧合和通气可以继续进行。几项对成人 VF 所致心搏骤停的回顾性研究也表明，在旁观者实施 CPR 后，无论旁观者采用单纯胸外按压还是胸外按压复合人工呼吸，两者的预后都是相似的[49]。然而，在窒息所致心搏骤停期间，外周血流和肺血流在停搏前状态仍然继续流动，从而导致动脉和静脉血氧饱和度快速降低，乳酸水平升高，以及肺脏氧储备耗尽。因此，在 CPR 开始时，就会有严重的动脉低氧血症和由此导致的酸血症。在这种情况下，通过控制通气来进行人工呼吸就成为一种救生的措施。相比之下，在某些情况下，如室性心动过速 / 心室颤动导致的心搏骤停、心肺复苏期间过度通气对血流动力学的不利影响，再加上可能需要中断胸外按压以开放气道和实施人工呼吸，这些因素都是致命的组合。简而言之，复苏技术应根据患者的生理状况来优化患者的预后，采用快速、高效、熟练的气道管理，尽量减少胸外按压的中断，这些均是儿童心搏骤停复苏成功的基础。

（三）循环

1. 改善心肺复苏低血流灌注期间的循环：用力快速按压

当心脏停止跳动时，无血液流向主动脉，因此冠状动脉的血流也立刻停止[49]。此时，实施高质量的 CPR 对恢复冠状动脉的血流至关重要。CPR 的目标是最大限度地提高心肌灌注压（myocardial perfusion pressure，MPP），它可以通过公式计算得出，MPP= 主动脉舒张压（aortic diastolic blood pressure，AoDP）- 右心房压（right atrial pressure，RAP）。随着 AoDP 和 RAP 间压差的增加，心肌血流也得以提高。在向下按压的过程中，主动脉压与 RAP 同时升高，但 MPP 变化不大。然而，在胸廓回弹过程中，RAP 比主动脉压下降得更快更低，从而在这个人工创造的"舒张期"

产生一个压力差，后者可让含有氧气的血液向心脏灌注。在室性心动过速 / 心室颤动和窒息模型中，多项动物及临床研究已证实了 MPP 作为一个预测短期生存预后（ROSC）指标的重要性 [51, 75-78]。由于不进行胸外按压就没有血液流动，因此尽量减少胸外按压的中断是非常重要的。为了在胸外心脏按压的减压阶段使静脉更好地回流，胸廓完全回弹及避免过度通气（由于胸腔内压增加而阻止了静脉的充分回流）也同样重要。

根据前面的公式，MPP 可以通过增加主动脉和右心房之间的压力差来改善。举例说明，吸气阻抗阈（impedence threshold device，ITD）是一个小的一次性使用的阀门装置，可以直接连接到气管导管或面罩上，在自主呼吸的吸气阶段和 CPR 的减压阶段通过阻挡进入肺部的气流来增加胸内负压。ITD 在动物及成人 CPR 试验中的应用，证明了它具有改善重要器官的灌注压及心肌血供的能力 [72, 79-83]。然而，仅有一项随机对照实验是在成人 CPR 期间应用，其结果表明死亡率获益仅限于 PEA 患者 [83]。另外，在 CPR 期间，增加胸内负压可以改善灌注压的更多证据则来源于主动加压 - 减压设备（active compression-decompression device，ACD）。这是一种手持设备，通过类似于家用吸盘的吸力方式将其固定在患者的前胸部，可以在放松阶段主动降低压力，从而在胸腔内营造一个真空的环境，而在舒张阶段通过 ACD 的主动牵拉，胸腔内负压将血液抽回到心脏 [84]。动物实验及成人研究表明，与单独使用 ACD 相比，ACD 和 ITD 联合使用可进一步改善 CPR 期间的灌注压力 [81]。最后要说明的是，虽然这种新的 ITD 和 ACD 干预措施有望成为 CPR 期间改善血流的辅助设备，但用力快速按压、使胸廓充分回弹、尽量减少胸外按压中断、避免过度通气仍然是改善 CPR 期间血流和提高生存率的主要因素。

2. 胸外按压的幅度

临床专家共识建议儿童胸部按压的深度至少为胸廓前 - 后 (anterior-posterior，AP) 深度的 1/3（婴儿约为 4cm，儿童约为 5cm），这些专家共识均来源于大量的动物实验、临床上成人研究资料及有限的儿童研究资料。在一项仅有 6 名婴儿的小型临床研究中，按压深度达到 AP1/2 的患儿收缩期血压要比胸部按压深度达到 AP1/3 的患儿高 [85]。虽然这只是定性评估胸部按压深度的研究，但却是第一个从儿童群体中收集临床数据以支持现行胸部按压深度指南的研究。与此相反，使用计算机轴向自动断层扫描 [86, 87] 的两项研究表明，根据 AP 的相对百分比而推荐的儿童按压深度要大于

推荐用于成人的按压深度。另外，由于大多数儿童的胸廓 AP 直径并不足以留出按压所需的空间，因此按压的深度达到 AP 深度的 1/2 时，将会直接压迫心脏使其完全排空或使其发生移位。后续研究需收集儿童相关数据，并将定量测量的胸部按压深度与短期和长期的临床预后联系起来（动脉血压、呼气末 CO_2、ROSC 及生存率）。

3. 按压 / 通气比例

临床医师在 CPR 期间给予患者的通气量应与其灌注量相匹配，但不要超过灌注量。另外，临床医师也应根据复苏所处阶段的循环血量及组织的代谢需求调整通气量。因此，在 CPR 低血流量灌注状态下，当心排血量为正常值的 10%～25% 时，通气量就需要的比较少 [88]。在儿科患者中，按压与呼吸的最佳比例在很大程度上尚不清楚，它取决于许多因素，包括按压频率、潮气量、按压产生的血流量及中断按压进行通气的时间。近期一项模拟儿童心搏骤停的研究表明，与按压 / 通气比例为 5∶1 的心肺复苏术相比，按压 / 通气比例为 15∶2 时也具有同样的分钟通气量，并且胸外按压的次数还可以增加 48% [89, 90]。这一点非常重要，因为当胸外按压停止时，主动脉压迅速下降，冠状动脉灌注压也急剧下降，从而降低了心肌供氧 [49]。增加按压与通气的比例可以最大程度减小这些中断，从而增加冠状动脉血流。另外，正压通气的优点（提高动脉血氧含量及二氧化碳的清除）必须与循环血量减少引起的不良后果相平衡。这些结果部分解释了为什么美国心脏协会现在建议有两名救援人员时儿童的按压 / 通气比例为 15∶2，只有一名救援人员时是 30∶2。

4. 按压周期

在成人心搏骤停的模型中，当胸部按压的持续时间为总时间的 30% 时（按压时间与松弛时间的比例大约为 1∶2），心输出量和冠状动脉血流会达到最佳状态 [91]。随着 CPR 持续时间的增加，最佳按压可提高到 50%。在幼龄猪模型中，研究人员发现，与 30% 这一较短的按压周期相比，250～300ms 的松弛时间（按压频率为 120 次 / 分，按压周期为 40%～50%）可以改善脑灌注压 [92]。

5. 环绕式心肺复苏和局部胸骨按压

在成人和动物的心搏骤停模型中，研究人员已经证明了环绕式（复苏背心）CPR 可以显著改善 CPR 期间的血流动力学 [93]。对于较小的婴儿，临床医师通常可以用双手包绕他们的胸部，用拇指按压胸骨，并同

时环形压迫胸部（挤压胸腔）。在幼年动物的 CPR 模型中，这种"双拇指"按压胸部和双手挤压胸腔的方法所产生的收缩压、舒张压及脉压要比传统双指按压胸骨的方法更高[94]。虽未经过正规严谨的临床研究，但临床经验表明，使用双指很难获得足够的胸外按压力度及足够的主动脉压，因此我们完全赞同美国心脏协会指南中的建议，即医务人员使用双拇指环绕手法对婴儿实施 CPR[95]。

6. 开胸心肺复苏术

在动物模型中，高质量标准的胸外 CPR 产生的心肌血流量应大于正常心肌血流量的 50%，而产生的脑血流量约为正常血流量的 50%，心输出量为正常值的 10%～25%[49, 76, 96, 97]。相比之下，开胸 CPR 产生的心肌血流量和脑血流量可接近正常。虽然开胸按压可改善冠状动脉灌注压，提高动物和患者成功除颤的可能性[98-100]，但在许多情况下，通过开胸手术实施开胸 CPR 是不切实际的。一项对 27 名儿童钝性伤后 CPR 的回顾性研究表明（15 例患儿采用开胸 CPR，12 例患儿采用胸外 CPR），开胸 CPR 在没有提高 ROSC 比例或出院生存率的情况下还增加了住院费用。此外，两组患者的存活率均为 0%。该结果表明，患者一方面可能是由于创伤特别严重，另一方面可能是由于患儿到达医疗中心时间太晚，使其无法从这种积极的治疗中获益[101]。另外，临床医师常常是在心脏直视手术和胸骨切开术后对患儿实施开胸 CPR 的，然而在部分特殊复苏情况下，可能需要重新考虑早期实施开胸 CPR。

（四）输液通路

建立血管通路显然是复苏成功的关键，而建立常用的外周静脉通路则是医务人员首先要掌握的技术。此外，熟练掌握该方法的团队也可以使用超声引导技术建立静脉通路。婴儿和儿童，特别是住院儿童和曾接受多次药物治疗的儿童，他们的外周静脉往往较差，即使是 IHCA 的患者，没有静脉通路的情况也并不少见。在这种情况下，经过数十年的动物研究和临床应用，骨髓腔内（intraosseous，IO）输液目前已成为临床推荐的输液方法[41, 81]。因此，应在所有 CPR 抢救车上放置骨髓穿刺针（14、16、18 号针）。当需要穿刺时，选择胫骨近端平坦的表面，穿刺针应垂直放置在骨骼上，以旋转和"钻孔"运动置入直到失去阻力，后者提示穿刺针从骨皮质进入到骨松质。由于婴儿和幼童的骨髓正处于造血的活跃期，因此，在拔出穿刺针针芯并抽出骨髓后就意味着成功建立了输液通路，再用 5～10ml 的生理盐水快速冲洗管腔后，就可以通

过骨髓腔输注复苏的药物和液体，但药物和液体输注后需用生理盐水快速冲洗管腔。可经过骨髓腔给予的药物有肾上腺素、阿托品、抗心律失常药、纳洛酮和葡萄糖。此外，复苏的液体和血液及实验室检验所需的血样也能经此通路输注和采集，但必须仔细检查有无液体外溢到周围组织，同时必须尽快建立常用的静脉通路。由于在复苏过程中建立中心静脉通路常常会比较困难，因此，骨内通路就成为首选，并且在建立静脉通路时不应中断胸外按压，而有关骨内通路的更多信息请参阅其他章节（见第 19 章）。

（五）心搏骤停的药物治疗

虽然动物实验已表明肾上腺素可以提高窒息和心室颤动所致心搏骤停后的初期复苏成功率，但却没有前瞻性研究证明肾上腺素或其他药物能够改善儿童心搏骤停后的生存率。医务人员会尝试在儿童心肺复苏过程中使用多种药物，包括缩血管药物（肾上腺素和加压素）、抗心律失常药（胺碘酮和利多卡因）和其他药物，如氯化钙和碳酸氢钠。本部分将会对每一类药分别进行探讨。

1. 缩血管药物

肾上腺素（副肾素）是一种内源性儿茶酚胺，是 α 和 β 肾上腺素受体的强效激动药。α 肾上腺素受体（血管收缩）激动后可以提高全身和肺血管张力。因此，较高的 AoDP 改善了冠状动脉灌注压和心肌血流，尽管它降低了心肺复苏过程中的整体心输出量。如上所述，心肌血流充足是 ROSC 的一个关键决定因素。另外，由于外周血管收缩导致大量血流进入脑循环，因此肾上腺素在高质量 CPR 中还可以增加脑血流[102-104]。然而，最近的研究表明，肾上腺素在增加全脑血流的同时可以降低大脑局部的微循环血流量[105]。激动 β 肾上腺素受体可以提高心肌的收缩力及心率，并松弛骨骼肌血管和支气管平滑肌。然而，在心搏骤停大剂量使用肾上腺素后，却并未在外周血管上观察到 β 肾上腺素受体的效应。肾上腺素还能增加心室颤动的振幅和频率，提高除颤成功的可能性。在心搏骤停的动物模型中，大剂量肾上腺素（0.05～0.2mg/kg）比标准剂量的肾上腺素（0.01～0.02mg/kg）更能改善 CPR 期间的心肌和脑血流量，并可能提高早期 ROSC 的概率[106, 107]。然而，前瞻性和回顾性研究表明成人或儿童使用大剂量肾上腺素并不能提高生存率，而且还可能导致神经系统预后不良[108, 109]。一项随机、盲法、对照实验表明，针对儿童 IHCA 初始标准剂量的肾上腺素治疗无效后，再次给予标准剂量肾上腺素与大剂

量肾上腺素对比得出大剂量肾上腺素组 24h 的生存率更差（27 名采用大剂量肾上腺素的患者只有 1 名幸存者，23 名采用标准剂量的患者有 6 名幸存者，$P < 0.05$）[110]。因此基于这些临床研究，不建议在初期治疗或抢救性治疗中常规应用大剂量肾上腺素。另外重要的是，这些研究也表明应用大剂量肾上腺素会使者复苏后的血流动力学状况和生存率变得更差。

血管加压素是一种长效的内源性激素，它与特定受体结合能够引起全身血管收缩（V_1 受体）和水在肾小管中的重吸收（V_2 受体）。血管收缩在骨骼肌和皮肤血管床中表现得最为明显。此外，血管加压素与肾上腺素不同，血管加压素不会引起肺血管的收缩，并且在心搏骤停的实验模型中，血管加压素可增加心脏和大脑的血流量，并提高远期生存率。人们曾推荐将血管加压素作为成人心搏骤停中肾上腺素的替代品[111]，但由于它与单用肾上腺素相比缺乏生存优势，因此 2015 年的指南将其删除[112, 113]。另一方面，由于儿科数据的缺乏，以及在美国心脏协会的 GWTG-R 研究中血管加压素与 ROSC 的比例较低有关[114]，在儿童心搏骤停期间已不建议使用血管加压素。虽然在心肺复苏术中会出现肾上腺素难以纠正的低外周循环阻力的患者，并且这部分患者可能也会得益于血管加压素的联合使用，但这一点尚未得到阐明。

2. 抗心律失常药物

长期以来，胺碘酮一直都是休克 - 难治性心室颤动或无脉性室性心动过速的首选药[115]，但 2014 年 GWTG-R 的一项研究表明，在发生上述心律失常的情况下使用利多卡因可以提高 ROSC 的可能性[116]。目前还不清楚哪种药物具有更明显的优势，现行 AHA 指南明确推荐胺碘酮或利多卡因都可以用于休克 - 难治性心室颤动及无脉性室性心动过速的治疗[8]。

3. 钙

尽管缺乏有效性证据，但钙剂已被用于儿童心搏骤停。有文献表明，在缺乏明确临床适应证的情况下（如低钙血症、钙通道阻滞药过量、高镁血症或高钾血症），给予钙剂并不能改善心搏骤停的预后[117-125]。相反，已有三项儿童相关临床研究表明，给予钙剂会出现潜在的危害，因为常规应用钙剂会导致患者生存率降低和（或）神经系统预后不良[117-125]。尽管支持在 CPR 过程中可以使用钙剂的临床数据非常有限，但在低钙血症高危患者（如肾衰竭、休克所致的大量输血）的心肺复苏期间，结合其停搏时的实验室检查结果，给予钙剂也是合理的。

4. 缓冲液

目前还没有关于研究碳酸氢钠在儿童心搏骤停治疗中应用的随机对照试验，但已有两项随机对照试验探讨了碳酸氢钠在治疗成人心搏骤停[126]及在产房用于治疗呼吸骤停的新生儿中的应用价值[127]。然而，碳酸氢钠在两项研究中均没有提高患者的生存率。事实上，一项多中心回顾性院内儿童心搏骤停的研究发现，在心搏骤停期间，即使是在对患者的年龄、性别和首次记录的心律进行校正后给予碳酸氢钠仍会导致生存率的下降[124]。因此，不建议在儿童心肺复苏中常规使用碳酸氢钠。此外，研究对象涉及严重代谢性酸中毒的危重成人的临床试验也表明，尽管碳酸氢钠可以纠正酸中毒，但对血流动力学并无益处[128, 129]。这一结果令人吃惊，因为严重酸中毒可能抑制儿茶酚胺的作用，并使心肌功能恶化[130, 131]。然而，在心肺复苏术中普遍使用碳酸氢钠却并没有得到临床数据的支持。植入心脏起搏器的儿童在发生酸中毒时，心肌电刺激阈值可能会升高[132]。因此，当这些儿童确诊发生严重酸中毒时，应使用碳酸氢盐或其他缓冲液。此外，三环类抗抑郁药过量、高钾血症、高镁血症或钠通道阻滞药中毒的患者也可使用碳酸氢钠。另外，碳酸氢盐的缓冲作用是通过一个氢离子和一个碳酸氢根离子结合形成二氧化碳和水起效的。因此，必须通过适当的分钟通气量来排出二氧化碳。如果在输注碳酸氢钠时，通气功能受到了影响，那么二氧化碳的蓄积可能会抵消碳酸氢盐的缓冲作用。由于二氧化碳容易透过细胞膜，在通气不足的情况下给予碳酸氢盐，反而会加重细胞内的酸中毒。因此，呼吸性酸中毒时不应使用碳酸氢盐治疗。

要点：心搏骤停和 CPR 期间的干预措施

- 除了"救援人员不愿或不能进行人工呼吸"这种情况外，不建议对儿童仅仅实施胸外按压 CPR。
- 复苏技术应以优化患者预后为目标，采用快速、有效、熟练的气道管理并尽可能减少胸外按压的中断。
- CPR 的基本原则是：用力快速按压，让胸廓充分回弹，尽量减少中断，也不要过度通气。
- 目前 AHA 指南推荐使用胺碘酮或利多卡因治疗休克 - 难治性心室颤动或无脉性室性心动过速。

五、复苏后的治疗

（一）体温管理

尽管心搏骤停后发热很常见，并且发热还会导致神经系统预后极差[135]，但对于儿童接受低温治疗的几项观察性研究并没有证明患儿的死亡率或神经系统的预后得到了改善[133, 134]。此外，研究人员在 OHCA 的患儿中开展的心搏骤停后低温治疗（therapeutic hypothermia after cardiac arrest，THAPCA）实验表明，尽管低温措施在一定程度上有利于提高生存率，但与正常体温相比，低温没有改善心搏骤停后的死亡率和神经系统的预后[136]。而对 IHCA 患儿开展的 THAPCA 实验同样也未能证明，低温与正常体温相比可以提高患者的生存率，以及带来良好的神经系统预后，并且该实验最后因无意义而中止[137]。现行儿科高级生命支持（pediatric advanced life support，PALS）有关昏迷患者体温管理的指南要求对 ROSC 后发热的患者（体温＞38℃）和 ROSC 后 5 天体温正常的患者（36～37.5℃）进行积极治疗。尤其是在 OHCA 患者中，尽管还缺乏证据证明低温治疗优于常温治疗，但可以考虑 2 天的低体温治疗（32～34℃）后再加 3 天的常温治疗。持续的体温监测及积极治疗 ROSC 后的发热都是指南Ⅰ级推荐的方案[8]。

（二）血糖控制

心搏骤停后的高血糖和低血糖都会导致神经系统的预后不良[138-141]。虽然低血糖可能会使神经系统的预后更差，但高血糖本身是否有害或仅仅是长时间缺血引起的激素应激反应严重程度的一个标志物，目前还不清楚。但在成人危重患者中，通过注射胰岛素严格控制血糖可以提高生存率[142, 143]。然而，随后非手术成人及新生儿 / 儿童的实验表明，严格控制血糖并不能提高生存率。此外，由于疏忽造成的低血糖发生率也比较高，因此试图严格控制血糖可能反而会造成潜在的危害[138, 144-150]。综上所述，目前并没有足够的证据强烈推荐对心搏骤停后 ROSC 的高血糖患儿进行治疗。如果对 ROSC 后的高血糖患儿进行了治疗，那就需要认真监测血糖浓度，以避免低血糖。

（三）血压管理

心搏骤停后，ROSC 患者的血压可能会有极大的变化，而在心搏骤停后 / 复苏阶段，心肌功能障碍是极其常见的，并且普遍会导致低血压[151-162]。此外，也可能发生高血压，尤其是因心搏骤停后心肌功能障碍而接受血管活性药治疗的患者。在心搏骤停和 CPR 的初期阶段，"无血流灌注"及"低血流灌注"状态可能已经造成重要器官的损伤。因此，对停搏后的血压进行改善以维持受损伤器官有足够的灌注压是非常重要的。平均动脉压在一个很宽广的范围内时，健康患者的脑神经血管束会严格控制脑血流（自身调节）。然而，心搏骤停复苏后的成人脑血流量自动调节功能受损，并且这种情况也会出现在儿童中[163]。另外，心搏骤停后脑神经血管的自身调节功能异常，可能会限制大脑对过多脑血流及微血管灌注压的调节能力，从而在高血压时导致再灌注损伤。但在动物模型中，与正常血压下的再灌注相比，复苏后短暂诱发的高血压可以改善神经系统的预后[164, 165]。相反，低血压会通过影响机体能量的需求和供给而使缺血性损伤后的神经系统代谢危象持续下去。因此，心搏骤停后对血压管理的一个实用方法是在复苏后的高危时期尽量减少血压的波动。

（四）复苏后心肌功能障碍

在成功复苏后，动物和人类普遍都会发生停搏后心肌顿抑和低血压[151-162]。动物实验研究表明，停搏后心肌顿抑普遍表现为双心室收缩和舒张功能不全。它在病理生理和生理学上与脓毒症所致的心肌功能障碍和体外循环后的心肌功能障碍类似，包括炎症介质和一氧化氮的生成增加[154, 157, 158, 160]。由于心脏功能对心搏骤停后的再灌注至关重要，因此，停搏后心肌顿抑的治疗对提高生存率可能会非常关键。在复苏后阶段，医务人员必须根据患者的心血管生理学谨慎地使用维持循环功能的药物（如正性肌力药、缩血管药物和血管舒张药）。虽然尚未确定心搏骤停后对低血压和心肌功能障碍的最佳治疗方法，但研究数据表明，积极的血流动力学支持会提高患者生存率。一项动物的对照实验表明，多巴酚丁胺、米力农和左西孟旦可以有效改善心搏骤停后的心肌功能障碍[151, 152, 166, 167]。在多项临床观察研究中，研究人员对低血压并伴中心静脉压低的患者进行了液体复苏治疗，并输入了肾上腺素、多巴酚丁胺和多巴胺等多种血管活性药治疗心肌功能障碍综合征[155-159, 161, 162]。这些药物的最佳应用方案应按照目标导向来精确调控，并且实施有创血流动力学监测是合理的。对于危重患者的治疗原则是，维持适当的血压及适当的氧供。然而，"适当"的定义却很难把握。对大型动物的相关研究表明，即使是最理想的复苏，缺血和再灌注仍会造成持续的线粒体和代谢损伤[168, 169]。此外，对于合并中心静脉压低的血管扩张性休克，合理的干预措施包括液体复苏和输注血管活性药物。对于左心室心肌功能障碍，正确的治疗方法有维持液体平衡、输注正性肌力药及减轻后负压。

（五）神经功能监测

心搏骤停后的连续神经功能监测和目标导向的干预措施是一个广受欢迎的前沿领域，在改善心搏骤停后的神经系统方面具有巨大的前景[170]，而连续脑电图（continuous electroencephalography，cEEG）监测已逐渐成为重症患者神经功能监测的一种方案，尤其是用它来诊断非惊厥性癫痫（Non-convulsive seizures，NCS）和接受肌肉松弛药患者的癫痫发作。它是一种可在床旁实施的无创监测方法，可以对皮质功能进行持续评估。通常，对连续脑电图的结果分析并不是由床旁的重症监护医师而是由远程的神经内科医师进行的。然而，定量脑电图仪器使用的优势是床旁护理人员可发现重要的脑电图改变，如癫痫发作或正常脑电波的突然改变，进而可对其进行实时分析及干预[171]。在一项针对儿童 cEEG 的前瞻性研究中，cEEG 检测出有 39%（31 个患者中有 12 个患者发生）的儿童在心搏骤停后发生了非惊厥性抽搐[172]。此外，在一个部分重叠的 19 名儿童队列研究中，人们发现非惊厥性癫痫在心搏骤停后接受低温治疗的儿童中很常见[172]。因此，NCS 似乎是儿童心搏骤停后的常见并发症。虽然 NCS 与不良预后的关系在心搏骤停后的儿科患者中尚未确定，但在危重症的成人和新生儿中，NCS 却可以导致预后不良[173-179]。因此我们认为，对于心搏骤停后的儿童应考虑监测 cEEG，并使用抗惊厥药物对合并 NCS 的患者（尤其是癫痫持续状态伴 NCS 的患者）进行治疗。另外，需要进一步的研究来更好地确定 NCS 的频率和抗惊厥治疗的潜在益处。

在心搏骤停后，氧化损伤可能在复苏后治疗的早期阶段最为严重[180]。有趣的是，在动物模型中，在复苏期间和复苏后即刻使用 100% 的氧气（与室内空气相比）可能会增加关键线粒体酶（丙酮酸脱氢酶或锰超氧化物歧化酶）或线粒体脂质（心磷脂）的氧化损伤，并导致神经系统预后不良[181-184]。在大型动物实验中使用外周脉搏血氧仪监测复苏后阶段的氧合，可以减少复苏后的高氧血症，并显著改善神经病理和神经行为方面的预后[185]。另外，研究人员还对心搏骤停 24h 内入住 ICU 的危重成年患者进行了一项观察性的研究，结果表明与缺氧或动脉血氧分压正常相比，动脉血氧过高（$PaO_2 \geq 300mmHg$）是院内死亡率的独立相关因素[186]。因此，我们认为在儿童心搏骤停期间和之后均应保证氧合。虽然尚不清楚最佳 SpO_2 应维持在多少，但我们建议将 FiO_2 的浓度调整到能够确保

患者 $SpO_2 > 94\%$ 的最低浓度。停搏后的治疗措施中将纳入更多前沿的神经重症监护技术，如近红外光谱技术、大脑微透析技术、脑组织氧饱和度监测（brain tissue oxygen saturation，$PbtO_2$）、脑血流量监测，甚至是线粒体功能障碍的床旁分析。脑血氧饱和度测定是一种无创、应用近红外（near infrared，NIR）光测量脑组织灌注的技术[187]。商用近红外光谱仪的一个探源可以发出连续的光波，并通过贴于患者前额的检测探头对返回的光波进行分析。在心搏骤停期间实施脑氧饱和度监测是切实可行的，并且也不一定会影响高质量 CPR 的实施[188-191]。Parnia 和他的同事在 2016 年进行了一项多中心前瞻性的观察研究，而该研究目前也是心搏骤停期间实施脑氧饱和度测定纳入成人最多的一项队列研究[192]。在这项涉及 IHCA 的研究中，心肺复苏后持续保持自主呼吸循环的患者在心肺复苏期间总体 rSO_2 较高（51.8% 和 40.9%，$P < 0.0001$）。此外，神经预后良好并存活至出院患者的 rSO_2 要高于院内死亡但心肺复苏后自主呼吸循环恢复的患者（rSO_2 的平均值分别为 56.1% 和 50.6%，$P < 0.001$）。而 $rSO_2 < 25\%$ 的患者，未见有心肺复苏后的自主呼吸循环恢复。2015 年，Sanfilippo 和他的同事主要针对 OHCA 患者进行了一项 Meta 分析，结果表明实现 ROSC 患者其 rSO_2 平均值为 44.9%，而未实现 ROSC 的患者其 rSO_2 平均值只有 29.4%[193]。由于商用监测仪的多样性和技术限制，因此，应当谨慎的对 rSO_2 结果进行分析。此外，脑氧饱和度的最佳数值目前也尚不清楚。在心搏骤停的情况下，由于这些仪器还没有得到金标准检测办法的验证，因此在血流和氧合减少时脑氧饱和度的数值可能并不准确[193-196]。

要点：复苏后的治疗
- 连续体温监测及积极治疗 ROSC 后的发热是指南 I 级推荐方案。
- 如果对 ROSC 后的高血糖患儿进行治疗，那么应仔细监测血糖浓度以避免低血糖。
- 低血压通过影响机体能量的需求和供给而使缺血性损伤后的神经系统代谢危象持续下去。
- 治疗危重患者的基本原则表明，合理的治疗目标是维持适当的血压及适当的氧供。
- 虽然最佳 SpO_2 尚未确定，但我们建议将 FiO_2 调整到能够确保患者 $SpO_2 > 94\%$ 的最低浓度。

六、其他注意事项

（一）心肺复苏的质量

尽管有循证医学指南的指导、对广大医务人员的急救培训及对急救人员的资质认证，但 CPR 实施的质量仍较差。另外，心肺复苏指南对其所涉及的 CPR 参数都提供了目标值，而这些参数与按压的频率、按压的深度、通气、避免无 CPR 间期及在按压之间胸骨压力的完全释放密切相关[197]。按压速率慢、按压深度不足及按压多次中断仍比较常见。"用力快速按压，尽量减少中断，让胸廓完全回弹，不要过度通气"，这种方法可以显著改善心肌、大脑和全身灌注，而且也很可能改善预后[71]。有文献表明，复苏后治疗的质量也是提高复苏存活率的关键[155]。最近，国际复苏联络委员会和美国心脏协会达成共识，再次强调了在心搏骤停复苏过程中衡量 CPR 的质量和避免过度通气的重要性[198]。虽然对心肺复苏术中所需要的正确通气量、时机、支持的强度和持续时间存在争议，但都需要检测和调节通气量和血流量的比值在可接受的范围内，这一点是毫无争议的。因此，安全、准确和实用的辅助技术可能会提高"CPR 质量"的检测和反馈。

最新开发的技术可以通过力量传感器和加速计来监测 CPR 的质量，并可以就胸部按压的频率、深度和通气量向 CPR 实施者提供口头反馈。最近的儿科数据表明，强化训练和实时纠正反馈有助于胸外按压质量达到 AHA CPR 指南中特定年龄的目标值[199-201]。此外，复苏后治疗的改善也可以提高复苏的存活率[155]。

（二）体外膜肺氧合辅助下的心肺复苏

体外膜肺氧合急救（extracorporeal life support，ECLS）设备的使用可作为难治性心搏骤停的补救治疗，体外膜肺氧合辅助下的心肺复苏（extracorporeal cardiopulmonary resuscitation，ECPR）是复苏医学领域里一个新兴话题。在患有内科或外科心脏疾病的儿童中，有文献表明，ECPR 可以提高患儿的出院生存率[202]，甚至在 CPR 超过 50min 后仍然有效[203]。然而，目前通过对广大人群的观察研究，结果并未表明 ECPR 与传统 CPR 相比具有生存优势[204, 205]，但患有原发性心脏病的儿童无论是在恢复、手术还是移植等过程中 ECLS 均可发挥作用。因此，该类患儿具有一定生存优势。与非心源性病因导致的心搏骤停患者相比，该类患者还有一个潜在的优势，即主要是单一器官衰竭，使复苏后完全恢复的概率更大[206]。另外，重要的是在这些观察性研究中，临床医师将 ECPR 作为

一种补救治疗用于那些如果继续进行传统复苏可能会死亡的患者[206]。事实上，在一项 GWTG-R 研究中，对接受 CPR > 10min 的心脏疾病和非心脏疾病患者进行了观察，结果表明那些接受 ECPR 的患者在出院时生存率和神经预后均有所改善[207]。由于这些研究存在一定缺陷，即使是在控制混杂因素的情况下，在大多数人群中进行的观察性研究还是提示 ECPR 仍然缺乏生存优势[208]。在没有随机对照试验专门对比早期启动 ECPR 和传统 CPR 的情况下，考虑 ECPR 作为患有潜在可逆性基础疾病患者的补救治疗可能是合理的。然而，正如 PALS 指南中提出，任何合理的成功机会需要具备"已有 ECMO 流程、专业和设备"[8]，以及培训在困难的情况下能够高效置管的专业团队。因此，及时且高质量的 ECPR 可能会成为儿童传统 CPR 的一种高效的辅助措施。未来在该领域将确定患者群体并优化体外生命支持的临床方法，实施 CPR 的临床医师应在复苏过程的早期考虑进行 ECPR，如果在 5min 内患者 ROSC 失败，临床医师可能应该反思：①患者是否有潜在可逆的病程；② ECMO 有没有可能成为通向良好预后的一个"桥梁"；③团队是否有人员和资源及时实施 EMCO。如果三个问题的答案都是"是"，则应考虑迅速实施 ECPR。

（三）儿童心室颤动和室性心动过速

一直以来，儿童的心室颤动或室性心动过速是一个没有被得到重视的儿科问题。近期研究表明，27% 的 IHCA 患者在复苏过程中出现心室颤动和室性心动过速（即可电击复律的心律）[25]。另外，在儿童心脏重症监护患者中，高达 41% 的患儿呼吸暂停与心室颤动和室性心动过速有关[208]。此外，根据国家心肺复苏登记处（National Registry of Cardiopulmonary Resuscitation，NRCPR）的数据库显示（https://www.heart.org/en/professional/quality-improvement/get-with-the-guidelines/get-with-the-guidelines-resuscitation/get-with-the-guidelines-resuscitation-overview），10% 的 IHCA 患儿最初节律为心室颤动和室性心动过速。总体来说，27% 的患儿在复苏期间发生心室颤动和室性心动过速[209]。而心室颤动的发病率因环境和年龄的不同而不同[210]，当患者存在以下特殊情况时，如三环类抗抑郁药过量、心肌病、心脏手术后和 QT 间期延长综合征，心室颤动和室性心动过速更有可能发生。

对于短时间的心室颤动，应选择迅速除颤。一般来说，延迟除颤会导致死亡率每分钟增加 7%～10%。由于在实施除颤前必须考虑是否有心室颤动，因此通

过心电图尽早确定心律失常的类型是至关重要的。儿童的心室颤动是极其罕见的这种观点，会让与现实一致的致命结局呈现。虽然推荐的除颤剂量是 2J/kg，但支持这一推荐剂量的数据并不是最理想的，而且也是基于老式的单相除颤器。在 20 世纪 70 年代中期，专家建议所有儿童的起始剂量为 60～200J。然而，出于对心肌损伤的担忧及动物数据表明，电击剂量在 0.5～1J/kg 范围内时对于各类物种的除颤都是足够的。Gutgesell 等评估了他们应用 2J/kg 单相电击的除颤效果，该实验是对 27 名儿童的 71 次经胸除颤进行评估，电击剂量按 2J/kg 计算小于 10J 时成功除颤率能达到 91%（如颤动的终止）。最近的数据表明，2J/kg 的初始电击剂量可使不到 60% 的儿童颤动中止，这表明儿童除颤可能需要更高的剂量 [30, 211]。尽管对儿童除颤已有 50 年的临床经验，但最佳剂量目前仍未知。

（四）儿童自动体外除颤器

自动体外除颤器（automated external defibrillators，AED）提高了心室颤动患者的生存率 [212, 213]，但只推荐 AED 用于 8 岁或 8 岁以上发生心搏骤停的儿童 [95, 214]。现有数据表明，某些 AED 可以准确诊断所有年龄段的儿童心室颤动，但还有许多 AED 由于除颤电极板和能量剂量均是针对成人，从而限制了它们在儿童中的应用。目前，人们已经研发出拥有降低传输能量的小号除颤电极板的适配器，将其作为成人 AED 的配件，使其可用于儿童。AED 的诊断程序对儿童心室颤动和室性心动过速应具有敏感性和特异性是非常重要的，目前，已有部分 AED 制造商的诊断程序通过了敏感性和特异性的检测。因此，它们可以被应用于年幼的儿童。

（五）儿童心肺复苏和模拟培训

在儿科麻醉学和重症监护的医学教育和培训中，模拟教学已经占据了越来越重要的地位，而心肺复苏则是在儿科模拟培训中心所提供的培训项目中出现频率最高的项目 [185]。模拟病例可以揭示医师在知识和技术方面的差距。在一项对 20 名麻醉科住院医师进行的研究中，科研人员模拟了一名 1 岁 10kg 的患儿在麻醉下接受颅内肿瘤切除术时，发生了高钾血症所致的心搏骤停，并导致无脉性电活动的情景，但只有 1/3 的住院医师实施了正确的胸外按压，并给予了正确剂量的肾上腺素；仅有 1/4 住院医师认为高钾血症是心搏骤停的原因，且无人查求用药剂量相关知识 [186]。一项在儿科 ICU 实施有效胸外按压现场模拟培训的研究中，经常接受这些培训的医务人员比不经常接受这些培训的医务人员在更短的时间内正确地演示了胸外按压 [169]。如要了解儿科麻醉模拟培训的详细内容请参阅其他章节（见第 47 章）。

（六）术中心搏骤停

关于术中心搏骤停原因的详细内容请参阅其他章节（见第 45 章）。

（七）何时应该停止心肺复苏？

以下几个因素决定了心搏骤停后是否能够存活，包括停搏的机制（如创伤、窒息、循环休克的进展）、发生骤停的场所（如 IHCA 或 OHCA）、响应的时间（如有无目击者，有无旁观者实施 CPR）、潜在的病理生理学（如心肌病、先天性缺陷、药物中毒或代谢紊乱），以及基础疾病是否可以逆转。在决定终止复苏治疗之前，都应该对这些因素进行考虑。传统上认为，CPR 持续超过 15min 或当需要给予 2 次以上的肾上腺素时属于无效抢救 [215]，但在院内超过 15min 的 CPR 或给予两次肾上腺素的情况正逐渐成为常态并且这些措施也改善了预后，其中部分原因可能是由于 CPR 质量和复苏后治疗的改善 [20, 21]。尽管前面提及的 ECPR 数据强调了延长 CPR 有可能获得很好的预后 [203, 216-219]。最近，Berg 和其同事提出，接受 1～3min CPR 的患者的 ROSC 比例达到了 98%，而 CPR 大于 30min 的患者，ROSC 的比例为 56%，两者的出院生存率分别为 66% 和 28% [1]。另外，在一项 GWTG-R 研究中，CPR 持续大于 35min 儿童的出院存活率为 16% [220]。虽然这些数据看起来并不理想，但重要的是要认识到，10 年前这些需要更长时间 CPR 的儿童实际上要比持续正常时间的 IHCA 患儿有更好的预后 [4]。因此，关于是否继续复苏的决定因素不应仅仅基于持续时间。

（八）心搏骤停的质量改善

2015 年，美国医学研究所的报告指出提高心搏骤停生存率的策略：行动的时机，建议采取持续质量改进方案来提高心搏骤停的生存率 [221]，而心肺复苏质量改进策略的应用已经提高了生存率 [222]。例如，规范化非惩罚性反馈的实施和多学科心搏骤停后情况汇报的实行已经有效改善了心肺复苏的质量，并且还提高了 IHCA 患儿的出院生存率 [223, 224]。

（九）心搏骤停后的预测

ROSC 后，很多检查结果都与生存率和神经系统预后密切相关。这些检查结果包括瞳孔反应 [225, 226]、血清生物标志物（如神经元特异性烯醇化酶和 S100B [227, 228]）、血清乳酸水平 [229]、脑电图的表现 [225, 230]、体感诱发电位 [231]、神经影像学研究 [232]、无创脑组织氧饱和度的监测结果[192, 233]和有无低血压[234]等。但需要注意的是，支持应用这些仪器作为预测指标的数据并不像在成人中那样可靠。在心搏骤停后，患者的任何一项数据都必须结合患者的整体临床情况进行分析。

> **要点：其他考虑事项**
> - 高质量的 ECPR 可能会成为传统 CPR 的一种高效的辅助措施，是未来在该领域将确定患者群体并优化体外生命支持的临床方法。
> - 2J/kg 的初始电击剂量可使不到 60% 的儿童颤动中止，表明对儿童除颤可能需要更高的剂量。
> - 某些 AED 可以准确诊断所有年龄段的儿童心室颤动。
> - CPR 持续大于 35min 儿童的出院存活率为 16%。
> - 非惩罚性反馈和心搏骤停后情况汇报已经有效改善了心肺复苏的质量，并且还提高了出院生存率。

七、结论

图 13-1 至图 13-8 总结了美国心脏协会针对 PALS 的最新指南（2015 年版）[235]，每隔几年就会发布新的指南，建议读者查阅最新的指南并遵循。

儿童心搏骤停和 CPR 的预后似乎有所改善，但仍有许多患者遗留下严重的神经损伤。也许，对儿童心搏骤停期间和之后的病理生理事件变化的理解，以及儿科重症治疗和儿科急诊医学的发展，促使这些预后得到了明显的改善。此外，在心搏骤停患者特定亚群的研究中，基础科学和应用科学实验室即将取得更大的突破，而 ECPR 和 CPR 对每个患者和病理生理学的优化是心肺复苏的发展趋势。通过有策略地将治疗重点放在心搏骤停的特定阶段，重症监护治疗将为儿童心肺复苏和脑复苏带来更大的希望。

病例分析

在父母大约 10min 没有看到孩子后，有人发现一名 5 岁的小女孩沉在游泳池的底部。救生员将她从水中救出来，发现她已经窒息并且没有生命体征，救生员随后对她进行了人工呼吸和胸外按压。在呼叫紧急医疗救护（emergency medical services，EMS）时，救生员以 15 ∶ 2 的比例对她实施胸外按压和人工呼吸。EMS 医师到达后，轴向稳定颈部的同时置入一根气管导管。气管插管后，以每分钟 10～12 次的呼吸频率进行手控呼吸，同时以每分钟 100 次的频率进行胸外按压，然后放置了 AED。AED 显示暂不用电击，随后 EMS 医师使用了颈托，并在她的右侧胫骨近端插入了一根骨髓内穿刺针，然后每 3 分钟单次骨髓腔内注射 1 ∶ 10 000 的肾上腺素 2ml（预估体重为 20kg，则根据这个预估体重按 0.1ml/kg 推注），共推注 3 次。随后将她转到院外的急救部门（emergency department，ED），在到达 ED 时，她的自主循环已经恢复。

在急诊室，监测生命体征：直肠温度 36℃，心率 170 次 / 分，血压 120/60mmHg。吸入纯氧下 SpO$_2$ 为 100%，呼气末 CO$_2$ 为 65mmHg，双侧瞳孔为 4mm 并有对光反应，刺激后可以出现无目的性的间歇性肌肉强直。医务人员开放了两条外周静脉通路，首次静脉血气显示 pH6.9，

PCO$_2$ 65mmHg，PaO$_2$ 25mmHg，碳酸氢盐 12mEq/L，碱剩余 -22mEq/L，钙离子 1.02mmol/L。全血细胞计数结果显示：白细胞计数 15 000/mm^3，血红蛋白 12g/dl，血小板计数 242 000/mm^3。化学分析结果显示：钠 138mEq/L，钾 7mEq/L，氯离子 103mEq/L，BUN 15mg/dl，肌酐 0.3mg/dl，葡萄糖 345mg/dl。第一次胸部 X 线结果显示：气管导管位于气管中段，双肺有模糊浸润。严重的酸中毒和轻度呼吸性碱中毒继发，患儿出现了高钾血症。因此，对患儿以每分钟 22 次的呼吸频率实施过度通气，并按照 2mEq/kg 和 50mg/kg 的剂量输注碳酸氢钠和葡萄糖酸钙。为了缓解抽搐和肌肉强直，医务人员给了 20ml/kg 的生理盐水，20μg 芬太尼和 1mg 咪达唑仑，随后抽搐得到缓解。头部 CT 提示该患儿未见颅内损伤。其后将患儿转运到 ICU 接受进一步治疗。

到达 ICU 后，生命体征显示：直肠温度 35.5℃，心率 150 次 / 分，血压 90/40mmHg。在手控通气并吸入纯氧下 SpO$_2$ 为 100%，呼气末 CO$_2$ 50mmHg。呼吸机初始设置潮气量为 160ml，呼气末正压为 10cmH$_2$O，FiO$_2$1.0，呼吸频率每分钟 22 次。为了避免高氧血症，调节了吸入氧浓度，维持 SpO$_2$ > 94% 即可，并调整通气频率维持碳酸水平在正常范围内。

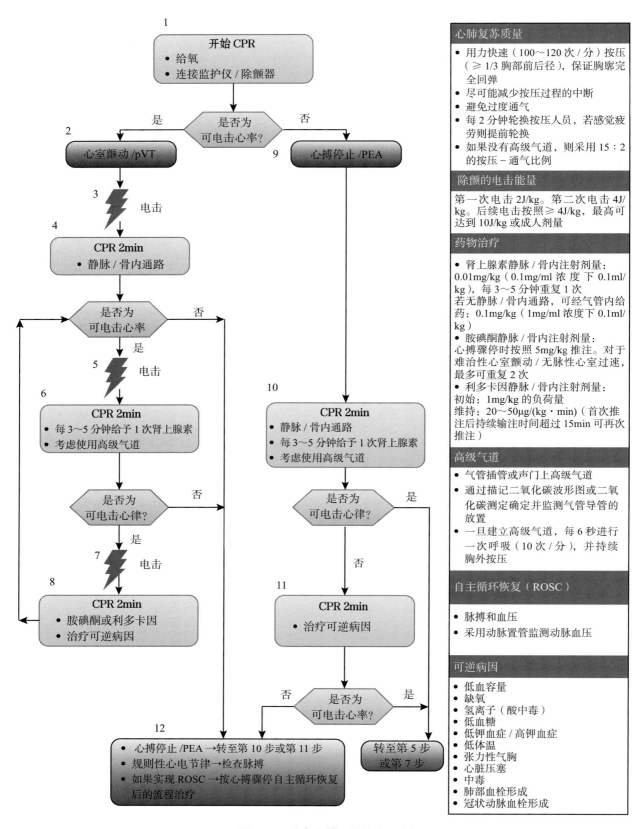

▲ 图 13-1　儿童心搏骤停的处理流程

CPR. 心肺复苏；ET. 气管内；IO. 骨髓腔内；IV. 静脉；PEA. 无脉性电活动；pVT. 无脉性室性心动过速；VF. 心室颤动；VT. 室性心动过速；ROSC. 自主循环恢复（经 2015 American Heart Association，Inc 许可转载）

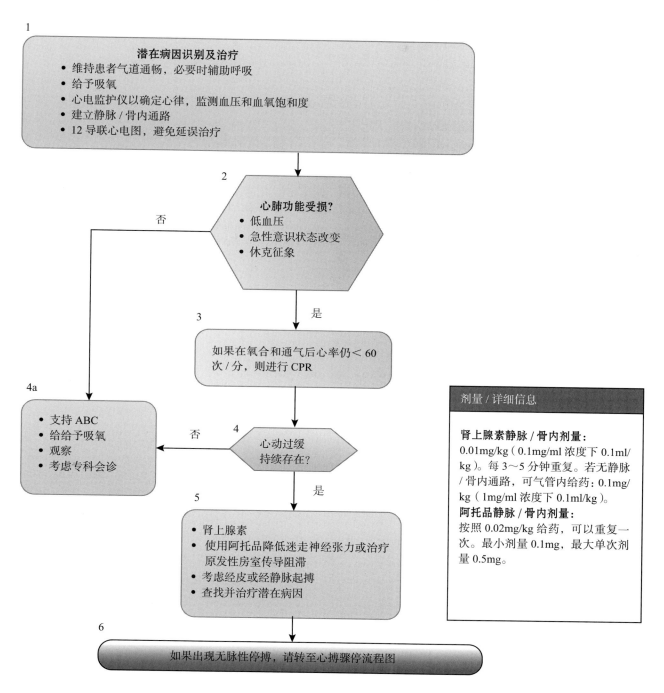

1
潜在病因识别及治疗
- 维持患者气道通畅，必要时辅助呼吸
- 给予吸氧
- 心电监护仪以确定心律，监测血压和血氧饱和度
- 建立静脉 / 骨内通路
- 12 导联心电图，避免延误治疗

2
心肺功能受损?
- 低血压
- 急性意识状态改变
- 休克征象

否

是

3
如果在氧合和通气后心率仍＜60 次 / 分，则进行 CPR

4a
- 支持 ABC
- 给给予吸氧
- 观察
- 考虑专科会诊

4
否
心动过缓持续存在?
是

5
- 肾上腺素
- 使用阿托品降低迷走神经张力或治疗原发性房室传导阻滞
- 考虑经皮或经静脉起搏
- 查找并治疗潜在病因

6
如果出现无脉性停搏，请转至心搏骤停流程图

剂量 / 详细信息

肾上腺素静脉 / 骨内剂量:
0.01mg/kg（0.1mg/ml 浓度下 0.1ml/kg）。每 3～5 分钟重复。若无静脉 / 骨内通路，可气管内给药: 0.1mg/kg（1mg/ml 浓度下 0.1ml/kg）。
阿托品静脉 / 骨内剂量:
按照 0.02mg/kg 给药，可以重复一次。最小剂量 0.1mg，最大单次剂量 0.5mg。

▲ 13-2　儿童心动过缓伴有脉搏而灌注不良的处理流程
CPR. 心肺复苏（经 2015 American Heart Association，Inc 许可转载）

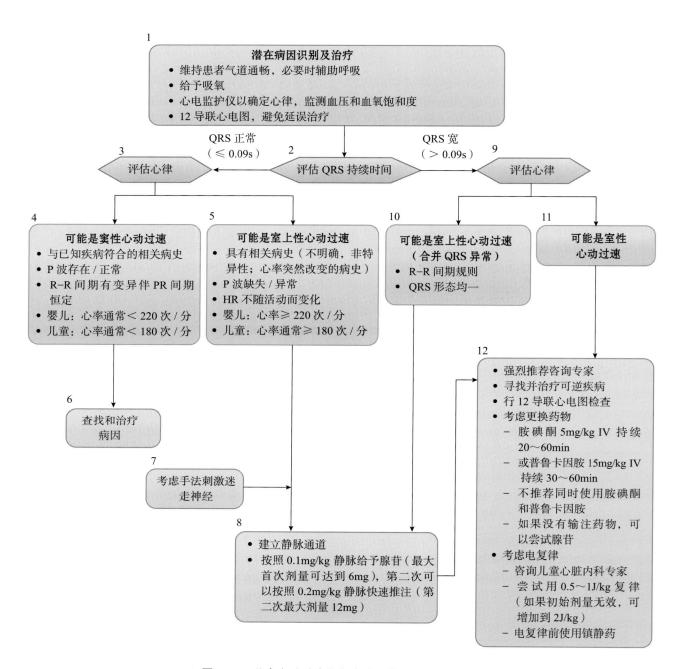

▲ 图 13-3　儿童心动过速伴有脉搏和灌注良好的处理流程

IV. 静脉；PR. 脉率（经 2015 American Heart Association, Inc 许可转载）

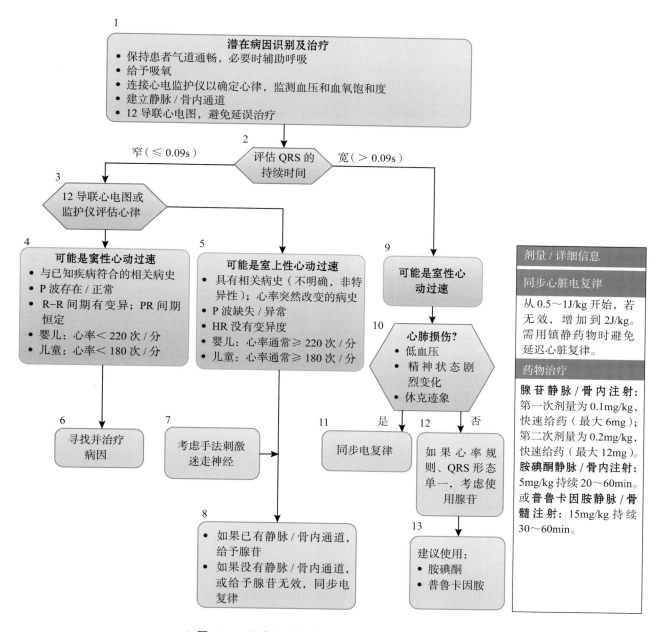

▲ 图 13-4　儿童心动过速伴有脉搏和灌注差的处理流程

HR. 心率；PR. 脉率（经 2015 American Heart Association, Inc 许可转载）

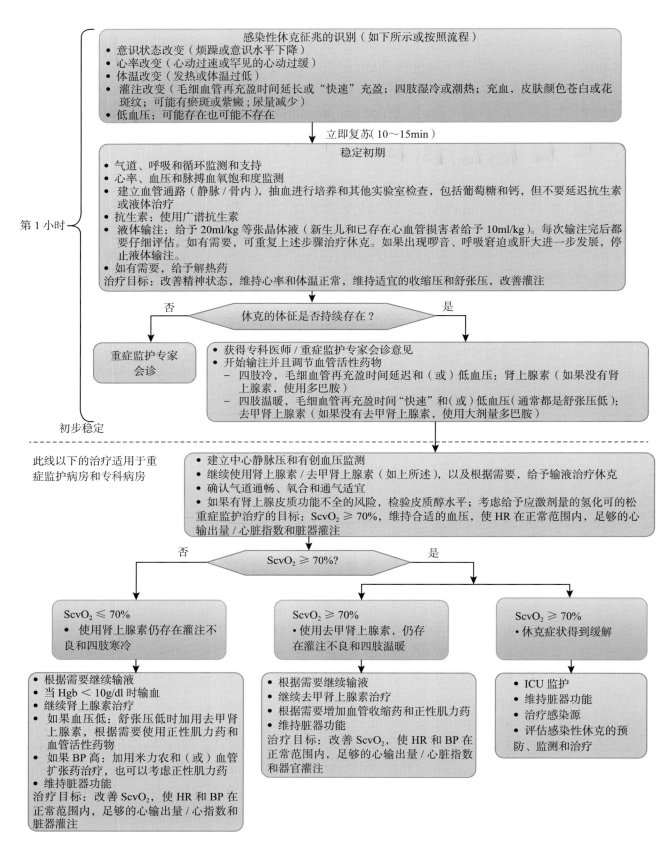

▲ 图 13-5 儿童感染性休克的处理流程

BP. 血压；HR. 心率；ICU. 重症监护病房（经 2015 American Heart Association, Inc 许可转载）

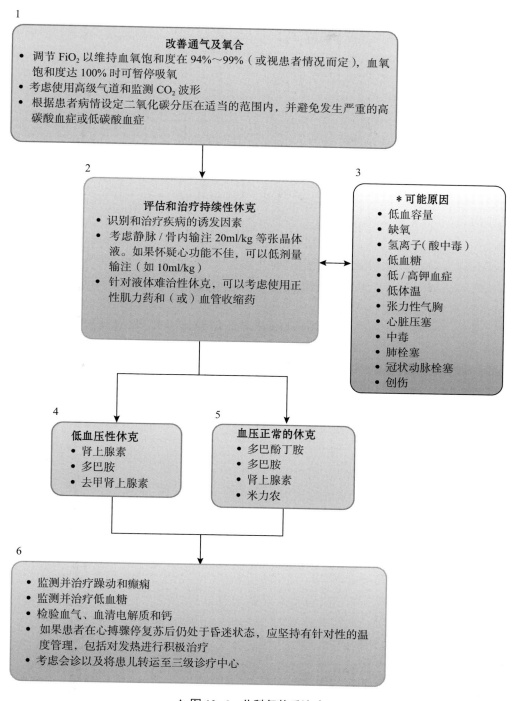

1

改善通气及氧合

- 调节 FiO_2 以维持血氧饱和度在 94%~99%（或视患者情况而定），血氧饱和度达 100% 时可暂停吸氧
- 考虑使用高级气道和监测 CO_2 波形
- 根据患者病情设定二氧化碳分压在适当的范围内，并避免发生严重的高碳酸血症或低碳酸血症

2

评估和治疗持续性休克

- 识别和治疗疾病的诱发因素
- 考虑静脉 / 骨内输注 20ml/kg 等张晶体液。如果怀疑心功能不佳，可以低剂量输注（如 10ml/kg）
- 针对液体难治性休克，可以考虑使用正性肌力药和（或）血管收缩药

3

*可能原因

- 低血容量
- 缺氧
- 氢离子（酸中毒）
- 低血糖
- 低 / 高钾血症
- 低体温
- 张力性气胸
- 心脏压塞
- 中毒
- 肺栓塞
- 冠状动脉栓塞
- 创伤

4

低血压性休克

- 肾上腺素
- 多巴胺
- 去甲肾上腺素

5

血压正常的休克

- 多巴酚丁胺
- 多巴胺
- 肾上腺素
- 米力农

6

- 监测并治疗躁动和癫痫
- 监测并治疗低血糖
- 检验血气、血清电解质和钙
- 如果患者在心搏骤停复苏后仍处于昏迷状态，应坚持有针对性的温度管理，包括对发热进行积极治疗
- 考虑会诊以及将患儿转运至三级诊疗中心

▲ 图 13-6　儿科复苏后治疗

经 2015 American Heart Association，Inc 许可转载

设备	灰色* 3~5kg	粉红色 小婴儿 6~7kg	红色 婴儿 8~9kg	紫色 幼儿 10~11kg	黄色 幼童 12~14kg	白色 儿童 15~18kg	蓝色 儿童 19~23kg	橙色 大童 24~29kg	绿色 成人 30~36kg
复苏囊		婴儿/儿童	婴儿/儿童	儿童	儿童	儿童	儿童	儿童	成人
氧气面罩（NRB）		小儿	小儿	小儿	小儿	小儿	小儿	小儿	小儿/成人
口咽通气管（mm）		50	50	60	60	60	70	80	80
喉镜片（型号）		1号直	1号直	1号直	2号直	2号直	2号直或弯	2号直或弯	3号直或弯
ET 导管（mm）†		3.5无气囊 3.0有气囊	3.5无气囊 3.0有气囊	4.0无气囊 3.5有气囊	4.5无气囊 4.0有气囊	5.0无气囊 4.5有气囊	5.5无气囊 5.0有气囊	6.0有气囊	6.5有气囊
ET 管置入深度（cm）	3kg 9~9.5 4kg 9.5~10 5kg 10~10.5	10.5~11	10.5~11	11~12	13.5	14~15	16.5	17~18	18.5~19.5
吸痰管（F）		8	8	10	10	10	10	10	10~12
BP 袖带	新生儿 #5/婴儿	婴儿/儿童	婴儿/儿童	儿童	儿童	儿童	儿童	儿童	较年轻成人
IV 导管（Ga）		22~24	22~24	20~24	18~22	18~22	18~20	18~20	16~20
IO（Ga）		18/15	18/15	15	15	15	15	15	15
NG 管（F）		5~8	5~8	8~10	10	10	12~14	14~18	16~18
尿管（F）	5	8	8	8~10	10	10~12	10~12	12	12
胸腔引流管（F）		10~12	10~12	16~20	20~24	20~24	24~32	28~32	32~38

▲图 13-7 基于长度和颜色编码的小儿复苏卡片（彩图见书末彩插部分）

*. 对于灰色栏，如果没有列出尺寸，则使用粉红色或红色栏的器械尺寸

†. 根据 2010 年美国心脏协会指南，在医院中可使用带套囊或无套囊的导管

BP. 血压；ET. 气管内；F. 直径；IO. 骨髓腔内；IV. 静脉；NG. 鼻胃管；NRB. 无重复呼吸面罩 （经 2015 American Heart Association，Inc 许可转载）

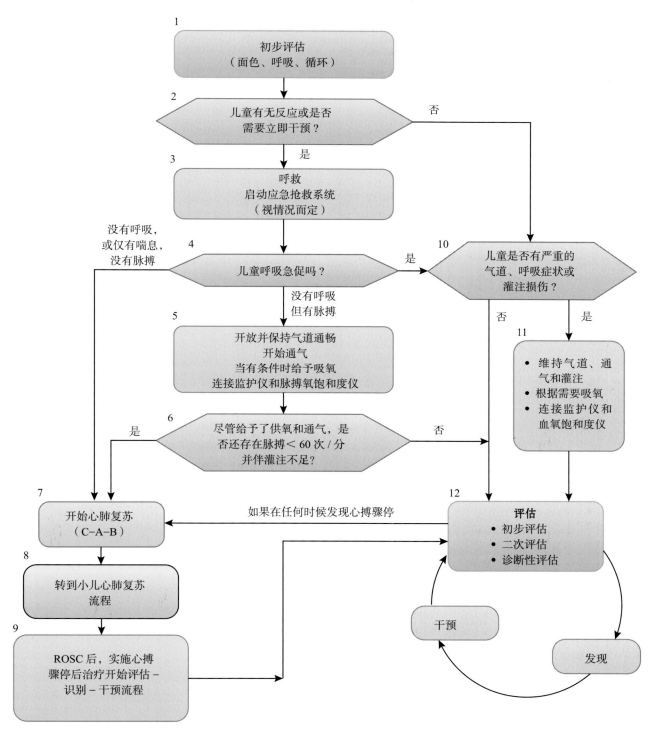

▲ 图 13-8　PALS 分类方法流程图

ROSC. 自主循环恢复（经 2015 American Heart Association，Inc 许可转载）

同时，医务人员为了监测体核温度放置了一个食管和膀胱温度探头，食管探头经口置入并判断探头到达了食管末端，置入测温尿管进行尿量监测和连续体核温度监测。无菌条件下在右锁骨置入 5Fr、12cm 三腔中心静脉导管，后者用于持续给药，以及进行碳氧血红蛋白和中心静脉压监测。复查胸部 X 线显示，导管尖端位于右心房 – 上腔静脉交界处，但没有出现气胸的体征，并且食管探头也位于食管末端。此外，为了持续监测动脉血压和频繁采血的需要，医务人员在无菌条件下行桡动脉穿刺置管。

在这些操作完成后，患儿仍表现为心动过速，心率 140 次 / 分，并且血压降至 70/40mmHg，中心静脉压为 2cmH_2O。复查静脉血气结果显示：pH 为 7.13，PCO_2 45mmHg，PO_2 38mmHg，碱剩余 –12mEq/L，乳酸为 6mmol/L。另外，医务人员又按照 20ml/kg 的剂量，输入了 2 次生理盐水，将中心静脉压提高到 6cmH_2O。然而，尽管持续输注液体，但血压仍然持续较低，为 80/40mmHg。此时，重症监护医师决定开始使用血管收缩药以改善脑灌注压，给予 5μg/(kg·min) 的多巴胺输注后，血压则提高到 102/55mmHg，尿量大约为 5ml/(kg·h)。

实验室检查进一步评估了终末器官的灌注情况，结果显示：肌钙蛋白 1.5μg/L，肌酸激酶（creatine kinase，CK）2023U/L，肌酸激酶同工酶 7%，淀粉酶、脂肪酶、天冬氨酸转氨酶（aspartate aminotransferase，AST）和丙氨酸转氨酶（alanine aminotransferase，ALT）均在正常范围内，血糖为 327mg/dl。患儿仍处于昏迷状态，Glasgow 评分为 7 分（睁眼 1 分；言语反应 0 分：气管插管状态；运动反应 5 分）。

为避免体温过高，临床治疗小组将她放在一个冷却毯上，维持体温在 36～37℃。由于血糖高，对其开始使用不含葡萄糖的维持液。为维持血糖 < 180mg/dl，并防止渗透性利尿导致尿量过多，遵医嘱开始以 0.01U/(kg·h) 的速度输注胰岛素。

由于低血压和实验室检查提示有心搏骤停后心肌抑制的风险，对其进行床旁超声心动图检查，结果显示心肌短轴缩短百分率为 40%，并存在心肌收缩力增加。由于间歇性肌肉强直和心动过速在咪达唑仑静脉注射后缓解，因此实施连续脑电图，监测心搏骤停后的癫痫发作活动。神经内科医师在脑电图上观察到有非惊厥性癫痫发作，因此使用 20mg/kg 的负荷量静脉注射磷苯妥英钠。为降低心搏骤停后即刻的代谢需求，应用芬太尼和咪达唑仑对她实施镇静。

心搏骤停后 3 天内，体温都保持在 36～37℃，血压维持在正常的年龄范围内并停止了多巴胺的输注，维持 $PaCO_2$ 在 40mmHg 和 SpO_2 > 95%。在心搏骤停的 36h 内，通过鼻 – 十二指肠营养管进行营养性喂养，并缓慢调整喂养量以达到热量需求。心搏骤停后第 3 天，神经系统查体提示双侧瞳孔有对光反射，伴咳嗽和呕吐，自主呼吸，并能够感受到伤害性刺激。在应用苯妥英钠后，癫痫发作得到了控制，监测结果显示无明显新的癫痫发作。在心搏骤停 72h，停止了脑电图监测，并且也没有新的癫痫发作。停搏后第 4 天，拔除了测温尿管和食管体温探头，以便于进行 MRI 检查评估大脑和颈椎。由于颈椎没有骨性或韧带损伤，因此医务人员摘除了颈托。颅脑 MRI 显示，双侧大脑皮质有轻微的急性缺氧缺血性损伤。在第 5 天，停止了镇静药的输注并拔除了气管插管。到了第 6 天，医务人员拔除了中心静脉导管和动脉导管，并将她被转到住院部康复病房接受强化治疗。

心搏骤停 3 个月后，患儿已经能和人交流，并且在他人帮助下能够走动。由于患儿持续应用苯妥英钠，因此癫痫没有再发作过，并且计划如果没有新的癫痫发作，拟在心搏骤停 6 个月后停用苯妥英钠。

1. 患儿的生存链包括早期、高质量的心肺复苏，如果可能尽早除颤，积极的复苏后治疗和康复锻炼。

2. 旁观者应迅速采用胸部按压和人工呼吸来实施心肺复苏。

3. 复苏后治疗需要多学科协作，重点是避免因高氧、高热、低血压和酸中毒引起的继发性损伤。

4. 心搏骤停后，患儿往往表现为血容量减少，并出现全身炎症反应综合征（systemic inflammatory response syndrome，SIRS）和心肌抑制。因此，严密的血流动力学监测和心血管支持治疗对于实现理想的复苏后治疗是非常必要的。

第二篇

小儿麻醉管理
Pediatric Anesthesia Management

第 14 章　焦虑、心理准备、意识和行为改变 ···················· 296
第 15 章　儿科围术期外科之家规范 ·························· 310
第 16 章　儿童气道管理 ································· 320
第 17 章　麻醉的诱导、维持和苏醒 ·························· 350
第 18 章　麻醉后恢复室的管理 ···························· 381
第 19 章　监测和血管通路 ······························ 401
第 20 章　儿科区域麻醉 ································· 438

第 14 章　焦虑、心理准备、意识和行为改变
Anxiety, Psychological Preparation, Awareness, and Behavior Change

Michelle Wright　Mike Sury　著

杨海帆　译　　杨丽芳　校

一、概述

虽然有数以百万的儿童接受了全身麻醉（general anesthesia，GA），但令人遗憾的是，还是有许多儿童出现了围术期焦虑 [1]。有时候，严重焦虑会增加镇痛药物的需求，并可能引起心理或行为障碍，少数患者可能在出院后仍长时间存在这些问题 [2]。

21 世纪的医疗保健不再仅局限于生理指标的改善和对疾病的临床治疗。世界卫生组织将健康定义为："身体健康、精神健康和社会适应良好的状态，而不仅仅是没有疾病 [3]。"因此，这促进了人们采用整体分析的方法去管理各个年龄的患者 [4]。而作为麻醉科医师，我们的职责包括努力减轻患儿焦虑带来的不适，并预防它出现远期不良后果。

图 14-1 说明了围术期焦虑、术中知晓、行为变化和心理准备的潜在价值之间的重要相互作用。例如，虽然围术期焦虑可能会导致以后的行为改变，但可以通过术前心理准备进行预防或使其最小化。此外，

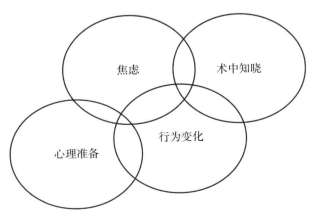

▲ 图 14-1　围术期焦虑、术中知晓、行为变化和心理准备之间的相互作用

全身麻醉中的意外知晓（accidental awareness under general anesthesia，AAGA）可能也会导致患儿对未来接受麻醉药的焦虑及出现心理上的其他不良后果。

本章将探讨与 GA 相关焦虑的某些重要问题，包括主要原因和相关因素，以及心理准备如何有助于减少以上情况。另外，我们也将处理 AAGA 的特殊问题，并说明它的严重程度，以及如何处理 AAGA 导致的患儿不适。最后，我们也将讨论 GA 带来的行为问题及其他的短期和长期影响。

二、焦虑

人们将焦虑定义为对正在发生或未来可能发生的事情感到紧张或担忧的不适感觉 [5]。这是一种不愉快的情绪体验，但它是正常日常生活中不可避免的一部分。据估计，接受 GA 的儿童中有 30%～50% 都会在术前处于焦虑状态 [6, 7]，而多达 1/4 的儿童在诱导时需要一定程度的身体约束 [8]。

围术期焦虑产生的后果可能影响深远，并且它与苏醒期谵妄 [9] 和恢复期可持续数周乃至数月的其他消极行为有很强的相关性 [10]。另外，焦虑的儿童很可能会让已经忧心忡忡的父母更加担心，而这反过来又会加剧儿童的焦虑。因此，当为焦虑、沮丧和不合作的儿童实施麻醉时，就需要采取干预措施，如非药物技术（即游戏治疗和其他行为和心理干预）或术前给予抗焦虑药或镇静药。但实施此类干预措施既耗时，又影响手术进行的效率。如果所有接受手术和麻醉的儿童都有焦虑的表现，那么所有儿童都需要接受这些干预措施，从而使临床医师可以更加有预见性地安排手术。然而，根据作者的经验，只有少数儿童的焦虑需要特殊处理，而我们却不能在术前将这些儿童筛选出

本章译者、校者来自西安交通大学附属儿童医院。

来。此外，众所周知的是儿童的行为是很难预测的，因此，这必然会导致在繁忙的手术安排中出现无可避免的困难。

焦虑与躯体并发症可能具有相关性。有研究表明，在接受常见骨科或普外科手术后，术前焦虑或抑郁可以增加成年人出现伤口并发症的可能性[11]，而这可能是由应激使糖皮质激素和儿茶酚胺类激素升高抑制了免疫系统所引起的[12, 13]。此外，焦虑的增加可能会降低对疼痛的耐受性[14]。

（一）风险因素

如果要对焦虑进行有效的干预，那么能否预知术前焦虑就很重要。在过去的 20 年里，人们不仅对儿童焦虑的发生率、年龄段和严重程度进行了大量研究，而且还对可用于预测行为变化及指导干预措施的风险因素进行了明确。框 14-1 所列出的就是内部和外部风险因素。

框 14-1 儿童围术期焦虑的危险因素 [7, 57, 91]

内部因素
- 低龄
- 儿童性格

外部因素
- 既往曾住院治疗
- 父母焦虑的程度

---

1. 年龄

不同年龄，不同发育阶段的儿童其焦虑的诱因也不同，因此，需要不同的处理。

2. 婴儿（0—1 岁）

由于婴儿年龄太小不会因外界环境而产生焦虑，因此，引起哭闹最可能的原因是术前禁食而非恐惧。分离可能是引起半岁后儿童焦虑的一个因素[15]，如果父母在 GA 诱导期间与他们在一起，则无须担心这一点。而父母的焦虑是一个与此相关但又独立的问题。

3. 学龄前儿童（1—5 岁）

学龄前儿童在院内接受手术期间比其他年龄的儿童更容易沮丧和焦虑[15]，而引起这一现象的原因有很多。与年龄稍大的儿童相比，他们不太能够理解手术的原因，并且他们对自己想象中的世界也有自身独特的看法。因此，他们可能会产生假想的概念，并对入院原因出现恐惧[16]。在一项对 90 名 4—6 岁儿童的研究中，研究人员发现 90% 的儿童至少有一种与医院有关的恐惧，并且超过 1/3 的儿童至少有 7 种独立的焦虑诱因，而这些恐惧的大多数都与疼痛（如注射）、独

处、假想恐惧（如怪物）、噪音、陌生的环境及与父母分离有关[16]。另外，这个年龄段的儿童本质上具有一种环境融合的思维方式，也就是说他们不会做出超越自己所看到的或所经历事物的推论或思辨。此外，他们缺乏理性的思想，因此不能理解他们住院的原因。根据我们的经验，这个年龄段的大多数儿童，以及许多大龄儿童，都可以由和蔼可亲的医院工作人员在一个能够满足他们心灵需要的环境中来进行安抚。而为年幼的儿童配备一个由"游戏专家"搭建的游戏区则是非常有用的。

4. 学龄儿童（5—12 岁）

这个年龄的孩子已经具有了语言技能，并开始将逻辑思维应用于各种情境中[4]。而他们的病情或手术［GA 和（或）手术］是其焦虑的来源，并且他们希望获得信息和参与感。因此，简单的解释有助于让年幼的儿童放心，而大龄儿童会提出问题，需要医务人员对其做出更为复杂的解释[15]。

5. 青少年

青少年的思维能力更强，能够熟练地分析情况并应用抽象思维[4]。然而，他们独立应对和做决定的能力因其思想成熟的不同又存在很大差异。虽然他们常需要监护人的帮助，但也需要让他们充分参与各种讨论和决策，尤其是与麻醉诱导方法相关的讨论和决策。另外，由于青少年身体外貌已经全面发育，因此，医务人员应当重视他们的隐私。而他们的恐惧与成年人的恐惧是一致的，包括情绪失控、疼痛和 AAGA[15]。

6. 儿童性格

更善于社交和社会适应能力更强的儿童出现焦虑的可能性较低[17]。而那些情绪激动、冲动和社会性抑制的儿童更易出现术前沮丧和术后消极行为改变[9]。此外，人们还普遍认为，那些在日常生活中就容易表现出焦虑（即"特质焦虑"）的患者更有可能在应激期间出现较高水平的焦虑（即"状态"焦虑）[18]。

7. 既往经历

有过入院治疗经历的儿童（4—6 岁）比既往没有经历过住院的儿童存在更多的因住院治疗引起的恐惧[16]。有研究表明，既往不愉快的住院治疗或接种疫苗后的不适是术前焦虑的重要诱发因素[19]，并且这些风险因素还可以累积[20]。

8. 父母焦虑

诱导期焦虑一直都是父母焦虑的来源[7]。这在幼儿中最为明显，其原因可能是由一种称为"社会性参照"现象所导致的，即在陌生的情境下，儿童会密切

注意父母的面部表情以指导自己的行为。有研究表明，婴儿观察到母亲与陌生人进行紧张交流时，他们也会在与这个陌生人互动时做出与母亲一样的反应[21]。因此，在麻醉前采取干预措施使家长平静下来可能对于患儿是有益的。例如，有研究表明，与假针刺对照组相比，在诱导前 30min 接受耳部针灸的母亲其子女更平静，依从性更高[22]。然而，很难证明父母焦虑是儿童焦虑的主要原因。

9. 其他因素

诱导方法可能并不是一个明确的风险因素。在一项试验中，研究人员使用咪达唑仑对 100 名儿童进行镇静，使其与父母分离，随机对他们实施了吸入诱导或静脉诱导，结果表明静脉组中焦虑儿童的数量明显更多[23]。但本研究的对象只是接受常规耳鼻喉科手术的儿童，因此，可能并不适用于其他手术。然而，在另一项研究中，吸入诱导或静脉诱导均会使未给予术前用药的 2—10 岁儿童感到焦虑[24]。而在这两项研究的诱导过程中，父母均没有陪同，这一点可能很重要，也可能不重要。

诱导的地点也可能与焦虑的产生有关。在英国，几乎所有医院都在手术室（operating room，OR）旁边设置了独立的麻醉室（anesthetic rooms，AR）。但到目前为止，在减轻儿童焦虑或提高父母满意度方面，还未能证明 AR 和 OR 之间具有差异性。此外，在手术周转效率上他们也没有显示出差异[25]。当患儿进入 OR 或 AR 时，医务人员常会观察到他们性情的变化，而我们认为，任何不熟悉的环境，尤其是与父母分离和对即将发生事件的担忧，都是焦虑相关行为出现的主要诱因。因此，当面对一个恐慌的患儿时，麻醉科医师需要耐心和同情心，并分散他们的注意力，以及使他们感到快乐，同时还要熟练掌握所选择的诱导技术。

（二）鉴别和评估

目前已经开发了多种量表和评分系统来测量和评估焦虑，而它们不仅在临床工作中很有价值，而且在科学研究中，它们也是为统计分析提供定量数据的重要工具。

长期以来，人们一直将儿童状态 - 特质焦虑量表（the state-trait anxiety inventory for children，STAIC）作为评估围术期焦虑的金标准。它是由一个包含 40 项评估内容的自我报告量表组成的，可用以评估儿童在特定时间（状态）的感受，以及他们感到焦虑的倾向（特质）[26]。但完成该量表需要 5～10min，因而它可能并不适用于由诱导导致的焦虑。此外，因该量表是由患者完成，故它只适合 5 岁以上的儿童使用。因此，对于高速周转的手术室及极度焦虑的儿童，这可能并不切合实际。

因此，Kain 等[27]制订并修订了耶鲁术前焦虑量表（The Yale Preoperative Anxiety Scale，YPAS），也就是目前改良版的 YPAS（modified YPAS，mYPAS）。后者是一种快速观察性并可应用于 2 岁以上患儿围术期各个阶段的评分工具。它最初有五个评分项目，分别为活动、情绪表达、警醒状态、发声和对父母的依赖，而由于内容有重叠及父母陪同与不陪同时评分有矛盾的地方，因此在 mYPAS 中删除了最后一项。起初，医务人员会在围术期的 4 个时间点应用它来评估患儿，但此后人们将时间点精简为 2 个，分别为术前等候区等待时及向患儿展示麻醉面罩时：这就产生了 mYPAS- 简表（mYPAS-Short Form，mYPAS-SF）[28]（表 14-1）。

表 14-1　mYPAS 简表

分 类	评 分
活动	• 环顾四周，好奇地玩耍 / 阅读，在等候区里寻找玩具 / 父母 • 漠不关心 / 玩耍，目光下垂 / 烦躁不安 / 吮吸拇指，紧靠父母，玩耍时过于多动 • 注意力不集中 / 无目的乱动 / 放下玩具去找父母，挣脱面罩 / 黏着父母 • 四肢挣扎，不关注玩具，无法与父母分离
发声	• 阅读、不断提问 / 回答问题、大笑、咿呀学语（视年龄而定） • 回答问题，但声音很小 / 点头 • 安静，对提问者无反应 • 啜泣、呻吟、无声哭泣 • 哭闹或尖叫 • 持续大声哭泣或大声尖叫
情绪表达	• 高兴 / 微笑或专注玩耍 • 平静，面无表情 • 焦虑到害怕、恐惧或泪眼汪汪 • 悲伤，极度不安
警醒状态	• 警觉，环顾四周，会注意麻醉科医师在做什么 • 孤僻，静坐，可能会将脸埋入成人的怀里 • 警惕，迅速地环顾四周，睁大双眼，身体紧张 • 惊慌，或大哭推开他人

经 Elsevier 许可转载，引自 Kain 等[27]

与 STAIC 评分系统相比，mYPAS 对围术期焦虑具有良好的观察者信度和有效度[27]。虽然mYPAS评分系统较为简单，但仍需花费时间对患儿进行评估。由于使用FACES疼痛量表能够更快地对患儿做出评估，因此，有人提议在术前评估诊所中将它作为识别焦虑儿童的快速筛查工具[18]。尽管与STAIC评分系统进行对比时，它的特异性和灵敏度较差，但它却可以有助于发现极度焦虑的儿童[18]。

（三）不配合儿童的麻醉诱导

尽管医务人员努力识别出焦虑儿童并做好术前准备，但仍常见到患儿在诱导时出现突发焦虑且难以控制的情况。在这种情况下，尽管需要谨慎做出抉择，但麻醉科医师必须首先考虑的就是推迟手术，以便让患儿做好充分的心理准备，并且在这个阶段，还应与手术团队和父母讨论什么是对患儿最有利的。但在许多情况下，推迟手术可能并不明智，如患儿有肿瘤、心脏或严重的神经系统疾病，而对于一些长途跋涉为寻求专科治疗而来的家庭，漫长的等待及旅途带来的经费问题，也是不能推迟手术的其他原因。虽然这是一个具有挑战性的病例，但麻醉科医师仍应努力安全地实施麻醉诱导，并同时将焦虑降至最低。减轻焦虑可以采用以下这些方法。

1. 非药物方法

采取一系列的行为技术和心理方法可能是有效的。尽管专业的儿科麻醉医师应该掌握一些简单的行为方法的知识和经验以减轻患儿焦虑，但在这些方法中有很多不仅耗时长而且可能无效，因此，采用的这些方法应与患儿的年龄相匹配，有关这个主题的详细讨论，读者可以参考其他章节[29]。由于患儿父母对医务人员提出的各种建议方案都需要赞同，因此也应该向他们提供帮助以应对棘手的状况。

2. 药物方法

读者可以在其他章节了解到有关镇静和抗焦虑药物的详细讨论[30]。在我们医院目前使用的有四类药物，它们既可以单独使用也可以联合使用。对于预计需要术前用药的儿童，我们通常会让患儿口服一线药物咪达唑仑（吞咽或口腔含服）。另外，我们也会应用其他的药物(均为口服)，包括吗啡、可乐定和氯胺酮。但我们认为，确保恰当的用药时机以达到满意的镇静效果，从而最大限度地提高术前用药的有效率是非常重要的（例如，口服咪达唑仑的有效时间窗可能在给药后30～60min）。此外，在理想的情况下，医务人员应首先制订患儿的手术时间，以便更容易地安排术前用药时间，避免等待手术时出现焦虑并尽量缩短禁食

时间。对于手术室内突然需要镇静的患儿，有时候需要应用咪达唑仑（舌下含服或滴鼻）和氯胺酮（滴鼻）。

如果因儿童极不配合而无法进行静脉麻醉，通常可以吸入七氟烷来实施麻醉诱导。如果无法吸入七氟烷，也可以考虑肌内注射。肌内注射4～5mg/kg的氯胺酮可在5min内达到有效的镇静，从而使静脉穿刺置管或吸入诱导更加容易，但由于肌内注射本身就会带来疼痛，因此，只有在非常罕见的情况下才会采用[31]。

3. 身体约束

根据儿童的大小，需要身体约束的患儿也不尽相同。只有需要紧紧怀抱的婴儿或初学走路的幼儿可能才需要身体约束[32]，但对于大龄儿童，身体约束只能作为最后的手段。可以考虑采取身体约束的情况包括，需要接受急诊手术和大手术、但有行为问题且无法同其理性沟通的儿童、非药物方法无效果及药物方法不可行或无效的儿童。英国卫生部已经发布了在医疗场所内约束儿童的指南[33]。

身体约束的问题仍然存在争议，而这种争议也在英国和美国开展的调查中得到了印证。对于约束的内容及什么时候适合采取约束措施，人们还存在着众多观点。一般而言，随着儿童年龄的增加，使用约束的概率就会降低[34, 35]。

患儿父母在参与为实施麻醉而束缚患儿的过程后通常会表示不满。在一项调查中，62%的父母表示他们更希望未来其子女能够服用术前镇静药物[36]。可即便如此，在某些情况下仍然需要采取约束措施。然而，我们医院最近一项对700名儿童的反馈调查表明，约有20%的父母称他们需要对自己的子女进行身体约束以帮助麻醉科医师，并且只有不到5%的家长认为这不是最佳方式[37]。

4. 合法性

世界各地的法律各不相同，我们会在此介绍与英国有关的情况及一些可能广泛适用的原则。在英国，只要父母同意，麻醉科医师就可以在违背患儿意愿的情况下，对一个没有行为能力的儿童进行麻醉[34]。而这种能力指的是，使用和理解信息做出决策，并可以就各种决策与医护人员进行沟通[38]。尽管幼儿往往没有这种能力，但"16岁或以上的人有权决定自己接受何种治疗，并且这个权利只有在特殊情况下才会被驳回"[38]。然而，16岁以下的儿童也可以决定是否同意治疗，只要他们有行为能力。但对于小于法定同意年龄的儿童，我们通常会将他们的认可称为"同意"。对于发育正常的儿童，我们认为他们有能力行使同意权

利的年龄通常为 7 岁。由于拒绝患儿的同意更为复杂。因此，如果儿童具有行为能力，应尊重其做出的拒绝决定并推迟 GA 和手术。虽然说服患儿可能需要时间，但仍应尽一切努力去说服他们。在极端情况下，监护人可以遵循法律程序，使他们能够以患儿的最大利益做出决定，尽管这可能会违背患儿的意愿。如果在诱导期间患儿父母收回了知情同意，但麻醉科医师认为停止诱导对患儿并不安全，则可以继续进行诱导[34]。

（四）小结

GA 前的焦虑是一个复杂多样并具有挑战性的问题，在所有接受全麻的患儿中，它的比例高达 50%[6, 7]。但焦虑是一种正常的行为反应，只有少数儿童会表现出需要进行特殊干预的焦虑。焦虑引起的痛苦体验通常都是由多种因素造成的，而干预则要从麻醉前发现易发生焦虑的儿童开始。另外，患儿的不良体验可能会导致其对未来入院治疗的抗拒。

要点：焦虑

- 术前焦虑可以产生临床和心理后果。
- 很大一部分患儿会在术前出现焦虑。
- 医疗环境和监护人应该友好对待儿童。
- 只有少数儿童需要特殊干预。
- 应发现有风险的儿童。
- 先前的经历对未来的体验有重要的影响。
- 身体约束是对依从性差、有攻击性儿童采用的最后手段。

三、心理准备

术前焦虑和围术期的不良体验可能对患儿具有重要的短期和长期影响。据估计，mYPAS 评分每增加 10 分，苏醒期谵妄和适应不良行为变化分别会增加 10% 和 12.5%[9]。而在儿童到达 OR 之前，可以通过以下策略帮助他们更有效地适应可能会令他们害怕和手足无措的情境，从而减少焦虑和消极行为。这些策略不仅包括能够安抚患儿的非药物技术，还包括常用的药物治疗（术前抗焦虑药物）。

（一）非药物方法

2015 年，一项包含有 28 项试验，共涉及 2681 名儿童的 Cochrane 评价对各种非药物干预措施进行了研究，结果表明，非药物干预措施的效果有重大差异[39]。这是由于许多研究的样本量较小，未完全遵循盲法，从而导致了偏倚风险。同时，这也表明该领域高质量的研究非常稀少，并且开展研究也可能非常困难。因此，应慎重地得出结论。然而，其中一些策略带来的成果却让人看到了希望，值得对其更广泛的应用以进行验证。

1. 应对方式

患者的应对方式是其处理及尽量降低应激的能力。年龄和成熟期不同的儿童有不同的应对方式。小于 4 岁的儿童会用玩耍来分散他们的注意力，这是一种"情绪中心型"应对方式，它包括直接尝试减少与应激事件相关的负面情绪，而更成熟的儿童可能会使用"认知"应对方式，它通过对情境的感知来指导个体的应对能力[4]。但随着儿童的成长，他或她会问更多的问题，并尝试对某种情况去"认知掌握"。例如，如果为他们连接了心电监护仪，他们就会通过了解心脏和监护仪来寻求安慰[17]。另外，由于成熟的儿童会尝试解决问题，并开始从同龄人而不是他们的父母那里寻求帮助[16]。因此，如果在手术前与他们进行讨论，那么所有这些应对方式很可能都会发挥作用[40]。

2. 术前准备方案

许多医院会向儿童及其父母提供有关术前准备的宣传单和视频，以说明在入院期间将会发生什么，而到医院参观可能有助于患儿熟悉周围的环境。一些研究结果支持进行术前参观和术前准备方案，但这些研究所采用的干预方式及其效果各不相同。总体而言，这些干预措施都有用，但需要父母的参与和更多的医疗资源。

在一项试验中[41]，研究人员在术前 5～7 天制订了一项术前准备方案，而该术前准备方案是由一系列以家庭为中心的干预措施组成的，包括提供信息视频和宣传单，以及提供使用面罩练习吸入诱导的机会，随后在手术当天早晨采用分散注意力治疗，并在诱导的整个过程中让其父母全程陪同。研究对象则为 400 名 2—12 岁的儿童，而他们也被随机分为对照组（包括有或无父母陪同的标准治疗组和咪达唑仑术前用药组）和干预组。结果表明，干预组的儿童在等待区的焦虑程度、苏醒期谵妄的发生率和镇痛药物需求量明显低于 3 个对照组的儿童，并且可以更早出院[41]。而干预组诱导时的焦虑程度与接受咪达唑仑术前用药的患者相当，但低于接受标准治疗（有或无父母陪同）的患者。然而，可以最大程度减轻焦虑的两个因素是在家戴面罩练习，以及父母坚持使用术前商定的分心方法[42]。

在另一项研究中，研究人员提前 1 周向某些儿童发放了适合其年龄的漫画宣传单，而这些儿童的焦虑评分明显低于对照组[40]。第三个支持术前准备方案的研究表明，在术前参观时为患儿提供一本带插图的儿童读物，可以使入院期间父母的焦虑更少，患儿更为平静[43]。最后要说的是，患儿在术前 2 周参加培训，并由医务人员通过玩具模型和玩偶说明围术期过程，会让患儿的术前焦虑及术后负面行为变化更少[44]。

术前解释和沟通也对父母有所帮助[41]。有研究表明，父母全面了解有关 GA 的信息可以减轻他们的焦虑[45]。同样，儿童天生好奇，并且很多研究也普遍支持他们想要获得更多的信息而不是更少这一观点。美国一项纳入 143 例儿童的研究发现，焦虑的儿童希望获得更多信息，尤其是关于疼痛的信息。而 12 岁以下的儿童表示，他们希望更多了解手术室环境[46]。在术前参观时，麻醉科医师可能主要与父母沟通，其目的可能是为了不让患儿了解那些可能使他焦虑的信息。然而，有证据表明，告知患儿更多的信息通常不会使他们感到不安，反而有助于他们提高应对能力。

总体而言，已有证据表明术前方案和准备可以减少消极行为改变[41, 44]，但由于随机化和选择偏倚的问题，因而使这些证据的等级并不强。

3. 分散注意力治疗

有研究表明，使用小丑医师这种分散注意力的治疗可显著降低 5—12 岁儿童的焦虑[47]。但目前尚不清楚，特定的分散注意力治疗和一般性交流哪一种才是有效的。还有研究表明，与对照组或仅有父母陪同的患儿相比，使用其他分散注意力的方法，如在诱导期间播放娱乐视频[48, 49]，也可以降低焦虑评分。然而，其他研究却并没有证明它有这种效果。在一项研究中，人们发现用视频来分散注意力并不能使 2—7 岁的儿童平静下来[50]，而这可能与儿童太小及过于焦虑有关。因此，这种干预措施可能对某些儿童有作用，但并不普遍适用。在一项纳入 84 例 ASA Ⅰ～Ⅱ级，年龄 4—8 岁患者的试验中，研究人员发现与未接受术前准备但就麻醉过程接受过其父母口头和或书面培训的儿童相比，那些在术前等待区持续使用安装有符合该年龄应用程序的智能手机，直至吸入诱导完成的儿童，其 mYPAS 评分明显低于前者[51]。在另一项对 135 例 2—12 岁患儿的试验中，研究人员利用便携式数字视频光盘（digital video disk，DVD）影碟机让一组患儿在术前等待区观看适合该年龄的动画片，让另一组患儿接受口服咪达唑仑术前用药，而第三组患儿既观看

DVD 也接受口服术前用药，随后对三组患儿进行了比较，结果表明，从等候区到与父母分离，三组患儿的焦虑 mYPAS 和视觉模拟评分并无差异[52]。

环境可能也很重要。一个昏暗且充满柔和背景音乐的房间，并且房间内只有一个人同接受麻醉的儿童交流时，同样可以降低其焦虑评分[53]。虽然音乐本身并没有表现出明显的益处，但有趣的是，它也具有"治疗师的作用"[54]，因为某些人比其他人更能使患儿平静。另外，催眠治疗对于减少患儿焦虑可能也有帮助，并且研究表明，它可以减少术后出现消极行为的儿童数量[55]。

4. 父母陪同

焦虑的父母会使其子女更焦虑[56, 57]。虽然说沉着的父母必然可以减少其子女的焦虑，但以往的研究一直未能证明这一点[39]。在英国，几乎所有的父母都想陪同患儿去麻醉室直到他们睡着，并且陪伴患儿也使他们的满意度普遍较高，尤其（或者说特别是）是在手术风险很大的情况下。在一项研究中，97% 的父母认为陪同患儿对自己和子女都是一种积极体验[58]。在英国，人们通常认为父母陪同对于所有人来说都是一种积极体验。尽管还没有证据表明它能显著减轻患儿的焦虑，但它并不会产生负面影响且还能增加父母的满意度。然而，麻醉科医师可能需要在麻醉前对亲属的期望进行讨论。由于设置一个独立的麻醉诱导室就可以消除父母陪同的所有障碍，因此，我们鼓励父母陪同患儿，并欢迎他们帮助我们对患儿进行指导和准备。

5. 时机和选择

手术当天的术前访视可能不会引起患儿的焦虑[40]，这可能是因为心理准备的需要与许多因素有关[59]，并且可能也与心理干预的时机有关。在一项对 143 例接受日间手术儿童的观察性研究中，术前准备方案总体上没有发挥效果。然而，在入院前 5～7 天参与该方案的儿童，其焦虑程度却有所降低，而仅在入院前 1 天参与该方案的儿童反而会变得更加焦虑[59]。此外，既往有住院经历的 3 岁以下儿童，无论住院前几天接受该方案都会更加焦虑[59]。这些发现与瑞典的一项研究结果形成了鲜明对比，后者发现，心理准备方案可以极好地减轻既往有住院经历的 5 岁以下儿童的焦虑[20]。而研究方法上的差异可能在两个试验中产生了重要的影响，在瑞典的试验中，研究人员对所有的儿童都肌内注射了术前药物，当时研究人员发现肌内注射是引起焦虑的一个主要诱发因素。由于实施术前准

备方案的时机各不相同，并且心理准备需要以角色扮演为基础，因此，可能不适用于所有年龄的儿童[20]。同时，这些观点表明，目前还很难肯定心理干预的疗效，但为不同年龄的患儿制订个体化的方案却是很重要的。

实施心理干预的医护人员可能也非常重要。瑞典的一项研究表明，如果术前评估患儿的护士在诱导阶段和恢复室内陪伴患儿，则该患儿的唾液皮质醇水平（一种可评估焦虑的生物学标志物）要显著低于由不同医疗人员诊治的患儿[60]，而这项研究也表明信任和融洽是减轻焦虑的重要因素。

（二）药物治疗

尽管我们尽了最大努力，但可能仍需要应用抗焦虑药或"术前镇静药"来减轻患儿的焦虑，而理想的术前镇静药应具有以下特性。

- 快速起效。
- 半衰期短。
- 对气道无影响。
- 对心血管系统没有影响。
- 具有镇痛和遗忘作用。
- 无异常的躁动出现。
- 给药简单且无痛。
- 味觉和嗅觉体验良好。
- 无恶心或呕吐。

虽然理想的药物并不存在，但目前常用的术前抗焦虑药有苯二氮䓬类、阿片类、α2 受体激动药和 N-甲基 -D- 天冬氨酸受体拮抗药。我们将在下文对这些药物的选用原则进行讨论，并且表 14-2 也对这些药物的重要药理作用做了总结。虽然这张表提供了这些药物的使用剂量范围，但正确的使用剂量却取决于许多因素，并且读者应查阅自己医院的处方簿以获得指导。

1. 苯二氮䓬类药物

苯二氮䓬类药物是通过 γ- 氨基丁酸 A（gamma-aminobutyric acid-A，GABA_A）受体发挥作用的，而 GABA 是中枢神经系统中主要的抑制性神经递质。由于咪达唑仑是一种起效快、半衰期短的水溶性药物，因此它也是术前最常用的药物[30]，并且在口服后 30min 内就会起效。虽然儿童服药后偶尔会出现反常的兴奋情况，但氟马西尼可以逆转这种兴奋。

2. α2 受体激动药

目前常用的 α2 受体激动药是可乐定和右美托咪定，而右美托咪定对 α2 受体的亲和力是可乐定的 8 倍。右美托咪定通过脑桥的蓝斑核（locus coeruleus，

表 14-2　不同种类的术前药物比较 [31, 133-140]

药物类别	优　点	缺　点
苯二氮䓬类药物 • 咪达唑仑 　口服 0.5mg/kg 　含服 0.2～0.3mg/kg 　滴鼻 0.3mg/kg 　直肠给药 0.3～0.5mg/kg	• 起效 / 停止时间迅速 • 遗忘	• 鼻内灼热感 / 苦味 • 增强阿片类药物引起的呼吸抑制 • 矛盾的去抑制表现 • 无镇痛作用 • 呃逆
阿片类药物 • 吗啡 　口服 0.2mg/kg • 芬太尼 　透皮贴剂 15～20μg/kg	• 镇痛	• 呼吸抑制 • 术后恶心呕吐
α2 受体激动药 • 可乐定 　滴鼻 2μg/kg 　口服 2～4μg/kg • 右美托咪定 　滴鼻 1～2μg/kg	• 保留气道反射 • 无呼吸抑制 • 无味 • 减少术后恶心呕吐 • 产生的镇静作用类似于自然睡眠 • 无去抑制 • 减少寒战 • 镇痛 • 止涎	• 心血管抑制 -低血压 / 心动过缓 • 延长起效时间和作用时间
NMDA 受体拮抗药 氯胺酮 　口服 3～8mg/kg 　肌内注射 4～5mg/kg	• 镇痛 • 保留气道反射 • 无呼吸抑制	• 多涎 • 术后恶心呕吐 • 幻觉

NMDA. N- 甲基 -D- 天冬氨酸

LC）[61] 发挥作用，后者则是负责促觉醒的核团。脑内大多数的去甲肾上腺素都在 LC 合成，那里有密集的向大脑皮质的兴奋性投射，抑制向 GABA 能神经元的传入[62]。因此，在该部位抑制去甲肾上腺素的释放将产生镇静作用。有研究表明，与丙泊酚和咪达唑仑相比，右美托咪定作用于 LC 可产生自然生理性睡眠[61]。这一结果也得到了 EEG 的支持，其结果表明右美托咪定的 EEG 与自然然睡眠的 EEG 相似[61]。另外，可乐定也具有一定的镇痛作用。

3. NMDA 受体拮抗药

氯胺酮是一种苯环己哌啶衍生物，也是 N- 甲基 -D- 天冬氨酸（N-methyl-D-aspartate，NMDA）受体的非竞争性抑制药，该受体是脑内主要的兴奋性神经递质谷氨酸的作用靶点。虽然氯胺酮一种强效的镇痛药，常常可以使患者进入一个平静的状态，但偶

尔也会引起令人担忧的幻觉。医务人员可以采用雾化器或喷雾装置经鼻给药，并且这种方法起效迅速。另外，也可以口服给药，但这种方法起效慢且起效时间变化较大。肌内注射是氯胺酮最可靠的给药方式，然而，肌内注射本身就会引起疼痛，造成患儿不适。因此我们认为，仅在特殊情况下使用肌内注射。此外，还有人提出，对于不配合的儿童，注射氯胺酮要比强制吸入七氟烷诱导更具优势，因为前者可以在住院病房实施，并且可以更快地达到镇静作用，从而将约束时间降至最低[15]。

4. 阿片类药物

由于呼吸抑制的风险大及会导致恶心和呕吐，因此，人们很少将阿片类药物作为抗焦虑的一线药物。然而，对于可能需要两种药物联合使用的大龄焦虑儿童，它们可能还是很有用的。

有一些研究对这些不同种类药物进行了比较，结果表明，α_2 受体激动药的镇静作用更强，并在减少苏醒期谵妄和改善术后疼痛方面均优于苯二氮䓬类药物[63]。经鼻给予右美托咪定（2μg/kg）可产生与口服咪达唑仑（0.5mg/kg）相似的镇静作用[64]，但经鼻滴入 1μg/kg 的右美托咪定，起效较慢且起效时间也不可靠[65]。

如果麻醉科医师要给予术前药物，则需要考虑和克服一些问题，因为说服患儿在术前服用抗焦虑药物可能很困难，特别是如果他们有行为障碍时。一旦服用药物，可能需要 30～45min 才能完全起效，这就对手术安排产生了影响。由于各种药物的药效不同，一些儿童在使用标准剂量后可能会出现深度镇静。此外，还需要注意的是，镇静后的儿童可能还会发生气道阻塞和呼吸抑制（脱水或重度心功能不全的患儿可能会发生罕见的心血管抑制）。因此，所有接受镇静的儿童均应由一名接受过预防、识别和处理并发症培训的专业人员进行监护和观察。术前用药导致的其他问题还有去抑制效应、苏醒延迟和术后嗜睡。

（三）小结

我们有许多方法可以预防或尽量减少住院治疗对儿童心理的负面影响。但是，干预措施的有效性各不相同，并且患儿的选择也很重要。由于学龄前儿童出现焦虑及苏醒期谵妄的概率更高，因此，需要进一步的研究以帮助这一群体的患儿。术前用药在辅助许多患儿的诱导过程中仍起着重要作用。

> **要点：心理准备**
> - 儿童对压力情境的适应程度因年龄和成熟度的不同而有所不同。
> - 心理准备方案可能对部分儿童有意义。
> - 父母及其子女可能希望父母能够陪同诱导。
> - 对于其他治疗策略无效的儿童，应给予术前用药。

四、术中知晓

为了给手术创造安全稳定的操作环境并防止疼痛和不适的出现，全身麻醉应使意识、记忆和不自主反射暂时性消失。人们对全身麻醉中 AAGA 的定义为可以明确回忆起术中发生的相关事件，而 AAGA 的临床表现却非常广泛，从轻微的听觉和触觉恢复到感知严重的疼痛但无法活动。然而，AAGA 给患者带来的不适与心理影响各不相同，儿童通常回忆的都是触觉和听觉的感受。幸运的是，极少有人报道患儿能够回忆起在术中感受到剧痛及无法移动[66]。

（一）发生率

AAGA 的发生率取决于用于确认回忆的方法。目前有很多的研究人员已经对成人的 AAGA 进行了广泛报道，而常用于确认发生 AAGA 的方法是通过使用 Brice 等设计的一系列问卷对患者进行持续的术后访视[67]。人们将这个术后问卷也称为 Brice 问卷[67]，通常患者需要在术后第 1 天、第 3～7 天和第 30 天接受该问卷调查，并且该问卷也是确认 AAGA 发生的最佳方法[68]。在应用 Brice 方法后，有研究发现成人的 AAGA 的总发生率在 0.1%～0.2%[69-71]，AAGA 的发生率会因患者状况的不同和手术类型的不同而发生变化（框 14-2）。英国皇家麻醉医师学院和大不列颠及爱尔兰麻醉医师协会的第 5 次国家审计项目（The 5th National Audit Project，NAP5）是英国国家医疗服务体系在 2012—2013 年的 12 个月内针对患者首次自发报告术中知晓所做的调查，这是迄今为止针对 AAGA 规模最大及最全面的调查，这项调查发现它的总发生率仅为 0.005%。虽然这种自发报告的发生率要显著低于采用术后访视的方法[72]，但这种差异也表明，只有少数发生 AAGA 的患者会自愿公开这一情况。

框 14-2　术中知晓的风险因素

患者的风险因素
- 血流动力学不稳定
- 困难气道
- ASA 分级高
- 肥胖
- 女性
- 婴幼儿（不包括儿童）

麻醉的风险因素
- 全凭静脉麻醉
- 神经肌肉阻滞药
- 低级别的麻醉科医师

手术的风险因素
- 心胸外科手术
- 产科手术
- 急诊手术

经 Elsevier 许可转载，引自 Pandit 等 [72]

只有少数研究报道了儿童的 AAGA 发生率，而最近有 5 项队列研究也使用了术后访视的方法，在综合这些数据后发现，儿童 AAGA 的总体发生率为 0.74%[66]，远高于报道的成人发生率。但有趣的是，NAP5 的研究发现儿童上报的 AAGA 发生率（0.002%）要远低于成人[73]（图 14-2）。这个数据也表明，自愿上报发生 AAGA 的儿童的比例更小。

在我们医院自己的患者反馈调查中，有 241 名儿童填写了一份保密的书面问卷调查，结果发现，16.2% 的儿童上报了在诱导后和手术结束前他们感知的事件[37]。

如果患儿因过于害怕而不愿透露或上报 AAGA，那么所有这些方法产生的不同结果就可以得到解释；另一方面，没有面谈的问卷调查方法，可能无法将在恢复室的苏醒感受与真正的 AAGA 事件区分开来[74]。

儿童上报与 GA 有关的 AAGA 的时间点特别令人关注。NAP5 研究发现，儿童上报与 GA 有关的 AAGA 的时间往往会有很长的延迟，有可能是在 30～40 年后，这支持了一些儿童不愿意上报 AAGA 的观点[73, 75]（图 14-3）。目前我们尚不清楚为什么许多患儿没有上报他们的术中知晓，以及为什么有些患儿要推迟上报，但原因可能是某些儿童认为这些经历并不重要，也可能是这些经历太令人痛苦，另外，少数患儿的叙述可能也无法令他们的父母相信。此外，儿童能否正确地解释其经历，从而理解此类事件的含义和意义，以及将其与梦境区分开来并形成外显记忆的能力，这取决于年龄和个体认知的能力。由于词汇量有限，年幼的患儿也可能难以向成人叙述这些事件。

此外，要确认是否发生 AAGA，需要患者回忆术中的事件；然而，在 GA 期间记忆和意识可能会分离，也就是说患者可能恢复了意识，但无法回忆这些经历[68]。而使用前臂孤立技术的研究可以证明这一点，该技术可以使患者的手臂不受神经肌肉阻滞药（neuromuscular blocking，NMB）的影响。随着麻醉药剂量的减小（尽管人们认为麻醉药物的剂量与无意识状态是一致的），患者可以通过移动孤立的手臂对指令做出反应，但他们却无法回忆出曾经这样做过[76]。Andrade 及其同事在一项针对儿童接受异氟烷麻醉的调查中发现，181 名儿童中仅有 2 名对指令做出了反应，但没有一个人能够回忆起这些事件[77]。

（二）记忆

处理信息和保留记忆的能力是紧密相连的。人们普遍认为，大脑选择各种大量的新信息进行处理，并随后将其保存在脑内处理短期或工作记忆的区域，而对新信息的解读将依赖于已存在于长期记忆中的背景知识和既往的经验[78]。然而，形成记忆的关键是儿童的年龄、认知能力和既往的经历。由于儿童的大脑发育和成长都非常迅速，因此，他们的认知能力和形成记忆的能力也在不断发展。

1. 内隐记忆

内隐记忆是在潜意识中产生的记忆，表现为行为的改变，它在儿童早期就已经形成，并在 3 岁时达到稳定的状态[79]，此后年龄的增长并不会对它产生较大的影响。然而，幼儿的内隐记忆很难表现出来，如 3 岁的儿童阅读了一本儿童读物，而 3 个月后他们无法辨认出之前看过的图片，但与对照组的儿童相比，他们能更快地指出与之前看过的同一图片相似但模糊处理过的图片[80]。另外，人们认为婴儿在外显记忆形成之前就已经具有了内隐记忆[81]。

2. 外显记忆

外显记忆包括对真实事件的有意识回忆，并且整个儿童期都在持续形成。然而，很少有成年人能回忆起 5 岁前的童年事件，但有证据表明外显记忆在婴儿期和幼儿期就在形成。另外，有研究观察到 8—10 月龄的婴儿会用玩具来模仿一系列的动作以获得回报，例如找到藏在门后的玩具[82]。虽然外显记忆的形成可能是一个连续稳定的过程，但也可能会出现突飞猛进的发展阶段[83]。

3. 情境记忆

情境记忆是对特定事件和背景特征，如时间、地点和人物的一种外显记忆的形式。请儿童回忆 1 周前发生的真实事件证实了他们具有情境记忆，并且 4—6 岁的儿童对事实回忆（以及叙述在何时、何地和谁告诉他们的事实）的能力明显提高[84]。人们认为，这些变化与脑内特定区域的发育有关，包括含海马在内的内侧颞叶的成熟及其与额叶皮质的神经连接[79]。

（三）做梦

在 GA 下做梦和 AAGA 之间可能存在微弱的联系。Huang 等在对 864 名 5—12 岁儿童进行的一项前瞻性队列研究中发现，做梦的发生率为 10.4%。这在年龄较小的儿童更为常见，并且也与父母的焦虑具有相关性[85]。在这项研究中，做梦的儿童明显更有可能发生 AAGA，这可能是由于做梦通常发生在浅麻醉下[85]，但做梦并不会导致消极行为[85]。

（四）影响

这对麻醉科医师意味着什么？如何解释儿童的高知晓率，以及如何降低 AAGA 的概率？外显记忆，尤其是情景记忆的存在也与儿童个体有关，因为这涉及患儿回忆个人经历的能力。而基于目前的理解，学龄前儿童不太可能保留对 AAGA 的记忆。虽然这个年龄段儿童具备了内隐记忆，但从理论上说，令人不适的 AAGA 可能会导致患儿后期出现焦虑和其他消极行为。然而，要想可靠并且明确地检测出这类儿童的 AAGA 是不可能的。

目前，还未有研究能够明确儿童 AAGA 的具体风险因素[75]。但与成人相比，NMB 并不会导致儿童发生 AAGA[66,75]。在一项对 928 名儿童的前瞻性研究中，有 6 名儿童报告发生了术中知晓，尽管其中 4 名儿童接受了 NMB，但并没有儿童报告感知到无法活动[75]。Davidson 等对 4486 例儿童的麻醉因素进行了分析，发现 AAGA 与气管插管和氧化亚氮的使用有关[66]，但

这种相关性不一定具有因果关系。

（五）减少全身麻醉的意外知晓

儿童中较高的知晓发生率表明我们应该更积极主动地减少 AAGA。而在某些情况下，必须使用脑电监测如脑电双频指数（bispectral index，BIS），并且它在英国的应用也越来越多。然而，能够证明它有效的证据还不具有说服力。2004 年的 B-aware 试验[86]发现，使用 BIS 可显著降低高危成人的 AAGA 发生率。相比之下，2008 年的 B-aware 试验表明[71]，挥发性麻醉药的呼气末浓度监测等同于 BIS。2014 年的一篇 Cochrane 评价[87]表明，相较于仅关注临床体征，BIS 可在一定程度上预防术中知晓，但它并不优于呼气末浓度监测。而在英国，BIS 常用于接受全凭静脉麻醉和 NMB 的成人[88]。

由于 BIS 算法是根据成人的 EEG 数据研发出来的，因此，它在儿童中的有效性受到了质疑。另外，考虑到在吸入麻醉为主的全身麻醉中 BIS 的使用受到了限制，这种监测模式在预防儿童术中知晓方面可能只有

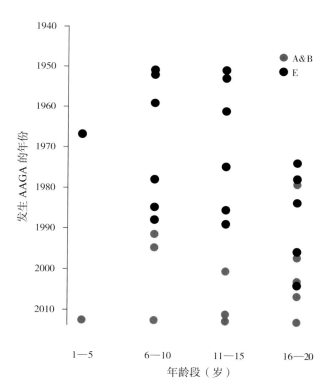

▲ 图 14-3　2013 年首次向 NAP5 报告发生全身麻醉下意外知晓（AAGA）的年份[72]

灰色圆圈，收录并经核实的报告；黑色圆圈，由于没有记录而无法核实的报告（经 Royal College of Anaesthetists 许可转载，2014 年 9 月最初发表在 5th National Audit Project: Accidental Awareness during General Anaesthesia in the United Kingdom and Ireland.）

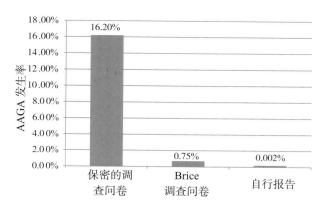

▲ 图 14-2　对不同的检测方法获得的儿童全身麻醉下意外知晓（AAGA）发生率的比较

微乎其微的作用。

NAP5 研究得出的结论是，引起儿童和成人 AAGA 的原因可能是相同的，而常见的原因为技术失误，与诱导期和意识恢复时 NMB 的效应有关[73]。

（六）治疗

当儿童报告发生了 AAGA 时，麻醉科医师应尽快与儿童和父母进行会面，尽管可以考虑与 AAGA 无关的其他解释，但应该相信患儿。另外，可以向患儿及其家属做出礼貌和恰当的道歉和解释，但并不一定要承认错误。此外，应对照麻醉记录单核实术中知晓的发生时间。NAP5 的研究表明，当出现以下四个症状时提示患儿出现了心理后遗症：梦魇、记忆闪回、新发焦虑和抑郁。如果出现这些症状，则应在首个 24h 内寻求治疗，并在 2 周后进行跟踪随访。如果这些症状持续存在，应将其转诊至心理专家处进行治疗[88, 89]。然而，AAGA 在短期内给儿童带来的痛苦往往要低于其给成人带来的痛苦[75]。

> **要点：术中知晓**
> - 内隐记忆在 3 岁时开始形成，但外显记忆的形成要稍晚。
> - 由访视发现的 AAGA，儿童的发生率更高。
> - 与成人相比，儿童上报术中知晓的可能性较小。
> - 尚不清楚儿童的明确危险因素。
> - 与成人相比，儿童短期内遭受心理后遗症的可能性较小。

五、行为改变

（一）短期消极行为改变

自 20 世纪 40 年代以来，人们已普遍承认儿童在接受 GA 后会出现消极行为的改变[90]。尽管麻醉的护理质量有所改善，但这一问题仍然存在。常见的短期行为问题包括分离焦虑、违抗权威、脾气暴躁、梦魇和夜间遗尿[1]，并且 7.3% 儿童的症状可能持续 12 个月以上[1]。另外，目前还不清楚全身麻醉后的远期行为改变。

要评估儿童的行为改变，需要其家长完成问卷调查。而目前仍在使用的是 50 多年前研发的术后行为量表（the post-hospitalization behavior questionnaire，PHBQ），该量表的问题包括：您的子女晚上会做噩梦吗？还是醒来后哭泣？您的子女在家里到处跟着您吗[91]？然而，下述研究向我们表明了有趣且一致的结果。

在一项超过 800 名儿童的大型队列研究中，研究人员发现 24% 的 3—12 岁儿童出现了明显的消极行为变化（PHBQ 报告表上有不少于 7 项的行为改变），不管他们接受的哪种类型的手术，其中 8% 的儿童其行为改变持续了 30 天。焦虑的父母、年长的兄弟姐妹、年龄小和既往有不良的住院经历都是消极行为改变的相关因素[92]。

对芬兰 551 名 4 月龄—13 岁儿童的研究也证实了行为改变，而该研究得出的结果表明，行为改变的发生率为 47%，且多发生于 1—3 岁的儿童，诱发因素为术后疼痛和既往感受不良的就医体验。甚至 9% 的儿童在术后 4 周仍存在这些问题[10]。

英国的三家医院对 131 名 2—12 岁儿童开展的一项研究表明，术后 4 周时，25% 和 32% 的患儿其疼痛和行为改变仍很明显。同样，年龄较小、焦虑、疼痛和既往感受不良的就医体验也是相关因素[93]。

此外，80% 的儿童在扁桃体或腺样体切除术后的第 1 天会出现消极行为改变，并且 30% 的患儿在 2 周后仍有这种改变[92]。而淡漠和孤僻在术后最初的几天里要比其他问题更为常见，但分离焦虑是术后 7～14 天的主要问题。另外，有研究表明，术后疼痛是出现消极行为最大的风险因素[94]。

消极行为改变也可能与文化或家庭成员有关。说西班牙语的西班牙裔父母报告的消极行为变化显著少于说英语的白人父母[95]。

明确儿童术后消极行为改变的风险有助于医务人员有重点地制订预防策略。毫无疑问的是，父母在家中对于患儿的疼痛管理往往是不够的，而这种情况可以通过院外支持得到改善[96]。

尽管在这些研究中已经确定了相关的"风险"因素，但也不可能明确麻醉因素、手术因素、住院治疗这三种因素哪一种更重要。当然，无论是采用吸入诱导或静脉诱导，他们在术后 2 周行为障碍的发病率方面并无差异[23]。

在不需要 GA 的儿童入院接受治疗后，他们也会出现心理上的不稳定。一项研究发现，患有食管腐蚀性损伤（需要在 GA 下反复扩张）的儿童与需要血液透析的慢性肾病儿童相比，两者行为问题的发生率没有差异。然而，与接受择期小手术的患儿相比，这两组都不具有可比性[97]。另外，家庭生活的中断和慢性疼痛可能是造成应激和行为问题的重要因素[97]。

（二）苏醒期谵妄

20 世纪 60 年代，有学者首次报道了发生在全身麻醉觉醒阶段的苏醒期谵妄[98]，它的主要特点是患儿表现为分离状态，并伴令人无法安慰的哭泣、兴奋和躁动。在发生苏醒期谵妄的患儿中，有 70% 的病例持续时间小于 15min，但也可持续长达 1h[99]。患儿通常表现得十分不安，还可能因过于焦躁而伤及自己，包括损伤手术部位。但消极行为与 ED 的相关性很弱：一项研究发现，如果患儿发生 ED，那么他们出现消极行为的可能性是常人的 1.43 倍[9]。

1. 评估

GA 后苏醒的儿童可能会感到疼痛、饥饿或意识模糊（可能与缺氧、低血糖或药物相关），而这通常与 ED 难以区分。有研究表明，ED 的发生率可以在 10%~80%，因而存在相当大的差异[100]。为了有助于评估 ED，人们研发了以下几种评分系统。

（1）儿童麻醉后苏醒期谵妄（pediatric anesthesia emergence delirium，PAED）评分量表：2004 年研发的 PAED 量表（表 14-3）是一种可靠且经过验证的评估系统。由于它比其他的 ED 量表更详细，因此限制它在临床应用的主要因素就是需要时间来完成[101]。而以评分为 10 分来评估 ED 具有一定的敏感性和特异性[99]。由于对 ED 和疼痛的行为评估存在重叠的条目，因此，观察者建议将缺乏眼神交流及缺乏对周围环境的意识作为发生 ED 的重要标志[99, 102]。

表 14-3　儿童麻醉后苏醒期谵妄评分量表

行　为	完全没有	有一点	有一些	非常多	极　其
可以进行眼神交流	4	3	2	1	0
行为具有目的性	4	3	2	1	0
对周围环境有认知	0	1	2	3	4
不安	0	1	2	3	4
难以安抚	0	1	2	3	4

第 1 项和第 2 项采用反向评分
经 Elsevier 许可转载，引自 Bajwa 等[105]

（2）Cravero 量表：Cravero 量表有 5 个评分分级，并且每个分级都有对意识、哭泣和躁动的评分，而该量表对 ED 的定义为哭闹和躁动持续 5min 以上[103]。

（3）Watcha 量表：Watcha 量表设计简单，共有 4 分[104]。它对 ED 的定义为，出现无法安慰的哭泣或躁动和破坏性行为，不论持续时间多久[105]。该量表与 PAED 量表的相关性最好[105]。

2. 可能的风险因素

（1）年龄：ED 最常见于幼儿和初学走路的儿童，这可能与其心理成熟度和认知能力有关[106]。在 3—7 岁的患儿中，有 18% 的患儿会发生 ED[106]。

（2）术前焦虑：儿童 mYPAS 的评分每增加 10 分，ED 的发生率就会增加 10%[9]。这表明改善焦虑可能会减少 ED 的发生。

（3）麻醉方式：不论采用何种全身麻醉方式，患者都有可能在麻醉后发生 ED，但七氟烷是人们认为与 ED 最具相关性药物[107]。2014 年一篇纳入 158 项试验，共计 14 045 名儿童的 Cochrane 评价表明，与氟烷或丙泊酚相比，ED 在使用七氟烷维持麻醉的儿童中更常见，并且它的发生率在 50% 以上。但尚无确凿证据能够证明地氟烷或异氟烷也具有这种效应[108]。

也有人认为，苏醒时间过快可能也是诱发 ED 的一个因素[106]。然而，地氟烷的作用时间要短于七氟烷，却也没有表现出 ED 的高发率[108-110]。在一项试验中，研究人员应用七氟烷对 110 名儿童实施麻醉诱导后，再将其随机分为七氟烷麻醉维持组和地氟烷维持麻醉组。结果表明，在整个麻醉期间持续使用七氟烷儿童的 ED 发生率更高，但两组的平均苏醒时间却是相似的[111]。此外，在一项控制七氟烷苏醒时间的研究中，无论苏醒快还是慢，ED 的发生率都是相同的[112]。另外，也有人认为麻醉深度不是诱发 ED 的主要因素[113]。

考虑到全身麻醉应用七氟烷诱导常会出现兴奋期，一些学者提出七氟烷在苏醒时也可能具有反常的兴奋作用[114]。然而，与此相反，ED 早在七氟烷进入临床前就已存在很长时间了[98]。

（4）术后疼痛：在一项针对接受腹股沟疝修补术儿童的研究中，研究人员发现，很少有患儿会在有效的骶管阻滞后发生 ED[115]。但由于接受舒适化影像检查的儿童在麻醉后也常会发生 ED，因此，手术疼痛不是直接诱发 ED 的必要或重要因素[107]。

非手术部位疼痛，如喉咙痛、头痛或置管部位疼痛可能会诱发 ED。虽然疼痛并不是一个致病因素，但它的存在可能会增强中枢神经系统的兴奋，从而降低躁动的阈值。

（5）手术类型：接受眼科和耳鼻喉科手术的儿童 ED 发生率最高[106]。

3. 预防

如果将焦虑和疼痛降至最低，可能会减少 ED 的发生[115]。Meta 分析显示，在即将苏醒前追加单次剂量的丙泊酚、芬太尼、氯胺酮、可乐定或右美托咪定，可降低 ED 的发生率[108, 116]。但与所有的 Meta 分析一样，该研究的有效性也受到所纳入研究的质量和效力及无法纳入未发表数据的限制。

(1) 丙泊酚：不论是静脉持续输注维持全身麻醉[117]或是在手术结束时单次推注[118]，丙泊酚都能够很好地减少 ED 发生。但有研究表明，诱导后不久单次推注丙泊酚不会有任何效果[116]。

(2) 苯二氮䓬类药物：在诱导前或诱导后给予咪达唑仑并不能减少 ED[116]。但 2014 年一篇 Cochrane 评价的结果表明，手术结束时单次推注咪达唑仑对减少 ED 发生具有良好的效果[108]。

(3) 阿片类药物：在舒适化影像检查即将结束前给予患儿小剂量的芬太尼（1μg/kg）可以降低 ED 的发生[103]，但镇痛在减少 ED 中的作用尚不清楚。

(4) α_2 受体激动药：对于在七氟烷和阴茎阻滞下接受包皮环切术的儿童，如果在手术开始时给予静脉推注可乐定，可以显著降低他们的 ED 发生率[119]。尽管右美托咪定滴鼻的苏醒时间会比可乐定长，但前者对于减少 ED 的发生却优于后者[120]。在一项随机试验中，右美托咪定经鼻给药以剂量依赖的方式显著降低了 ED 的发生率[121]，并且与丙泊酚相比，右美托咪定能够更好地减少 ED 的发生[122]。

(5) 氯胺酮：在眼科手术中，有研究表明氯胺酮在减少 ED 的发生率方面优于咪达唑仑[123]，而与右美托咪定[124]相似。

(6) 其他措施：一项对 70 名儿童的研究表明，输注镁离子可显著降低 ED 的发生率，且不会出现苏醒延迟[125]。针灸也可能有助于减少 ED 的发生：在手术期间通过随机分配而接受腕部针刺的麻醉儿童，ED 比例明显减少[126]。

4. 治疗

能够正确对 ED 做出诊断是麻醉科医师首先要面临的挑战。对患儿存在的疼痛进行治疗是非常重要的，并且要确保患儿没有因低氧血症或低血糖等器质性病因处于意识不清的状态。另外，对 ED 的治疗取决于其严重程度及儿童是否会因他 / 她的极度焦躁而伤及自身，有时候父母本人就能使许多患儿能够平静下来。如果需要对 ED 进行治疗，可考虑使用小剂量的镇静药，如丙泊酚、芬太尼、咪达唑仑或右美托咪定。但

几乎没有证据表明一种药物在治疗 ED 方面优于另一种药物，我们推荐使用亚麻醉药量的丙泊酚来治疗 ED（应始终由受过培训的专业人员实施注射）。

（三）创伤后应激障碍

发生 AAGA 的某些成人已经出现了长期严重的心理后遗症，如焦虑、睡眠障碍、梦魇、往事重现和创伤后应激障碍（post-traumatic stress disorder, PTSD）[127]。尽管鲜有证据表明儿童在全身麻醉后（有或无 AAGA）会出现 PTSD，但他们却有可能遭受类似的痛苦[128]。然而，有证据表明与成人相比，由各种原因，包括与麻醉无关的原因导致的儿童 PTSD 的发生率要低。英国国家心理健康研究表明，在超过 10 000 名 11—15 岁的儿童中，有 0.4% 儿童发生了 PTSD；在不到 10 岁的儿童中，患有 PTSD 的儿童却非常罕见[129]。此外，由于沟通困难，因此对 5 岁以下儿童的 PTSD 做出诊断也很困难[128]。

Lopez 等在 1 年后对曾发生 AAGA 的 7 名儿童进行了随访，但没有发现他们出现心理后遗症。此外，也没有人对术中感受到的事件做出不良陈述，而这与那些经历过 AAGA 并经常诉说感到无助、疼痛和恐惧的成人相比正好相反[130]。在 5 项对儿童 AAGA 的队列研究中，约 25% 的儿童报告了在发生 AAGA 时感受到恐惧或疼痛，但此后他们并未感到不适[66]。另外，Phelan 及其同事也对 4 位其子女发生过 AAGA 的家长进行了随访，而他们均否认其子女受到了严重的心理影响[131]。在 NAP5 的研究中，有 12 名成人上报了在他们小时候接受 GA 时曾发生了 AAGA，而在这 12 名成人当中，有 5 人对未来接受麻醉感到焦虑，2 人出现了复杂的焦虑症状和反复的梦魇[71]。这一点也得到了 Osterman 等的研究支持，他们报道了患有 PTSD 的成年人在童年时曾发生过 AAGA[132]。

（四）小结

接受全身麻醉后经常可以观察到患儿出现消极行为改变，并且某些焦虑的儿童及那些既往住院治疗体验不佳的儿童是高危人群，对手术的恐惧和疼痛可能也是重要的诱发因素。因此，实施高质量的麻醉和镇痛对于预防这些问题的发生是非常重要的。虽然任何一种全身麻醉方式都有可能导致 ED，并且这种情况在接受七氟烷麻醉后更为常见，但可以通过给予其他镇静药和镇痛药来降低它的发生率和严重程度。另外，既往发生过 AAGA 的儿童可以发生 PTSD，但出现 PTSD 的患儿却很少见[75, 128]。然而，麻醉可以导致成人发生 PTSD，并且这种 PTSD 可能与儿童期经历的

AAGA 有关。

要点：行为改变

- 消极行为改变与低龄、焦虑、先前不良的就医体验和苏醒期谵妄有关。
- 苏醒期谵妄。
- 通常都是一过性并具有自限性。
- 七氟烷引起的可能性更大。
- 可通过良好的镇痛和镇静药物来减少其发生。
- 儿童 AAGA 后的 PTSD 较为罕见，但心理影响可能延迟至成年期才会出现。

六、结论

麻醉管理的整体分析方法不仅需要我们关注儿童的生理和药物治疗需求，而且还要关注因高度焦虑、意外知晓和消极行为可能带来的心理影响。因此，我们在整个围术期需要对麻醉儿童承担的责任延伸到了预防、评估和缓解他们的焦虑和不适。

我们必须确定那些更易受到伤害的儿童，并实施适当的干预措施，从而促进他们的应对方式，以及辅助他们建立心理适应性。

儿科麻醉面临的挑战是在信任和人文关怀的基础上与儿童及其家庭建立联系，而这种联系应该是促进合作和减轻儿童焦虑的基础。

病例分析

一名 4 岁健康女孩在入院接受腹股沟疝修补术的前 2 周与父母一起到预评估诊所就诊，并且她的父母详述了 18 个月前，患儿在入院接受扁桃体切除术期间所经历的痛苦过程。

据其母亲称，她在术前病房极度紧张并在进入手术室时更加严重，此时她紧紧抱着母亲，把脸埋在母亲的肩膀上。在她睡着前，患儿对于麻醉科医师和护士的鼓励表现得极为抗拒，并且当医务人员将面罩放在她脸上时，还发出了尖叫声。

当患儿苏醒后，恢复室护士告诉她的母亲，患儿自从睁开眼睛后就开始哭泣，而当她的父母在恢复室看到患儿时，她正在床上翻来覆去，并拔出了静脉留置针。此时，父母不仅很难对其安抚，而且在术后的第 1 小时患儿也不能认得他们。随后麻醉医师回到恢复室查看患儿情况时，该症状才得以解决。而医护人员不得不再次使用留置针建立通路，这又使给患儿进一步带来了痛苦，在麻醉科医师给她静脉注射药物几分钟后才使患儿安静下来。

术后 2 周，患儿仍然表现出一些分离焦虑和睡眠障碍的迹象，并轻微有一些与其性格不符的不服从行为，而她的

父母在经历了上次的住院治疗后感到非常内疚，并对这次的住院治疗感到极度焦虑。通过进一步的询问，发现在她 1 岁时曾接种过疫苗，而在打完疫苗后她比她的哥哥表现得更加烦躁。评估人员对这个病例的情况总结是，该儿童在上次的手术后发生了严重的苏醒期谵妄，并伴有一些长期的行为改变，这可能是由她在进入麻醉室之前的焦虑及上次医疗机构带来的不良体验导致的。评估人员因此觉得这次对她实施诱导及恢复的难度非常大，并且患儿父母的高度焦虑也可能会加剧这种情况。

医护人员安排患儿参观了她即将入住的手术室和病房，以使她熟悉环境，还向她的父母提供了一本卡通儿童书籍来解释围术期过程，并建议他们在入院前与她一起阅读 2~3 次。麻醉科医师在手术当天对术前用药的选择进行了讨论，并建议父母在入院时使用玩具或平板电脑让患儿做一些分散注意力的活动，并且这种活动应在手术室中继续进行。但需要注意的是，由于存在发生苏醒期谵妄的可能性，因此，可以在苏醒前推注丙泊酚、芬太尼或 α_2 受体激动药，从而减少患儿发生苏醒期谵妄的风险。

第 15 章　儿科围术期外科之家规范

Principles of the Pediatric Perioperative Surgical Home

Lynne Ferrari　著

王晓月　译　　田　毅　校

一、概述

围术期外科之家（perioperative surgical home，PSH）是一种以患者为中心，贯穿患者整个手术 / 治疗过程的新型诊疗模式，涵盖了从患者做出手术决定到康复，并回到以患者为中心的医疗之家或由社区医师接管的整个疾病治疗过程。高效的诊疗协调可解决与之相关的医疗、社会、发展、行为、教育和财政需求，以实现最佳的健康状况 [1]。现代儿科围术期外科之家（pediatric perioperative surgical home，PPSH）的概念摒弃了要求社区儿科医师因手术和麻醉要求，直接对患者进行全面的检查和评估。取而代之是出于家庭、患者和健康系统的利益，将围术期作为一个整体对患者进行评估和治疗，在此基础上将围术期医疗团队和为患者提供连续性医疗服务的医务工作者整合在一起 [2-4]。PPSH 模式必须围绕每个患者的病情而不是每个医师的医学专长来进行组织，使患者能够成功地从门诊治疗过渡到手术治疗。医疗以患者和家庭为中心，必须在各个专业和机构设施之间进行整合，以便实现从数量到质量的转变。这对患有慢性病的儿童群体来说尤为重要，作为儿童群体的重要组成部分，这类患儿的护理服务往往是零散的。

对于常规的外科手术而言，传统以量为基础的医疗导致了整个围术期或治疗过程中医疗的中断，并削弱了患者的体验。通常情况下，围术期的医疗计划是不断变化并脱节的。对外科手术的需求常常使患者无法进行日常医疗保健，因此手术患者可能会遭遇医疗差错、重复检查和其他原本可预防的伤害。随之就会导致费用增加、并发症出现，医师和其他医疗团队成员情绪低落，同时患者及其家属体验到的医疗质量也相对较低。从围术期的外科治疗到医疗之家或社区

医疗的过渡也可能伴随着失误 [5, 6]。对未来医疗保健目标的设定应体现在三个方面：高质量的医疗、关注人口健康和减少开支。实践模式的重新设计代表着一种颠覆性的创新，与现行的按项目服务收费模式相比，它所提供的收益更单纯，费用更低，而服务质量相同或更高 [7]。实现这些目标的一个关键策略是实施可衡量的、循证的、标准化的服务，以优化医疗协调。

二、目标和目的

综合性的 PSH 可在所有临床医疗微系统中进行协调，并将先前制定的决策性规范纳入其框架中。文献中定义的 PSH 的关键要素如图 15-1 所示。随着这些新实践模式的发展，至关重要的一点是，设计出能够成功衡量医疗协调活动及其功能组合所提供价值的措施，从而对诊疗过程和操作情况进行监控，并以此作为报销的参考。在这个连续统一体中，将薪酬和所有医疗服务人员所提供的医疗协作联系起来。从参与的麻醉医师、外科医师和住院医师中选出领导者，以实现在跨专业领域情况下一致应用循证医学和示范做法的目标。早期识别具有围术期并发症和出院后再入院风险的患者是一个重要概念，以便对这类患者进行术前优化，从而减少术后发病率。追踪患者手术治疗期间的所有阶段进展，可以为患者提供一个全面的评估以指导临床管理，并关闭通往社区医疗和医疗之家的通路。该模式考虑了患者在所有医疗决策中的选择和作用，而这些与结局的好转及术后并发症的减少息息相关 [8]（框 15-1）。

本章译者、校者来自海口市人民医院 / 中南大学湘雅医学院附属海口医院。

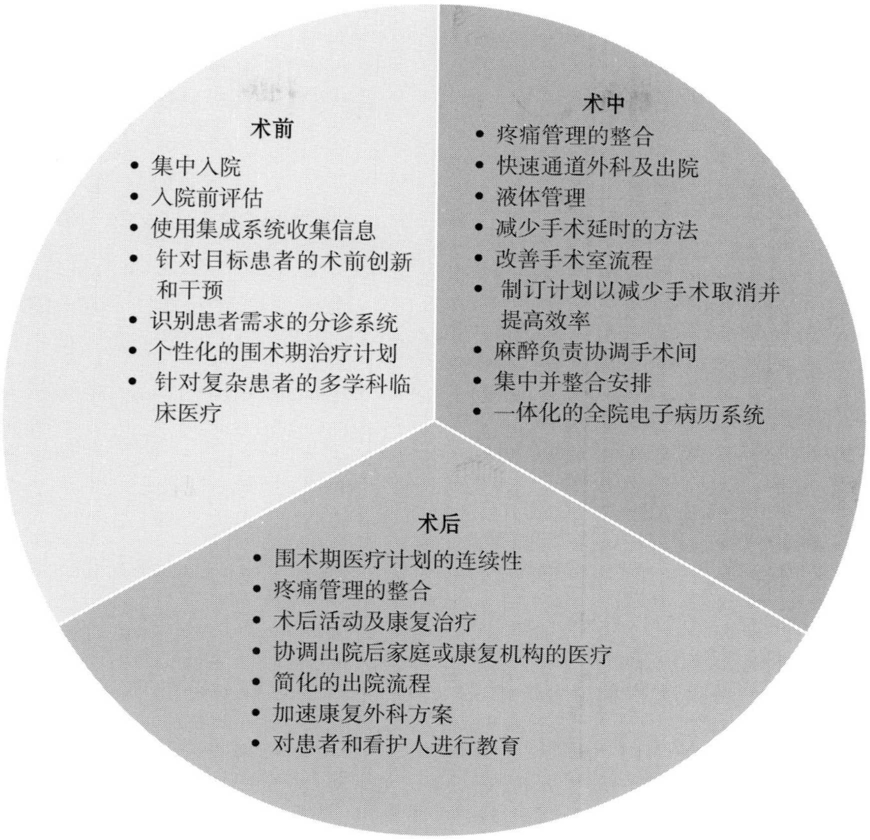

▲ 图 15-1 儿科围术期外科之家的要素

> **框 15-1 围术期外科之家的目标**
>
> - 为进入围术期治疗提供入口，并确保其连续性
> - 根据患者的疾病程度、并发症和危险因素对患者群体进行分层和管理
> - 在术前、术中和术后提供具有循证医学支持的临床治疗方案
> - 管理、协调和跟进各专业领域的围术期诊疗
> - 衡量并提高医疗质量和成本效益

PPSH 是一个基于团队并以患者为中心的模型，旨在改善医疗保健服务，降低整体医疗成本。这些目标是通过对外科手术患者进行连续的诊疗，与患者及其家属共同制订诊疗方案及对所有诊疗过程的整合来实现的。该实践模式的组成包括最优的术前检查和准备，以及在适当的地点和时间采用基于循证医学证据的诊疗原则，以减少无法解释的变异性，术中效率低下、并发症及高额的医疗费用。实践模式还包括努力标准化医师的个人偏爱项目，以降低供应成本，以及减少使用昂贵的测试和程序。术后的诊疗方案包含在手术前制订的协调和过渡计划。在儿科社区医疗实践中，这种模式的医疗整合与减少非紧急急诊室就诊、

提高家庭满意度、减少计划外住院、降低自付费用、减少缺勤缺课及降低对家长就业的影响有关 [9-11]。

三、价值主张

按服务项目收费是对医疗服务数量的回报而非对医疗服务质量和效率的奖励 [12]。另一种收费替代的方案就是改进医疗保健费用的支付机制，该机制使医疗机构能够以较低的成本为患者提供卓越的服务并获得更好的健康结果。基于提供更好医疗服务的理念，"基于价值的支付"正在加速发展。为了患者的健康，医疗机构投入了一定的成本，医疗保健中的价值是指相对于成本而言，患者群体所能取得的最优健康结果 [13]（图 15-2）。对于医疗服务的提供者来说，掌握准确的费用信息是至关重要的，其中包括了解每个医疗组成部分的费用及相关成本是如何取得健康结果的。在确定医疗保健的价值之前，提供者首先需要了解所需的资源、提供每种资源的能力成本，以及医疗相关的支持成本，如信息技术和管理等。之后，医疗机构通过跟踪患者整个诊疗周期的费用，来衡量每种情况或过

$$价值 = \frac{质量 + 安全 + 满意度}{手术治疗过程的费用}$$

▲ 图 15-2　围术期诊疗期间的价值公式

程的费用，从而达到确定医疗价值的目的[14]。

广义的"基于价值的偿付"涵盖两种截然不同的付款方式：按人头支付和捆绑支付。按人头支付的模式是，医疗保健机构每年向每位受保人收取固定的支付费用，并且必须满足广大患者群体的所有需求。相比之下，在捆绑支付系统中，患者向医疗机构支付整个医疗周期内的费用（包括所有的服务、治疗、检测、药物，以及用于治疗患有特殊疾病或进行手术操作的设备）[15]。

医疗保健的效率目标包括消除浪费。医疗资源浪费的三个基本类别是生产水平的浪费、个案水平的浪费和人口水平的浪费。第一类涉及生产"医疗单元"的效率低下，如药物、实验室检测、放射线照相、护理支持时间，以及患者治疗中消耗的任何其他物品，占医疗浪费总量的 5%。第二类，约占所有医疗浪费的一半，是指患者在住院期间、门诊或其他治疗经过或作为"特殊病例"期间不必要或次优地使用医疗服务。第三类，约占总浪费的 45%，涉及患者群体中不必要或可预防的病例[16]。医疗服务协调和整合的失败令患者遭受了碎片化的医疗服务，从而造成医疗资源的浪费，而这可能会导致并发症的出现，再次入院及患者的功能状态下降[17]（框 15-2）。

框 15-2　基于价值的转型
基于价值的医疗
● 以患者为中心的医疗之家
● 临床整合
● 医疗管理
● 急症后治疗
● 电子健康档案
● 数据分析
基于价值的支付
● 医疗转型的费用
● 医疗管理的费用
● 共享结余
● 医疗支付现状
● 全球支付

创新和打造新的医疗服务方式是解决医疗服务浪

费的一种方案。需要向外科同事、行政人员、患者、政策制定者和付款人展示 PPSH 的价值，以证明实施新模式的合理性，这些都需要严格的评估。此外，根据机构需要、支付结构及以患者慎重考虑为基础，开发的 PSH 类型可能会有所不同。然而，在所有开发的类型中，以患者和家庭为中心的医疗服务共性及医疗服务价值的优化是必不可少的[18]。对于术前、术中、术后的固有元素所反映的附加价值应加以识别。除了研发结局指标和机构评估工具之外，未来需要运用卫生信息技术和比较有效性研究的方法论，来验证 PPSH 在以患者为中心，基于循证实践、质量、安全和价值等方面的影响[19, 20]。

四、医疗之家和社区医师之间的整合

与以患者 / 家庭为中心的医疗之家一样，PPSH 模型必须围绕每个患者的病情而不是每个医师的医学专长进行组织，并允许患者在门诊治疗和手术治疗之间顺利转换。医疗必须整合各专业和机构设施，使患者和家庭处于中心位置[21]。这种整合在患有慢性病的儿童群体中尤为重要，作为儿科患者中的重要组成部分，患有慢性病的儿童获得的医疗服务往往是零散的。在美国，有特殊医疗需求的儿童，定义为在身体、发育、行为或情感状况等方面医疗服务需求超出一般健康人群的儿童，其患病率在 2001—2010 年期间增加了 18%，现在占 18 岁以下总人口的 15.1%[22, 23]。

众所周知，降低术前风险将有助于减少医疗成本[23]。特别是对于病患群体而言，应在专业人员、机构设施和支持系统之间进行协调，整合患者的医疗服务。随着时间的推移及诊疗的不断进行，根据患者 / 家庭的需求和偏好量身定制，并基于患者 / 家庭与医务人员之间的共同责任，来优化健康服务[24]。理想情况下，患者从以患者为中心的医疗之家转到 PPSH，应继续进行照护连续一体医疗服务，之后再次转回医疗之家[6]，以实现无缝连接。美国国家质控论坛认可医疗协调为"一项功能"，随着时间的推移，有助于确保患者对医疗服务的需求和偏好，保证人员、职能和地点之间的信息共享。评估医疗协调的概念框架包括五个领域：①医疗之"家"；②积极主动的医疗和跟进计划；③团队成员的沟通；④保障性信息系统；⑤结构化的医疗过渡（即移交）[25, 26]。使用标准流程进行医疗转交接可确保将基本信息传达给初级保健提供者、专科医师和其他医务人员。

要点：PPSH 的目标和目的
- 整合是围绕每个患者的病情而不是医师的医学专长。
- 跨专业医疗整合。
- 在流程的整合中实现患者从以患者 / 家庭为中心的医学之家到 PPSH 之间的转移，以及从 PPSH 回到医学之家。
- 价值定义为相对于实现这些成果的成本而言对患者有重大影响的健康结局。

五、实施的关键步骤

用 Scott Keller 和 Colin Price 在《哈佛商业评论》中发表的话来说，管理组织变革就像在骑自行车时试图改变车轮子。变革的领导者需要首当其冲地将现行组织拆解开，并以一种新的方式将其结合起来，在此过程中还必须同时保持流程的正常运行[27]。医师组织需要引领观念转变，向一个低成本、高效益的医疗保健体系文化转变。现代医师组织必须有足够的规模来管理人口健康，必须足够灵活保证实现跨专业的合作，还必须足够小巧能为每位患者的医疗保健需求创建一个"家"[28]。创造一个充满热情的环境是争取支持的最重要的考虑因素之一。患者可能出现的问题和改进问题的时机，都是 PPSH 的焦点，改进方案必须尽早确定，明确定义范围、可衡量的结果及和顶尖的外科医师合作。示例可能包括制订严谨的术前干预措施，以减少特定患者群体手术的取消，如青少年糖尿病患者的胰岛素治疗。另一个示例就是建议患有特发性脊柱侧弯的青少年缩短进行脊柱融合术后的住院时间，或者将流程落实到位以减少扁桃体切除患者再入院的次数[29, 30]。

在召集 PSH 实施团队时，应先确定团队中关键角色和利益相关人员。一线工作人员非常重要，选择优秀的人员会增加 PSH 实施成功的可能性。应邀请利益相关人员，明确问题并制订改进计划。项目应有明确范围和对机构重要的可衡量的结果。该团队应包括麻醉医师、外科医师、护士、信息技术人员、执行发起人、机构质量改进部门的工作人员，可能的话还应包括父母 / 患者代表。另外，还应明确项目的范围、时间表及可衡量的结果（图 15-3）。实施前应该给团队

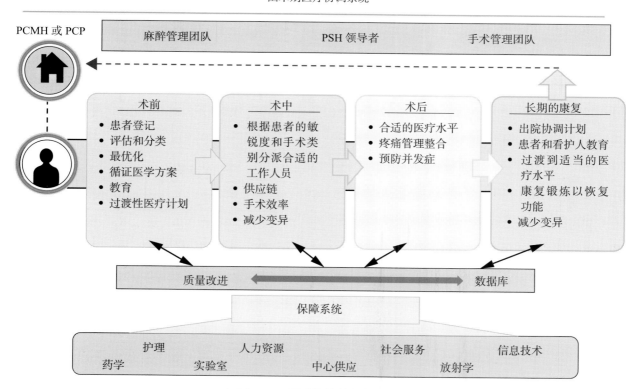

围术期医疗协调系统

▲ 图 15-3　围术期外科之家的结构
PCMH. 以患者为中心的医疗之家；PCP. 家庭医师

成员分配具体的任务，以便制订适当的准则，以有效的方式收集数据并按计划培训。

预期的变化应得到充分研发、试验、测试和细化。实施 PSH 的一种方法就是从总体计划的一部分开始，然后衡量一些特定的指标及整体结果。详细的教学计划应包括建立临床路径和套餐医嘱、护理教学、患者和工作人员的教育。初始的项目阶段从数据收集和巩固现状开始。我们应当通过一个手术、一份协议来实现一个小的改变，目标是取得一个小的胜利。及时向已确定的利益相关者，特别是执行发起人，提供项目实施结果，以展示该模型的成功，并为下一个关注点征求意见。最后，通过附加方案和服务流程来重复这个循环[31]。

（一）克服体制障碍

成功实施 PPSH 需要足够的机构支持和资源。需要医师有时间保障来完成管理工作，探索其他正在运行的机构同时并努力与之合作（新生儿 / 儿科重症监护室等）。信息技术的角色不能被过分地强调，应创建专门的团队来构建用于实施、数据分析和关键性指标报告的工具。改革中一些最主要的障碍可能来自于麻醉科内部，因为一些持有怀疑态度的同事会拒绝采用创新方式，直到消除了许多不确定性，并可以证明改变带来的价值[13, 32, 33]。了解改革驱动力（如质量、患者体验和给定机构的成本）可能有助于锁定变革领域。应鼓励外科同事和机构领导的加入，以便促进整个机构的变革。对于每一类 PPSH 人群而言，顶尖的外科医师都是一个重要的合作伙伴。鼓励进行一个"电梯演讲"，这是有帮助的。所谓"电梯演讲"即对 PPSH 及其优势和价值做一个简短描述，用乘坐电梯的时间就可完整地阐述。这种方式在与机构内的由首席医疗官、首席运营官和首席护士长组成的"C 组"进行沟通时特别有用。最后，改革需要获得包括成本和收费在内的财务指标。

（二）医疗协调

医疗协调和整合是一个功能设置复杂的组合，它有助于提供全面的健康促进、计划的活动和有效的沟通策略[34]。一旦决定手术，就可以在安排手术之前启动进行医疗的整合和协调。在预约手术阶段，与外科同事一起参与手术决策，可以就合适的患者、正确的程序、恰当的位置及合适的参与者进行多学科讨论，这对患有复杂或慢性健康问题的儿童尤其有用[5, 35]。术前评估阶段为进入围术期医疗路径，成本效益的术前测试和咨询提供了一个入口，包括"预康复"干预

在内，以优化术前条件。风险分层是术前阶段一个细微但有效的组成部分，它能够预测并发症，可前瞻性规划住院和出院时间，以便在急性医疗事件出现前完成出院和过渡计划。围术期操作的标准化降低了变异性并提高了医疗质量，根据标准化操作要求术前多模式治疗的协调和术中的医疗计划均可在术前阶段启动。优化器官功能以减少并发症的影响是术前阶段的重要组成部分，就像在适当的时机需配合使用区域麻醉佐剂。手术期间和手术之后，基于团队和循证驱动的医疗是 PPSH 一个必不可少的组成部分。

（三）指标、测量、质量和安全

大多数儿科患者再入院是由于慢性疾病的进展，而不是外科手术导致，婴儿和儿童的再入院率低于成人，因此确定合适的 PPSH 指标将是一个挑战[36]。已证实的结果可以分为几类，如表 15-1 所示。参与 PPSH 的医疗服务人员需要使用内部监测和外部报告来监控所提供的医疗质量。

表 15-1　儿科围术期外科之家的结果

领　域	指　标
以患者为中心的结果	• 患者 / 家庭的满意度 • 择期手术的成功 • 恢复到以前或改善后的功能状态
内部的运作效率成果	• 术前检查的适当性 • 手术延迟 • 手术取消 • 住院时间 • 出院时间
临床和安全结局	• 意外的医疗升级 • 并发症、发病率、死亡率 • 30 天内再次入院 • 急性期后的功能状态
经济产出	• 诊疗的总费用 • 医院资源再利用

六、儿科手术类型

通常用五个"D"将儿童和成人健康问题区分开来，即发育轨迹、对成人的依赖性、慢性病的差异流行病学、贫困人口的统计学模型、儿童医疗保健需求的多样性及总体医疗费用[37, 38]。此外，家庭 / 父母是儿科医疗保健的驱动因素，而不是个体成人患者。适用于婴儿和儿童的 PPSH，包括了儿科医疗服务协调中的许多功能和职能，但不是所有。与手术相关的重叠的

功能包括：评估的完成与分析，医疗计划的制订，检查、转诊及结果的管理和追踪，关键医疗信息的整合，医疗过渡的促进，使用医疗信息技术跟人进行持续性的沟通，家庭和患者的参与[39, 40]。最适合 PPSH 模型的高收益病例类型，可以经过确认那些可预见并发症和成本变化、相对负担最重的手术来明确。

根据最近的儿童健康信息系统（pediatric health information systems，PHIS）分析显示，成本最高的儿科手术包括腺样体扁桃体切除术、阑尾切除术和脊柱融合手术。其他适合 PPSH 的手术有：漏斗胸修复术、胃造瘘置管术、脑室 - 腹腔分流术、喉裂修复术、其他耳鼻喉科手术及膀胱外翻矫形术（图 15-4）。

了解医疗保健费用的分布情况时，必须注意是，75% 的儿童人口是健康的，大约需要支付 5% 的医疗费用，而 25% 患有慢性疾病的儿童人口会消耗 70% 的医疗费用，另有 0.5% 患有复杂疾病的儿童人口，需要消耗 25% 的医疗保健费用[40]（图 15-5）。因此，患有复杂疾病的儿童会对医疗保健系统产生重大影响[41]。这些儿童终生患有慢性疾病，常合并多器官系统损伤的相关并发症，并经历了多次费用昂贵的住院治疗，其中包括以改善其生活质量而进行的手术。这些患儿的手术可能很复杂，发生围术期不良事件和预后不良可能性很高。因此，确认那些与健康结局有重大关联的并存疾病和高额医疗资源的使用情况，是制订 PPSH 计划时需要考虑的一个重要因素。

成人社区对于行全关节置换术的患者已经完全实施了围术期外科之家，而脊柱外科手术是第一个适合儿科患者的平台[42]。例如，接受脊柱融合手术的神经肌肉疾病的患儿合并有一系列的慢性疾病，包括消化、神经、呼吸和肾脏系统的疾病。随着每个患者所患慢性疾病数量的增加，其住院时间、手术治疗费用和 30 天内再入院的可能性也随之增加。因患有慢性疾病而导致术后住院时间的显著增加，常见于伴有慢性呼吸功能不全、膀胱功能障碍和癫痫的患者。与住院时间、住院费用和再入院次数增加相关的急性疾病包括压疮、高血压和呼吸骤停。例如，尿路感染使外科治疗费用增加了约 1.4 万美元，住院时间增加了 3.5 天[41]。青少年特发性脊柱侧弯是儿科住院治疗年度累计费用最高的相关疾病之一，针对这类患者实施 PPSH 已显示可将住院时间的中位数从 5.2 天降至 3.4 天（$P < 0.001$），并降低了 30 天的再入院率[29, 43]。其他影响相当一部分手术人群的慢性疾病包括脑瘫、脊髓发育不良、先天性面部发育畸形、唐氏综合征、肿瘤、先天性心脏病和脑积水。

许多用于评估成人外科患者在质量、安全及患者 / 家庭满意度方面价值的指标，也可应用于儿科实践。这些指标包括住院费用、住院时间、再入院、手术当日取消、恶心呕吐、术后疼痛、意外的医疗升级、实际出院情况和死亡率。虽然住院时间和 30 天再入院是适用于这两个人群的指标，但家庭健康助手的使用、熟练的护理或急性期后转移到康复场所等评价指标不适用于儿科人群。再入院率被医院、临床医师和付款

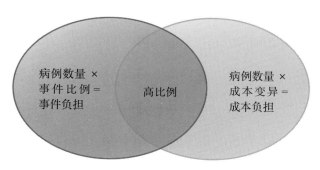

▲ 图 15-4　从儿科围术期外科之家模式中确定病例数最多的病例类型

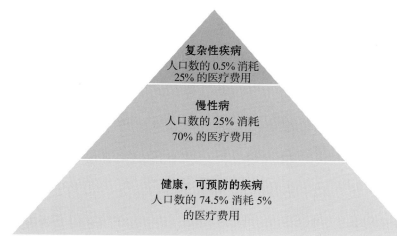

◀ 图 15-5　儿科医疗费用的分配

图片由 R. Antonelli, MD Director, Integrated Care, Boston Children's Hospital, Boston, MA, USA 提供

人用作衡量医疗质量的指标。医疗保险和医疗补助服务中心已建议减少对再入院率过高的医院的付款[44]。根据《儿童健康保险计划再授权法案》制定的《儿童质量措施计划》，已将儿科再入院率确定为一项重要措施，医疗复杂性儿童的再入院率最高[45, 46]。出院后 30 天内非计划再入院的总发生率约为 6.5%，其中小儿门诊手术后再入院率为 2%[47]。与成人不同的是，儿科术后护理涉及以家庭为主要提供者的家庭护理，在最近的研究中发现，高达 29.5% 的再入院是可以预防的[30]。与成人相比，儿科患者出院后 30 天内再入院的原因有很大不同，包括脱水、电解质失衡、胃炎、便秘、癫痫发作、肺炎、贫血、上呼吸道感染、阑尾炎、镰状细胞危象和脑室腹腔分流失误[36,38]（框 15-3）。

> **要点：实施 PPSH 的关键步骤**
> - 小儿健康问题不同于成人患者。
> - 最大的成本变化和并发症发生率决定了需要研究的人群。
> - 确定在儿童中进行的费用最高的外科手术的分组。
> - 患有复杂和慢性并发症的儿童需要支付大量的医疗费用。

框 15-3　最常见的再入院诊断

- 癫痫
- 哮喘相关肺炎
- 支气管炎
- 贫血 / 中性粒细胞减少症
- 镰状细胞危象
- 上呼吸道感染
- 急性哮喘
- 腹泻 / 脱水
- 胃肠炎 / 电解质紊乱
- 阑尾切除术后腹痛
- 脑室腹腔分流术后神经功能障碍

七、加速康复外科

虽然加速康复外科（enhanced recovery after surgery，ERAS）和 PSH 的共同目标都是在降低成本的同时改善临床结局，但两者的方法有所不同的。ERAS 是一种多模式围术期临床路径，旨在使接受大手术患者的尽早康复。ERAS 代表的是围术期医疗模式的范式转变，是一个既定的临床方案，依赖于在特定服务领域

中每位患者身上实施的特定元素。ERAS 关注的重点领域包括：非口服的镇痛药物需求，胃肠功能障碍继发的静脉输液，由于缺乏活动能力卧床休息引起的并发症，以及术前摄入糖类以减少术前即刻的应激[49]。限制常规机械性的肠道准备，鼓励采用多模式镇痛和区域麻醉以最大限度地减少麻醉药的使用，提倡以目标导向液体治疗来限制平衡晶体液的输注，提倡早期肠内营养、早期下床活动和早期拔除尿管，这些都是 ERAS 实施过程的具体组成部分。

ERAS 方案的使用通常局限于术前和术后阶段，而 PPSH 有一个更大的概念框架，其重点是在整个外科治疗期间，对所有医疗服务提供者的协调和整合。这个过程从决定手术开始一直延伸至出院后 30 天[50]，因此，ERAS 的医疗模式被也认为是 PPSH 过程的一个组成部分。

> **要点：加速康复外科**
> - ERAS 与 PPSH 并不一样。
> - ERAS 的关注重点是术前和术后 / 操作后医疗的早期阶段。
> - PPSH 是跨越整个围术期的整个医疗过程。

八、教育和培训

随着围术期医学的进步，麻醉医师在围术期管理模式中取得成功所需的特殊技能也在不断发展。领导和管理技能及循证医学知识的围术期教育扩大了麻醉医师在手术室外承担的角色。与外科同事合作管理和指导儿科患者的围术期医疗涉及一种新的合作模式，而儿科麻醉医师经过良好的培训，能够应对这些变化[51]。通过整合和重组现有系统来取代传统做法将是一种创新，它使患者在围术期获得更多、更好的服务，并最终改善患者的预后。满足儿科 PPSH 的真实需要和真正价值需要个人来协调和整合每一个患者的医疗服务[2,4]。鉴于迫切需要对儿科患者及其家属的围术期经历和氛围进行重建，儿科麻醉医师应领导 PPSH 的实施。

这种新模式为住院医师及其同伴提供了一个扩大医疗范围的机会，使他们接管的患者不仅仅再局限于手术室和重症监护室[52, 53]。为了推进这一新的医疗模式，必须考虑到个人的综合能力，这也是 PPSH 实施的基础。在住院医师标准化培训计划中就有成功实施

PSH 培训的先例，在这个计划中，传统的住院医师培训模式已经被更多的 PSH 专项训练所取代。例如，临床学习的第 1 年，在介绍 PSH 的基础之后，可能会在进入临床麻醉的第 1 年（CA-1）进行包括围术期风险的降低及优化在内的培训，以替代标准的术前临床轮转。麻醉恢复室功能已扩展至根据手术原则和路径对患者进行恢复，最后到 PSH 的设计及实施，在进入临床麻醉第 3 年（CA-3）则会提供 PSH 管理路径选择[53]。所有麻醉医师都应该在手术室外接受围术期医疗的培训吗？这是否需要将住院医师培训时间延长 1 年？是否应该在围术期医疗中设立一个专科培训？麻醉学中有一个主要的教育难题，即如何将未来的麻醉医师培养成围术期医师。

研究生医学教育鉴定委员会（Accreditation Council For Graduate Medical Education，ACGME）批准了亚专科培训方案，为当代儿科麻醉医师提供严格的培训环境[54]。2013 年，美国麻醉学委员会建立了首个儿科麻醉学认证考试。人口结构和照管模式的变化，加上正在进行的传统医疗保健模式的重组，为儿科麻醉医师提供了一个独特的机遇，以整合他们的专业知识，为小儿外科患者的医疗做出贡献[55, 56]。美国儿科委员会与美国麻醉学委员会于 2009 年启动了一项联合培训项目，使医师能够在 5 年内完成两个专业委员会认证的培训要求。这项创新计划的目标是，让新近培训的医师在专注于治疗那些患有复杂的内科和外科疾病而需要围术期或围术期管理的儿童方面，从而发展自己的事业。儿科学和麻醉学培训的互补优势所提供的教育经验应该能使这些医师成为这一不断扩展领域的领导者。

> **要点：教育和培训**
> - 与外科医师共同管理的围术期医疗代表了一种新的模式。
> - 培训中扩大麻醉医师的医疗范围。
> - 在住院医师标准化培训中成功实施 PPSH 是有先例的。

九、支付模式

美国 20 世纪 60 年代设计的按项目收费的 Medicare 支付系统，创造了一种围绕医疗服务提供者而非患者的医疗支付模式，它奖励的是服务的数量而非服务的价值，关注的是疾病而非预防保健。为了给

儿童医疗确定适当的基于价值的支付模式，首先有必要明确通过购买儿童医疗服务所追求的价值。专家们认为，社会对儿童的目标是最大限度地提升每个儿童在身体和情感上发展的机会，使他或她能够在一生中为社会做出有价值的贡献。所以在治疗过程和结局集合体中应明确儿童治疗的价值，包括在需要时可获得协调专科治疗的机会[40]。尽管基于价值的主流支付模式，包括补充支付、按绩效支付、捆绑支付、共享结余与风险分担等支付模式已经在美国的儿科医疗中实施，但儿科医疗的改革仍落后于偿付机制的更新。

向基于价值的医疗转变包括尝试向替代支付模式（alternative payment models，APM）的转变。APM 是推动医疗保健发展的少数几个得到较多广泛支持的想法之一。例如，责任制医疗组织（accountable care organizations，ACO），以患者为中心的医疗之家，医疗捆绑支付及围绕患者的报销一致。这些 APM 的侧重点在于协调、基于团队的医疗模型，以及改善结局。随着越来越多的证据和推动改革力量的出现，APM 已成为解决当前医疗保健中成本和质量难题的方案之一。APM 承诺改变医疗成本轨迹，为政府支持的保险和可负担得起的私人保险创造一个可持续的、长远的未来。但 ACO 没能成为一种支付方式，而且在儿科医疗中的发展落后于成人模式，部分原因是该模式在儿科中的有效性仍然存在不确定性[57-59]。每个 ACO 都是医疗服务机构联合组织，作为参与的医疗服务提供者的代表在接受捆绑支付[26, 28]。PPSH 模型在某些特定领域可能有助于提高支付水平。这些包括对成本管理的关注，重点关注的是急诊住院患者住院时间、急诊后诊疗、使用成本、服务项目成本、供应链中医师的偏好项目及减少差异分析和策略。用于促进程序改进的债权分析与对账、月报表、仪表板、基准化分析法和监控，都是 PPSH 模型范围内重要的分析方法。差距评估和重新设计、医疗质量改进措施、协作共享、医疗协调与整合及急性期后医疗合作伙伴的指定等，都可能对偿付产生积极的影响。

PSH "货币化" 是指对围术期患者的医疗服务提供者的服务协调性进行评估的过程，并确保每个提供者获得与其在优化综合外科医疗和减少医疗保健低效方面贡献相一致的合理报酬。所面临的挑战就是要证明 PPSH 为机构创造的价值大于支持 PPSH 发展的成本。允许医院在围术期医疗费用全面降低的基础上对 PPSH 参与者给予一定的补偿。围术期医疗费用降低主要通过减少医院耗材，植入物和设备的标准化，减

少实验室和影像学研究，减少血制品的使用，降低重症监护的利用率，以及缩短住院时间。或者，允许支付者直接补偿 PSH 提供者，其依据在于患者提前出院或后续治疗从住院转移到门诊，从而减少了医院服务的使用。

一旦 PPSH 在一个特定的机构内建立并确定了所提供的服务，则必须设计出一种支付方式。根据每个机构的结构有不同的选择，有人提出了几种可行的模式，但是必须在提供医疗服务之前确定专业费用的比例分配[60]（框 15-4）。

框 15-4　围术期外科之家（PSH）的支付模式

- 对提供的特定服务支付服务费用或对原有服务支付打折的服务费加上因参与 PSH 后节省的费用
- 捆绑支付给医院的百分比（商业或医疗补助）
- 由于 PSH 产生的一部分结余要补偿给医院
- 共同管理协议规定由 PSH 提供的具体服务并通过追踪质量改进来确定补偿
- 支付的奖金需满足质量和成本节约的指标，如医院质量效率计划（HQEP）
- 在责任制医疗组织中减少捆绑支付

引自 Leib 和 Dunbar[60]

病例分析

波士顿儿童医院前交叉韧带（anterior cruciate ligament, ACL）修复术的儿科围术期外科之家临床路径的实施。

1. PPSH 团队

麻醉医师、顶尖的外科医师、围术期医疗协调护士、麻醉恢复室护士、信息技术小组负责人、项目发起人、项目主管。

2. 假设

麻醉管理因麻醉医师而异。麻醉管理的广泛差异性对会影响手术结束后转运手术室（SET）的时间、PACU 停留时间、患者的预后及再入院率，从而影响费用。

3. 目标

- 减少 SET 时间和 PACU 停留时间。
- 将疼痛评分的变异性降低 20%。
- 维持患者满意度。

4. 问题陈述

- 麻醉管理能确保减少 SET 和 PACU 停留时间，同时为患者和家人带来积极的复苏体验。
- 将制订的麻醉管理作为部门的基本规范。
- 降低 ACL 修复术围术期的医疗费用。

5. PPSH 人群

择期行 ACL 手术修复的 ASA Ⅰ级和 ASA Ⅱ级患者。

6. 监测 / 结局

- 手术时间：手术开始至手术结束的时间。
- SET 时间：手术结束至离开手术室的时间。
- PACU 停留时间：进入 PACU 到离开 PACU。
- 手术治疗费用。
- PACU 疼痛评分。
- 0～3 分，轻度疼痛评分。
- 4～6 分，中度疼痛评分。
- ＞7 分，重度疼痛评分。

阶 段	治疗要素	PPSH	标准医疗
手术前	外科办公室 • ACL 教育 • 手术后的期望 • 出院计划 • 出院后随访计划 • 理疗计划	PPSH 团队 病例回顾，与专科医师的沟通，择期手术前 5 天内打电话 电话约谈： • 药物调整 • 禁食水指导 • 到达时间 • 围术期计划的教育 • 确定术后护理人员 • 准备手术当天出院 考虑局部麻醉辅助治疗 教育工作表和教学	外科医师安排手术，但未与围术期小组沟通
术前	患者教育	• 文字性教育材料 • 标准化电子医嘱单 • 启动多模式镇痛方案	可选择的书面教育

（续表）

阶　段	治疗要素	PPSH	标准医疗
术前	标准化的术前出院计划	• 患者和家庭教育，包括出院后的看护人，以及后续预约	缺乏标准化的出院计划
术后	疼痛管理医疗升级方案	• 口服药物，避免使用阿片类药物 • 在医疗状况恶化或出现并发症的情况下快速升级医疗的决策树	使用阿片类药物
出院	外科教学ACL 修复术术后口头和书面教育材料	PPSH 团队 口头和书面教育材料 • 气道护理 • 疼痛管理与阿片类药物的备用 • 饮食 • 积极拄拐训练	
数据提取和监测	监测计划	• 围术期管理和医疗协调的 PPSH 仪表板结果跟踪 • 遵守 PPSH 医疗指南	• 缺乏定期审计
		• 费用 • 患者和家庭体验 • 并发症 • 计划外的医疗升级 • 出院后 30 天再入院	• 数据分散在多个系统和数据库中 • 在没有 PPSH 仪表板之前无法实时监控

ACL. 前交叉韧带；PPSH. 儿科围术期外科之家

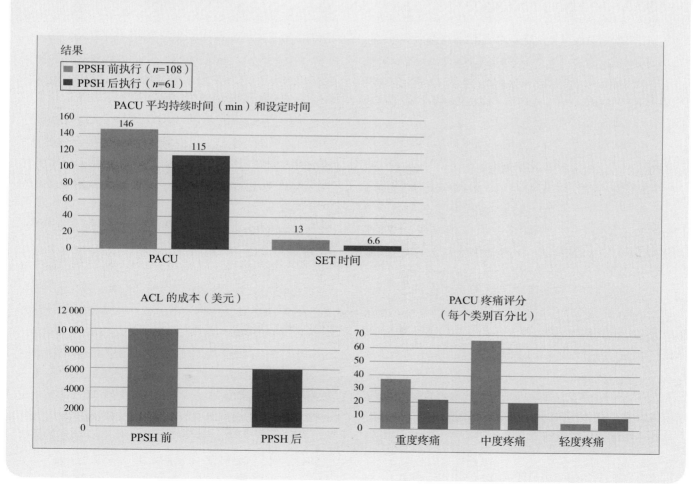

319

第 16 章　儿童气道管理
Pediatric Airway Management

John E. Fiadjoe　Paul A. Stricker　Ronald S. Litman　著

李俊峰　译　　左明章　校

一、概述

婴幼儿气道管理方面的专业知识是儿童麻醉的基石。主要包括两方面：对上呼吸道从出生到青春期的解剖和生理发育的全面认识和了解，以及气道管理的技能。本章将阐述儿童气道管理的基础知识。分为三个主要部分：①上呼吸道解剖和生理的发育；②儿童正常气道的管理流程和技术；③介绍通气和插管困难的上呼吸道异常的儿童的特殊管理技术。

人的上呼吸道可被粗略地定义为从鼻子到隆嵴的通气道[1]。从解剖学上看，上呼吸道在发育的胎儿、婴儿和儿童中是逐渐变化的。和其他器官及系统相比，对它在胎儿发育历程中的认识相对较少，其中大部分来自动物和人类尸体研究。上呼吸道会一直改变其形状和特性，直到 10 岁。此外，多达 3% 的儿童可能患有先天性或获得性的上呼吸道异常[1]。

从进化的角度来看，人的上呼吸道比其他相关物种要小，并且位于身体更垂直的位置。在人类中，面部骨骼和相伴的口腔气道结构位于颅骨下方更加垂直的位置（反映了人类成长过程中的变化）。这些变化可能是因为人类为了生存而掌握语言所致[2, 3]。Diamond 称这种适应为"大跃进"，并假设它发生在大约 40 000 年前[4]。

虽然其他许多物种能够产生类似于元音的声音，但是只有人类才能产生辅音，这是语言的基础。根据 Shprintzen 的说法，辅音形成的能力是人类进化出的相对较小的声门上通道的结果。这种适应包括人类可关闭和隔离鼻咽或口咽之间的交通来促进辅音产生的能力。人类独特的大腺样体组织特性有助于这种分离。值得注意的是，腺样体生长的高峰年龄（即 3—5 岁）与辅音细化的年龄近似[3]。

这种解剖上的适应必定会带来不利的影响：在睡眠期间（阻塞性睡眠呼吸暂停综合征，obstructive sleep apnea syndrome，OSAS）或在人为引起意识丧失（即镇静或全身麻醉）期间，增加上呼吸道塌陷的易感性。除短头狗以外，如英国斗牛犬[5]，OSAS 似乎仅在人类中发生。

二、解剖发育

胚胎学中，上呼吸道在颅骨及消化和呼吸系统的最头端发育的结构框架内发育。以下对人类胚胎发育的描述是基于许多参考文献中的撰写和描述[6-10]。在 5 周龄的 4.0mm 胚胎的侧面，可以观察到五对或六对狭窄的肿块，称为鳃弓（图 16-1）。每个鳃弓包含外胚层和中胚层的特征类型，分别是上皮（如皮肤）和间皮结构（如肌肉、骨骼）的原始前体。鳃弓之间的区域称为鳃沟。鳃沟下方的组织包含前肠区域的外囊，即咽囊。咽囊由内胚层组成，并将发育成上消化道和上呼吸系统的相应内皮结构。每个鳃弓的发育结构都接受邻近的脑神经的运动或感觉神经支配，无论原始肌细胞向何处迁移，都将保留其原始的胚胎神经支配。

（一）鳃弓

第一鳃弓最终发育成下颌支和咀嚼肌。它也参与耳和下颌骨之间的中耳骨和肌肉的形成，包括鼓张肌、腭张肌和二腹肌的前腹。由三叉神经提供对它的运动和感觉神经支配。

第二鳃弓形成从耳（近端）到舌骨（远端）的骨骼和肌肉结构，包括受面神经（第Ⅶ脑神经）支配的参与面部表情的肌肉。在已完成发育的人体中，第二鳃弓的发育可追踪至茎突、茎突舌骨韧带、舌骨的小角。第一和第二鳃弓的发育异常可导致涉及耳和

本章译者、校者来自北京医院。

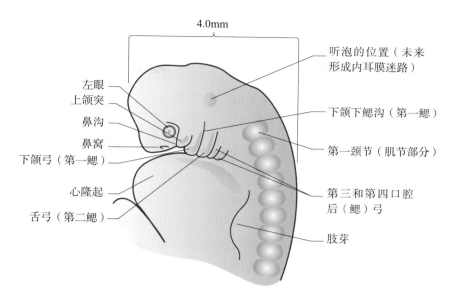

左眼
上颌突
鼻沟
鼻窝
下颌弓（第一鳃）
心隆起
舌弓（第二鳃）

4.0mm

听泡的位置（未来形成内耳膜迷路）
下颌下鳃沟（第一鳃）
第一颈节（肌节部分）
第三和第四口腔后（鳃）弓
肢芽

▲ 图 16-1　5 周龄大，4.0mm 胚胎的侧面观，5 对或 6 对狭窄的肿块，称为鳃弓

上颌骨的先天性气道综合征中多种疾病的一种，如 Goldenhar 综合征。

第三鳃弓发育成舌骨体和大角，以及茎突咽肌。茎突咽肌参与吞咽过程中喉的抬高，受舌咽神经的支配（第 Ⅸ 脑神经）

第四至第六鳃弓参与甲状软骨、环状软骨、杓状软骨、角状软骨和楔状软骨的形成，以及咽、喉和食管上半段的肌肉形成。这些结构受迷走神经（第 Ⅹ 脑神经）和副神经支配（第 Ⅺ 脑神经）。喉最早出现为妊娠约 4 周时从前肠腹侧长出的芽。最初，喉和食管是一条管腔，最终分成两个相邻的功能不同的管腔。到妊娠 16 周时，喉已包含所有比例适当的有效结构。在胎儿和出生后的发育过程中，喉与周围的骨和软骨结构的大小呈平行关系 [11]。

（二）咽囊

咽囊是前肠外侧壁膨出的囊性结构，发育成咽部。每个咽囊在其最外侧都与鳃沟的外胚层上皮相连。第一鳃沟发育为外耳道的一部分，但其余的鳃沟被重塑，在发育成熟的人体中无可识别的结构相对应。但是，该部分的异常发育会导致囊肿或更严重的畸形。

第一咽囊参与颞骨发育，并形成中耳和鼓膜的上皮连接。邻近第一咽囊的第一鳃沟发育成外耳道。

第二咽囊发育成扁桃体。

第三咽囊的上半部分化为甲状旁腺的下半部，而下半部向尾端迁移形成胸腺。

第四咽囊形成甲状旁腺上部。

第五和第六咽囊大致迁移至甲状腺。

三、上呼吸道的解剖结构及与儿童麻醉实践的联系

婴幼儿气道管理受头颈部解剖结构发育差异的影响。这些差异因儿童时期的两个主要生长时期而进一步变化，第一次是在获得恒牙时（即 7—10 岁），第二次是在青少年的青春期，这两个时期都促进了面部结构的垂直生长。因此，在这两个年龄范围，某些没有明显解剖学畸形的儿童，出现插管困难是必然的结果。

（一）头颅

与较大年龄的儿童相比，新生儿头颅的相对比例更大一些（尤其是枕区），因此颈部可在非"嗅物"位时使用喉镜显露声门结构。出生时，颅骨与面部的大小之比为 8 : 1，在 2 岁时下降至 6 : 1，在 5 岁时下降至 4 : 1，到成年时约为 2 : 1 [12, 13]。1—11 岁，下面部的骨骼呈线性发育 [11]。

婴儿的下颌骨弓呈 U 形，在儿童期逐渐变成 V 形，直到青春期发育完全。与成人相比，婴儿的下颌支和下颌体之间夹角更钝。这在很大程度上解释了婴儿和幼童与成人相比插管困难发生率相对较低的原因。

（二）鼻腔

总体上看，儿童的鼻部解剖与成年人的最大不同仅仅是更小。较小的鼻腔使其更容易在全身麻醉的操作下被血液和分泌物堵塞。和成人相比，年幼的儿童很少存在隐匿性鼻息肉和鼻中隔偏曲。1—11 岁，鼻咽的解剖结构呈线性发育 [11]。

在过去，小婴儿被认为是以鼻呼吸为主，因此在

鼻部受到阻塞时很容易发生呼吸困难。然而，这种观点在很大程度上并未得到证实[15]，鼻后孔闭锁的婴儿通常会发展为上呼吸道阻塞，导致不同程度的低氧血症[16]。

（三）口腔

与成人相比，婴儿口腔中舌的占比更大。1—11 岁，舌的体积呈线性发育[11]。全身麻醉期间的上呼吸道磁共振研究表明，与成人相似[17]，婴儿的上气道梗阻主要发生在软腭和会厌水平，而不是舌[18]。

20 个乳齿可由字母系统标识（图 16-2A），乳牙从 1 岁开始萌发，并在 6—12 岁脱落。32 颗恒齿在乳齿脱落时同时发育，并可通过编号系统进行标识（图 16-2B）。

（四）口咽

新生儿期，悬雍垂和会厌相离更近，可同时进行经鼻呼吸和经口进食液体。这种解剖关系可持续至 1 岁，但是从 2 岁开始，为了更好地适应口咽的发声功能，喉部开始下降。

尽管尚未阐明其机制，但早产儿的咽部容易发生被动性塌陷，尤其是在呼吸暂停期间，但也可能由于颈屈或鼻塞导致[19]。全身麻醉或使用镇静药会降低咽肌张力，从而加剧这些作用。此外，在应用环状软骨加压的过程中，早产儿经常发生咽部塌陷。

有趣的是，与新生儿期相比，6 周龄的正常婴儿的上呼吸道在吸气和呼气均较窄。这种相对变窄可能是由于腺样体组织在出生后的生长或由感染或二手烟暴露引起的黏膜内膜增厚所致。1—11 岁，软腭和口咽呈线性发育[11, 20]。

腺样体和扁桃体组织在出生时很小，在 4—7 岁迅速生长。气道的淋巴组织的生长与面部和颈骨结构的发育平行[11]。在这个年龄段的儿童中，全身麻醉后，肥厚的扁桃体和腺样体组织可能是上呼吸道阻塞的最常见原因。

婴儿的会厌相对狭窄和短小，并且与气管成一定角度。会厌水平的咽下部的顺应性好，在麻醉或镇静药引起的上呼吸道阻塞时容易塌陷[21]。因此，通过将患儿置于侧卧位可以显著减轻会厌水平的阻塞[21]。

性别对口咽长度的影响已经被研究，特别是气道的相对长度和 OSAS 易感性之间的关系[22]。在青春期开始之前，男孩和女孩的口咽长度相对近似，但是在青春期开始后，即使通过校正身高和体重，男孩的口咽长度也要比女孩长（图 16-3）。男性相对较长的上呼吸道长度被认为是导致男性易发生 OSAS 的可能病

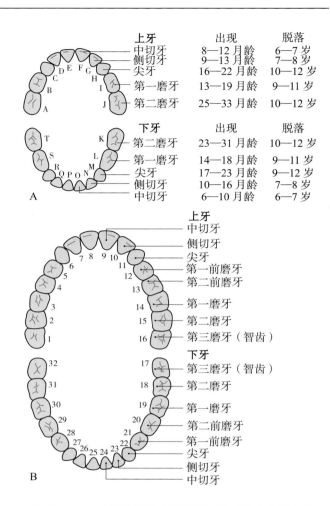

▲ 图 16-2　该图像是患者张开嘴巴面对检查者观察的

A. 20 颗乳牙从字母 A 到 T，从右上磨牙开始，到右下磨牙结束；B. 32 颗成年恒牙由编号系统标识，该编号系统从右上第三磨牙开始，到右下第三磨牙结束（改编自 The American Dental Association[421]）

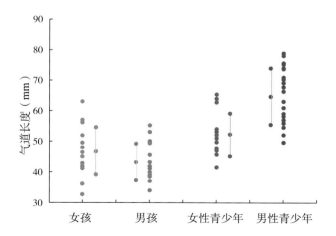

▲ 图 16-3　在青春期开始之前，男孩和女孩的口咽长度相对近似，但是在青春期开始后，即使校正身高和体重，男孩的口咽长度也要比女孩大

经 American Academy of Pediatrics 许可转载，引自 Ronen 等[22]

因[23]。因此，在使用药物镇静后，青春期后的男性可能更容易出现上呼吸道塌陷。

（五）喉部

在婴儿期，喉部的相对位置比较大年龄的儿童和成人略高。尽管其相对于颈椎的位置在 3 岁时就已固定（从 $C_{2\sim3}$ 下降到 $C_{4\sim5}$），但相对于其他面部结构（如下颌骨），其位置仍继续下降[24]。从出生到 18 岁，会厌的尖端从 C_2 逐渐下降到 C_3[25]。这种相对运动是人类独有的，因为会厌从同时具有呼吸和吸吮吞咽的功能，到参与后期的语言形成。早期，由于会厌（高至 C_1）和软腭的位置相同，相对较高的喉部有助于同时进行吸吮和呼吸。早期喂养期间防止误吸的特点还包括相对较厚的杓会厌襞和较大的杓状软骨。

新生儿和小婴儿的胸壁顺应性高，且倾向于向内塌陷，从而降低了功能残气量（functional residual capacity，FRC），并可促性肺不张的发生。为了维持 FRC，喉部的内收肌起呼气"瓣膜"的作用，通过限制呼气，以维持呼气末正压。这被称为"喉部制动（laryngeal braking）"[26, 27]。

婴儿期喉部的较高位置一定程度上会影响气道管理，即使用直喉镜比弯喉镜更容易暴露声门，并且在 1 岁以下的婴儿中，抬高头颅通常没有必要[28]。

在使用神经肌肉阻滞药的儿童中，环状软骨是上呼吸道最狭窄的部分，因为它无法像声带一样张开[29-31]。气管导管容易通过顺应好的声带，但可能会在环状软骨水平压迫黏膜表面，引起炎症和水肿，形成瘢痕和狭窄[32-34]。气道水肿更有可能在较小直径的气道中增加气道阻力，因为流经导管的阻力与导管半径的 5 次方有关（这种流动在很大程度上呈湍流）。在未行神经肌肉阻滞的非插管镇静儿童中，声带的内收肌活跃是上呼吸道在此水平最狭窄的基础[35-37]。在整个生长和发育过程中，上呼吸道毗邻结构之间的大小关系保持相对稳定[37]。因此，在儿童时期似乎没有特定的年龄，在该年龄下需要改变最合适的气管导管的形式或结构（带套囊或不带套囊）以使儿童受益。

一些先天性疾病，特别是唐氏综合征，可表现为更小的声门下区域和气管直径[38-42]。因此，在这些患者中，选择比平时更小的气管导管型号可能更合适。声门下区域的超声检查可用于指导气管导管型号的选择[43]。

儿童时期的气管长度（声门与隆嵴之间的距离）呈线性增长[30, 44]。熟悉婴儿的气管长度将有助于在声门和隆嵴之间放置适当的气管导管（图 16-4）。在某

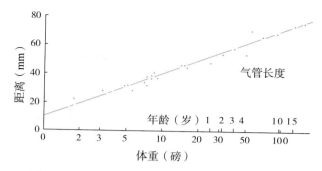

▲ 图 16-4　声带和隆嵴之间的距离函数，以磅为重量单位

经 American Academy of Pediatrics 许可转载，引自 Butz 等[30]

些情况下（如唐氏综合征[40]和脊髓鞘膜膨大[39, 45]），由于气管软骨环数量减少而导致的气管长度缩短（更高的支气管分叉）。因此，在这些患者中，需要特别注意正确的气管插管位置并避免发生右主支气管内插管。

四、上呼吸道生理发育

人的上呼吸道同时具有呼吸和输送食物的功能。这种特性仅在进化程度较高的物种中才出现，其基础是上呼吸道完全参与了呼吸、言语和进食的过程，而没有较硬的软骨支持。在清醒状态下，这些过程需要各结构之间严格的神经协调。尽管对上呼吸道神经调控的发育知之甚少[1]，但正是这种特性使上呼吸道在使用镇静药或麻醉药期间容易塌陷。

通常咽喉部肌肉和膈肌被同时支配以维持上呼吸道通畅。咽外展肌可预防上呼吸道因膈肌收缩产生的短暂负压所致的塌陷。咽内收肌收缩可在呼气时维持肺部容积[46]。

气道保护机制的发育

"气道保护机制"包含上呼吸道的两个独立但相互关联的功能：①防止异物误吸进入气管树；②防止睡眠或药物所致的意识丧失期间的气道塌陷。

防止液体或固体内容物吸入气管树的机制包括一系列无意识的反射，包括吞咽和咳嗽（将异物从喉部入口咳出）及呼吸暂停和呼吸道阻塞，这些反射均可阻止有害物质进入气管树[47]。其他反射包括喉痉挛和唤醒[48]。这些被统称为喉化学反射（laryngeal chemoreflexes，LCR），并在整个发育过程中成熟[49]。围产期是误吸发生率较高的阶段，如胎粪吸入综合征在存活的新生儿中发生率近 2%[50]。

在新生儿中，将水置于喉部时会产生一系列特征性反应，包括吞咽、呼吸暂停、心动过缓和外周血管

收缩使血液分流至中央血管床。这些适应性反应在早产儿中尤为突出，并随着孕龄的增加而减轻[47, 51-56]。呼吸暂停反射与婴儿猝死综合征（sudden infant death syndrome，SIDS）的病因有关[57]。镇静药和麻醉药的使用与呼吸暂停反射的延长有关[58-60]。基础存在低氧血症[61, 62]、贫血[63]和呼吸道合胞病毒（respiratory syncytial virus，RSV）感染[64, 65]，呼吸暂停反射也会延长（且心动过缓会恶化）。相反，使用中枢性兴奋药（如茶碱）可缩短呼吸暂停反射[59]。新生儿期后不久，喉化学反射中的呼吸暂停反射消失[66]。以咳嗽反射为主，当异物进入喉部区域时，咳嗽会一直存在。

麻醉药和镇静药对气道保护性反射的有效性和效力的影响在临床上对非气管插管儿童给药的药理学安全性至关重要。有关这些影响的知识体系正在开始发展。在预定的全身麻醉深度下，丙泊酚比七氟烷能更有效地抑制喉痉挛[67]，芬太尼并未降低七氟烷麻醉儿童的喉痉挛倾向[68]。关于麻醉药对上呼吸道通畅的影响数据也正在出现。在成年人中，在相似的镇静深度或全身麻醉深度下，丙泊酚在上呼吸道塌陷方面似乎与异氟烷相同[69, 70]，并且在达到的等效镇静深度时，两者均比使用咪达唑仑效果更重[71]。在口服应用咪达唑仑的扁桃体增大的儿童中，复合 50% 氧化亚氮可加快上呼吸道关闭[72]，氟烷似乎比等效的七氟烷能更好地保持上呼吸道通畅[73]。

> **要点：儿童气道解剖和生理发育**
> - 气道由 6 个鳃弓和 4 个咽囊发育形成。
> - 婴儿的枕骨比年龄大的儿童大，因此不需屈曲颈部即可达到嗅物位。
> - 乳牙在 6—12 岁脱落；在这个年龄段注意松动的牙齿很重要。
> - 扁桃体和腺样体组织的最大化出现在 4—7 岁。
> - 喉部在出生时位于 $C_{2\sim3}$ 水平，3 岁后随着生长下降到 $C_{4\sim5}$ 水平。
> - 在神经肌肉阻滞下，环状软骨是儿童气道的最窄部分；无神经肌肉阻滞时，声带是最窄的部分。

五、正常儿童的气道管理

（一）术前气道评估

术前气道评估将确定几乎所有在麻醉后可能会出现面罩通气困难或气管插管困难的儿童。从术前病史和体格检查中获得的信息将决定麻醉诱导的方法和意识消失后保持上呼吸道通畅的方法。同样，可确定术后呼吸系统并发症的危险因素，以便在合适的时间进行适当的准备或推迟麻醉和手术。成人中常用的气道评估技术尚未经过验证可用于婴儿和儿童。但是，对这些方法的改进可能会提供有价值的信息。

1. 病史

在绝大多数病例中，回顾儿童既往的麻醉记录及与父母的沟通都会发现潜在的气道管理的问题。既往曾行平稳麻醉的历史令人鼓舞，但是生长发育的变化可能会影响气道解剖结构。可靠的睡眠期间呼吸通畅史，尤其是在仰卧时，通常可以毫无困难地预测可以面罩通气。相反，大声打鼾或合并 OSAS 是使用麻醉药或镇静药引起的意识消失后，发生上呼吸道阻塞的良好预测指标。

在术前访视中，应询问儿童和父母有关乳牙松动的情况，并将牙齿脱落或缺失记录在案。在全身麻醉诱导后，应选择性地将非常松动的牙齿拔除，以避免在操作气道时意外脱位（误吸入肺）。用一块干纱布抓住松动的牙齿，轻轻地前后拉动，就可以将其拔除，预计会有一些出血。麻醉诱导后或气管插管后，应立即拔除牙齿，具体取决于牙齿的位置和使用直接喉镜时的脱落风险。如果打算进行择期拔牙，则应在术前与父母和护理人员进行讨论，以免他们在恢复室与孩子团聚时感到不愉快。

佩戴非永久性牙齿正畸的儿童在气道管理过程中可能会脱落，应尽可能摘除。有时，可能需要术前牙齿正畸的会诊。

2. 并发症与气道管理

许多同时存在的疾病可能会影响气道管理。例如，患有头部或颈部肿瘤的儿童可能存在气道解剖变形。既往放射治疗导致的舌和下颌下组织瘢痕形成，常继发下颌软组织顺应性下降，与气管插管困难有关。放射治疗也可能导致黏膜组织易碎并容易出血。

如果患儿存在不常见的综合征或诊断，麻醉医师应全面了解与气道管理有关的情况。其他章节（见第 43 章）将介绍涉及麻醉处理的许多常见的先天性综合征和疾病。

肺部疾病的存在、类型和严重程度会影响不同气道管理技术的优劣。例如，肺脏储备不足的儿童可能无法耐受麻醉诱导引起的通气不足，并且可能需要气管插管和控制通气，而在体健的儿童保留自主通气和自然气道即可进行。另一方面，下呼吸道高反应的儿童可能会受益于较少的呼吸道刺激技术。

对于患有哮喘的儿童，应评估其严重程度、诱因和当前用药状况。手术前应优化医疗管理。根据疾病的严重程度和操作的不同，医疗管理可能包括吸入 β 受体激动药、吸入皮质类固醇激素或系统性使用皮质类固醇激素。哮喘患儿术前的充分准备可减少术中支气管痉挛的发生[74]。未控制的哮喘可能需要推迟择期手术。尽管进行最大程度的医疗干预，一些儿童仍可能持续存在下呼吸道的阻塞。在这种情况下，麻醉方案应包括限制加重支气管收缩的诱发因素。

支气管肺发育不良是与早产有关的慢性肺部疾病。目前，大多数情况发生在胎龄小于 30 周、出生时体重小于 1200g 的婴儿中[75]。多种因素导致支气管肺发育不良的发生，包括机械通气引起的气压伤和容积伤、高氧血症、感染和遗传因素[75, 76]。尽管一项研究并未显示术后呼吸系统并发症的风险增加[77]，但患有早产肺后遗症的早产儿对呼吸暂停的耐受性降低，其气道的反应性增强，表现为支气管痉挛、氧饱和度降低或喉痉挛。

患有严重肺部疾病的儿童可从肺科医师的术前咨询中受益。进行此类咨询的疾病包括囊性纤维化、严重哮喘或与先天性疾病（如先天性膈疝）相关的肺发育不全。术前优化医疗管理并制订术后护理计划可能会降低术后并发症的发生率。

3. 术前禁食水与误吸风险

对每个儿童均应进行术前充分的禁食和胃内容物误吸风险的评估。当前有关儿童术前禁食的指南和建议在其他章节（见第 17 章）中介绍。高位肠梗阻的儿童应在全身麻醉快速顺序诱导之前进行胃内容物减压。需要评估胃食管反流病史的严重程度和治疗的反应。患有轻度反流疾病或已得到有效治疗的儿童可行吸入麻醉诱导。患有食管动力障碍（如贲门失弛缓症）的儿童应被视为有肺部误吸的危险，并应进行相应处理。

（二）体格检查

术前气道检查的重点是识别提示面罩通气困难或气管插管困难的体格特征。在成人中，有很多已被验证的评估可以确定气道管理困难的预测因素[78-82]。尽管看似有用（图 16-5），但尚未发布针对婴幼儿的类似经过验证的评估。尽管如此，在儿童群体中仍存在某些与困难气道相关的解剖特征。这些包括张口受限、颈部活动受限、上颌发育不全、下颌发育不全及与下颌下间隙顺应性降低相关的疾病。学龄儿童和青少年

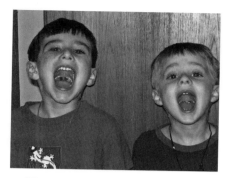

▲ 图 16-5　尽管在成人中，可见的咽部结构与插管的容易度相关，但尚未在儿童患者中进行类似的验证研究

可配合体格检查来评估气道，但对于婴幼儿的气道检查仅限于评估外在的身体特征。在婴儿中，可以通过观察婴儿对彩色物体的跟踪来评估其颈部活动度，并在哭泣期间评估其张口度。

超声已被用于检查儿童气道、显示其内部解剖特征、预测最佳气管导管型号及确定声门下狭窄的存在[83]。

（三）常规气道管理

1. 术前气道工具准备

在患者进入手术间之前，要准备好气道相关的工具，包括合适大小的面罩、喉镜柄和喉镜片、气管导管、口咽通气道、喉罩和吸引管。如果预计放置喉罩，需要准备润滑剂并在插管前使用。

琥珀酰胆碱抽入注射器备用，在发生喉痉挛或其他上呼吸道梗阻时，若无静脉通路，可肌内注射 4~5mg/kg 的琥珀酰胆碱。在全身麻醉诱导前，上述剂量需要进行计算。

2. 面罩通气

在全身麻醉诱导中，儿童合适的体位对增加上呼吸道通畅性、进行面罩通气和使用直接喉镜很重要。由于在儿童麻醉中使用的型号范围很大，因此应在麻醉诱导前评估面罩的大小和合适性。合适的面罩应遮盖鼻子和嘴巴，而不会遮盖眼睛或延伸下巴之外。受培训者中的一个常见错误是将面罩的头端压在鼻子中部，从而在不知不觉中阻塞气道。面罩的头端应正确放置在鼻梁上，而不要压入眼眶。在面罩连接到麻醉回路之前向儿童介绍面罩，可为孩子适应环境提供了一种非威胁性的机会，同时为麻醉医师提供评估面罩是否合适的机会。

已有各种类型的商业化的儿童面罩。尽管已有些设计可减少无效腔（适用于最小的患儿），但没有数据支持哪一种面罩优于另一种口罩。可重复使用的黑色

面罩已在很大程度上被透明的一次性面罩所取代。这些一次性面罩的优势在于，麻醉医师可以在通气期间透过它们查看随气流出现的薄雾，评估口咽或鼻咽通气道的位置，识别反流的液体或呕吐物。在无味面罩的内部涂上水果味或糖果味的润唇膏可以提高孩子的接受度。

在吸入全身麻醉诱导过程中，首先将面罩轻轻地放于面部。握住面罩的手应维持在不妨碍儿童视野的位置。另一只手可以放在孩子的头上，在麻醉诱导的兴奋期保持头部不动。当意识消失时，调整面罩手的位置，使第三根手指（或第四根和第五根手指）在下颌骨上。必须特别注意较小的儿童，不要在下颌骨的组织上施加压力，否则会因舌向后移位而造成上呼吸道阻塞。意识消失后，通过部分关闭可调限压阀（adjustable pressure limiting，APL），行 5～10cmH$_2$O 的持续气道正压，并在左手握住面罩的同时进行头后仰或抬颏动作，右手握住呼吸囊，以评估通气对呼吸的充分性。还可通过目视胸廓抬高和呼吸囊的运动、用听诊器听诊及判断是否有二氧化碳波形来连续评估通气是否充分。

对经验丰富的医师，患儿很少出现面罩手控通气困难或无法进行的情况。儿童无法通过面罩充分通气的常见原因包括扁桃体或腺样体肿大，以及很小婴儿的软组织（舌、咽部等）阻塞。一项前瞻的观察性研究发现，8 岁以下儿童的面罩通气困难的发生率为 6.6%，当使用以下标准中的两项或者更多时需要双人通气：需要使用 5cmH$_2$O 的 CPAP、需要口咽或鼻咽通气道、氧饱和度 < 95% 或意外的需要增加吸入氧浓度（fraction of oxygen，FiO$_2$）[84]。

3. 抬颏、托下颌及持续气道正压

简单的手法，如抬颏或使下颌前突（托下颌），可以通过在多个水平上增加咽部直径来恢复上呼吸道通畅并缓解阻塞[85-89]。将这两种技术中的任何一种与约 10cmH$_2$O 的 CPAP 结合使用，是儿童自主呼吸时发生气道阻塞的最初治疗方法[90]。这些复合操作（用 CPAP 联合抬颏或托下颌）增加了上呼吸道通畅性和声门的张开[86]。抬颏和托下颌可影响舌头和会厌的位置，而 CPAP 则作为充气筒，增加气道内径。由于尚未证明联合 CPAP 和托下颌优于 CPAP 联合抬颏，因此，有人建议使用 CPAP 的抬颏优于强力的托下颌，因为后者会导致术后不适[87]。对于怀疑有颈椎损伤的儿童，应避免颈部伸展，在这种情况下，托下颌可能会更好。

4. 口咽通气道

在优化体位、应用面罩和 CPAP 后，口咽通气道通常是恢复已麻醉儿童上呼吸道通畅性的下一个干预措施。在市场上可买到设计上有细微差别的各种儿童口咽通气道，但没有文献支持哪一种类型或品牌优于另一种。然而，具有中空通道的口咽通气道更具优势，可通过置入的口咽通气道插入吸痰管。

当准备放置口咽通气道时，必须注意选择合适的大小。合适大小指在靠近儿童的头部，一端在嘴上，其尖端应突出于下颌角（图 16-6）。口咽通气道过小会向后推舌而加重梗阻，而过大会顶到会厌或声门而加重梗阻或引发咳嗽和喉痉挛。

口咽通气道通常给麻醉的儿童使用，而在清醒或浅麻醉的儿童中难以耐受，因为它会刺激咽喉，引起咳嗽或喉痉挛。但是，当儿童麻醉复苏时，最好将其放在口腔中，以防止孩子咬住气管导管并可在拔管后保持气道通畅。患儿通常会在意识完全恢复时将其吐出。

5. 鼻咽通气道

当怀疑阻塞在上咽部水平或更高时，可插入鼻咽通气道以恢复已阻塞的上呼吸道的通畅。与口咽通气道不同，镇静或浅麻醉的儿童可以耐受鼻咽通气道，并且在某些情况下（如因 OSAS 而进行扁桃体切除术后），术后可以保留鼻咽通气道以保持气道通畅。

鼻咽通气道置入的缺点是鼻出血。可以通过使用柔软的通气道和适当的润滑将其损伤最小化。如果时间允许，对鼻黏膜局部使用血管收缩药也会有所帮助。肥大的腺样体组织会阻碍其通过，并可能导致出血。置入前，将鼻咽通气道靠近面部即可选择适当大小的鼻咽通气道。当外扩末端位于鼻开口的位置时，适当大小的通气道的尖端应位于下颌角和耳垂之间，并向外超出一指宽度（图 16-7）。鼻咽通气道过短可能无法解决上呼吸道阻塞，而过长则会顶到会厌并引发咳

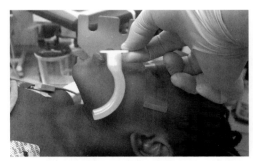

▲ 图 16-6　确认口咽通气道型号的方法，咽喉端刚好突出下颌角

嗽或喉痉挛。

6. 双人双手面罩通气

当使用上述技术后仍很难维持气道通畅时，可采取一个人双手扣面罩，同时抬颏和托下颌，另外一个人使用呼吸球囊辅助通气，比单手面罩通气技术更有效（图 16-8）。当面罩通气困难时，应该考虑双人面罩通气技术[91, 92]。

7. 改良口咽或鼻咽通气道

可以通过将 15mm 气管导管接头插入口咽通气道或鼻咽通气道的开口端来增强标准口咽或鼻咽通气道的功能（图 16-9）。然后可以将改良的气道连接到麻醉机回路，在气道周围的漏气被人工密闭后，可以通过关闭嘴巴和对侧鼻腔来提供正压通气[93]。这种具有鼻咽通气道的组件特别适用于张口受限的患者，在这些患者中无法插入口咽通气道或喉罩。改良的鼻咽通气道也是儿童困难气道管理的有价值的辅助手段，可作为保持自主呼吸的插管过程中提供氧气和吸入麻醉药的一种手段[94]。同样，截短的气管导管也可以用于相同的目的[95]，但是由于它是用较硬的材料制成的，因此在插入过程中更容易引起创伤和出血。

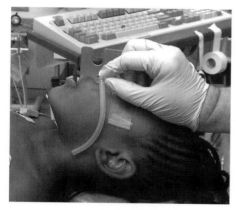

▲ 图 16-7 确认鼻咽通气道型号的方法，咽喉端刚好位于下颌角和耳垂之间

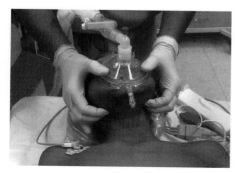

▲ 图 16-8 双手面罩通气技术

8. 使用面罩或自然气道的气道管理

如果在有或无口鼻咽通气道的情况下，气道也容易保持通畅，则可以使用面罩进行全身麻醉。通常针对手术时间较短及在手术台未远离麻醉机的情况下，可以较好地选择面罩通气。不需要麻醉医师帮助的自然气道通常与鼻导管结合使用，来补充氧气，并可静脉行全身麻醉（如丙泊酚）。设计用于监测呼出二氧化碳的特殊导管可以从市场上买到，也可通过改良标准导管实现。通常用于放射检查或胃肠道内镜检查的全凭静脉麻醉期间。

（四）喉罩和声门上气道工具

将喉罩通气道（喉罩）引入临床实践，标志着成人[96]和儿童[97]麻醉新时代的开始。从那时起，根据临床情况，喉罩起着面罩和气管导管的替代作用。同样重要的是，它可作为威胁生命的上呼吸道梗阻患者的气道急救设备，或作为困难气管插管的辅助。

喉罩由通气管组成，通气管的远端有椭圆形的罩囊，插入后可充盈。正确放置后，其远端孔与喉部入口相对，而罩囊的尖端位于食管的近端。充气的罩囊与咽下部的侧壁、食管入口和舌根形成密封结构。

传统的嗅物位可用于常规的喉罩插入。放气的或部分充气的喉罩像铅笔一样握在优势手中，示指的尖端在罩囊和通气管的交界处，在喉孔的侧面。张开嘴，将喉罩的尖端沿硬腭头朝下压入口咽，直到尖端与食管开口接合时感觉到阻力。由于儿童的解剖学差异(如舌大、喉更偏向头端、扁桃体肥大)，放置成功率可能比成人低。因此，已经设计了替代方法（即侧向和旋转插入技术），在儿童中可能更易成功[98-103]。这些研究是使用经典喉罩进行的。因此，尚不清楚这些结果是否可以扩展到其他市售的喉罩和声门上气道工具，而它们可能具有更好地插入特性。

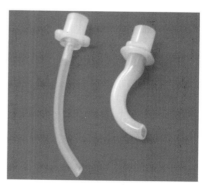

▲ 图 16-9 经口和经鼻通气道可以连接到 15mm 的气管导管接头，方便与麻醉机回路连接

使用喉罩进行气道管理在许多方面都是有利的。插入喉罩简单易学，即使没有经验的人也可以成功插入。插入喉罩不需要肌肉松弛，与气管插管相比可以在较浅麻醉下进行，并且血流动力学变化较小[104, 105]。与气管插管相比，使用喉罩可减少气道反射的发生，并且已被证明与婴儿围术期呼吸不良事件（如喉痉挛、支气管痉挛、咳嗽、血氧饱和度下降）的风险降低近 3 倍有关[106]。一项对 19 篇儿童声门上气道工具与气管插管比较的 Meta 分析发现，使用喉罩的麻醉恢复期间，血氧饱和度下降 [OR=0.34（0.19～0.62）]、喉痉挛[OR=0.34（0.2～0.6）]、使用喉罩时的咳嗽[OR=0.18（0.11～0.27）] 和屏气 [0.19（0.05～0.68）] 的发生均较低；术后咽喉痛 [OR=0.87（0.53～1.44）]、支气管痉挛 [OR=0.56（0.25～1.25）]、误吸 [OR=1.33（0.46～3.91）] 和插管工具上的血迹发生情况[OR=0.62（0.21～1.82）]，在喉罩和气管插管之间没有差异[107]。但是，与成年人相比，喉罩的最佳置入位置直接与儿童年龄下降相关，会逐渐变得困难。喉罩放置不当可能会导致通气不足、气道创伤、喉罩移位和胃胀气。纤维支气管镜评估通常有助于确定喉罩的正确位置。插入较小型号的喉罩时的托下颌操作可通过将会厌从咽后壁上提并使喉罩尖端滑入食管上括约肌，而不会导致会厌向下折叠，从而更容易位于最佳位置。在较大的儿童患者数据库中的回顾性分析表明，喉罩通气失败与头颈部手术、非门诊入院状态、手术时间长、先天性或获得性气道异常及患者转运有关[108, 109]。在张口受限的情况下，如颞下颌关节强直，可能难以放置喉罩。在放置前热软化喉罩可能会允许喉罩穿过有限的张口情况[110]。

喉罩通常与气管黏膜和声带的机械损伤无关。这对于在相对较短的时间间隔内接受多种麻醉的儿童（如每日放射治疗）尤其重要。有一项研究表明，与气管导管相比，术后咽喉痛的发生率与普通人相同[111]。儿童术后咽喉痛的发生似乎与 40cmH$_2$O 以上的喉罩罩囊压力有关[112]。常规监测喉罩罩囊压力也可降低因使用喉罩而引起的其他较少报道的并发症的发生率，如舌神经、舌下神经或喉返神经损伤[113-116]。

在使用最初设计的喉罩之后的几年中，已经出现了多种有不同轻微改动的声门上设备。ProSeal™ 喉罩（LMA North America）与经典的喉罩相似，但增加了一条胃引流管可通过的通道。ProSeal 喉罩的尺寸适合婴儿和儿童使用。一些医师避免在喉罩下使用正压通气，因为这可能会导致胃胀气。因此，对于需要

正压通气的患者，ProSeal 喉罩可能是首选[117, 118]。但是，没有证据表明任何特定类型或型号的声门上气道（supraglottic airway，SGA）装置在儿童临床麻醉实践中具有优越性。因此，可依据医师的偏好选择 SGA。

i-gel®SGA（Intersurgical，Liverpool，NY，USA）是另一种 SGA 类型，已用于儿童麻醉。它具有内置的牙垫，并含可进入胃的引流通道。一项针对 50 名儿童的观察性研究报道，所有患者均易于置入并放置胃管[119]。与 Ambu®AuraOnce™ 喉罩（Ambu，Glen Burnie，MD，USA）相比，i-gel 的口咽漏气压更高，插入时间更长，并且在置入后会滑入口腔[120]。一项针对儿童的较大的对比研究（n=170）表明，i-gel 与 LMA®Supreme™ 一样有效，但是 i-gel 需要相对较多的操作[121]。一项对 9 项前瞻性随机对照试验的 Meta 分析比较了 i-gel 和其他喉罩，与 Proseal 和经典喉罩相比，首次置入成功率和置入便利性没有差异[122]。

Air-Q 气管插管喉罩（Cookgas LLC，Mercury Medical，Clearwater，FL，USA）是一种被设计用于气管插管的 SGA。它的独特之处在于，可以在其较小尺寸（< 3）的通气道内通过带套囊的气管导管，并具有可以在气管插管后将其取出的定制的稳定杆。在对 34 例困难气管插管的分析中，评估了其作为气管插管的功效，发现纤维支气管镜（n=25）、Shikani 光学导芯（n=7）和盲插管（n=2），通过 air-Q 进行气管插管时，首次成功率为 97%[123]。然而，盲插不是优选的，并且可能导致严重的气道创伤。

和口咽通气道一样，清醒或浅麻醉的患者（严重气道阻塞的婴儿除外）对喉罩和其他 SGA 的耐受性较差。麻醉深度不足时置入喉罩可导致咳嗽、喉痉挛、窒息和呕吐。已经进行了许多研究来确定最佳药物剂量，以实现喉罩置入的合适条件。单独使用七氟烷可有利于儿童喉罩的置入[124]；喉罩放置前经过 10min 2.2vol% 的有效浓度七氟烷可达到脑和肺泡浓度平衡，95% 的患者可在此状态下达到满意的喉罩置入条件[104]。

与硫喷妥钠相比，在大约相等的剂量水平下，丙泊酚对上呼吸道反射的抑制作用更强[125]，在如咳嗽或喉痉挛等不良呼吸事件方面，丙泊酚是喉罩置入的良好诱导药物[126]。可以单独使用丙泊酚用于喉罩的置入。为使 90% 的未接受过药物治疗的儿童达到满意，需要使用超过 5mg/kg 的剂量[127]；但是，这样的剂量可能导致不良的血流动力学反应和呼吸暂停。丙泊酚与其他药物的组合对喉罩的置入是有利的。例如，联

合使用利多卡因可以减少注射丙泊酚时的疼痛[128-130]，并可能有助于减少气道反射[131]。阿片类药物（如芬太尼[132]、阿芬太尼[129]和瑞芬太尼[133]）与丙泊酚合用时，也可能利于喉罩的置入。

在成人中，喉罩最初设计是在患者苏醒后拔出[96]。在儿童中，是在深麻醉下还是清醒后拔出喉罩更好，一直存在争议。一些研究表明，当儿童大部分意识恢复时拔出喉罩，呼吸系统并发症（咳嗽、喉痉挛或血氧饱和度下降）的发生率较高[134, 135]。而另一些研究发现，清醒时拔出喉罩可降低上述并发症的发生率[136, 137]，有些报道表明两种喉罩拔出技术无差别[138, 139]。深麻醉下拔出喉罩的主要优点之一是时间效率高——拔除喉罩并确保呼吸道通畅后，即可将孩子转移到恢复室在恢复室苏醒。如果计划在深度麻醉下拔出喉罩，95% 的儿童可在呼吸末七氟烷的浓度为 2.2%[140, 141] 时安全进行，此浓度不会引起咳嗽、体动、喉痉挛或其他气道并发症。

Pierre Robin 综合征、Treacher Collins 综合征或 Goldenhar 综合征的意识清醒的新生儿可能发生严重上呼吸道阻塞，此时可插入喉罩[142-144]。通过建立可以完成纤维支气管镜插管的通道，对困难气道的管理很有利。

压力支持通气减少了自主呼吸儿童的呼吸做功[145]。具有更复杂呼吸参数的麻醉机的出现可以提供压力支持通气，这也使喉罩作为气管插管的替代方案更加可行[146]。虽然 CPAP 的应用改善了呼吸做功[147]，与通过喉罩使用 CPAP 维持自主呼吸相比，使用压力支持通气可以使呼吸做功更少，呼吸频率和呼末二氧化碳更低[148, 149]。

要点：正常儿童气道的管理

- 术前气道评估包括困难气道史、牙齿及颅面综合征或异常的评估。
- 与困难气道管理相关的解剖学特征包括张口和颈部活动受限，上颌或下颌发育不全，以及下颌下间隙的顺应性降低。
- 合适的面罩应遮盖鼻子和嘴，不要遮盖眼睛或超出下巴。
- 常规的气道管理，通常使用 5～10cmH$_2$O 的 CPAP、抬颏和将手指放在下颌骨（非声门下的软组织）行托下颌。
- 如果上述操作不能保持上呼吸道通畅，则放

置大小合适的口咽通气道。浅麻醉期间放置会刺激咽部，引起咳嗽和喉痉挛。
- 双手面罩技术可改善通气，由第二个人进行手控通气，通常用于严重的上呼吸道严重阻塞。
- 声门上气道工具，如喉罩，通常用于没有气道异常或误吸风险的较短手术。

六、气管插管

气管插管的适应证取决于外科手术和胃内容物误吸的潜在风险。通常，对于腹腔或胸腔手术、颅内手术及需要控制动脉 CO$_2$ 分压的情况，应进行气管插管。在麻醉医师接近气道受限时（如涉及头颈部或患者俯卧或侧卧的手术），也是气管插管的适应证。

（一）面罩通气和气管插管的体位

在成人中，"嗅物位"（即颈部前屈和头部后伸）通常是放置喉镜和气管插管的最佳的头颈部体位。建议使用该体位是基于 1852—1944 年发表的论文[150]。然而近期许多发表的论文表明，与轻微地伸头相比，成年人的嗅物位对喉镜的成功放置，无任何优势[151-153]。已麻醉儿童的头颈 MRI 扫描表明，与嗅物位相比，为使口、咽和气管呈一条直线，只需轻微地伸展头部就可以实现[154]。但是，尚无对比研究来分析对儿童喉镜和插管的最佳位置。当婴儿躺在枕头上时，大的枕骨可能使头部弯曲并导致气道阻塞。去枕或在肩下放一个柔软的卷可以改善上呼吸道的通畅性。

（二）直接喉镜

直接喉镜仍然是儿童气管插管的最常见方法。传统上，在婴幼儿中一直强调使用笔直的 Miller 喉镜片。这种做法主要基于解剖学研究[28]，但尚未进行对照研究[150, 155, 156]。笔直的 Miller 喉镜片可允许更大程度地控制和移动舌根。较小的直喉镜片尺寸和简单轮廓可为操作者提供更多空间，使气管导管通过口腔和咽部。当使用直接喉镜时，直喉镜片可向前并直接抬起会厌以显露喉部。直喉镜片也可以直接放置于会厌谷，并和标准弯喉镜片一样，间接抬起会厌。Miller 在 1946 年对婴儿喉镜片的原始描述中，他指出："……看见会厌并轻微抬起以显露声门，或者，如果操作者愿意，可同 Macintosh 方法一样，将喉镜片的前端放在会厌前面并充分抬高来显示声门[157]。"虽然用 Miller 喉镜

片进行直接喉镜操作比较难[158]，但有证据表明，与 Macintosh 喉镜片相比，成年人使用 Miller 喉镜片可以更好地显露喉部[158, 159]。在小于 2 岁的儿童中，比较 1 号 Miller 喉镜片和 Macintosh 喉镜片的喉镜视野时发现了相似的观点。此作者还指出，用 Miller 喉镜片抬起会厌时的视野类似于将其放置在会厌谷时获得的视野。与抬起会厌相比，使用 Macintosh 喉镜片提起舌根时，其视野得到了改善[160]。

如果使用直接喉镜，声门的暴露欠佳，则可通过从外按压甲状软骨来改善。Benumof 和 Cooper 将这种做法描述为最佳喉外手法（optimal external laryngeal manipulation，OELM）[161]。在甲状软骨上施加向后、向上和向右的压力（称为 BURP 动作）是一种特定类型 OELM 的操作，可将其用作获得最佳声门暴露的一线尝试[162]。在新生儿和婴儿中，可以使用左手的小指进行 OELM（图 16-10）。

1. 使用喉镜和气管插管时维持动脉血氧饱和度

经鼻湿化快速充气通气技术（transnasal humidified rapid insufflation exchange，THRIVE）已被证明可延长成年人从呼吸暂停到氧饱和度下降时间的有效技术[163]。这种实现无呼吸氧合的方法已被证实在可通过托下颌保持气道通畅的呼吸暂停的儿童中有效[164]。后续的研究可能会证明该技术是否可有效防止儿童插管和气道管理过程中血氧饱和度降低的情况。

2. 喉镜显露和气管插管时血流动力学反应

婴幼儿气管插管是一种强烈的刺激过程，可引起心动过速、高血压、颅内压升高和心动过缓[165-169]。与直接喉镜相比，采用柔软的支气管镜进行气管插管不会降低升压反应[165]。深麻醉下进行插管可减轻插管的升压反应，但是，用于实现这一目的的许多药物可能会导致心血管抑制。芬太尼、瑞芬太尼和舒芬太尼

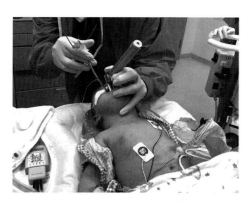

▲ 图 16-10 声门可以通过握住喉镜的左手的小指进行外部按压操作

均已成功用于此目的[170-172]，而利多卡因似乎无效[173]。

3. 气管导管尖端随颈部活动的移动

颈部的屈曲或伸展可导致气管尖端位置发生可预测的变化。对于经口气管插管和经鼻气管插管的儿童，颈部屈曲导致导管尖端向尾侧移动，而颈部伸展会导致导管尖端向头侧移动[174-176]。因此，固定气管导管后，颈部运动可能会导致支气管内插管或脱管。

4. 无神经肌肉阻滞的气管插管

随着七氟烷、丙泊酚和瑞芬太尼的临床应用，人们对实现气管插管而无神经肌肉阻滞的兴趣日益增加。仅使用七氟烷即可成功插管[177]，尽管通常同时使用其他药物。当七氟烷与丙泊酚[178, 179]、利多卡因[131] 和瑞芬太尼[180, 181] 联合使用时，可以改善插管条件。通常在喉镜放置过程中可将利多卡因局部应用于喉部和气管，但观察性研究中发现，利多卡因更容易引起呼吸道反射激活、缺氧和围术期呼吸不良事件[182, 183]。如果在丙泊酚静脉诱导后进行气管插管而无神经肌肉阻滞时，一篇系统评价表明瑞芬太尼（4μg/kg）可作为唯一的辅助药，可以产生可接受的优良插管条件[184]。静脉注射丙泊酚（3mg/kg）后，右美托咪定（1μg/kg）联合瑞芬太尼（2μg/kg）是一种有效的技术[185]。

5. "清醒"气管插管

在产科产房以外的某些情况下，气管插管可能会在未接受药物治疗的新生儿中进行，这些新生儿可能无法耐受麻醉药或镇静药的心血管抑制作用。但是，婴儿和新生儿确实会因放置喉镜而感到疼痛和不适。在不使用镇静药或全身麻醉的情况下，其表现为不良的心血管（和行为）影响，应尽可能避免。此外，麻醉、镇静和神经肌肉阻滞药的使用改善插管的条件，并降低了气道损伤的可能性[186-189]。新生儿疼痛国际循证小组发表的一项共识声明指出：不使用镇痛或镇静的气管插管仅应用于产房的紧急复苏或因无法静脉注射而危及生命的情况[190]。

七、经鼻气管插管

在肌肉松弛药出现之前，经鼻气管插管是气管插管的首选途径。该技术是由麻醉学先驱如 Ivan Magill 医师（现在用于此目的的钳子是以他的名字命名的，用来纪念他）完善的[191]。在将肌肉松弛药引入麻醉实践后，经口气管插管成为最受欢迎的技术。在当前的麻醉实践中，某些操作（如 Lefort I 截骨术）需要经鼻气管插管，而其他操作则是优选，但不是必需的（如

口腔修复）。在其他情况下，如婴儿俯卧位，许多麻醉医师更喜欢经鼻气管插管，因为它比经口插管更稳定和安全。对于进行心脏手术的儿童，经鼻气管导管可能会在口腔中留出更多空间以插入经食管超声心动图探头。如果预计术后需要保留气管导管，经鼻气管插管比经口会更舒适。

经鼻气管插管比经口气管插管更具挑战性。最常见的并发症是鼻出血，尤其是患有腺样体肥大的儿童。其他不常见的并发症包括咽后壁穿孔[192, 193]、鼻窦炎[194]、菌血症[195-197]、鼻甲撕脱伤[198, 199]，以及气管导管压力过大导致的鼻翼皮肤坏死。面部或颅骨骨折是经鼻气管插管的禁忌证。据报道，在这种情况下尝试进行经鼻气管插管后出现颅内置管的情况[200]。0.05% 的羟甲唑啉可用于鼻黏膜血管收缩，并降低鼻出血的风险和严重程度。可卡因（4%～10%）和利多卡因与肾上腺素也已用于此目的。羟甲唑啉与 10% 可卡因效果一样，比利多卡因联合肾上腺素在经鼻气管插管预防鼻出血方面更有效[201]。在一项评估鼻窦内镜手术中血管收缩药的相关研究中，羟甲唑啉优于 0.25% 的去氧肾上腺素和 4% 的可卡因[202]。为避免引起喉痉挛，应在达到较深的麻醉后或在使用神经肌肉阻断药后喷洒表面血管收缩药。

用于鼻黏膜血管收缩的表面血管收缩药是有效的 α 激动药，可以被吸收并发挥全身作用。这些药物应谨慎使用。已有局部使用 0.5% 去氧肾上腺素危及生命的高血压和肺水肿的报道[202-204]。严重的高血压和反射性心动过缓进展到窦性停搏在羟甲唑啉治疗后也有报道[205, 206]。

使气管导管变软也可以减少鼻腔出血的发生，这可以通过将导管尖端浸入温水或生理盐水中来实现[207]。与在温水中软化管头相比，使用红色橡胶管引导气管导管通过鼻子进入咽部是一种减少鼻出血的更有效方法[208-210]。

当通过鼻腔，应继续推送气管导管，使其尖端在咽部。然后进行直接喉镜检查，气管导管的尖端位于咽部。一旦喉部暴露达到最佳状态，使用 Magill 钳轻轻抓住导管，并在推送气管导管时将其引导入气管。必须注意不要用镊子损坏带套囊气管导管的套囊。

有时，尽管声门暴露极佳，但仍难以将经鼻气管导管插入气管。这可能是因为经鼻气管导管的自然弯曲引导导管尖端向前，而不是在平行于气管长轴的方向。克服此问题的技术包括：颈部屈曲，使用 Magill 钳将气管导管向后，旋转气管导管，以使斜角尖端的最窄部分与声门开口平行对齐，将头转向侧面和导管旋转 180°，使向前推进气管导管时其自然弯曲会更向后。

固定经鼻气管导管时，重要的是要用胶带将管子绑上，以免在管子和鼻翼之间产生过大的压力，因为这会导致局部缺血和随后的溃疡（图 16-11）。

八、选择气管导管

有多种方法可以确定儿童的预期气管导管型号，包括根据年龄公式、身高比、超声测量[43]及常规方法，例如将管的型号与第五指甲的大小进行比较[211]。尽管身高公式常在急诊室中使用[212, 213]，但麻醉医师更常使用基于年龄的公式。同样，尽管对声门下气管横径进行超声测量可以准确预测合适的气管导管大小[214]，但常规使用超声测量来选择导管大小的实用性，可能会限制该技术的广泛应用。

无套囊气管导管的型号通常由改良的 Cole 公式确定：内管直径（mm）=4+ 年龄 /4[211, 215]。如果要使用有套囊的气管导管，则应选择一个较小直径的管，以解决因放气的套囊造成的外径小的增加：内管直径（mm）=3+ 年龄 /4[215]。

（一）RAE 管

在涉及眼睛、口腔或面部的外科手术中，可能需要具有预制弯曲塑形的经口和经鼻气管导管（RAE 管，以发明人 Ring、Adair 和 Elwyn 的名字开头命名）[216]。该导管允许麻醉回路直接从手术区域引出而不会扭结。预弯导管的长度是固定的，并随管径的变化而变化。有时，由于弯曲的固定位置，导致适合儿童气管直径的 RAE 管太短或太长。如果 RAE 管过长，可以使用更小的带套囊的 RAE 管。如果 RAE 管太短，则可能

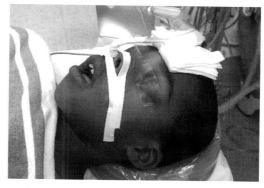

▲ 图 16-11 RAE 管（Ring-Adair-Elywn, RAE）的正确固定方式，避免皮肤和鼻翼受压

需要更换为标准直管。对于经口和经鼻 RAE 管，根据长度选择合适型号的一种有用的方法是将管紧贴患儿的脸，并评估套囊或管尖的位置。对于有套囊的气管导管，套囊应位于胸骨上切迹的水平；无套囊的气管导管的尖端应位于胸锁关节水平。

（二）带套囊和无套囊气管插管

传统上，无套囊的气管导管在小于 10 岁的儿童中是首选。套囊的缺乏允许选择更大内径的气管插管，可降低通气阻力，在自主呼吸期间减少呼吸功，且更容易吸引分泌物。还有人担心使用带套囊的气管导管可能会增加声门下损伤的风险。然而，在麻醉的儿童中，使用具有大容量、低压套囊的现代气管导管并不会增加声门下气道损伤的发生率或拔管后咳嗽的发生率[217]。

1951 年，Eckenhoff 发表了一篇开创性的文章，描述了婴儿和儿童喉部的解剖结构[29]。基于这篇文章的普遍认知是，婴儿喉部呈漏斗形，最宽的部分在声门入口，最窄的部分在环状软骨环。这已经在一个使用 MRI 的纯静态解剖测量模型中被证明是不正确的[35, 37]，但是，环状软骨环在功能上仍然是气道的最窄部分，因为它是一个完整的环并且不可扩张。后来的研究发现，儿童喉部的横截面略呈椭圆形，横向直径较小，前后直径较大。假设是这种椭圆形形状，选择可有效消除漏气型号的无套囊气管导管，将对喉部和气管的侧壁产生更大的压力[218]。型号合适的带套囊气管导管的套囊在充气时会顺应气管的形状，并且压力会均匀分布。儿童使用带套囊的气管导管与插管后喘鸣的发生率降低有关[219]。除了此处描述的解剖学因素外，这还可能与减少重复喉镜检查及在最初插入过小或过大型号的无套囊气管导管的情况下进行更换气管导管有关。

带套囊的气管导管可提供更好的密封，防止误吸，保护气道，同时减少新鲜气体流量（具有相关的经济优势），并减少手术室污染。在扁桃体切除术等情况下，使用带套囊的气管导管可以限制富含氧的吸入气体的逸出，降低术中发生起火的风险，尽管在这些情况下并未消除限制吸入的氧浓度的重要性。但是，有一些证据表明，套囊的存在可能会导致支气管镜检证实的气道损伤[220]。

在我们的临床实践中，很少使用无套囊的气管导管[221]。但是，它们在某些需要内径最大化的情况下使用仍然有很重要。由于气流的阻力与管道半径的四次方成反比（或在湍流中与管道半径的五次方成反比），

因此，通气能力可能会因选择型号小于合适的无气囊的气管导管而受损。对于早产和极低出生体重的婴儿使用较小的气管导管，通气能力受损在临床上最显著。此外，使用最小的管子更难进行吸引和肺的清理。当气管导管用作支气管封堵器以实现单肺通气时，无套囊的也是有利的。因为支气管封堵器占据了一部分管腔，所以较大的管腔将有助于减少由此产生的增加的通过管腔的气流阻力。

1994 年，一种名为 Microcuff® 的新设计的气管导管被引入，用于小儿科患者（Halyard Health，Alpharetta，GA，USA）（图 16-12）。Microcuff 管包含一个超薄（10μm）聚氨酯基可充气套囊，具有低压大容量的外形，可防止气管黏膜损伤。此外，牺牲了传统的 Murphy 孔，以使套囊比正常的气管插管位置更向远端，并将其放置在易损的声门下区域。尽管许多研究已经证明了其实用性[219, 222]，但与标准的气管插管相比，其使用尚无公认的优势，并且一些传闻报道暗示 Microcuff 会导致新生儿气管损伤[223]。缺少 Murphy 孔也可能有缺点。很少有气管导管的远端会被分泌物或血液阻塞，Murphy 孔允许一些持续的通气。同样，在无法识别的右主支气管插管的情况下，Murphy 孔可允许部分左肺通气。

（三）正确评估气管内导管长度

与气管导管直径选择一样，已经创建了各种公式来预测合适的经口气管导管的插入深度。在婴儿和新生儿中，常用的经验法则是"1、2、3、4-7、8、9、10 法则"，即 1kg 的婴儿将在上颌牙槽处将管子固定在 7cm 处，将 2kg 婴儿固定在 8cm 处，将 3kg 婴儿固定在 9cm 处，将 4kg 婴儿固定在 10cm 处。在婴儿中，当使用无套囊的气管导管时，通常的做法是在听诊左胸的同时使导管前进，以实现有意的右主支气管插管。呼吸音消失（或大大降低）的厘米深度被识别为隆嵴，

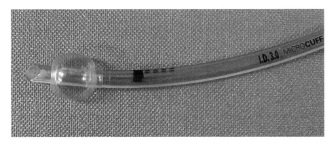

▲ 图 16-12 图示 Microcuff 气管导管

没有 Murphy 孔，可以使套囊的位置更靠远端，并缩短套囊的长度。还要注意带粗黑线标记处应放置在声带位置（经 BMJ 许可转载，引自 Thomas 等[422]）

然后将导管调整在隆嵴和声带之间的中间位置。在执行此操作之前，在导管和套囊前进刚超过声带（或使用无套囊管时，在声带下 1～2cm 处）后，确定相对于牙龈或切牙的厘米标记很有用。知道这个插入深度的厘米标记及隆嵴的深度，可以让麻醉医师知道气管导管向头端或尾侧移位的安全程度。一项研究比较了专门行主气管插管后的听诊与胸骨上切迹中的套囊触诊与气管导管上的深度标记。与通过导管深度标记确定气管导管位置的方法相比，通过故意的主支气管插管的听诊和套囊触诊法确定的导管尖端在隆嵴上方的位置更短且更可预测[224]。

对于大一点的儿童，确定合适的气管插管深度的一个很好的经验公式是用适当的气管导管内径（以毫米为单位）乘 3 来。对于经鼻气管插管，将适当的气管导管内径乘 4 是一种有效的方法。当使用有套囊的气管导管时，可以使用"气囊"技术将套囊放置在其胸骨上切迹的水平位置。识别与上颌牙槽嵴或上颌门牙相关的管的深度比识别与唇相关的管的深度更精确。

最近的一项研究表明，使用体表面积比使用年龄（1 岁以上儿童）或体重（1 岁以下儿童）更能预测合适的气管导管长度[225]。近年来，已有使用床旁实时超声检查来确认气管内导管在气管内的位置，并确定合适的插入深度[83, 226]（图 16-13 和图 16-14）。在困难

气道的可视化情况下，该方法可用于进一步确认气管导管的位置。

（四）气管插管后导管型号确认

选择的气管导管型号是否合适，必须在每个孩子中进行验证。太大的气管导管可能会对气管黏膜施加过大的压力，从而导致黏膜缺血。从短期来看，这可能导致拔管后黏膜水肿和喘鸣，而从长远来看，它可能发展成声门下狭窄。

在一些儿童中，由于在气管插管尝试过程中无法将气管导管插入气管而发现选择的气管导管过大。气管插管后评估气管导管型号的最常用方法是空气泄漏试验。在将导管尖端置于气管中段后，关闭 APL 阀，并在听诊器放在甲状软骨上方的同时允许增加回路压力。当听到空气在管子周围漏气时，即产生漏气压。理想的漏气压为 15～25cmH$_2$O。重要的是要避免缓慢和长时间的漏气试验，因为这将导致长时间的 Valsalva 操作的血流动力学后果。使用带套囊气管导管时，可以调节套囊的充气量以达到所需的漏气压。对于短小手术，如果最初的漏气压高于 40cmH$_2$O，则一些麻醉医师将不会为了避免重复使用喉镜造成的损伤而更换较小型号的气管导管。对于长时间的手术，如果漏气压大于 30cmH$_2$O，则最好换用较小型号的气管导管。

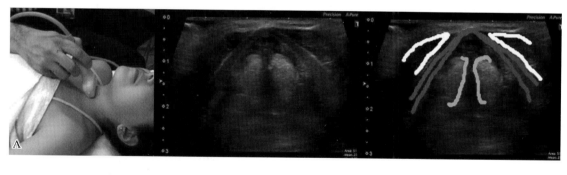

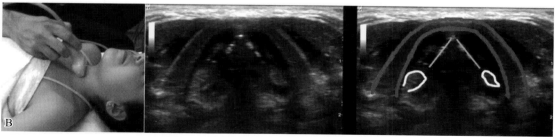

▲ 图 16-13　喉部的超声图像（彩图见书末彩插部分）

A. 喉上水平的横向图像，显示低回声带状肌（黄色）、甲状软骨（蓝色）和超声波假声带影（橙色）；B. 将探头向尾侧稍稍滑动一点，即可到真正的声带水平，甲状软骨呈轻度回声（蓝色），声带真实的边缘（自由边缘）呈高回声（橙色），前部的微小回声代表前联合（红色），声带深部和侧面的回声区域是杓状软骨（黄色）（经 John Wiley and Sons 许可转载，引自 Stafrace 等[83]）

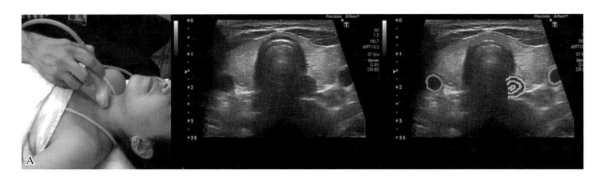

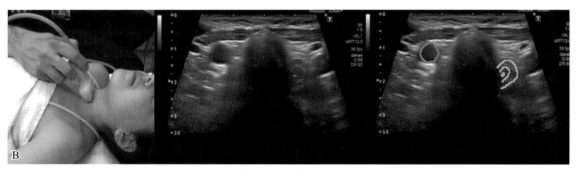

▲ 图 16-14　气管的超声图像（彩图见书末彩插部分）

A. 将探头从喉下部向下缓慢移动，可见该图像。气管周围的甲状腺很容易被识别。每个气管环（蓝色）的低回声前部（呈黑色）很容易被识别，但在横切面上无法很好地识别气管壁，仅可以看见在中间气体中的环状声像。食管常见于气管的左后方，通常为多层结构（绿色）。颈动脉（红色）位于甲状腺侧叶后外侧。B. 探头的位置偏低，甲状腺不可见，但其余的上述结构仍清晰可见。可以看到颈动脉（红色）位于更前部和内侧的位置。结缔组织的超声显影填满甲状腺下方的空间。气管的外观没有改变。食管（绿色）的多层结构易于识别（经 John Wiley and Sons 许可转载，引自 Stafrace 等 [83]）

九、儿童患者的快速顺序诱导插管

快速顺序诱导插管（rapid-sequence induction and intubation，RSII）用于减少麻醉引起的意识丧失和气管插管的时间，从而降低胃内容物肺误吸的风险。与成人相比，RSII 在儿童患者中通常更具挑战性，因为婴儿和幼儿的耗氧率相对较高，功能残余容量（functional residual capacity，FRC）降低，闭合容积升高，因此在呼吸暂停期间血氧饱和度降低会更快。由于儿童在 RSII 期间容易发生低氧血症，并且缺乏任何可行的预充氧时间，因此许多儿童麻醉医师进行了"改良的"快速顺序诱导 [227]。在这种改进的技术中，使用低气道压力（＜ 15cmH₂O）进行柔和的面罩通气，同时行环状软骨加压，直到有足够的时间达到完全的神经肌肉阻滞。为了支持这种做法，已证明在麻醉的婴儿和儿童中，适当应用环状软骨加压可以有效防止轻柔的面罩通气期间的胃胀气 [228, 229]。对于可以配合适当的预充氧的年龄较大的儿童和青少年，可以进行经典的 RSII。如果最初的插管尝试失败，则应通过环

状软骨加压进行轻柔的面罩正压通气。如果尽管使用辅助装置（如口咽或鼻咽通气道、喉罩），仍存在环状软骨加压下通气困难，则应降低或释放环状软骨加压 [230, 231]。胃内容物反流更可能发生在完全神经肌肉阻滞后置入喉镜时，而不是诱导技术的其他方面。

在活动性呕吐、怀疑喉部或气管损伤及不稳定的颈椎损伤的情况下，禁止使用环状软骨加压 [230, 232]。对于儿童，环状软骨加压可能会导致喉头和气管严重变形，并增加通气或插管的难度 [233]。在大样本的儿童医院中 RSII 并发症的报道显示，困难插管的发生率为 1.7%；然而，尚不清楚这些困难是否与环状软骨加压有关 [234]。环状软骨加压可导致食管下括约肌松弛，反而成为促进胃内容物反流的潜在风险 [235]。

缺乏高质量的证据来支持儿童使用"经典"RSII（诱导后继之以环状软骨加压和呼吸暂停）的有效性。此外，在婴儿和幼儿中，完全神经肌肉阻滞的发作所需的呼吸暂停期间内，氧合血红蛋白的去饱和将发生。这些因素，再加上环状软骨加压的不良影响，会导致儿童麻醉实践中首选"改良的"RSII 方法（轻柔 / 低

压通气,并确保在喉镜检查之前神经肌肉阻滞完全),而不是"经典"RSII 方法[236]。

> **要点:气管插管**
>
> - 在儿童中,与嗅物位相比,轻度的头部伸展可能更易使口、咽和气管轴呈一条直线。
> - 使用直喉镜片(Miller)的直接喉镜可以直接将会厌挑起,或者将喉镜尖端放在会厌谷挑起。
> - 弯喉镜片(Macintosh)最好放置在会厌后的会厌谷里。
> - 使用 BURP 动作对喉部进行最佳的喉外按压操作通常可以改善喉部的显露。
> - 可在神经肌肉阻滞下行气管插管,亦可在不用肌松药,通常在使用丙泊酚深麻醉下插管。
> - 对口腔或颅面部手术、一些心脏手术和俯卧位手术,可使用 Magill 钳和表面血管收缩药进行经鼻气管插管。
> - 即使在婴儿中,仍推荐使用带套囊的气管导管,早产和足月新生儿需要更大内径导管的情况除外。
> - ETT 放置深度可以参考导管直径进行公式计算,在使用直接喉镜、有意的右主支气管插管和胸骨上切迹触诊气管套囊时标记气管导管的深度。
> - 套囊放气后,有 15~25cmH$_2$O 的漏气,说明气管导管型号合适。
> - "改良的"快速顺序诱导(轻微或低压力的通气和使用喉镜前充分的神经肌肉阻滞)比"经典"的方法(诱导后环状软骨加压和呼吸暂停)更好。

十、术后气道管理

对儿童进行术后护理的首要任务是确保气道通畅。在患儿术前情况、术中气道管理的过程、手术过程、预期的液体转移和预期的术后过程中,应重点评估麻醉药物、阿片类药物和镇静药的残留作用。在恢复过程中,正确的头颈部位置可促进呼吸道通畅。在仰卧位置、肩膀下方的软卷将使头部和颈部伸展并有助于开放上呼吸道。将孩子置于"恢复(侧卧)位置"会

增加上呼吸道的大小[21],并使分泌物从口腔中排出,而不是向后进入咽部。如果气道阻塞不能通过调整体位来改善,并且儿童处于半麻醉状态,则可以插入一条柔软的鼻咽通气道。如果孩子仍处于麻醉状态,则首选口咽通气道。如果鼻咽通气道不能完全缓解气道阻塞,可以将 15mm 气管导管接头放置在鼻咽通气道的外口,使用 CPAP[93]。如果怀疑术后上呼吸道阻塞是由阿片类药物的残留作用引起的,可以谨慎使用纳洛酮来测试和尝试治疗。可以使用 0.5~1μg/kg 的剂量小心地滴定递增,以逆转呼吸抑制作用,而不会逆转镇痛作用。如果采取这些措施难以恢复气道通畅,可能需要气管插管。

(一)无创呼吸支持

在某些情况下,CPAP 或双向气道正压通气(bilevel positive airway pressure,BiPAP)等无创通气支持可能是一种有用的选择,并且可以使某些患者在术后避免气管插管和机械通气。在年龄较大的儿童中,无创支持通常是通过面罩或鼻罩提供的,而在新生儿和婴儿中使用鼻塞法。术前使用此类设备的儿童和青少年在术后应从这些设备获得呼吸支持。通过鼻塞法向新生儿和婴儿输送 CPAP 是改善呼吸功能和预防新生儿在重症监护室拔管后再插管的有效方法[237],也是治疗早产儿呼吸暂停的有效方法[238, 239]。

(二)术后机械通气

如果需要术后机械通气,则必须制订计划,将儿童护理从手术室转移到重症监护室。关于气道处理清晰的过程应包括了解面罩通气和直接喉镜的难易性、气管导管的大小和插入深度、当前的呼吸机设置,以及术后进行机械通气的原因。儿童需要从全身麻醉过渡到适当的镇静方案。如果气道管理困难,则应制订意外脱管下的计划。在这种情况下,在床旁保持适当大小的喉罩至关重要。如果使用经口 RAE 管,应将其更改为标准气管导管,因为舌头的突出很容易导致脱管,而使用 RAE 管则更难以进行肺部清理。

> **要点:术后气道管理**
>
> - 对行麻醉的儿童,拔管后侧卧位或使用口咽或鼻咽通气道可改善气道通畅性。
> - 非侵入性呼吸支持,如经鼻 CPAP、双向正压通气或经鼻高流量氧疗,可能对某些患者有效。
> - 如果术后需要机械通气,选择合适 ETT、术

后充分镇静、与 ICU 工作人员针对困难气道进行详细沟通及制订拔管计划是必不可少的。

十一、上气道并发症和管理

（一）喉痉挛

喉痉挛是一种持续时间较长的声门关闭，超出最初的刺激，是一种保护性反射，可导致声带完全闭合以避免气道误吸异物 [240]。长时间喉痉挛可导致低氧血症、心动过缓、阻塞性后负压肺水肿、胃内容物反流和误吸及心搏骤停。喉痉挛在儿童中比成人更常见。据估计，它的发生率为每 1000 例儿童麻醉中有 1～17 人次 [241-243]。尽管一直认为低氧血症本身会导致这种反射消失，但是儿童围术期心搏骤停登记处的数据显示，喉痉挛仍然是儿童心搏骤停的原因之一 [244]。

有活动性或近期上呼吸道感染病史的儿童，尤其是在麻醉后 2 周内，喉痉挛的发生率似乎有所增加 [245-249]。除上呼吸道感染外，还观察到湿疹、运动引起的喘息、夜间干咳和上一年喘息次数超过 3 次的病史与支气管痉挛、喉痉挛和其他围术期不良呼吸事件密切相关。同样，父母吸烟或有强烈的哮喘或特定反应家族病史与围术期不良气道事件有关 [249]。在一项配对队列研究中，围术期不良气道事件的发生与手术后住院时间更长、费用更高有关 [250]。

麻醉管理的选择也会影响急性气道不良事件的风险：静脉诱导（与吸入诱导相比）、吸入维持（与静脉维持对比）和使用喉罩（与气管插管对比）进行气道管理均与减少不良气道事件发生率相关（喉痉挛、支气管痉挛、血氧饱和度下降、咳嗽）[106, 249]。

喉痉挛的初始治疗包括使用 100% 氧气进行面罩 CPAP。加深麻醉可缓解阻塞，可静脉注射丙泊酚 1～3mg/kg。如果发生低氧血症，选择的治疗方法是立即用琥珀酰胆碱进行神经肌肉阻滞。在成人中，小剂量的琥珀酰胆碱（如 0.1mg/kg）可有效治疗喉痉挛 [251]。但是，如果计划重新插管，可首选较大剂量。在儿童中使用琥珀酰胆碱时，一些儿科麻醉医师更愿意联合使用抗胆碱能药（即阿托品或格隆溴铵）来预防琥珀酰胆碱引起的心动过缓。

如果在建立静脉通道之前出现喉痉挛，可通过肌内注射琥珀酰胆碱（4～5mg/kg）[252]。肌内注射琥珀酰胆碱后，外展肌的最大抽搐抑制将在 3～4min 内发生。但是，临床上气道阻塞的缓解要早得多 [253, 254]。肌内给药不太可能导致琥珀酰胆碱引起的心动过缓 [252, 255]。由于舌内或颏下注射琥珀酰胆碱起效快，建议采取上述途径给药 [256, 257]。但是，由于担心口腔内出血，许多人都避免使用这种方法。肌内注射 4～5mg/kg 的琥珀酰胆碱可能会导致 II 相阻滞，并且在神经肌肉阻滞消退之前可能需要 20min 以上的时间 [252]。

其他治疗喉痉挛的方法已经提出，如"喉痉挛切迹"加压 [258]、手指将舌头抬高 [259]、硝酸甘油 [260] 和多沙普仑 [261]，但尚未评估它们在儿童中的疗效。

喉痉挛伴有强烈的吸气困难和低氧血症可能导致负压性肺水肿，伴或不伴有肺内出血 [262-265]。治疗方法取决于症状的严重程度，包括补充氧气、呋塞米和正压呼吸支持。

（二）肺误吸胃内容物

胃内容物的肺误吸是相对少见的事件，尽管在儿童中的发生率似乎等于或高于成人 [266-268]。儿童人群的发生率从 2632 例麻醉中的 1 例 [268] 到 1000 例麻醉中的 1 例 [266]。麻醉相关的肺误吸导致的死亡很少。临床上明显有肺误吸的儿童在 2h 内未出现症状，此后不太可能发生呼吸系统并发症 [268]。

增加肺误吸风险有关的因素包括急诊手术、肠梗阻、年龄较小及 ASA III 或 IV 级 [266, 268]。肥胖与胃液量增加或肺吸气风险增加无关 [269]。

（三）术后急性喉炎

气管插管术后急性喉炎表现为吸气性喘鸣、声音嘶哑、"犬吠"性咳嗽，在严重情况下表现为肋间下凹和呼吸窘迫。术后急性喉炎被认为是由于与气管插管有关的机械性创伤或黏膜缺血引起的气管水肿导致气流受限。最大的受限制部位是在环状软骨水平。据报道，儿童的发生率在 1977 年为 1% [270]；然而，最近的数据表明其发生率较低 [271]。气管拔管后不久或数小时后，可能会出现气管插管后急性喉炎。诊断之前，必须调查其他原因引起的上呼吸道阻塞。体格检查决定是否需要治疗。鼻扩张、肋下或肋间凹陷或其他提示呼吸加强的体征是药物治疗的指征。地塞米松 0.5～10mg/kg 可能有效，尽管不能立即起效。喷雾外消旋肾上腺素也可能在短期内有效，但应用于严重病例。由于消旋的肾上腺素可能出现反弹性水肿，因此应至少观察儿童数小时，以确保症状不再复发。

要点：上呼吸道并发症及管理

- 治疗喉痉挛首先采用抬下颌和正压通气；对严重的呼吸道梗阻，可肌内注射琥珀酰胆碱或静脉注射丙泊酚和琥珀酰胆碱。
- 与误吸相关的危险因素包括：急诊手术、肠梗阻、年龄小和 ASA 分级 III 级或 IV 级。
- 严重拔管后急性喉炎可喷雾外消旋肾上腺素和静脉注射地塞米松治疗。

十二、气管切开后的气道管理

需要进行长期通气治疗的婴儿和儿童可能会从气管切开的插管中受益。与气管切开相关的诊断包括神经肌肉损伤、慢性肺部疾病、创伤、上呼吸道异常、先天性心脏病和早产[272]。长期进行气管插管和机械通气的婴儿可能会出现声门下狭窄，需要进行气管切开以提供长期的通气支持。在住院期间进行气管切开的儿童患者的院内死亡率高达 8.5%[272]。这些孩子中的大多数带着安全的气道（气管导管）来到手术室。在这些情况下，必须在术前评估既往面罩通气和气管插管的难易程度。那些难行直接喉镜的儿童应制订相应计划，以防在气管切开术完成之前意外脱管。这样的计划可能包括在气管切开期间将气道交换导管留在气管中，并将气管导管撤回至气管切开切口的正上方处，并且尖端仍位于声带间，如果需要，可以很容易地将其再插入气管，上述是必需的。这些情况需要在整个过程中保持密切警惕并与外科医师沟通，可以通过最大限度地减少吸入的氧气浓度并避免使用氧化亚氮来降低手术火灾的风险。气管切开导管的大小和长度的选择取决于气管切开术的适应证。需要长期机械通气的患者通常受益于低压、大容量的带套囊导管，通常使用硅树脂或其他柔软的材料制成，以最大限度地减少气道创伤。上呼吸道阻塞而无明显肺部疾病的患者通常会从使用小而不带套囊的气管切开导管中受益，这些气管切开导管足够大，能提供通畅的气道，但也能有足够的空气泄漏，以便有漏气声。与外科医师和肺科医师进行协商，这对于了解手术的所有目的并选择正确的气管切开造口管至关重要。

某些患有上呼吸道先天性异常的儿童在进行气管切开之前可能并未行气管插管。如前所述，气管切开术的气道管理可能需要进行气管插管及后续处理。或

者，在行气管切开术期间，喉罩可用作麻醉的气道管理工具。

新行的气管切开需要 7～10 天才能使造口形成良好。在此之前，如果需要换管，应该由耳鼻喉科医师进行。气管切开愈合后，应每 1～2 周更换 1 次气管切开的导管，以减少肉芽组织或黏液堵塞的发生。气管切开缺少了鼻子和上呼吸道的加湿和加温功能，因此需要人工加湿装置。通常使用热湿交换器（heat and moisture exchangers，HME）来实现。它们的选择应尽量减少对气流的阻力和呼吸功[273]。

已行气管切开的儿童的管理

气管切开的儿童在全身麻醉和手术中需要一种不同的气道管理方法。术前访视中，麻醉医师应确定气管切开导管的类型、大小和是否存在套囊。应该询问父母和看护人有关吸痰的频率、吸引管的大小和插入的深度。在术前评估时，还应确定气管切开管周围是否存在漏气，以及所需的呼吸机支持参数。应该为他们备好气管切开的紧急补救用品，并在整个围术期随身携带。

吸入麻醉诱导是这些儿童中最常见的诱导技术。通常需要从麻醉回路的末端到气管切开导管，连接一个可弯曲的"手风琴"延长管，以增加锁骨和下颌骨之间有限的间隙，尤其是在婴儿中。在气管切开导管周围存在明显漏气的患者中，由于上呼吸道吸入的空气与气管切开导管吸入的气体混合，吸入诱导的时间可能会延长。意识消失后，保持嘴和鼻子闭合或使用密封的面罩将有助于减少气体混合，并改善气管切开导管的通气。

对于短小的手术，通常无须更换气管切开导管。对于腔内或长时间的手术，如果气管切开导管周围有明显的泄漏，则标准的带套囊的气管导管将能够进行有效的正压通气。这可以通过将现有的气管切开导管换成相同尺寸的带套囊的气管导管来实现。对已有的气管造瘘口，这很容易实现。但是，如果需要，咨询耳鼻喉专科医师可能有助于选择最合适的气管导管并进行更换。另一种选择是用钢丝加强管代替气管切开导管。在标准气管切开导管会妨碍手术区域的情况下，这种替代方法会很有用。该导管可以用胶带固定在胸部，也可以在特定情况下缝合在适当的位置。如果气管切开部位影响了手术区域，则可以使用经口或经鼻气管插管来维持儿童的气道，并可以用纱布、非封闭性胶带和敷料封住气管切开部位。

可供儿童使用的气管切开导管有各种尺寸和长度。

它们可以由金属或塑料制成。塑料管最常用，由硅树脂或聚氯乙烯制成。一些气管切开导管配有气管切开分离楔，有助于分离与气管切开装置的连接。内径和外径通常标在气管切开导管的凸缘上。有些制造的导管采用钢丝增强设计，可保持柔韧性而不会扭结，而另一些导管则具有长而柔软的近端（如 FlexTend™），可将导管的连接位置远离儿童的颈部，从而减少了小年龄的患者发生导管阻塞的机会。

气管切开导管有带套囊和无套囊两种[274]。套囊有助于保护呼吸道免于分泌物的影响，并有助于肺顺应性差的儿童进行正压通气。带套囊的气管切开导管有高容量、低压套囊和低容量、高压套囊或泡沫套囊（Foam Cuff），用于存在慢性误吸的患者。紧轴管（The Tight-To-Shaft tube，TTS™）具有小容量、高压套囊，用于需要在进食和夜间进行间歇性通气的患者。放气时，套囊呈现出管子的轮廓，可以发声并使用声门上气道。套囊应该用无菌水注入，因为它具有透气性，并且会随着时间推移缓慢放气。

Montgomery 管是一种 T 形硅胶管，有一个短管腔从侧面以 75° 或 90° 的角度突出。它通常用于气管重建后的气道支架，可以保留数月。上支伸出声门上方，短支通过气管切开引出。

> **要点：气管切开的气道管理**
> - 术前对使用标准插管的困难程度评估很重要，使用气道交换导管或 ETT 退至喉下部和气管切开之上可能是必需的。
> - 气管切开导管需要由耳鼻喉医师每 7～10 天更换 1 次，在此之前提供足够的镇静作用是很重要的。
> - 已行气管切开的患者可能需要更大的或带套囊的气管切开导管，通过造瘘口或者经喉部置入标准 ETT，通过上述方式减少漏气，以及为长时间的手术提供气道。

十三、儿童困难气道

"困难"气道的儿童患者分为两大类：面罩通气困难和气管插管困难。每个类别均假设是由有经验的医师使用面罩通气或直接喉镜的标准方法进行了数次尝试。已经提出的对每个类别的定义，在文献中是不一致的。因此，在本章中，我们将着重于当医师面临使

用标准设备仍无法充分进行面罩通气或气管插管的预期或意外情况时的气道管理，此前已在正常儿童管理部分中对标准设备有所描述。

很少有系统综述和已验证的研究来确定儿童面罩通气困难或气管插管困难的预测因素。在成年人中，头部伸展受限、下颌间隙减小和大舌头预示着插管困难[275]。这些也是儿童困难插管的特征[276]。下颌间隙代表舌头和软组织的可移动的空间，这是从直接喉镜容易观察声门所必需的。解剖异常（如小颌畸形）减少了这种空间，限制了通过直接喉镜用于观察软组织移动的空间。颏－舌骨距离可以估算下颌骨的空间。在婴儿中，婴儿"正常"呼吸道的最小颏－舌骨距离应为 1.5cm[276]。在一项队列研究中，儿童直接喉镜显露困难与 1 岁以下、体重过轻及 ASA Ⅲ 或 Ⅳ 级有关[277]。另一项对 511 名儿童的研究基于距离的多变量回归分析建立了一个预测喉镜显露困难概率的方程式，公式如下。

$$Y=（0.015×L）+（0.007×T）-（0.015×E）+0.179$$

其中 L 代表下唇缘到颏的距离，T 代表耳屏到嘴角的距离，E 代表耳垂到嘴角的距离。如果 Y 越接近 1，则困难喉镜显露的可能性大；趋向于 0，则困难程度随之下降[278]。

有关困难气道的儿童进行插管尝试特征的大部分信息来自多中心儿童困难插管（pediatric difficult intubation，PeDI）注册表[279]。这项分析包括对困难气道的儿童进行了 1000 多次插管，并证明了并发症与多次插管尝试、体重小于 10kg、甲颏距离短和使用间接喉镜前行 3 次直接喉镜插管有关。这一分析及最近发表的另外两项研究表明，在插管尝试过程中额外的氧气补充会降低低氧血症的发生率[280-283]。

（一）颅面部畸形儿童的气道管理

儿童颅面畸形的多样性和复杂性是巨大的，因此，详尽的了解是不可能的。然而，颅面畸形的患儿可以根据与困难气道相关的解剖特征来判断。颅面畸形可定义为上颌骨原发异常、下颌骨大小异常、下颌活动和滑动功能异常及舌头和颈椎的解剖异常。通过这种方式对患者进行分类，可以选择最合适的工具来处理解剖异常的气道。

没有任何一种工具可以处理所有的困难气道。每一种工具都有其独特的优点和缺点，需要与患者的病情和解剖细节相匹配。例如，张口受限的患者最好使用柔软的支气管镜或光学／照明管芯，而不是硬的视频喉镜；而 Pierre Robin 综合征可能存在面罩通气

困难，最好置入喉罩通气并通过喉罩行气管插管，保证插管同时行正压通气。我们使用一个简单的缩写（AVAD：麻醉、通气、辅助工具、设备）来指导这些已知的困难气道患者的气道管理方法（图 16-15）。从这些方面考虑可形成制订计划及备用的计划，并为所选方案选择必要的工具。护理人员应为首字母缩写的四个组成部分中的每个选择一种方案和工具。例如，让我们考虑一个具有 Pierre Robin 综合征的新生儿。麻醉可能包括深度镇静，而备用计划则是全身麻醉。通气可以是自主呼吸，辅助工具可以是改良的鼻咽通气道，次要计划是使用喉罩控制通气，插管设备可以是视频喉镜，纤维支气管镜作为备用设备。该图表可确保计划的所有关键问题均得到解决，并且保持与麻醉技术复杂性的增加相对等。然而，麻醉医师应为所有已预料到的困难气道采用一套标准的、一致的气道相关设备和药物（图 16-16）。美国麻醉医师学会困难气道管理工作组的最新指南版本于 2013 年发布[284]。尽管成人和儿童困难气道管理的一般原则是相似的，但这些指南并未专门针对儿童患者的管理。

当处理已知原因导致困难气道的儿童时，首先要做出的决定之一是在气道管理过程中预期的意识水平。这在很大程度上取决于麻醉医师对使用面罩或喉罩，避免对麻醉或镇静的儿童生命造成威胁的低氧血症的能力的信心。

（二）"清醒"插管

不配合的儿童在意识几乎清醒的状态下行气管插管是困难的，伴有相关并发症发生[169, 285]。自喉罩出现以来，清醒插管已被镇静或全身麻醉所取代，很少有例外，如 Pierre Robin 综合征的新生儿预计面罩通气困难。因此，在全身麻醉诱导前，可以在清醒状态下插入喉罩并确认充足的通气[142, 144]。

（三）镇静插管

许多已预料到的困难气道的儿童可以在镇静状态下提供舒适感和遗忘，气管插管尝试的期间，仍保留自主呼吸和上呼吸道通畅。当在全身麻醉诱导过程中出现危及生命的上呼吸道阻塞时，如在患有大的囊性淋巴管瘤的儿童中可能会见到这种情况，镇静技术是有用的[286]。尽管已经描述了使用阿片类药物、遗忘性药物和递增剂量的诱导药物可提供进行婴儿气管插管的轻度镇静作用，但大多数儿童仍需要更深的镇静以确保最佳的插管条件。这也可以单独使用右美托咪定或与联合其他药物来完成[287]。右美托咪定可在强烈刺激下觉醒并保持自主呼吸，在 10min 内推注剂量为

麻醉方式 （anesthesia）	清醒	轻度镇静	深度镇静	全身麻醉
通气方式 （ventilation）	自主通气		控制通气	
辅助工具 （adjuncts）	面罩	口咽通气道	鼻咽通气道	喉罩
插管设备 （devices）	直接喉镜	光学和视频喉镜	光学管芯	纤维支气管镜

复杂性逐渐增加 ➡

▲ 图 16-15　一个简单的首字母缩略语（AVAD：麻醉、通气、辅助工具、设备）用于指导已预料到的困难气道患者的气道管理的方法

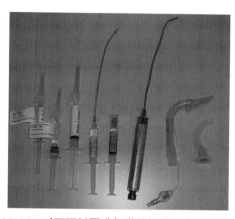

▲ 图 16-16　对可预料困难气道的标准设备和药物的举例
从左到右为阿托品、琥珀酰胆碱、丙泊酚、2% 利多卡因与黏膜雾化器连接、维库溴铵、发光管芯、喉罩和口咽通气道

1μg/kg，然后连续输注 0.7μg/(kg·h)。右美托咪定可以与递增剂量的氯胺酮（0.25mg/kg）或咪达唑仑（最高 0.1mg/kg）联合使用，进行气管插管而临床上不会出现明显的呼吸抑制[286, 288]。有必要行进一步的研究，以确定在保持气道通畅的同时尽量减少气道操作反应的最佳方法。

（四）全身麻醉插管

大多数已知或已预料到的困难插管的儿童在插管过程中可以接受全身麻醉。许多儿科麻醉医师在进行全身麻醉之前需要留置静脉套管针，但这取决于医师。插入经口或经鼻通气道可维持上呼吸道通畅。经鼻通气道可连接至 15mm 气管导管接头，该导管允许连接至麻醉回路，可在尝试插管期间提供麻醉、氧气和 CPAP（图 16-9）[94]。

（五）困难气道患者的通气

任何气道管理策略的最终目标都是保持充分的氧合，并避免任何危及生命的低氧血症。至关重要的是，在确保气道安全的过程中，这一首要原则不能丢失。面罩通气是插管尝试之间维持氧合的第一步。管理儿童困难气道的最佳通气策略仍然不清楚。传统的教学提倡在气道管理期间保持自主呼吸，因为担心多次插管尝试后会演变为不能面罩通气，并在必要时保持快速唤醒患者的能力。对于儿童，如果麻醉深度太浅，则会担心咳嗽和其他体动发生，需要权衡利弊。没有任何合适研究来直接检验这个问题。该策略的基本原理来自病例报道和临床观察。自主呼吸的维持是有利的，因为它有助于在气道操纵过程中促进氧合[289]，通过观察通过分泌物的气泡为声门位置提供线索。在纤维支气管镜插管过程中，它为麻醉医师提供了不间断的通气并完成插管。此外，在保持气道张力的情况下，由于软组织塌陷较少，上呼吸道通畅程度更高，可见性更好[290]。尽管首选保持自主呼吸，但一些麻醉医师也尝试正压通气，如果成功，将使用神经肌肉阻滞药行气管插管。然而，据报道，在成年人中，使用神经肌肉阻滞药本身会改变上呼吸道的解剖特征，并使通气或插管条件恶化[291, 292]。

如果要避免使用肌松药，应在声门结构上进行表面麻醉，以最大限度地减少气道反应性，并应在确认足够麻醉深度后进行表面麻醉。持续5s托下颌没有身体反应，通常表示已获得气道操作的满意麻醉深度。

插管过程中采用全凭静脉技术可最大限度地减少麻醉气体对手术室的污染。易于滴定的静脉麻醉药物（如丙泊酚、瑞芬太尼）的各种组合可用于此目的[293, 294]。

最近，已经发表了很多尝试间接插管中，关于减少血氧饱和度下降发作次数的氧合重要性的研究。每一次血氧饱和度降低都会导致插管尝试停止，而增加的插管尝试会增加患者的并发症[279]。与不给氧气的直接喉镜相比，在经口气管插管或经鼻气管插管过程中使用在咽部或深喉部的给氧技术可减慢血氧饱和度降低的速度[281, 283]。经鼻咽给氧的使用也被证明可以减缓插管操作中的血氧饱和度的降低，并且被称为"经鼻湿化快速充气通气技术（transnasal humidified rapid insufflation ventilatory exchange，THRIVE）"[164]。我们建议，间接插管时的给氧技术应成为儿童困难气道管理中的标准方法[280]。

在儿童中，不能面罩通气是不常见的。很难确定真正的发生率，因为怀疑因解剖结构改变而无法进行面罩通气的儿童将使用深度镇静和保留自主呼吸下进行气管插管。在一项对22 000例成人麻醉进行的观察性评估中，不能面罩通气的发生率为每690例出现1例[295]。这些患者中有1/4存在插管困难，并发现颈部放疗是不能面罩通气的最重要的预测因子。

十四、气管插管的间接方法

对已知或怀疑困难气道的儿童，有许多气管插管的方法。在某些情况下，如果自上次插管尝试以来经过相当长的时间，并且麻醉医师认为儿童的生长已使其气道解剖朝着有利的方向改变，则尝试直接喉镜可能是合适的。如果直接喉镜插管被认为是不可能的，则可以使用多种间接气管插管方式。

（一）纤维支气管镜

1978年发表了第一篇描述在儿童中使用软的纤维支气管镜的文章[296]，尽管在设计上进行了许多修改，它仍然是在儿童困难气道中完成气管插管的"金标准"[94, 285, 288, 289, 297-328]。儿童的纤维支气管镜插管的局限性包括掌握技能所需的时间多、设备的处理和准备时间、支气管镜的易碎性及高昂的购买和维修成本。尽管有这些局限性，在正常气道儿童的常规病例中，仍可以进行平稳的纤维支气管镜插管。2.2mm和2.7mm超细支气管镜的引入使新生儿和小孩的气管导管可小至2.5mm[329, 330]。这些小型支气管镜没有有效的吸引通道，因此如果气道被分泌物阻塞，使用将受到限制。但是，目前的型号可提供功能性的吸引通道。现在，许多较大的支气管镜都集成了视频芯片耦合摄像头，该摄像头将图像从示波器的尖端传输到屏幕，并取代了在较早的在示波器中传输图像的光纤束。这提供了高清晰度的图像，而没有标准光纤支气管镜通常会出现的蜂窝状图像现象。

成人支气管镜技术有助于儿童的纤维支气管镜插管。一种方法需要两个人，一人将支气管镜放置在声门开口处，另一个人将气管导管插入气管。与标准的纤维支气管镜插管相比，该技术具有气管导管在可视下通过声门的优势。气管导管中的管芯将有助于将导管插入气管。一篇病例系列报道描述了这种技术在小早产儿中的使用，这是一种在没有超细支气管镜或临床医师缺乏使用这种小型纤维支气管镜的技能时考虑的技术[314]。第二种技术涉及通过支气管镜的工作通道将导丝（如心脏导管导丝中的0.0035型号；Mallinckrodt, St. Louis, MO）或气管导管交换器插入气管，然后取出支气管镜，气管导管穿过导丝进入气管[299, 331-333]。

对于年幼的儿童，柔软的支气管镜经鼻插入是到达声门开口的最直接途径。这一优势必须与手术因素和鼻腔出血风险进行权衡。血管收缩药（如羟甲唑啉）的应用降低了这种风险，在放置气管导管之前观察鼻腔可以提供有关息肉、腺样体组织或狭窄情况的信息，这些情况可能会阻碍气管导管的前进。先插入内镜再导入气管导管的另一个优势是，在导管进入前，可以清晰地看到从鼻尖到隆嵴的气道解剖和确定内镜的位置。气管导管的大小应与纤维支气管镜的大小紧密匹配，以减少气管导管撞击声门结构的发生率。气管导管逆时针旋转 90° 将使 Murphy 孔方向朝前，并可能更容易通过声门[334, 335]。

在纤维支气管镜插管过程中，可以使用 Frei 内镜面罩来加强通气，该面罩内装有穿孔的硅胶膜，可以使支气管镜通过[336]。或者可以使用"经口面罩通气技术"，仅将面罩放在口部，阻塞一侧鼻孔，从对侧鼻道插入支气管镜[337]。

对于不能耐受短暂呼吸暂停的困难气道患儿，喉罩可以作为插管的引导管和通气的辅助工具。喉罩有多种设计和形状，但理想情况下，喉罩可提供完整的声门暴露，而不会将会厌挡在罩囊内。理想的设计将使用一个短而宽的通气管，以利于喉罩的移除和允许带套囊的气管导管通过，并允许容易而有效的通气。在使用喉罩作为插管引导管之前，至关重要的一点是要确认所选气管导管的所有组件均能轻松通过所选喉罩。有些喉罩不能通过带套囊的气管导管，特别是在较小的喉罩型号中[338, 339]。

为了方便通过喉罩进行支气管镜检查，将支气管镜适配器放在气管导管的 15mm 接头上。再将气管导管插入喉罩的通气管中，并将套囊充气。然后将麻醉回路连接至气管导管并进行通气。可以在支气管镜适配器上使用闭塞性黏合剂（如 Tegaderm™）来保持支气管镜周围的密封，然后通过气管导管行纤维支气管检查。当支气管镜进入气管时，气管导管套囊放气，整个气管导管 – 支气管镜组合一起插入气管（图 16-17）[340]。由于儿童气管导管的长度通常与喉罩通气管的长度相似，因此喉罩的取出对儿童来说具有挑战性。可能有助于去除喉罩的技术包括使用两根导管连接在一起以延长长度、使用一对长的喉钳或使用气管导管稳定器或交换器。在一项针对插管困难患者的多中心研究中，经声门上气管插管与经视频喉镜插管

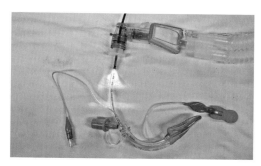

▲ 图 16-17 将支气管镜适配器放在气管导管的 15mm 接头上，然后将气管导管放在喉罩的通气管中，有助于在支气管镜插管过程中进行空气交换

进行了比较。采用纤维支气管镜经声门上气道插管和视频喉镜插管的首次成功率相似（114 例中成功 67 例，成功率为 59% vs. 786 例成功 404 例，成功率 51%；OR=1.35；95%CI 0.91～2.00；P=0.16）；然而，在小于 1 岁的受试者中，采用纤维支气管镜经声门上气道插管的首次成功率比视频喉镜插管高（35 例中的 19 例，占 54% vs. 220 例中的 79 例，占 36%；OR=2.12；95%CI 1.04～4.31；P=0.042）。两组的并发症发生率相似（20% vs. 13%；P=0.096）。作者发现，在整个插管中通过声门上气道进行持续通气时，低氧血症的发生率较低[341]。

（二）改良光学喉镜

已经开发了多种改进的光学喉镜，以帮助直接显露困难气道儿童患者的声门。在撰写本文时，还没有足够的知识来判断每种设备的比较功效和并发症。但是，迄今已经发表了许多病例报道和病例系列报道。

Bullard 喉镜（Circon ACMI, Stamford, CT）代表了最早的光学喉镜设计之一，由一个可连接集成光纤维源至目镜的弯曲的金属叶片组成。它可以间接观察声门的开口，插入时需要最小的开口（0.64cm）。像许多光学喉镜一样，分泌物可能会限制可视效果。在 93 名年龄在 1 日龄至 10 岁的儿童中，90 名患者（97%）插管成功。两次失败归因于过多的分泌物[342]。

Airtraq®（King Systems, Noblesville, IN）是一种由弯曲叶片和两个相邻通道组成的插管装置。它旨在提供声门暴露而无须口轴，咽轴或喉轴在条线上。一个通道容纳了光学系统，该光学系统包含一系列棱镜和透镜，这些光学系统终止于取景器（图 16-18），而第二个通道充当气管导管的支架和引导气管导管进入气管[343]。婴儿 Airtraq 接受内径为 2.5～3.5mm 的气管导管，而儿童则接受内径为 3.5～5.5mm 的气管导管。

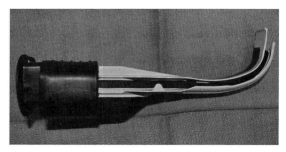

▲ 图 16-18　儿童 Airtraq® 插管设备

该设备也可以去除后叶片，以方便经鼻气管插管。将 Airtraq 插入咽部正中，并将尖端放置在会厌谷中。调整位置，使声门位于观察器的中心，然后将气管导管插入气管。确认成功完成气管插管后，将气管插管从 Airtraq 侧面移开，然后缓慢撤出 Airtraq。由于颅面畸形（如 Treacher Collins 综合征和 Pierre Robin 综合征），Airtraq 已成功用于直接喉镜困难的患者[344]。在使用 Airtraq 进行择期手术的 20 名儿童中，一名患者由于难以将声门对准视野中心而需要使用可调控性导引探条以方便插管，而另一名患者需要尝试两次才成功插管[345]。当难以在图像中心对齐声门时，已经描述了其他措施以利用 Airtraq® 方便插入气管导管。这些措施包括使用橡胶弹性插管探条，可弯曲的或可延展的气管导管，以及使用纤维支气管镜，同时轻轻拔出 Airtraq[346, 347]。与许多间接气管插管设备一样，Airtraq 可能不适用于困难气道的婴儿和新生儿，尽管可以在此类群体中获得一个极好的视野，但气管插管常常很困难。这个问题也很常见于使用无通道的可视和光学插管设备，并强调了婴儿和新生儿的气道不同于学步幼儿和较大儿童的事实[348]。Airtraq 改善了困难气道患者声门的显露，并具有预装气管导管的优势，从而消除了无通道设备带来的操作和损伤。然而，它的使用可能局限于年龄较大的儿童，有足够的口腔空间来操作设备，以达到最佳的声门显露和完成插管操作。

Truview EVO$_2$（Truphatek International, Netanya, Israel）是一种间接的硬质喉镜，带有一个前端有角度的镜片。喉镜包含一个光学透镜，其末端是一个目镜，使操作者能够"看到拐角"并获得改善的声门视野。它有一个集成的氧气口，可以在插管时给氧。气管插管的方法是将镜片放置在咽部的中线上，顺着舌头的曲线到达声门开口。看见声门后，插入气管导管。在对 60 例新生儿和婴儿中 Truview 和 Miller 喉镜插管情况的前瞻性比较研究中，在插管时间相当的情况下，Truview 明显改善声门显露，具有统计学意

义[349]。此外，由于 Truview 不需要颈部延伸即进行声门显露和完成气管插管，因此可以用于颈椎不能活动的患者[350]。

（三）视频喉镜

视频技术的微型化给喉镜设计带来了巨大的变革。可供儿童使用的视频喉镜的数量正在迅速增加，如 GlideScope®、Storz® 视频喉镜、McGrath Scope 和 Pentax Airway Scope。视频喉镜可以分为有角度的和无角度的。与标准直接喉镜相比，有角度的视频喉镜可提供更好的气道视野，但需要一种新的技术行间接插管。无角度的视频喉镜可提供放大的视野，可能不能充分显露"前"气道，但是插管通常并不困难。Sun 等对比较视频喉镜和直接喉镜对儿童的 14 项研究进行了 Meta 分析。他们发现，视频喉镜可以改善正常气道和困难气道儿童的声门显露，但要花费更多的时间，而且失败率更高。由于许多研究都包括已过时的早期设计的视频喉镜，如 Bullard 和 GlideScope GVL 2，因此对这些结果应该谨慎地进行分析，且该综述并未区分有角度和无角度的视频喉镜[351]。最近对 PeDI 注册中心的 1295 例困难插管的分析发现，视频喉镜的首次插管成功率要高于直接喉镜，分别为 53% 和 4%。但是，视频喉镜在体重不足 10kg 的患者中成功率较低。

本节将重点介绍专门为儿童设计的视频喉镜。

1. GlideScope

GlideScope（Verathon Medical, Bothell, WA）是一种弯曲喉镜，带有集成的微型摄像头和加热镜头，可最大程度地减少喉镜使用期间出现的雾化。该设备经过多年的发展，从一个庞大的单元变成了一个苗条的设计（GlideScope Cobalt）（图 16-19）。Cobalt 包含一个摄像机棒，该摄像机棒被插入一次性塑料镜片中。高分辨率图像显示在小型便携式视频屏幕上。该装置的镜片放置在咽正中和会厌谷的尖端。通常必须使用已塑形的气管插管，尽管制造商建议将气管导管的角度调整为 50°～60°，但其他人报道说，将气管导管以 90° 如曲棍球杆样，有更高的插管成功率[352]。应在视频监视器上观察气管导管的通过，以免损坏咽部结构[353-359]。Cobalt 可提供各种尺寸的镜片用于早产儿至成年人。与困难气道患者使用直接喉镜相比，已证明该方法可改善声门显露，而不增加显露所需时间[359-362]。在一项针对婴儿的研究中，直接喉镜的插管时间与 Cobalt 相当。在这项研究中，使用 Cobalt 可以缩短显露喉部最佳视野的时间，但是气管插管需要更长的时间，两者时间可以抵消[363]。

尽管使用 GlideScope 有充分的声门显露，但仍有一部分患者在气管插管时遇到很大的困难。困难的原因有很多，包括在较小的儿童咽部内操纵受限、气管导管在紧急情况下的塑形会导致导管前端顶到前联合或气管前部，以及插入镜片后气管导管在咽部难以找到[364]。一些医师主张同时将气管导管和 GlideScope 作为一个整体同时放置，或在放置 GlideScope 之前将气管导管置于直视下的咽部。如果气管导管顶到前联合或气管前部，则应稍微后撤 GlideScope，以减少声门的向前移位，从而使气管导管和气管轴更好地对齐，并旋转导管使其凹面更向后（"反向置入"）（图 16-20）。当儿童使用 GlideScope 进行气管插管时，插管软探条也被用于引导[365]。在某些患者中，总是会有使用 GlideScope 和其他视频喉镜失败的情况。因此，对困难气道的患者，需要备好替代方案。

2. Storz 视频喉镜

Storz 视频喉镜（SVL；C-MAC®；Karl Storz Company，Tuttingen，Germany）（图 16-21）在各种标准叶片上安装了一个摄像头。Storz C-MAC 视频喉镜是一种硬质叶片，将光纤和透镜集成到 Miller 和 Macintosh 型叶片的光源中[366]。喉镜片连接到专用的摄像头，将图像传输到视频监视器。SVL 的使用与其他视频喉镜相似，将喉镜片置于咽正中，然后插入气管导管。气管导管沿叶片轴前进，而不是像传统喉镜那样从咽部的右侧前进，可以在视频监视器上快速显示图像，并避免损伤舌腭结构。SVL 已成功用于正常气道患者的气

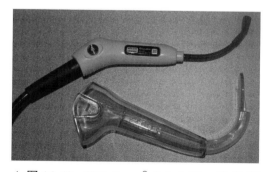

▲ 图 16-19　GlideScope® Cobalt 和一次性塑料镜片

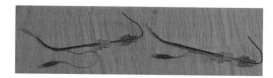

▲ 图 16-20　左侧气管插管是"反向置入"的，通过旋转将 Murphy 孔位于管芯前方

管插管，据报道，与直接喉镜相比，SVL 对儿童困难气道患者更有效[366-372]。使用 SVL 需要足够的张口度和手眼协调。SVL 的显示可能会受到雾化的影响，可以通过使用防雾措施或进行设备预热来减少。

3. 光导管芯

光导管芯在 20 世纪 70 年代首次被应用于临床实践，并且在成人和儿童困难气道的管理中仍然是有用的辅助手段。光导管芯的结构是光纤束，其内部为硬性或可延展性的 J 形柱头，末端为目镜。由于这些导芯较硬，可以分开咽部的软组织，并且比软的纤维支气管镜更容易操作。它们通常包含一个供氧口，最大限度地减少分泌物和雾气。但是，我们不建议氧气吹入，即便是低流速的氧气吹入，因为气胸和皮下气肿仍然是婴儿存在的危险[373-375]。光导管芯易于组装，学习曲线短。此外，与纤维支气管镜和可视或光学喉镜相比，光导管芯更便宜。因为在插管过程中，管芯会在气管导管内，光导管芯可以使气管导管穿过声带时显示出来。但是，可能会受到分泌物或雾气的影响。

4. Bonfils 纤维镜

Bonfils 纤维镜和非常相似的 Brambrink 纤维镜（Karl Storz Company，Tuttingen，Germany）是硬的纤维导芯，尖端呈 45° 角向前倾斜的 J 形（图 16-22），可提供 90° 的视角，并且有适用于所有儿童的型号。它们被设计用于后磨牙入路。这种方法可以快速地看到声门，避免舌体缠绕导芯头。一旦到达声门开口，预装的气管导管在直视下向前通过声门插入气管。一些医师建议，使用喉镜为放置 Bonfils 创造空间。然而，一些作者反对在新生儿中使用该设备[347, 376-379]。较小的光学孔径和 40 倍的放大倍率使其容易受到分

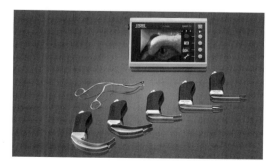

▲ 图 16-21　C-MAC® 视频喉镜

光纤和高分辨率视频系统已集成到标准的喉镜片中，包括 Miller 的 0 号和 1 号 及 Macintosh 的 1、2、3 号（图片由 Karl Storz Co.，Tubingen，Germany 提供）

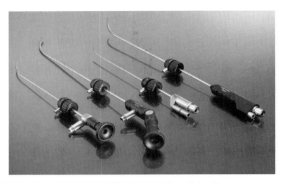

▲ 图 16-22　**Bonfils** 纤维镜（左侧 **2** 个）和 **Brambrink** 纤维镜（右侧 **2** 个）

详见正文描述（图片由 Karl Storz Co., Tuttlingen, Germany 提供）

泌物的影响[377]。在模拟的儿童困难气道中，Bonfils 比直接喉镜更易于使用，且能更好地显露喉部；但是，插管成功率和插管时间相似[380]。在一项针对正常儿童的对比研究中，使用 Bonfils 比使用直接喉镜或 GlideScope 能更好的显露喉部[381]。Bonfils 也被成功应用于 5 周龄的婴儿，该婴儿由于多发性血管瘤，巨舌和口腔气道空间有限[382]。在一项针对 26 名已知或疑似困难插管的儿童进行的小型研究中，研究人员将 Bonfils 与纤维支气管镜进行了比较，发现使用 Bonfils 比纤维支气管镜更快，成功率相当，并发症无差异[383]。

5. Shikani 光学导芯

Shikani 光学导芯（SOS；Clarus Medical, Minneapolis, MN，USA）是具有延展性的 J 型不锈钢导芯，带有封闭的光纤束[384]（图 16-23）。儿童 SOS 长 27cm，可容纳 2.5mm 内径的气管导管。SOS 已经成功地用于新生儿和困难气道的较大的儿童插管。头部的伸展和托下颌的应用有助于将会厌从咽后壁上移开，从而利于导芯的通过[287, 385-389]。对于需要在气管插管过程中维持颈椎正中位置的患者，SOS 很有用[390]。和 Bonfils 一样，在直接喉镜的协助下，气管插管可以高效、有效地完成[391]。SOS 的气道刺激小，可为镇静的儿童进行插管[144]。SOS 重量轻，易于准备和清洁，可用在导芯型号范围内的困难气道管理。

6. 发光的导芯（光棒）

发光的导芯（光棒）可以通过观察颈部的透射光

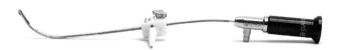

▲ 图 16-23　**Shikani** 儿科光学针

详见正文描述（图片由 Clarus Medical, Minneapolis, MN 提供）

来进行气管插管。这通常需要在黑暗的手术室中进行，以便发现明显的透射光。将气管导管装到发光光棒上，托起下颌，经口正中入路插入，然后发现和定位胸骨切迹上方锥状光斑。光斑必须位于颈部的正中，这是至关重要的，因为任何偏离中线的光都会将气管导管引入食管。观察到居中的光线，将光棒向尾端推进。一旦进入声门，操作者会感觉到光棒通过声门，并观察到颈部光线的增强。有时光会沿着气管传导，从而产生独特的"光锥"效果。然后将气管导管插入并拔出光棒，通过常规方法确认气管导管位置。光棒朝着声门前进的过程中出现阻力，表明它不在中线附近，或者可能尖端被卡在会厌谷或会厌褶中。此时需要撤回并重新插入，同时托起下颌，使会厌抬起离开咽后壁[392]。

光棒引导插管利用触觉和视觉提示成功插入气管导管。这是一种成本低、易于学习的技术，在难以或不可能看到声门的情况下仍然有用。它可用于困难气道患者的清醒插管，并可成功用于经鼻气管插管[393-399]。在一组正常气道患者的队列研究中，光棒与 Airtraq 用于气管插管获得同样的效果[400]。

1957 年，Robert Macintosh 爵士首先描述了使用光棒来辅助气管插管的方法[401]。自从约 46cm 的发光气管导管引导器发明以来，已经有许多种设计的导芯。光纤光棒（Anesthesia Medical Specialties, Santa Fe, CA）有儿童型号，可容纳小至 3.5mm 内径的气管导管。对于用于气管导管直径小于 3.5mm 的光棒，可在已选择的适当插管管芯旁插入一根光导纤维管来实现。光导纤维管由光纤光源照明，可以用于任何大小患者（图 16-24）。

7. 手指插管

手指插管是一种很少教授的技术，但儿科麻醉医师应该学习[402]。它早于直接喉镜，可能早在 16 世纪就已经使用了。对于无法通过直接喉镜插管或体位不易接近气道的患者（如俯卧位拔管），可以快速进行插管。在进行手指插管时，麻醉医师应站在患者一侧，面对手术床头。戴手套的非优势手的示指沿着舌头的中线放置，并向前移动感觉到会厌，然后进一步向前移动手指，直到找到会厌褶。优势手像握铅笔一样握住呈 C 形的气管导管，并使导管沿非优势手指滑动。非优势手指将气管导管的尖端通过声门，使用常规方法确认气管插管。在 37 例新生儿中进行的 39 次手指插管的报道中，平均插管时间为 7s。所有患者均成功插管。一名患者进行了两次插管尝试[403]。

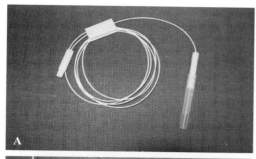
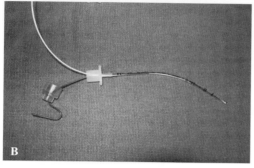

▲ 图 16-24　在直径小于 3.5mm 的气管导管中使用光棒，可在已选择的适当插管光棒旁插入一根光导纤维管来实现
A. 细的单根光导纤维管；B. 光导纤维管、管芯和气管导管的最终组装。请参阅正文以获取更多说明

十五、困难气道的拔管

困难气道的拔管有时比插管更具挑战性，需要仔细计划和准备以避免并发症。手术室的准备应与插管的准备相似，并且手术室应配备用于保护气道安全的设备。在某些情况下，使用气道交换导管（Cook，Bloomington，IN）可能有助于气道困难的儿童拔管。Cook 导管通过气管导管腔进入气管，拔管后留在原处。该导管允许通过一个中空管给氧。在一系列 20 例儿童困难气道患者中，均放置气道交换导管，其中有 5 例成功通过它重新插管。使用气道交换导管时不需要镇静药 [404]。

十六、外科和有创气道管理

在极其罕见的情况下，麻醉医师可能会遇到与长时间低氧血症有关的可怕的"无法通气，无法插管"的情况，如果不及时治疗，可能会导致患者死亡。因此，当这种罕见的事件发生时，每位儿童麻醉医师都应该有可行的方式来获得外科气道。环甲膜切开术在 1969 年首次被描述 [405]。有三种通过环甲膜实现供氧的方法：小套管针（通常是静脉留置套管针）方法、商用大套管（Seldinger 技术）方法和气管切开插

入造口导管的开放外科技术。麻醉医师和未接受过气管切开术培训的其他人的传统选择是经环甲膜穿刺的套管针技术和 Seldinger 方法引导下的置管技术。在婴儿气道的动物模型中，有创气道很难建立（成功率为 60%），且并发症很常见，其中有 42% 穿破气管后壁 [406]。另一动物模型研究也有类似的结果（成功率为 67%），但发现紧急外科气管切开术在 4min 即可内完成，并发症发生率较低 [407]。在小婴儿中，环甲膜的识别可能是不可能的，这就是为什么有人主张使用手术刀技术直接建立气管通路的原因。这项技能可以在一个小动物模型中练习，并且只需要很少的步骤。

（一）套管针技术

在需要建立紧急外科气道的儿童患者中，套管针技术可能是最可行的方法。经环甲膜穿刺置管可使用 14Ga、16Ga 或 18Ga 的静脉留置套管针来实现。在伸展颈椎的同时，将与盐水注射器连接的套管针向后下方向成 45° 角在环甲膜下半部的中线插入 [408]。在进针过程中，轻轻回抽连在套管针上的注射器，回抽到空气则确认套管针进入气管，然后将套管脱离针头进入气管。需要高压氧气源（如墙壁式氧气供应源或喷射通气装置）来克服导管的阻力，以提供有效的氧合（通气并不容易实现）。将移除活塞的 3ml 注射器前端连接到导管，后端连接 15mm 气管导管接头，通过这种方式与氧源相连。气压伤是通过进行套管通气的风险，特别是在由于上呼吸道阻塞而无法呼气的情况下。在穿刺过程中可能损伤的组织结构包括：沿环甲膜外侧缘的甲状腺上动脉、环甲动脉和甲状腺的峡叶。在穿刺过程中，气管后壁也可能受伤，因此确认正确的套管放置位置至关重要，因为气管外的高压气体的注入会导致危及生命的张力性纵隔气肿和张力性气胸。即使在放置位置正确后，也应经常进行评估和确认，因为儿童的容错余地很小，正确放置的套管可因很小的移位而脱位 [409]。插管后的维持氧合的过程在新生儿和婴儿中也特别危险：气胸、气压伤、空气滞留引起的低血压和胸膜腔内压升高是已知的并发症。一项在兔子模型研究中比较了使用 Enk 氧气流量调节器（Cook Medical，Bloomington，IN）和喷射通气装置通过套管进行的抢救通气的情况。Enk 流量调节器是一种用于通过气管通气的设备，由带有远端鲁尔锁接头的硬质导管和调节流量口组成。尽管这是一项小型研究（9 只兔子），但两种装置在达到充分氧合的时间上没有差异，作者得出的结论是，两者都可通过环甲

膜穿刺套管进行抢救通气 [410]。一种潜在的革命性设备（Ventrain®；Ventinova，Eindhoven，The Netherlands）可能会在儿童经环甲膜穿刺套管或外科切开后改变通气方式。该设备的基本概念和功能非常简单，解决了通过一个小型套管进行氧合的主要缺点，即气体出口。根据伯努利原理，Ventrain 通过喷射气流产生的吸力可通过小口径套管产生主动呼气。封闭小孔以促进通气，而开放孔可产生主动的呼气，减少气压伤的风险 [411]。

Ventrain 已成功用于两名患有严重创伤性上呼吸道梗阻的婴儿。将 Cook 气道套管置入气管，使用 Ventrain 成功实现通气。由于其简单和新颖的功能，Ventrain 可能成为严重气道阻塞儿童的关键通气工具。需要进行儿童的研究确定其有效性和安全性 [412]。

（二）基于 Seldinger 技术的大套管套件

基于 Seldinger 技术的环甲切开套件现在可用于儿童。有几款套件但操作步骤相同。在识别解剖标志后，在皮肤上做一个小的切口，将穿刺针通过切口和环甲膜插入气管，通过穿刺针置入导丝，拔出穿刺针，导丝在气管内。扩张器套管组件通过导丝进入气管，并移除导丝和扩张器 [413]。理想情况下，儿科麻醉医师应该使用动物模型或经过特殊设计的患者模拟器来学习和掌握这种方法的专业知识。一种用于婴儿紧急环甲膜切开的商用套件 Quicktrach baby™（VBM Medizintechnik GmbH，Sulz am Neckar，Germany）在 10 只兔子中进行测试。研究人员发现，Quicktrach baby 是一种可靠的技术，并发症较少，两名麻醉受训者在所有尝试中均可以成功放置。该套件使用套管针技术，可能比其他方法更容易、更快捷。放置的中位时间为 31s，四分位时间范围为 23～43s。一只兔子的气管后壁黏膜受到了损伤，两只兔子的环状软骨骨折。尽管该装置主要设计用于环甲膜切开术，但它也可以直接通过气管行穿刺气管切开术中 [414]。

十七、对困难气道管理的有意的肌肉松弛

近年来，在处理困难气道时维持自主呼吸和避免使用神经肌肉阻滞药的传统观念受到了挑战。成人和儿童的个案病例和病例系列报道表明，在"不能通气，不能插管"情况下，神经肌肉阻滞药的使用可改善面罩通气 [415-417]。这种策略可以克服功能性气道阻塞，如喉痉挛、阿片类药物引起的肌肉强直及肌肉张力增加的口咽梗阻。此外，如果发生了低氧血症伴心动过缓，可以在改善氧合的同时给予静脉注射肾上腺素以延迟心搏骤停的发生。额外增加的时间可采用专用设备进行气管插管，有时可避免外科气道的建立、明显的低氧血症和心搏骤停。有报道在这种情况下使用琥珀酰胆碱，但是一些权威人士建议使用非去极化的神经肌肉阻滞药。最近，Sugammadex 的出现和大剂量使用可逆转罗库溴铵或维库溴铵引起的深度神经肌肉阻滞，似乎使这种方法更安全、更可行 [418]。事实上，一些成人和儿童的困难气道管理流程现在推荐，在"不能插管，不能通气"的情况下，在进行外科气道前考虑给予神经肌肉阻滞药 [419, 420]。

图 16-25 提供了 Difficult Airway Society [419] 针对儿童患者的面罩通气、困难插管和"不能通气 – 不能插管"的管理流程。

> **要点：儿童困难气道**
> - 对多数儿童困难气道患者采用全身麻醉，镇静和气道表面麻醉的使用较少，清醒插管用于紧急情况的小婴儿。
> - 麻醉前建立静脉通路，保持自主通气，并使用 CPAP、优化体位、口咽或鼻咽通气道确保上呼吸道通畅是困难气道管理的重要原则。
> - 神经肌肉阻滞药可以改善困难气道的困难面罩通气。如有必要，使用 Sugammadex 快速逆转神经肌肉阻滞非常重要。
> - 纤维支气管镜经常用于困难的插管，经口、经鼻入路或通过喉罩通气管行气管插管都是有效的技术。
> - 儿童视频喉镜显著增加了对困难气道的有效管理，现在已成为许多情况下的首选。
> - 对外科气道的需求非常少，有效的气道管理计划和立即可用的视频喉镜应能避免外科气道。

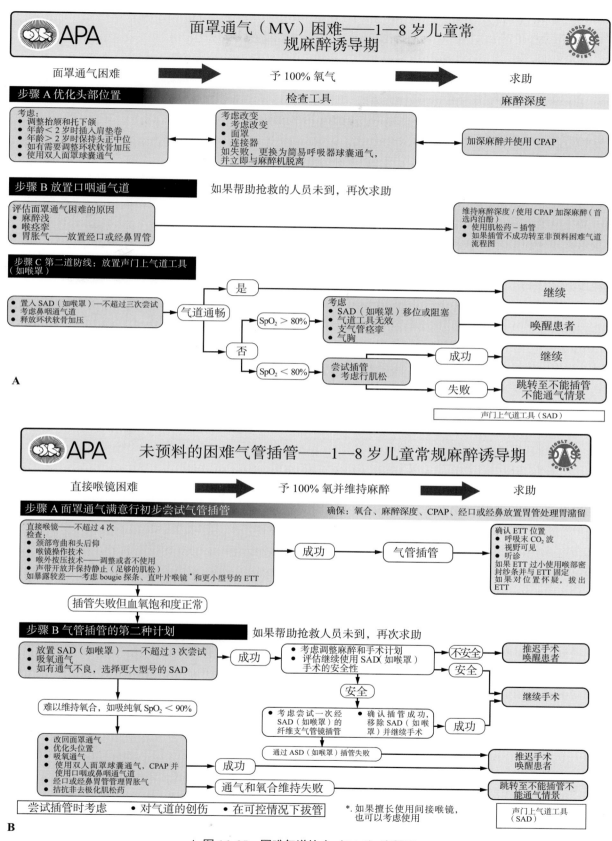

▲ 图 16-25　困难气道协会（DAS）流程图
A. 面罩通气困难流程图；B. 未预料的困难插管流程图

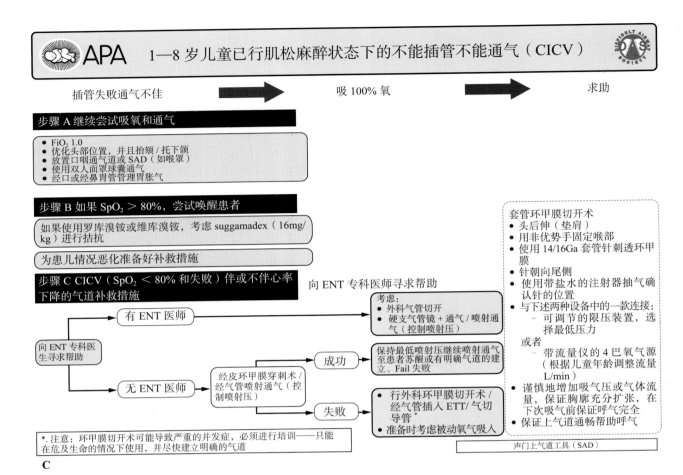

▲ 图 16-25（续） 困难气道协会（DAS）流程图

C. "不能插管，不能通气" 的流程图（经 APAGBI and DAS. 许可转载，引自 the Association of Anaesthetists of Great Britain and Ireland [419]. ）

病例分析

一名患有 Pierre Robin 综合征的 2 月龄的男婴，既往 31 周的早产儿，行双侧腹股沟大疝气修补和开放性胃造瘘术。出生体重 1600g，有明显的小颌畸形，伴有腭裂。无其他先天性异常，包括无先天性心脏病。仰卧位时有中度的上呼吸道阻塞，无气道支撑。采用经鼻 CPAP 5～7cmH₂O，FiO₂ 0.21～0.30，流量 1～2L/min 维持气道。此外，他还接受了侧卧或俯卧的护理。他没有严重的呼吸暂停和血氧饱和度降低的发生，经鼻胃管喂养，生长缓慢，现在体重为 1950g。新生儿科医师、耳鼻喉科医师、呼吸科医师和颅面异常专家组成的多学科团队正在考虑进行气管切开术来保持气道通畅。但是，他们目前还没有决定，想先解决疝气和长期喂养的问题，然后再尝试停止 CPAP 并进行气管切开术。患者从未进行气管插管，也没有做过手术或影像学检查。用药包括多种维生素和铁剂，无药物过敏。体格检查

发现，患者小颌畸形明显，颈椎活动正常，非常轻微地回缩，经鼻 5cmH₂O 的 CPAP，FiO₂ 0.21，无明显的上呼吸道阻塞。右鼻孔放置 6Fr 的鼻胃管。双侧肺部听诊清晰，无心脏杂音，右臂经皮置入 2Fr 中心静脉导管（percutaneously inserted central catheter，PICC）。SpO₂ 为 96%，胸部 X 线显示肺野清晰，心脏大小和构型正常，PICC 位于上腔静脉中段。术前实验室检查示血红蛋白为 10.1g/dl，毛细血管血气 pH 为 7.36、PaCO₂ 为 44mmHg、PaO₂ 为 44mmHg，计算出的碱剩余 +3mEq/L。术前 1 天，与父母讨论了困难气道的管理及可能术后行机械通气的风险之后，获得麻醉知情同意并将患者转移到手术室。

手术室中已准备：标准 Miller 0 和 1 号喉镜片；2.5 和 3.0mm 的带管芯的无套囊气管导管（endotracheal tubes，ETT），规格为 000、00 和 0 的口咽通气道，1 和 1.5 号的一

次性普通喉罩（laryngeal mask airways，LMA），配有小型视频屏幕的 GlideScope Cobalt 视频喉镜和 1 号塑料喉镜片，以及新生儿 Magill 钳。用注射器抽取 4mg 的琥珀酰胆碱和 6mg 的丙泊酚。与儿童麻醉医师讨论后，决定插入喉罩并在纤维支气管镜引导下经喉罩插管。有另一位麻醉主治医师在场进行麻醉诱导和气管插管，此时该患者的耳鼻喉科医师正在邻近的手术室中做一些短小的手术，被告知该病例即将开始并进入紧急备用状态。

给予患儿标准监护，静脉注射 0.02mg 格隆溴铵，100% 氧气面罩预充氧 3min，使用 2% 利多卡因凝胶润滑 1 号喉罩，喉罩罩囊放气后在清醒状态下轻柔置入。他耐受很好，给罩囊充入 3ml 空气后，气道通畅，可听到哭声。在清醒时轻柔的辅助通气显示出良好的胸廓起伏后，开始用七氟烷吸入诱导，吸气浓度为 2%，氧气流量为 5L/min。吸入七氟烷缓慢增加至 4%，患者通气通畅，并无意外地达到全身麻醉的 II 期，手控通气和呼气末七氟烷浓度为 3%，SpO$_2$ 为 99%，心率为 135 次 / 分，血压为 60/35mmHg。ETCO$_2$ 为 24mmHg。事先已经准备了一个延长的 3.0mm 无套囊的 ETT，它由标准的卸下接头的 3.0ETT，与第二个卸下了接头的 ETT 的上半部分用单层的透明塑料胶带粘贴组成。将延长的 ETT 套到 2.2mm 的儿童纤维支气管镜（fiberoptic bronchoscope，FOB）上，将其向上推至观察镜的近端。视频图像显示在手术室的三个大屏幕上。润滑 FOB，在其尖端上涂上防雾剂，然后使用标准 FOB 适配器将其插入喉罩通气管，并轻松地沿 LMA 的轴向下推进，第二位麻醉医师轻轻协助通气并稳定 LMA。当到达 LMA 的罩囊入口时，声门清晰可见，会厌被 LMA 撑起来。吸气时可见轻微的声带外展。使用 2mg 丙泊酚可加深麻醉并产生呼吸暂停，应始终在观察气管腔的情况下小心地送进 FOB，直到通过声带，并且清楚地看到了气管软骨环和气管膜部。FOB 进一步插入至刚好高于隆嵴，避免刺激隆嵴。然后，ETT 沿着 FOB 通过 LMA，进行

旋转使其倾斜的尖端和声带平行对齐。ETT 在通过声带后，检查 FOB 位置，并且仍在隆突上方。FOB 缓慢撤出，并且在气管中段可以看到 ETT 尖端。ETT 连接器在延长的 ETT 的末端，手动通气产生了的胸部抬高，双侧呼吸音一样和持续性 ETCO$_2$ 为 45～50mmHg。SpO$_2$ 降至 91%，但在手动通气 30s 后迅速恢复至 99%。HR 为 120 次 / 分，BP 稍下降至 52/30mmHg，但随着七氟烷浓度降低至 2%，单次 10ml 乳酸盐林格液静脉推注，在 2min 内恢复至 65/35mmHg。在手控压力为 20cmH$_2$O 时，ETT 周围有漏气。用 Magill 钳抓住口咽后部的 ETT 时，将 LMA 罩囊放气，并在卸下连接器后从延伸的 ETT 上轻轻取下 LMA。从延长的 ETT 上取下胶带，制作出标准的 3.0ETT，更换连接器，再次确认 ETT 的正确位置和通气，并以标准方式固定 ETT。固定 ETT 后，进行直接喉镜检查，使用喉外按压手法，看到的 Cormack-Lehane 视野分级为 IV 级。电子麻醉记录中详细列出了所有气道管理步骤，并清楚记录了有关困难气道的患者提示。骶管麻醉和直肠使用对乙酰氨基酚分别用于术中和术后镇痛。手术进展顺利，决定将患者带气管导管送回新生儿重症监护病房（neonatal intensive care unit，NICU）。患者机械通气 48h，使用吗啡镇痛，疼痛控制良好。患者清醒，NICU 拔管，麻醉医师带着 LMA 和 FOB 在床旁备用，拔管后立即应用经鼻 CPAP。该患者成功拔管并使用经鼻 CPAP，住在 NICU1 个月后停用 CPAP，上呼吸道阻塞得到改善，身体发育良好，并在 3 月龄时携带脉搏血氧饱和度和呼吸暂停监测出院，未行气管切开术。父母很清楚气管插管的困难。

本病例涵盖了本章概述的原理，包括对困难气道的深入讨论和准备，事先准备所有气道工具和药物，选择一种主要的插管方法及至少一种备用方法，立即请求专家协助，以及为困难拔管制订计划。此外，与其他看护者和父母的沟通及气道操作的文件记录对于困难气道患者的管理非常重要。

第 17 章 麻醉的诱导、维持和苏醒
Induction of, Maintenance of, and Emergence from Anesthesia

Remek Kocz　James Armstrong　Jerrold Lerman　著
刘赫琪 译　张建敏 校

一、术前资料及一般情况评估

（一）包括实验室检查在内的术前评估

儿童全身麻醉的术前评估需要对其病史和所有器官系统进行有重点的、系统的回顾。评估内容应包括详细的既往病史、当前和近期的药物治疗史、过敏史、麻醉相关并发症的家族史、禁食状态、体格检查和实验室辅助检查。

在开始采集详细的病史之前，首先应记录患者的生命体征、禁食状态和体重。术前禁食指南将在其他章节中详细讨论。测量患者的体重，以确定其是正常或是过重（超重或肥胖）。小儿理想体重可使用框17-1 的公式计算[1, 2]。

框 17-1　小儿理想体重[1, 2]

- 1—11 月龄婴儿：体重（kg）=（月龄 +9）/ 2
- 1—4 岁儿童：体重（kg）=2×（年龄 +5）
- 5—14 岁儿童：体重（kg）=4× 年龄

所有未成年人和认知障碍的患者术前必须确定其家长或监护人的身份和法律地位，以确保所签署的麻醉和手术同意书是合法的，医疗信息是准确的。如果患者超过 18 岁，可以自己签署麻醉和手术同意书。如果患儿是女性，小于 18 岁，但既往有怀孕或分娩的经历，大多数地区的法律认定她为有独立行事能力的未成年人，可以自主签署手术同意书。如果患者存在认知障碍，则无论患者的年龄大小，都需要一名健康代理人（即合法监护人）签署知情同意书方可进行手术。

采集在麻醉下可能出现致命危险的遗传性疾病或严重反应家族史患者的信息。应特别注意询问恶性高热和肌肉萎缩性疾病（如杜氏肌营养不良）相关家族

史，这两种疾病将在其他章节中详细讨论。

在回顾既往病史时，了解婴儿出生时的胎龄非常重要，因为早产儿（即胎龄＜ 37 周）和孕后周龄＜ 60 周的婴儿可能需要留观一晚以及时发现围术期呼吸暂停。此外，出生后 4 周以内的足月新生儿不宜在门诊进行全身麻醉，他们应住院并监护至无呼吸暂停后至少 12h。

术前应进行完整的系统评估，包括循环系统、呼吸系统、中枢神经系统、消化系统、泌尿生殖系统、内分泌系统和肌肉骨骼系统。

先天性心脏病患儿应询问以下方面：心脏缺损的性质和状态；缺损是否可以自行修复或需要手术治疗；如果进行了手术，手术的性质和日期；与心脏缺损相关的近期住院史或心脏内科随访预约；目前应用的心脏病药物。在大多数情况下，应提供最新的心脏评估结果，其中最新的超声心动图可以提供心脏功能及使用抗生素预防感染性心内膜炎的必要性的证据。如果患儿的喂养、活动、皮肤黏膜颜色或生命体征自上次心脏评估以来发生了明显变化，应考虑推迟手术，直到完善进一步的心脏评估。

如果在术前评估中发现了心脏杂音，须证实杂音是新发的还是陈旧性的，以及心脏内科医师既往是否对其进行过评估。评估内容包括杂音的强弱、持续时间和位置，杂音是否传导，传导到哪里，发生在心动周期的哪个时相。应该在手术前排除心力衰竭。如果怀疑是病理性杂音，且伴有生长或运动发育迟缓、呼吸急促、发绀、晕厥或进食问题的体征或症状，则应联系心内科会诊。其他章节（见第 27 章和第 28 章）对先天性心脏病进行了详细的讨论。

影响呼吸系统的疾病从轻微到严重不等，甚至可能威胁生命。近 30% 接受手术治疗的儿童合并上呼吸

本章译者、校者来自国家儿童医学中心（北京）/ 首都医科大学附属北京儿童医院。

道感染（upper respiratory tract infection，URTI），这是一种最常见的自限性疾病。除了要向父母了解可能出现在围产期的一些先天性畸形（如先天性膈疝或先天性肺气肿）外，也需要询问父母近期的获得性感染，如喉炎或呼吸道合胞体病毒（respiratory syncytial virus，RSV）感染，以及患儿是否住院治疗其他呼吸系统疾病。被诊断为慢性感染性扁桃体炎或阻塞性睡眠呼吸暂停综合征（obstructive sleep apnea，OSA）的患儿需接受扁桃体切除术和腺样体切除术治疗。在 OSA 的病例中，大多数儿童的临床诊断是基于耳鼻喉科医师对其临床症状严重程度的评估。目前尚无明确的儿童 OSA 临床诊断指标。OSA 的临床表现包括一些非特异性的体征和症状：体重正常或增加；夜间打鼾严重；可能存在周期性的夜间呼吸暂停和憋醒症状；尽管有整夜的睡眠，早上依然会感到疲劳；他们可能会经历夜间遗尿症，表现出多动症或注意力不集中的倾向，在学校表现出行为问题和学习困难。最终的诊断只能通过多导睡眠图来确诊，多导睡眠图可以评估病情的严重程度，并指导后续的治疗[3]。如果已经进行了多导睡眠图检查，则需要特别关注记录中的最低氧饱和度值。氧饱和度低于 85% 的儿童对小剂量阿片类药物造成的呼吸抑制更敏感[4]。在没有多导睡眠图的情况下，可以通过观察儿童在全身麻醉期间对小剂量阿片类药物的呼吸反应来评估对阿片类药物的敏感性。如果小剂量的阿片类药物即可引起呼吸暂停，则不应再继续给药，这些儿童对阿片类药物非常敏感。追加阿片类药物的剂量只会增加围术期气道不良事件的风险。

胃食管反流（gastroesophageal reflux，GER）在大多数婴儿中是一种正常的生理现象，95% 的婴儿在出生后 12 个月症状就会消失[5]。婴儿出现烦躁易怒和日间反流且症状没有改善时，需按照胃食管反流病（gastroesophageal reflux disease，GERD）治疗。儿童和青少年中 GER 和 GERD 的患病率分别为 4.1% 和 7.6%[6]。大多数有 GER 病史的患儿都经历过吸入诱导，包括进行上消化道内镜检查等手术在内的麻醉，因为这类医学问题并不增加反流和误吸的风险。因此，我们可以继续对 GER 患儿实施常规麻醉技术。

肾功能不全或肾衰竭的患儿术前需完善全血细胞计数、血清肌酐和血尿素氮，以及完善电解质浓度检验。如果患儿存在肾衰竭，应了解透析的类型、最后一次透析的时间及排出的液体量。

唐氏综合征患儿对麻醉医师提出了许多重大挑战。这些患儿的认知功能表现差异很大，从非常严重的行为问题到高功能的、非常讨人喜欢的不等。由于这些患儿常伴有先天性心脏病（如室间隔缺损和心内膜垫缺损），所以了解其心脏病史显得十分重要。这些患儿舌体较大并伴有声门下区狭窄。因此，应使用比实际年龄相应内径（internal diameter，ID）小 0.5~1mm 的气管导管。尽管在唐氏综合征患儿中与全身麻醉和手术相关的神经系统并发症的报道极为罕见，但关于颈椎不稳定性的报道已有很多[7]。如果之前已有神经系统疾病的症状（患儿突然喜欢用某侧上肢或下肢多于另一侧，或有步态的改变，自诉颈部疼痛，头部无法转向一侧，或自觉头晕或晕厥）应加以重视，可能与颈椎的不稳定性有关。在这种情况下，进行麻醉前应进行神经功能学检查。尽管美国儿科学会建议所有 3—5 岁的唐氏综合征患儿进行颈椎影像学检查，但没有证据表明这些检查可以预测围术期神经系统的不良预后。一项对 171 名儿科麻醉医师的调查报道显示，在无症状患儿中，只有 18% 在术前进行了 X 线检查和（或）会诊（9%），对患儿的大多数评估仅仅基于其症状和体征[8]。在麻醉和气管插管过程中，全程应尽量保持唐氏综合征患儿的颈部保持在中立位。其他章节（见第 43 章）中介绍了唐氏综合征和其他遗传疾病的更多信息。

糖尿病患儿在围术期也存在许多风险[9]。通过饮食或口服药物控制血糖的患儿应测量晨间血糖水平。这些儿童通常不需要特殊护理，术后即可恢复饮食和药物治疗。胰岛素依赖型糖尿病患者的围术期管理更为复杂。应采集一份完整的病史详细说明其糖尿病控制情况，是否存在低血糖或高血糖，典型的糖化血红蛋白 HbA1c 水平（儿童和青少年的目标值 < 7.5%），应用胰岛素的类型和频率，以及是否使用胰岛素泵[10]。多数情况下，负责患儿糖尿病治疗的内分泌医师会向患者和手术相关医师提供一份适合围术期的血糖管理方案[9]。易发生低血糖的患儿应在手术期间输注葡萄糖，并在麻醉期间定期测量血糖。如果术前血糖 > 250mg/dl，则应开始按比例逐步调整胰岛素用量来降低血糖。更常见的是，使用一个校正参数来确定 1U 的常规胰岛素可降低多少儿童的血糖浓度。该参数通过 1500 与每日胰岛素总剂量的比值计算。例如，如果患儿每天使用 30U 的胰岛素，那么 1U 的普通胰岛素可以使血糖浓度降低 1500/30，即 50mg/dl。使用胰岛素泵的儿童也应测量空腹血糖，并在手术期间将胰岛素泵调至基础速率水平。如果泵配有连续血糖监测系统，并在手术期间发出高血糖或低血糖报警，则应测定血糖浓度，验证报警，并根据结果采取适当的措施。其他章节（见第 24 章）中包含有关糖尿病的进一步介绍。

在青少年中，确定他们是否使用烟草和非法药物是很重要的。父母在场的情况下可能无法采集到真实信息。如果怀疑近期服用了违禁药物，如可卡因、甲基苯丙胺、阿片类药物或其他心脏或神经毒素，那么应该进行毒理学筛查、心电图和神经系统检查。其他章节（见第 24 章）提供了关于青少年患者治疗方法的进一步信息。

可以制作一份药物使用清单，包括服用药物的频率及最后一次服用的时间。液体药物可以在手术当天早上继续服用。服用片剂的儿童通常只有在药片与食物混合的情况下才会服用。这些药片通常是抗癫痫类药物，如果患儿没有固体食物伴服就不配合服用，那么手术前可以不服用。β 受体阻滞药和 α_2 受体激动药类的药物应在围术期继续使用，因为突然停药可能会引起反弹。有报道称，在手术当天早上使用血管紧张素转换酶抑制药和血管紧张素受体阻滞药（angiotensin receptor blockers，ARB）的成人，在麻醉诱导后可能发生严重低血压[11, 12]。尽管尚存在一些争议，但是许多人建议手术当天应停止使用这类药物。在一项调查中，6%～10% 的儿童服用成人常使用的草本药物和保健品，其中紫锥菊和山金车是最常用的草药，同时圣约翰草、缬草、大蒜和银杏也十分常见[13]。缬草和卡瓦根可延长麻醉时间，而甘菊、大蒜、生姜和银杏可增加围术期出血的风险。圣约翰草可诱导 P- 糖蛋白和 CYP3A4 相互作用，从而降低环孢素 A 等药物的血药浓度。此外，白毛莨可抑制 CYP3A 和 2D6，会延长昂丹司琼的作用时间。缬草和圣约翰草应至少在麻醉前 1 周逐渐减小剂量，以减少药物相互作用的风险[14-16]。

对麻醉医师来说，过敏是一个非常严峻的挑战。父母或患儿报告的任何异常反应都应在医疗档案中都被记录为过敏或敏感。这些反应可能是某些已知药物的不良反应（如使用阿莫西林后的红斑皮疹）。一旦被记录在儿童过敏表上，通常很难再消除药物警告，重新使用。作者已知属于非过敏的过敏反应的例子包括应用肾上腺素后出现的头痛，由口服磺胺类抗生素引起的尿布疹，以及父母而非孩子使用后出现的青霉素皮疹，这些都被列在患儿的致敏药物记录上。事实上，患儿过敏史中列出的大多数过敏反应都没有免疫学依据[17, 18]。在儿童中，由口服液体抗生素导致的扁平皮疹通常是非免疫原性的，如果事件发生在 5 年以前，就需要对儿童再次进行抗生素皮试。鸡蛋过敏并不是丙泊酚使用的禁忌证[19]；对大豆和花生过敏的患者的使用禁忌仅限于在生产中添加了这些溶剂的丙泊酚，最常见于由欧洲制造商生产的丙泊酚。乳胶过敏在儿童中很常见。皮肤（和手）对乳胶反应一般是非免疫性的，不会发展为全身性过敏反应。随着近些年来乳胶从大多数医疗产品中退出，患有脊柱裂和先天性泌尿系统畸形的儿童不再反复接触乳胶产品，发生乳胶过敏的可能性也大大降低[20]。乳胶过敏是一种出生后反复接触乳胶制品而产生的易感性，并不是先天性的。关于乳胶敏感性最重要的问题是，通过观察儿童口唇接触玩具、气球时或者牙医往患儿口腔中塞橡皮障时，是否会出现异常反应。如果出现口唇或舌头肿胀，那么患儿很可能对乳胶过敏。将手术室处理为无乳胶环境以确保这些患儿的安全。关于乳胶和其他过敏的进一步讨论参见其他章节（见第 45 章）。

在每个儿童被麻醉之前，必须对其头部、颈部、胸部和心脏进行体格检查。头部及颈部的体格检查包括评估张口度、舌头，颈部的活动度、齿列的状况，以及任何可拆卸牙套或口腔材料的使用情况。术前应移除所有口咽部的金属植入物及物体，以避免误吸，防止在进行 MRI 扫描时造成身体损伤，或避免在使用电凝时造成皮肤灼伤（尽管双极电凝比单极电凝更安全）[21]。在手术过程中，可以通过在腔内插入无菌惰性物（非金属垫片），如直径较大的缝合线或硬膜外导管孔来解决穿孔关闭的问题[22, 23]。舌头打孔可能在几小时或更短时间内迅速闭合。

术前应行心肺听诊并记录。任何异常发现都应记录在案。

常规的实验室检查如全血细胞计数、生化指标和尿液分析，对于大多数涉及儿童的择期外科手术都不适用。然而，如果手术可能导致大量失血，则术前应进行全血细胞计数、血型检查及交叉配血。在一些儿童中，可能需要等到麻醉和静脉通道建立后才能获得足够的血液进行必要的测试。

美国麻醉医师协会麻醉前评估工作组的最新建议是："现有文献资料不足以告知患者或医师麻醉是否会对早期妊娠产生有害影响。应对育龄期的女性患者进行妊娠检测，检测结果可能会改变对患者的麻醉管理计划[24]。"作者要求对在其机构进行麻醉的所有月经初潮后的女性进行术前妊娠测试。如果检测结果呈阳性，我们会告知患者，并谨慎考虑是否继续手术和麻醉。如果我们继续进行麻醉，必须与妊娠的母亲达成共识，选择对母亲和胎儿最佳的麻醉技术。其他章节（见第 24 章）进一步讨论了妊娠检测相关内容。

胸部 X 线片对即将接受手术的儿童的临床价值通常低于氧饱和度。氧饱和度 < 95% 是不正常的，提示儿童的肺或心脏状态恶化。这两种情况都需要进一步检查。

对于已知患有先天性心脏病或心肌功能障碍的儿童，心电图和超声心动图等专科检查是非常重要的。这些检查有助于判断心脏解剖结构、心内分流、心室功能、右心压力、瓣膜功能及是否存在胸膜或心包积液。

放射学检查，如 CT 或 MRI 不仅对外科手术团队有参考价值，对于麻醉评估疾病影响的范围，如是否涉及气道解剖结构变化，也很有帮助。

当所有相关术前资料收集完毕，就应该对患儿的"ASA 健康状况"进行评估。这一评价标准是对儿童既往疾病的评估，不能作为围术期风险的衡量指标（表 17-1）。

表 17-1　ASA 健康状况分类系统

分 类	解 释
I	正常健康患者
II	有轻度系统性疾病的患者
III	有严重系统性疾病的患者
IV	有严重系统性疾病，持续威胁生命安全
V	不能通过手术挽救生命的濒死患者
VI	脑死亡患者，其器官拟用于器官移植手术

分类添加"E"表示为急诊手术：急诊定义为对患者的治疗延误将导致对器官或全身情况的危害显著增加

（二）其他疾病或病史

1. 禁食情况

所有计划接受择期手术的儿童都应按照 ASA 指南（表 17-2）[25] 禁食。应当注意禁食间隔没有年龄矫正。最近，在瑞典出现了一种观念重大转变，他们允许患儿在被接进手术室前，即距最后进饮大约 30min，都可饮用清饮料，修订了原有的禁食时间为 6-4-0 原则：固体食物禁食 6h，禁饮母乳 4h，禁清饮 0h。新规则下的误吸发生率为 3∶10 000，与之前执行更严格的禁食指南比较，误吸发生率数据一致 [26]。嚼口香糖的患

儿必须在麻醉诱导前将其吐出。尽管嚼口香糖会增加胃液含量及胃液 pH，但研究发现吸入性肺炎的发生风险与不嚼口香糖的患者无差异。因此，无须推迟麻醉诱导时间 [27-29]。

表 17-2　择期手术前的禁食时间

清饮料 / 无渣果汁	2h
母乳	4h
婴儿配方奶 / 易消化的固体食物	6h
难消化的 / 富含脂肪的固体食物	8h

在急诊手术中，一旦损伤发生肠道就会停止蠕动。阿片类药物的使用也会影响肠道蠕动。因此，在受到创伤的那一刻，胃内所有食物都停留原位，直到胃肠恢复蠕动。但在损伤和（或）应用阿片类药物后，胃肠蠕动恢复的时间通常不可预测。唯一与发生吸入性肺炎（即胃液 pH < 2.5，容积 > 0.4ml/kg 状态）风险呈负相关的是最后一次进食到受到创伤之间的时间间隔 [30]。仅出现肠鸣音并不能证实肠蠕动和胃排空已经恢复，但如果开始排气，则可以确定肠蠕动已经恢复。我们假定所有接受急诊手术的患儿都存在胃内容物反流和误吸的风险，因此，应采取适当的预防措施，包括快速序贯诱导（rapid-sequence induction，RSI）和气管插管来管理气道。

2. 上呼吸道感染

围术期 URTI 的儿童在全身麻醉后发生呼吸系统不良事件的风险增加 [31]。理想情况下，感染后 4～6 周内不应进行择期手术麻醉，以确保小气道内残留的病理损伤完全恢复。然而，由于许多儿童频繁发生 URTI（每年 6～7 次），大多数临床医师会在感染后 2～4 周进行麻醉。对于 URTI 的择期手术患儿，如果出现框 17-2 中的任何一项，建议取消麻醉，因为每一项都会增加围术期气道事件的风险 [32]。对于小于 1 岁的 URTI 婴幼儿，存在 RSV 感染可能，尤其对于早产儿，可能导致并发症和死亡率增加 [33, 34]。

对于确诊流鼻涕的儿童，无论是轻微的 URTI 还是过敏性鼻炎，在麻醉期间，每个鼻孔应滴 1～2 滴甲氧唑啉（0.025%）或去氧肾上腺素（0.125%），以减少鼻咽分泌物。我们倾向于使用面罩通气来减少气道高反应性发生的风险，如果必须使用人工气道工具，与气管插管相比，使用声门上气道如喉罩（laryngeal mask airway，LMA）更不容易触发气道高反应 [35]。

框 17-2　上呼吸道感染（URTI）患儿取消择期手术的标准

- 发热 > 38.5℃
- 行为和饮食发生变化
- 黏稠脓性的分泌物
- 下呼吸道喘息或不清亮的干啰音伴严重咳嗽

3. 哮喘

多达 20% 的儿童有哮喘或哮喘病史，但患有严重哮喘并可能使麻醉复杂化的儿童非常少[36, 37]。有哮喘病史的儿童在进行麻醉前应尽量改善其肺部条件，避免近期哮喘加重或住院治疗的情况[37, 38]。术前评估内容应该包括哮喘的发病年龄、近期因哮喘发作而住院的次数和时间、目前的治疗方案（使用吸入性的 β_2 受体激动药或激素）和哮喘的控制情况。大多数儿童一般不会因为哮喘住院治疗，如果存在住院史提示哮喘可能较为严重，应该更加仔细地评估。如果近期因哮喘急性加重而应用了口服激素治疗，术前必须仔细进行胸肺检查，以确保没有残留的气道高反应。目前的证据表明，遗传和（或）环境的相互作用（ β_2 肾上腺素受体）可能导致小儿易患哮喘甚至重度哮喘，也导致对 β 受体激动药的反应出现个体化差异[39-41]。儿科麻醉医师对哮喘患儿的术前管理各不相同[42]。手术当天早晨，应该检查患儿肺部是否存在哮鸣音。对于无喘息症状的轻度至中度哮喘患儿，术前使用支气管扩张药治疗，在七氟烷麻醉和气管插管时可降低约 25%[43] 的气道阻力。如果出现喘息，引导患儿用力咳嗽以清除气道内的分泌物，然后给予支气管扩张药治疗。如果喘息持续，应将患儿转诊给呼吸内科医师进行重新评估和进一步治疗，并推迟麻醉。

对于急诊或紧急非气道手术并伴有喘息症状的儿童，术前应给予支气管扩张药治疗。如果可能尽量避免气管插管，使用面罩或喉罩进行通气。应准备好设备，以便必要时实施术中支气管扩张治疗（详见"支气管扩张治疗"部分）。

4. 早产儿

无论何种性质的手术，都需要对早产儿（小于 37 周胎龄）和小于受孕后 60 周龄的婴儿（即妊娠和出生后年龄之和）在麻醉后进行 12~24h 的呼吸监测[44]。一些机构监测呼吸的年龄设置范围较小，如小于孕后 46 或 50 周龄。增加早产儿围术期呼吸暂停风险的因素包括年龄（小于孕后 60 周龄）、贫血（Hb < 12g/dl）和合并疾病（如脑室内出血）[44, 45]。术中静脉注射 10mg/kg 的咖啡因可减少围术期呼吸暂停的发生

频率，但不能完全消除。婴儿经监测不出现呼吸暂停 12h 后，就可以出院回家。

与全身麻醉相比，区域麻醉一般不存在围术期呼吸暂停的风险，不需要围术期呼吸暂停相关监护，除非患儿服用了镇静药物或患有多系统疾病或有围术期呼吸暂停病史[46]。疝气手术是早产儿中最常见的手术，应提供足够平面的蛛网膜下腔麻醉或骶管麻醉确保手术顺利进行[47]。如果患儿为孕后 44 周龄，可以在区域麻醉后从麻醉恢复室直接出院回家。如果父母在家中安装了呼吸暂停监护仪，并接受过处理呼吸暂停的培训，患儿可以在父母的照料下出院回家。关于早产儿的进一步讨论参见其他章节（见第 23 章）。

5. 肥胖

肥胖已经成为一种流行病，全世界近 1/3 的儿童患有肥胖症。因为儿童的生长发育是非线性的，因此，对于特定年龄和性别的儿童肥胖被定义为在生长曲线上大于第 95 百分位数的体重指数〔BMI= 体重（kg）/ 身高 ^{2}（m^2）〕。肥胖是一种影响循环、呼吸、肝脏、肾脏和内分泌系统的多系统疾病。这些患儿的系统损伤程度通常相对较轻，因为儿童肥胖的持续时间还不足以对大多数器官系统产生不利影响。然而，哮喘和 OSA 在肥胖儿童中更为常见[48]。此外，夜间低氧饱和度可能会提高 OSA 患儿对阿片类药物的敏感性（如果夜间氧饱和度降低多次 < 85%）。使用同理心对待这些孩子，认识到他们心理上的不成熟是很重要的。这些儿童往往没有做好手术的心理准备，术前应尽量帮助他们解除焦虑。

与瘦高的儿童相比，肥胖儿童围术期并发症更为常见，尤其是气道和呼吸系统不良事件，如面罩通气困难、喉痉挛、低氧饱和度和支气管痉挛等[49]。

在麻醉诱导前，应向上 45° 抬高患儿头部，以优化诱导前预充氧[50]。气道管理需谨慎，向前上方提下颌，确保上呼吸道持续通畅，并予以适当的持续正压通气。将枕部充分抬高（可能是正常高度的 2 倍），使耳屏在侧面视图上高于胸骨切迹水平，则气管插管一般并不困难[51]。在手术中，应使用呼气末正压以预防肺不张。

肥胖儿童麻醉最大的挑战是计算合适的药物剂量。患儿的总体重由脂肪和无脂肪组织组成。脂肪组织是亲脂性药物池，无脂肪组织是亲水性药物池。无脂肪质量相当于瘦体重或理想体重加上支持脂肪组织质量和代谢需求的体重（即肌肉、心脏、肝脏和其他器官的额外质量）的总和。理想体重公式如框 17-1 所示。

瘦体重或校正体重是指理想体重加上总体重与理想体重之差的 0.3 或 0.4。药物的负荷量取决于其分布容积，这在肥胖儿童中已有报道[52, 53]。麻醉药的维持剂量取决于其清除率，其中许多已被报道[52, 53]。

吸入药根据其组织分配系数和暴露时间在脂肪组织和非脂肪组织之间分布：七氟烷＞异氟烷＞地氟烷＞氧化亚氮[54]（表 17-3）。尽管七氟烷是这类患儿首选的诱导药物，但根据脂溶性，对于超过 2h 的手术，地氟烷和氧化亚氮是手术维持阶段的首选药物（表 17-3）。因为后两种药物根据其时 - 量相关半衰期，可以快速代谢，从而使患者从麻醉状态中恢复[55]。关于药理学的进一步讨论参见其他章节（见第 10 章），关于肥胖症的进一步讨论也参见其他章节（见第 24 章）。

表 17-3　吸入麻醉药及氧化亚氮的组织 / 血分配系数

分配系数	七氟烷	地氟烷	异氟烷	恩氟烷	氟　烷	氧化亚氮
血：气	0.65	0.42	1.46	1.9	2.4	0.46
脑：血	1.7	1.3	1.6	1.4	1.9	1.1
肌肉：血	3.1	2.0	2.9	1.7	3.4	1.2
脂肪：血	47.5	27.2	44.9	36	51.1	2.3

6. 饱胃和快速序贯诱导

"饱胃"指在麻醉诱导时，胃内可能存有残留的固体或液体食物，通常与胃肠动力功能减退或肠蠕动减弱有关。在这种情况下，在全身麻醉和镇静过程中，患儿有可能出现胃内容物反流和误吸的风险，这是一种潜在的致命的围术期并发症。饱胃最常发生在急诊手术中，也常见于患有胃动力障碍综合征和糖尿病的儿童。在大多数急诊手术中，末次进食到全身麻醉诱导之间的时间太短，不能保证胃内容物的完全排空。外伤、疼痛和创伤的应激反应，加上阿片类药物的使用，可能导致胃肠蠕动障碍，食物在胃内停留时间延长。

在这种情况下，要明确三个重要的原则：①创伤后不存在绝对安全的禁食时间可以保证胃排空；②受伤后不存在绝对安全的间隔时间，保证胃内食物没有反流的风险；③所有儿童（即使是已经使用了促胃肠动力药物治疗的儿童）在麻醉诱导、维持和苏醒过程中都存在反流和误吸的风险。

唯一与创伤后胃液容量增加和 pH 降低相关的变量，是最后一次摄入食物的时间与创伤发生之间的时间间隔。间隔越短，存在较大的胃容量和胃液低 pH

的风险越大[30]。

为了保护在麻醉诱导过程中存在反流、误吸风险患儿的气道，我们建立了快速序贯诱导（rapid sequence induction，RSI），以快速完成麻醉并迅速安全地保护气道。虽然没有证据表明 RSI 是预防反流的最佳方案，但尽量快速诱导麻醉并尽快完成气管插管是有意义的。进行 RSI 前，必须准备好相关设备（框 17-3）。

框 17-3　小儿快速序贯诱导

诱导前
- 相应年龄的喉镜手柄 / 镜片
- 相应年龄的气管导管及管芯
- 吸引器
- 根据体重准备相应剂量的诱导药物和肌松药
- （允许的情况下）密闭面罩和呼吸回路进行预充氧
- 头部和颈部在最佳体位
- 抽吸并拔除现有鼻胃管

诱导
- 使用预定剂量药物快速静脉诱导麻醉
- 如果需要压迫环状软骨，选择与年龄相应的适当压力，以免压迫或扭曲气管
- 无辅助通气时，确保面罩密闭（100%O$_2$）（婴儿除外）
- 应用琥珀酰胆碱后出现肌束震颤或非去极化肌松药后抽搐反射抑制，应迅速进行喉镜暴露和气管插管
- 然后插入相应型号的气管导管
- 如果使用带囊气管导管，肺部听诊前将套囊充气，听诊后调整气囊压力

在大多数医疗机构，通过静脉麻醉完成 RSI。最常见的诱导药物是丙泊酚（2～4mg/kg）、氯胺酮（1～2mg/kg）和依托咪酯（0.2～0.3mg/kg）可用于血流动力学不稳定的儿童。作者建议静脉注射琥珀胆碱 2mg/kg（之前使用阿托品 0.02mg/kg）达到肌松效果，临床中也有人使用罗库溴铵 0.8～1mg/kg。当遇到高危或困难气道，则应考虑其他方法来保护气道安全，包括吸入诱导、局部麻醉和全凭静脉麻醉（total intravenous anesthesia，TIVA）。吸入诱导时如果出现反流，则需要立即将患儿转为左侧卧位。在 TIVA 期间，可能需要对气道进行局部麻醉，同时保留自主呼吸。

压迫环状软骨是 RSI 的一个关键步骤，关于其重要性和有效性存在许多争论[56]。目前尚缺乏证据支持或反对在 RSI 期间使用环状软骨压迫。然而，对于在婴儿和儿童中施行环状软骨压迫仍存在一些问题。幼儿的环状软骨和气管是可移动、可变形的。事实上，仅 10N 的压力就能使儿童气道管腔压缩 50%，这仅

为成人环状软骨压力推荐值的 1/3 [57]。环状软骨压迫也可能因为扭曲解剖结构而增加气管插管的难度。助手一般缺乏环状软骨定位和阻塞食管所需压力大小方面的相关培训 [58, 59]。作者仍然认为，压迫环状软骨对于 RSI 来说并不是一种快速、安全的保护儿童气道的技术。

7. 恶性高热

应为接受择期手术的恶性高热患儿准备一台麻醉机，安排为当天手术室的第一台手术，因为此时手术室内吸入麻醉药的浓度最低（没有夜间手术的情况下）[60]。将挥发罐从麻醉机上取下，更换全新的麻醉呼吸回路及二氧化碳吸收罐，麻醉工作站在呼吸机运行时，以 ≥ 10L/min 的新鲜气体流量（空 / 氧混合气）冲洗麻醉机，以清除所有残余的吸入麻醉药。虽然 MH 反应发生的阈值浓度尚不明确，既往研究认为应将呼吸机中的吸入麻醉药浓度降低至 ≤ 10ppm，而美国恶性高热协会（Malignant Hyperthermia Association of the United States，MHAUS）目前建议将吸入麻醉药的浓度控制在 < 5ppm，但如果没有非常精密的仪器，这两种浓度都无法测量。不同麻醉机洗脱吸入麻醉药浓度至目标微量值的时间差异很大，从 Datex-Ohmeda Excel 麻醉机的 10～15min 到 Drager Fabius CE 的 140min，后者是前者的 15 倍（表 17-4）[60]。为了将后者的洗脱时间减少到 10min 以内，可以用高压灭菌回路组件替换一般呼吸回路，或者在呼吸回路的吸气管路中插入活性炭吸收过滤器（如果已经发生 MH 反应，则插入到呼气管路中）[61]。

洗脱完呼吸回路，可使用包括丙泊酚、阿片类药物、非去极化肌松药、氧化亚氮、苯二氮䓬类药物和局部麻醉药在内的安全麻醉方案 [60]。除了基本参数监护外，还应监测呼气末二氧化碳（MH 反应演变的最早迹象）和体温。当反应发生时静脉注射足够剂量的丹曲林（Revonto，Louisville，KY）来治疗（根据总体重使用 2.5mg/kg 的剂量就可以使大部分 MH 反应停止，但某些情况下治疗剂量需高达 10mg/kg 甚至更大）。该制剂为冻干丹曲林，20mg/ 安瓿，含有 3g 甘露醇，pH 9.8。静脉注射丹曲林的清除半衰期为 10h，6h 后丹曲林血药浓度低于 3μg/ml 可能出现 MH 复发 [62]。在 6h 内追加初始剂量一半的丹曲林可预防复发。Ryanodex（Eagle Pharmaceuticals，Woodcliff Lake，NJ）是一种新型的丹曲林速溶制剂，含有 250mg 丹曲林，仅含 125mg 甘露醇，只需 5ml 水溶解即可 [60]。对于 MH 患儿，术前应用丹曲林并无预防作用。MH 高危儿童可

以接受眼科手术，前提是术后需要观察 MH 的发生迹象大约 2h，并告知如果在出院后 24～48h 出现了对对乙酰氨基酚治疗无效的发热或任何 MH 迹象应时，及时联系麻醉医师。其他章节（见第 45 章）中将介绍 MH 的详细信息。

表 17-4 吸入麻醉药浓度小于 10ppm 的洗脱时间

麻醉工作站	时间（min）
Datex-Ohmeda-GE	
Modulus 1	5～15
Excel 210	7
AS/3 c	30
Aestiva（七氟烷）	22
Aisys（七氟烷）	25
Avance	39
其他	
Narkomed（Dräger）	20
Dräger Primus	39～70
Dräger Fabius GS	104
Dräger Zeus	35～85
Kion（Siemens）	> 25
Perseus（Dräger）	15
Felix AInOC（Taema，Air Liquide）	135
Flow-i b（Maquet）	46
Leon（Heinen + LöwensteinGmBH）	106

8. 肌肉疾病 [63, 64]

肌营养不良，包括 Duchenne 肌营养不良（Duchenne muscular dystrophies，DMD）、Becker 型肌营养不良（Becker muscular dystrophies，BMD）和 Emery-Dreifuss 型肌营养不良（Emery-Dreifuss muscular dystrophies，EDMD），这些是 X 染色体相关的退行性肌营养不良，表现为骨骼肌进行性无力，然后以不同的速度进展到心肌受累。肌营养不良的发病机制是骨骼肌中抗肌营养不良蛋白的缺失（< 正常值 3%）。结果，给予吸入麻醉药（氟烷 ≫ 七氟烷）含或不含琥珀胆碱均可使肌细胞膜不稳定，引起横纹肌溶解、高钾血症和肌红蛋白尿 [65]。DMD 发生率为 1/3500，影响年幼男性（< 8 岁）的骨骼肌 [63]。当这些儿童进入青春期，骨骼肌萎缩逐渐消失，主要表现为进展型心肌病。BMD 是一种

进展较为缓慢的肌营养不良，发病较晚（20 岁），发病率更低，为 1:50 000。BMD 的心脏受累包括 1/3 的患儿发生扩张型心肌病、肥厚性心肌病和心律失常[66]。在 EDMD 病例中，这种罕见的缺陷源于编码骨骼肌细胞膜上的 emerin 蛋白和层粘连蛋白 A、C 基因的突变[63]。遗传模式为 X 连锁或常染色体显性遗传，该病病情进展缓慢，可导致肌肉挛缩、肌肉萎缩和无力、心脏传导缺陷（从窦性心动过缓到完全性传导阻滞甚至晕厥）或广泛性心肌病。因此，这些患者麻醉前必须进行超声心动图和心电图检查。

麻醉药与线粒体肌病之间的相互作用尚不清楚[67]。乳酸性酸中毒并伴有线粒体肌病的婴儿术中应该静脉输注生理盐水（如需要可加入葡萄糖），避免输注乳酸盐林格液。虽然 MH 只与两种肌肉疾病有关，即 King–Denborough 和中央轴空病，但理论上接受吸入麻醉药的线粒体肌病患儿可能发生横纹肌溶解。因此，建议术前洗脱麻醉机中的吸入麻醉药，避免触发意外事件。尽管已经有许多线粒体肌病患儿使用吸入性麻醉药没有出现并发症，但在可能的情况下这类患儿应该考虑使用其他麻醉方案（如 TIVA）。关于肌肉疾病的进一步讨论参见其他章节（见第 33 章和第 43 章）。

9. 镰状细胞病

镰状细胞病（sickle cell disease，SCD）或镰状细胞贫血多见于在撒哈拉以南地区的儿童中，在北美的发病率约为 1:5000。该缺陷表现为常染色体隐性遗传，是 11 号染色体上谷氨酸对缬氨酸的核苷酸多态性导致每个红细胞 Hb AA 被 Hb SS 取代。纯合子表现为完全性病态，即 SCD，而杂合子中含有部分正常细胞，称为镰状细胞特性（sickle cell trait，SCT）。SCD 患儿的所有细胞都存在畸形的风险，这些患儿常伴有慢性低血红蛋白血症（6～8g/dl），也可能存在急性血管阻塞危象，并可能需要接受多次红细胞输注。血管阻塞危象的发生涉及骨骼、胸部和大脑在内的许多器官，几乎是随机出现的，其在一些患儿中发生的概率较高，与缺氧、低血容量或低体温等因素无关，并且可能有生命危险[68]。目前的研究证据表明，发生血管阻塞危象的 SCD 患者具有对该疾病的全身炎症反应标志物，这种炎症反应上调了内源性因子的表达，其中包括一种黏附因子，该因子可将镰状红细胞附着在小动脉中，并引发血管阻塞危象[69]。低氧、低血容量、低体温等常见因素到底是加剧了初始过程还是恶化了炎症进程，目前尚不清楚。

镰状细胞也可能以杂合子形式存在，即 Hb AS，被称为镰状特征。Hb AS 的患儿血红蛋白浓度正常，在大多数麻醉和手术过程中，除了低体温或使用体外循环等特殊情况下，一般并不出现镰状细胞或引起并发症。另外两种血红蛋白病，即 Hb SC 和 Hb SD，在人群中发病率低于 Hb SS。这些患儿的血红蛋白浓度也是正常的，但是他们和那些患有 Hb SS 的儿童一样容易出现镰状细胞。

SICKLEDEX®（Streck Inc.，La Vista，NE，USA）是一种筛查方法，可确定血液中是否存在镰状血红蛋白，但不能区分 SCD 和 SCT。6 月龄以上的婴儿都可以采用这种快速、经济、可靠的方式进行筛查。然而，在小于 6 月龄的婴儿中，Hb F 的存在干扰了 SICKLEDEX 检测，使结果并不可靠。事实上，由于 Hb F 的存在，小于 6 月龄的婴儿很少出现镰状红细胞。对镰状血红蛋白类型的最终诊断测试是血红蛋白电泳或高效液相色谱。这些检测可鉴别出婴儿和任何年龄儿童血液中存在的正常及异常血红蛋白。

为了降低 SCD 患儿在择期手术期间发生镰状细胞危象的风险，一些血液病专家建议输注红细胞以增加总血红蛋白至 10g/dl[70]。这种方法被证明可以减少 SCD 患儿急性血管阻塞危象的发生率。然而，一些学者不同意预防性输血的做法，也不同意接受小手术的儿童进行输血。对于有镰状细胞危象风险的儿童，频繁输血的不良反应包括使受血者对微小抗体（如 Kell 和 Duffy）敏感、铁超载和输血反应。对于手术和镰状细胞化风险较大的情况，建议采用换血的方法，以减少镰状细胞化的发生。为了避免手术延误，术前 1 天咨询当地的血液科医师关于儿童 SCD 的专业管理是非常重要的。关于镰状细胞病的进一步讨论参见其他章节（见第 12 章和第 24 章）。

10. 前纵隔肿瘤

前纵隔肿瘤（anterior mediastinal mass，AMM）的患儿在进行组织淋巴结活检、CT 扫描或留置中心化疗管时，都存在可能危及生命的麻醉风险[71]。这些肿瘤在前纵隔狭窄而有限的空间内生长（在某些病例中，生长速度非常快）。在这个空间中，生长中的肿瘤可能压迫脆弱的纵隔结构，特别是气管、支气管和（或）心脏的右侧（上腔静脉、右心房或肺动脉）。在儿童 AMM 中常见 4 种组织类型：淋巴瘤、畸胎瘤、胸腺瘤和异位甲状腺肿物。生长速度最快的前纵隔肿瘤为淋巴母细胞瘤，这种非霍奇金淋巴瘤的倍增时间只有 12～24h。这些患儿可能会出现轻微临床症状（如夜间盗汗），并在 1～2 天内迅速进展为威胁生命的症状（如端坐呼吸、上腔静脉综合征）。在儿童中，研究肿瘤对纵隔结构的影响及获取肿物组织进行活检通常需要全身麻醉。施行局部麻醉还是全身麻醉主要取决于患儿的年龄及配合程度、纵隔器官的损害程度及淋巴结或肿瘤活检操作的难度。在手术开始前，包括外科医师、麻醉医师和肿瘤科医师在内的多学科小组应对所有影像学结果和术前检查进行评估讨论。

对于能够耐受局部麻醉同时复合一定程度镇静的儿童，可以按计划进行手术。然而，对于不能耐受局部麻醉复合镇静的儿童，以及气道和（或）肺动脉严重受累的患儿，应考虑在 12～24h 内使用类固醇或施行放疗以缩小肿瘤大小（通常为淋巴母细胞瘤）。与预诊断和治疗相关的风险包括组织坏死，这可能使诊断肿瘤细胞类型的难度增加，并可能发展为肿瘤溶解综合征。因此，许多肿瘤学专家在确诊前都不愿使用类固醇或放疗来治疗，即便是短期疗程。因为确定肿瘤细胞类型对于制订最合适的治疗方案和最大限度减少并发症十分重要。

对于大多数需要进行放射学检查、肿瘤活检或化疗的儿童来说，保留自主呼吸的全身麻醉是最理想的麻醉方式。如果患儿不能配合平躺，必须做好麻醉和气管插管的准备，患儿需保持左侧卧位。当患儿需要俯卧位以维持心肺功能稳定时，作者建议在麻醉诱导后先行气管插管，以保证气道安全，然后再变动体位。同时，我们也不建议使用肌松药辅助气管插管，应保留自主呼吸以防止肿瘤压迫心脏。重要的是认识到二氧化碳波形图可能是识别肺循环（和心输出量）是否正常的关键监测手段，肺动脉突然受压会使呼气平台的呼气末 CO_2 水平降低，或者在出现全身症状之前使其完全消失。关于 AMM 的进一步讨论参见其他章节（见第 26 章）。

11. 感染性心内膜炎的预防

2007 年，美国心脏协会修订了预防感染性心内膜炎（infective endocarditis，IE）的适应证范围[72]。这一新的建议是为牙科手术而制订的，并被牙科协会采纳。现已不再推荐对进行胃肠道、泌尿系统和泌尿生殖系统手术的儿童进行感染预防，尽管这些领域的许多专家仍然要求预防心内膜炎。此外，需要一个流程来指导感染性心内膜炎的预防。因此，麻醉医师有责任与专科医师沟通，以确定是否应进行心内膜炎的预防。

对于牙科手术，框 17-4 列出了预防感染性心内膜

炎的唯一心脏适应证。预防心内膜炎的抗生素方案从制订以来无显著变化[72, 73]。

框 17-4 预防感染性心内膜炎的心脏适应证

- 人工心脏瓣膜
- 既往有感染性心内膜炎病史
- 先天性瓣膜性心脏病的心脏移植患儿
  - 未根治的发绀型心脏病（包括姑息治疗）
  - 先天性心脏病放置异体材料或装置术后 6 个月内
  - 在补片或修复装置内或周围有漏的先天性心脏病

要点：术前资料评估
- 在术前评估时，全面、详细的病史采集和体格检查至关重要。
- 儿童不应进行长时间的麻醉前禁食，大多数患者在诱导前 2h 可摄入清饮料。
- 术前检查是根据患者的基本情况及手术操作需要进行的，如果不需要，不会常规执行。
- 上呼吸道感染、哮喘、早产和肥胖并不少见，需要格外关注并制订个性化方案。

二、准备手术室、设备和监护仪

（一）麻醉工作站

在麻醉开始前必须完成彻底的设备检查。现在的麻醉机可提供完整的启动检查程序，且大部分情况下是完全自动化的。这些是机器特有的性能，除非因紧急情况没有足够的时间，否则必须执行这些操作，这里不再进一步讨论。机器的具体检查操作请参阅操作手册。

作为麻醉工作站术前评估的一部分，必须检查确认应急氧气瓶的压力。所有的麻醉机上都应有一个应急氧气瓶，以备管道供氧系统故障时使用。由于氧气通常储存在压力钢瓶中，所以当钢瓶内的氧气耗尽时，钢瓶内的压力也会呈线性下降。应急氧气瓶中氧气的体积（以 L 为单位）是满瓶时氧气的体积（680L）乘瓶内压力与 2200psi（满瓶氧气压力）之比。设定氧气流量（关闭呼吸机）后，剩余氧气的可使用时间（min）如下。

$$时间（min）= \frac{钢瓶内压力（psi）\times 0.28}{流量（L/min）}$$

还应提供一个空气源，以便为那些有氧中毒风险的婴儿和先天性心脏病患儿提供氧含量小于 30% 的气源，因为过多的氧气可能会导致肺血流量增加（如左心发育不全综合征）。空气气源一般来源于墙壁的中心供气，同时可准备应急的空气钢瓶。如果中心空气源出现故障，补充的氧化亚氮钢瓶并不是维持麻醉所必需的。此外，它们可能会成为手术室的污染源，且更换成本高昂。应急钢瓶中的氧化亚氮同时包含液态和气态两种形式，压力为 745psi。液态氧化亚氮完全挥发前，钢瓶内的压力保持不变；液态氧化亚氮完全挥发后，其压力直接反映氧化亚氮的含量。当钢瓶上的压力开始下降时，说明气体即将耗尽，须立即更换。

（二）麻醉设备

为了确保麻醉准备充分和恰当，可以参考框 17-5 中的 SALTED 口诀辅助，帮助记忆。

框 17-5　SALTED 口诀

S. 吸引器、注射器和液体（静注乳酸盐林格液或生理盐水）
A. 不同型号的口咽、鼻咽通气道
L. 喉镜：0-3 号米勒喉镜片；MAC2 或 MAC3
T. 气管导管—合适尺寸的气管导管、胶带
E. 设备：麻醉机与呼吸回路、插管钳、面罩、备用自动充气型复苏气囊、液体加温仪、动静脉压力套装和标准化监护仪
D. 药物（麻醉药及拮抗药物）

---

1. 人工气道

应该为每个患儿提供尺寸合适的通气设备。准备好各种尺寸型号的面罩、口咽通气道、喉镜片、气管导管和喉罩。作者更喜欢能够贴合所有儿童面部轮廓，并能够迅速识别面罩内的液体或固体物质且有气垫的透明面罩。在我们的实践中发现，口咽通气道在建立儿童声门上气道中的作用已经被托下颌法取代。尽管提倡在婴幼儿气管插管时使用 Miller 或 Wisconsin 直喉镜片，但是如果使用得当，这些喉镜片与 Macintosh 喉镜片在这个年龄组的效果是一样的[74]。在每个麻醉区域内都应配有各种尺寸的喉镜片。我们建议不要在喉镜暴露期间给新生儿和婴儿放置肩垫，除非医师坐着。垫肩会抬高喉部，与年龄较大的儿童相比，新生儿喉头位置更靠近前上方，因此站立暴露时更难对齐轴线位置。对于氧储备有限或正在进行清醒插管的新生儿，在喉镜暴露时，可以使用顶端装有氧气源的喉镜以预防血氧饱和度降低[75]。

经典喉罩气道（cLMAs-LMA® Classic™ Airway,

Teleflex®Medical Europe，Westmeath，Ireland）在成年患者中已被引入来取代面罩，随后被证明对于儿童也是一种多功能的有效的气道装置[76]。为了适应小儿气道，成人 cLMA 的尺寸被缩小，但其他方面未作修改。cLMA 已被证明在麻醉以外的情况下也可有效地发挥作用，如新生儿复苏和纤支镜引导插管等。cLMA 适用型号可参考表 17-5。

表 17-5　气道装置

喉镜片型号	
年龄（岁）	米勒喉镜片型号
0—0.5	Miller 0
0.5—2 或 3	Miller 1
2—4	Miller 1.5
3—8	Miller 2

Classic LMA 型号		
体重（kg）	LMA 型号	ETT 最大型号
0~5	#1	3.5mm ID
5~10	1½	4.0
10~20	2	4.5
20~30	2½	5.0
30~50	3	6.0

ETT. 气管内导管；ID. 内径；LMA. 喉罩

虽然可以进行有效通气，但 cLMA 并不能 "保护" 气道避免反流和喉痉挛的发生。由于儿童的胃食管括约肌张力较成人低，因此儿童在饱胃或正压通气的情况下反流的风险更大。因此，在这种情况下，最好避免使用 LMA。对 cLMA 的改进包括增加了一个可以引流食管内气体或液体的通道，如 LMA®-ProSeal™（Teleflex®Medical Europe，Westmeath，Ireland）声门上气道，可以更好地保护气道避免误吸。最近一项关于声门上装置的 Meta 分析指出 LMA-Proseal 气道可能是儿童的首选气道，因为其有最大的密封压力和最小的放置困难风险[77]。

儿童使用 cLMA 的并发症包括胃胀气、误吸、气道阻塞和喉痉挛。新生儿使用 cLMA 并发症的发生率可能高于大龄儿童，因此 2 岁以下儿童使用喉罩时应更加谨慎[78]。纤支镜的研究证实会厌在正常使用的 cLMA 中可以折叠入罩体中，但这一发现相关的影响尚不清楚。

应根据儿童的年龄准备好各种直径的气管导管，ID 在大或小 0.5mm 范围内变化。不带套囊的气管导管合适的型号取决于导管的内径。婴幼儿选用气管导管尺寸的指导原则为：婴幼儿体重＜ 1500g 时，选用 2.5mm ID；1500g 至足月妊娠，选用 3.0mmID；新生儿至出生后 6 个月内，选用 3.5mm ID；0.5—1.5 岁，选用 4.0mm ID。大于 2 岁的儿童不带套囊的气管导管可采用公式计算：年龄（Y）/4+4（或 4.5）mm ID。对于因高顺应性、低容量而得到普遍使用的带套囊的 Microcuff®（Halyard Health，Alpharetta，GA，USA）气管导管，小于 2 岁儿童选择的导管大小（ID）为年龄 /4+3；大于 2 岁儿童：年龄 /4+3.5。

从嘴唇到气管中部的长度，体重小于 1000g 的婴儿为 6cm，1000～2500g 的婴儿为 7～9cm，新生儿为 10cm，婴幼儿及儿童为（10+ 年龄）cm。

在过去，无囊气管插管是确保 8 岁以下儿童气道安全的主要方法。圆形的气管导管与环状软骨形成的管腔形状相似，不需要套囊就能达到良好的密封效果。为了避免气管软骨环内疏松的假复层柱状上皮细胞受压肿胀并进一步侵犯上气道最狭窄的部分，从而导致哮鸣、上气道阻力增加甚至呼吸衰竭，所以不在儿童中使用气管套囊。由于上气道内的气流是湍流形式，因此当气道半径减小 50% 时其对气流的阻力将增加半径的 5 次方，即 32 倍。气道阻力的增加将迅速导致呼吸窘迫，呼吸肌疲劳，并最终导致婴幼儿和儿童呼吸衰竭，尤其在合并败血症时这种情况更加明显。为了预防围术期出现这一潜在的严重气道问题，除了避免使用带套囊的气管导管外，还建议谨慎选择儿童气管导管的型号，选择通过环状软骨时无阻力，且吸气峰压在 20cmH$_2$O 左右时可闻及漏气声的气管导管。如果在气道峰压≤ 10cmH$_2$O 时出现漏气，则应将气管导管更换为大 0.5mm 的，否则在手术过程中可能会出现通气不足。手术开始之前，将重新测试可听见泄漏的最大吸气压力。重复该过程，直到调整到内径大小合适的管。

最近，由于一种新型柔软顺应性好的带微型套囊导管的引入，在很大程度上促进了儿童气管导管从无套囊向有套囊的转变[79]。这类导管没有墨菲孔，采用聚亚氨酯材料，套囊位置非常接近导管的尖端，与低顺应性的球形套囊导管相比，采用了圆柱形套囊，更加契合喉部形状。与传统的无套囊相比，微套囊导管还有几个其他优点，包括减少麻醉气体对手术室内的污染，减少喉镜暴露和插管的次数，以及更为稳定的

潮气量（在手术期间胸壁和腹部顺应性变化时）[80]。总的来说，这些改进大大减少了儿童气道操作的次数、降低手术室的费用和手术室内的污染。然而，几项小样本研究认为使用高顺应性带套囊导管和无套囊导管，儿童并发症的发生率并没有明显差异[81, 82]。一项最近的 Cochrane 系统评价得出的结论认为，已发表的研究结果质量不高，不能证明任何一种管型优于其他管型[83]。

必须准备好功能良好的中心负压吸引、吸引管道（长度足够达到手术台上）及塑料 Yankauer 吸引头。使用 Yankauer 吸引头进行吸引时必须小心谨慎，以免损伤口咽组织。对于没有长出磨牙的幼童，吸引时应将吸痰管插入脸颊与牙齿之间，并从前磨牙后经过，到达下咽部。采用这种方法，如果患者在吸引器还在口中时咬合，可以避免损伤他们的中切牙。此外，咽部吸引时应谨慎，避免长时间负压损伤组织黏膜（如悬雍垂），导致水肿和出血。在手术室中，我们更倾向于使用 Yankauer 吸管而不是普通吸痰管，因为前者能迅速地吸出大量血液、浓稠分泌物和（或）呕吐物，而后者通常很难进入下咽部。

婴幼儿手术期间的最佳通气策略一直是人们非常感兴趣的课题[84]。多年来，容量控制压力限制通气一直是小儿在手术期间肺通气的标准方案。然而，这种通气模式既不能补偿呼吸回路顺应性，也不能弥补气管导管周围大小不等的漏气。此外，吸气过程中压力波形的变化和产生高气道压的风险也同样需要关注。压力控制通气在新生儿重症监护病房中已经成功应用多年，部分原因是它限制了气道压力峰值，并通过其恒定吸气压力模式避免了造成气压伤。同时它还使吸入气体在肺内更均匀的分布，减少了通气 / 血流（V/Q）的不匹配。尽管压力控制通气相比于容量控制模式有明显的优势，但很多时候下麻醉机无法保证足够的潮气量，因为当外科操作对胸腹部产生压力，或使用胸腹腔镜制造人工气腹或气胸时，腹部和胸部的顺应性下降，从而导致潮气量下降，而麻醉机对这部分损失不能进行补偿。新一代麻醉机提供了性能显著改善的呼吸机，并结合了容量控制通气和压力控制通气的通气策略。这些新型呼吸机可能更适合用于像早产儿和足月新生儿一样小的婴儿。混合型压力调节容量控制模式，即在容量控制通气时，计算了呼吸回路里的压缩容量，从而提供固定的潮气量，一旦开始出现自主呼吸，则转为压力支持模式。对于所有应用于新生儿的呼吸机，在开始通气前根据体重预

先设定适当的呼吸参数来避免造成气压伤是至关重要的。

2. 急救药品

在麻醉诱导前应准备好急救药品。根据体重用注射器抽取适当剂量的阿托品和琥珀胆碱，并配备小规格针头（23Ga 或 25Ga），以便在紧急情况下进行肌内或舌下注射。还应准备注射器抽取丙泊酚（1～2mg/kg），协助气管插管或喉罩置入，并能及时缓解喉痉挛，迅速增加麻醉深度[85]。血管活性药物和正性肌力药物不作为健康儿童择期手术的常规备用药物，可以为先天性心脏病或血流动力学不稳定的患儿准备。

（三）监护仪

ASA 和世界各地的类似机构要求对所有使用麻醉药的患儿进行基本监护（框 17-6）。在麻醉过程中对儿童的监护必须包括五个基本参数，即心电图、血压、血氧饱和度、呼气末二氧化碳和体温，以及针对儿童诊疗或麻醉中的附加监护，如麻醉深度监护。许多婴幼儿和学龄前儿童在清醒时不能配合监护。虽然专业医师执行的麻醉诱导大多是可耐受的安全的，但依然建议在麻醉诱导前应连接好应有的监护，至少连接一个血氧饱和度监测仪。当患儿失去意识后，应立即完善其余监护措施。

框 17-6　麻醉必需的基本监护及其他监护

- 心电图
- 动脉血压
- 血氧饱和度
- 呼气末二氧化碳
- 体温
- 可选的次级监测
  - 麻醉深度监测
  - 脑氧监测
  - 有创监测

---

1. 心电图

每一种麻醉方式下都应使用标准的 3 导联或 5 导联心电图来检测心律失常（心动过缓）和 T 波或 ST 段改变（高钾血症或局麻药）。健康儿童最常见的心律失常是心动过缓，室性心律失常极为少见。儿童心动过缓最常见的原因是缺氧和迷走反射反应，但也可能在七氟烷麻醉诱导过程中短暂发生（框 17-7）。儿童室性心律失常最常见的原因是高钾血症和酰胺类局麻药入血。

框 17-7　心动过缓的原因

- 缺氧
- 迷走神经反射（如长时间的喉镜暴露、眼外肌牵拉）
- 药物（如琥珀酰胆碱）
- 先天性心脏缺陷、心脏传导系统缺陷、心力衰竭、心肌病
- 颅内压升高
- 电解质失衡（高钾血症、低钙血症）
- 大量空气栓塞
- 张力性气胸

---

2. 血压

在择期手术期间，通常每隔 3～5min 袖带自动充气进行无创血压测量。袖带宽度大约覆盖肱骨长度的 2/3。在儿童中，收缩压可以作为衡量容量状态的指标，其次提示心脏功能水平。婴儿和儿童的外周血管阻力低，与舒张压的关系并不密切。有创血压监测通常用于时间较长的、可能存在大量失血或先天性心脏病的手术，或应用于需要正性肌力药物或反复测量血气的重症患儿。

3. 脉搏血氧仪

脉搏血氧仪是通过测量两种波长的红光（660nm 和 940nm）在小动脉血液中的透射率来计算血红蛋白氧饱和度，在大多数重症监护设置中，脉搏报警音增幅随血氧饱和度变化而改变。该探头通常固定在手指上，但也可以固定在耳垂、小鱼际或婴儿足部侧面。大多数血氧仪有运动伪影补偿软件，可以连续显示血氧饱和度变化，即使在麻醉诱导或苏醒时患儿在体动也会经常发生。脉搏血氧仪监测的准确饱和度范围在 70%～100%。大多数指甲油不会影响血氧饱和度读数的准确性，尽管我们建议将氧饱和度探头连接在未涂抹的指甲表面。脉搏血氧仪在低心排血量、低血压、体温过低或血管病变时可能无法检测到脉搏。值得注意的是，目前标准的脉搏血氧仪针对碳氧血红蛋白既不能定性，也不能定量监测（Masimo Rainbow SET™，Masimo Corp., Irvine, CA, USA 就是一种可以测量碳氧血红蛋白的仪器）。监测血氧饱和度的重要性无论如何强调也不为过，据报道，随着年龄的降低，低血氧饱和度的发生率也随之增加[86]。然而，本综述认为在从自动保存监护记录的电脑系统中提取低氧饱和度事件时应谨慎，因为记录的低氧事件中有高达 35% 不是由低氧血症引起的。

4. 二氧化碳波形图

用红外光法分析呼吸回路中呼气末的二氧化碳，

用以估计血液中的二氧化碳分压。目前有两种不同的技术测量呼气末二氧化碳分压：旁流呼末二氧化碳检测法，它不断从呼吸回路中抽取气体到一个远端传感器中分析其中二氧化碳分压；另一种是主流呼气末二氧化碳检测法，它直接分析呼吸回路中的二氧化碳分压。循环型呼吸回路相比 T 型回路，由于减少了呼出气体的稀释，旁流二氧化碳测量法的准确性明显提高。即使在无发绀型心脏病的婴儿，甚至新生儿（小潮气量）中，在循环型呼吸回路测量旁流呼气末二氧化碳分压也很准确。也可以使用主流二氧化碳分压测量，但这种技术尤其是在婴儿和新生儿中并不常用，因为它增加了呼吸回路中的无效腔量，且笨重的传感器可能会使儿童的气管导管发生扭曲。cap-ONE（Nihon Kohden，Surrey，UK）生产了一系列自重轻、无效腔小的主流二氧化碳传感器，可与面罩和气管导管连接使用，在小儿和成人中都有相关应用的报道[87]。最近的研究表明它的准确性很高。当儿童通过面罩呼吸时或者在镇静过程中使用有隔片的双头鼻导管，都可以在呼吸回路的弯头处精确地监测呼气末二氧化碳。

5. 温度

在麻醉诱导下，儿童通过外周血管舒张将热量从核心区域分配到外周。在儿童中，身体热损失通过以下四种途径发生：辐射损失 39%，对流损失 34%，蒸发损失 24%，传导损失 3%[88]。为了防止大量热损失，可采用以下策略。

一旦病例确定或前一位患儿出室后，手术室温度就会升到 28℃左右，这个过程可能需要 1h。增加手术室内的温度，意味着既增加了墙壁和天花板的温度，也增加了手术室内空气的温度，从而减少了辐射热损失和对流热损失[88]。对于任何持续 1h 或更长时间的手术，强制空气加温仪是减少热损失的最有效策略[89]。虽然在患儿进入手术室之前就开始使用加温仪能提高患儿舒适度，但在麻醉开始前进行空气加温并不改变手术结束时的患儿温度，且有可能污染手术室内空气，增加手术部位感染风险[90]。在进一步的证据出现之前，建议在皮肤消毒和手术铺单后开始使用空气加温仪。

如果需要的话，还应该为婴儿提供额外的保暖设备，如保暖毯、头顶加热灯和输液加热器，以维持正常体温。所有接受麻醉或镇静的儿童，在手术期间和 PACU 中应持续监测体温。理想的核心温度测量位置在食管中部，即心脏后方。当使用食管听诊器和热敏电阻组合时，通过插入听诊器直到心音达到最大值，

可以确定探头的最佳位置。测量核心温度的其他部位包括直肠、鼻咽和腋窝，尽管每个测量部位都有其局限性。直肠温度探头如果脱出直肠或浸入粪便中，可能会使测量不准确。如果通过呼吸回路中的气体温度较低，鼻咽部位温度可能低于核心温度。腋窝温度一般低于核心温度，可能因为静脉输液通路通过同侧手臂或探头没有对准腋窝血管，或者探头靠近相邻的强制空气加热器。

6. 麻醉深度监测

让许多有经验的儿科麻醉医师感到惊讶的是，在择期手术中高达 1% 的患儿发生了术中知晓[91, 92]。尽管大多数人认为儿童的术中知晓发生率低于报道的概率，但考虑到儿童可能很少自诉他们的术中知晓经历，因此我们的经验其实低估了真实的发生率。

对这些儿童术中知晓的报道分析表明，许多事件的发生可能归因于某些医疗机构的临床麻醉操作习惯，使儿童在强烈刺激期间暴露于较浅的麻醉中。这些情况可能发生在儿童从诱导室转运到手术室的过程中[91]，或者麻醉医师在患儿睫毛反射消失后立即降低麻醉深度，以减少理论上癫痫发作的风险[92]。这些操作与我们大多数的操作是相反的，在未达到合适的麻醉深度之前，我们既不会突然关闭，也不会显著降低七氟烷的浓度。我们认为，在儿科麻醉期间术中知晓的发生率远低于近期的报道，大多数情况可以归因于当地医疗机构的个别操作实践，而且这些报道并不能证明需要常规对儿童进行麻醉深度监测。

双频谱指数（The Bispectral Index，BIS™，Medtronic Corp.，Minneapolis，MN，USA）是在北美研究最多的儿童麻醉深度监测，尽管其他指数如大脑状态指数（cerebral state index，cerebral state monitor，Danmeter A/S，Odense，Denmark）和光谱熵监测（spectral entropy monitor，E-Entropy™ Monitor，GE Healthcare Finland，Helsinki，Finland）也被批准用于临床。BIS 连续测量麻醉深度，读数范围为 0～100，读数在 40～60 时表示全身麻醉深度在合适范围。BIS 监测器需要 30～60s 来显示一个指标值。如果 BIS 值＞ 60 超过 30s，术中知晓发生的概率将显著增加。许多因素可能影响 BIS 的读数。首先，BIS 的测量值随着麻醉药物不同而变化[93]。例如，在等效浓度下，氟烷麻醉的 BIS 测量值比七氟烷麻醉的 BIS 测量值高 50%。这种差异的部分原因可能是两种麻醉药作用下的脑电图模式非常不同：与氟烷相比，七氟烷相关脑电图中出现更多的慢波，快节律活动更少。虽然 BIS 测量结果通常与七氟烷浓

度相关，但测量的准确性较差。氧化亚氮和氯胺酮麻醉时的 BIS 读数并不能可靠地估计麻醉深度，BIS 读数可能高于实际麻醉深度。其次，年龄小也会影响 BIS 读数[94-96]：5 岁以下儿童读数的可靠性低于 5 岁以上儿童，这可能是由于从出生到学龄儿童脑电图的成熟变化有关。第三，BIS 显示的麻醉深度受肌肉松弛程度的影响。肌肉收缩反应的恢复可使 BIS 读数升高，而肌松状态下 BIS 读数较低。这些影响因素使 BIS 读数的解读变得复杂。在没有肌松的患者中，自主呼吸引起的肌电图可能会导致 BIS 读数的假性升高。第四，体位也可能影响 BIS 读数。当患儿处于头低足高位时（头朝下 30°）可使 BIS 增加 20%[97]。

除了那些由于血流动力学不稳定而不能耐受全身麻醉的儿童，没有使用氧化亚氮的儿童及使用 TIVA 进行麻醉的儿童外，BIS 监测在儿童中常规使用的适应证很少。其他章节（见第 19 章）进一步讨论了麻醉监测的问题。

要点：手术室、设备、监护仪的准备
- 尽管现代麻醉机都有精密的电子仪器自检功能，但仍需要麻醉医师负责检查呼吸回路是否有泄漏，是否备有吸引器，是否有应急氧源及通气装置。
- 阿托品、琥珀胆碱和丙泊酚应随时可用，为每一个困难气道病例准备好应急方案。此仅为高危患儿准备复苏急救药物，并放在近距离处。
- 每个儿科麻醉患者都必须进行心电图、无创血压、脉搏氧饱和度和体温监测，对高危病例进行有创监测，麻醉深度监测在儿童中的应用非常有限。

三、麻醉诱导

（一）抗焦虑

抗焦虑是指使用镇静药物或行为技巧来减少患儿的焦虑。可以采用多种策略来缓解术前焦虑，但有些儿童可能需要同时使用多种手段。使患儿在进入手术室前能够与父母顺利分开，进行麻醉诱导。

儿童术前焦虑的原因有很多：害怕和父母分开（1—6 岁）或恐惧（如害怕戴面罩）占 2.8%～8%，对即将进行的手术有理性的恐惧（例如，害怕在手术过程中醒来或发生肢体毁损，通常发生在青少年身上），潜在的焦虑障碍占 15%～20%，以及既往麻醉经历中存在不愉快的记忆[98, 99]。

由于年龄、语言技能、认知能力和情感理解能力不同，儿童在表达焦虑方面可能存在不同程度的障碍。在这种情况下，一位富有同情心的麻醉医师向孩子们讲述他们的恐惧和问题，这当然可以使孩子们放心，但其效果不如抗焦虑药物。

术前抗焦虑药也存在许多缺点，包括可能引起呼吸或循环抑制，以及用药后需要对儿童的生命体征进行监护。麻醉医师必须熟悉术前给药的途径，因为给药本身可能会造成一些焦虑（如咪达唑仑滴鼻），以及熟悉用药后的达峰时间。在麻醉诱导前，可采用一系列的措施来缓解儿童焦虑，这些总结如下。

1. 麻醉诱导时父母在场

患儿和家长都可能对全身麻醉的诱导过程感到紧张不安。父母可能真的相信诱导时父母在场（parental presence at induction of anesthesia，PPIA）会使患儿平静下来。然而最新的临床研究证据结论与现有观点相反：PPIA 并不能缓解父母焦虑或提高患儿父母的满意度，也不能提高患儿的配合度或缩短诱导所需时间，同时并没有减少谵妄的发生率及出院后 6 个月内负面行为的发生[100-102]。

尽管有这些发现，但在很多医疗机构中 PPIA 还是得到推荐，并常规进行。一些父母认为，患儿的手术过程中他们在场是一种公民权利（按照这种逻辑，父母也应该被允许在整个手术过程中陪伴在孩子身边）[103]。尽管如此，PPIA 在某些情况下可能是非常有价值的，如有认知障碍的儿童、患有癌症的儿童及多次手术的儿童，他们的父母在场可以帮助安抚并指导他们配合。认知障碍儿童可能需要口服或肌内注射镇静药物，以达到满意的配合程度，使麻醉诱导顺利进行。这些患儿通常经历过多次麻醉，并已经对整个医院环境产生恐惧。我们发现与父母或监护人了解既往的麻醉经历，并在制订麻醉诱导计划时考虑他们的意见是有一定帮助的。一个执行不当的麻醉计划可能会在回访时造成患儿重复出现不愉快的经历。

如果计划对选定的儿童实施 PPIA，就应在执行开始前制订儿童及其父母的参与计划。首先，因为 8 月龄以内的患儿一般不会产生分离焦虑，所以应在 1—6 岁或更大一些的患儿中考虑实施 PPIA。其次，建议家长参加模拟培训课程，了解孩子在麻醉诱导过程中可能出现的反应和表现，这样在实际发生时，他们能更好地适应。应提前告知家长，他们的孩子可能会哭，抗拒麻醉面罩，在麻醉诱导过程中会出现呼吸不规律或不自主的运动，这些都是正常的反应。当看到自己的孩子被麻醉时，一些家长可能会变得非常情绪化，而培训课程能有效缓解家长对这些现象的反应。第三，如果父母不愿陪患儿进入手术室，不应该强迫他们。最后，手术室团队中的每个人都必须了解自己在整个过程中的角色，必须指定专人在适当时间或麻醉医师认为合适的时候护送家长离开手术室。必须告知家长，麻醉医师可能在任何时间点要求他们离开手术室，而他们必须配合。作者认为 PPIA 不是一种权利，而是一种优待。只有在麻醉医师确定家长在场对患儿最有利的情况下，才允许家长在手术室里陪同患儿。

2. 分散注意力

各种科普及有关分散注意力的研究证明，这种方法可以减少手术儿童的术前焦虑。已经为各个年龄段的手术儿童开发了术前涂色书、故事、视频和网站，以使他们了解手术室的外观、将要使用的设备及如何对儿童进行麻醉。这些视频是否减少了父母或孩子的焦虑目前还不清楚[101]。参观手术室（通常在周末，工作人员会让患儿家属和患儿穿上手术室的服装，带领他们参观手术室，玩麻醉面罩）是最有益的方式，尽管他们可能不会有效地缓解术前焦虑[104]。在手术当天早上，儿童医疗辅导员会指导那些可能出现情绪不稳定或存在分离焦虑风险的儿童，他们会在面罩内侧涂上有香味的唇膏或精油，然后将面罩戴在患儿脸上。麻醉医师在术前访视时，应将注意力直接集中在患儿身上，讨论他们选择的面罩、唇膏或精油，然后让父母参与进来。

视频游戏、视频眼镜、耳机、便携式互联网设备、智能手机、桌面游戏、魔术、小丑和装扮成小丑的医师及音乐等分散注意力的方法都在不同程度上减轻了患儿的术前焦虑[101, 105-109]。如果患儿的父母在其手术前接受过针灸治疗，那么此患儿在麻醉诱导时焦虑程度较低，配合度更高，这说明父母的焦虑情绪在孩子的行为中起着重要的作用。

作为上述分散注意力策略的补充，巡回护士和（或）麻醉医师应该是业务熟练和受过良好训练的，以促进患儿能够顺利、迅速地与父母分离，然后在他们前往手术室的路上，通过谈论墙壁的设计、图片和其他特点来分散儿童的注意力。当患儿进入手术室时，麻醉医师可以通过讲故事，启发他们讨论最近的生日、

节日或假期，或唱歌与他们建立融洽的关系，为麻醉诱导做准备。

3. 药物镇静

有些患儿需要预先用药，以便与父母顺利分离。关于术前用药的选择及给药途径有很多研究，口服咪达唑仑是北美和其他地区使用最广泛的术前用药。

4. 口服术前用药法

苯二氮䓬类药物咪达唑仑作为儿童术前用药，因其作用可靠，并发症少已被广泛接受。咪达唑仑可通过口服、静脉注射、鼻腔、直肠和肌内注射等途径给药，最常见的是口服途径。咪达唑仑经任何途径给药均可能会抑制呼吸，但在不与其他药物联用的情况下，很少出现呼吸暂停，即使患儿存在 OSA[110]。在同时吸入七氟烷诱导时则观察到了呼吸暂停。

在北美，咪达唑仑口服制剂是一种浓度为 2mg/ml 的樱桃味糖浆。可以使用无针头注射器将其注射到幼儿的口腔（颊侧缝隙）中，大一点的儿童也可以直接用杯子喝。这种配方可能会留下苦味（经口腔或鼻腔给药后），并可能会使一些患儿将其咳出。为了防止这种情况的发生，一般鼓励患儿一次喝完，并奖励他们最多 15ml 的水。包含咪达唑仑和 γ- 环糊精、三氯蔗糖和橙味香精的欧洲口服咪达唑仑（ADV6209）制剂目前正在研究中，作为口服咪达唑仑的改良制剂（无苦味余味）其剂量为 0.25mg/kg[111]。这一配方接受度较高，并能够提供良好的镇静作用，但相关数据还有待确认。

口服剂型的咪达唑仑生物利用度有限（15%），因此镇静时需要的剂量很大。如果所有年龄段的患儿采用相同的给药方案，则年龄较小的患儿失败率会增加[112]。作者推荐以下术前剂量方案：1—3 岁儿童为 1.0mg/kg，4—6 岁儿童为 0.75mg/kg，7—9 岁儿童为 0.5mg/kg，10 岁及以上儿童为 0.3mg/kg（最多不超过 15mg）[113]。通过大剂量使用咪达唑仑，患儿及时得到足够的术前用药，较小儿童在 10～15min 内药效达到峰值，较大的儿童可能需要 30min 左右。口服咪达唑仑通常不会导致麻醉苏醒延迟，除非在非常短小的手术中应用[114]。

口服咪达唑仑的禁忌证很少。在 OSA 的患儿中，只有不到 3% 的人出现过短暂的氧饱和度降低[110]。

口服氯胺酮(5～6mg/kg)已经成功在儿童中推广，尽管与咪达唑仑相比可能不会存在什么优势，而且可能增加术后呕吐的发生[115]。目前还没有口服氯胺酮后出现术后幻觉和噩梦的报道。有些医师联合使用口服

咪达唑仑（0.5mg/kg）和氯胺酮（3mg/kg），获得的镇静效果优于单独用药[115]。

口服可乐定是一种 α_2 受体激动药，作为一种术前用药，其可减少术后躁动，减少术后疼痛，减少术后恶心呕吐。与口服咪达唑仑相比，可乐定在诱导时能提供更好的镇静效果，拔管时间和 PACU 停留时间相当，在 PACU 不出现呼吸抑制，镇静作用温和。然而，口服可乐定（2～4μg/kg）至少 40min 后才能达到镇静效果，比口服咪达唑仑要慢得多。右美托咪定作为另一种 α_2 受体激动药，现在也被广泛用于儿童术前镇静。与可乐定一样，口服途径给药起效缓慢，可能出现心动过缓和低血压的风险[116]。尽管这些 α_2 受体激动药术前镇静有效，但它们的镇静作用起效慢，存在引起心动过缓的风险，而且镇静持续时间超过大多数麻醉药物的持续时间，因此限制了它们作为术前药的使用。与右美托咪定（4μg/kg）和可乐定（4μg/kg）相比，口服咪达唑仑（0.5mg/kg）是一种更有效的术前用药，且不存在上述 α_2 受体激动药的不良反应[117]。

5. 经鼻术前用药法

大多数术前药物也可以通过鼻内（intranasal，IN）途径给予。咪达唑仑滴鼻（不含防腐剂，0.2～0.3mg/kg，0.5ml）具有良好的生物利用度，但后味苦涩，大多数儿童反映这种后味令人不快，并在麻醉后持续相当长一段时间[118]。比较父母给予术前药的两种途径，并由父母和观察者评估，结果发现口服咪达唑仑（0.5mg/kg）比咪达唑仑滴鼻（0.2mg/kg）更容易给药和接受，并且在给药后 30min 与父母的分开更顺利[119]。舒芬太尼 2～4μg/kg 滴鼻虽然很少应用于儿童，但也是一种有效的术前用药方案。在最初的研究中发现，它可以引起胸壁强直，必须给予琥珀酰胆碱缓解症状[120]。右美托咪定（1μg/kg）IN 在儿童中也具有良好的耐受性，但其起效慢于咪达唑仑（0.2mg/kg）[121,122]。右美托咪定 IN 后，患儿可以更为顺利地与父母分开，但在麻醉诱导时对面罩的接受程度仅略有提高[123]。此外，右美托咪定 IN 可以减少术后躁动和颤抖的发生，并提供更有效的术后镇痛。目前，右美托咪定尚未被美国食品药品管理局批准用于儿童。

6. 肌内注射术前用药

许多认知障碍患儿拒绝接受滴鼻或口服术前用药。肌内注射氯胺酮在建立静脉通路前或使用麻醉面罩前对不合作的患儿非常有用。使用这种给药方式的典型患儿是拒绝摄入或接受任何药物治疗的年龄较大的自闭症青少年。如果患儿在各种劝导下（包括父母的劝

导）都不愿意进入手术室，就只能选择取消手术或对患儿实施 IM。除非有禁忌证，否则作者的做法是将 3～5mg/kg 氯胺酮与 0.02mg/kg 阿托品（最多不超过 0.5mg）混合肌内注射。一般在 5min 内开始起效，作用时间为 20～30min。在预防使用氯胺酮后的腺体过度分泌方面，阿托品优于格隆溴铵[124]。在准备注射时，家长或护理人员与患儿一起坐在转运担架上，肌内注射氯胺酮到手臂裸露的三角肌区域，必要时穿透衣服进行同一部位注射[125,126]。肌内注射氯胺酮的最佳位置尚不清楚，但可以根据美国疾病控制与预防中心的 IM 疫苗专家共识来指导注射[127]。对于 3 岁以上的患儿，首选三角肌，但也可选择股外侧肌（大腿前外侧）。针的长度必须能够穿透皮肤和脂肪组织。针的长度会随着患儿的年龄和体型而变化。IM 时需熟悉解剖标志防止损伤到周围的神经及血管。使用氯胺酮后，可能需要 5min 才能使患儿达到镇静状态。在大多数情况下，这些药物在麻醉结束前就会被代谢掉。

（二）诱导技术

麻醉诱导是指从清醒状态到麻醉状态的过渡。在北美，儿童全身麻醉最常见的诱导方式是吸入强效麻醉药物，但在某些情况下也可采用 IV、IM、直肠途径。诱导方式的选择取决于几个因素，包括患儿的年龄、合作程度、临床状况和术前状态。对于一些诱导方式，如静脉诱导或单次呼吸诱导，需要一个合格的助手在场协助。

1. 吸入诱导

所有的婴儿和儿童，包括哭闹和躁动的婴儿和儿童，在医务人员适当的引导下，都可以配合进行平稳的吸入诱导。在多数情况下，我们在手术室里采取温暖和蔼的方式和焦虑的患儿沟通可以成功使用面罩进行麻醉诱导。我们相信，把孩子放倒在手术床上，并在脸上强行扣上面罩（被视为"野蛮"），这种做法在儿科麻醉中是不被认可的，而且可能会给患儿留下终生的心理创伤。当我们面对一个术前非常恐惧或情绪化的患儿时，首先要缓解患儿（和他们的父母）的恐惧，提供一个这个年龄能接受的合理解释，并在术前使用适当的抗焦虑策略和（或）镇静。如果在麻醉诱导过程中仍然存在恐惧和抵抗，则采用另一种策略。简而言之，最佳的术前准备是根据患儿和家长的需求制订的，以患者安全为首要目标。

通常，学龄前儿童在麻醉诱导时面临的挑战最大。在这个年龄段，分散注意力方法和术前用药是顺利使患儿和父母分开，缓解麻醉诱导时焦虑的重要策略。

作者设计了一种诱导方案，在诱导过程中最大限度地提高患儿的参与度与主动性。一到手术室，我们就在患儿允许的范围内进行尽可能多的监护措施。患儿可以从 2～3 种香味的唇膏中选择他 / 她最喜欢的一种，然后用它涂抹在面罩内侧。如果患儿太小（小于 3 岁），我们会把它涂在面罩上。患儿坐在手术台上靠着我们的胸部（或当他带有尿布的情况下，圈坐在我们怀里），把面罩轻轻缓慢地覆盖在口鼻上，吸入 70% 的氧化亚氮，回路中新鲜气体流量 5～7L/min。我们经常鼓励患儿通过尽可能深的呼吸来"吹气球"（呼吸机储气囊）。同时，我们在儿科呼吸回路中添加了一个 1L 的储气囊，以减少将麻醉药物充满呼吸回路的时间。最重要的是要确保逸气阀（adjustable pressure limiting，APL）完全打开，防止患儿感到面罩太紧，不能呼气。在这段时间里，可以通过唱歌、讲笑话或讲故事来转移患儿的注意力，直到氧化亚氮呼气末浓度达到目标水平，或者患儿对言语刺激不再有反应。此时患儿达到一定深度的麻醉，并不会产生任何不愉快的关于麻醉气味的记忆。因此，我们一开始先将七氟烷浓度调到 8%，等七氟烷呼气末浓度达到目标水平再将总新鲜气体流量调低至 2～3L/min。当患儿失去意识（要注意此时颈部肌肉松弛，无法支撑头部），将患儿仰卧位放置在手术台上，同时继续吸入 70% 氧化亚氮和 8% 七氟烷的混合气体。连接各种监护设施。在诱导早期，我们在手术室保持几乎完全的安静，禁止外科医师摆动或刺激患儿。如果患儿在这段时间内（尤其是诱导前）出现呼吸暂停，轻柔地手动辅助患儿呼吸。为了降低术中知晓的风险，静脉通路建立前应持续吸入一定浓度的七氟烷和氧化亚氮。静脉通路建立后，静脉输注丙泊酚（1～2mg/kg），并停止吸入氧化亚氮，以便插入喉罩或气管插管[128]。确认人工气道建立成功前，100% 氧气中混入 8% 七氟烷维持麻醉。如果放置人工气道后发生呼吸暂停，可将吸入七氟烷浓度降低25%～35%，甚至更多，直至恢复自主呼吸。如果不存在氧化亚氮禁忌，可继续复合其他吸入麻醉药维持麻醉。确认并固定人工气道后，外科医师才可以开始进行操作。

使用七氟烷诱导麻醉达到目标浓度的另一个方法是阶梯式增加七氟烷的吸入浓度（每分钟 2%）。虽然这种方法可以达到相同的结果，但诱导时间较长且存在过度兴奋阶段。

另一种分散注意力的策略被称为"嗅觉置换"。嗅觉置换是一种对气味的错觉感知，在这种情况下，可

归因于吸入麻醉药的存在。麻醉医师给患儿面罩涂上标准的（即草莓味）润唇膏后，问他 / 她最喜欢的味道是什么。然后告诉患儿，当他 / 她被麻醉时，麻醉药将会神奇地把草莓味变成他 / 她最喜欢的味道。在一项研究中，80% 的患儿证实他们在吸入麻醉气体时，闻到了自己最喜欢的味道[129]。

患有面罩恐惧症的儿童对于那些试图通过吸入方式诱导麻醉的人来说是一个非常现实的挑战[130]。因为，除了拒绝面罩外，这些受到惊吓的患儿通常也坚决抵制针头（因此也拒绝静脉诱导）令麻醉医师近乎束手无策。已经设计出几种不同的方案来解决这个问题，从去掉呼吸回路上的面罩到强迫患儿戴上面罩，后者是我们不能容忍的。作者认为麻醉诱导采用前一种策略是拒绝面罩患儿的首选诱导方式，而后者的诱导方式存在潜在的创伤和心理伤害，因此不推荐使用。

有很多原因可能会造成患儿对面罩的恐惧，包括一开始就使用 8% 七氟烷时发出的难闻气味，对之前入院时受到创伤的患儿没有使用术前药物，由于 APL 阀部分关闭，可能会阻止患儿在诱导过程中完全呼气及存在幽闭恐惧症。无论患儿因为什么原因恐惧面罩，笔者认为都应避免在诱导中使用面罩。为了在不使用面罩的情况下顺利进行麻醉诱导，我们可以交叉手指，将呼吸回路末端的直角接头放置在手指之间，给予70% 的氧化亚氮混合纯氧吸入诱导（图 17-1）。可以用双手托住患儿下颌（因为氧化亚氮比空气重），然后慢慢地把双手合拢，直到最终盖住患儿的口腔。虽然这种方法可能会增加手术室内的污染，但我们认为这可能是处理儿童面罩恐惧症最佳的方法。一旦双手紧紧覆盖在口腔上，则打开 8% 七氟烷入新鲜气流。当患儿完全失去知觉后，再将面罩安装回呼吸回路，继续麻醉。在苏醒期回访这些孩子时，孩子们为避开了"可怕"的面罩而感到兴奋。

如果麻醉医师计划在诱导一开始就吸入七氟烷（即没有术前用药或不使用氧化亚氮），另一种通过面罩进行麻醉的方法是将面罩旋转 90°，并在麻醉诱导时使

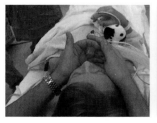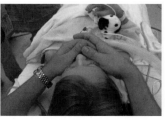

▲ 图 17-1　不使用面罩的吸入诱导

用面罩充气囊堵住鼻孔。这样患儿就闻不到七氟烷的味道，就可以顺利诱导麻醉了。

年龄较大（通常大于 6 岁）且懂得如何屏住呼吸的患儿可实施单次吸入诱导麻醉 [131, 132]。为了顺利进行单次吸入诱导，麻醉回路必须先用 8% 的七氟烷（含或不含 70% 氧化亚氮）对储气囊进行 3～4 次大流量预充气。首选 2L 的储气囊，以在患儿进行深大呼吸时提供足够的储气空间。在通过呼吸回路进行一次呼吸之前，引导患儿练习深呼吸，用嘴深吸气，然后用嘴尽力呼气（引导患儿呼气，直到将肺内气体全部呼出为止）。一旦掌握了呼吸动作，患儿就会呼气至残气量，此时将面罩紧紧地扣在脸上。指导患儿再次用嘴进行单次深呼吸，并尽可能长时间地保持这种呼吸。当患儿屏住呼吸时，麻醉医师缓慢地大声数数。现有研究发现，患儿一般在 1min 内失去睫毛反射，而根据作者的经验，在数到 20s 之前，患儿就失去了意识。这时，应注意保护支撑患儿的头部和颈部，并缓慢地将其倾斜放到仰卧位。

2. 静脉诱导

大多数患儿都不愿意接受静脉诱导，因为害怕建立静脉通道时的疼痛。即使在有局部麻醉的情况下，这三个因素也会增加患儿对静脉注射的过激反应：年龄（≤ 1 岁）、活动水平和内皮素受体 ATT 基因型多态性 [133]。当患儿需要进行静脉注射，如饱腹的患儿，有几种表面麻醉方式可以选择：表面麻醉乳膏、挥发冷冻喷雾剂或皮肤浸润局麻药。有几种乳膏可供选择，包括：EMLA®（2.5% 利多卡因和 2.5% 丙胺卡因混合剂；AstraZeneca LP, Wilmington, DE, USA），需要 45～60min 完成表面麻醉；Ametop®（4% 盐酸丁卡因凝胶；Smith & Nephew, Mississauga, ON, Canada），需要 30min 完成麻醉，并且不会引起皮肤苍白或静脉收缩；LMX4®（4% 利多卡因脂制体；Eloquest Healthcare, Ferndale, MI, USA）；Synera® 贴片（70mg 利多卡因和 70mg 丁卡因的共晶混合剂；Galen Ltd., Craigavon, UK），局部麻醉需要 30min [134]。作者通常为年龄较大的患儿在手术室建立静脉通路之前吸入 50% 氧化亚氮。为了成功麻醉皮肤，可以用 27G 或 30G 针头在目标静脉的皮肤上直接用 1% 或 2% 利多卡因打局麻皮丘，然后继续在皮下注入少量局麻药。针头的型号越大，注射的量越多，造成的疼痛就越严重。挥发冷冻喷雾剂（如氯乙烷）也被广泛用于减少注射痛，而且不会引起静脉收缩。最近的一项 Cochrane 系统评价得出结论，挥发冷冻喷雾剂可适度减轻成人和

儿童静脉置管时的疼痛 [135]。然而，也有一些研究认为，氯乙烷并不能减轻静脉置管时的疼痛。这可能是由于这些研究中氯乙烷的使用方法不当造成的，应在扎止血带后喷洒氯乙烷，4～10s 后立即静脉置管，因为其镇痛效果仅能持续 60s [136]。最近出现的一种新设备（J Tip™；National Medical Products, Irvine, CA, USA）可以在静脉置管前通过无针皮下喷射利多卡因麻醉皮肤，但它并没有被广泛使用或研究。有人提倡使用透照和近红外光设备（如 Accuvein®, Accuvein Inc., Huntington, NY, USA；VeinViewer®, Christie Medical Holdings Inc., Memphis, TN, USA）作为寻找儿童外周静脉的辅助工具，但是目前尚无研究证明它们可以增加静脉置管的首次成功率 [137]。

目前，美国允许使用的唯一诱导药物是丙泊酚、氯胺酮和依托咪酯。自 2011 年以来，硫喷妥钠在美国已经停售，尽管在其他国家仍然有售。

丙泊酚（2, 6 二异丙基酚）（1～3mg/kg 静脉推注）是使用最广泛的诱导药物。其中的一种常用剂型是 Diprivan®（Fresenius Kabi USA, Lake Zurich, IL, USA）为 1% 的丙泊酚溶液，其中含有脂肪乳（来自大豆油中的长链甘油三酯）、EDTA（乙二胺四乙酸）、卵磷脂和 pH 调节剂。由于丙泊酚是一种酚类衍生物，在儿童的细小外周静脉注射时会引起疼痛。目前有很多方法致力于减轻或预防注射痛，其中有两种方法在改善注射痛方面比其他方法更好：吸入 70% 氧化亚氮混合纯氧的预处理，或改良的 Bier 阻滞（静脉局部麻醉）使用 0.5～1mg/kg1% 利多卡因静脉注射，然后闭塞这段静脉 45～60s [138]。

丙泊酚是一种非常安全的小儿诱导药物。丙泊酚最初被批准用于临床时，禁用于对鸡蛋过敏的儿童。因为卵磷脂是从鸡蛋黄中提取的，不能分辨患儿是否对这种成分过敏 [19]。第二个担忧是对大豆过敏的儿童，可能也会对丙泊酚过敏。然而这一问题尚未有文献报道，可能是因为根据美国制造商费 Fresenius Kabi 所说，丙泊酚的生产过程中已经去除了所有的大豆蛋白。然而，北美以外地区的丙泊酚制造商仍然警告对大豆和花生过敏的儿童禁止使用丙泊酚，因为对大豆过敏的儿童与花生有共同的抗原表位，从而发展成花生过敏 [139]。事实上，80% 的所谓对花生过敏的儿童只是对花生敏感，并没有发生免疫反应 [140]。如果没有对花生过敏的患儿进行免疫测试，麻醉医师一般不在这些患儿中应用丙泊酚，或者给予小剂量丙泊酚来评估他们对丙泊酚过敏的敏感性。

氯胺酮（1～2mg/kg）也可用于麻醉诱导，但由于偶有病例报道术后患儿可能发生噩梦，已将其列为第二梯队麻醉药物，用于败血症、发绀型心脏病等特定适应证。在法洛四联症患儿中，氯胺酮有不同的作用：轻度发绀时，可增加肺血流量，而中度至重度发绀时，可减少肺血流量[141]。

虽然依托咪酯在北美尚未被批准用于儿童，但它作为超说明书用药被应用于临床中，主要适用于感染性休克患者。在成人中，依托咪酯（0.3mg/kg）在快速序贯诱导或持续输注时可抑制肾上腺功能[142]。择期手术期间，儿童单次静脉注射依托咪酯可抑制皮质醇水平 24h 而不影响预后[143]。药代动力学研究发现，大于 6 月龄的婴儿和低龄儿童可能比大龄儿童需要更大剂量的依托咪酯[144]。静脉注射依托咪酯时可引起肌阵挛性抽搐和疼痛。后者可以通过静脉注射利多卡因预处理来预防。

硫喷妥钠作为静脉诱导药物（健康的无术前用药的患儿 5～6mg/kg，新生儿 3～4mg/kg）已使用了近半个世纪，但在过去 20 年中逐渐被丙泊酚取代。对于已有术前用药和一般情况较差的患儿应酌情减少诱导剂量。硫喷妥钠可以迅速完成麻醉诱导，其作用也可迅速终止，主要是由于其再分配效应。每小时只有 10% 的硫喷妥钠被代谢掉，这导致并发症的出现可能有所延迟，特别是多次重复给药的情况下。因此，硫喷妥钠不适用于持续静脉输注。

3. 肌内注射诱导

肌内注射诱导由于会产生疼痛且诱导缓慢一般不用于儿童。目前唯一可以用于肌内注射的麻醉药物是氯胺酮，剂量为 3～5mg/kg。这种诱导方案通常作为认知障碍和情绪激动的青少年的备选方案。镇静起效时间 3～5min，持续时间 30～45min。

小儿中很少有在没有静脉通道的情况下出现紧急气道。在这种情况下，可以采取以下几种方法中的任何一种来建立。麻醉诱导前、吸入诱导后或肌内注射氯胺酮（3～5mg/kg）、阿托品（0.02mg/kg）、琥珀酰胆碱（4mg/kg）后均可建立静脉通路。

4. 直肠诱导

直肠诱导是过去对年幼儿童（＜5 岁）实施麻醉诱导的常用方法，特别适用于不愿配合口服药物或非常害怕的患儿。直肠诱导有几种常见的方案：美索比妥 15～25mg/kg，咪达唑仑 1.0mg/kg，氯胺酮 5mg/kg，硫喷妥钠 30～40mg/kg[145-147]。直肠诱导存在的几个问题包括：诱导药物的生物利用度低（由于无法预测直

肠静脉吸收率或无法评估药物经直肠流失的剂量），喉痉挛的风险（使用美索比妥时），以及麻醉后可能出现苏醒延迟。目前，已经很少使用直肠诱导。大多数麻醉医师更愿意在麻醉诱导时让家长约束患儿的行为，而不是经直肠给予术前用药。

> **要点：麻醉诱导方法**
> - 父母在场以减少焦虑的效果有限，口服咪达唑仑和分散注意力的方法则更为有效。
> - 氧化亚氮和七氟烷吸入诱导是目前最常用的技术，"无面罩"诱导或全凭吸入诱导可在特定环境下完成。
> - 通常应用丙泊酚静脉诱导可在局麻下建立静脉通路后实施，对患儿创伤最小。
> - 氯胺酮 IM 诱导可用于不能配合的发育迟缓儿童，或静脉通路不佳无法耐受吸入诱导的先天性心脏病患儿。

四、麻醉诱导期间可能出现的问题

（一）血氧饱和度降低

健康、清醒的儿童呼吸室内空气时氧饱和度（SpO_2）应 > 95%。麻醉诱导及人工气道建立后应维持类似的血氧饱和度水平，特别是当 $FiO_2 \geq 33\%$ 时。然而，在一些患儿中，SpO_2 在麻醉初期可能下降到 < 94%，增加 FiO_2 也不能改善。当二氧化碳波形图正常的情况下，最常见的是支气管内插管，其次是哮喘、黏性分泌物阻塞和肺不张。当肺部听诊时左肺可以闻及呼吸音，呼吸音清，气管导管内无脓性分泌物时，下一个最可能的诊断是节段性肺不张。肺不张是在麻醉诱导后发生的。这与潮气量减少，呼吸肌力减小相结合，使肺容量及胸廓顺应性降低。结果导致大部分的肺部循环灌注局限于肺基底段，而肺部上段通气更占优势。由于氧离曲线呈 S 形，所以当 FiO_2 从 30% 增加到 100% 时，V/Q 失配相对不受影响。因此，增加 FiO_2 是无效的。要使血氧饱和度恢复到 94% 以上，必须使萎陷的肺泡复张[148]。这是通过手动将肺部充气至 20～30cmH$_2$O 压力并维持 20～30s（称为肺复张操作）来实现的。对于循环不稳定的患儿，应谨慎使用这种方法。因为肺泡复张的通气方法使压力 - 容积曲线上移，此时右向左分流最小。肺泡复张的效果与 FiO_2 无关。当完成肺复张后，呼吸可恢复到生理上

的呼气末正压水平（5~10cmH$_2$O）。肺不张不受重视的原因是在低龄儿童辅助通气时压力过大会引起胃胀气。可以放入胃部一根软的 8~14Fr 导胃管进行低负压吸引，缓解胃胀气。

（二）支气管痉挛

七氟烷和氟烷麻醉诱导时很少发生支气管痉挛[149]，但在异氟烷和地氟烷诱导气管插管后常见支气管痉挛[150]，特别是在气道高反应的患儿中，如严重哮喘患者。支气管痉挛的定义是气管壁的突然收缩。"喘鸣"在字面上的意思是"嘶嘶声"，是指气道中发出的吹哨声（高音调或低音调）。为了区分这两个术语，请记住：喘鸣并不都是支气管痉挛。支气管痉挛常见于哮喘、肺部感染和过敏反应的儿童。喘鸣可发生在气道的多个节段，包括喉头（如喘鸣）、气道固有段（如哮喘）或气道的外在部位（如气胸）。

麻醉过程中容易发生支气管痉挛的诱发因素包括近期上呼吸道感染、哮喘、气道异物（如花生或气管导管）、一手烟或二手烟和胃食管反流[151]。术前应听诊胸部呼吸音。如果发现新的喘息发作，应取消择期手术，并将患儿转诊给儿科医师或呼吸科医师进行进一步检查。取消择期手术的原因是，哮鸣音是肺部疾病活动期体征，它的出现增加了全身麻醉后围术期并发症的风险。如果手术很紧急或是急诊手术，应在术前进行支气管扩张治疗，气道管理方面应以避免气管插管为目标，并准备好术中使用的支气管扩张药物治疗设备。如果患儿在接受最大程度的肺部治疗后仍存在长期喘息，且无急性加重，可继续手术，但术前应使用一定剂量的支气管扩张药物，如果可能，尽量避免气管插管。

如果气管插管后发生支气管痉挛，应明确病因并进行治疗。首先，需要排除气管导管误入支气管的可能性，通过双侧肺听诊和确认从嘴唇开始气管导管的深度来初步诊断。其次，通过气管导管吸痰，清除可能阻塞气道的黏液。虽然将吸痰管插入到气管导管内并不能完全清除气管导管中及套囊周围的黏性分泌物，但可以在一定程度上减少存在这种情况时患者的呼吸道阻塞情况。如果这两种方法都不能缓解支气管痉挛，可通过气管导管给予一定剂量的沙丁胺醇。使用沙丁胺醇时需要一个定量吸入器（metered dose inhaler，MDI）适配器（RTC 24-VP；instrumentation industries，Bethel Park，PA，USA）连接在气管导管和麻醉机呼吸回路之间。另一种方法是将一个非 MDI 沙丁胺醇罐以倒置的位置插入 30ml 注射器针筒里（在拔

除注射器活塞后），然后将注射器活塞重新插入到罐的顶部，推动活塞将药物喷洒进入呼吸回路的直接接头。当在呼吸回路的直角接头处激活时，有 3%~12% 的雾化沙丁胺醇将喷射到气管导管的尖端，这种方法的给药剂量取决于气管导管的 ID（3~6mmID）[152]。因此，可能需要 5~10 次的激活才能提供足够剂量的沙丁胺醇来影响支气管的张力。如果以上方法都不能缓解支气管痉挛，可以考虑 1~2μg/kg 的肾上腺素静脉注射。如果这些治疗后支气管痉挛仍得不到缓解，应该寻找可能引起痉挛的其他原因，并做出相应的处理。

（三）喉痉挛

喉痉挛是一种罕见的发生在麻醉诱导或苏醒过程中，可能威胁到生命安全的紧急情况。小儿喉痉挛的发生率在不同的研究、不同的研究人群和不同的诱发因素之间存在显著差异，发生率的差异范围为 0.4%~10%[153-156]。常见的增加小儿喉痉挛的风险因素如框 17-8 所示[156, 157]。

框 17-8 增加喉痉挛风险的因素

- 低龄（婴幼儿）
- 反应性气道疾病病史
- 近期 URTI（< 2 周）
- 暴露于二手烟环境
- 气道畸形
- 气道手术
- 气道设备（气管导管，可能包括 LMA）
- 在浅麻醉时刺激声门
- 口咽部的分泌物（如血液、大量唾液、胃液）
- 吸入麻醉（与静脉麻醉相比）
- 缺乏经验的麻醉医师

LMA. 喉罩；URTI. 上呼吸道感染

喉痉挛是指假声带和真声带的反射性闭合，尽管这种反射的确切发病机制尚不清楚。完全性喉痉挛的定义是指假声带闭合，会厌喉表面和杓状软骨表面贴合，导致通气及不规则呼吸完全暂停，储气囊运动停止，呼气末二氧化碳波形消失。相对应的，不完全（或部分）喉痉挛的定义是声带闭合留有狭小缝隙，存在持续的吸气哮鸣音，可以观察到储气囊有限的充气，呼吸阻力逐渐增加。有些学者认为不完全喉痉挛不属于喉痉挛，但就治疗目的而言，这是一个有争议的问题。

喉痉挛可能在麻醉诱导或复苏中出现，表现为微弱的吸气相喘鸣，提示存在上呼吸道梗阻。这些气道梗阻的体征包括：随着吸气用力逐渐增加，可观察到

胸骨上窝和锁骨上窝凹陷，膈肌活动增加，以及下肋骨摆动。随着吸气做功的增加，哮鸣音的强度和音量升高，胸壁摆动类似于"摇摇马"。随着喉痉挛的进展，声门几乎完全闭合，气流不能通过，用力吸气完全停止。这些体征预示着情况恶化。如果不能阻止喉痉挛的进展，肺部有限的氧气储备将被耗尽，随之而来的就是氧饱和度降低。随后立即出现心率下降，并可能导致心搏骤停。这种恶性循环必须予以制止。

喉痉挛的处理需要多方面的努力配合及快速有效的应对（图 17-2）[154]。一旦怀疑发生喉痉挛，就应立即给患儿扣上合适的密闭吸氧面罩，呼气末正压（小于 15～20cmH_2O 防止胃胀气）下吸入 100% 的纯氧。如果是由于血液、分泌物或气道异物引起的喉痉挛，应立即清除阻塞物，以消除刺激声门的根源。移除诱发因素后（如果有的话）立即托下颌。托下颌时需要熟悉下颌后切迹的解剖结构，该切迹由前下颌骨升支的髁突、乳突后方和外耳道上方构成[158]。手指放在（最初双侧）下颌骨升支髁突后缘的最高点，向额

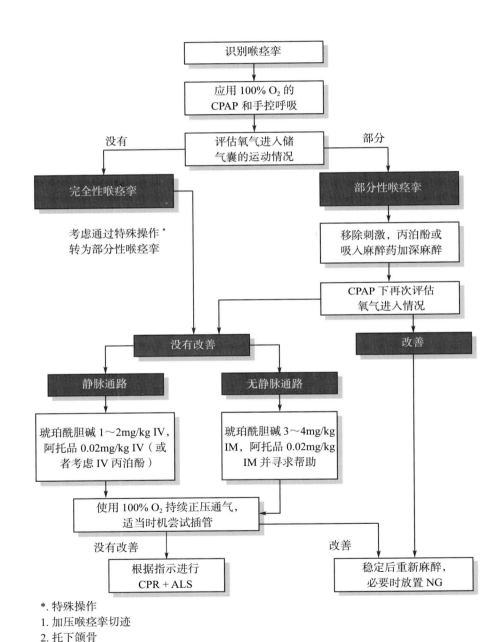

▲ 图 17-2　小儿喉痉挛的诊断与处理流程

ALS. 高级生命支持；CPAP. 持续气道正压；CPR. 心肺复苏；IM. 肌内注射；IV. 静脉注射；NG. 鼻胃管（经 John Wiley and Sons 许可转载，引自 Hampson-Evans 等 [154]）

骨发际线方向上抬。上抬颏突一次维持 3～5s，然后放松，同时将面罩紧扣在患儿面部。通过在颏突上施加和释放压力，反复的疼痛刺激可能产生足够的疼痛，导致患儿哭泣。患儿哭泣时声带打开，喉痉挛解除。除了在上呼吸道吸入 100% 氧气和使用 PEEP 外，这种操作还给患儿带来了额外的疼痛、挣扎和恐惧反应，这些会刺激患儿，导致其用力呼吸，大声喊叫发出声音，从而可能会解除喉痉挛。需要注意的是，当患儿开始喊叫或哭泣，说明声带开始活动，则喉痉挛不会进一步恶化或持续。如果正压通气、100% 氧气吸入和托下颌法都不能解除喉痉挛，应在氧饱和度降低和心率下降发生之前立即采取进一步措施。这一阶段适当的治疗包括静脉给予阿托品（0.02mg/kg）、丙泊酚（< 1mg/kg）[159, 160]。如果喉痉挛缓解，应立即使用 100% 氧气和吸入麻醉药辅助通气。然而，如果喉痉挛没有减轻，心率和氧饱和度继续下降，则应给予琥珀胆碱（1～2mg/kg 静脉注射或 4～5mg/kg 肌内注射）并进行气管插管。

　　一项有意思的研究发现，轻柔地胸外按压可以有效缓解儿童喉痉挛[161]。要在喉痉挛的治疗中加入胸外按压，则需要增加一个人来执行按压操作，而不是放弃前面所述的任何或所有抢救操作。临床中通常人员紧缺，无法增加一人随时进行胸外按压，但这种处理方案值得我们参考。进行胸外按压的相关风险包括胸骨或肋骨骨折，如果发生，必须向家长解释清楚。作者认为，目前的证据还不足以推荐常规使用胸外按压来缓解儿童喉痉挛。胸外按压可用于伴有严重心动过缓（心率< 60 次 / 分）伴组织灌注不良，脉搏细弱甚至消失的患者。

　　许多麻醉医师通过局部或静脉注射利多卡因来预防儿童苏醒期喉痉挛。最近的一项针对该问题的系统性综述认为，在拔管后 5min 内静脉注射或局部使用利多卡因 1～2mg/kg，可有效预防儿童喉痉挛[162, 163]。

（四）心动过缓

　　心动过缓是指心率低于患儿年龄对应心率的正常低限值。婴儿（小于 1 岁）心率的阈值为 100 次 / 分，1—5 岁的幼儿为 80 次 / 分，5 岁以上儿童为 60 次 / 分。由于婴幼儿的心输出量很大程度上取决于心率，因此心率减慢意味着心输出量减少。如果心率低于上述阈值，在心肺复苏之前应首先采取措施恢复心率。

　　尽管缺氧是儿童心动过缓的首要原因，但是药物也是常见原因。随着近些年来七氟烷逐渐取代氟烷后，吸入麻醉中心动过缓的发生率显著降低[149]。尽管琥珀酰胆碱已不再推荐用于儿童择期手术气管插管，但它仍然是儿童心动过缓的一个原因，即使是单次给药也可能造成心动过缓。最近，利用电子数据库研究发现，七氟烷麻醉后的 6min 内，唐氏综合征患儿的心动过缓发生率比对照组患儿高 5 倍[164]。这在结构正常的心脏也可能发生。由于儿童的心输出量主要取决于心率，因此这些患儿可能需要进行干预（阿托品或异丙肾上腺素）。

　　框 17-7 列出了健康儿童心动过缓的原因。为了阻止心率的逐渐减慢，应治疗引起心动过缓的根本原因（如给缺氧患儿吸氧），并给予阿托品 0.02mg/kg 静脉注射。阿托品仅在心脏内存在电活动及心动过缓的病因是迷走神经时才有效。如果发生心搏骤停，最终治疗为肾上腺素（10μg/kg），而不是阿托品。二级治疗可能包括异丙肾上腺素。心肺复苏的更多信息将在其他章节（见第 13 章）中详细介绍。

（五）低血压

　　小儿麻醉诱导过程中低血压的发生率较低。在最小肺泡浓度研究中，将低血压定义为收缩压比基础血压降低超过 30%。在 1MAC 的情况下，使用氟烷诱导的新生儿和 1—6 月龄的婴儿[165] 及使用七氟烷或地氟烷的所有患儿（包括青少年）的收缩压均在正常范围内波动（下降小于基础血压的 30%）[166, 167]。大于 1MAC 的七氟烷和氟烷对健康儿童收缩压和平均血压影响也不显著，不需要额外干预[131, 168]。用 8% 七氟烷复合丙泊酚（1～2mg/kg）静脉注射不给肌松药是一种在未经分析的儿童中保护气道而不引起心动过缓和低血压的常用方案[128]。

　　除了诱导药物的作用外，也存在一些其他直接或间接的因素，可能导致麻醉诱导过程中低血压的发生。直接原因包括术前长时间禁食、出血、慢性呕吐和过敏反应。间接原因包括可能发生的脑干膨出、感染性休克、心脏压塞、张力性气胸、大血管压迫（前纵隔肿块压迫肺动脉），以及罕见的甲状腺功能减退。

　　治疗低血压必须首先解决根本原因，恢复正常血容量而不是单纯应用升压药物。可以使用平衡盐溶液，如乳酸盐林格液，以 10～20ml/kg 的剂量推注补充，必要时进行多次补液，同时减低吸入麻醉药的浓度。

> **要点：麻醉诱导过程中存在的问题**
> - 诱导过程中的氧饱和度降低可能主要是由于气道阻塞、喉痉挛、支气管痉挛、插管过深进入支气管或肺不张等原因引起，及时的诊

断和治疗至关重要。

- 由于氟烷已逐渐被七氟烷取代，因此心动过缓已不常见，但仍可由于低氧血症、大剂量吸入七氟烷、使用琥珀酰胆碱、迷走神经反射等原因诱发，这种情况在唐氏综合征患儿中更为常见。

- 如果低血压被定义为较基础血压下降大于30%，那么低血压的发生率较低，即使是8% 七氟烷复合丙泊酚 1～2mg/kg 推注诱导插管，通常对健康儿童的耐受性也很好。

五、麻醉维持

（一）方法

在婴幼儿和儿童中最常使用的维持方案是吸入麻醉药。在过去的 150 年里，吸入麻醉药的分子结构已经得到不断完善，发展到今天，这些常用的麻醉药是有效、可靠、易于运输的，且具有良好的品质和安全性。吸入麻醉药与静脉麻醉药的一个主要区别在于，我们可以连续监测前者的呼气末浓度。这种监测为我们评估麻醉用药的有效性和患儿对麻醉的反应提供了宝贵的信息。目前常用异氟烷、七氟烷和地氟烷三种吸入麻醉药维持麻醉。虽然吸入麻醉药的药理学并不在本章的讨论范围内（见第 10 章），但有几个关键原则需要注意。这三种麻醉药一般不影响健康儿童心肺功能的动态平衡。唯一需要注意的是，在严重哮喘和暴露于二手烟的患儿中使用地氟烷，可能会导致患儿用药期间及用药后出现与肺阻力变化相关的不良呼吸事件[169]。此外如果喉罩麻醉中吸入地氟烷维持，围术期呼吸相关不良事件的发生率可能会升高[170, 171]。

在麻醉维持期间浓度逐渐降低后异氟烷和七氟烷的麻醉苏醒时间无明显差异，使用地氟烷后的苏醒时间会比异氟烷和七氟烷更短，特别是：①全凭吸入药物维持麻醉；②如果手术时间延长，使用了短效阿片类药物或非阿片类镇痛药维持麻醉[172]。另外，如果使用大剂量的阿片类药物镇痛，则可能由于阿片类药物的镇静作用导致苏醒延迟，并导致与使用其他所有麻醉药相似的苏醒时间。

氧化亚氮是目前仍在使用的最古老的麻醉药物，常用于儿童麻醉维持期间。虽然它存在一些缺点，但我们认为仍然没有理由使其退出临床应用。虽然氧化

亚氮几十年来一直在为痛苦的手术过程提供麻醉、镇静和镇痛，但在某些临床情况下是禁用的（包括肠梗阻、中耳手术、需要监测运动诱发电位的脊柱手术和体外循环手术）。不使用氧化亚氮可能会增加术中知晓的风险[173]。然而，其对于 PONV 的影响仍然存在争议：在一项针对成人的大样本研究中发现，氧化亚氮对 PONV 的影响很小[174]，而在儿童中，其对 PONV 的影响随时间延长而增加，持续吸入 3h 后显著增加[175]。氧化亚氮的不良反应除了包括上述几项外，还可能抑制蛋氨酸合成酶并造成大气污染。关于氧化亚氮的环境问题与它对全球变暖和臭氧层消耗的影响有关。据估计，氧化亚氮在对流层的存留时间为 110 年[176]，尽管估计释放到大气中的氧化亚氮来自于医学用途的不到 5%，但它依然属于非环保气体。减少对流层医源性污染的方法包括：混合使用地氟烷与氧化亚氮，减少地氟烷的使用，使用七氟烷或异氟烷与氧气 / 空气的新鲜气流混合，以及改进二氧化碳吸收剂[177]。

TIVA 作为恶性高热患儿的主要麻醉方式引起了广泛的关注，用于接受脊柱手术并需要监测运动诱发电位及有严重 PONV 病史的患儿。TIVA 使用的主要全麻药是丙泊酚和氯胺酮。丙泊酚具有抗恶心作用，已在有 PONV 病史的儿童中得到应用。丙泊酚的不良反应包括注射痛和丙泊酚输注综合征（propofol infusion syndrome，PRIS）。丙泊酚注射痛可通过术前吸入70% 氧化亚氮或使用改良 Bier 阻滞静脉注射利多卡因（0.5～0.75mg/kg）阻断局部血管 30～45s 来消除[138]。然而，它主要的不良反应仍然是 PRIS，因此在一些地区禁用于儿童镇静[169]。到目前为止，丙泊酚用于镇静的输注速率如果 > 5mg/(kg·h) 且持续时间超过 48h，则可引起儿童 PRIS[178]。1989—2004 年，有文献报道了 33 例以上的儿童 PRIS 病例，在使用丙泊酚镇静 / 麻醉过程中，有些患儿一旦停止输注丙泊酚，pH 即恢复正常，而有些患儿则出现突然死亡，有证据表明这是由进行性的乳酸酸中毒（无其他临床原因）导致的[179-181]。目前，在北美地区连续注射丙泊酚可以用于儿童的医疗操作和外科手术中的镇静，但不在重症监护病房中使用，因为那里的患儿可能需要镇静数天。对于所有长期使用丙泊酚镇静的儿童，持续的血气监测是必要的。如果在丙泊酚输注过程中出现难以解释的乳酸性酸中毒，应立即停止输注，并采取适当的复苏措施。

丙泊酚用于婴儿和儿童的磁共振检查或手术过程防止体动的输注速率范围在 200～300μg/(kg·min)

［12～15mg/(kg·h)］[182, 183]。手术麻醉维持中还需要复合其他药物，包括阿片类药物、肌松药和镇静药。此外与无认知障碍的年龄较大的儿童相比，年龄较小的婴儿和认知障碍儿童在进行 MRI 检查时，需要更大的丙泊酚输注速率来防止体动。给小于 1 岁的婴儿输注丙泊酚时需要注意：新生儿对它的清除率最低，从新生儿到 1 岁的婴儿清除率逐渐升高，1 岁以后保持不变直至成年[184]。因此，在首次给予丙泊酚负荷剂量后，小婴儿的清除率较低，可能需要减小输注速度以便于快速苏醒。

根据丙泊酚（和其他药物）在儿童中不同年龄和不同生理状态下的药代动力学差异，已经开发了靶控输注（target controlled infusions，TCI）[185]。将输液泵和计算软件结合，可以自动调整输注速度，以适应儿童的药代动力学特点和满足相应年龄的丙泊酚血药浓度。到目前为止，这些输液泵发挥了一定的作用，但还没有得到广泛推广使用，并且可能短时间内不会推广到北美地区以外的患儿使用。

在吸入或静脉麻醉期间也辅助使用一些镇痛药物来防止对疼痛的生理反应和体动。瑞芬太尼（时 - 量相关半衰期为 0）0.05～0.1μg/(kg·min) 可以输注给药，而其他阿片类药物（芬太尼和吗啡）可以静脉推注。芬太尼（1～2μg/kg）或吗啡（0.05～0.1mg/kg）可以根据患儿对阿片类药物的敏感性、疼痛的严重程度和复合使用的其他镇痛药物情况，调整静脉给药剂量。

（二）年龄与肺泡最小有效浓度的关系

肺泡最小有效浓度（minimum alveolar concentration，MAC）是指吸入麻醉药的最低肺泡或呼气末有效浓度，在此浓度下 50% 的受试者对有害刺激（通常是切皮刺激）不再做出反应。在儿童中，大多数吸入麻醉药的MAC 值随着年龄的减小而增加，在婴儿期达到峰值。例如，氟烷和异氟烷在婴儿早期阶段的 MAC 值随着孕龄的增加而增加，并贯穿婴儿期早期，在 1—6 月龄的婴儿中达到顶峰，然后随着年龄的增长而下降（图17-3）[186]。地氟烷的 MAC 值在婴儿期也会增加，但在 6—12 月龄的婴儿中达到顶峰，然后随着年龄的增加而下降[167]。七氟烷的 MAC 和年龄的相关性与其他吸入麻醉药有很大的不同，七氟烷的 MAC 值，在新生儿和 1—6 月龄的婴儿中是恒定的 3.2%，在 6 月龄的婴幼儿到青春期中快速下降到 2.5%[166]。儿童 MAC 值随年龄变化的神经生物学原因及吸入麻醉药之间存在差异的原因一直困扰着研究人员，尽管已经提出了包括中枢神经系统发育和神经体液因素差异在内的多

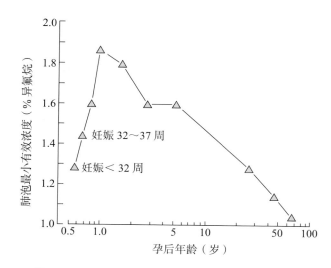

▲ 图 17–3　异氟烷在早产儿到成人中不同年龄与肺泡最小有效浓度（MAC）的关系
经过 Wolters Kluwer 许可转载，引自 LeDez 和 Lerman[186]

种理论。

MAC 的概念包括了这样一种见解，即同时吸入的各种麻醉药对总 MAC 值的影响都是相加的。因此，60% 氧化亚氮混合 1% 异氟烷相当于 0.6+1.0 或 1.6MAC 的吸入麻醉药。这一概念也适用于在儿童中使用的异氟烷、氟烷及在成人中使用的所有吸入麻醉药。然而，当七氟烷和地氟烷及氧化亚氮混合测定儿童 MAC 值时，60% 氧化亚氮的 MAC 占比仅为 20%，比与异氟烷和氟烷混合使用时，氧化亚氮对 MAC 的贡献少 2/3 [166, 187]。氧化亚氮与这两种相对不溶的麻醉药混合使用时作用显著减弱的原因尚不清楚。

影响吸入麻醉药 MAC 的因素很多。大约 90% 的黑素皮质素 -1 受体基因是纯合子或杂合子（即红发人）的成人比那些没有这种突变的成人需要增加 20% 的吸入麻醉药[188]。

患有脑瘫和严重智力障碍的儿童需要氟烷的量比健康儿童少 25%[189]。在确定儿童 MAC 水平时必须考虑其他的影响因素，包括长期使用抗惊厥药物治疗等。

除了传统的切皮刺激外，还有文献报道过儿童在对其他刺激如气管插管和拔管、喉罩置入和拔除、气管插管 / 切皮的 MAC 比值及苏醒的 MAC 值[190]。氟烷和七氟烷的气管插管与切皮的 MAC 比值约为 1.33。2—5岁儿童苏醒时七氟烷的 MAC 值约为 0.66%，几乎比5—12 岁儿童苏醒时 0.44% 的 MAC 值约高 50%[191]。

（三）液体管理

1. 一般原则

患儿进入手术室之前，应准备好静脉输注的液体。

对于婴儿和儿童准备 500ml 的袋装乳酸盐林格液及分量输液器，然而，对于新生儿和早产儿最好是使用 250ml 的袋装液体和（或）输液泵。对于 8 岁以上的儿童，可以使用粗调或微调型输液器，不必使用分量输液器，液体可以是 500 或 1000ml 的平衡盐溶液。所有的儿科静脉输液器中都应包括一个手动控制调速器，一个单向阀（以防止药物回流进入输液管），以及无针输液接头和（或）用于给药的三通阀。

对于 NICU 内的新生儿和早产儿，可以继续使用 NICU 中的维持液体，如 10% 葡萄糖和钙。术中输注速度应保持不变，因为如果高糖输注速度突然降低，可能发生术中低血糖。如果在手术期间连续测量血糖浓度，滴定输注 NICU 内使用的液体维持正常血糖是可以的。在转入手术室之前最好停止输注脂肪乳剂，以减少重复开放输液通路污染脂肪乳剂和中心静脉通路的风险。

在择期手术期间，大多数健康儿童静脉输注的液体为非葡萄糖等渗盐溶液，北美地区常用乳酸盐林格液。既往报道中含葡萄糖的低渗溶液有引起癫痫、误吸和颅脑损伤的风险，现已被乳酸盐林格液取代。在世界范围内，儿童术中补液的观念由低渗向等渗溶液的转变进展得较慢[192]。乳酸盐林格液是轻微低渗（280mOsm/L）的，并含有少量的钾和乳酸盐。生理盐水（0.9%NaCl）为等渗（308mOsm/L），不含离子基团，但 pH 为 5.0。由于大量使用时可导致高氯代谢性酸中毒（无阴离子间隙型），因此不常作为主要的维持液体使用。作者推荐添加葡萄糖的补液方案，例如使用含 1% 或 2.5% 葡萄糖的乳酸盐林格液作为新生儿和小于 6 月龄的婴幼儿、恶病质的低龄患儿、长期营养不良、不能耐受禁食的（1 型糖尿病）患儿和可能诱发低血糖的消耗性疾病患儿的维持输液方案[193, 194]。这些输液方案应避免在术中出现高血糖和低钠血症。尽管随着临床使用中向等渗盐溶液的转变，低钠血症的发生率显著降低，但在特定手术中监测血清电解质仍有必要[195]。

对于有特殊系统疾病的患儿，应为其制订个性化的静脉输液方案。对于肾衰竭或肾功能不全的患儿，建议选用生理盐水作为平衡盐溶液在术中使用，因为它不含钾，但也有一些证据表明这种方案可能导致非阴离子间隙酸中毒，并导致高钾血症[196]。因此，乳酸盐林格液可能是首选的液体。线粒体肌病的患儿在婴儿期容易出现乳酸性酸中毒，术前应缩短禁食时间，并根据需要仅接受生理盐水和葡萄糖输注。

可能存在低血容量的婴幼儿（＜ 2 岁）术前应评估其脱水的程度：轻度、中度或重度[197]。轻度脱水（体重下降 5% 或容量减少约 50ml/kg）的症状包括皮肤松弛和口干。中度脱水（体重下降 10% 或容量减少 100ml/kg）的症状除了轻度脱水的症状外，还包括囟门凹陷，心动过速和少尿。重度脱水（体重下降 15% 或容量减少 150ml/kg）的症状除了中度脱水的症状外，还包括眼窝凹陷、低血压和无尿。

纠正低血容量需要分阶段输液。大约 50% 的丢失量应该在第 1 小时内输注完毕，在第 2 小时输注 25%，在第 3 小时输注 25%。应使用平衡盐溶液来恢复容量。其他章节（见第 11 章）对液体疗法进行了更加详细的讨论。

2. 择期外科手术

对于短小的择期手术，每小时液体输注速度的传统计算方法基于补充禁食时的液体不足、生理需要、血液和第三间隙丢失量。小儿计算一般以 4-2-1 [ml/(kg・h)] 原则为基础，即第一个 10kg 为 4ml/kg，第二个 10kg 为 2ml/kg，第三个 10kg 及之后体重为 1ml/kg，Holliday 和 Segar 最初设计并推广了这一计算方法[198]。最初的失血可以用平衡盐溶液补充容量，一般每失血 1ml，补充 3ml 的平衡盐溶液。对于第三间隙丢失，补液量根据丢失的严重程度而定：小手术 1～2ml/(kg・h)，中等手术 2～5ml/(kg・h)，大手术和大的第三间隙丢失量为按 6～10ml/(kg・h) 补充。

在对 1957 年围术期儿童液体治疗建议的修订中，Holliday 等回顾了儿童（＞ 6 月龄）接受低渗含葡萄糖溶液输注后发生低钠血症的一系列报道，并评估了使用平衡盐溶液作为维持液输注的风险[199]。他们认为，原有的补液原则不仅会在液体大量迅速输入幼童体内时可能导致低钠血症，而且如果原有的补液原则和平衡盐溶液一起使用，还可能导致一些儿童的水钠潴留。这在术后期间需要格外关注，因为疼痛和某些药物可能会导致抗利尿激素分泌异常，且过量输注平衡盐溶液可能会使一些患儿出现充血性心力衰竭的风险。他们的结论是，在术后期间，应用 2-1-0.5 的等渗溶液补液原则替代之前的 4-2-1 低渗含葡萄糖溶液补液原则。并建议采用双管齐下的方法：在所有儿童中，术中补液用 10ml/(kg・h) 的平衡盐溶液（持续 2～4h），术后用原方案的半量或 2-1-0.5ml/kg 的平衡盐溶液补充容量[199]。

尽管大多数儿外科医师在手术过程中都格外谨慎，尽量减少出血，但仍需提高警惕，时刻监测失血量。

对于那些可能导致严重组织损伤或出血的手术，麻醉医师必须根据需要确保输血和血液制品时有大小合适的静脉通道同时监测容量状态 / 进行容量替代治疗。浓缩红细胞不能通过 24Ga 的静脉导管或经外周静脉置入中心静脉导管快速注入。最细的可以快速输血的静脉导管是 22Ga 静脉导管。应尽可能放置患儿能够接受的最大型号的静脉导管。早期的失血用平衡盐溶液补充，每毫升失血量需补充平衡盐溶液 3ml。应在麻醉记录单上详细记录容量替代治疗液体积和维持所需量。当输入平衡盐溶液的容量接近 75～100ml/kg 时，需考虑稀释性血小板减少症和凝血因子稀释的可能，此时应测量凝血相关指标。

在过去的 10 年里，儿童输血指征也经历了一次革命性的发展。有研究发现，较为保守的输血指征（即血红蛋白低于 7g/dl）与低于 9g/dl 的较宽指征相比，患儿的临床结局和并发症发生率相似[200, 201]。儿童的估算血容量随着年龄的增长而减少，从早产儿的 95～100ml/kg 下降到成年人的 70ml/kg[202]。值得注意的是，肥胖儿童的血容量估计比同龄儿童减少 10%[193]。为了估算手术过程中能够耐受的最大允许失血量（maximum allowable blood loss，MABL），可以使用以下公式[202]。

$$最大允许失血量 = （初始 Hct - 目标 Hct）/（初始 Hct）\times 估计血容量$$

例如，如果患儿初始 Hct 为 35%，目标 Hct 为 20%，则 15/35=0.43；如果 18 月龄的患儿体重 10kg，血容量为 750ml，则 0.43×750=323ml 为 MABL。

有些人使用计算 MABL 的修正版本，将分母中的"初始 Hct"替换为"平均 Hct"，以增加输血前的允许出血量。不管使用哪个方程来估算允许的失血量，都应该在开始输血之前确定实际的 Hct 值，确保实际的 Hct 值满足输血指征。当儿童开始输血时，两个公式提供了粗略估算每增加 1g/dl 血红蛋白浓度所需的血量：4ml/kg 的浓缩红细胞和 6ml/kg 的全血。其他章节（见第 12 章）提供了关于输血的其他信息。

（四）术后恶心呕吐

PONV 在儿童中的发病率取决于很多因素，包括与患儿本身相关的（晕动病史、年龄）、麻醉药物（吸入麻醉药、氧化亚氮、阿片类药物、术前液体管理、术后液体摄入）和手术因素（腹股沟区的手术 / 睾丸固定术、扁桃腺切除术和腺样体切除术、斜视和中耳手术）。这些因素中对 PONV 的重要影响一直是研究的热点。

患儿术前应该短期禁食，术后不应强迫患儿口服补液，直到他们自己提出要求[203]。术中患儿应尽量充分静脉补液[204]，并尽可能使用局部麻醉和非甾体抗炎药，减少阿片类药物用量。如果患儿计划进行容易导致呕吐的手术且存在 PONV 病史，尽管使用丙泊酚替代吸入药物和使用空气替代氧化亚氮的有益作用证据存在争议，但作者仍然认为最佳的麻醉方案尽可能包括丙泊酚，吸入氧气或空气并联合使用两种止吐药[174, 205]。在一项最近的系统综述中，TIVA 在预防儿童斜视手术后 PONV 的效果与使用单一止吐药相同，尽管静脉麻醉后心动过缓的发生率更高[206]。氧化亚氮的作用不是"全或无"的，而是取决于用药的时间[207]。

儿童在麻醉期间预防 PONV 的最佳策略是地塞米松和 5-HT$_3$ 受体拮抗药，如昂丹司琼[208]。研究证实地塞米松的剂量在 0.0625～1mg/kg（最大 24mg）效果没有显著差异，但一般我们控制最大剂量在 10mg 以内[209]。一项研究发现地塞米松与术后扁桃体出血的发生率增加有关[210]，但大量研究证据驳斥了这一观点[211-213]。我们推荐用于预防儿童 PONV 的昂丹司琼剂量为 0.05～0.15mg/kg。

要点：麻醉的维持

- 七氟烷是目前为止维持麻醉最常用的方法，丙泊酚和阿片类药物的 TIVA 也经常使用。
- 不含糖的等渗溶液，即乳酸林格液，现在是液体治疗的主流，可以降低低钠血症和高血糖的风险。
- 目前输血指征更加严格，对于没有明显心肺问题的婴儿和儿童，通常可以接受血红蛋白下限为 7g/dl。
- 为了防止术后恶心呕吐，常用 5-HT$_3$ 受体拮抗药和地塞米松，这两种止吐药通常非常有效。

六、麻醉苏醒和恢复

随着手术结束，吸入麻醉药的吸入浓度或静脉药物的输注速度逐渐减少并停止。吸入麻醉药的苏醒时间遵循地氟烷＜七氟烷＜异氟烷＜氟烷的顺序。评估肌松残余情况，并根据需要使用肌松拮抗药。拔管前，评估患儿的呼吸动作和运动力量，并准备好用于气道管理（面罩，100% 氧气）及处理拔管并发症的相应设备（吸引器）。

苏醒过程中整个麻醉团队的首要任务是评估患儿的气道、呼吸能力，以及一旦气道设备拔除后发生出血或呕吐时的气道保护能力。作者的做法是当患儿完全恢复气道反射，意识清醒后再拔除气管插管或喉罩。很少有外科手术或医学上的适应证要求在深度麻醉下拔除人工气道，也没有证据表明这种做法能带来更好的结果。深麻醉情况下拔管的禁忌证包括困难气道、病态肥胖、严重阻塞性睡眠呼吸暂停和肺储备功能严重受限的疾病（如囊性纤维化）。关于深麻醉下拔管最大的风险是，患儿在深麻醉状态下，在没有安全气道的情况下被转运到 PACU，在清醒前完全依赖 PACU 中高质量的护理来监测管理气道，直到患儿醒来。关于深麻醉下拔管或清醒后拔管气道不良事件发生率的证据各不相同 [214, 215]。在大多数情况下，麻醉医师在将患儿的气道和管理转交给 PACU 护士后返回手术室。在一些医疗机构中，护士接受过培训并有资格管理麻醉状态下儿童的气道，但如果出现气道问题，则应该有麻醉医师在场进行管理。

根据作者的经验，使用 LMA 的患儿在从麻醉中苏醒和拔除喉罩的几分钟后发展为进行性气道阻塞的风险增加。因此，在患儿被转运到 PACU 之前，我们在手术室内拔除所有 LMA。最近的证据表明，在深麻醉状态下，患儿处于侧卧位，拔除 LMA 可达到最优的安全性 [216]。以地氟烷为例，研究发现在深麻醉状态下拔除喉罩时气道不良事件的发生率远高于清醒时或者使用异氟烷时 [170]。作者建议在患儿清醒状态下拔除所有 LMA，特别是在使用地氟烷的情况下。

气管拔管的时机对于降低气道不良事件的风险至关重要。拔管的最佳时间为患儿已经从麻醉中苏醒到他／她能够自主呼吸的程度。识别最佳拔管时间需要了解儿童吸入麻醉苏醒的三个阶段：早期、中期和晚期。根据所使用的麻醉药和患儿的年龄，每个阶段都可能持续几分钟。在早期阶段，患儿首先出现间歇地咳嗽、作呕、挣扎及无目的地移动。此阶段持续时间较短，随后患儿进入苏醒中期或"静止期"。在这个阶段，患儿可能表现为深度麻醉、呼吸暂停或烦躁。在此期间，应保持呼吸、监测氧饱和度，他／她可能会出现呼吸停止、紧张和（或）氧饱和度降低，最后需要辅助通气以维持 $SpO_2 > 95\%$。随后当患儿恢复平

静并恢复自主呼吸时，他／她进入麻醉恢复的晚期或第三阶段，其特征是出现有目的的活动、屈髋、咳嗽、呛管，所有这些反应的强度逐渐增加，直到患儿出现痛苦面容并自主睁开眼睛。在早期或中期拔除气管插管会增加引发气道不良事件（如喉痉挛）的风险。只有在复苏的第三阶段拔除气管导管，气道不良反射反应被触发的可能性才最小。作者教导他们的住院医师，如果你认为是时候拔管了，先不要这样做。让气管导管在原位停留 1min（或 2min），直到患儿确实处于苏醒晚期或第三阶段。此时可以拔除气管插管，且气道不良事件的风险最低。

在患儿苏醒的过程中，麻醉医师一般可以采取以下两种策略之一：不接触或刺激。使用前一种方法时，在等待第三阶段出现时，患儿在不受干预和刺激的情况下呼吸 100% 氧气。当呼气末麻醉药浓度下降到与清醒状态一致的水平时（如七氟烷浓度 < 0.6%，这个数值也取决于复合用药情况）[191]，患儿自己睁开眼睛，他／她会伸手去拔气管导管、呕吐、出现痛苦面容，这些反应表示可以拔除人工气道了。有些人提倡采用侧卧位的"不干预"复苏技术以减少喉痉挛的风险 [217]。如果使用第二种复苏策略，那么在苏醒的早期同样不刺激患儿，当呼气末麻醉药物浓度降低，异氟烷 < 0.25% 或七氟烷 < 0.6% 时，通过向下颌骨上升支最前端的部分，冠突的后支施加手指压力（在发际线的方向），维持 3～5s，就可以提高从第二阶段向第三阶段过渡的速度 [158]。当呼气末麻醉浓度降低，异氟烷 < 0.25% 或七氟烷 < 0.6%，患儿对这种刺激的反应是觉醒，患儿出现不耐受气管插管，有意识移动和睁眼时则可以准备拔管。这两种策略在安全性和对气道的保护作用方面效果是相似的。

在绝大多数儿童中，如前所述苏醒会顺利进行，随着患儿逐渐从麻醉中苏醒，最终出现呛管和拒绝气管插管的情况。然而，极少数情况下，这一系列苏醒征象完全没有进展，或者即使进展但复苏并不顺利。麻醉医师必须对未从麻醉中苏醒的儿童进行各种潜在问题的评估（框 17-9）。苏醒延迟最常见的原因是药物相对过量，如未能逐渐降低或减少吸入或静脉麻醉药的剂量。然而，也应警惕罕见但存在潜在致命风险的事件，如意外低血糖或颅内出血（瞳孔扩张）可能使麻醉和手术变得复杂，导致长时间的昏迷。必要时进行实验室检查来诊断昏迷的原因。一旦确诊，应立即对症处理。

框 17-9　麻醉苏醒延迟的原因

- 残留药物作用：吸入麻醉药、阿片类药物、丙泊酚
- 非麻醉性药物：欣快类药物（可卡因、霹雳可卡因）、中草药（缬草、圣约翰草）
- 神经肌肉接头抑制：肌松残余或假性胆碱酯酶缺乏
- 低体温
- 低血糖或高血糖
- 电解质紊乱：高钠或低钠血症
- 酸碱失衡
- 高碳酸血症
- 脑血管意外/缺氧：检查瞳孔大小和双侧对光反射、咽反射、双侧肢体反射是否对称

恢复期并发症

在 PACU 中，恢复期并发症的发生率为 5%~10%[218, 219]。其中 77% 是由术后恶心呕吐引起的，22% 为呼吸系统问题引起的，1% 或更少可能是心脏循环系统的相关问题。并发症的年龄分布有一定特异性：8 岁以上患儿容易发生呕吐，儿童的发生率是幼儿的 2 倍之多，1 岁以下的婴幼儿呼吸系统并发症的发生率是年长儿的 2 倍。

1. 术后恶心呕吐

大多数麻醉患儿现已开始预防性止吐，因此 PACU 中 PONV 的发生率已显著下降。常用的两种止吐药，即地塞米松和昂丹司琼，可将围术期呕吐发生率减少高达 80% 或更高[196]。大多数 PONV 患儿会在第一次摄入液体后（在二级 PACU）、在车里或在家里第一次喝水之后呕吐。因此，手术后只有患儿主动要求时才给他们口服补液[203]。如果患儿持续呕吐，目前缺乏有效的干预措施来缓解症状，应暂停一段时间的口服液体并再次静脉注射或舌下给予昂丹司琼。需要注意的是，这些患儿可能是由于代谢过快（CYP 2D6 多态性导致）或存在快速转运蛋白 P- 糖蛋白多态性，从而导致止吐效果较差[220, 221]。由于我们一般不检测基因多态性，因此，昂丹司琼第一次给药 2h 或 2h 以上，可以进行第二次给药。静脉注射甲氧氯普胺（150μg/kg）也可同理进行第二次给药。特别应该注意的是，氟哌利多（延长 QT 间期）和异丙嗪（2 岁以下患儿出现呼吸抑制）用于治疗儿童 PONV 都有美国 FDA 的黑框警告。

2. 苏醒期谵妄

小儿麻醉中使用七氟烷可能会引起在苏醒期谵妄的发生率增加。苏醒期躁动这一术语涵盖了苏醒期谵妄和疼痛两种表现。几十年来，ED 一直被认为是一种麻醉的后遗症，每当应用一种新型难溶性吸入性麻醉药时，ED 发生的频率就会增加。ED 的特征如下：最常见于 2—6 岁儿童（男女均有），在使用某些麻醉药物后更常见（七氟烷～地氟烷～异氟烷 > TIVA）；持续 10~15min，可自行停止或在单次静注丙泊酚、咪达唑仑、可乐定、右美托咪定、氯胺酮或阿片类药物后终止[222-225]。

术后在 PACU 诊断患儿 ED 的难点在于与疼痛的鉴别诊断[226]。为此，对接受七氟烷或氟烷镇静的 MRI 儿童进行 ED 评估[227]。在 MRI 检查后没有任何疼痛来源的情况下，使用七氟烷后 ED 的发生率是氟烷的 5 倍。

大量研究继续报道各种手术后出现的 ED，有或没有足够的镇痛，并使用尚未被公认的谵妄量表进行评估。这导致了对 ED 的性质、原因和治疗的困惑。为了更好地确诊 ED，麻醉医师开发并验证了儿科麻醉苏醒期谵妄评分量表，并将其作为 ED 的客观测量方法，评分 > 10 表示存在 ED，有些学者认为评分 > 12 时诊断更为可靠[228, 229]。

3. 喉痉挛、术后喘鸣和负压性肺水肿

喉痉挛、术后喘鸣和负压性肺水肿不仅发生在麻醉诱导时，也发生在麻醉苏醒时或苏醒后。增加喉痉挛风险的因素包括过早拔除气管导管，咽部血液、分泌物或异物刺激，二手烟暴露史，以及近期上呼吸道感染史（框 17-8）。关于喉痉挛的完整讨论请参阅其他章节。

拔管后喘鸣也可能在拔管时出现。之所以会发生喘鸣，是因为在拔除气管导管后，环状软骨内的上皮细胞水肿，减少了气道的横截面直径。由于上呼吸道的气流是湍流，气流的阻力随着半径的 5 次方减小而增大。也就是说，如果环状软骨内气道半径减少 50%，则对气流的阻力增加 32 倍。在氧需求量大和代谢率较高的婴儿中，阿片类药物残余、肌无力和麻醉作用可能进一步损害在喘鸣时维持呼吸做功增加的能力，这可能会加剧呼吸肌疲劳，严重时导致呼吸衰竭。唐氏综合征患儿拔管后出现喘鸣的风险更高[230]。喘鸣的治疗手段包括氧气湿化或静脉注射地塞米松（1mg/kg 静脉注射）和雾化外消旋肾上腺素（0.5ml 肾上腺素配 2ml 生理盐水）。对于 PACU 内出现的持续和严重的喘鸣，一般很少需要重新插管。如果伴发低氧血症或呼吸衰竭，应选用比原来型号更小的气管导管重新插管。插管后最好能听到漏气声音，以避免进一步刺激气道上皮细胞。如果使用外消旋肾上腺素治疗超过 2 次以上，应在 PACU 或监护室中观察患儿是否出现水

肿复发。

负压性肺水肿或拔管后肺水肿是一种罕见的并发症，通常发生在健康、肌肉发达的青少年和年轻人气管拔管后即刻或几分钟内，但在婴儿中也有报道[231-234]。由于气道梗阻越来越严重，一旦气管导管被拔除，患儿就会出现嗜睡和反应迟钝。此后的短时间内接连快速发生一系列呼吸事件，首先是上呼吸道阻塞和喉痉挛，其程度轻重不等。同时氧饱和度降低，且与气道阻塞的严重程度不成比例。即使给予 100% 纯氧面罩通气，通常也需要再次气管插管以使血氧饱和度恢复到正常范围。重新插管时可以使用肌松药、丙泊酚或两者同时使用。再次插管后可从气管导管中吸出粉红色泡沫状肺水肿液。充足的氧气下正压通气以恢复血氧饱和度大于 94%，并且应保持呼气末正压，直到不需要吸氧，呼气末正压和机械通气就可以维持氧饱和度为止。治疗肺水肿时除了气管插管，通常不需要采取其他措施。一般需要镇静 12～24h 甚至更长时间，直到肺水肿消退和（或）可以拔除气管导管。

拔管后肺水肿的发生机制可能是由于声门闭合（即喉痉挛）引起胸腔内负压的急剧增加（称为 Muller 动作），负压导致低蛋白液体经血管滤过进入肺间质增多，而静脉回流的二次激增又导致更多的液体流入间质[235]。这些机制结合起来导致肺水肿的产生。

4. 氧饱和度下降

在恢复室不能维持足够的氧饱和度是一个常见的问题。不明原因的缺氧可能导致患儿的临床状态进一步恶化，出现心动过缓，甚至突然心搏骤停。在 PACU 中，持续监测患儿的氧饱和度对于确保这一并发症的早期预警至关重要。PACU 中可接受的最低氧饱和度为 94%。可能需要通过面罩吸氧以维持氧饱和度稳定，特别是当存在麻醉未苏醒或阿片类药物残余时，存在颅面部或肌肉异常，或者儿童肥胖或液体过载的情况下。在健康的儿童中，低氧饱和度通常提示通气不足和（或）气道阻塞。然而，给氧可能会掩盖通气不足的症状，从而延迟对气道的干预[236]。由于没有人工气道的儿童在转运去 PACU 的途中或在 PACU 内时没有通气监测，一般依靠临床症状来诊断和治疗气道阻塞和通气不足。

在患儿下地、下楼梯或出院之前，应先使他们脱氧（假如患儿术前不需要吸氧）。有些患儿苏醒后会自己摘掉面罩，如果他们在呼吸室内空气时仍能保持氧饱和度，则不需对其进行额外吸氧。有些患儿需要面罩辅助吸氧，可以尝试将面罩改为鼻导管，然后逐渐过渡为吸空气，同时监测其氧饱和度。如果患儿在尝试脱氧后不能维持氧饱和度，可能需要进一步检查（如胸部 X 线片）以排除器质性原因，如误吸、肺炎或气胸等可能的肺部并发症。其他章节（见第 18 章）提供了关于 PACU 管理的其他相关信息。

要点：麻醉苏醒及恢复

- 苏醒延迟有多种原因，包括麻醉药、阿片类药物、肌松药残留，缺氧、低体温或 CNS 损伤，必须立即寻找原因，并采取有效的治疗措施。
- 除非有非常有经验的 PACU 护理和麻醉医师可以处理气道紧急情况，否则建议进行清醒拔管。
- 2—6 岁儿童使用吸入麻醉药后出现苏醒期躁动十分常见，使用阿片类药物、丙泊酚、咪达唑仑或右美托咪定处理是有效的。儿科麻醉苏醒谵妄量表可用于诊断苏醒期谵妄，但可能与疼痛相混淆。
- 喉痉挛严重时可导致阻塞性肺水肿，必须立即正压通气、托起下颌骨，必要时还可使用丙泊酚或琥珀胆碱。

七、转运至麻醉恢复室和重症监护病房

将患儿从手术室转运到麻醉恢复室或重症监护病房存在潜在风险，必须持续进行预测和评估。

在转到 PACU 之前，必须确保患儿有稳定的气道，能够保持足够的通气和氧合，有稳定的心率和血压，并有足够的镇痛。在整个转运过程中，应由接受过处理潜在术后问题培训并保持警惕的专业人员陪同患儿。

在转移到 PACU 的过程中，大多数儿童可以自主呼吸，不需要口咽通气管。转运中的最佳体位，尤其是在气道手术后，是侧卧位，即"复苏体位"。在这种姿势下，上面的腿在臀部弯曲，膝盖靠在床上，并放在下面腿的前方。患儿上面的手放置在下面脸颊的下方。这种体位有助于分泌物、血液或呕吐物从口腔排出而不是流到喉部，舌头落在下面的脸颊或从口腔中伸出，而不是后坠到喉部。侧卧位结合打开气道的手法可以改善气道通畅度[237]。此外，这种体位可以在必要时直接对气道进行操作。

在转运过程中，可通过鼻导管或面罩吸氧，在此

期间对儿童进行氧饱和度监测，即使存在严重换气不足的情况，一般也不会发生氧饱和度降低。有些人提议，在转运过程中托起患儿下颌，感受手掌上的气流。作者不赞同做让患儿闭嘴的操作，因为这样通常会阻塞气道。相反，作者建议将手掌根部（大鱼际和小鱼际的隆起部分）放在前额上施压，伸展患儿的颈部，同时指尖放在口 / 鼻上方以感受呼气。

另一些医师选择以仰卧的姿势将患儿送到 PACU。这种体位破坏了卧位的所有优势，并可能造成舌后坠，从而阻塞气道 [237]。阿片类药物已被证明可以抑制舌下神经运动核，使颏舌肌放松 [238]。如果患儿仰卧位，颏舌肌松弛可能导致舌头阻塞喉入口。当阿片类药物与吸入性麻醉药同时使用时，颏舌肌的运动张力降低，造成舌后坠并阻塞气道。因此，接受阿片类药物和吸入麻醉药物的儿童应采用侧卧位转运，以减少在恢复过程中气道阻塞的风险。

从麻醉中苏醒且心肺功能正常的儿童，吸室内空气时，除非气道梗阻，一般不会出现氧饱和度降低。大约 25 年前，在转运至 PACU 的途中给患儿吸氧开始流行，与此同时便携式脉搏血氧仪也开始在转运中使用。当时的研究表明，儿童在转运至 PACU 的过程中会出现氧饱和度降低。然而，在大多数情况下，氧饱和度降低是由气道梗阻引起的，而不是由吸入气体中的氧含量较低引起的。在运输过程中，重要的不是

吸氧，而是使患儿处于复苏位，同时麻醉医师的手掌用力帮助患儿伸展颈部，并仔细观察上呼吸道阻塞的迹象。在这种体位下，麻醉医师的指尖置于患儿的嘴和鼻子上方，以感知呼出的热气。如果采用面罩吸氧，除非同时使用便携式呼气末二氧化碳监测仪，否则观察面罩上的湿度是检测呼吸的唯一方法。

如果计划将患儿转运到 ICU，在转运之前需要完善相关准备。必须就患儿的麻醉药 / 药物输注、心肺状态和通气需求情况和 ICU 内的医师和护士进行口头交接，以便他们准备合适的设备。转运患儿时是否需要继续使用气管插管应与重症监护室的工作人员共同讨论决定，以便对患儿进行长期的管理。根据患儿进入 ICU 的原因，配备转运相应的监护、急救药物和维持心肺功能稳定的设备，包括在转运过程中脱管时重新建立气道的急救设备。具体来说，丙泊酚、琥珀酰胆碱和阿托品应立即可用（并根据患儿需求准备强心药物），同时准备好氧气袋、面罩、备用气管导管和功能正常的喉镜。

对于新生儿，尤其是早产儿，手术室和 NICU 之间的距离通常很远，可能有好几层楼。考虑到新生儿气道的不稳定性及对充分镇痛的需求，应该更加谨慎地带着气管导管转运这些患儿。进入 NICU 后，麻醉医师和新生儿医师需要就气管拔管的时机进行沟通。

病例分析

一名 3 岁的儿童，因大声打鼾、睡眠中出现短暂的呼吸暂停、早晨醒来时感到疲劳和出现注意力缺陷而被分诊到耳鼻喉科接受门诊扁桃体切除手术。患儿体重相对于他的年龄来说较轻，只有 13kg，其他方面都很健康。一般检查及各系统评估无特殊。在婴儿时期，患儿曾在全身麻醉下顺利进行了双侧鼓膜切开术。无药物过敏史及药物治疗史。无麻醉相关并发症或肌肉疾病家族史，但其父母均患有 2 型糖尿病。

患儿术前禁食。为其与父母分离顺利，给予 10mg 咪达唑仑口服，随后又喝了一口水。护士陪伴孩子来到手术室接受监护。

患儿从三种唇膏中选择了一种自己最喜欢的口味，然后用唇膏给透明面罩内部涂色。当 70% 氧化亚氮与氧气流出后，医师轻轻地将面罩敷在他的脸上。当患儿对话的反应消失后，在新鲜气体中加入 8% 的七氟烷。建立静脉通路后，给予 1.5mg/kg 的丙泊酚，使用不带套囊的 RAE 管进行

气管插管。当开口器被置入口腔后，患儿吸入 70% 氧化亚氮和 1% 异氟烷的混合气体开始自主呼吸。静脉注射地塞米松 2mg 和昂丹司琼 1mg。在没有多导睡眠图的情况下，尚不清楚该患儿是否存在夜间氧饱和度降低，以及是否对阿片类药物过敏。因此，用 20μg/kg 吗啡对其阿片敏感性进行评估。经单次静脉注射后，患儿停止呼吸，氧饱和度为 94%，心率从 125 次 / 分下降到 96 次 / 分。第二次给予吗啡，总剂量为 40μg/kg。麻醉结束时，孩子持续自主呼吸，并能够耐受气管导管。

当呼气末异氟烷浓度下降到 0.2% 时，患儿还没有苏醒，这引起了医师的关注。再次检查丙泊酚和阿片类药物的剂量，确认没有发生意外用药过量。对地塞米松和昂丹司琼的安瓿也进行了复查。静脉血气分析检测血气、电解质和葡萄糖浓度。所有的实验室检查结果均在正常范围内。

此时，患儿的生命体征仍在正常范围内。申请紧急会诊，并对可能的病因进行鉴别诊断。再次询问父母患儿近期

可能服用的处方药或非处方药（包括草药），并无特殊。

直到其中一名麻醉医师取下覆盖在患儿眼皮上的胶带，才找到了导致麻醉苏醒延迟的明显诱因。翻开眼皮后，医师惊讶地发现患儿的左侧瞳孔固定、放大，对光反射消失。

保留患儿气管插管，并行急诊 CT 扫描，提示脑室出血、脑积水和中线移位。神经外科医师会诊后行脑室 – 腹腔分流术。随后的脑血管造影显示颅内的一处动静脉畸形，随后被介入放射科医师成功套扎。患儿在经历了这个完全出乎意料的神经系统事件之后，恢复得很慢，但很稳定。

第 18 章 麻醉后恢复室的管理
Postanesthesia Care Unit Management

Warwick Ames　Allison Kinder Ross　著

张　爽　译　杨丽芳　校

一、概述

麻醉后恢复室（postanesthesia care unit，PACU）对于安全、有效的管理麻醉后患儿是极其重要的。由于苏醒期患儿存在许多需要进行快速评估和治疗的潜在风险和并发症，因此，由受过专业培训并能对苏醒期发生的不良事件做出判断和处理的护理人员对患儿进行集中管理就显得非常关键。而麻醉后管理不仅需要让患者从麻醉中苏醒，而且儿童的麻醉后管理还有其独特的地方。对于婴儿，他们发生围术期麻醉并发症的比例要高于其他年龄段的患者，这进一步强调了建立儿童麻醉后恢复室的重要性[1]。另外，儿童围术期心搏骤停（perioperative cardiac arrest，POCA）登记数据库证实了术后正确管理的重要性[2]。儿科术后不良事件发生率的增加，除了需要在术后对潜在问题和并发症实施必要的恰当治疗，还需要对儿童 PACU 的设计和人员配备进行细致筹划和认真考虑。

二、麻醉后恢复室的基本要素

（一）设计

在制订恢复室的设计方案时，所有 PACU 的最佳位置都应紧邻手术室以最大限度地缩短转运时间和距离，并且如果有可能，手术室和 PACU 之间也不应有电梯转运，但显然有许多手术室外的检查（如 MRI 或介入放射治疗）使这项设计变得不切实际[3]。

儿童 PACU 的平面图或设计可与其他各类 PACU 的环境设计相同，但手术室进入 PACU 的入口和复苏后转运的出口需要区分开以避免拥堵[3]。PACU 的内部通常都采用的是开放式布局以获取最佳视野，尽管对于所有接受复苏的患儿来说，这可能不是理想的设计（图 18-1）。因为某位患儿的痛苦呻吟不仅会对其他患者造成干扰，而且已有研究发现，医护人员的交谈和议论也是患者术后恢复过程中的不利因素[4]。而在现代化的 PACU 中，人们已认识到降低过度吵闹声的环境压力的重要性[4]，并在每个床位之间安装了窗帘，从而使患者的部分隐私得到了保护，但这种设计却不能改善噪声污染。虽然独立的病房可以提供更好的隔音效果，但这种设计不允许一名护士同时对多名患者进行严密监测，因此并不可取。另外，让室内状况一览无遗也是设计之中至关重要的。此外，独立的病房可能很难对危急患者进行治疗（图 18-2）。然而，可以采用一个折中的设计方案，就是在房间之间安装滑动玻璃隔板和窗帘，这样既可以在房间之间保持灵活性，又可以根据需要分隔房间。但无论采用何种设计方案，都需要有独立的隔离病房，以用于隔离或反向隔离。PACU 所需的床位数应反映手术量，根据目前围术期环境设计模式，PACU 的床位数与手术室床

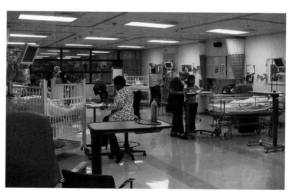

▲ 图 18-1　采用开放式设计的现代化的儿科麻醉后恢复室（PACU）

它紧邻手术室，可以让家长陪同，有丰富的工作人员和经验丰富的儿科 PACU 护士，并且麻醉科医师可以迅速到场以处理紧急情况

本章译者、校者来自西安交通大学附属儿童医院。

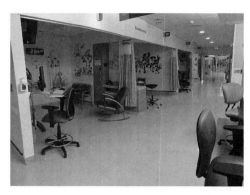

▲ 图 18-2 能带来更多私密空间和更少的噪声污染的另一种儿科麻醉后恢复室

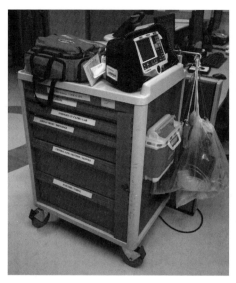

▲ 图 18-3 一辆标准急救车放置在麻醉后恢复室的中央，在其上方放有适用于不同年龄的气道用具和除颤仪

位数的比值为 1 : (1.5～2)[3]。

最后要说的是，医疗卫生机构认证联合委员会要求 PACU 必须具备一些基本功能，如至少两个消防通道、充足的洗手设施及严格划分的清洁区和污物储存区等。而儿童 PACU 的平均温度应在 24℃（75 ℉）左右，相对湿度应在 40%～60%，并且室内应保持轻度的正压环境，以及至少每 6 小时进行 1 次换气。

（二）设备

儿科 PACU 中应具有适用于所有年龄段儿童的复苏设备。美国儿科学会和美国麻醉医师协会提出了小儿围术期麻醉环境的指南[5]，而该指南通过降低不良事件风险，发现了促进婴儿和儿童安全和健康的基本要素，并且特别强调了手术室所配备的各种儿科麻醉设备和药物，在 PACU 中也应准备。我们建议在 PACU 内放置一个和手术室内相同的、物品齐全的可移动麻醉车。同样，所有床位的布置都应一致，以便于安全地进行管理。

每个进入 PACU 的儿童都必须进行生命体征监测，这就要求配备的监测设备应适合各个年龄和体型的儿童。另外，每个床边都必须配备有吸引器和供氧装置，并能够根据需要通过流量计调节吸入氧流量，而用于静脉输液的设备也必须能够对输液量进行微调。对于极小的婴儿，我们建议在患儿到达 PACU 时，使用微量泵输入设定的液体量。由于在手术室内会增加儿童低体温的风险，因此必须配备和使用维持体温的设备。

儿科 PACU 还应有一个易于取放便携式急救设备的中央区域。而为应对意外情况，配备有各个年龄儿童复苏设备及儿童除颤电极板的抢救车或"带密码锁"的急救车，必须能够立即投入使用。由于需要通过多种用于维持气道通畅、气管插管、通气、紧急环甲膜切开的专用设备来对儿童的困难气道进行管理，因此，

复苏手推车装置中应放置一个专用的困难气道包，里面装有适用于不同年龄 / 体重儿童的气道用具（图 18-3）。为了在紧急情况下简化程序，应将儿科复苏药物的使用剂量及儿科高级生命支持（pediatric advanced life support，PALS）流程图制作成书面文件，并放置在显而易见或随手可取之处。根据检查清单必须对所有急救设备进行经常性检查并定期维护。

（三）人员配置

儿科 PACU 的人员配备是一个成功的 PACU 的重要组成部分。虽然大多数患者都可以平稳地从麻醉中苏醒，但这时也是可能发生灾难性事件的时候。因此，接受过儿科培训的医疗和护理人员必须具有渊博的知识，并时刻保持警惕，关注患者。2016 年，美国麻醉医师协会发布了专门针对儿科 PACU 的最新建议[6]。该工作组建议，为了在儿科麻醉中应用具体的专业知识，必须有一名麻醉科医师或接受过儿童围术期管理培训，包括术后并发症的治疗、儿童心肺复苏培训，并具有丰富经验的内科医师，在患儿出现危急状况时可以立即到场，开展评估和治疗。

根据工作强度，儿科 PACU 的护理强度通常要比儿科病房中的护理强度大，但对 PACU 护理人员的具体要求则取决于医疗机构。而既往具有儿科工作经验及接受过 PALS 培训的人员无疑更有优势，也推荐采用这类人员。另外，麻醉和护理人员应定期进行紧急情况和特发状况的模拟演练，有条件时也可以使用模拟人和模拟场景，以便在真正发生紧急情况时施展自

如。虽然工作组没有说明，但护理人员应该接受儿科培训，并且最好是有儿科重症监护的工作经验，这是因为需要他们对无意识儿童的护理非常有把握，能够发现出现危急状况及气道失控的患儿，并拥有安全使用有效镇痛药的专业知识。此外，为了获得他们的亚专业意见，应让儿科 PACU 护士加入到围术期团队中来，并使他们成为由外科医师、麻醉科医师和手术室护士召开的儿科围术期团队会议的成员，这也为提升儿童围术期管理构建了一个有凝聚力的团队。

在我们医院，PACU 护理人员和值班的儿科麻醉医师每天需要进行 2 次情况汇报，而为了在未来能为共同工作做好准备，讨论的问题将包括人员数量和资源（如可用的重症监护病床）、患者数量、患者病情和术后 PACU 的治疗方案。

（四）转运

由于各个医院在转运患者的过程中都会存在并发症和死亡的高风险 [7, 8]。因此，不应认为将患儿从手术室转运到 PACU 是例行公事。呼吸暂停、呼吸道梗阻、呕吐和苏醒期躁动是转运过程中可能会遇到的几个潜在问题。为了应对这些问题，建议麻醉科医师根据患者和所行手术准备个体化的复苏药物和气道设备，并将患儿转移到有护栏的床上或婴儿床中。苏醒期常用的体位是侧卧位，因为这种体位可以借助重力打开气道，并有利于口腔分泌物和血液的流出，从而保持气道通畅（图 18-4），另外，转运途中必须携带氧气及合适的吸氧设备，如鼻导管、面罩或带面罩的麻醉回路，而是否携带脉搏血氧仪等监测设备需根据患者的状态和到恢复室的距离。

要点：设计、设备、人员配备和转运
- 儿童 PACU 的设计与成人相似，但在近来的设计中会兼顾隐私和降噪。
- 儿童 PACU 需要为各年龄段儿童提供全套的儿童麻醉设备和药物，以及方便使用的急救设备。
- 儿童 PACU 护理方面的专业知识、麻醉医师的配备以及儿童复苏的正规培训对于儿科患者的恢复是至关重要的。
- 将患儿转运到 PACU 是一个高风险的时期，持续监测生命体征或脉搏血氧饱和度，以及快速提供氧气和正压通气非常重要。

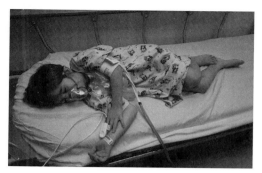

▲ 图 18-4 侧卧位复苏，气道开放有利于分泌物引流（放下床栏只为拍照用）

（五）交接和评估

适合进入儿童 PACU 的患者通用标准往往是变化的，常取决于人员配置和病情的严重程度等多种因素。有些患者无疑是 PACU 的适宜人群，如健康的门诊小手术患者，而有些患者显然不适合，如有可能发生血流动力学不稳定的心脏病患者，其他病例则处于灰色地带，需要麻醉科医师对最终的恢复地点进行深思熟虑。另外，PACU 的技术和医务人员的临床水平、与病房或重症监护室的关系可能会影响术后去向的决策。例如，腭裂修复术后，有些医院会在 PACU 中苏醒患者，而另一些医院则倾向于直接送回二级病房或重症监护室。类似的是，有些 PACU 可能对于气管插管的患者及随后的拔管应付自如，而其他 PACU 可能并不是这样 [9, 10]。有研究报道了在高周转率的耳鼻咽喉科手术室提升效率的方案，该方案是将接受扁桃体切除术的患儿带管转入 PACU，并由 PACU 护士在患者完全清醒时拔除气管导管 [11]。在出现紧急情况时，麻醉科医师可以立即到场，而这种方法可将手术室周转时间缩短 17min，同时也不会增加患者 PACU 的停留时间或气道并发症的发生率。选择合适的患者、明确方案，以及进行全面的培训和充足的 PACU 护理人员对此类方案的成功和安全运行至关重要。因此，在确定准入标准时，外科医师和麻醉科医师对患者适合在哪里苏醒有明确的共识是很重要的。

在决定进入 PACU 后，手术室和 PACU 进行良好的沟通是非常重要的。在手术即将结束前，手术室至少需要采取打电话的方式提前与 PACU 沟通，提醒 PACU 有新入患者，并告知患者的年龄、体重、病情稳定及各种可能影响术后治疗的术中并发症和所有特殊需求等信息。而第一次电话沟通可以使护士有针对性地护理、准备药物，并根据需要重新安排人员分配。一旦患者到达 PACU 后，恢复室医务人员应在麻醉科医师移交之前对患儿进行初步评估，并且必须快速明确患儿的气道通畅度、血氧饱和度、心率和心律、体温和血压。如果一切正常，则可以进行交接。

不管是麻醉科医师和 PACU 护士之间的沟通，还是在医疗行为的各个方面，对患者治疗的交接都是至关重要的。而患者的安全又很脆弱，尤其是在跨专业的时候。另外，记录的患者信息和交接过程中传递的信息之间不仅存在巨大差异，而且往往会由于文化、培训、规范、态度、视角、目标、期望、地位、性别和社会经济地位方面的差异而产生误解 [12]。事实上，沟通障碍也是导致医疗差错的主要原因。2006年，美国医疗机构联合评审委员会（Joint Commission of Hospital Accreditation，JCAHO）的一项分析发现，70% 的警讯事件是由沟通不畅引起的，其中一半是发生在交接的期间 [13]。为了解决这个问题，联合委员会在 2006 年制订了患者安全目标，呼吁医院对患者交接实施标准化流程。

为了改进交接，明确交接流程就很重要，而伦敦大奥蒙德街儿童医院曾介绍过一个新的交接流程 [14]。一个摩托车赛车团队将患者交接与他们的赛程中转做比较，评估了医疗团队将患者和相关信息从手术室转交至心脏重症监护病房的交接过程。他们的建议和参与不仅促成了标准化交接流程的实施，消除了差异，而且还对流程做了清晰简洁的说明，以确保即使团队人员发生变化，所有成员也能够清楚自己的职责。沟通才是成功的关键因素，并且患者从手术室转运到 PACU 的交接也必须遵守相同的原则。

有人主张使用标准化的患者、临床医师及模拟人的互动模拟课程进行培训，并通过辅助视频汇报来激发思考和强化正确的做法。此外，助记符的引入有助于确保及时、准确和完整地了解患者的护理计划、治疗、当前状况及最近或预期的各种变化。这些助记符的例子包括 "5 个 P"（患者姓名、问题列表、护理计划、计划目的、预防措施）及 "I-SBARQ" 和 "I PASS the BATON" 等，这些都已在表 18-1 和表 18-2 列举出来了 [15]。我们希望这些措施的使用能够促进交接过程的一致化，从而提高患者的安全性。

（六）监测和患者安全

ASA 已经发布了麻醉后管理标准，并于 2014 年公布了最新版本 [16]。而这些标准是对患者监测的最低要求，并非统一规定 "应采用适合患者疾病的方法观察和监测患者"。另外，还应特别注意监测氧合、通气、循环、意识和体温。在患者苏醒期间，应使用脉

表 18-1 I-SBARQ 沟通工具

I	介绍	• 表明你和患者的身份
S	情况	• 患者年龄 • 性别 • 术前诊断 • 手术过程 • 术前的精神状态 • 患者稳定 / 不稳定
B	背景	• 相关病史 • 过敏史 • 感官缺陷 • 家庭住址 • 宗教 / 文化 • 翻译需求 • 贵重物品存放 • 用药史 • 供血——有多少单位可用 • 皮肤完整性 • 肌肉骨骼的限制 • 胃管 / 引流管 / 导尿管 • 敷料 / 石膏 / 夹板 • 计数正确 • 其他未完成的实验室检查 / 路径
A	评估	• 生命体征 • 隔离需要 • 皮肤 • 危险因素 • 我关心的问题
R	建议 / 要求	• 需要立即或尽快进行特殊护理 • 优先领域 • 疼痛控制 • 静脉输液泵 • 家庭沟通
Q	问题	

表 18-2 I PASS 的 BATON 沟通工具

I	介绍	介绍你自己
P	患者	姓名：识别码、年龄、性别、位置
A	评估	"这个问题"：过程等
S	情况	当前状态 / 情况，不确定因素、最近的变化
S	安全问题	关键实验数值 / 报告；威胁、隐患和警报
B	背景	并发症、既往史、当前用药、家族史
A	行动	要采取的治疗和简要的理由
T	时机	紧急程度，明确的时间安排，治疗的优先顺序
O	所有权	谁负责（个人 / 团队），包括患者 / 家属吗？
N	下一步	接下来会发生什么？预期的变化？突发事件？

搏血氧饱和度等定量的方法来评估苏醒早期的氧合。当然，在儿童苏醒早期也普遍会应用脉搏血氧饱和度监测，但并不会常规使用心电监测。因此，患儿心率的数值往往来于脉搏血氧仪或人工计数。但 ECG 监护的一项优势是，当脉搏血氧仪由于患者的运动或灌注不良而无法工作时，它能够对循环功能进行监测，而且应用 ECG 还能够诊断非窦性心律，以及使用阻抗容积描记法测量呼吸频率。此外，尽管对接受程序化镇静的非插管患者通过鼻插管进行二氧化碳监测的实用性已经得到了很好的证实，但最新数据表明，它在 PACU 的某些患者中也具有实用性。在吸氧状态下，通气不足的初期症状可能被掩盖，然而，二氧化碳波形图却可以更早、更连续地检测到呼吸暂停。未来，这种类型的监测在有呼吸暂停倾向的患儿中可能会应用得更加普遍[17, 18]。

详细的麻醉后护理标准也已出版，并会定期更新[19]。尽管监测和评估的确切项目将由监管机构、当地医疗机构的政策及手术来确定，但一般来说，处于全身麻醉苏醒期的患儿在苏醒早期应专门由一个护士护理，并经常对他们的生命体征进行监测，即在苏醒早期每隔 5～15min 进行 1 次监测。

不管现有的政策和指南如何，都无法替代训练有素、具有儿科麻醉专业知识和经验的 PACU 护士，而她们也能够发现问题、进行治疗并向麻醉和护理同事寻求帮助。另外，麻醉科医师必须注意 PACU 中的人员配置。例如，在繁忙的儿童医院中，PACU 有多名麻醉科医师和护士可以处理患者发生的问题，而独立的外科中心只有 1～2 个手术室，并且由于所有的麻醉科医师都在手术室内实施麻醉，再加上 PACU 护士的儿科经验有限，因此，不会有富余的麻醉科医师来处理 PACU 发生的问题。PACU 的工作环境通常也决定了首选的治疗策略，如选择深麻醉下拔管还是清醒拔管、患者的手术类型或年龄。

（七）父母陪伴

如前所述，儿科 PACU 的主要目的是为患者提供一个安全的环境，使其恢复到麻醉前状态。然而，有证据表明，儿童在住院接受手术后可能会出现消极行为改变[20]。虽然很难预测哪个孩子会出现这种改变，但队列研究已经揭示，特定的个人、家庭和手术因素能够识别出最有可能发生严重消极行为改变的儿童[21]。另外，父母焦虑增加也是预测儿童消极行为的一个因素，而其他因素还有低龄、在医院过夜、出生顺序靠后的患儿。然而，令人惊讶的是，患儿在术前

与麻醉科医师讨论也是一个预测因素[21]。

直观来看，由于与父母分离可能会加重住院和手术带给儿童的压力，为此，许多家长要求在麻醉苏醒时陪伴其子女[22, 23]。然而，允许父母进入 PACU 的政策是一项独特的制度，并且不同的文化和国家其制度也不相同。而它没有得到普遍应用的部分原因是，很少有证据表明父母在麻醉苏醒期间陪伴患儿会产生有益的结果，也正如前所述，父母的焦虑可能还会适得其反。然而，在一项来自加拿大的随机前瞻性研究中研究人员发现，健康儿童接受门诊手术后，父母在 PACU 陪伴子女可以减少其术后 2 周的消极行为改变[24]，但通过对父母陪伴组和无父母陪伴组的比较发现，两组儿童在 PACU 中的急性痛苦事件（以"哭闹"来评估）没有差异。除了这些结果以外，父母也通过非药物的方法成功地减轻了儿童疼痛和痛苦，这些非药物措施包括想象、放松、深呼吸和按摩，而在没有给予药物时，这些措施可能会使患儿对疼痛更易耐受，使父母能够更好地控制他们[25]。一项对扁桃体切除术后儿童和家长的定性访谈研究指出，儿童在心理上有自己的应对方式，其中包括：①分散注意力，如看电视、想其他事情、交谈和阅读；②放松，吃冰淇淋；③需要某人陪同[26]。

关于父母在 PACU 中的价值和合理性的争论从未中断，但大多数麻醉科医师都有一段能够改变他们对此问题看法的经历。然而，麻醉苏醒期对于儿童来说显然是一个可能出现应激的时期，而疼痛、恶心、呕吐等不适感觉，以及在完全陌生的环境中醒来都是引起应激的原因。另外，一个与患儿熟悉并得到其认可的看护者所带来的完美益处具有说服力，尽管能为这种益处佐证的实际证据并不多。虽然已有大量的试验研究了父母陪同对术前和麻醉诱导期的影响，但父母陪伴对术后和 PACU 的患儿是否有影响仍有待进一步研究。

要点：交接 / 评估、监测 / 患者安全、家长陪伴

- 在初步评估后，使用一个标准化交接流程详细说明重要信息对 PACU 护理是至关重要的。

- 在复苏的早期阶段，需要加强 PACU 护理人员的配置，这个比例通常为 1∶1。无论是否监测心电图，至少要监测脉搏血氧饱和度，同时还要监测血压和体温。

> ● 许多医疗机构都会允许父母在 PACU 中陪伴患儿，这可以减轻许多儿童和家庭的压力。

（八）出室标准

已经根据患者的年龄、所行手术及后续目的地（出院回家、普通病房和重症监护室）制订了出室标准，以便对离开恢复室的儿童进行客观评估。文献中常用和引用的两种评分标准分别是用于评估住院患者恢复的改良 Aldrete 评分[27] 和用于评估患者能否出院回家的麻醉后出院评分系统（postanesthetic discharge scoring systems，PADSS）[28]。而这两项评分系统均使用了一系列的生理变量来形成出院资格的客观衡量标准（表 18-3 和表 18-4）。然而，麻醉医师是否必须在出院前亲自对患者进行重新评估，还是在符合标准时由内科医师根据规程对患者下达出院医嘱，取决于监管机构和当地医疗机构的政策和所实施的手术。

这些评分系统的关键组成部分包括以下参数：血流动力学的稳定性、呼吸功能的恢复情况、定向力的恢复情况、维持和保护气道的能力、无大出血、体温正常、无明显疼痛（在患者接受最后一次阿片类药物后，至少对其观察 30min），在合适的情况下能够行走，无严重恶心呕吐。患者在出院前恢复饮用清饮的能力并不是能够出室的标准，并且强迫患者摄入液体实际上会导致较高的术后恶心呕吐发生率[29]。

患者年龄也是一个关键因素。尽管人们对此有过激烈争论，但由于存在术后呼吸暂停的风险，建议早产儿的孕后胎龄（postconceptual age，PCA）至少要达到能够接受门诊手术的最低周数时再考虑进行门诊手术。由于考虑到呼吸暂停的真实风险相当大，因此，大多数医疗机构很保守地将 PCA 接近 50 周或更为保守的 60 周作为标准，但 44 周却是公认为可以接受门诊手术的最低孕后胎龄。然而，即使是最低孕后胎龄的婴儿达到了出室标准，也可能需要延长恢复时间，并在他们进食和睡眠期间对其进行观察[30]。与早产儿呼吸暂停相关的危险因素有贫血、PCA 和胎龄。另一种叫作婴儿期呼吸暂停的疾病可见于足月儿，但由于其极其罕见，因而足月婴儿不需要接受同样的术后监护，除非患儿合并有其他情况[31]。另一方面，建议足月儿至少 4 周大时才允许他们在手术当天出院。尽管足月婴儿发生呼吸暂停的风险极低，但病例报道显示，该风险并不绝对为零[32-34]。

除了麻醉的全部出室标准外，还有一些特定的手

表 18-3 改良 Aldrete 评分（出室标准 ≥ 9 分）

指 标	2分	1分	0分
呼吸	能深呼吸和有效咳嗽	呼吸困难，呼吸浅或受限	呼吸暂停
SpO2	呼吸空气 SpO2 ≥ 92%	呼吸氧气 SpO2 ≥ 92%	呼吸氧气 SpO2 < 92%
血压	在术前 20mmHg 以内波动	在术前 20~50mmHg 以内波动	波动>术前 50mmHg 以上
意识	完全清醒有定向力	刺激可唤醒	无反应
活动：自主或听指令	四肢可活动	部分肢体可活动	肢体无活动

表 18-4 麻醉后出院评分系统（PADSS）（出院标准 ≥ 9 分）

指 标	状 态	评 分
生命体征	在术前水平的 20% 以内波动	2
	在术前水平的 20%~40% 波动	1
	在术前水平的 40% 以上波动	0
步行	步态稳健/不头晕	2
	协助下可走动	1
	不能走动/头晕	0
恶心呕吐	轻微，口服药物治疗	2
	中度，注射药物治疗	1
	持续反复药物治疗	0
疼痛	患者可耐受	2
	患者可部分耐受	1
	患者无法耐受	0
手术出血	很少：无须更换敷料	2
	中度出血：需要更换敷料	1
	严重出血：需要干预	0

术或操作可能会影响到出室时间。例如，接受脊髓麻醉的儿童应在出室前表现出感觉和运动阻滞消退的体征，接受扁桃体切除术的儿童一般会在 PACU 内停留 2h，并且饮用液体的能力得到恢复。在一项明确儿童扁桃体切除术后延迟出院因素的研究中，研究人员发现 PONV 和氧饱和度降低是导致住院时间（length of stay，LOS）[35] 延长的两个主要因素。同时作者也指

出，随着患儿年龄的增长，LOS 延长的总体风险也会降低。但有趣的是，LOS 并不受上呼吸道感染（upper respiratory tract infection，URTI）的影响。因此，作者提出在 URTI 患者符合条件时，可以在门诊接受手术。

最后要说的是，在与病房或 ICU 交接从 PACU 出室的住院患者时，应与患者入 PACU 时一样严格。完善的交接不仅应包括术中的麻醉记录单，还应包括所给药物及在 PACU 中发生的各种状况或特殊需求。在将患者最终交给接收的治疗团队之前，应确认静脉输液由输液泵控制，而不是让点滴自由滴入。另外，在交接前还应完成对伤口部位的最终检查，并由一名能够向病房提供准确信息的护送人员（护士或医师）陪同前往。

> **要点：出室标准**
> - 改良 Aldrete 评分包括呼吸、血氧饱和度、血压、意识水平和运动。
> - 对于门诊患者，需要应用麻醉后出院评分系统对出院患者的生命体征、行走、恶心 / 呕吐、疼痛和手术出血进行评分。
> - 根据手术，决定出室时间的重要因素包括儿童的年龄和具体的手术情况。

三、潜在的麻醉后问题和并发症

（一）呼吸系统

在术后即刻，儿童更容易出现与气道相关的问题，而不是心血管问题。除了恶心和呕吐，PACU 中最常见的是那些需要气道支持的并发症[36]。由于围术期会出现不利因素，因此，在全身麻醉和镇静后维持气道通畅就充满了挑战。这些儿童不仅仍处于麻醉镇静作用下，而且还存在着神经肌肉阻滞药拮抗不完全的风险，以及存在弥散性缺氧。另外，在 PACU 中追加镇痛药物会导致呼吸动力的进一步改变。新生儿或婴儿的正常解剖结构可能会使气道容易受到伤害，加上手术带来的不良后果，尤其是涉及气道的手术，这种情况显然需要专科医师的管理以及对细节的关注。

尽管在绝大多数儿科麻醉方案和病例中，拔管都是在手术室内进行的，但人们对于深麻醉下拔管和"清醒"状态下拔管的益处和风险仍然存在争议[37]。最近一项对 880 名 1—18 岁儿童接受扁桃体切除术的观察性队列研究表明，深麻醉下拔管的儿童（n=577）与清醒拔管的儿童（n=303）在各种轻微和严重气道并发症的发生率方面没有差异，两组的发生率都在 18% 左右[38]。

深麻醉下拔管的患者在进入 PACU 的早期，通常会因气道肌肉松弛导致气道梗阻的风险增加，或在麻醉苏醒期导致喉痉挛的风险增加，因此这种情况需要格外警惕。而为了提高手术室效率，麻醉科医师会让少数患儿带管转入 PACU。由内科医师根据规范下达拔除气管导管的医嘱，以便于当患儿达到拔管标准时，PACU 护士可拔除气管导管[10]。

低氧血症在麻醉和手术后恢复的患儿中并不少见。除了涉及气道的机械性因素外，患儿的原发性肺部疾病也可以导致低氧血症。另外，年幼儿童的氧耗量及闭合容积较高、功能残气量相对较低，这些因素会给他们带来极大的缺氧风险。由于以上这些原因，术后应该采用面罩或吹氧设置来为这些患儿供氧，并且儿童也不能例外。但儿童可能不愿意接受各种吸氧装置，如果他们有目的地摘下面罩或吹氧设置往往是苏醒良好的迹象，表明患者不再需要它。此外，在为他们供氧的同时，仍必须继续使用基本的气道支持措施，确保气道通畅，听诊双肺呼吸音清晰，胸廓起伏良好，无呼吸窘迫（喘鸣、鼻翼扇动），无喘息，以正常的方式进行呼吸而无呼吸暂停发生。当患儿在苏醒期发生明显的气道梗阻时，最好将其置于侧卧位并采用托下颌和张口等方法。在镇静下接受 MRI 检查的儿童中，研究人员发现与仰卧位相比，侧卧位可以使儿童的总气道容积增加 45%，其中会厌和声带之间的区域变化最大[39]。须要注意的是，由于新生儿主要以经鼻呼吸为主，因此，当各种吸氧管路或面罩放置不当将其鼻孔堵塞时可能会导致通气受阻。

1. 神经肌肉阻滞药的残留

神经肌肉阻滞剂的残留对 PACU 的患者具有重要的临床意义，这是因为咽部功能的改变增加了误吸风险，气道肌肉的无力可以导致气道梗阻，通气功能的减弱会导致低氧血症。有研究表明，在恢复室中有多达 40% 的成年患者的四个成串刺激 < 0.9[40, 41]。虽然有证据表明，神经肌肉阻滞的拮抗效应在儿童中表现更完全，并且儿童对小剂量新斯的明的反应明显优于成人，但拮抗不完善引起的并发症对年幼儿童可能是致命的[42, 43]。当儿童进入恢复室表现出典型拮抗不全的体征，如虚弱或出现像"离开水的鱼"的无力现象，必须考虑神经肌肉阻滞药的残留，并在呼吸功能失代偿之前立即进行治疗，但治疗不一定需要追加神经

肌肉阻滞拮抗药，只有在尚未给予最大剂量新斯的明（0.07mg/kg）时才可以追加，以避免药物过量。另外，大剂量使用新斯的明将可能导致进一步的肌肉无力和胆碱能危象。因此，对神经肌肉阻滞药残留应采用支持性治疗，如果呼吸功能受到严重影响，应考虑重新进行气管插管。

随着舒更葡糖钠的问世，肌松残留可能不再是个问题，而这种新型拮抗药可以将罗库溴铵或维库溴铵分子包裹起来，因此，即使是在深度神经肌肉阻滞的情况下，它也能带来迅速和完全的逆转效应。在撰写本文时，美国食品药品监督管理局还尚未批准它用于儿童，但关于该药物的成功使用已有报道[44]。然而，舒更葡糖钠作为一种抢救性药物用于 PACU 中的儿童似乎是可行的。

2. 拔管后的喘鸣或哮吼

有一种并发症通常在 PACU 停留期间才出现，那就是拔管后喘鸣（也称拔管后哮吼）。据报道，40 年前麻醉拔管后哮吼的发生率为 1.6%～6%[45]。虽然这些数据很陈旧并且带套囊气管插管的使用也越来越多，但目前鲜有证据表明，拔管后哮吼的发生率发生了改变。一篇关于这一主题的社论根据已发表的文献概述了在过去几十年中发生率的变化，以及这些变化是如何支持了带套囊的气管导管在儿童中的使用[46]。目前尚不清楚随着实践的改变，总体结果会是什么，以及气管插管的选择偏好是否最终会给 PACU 中的喘鸣发生率带来显著差异。除了对吸入的氧气进行湿化外，拔管后喘鸣往往也并不需要立即治疗。然而，如果患儿出现各种呼吸窘迫的体征，可以通过雾化吸入消旋肾上腺素（6 月龄以上和 6 月龄以下儿童，可以分别将 2.25% 的消旋肾上腺素 0.5ml 和 0.25ml 加入到 3ml 生理盐水中）来快速缓解症状，而消旋肾上腺素的作用机制是通过激活 α 受体，引起血管收缩，继而减轻黏膜和黏膜下水肿。由于外消旋肾上腺素的反弹效应可能会在给药后 2h 内出现，以及可能需要再次给药，因此，患儿必须留在 PACU 或有监护条件的地方，直到该风险不再存在。虽然地塞米松可能至少需要 1h 才能见效，但单次给药（0.15～0.6mg/kg）也能够减轻气道水肿，它的半衰期超过 30h 且持续时间也明显长于消旋肾上腺素[47-49]。尽管地塞米松的半衰期较长，却仍需每 6～12 小时重复给药，直到症状消退。如果儿童出现严重呼吸窘迫，应将其转入可以进行监测并可吸入氦氧混合气（60%～80% 氦气与 20%～40% 氧气）的地方[50]。虽然氦氧没有抗炎或支气管扩张的

作用，但它的低密度可以改善氧气输送和二氧化碳的排出。对于某些极度严重的患儿，可能需要用比原来的气管导管小至少 0.5～1mm 的气管导管重新进行插管。

3. 喉痉挛

虽然喉痉挛通常是一个与术中管理相关的不良事件，但在 PACU 中仍然是一个潜在的并发症，且新生儿和婴儿面临的风险最大，而年龄每增加 1 岁，它的相对风险可下降 11%[51]。引起喉痉挛的原因通常可能是唾液或血液刺激声带，或者仅仅是因为儿童在从麻醉苏醒过程中处于 Ⅱ 期麻醉状态时仍处于危险之中。喉痉挛可以迫使声带闭合，从而导致气道完全阻塞，但如果不治疗则可能造成灾难性后果。而治疗的第一步是必须采用加压面罩给氧并托下颌，除了简单的托下颌外，对双侧耳垂后部的"喉痉挛切迹"施加压力据说也是有效的[52]。如果患者完全气道阻塞而无气体交换的迹象，或如果出现明显的氧饱和度降低或心动过缓，可给予琥珀胆碱（如果使用琥珀酰胆碱有禁忌证，则使用另一种快速起效的肌松药）。当患儿在 PACU 中发生喉痉挛时，通常并不需要插管，只需要静脉注射小剂量的琥珀酰胆碱（0.1～0.5mg/kg）就可以松弛声带。另外，也有研究报道了使用小剂量的丙泊酚治疗儿童喉痉挛[53]。在自主呼吸恢复良好之前，需要应用复苏囊 / 面罩对患者进行通气。对琥珀酰胆碱或喉痉挛导致的缺氧引起的心动过缓，应使用阿托品进行治疗。

4. 呼吸暂停

虽然在 PACU 中发生呼吸暂停的原因有很多，但早产出生儿童的呼吸暂停需要在术前检查时仔细评估，以确保患儿能安全转入恰当的术后治疗地点。随着早产儿存活率的增加，越来越多的早产儿接受了手术治疗，因此，他们也需要在 PACU 中接受治疗。通常情况下，如果早产儿术前就在重症监护病房，那么术后治疗也将继续在新生儿重症监护病房进行。然而，如果早产儿来自病房或门诊，就必须针对其独特的病理生理做出个体化的考虑，以确定术后的去向和监测的等级。呼吸暂停的定义是指通气停止 20s 以上，或呼吸停止不足 20s 但伴有心动过缓或氧饱和度下降[54]。早产儿呼吸暂停的发生频率与孕周呈负相关，尽管它可能是由多种因素造成的，但导致早产儿呼吸暂停的实际原因尚不清楚[55]。除易受缺氧和温度变化等抑制性因素影响外，位于脑干的呼吸中枢发生器受到抑制或发育不成熟是最有可能的原因[56]。

除了需要对早产儿呼吸暂停关注之外，所有在术前存在有阻塞性睡眠呼吸暂停的儿童在术后也会面临极大的风险，而它所引起的并发症的发生率高达27%[57]。事实上，有 60% 的 OSA 儿童在术后需要护理干预以处理包括 SpO_2 < 90% 这样的并发症[58]。这些儿童还表现出呼吸做功增加的体征和（或）新的影像学表现，如肺水肿、胸腔积液、浸润灶、气胸或纵隔气肿。由于这类人群中存在潜在的并发症，因此，美国麻醉医师协会在 2006 年发布的围术期管理实践指南就建议，合并有阻塞性睡眠呼吸暂停病史并接受了扁桃体腺样体切除术的儿童，如果其年龄在 3 岁以下或合并有肥胖时，应在医院过夜留观[59]。而 3 岁以上的健康儿童，如果只是患有呼吸暂停低通气指数 < 10 的轻 - 中度的阻塞性睡眠呼吸暂停，就可以考虑在手术当天出院。如果决定在手术当天就出院，最好是在手术日的早些时候进行，并且至少在 PACU 停留 2h 之后才可以出院[60]。

由于 OSA 可以导致患儿长期存在低氧血症及其对呼吸驱动的影响，因此，在术后使用止痛药时一定要谨慎。与无 OSA 病史的儿童相比，OSA 的儿童在接受 0.5μg/kg 的芬太尼后呼吸暂停发生率更高[61]。例如，在多导睡眠图上出现血氧饱和度 < 85% 的睡眠呼吸暂停的儿童，产生同等镇痛效应所需的吗啡剂量仅为没有发生低氧饱和度儿童的一半[62]。

当婴儿或儿童在 PACU 中出现阻塞性睡眠呼吸暂停症状时，应立即采取措施刺激患者并开放气道，这些措施包括放置肩垫或将其置于侧卧位，托下颌或置入鼻咽 / 口咽通气道，有时候还需要面罩加压通气。如果这些措施都没有效果，则可能需要对患儿进行气管插管，直到他或她完全恢复并能够保持自主呼吸。此外，那些需要在家中睡眠期间佩戴面罩进行经鼻持续气道正压通气（nasal continuous positive airway pressure，nCPAP）或双水平气道正压通气的儿童，在 PACU 时可能也会受益于此设备。

5. 肺水肿

肺水肿在儿童中非常少见，但对于在 PACU 中发生的术后低氧血症及低氧饱和度，必须考虑是否由肺水肿所导致[63]。肺水肿的原因可能仅仅与手术室内大量输注液体或血液制品有关，伴或不伴明显的液体渗出，或者是由胸腔内负压所导致的负压性肺水肿。虽然这些病例的临床表现相同，但了解病史却有助于阐明病因，现病史中有用力吸气对抗闭合气道的如喉痉挛、气管导管咬闭，甚或现已通过手术切除的

肿大扁桃体或会厌引起的长期上呼吸道梗阻，均可能引发 NPPE。而胸腔内负压引起 NPPE 的发病机制是前者导致了肺毛细血管周围压力降低，静水压升高，液体渗出到肺间质。虽然正常的胸腔吸气压为 −2～−5cmH_2O，但对于肌肉发达的年轻男性，胸腔内负压可达到 −50～−100cmH_2O。当气道梗阻解除后，静脉回流突然增加，血容量从周围循环重新分配到中心循环，导致肺静水压升高，并因毛细血管渗漏而加重[64]。如果上述任何一种情况导致了严重的肺水肿的发生，那么患儿将会出现脉搏血氧饱和度的降低、心动过速和呼吸急促，胸部听诊可以听到啰音，并且有时患儿还会咳出粉红色泡沫痰。如果患儿的其他系统还比较稳定，吸氧状态下血氧饱和度能维持在正常范围内，就无须其他特殊处理。根据患儿肺水肿和呼吸窘迫的严重程度，可能有必要实施气管插管并给予呼气末正压通气，同时还可能需要利尿（呋塞米 0.1mg/kg，最大5mg），以促使液体排出肺外。对于发生负压性肺水肿的患儿，支持使用 PEEP，但尚不清楚利尿药的使用是否有益[65]。

6. 误吸

儿童围术期发生肺误吸的风险较低，约为 0.1%，但也不容忽视，因为其风险至少是成人的 2 倍[66]。特别是在气道手术后，分泌物和血液渗出的增加使儿童在麻醉或镇痛药物的镇静作用恢复期间有吸入这些液体的危险。如果怀疑发生了误吸，胸部 X 线片和肺部听诊可能有助于明确诊断，如闻及一侧肺，尤其是右肺有明显的啰音或粗糙的呼吸音。尽管发病率和严重程度可能与儿童的基础疾病有关，但由于后遗症通常都比较轻微，因此采用支持性治疗是就可以了[66]。而应用类固醇或抗菌药物治疗可疑误吸的患儿则是不合理的。

7. 气胸

PACU 中的患儿发生低氧血症的另一个原因是气胸。许多外科手术，如中心静脉置管、脑室腹腔分流及所有的胸部手术，都会使儿童在术中面临发生气胸的风险，并且这种气胸可能在术后才会出现，而完善的检查和胸部 X 线片有助于确定诊断。如果气胸很严重并导致呼吸窘迫，则需要置入胸腔闭式引流管，并将患儿转入恰当的术后恢复地点。对程度较轻的气胸，可以通过非重复呼吸面罩吸入纯氧将氮气置换来加速症状的消退，并且吸入纯氧也可以令气胸吸收更快。

> **要点：呼吸系统并发症**
> - 对低氧血症的发现和治疗一定要快，通过吸氧装置或面罩吸氧对于预防和早期恢复十分重要。
> - 可通过吸入湿化氧气治疗拔管后的轻微喘鸣或哮吼；如果病情严重，应使用地塞米松、消旋肾上腺素，并且还可能需要在 PACU 中进行长时间观察或住院治疗。
> - 可以应用面罩加压和托下颌来治疗喉痉挛，但如果症状不能迅速得到缓解，建议使用小剂量琥珀酰胆碱或丙泊酚。
> - 需要对孕后胎龄达到 50—60 周龄的早产儿的呼吸暂停提高警惕，这些患儿通常需要较长的 PACU 停留时间，对于危险因素大的患儿，还需住院监测。

（二）心血管系统

虽然在多数儿科患者的恢复期，出现呼吸系统的并发症远超血流动力学的问题，但后者可以使患儿迅速的失代偿，且发生于晚期的心血管抑制也是一种预后不良的征兆。在对美国心脏协会的遵循复苏指南注册研究数据的分析中，人们发现由心脏/血流动力学导致的心搏骤停会使患者的死亡率更高。另外，死亡也与年龄较大、在非儿科专业的地方接受治疗及心搏骤停发生于周末和夜间等因素相关 [67]。

1. 低血压

在 PACU 中发生的低血压，往往是由低血容量导致的，特别是合并有心动过速、脉压小、毛细血管充盈差（> 3s）和少尿 [< 0.5ml/(kg·h)] 的情况时。根据手术的性质，需要快速明确血容量不足的原因，以便决定是输注液体还是血液制品，而注意观察手术引流管中的积血可以进行快速评估。应根据低血压的严重程度和持续丢失量，以每次 5～10ml/kg 的容量增量补充等渗晶体溶液（生理盐水、乳酸盐林格液或勃脉力复方电解质注射液®），并严格评估液体治疗对血压和心率变化的影响。如果对低血压的原因有各种疑问，应抽血检查酸碱平衡状态和碱剩余，以及检查血红蛋白和（或）红细胞比容。如果没有持续性的失血，那么输注 10～15ml/kg 的浓缩红细胞可以使血红蛋白升高 2～3g/dl。

有些极其罕见的原因也能够导致 PACU 的患儿出现低血压，包括乳胶暴露或术后药物引起的过敏反应、

围术期脓毒症的早期体征或机械原因如气胸或心脏压塞。由于对 5 岁以下的儿童不具备明显的外周血管扩张或静脉池汇集，因此，由椎管内麻醉引起的交感神经阻滞通常并不会在他们当中发生；而对 5 岁以上的儿童术后使用的局部麻醉药一般浓度都比较低，出现低血压的情况也是极其罕见的。

2. 高血压

术后高血压通常是由疼痛引起的，因此常伴有心动过速及其他外在的不适体征。如果怀疑是由疼痛导致的高血压，须采取适当治疗并以快速、安全的方法缓解生理反应。如果不是由疼痛导致的高血压，那最常见的原因实际上可能是由血压袖带较小导致读数不准确造成的，因此必须及早排除这一原因。容量超负荷通常很少引起高血压，但有些儿童比其他儿童更容易受到术中容量复苏过多的影响，因此也存在这种可能性。另外，苏醒期烦躁或膀胱扩张也可能会引起高血压。在肾衰竭的患者中，由于禁饮禁食而未常规服用抗高血压药物，可能会发生反跳性高血压。对于在 PACU 中由非疼痛因素导致儿童出现中到重度高血压的情况，可静脉注射盐酸肼屈嗪（0.2～0.5mg/kg）、拉贝洛尔（0.2mg/kg）或静脉滴注硝普钠 [1～10μg/(kg·min)]、尼卡地平 [0.5～5μg/(kg·min)] 进行治疗。氯维地平是一种短效的静脉钙通道阻滞药，并且已有人对它在儿童苏醒期高血压中的治疗效果进行了研究，但尚未有人对它在 PACU 中的使用进行报道 [68]。如果使用了这些药物中的任何一种，都需要进行严密的血流动力学监测。

3. 心动过速

在 PACU 中发生的心动过速没有特异性。如前所述，当它合并低血压时，提示患儿存在需要及时处理的低血容量。心动过速和高血压同时出现，提示存在疼痛、焦虑或两者兼有。另外，在手术室内给予阿托品或格隆溴铵这类药物后也可以发生心动过速；当不存在其他因素时，应考虑到这些原因，但一般无须进一步治疗。然而，潜在的传导异常引起的心动过速是很罕见的，特别是合并有心脏病病史的儿童，这些儿童需要进行心脏内科会诊和（或）住院以确定其严重性。如果怀疑有心律失常，即室上性心动过速，那么记录异常节律是至关重要的，可以通过打印或电子记录尽可能多的导联，或者是记录一个标准的 12 导联心电图，以便会诊医师获得足够的信息。

4. 心动过缓

心动过缓通常由缺氧引起，并且往往是比心动过

速更为不利的体征。事实上，早产儿的心率会在呼吸暂停发作后 30s 内就开始下降[69]。因此，当患儿出现突发和意外的心动过缓时，应该注意气道管理并确保充足的氧合。在纠正了缺氧引起的心动过缓后，还应当考虑是否有其他原因导致的心动过缓，如颅内压升高或对气道的刺激引起的单纯迷走神经反应。如果心动过缓持续存在，并伴有低心排血量或低血压，应给予阿托品（0.02mg/kg）。若没有效果且患者仍处于低心输出量状态，则应按照 PALS 流程，静脉注射肾上腺素并实施标准心肺复苏。

除了快速性或缓慢性心律失常外，其他类型的心律失常在 PACU 中是极为罕见的。随着氟烷这种致心律失常的吸入性麻醉药使用的减少，窦性或交界性心律失常的发生率也随之降低，但这些类型的心律失常在使用较高剂量的右美托咪定时可能还会出现。然而，目前有越来越多的先天性心脏病患者存活下来，并需要接受非心脏手术，这些患者又可能合并有潜在的传导通路缺陷，且在 PACU 中可能会还会表现得很明显。对于心率有意外变化的所有儿童，都应该接受心律（图像）记录检查，以帮助确定可能的心脏病因，如果仍然担心心律失常是由严重的心脏病变引起的，则应在离开 PACU 前咨询心脏内科的专家。此外，任何对血流动力学有显著影响的心律失常，都需要实施基础的复苏方案。

> **要点：心血管系统并发症**
> - 儿童可能迅速进入失代偿，而复苏培训和实践对于罕见的严重 PACU 突发状况是非常重要的。
> - 低血压并不常见，但血容量不足是导致低血压最常见的原因。
> - 由疼痛和苏醒期躁动引起的高血压很常见。
> - 心动过速通常是非特异性的，可由疼痛、躁动、体温过高或药物引起。
> - 心动过缓可由药物引起（右美托咪定、新斯的明），或是更罕见的低氧血症或心血管抑制引起，必须立即处理。

（三）低体温和高热

低体温的定义是指体核温度低于 36℃[70]。有证据表明儿童比成人更容易丢失热量，并且麻醉会进一步破坏患者的体温调节能力[71]。新生儿和婴儿尤其容易发生低体温，甚至在从手术室到 PACU 的转运过程中，也有发生低体温的风险。由 ASA/绩效改进医师联盟成立的一个工作组指出，麻醉药物引起的体温调节障碍是导致围术期低体温的主要原因[72]。在随机试验中，即使是轻度低温（低于正常值 1~2℃）也会导致很多不良后果，包括感染的易感性增加、凝血功能受损，输血需求增加、心血管应激和心脏并发症，以及麻醉后寒战和发热不适[73]。此外，新生儿在体温过低时有发生呼吸暂停和心动过缓的风险。除了生理问题外，体温过低也会影响 PACU 的周转效率，并且会增加住院时间，这对一个成功外科病房的后勤管理和财务也会带来影响[73]。

因此，与绩效薪酬和麻醉学质量奖励一样，ASA 将围术期体温管理定为五项质量激励之一也就不足为奇[72]。而除了一些例外的情况，体温管理的目标是在麻醉结束前或麻醉结束后 30min 内，至少有一次测得的体温大于或等于 36℃。

体温测量是患儿抵达 PACU 后初步评估的一部分。由于血管收缩的代偿机制可以改变中心温度和外周温度之间的关系，因此不同部位测量值之间的相关性可能并不是很好，但必须借助外周部位如通过直肠、腋窝、口腔温度或鼓膜温度对体核温度进行预测。然而，所有这些测温部位可能都存在着可靠性、准确性和测量技术缺陷等相关问题。新生儿和婴儿的腋窝温度与直肠温度有很好的相关性，因此仍然是许多 PACU 的首选测量部位[74, 75]。

在认识到了避免低体温的重要性后，医护人员目前采取的措施是对手术室内的患者进行预先升温[76, 77]。如果没有对患者进行预先升温，并且患者在到达 PACU 时处于低体温，医务人往往会采取一些措施，如液体加热器、保温毯和红外线加热灯，这些简单而又标准的措施都可以作为一线的治疗措施，但这些方法不一定会完全有效[78]。而目前人们证实，只有主动升温装置如对流或强制空气加温装置对低体温的治疗始终有效，因此 ASA 推荐在这种情况下使用这些设备[79]。

PACU 中的体温过高是截然不同的一种情况，而引起体温过高的主要原因是手术室内过度升温。虽然恶性高热极其罕见，但对于高热患儿，尤其是合并有肌肉强直、过度通气和心动过速这些相关体征时，仍应高度怀疑迟发性恶性高热的可能。如果患儿是疑似病例，则应对其进行积极的诊断和治疗。

一个更常见的问题是，如何使那些接受了不会诱发恶性高热的麻醉药物但可能是 MH 的易感患者得到恢复。尽管 MH 的出现很严重，但在没有接受强效吸入麻醉药或琥珀酰胆碱的情况下，将有 MH 易感风险的患者转入 PACU 并在当天出院仍然是合理的[80]。事实上，如果没有其他复杂因素，将 MH 易感患者长时间留在 PACU 并没有好处[81]。根据对 250 多名 MH 易感患者的回顾，并根据美国恶性高热协会（Malignant Hyperthermia Association of the United States，MHAUS）网站建议，如果有必要，患者可以在初级 PACU 停留 1h，并在二级 PACU 额外停留 1～1.5h[82]。

要点：低体温和高热

- 婴幼儿在 PACU 中有发生低体温的高风险。
- 即使是轻度低体温（低于 36℃）也可能产生不良后果，如延迟苏醒、呼吸暂停和 PACU 停留时间延长。
- 主动的升温措施，如强制空气加温系统，对于严重的 PACU 低体温是必要的。
- 体温过高通常是手术室积极升温的结果，但在某些患者中应考虑到恶性高热的可能性。

（四）苏醒期躁动或谵妄

儿童苏醒期常见的表现是迷惘和恐惧，而它们可以导致患儿出现烦躁、焦虑和无法安抚这些消极行为。作为评估这种行为的一部分，必须仔细考虑其根本原因，但也应排除以下原因，如低氧血症、高碳酸血症、低血压、低血糖、颅内压升高或未经治疗的疼痛。只有排除这些原因后，才能考虑苏醒期谵妄，人们也将它称为苏醒期躁动（emergence delirium，ED）。

在现代儿科 PACU 中，ED 已经成为一个热门话题。例如，发表于 2004 年的一项有良好参考价值的围术期发病率分析就没有将 ED 列为不良事件，因为当时人们似乎还不认为 ED 是一个严重的问题[1]。ED 的定义是"在麻醉后苏醒期即刻，儿童对他 / 她周围环境的感知和注意力发生紊乱，导致定向力障碍和感知异常，包括对刺激的高敏感度和过度活跃的动作行为"，而且 ED 可能会给儿童、父母和看护者带来压力[83]。

患儿会在麻醉后出现一系列的行为反应，从苏醒后出现无法控制的哭闹超过 3min（轻微），到行为失控并需要 3min 以上的身体约束（严重）[83]。由于这一系列的表现，很难给出 ED 的准确发病率，但根据定义不同，它的发病率可能高达 80%。因此，临床表现的不同促进了行为评分量表的产生，如儿童麻醉苏醒期谵妄评分量表（表 18-5）。当对 50 名儿童进行有效

性测试时，PAED 评分量表显示出了它的一致性和可靠性[84]。

表 18-5　儿童麻醉苏醒期谵妄评分量表

评估项目	4 分	3 分	2 分	1 分	0 分
患儿会进行眼神交流	无	较少	有些	较多	极多
患儿行为具有目的性	无	较少	有些	较多	极多
患儿关注周围环境	无	较少	有些	较多	极多
患儿不安	很严重	较严重	有些	较少	无
患儿无法安抚	很严重	较严重	有些	较少	无

直到开始使用七氟烷代替氟烷后，EA/ED 的问题才真正显现出来，而一项 Meta 分析将人们对七氟烷频频导致 ED 发生的疑虑进行了分析，证实了与氟烷相比，七氟烷与持续较高的躁动发生率相关[85]。事实上，ED 的发生与两种较新的吸入麻醉药（地氟烷和七氟烷）有关[85, 86]。与异氟烷或氟烷相比，地氟烷和七氟烷的 ED 发生率更高，这就出现了一个难题，即快速增加的 ED 发病率可能会抵消短效药物在促进更快的恢复和更短的出院时间上的预期优势。在一项比较氟烷和七氟烷在儿童鼓膜切开置管术后苏醒和出院时间的研究中，这种担忧得到了证实。七氟烷组的 EA 发生率明显高于氟烷组（分别为 57% 和 27%），且出院时间也同样延长[87]。

因此，推测苏醒的速度与 ED 发生的可能性成正比是很容易的。最近的一项研究表明，让患儿在全身麻醉后多睡眠 1min，ED 的发生率可以下降 7%[88]。然而，快速苏醒并不是导致 ED 的根本原因，通过逐渐减少吸入麻醉药来延迟苏醒对 ED 的发生率没有影响[89]。而与丙泊酚这种苏醒迅速的麻醉药物相比，吸入麻醉药的 ED 发生率仍然很高[90]。这在一项随机交叉研究中也得到了证实，与作为维持药物的七氟烷相比，丙泊酚引起的 ED 发生率为零[91]。虽然丙泊酚组的苏醒时间确实更长，但父母满意度明显高于七氟烷组。

为了预防 EA/ED，了解能够预测其发生的因素是非常重要的。首先，ED 的发生可能与手术类型有关，与其他类型手术相比，耳鼻喉科和眼科手术后的 ED 发生率分别增加了 26% 和 28%[92]。此外，还有一些患者自身因素也可能增加术后 ED 的发生，如年龄 < 5 岁的患儿、术前焦虑的患儿及性格容易情绪化、易冲动，社交性和适应性差的患儿[20]，而这些因素很显然

在术前不一定能得到控制。此外，除了用于诱导和维持的麻醉药物外，还有一些麻醉因素，例如诱导的平稳性也是一个预测因子。Weldon 等对接受七氟烷或氟烷麻醉的 80 名 6 岁以下儿童进行了研究 [93]，而且研究人员对所有儿童都预先使用了咪达唑仑，并在吸入诱导后实施了骶管阻滞，以避免术后疼痛可能成为 EA 的因素。虽然这项研究旨在比较吸入麻醉药，但结果表明接受七氟烷麻醉的儿童在抵达 PACU 时 EA 的发生率明显高于氟烷（26% 和 6%）。根据耶鲁术前焦虑评分量表，该研究也表明，术前焦虑增加儿童的 EA 发生率更高 [20, 94]，除了入室时躁动的发生率增加及发生严重躁动的患儿更多外，这些儿童也具有面罩诱导困难的高发率。

早期对于引起 EA/ED 病因的思考包括了疼痛。尽管疼痛可能是导致苏醒期不满意的一个因素，但尚未证明它是引起 ED 的原因。实际上，有研究表明在 MRI 这种无痛性检查后，患儿也具有类似的 ED 发生率 [87]。对接受七氟烷麻醉而未行手术的儿童，在苏醒前 10min 给予小剂量芬太尼（1μg/kg）可使 EA 的发生率从 56% 降至 12%，且并不延长出院时间 [94]。一些采用骶管阻滞避免疼痛引起术后 ED 的研究结果显示，七氟烷复合局部麻醉在避免 EA 方面的有效性结果不一 [95]。

除了避免使用七氟烷和地氟烷这种经常导致 ED 发生的药物外，人们也已经对其他药物进行了研究，以确定预防性使用它们是否会降低 ED 的发生。在一项 Meta 分析中，未发现咪达唑仑和 5- 羟色胺受体抑制药，如昂丹司琼能够对 ED 的发生具有保护效应，但已经证实吸入麻醉的辅助用药如氯胺酮、加巴喷丁和芬太尼具有预防作用 [96]。将七氟烷麻醉过渡到丙泊酚可以降低 ED 的发生率，并且也能够提高苏醒质量 [97]。在一项对加拿大麻醉科医师的实践调查中发现，丙泊酚是预防和治疗 ED 最常用的辅助药物 [98]，研究人员在该调查中还发现，尽管有越来越多的证据证明 α_2 肾上腺素受体激动药的有效性，但却很少有人应用它。

α_2 肾上腺素受体激动药是一类用于治疗术后躁动的新兴药物。而可乐定具有镇静、镇痛和降低交感神经张力的作用，并可以通过多种途径给药。已有研究证实，麻醉诱导后静脉注射 2μg/kg 的可乐定能够显著降低在七氟烷麻醉下接受阴茎阻滞和包皮环切术男童的 EA 发生率和严重程度 [99]。但与更有效的托烷司琼相比，使用 1.5μg/kg 可乐定治疗 ED 的疗效也并不一致 [100]。另一种 α_2 受体激动药右美托咪定对 ED 既有预防作用，又有治疗作用。在吸入诱导后立即单次推注右美托咪定，可使接受七氟烷麻醉联合骶管阻滞的儿童的 EA 发生率呈剂量依赖性降低，其中未接受右美托咪定组的患儿躁动发生率为 37%，0.15μg/kg 剂量组的患儿 EA 发生率为 17%，而 0.3μg/kg 剂量组的患儿 EA 发生率仅为 10%，并且两组的出院时间也无差异。或者，在诱导后以 0.2μg/(kg·h) 的速率静脉输注右美托咪定并持续 15min，也可以有效降低转入 PACU 后的 ED 发生率 [101, 102]，其中接受右美托咪定输注患儿的 EA 发生率为 26%，而七氟烷组的患儿却高达 60.8%，但两组患者的拔管和出室时间并无差异。

除了这些已知的预防措施和药物外，还有研究证明与咪达唑仑相比，术前给予褪黑素这种由松果体分泌的激素，也具有治疗 ED 的效果且其效应呈剂量依赖性，最高剂量可达 0.4mg/kg（最高 20mg）[103]。虽然 0.05mg/kg 和 0.2mg/kg 的褪黑素也可以降低 ED 的发生率，但 0.4mg/kg 的效果最好，可使 ED 的发生率降至 5.4%。

除了药物干预之外，父母陪伴对 ED 的影响也得到了评估。虽然 ED 的发生率或持续时间没有得到明显改善，但患儿父母因为在苏醒期能够陪伴患儿而满意度更高 [104]。

目前还需要继续对 EA 进行研究，并且还有更多的工作需要完成，不仅要明确如何预防它的发生，还要改善其诊断和治疗过程。图 18-5 所示的是最近发表的一个降低儿童 ED 风险的流程图 [97]。另外，这些目标对于让患儿、父母和医护人员在一个无特殊事件发生的围术期中感到更为舒适，是非常必要的。

> **要点：苏醒期躁动或谵妄**
>
> - *EA 具有短暂性和自限性；ED 持续时间长，并且还会导致缺乏眼神交流和有目的的运动，缺乏对周围环境的认识，躁动不安和情绪低落。*
> - *ED 发生与应用七氟烷、幼儿（1—5 岁）、耳鼻喉或眼科手术以及焦虑的患者 / 父母性格有关。*
> - *应用丙泊酚、阿片类药物、右美托咪定和低浓度七氟烷联合区域麻醉是有效的策略。*

（五）癫痫发作与肌阵挛

术后癫痫发作在 PACU 中很少见，但可能提示患

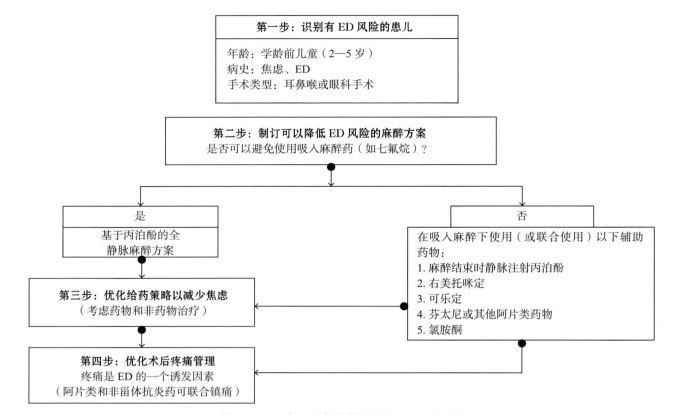

第一步：识别有 ED 风险的患儿

年龄：学龄前儿童（2—5 岁）
病史：焦虑、ED
手术类型：耳鼻喉或眼科手术

第二步：制订可以降低 ED 风险的麻醉方案
是否可以避免使用吸入麻醉药（如七氟烷）？

是
基于丙泊酚的全静脉麻醉方案

否
在吸入麻醉下使用（或联合使用）以下辅助药物：
1. 麻醉结束时静脉注射丙泊酚
2. 右美托咪定
3. 可乐定
4. 芬太尼或其他阿片类药物
5. 氯胺酮

第三步：优化给药策略以减少焦虑
（考虑药物和非药物治疗）

第四步：优化术后疼痛管理
疼痛是 ED 的一个诱发因素
（阿片类和非甾体抗炎药可联合镇痛）

▲ 图 18-5　预防和治疗苏醒期谵妄（ED）的流程图
经 Springer Nature 许可转载，引自 Moore 和 Anghelescu [97]

儿有更严重的基础疾病，但不论癫痫发作的病因是什么，都应立即采取支持措施，包括在维持气道通畅的同时给其供氧，并采取特殊措施避免患儿自我伤害。根据癫痫发作的严重程度和持续时间，可以通过面罩或正压通气来供氧，或根据需要进行气管插管。同样，应由一名内科医师负责患儿治疗，并根据癫痫发作的严重程度或持续时间确定是否需要立即进行药物干预。

引起术后癫痫发作的原因有很多，它所导致的后果也很严重。医务人员对低氧血症可以迅速做出明确判断或排除，并在必要时对患儿实施适当的氧疗和通气治疗。如果明确不是由低氧血症引起的癫痫，则应立即进行实验室检查以排除低血糖和其他电解质紊乱，如低钠血症和低钙血症，然后迅速分析数值并进行治疗。局部麻醉药中毒是能够引起术后癫痫发作的一种罕见但可能致命的病因，而癫痫发作实际上可能是循环衰竭的前兆。如果怀疑局部麻醉药中毒，应全面了解局部麻醉药的用药史，包括最后的给药剂量和总剂量。如果确定是由局麻药中毒导致的癫痫，并且随后还发生了心搏骤停，那么除了支持治疗外，还应静脉注射脂肪乳剂 [105]。PACU 的医护人员应意识到发生这种情况的可能性，并应知晓脂肪乳剂的存放位置和给

药方案。有关此问题的进一步讨论，请参见其他章节（见第 10 章和第 20 章）。

除癫痫发作外，PACU 中还可观察到肌阵挛。肌阵挛的定义是指肌肉或肌群的非自主收缩，它也可由多种因素引起，包括依托咪酯这类麻醉药物，或者说肌阵挛也是癫痫发作的前驱症状。在排除诱发肌阵挛的其他原因后，应考虑出现中枢抗胆碱能综合征（central anticholinergic syndrome，CAS）的可能性。CAS 继发于对中枢 M 型胆碱能受体的拮抗后，可能是由穿过血脑屏障的药物引起的，如阿托品或东莨菪碱 [106]。它的症状表现从躁动到无意识不等，并会出现肌阵挛。缓慢给予毒扁豆碱（10～30μg/kg，最大 3mg）则是首选的治疗方法。

（六）疼痛

疼痛管理是每位麻醉科医师的责任，需要贯穿在整个围术期而并非是始于 PACU。在 PACU 中，随着术中镇痛药物作用的逐渐消失及患者苏醒后疼痛的加剧，对术后疼痛的认识已成为恢复室护士的职责。尽管全面地讨论疼痛超出了本章范畴，并且本书的其他章节对此也进行了阐述（见第 37 章），但在 PACU 中，更为重要的是考虑如何评估疼痛，使用哪些镇痛药物

比较合适，以及存在哪些潜在的危险和并发症。

对儿童疼痛的评估仍然是一个挑战，部分原因是年龄跨度的多样性。另外，没有一种单一的评估工具或评分系统既适用于新生儿又适用于青少年。虽然自我报告对那些语前儿童及非言语交流、发育迟缓或认知受损的儿童的益处非常有限，但自我报告可能却是其他儿童评估疼痛最重要的唯一可靠的指标。如果在术前对 3 岁的儿童进行训练，他们就可以对自己的疼痛实施可靠的评分[107]。目前有许多经过验证的疼痛强度评估量表，包括视觉模拟评分法、面部表情评估和数字等级评分法，这些都在其他地方进行了阐述。Oucher 评分采用不同程度疼痛儿童的面部表情照片，并在旁边配以数字评分，使幼儿能够进行自我评估。它有不同的种族版本可供医务人员选用，并且已经在 3—12 岁的儿童中得到了验证，特别是在 PACU 中（图 18-6）[108]。

对于那些不能进行自我报告的儿童（年龄在 3 岁或以下，或发育迟缓），行为观察量表可以帮助看护者确定疼痛的严重程度，如东安大略省儿童医院疼痛评分量表（Children's Hospital of Eastern Ontario Pain Scale，CHEOPS）[109]、面部表情、腿部活动、体位、哭闹、可安慰度量表（the Face，Leg，Activity，Cry，Consolability scale，FLACC）（表 18-6）[110]，以及儿童言语前、早期言语疼痛评分量表（the Preverbal，Early Verbal Pediatric Pain Scale PEVPPS）[111]。这些都是有价值的工具，但个体之间表现出的行为差异却极大限制了这些评分量表的使用。另外，这些量表也并不完美，因为异常行为的缺乏并不意味着没有痛苦，出现消极行为也不一定意味着疼痛。

最后要说的是，心动过速、呼吸急促和高血压等生理体征可以作为疼痛的标志，但它们却是最不敏感、特异性最低的标志物[112]。特别是在儿童中，这些生理体征可能是由于其他压力因素，如焦虑或恐惧造成的，因此需要与其他的证据结合起来，以证明疼痛是引起这些变化的原因。在所有不同类型的量表都可以应用的情况下，每个机构都需要确定最适合其工作环境，适合不同年龄患儿的量表，并在不同医护人员之间使它们的可靠性保持一致。

在临床中，通过一个有效的疼痛评分来证明疼痛的存在并不重要，重要的是通过对手术的了解来真正理解潜在的疼痛程度，并积极处理疼痛的症状和体征。而 PACU 的护理人员有很多疼痛管理策略可供选择，既有药物方法也有非药物的策略，这些都可以减轻术后的疼痛和痛苦[113]。多模式镇痛通常是最有效的，它利用非阿片类药物和阿片类药物及其他措施来综合治疗疼痛。

由于非阿片类药物可以缓解疼痛，且没有恶心、呕吐和呼吸抑制等不良反应，因此，这是术后疼痛管理方案中极有帮助的辅助药物。对乙酰氨基酚这种单纯的镇痛药往往需要患者配合，通过口服给药，但不会发生恶心和呕吐。它的作用方式主要是通过抑制环氧化酶（cyclo-oxygenase，COX）来调节强啡肽的释放[114]，并且目前的研究认为，它对 COX-2 具有高度的选择性[115]。口服剂量通常为 10～15mg/kg，而静脉注射对乙酰氨基酚已成为围术期疼痛管理的首选辅助药物[116]。对乙酰氨基酚的有效用量，在 12 岁以下儿童按照 10～15mg/kg 的剂量，每 6～8 小时静脉注射 1 次，每日最大剂量不超过 60mg/kg，对于成人体型的患儿，每日不超过 3000mg。向 PACU 的护理人员说明及报告手术室内所用对乙酰氨基酚的总剂量是至关重要的，以避免不会超过最大剂量。

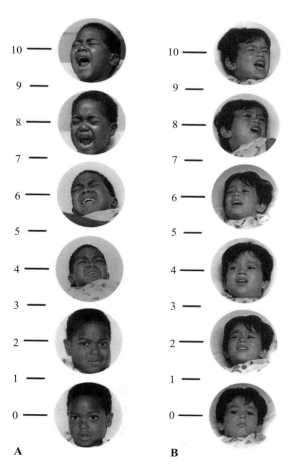

▲ 图 18-6　适用于 3—12 岁儿童的 Oucher 疼痛评定量表

A. 美籍非裔版本；B. 西班牙裔版本（经 Elsevier 许可转载，引自 Beyer 和 Knott[108]）

表 18-6　面部表情、腿部活动、体位、哭闹、可安慰度（FLACC）评分量表

评分项目	得　分		
	0	**1**	**2**
面部表情	无特定表情或笑容	偶尔面部扭曲或皱眉，孤僻冷漠	持续颤抖下巴，紧缩下腭
腿部活动	正常体位或放松状态	不安，无法休息，神经肌肉紧张	踢腿或拉伸腿
体位	安静平躺，正常体温，可顺利移动	扭动身体，来回移动，紧张	身体强直、僵硬或抽搐
哭闹	不哭闹（觉醒或睡眠状态）	呻吟或啜泣，偶尔抱怨	不断哭泣，尖叫或抽泣，一直抱怨
可安慰度	满足的放松的，无须安慰	可通过偶尔的触摸拥抱等消除疑虑，分散注意	难以安慰或缓解

5 个评分项目中的每个都是 0～2 分，即面部表情（F）、腿部活动（L）、体位（A）、哭闹（C）、可安慰度（C），总分在 0～10 分（经 Jannetti Publications 许可转载，引自 Willis 等 [110]）

此外，也可以通过口服或静脉注射给予非甾体抗炎药这种非阿片类药物。例如，布洛芬的口服剂量可以按照 10mg/kg，每 6 小时 1 次，并且它可以在整个术后与对乙酰氨基酚交替使用。另一种用于静脉注射的非甾体抗炎药是酮咯酸，它的剂量是 0.2～0.5mg/kg，每 6 小时静注 1 次，但单次最大剂量为 15mg，每日最大剂量为 90mg [117]。虽然非甾体抗炎药之间的疗效差异不大，并且作用方式也是通过抑制 COX，类似于对乙酰氨基酚，但非甾体药物主要抑制的是外周的 COX [118]。在一个成功的疼痛管理方案中，非甾体药物具有不可估量的作用，并且已有研究证明它的阿片类药物节俭作用可高达 46% [119, 120]。虽然非甾体抗炎药已广泛应用，但由于其潜在的不良反应，应谨慎地用于儿童。由于对发育中的肾脏有风险，因此，目前尚不建议在新生儿和婴儿中使用。另外，血小板功能障碍引起的出血风险及某些骨科手术后的骨愈合问题，也使它们在儿童中的使用仍然存在争议 [121, 122]。而阿司匹林和其他水杨酸盐可能会导致儿童瑞氏综合征，因此，除有特殊适应证外，不推荐对儿童患者使用这类药物，但特殊适应证并不包括术后疼痛管理 [123]。

阿片类药物仍然是 PACU 镇痛的中流砥柱。这些药物的普及源于它们的疗效、起效速度和滴定性。当单纯使用非阿片类药物治疗疼痛无效时，就需加用阿片类镇痛药。而芬太尼通常是 PACU 初期和门诊患者首选的阿片类静脉镇痛药。目前，临床上广泛使用的剂量是芬太尼每 3～5 分钟静脉注射 0.5～1.0μg/kg 或吗啡每 10～15 分钟静脉注射 0.05～0.1mg/kg。研究人员也对这些药物进行了研究，需要注意这些药物都有明显的不良反应，特别是在儿童中。值得注意的是，

由于新生儿发育不成熟，对气道阻塞、高碳酸血症和低氧血症的反应差，因此容易出现呼吸抑制 [124]。在 PACU 中，每 10～15 分钟静脉注射氢吗啡酮 10μg/kg 也可用于剧烈疼痛的治疗。

虽然阿片类药物常通过静脉给药，但通过其他途径给药也具有良好的生物利用度。例如，以 2μg/kg 的剂量经鼻给予芬太尼，并不会增加呕吐、低氧血症或出院时间 [125]。短小手术如鼓膜切开术，当没有建立静脉通路时，这种给药途径也非常适合。

阿片类药物也可以通过输液装置给药，对 6 岁及以上的儿童通常可以实施患者自控镇痛 [126]，但应谨慎调整背景或基础剂量。对使用 PCA 的患儿不仅需要在 PACU 进行持续监测，而且在病房也同样需要 [127]。如果需要对患儿进行自控镇痛，那么在有指导的 PACU 中开始这种模式的镇痛是非常有利的，也便于在出室到回病房之前医务人员对其进行微调，并使患儿的疼痛得到很好的控制。

对于从恢复室直接回家的儿童来说，在出院前给予他们口服剂量的处方药将有助于从医院到家庭的过渡，因为这让患儿家人有更多的时间去购买药物，并且也能让患儿更舒适地乘车回家。但在给予口服药物之前，必须明确患儿能否以足够清醒的状态来服用药物、气道的保护能力，并且在出室前没有恶心或呕吐。此外，任何由阿片类药物与对乙酰氨基酚或布洛芬组合制成的口服药物都必须经过适当的时间间隔后才能再次服用，而每次间隔的时间为 4～6h。

非药物镇痛方法包括了通过拥抱、抚摸、按摩、握手和摇摆这些身体接触的方式。此外，由于蔗糖可能促进了内源性阿片类物质的释放，因此，通常可以

用浓缩糖水（24% 的葡萄糖 0.1～0.2ml 口内滴注或涂抹到奶嘴上）来对新生儿进行安抚[128]。但对年龄较大的儿童可能需要采用认知干预这种更复杂的方法，包括分散注意力、引导想象和传递简单的信息等。此外，行为干预比如生物反馈、积极强化和控制呼吸的放松练习，也可以帮助减轻术后疼痛。

> **要点：PACU 中的疼痛管理**
> - 对幼儿的疼痛评估具有挑战性，但 FLACC 评分量表和 Oucher 评分量表都有效的工具，其中 FLACC 评分量表适用于 3 岁以下的儿童，Oucher 评分量表适用于 3 岁及以上的儿童。
> - 高血压和心动过速往往是非特异性的，但通常是疼痛的体征。
> - 非阿片类药物治疗，如静脉注射对乙酰氨基酚或酮咯酸、区域麻醉和蔗糖对婴幼儿都是有效的。
> - 静脉注射芬太尼和吗啡这类阿片类药物是有效的，重复给药前需要足够的时间让药物起效。
> - 非药物手段，如握手、襁褓包裹、父母陪同、摇晃、喂清亮液体和减少环境刺激，通常都是有效的。

（七）术后恶心呕吐

术后恶心呕吐是导致成人患者在麻醉和手术后不满的主要原因，而儿童术后呕吐（postoperative vomiting，POV）的发生率甚至比成人更高[129]。在较小的患儿中很难诊断恶心，这也很有可能被低估了。有效的管理不仅在人文关怀方面很重要，而且在 PACU 的停留时间在很大程度上是由 PONV 决定的。在扁桃体腺样体切除术后，患儿发生的每一次呕吐都会导致他们延迟停留 28min[29]，这也是导致门诊手术后意外入院的主要原因[121]。

2014 年，PONV 管理共识指南出台，被用作临床医师的循证工具[130]，该指南侧重于识别有风险的患者、PONV/POV 的危险因素是什么、预防的建议及最有效的治疗原则。儿童 POV 的预防性治疗通常需要药物干预，但这可能花费巨大或伴有不良作用[131]。因此，理想的目标是那些有 POV 特殊风险的儿童。虽然儿童的危险因素与成人相似，但还存在着一些差异。POV 在 2 岁以下的儿童中很少见，但会随着年龄的增长而增加，直到青春期后才降低。一项针对 14 岁以下儿童的研究指出，PONV 在 3 岁时急剧增加，并且每

增加 1 岁发病率就以 0.2%～0.8% 的速度增长[132]。青春期前的患儿似乎没有性别差异，但患儿父母或兄弟姐妹有 PONV 或晕动症病史可能是一个危险因素。某些外科手术也与儿童 POV 的高发率具有相关性，如腺样体扁桃体切除术、睾丸固定术、阴茎手术、疝修补术，尤其是斜视矫正术[133]。

修订后的 PONV 共识指南包括了一个简化的风险评分来确定儿童 POV 的风险程度，而风险程度取决于以下危险因素的数量：①手术时间 ≥ 30min；②年龄 ≥ 3 岁；③斜视手术；④ POV 或 PONV 家族史。随着危险因素数量的增加，POV 的风险也随之增加，一个危险因素代表 10% 的风险，而 4 种危险因素则表示 70% 的风险[132]。值得注意的是，这种风险评估没有将扁桃体切除术（不论是否行腺样体切除术）作为 POV 的主要危险因素，但很多人认为扁桃体切除术是发病的重要原因[134]。

在确定了有 POV 风险的儿童后，下一步则是采用能够降低基础风险因素的策略，例如提倡在全凭静脉麻醉（total intravenous anesthesia，TIVA）中使用丙泊酚或输注亚催眠剂量的丙泊酚[135]。虽然在儿童群体中还没有得到证实，但对于 PONV 的成年高危患者，建议不要对他们使用吸入麻醉药和 N_2O，应使用连续区域阻滞技术。尽管这种方法很少用于儿童，但实施旨在减少阿片类药物需求的多模式镇痛却是至关重要的[136]。另外，Cochrane 系统评价数据库已经推翻了在扁桃体 / 腺样体切除术中使用非甾体抗炎药会导致术后出血增加的观点[137]。因此，应鼓励在此类手术之后使用非甾体抗炎药，以减少阿片类药物的需求。最后要说的是，尽管坚持让患儿在出室前喝水实际上可能会增加 PONV 的发病率，但已有研究证实了术中适当补液可以降低它的发生率[138]。

预防性药物治疗既可以是单一药物治疗，也可以是联合用药，但推荐用于儿童患者的预防性止吐药是 5-HT_3 受体拮抗药，如昂丹司琼、多拉司琼、格拉司琼、托烷司琼和雷莫司琼。自第一份指南发表以来，昂丹司琼（0.05～0.1mg/kg，最大量为 4mg）已被批准用于 1 月龄的儿童，随后又将格拉司琼（40μg/kg）和托烷司琼（0.1mg/kg）加入进来，作为治疗的选择。雷莫司琼可将接受斜视手术儿童 PONV 的发生率降低到 9%，但它尚未被列为儿童的治疗选择[139]。由于 5-HT_3 受体拮抗药这类药物在预防呕吐方面比预防恶心更有效，因此，这些药物是目前预防儿童 PONV 的一线药物。然而，昂丹司琼药代动力学最新的数据表

明，6 月龄以下儿童对该药的清除率降低。这在一定程度上是由细胞色素 P_{450} 酶的不成熟所导致的，因此目前建议是，在 4 月龄以下的儿童接受昂丹司琼后，应对其采取更严密的监测[140]。另外，5-HT₃ 受体拮抗药会延长 QT 间期，大剂量使用时应谨慎，以避免诱发心律失常。

其他预防 POV 的治疗方法包括地塞米松（0.15mg/kg）、氟哌利多（0.05～0.075mg/kg 至 1.25mg）、苯海拉明（0.5mg/kg）和奋乃静（0.07mg/kg）。修订后的指南将地塞米松的剂量上限从 8mg 降至 5mg，以减少人们对低血糖、伤口愈合延迟和伤口感染等不良反应的担忧[141]。此外，地塞米松也与肿瘤溶解综合征有关，这是一种因肿瘤细胞的破坏从而导致潜在的致命性代谢紊乱的疾病，并且地塞米松的使用可能会掩盖用于指导肿瘤治疗的指标，因此在给新诊断的癌症患者用药前必须就它的使用进行讨论。虽说如此，但地塞米松却是一种高效的止吐药物，而给药时机则是能否成功预防的关键因素。例如，地塞米松应在麻醉早期使用[141]，而有研究表明昂丹司琼在术前使用更有效[142]。

2014 年的共识指南建议，中度或高风险的 POV 儿童应该接受 2～3 种不同类别的预防药物的联合治疗。这与成年患者的建议不同，指南对成人的建议是，只有"高危"成年患者才应接受联合治疗。修订的儿童共识指南中推荐的组合是昂丹司琼（0.05mg/kg）与地塞米松（0.015mg/kg），昂丹司琼（0.1mg/kg）与氟哌利多（0.015mg/kg），或托烷司琼（0.1mg/kg）与地塞米松（0.5mg/kg）。所有这些组合都需要术中给药，并在交接期间需要告知特定的药物、剂量和给药时间，以便在掌握这些资料的情况下治疗各种突发的 PONV/POV。

指南也对发生在 PACU 中的 PONV/POV 或当预防性治疗失败时给出了建议，包括使用的止吐药应来自不同的种类，而不是用于预防的药物。尽管氟哌利多存在锥体外系的不良反应，但它仍可以用于正在住院，并且对所有其他治疗都无效的儿科患者。由于它能导致 QT 间期延长，因此，FDA 在 2001 年对氟哌利多发出了"黑框"警告。在美国规定的剂量中，氟哌利多对心脏影响的风险并不比其他正在使用的止吐药物高，但这种可能性仍会显著降低医师开处方的意愿[143]。由于有报道表明，在围术期联合使用异丙嗪与阿片类药物出现了呼吸抑制和死亡的病例，因此，美国 FDA 也对异丙嗪发出了黑框警告，禁止将其用于 2 岁以下的儿童。

最近，已经批准了神经激肽 -1 受体拮抗药阿瑞匹坦用于治疗 12 岁以上儿童化疗引起的恶心和呕吐。虽然目前还没有关于儿童的数据，但已有大量研究对它在成人中用于 PONV 的预防性治疗进行了报道。

研究人员在儿童群体中已对非药物疗法进行了一些研究。芳香疗法虽然在成人中有效，但在儿童群体中开展的研究表明它并不能带来显著的临床益处[144]。针灸已成功地用于接受斜视矫正术、牙科手术和扁桃体切除术儿童 POV 的预防[145]，但其他人发现这种技术在儿童中的效果尚不明确[134]。

由于存在多种选择及儿童 POV 的发生率高于成人的事实，因此，有必要对儿童 POV 进行更深入的了解，并根据年龄实施相适应的治疗，以减少围术期的这一不良反应。

要点：术后恶心呕吐

- 儿童 PONV 的危险因素包括：3 岁至青春期，手术 > 30min，斜视手术、耳鼻喉手术、疝修补术或睾丸固定手术，PONV 家族史。
- 丙泊酚、区域麻醉、使用非甾体抗炎药及减少阿片类药物的用量是预防 PONV 的有效策略。
- 预防性止吐药包括 5-HT₃ 拮抗药（昂丹司琼）和地塞米松，可降低儿童 PONV 的发生率。
- 由于 FDA 对氟哌利多和异丙嗪（年龄 < 2 岁）发出了黑框警告，因此应避免使用它们，除非没有其他有效的治疗方法。

（八）用药错误

PACU 中的用药错误经常发生，可能高达所有医嘱的 5%，并有很大的潜在危害[146]。从开处方到给药的任何环节都可能出现用药错误，这主要是由沟通障碍、计算错误、小数点错误、前导零 / 后导零的使用和（或）医疗专业人员的知识不足造成的。

由于几乎所有的药物都是根据体重来开具的，因此需要一个计算步骤，这就使儿童的用药错误风险增加。事实上，已经发现儿童用药的错误率与患者的体重成反比，最大错误发生在最小的儿童中[147]。尤其是镇痛药物，由于使用广泛、分次给药及以体重为基础的给药方案，因此常常出现用药错误。

尽管上述诸多原因可以随时导致儿童用药错误的发生，但大多数错误都发生在下医嘱阶段，且通常是因为字迹潦草造成的[147, 148]。因此，在 PACU 中使用电子处方系统也越来越频繁，并且它也为临床医师和患者提供了更安全的处方技术。美国儿科学会已经认识到在医院内应用医嘱录入系统（computerized physician order entry，CPOE）可以防止用药错误，这在文献中也得到了越来越多的支持[149, 150]。特别是对儿童来说，这种保护措施又提供了另一层保护，从而可以预防围术期潜在的致命性不良事件的发生。

（九）尿潴留

由于儿童不能清楚地表达尿潴留，并且对儿童的尿潴留也常常难以评估，因此对儿童尿潴留的诊断可能是不足的。在成人中，尿潴留的发生率约为 16%，并且与术中静脉输液量、入 PACU 时的膀胱容量及年龄的增加有关[151]。这表明在未放置导尿管的情况下，在手术室接受大量静脉输液的患者，应在出手术室前导尿或排空膀胱。而 PACU 中的尿潴留与性别、泌尿系统症状、手术或麻醉类型、术中应用抗胆碱药或吗啡等因素无关。与髂腹股沟 / 髂腹下阻滞相比，术后尿潴留并不是骶管麻醉后的一个重要因素，也不会延迟恢复[152]。然而，Metzeld 等的研究证明，与接受骶管麻醉的儿童相比，接受阴茎阻滞并行尿道下裂远端修复术的儿童术后尿潴留的可能性显著降低（分别为 5/33 和 15/27）[153]。

医务人员常会忘记 PACU 患儿可能会存在有尿潴留，如果患儿出现有其他原因无法解释的心动过速或不适症状，但又不能归因于手术原因时，都应考虑尿潴留。

四、结论

需要对儿科 PACU 的工作场所进行仔细规划和持续维护，以便为苏醒期的患儿提供一个安全高效的环境。正如本章所述，尽管人们对麻醉后恢复的基本原则已经有了广泛的了解，并且发布了通用的国家标准，但具体实践还是由机构的经验和偏好决定的。照顾各个年龄段的儿科患者的细微差别，以及了解这些年龄段之间的差异，同时也让父母参与其中，这些因素使得发现和处理围术期并发症的基本任务变得更加复杂。

病例分析

手术室通过电话告知儿科 PACU 的护理人员，一名 4 岁的男孩刚刚接受了扁桃体和腺样体切除手术，准备转入 PACU，并且为了确保能够提供所有的重要信息，手术室护士使用核查单向儿科 PACU 的护理人员告知了患儿姓名、年龄和体重及主管外科医师，并对手术情况做了简要描述。在初次报告时，她还与麻醉科医师进行了沟通，确认没有其他需要传达的关注点和问题。随后，接受过儿科培训的 PACU 护士为患者入室做准备，确认了紧靠该患儿分配床位旁的另一位患儿的床位是干净的，监护设备完善且能够工作，并且有一个 Ambu® 包和可以正常工作的吸引器。

患者在麻醉团队和外科住院医师的护送下抵达了 PACU，此时患者佩戴着氧气面罩并处于左侧卧位，而氧气面罩则与氧气瓶相连。在到达后，PACU 护士对患儿进行了快速评估，发现患儿在熟睡状态下，嘴唇呈粉红色并且气道通畅。连接监护仪显示 SpO_2 为 100%，脉搏为 100 次 / 分，血压为 100/60mmHg，体温是 37℃。

使用 I-SBARQ 方法，麻醉护士介绍了她自己，PACU 护士则通过写有姓名的手镯对患者的身份进行了确认。交接其余部分如下。

患儿为 4 岁男性，体重 20kg，病史中仅有阻塞性睡眠呼吸暂停有临床意义，该患儿接受的是腺样体扁桃体切除术且目前情况稳定。他没有已知的药物过敏史，目前也没有接受药物治疗。他的家人都在外科候诊室，并且同外科医师进行了交谈。对患儿实施的是采用吸入麻醉诱导的全身麻醉，并为其建立了静脉通路，插入的气管导管则是 4.5 号带套囊的 RAE 导管。对该患儿使用了 20μg 的芬太尼，但没有使用肌松药。而为了预防呕吐的发生，医务人员给他静脉注射了地塞米松 2mg 和昂丹司琼 2mg，同时静脉注射了对乙酰氨基酚 300mg，术中共输注 400ml 的乳酸盐林格液。由于术中出血过多，因此，手术时间比预期的要长。在手术结束后医务人员对其实施了深麻醉下气管拔管，以避免他发生呛咳和再次出血。另外，没有给该患儿留置尿管，也没有需要进行实验室检查的项目。除了 100～130 次 / 分的心动过速外，患儿在整个手术过程中生命体征都比较平稳。患者的危险因素是睡眠呼吸暂停和术后气道梗阻的风险，而麻醉护士除了向 PACU 告知睡眠呼吸暂停的风险外，还向其告知了她对患儿在 PACU 发生出血的担忧。

麻醉护士没有提出需要对患儿采取进一步的特殊治疗要求，但由于患儿有呼吸暂停病史，因此，麻醉科医师开具的术后医嘱上包括低剂量的镇痛药。医护人员将他的静脉输液置于输液泵上，并将患儿转入 PACU 的消息通知了他的家人。

到达 PACU 后的 10min 内，患儿苏醒并开始哭闹和咳嗽。因此，医务人员邀请他的父母进入 PACU 以帮助安抚患儿，以及辅助他们对患儿的焦虑和疼痛进行评估。但父母们很快对唾液中的血液量感到了担忧，并询问 PACU 护士这是否正常。PACU 护士对患者再次进行了评估，并注意到呼吸道确实存在大量的血性分泌物，需要进行吸引，随后医务人员对生命体征进行了测量并记录了下来：SpO_2 98%，脉搏 140 次 / 分，血压 90/60mmHg。PACU 的医务人员将这一情况通过电话向麻醉科医师做了简短的报告后，他立即来到床边进行了评估。

此时，患者呕吐出大量的血液。麻醉科医师立即确定扁桃体存在持续出血的可能，指示 PACU 护士快速输注 10ml/kg 的液体并安排运送血制品。另外，将患儿的体位调整为头低位并使头朝向一侧，对其生命体征也进行反复测量。麻醉科医师则在手术室告知了外科医师他的担忧，并对当前情况做了新的评估，从而制订了快速处理方案。

在此期间，PACU 团队的其他成员将装有气道设备并放置在中央位置的急救车及用于麻醉诱导的急救药物带到床边。再次输注 10ml/kg 的液体，并将稳态血红蛋白水平送去分析，督促血库发放血液制品。第二次输液完成后，患儿不再呕吐并且生命体征也得到了改善，表现为血压升高和心率减慢。经过充分的复苏后，医务人员选择将患者送回手术室并实施了扁桃体出血的探查手术。在此期间，患儿父母继续在 PACU 等待，以便于医护人员告知他们患儿出现的情况。这名患儿成功地接受了扁桃体出血的烧灼术，并顺利康复。

这个病例说明了几个基本要点。

1. 在 PACU 中进行适当的交接和沟通至关重要。联合委员会已将移交过程作为其评估医疗中心或单位的一个关键因素，有证据表明，良好的沟通可减少不良事件的发生率。

2. PACU 是一个时刻需要保持警惕及关注细节的地方，需经常对患者进行评估，注意病情变化，拟定快速处理方案。功能全面的监测和反复测量是十分必要的。

3. 在中央区必须有急救设备和药物，所有团队成员都应熟悉 PACU 中现有和可用的设备。PACU 团队认识到紧急气道管理或容量复苏的潜在需求的能力，需要随时准备适当的设备和用品。

4. 虽然没有疼痛、严重的恶心和呕吐或苏醒期躁动等问题，但在 PACU 中，看似稳定的患者可能也会随时变得不稳定。因此，所有团队成员都需要迅速和适当地采取行动。

第 19 章　监测和血管通路
Monitoring and Vascular Access

Dean B. Andropoulos　著

贺　琳　译　　周志坚　校

一、概述

建立血管通路及对循环、呼吸、中枢神经系统和其他终末器官的监测，是儿科麻醉医师的中心任务。绝大多数患者需要普通的外周静脉通路和标准的无创监测。大手术或严重的基础疾病可能需要有创心血管监测，而大脑处于危险之中的手术可能需要中枢神经系统监测。本章将介绍外周静脉通路，然后是有创血管通路和各种监测，包括呼吸、体温、肾脏、神经肌肉阻滞和中枢神经系统监测。最后，将对超声检查进行综述。

二、静脉通路

（一）外周静脉

任何可见的外周静脉及其他许多不可见的外周静脉，都可以用于建立外周静脉通路。在儿科患者中的一种策略是在麻醉诱导之前或吸入诱导过程中，使用小套管针（24Ga 或 22Ga）在手或足部置入一条小的浅表静脉，以便于静脉药物的早期使用并快速建立气道。随后，在气道安全且患者不会动的情况下，可以建立较大口径的外周静脉通路。没有出血的简单手术需要较小的导管，但如果预期需要大量输液或输血，则应使用较大的导管。推荐用于大手术的导管尺寸为：新生儿—6 月龄婴儿用 22Ga 或 24Ga 1 号导管，6 月龄—3 岁用 22Ga 1 号或 20Ga 1.25 号导管，3 至 12 岁用 20~22Ga 或 18Ga 1.5 号导管，青少年或成人患者用 16Ga 或 14Ga 2 号导管。根据 Poiseuille 定律的预测，流体流动的阻力与导管的长度和液体的黏度成正比，与导管半径的 4 次方成反比。当快速输注比较黏稠的胶体或浓缩红细胞时，在粗大的外周静脉中使用大口径的短导管很重要。

对于各个年龄段的患者，踝部的隐静脉较大且解剖位置恒定。即使看不见或摸不到，通常也可以置管。推荐的方法是在膝盖下方应用止血带，消毒准备穿刺部位，一只手将内踝过伸，同时在内踝的前 0.5~1cm 下 1cm 处进针，套管针和皮肤呈 10°~30° 的小角度。在内踝和胫前肌肌腱之间的凹槽中缓慢推进套管针，直到针芯内见到回血。将针芯和导管一起推进几毫米，然后用进针那只手的示指将导管越过针芯推进静脉，同时保持脚踝过伸，使大隐静脉在穿刺过程中保持笔直，以最大限度地减少因静脉扭曲而刺穿后壁的可能性。如果针可以穿进静脉，但是导管不能完全置入静脉中，则可以用一根 0.015 号或 0.018 号的细小柔性导丝来辅助大隐静脉或其他外周静脉的置管[1]。在婴儿和儿童的手背上、腕部桡骨头的浅表、头静脉或肱静脉在肘窝处的分支，或者足背外侧也可以找到其他粗大的外周静脉。后者在很多新生儿身上尤为明显。

在接受麻醉与手术的婴儿和儿童中，颈外静脉通常是可见的。在非常困难的情况下可以使用该位置。推荐的方法是选择较粗的颈外静脉，将一条卷起的小毛巾垫在肩膀下，患者呈 30° 头低足高位，消毒穿刺部位，助手在锁骨上方轻轻按压静脉，以使静脉进一步充盈。头部向对侧旋转 45°~90°，用一只手稍微伸展颈部并牵引静脉上方的皮肤，将静脉拉直以利于成功置管。套管针连接装有肝素化生理盐水的注射器，在静脉可见段的高位进行穿刺，并将针头上弯 10°~20°，以达到置管入静脉所需的非常平浅的小角度，避免刺穿静脉后壁。保持轻抽注射器，回血时即穿入静脉并置入套管。应使用上文建议的短型外周导管。套管置入过深进入锁骨下静脉时，通常表现为液体不能在重力作用下自由流进静脉，可能需要将导管

本章译者、校者来自复旦大学附属儿科医院。

外牵或退出几毫米。颈外静脉导管通常很难固定在颈部皮肤上，建议将其缝合在此处。当患者术后开始活动时，这将增强稳定性。将颈外静脉用于外周静脉置管的一个优点是，它易于在手术单下置入，并且可以经常监测导管的外渗或扭曲，这些情况在该部位比在其他常用的外周静脉部位更常见。

（二）脐静脉

胎儿的脐静脉是一条将来自胎盘的含氧和解毒血液通过腹壁、肝脏和静脉导管输送至下腔静脉(inferior vena cava, IVC) 和右心房的导管 [2]（图 19-1）。在出生后的第 3～5 天通常可以在脐带残端置管。能否置管进入 IVC 取决于静脉导管的开闭，静脉导管通常在最初几天开放，就像动脉导管一样。使用无导丝无菌技术下盲探置入导管，通过预测距离。如前行未遇到阻力并可通畅回抽到血液，则导管头端通常位于 IVC 高处或右心房中，可用作中心静脉导管。必须尽快通过放射学检查确定导管头端的位置，以确定导管是否通过静脉导管进入 IVC 或右心房。通常，静脉导管不开放，导管头端进入肝静脉的分支，在放射学检查中可见其在肝脏内显影。除紧急情况外，此位置的导管不能使用。在该位置监测中心静脉压并不准确，输注高

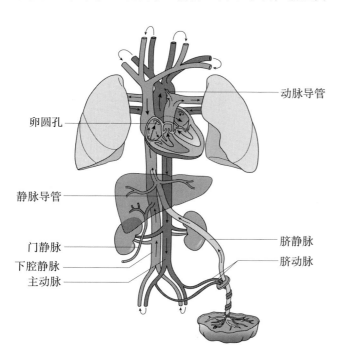

▲ 图 19-1 胎儿血液循环

置入脐静脉的导管头端应通过静脉导管进入下腔静脉(IVC)，位于或接近下腔静脉与右心房的交界处。脐动脉导管的头端应位于第三腰椎水平，介于肾动脉起始部和主动脉分叉处之间［经 William and Wilking (CCC) Wolters Kluwer Health 许可转载，引自 Parrellada 和 Guest [2]］

渗液体或血管活性药物（如碳酸氢钠和多巴胺）可导致门静脉血栓形成、肝脏和肠道坏死，此时必须选择其他中心静脉通路。

> **要点：外周和脐静脉通路**
> - 脚踝处的大隐静脉通常可为婴幼儿提供可靠的大的外周静脉通路。
> - 颈外静脉可以用作紧急外周静脉通路。
> - 在出生后的前 3～5 天，脐静脉可用作静脉导管进入 IVC 的通道。

（三）经皮中心静脉通路

经皮中心静脉通路可用于以下几种适应证。
- 外周静脉通路置管困难或需要长时间使用静脉通路。
- 需要监测中心静脉压，如大量液体流失或失血，或心血管手术。
- 需要输注血管活性药 [3]。

明确的指征因医师的不同而不同。建议在放置经皮中心静脉导管时，选择最小可接受尺寸的双腔中心静脉导管。对于所有部位，都可以使用超声多普勒或二维超声来帮助置管。较大的远端孔用于中心静脉压监测和药物注射，较小的侧孔用于血管活性药物或其他液体输注。目前最小的双腔中心静脉导管尺寸为 4Fr。体重小于 4kg 的患者应谨慎使用上腔静脉(superior vena cava, SVC) 导管，或完全避免使用，因为它们增加了血栓形成的风险。中心静脉导管尺寸和长度选择推荐见表 19-1。

表 19-1 根据体重推荐的中心静脉导管型号和置入深度

患者体重	颈内 / 锁骨下静脉	股静脉
< 10kg	4Fr，双腔，8cm	4Fr，双腔，12cm
10～30kg	4Fr，双腔，12cm	4Fr，双腔，12～15cm
30～50kg	5Fr，双腔，12～15cm	5Fr，双腔，15cm
50～70kg	7Fr，双腔，15cm	7Fr，双腔，20cm
> 70kg	8Fr，双腔，16cm	8Fr，双腔，20cm

操作前洗手、戴帽子口罩及手套、穿手术衣和大面积铺巾等无菌技术，可使置管技术"更洁净"，感染并发症更少 [4]。在心脏病患者中，通常应避免使用左侧 SVC 置管。因为左侧置管发生糜烂 / 穿孔的风险更大，先天性心脏病患者中有 5%～15% 的患者存在左

侧 SVC，多数情况下汇入冠状窦或左心房，这都不是导管头端的理想位置。因此，如果考虑在左侧置管，先通过超声或导管报告确定是否存在左侧 SVC。如果不知道先天性心脏病患者是否存在这一情况，请选择其他部位如股静脉。

以下针对儿科患者 Seldinger 技术的一般性讨论，适用于所有部位的经皮血管通路，无论是静脉还是动脉。Seldinger 技术可用于所有经皮中心静脉置管。中心导管置入和维护期间的集束化管理会降低感染率，应列出一份清单以确保遵循了所有步骤[5]（框 19-1）。在使用碘伏或氯己定溶液对皮肤进行广泛无菌消毒之后，进行大面积铺巾，最好采用透明不透液、开口周围可粘贴的洞巾，以使下面的解剖结构清晰可见。必须强调缓慢、可控、谨慎地进行穿刺操作，尤其是在小婴儿中。仅仅 1mm 或更小的前后轻微移动，就足以使导丝无法通过。穿刺前准备好导丝，穿到静脉时可以立即置入导丝非常重要，这样麻醉医师就可不必将视线从穿刺部位移到远处的托盘上，这经常会引起针头移位而使导丝无法成功通过。当进入目标静脉后，用非优势手根部来固定针与患者身体的位置，然后将导丝小心地推入右心房。导丝通过的阻力应很小。经验丰富的操作者能识别导丝成功通过的感觉。如果遇到任何阻力，必须小心退出导丝；如果针头仍在血管

中，则可以换种方法再次尝试，这可通过通畅回抽到血来确定。在遇到阻力时强行推进导丝会引起严重的并发症。当导丝缓慢前进时，应仔细观察心电图。房性期前收缩（premature atrial contractions，PAC）通常是导丝诱发心律失常的第一个表现，表示心房的位置。如果未观察到 PAC，操作者应怀疑导丝不在心房中。如果首先观察到的是室性期前收缩，尤其是多灶性的，导丝很可能位于动脉中，并且已逆行进入左心室。导丝通过后，用 11 号手术刀切开一个非常小的皮肤切口。最后，小心扩张后置入导管。中心静脉导管穿刺套件中的扩张器通常比导管大一号，如 4Fr 导管用 5Fr 扩张器。这对于小婴儿可能是不可取的，最好是不经扩张置入导管，或者使用与导管相同大小的扩张器，以便在静脉上开出尽可能小的孔，最大限度减少出血和对血管壁的损伤，两者都可能导致血栓形成或血管功能不全的发生率增加。在置管过程中，必须格外注意小婴儿的失血情况，在推进扩张器、导管等时，使用非优势手直接压迫出血的穿刺部位。在置管困难时可能需要助手。当导管置入所需的深度后，用缝线和敷料将其固定。如果导管外露患者体外超过 1cm，则需要额外的缝合或导管固定装置。

1. 颈内静脉

右颈内静脉（internal jugular，IJ）是小儿心脏手

框 19-1 中心静脉导管集束化管理要点

置管要点
- 操作前洗手
- 对于所有 ≥ 2 月龄的儿童，使用葡萄糖酸氯己定擦洗穿刺部位 30s，腹股沟区域应擦洗 2min。擦洗后风干 30～60s
- 穿刺部位不使用碘伏皮肤制剂或软膏消毒
- 使用带有导管的无菌穿刺包，其中包含所有必要的设备和用品，包括全部无菌屏障
- 创建一个置管清单，工作人员有权停止在非紧急条件下不遵循无菌置管的操作
- 仅使用聚氨酯或聚四氟乙烯导管 a
- 对所有护理人员进行置管培训，包括幻灯片和视频

维护要点
- 每天评估是否需要保留导管
- 置管部位护理
  - 不使用含碘软膏
  - 使用葡萄糖酸氯己定擦洗置管部位以进行敷料更换（30s 擦洗，30s 风干）
  - 除非被污染、弄湿或松动，否则纱布敷料每 2 天更换 1 次 a
  - 除非被污染、弄湿或松动，透明敷料每 7 天更换 1 次 a
  - 使用预先包装好的或供应区提供的换药包
- 导管连接部位，肝素帽和管道护理
  - 除非被污染或怀疑感染，更换输注套件，包括附属设备每 72 小时不超过 1 次
  - 在开始输注后的 24h 内更换用于输注血液、血制品或脂肪乳的管路 a
  - 更换肝素帽的间隔为每 72 小时不超过 1 次（或根据制造商建议），但是在更换输注套件时需更换肝素帽 a
  - 由当地机构指定预先包装好的更换套件或供应区域元件

a. 这些程序符合疾病预防控制中心的建议

术最常选择的中心静脉通路部位，并且通常也是其他大手术的绝佳选择。它很粗大，且大部分紧靠颈动脉表面。使用颈内静脉的主要优点是，它提供了通往右心房的直接通路。因此，如果可以完成血管置管，则可以实现较高的最佳导管定位率。各种研究报道表明，导管头端置入胸腔外的发生率仅为 0%～2%，而锁骨下通路的发生率为 5%～10% [6, 7]。其主要缺点是，头大颈短的小婴儿置管比较困难，因为难以获得穿刺静脉所需的浅入角。也有一系列报道表明，刺破婴儿颈动脉的发生率为 10%～15%。颈部血管解剖的超声研究显示，颈内静脉部分或完全与颈动脉前方重叠 [7]。对于一些清醒的婴儿来说，这个部位也不舒服，并且在转动头部或弯曲 / 过伸颈部时，头端移动可能很明显 [8]。置管技术包括将一小卷毛巾垫在肩膀下方，头低脚高位，将头转向左侧不超过 45°。旋转过多会产生更多的颈内静脉与颈动脉重叠，增加穿破颈动脉的风险 [9]。最近的研究表明，肝脏压迫和模拟 Valsalva 动作会增加颈内静脉的直径，可能会增加置管的成功率 [10]。

颈内静脉的穿刺路径很多，此处介绍其中一些方法（图 19-2）。

● 肌"三角"法：在胸锁乳突肌的胸骨头和锁骨头相交的交界处顶点进针，在颈动脉搏动的外侧，针指向同侧乳头。这些标记在婴儿中通常并不是很清楚。

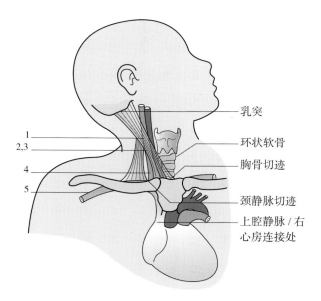

▲ 图 19-2　上腔静脉行中心静脉置管的部位
1. 高位入路，乳突与胸骨切迹连线中点；2 和 3. 中位入路，采用肌三角顶点或环状软骨标记；4. 低位入路，采用颈静脉切迹标记；5. 锁骨下静脉穿刺外侧入路（经 Wolters Kluwer 许可转载，引自 Andropoulos 等 [31]）

● 在乳突和胸骨上窝连线的中点进针，在颈动脉搏动外侧。

● 使用环状软骨作为标记，在颈动脉搏动外侧穿刺。

● 颈静脉切迹法：在颈动脉搏动外侧、锁骨内侧颈静脉切迹上方进针——一种低位入路。

超声技术被用来清楚地识别血管的走行，并检测与颈动脉的任何明显的重叠。对于 20Ga 或更小的穿刺针，无须使用探测针。体表标记通常不能准确地估算出 SVC 导管的正确置入深度，例如将头端定位在胸骨上窝和乳头之间的中间位置。关于确定中心静脉导管正确放置位置的方法，请参阅其他章节。

2. 锁骨下静脉

锁骨下静脉位于锁骨内侧 1/3 的正后方 [11, 12]。该路径的优点包括：锁骨下静脉在各个年龄段参考体表标记具有相对固定的位置，稳定性好，随着患者移动导管末端移位少，对清醒的患者较舒适 [13, 14]。缺点包括发生气胸，尤其是缺乏经验的操作者，以及偶见的无法扩大锁骨和第一肋之间的间隙。另外，在 5%～20% 的患者中，锁骨下静脉导管会进入对侧的头臂静脉或同侧的颈内静脉，而不是 SVC [15]。

方法：在肩胛骨之间竖直放置一条卷起的小毛巾，使用头低足高位，并且将手臂限制在患者两侧的中立位。该体位可使锁骨下静脉的长度最大化，并使静脉向前移动，使其紧邻锁骨后表面 [11]。右锁骨下静脉应始终是首选。将头部转向被穿刺一侧（即朝向右侧做右侧置管）。这个体位会压迫该侧的颈内静脉并阻止导丝进入，特别是在婴幼儿中 [16]，这可能会导致诸如硬脑膜窦血栓形成的并发症 [17]。但是，它不能阻止导丝越过中线进入对侧头臂静脉 [16]。穿刺针在中轴上以 10°～20° 的角度向上弯曲，以确保非常浅的穿刺入路。根据我们的经验，最成功的穿刺部位是在锁骨中点外侧 1～2cm [11]，正好位于胸骨切迹的外侧，针尖对准胸骨切迹。首先触摸锁骨以确保穿刺角度较浅，将气胸的风险降至最低。然后，针小心地在锁骨下"走行"，并在缓慢前进时持续不断地回抽，直至见到回血为止。建议仅在呼气时进针，以最大限度地减少气胸的风险。由一名助手手动为患者通气将有助于此过程的进行。如果穿刺未成功则缓慢抽吸着退出穿刺针，因为在进针过程中静脉受压或弯曲，退出过程中约 50% 的婴儿锁骨下静脉能被置入。必须强调缓慢、可控、小心的穿刺操作，尤其是在小婴儿中。进入静脉后，推进导丝，此时应该没有阻力。寻找 PAC

图中标注：
乳突
环状软骨
胸骨切迹
颈静脉切迹
上腔静脉 / 右心房连接处

（有时只有 1～2 个），以表明导丝在心脏中。如果未见心律不齐，则拔出导丝，顺时针旋转 90°，再次推进，直至看到 PAC。使用扩张器（要非常小心且不要将其推进得太远——能撑开锁骨和第一肋之间的间隙就足够），并按照其他章节中所述的指导原则将导管置入期望的深度。

锁骨下静脉导管置入术的并发症发生在针的穿刺角太偏向头部，以致穿破动脉，或者是太偏向后方，从而导致气胸。如果穿刺针的走行路线在锁骨下方保持较浅，并直接水平指向胸骨切迹，则并发症很少。在婴幼儿进针太远可能会导致穿破气管。

3. 颈外静脉

这个部位的优点是其位置表浅，因此穿破动脉的风险低。缺点是患者越小，导丝进入心房的可能性越小。小于 1 岁的患者成功率小于 50%，小于 5 岁的患者成功率只有 59%[18, 19]。体位与颈内静脉入路相同，在高位穿刺静脉，并置入导丝。通常可以观察到它向内转向 SVC。如果没有遇到阻力，并且看到了 PAC，或者在经食管超声心动图（transesophageal echocardiogram，TEE）上看到了导丝，则说明导丝成功通过。由于颈外静脉入路的中心静脉置管成功率较低，因此我们的做法是在所有患者中首先使用颈内静脉。

4. 股静脉

股静脉长期以来一直用于儿科患者的中心静脉置管，与其他部位相比没有更大的感染率或其他并发症发生率[20, 21]。

方法：将卷起的毛巾置于患者臀部下方，以适度伸展。穿刺部位应在腹股沟韧带（从髂前上棘到耻骨联合的连线）下方 1～2cm，在股动脉搏动内侧 0.5～1cm 处，穿刺针指向脐部。超声引导对于最大机会的首次无创伤放置至关重要。导丝通过，确保没有阻力。使用血管扩张器，然后将导管置入到中心位置，以将头端定位在 IVC 中部。重要的是要在腹股沟韧带下方穿刺血管，以减少未被识别的腹膜后出血的风险。腹股沟韧带下方的出血较易识别，且可用直接压迫法止血。

多项研究已经表明，在腹腔内压力未升高或 IVC 梗阻的情况下，先天性心脏病和非先天性心脏病患者在横膈下方的 IVC 中测得的平均中心静脉压与在右心房中测得的平均中心静脉压相同[22-26]。唯一需要注意的是 IVC 中断并有奇静脉汇入 SVC 的患者，这种情况在异位综合征患者中很常见。在这些情况下，IVC

和右心房压力的是否相同尚未得到评估，但是导管可用作中心静脉导管输注药物和液体。

（四）确定中心静脉导管的正确位置

正确放置中心静脉导管对于预防并发症并提供准确的血管内压力信息至关重要。中心静脉导管的头端应位于 SVC 中，与静脉壁平行，以最大限度地降低穿孔风险。许多权威人士建议将其放置在 SVC 的上半部，如此在大多数患者中，其头端将位于心包反折上方，从而将发生穿孔时引起心脏压塞的风险降至最低[27]。在少数患者中，SVC 通常很短，即总长度为 4～5cm，这些患者在心脏手术中通常会打开心包，以便在穿孔时提供引流。此外，放置在右心房的导管可能会导致心律不齐。以下将讨论正确定位的各种方法。

1. 放射学检查和超声心动图

胸部 X 线被认为是正确定位的金标准，但是拍射和处理胸部 X 线费时、昂贵且通常在手术室中没有必要。应在术后立即拍取胸部 X 线片（图 19-3），确定血管内导管的位置，必要时由麻醉医师进行调整。值得注意的是，正位片可能会遗漏一些错位的情况。最常见的是将 SVC 导管向后置入了奇静脉，仅靠正位片可能无法检测到。理想情况下，导管的头端应在 SVC

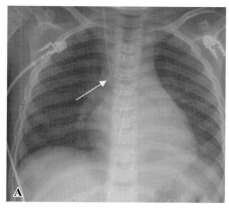

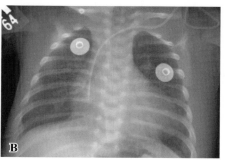

▲ 图 19-3　术后立即拍摄胸部 X 线片

A. 术后胸部 X 线片，右颈内静脉导管头端位置合适，位于上腔静脉中间；B. 导管头端位置异常，位于右心房深处

的中部与 SVC 壁平行，但无论如何都应在 SVC-RA 连接处上方。心包反折的位置在婴幼儿中存在变异，通过放射影像学标记（如隆嵴）以确定头端位置在心包反折的上方是不可靠的[28]。

如果 TEE 用于心脏外科手术，通常可以在 SVC-RA 连接处看到中心静脉导管的头端。这在手术开始之前易于完成，并且是一种确定正确位置的非常准确的方法[15]（图 19-4）。

2. 心电图引导放置

血管内心电图可用于指导儿童正确放置 CVC[29, 30]。可以使用带有特殊 ECG 适配器的充满 0.9% 或 3% 生理盐水的鞘管，或者将鞘管中的导丝连接到无菌钳上，并用该导线替代右臂的体表 ECG 导联。突然出现的心房 P 波，一种夸大的、直立的 P 波，则意味着导管头端进入了右心房。然后将导管头端向后退回 1~2cm 到 SVC 中的期望位置。在已报道的研究中，正确放置的成功率是 80%~90%，但尚无将这种方法与其他方法进行比较的儿童对照研究。此方法还需要特殊的设备，而这些设备并不总是可用的。

3. 基于身高和体重的公式

一项对先天性心脏手术的婴幼儿放置 CVC 的大型研究开发了基于身高和体重的正确置入深度的公式[31]（表 19-2）。在右颈内静脉或锁骨下静脉中置入 CVC 导管，并在术后用放射学检查确定导管头端相对于 SVC-RA 连接处的位置。将患者体内的导管长度加到该距离上，以确定 SVC-RA 连接处的位置，并开发出可预测在 SVC 中有 97.5% 的概率放置在 RA 上方的公式（95%CI 96%~99%）。根据这些数据，所有导管头端均预计在心房中，距 SVC-RA 连接处 1cm 以内的 RA 高处，从而将穿孔风险降至最低。该公式简单易行，因为在所有接受手术的患者中都可以轻松测量体重和身高。

表 19-2 根据体重推荐的小儿上腔静脉中心静脉置管的置入深度：右颈内静脉或锁骨下静脉

患者体重（kg）	CVC 置入深度（cm）
2~2.9	4
3~4.9	5
5~6.9	6
7~9.9	7
10~12.9	8
13~19.9	9
20~29.9	10
30~39.9	11
40~49.9	12
50~59.9	13
60~69.9	14
70~79.9	15
80 及以上	16

对于身高不足 100cm 的患者，公式如下。

$$（身高 \div 10）- 1cm$$

是正确的置入深度，如对于右颈内或锁骨下路径，对于 75cm 的患者，将导管固定在 6.5cm 处。

对于身高 100cm 或以上的患者，公式如下。

$$（身高 \div 10）- 2cm$$

以上是正确的深度。这种看似有用的技术需要注意的是，对于颈内静脉来说采用的是高位穿刺点，乳突和胸骨切迹连线正中点；对于锁骨下静脉，穿刺部位在锁骨中点外侧 1~2cm。如果使用不同的穿刺部位，操作者必须相应地调整公式。另外，该公式的准确性尚未以前瞻性的方式得到评估。

（五）经外周静脉置入中心静脉导管

经外周静脉置入中心静脉导管已在新生儿监护室中使用了十多年，并且已成为预期需要长期静脉通路的患病新生儿的标准做法。这些导管的并发症发生率非常低，当由经验丰富的专业技术人员放置时，通常相对易于通过肘前静脉、大隐静脉、头皮静

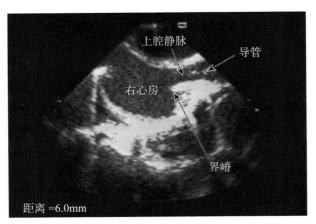

▲ **图 19-4 婴儿矢状面上腔静脉 - 右心房连接处的经食管超声心动图图像**

右颈内静脉导管头端位于上腔静脉内，右心房上方 6mm 处（经 Wolters Kluwer 许可转载，引自 Andropoulos 等[15]）

脉、手静脉、腋静脉或腕静脉进入中心循环。这些专业人员包括护士 [32] 或医师，他们在床旁或在放射介入室 [33] 中，在超声和透视引导下进行。成功放置的关键是尽早建立，需在所有大的、可见的浅表静脉因尝试放置外周静脉而被破坏之前。因此，在危重新生儿中放置 PICC 最好在入院后的最初 12～24h 内完成。像所有 CVC 一样，PICC 偶尔会引起并发症，如心房穿孔或部分导管栓塞 [34]，但其感染率非常低。

方法：应确定一个合适的静脉。在肘窝前内侧中间的贵要静脉分支成功率最高，因为其较粗大且是腋静脉和锁骨下静脉的直接延续。也可以使用头静脉分支，但进入腋静脉的可能性要小一些。其他部位，如隐静脉、手静脉和头皮静脉的置管方式与外周静脉置管相同。对该部位进行准备和铺巾，并给予适当的局部麻醉和（或）静脉镇痛。使用大的可分离针头或套管针穿刺静脉，并用镊子将一根用肝素化盐水冲洗过的 2Fr 无针芯硅胶导管置入，置入长度为从进针部位到 SVC-RA 连接处的距离。持续通畅前进而没有阻力，并且持续回抽有回血表明放置成功。使用前应进行放射学检查，必要时注入稀释的对比剂。正确的导管头端位置应在 SVC 或 IVC 中，而不在右心房中。有时，PICC 导管未进入中心循环，如进入锁骨下静脉的胸腔内部分或更远，或进入 IVC。在这种情况下，应该认为它与外周静脉导管没有区别。对于中心 PICC 导管，可以输注任何需要经中心静脉输注的药物或液体，如肠外营养、多巴胺、$CaCl_2$ 等。2Fr PICC 因导管太小，无法快速推注液体或血液制品，因此不足以作为心脏手术体外循环前的单独血管通路，或用于其他大手术。最近，已经出现了具有两个 22Ga 管腔的 3.5～4Fr 软聚氨酯双腔 PICC 导管，可以使用改良的 Seldinger 技术进行放置，中心静脉置入率为 66% [35]。另外，在介入放射室中，经超声和透视引导下使用导丝放置 3Fr PICC 导管。在新生儿中使用时需谨慎，因为有发生血栓的风险，特别是在 SVC 位置 [36]。在较大婴儿和儿童中，最好使用较大的导管。Tan 等 [37] 报道了 124 例在心脏外科手术中这样置管的新生儿，每 1000 个导管天数的血栓形成率低至 1.6%，感染率低至 3.6 个，中位发病时间为 37 天。因此，这些导管在该人群中可能是非常有用的。

> **要点：中心静脉通路**
> - 适应证包括监测中心静脉压，输注血管活性药物，在液体大量转移或失血的情况下确保静脉通路。
> - 右颈内静脉是进入 SVC 最直接的路径，与锁骨下静脉相比，头端正确放置的概率更高。
> - 股静脉导管可测量 IVC 中的 CVP，在无腹腔内压力升高的情况下，可准确反映胸腔内的 CVP。
> - 基于身高和体重的公式、超声和放射学检查用于确定 CVP 导管的头端放置在 SVC，而不是右心房。

三、动脉通路

表 19-3 和表 19-4 显示了根据部位和患者体重推荐的用于动脉通路的导管型号。

表 19-3　推荐的动脉导管型号：桡动脉、足背动脉、胫后动脉、肱动脉

体　重	桡 / 足背 / 胫后动脉	肱动脉
< 2kg	24Ga	不推荐
2～5kg	22Ga	24Ga
5～30kg	22Ga	22Ga
> 30kg	20Ga	22Ga

表 19-4　推荐的动脉导管型号：股动脉、腋动脉

体　重	股 / 腋动脉
< 10kg	2.5Fr, 5cm 长
10～50kg	3Fr, 8cm 长
> 50kg	4Fr, 12cm 长

（一）桡动脉

如果脐动脉导管不可用或需要更换，桡动脉是新生儿的首选位置，实际上也是所有其他患者的首选位置。避免将其放置在已有或计划行体肺动脉分流的同一侧，如右侧改良 Blalock-Taussig 分流。

方法：用卷起的纱布垫将腕部略微伸展，用胶带将手指松松地黏绑在手板上，拇指于伸展位单独黏绑，以牵住桡动脉上方的表面皮肤（图 19-5）。无菌消毒后，将用肝素化盐水冲洗过的套管针用作"液体探针"，以提高血液回流到针头中的速度。于邻近腕横纹处动脉搏动最强烈的地方，以 15°～20° 角穿刺皮肤。触诊是识别动脉的常用方法，但如果脉搏较弱，超声多普勒定位可能会有所帮助。较浅的麻醉水平可提供更强的动脉搏动并增加置管成功率。在出现血肿形成或动脉夹层之前，首次尝试穿刺的成功率最高，因此操作者应优化条件，例如定位、照明和识别血管。快速的回血表示针穿到了动脉。将针和套管继续推入动脉 1～2mm，然后尝试将整个套管置入动脉。推进套管应具有最小的阻力，针芯内持续回血是置管成功的标志。如果置管不成功，则在套管中小心地更换针头，此时针头和套管可能穿透了动脉后壁。然后取下针头，可以使用带有柔韧头端的 0.015 号导丝来辅助置管。非常缓慢地向后退出套管，当发生迅速的动脉回血时，推进导丝，通过导丝将套管置入动脉[38]。极微小的阻力表示置管成功。如果置管不成功，可以在同一部位或稍靠近近心端的部位做进一步的尝试，以避免出现动脉痉挛、血栓形成或夹层。应当通过检查指尖与甲床的颜色、毛细血管再充盈时间、脉搏氧饱和度的信号质量来评估导管远端的末梢循环。推荐的固定导管的方法是使用透明的黏合敷料和透明胶带，以便始终可以看到导管的插入部位和连接部位。

（二）股动脉

股浅动脉是一条大血管，几乎所有患者均可轻松置入[39]，在桡动脉通路不可用的情况下，这是心脏外

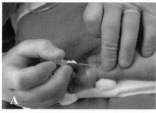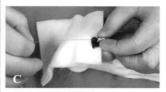
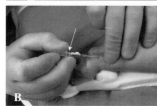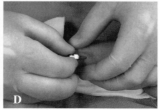

▲ 图 19-5　婴儿的桡动脉置管术

A. 在腕横纹的近端，用充满盐水的套管针穿刺桡动脉；B. 使用液体探针技术进行动脉穿刺时，可发现动脉快速回血（箭）；C. 将一根 0.015 号的导丝插入并旋入动脉；D. 套管顺着导丝旋入

科手术的第二选择。对于婴幼儿，尤其是唐氏综合征的患者，当使用 20Ga（3Fr）导管进行动脉置入术后，高达 25% 的患者会出现短暂性动脉供血不足[39]。因此，在作者的机构中，重量小于 10kg 的患者使用最小的市售导管 2.5Fr（相当于 21Ga）（表 19-4）。

方法：将一条小毛巾垫在患者臀部下方，以使腿部稍微向中立位伸展。用胶带将膝盖约束在手术床上，略微向外旋转，以固定适当的位置。在无菌准备和铺巾后，触诊股浅动脉的搏动并在腹股沟韧带下方 1～2cm 处穿刺，避免在骨盆边缘上方穿刺，可能会形成腹膜后血肿。如果搏动较弱（如主动脉弓缩窄），使用超声多普勒可有效地识别血管的走向。穿刺方法可有多种，包括使用套管针直接穿刺，或使用市售套件中的针头采用 Seldinger 技术，或使用去除延长管的 21Ga 蝴蝶针。以上所有方法均用肝素化生理盐水冲洗穿刺针，以增加回血的速度。使用小的柔性导丝 0.015 号或 0.018 号。通常可以在不做皮肤切口的情况下将聚乙烯导管穿过导丝，在任何情况下均不建议使用扩张器来扩张通道和动脉；如果穿刺点较大，这可能会引起动脉痉挛、夹层或导管周围出血。在导管进入部位及连接部位周围的翼部缝合以固定导管。应当立即评估远端灌注，并将脉搏血氧仪探头放在足部，以连续监测和早期预警动脉灌注问题。

（三）肱动脉

肱动脉已成功用于儿童心脏手术的监测，但由于与桡动脉、股动脉和腋动脉相比侧支循环较少，因此通常应避免使用该部位进行动脉监测。从理论上讲，这个部位的动脉供血不足的发生率应该更高，但是 Schindler 等对进行心脏手术的婴儿和儿童中 386 例使用 22Ga 和 24Ga 导管行肱动脉置管的研究表明，没有永久性缺血损伤，只有三个临时性动脉闭塞[40]。仅在其他选择受限的情况下选择该部位，如在夹闭阻断以修复主动脉弓缩窄，或是主动脉弓发育不良或离断行体外循环时，需要使用右上肢动脉管路来监测血压。

方法：5kg 以下的患者应使用 24Ga 导管。手臂被束缚在手板上呈中立位，在肘横纹上方、桡动脉和尺动脉分叉处的上方触诊动脉搏动。置管过程同桡动脉。必须时刻注意远端灌注，当有任何缺血迹象时需拔除导管。脉搏血氧仪监测末端搏动能早期发现灌注问题。主动脉弓修复术后，应尽快拔除肱动脉导管，或在侧支循环较好的部位更换导管。

（四）腋动脉

腋动脉粗大且侧支血供好，危重儿童中的多个系

列研究已证明，在其他部位无法置管时此处是可行的选择，且并发症发生率较低[41, 42]。但是，考虑到手臂和手缺血的潜在发病率，以及理论上有胸腔内出血的问题，应将该部位视为穿刺部位有限时的最后选择。

方法：将手臂外展 90°，并将肩部稍稍伸展以显露动脉。在腋窝顶触诊动脉，并使用套管针进行穿刺，然后通过导丝将其更换为更长的导管，或通过 Seldinger 技术进行。太短的导管（如 22Ga 1 号长度）通常会在肩部伸展时被拖出血管。因此，推荐的最短导管长为 5cm（表 19-4）。如肱动脉一样，必须特别注意远端灌注。头端位置应通过胸部 X 线确定，位置不应深于第一肋骨。由于紧邻头臂血管，在抽血后需非常轻柔地冲洗导管，并且绝对不可进入气泡或血凝块，因为有发生逆行脑栓塞的危险。

（五）脐动脉

脐动脉在出生后最初几天是可用的，并且是在生后第 1 周需要手术的新生儿的首选部位（图 19-1）。将导管头端置于高位（如横膈上方）的并发症发生率较置于低位（如第三腰椎水平）时低[43]。导管可以放置 7～10 天。已经证明其与肠缺血和坏死性结肠炎有关[44]，并且在脐动脉导管留置的情况下进行肠内营养存在争议[45]。通常在新生儿生后不久，由新生儿工作人员在分娩室内或新生儿 ICU 中行脐动脉置管。该技术包括用脐带环绕基底部切断脐带残端止血，扩张脐动脉，盲探置入一根 3.5Fr 的导管，根据体重置入一定深度，然后尽快通过放射学检查确定导管位置。下肢栓塞、血管功能不全、肾动脉血栓形成等并发症均已被报道过[46]。然而，因为它是一条大型中央动脉，可在所有阶段的新生儿手术进行准确的压力监测[47]，并为将来的干预保留了通路，总体风险较低，所以该部位非常可取。

（六）颞动脉

颞浅动脉就位于颧弓上方，在新生儿尤其是早产儿中很粗大且易于置管。20 世纪 70 年代在新生儿监护室中广泛使用[48]，但由于意识到其严重的并发症非常常见，如逆行性脑栓塞，故很快就失去了人们的青睐[49, 50]。只有当手术必须测定头臂压力而又有锁骨下动脉异常的情况下，才应使用此方法，因此，在进行主动脉阻断或体外循环时测量压力的唯一方法是通过直接测定主动脉压或通过颞浅动脉测量[51]。例如，主动脉缩窄、主动脉弓离断或发育不全、右锁骨下动脉异常发出于主动脉阻断区域的远端[52]。导管只能在病变存在期间使用，尽量减少抽血和冲洗，并且必须在

病变修复后尽快拔除。

方法：新生儿使用 24Ga 导管。触诊动脉的位置在耳屏的前上方、颧弓上方。采用一个非常浅的穿刺角度，即 10°～15°，并按照桡动脉穿刺描述的方法进行动脉置管。

（七）足背 / 胫后动脉

当桡动脉不可用时，这些动脉通常易于置管，对于在手术期间进行监测和采血非常有用。众所周知，在体外循环后的早期存在外周血管收缩和血管舒缩不稳定，足部的浅表动脉不应用于体外循环，因为这些动脉比桡动脉表现得更明显。

方法：足背动脉——足底略微跖曲以伸直动脉，动脉走行于第二、三跖骨之间。采取一个浅表的角度穿刺，进行动脉置管。胫后动脉——脚背伸以暴露内踝和跟腱之间的动脉。动脉的穿刺部位通常较深，因此需要较陡的穿入角度。

一项最新研究评估了中位年龄为 13 月龄的患者，对比桡动脉而言胫后动脉与足背动脉的适用性[53]。研究的第一阶段是通过超声测量动脉的直径和横截面积，第二阶段是在 275 名受试者中进行的随机试验。胫后动脉的大小与桡动脉相似 [（1.4±0.3）mm 和（1.3±0.3）mm]，但比足背动脉粗 [（1.0±0.2）mm，$P < 0.001$]。胫后动脉的首次尝试成功率与桡动脉相似（分别为 75% 和 83%），但高于足背动脉（45%，$P < 0.001$）。如果没有其他动脉可用，胫后动脉可作为足部动脉置管的选择。

（八）尺动脉

仅在没有其他选择的情况下才应将尺动脉用作最后的选择，因为通常仅在桡动脉尝试未成功或因过去的穿刺而形成血栓时才考虑使用尺动脉。如果桡动脉和尺动脉的灌注都明显受损，则手部缺血的风险很高。尽管如此，一组在 18 例危重婴幼儿和儿童中的尺动脉置管的缺血发生率，与桡动脉和股动脉置管的缺血发生率并无差异，为 5.6%[54]。随着高分辨率超声在动脉导管放置中的使用增加，很明显在某些患者中，尺动脉的直径有时大于桡动脉的直径，特别是在唐氏综合征中。如果确实存在这种情况，一些麻醉医师会尝试将尺动脉作为第一次尝试置管的部位。

（九）动脉切开

当其他动脉穿刺失败或不可用时，对于先天性心脏手术及其他重大手术而言，桡动脉切开是一种可靠且通常有效的建立动脉通路的方法。尽管有速度和置管便利上的优势，但现有文献表明，与经皮方法相比，

切开部位出血、感染、衰竭、远端缺血和长期血管阻塞的发生率更高[55, 56]。

方法：手臂的位置与经皮桡动脉置管相同。进行手术准备和铺巾后，在近腕横纹处茎突和腕屈肌腱桡侧头之间，平行或垂直于动脉做一切口。进行锐性和钝性分离，直到识别出动脉，用一粗丝线、血管环或直角镊子将其分离出来。不需要考虑在远端结扎动脉以防止出血，事实上如不结扎远端，在切开后动脉仍可保持通畅。最简单且非常有效的方法是使用套管针直接插入已暴露的动脉，方法与经皮桡动脉置管相同。在导管接口处将导管缝合于皮肤，并在导管两侧用尼龙线缝合切口。移除时需要剪开导管接口处的缝线，移除导管，压迫几分钟直到出血停止。其余的皮肤缝合线可在以后拆除。

要点：动脉通路

- 适应证包括在血流动力学不稳定的情况下进行连续血压监测，以及需要经常检测动脉血气、血红蛋白或其他项目。
- 对于大多数动脉置管来说，桡动脉是首选部位。
- 股动脉是大血管，当桡动脉不可用时通常是第二选择。
- 胫后动脉比足背动脉更大、更可靠。
- 仅在其他部位不可用的情况下才应使用尺动脉、肱动脉、腋动脉和颞动脉，并且应尽快拔除导管。

四、经皮肺动脉导管插入术

由于多种原因，经皮肺动脉（pulmonary artery，PA）导管插管术在小儿麻醉中的作用有限。许多患者的体型较小，无法放置足够大小的鞘管和导管，并且许多需要进行 PA 导管监测的患者都存在心内分流，这使标准的热稀释法心输出量检测结果无效，也干扰了混合静脉血氧饱和度（venous oxygen saturation，SvO_2）的测量。此外，经常需要进行的右心手术，也不希望使用 PA 导管插入术。因此，当需要监测 PA 压力或 SvO_2 时，经胸的 PA 导管是先天性心脏手术中最常用的方法。已存在连续监测中心静脉血氧饱和度的导管，以及认识到放置 PA 导管的风险：获益比通常是不利的，这些使该技术的适应证受到了限制。

在小儿麻醉中，经皮 PA 导管最常见的适应证是年龄在 6 月龄以上且能够在股静脉或颈内静脉放置 5Fr 或 6Fr 导引鞘的患者。没有心内分流的左心室手术的患者、存在左心功能不全或肺动脉高压危险的患者，也许可以从现有信息中获益。例如，主动脉手术、主动脉瓣修复或置换术、肥厚型心肌病的主动脉下切除或肌瘤切除术、二尖瓣修复或置换术。此外，大手术如较大患者的肝移植术，可能是经皮 PA 导管插入术的适应证。

方法[57]：推荐使用血氧测定导管。市售导管型号为 5.5Fr 或 8.5Fr，因此分别需要 6Fr 或 9Fr 鞘管。50kg 以下的患者应使用 5.5Fr 导管，50kg 以上的患者使用 8.5Fr 导管。如上所述，将鞘管放入颈内静脉、股静脉或锁骨下静脉。考虑到导管的直接路径和弯曲度，首选的插管部位是右颈内静脉、左锁骨下静脉或股静脉。如果使用血氧测定导管，则在插入前应先对其进行校准。插入之前，应通过充入建议容量的空气或 CO_2 来测试球囊的完整性，并在放置之前插入无菌套。插入前先将 PA 和 CVP 端口进行连接、冲洗和校准。根据患者体型，球囊放气后将 PA 导管插入 10～15cm。将球囊充气，导管缓慢向三尖瓣推进，通过 CVP 波形上放大的 V 波指示球囊的位置。在舒张期推进导管通过三尖瓣，直至可见特征性的右心室压力波形，无重搏切迹，舒张期压力为 0～5mmHg。然后，在收缩期小心地推进导管通过肺动脉瓣，直到可见特征性的 PA 压力波形，并伴有重搏切迹和较高的舒张压。然后轻轻地推进导管，直到获得肺毛细血管楔压波形，此时球囊放气可使 PA 压力波形恢复出现。推进导管通过肺动脉瓣困难时，可采用辅助手段，如在推进导管时逆时针旋转导管、将患者右倾并推注液体负荷、使用 TEE 看到头端并引导随后的尝试[58]。除了短期停留外，不可长时间将导管留在楔嵌位置，因为有发生肺动脉破裂和导管远端肺缺血的危险。在体外循环过程中，可以将导管退回几厘米，以减少体外循环中血管穿孔的风险。

通过 PA 导管可获得的信息包括右心房压、肺动脉压、肺毛细血管楔压（pulmonary capillary wedge pressure，PCWP）。在没有二尖瓣狭窄或肺静脉、肺动脉高压的情况下，PA 舒张压 ≈ PCWP ≈ LAP ≈ 左心室舒张末期压力，这些压力与左心室舒张末期的容积成正比，后者是前负荷的经典测量指标[59]。尽管有时存在肺动脉高压或残留二尖瓣狭窄（术后 TEE 诊断），PA 导管获得的信息仍可用于指导治疗。

可以通过标准的热稀释法测量心脏指数，并要注意根据导管的大小和长度、注射液的体积和温度将正确的计算常数输入到监测仪软件中。在呼吸周期的同一点（如呼气相）连续快速进行三次注射取平均值，可以优化条件，从而实现稳态条件下准确的测量。此外，还可以使用表 19-5 [59, 60] 的公式来计算血管阻力和每搏输出量。

血流动力学参数仅可代表从血氧测定 PA 导管获得的信息的一半。另一半包括供氧量和耗氧量的测量与计算，这也可用于低心排综合征重症患者的治疗指导 [59, 60]（表 19-6）。他们需要从 PA 导管尖端和动脉导管的血液样本中分别测量混合静脉血氧饱和度和全身动脉氧饱和度（通过混合血氧定量法测量，而不是计算值），或用来自血氧测定导管的 SvO_2 值（如果校准恰当的话是一种有效的假设）和脉氧仪的血氧饱和度值，而不是测量血液的系统氧饱和度，来替换这些值。来自成人和儿科重症监护文献的数据表明，增加和最大化氧供和耗氧可能会改善预后，这是危重疾病，包括心脏手术术后生存的预测指标 [61~64]。

五、超声引导下建立血管通路

大量研究表明，超声引导，无论是二维视觉超声 [65] 还是音频多普勒超声，都可以改善儿童和成人中心静脉插管的效果 [66, 67]。使用这些方法可以减少尝试次数，缩短置管时间，减少意外的动脉穿刺和动脉导管放置。血管通路领域的许多专家的共识是，使用这些引导技术应被视为标准做法。最近的一项 Meta 分析包含了八项比较二维超声引导与体表标记法对建立儿童颈内静脉或锁骨下静脉通路的对照试验，分析数据来自 760 例患者 [68]。使用超声成功置管的相对概率是 1.32（P=0.003），尝试次数减少了 -1.26（$P < 0.001$），并有降低穿破动脉的风险和缩短置管时间的趋势。

近年来，使用超声行动脉置管已经成为越来越多的病例系列和对照试验的主题，并且也逐渐成为标准做法。最后，超声引导下建立外周静脉通路已成为许多近期报道的主题，当静脉通路建立困难时其明显优于体表标志法或盲穿法，包括穿刺次数减少和置管时间缩短 [69, 70]（图 19-6）。

9.2MHz 铅笔大小的音频多普勒探头可以进行气体消毒并重复使用。将探头置于该部位，通过其特征性的音频曲线确定动脉和静脉的走行：动脉呈高音调、间断性、收缩期血流，静脉呈低音调、连续性、静脉哼鸣声。探头垂直于皮肤表面放置在最大声音信号的中心，在探头中心的轴线上准确穿刺血管。进入血管时，通常会听到"砰"的一声，随后为连续的血液抽吸声。然后如前所述通过导丝、扩张器和导管。音频多普勒技术的一种变化是在针头内装有多普勒探头的设备 [71]。但是，这些针很昂贵，直接比较并未显示它们在置管方面优于视觉超声，并且由于针的内腔被多普勒探针部分阻塞，所以回血缓慢且不可靠。

二维超声，无论是仅用于 CVC 置管的商用设备（Sonosite®），还是标准超声心动图机上的体表探头，都可用于大血管成像（图 19-7A）。后者的彩色多普勒功能在置管困难时识别所需血管可能特别有用。颈内静脉是采用超声建立血管通路时最常用的血管，在颈动脉的浅外侧可见。颈内静脉很容易被探头压扁且搏动平缓，而颈动脉呈圆形，很难被探头压扁，且搏

表 19-5　衍生的血流动力学参数

公　式	正常值		
	成　人	婴　儿	儿　童
CI［L/（min·m²）］= CO/BSA	2.8~4.2	2~4	3~4
SVI（ml/m²）= SV/BSA	30~65	40~75	40~70
LVSWI（g·m/m²）= 1.36·（MAP-PCWP）·SVI/100	45~60	2~40	30~50
RVSWI（g·m/m²）= 1.36·（PAP-CVP）·SI/100	5~10	5~11	5~10
SVRI（dyne·s·cm⁻⁵·m²）=（MAP-CVP）·80/CI	1500~2400	900~1200	1300~1800
PVRI（dyne·s·cm⁻⁵·m²）=（PAP-PCWP）·80/CI	250~400	< 200	< 200

BSA. 体表面积；CI. 心脏指数；CO. 热稀释心输出量；CVP. 中心静脉压；LVSWI. 左心室每搏做功指数；MAP. 平均动脉压；PAP. 肺动脉压；PVRI. 肺血管阻力指数；RVSWI. 右心室每搏做功指数；SVRI. 全身血管阻力指数；SV. 每搏输出量；SVI. 每搏输出量指数

表 19-6　衍生的氧供 / 氧耗参数

公　式	正常值		
	成　人	婴　儿	儿　童
动脉血氧含量（ml/dl） $CaO_2 = (1.39 \cdot Hb \cdot SaO_2) + (0.0031 \cdot PaO_2)$	18～20	15～18	16～18
混合静脉血氧含量（ml/dl） $CvO_2 = (1.39 \cdot Hb \cdot SvO_2) + (0.0031 \cdot PvO_2)$	13～16	11～14	12～14
动静脉血氧含量差（ml/dl） $avDO_2 = CaO_2 - CvO_2$	4～5.5	4～7	4～6
肺毛细血管血氧含量（ml/dl） $CcO_2 = 1.39 \cdot Hb \cdot ScO_2 + 0.0031 \cdot PcO_2$	19～21	16～19	17～19
肺分流分数（%） $Qs/Qt = 100 \cdot (CcO_2 - CaO_2) / (CcO_2 - CvO_2)$	2～8	2～8	2～8
氧供指数 $[ml/(min \cdot m^2)]$ $DO_2I = 10 \cdot CO \cdot CaO_2/BSA$	450～640	450～750	450～700
氧耗指数 $[ml/(min \cdot m^2)]$ $VO_2I = 10 \cdot CO \cdot (CaO_2 - CvO_2)$	85～170	150～200	140～190

Hb. 血红蛋白；PaO_2. 动脉血氧分压；PvO_2. 混合静脉血氧分压；PcO_2. 肺毛细血管血氧分压；Qs. 肺分流血流量；Qt. 肺总血流量；SaO_2. 测量动脉血氧饱和度；ScO_2. 测量肺毛细血管血氧饱和度；SvO_2. 测量混合静脉血氧饱和度

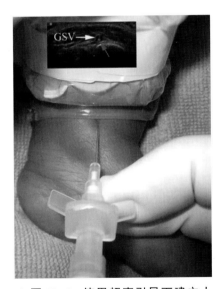

▲ 图 19-6　使用超声引导下建立大隐静脉外周通路
超声图像是短轴视图，静脉导管尖端位于静脉内（经 Elsevier 许可转载，引自 Triffterer 等 [69]）

动非常强烈（图 19-7B）。探头直接放置在所需血管上方，其目的是在中线处精确穿刺血管。可以看到针头在正确的放置过程中缩进，然后刺穿血管（图 19-7C）。

在已进行了几次尝试失败后，二维超声对于辨清

解剖结构特别有用。可以在已形成的血肿中识别血管，或识别动脉和静脉的重叠。穿刺血管并置入导丝后，通过超声扫描更靠近心脏的位置，可以见到血管腔内的导丝。超声方法最常用于颈内静脉，但也适用于股静脉和锁骨下静脉。还应注意的是，与仅用超声显像后在皮肤上做标记，然后盲穿血管相比，在实时超声引导下行婴幼儿颈内静脉进针、血管穿刺、导丝置入可以减少尝试的次数，加快置管过程 [72]。已经发表了几例在非常小的婴儿中行中心静脉置管的病例系列报道，其结果显示，即使在体重 1.0kg 甚至更低的早产儿中，二维超声也能安全地指导导管放置 [73]。

音频多普勒可用于协助任何动脉的插管，尤其是因之前的尝试、低血压、血管痉挛使搏动不清楚时特别有用。二维超声也可用于桡动脉置管，Schwemmer 等发现，该技术的成功率为 100%，而传统的触诊方法为 80%，并且首次尝试的成功率更高，尝试次数更少 [74]。对于没有或只有很少超声引导下穿刺置管经验的麻醉住院医师或专科培训医师，在给小于 12kg 的患者行桡动脉置管时，二维超声优于音频多普勒超声 [75]。在这项随机研究中，超声组的总成功率为 65%，音频多普勒组为 46%（$P=0.048$）。

超声引导动脉置管技术包括在短轴横截面上观察动脉，穿刺进针直到可以看见针尖刺破动脉壁并停留

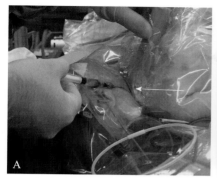
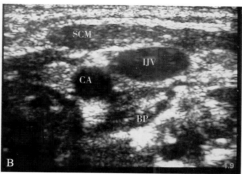
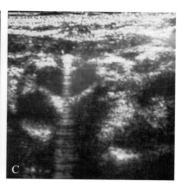

▲ 图 19-7　二维超声

A. 超声引导下 1 例婴儿颈内静脉穿刺。箭指示的是 13MHz 小儿探头；B. 婴儿右颈内静脉和颈动脉的二维超声图像；C. 针尖正要穿入右颈内静脉；CA. 颈动脉；IJV. 颈内静脉；SCM. 胸锁乳突肌；BP. 臂丛

在动脉腔内。可以看到动脉是搏动的，并且彩色多普勒也有助于识别。一种较新的方法是在纵截面上观察动脉，该方法可看到针的更长部分，以确保其位于动脉管腔内并且不会刺穿动脉后壁[53]（图 19-8）。一项对 97 例婴幼儿使用短轴与长轴成像行桡动脉置管的对照研究表明，在置管成功率（短轴组 94% 和长轴组 98%）、成功置管时间、并发症等方面都无显著差异[76]。但短轴组的动脉后壁穿破率要高得多（96% 和 18%，$P < 0.001$），其临床意义尚不清楚。

> **要点：超声引导下建立血管通路**
> - 越来越多的数据表明，二维超声可提高中心静脉置管的成功率，减少尝试次数，并可能降低动脉误穿率和置管时间。
> - 超声有助于建立动脉通路，尤其是婴幼儿和低龄儿童，短轴和长轴视图都可能有帮助。
> - 二维超声可大大促进了外周静脉通路的建立，特别是静脉不可见的地方。

六、血管内压力波形的阐释

（一）动脉波形

正常的全身动脉波形会随着从中央动脉循环向远端末梢的推进而发生变化，例如从升主动脉，远端至腹主动脉和股动脉，然后至外周动脉如桡动脉和足背 / 胫后动脉[59]（图 19-9）。通常，越接近中心位置，收缩压峰值就越小，收缩压读数也越低。重搏切迹在中心动脉很明显。随着向远端推进，脉搏波形放大并产生较高的峰值收缩压波形及稍高的收缩压。这在足部动脉中最为明显，其收缩压可能比升主动脉高 5~15mmHg。平均压和舒张压随着向远端推进变化很小。这个概念在解释动脉压力描记中非常重要。体外循环后的动脉搏动图常因导管位于远端小动脉，如桡动脉或足部动脉而受到抑制[77]。这通常在体外循环后几分钟内即可恢复。对于需要长时间体外循环和阻断特别长时间及困难的手术，或在大量失血和血流动力学不稳定的重大非心脏手术中，将导管放置在较大的动脉中可能更有用，如股动脉或脐动脉，或在体外循环结束后即刻直接测量主动脉根部的压力，以测定准

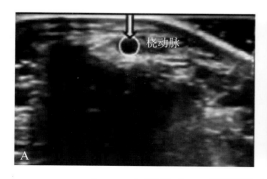
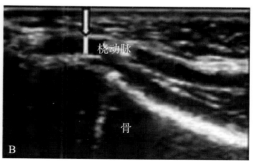

▲ 图 19-8　一种较新的方法是在纵截面上观察动脉

A. 桡动脉短轴图像；B. 桡动脉长轴图像（经 Wolters Kluwer 许可转载，引自 Kim 等[53]）

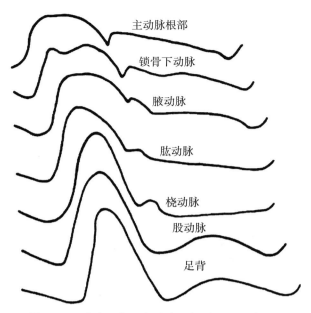

▲ 图 19-9　动脉压力从主动脉根部到外周动脉的变化

在较小的远端动脉尤其是足背动脉，脉搏波形会放大，产生更高的收缩期峰值和稍低的舒张压（经 Elsevier 许可转载，引自 Reich 等 [59]）

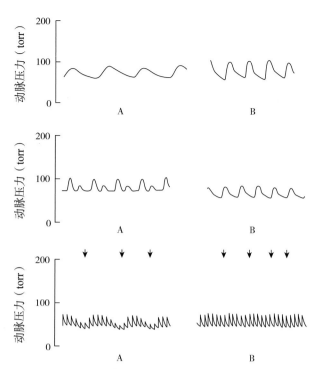

▲ 图 19-10　正压通气会阻碍已经有限的静脉回流，每搏输出量会减少

上图．动脉压力描记显示心肌收缩力下降（A），心肌收缩力正常（B）。中图．体循环阻力降低（A），体循环阻力正常（B）。下图．血容量降低（A），血容量正常（B）——箭表示正压通气（经 Elsevier 许可转载，引自 Gregory [78]）

确的动脉压。

　　除了简单的收缩压和舒张压，动脉压力描记还可提供更多信息 [78, 79]。压力波上升支的斜率可能是整个心室收缩性的一个指标，即上升斜度越陡，收缩性越好。收缩力的显著降低使上升支变得平坦。重搏切迹的位置可提示外周血管阻力。在婴儿中，正常的重搏切迹位于压力波的上半部分。低外周阻力时，如主动脉血流从未闭的动脉导管分流，由于舒张期血流进入肺动脉使心室收缩期相对较长，因此重搏切迹在波形下降支的低位。随着每搏输出量的增加，动脉描记的收缩期曲线下面积增加。最后，在正压通气期间，低血容量患者通常会表现出更明显的呼吸变化，因为正压通气会阻碍已经有限的静脉回流，每搏输出量会减少（图 19-10）。关于动脉压力波形的计算机脉搏分析已被用于测量每搏输出量。

　　在解释波形时，血管内压力测量系统的机械和电子组件是重要的考虑因素 [59]。应使用尽可能短的大口径硬质塑料管道。减少旋塞阀和连接件的数量也会提高所传输压力波的保真度。在使用前要进行彻底冲洗，确保管腔内无气泡和血块至关重要。在右心房水平定期重新校准对于解决传感器设置中的"漂移"很重要。当识别出振荡或阻尼过大时，某些型号的监护仪会提供电子滤波频率的调整。常规设置应为 12Hz。如果动脉描记阻尼过小，如收缩压描记中超射产生了不

正常的高尖波，滤波频率可降至 3Hz 来进行补偿。相反如果阻尼过大，则滤波频率可增加到 40Hz。也可以插入机械设备（ROSE®，accudynamic®）来更改系统的共振频率和（或）阻尼系数。在任何情况下，都不得有意将气泡引入系统以产生更大的阻尼效果。可以使用肝素化盐水的加压袋冲洗系统，突然停止并观察返回基线波形所需的振荡次数和振幅来测试谐振频率是否合适。适当的阻尼表现为一次振荡低于均值、一次高于均值，随后恢复正常波形 [80, 81]。

　　由于机械问题，如导管扭结或血块堵塞，手术过程中动脉压监测系统总是可能发生故障。在儿童动脉痉挛比成人更常见，并且动脉可能受压，例如 TEE 探头对异位右锁骨下动脉的压迫，或胸骨牵开器对腋动脉的压迫。应始终使用备用示波血压袖带，最好将其放置在与动脉置管不同的肢体上。

（二）中心静脉、左右心房波形

　　正常的心房压力波形（如中心静脉）由代表心房收缩、三尖瓣或二尖瓣关闭、心室收缩的 A、C、V 波组成。正常右心房 A 波压低于 V 波压，后者通常小于 10mmHg。正常波形描记的变化可以提供有关患者

的血流动力学状态和心脏节律的重要信息。例如，当房室一致性消失时，如交界性异位性心动过速或室上性心动过速，A 波消失，V 波显著增大，反映了通过未有效排空心房向后传递的心室压力（图 19-11）。当心率很快时通常很难通过 ECG 来确定心脏节律，因为 P 波难以识别。在这种情况下，左心房或右心房的波形可以提供重要的附加信息，在窦性心动过速的情况下可以清楚地看到 A 波。还可以从心房描记中评估房室瓣的功能。二尖瓣或三尖瓣关闭不全将在左心房描记中产生大 V 波。在基线窦性心律的情况下记录血管压力描记通常非常有用，便于以后进行比较。

七、小儿血管内监测新技术

（一）心输出量监测

由于传统经皮的、头端带气囊的肺动脉导管插入术在小儿童和有心内分流的患者中受到限制，因此，已采用其他几种新方法来测量先天性心脏病患者的心输出量和氧供。锂稀释心输出量（lithium dilution cardiac output，LiDCO）在 SVC 中使用标准中心导管，甚至是外围静脉导管，以及一种配备了锂检测电极的特殊股动脉导管。将稀释的氯化锂溶液注入静脉，动脉血被吸入锂电极。心脏指数与锂浓度变化曲线下的面积有关。这种方法已被证明与儿童先天性心脏手术后热稀释法测心输出量具有合理的相关性。在一项对 17 例 2.6～34kg 的患者进行的 48 次测量的研究中，LiDCO 与热稀释法测心脏输出量之间的相关性良好 [r^2=0.96，平均偏差（−0.1 ± 0.31）L/min] [82]。

经肺热稀释法测心输出量的原理与 LiDCO 类似，以温度代替锂浓度作为指示剂。将冷盐水注入 CVC，并通过放置在股动脉中的热敏电阻，得出时间温度曲线，该时间温度曲线法与通过标准肺动脉导管测得的热稀释法心输出量具有良好的相关性 [83]。锂和热稀释法的方法仅限于无心内分流的患者，这严重限制了

其在先天性心脏病患者中的应用。最近对 14 项成人和 2 项儿童研究进行的系统回顾，评估了 3 种注射液对经肺热稀释法的可重复性，确定成人的重复性在（6.1 ± 2.0）%，儿童的重复性在（3.9 ± 2.9）% [84]。这种方法似乎适合追踪危重儿童心输出量的变化趋势。

另一种较新的方法是对动脉波形进行脉搏轮廓分析（PiCCO），该方法将脉搏轮廓和曲线下面积与每搏输出量和心输出量相关联。该连续监测法与前述的经肺热稀释法测心输出量进行定期校准（同样该方法在心内分流患者中无效），在对心脏手术后的 24 例儿科患者进行的一项研究中证明，该方法与经肺热稀释法的相关性良好 [r^2=0.86，平均偏差（0.05 ± 0.4）L/（min·m^2）] [85]。

一个相关的测量指标是脉压变化，之前在阐释动脉压波形时已有解释。据报道，在正压通气过程中，来源于动脉置管的成年人脉搏压力变化与其血容量不足和液体反应性成正比 [86]。已有相关产品可用来量化这种变化，在一项接受颅顶手术的儿童进行的急性等容血液稀释的研究中，脉压变化的增加与采血阶段估计的血容量密切相关 [87]。

已有尝试将脉压变异度与脉搏血氧仪的容积描记变异度相关联，容积描记变异度取决于正压通气对心动周期内光吸收的变化，这也是新型脉搏血氧仪的一个功能 [88]（图 19-12）。一项针对 45 名正压通气的危重儿童的研究表明，两个指标的变异度具有很强的相关性（R=0.84，$P < 0.0001$）和一致性 [偏差（+1.44 ± 6.4）] [88]。然而，另一项针对青少年脊柱侧弯手术患者的研究发现，测量中存在 −0.56% 的偏倚，但是一致性范围非常大，超过 20%。两项研究均未评估对该测量方法的液体反应性。因此，在将该参数推荐给儿科患者之前，还需要更多的数据。

（二）中心静脉血氧饱和度监测

使用光反射导管监测血管内氧合血红蛋白饱和度已在脐动脉、肺动脉和成人中心静脉中使用了很多年，

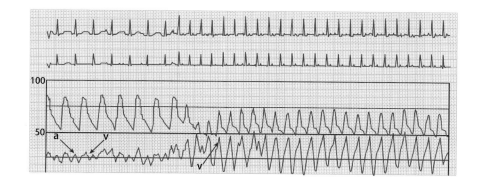

◀ **图 19-11　心电图显示前 1/3 是正常窦性心律，随后室上性心动过速发作**
动脉压力描记收缩压下降 12～15torr；中心静脉压描记 A 波消失，出现大 V 波且收缩期压力从 10mmHg 升至 16mmHg

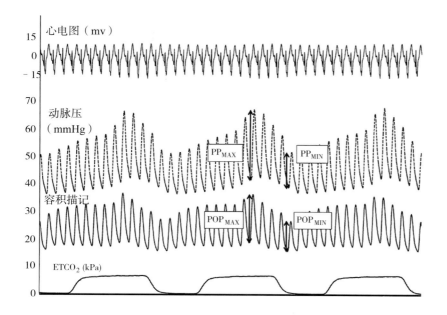

▲ 图 19–12　以容积描记信号变异度对比脉压变异度来评估容积状态

波形同步显示，容积描记来自脉搏血氧仪信号。ETCO₂. 呼气末二氧化碳；POP. 容积描记变异度；PP. 脉压（经 Springer Nature 许可转载，引自 Chandler 等[88]）

但直到最近才有儿科标准的 4Fr 和 5Fr 双腔和三腔中心静脉导管可常规用于测量儿科患者的中心静脉血氧饱和度（central venous oxygen saturation，ScvO₂）。在 16 例接受心脏外科手术的儿科患者中，Liakopoulos 等证明，用导管测量的 ScvO₂ 与碳氧血氧饱和测定法之间具有良好的相关性 [r^2=0.88，偏差（–0.03 ± 4.72）%][89]（图 19–13）。该方法的优点在于，它能够准确地测量氧供，与心脏内分流无关，因此在先天性心脏病患者中可能有更好的应用。随后的两项试验共对 28 例小儿心脏外科手术患者进行了研究，得出的结果不同：一项研究显示出很小的偏倚和变异性，另一项研究显示出较小的偏倚，但是 95% 的变异性上限超过了 15%[90, 91]。该技术还需要更多的数据，但在大手术病例中可作为连续监测氧供的辅助手段。

八、紧急血管通路

在没有其他静脉可用的危急时刻，如心肺复苏或休克期间，经骨髓内通路进入静脉循环系统的通路已被使用[92]。极少数情况下，在手术室或重症监护室进行急救时需要该通路，因此儿科麻醉医师有必要熟悉该技术。通常此操作仅在小儿童中使用，并且使用胫骨近端的平坦表面。可以使用市售的 14Ga 或 16Ga 骨内针，或 16Ga 骨髓抽吸针。对该部位进行无菌处理，穿刺皮肤，直到接触外层骨皮质。用钻孔的方式进针，阻力突然消失意味着针穿透骨皮质外层进入了骨髓腔。婴儿长骨具有活跃的骨髓再生能力，取下针芯并回抽，应在穿刺针中见到骨髓。快速输注 10ml 生理盐水，无

液体外渗则证明放置正确，可以给予紧急药物和液体。它们通过骨髓血窦到达中心循环，骨髓血窦与骨皮质的静脉相连，然后再连接到较大静脉，最终汇入中心循环。骨髓内注射的药物，例如肾上腺素到达心脏的速度比从中心静脉注射时要慢一些，但是药物达峰水平并无差异[92]。为应对手术室或重症监护室中发生的危象，应备有骨髓内穿刺针。骨髓内通路应尽快更换为常规的外周静脉通路或中心静脉通路。

现有新型骨髓内通路系统带有类似钻头的驱动器，该驱动器将预定长度的针头插入骨髓内，并具有定制的连接器和固定敷料（图 19–14）[93]。骨髓内通路的并发症可能很严重，大多是因为当针放置不当或移位时腐蚀性物质，如氯化钙渗出。并发症中包括需要进行筋膜切开术的骨室筋膜综合征和截肢[94, 95]。骨髓内通路仅可用于危及生命的紧急情况，需要经常检查以确保针头位置正确，并应在建立标准血管通路后尽快拔除。

> **要点：小儿血管内监测新技术**
> ● 锂稀释法、经肺动脉热稀释法、脉搏轮廓分析和脉搏压力变异性可用于监测心输出量，但来自小儿的数据有限且混杂。
> ● 连续的中心静脉血氧饱和度监测与碳氧血氧饱和测定法有良好的相关性，可以用作氧供和氧耗的趋势监测。
> ● 在危及生命的紧急情况下，可以在婴幼儿的胫骨平面建立骨髓内通路注入紧急药物和液体。

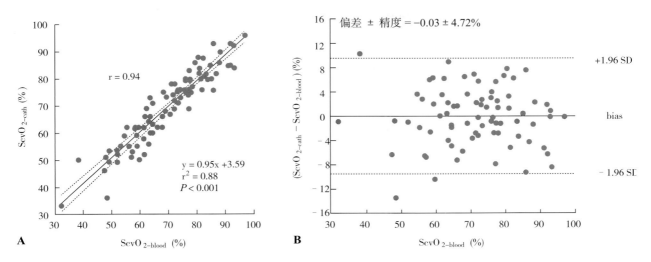

▲ 图 19-13 上腔静脉内的中心静脉氧合血红蛋白饱和度、碳氧血氧饱和测定法与光纤反射光谱的比较

A. 导管法与碳氧血氧饱和测定法之间的相关性；B. Bland-Altman 图表示两种方法间的偏差和精确度（经 Springer Nature 许可转载，引自 Liakopoulos 等 [89]）

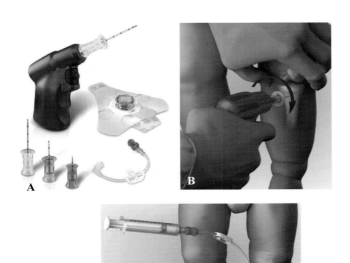

▲ 图 19-14 EZ IO® 骨内输液系统

A. 驱动器、穿刺针选择、管路和固定装置；B. 置入婴儿胫骨近端的平坦表面；C. 固定装置和连接管，在远端管中可见到回抽的血液 / 骨髓（图片由 Teleflex Corp., Morrisville, NC, USA 提供）

九、血管通路的并发症

（一）血栓形成

血栓形成是最常见的单一并发症，尤其是在婴儿中。5.8% 的新生儿患者因血管通路继发中心静脉血栓形成，是年长患者的 10 倍，占先天性心脏手术后中心静脉血栓形成的 40%～50%[96]。其发生频率在 6 月龄以上的患者中显著降低。导致血栓形成的危险因素包括：①小血管中放置大口径导管，即小婴儿中使用大

于 4Fr 的导管；②导管留置时间超过 7 天；③极端限液或低心脏排血量引起静脉淤滞；④输注高渗液，如肠外营养液中的浓缩葡萄糖；⑤高凝状态 [97]。血栓形成的其他危险因素包括因子 V 的 Leiden 突变、凝血酶原突变、亚甲基四氢叶酸还原酶突变引起的蛋白 C 抵抗 [98]，术前 C 反应蛋白升高 [99]，以及动脉置管同时使用了血管收缩剂，如去甲肾上腺素、血管加压素或特利加压素 [100]。SVC 血栓形成的直接后果包括 SVC 综合征 [101]，以及伴有颅内压升高和胸导管引流到 SVC 无效引起的乳糜胸。IVC 血栓导致腹水、肾和肠功能障碍及下腹部和四肢水肿。必须仔细评估患者是否有血栓形成的症状，应通过超声检查来评估是否有血栓形成。治疗方案包括移除导管、肝素化、使用溶栓剂如组织纤溶酶原激活剂和尿激酶 [102~104]、补充抗凝血酶Ⅲ [105]，以及手术取栓。据报道，SVC 血栓形成的死亡率高达 33%，因此，尽量预防这种并发症至关重要，最好避免在 4kg 以下的婴儿中使用 SVC 导管。血栓形成还导致较高的感染率 [106, 107]。肝素化的导管可降低血栓形成率，并且不会增加出血的风险 [106, 108]。它们也可能导致较低的导管定植和感染 [109]。然而，目前尚不可能将肝素和抗生素都结合到同一导管上。对于因先前置管而导致中心静脉闭塞的患者，磁共振静脉造影可能有助于找到那些通畅的静脉，以便进一步的干预治疗 [110]。

动脉血栓形成或动脉夹层是很严重的并发症，须立即治疗。动脉置管后，立即检查导管远端，将其与其他肢端进行比较，并触诊末梢的搏动是至关重要的。

触不到脉搏、颜色苍白、毛细血管再充盈缓慢、温度低、彩色多普勒检查无血流都是动脉受损的表现。将脉搏血氧饱和度仪探头放置在导管远端的末梢，可以作为连续监测器，并提供血管功能不全的早期预警。在导管放置后即刻因动脉痉挛或低输出状态期间可能观察到一过性的灌注受损。然而，当肢体末端灌注严重受损时，则应采取以下措施进行治疗：移除导管、使用血管扩张剂、为肢体加温、肝素化、溶栓治疗、外科会诊行取栓术、筋膜切开术或外科血管重建术。现代高分辨率双相超声扫描可以快速、准确地诊断动脉血栓的位置、大小和对血流的影响，如果怀疑存在血栓就应进行检查[111]。

（二）移位或穿孔

中心静脉导管的头端不应位于右心房。成人和儿科研究一致表明，当导管头端位于心房时，心脏和大血管穿孔并伴有心脏压塞的发生率更高[27, 112-116]。右侧导管的穿孔较不常见，如右颈内静脉或锁骨下静脉，因为导管头端与静脉壁平行。左侧导管的头端通常与 SVC 或心房成 45°～90° 的入射角，力学模型表明该位置更可能导致大血管穿孔[117]。最后，5%～10% 的先天性心脏病患者有左侧 SVC[116]，最常引流入冠状窦或左心房，而这两个部位都不是导管头端的理想位置[118]。因此，CVC 的理想位置是在 SVC 中部，头端平行于静脉壁（图 19-3）。与较硬的聚乙烯导管相比，软的聚氨酯或硅树脂导管穿孔的可能性要低得多[117]。穿孔因无法持续回抽血液、波形异常、出现心脏压塞或血胸的体征和症状而被发现。治疗方法包括通过导管抽吸掉所有可能的血液，建立替代通路，血管内容量替代，通过穿刺针、引流管或外科探查引流心包或胸腔的血液。

许多权威机构建议将导管的头端定位在 SVC 的上半部，心包反折上方。该建议是基于这样的理论概念，即如果发生穿孔，不会产生心脏压塞，并且导管头端将位于体外循环的 SVC 插管的上方，因此可在体外循环中获得准确的 CVP 测量值[119]。但这种方法在儿科麻醉和外科手术中也存在一些问题，特别是在小患者中。首先，SVC 通常只有 4～5cm 长，几乎没有放置错误的空间。最好使导管在 SVC 中略深，因为这会确保准确的压力测量及药物和液体的正确注入。当多腔导管放置得太高时，近端开口可能不在血管内，从而导致腐蚀性药物和液体严重外渗[120]。此外，在先天性心脏手术中通常会打开心包，并在手术后引流，因此无须放置在心包反折上方。许多在儿童中放置导管的

系列研究表明，通过颈内静脉路径将头端放置在 SVC 或 RA 的概率为 98%～100%，而锁骨下路径的导管放置错误发生率为 5%～15%，如跨过中线至对侧头臂静脉或向上到同侧颈内静脉。最近发表的一项在儿科心脏手术中进行颈内静脉与锁骨下静脉置管的随机试验证实了这一点，在 128 根锁骨下静脉导管中有 17 根（13.2%）位置不正确，而在 139 根颈内静脉导管中只有 2 根（1.4%）位置不正确，$P < 0.001$[121]。

尽管此前有许多关于中心静脉导管引起心脏穿孔的报道，以及以身高和体重来计算婴儿 SVC 导管置入深度公式的研究发表[31]，然而因心脏穿孔导致死亡或必须开胸以进行外科手术的报道仍在不断出现[122]。

使用 IVC 导管时，无论导管的头端在横膈上方还是下方，通常都能获得准确的 CVP 测量值。脐静脉导管应置于横膈上方，在 IVC 与 RA 交界处，但不应位于右心房内[123]，以确保穿过静脉导管并平行于 IVC 管壁[124]。在 128 例新生儿门静脉血栓的报道中，73% 的患者使用脐静脉导管，其中一半位置不正确。这可能是引起不良后果的主要危险因素[125]。

最近报道的股静脉导管并发症是意外置入腰静脉丛中，这可能导致硬膜外血肿或输注血管收缩药物而引起截瘫[126, 127]。导管进入腰静脉丛通常发生于 IVC 曾因经接受治疗而部分或全部闭塞的情况下，导丝经后侧的侧支循环进入腰静脉丛。如果在置入导管过程中遇到阻力，或导管无法全长置入，则应怀疑位置不正确。正位 X 线能显示出异常的导管路径，通常看起来比正常情况更偏外侧。侧位 X 线能确诊这种导管头端经过椎体后的位置。如果发现这种位置错误，必须立即移除导管，并评估者是否有神经功能损伤。导管或导丝造成的股髂血管穿孔也会引起腹膜后血肿[128]。

如其他章节所述，使用超声引导系统进行 CVC 放置通常可以避免意外的动脉穿刺。但是，如果发生这种并发症，则下面的一般原则很有用。穿刺后，如果对血管是否为动脉有任何疑问，请立即拔出针头，抬高该区域，并维持压迫 5～10min。如 20ga 或更小的针穿破颈动脉或股动脉，通常不是取消手术的指征。如果在动脉上穿出了较大的孔，如已经放置了扩张器和导管，则可以使用压力传感器来确认位置。在这种情况下，必须与外科医师进行讨论。正常情况下，除非使用了非常大的导管，如导引鞘或大口径 CVP 导管，应进行手术探查和修复，否则可以取出导管并持续压迫而不会产生任何后果。在大多数择期心脏外科手术中，如果在动脉上开了一个大洞，则应推迟手术。

如果没有出血，该病例通常可以在 24h 后安全地进行手术。在急诊或紧急情况下，尽管动脉上有一个大洞，但仍必须继续进行手术。如果此处出血过多或形成血肿，应将该颈部或腹股沟纳入手术消毒范围，以备进行探查。

（三）气胸

此并发症在锁骨下静脉入路最常见，但在颈内静脉入路也可能发生，特别是穿刺点在低位时，如颈静脉切迹入路。为了避免在锁骨下静脉入路发生此并发症，在呼气相进针很重要。采用非常浅的穿刺角，穿刺针朝向锁骨后方和胸骨切迹也很重要。对于颈内静脉，选择较高的穿刺点，并限制针尾向前进到锁骨上方，通常可以防止该并发症 [129]。

针头前进时应使用充满盐水的注射器持续回抽。如果在进针时回抽到空气，则应立即停止静脉穿刺，并仔细监测通气和血流动力学是否受损。如果手术不需要立即开始，则应获取胸部 X 线以进行诊断。如有指征，则以穿刺针、导管或引流管进行胸腔引流。如果确诊或怀疑气胸，可在胸骨切开后，打开该侧胸膜。

（四）感染

与导管相关的脓毒血症会导致严重并发症发病率增加，增加死亡率，延长 ICU 停留时间，增加住院费用。动脉导管相关感染的发生率较低。一项对 340 根儿童动脉置管的研究表明，局部感染的发生率为 2.3%，导管相关脓毒血症的发生率为 0.6% [130]。然而，与 CVC 相关的血液感染是一个主要问题。有强有力的证据表明，可以采用几种策略来减少这种并发症 [131]。首先，使用全面的防护措施，如置管过程中穿无菌手术服、戴口罩、手套和严格的无菌技术 [5]。其次，氯己定已被证明优于其他抗菌溶液。最后，将抗生素与导管树脂结合可以减少感染 [132]。这可以通过多种方式完成，如已经嵌入树脂中的抗生素（米诺环素 / 利福平或氯己定 / 磺胺嘧啶银），或者在置入时通过将导管的内外表面浸泡在带负电荷的浓度为 100mg/ml 抗生素中，如万古霉素、头孢唑林或其他头孢菌素。抗生素会从导管中缓慢释放，从而延缓并减少细菌种植，并减少导管相关脓毒症的发生。每根导管增加的费用约为 20 美元，但以 1995 年的美元价值计算，导管相关脓毒症的花费估计为 14000 美元 [132]。在一项针对 225 名重症儿童使用抗生素浸泡导管的研究中，使用米诺环素 - 利福平涂层的导管将感染患者的感染发生时间从使用非抗生素导管者的 5 天推迟到了 18 天 [133]。中心静脉导管留置超过 5～7 天会增加定植和脓毒症 [134] 及血管内血栓形成的发生率。怀疑有脓毒症者应进行外周血培养，以及经中心静脉导管抽取血培养。如有可能，应将导管取出并进行头端培养。根据经验针对最常见的机构特定病原体量身定制抗生素治疗方案，并覆盖表皮葡萄球菌。表皮葡萄球菌一直是导管相关脓毒症中的常见病原体。一项全面、系统的在繁忙的心脏 ICU 中预防中心静脉导管相关血液感染的干预计划，包括了穿刺、置管和维护的预防策略，以及及时拔除中心静脉导管的方案，将感染率从每 1000 个置管日感染 7.8 例降到了每 1000 置管日感染 2.3 例 [135]。框 19-1 显示了中心静脉导管置入的集束化建议。

（五）心律失常

其他与血管通路操作相关的并发症包括心律失常。特别是，异位房性心动过速与导管头端在右心房有关 [136, 137]。心房颤动也与 CVC 置管有关 [138]。更常见的是导丝通过后出现心律失常 [139]，包括孤立的 PAC 和室上性心动过速。如果导丝进入右心室，则会引起室性期前收缩，甚至是室性心动过速或心室颤动。在小婴儿通过导丝的过程中也报道过完全性的心脏传导阻滞 [140]。当通过导丝遇到严重心律不齐时，必须停止前行，沿着导丝推进导管并回抽导丝时，也必须格外小心。严重心律失常风险尤其高发的患者，是那些已知有心律失常病史及右心室严重肥厚的患者。

（六）涉及全身的空气栓塞

对于有中心或外周静脉导管和心内分流的患者，系统性空气栓塞是一个持续的威胁 [141]，尤其是有右向左分流的双心室患者，以及在婴儿期须接受全身和肺静脉回流混合血的单心室患者。空气可能滞留在冠状动脉（尤其是右侧）、肺动脉或脑血管中，从而导致潜在严重的并发症。用 TEE 或经颅多普勒超声进行神经系统监测发现，任何引入系统静脉的空气迅速进入主动脉和脑循环。因此，必须格外注意，以尽可能预防空气进入全身静脉循环。预防措施包括：在与患者连接之前，对所有静脉输液器进行彻底排气；连续输注时使用空气过滤器，以及注射药物和液体时要小心谨慎。后者包括保持注射器竖直，将液体从静脉导管的近端冲入导管，在注射前先抽吸并轻敲注射器，以使任何空气都被截留在注射器的上方。对任何输注都应保持警觉，使用 TEE 监测心脏内气体，使用经颅多普勒监测全身动脉内气体，可降低发生严重空气栓塞的风险。

（七）其他并发症

其他已报道的并发症包括胸导管损伤、乳糜

胸[142]、臂丛神经损伤、颈部硬脑膜穿刺[143]、膈神经损伤[144]、椎动静脉瘘[145]、霍纳综合征[146]、气道穿刺。熟练操作的人员通过使用超声引导技术来准确识别血管位置，可基本避免这些并发症。

最后，在置管困难时偶尔会发生导管或导丝碎片的栓塞[17]。如果遇到任何阻力，切勿通过穿刺针抽出导线或导管。如果遇到阻力，则必须将导丝与针头、导管与针头作为一个整体从血管中完全抽出。

> **要点：血管通路的并发症**
> - 血栓形成是最常见的静脉和动脉通路并发症，动脉血栓形成必须及时诊断和治疗。
> - 移位和穿孔在小婴儿中更常见，以及左侧胸腔内中心静脉导管也是如此。
> - 采用置入和维护的护理束可以减少中心导管感染。

十、呼吸监测

对麻醉患者进行持续的通气监测是儿科麻醉的标准监测[147]。在美国麻醉医师学会的闭环索偿数据库中[148]，通气不足是导致患者损伤的最常见原因之一，包括儿科患者。本节将回顾呼吸监测的方法，包括视诊和听诊、脉搏血氧饱和度、二氧化碳检测仪和麻醉气体监测、通气量和压力监测。

（一）视诊和听诊

虽然由于通气监测技术的不断发展而不再被经常强调，但检查患者是否有足够且对称的胸廓抬高，没有吸气或呼气阻塞的体征，没有代表氧合不足的发绀或苍白，对每一位麻醉医师都是一项重要的监测技术。心前或食管听诊器虽然近年来使用较少[149]，但对于连续听诊呼吸和心音仍然非常有用，并且可作为每个病例使用电子设备的辅助。当电子设备发生故障时，标准听诊器是必不可少的设备，可随时评估通气情况。

（二）脉搏血氧仪

脉搏血氧仪利用氧合和脱氧血红蛋白的独特光吸收特性来估算动脉血氧饱和度（pulse oxygen saturation，SpO_2）。在标准脉搏血氧仪中，使用 660nm 和 930nm 两个波长，通过组织传输到检测器。该检测器使用一种算法仅测量搏动的、动脉部分的氧合血红蛋白，而过滤掉由非搏动性毛细血管、静脉、骨骼、软组织吸收的部分[150]。自 20 世纪 80 年代中期以来，脉搏血氧仪在临床的广泛应用比其他任何单一监测仪

在过去 30 年中对麻醉和重症监护实践方面的改变都要大。尽管测量 SpO_2 对预防动脉血氧饱和度下降的事件具有明显的直观价值，但迄今为止，只有四项已发表的脉搏血氧饱和度和预后的大型对照试验，且全部在成人中进行，并且这些试验只表明降低了围术期低氧血症的发生率，却没有说明预后的差异[151]。

Coté 等在两项研究中总结了脉搏血氧饱和度在儿科麻醉中的作用[152, 153]。第一项是对 152 例患者进行的单盲研究，所有患者均进行了脉搏血氧饱和度测定，其中一半实践者无法获得数据，而另一半实践者可以使用监护仪和警报器。在盲处理组中，低饱和度（< 85% 持续超过 30s）的发生率更高（35 和 11，$P=0.021$）。脉搏血氧仪在发绀和心跳减慢之前诊断低氧血症是很明显的。在另一项针对 402 例患者的脉搏血氧饱和度和二氧化碳波形图的单盲研究中，在 153 例患者中检测出 260 例通气问题。对血氧饱和度仪的数据进行盲处理会增加发生低氧饱和度患者的数量（31 和 12，$P=0.003$），对二氧化碳分析仪数据进行盲处理的影响较小，59 次氧饱和度下降事件中只有 5 次首先由二氧化碳分析仪诊断，而 41 次由脉搏血氧仪、13 次由麻醉医师诊断。这些研究牢固地确立了脉搏血氧仪在预防和诊断大部分低氧饱和度事件中的实用性，并且是当前在所有儿科麻醉和镇静病例中脉搏血氧测量的基础。

1. 脉搏血氧仪的隐患、问题和假象

脉搏血氧仪的制造商很多，应严格遵守每种血氧仪的说明，尤其是针对每位患者正确使用一次性或可重复使用的探头尺寸。对于小于 3kg 的婴儿，通常理想的是将一次性探头缠绕在手或脚上，因为这样既可以透光又比缠于他们细小手指更安全。应当通过覆盖探头来屏蔽明亮的环境光。尽管脉搏血氧仪已普遍使用，但应记住有无数的制造商和专有算法可用于信号采集和求平均数。因此，在正常动脉血氧饱和度即 $SpO_2 > 90\%$ 的情况下，脉搏血氧仪可精确到 ±2%，而在 $SpO_2 < 90\%$ 时其准确度可能降低[150]。

发绀型的先天性心脏病在儿科麻醉中很常见，一些研究将 SpO_2 与使用碳氧血氧饱和测定法测量的 CHD 患者中动脉血中的氧合血红蛋白饱和度进行了比较。Schmitt 等[154]研究了 56 名接受心脏手术的发绀型先天性心脏病患者，在稳定状态同时测量并比较了每位患者的 SpO_2 和碳氧血氧饱和测定法测定的动脉血氧饱和度（arterial blood oxygen saturation，SaO_2）。SpO_2 和 SaO_2 之间的线性回归为 0.91，但是使用 Bland–

Altman 分析后发现，两种方法之间的偏差和精确度在 $SpO_2 > 80\%$ 时非常接近；但当 $SpO_2 < 80\%$ 时则相差很多，脉搏血氧仪高估了测得的动脉血氧饱和度 5.8%，并且精确度的两个标准偏差仅为 10%。在最近的一项使用两个现代脉搏血氧仪的研究中，Torres 等[155]对 46 例发绀型和非发绀型 CHD 患者经体外循环术后进行了 122 项配对观察，发现 $SpO_2 < 90\%$ 的患者偏倚为 3%～6%，血氧仪的读数高于测得的血氧饱和度，精确度为 5%～6%。因此，尽管脉搏血氧仪是发绀型先天性心脏病的极好的趋势监测仪，但它将始终高估真实的动脉血氧饱和度，尤其是在 $SpO_2 < 80\%$ 的情况下。

由于低体温、血容量不足、心源性休克和许多其他病因，外周灌注不足状态在儿科麻醉中很常见。由于脉搏血氧仪依赖于指头的充分灌注，因此该设备可以检测搏动组织中的氧合血红蛋白饱和度，伴随这些情况的血管收缩可阻止检测到最低水平的动脉搏动，并妨碍脉搏血氧仪的功能。Villanueva 等[156]研究了 19 名 2～60kg 需要行动脉管置下手术的儿童，测量了在面对因血压袖带充气和临床状况引起的低灌注状态时两个老一代脉搏血氧仪的准确度和功能，使用了七个灌注变量（年龄、体重、核心和皮肤温度、血红蛋白、脉压、激光多普勒血流）。他们比较了 94 次配对测量 SpO_2 和动脉血红蛋白饱和度之间的偏差。总体而言，偏差在 ±2% 以内。增加偏差的因素包括体重减轻、脉压降低、核心温度降低、激光多普勒血流量降低。读数不准确的最强预测因素是皮肤温度 < 30℃。在血氧饱和度测定仪无法正常运行的 6 个病例中，所有人均存在皮肤温度低。脉搏血氧饱和度还可以用作末梢或动脉置管（如桡动脉或股动脉）远端的灌注监测仪。如果有足够的脉搏血氧仪体积描记信号，则表明有足够的灌注。

可以预见，吸收光线的血管内染料与血红蛋白的吸收范围相同会影响 SpO_2 的测量。在常用的染料中，亚甲蓝会产生明显的、短暂的、干扰性的低氧饱和度。吲哚菁绿产生的去饱和作用较小，而靛蓝胭脂红的作用则更小[157]。尽管胆红素的光吸收光谱与血红蛋白有一些重叠，但已证实高胆红素血症对脉搏血氧饱和度测定的准确性影响很小[158]。胎儿血红蛋白对脉搏血氧饱和度的准确性影响也不大[159]。

由于烧伤、外伤、四肢手术或先天性畸形，有时无法在四肢常规部位使用脉搏血氧仪。在这些情况下，传统的脉搏血氧仪探头可放置在耳垂、鼻梁、颊黏膜、舌头和阴茎上[160~162]。很多中央部位（颊黏膜、舌头、鼻子）将比手或脚的末梢部位更早发生低氧饱和度与饱和度恢复的改变[163]。有些病例在手术过程中大血管被阻断，或四肢不容易触及（心脏手术），在上肢和下肢放置两个或多个脉搏血氧仪探头通常会很有帮助，以防其中某个不能正常工作。

2. 脉搏血氧仪的新进展

在过去 10～15 年中开发的新一代脉搏血氧仪（Masimo Signal Extraction and Rainbow Technologies，Masimo Corp. Mission Viejo，CA 和 Nellcor N-395 and N-595，Nellcor-Puritan Bennett Corp，Pleasanton，CA），其设计解决了旧技术的某些局限性，并扩展脉搏血氧饱和度测量功能来测量新参数，例如通过量化脉搏描记图信号来测量总血红蛋白和灌注。新技术采用了更为灵敏的电子滤波，旨在检测运动过程中或不良外周灌注时的真实动脉搏动。在对麻醉后监护病房中经常出现运动干扰的 75 名儿童进行的一项研究中，Malviya 等[164]比较了新技术与旧技术，明确新技术在 100% 的时间内正确地测定了 27 个真正的 $SpO_2 < 90\%$ 的低氧事件，而旧技术仅在 59% 的时间内成功。此外，新技术将错误警报率降低了 50%。

新技术使用了多达八个波长的光，并且能够在存在异常血红蛋白，包括碳氧血红蛋白和高铁血红蛋白的情况下准确测定 SpO_2[165]。随着这些异常血红蛋白中任一种浓度的增加，传统的两波长脉搏血氧饱和度仪读取的 SpO_2 会趋近于 85%，这是正常血红蛋白的等消光点。但是，由于这两种物质对血红蛋白的亲和力都比氧高，因此真实的氧饱和度要低得多。额外的波长将检测到这些异常的血红蛋白，并测量出真正的 SpO_2。因此，这是一项重要的补充，如果患者有这些情况的风险。尽管有了这些技术的进步，但除非患者有烧伤后吸入一氧化碳，或者吸入高浓度一氧化氮导致高铁血红蛋白血症的风险，否则其在常规儿科麻醉中的应用是有限的。这项新技术的另一个创新用途是测量总血红蛋白，这与光线中总的吸光度成正比，但取决于稳定的 SpO_2 和血容量，例如由于血管内容积变化而导致的光路中血红蛋白量的变化可被混淆为血红蛋白绝对浓度的变化。在了解上述说明后，这种无创估算血红蛋白浓度的方法具有一定的准确性，可以作为趋势监测仪获得临床应用[165]。最后，尽管有了这些技术上的进步，Robertson 和 Hoffman[166]发现，在不利的临床条件下，两种不同的晚期脉搏血氧仪在数据拒绝方面的表现显著不同：随着 SpO_2 的降低，特别是＜ 70% 时，有很大的差异，在这些低饱和度下偏差为 3%～7%。

通过将光吸收信号的脉动分量转换为代表该特定位置的体积描记器的电信号，脉搏血氧饱和度可以用作外周灌注的一个更客观的指标。连续显示该信号可以对该位置的组织灌注进行有效的评估，即搏动信号之间的强烈变化表示足够的组织灌注。另外，正压通气时动脉脉搏压力随呼吸变化的程度可能是对液体状态的重要衡量指标，即脉压随呼吸变化越大，相对血容量不足的程度就越大，血管内输液通常会减少这种呼吸变化[167]。因为脉搏血氧饱和度的体积描记器源自动脉搏动，现在已被用作无创容量状态监测仪。如上所述，在手术中和 ICU 中的成年患者里，脉搏血氧仪的容积描记波形振幅的变异性与动脉压力的变异性有良好的相关性；儿科患者的数据较少且与动脉压力变异性之间的相关性不那么强。需要进一步研究来确定这种方法是否可以在临床上使用。

所有这些被引用的数据表明，应始终根据患者的临床情况、其他呼吸和循环参数来解释脉搏血氧仪的值，尤其是在具有挑战性的临床条件下。

（三）二氧化碳波形图

所有全身麻醉都需要监测呼气末二氧化碳，既可以确认气管插管和其他气道设备的初始正确位置，也可以持续监测通气是否充足[147]。大多数二氧化碳分析仪利用红外光来定量测定呼出气中的二氧化碳，并且有两种主要配置方式：主流型和旁流型。主流型二氧化碳分析仪在呼吸回路与气管导管连接处附近使用接入检测器。它需要一次性比色皿和频繁的校准，优点是反应时间快，并且不会从呼吸回路中吸出气体；缺点是一个大块的装置可能在气管导管上施加张力。旁流型二氧化碳分析仪从呼吸回路 Y 型末端的弯形接头处抽出气体，优点包括用于抽吸的导管轻质细小和自动校准；缺点包括反应时间相对较慢，并且有可能以最大 200ml/min 的速度吸出大量气体，这在小婴儿和新鲜气体流量较低时可能会造成问题。微流二氧化碳分析仪使用的气体抽吸量较低，为 50ml/min 或更小[168]。

在直接喉镜下看到气管导管通过声带进入气管后，二氧化碳波形图是确认正确放置气管插管的金标准。但是，这种方法当然不是万无一失的，食管内插管可能会检测到假阳性的二氧化碳波形，所检测到的 CO₂ 来自面罩通气时挤入胃内的，其表现为较低的呼气末 CO₂ 数值，并在 5～6 次呼吸后消失。导管位于喉部或

喉部正上方也可以检测到二氧化碳，但有移位的危险。气管插管位置正确但 CO₂ 检测假阴性可能发生在心搏骤停或心输出量极低的状态下，此时肺血流量不足，也可见于严重的支气管痉挛阻止了气体交换时。

正常的呼气末 CO₂ 波形具有快速的上升支，长而平的平台期伴随微小上升，快速返回到零基线且无重复吸入，并立即过渡到下一个吸气相（图 19-15A）。常见的波形表现包括呼气末和下一次吸气因气管导管漏气严重而发生分离（图 19-15B）。如果呼出的二氧化碳未恢复到零基线，则可能发生了重复吸入，通常是由呼气阀故障或呼吸系统无效腔增加所致，如冷凝器加湿器对于患者的潮气量而言太大（图 19-15C）。陡峭的呼气上升支通常表示呼气阻塞，最常见的是支气管痉挛。在平台期，ETCO₂ 值的振荡通常代表由于心搏出量引起的肺部移位而导致的轻微通气容积。

除了监测通气是否充足，二氧化碳分析仪的目的还在于尽可能准确地评估患者的动脉血 CO₂ 分压，以避免高碳酸血症及其对肺动脉压和颅内压的不良影响，以及低碳酸血症及其降低脑血流的不良影响。对于心肺正常、解剖或生理无效腔没有增加的患者，其呼气

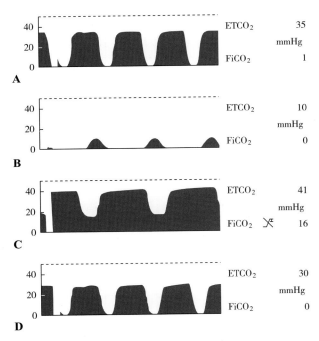

▲ 图 19-15 常见的二氧化碳波形图变化

A. 正常：注意快速上升支和平坦的平台期，吸入 CO₂ 极少；B. 大量漏气：原因包括气管导管大量漏气，或采样管部分脱开；C. 重复吸入 CO₂：原因包括患者或回路的解剖无效腔增加，CO₂ 吸收剂耗尽，吸入 CO₂ 增加；D.ETCO₂-PaCO₂ 差较大：该发绀型先心患者的 PaCO₂ 为 40mmHg

ETCO₂. 呼气末二氧化碳；FiCO₂. 吸入二氧化碳

末和动脉二氧化碳分压之间的差异小于 3～5mmHg。在儿科麻醉中，这个差异通常较大，其中有几个原因。呼吸回路中的无效腔（解剖无效腔的延伸，那里有气体流动但是没有气体交换，从而稀释了呼出的二氧化碳）是常见的原因，尤其是在年轻患者中。气管导管、气管导管接头、冷凝加湿器、Y 型管和转弯头、主流型二氧化碳分析仪中的无效腔容积通常会导致动脉二氧化碳分压的严重低估。一般来说，患者越小，效应越大。体重不足 1.5kg 的早产儿尤其受到影响[169]。使用小容积的气管导管连接头，将冷凝加湿器放置在靠近 CO_2 采样线的地方，或者使用特殊的气管导管（其 CO_2 采样管腔延伸到气管导管的头端）都被用来在小患者中提高二氧化碳分析仪的准确度[170-172]（图19-16C）。发绀型先天性心脏病是儿科患者中另一个常见原因。右向左的心内分流会导致血液绕过肺部，从而减少肺部血流，使释放出 CO_2 到呼出气的血液量减少。严重发绀时，呼气末与动脉 CO_2 分压的差异可能为 15～20mmHg 或更大[173]（图 19-15D）。这种关系因每个患者不同而不同，但一般来说，患者的发绀程度越高（肺血流量减少越多），CO_2 差异越大。改善肺血流量如通过体循环分流至肺动脉，将减少呼气末与动脉之间的分压差异。伴有或不伴有心脏内分流的严重肺动脉高压患者，通常也会有很大的差异。呼气末到动脉 CO_2 差异的减少通常表示肺血流量增加，并伴有肺动脉高压或心输出量的改善。最后，肺内分流，如由肺炎或肺不张引起的肺叶实变所引起的，会导致呼气末至动脉 CO_2 分压差异的增加，具体取决于伴随的低氧性肺血管收缩的程度。

二氧化碳波形图可用于监测无气管插管患者的通气情况。尽管在面罩通气下无效腔量增加了，但二氧化碳波形图在自主或面罩辅助通气的情况下仍可有效地监测潮气量是否足够。同样，喉罩通气道的大口径也会稍微增加无效腔量，但使用该设备时监测二氧化碳至关重要。最后，在镇静和麻醉情况下用自然气道自主呼吸时，使用独立的、从鼻导管内采样 CO_2 进行通气监测已成为普遍做法，这在不能直接靠近患者如 MRI 扫描时特别有用[174]。

与任何有机械电器接口的监护仪一样，设备失灵和故障可能导致不真实的二氧化碳波形图和呼气末 CO_2 值。部分断开的 CO_2 采样线或有裂缝的连接器会混入室内空气，干扰性地降低呼气末 CO_2 值。CO_2 采样线被呼出的湿气或分泌物阻塞将减小读数，甚至没有呼气末二氧化碳。在不合时宜的时间（如插管后即

刻）进行自动校准及其他故障，使麻醉医师都需要具备足够的心前区、食管标准听诊的临床技能。

（四）麻醉药监测

大多数现代麻醉气体浓度监测仪是与二氧化碳分析仪结合的旁流装置，并使用多色红外分析仪分别检测每种卤化物及 CO_2、N_2O 和 O_2。这些装置易于使用和校准、使用成本低、性能可靠且准确合理。质谱法具有更高的准确性，还可以测量氮浓度，这对肺栓塞的诊断很重要。但是，这些装置价格昂贵，基本上已被红外监护仪取代。尽管现代的装置已相当准确，但与气相色谱法的金标准相比，红外法的相对偏差高达 5%～11%[175]。因此，尽管测量吸入气和呼气末的麻醉药浓度很重要，但关键是要评估每个患者的相对麻醉深度。与二氧化碳分析仪一样，最新的微流技术可以最大限度地减少无效腔，既可以缩短反应时间，又可以从呼吸回路中抽取更少量的气体进行采样，这对于小婴儿的监护非常重要[176]。

（五）通气量和压力

现代麻醉能够结合肺活量计技术使用肺活量测定仪测量气道压力、容积和流量。但是，在大多数情况下，这些参数不是在患者气道上测量的，而是在环形呼吸系统所有连接点附近的某个点测量的。这种配置带来了潜在的压力和潮气量测量误差，特别是对于体重小于 10kg 且潮气量小于 100ml 的小患者，因为环形系统存在压缩容量。换句话说，在吸气过程中，普通的一次性塑料环形系统每厘米水柱压力的顺应性容积损失为 1～3ml；当峰压高于呼气末压力 20cmH₂O 时，有多达 60ml 的潮气量不是输送给患者，而是输送给环形系统（图 19-16）。Badgwell 等[177]明确，在标准的一次性小儿环形回路系统和标准的成人麻醉风箱下，吸气峰压为 20 时，该系统的总顺应性容积约为 190ml。很明显，对于小婴儿来说，麻醉机的读数可能非常不准确。对此问题有两个潜在的解决方案。首先，新一代的现代麻醉机可在麻醉前机器自检期间计算出准确的呼吸回路压缩。在进行容量模式通气时，每次呼吸将增加额外的容量，此容量等于顺应补偿容积[178]。这仅在机器自检后未更改环形回路系统配置的情况下才是正确的，例如一根可延伸的呼吸回路延伸到其全长，则顺应性容积会改变。此外，某些系统将限制小于 200ml 潮气量时的顺应性补偿，这是一项安全措施，当压缩容积发生变化时，突然的不适当的大潮气量不会传递给小患者。解决此问题的第二种方法是使用连接到气管导管近端的肺活量计系统，以便

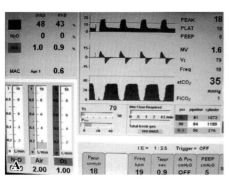
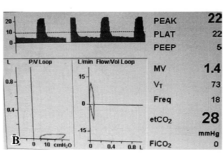
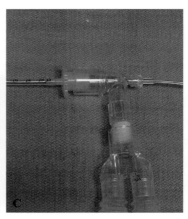

▲ 图 19-16 呼吸监测

A. 具有顺应性补偿潮气量、压力、流量、吸气时间、麻醉气体浓度的现代标准麻醉监护仪显示屏；B. 呼吸环：流量 - 容积环和压力 - 容积环；C. 最大限度减少无效腔的配置：儿科环形回路系统，靠近采样管的小型婴儿冷凝加湿器，无效腔量最小化的接头（0.5ml）

在气道中测量容量和压力。这可以通过多种系统实现，无论是集成到麻醉输送系统中，还是作为婴幼儿的专用设备。

> **要点：呼吸监测**
> - 脉搏血氧饱和度监测仪是强制要求的监护仪，可在大范围的动脉饱和度与灌注状态下保持准确性。
> - 二氧化碳分析仪是必不可少的监护仪，可用于辅助诊断呼气阻塞、管道脱开、通气不足和心输出量不足。
> - 现代麻醉机可使用微处理器控制的顺应性补偿技术更准确测量小潮气量和流量。

十一、体温监测

在儿科患者全身麻醉期间，对体温的精确监测是公认的监护标准，由于各种原因，这些患者的体温预计会发生变化。在其他章节（见第 45 章）讨论了维持体温的生理学机制、达到这一目的的方法及体温动态平衡的并发症。通过使用容易获得的热电阻独立探头，或使用内置热敏电阻的食管探测器、膀胱导管、皮肤温度探头、鼓膜黏膜探头或肺动脉导管，可以简化体温测量。核心温度最好在食管、直肠或鼻咽部测量。这些位置通常被认为是最准确的，如果探头放置正确的话测量值应该是一样的。这意味着探头需要放置造食管中部，或至少进入直肠 2~5cm，而对于鼻咽温度，探头的插入深度应等于从鼻孔到耳屏的距离，

需将探头的尖端置于筛板下方，如此最靠近大脑。腋温测量通常简单方便，尤其是在短小的儿科手术，但体温平衡可能需要几分钟的时间，读数会低大约 1℃。对于较大的腹腔内、胸腔内、颅内手术或小婴儿手术，应选择测量核心温度。对于监护下的麻醉或镇静病例，应随时提供温度监测，并在预期温度变化的情况下使用。如果大脑处于特别危险的状态，如颅内手术或体外循环，真实的大脑温度可能会比直肠温度高 2℃ [179]。测量皮肤温度如足底，对比中心温度可能会提供更多信息，以评估大手术期间的热量散失或外周血管收缩。对于体温稳态和外周灌注足够的情况，足底的皮肤温度低于中心温度不应超过 5℃。

十二、尿量监测

使用膀胱导管监测尿量对于大型外科手术是很重要的，因为在这些手术中预计会有大量失血、液体转移或血流动力学改变。尽管受多种因素影响，但通常认为尿量 1ml/(kg·h) 或更多表示血管内血容量和肾脏灌注充足。少尿或无尿可能是管道的机械阻塞、血容量不足或抗利尿激素分泌所致，而血容量不足是最常见的原因。尽管这是有可能的，但术中很少进行尿钠和渗透压的监测。尿量过多的可能原因有高血容量、高血糖引起的高渗尿（婴儿和儿童的肾脏葡萄糖阈值约为 180mg/dl，新生儿可能更低）、渗透剂（如甘露醇）或利尿药（如呋塞米）。尿液的颜色可能提供重要的信息：血尿可见于体外循环或输血反应引起的溶血，茶色尿液可见于恶性高热或严重的肌肉挤压伤引起的肌

红蛋白尿。尿液混浊可能源自草酸钙结晶，蛋白尿伴尿液浓缩或尿路感染。

十三、血气和其他即时检验

无论是在手术室还是在邻近需要快速周转的地方，快速的床旁检验已经使多个参数的实时监测成为可能，特别是伴有大量失血的大手术，或不稳定的患者需要频繁地监测血气、血红蛋白及其他参数来指导治疗。有多种仪器可用，但最有用的是床旁血气机，它还可以测量电解质、血细胞比容、血糖、钙离子、测得的氧饱和度和乳酸值（图 19-17）。现代机器可以在 0.5ml 或更少的肝素化全血中进行所有这些测量，不到 2min 即可得到结果。温度校正算法和电子记录值使这些机器适用于电子病历记录。在心脏外科手术、重大创伤、新生儿、脊柱外科手术、胸外科手术和其他重大外科手术中，定期测量这些参数可能会迅速早期预警患者状况的重大变化，如代谢性酸中毒、严重贫血或 A-aO$_2$ 梯度恶化等在标准监护中并不显而易见的参数，这比将样本送至医院的常规临床实验室要快得多。其他可作为床旁检验的快速检查包括通过部分凝血活酶时间进行的快速凝血功能评估、血栓弹力图或快速血小板功能检测，这有可能指导具体治疗以改善个别患者的凝血功能。对于所有新模式，分析成本 / 收益比和仔细评估可能改善的结果非常重要。有关凝血功能监测的进一步讨论，请参见其他章节（见第 12 章）。

十四、神经肌肉传导监测

当使用非去极化的神经肌肉阻滞剂时，准确评估

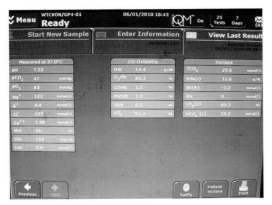

▲ 图 19-17　血气、电解质、血细胞比容、钙离子、血糖、乳酸、血氧的床旁监测

肝素化血样 0.5ml，测量时间 80s，温度校正

儿童神经肌肉阻滞的状态非常重要，因为众所周知，仅依靠药物半衰期估计是不准确的[180]。标准的神经刺激仪使用 30～80mA 的电流，最常见的方法是采用四个成串刺激法。最常见和标准的电极放置是将小型心电图电极片放置在尺神经上方，以便观察到刺激拇短肌收肌神经引起的拇指内收。肉眼观察到的收缩幅度的任何"衰减"都表示残留的神经肌肉阻滞。四个成串刺激没有出现任何收缩，或者仅在 50MHz 或 100MHz 的强直性刺激后才出现收缩，表明神经肌肉被深度阻滞，不应尝试用新斯的明或其他抗胆碱酯酶药物逆转。也可以使用其他部位如腓神经或面神经，后者要谨慎，因为可能会观察到直接刺激肌肉引起的收缩，从而低估了阻滞的程度。

十五、中枢神经系统和躯体监测

（一）近红外光谱

近红外光谱（near-infrared spectroscopy，NIRS）用于测量大脑和躯体的氧合血红蛋白饱和度。自从 Jobsis 于 1977 年对其进行经典描述以来，该技术已成为 1000 多种出版物的主题，并且由于其无创性、便携性、在外科手术和重症疾病中测量大脑和其他器官的组织氧合，正在获得越来越广泛的临床应用。本节将探讨 NIRS 的技术方面、检测参数、在成人和儿科心脏和非心脏手术及重症监护中的临床应用，改善临床效果的有效证据，以及 NIRS 使用的缺陷和并发症。

1. 近红外光谱的技术概念

NIRS 是一种用于监测脑组织氧合的非侵入性光学技术。大多数设备运用 2～4 个波长为 700～1000nm 的红外光，其中氧合和脱氧血红蛋白具有不同的吸收光谱[182-184]（图 19-18）。商用设备使用 Beer–Lambert 方程的变体来测量氧合与脱氧血红蛋白的浓度。

$$\log\left(\frac{I}{I_0}\right) = \varepsilon_\lambda LC$$

其中 I_0 是透过组织之前的光强度，I 是透过组织之后的光强度，I/I_0 的比是吸收率。近红外光的吸收取决于光程长度（L），该路径中载色体的浓度（C），以及在特定波长下载色体的摩尔吸收率（ε_λ）。

脑氧饱和度测定法假设光通路中脑血流量的 75% 为静脉血，而 25% 为动脉血。这个 75∶25 的比例是从理论解剖模型中得出的。Watzman 等[185]试图通过测量颈静脉球氧饱和度和动脉氧饱和度，并将其与用 NIRS 测量的脑氧饱和度进行比较，在 CHD 儿童中

验证这一指数。患者的实际比例差异很大，但平均为 85：15。

在当前市场上的各种型号的脑血氧仪中，传感器电极放置在前额上发际线下方（图 19-19A）。发光二极管（light-emitting diode，LED）或激光器发射出红外光，穿过额叶大脑皮质中的"香蕉状"组织，到达距发射器 3～5cm 的 2 个或 3 个探测器。屏幕显示局部脑血氧饱和度（regional cerebral oxygen saturation，rSO_2）和随时间变化的趋势（图 19-19B）。通过使用不同的传感光电二极管和多个波长，可以区分出颅外和颅内的 Hb 吸收。狭窄的弧光透过皮肤和颅骨，但不穿透大脑皮质。深的弧光透过皮肤、颅骨、硬脑膜和皮质（图 19-20）。这两种从浅到深测得的吸收光相减，剩下的便是颅内载色体吸收的光，这种处理使该血氧饱和度测定仪具有大脑特异性（图 19-21）。然而，NIRS 的准确性会受到改变光程长度的光散射的干扰，

在临床使用的各商业设备以不同方式解决了这个问题。光线穿透的深度为 2～4cm。

目前有几种脑氧饱和度仪在市场上广泛使用，包括 INVOS 5100、NIRO 200、Foresight 和 Equanox。其中，Somanetics INVOS 系统（Somanetics, Inc. Troy, MI, USA；INVOS 5100）是常用的，并且具有一次性探头，包括用于 40kg 以上患者的成人探头，以及专为 4～40kg 患者设计的儿童探头，因为考虑到比成人更薄的颅骨和颅外组织，该探头使用了一种不同的算法[186]。最近，已经有了一种新生儿探头可用，由于它与较小的额头形状相吻合，因此更易于使用。它使用 730nm 和 810nm 两种波长，具有一个 LED 和两个检测器，与发射器之间的距离分别为 3cm 和 4cm，并使用空间分辨光谱法（图 19-22）。氧合血红蛋白和脱氧血红蛋白的独特吸光系数允许测量这些化合物在光路中的相对信号（图 19-20），INVOS 设备报告氧合血

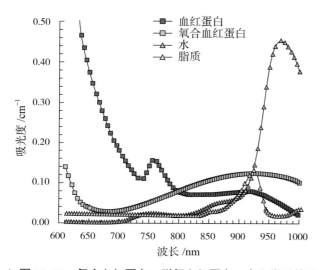

▲ 图 19-18 氧合血红蛋白、脱氧血红蛋白、水和脂质的吸收光谱

图片由 Somanetics Corporation 提供

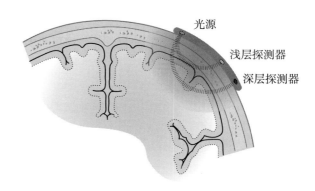

▲ 图 19-20 NIRS 检测方法

发光或激光二极管发出的光穿过皮肤、颅骨、脑膜，进入额叶大脑皮质的一小部分。一些光被散射，一些光被氧合血红蛋白和脱氧血红蛋白吸收。一部分穿过组织，并被分别距光源 3cm 和 4cm 的浅层探测器和深层探测器检测。浅层成分被剔除，剩下的主要是颅内信号（图片由 Somanetics Corporation 提供）

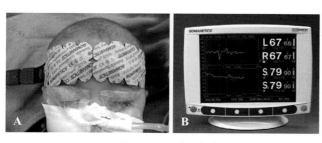

▲ 图 19-19 脑血氧仪

A. 婴儿的双侧 NIRS 探头；B. 四通道 NIRS 监测仪屏幕。L 和 R 表示左侧和右侧大脑半球，S_3 表示肾氧饱和度，探头放置在 $T_{10～11}$ 水平侧腹部，S_4 表示肠系膜氧饱和度，探头放置在脐部和耻骨联合连线中点。进一步解释见正文

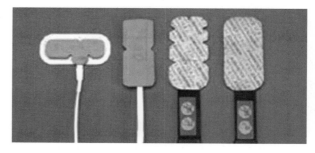

▲ 图 19-21 不同的 NIRS 探头用于新生儿大脑 1～4kg（最左）、新生儿躯体 1～4kg（左二）、儿童大脑 / 躯体（4～40kg）（右二）和成人＞40kg（最右）的监测

图片由 Somanetics Corporation 提供

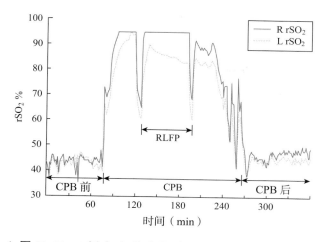

▲ 图 19-22　1 例左心发育不良综合征的新生儿在行 Norwood Ⅰ 期心脏姑息手术期间，在体外循环、局部脑低流量灌注、深低温停循环下，局部脑氧饱和度（rSO₂）的典型变化（彩图见书末彩插部分）

注意 115min 开始 DHCA 行房间隔切开术时 rSO₂ 的急剧下降，以及 185min 更换主动脉插管时的再次下降。rSO₂: 局部脑氧饱和度; Pre CPB: 体外循环前; CPB: 体外循环; Post CPB: 体外循环后; RLFP: 局部脑低流量灌注; R rSO₂: 右侧 rSO₂; L rSO₂: 左侧 rSO₂

红蛋白 / 总血红蛋白（氧合 + 脱氧血红蛋白）×100，为测得的区域的 rSO₂，以百分比表示。rSO₂ 报告范围为 15%～95% 的一个百分数。一种基于探头大小的减法算法可去除大部分透过的浅层信号（3cm 检测器），剩下超过 85% 的信号来自大脑额叶皮质。该设备已获得美国食品药品管理局的批准，可在儿童和成人中用作趋势监测仪。它简洁、无创且几乎不需要预热。有一个信号强度指示器显示检测到的信号是否足够。该设备不像脉搏血氧仪那样依赖于动脉搏动，并且可以在所有温度下工作。还可以计算出脑血容量指数（cerebral blood volume index, Crbvi），其代表光路中的总血红蛋白，可以用作估算脑血容量。但是，这一应用 FDA 仅批准用于研究目的，而不能用于临床。

NIRO 200（Hamamatsu Photonics, Hamamatsu, Japan）使用三种波长的近红外光（775nm、810nm和 850nm），这些波长由激光二极管发射并由光电二极管检测。它使用空间分辨分光光度法，根据 Beer-Lambert 定律，这三个波长可以更好地确定光程长度，从而可以计算出氧合和总血红蛋白的绝对浓度。NIRO 200 报告了组织氧合指数（tissue oxygenation index, TOI）及血红蛋白指数，包括总血红蛋白及氧合与脱氧血红蛋白的变化。该探头不是一次性的，但与一次性探头固定器相连。由于增加了光波长的数量，该设

备可能比 INVOS 系统更准确，但是该设备尚未获得 FDA 批准在美国使用。

FDA 最近批准的一种设备是 Foresight 监测仪（Casmed; Branford, CT）。该设备使用四种波长的光：690nm、778nm、800nm 和 850nm。增加波长的目的是更好地辨别非血红蛋白源性的红外光吸收，这可能使氧合与总血红蛋白浓度的计算更准确[187]。Foresight 监测仪将氧合血红蛋白占总血红蛋白的百分比报告为脑组织氧饱和度（cerebral tissue oxygen saturation, SCTO₂），并以测量绝对脑组织氧饱和度而被推向市场。当前可用的探头是一次性的，仅适用于 2.5～8kg 和 > 40kg 的患者。

Equanox 设备（Nonin Medical, Plymouth, MN, USA）现在也获得了 FDA 批准，使用 730～880nm 的四个波长。该监测仪还采用了双发射器 / 双检测传感器和动态补偿算法，可有效消除头皮和颅骨吸收光的干扰。这样可以更专注于监测脑组织，并可以针对组织光学特性的变化进行自动调整，以提高在广泛的年龄和生理状况下的准确性。在 100 名患有 CHD 且测得的脑血氧饱和度为 34%～91% 的儿科患者中，将测量值与测得的颈静脉球部血氧饱和度（jugular venous bulb saturation, SjvO₂）和动脉氧饱和度的加权平均值进行比较，发现它们具有极好的相关性，平均偏差为 0.5%，精确度 5.39%，相关系数为 0.88[188]。

这些商用设备之间的比较表明，由于波长数量和减法算法的不同，测量值存在差异，因此难以直接进行数据比较[183]。但是，无论使用哪种设备，重要的是要记住所有设备都测量动脉和静脉血氧饱和度的混合值，并不能假定与 SjvO₂ 相同。增加动脉血氧饱和度的操作，如增加 FiO₂ 将增加这些设备测量的脑部氧合，但 SjvO₂ 可能保持不变。

Foresight 设备仍是相对较新的设备，不存在与 INVOS 进行比较的数据。但是，与 INVOS 监测仪相比，Foresight 监测仪可能会预测一个更准确真实的大脑氧饱和度值，后者将使患者之间的比较更容易。Equanox 监测仪还具有测量绝对脑组织氧饱和度的优势，并且与血氧饱和度具有良好的相关性。

早期验证无创测量先天性心脏病儿童脑血氧饱和度的尝试比较了 SjvO₂ 和 rSO₂。在 40 名接受先天性心脏手术或心脏导管术的婴儿和儿童中[189]，除 1 岁以下的婴儿外，配对测量值的相关性尚无定论。在 30 例接受心脏导管术的患者中，相关系数 r=0.93[190]，并且动脉 CO₂ 的变化与脑氧饱和度之间存在线性关系。

2. 躯体近红外血氧仪

利用血红蛋白种类独特的光吸收谱的相同原理，NIRS 也已用于测量成年人和儿童骨骼肌如股四头肌、前臂肌或鱼际肌的组织氧合[191]。此外，在 T_{10}~L_2 水平身体侧面放置一个探头可以测量骨骼肌的组织氧饱和度，而在小婴儿中也可测到肾脏的氧合，因这些小患者所需的光穿透距离较小[192]（图 19-23）。最后，也可在脐部和耻骨联合之间的中线放置探头来测量婴儿的肠系膜氧饱和度[193]。

3. 用近红外光谱监测的参数

为简化术语，无论使用何种设备，本章节的后续部分将使用局部氧饱和度的术语 rSO_2。脑 rSO_2 测量值是对光路照射过的样本内静脉血加权的氧合血红蛋白饱和度的估计值，大多数情况下为额叶皮质。任何影响脑氧供需比例的因素都可以改变 rSO_2，尤其是受脑循环特有特征的影响，包括脑自动调节和 $PaCO_2$ 引起的脑血流量改变。任何降低大脑耗氧量的因素通常都会增加 rSO_2，任何增加大脑氧供的因素也会普遍增加 rSO_2。框 19-2 列出了可能改变 rSO_2 的一些常见临床因素。由于大脑 rSO_2 受动脉氧合的影响，因此，即使 $SjvO_2$ 的变化很小，改善该参数通常也会增加 rSO_2。

框 19-2　影响脑氧消耗和供应的因素

导致 $CMRO_2$ 降低和通常增加 rSO_2 的因素
- 低体温
- 苯二氮䓬类药物、阿片类药物、右美托咪定增加了镇静、麻醉、镇痛作用
- 治疗癫痫

增加大脑氧供和通常提高 rSO_2 的因素
- 增加 $PaCO_2$
- 增加血红蛋白
- 增加心输出量
- 增加 FiO_2 或其他通气操作以增加 SpO_2
- 增加平均动脉压（超出自动调节范围，如低血压）
- 增加 CPB 流量
- 增加 CPP
- 减小脑静脉压以增加 CPP，如梗阻静脉旁路置管

$CMRO_2$. 脑氧代谢率；CPB. 体外循环；CPP. 脑灌注压；rSO_2. 局部脑氧饱和度

对于接受先天性心脏病手术的儿科患者，基础 rSO_2 随心脏病变而变化[184]。无较大左向右心内分流的非发绀患者吸空气时，基础脑氧饱和度约为 70%。吸空气时，发绀患者或有较大左向右心内分流的非发绀患者的 rSO_2 通常为 40%~60%；左心发育不良综合

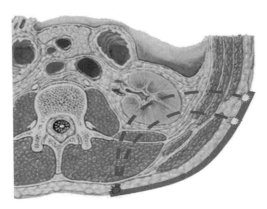

▲ 图 19-23　躯体 NIRS 原理

在新生儿或小婴儿中，将 NIRS 探头放置在 T_{10}~L_2 的腹侧面区域，测量光路径下组织的氧合血红蛋白饱和度，特别是肌肉和肾组织的氧合血红蛋白饱和度（图片由 George Hoffman MD 提供）

征（hypoplastic left heart syndrome，HLHS）的患者术前吸氧 $FiO_2 < 21\%$ 时，rSO_2 较低，平均为 53%；而那些接受 FiO_2 0.21 及 3%CO_2 的患者，rSO_2 平均为 68%[194]。

考虑到儿科心脏手术结局的数据，一些医师会考虑以从基线相对下降 20% 或更多（如从 60% 的基线下降到最低点的 48%）作为干预的依据。大多数监测仪内的软件会不断计算与基线的相对差异。另一些医师会使用 rSO_2 50% 这样的绝对值作为干预的依据。

脑血氧测定法反映了氧供与脑氧代谢率（cerebral metabolic rate for oxygen，$CMrO_2$）之间的平衡，故大脑氧含量会同时受动脉血红蛋白饱和度和血红蛋白浓度的双重影响。因此，必然存在一个脑氧饱和度值或缺血阈值，低于该值则由于氧需超过氧供，可能发生脑损伤。在一项使用 NIRS 的新生仔猪研究中[195]，Kurth 等发现，在 rSO_2 值为 44% 或更低的情况下，脑乳酸水平上升；当脑氧饱和度降至 37% 时，EEG 发生了重大的变化；当脑氧饱和度读数为 33% 或更低时，脑 ATP 含量降低。这一观点在另一只在常温下使用低氧气体混合物 30min 的新生仔猪模型中得到证实，表明 $rSO_2 > 40\%$ 不会改变脑电图，72h 后没有发现脑部病理学改变。rSO_2 在 30%~40% 没有产生脑电图变化，但在 72h 时海马出现缺血性神经元改变，并产生线粒体损伤。在 $rSO_2 < 30\%$ 时，出现了循环衰竭，脑电图波幅降低，并出现神经元空泡和严重的线粒体损伤[196]。最后，在类似的仔猪模型中发现，缺氧缺血性脑损伤的脑氧饱和度 - 时间阈值为 rSO_2 在 35% 持续 2h 或更长时间[197]。一般而言，大多数儿科临床研究将较基线下降 20% 或脑氧读数为 45%~50% 作为脑氧

饱和度的治疗阈值，因为根据新发 MRI 病损或临床检查表明，在这些情况下更容易发生脑损伤 [198, 199]。

在没有绝对的预防神经损伤的干预标准的情况下，每位麻醉医师必须考虑每位患者的独特病理生理情况和所用的监测系统，决定干预标准，就像为手术和重症监护所测量的所有其他生理变量一样。

4. 儿童心脏手术的临床资料

在有或没有深低温停循环的儿童体外循环期间，脑部氧合的变化都具有特征性 [200]。深低温停循环（deep hypothermic circulatory arrest，DHCA）期间，rSO_2 预计会下降至最低值，比体外循环前的基础值下降 60%～70% [200]；在约 40min 时达到最低点，此后没有进一步降低。在这一点上大脑似乎不再继续摄取氧气，有趣的是这一时间段似乎将临床和实验研究关联起来，研究提示 40～45min 是停循环的安全持续时间 [201, 202]。在较高温度下开始 DHCA 会导致 rSO_2 更快下降，并更快到达最低点 [203]。恢复再灌注可立即使 rSO_2 升高至 DHCA 前全流量时的水平。

对双侧大脑半球进行 NIRS 监测是否有必要，这一问题经常出现。在一项针对 20 名接受特殊 CPB 技术，通过右无名动脉进行顺行性脑灌注的患者的研究中，半数患者的左右差异＞10% [204]。在接受常规 CPB 手术的 60 例新生儿中，只有 10% 的患者左右两侧基础值差异大于 10%，且这种差异仅在 1 名患者中持续存在 [205]。基于这些数据，仅当使用特殊的 CPB 技术进行主动脉弓重建或存在解剖学变异，如双侧上腔静脉或头臂血管异常时，才可能需要进行双侧监测。

5. 低 rSO_2 的治疗

无论是成人还是儿童使用 CPB 行心脏手术期间，用于治疗低 rSO_2 的一般方法都是相似的，包括增加大脑的氧供或减少氧耗。框 19-3 显示了治疗方法。

在重症监护医学中，脑部 NIRS 已被用来监测脑部氧供的充足性，并作为心脏术后及体外膜肺患者或心室辅助装置患者的整体氧供充足性的替代指标 [187, 206]。单心室和双心室患者在先心术后，rSO_2 的变化与混合静脉血氧饱和度的变化密切相关 [207, 208]。

6. 躯体近红外光谱在儿科手术和重症监护中的临床应用

NIRS 可用于外科手术和重症疾病中的组织氧合测量，由于它的无创、连续特性，低心输出量和其他原因引起的休克将受益于该项连续监测。

Hoffman 等对一系列新生儿在单心室姑息手术期间和术后进行了研究，将躯体 NIRS 探头置于 T_{10}～L_2

> **框 19-3　低脑氧饱和度（rSO_2）的治疗方法**
>
> - 如果有条件的话，在 FiO_2 0.21、$PaCO_2$ 40mmHg、基础血流动力学稳定、麻醉诱导前的清醒状态或体外循环前建立基线 rSO_2
> - rSO_2 较基础值下降 >20%，或绝对值< 50% 时需要治疗
> - 体外循环前 / 后（以容易 / 迅速建立的顺序）
>   - 增加 FiO_2
>   - 增加 $PaCO_2$
>   - 通过容量输注、正性肌力药物支持、血管扩张药等增加心输出量 /O_2 供应
>   - 增加麻醉深度
>   - 降低体温
>   - 增加血红蛋白
> - CPB 期间
>   - 增加 CPB 流量和（或）平均动脉压
>   - 增加 $PaCO_2$
>   - 增加 FiO_2
>   - 降低体温
>   - 增加血红蛋白
>   - 检查主动脉和静脉插管的位置
>   - 检查主动脉夹层

腹侧面 [192]。在行 CPB 期间接受局部脑灌注（regional cerebral perfusion，RCP）的 9 例新生儿中，体外循环前的平均脑 rSO_2 为 65%，躯体 rSO_2 为 59%；RCP 期间脑 rSO_2 为 81%，而躯体 rSO_2 为 41%，表明在这项技术中横膈下器官由于灌注不足而存在相对组织缺氧。CPB 后，脑 rSO_2 降低至 53%，但躯体 rSO_2 升高至 76% [192]。在 79 名因左心发育不良综合征而接受 Norwood Ⅰ 期姑息手术的新生儿中，脑 - 体 rSO_2 差值< 10% 显著增加了生化指标剧烈波动的风险、死亡率或其他并发症 [209]（图 19-24）。平均躯体 rSO_2 < 70% 与 ICU 滞留时间延长、休克和其他并发症的风险显著增加有关。

躯体 NIRS 还用于新生儿和婴儿在心脏手术后测量肠系膜 rSO_2，将探头置于脐部和耻骨联合之间的腹部。在对 20 位患者的研究中，Kaufman 等 [210] 将肠系膜 NIRS、T_{10}～L_2 侧腹 NIRS 和张力法测得的胃 pH 与乳酸进行了比较。在术后 48h 内同时进行的 122 次测量中，肠系膜 rSO_2 与胃 pH（r=0.79）、血清乳酸（r=0.77）、SvO_2（r=0.89）显著相关。这些相关性均优于使用侧腹 NIRS 的相关性。作者得出结论，肠系膜 NIRS 是内脏组织氧合的敏感监测，可能在管理这些患者和改善预后方面具有实用性。在最近发表的一项针对 214 名因 HLHS 进行 Ⅰ 期姑息手术的新生儿的研究中，术后首个 6h 的低躯体 NIRS 值和脑 NIRS 值预示了术后早期死亡率和需要使用 ECMO [211]。

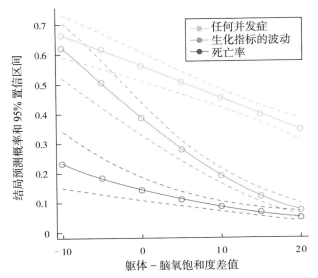

▲ 图 19-24　79 例左心发育不良综合征患者 Norwood Ⅰ 期姑息术后 48h 内躯体 rSO₂– 脑 rSO₂ 差值与并发症发生率的关系（彩图见书末彩插部分）

经 Elsevier 许可转载，引自 Hoffman 等 [209]

这些研究证实了 NIRS 定向干预可用于改善组织和器官的氧气输送，并可能改善手术、麻醉和危重疾病的预后。迄今为止，尚无此类已发表的研究，但 NIRS 监测的无创连续特性应使此类研究更有可能进行。

7. 近红外光谱的结局研究

小儿心脏外科越来越多的研究证据表明，长时间低 NIRS 值与短期神经系统不良结局相关。Dent 等 [198] 研究了 15 例接受 Norwood 手术的新生儿，这些婴儿在术前、术中和术后均进行了 rSO₂ 监测。与术前相比，长时间低 rSO₂（rSO₂＜45%，＞180min）与术后 MRI 显示新的缺血性病变的更高风险相关，敏感度为 82%，特异度为 75%，阳性预测值为 90%，阴性预测值为 60%。因此，脑氧饱和度下降的程度（缺血阈值）和低于此缺血阈值的时间对于通过 MRI 预测术后新的脑损伤的发生具有重要意义。

有更多的临床证据表明，低脑氧饱和度与神经系统不良结果相关。在一项 26 名婴儿和儿童使用 DHCA 进行手术的研究中 [200]，三名患者出现了急性神经系统改变——1 名患者癫痫发作，2 名患者长时间昏迷——所有患者均表现出较低的 rSO₂。在这 3 例患者中，CPB 开始后 rSO₂ 的增加明显减少，而 DHCA 前的降温时间缩短。在一项对 250 例体外循环下行心脏手术的婴幼儿进行多模态神经学监测的回顾性研究中 [199]，脑氧饱和度较体外循环前的基础值下降超过 20% 导致

了 58% 的异常事件发生。如果不进行治疗，这些患者中有 26% 会出现术后神经系统不良事件。

在一项对 16 例患者行新生儿心脏手术的研究中，术中接受了 NIRS 监测，术前和术后接受了脑部 MRI 检查，16 例患者中有 6 例发生了新的术后脑损伤。与没有新发脑损伤的患者相比，这些患者在主动脉阻断期间的 rSO₂ 较低（48% 和 57%，P=0.008）[212]。在一项对 44 名接受 Norwood 手术的新生儿进行的研究中，患者在 4—5 岁时接受了视觉 - 运动整合（visual motor integration，VMI）测试，前 34 名患者未进行 NIRS 监测，后 10 名患者进行了 NIRS 监测，并针对低 rSO₂ 值＜50% 使用了严格的治疗方案。进行 NIRS 监测的患者中无患者 VMI 评分＜85（正常为 100），而未进行 NIRS 监测的患者中 6% 的患者 VMI 评分＜85。围术期平均 rSO₂ 与 VMI 评分相关，平均 rSO₂ ≥ 55% 的患者中没有患者 VMI 评分小于 96 [213]。

Toet 等 [214] 研究了 20 例行大动脉转位手术的新生儿，在术前 4～12h、术中和术后 36h 进行了 rSO₂ 监测，但没有干预。7 例患者术前平均 rSO₂ ≤ 35%，其中 2 例在 30—36 月龄时有明显的 Bayley 婴儿发育量表评分异常，低于正常人群平均值 1～2 个标准差。

Kussman 等 [215] 研究了 104 名 9 月龄或以下的婴儿，他们接受了大动脉转位、法洛四联症或室间隔缺损的双心室完全修补术。患者在术中和术后 18h 进行了双侧 NIRS 监测，但未根据 rSO₂ 值进行干预。该研究的目的是评估 rSO₂ 的变化，并确定低 rSO₂ 与术后早期结果之间的关系，包括死亡、脑卒中、癫痫发作或手足徐动症。选择 rSO₂ 阈值 45% 作为分析的临界值。采用了 pH 稳态血气管理和 25%～35% 的血细胞比容，以及短暂的 DHCA 和低流量体外循环。104 例患者中 81 例未出现低氧饱和＜45%，12 例出现了 1～39min 的短暂低氧饱和＜45%，而 11 例出现了 60～383min 更长时间的低氧饱和。由于研究中无患者死亡或出现任何神经系统并发症，因此无法确定低 rSO₂ 与早期神经系统结果之间的关联。低 rSO₂ 与 ICU 或院内的术后心脏指数、乳酸、疾病严重程度或机械通气天数之间也没有关联。这些患者中有 39 名经历了 DHCA 过程，并报道了有关在最佳 CPB 条件下 rSO₂ 下降速率的重要数据（图 19-25）。重要的发现是，＜30min 的短暂 DHCA 并未导致 rSO₂ 降至最低值，这表明该技术并未耗尽大脑的氧储备，这让人们更加相信这种做法是安全的。rSO₂ 与早期总体的神经系统结局之间没有联系并不令人意外，因为这些患者都是两心室患者，

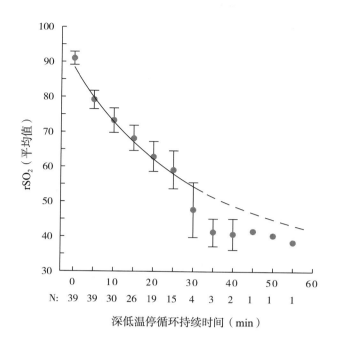

▲ 图 19-25　39 例 D 型大动脉转位患者接受 ≥ 5min 的深低温停循环（DHCA）后，脑组织中 rSO₂ 值的变化
数据以平均值 ±1.96SEM 表示。（N）为每隔 5 分钟，DHCA 可以进行分析的受试者数量。拟合的非线性指数衰减曲线（实线）基于 0～30min 的数据，时间点上的受试者越多，计算出的 rSO₂ 平均值的权重就越大。超过 30min（虚线）以后为外推的拟合（经 Wolters Kluwer 许可转载，引自 Kussman 等[215]）

均已完全修复，术后动脉血氧饱和度正常。之前已有研究描述过该人群中低脑氧饱和度的低发生率和低严重性[216]（图 19-26）。

　　常规 NIRS 监测的另一个潜在好处是，避免因动静脉插管问题引起的罕见却非常真实且灾难性的神经系统事件，在这种情况下，由于插管错位及脑动脉或脑静脉阻塞而引起 rSO₂ 急剧下降，但所有其他体外循环的参数均正常[217, 218]。显然，在新生儿和婴幼儿中，体外循环回路中混合静脉氧饱和度与脑氧饱和度之间的关联性很差，这强调了低脑氧饱和度可能未被发现的观点[219]。

　　一篇包含 56 篇文献的系统综述描述了 1300 例 CHD 患者在手术室、ICU 和心脏导管室使用了 NIRS 监测，Hirsch 等[220] 得出结论该技术确实是一种可靠、连续、无创性的脑氧监测技术。最近的其他队列研究表明，先天性心脏病手术围术期低脑氧饱和度与 1—5 岁时神经发育结果评分较低相关[221-223]。然而，迄今为止，尚未发表任何前瞻性的、随机的、有 NIRS 监测与无 NIRS 监测的对照研究，以及对小儿患者的短期或长期的随访。许多已在临床常规使用 NIRS 的中心都没有足够的平衡来进行此类研究。

　　最近一项对 453 名 6 月龄以下行非心脏和非神经外科手术婴儿的前瞻性研究显示，仅 2% 的患者发生了严重的脑氧饱和度下降（绝对值 < 50%，或较基础值下降 > 30%）。这些大脑低氧饱和度的时期非常短

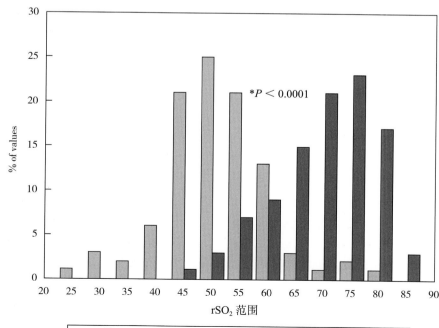

◀ 图 19-26　接受左心发育不良综合征修补术（单心室患者）或 D- 大动脉转位（双心室患者）的新生儿在术后第 1 个 48h 内每隔 1 分钟记录的 rSO₂ 值频率
经 Wolters Kluwer（CCC）许可转载，引自 Andropoulos 等[216]

单心室患者（n=10，25 241 个数据点）
双心室患者（n=19，47490 个数据点）

暂，仅占麻醉时间的 0.1%[224]。

（二）经颅多普勒超声

经颅多普勒超声是一种灵敏、实时的监测先天性心脏病手术期间脑血流速度和栓塞的方法。当前可用仪器使用 2MHz 频率的脉冲波超声，其为范围选通、发射功率 100mW，样本体积长度最大为 15mm。多普勒信号的频谱显示很容易解释，并且以 cm/s 为单位显示收缩期峰值流速和平均流速及脉搏指数，该指数等于收缩期峰值流速减去舒张末期流速，除以平均流速。

临床上适用于所有年龄段患者的最一致和可重复的技术是通过颞窗监测大脑中动脉（middle cerebral artery，MCA），颞窗通常位于颧骨上方和耳屏前方[225]。有几种传感器探头可供选择，从适用于婴儿和儿童的非常小的圆盘探头，到适用于青少年和成人的更大、更重的探头。调整采样深度和夹角，直到检测到 MCA 和大脑前动脉（anterior cerebral artery，ACA）的分叉。来自 MCA 的最大正向信号（正向偏移，朝向换能器）伴随着与 MCA 流量相同或非常相似的速度和波形的逆流（负向偏移，远离换能器）预示着这一点。对单个患者，应在同一位置进行监测。于 MCA-ACA 分叉处进行超声学检查，还具有最大限度减少患者间变异的优势。此外，MCA 供应的组织量是所有大脑基底动脉中最大的[226]。在婴儿中，另一种监测位置是通过前囟，使用手持铅笔式探头，将探头放在囟门的外侧边缘，并向尾部瞄准，深度比颞窗更深。

TCD 已广泛应用于小儿心脏外科研究，用于检查 CPB、低体温、低流量体外循环、局部低流量脑灌注和循环停止时的脑生理反应。Hillier 等[227]用 TCD 研究了 10 例婴幼儿低体温体外循环 DHCA 期间的脑血管血流动力学，发现 DHCA 后脑血流速度没有恢复到基线水平。计算得出的脑血管阻力（平均动脉压——中心静脉压 /CBFV）在 DHCA 后即刻增加，并一直保持到转流结束。降温过程中观察到的脑血流速度降低被认为是由于大脑的代谢需求减少，从而导致血流量减少，尽管使用了 α 稳态策略。这可以用 MCA 和 ACA 下游小动脉在降温过程中相对脑血管收缩来解释，因为这些大动脉不会因 $PaCO_2$ 的变化而发生改变[228]。一研究在 25 例 9 月龄以下婴幼儿低体温体外循环期间，采用经颞窗下 MCA 的 TCD 来描述脑压 - 血流速度的关系。在较广的脑灌注压范围（6～90mmHg）、三种体温状态下进行脑血流速度监测：正常体温（36～37℃）、亚低温（23～25℃）、深低温（14～20℃）。大脑压力血流自动调节功能在正常

体温下被保存，在亚低温下受到部分影响，在深低温下完全丧失，该结果与之前使用氙气定量脑血流的研究一致[229]。

TCD 还被用来确定低流量体外循环期间可检测到的脑灌注阈值。Zimmerman 等[230]对 28 名接受动脉调转术的新生儿进行了 α 稳态 pH 管理的研究。在 14～15℃时，泵流量逐渐降低至 0ml/(kg·min)。在 20ml/(kg·min) 时，除 1 例患者没有脑灌注，所有患者都存在可检测到的脑血流；8 例患者在 10ml/(kg·min) 时没有脑灌注。因此，作者得出结论，30ml/(kg·min) 是该人群可接受的最低血流量。最后，Andropoulos 等[231]使用 MCA 的 TCD 来确定区域低流量灌注下行新生儿主动脉弓重建术时所需的体外循环流量水平。他们研究了 34 例接受 Norwood 手术或主动脉弓成形术的新生儿，建立了在全流量转流［150ml/(kg·min)］下采用 17～22℃ pH 稳态管理的平均脑血流速度基础值（22cm/s）。然后他们用 TCD 来确定体外循环流量需要多少才能匹配这个值，发现平均流速 63ml/(kg·min) 是必要的。

脑栓塞是小儿心内直视手术中常见的威胁。栓子很容易被 TCD 检测到，尽管这会受到诸如电灼术和与超声换能器的物理接触等伪影的影响[232]。小儿先天性心脏病手术中在颈动脉中检测到的栓子数量似乎与术后急性神经功能缺损没有相关性[232]。然而，经 TCD 检测到的脑血流量急性下降可以调整主动脉或上腔静脉插管，这可能可以避免神经系统的损害[233]。

虽然 TCD 是一种有用的研究工具，且在一些中心是用于特殊 CPB 的监测设备，如区域脑灌注，但因为设备的复杂性和获得一致信号的复杂性，以及缺乏令人信服的长期结果数据，使得 TCD 监护仪无法在小儿心脏手术中常规使用。

（三）脑电图技术

标准脑电图采用 2～16 个通道，已用于先天性心脏病手术[199]。它是麻醉深度的粗略指示，可以记录 DHCA 前的脑电静息值[234]。脑电图受多种因素影响，包括麻醉药、温度、体外循环。术中使用脑电图的不可行性包括电信号得干扰和放置及解释的复杂性。使用经过处理的脑电图技术的较新设备更受用户欢迎，并得到了广泛的好评[235, 236]。围术期脑电图监测在先天性心脏病手术中的价值尚不清楚。例如，HLHS 新生儿的围术期脑电图通常正常，但在术前和术后的脑 MRI 上经常显示异常，提示有缺血存在[187]。

脑电双频指数监测仪（Aspect Medical Systems，

Nantick，MA，USA）目前正被推广用于指导麻醉深度监测。将 BIS 传感器电极放置在额部和颞部，产生额颞信号并与处理单元相连接。该设备易于使用，电极易于放置，监测仪不需要校准或预热时间。通过 Aspect 公司的专利算法，BIS 使用单通道处理的 EEG 模式的傅里叶变换和双谱分析来计算出一个数字，即双谱指数 [237]。该指数的范围从 0（等电脑电图）到 100（清醒），成人、婴儿和儿童的平均清醒值在 90～100 范围内 [238]。由于存在显著的个体差异和麻醉药的应用 [239]，使用 BIS 分值很难预测镇静深度。要使 BIS 有效地监测麻醉深度，就必须知道针对单个患者使用的每种麻醉药的确切 BIS 值，从而降低其值 [240]。BIS 可用于识别脑电爆发抑制或电静息，这在 DHCA 期间可能是有用的。该监测仪可显示实时的 EEG 波形，但容易受到运动伪影、肌电活动和手术室电子设备的射频干扰的影响。小儿使用其他 EEG 设备 如 Physiometrix®、Narcotrend® 或 Cerebral Function Monitor® 的数据很少或几乎没有 [235]。在体外循环期间，血液稀释和低体温改变了药代动力学和药效学，这可能导致麻醉下知晓。接受心脏手术的成年人的总体术中知晓率为 1.1% [240]～23%，高于普通外科手术 [241, 242]。小儿全身麻醉下的知晓发生率与此相似 [243]。虽然小儿心脏手术中麻醉状态下的知晓还未见报道，但 BIS 监测对于察觉一定水平的知晓可能仍是有用的。

在一组接受心脏直视手术的儿童中，使用专为"快通道"量身定做的麻醉药，BIS 评分在复温期间增加，这一时期被认为是存在麻醉下知晓风险的 [244]。然而，在这项研究中，以及在一项对 1 岁以下婴儿的类似研究中 [245]，BIS 与应激激素水平、浅麻醉的替代指标或血浆芬太尼水平没有相关性。目前，几乎没有证据支持将 BIS 用于麻醉中的新生儿和婴幼儿，因此用 BIS 值评估 DHCA 期间爆发抑制的价值进一步受到怀疑。这是由于此年龄组的人群睡眠 - 觉醒模式不同。

由于 12 岁以上儿童的完整脑电图与成人脑电图相似，12 岁以上较大儿童的处理后脑电图监测也产生与成人相似的模式，因此，在年龄较大的患者中使用这些设备似乎更合理，特别是在特殊的麻醉技术下，如用于青少年脊柱手术的全凭静脉麻醉 [246, 247]。

最近发表的用于麻醉儿童的 EEG 处理方法包括对 24 日龄—14 岁的儿童进行振幅整合脑电图和 90% 的频谱边缘频率评估 [248]。在年龄较大的儿童中，这些参数可以区分麻醉状态和清醒状态；但在较小的儿童中，aEEG 的变化不那么明显，频谱边缘的变化要么不能区分状态，要么反应自相矛盾。另一项在 3—15 岁儿童中进行的名为排列熵的参数研究确定，这一参数的表现方式与 BIS 指数相似；年龄较小的儿童没有接受测试 [249]。

最近，以多导联 EEG 作为研究工具的研究报道了不同年龄儿科患者在不同麻醉阶段和深度下的发育变化和差异，包括 α 波的相对优势和脑电的一致性和间断性 [250, 251]。这些研究强调了年龄和发育的显著差异，任何经过处理的 EEG 算法都必须考虑到这些因素，才能有效地应用于所有儿科年龄组。到撰写本文时为止，还没有临床上可用的 EEG 监测仪为幼儿实现这一点。

要点：中枢神经系统和躯体监测

- 近红外脑部和躯体光谱仪是心脏病和危重患者氧合的准确指标，可以指导治疗，并与早期死亡率和神经发育结果相关。

- 经颅多普勒超声是一种灵敏、实时的大血管脑血流速度指标，可用于特殊的体外循环技术如区域脑灌注。

- EEG 处理技术可用于监测较大儿童的麻醉深度，由于 EEG 在不同发育阶段的变化，现有的设备对婴幼儿并不准确。

十六、床旁超声

十多年来，高分辨率便携式超声设备已经问世，首先用于中心静脉和动脉通路，然后作为区域麻醉不可或缺的工具（见第 20 章）。近年来，针对其他器官系统的床旁超声（point-of-care ultrasound，POCUS）在成人医学领域，如急诊医学和外科手术、用于创伤的快速腹部检查和其他外科状况后，在儿科麻醉中得到了应用。同样的便携式超声设备，通过选择合适的探头和成像参数，就可以用来对心、肺、气道、胃内容物、腹部和膀胱进行成像，以协助快速诊断或操作应用 [252]。

经胸心脏超声心动图提供了良好的视野，特别是在婴儿和小儿童身上。基本的胸骨长短轴观、心尖观、剑突下观相对容易掌握。在意外的血流动力学恶化期间，这种方法对于评估心肌收缩力、心包积液、心腔内空气或血栓非常有用 [253, 254]。可以评估对治疗的反应，如血管内容量或复苏药物的反应（图 19-27）。

气道超声已用于确认儿童和新生儿的气管内插管，

也用于确定气管导管头端在气管中段的位置[255-258]（图19-28）。在最近的一项对 9 项儿科研究共 460 次气管插管超声的 Meta 分析中，超声确认成功插管的敏感度为 0.92～1.0，特异度为 1.0。肺部超声评估胸膜滑动以确认成功插管的敏感度和特异度为 1.0。通过 ETT 头端成像来评估气管导管深度的敏感度为 0.91～1.0，特异度为 0.5～1.0[258]。

肺部超声可用于诊断肺实变、胸腔积液、气胸和肺水肿（图 19-29）。最近对 122 名小儿心脏手术患者进行了一项随机对照研究，该研究利用周期性的肺超声来指导气管插管患者的复张操作[259]。干预组术后低氧饱和度发生率较低（27% vs. 64%，$P < 0.001$），术后机械通气时间也较短（26h vs. 38h，$P=0.048$）。

胃内容物的超声可以用来评估胃内容物的体积和

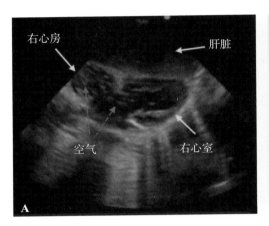
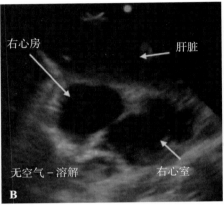

▲ 图 19-27　在心导管室通过便携式经胸超声心动图诊断左心发育不良综合征患者的心内空气栓塞
A. 剑突下切面可见系统右心室和共同心房内空气（虚箭）；B. 心内空气溶解（经 Wolters Kluwer 许可转载，引自 Adler[253]）

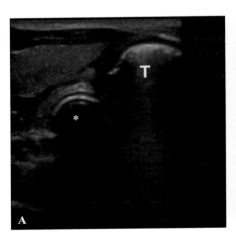
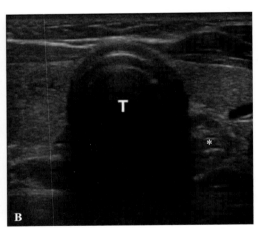

◀ 图 19-28　气管导管放置的超声图像
A. 食管内插管；B. 空食管，气管内插管。T. 气管，*. 食管（经 Wolters Kluwer 许可转载，引自 Lin 等[258]）

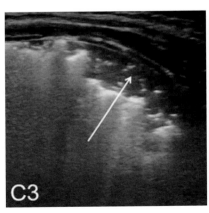
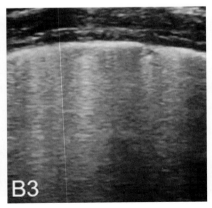
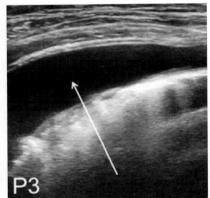

▲ 图 19-29　小儿心脏手术患者的肺部超声图像
胸壁在每个图像的顶部。左（C3）. 严重肺实变（箭）；中（B3）. 严重肺水肿，表现为白肺；右（P3）. 大量胸腔积液，表现为无回声的黑色间隙（箭）（经 Wolters Kluwer 许可转载，引自 Song 等[259]）

成分（图 19-30）。在一项针对 143 名接受非择期手术的儿童的研究中，90% 的儿童超声图像是可解释的[260]。使用胃窦内液体或固体的 0～2 分级标准，7% 的 0 级胃窦（无内容物），65% 的 1 级胃窦（单视图液体），以及 95% 的 2 级胃窦（两视图液体或固体物质）的胃容量超过了 0.8ml/kg 这一增加误吸风险的阈值。51% 的患者因胃超声改变了诱导计划（如采取或不采取快速序贯诱导）。

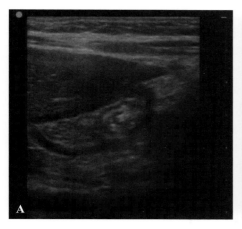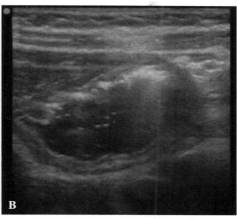

◀ 图 19-30　胃超声评估液体的存在和内容物

A. 排空的胃窦；B. 胃窦饱满，以无回声液体为主（经 Elsevier 许可转载，引自 Gagey 等[260]）

病例分析

一位 3 岁、14.2kg、高 95cm 的男孩接受了合并下腔静脉（inferior vena cava，IVC）侵袭的Ⅳ期 Wilms 肿瘤大部切除术[261]。他在预定手术前 3 个月出现明显的右侧腹胀和疼痛。他没有任何其他的医学问题，也没有表现出任何遗传综合征的表型。MRI 初步成像显示单侧巨大肾肿瘤，伴有肾静脉和下腔静脉瘤栓延伸至右心房正下方。CT 引导下细针抽吸穿刺显示为肾母细胞瘤，组织学良好。心内无肿块，但有 8 个肺结节。由于瘤栓从下腔静脉向右心房延伸，术前采用长春新碱、放线菌素 D 和阿霉素进行化疗。确诊后 1 周，经左锁骨下静脉置入长期中心静脉通路（Port-a-Cath®）。手术前 1 天超声心动图显示心脏解剖和功能正常，无心内分流、肿块或瓣膜疾病。右心房正下方的下腔静脉内可见肿块。胸部 X 线片清晰。生命体征：血压 120/85mmHg，脉搏 125 次 / 分，呼吸 28 次 / 分，体温 36.5℃，吸空气 SpO₂ 98%。术前实验室检查包括正常电解质、血尿素氮 16mg/dl、肌酐 0.6mg/dl、血红蛋白 10.5g/dl、白细胞 7500/mm³、血小板 156 000/mm³、凝血酶原时间和部分凝血活酶时间、国际标准化比值和肝功能检查均正常。

心脏外科医师与普外科医师计划通过右胸腹切口，在备 CPB 的情况下进行联合外科手术。4 单位辐照后无巨细胞病毒的浓缩红细胞进行交叉配型。由于预计会有大量失血，并计划在术后不拔除气管插管，因此没有使用硬膜外镇痛。术前使用咪达唑仑 2mg 静脉注射后，患者被送至手术室，放置新一代脉搏血氧饱和度仪、心电图和自动充气的血压袖带。预给氧后，麻醉诱导采用丙泊酚 2mg/kg、芬太尼

3μg/kg、维库溴铵 0.3mg/kg。经口插入 4.5mm 带套囊的气管导管，右桡动脉置入 22Ga 导管。由于肿瘤切除需要夹闭下腔静脉，故在超声引导下经右侧肘前静脉置入 20Ga 的外周静脉导管，左侧肘前静脉置入 18Ga PIV。患者的血容量估计为 75ml/kg，即 1065ml。确定血细胞比容为 25% 时开始输血，因此计算出的允许失血量为 1065ml×（32%-25%）/32%=232ml。由于预期存在大量失血和液体转移，以及心输出量发生变化，在右侧颈内静脉（internal jugular vein，IJV）放置了持续监测中心静脉血氧饱和度的导管。采用全无菌屏障预防感染实施无菌操作和超声引导下进入 IJV，确认导丝置入静脉后，将 4.5Fr 双腔 ScvO₂ 导管固定在 8cm 处。放置小儿经食管超声心动图探头，监测心内肿瘤栓子、心脏充盈和功能。放置 10Fr 导尿管和直肠温度探头，在患者下方放置全身暖气毯，患者体位为左侧卧位。麻醉维持采用异氟烷，呼气末浓度为 0.5%～1.5%，间歇注射芬太尼、咪达唑仑和维库溴铵。

手术方案为胸腹联合切口，通过腹膜后游离暴露右侧肾脏和肿瘤，然后夹闭下腔静脉以清除肿瘤并防止栓塞。如果不能在肿瘤上方夹闭，则计划短时间体外循环切除下腔静脉和右心房内肿瘤。当给予血管内容量负荷 15ml/kg 的 5% 白蛋白使中心静脉压由 5mmHg 升至 10mmHg 后，通过右肺牵引压缩成功阻断了下腔静脉。静脉回流大幅减少，中心静脉压降至 3mmHg，血压降至 55/35mmHg，心率增至 135 次 / 分，ScvO₂ 从基线的 74%（根据从中心静脉导管测得的血氧饱和度进行校正）降至 44%。呼气末 CO_2 也由

37mmHg 降至 23mmHg，反映了心输出量和肺血流量减少，但 TEE 未发现肺动脉栓塞。在下腔静脉夹闭的 30min 内，从 IVC 向下，向肾静脉方向尽可能切除坏死但不易碎的肿瘤组织。这一阶段的失血量为 350ml，输注了 2 单位 PRBC，并在当时额外预定了 6 单位。在此期间，由于间歇性的血压下降和 ScvO$_2$ 降至 40%～50% 的范围，故间歇性给予 10mg/kg 氯化钙和 0.03μg/(kg·min) 小剂量肾上腺素静脉输注，以增加心输出量和血管张力。在排气和下腔静脉切口修补后，松开阻断钳，患者经历了一段时间的心动过缓至心率 50 次/分，低血压至 45/25mmHg，动脉血氧饱和度下降至 88%，ScvO$_2$ 降至 30%。在给予两剂肾上腺素 10μg/kg、碳酸氢钠 2mEq/kg，血管内容量输注 5% 白蛋白 10ml/kg，外加 CaCl$_2$ 和过度通气后，上述情况有了改善。在手术室使用床旁检验系统，阻断解除和急救后测动脉血气分析显示 pH 为 7.25、PaCO$_2$ 为 34mmHg、PaO$_2$ 为 250mmHg、碱剩余为 −13、乳酸为 8.5mmol/L，血细胞比容为 32%。呼气末 CO$_2$ 曾低至 18mmHg，阻断解除后恢复至 32mmHg。TEE 显示在此期间未发现肿瘤栓子，但是阻断钳移除后双心室功能受到抑制。加用碳酸氢钠和增加肾上腺素至 0.05μg/(kg·min) 后，双心室功能恢复正常。

切除肾脏和肿瘤，腹膜后淋巴结清扫，从肾静脉和下腔静脉切除剩余部分的肿瘤另外需要 6h 手术时间。每小时

的生命体征、血气分析、血细胞比容、失血量和 ScvO$_2$ 如表 19-7 所示。肿瘤切除 2h 时出现血尿，在血管内容量输注不加利尿药的情况下尿量维持在 2ml/(kg·h)。整个手术期间患者体温保持在 35.5～36.5℃，空气加热毯温度设置为 38℃，静脉输液、胶体和血液都经过加温，液体加温器温度设置为 41℃，室温设定为 25℃，并使用冷凝加湿器。手术进行 4h 后送检组织因子激活的血栓弹性图（thromboelastogram，TEG），周转时间为 20min，发现有明显的凝血功能障碍，r 和 K 值延长，α 角减小，最大波幅下降。这是在总失血 1000ml 后发生的，于是输注 0.5 单位的单采血小板（相当于 3 单位常规浓缩血小板）、1 单位新鲜冰冻血浆（fresh frozen plasma，FFP）和两单位冷沉淀来治疗 TEG 严重异常所提示的血小板减少症、低纤维蛋白原血症、凝血因子耗竭。切除 5h 时血清 K$^+$ 水平为 6.3mmol/L，可能是输注 12 单位的 PRBC 所致。由于此时的血糖浓度为 288mg/dl，给予胰岛素 3 单位、25% 葡萄糖 0.5ml/kg、CaCl$_2$，碳酸氢钠治疗高钾血症，1h 后血 K$^+$ 水平为 4.4mmol/L。手术结束时估计总失血量为 3250ml，患者输注了 14 单位 PRBC、4 单位 FFP、8 单位冷沉淀、2 单位完整的单采血小板。其他液体为 300ml 5% 白蛋白和 100ml 羟甲淀粉。总尿量为 250ml。芬太尼总剂量为 150μg/kg。TEE 检查未发现空气或肿瘤栓子，双心室功能和充盈有变化，但病例结束时已止血，心功能正

表 19-7　Wilms 肿瘤病例术中的每小时监测值

	1h	2h	3h	4h	5h	6h	7h
BP（mmHg）	92/52	76/40	82/40	72/32	76/36	66/37	78/47
HR（次/分）	105	135	125	138	139	142	119
pH	7.36	7.25	7.32	7.30	7.28	7.26	7.34
动脉二氧化碳分压（mmHg）	36	34	35	38	36	37	38
动脉氧分压（mmHg）	356	250	345	326	237	178	192
BE（计算出的 mmol/L）	−4	−13	−6	−6	−9	−11	−5
Hct%	32	32	26	28	30	31	34
ScvO$_2$%	74%	68%	57%	59%	60%	64%	69%
Ca^{2+}（mmol/L）	1.15	1.02	0.98	1.05	1.11	1.03	1.13
血糖（mg/dl）	115	187	197	235	288	125	110
K$^+$（mmol/L）	4.2	4.6	4.9	5.2	6.3	4.4	4.5
乳酸（mmol/L）	1.8	8.5	8.6	9.0	8.8	8.4	7.6

BE. 碱剩余；BP. 血压；Ca^{2+}. 血清离子钙；Hct%. 血细胞比容；HR. 心率；K$^+$. 血清离子钾；ScvO$_2$. 上腔静脉中心静脉血氧饱和度

常，肾上腺素降至 0.02μg/(kg·min)。患者在给予 0.3mg/kg 吗啡负荷量和咪达唑仑后，带管入儿科重症监护病房。48h 后拔除气管导管，且恢复良好，没有明显的终末器官功能障碍，神经系统状态未受损。

该病例说明了连续血流动力学监测，包括 ScvO$_2$ 在大肿瘤切除过程中可实时指导治疗，该手术因大量失血、下腔静脉阻断、下腔静脉压迫时静脉回流不畅而出现较大的血流动力学波动。此外，TEE 也用于排除肿瘤栓子。动脉血气分析、电解质、血细胞比容、葡萄糖、乳酸和钙离子的每小时快速床旁检测及快速 TEG 用于指导治疗以恢复血管内容量、心输出量、氧供，以及凝血系统。严密监护指导下的有效管理，预防了终末器官损伤。

第 20 章　儿科区域麻醉
Pediatric Regional Anesthesia

Claude Ecoffey **著**

邹天笑 **译**　魏嵘 **校**

一、概述

小儿区域麻醉因其有效性和安全性已在国际上得到了广泛的应用。国内外大量文献的数据也支持这项技术的安全性和有效性[1-4]。近期，欧洲区域麻醉和疼痛治疗学会（European Society of Regional Anaesthesia and Pain Therapy，ESRA）和美国区域麻醉与疼痛医学会（American Society of Regional Anesthesia and Pain Medicine，ASRA）联合发表了一份关于小儿区域麻醉有争议的问题及局麻药物和佐剂剂量的临床建议[5,6]，安全的药物和儿科专用工具是成功的关键。不可否认，大多数儿童需要在全身麻醉下才能更安全有效地实施区域阻滞[5]。实际上周围神经阻滞，尤其是对于初学者来说，其收益明显大于风险。超声的使用提高了小儿区域麻醉的安全性[7,8]。所有的区域阻滞都需要对超声和解剖标志有透彻的了解，儿科麻醉专家应该严格监督学员，以防止重复出现错误[9]。尽管区域麻醉技术的优势众所周知，但在其应用过程中仍有可能会出现失败的情况。超声引导已被证实可以缩短阻滞操作、起效时间，提高成功率，延长阻滞持续时间，减少局麻药用量，有利于更好地观察神经解剖结构和局麻药的扩散。

二、周围神经系统的胚胎学和发育生理学与年龄

神经系统和脊髓在出生时发育并不完善，一些形态学上的特征值得注意。新生儿和成人在脊髓的解剖学上有所不同，在胚胎时期脊髓充满椎管，但从胎儿期开始，椎管的生长超过神经结构的生长，因此，脊髓的尾端和硬膜囊的水平逐渐升高。出生时脊髓末端

位于 L_3，1 岁时位于 $L_{1\sim2}$。同样，出生时脑脊髓膜末端位于 S_3，1 岁时位于 $S_{4\sim5}$。此外，体重在 15kg 以下的婴幼儿和儿童的脑脊液含量相对较高，为 4ml/kg，而成人为 2ml/kg。婴儿硬膜外间隙的内容物与成人不同，婴儿没有成熟的、密集堆积的脂肪小叶，而是由纤维束分割而成的海绵状、胶状小叶构成，具明显的空间，允许注射的液体沿纵向广泛扩散。

脊柱在整个儿童期和青春期都发生了显著的形态和结构变化。在出生时，它整体为一个简单、规则的弯曲，因此硬膜外针可以相同的角度插入任意一个椎间隙。随着头部直立形成颈曲，以及站立和行走形成腰椎前凸，硬膜外穿刺针的角度也必须相应地进行调整。在婴儿期和幼儿期，椎骨仍然是软骨，椎骨骨化是一种渐进的过程。不恰当的硬膜外阻滞技术可损伤骨化核。由于骶骨的骨融合较晚，在整个儿童期，所有骶骨间隙的硬膜外穿刺都是可行的。

髓鞘形成始于胎儿时期的颈神经节，并持续向上、下延伸，直至 12 岁[10]。婴儿的神经纤维直径较小，髓鞘较薄，节间距离较短，因此较低浓度的局麻药即可完全阻滞，也能避免局麻药毒性作用。此外，由于小儿神经纤维较细，没有成人中 $L_5\sim S_1$ 硬膜外阻滞时局麻药扩散阻力较大的现象。由于神经包膜松散地附着在神经结构上，这有利于局部麻醉药沿着神经和神经根扩散。

婴儿、幼儿和成人在中枢神经阻滞的生理效应上有重大的差异。研究发现，临床上腰麻或硬膜外麻醉后婴幼儿显著的低血压和心动过缓的发生率低于成人[11]。尽管没有预先补充静脉容量且交感神经阻滞平面较高，婴幼儿的血压和心脏指数[12]并没有发生变化。与年龄较大的儿童和成人相比，婴儿较少发生中枢神经阻滞引起的血管扩张。同时，可以通过调节心

本章译者、校者来自上海市儿童医院。

脏迷走神经的副交感神经纤维张力来应对高位胸部交感神经阻滞[13]。

三、局麻药及其毒性

小儿区域麻醉使用的酰胺类局麻药是强效的钠通道阻滞剂，可以阻断轴突间的冲动传导。局麻药的其他作用可能会导致局部和全身中毒，同时也有减轻全身炎症反应或缓解慢性疼痛的作用[10]。酰胺类局麻药是一种强效的钠通道阻滞剂，具有明显的立体结构特异性，该特点可持续影响其作用，尤其对心脏的毒性作用。在中毒的浓度时，它们会导致严重的心律失常，并有可能导致心搏骤停。

儿科区域阻滞中使用的主要局部麻醉药有氯普鲁卡因、利多卡因、布比卡因、罗哌卡因、甲哌卡因和丁卡因。儿童局部麻醉药的药理学特点与成人相似[14]。但与成人相比，局部麻醉药在新生儿和婴儿体内的分布容积更大，因此仍需警惕单次注药后血药浓度过高的情况发生。局麻药在儿童体内的分布容积越大，单次快速推注后，药物的血浆浓度的峰值就会越低。然而，由于其消除半衰期较长，连续输注或多次注射后药物蓄积的风险增加。罗哌卡因在成人体内的分布容积小于布比卡因，在儿童中可能也是如此。2%或3%氯普鲁卡因起效快，作用时间短。0.5%～2%利多卡因起效快，作用持续时间适中，可用于外周阻滞或硬膜外麻醉。与利多卡因或氯普鲁卡因相比，0.1%～0.5% 布比卡因的起效慢，作用时间长，但同时心脏毒性也更大。布比卡因可用于外周阻滞、腰麻、骶管麻醉或硬膜外麻醉与镇痛。1% 丁卡因可用于腰麻。甲哌卡因与利多卡因的效果大致相同，可以安全地用于外周神经阻滞。甲哌卡因起效快，运动神经阻滞作用时间短，术后恢复快。0.2%～1% 的罗哌卡因和 0.25%～0.5% 的左旋布比卡因可能会取代布比卡因的外消旋混合物，因为其降低了潜在的中枢神经系统毒性和心脏毒性。罗哌卡因与布比卡因有很多不同之处：罗哌卡因是纯左旋对映异构体，其脂溶性明显较低，这些特性可以显著提升罗哌卡因的安全性。左旋布比卡因是外消旋布比卡因的 S- 对映异构体，其心脏毒性较小，同时又具备与外消旋布比卡因相似的局部麻醉特性和效果。事实上，已有几例成人血管内注射罗哌卡因或左旋布比卡因后出现中枢神经系统中毒的报道，但到目前为止只有一些心血管毒性的报道[15,16]。这些意外血管内给药的患者，即使是新生儿[17]，其预后也是良好的。

（一）药代动力学因素

纯同分异构体注射入体内后，不会发生相互转化，这意味着它们不会转化为通常的外消旋化合物。

局麻药与血液中两种成分结合：红细胞和血清蛋白，如 α_1- 酸性糖蛋白（α1-acid glycoprotein，AAG）和白蛋白[14]。这些不同的缓冲系统其重要性也不相同。由于 AAG 的特异性，它是目前为止最重要的缓冲系统。红细胞对局麻药的固定作用较小，在不同的局麻药物浓度中，只有 15%～22% 的布比卡因分子与红细胞结合[18]。当局麻药的血药浓度非常高，远远超过中毒浓度并伴有贫血时（当血细胞比容＜ 30%，红细胞与局麻药物分子的结合少于 15%），红细胞缓冲系统可能会变得很重要。酰胺类局麻药与血清蛋白的结合更为重要。像所有的弱碱一样，酰胺类局麻药主要与 AAG 和血清白蛋白结合[14]。AAG 在血浆中的浓度比白蛋白低 50～80 倍，特别是在婴儿中。局麻药与血清白蛋白的结合特点是亲和力低但容量大，而与 AAG 结合的特点是亲和力高，但容量小。

AAG 是与局麻药结合的主要血清蛋白。由于 AAG 是一种主要的急性期蛋白，当产生炎性反应时，特别是在术后 6 小时内，其浓度迅速增加[19]。此外，AAG 与局麻药的亲和力随着炎性反应的增强而增加，而酸中毒会降低这种亲和力。与成人相比，新生儿和婴儿时期血清中的 AAG 浓度较低[20]，因此他们血液中游离的局麻药相应增加（图 20-1）。这具有重要的临床意义，因为至少在一个稳定状态下，局麻药的毒性与游离（非结合）药物的浓度直接相关。总之，布比卡因的 R- 对映异构体和 S- 对映异构体与蛋白的结合力没有差异[21]，至少在临床实践中观察到的浓度（甚至是中毒浓度）时是如此。

在进入血液后，酰胺类局麻药由肝脏代谢。这一阶段涉及细胞色素 P_{450}。布比卡因和罗哌卡因同左旋布比卡因一样，清除率为 3～6ml/(kg·min)。因肾脏清除率低，这些药物的主要通过肝脏代谢。局麻药由细胞色素 P_{450} 代谢，主要涉及的 CYP 亚型是利多卡因和布比卡因的 CYP3A4[22] 和罗哌卡因的 CYP1A2[23]。CYP3A4 在出生时并不成熟，而是部分被 CYP3A7[24] 替代。1 月龄时，布比卡因的内在清除率仅为成人的 1/3，6 月龄时为成人的 2/3。CYP1A2 在 3 岁之前还没有完全成熟。事实上，罗哌卡因的清除率在 8 岁之前都无法达到最大值[25]。然而，即使是左旋布比卡因，其出生时的清除率也并不像预期的那样低[26,27]，罗哌

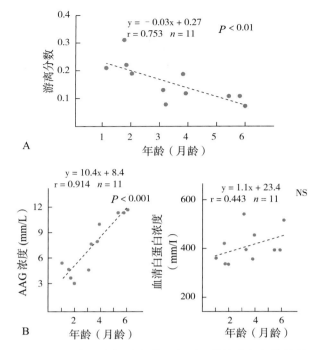

▲ 图 20-1 主要参与结合的蛋白质及其浓度与年龄的关系（B），血清布比卡因游离分数与年龄的关系（A）

6 月龄以内游离的局麻药是增加的（经 Wolters Kluwer 许可转载，引自 Mazoit 等 [14]）

卡因和左旋布比卡因甚至可以用于年龄更小的患者。最后，局麻药物的 S- 和 R- 对映异构体，两者的药代动力学非常相似，上述细微差别并不会影响其临床效果。

（二）药效动力学因素

局部麻醉药分子 R- 和 S- 对映异构体对心肌和神经有不同的药效作用。神经活动的生理学是无数复杂事件及其相互作用的总和。简单来说就是，神经阻滞更多的是改变脉冲频率，而不是波幅。在基础背景活动上施加额外的刺激，如疼痛刺激，局麻药可有效抑制脉冲信号频率的增加。因此除紧张性阻滞外，还有时相性阻滞，它的阻滞强度会随着神经放电频率或产生心肌毒性时心率的增快而增强。心肌浦肯野纤维对局麻药阻断钠离子通道的敏感性比其他纤维或心肌细胞更高。相较于心率（40～200 次 / 分），神经冲动的频率要快得多。因此神经受到刺激后，由于这种高频率的基线活动被阻断，心脏传导阻滞的程度随着心率增快而增加。因此生理学上，局麻药在产生心脏毒性前就已选择性阻断神经传导。S- 对映异构体的独特之处在于，它引起的相位阻滞比 R- 对映异构体小（因此也比外消旋混合物小）。在神经中这种差异很小，因为在这个水平上涉及的钠通道对时相性阻滞的敏感性

最低，而神经放电的基线频率已经很快。在心脏中这种差异更为重要 [28, 29]。当心率增快时，S- 对映异构体增加它们对钠通道阻滞的速度比外消旋混合物慢得多（罗哌卡因和左旋布比卡因之间的差异保持不变，等同于神经功率水平的差异）[28]（图 20-2）。尽管时相性阻滞（阻滞随着频率的增加而增强）在幼年动物与成年动物中没有本质上的区别，但其仍起到重要作用（图 20-3）[30]。可以试想，心率 150 次 / 分的婴儿远比心率 75 次 / 分的成人敏感得多。此外，儿童心输出量的增加会加速局麻药的吸收，造成初始血药浓度升高，同时减少阻滞持续时间。

各种浓度范围的左旋布比卡因和罗哌卡因的 S- 对映异构体均会引起中度血管收缩。

（三）佐剂

局麻药在婴儿中的治疗指数（半数致死量与半数有效量之比）较小，因此即便以酰胺类药物的最大安全速度输注，仍不足以为大多数胸、腹部大手术提供足够的镇痛。因此为使局麻药剂量在安全范围内，需将其与阿片类药物、可乐定、右美托咪定或 S- 氯胺酮联合使用，以产生安全协同的镇痛作用。同时给予对乙酰氨基酚和非甾体抗炎药辅助镇痛，必要时静脉给予小剂量阿片类药物补救镇痛 [6]（表 20-1）。

1979 年首次将阿片类药物用于人体受试者鞘内和硬膜外给药 [31]，并证实其可以提供有效和持久的镇痛。脊髓内高浓度阿片受体的存在，使经鞘内或硬膜外注入小剂量吗啡镇痛成为可能。相较于静脉注射，经鞘内和硬膜外同样剂量的吗啡不仅能提供更加有效和持久的镇痛，而且可有效缓解内脏和躯体疼痛。腹部、胸部和心脏手术后，通过硬膜外途径使用吗啡，无论是在骶尾部 [32] 还是腰部 [33]，都可在术

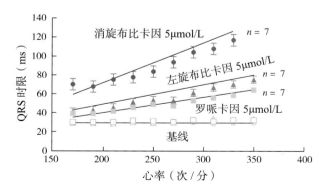

▲ 图 20-2 QRS 增宽的速率依赖性

用消旋布比卡因、左旋布比卡因和罗哌卡因在不同心率的兔离体心脏中测定 QRS 时限。心率越快，QRS 增宽越快（经 Wolters Kluwer 许可转载，引自 Mazoit 等 [28]）

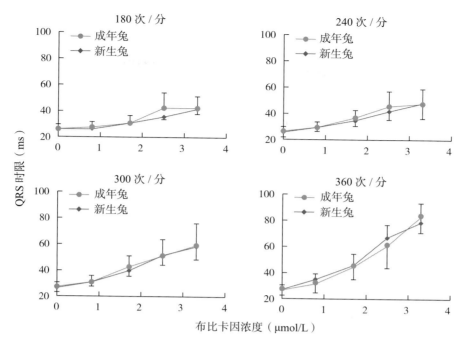

▲ 图 20-3　QRS 随着灌流液中布比卡因浓度的增加而变宽（彩图见书末彩插部分）

这种阻滞是速率依赖性的，但成年兔和新生兔之间没有差异（经 Wolters Kluwer 许可转载，引自 Simon 等[30]）

表 20-1　局麻药佐剂在小儿区域麻醉中的应用

佐　剂	给药途径	剂　量	说　明
吗啡	单次硬膜外（C，L，T） 鞘内	30～50μg/kg 0.01～0.02μg/kg	
芬太尼	单次硬膜外（L，T） 连续硬膜外	1～2μg/kg 0.2μg/(kg·h)	
舒芬太尼	单次硬膜外（C，L，T） 连续硬膜外	0.5～0.75μg/kg 0.1μg/(kg·h)	
可乐定	单次硬膜外（C，L，T） 连续硬膜外 鞘内 外周神经阻滞	1～2μg/kg 0.08～0.12μg/(kg·h) 1μg/kg 1～2μg/kg	
右美托咪定	硬膜外（C） 外周神经阻滞	1～2μg/kg 0.3μg/kg	
氯胺酮	单次硬膜外（C，L，T）	0.25～0.5mg	S- 氯胺酮是活性异构体，由于可导致脊髓细胞凋亡，因此不用于鞘内给药

C. 骶椎；L. 腰椎；T. 胸椎
更多细节见正文

后提供长时间的镇痛（单次注射吗啡持续超过 12 小时），并可以进行无痛的物理呼吸治疗。此外，鞘内注射吗啡已用于心脏或脊柱融合术后的镇痛。一项对开胸术后镇痛的系统回顾认为，局麻药联合阿片类药物经胸段硬膜外输注所产生的镇痛效果最好[33]。硬膜外注射吗啡的常用剂量为 30～50μg/kg。经硬膜外注入芬太尼的单次剂量范围为 1～2μg/kg，舒芬太尼的剂量范围为 0.5～0.75μg/kg。鞘内注射吗啡的剂量为 0.01～0.02μg/kg。局麻药可联合芬太尼 0.2μg/(kg·h) 或舒芬太尼 0.1μg/(kg·h) 进行硬膜外腔持续输注。联合使用阿片类药物提高镇痛效果同时也需权衡该类药物的不良反应，如呼吸抑制（可能在首次给药几小时后发生）、恶心、呕吐、瘙痒和尿潴留[34]。而纳布啡用于治疗经硬膜外注射吗啡引起的恶心呕吐、皮肤瘙痒等不良反应时，其效果要优于纳洛酮[35]。对于外周神经阻滞，几乎没有证据表明在臂丛阻滞中使用阿片类药物其镇痛药优于静脉全身给药。

可乐定作用于脊髓背角水平，可减少 P 物质的释放，具有增强抗伤害性，延长布比卡因或甲哌卡因的镇痛作用时间。由于作用于蓝斑水平，硬膜外注射可乐定所产生的镇静作用具有剂量依赖性：≤ 1µg/kg 时没有镇静作用，≥ 2µg/kg 时才有明显镇静作用。通常，这对儿科患者来说并不是缺点（孩子既无痛又安静），也很容易被唤醒。同时也无呼吸抑制或低血压（5µg/kg 时仅有中度低血压）等不良反应。对于硬膜外腔持续输注，剂量低于 0.08µg/(kg·h) 时，可乐定几乎无任何明确效应，而当剂量大于或等于 0.08µg/(kg·h) 时，即可产生有显著的统计学及临床意义的术后镇痛效果[36]。0.12µg/(kg·h) 的输注剂量就可产生很好的镇痛效果，增大剂量不仅不能提高镇痛效果，而且可能导致过度镇静，因此并不推荐。右美托咪定最近被证实对儿童骶管和外周神经阻滞都有积极的辅助作用[37, 38]。因其具有较好的安全性，是局麻药佐剂一个新的选择。

氯胺酮是一种强效的麻醉药在脊髓水平通过拮抗 N- 甲基 -D- 天冬氨酸（NMDA）受体起效并参与痛觉调制。在成人和儿童的早期研究中使用的是含防腐剂的氯胺酮。对于不含防腐剂的氯胺酮（消旋和异构体药物）进行的最新研究表明，0.25～0.5mg/kg 的 S- 氯胺酮是延长局麻药镇痛效果的最佳剂量[39]。然而，研究发现氯胺酮椎管内给药时，会导致细胞凋亡增加[40]。

地塞米松可用于术后镇痛。事实上，与单纯使用长效局部麻醉药相比，全身应用地塞米松可延长长效局麻药单次骶管阻滞的镇痛时间[41]。没有将地塞米松加入局部麻醉药中用于外周神经阻滞的安全性数据。

加入碳酸氢盐可减轻注射时的疼痛[42]。它改变溶液的 pKa，使局部麻醉药在溶液中以活性阳离子形式存在。有关疼痛管理的进一步讨论，请参阅第 37 章。

> **要点：ESRA-ASRA 联合委员会关于儿科区域麻醉中局麻药和佐剂剂量的循证结论和临床建议**[6]
>
> - 可乐定或吗啡可延长椎管阻滞的时间。
> - 外消旋氯胺酮和 S- 氯胺酮已被用作椎管阻滞的佐剂，但因氯胺酮可能导致脊髓细胞凋亡，故不推荐鞘内使用。
> - 右美托咪定作为骶管阻滞的辅助药物，可延长术后镇痛时间。
> - 合成的阿片类药物作为儿童骶管阻滞的佐剂，不会对阻滞产生任何影响。芬太尼不能增强布比卡因或罗哌卡因在骶管阻滞中的作用。
> - 不推荐地塞米松作为儿童神经阻滞的佐剂。
> - α_2- 肾上腺素受体激动药可以延长儿童外周神经阻滞的持续时间。

（四）全身毒性

人体试验结果表明，脂肪乳剂（Intralipid®）是治疗高血药浓度罗哌卡因和布比卡因导致的心脏毒性的有效治疗方法，即使是对常规复苏无效的患者[43]。长效局麻药在脂肪乳剂中的溶解度与脂肪乳剂的高结合力解释了它们治疗临床毒性反应的疗效。长链甘油三酯乳剂 Intralipid 的效果是 50/50 中长链 Medialipide® 乳剂的 2.5 倍[44]。除最近使用 20% 的脂肪乳输注成功治疗一名 13 岁健康儿童使用罗哌卡因和利多卡因进行腰大肌间隙阻滞后室性心律失常的病例外，儿科尚无相关数据[45]。事实上，脂肪乳剂 1.5ml/kg 静脉推注，继以 0.5～1ml/(kg·min) 剂量输注，结合常规复苏，对治疗儿童局麻药的心脏毒性应当是有效的。

建议通过中心静脉导管输注脂肪乳剂，在没有中心静脉导管的情况下，也可以使用外周静脉。推荐 20% 脂肪乳剂的初始剂量为 1.5ml/kg，注射时间大于 1min，随即注射阿托品 10～20µg/kg 和小剂量肾上腺素 10µg/kg，以限制心率增加造成如前所述的危害[28]。不应中断胸部按压。脂肪乳剂可重复推注，最大输注剂量可达 4ml/(kg·min)。脂肪乳剂输注应维持在 0.5ml/(kg·min) 的速度，直至血流动力学恢复。

脂肪乳剂是局麻药中毒的解毒剂，其成本低，保质期长达 1 年，在紧急情况时应可随时取用。局麻药严重毒性反应管理指南指出，所有医院，特别是在使用局麻药的科室，都应常备脂肪乳剂。有关局麻药毒性反应管理的更多细节，请参见其他章节（见第45章）。

（五）局部组织毒性

尽管有实验数据显示肌内注射这些药物可导致钙化性肌坏死，但骨骼肌毒性是局麻药的一种罕见不良反应[46]。所有已检测过的局麻药都是有肌肉毒性的：肌肉损伤的程度是剂量依赖性的，并且随着持续或连续给药而加重。病理生理学上，细胞内 Ca^{2+} 水平升高似乎是心肌细胞损伤的最重要因素[47]。局麻药物的亲脂性也决定了其释放 Ca^{2+} 的程度，正如外消旋布比卡因和左旋布比卡因，同罗哌卡因的同分异构体相比，其 Ca^{2+} 释放程度更明显[48]。因此，提出了肌肉毒性的等级顺序：罗哌卡因＜布比卡因＜左旋布比卡因。局麻药导致肌肉毒性的临床影响仍然存在争议，目前仅有少数病例报道称成人注射局麻药后出现肌肉毒性并发症。值得一提的是，临床相关肌病和肌坏死是发生在连续外周神经阻滞后。一些实验数据显示，局麻药对幼年动物的毒性更大[49]，因此必须特别注意在婴儿中长时间持续输注。

多项研究表明，局麻药可能会对关节软骨中的软骨细胞造成不可逆的损伤，并可能导致软骨退化[50]。在实验模型中，布比卡因表现出的软骨毒性作用尤其明显。虽然这些结果不能直接适用于临床实践，但在关节内使用这种药物时应该谨慎。罗哌卡因的软骨毒性似乎比布比卡因小[51]，而左旋布比卡因的软骨毒性还有待评估。

四、婴幼儿及儿童阻滞

（一）区域麻醉的优点

在儿科患者中实施区域麻醉复合浅全身麻醉具有多个优势[5]。多项研究结果表明，最显著的优势是减轻术中和术后疼痛。

当全身麻醉在技术上有困难或与发病率和死亡率增加有关时，如麻醉后有呼吸暂停风险的早产儿[52]、患有严重慢性呼吸系统疾病[53]或肌病的儿童[54]，区域麻醉是非常有用的。对于有恶性高热病史的儿童，区域麻醉可为其提供除全身麻醉之外的另一种选择。

与全身麻醉相比，中高风险心脏疾病患者实施椎管内麻醉，可降低术后 30 天内死亡率[55]。

（二）区域麻醉的缺点

区域麻醉需要额外的时间来实施阻滞并等待起效。

因此，预麻室的使用可以使手术室的工作更加顺畅。如果需要全身麻醉后才能实施阻滞，在实施阻滞期间，助手可以帮助管理气道和监测患者。反对联合麻醉的人认为，这可能会让儿童暴露在这两种技术的固有风险和并发症中。然而，这种担忧更多的是出于理论考虑，而非实践上的。事实上，最近的儿科区域麻醉网络（pediatric regional anesthesia network，PRAN）的研究表明，在患者全身麻醉后实施区域麻醉，可以减少区域麻醉并发症。儿科麻醉界认为全身麻醉诱导后的区域麻醉是一种安全的技术，并应该保持下去[56]。

因此，与使用吸入麻醉药协同肌松药或静脉麻醉药共同实施全身麻醉类似，儿科麻醉医师现在同样将区域麻醉视为全身麻醉的辅助手段[57]。

五、儿童区域麻醉的选择

虽然成人常用的阻滞方法并不总是适合儿童，但一些部位的区域阻滞特别适用于儿童。法国儿科麻醉医师协会（Association of French Speaking Paediatric Anesthesiologists，ADARPEF）的最新研究表明，临床上正越来越多从椎管内阻滞过渡到外周神经阻滞，包括导管技术（表 20-2 和表 20-3）[3]。最常见的四肢阻滞是腋路臂丛神经阻滞、外侧及腘窝入路坐骨神经阻滞、股神经阻滞和髂筋膜阻滞。面神经阻滞和躯干神经阻滞在周围神经阻滞中所占比例最大，且躯干神经阻滞的使用频率明显更高（41%）。这项研究更加详细地介绍了一些新的技术，即髂腹股沟、脐周、阴部、胸腰椎旁阻滞（按频率递减的顺序）[1]。面部神经阻滞现在被广泛用于面部和面部重建手术，特别是在腭裂修复中。

这与 PRAN 研究[4]（表 20-4）相反，后者记录的骶管阻滞比躯干阻滞多。事实上，同躯干阻滞（19%vs.41%，在上次 ADARPEF 研究中）相比，单次骶管阻滞是最常见的（44%vs.32%，在上次 ADARPEF 研究中）。在欧洲，如果我们将法国与其他国家进行比较，也会发现同样的趋势：骶管阻滞在法国占 12%，在欧洲占 33%（22 224 例全麻中，19.6% 联合区域麻醉）。

此外，最近的 ADARPEF 研究记录了相当数量的置管[3]，包括椎管内和外周神经区域麻醉，其中大部分是椎管内麻醉。连续硬膜外镇痛是儿童镇痛（特别是较小儿童术后疼痛缓解）的首选技术之一。外周神经置管已经成为一种常见的做法，特别是在髋部和足

表 20-2　不同年龄患者中的区域阻滞类型（ADARPEE 首次发表的研究结果，不包括局部麻醉）（*n*=19 103）

技术类型		0—30 日龄早产儿 *n*=149	0—30 日龄足月儿 *n*=398	1—6 月龄早产儿 *n*=641	1—6 月龄足月儿 *n*=2067	6 月龄—3 岁 *n*=6164	3—12 岁 *n*=8114	> 12 岁 *n*=1570	总　计	占比 %
椎管内	骶管	108	300	407	1536	4610	4978	172	12 111	63
	其他硬膜外	5	38	30	176	413	1122	612	2369	13
	腰麻	30	25	188	137	50	18	58	506	3
外周	上肢	1	0	0	10	92	478	416	997	5
	下肢	0	0	3	7	30	181	175	369	2
	躯干、腹部	5	35	13	201	969	1337	137	2697	14

引自 Giaufré 等 [1]

表 20-3　不同年龄患者中的区域阻滞类型（ADARPEF 第二次发表的研究结果）（*n*=31 132）

技术类型		0—30 日龄早产儿 *n*=121	0—30 日龄足月儿 *n*=475	1—6 月龄早产儿 *n*=822	1—6 月龄足月儿 *n*=2442	6 月龄—3 岁 *n*=10 499	3—12 岁 *n*=12 974	> 12 岁 *n*=3799	总　计	占比 %
椎管内	骶管	76	189	403	955	4153	2734	41	8551	27.4
	其他硬膜外	6	38	25	127	342	577	432	1547	5
	腰麻	9	9	38	40	43	60	188	387	1.3
	其他中枢	0	0	0	4	1	23	43	71	0.3
外周	上肢	1	2	5	36	454	1099	484	2081	6.7
	下肢	2	12	14	62	529	1540	1665	3824	12.4
	躯干、腹部	22	154	288	1063	4506	6185	612	12 830	41
	面部、头部	5	71	49	155	471	756	334	1841	5.9

引自 Ecoffey 等 [3]

表 20-4　不同年龄患者中的区域阻滞类型（PRAN 研究结果）（*n*=86 328）

技术类型		新生儿	1—5 月龄	6—11 月龄	1—2 岁	3—9 岁	≥ 10 岁	总　计
椎管内	骶管	520	5630	10 918	12 989	7515	544	38 316
	其他硬膜外	5	37	41	69	243	459	838
	腰麻	19	201	18	41	185	1570	2043
周围	上肢	23	81	110	543	1675	3265	5697
	下肢	4	38	89	527	3723	16 256	20 637
	躯干、腹部	129	1064	1109	2122	6679	4912	16 887
	面部、头部	5	331	301	427	907	825	3501

引自 Walker 等 [4]

部手术。几项前瞻性研究表明，儿童骨科手术后连续外周神经阻滞的益处。同成人相比，儿童臂丛置管进行镇痛的情况要少。外周神经导管技术的出现，使大多数骨科手术能够通过区域阻滞技术使术后疼痛得到缓解[58, 59]，并治疗青少年的复杂区域疼痛综合征[60]。ADARPEF 的最新研究证实了这种外周导管的出现，主要是在腋路臂丛和腘窝坐骨神经，椎管内置管的记录数量比英国报道的 10 633 例硬膜外置管（每年约 2000 例）略少[2]。这些结果证实了来自单个机构的回顾性报道（在 17 年期间进行了 10 929 例区域麻醉），揭示了椎管内阻滞的减少[61]。随着研究的深入和设备的发展，连续外周神经阻滞在 20 世纪 90 年代末成为儿童术后镇痛的常规方法。最近，PRAN 还研究报道了更多的椎管内置管（胸椎和腰椎）和下肢置管（股神经、坐骨神经和腰丛）[4]。由于缺乏全膝关节置换手术，小儿连续外周区域麻醉的实施与成人有所不同。

六、区域阻滞复合或不复合全身麻醉

（一）不复合全身麻醉

除非给予完善的镇静，否则受到惊吓的儿童不会安静地配合穿刺或注射。因此，单独使用的区域阻滞技术通常不适用于 10 岁以下的儿童。在那个年龄之后，向患儿解释手术麻醉过程后，合作的患儿可以在区域麻醉后完成如伤口缝合、骨折复位或四肢的小手术。适当的镇静和（或）父母在场有助于完成这一过程。经皮给予镇静药、阿片类药物和局麻药的新方法有助于在清醒的患儿实施外周区域阻滞。超声的使用避免了以往神经刺激技术，即电刺激造成的疼痛。

此外，有人担心麻醉药可能会对早产儿发育中的大脑产生直接的毒性，即使是足月儿[62]。研究表明，腰麻可以避免麻醉相关的神经毒性风险，并可能改善在足月后需要手术治疗腹股沟疝的早产儿的神经发育结局。然而，最近的 GAS 研究在一项由 722 名受试者组成的腰麻与全身麻醉的多中心随机对照试验中，并未发现 2 岁时神经发育结局的差异[63]。第 46 章对麻醉药的神经毒性进行了更深入的讨论。

（二）复合全身麻醉

小儿区域麻醉常复合浅全身麻醉，在以往的研究中已总结过其潜在的优势。此外，全身麻醉可减少由局麻药引起的中枢神经系统毒性和心律失常[64, 65]。是否气管插管或置入喉罩应有相应的指征，如饱胃、上腹部手术或需要保证足够的通气。如符合以上指征，则应在实施区域麻醉前进行插管使用。

七、区域麻醉技术

（一）患者监护

操作前应测试监护仪功能，尤其要调整心电图，使 P 波、QRS 波群和直立 T 波清晰可见，同时注意基线收缩压和心率。

（二）皮肤准备

儿童硬膜外和骶部导管细菌污染的发生率为 6%～35%。革兰阳性菌最为常见，但也可能发生革兰阴性菌的污染，尤其是骶部导管。3 岁以下的儿童也最有可能出现骶部导管的细菌污染。尽管污染率很高，但严重的硬膜外感染并不常见。氯己定可能比聚维酮碘更能降低患儿导管细菌污染的风险[66]。

（三）试验剂量

虽然在全身麻醉下实施区域阻滞被认为是在儿童中的标准做法，但仍在继续寻找理想的"试验剂量"以降低意外局麻药误入血管内的风险。阳性的"试验剂量"表现为静脉注射肾上腺素 0.5μg/kg 后心率和血压的增加，这相当于静脉注射混有 1∶200 000 肾上腺素的局麻药 0.1ml/kg。在儿童中，这些血流动力学变化因使用的麻醉药（氟烷、七氟烷或异氟烷）及是否使用过阿托品而有所不同。然而，对于七氟烷麻醉下儿童，在注射含有 1∶200 000 肾上腺素的局麻药 0.1ml/kg 后 1 分钟内，每分钟心率比基础增加 10 次，这是一个预测局麻药误入血管内的合理指标。监测心电图变化，如 T 波或 ST 段变化＞ 25%，无论选择哪个导联，都被认为是更特异和更可靠的指标[67]。

这些变化一直受到质疑，因为在疼痛刺激（手术切口）后，心率、血压和 T 波也可以看到类似的变化。时间关系很重要，静脉注射肾上腺素后检测到的脉搏的二次下降可将其与疼痛刺激后引起的变化区分开来[68]。尽管如此，无论哪种阻滞，局麻药给药时间应大于 60s，并需要反复抽吸。

> **要点：ESRA-ASRA 联合委员会关于试验剂量的循证结论和临床建议**[5]
> - 由于很难诠释阴性试验剂量，因此试验剂量应酌情决定。
> - 注射局麻药液应缓慢、小剂量推注，并间断回抽，同时监测心电图。

- 注射实验剂量后 30～90s 内任何 T 波或心率的改变应怀疑为误入静脉，直至找到其他原因。
- 超声可能有助于避免或发现外周神经阻滞中穿刺针误入血管的情况，但在儿科区域麻醉中缺乏数据来证实这些技术的价值。

（四）交感神经阻滞

在 8 岁以下的患儿中，临床上很少发生与交感神经阻滞相关的血压降低[11]。成年人通常采用的术前扩容在这一年龄段中不是必需的。在老年患者中，交感神经阻滞可导致血压轻微（20%～25%）但持续的降低。然而即使在青少年中，也很少需要通过输液或使用升压药来治疗椎管内阻滞造成的血流动力学变化。

最近 GAS 研究表明，与七氟烷麻醉相比，对于接受腹股沟疝修补术的婴儿，腰麻可降低其低血压的发生率及需要干预治疗的概率[69]。

（五）禁忌证

椎管内阻滞的禁忌证很少，且与成人相似。这些症状包括凝血障碍、穿刺部位感染、局麻药过敏、解剖定位标志异常或腰骶段脊髓脊膜膨出，或因脊髓或硬脊膜囊有位置不正的风险。出于医学法律方面的考虑，进行性神经疾病是相对禁忌证。尚未对存在脑室 - 腹腔分流的情况下，椎管内麻醉技术的安全性进行研究。这些患者的风险和收益应按照个体情况进行权衡。

虽然很少遇到不能实施外周神经阻滞的情况，但某些情况下应尽可能避免使用外周神经阻滞。相对禁忌证包括局部感染、全身脓毒症、凝血障碍、有筋膜室综合征的倾向及父母或孩子拒绝。

（六）超声在区域麻醉中的应用

区域麻醉的一个重要问题是，许多的阻滞技术仍然无法达到接近 100% 的成功率。事实上，区域麻醉成功的关键在于穿刺针和局麻药注射部位与目标神经结构之间的准确性。1994 年，Kapral 等将超声引导引入区域麻醉[70]。大约 10 年后，Marhofer 等将这项技术引入儿科区域麻醉[71]。实时超声引导可以显示目标对象，无论是神经、筋膜平面还是解剖空间，并可监测局麻药扩散。此外，使用高频线阵或凸阵探头进行超声引导时，在局麻药分布不均的情况下，麻醉医师可以重新定位针尖位置。有证据支持超声在小儿区域

麻醉中的各种作用（表 20-5）[72]。

神经结构及附近的重要解剖结构（如血管、胸膜和腹膜）的可视化，极大降低了由于穿刺针位置不当而导致的意外发生的可能性。所需局麻药量的减少也降低了由于局麻药快速吸收而导致的全身毒性风险（表 20-6）。事实上，使用传统技术测量成人前臂近端的尺神经[73]和坐骨神经[74]的横截面积，使用 1% 甲哌卡因进行尺神经阻滞，其 95% 半数有效剂量低至 0.11ml/mm^2，相当于使用 0.7ml 的总量即可实现有效的尺神经阻滞。因此，有充分的证据表明，当使用超声引导时，使用相当小剂量的局麻药即可获得有效的外周神经阻滞。

同神经刺激技术相比，可能需要更多具有显著差异结果的随机对照研究，来评估超声在减少儿童区域麻醉并发症方面的潜力。由于婴幼儿和儿童外周神经阻滞后的严重并发症非常少见[1, 3, 4]，即使是大规模的研究也不太可能证明超声引导在并发症发生率方面优于其他方法。但是，超声技术的使用也应该不会增加并发症的发生率。目前的研究表明，与神经刺激相比，超声引导可降低成人局麻药误入血管的发生率，同时可以减少神经损伤的发生[75, 76]。超声引导技术的使用培训现已广泛开展[9]，并居主导地位[77, 78]。事实上，PRAN 的数据已经表明，在美国，婴儿和儿童经常使用外周神经阻滞，并且超声的使用可能推动了其中许多阻滞的发展[4]。

八、椎管内阻滞

（一）骶管阻滞

因为骶管阻滞应用广泛，技术简单，所以是儿科最常用的椎管内阻滞。它可以为脐平面以下（包括脐部）手术提供镇痛，也可用于新生儿直肠手术[79]。

1. 骶管阻滞的实施

麻醉药物是通过骶管裂孔注射的，而骶管裂孔是由五块骶椎未完全融合形成的。因为儿童的骶角两侧的边界是三角形凹陷，裂隙很容易被触到（图 20-4 和图 20-5）。在全身麻醉诱导后，将孩子置于侧卧位，双膝屈向腹部，使上腿膝关节弯曲程度大于下腿的膝关节弯曲程度。根据两个髂后上棘之间的连线，在等边三角形的顶端找到骶管裂孔的最佳入路。选择 22Ga 短斜面穿刺针，与皮肤呈 45°角进针。当针尖穿透骶尾膜进入骶管时，会感觉到明显的落空感。然后针在与脊柱平行的方向上再前进 0.5～1cm，回

表 20-5　超声引导区域麻醉结果的证据等级和推荐级别

评估结果		证据等级	推荐级别
外周神经阻滞			
减少阻滞操作时间	未找到证据	无	无
加快阻滞起效	超声引导可减少上肢外周神经感觉阻滞的起效时间	I b	B
提高阻滞成功率	与神经刺激器相比，超声引导不能提高上肢外周神经阻滞的成功率	I b	B
	超声引导可提高术中躯干外周神经阻滞的成功率	I b	A
改善阻滞效果	超声引导可延长上下肢阻滞的镇痛时间	I b	A
	超声引导的前部躯干阻滞可改善腹股沟和脐部手术早期的术后镇痛	I b	B
减少局麻药量	超声引导可减少臂丛神经阻滞术后有效镇痛所需局麻药量	I b	B
	超声引导使用最小用量（0.1ml/kg）局麻药阻滞前部躯干神经可实现有效的术中镇痛	I b	B
椎管内麻醉			
解剖标志可视化	超声可清晰显示新生儿、婴儿和儿童的硬脊膜和黄韧带	I b	A
准确预测 LOR 的深度	术前超声检查可为 LOR 深度进行合理预测	III	B
穿刺可视化	超声下针在新生儿硬膜外腔内可见	III	B
导管可视化（直接或间接）	超声引导下可在一些较小的婴儿中直接可视置管	III	B
	超声引导下可以通过推注液体间接确定硬膜外导管位置	III	B
减少穿刺到骨质	在大多数情况下，婴儿和儿童中使用实时超声引导可减少穿刺到骨质	III	B

LOR. 阻力消失（引自 Tsui 和 Pillay [72]）

表 20-6　超声引导减少局麻药量用量

阻滞神经	超声引导局麻药量	解剖定位局麻药量
锁骨上阻滞 [119]	0.3ml/kg	0.5ml/kg
锁骨下阻滞 [118]	0.2ml/kg	0.5ml/kg
坐骨神经阻滞 [127]	0.2ml/kg	0.3ml/kg
股神经阻滞 [127]	0.15ml/kg	0.3ml/kg
腹直肌鞘阻滞 [154]	每侧 0.1ml/kg	0.3ml/kg
髂腹股沟阻滞 [143]	每侧 0.1ml/kg	0.4ml/kg

抽无脑脊液或血液后，根据孩子的年龄增加局麻药用量。

我们不推荐在骶管腔内放置硬膜外导管，因为邻近肛门有发生脓毒症的风险。因此骶管阻滞是一种单次阻滞技术。如果需要多次注射，或是体重超过 20kg 的儿童，则首选腰部硬膜外途径，以减少局麻药的用量。此外，在局麻药中加入可乐定可以在不留置导管的情况下延长骶管阻滞的作用时间。

2. 局麻药剂量

在推荐的几种给药方案中作者更倾向于体重法，建议 0.25% 布比卡因 0.5ml/kg 用于腰骶部（即下肢矫形手术），1ml/kg 用于胸腰部（即疝修补术和睾丸固定术[80]。结果表明，与小容量高浓度罗哌卡因相比，大容量稀释至 0.15% 罗哌卡因（1.5ml/kg）可提供更长时间的有效镇痛[81]。然而，高容量局麻药的骶管阻滞比低容量局麻药的骶管阻滞更易引起颅内压升高[82]。另一方面，使用 1ml/kg 的局麻药进行骶管阻滞也可引起颅内压显著升高。

可惜的是，利用超声技术，观察到骶尾部给药时，局麻药的注射量和局麻药向头端扩散之间的相关性非常小。最近的 PRAN 报道了用于骶管阻滞的局麻药物的剂量范围很大[83]。事实上，有数据表明大约有 25% 接受骶管阻滞的患儿使用的局麻药剂量＞ 2mg/kg，而这可能会导致局麻药物的中毒性。

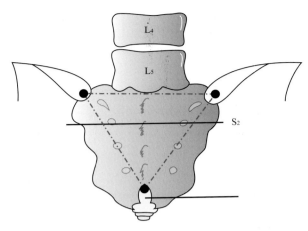

▲ 图 20-4　骶管阻滞骨性标志

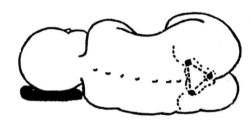

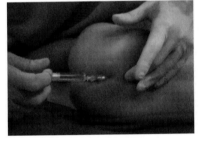

▲ 图 20-5　骶管阻滞的皮肤标志和进针

3. 应用超声引导

超声可以用来识别肥胖儿童的骶骨裂孔，也可用来监测局麻药注射的解剖位置是否正确（图 20-6），同时可用于监测局麻药在骶管 - 硬膜外间隙内向头端扩散的情况[84]。此外，对于 6 岁以下的儿童，将由髂后上棘下部构成的等角三角形的顶点作为骶裂孔位置的传统骨性标志是不准确的，因为在这类患者中，连接每个髂后上棘和真正骶裂孔的两条线形成的角度超过 60°[85]。对于解剖结构不明和肥胖的儿童，超声可能是明确骶裂孔位置的一种很好的替代方法（图 20-6）。然而，到目前为止，还没有大量的数据可以证明，同基于解剖标志定位的传统技术相比，超声引导确实提供了任何实质性的帮助。尽管如此，与传统骶管阻滞相比，超声引导下的骶管阻滞不仅为小儿腹股沟疝修补术提供了可靠的局域麻醉，并具有操作简单、出血等并发症少的优点[86]。

（二）硬膜外阻滞

硬膜外阻滞最大的优势在于，局麻药联合阿片类药物或可乐定进行连续输注，可为胸、腹部大手术和一些骨科手术提供持续的术后镇痛[2, 87, 88]。

1. 硬膜外阻滞的实施

如骶管阻滞所述，首先应实施全身麻醉。儿童腰部硬膜外麻醉技术与成人相似。患者年龄越小，硬膜外间隙就越窄，并且需要改良的设备进行穿刺和留置导管以避免穿透硬脊膜，并提高安全性。正中入路是首选。皮肤和硬膜外间隙之间的距离取决于孩子的年龄。4 岁以上的儿童选用 18Ga 硬膜外穿刺针（长 10cm）和 20Ga 硬膜外导管，4 岁以下的儿童选用 19Ga 硬膜外穿刺针（长 5cm）和 21Ga 硬膜外导管。选择在 $L_{3\sim4}$ 或 $L_{4\sim5}$ 间隙进行穿刺，以降低脊髓损伤的潜在风险。事实上，婴儿的脊髓可能延伸至低于 $L_{2\sim3}$ 的间隙。确认硬膜外穿刺针位置正确的方法，是通过注射空气而不是生理盐水时的阻力消失（LOR试验）来确认的，以避免稀释使用的非常少量的局麻药。尽管如此，仍有使用大量空气进行试验导致镇痛不全的报道[89]，以及导致静脉空气栓塞的个案报道[90]，这使许多儿科麻醉医师更习惯使用生理盐水进行试验[90]。

> **要点：ESRA-ASRA 联合委员会关于 LOR技术的循证结论和临床建议**[6]
> - 专家对支持使用空气或生理盐水进行 LOR试验的意见并不统一。
> - 空气和生理盐水的组合可能是更好的替代方案，最大限度地降低了注射空气的风险，减少了生理盐水的体积。
> - 在新生儿和婴儿中，空气的容量应限制在 1ml以下，如需多次尝试，则不应反复注射空气。
> - 当使用空气进行 LOR 试验时，导致血流动力学紊乱的空气栓塞是很少见的，但当心脏存在从右向左分流的情况下，则不应使用空气。

硬膜外置管的阻力应当是非常小的，导管尖端应尽可能靠近支配手术区域的脊神经，置入的导管长度不得超过 4cm（从针尖开始测量）。带有抑菌过滤器的鲁尔锁接头连接到导管的自由端。胸部硬膜外镇痛可用于上腹部和胸部手术，将导管尖端置于在支配切口皮肤区域的脊髓节段。全麻诱导后，将患者置于侧卧位，双膝屈曲，颈椎前屈，下巴贴近胸部（注意气道

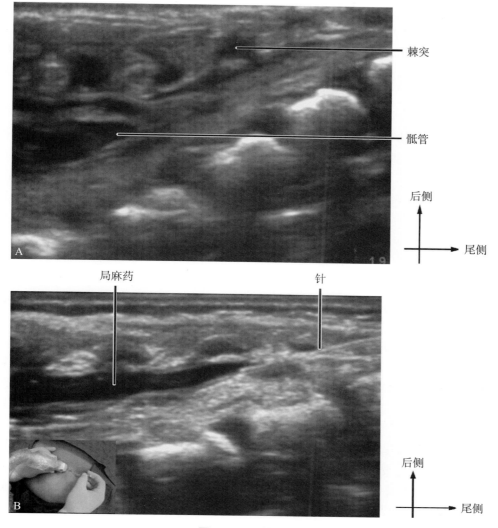

棘突

骶管

后侧

尾侧

局麻药

针

后侧

尾侧

▲ 图 20-6　骶管超声图像

A. 局麻药注射前；B. 局麻药注射后

通畅），穿刺时助手通过将手放在患者的胸部来对抗穿刺进针时所产生的反向压力从而稳定患者。与腰椎相比，胸椎棘突很长而且角度斜，所以在棘突之间进针时需要更大的角度。采用正中入路时，应非常仔细地注意棘间韧带和黄韧带的进针过程。由于这些韧带尚未钙化，特别是在年幼的儿童中，穿过黄韧带时感觉到的阻力变化并不明显。年幼儿童的这些特点，再加上胸段硬膜外与脊髓距离短，使得超声引导成为提高置管准确性的一项非常重要的技术 [72, 78]。

2. 局麻药剂量

骶尾部阻滞采用 0.2% 罗哌卡因或 0.25% 左旋布比卡因 / 布比卡因。腰段硬膜外初始负荷剂量为 0.5ml/kg（胸段硬膜外初始负荷剂量为 0.3ml/kg），后续用于术中镇痛的追加剂量为 0.25ml/kg。药物进入硬膜外间隙后，吸收入血是一个双相过程 [91]。硬膜外间隙的缓冲特性非常重要，可以防止局麻药浓度迅速上升。有时为了获得更好的肌肉松弛效果，可以将局麻药与静脉注射肌松药联合使用。

术后可用 0.1%～0.125% 布比卡因或左旋布比卡因，或 0.1% 罗哌卡因进行连续输注以达到缓解的疼痛目的。硬膜外输注罗哌卡因在对新生儿和 1 岁以下的婴儿中可提供满意的镇痛效果 [92]。由于游离罗哌卡因血药浓度不受输注时间的影响，因此罗哌卡因术后硬膜外输注 48～72h 是安全的。新生儿的游离罗哌卡因血药浓度高于婴儿，但远低于成人中枢神经系统毒性阈值（≥ 0.35mg/L）[93]。几周以内的新生儿在使用罗哌卡因时应更加谨慎。由于担心酰胺类局麻药在婴幼儿体内蓄积而引起毒性反应，氯普鲁卡因可能是一种替代方案；事实上，硬膜外腔连续输注氯普鲁卡因似乎是新生儿、婴儿和儿童术后一种有效的镇痛方式 [94-96]。

硬膜外腔连续输注布比卡因的缺点是出现尿潴留和下肢运动阻滞的风险很高。后者可能会引起 4—8 岁儿童的焦虑，他们可能不明白为什么他们的腿不能动。使用罗哌卡因或左旋布比卡因可能有助于降低运动阻滞的风险 [97]。

3. 超声引导

Willschke 和他的同事研究了超声引导在婴幼儿和儿童进行硬膜外麻醉时的潜在优势 [98, 99]。此外，他们还比较了使用传统解剖标志定位技术与超声引导下留置硬膜外导管的效果，最后发现通过超声使皮肤和硬膜外间隙之间的距离可视化，从而缩短了置管时间 [100]（图 20-7），并且减少穿刺针遇到骨质的次数。这种技术确实如上所述，然而它不仅需要非常熟练的助手来掌握超声探头，且不说需要"熟练的第三只手"，操作者和超声探头之间也存在互相干扰。Karmakar 等报道了在成人中使用弹簧注射器在超声辅助下进行硬膜外阻滞 [101] 技术的改进，使得单人即可完成阻滞（一手持超声探头，另一只手持硬膜外针和弹簧注射器）。这也可能是对硬膜外阻滞的一种改进，使超声引导在硬膜外阻滞中也具有临床应用价值。最后，术前对脊柱进行简单的超声检查，可以准确地描绘出内部的解剖结构，并可测量硬膜外腔的深度，这都是婴幼儿和儿童的相关信息。

（三）腰麻

对于计划进行腹股沟疝修补术的早产出生的孩子来说，这是一种有效的阻滞技术，因为它是唯一可以让患儿在清醒状态下进行手术的区域麻醉。众所周知，早产儿在全身麻醉后的第 1 小时内很容易出现呼吸暂停、缺氧和心动过缓等并发症 [52, 102]。尽管最近的一项试验和队列研究表明，小于 1h 的暴露并不会增加不良结局的风险 [103]。此外，因卤化物对肋间肌、肺容积及化学和压力感受器反射有抑制作用，有支气管肺发育不良病史的早产儿麻醉后出现并发症的风险可能更大。

因此，避免全身麻醉是非常有益的。非临床研究一致发现，大多数全身麻醉药会加速动物发育中大脑的细胞凋亡。对清醒的婴幼儿实施腰麻是一种公认的、可以避免全身麻醉及其相关潜在风险的技术。

1. 腰麻的实施

正如硬膜外阻滞中所讨论的，蛛网膜下腔穿刺点应在 L₃ 以下，以避免可能的脊髓损伤。穿刺时将患儿置于侧卧位，下肢屈曲，颈部伸展。研究表明，当生病的新生儿颈部弯曲，接受脊椎穿刺的过程中会发生低氧血症 [104]。在中线位置置入 22Ga、3.5cm（或 25Ga、1.5cm）的腰椎穿刺针。非专用腰穿针会增加表皮样瘤的风险。应缓慢进针并经常移除针芯，以观

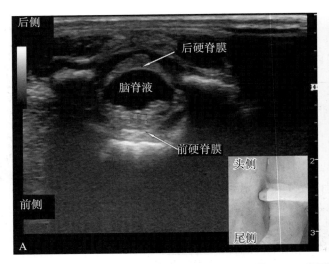
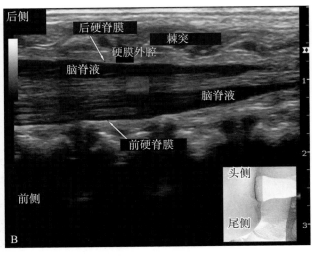

▲ 图 20-7 硬膜外区的超声成像
A. 短轴视图；B. 长轴视图。更多细节见正文

察脑脊液回流的情况。

2. 所用的局麻药

最常用的局麻药是 0.5% 丁卡因与 5% 葡萄糖的混合液：体重小于 4kg 的婴儿为 0.13ml/kg，体重超过 4kg 的婴儿为 0.07ml/kg [102]。一些国家已不再供应丁卡因。也可以使用重比重布比卡因或等比重左旋布比卡因及罗哌卡因 [105, 106]。婴幼儿腰麻阻滞的持续时间较成人短，可能与脑脊液容量较大有关。事实上，运动阻滞的持续时间与年龄之间的关系已有报道 [11]。此外，脊髓的血流量所占比例越大，从蛛网膜下腔吸收药物的速度越快。与足月儿相比，这些现象在早产儿中更为明显。对婴儿喂养相关的时间要求很重要，原因有两个：首先，婴儿饥饿哭吵使疝气修复变得更加困难。因此，安抚奶嘴通常可以让婴儿保持安静，上肢保持制动。最近，右美托咪定被提出作为镇静药 [107]。第二，如果禁食时间过长，腰麻后交感神经阻滞可能会导致低血压 [108]。

在年龄较大的儿童中，由于术后镇痛持续时间较短，因此很少有腰麻的适应证。尽管如此，计划进行睾丸扭转手术的饱胃患儿，应该是清醒状态下实施腰麻的适应证。通常 1% 丁卡因加入 10% 葡萄糖溶液中，剂量为 1mg/ 岁（3 岁以下，0.2mg/kg）。其他局麻药也可以用于年龄较大的患儿。

> **要点：ESRA–ASRA 联合委员会儿科椎管内麻醉中局麻药和佐剂剂量的循证结论和临床建议** [6]
> - 使用丁卡因、布比卡因、左旋布比卡因或罗哌卡因进行腰麻时，新生儿和（或）婴儿的剂量为 1mg/kg，较大的儿童（> 1 岁）的剂量为 0.5mg/kg。

3. 超声引导的使用

骶管麻醉在技术上已被证明比腰麻更简单，且成功率更高。它作为清醒区域麻醉技术在这些患者中的应用似乎比腰麻更合适 [109]。然而，从理论上讲，超声可以帮助预测或确定（如果实时使用）到达蛛网膜下腔或椎管内某一位置的深度 [110]。尽管腰麻的失败率很低，但第一次尝试腰椎穿刺时的出血是与穿刺失败显著相关的唯一危险因素 [111]。

九、外周神经阻滞

（一）臂丛及分支

上肢骨折，特别是肘部和手腕骨折，是夏季孩子们在户外玩爬楼梯和滑板时常见的损伤。这些患者通常出现在下午或傍晚饭后。外科手术将通过植入器械进行骨折复位和重建。在饱胃患者中使用镇静药可能会使麻醉更加复杂。臂丛神经阻滞有多种入路。此外，超声引导也可以提供非常大的帮助 [112, 113]。

1. 肌间沟入路

在儿童人群中很少有肌间沟臂丛神经阻滞的适应证，也很少有病例报道描述超声引导下的儿童肌间沟神经阻滞 [114]。患者取仰卧位，头部略偏向对侧，在环状软骨水平，可见无回声、可压扁的颈内静脉和有搏动的颈动脉位于前斜角肌的内侧、胸锁乳突肌三角区的深部。臂丛神经根在粗大的前斜角肌和中斜角肌之间呈明显的低回声，椭圆形或圆形沿头尾方向排列（图 20-8）。在前瞻性研究收集的数据中没有严重不良事件的报道 [115]。这些事件置信区间的上限类似于清醒或镇静的成人接受肌间沟阻滞时的置信区间上限。基于这些结论，儿童在全身麻醉下行肌间沟阻滞的安全性并不低于清醒成人的安全性。

2. 锁骨上、锁骨下入路

当病变位于肘部以上或肢体因剧烈疼痛或由于病变本身的性质而不能移动时，推荐采用锁骨上或锁骨下入路进行上肢的择期或急诊手术 [116]。特殊的禁忌证是急性或慢性呼吸功能不全，或由于膈神经阻滞的可能性，禁忌行双侧锁骨上阻滞。可能会出现一些不良反应：星状神经节阻滞引起霍纳综合征、椎动脉或颈部大血管受损的风险及气胸。由于儿童的解剖关系比成人更紧密，锁骨上入路和锁骨下入路存在潜在严重不良反应的高风险，因此大多数麻醉医师都避免进行锁骨上入路和锁骨下入路的臂丛神经阻滞。随着超声引导技术的引入，经锁骨上或锁骨下入路臂丛阻滞在小儿麻醉中再次受到关注。

对于锁骨上入路，探头首先放置在锁骨上缘外侧端的冠状斜面上，然后向内侧移动，直到屏幕中央出现锁骨下动脉的图像（图 20-9）。在这个位置可注意到，神经丛位于动脉的上方和外侧，神经血管结构位于第一肋骨上方。在锁骨上窝，臂丛神经的分支显示为一簇低回声结节，它们位于无回声的锁骨下动脉搏动外侧，第一肋骨的上方。使用平面内法，穿刺针进到神经丛后，回抽无血后注射局麻药，直至看到局麻药围绕神经扩散（根据患者的年龄和针尖位置的准确性，0.2ml/kg 可能是足够的）。已发表的相关数据报道很少 [117]。

对于锁骨下入路，儿童仰卧，手臂内收，肘部屈曲，前臂置于腹部。线阵探头垂直放在锁骨下方，以获得臂丛（围绕锁骨下动脉的鞘）的图像。距探头下方 1cm 平面外进针，稍向头侧偏移，使其指向神经丛的外侧缘。可以看到局麻药围绕神经扩散。然而，在成人中非常流行的垂直锁骨下臂丛神经阻滞，因与儿童颈胸膜贴近，因此对儿童来说是很危险的 [118]。在一项前瞻性的随机研究中，Marhofer 等比较了使用超声引导和传统神经刺激器引导的锁骨下臂丛阻滞对于儿童上肢骨折的阻滞效果 [119]。超声引导组在阻滞完成后 10min 可以达到更好的感觉和运动阻滞效果。

De José María 等证明，在 5—15 岁的儿童中，超声引导的锁骨上臂丛神经阻滞与超声引导的锁骨下臂

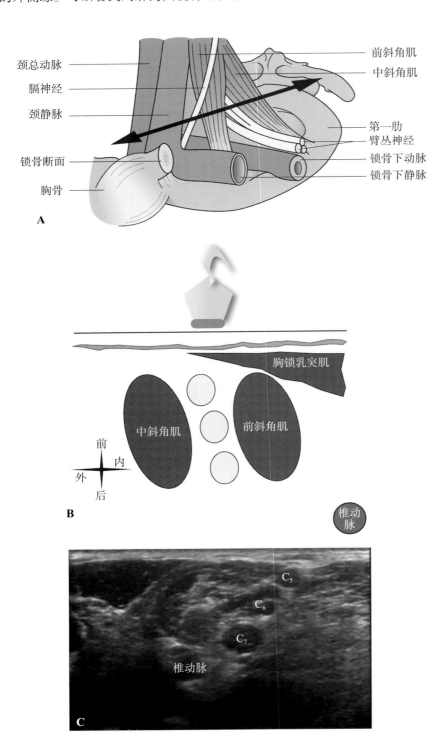

◀ 图 20-8 肌间沟区域
A. 解剖图。B. 超声示意图。超声探头位于图中上部。臂丛神经根显示为黄色，呈明显的低回声卵圆形或圆形，位于粗大的前、中斜角肌间。C. 超声图像。更多细节见正文

臂丛神经阻滞同样有效[120]。然而，与锁骨下入路相比，锁骨上臂丛神经阻滞失败率更低。这些数据表明，对于有经验的麻醉医师来说，锁骨上入路的神经阻滞，对于儿科手部和手臂手术来说，是一种安全有效的选择。

3. 腋窝入路

腋路臂丛神经阻滞于 1960 年引入小儿区域麻醉，因其并发症发生率低而被广泛使用[121]。腋路臂丛神经阻滞的适应证是前臂和手的择期或急诊手术。特殊的禁忌证包括腋窝淋巴结肿大，或要求肢体制动的情况，如剧烈疼痛或不稳定骨折。

目前尚无超声引导下儿童腋路臂丛神经阻滞的原始报道。患者仰卧，手臂外展至 90°，肘部屈曲。探头垂直于腋前皱襞放置，即可获得神经血管束的短轴图像（图 20-10）。腋部神经会显现出类似蜂窝状混合的超声影像，表现为明显低回声结节伴有内部间断高回声点。通常位于无回声的搏动的腋动脉外侧（正中神经）、内侧（尺神经）和后方（桡神经）。值得注

意的是，这三条神经相对于腋动脉的位置可出现高度变异。这种阻滞可以使用与成人的技术类似。在此位置进针可阻滞桡神经、正中神经和尺神经。需要重点强调的是，肌皮神经位于腋窝神经血管鞘外。具体来说它位于肱二头肌和喙肱肌之间，通常需要与桡神经、正中神经和尺神经分开阻滞[122]。此外，腋路四条主要神经的发生变异也很多[123, 124]。局麻药用量为 0.25～0.3ml/kg（总量不超过 20ml）。

（二）腰丛及其分支

腰丛起源于 T_{12}～L_5 的神经根。其分支包括股神经、生殖股神经、股外侧皮神经和闭孔神经。腰丛支配髋关节、大腿和膝关节的皮肤、肌肉、骨膜和关节，因此腰丛阻滞特别适用于儿科患者。儿童下肢手术的镇痛常涉及腰丛分支支配的区域。涉及关节或骨折复位的手术，特别是需要有植入物的情况，非常常见。尤其是残疾儿童，他们能够在轮椅上坐直，或能自行在椅子和床之间转移，这对减少他们对家庭或护理人员的依赖至关重要。对于脑瘫患者，肌肉和肌腱

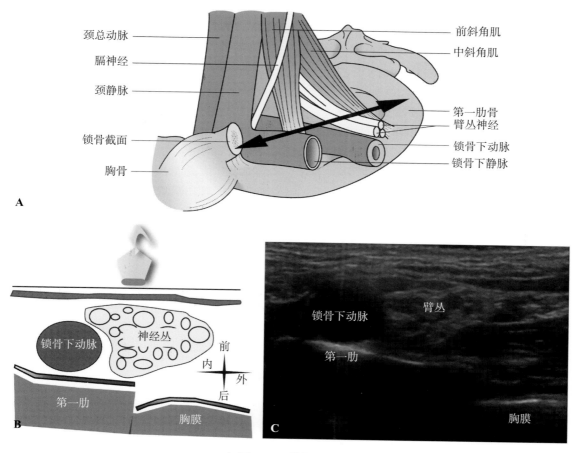

▲ 图 20-9　锁骨上区域

A. 解剖图；B. 超声示意图，超声探头位于图中上部，锁骨下动脉位于屏幕中央；C. 超声图像。在这个位置，神经丛位于动脉上方和外侧，神经血管结构位于第一肋上方。更多细节见正文

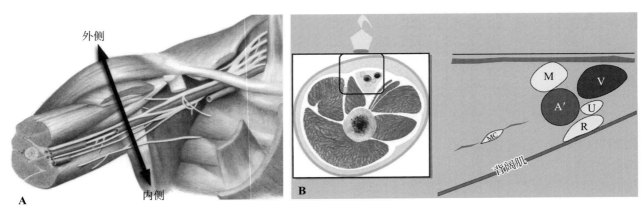

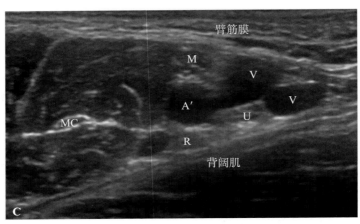

▲ 图 20-10　腋窝区域

A. 解剖图；B. 超声示意图，超声探头位于左图顶部，右图是一个放大的视图；C. 超声图像。腋部神经显示为明显的低回声结节，伴有内部高回声点，通常位于无回声有搏动的腋动脉的外侧（正中神经）、内侧（尺神经）和后方（桡神经）。A′. 腋动脉；V. 腋静脉；MC. 肌皮神经；M. 正中神经；U. 尺神经；R. 桡神经

的延长手术同样重要。不幸的是，这些患儿可能会在手术后遭受长时间的肌肉痉挛和疼痛。由于他们的残疾，镇痛效果可能会难以评估。区域阻滞技术可以有效阻止肌肉痉挛的发展，降低对苯二氮䓬类药物的需求，以及消除它们被认为具有的肌肉松弛作用。更清晰、准确的主观感觉有助于疼痛评估。石膏固定治疗无效的先天性髋关节脱位患者可能需要实施切开复位手术。在这种情况下，腰丛的单侧阻滞或中央入路的双侧阻滞可使患者拥有更高的生活质量。

1. 腰大肌间隙阻滞

后路腰丛阻滞在超声成像和穿刺进针两方面都是最具挑战性的技术之一。因此，它需由经验丰富的麻醉医师或在其指导下进行操作。该技术的临床价值尚未得到系统的研究。后路腰丛神经阻滞公认的优势在于，只需一次注射即可有效地阻滞股神经、闭孔神经和股外侧皮神经。

将患者置于侧卧位，并确定髂嵴和棘突。超声探头放置在中线的外侧，定位 L_4 或 L_5 横突。横突深部是竖脊肌和腰方肌。除此之外，腰大肌内还有腰丛。由于这种解剖位置，神经丛通常很难界定，因为它与肌肉的回声相似 [125]。

后路腰丛阻滞除了进针困难之外，对该技术的另一个担忧是，由于局麻药快速大量吸收或局麻药误入椎旁大血管而产生局麻药中毒 [45]。双侧神经阻滞也是后路腰丛阻滞的已知不良反应。

2. 股神经

股神经阻滞的区域包括股四头肌群、股骨骨膜、大腿前部皮肤、小腿内侧部分和足部的一小部分。它起源于 L_2、L_3 和 L_4 神经根。适应证是股骨骨折和大腿手术患者的镇痛 [126]，联合坐骨神经阻滞可用于膝关节和腿部手术患者的术后镇痛。

股动脉是使用超声引导进行股神经阻滞时的关键标志 [127, 128]。事实上，股神经在解剖学上位于股动脉和股静脉的外侧（图 20-11）。当探头在腹股沟水平与

神经轴垂直（即斜冠位）时，股神经位于大的、圆形的、有搏动、无回声的股动脉的外侧。可以使用平面内或平面外的方法将针引导至股神经的外侧，并在周围用局麻药将其环绕。用量为 0.25～0.3ml/kg（不要超过 20ml）。

3. 髂筋膜间隙阻滞

所有髂筋膜间隙阻滞患者其股神经均可被阻滞，75% 的患者其股外侧皮神经和闭孔神经可被阻滞[129]。实施阻滞前，将患者置于仰卧位，超声探头放置在腹股沟区域，在观察到股动脉后，探头稍微向外移动，可以看到髂腰肌为动脉和股神经外侧的低回声区域。穿过髂筋膜后，在髂筋膜和髂腰肌之间注射局麻药。

4. 坐骨神经

坐骨神经由腰神经根（L_4、L_5）和骶神经根（S_1、S_2、S_3）组成，是人体中最粗的神经。它支配大腿后部和膝关节远端的整条腿（不包括内侧部分）。坐骨神经阻滞的适应证包括腿部和足部外伤的镇痛。在择

期手术中，足部手术可以采用坐骨神经联合股神经的阻滞。因此，可以进行下肢所有手术。此外，膝以下的儿科矫形手术主要用于治疗先天性畸形，如马蹄内翻足和脑瘫引起的结构性失衡。双腿不等长也可能需要使用外固定支架进行长时间的治疗。在这种情况下，早期完善的区域阻滞镇痛效果可使这类患者达到缩短住院时间，减少相关费用并早日康复的目标。儿童坐骨神经可以经臀下入路、大腿前入路或腘窝入路等不同的解剖位置进行阻滞。

Gray 等在 2003 年发表了第一份关于超声引导的儿童外周神经阻滞的报道，在该报道中，他们给一名 7 岁患儿实施了经臀下入路的坐骨神经阻滞[130]。近期有多篇超声引导下臀下入路坐骨神经阻滞研究的发表[128, 131]。坐骨神经的臀下入路要求患者取侧卧位，髋关节与膝关节屈曲，或取俯卧位。这种体位时，超声探头置于大转子和坐骨粗隆间（图 20-12），可见臀大肌，其深部为坐骨神经。穿刺进针时，可以在超声

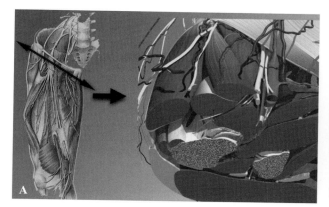

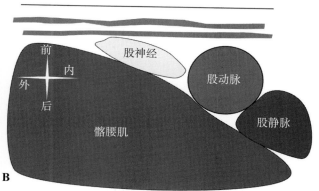

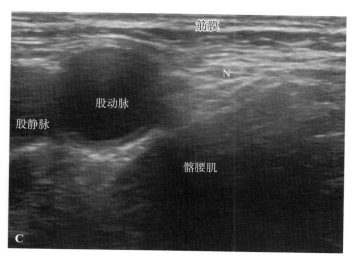

▲ 图 20-11　股部区域

A. 解剖图；B. 超声示意图，当探头垂直于神经轴平行放置在腹股沟褶皱水平时，该神经位于在圆形、无回声的股动脉的外侧；C. 超声图像。更多细节见正文

引导下使用平面内或平面外法。最佳的穿刺点大约位于大转子和尾骨末端（这是新生儿和婴儿容易触摸到的一个标志点）连线中点[132]。坐骨神经的超声影像以高回声为主，在短轴切面上常呈椭圆形。

前入路坐骨神经阻滞要求患者取仰卧位。这项技术可在患儿非麻醉下完成坐骨神经阻滞。患者的腿外展外旋，探头放置在腹股沟褶皱的下方。确定股骨后，探头向内侧移动，以显示位于股骨内下方的坐骨神经。

从尾侧到头侧的扫描可以有效地定位坐骨神经尚未分离成胫神经和腓总神经的位置。患儿可以俯卧或保持仰卧位。在腘窝处，横向放置的线阵探头扫描可见胫神经和腓总神经，胫神经位于腘血管的内侧，腓总神经靠近腘血管外侧（图20-13）。胫神经通常位于胫动脉和胫静脉附近，呈圆形或椭圆形，与周围肌肉组织相比，其回声稍高。股骨（髁突）的高回声边界可能很明显。胫神经近端向膝关节方向延伸与腓总神经汇合形成坐骨神经。坐骨神经可以在这里被阻滞，或者胫神经和腓总神经可以在这里被明确定位。

（三）连续外周神经阻滞

外周神经的单次阻滞现在广泛应用于儿童，但它们只能提供几小时的镇痛。这些阻滞甚至比中枢神经阻滞更安全，但除了最近的锁骨下阻滞[133]和坐骨神经阻滞[58, 134]外，很少有研究描述儿童其他部位连续外周神经阻滞。留置导管进行连续外周神经阻滞的适应证是疼痛剧烈，手术时间长术中需要追加药物，以及需要长时间镇痛。另外，疼痛的康复和理疗可能是主要的适应证，因为只有在疼痛得到控制的情况下，才能进行良好的康复。成人中，在大量研究数据的支持下，这种阻滞的实施已经成为日常的临床实践，既能提供有效的镇痛，又允许进行对功能恢复至关重要

的物理治疗。导管可以在一个位置上保留几天的时间，有时患者出院后依然可以进行持续镇痛[135]。一项研究报道了使用便携式输液泵进行连续外周神经阻滞联合局部静脉麻醉治疗儿童复发的复杂性区域疼痛综合征的疗效[136]。到目前为止发表的所有研究都强调了通过外周导管镇痛的有效性和安全性，并且没有描述与长期输注有关的并发症或不良反应，只有几次导管的意外脱落和一些药物泄漏[136]。它们的镇痛效果至少能达到硬膜外镇痛的效果，但产生的不良反应更少[135, 137]。有时针对止血带疼痛的连续坐骨神经阻滞复合单次股神经阻滞，联合浅全身麻醉，可以为小腿和足部手术提供良好的手术麻醉和有效的术后镇痛。在术后的24h内，可能需要额外的镇静，以最大限度地减少石膏固定的不适[132]。由于连续区域镇痛被认为是一种可以安全有效缓解儿童下肢术后疼痛的技术，因此我们对患者在类似急性疼痛情况下进行自控区域镇痛的可行性进行了评估。这两种技术都是有效且令人满意的。然而，在小儿骨科手术中，与持续区域镇痛相比，使用0.2%罗哌卡因进行自控区域镇痛的患者，其局麻药物的血浆浓度更低[138]。

十、其他神经阻滞

（一）阴茎神经阻滞

适应证是包皮手术（包茎、包皮过长、包皮环切术）。解剖标志是耻骨联合（图20-14）[139]。选用22Ga、30mm长的穿刺针，将阴茎轻轻地向下拉后，两根耻骨支在耻骨联合外侧约0.5cm（婴儿）到1.0cm（年龄较大的儿童）处，紧靠左右耻骨下支的下方，垂直于皮肤进针。在感觉到明显的突破感后停止进针，

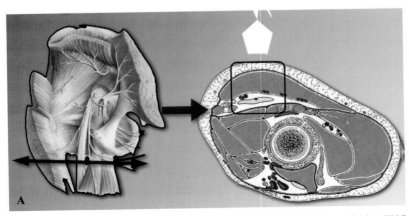
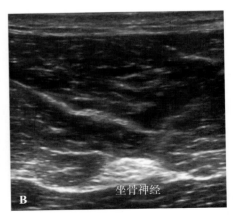

▲ 图20-12 臀部坐骨神经区域

A. 解剖图；B. 超声图像。坐骨神经位于股骨大转子和坐骨结节间，位于臀大肌下方

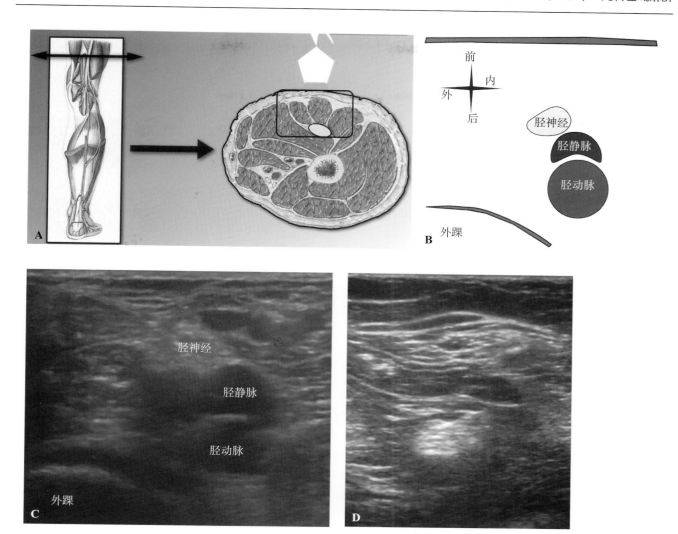

▲ 图 20-13　腘窝坐骨神经区域

A. 解剖图。B. 超声图像。线阵探头平行腘窝褶皱水平放置，可见胫神经和腓总神经，胫神经位于腘血管内侧，腓总神经靠近腘血管外侧。神经呈圆形至椭圆形，与周围肌肉组织相比，具有一定的高回声。股骨（髁突）的高回声边界可能很明显。C. 腘窝褶皱处的超声图像。D. 坐骨神经分叉的超声图像。更多细节见正文

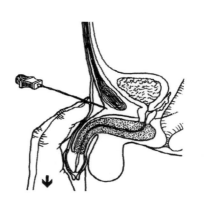

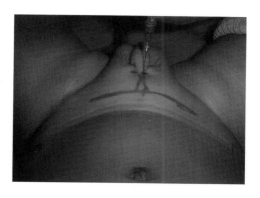

◀ 图 20-14　阴茎阻滞的解剖标志和进针路径

解剖标志是耻骨联合。选用 22Ga、30mm 长的穿刺针，将阴茎轻轻地向下拉后，2 根耻骨支在耻骨联合外侧约 0.5cm 处，紧靠左右耻骨下支的下方，垂直于皮肤进针。更多细节见正文

针尖位于耻骨下间隙，对应于浅筋膜的深层。穿刺深度与年龄相关（新生儿为 8mm，年轻人为 30mm）。在另一侧重复同样的操作。用 0.5% 罗哌卡因或左旋布比卡因（不含肾上腺素）时，每侧的容量应为

0.1ml/kg[140]。肾上腺素是绝对禁止使用的，因为它会导致阴茎背动脉痉挛，继而导致龟头缺血和坏死。

　　超声引导的使用仍然存在争议。通过将探头沿阴茎轴矢向放置，耻骨下间隙可以定位于阴茎深筋膜（下

方）、耻骨联合（上方）和浅筋膜层构成的三角形区域（图 20-15）。在一份病例报道中，Sandeman 和 Dilley 描述了线阵探头沿着阴茎轴平行放置，从矢状位来观察耻骨下间隙[141]。与解剖标志定位技术相比，超声引导阴茎阻滞改善了术后第 1 小时的镇痛效果，延长了术后第一次需要镇痛的时间[142]。

（二）髂腹股沟、髂腹下神经阻滞

主要适应证是疝修补术。就超声引导的使用而言，这种外周神经阻滞是研究的最好的方面之一[143-147]。超声线阵或超高频探头一端位于髂前上棘，另一端朝向脐，可以识别腹壁的三层肌肉。髂腹股沟神经和髂腹下神经是腹内斜肌和腹横肌之间的两个低回声结构（图 20-16）。使用短斜面针（如 22Ga、40mm 穿刺针的斜面尖）。对于超声引导下实施髂腹股沟 / 髂腹下神经阻滞经验不足的操作者来说，可靠的目标点是寻找腹内斜肌 / 腹横肌平面，据报道在此处所有患者均可以找到神经[146]。注射后使用超声观察对比，WeIntraud 等证明，使用经典的基于解剖标志定位的方法只有 14% 的注射是在正确的解剖位置上进行的[145]。在这项研究中，髂腹股沟 / 髂腹下神经阻滞的总体成功率仅为 61%。在 Willschke 等的一项前瞻性随机研究中，将超声引导的髂腹股沟、髂腹下神经阻滞与基于解剖标志定位的阻滞方法在技术有效性方面进行了比较[143]。很明显，超声引导可显著提高成功率，减少

切皮引起的血流动力学反应（4% vs. 24%），恢复室需要补救镇痛的患者数量显著下降（6% vs. 40%），这些都证明了这一点。这些作者在进一步的研究中表明，使用超声引导可大幅减少局麻药的用量（传统上推荐的用量为 0.4～0.5ml/kg）。研究发现当使用改良的序贯增减法后，在超声引导下，使用低至 0.075ml/kg 的局麻药即可达到有效的髂腹股沟、髂腹下神经阻滞效果[144]。WeIntraud 及其同事发表了一项研究，给予定容和定量的罗哌卡因（0.5% 的 0.25ml/kg）后，分析了基于解剖标志的定位和超声引导的髂腹股沟、髂腹下神经阻滞后的血浆药物浓度[147]。令人意想不到的是，使用超声引导的组别，其血药浓度峰值（C_{max}）更高，达到最大浓度的时间（T_{max}）更短，这表明当局麻药被注射到正确的解剖位置时吸收更快。对这一意外发现最可能的解释是，当局麻药积聚在腹内斜肌和腹横肌之间时，其吸收面积比主要通过肌内注射时的更大。最后，最近的一项研究表明，进针点应选择离髂前上棘更近的地方，而不是之前描述的解剖标志。对于新生儿，进针点应位于髂前上棘和脐连线，距髂前上棘约 3mm 的位置[148]。

（三）腹横平面阻滞

腹横平面（transversus abdominis plane，TAP）阻滞越来越多地被用于腹壁手术后的镇痛。该阻滞需要在腹横肌与腹内斜肌之间注射局麻药。一项尸体解剖

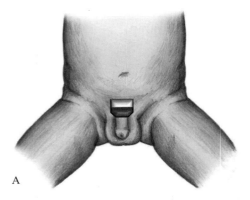

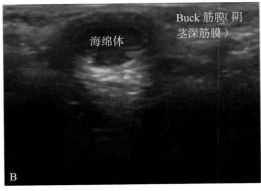

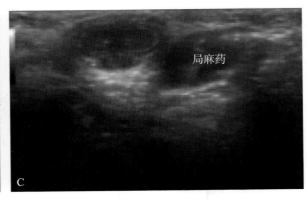

◀ 图 20-15　阴茎阻滞区域的超声图像
A. 线性或超高频超声探头的位置；B. 穿刺部位注药前；C. 耻骨下间隙，局麻药在目标位置

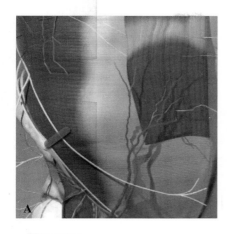
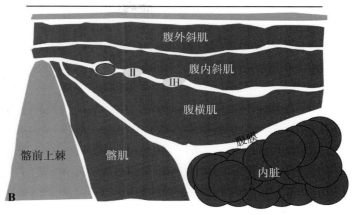

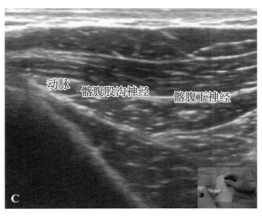

▲ 图 20-16　腹部区域

A. 解剖图；B. 超声图像。在沿髂前上棘放置线阵或凸阵探头，探头上端朝向脐，可以识别腹壁的三层肌肉。髂腹股沟神经和髂腹下神经是腹内斜肌和腹横肌之间的两个低回声结构。更多细节见正文

研究表明，超声引导下腹横平面单次注射 20ml 苯胺蓝染料后，第九肋间神经（T_9）没有被注射的染料染色，而 T_{10}、T_{11}、T_{12} 和 L_1 则分别有 50%、100%、100% 和 93% 被染色[149]。超声可以帮助医师更容易地显示侧腹壁的肌层，尽管它还不能清楚地区分每一层的肌肉（图 20-17）。腹壁肌肉的筋膜，在超声下是线性的、平行的高回声影，腹膜即位于其下方低回声区域[150]。腹外斜肌位于浅层，覆盖在腹内斜肌和腹横肌上。对于腹直肌鞘和脐部阻滞，神经（在此阻滞中为下段胸神经和第一腰椎神经）将不能清晰地显示，因为它们的回声与肌肉层相似，并在此位置与超声波束方向相切。穿刺时应使用短斜面针（如 22Ga、80～100mm，斜面尖的穿刺针）。据报道，新生儿出现局麻药毒性的可能性很低[151]。

由于局麻药扩散范围大，TAP 阻滞可有效减轻腹部手术术后疼痛[152]。在多模式镇痛中，与伤口浸润相比，TAP 阻滞的镇痛效果更好。在最近的一项 PRAN 研究中，与儿童 TPA 阻滞相关的总体并发症的发生率

为 0.3%[153]。这些并发症非常轻微，不需要任何其他的干预措施。未来研究应明确风险和收益，并将其与被认为是提供腹部镇痛"金标准"的硬膜外技术进行比较。

（四）腰方肌阻滞

腰方肌（quadratus lumborum，QL）阻滞由 Blanco 和他的同事在 2007 年进行了报道，并用于儿童腹部和骨盆手术（包括骨盆和髋部截骨）的镇痛[154]。目前的文献描述了 4 种不同的阻滞入路，但基本原则是将局麻药从前、后、外侧或直接注入腰方肌[155]。局麻药由此向腰方肌后侧与胸腰筋膜之间扩散，以阻滞肋间神经，并可能会进入胸椎旁间隙，以阻滞从背神经根发出的神经（图 20-18）。

单次注射的局麻药也可向头侧和尾侧扩散，增加阻滞的节段。尽管如此，最近的一项尸体解剖研究记录了染料的扩散仅围绕着肋间神经，而不扩散至椎旁间隙以影响神经根[156]。外次入路腰方肌阻滞与后路 TAP 阻滞有着相同的特征[157]。

实施外侧入路实施腰方肌阻滞时，患者取侧卧位，

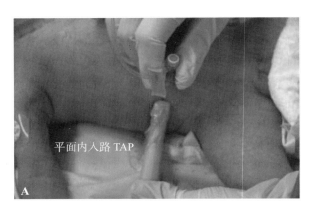

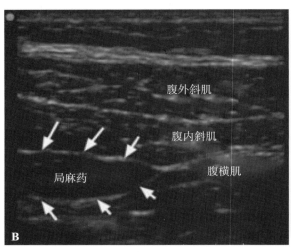

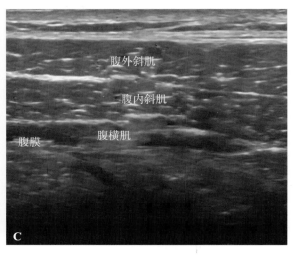

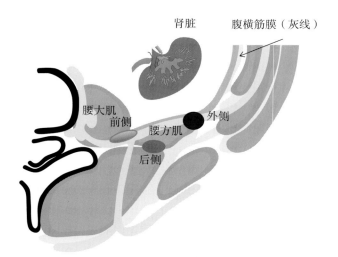

▲ 图 20-18　腰方肌阻滞（前、外、后）的解剖切面
外侧入路腰方肌阻滞从腰方肌外侧注射局麻药，后侧腰方肌阻滞从腰方肌后方注射局麻药，前侧腰方肌阻滞在腰大肌和腰方肌之间注射局麻药（经 Ueshima 等许可转载[155]，引自 https://www.hindawi.com/journals/bmri/2017/2752876/abs/. CC BY）

消毒区域应覆盖从肋下到髂嵴之间的范围[155]。低频凸阵超声探头垂直置于髂嵴上方（图 20-19），穿刺针由 Petit 三角（腰三角）进针，直到针尖位于腰方肌前方（图 20-20A）。针尖位于腰方肌与腹横筋膜交界处的腰方肌前外侧缘时，注射局麻药。超声检查，确认局麻药位于腹横肌腱膜的深部（图 20-20B）。

一项新发表的随机对照试验，评估了 QL 阻滞与 TAP 阻滞对于接受下腹部手术（腹股沟疝和固定术）的儿童的阻滞效果。53 例 1—7 岁患儿在 1～24h 的 FLACC 评分（脸部、腿部、活动度、哭闹、舒适性）中，QL 阻滞优于 TAP 阻滞，$P=0.002\sim0.022$。此外，TAP 组首次需要静脉镇痛的时间为 10 小时，而腰方肌组为 15 小时[158]。

（五）腹直肌鞘阻滞和脐部阻滞

要进行腹直肌鞘阻滞，探头应置于脐部正下方（即弓形线上方），可以看到腹直肌鞘的前部和后部以及中间的腹直肌。腹直肌鞘呈多层线性高回声，位于腹直肌的前部和后部。Willschke 等[159]和 de Jose Maria 等[160]指出，他们的注射点位应位于后鞘显示最清晰的部位。在线阵探头的下缘采用平面内法，以最合适的角度将短斜面针（如 22Ga、40mm 斜面尖的穿刺针）针尖应插入腹直肌鞘后层。

（六）椎旁阻滞

椎旁阻滞已经被用于在各种情况下成人和儿童术后镇痛[161, 162]。在单侧开胸和泌尿外科手术中可获得满意的镇痛效果。潜在的并发症是气胸和穿破血管。由于不阻断交感神经，低血压很少见[163]。事实上，与硬膜外镇痛相比，椎旁阻滞的效果确切并且更加安全，因此越来越受到大家的喜爱[164]。

超声检查中，胸椎的横突和肋骨可以在合适的胸椎水平显像[165]（图 20-21）。探头向头侧移动，直

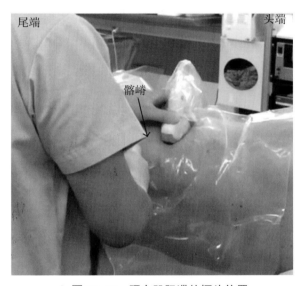

▲ 图 20-19　腰方肌阻滞的探头位置

凸阵探头垂直放置于髂嵴上方（经 Ueshima 等许可转载[155]，引自 https://www.hindawi.com/journals/bmri/2017/2752876/abs/. CC BY）

到获得肋间的超声视图，即可显示壁层胸膜。采用平面内法由外向内进针，通过穿刺针和连接的导管注入 0.2～0.3ml/kg 的局麻药，同时观察局麻药的扩散情况。对于超声引导下的平面外椎旁阻滞的方法已经进行了描述，其中超声探头纵向放置于椎旁区域。

（七）眶下神经阻滞

眶下神经是三叉神经第二分支的终末分支，是纯感觉神经。它通过圆孔离开颅骨，进入翼腭窝。在翼腭窝穿出眶下孔，分为四个分支——下睑支、内支、鼻外支、上唇支。这些分支分布于下睑、鼻外侧下部、鼻前庭、上唇的皮肤和黏膜。该阻滞可为唇裂修复手术患儿提供术后镇痛，并有利于早期恢复喂养[166, 167]。它还适用于鼻中隔重建或鼻整形术，以及接受内镜鼻窦手术的患者。

该阻滞的入路有几种，包括口内入路和口外入路。最近描述了一种颧骨上入路[167]。对于口内入路，在触诊眶下孔后，翻开上唇，使用 27Ga 穿刺针进入与上颌前磨牙平行的眶下孔[166]。通过将手指放在眶下孔的水平，可以检查确定针头位置。含有 1：200 000 肾上腺素的 0.25% 左旋布比卡因 0.5～1ml，反复抽吸后注射。对于颧骨上入路进针点位于下方的颧弓上缘与上方的眶后缘形成的夹角处。超声探头可以显示翼腭窝，但其前部受上颌骨限制，后部受蝶骨大翼限制。采用平面外方法进针，穿刺过程中针尖可清晰显影。

十一、阻滞的并发症及其处理

实施区域阻滞可能会导致不同的并发症，其中大多数并发症可以通过学习正确的方法、使用合适的设

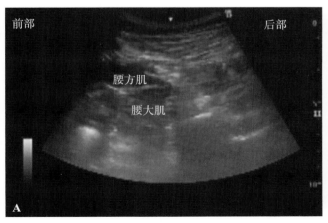

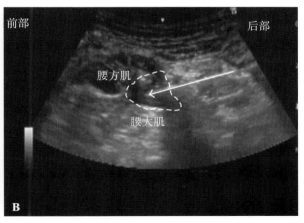

▲ 图 20-20　局麻药注射超声图像

A. 局麻药注射前前入路腰方肌阻滞的超声图像；B. 局麻药注射后前入路腰方肌阻滞的超声图像（经 Ueshima 等许可转载[155]，引自 https://www.hindawi.com/journals/bmri/2017/2752876/abs/. CC B）

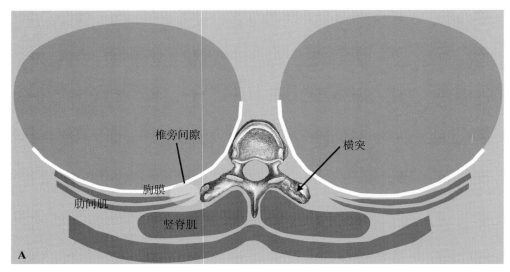

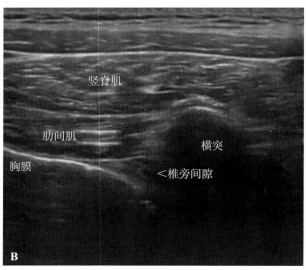

▲ 图 20-21 椎旁区域

A. 超声示意图。椎旁间隙是位于肋骨头和肋骨颈之间的楔形区域。肋横突韧带构成其后壁，前外侧壁为壁层胸膜和胸内筋膜，内侧壁为椎体和椎间盘的外表面。B. 超声图像。更多细节见正文（经 Wolters Kluwer 许可转载，引自 O Riain 等[165]）

备和遵循基本的安全规范来避免。尽管大多数区域麻醉是在镇静或全身麻醉下进行的，但大型前瞻性和回顾性研究表明，与接受同样麻醉的成年人相比，儿童并发症的发生率更低，尤其是外周神经阻滞，长期后遗症更少。

（一）与使用的设备相关的并发症

盲穿可能会损伤神经干，特别是没有认真按照神经解剖结构进行穿刺时。血管损伤可能形成压迫性血肿，在脊柱水平可能最终导致截瘫。如果怀疑是脊髓血肿，必须紧急通过磁共振或 CT 明确诊断，并立即进行手术治疗。外周神经阻滞可能会导致其他损伤，如动脉损伤和气胸，其症状可能会延迟几小时出现。寻找神经或间隙的位置可能会产生并发症，包括寻找异感造成的神经损伤、LOR 技术定位硬膜外间隙时使用空气造成的相关并发症。后者的并发症包括用生理盐水稀释局麻药导致局麻药容量增加引起的头痛、阻滞不全、腰椎受压、多发性神经根综合征、颈部皮下气肿或静脉空气栓塞。头痛是成人硬脊膜穿刺最常见的并发症，但在儿童中较少发生。治疗包括患者保持仰卧位、静脉补液、镇痛和硬膜外自体血补丁（0.3ml/kg）[168]，但不一定能完全消除并发症。对血补丁无效的患者需进一步调查研究。尚未见咖啡因或舒马普坦（一种 5-HT$_{1D}$ 受体激动药）在儿童中应用的报道。

（二）导管并发症

置入硬膜外导管可能会导致几种并发症：异位、扭曲、打结、断裂（特别是当试图通过硬膜外针拔出导管时）。继发性移行到蛛网膜下腔、血管、硬膜下间隙或椎旁间隙偶有报道。大约 10% 的病例发生穿刺点周围的渗漏，但意外脱出的情况并不少见，也曾有几例小儿导管感染的报道。有些并发症，如断裂和打结，只有在拔除导管后才会被发现。在大多数情况下，它们与进入硬膜外间隙的导管长度直接相关，通常不应超过 4cm。在儿科系列研究中，导管相关并发症的发生率高达 11%[169]。在新生儿中，导管故障（移位 / 堵塞）的发生率并不高[170]。输液泵故障并不少见。

尽管在 PRAN 和 ADARPEF 研究中指出，留置硬膜外导管总体安全性极佳，但全麻下留置硬膜外导管导致截瘫的罕见并发症也并不是没有过。在评论 4 例截瘫病例时，Berde 和 Greco 提出了一些建议，以改善儿童硬膜外麻醉复合全身麻醉的安全性[171]（框 20-1）。怀疑神经损伤时，应立即进行脊柱磁共振检查，并酌情请神经外科会诊；急性硬膜外血肿时，紧急椎板切开减压可恢复脊髓功能。

（三）与技术缺陷相关的并发症

椎管内阻滞后曾有硬膜外脓肿、脑膜炎、蛛网膜下腔炎、神经根病、椎间盘炎和脊椎骨炎的报道。内置式细菌过滤器在防止污染方面是有效的。硬膜穿刺失误和随后蛛网膜下腔内注入硬膜外剂量的局麻药会导致全脊麻醉，其临床表现为呼吸骤停，需要迅速控制通气，在青少年中，还会立即出现心血管功能紊乱。硬膜下注射导致迟发性阻滞（20min）和阻滞持续时间缩短（60min），镇痛平面广泛（累及第 V 对脑神经）的同时，无或仅有极轻的运动和交感神经阻滞。药物大量注射可能会导致局麻药过度扩散，从而影响远处的神经，或者导致硬膜外、腰麻的水平面过高，继而引起肋间肌肉瘫痪（T₄ 以上），甚至膈肌麻痹（C₄）而导致呼吸衰竭。肌间沟入路的臂丛、腰丛和肋间神经阻滞可能导致相同的并发症。

（四）局麻药引起的并发症

使用错误的溶液或添加剂可能会导致永久的神经损伤，避免注射器错配的一个非常有效的方法是使用专用的推车来实施区域阻滞。无论是由于手术，还是假设由于局麻药和肾上腺素合用引起的血管收缩，造成 Adamkiewicz 动脉的血流中断，都可能导致脊髓前动脉综合征，表现为下肢运动功能的完全丧失，感觉

框 20-1　麻醉状态下儿童硬膜外镇痛安全性的试行建议

- 对试验剂量内肾上腺素的剂量进行限制（0.1ml/kg 的局麻药包含 0.5μg/kg 的肾上腺素）
- 预防或积极治疗严重低血压
- 除非有其他明确原因，否则全麻状态下经硬膜外导管内给予试验量或负荷量后出现严重低血压时，应考虑导管位于蛛网膜下腔内
- 给予试验量或负荷量后出现严重高血压，应考虑是导管位于神经内的疼痛反应
- 使用生理盐水而非空气进行 LOR 试验
- 对于全身麻醉下直接胸腔穿刺的病例，婴幼儿除考虑使用 Tsui 神经刺激技术或 X 线透视检查外，也可以考虑用超声检查
- 全麻患者推注硬膜外负荷量时应尽量缓慢
- 术中硬膜外输注的局麻药应进行稀释
- 在麻醉恢复室内，应记录感觉和运动的阻滞程度。如果出现过度阻滞，应停止输注，并观察是否有明显的消退。如果在接下来的 3h 内阻滞没有任何的消退，应考虑紧急行脊柱磁共振检查并视情况邀请神经外科会诊。应注意必须在磁共振检查前移除缠绕的硬膜外导管
- 对于接受大剂量皮质类固醇治疗和（或）病态肥胖的患者，应考虑会增加硬膜外脂肪瘤发生及椎管顺应性降低的风险

经 Berde 和 Greco 许可转载[171]

功能的完好或部分完好。硬膜外麻醉与潜伏性感染（疱疹、神经免疫性疾病如格林 - 巴利综合征）的暴发有关。更令人担忧的是暴露潜在神经疾病的风险，如脊髓压迫症、脑肿瘤、血管瘤或硬膜外脓肿。对氨酰胺类药物过敏很少见，大多数的严重不良反应均与肾上腺素有关。

局麻药导致抽搐的治疗：给儿童吸氧和提供呼吸支持。如果给氧后抽搐仍持续，建议静脉注射小剂量苯二氮䓬类药物（地西泮 0.1mg/kg，咪达唑仑 0.05mg/kg）或硫喷妥钠 4mg/kg。持续性抽搐需要肌肉松弛药（琥珀酰胆碱注射液 1.5~2mg/kg）、插管和辅助肺通气以预防酸中毒。

局麻药导致心搏骤停的治疗：必须立即治疗，包括吸氧、辅助通气，在适当情况下还需要进行胸外按压，以及需要碳酸氢钠和正性肌力药物的支持。室性心动过速或心室颤动则需要电除颤。20% 脂肪乳剂 1.5ml/kg 快速静脉注射，然后以 0.5~1ml/(kg·min) 速度进行持续输注。有关 LA 毒性治疗（包括心搏骤停）的更详细讨论，请参见其他章节（见第 45 章）。

（五）并发症的流行病学

并发症在两项 ADARPEF 研究中都很少且相似[1,3]。正如文献报道的那样，小于 6 月龄的孩子比大于 6 月

龄的孩子并发症的发生率更高（最近的 ADARPEF 研究中为 4 倍）。椎管内麻醉的并发症发生率最高（是外周神经阻滞的 7 倍）。尽管在过去的 12 年中，椎管内阻滞的使用有所增加，但并发症发生率还是很低。英国的一项审核研究表明（5 年进行了 10 633 次硬膜外麻醉），严重并发症很少见，该研究报道了 1 例 3 月龄婴儿（1 年随访）的永久性神经损伤，2 例硬膜外脓肿，1 例脑膜炎，1 例需要血补丁的硬膜外穿刺后头痛，以及 1 例用药错误导致马尾神经综合征。英国的这项审核研究还报道了 5 例严重的神经病 / 神经根病，在疼痛诊所使用药物治疗 4~10 个月后，这些病变得到了缓解。在这项研究中，严重并发症的发生率为 0.09%[2]。最新的 ADARPEF 研究[3] 记录的区域神经阻滞的总体发病率非常低，几乎是椎管内麻醉的 1/6。尽管有两次穿破结肠，但还是应鼓励麻醉医师在适当的情况下尽可能多地使用外周神经阻滞，而不是椎管内（包括骶管）阻滞。

即便经过意外移位的导管再次注射局麻药导致了心脏毒性，但导管的使用并未增加并发症的发生。一些并发症（如用药错误、阻滞肢体的错误、下肢抬高导致腰麻平面过高等）是可以避免的。在上一次 ADARPEF 研究中，有 1 例局麻药毒性导致的抽搐[3]；而在英国的审核研究报道中，椎管内麻醉后，仅有 2 例出现了呼吸骤停和 1 例癫痫发作[2]。这些并发症都不需要脂肪乳剂进行抢救治疗。可能还有其他一些并发症（2 例早产儿腰麻时间延长，1 例用药错误，以及 1 例心脏毒性而未出现心搏骤停的病例）也是可以避免的。因此，如果遵循基本的预防措施，则可以提高小儿区域麻醉的安全性。

最近，PRAN 结果证实了儿科区域麻醉的安全性[4]。在总共 14 917 个区域阻滞中，没有死亡或后遗症持续超过 3 个月的并发症的病例。单次注射阻滞的不良事件比连续阻滞少，尽管后者中最常见的事件（占所有事件的 43%）是导管故障（扭曲、断裂或意外脱出）。由于超声设备的普及（35%），连续外周神经阻滞的实施也越来越频繁（83% 的上肢和 69% 的下肢手术进行了阻滞）。这也证实了超声技术用于外周神经阻滞的安全性。然而，在儿童和成人中，两者术后神经相关并发症和局麻药全身毒性的发生率是相似的（表 20-7 和表 20-8）。

（六）区域麻醉与急性筋膜室综合征

在儿童中，急性筋膜室综合征的诊断通常比较困难（如不会说话的儿童），主要的警告信号是与创伤本

表 20-7 术后神经相关并发症（儿童与成人对比）

研 究	发生率
ADARPEF Ecoffey 等（儿童）[3]	0.17/1000
PRAN Taenzer 等（儿童）[56]	1.31/1000
	> 6 月龄 0.019/1000
Auroy 等（成人）[178]	0.19/1000
Sites 等（成人）[179]	1.8/1000
	> 6 月龄 0.9/1000
Ecoffey 等（臂丛阻滞，成人）[76]	0.037/1000

表 20-8 局麻药全身毒性（儿童与成人对比）

研 究	发生率
ADARPEF Ecoffey 等[3]	0.03/1000
PRAN Taenzer 等[56]	0.09/1000
Sites 等（成人，癫痫）[179]	0.08/1000
Ecoffey 等（腋入法臂丛，成人）[76]	0.15/1000

身没有直接关系的剧痛。外科医师通常认为是区域麻醉掩盖了缺血性疼痛而延误诊断。然而，Johnson 等[172] 发现了下肢筋膜室综合征即将出现的临床征象：随着镇痛药物需求的增加而疼痛加剧，远离手术部位的疼痛，不能归因于镇痛技术的感觉异常，疼痛部位的灌注减少，局部肿胀及疼痛部位被动活动时的疼痛。他们同时强调，术后护理患儿的护士和医师应意识到他 / 她患急性筋膜室综合征的风险增加。

> **要点：ESRA-ASRA 联合委员会关于急性筋膜室综合征的循证结论和临床建议**[6]
> - 没有证据表明区域麻醉会增加急性筋膜室综合征的风险或延误其诊断。
> - 术前与患者家属和手术团队的讨论时应告知他们这一罕见但严重的并发症。
> - 我们建议以下"最佳临床规范"来降低或避免围术期区域麻醉手术的患儿发生筋膜室综合征的风险。
> - 使用 0.1%~0.25% 布比卡因、左旋布比卡因或罗哌卡因，因为其一般不会掩盖缺血性疼痛和（或）产生肌无力。

- 连续输注布比卡因、左旋布比卡因或罗哌卡因浓度应限制为 0.1%。
- 对于胫骨筋膜室手术或其他筋膜室综合征的高危手术，应限制坐骨神经导管给药的用量和浓度。
- 局麻药佐剂使用应谨慎，因为它们可以增加阻滞的持续时间和（或）效果。
- 高危患者应该接受急性疼痛治疗的随访，以便及早发现潜在的体征和症状。
- 如怀疑急性筋膜室综合征，应紧急测量筋膜室内压力。

（七）骶管阻滞与尿道下裂并发症

多年来，骶管阻滞一直被用于尿道下裂修复，但最近的研究表明，与阴茎阻滞相比，骶管阻滞可能会增加术后尿道皮肤瘘的发生率。推测其机制，认为是由于血流量增加引起阴茎充血，以及缝合线张力过大，导致愈合欠佳和瘘管的形成。关于阴茎阻滞与骶管阻滞包括 54 名患者在内的一项前瞻性随机研究发现，骶管阻滞使阴茎体积增加 27%，而阴茎神经阻滞仅增加 2.5%（$P < 0.001$）。阴茎神经阻滞改善了镇痛效果并延长了镇痛时间[173]。5 例尿瘘均发生在骶管阻滞患者。随后对 3300 多名患者进行了四项回顾性研究，产生了令人混淆的结果，其中三项研究表明骶管阻滞会增加尿瘘的发生率[174, 175]，而其中两项研究没有发现差异[176, 177]。

十二、结论

在儿科患者中，区域麻醉的目标必须始终是安全有效、不良反应少。事实上，因为大多数进行手术和麻醉的患儿都是健康的，对全身阿片类药物有很好的耐受性，安全系数很高，因此安全问题很突出。

研究表明，在区域麻醉下接受手术的患儿应激反应减弱，缺氧事件减少，心血管稳定性增强，胃肠功能恢复更快，术后通气需求减少，重症监护时间缩短。

在这个循证医学的时代，纯粹主义者认为有必要进行更大样本量的进一步前瞻性研究，以证明区域麻醉比其他形式的麻醉方式在儿童中具有更明显的益处，并获得更好的治疗效果。

最后，超声引导已被证实可以改善儿科区域麻醉的阻滞特性和安全性。

病例分析

一名 7 岁的儿童拟接受，原发性、选择性、单侧距骨截骨的择期手术，预计需要长期服用强效镇痛药并住院 4～5 天。麻醉过程采用全麻和区域麻醉相结合，并在可以步行走的前提下留置可连续镇痛的腘窝坐骨神经导管。因此，家长需要：①居住地在距离医院 1 小时车程范围内；②能够一天 24h 联系医护人员；③能够在需要时迅速返回医院；④了解视觉模拟评分；⑤提供补救性口服镇痛药；⑥观察镇痛装置（导管和弹性泵）和敷料下的皮肤；⑦筛查可能的局部麻醉相关并发症。手术前在全身麻醉下放置外周静脉导管。术前口服咪达唑仑后，通过面罩吸入七氟烷、氧气和氧化亚氮诱导和维持麻醉。在整个手术过程中以 5～10ml/(kg·h) 的速度静脉输液生理盐水。孩子接受了抗生素和预防呕吐（地塞米松 0.2mg/kg）治疗。患儿侧卧位，在超声引导下留置坐骨神经导管。使用神经的长轴视图，我们能够观察导管从针尖出来并前进过程[134]。使用长轴平面确认神经后，将探头旋转 90°，应用平面内法将针和导管从切线角度插入。注射局麻药前确认针尖和导管的位置。导管置入深度 15mm，U 形缝合在皮肤上，用透明敷料覆盖，

然后用胶带固定于大腿上。负压回抽后经导管分次注入 5mg/ml 罗哌卡因 0.2ml/kg，每 2 毫升轻轻抽吸 1 次。在手术过程中，如果需要静脉阿片类药物补救，将被认为阻滞无效，并拔除导管。

由于手术持续时间超过 1 小时，每小时加注 0.1ml/kg 相同的局麻药。在手术过程中，大腿处系上止血带，并根据外科医师的要求进行充气。在麻醉恢复室，对足部感觉和运动阻滞进行评估。儿童的脚趾运动功能一恢复，就将腘窝坐骨神经导管连接到多速率一次性弹性输液泵（Infusor LV；Baxter, Deerfield, IL, USA），该泵含有 200ml 0.2% 罗哌卡因、1.5μg/ml 可乐定（主要用于儿童的镇静作用），根据儿童的体重给予固定的输液速度（0.1ml/kg，即 2.5ml/h；输液速度可能为 0.5～5ml/h）。在医院，如果认为疼痛控制不佳，则静脉给予对乙酰氨基酚或阿片类药物作为补救。出院的标准取决于是否有石膏夹板（住院观察第 1 天）和是否存在局部术后并发症。出院前还需要完全有效的连续坐骨神经阻滞，即能够在没有帮助或头晕的情况下拄着拐杖行走和排尿。出院前，护士对父母进行了以下培训：讲解如何使用视

觉模拟量表评估疼痛、弹性输注装置监测、感觉和运动阻滞的评估、自主活动，以及对孩子的脚趾进行毛细血管充盈试验。当孩子符合出院标准时，医务人员检查了孩子和家长对以上的理解情况。父母同意永远不把孩子单独留在家里，并记录以下项目（每天 4 次，在早餐、午餐、晚餐和就寝时间）：行为变化、睡眠障碍、食欲情况、游戏活动、发生的任何不良反应和可能与镇痛技术有关的技术问题、体温、评估阻滞情况、孩子衣着的整体情况、疼痛发作、口服补救镇痛药的使用（每天 2 次对乙酰氨基酚，或者睡前联合使用对乙酰氨基酚和可待因）。父母需提供有关阻滞肢体的保护，观察局麻药毒性的征象，必要时直接返回医院，以及进行

24h 信息沟通的说明。在出院前装满弹性输注泵。治疗结束后，孩子回到医院，与医护人员会面。家长们分享了他们对术后在家的感受和观察，以及他们的总体满意度。然后拔除导管，并将其远端部分送去进行细菌学分析。

在一项前瞻性可行性研究中，共有 47 名儿童接受了该方案的治疗[135]。本次观察性研究的主要发现是，家庭使用弹性泵进行连续坐骨神经阻滞镇痛是有效的，89% 的患者疼痛控制表现为优秀或良好。它也是可行的，在这项研究中没有重大并发症的出现，并且患儿能够自主行走或使其住院时间缩短[135]。另一个有趣的是，经过护士培训的父母很容易理解疼痛筛查的方法，并能很好地管理镇痛装置。

第三篇

小儿麻醉实践
Practice of Pediatric Anesthesia

第21章　胎儿干预和手术的麻醉 …………………………………………… 468

第22章　早产儿麻醉 ……………………………………………………… 498

第23章　新生儿和既往早产婴儿的麻醉 …………………………………… 519

第24章　青少年和年轻成人患者的麻醉 …………………………………… 540

第25章　神经外科麻醉 …………………………………………………… 563

第26章　胸科手术麻醉 …………………………………………………… 595

第27章　先天性心脏病的麻醉 …………………………………………… 612

第28章　先天性心脏病非心脏手术的麻醉 ………………………………… 669

第29章　小儿脊柱手术麻醉 ……………………………………………… 691

第30章　器官移植麻醉 …………………………………………………… 714

第31章　腹部手术麻醉 …………………………………………………… 763

第32章　小儿泌尿外科手术麻醉 ………………………………………… 781

第33章　骨科手术麻醉 …………………………………………………… 801

第34章　耳鼻喉科及牙科手术麻醉 ……………………………………… 822

第35章　眼科手术麻醉 …………………………………………………… 843

第36章　颅面整形手术麻醉 ……………………………………………… 853

第37章　儿童疼痛管理 …………………………………………………… 885

第38章　门诊麻醉 ………………………………………………………… 913

第39章　创伤儿童的麻醉 ………………………………………………… 937

第40章　烧伤儿童的麻醉 ………………………………………………… 954

第41章　手术室外麻醉与镇静 …………………………………………… 970

第42章　儿科重症监护 …………………………………………………… 996

第43章　遗传综合征患者的麻醉 ………………………………………… 1038

第44章　发展中国家的小儿麻醉 ………………………………………… 1057

第21章 胎儿干预和手术的麻醉
Anesthesia for Fetal Intervention and Surgery

Olutoyin A. Olutoye　Mark Rosen　Mark D. Rollins 著

庄培钧 译　周志坚 校

一、概述

1963 年，新西兰围产医学家（Albert）William Liley 爵士使用腹腔内输血技术治疗 Rh 溶血性贫血引起的胎儿水肿（胎儿成红细胞增多症），首次证实了对胎儿进行诊断和治疗的可行性[1]，并且他通过分析羊水样本的光谱吸收确定了 Rh 同种免疫的严重程度，随后其他人则尝试通过子宫小切口直接将套管置入胎儿血管进行换血，但早期结果并不令人鼓舞。因此，人们一开始就放弃了进一步对胎儿进行干预的尝试[2]。而 10 年后，新西兰另一位围产医学家 G.C. Liggins 发现对于有呼吸窘迫综合征风险的胎儿，给予孕妇糖皮质激素治疗有助于增加胎儿肺表面活性物质的产生[2]。1981 年，在羊[3-5]和猴子[6]身上进行了仔细的实验后，Michael Harrison 在加利福尼亚大学旧金山分校对 1 例下尿路梗阻导致双侧肾积水的胎儿实施了膀胱造口术，这是首次成功实施的人类胎儿手术[7]。

如果没有 20 世纪 80 年代早期超声分辨率的提高，那么胎儿手术是不可能实施的。产前诊断的进步极大地提高了识别和更精确地描述胎儿解剖和异常的能力，此外，超声引导下的经皮脐血取样（percutaneous umbilical blood sampling，PUBS）现在也成为可能。与这些影像学发展相关的是羊水分析方面的进展，后者可用于检测许多代谢紊乱和染色体异常，评估胎儿肺成熟度，以及确定胎儿贫血的严重程度。胎儿镜技术的进步使得直接观察胎儿和诊断性组织活检成为可能。

胎儿的超声系列检查有助于描述先天性膈疝、脑积水、非免疫性水肿和梗阻性肾积水的病理生理和自然病程。然而，大多数宫内诊断的解剖畸形并不适合进行产前胎儿干预。因此，只有少数胎儿畸形适合宫内手术。

如果没有来自对胎儿诊断和治疗感兴趣的各学科医师之间的信息共享和集体概念化，胎儿手术也是不可能实现的，这在很大程度上得益于 Harrison 等早期（1981 年）组织的一次世界各地专家的研讨会[8]。而胎儿干预登记的建立和伦理指南的采用，促成了国际胎儿医学和外科协会的成立和随后《胎儿诊断和治疗》杂志的创建。这些创建的指南经过小的修正后仍然具有价值（框 21-1）[8, 9]。一些医学中心的开创性工作促使胎儿医学在世界各地的诞生，目前，世界各地的胎儿治疗中心现在依赖的是放射科医师、遗传学专家、围产医学专家、儿童心脏病专家、新生儿专家、社会工作者、支持人员和许多其他的专家，包括胎儿外科医师和麻醉科医师的专业知识。

框 21-1　实施胎儿手术的指南

- 可以对一种疾病进行准确诊断和分期
- 排除单胎胎儿合并有禁行胎儿干预的其他畸形
- 了解病情的进展和严重程度，并明确预后
- 目前尚无有效的产后治疗，如果在出生前不进行治疗，畸形将导致胎儿死亡、不可逆转的器官损伤或出现其他严重的并发症
- 在动物模型中证实了宫内外科手术是可行的，逆转了疾病的有害影响，使发育得以正常进行
- 孕妇的风险处于可接受的低水平
- 在征得母亲或父母知情同意后，在当地伦理委员会批准的情况下，在专业的多学科胎儿治疗中心严格按照流程实施干预
- 获得高水平的专业医疗服务，包括高危产科病房、生命伦理咨询和心理社会治疗

改编自 Sudhakaran et al[9] 和 Harrison 等[8]

在实施特殊的胎儿手术前，必须确保其可行性、安全性和有效性。胎儿手术要求胎儿具有正常的染色体核型，存在诊断明确的、在胎儿肺脏成熟之前有很

本章译者、校者来自复旦大学附属儿科医院。

大可能导致死亡、严重残疾或不可逆损伤的单发畸形，并且解除病变后可以使发育相对正常进行。然而，由于手术可能没有作用或胎儿受疾病的影响十分轻微以至于在产后实施治疗可能也有同等效果，因此需要准确和完整的诊断以避免实施干预。另外，既往应有动物实验和人类对照研究验证了手术具备良好的生理学理论依据，并且明确了它的有效性和安全性。而针对风险和潜在收益提供的家庭咨询必须是全面的，包括有选择性终止妊娠或继续妊娠而不进行治疗的方案。此外，知情同意书也必须有一项手术和胎儿的潜在收益可能给孕妇带来风险的告知内容，虽然孕妇的风险应该很低，但必须进行仔细的术前评估以确保将风险降低至可接受的程度[10]。

胎儿外科治疗大致可以分为 3 类手术。"开放性手术"包括母体剖腹术、子宫切开术和将羊膜覆盖到子宫内膜的子宫吻合术及实施子宫肌层止血术。对大多数脊髓脊膜膨出修补术、先天性肺气道畸形（congenital pulmonary airway malformations，CPAM）切除术、骶尾部畸胎瘤切除术，实施的都是"开放性"手术，后者在技术上也是最复杂的胎儿手术，并且对胎儿承受的风险也是最大的，尤其是造成胎膜分离、未足月胎膜早破（preterm premature rupture of membranes，PPROM）、早产和分娩、感染、出血、肺水肿及胎儿并发症，包括心力衰竭、颅内出血和胎儿死亡。绒毛膜分离可导致羊膜带、脐带勒颈和胎儿死亡[11]。由于早产会给那些原本可以从这些干预中受益的胎儿造成严重的发病率和死亡率，因此，术前、术中和术后的宫缩抑制尤为重要。

幸运的是，孕妇的总体风险微乎其微，但有出血、输血、感染、胎盘早剥和抑制宫缩引起肺水肿的可能[10, 12]。在开放性手术导致子宫裂开的风险增加后，子宫切口的存在迫使后续所有的妊娠都得采用剖宫产术。

胎儿外科治疗的第二种方案是"微创或经皮"手术，以及使用穿刺针或戳卡建立宫内通路，从而实施内镜或超声引导的手术。虽然微创手术的风险低于开放性手术，但是 PPROM 仍然是一个严重的问题。人们目前将这些技术已用于采集胎儿血液，宫内输血治疗胎儿贫血，经皮胎儿心脏瓣膜成形术，治疗梗阻性尿路疾病，胸腔羊膜腔分流术缓解 CPAM、纠正单绒毛膜双胎间失衡的血流、无法存活双胎之一的脐血流射频消融（radiofrequency ablation，RFA），以及置入腔内球囊封堵气管以治疗先天性膈疝等。胎儿手术的

趋势是发展微创技术以减少开放性手术，而这种趋势的一个例子就是脊髓脊膜膨出（myelomeningocele，MMC）修补术的进步，从需要子宫切开的开放性手术到剖腹后用内镜进入子宫完成修补。

胎儿外科治疗的第三种方案是剖宫产的一个改良术式，产时宫外治疗（ex utero intrapartum treatment，EXIT）手术[13]。它可以在手术过程中维持胎盘气体交换，并为困难气道插管或因疾病所致新生儿不宜插管及插管极为困难需行气管切开提供了宝贵的时间（如淋巴管瘤、颈部畸胎瘤）。此外，EXIT 手术也可以用于开胸治疗囊性腺瘤样畸形（cystic adenomatoid malformation，CCAM，有些人也称为 CPAM）、预计有肺功能不全的胎儿需从胎盘气体交换过渡到体外膜氧合、完全切除巨大的颈部畸胎瘤。

二、胎儿手术：适应证、手术和预后

以下章节总结了胎儿干预的理论依据，论述了各种疾病的手术和麻醉注意事项，并回顾了预后数据，而有关麻醉的详细内容将在以下章节中介绍。

（一）先天性膈疝

先天性膈疝（congenital diaphragmatic hernia，CDH）的发生率为每 2000～5000 例新生儿中有 1 例。由于胎儿膈肌发育的不完全导致腹腔内容物进入胸腔，产生不同程度的肺实质和血管的发育不良，它的病理生理改变包括肺泡数量的减少，间质组织和肺泡壁增厚，气体交换的表面积减少，肺顺应性的降低，内膜增生和外膜增厚的肺血管减少[14]。出生后，缺氧、高碳酸血症和酸中毒进一步导致肺血管收缩和肺动脉高压，后者又使右向左的分流增加，进一步加重缺氧和酸中毒。大多数膈疝位于左侧，并且超过一半的膈疝合并有其他出生缺陷[15]。死亡率和肺功能不全的严重程度及是否存在肺动脉高压具有相关性[16, 17]，虽然许多三级医院在过去的 20 年里已明显提高了先天性膈疝的生存率，但以下因素也促进了 CDH 患者存活率的提高：①出生后从胸腔内取出疝入的腹内容物并闭合膈肌缺损；②气压伤较小的通气技术（高频振荡通气）；③表面活性物质的应用；④ ECMO。现在，出生后 CDH 的生存率通常大于 70%，但不同医院之间差异很大，并且合并的其他缺陷对于生存率也有明显影响[18-20]。

据推测，在宫内行 CDH 修补可以改善胎儿肺发育，大大降低出生时肺发育不良的严重程度。在对照试验中，CDH 的胎羊模型证实了宫内修复可以减少

肺发育不良和肺血管改变的进展，提高新生羊的生存率[3]。虽然将腹部内容物从胸腔内取出并修复缺损在技术上是可行的，但对人类胎儿来说是困难的，而且这种干预在病情严重的胎儿中也收效甚微[21]。从这些患者身上获得的经验教训包括：需要放置腹部补片以防止腹内压力增加和影响相关的静脉导管血流，补片的放置需要在胸部和腹部各切一个口，以便于将肝脏从胸腔内取出并放置膈肌补片。然而，将肝脏放回腹腔常导致心脏前负荷快速剧烈下降，并增加术中胎儿的死亡率[21]。吻合器的使用解决了切口缝合后子宫切口的出血和羊水渗漏问题，然而，术后早产仍然是造成新生儿并发症和死亡的一个严重问题。一项关于开放性胎儿手术的小型前瞻性研究结果发现，与出生后手术修补相比，应用开放性胎儿手术行宫内修补并没有改善并发症和死亡率[17]。

考虑到在子宫内对 CDH 实施一期修补术所遇到的困难，因此，人们采取了另一种策略。众所周知，胎儿肺脏分泌 100～125ml/(kg·d) 的液体，这些液体在正常情况下通过胎儿的气管和口腔进入到羊水，但由于先天性高位气道阻塞的胎儿不能排出液体从而引起肺的增生[22]，因此，可逆性的封堵气管会导致肺液积聚，使发育中的肺脏扩张和生长并减少肺泡发育不良的数量[23]。人们将"封堵肺脏直到它长大"（plug the lungs until it grows, PLUG）这一概念在胎羊身上进行了试验，结果显示该策略可以减少肺泡发育不良和腹部内容物形成疝，并改善新生羊的呼吸功能[24]。虽然在宫内封堵气管可明显减轻肺发育不良和肺动脉高压，但 II 型肺泡上皮细胞的数量也减少了且其分泌的表面活性物质也变少了。然而，在分娩前取除气管封堵物却可以减少这种有害作用[25, 26]。

在开放性胎儿手术中建立可逆和可控的气管封堵，最早采取的方法是需要对孕妇实施剖腹术和子宫切开术，并且还要使用气管内封堵物或气管外阻闭夹[27]。但由于阻闭夹或封堵物必须通过手术取出，因此，EXIT 手术得到了发展。

不幸的是，很少有患者在这些最先采用的开放性手术中存活下来。在接受这种治疗的前 13 个胎儿中，生存率仅为 15%，而接受标准产后治疗的胎儿生存率为 38%[28]，并且采用开放性手术的患者在妊娠 30 周时就发生了早产，这也是胎儿治疗组死亡的主要原因；而出生后治疗组的患儿在妊娠 37.5 周时才出生。随后的 15 例 CDH 胎儿则在费城儿童医院接受气管外阻闭夹治疗，虽然生存率达到了 30%[29]，但是阻塞气管并

不能持续改善肺发育不良或出生后的肺功能。

内镜和超声成像技术的改进使得视频辅助胎儿内镜（fetal endoscopic, FETENDO）技术可以取代开放性手术实施气管封堵。在 8 例胎儿中，应用 FETENDO 技术实施气管外阻闭夹的置入可以将胎儿的生存率提高至 75%[28]。另外，为了减少胎儿喉部神经和气管的损伤，加州大学旧金山分校通过经皮内镜气管插管在气管内放置了一个小球囊，而此球囊通常是用于颅内动脉瘤的血管内栓塞，医务人员可以对它进行充气以封堵气管腔，并将球囊分离留在合适的位置，直到通过 EXIT 手术实施分娩（图 21-1 和图 21-2），球囊则在胎儿出生前通过内镜将其放气并取出。

一项前瞻性随机对照研究（1999—2001 年）将宫内胎儿气管封堵（n=11）和出生后修补（n=13）两种方法治疗重度 CDH 进行了对比[30]，该实验的入选标准包括妊娠 22～28 周，左侧 CDH，肝脏疝入左侧胸腔，染色体核型正常，肺头比（lung to head ratio, LHR）< 1.4。后者指的是经二维超声所测得的对侧肺横截面积与头围的比值，它也是肺发育不良严重程度和能否生存的良好指标[31]。该实验由于对照组意外的高生存率而终止了（77% 和 73%），尽管新生儿并发症的次要指标在两组中无差异，但 PPROM 和早产在胎儿治疗组中更常见（30.8 周和 37.0 周[30]）。90 天时并发症率没有差异的一个原因可能是 LHR 纳入标准过于宽泛，因此，选择 1.4 的 LHR 可能纳入了许多可能应用标准治疗就能够存活的胎儿。表 21-1 将采用期待疗法和胎儿镜气管球囊封堵治疗左侧 CDH 和肝疝胎儿的预后进行了对比，结果表明对肺头比 ≤ 1.0 的胎儿实施宫内治疗可改善预后。

产前实施微创胎儿镜气管封堵和气管球囊取出可以促进肺生长，最大限度地减少了对 II 型肺泡细胞的影响[32]，并避免了不必要的 EXIT 手术。有一项研究对 24 例患有严重 CDH（肺头比 ≤ 1.0 且肝脏疝入胸腔内）的胎儿在妊娠 26～28 周接受胎儿镜气管封堵术（fetal endoscopic tracheal occlusion, FETO）后，在妊娠 34 周行产前球囊取出术与 EXIT 手术进行了比较，结果表明 FETO 组（83%）28 天的生存率（P=0.013）高于 EXIT 手术组（33%）[33]，但两组都没有产妇出血、肺水肿或感染等情况。然而，由于周期性封堵和取出球囊能让肺组织成熟、肺动脉重塑和肺泡上皮细胞形成，因此，这种"封堵-取出的手术"效果可能更为理想[33]。该手术是通过内镜将一个可分离的气管球囊置入气管，并在分娩前通过二次胎儿气管内镜将其取

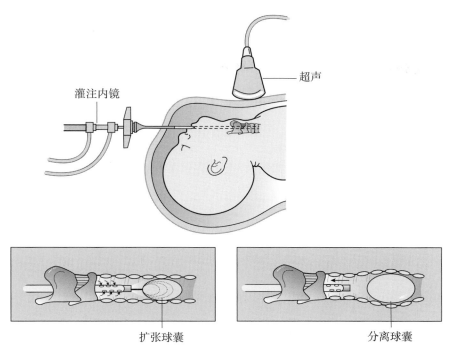

◀ 图 21-1　在视频辅助胎儿内镜下置入胎儿球囊的示意图
图片由 UCSF Fetal Treatment Center 提供

扩张球囊　　　　　　分离球囊

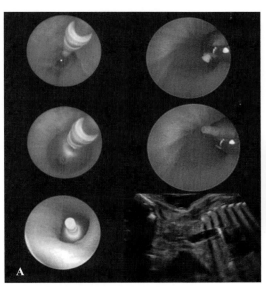
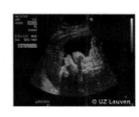
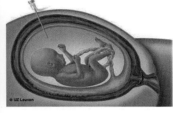

◀ 图 21-2　A. 置入气管球囊的胎儿镜图像。置入装有球囊的导管，在隆嵴和声带间扩张球囊，然后分离球囊（左图，从上到下）。上面两张图片显示的是，在胎儿镜下使用 1mm 的钳子将球囊取出（右图）。底图显示的是球囊放置到位的超声图像。B. 向胎儿口腔内置入套管的绘制示意图，在其上方是与套管方向一致的超声图像

经 Elsevier 许可转载，引自 Gucciardo 等[220]

出。如果在内镜取出球囊前发生早产，有时就需要行 EXIT 手术。产后治疗除了手术修补膈疝外，还包括新生儿气管插管、高频通气、一氧化氮，以及必要时实施 ECMO。

最近一项单中心前瞻性队列观察研究将 FETO 治疗重度 CDH（肺头比 < 1.0 和肝疝）和历史对照进行了比较[34]，前者是在平均妊娠 28 周时通过内镜置入球囊并在妊娠 34 周时将其取出，结果表明宫内治疗组的 2 年生存率提高了（67% 和 11%），并且对 ECMO 的需求也减少了。最近一个对 5 项重度 CDH 实验的 Meta 分析指出，与历史对照相比，宫内 FETO 的治疗更有助于生存率的提高，OR=13[35]。尽管这些结果激动人心，但重要的是要明白这些比较结果可能包含明显的选择偏倚，以及随着时间的推移临床技术和治疗的改进。因此，推荐 FETO 作为临床常规治疗 CDH 的一部分还为时过早[36]。欧洲正在进行一项起始于 2009 年名为"气管封堵以加速肺生长"（tracheal occlusion to accelerate lung，TOTAL）的多中心随机研究[37]，该研究有两个治疗组，拟将标准产后治疗与早期行 FETO 手术（妊娠 27～30 孕周）治疗重度肺发育不良及晚期行 FETO 手术（妊娠 30～32 孕周）治疗中度肺发育不良进行比较，并且这两种方案都将在妊娠

表 21-1　根据妊娠 23 ～ 29 周时胎儿的肺头比计算出的左侧先天性膈疝和胸腔内肝疝胎儿的生后生存率

LHR (mm)	期待疗法		胎儿镜气管封堵	
	n	生存率	n	生存率
0.4～0.5	2	0	6	1（16.7%）
0.6～0.7	6	0	13	8（61.5%）
0.8～0.9	19	3（15.8%）	9	7（77.8%）
1.0～1.1	23	14（60.8%）	—	—
1.2～1.3	19	13（68.4%）	—	—
1.4～1.5	11	8（72.7%）	—	—
≥ 1.6	6	5（83.3%）	—	—
合计	86	43（50%）	28	16（57.1%）

LHR. 肺头比

经 Elsevier 许可转载，引自 Jani 等 [39]

34 周时在内镜下将球囊取出。由于 LHR 在妊娠期间会发生变化，因此，这项研究还将使用 LHR 实测值和预测值的比值作为一个更能有效预测生存可能性的指标 [38, 39]。另外，该试验结果还有望更好地确定宫内干预的最佳胎龄。第 22 章介绍了 CDH 的产后治疗情况。

要点：先天性膈疝
- 肺头比（LHR）≤ 1.0 提示胎儿患有重度 CDH，适合实施手术治疗。
- 最近的一系列研究中表明通过视频辅助胎儿内镜技术置入球囊以封堵气管，并在出生前行第二次手术取出球囊已经提高了生存率。
- TOTAL 随机试验将会对标准产后治疗和早期或晚期气管封堵进行比较，该实验的结果将为 CDH 的治疗选择增加重要的数据。

（二）双胎输血综合征

大多数单绒毛膜双胎在胎盘中存在异常的绒毛膜血管连接，可导致双胎输血综合征（twin-twin trancfusion sydrome，TTTS）。正常情况下，脐动脉将低氧血液输送到胎盘表面，并在那里分支，穿过胎盘表面，然后下降至毛细血管网，与母体循环进行气体和营养物质的交换，而"配对的"回流系统则由一条紧邻动脉的静脉组成，随后该静脉又进入脐带（图 21-3A 和 B）。这种血管结构和胎盘小叶相连，也是正常胎儿胎盘血管解剖结构。

在 TTTS 中，一条脐动脉的一个分支沿着胎盘表面走行并进入到子叶中，在那里它不再与配对的静脉相通，而是与一条可将血液输送到另一个双胞胎的非配对静脉相通 [40]（图 21-3C 和 D）。由于这种异常的动 - 静脉（arterial-venous，AV）连接，血液就会单向地从一个双胞胎流向另一个双胞胎，而血流是流入还是流出胎儿则取决于哪个胎儿和动脉血管连接，并且这些单向的动 - 静脉连接在单绒毛膜胎盘中很常见 [41]。仅有 10%～15% 的单绒毛膜妊娠有 TTTS，这表明异常的动静脉连接和整体血流在大多数胎儿间是保持相对平衡的。

双胎之间长时间不均衡的血流分布导致了 TTTS 的症状 [42, 43]。但单绒毛膜胎盘中也存在动脉到动脉（artery-to-artery，AA）和静脉到静脉（vein-to-vein，VV）的端端吻合。如果 AA 的吻合使双胞胎之间的总阻力和血流量相等，就可以防止 TTTS，并且 AA 的吻合可使 TTTS 的发生率减少 9 倍 [41]。此外，共用胎盘、血管活性介质和异常的脐带插入也可能影响 TTTS 的发展 [44]。约 10% 的单绒毛膜双胎妊娠在妊娠 15～26 周时常会发生这种综合征 [42, 45]。

TTTS 的血流失衡会导致供血儿（通常称为"贴附"儿或"泵血"儿）血容量不足、少尿、羊水过少和子宫内生长受限。这类双胞胎之一有发生新生儿肾衰竭、肾小管发育不全和功能障碍及由于高心输出量导致的胎儿水肿等风险。TTTS 的部分机制可能是由于血容量不足引起肾素合成系统的上调，血管紧张素 Ⅱ、醛固酮和抗利尿激素分泌的增加，从而导致胎儿血管进一步收缩和供血儿胎盘血流量的减少 [46]。但受血儿会出现红细胞增多症、多尿症、羊水过多和肥厚型心肌病，因此，受血胎儿存在胎儿水肿和死亡的危险。

然而，对供血儿和受血儿的主要威胁却是羊水过多引起的 PPROM 和早产，并且 TTTS 的幸存者也有中枢神经系统白质损伤和长期残疾的风险。神经发育受损风险的增加与干预时较高的胎龄，TTTS 分级的严重程度增加和较低的出生胎龄有关 [47]。对 TTTS 的诊断需要患者既是单绒毛双羊膜囊双胎妊娠，同时一侧羊膜囊的最大羊水暗区垂直深度（maximal vertical pocket，MVP）< 2cm，而另一侧羊膜囊的 MVP > 8cm [45]。人们根据疾病进展和双胞胎的异常改变建立了多种分级系统，而这些分级系统有助于预测预后，决定治疗方案及医师与医院之间的交流 [44]。常用 Quintero 分级系统，详细情况参见表 21-2。如果 TTTS 仍处于 Ⅰ 级，则其总的生存率可达 85%。如果分级较高又未经

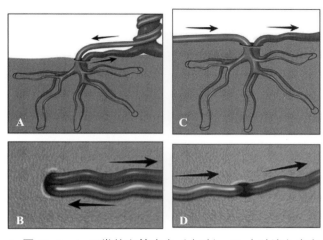

▲ 图 21-3 A. 正常的血管吻合（小叶）；B. 小叶流入方向和流出方向的表面图；C. 异常的双胞胎内连接：动静脉吻合；D. 由于双胎间动静脉吻合，使小叶出现单向流入和流出的表面图

经 Elsevier 许可转载，引自 Rand 和 Lee [221]

治疗则死亡率可大于 80%，且幸存者存在高并发症的风险 [45, 48]。

表 21-2 双胎输血综合征严重程度分级

分级	参数	超声诊断标准
I	羊水	供血胎儿 MVP < 2cm，受血胎儿 MVP > 8cm
II	胎儿膀胱	在 60min 的观察期间内看不到供血胎儿的膀胱图像
III	脐动脉、脐静脉或静脉导管的流速变化	脐动脉舒张末期血流消失或反流，脐静脉出现搏动性血流，静脉导管血流反流
IV	胎儿水肿	任一胎儿出现水肿
V	胎儿死亡	胎儿心脏活动消失

MVP. 最大羊水暗区垂直深度（改编自 Quintero et al [53] and Society for Maternal-Fetal Medicine and Simpson [45].）

目前，人们已经制订了多种治疗 TTTS 的策略，而每一种策略的目的都是为了降低双胞胎或双胎之一的并发症发生率，以及提高存活率。这些策略包括：①连续多次羊水减量术以控制羊水过多及减少早产；②手术实施双胎间的羊膜中隔微型穿孔术，以平衡羊水压力；③对选定的异常双胞胎间的血管吻合进行选择性胎儿镜下激光电凝术（selective fetoscopic laser photocoagulation，SFLP），以平衡双胞胎之间的阻力和血流；④胎儿镜下脐带电凝对严重受影响的受血胎儿进行选择性减胎，从而改善供血胎儿的生存率。

1. 羊水减量术

连续多次羊水减量术是第一个用于治疗 TTTS 的方法，其目的是减少受血儿羊水过多导致的并发症。研究表明，它通过降低子宫内压减少了早产的发生率并改善子宫胎盘灌注 [49]。Mari 等利用国际注册数据研究了 223 对诊断为 TTTS 的双胞胎在妊娠 28 周前实施羊水减量术的效果 [50]，结果显示羊水减量术次数的中位数是 2 次，抽出羊水量的中位数是 3550ml，分娩时胎龄的中位数是 29 周，18% 的受血儿和 26% 的供血胎儿发生了宫内死亡，出生时的总体生存率是 78%，在生后 4 周时，只有 60% 的婴儿存活下来；65% 的受血儿和 55% 的供血儿存活 [50]。而羊水减量术可能出现的并发症包括感染、胎盘早剥、PPROM 和早产。

2. 羊膜中隔微型造口术

在超声引导下应用穿刺针进行羊膜中隔微型穿孔术可以平衡两个羊膜腔之间的压力，从而改善子宫胎盘的血流量。在一项前瞻性随机试验中，73 例 TTTS 的孕妇接受了连续多次羊水减量术或造口术，结果表明总体围产期生存率（64% 和 70%）或妊娠中至少一胎的存活率（78% 和 80%）均没有显著性差异 [51]。然而，由于它不能提高生存率，并且如果创造了单羊膜腔，还会存在脐带缠绕的风险，因此，现在已很少实施羊膜中隔微型穿孔术了。

3. 选择性胎儿镜下激光电凝术

子宫内 SFLP 是一种电凝双胎之间异常交通血管的微创手术，通过一个半硬性内镜导入一个 Nd：YAG 或二极管激光纤维。通常，胎儿镜和激光纤维需通过 3mm 的套管才能经皮置入羊水过多的受血胎儿羊膜囊中（图 21-4）。该手术的麻醉常采用椎管内阻滞或在子宫肌层对戳卡的拟穿刺部位实施局部浸润麻醉，而胎儿镜的置入需要根据胎盘的位置并在超声引导下完成，临床医师在胎儿镜下可见胎盘表面的血管吻合并利用超声确定血管中血流的方向。然而，由于血红蛋白没有充分氧合，穿行在静脉上方的动脉因此呈深红色。此外，通过胎儿镜，还可以直观看到穿过羊膜腔分隔膜的绒毛膜板血管，以及每个胎儿的脐带插入位置，随后找到双胞胎脐带根之间异常走行的血管，并用激光选择性电凝 [52]。但由于胎儿、胎盘和脐带插入的位置，许多手术都需要进行轻度的非选择性电凝术。单纯实施非选择性 SFLP 与急性胎盘功能不全引起的宫内死亡率高有关 [53]。虽然一些异常的双胎间血管吻合常常无法看到，且在激光治疗后仍然保持完整，但完全阻闭所有吻合的血管对于手术成效并不是必要

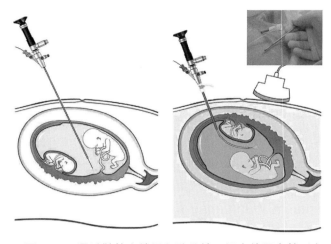

▲ 图 21-4 通过鞘管直接置入胎儿镜，没有使用套管（左图）。患者为前置胎盘，使用一个弯曲的鞘管和一个可弯曲的套管（右图）。可弯曲套管置入到位的照片（插图）。然而，使用套管只能更换直径略微增加的仪器设备

经 Elsevier 许可转载，引自 Deprest 等 [222]

的 [54, 55]。激光消融后，在撤除胎儿镜时通常会实施羊水减量术将囊内过多的羊水减少到正常或稍低的水平，并且术后 24~48h 常需要进行胎儿监测和定期超声检查。

一项 2004 年的多中心前瞻性随机研究比较了内镜激光手术和连续羊水减量术对妊娠 26 周前确诊为 TTTS 患者的治疗效果 [56]，但由于期中分析表明激光治疗组更具优势，因此提前终止了该研究。另外，激光治疗组在 28 天（76% 和 56%，$P < 0.01$）和 6 月龄（76% 和 51%，$P=0.002$）时至少有一胎存活的可能性更大 [56]，并且显著减少了生后 6 月龄时的神经系统的并发症。然而，另一项关于羊水减量术和 SFLP 的前瞻性随机多中心研究发现，受血胎儿或供血胎儿 30 天的死亡率并无差异 [41]，且 SELP 还增加了受血儿的死亡率，但羊水减量术组中受血新生儿死亡率的增加抵消了这一影响 [41]。高血压性心肌病是影响受血胎儿存活的一个重要因素，这可能是由于供血胎儿的血管活性激素（肾素 – 血管紧张素系统）损害受血胎儿所导致的结果。

最近一项对 1995—2014 年激光治疗 TTTS 的文献进行的 Meta 分析表明，胎儿存活率随着时间的推移得到了提高。最近的研究（2011—2014 年）显示，双胎的平均存活率为 60%，至少一胎存活的比例为 88% [57]。此外，既往接受过 SFLP 治疗儿童中，严重的长期神经系统并发症的发生率为 5%~18% [45]。最新的 SFLP 改良术式包括双胎间 AV、AA 和 VV 吻合的序贯消融 [58] 及 Solomon 技术的应用。该技术是在

双胎间血管形成的赤道处建立一条光凝分割线 [59]，但在提高存活率和防止 TTTS 复发方面，仅有限的证据可以表明这些新技术是有效的 [60-62]。

TTTS 激光治疗最常见的并发症是 PPROM 和早产，但风险还包括戳卡经胎盘置入、感染和出血。极少数情况下，羊膜穿孔可以导致肢体卡压和组织缺血。

总之，由于随机对照研究和 Meta 分析都表明胎儿镜激光消融优于连续羊水减量术。因此，它应该作为 TTTS 的治疗手段，以改善新生儿的生存率和预后。

4. 胎儿镜脐带电凝

在不可能挽救受血胎儿的情况下，可以使用胎儿镜脐带电凝术（fetoscopic cord coagulation, FCC）或结扎术，它通过阻断双胎间的血液流动及其导致的并发症来尽量大幅改善另一个胎儿的预后。如果激光治疗使胎儿情况恶化，则在 SFLP 后也可使用 FCC [41]。

要点：双胎输血综合征

● 在 TTTS 中，由于从脐动脉发出的一个分支连接到一个非配对的静脉，因此血液流向另一个胎儿。

● TTTS 不平衡的血流导致供血胎儿低血容量、少尿、羊水过少和宫内生长限制。

● 治疗方法包括连续羊水减量术、羊膜中隔微型造口术、选择性胎儿内视镜下激光电凝术、胎儿内视镜下脐带电凝术。

（三）双胎反向动脉灌注序列征

在单绒毛膜双胎妊娠中，反向血流通过动脉 – 动脉血管吻合从一个胎儿流向另一个胎儿，称为双胎反向动脉灌注（twin reversed arterial perfusion, TRAP）序列征，而接受反向血流的胎儿无心脏或仅有无功能的心脏。不太常见的是，如果"无心"胎儿存在没有泵血功能的畸形心脏团块，那么即使两个双胞胎都有心脏活动，仍然可以诊断为 TRAP，并且这种情况还伴随有其他致命性畸形，如无头畸胎。无心胎儿接受的所有血液都来源于正常胎儿或"泵血"胎儿，而没有与胎盘直接相连。血流通过正常胎儿的脐动脉分支逆行进入无心胎儿，并通过脐静脉从无心胎儿返回。由于血流不进入胎盘而是绕过胎盘，通过静脉 – 静脉连接回流入正常胎儿 [63]，因此，这使得正常胎儿存在高输出量充血性心力衰竭、早产和羊水过多的风险 [64]。TRAP 在活产婴儿中的发病率约为 1/35 000，

单绒毛膜双胎的发病率为 1%，单绒毛膜三胎的发病率为 3% [65, 66]。如果不进行治疗，泵血胎儿的死亡率大于 50%，如果无心胎儿的体积大于正常胎儿的 75%，则死亡率为 90% [67, 68]。

通过超声多普勒图像观察到有流向无心胎儿的反向血流可以进行早期诊断，并有利于最佳治疗。治疗的主要目标是通过阻断双胎间的连接血管从而中止血流，但最早采用的方法则是通过子宫切开术取出无心胎儿（图 21-5）。然而，目前最常实施的治疗是在影像学的引导下对无心胎儿的脐带或胎盘上双胎间的血管吻合采用双极或射频电凝术 [69]。其他治疗方法包括经皮内镜下激光消融胎盘的吻合血管，选择性分娩无心胎儿，使用弹簧圈或结扎术经皮阻断无心胎的脐带，以及胎儿内酒精注射 [69]。TRAP 治疗手术通常在妊娠 16 周后实施，但为了最大程度的减少正常胎儿的并发症，最合适的办法是进行早期干预。虽然最佳治疗时机和方式目前仍未确定，但手术结束后及术后 12 或 24h 需再次通过超声彩色多普勒检查，确认没有流向无心胎儿的血流。

一项对欧洲三个中心的 60 例 TRAP 病例（平均胎龄为 18.3 周）的回顾性研究发现，使用胎儿镜激光电凝胎盘吻合血管或脐带，泵血胎儿的生存率可达到 80%，且出生时的平均胎龄为 37.4 周 [70]。另一项对 26 例接受 RFA 治疗的 TRAP 单绒毛膜双胎的单中心回顾性研究发现，泵血胎儿的生存率可达到 92% 且出生时的平均胎龄为 35.6 周 [71]。2014 年的一项 Meta 分析发现，除了脐带弹簧圈和胎儿内注射酒精外，大多数治疗技术都可使正常胎儿的生存率大约达到 80% [69]。此外，尽早实施治疗可以延长胎儿出生时的胎龄。

TRAP 的治疗通常是在经皮器械拟穿刺的部位进

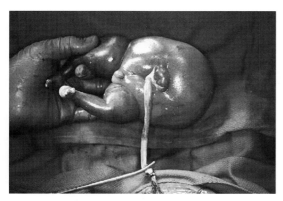

▲ 图 21-5　应用开放性手术选择性取出无心胎
图片由 UCSF Fetal Treatment Center 提供

行局部浸润麻醉，也可使用椎管内麻醉，但 PPROM 仍是手术治疗最常见的并发症。

（四）脊髓脊膜膨出

开放性脊柱裂或脊髓脊膜膨出（myelomeningocele, MMC）是一种发生在妊娠早期的非致命性神经管缺损，导致脑膜和脊髓通过脊柱缺陷而突出和暴露。由于这些神经结构在妊娠期间可能会因接触羊水而受到损害，因此，如果可能应尽早进行修复。MMC 的确切病因尚不清楚，但可能是多因素的。妊娠期间服用叶酸已将这种疾病的发病率降低至每 3000 个活产婴儿中有 1 例。

动物研究表明，最终的神经损伤不仅仅是由于神经管的无法形成造成的，还有羊水或胎粪中的成分导致的化学神经毒性和继发性神经破坏 [72]。在羊的动物模型中，覆盖 MMC 的神经缺损可降低神经系统的并发症，增加肛门括约肌功能正常的可能性 [73]。在手术造成的 MMC 兔子模型中，Julia 等利用体感诱发电位证实了宫内修补 MMC 可以减少神经系统的后遗症 [74]。对妊娠早期患有 MMC 的胎儿检查发现，其脊髓开放但未受损。有文献表明，对裸露的脊髓直接造成损伤和 *PAX3* 基因突变也是引起 MMC 的原因 [75]。在妊娠的前 3 个月通过检测孕妇血液中的甲胎蛋白可以发现 MMC，并且超声检查的改进可对 MMC 进行早期诊断，从而可以选择是否终止妊娠。MMC 的新生儿 5 年死亡率约为 8%；如果未在产前闭合 MMC，则需要在生后的几天内实施闭合手术 [76]。

MMC 引起的并发症包括脑积水、Arnold-Chiari Ⅱ 型畸形、运动和感觉神经缺陷（包括截瘫）、肠道和膀胱失禁、脊髓拴系、性功能障碍和认知障碍 [77]。大约 80% 的 MMC 儿童需要接受脑室腹腔分流术来治疗脑积水 [78]。尽管实施了分流手术，但仍有可能会出现继发于 Arnold-Chiari Ⅱ 型畸形的永久性病变，包括中枢性通气不足、声带功能障碍和吞咽功能障碍。宫内治疗 MMC 的主要目的是在妊娠早期覆盖并保护胎儿的神经系统，以防止因长期暴露于子宫环境而造成的进一步损伤。

1. 开放式脊髓脊膜膨出修补术

自 2011 年脊髓脊膜膨出管理修补研究（management of myelomeningocele repair study，MOMS）的结果发布以来，采用开放性胎儿手术修复 MMC 的病例迅速增加 [79]。在开放性手术的宫内修补过程中（图 21-6），将脑膜与胎儿皮肤和软组织层分离。在一期闭合手术中（图 21-7A），在神经基板上方闭合硬脑膜，然后在

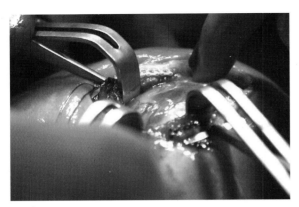

▲ 图 21-6　胎儿脊髓脊膜膨出切开修补术
图片由 UCSF Fetal Treatment Center 提供

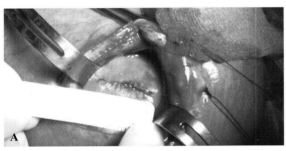

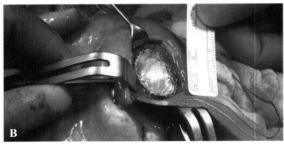

▲ 图 21-7　一期闭合手术
A. 胎儿脊髓脊膜膨出一期闭合；B. 使用皮肤补片对胎儿脊髓脊膜膨出实施闭合（图片由 UCSF Fetal Treatment Center 提供）

硬脑膜上方闭合椎旁肌筋膜瓣，最后闭合皮肤层。如果由于缺损太大无法进行一期闭合，则使用非细胞皮肤补片覆盖缺损（图 21-7B）。

MOMS[79] 发现产前修补具有很多好处，包括降低出生后 1 年的脑室腹腔分流手术需求（68% 和 98%）及分流管的置入率（40% 和 82%）。此外，子宫内开放手术可以减少生后 30 月龄时的后脑疝，改善神经功能预后，通过评估独立行走能力，发现手术儿童和非手术儿童的比例分别为 42% 和 21%，但每组中均有 2 例围产期死亡的病例。在该研究的 183 名入组患者中，研究人员只对 158 名患者的数据进行了分析，结果表明产前手术组有明显的改善效果，因此提前终止

了本项研究。然而，最近对所有数据的随访研究结果表明，宫内干预具有和上述分析结果相似的改善作用，符合分流管置入标准的手术比例分别为 70% 和 93%，降低分流管的置入率（44% 和 84%），能独立行走的比例分别为 45% 和 24%[80, 81]。这些发现显然对产前诊断为脊柱裂儿童的预后具有重要的积极影响，但是在这项研究中，产妇却出现了各种严重的并发症（表 21-3）[12, 79]。子宫壁变薄增加了母亲以后妊娠时子宫破裂的风险。正因如此，对于接受过开放性胎儿手术的母亲，临床医师应在其所有后续妊娠的分娩开始之前实施剖宫产。与此同时，早产风险增加（分娩时平均胎龄为 34 周）仍然是产前开放手术修补 MMC 的主要并发症。

表 21-3　MOMS 试验孕妇的并发症 *

孕妇并发症	产前（n=78）	产后（n=80）	P 值
绒毛膜羊膜分离	30（33%）	0	＜ 0.0001
肺水肿	5（6%）	0	0.03
羊水过少	19（20%）	3（3%）	＜ 0.001
胎盘早剥	6（7%）	0	0.01
胎膜自发性破裂	40（44%）	7（8%）	＜ 0.0001
顺产	39（43%）	13（14%）	＜ 0.0001
分娩时输血	8（9%）	1（1%）	0.02
剖宫产时子宫薄，或分娩时部分或完全裂开	31（35%）	N/A	N/A
出生时平均胎龄（周）	34.0±3.0	37.3±1.1	＜ 0.0001

*. 该表列出的是脊髓脊膜膨出管理研究对 183 名患者进行完整的队列分析后，产前和产后修补组之间有显著差异（P ＜ 0.05）的孕妇并发症。虽然对其他的结果也进行了分析，但该表只列举了两组之间有差异的结果。每组的数据同时用绝对数和百分比进行表示
N/A. 不适用（经 Elsevier 许可转载，引自 Johnson 等 [12]）

2. 胎儿镜脊髓脊膜膨出修补

为了避免开放手术修补 MMC 带来的不良后果，人们在胎儿镜下进行了 MMC 的修补。第一次尝试在胎儿镜下修复 MMC 采用的是子宫切开及通过将子宫移至体外经皮修复的方法[82]，但其中 1 例发生了胎盘早剥，导致人们放弃了这种方法。然而动物研究仍在继续，以确定这种方法的可行性[83, 84]。经过对动物实验的改良，目前有几家医院在妊娠 22～26 周常规对开放性神经管缺损的胎儿采用经皮微创胎儿镜手术或一个 "复合" 手术，即通过孕妇子宫切开，随后将子宫

移至体外并置入戳卡进行神经管缺损的修补 [85-88]。

由于在分娩过程中子宫没有明显会导致其裂开的瘢痕，因此，采用胎儿镜和复合方法实施 MMC 的修补都可能降低孕妇的并发症的发生率。在接受这两种手术方式后，孕妇可以经阴道自然分娩。然而，这两种方法在分娩时的孕龄范围较大（妊娠 24～40 周），在不同的医疗中心，平均孕龄为 33 周或 38 周 [88, 89]。

T_1 和 S_1 之间的缺损可实施胎儿镜修补 [85]，但与开放性胎儿手术相似，并发症较少或慢性病控制良好的孕妇是这种手术的理想人选。

经皮微创内镜修补 MMC 是在超声引导下，利用 Seldinger 技术将 3～4 个外径 5mm 的戳卡经腹壁置入孕妇羊膜腔。如果存在有前置胎盘，要小心置入戳卡以免损伤到胎盘 [85]。早期该手术采用的是，先部分吸除羊水，然后部分注入二氧化碳的方法。然而，随着技术的改良，人们发现并不需要这样做 [85, 89]，只要在部分羊水中注入二氧化碳就可以实现胎儿镜下的修补，而后者还有助于保持子宫内手术修补的视野清晰。

将湿化的二氧化碳逐渐注入羊膜腔，气流压力从 8mmHg 开始，随后以 2mmHg 逐步递增气流压力，直至达到"开放压力"。然后将胎儿置于合适的体位，开始内镜修补手术。根据病变的大小，胎儿手术修补的方法有，使用无活性补片覆盖到神经基板的缺损处实施简单修复，或使用一个或多个胶原膜和聚四氟乙烯补片实施闭合。当对修补的表面施加轻度的压力时，要确保没有脑脊液漏出，从而确认水密密封性 [85, 90]。

虽然微创和开放性胎儿手术的围术期麻醉方法在本章后面有详细介绍，但这种在胎儿镜下修补 MMC 的特殊情况需要在下面的段落中进行进一步的阐述。

3. 胎儿镜脊髓脊膜膨出修补术的麻醉管理与注意事项

在手术当天，会给予孕妇防误吸用药，并穿上弹力袜。在给孕妇麻醉之前，应尽量避免给其使用任何抗焦虑或镇静药是非常重要的，因为这可能会使胎儿的活动受到抑制，并为脊柱裂修复手术调整至合适体位带来挑战。而无论是经皮手术还是复合手术，都常规需要通过快速序贯诱导和气管插管进行全身麻醉。欧洲的一家医院已经在很多这种特殊患者中实施了经皮微创治疗的监测和血管通路的建立，对这些患者除了应用无创监护仪对血压、心电图进行标准监测外，还需要置入中心静脉导管 [91]。另外，由于孕妇可能存在气道水肿，因此，为她们选择的气管导管应比非妊娠女性所使用的要细。此外，对于完全经皮胎

儿镜手术，麻醉的维持是通过吸入麻醉药（如地氟烷）和静脉输注瑞芬太尼来完成的。后者和地西泮相比，阿片类药物瑞芬太尼不仅能为孕妇提供镇痛，而且在手术过程中还会有足量的药物透过胎盘为胎儿提供镇痛和制动 [92]。此外，在麻醉诱导前，一些欧洲医院也常规静脉推注宫缩抑制药阿托西班，但作为一种催产素拮抗药，由于它还未在美国得到批准，因此只能在欧洲使用。在使用该药物时，常同时进行常规监测和有创监测，包括动脉置管进行有创血压监测，肺动脉置管评估心输出量，以及进行肺水含量的估计，后者用于评估手术期间和术后阶段孕妇肺水肿的出现或进展。肺动脉置管监测对这些病例而言是独一无二的，因为它并不是开放性手术修补 MMC 的常规监测项目。

术中常通过超声和超声心动图间歇性评估母胎的胎盘循环和胎儿心率，但这会影响手术操作和麻醉深度。脊柱裂经皮微创修补术后患者的疼痛可以采用口服阿片类药物。

另一种手术方式是"复合"手术。它先对孕妇实施剖腹手术，然后将戳卡置入体外的子宫内进行胎儿镜修补（图 21-8），孕妇可以实施全身麻醉和椎管内麻醉。如果选择椎管内麻醉，术前可以置入硬膜外导管推注局部麻醉药，术后输注阿片类药物控制术后疼痛。如上所述拟实施全身麻醉，可以任意选择吸入麻醉药，对于胎儿也可以直接肌内注射药物以减轻疼痛和限制体动。其他章节讨论了麻醉药对孕妇每个系统的影响。

一旦将胎儿体位调整到适合手术的体位后，就可以给胎儿肌内注射药物 [93]。在胎儿镜脊柱裂修补术开

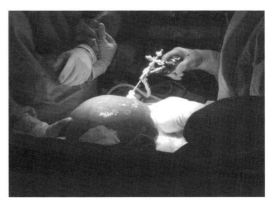

▲ 图 21-8　在"复合"的脊髓脊膜膨出修补术中，先对孕妇实施剖腹手术，然后将胎儿镜置入移至体外的子宫中实施胎儿镜下修补术

图片由 OlutoYin Olutoye MD，MSc 提供

始之前，对胎儿最常用的给药方案是联合用药，包括镇痛药（最常用的是芬太尼，按 5～10μg/kg）、肌肉松弛药（维库溴铵，按 0.2～0.4mg/kg）和抗胆碱药（阿托品 0.02mg/kg）。另外，根据手术的持续时间，可以按照这个给药方案每隔 45min～1h 对胎儿再次用药。

复合手术后的疼痛常应用患者硬膜外自控镇痛来进行控制，持续输注 48～72h 的局麻药和阿片类药物，从而为胎儿和母亲提供足够的镇痛；静脉持续输注硫酸镁 24～48h，可以抑制术后的宫缩。

虽然胎儿镜修补（经皮或"复合"手术）对孕妇和胎儿都有潜在的优点，能够减少子宫破裂和早产的发生率，但仍有很多值得重视的方面。由于胎儿镜修补术的学习曲线很陡峭，因此，完成这些手术的时间要比开放性手术更长 [88, 89]。2012 年一项研究发现，内镜下宫内 MMC 的修补导致孕妇和胎儿的并发症的发生率都很高 [94]，在 19 例患者中，3 例胎儿术中死亡，3 例手术因为术中出现大出血导致手术终止。2016 年，对 10 例 MMC 患者进行的内镜下胎儿修复的一期试验结果显示，10 个手术中有 2 个因失去胎儿子宫手术时的入路而流产，1 例胎儿和 1 例新生儿死亡，并且所有病例均发生了 PPROM [95]。另外，在充满二氧化碳的环境中进行胎儿修补也引起了人们对胎儿高碳酸血症和随后可能出现的不良后遗症的担忧 [96]。既往绵羊的胎儿镜研究发现，胎儿绵羊发生了严重的酸中毒。尽管没有对在充满二氧化碳的子宫中接受手术的人类胎儿进行直接测量，但手术期间的胎儿生理参数也没有提示出现这种情况 [87]。这种在手术期间中会发生二氧化碳吸收的情况，尤其是通过手术过程中损伤的血管吸收二氧化碳，可能会导致孕妇发生二氧化碳栓塞。但是，迄今为止所有在二氧化碳中接受胎儿镜修补 MMC 的患者还没有发生栓塞的报道。然而，在一些研究中，与开放性 MMC 修补相比，胎儿镜下的 MMC 修补会增加羊膜破裂的发生率，导致出生时胎龄更小，发生持续的胎儿脑脊液漏，以及增加围产期死亡率 [77, 94, 95, 97]。

尽管存在这些顾虑，但胎儿镜下脊柱裂的修补术却在不同医院中逐渐普及，这是因为降低孕妇并发症的发生率及经阴道分娩近似足月儿的趋势都是治疗不可忽视的目标。此外，出生后神经系统的预后也令人欣慰，并且子宫内修补术后的儿童接受神经外科手术的比例也与 MOMS 研究结果相似 [88, 98]。然而，还需要对接受过这些手术儿童的远期神经系统预后进行评估，才能最终证明这种手术的益处。其他章节（见第

25 章）介绍了关于出生后 MMC 手术和麻醉的更多细节。

> **要点：脊髓脊膜膨出**
> - 在 MOMS 研究中，开放性胎儿 MMC 修补术显著降低了脑室腹腔分流管的放置率，改善了神经系统预后。
> - 胎儿镜下 MMC 修补术可以降低早产的风险，并且减少了未来妊娠的剖宫产需求。
> - 无论是开放性手术还是胎儿镜手术，胎儿的镇痛和镇静都可以通过肌内注射芬太尼、维库溴铵和阿托品来实现。

（五）先天性肺气道畸形

先天性肺气道畸形（congenital pulmonary airway malformation，CPAM）是一种孤立的肺部肿块，其内含有直径小于 1mm 到几厘米的固体和囊性成分，通常隔离于一侧肺而独自存在。人们之前将这些畸形称为先天性囊性腺瘤样畸形（congenital cystic adenomatoid malformations，CCAM）。根据超声图像特点和大小，CPAM 分为两种类型 [99]，超声下含有直径＞ 5mm 的单个或多个囊肿的畸形称为"大囊型"，它们可发展成为直径几厘米的孤立性大囊肿；直径＜ 5mm 的较小囊肿称为"小囊型"，它们在超声上表现为实性包块。妊娠中期的超声检查有助于临床医师区分 CPAM 与 CDH、外周支气管闭锁、神经源性囊肿、支气管肺隔离症及支气管源性囊肿 [99]。另外，根据囊肿大小、内衬上皮的特征、囊壁厚度、囊内是否含有黏液分泌细胞、软骨和肌肉 [100]，以上这些组织学的分类标准可将 CPAM 分为五个亚型。据估计，CPAM 的发病率为 1/25 000 [101]。

巨大囊肿可以导致纵隔移位、羊水过多、肺组织增生、水肿和胎儿死亡。胎儿的整体预后取决于 CPAM 的大小、肿瘤的生长特性、是否合并水肿及由巨大囊肿导致的并发症，如胎儿纵隔移位、肺发育不良或羊水过多 [102, 103]。有研究报道，未经治疗和出现水肿的胎儿存活率＜ 5% [104]。对于宫内发现且没有造成严重损伤的微小 CPAM，可以在出生后予以切除，但通常切除的只是受影响的肺叶。CPAM 体积比（CPAM volume ratio，CVR）是指通过超声计算出的 CPAM 体积与根据胎龄标准化的胎儿头围的比值 [105]，当 CVR ＜ 0.56 时，没有不良影响；CVR ＞ 0.56 时，与出生后 1/3 的不良预后发生有关；CVR ＞ 1.6 时，

胎儿发生水肿的风险极大[105, 106]。但如果胎儿的双肺有肿块或合并水肿，都会导致预后不良[105, 107]。由于这些囊肿会迅速且不可预测地生长，因此对 CPAM 肿块进行定期超声监测是非常重要的。另外，根据囊肿及其影响，可以选择子宫内治疗或产后切除。

对胎儿可以采取的手术策略有，通过连续胸腔穿刺术或放置分流管对囊肿进行抽吸和引流，经皮激光消融及在开放性胎儿手术中切除 CPAM[108]。抽吸囊肿可以暂时改善胎儿的状况，但常常会再次积液。分流管的放置可以持续减压，缓解宫内胎儿的水肿，并可以使他们在出生后接受根治手术[109]。如果不进行治疗，巨大的 CPAM 可以造成严重的胸腔积液和肺发育不良。不幸的是，某些囊性病变具有间隔，因此无法对其充分引流。而胸腔羊膜腔分流管可能会移位、发生故障或阻塞，并可能导致胎儿出血、胎盘早剥、PPROM、早产和绒毛膜羊膜炎[105, 108]。另外，对患有 CPAM 和水肿的胎儿使用倍他米松也可以改善预后[110]。有研究表明，在接受胸腔羊膜腔分流术的大囊型 CPAM 胎儿中，68% 的水肿胎儿和 88% 的非水肿胎儿可以存活[111]。

在开放性胎儿手术中，可以切除实性小囊型 CPAM 或其他无法引流或分流的巨大囊肿（图 21-9），而内含病变的肺叶可以在子宫切开术和胎儿开胸术中进行切除[104]。此外，麻醉的注意事项在其他章节中进行了阐述。一项对 30 例患有巨大 CPAM 和水肿的胎儿的回顾性研究发现，接受开放性胎儿手术切除后，生后 30 天的存活率为 50%[112]；对于没有进行手术治疗却患有类似 CPAM 的胎儿，存活率仅有 3%（33 个胎儿中只有 1 个胎儿存活）。

另外，还有些不太常用的治疗方法，包括在 EXIT 手术中实施切除、在 ECMO 辅助下进行切除、肿瘤消融或经皮注射硬化剂治疗。改进的患儿选择标准及对肿瘤进行微创视频辅助下胸腔镜治疗，都有望改善预后[108]。其他章节（见第 26 章）阐述了有关 CPAM 产后治疗的更多内容。

（六）骶尾部畸胎瘤

通常，在妊娠中期就可以对骶尾部畸胎瘤（sacrococcygeal teratoma，SCT）的胎儿做出诊断。它的发病率为每 20 000～40 000 名活产胎儿中有 1 例[113]。瘤体可以生长至 500～1000cm³ 大小[114]，由于肿瘤增大、胎儿水肿和胎盘肥大，因此围产期的死亡率很高，可达到 25%～35%[113]。然而在一个研究中，人们发现 23 例 SCT 的胎儿围产期死亡率可达 43%[114]。另外，

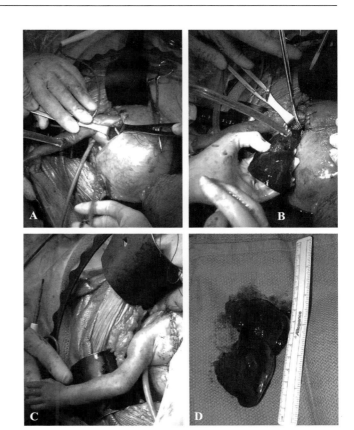

▲ 图 21-9　在开放性胎儿手术中，可以切除实性小囊型 CPAM 或其他无法引流或分流的巨大囊肿
A. 开胸术下对胎儿的开放性肺气道畸形进行切除；B. 切除的 CPAM 包块；C. 胎儿开胸术一期缝合；D. 切取的 CPAM 包块的病理标本（图片由 UCSF Fetal Treatment Center 提供）

这些肿瘤还会引起严重的动静脉分流，由此导致的高输出量心力衰竭是胎儿死亡的常见原因。此外，病变较大的胎儿还存在产时难产、肿瘤破裂出血及膀胱出口梗阻的风险。胎儿水肿可能会引起"镜像综合征"，即母亲会出现类似于胎儿的高动力性高心输出量状态，并伴有先兆子痫症状[115]。这种综合征也增加了胎儿的死亡率和孕妇的并发症发生率，其中 20% 的孕妇可以出现严重的并发症[116]。

临床医师已经成功在子宫内实施了几例 SCT 切除术[117]。而使用 Altman 分型标准，可以根据肿瘤部位对其进行分型[118]。完全位于骨盆外的肿瘤（Ⅰ期）可以在宫内切除，而完全位于胎儿骨盆内的肿瘤（Ⅳ期）不适合在宫内切除。要成功切除巨大的 SCT，需要在胎儿手部或脐带静脉处置管，以便在肿瘤切除过程中进行血液和液体复苏。也可以对肿瘤或血管实施 RFA、栓塞和热凝固术的微创外科治疗，以减轻肿瘤负荷和血液供应，但这些需要进行更多研究以明确获益程度[119]。

（七）胎儿尿路梗阻

大约 1% 的妊娠可以通过超声对胎儿的尿路梗阻进行诊断[120]，并且绝大多数尿路梗阻都没有严重的临床后果，在 5000 名活产儿中只有 1 名有下尿路梗阻[121]。另外，胎儿尿路梗阻的临床症状取决于梗阻的位置、严重程度、持续的时间、发病年龄和胎儿的性别[120]。此外，胎儿尿路梗阻所致的先天性双侧肾积水比单侧上尿路梗阻的预后更差。虽然确切的病因可能有所不同，但后尿道瓣膜是男性胎儿双侧肾积水的常见原因，其他可能的原因还包括肾盂输尿管交界处和输尿管膀胱交界处梗阻、异位输尿管、输尿管囊肿、巨大膀胱输尿管、多囊肾或更复杂的病理改变[122]。由于这些畸形常会导致羊水过少，因而超声检查能够很容易发现它们。在妊娠 16 周前，孕妇血浆的渗出液形成了羊水；在妊娠 16 周后，胎儿尿液则是羊水的主要来源。因此，临床医师可以采用基于胎儿肾盂前后径的超声分级系统对产前肾积水的严重程度进行评估[123]。另外，不仅要对整个尿路进行大范围的超声检查，还应该寻找心脏或神经管畸形，因为它们更常见于有下尿路梗阻的胎儿[120]。此外，根据羊水指数、肾脏显像和胎儿尿液化学分析，最近还有人建立了一种下尿路梗阻严重程度的分类系统[124]。

严重的尿路梗阻会导致羊水过少、输尿管肾积水和膀胱扩张，进而导致肺发育不良、面部和四肢畸形、肾发育不良和功能障碍、腹肌缺失（图 21-10）[125]。这些问题主要是导致了肺发育不良，而显著降低了出生后的生存率。在接受产后矫正的活产婴儿中，超过 25% 的患儿在 5 岁前需要依赖透析治疗[126]。

在胎儿膀胱和羊膜腔之间放置双 J 管能够在宫内对膀胱进行减压和引流，从而减少羊水过少及其相关的并发症（肺发育不良和脐带压迫），并促进肾脏发育。1981 年，人们采用开放性子宫切开术对先天性肾积水进行了首次治疗，随后该新生儿于妊娠 35 周出生，却死于肺发育不良[125]。膀胱羊膜分流管选择和置入的改善也使人们对先天性肾积水的治疗获得了成功[7]。另外，还有学者曾创建了一种具有特定标准的方法以改善患病胎儿的选择及预后[127]，该方法的组成部分包括胎儿的染色体核型，寻找其他解剖畸形的超声检查，以及确定肾功能障碍程度的胎儿尿样。胎儿干预需要测定男性胎儿的染色体核型（女性常有更复杂的尿路畸形）、没有其他影响预后的结构异常、羊水过少或羊水量少等情况。连续采集胎儿尿液 3～5 次，完全膀胱引流，采样时间间隔 24～48h，检验钠、氯、钙、渗透压、蛋白和 β_2- 微球蛋白，可以提高临床医师对胎儿结局的预测[120, 128]，另外，胎儿尿液中这些成分水平的升高也与晚期肾脏损害和不良预后相关[129]。在妊娠早期发现病变、羊水过少的程度，以及存在其他畸形，都提示胎儿的预后会很差。

由于羊水过少会影响超声成像，因此放置膀胱羊膜腔分流管（vesicoamniotic catheter shunt，VAS）常常会很困难。置管的潜在并发症包括导管阻塞或移位、绒毛膜羊膜炎、PPROM、胎儿创伤、腹壁缺损（腹裂）、

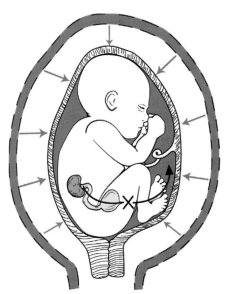

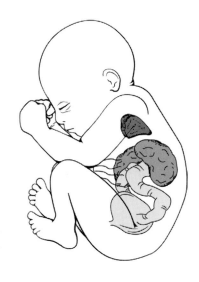

羊水过少

- Potter 面容
- 肺发育不良
- 屈曲收缩

肾积水

- 4 型囊性发育不良
- 肾衰竭

输尿管积水和巨膀胱

- 腹部肌肉缺乏综合征
- 腹肌发育缺陷综合征

▲ 图 21-10　胎儿尿路梗阻对发育产生的影响

严重的尿路梗阻会导致严重的胎儿后遗症，从而降低出生后的生存率（引自 Harrison 等[125]）

胎盘分离和出血、早产和孕妇羊水渗漏[120]。这种微创手术需要椎管内麻醉或在孕妇腹壁和子宫肌层内实施局麻浸润，但等新生儿出生后需要彻底修复潜在的畸形。

一项单中心回顾性研究观察了 1987—1996 年 34 例因不同原因导致梗阻性肾病而接受 VAS 分流管置入的患者，发现至少 50% 患者可存活至 2 岁，43% 的存活者肾功能正常[130]。另一项研究对 20 例下尿路梗阻的男性胎儿进行了回顾性研究，发现 1 年总体生存率为 90%，仅有 2 名新生儿死于肺发育不良[131]，8 名儿童肾功能正常，11 名儿童膀胱功能正常并能自主排尿，8 名儿童存在呼吸困难[131]。对 1990—2015 年的研究进行的一项 Meta 分析指出，与保守治疗相比，宫内分流可提高生存率（57% vs. 39%）[126]。然而，2 年生存率和出生后肾功能却没有差异。

经皮微创膀胱镜下激光消融后尿道瓣膜可以让临床医师直接观察胎儿尿道，从而有利于进行诊断和实施宫内治疗。此外，这种手术可能会逆转肺脏和肾脏的并发症，但其疗效目前尚不确定[132]。一项病例对照研究将胎儿膀胱镜、VAS 术和没有实施干预的胎儿进行了对比[133]，发现胎儿镜和 VAS 术都可提高严重下尿路梗阻胎儿的 6 个月生存率，而在有后尿道瓣膜的胎儿亚组中，只有胎儿膀胱镜可以改善 6 个月的生存率和肾功能。然而，目前只有有限的证据支持胎儿干预可以作为下尿路梗阻胎儿减少肺发育不良，提高围产期生存率的一种尝试，胎儿手术是否对肾脏和膀胱功能有其他改善却还有待证实。

要点：先天性肺气道畸形、骶尾部畸胎瘤和胎儿尿路梗阻

- 巨大的 CPAM 可采用囊肿引流、胸腔穿刺术、胸腔羊膜腔分流术、经皮激光消融术和开放性胎儿手术进行治疗。
- 盆腔外的骶尾部畸胎瘤可以在子宫内切除。
- 先天性尿路梗阻可采用膀胱羊膜腔分流术或胎儿镜激光消融后尿道瓣膜治疗。

（八）胎儿心脏畸形

血管成形术、超声和母胎治疗的进步使临床医师可以成功对胎儿心脏进行介入治疗，尤其是对妊娠中晚期形成的心脏疾病。根据手术需要，可以在超声引导下经皮将导管置入到左心室（用于主动脉瓣成形术）、右心室（用于肺动脉瓣成形术）或心房（用于房间隔

造口术），并且这种方法已为以下疾病的治疗带来了益处，包括主动脉瓣狭窄和进展性左心发育不全综合征（hypoplastic left heart syndrome，HLHS）、已形成的 HLHS 和限制性房间隔、肺动脉发育不良和右心发育不全综合征，以及因结构性心脏病导致的胎儿心力衰竭或胎儿水肿[134, 135]。临床医师常应用胎儿主动脉瓣成形术治疗进展性 HLHS，肺动脉瓣成形术治疗右心发育不全综合征，房间隔造口术治疗已形成的 HLHS，而这些手术也能够减轻可能发生在子宫内的心脏畸形或生长发育限制。

我们将胎儿主动脉瓣成形术作为产前心脏介入手术的典范进行阐述。这种经皮手术常用于治疗严重的主动脉瓣狭窄，而后者会导致流经主动脉横弓的血流减少，血液反流通过卵圆孔，以及左心室压力增加从而损伤心肌。如果不进行治疗，左心结构发育不全会导致出生后发生 HLHS。1991 年，首次报道了胎儿主动脉瓣成形术，但最初的报道对胎儿成功实施产前干预是在妊娠晚期[136]。这种手术现在是在妊娠中期或妊娠晚期的早期阶段实施，因此，也有力地改变了患有这种疾病的胎儿的产后病程。

胎儿心脏治疗通常是在妊娠 22～26 周实施。理想的胎儿体位应能使导管顺利到达病变瓣膜或目标区域，同时这也是手术成功的关键。主动脉瓣成形术最常见的入路是通过胎儿的左前胸壁和左心室进入（图 21-11），因此，适合主动脉瓣成形术的胎儿体位要能为相关器械置入到左侧胸壁提供安全的入路，并且没有任何肢体或其他结构阻挡。可将一根 11cm、19Ga 的穿刺针及其针芯置入孕妇腹部，并穿过子宫壁、胎儿左侧胸壁，进入左心室，套管针的走行要与左心室流出道平行[134]。尽管很少使用以下这种方法，但是当不能通过外转胎位术使胎儿达到理想体位时，有时会使用小切口切开孕妇的腹壁，将子宫移至体外，调整胎儿体位以便于合适的穿刺针进入左心室。在成功进入左心室后，利用超声引导及套管和球囊尖端的预先测量值，将导丝送入狭窄的主动脉瓣[134]。

从技术上说，人们认为成功的主动脉瓣成形术需具备以下几个条件：确认导丝穿过主动脉瓣，球囊扩张，立即观察到通过主动脉瓣的血流量增加，扩张后的主动脉反流增加或减少[137]。技术上成功的主动脉瓣成形术后血流量的增加将使胎儿左心室能够恢复、重构，并在出生后实现双心室循环（即婴儿的心输出量完全由左心室实现而不受心房分流的影响）[138]。Prosnitz 及其同事的最新研究[138]发现，手术后建立的

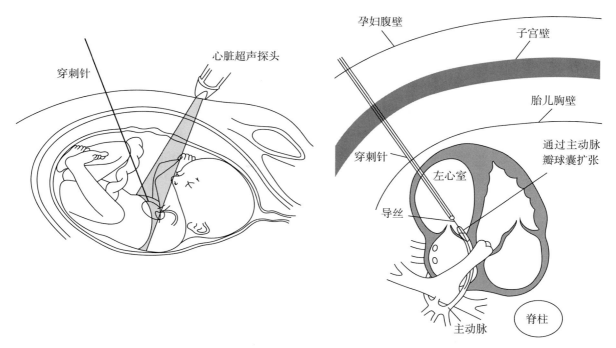

▲ 图 21-11　胎儿主动脉瓣成形术的理想胎位及通畅的置管入路图例

穿刺针经孕妇腹部、子宫壁、胎儿胸腔进入胎儿左心室，朝向左心室流出道（经 Tworetzky 等 [134] 许可转载，引自 Wolters Kluwer）

部分或完全通过主动脉横弓的顺行血流是出生后双心室功能最重要的独立预测因子。在产前心脏介入治疗后，双心室功能可能在出生时就存在，也可能在经历一系列手术和（或）存在舒张功能欠佳或肺动脉高压的情况下出现。然而，获得双心室功能与左心发育不良相比也是一种改善，因为后者能够导致严重的死亡率和发病率[139]。

多学科会诊应有心脏内科医师、产科医师和麻醉科医师，而多学科会诊不仅常常对探讨孕妇的病史和胎儿的疾病特点有所帮助，而且对于预计有胎儿体位难以适合手术的各种情况也能够提出建议。在给孕妇使用镇静药之前，必须确定胎儿体位能够满足手术的需求，以防止需要对胎儿实施外转胎位术，这是由于一旦出现需要通过胎盘才能进入胎儿的情况，给予孕妇深度镇静或镇痛可能会使调整胎儿体位更加困难。随着手术入路和胎儿心脏介入技术的不断完善，为这些手术实施的麻醉方式已从对孕妇全身麻醉发展到椎管内麻醉，甚至只是在轻度静脉镇静的基础上对置管部位进行局部浸润麻醉。选择后者的益处在于，当明确胎儿体位不适合手术时，可以很容易地逆转或停止镇静。与其他胎儿镜下的手术一样，这种手术也可以为孕妇静脉输注瑞芬太尼以实施镇静[92]。一旦明确胎

儿体位适合手术，并且给婴儿联合肌内注射了阿托品、芬太尼和肌肉松弛药后，输注瑞芬太尼也可以增强胎儿的无体动状态。

在某些情况下，如果初次外转胎位术没有成功，可以在手术开始前选择全身麻醉或区域阻滞麻醉来提高其成功率。然而，治疗团队应避免对孕妇实施全身麻醉，可以将手术安排在婴儿体位较好的时候进行，这样就降低了全身麻醉给孕妇带来的风险。

穿过心室尤其会增加胎儿血流动力学不稳定的风险[135]。在胎儿心脏介入治疗中常会发生胎儿血流动力学不稳定的情况，即心动过缓和心室功能不全。因此，在手术过程中应该为胎儿复苏做好充分的准备。对产前心脏介入治疗中胎儿血流动力学不稳定的回顾性研究表明，血流动力学不稳定常发生在将套管插入心脏后几分钟及从心脏取出所有器械后不久[135]。由于介入治疗的特点，手术中血流动力学的不稳定是可以预见的。然而，确切的病理生理尚不清楚。一种假说认为，这是胎儿缺氧造成的，而缺氧可能是由压迫下腔静脉引起心输出量减少所致。另一种假说认为，这是心室功能障碍造成的，可能是因置管使室壁凹陷进入心室腔内或是由心包积血造成心脏压塞，直接导致心室牵张反射的结果。另外，心室功能不全也可能是由腔内

套管扭转或将扩张的球囊直接从心脏中取出所致。

胎儿血流动力学不稳定也可能与进入心室时对胎儿传导系统的损伤有关。此外，孕妇低血压引起的子宫血流减少也可能导致胎儿血流动力学不稳定。然而，对胎儿心脏介入治疗的一项回顾性研究发现，胎儿血流动力学的不稳定发生在孕妇血压正常时[135]。

为处理在此手术过程中可能出现的血流动力学不稳定，治疗团队应准备好几种按体重计算好剂量的无菌药物，包括肾上腺素（1μg/kg）、肾上腺素（10μg/kg）、阿托品（20μg/kg）和葡萄糖酸钙（每种药物大约准备 6 个注射器）。这些药物应能让心脏介入医师能够在手术期间便捷快速地推注，以处理出现的各种心功能不全。另外，一些医院在手术开始时就预防性使用阿托品。此外，主动脉瓣成形术后，也可通过球囊的导丝腔预防性给予肾上腺素。根据心功能不全的严重程度，已有人使用 1μg/kg 或 10μg/kg 的肾上腺素进行肌内和心内注射，而后一种剂量似乎具有起效更迅速、维持更久的效果。

主动脉瓣成形术后可发生心包积血。因此，在拔除导管之前，可以尝试使用瓣膜成形术套管进行心包穿刺术。但要注意的是，胎儿血流动力学不稳定常发生在经心室入路，而经心房入路却很少见。

出生后实现双心室功能是产前心脏介入治疗最终期望出现的结果。在主动脉狭窄的情况下，这种结局的出现似乎取决于手术前左心室的大小。如果介入前胎儿左心室大，则预示着术后双心室功能会在出生后更好。这种手术的潜在获益必须与手术操作失败、瓣膜功能不全、胎儿死亡及尚待确定的远期不良事件的可能风险进行权衡。另外，这种手术为孕妇带来的并发症包括感染、PPROM 和早产。

另一种治疗产前诊断的心脏畸形的方法是立即接受产后心脏治疗，或称为分娩时立即心脏干预（immediate postpartum access to cardiac therapy，IMPACT）[140]。目前，这种方法已用于治疗产前诊断为 HLHS 的新生儿、伴有胎儿水肿的心脏传导阻滞和巨大的肺动静脉畸形，但这种多学科治疗方式通常需在心脏内科的手术室内进行剖宫产，并由儿童心胸专业的麻醉科医师立即对新生儿进行复苏，随即在脱离胎盘循环后生命最初的几分钟内迅速进行手术或导管介入治疗。尽管已经对这种治疗产前心脏疾病的方法进行了报道，但尚未得到广泛的应用，并且目前也没有人发表有关其疗效的结果。由于每个医疗机构为新生儿实施这种高水平立即治疗的能力参差不齐，因此，

这种方法在临床上得到广泛采用可能还很困难。

> **要点：胎儿心脏畸形**
> - 主动脉瓣成形术、肺动脉瓣成形术和房间隔造口术目前分别用于治疗进展中的 HLHS、右心发育不良综合征和已形成的 HLHS。
> - 临床医师使用套管针和导丝进入孕妇腹部和子宫，胎儿左胸壁、左心室，并通过主动脉瓣实施主动脉瓣成形术
> - 肌内注射芬太尼、维库溴铵和阿托品，持续的超声监测，准备复苏所需的肾上腺素、阿托品和心包穿刺术，这些对胎儿心脏手术是非常重要的。

（九）产时宫外治疗手术

最初发展产时宫外治疗（EXIT）手术是为了让临床医师有充足的时间管理和保护曾经在宫内接受过气管阻塞的胎儿在出生时气道的安全[141]。目前，当存在新生儿气道难以或无法管理的情况，如胎儿颈部肿块和先天性高位气道阻塞（congenital high airway obstruction，CHAOS）[13, 142]，人们普遍采用的是 EXIT 手术。EXIT 手术也适用于其他外科手术，如开胸切除巨大 CPAM、分离连体婴儿或过渡到 ECMO。另外，当严重的肺发育不良（如单侧肺发育不全）和特定的心脏病变需要过渡到机械通气支持和（或）ECMO，而复苏又可能因氧合不足而受到危及时，EXIT 手术也是十分有用的[143]。在 EXIT 手术中，通过剖宫产部分分娩出新生儿，但仍保持胎儿、胎盘和孕妇之间的联系完整，这样就可以通过胎盘而不是胎儿的肺进行气体交换。然而，为防止子宫收缩，胎盘从子宫内膜分离或影响子宫血流，因此必须使子宫松弛。虽然大多数 EXIT 手术只需要约 30min，但也有持续时间 2.5h 以上的报道[144]。如果分娩时脐带血血气分析结果正常并且分娩时没有胎儿酸中毒的情况，表明手术期间胎盘循环很充分[117]。

胎儿手术要取得成功，需要一支由胎儿外科医师、麻醉科医师、超声科医师、母胎医学专家和专职手术室护士组成的多学科团队，而孕妇的注意事项、体位的摆放、麻醉诱导和气管插管与剖宫产的全身麻醉相似。

通常需要给孕妇吸入 > 2MAC 的挥发性麻醉药才能维持子宫完全松弛，防止胎盘从子宫内膜分离。对于某些患者，可以在吸入麻醉药的基础上

或作为吸入麻醉药的替代药物，定期给孕妇静脉注射硝酸甘油（50～200μg），或持续输注硝酸甘油 [1～20μg/(kg·min)] 以提供充分的子宫松弛。在某些情况下，用椎管内神经阻滞和硝酸甘油就可成功地完成 EXIT 手术[145]。

由于使用高浓度吸入麻醉药常常会降低孕妇的心输出量和子宫胎盘的血流量，导致血管扩张和低血压，因此需要密切监测血流动力学。如果有必要，应优先给予升压药如去氧肾上腺素和（或）麻黄碱，而不是大量扩容，因为后者可能会导致孕妇肺水肿。

拟实施子宫切开术时，必须使子宫处于松弛及无张力状态。胎盘和胎儿的位置由超声来确定，选择的子宫切口应避开胎盘，并且使用吻合器以确保止血严密[144]。切开子宫后，胎头和上半身在子宫外分娩，而将胎儿其他部分留在子宫内，有助于维持子宫容积并有利于胎儿保暖。临床医师可将无菌脉搏血氧饱和度探头缠绕在胎儿的手部，以监测心率和血氧饱和度。有时，部分分娩的胎儿会因为脐带的隐匿性压迫而导致胎儿心动过缓，此时就必须实施完全分娩。在临床医师保障气道安全或实施手术期间，部分分娩可以使胎盘 - 胎儿气体交换继续进行（图 21-12）。吸入麻醉药可以通过胎盘转运到胎儿体内，而肌肉松弛药、阿片类药物或复苏药物则常通过胎儿肌内注射给药。另外，还应通过持续脉搏血氧仪（图 21-12）和定期心脏超声检查来监测胎儿的健康状况。孕妇的吸入氧浓度至少要达到 50%，以提高胎儿的氧合，但在插管前胎儿氧饱和度通常在 40%～65%。尽管孕妇 $PaO_2 > 500mmHg$，但由于胎盘转运氧的特性，胎儿的 $PaO_2 < 60mmHg$[146]。此外，孕妇低血压、胎盘早

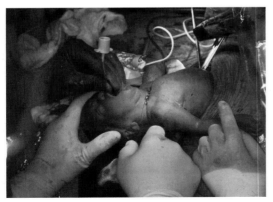

▲ 图 21-12 在 EXIT 手术期间，对胎儿实施部分分娩和气管插管

脉搏血氧监测探头置于胎儿左手，并用铝箔覆盖以遮挡光线（图片由 UCSF Fetal Treatment Center 提供）

剥、脐带压迫或屈曲、子宫松弛丧失都可能导致胎心率或动脉氧饱和度的下降，麻醉科医师需要维持孕妇足够的子宫松弛和适当的血流动力学状态。因此，其在监测胎儿和确保安全方面发挥着关键作用。

使用直接喉镜、支气管镜或可视喉镜，置入 3.0～3.5mm 内径（internal diameter，ID）的气管导管就可以实现胎儿的经口插管。气管插管后，往往需要使用肺表面活性物质，并对肺进行通气。随后可以应用气压计监测吸气峰压，并将其维持在满足适当肺通气量时所需的最低压力。通常还需使用 $5cmH_2O$ 的呼气末正压以增加功能残气量。在分娩和终止"胎盘支持"之前，气管导管的位置可以通过直接观察、听诊呼吸音、胎儿血氧饱和度的上升、判断是否有呼气末二氧化碳来确认。胎儿的肺通气通常会使动脉血氧饱和度上升到 90% 以上，在婴儿血氧饱和度上升后，就可以钳夹脐带分娩婴儿了，而新生儿科医师则会根据需要进一步实施复苏。

肺通气时，胎儿的动脉血氧饱和度未能升至 90% 以上是分娩前启动 ECMO 的指征[147]。因此，EXIT 手术可以使临床医师在胎儿脱离胎盘气体交换之前，有时间置入血管套管并开始 ECMO。在另外一些情况下，可以在气管插管前，先将胎儿腹水或囊性肿块进行减压，这样就更利于临床医师调整胎儿的头部，管理上呼吸道，以及实施肺通气。对于较长时间的手术，或者必须提高胎儿血管内容量或红细胞数量时，可在胎儿上肢静脉内置入静脉套管针。

在脐带夹闭和胎儿分娩后，立即减少或停止使用吸入麻醉药，并使用催产素以维持产后子宫的正常张力。如果子宫持续无力，可以使用其他药物，如甲基麦角新碱、前列腺素 $F_{2\alpha}$ 或前列腺素 E。当吸入麻醉药浓度降低或停用时，可以静注阿片类药、丙泊酚和（或）氧化亚氮以维持产妇麻醉，同时这些药物也能够维持子宫张力，便于完成手术。

6 个关于 EXIT 手术的病例研究（4～52 名患者）表明了新生儿的预后[148]，其中婴儿的活产率为 97%～100%，平均出血量为 850～1150ml，子宫胎盘循环的平均时间为 28～45min。这些新生儿的远期预后取决于需要 EXIT 手术治疗疾病的病理严重程度。

EXIT 手术后孕妇的预后非常好。因此，只要有可能，都应采用低位子宫横切口以降低未来妊娠时子宫破裂的风险。Noah 等对 34 名接受 EXIT 手术的孕妇和 52 名在分娩前接受剖宫产的孕妇的并发症进行了比较[149]，发现 EXIT 手术组伤口并发症发生率和估计

失血量均略有增加，但在输血量、术后血细胞比容水平和住院时间方面没有差异[149]。

要点：产时宫外治疗手术

- EXIT 手术可以用于胎儿颈部肿块和先天性高位气道梗阻，开胸手术治疗囊性腺瘤样畸形、分离连体双胞胎或过渡到 ECMO。
- 新生儿可以通过剖官产部分分娩，但要保证胎儿和胎盘之间的连接完整，使气体通过胎盘而不是胎儿肺进行交换。
- 应用 > 2MAC 的吸入麻醉药和（或）硝酸甘油松弛子宫是 EXIT 手术麻醉的关键。

三、胎儿手术的麻醉管理

胎儿外科手术的麻醉管理类似于妊娠期非产科手术的麻醉。虽然麻醉科医师必须改善胎儿的健康状况及整合成功手术和胎儿预后所需的条件，但麻醉科医师的首要关注点必须是产妇的安全。因此，麻醉科医师必须参与决定孕妇的潜在风险与胎儿的潜在收益的比较，从而排除获益：风险比值低的孕妇。妊娠引起的激素变化、子宫增大的机械效应和孕妇生理的变化对麻醉管理都有重要的影响，为了确保母胎安全，麻醉科医师必须了解这些生理变化及其对麻醉管理的影响，并在母体和胎儿的围术期管理中发挥积极作用。

与在妊娠期间不涉及胎儿、只针对孕妇疾病而实施的外科手术不同（如阑尾切除术），由于胎儿手术涉及孕妇和胎儿，因此，麻醉科医师必须平衡这两者的需求。此外，对于胎儿手术，麻醉科医师还必须考虑胎儿对麻醉的需求，以及围产期对子宫张力的调控。

妊娠的生理变化和麻醉影响

妊娠期间孕妇在解剖和生理上发生了根本的变化[150-152]，而这些生理改变和胎儿手术相关的并发症又使孕妇在麻醉期间发生并发症的风险要比非妊娠患者更高。因此，需要详细了解这些变化及其对麻醉的影响，以做好立即处理胎儿窘迫和孕妇出血并发症的准备。虽然妊娠的生理变化会影响到所有的器官系统，但本章节只关注心血管、呼吸和胃肠道的改变，以及在围术期对这些变化需要注意的麻醉事项。关于这个内容更详细的论述可以在产科麻醉课本中找到[152]。

1. 孕妇的心血管系统

(1) 血液系统：孕妇的血容量在妊娠早期开始增加。由于血浆容量的增加（足月时可增加 45%～55%）大于红细胞容量的增加（足月时可增加 20%～30%），因此引起妊娠期间血容量的增加和生理性（稀释性）贫血。尽管妊娠期间血红蛋白水平是降低的，但通常仍可达 11g/dl 或更高[152]。

妊娠还可以导致高凝状态，其中凝血因子 Ⅰ、Ⅶ、Ⅷ、Ⅸ、Ⅹ、Ⅻ、vWF 升高，凝血因子 Ⅺ、ⅩⅢ 和抗凝血酶 Ⅲ 降低。这些变化可以使凝血酶原时间和部分凝血活酶时间均下降 20%。此外，血小板水平可以在正常范围或下降 10%，但白细胞计数则往往都会升高。

(2) 心输出量：与孕前状态相比，妊娠 10 周时的心输出量增加 10%；到妊娠晚期时，心输出量增加约 45%。心输出量的增加是由心率和每搏输出量的同时增加引起的。在分娩期间，孕妇的心输出量会进一步增加，这是因为每次宫缩都会自动将 300～500ml 血液回输到孕妇的体循环中。分娩后即刻心输出量的增加达到最大值，此时心输出量比分娩前上升 80%。心输出量的突然增加是由于解除了对主动脉、腔静脉的压迫，以及子宫收缩产生的自体输血和下肢静脉压的下降。但心输出量的这些变化对于患有严重心脏疾病的患者来说是一个重大的风险，如特定的瓣膜病变或左心室流出道梗阻的患者。

(3) 主动脉、腔静脉压迫：妊娠子宫压迫仰卧位孕妇的下腔静脉降低了前负荷、心输出量和孕妇的血压。尤其是在足月时，来自下肢的静脉血转而通过奇静脉、硬膜外静脉和椎静脉回流至心脏。每个孕妇都会存在一定程度的腔静脉压迫，但某些孕妇早在妊娠 13～16 周就会出现，而大约 15% 的孕妇在妊娠后期仰卧位时会出现明显的低血压。此外，伴随血压下降的还有恶心、呕吐、出汗和精神状态下降等症状。

(4) 麻醉对心血管系统的影响：大多数孕妇很少有仰卧位低血压，这是因为全身血管阻力的增加代偿了静脉回流的减少。因此，降低交感神经张力的麻醉方法（如椎管内阻滞、全身麻醉）会加重仰卧位孕妇的下腔静脉压迫和低血压的影响。另外，妊娠子宫压迫腹主动脉也会引起下肢低血压，以及导致子宫和胎儿血流量的减少，而这可能不能通过孕妇的上肢血压反映出来。因此，在妊娠中晚期的围术期阶段应避免孕妇处于仰卧位。为了维持子宫血流和胎儿循环，可以侧倾手术床或用楔形物将右髋部抬高。当孕妇血压下降大于 25%，持续超过 10min 时，可导致进展性胎儿酸中毒。

腔静脉受压会导致下肢静脉淤滞，增加静脉血栓和肺栓塞的风险。因此，妊娠期的静脉淤滞和高凝状态需要术后预防深静脉血栓的形成（可以应用序贯加压装置、低分子肝素、增加活动）。此外，腔静脉压迫还会导致硬膜外静脉扩张，这也增加了将硬膜外导管意外置入静脉并在静脉内注射局麻药的风险。因此，在注射大（治疗）剂量局麻药之前，应先在硬膜外导管内注射一个"试验剂量"（如含 1 : 200 000 肾上腺素的 1.5% 利多卡因 3ml）。心率和血压升高超过 20%（血管内注射），或下肢感觉迅速丧失和出现运动阻滞（鞘内注射），这些都是硬膜外导管放错位置的证据。

2. 孕妇的气道和肺脏系统

(1) 上呼吸道：妊娠期间，咽、喉和气管的毛细血管充血和组织脆性增加，使得喉镜显露和插管都更具挑战性。由于喉部可能出现水肿和狭窄，因此，通常使用较小的带套囊的气管导管（内径分别为 6.0mm 和 6.5mm）较为合适。另外，由于组织脆性增加，口咽部吸引和插管所用的气道工具也可能会导致出血。

(2) 通气和氧合：足月时，孕妇的分钟通气量可增加 45%～50%，耗氧量可增加 20% 以上，但功能残气量却减少 20%。妊娠早期，静息状态下孕妇的动脉二氧化碳分压由 40mmHg 降至 30～32mmHg。由于碳酸氢盐浓度降低（代偿性代谢性酸中毒），因此动脉 pH 略偏碱性（7.42～7.44）。

(3) 麻醉对呼吸系统的影响：由于孕妇的胸廓前后径增加、乳房增大、喉部变窄，因此，采用面罩、喉罩或气管插管对她们进行气道管理在技术上是比较困难的。耗氧量的增加和氧储备的减少使得氧饱和度在低通气、呼吸暂停和全身麻醉期间下降更迅速。此外，肥胖又加剧了这种氧饱和度的快速下降。妊娠引起的气道和呼吸生理的改变使通气和气管插管变得更加困难，并且增加了并发症的可能性。在胎儿手术的全身麻醉和控制通气期间，产妇动脉二氧化碳分压应维持在生理水平（30～32mmHg）。如果出现严重的碱中毒，将会减降低子宫血流量，导致胎儿酸碱紊乱。另外，过度的正压通气会增加产妇的平均胸腔内压，降低心脏前负荷、心输出量和子宫血流量[153]。最后要说的是，动脉血二氧化碳分压低于 20mmHg 时，可以降低脐血流量[154]，从而危及胎儿。

3. 孕妇的胃肠道系统

妊娠超过 20 周的孕妇在麻醉诱导或深度镇静期间存在胃内容物反流和误吸的危险。这是由于妊娠子宫使得胃部向头端和前侧移位，而幽门向头端和后侧移位，故本应位于腹腔的食管部分被抬高进入胸腔，从

而降低了食管括约肌的功能。此外，妊娠期间黄体酮和雌激素水平的升高也会降低食管括约肌的张力。另外，妊娠子宫使胃内压增加，胎盘胃泌素的分泌又降低了胃液的 pH。因此，大多数孕妇的胃反流症状随着妊娠时间的延长而增加。虽然胃排空延迟直到分娩开始时才会出现，但在手术期间通过静脉给药或椎管内注射阿片类药物也可以使胃排空延迟，并会增加误吸的风险[155]。

麻醉对胃肠道系统的影响：妊娠中期后或更早出现胃反流症状，孕妇发生酸性胃内容物误吸入肺的风险会增加，并且也可以认为她们是饱胃患者。目前美国麻醉医师协会的指南建议，在孕妇的麻醉诱导前应"及时给予口服非颗粒性抗酸药、静脉注射 H₂ 受体拮抗药和（或）甲氧氯普胺用于预防误吸"[156]。对妊娠中期后的孕妇，应在全麻诱导过程中常规采用快速序贯诱导和气管插管，使用环状软骨压迫和带套囊的气管导管。气管拔管期间误吸的风险与麻醉诱导时相似，因此，在气道的保护性反射恢复之前不应拔除气管导管。非颗粒性抗酸药（枸橼酸钠 30ml）起效迅速，但给予甲氧氯普胺（10mg 静脉注射）至少要在麻醉开始前 15min，才可以降低误吸的风险。先前给予的阿片类药物可以降低甲氧氯普胺的效果[157]。另外，H₂ 受体拮抗药也能有效地提高胃内 pH，但需要相当长的时间才能起效。

4. 孕妇的中枢神经系统

根据动物和人体的研究表明，妊娠期间吸入麻醉药的 MAC 值分别降低了 40% 和 28%[151, 152, 158, 159]。然而，一项脑电图研究发现，七氟烷对大脑的麻醉作用在妊娠和非妊娠患者中是相似的[160]。此外，有研究发现在全身麻醉下的剖宫产期间，术中知晓的发生率出现了升高。因而，降低产科患者的常用麻醉药剂量可能并不明智[161]，但孕妇 MAC 值的降低也增加了麻醉过度镇静的可能性。

由于孕妇对局麻药更为敏感，因此，也降低了硬膜外或脊髓麻醉对局麻药剂量的需求。然而，对局麻药的敏感性增加开始于妊娠早期，这表明生化变化在其中发挥了作用（黄体酮介导）。另外，随着妊娠期的增加，硬膜外静脉逐渐充血和硬膜外间隙相应缩小，这些都可能有利于局麻药的扩散。

5. 子宫胎盘和胎儿生理

(1) 子宫血流量：子宫血流量（uterine blood flow, UBF）可以从非妊娠状态下的约 100ml/min 增加到足月时的约 700ml/min（约占心输出量的 10%），而胎盘

和子宫肌层接受的 UBF 分别为约 80% 和 20%。子宫血管的自主调节能力有限，因此在整个妊娠过程中基本上是最大限度的扩张。子宫灌注压降低、心输出量减少或动脉阻力增加都会降低孕妇的 UBF。另外，全身低血压（如低血容量、主动脉腔静脉受压）和椎管内或全身麻醉也可以导致灌注压的降低，而后者又可能导致胎盘低灌注、胎儿低氧血症和酸中毒。

(2) 胎盘交换和胎儿循环：胎盘是胎儿和母体循环系统间的通道。孕妇的血液可以通过子宫动脉输送到胎盘，而低氧的胎儿血液通过两条脐动脉到达胎盘，后者又可将富含氧气和营养的血液通过一条脐静脉输送给胎儿。

胎儿的氧转运取决于多种因素，包括：①孕妇 UBF 与胎儿脐血流量的比值；②氧分压梯度；③各自血红蛋白的浓度和亲和力；④胎盘的弥散能力；⑤胎儿和孕妇血液的酸碱状态（Bohr 效应）。另外，胎儿的氧合血红蛋白解离曲线常向左移（对氧的亲和力高），而孕妇的血红蛋白解离曲线常向右移（对氧的亲和力降低），这也促进了氧气向胎儿的转运。妊娠早期后，根据孕龄的不同，胎儿 - 胎盘血容量在 120～160ml/kg [162]。

由于交感神经系统未发育成熟，以及压力感受器不能通过收缩血管来代偿，故胎儿的低血容量可减少其脏器的灌注，此外，在应对应激时，胎儿增加心输出量的能力也有限。由于经皮肤散热和体温调节性血管收缩功能尚未成熟，当胎儿暴露于子宫外时，体温会迅速降低。胎儿自身会产生凝血因子（这些凝血因子不能通过胎盘），并且这些凝血因子的浓度也会随着妊娠期的增加而升高。尽管凝血因子会增加，但胎儿的凝血能力还是低于成人。

大多数药物和其他小于 1000Da 物质的母胎交换以扩散为主，但物质通过胎盘转运到胎儿取决于：①母胎间的浓度梯度；②孕妇的蛋白结合；③物质的分子量；④脂溶性；⑤物质电离的程度。在大多数情况下，孕妇血液中的药物浓度是决定最终有多少药物到达胎儿的主要因素。

除非大剂量给药，非去极化神经肌肉阻滞剂（分子量大，脂溶性差）和琥珀酰胆碱（高度解离，脂溶性差）通过胎盘的能力有限。与此类似，普通肝素、低分子肝素和格隆溴铵也是高度解离的药物，但不能大量通过胎盘。相反，吸入麻醉药、苯二氮䓬类药物、局麻药和阿片类药物的分子量都相对较小，因此容易通过胎盘。弱碱性药物（如局麻药）以非解离的形式

通过胎盘后，在较酸的胎儿循环中解离，并逆浓度梯度（离子障）积聚。因此，身体虚弱而又酸中毒的胎儿可以积聚高浓度的局麻药。如果意外地给孕妇血管内注射了局麻药，胎儿通常会出现心动过缓、室性心律失常、酸中毒和严重的心脏抑制。

胎儿循环的解剖有助于减少胎儿暴露于脐静脉血中潜在的高浓度药物。大约 75% 的脐静脉血首先会流经胎儿的肝脏，如果体内有代谢酶存在，那么药物在到达胎儿心脏和大脑之前，肝脏就会对其进行大量代谢（首过代谢）（见第 9 章和第 10 章）。虽然胎儿 / 新生儿酶系统的活性低于成人，但它们可以代谢大多数药物。此外，从胎儿下肢和盆腔脏器回流的不含药物的血液首先就会对通过静脉导管进入胎儿下腔静脉的药物进行稀释。因此，与孕妇药物浓度相比，胎儿循环的这些特点显著降低了初期胎儿血浆药物的浓度。

(3) 麻醉的注意事项：充足的子宫血流和氧合对胎儿的健康至关重要。由于窒息的胎儿不能增加氧摄取，因此，他们通过将外周血液重新分配到重要器官来进行代偿。由于高碳酸血症和低碳酸血症都会降低子宫血流量，从而会导致胎儿酸中毒。另外，除了在全身麻醉期间将子宫向左倾外，还应维持孕妇的二氧化碳水平在正常范围（呼气末二氧化碳分压在 30mmHg）。当实施局部麻醉或全身麻醉时，建议在手术过程中吸入氧浓度≥ 0.5。此外，维持孕妇血压接近基础值对胎儿的健康至关重要，而维持孕妇正常的血压常需要使用升压药和谨慎的输液。尽管过去都使用麻黄碱来升高孕妇血压，但已有人证明，在使用合理的剂量并能维持孕妇心率时，去氧肾上腺素（α 肾上腺素受体兴奋药）才是治疗孕妇低血压的一线药物 [163]。

6. 对胎儿的影响

值得重视的是，麻醉药可能对胎儿的大脑发育产生有害影响。2016 年 12 月，美国食品药品管理局对 γ- 氨基丁酸激动药或 N- 甲基 D- 天冬氨酸受体拮抗药这两种麻醉药物发布了一份安全警告。该警告特别指出，"在手术和手术过程中重复或长时间使用全身麻醉药和镇静药可能会对 3 岁以下儿童或妊娠晚期孕妇的胎儿的大脑发育产生影响" [164, 165]，但是该警告主要是基于那些表明麻醉药对发育中的大脑可能产生了有害影响的动物研究。而到目前为止，对人类的前瞻性研究并不能明确支持这些发现 [166, 167]。另外，所有的吸入麻醉药及一些静脉镇静药如苯二氮䓬类药物，都是作用于 GABA 受体发挥作用的。虽然这一警告强调了这些药物在妊娠晚期孕妇中使用的风险，但根据有

限的动物研究，对于接受宫内手术的妊娠中期的胎儿来说，这些药物对他们的影响目前仍不清楚。因此，部分开展胎儿介入或可以在妊娠周期对胎儿实施手术的医疗中心在与家属签署同意书时就讨论了FDA的警告及使用吸入麻醉药的问题。此外，美国的部分（但不是大多数）胎儿治疗中心根据该警告尝试将孕妇（及随后出生的胎儿）接受全身麻醉的时间降至最低，甚至静脉通路的建立、动脉套管和导尿管的置入、患者的准备和覆盖，都要在患者清醒时或者在使用右美托咪定或芬太尼将患者轻度镇静后，使用这些药物是因为对胎儿的大脑没有影响。然而，存在争议的是，诱导前的这些操作会增加孕妇的疼痛和应激，从而对胎儿的血流量和早产发生率产生不良影响[168]。其他章节（见第46章）进一步探讨了麻醉药对发育期大脑的潜在神经毒性。

要点：妊娠的生理变化和对麻醉的影响

- 胎儿外科手术的麻醉管理注意事项类似于妊娠期非产科手术的麻醉。
- 妊娠晚期心输出量可增加45%，为减少主动脉腔静脉压迫并改善孕妇心输出量，在妊娠中期就需要将子宫向左移位。
- 足月时，孕妇上呼吸道毛细血管充血和组织脆性增加，分钟通气量也增加了45%～50%。
- 子宫血管的自主调节功能有限，并且在整个妊娠期基本上都是最大限度地扩张。

---

7. 胎儿疼痛和麻醉

对于胎儿是否能及何时感受到疼痛，外科手术干预时胎儿是否需要麻醉及是否能从麻醉中获益，目前缺乏足够理解且仍然存在争议。人们将手术疼痛定义为，对组织损伤的一种不愉快的感觉和情感反应，是包括认知、感觉和情感过程的一种主观体验[169]。尽管疼痛通常与躯体伤害性刺激有关，但很显然，它不只是伤害性感受或是退缩反应的一个简单反射[170]。疼痛从根本上说是一个在没有躯体刺激的情况下存在的心理构建（如幻肢痛），而疼痛的心理本质将其与伤害性感受区分开来，后者是在没有疼痛的主观情感体验的情况下激活了伤害性感受通路。大多数对疼痛的定义都表明，这种体验是主观的，是基于既往的疼痛性伤害而形成的一个概念框架[169]。虽然感受疼痛的能力一定开始于某个时刻，并且新生儿显然已经存在这种能力，但胎儿真正第一次感受到疼痛的时间尚不清楚。

在没有大脑皮质和有意识的痛觉参与的情况下，伤害性刺激可以引起反射运动和"应激反应"的生化表现。举个例子，在没有意识到疼痛的情况下，伤害性刺激导致的退缩反应就是由脊髓介导的（图21-13），而这种情况出现在妊娠18周左右。外周伤害性感受器通过传入纤维将突触投射到脊髓中间神经元上，随后再由突触传导至运动神经元，随后这些运动神经元引起肌肉收缩，从而出现肢体弯曲和运动，但应激反应可由脊髓、脑干或基底神经节介导，而不涉及皮质。

人们普遍认为，感受疼痛需要更高级的认知功能和皮质来识别刺激是不舒服的。这需要完整的神经通路，由外周通过脊髓到达丘脑，丘脑再将刺激传递到初级感觉皮质、岛叶皮质和前扣带皮质（图21-14）。而外周感受器传入神经也与投射到丘脑的脊髓神经元形成突触，丘脑再将刺激传递到大脑皮质并激活许多不同的皮质区。另外，外周感受器和传导伤害性刺激所需的脊髓突触的发育要早于有意识地感受疼痛的丘脑皮质通路。在外周到大脑的通路及皮质结构发育成熟之前，胎儿是不太可能感受到疼痛的。然而，仍不清楚可以感受到疼痛的胎龄。

用于感受触摸、温度和振动（而不是疼痛）的神经末梢在妊娠6周时出现于人类的皮肤深处，并在妊娠10周时延伸到皮肤的表面[171]。此时，未成熟的皮肤伤害感受器有可能会出现，但它肯定会在妊娠17周时出现[172]。另外，内脏器官的伤害性感受器发育会略晚。

控制运动的外周神经纤维在妊娠约8周时首先长入到脊髓中，而这些纤维何时与伤害性感受器相连目前尚不清楚，但在其他哺乳动物中，这比其他感觉传入要延迟得多。一项人类研究表明，伤害性感受器的传入纤维在妊娠19周前不会进入脊髓[173]，而大脑皮质则在胎儿脊髓和脑干之后发育。

发育中的大脑壁由临时的胎儿区组成，在那里神经元增殖、细胞迁移、凋亡、轴突生长和突触发生都是按照高度特定的时间表进行的。在发育早期，大脑皮质和丘脑一样是一个没有沟和回的平滑层，其内部也没有细胞性结构[171]。人类的岛叶皮质在妊娠15周左右开始发育，下皮质板则在妊娠13周左右发育，后者是位于皮质板深层的临时结构，并在妊娠32周后退化，而皮质板发育成大脑皮质的6层结构[174-176]。下皮质板在皮质的发育中至关重要，因为它是各种传入神经的等待区，并且这些传入神经也包括通往发育中

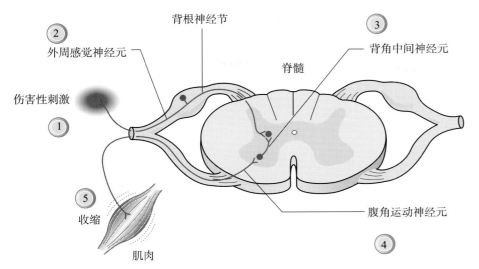

◀ 图 21-13　发育早期
对伤害性刺激的反射反应出现在丘脑皮质回路有正常功能之前，伤害性刺激引起的反射运动不需要皮质的参与。在伤害性刺激（1）的激活下，外周感觉神经元（2）前者的突触投射到背角中间神经元上（3），而后这些突触再投射到腹角运动神经元上（4），导致反射性肌肉收缩和肢体退缩（5）（经 JAMA 许可转载，引自 Lee 等 [170]）

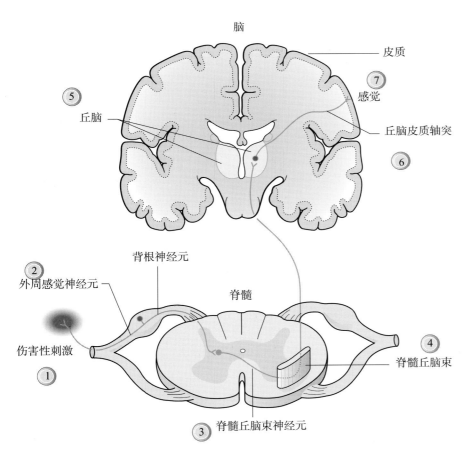

◀ 图 21-14　发育晚期
伤害性刺激（1）激活外周感觉神经元（2），该神经元的突触投射到脊髓丘脑束神经元上（3），脊髓丘脑束神经元的轴突在脊髓上延伸形成脊髓丘脑束（4），脊髓丘脑束神经元的突触投射到丘脑神经元上（5），从此开始是丘脑皮质轴突（6），丘脑神经元的突触投射到皮质神经元上，从而产生有意识的痛觉（7）（经 JAMA 许可转载，引自 Lee 等 [170]）

皮质的丘脑传入神经。另外，下皮质板对于建立丘脑和皮质之间的连接，以及对这些传入神经的精确梳理和板层的重新定位也是至关重要的。

　　第一批来自丘脑的纤维在妊娠 12 周和 18 周时生长入下皮质板停留在此处，直到皮质板成熟。到了 24 周，大量的丘脑皮质纤维已经聚集在下皮质板中，并在 24～32 周进入发育成熟的皮质中，但胎儿的丘脑疼痛纤维进入皮质时的胎龄，只能通过对其他丘脑

皮质环路的组织学研究来估计。丘脑的投射在妊娠 20～22 周时到达视觉亚板 [175, 177]，在 23～27 周时到达视觉皮质 [178]，在 26～28 周时到达听觉皮质板 [179]。虽然下皮质板会在岛叶和大脑皮质折叠较早的区域变薄，但在妊娠 34 周左右，当神经纤维迅速迁移到皮质一段时间后，下板就消失了。在妊娠 34 周后，脑组织大量生长并且成熟，从而出现特有的皮质沟和脑回，并且大量的皮质内通路和皮质到丘脑、中脑及脊

髓的通路也会形成。

由于皮质在后期必须进行相当重要的发育，并建立极其复杂和高度整合的神经网络，而树突和突触的重排又发生在胎儿后期和婴儿时期，并一直持续到儿童早期，并且考虑到疼痛传导通路的发育和对皮质功能的剖析，因此，胎儿不太可能在妊娠 24 周之前（可能更晚）感受疼痛。

虽然外周到皮质的神经通路的发育很重要，但皮质本身的发育可能是胎儿感受疼痛所必需的，并且神经网络也必须具有功能。尽管胎儿的疼痛没有特定的脑电图波形，但脑电图研究为胎儿的脑功能提供了一些证据。妊娠 24 周时的研究表明，胎儿皮质出现电活动的时间只有 2%[180]。到 30 周时，脑电图波形类似于清醒和睡眠时的波形，但它们是不连续的，且与胎儿行为不一致。到 34 周时，皮质出现电活动的时间达到了 80%，并且脑电图波形也变得更加清晰[181-184]。

那么胎儿是否可以在外周到皮质的连接形成之前或在有明显的脑电活动之前感受到疼痛？一些研究人员推测，伤害性刺激可能很早就通过神经系统连接从外周组织经过脑干和丘脑传递到下皮质板。他们认为，负责"意识"的是中脑网状系统，而不是丘脑皮质系统[185]。虽然中脑系统对于清醒状态、本能、定向和有目的的行为而言至关重要，但人们普遍认为意识是一种非常复杂的现象，其中大脑皮质是不可或缺的。另外，意识和觉醒是截然不同的两种现象。

为接受手术的早产儿实施轻度麻醉会使他们出现循环、交感肾上腺和垂体肾上腺反应，这也是应激的特征。此外，这些反应还会引起儿茶酚胺、生长激素、胰高血糖素、皮质醇、醛固酮和其他皮质类固醇的释放，以及胰岛素分泌的减少[186, 187]，而麻醉可以减轻新生儿的应激反应[188]。另外，阿片类药物还可通过减弱应激反应来改善早产儿的预后[189]。

在人类胎儿中，穿刺肝内静脉用以输血会引起应激反应，但穿刺无感觉的脐带则不会。这种应激反应可以引起血浆 β- 内啡肽和皮质醇浓度升高，多普勒测定的大脑中动脉搏动指数降低，这与血液的再分配，也就是流向包括大脑在内的重要器官是一致的[190, 191]。然而，10μg/kg 的芬太尼可以减轻肝内静脉穿刺引起的应激反应[192]。另外，早在妊娠 16～18 周，人类胎儿就可以对伤害性刺激产生垂体肾上腺、交感肾上腺和循环应激反应[193, 194]。到妊娠晚期，胎儿会对环境刺激（如噪声、光线、音乐、压力、触摸和寒冷）做出反应[195]。然而，这些与生理应激相关的反应或应对外

界刺激的反射性反应并不一定与我们称之为疼痛的多维主观现象相同。应激激素的减少并不一定表明有足够的镇痛[196]，因为应激反应主要是由脊髓、脑干或基底神经节介导的，而不是皮质。

有两项研究应用了近红外光谱测量躯体感觉皮质上的大脑氧合变化，结果表明，伤害性刺激对早产儿引起的皮质反应与非伤害性刺激不同。因此他们得出结论，从妊娠 24 周起伤害性信息就可以传递至婴儿的皮质[197, 198]。还有研究发现，早产儿在脚后跟穿刺后存在皮质诱发电位[199]。虽然这些研究为 24 周早产儿感觉皮质中神经系统的活动具有功能性提供了证据，但初级感觉皮质并不是唯一介导疼痛感受的脑区，皮质的持续发育和结构也可能是必要的。另外，这些研究的对象都是早产儿，并不是胎儿。在子宫内，仅仅是低氧环境就可能使胎儿无法意识和感受疼痛。此外，胎盘产生的内源性神经抑制剂（如腺苷、四氢孕酮、孕烷醇酮、前列腺素 D_2、各种胎盘肽抑制剂）能够维持胎儿睡眠并抑制胎儿意识[200]。妊娠晚期的胎儿，有 95% 的时间都在快速动眼睡眠和非快速动眼睡眠之间来回摆动，数据还表明，另外 5% 的时间中，他们处于一种不确定的过渡睡眠状态，这表明胎儿总是在睡觉[201]。与新生儿不同，伤害性刺激似乎不会引起胎儿的大脑皮质觉醒进入到清醒状态，后者是由脑干、丘脑与皮质信息交流的一种觉醒状态。必须要理解的是，清醒状态等同于意识状态。因此，宫内环境可能会使胎儿无法保持清醒或意识清醒，以及无法感受疼痛，但也许只有在出生后才可能出现意识。

虽然伤害性刺激可能不会影响胎儿意识，但可能会影响神经或行为发育。对新生儿在未麻醉的情况下接受包皮环切术，会增加其在 6 个月后对注射的疼痛反应。另外，猴的胎儿出现应激反应会对幼年猴子有长期的不良激素影响[202, 203]。因此，伤害性刺激有可能会对神经发育产生长期不良影响，而麻醉可能会减弱或抵消这种影响[185]。尽管在以后的生活中，还不能证明这些影响与曾经遭受疼痛具有因果关系。

麻醉的注意事项：由于尚不清楚胎儿何时感受到疼痛，因此，最好的办法似乎是宁可为所有的胎儿均实施恰当的麻醉[204]。总而言之，对胎儿和新生儿行为的临床观察、关于痛觉机制的发育知识、胎儿和新生儿对伤害性刺激做出反应的研究，这些都为实施恰当的胎儿麻醉提供了令人信服的生理和哲学依据，尤其是在妊娠 24 周之后。虽然我们不知道胎儿是否能或何时感受到疼痛，但伤害性刺激却会引起应激反应，后

者是胎儿神经系统具有反应性的明确证据，并且它可能也会对中枢神经系统的发育产生短期和长期的不利影响[205]。

尽管对胎儿是否能感受到疼痛还尚不清楚，但为胎儿手术实施麻醉和镇痛却是必要的。而为胎儿实施麻醉或镇痛也并不一定需要胎儿表现出疼痛，因为实施麻醉和镇痛还可用于以下几个方面：①在手术过程中抑制胎儿体动；②预防手术效果不佳的新生儿出现相关的激素应激反应；③防止出现对神经发育和行为可能产生的远期不良影响；④确保子宫完全松弛，以免在开放手术中发生宫缩和胎盘剥离。然而，自从胎儿手术诞生并在全球各地发展以来，人们就一直为接受手术的胎儿实施麻醉。

> **要点：胎儿疼痛和麻醉**
> - 研究结果目前仍不能确定胎儿何时能够感受到疼痛，但从妊娠 24 周开始，伤害性信息就可以传递到婴儿的大脑皮质。
> - 由于尚不清楚胎儿何时能感受到疼痛，因此，最好的办法似乎是宁可为所有的胎儿均实施恰当的麻醉。
> - 胎儿麻醉还有其他作用，包括抑制胎儿运动，防止激素应激反应，防止出现对神经发育可能产生的长期不利影响，以及确保子宫完全松弛。

四、围术期和手术的注意事项

（一）术前评估和注意事项

麻醉科医师应该对孕妇和胎儿进行全面的术前评估。除了获得标准的术前病史和体格检查信息外，还应了解妊娠对孕妇影响的具体细节。评估应包括是否有呼吸急促、晕厥或感到头晕眼花及胃反流的严重程度等问题。此外，对影像学检查也应该进行回顾，因为它们为临床医师提供有关胎盘位置、胎儿病变的解剖学资料及胎儿的预计体重等信息，后者可能会让临床医师改变手术方式和患者体位，并对麻醉方案做出调整。另外，当孕妇的体位危及其安全或者手术时间可能将出现延长时，偶尔也会选择全身麻醉。但大多数微创手术只需要获得孕妇的血型和筛查结果即可实施手术，而开放手术由于出血的风险更高，因此需要进行交叉配血，并且配置的血液应在使用时触手可及。

此外，用于接受开放手术的胎儿并与母亲交叉配型的 O 型阴性血、去白细胞的血液、辐照后的血液、CMV 阴性的血液，也都应触手可及。孕妇的 IgG 抗体可以通过胎盘。

（二）风险和获益

宫内手术的主要目的是改善新生儿的预后，而不是在出生后进行干预。由于胎盘 / 胎儿循环能满足所有胎儿的营养、代谢和氧气需求，因此，宫内环境可以让胎儿的伤口愈合更快，减少瘢痕的形成，并带来一个理想的术后恢复环境。

胎儿的风险（肾衰竭、中枢神经系统损伤、出血、绒毛膜羊膜炎、死亡、术后羊水漏、绒毛膜羊膜分离、胎膜早剥、PPROM、早产和分娩）相对较高。而绒毛膜羊膜分离可引起羊膜带、脐带勒颈和死亡。另外，早产会给胎儿带来严重的并发症发生率和死亡率，但如果他们足月出生，则可以从治疗干预中获益。

在制订胎儿管理方案时，产妇安全是首要关注的问题。绝大多数可以接受宫内治疗的胎儿疾病都不会对产妇造成直接的风险，但手术本身、药物和可能的术后并发症都可能给孕妇带来潜在的并发症。幸运的是，孕妇出现严重并发症的概率相对较低或不常见[10]。产妇的风险包括出血、伤口感染或绒毛膜羊膜炎、胎盘早剥、子宫破裂和抗宫缩药的不良反应，以及发生肺水肿。此外，妊娠期间发生误吸、通气 / 气管插管困难和血流动力学不稳定的风险也会增加。另外，开放性的胎儿手术通常都会有一个远离子宫下段的子宫切口，因此，这也使胎儿的开放性手术和母亲未来所有的妊娠都需要实施剖宫产，但孕妇未来的生殖能力似乎不会受到开放性胎儿手术的影响[206]。此外，临床医师也必须要权衡孕妇的安全和幸福与胎儿死亡或治疗一个患有严重疾病儿童的风险。

（三）跨学科团队

由多学科团队制订的围术期治疗方案对于胎儿外科手术的成功和孕妇的治疗是至关重要的。除了麻醉科医师的术前评估外，一个典型的病例还要由超声科和放射科医师实施超声和 MRI 检查来明确诊断，详细描述异常的解剖结构，排除其他病变。母体 – 胎儿医学医师、遗传科医师和新生儿科医师为患者提供咨询，分析胎儿染色体核型，提供是否需要在子宫内对新生儿的疾病进行干预的信息。胎儿外科医师应就手术细节、相关风险和可能的预后与家属进行交流，而社会工作者和护士协调员则要解决每个家庭独特的问题、后勤和担忧及潜在的心理问题。此外，根据母亲的最终决定，母亲的同伴还要经常参与到减轻其潜在的内疚感或强迫感的过程中。另外，定期召集产科麻醉医师、产科医师、胎儿外科医师、新生儿科医师、母体 - 胎儿医学医师、超声科医师、手术室工作人员、护士协调员和社会工作者举行跨学科会议，进行团队沟通，并让所有治疗人员了解患者的发展情况，这使得母亲和胎儿获得最佳预后的概率达到最大化。在进行各种类型的胎儿手术之前，所有学科的成员都应该碰面，以确保制订一个完整、详细和适当的方案，并确保所需的设备和人员已全部就位。

（四）术中和术后的一般注意事项

胎儿手术时，对产妇的镇痛和麻醉可以通过皮肤和子宫壁的局部浸润、静脉镇静、椎管内麻醉、全身麻醉或这些方法的联用来实施。

除了制订产妇的麻醉方案和胎儿外科手术外，还必须制订胎儿监护、胎儿镇痛和（或）神经肌肉松弛、胎儿或产妇意外窘迫的处理、术后胎儿和子宫监护、产妇术后镇痛的策略。另外，麻醉科医师还必须考虑胎儿的麻醉需求和适合胎儿的术中监护（如胎心率、胎儿血氧、胎儿超声心动图、动脉导管血流、脐动脉血流），以及为胎儿输液或输血可能需要建立的静脉通路。胎儿的镇痛和麻醉可以通过直接给胎儿静脉或肌内给药，或通过胎盘转运产妇的静脉药或全身麻醉药来实施，而许多麻醉药很容易通过胎盘（如诱导药、吸入麻醉药、阿片类药物、苯二氮䓬类药物），但肌肉松弛剂只有在小剂量时才容易通过胎盘。

开放性手术需要子宫彻底松弛。出于对子宫张力的增加和早产发动的担忧，需要连续或间断监测术后的胎心率和子宫活动，并且有时还需要监测数日。孕妇术后镇痛方案包括椎管内阿片类药物、持续硬膜外镇痛、患者自控静脉镇痛和口服药物。

麻醉科医师应该时刻为紧急胎儿分娩或子宫排空做好准备。如果局麻药过量、全脊髓麻醉或严重出血导致产妇心搏骤停，并且在 4min 内不能实现复苏时，即使胎儿不能存活，也应该紧急分娩[207, 208]，因为紧急剖宫产可以减轻主动脉腔静脉的压迫，提高复苏的效果，增加孕妇和胎儿的存活机会。

以下部分是对微创胎儿手术和开放性胎儿手术麻醉方法和术后管理的概述，因为不同的胎儿治疗中心采用的方法也不尽相同，而 EXIT 手术也已经在其他章节和本章末尾的病例学习中进行了阐述。另外，麻醉的基本注意事项与在妊娠期间接受手术的所有女性类似[209]。

（五）微创和经皮手术

羊膜穿刺术、脐带穿刺、宫内输血、囊肿穿刺吸引、胎儿膀胱或胸腔置入分流管、RFA 和选择性胎儿镜下激光电凝治疗 TTTS，这些都是微创手术的范例。由于它们是在超声引导下置入穿刺针或可通过内镜的单个小直径经皮鞘或套管来实施的，因此，局部浸润腹壁或椎管内麻醉通常就可以满足孕妇的麻醉需求。如果手术需要在多个不同的部位穿刺、使用大型器械或小切口开腹术，那么椎管内麻醉通常能让孕妇更为舒适。但麻醉方法的选择取决于手术方式、预计的手术时间和术后镇痛的需要。通常情况下，临床医师采用的是轻度麻醉或清醒镇静再辅助使用麻醉药，而很少使用全身麻醉。在手术开始之前，对产妇应该按原则禁食，应用预防误吸的药物，建立足够的静脉通路，并进行全面的监测。

由于使用局部麻醉或椎管内麻醉不能为胎儿镇痛或制动，因此为产妇追加镇痛药（阿片类药物）、抗焦虑药（咪达唑仑）和镇静药（小剂量丙泊酚输注）可以使之镇静，并可能在药物通过胎盘后为胎儿提供一些制动和镇痛。一项随机盲法对照研究表明，与地西泮相比，瑞芬太尼［0.1μg/(kg·min)］可使胎儿体动更少，创造更好的手术条件[92]。但所有孕妇的镇静方案都必须确保产妇保持在"清醒镇静"的水平，以最大限度地降低产妇的呼吸抑制、气道反射丧失和误吸的风险。

对于某些微创胎儿手术而言，胎儿的无体动并不是必需的，如绒毛膜板的激光手术（如治疗 TTTS 的 SFLP）。然而，胎儿体动可能会使某些手术在技术上变得困难或不可能，从而影响手术的成功。例如，在脐带穿刺或宫内输血的情况下，胎儿的体动可能是危险的，因为穿刺针的移位可能会导致创伤和出血，从而影响手术的成功，甚至还需要紧急分娩。如果手术需要胎儿无体动，可以直接给胎儿肌内注射肌肉松弛剂。临床医师可以在超声引导下通过肌内注射或脐静脉给予胎儿注射非去极化肌肉松弛药，如罗库溴铵（2.5mg/kg 肌内注射，1mg/kg 静脉注射）或维库溴铵（0.2mg/kg 肌内注射，0.1mg/kg 静脉注射）。这两种药物的任何一种都可在 2～5min 内使胎儿失去体动，并持续 1～2h。而对于长时间的手术，则可能需要再次给药。

对于能给胎儿带来伤害性刺激的手术（如分流管置入术、心脏间隔成形术），可以给胎儿肌肉或血管内注射阿片类药物（如芬太尼 10～20μg/kg）[192]。如果对产妇实施全身麻醉，那么经胎盘转运的吸入麻醉药就足以使胎儿充分制动并麻醉胎儿。然而，如果胎儿的无体动对于手术成功非常重要，通常都需要给胎儿使用肌肉松弛剂。

手术团队还应为胎儿窘迫制订相应的治疗方案，包括在复苏胎儿的无菌区放置与体重相称剂量的药物（如 20μg/kg 的阿托品，1μg/kg 和 10μg/kg 的肾上腺素）。如果胎儿的胎龄与宫外能够存活的胎龄相符合，那么微创手术期间的持续性胎儿心动过缓可能需要紧急实施剖宫产。因此，麻醉科医师必须准备好为紧急剖宫产实施全身麻醉。

（六）开放性胎儿外科手术

需要对孕妇进行开腹手术和子宫切开术的宫内手术（如开放性 MMC 修补术、骶尾部畸胎瘤切除术），通常需在全身麻醉下实施。然而，不仅微创胎儿手术和妊娠期孕妇手术有麻醉注意事项，开放性胎儿手术也有其独一无二的注意事项，包括：①需要子宫彻底松弛；②孕妇或胎儿大量出血或液体转移的可能性增加；③术中胎儿监护、胎儿麻醉及复苏胎儿的可能；④产妇术后镇痛与早产的预防。框 21-2 详细说明了在实施开放性胎儿手术前需要考虑的具体问题，而其中的大多数条目也适用于择期微创手术和 EXIT 手术。

术前可以口服非颗粒抗酸药预防误吸，使用吲哚美辛抑制宫缩，放置硬膜外导管实施术后镇痛。另外，为孕妇和胎儿检验血型并准备好经过交叉配血后的血制品。此外，应将序贯加压泵置于孕妇的下肢，以最大限度地降低深静脉血栓形成的风险。与为妊娠约 20 周后的孕妇实施全身麻醉的情况类似，患者的体位应为子宫左倾位，并充分预给氧，在环状软骨加压期间进行快速序贯诱导和气管插管。在切皮前，通常使用低浓度的吸入麻醉药和（或）丙泊酚输注以维持麻醉。在此期间，超声科医师判断胎儿情况和胎盘位置，再建立一路大口径的静脉通路，导尿，并预防性地给予抗生素。

对于开放性手术和 EXIT 手术，通常使用 2～3MAC 的吸入麻醉药来为孕妇和胎儿实施麻醉，以及手术所需的宫缩抑制（宫缩无力）。有研究表明，吸入麻醉药是通过调节钙敏感的钾离子通道抑制子宫肌层收缩[210]。人类的子宫有一个对刺激或操作很敏感的厚肌肉层，因而刺激可以使子宫产生强烈的收缩，子宫张力的增加又会降低子宫灌注，增加部分胎盘剥脱的风险。因此，子宫的完全松弛是必要的。由于高浓度的吸入麻醉药可以导致胎儿心脏功能异常，目前，某些

框 21-2　开放性胎儿手术的注意事项

术前注意事项

- 学科团队为产妇提供咨询
- 完成孕妇病史采集和体格检查
- 影像学检查以确定胎儿病变和胎盘位置
- 完成胎儿检查以排除其他异常或染色体核型异常
- 手术开始前，所有团队成员应举行术前会议或术前"讨论"
- 预防性术前用药：非颗粒抗酸药（预防误吸）和直肠应用吲哚美辛（抑制宫缩）
- 对术中母婴可能的输血，应检验血型并交叉配置相应的血制品
- 置入高位腰段硬膜外导管用于术后镇痛
- 在下肢放置序贯加压装置预防血栓形成
- 胎儿复苏药物按照单位剂量抽好交予洗手护士
- 如果评估胎儿可以在出生后存活，制订紧急分娩方案

术中注意事项

- 将子宫向左移动并连接标准监护仪
- 在孕妇麻醉诱导前，对胎儿进行评估
- 麻醉诱导前，给予孕妇 3min 的预给氧
- 快速序贯诱导和插管
- 维持孕妇的 $FiO_2 \geq 50\%$，呼气末二氧化碳在 28～32mmHg
- 超声检查确定胎儿和胎盘位置
- 留置导尿管再建立一条大口径的静脉通路
- 预防性地使用抗生素
- 切皮后，开始吸入高浓度的麻醉药（2～3MAC）以松弛子宫，或选择 SIVA 技术，即瑞芬太尼和丙泊酚静脉输注复合低浓度的吸入麻醉药（1～2MAC）
- 如果子宫张力仍然较高，可以静脉输注硝酸甘油
- 静脉使用去氧肾上腺素或麻黄碱使血压接近于基础值
- 在超声引导或直视下给胎儿肌内注射阿片类药物和肌肉松弛药
- 放置胎儿脉搏血氧饱和度仪，并定期使用超声对胎儿进行监测
- 如果预计胎儿可能会大量出血，则需要为胎儿建立血管通路
- 孕妇补液限制在 2L 以下，以降低肺水肿风险
- 开始关闭子宫时，静脉给予负荷量的硫酸镁
- 硫酸镁负荷量给完后停止使用卤化吸入麻醉药
- 手术结尾和术后镇痛采用硬膜外麻醉
- 在关闭筋膜和皮肤时，吸入氧化亚氮并给予阿片类药物以辅助硬膜外麻醉
- 由于硫酸镁具有协同作用，因此需密切监测肌肉松弛剂的阻滞效果
- 患者完全清醒时拔管

术后早期的注意事项

- 术后与团队成员汇报情况
- 继续抑制宫缩
- 患者自控硬膜外镇痛
- 监测子宫活动和胎心率
- 对胎儿继续定期评估

MAC. 最低肺泡气有效浓度；SIVA. 静吸互补麻醉

胎儿中心采用复合静脉麻醉的方案，在吸入低 MAC（1～1.5MAC）卤化麻醉药时静脉输注丙泊酚和瑞芬太尼[211-213]。静脉注射大剂量的硝酸甘油也可用作术中子宫松弛的辅助药或主要药物[214]。

在切开子宫之前，要对子宫张力的增加进行评估，如果在子宫切开前或切开后发现其张力增加，可提高卤化吸入麻醉药的浓度（最高可达 3MAC）或静脉追加小剂量的硝酸甘油（50～200μg，静脉注射）或持续输注。如果使用硝酸甘油而没有使用高浓度吸入麻醉药，静脉输注硝酸甘油的剂量可能需要高达 20μg/(kg·min)[214]。根据需要，可以静脉注射去氧肾上腺素或麻黄碱来维持动脉血压和适当的平均动脉压，但后者的数值应近似于孕妇的基础值。通常并不需要采用有创动脉和中心静脉导管来对孕妇进行监护，但某些胎儿中心却可能使用它们。另外，用于孕妇的交叉匹配血液，以及用于胎儿的 O 型阴性血液、CMV 阴性血液、去白细胞的血液、辐照血液都应在手术内随手可得。对于可能导致胎儿大量失血的开放性手术（如骶尾部畸胎瘤切除术），需要密切关注胎儿监护，并且对胎儿的失血量进行估计也是必不可少的。此外，可能还需要对胎儿的静脉进行置管用以输血，而血管通路通常建立在手或手臂静脉处，或通过手术切开颈内静脉来实现。

术中采用超声来确定胎盘位置和胎儿体位。虽然子宫切口远离胎盘，但位置要允许胎儿部分适当暴露。另外，可以使用具有可吸收乳聚物钉的吻合器来防止大量出血，并将羊膜覆盖到子宫内膜上[215]。在手术过程中，可以用温暖的液体浸泡暴露的胎儿和宫腔。

在胎儿切口之前可以通过超声引导或在直视下给胎儿肌内注射阿片类药物（如芬太尼 10～20μg/kg）和肌肉松弛剂（如罗库溴铵 2.5mg/kg）[93]。用于胎儿复苏的药物（阿托品 20μg/kg、肾上腺素 1μg/kg 和 10μg/kg）由麻醉科医师以无菌方式移交给洗手护士，再由外科医师（如果需要他们给药）在麻醉科医师的指导下给药，而抽取药液的每个注射器内都是基于单位体重的单次给药剂量并明确标注。

对母体和胎儿麻醉、子宫切开、对胎儿操作和手术应激可能通过几种不同的机制对子宫胎盘和胎儿胎盘循环产生不利影响。孕妇的低血压可以增加子宫活动，导致孕妇过度通气和低碳酸血症，从而降低了子宫胎盘和（或）脐血流量。对胎儿的操作可能会影响心输出量，使心输出量和（或）脐血流量出现区域分布。此外，直接压迫脐带，下腔静脉和（或）纵隔也

会对胎儿循环产生不利影响。另外，胎儿的健康状况可以通过连续胎儿脉搏血氧饱和度、术中超声定期监测胎心率（fetal heart rate，FHR）和胎儿超声心动图测量心室收缩力、动脉导管内血流的量和（或）脐动脉血流量来进行评估。

手术结束关闭伤口时，先在 20min 内静脉推注负荷剂量的硫酸镁（4～6g），随后按照 1～2g/h 的剂量静脉输注硫酸镁，以维持子宫松弛，防止术后宫缩。术中应限制对孕妇静脉输液以最大限度地降低术后肺水肿的风险，而肺水肿的发生与使用宫缩抑制药有关[12, 216, 217]。一旦给予硫酸镁的负荷剂量，吸入麻醉药的浓度应大幅降低或停止吸入，而孕妇麻醉的维持可以联合应用芬太尼、丙泊酚和（或）氧化亚氮，以及硬膜外麻醉的起效。这一方案有助于使完全清醒的患者及时拔除气管导管，并将咳嗽或损伤及危及子宫缝合口完整性的可能降到最低。由于硫酸镁可以增强肌肉松弛剂的药效，因此如果使用了肌肉松弛剂，应在气管拔管前确定其效果已消失。

无论对开放性胎儿手术采用何种麻醉方案，都必须保证充分的子宫胎盘灌注、子宫的完全松弛、孕妇血流动力学稳定、对胎儿麻醉并且无体动，以及最大限度降低对胎儿心肌的抑制和损伤。

（七）术后管理

术后早产的处理已成为胎儿手术的难点之一，但预防和治疗子宫收缩却是胎儿获得理想预后的关键。目前，已有多种药物用于术后抑制宫缩，包括硫酸镁、β 肾上腺素受体激动药、吲哚美辛和钙通道阻滞药。镁离子很可能在电压控制的钙敏感性钾离子通道上与钙离子竞争，其作用类似于吸入麻醉药[210]。吲哚美辛则可以阻断前列腺素的合成，β 肾上腺素受体激动药通过激活腺苷酸环化酶直接作用于子宫，从而减少细胞内钙离子。但抑制宫缩药物的相对无效及其不良反应使这方面的术后管理具有挑战性。在脐带穿刺或宫内输血后，通常并不需要抑制子宫收缩，但大多数胎儿中心对更具创伤性的经皮手术（如分流管置入、内镜）使用了宫缩抑制药。对于开放性胎儿手术，术后早期的子宫收缩是可以预料到的，但可以持续输注硫酸镁约 24h 以抑制宫缩。如有适应证，也可以加用吲哚美辛，偶尔也会用到特布他林或硝苯地平。

通过持续硬膜外镇痛或者 PCA 静注阿片类药可以提供数天的术后镇痛。有效的镇痛可以通过降低血浆催产素水平来预防早产[218]。而术后的其他问题包括早

产、胎膜早破、感染及胎儿并发症包括心力衰竭、颅内出血、绒毛膜羊膜炎、吲哚美辛引起的动脉导管收缩和胎儿死亡。术后的最初几天应密切监测子宫活动和胎心率。另外，治疗团队通常应每天通过超声和超声心动图来对胎儿进行评估，以发现导管狭窄、心脏瓣膜功能和羊水过少这些问题。在极少数情况下，还需要 MRI 来明确胎儿是否存在颅内出血。

> **要点：围术期和手术的注意事项**
> - 所有胎儿干预都需要全面的术前评估和多学科制订的治疗方案。
> - 麻醉方法多种多样，包括复合或不复合镇静的局部麻醉、椎管内麻醉、全身麻醉，以及这些方法的联合应用。
> - 开放手术需要子宫完全松弛。

五、胎儿治疗和手术的未来

胎儿诊断和治疗的前景是光明的，并提供了许多进步的机会，使得胎儿甚至患有起源于胎儿发育期疾病的成年人受益。未来，产前胎儿干细胞和基因疗法有望治疗血友病、囊性纤维化和肌营养不良症[219]。

未来大多数的胎儿手术将在影像学和内镜引导下通过经皮的方式实施。虽然微创技术的使用将简化麻醉管理，但由于对这一领域的研究很困难，因此，许多问题仍未解决。麻醉药对胎儿和新生儿大脑的潜在神经毒性、手术应激对胎儿和（或）以后生活的影响、早产的预防、术中胎儿监护的标准、理想的麻醉方法都是需要进一步研究的问题。胎儿治疗和手术的未来发展需要仔细考虑潜在的胎儿益处和胎儿风险，然而，最重要的是孕妇风险，因为孕妇安全仍然是麻醉科医师最关心的问题。

病例分析

一位 25 岁妊娠周期为 32 周的初产妇，经超声诊断其腹中胎儿颈部有一巨大肿块（＞6cm），符合颈部畸胎瘤的表现。该孕妇既往体健，经过检查其腹中胎儿也没有发现其他解剖学上的异常。在每周一次的多学科治疗会议上，团队成员就该胎儿的超声影像和患者的病史进行了讨论，并决定在 2 周内对胎儿再次评估。拟行的分娩策略是在羊膜穿刺术确认胎儿肺成熟后，在妊娠 38 周时实施 EXIT 手术，但考虑到肿瘤体积巨大，因此有人担心在 EXIT 手术中可能并不能通过直接喉镜进行气管插管。在接下来的 2 周内，孕妇的情况没有明显变化，并且在妊娠 38 周时住院接受了羊膜穿刺术，而她的 EXIT 手术也安排在了第二天上午。因此，所有的团队成员都得到了通知，并且几位为评估胎儿肺成熟度而实施了羊膜穿刺术的围产期医师也确认了他们的在位情况。

在进入手术室之前，所有团队成员召开了一次术前会议，以确保所需设备和人员都准备就绪，并讨论了手术方案、针对病例的具体问题及可能出现的潜在并发症。在准备手术的过程中，麻醉科医师检查了孕妇和胎儿的药物及其剂量，并确保当建立气道后，可以随时使用压力计、无菌手动通气系统和独立氧源给胎儿的肺进行通气。另外，麻醉科医师还有第二个脉搏血氧仪和无菌探头可以用于胎儿监护。此外，他们还给胎儿准备了一个肌肉松弛剂和阿片类药物的混合剂，并把一个标记好内有无菌药物的注射器交给洗手护士。同样，在预测胎儿体重为 3kg 的情况下，用标记好的注射器抽取了阿托品共 2 支，每支 60μg，30μg 的肾上腺素

各 2 支，3μg 的肾上腺素各 2 支，以便在需要时紧急给胎儿使用。而洗手护士确认了相关的手术器械可以使用，如无菌喉镜、支气管镜、Jackson Rees 无重复呼吸回路、气管导管、用于脉搏血氧仪的电缆和传感器，包括用于固定血氧计的医用透明黏合敷料和用于保护血氧计传感器免受手术光线影响的不透明的覆盖物。

在进入手术室前，预先给予了孕妇 30ml 的枸橼酸钠，在诱导前"核查"完成后，在高位腰段置入硬膜外导管用于术后镇痛。然后，将该孕妇置于仰卧位并将子宫向左倾斜，防止妊娠子宫对主动脉腔静脉的压迫。在连接脉搏血氧饱和度计、动脉血压袖带和心电图导联的同时，通过加压面罩给予 100% 的氧气。通过超声检查发现胎儿为头先露，胎心率为 130 次/分，心率变异性正常。在对孕妇给氧去氮和环状软骨加压后，使用丙泊酚和琥珀胆碱快速序贯诱导麻醉，并快速地完成了气管插管。当通过听诊及出现正常的二氧化碳呼气末波形确认气管插管位置正确后，吸入七氟烷。随后实施导尿管，并放置了第二个大口径静脉套管。治疗团队也对孕妇预防性应用了抗生素，而她的腹部也已消毒铺巾完毕。此时，胎儿外科医师、围产期医师和新生儿医师围着手术床并处在各自的位置上，所需仪器业已准备就绪。新生儿医师将供氧管道连接到胎儿呼吸回路，并将另外一根导管连接到位于手术野无菌单上方的压力计中，然后交给麻醉科医师。他们一起确保了回路的完整性并具有功能，设定溢气阀门的压力在 15cmH$_2$O，以免在对胎儿开始通气后发生医

源性气胸。而脉搏血氧的线缆绕过手术铺单连接到第二个血氧仪上。对传感器进行测试后，确保了所有的连接都完好无损。

按 Pfannenstiel 切口打开腹部后，提高了七氟烷的浓度，当子宫切开时，它的浓度为 1.9MAC，在不需要使用升压药的情况下，她的平均动脉压也能维持在 65mmHg 以上（这是孕妇的基础值）。手术医师对子宫进行了观察并通过触诊评估了张力，但由于子宫松弛不足，麻醉科医师提高了七氟烷的吸入浓度。通过超声检查确定了胎盘的位置，以便外科医师在打开子宫时避免伤及胎盘。5min 后，七氟烷的呼气末浓度为 2.6MAC，此时孕妇生命体征平稳，胎心率为 130 次 /min，并且子宫也松弛满意。手术医师在子宫壁上放置了一条荷包缝合线，并切开一个大小刚好足以插入子宫吻合器的切口，对子宫肌层和羊膜进行了分离，并且他们还应用了可吸收的吻合器来封闭子宫切口的边缘实施止血。由于胎盘的位置有点靠前，因此使用了"经典"的子宫切口在宫底附近切开了子宫，这也使得该孕妇未来妊娠的所有婴儿都必须在没有试产的情况下通过剖宫产分娩。

当子宫打开后，在胎儿左侧的三头肌内注射了 30μg 的芬太尼和 7.5mg 的罗库溴铵混合物，在胎儿的头部和上胸部娩出后，在胎儿的左掌部放置了脉搏血氧饱和度探头，并用透明黏性敷料固定后使用不透光的敷料将其覆盖，以保护传感器不受手术光线的影响。然而，儿童外科医师、新生儿科医师和麻醉科医师无法通过喉镜和支气管镜看到气道结构（图 21-15）。最初，讨论的结果是实施气管切开术，但考虑到颈部病变的严重性，有人认为这是不明智的。因此，取而代之的是，维持胎儿的胎盘循环并在脉搏氧监测的情况下，在接下来的 2h 内将畸胎瘤切除。随后在其左臂处建立了外周静脉通路（图 21-16）。切除畸胎瘤后，实施了气管切开术。确保气道安全后，为胎儿启动了正压通气，峰压为 15cmH₂O，呼气末正压为 4cmH₂O。此时，胎儿血氧饱和度迅速升高，当血氧饱和度超过 90% 时实施了断脐，然后将新生儿转运至等待救治的新生儿复苏团队，接受下一步的治疗。而脐带两个断端的血气分析结果正常，表明胎儿没有酸中毒。

切断脐带后，停止了七氟烷吸入，开始输注催产素，同时静脉注射了 150μg 的芬太尼和丙泊酚，后者的起始剂量为 125μg/(kg·min)。通过硬膜外导管给予了试验剂量，而当结果为阴性后，硬膜外又给予了布比卡因（0.125%）和

2μg/ml 的芬太尼。在关闭子宫和腹部后，唤醒了患者并拔除气管导管，而她也没有明显的疼痛。术中给患者共输注了 2L 的晶体液，但没有用胶体或血制品，尿量为 200ml，出血量估算为 650ml。在术后的第一个 36h 内，患者的镇痛是由硬膜外镇痛提供的。

这位孕妇的情况很好，没有出现任何的围术期并发症，其后的病理结果表明肿瘤为畸胎瘤，但新生儿的预后非常令人满意。

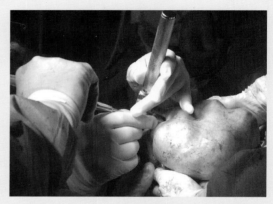

▲ 图 21-15　在 EXIT 手术期间，对颈部巨大肿瘤的胎儿实施喉镜辅助下的支气管镜检查
图片由 UCSF Fetal Treatment Center 提供

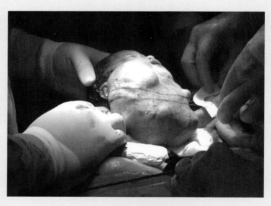

▲ 图 21-16　胎儿颈部肿瘤切除的准备
在胎盘支持下，胎儿的生命得以维持，另外，还使用了脉搏血氧饱和度监测（右手），并建立了外周静脉通路（左臂）（图片由 UCSF Fetal Treatment Center 提供）

要点

- 大多数在宫内确诊的胎儿畸形不适合进行胎儿干预。
- 有关气道肿物和胎盘位置的详细解剖信息对于选择合适的患者并获得理想的预后是非常必要的。
- 对意外紧急事件（如胎儿心动过缓、孕妇出血）进行充分的准备和计划是获得良好预后的关键。
- 孕妇的安全是首要的考虑因素，因此，必须权衡孕妇风险和潜在的胎儿收益。
- 成功的胎儿手术需要多学科团队的努力，其中详细的术前计划和所有团队成员之间的讨论是至关重要的。
- 早产儿胎膜早破和早产仍然是胎儿手术取得理想预后的重要障碍。

第 22 章　早产儿麻醉

Anesthesia for Premature Infants

George A. Gregory　著

马　锐　译　　杨丽芳　校

一、概述

早产儿的术前评估是麻醉最重要的一项工作,麻醉科医师在这段时间要与重症监护婴儿病房(intensive care nursery, ICN)的治疗团队交流以收集有关患儿的病情资料,判断患儿存在哪些异常并制订围术期相应的治疗方案。本章将探讨有关早产儿的基础知识、术前评估和麻醉的实施,而这些知识是麻醉科医师掌握早产儿生理和病理生理学的基础,也是对手术患儿进行有效评估及为他们制订恰当的治疗方案必不可少的。

二、背景

约有 10% 的婴儿是早产儿,如出生时不满 37 周[1]的婴儿,而发育越不成熟的婴儿就越有可能在新生儿期死亡,或者出现严重的并发症,尤其是神经系统的并发症。目前,新生儿期的死亡率已大幅降低,即使是出生时体重非常低的婴儿也是如此。现如今,出生时体重低于 750g 的新生儿,预计至少也有 60% 能够存活下来[2]。而随着生存率的提高,这些患儿合并的并发症往往需要用手术来治疗,包括动脉导管未闭(PDA)、早产儿视网膜病变(ROP)、坏死性小肠结肠炎(NEC)、合并脑积水的脑室内出血(IVH)、腹股沟疝气等,在此仅举几例。

大多数的体内器官在妊娠的最后 3 个月里仍在不间断地进行组织和功能的正常发育,而早产出生的婴儿也需要其体内发育不良的脏器发挥正常的功能,并可能超出它们的代偿能力。因此,早产儿难以吮吸、吞咽、饮食、维持自身体温及呼吸的连续性。大部分早产儿会在出生时或出生前发生窒息,从而诱发中枢

神经系统损伤、IVH、NEC、心肌功能障碍和呼吸窘迫综合征(RDS)。

早产儿可以分为三类,即临界早产儿(孕 34～37 周出生)、中度早产儿(孕 32～33 周出生)、重度早产儿("微小儿",孕 28～31 周出生)。而每个类型的早产儿随着出生时胎龄的降低,出现并发症的种类及严重程度也会随之增加[3]。

(一)晚期早产儿

7% 的活产婴儿和 71% 的早产儿都属于晚期早产儿(孕 34^0～$36^{6/7}$ 周出生),而这部分早产儿通常都可以在普通的新生儿育婴室托管[1]。然而,护理人员却要在他们出生后的首个 12 小时内对他们进行持续密切观察,因为这部分婴儿在没有外部提供保温措施的情况下很难维持自身的体温,并且可能也会出现吮吸和喂养困难。孕 34 周出生的早产儿通常需要入住新生儿重症监护病房,在 NICU 治疗期间,有一半的时间都用来维持体温,监测心肺功能,治疗早产儿并发症[如 RDS、新生儿短暂呼吸急促(TTN)、呼吸暂停]。如果出现喂养困难,可能就需要采用鼻饲法来喂养几天,而这些婴儿的体重要想恢复到正常体重可能会比较缓慢,尤其是对于合并有 RDS 的婴儿。经剖宫产分娩的临界早产婴儿有 8% 会合并有 RDS,而经阴道自然分娩的婴儿只有 1% 合并有 RDS,这可能是由于经阴道分娩可以更有效地将胎儿肺中的羊水排除出去[4, 5]。

由于这些经剖宫产分娩的临界早产婴儿更容易出现呼吸窘迫,因此在术前访视期间,对这些近似足月儿的呼吸系统评估必须格外仔细。如果在访视时发现这些相对较大的早产儿出现肋间隙凹陷、呼吸急促、呻吟样呼吸及发绀,表明患儿合并有 RDS,然而这些症状也可能是胎粪误吸、气胸和肺炎的体征。体温不

本章译者、校者来自西安交通大学附属儿童医院。

稳定及高胆红素血症提示患儿合并有脓毒症，但这些症状也通常是早产的临床表现。

（二）中期早产儿

在所有活产婴儿中，有 1.2% 属于中期早产儿（孕 32～33 周出生）[1]。孕 32 周出生的新生儿死亡率低于 5%，而孕 36 周出生且不合并先天性异常的新生儿的死亡率几乎为零。导致中期早产儿死亡的主要原因是颅内出血、脓毒症和 RDS，与晚期早产儿一样，中期早产儿 RDS、TTN、肺炎和肺动脉高压的发生率也比较高。由于早产儿脑干发育的不成熟及上呼吸道和胸壁的高顺应性，在吸气过程中，上呼吸道和胸壁极易发生塌陷。因此，这类早产儿呼吸暂停的发生率明显增加，并且出现通气血流比值异常的情况也屡见不鲜。与体重较大的新生儿相比，中期早产儿发生低血糖和黄疸的情况更加常见。

（三）早期和极早期早产儿（微小早产儿）

孕 28～31 周出生的早产儿属于早期早产儿，不满孕 28 周出生的早产儿属于极早期早产儿。在所有活产婴儿中，约有 1.6% 的早产儿是在孕 24～31 周出生的[1]。然而，他们出生后的死亡率却占新生儿死亡率的 70% 以上，并且他们也是今后发生神经系统损伤的高危人群。导致这类早产儿死亡的主要原因有产时窒息、酸中毒和呼吸衰竭（及能够引起呼吸衰竭的因素，如充血性心力衰竭、PDA、RDS、感染，尤其是 β- 链球菌和李斯特菌所致的感染）、NEC 及颅内出血。对这些真正生活在子宫外且发育极差的胎儿而言，所有由早产引发的问题都会在他们身上表现出更严重的一面。因此，有几项研究正着眼于人工子宫的研发，而这也将有可能减少早产所带来的部分问题。

足月儿、中期早产儿发生胎儿产时窒息的比例分别为 1/200 和 1/20，而出生时体重不足 1kg 的胎儿发生率则为 1/2。由于早产儿的血氧含量低于足月儿（血氧含量低是因为血红蛋白低），因此早产胎儿相对于足月胎儿更容易发生产时窒息。另外，轻微的应激也会导致无氧代谢和代谢性酸中毒，两者一方面能够降低心输出量，另一方面也增加了脑血流量。如果增加的脑血流引起脑室周围脆弱的血管破裂出血，就可能损伤中枢神经系统[6, 7]。窒息的原因包括产前出血、宫内感染、臀位分娩及 RDS。关于产时窒息的治疗已在其他文献中介绍，这里不再赘述[8]。

绝大多数的极早期早产儿在出生时就会发生窒息，因此通常需要采用气管插管来进行急救，另外辅助通气或者经鼻持续正压通气（nCPAP）也是产房急救的

重要组成部分。尽管还未经研究证实，但部分学者已经寄希望于早期应用 nCPAP 以减少气管插管和机械通气带来的某些并发症[9]。然而，有研究表明，早期应用 nCPAP 不仅能够使大约 50% 的胎儿无须采用机械通气[10]，而且 Meta 分析表明它也能够降低支气管肺发育不良和死亡率[11]。由于这些早产儿往往合并代谢性酸中毒和呼吸性酸中毒，因此他们通常都需要接受机械通气，扩容治疗，如有必要也可缓慢、谨慎地输注足量的碳酸氢钠或三（羟甲基）氨基甲烷（THAM），以纠正 pH 至 7.3。

输注碳酸氢钠期间，应采用控制通气，并且注意输注速度不宜超过 $1mEq/(kg \cdot min)$。过快输注碳酸氢钠可能会导致血容量快速增加，引起动脉血压和 $PaCO_2$ 急剧升高，这些因素都能够引发早产儿颅内出血。当碳酸氢盐和氢离子充分结合后，50ml（50mEq）的碳酸氢钠可以产生 1250ml 的 CO_2。如果肺功能正常，并且能够很轻易地排出这些额外产生的 CO_2，那么以上数值并没有什么意义；但如果肺功能出现异常，快速升高的 $PaCO_2$ 就可能会导致 IVH 或者心搏骤停。因此，人工通气的应用可以加速 CO_2 的排出，从而避免这些并发症的发生。对这些胎儿而言"恰当的" $PaCO_2$ 数值在过去的几年里已发生了变化。如果 pH 在 7.2 或 7.2 以上，许多早产儿有时是可以耐受 $PaCO_2$ 高达 70mmHg 时所带来的"允许性高碳酸血症"[12]。然而，尚缺乏实验依据以支持高碳酸血症在这类患儿中的应用，并且允许性高碳酸血症也不能减少慢性肺部疾病的发生率[13]。对高碳酸血症的代偿包括保留碳酸氢盐及碱剩余值在正值范围，但这种情况下，如果 $PaCO_2$ 降低至正常值，继发的代谢性碱中毒将会导致脑血流量的下降。另外，碱中毒也可能引起血液中钙离子浓度降低、心肌收缩力的抑制及动脉血压的下降。

过去认为，低血糖在一定程度上是低体重早产儿中枢神经系统损伤发生率增加的原因之一[14]。然而幸运的是，由于多数临床科室都会把血糖浓度维持在 50～90mg/dl，而不是像过去那样维持在 20～40mg/dl，因此低血糖在现今的临床救治中并不常见。由于只有极少数高血糖的胎儿才能在心搏骤停后获得复苏，而即使获得复苏这些患儿也会发生更加严重的中枢神经系统损伤，因此也应避免在治疗过程中出现高血糖[15]。此外，高血糖也会导致渗透利尿和低血容量。与年龄稍大些的患儿相同的是，早产儿血糖含量低至 125mg/dl 时，但尿中仍有葡萄糖。

要点：早产儿
- 10% 的婴儿属于早产出生，如孕 37 周前出生。
- 7% 的婴儿是晚期早产儿，孕 34～36 周出生。
- 约 1.2% 的婴儿是中期早产儿，孕 32～33 周出生。
- 早期早产儿（孕 28～31 周出生）和极早期早产儿（不足孕 28 周出生）约占所有活产婴儿的 1.6%，但他们出生后的死亡率却占新生儿死亡率的 70% 以上。

三、与早产相关的常见问题

以下要阐述的是与早产有关的一些问题，虽然这些问题会在其他章节更加全面的论述，但是我们在这里仍然将它们提出来介绍，一方面是对这些问题进行概述，另一方面是可以为麻醉科医师对早产儿制订麻醉方案时提供理顺思绪的方法。

总体来说，由于早产儿普遍合并多个系统的疾病，以及对麻醉的耐受性极差，因此为早产儿实施麻醉充满了挑战，而术前尽可能多地收集患儿信息对于降低麻醉过程中的风险是非常重要的。但在初出茅庐的麻醉科医师中却存在着一个常见的错误，即忽视了在 NICU 救治患儿的医护人员已经在很长一段时间内对患儿存在的问题进行了深思熟虑，并基于对这些问题的理解而制订了治疗方案。因此除非有紧急原因而无法与新生儿科医师进行深入探讨外，在其他任何情况下要更改先前已制订的方案既不合适也不明智。

（一）体温调节

低体温，甚至在短时间内暴露于寒冷的环境中，都会增加早产儿的新陈代谢率和耗氧量，导致低氧血症、酸中毒、呼吸暂停或呼吸窘迫的发生，后者也是婴儿死亡的危险因素[16]。早产儿出生第 1 天的最低耗氧量为 4.3～5.4ml/(kg·min)，到 2 周时可达到 8～9ml/(kg·min)[17]。随着耗氧量的增加，他们对通气和热量的需求也随之增加。身体的热量通过传导、对流、辐射和蒸发这四种方式散失。在机械通气中，尤其是在手术室中使用干燥气体时，热量和水分会从肺部快速散失，而通过使用温热，湿化的气体就可以避免这种

热量丢失。早产儿具有很高的体表面积 / 体积比，以及具有松弛、开放的身体姿态，这些因素都加速了热量的丢失。此外，早产新生儿由于缺乏绝缘脂肪，也会使更多的热量从体内的核心流失到体表。

蒸发散热约占足月新生儿和成人热损失的 25%。Brück 等的研究表明，当早产儿处于寒冷环境时，可以收缩血管从而增加热量的产生，但由于缺乏绝缘脂肪且整体热量的生成较低，因此它们仍会散失热量[18]。另有研究表明，在 28～36℃ 的环境温度内，早产儿代谢率的增长大约呈线性增加[17]。极低体重新生儿没有皮下脂肪也不能依靠适当的收缩外周血管来产生热量，因此这些因素在寒冷的手术室中都是很大的问题[19]。

年幼的婴儿对寒冷会表现为烦躁不安及体动增多。寒冷因素也促使血清去甲肾上腺素浓度增加，刺激棕色脂肪代谢和热量的生成，而产生的热量可以增加中枢神经系统和重要器官的温度[20]。在妊娠 26～30 周时，原始棕色脂肪细胞开始从网状细胞中分化出来[21]，并在出生后 3～6 周，棕色脂肪细胞的体积和数量逐渐增大、增多。当处于寒冷环境中时，那些在棕色脂肪细胞完全发育成熟之前出生的婴儿就很难维持住自身的体温，而低血糖和合并有中枢神经系统损伤的婴儿也是如此。

由于体重低的早产儿会通过其薄而透明的皮肤失去热量和水分，尤其是在辐射床温暖的环境里对他们进行救治及限制液体输入的情况下，这些因素使他们极易发生脱水。采用透明的塑料薄膜覆盖早产儿的身体，并用帽子盖住头部，可以显著减少热量和水分的流失。同时，这种办法也可以将吸入的气体充分湿化，并可将其加热到 34～37℃[22, 23]。强效的空气升温系统、循环水变温毯和 30℃ 的室温，可以最大限度地降低干燥散热[24]。

体温过低带来的严重后果包括周期性呼吸或呼吸暂停、心动过缓、代谢性酸中毒、高血糖及胃内容物误吸。在非适中温度环境中接受护理的婴儿存活率较低[25]，而那些存活下来的婴儿体重增长也会变得更慢。对产妇实施麻醉（全身麻醉）及采用芬太尼对新生儿进行镇痛，会导致部分婴儿出现低体温，然而使用吗啡或者应用区域阻滞却不会出现这种情况[26]。

（二）呼吸系统的临床表现

1. 呼吸窘迫

呼吸窘迫是早产儿常见的疾病，而剖宫产术后的发生率是经阴道分娩的 3 倍。虽然一些发育极差的

婴儿可以躲过这种疾病的折磨，但婴儿越不成熟，呼吸窘迫的程度就会越严重，尤其是在出生后不久就需要给予肺泡表面活性药或合并有绒毛膜羊膜炎的患儿[27]。早产儿的存活取决于出生时的体重和胎龄。患有 RDS 的中期早产婴儿（1500～2500g）更需要机械通气的治疗，而与体重较大的婴儿相比，他们的存活率也更低。尽管他们体重低下，但超过 95% 的中期早产儿仍然可以存活，而在当今的医学条件下，出生体重不足 1000g 和出生体重不足 750g 的早产儿，其存活率也约可达到 85% 和 80%。有研究表明，在这些早产儿娩出时，即给予外源性的肺表面活性物质可以提高他们的生存率，减少严重并发症的发生率[28, 29]。另外，外源性的肺表面活性物质也能够快速改善肺功能。然而，如果没有适当下调机械通气的压力值，这也会导致肺内气体泄漏及肺损伤。肺顺应性的提高改善了氧合，但也增加了 ROP 和炎症性肺损伤的发生率。因此，吸入气中的氧浓度也必须迅速调整，使动脉血氧饱和度维持在可接受的水平（即维持 SaO_2 在 87%～94%）。

除了使用肺泡表面活性剂外，原先对 RDS 的早产儿采取的机械通气策略也在近几年发生了改变，目的是降低支气管肺发育不良的发生率及其严重程度（BPD 参见支气管肺发育不良部分）。已有研究表明，将 SpO_2 的目标值维持在 87%～94% 而非 95%～98%，用 nCPAP 通气替代气管插管，采取允许性高碳酸血症的方法来限制正压通气的使用，这些措施都有助于减轻 RDS 的严重程度，以及降低 BPD 的发生率。使用地塞米松进行常规治疗可以降低肺部疾病的严重程度及 BPD 的发生率。然而，它也增加了肠道穿孔、脑瘫和神经发育障碍的风险，因此近年来对地塞米松的使用已大幅度减少[30]。一项大型的多中心研究表明，给出生时体重不足 1250g 的婴儿吸入一氧化氮 14 天后，可以显著提高无 BPD 患儿的生存率，并且也不会对患儿神经系统的发育产生长久的不利影响[31]。

2. 支气管肺发育不良

机械通气的使用，高浓度氧气的吸入、感染、炎症反应或以上因素的共同作用可以导致许多早产儿发生慢性肺病（即 BPD）[32]。另一方面，由于目前很多出生时体重在 500～750g 的婴儿得以存活，也使患有 BPD 的婴儿数量随之增加[33, 34]。今天我们所说的 BPD 与 Northway 等所阐述的 BPD 并不相同[35]。当今，许多早产儿在出生后几天肺组织就可以发挥正常的功能，并且只需吸入室内空气就能满足他们对氧的

需求，这些可能与产前类固醇药物和（或）出生后肺泡表面活性物质的应用有关。但肺部感染[36]，氧需求的增加常常也会导致肺功能变差，并最终发展为呼吸衰竭。如果患儿还合并有 PDA，将会进一步加重肺功能的损伤[36]。此外，当今低体重婴儿的慢性肺疾病（CLD）也发生了变化[37]。今天我们要阐述的 CLD 有以下几部分构成：肺发育不成熟，肺泡数目减少、体积增大，以及肺血管的发育不良[38, 39]。这些异常最终将导致通气 / 血流比值的失调，高碳酸血症、低氧血症及个别患儿需要长时间的机械通气。如果这些患儿今后要进行手术治疗，将会出现肺功能的减退[40]及肺内气体交换的减少[41]。呼气末正压（PEEP）和给予呋塞米（0.5～1mg/kg，2～4 次 / 天）是治疗肺水肿和改善肺换气常用的方法和药物，然而如果对使用呋塞米治疗的患儿没有进行充分的补钾和氯，也经常会导致代谢性碱中毒的发生。CO_2 的潴留可以对代谢性碱中毒进行代偿，因此降低 $PaCO_2$ 可能会导致碱中毒的加重，引起动脉血压和脑血流量的下降（图 22-1）。手术过程中，某些早产儿需要麻醉机提供更高的吸气压力（以维持潮气量）和吸入氧浓度，但是很多早产儿的通气状况和对氧的需求在术前都已得到了改善，因此在手术过程中，对这些患儿使用室内空气来进行通气就可以维持恰当的氧饱和度。尽管我们认为（或者说希望），87%～94% 的氧饱和度是安全的，但必须要说的是，如果这些早产儿仍在子宫内，他们的 PaO_2 也只有 30～40mmHg。

3. 呼吸暂停

周期性呼吸（呼吸停止 < 15s）和呼吸暂停（呼

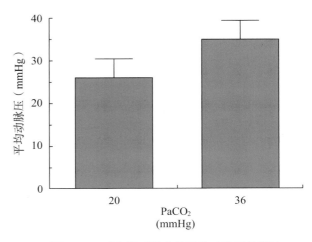

▲ 图 22-1 碱中毒对早产儿平均动脉压的影响

保持通气恒定的同时，在吸入气中加入 CO_2 以使 $PaCO_2$ 升高至正常水平

吸停止＞ 20s 或＜ 20s 的同时伴有 SaO_2 和心率的降低）在早产儿中很常见，尤其是在出生第 1 周之后[42]。呼吸暂停的发生率与早产儿的矫正胎龄成反比关系[43]，而当胎龄达到 40 周之后，只有不足 2% 的早产儿会出现呼吸暂停[44]。导致呼吸暂停的原因是多方面的，包括贫血（血细胞比容＜ 30%）、体温过低或过高、低血糖或高血糖、高钙血症或低钙血症、低血容量或高血容量、功能残气量的降低、PDA、便秘、甲状腺功能低下、呼吸中枢的发育不良、对咽部强烈的刺激和操作、出生时的创伤、母体有药物滥用史（或吸毒史）、癫痫发作、感染和先天性心脏病。然而，导致早产儿呼吸暂停的主要原因是 CNS 的发育不成熟。由于低氧血症的反复出现，因此频繁发生的呼吸暂停也增加了 CNS 损伤的可能性[45]。对于在 ICN 中合并有呼吸暂停的婴儿，通常从麻醉诱导时就必须进行控制 / 辅助通气。术前给予 5 或 10mg/kg 的咖啡因，可以减少或预防术后呼吸暂停和低氧血症的发生，尤其是对于术前就合并有呼吸暂停、血红蛋白浓度低于 10g/dl 或 CNS 损伤的患儿[46]。

中度早产儿，尤其是那些正处于康复阶段的 RDS 婴儿及正在进行机械通气的婴儿，都可能合并有慢性肺病。如果这些患儿合并有慢性肺病，那么在吸入室内空气期间，会频繁地出现 $PaCO_2$ 的升高和 PaO_2 或 SaO_2 的降低（肺泡气中的 CO_2 分压每增加 1mmHg，肺泡中的氧分压就会减少 1mmHg）。由于过度膨胀早产儿的肺脏可能会导致肺组织损伤，因此应当避免出现这种情况[47, 48]。

（三）动脉导管未闭

50% 的足月婴儿的动脉导管在生后 24 小时会自行闭合，而几乎所有足月婴儿的动脉导管会在生后 72 小时闭合[49]。大部分孕龄 30 周或孕龄更大的早产儿的动脉导管会在生后 96 小时闭合。然而，70%～80% 低体重早产儿的动脉导管会持续保持开放状态[50, 51]，并且通常在生后第 3～5 天才出现 PDA 的症状[52]。在胎儿出生时或即将出生时，使用肺泡表面活性剂治疗的婴儿可能会在生后数小时内因肺的扩张和肺血管阻力降低而出现 PDA 的典型症状，通常可于胸骨左上缘闻及连续性杂音，且在呼气相或呼吸暂停期间杂音最为响亮，而过度通气会增加杂音的强度。另外，PDA 的患儿会出现水冲脉和脉压增宽（图 22-2），甚至可能还会出现奔马律。高达 70% 的超低体重出生儿需要对 PDA 进行治疗（药物或者手术）。

由于左向右分流增加，肺血流也相应增加，如果

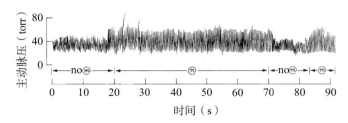

▲ 图 22-2 动脉导管未闭和未闭期间早产儿的主动脉血压
当有杂音时，注意脉压的扩大和动脉压的升高

心脏无法满足心输出量增加的需求，就会发生充血性心力衰竭（CHF），表现为呼吸衰竭的加重（出现肋间隙收缩、呼吸音减弱、呼吸困难、湿啰音），心动过速，以及形成奔马律。呼吸衰竭也会导致 PaO_2 降低和 $PaCO_2$ 升高。呼吸暂停、对氧和机械通气的依赖和脉压增宽通常是 PDA 最早的体征。心力衰竭的体征常在听到杂音之前出现[53]，如果动脉导管粗大，则听不到杂音。在这种情况下，通常通过氧合的变化，对机械通气的依赖增加及超声心动图来诊断 PDA。

对 PDA 可先采用内科治疗，包括限制液体摄入[54, 55]（这种方法有时会发生脱水），给予环氧合酶抑制药、吲哚美辛、布洛芬[56, 57] 及利尿药。吲哚美辛的应用使需要手术治疗动脉导管未闭的患儿大为减少，但它却并不能减少 CLD 或 CNS 损伤的发生率[58]。

如果限制液体摄入也阻碍了足量卡路里的摄取，就需要实施动脉导管结扎术。尽早闭合动脉导管（采用吲哚美辛或手术治疗）可以使他们尽快摆脱对机械通气的依赖，并且在术后几天内就能开始喂养。多项研究表明，接受 PDA 结扎术的早产儿死亡率和 CNS 损伤的发生率也会增加[59-61]。但是，这些研究未能说明患儿术前存在的一系列不确定的问题。在明确了这些不确定的问题后，Weisz 等发现，没有证据表明动脉导管结扎术增加了患儿的死亡率、CNS 损伤的发生率、CLD 或 ROP 的发生率[62]。

对未闭合的 PDA，尽早闭合它的第二个原因是减少 NEC 的发生率[63]。随着 PDA 的大量分流，多达 80% 的心输出量从体循环进入到肺循环，只有很少的血液流入体内其他部位。由于新生儿的肠道在体循环血流量较低时是最先受到缺血累及的器官之一，因此它也成了新生儿的休克器官。而前列腺素合成酶抑制药的使用并不能降低 NEC 的发生率，但 PDA 的早期结扎却可能降低 NEC 的发生率。PDA 的早期诊断和治疗可以降低住院期间的死亡率和肺出血，而 NEC、BPD 或 CNS 损伤的发生率则并没有区别[64]。

（四）中枢神经系统损伤

早产儿主要有两种主要形式的中枢神经系统损伤。最常见的是早期早产儿发生的脑室周围白质损伤，并且它也是损伤后发生脑瘫的主要原因。虽然对它的病理生理学尚未完全了解，但未成熟的少突胶质前体细胞对许多常见的损伤却极其敏感，如低氧血症、低血压和炎症[30]。另一方面，脑内这些区域的动脉供血血管尚未完全发育，也使他们容易受到缺血的影响。此外，由于生发层基质中正在发育的供血血管非常脆弱，因此极易发生破裂，从而引起 IVH 的常见并发症。IVH 可分为四级：Ⅰ级，仅限于生发层基质出血；Ⅱ级，出血波及脑室内；Ⅲ级，脑室内出血合并脑室扩张；Ⅳ级，伴脑实质出血。Ⅲ级和Ⅳ级的 IVH 可能会导致脑积水，因此需要进行脑室 – 腹腔分流手术，而这也是早产儿常见的手术。其他章节（见第 8 章和第 25 章）会详细讨论这些疾病的发病机制和治疗方法。最近的研究表明，CNS 损伤的类型已从囊性病变转变为脑内神经元和神经胶质的发育受损，而并非导致细胞死亡[65]。

（五）感染

感染（如肺炎、脓毒症和脑膜炎）在早产儿中很常见，这是因为他们的细胞免疫和组织免疫的功能并不完善，尤其是那些中度或重度早产儿。尽管脓毒症的症状通常都较轻微，但如果患儿出现低体温或高热（尽管是在适中温度下）、嗜睡、皮肤发花、晦暗或呼吸暂停，就应该考虑患儿合并有脓毒症。如果在持续输注葡萄糖的情况下，血清葡萄糖的浓度依然升高，也应考虑存在脓毒症的可能。实验室检查可能有助于诊断，但早产儿的脓毒症往往不会出现血培养的阳性结果、白细胞计数升高或发热等表现。这种情况虽令人费解，但实际上，这却是真实存在的。无论白细胞计数增加还是减少，对于诊断脓毒症都有帮助（表 22-1）。如在外周血中观察到中性粒细胞以核左移为主，对于诊断脓毒症也有帮助，但这种现象并不具有普遍性。杆状核粒细胞计数超过 15% 即为异常，并且它在早产儿的感染中也是一个良好的预测指标[66]。尽管外周血中 70 个 WBC/mm^3 的绝对计数可能属于正常情况，但脑脊液中的 WBC 应当为每 200 个红细胞中少于 1 个[67]。脑脊液中的葡萄糖浓度应至少为血液中葡萄糖浓度的 50%。在每个高倍视野下，尿液中的白细胞应少于 5 个，而膀胱穿刺所获得的尿液标本中不应含有白细胞。

尽管抗生素的剂量和给药间隔时间必须经常做出调整，但早产儿仍会对抗生素表现出一定的反应（附录 A）。氨基糖苷类抗生素可能会导致肌肉无力或瘫痪，还能与非去极化肌肉松弛药发生协同作用以增强

表 22-1　出生后前 2 周的白细胞计数和白细胞分类计数

年　龄	白细胞	中性粒细胞					淋巴细胞	单核细胞
		总　数	分叶核粒细胞	杆状核粒细胞	嗜酸性粒细胞	嗜碱性粒细胞		
出生								
均值	18 100	11 000	9400	1600	400	100	5500	1050
范围	9.0～30.0	6.0～26	–	–	20～850	0～640	2.0～11.0	0.4～3.1
均值 %	–	61	52	9	2.2	0.6	31	5.8
7 日龄								
均值	12 200	5500	4700	830	500	50	5000	1100
范围	5.0～21.0	1.5～10.0	–	–	70～1100	0～250	2.0～17.0	0.3～2.7
均值 %	–	45	39	6	4.1	0.4	41	9.1
14 日龄								
均值	11 400	4500	3900	630	350	50	5500	1000
范围	5.0～20.0	1.0～9.5	–	–	70～1000	0～230	2.0～17.0	0.2～2.4
均值 %	–	40	34	5.5	3.1	0.4	48	8.8

经 Elsevier 许可，转载自 Avery's Diseases of the Newborn, 6th ed. Philadelphia: Elsevier-Saunders, 2000.

其作用。如果接受氨基糖苷类抗生素治疗的婴儿同时也暴露在嘈杂的环境中（如在繁忙的 ICN 中），那么失聪的情况可能会更严重[68]。

（六）坏死性小肠结肠炎

NEC 是外科常见的急腹症，尤其常见于体重极低的早产儿[63, 69]，有此问题的患儿中有 20%～50% 会死亡[70-72]。NEC 常在胎龄 27～34 周的早产儿中发病[73]，但足月儿也可能会患此病。导致 NEC 发病的常见原因有早产、经口进食、过度喂养、肠道内非正常菌群过度生长[74, 75]，此外，可能还有遗传因素的影响[76]。如果患儿突然出现腹胀、呕吐、血样便及休克，应考虑 NEC。休克是由细菌毒素、大量的体液转移至腹腔、肠道及体内其他组织造成的。腹部 X 线可以发现肠管扩张、肠壁积气，如果发生肠穿孔（约有 1/3 的概率），则腹腔内还会出现游离气体。这些婴儿极度虚弱（通常都处于濒死状态），普遍都合并有低血容量，术前需要用血液、胶体、新鲜冰冻血浆、血小板和大量的生理盐水或乳酸盐林格液来进行液体复苏才能使他们生存下来（脓毒症和出血也是常见的问题）。复苏所需的液体量往往是巨大的，而给予大量的液体以实现容量复苏经常也会导致已有呼吸衰竭的患儿进一步恶化，并且增加了其对机械通气的依赖。NEC 的患儿应在术前就静脉注射广谱抗生素。尽管大约有 10% 的患儿术后会合并有短肠综合征，但大多数患儿还是能够存活的[77]。许多 NEC 婴儿还合并有脑瘫、严重的神经系统发育迟缓和智力低下，这些因素可能会在以后使麻醉更加棘手[78]。氨基糖苷类抗生素也可能使他们的听力出现障碍[68]。

（七）血液系统的临床表现

早产儿经常会发生贫血，这是由于他们自身生产红细胞的能力较低，以及由护理人员因需要进行各项检验而频繁采血所造成的。对贫血的代偿包括心动过速、心输出量增加及血液中氧的释放增加。如果氧供无法达到机体的需求，就会发生乳酸酸中毒。铁的储存量低和摄入不足也会加重贫血。在出生时延迟钳夹脐带，挤压脐带，各个 NICU 的医护人员通过胎盘采集血液来进行血液基数值的检验[79]，这些措施都有助于减少输血量。这对于某些早产儿可能非常重要，如果极低体重出生儿先前有输血史，则 NEC 和 IVH 的发生率也会更高[80]。如果早产儿的呼吸或心血管系统出现问题，可以通过输注一定单位的浓缩红细胞或给予阿法依伯汀来维持血红蛋白不低于 10g/dl。与 8～10g/dl 的血红蛋白浓度相比，14～15g/dl 的血红蛋

白浓度更有可能减少与 PDA 相关的呼吸暂停的次数和 CHF。一项研究发现，限制输血会导致中枢神经系统出血、脑室周围白质软化和呼吸暂停的发生率更高[81]，但另一项研究未能验证这些结论[82]。如果血红蛋白浓度低于 10g/dl 就对患儿实施手术可能并不理智，除非是在绝对紧急的情况下必须手术。输注成人的血红蛋白，不但能提高患儿的血细胞比容，还可使氧解离曲线右移，从而改善组织氧供。

正常早产儿的白细胞计数见表 22-1。出生时，WBC 的数目高于出生后的各个年龄段，并在出生后的第 1 周逐渐减低。当机体感受到应激源刺激时，WBC 的数目可以升至 40 000～50 000/mm^3。而合并有脓毒症的新生儿 WBC 既可以表现为升高，也可以表现为降低。

肾脏分泌的促红细胞生成素可以调节红细胞的生成。发育中的胎儿体内红细胞水平很高，相对较高的血细胞比容，并且以血红蛋白 F 的合成（胎儿血红蛋白）为主。出生时，体内高水平的 EPO 也会相对迅速地下降，随着时间的推移，血红蛋白浓度也随之降低，导致许多早产儿出现贫血。Phibbs 等[83]的研究表明，给予贫血早产儿静脉注射 100μg/kg 的重组人促红细胞生成素，每周 2 次，持续 6 周，其网织红细胞计数（和 RBC）的生成速度比安慰剂组快，并且不会抑制内源性 EPO 的释放，而且也可减少对输血的需求。

在极少数情况下，某些早产儿体内含有过多的红细胞，如果血细胞比容超过 65%，则在手术前可能需要进行换血以防止其肾静脉、门静脉或大脑静脉栓塞，尤其是如果患儿在手术过程中出现低血容量和（或）低血压。如果有必要对这类患儿实施手术，则在手术过程中必须给予足够的液体以维持血容量在正常范围或轻度增加。另外，对于低血压必须要立即进行干预。

（八）营养和发育

早产儿在出生后一段时间内经常难以有效吸吮，因此需要间断或持续鼻饲喂养。虽然他们的胃容量和胃肠动力足以接纳注入的食物，但吸收食物中的营养却很困难。因此，这些患儿普遍需要静脉输液和高营养。出生后 3～4 天不能经口喂养的婴儿通常在出生后几小时内就得给予静脉高营养，营养液可参考以下数据配制：葡萄糖 12.5%，蛋白质（氨基酸）2～3g/(kg·d)，脂肪 3g/(kg·d)[84]。根据输注的液体量，按照以上数据配制的营养液可以使患儿获得 80～100kcal/(kg·d) 的热量。通常情况下，这足以维持体内正氮平衡，防止组织分解，并且还能提供某些

组织和器官生长发育的营养（尽管它提供的营养还不够）。尝试尽早喂养窒息的婴儿经常会导致 NEC、腹胀、胃内容物反流的发生。当出现这些情况后，通常要停止经口喂养 5~6 天。虽然这些患儿需要足够的自由水来维持正常的血管内和血管外容量，但如果超过 130~150ml/(kg·d)，则会增加 PDA 发生的可能性及充血性心力衰竭和 NEC 的风险。应在维持液中加入电解质（钠 3mEq/kg、钾 2mEq/kg、葡萄糖酸钙 200~500mg/kg）和多种维生素（包括维生素 E）。由于抗生素会杀死肠道正常菌群，因此，只要患儿接受抗生素治疗，应当给予维生素 K 0.2mg，每周 2 次[85]；如没有给予，则会增加手术期间出血的风险。

（九）血清化学指标

1. 钙

在妊娠的最后 3 个月，胎儿的血钙浓度超过母体的钙浓度[86]。出生时，母体对婴儿的钙离子供应出现中断导致婴儿血清钙浓度下降，通常降至 7.5~8.5mg/dl。如果婴儿摄入足够的钙，几天后钙的含量就会增加。尽管总钙浓度较低，但离子钙浓度正常（因为血清蛋白浓度较低，为 3~4.5g/dl）。因此，如果离子钙浓度正常，血清总钙浓度在 7mg/dl 以上就足够了[87]。早产儿磷酸盐和镁离子浓度与足月婴儿相似。

如果患儿有低钙血症症状（如抽搐、癫痫、低血压），则缓慢静脉注射 10~30mg/kg 的葡萄糖酸钙。过度通气（碱中毒）会降低游离钙的浓度，从而降低癫痫发作的阈值。尽管出现了低钙血症，但心电图往往是正常的。

2. 钠

体重过低的早产儿的血清钠浓度并不稳定。脱水时，血清钠离子迅速升高，而液体过多时，它们同样也迅速下降。高钠血症会损害中枢神经系统，而低钠血症（< 120mEq/L）会引起癫痫发作。水中毒通常会导致持续的低钠血症，而纠正低钠血症却鲜有机会使用高渗盐水，限制液体摄入就足够了。

3. 葡萄糖

大多数新生儿科医师试图将早产儿的出生后营养需求维持在他们在胎儿时期需要的水平或以上，以期望他们能保持正常的生长。由于多种原因，这个目标很难实现[88]。葡萄糖为大脑和许多其他器官提供了大部分能量。大多数体重较大的早产儿在非麻醉状态下能够耐受 5~7mg/(kg·min) 的葡萄糖输注，而不会出现高血糖、尿糖、多尿或脱水的情况，但许多极低出生体重的婴儿（妊娠 23~25 周出生的）至少需要

10mg/(kg·min) 才能维持正常血糖和生长发育。了解血糖浓度的唯一方法是经常测量，尤其是在手术室内。血糖浓度过高（> 200mg/dl）可导致渗透性利尿、低血容量，并可能导致中枢神经系统损伤[89, 90]。有了充足的营养，早产儿每天体重会增加 25~30g，头围每周增加 0.8~1cm。但是，由于种种原因，可能难以提供足够的营养以实现这种目标。由于术前营养状况差的婴儿对于麻醉和手术的耐受不会很好，所以术前应仔细评估营养水平和体重增加的情况。

许多早产儿的血糖浓度低于 40mg/dl，就可以视为低血糖。如果发生这种情况，应在 5 分钟内用 10%~20% 的葡萄糖 2~5ml/kg 来纠正，并连续输注足够的葡萄糖以维持葡萄糖浓度在 50~90mg/dl。许多早产儿的 SaO_2 为 80%~90%。然而，除了 SaO_2 数值较低外，如果他们还有低血糖和贫血，那么生长率通常也会降低[91]。另外，也应避免发生高血糖，因为高血糖可能导致脱水，降低心搏骤停后的复苏成功率，以及增加中枢神经系统损伤。

4. 胆红素

由于能与胆红素结合的物质并不多，导致早产婴儿的血清胆红素浓度普遍较高，特别是那些有瘀伤、红细胞增多症或颅内、胃肠道或肺出血的婴儿。低蛋白血症、血脑屏障有效性降低及经常发生的酸血症使患儿更容易发生核黄疸——这是血清中间接胆红素浓度长期处于高水平对神经系统产生的直接毒性作用造成的继发性脑损伤。即使低浓度的胆红素（10~15mg/dl）也足以导致合并有酸中毒的婴儿发生核黄疸[92-94]。由于术中低氧血症和酸中毒可能是灾难性的（表 22-2），因此，如果患儿的间接胆红素浓度升高且时间允许，则可能有必要在手术前进行双倍血量换血。术前对早产儿神经系统的评估至关重要，因为很多患儿术前已有中枢神经系统损伤，如果没有发现这些问题，术后很可能会将 CNS 的损伤归因为麻醉医师。

（十）早产儿视网膜病变

有 50% 出生时体重在 1000~1500g 的婴儿会合并某种程度的 ROP[95]。体重在 750~999g 的婴儿中有 78% 患有 ROP，体重不足 750g 的婴儿中，90% 以上合并有某种程度的 ROP，而该病在足月儿中很少见。在体重小于或等于 500g 的超低出生体重婴儿中，有 80%~85% 的婴儿合并某种程度的 ROP，其中 40% 的婴儿患有严重的 ROP[96]。ROP 可分为五期[97]。

● 1 期：一条细白分界线将视网膜后极部的血管区与视网膜前部的无血管区分开。

表 22-2 需要实施血浆置换的血清胆红素浓度

出生体重（g）	需要实施血浆置换的血清胆红素浓度（mg/dl）	
	正常婴儿[†]	异常婴儿[‡]
< 1000	10.0	10.0[§]
1001~1250	13.0	10.0[§]
1251~1500	15.0	13.0
1501~2000	17.0	15.0
2001~2500	18.0	17.0
> 2500	20.0	18.0

这些指南尚未经过验证

[†] 既往曾有过基底神经节染色浓度远低于 10mg 的病例

[‡] 为此目的，将没有下列问题的婴儿定义为正常婴儿

[§] 异常婴儿有以下一个或多个问题：围产期窒息、持续低氧血症、酸血症、持续低体温、低白蛋白血症、溶血、脓毒症、高血糖、游离脂肪酸升高或暴露于竞争性结合胆红素的药物，以及具有临床或中枢神经系统恶化的体征

● 2 期：分界线的体积增大并出现隆起。这时，可称它为"隆起线"。80% 的 1 期和 2 期患儿视网膜所发生的改变可以不用治疗而自愈。1 期和 2 期的早产儿中有 5%~10% 发展为 3 期[98]。

● 3 期：隆起线处出现组织增生，但通常组织增生是从后极部开始。3 期可分轻度、中度或重度，具体取决于视网膜外组织的体积[97]。

● 4 期：黄斑仍附着的情况下发生部分视网膜脱落（4a 期）。4b 期出现黄斑脱离。

● 5 期：视网膜完全脱落。

ROP 开始于视网膜血管收缩，血管内皮生长因子降低和视网膜缺氧[99]。视网膜缺氧会刺激 VEGF 的产生，导致血管增生、出血和视网膜脱落（这是最坏的情况）。尽管氧是 ROP 发生的主要因素，但不是唯一因素。尚不清楚是什么样的氧合水平导致 ROP 的发生，但 150mmHg 的 PaO_2 仅 1~2 小时（这是许多外科手术的时长）就可以导致 ROP。此外，相对较低的 PaO_2 也会导致 ROP，假设早产儿仍在子宫内，其视网膜暴露在只有 25~40mmHg 的 PaO_2，并不是出生后通常 50mmHg 或更高的 PaO_2。出生后最初几周 SaO_2 维持在 80%~96% 的早产儿其 ROP 发生率低于 SaO_2 更高的早产儿[99]。有趣的是，在妊娠 31 周后，SaO_2 需要达到 94%~99% 才能降低视网膜进一步受损的风险。在这个年龄，降低氧浓度及轻度缺氧都可以加重视网膜缺氧。在与新生儿科医师讨论后，在手术过程中使这一特定患者的氧饱和度维持在较高的数值可能

是合适的。

缺氧诱导因子 -α（HIF-1α）在视网膜的正常发育中很重要，并且逐渐增加的氧含量可以抑制它的产生。HIF-1α 抑制后，引起 VEGF 浓度的降低，并引发视网膜缺氧和 ROP。在动物体内，提高 HIF-1α 可以预防 ROP 的发生[100]。胎儿血红蛋白（HbF）的氧解离曲线向左移，使其中的氧向组织释放得更少，这可能有助于保护视网膜。由于用成人血液输血会使氧解离曲线相对右移，释放更多的氧，因此会增加发生 ROP 的风险。绒毛膜羊膜炎和新生儿全身性炎性疾病也会增加 ROP 的发生率[101]。

维生素 E 和 ω-3 鱼油可能通过其膜稳定作用和抗氧化作用来预防 ROP[102, 103]。由于维生素 E 的摄入和储存不足，因此维生素 E 浓度经常在出生后迅速下降，但给予早产儿超过生理量的维生素 E 几乎没有什么有益的作用，可能会增加 NEC 和感染的发生率[104, 105]。

大约 85% 的急性 ROP 会自愈[106]。1 期和 2 期在 2~3 个月内自愈，而 3 期则在 6 个月或更长时间内自愈。具有视网膜脱离高风险的婴儿中，ROP 的 4 期和 5 期导致失明或视力障碍的比例约为 25%[107]。

由于 ROP 患者需要在麻醉下进行眼部检查、光凝或实施巩膜加压术，因此应引起麻醉科医师的注意。尚不清楚在麻醉过程中暴露于增加的氧浓度是否会使得原有的 ROP 恶化，也因为我们不知道，因此最好在麻醉期间将 SaO_2 保持在 ICN 中相同的水平，通常在 87%~94%[108]。由于这些患者中的许多人也患有 CLD 及通气和灌注不均，因此 SaO_2 会随着麻醉的诱导而迅速降低。加少量 PEEP（2~5cmH₂O）往往能改善通气灌注与氧合的匹配，但过大的 PEEP 可使肺通气部分过度扩张，减少氧合。Aoyama 等和 Jiang 等发表了对 ROP 患者麻醉的合理方案[109, 110]。他们指出，许多患儿在术后需要机械通气和重症监护室治疗，即使他们在术前并不需要。Ulgey 等证明，视网膜手术后使用丙泊酚和氯胺酮输注显著减少机械通气的需要[111]。由于外科医师在手术中经常将空气注入眼睛，所以最好使用空气作为吸入麻醉药的载体气体，避免使用一氧化二氮。

要点：与早产相关的常见问题
● 近年来，呼吸窘迫综合征和支气管肺发育不良的严重程度随着肺泡表面活性物质的常规

使用、允许性高碳酸血症和无创通气策略的出现而降低。

- 动脉导管未闭可见于 70～80% 的体重较轻的早产儿，但是药物治疗（限制液体输入、利尿药、环氧合酶抑制药）已经大大降低了手术闭合动脉导管的发生率。

- 脑室周围白质损伤和脑室内出血是早产儿中枢神经系统损伤和长期神经发育问题的常见原因。

- 坏死性小肠结肠炎是相当严重的疾病，通常在妊娠 27～34 周发生，死亡率为 20%～50%。

- 早产儿视网膜病变是导致视力丧失的一个重要原因，使用较低的 SpO_2 可降低其发病率。例如，对于体重较轻的早产儿，维持 SpO_2 在 87%～94%。

四、术前准备

（一）既往史

在术前访视期间，必须阅读、掌握患儿的病历，并与患儿的主管医师和护理人员进行全面的探讨，由于护理人员需要全天 24 小时在床旁对患儿进行护理，因此他们知道每个患儿的特征。例如，护理人员可能知道非常短暂的呼吸暂停会导致严重的低氧血症和发绀，或者当患者的血糖浓度 < 40mg/dl 或当离子钙浓度 < 0.9mmol/L 时，患儿的外周灌注会降低。

当计划为早产儿实施麻醉时，胎儿的病史和出生史都很重要。如果婴儿在出生前或出生时出现过窒息，那么窒息带来的影响（右心功能障碍、凝血异常、颅内出血等）可能仍然存在。如果是这样的话，脑循环的自动调节功能可能无法发挥作用[7, 112, 113]。动脉压的突然升高可能会使脆弱的脑血管破裂，并导致颅内出血[114]。

心肌功能可能仍然受到抑制，心脏可能出现缺氧损伤的体征（包括三尖瓣功能不全）。流向肠道的血液可能会减少。如果不对上述情况进行纠正，血容量和血红蛋白浓度可能都会很低。在婴儿生后几天这些异常会持续存在。

因为许多孕妇都会服用处方药或非处方药，所以在任何情况下都应获得产妇的用药史。如果某些孕妇使用了违禁药物，那么婴儿在手术时可能会出现药物的戒断症状。戒断症状包括焦虑、颤抖、喂养差、呕吐，偶尔还有癫痫发作。先前使用过巴比妥类药物、地西泮或美沙酮的孕妇所分娩的胎儿可能要 5～10 天才会出现这些症状。频繁吸食可卡因的孕妇也会导致早产，并且分娩的胎儿可能患有肺动脉高压和肠穿孔。母亲摄入大剂量阿司匹林或对乙酰氨基酚后分娩的婴儿在出生后的头几天可能患有肺动脉高压和持续性胎儿循环（PFC）[115, 116]。任何严重低氧血症的婴儿都必须考虑存在 PFC。

（二）全身系统回顾及体格检查

1. 头、眼睛、耳朵、鼻子和咽喉

面部和口腔的先天性异常无论是作为综合征的一部分，还是作为一种单独的疾病，都很常见。如果婴儿出生时就接受机械通气，可能会漏诊腭裂。如果麻醉科医师必须为患病婴儿重新实施气管插管，腭裂可能会加大操作的困难程度，因为舌头无法固定在腭上，会在喉镜片上滑动，从而妨碍麻醉科医师对声门的观察。早产儿的小口和相对较大的舌体经常会影响婴儿呼吸，尤其是在将麻醉面罩扣在患儿脸上，同时对颏下三角施压时更是如此。在这个区域即使施加轻微的压力也会完全阻塞患儿的呼吸道。带有大充气袖口的麻醉面罩，如果在婴儿嘴部紧闭时从鼻梁滑落并压迫鼻孔，会很危险。大多数婴儿在出生后的几个月内都必须用鼻呼吸[117]。当婴儿嘴部紧闭时，鼻胃管（NGT）将会占据未插管婴儿上呼吸道的 1/2。这通常会增加婴儿的呼吸做功，并导致麻醉诱导期间的呼吸暂停。如有必要，应拔除 NGT，并通过经口的方式重新置入。如果将阿托品用于某些白内障或青光眼的患儿，可能会增加眼内压并对眼睛造成进一步损伤（见第 35 章）。

2. 呼吸系统

如上所述，肺功能障碍在早产儿中很常见。因此，在麻醉和手术前必须仔细评估患儿的呼吸系统，并就下列问题寻求答案。

患者目前是否患有呼吸窘迫综合征或处于 RDS 恢复期？如果是，需给予多少的呼吸支持？呼吸机支持的频率、压力值（吸气峰压和呼气末峰压）、吸气氧浓度和吸气时间是多少？患者在机械通气期间是否有自主呼吸？他/她是否通过呼吸机来触发呼吸？自主呼吸或呼吸机设置时 SaO_2、血气和 pH 如何变化？血气有多不稳定？当患儿从一侧移到另一侧时、仰卧或俯卧时[118]、气管内吸痰时、实施胸腔叩诊时[119]，血

气和 pH 会改变吗？如果患儿必须以侧卧位进行手术，这就可能带来问题，并且这个体位会导致血气和 pH 的恶化。

患者是否有肺出血史？如果有，出血是否已经停止，是否有出血的残余影响？

有肺炎吗？肺炎可能在影像学表现上难以与 RDS、肺水肿或 CLD 相鉴别。白细胞计数、分化的白细胞计数和气管分泌物涂片可能有助于鉴别诊断。如果婴儿患有肺炎，分泌物涂片将会出现白细胞和细菌。单有白细胞或单有细菌都很少有意义。

气管导管（ETT）是否妥善固定？在转运往手术室的路上发生意外脱管会令人不安。用于固定 ETT 的带子不应完全环绕婴儿的头部，以免引起脑干出血[120]。

婴儿有肋间隙凹缩吗？大多数早产儿都有 1/4～2/4 级的凹缩，因为他们的胸壁尚未发育完全。患有肺病的患者会有 3/4～4/4 级凹缩。凹缩表明呼吸做功增加、肺顺应性降低、气道阻力增加，或所有三种情况均存在。

能听到啰音吗？大多数早产儿偶尔会有啰音。湿啰音提示肺泡内有液体，通常与肺水肿或感染有关。干啰音通常与肺不张有关。干啰音也很常见，尤其是在气管插管几天后。

有分泌物吗？白色或透明的分泌物常不含有大量细菌。但黄色、绿色或棕色分泌物通常表示感染。泡沫状、粉红色或带血的分泌物通常表示肺水肿或肺出血。

通常，早产儿每分钟呼吸 30～60 次。然而，有肺部疾病患儿的呼吸频率可达 150 次 / 分或更快，尤其是当肺部顺应性减低时。婴儿"选择"快速浅呼吸，而非缓慢深呼吸，可能是因为快速浅呼吸的代谢需求更低。快速呼吸有助于维持功能残气量，但却没有足够的时间来完成呼气。除非应用呼气末正压通气，否则缓慢呼吸会降低功能残气量（图 22-3）[121]。

评估血气和氧饱和度值为患者对机械通气治疗的反应提供了重要线索。早产儿的血氧饱和度通常低于足月婴儿（表 22-3 和表 22-4）。因此，PaO_2 的微小变化会导致氧饱和度和氧含量发生巨大变化[122]。短暂的呼吸暂停会导致低氧血症。患儿是否有呼吸暂停症状？呼吸暂停通常预示着其他问题。如果婴儿患有或已经患有呼吸暂停，他 / 她可能会发生术后呼吸暂停，并需要时间不等的机械通气支持（见第 23 章）。图 22-4 列举了一个正常婴儿和一个患有肺透明膜病的婴儿的胸部 X 线片。

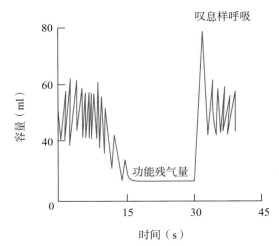

▲ 图 22-3　呼吸过缓和呼吸暂停时功能残气量的变化

经 Wolters Kluwer 许可转载，引自 Gregory[121]

表 22-3　正常的动脉血气

参　数	出生时	1h	5h	1 天	5 天	7 天
PaO_2（mmHg）						
$\overline{X}$	46.6	63.3	73.7	72.7	72.1	73.1
SD	9.9	11.3	12.0	9.5	10.5	9.7
$PaCO_2$（mmHg）						
$\overline{X}$	46.1	36.1	35.2	33.4	34.8	35.9
SD	7.0	4.2	3.6	3.1	3.5	3.1
pH						
$\overline{X}$	7.207	7.332	7.339	7.369	7.371	7.37
SD	0.051	0.031	0.028	0.032	0.031	0.02

$\overline{X}$. 均数；SD. 标准差（经 Karger 许可转载，引自 Koch 和 Wendel[172]）

3. 心血管系统

许多早产儿都有心血管系统问题（包括 PDA、低血压和休克）[123, 124]，但先天性心脏病不太常见。由于大部分肌肉在妊娠晚期沉积在肺动脉中，与足月婴儿（7～14 日龄）相比，出生较早的婴儿肌肉较少，易于发生 PDA，并且在出生早期（3～5 日龄）通过动脉导管的血液从左向右分流增加。最终结果是肺血流量增加、肺水肿、充血性心力衰竭、肺顺应性降低、低氧血症和 CO_2 潴留。使用肺泡表面活性剂可以更快地维持功能残气量（FRC），这与出生后几小时内 PDA 和从左到右的血液分流有关。

与年龄稍大些的患儿不一样，早产儿 CHF 时没有提示性的心动过速出现。事实上，心率通常单一

表 22-4　正常早产儿的动脉血气

参　数	出生时	3～5h	13～24h	5～10 天
PaO₂（mmHg）				
$\overline{X}$	–	59.5	67.0	80.3
SD	–	7.7	15.2	12.0
PaCO₂（mmHg）				
$\overline{X}$	–	47.0	27.2	36.4
SD	–	8.5	8.4	4.2
pH				
$\overline{X}$	7.32	7.329	7.464	7.378
SD		0.38	0.064	0.043

$\overline{X}$. 均数；SD. 标准差（经 BMJ 许可转载，引自 Orzalesi 等 [173]）

表 22-5　动脉导管未闭早产儿的心率

状　况	心率（次 / 分）
心功能正常	150±18
充血性心力衰竭	148±22
动脉导管未闭结扎后	146±18

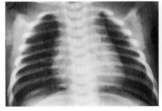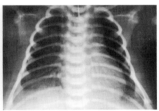

▲ 图 22-4　正常早产儿（左侧）和呼吸窘迫综合征早产儿（右侧）的胸部 X 线片，可以在后者的 X 线片上看到有支气管充气征，肺容积减少及心界消失

图片由 Dr Robert C. Brasch 提供

且有规律，并在正常范围内（120～160 次 / 分）（表22-5）。也可能存在第三心音（奔马律），但由于心率过快和环境噪声的影响（如呼吸机、报警声、监护仪、医务人员），可能难以听到。出于同样的原因，也可能很难听到杂音。早产儿通常会出现两种杂音，即 PDA和三尖瓣关闭不全。PDA 的杂音是一种收缩期喷射性杂音，当血管流量较小时，在胸骨左上缘可以听到。当血管流量很大时，杂音会延长至心脏舒张期，呈连续性，并且在整个胸部都能听到。在年龄稍大些的患儿中很常见的"机器样杂音"在早产儿中却很少能够

听到。三尖瓣关闭不全的杂音本质上是收缩性的，在胸骨右缘能够听到。它很少辐射至远处，几天后会随着心室功能的改善而消失。

CHF 会降低外周灌注并减缓毛细血管充盈。除了 PDA 患儿，其他患儿的脉率会下降。此外，CHF 也常发生外周水肿，部分原因是血清蛋白浓度低。水肿通常首先出现在眼睑。除了病情最严重的婴儿之外，其他患儿的足部和胫骨的点状水肿却并不常见。然而，脚部浮肿是比较常见的。

CHF 早产儿的胸部 X 线片通常难以与 RDS 早产儿相鉴别。前者通常表现为中央区域有斑点状云雾影，且心影比 RDS 稍增大（图 22-5）。

肝脏大小是早产儿右心衰竭和 CHF 的良好指标，因为他们的肝脏非常容易增大。肝脏下缘通常是尖锐的，位于右肋缘下 1～2cm；发生 CHF 时，肝脏会迅速扩张至骨盆。但经过适当的治疗，它会同样迅速地恢复到正常的位置。检查腹部时施加压力过大可能会将肝脏推进胸腔，使肝脏看起来比实际小。通常可以通过用指尖轻抚右上腹或叩击腹部来确定肝脏边缘的位置。当腹部膨隆时，叩诊尤其有用。肿大的肝脏通常会延伸过中线，这可能使其难以与脾脏相区分，在CHF 时脾脏也经常增大。

4. 腹部

正常情况下，早产儿的腹部膨隆且柔软。腹壁静脉突出，有肝脏疾病时腹壁静脉扩张更加明显。腹内器官易于触诊。对于患有胎儿红细胞增多症、全身感染、肝病或液体负荷过重的患儿，通常能在左肋缘以下触及脾脏。幼红细胞增多症的婴儿出现腹水可能会干扰肺的通气，因此有必要通过穿刺排出一些液体，以使婴儿的肺部得到充分的通气。在某些情况下，可能需要在麻醉诱导前进行穿刺。

RDS　　　　　　CHF

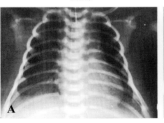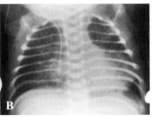

▲ 图 22-5　合并呼吸窘迫综合征的正常早产儿（A）和合并动脉导管未闭及充血性心力衰竭的早产儿（B）的胸部 X 线片

可以在后者的 X 线片上看到扩大的心脏，中央为磨玻璃影，血管影模糊，显影欠佳。RDS. 呼吸窘迫综合征；CHF. 充血性心力衰竭（图片由 Dr Robert C. Brasch 提供）

早产儿的肾脏在腹膜后腔像小球状肿块一样容易触摸。但肾脏可能因肾静脉血栓或肾、输尿管或膀胱异常而增大。膀胱通常感觉起来像一个延伸到骨盆边缘的圆形肿块。尿道阻塞会导致膀胱膨胀到肚脐以上。输尿管偶尔可在腹膜后腔触及，它就像一条纵向延伸的细绳。

通常可以通过腹壁看到扩张的肠管。除非出现腹膜炎，否则腹胀很少会导致腹部压痛。接着腹部会出现压痛、僵硬、水肿，足以在皮肤上留下指印。腹膜内液体通常会通过腹股沟管并使阴囊增大。因此，大约 30% 的男性早产儿会发生腹股沟疝。肚脐周围发红通常是全身性或腹内感染的迹象。

在婴儿接受手术之前，应该确定其肛门通畅。少数情况下，重病婴儿会被漏诊肛门闭锁。不要将任何东西（包括温度计）插入直肠超过 0.5cm，以免刺穿肠道。

5. 中枢神经系统

随着早产和窒息程度的增加，CNS 损伤的发生率也随之增加（见第 25 章）。CNS 损伤通常表现为身体上部和下部之间或左右两侧之间的肌肉松弛、肌张力过高、肌张力减退或肌张力有差异。深腱反射和抓握反射经常消失。健康的早产儿通常有巴宾斯基征阳性。应该检查婴儿背部、颈部和骶骨区域是否有脊膜膨出的迹象。同样，由于病情严重，如果将病重的婴儿仰卧在床上数日，这些病变可能会在术前被漏诊。

（三）水合状态

在术前访视期间，应仔细评估早产儿的水合状态。他们具有极大的体表面积与体积比、菲薄的皮肤、快速的呼吸频率、相对较大的分钟通气量，另外红外线辐射台加重了水分丢失[125, 126]。未能充分补充这些丢失就会导致脱水。用透明塑料薄膜覆盖婴儿可显著减少水分和热量损失。将液体摄入量减少到低于 130ml/(kg·d) 可以降低早产儿 PDA 的发病率，但也会导致严重的液体和热量摄入不足[55]。限制液体和热量摄入可能会导致婴儿在接受手术时脱水和营养不良。使用强效利尿药，如呋塞米，会导致进一步脱水。早产儿比年龄稍大些的患儿更容易发生第三间隙液体丢失，因为早产儿的毛细血管容易渗漏，血清蛋白水平较低，并且胶体渗透压也较低[127, 128]。因此，患有败血症或休克的婴儿会向腹腔转移大量的液体。尽管血管内的容量已经耗尽，但这些患儿体重通常还会增加 20%～50%。

（四）实验室检查

大多数患病的早产儿都要接受多种多样的实验室检查，而在麻醉诱导前必须对这些检查结果进行回顾和了解。

1. 血液学结果

对于健康婴儿，血红蛋白浓度高于 7g/dl 通常就足够了。但对于患有心肺疾病的婴儿，血红蛋白浓度应超过 9g/dl，以确保具有足够的携氧能力。如前所述，血红蛋白浓度在出生后会迅速下降，通常是因为护理人员需要抽取大量血液进行检测。

除了了解 PaO_2 和 SaO_2，确定患儿血液中的氧含量也很重要。

$$\{[(1.36mlO_2/g\ Hgb \times Hgb\ g/dl) \times SaO_2] + 0.003 \times PaO_2\}$$

0.003 是氧在血浆中的溶解度系数。如果血红蛋白浓度为 10g，氧含量约为 13.1ml/100ml 血液。整个身体会从血液中摄取大约 5% 的氧气。然而，心脏会从流经它的血液中摄取 12% 的氧气。几乎没有足够的氧气来满足心脏的需求。如果 Hb 浓度为 5g，动脉血液的氧含量将为约 6.5ml/100ml 血液，这不足以满足心脏的需求，除非冠状动脉血流量增加，心脏的氧需求保持恒定或减少，同时血液中的氧摄取增加。如果这时开始手术就会很危险。如果可能的话，低 Hb 浓度的婴儿应该在手术前输血以使其血氧含量恢复正常。

2. 电解质

早产儿的血清电解质浓度要比年龄稍大些的患儿变化更大，因为液体和电解质摄入量的微小变化、液体和电解质丢失及婴儿环境都会对早产儿造成严重影响。单一电解质值可能会产生误导，而系列值的帮助较大。血清钠升高通常是脱水或钠摄入过量所致。后者与外周水肿有关。虽然高钾血症很常见，但它很少会影响心电图。低钾血症（< 3mEq/L）也很常见，尤其是对早产儿使用强效利尿药时。当钾进入细胞以交换氢离子时，不经意的过度换气和碱中毒会进一步降低血清钾浓度。早产儿的血清氯化物浓度（105～115mEq/L）通常高于大龄儿童，这在一定程度上解释了普遍存在的代谢性酸中毒。

总钙浓度通常低于足月婴儿，但两组的离子钙浓度相似。过度换气可能会将离子钙浓度降低到不可接受的水平。对于年龄而言，如果离子钙浓度正常，大多数新生儿科医师倾向于将血清总钙浓度维持在 7mg/dl 以上[86]。饮食中摄入磷不足可能会导致高钙血症[129]。

3. 凝血状态

出生时，婴儿的凝血因子水平约为成人值的 50%

（见第 12 章），尽管婴儿很少会因为这个原因而发生出血[130-132]。他们的血小板计数与正常成人相似，但他们的血小板功能可能并不如正常成人。婴儿会有出血倾向吗？出生时窒息的婴儿有 V、VII 和 VIII 凝血因子水平下降，如果婴儿迅速复苏，该水平会在 3～4 天内恢复正常[133]。但如果长时间缺氧，这些因子水平可能在 1 周或更长时间内都无法恢复到正常。这类婴儿经常会出现血小板减少症，其值通常低于 10 000/mm³。即使处于这种水平，在没有手术或受伤的情况下这类婴儿也很少发生出血。因此，除非早产儿需要手术或血小板计数低于 5000/mm³，否则很少需要输注血小板，尤其是当他们的其他凝血参数正常且无出血迹象时。当需要手术时，应输注血小板，使其浓度达到 50 000/mm³ 及以上。如果手术持续数小时，可能需要再次输注血小板。如果患者在出生后未接受维生素 K 治疗，且已禁食，或曾接受抗生素治疗，则应在早产儿手术前给予维生素 K 0.2mg/kg[132-134]。

对于出血性疾病如弥散性血管内凝血，必须在术前用新鲜冰冻血浆、冷沉淀或 VII a 因子进行纠正。如果凝血因子和血小板都减少，输注新鲜全血会使患儿获益，因为它含有所有需要的凝血因子、血小板、蛋白质和红细胞。

（五）术前方案的制订

对于病情危重的早产儿，建议在手术过程中寻求第二位麻醉科医师的帮助。对一个人来说，对患儿实施肺通气、输液和输血、观察手术区域和监护仪，同时还要记录麻醉单是很困难的（尽管自动记录使这变得更容易）（见第 49 章）。为了防止体温过低，在患儿到达之前，应将手术室升温至 35～37℃或以上，并在手术台上放置一个伺服控制的红外加热器。应在患儿下方放置一个空气循环加热垫，并保持 35～37℃。如有需要，应准备并校准用于监测动脉压和中心静脉压的压力传感器。如果静脉输注液与在婴儿室所用的不同，那么应提前配制好。在 ICN，患儿通常接受的是 5% 葡萄糖和 0.2% 生理盐水的混合液。术中则不能使用这种溶液来进行补液，而应该采用乳酸盐林格液或生理盐水来补充术中的液体丢失。大量的生理盐水可能导致代谢性酸中毒。在可能的情况下，应加热液体并通过输液泵输注。如果使用了滴注器，其所含液体不应超过 1 小时内的安全容量。这可以避免静脉输注量开到最大时出现意外的液体过多。

在运送到手术室之前，ICN 的医师、护士和麻醉科医师之间应该进行信息交流，总结患儿的当前状况

及团队所关注的任何信息。转运早产儿进出手术室十分危险。在运送过程中，麻醉科医师应始终陪伴患儿以减少这种风险，并采用由电池供电的监护仪，持续监测患儿的动脉血压、心电图和氧饱和度。应保持输液泵持续输注液体和药物，尤其是血管活性药物。运送过程中需要通气，通常使用 Jackson Rees 装置和便携式空气 - 氧气混合器。应给予足够的氧气以保持氧饱和度在 87%～94%[122]。

在运输过程中或在手术室中，吸入的氧浓度不应为 100%，除非需要该氧浓度来维持所需的氧饱和度。否则，在提供适当的氧饱和度时，FiO₂ 应尽可能低。在运送患儿至手术室的过程中需要使用空气 - 氧气混合器，以便对 FiO₂ 进行适当的调节。

在运输过程中，给患儿保暖是一个关键问题。表 22-6 显示了将早产儿从 11 楼层转运至手术室进行手术时的体温变化。请注意，在这短暂的时间里，体温下降了将近 1℃。他们的体温在手术室里会上升到正常水平，在返回婴儿病房的途中又发生下降。通常可以用透明塑料薄膜和保暖毯覆盖婴儿身体，用帽子覆盖婴儿头部，并在患儿下方放置化学加热垫来防止这些热量损失（Porta-Warm, Allegiance Health Care Corp.）。应让电梯等患儿，而非患儿等电梯。手术室应该是温暖的，婴儿应该直接进入手术室，并立即放在伺服控制的辐射取暖器下。

表 22-6　早产儿在往返手术室途中的体温变化

时　间	体温（℃）
术前：婴儿病房	36.4±0.5
术前：手术室	35.7±0.7
手术结束时	36.4±1.0
术后：婴儿病房	35.9±1.7

在大多数情况下，最好实施 PDA 结扎术，植入 Broviac 导管，或者在 NICU 中治疗 NEC，而非将患儿送至手术室。这就能允许患儿在手术期间使用机械呼吸机和监护仪。在 ICN 接受手术的患儿的感染率与在手术室接受手术的患儿的感染率相同[135]。

> **要点：术前准备**
> ● 必须彻底了解术前病史，不仅要查阅病历，还要与主管医师和护士进行交流。

- 对全身各系统的体格检查和检查结果的回顾至关重要，特别要注意呼吸、心血管、中枢神经系统、感染和先天性异常。
- 每个病例都应进行术前讨论，计划手术实施的场所（床旁还是手术室）及麻醉后苏醒（拔除气管插管、转 PACU 还是直接转运至婴儿病房）。

五、麻醉诱导

虽然早产儿需要麻醉[136, 137]，但他们的需求要低于年龄稍大些的患儿[138, 139]。如果其脑血管自动调节功能缺失（这很常见），麻醉不充分会使他们易发生高血压和颅内出血[140, 141]。当这种情况发生时，动脉血压的升高或降低会增加或减少脑血流量。充分的麻醉可以防止或减轻这些压力变化。因为相比成人，深麻醉更能降低婴儿和儿童的动脉血压[140]，在必要时必须用液体和血管升压药来维持动脉血压。心率和动脉血压的增加通常是浅麻醉的表现。然而，在低血压时心率通常不会改变，因为即使浅麻醉也会使早产儿的压力感受器变得迟钝[142-144]。70% 的一氧化二氮减少压力反应的程度与氟烷相同[143]。芬太尼 10μg/kg 也能显著抑制压力感受器反射[144]，尽管这不会引起低血压。Anand 及其同事表明，麻醉不充分会导致早产儿的应激反应[136]，且未充分麻醉婴儿的并发症发生率要高 10 倍。

在没有麻醉或镇痛的情况下插入 ETT 会增加动脉压和颅内压[145]。显然，有些患儿会在 ETT 前因病情过重而无法麻醉，但这在新生儿期刚过后并不常见。

麻醉通常采用吸入麻醉药（通常是七氟烷）并给予足够的氧气来维持所需的 SaO_2。如果在麻醉诱导期间需要控制通气，必须降低麻醉药浓度以防止突然的严重低血压[146]。另一种麻醉方法是使用丙泊酚 1~2mg/kg 或芬太尼 10~30μg/kg，静脉注射 1~2min[138]。一旦眼睑反射消失，就可以行 ETT。如果助手将一根手指放入患儿胸骨上切迹，当它碰到手指时，可以感觉到 ETT 末端。此时，气管导管的尖端位于气管中部，可以停止推进导管，并将导管固定在适当位置。这减少了导管误入单侧主支气管的发生。如有必要，罗库溴铵 0.3~1.0mg/kg 就可松弛患儿的肌肉。早产儿首选能增加心率的肌肉松弛剂，因为这能

更好地维持心输出量。

六、麻醉维持

关于早产儿，尤其是极早早产儿的麻醉需求的数据很少[139]。然而经验表明，早产儿比健康的足月新生儿需要的麻醉更少。接受 PDA 结扎手术的婴儿对七氟烷的需求为足月婴儿的 50%～80%。在该剂量下，当皮肤切开后，患儿心率和动脉血压都不会发生变化[139]。

用吸入麻醉药麻醉的早产儿要比年龄稍大些患者更常出现低血压[147]，可能是因为外周血管对儿茶酚胺[142]、心肌抑制和压力反应丧失的反应较弱[148]。因为早产儿的心输出量严重依赖于心率，压力反应的丧失使得他们难以对低血压做出适当的反应。表 22-7 显示了采用氟烷麻醉行 PDA 结扎的早产儿的心率和动脉血压。注意，当血压降低或升高时，心率没有增加，因此压力感受器功能降低。七氟烷没有类似的数据，但几乎可以肯定的是，它的这些变化应是相似的，因为七氟烷会抑制成年人的压力感受器反应[149]。

表 22-7 在氟烷麻醉下接受动脉导管未闭结扎术的早产儿的心率与收缩压的关系

状 况	心率（次 / 分）	收缩压（mmHg）
诱导前	146±20	62±16
导管结扎前	143±17	48±16
导管结扎后	145±16	66±15

为了避免麻醉诱导出现低血压，常用芬太尼来麻醉早产儿[138, 150]。在切皮时使用 10～30μg/kg 的芬太尼可防止心率和动脉血压发生变化。当血容量充足时，使用芬太尼很少会引起低血压。在 NICU 定期接受芬太尼输注的患者可能在手术时需要更高剂量的芬太尼，通常超过 50μg/kg。与所有药物一样，应将芬太尼滴定至所需的临床效果。肌肉松弛剂通常用于防止体动，以及减少麻醉需求。然而，使用肌肉松弛剂的早产儿必须对其实施麻醉。氧化亚氮和其他麻醉药一样，会导致低血容量患者出现低血压和心搏骤停。

在麻醉和手术期间，应该对早产儿进行机械通气。手术室的机械通气设备不如在 ICN 使用的设备，但是 ICN 的通气设备不能输送吸入麻醉药。如果使用 ICN 呼吸机，基于阿片类的麻药能提供足够的麻醉。由于

呼吸机不能够充分补偿牵开器、手术填塞物及外科医师手部操作引起的肺顺应性和阻力的变化。因此，当观察手术区域和扩张胸部时，需要对小早产儿的肺部采用手动通气。正常情况下，应使用尽可能低的压力和潮气量来扩张胸部和肺部。如果新生儿在 NICU 就需要进行 PEEP，他/她将在麻醉和手术时也需要 PEEP。麻醉期间使用的初始呼吸机设置应模仿 NICU 的医师、护士和呼吸治疗师使用的设置，以产生最佳的血气和氧饱和度。这些变量可以根据需要进行调整。为了避免给予高浓度的氧气，在手术过程中必须能够将 FiO_2 调节在 $0.21 \sim 1.0$。对不需要氧气的早产儿给予高浓度的氧气会使其暴露于不必要的 ROP 风险中。

由于早产儿的血容量很小，约为 100ml/kg，因此积极测定并用血液和液体补充早产儿的失血量至关重要。因此，一个 1kg 的婴儿失血 10ml 相当于失血 10%。在手术过程中，通常很难准确确定如此小的失血量。称量用过的棉纱的重量是一种更精确的方法，而非仅仅是看着它们然后猜测里面有多少血。棉纱重量每增加 1g，就等于增加 1ml 的失血。应将吸出的血液收集在小瓶中，以更准确地确定失血量。必须准确记录冲洗溶液的容积，以便将其从血液采集瓶中的液体量中剔除出来。估算失血量最困难的部分是确定有多少血液流失到手术铺单和组织中，而这些因素又使准确测定失血量出现不足，因此通常有必要将估计失血量增加 $25\% \sim 50\%$，并在监测血管内压和心率及确定一系列血细胞比容的同时，给予一定量的血液或适量的晶体液。低血细胞比容用浓缩红细胞进行校正。

给予的输液量在很大程度上取决于手术创伤的程度。腹部或胸部手术比周边区域的手术创伤更大，因此需要 $8 \sim 12ml/(kg \cdot h)$ 及以上的乳酸盐林格液。用 0.2 或 0.3 的生理盐水来补充丢失的液体是很危险的，因为这样会导致低钠血症、水中毒，有时还会导致死亡。在麻醉状态下，输注 $5 \sim 7mg/(kg \cdot d)$ 的葡萄糖是一个很好的起始剂量，除非患者在 ICN 接受了更高浓度的葡萄糖。应经常测量血糖浓度，并保持在 $50 \sim 90mg/dl$。给予更多葡萄糖可能导致高血糖症（表 22-8 至表 22-10）。

输注的液体还应该包括乳酸林格液（不含葡萄糖）、5% 白蛋白、血液或联合输注这些液体。血液制品和血浆含有葡萄糖，可能会增加血糖浓度。在手术过程中，不能采用静脉营养液来补充丢失的液体，因为这样做会导致严重的高糖血症和可能的 CNS 损伤。相反，麻

表 22-8　体重 1kg 婴儿的血清和尿液葡萄糖值及尿量

检验	时间（h）			
	基础值	1	2	苏醒
血清葡萄糖（mg/dl）	$45 \sim 90$	90	175	130
尿葡萄糖	1+	2+	4+	4+
液体摄入 [ml/(kg·h)]	4	7	15	12
输注葡萄糖（mg/h）	400	700	1500	1200

表 22-9　手术期间足月儿和早产儿的血糖和尿糖浓度（患者百分比）

年龄	尿检结果的患者百分比 %*				血检结果的患者百分比（mg/dl）†		
	阴性	2+	3+	4+	$45 \sim 90$	$130 \sim 175$	$\geqslant 250$
早产儿	50	20	15	15	40	50	10
足月儿	70	14	10	6	66	20	25

*. 通过尿液试纸检测；†. 通过血糖试纸检测

表 22-10　婴幼儿手术期间静脉补液中添加葡萄糖的效果 *

年龄	葡萄糖浓度			
	林格液		D-5 林格液	
	婴儿	儿童	婴儿	儿童
术前	78 ± 12	95 ± 13	76 ± 9	87 ± 13
麻醉				
20min	88 ± 20	122 ± 17	143 ± 18	147 ± 38
60min	78 ± 12	93 ± 18	201 ± 39	186 ± 37
120min	81 ± 15	93 ± 12	213 ± 41	158 ± 32

*. 对那些接受葡萄糖输注的患者，在开始静脉输液时给输注液体中加入葡萄糖
婴儿指的是 1 周龄—1 岁，儿童指的是 1—7 岁

醉医师应按照术前速率输注营养液，并使用纯乳酸盐林格液来提供额外的液体需求。在手术过程中，应使用血糖仪测定血糖浓度，并根据需要改变葡萄糖的输液率。

中心静脉压、平均动脉压和尿量的监测有助于补充胶体和晶体液。MAP 是血管内容量的良好指标。如果年龄组对应的动脉血压比正常值低两个标准差[151]，

则表明存在低血压，并提示存在低血容量情况（图 22-6）。输入足够的液体通常会使血压恢复正常。CVP 也是测量血管内容量状态的实用方法，低于 $3cmH_2O$ 则提示血容量不足。

尿量也是血管内容量的良好指标，应超过 0.75ml/（kg·h）。正常新生儿的尿比重通常小于 1.005[152]，超过 1.009 常提示患儿发生液体潴留。如果囟门上的皮肤在头骨内板下，而婴儿没有哭，则提示低血容量。

应将体温保持在 36～37℃，以避免术后通气不足、苏醒延迟、肺不张、呼吸和代谢性酸中毒、感染、喂养不良和胃内容物反流。通过对手术室和吸入的气体进行加热，可使体温保持在正常范围内。可以使用传统的液体加热器将静脉液体和血液加热到 38～41℃，并且只使用一段很短的输液延长管与患儿的静脉通路相连，这样液体就不会在较长的输液延长管中发生冷却，但这段较短的输液延长管必须清晰可见，以便能够看到并去除其中的气泡。如果它们停留在冠状动脉或脑动脉，即使是小气泡（0.1ml）也可能致命，由于大多数新生儿的卵圆孔都是未闭的，因此这种情况是很有可能发生的。

七、麻醉后苏醒

从麻醉中苏醒和麻醉诱导一样危险。为了能够使下一台手术及时开始，常常会有压力迫使医护人员将患儿迅速从手术室中转运出去，但医护人员必须顶住这种压力，同时要悉心准备将患儿转运至恢复地点，而恢复地点常常是 ICN。而在患儿离开手术室之前，必须了解 ICN 的护理人员是否在位，是否已做好接受和护理患者的准备，另外，还应告知 ICN 的医护人员患儿的 FiO_2、呼吸机设置、体温和术后疼痛治疗计划。在转运至 ICN 后，麻醉团队和外科医师有必要向 ICN 护理和医师团队进行完整的口头信息交接，以使他们了解术中事件。

在大多数情况下，早产儿的肺部在转移至 ICN 的途中应保持通气，然后决定术后是否需要机械通气。在拔除 ETT 之前，必须拮抗肌肉松弛药并确保患儿有足够的自主通气。

许多出生时妊娠小于 44 周的早产儿会出现术后呼吸暂停[153, 154]。呼吸暂停的发生率与出生时的胎龄成反比[155]。尽管呼吸暂停的原因尚不清楚，但可能是由于中枢神经系统中持续存在少量麻醉药影响了自主神经系统[156]，或者可能与中枢神经系统发育不完全有

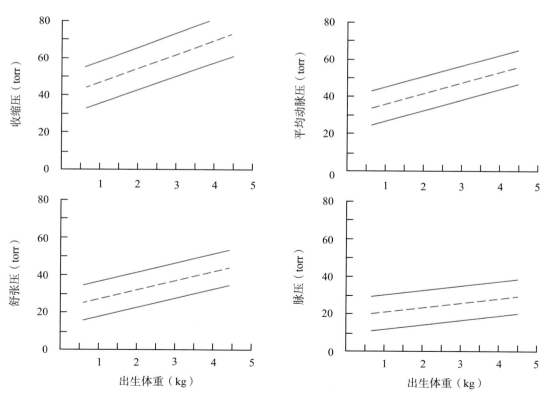

▲ 图 22-6　610～4200g 婴儿的收缩压、舒张压和平均动脉压及脉压

关[157]。多数术后呼吸暂停发生在手术后的前 4h 内，但也可能在手术后 12h 或更长时间后才发病[158]。出生时妊娠 < 46 周的患者由于存在呼吸暂停的高风险，通常需要在手术后的 12~24h 内在医院对呼吸情况和 SaO_2 进行监测。应在术后 6h 内对妊娠 47~60 周时出生的患者进行仔细评估。如果未出现呼吸暂停、心动过缓或氧饱和度下降的迹象，其他一切正常，则可以出院回家。妊娠 60 周以上者可作为正常足月儿治疗，如无其他问题，可手术后出院回家。发生术后呼吸暂停的婴儿可能需要数小时至数天机械通气治疗。对孕后胎龄小于 50 周的婴儿，出现呼吸暂停的风险也排除了他们在门诊接受手术的可能性，尽管有一项研究对这一结论提出了异议[159]。

Welborn 及其同事发现，血细胞比容低于 30% 的早产儿呼吸暂停的发生率增加[160]。血细胞比容低的婴儿中有 89% 在手术后出现呼吸暂停，而血细胞比容大于 30% 的婴儿中只有 21% 患有呼吸暂停。

同一作者发现，与全麻麻醉的婴儿相比，接受腰麻的婴儿的呼吸暂停更少[161]。除非对患者进行镇静，否则腰麻不会发生呼吸暂停的情况。9 名婴儿中有 8 名在术前使用氯胺酮时有明显的呼吸暂停，而 16 名婴儿中有 5 名在未使用该药物时有术后呼吸暂停。尽管腰麻导致术后呼吸暂停的情况较少[162]，但呼吸暂停和全脊髓麻醉时有发生[163, 164]。Kunst 等发现接受两种麻醉的患者呼吸暂停的发生率没有差异[165]。最近的数据同样证实了这一结论[166]。但接受全身麻醉的患者比接受腰麻的患者更容易出现氧饱和度降低和心动过缓。Tashiro 和他的同事[167] 发现胎龄、出生体重、孕后年龄和术前使用氨茶碱与术后通气的需要有关。大约 1/3 接受疝气修补的婴儿有术后呼吸暂停[168]。Welborn 等发现，静脉注射 5mg/kg 的咖啡因可预防危及生命的术后呼吸暂停，并消除机械通气的必要性[169]，但对轻度呼吸暂停没有影响。通过推迟手术时间，在孕后胎龄 44 周后进行手术，可以避免大多数术后呼吸暂停的发生。在妊娠的前 44 周需要手术的患者应接受静脉注射咖啡因。

> **要点：麻醉诱导、维持和恢复**
> - 不能为早产儿提供足够的麻醉深度，容易导致高血压和颅内出血。
> - 早产儿的麻醉需求低于足月新生儿。
> - 低血压在早产儿中很常见，尤其是在使用吸

> 入麻醉药时，通常需要补液或血管升压药来治疗。
> - 由于早产儿的血量很少，仅有 100ml/kg，因此发生中度或大量失血时及时输血至关重要。
> - 严密观察体温、血糖的变化及 FiO_2，这些是早产儿麻醉中的重要组成部分。
> - 胎龄不满 46 周的早产儿在麻醉后经常发生呼吸暂停，应使用监护仪进行监测。

八、微小早产儿的麻醉

在过去的几年中，早期早产儿（"微小早产儿"，即出生时 400~1000g）的存活率显著提高，使得许多手术在出院前就需实施。其中一些患者的神经系统存在发育不良。有证据表明，在妊娠 24~25 周的婴儿中，只有 67%~71% 的神经系统正常，而在妊娠 26 周出生的婴儿中，这一比例为 89%（表 22-11）。在妊娠 24 周出生的婴儿中，有 22% 的患儿在接受神经系统检查时怀疑存在损伤[170, 171]。

表 22-11　微小早产儿的神经系统和发育结果 *

	24 周	25 周	26 周
随访的婴儿数量	18	30	38
神经系统正常	12（67%）	22（73%）	34（89%）
神经系统疑似存在问题	4（22%）	2（7%）	0
脑性瘫痪	2（11%）	6（20%）	4（11%）
认知发育正常	5（28%）	14（47%）	27（71%）
认知发育处于临界状态	6（33%）	7（23%）	7（18%）
认知发育存在缺陷	7（39%）	9（30%）	4（11%）

*. 数据以 *n*（%）表示
†. Kruskal-Wallis χ^2=10.6542，认知结果和胎龄的 *P*=0.005
经 Elsevier 许可转载，引自 Piecuch 等[171]

在妊娠 24 周时出生的新生儿中，只有 28% 的婴儿在 4.5—7 岁时具有正常的认知能力。在妊娠 24~27 周时出生的婴儿中有 11% 患有脑瘫。将小婴儿的出生时间推迟到妊娠 26 周后，其预后结局也得到了显著改善。中枢神经系统损伤的婴儿在麻醉状态下更容易出现低血压和心动过缓。

微小早产儿的问题与较大的早产儿类似，但更严重。因为它们发育非常不成熟，体内没有真正的肺泡，毛细血管和气体交换单元之间的距离更大，使氧合更加困难。表面积 / 体积比值高和薄而脆弱的皮肤会增加液体流失，使其更难保持体温。撕去胶带或监测电极片通常会损伤皮肤，留下大面积的擦伤。

为了维持水合作用和预防 / 治疗低血压，常需要给予非常大量的液体 [通常 > 200ml/（kg·d）] 和血管升压药，否则会导致脱水和低血压。然而，大量使用这些液体也可能会导致 PDA、心力衰竭和肺水肿。

妊娠 24～26 周时出生的婴儿，其 MAP 正常值尚有争议，但与胎龄数大致相同。通过无创方法测得的血压通常高于通过血管内测得的血压（表 22-12）。因此，尽管可以通过无创方法测量 MAP，这一操作对于足月的婴儿而言并无影响，但在应用于早产儿时可能导致低血压。这类患儿由于皮下组织很少或根本没有皮下组织，皮肤像纸一样薄，脉搏也很难感觉到，所以确定他们的水化状态更为困难。他们囟门上的皮肤

与颅骨的外板平齐。他们的尿量通常超过 1ml/(kg·h)，比重 < 1.005。

微小早产儿的麻醉要求目前尚不明确。但是，从以前的数据来看，氟烷的 MAC 小于 0.55。七氟烷的剂量约为足月儿的 60%。适当剂量的阿片类药物可为这些婴儿提供麻醉。婴儿的动脉压比吸入麻醉期间更稳定（表 22-13）。由于这些儿童通常在手术后进行机械通气，因此可以使用 0.3～1.0mg/kg 的罗库溴铵和 10～50µg/kg 的芬太尼，并且该剂量可以满足任何类型的手术要求。尽管早产儿有脑血管自动调节功能，但它非常脆弱，容易被破坏。如果麻醉不充分，这会增加颅内出血和中枢神经系统损伤的可能性。

微小早产儿在手术期间对液体的需求很高。未能提供所需量的液体会导致低血压和（或）休克。所有液体应尽可能通过输液泵进行输液，以避免过量。

微小早产儿的手术应该在哪里进行？许多医疗机构在重症监护病房中进行手术，这是因为将护士、医师和医技人员带到重症监护病房比将患者带到手术室要容易得多。无论患者是在 ICN 还是在手术室进行手术，感染率均无差异。

微小早产儿的常见外科问题在本书其他章节均有叙述 [PDA（见第 27 章）、开胸肺切除术（见第 26 章）、脑积水（见第 25 章）、NEC 和腹股沟疝（见第 31 章）]。对以下的讨论要点，我们将结合下面的病例进行说明分析。

表 22-12 通过留置动脉导管和无创法测定的动脉血压：袖带测压和动脉内测压的比较

方 法	病例数	平均动脉压	收缩压 / 舒张压
袖带测压	15	32±5	46±5/22±3
动脉导管测压	15	26±6	38±4/15±3

表 22-13 芬太尼和氟烷麻醉期间的生命体征（妊娠 23～26 周）

	氟 烷				芬太尼		
	HR	**MAP**	**CVP**		**HR**	**MAP**	**CVP**
清醒	148±17	31±3	4±1	清醒	152±17	31±3	4±1
0.5MAC	138±26	28±4	5±1	10µg/kg	148±26	30±4	4±1
1.0	130±28	27±3	5±2	30µg/kg	147±13	30±3	3±1

CVP. 中心静脉压；HR. 心率；MAC. 肺泡气最低有效浓度；MAP. 平均动脉压

病例分析

患儿 5 日龄，拟行 NEC 手术。我们对他进行麻醉和术前评估发现，该患儿妊娠 29 周后出生，出生时体重 980g。手术当天，他的体重为 840g，较出生时体重减轻了 15%。出生时该患儿合并有严重窒息，因此紧急实施气管插管和辅助通气。

尽管已采用 100% 纯氧通气，他的原始血气值为：pH 7.00，PaCO$_2$ 63mmHg，PaO$_2$ 43mmHg（SaO$_2$ 91%）。出生后 5min，平均动脉压为 16mmHg。持续辅助通气，并输注

10ml 全血，输注时间超过 5min。输血后，平均动脉压升至 28mmHg，并且血气值也得到了改善。出生 25min 后测血气：pH 7.34，$PaCO_2$ 33mmHg，PaO_2 165mmHg（SaO_2 100%）。逐步降低 FiO_2 至 0.67，使他的 PaO_2 降至 50mmHg（SaO_2 97%）后，将他转运至 NICU。胸部 X 线表明，该患儿具有典型的 RDS 影像学表现。

在接下来的 4 天内，该患儿 RDS 得到改善，并且 NICU 的医师也降低了辅助通气的参数水平。第 1 天，给予 5% 的葡萄糖水溶液，相当于 50ml/(kg·d)，加上电解质。随后，调整输注速率至 70ml/(kg·d)。为了减少蒸发散热，NICU 的医护人员使用透明的塑料薄膜覆盖他的身体，并将其置于伺服系统控制的辐射加热台下。由于不确定该患儿是否合并脓毒症，因此在出生后不久就对他使用了氨苄西林和庆大霉素。第 3 天，血液、尿液和脑脊液培养未能表明有细菌存在时，停用了抗生素。他的原始血红蛋白为 12.5g/dl，但由于采血检测的原因，血红蛋白降至 9.5g/dl。在出生后的第 3 天，对他进行了输血，将血红蛋白浓度提高到 11.2g/dl，并给予 EPO 治疗。

第 5 天，在多次尝试母乳喂养后，他出现了腹胀、呕吐和血便等情况，之前已好转的 RDS，现在又加重了。另外，他还需要呼吸机提供更高的通气频率、吸气压力及 FiO_2。腹部 X 线显示腹腔内有游离空气，综合以上症状和体征，故诊断为坏死性小肠结肠炎。此时，外科医师计划对该患儿实施手术治疗。

病历记录和体格检查如下。

1. 液体状况

他的皮肤苍白、发绀，将他置入暖箱后皮肤在 8s 内也未能恢复到静息时的状态。囟门凹陷于颅骨内板下。毛细血管充盈试验表明，对他的手指和脚趾皮肤施加压力使其变白后，去除压力，发现此处皮肤需要 6s 以上才能恢复血液灌注。腋窝、腹股沟以外的四肢冰冷，触诊手腕和足部无动脉搏动，腹股沟处股动脉搏动明显减弱。脉率 150 次/分，动脉血压 40/15mmHg，平均动脉压 23mmHg。在过去的 6h 内尿量为零，而在此之前的 4h 内也只有 2ml 尿液。最后一次尿常规测得的尿比重为 1.028。

2. 胸部体征

当经过气管导管吸痰后，双侧啰音并没有变清。听诊双肺上叶呼吸音良好，但双肺底部呼吸音减弱。气管导管尖端位于主气道中段，并对导管进行了牢固固定。血气值为：pH 7.21，$PaCO_2$ 30mmHg，PaO_2 72mmHg（SaO_2 98%）。碱缺乏值（BD）为 -15mEq/L。呼吸机参数为：辅助呼吸频率 20 次/分，气道峰压 30cmH_2O，PEEP 5cmH_2O。

3. 心血管体征

心率正常（150 次/分），听诊无杂音或奔马律。然而，有人可能会希望心率能再快点，以代偿低血压。心尖冲动最明显处位于第 4 肋间隙。脉率之前已提及，此处不再说。

4. 腹部体征

重度腹胀并可见肠型，触诊可发现腹壁水肿、皮温温暖、有压痛。听诊无肠鸣音。触诊肝脏未扪及，但右肋缘下 1cm 可以叩及。

5. 检查数据

白细胞计数为 29 300/mm³，并且镜下发现核左移。出现核左移的细胞有 15% 是杆状核粒细胞。血红蛋白 14.5g/dl，钠离子 147mEq/L，钾离子 5.3mEq/L，氯离子 120mEq/L，碳酸氢根 17mEq/L，血清总钙 6.3mg/dl，离子钙 1.0mmol/L，总蛋白 4.5mg/dl。

与 NICU 的护士交流后得知，当断开呼吸回路进行气管内吸痰时，患儿会发生严重的发绀，并且 SaO_2 会骤降至 80%～88%。他们还指出，患儿体温不稳定，在过去的几小时里，他需要外部提供源源不断的热能才维持体温在正常范围内。

6. 术前准备

基于这些信息，可以得出以下结论，该患儿的血管内容量严重不足，尽管他的体重在过去 12h 内没有改变，但很可能是因为血管内液体已转移到腹腔和肠道所致。另外，他的外周灌注和动脉血压也都出现了下降。持续 6h 的尿量不足不仅表明血管内容量减少，且有超过 70% 的可能因麻醉诱导而出现低血压。血红蛋白浓度的升高也说明血管内容量的不足。局麻下置入中心静脉导管，连接压力传感器，测得 CVP 为 0cmH_2O，按照 10ml/kg 输注乳酸盐林格液，输注时间超过 15min，使 CVP 达到 2cmH_2O。按照 10ml/kg 继续补充乳酸盐林格液，使 CVP 达到 5cmH_2O。随着 CVP 的增加，外周灌注得到了改善，平均动脉压也提高到 32mmHg。尿量也增加到 2ml/(kg·h)，尿比重降至 1.006。由于 PaO_2 提高到 123mmHg（SaO_2 100%），$PaCO_2$ 降低至 18mmHg，患儿对机械通气的依赖也并不强了。在没有输注碳酸氢钠的情况下，BD 值升高到 -5mEq/L。术前血糖值 128mg/dl，给予葡萄糖酸钙 30mg/kg 纠正低钙血症。复查电解质：总钙 8.1mg/dl，离子钙 1.02mmol/L，钠离子 140mEq/L，钾离子 4.5mEq/L，氯离子 115mEq/L。补液后血红蛋白浓度降至 11.0g/dl。

经过 90min 的术前准备，将患儿转运至手术室，转运途中采用与 NICU 相同的吸气压、频率、吸入氧浓度来手动通气。

7. 手术过程

在重症监护病床上将患儿麻醉并实施手术，麻醉诱导采用芬太尼 20μg/kg，泮库溴铵 0.1mg/kg。患儿到达手术室 5 分钟内，手术开始。使用空气作为载体气体，根据需要调节氧气浓度，保证吸入的氧气能够维持 PaO_2 在 50～70mmHg（SaO_2 91%～96%）就可以了。用脉搏血氧仪持续监测血氧饱和度，间断监测血气、pH 和血糖值。钙离子浓度在 2 小时的手术中只检测了一次，数值为总钙 6.9mg/dl，离子钙 1.01mmol/L。通过中心静脉缓慢静脉注射葡萄糖酸钙 20mg。输注 PRBC 补充术中的 15ml 失血，将血红蛋白提升至 15g/dl。静脉输注的液体包括，含有 5% 葡萄糖的乳酸盐林格液 4ml/h 和不含糖的乳酸盐林格液 6ml/h，这两种液体和输注的速率可以维持患儿的血糖、动脉血压、中心静脉压在正常范围内。手术切除了部分肠管，并行端端吻合与结肠造瘘。

使用棉质被单包裹四肢，用帽子遮盖头部，身下搁置复温垫，将吸入的气体加湿，加热到 37℃，对输注的液体进行加温，将患儿放置在一个强效空气变暖毯上，这些措施保证了术中患儿的体温在正常范围内。在手术结束时，用保暖的毯子和透明的塑料薄膜将患儿包裹。在转运至 NICU 的途中采用控制通气。术后继续实施机械通气和保持肌松状态。一旦我们确定患儿生命体征和通气情况良好，在完成详细的术中情况记录后，下一步的救治工作也将移交给 NICU 的医护人员。在接下来的 1 周里，他的病情持续得到改善。由于机械通气的缘故，他无法经口喂养，只能通过中心静脉来进行静脉高营养。他在 2 月龄时出院，神经系统未受到任何损失，并且饮食也很好。在 4 月龄的时候，对他实施了关瘘术。此后，他的生长发育也非常好。

8. 结论

这个病例说明了严重脱水的早产儿会有多严重，以及他们对液体治疗的反应如何良好。另一方面也表明，一旦这些异常的生理指标得到纠正，这些患儿的生命体征在术中也可以很稳定。

第 23 章　新生儿和既往早产婴儿的麻醉
Anesthesia for the Full-term and Ex-premature Infant

Neil S. Morton　Ross Fairgrieve　Anthony Moores　Ewan Wallace　著

魏　国　译　潘守东　校

一、概述

越来越多伴有后遗症、并发症、合并症和需要新生儿重症监护的早产儿存活下来，这些早产儿常在生命早期需要接受手术。人们在接受腹股沟疝手术的婴儿中，对采用现代吸入麻醉与清醒区域麻醉方案进行了比较，已阐明了新生儿围术期呼吸暂停的风险。对于一些更为严重的新生儿先天性畸形，如气管食管瘘、腹壁裂和先天性膈疝等，本章既描述了新生儿麻醉的一般原则，又详细介绍了这些特殊病种的麻醉管理要点。本章讨论了麻醉医师为新生儿肌肉活检实施麻醉所面临的困境，还结合近期临床研究结果，对新生儿复苏流程进行了梳理。

二、早产儿后遗症和并发症

随着产科和新生儿治疗技术的进步，早产儿存活率提高，在生命早期接受麻醉和手术的患儿也越来越多[1-3]。早产儿常合并一种或多种后遗症、并发症或需要在新生儿重症监护室治疗（框 23-1）。这些并发症的发生率和严重程度，与早产程度和在 NICU 的停留时间呈正比[3,4]。

（一）慢性肺疾病

多达 10% 的既往早产婴儿存在严重的慢性肺疾病或支气管肺发育不良（BPD）。通过使用产前类固醇治疗、外源性表面活性物质治疗，以及采用新的通气支持策略，包括最大限度降低气压伤和容量伤、加强监测以预防氧中毒，慢性肺疾病或 BPD 的严重程度和发病率都有所改善（见第 22 章）。然而，由于早产儿存活率提高，患有肺部疾病并进行手术和麻醉的患儿数量有增加趋势。慢性肺疾病的发病机制详见其他章

> **框 23-1　与儿科麻醉医师密切相关的早产儿后遗症和并发症**
>
> - 慢性肺疾病
> - 气道问题：喉气管软化、声门下狭窄
> - 呼吸暂停：自发性或麻醉后
> - 脑损伤：脑室出血、脑白质损伤
> - 眼部疾病：早产儿视网膜病变
> - 贫血
> - 动脉导管未闭
> - 血管通路建立困难
> - 疼痛阈值改变

节（见第 7 章）。BPD 的临床严重程度分级[5]对评估一些特殊围术期肺部并发症风险（如气胸、间质性肺气肿、支气管痉挛、低氧血症和肺动脉高压等）很有帮助。孕 32 周前出生的早产儿在出院时，或校正胎龄达到 36 周，已接受至少 28 天氧疗的婴儿，若仅需呼吸室内空气，则 BPD 为轻度；若需吸入 30% 以下氧气，则 BPD 为中度；若需吸入 30% 以上氧气，或需正压通气或经鼻持续正压通气，则 BPD 为重度[5]。为最大限度减轻围术期肺功能损伤，麻醉医师可采取的措施包括：在条件允许时进行清醒区域麻醉；需要气管插管全身麻醉，在控制呼吸时使用最低有效氧浓度，维持动脉血氧饱和度在 92%～96%；采用最低有效吸气峰压；采用低水平呼气末正压以减少肺不张；采用允许性高碳酸血症、较慢的呼吸频率和较短的吸呼比（inspiratory：expiratory ratio，I∶E），最大限度降低肺泡积气和过度膨胀。支气管扩张剂应在手术当日和术后继续使用。严重的 BPD，术后通常还需进行选择性呼吸支持；在一些特定手术中，若区域麻醉效果好，也可能早期拔除气管导管。

（二）气道问题

约 10% 的既往早产婴儿伴有声门下狭窄、气管狭

本章译者、校者来自首都儿科研究所附属儿童医院。

窄、气管或支气管软化。

声门下狭窄多发生在环状软骨水平，最常见的原因是反复气管插管、气管导管过粗或带管时间过长，也可能与胃食管反流引起的胃酸或胆汁反复溢入气道有关。进行择期手术的患儿，应根据病情严重程度，优先考虑治疗声门下狭窄，但需经过仔细讨论。在必须进行麻醉时，应准备小于标准型号的气管导管，在拔管前选择性给予类固醇激素，以减轻气道黏膜水肿。

气管软化既可为原发性，也可继发于外部压迫（如血管环）或长期正压通气。气管软骨可能发育不全，气管后壁的膜部可能增宽。气管塌陷通常发生在呼气相，产生呼气性喉鸣、海豹样咳嗽和呼气性喘鸣。支气管软化症也可有类似的表现，既可为原发性，也可继发于增粗的肺动脉或扩大的左心房的外部压迫。支气管软化可导致单侧肺萎陷或过度充气。开始正压通气时必须确保足够的呼气末压力，以支撑可塌陷气道在呼气时处于开放状态，避免呼吸叠加和肺过度膨胀。气管支气管软化婴儿，拔除气管导管后给予持续气道正压通气或双水平气道正压，可降低术后肺不张和呼吸衰竭风险。

（三）呼吸暂停

早产儿和既往早产婴儿呼吸暂停的机制详见其他章节（见第 22 章）。这类婴儿的呼吸暂停长期以来备受关注 [6]；在呼吸暂停被报道之初，人们就发现黄嘌呤衍生物，如氨茶碱 [7]、茶碱 [8, 9]，及其活性代谢物咖啡因 [8-14]，可用于呼吸暂停的治疗。20 世纪 80 年代，人们对术后呼吸暂停的研究取得里程碑式进展 [15-20]，开展了预防性使用咖啡因的剂量探索研究 [21, 22]，麻醉医师开始意识到这一问题的重要性。这段时期，麻醉医师对一些手术，特别是腹股沟疝手术，探讨了采用"清醒"区域麻醉代替全身麻醉的可行性。许多研究对全身麻醉和区域阻滞麻醉进行了比较，进一步阐明了术后呼吸暂停的危险因素 [23-28]。Cote 等 [29] 通过综合分析，阐明了呼吸暂停的主要危险因素是孕龄（PCA）小、贫血（血细胞比容＜ 30%）和手术类型。这对指导临床实践具有重要意义，有助于明确所有校正孕龄小于 60 周的既往早产婴儿的风险，为制订监护、治疗、护理常规和出院标准提供了依据。最近，来自GAS 研究（一项大型随机对照试验，在 722 名接受腹股沟疝手术的婴儿中，对全身麻醉和清醒局麻进行比较）二次分析的结果，再次印证了这些原则和危险因素，但没有发现贫血的影响 [30]。局麻组婴儿在麻醉恢复室内早期（0～30min）呼吸暂停的发生率和严重程

度较低 [30, 31]。总之，根据风险效益比，建议对所有校正孕龄小于 60 周的既往早产婴儿进行住院监护，校正孕龄为 55 周左右不合并贫血的既往早产婴儿，若在PACU 中没有出现呼吸暂停，后续发生术后呼吸暂停的风险约为 1/200（图 23-1）。

对于那些有并发症、计划行大手术、血细胞比容小于 30% 的贫血婴儿或在 PACU 中出现呼吸暂停的婴儿，建议在最后一次呼吸暂停发作后至少住院 12 小时。推荐静脉注射咖啡因 10mg/kg [32, 33]。尽管一些作者根据自己的临床经验提出了质疑 [34, 35]，但该推荐适用于任何麻醉方式，包括清醒区域麻醉。足月新生儿术后也可能发生呼吸暂停 [36-39]，因此，对于校正孕龄不足 44 周的足月新生儿，若在麻醉恢复期出现异常情况，也应住院进行监护，直至连续 12 小时以上未发生呼吸暂停。

（四）脑损伤

脑损伤后遗症可见于分娩窒息、脑室内出血、脑室周围白质软化、脑积水和癫痫。脑损伤的机制详见其他章节（见第 22 章）。临床表现为脑瘫、认知和行为功能障碍、听力损害和视觉障碍。2005 年发表的一项长期随访调查显示，大约 1/5 的早产儿在 5 岁时出现严重残疾，只有 1/4 的早产儿发育正常 [40]。最近的

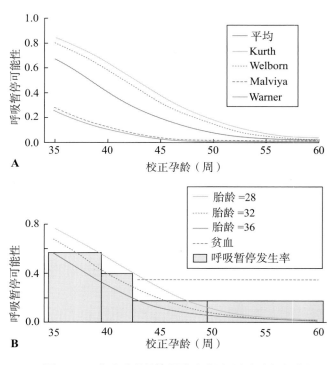

▲ 图 23-1　术后呼吸暂停风险（彩图见书末彩插部分）

A. 显示了不同中心之间的差异；B. 显示了孕龄和胎龄对呼吸暂停的影响（经 Wolters Kluwer 许可转载，引自 Coté 等 [29]）

分析显示，一些中心的脑瘫发生率较低（孕20～27周出生的早产儿低至1.9%），听力和视力障碍发生率低至1%[41]。麻醉医师在术前应详细评估合并的神经功能异常情况，详细记录神经功能基础水平，注意潜在的病理学变化，有无脑积水和（或）脑室－腹腔分流，癫痫发作的方式和频率，以及抗癫痫药物的使用情况。这些因素可能会影响麻醉方式和药物的选择、椎管内麻醉的使用、围术期抗生素的应用，以及决定术后早期拔管或继续呼吸支持。从医疗诉讼的角度来看，这些医疗记录文书也很重要，它能最大限度降低由于使用麻醉药物、技术或操作而被指控造成神经损伤的风险。麻醉目标是维持血压和二氧化碳分压处于正常范围，动脉血氧饱和度维持在92%～96%，尤其是要减少在该年龄段正常范围上下的波动。

（五）眼部疾病

早产儿视网膜病变（ROP）的发病机制详见其他章节（见第22章）。既往早产婴儿合并眼部疾病的发生率多达50%，麻醉医师应意识到术中必须避免组织缺氧和组织高氧，这两种情况均可加重视网膜损伤。因此，建议调整吸入氧浓度，维持动脉血氧饱和度稳定在92%～96%，避免较大波动[43]。

（六）贫血

足月新生儿的血细胞比容通常高达45%～55%，这取决于分娩时通过胎盘自体输血的程度，并在出生后1周内开始下降。出生后血氧饱和度增加，促红细胞生成素水平下降，含成人血红蛋白的长半衰期红细胞，代替含胎儿血红蛋白的短半衰期红细胞的时间延长。由此导致婴儿在2～3月龄时血细胞比容降至24%～30%。由于反复采血和缺乏铁、叶酸和维生素E等营养元素，早产儿的血细胞比容低值出现更早（1～2月龄）也更低（21%～27%）。许多NICU将维持血细胞比容的目标设为36%～45%，尤其是对于那些伴有严重肺疾病、动脉血氧饱和度降低和心输出量降低的重症婴儿。一项在体重500～1300g的早产儿中的研究表明，限制输血会导致更多的并发症（脑出血、脑室周围白质软化症和呼吸暂停）[44]。在NICU使用外源性促红细胞生成素，以增加血细胞比容的治疗方式显示出一定前景，但会增加ROP的发生率[45]。对于麻醉医师来说，优化氧供很重要。有时需要输注含成人血红蛋白的红细胞，以利于向组织释放氧气。围术期呼吸暂停的发生率和严重程度与贫血存在重要关联[24,29]。对个体婴儿而言，决定开始输血的时机，取决于初始血细胞比容、失血的可能性、呼吸暂停的风险，以及是

否存在BPD、先天性心脏病等并发症及其严重程度[46]。

（七）动脉导管未闭

既往早产婴儿普遍存在动脉导管未闭（PDA），随着存活率的提高和外源性表面活性剂的应用，PDA的患病率也在增加。既往早产婴儿进行手术，尤其是急诊手术时，仍可能存在PDA。对于择期手术，应首先考虑通过药物治疗（如吲哚美辛或布洛芬[47]）、导管介入封堵、胸腔镜下动脉导管结扎／钳夹等方式关闭动脉导管，有时可能需要开胸结扎／钳夹动脉导管。PDA增加了手术和麻醉风险，因为左向右分流增加了肺水肿、肺顺应性降低、肺动脉高压、充血性心力衰竭、潜在的右向左分流、低血压的风险。过多血液分流至肺循环可导致舒张压降低，由此可导致冠状动脉灌注不足，引发心肌缺血。舒张压降低还可导致脏器灌注不足。患病婴儿（如坏死性小肠结肠炎）或术中出血时，心输出量储备减低，可发生严重低血压。

（八）血管通路建立困难

既往早产婴儿可能会存在外周和中心静脉通路建立困难，有时也会遇到动脉通路建立困难，尤其是长期在NICU的重症婴儿。外周静脉可能已被反复多次用于采血、静脉输液或给药，或经外周置入中心静脉导管。中心静脉可因血栓形成，导致侧支静脉开放，这种情况下很难进行穿刺、置管和保留。

（九）疼痛感知和反应改变及镇痛镇静药物耐受

多数早产儿在生命早期会经历多种疼痛性操作。这可能使包括痛觉在内的感知发生改变，并引起长期的痛觉反应和行为发生改变[48-56]。在临床上表现为疼痛敏感性增加[56]，镇痛需求增加，也可能表现为疼痛敏感性降低[48]。麻醉医师应注重进行个体化疼痛评估和管理[57]。此外，早产儿在NICU期间可能使用了大量镇静和镇痛药，这可能导致药物耐受，并对婴儿的个体化药物剂量产生重要影响[58-61]。

要点：早产儿后遗症和并发症

- 既往早产婴儿慢性肺疾病发生率高达10%，现代通气策略降低了其发生率和严重程度。
- 围术期呼吸暂停的风险持续存在至校正孕龄达到60周，校正孕龄小、贫血和手术类型是主要危险因素。
- 脑损伤主要由白质损伤和脑室出血引起，可表现为脑瘫、认知和行为功能障碍、听力和视力损伤。

- 多达 50% 的既往早产婴儿发生新生儿视网膜病变，避免组织高氧和组织低氧对这类婴儿非常重要。

三、新生儿手术室环境

新生儿手术室必须配备一整套设备、药物和液体，必须有适当的方式来维持婴儿体温，最大限度减少热量向周围环境散失。室温应升至 23～25 ℃（80～85 ℉），麻醉吸入气体应进行加温和加湿，静脉液体应经过加温再输入，术中使用暖风机和（或）加温毯。应尽可能减少婴儿在外周环境中的暴露，以减少热量丢失。采用清醒区域阻滞麻醉时，应降低室内灯光强度，将监护报警音量降至最低。监护设备应符合现行标准，包括心电图、心前区 / 食管听诊器、脉搏血氧饱和度、血压、体温、吸入和呼出麻醉药和气体成分监测。应配备合适型号的脉搏血氧饱和度探头，可监测动脉导管前和动脉导管后血氧饱和度。麻醉机应能输送氧气和空气，允许调节吸入氧浓度，避免组织缺氧或组织高氧。同时，还应配备适用于小婴儿的便携式呼吸机，必要时可使用 PEEP。许多儿科麻醉医师喜欢使用开放式呼吸回路，但密闭式呼吸回路的使用越来越普遍。科技的进步提高了气体监测水平，包括精确监测潮气量和压力，这在临床上非常有用。有创压力监测设备应随时备用。必须配备适用于小婴儿的全套呼吸管理设备，包括面罩、口咽通气道、喉罩、吸痰管、气管导管、导丝和喉镜片。配备齐全的麻醉药、镇痛药、肌松药和急救复苏药，以及准备静脉液体（包括 10% 葡萄糖）。准备适当型号和长度的外周静脉套管和中心静脉导管，以及小号的髓内穿刺针。很多手术室配备了新生儿麻醉专用推车，应对所有物品定期进行检查，以确保在急诊手术时随时备用。当有预期困难气管插管时，应准备适当型号的纤维支气管镜、视频喉镜和气管插管辅助工具，如导丝和更换气管导管专用管芯等。

不进入手术室，而在 NICU 内接受手术，可能对一些新生儿更有利，该观念的接受度越来越高[62, 63]。这并不是一个新概念，多年来一直都有婴儿在 NICU 安全接受 PDA 结扎术，性价比高。在 NICU 内开展先天性膈疝修补术和 NEC 开腹手术也有大量报道。正在接受机械通气和（或）生命体征极不稳定的既往早产

或低体重新生儿，可能无法耐受换床和转送至手术室。这些婴儿在新生儿呼吸机或高频振荡通气下可以维持病情稳定，但手术室内的麻醉机无法提供相应的呼吸参数。在 NICU 手术的优势包括：不影响新生儿科医师的持续重症管理，维持生理稳定，适中性环境温度，避免在院内或院外转运时静脉、动脉管路或气管导管脱开的潜在风险。

为在 NICU 内顺利开展手术，麻醉医师和手术医师都必须克服一些困难，如手术人员对环境相对陌生、室温通常较高、照明条件差、空间狭小、缺少麻醉废气排放系统。因此，通常选择以阿片类药物为主的静脉麻醉。在保温箱内接触新生儿较困难，操作空间不足，可能对其他新生儿、患儿家长和工作人员造成干扰。

NICU 必须准备与手术室相同的全套麻醉设备、监护设备和药物。经常需要从手术室推一个预先准备好的新生儿手术车，可节约时间，避免手术过程中临时到手术室借设备和器械。

四、术后拔管与机械通气

新生儿在气管插管全身麻醉下接受手术，术后是否拔除气管导管是一个常见难题。有并发症的婴儿接受大手术，是否拔除气管导管比较明确，但对其他婴儿来说，可能比较难做决定。由于体格和生理发育相对不成熟，新生儿和既往早产婴儿术后拔除气管导管时需谨慎。婴儿对很多环境、生理和药理因素都很敏感，在决定拔除气管导管前，麻醉医师必须对所有因素进行综合考虑。

新生儿和既往早产婴儿在呼吸生理学方面与年长儿童有所不同，这对决定是否拔除气管导管有影响（见第 7 章和第 22 章）。新生儿氧耗量高，按体重计算分钟通气量和呼吸做功是成人的 3～4 倍[64]。在正常潮气量通气时，新生儿的肺接近于闭合容积[65]。这意味着在出现呼吸暂停时氧饱和度降低更快。此外，呼吸调节机制发育不成熟，缺氧可导致短暂高通气后呼吸暂停[66]。呼吸中枢发育不完善，对挥发性麻醉药、镇静药和阿片类药物敏感。因此，除短小手术和无明显刺激的操作外，大部分手术都需要进行气管插管和控制通气。

通常，足月或既往早产婴儿在全身麻醉后拔除气管导管的前提是生理指标达到正常。婴儿应清醒，能屈髋和举起手臂。肌力应完全恢复，呼吸节律正常，

分钟通气量和 $PaCO_2$ 恢复到满意水平。婴儿体温应恢复正常，因为低体温会导致药物代谢延迟、缺氧和呼吸暂停[6]。对于校正孕龄 44 周以内的婴儿应特别重视呼吸暂停的风险[28]，孕 37 周以内出生的婴儿，这种风险一直持续到校正孕龄满 60 周[29]。建议对这类婴儿预防性使用咖啡因或茶碱等呼吸兴奋药[32, 33, 67]，尤其在考虑早期拔管时。术后早期应及时纠正贫血，血红蛋白水平低于 10g/dl 会明显增加术后呼吸暂停的风险[24]，尽管这在 GAS 研究中并没有得到证实[30]。使用阿片类药物也是一个需要考虑的因素。新生儿血脑屏障发育不成熟，阿片类药物更容易渗透到脑脊液中[68]。另外，未成熟的呼吸中枢对阿片类药物的呼吸抑制作用更敏感[69]。使用短效阿片类药物，如阿芬太尼或瑞芬太尼，更有利于拔除气管导管，但难以提供持续术后镇痛。吗啡的半衰期较长，使用时必须谨慎，其活性代谢产物吗啡 -6- 葡萄糖苷酸通过肾脏排出。足月和既往早产婴儿的肾小管功能发育不成熟，吗啡及其代谢产物的清除率减低，作用时间延长。有些新生儿术后必须保留气管导管和进行机械通气，如先天性膈疝或长段食管闭锁手术。严重的低体温、低血糖、低血钙或其他未纠正的内环境异常，也是术后机械通气的适应证。同样，综合征婴儿和胸部、腹部或气道大手术婴儿，术后也很少考虑拔除气管导管。然而，对一些接受心脏手术的新生儿来说，在手术室或术后 3 小时内早期拔除气管导管是可行的[70]。优势包括术后并发症减少，住院时间缩短和医疗费用降低。这只有在一些多学科团队能够密切配合的中心才能做到。

对于行腹部或胸部手术的婴儿，麻醉方式的选择影响术后是否拔除气管导管。地氟烷的血 / 气和组织 / 气分配系数低，从体内消除快，尽管对呼吸道有刺激，不适用于保留自主呼吸，但适用于机械通气状态下的新生儿，在考虑术后拔除气管导管时可首选地氟烷用于麻醉维持。全身麻醉复合区域阻滞可减少或不使用阿片类药。以腹股沟疝修补术为例，可进行髂腹股沟神经阻滞或骶管阻滞，在不使用阿片类药的情况下顺利完成手术。硬膜外麻醉适用于多种手术，可减少阿片类药物用量。骶管阻滞简单易行，根据阻滞平面不同，可用于胸部和腹部手术。有研究显示，骶管阻滞用于食管闭锁手术，可缩短术后机械通气时间[71]。

> **要点：手术室环境，术后拔除气管导管与机械通气**
> - 手术室内必须充分为新生儿做好设备和药品准备。
> - 调高室温，使用暖风机和输液加温装置，对于维持体温必不可少。
> - 转入和转出手术室过程中注意维持生命体征平稳至关重要。
> - 许多情况下，NICU 床旁可安全开展手术，医疗费用降低。
> - 许多足月新生儿可早期拔除气管导管，拔管前需确认肌松作用完全逆转、呼吸规律、婴儿清醒。

五、腹股沟斜疝

多达 1/3 的早产儿存在腹股沟斜疝[72]，由于存在肠管嵌顿（肠梗阻、肠坏死）和睾丸坏死的风险，建议早期进行手术。是否早期手术应权衡麻醉、围术期呼吸暂停及并发症（包括早产后遗症）的风险。最佳手术时机必须根据患儿的具体情况来确定[73]，但有些情况下需要急诊手术，如疝囊无法还纳、有明确肠梗阻征象或睾丸受压影响血供时。清醒区域阻滞重新受到重视[77-92]。GAS 研究[76] 对七氟烷全身麻醉与清醒区域阻滞进行了比较，接受这两种麻醉方式的婴儿在 2 岁时神经发育没有差异（次要观察终点）[93]。有些医院现在倾向于延期手术，但对于脆弱的早产儿，不修补腹股沟斜疝存在巨大风险[73]。随着腹腔镜技术的出现，手术方式发生改变，并发展出预防性修补对侧斜疝的观念[94, 95]。许多中心现在全部进行腹腔镜手术，有的中心则利用腹腔镜进行对侧探查。开放手术仍被广泛应用，且效果满意[96]。所有手术方式都可能出现并发症（感染、出血、睾丸坏死、肠穿孔、复发），对于开放手术或腹腔镜手术，哪种方式能降低这些并发症的发生率仍存在争议[94]。新生儿腹股沟疝修补术通常安排在转出 NICU 前或出院前进行，也有一些低风险新生儿可以先出院回家，后期再安排入院手术。

手术前应对婴儿进行风险评估，包括前文所述早产或 NICU 治疗后遗症或并发症、校正孕龄、贫血和并发症相关的已知风险因素[29]，腹股沟疝的性质（择期、急诊，单侧、双侧，巨大、嵌顿或复杂）和手术方式（开放、腹腔镜、开放联合腹腔镜对侧探查）[94]。无论是全身麻醉还是区域阻滞，都应执行前文所述监护和术后治疗指引。对于没有使用过咖啡因的婴儿，考虑静脉注射咖啡因 10mg/kg。麻醉方式的选择应与手术团队和家长进行详细讨论，并取得知情同意。

麻醉和镇痛技术

有两种主要麻醉方式，都有大量的证据支持，即清醒区域麻醉和气管插管全身麻醉（通常复合区域阻滞镇痛）。

1. 清醒区域麻醉

区域麻醉方式有单次腰麻（蛛网膜下腔阻滞）[35, 78-80, 83, 84, 87, 88, 90, 97-108]、单次骶管麻醉（硬膜外阻滞）[20, 79, 85, 87, 88, 109, 110]、两种方式联合使用（参见本章后病例讨论）或置管骶管麻醉［单次、多次和（或）持续注药］[77, 91]。对于足月和既往早产婴儿，首选使用一种局麻药；加入其他药物（如可乐定），有增加呼吸暂停的风险[111-115]。肾上腺素可使丁卡因腰麻的作用时间延长 1/3。常用局麻药包括丁卡因[100]、布比卡因[78, 80, 116]、罗哌卡因[108, 116] 和左旋布比卡因[116]（表 23-1）。

腰麻与骶管麻醉相比优点是起效快，但持续时间较短，操作技术具有一定挑战性，失败率高达 15%。在 GAS 研究中，首次腰穿操作时出血预示穿刺失败[117]。表 23-1 显示的药物浓度和剂量可为腹股沟疝手术提供 1 小时左右的阻滞时间，用丁卡因进行腰麻可使阻滞时间延长 1 小时[79]。此外，即使阻滞成功，也有 20% 婴儿因手术条件不满意而改为全身麻醉[117]。

表 23-1 新生儿腹股沟斜疝清醒区域麻醉局麻药推荐剂量

局麻药	浓 度	剂量（mg/kg）	参考文献
腰麻			
丁卡因	10mg/ml 重比重	1	[100]
布比卡因	5mg/ml 重比重	0.3	[78]
布比卡因	5mg/ml 等比重	1	[116]
左旋布比卡因	5mg/ml 等比重	1.2	[116]
罗哌卡因	5mg/ml	1	[108, 116]
骶管麻醉			
布比卡因	2.5mg/ml	2	[79]
左旋布比卡因	2.5mg/ml	2	[214]
罗哌卡因	2mg/ml	2	[214]

复合使用任何镇静或麻醉药，均可使腰麻呼吸暂停风险低的优势丧失。蔗糖镇痛是一种有效的辅助方法，有助于安抚不安的婴儿[118]。有作者认为骶管阻滞成功率高，大多数麻醉医师都熟悉这一技术，其可靠性高和作用时间长的优点可抵消起效慢的缺点[79]。

2. 全身麻醉

气管插管全身麻醉被认为是标准麻醉方法，但早期的研究结果因使用氟烷等老式吸入麻醉药而存在混杂因素[100]。新型吸入麻醉药七氟烷和地氟醚，用于婴儿麻醉苏醒迅速，术后呼吸并发症发生率低，展示出良好前景[119-121]。一项在既往早产婴儿中，对腰麻和七氟烷麻醉用于斜疝修补术的随机对照研究显示[104]，腰麻可减少早期呼吸相关不良事件，但具有一定的阻滞失败率，因此也存在顾虑。GAS 研究结果证实了这些结论[30, 31, 93]。在某些情况下，特别是嵌顿性、复杂性或巨大双侧斜疝，使用新型吸入麻醉药进行全身麻醉，辅以局部浸润、周围神经阻滞或骶管阻滞是一种更安全可靠、更灵活的麻醉方式，在部分病例中可能是必须采取的麻醉方式。随着腹腔镜手术的增多，将来这类婴儿可能更需要进行全身麻醉。建议采取一些措施来提高婴儿全身麻醉的效果和安全性，如 Safetots（www.safetots.org）策略，它着重于强调在整个围术期维持相应年龄的生理正常值，确保有合适的设备和受过培训的人员[122]。GAS 研究的次要观察指标显示，与全身麻醉组相比，区域麻醉组低血压的发生率更高，需要给予更多干预，这也印证了采取这些措施的重要性[123]。

要点：腹股沟斜疝

- 每个婴儿都应评估早产或 NICU 治疗后遗症或并发症，与校正孕龄、贫血和并发症相关的已知危险因素，疝的性质（择期、急诊，单侧、双侧，巨大、嵌顿或复杂），以及手术方式（开放、腹腔镜、开放联合腹腔镜对侧探查）。
- 清醒区域麻醉在某些情况下是有优势的，但只能由经过培训和经验丰富的人员实施。
- 若实施清醒区域麻醉，需要对阻滞失败、手术变得复杂或范围扩大，提前做好预案。
- 采用全身麻醉时，若无特殊禁忌，应联合使用适当的区域阻滞。

六、腹壁缺损

腹壁缺损是一种先天性畸形，通常在产前胎儿超声检查时发现。腹裂和脐膨出是最常见的腹壁缺损，腹腔脏器从上腹壁或下腹壁的缺损部位突出可形成疝[124, 125]。这些疾病的麻醉管理基本相同，但在胚胎学和临床表现有明显差异[126]。

（一）腹裂

活产新生儿腹裂的发病率为 1/3000~1/8000，多发生于 20 岁以下的产妇，婴儿通常早产伴低出生体重。近年来发病率上升，原因尚不清楚[127-129]。专业的产前和产后治疗可使存活率超过 90%。腹裂是一种先天性腹壁缺损，腹腔内脏器突出形成疝，最常见的是小肠和结肠（图 23-2）。

腹裂婴儿脐带发育和位置正常，缺损通常位于脐带右侧，脏器无腹膜囊包裹。缺损部位长度 2~5cm，肝脏等其他器官的疝出不常见。疝出的肠管常表现为扩张、缩短和水肿，并覆盖一层厚的炎性纤维蛋白层，可能是暴露于子宫内羊水所致。肠道常出现功能障碍，伴有肠闭锁、狭窄或旋转不良时病情加重[130]。腹裂合并其他先天性异常的情况不多见，初期常规检查应排除潜在的心脏畸形。腹裂的病因尚不明确，可能与右脐静脉或右脐肠系膜动脉血供中断有关，导致脐旁缺血和脐底部前腹壁层萎缩[131]。

分娩后，首先要确保腹裂新生儿气道畅通，通气和氧合不受缺损影响，保护暴露的肠管，尽可能减少液体和热量丢失。暴露的腹腔脏器应在分娩后数小时内急诊还纳，以减少肠扭转、肠缺血和感染的风险。应放置鼻胃管进行肠道减压，最大限度减少对膈肌的挤压，并减少反流和误吸的风险。如果有明显的呼吸窘迫症状或需要大量的液体复苏，则必须进行气管插管和控制呼吸。

为减少液体和热量丢失，暴露的肠管应使用无菌塑料膜覆盖包裹，或使用透明聚乙烯袋包裹下肢和腹部。

新生儿应擦干身体，置于辐射加热台或保温箱中。腹裂婴儿应保持右侧卧位，以促进肠壁静脉回流，避免血管受压。如需进行手术，应尽早建立静脉通路，以进行液体复苏、给予广谱抗生素、抽取血标本和交叉配血。脐动静脉置管为禁忌证。腹裂婴儿通过第三间隙丢失大量液体，需用等张液进行液体复苏，如 0.9% 生理盐水、复方乳酸溶液、复方电解质注射液（PlasmaLyte®）、5% 白蛋白、全血或血制品。给予负荷量 20ml/kg，定期评估复苏效果。常规评估毛细血管充盈时间、核心与体表温度差、心率、尿量和纠正酸碱失衡的效果，有助于指导复苏决策。在复苏和手术期间，置入动脉导管有助于反复监测酸碱平衡和电解质紊乱情况。

腹裂新生儿的外科管理取决于缺损的大小。若缺损较小，可在手术室全麻下进行一期缝合，也可以在 NICU 非全麻下进行缝合。若缺损较大，则要考虑到将腹腔脏器还纳到较小的腹腔空间，可导致腹内压升高和腹腔间室综合征（ASS）。腹内压升高导致下腔静脉受压，静脉回流减少，心排血量减少；肾脏和内脏循环的灌注受损，可导致肾衰竭和肠缺血，引发肠穿孔、NEC 和代谢性酸中毒。腹内压升高会增加伤口张力，导致伤口裂开，还可压迫膈肌，引起呼吸衰竭。术中可通过测量胃内压、膀胱内压和中心静脉压力，或观察通气压力的变化，间接估测腹内压，评估一期缝合的安全性。腹裂新生儿胃内或膀胱内压力低于 20mmHg，可成功进行一期缝合，不发生 ACS[132, 133]。气道峰压应保持在 25cmH_2O 以下[134]。胃压计和脉搏血氧也可用来预测 ACS 的发生[135, 136]。若外科医师不能进行一期缝合，则需进行分期还纳手术。新生儿进入手术室后先放置保护性 Silo 袋（Silastic®），Silo 袋有时也可在 NICU 非全身麻醉下放置。Silo 袋悬吊在保温箱上，在接下来的 5~7 天内，脏器会在重力作用下还纳回腹腔。Silo 袋的尺寸每天逐渐缩小，降低了发生 ACS 的风险。脏器还纳后，腹裂新生儿再次回到手术室修补腹壁缺损。

麻醉管理要点如下。

1. 确保婴儿进入手术室前，已充分进行复苏，并已完成术前检查和评估。

2. 新生儿转运至手术室途中，使用保温箱进行主

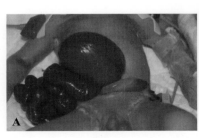
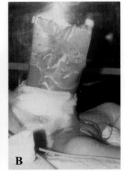

▲ 图 23-2　腹裂是一种先天性腹壁缺损，腹腔内脏器突出形成疝，最常见的是小肠和结肠

A. 腹裂；B. 腹裂婴儿使用 Silo 袋

动加温；进入手术室后，通过辐射加温器、温毯、输液加温和麻醉气体加湿加温等方法进行保温。围术期要监测核心温度和体表温度。

3. 麻醉诱导前，在左侧卧位、右侧卧位、俯卧位和仰卧位吸引鼻胃管。

4. 可行快速顺序诱导（rapid-sequence induction，RSI）或改良 RSI。使用七氟烷进行诱导，在气管插管前使用阿曲库铵、维库溴铵或罗库溴铵提供完善肌松条件。

5. 避免使用氧化亚氮，防止肠管进一步扩张。

6. 使用吗啡或芬太尼进行镇痛。对于较小的腹裂，计划术后拔除气管导管时，可联合使用区域阻滞。

7. 根据新生儿的心血管状态，调整维持液（含 10% 葡萄糖）、5% 白蛋白或其他等张溶液的用量。

8. 除常规监测胃内压或膀胱内压外，还应监测尿量和下肢血氧饱和度，以协助判断能否进行一期缝合。

9. 动脉置管有利于定期采集血样和监测酸碱平衡。对于较大的缺损，需要进行多次手术或长期胃肠外营养（TPN）时，应通过颈内静脉、锁骨下静脉或 PICC 置入中心静脉导管。

10. 大部分新生儿应在保留气管导管、机械通气、肌松和镇静状态下返回 NICU，以进行持续监测和治疗。机械通气应持续到肠管安全还纳回腹腔。期间应给予 TPN、抗生素和肌松药。

有一些中心在 NICU 内非全身麻醉下进行还纳手术。在 NICU 内进行还纳，新生儿需病情稳定，无肠穿孔、肠扭转、肠闭锁和肠梗阻等并发症[137, 138]。一种带有弹簧张力的免缝 Silo 袋，可在 NICU 床旁无麻醉下使用，实现分期缝合腹裂。还纳完成后，可利用肚脐修补缺损。

腰麻曾被用于腹裂一期缝合术，缺点是作用时间短，阻滞平面不易控制，效果不理想[139]。腰硬联合麻醉也被用过，但耗时较长，操作难度大[140]。最近的小样本病例研究显示骶管阻滞可代替全麻[141]。作者建议骶管阻滞可用于高风险病例，以避免全麻和术后机械通气，也可在资源受限地区使用。

除并发肠闭锁、肠狭窄、肠穿孔、NEC、肠扭转、败血症、罕见的心血管畸形或早产相关并发症（呼吸窘迫综合征、脑室出血）外，腹裂的预后一般较好[130]。

（二）脐膨出

新生儿脐膨出（脐疝）的发生率为 1/5000，是腹壁缺损的一种，腹腔脏器通过脐环疝入脐带底部。病

因为在妊娠第 10 周左右，中肠未能回到腹腔，导致脐周围的前腹壁未能完全闭合。与腹裂不同，脐膨出的内脏有包膜囊（内层为腹膜，外层为羊膜）覆盖，肠管正常。包膜囊偶可破裂，表现类似腹裂，肠管检查有助于区分这两种情况。脐疝可以是直径 2~5cm 的缺损（小型脐膨出），也可以是包裹肝脾的巨大缺损（超过 10cm），伴腹腔、胸腔和肺发育不良（巨大脐膨出）（图 23-3）。较大的脐膨出在仰卧位时，内脏和肝脏可能会压迫下腔静脉，这些患儿应在左侧卧位下进行哺乳。脐膨出破裂可导致大量的第三间隙液体丢失。

与腹裂相比，脐膨出婴儿合并其他先天性畸形的情况多见，约 60% 脐膨出婴儿至少合并一种先天性畸形。这些畸形包括先天性心脏病（30%~40%）、染色体异常（13、18 或 21 三体）、泄殖腔或膀胱外翻、Beckwith-Wiedemann 综合征（巨舌、器官肥大、低血糖、巨大畸形和先天性心脏病）等[142]。罕见情况下，脐膨出可能是 Cantrell 胸腹五联征的一部分，同时伴有胸骨裂、膈肌前部缺损、心脏畸形和心包壁层缺失[143]。由于脐膨出婴儿常合并其他畸形，在手术前应进行全面检查（胸部 X 线、心脏超声、肾脏超声和常规血液检查）。

脐膨出的麻醉管理与腹裂基本相同。除非包膜囊破裂，脐膨出很少需要进行急诊手术。包膜囊未破裂时，可在病房局部用药（磺胺嘧啶银或抗生素）和使用 Silo 袋，促进包膜囊上皮化，避免在早期进行外科手术。这可能需要几周到几个月的时间，随后再进行手术修补腹壁缺损[144]。如果肝脏疝出，在进行手术还纳或 Silo 袋调整时必须小心。肝实质损伤或肝静脉受压可导致循环剧烈波动。脐膨出的预后主要取决于并发症和染色体缺陷的严重程度。感染、手术

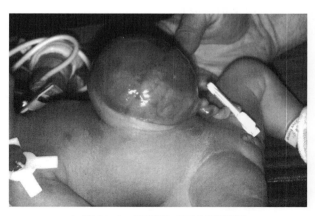

▲ 图 23-3 脐膨出（巨大脐膨出）

并发症、低出生体重、疝囊破裂和肠梗阻也与死亡率有关。

许多中心现在采用非手术方式延期缝合巨大脐膨出，先逐步进行腹腔还纳，随后用磺胺嘧啶银或聚维酮碘软膏使缺损上皮化延迟。一项系统性回顾显示，非手术与手术治疗死亡率相近（非手术组为 21.8%，手术组为 23.4%），恢复至完全肠内营养的时间较短（非手术组 14.6 天，手术组为 23.5 天）。这种方法减少了一期脐疝修补术的病例数量[145]。

要点：腹裂和脐膨出

- 腹裂常在右侧，不累及脐带，肠管无腹膜覆盖，患儿通常早产，不合并其他先天性畸形。
- 脐膨出疝入脐带基底部，肠管有包膜覆盖，60% 的患儿至少合并一种畸形，包括 30%～40% 的心血管畸形。
- 延期修补和 Silo 袋逐渐成为腹壁缺损的规范疗法。
- 除常规监测胃内压和膀胱内压外，尿量和下肢血氧饱和度监测有助于判断能否进行一期修补。

七、食管闭锁和食管气管瘘

食管闭锁（esophageal atresia，EA）是包括食管连续性中断在内的一组先天性畸形。86% 的病例同时存在远端气管食管瘘（TEE），7% 的病例不存在气管食管瘘，4% 的病例有 TEF 而无 EA。EA 的发病率为 1/3000～1/2500。在这些病例中，只有不到半数为单一畸形，超过 50% 的病例合并其他多种畸形，最常见的是一种或多种畸形共同组成 VACTERL 综合征（椎体、肛门、心脏、气管 - 食管、肾脏和肢体畸形）。合并复杂心血管畸形时存活率降至 80% 左右，低出生体重也使存活率降至 80% 左右。这两种危险因素同时存在时，存活率降至 30%～50%[146]。呼吸功能不全是影响预后的最重要独立危险因素[147]。这些因素交织在一起，给麻醉医师带来了巨大的挑战[148, 149]。

（一）临床分型

目前有两种分类方法，第一种由 Vogt 在 1929 年提出，该方法在 1953 年由 Gross 进行了改良（表 23-2）。

表 23-2 食管闭锁和食管气管瘘分型

Gross 分型	Vogt 分型	说 明
	1 型	食管发育不全（不属于 Gross 分型），无食管气管瘘
A 型	2 型	食管两段不连接，各成盲端，中间缺失，无食管气管瘘
B 型	3A 型	食管近端与气管下段相通，远端为盲端
C 型	3B 型	食管近端闭锁，盲端位于胸骨角上方；食管远端从气管下段或隆嵴处发出
D 型	3C 型	食管近端止于气管下段或隆嵴处，远端从隆嵴处发出
E 型（或 H 型）	—	由 D 型衍化而来，食管连续，有食管气管瘘，外观呈字母 H 形
F 型	—	食管狭窄

最常见的畸形是 Gross C 型（Vogt 3B），占 EA 的 86%（图 23-4）。这些分类方法并不全面，可能出现这些分类方法描述以外的变异。

（二）诊断

妊娠 18 周左右产前超声检查可发现疑似病例。胎儿超声表现为无胃泡或小胃泡。有羊水过多表现时，

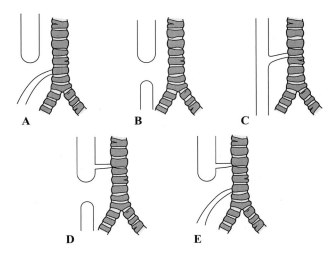

▲ 图 23-4 食管闭锁和食管气管瘘分型

A. 近端食管闭锁成盲端，合并远端食管气管瘘（Gross C 型，Vogt 3B 型）；B. 近端和远端食管闭锁成盲端，食管部分缺失，无食管气管瘘（Gross A 型，Vogt 2 型）；C. H 型气管食管瘘（Gross E 型）；D. 近端食管闭锁成盲端合并食管气管瘘，远端食管闭锁成盲端（Gross B 型，Vogt 3A 型）；E. 近端食管止于气管下段，远端食管从隆嵴处发出（Gross D 型，Vogt 3C 型）

EA 发病率也会增加。这些新生儿常因出生时置入鼻胃管无法超过 10cm 而确诊。可通过腹部和胸部平片确认，同时也可发现其他合并畸形，如脊椎或肋骨畸形，或提示十二指肠闭锁的"双泡征"（"double bubble"）。如果在产前未能诊断，EA 可无任何表现，在第一次喂养时，才出现咳嗽、窒息、发绀等症状。如果不能及时注意到这些情况，可能会导致吸入性肺炎，唾液积聚和吞咽障碍可引起脱水。术前早期处理包括放置吸引管，通常是将一根不透射线的双腔管（Replogle 管）置于近端食管盲端，用于持续冲洗和吸引。

（三）术前评估

存在 EA/TEF 的患儿对麻醉医师提出了许多挑战。首先，由于这些病变在解剖学上的巨大差异，气管插管时导管很难置入恰当的位置。其次，12% 的 EA 患儿通常在妊娠 34 周出生或更早[150]，并且可能出现中度或重度新生儿呼吸窘迫综合征。合并其他畸形，既增加麻醉难度，也对预后产生重大影响。其中心血管畸形占 29%[151]，是 EA 最常见的死亡原因[152]。其他相关畸形中，肛门直肠畸形占 14%，泌尿生殖系统畸形占 14%，胃肠道畸形占 13%，脊柱 / 骨骼畸形占 10%，呼吸道畸形占 6%，遗传基因变异占 4%，其余占 11%[151]。EA 患儿的术前评估应详细了解新生儿病史，包括分娩史。羊水过多提示可能存在肾脏异常，常与染色体畸形相关，如唐氏综合征或爱德华兹综合征。严重的神经系统畸形可能损害胎儿的吞咽功能，导致羊水过多。如果产前无疑似症状，在婴儿出生后，应了解喂养史，并特别关注有无发绀或呛咳史，这提示存在误吸或吸入性肺炎的可能。术前准备要对食管盲端进行持续冲洗和吸引，最好使用 Replogle 管。通过父母详细了解既往麻醉史，包括对麻醉有特殊反应的家族史。通过胸部和腹部平片确认冲洗管的尖端不超过上纵隔，同时胃内存在大量气体，由此可确诊 TEF，无气体存在提示单纯食管闭锁。通过临床检查可明确新生儿畸形特点，以及是否存在严重心脏畸形。但这类患儿术前仍需常规进行心脏超声检查，以明确心脏是否存在任何结构异常，以及是否存在右位主动脉弓。右位主动脉弓的发生率为 2.5%，这可影响手术体位和手术入路[153]，并可能对通气产生显著影响。先天性心脏病变产生的高肺血流量通常不会引起严重的生理问题，因为出生后最初几天内肺血管阻力仍然较高。这些患儿通常可以安全地进行手术矫治。然而，有明显的右心或左心梗阻性病变的患儿，可能存在动脉导管依赖性体循环或肺循环。存在动脉导管依赖性

先天性心脏病的患儿的死亡率显著增加[154]。在这种情况下，输注前列腺素 E_1 可使动脉导管持续开放，如患儿病情稳定，状态良好，可进行手术。少数患儿的状态较差，动脉导管已闭合或正在闭合，在这种情况下，需要推迟手术，先进行复苏。极少情况下，这类患儿在进行 EA 手术前，需先进行姑息性分流术或心脏畸形矫治[155]。由于可能合并泌尿生殖系统畸形，必须进行肾脏超声检查。确认血生化和血常规，术前应进行交叉配血。对呼吸系统的评估是最重要的。呼吸窘迫是一个重要的预后指标[147]，对麻醉的实施有重要影响，术中应注意维持低气道压。术前应监测血氧饱和度，并注意氧需求量的增加。

（四）全身麻醉的实施

手术室环境的准备与其他小婴儿相同。但要特别注意室温，如果是早产儿需要升高室温。温毯、呼吸回路加热加湿、输液加温及冲洗液加温有助于防止热量丢失。由于这类婴儿无法进食，术前应提前建立静脉通路。可用 5%～10% 葡萄糖作为维持液。第二条静脉通路用于容量治疗，管径应足够大，以快速补充失血量。除常规标准监测外，有创动脉压监测非常重要。尤其在合并心脏或大血管畸形的情况下，手术可导致血流动力学不稳定。动脉置管还便于术中采集血样。当有明显的呼吸功能受损时，动脉血气分析可快速准确地评估气体交换和酸碱平衡状态。通常不需要中心静脉通路，但在无法建立合适的外周静脉通路时，则需置入中心静脉导管。

对于存在 EA 和 TEF 的新生儿，麻醉和手术管理需特别注意通气时避免气体进入瘘管（图 23-5）。气管插管位置不当可导致不良后果，如胃急剧膨胀引起呼吸和循环功能障碍。即使气管插管的位置正确，肺顺应性差和远端粗大瘘管也可导致麻醉气体进入胃肠道，引起低通气、高碳酸血症和呼吸性酸中毒[156]。异常的解剖结构、并发症和麻醉技术之间的相互影响是无法预测的。因此，麻醉管理的重点是在瘘管结扎之前避免使用肌松药和正压通气[157]。在早产儿中，以前曾进行清醒气管插管，这与脑室出血的风险增加有关[158]。

一种公认的方法是在半仰卧位下进行吸入麻醉诱导。保留自主呼吸，在达到足够的麻醉深度后，置入喉镜，在声带周围喷洒不超过 3mg/kg 的利多卡因。插入合适型号的气管导管，通过声门，越过隆嵴，使导管进入一侧支气管。然后通过听诊确认导管位置，回退导管至恰好双肺都能听到呼吸音。这时可置入纤维支气管镜确认导管位置。导管位置确认后使用肌松药，

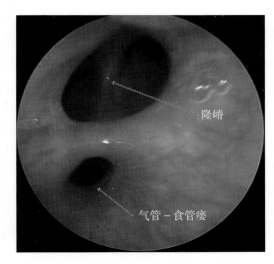

▲ 图 23-5　支气管镜下观察位于隆嵴处的巨大气管食管瘘
这种大小和位置的气管食管瘘可导致通气困难，详见文中所述
（经 Elsevier 许可转载，引自 Teague 和 Karpelowsky[167]）

并将患儿摆放为合适手术体位。但这种方法仅适用于瘘管位置较高，气管导管可越过瘘管的情况。有粗大瘘管时该方法也不适用。一项病例研究发现，11% 的瘘管位于隆嵴或以下位置，另有 22% 的瘘管位于距隆嵴 1cm 以内位置[159]。存在这种瘘管时，麻醉初始阶段通常可以正常通气，仅在改变体位或手术操作，尤其压迫右肺时出现通气问题。有时患儿状况不允许保留自主呼吸，需要给予肌松药，并进行轻柔正压通气。这对于存在呼吸窘迫的早产儿问题最大。低肺顺应性和粗大瘘管导致气体很容易进入胃内，从而影响通气[156]。胃持续膨胀可致破裂，形成张力性气腹，进一步影响通气[160]。在这种情况下，传统的方法是紧急进行胃造口术。但这可能使情况进一步恶化，因为胃内压突然下降可导致更多气体进入瘘管。这种情况下，复苏通常是无效的，除非控制通过瘘管的漏气[161]。1982 年首次报道了在伴有严重呼吸功能障碍的新生儿中，经硬支镜用 2Fr 或 3Fr 的 Fogarty 取栓导管（Baxter Healthcare Corporation，Irvin，CA，USA）封堵气管食管瘘管[162]。此后，一些医院将常规硬支镜检查作为 TEF 气道管理的标准操作，一项回顾性研究中有 18% 的患儿需要置入 Fogarty 导管[157]。该研究同时发现，只有瘘管直径 > 3mm 或位于隆嵴附近时才会出现通气困难，较细的瘘管或瘘管位于隆嵴上方 > 5mm 不影响通气。常规的术前硬支镜检查还有助于诊断异常变异和未预料的病变[147, 163]。然而，对新生儿进行硬支镜检查操作难度大，经常导致动脉氧饱和度降低。硬支

镜检查不能用于体重 < 1500g 伴有严重呼吸困难的早产儿。气管镜辅助下修补 TEF 也有报道[164]。具体方法是新生儿在肌松状态下进行气管插管，采用低压力间歇正压通气，用细纤维支气管镜通过气管导管。目标是将气管导管末端置于瘘口上方进行轻柔通气，直视下确认和修复瘘口。在过去 10 年内，有 47 例婴儿将气管导管置于瘘口上方完成手术修补，无相关不良事件的发生。作者认为指令正压通气结合该术式避免了高碳酸血症、缺氧和呼吸性酸中毒，从而避免了转化为胎儿循环的灾难性后果。与硬支镜检查不同，在手术过程中的任何时间都可以利用这种方法进行气道可视化检查。

过去，TEF/EA 患儿通常要先进行胃造口术，有时在局麻下进行，目的是降低胃内压力，减少通气问题。数天后再进行开胸手术。然而，正如上文所述，胃造口术可使通气容量经瘘口从胃造口排出。目前临床实践中已很少先行胃造口术，除非长段 EA 需要长时间康复治疗时，才考虑行胃造口术。

另一种避免气体从隆嵴上方 C 形粗大瘘管进入胃内的方式，是在确认和结扎瘘管时，使用无损伤血管夹钳闭胃上方的食管末端，以防止胃膨胀[165]。

胸腔镜下治疗合并或不合并 TEF 的 EA 技术已经很成熟。McKinlay 对 26 例新生儿进行研究，其中 20 例为 EA 合并 TEF，6 例为单纯 EA[166]。麻醉方法是常规气管插管，不使用支气管封堵或其他特殊方式。在右侧胸壁置入三个胸腔镜 Trocar，用 6mmHg 的压力注入二氧化碳，通过肺塌陷使外科医师获得良好术野。常伴有高碳酸血症和氧饱和度降低，需调整通气参数。缝扎 TEF，切开并游离食管两头盲端，用 5-0 vicryl 缝线吻合食管（图 23-6）。麻醉方法没有具体描述，但没有遇到特殊的通气问题。患儿体重 1.4～3.9kg，孕周 31～41 周，早期死亡 2 例（1 例为 18 三体，1 例合并先天性膈疝），晚期死亡 1 例为先天性心脏病。有 7 例食管吻合口瘘进行保守治疗，1 例复发性食管瘘进行胸腔镜处理，9 例吻合口狭窄。更多关于胸腔镜手术麻醉管理的细节将在其他章节（见第 26 章）讨论。据报道，胸腔镜手术与开放手术相比，优点包括较低的肌肉皮肤相关并发症（翼状肩胛、胸壁不对称、胸段脊柱侧弯）、瘢痕小、瘘管显示清楚和术后疼痛减少[167]（图 23-7）。在开放手术和胸腔镜手术中，麻醉医师必须警惕在改善术野时压迫或挤压气管/支气管引起气道压、潮气量和呼末二氧化碳的变化。从文献报道来看，胸腔镜手术的短期和远期转归与开放手术

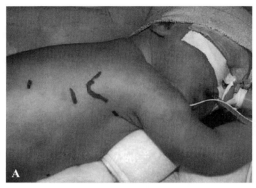

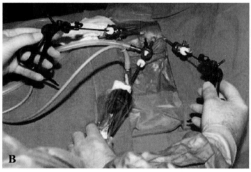

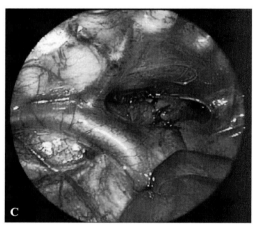

▲ 图 23-6　食管吻合术

A. 患儿半俯卧位，标记了肩胛骨下角和 3 个胸腔镜 Trocar 位置；B. 手术医师和助手使用的 Trocar 和手术器械位置；C. 食管吻合完成，奇静脉保持完整，注意图片右下角塌陷的右肺（经 Elsevier 许可转载，引自 McKinlay[166]）

没有差别[167]。

由于 TEF/EA 手术方式很多，同一医院内部也有不同术式，处理这类患儿时，必须与外科医师进行详细的术前讨论，尤其注意气道和通气管理策略，做好遇到严重通气障碍时的应急预案。

（五）术后麻醉管理

对于体重低于 2000g、有呼吸窘迫或严重心脏病的新生儿，术后必须控制呼吸[64]。食管吻合口存在张

力，也是术后控制呼吸的一个指征，通常需要机械通气 5 天[146, 168]。另外有人提出，无论是否为存在张力的长段吻合，安全的清醒拔管对所有吻合口都有一定程度的影响，紧急再插管可能对吻合口造成灾难性后果[169]。一些医院对这些患儿常规保留气管导管，直到明确已无呼吸功能不全的风险。吻合口张力被认为是导致吻合口并发症的最重要因素，但很难进行评估和测量，应默认吻合口存在张力[170]。术中和术后都可使用吗啡等长效阿片类药物提供镇痛。术中可以单次静脉推注，在 ICU 内可以持续静脉输注。

在人员和设备条件都具备时，术后应常规进行机械通气，但在条件适宜时可在手术结束时拔除气管导管。术中可能需要使用短效阿片类药物，如阿芬太尼或瑞芬太尼，但应尽量避免或减少阿片类药物的使用。可通过经骶管置管至胸段，达到 T_6/T_7 水平，或置入胸段硬膜外导管，提供区域麻醉；手术医师也可辅助使用局麻药。如果术后需要使用吗啡，必须保持高度警惕。

要点：食管闭锁和食管气管瘘

● 合并食管气管瘘的食管闭锁新生儿，麻醉和手术管理的重点是在通气时避免气体进入瘘管。

● 无论开放还是胸腔镜手术，都应高度警惕术中为改善术野而压迫或扭曲气管或支气管，导致气道压、潮气量和呼气末二氧化碳改变。

● 在术前和术中评估、处理和关闭瘘管时，经常使用支气管镜检查。

八、先天性膈疝

先天性膈疝（congenital diaphragmatic hernia，CDH）的发生率约为 1/3000，Bochdalek 于 1848 年对其进行了描述。最常见的左侧膈疝以他的名字命名，约占 CDH 的 80%。CDH 的胚胎发育学还不完全清楚，但认为是由胸腹管未能完全闭合引起。将大鼠暴露于致畸的除草剂硝基酚的动物实验显示，缺损形成于胚胎早期，肝脏在早期可通过缺损向膈疝内生长[171]。在细胞水平上，可能存在上皮细胞和间质细胞的生长和分化异常，影响肺的发育[172]。更多的大鼠研究显示，成纤维细胞生长因子缺乏导致的肺发育不全可能要早

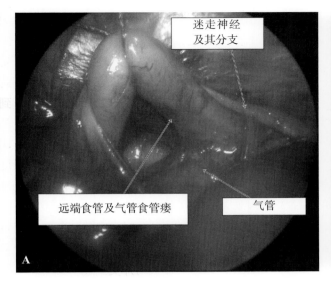

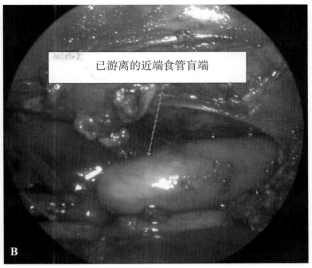

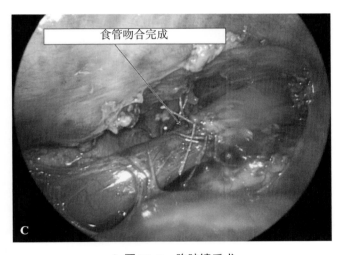

▲ 图 23-7 胸腔镜手术

A. 胸腔镜下结扎前的气管食管瘘；B. 已游离的近端食管盲端，使用探条扩张食管；C. 食管吻合完成

于 CDH 的发生，这为全身间质胚胎病提供了理论依据[173]。CDH 婴儿通常足月出生，体重超过 3kg[174]。约有一半的 CDH 患儿合并其他先天性畸形，以心脏畸形最多。4%～16% 伴有染色体异常。合并畸形严重影响 CDH 的生存率。在 CDH 婴儿中，通过膈肌缺损疝入胸腔的最常见脏器是肠管，疝入脏器占据了大部分胸腔空间。患侧常合并肺发育异常，纵隔移位影响对侧肺正常发育。表面看其解剖异常较简单，但病理生理学非常复杂。肺内支气管肺段数量减少，肺泡表面积减少，肺血管床发育异常[175]。小动脉平滑肌增厚，延伸并影响到肺泡毛细血管。肺动脉压力增高，导致右向左分流，进一步损害肺功能。

（一）诊断

大多数 CDH 婴儿可在产前超声检查时发现。这使父母和家人有机会进行产前咨询，并可选择适当的医疗机构进行分娩。产前诊断还可识别预后不良的胎儿。然而，胎儿超声检查依赖于硬件水平、专业知识和临床经验，多达 50% 病例在产检时无法发现[176]。已证实有两个指标具有一定的预后价值：第一，如果肝脏疝入胸腔，则生存率减半[177]；第二，在妊娠 24～26 周时，测量对侧肺横截面积，并与头围进行比较，肺头比（LHR）> 1.4，死亡率为 0，而 LHR < 0.8，则死亡率为 100%[178]。随着三维超声的出现，一些中心能够在孕 24～34 周时有效评估 LHR。另外，胎儿MRI 也是一种有效的 CDH 产前评估方式[179]，通过测量胎儿实际与预期肺容量比值，以及肝脏疝入的百分比，可以预测 CDH 合并肺部疾病发生率[180]。有报道对于预后不良的左侧 CDH 可进行产前干预，使用可取

出的球囊在胎儿镜下进行气管封堵（fetoscopic tracheal occlusion，FETO）[181]。这种方法通过阻止羊水流出和扩张肺来促进肺的发育。在妊娠 27～29 周时放置球囊，34～35 周时取出，尽可能足月分娩。Belfort 等报道了 19 例小样本 FETO 结果，发现与常规治疗相比，FETO 组 CDH 婴儿体外膜肺氧合使用率较低（30% vs. 78%，P=0.05），6 个月以上存活率更高（80% vs. 11%，P=0.01）。胎儿干预和手术详见其他章节（见第 21 章）。

产前诊断后，应尽可能足月或接近足月分娩，因为早产与预后不良相关[182]。CDH 婴儿常表现为舟状腹，患侧胸部异常突出，胸廓前后径增大。患侧呼吸音减弱，心音可向对侧偏移。胸部平片检查可以确诊，胸部 X 线片可显示患侧胸腔内存在充气肠管，而腹腔内肠管减少。胸部 X 线片还可显示纵隔移位，心音也因此发生偏移（图 23-8）。

（二）产后管理

出生时或出生后不久，大多数 CDH 婴儿会出现呼吸窘迫症状。如果膈肌缺损较大，则会出现严重的缺氧和呼吸性酸中毒，需要立即进行复苏，包括气管插管和机械通气；经鼻或经口放置胃管进行胃肠减压。肺动脉高压可使病情恶化，导致胎儿循环持续存在，血液经动脉导管和卵圆孔右向左分流，进一步加重缺氧和高碳酸血症，全身氧合减少导致代谢性酸中毒。也有少数患儿在出生时无症状，并一直保持无症状的

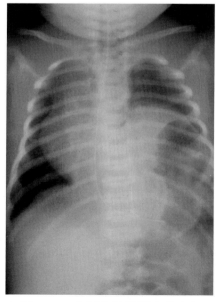

▲ 图 23-8　左侧先天性膈疝的胸部 X 线，可见肝脏和肠管疝入左侧胸腔，心脏向右侧移位

状态。这些病例的膈肌缺损较小，对生理学影响较小。这类患儿手术后通常恢复较好。

先天性膈疝在过去被认为是一种外科急症，需要紧急进入手术室，但近 10 年来，观念已转变为术前优先稳定婴儿生理状态[183, 184]。术前生理状态稳定的目标是维持产后循环状态，减轻酸中毒，避免进一步的肺损伤。目前的做法是婴儿出生后转送至 ICU，采用轻柔通气以减少气压伤[185, 186]。可采用允许性高碳酸血症，维持二氧化碳分压不超过 7.8kPa（60mmHg）。但很多合并肺动脉高压的婴儿有时不能耐受该水平的高碳酸血症。吸入氧浓度 60% 时，氧饱和度是否低于 80% 是决定是否改变通气或呼吸支持方式的一个指征[187]。根据患儿的状态，稳定期可为 24 小时至数天。现在的临床实践是术前稳定患儿生理状态，以降低围术期的风险。然而，一项对既往研究的综述显示，患儿稳定后延期手术，与在 24 小时内手术和出生后立即手术相比，预后均没有差异[188]。延期手术使 ECMO 的应用变得广泛。有研究表明，使用 ECMO 的患儿的总生存率为 52.9%，而没使用 ECMO 的患儿的总生存率为 77.3%（$P < 0.001$）。但对于预计死亡率 80% 及以上患儿，ECMO 可改善预后。另外，在合并其他危险因素的患儿中，ECMO 可使预后更差[189, 190]。在常规通气支持无效时，经常采用高频振荡通气（High-frequency oscillatory ventilation，HFOV）和吸入一氧化氮（inhaled nitric oxide，iNO）以改善氧合。HFOV 通过减少气压伤以改善通气功能[191]，而 iNO 是选择性肺血管舒张药，可降低肺血管阻力。两种方式都尚未被证实对 CDH 婴儿预后有决定性影响[188]。最近，已通过一项有关选择性磷酸二酯酶 5（phosphodiesterase 5，PDE5）抑制药西地那非的长期试验方案[219]。西地那非可口服或静脉注射，抑制 PDE5，增强 cGMP 和一氧化氮介导的血管舒张作用。有证据支持西地那非在 CDH 患儿中的疗效，与 iNO 相比更容易管理，但尚未证实其改善预后的作用。近年来，表面活性物质和产前类固醇的使用越来越多。虽然类固醇对发育不成熟的肺具有公认的重要治疗价值，但尚不明确能否使 CDH 婴儿获益。同样，有研究发现使用表面活性物质的价值也不大[188]。

最近一项有关 6 个 CDH 管理问题的系统性回顾研究发现，目前几乎没有高质量证据[192]。根据现有低质量证据得出的结论包括：轻柔通气和允许性高碳酸血症可改善预后，早期使用 HFOV 的优势未被证实。常规 iNO 或其他药物治疗对肺动脉高压并无益处。无证据支持常规使用皮质类固醇。ECMO 的模式（静脉－

静脉或动脉 – 静脉）对预后未见影响。在 ECMO 治疗下早期手术可能对预后有益。开放手术的复发率明显低于腹腔镜手术。

（三）CDH 的麻醉管理

出生后不久，CDH 婴儿可出现急性呼吸窘迫，需紧急气管插管。尽可能避免球囊面罩通气，防止胃胀气。经鼻或经口放置胃管进行胃肠减压。患儿转运至 NICU 进行评估和稳定生理状态。当手术时机合适时，需要考虑几个麻醉方面的问题。首先，肺发育不全和由此引起的肺动脉高压，增加了维持充分氧合的难度。缺氧、高碳酸血症和酸中毒都会进一步增加肺血管阻力[193, 194]。气道相关操作也存在增加肺血管阻力的危险[195]。因此，应在麻醉开始时使用芬太尼等阿片类药物，并在需要时重复给药。芬太尼 2.5μg/kg 可有效消除气管插管时的应激反应[196]。手术室应做好应对新生儿大手术的准备。采用常规标准化监护。必须建立良好的静脉通路，最好进行中心静脉置管，以便于中心静脉压力监测和使用心血管活性药物（如多巴胺）。有创动脉压力监测也是必要的，可实时监测动脉压。多数 CDH 婴儿术前已进行脐动脉和静脉置管，这非常有用，因为在手术操作时可能会对大血管产生压迫，导致急性低血压（图 23-9）。手术方式为左侧胸腹切口，将胸腔内的肠管和肝脏复位，使用人工补片修补膈肌。

此外，呼吸周期内血压的变化可以反映低血容量。留置尿管有利于监测尿量。麻醉管理的目标是提供合适的镇痛和麻醉深度，最低限度减轻对肺血管阻力和心功能的影响。因此，麻醉维持期间必须非常谨慎。挥发性麻醉药可减弱缺氧性肺血管收缩[196]，但使用不当可引起全身性低血压，故宜选择以芬太尼为主的麻醉方式。虽然"氧化亚氮"对婴儿肺血管几乎没有影响[197]，但可影响肺泡氧分压，并加重肠管扩张，应避免使用。选择非去极化型肌肉松弛药，维库溴铵和

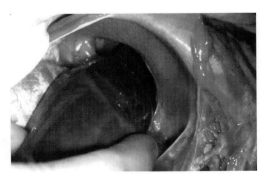

▲ 图 23-9　通过胸腹切口手术显露的先天性膈疝，肝脏已从巨大缺损复位

罗库溴铵都适用。泮库溴铵因具有拟交感活性，最好避免使用。应设置机械通气参数，以达到充分氧合为目标。一定程度的高碳酸血症是可以接受的，需要避免高气道压，同时需警惕肺动脉高压。如果患儿术前的生理状态已稳定，术前的 PaO_2 和 $PaCO_2$ 的水平可作为麻醉管理的参考目标。整个手术期间，麻醉医师必须做好处理突发肺动脉高压危象的准备。这种情况下，可能需要使用 100% 氧气，采用手控呼吸，适当过度通气。维持心输出量并保证充足的前负荷。应备好选择性肺血管扩张药，如吸入一氧化氮；还应准备好正性肌力药和血管活性药，如去氧肾上腺素、肾上腺素、多巴胺和米力农等。若 CDH 手术需要在 HFOV 或 ECMO 支持下进行，转运患者存在风险，通常可在 NICU 进行手术修补。

要点：先天性膈疝

- 胎儿 MRI 对产前诊断、评估并发症发病率和预后非常重要。
- 约半数先天性膈疝婴儿合并其他畸形，包括先天性心脏病。
- 认识肺动脉高压和当前处理方法至关重要。
- 先天性膈疝的现代管理包括术前稳定病情、应用 ECMO 或 HFOV，使用这些治疗设备时，可能需要在床旁进行手术修补。

九、脊髓脊膜膨出

脊髓脊膜膨出是先天性神经管缺陷的一种表现，发病率为 0.05%～0.1%，通常可在产前确诊。脊髓和脊膜暴露于子宫内环境，形成脊膜囊，其中充满脑脊液和受损伤的脊髓和神经根。这种缺陷常伴随 Arnold-Chiari 畸形和脑积水。小脑蚓部、第四脑室和脑干下段在枕骨大孔水平向下突出。脊髓脊膜膨出通常需要在出生 2 天内进行一期修补手术，以减少感染机会。脑积水需要进行个体化治疗，可能需要放置脑室 – 腹腔分流管。

有研究显示，胎儿手术可减少脊髓脊膜膨出患儿在 1 岁时接受脑室 – 腹腔分流术的需求，但神经功能缺陷没有改善[198]。最近有综述认为，胎儿脊髓脊膜膨出修复术优于产后手术[199]。一项纳入 183 名婴儿的随机对照研究显示，胎儿手术不仅可以减少脑室 – 腹腔分流的需要，还可改善在 30 月龄时的运动功能[200]。

随着胎儿手术更为广泛的应用，在产后进行脊髓脊膜膨出修补术的临床需求可能会逐渐减少（见第 21 章）。

对于产后脊髓脊膜膨出修补术，麻醉医师面临以下问题：诱导时使用衬垫或圆形凝胶圈以保护脆弱的脊膜囊；手术时采用俯卧位；提供无乳胶的环境和设备以预防乳胶过敏；术中切开皮瓣覆盖缺损，可能会导致大量失血；术后与 Arnold–Chiari 畸形相关的呼吸问题。这些婴儿对缺氧和高碳酸血症的反应可能会减弱甚至消失，吞咽和呕吐反射可能受损[201-203]。有关这类患儿麻醉管理的更多讨论参见其他章节（见第 25 章）。

十、肌肉活检

婴儿的肌肉活检通常需要全身麻醉，并在活检部位进行局部浸润。为没有明确诊断的患儿实施麻醉，患儿对麻醉和其他药物的反应都充满不确定性，这给麻醉医师带来很大困难。许多不同疾病（框 23-2）的明确诊断都需要进行肌肉活检，以补充家族史、症状和体征、生化、基因检测和肌电图等信息。

框 23-2　婴儿肌肉活检指征

- 良性先天性肌张力减退
- 围产期窒息
- 低张力性脑瘫
- 代谢异常
- 脊髓损伤
- 脊髓性肌萎缩
- 周围神经疾病
- 先天性肌无力
- 新生儿肌无力
- 婴儿肉毒中毒
- 先天性肌病
- 肌营养不良
- 线粒体肌病
- 糖原贮存障碍

临床上，婴儿通常表现为肌张力减退或松软，可能伴随吞咽困难、胃食管反流和生长发育迟缓。若反流严重，误吸可引起显著肺损伤。应尽可能评估肌无力的程度和范围，注意是否存在呼吸系统并发症，这类患儿往往呼吸储备减少，即使是进行肌肉活检这类短小操作，术后也可能需要呼吸支持。术前用药尽量避免使用镇静和阿片类药物。杜氏肌营养不良、线粒体肌病等患儿，推荐术前行心电图和超声心动图检查，以评价心脏受累情况。肌张力减退婴儿容易出现

低血糖，应避免长时间禁食，并在禁食期间经静脉给予葡萄糖，持续至术中和术后。可选择七氟烷吸入麻醉，进行气管插管或保持自然气道、辅助呼吸。由外科医师在活检部位进行局麻浸润，术后使用对乙酰氨基酚或非甾体抗炎药进行镇痛。术中应尽可能避免使用肌松药，尤其是琥珀胆碱，后者在某些这类疾病中可导致严重的高钾血症。如果必须使用非去极化肌松药，应在神经肌肉监测下缓慢滴定给药，并确保手术结束时完全逆转肌松作用。罗库溴铵比较合适，其肌松恢复可预测性好，给予舒更葡糖钠可完全拮抗其肌松作用。这类患儿恶性高热风险增加，因此有些麻醉医师避免使用挥发性麻醉药。丹曲林应随时备用，但不做预防性用药，因为它在这些疾病中可加重肌无力。即使是短小操作，也需延长术后监护时间，并根据需要提供呼吸支持，最好在 ICU 进行监护治疗。在 877 例儿科肌肉活检的大样本研究中，15.6% 使用了区域麻醉，其中腰麻 80 例、骶管阻滞 5 例和周围神经阻滞 27 例。在这些病例中，仅 16% 使用了挥发性药物，46% 使用非去极化肌松药，2 例使用了琥珀胆碱。值得注意的是，这些病例中没有出现恶性高热、高钾血症、横纹肌溶解、心功能障碍或转入 ICU[204]。关于神经肌肉疾病的进一步讨论参见其他章节（见第 33 章）。

要点：脊髓脊膜膨出和肌肉活检

- 产后脊髓脊膜膨出是外科急症，麻醉管理原则包括：采取俯卧位以保护脊膜囊，提供无乳胶环境和术后采取俯卧位。
- 胎儿脊髓脊膜膨出修补术，减少了脑室 – 腹腔分流术的需求，改善远期运动功能。
- 肌肉活检婴儿常存在肌张力减退且诊断不明确。全身麻醉（使用或不使用吸入麻醉药）、腰麻等多种麻醉技术都曾被安全、有效地用于这类婴儿。

十一、新生儿复苏

从胎儿期过渡到分娩后这段时间，新生儿经历了重大且复杂的生理变化：从胎儿循环过渡到成人循环，中间还包括一段时间的过渡循环。出生后，脐带结扎，新生儿的全身血压升高。第一次呼吸使充满液体的肺泡扩张，为此胸膜内负压可能需要升高至 70cmH₂O。

吸入氧气使缺氧性肺血管收缩减弱，肺血管阻力下降，同时动脉导管收缩，肺动脉成为右心室阻力最低的通道。随着左心系统压力上升，经卵圆孔的分流停止。左心室在出生时与右心室大小相似，出生后其顺应性和收缩功能逐渐增强。

据世界卫生组织估计，全世界19%的新生儿死亡是由出生时窒息导致的[4]，相当于每年死亡近100万例。然而，绝大多数的新生儿不需要进行任何形式的复苏，通常仅需擦干皮肤，并通过与母亲皮肤接触进行保暖。约10%新生儿在出生时需要进行辅助呼吸，有1%需要进行更进一步复苏[205]。另有研究估算5%~10%的新生儿在出生时需要复苏，包括从简单的刺激到辅助通气[206]。新生儿复苏通常由产科医师或助产士执行；预计产后新生儿病情危重，在择期剖宫产或提前终止妊娠时，新生儿科医师和麻醉医师偶尔也会参与。

以下是基于当前的实践和证据，以及新生儿复苏项目（neonatal resuscitation program，NRP）与美国心脏协会联合制订的儿童和新生儿心肺复苏和心血管急救指南[205]。尽管新生儿和儿科医师通常对新生儿实施复苏，但新生儿复苏指南中确立的技术可推广应用于所有新生儿复苏，尤其是刚出生几周的婴儿和早产儿。一系列有关新生儿复苏的重要研究成果，使得2010年复苏指南中的治疗流程发生了重要变化。这些研究包括在复苏初期辅助给氧，以及低温疗法用来减少出生时窒息引起的神经损伤。2015年指南（2017年更新[220]）对这些问题进行了拓展和明确，详见下述。

需要注意的是，预判复苏需求，准备合适的设备和环境，以及训练有素的医务人员，对成功复苏都至关重要。出生时心搏骤停主要是由窒息引起的，因此复苏指南在很大篇幅上强调了早期提供良好通气的重要性。

图23-10的复苏流程摘自2015年指南[205]，2017年更新时没有变化。指南主要分为四部分：①评估、初步复苏和观察；②通气和监护；③胸外按压；④药物和液体管理。以下将结合现有证据和最新进展对这些内容进行讨论。强调从最初的"黄金1分钟"快速评估衔接到辅助通气，有助于减少不必要的时间延误。"开始计时"是新生儿复苏的第一个启动指令。

（一）评估和初步复苏

快速评估和初步复苏，包括擦干和刺激婴儿，清理和开放气道，如使用软吸引管清理口腔和鼻腔分泌物，将头部置于"嗅物"位。2015年指南改变了三个初步评估问题的顺序，目前评估顺序为：①是否足月；②肌张力是否正常；③是否有哭声或呼吸。经气管导管吸引胎粪不会改善预后，NRP已不再推荐。有证据显示，胎粪误吸的复苏操作，应遵循与清亮液体误吸相同的处理原则。复苏过程中要始终注意保暖，通常需要辐射保暖台或温毯。对于早产儿和低体重儿（＜1500g），建议采用额外保暖措施，包括使用塑料薄膜包裹、戴帽子，并置于辐射保暖台或温毯上。这些方法可减少热量丢失，且不妨碍复苏操作[205, 207, 208]。对于所有有活力的足月和早产儿，都建议延迟结扎脐带。

快速评估的内容包括呼吸状态、肌张力、心率和肤色。在实际操作中还包括氧饱和度监测。目前建议使用三导联心电图监测心率，因为在复苏环境下临床评估的心率常不可靠。新生儿缺氧的首要表现是心动过缓（心率＜100次/分）。短时间的正压通气常使心动过缓得到很好纠正。可使用呼吸球囊和面罩、T形管，或采用由气体驱动通过手动操作的压力调节复苏器（Neo-puff™，Fisher and Paykel Healthcare，Auckland，New Zealand）。根据NRP指南，建议辅助给氧。许多研究比较了使用氧气进行新生儿复苏的风险和获益。

（二）氧气与空气

有证据显示，新生儿使用高浓度氧通气，即使时间很短，也可能导致ROP、慢性肺病、新生儿氧自由基损伤、感染和白血病。对于复苏早期使用空气和不同浓度的氧气的对比研究积累了初步证据，提示单独使用空气复苏的转归与辅助给氧没有差异，并可避免与氧疗相关的风险，但目前还没有足够的证据解决所有的问题[209]。

有研究显示，首选空气复苏的效果可能优于使用100%氧气[210]。复苏流程建议，在出生后10分钟内，以动脉导管前氧饱和度为目标，逐步调整辅助给氧浓度（图23-10）。流程进一步建议，对早产儿（35周以下）开始复苏时用21%~30%的低吸入氧浓度。标准的做法是当氧饱和度升至95%以上时，降低氧浓度。对足月新生儿首选空气进行复苏也是合理的。AHA指南建议，实施正压通气时应辅助给氧，对自主呼吸的中心性发绀患儿，应提供自由流动的氧气。一些研究提出了折中方案，目标是提供30%~40%吸入氧浓度[211]。推荐使用T形管或Neo-puff复苏器进行氧气混合。

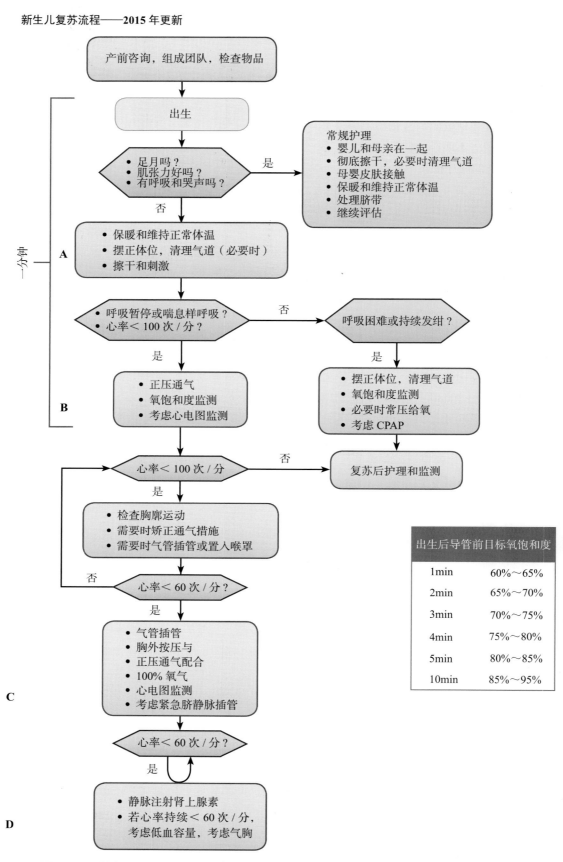

新生儿复苏流程——2015 年更新

出生后导管前目标氧饱和度	
1min	60%～65%
2min	65%～70%
3min	70%～75%
4min	75%～80%
5min	80%～85%
10min	85%～95%

▲ 图 23-10　新生儿复苏流程（经 Wolters Kluwers 许可转载，引自 Wyckoff 等 [205]）

（三）温度控制——低温疗法

有关新生儿缺氧缺血性脑病的文献综述发现，有证据表明诱导低温有助于改善 18 月龄时的生存率和发育水平，尤其是具有脑损伤风险的足月儿[212]。对于低温的方法，无论是单独头部降温还是全身治疗性低温，都还需要进行大量研究。患儿选择也较困难。目前还不清楚哪些患儿可从低温中受益，最佳的低温水平及需要维持的时间也不明确。该技术只推荐在有合适的专业人员及设备的医疗机构中使用。

（四）通气

复苏过程中通气有效的最早征象是心动过缓得到纠正。通常在心率提高后，肤色、肌肉张力和规律的自主呼吸才能恢复。使用 T 形管或自动充气复苏囊（Ambu-bag®）可实现有效通气，现在有许多中心使用 Neo-puff 复苏器，后者自带氧气混合装置。监测二氧化碳是确认气管导管位置的金标准。对于需要持续复苏但气管插管失败的足月新生儿，可使用喉罩代替气管插管。

对需要复苏的出生时窒息的新生儿研究表明，足月婴儿通常需要约 $30cmH_2O$ 的初始通气压力[213]，而早产儿和低体重儿由于肺发育不全，需要更高的通气压力。高容量通气可导致肺损伤[214]，使用 PEEP 对肺损伤有保护作用，并可改善肺顺应性和气体交换[215,216]。

（五）胸外按压

良好的通气是成功复苏新生儿的最有效方法。只有在充分通气和氧合的情况下，心动过缓仍持续存在（心率＜ 60 次 / 分），才需要进行胸外按压。根据复苏流程，在复苏开始后 1min 左右，可开始进行胸外按压。在开始胸外按压之前，应进行至少 30s 的有效辅助通气。AHA 推荐胸外按压时使用双拇指环绕法，该方法可提供更高的收缩压和冠状动脉灌注压[205]。如果在复苏过程中需要进行脐静脉置管，可在婴儿床头用双拇指环绕法持续进行胸外按压。

（六）药物

在良好通气的情况下，心动过缓仍持续存在、肤色、肌张力或氧饱和度无改善，则需要进行扩容治疗和使用特殊药物，尤其是肾上腺素。紧急脐静脉置管，通常置入 3～5cm，直至有血液回流，是紧急给药和输液的首选途径[217]。肾上腺素浓度为 1∶10 000（0.1mg/ml）。如果脐静脉通路建立失败或无法使用，可考虑建立骨髓内给药通路。

虽然仍缺乏气管内使用肾上腺素的有效性数据，但尚未建立静脉通路时，可作为一种给药途径。肾上腺素气管内用药的剂量为 0.1mg/kg，是静脉注射推荐剂量的 10 倍。推荐静脉注射剂量为每次 0.01～0.03mg/kg。不推荐使用大剂量肾上腺素，因为过度的高血压反应可导致心功能下降，随后的神经功能结局更差[218]。也有其他药物用于复苏，但使用较少。

不推荐使用纳洛酮和其他阿片类拮抗药，这些药物用于早期复苏仍缺乏临床证据，在母亲经常使用阿片类药物时，可导致新生儿撤药性癫痫。

英国复苏委员会（The Resuscitation Council，UK）建议，若无有效心排量，在给予第二次肾上腺素之前，可使用碳酸氢钠。目前尚无充分证据支持碳酸氢钠的潜在益处，NRP 也不再推荐其使用。

> **要点：新生儿复苏**
> - 评估的黄金 1 分钟和实施恰当的复苏至关重要。
> - 良好的通气，是新生儿复苏最有效的方式。
> - 以动脉导管前血氧饱和度为目标，在复苏开始后 10 分钟内很有帮助。
> - 根据血氧饱和度调整吸入氧浓度，尽可能避免吸入高浓度氧气。

病例分析

通过以下病例来说明本章和第 22 章介绍的新生儿和既往早产婴儿的麻醉管理原则。

1 例校正孕龄 44 周既往早产男婴，体重 2kg，拟行单侧腹股沟疝修补术，疝囊较大，容易还纳。患儿在孕 28 周时因胎膜早破剖宫产娩出，目前校正孕龄 44 周，婴儿的母亲在产前服用了类固醇，以促进胎儿肺成熟和肺表面活性物质生成，但胎儿在子宫内出现宫内窘迫迹象，于是决定提前分娩。出生体重为 1kg，因 B 型链球菌感染导致败血症，并合并严重的新生儿呼吸窘迫综合征，需外源性表面活性剂治疗，经气管插管和高频振荡通气呼吸支持治疗 2 周。停止呼吸支持治疗困难，并发现患儿存在动脉导管未闭。经鼻胃管给予布洛芬治疗无效。在 NICU 经左侧胸腔小切口将动脉导管夹闭，患儿的肺功能得到了改善，但仍需进行数周氧疗。期间发现患儿存在易还纳的右侧腹股沟疝。由于患儿住在本地，与手术团队和父母讨论后，允许患儿先回家，在校正孕龄 44 周左右时再入院，此时患儿已经长大了一点，并已结束氧疗数周。术前检查未见脑损伤后遗症，超声心动显示心脏解剖结构正常，动脉导管处未见残余分流。术前血液检查正常，但血红蛋白为 9g/dl。因此，该患儿为校正孕龄 44 周的既往早产婴儿，伴有轻度支气管肺发育不良和贫血。该患儿具有明确的术后呼吸暂停的风险，尽管该患儿适合实施清醒区域阻滞麻醉，术后仍安排进入 NICU 附近的特护病区进行过夜监护。患儿的父母担心麻醉药物对孩子未来的发育产生不良影响，与他们就麻醉方式选择、获益和风险、术后监护和镇痛管理进行了详细讨论。双方都同意使用腰麻，辅以单次骶管阻滞。父母最初担心孩子在清醒状态下会感到不安，在讨论了口服蔗糖，腰麻和静脉穿刺点周围使用表面麻醉，以及提供安静、温暖的手术室环境后，消除了他们的顾虑。医师还与父母讨论了该方法失败，以及术中需要复合或改为全麻的可能性，麻醉医师还讨论了自己在该方法中的个人经验，总体失败率约为 5%。父母同意这种麻醉方式，并同意术后留院观察并持续静脉或口服对乙酰氨基酚镇痛。同时，他们讨论了贫血问题，因为这是引起呼吸暂停的另一个危险因素，父母要求尽可能避免输血。综合考虑后认为，不处理贫血的风险尚可接受。麻醉医师建议给患儿静注咖啡因，以进一步减少呼吸暂停发作的风险，得到了父母的同意。麻醉医师和外科医师讨论了这个方案，这名外科医师习惯于在区域阻滞麻醉下进行手术，对于小婴儿首选开腹手术，而不选择腹腔镜手术。患儿被安排在早晨第一台手术，手术室为患儿准备了实施全麻的设备、药物和液体，以防区域阻滞麻醉失败。环境温度设定为 23℃。准备暖风和温毯，并在术前 4h 给患儿喂母乳，术前 2h 喂清饮料。术前 30min 在手背和腰部涂抹丁卡因凝胶。患儿入室时已开放静脉通路，并以 8ml/h 的速度输注维持液。经静脉缓慢注射咖啡因 10mg/kg。新生儿脉搏血氧饱和度探头置于右手，连接心电图。准备好用于腰麻和骶管阻滞的局麻用品托盘，同时准备好适用于 2kg 婴儿的麻醉机和设备，包括面罩、口咽通气道、气管导管、麻醉药、肌松药、阿托品和静脉用对乙酰氨基酚 7.5mg/kg。对于腰麻和骶管经阻滞，要求完全无菌操作，包括进行外科刷手、穿手术衣、戴手套和口罩、备皮、铺无菌洞巾及无菌用品和药物。使用的局麻药为等比重左旋布比卡因 5mg/ml，剂量为 1mg/kg（0.2ml/kg）。增加额外的 0.1ml 以充满穿刺针和接头的无效腔。对于 2kg 的婴儿，将 0.4ml+0.1ml=0.5ml 的液量抽进 1ml 的注射器中。使用 25Ga 新生儿腰穿针在 L_5/S_1 间隙穿刺，由一名助手将婴

儿扶置坐姿，要特别注意扶住患儿的下颌，避免头部和颈部弯曲从而导致气道梗阻（患儿太小无法自己控制头部）（图 23-11A 和 B）。腰麻注药后立即置于左侧卧位，通过骶管裂孔置入套管针（22Ga）（图 23-11C 至 F）。左旋布比卡因的浓度为 2.5mg/ml，剂量为 2mg/kg（0.8ml/kg），骶管阻滞容积为 1.6ml，经骶裂孔缓慢注射。然后取出套管针，在腰麻和骶部穿刺点贴上小敷料，在患儿背部放置电刀负极板。将患儿置于仰卧位，血压袖带放在下肢，皮肤温度探头置于脚趾。给睡着的婴儿提供安慰奶嘴（通过乳头上的小孔给予 50% 葡萄糖）（图 23-11G）。婴儿两腿保持伸直状态。通过轻揉的皮肤挤压试验确认阻滞平面恰位于脐水平以上。将室内的灯光调暗，噪声控制在最低水平，监护仪警报音量降至最低。在手术准备和术野铺巾完成后，按传统方式经 1.5cm

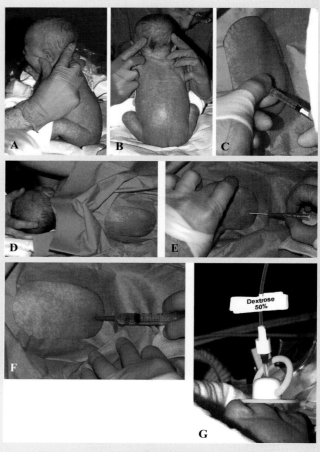

▲ 图 23-11　病例分析，清醒腰麻骶管阻滞操作步骤

A. 婴儿坐位，经过训练的助手保持婴儿头部中立位，避免颈部屈曲，扶住婴儿上肢，轻柔前屈脊柱，以打开椎间隙；B. 婴儿背面观，脊柱呈直线；C. 使用 25Ga 穿刺针和 1ml 注射器在 L_5/S_1 间隙向蛛网膜下腔注射；D. 将婴儿立即置入左侧卧位，以备骶管阻滞；E. 使用 22Ga 套管针进行骶管穿刺置管；F. 骶管注入局麻药；G. 通过安慰奶嘴，经奶嘴上的小孔微滴给予 50% 葡萄糖

的皮肤切口进行手术。患儿对切皮无反应；在牵拉疝囊时，有轻微的觉醒迹象，但在吮吸了安慰奶嘴后平静下来。氧饱和度、呼吸频率、脉搏和血压始终保持平稳。手术从皮肤消毒到粘贴敷料共计 20min。从患儿入室进行腰麻和骶管阻滞到开始手术共计 20min。将患儿直接送至特护病房（high dependency unit，HDU）进行监护。术后 1h 恢复母乳喂养，术后当晚无呼吸暂停。术后次日外科复查后出院，出院前口服两次对乙酰氨基酚。父母很高兴，觉得这种麻醉方式对他们的孩子很好。

第 24 章　青少年和年轻成人患者的麻醉
Anesthesia for the Adolescent and Young Adult Patient

Rahul G. Baijal　Dean B. Andropoulos　著

唐红丽　**译**　耿武军　**校**

一、概述

　　青春期，被定义为从发育期到成年期之间的一段时间，通常指 13—19 岁，对于处在这个时期的孩子而言，即使没有发生严重的健康问题，身体都会发生重大变化。起始于婴儿期和儿童期的先天性慢性疾病，可能使患者向成人过渡的过程中，变得更加复杂。儿科麻醉医师关心这两类患者，在这个年龄段的患者可能面临许多挑战。本章节首先回顾了与青少年麻醉管理紧密相关的青少年发育、行为及生殖问题，因为他们与麻醉管理有关。然后，进一步讨论常见青少年慢性疾病，包括囊性纤维化、先天性心脏病、癌症、镰状细胞性贫血、糖尿病、炎症性肠病、发育障碍和自闭症，强调麻醉治疗的重要性。最后，综述了青少年肥胖和减肥手术及甲状腺手术。

二、青少年的发育和行为特征

　　青春期是从儿童到成年的过渡时期，通常以持续认知发展、情绪较大波动、冒险行为增加及不一致的行为转化为特征[1-2]。存在不遵守药物管理和其他医疗方案包括亚专业随访的冒险行为。从进化的角度来看，这一阶段旨在为个体未来独立生存做好准备，但同时也是一个脆弱的时期。社会环境的变化，使得青少年更倾向与同龄人相处，而不是家庭成员，因此该年龄段人群易受同龄人的影响，对情绪影响也很大。这些变化通常是积极的，但每年仍有超过 25 000 名美国青少年（10—24 岁）死亡，其中约 70% 为冒险行为，包括汽车事故、意外伤害、杀人和自杀[3]。这些变化可以用几种神经生物学假说来解释。许多观点认为，随着大脑发育，前额叶区域的成熟和活动增加是认知控制和情感调节逐渐增强的原因。基于功能性脑磁共振成像研究表明：相较于成年人或年幼儿童，青少年的大脑皮质下边缘区（伏隔核和杏仁核）更有可能参与控制冒险行为。最新的研究认为，青少年比成年人对风险 - 回报行为更为敏感，加上抑制控制的减少，这种行为在青少年早期到中期最显著[4]。此外，性别差异也很明显，例如，女性在青春期中期感觉冲动高峰期发生较早且峰值低，成年后会更快地下降至稳定状态。研究还表明，青春期早期女性控制冲动能力稳步提高，而男性直到 20 多岁控制力仍较女性弱。

　　多巴胺能系统与强化学习、高级认知、控制过程紧密相关。在青春期，包括神经递质和受体水平在内的 DA 系统快速变化，一些理论认为，青少年的 DA 活动范围在额叶皮质中更大，这可能会导致他们更倾向于做出风险更大（及感知到更大的回报）的行为。这种神经生物学发现与临床实践相符合，尽管青少年体形和生理（即心脏和肺部生理学）与成年人相似，医务人员倾向于像成年人那样对待他们，但实际上，青少年存在着巨大的情感和行为差异，这些差异可能影响麻醉管理[5]（图 24-1）。

　　在过去几年里，电子设备，特别是智能手机的普遍存在，已成为全世界青少年发展的主要影响因素。最近一份有关美国青少年使用电子媒体的报告表明，他们平均每天花费 7.5h 在电子媒体上，其中 29% 的时间用于媒体多任务处理[6]。社交媒体的使用占据了这段时间的很大一部分，其优点包括使用社交媒体能够服务于关键的青少年发展任务，如同伴参与、身份认同和理想发展[7]。青少年争取自我独立并寻求与同龄人的亲密关系，他们的在线环境往往可以反映出他们的线下生活。使用社交媒体的一些负面影响已经被报道，包括网络欺凌、抑郁、社交焦虑及接触到不适

本章译者、校者来自温州医科大学附属第一医院。

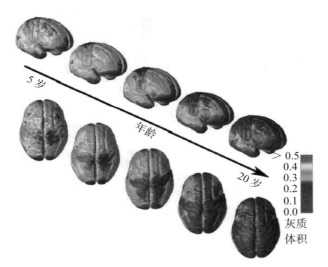

▲ 图 24-1　从儿童、青少年和年轻人的系列 MRI 研究中得出的灰质结构随时间的变化（彩图见书末彩插部分）皮质表面灰质成熟的动态序列的右侧视图和俯视图。侧栏显示为以灰质体积为单位的颜色表示。来自 13 名受试者的 52 次扫描，每位受试者每隔大约 2 年扫描 4 次。大脑皮质灰质的发育遵循一种特定模式，主要功能区最早成熟，如运动和感觉系统，而整合这些主要功能的高级关联区成熟较晚。例如，在颞叶，达到成人发育水平的最后一部分是颞上回 / 沟，它集成了记忆、视听输入和物体识别功能（经 Elsevier 许可转载，引自 Lenroot 和 Giedd [5]）

合生长发育的内容。研究发现，长期频繁使用电子媒体者在持续的、目标导向的注意力、关系推理能力、控制力和长期记忆测试中的表现较差。现在，青少年智能手机成瘾已经有了正式的诊断标准，与其他成瘾机制相关的多巴胺能奖励回路也对该行为具有调控作用 [8]。

药物滥用和"娱乐性"使用酒精和毒品（合法和非法）是青少年和成年人之间的区别之一。美国的年度调查报告表明，在过去的 5～10 年间，毒品（除大麻外）和酒精的使用量有所下降。2017 年，美国 10 年级学生（15—16 岁）的酒精使用（无论是否有终生使用）流行率为 42.2%，大麻、可卡因或甲基苯丙胺等非法毒品的使用率为 34.3% [9]。药物滥用被定义为：导致临床上的重要损害或痛苦的不良使用模式，表现为持续或反复使用该药物，尽管会对学校、家庭或人际关系产生巨大影响，以及法律问题和在身体受到危险的情况下使用的问题 [10]。而药物依赖的范围极其有限。据报道，8 年级、10 年级和 12 年级学生每日饮酒比例为 0.7%，大麻成瘾率为 3.1% [9]。药物依赖等同于成瘾，通常伴随长期服用慢性药物相关的生理变化，包括耐受、戒断反应、失败的药物戒断、干扰重

要的日常活动及花费大量时间和精力去获得药物。青春期饮酒及药物的使用和滥用对神经发育有重要影响。对可卡因依赖的成年人进行功能性 MRI 研究显示：患者前额叶皮质和基底神经节（包括伏隔核和相关结构）出现异常反应，可卡因注射的临床效果与基底节多巴胺转运体迅速饱和相一致 [10]。其他神经影像学研究发现，青少年时期酒精依赖的年轻人前额叶皮质和海马区体积较小。一项针对美国成年人的大规模流行病学研究发现，那些在 14 岁之前首次饮酒或在 15 岁之前首次吸毒的人，其发生酒精或药物依赖的概率是那些在更大年龄才首次使用人的 3 倍。15 岁之前经常使用大麻可能会增加患精神病的风险 [10]。如前所述，自控能力在青少年期逐步发展，最近的研究证实了这些功能发展不良与酗酒 / 药物滥用问题高危人群之间的联系。此外，药物滥用行为还与家庭或遗传因素有关 [11]。

令人担忧的是，近年来阿片类药物的滥用和过量使用的流行，可能源于一些对该类处方药的首次使用，这些药物原本是用于治疗患者的术后疼痛，或来自于家庭成员或其他人。美国一项大规模年度调查显示，2017 年，12 年级学生非医疗使用氢可酮的年发生率显著下降至 2% 左右，低于 2002—2009 年的 10% 的高水平 [9]。但 1999—2014 年，美国的吸毒过量死亡总人数在青春期末和成年早期也增加了 2 倍。2014 年，在 20—21 岁的人群中，因过量使用海洛因和处方阿片类药物的死亡率约为 10/10 000 [12]。在一项对 343 位住院患者（其中 2/3 为年龄 8—21 岁）进行的调查中，他们在术后出院时开出了阿片类镇痛药处方，阿片药物平均医嘱剂量为 43 剂，未按医嘱使用占全部调查人群的 58% [13]。仅有 4% 的家庭处理了剩余的阿片类药物。该调查引起了人们对青少年患者术后阿片类药物处方过量的关注，以及这些药物有被转移或滥用的风险。

如果担心酒精或药物的使用可能会影响麻醉过程，最好的解决方法是询问父母或监护人麻醉科医师是否可以私下问患者一些问题，然后通过非威胁性、非指责性方式直接询问患者是否有服用药物或酒精史，强调询问药物、酒精使用史是进行麻醉管理的重要步骤。在怀疑患者受到酒精或药物影响的紧急或急诊手术中，重要的是尽可能确定摄入了什么药物。急性情况下，中枢神经系统抑制药会降低肺泡最低浓度和其他麻醉需求，而中枢神经系统兴奋药具有拟交感效应，导致麻醉需求增加，血流动力学反应增大，即可能出现危

险的高血压和心动过速。长期使用阿片类药物将会增加对这些药物的需求，而长期使用酒精和其他中枢神经系统抑制药会增加 MAC [13-16]。

三、青少年吸烟

美国一项最新的调查显示，大约 10% 的 12 年级学生（17—18 岁）目前吸烟，定义为在过去 1 个月中至少吸烟 1 天；其中 4.2% 的人经常吸烟，定义为在过去 1 个月中至少吸烟 20 天。这意味着自 20 世纪 90 年代末以来，这一数字已下降了 75% 以上 [9, 17]。青少年吸烟可能对麻醉和手术产生一些潜在的不良影响。全身麻醉后的气道和呼吸系统事件在吸烟者中也更为常见。在一项超过 26 000 种麻醉药的大量前瞻性数据收集研究中，对 7100 例吸烟者和 19 000 例非吸烟者的不良事件进行了比较，患者年龄最小为 16 岁。年轻吸烟者发生呼吸事件的风险提高了 2.3 倍，包括支气管痉挛（最常见）、喉痉挛、低氧血症和其他 [18]。众所周知，重度吸烟者血液中一氧化碳的含量可能超过 10%，从而影响携氧能力和氧气的输送。香烟可以将尼古丁快速传递至中枢神经系统。尼古丁激活多种类型的乙酰胆碱受体，主要作用靶点集中在中枢神经系统，并可调节神经递质的释放，包括多巴胺。尽管尼古丁对术后疼痛调节和急性戒断反应具有潜在影响，但几项针对成年人的研究表明，尼古丁戒断症状非常轻微，因此这也许是实现持续戒烟的机会 [19]。烟草烟雾暴露是加剧哮喘症状和引发支气管痉挛的重要因素，由于哮喘发病率在青春期达到高峰，强烈建议患有哮喘的青少年戒烟 [20]。

最近，在青少年和年轻人中的一种潮流是使用电子烟。吸食电子烟也被称为"vaping"，或使用一种能够将液体雾化并产生与吸烟感觉类似的电子装置。电子烟雾中没有传统香烟中的大多数有毒物质，但这些液体大多数都含有尼古丁，也可以掺入其他物质，如大麻或大麻类药物。使用电子烟的青少年慢性支气管炎或喘息症状发生率增加了 2 倍 [21]。2017 年，大约 28% 的美国 12 年级学生自称吸食电子烟，吸食电子烟的人数是吸食传统香烟的 2 倍多 [9]。最近，一项对 17 000 多名 14—30 岁人群的 Meta 分析表明，吸食电子烟会增加 3～4 倍初始吸烟和继续吸烟的风险 [22]。

> 要点：青少年的发展 / 行为问题
> - 青少年（年龄在 13—19 岁）是介于儿童和成人的过渡阶段，其特征是认知的持续发展，情绪波动较大，以及更多的冒险行为。
> - 近年来，青少年药物滥用已经明显下降。
> - 近年来，青少年使用电子产品、电子烟显著增加。

四、青少年和年轻人的怀孕 / 生殖问题

青少年麻醉前是否检测妊娠存在诸多争议，但是最新研究数据和相关指南为儿科麻醉医师提供了一些参考 [23, 24]。总的来说，在过去 30 年中，青少年怀孕率持续下降；2013 年美国共有 456 000 名 < 20 岁的女性怀孕。怀孕率为平均每 1000 名 15—19 岁青少年女性中有 43.4 例怀孕，这意味着在这个年龄组中约有 4% 的女性怀孕。怀孕率达到了 80 年来的最低值（43.3/1000），较 1990 年的怀孕峰值（116.9/1000）下降了 64% [25, 26]。2013 年青少年生育率为 26.7/1000，共有 455 000 例婴儿出生，比 1991 年出生峰值的 61.8% 低了 57%。1986—2013 年，青少年人工流产比例下降了 1/3 以上，15—19 岁青少年怀孕比例从 46% 下降到 29%。上述数据表明，尽管青少年怀孕率有所下降，但该现象并不少见，麻醉中必须考虑女性青少年患者怀孕的可能。单纯依靠病史及月经周期判断是否怀孕并不充分，因此许多儿科麻醉部门已经制订了在麻醉前对月经来潮的女性常规进行尿人绒毛膜促性腺激素检测 [27]（表 24-1）。在得克萨斯儿童医院（Texas Children's Hospital，TCH），在征得父母同意的前提下：对年满 12 岁及以上，或初潮早于 12 岁的女性，常规检查尿 HCG，同时允许麻醉科医师根据实际情况或患者文化背景等原因特殊处理。实际上尿 HCG 阳性结果十分罕见，阳性结果需经血清 HCG 检测确认，如确认阳性由外科医师、麻醉科医师和社工告知患者父母。通常择期手术可以因麻醉药（包括苯二氮䓬类药物、卤代麻醉药和氧化亚氮）对胎儿发育早期潜在影响而取消。急诊手术应避免可能导致孕期胎儿畸形的药物。在 TCH，2008—2010 年，在超过 91 000 例的麻醉中，约 9% 发生在女性月经期，6000 多例女性患者中 HCG 尿检阳性仅 4 例。术前尿液妊娠试验前，必须参考各机构、各地方、各州相关法律和法规。

表 24-1　青少年术前尿妊娠检测的注意事项

在麻醉或镇静之前确认怀孕是否重要？	• 风险包括先天畸形风险、自然流产、法医学风险
风险是什么？	• 美国麻醉医师协会不要求强制进行麻醉前评估：因相关文献资料不足，无法告知患者或医师麻醉是否对早期妊娠造成不良影响 • 可以为育龄女性患者提供妊娠测试，其结果可能改变患者的麻醉管理
未确诊妊娠的发生率是多少？	• Kahn 等 [110]：每 2588 例中有 5 例阳性，3 例未被识别，1 例无症状异位妊娠，1 例假阳性 • Wheeler 和 Cote [23]：每 235 例中有 3 例阳性（2 例为成人），所有患者否认怀孕 • Malviya 等 [111]：检测结果与病史相关（$n \approx 500$）
什么是充分的知情同意？	• ASA 伦理委员会：对所有女性进行常规妊娠检测和（或）在未经知情同意的情况下进行检测，不符合女性在这些敏感问题上做出医疗决策的隐私权和自主权 • 如果患者认为自己已经怀孕，可以使用"成熟未成年人"身份 • 总体来说，一般检测需父母同意
如果测试呈阳性，可通知谁？	• 因地区而异，需要明确当地法律 • 法律可能要求或禁止告知父母 • 如果进行测试，则应具有支持机构（社会工作）和转诊的能力
医疗条件	• 测试的准确性、周转时间、成本、医疗点认证具有资质要求 • 除非无法获得样本，否则大多数中心使用尿液检测 • 实验室检查结果在妊娠早期缺乏敏感性

经 Elsevier 许可转载，引自 August 和 Everett [27]

美国生殖保密法规定，未满 18 岁怀孕少女有权先得到阳性检测结果，并有权决定是否将该结果通知其父母。实际上，这种情况十分罕见，在复杂情况下，需要社会工作、行为健康和青少年医学专家的共同参与。

五、青少年和年轻人的慢性疾病及向成人治疗的过渡

儿童麻醉医师需要治疗大量由先天性或始于婴儿期或幼儿期并持续到青春期和成年期的慢性疾病引起的手术。这些患者和家长非常重视儿科医疗救治人员，并对他们拥有极大的信任和信心。成人医疗救治人员中并不普及如先天性心脏病之类的儿科领域专业知识，因此许多青少年患者在转至成人治疗环境时会产生焦虑和不安。目前 90% 以上患有慢性疾病的儿童能存活至青春期或成年早期，因此，近年来，由儿童向成人环境治疗过渡的概念变得越来越重要。在一项针对 283 名年龄在 14—25 岁、患有一系列亚专科慢性疾病但尚未转入成人医疗机构的患者研究表明，50%的患者认为 18—19 岁是转到成人医疗机构的最佳年龄，14% 的患者认为 20 岁以上是最佳年龄。39% 的受访者认为，实际年龄是决定何时转诊的最重要因素；34% 的受访者认为，年龄过大而无法看儿科医师是重要因素；仅 11% 患者认为，与儿科医师形成治疗关系是重要因素；3.5% 的人认为，慢性病严重程度是重要因素。阻碍患者向成人治疗过渡的因素包括，45%的人认为与儿科专家相处感到轻松自在，20% 的人因不熟悉成人专家而感到焦虑，18% 的人缺乏成人医疗服务的相关信息 [28]。患者、家长和儿科治疗人员的矛盾心理导致很多年轻人在儿科环境中接受治疗，并导致对儿科治疗年龄限制的不同政策，这些政策在同一机构的不同服务中心也往往不同。在一项对美国 73 个儿科急诊（emergency departments，ED）的研究中，79% 的治疗有年龄限制，18 岁和 21 岁是最常被引用的界限。那些年龄限制超过 21 岁的 ED 通常与独立儿童医院相关。有许多亚专科存在特殊的年龄政策，允许照顾年龄较大的青少年患者，最为常见的是囊性纤维化（64%）、先天性心脏病（56%）和镰状细胞病（53%）。有趣的是，未成年人例外，允许在成人环境中对 18 岁以下的患者进行治疗，最常见的是青少年怀孕（79%）、烧伤患者（50%）、精神病患者（40%）。只有 18% 的医疗机构具有特定的过渡治疗政策 [29]。儿科医疗救治过渡计划建议包括提前几年开始对患者和家人进行过渡教育，让患者获得更多与年龄相关的疾病信息，承担更多自我治疗责任，如药物管理和保险信息，并了解成人和儿科医疗系统之间的差异 [30-33]。还应该注意的是，精神正常的年轻成年患者（在美国是 18 岁）必须依法自行签署治疗同意书。

本章将讨论从青少年到成年过渡期麻醉管理中最常见的几种慢性疾病状态。

（一）囊性纤维化

囊性纤维化（cystic fibrosis, CF）是一种常染色体隐性遗传疾病，主要影响呼吸系统和胃肠道系统。历史上，CF 曾是儿童时期的一种致命疾病；然而，其已经成为青少年和成年人的一种疾病。目前，CF 死亡患者的中位年龄为 28 岁，预测中位生存期为 45.1 年[34]。在英国，60% 的 CF 患者登记年龄超过 16 岁。CF 死亡率减低与多学科发展和积极、标准化治疗存在直接关系[35-38]。

过去，CF 是一种好发于白种人的疾病。现在，白种人、西班牙裔、非裔美国人的 CF 出生发病率分别是 1/2500、1/12 000 和 1/15 000。在美国，每年确诊新发 CF 患者约 1000 名，由于生存年龄中位数提高该病患病率上升迅速。

CF 的基本缺陷是 7 号染色体长臂上的基因突变，该基因编码一种蛋白，即囊性纤维化跨膜受体（cystic fibrosis transmembrane receptor, CFTR），其分布表达在黏膜下腺上皮细胞的顶膜中。CFTR 对气道表面液体的调节具有重要作用。CFTR 突变会产生氯化物分泌缺陷和钠离子过度重吸收，从而导致气道表面液体的流失[39, 40]。除了气道表面液体的调节问题外，CF 患者存在严重的炎症反应，这只能部分由持续感染来解释。病情的累积效应是转变为持续的进行性症状和不可逆的肺损伤。

现在已发现 2000 多个 CFTR 基因突变，但是基因型和表型相关性差异较大，特别是在肺部疾病的严重程度方面。这些突变中大约只有 200 个产生 CF 表型[34]。某些基因型与 CF 肝病和门静脉高压（SERPINA1 A 等位基因）的发生密切相关，而其他基因型则增加了患 2 型糖尿病合并 CF（TCF7L2）或胰腺功能不全的风险[41, 42]。

CF 患者发病率和死亡率的 90% 源于肺部疾病。肺杯状细胞分泌出浓厚稠密的黏液，超过了黏液纤毛的清除能力。患者出现严重的持续的伴大量分泌物的咳嗽，且难以清除。分泌物的过度残留会引起气道阻塞、肺不张和低氧血症。残留的黏液是细菌，尤其是铜绿假单胞菌和金黄色葡萄球菌的良性培养基。肺部疾病在很小的时候就出现了（中位年龄 3.6 月龄），有证据表明婴儿存在下呼吸道感染、中性粒细胞炎症、IL-8 升高和弹性蛋白酶升高。咳嗽并不能很好地反映是否存在假单胞菌感染，超过 50% 的无症状儿童可以

培养出假单胞菌。如果未发现或未治疗，铜绿假单胞菌会导致炎性细胞因子反应增加，临床状况恶化，并因同时存在金黄色葡萄球菌感染而加重病情。在年龄稍大的患者中，由于反复使用抗生素，气道受到真菌烟曲霉和嗜麦芽寡养单胞菌（一种低毒力的需氧运动性革兰阴性杆菌）的感染[40]。多种复合感染会诱发中性粒细胞炎症反应，损害气道并最终导致支气管扩张和后期的支气管软化。

胸部 X 线检查可显示横膈高度膨胀或过度扁平、支气管扩张和囊肿形成。晚期 CF 患者胸部 X 线显示因支气管周围皱褶和支气管壁增厚形成的双轨状平行线。计算机断层扫描可以显示肺部受累程度，但通过运动耐力评估可能会高估计肺部疾病严重程度。

气道反应比较常见，在青春期可能会恶化。气道对 β 受体激动药的反应可能会由于气道软骨支撑功能的逐渐丧失而使呼气流量下降。气道更依赖于肌肉张力来保持通畅，气道变得类似于支气管软化一样松弛。支气管扩张剂会使平滑肌进一步松弛，导致气道阻塞增加。

肺功能测试（pulmonary function tests, PFT）显示严重的气道阻塞可能对支气管扩张剂反应不佳或加重阻塞。尽管 PFT 通常表现为残余容积 / 肺总量（residual volume/total lung volume, RV/TLV）增加，并 在 25%～75%（forced expiratory volume during 25%～75% of expiration, $FEV_{25\sim75}$）的终止期用力呼气量减少，但 1 秒用力呼气量减少（forced expiratory volume in 1s, FEV_1）与生存率减低具有相关性[35]。预后指标包括肺功能的迅速丧失，营养状况不佳，假单胞菌感染，肺部检查时持续的啰音，以及感染引起的常见临床疾病[43]。

进行性支气管扩张和气流阻塞最终导致低氧血症和高碳酸血症。肺部结构的病理性破坏和慢性缺氧导致肺动脉高压、右心室肥厚，最终导致肺心病。使用持续气道正压 CPAP 或双水平气道正压 BiPAP 的家庭氧疗和无创通气支持，可使患者获得良好改善。这些辅助治疗在术后管理中非常有帮助。

所有黏膜细胞均受 CFTR 缺陷的影响，导致全身性的黏膜肥大。鼻黏膜过度增生会引起慢性鼻窦炎。近一半存在带蒂鼻息肉，最常见于青春期患者。尽管部分患者可能需要手术将息肉切除，但使用高渗盐水冲洗的补液疗法，局部或鼻腔吸入 rhDNase（Dornase alfa; Pulmozyme®, Genentech Inc., San Francisco, CA, USA）和糖皮质激素可能也会帮助改善症状。存

在鼻息肉的患者使用鼻咽通气道或经鼻气管插管的风险较正常人高。

90% 的患者会出现胰腺外分泌功能降低。缺少 CFTR 会导致氯化物 – 碳酸氢盐交换功能障碍，从而抑制碳酸氢盐的分泌；胰腺分泌物的量和胰液 pH 都会降低；胰酶堵塞胰管，引起胰腺炎和胰腺自身消化。

胎儿期肠黏膜腺体黏性分泌物堆积引起胎粪性肠梗阻，是新生儿肠道阻塞的一种。青少年和成年人也可反复发生胃肠道梗阻，发病机制与胎粪性肠梗阻类似。将这种情况称为远端肠梗阻综合征更为准确，因其可能发生在结肠或回肠。晚期胰腺疾病、脱水、不规则使用胰酶补充剂和抑制胃肠活动的药物均会诱发远端肠梗阻综合征。

当致密分泌物阻塞了胰腺的外分泌管，引起胰液中脂肪酶的整体分泌减少，而这种酶是脂肪水解和吸收所必需的酶。因此，CF 患者易发生脂溶性维生素（维生素 A、D、E、K）吸收不足，最终使患者的营养状况和整体生活质量下降。维生素 D 缺乏会导致骨骼钙化不足，易发生骨折。维生素 K 缺乏会导致凝血障碍，其原因为肠道对维生素 K 吸收不良引起的供应减少，其次是长期使用抗生素的不良反应导致肠道细菌合成维生素 K 减少。维生素 E 缺乏症会导致共济失调，振动感觉减弱，神经反射缺失及眼肌麻痹。认知功能的下降是维生素 E 缺乏的早期表现，尤其是在青春期之前。维生素 A 缺乏症则会导致眼睛和皮肤问题，而过量补充维生素 A 可能会损伤儿童的呼吸系统和骨骼系统。一项 Cochrane 系统评价发现，没有研究证据表明定期服用维生素 A 对 CF 患者是有益的[44]。

肠溶性胰腺酶补充剂（Creon®，一种缓释型脂肪酶）、Pancrease™（脂肪酶、淀粉酶和蛋白酶混合物）和脂溶性维生素补充剂是 CF 患者支持性治疗的基本要素。

胰腺渐进性自体消化导致胰腺分泌功能障碍。胰岛细胞功能的丧失可能会引发糖尿病。奇怪的是，CF 患者的胰岛素抵抗可能与胰岛素缺乏同时发生，使血糖稳态复杂化。术中麻醉管理要求麻醉科医师有能力熟练应对高血糖和低血糖。视网膜、肾脏和周围神经的微血管病变在长期血糖控制不佳时更为常见。

诊断 CF 时的年龄越小，肝脏和胰腺损伤程度越重。其中 1/3 患者出现肝功能不全，伴有脂肪浸润、肝硬化和门脉高压。肝硬化是 CF 患者的第二大常见死因。这种进展通常发生在特定组织相容性复合体基因型、男性或营养不良时。如果根据功能检查怀疑有肝脏疾病，则术前有必要对患者的胆道纤维化和肝硬化进行评估，因为它们可能会引起凝血功能障碍和药物代谢变化。

骨质脱钙在 CF 患者中十分常见，营养不良、维生素 D 吸收障碍和使用类固醇激素是导致 CF 患者骨折和脊柱侧弯的重要诱发因素。此外，慢性肺部感染会增加血清细胞因子并刺激骨吸收。15 岁以上的患者中出现脊柱侧弯或后凸畸形者，女性占 75%，男性占 30% 以上。预防骨骼退化包括补充胰酶和脂溶性维生素的积极营养支持，以及使用生长激素、钙和性激素治疗。

先天性输精管缺失伴梗阻性无精症会导致 95%CF 男性患者不育。慢性疾病引起的月经不调和宫颈分泌物浓稠会降低女性的生育能力。CF 是一种进行性恶化的疾病。需要仔细监测患者的生活质量指标，是否存在抑郁情况，以及患者应对疾病的能力，因为这些因素将直接影响患者对治疗的依从性[45]。

1. 囊性纤维化的治疗

吸入高渗盐水可以有效增加黏膜纤毛清除率，是一种安全、廉价的改善分泌物清除率的方法。胸部物理治疗，通过呼气扑动瓣膜叩击或直接胸部按压，可以提高患者咳嗽的疗效。

尽管吸入 N- 乙酰半胱氨酸（N-acetylcysteine，NAC）（Mucomyst®，Bristol-Myers，Squibb 等）已在临床上使用了数十年，但其有效性仍饱受质疑。NAC 可以通过裂解黏液的蛋白质（黏蛋白）的二硫键来降低黏液黏度，但是没有证据表明这种方法可以改善黏液清除率[46]。然而，大剂量口服 NAC 可以调控 CF 的炎症反应，并可能对抗复杂的氧化还原反应和炎性反应失衡[47]。

雾化吸入抗生素（如妥布霉素、氨曲南）能减少铜绿假单胞菌的数量，从而降低住院率和肺部病变恶化率。即使短期吸入氨曲南也可有效改善肺功能[48]和提高生活质量指标。

阿奇霉素属于大环内酯类抗生素——红霉素的耐酸性衍生物，是 CF 患者标准化维持治疗方案的一个组成部分。该药的主要治疗作用似乎与它的抗生素作用无关，而是通过调控细菌感染引起的促炎作用和改变假单胞菌的毒力而发挥作用。阿奇霉素干扰中性粒细胞募集、化学趋化和氧化爆发，所有这些都在感染过程中损伤气道。长期使用阿奇霉素能够逐渐改善 FEV_1 和用力肺活量。特别是对长期假单胞菌感染的患者疗效确切，但这似乎与该药的抗菌作用无关，而可能与亚抑菌浓度的阿奇霉素在长时间接触后对铜绿假单胞菌具有杀菌作用有关[49]。

生物膜中的细菌生长与对抗生素的敏感性降低有关。生物膜的形成是一个铁依赖的过程。铁螯合剂与抗生素联合使用，可减少生物膜的形成并增强铜绿假单胞菌对抗生素治疗的敏感性[50]。

脱氧核糖核酸酶 I（Deoxyribonuclease I，DNase）是一种牛重组酶及其重组酶 rhDNase（dornase alfa，Pulmozyme®）类似物，能催化积聚在黏液中的白细胞 DNA 中磷酸二酯键的水解裂解。当白细胞 DNA 被水解后，黏液的"黏性"降低，从而更容易从肺部清除。其最终效果是减少空气滞留，改善 FEV_1 并减少临床感染率。尽管 rhDNase 在 3 天内可有效减少肺不张、过度充气和纵隔移位，但其在紧急急诊手术环境中使用的效果尚未明确。长期使用 rhDNase 并不能减少肺部细菌定植，其用于胸部叩击排痰疗法的时机是一个颇有争议的话题。最近对 2500 多名 CF 患者进行的 19 项脱氧核糖核酸酶随机试验 Meta 分析显示，在 1 个月、3 个月、6 个月和 2 年时，脱氧核糖核酸酶对 FEV_1 的疗效明显优于安慰剂或高渗盐水，并且能够减少肺功能恶化。每日脱氧核糖核酸酶治疗是近年来开展的新疗法之一，被认为能够改善 CF 患者的预后[51]。

另一种新疗法是增加细胞表面功能性 CFTR 的数量。Phe508del 是最常见的 CFTR 突变，大约 45% 的 CF 患者是这个等位基因的纯合子。重建 CFTR 功能的理想方法分为两步：纠正细胞转录错误以增加正常功能性突变 CFTR 数量，进一步增强离子通道开放。依伐卡托是一种经批准的口服 CFTR 增强剂，能够增加 CFTR 通道在体外开放的可能性，并改善 6 岁或以上 CF 且至少有一个拷贝的大多数 CFTR 突变患者的临床预后[52]。鲁玛卡托是一种研究用药物，与依伐卡托一起使用时，其纠正 CFTR 的转录错误、增加转运蛋白数量和提高氯化物转运效率的整体治疗效果优于分别单独使用这两类药物。在两项 III 期随机试验中，1100 名受试者被分配到两种药物同时使用组，或单独使用鲁玛卡托组，或单独使用依伐卡托组和安慰剂，持续 24 周。25% 的患者年龄在 12—18 岁，平均年龄 24—25 岁。两种药物合用可使 FEV_1 平均改善 4.3%～6.7%（$P < 0.001$）。汇总分析显示，鲁玛卡托和依伐卡托联合组肺部症状恶化发生率较对照组下降 30%～39%，同样，联合组导致的住院或静脉注射抗生素事件的发生率也较低[53]。

基因疗法是另一种新疗法，尽管还处于研究阶段，但是在改善 CF 的慢性病程上已展现出较好的治疗前景。最新一项随机、盲法、安慰剂对照试验将 CFTR 基因编码在脂质复合体中的质粒 DNA 上，通过每月 1 次雾化方式吸入，持续治疗 12 个月[54]。CFTR 治疗组 FEV_1 明显改善（3.7%，$P=0.046$），结果证明了这种治疗方法可以安全地实施并改善肺功能的概念。

2. 囊性纤维化的鼻窦手术

鼻窦感染大多先于肺部病变和感染。随着患者年龄的增长，可能会出现上下呼吸道感染。CF 患者鼻窦细菌更易扩散到肺部[55]，因上下呼吸道黏膜层相同，故改善鼻窦症状能降低下呼吸道感染发生的频率及严重程度。

鼻塞和慢性鼻窦炎是 CF 常见的耳鼻喉科症状。黏液的黏弹性改变导致纤毛功能受损和窦口阻塞。几乎所有的青少年或成人 CF 患者都会因慢性鼻窦炎和黏膜水肿引起鼻息肉和鼻塞。鼻窦疾病增加了肺部感染的风险，而感染细菌来源于鼻窦[56]。

CF 患儿鼻息肉的发生率为 6%～48%[56]。鼻息肉起源于鼻窦黏膜反复炎症反应导致的鼻窦部黏膜水肿性生长，常表现为双侧、伴鼻中隔偏曲、鼻背隆起，以及出现鼻孔距离过宽[57]。

几乎所有 CF 患者 CT 均有异常，但 CT 检查结果与症状严重程度相关性较弱。需综合分析患者症状、肺部状况及感染频率，综合评估后考虑是否需要手术干预。内镜鼻窦手术较为安全，能暂时缓解上述并发症。评估鼻息肉严重程度能够预测未来是否进行鼻窦手术[58]。最新研究显示，每年有 2%～3% 的儿童 CF 患者接受鼻窦手术治疗。不同治疗机构对手术适应证和手术时机的把握并不完全相同，研究发现鼻窦手术短期内具有良好的治疗效果，但是缺乏关于长期治疗效果的数据[59]。

儿童、青年 CF 患者长期使用大剂量布洛芬对控制鼻息肉病情进展具有一定效果[60]。高渗盐水灌洗有助于清除鼻腔黏稠分泌物。尽管采取了积极的医疗措施，但仍有大约 1/4 的 CF 患者需要进行鼻窦手术。儿童和青少年可安全地进行鼻窦手术，手术能够改善鼻窦炎症状（包括减少面部疼痛、头痛、鼻塞、鼻后漏和鼻漏）。尽管内外科联合治疗对缓解患者症状有效，但由于 CF 是一种慢性、持续性的疾病，感染、梗阻和鼻息肉仍有可能会复发。

对接受开放性或内镜鼻窦手术的 CF 患者的术中管理包括：评估鼻气道阻塞程度，避免鼻腔内使用气管导管和鼻部通气设备，处理维生素 K 缺乏引起的凝血异常，以及准备易于使用的从肺中抽吸黏性分泌物的设备。

3. 门体静脉分流术

肝病是 CF 患者的第二大常见死因，超过 1/4 的 CF 患者发生肝损伤[61]。肝损伤病理生理机制是胆汁的黏度异常、流量减少和肝组织中胆汁浓度升高引起胆汁局灶性浓缩。胆汁流量减少会阻塞胆小管，并在门静脉内诱导胶原沉积[62]。临床上，CF 患者肝病表现为胆汁淤积、局灶性胆汁性肝硬化、多小叶性肝硬化，最后是门静脉高压。门静脉高压发生在 7% 的病情最严重的患者中，男性多见，常伴随脾大、脾功能亢进、腹水和食管静脉曲张破裂出血[63]。静脉曲张破裂出血初期治疗包括硬化治疗，而不同形式的门体分流术（图 24-2）可以有效缓解门静脉高压的并发症[64]。肝移植越来越成为患有严重肝病的 CF 患者的一种治疗选择。有关此方法的更多详细信息，请参见其他章节（见第 30 章）。

4. 囊性纤维化患者的肺部手术

CF 患者肺部手术需要特别注意。通过外科方法治疗节段性或弥漫性支气管扩张能够减少咳嗽和痰液的产生，并降低新的支气管扩张的发生率。因为病变肺区对肺功能的影响很小，所以病变肺区切除对正常呼吸功能的影响不大。病变肺部分切除可明显减轻临床症状，并改善氧合功能，甚至根据病情需要进行更大范围的病变肺区切除也是可行的。

在严重或反复发作的气胸病例中，可能需要行肺大疱切除和（或）用滑石粉胸膜固定术进行多次治疗。滑石粉可增强胸膜反应，使胸膜壁层和脏层粘连，从而减少气胸的发生频率。这项技术对有肺大疱形成的患者疗效确切。然而，会使患者未来的外科手术（如肺叶切除、肺移植）变得极为困难。

肺移植的第三大常见适应证为 CF 青少年和成人患者。CF 患者肺移植的临床指标包括预期生存率 < 50% 或预期寿命 < 2 年，通常以 FEV_1 < 30%、PaO_2 < 50mmHg、$PaCO_2$ > 55mmHg 为临床指标。肺移植加速推进的最常见因素是 FEV_1 逐渐丧失至 < 30%、严重的低氧血症和高碳酸血症、住院次数增加和咯血。准备移植时，由于肺部存在交叉感染，通常需要进行双侧肺移植。一项对肺移植 9 年后的回顾性研究显示，与年轻患者相比，较大年龄肺移植患者的累积生存率有所提高[65]。年龄较大患者术后感染、闭塞性细支气管炎和移植物排斥反应较少。接受肺移植的 6—10 岁患者的总体存活率与因其他原因接受移植的同龄患者

相似。循证医学决策辅助有助于提高肺移植的预期结果，并为患者移植后管理提供经验[66]。有关肺移植麻醉管理的详细讨论，请参阅其他章节（见第 30 章）。

5. 囊性纤维化的麻醉管理

围术期麻醉评估应根据临床疾病严重程度和计划手术干预程度进行设计。常规的化学检查、肝功能及凝血评估非常有必要。运动耐力是一个很好的预后指标，可预测术后肺部并发症的风险。术前动脉血气分析有助于明确疾病所处阶段，并帮助指导术后管理。

麻醉的设计应有利于早期拔管并避免延长机械通气时间。吸入麻醉药可能对已知使用支气管扩张剂可改善的支气管痉挛患者有益。对于使用支气管扩张剂后，气道阻塞程度加重，或当肺部疾病严重影响气体扩散时，全凭静脉麻醉可能是最佳选择。

正常情况下丙泊酚在肺部的首过代谢率为 30%，在肺活动性炎症情况下（如 CF），其清除率可能会大大提高，因此需要更大剂量才能达到预期的麻醉效果。CF 患者存在胰岛素供应不足及胰岛素抵抗，术中应常规监测血糖。所选气管导管型号应尽可能大，以利于负压吸引肺部分泌物。由于存在鼻黏膜肥厚和鼻息肉可能性，应尽可能避免使用经鼻气道装置。吸入麻醉气体应加湿，同时可能经常需要使用或不适用支气管扩张剂进行吸引。

对于依靠肌肉张力保持气道通畅的患者，使用神经肌肉阻滞剂（neuromuscular blocking drugs，NMB）可能会导致患者通气困难。应避免长时间使用 NMB，尤其是与肾上腺皮质类固醇合用时，对于避免肌无力、长时间通气支持和其他肺部感染至关重要。

拔管前进行气管吸引，加或不加高渗盐水、雾化治疗、肺复张都有助于肺功能恢复。术后患者可能需要更长时间的观察，直到有效的镇痛和额外的氧气支持需求相平衡。

无创通气支持（CPAP、BiPAP）能够帮助术后肺功能恢复。肺部积极护理包括体位引流和瓣膜扑动治疗，这些措施有利于改善术后肺功能。吸入高渗盐水或 rhDNase 可促进分泌物清除并有效治疗肺不张。

不应单独使用阿片类药物进行术后疼痛管理，阿片类药物影响肠道蠕动，并且可能诱发 CF 患者发生远端肠梗阻。可选择的镇痛药包括非甾体抗炎药，持续静脉输注利多卡因（因为他能减轻炎症反应）和低剂量氯胺酮（通过 N- 甲基 -D- 天冬氨酸受体调节疼痛）。如果手术过程和条件允许，区域或椎管内麻醉技术可降低药物代谢和排泄改变的风险。

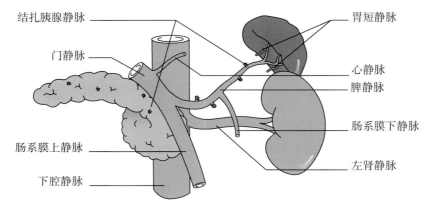

◀ 图 24-2　4 种分流方式

经 CC BY 许 可 转 载， 引 自
Lillegard [64] https://www.hindawi.
com/journals/hpb/2010/964597/
abs/CC BY.

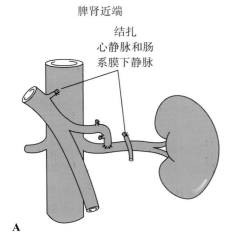

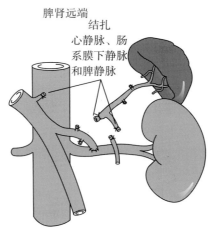

A

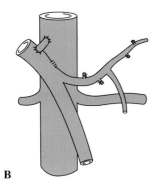

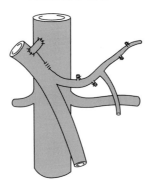

B

要点：囊性纤维化

- CF 是由 7 号染色体长臂上常染色体隐性基因突变引起的，该突变影响黏膜下腺上皮细胞顶端膜的囊性纤维化跨膜受体，主要影响肺功能，并具有多器官效应。

- 近年来，由于标准化的多系统治疗方法和新的治疗方法，如脱氧核糖核酸酶和依伐卡托，CF 患者的生存状况和肺功能得到了显

著改善。

- 内镜鼻窦手术、门静脉分流术、胸外科手术、肺移植和肝移植均可用于 CF 患者。

（二）先天性心脏病

先天性心脏病是最常见的需要治疗的出生缺陷。在欧洲和美国的新生儿中发生率为 8/1000。由于新生儿和婴儿复杂心脏病手术技术的进步，心脏术后新生儿和婴儿的整体生存率较之前明显提高（目前超过

90%），绝大多数患者能够存活到青春期或成年期，并且可以在一系列手术中同时进行心脏手术和非心脏手术。在美国，大约有 100 万名儿童和 100 万 28 岁以上的成年人患有 CHD。在这些幸存者中，55% 为单纯性疾病，30% 为中度复杂型，15% 为复杂型[67]。对于 CHD 患者而言，及时准确地掌握心脏状况和心脏修复情况的最新准确信息至关重要。中度复杂病变或复杂病变患者必须由先天性心脏病专家进行评估，根据医疗条件采取最佳手术和麻醉方案[68]。病情不稳定和需要特殊看护的患者，只有在具备专业知识和设施的诊疗机构才能接受麻醉。必须遵守感染性心内膜炎预防指南[69]。有关心脏和非心脏手术的先天性心脏病患者的麻醉前评估和麻醉管理的详细讨论，请参阅其他章节（见第 27 章和第 28 章）。

（三）癌症

2010—2014 年，在 10—14 岁和 15—19 岁年龄段的青少年人群中，最常见的新发癌症及其发生率为：①白血病（32/100 万～33/100 万）；②淋巴瘤（25/100 万～49/100 万）；③脑和脊柱肿瘤（23/100 万～27/100 万）；④恶性骨肿瘤（13/100 万～14/100 万）；⑤软组织和其他骨外肉瘤（13/100 万～17/100 万）[70]。15—19 岁男性的睾丸癌是该年龄 / 性别组中最常见的恶性肿瘤，发病率为 40/100 万[70]。儿童期所有癌症的 5 年存活率正在提高，2007—2013 年为 84.8%，其中以白血病和淋巴瘤的 5 年存活率最高，为 85%～97%，而恶性骨癌和中枢神经系统癌 5 年存活率最低，仅为 74%～75%[70]。这些青少年癌症患者将接受麻醉以进行各种各样的手术，包括肿瘤的初次和二次切除（有时在首次化疗之后）、转移性病灶、血管通路手术、骨髓穿刺等。有关特定系统麻醉管理讨论，读者可以参阅本书其他章节。放射治疗在这些患者中很常见。在淋巴瘤或白血病、前纵隔肿块和气道阻塞的患者中进行紧急放射治疗是很少见的，如果实施，伴随着管理气道和转运患者到偏远位置的风险。有关纵隔肿块患者麻醉处理的讨论，请参阅其他章节（见第 26 章）。许多患者后续需要进行多项影像学检查，包括 MRI、CT、PET/CT 和超声检查，但绝大多数青少年患者行影像学检查时并不需要镇静。

与儿童期许多先天性和后天性疾病一样，儿童期癌症生存率在过去几十年显著提高。这些癌症中的许多患儿接受了麻醉管理，有的是为了跟进随访或者癌症治疗，有的是为了完全无关的问题。了解这些青少年可能存在的医学和心理问题对儿科麻醉医师来

说非常重要[71]。当评估这些患者时，详细掌握患者治疗史非常重要，特别是化疗和放疗，他们会影响患者的心肺功能（表 24-2）。例如，蒽环类化疗药可能引起心肌病，这些患者都应常规进行超声心动图随访。同时还应关注药物引起的肺毒性和肾毒性，并依此制订麻醉方案。颅脑放疗通常用于治疗白血病和中枢神经系统肿瘤，放疗引起神经发育障碍的发生率很高。

表 24-2 儿童癌症的长期影响

系　统	风险因素	潜在影响
心脏	• 放射治疗 • 蒽环类药物	• 瓣膜病 • 心包炎 • 心肌梗死 • 充血性心力衰竭 • 猝死
肺	• 放射治疗 • 卡莫司汀 / 洛莫司汀 • 博莱霉素	• 限制性肺病 • 运动耐受力下降
肾 / 泌尿	• 放射治疗 • 铂 • 异环磷酰胺和环磷酰胺 • 环孢素 • 肾切除术	• 萎缩或肥大 • 肾功能不全或衰竭肾盂积水 • 慢性膀胱炎
内分泌	• 放射治疗 • 烷化剂	• 生长障碍 • 垂体、甲状腺和肾上腺疾病 • 卵巢或睾丸衰竭 • 迟发性第二性征 • 不孕症
中枢神经	• 放射治疗 • 鞘内化疗	• 学习障碍
社会心理	• 儿童癌症	• 创伤后应激障碍 • 就业和教育困难 • 保险歧视 • 适应和解决问题困难 • 向独立过渡的困难
继发肿瘤	• 放射治疗 • 烷化剂 • 鬼白毒素类 • 原发性恶性肿瘤的分类	• 实体瘤 • 白血病 • 淋巴瘤 • 脑肿瘤

经 American Academy of Pediatrics 许可转载，引自 Henderson 等[71]

与许多慢性病一样，儿童癌症幸存者心理问题发生率也在增加。在一项对 7000 多名青少年癌症幸存

者进行的心理和生活质量回顾性研究中，癌症幸存者报道临床相关的心理健康损害的可能性比普通人群高 80%，报道情绪困扰的概率是普通人群的 2 倍[72]。中枢神经系统肿瘤、骨肿瘤、白血病、淋巴瘤及接受过颅脑放疗的患者，焦虑和抑郁的程度特别高。慢性疼痛也可能是癌症幸存者心理后遗症的一个重要组成部分。

（四）镰状细胞病

镰状细胞病（sickle cell disease，SCD）是一种常染色体显性遗传病，由血红蛋白 β- 珠蛋白链第 6 位的缬氨酸取代正常谷氨酸引起，产生血红蛋白 S 而非正常血红蛋白 A。镰状细胞性贫血最常见于非洲、南美洲或中美洲（尤其是巴拿马）、加勒比群岛、地中海国家（土耳其、希腊和意大利）、印度和沙特阿拉伯的人群。美国有 70 000～100 000 名儿童和成人被诊断为镰状细胞性贫血，主要是非洲裔美国人。这种疾病在非洲裔美国人中患病率约为 1/500，西班牙裔美国人中患病率高于 1/36 000。超过 200 万美国人具有镰状细胞特征（杂合血红蛋白 AS），其在非裔美国人中的发生率约为 1/12[73]。在全球范围内，每年预计有 30 万 SCD 婴儿出生，主要集中于尼日利亚、刚果民主共和国和印度这三个国家[74]。纯合血红蛋白 SS 在低氧分压或酸中毒情况下会引起血红蛋白异常聚集，红细胞弹性降低，使纯合 SCD 红细胞呈镰刀状。这反过来又导致畸形红细胞通过所有器官毛细血管系统时受到阻碍，继而引发该病中所见的各类问题（图 24-3）。红细胞存活期缩短，导致溶血和贫血，大多数患者血红蛋白水平维持在 7～9g/dl。纯合子 SS 患者通常受影响最明显，血红蛋白 S 浓度超过 80%。在美国，大约 2/3 的 SCD 患者具有这种基因型。其他常见变异有血红蛋白 SC 病和血红蛋白 S-β 珠蛋白生成障碍性贫血。就严重程度而言，血红蛋白 SS 和 S-β 珠蛋白生成障碍性贫血通常受影响程度最大，但两者症状并不相同。仅含有一个血红蛋白 S 基因拷贝的杂合子携带者通常相对无症状[75]。

对 SCD 青少年患者而言，特别重要的问题是急性疼痛危象和慢性疼痛、脑卒中、阴茎异常勃起、胆石症、髋关节及其他关节的缺血性坏死[74]（图 24-4）。急性胸部综合征发作而诱发的肺动脉高压也见于这一年龄组。目前对 SCD 的治疗通常为输血治疗，通过输血维持较高水平血红蛋白 A 和较低水平血红蛋白 S，该疗法可减少疼痛危象、脑卒中、阴茎异常勃起和急性胸部综合征的发作，并降低慢性疼痛和肺动脉高压风险。近年来，已证实羟基脲治疗可增加血红蛋白 F

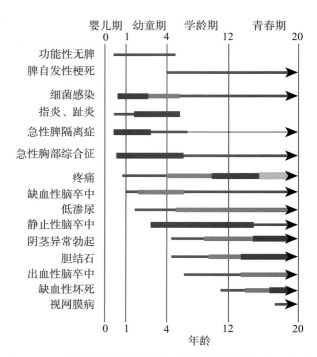

▲ 图 24-3　按年龄划分的镰状细胞病并发症（彩图见书末彩插部分）

箭杆的宽度和颜色表示并发症的相对发生率（经 Elsevier 许可转载，引自 Redding-Lallinger 和 Knoll[75]）

（胎儿血红蛋白）比例并降低血红蛋白 S 比例，从而减少疼痛危象和急性胸部综合征的发生。白细胞减少和血小板减少可能是羟基脲治疗的不良反应。如出现急性胸部综合征、疼痛危象、阴茎异常勃起和急性脑卒中等紧急情况时，可进行浓缩红细胞输注或交换输血。用于输血的红细胞应选择镰状细胞阴性、白细胞缺乏且与 C、E、c、e、Kell 抗原及 Rh D 和 ABO 抗原匹配（扩展交叉配血或部分表型匹配）。这将降低患者在未来输血治疗过程中可能接触到多种抗原出现同种抗体致敏的风险。造血干细胞移植治疗 SCD 患儿有效率为 85%。匹配同胞供体存活率＞ 90%，排斥反应和移植物抗宿主病发生率最低；然而，只有 20% 的 SCD 患者能够找到匹配的供体同胞。基因修饰或替代疗法目前还在试验阶段，但在 SCD 患者中显示出一定的治疗前景[76]。基因治疗策略包括利用病毒载体替换缺陷 β- 珠蛋白基因、插入 γ- 珠蛋白基因（增加 HbF 产生）及通过基因组编辑重新激活沉默 γ- 珠蛋白基因。表 24-3 总结了目前治疗镰状细胞病的方法[74]。

SCD 围术期麻醉管理目标是防止异常细胞过度镰状化，从而预防严重并发症，如急性胸部综合征、疼痛危象、脑卒中和其他主要并发症。麻醉管理的基础是避免已知的镰状化诱发因素，包括低氧血症、血容

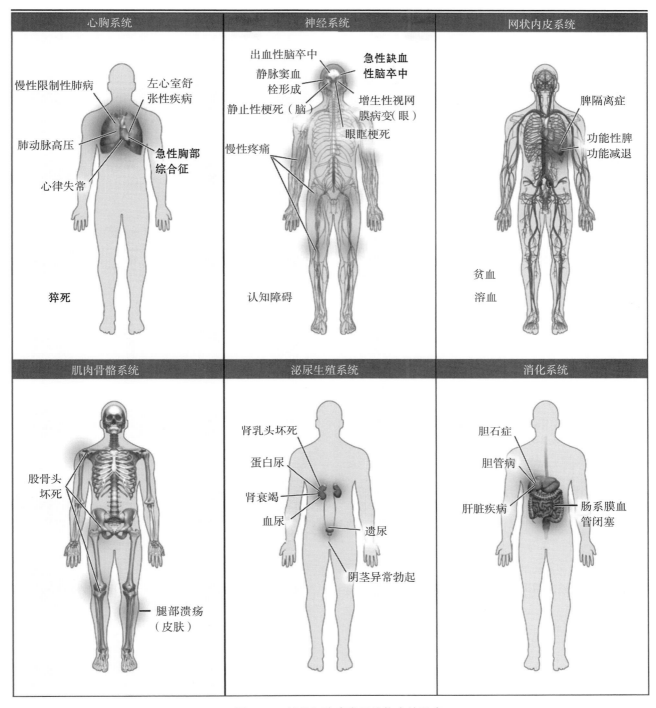

▲ 图 24-4　镰状细胞病常见的临床并发症

急性并发症以黑体字显示（经 Springer Nature 许可转载，引自 Meier 和 Rampersad[76]）

量减少、酸中毒和体温过低，这些因素会引起红细胞黏附在内皮上，导致血管闭塞，进一步出现组织缺氧、缺血、炎症、凝血系统激活，导致血管进一步收缩，最终形成恶性循环（图 24-5）。SCD 青少年患者常见外科手术包括：因慢性溶血引起胆石症的胆囊切除术、扁桃体切除术、因缺血性坏死而行的骨科手术和阴茎

异常勃起。其他主要手术的病例报道及病例系列包括已报道的体外循环心脏手术[77-79]。2014 年，美国国立卫生研究院国家心肺血液研究所发布了关于 SCD 患者围术期管理最新共识指南[80]（框 24-1）。除了要密切关注术前氧合、适当加热静脉液体保持体温和其他升温措施（如空气加温）、避免酸中毒和低血容量，所

表 24-3　镰状细胞病推荐治疗方法总结

治疗方法	剂量和频率	持续时间	建议等级	证据质量
预防感染				
青霉素 V	62.5～250mg，每日 2 次	至少到 5 岁	强	中等
肺炎球菌疫苗	从 2 岁开始，每 5 年 1 次	终身	强	中等
适当的疟疾预防	每日（如氯胍）、每周（如乙胺嘧啶）或间歇性（如甲氟喹 - 青蒿琥酯或磺胺多辛 - 乙胺嘧啶加阿莫地喹）	终身（在疟疾地区）	强	低
输血				
急症治疗				
贫血的治疗	简单输血，目标血红蛋白水平为 10g/dl	有限	强	低
术前输血（如果血红蛋白＜ 8.5g/dl）	简单输血 1 次，目标血红蛋白水平为 10g/dl			
持续监护				
一级脑卒中预防	目标 HbS ＜ 30%，每 3～6 周输血 1 次	不确定	强	高
二级脑卒中预防	目标 HbS ＜ 30% 或＜ 50%，每 3～6 周输血 1 次	不确定	中等	低
其他无症状脑梗死的预防	目标 HbS ＜ 30%，每 3～6 周输血 1 次	不确定	中等	中等
羟基脲				
常规使用	20～35mg/(kg·d)	不确定	中等	中等
急性并发症的预防	15～35mg/(kg·d)	不确定	强	高
一级脑卒中预防	15～35mg/(kg·d)	不确定	强	中等

经 NEJM 许可转载，引自 Piel 等 [74]

有操作前建议输血至血红蛋白最低达 10g/dl，包括扁桃体切除术、开腹胆囊切除术、主要的骨科手术及其他主要外科手术，但不包括较简单的手术（框 24-1）。交换输血仅适用于重症患者或心内直视术。围术期镇痛对于预防剧烈疼痛、应激、儿茶酚胺释放及其他急性事件至关重要。

　　术前阿片类药物和其他镇痛方案非常重要，术中及术后镇痛必须慎重考虑。患者自控镇痛在 SCD 青少年患者中非常有效。在恢复期，应吸氧以保持高氧饱和度是很重要的。对于所有接受麻醉和手术的镰状细胞病患者，为了提供最佳的围术期治疗效果，应向血液学专家咨询围术期建议。有关 SCD 患者围术期管理的更多讨论，请参阅其他章节（见第 12 章）。

框 24-1　镰状细胞病围术期输血建议

- 在患有 SCA 的成人和儿童进行全身麻醉手术之前，输注红细胞使血红蛋白水平达到 10g/dl（强烈建议，中等质量证据）。

- 对于需要手术且血红蛋白水平已经高于 8.5g/dl 而没有输血、正在接受慢性羟基脲治疗的患者，或者需要高风险手术（如神经外科手术、长时间麻醉、心脏搭桥）的患者，需要咨询镰状细胞病专家以获得关于适当输血方法的指导（强烈建议，低质量证据）。

- 在患有 HbSC 或 HbSB+ 珠蛋白生成障碍性贫血的成人和儿童中，咨询镰刀细胞专家以确定在涉及全身麻醉的外科手术前是否需要全部或部分换血（中度推荐，证据质量较低）。

SCA. 镰状细胞性贫血

经 National Heart, Lung, and Blood Institute; National Institutes of Health; U.S. Department of Health and Human Services 许可转载 [80]

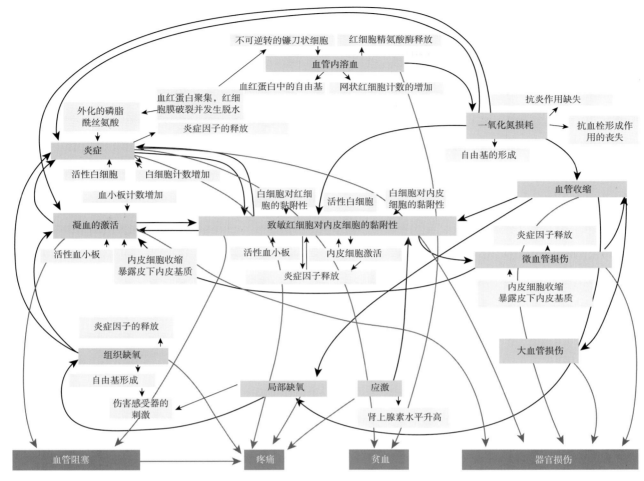

▲ 图 24-5　镰状细胞病的病理生理学要素及其相互作用
经 Elsevier 许可转载，引自 Redding-Lallinger 和 Knoll [75]

要点：镰状细胞病

- 镰状细胞病是一种常染色体隐性疾病，由缬氨酸取代 β- 肽链上的第 6 位氨基酸谷氨酸引起，产生血红蛋白 S 而非正常血红蛋白 A。
- 多器官系统效应包括疼痛危象、急性胸部综合征、脑卒中、胆石症、髋关节缺血性坏死、肺动脉高压和阴茎异常勃起。
- 近年来，由于采取输血和羟基脲治疗，患者的生存率和生活质量都有所提高。
- 输血至血红蛋白达 10g/dl，重要的术中原则为关注水化、氧合、体温维持和避免酸中毒。

（五）糖尿病

在青少年人群中，糖尿病通常为 1 型，同时该人群中 2 型糖尿病的发病率逐渐增加。2015 年，美国约

有 183 000 名 0—19 岁儿童患有糖尿病，占该年龄人群的 0.24%，其中 1 型占 65%。在 10—19 岁年龄组中，美国非西班牙裔白人 1 型糖尿病占 85%，而在非洲裔美国人和西班牙裔人群中新诊断 1 型与 2 型病例比例分别是 37：63 和 45：55。在亚太岛民（43：57）和美国原住民中，新发病例主要为 2 型（88%）[81]。1 型糖尿病常起病于儿童期或青春期，发病原因是 T 细胞介导的自体免疫破坏胰腺 β 细胞，导致胰岛素分泌障碍和高血糖。目前世界许多地区的 1 型糖尿病发病率呈增加趋势。相关危险因素包括遗传、饮食、生活方式和病毒感染后的免疫应答，其中最常见的是肠道病毒。胰岛素疗法是 1 型糖尿病的基础疗法[82]。2 型糖尿病由胰岛素抵抗引起高血糖症。肥胖，尤其是腹部脂肪组织沉积和非酒精性脂肪肝，与 2 型糖尿病具有相关性。治疗主要是通过饮食和运动，在某些情况下可以口服降糖药如二甲双胍、磺酰脲类药物或噻唑烷二酮类，青少年时期很少需要胰岛素治疗[83]。

糖尿病继发并发症在青少年中很少见，如肾病，大多数处于这个年龄段的糖尿病患者以标准外科手术进行麻醉。在胰岛素依赖型糖尿病患者中，胰岛素治疗有多种形式，从短效、中效到长效胰岛素，每天给药 1 次、2 次或更多次，或个体化给药；也可以使用胰岛素泵，它以基础速率皮下持续输注胰岛素，同时对进食和高血糖通过程序累加皮下胰岛素注射剂量[84]。对糖尿病患者进行术前访视，了解胰岛素治疗方案、糖尿病酮症酸中毒史或住院治疗史、血糖控制程度（血红蛋白 A1C ＜ 7.5%）非常重要，与内分泌科医师的沟通也非常重要[85]。胰岛素依赖型糖尿病患者应尽可能安排当天第一例手术。一般来说，在手术前一晚，患者应遵循正常饮食和胰岛素治疗方案。禁食指南与非糖尿病患者晨间禁食并无不同，即术前 6 小时禁食固体食物和非透明液体，术前 2 小时禁食透明液体。对于下午手术的胰岛素依赖型糖尿病患者，上午可以进食清淡早餐。对于每天使用 2 次及以上次数胰岛素的患者，目前建议不使用短效胰岛素，仅在早晨给予 50% 中等剂量胰岛素。测量基线血糖后，术前 2 小时以持续速率在生理盐水中加 5% 的葡萄糖。如果是晨间手术，则在患者到达后立即开始输注[1500ml/24h，每超过 20kg，再增加 20ml/(kg·24h)，最大 2000ml/24h，如 50kg 患者为 83ml/h]。同时，根据基线血糖，以 0.025～0.1U/(kg·h) 的速度，每 1 毫升生理盐水加入 1 单位常规胰岛素。当患者正在输注胰岛素时，必须每小时测量 1 次血糖，并相应地调整胰岛素输注速率，保持血糖稳定在 90～180mg/dl。对于血糖高于 180mg/dl 患者，可另外静脉注射 0.025～0.1U/kg 常规胰岛素。定期监测血清电解质，即钠和钾，并在必要时补钾。术后继续静脉输注葡萄糖和胰岛素，如果患者保持 NPO，则在静脉输液中以 20mEq/L 的浓度添加氯化钾。如果允许进食，则应停止静脉输注葡萄糖和胰岛素。如果血糖控制得当，可以恢复正常的晚餐和胰岛素治疗方案。使用胰岛素泵的患者必须与内分泌科医师密切协作进行血糖管理，麻醉期间可以继续使用胰岛素泵。框 24-2 总结了这些建议。2 型糖尿病患者胰岛素治疗指南与框 24-2 的建议相同。如果 2 型糖尿病患者术前服用二甲双胍，应在择期手术前 24 小时停药。服用磺酰脲类药物或噻唑烷二酮类药物的患者，应在手术当天停用。

框 24-2　胰岛素依赖型糖尿病患者围术期管理指南	
NPO 原则	术前 6h 禁食固体食物、非透明液体 术前 2h 禁食透明液体
静脉输液	D5 ½ 生理盐水，术前 2h 1500ml/24h，超过 20kg，每千克另加 20ml/kg，最高 2000ml/24h
胰岛素疗法	手术前一晚无变化 停用短效 AM 胰岛素，给予 50% 常用中效胰岛素剂量
胰岛素输注开始	根据基线血糖从 0.025～0.1U/（kg·h）开始
血糖测量	胰岛素输注过程中每小时测量 1 次
血糖控制	目标：90～180mg/dl；相应增加或减少胰岛素输注量；对于＞ 180mg/dl 的数值，可给予常规胰岛素静脉注射 0.025～0.1U/kg 剂量；对低于 60mg/dl 的数值，可短暂停止胰岛素输注
使用胰岛素泵	需向内分泌专家咨询
术后治疗	如果 NPO 则继续输注胰岛素和葡萄糖，向静脉输液中加入氯化钾 20mEq/L 进食后恢复正常的晚餐和胰岛素方案，停用胰岛素和葡萄糖

NPO. 禁食

经 John Wiley and Sons 许可转载，引自 Betts 等[85]

（六）青少年妇科手术

青少年妇科是一个不断发展的领域，越来越多的患者选择接受手术治疗。近年来，这些手术的大多数是通过腹腔镜完成的。该年龄段女性腹腔镜手术的适应证包括：先天性异常，如 Mullerian 畸形和需要诊断和治疗的性别发育障碍；附件肿块，如卵巢扭转、肿瘤或输卵管卵巢脓肿，也可以通过腹腔镜检查进行诊断和治疗[86, 87]。其他较少见的适应证包括子宫内膜异位症或盆腔炎性疾病，以及在盆腔放疗前保持卵巢功能的手术[88, 89]。有关腹腔镜手术患者麻醉管理的讨论，请参阅其他章节（见第 31 章）。

（七）炎症性肠病

炎症性肠病（inflammatory bowel disease，IBD）分为克罗恩病或溃疡性结肠炎，由于这些疾病的临床特征在青少年中表现相似，通常导致不易明确诊断[90]。在 IBD 患者中，20%～30% 的患者年龄小于 20 岁，最近估计全球该年龄段的发病率为 2/10 000～13/10 000[91-92]。克罗恩病是一种间歇性进展的黏膜透壁炎症性疾病，可累及从口腔到肛门的消化系统的任何部位，但通常集中在小肠。溃疡性结肠炎是一种间歇性进展的局限于结肠的非透壁性炎症性疾病。IBD 的临床特征取决于其累及部位，通常包括腹泻、腹痛、发热、肠梗阻的临床症状及血便和黏液便等临床表现。而克罗恩病患者往往无血性腹泻，而以腹痛或非特异性腹部症状为主要表现，约 25% 的患者表现有肛周疾病。表 24-4 总结了克罗恩病与溃疡性结肠炎的主要特征[92]。生长障碍在儿童和青少年中较常见。IBD 是自身免疫性疾病，与至少 12 种不同染色体上的易感区域有关，其他相关因素包括种族、血统（北欧血统占主导地位）、生活方式及地理因素。IBD 也可见肠外表现，包括关节和皮肤受累（克罗恩病占 15%～25%，溃疡性结肠炎占 2%～16%）[93]。克罗恩病和溃疡性结肠炎的药物治疗方法相似：口服或直肠使用美沙拉嗪、皮质类固醇、嘌呤类药物（6- 巯基嘌呤、硫唑嘌呤）和甲氨蝶呤。根据疾病严重程度和急性复发状态选择不同的药物组合。最新的治疗方法包括抗肿瘤坏死因子 α 抗体药物（英夫利昔单抗、阿达木单抗），或重症病例可使用环孢素。克罗恩病患者通常需要接受抗生素（甲硝唑、环丙沙星）治疗。表 24-5 总结了目前的药物治疗方法[92]。

表 24-4 克罗恩病和溃疡性结肠炎的特征

临床特征	克罗恩病	溃疡性结肠炎
性别分布	发病率男性高于女性	男性与女性发病率接近
症状和体征	腹痛、腹泻、体重减轻、食欲减退、生长障碍	血性腹泻、腹痛
发病部位	口腔到肛门，累及黏膜至浆膜的所有肠层；最常见部位是回结肠	结肠，仅累及黏膜；最常见部位是全结肠
内镜检查结果	节段性分布、口腔溃疡、裂隙样溃疡、鹅卵石征、肛周疾病、狭窄、瘘管	弥漫性和连续性红斑，易碎、颗粒状，直肠血管分布不同程度减少
组织学表现	病理性非干酪性肉芽肿、斑片状隐窝炎、隐窝脓肿、回肠炎	隐窝炎、隐窝脓肿、隐窝结构扭曲、基底淋巴细胞增多、远端潘氏细胞化生
放射学表现	硬性狭窄段，跳跃区，窦道或瘘管	中毒性巨结肠的结肠扩张

改编自 Oliveira SB, Monteiro IM. Diagnosis and management of inflammatory bowel disease in children. BMJ 2017; 357: j2083; Conrad MA, Rosh JR. Pediatric inflammatory bowel disease. Pediatr Clin North Am 2017; 64（3）: 577–91.

患有 IBD 的青少年经常因疾病的并发症或药物治疗失败而接受手术治疗。手术适应证包括肠穿孔 / 脓

表 24-5 儿科炎症性肠病常用药物的剂量

药 物	剂 量	不良反应
泼尼松（口服）或甲泼尼龙（静脉注射）	每天 1～2mg/kg，最多每天 40～60mg	生长抑制、肾上腺抑制、免疫抑制
布地奈德	口服每天 9mg	同上，但相对较轻
5- 对氨基水杨酸	口服每天 50～80mg/kg，每日最多 4g	与急性加重期表现类似，间质性肾炎
咪唑硫嘌呤	口服每天 2～3mg/kg	免疫抑制、骨髓抑制、胰腺炎、淋巴瘤
6- 巯基嘌呤	口服每天 1～1.5mg/kg	
甲氨蝶呤	每天 15mg/m²，最多每天 25mg	恶心、肝纤维化
英夫利昔	在 0 周、2 周和 6 周时静脉注射 5mg/kg，然后每 8 周 1 次；剂量可增加至 10mg/kg，间隔缩短至每 4～6 周 1 次	免疫抑制、银屑病、淋巴瘤
阿达木单抗	诱导：基线时 2.4mg/kg（最大 160mg），第 2 周时 1.2mg/kg（最大 80mg）；维持：0.6mg/kg，隔周 1 次	

改编自 Oliveira SB, Monteiro IM. Diagnosis and management of inflammatory bowel disease in children. BMJ 2017; 357: j2083; Conrad MA, Rosh JR. Pediatric inflammatory bowel disease. Pediatr Clin North Am 2017; 64（3）: 577–91.

肿、梗阻、狭窄、肛周瘘管、中毒性巨结肠或恶性肿瘤。超过 50% 的 IBD 患者最终需要进行肠切除术。疾病的复发需要再次手术是很常见的（克罗恩病 1 年复发率为 50%，10 年复发率为 77%[92]），因此，保留肠道对于避免短肠综合征及长期依赖全肠外营养相关的并发症非常重要。对于较严重的患者，则可能需要造瘘术。IBD 术后并发症包括伤口感染、吻合口漏、吻合口狭窄、瘘管、疾病复发、小肠梗阻和出血，这些并发症在克罗恩病手术中尤为常见。对于溃疡性结肠炎，全结肠直肠切除术是有效的，8%～26% 的溃疡性结肠炎儿童在确诊后 5 年内需要结肠切除术[92]。手术方式取决于患者的临床状况，但通常需要进行全结肠切除术，包括或不包括回肠造瘘。通过回肠肛管吻合术在小肠建立一个贮库是最后的手术步骤。这些患者还经常接受上消化道或下消化道内镜检查来进行诊断、治疗及癌症监测，因此，可能需要儿科麻醉医师提供镇

静或麻醉。

麻醉前评估和监护必须考虑患者的营养状况、慢性疼痛史、包括皮质类固醇和其他免疫抑制药在内的药物使用史及既往麻醉和手术史。必须仔细查明这种疾病的肠外表现。与青少年人群中的其他慢性病一样，IBD 患者的社会心理问题也很常见，麻醉中应该予以考虑。

（八）发育障碍 / 自闭症

其他章节（见第 43 章）已详细列出了发育迟缓的遗传因素，包括自闭症谱系障碍。发育迟缓的后天原因包括：继发于其他系统疾病引起的心跳或呼吸骤停，导致缺血缺氧性脑损伤；体外循环或先天性心脏病手术围术期的缺氧性损伤、创伤、溺水、颅内辐射、毒物暴露及其他多种病因。由此可见，充分了解患者病史、器官功能和沟通水平非常重要。此外，在术前评估、麻醉准备和麻醉方法选择过程中与患者父母或监护人充分沟通是必不可少的。发育迟缓的青少年需要接受各种各样的治疗，包括牙科治疗、矫形手术、脑成像等。患者在接受静脉注射或面罩诱导麻醉时家长在场可能会非常有帮助。对于这类年龄较大、发育迟缓、不合作的青少年，可能需要口服（苯二氮草类药物、巴比妥类药物）或者肌内注射（氯胺酮或咪达唑仑）术前药物来完成麻醉诱导。

六、青少年肥胖

儿童和青少年肥胖的定义有多种，但目前多采用美国疾病控制中心的定义，即体重指数高于 2000 年 CDC 绘制的对应年龄正常儿童生长图表的第 95 个百分位[94]。

按照该定义，美国在 1976—1980 年和 2011—2014 年，青少年肥胖症的患病率急剧上升，在 12—19 岁的儿童中，肥胖率从 5.0% 增至 20.5%[95]（图 24-6）。BMI 水平，男孩和女孩分别对应于 12 岁时为 24～25，15 岁时 27～28，以及 18 岁时 29～30。成年人群的病态肥胖通常被定义为 BMI > 40。流行病学调查显示，90%以上的肥胖青少年并未伴发潜在的疾病或综合征，肥胖主要是由热量摄入过多伴相对缺乏体育活动引起，通常还有社会 / 心理因素、遗传和环境等因素的影响。在某些情况下，也可能是由于患者体内缺乏瘦素。

然而，大约 5% 的青少年病例伴有遗传综合征，包括 Prader-Willi 和 Laurence-Moon-Biedl 综合征、糖原贮积性疾病，以及医学原因，如长期服用皮质类固醇激素或因重症肌营养不良而缺乏锻炼[96]。肥胖是一种复杂的内分泌状态，其中脂肪组织通过释放激素和细胞因子（如瘦素、C 反应蛋白、白细胞介素 6、肿瘤坏死因子 α、脂蛋白脂肪酶、肾素和脂联素等）与大脑和外周组织进行信号传导。严重的肥胖首先会导

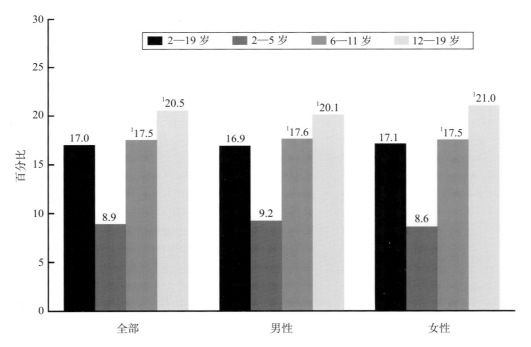

▲ 图 24-6　按性别和年龄分类的 2—19 岁青少年肥胖率：美国 2011—2014 年

经 US Centers for Disease Control 许可转载，引自 National Center for Health Statistics[95].

致胰岛素抵抗，进而导致代谢综合征，包括向心性肥胖、高胰岛素血症、全身性高血压和高甘油三酯血症。肥胖可被认为是一种慢性炎症状态，可导致多系统并发症，包括呼吸系统（哮喘、阻塞性睡眠呼吸暂停、肺不张、低氧血症）、心血管系统（全身性高血压、左心室肥厚、肺动脉高压）、内分泌系统（胰岛素抵抗和 2 型糖尿病、多囊卵巢综合征）、胃肠道系统（胃排空延迟、胃食管反流、非酒精性脂肪性肝病）、心理疾病（抑郁、身体形象差、自尊丧失）[97]。表 24-6 总结了青少年肥胖症的病理生理特点。通常采取饮食和行为治疗，但成功率各不相同。有时也会尝试药物治疗，通过服用奥利司他以减少脂肪吸收。在各种常规治疗措施都无效的情况下，减脂手术越来越被推荐用于大龄病态肥胖青少年。

超重青少年可因多种原因接受麻醉及手术治疗，包括骨科手术（Blount 病、胫骨内翻、股骨头骨骺滑脱）[98]、因胆固醇诱发胆石症而行的胆囊切除术、因 OSA 而行扁桃体切除术及减肥手术。术前评估必须仔细寻找疾病共同表现，尤其是 OSA。一些青少年可能需要双水平持续气道正压通气，尤其是在夜间。

表 24-6 与肥胖相关的器官系统病理生理变化和从麻醉角度出发的关注点

系 统	肥胖的影响	关注点
呼吸系统	• 儿童患者 BMI 和腰围等肥胖指标与肺功能受限间没有明确关系 • 胸壁上的脂肪堆积会降低肺和胸壁的顺应性 • 增加呼吸功 • 上呼吸道感染风险增加 • 哮喘患病率增加 阻塞性睡眠呼吸暂停 • 肥胖儿童的 OSA 患病率为 13%～59%，而正常体重儿童的 OSA 患病率为 2%～3%。肥胖会使咽部气道周围的软组织增多，儿童体重指数每增加 $1kg/m^2$，患 OSA 的风险就会增加 12% • 导致 OSA 风险增加的因素包括气道狭窄、临界气道关闭压力增加、胸壁顺应性降低和通气控制异常	• 减少呼吸暂停期间血氧饱和度降低的时间 • 低氧血症和肺不张的风险增加 • 通气不足，尤其是仰卧位自主通气的患者 • 肥胖儿童全身麻醉和肌肉松弛会导致肺不张，严重的呼吸力学改变和增加低氧血症的风险。肺不张的形成与体重有关，并可能持续到术后 • 睡眠呼吸紊乱和使用氧气或压力支持通气的详细病史 • 夜间血氧测定或多导睡眠图 • CBC（用于低氧血症引起的红细胞增多症）；血清碳酸氢盐水平升高（呼吸性酸中毒的补偿） • 气道问题 • 右心疾病的评估 • 性格问题
心血管系统	• 冠状动脉疾病、颈动脉内膜中层增厚、高血压和血脂异常的风险增加 • 左心室重量增加 • OSA 患者的肺动脉高压	• OSA 患者双心室衰竭风险增加 • 存在多次血氧饱和度＜ 70% 的病史，系统性高血压或右心室功能不全症状的心脏病学评估
内分泌系统	• 肌肉细胞和肝细胞中积累的多余脂肪分泌生物活性分子（脂肪因子），干扰胰岛素信号传导，增加 2 型糖尿病（发病率 1%～2%）和糖耐量受损（发病率 7%～25%）的风险。过多的体脂堆积也会导致肥胖儿童生长发育和甲状腺激素缺乏及假性甲状旁腺功能减退	• 围术期血糖控制 • 感染风险增加
肝脏系统	• 腰围每增加 5cm，肝脏脂肪变性概率就增加 1.4 倍 • 儿童非酒精性脂肪肝（NAFLD）在肥胖儿童中的患病率在 3%～10%。当与炎症和肝细胞损伤相关时，称为非酒精性脂肪性肝炎（NASH）	• NAFLD 通常无症状 • NASH 可能导致肝硬化和肝细胞癌，因此需要肝移植
肾脏系统	• 较大的肾脏是慢性肾脏疾病进展的独立预测因子	• 药物清除率可能增加或不变
代谢综合征	• BMI z 评分每增加半个单位，儿童患代谢综合征的概率就增加 1.55 倍。两种最常用的定义为以下 5 项中有 3 项符合（高甘油三酯、低高密度脂蛋白、按性别划分的中心性肥胖或腹围、空腹血糖升高和高血压）。由于代谢综合征易发生冠状动脉疾病、充血性心力衰竭、阻塞性睡眠呼吸暂停、肺功能不全和深静脉血栓形成，它们的存在增加了围术期并发症的发病率	

BMI. 体重指数；CBC. 全血细胞计数
经 Elsevier 许可转载，引自 Chidambaran 等 [97]

肥胖是公认的导致 OSA 的一个重要危险因素。有关 OSA 患者围术期的详细讨论，请参阅其他章节（见第 34 章）。如果患者使用 BiPAP 治疗，则拔管后应在麻醉恢复区继续该治疗，直到患者苏醒并保持气道通畅。患有中重度 OSA 的肥胖青少年通常应在麻醉后入院，即使是小手术，也可能需要在重症监护病房观察 [99, 100]。合并严重肺动脉高压的患者需要咨询其心脏病专家或呼吸科专家，非常谨慎地制订麻醉方案，并且这种情况应安排入住 ICU。

有关肺动脉高压患者的麻醉管理，请参阅其他章节（见第 27 章）。此外，由于舌头、咽部和颈部的组织随着肌肉张力的降低而塌陷，导致气道阻塞，从而使气道管理更加复杂。通常可通过口咽通气道来辅助面罩通气。在绝大多数肥胖青少年中，面罩通气、直接喉镜检查和气管插管并不困难，有关困难气道的处理请参阅其他章节（见第 16 章）。肥胖青少年建立血管通路可能比较困难，通常可在术前建立一个小的外周静脉通路，麻醉诱导后确保建立较大的静脉通路。胃食管反流病在肥胖青少年中很常见，可口服抗酸药、静脉注射组胺 -2 阻断剂和胃肠动力药物来预防反流。静脉给药可能是存在问题的，但现在有一些数据和建议提供了基于实际体重和理想体重的更明确的给药指导。对于亲脂性药物（如丙泊酚）和离子化药物（如非去极化肌肉松弛剂）来说，情况可能存在差异 [97]。表 24-7 总结了肥胖对不同药物的药代动力学作用。表 24-8 给出了肥胖青少年常用麻醉药剂量的建议 [97]。通常，最佳做法是根据理想体重开始给药，再根据患者的药效学反应逐步调整剂量。

（一）青少年减肥手术

在患有病态肥胖的成熟青少年中，当饮食、锻炼计划、行为干预均无效时，越来越多的证据表明，减肥手术可以有效地减轻体重，并逆转显著的并发症，包括 2 型糖尿病、OSA、非酒精性脂肪肝、假性脑肿瘤，改善生活质量和抑郁症 [101]。青少年选择减肥手术必须严格把握手术适应证，必须满足所有标准（表 24-9）。最重要的标准是 BMI > 35 且有严重伴发疾病，或 BMI > 40 有轻度伴发疾病，骨骼已发育成熟，心理社会评估稳定且成熟，有父母支持，遵守术后饮食和医疗随访方案。由胃肠病专家、营养专家、护理专家、外科医师、心理学家和社会工作者组成的多学科团队进行评估是管理的标准。

已有研究表明多种青少年减肥手术疗效确切，且并发症发生率很低 [102]（图 24-7）。第一种是 Roux-en-Y 胃旁路术（Roux-en-Y gastric bypass，RYGB），最初是开放性手术，但现在由经验丰富的外科医师通过 5～6 个小切口腹腔镜手术即可完成。该手术包括建立一个 10～30ml 的胃小袋、小肠分割、空肠 - 空肠吻合术，最后将胃袋连接到 Roux 支，即胃空肠造口术。该手术绕过大部分胃，通过限制小胃袋的热量摄入，实现减肥的目的。这是一种一次性的干预措施。在最新报道的青少年减肥手术案例中，未见围术期死亡病例，与成人病例相比并发症发生率较低。第二种手术是可调节的胃束带（adjustable gastric band，AGB），也可以通过腹腔镜来完成，仅在不到 5% 的青少年中进行。手术包括放置一个可充气的硅胶带，该装置带有一个围绕胃顶部的内部可充气气囊，从而在胃食管交界下方 1～2cm 处形成一个大小可控的胃袋。导管从球囊通向皮下囊袋并在该囊袋中植入端口，可以通过添加或抽取生理盐水来调节球囊的大小。

表 24-7　儿童肥胖的病理生理变化对药物药代动力学的影响

肥胖儿童的生理变化	对药物代谢动力学的影响
去脂体重（lean body mass, LBM）增加量占总体重增加的 20%～40%	亲脂性药物清除率（clearance, CL）的增加：特别是亲脂性药物的 V_d 增加
	组织饱和，长时间给药可能出现蓄积
血容量、心输出量和毛细血管网会增加，以滋养多余的脂肪组织	分配容量增加 - 需要更高的药物初始剂量
α_1- 酸性糖蛋白增加	高蛋白结合的药物游离形式减少
肝脏体积增大、脂肪浸润和非酒精性脂肪性肝炎导致肝窦狭窄，通过心输出量和血流量的增加来代偿	依据肝脏受累程度，影响肝脏提取率高的药物清除率
细胞色素 P 酶的表达和功能除 CYP3A 降低和 CYP2E1 活性增加外，其他基本不受影响	依赖 CYP3A 和 CYP2E1 代谢的药物，清除率受影响

基于药物溶解度的一般剂量建议如下

- 当药物分布仅限于瘦组织时，负荷剂量应基于 IBW
- 当分布到瘦组织和部分脂肪组织时，负荷剂量应基于 IBW+%TBW 或 LBM
- 当分布到瘦组织和脂肪组织或主要分布到脂肪组织时，负荷剂量应基于 TBW
- 维持剂量取决于清除药物的能力，如果 CL 减少，剂量应基于 IBW

IBW. 理想体重；TBW. 总体重（经 Elsevier 许可转载，引自 Chidambaran 等 [97]）

表 24-8　小儿麻醉中肥胖患者常用药物的剂量建议

药　物	推荐剂量	注　释
丙泊酚		
诱导剂量	?LBM	滴定至临床诱导效果
维持输注	TBW（异速生长的）	异速生长重量 $=70 \times (TBW/70)^X$，其中指数（X）为 $0.72 \sim 0.8$
芬太尼	LBM/PK	肥胖患者脂溶性 V_d 升高，清除率与 PK 质量呈线性相关
瑞芬太尼	LBM/IBW	肥胖症患者的药代动力学不受影响，但按 TBW 给药会有更多不良反应
吗啡	IBW	亲水性，V_d 不会因肥胖而改变，不会积聚在体内脂肪中
舒芬太尼	TBW	亲脂性，身体脂肪中 V_d 增加，但有蓄积的风险。基于 TBW 的负荷剂量，减少维持剂量
阿芬太尼	LBM/TBW	
琥珀酰胆碱	TBW	最大剂量为 150mg
非去极化肌松药（维库溴铵、罗库溴铵、顺式阿曲库铵）	IBW	瘦和肥胖患者之间的药代动力学参数没有差异。然而，当按 TBW 给药时，作用持续时间延长
苯二氮䓬类	负荷剂量：ABW/LBM 维持剂量：IBW	亲脂性；肥胖患者 CYP3A4 代谢降低；比 IBW 高，比 TBW 低——没有特定的标量。建议每日进行临床再滴定
利多卡因		
初始剂量	TBW	间断给药可能优于输注
维持输注	IBW	临床监测
氯胺酮	—	亲脂性，对肥胖患者的药代动力学研究有限
对乙酰氨基酚（口服）	—	正常剂量的血浆水平与非肥胖者相似
对乙酰氨基酚（静脉注射）	—	肥胖患者通常剂量较低，但 CYP2E1 介导的代谢物产量较高可能会妨碍剂量调整；检查肝酶
布洛芬	—	肥胖者 V_d 增加，在不改变给药间隔的情况下增加剂量
新斯的明	TBW	最大剂量 5mg

ABW. 实际体重；IBW. 理想体重；LBM. 瘦体重；PK 质量 . 药代动力学质量；–.无推荐量；TBW. 总体重；V_d. 分布体积
经 Elsevier 许可转载，引自 Chidambaran 等 [97]

美国食品药品管理局尚未批准该装置用于 18 岁以下患者。因此，出于报告临床安全性和结果的目的，任何在青少年患者中使用该装置的情况都需满足器械临床研究豁免政策的范围 [103]。在最新的青春期病例中，并发症发生率为 6%～10%，无死亡病例。再手术率（包括去除束带），为 8%～10%，其中包括去除胃带手术，目前无死亡病例报道。腹腔镜袖状胃切除术在青少年中也有部分应用。在减肥效果方面，RYGB 效果最好，平均 BMI 降低约 $17kg/m^2$，袖状胃切除术和 AGB 也能显著降低 BMI，分别能平均降低 $15kg/m^2$ 和 $11kg/m^{2[104]}$。其他手术，如带或不带十二指肠开关的胆胰分流术，不推荐用于青少年。

> **要点：肥胖和肥胖外科手术**
> - 肥胖在 12—19 岁儿童中的发病率已经增加到 20%。
> - 肥胖能导致代谢综合征和胰岛素抵抗（2 型糖尿病）、阻塞性睡眠呼吸暂停、非酒精性脂肪肝及抑郁症。
> - 减肥手术包括腹腔镜下 Roux-en-Y 胃旁路手术、袖状胃减容术、可调节的胃束带手术，并发症发生率较低，且减重效果明显。

表 24-9 青少年减肥手术的选择标准

BMI（kg/m²）	伴发疾病
> 35	• 严重：2 型糖尿病、中度或重度阻塞性睡眠呼吸暂停（AHI > 15 次 / 时）、大脑假性肿瘤和重度脂肪性肝炎
> 40	• 其他：轻度阻塞性睡眠呼吸暂停（AHI ≥ 5 次 / 时）、高血压、胰岛素抵抗、糖耐量异常、血脂异常、生活质量或日常生活能力受损等
合格标准 a Tanner 分期	• Ⅳ或Ⅴ（除非有更早的严重并发症提示 WLS）
骨骼成熟度	• 至少完成预计增长的 95%（仅当计划进行多样化或吸收不良手术时，包括 RYGB）
改变生活方式	• 能够理解需要改变哪些饮食和体力活动才能获得最佳的术后结果
社会心理	• 有经过成熟思考的证据，对手术的潜在风险和利弊已有适当了解 • 有适当的社会支持，且无明显滥用或忽视的证据 • 若存在精神问题（如抑郁、焦虑或暴饮暴食障碍等），则正在接受治疗 • 有依据提示患者及其家庭成员有能力和积极性遵守术前和术后推荐的治疗医嘱，包括持续使用微量营养素补充剂。其证据包括有确信的控制体重的就诊记录，以及在其他医疗需求过程中所表现的良好依从性

AHI. 呼吸暂停低通气指数；RYGB.Roux-en-Y 胃分流术；WLS. 减肥手术
a. 必须满足所有资格标准
经 John Wiley and Sons 许可转载，引自 Pratt 等 [101]

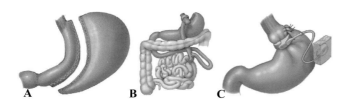

▲ 图 24-7 青少年减肥手术程序

A. 袖状胃切除术；B. Roux-en-Y 胃旁路术；C. 可调节的胃带（经 Elsevier 许可转载，引自 Kumar 和 Kelly [102]）

（二）青少年甲状腺手术

尽管青少年甲状腺手术很少，但儿科麻醉医师仍会遇到甲状腺叶切除术或甲状腺全切除术。需要进行甲状腺手术的疾病是甲状腺结节、甲状腺癌及甲状腺功能亢进。表 24-10 罗列了美国得克萨斯儿童医院 91 例甲状腺全切除术的特征 [105]。甲状腺结节恶变的风险

表 24-10 儿童甲状腺全切除术患者的人口学和临床特征

参 数	总患者数（n=91）
性别	
女	70（77%）
男	21（23%）
平均年龄	（13.7±4.4）岁
诊断	
恶性肿瘤	47（52%）
Graves 病	24（26%）
桥本甲状腺炎	3（3%）
多发性内分泌肿瘤（MEN）2A/2B	6（7%）
McCune-Albright 综合征	2（2%）
PTEN 错构瘤综合征	1（1%）
甲状腺肿大 / 肿块	5（5%）
难治性甲状腺功能亢进症	3（3%）
超声检查	72（79%）
活组织检查	54（59%）
淋巴清除术	31（34%）

经 Elsevier 许可转载，引自 Yu 等 [105]

为 5%～15%，与年龄、性别、家族史、射线暴露等因素有关 [106]。青少年患甲状腺恶性肿瘤的风险等于或高于成人。甲状腺结节可通过超声诊断、甲状腺功能测定和细针穿刺来明确诊断。如果病理学结果提示为可疑，或有恶性肿瘤特征，则需要行甲状腺叶切除术或全甲状腺切除术，是否进行淋巴结清扫取决于其他特征如淋巴结大小和受累情况。美国每年新增 300～400 例儿童和青少年甲状腺癌病例。美国癌症登记处登记在册的 1753 例儿童病例中，83% 为乳头状甲状腺癌，10% 为滤泡性甲状腺癌，5% 为髓样甲状腺癌，2% 为其他类型 [106]。

青少年甲状腺功能亢进症最常见原因是 Graves 病。该病是一种自身免疫性甲状腺炎，由于自身免疫成分与滤泡细胞上的促甲状腺激素受体结合，导致 T_3 和 T_4 升高，进而出现甲状腺功能亢进相关临床表现：体重减轻、疲劳、心悸、震颤、甲状腺肿和行为改变等。桥本甲状腺炎也属于自身免疫性疾病，由抗甲状腺球蛋白或甲状腺过氧化物酶抗体引起，并伴有 T 淋

巴细胞侵袭甲状腺组织。青少年自身免疫性甲状腺炎的男女比例约为 1：7。药物治疗包括抗甲状腺药物如甲巯咪唑（丙硫氧嘧啶由于存在肝衰竭的风险，不宜再用于儿童）、放射性碘，对难治性病例需进行甲状腺切除术[107]。甲状腺危象是由于甲状腺激素分泌失控所引起，可导致高血压、心动过速和潜在的心血管衰竭。治疗方法包括使用抗甲状腺药物、放射性碘、β 受体阻滞剂来控制血流动力学变化，直至甲状腺功能恢复正常。

对接受甲状腺手术的青少年进行术前评估时，应关注甲状腺功能亢进或减退的相关症状、检查甲状腺功能（TSH、游离与总 T_4、游离与总 T_3）、了解甲状腺药物用药史。明确患者心动过速或高血压的基线证据。检查颈部和气道是否有大结节或甲状腺肿体征，对于预估气道管理过程中可能出现的潜在困难是很重要的。大多数青少年甲状腺手术患者不存在气道问题。重要的是术前应与外科医师讨论手术计划，已确定是行部分切除术还是全切除术，以及是否进行颈部淋巴清扫。此外，由于手术存在损伤喉上神经和喉返神经的风险，讨论术中是否进行神经监测是很重要的。

由于需要监测喉返神经和喉上神经，术中通常应避免初始气管插管后再给予肌肉松弛剂。除了直接刺激神经外，还可以通过植入电极的专用气管导管（NIM® Trivantage EMG tube，Medtronic Corp.，Minneapolis，MN，USA）进行神经监测，以监测术中声带功能（图 24-8）[108]。该导管必须放置正确，电极必须与声带接触。通过对 9000 多名患者的 Meta 分析显示，术中进行神经监测可使喉返神经麻痹的短期和长期发生率均降低 20%。损伤发生的总概率，短期为1.82%，长期为 0.67%[109]。除了避免神经肌肉阻滞外，对麻醉药物没有其他特殊要求。检查喉返神经完整性的另一种方法是在深麻醉下拔除气管导管后，用视频喉镜观察双侧声带的运动情况。术中和术后的镇痛可以由外科医师通过颈丛浅层阻滞或局麻药物浸润手术区域来提供。

除喉返神经损伤外，甲状腺手术的急性并发症还包括广泛分离组织或血肿引起的气道和颈部肿胀，以及甲状旁腺切除后的低钙血症。美国得克萨斯儿童医院的研究显示，91 例甲状腺全切患者中有 31 例

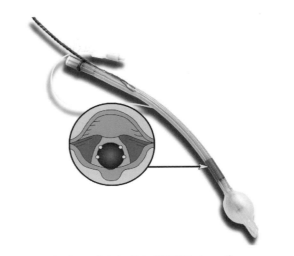

▲ 图 24-8　配有两对电极的气管插管（NIM® Triva-ntage EMG tube, Medtronic Corp., Minneapolis, MN, USA）
图中显示了电极和声带之间的接触点（引自 Julien 等[108]）

（34%）出现短暂性低钙血症（游离钙＜ 1.0mmol/L 或总钙＜ 8.0mg/dl）[105]。其中，10 名患者表现出相应的症状，13 名患者接受静脉注射葡萄糖酸钙补充治疗。低钙血症的症状和体征包括感觉异常、喘息、吞咽困难、声音变化、手足抽搐和癫痫发作。术前和围术期补充钙剂降低了这种并发症的风险，这些患者应在术后即刻进行血清钙监测。

七、总结

青少年期是一段快速成长和发生重大变化的时期，麻醉管理面临该年龄段特有的挑战。了解这些患者的生理、心理发育特点，以及常见疾病的发展过程和治疗程序，对于获得最佳麻醉效果非常重要。与对幼儿麻醉的处理方法不同，青春期患者及其父母更愿意接受坦率、真诚、积极的沟通方法，对青少年的发展阶段和疾病过程感同身受，通常可以得到这些患者及其父母的高度赞赏。这种方法也有助于在术前评估和准备的短暂时间内，患者与麻醉科医师迅速建立信任。对于患有慢性儿科疾病如先天性心脏病、囊性纤维化的患者，他们向成人的治疗管理方式过渡是复杂的，儿科麻醉医师应为患这些疾病的青少年患者做好充分准备。

病例分析

患者是一名 16 岁的女性，BMI 为 47.8（身高 165cm，体重 130kg），拟行腹腔镜 Roux-en-Y 胃空肠造口术。回顾患者生长曲线图，她从 10 岁开始就超过美国疾病控制中心 2000 年生长图表上的第 99 百分位数。在过去的 4 年里，患者尝试饮食和行为疗法，但均未成功。目前已出现的并发症包括需要二甲双胍治疗的 2 型糖尿病、需要泮托拉唑治疗的胃食管反流病和睡眠研究中呼吸暂停低通气指数为 9 的 OSA（中重度 OSA），夜间需要用鼻罩 10cm 的 BiPAP 治疗。患者同时患有早期多囊卵巢综合征、面部痤疮和轻度多毛症。经过减肥手术团队的充分评估，包括心理评估、对手术过程和术后随访的全面解释，与患者和家长签署的遵守随访指南的合同后，决定手术治疗。患者没有麻醉或手术史，没有麻醉问题家族史，也没有药物过敏史。患者不吸烟，不喝酒，也不使用非法药物。月经不规律，上一次月经在 6 周前。

患者体检结果提示病态肥胖、警觉、焦虑，无 BiPAP 时吸入室内空气时 SpO_2 为 94%、心率 80 次 / 分、呼吸频率 16 次 / 分、血压 145/86mmHg。气道检查显示为 Mallampati Ⅱ 级、颈部活动范围正常、牙列完整。肺部检查显示无呼吸困难，呼吸音远端清晰，双侧肺底部呼吸音减弱。心脏检查显示心率、节律规则，无杂音。外周静脉难以辨认。术前实验室检查包括血红蛋白 14g/dl，血细胞比容 42%，白细胞计数 8500/mm³，分类正常。电解质正常，血尿素氮 18mg/dl，肌酐 1.0mg/dl，血糖 125mg/dl。尿绒毛膜促性腺激素试验阴性。胸部 X 线片显示轻度心脏肿大、肺野清晰，两侧基底部均有部分缺失。告知患者麻醉程序：苏醒后能听从指令时在手术室拔除气管导管、在麻醉后监护室重新植入 BiPAP、进行患者自控镇痛。

第二次尝试时，在患者左手背部建立 20Ga 外周静脉通路。术前 2 天停用二甲双胍。在等候区内口服枸橼酸钠、静脉滴注甲氧氯普胺和泮托拉唑，同时静脉滴注咪达唑仑 2mg 缓解焦虑。患者被送往手术室，转运至手术台，背部和肩部下方放置一个泡沫楔块以更好地暴露气道。困难气道包放置在手术室内，包括一个视频喉镜、大型成人插管喉罩气道和纤维支气管镜。应用标准监护仪和预充氧 5min 后，静脉注射芬太尼 100μg 和丙泊酚 150mg 进行诱导，按 75kg 的理想体重，给予 2mg/kg。睫毛反射在 45s 内消失。当置入口咽通气道后，面罩通气就变得非常容易。给予罗库溴铵 80mg 以促进气管插管，使用 MacIntosh3 级镜片，实现喉部的 1 级 Cormack 和 Lehane 暴露。以地氟烷呼气末浓度 6%～12% 麻醉维持，8cmH₂O 呼气末正压预防肺不张。患者采用 750ml 的潮气量和 50% 空氧混合气体通气，术中 SpO_2 95%～98%。诱导后建立第二个 18Ga 静脉通路。腹腔镜胃空肠 Roux-en-Y 吻合术通过五个不同切口置入器械，二氧化碳注气压

力为 15～20cmH₂O，注气过程中增加每分通气量及速率来达到 35～40mmHg 的呼气末二氧化碳浓度。整个手术过程中患者血流动力学稳定，手术时间为 3 小时 15 分钟，估计失血量为 15ml，并取得了良好的手术效果和止血效果，切口在用 0.25% 布比卡因 30ml 浸润筋膜、皮下组织和皮肤后关闭。在手术的最后 1 小时内，给予酮咯酸 30mg 静脉注射、吗啡 6mg 静脉注射和昂丹司琼 4mg 静脉注射。神经肌肉阻滞作用被逆转后，患者首先在 15cmH₂O 的压力支持通气辅助下呼吸。当患者苏醒后，可以按照指令在无辅助通气的情况下潮气量达到 500ml 及以上时拔出气管导管。体位半卧位，头部抬高 45°。在面罩 CPAP 下潮气量良好，SpO_2 94%～96%，没有出现呼吸困难，在呼气末压力为 10cmH₂O，吸气压力为 15cmH₂O 下送至 PACU 建立 BiPAP。在 PACU 内患者行吗啡自控镇痛，无基础镇痛，PCA 剂量为吗啡 1.5mg，锁定间隔 10min。酮咯酸 30mg 静脉滴注，每 6 小时 1 次，共 5 次，加用昂丹司琼。在 PACU 内监护 2h，加压袜预防深静脉血栓形成，确保气道、肺部和疼痛控制状况满意后，患者被转移到中级监护病房。手术当晚，鼓励患者下床坐到椅子上，术后第 1 天每 4 小时鼓励患者下床活动 1 次。激励性肺活量测定在术后第一晚开始。术后第 2 天，每 4 小时下床在房间走动 1 次。患者疼痛控制良好，10 分制视觉模拟评分为 3～5 分，前 24h 共使用吗啡 22.5mg。呼吸状态良好，无 OSA 或 SpO_2 低于 90% 的事件发生，24h 后清醒时可停用 BiPAP，此后仅在睡眠时使用。术后第 1 天开始服用透明液体，口服二甲双胍和泮托拉唑，血糖控制在 120～200mg/dl。术后第 3 天转到外科病房，过渡到使用对乙酰氨基酚 / 氢可酮口服液，并于术后第 4 天出院。

患者在 6 个月的随访中状况良好，遵守饮食方案，体重减轻了 25kg，血压降到了 130/80mmHg，她的内分泌科医师考虑停用二甲双胍。

这个案例论述了对病态肥胖青少年患者进行术前评估的原则及他们所患的并发症，包括 OSA 和 2 型糖尿病。仔细的术前准备可以避免可能的困难气道，术前胃肠道准备以防止酸性胃内容物反流误吸，合适的体位以方便喉镜暴露，使气道管理更加合理。最初根据理想体重给予脂溶性诱导剂（丙泊酚），在腹腔镜检查和 CO_2 气腹建立期间保持呼气末正压以维持功能残气量，使用不溶性吸入麻醉药地氟烷，以最大限度减少脂肪组织的吸收，避免苏醒延迟。使用局部麻醉药和非甾体抗炎药以最大限度地减少术中阿片类药物用量，在患者完全清醒下拔管，拔管后立即建立 BiPAP 避免阻塞性呼吸暂停和低氧血症。无基础速率的 PCA 疼痛管理方案、持续的酮咯酸给药、早期下床活动和行走，都有助于避免患者肺部和气道并发症。

第 25 章　神经外科麻醉

Anesthesia for Neurosurgical Procedures

Nicholas Carling　Ken M. Brady　Bruno Bissonnette　R. Blaine Easley　著

王　怡　译　邓　姣　校

一、概述

像许多区域的手术与麻醉一样，神经内外科患者的特殊治疗给麻醉医师带来了有趣的挑战[1]。就像本章末尾病例中的患者，神经系统的情况是动态的，选择特殊的麻醉药物，并与重症监护医师、外科医师和神经内科医师合作，可以极大地减轻或预防严重的并发症。现代的神经麻醉实践是基于对脑生理的理解，以及在具有颅内病理情况的条件下对其状态的调控（见第 8 章）。除了管理各种各样对广大儿科患者实施麻醉时的常见问题，麻醉医师必须对患有神经系统疾病的儿科患者的中枢神经系统在接受麻醉时所产生的效应有特殊的考虑。本章回顾了神经外科患者麻醉管理的基础，并设计了对于特殊神经外科情况的讨论和相应的麻醉管理，来强调小儿神经外科麻醉医师可能遇到的常见及特殊问题。

二、神经药理学

（一）总体原则

动物实验结果显示，许多药物的半数致死量（lethal dose in 50%，LD_{50}）在新生儿与婴儿阶段较成年阶段都大为降低[2]。正在发育的新生人类对大多数镇静药、催眠药及阿片类药物的敏感性增加，可能是由于大脑发育不成熟（髓鞘与血脑屏障不完善）、对有些药物的通透性增加（麻醉所用的脂溶性药物）有关[3]。此外，挥发性麻醉药的效应受患者年龄影响。新生儿（0～30 天）的最低肺泡有效浓度远低于婴儿（31～180 天）[4]。尽管婴儿对麻醉药物的需求量有所增加，必须强调的是，足量麻醉药量与严重的心肺抑制药量之间的安全范围在婴儿与儿童均较成人小很多[5]。因此

必须小心地计算合适的剂量，同时监测其治疗疗效，以避免意外的不良临床后果和长期的影响。

（二）吸入性麻醉药

所有现代的挥发性麻醉药都有不同程度的脑血管效应，主要是扩张脑血管和增加脑血流。在应用挥发性麻醉药时观察到的颅内压增高，可以部分通过轻度过度通气或降低吸入浓度缓解。既往曾用过的麻醉药物将不再讨论，本节将聚焦在现代临床实践中最广泛应用的吸入性麻醉药物。

1. 异氟醚

异氟醚是神经麻醉最常用的挥发性麻醉药物，其应用广泛的原因是基于在同等的 MAC 浓度下，其对 CBF 的影响较其他挥发性麻醉药更低[6]，以及其可提供神经保护作用的认识[7, 8]。与其他挥发性麻醉药相比，异氟醚对脑血管自主调节的影响最小[6]，并通过增加脑脊液重吸收而减少其容量[9]。儿童的研究显示，异氟醚呼气末浓度在 0.5～1.5MAC 时，CBF 速度不变，对脑血管对 CO_2 的反应性影响也很小[10]。此外，1MAC 异氟醚对接受麻醉儿童的 CBF 没有时间反应效应[11-13]。值得注意的是，大多数挥发性麻醉药（如异氟醚）最大的净效应是影响 CBF，而 ICP 增高可以被过度通气代偿[14]。表 25-1 比较了各种挥发性麻醉药对神经生理的不同影响。

2. 七氟烷

在成人，七氟烷对 CBF、脑氧代谢率（cerebral metabolic rate of O_2，$CMRO_2$）和 ICP 的影响与异氟醚相似（表 25-1）[15]。在儿童，正常或低碳酸血症时，1MAC 七氟烷麻醉对 CBF 没有影响[16]。异氟醚与七氟烷的比较显示，两者对 ICP 升高或动脉压降低的影响没有差异，引起临床相似程度的脑灌注压降低[17]。在不完全缺血时，七氟烷与异氟醚相较芬太尼结合氧

化亚氮麻醉技术在啮齿类动物也有相似的神经保护效应[18]。

表 25-1　挥发性麻醉药对脑氧代谢率、脑血流、脑脊液动力学和颅内压的影响

挥发性麻醉药	$CMRO_2$	CBF	CSF	ICP
异氟醚	降低	增加	降低	增加
七氟烷	降低	增加	不变	增加
地氟醚	降低	增加	不变	增加
氧化亚氮	增加	增加	不变	增加

$CMRO_2$. 脑氧代谢率；CBF. 脑血流；CSF. 脑脊液；ICP. 颅内压

3. 地氟醚

地氟醚在动物可增加 CBF 和降低 $CMRO_2$。有研究显示，1MAC 地氟醚麻醉用于神经外科颅内幕上占位病变患者时，即使实施低碳酸血症，ICP 也会显著增高[19]，但并没有大型临床研究证实这一发现[20]。儿童的研究数据有限，尽管 Sponheim 等的研究显示，ICP 略有上升，而血压出现明显下降，导致计算的脑灌注压相比异氟醚和七氟烷明显降低。这一平均动脉压的降低可能对于管理伴有明显或隐匿的 ICP 增高的神经外科患者来说，是最大的问题。当需要快速苏醒时，使用地氟醚带来的 ICP 增高和灌注压降低的问题使得静脉麻醉药可能是更加安全的选择，尽管这一认识还有争论[17]。

4. 氧化亚氮

氧化亚氮对脑循环的效应及其在神经麻醉中的应用仍有争议。在报道中所见的其对 CBF 和 ICP 效应的变化是由于实验物种、背景麻醉及吸入量而不同。亚麻醉药量的 N_2O（60%~70%）可引起兴奋，刺激脑代谢，增高 CBF[21]。Leon 和 Bissonnette 的研究显示，相较于空氧混合，在婴幼儿使用纯氧携带 70%N_2O 联合芬太尼 - 咪唑䓬管麻醉显著增加 CBF[22]。这一 CBF 的增加并不伴有平均动脉压、心率和脑血管阻力的显著改变，但其他研究提示，N_2O 对动物与人类的 $CMRO_2$ 增高都有直接作用。尽管同时使用静脉内药物（伴或不伴有低碳酸血症）可降低 N_2O 诱导 CBF 的增加程度[26, 27]，临床上已经有证据表明 N_2O 在成人与儿童均可增加 CBF 和 ICP[23-25]。相反，挥发性麻醉药可进一步增加脑血流[28]。虽然 N_2O 很常用，但它仍是一个有争议的药物，在有脑水肿的临床情况下或已知存在脑缺血的情况下，最好避免使用 N_2O。

（三）静脉麻醉药

一些神经外科手术完全依靠静脉麻醉的使用越来越广泛，如唤醒开颅术。麻醉医师必须熟悉并利用不同的静脉麻醉药之间对神经生理指标影响的轻微差异（表 25-2），以提供足够的麻醉效应。

表 25-2　静脉麻醉药对脑氧代谢率、脑血流、脑脊液动力学和颅内压的影响

静脉麻醉药	$CMRO^2$	CBF	CSF	ICP
巴比妥	降低	降低	不变	降低 *
依托咪酯	降低	降低	不变	降低
丙泊酚	降低	降低	不变	降低 *
苯二氮䓬	降低	降低	不变	降低
阿片	不变	不变	不变	不变
氯胺酮	增加 +	不变	不变	增加
右美托咪定	不变	增加	不变	不变

*. ICP 降低是 $CMRO_2$ 降低和 CBF 减少的共同结果
+. 根据神经元兴奋程度的不同偶尔可观察到
CBF. 脑血流；CMRO. 脑氧代谢率；CSF. 脑脊液；ICP. 颅内压

1. 巴比妥类

巴比妥类是一类广泛的药物，结合在 γ- 氨基丁酸受体的 α 亚单位，产生镇静与遗忘效应。此外，巴比妥类药物剂量依赖性降低癫痫样放电和 EEG 活动，降低 ICP、CBF 和 $CMRO_2$[29, 30]。巴比妥类的一个主要问题是，它们显著地降低心肌收缩力、系统动脉压和脑灌注压（cerebral perfusion pressure，CPP）[31]。在非临床剂量（10~55mg/kg），硫喷妥钠可导致等电位脑电波并使 $CMRO_2$ 降低 50%[31]。巴比妥类由于其降低 CBF 的能力，可在喉镜检查和气管插管时阻止 ICP 升高[32]。脑自主调节和脑血管对 CO_2 的反应性在巴比妥类药物麻醉时不受影响，CSF 的产生与重吸收也不变[33]。如上所述，巴比妥类可有效控制癫痫样放电，但美索比妥除外，可激活患者的癫痫病灶[34]。

2. 依托咪酯

依托咪酯是一种可与 GABA 受体结合的羧酸盐咪唑，引起催眠和遗忘效应，并可降低 CBF（34%）和 $CMRO_2$（45%）[35]。依托咪酯对脑血管床似乎有直接收缩的作用，甚至发生在代谢抑制以前[36]，因此注射依托咪酯可以在增大或维持 CPP 的同时通过降低脑血流大大降低 ICP。依托咪酯注射的研究主要集中于成人，儿童的研究十分有限。但有一项针对伴有 ICP

升高（＞ 20mmHg）的颅脑创伤儿童插管全麻的小样本临床研究，可能更好地阐释了依托咪酯的临床可用性，静脉注射依托咪酯以后，所有患者 MAP 均高于基线，测量 ICP 显著降低，CPP 改善[37]。其他研究显示依托咪酯注射后脑血管对 CO_2 的反应性不受影响[35]。尽管依托咪酯由于其微弱的心血管抑制，但相较其他静脉麻醉药如巴比妥类有很大优势，其有两个较大的缺点限制了在没有气道管理时的使用：抑制肾上腺皮质对应激的反应，增加肌阵挛，尤其在长时间输注后[38]。

3. 丙泊酚

丙泊酚是快速起效的 GABA 药物，降低 CBF 和 $CMRO_2$[39]，尽管间断式输注或持续输注丙泊酚均不会升高 ICP，其剂量依赖的降低 MAP 的心血管效应可能在脑创伤患者形成 CPP 降低的净效应[40]。丙泊酚麻醉过程中脑血管随 CO_2 的反应性保持不变，但正常儿童通过过度通气（呼气末 CO_2 ＜ 30mmHg）并无法代偿观察到的 CBF 和 CBV 降低[41]。尽管在儿童和成人麻醉中丙泊酚都是常用药物，出于对丙泊酚输注综合征相关的并发症和死亡率的考虑[42]，危重儿科患者手术室外的应用受到了限制。

4. 苯二氮䓬类

苯二氮䓬类药物结合于 GABA 受体，有遗忘和抗焦虑作用。此外，苯二氮䓬类药物通过降低 25% $CMRO_2$ 降低 CBF，减少 ICP、减少癫痫灶放电[43-45]。但其镇静效应和相对较短的作用时间（相比其他巴比妥类）使得其广泛应用于手术室和重症监护室的患者。苯二氮䓬的拮抗药氟马西尼，可以逆转苯二氮䓬对 CBF、$CMRO_2$ 和 ICP 的有益作用，因此高 ICP 的神经系统疾病患者、颅内顺应性异常和（或）有癫痫发作倾向的患者应谨慎使用氟马西尼[46]。

5. 阿片类镇痛药

阿片类镇痛药对 CBF、$CMRO_2$、ICP 没有或仅有轻微影响[47]，但当患者经历疼痛时，阿片类药物通过对交感神经系统的间接作用可使这些指标出现轻度下降[48]。芬太尼结合 N_2O 麻醉将 CBF 和 $CMRO_2$ 分别降低 47% 和 18%[30]。阿片类药物不影响脑血管对 CO_2 的反应性和脑自主调节。芬太尼不影响 CSF 的产生，但至少使 CSF 重吸收减少 50%[49]。芬太尼对新生动物的脑脊液循环没有影响，但阿芬太尼可增加颅内肿瘤患者 CSF 压力[50]，其影响低于舒芬太尼，但高于芬太尼。阿芬太尼对 MAP 和 CPP 的影响最大[51]。有些研究显示 CBF 和 $CMRO_2$ 降低[52]，而其他研究显示 CBF

和 ICP 升高[53]。瑞芬太尼半衰期极短，相比其他阿片类药物，不会影响围术期神经功能评估[54]。有人对幕上肿瘤患者等效剂量瑞芬太尼或芬太尼输注结合平衡吸入麻醉展开研究，发现瑞芬太尼与芬太尼可产生相似的维持 CBF 和脑血管反应性的作用[55, 56]。

6. 氯胺酮

氯胺酮是 N- 甲基 -D- 天冬氨酸受体激动药 / 拮抗药的混合物，导致分离麻醉状态[57]。氯胺酮似乎是一种强力的脑血管扩张药，在血碳酸正常的情况下可将 CBF 上调 60%，从而引起 ICP 升高[58]。有研究发现，ICP 升高患者注射氯胺酮后出现临床恶化[32]。尽管颅内压力和 CBF 发生改变，氯胺酮对 $CMRO_2$ 的影响却可忽略不计。尽管有提示氯胺酮可能具有神经保护作用，脑发育动物模型的研究却显示氯胺酮可在没有脑损伤的情况下增加神经元凋亡[59]。在神经麻醉中氯胺酮一般为禁忌。

7. 右美托咪定

右美托咪定是一种 α 肾上腺素能激动药，作用于皮层下，引起一种独特的镇静状态，没有呼吸抑制的类似自然的睡眠。最常见的心血管效应是心率减慢和瞬时低血压[60]，这些效应均可被放缓通过输注速度和（或）复合 / 不复合迷走拮抗药物（如阿托品）的液体治疗缓解。实验数据显示，根据研究模型与不同的研究设计，右美托咪定对于脑血管既有收缩效应，又有舒张效应[61]。右美托咪定产生镇静效应的临床相关剂量可在人类和动物中降低 CBF，而与血流动力学变化无关。在早期的动物研究中，$CMRO_2$ 不变，提示脑血管阻力可能升高[62]。但其他的动物和人类研究显示，右美托咪定维持 CBF 的降低与 $CMRO_2$ 的降低成比例。此外，脑血管对 CO_2 的反应性似乎不受右美托咪定影响。在一项成年人研究中，脑中动脉血流速度与 CBF 和 $CMRO_2$ 的比例在注射右美托咪定后不变[63]。研究者们在健康志愿者中证实了临床相关剂量的右美托咪定可等比例下降 CBF 和 $CMRO_2$。而在有脑损伤的患者，右美托咪定似乎比丙泊酚更能在维持镇静的同时维持脑功能[64]。右美托咪定在功能神经外科的临床经验仅限于一些小样本研究[65]。但这些报告显示右美托咪定并不会影响电生理监测，并且可以在成人[66]及儿童[67]不影响唤醒开颅时的脑电图描记和植入深部电极刺激器时的微电极记录。右美托咪定在婴幼儿应用的药代动力学及药效学研究正在开展。

（四）肌肉松弛药

肌肉松弛药对脑循环的影响极小。

1. 琥珀酰胆碱

琥珀酰胆碱先导致 ICP 的降低，然后升高，尤其在那些由于 CBF 升高而脑顺应性降低的患者[68, 69]。增高的 ICP 可能与传入肌梭活动增加引起的脑刺激相关[70]。提前给予深度全麻或提前箭毒化可降低琥珀酰胆碱注射引起的 ICP 和 CBF 升高[71]。具有高 ICP 的儿科患者由于其可快速控制气道和实现过度通气的益处，抹淡了琥珀酰胆碱轻度升高 ICP 的缺点。必须记住的是，闭合性脑损伤的患者使用琥珀酰胆碱可能出现危及生命的高钾血症，即使患者没有出现这一不良反应相关的症状：运动障碍、严重脑部缺氧[72]、蛛网膜下腔出血[73]、脑实质受损导致的脑血管意外[74]及偏瘫[75]。

2. 罗库溴铵

罗库溴铵可代替琥珀酰胆碱实现快诱导插管，但其会延迟琥珀酰胆碱实现的自主呼吸恢复和神经评估[76, 77]。然而随着一些国家，包括欧盟、日本、美国（如今中国也可用）舒更葡糖钠的上市，可以逆转非去极化肌松药引起的神经肌肉阻滞效应，这一问题就没那么显著了[78, 79]。与其他神经肌肉阻滞药物一样，罗库溴铵对 CBF 没有影响[80]。

3. 泮库溴铵、阿曲库铵和顺式阿曲库铵

这些药物在配合挥发性麻醉药时对 CBV、ICP 或 CMRO₂ 均没有影响[81]。大剂量的 d- 筒箭毒碱、阿曲库铵或氯二甲箭毒具有组胺释放效应，导致瞬时脑血管扩张，可能是引起 ICP 轻度增高的原因。但 MAP 的轻度降低可能改变颅内血容量[82]，使用顺式阿曲库铵应该不会引起组胺释放，可促进心血管稳定性。此外，通过霍夫曼降解进行代谢的药物可以在肾或肝功能异常患者实现快速清除[83]，健康成年人使用罗库溴铵和顺式阿曲库铵不会影响 CBF[80]。

4. 维库溴铵

维库溴铵以其心血管稳定性和相对较短的作用时间著称，颅内顺应性降低的患者维库溴铵可轻度升高 ICP，可能是由于同时降低中心静脉压引起[84]。

5. 神经肌肉阻滞逆转

既往非去极化药物神经肌肉阻滞（neuromuscular blockade，NMB）的逆转通常是通过四个成串刺激监测，以观察新斯的明给药后的最佳效果。新斯的明（一种乙酰胆碱酯酶抑制药）对 CMRO₂ 和 CBP 的影响极小，但会引起脑血管阻力和 CPP 降低，说明中枢胆碱影响脑血管扩张。值得注意的是，这些结果是在非人灵长类动物以较高的浓度由颈动脉或椎间动脉注射得

出[85]，因此，神经监测更需要快速诱导后早期逆转肌松。舒更葡糖钠是美国食品药品管理局 2015 年 12 月批准临床应用的新药，其逆转 NMB 的机制与乙酰胆碱酯酶抑制药完全不同，是通过将罗库溴铵或维库溴铵完全包裹产生效应，因此可以在即便是深度 NMB 条件下达到完全恢复[86]。在儿童患者应用经验仅有病例系列和病例报道，这些初步的经验用药是相对安全的，仅在 < 1% 患者有轻度不良反应，如恶心、低血压、心动过缓和过敏。在这些病例报道中，舒更葡糖钠可以在儿童逆转维库溴铵或罗库溴铵引起的四个成串刺激毫无反应的深度 NMB。这在神经疾病患者有助于神经检查和神经监测（如运动诱发电位）[86]。

要点：神经药理

- 异氟醚、七氟烷和地氟醚均降低 CMRO₂，升高 CBF 和 ICP。增加分钟通气量，诱导轻度低碳酸血症可以对抗其对 ICP 的作用。

- N₂O 的使用尚有争议，在"肿胀的大脑"或有脑缺血风险时最好避免使用。

- 巴比妥类、依托咪酯、丙泊酚和苯二氮䓬类药物均降低 CMRO₂、CBF 和 ICP，阿片类与右美托咪定对这些指标没有影响，氯胺酮增加 CMRO₂ 和 ICP。

- 去极化与非去极化肌松药对脑循环或代谢影响极低。

三、全身麻醉要点

接下来的部分讨论了小儿神经外科手术的麻醉管理，首先回顾了大多数手术共同的问题，接着讨论了特殊情况与手术操作。

（一）神经外科患者的围术期评估

神经影像学与神经监测技术的不断发展增加了我们对颅脑病理状态的认识，也增进了对神经外科患者的术前评估。神经功能评估的基础仍是病史及体格检查。神经外科患者术前的麻醉评估包括：基础系统的神经学检查，ICP 的评估，可能受脑干或脊髓病理状态影响的呼吸循环功能的评估，以及受到特殊影响的神经功能评估[87]。对许多神经手术来说，评估和记录术前发现的颅内高压和主要神经缺陷都十分重要。值得注意的是，颅内高压的病史、症状和生理发现可能在不同年龄段会有一定的差异。一般来说，患者颅内

高压的临床表现会随着 ICP 升高的时间有所变化（表 25-3）。ICP 突然大幅度增高通常可导致昏迷，但稍缓慢的增高可能是觉醒时头痛，提示睡眠诱发的高碳酸血症引起的脑血管扩张和颅内顺应性降低。呕吐是一个常见体征。新生儿和婴儿常表现为易怒、喂养不良和嗜睡。囟门膨隆、头皮静脉扩张、头颅增大或畸形，以及下肢运动障碍常常是 ICP 在这一年龄段增高的体征[88]。儿童 ICP 增高常常是由颅内肿瘤导致，当 ICP 升高到临界值时，会出现呕吐、意识减退及脑疝。其他症状包括由于眼动或凝视麻痹导致的复视（落日征）、发音困难、吞咽困难和（或）步态变化。第Ⅲ对脑神经损伤可能导致上睑下垂，第Ⅵ对脑神经损伤可因外展麻痹引起斜视。常会出现恶心呕吐，大一点的儿童可能自述晨起头痛。眼底镜检查可能发现视盘水肿和视网膜血管静脉搏动不良。

表 25-3 婴幼儿颅内压增高的症状和体征

	婴 儿	儿 童	婴儿与儿童
症状	• 易激惹 • 喂养不良	• 头痛 • 呕吐	• 嗜睡
体格检查	• 囟门膨隆 • 骨缝分离 • 头围增大	• 斜视 • 视盘水肿	• 意识减退 • 库欣三联征 • 瞳孔放大 • 不能向上凝视 • 第Ⅲ、Ⅵ对脑神经损伤

神经源性肺水肿是一种综合征，包括急性低氧、肺淤血、粉红色泡沫状富含蛋白质的肺水肿及影像学上的肺浸润表现[89]，伴随多种颅内病理表现，包括出血[90]、头部创伤[91]和癫痫[92]。使交感神经和副交感中枢激活的机制与延髓缺血和脑干形变有关，最终引起肺水肿[93]。必须对患者进行神经功能和气道保护能力的评估。在术前检查时，必须判断脊髓功能障碍的可能性，颈髓损伤所带来的神经功能异常可能影响呼吸和心血管中枢，如果出现神经系统问题，一些并存疾病可能需要额外的麻醉考虑（表 25-4）。

实验室检查可能发现抗利尿激素分泌不良综合征（the syndrome of inappropriate secretion of antidiuretic hormone，SIADH）和电解质异常的证据，或长期呕吐引起的体液浓缩。糖尿病患者可能出现高钠血症[94]，还可能出现代谢干扰，如低血糖或高血糖。术前病史和病历回顾可以解释患者是否接受类固醇治疗降低肿瘤水肿。如果存在，患者术中仍需要类固醇治疗。神

表 25-4 对患有神经系统疾病婴幼儿的围术期考虑

疾 病	麻醉意义
先天性心脏病	• 低氧和心血管塌陷
早熟	• 术后呼吸暂停
上呼吸道感染	• 喉痉挛和术后低氧 / 肺炎
颅面畸形	• 气道管理困难
去神经损伤	• 注射琥珀酰胆碱后出现高钾血症 • 对非去极化肌松药抵抗
癫痫的慢性抗惊厥治疗	• 肝脏和血液异常 • 麻醉药物代谢增加
动静脉畸形	• 潜在的充血性心力衰竭
神经肌肉疾病	• 恶性高热 • 呼吸衰竭 • 突发心源性猝死
小脑扁桃体下疝畸形	• 窒息 • 吸入性肺炎

经外科患者可能接受抗惊厥药物，用于治疗或预防癫痫。这些药物对其他药物（巴比妥类、麻醉药）的代谢可能产生很大影响。幕上肿瘤的患者，如颅咽管瘤，通常有垂体功能异常，术前应进行完善的内分泌评估。

头颅放射影像、超声影像、计算机断层扫描与磁共振可辅助颅内高压的判断。头颅放射影像可能出现慢性 ICP 升高、广泛的骨缝狭窄引起的"铜打碗征"及矢状缝扩张。在婴儿和较小的儿童，头颅骨缝宽度不应超过 2mm，并且不应具有桥接或闭合处[95]。脑超声检查由于费用低廉，不需要镇静，并可通过前囟实现床边检查，因此对早产婴儿十分有用。但由于 CT 检查可以看到几乎大脑的全部，是更适于脑水肿的检查[96]。CT 扫描和 MRI 的进展彻底改变了脑部疾病的检查。

考虑到神经外科疾病的复杂性，其需要通过多种方法进行综合优化的评估和治疗，神经外科疾病已经成为小儿外科围术期之家（见第 15 章）关注的焦点。在得克萨斯儿童医院，我们已经将其用于脊柱侧弯手术和颅缝早闭的围术期护理计划，未来将重点放在癫痫、动静脉畸形和胶质瘤手术上[97, 98]。

（二）术前用药

大多数麻醉医师选择不给予小儿神经外科患者镇静。如果在手术前用药时使用镇静药和阿片类药物，则必须对患者进行密切监测，因为这些药物可能导致呼吸抑制、高碳酸血症、气道完整性丧失和颅内压增

高。但也有例外，如颅内血管病变（ICP 无增加）的患者，镇静可能对他们有益，以减少因焦虑或哭泣而导致血压升高的可能性，而这些焦虑或哭泣可能会引起术前出血。术前 1 小时口服咪达唑仑（0.5mg/kg）、戊巴比妥（4mg/kg）或水合氯醛（50mg/kg）均可达到镇静作用。情绪准备是必要的，要由麻醉医师与患者共同完成。对于年龄较大的儿童，在麻醉诱导前简单地解释一下将会发生什么，将会减少在惊吓时血流动力学不稳定的发生率。

（三）患者体位

成功麻醉的规划包括为手术台准备适当的设备，以在固定体位后保护患者。麻醉医师的术前访视应提供手术期间患者体位的信息。

尽管患者的体位因神经外科手术而异，但一般原则是相同的。眼睛必须用胶带固定在闭合位，如果患者是俯卧位，面部和易受损区域需要用防压垫保护，以预防局部压力。由于不正确的体位可能影响通气，因此必须确保足够的胸部活动，特别是当患者俯卧时。这可以通过使用合适的支撑或框架来实现，使腹部下垂，并在间歇正压通气时促进呼吸运动。气管内插管应牢固地用胶带固定在适当的位置，特别是俯卧位，因为分泌物可能会使胶带松脱。通常建议采用 10° 仰头姿势，以改善脑静脉回流，减少静脉充血。头部向一侧转动可能使颈静脉扭结，减少静脉回流。这种扭结可以通过旋转躯干保持轴向位置来避免。在任何手术过程中，对麻醉医师来说，检查 ETT 和呼吸环路连接，并能够接触 ETT 进行气管内吸引是非常重要的。此外，在手术中最好能看到身体的一部分，如手或脚，这样就能很容易地评估外周灌注和颜色。患者体位的一般影响参见表 25-5。

（四）监测

基本监测包括心前 / 食管听诊器、心电图、无创血压监测、体温探头、指脉氧及二氧化碳描记。此外，动脉导管可以提供连续的周围灌注监测，提供精确的血压测量。外周神经刺激器用于监测 NMB 是可取的。长时间的外科手术需要导尿，如果使用渗透性利尿药，导尿是必需的。

（五）麻醉诱导

麻醉技术的选择和围术期事件的识别可能对麻醉诱导的方式和并发症有深远的影响[17]。对从早产儿到 16—18 岁年轻人的儿童患者在发育、解剖学和生理方面差异的考量是至关重要的。了解这些不同年龄组的正常生理功能是必要的。新生儿麻醉与大一点的儿童

表 25-5 神经外科手术患者体位的生理效应

体 位	生理效应	风 险
仰卧位	• 最简单的体位 • 经典的心肺机制	• 头部轴向旋转可能导致静脉压迫 • 外周尺神经加垫保护，手臂收拢
头高位	• 脑静脉流出增加 • 脑血流降低 • 下肢静脉池血液增多 • 体位性低血压	• 脑静脉气栓风险增高 • 低血压增多 • 颅腔积气增加
头低位	• 脑静脉和颅内压增高 • 残气量下降（肺功能） • 肺顺应性降低	• 出血增多 • 去氧饱和增多
俯卧位	• 面部、舌和颈部静脉充血 • 肺顺应性降低 • 腹部压力增加可导致静脉压迫	• 眼部损伤风险增高 • 皮肤损伤风险增高 • 气道获取困难
侧卧位	• 下方肺顺应性降低	• 臂丛损伤 • 受压手臂的灌注减少

和成人均不同，尤其在呼吸系统、心血管系统和体温调节方面。

最重要的是要识别患者的神经状态，并相应地修正诱导方案。颅内压升高患者的麻醉充满危险，在因 ICP 升高后精神状态改变的患者中，目标是在 ICP 升高最小的条件下安全控制气道。与其他嗜睡或睡眠增多的患者一样，首选快速诱导和插管技术以最小化误吸风险和快速达到插管条件、控制通气（如过度通气），以帮助控制和降低 ICP。使用喉镜导致的全身高血压可能可以通过静脉给予利多卡因避免。建议使用丙泊酚、阿托品、利多卡因和琥珀酰胆碱快速诱导麻醉，然后小心地在环状软骨处施加压力和进行人工通气[99]。当琥珀酰胆碱使用禁忌时（即预先存在脊髓、脑卒中损伤、先天性肌肉病），大剂量罗库溴铵或维库溴铵可作为替代的神经肌肉阻滞剂结合改良的快速序贯诱导技术使用。在适当的环状软骨压力下，可以进行人工通气而不引起胃胀。环状压力降低了胃内容物误吸的风险，颅内压增高常出现胃排空延迟。从历史上看，琥珀酰胆碱被用来提供满意的插管条件，因其起效速度和快速的半衰期的益处超过了其引起的 ICP 的轻微增加的弊端。罗库溴铵（1～1.2mg/kg）可提供比拟琥珀酰胆碱相当的插管条件[76]。对于没有准备好静脉通路的患者，可以通过一个小号的带翼针注射来

诱导麻醉，小号针置入对患者的压力和血流动力学影响最小。如果做不到这一点，熟练的吸入麻醉对 ICP 升高患儿的伤害可能要比困难的静脉置管小。麻醉最好是用氧气、异氟醚和适当的肌肉松弛药来维持。给予间断正压式机械通气，最好避免低通气和高碳酸血症。静脉注射阿片类药物可用于儿童。最重要的是，为了达到最佳的神经生理状态和术后最佳的神经系统检查条件，禁忌麻醉过深。

（六）液体管理和颅内压控制

1. 液体管理

神经外科患者的输液取决于神经病理或脑损伤的治疗。这些损伤常见的结果是发展为脑水肿，引起 ICP 升高。神经外科麻醉医师为了给予脑损伤患者合适的液体治疗，理解其脑内液体流动的原则是十分必要的。当细胞内外液体净流动不平衡时，就会产生水肿。血脑屏障（blood brain barrier，BBB）由毛细血管内皮细胞组成，细胞间通过紧密连接紧紧连在一起。BBB 也滤除了极性亲水分子，因此，血脑屏障的内皮间隙只有 7 埃（1 埃 =1^{-7}mm），而身体其他组织的间隙有 65 埃。这一脑内的间隙足够小，可以阻止钠离子流入细胞。一些必要的分子，如葡萄糖和氨基酸，会通过消耗能量的转运系统穿过血脑屏障，只有水分子可在膜内外自由穿梭。这一水分子在屏障两侧的被动穿梭是通过胶体渗透压、渗透压和静水压调节的。胶体渗透压是一个相对较弱的驱动力。胶体膨胀压降低 50%（一般为 20mmHg）引起的跨膜压，低于经毛细血管渗透压差 1mOsm/L 的压力梯度。例如，降低大脑的胶体渗透压不会产生与肠道相同的影响。这是因为大脑的细胞外空间顺应性很低，即便在有严重的胶体膨胀压差时，胶质细胞网络抑制水肿的形成。输注乳酸盐林格液最终将导致血液稀释，血浆渗透压降低（血浆胶体渗透压为 273mOsm/L），后者可能会促进脑水肿[100]。

液体的选择必须依据相关的神经病理过程，这些情况下并没有特定的容量替代治疗的配方溶液。我们的目标应该是维持等容、等渗和相对等胶体渗透压的血管内容积。例如，患有颅内压增高和（或）颅内占位的患者需要一种液体疗法，以平衡足够的血管内容积和使颅内占位脱水之间的需求。而在进行脑室分流术的患者和（或）脊髓脊膜膨出修复的患者，液体治疗应替代第三间隙损失。

渗透压梯度只有在 BBB 完整处才能维持，在正常情况下，渗透利尿和扩容治疗剂是不能通过的，如白蛋白。不幸的是，最可能受益于脱水治疗的区域，展示出 BBB 不完整，如肿瘤水肿，高渗的物质可渗透入这些组织加重水肿。

由于需要保持足够的循环血容量，大脑脱水变得复杂。在许多神经外科手术中，很大一部分失血沾染在手术巾上，很难测量。此外，大量灌洗液的使用也会使准确评估失血变得困难。任何神经外科手术的初始阶段都会造成失血，尤其是头皮切口。布比卡因 0.125% 与 1：20 万肾上腺素头皮浸润可减少失血和降低切割时的血流动力学反应（心率和血压升高）。在所有病例中，布比卡因血药浓度均在治疗剂量范围内[101]。切除血管畸形可能需要大量的液体置换。放置宽口径静脉导管和提供足够的血液制品是麻醉和手术规划的一部分。由于积极使用利尿药，通过尿量评估足够的容量替代是一个错误指标。在这种情况下，CVP 监测非常有用。

对于颅内压增高的神经外科患者，目前尚无完善的液体替代方案。然而，维持脑灌注压应该是液体治疗的最佳目标。大多数麻醉医师在麻醉开始时就开始进行渗透利尿治疗，并测量由此产生的尿量。随着手术和失血的进展，容量置换通常包括晶体和胶体溶液的混合物，以维持等容、等渗和等胶体渗透压的血管内容量。在初始给予的 20ml/kg 晶体溶液后，可以使用生理盐水或高渗生理盐水，应避免使用乳酸盐林格液和低渗性液体。白蛋白的应用仍有争议。最近一项针对成人的研究发现，在创伤性脑损伤患者的复苏过程中应用白蛋白比单纯使用晶体进行复苏具有更高的死亡率[102]。如前所述，最近遭受损伤（原发损伤）的大脑很容易受到所谓的"继发损伤"（半暗区），即短暂的与机械损伤相关的低血压、缺氧或缺血[103]（收缩[104]）或缺血本身（血流动力学不稳定）[105]。尽管快速给予生理盐水（10ml/kg）对 CBV 和 ICP 影响不大，但可以恢复血流动力学稳定性。血液制品应仅在血流动力学不稳定和携氧能力下降时使用。

含右旋葡萄糖的溶液与较差的神经预后相关，除非确认低血糖，尽量避免使用[106]。应激的新生儿糖原储备减少，ICU 患者的肠外营养中可能有高糖负荷。高糖溶液的突然停止可能导致胰岛素诱导的低血糖。在这些患者中，应经常监测血糖水平，并维持血糖正常。

2. 降低颅内压的等渗和利尿治疗

(1) 高张盐水：一些研究者认为，细胞外间隙脱水可以通过高渗盐水（3% 生理盐水）提高血清渗透压

来完成 [107]。高渗盐水溶液（通常为 3ml/kg，快速输注）已被证明对容量复苏有效，同时可减少脑水肿和（或）ICP 升高 [108]。重度创伤性脑损伤患儿采用高渗盐水（268mmol/L，598mOsm/L）复苏优于乳酸盐林格液（131mmol/L，277mOsm/L）复苏 [109]。尽管高渗盐水组患儿 ICU 住院时间较短，ICP 干预较少，但组间总生存率及住院时间无差异。在另一项关于儿童外伤性脑损伤的研究中，3% 高渗盐水与生理盐水复苏相比，显著降低了 ICP [110]。基于这些发现和其他研究，高渗盐水或甘露醇在目前儿科颅脑创伤指南推荐中没有差异 [111]。

（2）甘露醇：甘露醇（20% 溶液）仍然是最受欢迎的降低 ICP 和减轻脑水肿的利尿药。小剂量，如 0.25～0.5mg/kg，即可使渗透压提高 10mOsm，减轻脑水肿，降低 ICP [112]。甘露醇的作用在给药后 10～15 分钟内开始，并持续至少 2 小时。甘露醇诱导的血管舒张作用影响颅内和颅外血管，短暂地增加 CBV 和 ICP，同时降低全身血压。特别是一些儿童在快速给予甘露醇后可能出现短暂的血流动力学不稳定（1～2 分钟内）[113]。因此，给药速度在 20～30 分钟内不应超过 0.5g/kg。第一阶段低血压后将出现心脏指数、血容量、肺毛细血管楔压升高，均在输注后 15 分钟达到峰值 [114]。血管内容量的变化持续约 30 分钟后恢复到正常水平。在给予甘露醇之前给予呋塞米可以增加静脉容量储备能力，减少血管内容量的瞬间增加，并提供更有效的脱水；但是，存在产生严重脱水和严重电解质失衡的危险 [115]。大剂量甘露醇可产生较长的作用时间，但没有科学证据表明它们能进一步降低 ICP。在动物研究中，大剂量甘露醇显著降低了脑脊液的形成率 [116]。在脑缺血的情况下，可以使用更大剂量的甘露醇 2g/kg，并被认为具有额外清除自由基的益处。此外，较高的甘露醇剂量可能通过降低血液黏度（流变学）[119] 或急性增加血管内容量来增加 CBF [117] 和心输出量 [118]。通过这些作用的结合，我们认为甘露醇可能引起脑血管收缩，并进一步降低 CBV。不管怎样，甘露醇给药的净效应是多因素降低 ICP，这与 CBV 的降低最直接相关 [120]。

（3）襻利尿药：襻利尿药如呋塞米、乙基丙烯酸等可通过诱导全身利尿、减少脑脊液产生 [121]、改善细胞水转运 [122] 来减轻脑水肿。呋塞米虽然可以在不增加 CBV 或血浆渗透压的情况下降低 ICP，但不如甘露醇有效 [123]。呋塞米的初始剂量，若单独使用，应为 0.6～1mg/kg，或对于儿童为 0.3～0.4mg/kg [124]。联合使用甘露醇，被认为可减轻反弹性脑水肿 [125, 126]。有研究表明，乙基丙烯酸通过减少胶质细胞肿胀来减轻继发性脑损伤 [127]。将血清渗透压提高到 320mOsm/L 以上可能会导致急性肾衰竭和水潴留，并在恢复过程中造成血清渗透压下降的负面后果。在恢复期或苏醒期，严重脱水后可能伴有颅内高压反弹。

（4）皮质激素：皮质激素是颅内压增高神经外科患者治疗方案的重要组成部分。它们可以减少脑瘤周围的水肿，但需要数小时或数天才能看到效果。然而，术前或麻醉诱导时使用地塞米松常常在 ICP 降低之前改善神经系统状态。有人认为，这是因为部分恢复了 BBB 功能 [128]。

（七）体温平衡

一般来说，应避免极端的温度，并积极控制低体温和高体温的情况。通常情况下，正常的温度目标应该是 35.5～36.5℃，升温措施在该温度以下开始，降温措施在该温度以上开始。虽然低体温降低了 $CMRO_2$，但它经常延迟药物清除，延缓神经肌肉阻断剂的逆转，降低心输出量，引起传导异常，逆转缺氧的肺血管收缩，改变血小板功能，引起电解质异常，并可引起术后寒战 [129]。此外，术中低温所产生的血管收缩在复温时又逆转为血管舒张和体热再分配，引起热量再分配和核心温度的短暂下降 [130]。

新生儿和婴儿，由于他们体表面积与身体质量比较大，具有低温的最大风险。尽管手术室很温暖，但由于体内热量从中央向外周重新分配，麻醉诱导后体温会立即下降 [131]。随着热损失的持续，儿科患者会触发非颤抖的产热以试图使自己复温 [132]。在肌松和机械通气的患者中，恒定的分钟通气条件下，体温和呼气末 CO_2（$ETCO_2$）可能升高 [133]。由于输注冷的液体，这种现象可能不会很明显。温度监测是必要的，但探头的实际位置不如探头的可靠性重要。因此，我们通常把探针放在食管或直肠。在麻醉诱导和放置静脉导管及监护设施时，会暴露较大的体表面积，早产儿和小婴儿应置于辐射热灯下。四肢可以用保鲜膜或薄棉被覆盖。干燥的气体应使用热交换器进行加热和保湿 [134, 135]。尽管复温毯的作用受到了质疑，但只要放在患者下方，它们似乎就能很好地工作。现在还有放置在患者下面的暖风毯，保持温度非常有效。如果需要大量的液体补充，应始终使用温液仪。术后可采取暖风系统等复温措施。

在儿童创伤性脑损伤患者体温过高（> 38.5℃）与预后不良相关。在动物模型和患者身上的研究都表明，在脑损伤或脑缺血期间和之后，温度会强烈影响神经系统的恢复并增加 CMRO$_2$[136]。在缺血性脑卒中和闭合性脑损伤的成人和儿童患者中，已有人报道发生高温与发病率和死亡率增加之间的关系[137]。基于这些数据，可能需要采用积极降温策略，包括：室温送风系统、循环冷却毯、冷液胃灌洗结合对乙酰氨基酚和非甾体抗炎药的降温药物来治疗和预防高热[138]。此外，在严重脑损伤或顽固性颅内压升高的情况下，一些机构有低温治疗方案来保持患者体温在 32～34℃ 范围内[139, 140]。当前的颅脑创伤基金会指南（第 4 版）并不推荐预防性降温，特别提到了两个阴性结果的儿科试验[138]。在我们的机构，主要的热平衡目标是通过对乙酰氨基酚、室温送风冷却和冷却毯避免高热，达到 36℃ 的目标温度。

（八）静脉气栓

静脉空气栓塞（venous air embolism，VAE）是麻醉与手术中最严重的并发症之一。在神经外科病例中，许多体位将手术部位置于心脏之上，增加了 VAE 的风险。这种风险随着高度差的增大而增大。经典示例，VAE 与坐位颅后窝手术有关，但它并不局限于此手术。婴儿和儿童在涉及颅骨的手术中，如颅骨穹隆分割、颅缝早闭的颅骨整复术和脊髓手术中均有 VAE 的报道[141]。患者侧卧位也会发生[142]。颅后窝手术中采用俯卧位和机械通气可显著降低 VAE 的发病率[143]。表 25-6 给出了不同手术方式的空气栓塞的相对风险[144]。

表 25-6　神经外科手术静脉气栓（VAE）的相对风险

神经外科手术	相对风险
开颅术 - 坐姿	高
颅后窝 / 颈部手术	高
颅缝早闭整复	高
脊柱融合	中
颈椎椎板切除术	中
PRBC 输注	中
周围神经外科	低
颈前路手术	低
钻孔 /ICP 监测放置	低

近似预期报告发病率：高 > 25%，中 5%～35%，低 < 5%
ICP. 颅内压；PRBC. 浓缩红细胞
经 Wolters Kluwer 许可转载，引自 Mirski 等[144]

当满足以下条件时，就会出现静脉进气，包括：①手术部位的静脉压力低于大气压；②静脉向大气开放；③该静脉不会塌陷。它最常发生在手术的第 1 小时，最常见的进气部位是颅骨板障静脉、导血管和颅内静脉窦，它们由于硬膜粘连保持开放。VAE 也可发生于肌肉中的静脉和 3 岁以上儿童使用的多点头部固定仪器的穿刺部位[145]。VAE 的检测完全取决于所使用的监测仪的灵敏度（图 25-1），报道的空气栓塞发病率差异很大[146]。使用高灵敏度的心前区多普勒，报道的成年患者坐位颅后窝手术时空气栓塞的发生率高达 58%[147]，检测到栓子的病例中不到一半产生系统性低血压[148]。在小儿神经外科中，可检测到的空气栓子的发生率约为 33%[149]，但半数以上的病例发生系统性并发症。虽然儿童并不比成人更容易患气栓，但他们对气栓更易感。例如，仰卧位婴儿在颅缝早闭整复过程中空气栓塞的发生率可能高达 67%[150]。

这也许可以解释为什么有些患者在没有明显原因的情况下会出现低血压。此外，右侧压力的增加可能导致空气从心脏右侧通过房间隔缺损进入左侧，从而引起反常空气栓塞。在解剖学上，约 27% 的患者有卵圆孔未闭，存在左心栓塞的潜在危险。空气也可以在没有心内间隔缺损的情况下进入体循环[151]，从而导致脑梗死或心肌梗死。

必须采取措施避免这一潜在的灾难性并发症。小心避免开放组织和心脏之间的压力梯度和常规使用正压通气是必需的。一旦发现进气，麻醉医师必须：①建议神经外科医师停止手术，冲洗术野，压迫颈静脉，并将术野置于心脏以下，以防止空气进一步进入；② 100% 吸氧通气；③尝试通过中心静脉导管抽吸空气；④处理任何血流动力学后果；⑤如果血流动力学持续不稳定，则将患者变为左倾位。当在儿童开颅术中检测到静脉空气时，38%～60% 可以成功地从静脉中抽出空气[149]（图 25-2）。

静脉输液[152]、适当的抗心律失常和正性肌力药物或血管升压药可能是必需的，应根据需要给予。氧化亚氮必须停止使用，因为可成倍增加栓子的大小，导致进一步的生理危害。一些作者提出，10cmH$_2$O 的呼气末正压可能通过增加静脉压降低空气进入率，但低于 10cmH$_2$O 并不足以达到这一目的[153]。PEEP 的使用可能会引起反常空气栓塞，减少静脉回流到心脏，导致额外的血流动力学不稳定，需要额外的液体和血管加压素支持[154]。

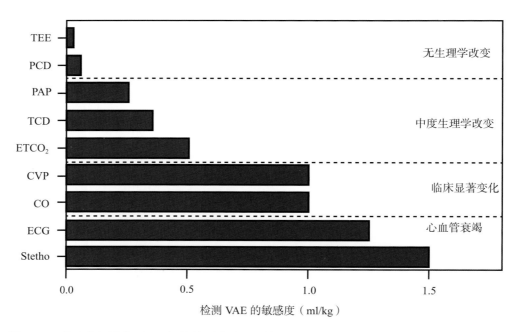

▲ 图 25-1　静脉空气栓塞（VAE）的检测方法根据敏感性最小的可检测到的空气体积从高到低列出

灵敏度最高的技术可能在临床或生理不稳定之前检测出 VAE，而灵敏度低的技术可能只在血流动力学变化和生理不稳定后才能检测到 VAE。术中经食管超声的 VAE 监测技术临床可用性较低，而心前区多普勒、经导管肺动脉压和经颅多普勒的 VAE 监测技术的临床可用性则处于中等水平。常规的临床监测，如心电图和听诊器听诊是较晚期的检测手段，无法防止失代偿。CO. 一氧化碳；CVP. 中心静脉压；$ETCO_2$. 呼气末二氧化碳（经 Wolters Kluwer 许可转载，引自 Mirski 等 [144]）

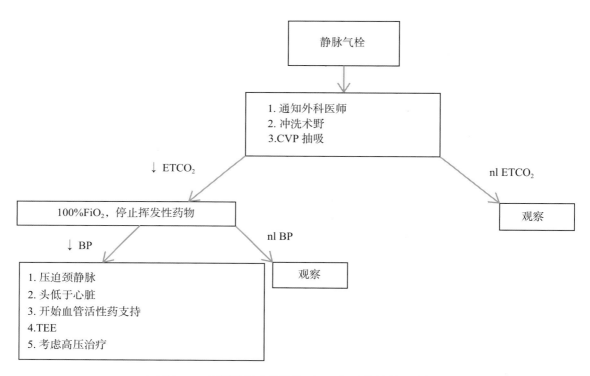

▲ 图 25-2　可疑静脉空气栓塞（VAE）事件的处理流程

理想情况下，应与外科医师沟通疑似增加的 VAE 和检测可疑的 VAE 来源。讨论了阻止进一步进气的步骤，以及其他确认 VAE 的评估方式（如 $ETCO_2$）。如果 VAE 引起的血流动力学不稳定进一步加重，则迅速开展支持措施，如重新摆放体位和血管活性药支持。BP. 血压；CVP. 中心静脉压；$ETCO_2$. 呼气末二氧化碳：FiO_2. 吸入氧的分数；TEE. 经食管超声

要点：全麻注意事项

● 术前评估应集中在神经学检查，监测 ICP 的升高，回顾神经影像学结果，以及理解合并疾病相关情况，如癫痫发作。

● 术前用药，如果给药的话，应审慎给予，并对 ICP 升高的患者在麻醉诱导之前进行密切监测。

● 应仔细摆放体位，注意所有的压迫点并安全固定气管内插管，常用俯卧位；为避免 VAE，应避免坐位，以及头部抬高 10°以上。

● 颅内手术常用的方法包括仔细的液体管理，进行动脉监测，气道与通气管理以避免高碳酸血症，并采用高张盐水或甘露醇进行等渗利尿。

四、特殊麻醉考量

（一）神经放射影像

与成人不同，儿童和婴儿在神经放射学诊断或介入治疗过程中经常需要全身麻醉或镇静。在这种情况下，有几个特殊的问题与麻醉的实施有关。其中包括在远离技术帮助的偏远地区提供护理，笨重设备造成的限制，在手术过程中需要与患者保持一定距离，以及对比剂偶尔产生的不良反应。在这种情况下，麻醉的主要指征是使不能合作的年轻患者长时间完全不动。最常见的操作包括 CT 扫描、脑血管造影、腰椎造影、放疗和 MRI。实施这些操作具体的麻醉考量取决于患者的条件和放射学的要求。其他章节（见第 41 章）介绍了神经放射学相关操作的进一步讨论。

（二）头骨异常：颅缝早闭

颅缝早闭是儿科麻醉医师最常见的颅骨异常，包括一个或多个颅缝的过早融合。发生率约为 1∶2000，男性居多。虽然它可以是独立发生的异常，但也可能与多种遗传综合征有关。对颅缝早闭患者的特殊考虑包括颅内压增高和失血。进行颅骨整复术的儿童和婴儿可能会有颅内压增高，麻醉诱导应如前所述进行。多骨缝早闭和 6 个月以上骨板较厚的患者失血量增加。大多数颅缝早闭手术是在 2~6 个月进行的，这一时期与生理性贫血同时发生。因此，可能需要输血来维持可接受的血红蛋白水平。对于 ICP 正常的幼童，简单

的颅骨整复术很少需要放置动脉导管。然而，充足的静脉输液和血液置换是必要的。患有颅内压升高的儿童和那些接受广泛的多重骨缝手术的儿童通常需要放置动脉导管。内镜颅缝早闭修补越来越多，通常可以大大降低失血量。关于这些手术，更详细的讨论参见其他章节（见第 36 章）。

（三）脑积水

脑积水是一种先天性或获得性的病理状态，有多种变化，但其特征是脑脊液量增加，此时处于或一直处于压力增加状态（图 25-3）。它可以发生在任何年龄，由以下 4 种基本疾病之一引起：先天性异常（如 Arnold-Chiari 畸形）、肿瘤、炎症状态和脑脊液分泌过多（如脉络膜丛乳头状瘤）。脑积水是最常见的神经外科疾病，需要干预。除了潜在的病因，它还可以进一步分为阻塞性/非交通型(CSF 不能在脊髓周围流动)或非阻塞性/交通型（CSF 可以正常流动）。无法通过药物控制的患者需要进行脑室外引流和（或）脑室内分流术，或内镜下第三脑室造口术。

1. 脑室分流术

目前有三种脑室内分流术：脑室-腹腔分流术、脑室-心房分流术和脑室-胸膜分流术。每一种都有其适应证和麻醉注意事项。通常，随着儿科患者的成长，分流必须进行调整。如果发生故障或感染，则必须替换。分流器的放置或翻修在严重神经功能受损儿童和其他无症状患者中都很常见。这些儿童可能出现

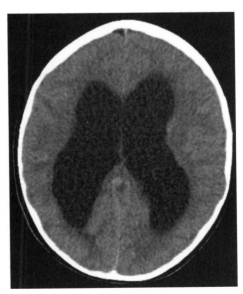

▲ 图 25-3　这名 12 岁的男孩被发现有越来越严重的头痛和呕吐

轴位 CT 显示严重的幕上脑积水，这是由于存在颅后窝占位（毛细胞型星形细胞瘤）阻塞第四脑室和脑导水管（未显示）

在手术室多次，并可能需要特定的麻醉诱导技术。需要接受脑脊液分流手术的患者可能有广泛的症状和临床表现，从具有最小残疾状况的看起来完全健康的儿童，到病情严重陷入昏迷，需要紧急手术的患者都有可能出现。

2. 内镜第三脑室造口术

内镜下第三脑室造口术（endoscopic third ventriculostomy，ETV）是近年来出现的一种有效的治疗脑积水的替代方法，尤其是对那些非交通型的脑积水患者。该过程是通过将柔性内镜通过室间孔置入侧脑室前角，进入第三脑室完成的[155]。然后在第三脑室底部进行脑室造口术，与脑脊液前池直接连通引流脑脊液（图 25-4 和图 25-5）。脉络膜丛烧灼术现在经常被加入到手术中，尤其是在年幼的婴儿中。这种方法的明显优点是不使用分流器，从而根除了机械设备故障或感染的风险。然而，长期跟踪对比标准的研究脑脊液分流术和 ETV 没有持续地表现出明显的优势，最近一项前瞻性研究对比了婴儿脑积水采用 ETV 术和配对的既往手术对照组，发现术后 6 个月 ETV 不需干预的成功率较对照组明显更差（36% vs. 80%，$P < 0.001$）[156]。最近在乌干达进行的一项随机对照试验显示，在 12 个月时的治疗成功率相似（ETV 为 65%，分流为 76%，$P=0.28$），且各组间的神经发育结局评分相似[157]。

3. 麻醉注意事项

麻醉前评估必须包括以下内容。

● 意识水平。需要行初次分流、分流修正或分流器功能障碍的患者可能表现为严重的 ICP 升高，需要积极的治疗。

● 饱胃。呕吐或胃排空延迟的证据提示应采取预防胃内容物误吸的措施（如快速序贯诱导）。

● 共存的病理变化。孩子是否有其他重要器官系统损害的证据，如经常误吸的脑瘫患儿。

● 年龄相关的病理生理学。患者是否可能有呼吸暂停、肺顺应性差或肾功能不成熟。

4. 监测

常规监测在前面已经讨论过。动脉导管监测通常保留在 ICP 未经控制和血流动力学不稳定的患者。

5. 诱导前

通常，神经外科医师会进行 CT 扫描来评估脑积水的程度，并通过放射学检查分流过程，以评估分流的完整性和功能。评估分流管（也称为分流阀）可以帮助确定故障位置。在某些情况下，分流管故障引起

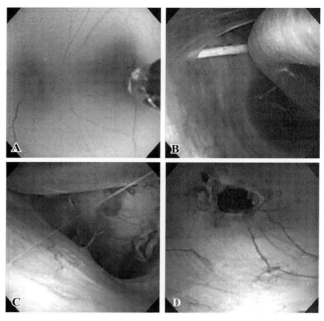

▲ 图 25-4 第三脑室造口术的数字化影像

A. 第三脑室底内镜图像，左侧为漏斗状隐窝，右侧为 1mm Bugby 导线尖端，准备穿透底板；前方为左侧。B. 内镜下经第三脑室造口入池后，右侧基底动脉、左侧第 Ⅵ 对脑神经进入海绵窦；斜坡位于左侧前方。C. 右侧椎动脉及下髓质与上颈髓交界处位于枕骨大孔水平的腔内镜图像；斜坡位于左下前方。D. 内镜下第三脑室底的第三脑室造瘘口，将内镜从前池撤回至第三脑室（经 Elsevier 许可转载，引自 Kahle 等[155]）

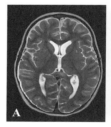 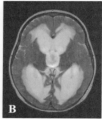 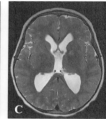

▲ 图 25-5 儿童脑膜炎后脑积水治疗前后的 MRI 表现

A. MRI 显示 22 月龄的脑膜炎患儿轻度脑室扩大伴非常早期的脑积水；B. 2 周后，同一患儿的脑 MRI 显示重度脑积水伴重度脑室扩张，脑室周白质胞外水增加；C. 同一儿童第三脑室造瘘及脉络丛烧灼术 9 个月后脑 MRI 表现为脑积水消退，临床康复（经 Elsevier 许可转载，引自 Kahle 等[155]）

的 ICP 升高可以通过穿刺近端储液囊迅速降低。局麻药浸润皮肤可以在对患者造成最小创伤的情况下进行穿刺。诱导期间可以将针留在原位以监测 ICP。在麻醉诱导过程中有呕吐风险的患者，放置鼻胃管可能突然出现呛咳、反流，并增加 ICP。神经系统严重受损的儿童通常有胃造瘘管，建议在麻醉诱导前开放这些管道。然而，这并不能保证患者不会呕吐和吸入胃内容物。

6. 诱导和插管

许多脑积水患者都经历过多次手术。如果没有临床证据表明 ICP 升高，可以通过面罩或静脉给药诱导麻醉。此外，我们通常允许孩子们有自己的偏好。另一方面，ICP 增加和胃排空延迟的儿童，通常在吸氧后用硫喷妥钠、阿托品、利多卡因，以及一种镇痛药和非去极化肌肉松弛剂诱导麻醉。给予环状软骨加压，患者在低峰值吸气压力下过度通气。由于喉镜是一个强有力的刺激，可增加 ICP，经口气管导管放置尽可能平稳。

7. 麻醉维持

患者被置于仰卧位，头转向侧面，或置于轻度侧位。颅内压增高的患者应置于 30° 头高位，尽量减少颈部旋转或屈曲，以改善脑静脉引流。后置分流管、侧置分流管的患者应放置腋窝垫和四肢防压垫。

气道固定后，ICP 升高的患者过度通气，$PaCO_2$ 维持在 25～30mmHg。ICP 正常的患者维持在二氧化碳分压正常状态。为了降低脑室－胸膜分流术患者气胸的风险和脑室－心房分流术患者空气栓塞的风险，应避免自主呼吸。另外，在开颅时应避免自主呼吸。肺顺应性差和有呼吸暂停风险的患者在麻醉期间应进行机械通气。

麻醉通常由氧气携带氧化亚氮、低浓度的异氟醚和极少量的镇痛药物来维持。尽管氧化亚氮会增加麻醉儿童患者的 CBF，但过度通气和预先给予丙泊酚能有效地抑制 CBF 和 $CMRO_2$ 的增加。卤化麻醉药以剂量依赖性的方式增加 CBF、CBV 和 ICP，而异氟醚的不良反应比氟烷小。因此，这些药物要么低浓度用于 ICP 增高的患者，要么完全避免使用，直到脑脊液被排出。如果手术预计持续时间较短，肌肉松弛通常用维库溴铵或阿曲库铵维持。

脑室分流术通常不会导致明显的失血或第三间隙液体损失，而液体管理的重点在于补充因呕吐或药物诱导利尿引起的血管内容量损失。

在分流手术中，尽管时间相对较短，体温可能会下降。较大的体表面积暴露和冷的准备液可能会导致婴儿体温迅速降低，特别是脑室－腹腔分流。

8. 复苏

在气管导管拔除前，应确保有足够的时间清除麻醉药物和充分逆转 NMB。虽然它不能绝对保证避免反流，但对于怀疑胃内容物增加的患者，在拔管前应先将胃吸净。患者应完全清醒，并有适当的咽反射，以保护气道不受呕吐物影响。许多接受分流手术的患者

神经功能严重受损，气道控制能力差。

9. 术后管理

与任何术后患者一样，应给予吸氧，并评估呼吸模式和充分性。一般的神经外科患者，特别是小于 50 孕周龄的早产儿，术后可能出现呼吸模式异常或窒息。体温过低的患者在拔管前应复温。

对于神经功能受损的患者，应谨慎使用镇痛药。手术时皮肤局麻药物浸润大大减少了术后镇痛的需求。术前无神经损伤的患者可给予术后常规的阿片类药物治疗。

> **要点：神经放射学检查、颅骨异常和分流术的特殊麻醉注意事项**
> - 神经放射学检查是儿科神经外科手术的基础，挑战包括在远离手术室的区域为颅内病变患者提供麻醉治疗。
> - 颅缝早闭手术通常是一种神经外科－整形外科联合手术，小婴儿大量失血是一个挑战，最近的微创手术通常能将这一问题最小化。
> - 脑积水是最常见的神经外科疾病之一，确定颅内压水平和一些脑积水的紧急性质对实现结果最优化至关重要。
> - 脑脊液分流术和内镜下经脉络丛烧灼术＋第三脑室造口术可用于脑积水治疗。

（四）颅内肿瘤

CNS 肿瘤占 15 岁以下儿童所有实体肿瘤的大多数，是儿童第二大常见癌症，仅次于白血病。原发性脑瘤占儿童所有癌症的 20%，占儿童癌症死亡的 20%。2010—2014 年，美国每 10 万名 15 岁以下儿童中有 5.54 人患有脑瘤。据估计，2018 年美国将有 3560 例儿童原发性恶性和非恶性颅脑及其他中枢神经系统肿瘤的新病例被诊断出来[158]。不幸的是，原发性恶性脑瘤的治疗并没有像儿童白血病那样显著提高生存率。然而，在过去的几十年里，患有中枢神经系统肿瘤儿童的存活率有了显著的提高。尽管有了这种改善，但仍有许多工作要做，特别是在对 3 岁以下的儿童诊断时。从麻醉学的观点来看，颅内肿瘤是根据肿瘤的部位来划分的。以下部分介绍一种用于幕上和颅后窝开颅手术和颅咽管瘤切除术的麻醉方法。

1. 幕上开颅术

幕上病变约占儿童脑肿瘤的一半。由于与胚胎发生有关的原因，小儿脑瘤常发生于中线结构，包括下

丘脑、上丘脑、丘脑和基底神经节。这些肿瘤常倾向于侵犯脑室系统，引起梗阻性脑积水。半球肿瘤在出生后的第 1 年更为常见，发生率约为儿童的 2 倍（37%，而儿童为 16%～24%）。8 岁后，半球肿瘤的相对发病率也会增加。

(1) 麻醉注意事项：包括以下内容。

● 颅内压升高。应该估算 ICP，再次回顾 CT 和 MRI 图像。

● 饱胃。ICP 升高的患者常发生胃排空延迟。

● 电解质和液体。颅内病变和 SIADH 的儿科患者容量状态和电解质平衡可能改变。

● 年龄相关的病理生理学。麻醉注意事项与前面讨论的相同。

● 体位。头部升高应不超过 10°，并应该确认静脉回流没有阻塞。

(2) 监测：除了前面描述的常规监测外，我们还增加了用于血流动力学监测和血液采样的动脉置管。对于可能出现大量失血、血流动力学不稳定或空气栓塞的患者，置入中心静脉导管。插入导尿管是由于手术的持续时间和使用渗透性利尿药。

(3) 诱导前：术前检测颅内压升高对开颅手术患者至关重要。对于有大型实体瘤、明显的肿瘤水肿或 CSF 流出道阻塞的患者需要一种旨在降低 ICP 的麻醉方法。一些儿童在肿瘤切除手术前需要接受脑室外引流术（external ventriculostomy drain，EVD）。术前应检查并记录神经功能缺损。许多颅内疾病的患者表现为 SIADH。这些儿童表现为低钠血症、低血清渗透压、高尿渗透压和少尿。周围水肿很少出现。SIADH 的术前治疗通常包括液体限制。

(4) 诱导和插管：与正常的 ICP 患儿不同，对于 ICP 明显升高的患者，快速诱导麻醉，然后快速固定气道和过度通气至关重要。麻醉诱导一般按照改良的快速序贯插管法进行。应用环状软骨加压，患者过度通气，利用低峰值吸气压力以避免胃胀气。喉镜置入应尽可能平稳。一些麻醉医师更倾向于对需要术后机械通气的患者进行经鼻气管插管，以在小婴儿更好地稳定 ETT。

(5) 维持：ICP 升高的患者一般给予通气达到 $PaCO_2$ 降至 25～30mmHg。有时，如果大脑非常"肿胀"且存在无法控制的颅内高压，则需要较低水平的 $PaCO_2$。必须注意的是，极度的过度通气可能会降低 CPP，导致脑缺血或将血流量从低流量的脑区转移到自主调节功能受损和高流量的脑区（也称为"盗血"现象）。一般避免过高的 PEEP（> 8cmH_2O），以促进大脑静脉引流，同时避免血流动力学问题，如动脉血压降低。在氧合功能受损的患者中，低水平的 PEEP（3～5cmH_2O）可以纠正缺氧而不阻碍静脉回流。

小儿患者通常仰卧位进行幕上手术，头部略微抬高以促进静脉引流。四肢要用软垫垫好，保护眼睛不受伤害。必须小心避免颈部过度弯曲、伸展或旋转。

液体管理可能是个问题。ICP 升高的患者通常在接受甘露醇后脱水。这增加了低血容量和低血压的可能性，特别是在大量失血的情况下。CVP 监测可以早期发现低血容量，并通过等渗晶体和胶体溶液（如 5% 的白蛋白）扩容。单纯开颅术的患者没有明显的颅内压升高，且术中出血量少，常常只需要晶体液替换。

(6) 复苏：在手术结束时，决定拔管的依据是建立在外科手术的成功、手术过程平稳、ICP 是否正常、患者的年龄、残余神经功能缺损程度及影响呼吸和气道保护等因素的基础上。呼吸功能不全的患者二氧化碳潴留，因此他们的 ICP 可能增加。那些没有咽反射的患者不能保护自身气道。术后持续镇静和过度通气的患儿应怀疑颅内压升高。肺顺应性差或呼吸动力不成熟的新生儿可能需要术后机械通气。排除以上这些并发症，儿童的气管导管可以在苏醒后、NMB 逆转和麻醉药物消除后拔除。

(7) 术后管理：与任何术后患者一样，应给予吸氧，并评估呼吸是否充分。需要术后通气的患者也需要镇静和可能的肌肉松弛，以防止躁动和 ICP 升高。术中局部麻醉药的浸润或手术结束时颈浅丛神经阻滞可减少术后镇痛药的需求。必须在患者的舒适度和跟踪患者神经状态的能力之间寻求平衡。对反应迟钝的患者必须检查是否存在高颅压或其他外科可纠正的并发症，如颅内出血。体温应保持在正常水平。

术后颅内压升高最常见的原因是无法控制的全身性高血压。当术后疼痛得到控制时，可以使用血管扩张剂来控制血压。β 受体阻滞药已被成功使用，特别是拉贝洛尔，它通常不越过血脑屏障。

癫痫发作常常发生在术后不久。因此，许多外科医师在术前给患者服用抗惊厥药，并持续至术后。从历史上看，苯巴比妥是最常用的药物，如果癫痫难以治疗，还会添加其他药物（如磷苯妥英和丙戊酸）[159]。目前，左乙拉西坦的使用频率更高，其不良反应比以前的预防用药少[160]。

2. 颅咽管瘤

颅咽管瘤是脑垂体的一种良性包膜性肿瘤（图

25-6）。因为肿瘤生长超出蝶鞍，压迫视交叉或其他中线结构，患有这种肿瘤的儿童通常表现为内分泌功能衰竭、视觉障碍或脑积水。经蝶窦入路治疗该肿瘤在儿童患者中很少使用，因此大部分的切除手术都是通过额部开颅进行的。颅咽管瘤和下丘脑肿瘤手术的麻醉与幕上开颅手术相似。

儿童颅咽管瘤术前评估的重点是确定是否存在脑积水和区分内分泌功能障碍的类型，因其可能影响麻醉管理。儿童可出现甲状腺功能减退、生长激素缺乏、促肾上腺皮质激素缺乏或尿崩症等症状。术前和术后都需要激素替代，包括甲状腺激素和皮质激素。

DI 是脑垂体手术和头部损伤的并发症。它是由抗利尿激素分泌细胞的破坏引起的。术前很少出现，通常在手术后 4～6 小时开始，偶尔在术中开始显现。患者的特征是产生大量稀释尿。血清渗透压升高，尿渗透压低（低于 200mOsm/L）。尿比重低于 1.002。患者会出现高钠血症和低血容量。DI 的治疗需要仔细测定患者每小时的排尿量，并给予维持液和前一小时排尿量的 75%。液体的类型是由患者的血清电解质浓度决定的。尿液的钠含量很低，应该用低渗溶液代替，如在 0.5 当量生理盐水中加入 5% 的葡萄糖。如果大量使用 D5W，可能出现高血糖和渗透性利尿。血管加压素或其类似物，如 DDAVP（1- 脱氨基 -8-D- 精氨酸血管加压素），应在 DI 的早期阶段使用。在术中给药时，DDAVP 水溶液偶尔会引起高血压。术后，DDAVP 分为两个剂量

（5～30μg/d）经鼻给予。如果经静脉注射，剂量应为鼻内剂量的 1/10，分 2 次。另一种方法是，持续输注 0.5mU/(kg·h) 的抗利尿激素。必须调整输注速率以达到所需的抗利尿程度，通常需要监测血清钠并将排尿量减少到 2ml/(kg·h) 以下。

术后处理包括类固醇、甲状腺、盐皮质激素和性激素补充。胰岛素依赖型糖尿病患者术后胰岛素需求可能降低。因此，必须密切监测他们血液中的葡萄糖含量，并根据需要改变他们的胰岛素治疗方案。

术后出现的其他问题包括癫痫和体温升高。手术暴露通常需要强烈的额叶牵拉。因此，术中预防抗惊厥可能是必要的，术后也应继续。下丘脑热调节机制的损伤可能导致高热。应努力维持正常体温，降低高代谢细胞损伤的风险。

3. 颅后窝肿瘤手术

颅后窝肿瘤（图 25-7）在儿童中比成人更常见，约占儿童脑瘤的一半。最常见的四种肿瘤是髓母细胞瘤（30%）、小脑星形胶质细胞瘤（30%）、脑干胶质瘤（30%）和室管膜瘤（7%）。剩下的 3% 包括听神经瘤、脑膜瘤、神经节神经胶质细胞瘤和其他更少见的肿瘤。小脑星形胶质细胞瘤无性别倾向，但髓母细胞瘤多见于男性。90% 的髓母细胞瘤患儿和几乎所有的小脑星形胶质细胞瘤患儿都存在脑积水[161]。

除肿瘤外，最常见的颅后窝神经外科手术是 Arnold-Chiari 畸形减压术。Arnold-Chiari 畸形是一种复杂的发育异常，其特征是小脑下蚓部向下移位进入颈上椎管，伴有延髓和第四脑室伸长。术前麻醉医师应特别注意神经系统症状，如小脑功能障碍、上呼吸道阻塞（吸气性喘鸣）、心血管不稳定、颅内压增高等。

（1）麻醉注意事项：具体内容如下。

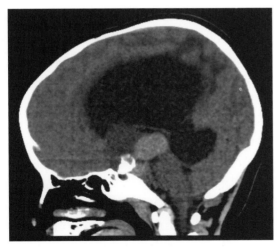

▲ **图 25-6 矢状位钆增强 T₁ 加权磁共振造影图像**

一名 5 岁女孩巨大颅咽管瘤充填鞍上池，抬高并扭曲第三脑室。位于鞍上池中央的单发密度不均匀肿瘤，最符合颅咽管瘤表现。第三脑室及脑导水管阻塞，导致严重脑积水及全身肿瘤效应 / 颅内压增高

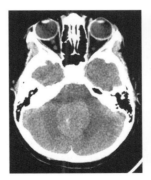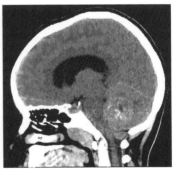

▲ **图 25-7 轴位和矢状位未增强的 T₁ 加权 MRI 图像**

9 岁男孩，表现为共济失调、头痛和晨吐，显示第四脑室内可能存在髓母细胞瘤，导致脑干受压、轻度梗阻性脑积水、小脑扁桃体疝和颅内压升高

- 年龄相关的病理生理学。
- 颅内压。症状性脑积水可能需要放置 EVD 后诱导麻醉，必须维持脑灌注，可能需要给予甘露醇、呋塞米和皮质类固醇。
- 饱胃。颅后窝疾病减缓了儿童胃排空，使其在麻醉诱导时容易反流和误吸胃内容物。
- 相关的已患疾病。
- 心血管：一些患者可能由于脑干压迫出现高血压。
- 肺部：反复的吸入性肺炎较常见。
- 神经系统：可发生中枢性睡眠呼吸暂停，并可能持续到术后。
- 空气栓塞。具体参见相关章节。
- 气道管理。Arnold-Chiari 畸形或脑干压迫可引起上呼吸道功能障碍和吸气性喘鸣。
- 液体和电解质。术前尝试降低 ICP 可能导致电解质失衡和血管内容积的收缩。
- 术前用药。

(2) 术前评估及麻醉诱导：这些患者的术前评估与前面描述的相似。

在麻醉诱导过程中，必须尽量保持 CPP，避免 ICP 升高，并提供适当的麻醉深度。麻醉药的选择没有给药方式重要。丙泊酚、阿托品和非去极化肌肉松弛剂与阿片类药物（如芬太尼）是常见的组合。琥珀酰胆碱可以安全地使用，除非患者有严重的 ICP 升高与血流动力学不稳定。为了最大限度地减少在定位过程中弯折和阻塞 ETT 的可能，可以使用钢丝加强的气管导管。然而许多神经麻醉学家更喜欢使用经鼻气管插管以获得更好的稳定性和固定力。使用带有软咬块的口腔气管导管可以减少鼻出血，避免可能的鼻黏膜损伤和感染。

(3) 维持：与麻醉诱导一样，没有单一的麻醉技术被证明更优越，维持方案必须根据患者的需要和手术的要求进行调整。皮肤准备后，切口沿线浸润局部麻醉药（布比卡因 0.125%，肾上腺素 1 : 20 万），芬太尼和（或）异氟醚增加麻醉深度。目的是提供一个"低颅压状态"，这将减少牵引器造成的压力，并允许足够的大脑灌注。由非去极化肌松剂提供肌肉麻痹，甘露醇和呋塞米降低 ICP。调节间歇正压通气，使 $PaCO_2$ 维持在 25～28mmHg。

(4) 患者体位：颅后窝肿瘤手术常用三种体位。根据较早的文献报道，55% 的病例采用俯卧位，30% 坐位，15% 侧卧位[162, 163]。近年来，由于坐位增加 VAE 风险，儿童患者很少采用。麻醉医师的责任是确保在摆放体位过程中 ETT 没有深入或退出气管，通气充足，压力点有良好的加垫，颈部没有弯曲到堵塞颈静脉回流。头部固定的方法取决于患者的年龄、颅骨的厚度和外科医师的需求。马蹄形的头垫是有用的，但患者的脸必须小心加垫，眼睛不能受到压迫。3 岁以上，最好使用多头钉头架固定。头钉固定部位局麻药浸润可以减少伤害性反应。

(5) 监测：颅后窝手术的监测与幕上开颅手术基本相同，但有一个重要的例外，即应用经胸多普勒来检测空气栓塞。有时，在进行髓内或脑干肿瘤切除术时应记录感觉诱发电位。

(6) 复苏和恢复：苏醒必须迅速，但在气管拔管过程中保持患者血流动力学稳定和无刺激十分重要。病变决定了术后适当的气道管理（如髓内肿瘤切除后必须进行气管插管）。在适宜早期气管拔管的情况下，术中给予婴儿和儿童阿片类药物和利多卡因 0.5～1mg/kg，可有效预防麻醉觉醒时的咳嗽和紧张，否则可能导致高血压发作和颅内出血。术后疼痛通常可以用吗啡 50μg/kg，复合或不复合对乙酰氨基酚管理。避免服用影响感觉器官或瞳孔的药物是很重要的。

（五）术中磁共振成像

无论是手术后即刻还是手术结束后 12～24h 内，通过 MRI 或 CT 对颅内肿瘤进行术后成像已成为评估切除程度、残余肿瘤及颅内出血等并发症的常用方法。随着手术室内 MRI 扫描仪的出现，许多机构现在在手术结束前进行术中 MRI 扫描，以确定是否需要进行额外的切除，并在颅骨关闭前排除并发症[164, 165]。此外，传统的立体定位手术计划依赖于术前或手术开始时在远离手术室的扫描仪上获得的图像。这种方法不能代偿开颅术中发生的大脑移位。术中 MRI 允许在开颅手术开始后进行立体定位计划，节省时间，也可能提高手术计划的准确性。

术中 MRI（intraoperative magnetic resonance imaging, iMRI）扫描有两种基本配置：①移动 iMRI 扫描仪，手术台固定，患者体位固定；②固定的 iMRI 扫描仪，手术台与患者可移动。第一个配置如图 25-8 和图 25-9 所示，第二个如图 25-10 所示。MRI 安全是 iMRI 套间规划的一个重要考虑因素，很明显，在 iMRI 区域附近或区域内的任何设备都必须与 MRI 兼容。必须对 MRI 兼容的麻醉机、监视器、喉镜、输液泵、手术台、器械和其他设备进行广泛的规划。此外，有些患者有植入装置，如装有起搏 - 除颤器的患者是

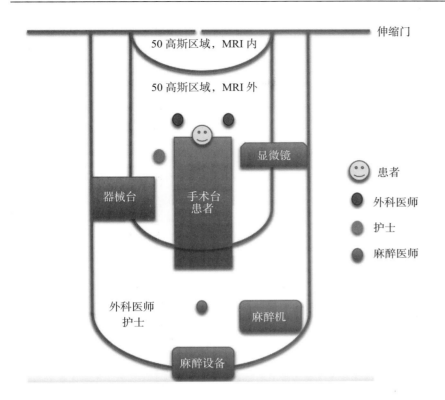

▲ 图 25-8 一个常见的 iMRI 设置规划

这个系统使用的是可移动的 MRI 和固定患者（经 Elsevier 许可转载，引自 McClain 和 Landrigan-Ossar [165]）

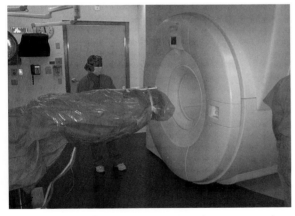

▲ 图 25-9 患者被放置在可移动的 1.5T iMRI 中

注意铺单的程度，患者的垫衬和保护，并保持无菌（经 Elsevier 许可转载，引自 McClain 和 Landrigan-Ossar [165]）

不可以进入 iMRI 套间手术室的，除非设备本身被注明 MRI 安全。必须对所有人员进行全面的 MRI 安全培训，包括麻醉技术人员和卫生工作人员等辅助人员。详细的术前计划，术前、术中和 MRI 扫描前后的安全核查是实施 iMRI 计划的重要考虑因素。关于 MRI 安全性的其他讨论将在其他章节（见第 41 章）介绍。

（六）脊髓发育不良

由于脊髓脊膜膨出通常可通过超声在产前诊断，有些患者适用于胎儿手术治疗。主要系列研究展现了令人鼓舞的结果，如可避免脑脊液分流和改善功能预后[166]。其他章节（见第 21 章）详细讨论了这种方法。

1. 麻醉注意事项

● 并存疾病。额外的疾病可能伴随脊髓发育异常（Arnold-Chiari、脑积水、先天性心脏病、早产）。

● 年龄相关的病理生理学。

● 气道管理。气道控制困难可能引起脑膨出。

● 体位。保护神经结构。

● 容量状态。皮肤缺损造成大量第三间隙液体丢失。

● 可能的低体温。较大的体表面积暴露和第三间隙液体损失。

2. 监测

常规监测是必要的。失血可能比较隐匿，特别是当囊很大，皮肤破坏严重，需要扩大切口，或者需要植皮来闭合缺损时，可能需要输血。必须进行开颅手术修复的脑膨出患者应该建立动脉导管监测血压和血流动力学。半坐位行鼻部脑膨出修复时可能需要建立中心静脉置管。

3. 麻醉诱导前

计划行脊髓脊膜膨出切除修补的患儿很少出现颅内压增高。大多数脊髓发育异常患者伴有 Arnold-Chiari 畸形，其中多数伴发脑积水，并需要进行脑室分流。根据病变的程度，对这些儿童的术前评估揭示了多种神经功能缺陷。75% 的病变发生在腰骶部。T4

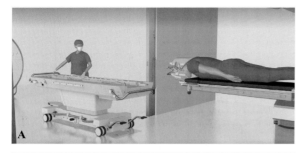

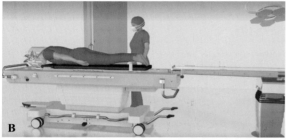

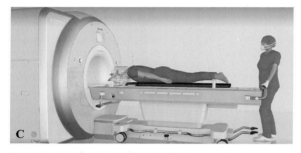

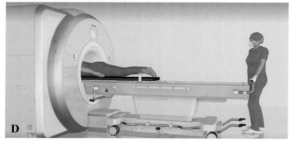

▲ 图 25-10　固定 MRI 的 iMRI 工作流程

A. iMRI 室门已打开，可对接的 MRI 台已移动到位，患者俯卧在手术台上；B.iMRI 机对接，患者移动到跟踪系统连接台上；C.iMRI 台与 3T iMRI 扫描器孔对接；D. 在 iMRI 孔内接受扫描的患者（图片由 Siemens Medical Solutions USA Inc., Washington DC 提供）

水平以上的病变常导致截瘫，而 S_1 以下的病变可行走。下肢严重受到 $L_4 \sim S_1$ 病变的影响。在麻醉诱导前，应评估患者的容量状态。这些患者由于脊髓脊膜膨出暴露，有可能造成很大的第三间隙损失。为降低感染风险，这些患者将在术前接受抗生素治疗，术后也必须按时用药，因为感染可能造成毁灭性的并发症。

4. 诱导和插管

腰骶或胸椎脊髓脊膜膨出患者的麻醉可在左侧卧位或仰卧位进行，囊周由缓冲环保护。大多数患者的麻醉诱导可以由丙泊酚、阿托品和肌肉松弛剂完成。非去极化肌肉松弛剂或琥珀酰胆碱可安全使用[167]。鼻部脑膨出患者常伴有气道阻塞，可能很难合适地应用面罩。

5. 维持

气管插管后患者转为俯卧位。须预防暴露在外的神经组织损伤。放置胸垫和臀垫的目的是确保腹部可活动，促进通气，也可降低腹内压，减少硬膜外神经丛出血。由于这些儿童大多有 Arnold-Chiari 畸形，应避免颈部过度旋转。四肢应处于放松的位置，并做好加垫。肺部进行机械通气，须避免对未成熟的肺造成气压伤。早产儿（尤其是妊娠不到 32 周的早产儿）因长时间暴露于高浓度氧环境中，患早产儿视网膜病变和肺损伤的风险增加[168]。麻醉可用多种药物维持，但高剂量的阿片类药物和氯胺酮可能造成术后呼吸暂停。肌松剂在麻醉维持期间是禁忌的，因为常常需要用神经刺激来识别神经结构。大面积暴露的组织和冰冷的静脉液体的大量使用增加了这些患者低温的风险。必须注意防止辐射加热灯对暴露的神经组织造成干燥或热损伤。脊髓脊膜膨出的修复常借助手术显微镜完成，有些外科医师会要求在修复过程中不能使用 NMB，以便检测下肢的运动反应。

6. 复苏

麻醉后有呼吸暂停危险的新生儿、有严重中枢神经系统缺陷的患者、进行脑膨出修补的开颅手术的患者，应在完全清醒后拔管。鼻脑膨出修补患者可能在口咽部有残留的气道阻塞或血液，可能需要术后气管插管。

术后麻醉的基本注意事项已在前面讨论过。

（七）脊髓手术

需要手术治疗的脊髓常见疾病包括椎间盘突出、椎关节硬化、脊髓空洞、原发或转移性肿瘤、血肿或脓肿及创伤（图 25-11）。在所有病例中，脊髓受压可能导致缺血、间质水肿和静脉充血，并可能干扰神经传导。维持脊髓灌注压力和减少脊髓压迫至关重要。尽管有明确的最佳手术和麻醉处理，脊柱手术仍会发生严重的神经并发症。术中脊髓功能监测包括唤醒试验、体感诱发电位和运动诱发电位（motor-evoked potentials，MEP）。在脊柱矫正手术过程中，觉醒试验仍然是评估脊髓健康状况的传统方法。它的主要优点是评估前脊髓（即运动）功能，但它只检测了一个时间点。诱发电位监测（如 SSEP 监测器）通过刺激周

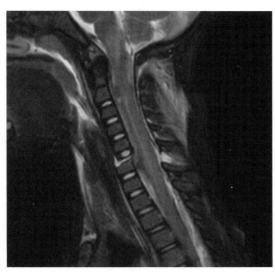

▲ 图 25-11　颈椎 MRI 显示 1 个大的硬膜外血肿

颈椎矢状位 T$_2$ 脂肪饱和图像再次显示了 C$_6$ 椎体软骨斜位的粉碎性骨折，上位骨折碎片轻微的牵拉和滑脱。前、后纵韧带和棘间韧带断裂。硬膜外出血伴随脊髓的占位效应。脊髓信号从延髓向 C$_7$ 水平弥漫性增强，与长节段脊髓损伤一致

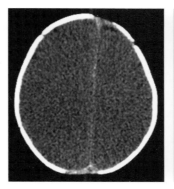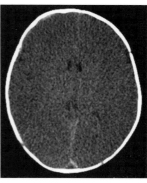

▲ 图 25-12　2 岁男孩非意外创伤造成的颅脑损伤，轴位非增强 CT 显示灰白质界限消失

注意双侧额骨骨折。脑实质弥漫性低密度，灰白质分界消失，全脑沟消失。同时，注意大脑半球间裂中轴旁轻微的高密度，与出血表现一致

围神经（如腕部正中神经或踝关节胫后神经）产生电势。如果神经传输完好，则可以在头皮或沿神经通路的不同位置记录到信号。随着脉冲从周围传播到大脑，电信号可来自轴突动作电位和不同传入级别的突触后电位。这项技术只测量感觉神经系统的反应，可以通过使用 MEP 来弥补其局限性。MEP 是通过经颅电流或放置在头皮上的线圈产生的脉冲磁场来刺激运动皮层。关于脊髓监测和脊柱侧弯手术的更详细讨论参见其他章节（见第 29 章）。

（八）头部损伤

头部外伤是儿童残疾与死亡的主要原因。颅骨骨折（图 25-12）在所有头部受伤的儿童中占 25% 以上，在儿童头部外伤死亡病例中占 50% 以上。创伤后颅内血肿的发生率差异很大，但一些头部受伤的儿童确实需要手术治疗。如果没有观察到血肿的存在，可能会出现原本轻微的脑损伤转变为致命，或永久致残。

脑损伤可引起多种不同的病理生理事件，包括颅内血肿（硬膜外、硬膜下、脑内、脑挫伤）、脑水肿和全身效应。成人血肿发生率高于儿童，而儿童发生弥漫性脑水肿的概率更高[169]。

1. 硬膜外血肿

这种病变通常是由于一侧脑膜中动脉撕裂引起。儿童不一定有表面颅骨骨折（图 25-13）。硬膜外血肿占儿童颅内血肿的 25%，是真正的神经外科急症。在

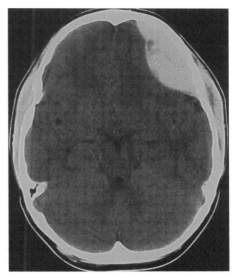

▲ 图 25-13　非增强的轴位 CT 显示典型的凸面镜状硬膜外血肿

虽然患者的格拉斯哥昏迷评分（GCS）为 14 分，但他很快就变得非常嗜睡

成人，最初的意识丧失和后序的神经功能退化之间有一个清晰的间隔。儿童的意识状态往往不像成年人那样有最初的变化。年长些可以说话的孩子会主诉头痛加剧，然后出现混乱或昏睡。通常迅速发展出偏瘫，行为异常和瞳孔散大，并可能混淆诊断。血肿的快速扩张可导致颞叶经小脑幕切迹向下疝出。早期症状多表现为一侧瞳孔散大，脑疝最终会导致意识状态进一步恶化，出现心动过缓、呼吸减慢或不规则呼吸，以及脉压增宽（库欣三联征）。已有研究证实大脑移位的程度与意识水平相关，颞叶沟回疝在该综合征中的作用一直受到质疑。

2. 硬脑膜下血肿

硬膜下血肿伴有脑实质挫伤、血管裂伤和皮层损伤（图 25-14）。如果所涉及的脑区在功能上不重要，那么脑挫伤及脑水肿导致的占位效应需要手术清除血肿。正电子发射断层扫描研究表明，脑挫伤可使脑代谢和血流减少 50%[170]。严重水肿和 ICP 升高常导致持续的神经功能障碍。

3. 颅内血肿

脑内血肿少见，但预后较差。考虑到存活脑组织的损伤问题，通常不建议手术（图 25-15）。

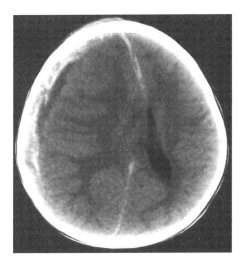

▲ 图 25-14　2 岁昏迷男孩的非增强轴位 CT 显示右侧大的急性硬膜下血肿，重要的是要注意中线向左巨大偏移

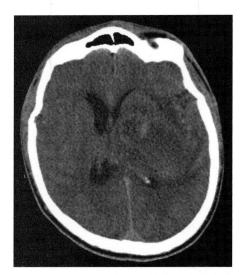

▲ 图 25-15　20 岁有先天性心脏病病史的患者行非增强轴位 CT 检查

虽然患者 GCS 为 14 分，但他很快就变得明显嗜睡。影像学发现左侧基底节大量出血，导致 10mm 左右中线移位 / 大脑镰下疝

(1) 麻醉注意事项：具体内容如下。

● 复苏和稳定。气道、呼吸和循环是最初临床评估的基本组成部分。创伤患者常有各种生理障碍，包括酸碱、电解质失衡、葡萄糖稳态异常和体温调控异常等。

● 神经状态。格拉斯哥昏迷量表提供了一种检测患者病情变化的方法。必须评估 ICP 升高的症状。

● 相关损伤。小儿创伤常由高速能量转移引发，导致颈部、胸部和腹部器官的损伤。

● 饱胃。呕吐导致肺误吸和呼吸系统并发症。

● 年龄相关的病理生理学。

(2) 监测：应放置动脉导管和中心静脉导管。除非有膀胱颈损伤的禁忌，否则应插入导尿管。应随时监测核心温度。

(3) 诱导前：CT 是在事故发生后 72 小时内评估头部损伤的首选方法。提高 ICP 的管理对提供安全的麻醉至关重要。必须实现充分的血流动力学复苏和稳定，以维持正常的 CPP 和脑组织氧合。

(4) 诱导和插管：提供通畅的气道是颅脑损伤患者管理的重要组成部分。虽然昏迷患者的气道可能不会受到原发外伤的损害，但气管插管将保护肺部免于胃内容物或分泌物的误吸，并可给予 ICP 增加的患者通气支持。婴幼儿和儿童常发生头颈部联合损伤，因此气管插管必须以最轻微的颈部操作完成，应由助手施加轴向牵引稳定颈部。除非证实没有损伤，应假设一直存在颈椎骨折，因此在头部受伤的患者中，禁止使用 Sellick 手法。麻醉诱导前患者应保持血流动力学稳定。排除气道损伤后，应迅速用阿托品、丙泊酚、利多卡因和琥珀酰胆碱或非去极化肌肉松弛剂（如维库溴铵）诱导麻醉。氯胺酮是禁忌。如果怀疑患者为困难气道，可能需要双人配合进行气管插管。根据患者的年龄，可使用挥发性麻醉药和辅助通气，或使用喉部表面麻醉。

(5) 维持：麻醉维持的考虑与先前描述的幕上手术相似。颅内血肿的清除通常需要开颅手术，一般可以不打开硬脑膜。大块血肿的清除可能会突然降低颅内压，使脑干通过小脑幕向上运动。这可能导致短暂的血流动力学不稳定和心律失常。

(6) 复苏及术后管理：重型颅脑损伤患者术后仍需插管以提供通气支持并控制颅内压升高。应转移到 ICU 以便继续治疗。

（九）颈髓损伤

儿科人群独立的颈椎损伤不常见。然而，除非可以排除，所有头部严重受伤的儿童都应该进行合并颈椎损伤的治疗。高位颈髓损伤通常是由高速颅脑损伤引起（图 25-16）。脊髓损伤或脊髓中断的儿童通常没有呼吸费力表现，常出现心搏骤停或严重低血压。他们经常死于缺血缺氧性脑病，并可能有严重的创伤性脑损伤。在一项研究中，所有生命体征缺失的患者在颈椎侧位片上都有高位颈椎脱位[171]。照顾这些患者的医师可能会认为低血压与腹内、盆腔或胸廓损伤引起的失血，甚至毁灭性的脑损伤和脑干功能丧失有关。

麻醉注意事项及管理

一些颈椎损伤患者有脑移位和颅内压升高的迹象。这些患者的麻醉注意事项包括以下内容。

- 心肺功能的复苏和稳定，如脊休克。
- 降低 ICP，改善脑灌注。
- 稳定颈椎。
- 纠正代谢紊乱。
- 急性呼吸窘迫综合征的治疗。
- 识别中央疝和颞叶沟回疝。
- 用等渗溶液（如生理盐水）满足外伤患者的液体需求。
- 监测动脉压、CVP 和排尿量。
- 纠正由脑组织促凝血酶原激酶释放引起的凝血障碍。
- 治疗 DI。
- SIADH 的治疗。
- 控制头部受伤患者经常发生的高血糖，高血糖被认为是一个损伤严重程度的良好指标和预测预后的指标。建议避免脑损伤相关高血糖的发生[172]。
- 维持脊髓损伤皮质类固醇用药：尽管存在争议，但这种方法仍在许多机构中使用。

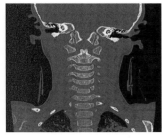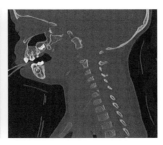

▲ 图 25-16　机动车事故现场插管后 3 岁女童颈椎侧位 CT 扫描图

GCS 为 3，无自主呼吸。CT 示牵张损伤，右侧枕髁与 C_1 外侧块间关节间隙异常扩大，右侧 C_1 与 C_2 外侧块间关节间隙异常扩大。双侧 C_6 椎体骨折（箭）。$C_{5\sim6}$ 椎间盘伴椎旁软组织肿胀和局灶性出血

其他章节（见第 39 章）进一步讨论了神经创伤患者的治疗方法。

> **要点：脊髓发育不良、脊髓手术、神经损伤**
> - 脊髓脊膜膨出是一种新生儿急症，必须在保护囊性膨出和神经板不受损伤或感染的同时进行诱导和插管。
> - 脊髓监测与感觉和运动诱发电位是脊髓手术必不可少的，必须计划麻醉方案以实现最准确的监测。

五、小儿癫痫及运动障碍的麻醉

（一）癫痫手术中用于脑成像的麻醉

1. 癫痫和脑成像概述

儿科神经外科的发展为药物难治性癫痫患者提供了许多新的治疗选择。随着术中脑成像和皮层脑电图（electrocorticography，ECoG）的出现，可以获得精确的解剖目标，并计划切除。当病灶毗邻或位于功能区皮层时，术中脑电图描记对于神经外科手术是必需的辅助工具。功能区包括初级运动皮层、初级躯体感觉皮层、语言区（如 Broca 区和 Wernicke 区）、初级视觉区、角回和记忆相关的颞叶内侧。当肿瘤或癫痫灶位于功能皮质的邻近区域时，术中电生理监测和神经认知测试有助于在尽量减少神经功能缺损的同时积极切除病变。

电生理监护的需求对麻醉技术和麻醉过程中所使用的麻醉药物有很大的影响。在某些情况下，患者必须保持清醒，如在进行语言测试时。ECoG 和运动定位可以在全身麻醉下进行。麻醉目标包括提供充足的手术条件，尽量减少术中对脑成像的干扰，并在整个过程中保持患者的舒适性和安全性[173]。

任何涉及脑成像的手术都需要麻醉团队和外科医师之间持续的沟通。术前沟通确保整个团队了解手术和麻醉方案，术中神经电生理监测可能需要调整麻醉深度和麻醉药物。

给这些患者提供麻醉的困难还在于缺乏前瞻性的、随机的比较麻醉技术的试验。大多数证据涉及病例系列或回顾性分析。这些研究可能会让麻醉学家感到困惑，因为他们对技术性的神经生理学语言还不熟悉，而现有的研究得出的结论有时是矛盾和不一致的。这导致了不同机构有各自的处理经验，并且没有就脑成

像技术的最佳麻醉方法达成一致。

2. 脑成像技术和麻醉注意事项

(1) 皮层脑电图：ECoG 在癫痫手术中被用来帮助识别由致痫灶引起的异常脑电图模式。ECoG 可以通过放置硬脑膜表面网络电极来获得（图 25-17），也可以通过在麻醉状态下放置深部电极来获得。棘波是癫痫灶的标志，可引导精确切除。切除后，可再次进行 ECoG 记录，以确保没有进一步的异常放电活动。

大多数麻醉药会影响术中 ECoG 记录，但 ECoG 可在局部麻醉、麻醉监护和全身麻醉下成功实施。常用的药物，包括挥发性麻醉药、氧化亚氮、丙泊酚、右美托咪定和阿片类药物，以下将更详细地讨论。

◇ **挥发性麻醉药**

当患者不能进行唤醒开颅手术时，挥发性药物通常用于维持全身麻醉。然而，它们的使用在不同的机构之间仍然有所不同。例如，七氟烷 1.5MAC 已被证明可显著降低癫痫患者的放电活动[174]。然而，本研究是在芬太尼麻醉药的作用下进行的。芬太尼与许多阿片类药物一样，已被证明可诱发棘波活动，特别是在大剂量时，而且可能在本研究的基线记录中就已增加了棘波活动[175]。其他研究表明，七氟烷在较高浓度下可以增加放电活动，就在引起爆发性抑制之前[176-178]。人们可以把这种混乱看作是一种药物（七氟烷）同时具有促癫痫和抗癫痫的特性。事实上，一些机构的操作规程完全避免了吸入性麻醉药，因为担心它们可能使可靠的 ECoG 监测无法实现，而另一些机构则试图利用高剂量七氟烷的致痫特性来定位癫痫病灶。

Kurita 等[179]研究表明，七氟烷增加癫痫样活动的能力可能有助于准确切除癫痫灶。本研究表明，ECoG 记录在 0.5MAC 七氟烷与清醒状态下发作期的电活动

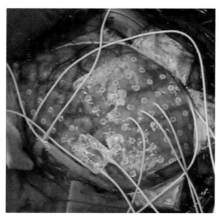

▲ **图 25-17　术中脑电网格放置**
图片由 Daniel J. Curry, MD 提供

记录相似，而在 1.5MAC 时，ECoG 记录与清醒状态下发作间期的记录更相似。这些间期的波峰对应 "激惹" 区，而发作起始区是癫痫的起始部位，是确定致痫病灶位置的金标准，即防止进一步癫痫发作需要切除的最小区域。更高的七氟烷水平可能会增加记录的 "时长"，但可能不会增加定位需要切除最小区域的记录特异性。异氟醚，像七氟烷一样，似乎确实有诱发癫痫的潜力，但程度不同[178]。当在 ECoG 监测中用于维持全身麻醉时，小剂量挥发性麻醉药结合大剂量阿片类药物的使用应不会干扰 ECoG[179, 180]。右美托咪定输注通常是为了进一步降低麻醉维持所需的挥发性药物剂量。

◇ **氧化亚氮**

氧化亚氮常用于神经外科手术。已经有研究表明，它可以减弱 ECoG 上的放电活动，尤其是与挥发性麻醉药联合使用时[181, 182]。尽管如此，氧化亚氮是许多成功的癫痫手术麻醉方案的关键组成部分。如果使用，不应与其他的挥发性药物联合，而是自由结合阿片类药物给予。阿片类药物和单纯氧化亚氮应不影响 ECoG[164]。

值得注意的是，当患者已经在首次手术放置了 ECoG 网格，并准备进行第二次手术切除病灶时，应在硬脑膜打开前避免使用氧化亚氮，以防止颅内积气[183]。

◇ **丙泊酚**

与七氟烷一样，丙泊酚具有促癫痫和抗癫痫的特性，且表现出剂量依赖性。低剂量时，丙泊酚可激活脑电图活动[184, 185]。它甚至可能引起类似于癫痫样发作的背景电活动[186]。较大的剂量可导致放电活动的减缓和衰减，而足够的剂量则会导致爆发性抑制和等电效应。

Herrick 等[186]和 Soriano 等[187]均报道，丙泊酚在 ECoG 开始前至少 20 分钟终止并不影响 ECoG 记录的获取。根据这一证据，丙泊酚应在 ECoG 开始前停用。

◇ **右美托咪定**

右美托咪定对 ECoG 的影响很小，可以在记录时低剂量继续输注[188]。由于右美托咪定呼吸抑制作用极小，具有可滴定性，且可以提供患者合作的、放松的条件，因此对于需要患者在部分过程中保持清醒的手术来说是一种极好的麻醉药物。此外，右美托咪定已被证明在神经外科手术过程中可提供血流动力学稳定性[189]。适度降低血压和心率是 α_2 非肾上腺素受体活动的二级效应。循环内儿茶酚胺的减少可降低围术期

心动过速和高血压的发生率[190]。

右美托咪定与舒芬太尼联用维持全麻时，确实能抑制癫痫样活动[191]。但在作者所在的机构，高速率输注右美托咪定通常用于需要 ECoG 的整个脑成像过程，且对术中记录的影响很小，甚至没有影响。

◇ **阿片类药物**。

阿片类药物是神经麻醉的主要成分，在全身麻醉的情况下进行脑成像尤其如此。由于挥发性药物和丙泊酚在脑成像过程中都被停用或改为非常低的剂量，因此有可能引起患者的清醒、不适和活动。使用大剂量的短效阿片类药物，可以保持患者的舒适感，减少患者活动的机会，并且不影响脑成像。在唤醒开颅手术中，阿片类药物有助于控制在局部麻醉下头皮被充分阻滞时仍可能出现的疼痛和不适。

阿片类药物不会改变癫痫发作的阈值或发作间期的放电活动。中等剂量可导致肌肉强直而无脑电棘波，极高剂量可诱发癫痫发作[192-194]。部分复杂性癫痫患者给予中等剂量的芬太尼可能会导致间期放电（interictal spikes, IIS）增加，而这并不局限于先前确定的发作病灶[195]。阿芬太尼是一种比芬太尼具有更短终末半衰期的阿片类药物，已被大量用于增加 IIS 活性以定位病灶[196]。瑞芬太尼对 IIS 也有类似的作用，但其作用时间比芬太尼短得多，在不能进行机械通气的唤醒开颅术中，瑞芬太尼是更好的选择[197]。

(2) 直接皮层刺激：直接皮层刺激是通过将直接电刺激应用于皮层，以帮助描绘负责运动功能、语言、视觉或感觉区域的过程。全身麻醉情况下只可以进行运动功能描绘，因为所有其他形式的测图都要求患者在测试时保持清醒，并提供反馈。

运动皮层描绘对麻醉药物的限制较少，主要是皮层运动诱发电位（cortical motor evoked potential, cMEP）与经颅运动诱发电位一样，对易挥发性药物特别敏感。已经证明，浓度低至 0.2~0.4MAC 就会干扰获得足够记录的能力。静脉药物和唤醒麻醉技术对运动定位的干扰小于挥发性药物[198,199]。

运动皮层描绘可以由外科医师刺激皮层，或者由麻醉医师或手术团队的另一名成员评估某个特定区域（如手、脚或脸）是否存在肉眼可见的运动反应。这使得在手术中绘制运动皮层的功能图成为可能，以便在切除病灶时予以保留。为了进行运动皮层描绘，患者不能接受神经肌肉阻断剂。

3. 脑功能定位描绘的手术过程

(1) 清醒或睡眠：进行全麻或唤醒开颅手术的决定是复杂的，取决于患者因素、机构文化、外科医师的偏好，以及麻醉提供者对各种技术的熟悉程度和舒适度。一些基本的规则是显而易见的，可以简化决策过程。

- 语言 / 感觉测试只能在清醒的患者中进行。
- ECoG 和运动功能描绘时可以实施全身麻醉。
- 减少麻醉就等于减少对神经生理监测的干扰，如果患者适于进行唤醒开颅手术，应积极地考虑采用唤醒开颅。
- 唤醒麻醉不适用于不合作的患者。

这使麻醉医师处于一种特殊的情况。手术切除病变的最佳方法（清醒患者使干扰神经监测或神经功能受损的机会降到最低）可能并不适合患者（唤醒开颅手术的创伤经历或不合作 / 活动的风险）。

虽然这些规则有一定帮助，但它们忽略了患者选择的复杂性，以及决定进行唤醒开颅手术或全身麻醉所固有的风险 / 收益比。

(2) 患者的选择：一些机构对唤醒开颅手术有绝对年龄限制。理想情况下，这个决定需要很多团队成员的参与，包括外科医师、患者和家长、麻醉医师、神经学家，如果可能的话，还要有专家来帮助确定患者是否足够成熟，是否有能力在心理上处理这个过程，如儿童心理学家。术前评估和与患儿沟通的重要性怎么强调都不过分。患儿应该清楚地了解将要做什么，他 / 她将要经历什么，并确保他们保持舒适和安全。其他能更明确地做出决定的因素包括：并存疾病，如焦虑症、发育迟缓、肥胖、阻塞性睡眠呼吸暂停，以及任何会使中转全身麻醉具有挑战性（困难气道）的因素。这种并存疾病是进行唤醒开颅术的绝对禁忌证。

两种技术的风险和益处是相对的，因此很难决定是选择唤醒麻醉还是全身麻醉。简而言之，唤醒麻醉有利于肿瘤或癫痫病灶的积极手术切除，允许神经认知评估，可在切除过程中观察神经损伤。然而，这一技术固有的特性是失去作为麻醉医师所习惯的对参数的控制，包括精确控制血流动力学和通气状态的能力（血压控制、气道安全、二氧化碳的调节）。这些参数不仅能让我们感觉更舒适，还能通过防止"肿胀的大脑"和确保患者合作来改善手术条件。而如果实施全麻，干扰功能定位描绘和术后神经损伤的风险可能会增加。正如你所看到的，麻醉选择的决定是相当复杂的，需要外科医师、麻醉医师和患儿之间的沟通。

(3) 全身麻醉：以下是一些包括在全身麻醉下使用 ECoG 和脑皮层成像的癫痫手术方案的例子。基本前提是尽量避免使用可能干扰脑功能描绘（挥发性药物、丙泊酚、苯二氮䓬类药物）的麻醉药物，仍然需要确保患者的安全和舒适。要做到这一点，应该考虑阿片类药物为主的麻醉技术。

- 方法流程。
- 麻醉前预给药使用少量或不使用苯二氮䓬类药物。
- 阿片类药物输注：舒芬太尼 0.3～1μg/（kg·h），或瑞芬太尼 0.1～0.5μg/（kg·min）。
- 挥发性麻醉药＜ 0.5MAC。
- 可以用 N_2O 代替。
- 丙泊酚输注 100～250μg/（kg·min）（ECoG 前 20～30 分钟停用）。
- 运动皮层描绘：无 NMB，少量挥发性麻醉药（0.2～0.4MAC），但仍可影响皮质 MEP 监测。
- 在本流程各种版本的基础上考虑添加右美托咪定 0.2～0.7μg/（kg·h）。这可以帮助在其他药物停止时增加麻醉深度，而对 ECoG 记录影响最小。
- 局部麻醉：因为在 ECoG 期间全身麻醉是一个患者可能最"浅"的时候，应该把头皮阻滞的重要性当作与唤醒开颅手术时一样重要，这可能会降低患者在这段时间内感到不适或活动的机会。
- 改进皮层脑电描记的方法。

尽管严格注意麻醉技术，有时仍会出现记录信号较差。可以增加癫痫样活动的药物具体如下。

- 美索比妥 0.3～0.5mg/kg [200]。
- 依托咪酯 0.1～0.2mg/kg [201]。
- 阿芬太尼 50μg/kg [202, 203]。
- 瑞芬太尼 2.5μg/kg [204]。

(4) 唤醒开颅手术："唤醒开颅"的两种常见方法是清醒镇静下的局部麻醉和麻醉 / 唤醒 / 麻醉（asleep/awake/Asleep，AAA）技术，即先诱导全身麻醉，然后在功能描绘时完全停止。AAA 技术的好处包括缩短患者合作所需的时间，增加手术过程中刺激部分（开颅术）的麻醉深度，以及在有气道时更好地控制通气。其缺点包括在手术过程中需要移除气道，而重新获得气道的机会有限，以及患者醒来后可能出现痉挛或谵妄。

在唤醒开颅手术中，所有麻醉药物的组合都已成功应用于所有麻醉技术。最常用的镇静药包括丙泊酚和右美托咪定。这些药物已单独使用或与阿片类药物联合使用，芬太尼和瑞芬太尼是最常用的。在 AAA 技术的麻醉部分也使用了挥发性麻醉药。在决定选择哪些药物时，应考虑以下因素。

- 右美托咪定：可导致轻微的呼吸抑制，并已被证明可在开颅过程中提供稳定的血流动力学 [189]。它还能使患者顺利地从麻醉状态中苏醒过来，提供一个容易唤醒的合作的患者。在麻醉期间输注速率为 0.5～1μg/（kg·h），清醒期间为 0.1～0.5μg/（kg·h）[188]。
- 丙泊酚：因其易滴定性，在清醒的开颅手术中被广泛使用。它的止吐特性也有利于清醒的患者。但它确实会引起剂量依赖性通气抑制，应在 ECoG 开始前 20～30 分钟终止，以防止放电活动衰减 [187]。
- 瑞芬太尼：易于滴定，可快速清醒。这些特性使它成为 AAA 技术的理想阿片类药物。

4. 唤醒开颅术的要点

唤醒开颅手术的成功或失败取决于许多变量。然而，只要注意细节和适当的计划，大多数患者都能很好地耐受手术。

- 头皮阻滞局部麻醉对患者的舒适度至关重要。
- 止吐剂：阿片类药物、低血压、低血容量或硬脑膜拉扯可引起恶心。
- 喉罩麻醉，减少唤醒时的紧张 / 突然移动。
- 如果选择气管内插管，气管局部麻醉可能会防止紧张 / 突然移动。
- 经过处理的脑电图监测可能有助于及时移除人工气道。
- 患者的衬垫和体位对患者清醒时的舒适感至关重要。

（二）大脑半球切除术

有些严重癫痫患儿，对药物控制没有反应，可能需要切除受影响的大脑半球或半球切除术 [205]。外科手术标准是患儿癫痫发作起源于一侧大脑半球。癫痫灶定位需要开颅放置栅状电极进行描绘，进行功能成像或其他成像技术检查，然后进行大脑半球切除术并去除栅状电极。大脑磁共振半球切除术是一项重大手术，可能会存在术中大量失血，在遇到这类患者时，做好预案很重要。

（三）迷走神经刺激器

迷走神经刺激器于 1988 年首次植入人体，已被证明是减轻许多患者癫痫发作的有效方法。该手术的好处是避免任何颅内骚扰，部分患者可减少高达 50% 的癫痫发作。该刺激器与迷走神经相连，通常位于患者颈部左侧，以避免刺激任何可能导致心动过缓性心律失常或心脏停搏的心脏传出神经。发生器放置在左胸肌筋膜下，类似于起搏器。这种手术相关的麻醉问题很少，但由于手术部位接近大血管结构，包括颈内静脉和颈内动脉，通常需要气管插管。

（四）MRI 导向激光间质热疗技术

MRI 导向激光间质热疗（laser interstitial thermal therapy，LITT）是一种新的微创技术，采用立体定位将小型激光光纤通过大脑枕叶、顶叶或额叶入路置入脑内癫痫病灶，在通过 MRI 监测组织温度的同时对致痫灶进行热消融[206]。这一方法已被用于局灶性和全面性发作的癫痫患儿，当开颅手术具有不可接受的高并发症风险或患者和家庭拒绝开颅手术时，可替代传统的癫痫手术。LITT 的工作流程复杂且依赖于医疗机构，所有操作都涉及立体定向系统（不论是否使用立体定

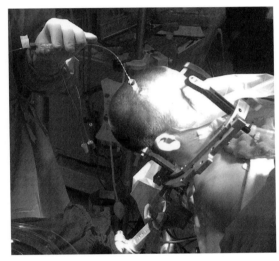

▲ 图 25-18　MRI 引导激光间质热疗治疗癫痫

患者被安置在立体定向头架内，并演示了微创激光纤维的右外侧额叶入路（图片由 Daniel J. Curry MD 提供）

向头架），以及引导激光光纤放置的术中 MRI，用来监测组织温度及热灼（图 25-18 和图 25-19）。手术室内的 MRI 对这一手术来说较为理想，但其他方法也包括手术室内麻醉诱导后转移到 MRI 室，或整个过程可以在 MRI 套间中进行。需要充分的气管内插管麻醉和肌肉松弛，以防止激光光纤脱出或移动。ECoG 或其他识别热灼目标的方法通常会在手术前进行，但偶尔也会在激光消融手术前进行。在实施 MRI-LITT 流程时，广泛的多学科规划是十分必要的。

（五）深部脑刺激

在儿科人群中，深部脑刺激（deep brain stimulation，DBS）最常见的适应证是运动障碍，如肌张力障碍和 Tourette 综合征。DBS 手术的挑战在于如何平衡对患者清醒的需求，以及该类患者人群的疾病特点导致唤醒技术较难控制。此外，微电极记录对麻醉药物选择有许多限制。

1. 外科手术

深部脑刺激包括将电极植入大脑深部核团，常见的目标是内侧苍白球（globus pallidus internus，GPi）和丘脑底核（subthalamic nuclei，STN）。该过程包括两个部分：电极的插入，以及随后的连接线和起搏器的放置。这些手术可以分为两个步骤在同一天完成[207]。

第一步是放置头部框架，这在小儿患者通常是在麻醉诱导后完成的。然后进行 MRI 或 CT，并为初始手术进行颅骨打孔。如果 DBS 插入是双侧的，则进行双侧颅骨打孔。之后开始放置电极。电极在靶核中的正确放置有三个步骤。第一步是基于头架的成

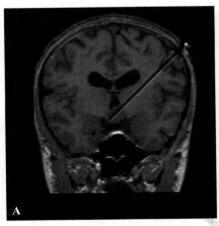
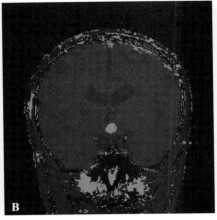
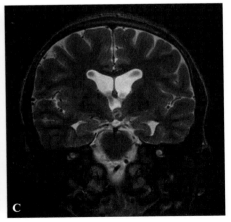

▲ 图 25-19　应用激光间质热疗，在 MRI 引导下立体定向激光热消融下丘脑错构瘤治疗癫痫（彩图见书末彩插部分）

A. T$_1$ 加权成像冠状面 MRI 显示消融前置管（左）；B. 不可逆损伤图（橙色）叠加相位扫描（中）；C. 3 个月后复查 T$_2$ 加权 MRI 显示错构瘤热灼后影像（经 Elsevier 许可转载，引自 North 等[206]）

像，通过计算深度和轨迹使电极接近目标核团。第二步，通过微电极记录的神经生理监测（microelectrode recordings，MER）进一步引导电极正确放置。第三步，进行电极刺激[208]。MER 详细描述了单个神经元的电活动，能够区分诸如外侧苍白球和内侧苍白球这样的组织，甚至是两者的边界。MER 距离目标大约 10mm 远，当记录采集时，探针被一毫米一毫米地插入。这是一个艰苦的过程，可能需要几小时。之后，对清醒患者进行电极刺激。患者需要保持清醒，以表明他 / 她的症状是否减轻，以及在电极刺激期间是否有任何不良反应。

电极就位后，剩下的步骤包括放置导线和起搏器（通常是锁骨下），这部分可以在任何麻醉技术下进行。

随着新技术的发展，一些 DBS 插入仅通过 MRI 导向进行。这消除了对 MER 和清醒患者的需求，并且减轻了对麻醉药物的许多限制。

2. 麻醉药物和微电极记录

麻醉药物对 MER 有深刻的影响，尽管其发生的机制还不完全清楚。这些影响似乎取决于靶核团（GPi 与 STN）和疾病的过程[208-210]。与帕金森病相比，肌张力障碍对 MER 的影响较小，GPi 对麻醉药物的敏感性高于 STN。这可能部分是由于大量 GABA 输入到 GPi 导致的。

所有的 GABA 类药物都影响 MER，尽管如此，丙泊酚仍是这些手术中最广泛使用的药物。影响最小的药物包括阿片类药物瑞芬太尼和芬太尼，以及右美托咪定和氯胺酮，可能是由于它们的非 GABA 作用机制[211, 212]。

挥发性麻醉药也被用于 DBS，但大多数成功案例是在以 STN 为目标的手术中[213-215]。不幸的是，对于儿科麻醉医师，肌张力障碍患者的主要目标是 GPi。关于挥发性麻醉药的适宜浓度，或者一种药物是否优于另一种药物的信息是缺乏的。

使用常用的麻醉药物，如丙泊酚、挥发性药物、阿片类药物、氯胺酮和右美托咪定，均可成功地进行 MER。然而，任何 GABA 激动药都可能减弱 MER。苯二氮䓬类药物已被证明可以消除 MER，而丙泊酚可能会减弱 MER。因此，我们的 DBS 方案严重依赖于右美托咪定、瑞芬太尼和氯胺酮的组合。根据我们的经验，这些药物对 MER 的干扰最小，在电极刺激过程中使患者保持清醒和舒适。

3. 电极刺激

电极刺激需要患者清醒和合作。进行电极刺激

的好处是，它可以通过缓解症状和评估不良反应，如僵硬、恶心、疼痛和感觉异常来确认电极的正确放置。

DBS 可能是一个漫长、乏味的过程，如果必须进行电极刺激，患者必须在很长一段时间内保持清醒。本文作者所在机构采用的是 AAA 技术，但也曾成功地在儿童患者联合使用右美托咪定和丙泊酚清醒镇静的情况下进行[216]。

要点：小儿癫痫和运动障碍的麻醉

- 皮层脑电图可以通过硬脑膜下网格电极或深部电极来完成，虽然大多数麻醉药影响 ECoG，但它仍可在单纯局麻、镇静或全身麻醉下进行。

- 语言或感官测试只能在清醒 / 轻度镇静的患者身上进行，仔细选择患者（年龄、成熟度、合作能力）和患者准备是非常重要的。

- 无苯二氮䓬类药物全身麻醉，舒芬太尼或瑞芬太尼输注，挥发性麻醉药物 < 0.5MAC，结合右美托咪定和头皮局部麻醉是一种成功的 ECoG 方法。

- 右美托咪定和瑞芬太尼麻醉下可行"清醒"开颅术，必要时添加丙泊酚也是一种成功的方法。

六、脑血管异常

患有颅内血管畸形，如 AVM 或脑动脉瘤的患者通常由儿科麻醉医师、神经内科专医师、神经外科医师和介入神经放射学医师共同管理[217]。可能需要提供一种或多种麻醉药，以帮助诊断和（或）干预疾病。无论先天性或后天性的 AVM 可能都是麻醉医师一生中最大的麻醉挑战之一，我们将着重于其在婴儿和儿童的一般管理。一部分 AVM 和动脉瘤是获得性疾病，但大多数是由于连接动脉和静脉系统的小动脉 - 毛细血管网络的异常发育引起的。这些血管畸形通常由大动脉供血血管组成，导致连接血管扩张，然后到静脉系统。通过这种低阻连接的血液流动导致静脉结构逐渐扩张，血液分流导致静脉混合氧含量增加。发生在婴儿和儿童的特定 AVM 情景涉及大脑后动脉和大脑大静脉（图 25-20）。这些异常通常出现在具有充血性心力衰竭的新生儿。另一种情况是，患者可能出现因

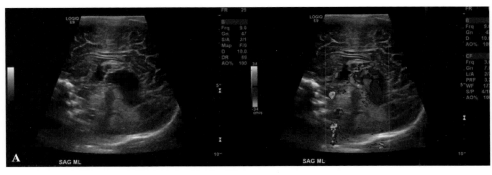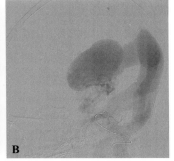

▲ 图 25-20　发生在婴儿和儿童的特定动静脉畸形涉及大脑后动脉和大脑大静脉（彩图见书末彩插部分）

A. 头颅灰度及彩色多普勒超声矢状面图像显示小脑幕正上方中线内大血管瘤样血管结构，相邻多支血管扩张，符合大脑大静脉畸形；B. 介入治疗期间的透视图像，即大脑大静脉血管瘤的侧位图，主要的动脉贡献来自于大脑前动脉，扩张的大脑大静脉直接流入扩大的直窦

大脑大静脉囊扩大或扩张而导致的梗阻性脑积水，该静脉直接压迫导水管，阻止脑脊液的排出。

过了新生儿期，许多 AVM 直到 30—40 岁或 40—50 岁才被发现，只有 18% 的患者报告年龄在 15 岁以下。虽然发病率低，但当颅内 AVM 发生时，神经系统损伤可由一个或多个原因引起。

- 出血伴血栓形成或急性梗死。
- 压迫邻近脑组织或颅内结构。
- 通过 AVM 的血流"窃血"而造成的脑实质缺血。
- 分流导致的充血性心力衰竭。
- 手术或介入性损伤，导致在治疗期间本由 AVM 供应的存活脑组织血流中断或分流。

因此，家庭和医师在决定手术和介入治疗方案时必须平衡这些潜在的结果。无论如何，复杂 AVM 病变的患者可进行介入或立体定向放射外科手术以控制血流量，作为其辅助或终极治疗。此外，可能需要以单一或分阶段的方式对供血血管进行手术夹闭或切除动脉瘤组织。再次强调，麻醉医师和各个治疗团队之间的清晰沟通对于促进最佳医疗是必要的。

1. 麻醉注意事项

接受 AVM 切除或栓塞的患者应注意以下因素。

- 对预先存在的病理生理学进行评估。患者是否伴有 ICP 或充血性心力衰竭？患者是否有其他先天缺陷？
- 年龄相关的病理生理学。器官系统的成熟度是否会影响麻醉技术的选择？
- 失血。大量失血的可能性是很高的，特别是切除性手术前的血管栓塞治疗受限时。
- 通气模式。过度通气控制脑血管张力和减少流入是大多数 AVM 手术室需要的治疗考虑。

2. 监测

常规监测如前所述。接受 AVM 切除术的患者应建立两个大口径外周静脉导管，如果发生出血，该导管可输注血液制品。静脉输液应在整个过程中加热。动脉置管进行有创血流动力学监测是必要的。CVP 监测有助于确定血管内状态并促进药物的使用。导尿管是必不可少的，应在麻醉诱导后放置。

3. 诱导前

根据患者的年龄和 AVM 的大小，症状可能会有所不同[218]。年龄较大的儿童常表现为蛛网膜下腔出血（subarachnoid hemorrhage，SAH）或脑室内出血（intraventricular hemorrhage，IVH）。高达 50% 的自发性 SAH 患儿的病因是 AVM[219]。在 24% 的儿童中，癫痫发作是一种常见的表现特征。然而，表现为新生儿 AVM 患儿往往与充血性心力衰竭有关，值得特别关注。

AVM 的低阻通道造成了容量过载和高输出量心力衰竭的情况。充血性心力衰竭的症状很少在子宫内出现，因为动脉导管的开放增加通过 AVM 的全身血流，并减少了心室做功。出生后，随着导管的闭合，仅左心室就必须满足动脉到静脉流量增加的需要。动静脉分流的程度会影响左心室的需求量。此外，由于脑 AVM 的阻力较低，导致全身舒张压较低。这种舒张期的低主动脉内压，加上左心室衰竭引起的左心舒张末压力和心率的升高，导致冠状动脉灌注减少和缺血心肌功能恶化[220]。心室衰竭和向全身组织输氧减少的循环引起了适应性机制的级联反应，导致尿量减少和液体潴留增加[218, 221]。婴儿体格检查显示呼吸急促、肺水肿、心动过速、肝大、心电图改变等体征。超声心动图往往可以证实充血性心力衰竭的高动力特性，以及一侧或双侧心室功能衰竭的证据。实验室检查可能发现由积极使用利尿药引起的电解质异常。有些患儿可能需要气管插管、机械通气支持、（心肌）正性变力支持，这些都有助于减轻衰竭心肌的负荷。

4. 诱导和插管

考虑到 AVM 出血与高血压的可能联系，在诱导过程中预防高血压是可取的。如果没有 ICP 升高的证据，可以进行吸入或静脉麻醉。这可以用各种麻醉药物来实现。对于 AVM 和 ICP 升高的患者，静脉诱导可避免低血压和低脑灌注压。对于有 AVM 和充血性心力衰竭的新生儿，在麻醉时应特别注意维持心输出量。由于许多麻醉药物具有心肌抑制作用，可能导致心搏骤停，因此应保持极度谨慎。为此，在诱导前放置静脉和动脉导管是有用的。麻醉诱导后经口或经鼻气管插管均可。

5. 麻醉维持

麻醉维持的注意事项包括以下内容。

- 体位。
- 通气。
- 麻醉药物。
- 失血和体液管理。
- 保温。

手术所需体位由 AVM 的位置决定。通常，AVM 的血液供应来自大脑中动脉，大部分采取幕上开颅手术入路。

所有患者均应行机械通气，维持二氧化碳分压正常。有 ICP 升高证据的患者可能需要短暂的过度通气来控制 ICP，持续的 ICP 监测可能是一个需要注意的因素。一般情况下，血二氧化碳分压正常较好，应避免分压过低，因为由此引起的脑血管收缩可能导致更多的血流从正常组织分流到 AVM 区域，进而引起大脑缺血增加，AVM 出血增加。

麻醉维持的药物选择则与任何颅内手术的麻醉药物相似。如果没有充血性心力衰竭，那么可以在结扎时应用允许性或控制性低血压来降低 AVM 出血。这可以通过注入尼卡地平、硝普钠或非诺多泮等抗高血压药物来实现。充血性心力衰竭的新生儿接受 AVM 结扎或治疗时需要正性肌力支持，不适合采用允许性降压策略。对于这些婴儿，血管活性药物应该是准备好的，并通过中心静脉导管输注。

这些患者的体液管理是一个挑战。新生儿可能无法忍受大的血容量变化或血红蛋白浓度下降，特别是当他们有心功能障碍的因素时。早期努力维持正常的血管内容量和稳定的血红蛋白含量应该是目标。这可能需要早期血液置换和审慎的正性肌力支持。

维持正常体温很重要，因为考虑到体液的流失，有时还需要大量输血，也可能很困难。这通常需要同时使用液体和对流加热装置，并加以调整以避免严重的低温和凝血障碍。虽然在神经外科手术过程中，低温（温度＜ 35℃）对于神经保护的优点还存在争议，但是应该避免高温（温度＞ 38℃），因为它会通过增加大脑和身体的代谢需求而加重缺血性损伤。

6. 复苏

AVM 治疗后麻醉复苏的考虑因素包括以下内容。

- 麻醉药物的清除。
- NMB 的拮抗。
- 评估呼吸力量和气道通畅。
- 神经功能评估。

没有充血性心力衰竭病史的患者，如果神经系统正常，血流动力学稳定，可以在手术结束时拔除气管导管。然而，那些有严重充血性心力衰竭病史或有严重神经功能缺陷（即需要进行脑切除术、明显的脑萎缩或明显的脑水肿）的患者应保持镇静，并在气管内插管的情况下转入 ICU。

7. 术后管理

AVM 治疗后患者术后管理的基本注意事项包括以下内容。

- 脑水肿。
- 充血性心力衰竭。
- 高血压。
- 血管痉挛。

脑水肿可以由 AVM 本身引起，也可以由手术或介入治疗引起。当然，介入栓塞术或放射外科手术相对开颅手术，对通过颅骨表面入路到达 AVM 的经过组织损伤较小，但仍可导致明显的水肿[222]。在预期或发现水肿的情况下，建议留置患者气管插管并在 ICU 监护。在切除一个大的 AVM 后，可能需要几天的时间来消除脑水肿，患者的神经系统检查和意识水平才能恢复正常。在此期间，支持性医疗和仔细的神经系统监测是最重要的。

尽管移除或降低了血液的心外分流，术前存在心肌功能障碍的患者术后恢复后仍需要数日的重症监护治疗。除了维持足够的脑灌注压力外，护理团队还必须平衡心肌的需要以减少后负荷。为了防止动脉血压的突然升高，可能需要积极的镇痛和抗高血压治疗，动脉血压的突然升高不仅会对心脏造成压力，而且会增加急性颅内出血的风险。

血管痉挛不是一种常见的术后并发症，但如果围术期出现神经系统状况恶化或 SAH，必须考虑是否发生血管痉挛。血管痉挛的发病机制尚不完全清楚，但早期诊断和干预是有益的。经颅多普勒超声已被用于指导治疗成人，但其作用在儿童仍然有限。当然，多普勒超声可以检测血流速度的增加，可以诊断血管痉挛，并提供一种指导治疗的手段。治疗通常是充分的液体补充，稳定 / 充足的血压，以及使用钙离子拮抗药 [223]。

七、介入神经放射学

在过去的 30 年里，神经放射学技术和专业知识在中枢神经系统疾病的诊断和治疗方面取得了重大进展。介入性神经放射学（interventional neuroradiology，INR）或血管内神经外科，已经成为传统神经外科和神经放射学混合的学科。虽然各机构的做法各不相同，但 INR 在管理各种神经外科疾病，特别是神经血管疾病方面发挥了明确的作用。与介入心脏病学一样，INR 可广义定义为通过血管内通路进行诊断和（或）提供治疗药物和设备进行治疗。使用这种方法治疗疾病的数量、种类和复杂性都在增加，这给儿科麻醉医师带来了挑战 [224]。小儿麻醉医师在神经放射检查 / 治疗术中具有至关重要的作用，需要了解适应证、治疗目的、潜在并发症，以及相关神经内外科与神经介入医师的管理目标，可能每一个孩子都有所不同。

虽然大多数诊断性神经影像学可以通过 MRI 和 CT 技术完成，但其诊断和介入治疗的能力使介入技术具有吸引力，尽管它们往往不是诊断的一线工具 [225]。INR 术可以根据治疗目标大致分类如下。

● 封堵或闭塞手术。常见手术包括：动脉瘤栓塞术、AVM、脑和脊髓瘘管，肿瘤血管的术前栓塞如脑膜瘤，以及暂时或永久的颅内或颅外动脉闭塞。

● 开放术。常见手术包括：血管成形术和支架植入术治疗血管痉挛或狭窄，以及脑卒中的化学和机械溶栓。

儿童最常见的 INR 术是血管内动脉瘤治疗、AVM 和术前肿瘤栓塞。

虽然特定的手术会有不同的神经并发症，但 INR 手术在以下方面的风险更高。

● 出血。这可能是由血管损伤或动脉血管剥离和

（或）动脉瘤穿孔造成的。

● 缺血。这可能是由导管定位不当或没有侧支血流到某个区域、血栓栓塞并发症、线圈或支架移位导致闭塞和（或）血管痉挛造成的。

非神经系统并发症也可能发生，也是其他介入手术经常可能发生的并发症，包括对比剂反应、对比剂肾病、血肿 / 出血 / 股动脉穿刺部位出血。

1. 麻醉注意事项

在许多机构，介入治疗单元位于远离手术室的位置。由于这不仅涉及多个楼层和距离，有时还涉及多个麻醉位置（即在一个位置进行术前 / 术后 CT 血管造影，而在另一个位置进行 INR 检查），因此必须协调麻醉团队、患者转运和可能的远程患者恢复的技术支持。其他典型的介入放射治疗的潜在问题包括：手术过程中接触患者和设备的光线减少、受限或较差，以及对电离辐射的担忧。进行 INR 手术患者的麻醉注意事项包括维持患者静止和生理稳定性，控制全身和局部血流，管理抗凝，以及处理手术过程中突发的意外并发症。危重患者在进出介入室的过程中的医疗管理，以及麻醉后平稳快速恢复以促进神经系统检查同样重要 [226, 227]。

在 INR 单元中，没有研究表明哪一种麻醉管理技术更好。报道了多种方法，包括全身麻醉、MAC，甚至镇静和（或）清醒技术 [195]。因为在许多手术中需要患者不动，我们倾向于气管内插管全麻。常规麻醉监测，动脉血压监测往往可以从股动脉鞘进行。如果预期术后需要进入 ICU，进行持续血流动力学监控（即允许性正常血压），则需要放置桡动脉导管。血管通路应包括两个良好的外周静脉导管以便进行液体和血液制品输入。应放置导尿管及监测尿量。如果术后管理需要输注血管活性药物，可以置入一个中心静脉导管。

2. 术后注意事项

儿童的诊断性或描绘性神经放射学操作的麻醉后管理类似于其他介入心脏病学和放射学操作。监测状态下运送至术后护理单元，仔细监测股静脉和动脉鞘部位的出血并发症是必要的。此外，应仔细监测神经系统，以确保恢复到患者的基线状态。任何新的神经系统损伤或神经状态的下降都应促使麻醉医师和神经放射学专家进行积极评估和管理，因为出血并发症可能需要影像学检查、重复干预和（或）手术。

手术后预期会出现肿胀、神经功能障碍或持续需要血流动力学监测的患者应在拔管后或带管直接转移到 ICU 管理。神经放射科医师、神经外科医师、麻醉

科医师和重症监护医师应仔细讨论管理目标，以便优化患者护理，将持续发生神经损伤的风险降到最低。我们通常会将预期发生肿胀和（或）缺陷的患者在镇静、插管和监护状态下转移到 ICU，然后在 ICU 内拔管，以便所有相关方均可对患者进行检查，并统一进行术后神经系统检查。这种方法还可以在入住 ICU 之前促进任何计划内或计划外额外的神经成像检查，如 CT 或 MRI。其他章节（见第 41 章）展示了神经放射学操作的额外讨论。

要点：脑血管异常与介入神经放射学

- 患有严重充血性心力衰竭和肺动脉高压的危重新生儿、蛛网膜下腔出血或颅内出血的患者、相对无症状、病灶较小的大龄儿童可能存在动静脉畸形和其他脑血管异常。

- 气管插管与控制通气、血压控制、做好手术时间延长的准备对介入性神经放射学操作来说往往是必要的。

- 麻醉的快速、顺利苏醒，以及介入神经放射学操作后的早期神经学评估是重要的；如果出现苏醒延迟或神经学检查出现新的症状，则应进行急性神经影像检查。

八、脑保护、复苏和预后

对这些主题的全面讨论超出了本章的范围。有关中枢神经系统生理学的介绍，请参阅其他章节（见第 8 章）。这里为章节的完整性，列举出一般原则[228]。

（一）脑保护

缺血性损伤后，中枢神经系统的再生能力受到限制。脑保护被定义为"预防或减轻在缺氧或缺血事件后发生的脑代谢、组织病理学或神经功能异常"（如在损伤发生前开始并通常持续整个过程的治疗）[227]。脑复苏术是指对继发性脑损伤的治疗或简单地在原发性脑损伤发生后的治疗。脑缺血的二次损伤是在脑循环恢复后发生的，通常称为缺血后损伤或再灌注损伤。

细胞的易感性因神经元的类型不同而不同。例如，边缘系统，尤其是海马 CA1 层的锥体细胞、小脑的浦肯野细胞及皮层的三层、四层和六层，都极容易受缺血损害；而脊髓细胞在损伤前似乎可以忍受更长时间的缺氧。

脑保护可以通过清除自由基或减少兴奋性氨基酸（谷氨酸、天冬氨酸）和离子流来增加氧供，降低氧耗，或者改善病理过程。脑保护的困难在于这些策略必须在缺血发作前开始。当全身缺血时，大脑仅能承受 4～6min 的缺氧。脑保护的目的是延缓不可逆中枢神经系统损伤的发生。在神经创伤动物模型中，除了轻度低体温外，还没有被证实的脑保护方法[229-231]。然而，最近在新生儿窒息、心搏骤停或创伤患者使用低温疗法进行的人体试验表明，低温疗法对神经系统的预后或生存的益处尚不明确。关于不一致的结果是由于低体温的方法和程度不同、冷却方法的启动与维持差异，患者群体的共存疾病差异（如肾衰竭或肺损伤），还是患者继发性脑损伤的异质性导致的仍不清楚[232]。因此，保持足够的脑灌注和氧气输送，避免高血糖，积极处理高温仍是目前我们减轻中枢神经系统损害的唯一方法。

（二）脑复苏

在缺血或恢复循环和氧合后细胞内发生的事件，参与了最终的神经损伤。可能是由于谷氨酸和天冬氨酸的释放和 NMDA 受体的激活，缺血使神经元去极化，允许离子（Na^+ 和 Ca^{2+}）流入细胞。ATP 储备的耗尽导致能量依赖的离子泵不能从细胞中排出 Na^+ 和 Ca^{2+}。这引起前列腺素和氧自由基的形成，导致线粒体呼吸链瘫痪，酸中毒，最后细胞膜破坏。

（三）脑预后

脑健康的未来取决于我们对缺血缺氧性损伤的病理生理学的理解水平及我们广泛的医学和药理学知识。未来的治疗取决于对导致中枢神经系统损伤的分子和细胞过程的更好理解，以及挽救或保护受伤组织的特异性治疗方法的发展。最终，我们的目标是提供有效的治疗措施，逆转导致损伤的细胞级联事件。表 25-7 是神经保护策略的总结。

表 25-7　颅内压升高的一般神经保护原则

目　标	临床管理 / 治疗	目　标	临床管理 / 治疗
避免水肿形成	• 皮质类固醇减少肿瘤血管源性水肿 • 维持正常的钠浓度＞ 140mg/dl • 维持血清渗透压＞ 300mOsm/L	避免大脑低灌注	• 早期介入与监测 ICP 和 CPP • 避免 ICP 升高＞ 20mmHg • 避免低血压 • 维持 CPP ＞ 50mmHg • 保持头高 30°，促进静脉引流
避免脑缺氧	• 控制通气，保持 ETCO$_2$ ＜ 40mmHg • 避免癫痫发作	避免大脑高代谢	• 避免高热（＞ 38℃） • 可能需要肌松以避免寒战和 ICP 增高 • 使用退热药 • 使用冷却毯

CPP. 脑灌注压；ETCO$_2$. 呼气末二氧化碳；ICP. 颅内压

病例分析

　　一名 2 岁女孩追着一只瓢虫来到她打开的二层卧室窗户。纱窗无法承受她的重量，她从二层摔了下来，还跌入了半层地下楼梯，头的侧面撞击到了水泥楼梯。医护人员将孩子从现场转移到在附近学校停车场等候的医疗救护飞机上。她抵达创伤接诊区时，全身强直性癫痫发作，嘴唇发绀，脉搏血氧计显示心率为 80 次 / 分，动脉饱和度 88%。她的左前枕部静脉注射点附近肿胀，静脉液体不能自由流动，她在转运监护仪上的末次血压测量显示"超时"。

　　创伤小组由一名普通小儿外科医师、一名儿科麻醉医师、一名儿科急诊室医师和三名护士组成：一名来自创伤科，一名来自儿科重症监护室，一名来自小儿急诊科。在女孩到达前，麻醉医师从架上预先包装好的创伤用品中挑选了一个贴有"幼儿：1—3 岁，8～14kg"的包装。在创伤台上打开包装，可以看到以下物品：3 号面罩，喉镜柄带 1 号米勒和 2 号 Mac 喉镜片，备用灯泡，无套囊 3.5、4.0 和 4.5 号气管导管，一个 4.5 号带套囊的气管导管，6 号和 14 号法式管芯，2 号和 2.5 号喉罩，8 号法式抽吸导管，60mm 口咽通气道，18 和 20 号鼻导管与利多卡因凝胶，压舌板，含有 20 和 22 号静脉导管的静脉准备包和 15 号骨髓穿刺针。

　　根据快速反应方案，一名儿科呼吸治疗师和一名药剂师也被呼叫到病房。在药剂师的工具盒中，充满预抽好药物并密封在无菌罩内的注射器，包括阿托品 0.1mg/ml、肾上腺素 100μg/ml、利多卡因 20mg/ml、去氧肾上腺素 100μg/ml、罗库溴铵 10mg/ml、琥珀酰胆碱 20mg/ml、泮库溴铵 1mg/ml、依托咪酯 2mg/ml、芬太尼 50μg/ml、氯胺酮 100mg/ml、咪达唑仑 1mg/ml、硫喷妥钠 25mg/ml，工具盒的封面是一张体重和标准剂量表（以 ml 为单位），其中包括每一种预先准备的药物。

　　根据在模拟环境中预先确定和练习过的角色，儿科麻

醉医师开始管理和稳定患者的气道和血流动力学，同时外科医师和急诊科医师进行创伤检查。最初对保护气道的关注被对即将发生脑疝的更紧迫的关注所覆盖，这可能会被无控制且未用药的喉镜检查所进一步加速。在呼吸治疗医师给予中线牵引，稳定颈部，并进行环状软骨加压，同时支持颈后部以防发生颈椎骨折的状态下，应用 100% 氧气，手法反颌球囊面罩通气。麻醉医师证实，患儿经面罩进行肺脏通气容易。而创伤外科医师报告说，她的左瞳孔扩大，对光反应微弱，急诊医师报告有左鼓室积血。呼叫神经外科。急诊科护士已经将患者的监护仪切换到病床上方，团队的所有成员都可以看到它，同时还配备了有声脉搏血氧计和血压袖带，每分钟循环检测。患儿无反应，GCS 评分 5 分，刺激后无睁眼、发声，肢体呈屈曲强直状态。

　　降低二氧化碳和恢复氧供的直接好处是大脑血容量减少，心率上升到 120 次 / 分。脉搏血氧计显示 100%，但平均血压只有 45mmHg。PICU 和创伤外科护士正在尝试静脉输液，但由于强直性阵挛发作，静脉输液很困难。麻醉医师要求急诊科护士准备骨内针，估计患者体重为 12kg，并要求肌内注射 0.2mg/kg 咪达唑仑终止癫痫发作。癫痫发作活动在药物注射后 1 分钟内停止，并迅速开放了两路静脉通路。静脉注射 2% 的醋酸平衡盐 20ml/kg，这是药剂科医师工具包的一部分。高渗盐水治疗后，动脉血压 105/45mmHg，平均压 65mmHg，心率 105 次 / 分。两个瞳孔现在都有了反应。麻醉医师要求用药进行喉镜检查和气管插管。利多卡因 1mg/kg，阿托品 0.15mg。1 分钟后，又给予了 20ml/kg 的生理盐水补液，动脉血压是 100/45mmHg，平均压 60mmHg，心率现在是 120 次 / 分。给予硫喷妥钠 2mg/kg（常规诱导剂量的一半），罗库溴铵 1.2mg/kg。孩子在牵引和环状软骨压力下很容易地进行了气管插管。确认放置后，将 4.5 号

ETT 固定好，启动通气并调整，使呼气末 CO_2 浓度保持在 30～35mmHg。

插管后动脉血压为 65/25mmHg，平均压 35mmHg。给予去氧肾上腺素 5μg/kg，重复测量血压 90/45mmHg，平均压 55mmHg。重复给予该剂量，并额外给予 2% 生理盐水 10mg/kg。重复血压 105/55mmHg，平均压 65mmHg。完成创伤检查后，将患儿带至 CT 扫描，发现一个大的硬膜外血肿，中线移位，脑沟及同侧脑室消失，基底池显示不清。

患儿立即被带到手术室进行减压。麻醉医师准备切口消毒。请求 O+ 创伤专用血液到手术室。开放一条动脉置管，并放置第二根静脉导管。静脉使用瑞芬太尼和丙泊酚维持麻醉。孩子在没有呼气末正压的情况下进行通气，呼气末二氧化碳 30mmHg，送检动脉血气，但直到手术开始后才能得到结果。去氧肾上腺素滴注稳定血压，维持收缩压大于 90mmHg，平均动脉血压在 60～65mmHg。温度维持在 36～36.5℃，不需要保温毯。给予甘露醇 25mg/kg，放置 Foley 导管。

创伤发生后 50 分钟切皮，5min 内开颅清除血肿，血肿清除后心率下降至 65 次 / 分，动脉血压下降至 65/25mmHg。立即给予去氧肾上腺素和 10ml/kg 创伤专用血液，血压对治疗有反应。甘露醇治疗后会导致大量排尿，使用 10ml/kg 生理盐水替代治疗。

在关闭硬脑膜和颅骨时放置了一个脑实质光纤 ICP 监视器，显示正常波形，12mmHg。由于患儿注射去氧肾上腺素的条件下脑灌注压为 55mmHg，转运至 ICU 时，仅行瑞芬太尼输注。在入 ICU 的前 6h，每小时停一次瑞芬太尼进行神经系统检查，患儿睁眼，有意识地伸手向气管导管，气管导管已被取下。整个晚上 ICP 没有升高，血清钠 145mg/dl，她与床边的父母适当地交流，ICP 监测器被移除。

这个病例说明了本章所介绍的主要麻醉注意事项，在神经创伤和 ICP 升高的危重患者行急诊手术时选择气道，进行药物和血流动力学调控，以促进患者预后。

第 26 章　胸科手术麻醉
Anesthesia for Thoracic Surgery

Faith Ross　Grant McFadyen　Stefan Budac　Lynn D. Martin　Michael Richards　著

李　婵　译　　杨丽芳　校

一、概述

在过去 20 年中，随着电视胸腔镜手术（video-assisted thoracoscopic surgery，VATS）和机器人手术的出现，以及麻醉方法的演变对此类手术的促进，儿童胸科手术和麻醉已经发生了巨大变化。尽管电视胸腔镜的微创入路无疑改变了围术期管理的某些方面，特别是儿童胸科手术患者的术后管理，但是对于小婴儿，由于胸腔镜器械过于庞大，复杂手术仍以开胸为主。因此，儿科麻醉医师需要掌握胸科手术两种术式的麻醉管理。

胸腔镜手术和开胸手术对麻醉的某些要求是相同的，即需要单肺通气（one-lung ventilation，OLV）。实际上，传统开胸手术可以通过牵引，填塞或其相结合的外科途径，增强术野暴露，减少肺实质的损伤。而胸腔镜则需要通过戳卡进入胸腔，因此对单肺通气的需求更为迫切。最小尺寸（26Fr）的传统双腔管对于年幼儿童来说仍然太大，这导致了大量儿童肺隔离装置的研发。

由于胸腔镜手术具有创伤小、疼痛轻的特点，因此显著降低了患者术中和术后对神经阻滞的需求，这极大地减少了胸部复杂手术术后的住院天数[1]。但是，由于儿童群体对开胸手术的持续需求，儿科麻醉医师仍然需要在他们的设备范围内保持在必要时提供足够的术后镇痛的能力。

麻醉药物的新近发展，尤其是起效迅速的地氟烷和快速代谢的瑞芬太尼的出现[2]，为麻醉医师提供胸部手术所需的快速起效和深度麻醉的能力产生了巨大影响。这些药物在手术结束时迅速消退，因此术后患者苏醒配合的情况下，手术室快速周转成为现实。

本章回顾了单肺通气的病理生理学，讨论了儿童胸科手术患者围术期管理所需的麻醉方法和工具，阐述了胸科手术的镇痛，最后更详细地介绍了儿科人群中某些特定胸外科手术如肺叶切除术、全肺切除术、先天性囊性肺疾病、前纵隔肿块、漏斗胸和脓胸手术麻醉管理的细微差别。

二、单肺通气的病理生理学

儿童胸科手术中，全身麻醉、神经肌肉阻滞、机械通气、胸廓开放及手术牵引等诸多因素通过影响肺顺应性而对通气 / 血流（ventilation/perfusion，V/Q）比值产生深远影响[3]。单肺通气时，术侧肺 V/Q 不匹配，若处理不当可能导致严重的低氧血症[3]，这些影响因素儿童与成人是一样的。

（一）侧卧位

清醒、自主呼吸状态下，患有单侧肺疾病的成人侧卧位时，当健侧肺处于下方，患侧肺位于上方时，氧合状态最佳[4, 5]。由于两侧肺之间的静水压梯度，下侧健肺的灌注优于患肺，从而改善了 V/Q 比值。

研究表明，无论自主呼吸还是机械通气，婴儿均显示出与成人相反的效果，即健侧肺在上而患侧肺在下时氧合改善[6, 7]。由于婴儿胸壁柔软、顺应性好，无法完全支撑下侧肺，使其与成人通气的弥散功能不同，这导致功能残气量（functional residual capacity，FRC）进一步降低，更接近于残余气量，使婴儿下侧肺即使在平静呼吸时也更容易发生气道关闭[8]。与年长儿相比，幼小儿童下侧膈肌在腹部器官的挤压下向头端移位更少，因此根据 Starling 定律，下侧膈肌收缩的力度小于上侧，限制了下侧肺的通气效率。因此，婴儿上侧肺通气优于下侧。

婴儿体型较小，故上侧肺和下侧肺之间的静水压

本章译者、校者来自西安交通大学附属儿童医院。

力梯度较成人小。因此，在单肺通气期间婴儿下侧通气肺的有利灌注增加较成人小，目前尚不明确将在何时与成人相当。建议单侧肺部疾病患儿术后可采用仰卧位或左、右侧卧位以确定最佳通气体位。

（二）单肺通气期间的肺灌注

目前，肺隔离技术已经使得将整个潮气量输送到通气侧肺变得更容易。当单肺通气开始时，非通气侧肺泡会逐渐吸收残余氧气，直至吸收完全造成肺萎陷。加上体位的影响，非通气侧肺的持续血液灌注将会导致 V/Q 严重失调，分流分数大幅增加。这种通过非通气肺从右向左的分流导致总的分流比例超过 50%，但临床观察到的分流分数要低得多。机械因素和生物因素共同作用导致分流分数低于预期。手术操作导致了开放性气胸或人工气胸，肺萎陷后肺血管收缩减少了术侧肺的血流量，此外，缺氧性肺血管收缩（hypoxic pulmonary vasoconstriction，HPV）增加了非通气侧肺血管的阻力，减少了肺血流，分流分数也随之降低。然而，HPV 的临床意义仍值得探讨[9]。

（三）单肺通气期间的肺通气

长期以来，对单肺通气患者的管理主要集中在避免出现低氧血症的问题上。然而，由于常规使用纤维支气管镜来确认支气管封堵器和双腔导管的位置使肺隔离技术更趋完美。另外，麻醉药物的合理使用使 HPV 的不利影响大幅降低，低氧血症的发生率也相应减少。最近的研究主要集中在单肺通气时急性肺损伤（acute lung injury，ALI）的预防，成人肺叶切除术后 ALI 的发生率为 2.45%，而肺切除术后 ALI 的发生率高达 7.9%，约 40% 成人 ALI 后病死率显著增加，儿童相关数据暂不明确[10]。对于单肺通气期间肺通气保护策略（protective lung ventilation，PLV）的建议包括：小潮气量 6ml/kg，接受轻度高碳酸血症，气道平台压小于 20cmH₂O，呼气末正压 5～10cmH₂O 等，维持肺泡开放，防止肺不张并减少机械性损伤[11]。出现低氧血症时，采用持续气道正压通气或向术侧肺吹入氧气。严重或顽固性低氧血症可能需要通过吸入纯氧、恢复双肺气通气来治疗。若仍无效，外科医师应考虑在肺切除或肺移植期间钳夹术侧肺动脉。

> **要点：单肺通气的病理生理学**
> - 侧卧位时，婴儿健侧肺在上，患侧肺在下，氧合功能改善，这与成人相反。
> - 单肺通气期间，由于机械因素导致的上侧肺

> 灌注减少和缺氧性肺血管收缩，儿童的 V/Q 失调和分流分数低于预期。
> - 单肺通气期间，建议小潮气量 6ml/kg，限制气道峰压，应用 5～10cmH₂O PEEP，并对术侧肺进行氧气吹入。

三、胸科手术的麻醉原则

（一）单肺通气

OLV 有三个主要的适应证[12]。

- 控制双肺通气的分布：支气管胸膜（皮肤）瘘、巨大的单侧肺囊肿或肺大疱，以及不对称性通气的肺疾病。
- 避免液体溢出或污染健侧肺：感染、出血和单侧肺灌洗。
- 提供安静手术术野：胸腔镜手术、开胸手术和胸腔非肺脏手术。

目前有三种技术或设备广泛应用于儿科患者实现双肺隔离。

- 传统的单腔气管导管选择性支气管内插管。
- 支气管封堵器。
- 双腔气管导管（double-lumen tube，DLT）。

应根据患儿的年龄、发育情况及单肺通气装置的可获得性选择不同的麻醉及插管技术。随着目前纤维支气管镜（fiberoptic bronchoscope，FOB）的广泛应用，作者认为，临床医师应尽可能地使用纤支镜在可视下定位气道装置（表 26-1 和图 26-1）。

1. 支气管内插管

最简单的肺隔离技术是将普通气管插管（endotracheal tube，ETT）越过隆嵴插入所需的主支气管。盲插时，ETT 几乎总是会进入右侧主支气管。为了选择性地进行左主支气管插管，须旋转 ETT 使其前端斜面朝向右侧，同时将患者头部向右旋转，并继续向左主支气管内插入 ETT[13]。置入气管插管后，应使用纤维支气管镜定位，这需要熟悉隆嵴以下支气管树的解剖知识。

另一种方法是先将 ETT 放在气管中，然后将 FOB 通过气管导管送入左或右主支气管，引导 ETT 进入目标支气管中。需注意，最小尺寸的 FOB 直径为 2.2mm，镜体较软，难以引导气管导管推进，且容易损害光纤。因此，在使用纤维支气管镜引导支气管插

表 26-1　儿童单肺通气的设备选择

年龄（岁）	OLV 气道装置
<2	选择性支气管插管
	福格蒂（Fogarty）导管（4Fr）作支气管封堵
	导丝引导的气管导管外支气管封堵器（5Fr）
2—6	福格蒂（Fogarty）导管（4Fr 或更粗）作支气管封堵
	导丝引导的支气管封堵器（5Fr）
6—10	导丝引导的支气管封堵器（5Fr 或更粗）
	Univent 管（3.5 号）
>10	导丝引导的支气管封堵器
	Univent 管
	DLT（26Fr 或更粗）

经 Elsevier 许可转载，引自 Choudhry [15]

管时应小心谨慎。

2. 支气管封堵器

(1) 去栓导管 / 封堵器：去栓导管（Wire-guided endobronchial blockers，WEB）可有效用于低龄幼儿实现双肺隔离[14]。封堵器可以放置在 ETT 内或外。Fogarty 封堵管的管芯可以弯曲塑形以便将气管导管置入任一支气管中，然后通过 ETT 用 FOB 进行定位（图 26-2）。封堵器尖端开放可在肺隔离后使肺萎陷，必要时也可吹入氧气。

(2) 导丝引导的支气管内封堵器：导丝引导的支气管内封堵器有 5Fr 儿童型号可供选择。封堵器是为放置在普通 ETT 内而设计的，封堵器前端导丝圈套在 FOB 前端可实现可视化置入封堵器。该封堵器有三个接头，可在放置就位后进行通气（图 26-3）。5Fr

WEB 可用于最小的 ETT 型号是 5.0mm，因此通常只能用于 2 岁以上的儿童（图 26-4）。

对于 2 岁以下的儿童，支气管封堵器也可以紧贴 ETT 外放置（而不是放在 ETT 内）。WEB 套囊后端有 35°～45° 的弯曲，以便于操作时进入正确的位置。

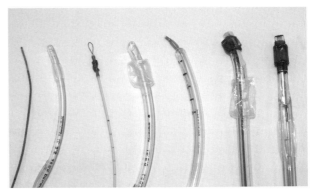

▲ 图 26-1　儿童单肺通气装置

从左到右（从小到大）：4Fr Fogarty 导管、气管插管（标准）、5Fr 导丝引导的支气管内封堵器、5.0 号气管插管(标准)、3.5 号 Univent 管、26Fr（Rusch，Buluth，GA，USA）双腔管（DLT）、28Fr（Mallinckrodt Medical，St Louis，MO，USA）DLT

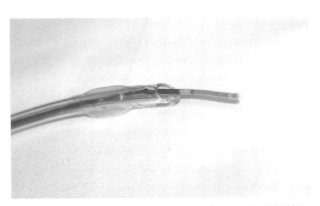

▲ 图 26-2　4Fr Fogarty 导管置入标准 3.5 号气管插管内

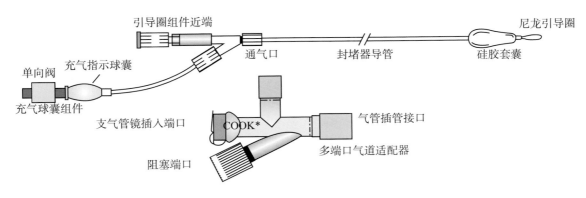

▲ 图 26-3　圈套导丝引导的支气管封堵器（WEB）组成部件

将封堵器通过鼻腔或口腔置入喉部，然后将 ETT 延着 WEB 置入。选择内径（internal diameter, ID）比标准型号小 0.5mm 的气管导管有利于在气管内调整封堵器位置。通过在气管导管内进行纤支镜定位，手动调整封堵器到目标支气管中。这项技术允许在 3 月龄的儿童中使用支气管封堵器（图 26-5 至图 26-8）[15, 16]。

（3）Univent™ 管和封堵器：Univent 管（Fuji Systems Corporation, Tokyo, Japan）有个侧支管腔可放置支气管封堵器，可置入导丝，并根据需要弯曲塑形以便于定位（图 26-9）。最小型号的 Univent 管为内径 3.5mm，外径 8mm，相当于 6.0 号无套囊气管导管，仅限于年龄较大的儿童（大约 8 岁）使用。应该注意 Univent 管有两个主要缺点：① Univent 管与双腔管不同，前端有一低容、高压的套囊，可能会导致气道黏膜损伤；②封堵器通道占据了很大的横截面面积，仅留下较小的管腔供患者通气[17, 18]。

（二）双腔气管插管

双腔气管插管是成人肺隔离技术的金标准。然而，最小型号 26Fr（Rusch, Duluth, GA, USA）和 28Fr（Mallinckrodt Medical, St Louis, MO）（图 26-10）双腔管实际上仅能用于 8—10 岁的大龄儿童，其置入方法与成人相同。由于儿童的体型差异大，双腔气管插

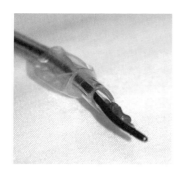

◀ 图 26-4　标准 5.0 号气管插管内同时放置纤维支气管镜及 5Fr 导丝引导的支气管封堵器进行引导

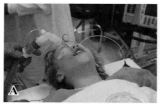
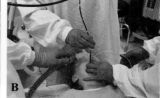

▲ 图 26-7　气管导管外支气管封堵器置入位置

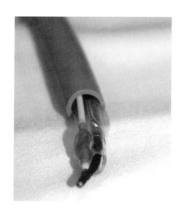

◀ 图 26-5　将 5Fr 支气管内封堵器与 3.5 号气管导管并排放置，纤维支气管镜从气管导管内进行引导

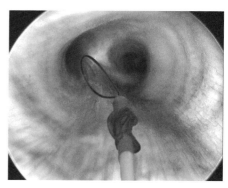

▲ 图 26-8　可视化显示导丝引导的支气管内封堵器位置

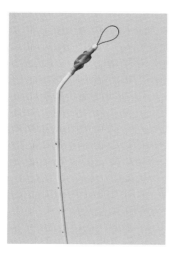

◀ 图 26-6　带有导丝圈的支气管内封堵器，前端弯曲，便于手动定位

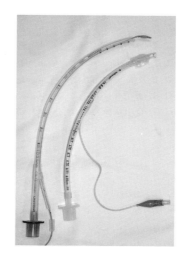

◀ 图 26-9　内径 3.5mm 的最小型号 Univent 管与标准 5.0 号气管插管

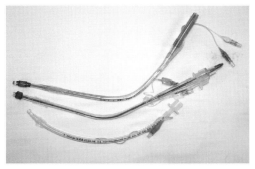

▲ 图 26-10　儿童用最小双腔管

自上而下：28Fr（Mallinckrodt Medical, St Louis,
MO）、26Fr（Rusch, Duluth, GA, USA）、6.0 号
气管插管（标准）

管的放置深度不一致，因此需要通过纤维支气管镜确认其放置位置。

> **要点：胸部手术的麻醉要求**
> - 单肺通气可控制通气分布、避免污染、提供安静术野。
> - 单肺通气可用于婴儿，但技术难度可能大于收益，可以使用肺填塞和牵引技术。
> - 可采用纤支镜引导去栓导管或导丝引导的支气管内封堵器放置在气管导管内或外，为较小患儿提供单肺通气。
> - Univent 导管和双腔管可以在纤支镜引导下为较大患儿提供单肺通气。

（三）麻醉技术

胸科手术患儿可能是完全健康的，也可能合并严重的并发症和系统性疾病。像所有儿科手术患者一样，术前评估和准备非常重要，应该全面和完整。麻醉医师需要针对患儿情况进行个体化术前用药和麻醉诱导[19]。

肺隔离（如果需要）和镇痛技术应提前计划好。作者主张在开胸手术和胸腔镜手术中行有创动脉监测，特别是对小婴儿和新生儿，胸腔镜手术可能发生意外的过度充气，甚至医源性张力性气胸。对于胸腔镜手术患者，应尽早开始实施肺部隔离和放气，以便有足够的时间使肺塌陷（最多 20min），并最大限度地减少对肺回缩的需求[15]。一旦建立了单肺通气，应给予患者足够高的氧气浓度进行通气维持氧饱和度。应避免使用氧化亚氮，防止气管和支气管球囊过度充气而损伤气道[20]。

有观点认为，异氟醚对 HPV 的影响小于其他挥发性麻醉药物，可能有助于减少单肺通气期间 V/Q 失调[21]。然而，这些数据仅限于早期的吸入麻醉药，而且异氟醚苏醒时间长，故越来越少作为吸入麻醉药的首选。新近研发的挥发性麻醉药物，如地氟醚，能使患者在长时间使用后迅速苏醒，成为越来越受欢迎的胸腔麻醉药。为了最大限度地减少对 HPV[22] 的抑制且不引起术中知晓，作者建议吸入麻醉药在小于 1MAC 时应用丙泊酚和（或）阿片类药物进行复合麻醉。

当地氟醚等短效挥发性药物与强效 μ 受体激动药瑞芬太尼区域麻醉、非甾体抗炎药及手术结束时静脉注射对乙酰氨基酚（如果有的话）联合使用，麻醉医师可以帮助患者在重大手术结束时迅速苏醒并能交流，并且有多种方法缓解疼痛。

四、胸部手术的镇痛要求

胸部手术，尤其是开胸手术和微创漏斗胸矫正术，由于胸壁创伤严重（包括肋骨骨折、肋间神经损伤），可能会导致严重的术后疼痛。胸壁持续活动是有效气体交换和清除分泌物所必需的，往往增加疼痛程度。浅呼吸和咳嗽无力可增加患儿术后肺不张、痰阻和肺炎的发生率。术后疼痛刺激产生的痛觉敏化会导致慢性疼痛和（或）今后手术时疼痛阈值降低。最近的研究表明，约 1/3 成人患者在开胸手术和胸腔镜术后出现慢性疼痛[23-26]，这种情况在儿童中的发生率可能稍低一些[27]。

一些外科文献认为，儿童应该理解并学会接受疼痛的感觉[28]。作者反对这一说法，并认为麻醉医师有责任为患者提供最佳的方式缓解疼痛。作者赞同 Suresh 提出的疑问："成人通过放置硬膜外导管镇痛是全国许多机构的常规镇痛方法，为什么孩子会被剥夺同样的特权？"[29]。

多模式镇痛方案推荐应用于儿童开胸术后疼痛，考虑到疼痛的产生原因，区域镇痛是最合理的方法[30]。阿片类药物对胸部手术造成的肋间神经损伤和胸壁损伤引起的神经源性疼痛及中枢神经系统的过度兴奋反应有限[31, 32]。基于阿片类药物可能会对呼吸和氧合产生不利影响[33, 34]，为了达到最佳镇痛效果，术前应用区域阻滞镇痛是合理的[35]。推荐使用多模式镇痛方案，将有效的神经阻滞、非甾体抗炎药、对乙酰氨基酚及小剂量阿片类药物联合使用有望获得最佳术后镇痛效果。尽管已经在其他章节（见第 20 章）讨论了区域阻滞麻醉，但在讨论胸部手术麻醉时仍应强调几种区域神经阻滞技术。

（一）硬膜外阻滞

与成人和大龄儿童不同的是，6 岁以下婴儿和儿童上胸段硬膜外和蛛网膜下腔阻滞时仍具有血流动力学稳定的特点[36]。在婴儿中由于副交感神经对心率的调节能力似乎被抑制，所以心率变异性降低，心率仍能保持稳定[37]。而迷走神经反射减弱，使得心率能补偿周围血管的舒张。维持血流动力学稳定的其他因素还包括婴儿下肢静脉容量相对较小，以及相对缺乏的静息时交感神经张力[38]。

已证实，胸段硬膜外阻滞可改善呼吸功能的相关指标[39-41]。有证据表明，胸段硬膜外阻滞后，术后潮气量和膈肌收缩功能改善，可能是由于胸壁结构和膈肌静息长度的改变，以及阻滞肋间肌运动引起的呼吸负荷从胸腔向膈肌的转移造成[42]。

婴儿骶管穿刺可用带细钢丝的导管向头侧置管至胸段硬膜外腔[43]，尽管这项技术在 10 岁以下的儿童中成功应用[44]，但在 1 岁以上的儿童中，骶管穿刺由硬膜囊穿出和导管打折的风险增加[45, 46]。导管尖端位置可通过硬膜外造影[47]、超声[48]和神经刺激仪[49]确定。麻醉医师对超声引导下区域阻滞麻醉的熟练应用，使其成为显示硬膜外导管尖端的首选方式[50-53]。超声定位无创，避免患者暴露于辐射和对比剂中，并且不受使用神经肌肉阻滞药物或硬膜外局部麻醉药的影响。

硬膜外导管放置在手术切口相应皮肤节段，可以最安全、最有效地应用局部麻醉药物。胸段放置硬膜外导管受粪便和尿液污染的风险小于骶尾部放置。经验丰富的麻醉医师可安全地将胸段硬膜外导管留置在婴儿和儿童体内进行连续硬膜外阻滞[54]。法国儿科麻醉医师学会的一项前瞻性研究发现，在超过 10 000 个硬膜外阻滞病例中未发现持久并发症[55]。另一项儿科区域麻醉网络（pediatric regional anesthesia network, PRAN）最近的研究显示，在近 3000 例硬膜外置管中，无死亡或持续超过 3 个月的后遗症[56]。

（二）椎旁阻滞

椎旁间隙呈楔形。其边界为：后侧为肋横突上位韧带，外侧为肋间后膜，前侧为壁层胸膜，内侧为椎体的后外侧、椎间盘和椎间孔。该间隙包括脊神经前支、后支和交感支，以及前面的交感干。椎旁间隙注射局麻药物可避免可能的中枢神经阻滞。

椎旁阻滞（paravertebral block, PVB）自 1992 年开始应用于儿童，当时描述了两种不同的技术：Lönnqvist 改良的 Eason-Wyatt 经皮导管技术[57]，以及 Eng 和 Sabanathan 在开胸手术中放置导管的方法[58]。最近，超声引导下置管技术被阐述，并越来越受欢迎[59]。胸部椎旁阻滞的主要指征是单侧胸部手术。通过经皮或经开胸手术放置导管可以连续阻滞，推荐局麻药物剂量为 0.25ml/(kg·h)[57, 60-62]。椎旁阻滞的优点是局麻药物通过椎旁间隙扩散将提供单侧一个或多个相邻节段的连续阻滞。6 岁以上儿童连续硬膜外阻滞易出现低血压，由于椎旁阻滞作用为单侧，很少出现这种情况，因此可以适当增加药物剂量，从而增强单侧阻滞的效果。研究表明，交感神经链在疼痛传递中起重要作用，椎旁阻滞可将其阻断，而硬膜外麻醉和脊麻产生的中枢交感阻滞不影响这条通路，从而允许疼痛绕过阻滞向中枢继续传递[63]。比妇科或肢体手术更远端体感诱发电位抑制失败和应激抑制失败证实了硬膜外镇痛缺乏高质量的疼痛传入机制[64, 65]。椎旁阻滞相关研究数据较少，但已证实椎旁阻滞后胸部体感诱发电位完全消退[66]和应激反应的一些参数被抑制[35, 67]。

（三）肋间阻滞

开胸术后和肋骨骨折患儿行肋间阻滞可以减少对阿片类药物的需求并改善呼吸功能[68-70]。其缺点是单次给药阻滞时间有限。研发可降解的布比卡因微球可显著延长阻滞作用时间[71, 72]，肋间阻滞后局部麻醉药的血浆浓度高于其他区域阻滞后，可能会增加肋间阻滞的应用。儿童的血浆药物浓度比成人上升得更快[73-74]。

外科医师在开胸伤口闭合期间，通过胸膜外导管持续输注局部麻醉药物[69]，局麻药可扩散至椎旁间隙从而延长镇痛效果[75]。

（四）总结

临床医师如何决定儿童胸部手术应用哪种局部镇痛技术？一项对招募了 520 名成年患者的 10 项临床试验进行的 Meta 分析得出结论，椎旁阻滞和硬膜外阻滞对开胸手术的镇痛效果相似，但椎旁阻滞不良反应更少，并且肺部并发症减少[76]。

对于成人胸部手术，特定的手术后疼痛管理（procedure-specific postoperative pain management, PROSPECT）工作组评估了现有的文献，比较了用于开胸术后疼痛管理的各种区域性镇痛技术[77]。其中，74 项随机研究对区域阻滞技术与阿片类药物的镇痛效果进行了比较。结论是，有证据支持单独使用胸椎旁阻滞可有效替代仅使用局麻药的胸段硬膜麻醉，与全身镇痛相比，椎旁阻滞减少了术后肺部并发症的发生率。他们建议需要进一步的研究来确定在减轻疼痛和减少并发症方面，胸段椎旁阻滞是否等同于局麻药联合阿片类药的胸段硬膜外。除胸段椎旁阻滞外，其他区域阻滞技术均逊于胸段硬膜外阻滞，尤其是胸膜间技术无法提供足够的镇痛。然而，当胸段硬膜外或椎旁阻滞禁忌时，推荐使用肋间神经阻滞或术前鞘内注射阿片类药物。

要点：开胸手术的镇痛要求

- 多模式镇痛可预防开胸术后慢性疼痛。
- 硬膜外、椎旁或肋间阻滞可用于开胸术后镇痛。
- 小婴儿可在骶管穿刺置管至胸段，导管尖端位置可通过硬膜外造影、神经刺激仪、超声等辅助定位。

五、胸腔镜检查

微创手术（minimally invasive surgery，MIS）是外科创新发展最快的领域。多达30%的新生儿在开胸手术后发生脊柱侧弯，随着新技术和新工具的开发，更多的患者从微创外科手术中受益[78]。与开胸手术相比，胸腔镜手术在切除或修复儿童胸腔内畸形方面具有多个潜在优势。胸腔镜手术疼痛轻，术后肺部呼吸力学更好，且皮肤切口美观，住院时间缩短，早期恢复正常活动，恢复期更短，这些都是微创手术对患儿的益处。

起初，胸腔镜技术是为了在常规无法获得明确诊断的情况下，为免疫功能低下患者提供胸部组织的活检样本而开发的[79]。尽管胸腔镜技术继续广泛地用于小儿患者的这种适应证，但越来越多的小儿胸部手术通过胸腔镜进行（框 26-1）。

随着胸腔镜设备的发展，包括内镜越来越精巧、光纤的改进、数字视频信号的质量和屏幕分辨率的提高，微创技术应用于越来越小的儿童，甚至是新生儿和婴儿。

胸腔镜手术失血量通常很小，但是，戳卡和胸腔镜器械可能会损伤胸腔内血管，而且手术中患儿侧卧位，由于体位限制难以接触患儿四肢开放外周静脉，

框 26-1　婴幼儿胸腔镜手术种类

- 诊断性胸腔镜检查
- 肺活检
- 胸廓修补
- 肺脓肿引流
- 肺去皮质术
- 支气管肺隔离切除
- 先天性肺气道畸形切除
- 肺叶肺气肿切除
- 支气管囊肿切除
- 重复食管切除
- 先天性膈疝修补术
- 食管闭锁和气管食管瘘修补术
- 胸腺切除术
- 主动脉固定术
- 血管环解除术
- 动脉导管未闭结扎术
- 胸导管结扎术
- 交感神经切除术
- 纵隔肿瘤切除术
- 前路脊柱融合术

因此在手术开始前必须确保足够的静脉通路。围术期常规监测包括脉搏血氧饱和度、心电图、呼气末二氧化碳分压、吸入麻醉药浓度、无创血压和体温。

对于心血管功能正常的患儿，常规行中心静脉压监测并不能为麻醉管理提供更多额外信息。通常，对于无法获得足够外周静脉通路的患儿，可保留中心静脉通路。

有创动脉血压监测不常规使用，根据患儿临床情况决定。

胸腔镜手术中，实施单肺通气术侧肺萎陷可提供清晰手术视野，并减少使用肺牵拉器造成的损伤。如果无法实现单肺通气，则可以在双肺通气期间在术侧建立 CO_2 人工气胸，并使用牵引器将肺组织从术野移开[80]。双肺隔离欠佳时也可使用此技术改善手术视野。在建立人工气胸的过程中，应严格监测心肺功能，因为纵隔移位和人工气胸的压迫会造成静脉回心血量减少，左心室后负荷增加，严重影响心血管系统。CO_2 缓慢充气（流量为 1L/min），限制充气压力在 4~6mmHg，可增强心肌收缩力和增加回心血量，最大限度地减少人工气胸对心血管系统的影响[81]。建立人工气胸过程中的另一重大风险是意外的二氧化碳栓塞[82]。CO_2 进入术中损伤的血管中，或灌气过程中气体直接注入受损血管，均可使气体进入循环造成二氧化碳栓塞[83]。

胸腔镜技术与开胸手术结果的对照分析仅限于

系统性回顾分析[84]。通过对 21 项研究的系统分析发现有 5 种手术类型被研究过：先天性膈疝修补术（congenital diaphragmatic hernia，CDH）、食管闭锁 / 气管食管瘘修补术（esophageal atresia/tracheoesophageal fistula，EA/TEF）、肺切除术、气胸治疗和神经母细胞瘤切除术。与开胸手术相比，胸腔镜技术的优点包括：CDH、EA/TEF 和气胸手术术后疼痛更轻；除神经母细胞瘤外，其他所有手术类型患儿住院时间缩短；CDH 的通气时间较短，术中 $PaCO_2$ 较低；肺切除术的胸腔引流时间缩短；神经母细胞瘤的出血量减少。但胸腔镜技术存在 CDH 复发率高、EA/TEF $PaCO_2$ 高、CDH 和 EA/TEF 手术时间长等缺点。

六、机器人手术

机器人手术领域不断发展，由于机器人器械具有机械手臂，可使外科手术得以灵活地在更小的空间进行，故越来越多地被用于儿科手术中。尽管在儿童中很少使用机器人进行胸部手术，但已有文献报道证实了其在儿童及新生儿胸腺切除术、食管闭锁、肺囊肿切除及膈疝手术中的安全性和可行性[85, 86]。在传统胸腔镜的基础上出现的活动关节机械臂和 3D 立体显示，更接近于开胸手术视野。术前就如何安排手术台位于手术室内的位置、患儿体位、机器人位置等问题与外科医师进行良好沟通至关重要，可使麻醉医师在不影响机器人设备的情况下更容易接近并管理患儿气道和体位。专用的机器人手术室及对参与手术人员的管理培训至关重要[87]。

> **要点：胸腔镜手术与机器人手术**
> - 电视胸腔镜技术基本上可用于任何开胸手术。
> - 胸腔镜技术需要单肺通气，若不可行，可以建立人工 CO_2 气胸使肺萎陷。
> - 与开胸手术相比，胸腔镜手术术后疼痛轻，住院时间短。
> - 在未来，机器人胸腔手术可能会越来越多地应用于儿童。

七、肺切除术

在过去的几十年里，发达国家肺切除患儿的年龄一直在下降，这反映了因感染性因素行此类手术的比例下降，而因先天性畸形的肺切除比例增加。了解出生后肺的正常发育对预测儿童肺切除术后的肺功能至关重要[88]。众所周知，肺泡在出生后大量扩增，其数量从出生时 20×10^6 到 8 岁时增加到的大约 300×10^6，3 岁以前肺泡数量增长最快，而 8 岁以后，肺泡数量基本保持不变。肺容量在 8—25 岁翻番，可能是由单个肺泡的容量增加所致[89]。

（一）肺叶切除术

成人进行肺切除会导致肺容量成比例的减少，然而，对婴儿期肺切除术后肺功能的评估发现，患儿生长发育、生活正常且静息状态下功能不受限。McBride 等评估了 15 例在 1 周龄—3 岁因先天性肺气肿而接受肺叶切除术患儿的肺功能，发现在随访 8～30 年后，绝大部分患者的肺活量和肺总量均在正常范围内[90]。同时，他们观察到肺叶切除术后代偿性增长程度与切除肺的解剖部位有关。上叶肺切除后增长最活跃，这可能与中下叶肺切除后膈肌位置上移有关。此外，这些患者的残气量正常进一步表明，代偿性生长与肺泡的增殖是一致的。

（二）肺切除术

早期的研究描述了儿童时期进行肺切除术后保留肺功能的情况。1947 年，Cournard[91] 报道了 4 名 6—16 岁患儿因肺部感染而接受左侧全肺切除术的病例，观察到有 3 名患者残余肺的总肺活量大于没有肺切除病史的个体右肺的预测肺总量。

Laros 和 Westermann 按手术时的年龄对 130 名全肺切除患者进行了分层统计，发现全肺切除术后总肺活量随着年龄的增长而下降[92]。手术年龄小于 5 岁术后肺总量为预测值的 96%，6—20 岁为 85%，而 31—40 岁仅为 70%。

（三）肺切除术后综合征

肺切除术后综合征与残肺进行性过度充气有关，通常会导致不断加剧的呼吸困难。它还可导致支气管软化和肺部感染。全肺切除术后综合征最常见于右全肺切除术后[93]。由于纵隔逆时针转位，导致左主支气管或左下叶支气管在主动脉和脊柱与肺动脉之间受压。也可发生于左肺切除的右位主动脉弓患儿，气道在升主动脉和降主动脉之间受到压迫[94]。但是，也有报道称左侧主动脉弓的患者在进行了左肺切除术后出现了这种并发症[95]。这种情况下，纵隔结构顺时针旋转进入右侧胸腔，主支气管在右肺动脉和胸椎之间受压。

早期预防儿童肺切除后纵隔移位的尝试包括胸廓成形术，但由于其遗留严重畸形而被弃用。过去，防止纵隔移位的其他尝试包括向胸腔内注入油等惰性物质，造成人为粘连而固定纵隔。如今，治疗这种综合征的原则包括固定前纵隔结构（如心包和肺动脉）及肺切除后胸腔内干预以防止后期移位[96]。多年来，也有在胸腔内填塞硅胶假体稳定纵隔[97]，但其缺点是不能改变大小来适应患儿的生长发育。1992 年，Kosloke 和 Williamson[98] 首次报道使用可膨胀假体来解决这一问题。另外，放置支气管内支架稳定纵隔已有报道，大多是在成人身上。

八、胸部疾病手术

新生儿的胸部手术主要是为了治疗先天性肺部畸形，如先天性囊性畸形、先天性膈疝和气管食管瘘。

这些异常通常出现在宫内或新生儿期，其他的如肿瘤、感染性疾病和肌肉骨骼畸形在儿童后期出现。先天性膈疝和气管食管瘘在其他章节（见第 23 章）进行了描述，这里对婴儿和儿童其他胸部病变及麻醉注意事项进行简述（表 26-2）。

（一）先天性囊性肺疾病

在众多的先天性囊性病变中，绝大多数可分为四类：先天性囊性腺瘤样畸形（congenital cystic adenomatoid malformation，CCAM）、支气管肺隔离症（bronchopulmonary sequestration，BPS）、先天性肺叶肺气肿（congenital lobar emphysema，CLE）和支气管囊肿（bronchogenic cyst，BC）。这些畸形有不同的特征，但有明显的重叠，表明它们的发展可能有一个共同的病理机制[99]。值得注意的是，CCAM 更准确地被称为 CPAM（先天性肺气道畸形）。因为许多 CCAM 既不是囊性的，也没有腺样组织[100]，因此在本文中将

表 26-2　儿童胸部病变

病　变	评　估	治　疗	麻醉注意事项
气管狭窄			
后天性	喉镜 / 支气管镜	环状软骨切开	TIVA
先天性	喉镜 / 支气管镜	喉气管成形术	TIVA，术后通气
先天性肺囊性病			
先天性肺气道畸形	CT	胸腔镜手术 vs. 开胸手术	尽量减少充气压力，避免使用 N_2O
支气管肺隔离症	CT、MRI	胸腔镜手术 vs. 开胸手术	尽量减少充气压力，避免使用 N_2O
先天性肺气肿	CT	胸腔镜手术 vs. 开胸手术	忌用 N_2O，尽量减少充气压力，
支气管囊肿	CT	胸腔镜手术 vs. 开胸手术	忌用 N_2O
先天性膈疝	CXR	腹腔内容物还纳	降低肺血管阻力，尽量减少充气压力，避免使用 N_2O，可能需要一氧化氮，HFOV，ECMO
气管食管瘘	CXR	膈疝修补	尽量减少充气压力，用 ETT 或封堵器堵住瘘口
肿瘤			
纵隔肿瘤	CT、MRI、PFT	瘘口修补	呼吸和（或）循环损伤，可能源于单肺通气
胸部肿瘤	CT、MRI	穿刺或开放活检切除	单肺通气，化疗和（或）放疗的影响
漏斗胸	CXR、CT、PFT、超声心动图	胸腔镜手术 vs. 开胸手术	术后镇痛
脊柱侧弯	CXR、PFT	Nuss 手术 vs. Ravitch 手术	尽量采用单肺通气行前入路融合
脓胸	CXR、CT、胸腔穿刺术	胸腔引流术 vs. 胸腔镜手术或开胸手术	尽量单肺通气

CT. 计算机断层扫描；CXR. 胸部 X 线；ECMO. 体外膜肺氧合；ETT. 气管内导管；HFOV. 高频振荡通气；MRI. 磁共振显像；PFT. 肺功能检查；TIVA. 全凭静脉麻醉（经 Elsevier 许可转载，引自 Hammer[19]）

被称为 CPAM。

囊性肺病变通常在妊娠 20 周左右行常规胎儿超声检查时发现[101]。胎儿的治疗取决于病变本身及胎儿和母亲的情况，大的病变可能导致食管、肺或下腔静脉受压，分别导致羊水过多、肺发育不良或低心输出量心力衰竭和胎儿水肿。一旦胎儿水肿，干预措施包括胸腔穿刺、胸羊水分流术、胎儿手术切除、娩出治疗和切除或早期分娩产后切除。对于妊娠超过 32 周的胎儿，建议在分娩过程中切除，而对于妊娠小于 32 周的胎儿，可以选择宫内手术[102]。胎儿手术和娩出治疗和切除的麻醉在其他章节（见第 21 章）讨论。

小病灶可能无症状或在新生儿期引起呼吸窘迫。最初无症状的病变可能会导致肺部感染、气胸或今后的恶变。然而，序列成像显示，许多大的病变实际上可能会缩小[103, 104]。产后情况取决于病变的大小、位置和类型，以及与胃肠道或支气管树的位置关系。肺发育不全可导致肺动脉高压和呼吸衰竭，可能需要体外膜肺氧合。许多患儿可以持续无症状和多年未确诊，几乎所有的患者最终都会出现并发症，最常见的临床表现是内科保守治疗无效的肺炎。

产检发现病变的患儿应在出生后进行胸部计算机断层扫描。未经产检确诊的患儿出生后出现呼吸窘迫的，胸部 X 线片检查是第一个诊断性检查，随后进行 CT 进行证实（图 26-11 和图 26-12）。有时，磁共振成像和支气管镜检查是非常必要的。先天性肺气道畸形、先天性肺叶性肺气肿和叶外支气管肺隔离症常合并其他先天性疾病，可能需要额外的术前检查，包括超声心动图检查[99]。

虽然，目前认为所有有症状的病变都应切除，但是否仅对无症状患儿继续观察还存在争议。有时胎儿期超声发现的先天性肺气道畸形和支气管肺隔离症可在发育过程中自行消失，但胎儿出生后此种情况少见。

胎儿期超声和出生后 X 线检查未发现的肺部病变，出生后 CT 检查可能发现，保守治疗后并发症发生率为 10%，需要手术治疗[103]。因此仍建议无症状患儿在 3—6 月龄时切除先天性肺气道畸形、叶内支气管肺隔离症和支气管囊肿。叶外支气管肺隔离症可终生无症状，但也可导致并发症，我们提倡观察一段时间[101]。无症状的先天性肺叶肺气肿可以自行消退，应先观察。近年来，胸腔镜肺叶切除术是治疗大多数病变的首选手术方法，对于无症状的病变，6 月龄的患儿在择期切除前应复查 CT[105]。

在为先天性肺疾病的新生儿麻醉时，确定是否可

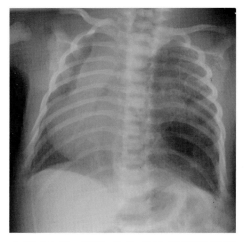

▲ 图 26-11　新生儿先天性肺气道畸形（CPAM）胸部 X 线片

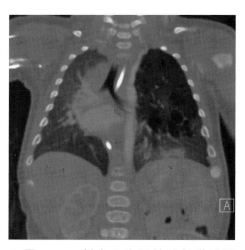

▲ 图 26-12　新生儿先天性肺气道畸形（CPAM）胸部 CT

以耐受正压通气（positive pressure ventilation，PPV）非常重要。肺实质含有支气管连接的病变在正压通气时可能会由于球阀效应而导致正常肺组织受压而异常肺叶过度扩张，造成通气受损、纵隔移位、大血管受压及心输出量降低。如果不确定胸部病变有无支气管连接，应在麻醉诱导和维持期间保留自主呼吸。如果计划进行单肺通气，可在隔离患侧肺后安全地使用正压通气和神经肌肉阻滞药。术后镇痛选择静脉应用阿片类药物，或者最好是胸段硬膜外导管，直接放置在所需节段水平或从骶管穿刺置管。近年来，采用胸腔镜手术切除先天性肺疾病越来越多，虽然这项技术在婴儿中具有挑战性，并导致手术时间显著延长，但它是安全的，可能会减少住院时间[106]。

1. 先天性肺气道畸形

CPAM 是不规则的肺内团块样组织，可能是实性

或囊性，典型特征是增多的腺瘤样呼吸细支气管（见第 21 章）。囊肿从 1mm 到 10cm 以上，大小不等。虽然病变是无功能的，但它确实与正常的气管支气管树连通，并可能在正压通气过程中过度膨胀[102]。先天性肺气道畸形通常只累及一个肺叶，但它出现在所有肺叶中的概率是相同的。当它累及一个以上肺叶时，可能需要切除全肺，并发其他异常发生率较低。

CPAM 通常是胎儿期在子宫内通过超声检测到的（见第 21 章）。它导致胎儿肺发育不全、水肿或死亡。大多数无症状 CPAM 患儿，可在新生儿期择期切除。引起心脏或呼吸窘迫的患儿可能需要在出生后立即进行紧急手术切除或 EXIT 切除[102]。

虽然病变和气管支气管树之间连通，但 CPAM 通常是实性或小囊性，更像实质性病变，可以安全使用正压通气。大多数病变无须肺隔离即可切除，但必要时可通过主支气管插管完成单肺通气。使用胸段硬膜外置管进行术中和术后的疼痛管理，效果良好[107]。

2. 支气管肺隔离症

支气管肺隔离症是无功能团块状肺组织，与支气管无连接。它通常具有由支气管或主动脉血管引起的异常血液供应，并且具有支气管或奇静脉引流。支气管肺隔离症多见于肺下叶，分为大多数的叶内型（胸膜内）和少数叶外型（有单独的胸膜）。支气管肺隔离症容易与先天性肺气道畸形混淆，某些病变表现为"混合型"，兼具两者的特征。

胎儿通常在子宫内被诊断出支气管肺隔离症，彩色超声多普勒检测到从主动脉到胎儿肺组织的动脉血供即可诊断[103]。在出生时，大多数支气管肺隔离症患儿无症状，并在长大后表现为抗生素治疗无效的肺炎。当病变很大时，会压迫肺组织，导致呼吸功能障碍，如果其血供异常丰富，易导致高心输出量心力衰竭。CT 可辅助诊断支气管肺隔离症，但 MRI 有助于在手术前了解病变的血供和引流。

支气管肺隔离症的麻醉顾虑并不多。单肺通气有利于手术操作，但由于支气管肺隔离症与支气管树之间没有联系，故正压通气是安全的。氧化亚氮易引起膨胀，故应避免使用。

3. 先天性肺叶性肺气肿

先天性肺叶性肺气肿是与支气管树相连通的异常膨胀的肺叶。最常见于左上叶，其次是右中叶和左下叶，可以通过超声与其他囊性病变相鉴别。胎龄 28 周前常因胎儿肺液潴留而增大，与出生后发现的空气滞留相似。28 周以后，肺液吸收，看起来像出生时的正常肺组织[102]。

患儿即使通常无明显症状，出生时对其仔细评估仍至关重要，因为其有空气滞留致肺气肿样肺叶的危险。过度膨胀最终可能导致"张力性肺气肿"和对侧肺部受压[108]。这种情况下，肺气肿可能会与张力性气胸混淆，闭式引流放置不当，可能进一步导致呼吸窘迫。较大的肺气肿可能会导致心输出量减少，最终导致心跳停止。这种情况需要紧急开胸和快速肺叶外置术。

麻醉应避免病变肺组织过度膨胀（图 26-13）。由于存在球-阀效应，正压通气可导致病变处肺组织迅速膨胀，因此应尽量保留患儿自主呼吸。如正压通气为必须，则应限制通气压力。一般通常使用单肺通气隔离双侧肺，开始单肺通气后，通气侧可切换至正压通气。麻醉过程中应避免使用氧化亚氮。手术结束后可恢复双肺通气检查切口部位漏气情况。应尝试早期拔管，若无法拔管，尽量保留自主呼吸，避免吻合口漏气。胸腔镜技术已用于肺囊性病变切除手术中，对于肺叶肺气肿手术更具有挑战[104]，与其他需要开胸的先天性囊性病变一样，胸部硬膜外麻醉可以有效地控制疼痛。

4. 支气管囊肿

支气管囊肿通常是纵隔的单房性囊肿，充满空气、液体或黏液。它们不与支气管肺树相通，因此像支气管肺隔离症一样，可行正压通气。有些作者甚至主张氧化亚氮也可安全使用[109]。

要点：肺切除和胸部疾病手术

- 由于肺部持续生长，婴幼儿肺叶切除术后肺功能通常保持正常。

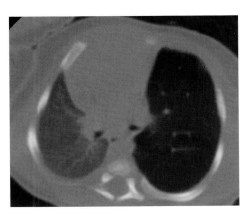

▲ 图 26-13　婴儿先天性肺气肿合并过度充气和纵隔移位的胸部 CT

- 儿童先天性囊性病变主要包括：先天性肺气道畸形、支气管肺隔离症、先天性肺叶肺气肿和支气管囊肿。
- 有症状病变均应切除，无症状病变观察 3～6 个月，大多数在 6 月龄时大手术切除。

（二）前纵隔肿块

前纵隔肿块患儿围麻醉期常因循环和呼吸衰竭导致意外死亡[110-113]。幸运的是，在过去的几十年中，随着麻醉专家对这些风险的认识越来越深入，围术期管理得到改善，发病率和死亡人数均下降[114]。

纵隔肿块可位于前纵隔、中纵隔或后纵隔。虽然以部位划分略显武断，有时还会有交叉，但位于前纵隔的肿块会导致与全身麻醉相关的最严重的并发症[115]。前纵隔肿块常涉及一些肿瘤类型，最常见的是低龄儿童的神经母细胞瘤和青少年的淋巴瘤（霍奇金淋巴瘤和非霍奇金淋巴瘤）[116]。其他肿瘤包括生殖细胞瘤、胸腺瘤、支气管囊肿和癌、肉芽肿和囊性水囊瘤[114]。活检诊断对于指导化疗、放疗和（或）手术切除是非常必要的。活检通常是在 CT 引导下完成的，但是，也可能需要通过纵隔或胸部进行外科组织活检。

大多数成人前纵隔肿块无症状，而 70% 的儿童会出现与肿瘤相关的症状[117]，典型的症状包括呼吸困难、咳嗽和喘鸣。儿童可能更喜欢侧卧、半直立甚至直立的睡姿。端坐呼吸、上半身水肿、气管支气管压迫和大血管受压等症状极大地增加了麻醉风险[113, 116, 118, 119]。

在选择麻醉之前，必须对肿块进行影像学检查。胸部 X 线可显示纵隔变宽，但需要 CT 明确肿块的大小及气管或大血管受压的情况和严重程度（图 26-14 至图 26-16）。血管造影和超声心动图可进一步评估血管受压情况。气管受压大于 50% 以上在麻醉诱导期间易发生气道梗阻[118]。肿瘤的大小（由纵隔肿块比定义）等于肿块的最大宽度除以胸腔的最大宽度，该结果与气管压迫和气道阻塞的程度有关[110]。表 26-3 显示了一种风险分层系统[120]。

术前肺功能试验检查从坐位变为仰卧位时，最大呼气峰流速降低、呼气中期平台升高表明胸腔内气道阻塞及麻醉诱导和维持期气道塌陷的风险[114, 121]。大多数研究没有显示肺功能与气道狭窄程度之间的相关性[118, 121, 122]，也没有显示术前肺功能降低与术后发病率之间的相关性[123]。但肺功能的流量 - 容积检查可能

比 CT 更好地显示气道压缩的程度。

拟定麻醉计划首要考虑手术目的是诊断性的还是治疗性的。对于大多数儿童，骨髓穿刺活检和 CT 或超声引导下的周围淋巴结活检，可以仅在局部麻醉或浅镇静下完成。氯胺酮（及抗胆碱药）的优点是可以维持心血管疾病患者的血流动力学稳定。然而，即使

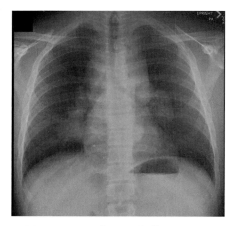

▲ 图 26-14　一名 7 月龄前纵隔肿块患儿的胸部 X 线片

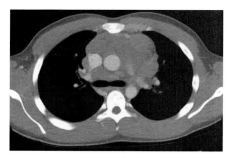

▲ 图 26-15　一名 7 月龄前纵隔肿块患儿的胸部 CT，显示气管受压

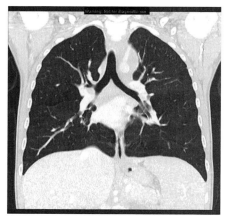

▲ 图 26-16　一名 10 岁前纵隔肿块患儿的胸部 CT，未见明显气管受压

表 26-3　前纵隔肿块患儿的风险分层系统

	低风险	中等风险	高风险
影像学表现	• X 线无气道压迫 • 无心脏血管压迫	• 轻度气管压迫 < 70% • 无支气管受压	• 气管压迫 • 气管压迫 > 70% • 气管 CSA < 70%，支气管受压 • 大血管受压 • 超声心动图回声延迟
症状	• 无	• 轻度至中度直立体位	• 端坐呼吸 • 喘鸣或发绀

CSA. 横截面积

经 SAGE 许可转载，引自 Pearson 和 Tan

避免全身麻醉，呼吸系统并发症仍然很常见[116]。需进行全身麻醉的择期手术应延迟至化疗或放疗后纵隔肿块缩小之后进行。如果在放化疗之前必须对组织进行诊断，则应尽量在局部麻醉下进行[124]，手术治疗需要全身麻醉。

成人前纵隔肿块麻醉方案推荐[125]使用纤支镜引导清醒插管技术，在儿童患者中难以实施[121, 126]，并且依赖于体外循环和放疗等。但是，某些麻醉规范是普遍适用的（图 26-17）。

在进行全身麻醉之前，应备好硬质支气管镜和能熟练操作的人员。应保留自主呼吸，用挥发性麻醉药

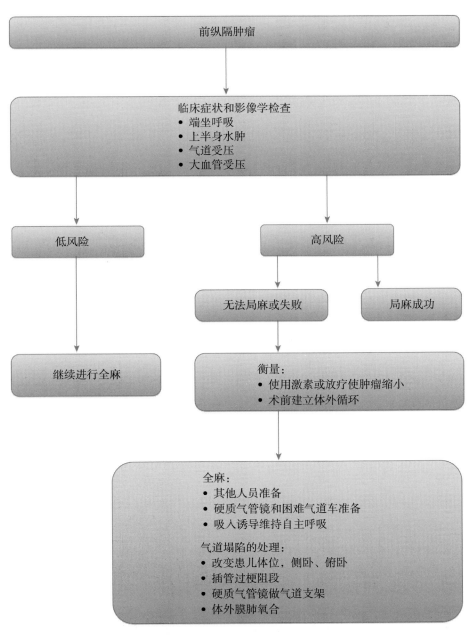

▲ 图 26-17　前纵隔肿瘤处理流程图

吸入麻醉诱导并维持，可加 CPAP 维持气道开放并防止肺不张。有些患者可能需要半坐位或直立姿势进行诱导。由于气道肌肉张力的下降会导致气道完全梗阻，因此应保持胸腔气道负压，并应避免使用肌松剂。在保持自主呼吸的情况下完成气管插管。

发生气道塌陷的情况下，减轻气道梗阻的措施包括以下内容。

- 改变患儿体位，使其侧卧、倾斜或者俯卧。
- 将气管导管向前推进越过梗阻段。
- 硬质支气管镜引导置入气管导管或双腔管进行支气管插管。

一些机构主张诱导前体外循环（cardiopulmonary bypass, CPB）待命，虽然有几例成功置入 ECMO 或 CPB 的报道，但每个病例都是在麻醉诱导前完成的[127-131]。体外循环若仅处于待命状态，我们未找到公开发表的患者在麻醉诱导后成功的报道。即使团队提前准备并安装好体外循环，血管穿刺置管建立体外循环的时间足以使患儿造成不可逆的神经损伤[116]。因此，不应将 CPB 视为合理的补救方案。如果患儿麻醉诱导心肺衰竭的风险很高，在诱导前应对患者建立体外循环。

对于开胸行纵隔肿块切除或活检的患儿，胸段硬膜外或椎旁阻滞可减少其对阿片类药物需求且能维持良好自主呼吸[132]。必须认识到肿瘤活检术后，患儿的症状可能会恶化，尤其是未切除肿瘤患儿出现麻醉不良反应[115]。手术并发症还可能包括膈神经或喉返神经损伤。

（三）漏斗胸

漏斗胸是最常见的胸壁畸形，占胸壁畸形的 90%。这是一种先天性疾病，是由于肋软骨过度生长导致胸骨向内凹陷造成的。它的发病率约为 1/1000，男：女为 4：1。漏斗胸常合并其他结缔组织异常性疾病，如 Ehler-Danlos 和马方综合征。鸡胸发病率占胸壁畸形的 10%。多达 50% 的漏斗胸 / 鸡胸患者有胸壁畸形家族史[133]。

从轻度无症状的病例到伴随心脏和大血管的扭曲、压迫的严重畸形（图 26-18 和图 26-19），病变的严重程度差异很大。肺组织受压可能导致呼吸功能受损，并与慢性气道阻塞和吸气负压大有关。胃受压会导致食欲不振和体重不增[134, 135]。症状随着青春期而加重，一半以上的成人漏斗胸患者有身体[136]和心理[133]上不适，可以通过手术缓解心脏和呼吸不适[137]。

漏斗胸的诊断主要通过体格检查，有时合并脊柱侧弯，尤以女性患儿常见。许多患者因胸壁压迫右心

室或二尖瓣脱垂而产生杂音[138]，心电图的特征性表现为 V_1 导联 P 波倒置，V_1 至 V_2 或 V_4 导联 T 波倒置，不完全束支传导阻滞等[136]。

手术矫正通常要推迟到儿童晚期，以使胸骨和肋骨钙化完全。手术方式的发展经历了肋骨切除到外牵引，再到胸骨截骨术和内固定术等[139]。1998 年，Nuss 等报道了一种新的微创手术，即通过胸骨下双侧肋间切口插入一根预成形的凸形钢条，然后翻转钢条抬高胸骨，是公认的首选矫正方法[140]。与传统的 Ravitch 手术相比，它的手术时间更短、创伤更小、失血更少，成功率高，为 92%，而 Ravitch 手术的成功率为 70%[139]。术后气胸是最常见的并发症，但一

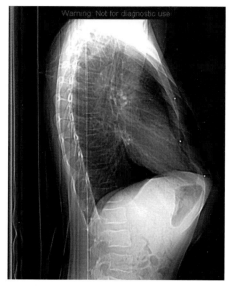

▲ 图 26-18　一名 12 岁漏斗胸患者的胸部 X 线片

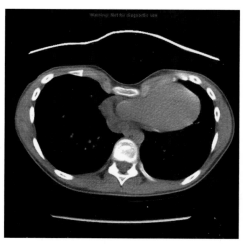

▲ 图 26-19　一名 12 岁重度漏斗胸患者胸部 CT 显示心脏受压

般可自愈[139, 140]。其他并发症包括心胸损伤、心律失常、胸腔积液、出血、皮下气肿和钢板感染等，均较少见[140, 141]。

术前的考虑包括可能的心脏压迫、右心室流出道梗阻、心律失常、脊柱侧弯和 V/Q 失调。胸部 X 线片、CT、ECG 和超声心动图有助于对畸形严重程度进行评估。术中体位摆放是个挑战，将患者的手臂放在关节镜悬吊带而不是放在头端可降低臂丛神经损伤的发生率[142]。持续有创动脉血压监测对合并心脏病的患儿有益。Ravitch 和 Nuss 手术术后疼痛剧烈，控制术后疼痛可能是一项巨大的挑战[143]。硬膜外镇痛效果完善[144-146]，优于患者自控镇痛[146, 147]。对 430 名患者的六项研究（三项前瞻性随机对照研究和三项回顾性比较研究）进行系统回顾，得出结论：术后即刻硬膜外镇痛（10 分视觉模拟评分为 0.5～1 分）至术后 48 小时疼痛评分较低[148]。两种手术在不良反应、并发症、手术时间和住院时间方面没有显著差异。

可乐定是硬膜外阿片类药物的有效替代品，不良反应少[44]，甚至在围术期催眠中发挥作用[149]。

（四）脓胸

脓胸或称胸膜腔感染，是细菌性肺炎的并发症。过去，只有 0.6% 的肺炎住院患者进展为脓胸[150]，随着更多毒力强的耐药菌株出现，发病率逐年上升[151, 152]。任何肺炎患儿都应警惕脓胸。关于胸腔感染的最佳治疗方案既没有共识，也没有临床证据，主要是因为很少有前瞻性随机对照研究[152, 153]。目前临床上的治疗方法从使用抗生素的保守治疗到胸腔穿刺术、胸腔引流术、纤维蛋白溶解及最后的手术干预[152]。

脓胸可分为三个阶段[154]。

1. 渗出期：液体稀薄，细胞含量低，易抽出。

2. 纤维形成期：脓性纤维蛋白，白细胞聚集，纤维蛋白沉积，形成分隔。

3. 机化期：形成厚厚的纤维膜，导致肺组织包裹。

最后一个阶段，单靠引流不能有效地复张萎陷肺，可能需要纤维板剥脱。渗出期可短至 24 小时，纤维蛋白形成期 2～10 天，而机化包裹期一般持续 2～4 周[155]。

长期以来，胸腔积液分析一直根据白细胞、乳酸脱氢酶、葡萄糖和 pH 来判断脓胸的分期，但这些标准是为成人患者制订的，尚未在儿童患者中得到验证[152]。胸部 X 线片对诊断或分期没有特异性，CT 扫描是诊断和评估脓胸实变、分隔和胸膜增厚的有效工具（图 26-20 和图 26-21）。超声可以判断胸腔积液的多少，有无分隔，胸膜是否增厚，并引导胸腔引流管

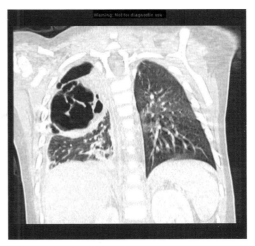

▲ 图 26-20　一名 2 岁脓胸患儿的胸部 CT，冠状面

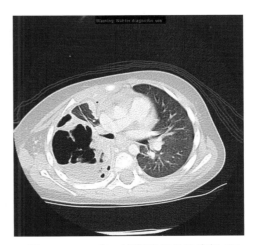

▲ 图 26-21　一名 2 岁脓胸患儿的胸部 CT，横断面

的置入，且便于携带，可使那些无法接受 CT 检查的人受益。

胸膜腔感染的初始治疗是无争议的，包括静脉注射抗生素和解热镇痛药。胸腔积液增加和（或）影响呼吸功能时不应仅使用抗生素治疗，而需要引流。进退两难的问题是下一步应该选择哪种治疗方案。包括：①胸腔穿刺术；②胸腔置管引流；③纤溶术；④手术。对于较大的胸膜腔感染，特别是不能耐受仅在局部麻醉下进行胸腔穿刺的年幼儿童，建议胸腔置管以便反复冲洗引流。胸膜腔内注射纤溶剂可以溶解机化包裹的纤维蛋白，从而改善胸膜腔引流，多达 90% 的病例无须手术即可增加胸腔引流和改善预后[156]。当胸腔引流、纤溶和抗生素治疗均失败时，应立即进行手术治疗。

脓胸的外科治疗包括胸腔镜技术、小切口开胸或开放性开胸。与放置胸管患者相比，接受开胸清创的患者退热早、住院时间短[152]，但并发症显著增高[157]。胸腔镜技术比开胸手术创伤小，被许多人倡导，但在脓胸病程早期（诊断后 1 周内）治疗可能更有效[155]。一项对 18 名胸腔镜技术和胸腔造口引流术患者进行的小型前瞻性随机试验显示，接受胸腔镜手术患者住院时间、胸腔引流管留置天数、阿片类药物的使用及影像和介入措施的数量都较少[158]。多项 Meta 分析显示，与非手术治疗相比，以手术为主治疗住院时间较短[159-162]，失败率较低（约为非手术治疗的 11 倍）[159]。然而，坏死性肺炎球菌肺炎或术前入住 ICU 的患者在胸腔镜检查后更有可能出现并发症并延长住院时间[163]。最近对胸腔镜手术和开胸手术儿童的 6 项随机对照研究的系统回顾显示，胸腔镜手术与开胸手术在死亡率上无明显差异，但住院时间缩短了 2.5 天，而且胸腔镜手术的并发症显著减少（减少了 54%）[164]。

长时间保守治疗（胸腔置管引流术）的患者可能产生会胸腔积液，当脓胸仍处于纤维化脓性阶段时，尽早通过胸腔镜手术进行治疗，一旦进展至纤维板形成阶段，开胸手术可能是唯一可行的治疗方法。胸腔镜手术应选在脓胸仍处于纤维脓疡期进行。因此，现在许多人主张将胸腔镜手术作为胸腔造口引流术之前的初始治疗方法[165]。然而，目前还没有针对所有患者的明确单一治疗策略。必须根据疾病的不同阶段和可用的治疗手段对患者进行个体化评估。

脓胸患者的麻醉方法取决于患者所做的手术。许多患者可耐受局部麻醉或浅镇静下行胸膜穿刺术或胸腔引流管置入术。胸腔镜手术或开胸手术可能需要单肺通气。良好的术后疼痛管理是保证患者术后肺充分复张的必要条件。需要开胸手术的非脓毒症患者应考虑椎旁阻滞或胸段硬膜外阻滞。

> **要点：前纵隔肿块、漏斗胸和脓胸**
> - 前纵隔肿块的高危特征包括：端坐呼吸、上半身水肿、气道压迫、大血管受累和心脏压塞。
> - 漏斗胸可通过微创 Nuss 手术矫正，硬膜外或患者自控镇痛同样有效。
> - 与开胸手术相比，胸腔镜手术治疗脓胸住院时间更短，并发症更少。

九、结论

在本章中，我们回顾了单肺通气的病理生理学，讨论了促进小儿胸部手术患者包括术后镇痛在内的围术期管理所需的麻醉方法和设备，最后更详细地讨论了肺叶切除术、全肺切除术、先天性囊性肺疾病、前纵隔肿块、漏斗胸和脓胸等特殊胸外科手术麻醉管理的一些精细差别。

病例分析

一名 14 岁的健康女孩因纵隔肿块活检需要接受胸腔镜检查。

- 目前，就相关问题，您还想了解哪些其他信息？其他信息应包括详细的病史、体格检查和影像学资料，特别是肿块对气道和血管压迫的评估。

患者有 6 周的咳嗽、呼吸急促和喘息的病史。在疑似肺炎的抗生素治疗失败后，症状进展为呼吸困难，随后出现端坐呼吸。胸部 X 线片显示前纵隔肿块，CT 显示肿块阻塞末端 1/3 的气管。

- 你会继续做手术吗？不。对于胸腔镜检查，除了进行全身麻醉之外，还有其他选择。病理学诊断通常可以通过局部麻醉下进行淋巴结活检。或者，她可以接受放射治疗，直到肿块不再压迫支气管，症状消失。

局部麻醉下的淋巴结活检失败，肿瘤学家希望在开始放疗之前进行组织学诊断。

- 你准备如何为这名患者进行麻醉诱导？首先，必须有充足的设备和人员，包括困难气道车、硬质支气管镜和接受过培训的人员。我们会进行吸入麻醉诱导，保留自主呼吸，然后在吸入性麻醉下达到深度麻醉深度后置入气管导管，同时，禁用肌松剂。

- 患者出现通气困难，你的预案是什么？麻醉医师先试着让患者侧卧。如气道梗阻仍无法解除，我们将继续推进气管插管试图将导管越过梗阻段，甚至进行支气管插管。最后，随时待命的耳鼻喉科医师可以进行硬性支气管镜检查，以支撑气道。

● 通过推进气管导管解除梗阻。还有哪些术中和术后需要考虑的因素? 慎重使用阿片类药物并保留患儿的自主呼吸是必要的。患者应该在手术室清醒后早期拔管,并进入儿科 ICU 进行严密的术后监护和必要的早期干预。

致谢

作者要感谢西雅图儿童医院放射科的 Teresa Chapman,感谢她在获取放射图像方面的帮助。

第 27 章 先天性心脏病的麻醉
Anesthesia for Congenital Heart Disease

David Whiting　James A. DiNardo　Kirsten C. Odegard　著

金立红　孙莉萍　译　张马忠　校

一、概述

先天畸形在美国是婴儿死亡最常见的原因。器质性心脏病在先天畸形中占首位[1]。美国每年大约有 400 万名儿童出生，罹患先天性心脏病者接近 4 万；其中约一半出生后 1 年内需要接受治疗，且绝大多数需要麻醉医师参与管理。

早期报道，CHD 患儿的麻醉死亡率为 3%～10%，说明此类患儿麻醉风险很高[2-3]。但本章介绍的儿科麻醉原则和技术，有助于将 CHD 患者麻醉相关并发症和死亡率降至最低[4-6]。麻醉风险的降低取决于是否遵循这些原则，以及是否熟知患者个体的病理生理和手术治疗。所有外科手术都有并发症可能，麻醉医师的作用是监测和维持重要生理功能，识别和治疗这些并发症。对心脏手术而言，了解心脏修复类型相关的特殊问题有助于识别体外循环期间和术后的并发症，以及影响未来非心脏手术麻醉的后期并发症。目前临床使用的心内压、氧饱和度及超声心动图等术中诊断，对儿科心脏麻醉医师评估手术干预效果及其血流动力学影响提供了非常大的帮助。

本章描述 CHD 患儿麻醉的通用原则，不涉及个体心脏缺陷的诊疗。CHD 的病理生理学涉及麻醉管理、评估、麻醉方案选择及特定心脏病变和手术等诸多方面的原则。了解这些可为 CHD 患儿的心脏和非心脏手术麻醉提供安全管理。为优化管理，麻醉医师应参与患者照护、具备敏锐洞察力并融入团队，有凝聚力的团队可为患者从术前准备、诊断到术后出院提供连续平稳的医疗方案。

二、CHD 的病理生理学

（一）管理原则

CHD 的病理生理主要是解剖改变产生异常血流，包括流出道梗阻、反流性病变、分流性病变和常见的混合性病变。更复杂病变情况下可能同时发生分流和梗阻。非新生儿期常见的单纯梗阻性病变，病理生理学与成人（如主动脉瓣和二尖瓣狭窄）相似，本文不做赘述。除三尖瓣 Ebstein 畸形外，单纯反流性病变很少作为先天性缺陷独立存在。反流性病变时血液通过三尖瓣回流并穿过未闭卵圆孔，进而导致发绀和不同程度的心力衰竭。反流性病变产生循环超负荷导致心室进行性扩张和衰竭，这种情况最常见于伴有房室通道缺陷相关的反流、法洛四联症合并肺动脉缺如等半月瓣功能不全、共同动脉干瓣反流或主动脉瓣狭窄治疗术后。确定分流的性质、大小及其与梗阻性病变的相互作用，有助于更好理解 CHD 的病理生理，并借此简化 CHD 的分类。

许多 CHD 有肺血流量改变和心内分流，并存在一定程度的体肺静脉血混合，可能出现不同程度的低氧血症。这些病理生理机制改变心脏的容量和压力负荷以及心血管发育。虽然这种获得性发育异常具有可适应性，但也可能进一步加重原有疾病。由此所致的心肺血管结构改变与原发心脏缺陷的病理生理同样重要（如主动脉缩窄导致严重左心室肥厚，法洛四联症导致右心室肥厚伴进行性流出道梗阻等）。然而，心内分流和肺血流改变是 CHD 的特有问题，使得 CHD 手术在维持麻醉充分的同时确保正常心输出量和氧供变得更为复杂。

（二）分流型病变

心脏分流是同一循环系统的静脉回流未经毛细血

本章译者、校者来自上海交通大学医学院附属上海儿童医学中心。

管床而进入动脉的过程。血液从体循环静脉（右）心房流向主动脉，产生体循环静脉血再循环。从肺静脉（左）心房流向肺动脉产生肺静脉血再循环。从生理学角度看，肺静脉血再循环导致的是左向右（L-R）分流，而体静脉血再循环导致的是右向左（R-L）分流。生理上的 R-L 或 L-R 分流通常是解剖学 R-L 或 L-R 分流的结果。在解剖性分流中，血液从一个循环系统通过心腔或大血管水平交通流向另一个循环系统。生理分流可以在没有解剖分流的情况下存在，最常见的情况是"转位"生理。

分流可以是简单分流如室间隔缺损（ventricular septal defect，VSD）或合并法洛四联症等梗阻性病变的复杂分流。分流的方向和大小可变，在每个心动周期内及麻醉和心脏、大血管、肺的手术操作均可能导致循环不稳定。

心内分流的血流动力学复杂，取决于多种影响分流大小和方向的因素（图 27-1）。完整描述某一特殊分流动态改变需要的数据远超临床所能提供。麻醉和手术过程中，分流的决定因素可能发生明显改变，且难以测量。尽管如此，本文所述的分流控制概念在围术期非常有用，因为必须确定哪些分流有重要的血流动力学意义，哪些分流在术中有改变可能。

决定分流最重要的因素是分流孔和流出道阻力，尤其是心室和大血管水平的分流。对心房水平分流，心室顺应性也可能是重要的因素。为了简便起见，心

室顺应性作为分流决定因素，此处不作考虑。

1. 简单分流

简单分流是一种相关血管或腔室远端无固定梗阻的分流。流出道阻力取决于右侧肺血管阻力（pulmonary vascular resistance，PVR）和左侧体循环外周血管阻力（systemic vascular resistance，SVR）（图 27-2）。当分流孔较小且存在较大跨分流孔压力梯度时，SVR 和 PVR 对分流大小的影响较小，此为限制性分流。分流孔和血管阻力对简单分流的影响见表 27-1。分流孔无压力梯度时为非限制性分流。非限制性分流的方向和大小取决于 PVR 和 SVR 的相对差。如分流孔足够大，分流连接的结构实际已形成共同心腔，产生完全混合。

很多因素影响 PVR/SVR，有些因素相对固定而有些则是动态多变。术中简单分流可随动态因素改变而改变。根据分流孔大小动态改变 PVR 和 SVR 可不同程度调控分流。分流孔较大的非限制性分流 SVR 和 PVR 更易于调控。正常 PVR 通常远低于 SVR（较大儿童和成人 PVR 仅为 SVR 的 5%），所以，非限制性简单分流时肺血流量增加，即使 PVR 相对较高的新生儿也是如此。

2. 复杂分流

复杂分流是指在分流远端存在固定梗阻（图 27-3）的分流。固定的流出道梗阻可在心室流出道（瓣上、瓣膜或瓣下）水平，或肺动脉或主动脉等大血管

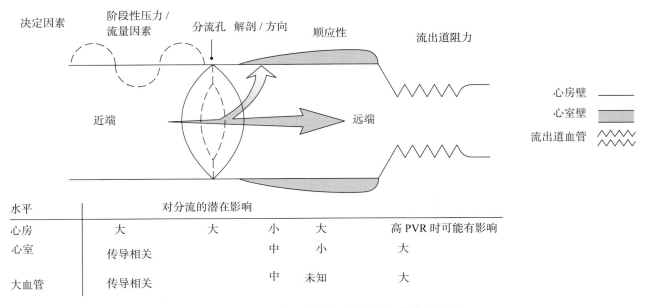

▲ 图 27-1　不同水平心内中央分流的多种决定因素
PVR. 肺血管阻力（经 Wolters Kluwer 许可转载，引自 Berman[353]）

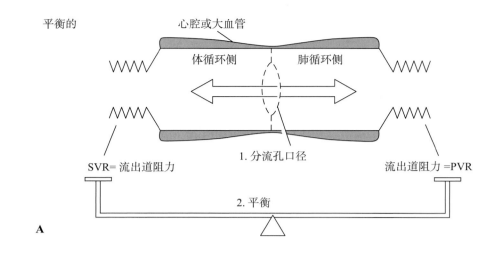

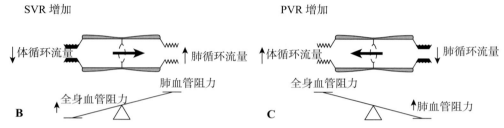

▲ 图 27-2　单纯心内中央分流大小和方向的决定因素

A. 肺血管阻力和全身血管阻力之间的平衡：① 分流孔口径（通常固定）对分流大小和跨分流孔压力梯度非常重要；② PVR 和 SVR 的平衡是动态的，决定分流的方向和大小的改变，受限于分流孔口径。B. 随 SVR 增加，肺血流增加。C. 随 PVR 增加，体循环血流增加（经 Elsevier 许可转载，引自 Hickey 和 Wessel [354]）

表 27-1　非梗阻性简单分流

限制性分流（分流孔小）	非限制性分流（分流孔大）	共同心腔（复杂分流）
压力梯度大	压力梯度小	无压力梯度
方向和大小不依赖 PVR/SVR	方向和大小依赖 PVR/SVR	双向分流
不易控制	更易控制	净 Q_p/Q_s 完全依赖 PVR/SVR
如小 VSD，小 PDA，Blalock 分流，小 ASD	如大 VSD，大 PDA，大主肺分流	如单心室，永存动脉干，单心房

PDA. 动脉导管未闭; PVR. 肺循环阻力; Q_p. 肺循环血流; Q_s. 体循环血流; SVR. 体循环阻力; VSD. 室间隔缺损; ASD. 房间隔缺损

水平。固定梗阻导致的阻力是跨分流孔阻力和下游血管床阻力（PVR/SVR）相加。如果固定的流出道梗阻阻力较大，则从梗阻侧流出的分流受固定梗阻的影响较大，而对下游血管床的依赖性较小。右侧循环尤其如此，正常情况下，PVR 相比大多数右侧梗阻性病变

的阻力较低。如重度肺动脉瓣狭窄的法洛四联症，肺动脉瓣狭窄是影响跨 VSD R-L 分流的固定组分，而 R-L 分流的另一部分为可变组分，取决于 PVR 的变化或更常见的右心室流出道漏斗部动态梗阻。右侧流出道梗阻的动态变化可能增加或减少 R-L 分流总量，进而增加或减少发绀。动态梗阻部分很小时，基础 R-L 分流主要取决于固定的肺动脉狭窄。以上陈述的前提是假定 SVR 和心输出量恒定，SVR 的巨大变化必然会改变这种平衡，进而改变分流（图 27-3）。表 27-2 列出了复杂分流的特点和示例。

3. 完全梗阻和分流

三尖瓣闭锁、肺动脉闭锁或主动脉闭锁等中央流出道完全梗阻时，梗阻附近必然存在分流。这种类型的分流必须与另一个下游分流关联，下游分流负责向循环梗阻侧提供血流。动脉导管未闭即是其中之一，当肺动脉瓣闭锁时，PDA 负责提供肺血流量；当主动脉瓣闭锁存在时，PDA 则提供体循环血流量。根据分流孔的限制性特点，下游分流依赖于 PVR/SVR，具有可变性。

（三）体肺循环阻力的调控

PVR 和 SVR 的改变可在一定程度上用于调控分流。由于 CHD 患者右侧缺损的发病率较高，并伴有肺血流紊乱，因此 PVR 调控特别重要。降低 PVR 可改善肺血流量和右心功能，肺血流量过大时升高 PVR 可改善体循环血流量。因为 CHD 患者异常肺血管床的反应性和阻力增加，术中刺激交感神经、肺容量减少导致肺不张（手术牵拉、胸膜和腹腔积液、腹部填塞）、体外循环（cardiopulmonary bypass，CPB）、肺泡性低氧和通气不足都可能增加 PVR。

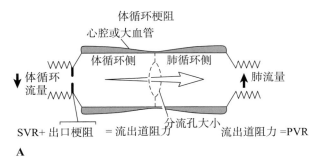

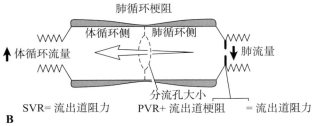

▲ 图 27-3　复杂分流的决定因素

A. 体循环流出道梗阻；B. 肺循环流出道梗阻。分流孔口径限制分流大小。流出阻力由循环两侧出口阻力和体循环阻力或肺循环阻力平衡。增加出口梗阻则对侧血流增加并减少同侧血流。PVR. 肺血管阻力；SVR. 循环阻力（经 Elsevier 许可转载，引自 Hickey 和 Wessel [354]）

表 27-2　复杂分流（分流和梗阻性病变）

部分性梗阻	完全性梗阻
分流大小与方向主要取决于梗阻	分流大小与方向完全固定
分流较少依赖于 PVR/SVR	所有血流通过分流孔
分流孔大小和梗阻病变决定压力梯度	分流压力梯度取决于分流孔大小
如法洛四联症、VSD 合并 PS、VSD 合并主动脉缩窄	如三尖瓣闭锁、二尖瓣闭锁、肺动脉闭锁、主动脉瓣闭锁

PVR. 肺血管阻力；SVR. 循环阻力

1. 肺血管阻力的通气调控

调节通气可调控 PVR，同时不影响 SVR（表 27-3）；然而，除非肺血管床对吸入一氧化氮确实有反应，否则使用特异性、选择性药物调控 PVR 很难。即使将快速代谢的血管活性药物选择性注入肺循环，体循环药物浓度和血流动力学影响依然非常明显 [7]。相反，吸入高浓度氧，尤其是纯氧，在不改变（或轻微增加）SVR 的情况下可降低婴儿升高的 PVR，而 21% 或更低的吸入氧浓度可以增加 PVR [8, 9]。但 CPB 后氧（即高氧）作为肺血管扩张药的效果尚不清楚。通气不足伴酸中毒和高碳酸血症也会增加 PVR（图 27-4）[9]，而过度通气至 pH 超过 7.5 能可靠降低（小血管动态收缩）婴儿的 PVR [11, 12]。这种方法增加新生儿肺血流量，减少 R-L 分流并增加 PaO_2 [13, 14]。应该注意，理论上过度通气降低 PVR 的同时可能会减少脑血流量。最近的临床观察提示，低碳酸血症的程度和持续时间与新生儿脑白质损伤和随后的神经行为缺陷之间存在关联 [15]。

表 27-3　改变肺血管阻力的方法

增加 PVR	减少 PVR
缺氧	吸氧
高碳酸血症	低碳酸血症
酸中毒	碱中毒
肺过度充气	正常 FRC
肺不张	阻断交感神经刺激
高红细胞比容	低红细胞比容
外科环缩	

FRC. 功能残气量；PVR. 肺血管阻力

通气模式和使用呼气末正压可改变 PVR。正常功能残气量时 PVR 最低，而肺泡塌陷导致肺泡容积减少时 PVR 升高 [16]。应用 PEEP 可治疗肺不张和肺水肿，降低 PVR，但高水平 PEEP 可使肺泡过度膨胀而增加 PVR。不同通气模式可能通过刺激肺血管系统中前列环素的产生而进一步降低 PVR [17, 18]。

2. 麻醉药和肺血管阻力

麻醉药对 PVR 几无直接影响，但可降低围术期应激反应引起的 PVR 升高。大剂量阿片类药物（如芬太尼）可减轻肺血管对有害刺激如婴儿气管内吸痰的反应，但不会改变基础 PVR [19, 20]。肺血

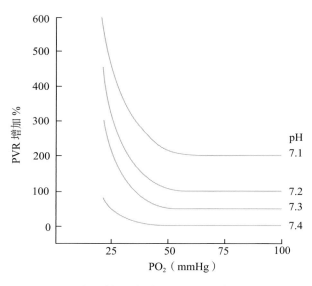

▲ 图 27-4 **肺血管阻力随 PaO₂ 和动脉血 pH 变化而改变**

经 Journal of Clinical Investigation 许可转载，引自 Rudolph 和 Yuan [9]

管床反应性高压部分由交感 - 肾上腺轴介导，适当加深麻醉可减弱之，但通常不改变基础 PVR。有报道称氯胺酮和氧化亚氮可增加成人，尤其是二尖瓣狭窄患者的 PVR；但维持通气和 FiO_2 恒定时，不影响 PVR 正常或升高婴儿的 PVR [21-23]。有报道指出，氯胺酮用于自主呼吸空气的心导管术患儿镇静时 PVR 增高 [24]。但队列研究发现保留自主呼吸、吸入 0.5% 七氟烷的肺动脉高压患儿，使用氯胺酮后 PVR 并未发生变化。

3. 体循环阻力调控

调控 PVR 无法控制有害心内分流时可能需要改变 SVR。如复杂分流伴固定肺流出道梗阻和 R-L 分流（如法洛四联症），增加 SVR 可降低 R-L 分流并增加动脉氧饱和度 [25]。法洛四联症漏斗部流出道梗阻动态增加，致 R-L 分流急剧增加（发绀发作）时，可静脉注射血管收缩药治疗，血管收缩药从右向左直接进入体循环，从而增加 SVR，减少 R-L 分流。

有严重限制性体肺分流（如 Blalock-Taussig、Waterston 或 Potts 分流）情况下，血管收缩药增加 SVR 可增加肺动脉血流量；且在低舒张压损害冠状动脉灌注时，能增加冠状动脉血流量。在这种情况下，使用去氧肾上腺素、去甲肾上腺素，或其他 α 受体激动药维持高体循环灌注压可能有益。或者也可夹住部分主动脉，机械增加近端主动脉和左心室压力从而增加 SVR。

（四）肺循环

随着 PVR 的发育性改变，CHD 患者由分流引起的肺血流改变可能导致多种问题（图 27-5），包括肺血管闭塞性疾病、体循环动脉氧饱和度降低及心脏容量负荷增加引起的慢性后遗症。新生儿期随着向成人循环过渡，肺血流量变化显著。

（五）过渡循环

正常新生儿过渡循环可视为一种短暂的 CHD。经动脉导管和卵圆孔产生任意方向的分流，直到这些结构在功能上和解剖学上闭合。新生儿 PVR 较高，促进经动脉导管和卵圆孔产生 R-L 分流，导致低氧血症（图 27-6）。随后，PVR 下降，导管分流反向变为从 L-R 直至导管解剖学上闭合（图 27-5 和图 27-6）。

即便动脉导管和卵圆孔已功能性关闭，新生儿仍有可能恢复到过渡循环。缺氧、酸中毒、高碳酸血症、体温过低、败血症和长时间应激增加 PVR，可能会导致过渡循环恢复。新生儿施行非心脏大手术时，有时可见到这种变化。正常新生儿缺氧性肺血管收缩程度远超成人，由此导致肺动脉高压可能超过主动脉压，并通过 PDA 或卵圆孔产生间断或连续的 R-L 分流 [26]。一旦围术期应激消失、肺血管阻力恢复到同龄正常水平且恢复正常发育，动脉导管功能性关闭。

出生后使用前列腺素 E_1 可保持动脉导管开放，维持过渡循环。这种情况下，维持过渡循环对提供足够的肺或体循环血流起姑息治疗作用。

（六）毛细血管前肺动脉高压

非限制性简单分流（如大的 VSD）时，肺血流随 PVR 下降而增加（图 27-5）。随时间推移，分流所致肺动脉压力和容量增加可改变肺血管发育，并导致毛细血管前肺动脉高压（图 27-7）[27, 28]。较大 VSD、房室通道、大动脉转位、动脉干或较大 PDA 时都会发生这种情况。肺血管病变甚至可发生于房室通道患者生命第 1 年，或者大血管转位和 VSD 患者生命的前几周 [29]。肺血管阻力进行性升高导致慢性 R-L 分流和右心室衰竭。相反，诸如 ASD 等疾病仅肺血流增加，早期肺动脉压力正常，肺血管疾病可能需几十年时间才能形成 [30]。

由于平滑肌含量较高和肺动脉分支较少，肺血管闭塞症患者的肺动脉血流阻力增加。术中肺血管对手术刺激和应激反应更为敏感，可能会出现 R-L 分流或分流急剧增加。对麻醉管理而言，在不降低 SVR 的同时尽可能降低 PVR 的反应性非常重要。

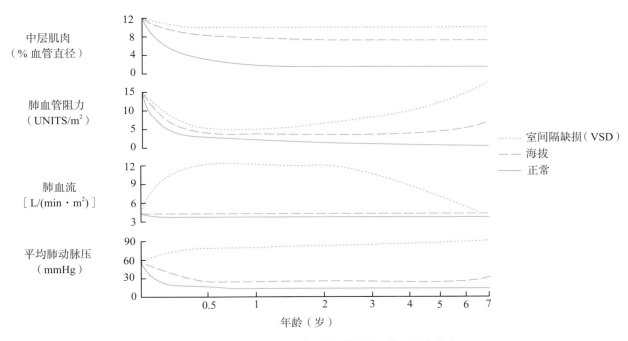

▲ 图 27-5 生命最初几年肺动脉树的正常和异常发育

生命第 1 年肺血管阻力、动脉平滑肌（%）和压力正常下降。较大的非限制性 VSD 引发的左向右分流，立即导致肺血流增加，后期逐渐导致血管阻力增加（经 John Wiley and Sons 许可转载，引自 Rudolph[355]）

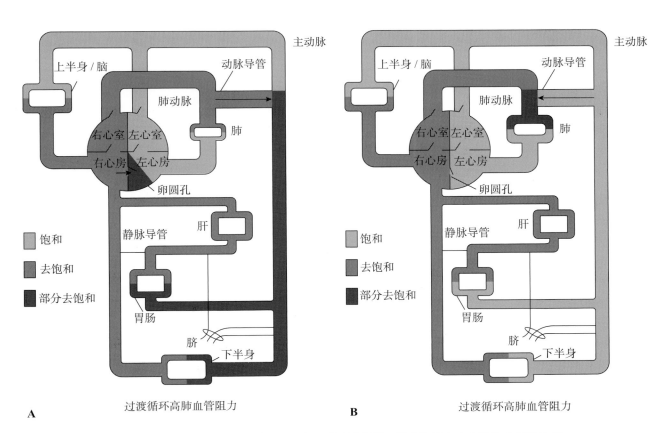

▲ 图 27-6 出生最初几小时和数天内，过渡循环期正常产生的中央分流和血液饱和度

A. 最初数小时内卵圆孔广泛未闭，PVR 高，导致右向左分流；B. 第二阶段即过渡循环后期，PVR 降低且动脉导管未闭导致左向右分流。卵圆孔功能性闭合（经 Elsevier 许可转载，引自 Hickey 和 Crone[356]）

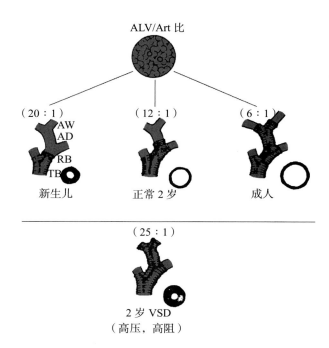

▲ 图 27-7　正常和室间隔缺损（VSD）合并大的左向右分流婴儿外周肺动脉树的发育变化

随年龄增长小动脉管腔增大、肌层变薄并向远端扩散，动脉树广泛分枝，导致肺 / 小动脉（ALV/Art）比例下降。VSD 患者因左向右分流引发肺动脉高压和高流量，导致肺血管阻塞性疾病，肺小动脉数量减少（ALV/Art 为 25：1）、血管腔缩小、肌层厚度增加和远端扩张。首字母缩略语表示从末梢细支气管（TB）到肺泡壁（AW）的小动脉。AD. 肺泡管；RB. 呼吸末细支气管（经 Wolters Kluwe 许可转载，引自 Rabinovitch 等 [28]）

发育过程中，肺循环血流减少也会导致肺动脉树明显异常。发育不良导致区域性血流减少，而血流量增加的区域可能发生血管阻塞性疾病 [31]。在法洛四联症和肺动脉闭锁患者中尤其如此，这些患者的肺动脉解剖必须在生命早期纠治。

（七）动脉血氧饱和度降低

由于体循环静脉血直接进入动脉血，CHD 患者体循环动脉血氧饱和度下降。如有肺实质病变，维持足够的动脉氧合更加困难。分流相关的动脉氧饱和度下降在肺血流量大于、等于或小于体循环血流量时均可发生。表 27-4 列出了各种分流时肺血流量改变对动脉氧合的影响。必须注意 FiO_2 大于 0.21 几乎不影响较大 R-L 分流的动脉氧含量，因为低氧血症的原因是肺血流量减少，但随着分流减小，吸氧效果逐渐增加（图 27-8）。这一说法成立的前提是，假设无肺实质疾病且肺静脉血液完全氧合。

表 27-4　中央分流和肺血流对氧合的影响

肺血流 Q_p	简单 L-R 分流	L-R 分流 +R-L 分流（混合）	单纯 R-L 分流
$Q_p > Q_s$	正常氧合	低氧 *	—
$Q_p = Q_s$	—	低氧	—
$Q_p < Q_s$	—	严重低氧	严重低氧

*. 当 $Q_p/Q_s \geqslant 7 \sim 10$ 时氧合正常
Q_p. 肺血流；Q_s. 体循环血流；—. 不会发生

除肺血流量减少的简单 R-L 分流，其他情况下也会发生低氧血症。如果体肺静脉血在心腔混合，即便肺血流量正常或增加也会发生动脉氧饱和下降（表 27-4）。混合可发生于任何解剖水平：RA（如完全性肺静脉异位连接）、LA（如三尖瓣闭锁）、心室（如单心室）或大血管（如永存动脉干和主 - 肺动脉窗）。混合完全且肺血流量正常或增加时低氧血症可能轻微。混合不完全时低氧血症可能很严重，如大动脉转位患者出现平行循环时。

在严重低氧血症患者会产生适应性变化以满足自身氧供和氧耗，对此现象人们尚缺乏充分理解。适应性变化包括红细胞增多、2, 3- 二磷酸戊二酸浓度增加、体循环血管扩张伴血容量增加、新生血管形成和肺泡过度通气伴慢性呼吸性碱中毒 [32]。前述及其他尚未明确机制维持机体静息状态下线粒体氧利用接近正常水平，同时不增加乳酸生成。严重低氧血症患者心输出量升高和氧合血红蛋白解离曲线移位等变化并不明显 [33]。

这些适应性变化可能导致不利的生理效应，红细胞增多致血液黏度、血管阻力、心室后负荷增加，尤其是肺循环 [34]。血黏度增加使心室后负荷升高，心输出量降低，抵消了红细胞增加导致的携氧能力增加。氧供降低对机体不利，尤其血细胞比容超过 60% 时。Hct 如此之高与脑和肾血栓发生率增高有关，且随着脱水增加其发生率进一步增加，这种情况下手术前后的液体治疗至关重要。

发绀与凝血和纤溶缺陷有关，尤其是继发性红细胞增多导致 Hct 大于 60% 时。发绀对凝血功能影响的大多数研究在慢性发绀成人和 1 岁以上儿童实施。血小板减少和功能缺陷常见，并且与红细胞增多和动脉血氧饱和度下降呈正相关 [35-42]。出血时间、血块凝缩和血小板在多种介质聚集的缺陷已有广泛描述 [37, 38, 43, 44]。红细胞增多在前述定量定性缺陷中的重

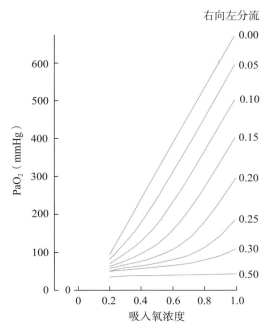

▲ 图 27-8　右向左分流量不同时，吸入氧浓度和动脉氧分压的关系

假设 pH、$PaCO_2$、肺静脉饱和度和混合静脉饱和度正常（经 Elsevier 许可转载，引自 Lawler 和 Nunn [96]）

要性可从下列观察尽知端倪：多次放血治疗如血浆或等渗盐水替代全血将 Hct 降至 50%～60%，可改善血小板计数和血小板聚集率 [37, 39]。此外，也有报道血小板存活时间缩短，与红细胞增多和动脉血氧饱和度下降呈弱正相关 [40]。最近有报道指出，发绀儿童血小板糖蛋白 1_b 受体基础值不足 [45]。这些受体在血管假性血友病因子诱导血小板聚集和黏附中起关键作用。相比非发绀新生儿和婴儿，发绀新生儿和婴儿血小板对蛋白酶激活受体 1 激动药的反应较低。

据报道，血浆凝血酶原时间、活化部分凝血活酶时间延长，纤维蛋白原和 Ⅱ、Ⅶ、Ⅸ、Ⅹ、Ⅺ和Ⅻ因子低水平也与发绀有关 [35, 36, 38, 42, 46]。等渗盐水替代全血进行治疗性放血，将 Hct 降低到 50%～60%，因子Ⅱ、Ⅶ和Ⅴ水平增加 [39]。凝血因子异常出现的频率似乎低于血小板缺陷，但凝血因子异常的范围尚未完全阐明，需要进一步研究。

慢性弥散性血管内凝血可能是发绀型心脏病凝血障碍的另一机制 [47]。虽然在发绀患者和非发绀患者中检测到凝血酶持续生成和纤维蛋白溶解加剧的证据，但慢性 DIC 尚未得到证实 [48, 49]。

最近发现，红细胞增多，Hct 大于 60% 的 CHD 患者，血小板微粒产生过量 [50]。微粒是由胞吐出芽产生的细胞碎片，含胞质和胞膜成分。这些微颗粒表达

Va 和 Xa 因子，并具有高度促凝作用。微粒形成是红细胞增多伴微血管高剪切力的结果，可通过治疗性放血术减少血细胞比容来减少 [50]。

（八）肺血流量增加

当肺血流大于体循环血流（Qp/Qs ＞ 1）时，心脏承受容量负荷。额外增加的肺血流量不会增加动脉血氧含量。容量负荷增加不仅降低了心脏储备，也降低了肺储备，因为肺顺应性降低和气道阻力增加导致呼吸做功增加 [51]。前述变化主要源于肺水增加，各级肺血管扩张压迫支气管以及肺血管广泛充血。关闭 L-R 分流（如 PDA 结扎）时肺顺应性立即改善 [52]。

> **要点：CHD 的病理生理学**
> - CHD 管理的基本原则是通过改变通气（FiO_2 和 $PaCO_2$）调控肺血管阻力，利用血管舒张或收缩药控制体循环血管阻力。
> - CHD 新生儿因酸中毒、低氧血症等应激反应而恢复到过渡循环、高肺血管阻力状态，并通过 PDA 和卵圆孔产生持续 R-L 分流。
> - R-L 分流病变可导致严重动脉氧饱和度下降，使用前列腺素 E_1 维持 PDA 开放，以及维持足够的血红蛋白、心肌收缩力和机械通气氧合，是术前稳定的重要原则。
> - 由于 PVR 下降和 Qp/Qs 急剧增加，L-R 分流病变引起的肺血流增加可能在出生后最初几周恶化。

三、术前评估和准备

CHD 患者成功的麻醉管理始于全面的术前评估和充分的患者准备。为改善围术期管理水平，麻醉医师必须参与术前准备和术后早期管理。术前常规临床和实验室检查（框 27-1）应与手术期间和早期恢复阶段的持续监测相结合。麻醉医师必须了解对 CHD 患者特别重要的体检和实验室检查结果。

（一）病史和体格检查

病史和体格检查是全面术前评估的开始。应注意心肺功能损害程度及是否存在相关心外先天性畸形。唐氏综合征患者上下气道问题、主动脉弓异常患者钙和免疫缺陷、食管闭锁和 CHD 患者的肾异常，这些都是麻醉医师应该熟悉的相关先天性异常。并发肺部感染是肺血流长期升高的肺部常见且重要的发现。

框 27-1   临床和实验室术前评估

- 病史和体格检查
- 实验室数据
- 胸部 X 线片
- 心电图
- 超声心动图和多普勒评估
- 心导管术
- 磁共振和计算机断层成像和血管造影

（二）实验室检查

全血细胞计数、血尿素氮、肌酐、血清电解质能反映患者病情，影响围术期处理。例如，血红蛋白升高提示可能存在低氧血症及其程度和持续时间（铁缺乏症除外）。低血红蛋白（如婴儿期生理性贫血最低点）可相对降低 PVR 而促进 L-R 分流[34]。充血性心力衰竭和强迫利尿引起的电解质异常也须在术前评估。某些患者可能会发生严重低氯性碱中毒，这些患者围术期需停用地高辛，因为低氯性代谢性碱中毒患者更容易发生心室颤动，尤其是在麻醉诱导产生低血压并使用氯化钙或葡萄糖酸钙治疗时。危重症婴儿须监测血清钙和葡萄糖水平。

（三）胸部 X 线片

胸部 X 线片有助于评估心脏大小、肺血管充血、气道受压、肺实变或肺不张的存在和程度。

（四）心电图

心电图可显示心律失常，显示心室非生理性压力或容量负荷的心室应变模式（ST 和 T 波变化）。

（五）超声心动图和多普勒评估

二维和实时三维超声心动图彻底变革了小儿心脏病成像技术。患儿一般都能接受超声心动图检查，经胸超声心动图可用于全面评估患儿心脏。多普勒测量扩展了诊断能力。跨半月瓣和其他梗阻压力梯度的测量具有可重复性，但与心导管测量的峰值射血梯度并非总是相关。对于瓣膜病变尤其是瓣膜反流的部位和机制，三维超声心动图可以提供更多的新信息[53]。此外，它也能为 ASD、VSD 及更复杂的病变提供新的信息，如房室通道缺损、复杂的大动脉转位、永存动脉干和右心室双出口。

（六）心导管检查

当临床信息不明确或相互矛盾时，须借助心导管检查阐明解剖和生理学，或明确冠状动脉或主动脉 - 肺侧支解剖。但大多数新生儿无须进行导管检查即可实施手术。儿童正常心内压及饱和度见图 27-9。

分流定位通常根据血管造影并结合肺静脉、上下腔静脉、右心室和左心室、主动脉和肺动脉的氧饱和度测量结果确定。监测 L-R 分流时，右心血氧饱和度升高可采样测定。这里的升高是指特定部位血氧饱和度超过该部位正常值的 5% 以上，而下降则是血氧饱和度下降超过该部位正常值的 5%。

根据体、肺血流比量化分流量。体循环血流（Q_s）和肺血流（Q_p）基于 Fick 方法计算公式如下。

$$Q_p = VO_2 / (PvO_2 - PaO_2)$$

PaO_2 为肺动脉血氧含量，PvO_2 为肺静脉血氧含量，VO_2 为耗氧量。从 LA 采样（肺静脉回到 LA）提供四根肺静脉氧含量的加权均值。如有心房水平 R-L 分流，该取样点将不能准确评估肺静脉含氧量。四根肺静脉中的每一根都可单独进入并取样，以评估静脉混合的肺来源（如肺炎、肺不张或其他肺部疾病）。据此可检测肺内分流和 V/Q 不匹配的肺段。V/Q 不匹配肺段 PaO_2 或肺静脉血饱和度随 FiO_2 增加而改善，但如有肺内分流则不会改善。

$$Q_s = VO_2 / (SaO_2 - MvO_2)$$

SaO_2 为体循环动脉血氧含量，MvO_2 为混合静脉血氧含量。真正的混合静脉血来自下腔静脉、上腔静脉和冠状静脉窦的低饱和度混合血。正常心脏，这三个部位的混合静脉血可从肺动脉获得。有心内 L-R 分流时，肺动脉血饱和度将高估 MvO_2，因为肺动脉血是混合静脉血和来自左心含氧肺静脉血的混合。儿童常用下腔静脉血氧含量代替混合静脉血的氧含量。

计算出 Q_p 和 Q_s 后即可定量分流。对孤立性 L-R 分流，其大小为 $Q_p - Q_s$；孤立性 R-L 分流，其大小为 $Q_s - Q_p$。Q_p/Q_s 比也非常有用，可仅根据氧含量数据计算，因为这里方程中的耗氧量已经被约去。

$$Q_p/Q_s = \frac{(SaO_2 - MvO_2)}{(PvO_2 - PaO_2)}$$

此外，如果血液采样时 FiO_2 低，溶解氧部分（$PO_2 \times 0.003$）可以忽略不计。约去血红蛋白 $\times 1.34$ 项，方程可进一步简化为四个氧饱和度。

$$Q_p/Q_s = \frac{(SaO_2 - MvO_2)}{(PvO_2 - PaO_2)}$$

$Q_p/Q_s > 2.0$ 提示分流较大，而 Q_p/Q_s 在 1.25～1.5 提示分流较小。$Q_p/Q_s < 1.0$ 提示分流为净 R-L 分流。

有双向分流时必须计算有效肺循环血流量（Q_{Peff}）和有效体循环血流量（Q_{Seff}）。Q_{Peff} 是指流经肺毛细血管进行氧合的体循环静脉血量。Q_{Seff} 是指流经体循环毛细血管向组织供氧的肺静脉血流量。Q_{Seff} 和 Q_{Peff} 始终相等。

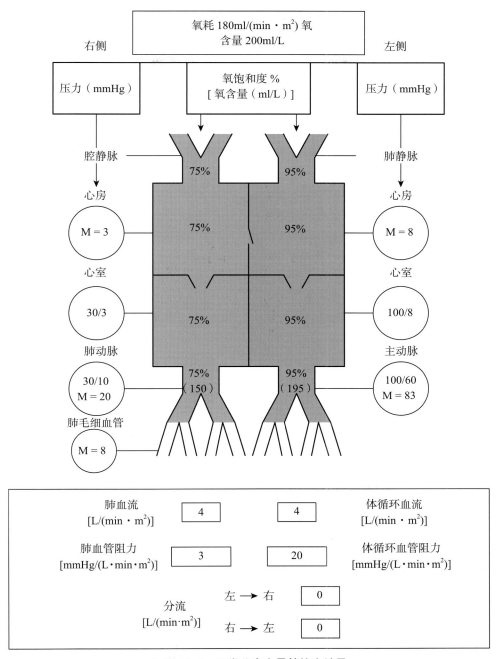

▲ 图 27-9　正常儿童心导管检查结果

心腔中的数字是氧饱和度（%），括号中的数字是氧含量。腔内压力用圆圈表示。注意可探测到卵圆孔未闭。M. 平均压

（经 Elsevier 许可转载，引自 Nadas 和 Fyler[357]）

$$Q_{s_{eff}} = Q_{p_{eff}} = VO_2(PvO_2 - MvO_2)$$

L-R 分流定义为 $Q_p - Q_{p_{eff}}$，而 R-L 分流定义为 $Q_s - Q_{s_{eff}}$。净分流为两者之差。

有 L-R 分流和 PVR 升高时，通常在患者吸入纯氧的条件下重复测量压力和饱和度以评估肺血管床的反应性和通气 / 灌注异常对低氧血症的影响。如果吸入纯氧或 NO 增加肺血流且随着 PVR 减低 Q_p/Q_s 显著增加，则提示存在可逆性过程，如肺血管缺氧收缩导

致 PVR 升高。患者 PVR 高但对纯氧或 NO 无反应，且尽管分流孔较大但 L-R 分流少，提示患者可能存在不可逆性阻塞性肺血管疾病而造成广泛肺血管损害。

心导管检查中血管造影可发现解剖异常。特殊投照角度可提供缺损位置和范围相关的特定信息。通过血管造影和生理学评估心室功能（如压力测量）。计算的心室大小对评估心室发育不全患儿循环支持能力具有非常重要的意义。

（七）磁共振、计算机断层成像和血管造影

随着心电门控 MRI 技术的发展，磁共振成像和血管造影术已成为评估心血管系统的重要诊断方式。图像采集由患者 ECG 触发，以消除运动伪迹并获得 MRI 影像序列，使心脏结构成像并实现整个心动周期内的血流可视化。MRI/A 可以提供完美的解剖和三维图像，特别是肺静脉和胸主动脉，还可以定性评估瓣膜、量化流量及测量心室功能、容积、质量和射血分数[54, 55]。禁忌证包括使用非 MRI 兼容起搏器，直接暴露于磁场的新近血管内或心内植入物及血管动脉瘤夹。检查区域附近的磁铁植入物可能产生伪影，但以前手术遗留的胸骨钢丝和血管夹伪影相对较小。

磁体孔径窄小外加成像过程中的噪音可能引起幽闭恐惧症和焦虑，大多数儿童须在镇静下实施心脏 MRI/A。获取三维 MRI/A 图像和测量血流的梯度回波序列需屏住呼吸。对于不能遵循技术人员指示的新生儿、婴儿、幼儿和大龄儿童需要使用神经肌肉阻滞药在全身麻醉下完成。多巴酚丁胺负荷 MRI/A 需要额外的监测及 MRI 兼容的输注泵和延长管。在磁共振成像环境下实施镇静、全麻和血流动力学监测通常很困难[56]。

计算机断层扫描成像和血管造影对了解心内和心外结构也很有用。CT 成像时间很短但婴儿和儿童通常需要镇静，当需要屏气时需要全身麻醉。成像可能需要使用 β 受体阻断药减慢心率。须与心内科医师和影像技术人员沟通以确保诱发心动过缓不会影响血流动力学。CT 成像使患者暴露于电离辐射中，因此，如有可能采用其他成像方式时，必须评估该手术的风险和收益。

（八）患者状态评估和主要病理生理学

CHD 缺损复杂，很难统一概念。了解生理及其相关管理比尝试区分个体的解剖缺陷更有帮助。聚焦主要病理生理有助于更好的组织术前资料、准备患者并选择合适的监护、麻醉药物和术后管理。主要应关注下列问题：

- 患者是否有充血性心力衰竭（提示低心排血量或肺血流量大于体循环血流量）？
- 患者是否发绀（提示肺血流减少或心输出量低）？
- 循环是串联还是平行？
- 有哪些心内混合、分流或流出道梗阻？
- 心室功能如何？心室是否有容量负荷或压力负荷？

优化患者准备需考虑以下主要问题：严重低氧血症、肺血流过多、充血性心力衰竭、左心血流梗阻或心室功能差。虽然有些 CHD 患者只有其中之一，但多数患者存在多个相互关联的问题。

（九）严重低氧血症

许多发绀型 CHD 患儿有严重低氧血症，即在生命最初几天，尽管通气充分但 PaO_2 仍低于 50mmHg。发绀型患者可能有血红蛋白升高，手术前后需大量补液防止血栓。为确定低氧血症及体循环血流改变对终末器官功能的影响，需检查神经功能和肾、肝和血液功能相关的生化分析。镇静致通气不足会加重原有通气不足和低氧血症。输注前列腺素 E_1 能维持或重建通过动脉导管的肺血流。因此，严重缺氧的新生儿很少需要手术。

PGE_1 可扩张导管依赖性 CHD 新生儿的动脉导管，并改善术前状态。出生后数天内，PGE_1 能重新开放功能关闭的动脉导管，也可以在产后几个月维持动脉导管开放[57, 58]。通过动脉导管将血液从主动脉分流到肺动脉可改善肺血流。PGE_1 通常可以改善低氧新生儿由于肺血流梗阻（严重肺动脉瓣狭窄或肺动脉闭锁）而导致肺灌注不良的动脉血氧合，也可以改善大动脉转位患者心房水平的动静脉血混合[57]。改善氧合可以逆转严重低氧血症期间产生的乳酸酸中毒。PGE_1 输注 24h 通常能明显改善严重低氧新生儿的肺血流受限情况[59]。

新生儿输注正常剂量 PGE_1[$0.01 \sim 0.1 \mu g/(kg \cdot min)$] 时出现的常见不良反应（呼吸暂停、低血压、发热、中枢神经系统兴奋）很容易控制[60]。但是，PGE_1 为强效血管扩张药，所以经常需要容量治疗。使用 PGE_1 导致间歇性呼吸暂停的患者术前可能需要机械通气。

（十）肺血流过多

有时，肺血流过多是 CHD 患者的主要问题。L-R 分流患儿可能患有慢性轻度肺部感染和充血，即使实施了最佳术前准备也无法完全消除。这种情况下不应再推迟手术。呼吸道合胞病毒感染在该人群中尤其常见，但重症监护和帕利珠单抗预防措施的改进明显改善了这种肺炎和其他病毒性肺炎的预后[61]。

由于回流入肺的心输出量实际上无效，肺血流过多和 L-R 分流对血流动力学的影响包括 CHF。肺静脉回流量可能是正常的许多倍，导致左心扩张。因此，需求增加时心脏的反应性较低。增加的心输出量大部分循环到肺，进一步加重 CHF 的症状。

充血性心力衰竭

心力衰竭儿童内源性儿茶酚胺产生增多，使心率

和心输出量增加，并将输出量从四肢重新分配到高度灌注的器官。严重时患者在呼吸室内空气的情况下，可能出现呼吸急促、心动过速和嗜睡，体重低于同龄患儿第 3 百分位数以下。患儿可能出现肋间和胸骨下凹，皮肤发凉，毛细血管再充盈时间延长，可闻及呼气喘息声（框 27-2）。这些临床症状和体征提示患者已发生严重病理生理改变，呼吸功能受损和心脏储备能力降低。地高辛、利尿药和减少后负荷的药物治疗可改善病情，但利尿药可能引起严重低氯性碱中毒和低钾血症。需相应调整麻醉方案，避免强效吸入麻醉药，代之以阿片类药物为基础的麻醉方案，该方案有望比高浓度的强效吸入麻醉药提供更稳定的血流动力学。正性肌力药和血管收缩药物备用。症状轻微者择期手术应能耐受术前药和吸入七氟烷 / 氧化亚氮诱导。

框 27-2　新生儿心力衰竭的症状和体征

- 生长迟缓：喂养困难、易出汗
- 呼吸做功增加：呼吸急促、喘息、打呼噜、鼻翼扇动、胸壁下陷
- 心输出量改变：心动过速、奔马律、心脏肥大、肢体灌注不良、肝大

（十一）左心流出道梗阻

体循环心室流出道梗阻患者往往病情危重。新生儿表现为体循环灌注不足和严重代谢性酸中毒。尽管 $PaCO_2$ 可能小于 20mmHg，但 pH 仍可能低于 7.0。体循环血流主要或完全依赖于从动脉导管进入主动脉的血流。相关病变包括主动脉弓中断、主动脉缩窄、主动脉瓣狭窄、二尖瓣狭窄或闭锁，这些都是左心发育不良综合征的一部分。

新生儿动脉导管关闭导致病情急剧恶化。患者病情危重，甚至濒临死亡，需注射 PGE_1 才能存活。PGE_1 维持动脉导管开放，允许血液从肺动脉流入主动脉[59, 62, 63]。对于因体循环灌注不足而导致酸中毒、代谢紊乱和肾衰竭的新生儿，PGE_1 可改善灌注和代谢，手术可推迟至患者病情好转后。术前机械通气、正性肌力支持，纠正代谢性酸中毒及钙、葡萄糖和电解质紊乱。稳定期还可以评估由体循环灌注不足引起的终末器官功能障碍程度。复苏的充分性和疾病的严重程度对术后转归有很大影响[64]。

（十二）心室功能不全

CHD 的心室功能障碍原因众多。巨大分流和体肺静脉血完全混合的发绀型 CHD 患者，其过多的肺血

流量造成心脏容量超负荷，导致左心扩张和功能障碍。肺血流过多继发体循环和冠状动脉灌注不足可进一步恶化心室功能。

术前评估应包括患者功能限制情况，以作为心肌功能和储备的指标，定量缺氧程度和肺血流量，以及评估 PVR。实施姑息治疗或彻底修复之前，可能需考虑缩小分流或单心室分期手术。

麻醉管理需相应改变以增加或减少肺血流。对于 Q_p/Q_s 增加的患者，麻醉诱导期间需优化体循环血流，而无须增加肺血流。麻醉苏醒和术中体位改变、肺萎缩和腹部牵拉可能加重低氧血症，进一步损害已经扩张和功能不全的心室功能。

年长 CHD 患儿，慢性心室容量超负荷（主动脉瓣或二尖瓣反流或长期肺 - 体循环动脉分流）导致心室收缩和舒张功能不全。心室收缩功能可能因药物毒性相关的心肌异常（如蒽环类化疗）、先天性酶缺乏或获得性炎症或感染性疾病而受损。此类扩张型心肌病患者需要优化心室功能，重点是正性肌力支持和降低后负荷。

要点：术前评估和准备

- 除了病史、体格检查和实验室检查，超声心动图是 CHD 患者术前评估的主要依据。
- 心导管检查、磁共振成像、计算机断层成像和血管造影术也能提供关键数据，帮助术前制订麻醉计划。
- 根据主要病理生理学对患者进行分类，可以帮助制订适当的麻醉方案：严重低氧血症、肺血流量过多、心室流出道梗阻或心室功能障碍。

四、麻醉管理原则

CHD 的严重程度和病理生理变化强调应根据麻醉药和其他药物的效果，进行个体化麻醉管理。一旦明确病理生理的关键方面，即可制订麻醉计划以便管理术前、术中和术后事件。

（一）CHD 患者的常规照护

应在择期心脏或非心脏手术前优化患者病情。除血管紧张素转换酶抑制药和血管紧张素受体阻滞药外（通常麻醉诱导前 24h 停用），术前继续使用抗心律失常等心脏药物。此外，阿司匹林或其他抗血小板或抗

凝药通常在术前 7~10 天停用。重要的是与心内科、心外科医师共同讨论制订围术期计划。

体循环空气栓塞在 CHD 患儿一直颇受关注。麻醉和手术可改变分流模式。存在左右心脏交通的患者，在心动周期的某个时段或紧张或咳嗽时，心房压力梯度短暂逆转，可能发生短暂的 R-L 分流[65]。分流可发生于功能性关闭的交通中。无论是否罹患 CHD，儿童卵圆孔未闭都很常见，有报道麻醉苏醒期可探测到短暂的卵圆孔的 R-L 分流[66]。建议所有静脉输液管道均安装空气过滤器，并且时刻保持警惕，防止体循环空气栓塞。

CHD 患儿非心脏手术须重点考虑预防感染性心内膜炎[67]。美国心脏协会建议只对实施有短暂性菌血症风险操作的高风险患者预防性使用抗生素（框 27-3）。所有涉及牙髓组织、牙根尖周区域或预期穿透口腔黏膜的牙科手术建议预防性使用。所有涉及黏膜穿透的呼吸道手术和感染皮肤或肌肉骨骼组织手术，也建议进行预防。胃肠道或泌尿道感染接受治疗者，应继续并扩大抗生素治疗范围至覆盖肠球菌。常规胃肠或尿路内镜检查，即使是活检，也不再推荐预防性使用抗生素。最好查阅文献以获得最新的建议。

框 27-3　心内膜炎风险最高的相关心脏疾病，建议按牙科治疗措施进行预防

- 人工心脏瓣膜
- 以前感染性心内膜炎
  - CHD*
  - 未修复的发绀型 CHD*，包括姑息性分流和导管
  - 无论手术还是导管介入，人工材料或设备完全修复先天性心脏缺损术后 6 个月内[†]
  - 经修复的 CHD 在修复部位或修复部位附近有残留缺陷（可抑制内皮化）
- 心脏瓣膜病变的心脏移植者

*. 除上述情况外，其他先天性心脏病（CHD）患者不再建议使用抗生素预防
[†]. 假体材料内皮化发生于术后 6 个月内，故推荐预防

（二）麻醉前管理

术前患者和家长焦虑。许多有手术或诊疗操作史的患儿与父母分离困难。如今很多患儿手术当天入院，故术前门诊为手术做好充分准备，详细解释计划手术步骤和麻醉操作（包括诱导计划）非常重要。术前 2h 可服用清饮料，尽可能避免长时间禁食，特别是发绀患者。

CHD 病理生理类型多样，无任何单一麻醉前药物可资推荐。理想情况下，患者需要服用镇静药，保持安静，同时能维持足够的通气和循环稳定。口服咪达唑仑 0.5~1.0mg/kg 抗焦虑有效，能在不产生催眠的情况下与父母分离。必要时加用口服氯胺酮 5~7mg/kg，肌内注射氯胺酮 3~5mg/kg 和咪达唑仑 0.1mg/kg 也有效。充分的术前药可减少分离焦虑，便于使用低浓度强效吸入麻醉药诱导麻醉。这对血流动力学储备有限的患者尤其有益。CHD 患儿循环和呼吸状态脆弱，尤其是发绀患儿低氧对呼吸的驱动能力降低，用药后须持续监测[68]。

（三）麻醉诱导

年龄较小的 CHD 患儿血流动力学变化迅速而剧烈，必须充分准备麻醉、监测设备及所需药物。如果出现问题，在麻醉诱导过程中应立即获得足够的帮助。

诱导技术的选择受麻醉前用药的反应、父母 - 孩子 - 麻醉医师的关系及麻醉管理计划的影响。大龄、非低氧血症和心脏储备轻度受损患儿，诱导技术选择范围很大。在充分了解患儿病理生理的基础上，吸入、静脉或肌肉等多种药物途径都可安全地用于诱导。对于年龄更小、病情更重和不合作患者，诱导的选择较少。

周围静脉条件较好的儿童，快速置入小口径静脉套管针完成麻醉诱导几无痛苦。术前使用表面麻醉有利于静脉针置入。心脏储备足够的合作儿童如开放静脉困难或有针头恐惧，可谨慎使用吸入麻醉诱导，即使发绀型心脏病也可以。随后静脉置管注射肌肉松弛药以便气管插管，这些药物对循环系统储备差的患者，可避免气管插管时深度麻醉带来的风险。

静脉诱导可用于所有血流动力学储备严重受限的患者，特别是严重心室衰竭或肺动脉高压患者。麻醉诱导可能引起血流动力学不稳定时，可考虑在诱导前开始使用多巴胺等正性肌力药。虽然对于某些患者，特别是遵循前述程序后仍难以静脉输液的患者，放置静脉导管的压力可能很大，但这比七氟烷吸入诱导期间潜在的心肌抑制要好很多。

芬太尼 15~25μg/kg 可减轻气管插管引起的 PVR 升高，稳定血流动力学；联合使用罗库溴铵 1mg/kg 便于快速控制气道。静注氯胺酮 1~3mg/kg 安全可靠，血流动力学稳定，仅引起 PVR 轻微增高，特别适用于严重 CHF 和心室流出梗阻患者；同时给予阿托品 20μg/kg 或格隆溴铵 10μg/kg，可减少口腔分泌物。如果婴儿静脉穿刺困难，可组合使用氯胺酮 3mg/kg、格隆溴铵 10μg/kg 和琥珀酰胆碱 2mg/kg 肌内注射，可迅

速诱导并控制气道。

丙泊酚可用于心室功能正常且无体循环流出道梗阻的患者。滴定并调节剂量，适用于短期操作如心脏复律或经食管超声心动图检查。咪达唑仑 0.1～0.2mg/kg 在阿片类药物诱导时也是一种有用的辅助药物，但交感神经依赖性较高的患者可能发生低血压。

心室功能稳定且血流动力学储备充足的大多数婴儿和儿童，适合采用七氟烷吸入诱导（吸入浓度不超过 4%）以帮助建立静脉通路。这点也同时强调了制订诱导方案时术前评估的重要性。发绀型心脏病患者吸入诱导安全，尽管 R-L 分流可能减慢药物摄取[69]。只要维持心输出量并避免气道阻塞，血氧饱和度一般会增加。

年幼患儿吸入诱导期间父母在场对患儿及其父母都可接受。这是一种非心脏手术正常儿童常用的麻醉诱导技术，但心脏手术麻醉诱导前则必须充分准备和仔细解释。

（四）麻醉维持

麻醉维持技术取决于患者术前心肺状态和基础心脏缺损的病理生理、手术步骤、是否 CPB、术后可能的外科问题和预期的术后处理。一旦麻醉诱导和控制气道完成、监测充分建立，即可采用吸入或静脉维持麻醉，这取决于患者个体的反应、术中事件和术后计划。

无论孕后年龄多大，新生儿对疼痛和有害刺激的应激反应都很严重[70-72]。导致的激素和代谢应激反应可能有害[73]，尤其是血流动力学储备有限的患者。我们并非总能准确确定术中病情恶化的根本原因，但分流改变，心脏、肺或大血管手术操作及麻醉药导致心肌抑制是常见原因。动脉氧合降低或体循环血流量和血压下降常是心内分流改变所致。当循环血容量充足且无麻醉相关的心肌抑制时，这些可通过适当控制 PVR 和 SVR 纠正。如 PVR 不能改变或并非问题关键，则使用血管加压药和正性肌力药增加 SVR 和心功能。

要点：麻醉管理原则
- 通常，除血管紧张素转换酶抑制药和血管紧张素受体阻滞药，以及阿司匹林、其他抗血小板药和抗凝药，心脏药物应在手术当天继续使用。
- 心内或心外分流患者须谨慎预防体循环空气栓塞。

- 预防感染性心内膜炎应遵循最新指南，明确心脏指征和手术指征。
- 选择口服咪达唑仑和（或）氯胺酮等麻醉前用药，并合理选择父母陪伴麻醉诱导，可将麻醉前焦虑和血流动力学紊乱降到最低。
- 诱导技术各不相同，但七氟烷吸入诱导适用于许多心室功能代偿的 CHD 患者。肌内注射氯胺酮可用于发绀患者；对于病情严重或容易开放周围静脉者，可采用氯胺酮、芬太尼或依托咪酯等药物静脉诱导。
- 丙泊酚诱导可用于心室功能良好且无体循环心室流出道梗阻的患者。

五、麻醉药选择

由于摄取和分布差异较大，很难清楚阐述吸入麻醉药在心内分流患儿的作用。计算机模拟表明，中央型 R-L 分流时吸入麻醉诱导速度减慢，混合分流时减慢放缓，简单 L-R 分流诱导速度几乎不变，诱导速度变化与分流大小成正比[69]。前述理论效应成立的假定前提是心排血量恒定，对诱导速度影响最明显的是不溶性气体（如 N_2O），对可溶性气体（如氟烷）的麻醉诱导速度的影响较小。尚无研究比较七氟烷和其他强效吸入麻醉药的诱导速度，但因为七氟烷溶解性低于氟烷，R-L 分流患者七氟烷诱导应该会慢一些，L-R 分流患者吸入诱导速度在临床上几乎不变[74]。R-L 分流患儿的数据证实，吸入氟烷时血药浓度上升较慢，心导管术关闭分流后可纠正这一现象（图 27-10）[75, 76]。简单 R-L 分流儿童吸入诱导似乎较慢但并不明显，可能与影响摄取的因素众多有关。需要快速增加强效吸入麻醉药浓度时，应该注意简单 R-L 分流可能减慢吸入诱导速度。吸入药物对 Q_p/Q_s 的直接影响有限。吸入纯氧时，七氟烷、氟烷、异氟烷和芬太尼 / 咪达唑仑不改变房间隔和室间隔缺损患者的 Q_p/Q_s[77]。

（一）强效吸入麻醉药

小儿麻醉常用挥发性麻醉药包括地氟烷、异氟烷和七氟烷。氟烷目前已很少使用。虽然在某种程度上取决于心脏解剖异常和相关的病理生理，但三种药物都可安全地用于心脏病患者的麻醉维持。心脏储备功能较好的发绀患者可采用七氟烷或氟烷和氧气混合（70%N_2O 也不会明显降低动脉氧饱和度）吸入诱

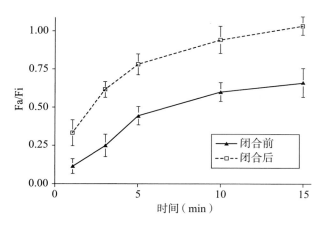

▲ 图 27-10　心导管关闭右向左分流前后，患者动脉与吸入氟烷浓度的平均比值（Fa/Fi）

相比闭合前，*P=0.05

导[78-80]。然而，重要的是麻醉医师须了解这些麻醉药对低龄 CHD 儿童的潜在影响。

强效吸入麻醉药更严重的问题是增加未成熟心血管系统的敏感性和减少心血管储备。严重 CHD 婴幼儿使用这些药物时，安全范围可能大为降低。挥发性麻醉药主要通过限制心肌细胞内钙利用，即减少跨肌膜和肌质网钙流量降低心肌功能。净效应是细胞内钙储备耗尽，且鉴于新生儿和婴儿心肌不成熟，这些患者使用挥发性药时收缩功能障碍可能会增加。此外，由于未成熟肌质网钙的再摄取有限，且依赖于肌膜钠钙交换，心室舒张功能也可能受损[81]。

大量研究表明，正常婴儿未成熟心血管系统对高浓度氟烷和异氟烷耐受力较差。如无心血管支持，高达 50% 的心血管系统正常婴儿使用这些药物诱导时会出现严重低血压和心动过缓[82, 83]。异氟烷麻醉时，正常婴儿心室功能下降，搏出量和射血分数下降 38%[83]。氟烷对大龄儿童心肌抑制较轻[84]。氟烷（1MAC 和 1.5MAC）对 CHD 患儿心脏指数和收缩力的抑制大于同等水平七氟烷、异氟烷和芬太尼 / 咪达唑仑麻醉[85]。此外，CHD 婴幼儿氟烷麻醉较七氟烷导致的低血压更严重，紧急用药更多[86]。相比氟烷，异氟烷对心肌直接抑制作用较小，溶解性差，因此摄取和排出更快，不影响心内传导，对儿茶酚胺的敏感化作用更小。类似异氟烷，七氟烷相比氟烷引起的心肌抑制较小，心律失常风险较低[87-89]。七氟烷麻醉可延长婴儿 QT 间期[90]。七氟烷（1MAC）和芬太尼 / 咪达唑仑麻醉对单心室患者心肌功能无明显影响[91]。地氟烷对 CHD 患者心肌收缩力和心律的影响尚无研究。

有体 – 肺分流术婴儿单中心、小型、随机研究比较了以地氟烷为基础的麻醉和以阿片类药物为基础的麻醉，结果表明在血流动力学参数，药物治疗或并发症方面无明显差异[92]。

（二）氧化亚氮

因其可能扩大全身空气栓子和增加 PVR，N_2O 用于 CHD 和分流患儿仍有争议。即使没有全身性空气栓塞，N_2O 也可能使血管内气栓膨胀，并加强其他麻醉药对循环的影响[93]。然而，这两点在 CHD 患者都未获得临床证实。

有报道 N_2O 可降低成人心输出量、体循环动脉压和心率，并增加 PVR，尤其是已存在高 PVR 的患者[94, 95]。后者对 R-L 分流、肺动脉高压和肺动脉血流减少的儿童有害。然而，婴幼儿给予 $50\%N_2O$，其肺动脉压或 PVR 并不增加，无论是否已有 PVR 升高[19]，仅心输出量、体循环动脉压和心率轻度显著下降。此外，发绀型儿童采用 $70\%N_2O$ 和氟烷吸入诱导，其动脉血氧饱和度并未降低，表明 N_2O 不减少肺血流，也不明显增加 PVR[77, 78]。虽然使用 N_2O 时无法吸入纯氧，发绀型患儿动脉氧饱和度并不降低，因为 FiO_2 改变对这类患者的动脉氧合影响很小（图 27-8）[96]。然而，肺部疾病引起的动脉氧饱和度降低可能是 N_2O 的使用禁忌。

（三）静脉麻醉药

心血管系统未成熟和受损的严重 CHD 新生儿和婴儿，某些静脉麻醉药可为其麻醉诱导提供较大的安全范围。然而，已知 R-L 分流儿童，由于药物绕过肺循环混合、摄取和代谢，当快速给予正常剂量静脉药物时，动脉、心脏和大脑药物浓度会出现短暂升高。在有 R-L 分流的动物犬静脉注射利多卡因 1mg/kg 会导致动脉浓度高于不可逆心肌毒性浓度[97]。推注常规剂量利多卡因用于治疗心律失常或气管插管，或使用其他药物如巴比妥酸盐、β 受体阻断药、钙通道阻滞药时，可能对 R-L 分流量较大的儿童产生潜在毒性。

1. 氯胺酮

缺乏静脉通路或不合作患病婴幼儿、发绀或 CHF 患者，可良好耐受氯胺酮 3～5mg/kg 肌内注射[98]。氯胺酮诱导口腔分泌物增加、影响气道和通气，特别是对氧储量减少的儿童，应考虑使用止涎剂（如阿托品或格隆溴铵）。氯胺酮可与阿托品和琥珀酰胆碱混合于同一注射器，药液容积相对较小，注射这种混合物可以快速控制气道。不合作或父母分离困难儿童，小剂量静脉注射氯胺酮（1～3mg/kg）可用作镇静的补充。

小剂量不会导致过量的分泌物，气道问题和呼吸暂停通常发生于较大剂量肌内注射和静脉注射。

氯胺酮增加成人 PVR，但已用术前药的婴幼儿即使基础 PVR 已升高，静脉注射 2mg/kg 通常也不增加肺动脉压或 PVR [20, 21, 23, 99]。如果静注氯胺酮后出现通气不足或呼吸暂停，PaO_2 和 $PaCO_2$ 的异常变化可能导致 PVR 升高 [20]。CHD 婴幼儿静注氯胺酮后心输出量、心率或动脉压变化不大 [20, 21]。动物实验发现氯胺酮对离体心肌有负性肌力作用（极高剂量），但并不影响患者的射血分数。此外，发绀患者氯胺酮诱导，多数情况下能改善动脉氧饱和度。临床上氯胺酮作为诱导剂对大多数 CHD 婴幼儿很好，包括肺血流受限和发绀患儿。氯胺酮单独或与丙泊酚或右美托咪定联合可用于 CHD 患儿心导管手术的镇静和麻醉 [100]。

2. 阿片类药物麻醉

通常，年幼病重儿童能良好耐受抑制体肺应激反应所需阿片类药物剂量 [24, 70]。单次芬太尼剂量高达 15～25μg/kg 时，体肺循环血流动力学也无明显变化。大剂量阿片类药物配合吸入纯氧使用安全，并可增加发绀患儿的动脉氧合 [101]。大剂量阿片类药物（芬太尼 25～75μg/kg 或舒芬太尼 5～15μg/kg）用于 CHD 患儿麻醉诱导，心血管稳定性良好。单次静脉推注 10～15μg/kg 可减轻新生儿插管的血流动力学反应，但快速输注大剂量阿片类药物可使新生儿、儿童和成人发生胸壁强直和声门关闭 [102, 103]，因此需联合使用肌松药。理论上，因其解迷走神经作用可平衡大剂量阿片类药物所致的心动过缓 [101, 104-107]，泮库溴铵是气管插管首选肌松药。但大多数医院已经没有泮库溴铵，可以使用罗库溴铵、维库溴铵和顺式阿曲库铵。

低剂量芬太尼 10μg/(kg·h) 足以施行新生儿麻醉，但长时间麻醉需要更大剂量 [108-110]。完全抑制婴儿和儿童对强烈刺激的血流动力学反应，可能需要吸入少量强效吸入麻醉药。缓慢给予吗啡 ≥ 1mg/kg 可稳定心血管，但组胺释放可能引起低血压。

大剂量阿片类药物技术对拟术后机械通气的患病婴儿和年长儿童最为适合。传统上，根据血流动力学的稳定性，CPB 前给予芬太尼 50μg/kg。因为 CPB 期间阿片类药物浓度显著下降，须额外给予阿片类药物（如复温开始时给予芬太尼 25μg/kg，CPB 后给予芬太尼 25μg/kg）或持续输注 [111]。该技术不能保证抑制外科刺激的内分泌反应，但能提供稳定的血流动力学。

深低温 CPB 手术的新生儿和婴儿应激反应明显 [72]。18℃停循环 1h 后，婴儿肾上腺素水平增加 17 倍，去甲肾上腺素水平增加 10 倍 [112]。心脏手术后应激反应幅度多变，受患者年龄、麻醉类型、低温水平、CPB 和停循环时间的影响 [113]。近有研究使用上述芬太尼方案，观察婴儿深低温 CPB 心脏手术期间的应激激素释放，发现内分泌反应并未减轻但无不良后果。此外，阿片类药物剂量、血浆芬太尼水平与激素或代谢应激反应之间缺乏明确的关系 [114]。大多数医院已放弃常规使用大剂量阿片类麻醉，转而采用低或中剂量（芬太尼 5～25μg/kg 或舒芬太尼 0.5～2.5μg/kg）与挥发性麻药、苯二氮䓬类药物或右美托咪定联合使用。低剂量阿片类药物有助于术后早期拔管，应用越来越多 [115]。大剂量阿片类药物技术通常用于重症和血流动力学不稳定患者。

瑞芬太尼是一种合成的超短效阿片类药物，经非特异性酯酶水解快速代谢 [116]。在目前的阿片类药物中，其独特之处在于稳态输注时间相关性半衰期极短（3～5min），可以说与输注时间无关。瑞芬太尼可导致严重呼吸抑制，通常用于机械通气患者。用于心肺储备有限行心导管或起搏器放置等手术的患者，瑞芬太尼可提供强效镇痛而无明显血流动力学并发症。瑞芬太尼也可用于中度低温 CPB 麻醉维持，术后可即刻拔管，如 ASD 修复 [117]。一旦停止输注，患者很快苏醒，并且由于作用时间短，阿片类不良反应也会减少。

3. 其他静脉麻醉药物

苯二氮䓬类（如咪达唑仑）小剂量（0.05～0.1mg/kg）滴定，尤其对大龄 CHD 患者有用。水溶性咪达唑仑作用时间更短，无注射痛和血管损伤，优于地西泮。苯二氮䓬类药物常用于阿片类药物麻醉时确保充分的催眠，但也可改善血流动力学稳定性。非发绀型 CHD 患者心脏手术研究发现，芬太尼 75μg/kg 复合咪达唑仑相比复合异氟烷，血流动力学更为稳定且无肾上腺素水平升高 [118]。法洛四联症纠治幼儿的研究显示，相比单独使用舒芬太尼，联合使用氟硝西泮，血流动力学和儿茶酚胺反应更稳定 [119]。

CHD 患者使用丙泊酚应谨慎。丙泊酚 1～3mg/kg 的主要血流动力学影响是降低 SVR 而对 PVR 无影响。R-L 分流时，这将导致肺血流量和动脉氧饱和度下降 [120, 121]。对于体循环流出道梗阻患者，丙泊酚应避免使用或极度谨慎使用，因为 SVR 降低可加重梗阻并导致冠状动脉缺血和心血管损伤。由于其静脉舒张作用，腔肺静脉吻合史患者应慎用丙泊酚。此类患者静脉静息张力增加，丙泊酚降低前负荷可导致诱导期明显低血压。

依托咪酯心血管和呼吸抑制作用轻微。静注 0.3mg/kg 后意识迅速消失，伴 3～5min 轻微呼吸抑制。该剂量不改变 CHD 患儿的血流动力学或 R-L 和 L-R 分流 [122, 123]。依托咪酯有注射痛并伴有自主运动、呃逆和肌阵挛。依托咪酯可作为阿片类药物的替代，用于心肌储备受限患者的诱导。单剂量依托咪酯可抑制肾上腺素类固醇生成，因此，不建议持续输注 [124]。

右美托咪定是一种咪唑衍生物，作用于突触前 α_2 受体，可与蓝斑和脊髓结合后起镇静和镇痛作用。它对 α_2 受体具有高度选择性（$\alpha_2 : \alpha_1 = 1600 : 1$），FDA 批准用于 18 岁或以上成人 ICU 镇静、诊疗操作镇静及作为术中麻醉和镇静辅助药物 [125, 126]。目前，右美托咪定作为镇静药和全身麻醉辅助药，广泛用于儿童心脏外科术后重症监护病房，手术室和导管室应用也越来越多 [127]。右美托咪定可引起心动过缓、低血压、传导阻滞、窦性停搏和交界性心动过缓，其机制是降低中枢神经系统交感神经冲动传出 [125, 126, 128, 129]。缓慢给予负荷量超过 10min 并避免过量输注可减少这些不良反应。右美托咪定可保留正常呼吸模式并促进早期拔管 [130]。此外，可降低术后快速型心律失常包括室性和室上性心律失常的发生率 [131]。用于 CHD 体外循环手术，它可以减少阿片类药物和吸入麻醉药用量 [132]。右美托咪定禁用于有心脏传导阻滞或交界性或其他缓慢性心律失常的患者。

婴儿心脏手术期间和术后右美托咪定药代动力学研究发现，新生儿清除率显著降低，负荷量和维持剂量应减少约 50% [133]。负荷剂量 0.5～1.0μg/kg 和维持量 0.5～0.75μg/(kg·h) 导致的治疗血浆浓度为 300～700pg/ml。该剂量加上其他镇静镇痛药，如咪达唑仑和芬太尼，足以为 CHD 患儿提供诊疗操作镇静。术中，同样剂量可与较低剂量阿片类药物（如芬太尼 10～20μg/kg）和挥发性药物联合以提供手术麻醉 [130]。须仔细监测心率和节律，如果发生心动过缓，应减量或停止使用右美托咪定。电生理学检查时避免使用，因为右美托咪定可能抑制多种快速型心律失常 [134]。右美托咪定还可以降低肺动脉高压患者的肺动脉压，维持 PVR [135]。快速给予大剂量（超过 0.75μg/kg）可能会与外周 α_1 受体结合而导致高血压 [136]。

> **要点：麻醉药物选择**
> - R-L 分流可减缓挥发性麻醉药浓度上升速度，由于血液绕过肺部，这种效应对低溶解度药物如七氟烷影响更明显，但对溶解度大的药物氟烷影响不明显。
> - R-L 分流可导致静脉诱导药在动脉和脑内浓度较高。
> - L-R 分流对挥发性麻醉药的吸收影响最小。
> - N_2O 不影响儿童 PVR，轻微降低心输出量和体循环血压。
> - 挥发性药、氯胺酮、丙泊酚、阿片类药物、苯二氮䓬类药物、依托咪酯和右美托咪定为麻醉维持提供了广泛选择，了解患者病理生理和这些药物血流动力学效应对于制订合适的麻醉方案必不可少。

六、心脏手术的麻醉

CHD 手术过程中，麻醉医师和手术医师间的沟通至关重要。团队间的管理彼此影响，密切协调是提供最佳患者管理的必要前提。本章稍后介绍先天性心脏病变完全修复或姑息治疗相关的特异性问题。这里考虑各种类型心内直视手术相关的一般问题。

（一）闭式心脏手术的麻醉管理

闭式心脏手术可根治的先天性异常仅包括动脉导管未闭、主动脉缩窄和血管环修复。由于早期根治心脏畸形的趋势，闭式心脏姑息性手术很少实施，如体肺分流、肺动脉环缩和改善心房内混合（Blalock-Hanlon 房间隔切开术）等。因为术中如果患者的血流动力学状况恶化但无法使用 CPB，故闭式心脏姑息性手术在某种程度上对麻醉的要求更高。因此，监测要求严格且通常必须有中心静脉和动脉通路。在这些病例中，脉搏血氧测定对于评估婴儿状况和姑息手术效果至关重要。

手术过程中须严格控制酸碱和电解质平衡在正常水平。即使开胸操作，麻醉医师也很难看到术野，手术可能导致心肺功能明显下降。患儿病情的任何恶化都应立即与外科医师沟通，因为外科医师直视手术野，熟悉正在进行的操作。手术操作过程中损害通气和肺血流不可避免，偶尔会出现严重的动脉氧饱和度降低，可改变或暂停正在进行的手术操作，以使患者恢复至最佳状态。

（二）机械通气

术后早期常见的问题是呼吸力学改变和通气 / 灌

注异常[137]。除了继发于 Q_p/Q_s 增加的术前问题，还需考虑的因素包括手术切口和肺牵拉、CPB 后肺水增加、可能的肺再灌注损伤、表面活性剂缺乏、肺不张和胸腔积液等引起的限制性缺陷。

通常，在血流动力学稳定、肺内分流增加和呼吸力学改变的因素得到改善之前，生理储备有限的新生儿和婴儿不应停止机械通气。

1. 容量控制通气

传统 CHD 患儿机械通气方法使用容量控制、时间循环模式，潮气量 15～20ml/kg，无 PEEP。这种方法在 CHD 手术早期基于老一代呼吸机建立，通气监测往往不理想。这种模式下大潮气量导致吸气峰压和平均气道压增加，易于探测顺应性和阻力变化。如肺不张、气胸或气管导管阻塞导致呼吸力学突然改变，呼吸机达到预设潮气量时，可能达到并启动吸气峰值压力报警极限。

呼吸机回路的顺应性（1～1.5ml/cmH₂O 吸气峰压）引起呼吸回路容量随压力改变，对大潮气量通气的大龄儿童几乎不影响其潮气量，但对新生儿和婴儿这意味着输送潮气量小于预设值。此外，气管导管周围任何气体泄漏都意味着潮气量损失。需密切监测吸气和呼气时间，以防内源性 PEEP 过度。有高肺血流量相关缺陷和 CPB 后儿童，肺区域内时间常数（即顺应性 × 阻力）变化多见。使用定容、时间循环模式时，时间常数增加的肺区可能优先通气和过度扩张，导致通气 / 灌注不匹配和潜在的肺损伤。现代定容通气模式强调减少容量伤和气压伤风险，推荐使用低潮气量 5～7ml/kg，这种方法在重症监护病房机械通气的成人，已证实可减少肺损伤，儿科患者结论尚未明确[138]。现代麻醉呼吸机内部压缩容积更小，潮气量校正兼顾内部和外部压缩容量更为准确，即使小婴儿也能实现精确容控通气[139]。

2. 压力控制通气

压力控制、时间循环通气模式通常适用于体重小于 10kg 的儿童，尤其是肺顺应性和气道阻力有明显变化的儿童。压力控制通气使用减速气流模式，为患者输送气体直至达到预设的最大吸气压力。输送的潮气量与肺顺应性和阻力变化有关，因此，每个呼吸周期不同。可调节吸气峰压和吸气时间增加或减少潮气量输出，改变吸气时间产生压力方波，进而改变平均气道压。通常使用尽可能低的平均气道压力设置分钟通气量。具备每次呼吸的潮气量和平均气道压监测至关重要，设置适当的报警阈值，有助于发现顺应性和阻

力的急性变化。

（三）心肺交互作用

心肺交互作用患者间差异显著，故一种通气策略或方案不可能适用于所有患者。正确的方法应该是，通气模式须与患者个体血流动力学状态匹配，以保证适当的心输出量和气体交换。术后恢复期可能需要经常调节通气模式和参数，并关注肺容量和气道压力的变化。

1. 肺容量

肺容量变化对 PVR 影响巨大，FRC 时 PVR 最低，低通气和高通气都可能导致 PVR 显著增加（图 27-11）。低潮气量时由于肺泡间隔间质牵引力降低，肺泡塌陷。此外，肺泡外血管如肺动脉分支径向牵引力降低，横截面直径减少。相反，肺过度膨胀可能导致肺泡间隔拉伸和肺泡外血管压迫。

PVR 升高增加右心室后负荷或室壁张力，损害 RV 功能并导致继发于室间隔移位的左心室顺应性降低。除了低心排血量，还可观察到 RV 功能障碍体征，包括三尖瓣反流、肝大、腹水和胸腔积液。

2. 胸膜腔内压

正压通气时平均胸膜腔内压增加导致体、肺心室前负荷降低，但对各个心室后负荷的影响则与之相反（表 27-5）[140]。

3. 右心室

正压通气时 RV 前负荷降低可能使心输出量减少

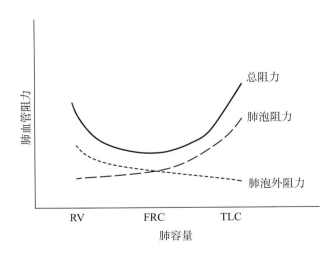

▲ 图 27-11 肺容量对肺血管阻力的影响

肺容积从残气量（RV）增加到功能残气量（FRC）时 PVR 显著降低，这主要用于肺泡开放和肺泡外血管关闭（肺泡外阻力下降，点线）。肺容量从 FRC 进一步增加到肺总容量（TLC）导致 PVR 增加，这主要是由于空气滞留压迫肺泡内血管（肺泡成分，短划线）。总 PVR 在 FRC（实线）处最小

（图 27-12）。正常情况下右心室舒张顺应性极高，肺循环能够适应血流变化但压力变化不大。平均胸腔内压增加直接压迫肺泡外和肺泡肺血管而增加 RV 后负荷。

RV 顺应性正常、手术后心室无残余容量或压力负荷的患者，正压通气引发的前后负荷改变几乎不影响 RV 功能。然而，这些影响在 RV 生理功能受限的患者，尤其是那些切开 RV 修复法洛四联症、肺动脉闭锁或永存动脉干的患者，对 RV 功能的影响会被放大。虽然 RV 收缩功能仍可维持，但舒张功能不全常见，并伴有 RV 舒张末期压力增加和 RV 充盈受损。

机械通气对 RV 功能的潜在危害值得重视。通气目标应是在保持肺容量的同时，以尽可能低的平均气道压通气。RV 生理功能受限的患者，虽然推荐使用低峰值吸气压、较短的吸气时间、增加间歇性强制频率和低水平 PEEP 通气策略，但这种通气模式的小潮气量（如 6～8ml/kg）可减少肺容积和 FRC，从而增加 PVR 和 RV 后负荷。压力控制通气模式下的另一可选策略是使用更大潮气量 12～15ml/kg，更长吸气时间 0.8～1.0s，增加峰值吸气压力至 30cmH$_2$O 左右和较低的 PEEP（即宽 ΔP），并减慢间歇性强制呼吸频率至 12～15 次 / 分。在相同平均气道压力下通过维持 RV 充盈和肺容积并减少 RV 后负荷以增加 RV 输出。

4. 左心室

肺容量变化也影响 LV 前负荷。肺泡和肺泡外血管径向牵引增加或减少肺容量，可能导致肺血流减少进而影响体循环心室前负荷。

体循环动脉压力较高，不受肺部膨胀或收缩期间径向牵引的影响。因此肺容量的变化影响 LV 的前负荷，但其后负荷仅取决于胸膜腔内压变化，而与肺容积变化无关。

不同于 RV，正压通气对 LV 的主要影响是后负荷减少（图 27-13）。根据 LaPlace 定律，室壁应力与左心室压力和 LV 曲率半径成正比。LV 跨壁压力是其腔内压力和周围胸内压力之差。假设动脉压和 LV 直径恒定，正压通气时胸膜腔内压增加将降低跨壁梯度，从而降低 LV 室壁应力[140]。因此，正压通气和 PEEP 对左心室衰竭患者非常有利。

LV 功能不全、舒张末期容积和压力增加的患者，可能因肺水增加、肺顺应性降低和气道阻力增加而损害呼吸力学。新生儿呼吸储备有限，呼吸做功增加可导致早期疲劳。LV 功能不全新生儿和婴儿机体总耗氧量的很大部分用于呼吸做功，导致喂养不良和发育迟缓。因此，正压通气减少呼吸做功和氧需，对有明显容量超负荷和心室功能不全的患者有益。

5. 肺损伤

须注意，机械通气可能导致严重肺损伤，特别是高潮气量时[141]。潮气量大且快速变化可能导致肺泡隔形成剪切应力和随后的肺泡毛细血管破裂。同样机制下气体泄漏也能导致微循环破坏，肺水总量增加进而增加气道阻力和降低肺顺应性。

肺部疾病通常不均匀，不同肺区时间常数不同也

表 27-5 正压机械通气对肺、体循环心室后负荷和前负荷的影响

	后负荷	前负荷
肺循环心室	升高：	降低：
	↑ RVED$_p$	↓ RVED$_v$
	↑ RV$_p$	↓ RA$_p$
	↓前向 PBF	
	↑ PR 和（或）TR	
体循环心室	降低：	降低：
	↓ LVED$_p$	↓ LVED$_v$
	↓ LA$_p$	↓ LA$_p$
	↓肺水肿	低血压

LA$_p$. 左心房压；LVED$_p$. 左心室舒张末压；LVED$_v$. 左心室舒张末容积；PBF. 肺血流量；PR. 肺动脉瓣反流；RA$_p$. 右心房压；RVED$_p$. 右心室舒张末压；RVED$_v$. 右心室舒张末容积；RV$_p$. 右心室压；TR. 三尖瓣反流

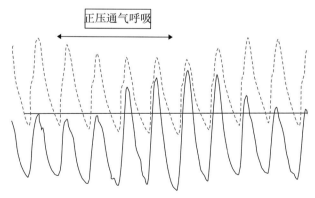

正压通气呼吸

▲ 图 27-12 正压通气对右心室的影响

肺动脉狭窄患儿正压通气期间同步模拟主动脉（虚线）和右心室（实线）压力波形。注意：当吸气期右心室的后负荷增加时，右心室压力增加到接近全身（主动脉）水平。注意：机械通气过程中，右心室后负荷增加时，右心室压力增加到接近体循环（主动脉）水平

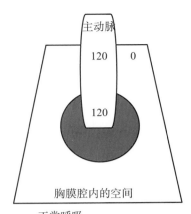

正常呼吸
- PTM = 120 − 0 = 120

A

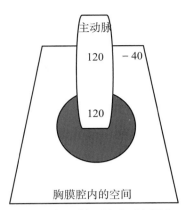

胸膜腔内压增加（如气道梗阻）
- PTM = 120 −（− 40）= 160

B

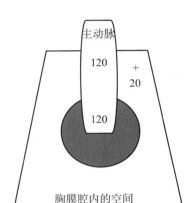

PPV
- PTM = 120 − 20 = 100

C

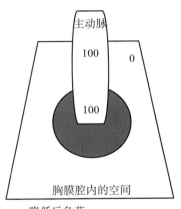

降低后负荷
- PTM = 100 − 0 = 100

D

◀ **图 27-13　主动脉跨壁压影响左心室后负荷**
据 LaPlace 定律，主动脉跨壁压（PTM）影响胸膜内压。A. 正常呼吸时胸膜内压对 PTM 和左心室后负荷影响很小；B. 胸膜内负压的病变程度（如严重气道阻塞或失代偿性心力衰竭）显著增加左心室后负荷；C 和 D. 提供正压通气（PPV，C）或药物降低后负荷（D）均可单独降低左心室后负荷。压力单位为 mmHg

即"快""慢"肺泡的概念。当使用定容通气策略时，顺应性大的肺泡将比塌陷或慢时间常数区域优先扩张，从而导致局部肺泡过度扩张和创伤。这在压力控制通气策略下可能不太明显，因为顺应性大或速度更快的肺泡将膨胀到预设压力，随后，依赖于吸气时间，时间常数低的肺区将逐渐膨胀并复张。

虽然 CHD 患者术后，较大潮气量 12～15ml/kg 有利于在低 PVR 下维持肺容量，但如果长时间使用高容量策略可能会造成肺损伤（即容量损伤）。压力控制模式通气则能够维持潮气量相对恒定，但不会出现吸气压力峰值的大幅度波动或局部肺泡过度扩张。反复评估通气模式并根据血流动力学反应调节非常关键。所幸，大多数 CHD 手术患者无实质性肺部疾病和呼吸力学改变，如继发肺水改变等通常在手术修复完成和 CPB 后利尿得到解决。

6. 呼气末正压

PEEP 用于 CHD 患者一直有争议。最初认为其无

助于改善气体交换，且增加气道压力可能对血流动力学产生不利影响，并导致肺损伤和漏气。

然而，PEEP 增加 FRC、促进肺复张，并将肺水从肺泡隔重新分配到顺应性更好的肺门周围。这两种效应都会改善气体交换，降低 PVR。然而，PEEP 水平过高可能会增加 RV 后负荷。通常 3～5cmH₂O 的 PEEP 有助于维持 FRC 和肺水重新分配而不影响血流动力学。

（四）体外循环的管理

心脏麻醉医师须熟悉 CPB 技术及其器官系统影响。图 27-14 示儿科 CPB 回路。CHD 手术后早期结果改善得益于 CPB 技术、心肌保护、围术期药理和机械支持的进展。血液成分暴露于非上皮化 CPB 回路会引起全身炎症反应（图 27-15）。由于环路表面积和预充液容量相对儿童血容量较大，因而放大了血液成分与 CPB 相互作用的影响。体液反应包括补体、激肽释放酶、二十碳烯酸和纤溶级联激活。细胞反应包括血

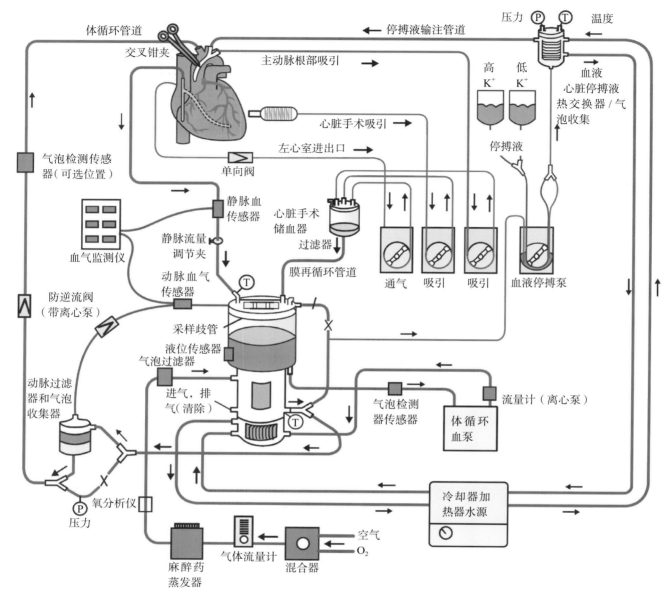

▲ 图 27-14　体外循环回路示意图

膜式氧合器具有一体式静脉储液罐和心外储液罐。回路将心外储液罐、静脉储液罐和氧合器集成于一个单元。体循环泵或为滚压泵或为离心泵。大多数小儿使用静脉双腔插管，有两个独立的静脉插管而非此处描述的单静脉插管。二氧化碳也可添加至吸入气体以促进血液的 pH 稳态血气管理。CPB 回路有多种，麻醉医师需熟悉医院产品的配置。箭 . 血流方向；×. 管夹的位置；P. 压力传感器；T. 温度传感器（经 Wolters Kluwer 许可转载，引自 Hessel 和 Hill [358]）

小板活化和炎症反应，黏附分子级联刺激中性粒细胞活化和蛋白水解，以及血管活性物质释放 [142]。

全身炎症反应的临床后果包括组织间液增加和全身毛细血管渗漏，并可能导致多器官功能障碍。肺水总量增加，肺顺应性降低，肺泡动脉氧分压差增加。心肌水肿会损害心脏收缩和舒张功能，新生儿术后 6～12h 心脏输出量额外减少 20%～30%，因此心肌水肿可能进一步加重。肾脏功能因炎症反应和低心排血量受损。尝试关胸时如发现心肺功能抑制，可能因

纵隔水肿而需延迟关胸。腹水、肝充血和肠水肿可导致腹胀，影响机械通气，可导致肠梗阻而延长进食。CPB 后的炎症性凝血障碍可能导致止血时间延长。

多种策略可用于限制全身炎症反应对内皮损伤的影响。其中限制 CPB 和深低温停循环的持续时间最为重要。低温和皮质类固醇及使用抗氧化剂如甘露醇等措施，是开始 CPB 前限制炎症反应激活的重要措施。白蛋白或血液制品增加回路胶体渗透压可减少组织间液累积，超滤可减少体水和组织水肿。

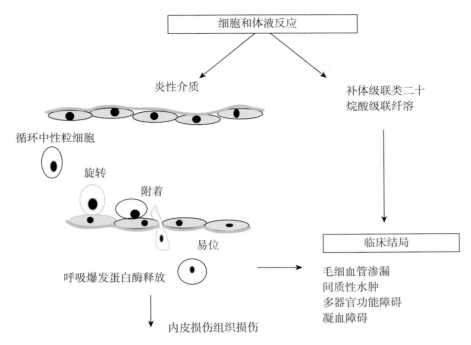

▲ 图 27–15　体外循环引起的细胞和体液反应

1. 体外循环超滤

多种超滤技术可与小儿 CPB 结合使用。常规超滤（conventional ultrafiltration，CUF）是指 CPB 期间的超滤。仅当静脉储液罐容量足以去除超滤液容量时才可以进行 CUF。改良超滤（modified ultrafiltration，MUF）与此类似，可在 CPB 撤机后继续进行超滤。CPB 回路回流血液泵入超滤器，再通过动-静脉或静-静脉返回患者体内。超滤 CPB 和患者血液时，CPB 环路仍处于预充状态。从超滤环路移除的滤液由来自 CPB 回路的血液补充，以此保持血容量恒定。MUF 相比 CUF 的主要优势是停止 CPB 后血液浓缩仍可继续进行，MUF 血液浓缩程度更大，尤其是较小儿童。两种技术并不相互排斥，所以有些医院同时使用 CUF 和 MUF [143]。MUF 期间必须维持肝素抗凝，结束后开始鱼精蛋白逆转肝素。CPB 后何时停止 MUF 各医院不同，选择标准有定时（如 15～20min）、定血细胞比容（如 40%）或定容量（如 750ml/m²）等。

稀释（DUF）和零平衡超滤（zero-balance ultrafiltration，ZBUF）与 CUF 相似，但产生高容量超滤液，超滤液在 CPB 期间不断被晶体溶液取代。DUF 在 CPB 过程中进行，超滤速度为 40～80ml/(kg·h) [144, 145]。ZBUF 通常在复温阶段进行，超滤速率 200ml/(min·m²)。这些方法不会导致血液浓缩，但有利于消除炎症介质。MUF 通常与这些技术结合使用以浓缩血液。

MUF 能减少体内总水量，减轻稀释性贫血和凝血障碍，减少同源血用量，缩小 A-aO₂ 梯度，改善左心室顺应性和收缩功能及动脉血压，并在过滤后即刻减少正性肌力药物用量 [146-153]。非随机、回顾性腔静脉-肺动脉吻合术（主要是半 fontan 和侧隧道 fontan）患者研究显示，MUF 患者比不用 MUF 患者胸腔积液和心包积液的发生率低、住院时间短 [148]。MUF 可减少术后机械通气支持时间，但临床结论不一，尽管在短期内肺顺应性有所改善 [148, 150, 154]。

许多研究表明，MUF 能有效去除 CPB 过程中产生的抗炎介质（IL-10 和 IL-1 受体拮抗药）和促炎介质（肿瘤坏死因子 α、IL-1β、IL-6、IL-8、补体片段 C3a 和 C5a 及内毒素），但也有其他研究未能证实这种效果 [150, 155-161]。此外，在去除炎症介质方面，MUF 可能不具备 CUF 的优势 [157]。MUF 的有益作用在多大程度上与减轻组织水肿、去除炎症介质和血液浓缩有关，目前尚未阐明 [143]。

超滤后即刻，ZBUF 联合 MUF 降低炎症介质比单独 MUF 更为有效。ZBUF 患者失血量减少，术后通气支持时间缩短，24h A-aO₂ 梯度缩小 [144]。DUF 联合 MUF 相比单独 CUF，前者降低 CPB 后血浆内皮素 1、血栓素 B₂ 水平及降低术后肺动脉高压等更为有效 [145, 149, 161]。此外，高危患者（新生儿、肺动脉高压和长时间 CPB 患者）术后通气支持时间和输血需求减少 [149, 162]。近期研究表明，与无超滤相比，CUF 联合 MUF 患者 IL-6 适度降低，A-aO₂ 梯度缩小，肺顺应性改善，但不缩短术后通气支持时间[163]。虽然 CUF 联合 MUF 获得了更大滤液量，但相比单纯 CUF 并未改善术后病程[164,165]。此外，另有研究发现，去除等量滤液后，单用 MUF 相比单用 CUF，血细胞比容、平均动脉压、心率和 LV 缩短分数无差异[166]。最后，尽管 DUF 联合 MUF 滤液量较大，但相比单独使用 DUF 或 MUF 并无临床优势[167]。

超滤技术在 CPB 后血液浓缩、炎性介质清除、全身水分减少等方面有一定价值，但不能预防或治疗 CPB 后炎症反应。炎症是对 CPB 的多因素反应，需在多个层面进行治疗。防止或改变黏附分子 - 内皮细胞相互作用的药物可能是控制炎症反应的关键，目前正在进行相关实验室和临床研究。

CHD 手术与后天获得性心脏病手术患者 CPB 的技术不同。新生儿和婴儿静脉插管相比成人更为复杂。根据解剖结构和 CPB 技术，可能需多个管道，而且血管很细，选择合适的插管位置非常困难。位置不当可能导致静脉压力升高，从而降低灌注压，特别是大脑和内脏的灌注。静脉套管位置不当的异常征象包括旁路静脉回流减少，内脏充血引起腹胀，以及继发脑充血引起头部充血。SVC 压力升高会减少脑血流，增加脑水肿风险，脑降温速度降低。

有体肺分流的 CHD 患儿（常见如 BT 分流、动脉导管未闭、主肺动脉侧支血管），不能通过泵流量估计体循环灌注是否充分。须在 CPB 开始前控制这些分流，否则体循环血流将分流到肺循环；肺血流过多和回心血量增加，导致肺充血和心肌扩张。除非增加灌注流量以补偿这些分流，否则可能导致体循环灌注不足和降温、复温不均匀。

CHD 患者常用中、深低温 CPB。中度低温时泵流量须满足 CPB 患者代谢需要。以体表面积计算，新生儿和婴儿代谢需求高于成人。常温或中低温情况下，流速 100～150ml/(kg·min) 或 2.2～2.5L/(min·m²) 应可保证足够的流量。年轻患者体循环灌注主要根据流速调节，灌注压 30mmHg 或以下对这些患者足够，尤其当血液稀释已降低血液黏度和 SVR 时。静脉血氧饱和度＞75%，即使存在降温温差及低乳酸水平，仍提示灌注充足[168]。对于静脉引流不良、严重血液稀释、主动脉插管位置不当或存在 L-R 较大分流的患者，灌注流量和压力可能会误导对灌注是否充足的判断。需降低血流或"低流量"CPB［流速 30～50ml/(kg·min)］的特殊外科手术，应使用深度低温（18℃）来满足代谢需求。

中深度低温 CPB 最佳流量不能仅依据血流速率来计算确定，评估灌注是否充分还须借助其他措施。目前没有一种单一指标能确保 CPB 患者的体循环灌注足够，但静脉血氧饱和度＞75%、低乳酸水平、多个部位测量温度的均匀性均表明灌注充足[168]。持续监测血气和氧饱和度对于确定组织氧摄取的趋势很重要，但这些数字仅能提供整体灌注指标，监测局部灌注更为理想。经颅超声、近红外光谱和脑电图可用于监测脑灌注，但监测其他血管床的灌注目前还没有可常规临床应用的设备。

2. 低流量 CPB 与深低温停循环

有些心脏修复需在无主动脉或静脉插管的条件下进行。深低温停循环（deep hypothermic circulatory arrest，DHCA）可停止、去除静脉和动脉插管并驱动心脏血液进入 CPB 回路的静脉储器，以改善术野暴露。该技术主要用于左心发育不良综合征患儿 1 期主动脉弓重建、主动脉弓中断修复、新生儿肺静脉引流异常修复及小新生儿和婴儿（＜2.5kg）复杂性心内修复[169]。自 20 世纪 70 年代成功应用以来，在技术上已有许多改进，但 DHCA 技术目前仍有选择性地在相对较短的间隔（＜45min）内使用。DHCA 开始前的核心温度和停循环时间与脑和机体缺血发生率直接相关。停循环时间＜40min 相比更长时间，癫痫发作和神经行为缺陷的发生率较低[170-173]。

新生儿和婴儿体表面积与体重比较大，因此降温尤其有效。麻醉诱导后和 CPB 之前常见核心温度降低 2～3℃。使用降温毯、低室温和降低头顶手术灯光的强度有助于体外期间维持低温，并将心肌辐射加热降至最低。头部周围放置冰袋可以改善大脑降温效果。

区域低流量灌注（regional low-flow perfusion，RLFP）技术已开发用于灌注身体局部区域，帮助防止 DHCA 对大脑和躯体灌注和氧合的潜在有害影响。左心发育不全综合征 I 期手术患儿、主动脉发育不全或中断修复患儿的主动脉弓重建有时使用顺行脑灌注（antegrade cerebral perfusion，ACP）技术。经右无名动脉行 ACP 联合深低温技术已有许多应用[174-177]。这些技术提供大脑灌注，并将躯体灌注供给膈下脏器。一般认为，新生儿的躯体灌注是通过与膈上和膈下脏器连接的广泛动脉侧支络脉网络（包括胸内动脉和肋间动脉）发生。

常用流速 30～70ml/(kg·min)，但 ACP 期间最佳脑和体灌注所需流速并未明确。利用脑血氧饱和度和经颅多普勒近红外光谱分析优化 ACP 流速，目前相关研究正在开展[178]。

神经损伤对任何心脏手术和 CPB 患者来说都有内在风险，尤其是使用 DHCA 或低流量技术的新生儿和婴儿。CHD 修复的新生儿或婴儿大脑发育不成熟、并存先天性神经异常和围产期损伤均可致长期神经行为缺陷，因此，减少 CPB 期间神经元损伤的可控因素非常重要[179]。在深低温 CPB 或停搏期间优化大脑保护的策略包括延长低温时间（通常 > 20min）[180-182]和 pH 稳态动脉血气管理，氧供气流添加二氧化碳维持降温期间 pH 正常。二氧化碳分压较高有助于扩张脑血管，使大脑降温得更均匀[183]。DHCA 前血细胞比容较高（约 30%）[184]和短时间 DHCA（< 40min）也与神经系统预后改善有关[185]。

（五）体外循环撤机

CPB 期间及预计患者代谢需求恢复到低温前水平的复温阶段，定期检查动脉血气、电解质和抗凝水平。测量直肠或膀胱、鼻咽或食管多个部位的温度以判断复温是否充分。撤机之前维持电解质正常，并从心脏排出所有空气，保证心脏开始泵血时空气不会进入体循环。当复温完成且心功能良好时，缓慢允许心脏充盈和射血并恢复通气，脱离 CPB。

心外膜或经食管超声心动图可用于评估心室功能、房室瓣和半月瓣功能、流出道梗阻及是否有跨室间隔或房间隔残余心内分流。连续监测心电图可评估心脏节律。心脏直视有时也可识别心律或收缩性问题。CPB 撤机前后，必须对正性肌力和血管升压药需行优化。监测心内和动脉压力和波形以评估心功能，但确保 CPB 成功撤机并无特定数值可提供。心脏未充盈和残留缺损时压力监测不准，很难解释，此时应分析趋势。术前心导管检查数据、心脏外观、小量增加输液，同时观察充盈和体循环动脉压力变化等可用于估计最佳心室充盈压。直接测量心腔氧饱和度，可在术后即刻计算残余心内分流；直接测量体循环和肺流出道压力，可检测残余梗阻。如果体循环动脉压或气体交换不足，应在分析问题的同时重启 CPB 并采取适当的纠正措施。

新生儿和婴儿 CPB 撤机后常有轻度低温，实施积极主动保温并降低辐射和蒸发散热非常重要。代谢应激、肺血管反应性、凝血障碍和心律失常等的增加都与低温有关。体温过高也应该避免，因为 CPB 后心肌抑制且大脑自身调节受损，如果抑制的心肌不能满足代谢率的增加，可能会造成神经损伤[185]。

凝血因子稀释、血小板损伤和稀释及内皮细胞损伤都与 CPB 后凝血功能障碍有关。血液暴露于体外循环回路表面，刺激内源性途径及血小板活化和聚集，也会导致 CPB 后凝血功能障碍。隐藏的缝合线会增加对手术出血迅速处理和精确控制的难度，但充分止血对预防输注血制品引起的相关并发症特别重要。CPB 后长时间出血的术前危险因素包括大龄慢性发绀患者、低心排血量伴相关组织低灌注、肝发育不成熟、新生儿和婴儿使用 PGE_1 等血小板抑制药等[186, 187]。有关止血和输血管理的详细讨论，请参阅其他章节（见第 12 章）。

（六）心脏手术后关胸和心脏压塞

关胸是新生儿和婴儿潜在的血流动力学不稳定时期。纵隔腔小，心肌水肿、出血和导管压迫心脏等可能导致发生心脏压塞。有时需保持胸骨开放待水肿和持续出血消退后再关胸。较小的儿童缺乏填塞相关的临床体征，即便濒临心血管衰竭也是如此。如关胸后通气和节律充分但血流动力学不稳定，应高度怀疑发生压塞。这种情况下有时需重新开胸，恢复血流动力学稳定，同时分析压塞的原因。

要点：心脏手术麻醉

- 非体外循环（闭式）手术包括体肺动脉分流、主动脉缩窄和肺动脉环缩。小婴儿这些手术通常开胸实施，心肺功能极不稳定。

- 正压机械通气可能严重影响血流动力学，包括 RV 输出量、肺动脉高压和单心室患者静脉回流减少，但心室功能障碍或梗阻时正压通气的好处是可减少体循环心室后负荷。

- 现代体外循环技术减少了术后即刻并发症的发生率，包括严重凝血病变、急性神经损伤和严重炎症综合征。改善结果的三种方法包括超滤、限制深低温停循环时间和避免极端血液稀释。

七、非心脏手术的麻醉

无论拟定的计划是心脏还是非心脏手术，CHD 患儿的麻醉方法相同。熟悉患者病理生理有助于术前评估和准备、选择监护、促进麻醉诱导、维持和苏醒，并帮助制订术后管理计划。咨询患者的心内科医师，了解心脏病变和目前的功能状态是术前评估的重要部分。有些心内科医师可能不完全了解非心脏手术的生理应激，因此麻醉医师和外科医师的术前讨论就显得格外重要。生理应激可能包括失血，长时间手术，对气道、腹腔、胸腔或颅腔的手术操作等。术中影响患者心血管稳定的操作必须预先考虑、识别并告知外科医师。

疾病状态

CHD 儿童可能在 CHD 缺损修复或姑息前后实施非心脏手术。手术矫正分为解剖型和生理性两种，前者是循环串联，左心室与主动脉相连；后者是循环串联，但没有对实际解剖进行矫正。单心室姑息或修复时 RV 作为体循环心室属于生理学纠治的例子（表27-6）。姑息治疗的 CHD 患者可能伴有充血性心力衰竭、低氧血症、红细胞增多症和肺血管疾病。CHD 纠治后可能有严重残余问题，包括心律失常、心室功能不全、分流、瓣膜狭窄或反流及肺动脉高压。其他章节（见第 28 章）详细讨论了 CHD 患者非心脏手术的麻醉。

表 27-6　先天性心脏手术修复的分型

修复类型	结　果
解剖	• 简单重建：修复后结构正常（如房缺、室缺、动脉导管未闭）；很少有晚期并发症 • 复杂重建：板障、导管、流出道重建或房室瓣修复；可能有晚期并发症
左心室 = 体循环心室	
右心室 = 肺循环心室	
串联循环	
纠正发绀	
生理	• 两个心室：RV= 体循环心室（如 Senning 或 Mustard 手术），LV= 体循环心室 • 单心室：Fontan 手术
串联循环	
纠正发绀	

八、介入手术麻醉

（一）心导管检查

心导管手术期间为获取婴儿和儿童的血流动力学数据，需要适当的镇静或全身麻醉。最近有研究表明，心导管检查期间儿童心搏骤停发生率增加，且高于儿童非心脏手术和心脏手术。特殊手术风险更高，婴儿的风险似乎最高[188]。这提示需由经验丰富的麻醉医师、介入心内科医师、护士和导管技术人员密切合作，组建强有力的团队系统，直接沟通、预测并及时处理紧急事件[189]。

许多血流动力学检查或诊断性导管操作都可在镇静状态下实施，但如手术时间较长、有严重血流动力学损害，或需扩张血管并产生疼痛，则全身麻醉更为合适。所有镇静和麻醉患者均需要采用美国麻醉医师协会推荐的标准监测。血流动力学数据应尽可能在接近基础条件（如呼吸空气）下获取，心内科医师须对麻醉或镇静下获得的血流动力学数据进行验证，以考虑机械通气和麻醉药的影响。

心导管室通常远离手术室，且不太适应麻醉医护人员的需要。因工作空间受限，麻醉人员必须能最好地接近患者和麻醉设备。前后成像时难以接近患者气道，侧面成摄像时患者手术床来回转动困难。为便于观看图像，房间光线通常比较昏暗；为保持低温维持放射设备性能最佳，房间通常比较阴冷。放置患者在导管手术台时必须小心，因为有发生压疮和神经牵拉损伤的风险，尤其是手臂上举位于头部上方以便成像时。由于传导和对流散热引起的体温下降及导管和套管冲洗等产生的热量损失可能很明显，因此，加热装置和温度监测非常重要。麻醉工作人员还应注意辐射暴露的风险，必须穿防护服并与透视设备保持适当距离，特别是在图像采集期间。

（二）介入心脏病学

经导管治疗 CHD 不仅替代了部分外科治疗，也是外科治疗的有效补充。常规手术包括先天性主动脉瓣、二尖瓣和肺动脉瓣狭窄球囊瓣膜成形术，肺动脉狭窄和术后主动脉再狭窄血管成形术，或血管成形联合经导管放置血管内支架以持续缓解动脉或动脉瓣下（心内）梗阻，异常传导通路射频消融，以及体肺动脉间交通、静脉通道、瘘管、肌部 VSD、ASD 或 PDA 的栓塞或封堵器封堵。经导管肺瓣膜置换术目前常用，尤其是法洛四联症修复史的患者。经导管主动脉瓣置换术也已在儿科实施，未来可能会更普遍[190]。许多门诊手术（如 PDA 关闭）需在麻醉医师全面参与下实施[191]。

多种方法联合用于干预和修复，可为多种严重 CHD 患者提供更好的治疗效果和新的前景。心脏麻醉医师在导管治疗及导管治疗 - 联合外科手术治疗中不可或缺。法洛四联症合并肺动脉近端和远端发育不良患者即非常适合内外科联合治疗。早期通过外科手术从 RV 到肺动脉放置同种移植物建立肺动脉顺行血流。然后随着这些动脉生长，实施序贯肺动脉球囊扩张，最终患者通过手术矫正完成 VSD 闭合。Fontan 姑息治疗的单心室患者有时需开窗术保留心房水平交通,允许右至左分流,以便肺血管阻力突然增加时维持心排血量。后期,可在导管室进行开窗封闭试验,如果合适则使用封堵器永久闭合[192]。

1. 风险和并发症

导管置入或穿过心脏会增加心律失常、心肌穿孔、瓣叶和腱索损伤、脑血管意外和空气栓塞的风险。对比剂可能引起急性过敏反应(使用非离子型对比剂儿童很少见)、肺动脉高压和心肌抑制。使用大口径导管或血管破裂时,可能突发意外出血。由于导管周围出血或多次插管和冲洗,肝素化的幼儿或新生儿在数小时内可发生隐性失血。应持续评估输血要求并维持适当的血管通路。

心律失常虽然短暂但如不及时治疗可能复发并致命,包括导管诱发的室上性心动过速、室性心动过速、心室颤动,以及偶尔需要临时经静脉临时起搏支持的完全性心脏传导阻滞。大多数情况下,拔除导芯或导管足以解决心律失常,但始终重要的是要立即给予全面复苏和保证心脏复苏设备立即可用。图 27-16 所示为治疗导管诱发心律失常的方法。

所有患者都可能出现与获取经皮血管通路相关的共同风险,包括邻近结构损伤、血管穿孔和出血。患者基础心脏状态或高 ASA 分级增加导管术中不良事件的风险,但多数情况下,不良事件与特异性手术直接相关。特异性介入操作相关的并发症如表 27-7 所示。许多并发症都有可能危及生命,并发症的成功治疗依赖于麻醉医师与介入心内科医师的密切合作并迅

速行动。

栓塞和闭合装置的意外释放或分离会导致全身性肺动脉栓塞。栓塞通常在尝试放置后立即发生。栓塞装置可以通过多种导管回收,但有时可能需要手术取出。如果该装置放于心脏或大血管内,可能需要紧急体外膜肺氧合,再在体外循环下取出。经导管取出栓塞,有时需要重建股动脉和静脉。栓塞也可以是有目的性和治疗性的,如主动脉 – 肺侧支栓塞或止血明胶栓塞以减少过量肺血流。

2. 肺动脉球囊扩张

肺动脉球囊扩张和放置支架以缓解狭窄是导管室常见手术。肺动脉狭窄可能是先天性也可能是后天性,可能是节段性、累及肺动脉主干或分支,也可能是弥漫性、累及多个远端节段血管。通常根据球囊扩张的程度、预期并发症和手术时间,决定选择镇静还是全身麻醉。

肺动脉扩张后,先前灌注不足的肺血管床的血流量和远端肺动脉压大幅度增加,有时会出现短暂单侧或单叶肺水肿。X 线透视可见新发浸润,出现血性泡沫状分泌物,氧需增加。肺水肿通常在肺动脉扩张后不久出现,但也可 24h 内迟发。水肿消退前通常需要气管插管和控制通气。

有明显咯血可能提示肺动脉撕裂或破裂。介入医师可能看到血管对比剂在肺组织异常扩散,或在胸膜腔或肺大裂隙中出现对比剂。治疗主要是支持性的。大量咯血、肺水肿或呼吸困难提示须紧急气管插管和机械通气。避免高血压,增加 PEEP 可以减少出血。

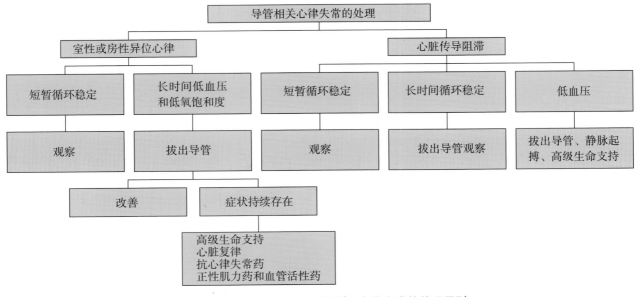

▲ 图 27-16　心导管术中导管诱发心律失常的处理原则

表 27-7 心导管室介入手术的并发症

操　作	典型病变	并发症
诊断性导管检查	• 先天性心脏病	• 失血需要输血 • 空气栓塞 • 脑血管意外 • 心肌穿孔和心脏压塞 • 股血管闭塞 • 心律失常：室性和室上性心动过速、心室颤动、完全性心脏传导阻滞
弹簧圈栓塞	• 主肺动脉侧支 • Blalock–Taussig 分流 • 异常冠状动脉 • 肝血管瘤	• 发热 • 过度低氧血症 • 全身栓塞 • 肝坏死
经导管封堵	• 动脉导管未闭 • 房间隔缺损 • 室间隔缺损 • 板障漏	• 空气或器械栓塞 • 失血 • 干扰房室瓣膜功能、室性心律失常、完全性心脏传导阻滞
球囊和支架扩张	• 肺动脉狭窄 • Blalock–Taussig 分流 • 肺动脉瓣狭窄 • 主动脉瓣狭窄 • 二尖瓣狭窄 • 主动脉缩窄 • 右心室导管	• 肺动脉撕裂出血 • 单侧肺水肿 • 假性动脉瘤 • 心搏骤停（Williams 综合征） • 肺动脉撕裂出血 • 血栓形成 • 肺水肿 • 肺动脉瓣关闭不全 • 主动脉瓣反流 • 心室颤动（新生儿） • 二尖瓣关闭不全 • 肺动脉高压 • 主动脉夹层 • 高血压 • 假性动脉瘤 • 支架栓塞
房间隔切开	• 大动脉转位、二尖瓣狭窄（闭锁）和限制性房间隔	• 心脏穿孔和压塞
射频标测与消融	• 异常传导通路	• 完全性心脏传导阻滞 • 室上性心动过速 • 长鞘和长时间手术致血栓形成
心肌活检	• 心肌病或移植	• 心肌穿孔 • 完全性心脏传导阻滞

气管内吸引有助清除阻塞气道的血块，但忌过多气道操作以防额外出血。肺内出血通常自限，但严重时可能会导致血胸并需要手术。

右心室功能在肺动脉扩张过程中至关重要。随着球囊扩张导致低血压、心动过缓、动脉氧饱和度降低和呼气末二氧化碳降低，心输出量可能显著降低，这些变化通常为时短暂，很快可恢复到基础血流动力学。RV 肥厚、顺应性差且肺循环压力超过体循环压力的患者，可能进展为心肌缺血、RV 衰竭、心律失常，以及因球囊扩张后负荷突然增加导致心脏输出量丧失，对于此类高危患者，建议在介入实施前进行全身麻醉和控制通气。

继发于慢性肺动脉功能不全等长期容量超负荷导致 RV 扩张的患者，导管操作和介入过程中也存在心律失常和心输出量降低的风险。这些变化通常短暂，移除心内导管即可得到缓解，但包括除颤仪和经静脉起搏器等在内的复苏设备需保证能立即快速可用。紧急情况下应实施气管插管和机械通气转为全身麻醉。

球囊扩张或支架放置时必须完全避免可能出现的体动。肺动脉扩张引起的疼痛可能导致清醒或轻度镇静患者呼吸困难和咳嗽。扩张和放置支架之前必须加深镇静，因为患者活动可能导致动脉撕裂或支架错误放置意外阻塞肺动脉或肺段动脉。多支外周肺动脉狭窄如 Williams 综合征患者，球囊扩张耗时较长且伴有明显的血流动力学改变，常需气管插管和机械通气施行全身麻醉。

3. 放置封堵器

伞式或翻盖式封堵器关闭 PDA、ASD 和 VSD 常在导管室进行。放置 PDA 或 ASD 封堵器血流动力学影响通常极小，大多数患者可在镇静下进行。如果采用经食管超声心动图引导封堵器放置，或手术时间过长，以及已发生器械栓塞并发症时，需全身麻醉以保护气道。

相比关闭 PDA 或 ASD 手术，经皮穿刺 VSD 封堵器关闭手术耗时长，且伴有严重血流动力学不稳定和失血[193]，术后常需要重症监护。室间隔封堵的适应证包括闭合残余或复发性 VSD、术前闭合那些难以通过外科手术关闭的缺损及闭合如心肌梗死或外伤后获得性缺损。术前临床情况或 ASA 分级不能预测操作过程血流动力学紊乱。相反，释放封堵器所必需的技术才是导致严重血流动力学损害的原因，因而所有患者都易感。经导管 VSD 关闭血流动力学不稳定的因素包括失血、心室内导管操作引起心律失常，以及通过硬质导管打开瓣叶支架引起房室瓣或主动脉瓣反流。器械相关因素如封堵器位置不当、伞臂撞击瓣叶及其脱离室间隔也是可能原因。长时间手术和保持体位增加周围神经损伤和压疮的风险。

经导管输送传送装置或折叠封堵伞时需要的鞘较大。通过这些鞘管更换导管会导致大量失血。失血因手术铺巾遮盖而难以量化。在导管输送装置和折叠封堵伞等不占用鞘内时，其空间也较大，空气可能在其中集聚并进入心脏。此外，打开鞘拔出和重新插入各种导管和设备时，过度吸气可能导致空气进入。谨慎清除导管系统空气、封闭开放端口有助于将空气栓塞的风险降到最低。

空气栓塞可能危及心内分流患者的生命。由于术中分流方向可暂时改变，进入 RA 的空气可经 ASD 由右向左分流。操作过程中，X 线透视可看到左心房空气栓塞，空气进入主动脉后可导致 ST 段抬高和血流动力学改变。由此所致 ST 段改变、低血压、动脉氧饱和度下降和心动过缓，肾上腺素和其他正性肌力药

和升压药物治疗有效。术者须抽吸空气并将进口密封以防止进一步夹带空气。在全身麻醉下施行经导管闭合心内缺损的患者，控制性正压通气也可能降低经导管夹带空气的可能性。

（三）经导管射频消融术

儿科射频消融术患者年龄和诊断差异较大[194]。持续性折返型心动过速或异位房性心动过速和心力衰竭的新生儿，以及有异位病灶和其他心脏结构正常的大龄儿童，必须实施消融治疗。CHD 手术修复后需射频消融治疗的患者越来越多。RA 持续承受容量或压力负荷的患者，以及那些 RA 内广泛切开和缝合的患者，如 Mustard、Senning 或 Fontan 手术后患者，室上性心动过速如心房扑动和心房颤动风险可能增加。室性心动过速也可能在某些先天性心脏缺陷修复后发生，如法洛四联症房室流出道重建。

射频导管消融或冷冻消融术通常耗时较长，大多数患者需要全身麻醉和机械通气。消融之前，通过刺激心脏定位心律失常病灶，直至诱发心律失常。这可能导致短暂低血压，必要时可通过心内起搏终止。有时须经胸心脏复律，除颤仪应立即可用。消融过程中体动可能导致非病灶部位射频损伤，如果意外消融房室传导系统则会导致心脏传导阻滞。有时需要吸气末和呼气末屏气以确保消融导管与致心律失常病灶充分接触。

麻醉药对心内传导影响很小，射频导管消融可采用多种技术维持全身麻醉[88, 195-198]。一些快速心律失常如异位房性和室性心动过速，对儿茶酚胺敏感。麻醉诱导后病灶可能难以定位，因此如有必要，最好在轻度镇静或轻度全身麻醉下手术。值得注意的是，右美托咪定延长心脏传导时间，抑制窦房结和房室结功能，抑制室上性和室性心律失常[131, 134]。在大多数电生理过程中都应避免使用，如需使用，之前应与电生理医师进行讨论。

（四）心脏压塞

急性心肌穿孔合并心包积血和心脏压塞是心导管介入术中偶尔出现的并发症。发生这种并发症时必须立即大量输液并用升压药支持循环，同时行心包腔导管引流。心室穿刺后心包积血通常为自限性，因为肌性心室壁可封闭穿孔，但薄壁心房的穿刺可能需要在手术室直视下缝合。

心脏手术后即刻出血造成的填塞通常需放置胸腔引流管，或切开胸骨去除纵隔血栓和血液。此类患者通常正处于 ICU 镇静和机械通气期间，因此，限制了

麻醉方法及其他措施的选择。某些儿童因为流体静力学的影响（如改良 Fontan 手术患者）使液体易于在心包聚集或心包切开术后综合征的心包集聚，在其疾病的某些阶段逐步出现心包积液。心包液体积聚产生的压力相当大，从而损害心脏充盈。随心包压力升高，心房跨壁压减小，超声心动图可观察到心房舒张期塌陷。患者出现脉压窄、奇脉、心动过速、呼吸窘迫、腹痛等症状，并进展为尿量减少、高钾血症、代谢性酸中毒和低血压，并伴有大量内源性儿茶酚胺反应。

心脏压塞损害血流动力学时必须引流。有可能时，最好通过剑突下途径经皮引流。心包引流镇静的原则应重点关注维持或改善血管内容量、血管张力和心室收缩状态。镇静药如果过度降低前负荷或后负荷，短暂损害心肌功能，则会降低心输出量，特别是合并肌松和正压通气时将进一步损害心室充盈。如果患儿出现严重心脏压塞症状，并且超声心动图提示心包周围积液量大、经皮可及，则使用阿片类药物、苯二氮䓬或氯胺酮镇静，在局部麻醉下引流相比快速诱导全麻和正压通气开放手术更为安全。

要点：介入手术麻醉

- 近年来，诊断性心导管术已不多见。介入治疗包括阻塞异常交通、狭窄结构支架植入和经皮肺动脉瓣植入越来越多，这些增加了血流动力学不稳定和出血的风险。

- 对于体重＜ 5kg 的患儿接受侵入性手术，发生心律失常、出血、心脏穿孔和填塞、血管损伤、体外膜肺氧合插管和紧急手术的风险增加。

- 射频或冷冻消融电生理研究耗时很长，通常需要气管内麻醉。由于右美托咪定对传导系统的多重影响，大多数此类手术应避免使用。

九、特殊病变和手术的病理生理以及麻醉管理

先天性心脏病患者的年龄、诊断、病理生理和当前身体状况各不相同。图 27-17 所示为波士顿儿童医院 5 年经验总结。过去 20 年的理念变化倾向于在新生儿和婴儿期施行修复手术，而非最初的施行姑息治疗，随后再进行修复。强调早期外科手术修复，其目的是促进正常生长和发育，并限制先天性心脏缺陷的病理生理后果，如容量超负荷、压力超负荷和慢性低氧血症。但也应注意，大龄儿童或成人 CHD 患者施行心脏手术和非心脏手术越来越多。其中包括那些曾施行修复手术的患者，通常是在初期姑息手术后数年或前期修复手术后残余分流或进行性缺陷如管道狭窄需再次手术干预的患者。

几乎所有先天性心脏缺陷现在都可以进行解剖或功能性修复，但修复有时不完全，可能留有短期和长期后果。在行根治手术前通常需要姑息性治疗。改良 Fontan 手术是治疗多种复杂单心室 CHD 的有效方法。然而，Fontan 手术要求 PVR 低、肺动脉粗，但这并非新生儿的特点。因此，可能需要分流缓解低氧血症并允许肺动脉生长，直到患儿长大。或者，如肺血流量过大则需环缩肺动脉，限制肺血流以降低 CHF 的可能，并防止肺血管梗阻性疾病发展，直至根治手术完成。姑息性手术有其直接并发症，并可能危及随后病变的外科根治手术。

作为讨论相关病变麻醉管理的序言，本节概述每种病变或手术的基础病理生理学。修复前麻醉管理也适用于未修复患者非心脏手术和 CHD 手术 CPB 开始之前。某些病变修复后的麻醉并发症需另外讨论。本节概述异常修复后数月或数年可能遇到的特殊并发症和问题。此外，本章前面关于麻醉管理部分的末尾也可以找到相关信息。

（一）外科分流术

1. 病理生理学

患者肺血流严重梗阻且不适合立即生理或解剖修复时，需行体 - 肺分流，肺血流受限的三尖瓣闭锁、肺动脉闭锁或严重肺血流梗阻的单心室患者最常见。手术形成的分流能提供足够的肺血流以维持可接受的动脉血氧饱和度，但肺静脉血必须与体循环静脉血混合。最理想的情况是，外科分流（简单分流）为肺循环提供限制性血流，肺血流足够但不过量。

2. 外科分流术类型

（1）体肺动脉分流术：体 - 肺动脉分流术是一种姑息性手术，可增加肺血流，从而缓解严重发绀，改善功能状态并允许小肺动脉弥漫性生长。经典 Blalock-Taussig（B-T）分流术将锁骨下动脉血导向主动脉弓对侧的肺动脉分支[199]。移植物在婴儿期可保持生长但不太可能诱发肺血管疾病。目前不建议使用锁骨下动脉或上肢血流，而是使用改良 B-T 分流，方法是在锁骨下或无名动脉与肺动脉之间使用 Gore-Tex™ 合成管

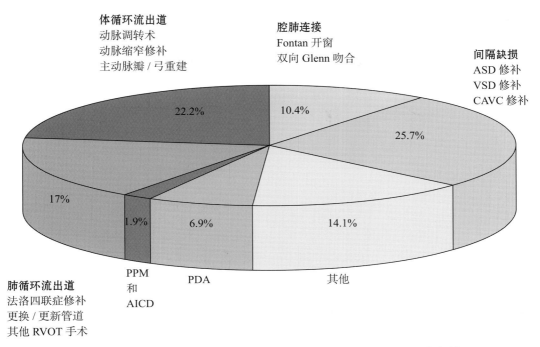

体循环流出道
动脉调转术
动脉缩窄修补
主动脉瓣 / 弓重建

腔肺连接
Fontan 开窗
双向 Glenn 吻合

间隔缺损
ASD 修补
VSD 修补
CAVC 修补

肺循环流出道
法洛四联症修补
更换 / 更新管道
其他 RVOT 手术

PPM 和 AICD

PDA

其他

22.2%　10.4%　25.7%　17%　1.9%　6.9%　14.1%

▲ 图 27-17　波士顿儿童医院代表性年份通常实施 CHD 外科手术比例

AICD. 自动植入式心脏复律除颤器；ASD. 房间隔缺损；CAVC. 完全性房室通道；PDA. 动脉导管未闭；PPM. 永久性起搏器；RVOT. 右心室流出道；VSD. 室间隔缺损

道连接。手术通过侧胸或胸骨正中切开完成，分流量取决于 Gore-Tex 管道尺寸（通常直径 3.5 或 4.0mm）、长度及体动脉连接部位。因无名动脉灌注压较高可能比更远端的锁骨下动脉分流提供更多血流量。B-T 分流术死亡率和手术后期并发症发生率低。但是，肺动脉扭曲可能会在几个月内发生并影响根治手术。

Potts 分流术（降主动脉 - 左肺动脉）和 Waterston 分流术（升主动脉 - 右肺动脉）很少使用。分流孔大小很难精确控制并且可能随着生长而显著扩大，变成无限制性并导致肺血流量过大和肺血管梗阻性疾病。这些分流使肺动脉分支扭曲，可能导致狭窄，后期手术时，很难在 CPB 之前进行分离和控制。当肺动脉分支发育不良且希望通过增加肺动脉血流促进肺动脉生长时，偶尔会使用升主动脉和主肺动脉实施中央分流术。

相对较新的进展是新生儿放置 PDA 支架以建立稳定的肺血流来源，代替外科手术分流[200]。手术在心导管室实施，血管造影确定 PDA 结构对 PDA 支架选择很重要。长且曲折或直径较大但长度较短的 PDA 不适合放置支架。该手术在新生儿期进行，可能伴有相当大的血流动力学波动和出血。患者应精心筛选，支架产生的效果可媲美外科手术分流。

（2）腔肺动脉分流术：首例腔肺动脉吻合术（Glenn

分流术）为单向分流，用于姑息性治疗三尖瓣闭锁，将体循环静脉血分流到肺部进行气体交换。上腔静脉与 RA 离断、分离右肺动脉，将两者直接连接，即上腔静脉血液向右肺灌注，其流量取决于上腔静脉与 LA 之间的压力梯度[201]。因此，Glenn 分流术仅限于低肺血管阻力患者，新生儿不适用。由于肺动脉不连续，只有右肺接受体静脉血，因此目前已很少使用。由于血栓形成或闭塞导致上腔静脉综合征，以及继发于肺动静脉侧支发育的进行性发绀等并发症，姑息治疗缓解的有效时间很短。

改良 Glenn 分流术现用于单心室缺损分期修复，与最初的 Glenn 术一样，将上腔静脉头端部分与右肺动脉吻合，但保持肺动脉的连续性和血流。因此，通过左、右肺动脉的血流是双向的（因此称为"双向腔肺吻合术"或"双向 Glenn 手术"）（图 27-18）[202-204]。可在 3—4 月龄、PVR 降低的儿童成功进行，并具有有效增加肺血流量但降低肺动脉压的好处[205, 206]。在 PVR 升高的高风险患儿，它避免了主 - 肺动脉分流术相关的心室容量负荷增加，并最大程度将全 Fontan 型手术固有的心房扩张和 RA 高压降至最低[207]。

3. 麻醉管理

分流术并发症可在术后即刻发生，或数年后拟行其他手术时发生。建立分流期间或之后严重低氧血

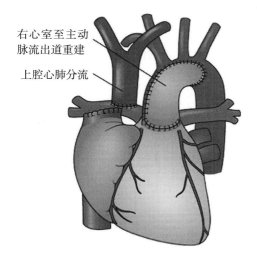

▲ 图 27-18　上腔静脉肺动脉连接

上腔静脉与右肺动脉吻合，本图也包括新生儿期已实施的主动脉弓重建（经 Elsevier 许可转载，引自 Andropoulos 和 Gottlieb[359]）

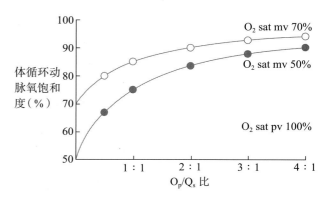

▲ 图 27-19　混合病变时 Q_p/Q_s 随混合静脉血氧饱和度改变，随之体循环动脉氧饱和度发生改变。假定肺静脉氧饱和度为 100%

经 John Wiley and Sons 许可转载，引自 Rudolph[355]

症提示肺血流不足。此时须考虑外科医师压迫肺造成的肺内分流，但手术牵拉或分流阻塞（扭结或血栓形成）导致肺动脉机械性梗阻更常见。PVR 增加也可能减少分流量，过度通气诱发碱中毒和高吸入氧浓度可使 PVR 最小并优化气体交换。但应注意，过度机械通气增加平均胸腔内压和肺过度膨胀可能会进一步限制分流。

体 - 肺动脉分流本身效率不高，因为肺静脉血再循环到肺而未到达体循环。为了大幅度提高动脉氧含量，肺血流量必须达到体循环血流量的数倍（图 27-19）。然而，如果手术建立的分流没有足够的限制，肺血流过多会导致肺水肿、脉压宽，有时还会导致体循环灌注不足。尽管体、肺静脉血在左心完全混合，但动脉血氧饱和度相对较高。增加 PVR 可在一定程度上限制肺血流过多，但仍有必要重新建立分流。

手术建立分流后的麻醉注意事项：通过体肺分流的血流通常受限于分流孔，并受体肺循环血管阻力差调节。如果分流量过大、肺血增多导致动脉氧饱和度高、体循环灌注减少，随之出现代谢性酸中毒、舒张压降低和肺水肿。呼吸做功增加，患者可能难以脱离机械通气。如果分流量大，造成肺血管床产生过大的压力和流量，则随着时间推移，可能会形成毛细血管前肺动脉高压。

如果分流量太小，动脉血氧饱和度仍然很低，肺血流量取决于体循环动脉压力。因为低血压导致低氧血症，尤其是分流变得更为受限时。通常需要维持体

循环动脉压正常或高于正常。分流后氧饱和度低的其他原因包括由低心排血量引起的低混合静脉血氧水平，以及相对性贫血导致的血液携氧能力降低。

合适的分流可实现平衡循环（Q_p/Q_s 约为 1 : 1），低 FiO_2 时外周血氧饱和度在 75%～85%，并且正常收缩压下脉搏变宽。开放分流初期，常见心动过速，通常需容量复苏。因为肺血流增加导致体循环心室容量负荷增加，可能须使用正性肌力药多巴胺。血细胞比容应保持在 40%～45%。如患者四肢灌注不良，可能需使用血管扩张药（如硝普钠或磷酸二酯酶抑制药）降低后负荷；如果分流较大且肺血流过多，则应改善体循环灌注。大多数患者术后常需机械通气支持，直到血流平衡并保持足够的体循环灌注。

（二）肺动脉环缩

1. 病理生理学

在肺动脉周围放置外科环缩带可减少肺血流。这是肺血流过大且无法完全纠治病变时采用的一种治疗方法。肺血流过多会造成肺血管容量和压力负荷过高。需要进行肺动脉环缩以预防进行性肺血管梗阻性疾病或减轻 CHF 症状。

2. 麻醉管理

肺流量过多患者的麻醉诱导困难，因为随着机械通气启动，PVR 可能下降导致肺血流增加。这种现象称为肺部窃血，可能导致体循环低血压。此时，可钳夹或结扎部分肺动脉分支减少肺血流，增加外周灌注，直至放置环缩带。

肺动脉环缩无法精确进行，环缩后血流动力学也不可预测。体循环血压升高 20%～30% 和体循环动脉血氧饱和度降低可协助评估环缩是否合适。直接测量

环缩带远侧的肺动脉压并与体循环动脉压比较，前者应该是体循环压力的大约 50% 或更少。持续监测血氧饱和度有助快速评估肺血流量是否足够。在常见混合性病变中，低 FiO_2 时脉搏血氧饱和度应为 80% 左右[208]。因需要使用血流动力学评估环缩带松紧，故麻醉维持最好使用大剂量阿片类药物并避免高浓度吸入麻醉药。如果环缩带太紧，则会出现心动过缓、低血压和发绀，需要紧急移除束带。

肺动脉环缩带所产生的巨大阻力刺激供应环缩血管的心室肥大。因此，心室功能降低会迅速减少肺血流量，特别是存在 VSD 或 ASD 的情况下，这使血液分流进入体循环。肺动脉环缩带的长期解剖学危害与解剖结构畸变和心室肥大有关。

（三）单心室和平行循环生理

1. 病理生理学

修复后的双心室患者有一个串联循环，其中一个心室将血液泵出至肺动脉，而另一个心室将肺静脉血泵至体循环。体循环氧合代表肺气体交换的效率，当试图增加肺血流量并纠正这种情况下的低氧血症时，降低 PVR 和降低 RV 后负荷是重要的目标。但是，单心室解剖结构患者较为独特，根据其平行循环的本质，氧合和血流动力学需要进行生理学解释。这种情况下，单心室同时提供肺和体循环血流，这些患者 PVR 降低可改善氧合，但某些情况下会对血流动力学产生不利影响。

单心室生理婴儿可能有多种解剖学病变，从三尖瓣闭锁（单个 LV）到 LV 双入口（两个房室瓣和一个单心室），再到二尖瓣闭锁（单个 RV，如左心发育不良）。在单心室病变中两个房室瓣都进入一个心室，一个小的流出心腔连接一条大动脉，通常是主动脉。房室瓣可能闭锁。肺动脉下狭窄或闭锁很常见。偶尔，主动脉瓣下狭窄出现在出生时或在后期形成。尽管有解剖诊断，但如框 27-4 所示，几乎所有具有有效单心室心脏的患者都能够进行生理学修复，如 Fontan 手术。普遍做法是通过分期方法促进心室生长，以便在先前认为心室容积不足的患者形成双心室循环，如不平衡的房室通道缺陷[209]。

但应注意，有效平行循环的单心室生理也可能出现在双心室患者（表 27-4）。这种情况下，肺、体循环血管阻力平衡是体循环灌注的关键决定因素，因此循环平衡至关重要（$Q_p/Q_s=1$）。以上讨论的许多增加或减少肺血流的方法同样适用。如大的动脉导管未闭（跨动脉导管 L-R 分流，从主动脉到肺动脉）、常见

框 27-4　平行或平衡循环生理的解剖诊断和外科手术操作

适用于单心室修复的缺陷（即常见的混合性病变）
- 房室瓣闭锁
  - 三尖瓣闭锁
  - 二尖瓣闭锁
- 心室发育不全
  - 左心发育不良综合征
  - 左心室或右心室双入口
  - 不平衡的房室通道
- 流出道梗阻
- 主动脉闭锁
  - Shone 综合征
  - 肺动脉闭锁和右心室小

适用于双心室修复的缺陷
- 共同心室流出道
  - 动脉干
- PDA 依赖性肺血流
  - 法洛四联症和肺动脉闭锁
- PDA 依赖性体血流
  - 主动脉弓中断

单心室姑息术后
- Norwood/Sano 手术治疗左心发育不良综合征
- 改良 Blalock-Taussig 分流术

的心室流出道（如动脉干）或主动脉弓中断（从肺动脉到动脉导管远端的 R-L 分流，以维持系统灌注）的患者。

单心室解剖患者具有共同的生理。去饱和体循环静脉血返回心脏，并与来自肺的含氧血完全混合返回至同一腔室。体循环和肺静脉血混合意味着主动脉血氧饱和度反映 Q_p/Q_s。在无肺部疾病（肺静脉去饱和）的情况下，含氧量 95%～100% 的肺静脉血流入心室，并与含氧量 55%～60% 或更低的体循环静脉血混合（取决于周围组织氧摄取）。如果肺血流量和体循环血流量相等（即 $Q_p/Q_s=1$），则从体动脉测量的心室"混合"氧饱和度为 75%～80%。随着肺血流量与体循环血流量成比例增加，动脉氧合也随之增加。因此，90% 的动脉血氧饱和度是以牺牲过多的肺血流量（$Q_p/Q_s > 3$）和单心室巨大容量负荷为代价，而单心室需要供应所有体循环和肺血流量（体循环血流量的 3 倍）。因此，充血性心力衰竭随之而来。如果肺动脉和主动脉在解剖学上都与心室相关且无梗阻，则根据每个回路的相对阻力（即平行循环）来分配流向肺和体循环的血流。生命最初几小时内，随着 PVR 降至 SVR 以下，肺血流量相对于体循环血流量增加，体循环动脉血氧饱和度上升至 80% 以上。因此，体循环血氧饱和度是 Q_p/Q_s 的便捷指标。Q_p/Q_s 改变对常见混合病变的体循环

动脉血氧饱和度的影响如图 27-20 所示。

(1) Q_p/Q_s 增加：高压和高流量灌注对过度循环肺的有害影响，再加上容量负荷的不利影响（尤其是对新生儿心脏的不利影响，因为其心肌相比成熟心肌应对增加前负荷，增加每搏输出量的能力差），最终会出现高动力性 CHF，尽管动脉血氧饱和度升高，但体循环灌注和氧输送受损（图 27-20）。随着 PVR 下降，越来越多的每搏输出量无效循环至肺，心肌最终无法提供足够的体循环血流。因此，治疗目标是提高 PVR，平衡肺循环和体循环血流比例，以维持足够的体循环血流（表 27-8）。

机械通气不足可导致呼吸性酸中毒，低 FiO_2 可导致肺泡低氧，从而增加肺血管阻力。通常，吸入室内空气通气即可，但有时需要混合低氧气体。可添加氮气至吸入混合气体，将 FiO_2 降低至 0.17～0.19。低氧混合气体导致脑血氧饱和度降低，且需要复杂的通气装置，容易意外输送高于预期浓度的氮气，因此现在临床已很少使用[210, 211]。尽管这些操作通常可以成功增加 PVR 并减少肺血流，但重要的是这些患者氧气储备有限，并且可能突然出现氧饱和度降低。控制性低通气降低肺 FRC，从而减少氧气储备，此外低氧混合气体也降低氧气储备。由于容量负荷增加会导致心室

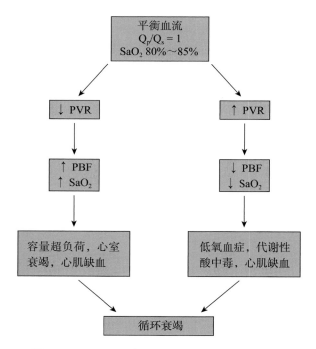

▲ 图 27-20　PVR 改变对单心室生理患者循环衰竭的潜在影响

Q_p. 肺血流量；Q_s. 体循环血流量；SaO_2. 动脉血氧饱和度；PBF. 肺血流量；PVR. 肺血管阻力

功能不全，因此，通常需要正性肌力支持。磷酸二酯酶抑制药等药物降低体循环后负荷，可以改善体循环灌注，但同时也可以降低 PVR，因此不能纠正肺和体循环血流不平衡。尽管采取了上述措施，但持续肺过度循环伴高 SaO_2 和体循环灌注降低的患者，需要尽早进行外科手术控制肺血流。手术时，可在任一分支肺动脉周围放置一个圈套器，以有效地限制肺血流量。监测上腔静脉血氧饱和度（作为混合静脉血氧饱和度和心输出量的衡量指标）通常对单心室生理的患者仍然有用。例如，肺血流过多的患者动脉血氧饱和度可能很高（即 > 85%），但如果体循环灌注和心输出量降低，则 SVC 血氧饱和度很低（即 < 50%）。相反，低氧患者动脉血氧饱和度低（即 < 75%），但动脉 -SVC 血氧饱和度为正常差异的 25%～30%，则可以认为其有足够的心排血量，并且需排查低氧血症的其他原因。在治疗过程中监测 SVC 氧饱和度的变化，对治疗管理有充分的指导作用。早期外科手术纠治可避免单心室新生儿长期肺过度循环相关的问题。

(2) Q_p/Q_s 降低：单心室平行循环患者肺血流减少，Q_p/Q_s < 1，低氧血症 SaO_2 < 80% 为其表现。术前出现这种情况可能与动脉导管较小致血流受限、继发于肺实质疾病的 PVR 增加、继发于肺静脉引流受阻的肺静脉压升高或限制性 ASD 等有关。初始复苏可用 PGE_1 以 0.025～0.05μg/(kg·min) 的速度输注，维持动脉导管通畅。大多数患者由于 PGE_1 继发的呼吸暂停，或者需要调节气体交换以帮助平衡肺和体循环血流，而需要气管插管和机械通气。体循环血压及跨动脉导管灌注压可通过容量治疗和升压药维持。如 PVR 升高，镇静、肌松和调节机械通气维持碱中毒可能有效。特异性肺血管扩张药 NO 在这种情况下也可能有用。通过改善心输出量和输注红细胞维持血细胞比容 > 40%，以维持体循环氧输送。可能需要进行心导管介入球囊间隔造口术或限制性 ASD 扩张术，然而，通常需要尽早实施手术干预和姑息性体 - 肺动脉分流术。

2. 麻醉注意事项

全面术前评估对于评估肺和体循环血流平衡，是否存在心力衰竭及体循环灌注减少对终末器官可能的伤害至关重要。术前自主呼吸且维持良好平衡的患者，麻醉诱导后机械通气时很易出现不平衡。患者麻醉和肌松后动脉血氧饱和度通常升高，这是因为外周血氧减少引起混合静脉血氧饱和度升高，并且因为心肌做功和心室后负荷减少而导致心输出量提高。但是，PVR 也可能下降，导致以牺牲体循环灌注为代价的肺

表 27-8　平行循环生理：管理注意事项

临床表现	病　因	处　理
血流平衡 SaO_2 80%～85% 和正常血压	$Q_p=Q_s$，接近 1	无须干预
过度循环 $SaO_2 > 90\%$ 和低血压	$Q_p \gg Q_s$ 低 PVR 较大主肺分流（PDA 或 B-T 分流） **临床体征** • 脉压增宽 • 外周灌注不良 • 充血性心力衰竭 • 尿少 **实验室检查** • 代谢性酸中毒 • 低 SvO_2 饱和度 • SaO_2-SvO_2 增加	**PVR 升高** • 控制性通气不足 • 低 FiO_2（0.21） **增加体循环灌注** • 减少后负荷 • 正性肌力药物支持 • 治疗高血压 **外科干预** • 修正分流
循环不足 $SaO_2 < 75\%$ 且血压正常 / 升高	$Q_p < Q_s$ 高 PVR 小的或闭塞的主肺动脉分流 **临床体征** • 发绀 • 脉压缩窄 • 心肌缺血 • 杂音消失（晚期） **实验室检查** • 代谢性酸中毒 • SaO_2-SvO_2 正常	**低 PVR** • 控制性过度通气 • 碱中毒 • 降低应激反应 • 肺血管扩张 **增加心输出量** • 升高体循环血压 • 正性肌力药物支持 **增加混合静脉血氧分压** • 血细胞比容 > 40% • 镇静 / 麻醉 / 肌松 **外科干预** • 修正分流
低心输出量 $SaO_2 < 75\%$ 和低血压	心室衰竭 心肌缺血 **临床体征** • 外周灌注不良 • 少尿 / 无尿 • 脉压缩窄 **实验室检验** • 代谢性酸中毒 • 低 SvO_2 饱和度 • SaO_2-SvO_2 增加	**心室支持** • 正性肌力药物最大限度支持 • 合适的前负荷 • 开胸 • 应激反应最小化 **外科纠治** • 主动脉弓与冠状动脉吻合；移植 **机械循环支持**

B–T. Blalock–Taussig；FiO_2. 吸入氧浓度；PDA. 动脉导管未闭；PVR. 肺血管阻力；Q_p. 肺血流量；Q_s. 体循环血流量；SaO_2. 动脉血氧饱和度；SvO_2. 上腔静脉血氧饱和度

血流量增加。低血压和舒张压降低可能很明显。在这种情况下，重要的是保持低吸入氧浓度和低频低潮气量通气，维持轻度呼吸性酸中毒。密切监测动脉血气，理想 pH 为 7.40，PaO_2 为 40mmHg 和 $PaCO_2$ 为 40mmHg。

深度麻醉以最大程度降低患者对手术刺激的血流动力学变化（尤其是心动过速）非常重要。如果患者循环超负荷（即 Qp > Qs）且舒张压低，冠状动脉灌注增加可能无法满足手术应激所致的心肌做功需求增加。因此，可能发生心肌缺血，常表现为 ECG 的 ST 段改变或突发性心律不齐，尤其是心室颤动。

（四）单心室分期修复 /Fontan 手术

改良 Fontan 手术适用于单心室婴儿姑息治疗。Di Donato[207] 等证实三尖瓣闭锁患者 SVC 血液可不经心脏直接进入肺部，Fontan 及其同事将这一概念扩展到包括从 IVC 回流的血液[212, 213]。Fontan 的最初术式及其后续改良术式已成功用于治疗各种简单和复杂先天性单心室心脏病[214]。这是一种生理性修复，直接将体静脉回流到肺动脉之后，体循环和肺循环完全分离，患者不再发绀。然而，根据长期的结果数据，随着时间推移，可能会出现严重的问题和并发症，此修复被视为姑息性治疗而非根治性治疗。

Fontan 手术自第一次提出以来已经过多次改良[214]。Fontan 首先在一位三尖瓣闭锁患者描述了其原创手术过程，包括游离肺动脉，建立典型 Glenn 分流，使用带瓣膜管道将 RA 直接连接到左肺动脉，并在 IVC-RA 交界处放置瓣膜[212]。RA 充当泵功能，但随着超声心动图的发展，很显然，右心房的主要功能是作为管道而几无将血流泵入肺的作用，并且瓣膜在低压静脉系统仍保持打开状态。而且，长远看来，右心房高压和扩张引起胸膜 - 心包积液和房性心律失常的风险较高，这些都使得原创 Fontan 手术显得很是复杂。

早期改良包括将右心耳直接吻合到肺动脉，关闭 ASD 并跨三尖瓣补片修补（如三尖瓣开放）[215]。然而，该术式仍有与右心房高压相关并发症的高发风险。

过去 40 年，全腔肺吻合术已成为首选改良 Fontan 术式。SVC 直接与肺动脉吻合，在右心房建立侧隧道板障，引导 IVC 血液流入 SVC（图 27-21A）[216]。使用该术式后死亡率大为改善，但与板障高压相关的并发症仍持续存在[205-207]。

心内板障开窗或留孔是一个重要技术进展，使心房水平 R-L 分流成为可能。开窗的方法是在手术时使用 4mm 打孔器产生[192]。如果右心房或肺动脉压力升高，穿过肺血管床的血流减少，从而体循环心室前负

荷降低，开窗处可见 R-L 分流。在患者发绀加重时仍能维持心输出量正常。事实证明这非常成功，借此相对高风险患者也能够成功施行改良 Fontan 手术[217-220]。自采用开窗技术以来，早期死亡率进一步下降，但最明显的改善是患者的并发症。早期胸膜心包积液、腹水（图 27-22）和房性心律失常发生率显著降低。术后后期可在心导管室尝试球囊封堵试验，并可用封堵装置轻松关闭。

最近，有报道使用外部管道板障引导 IVC 流向肺循环（图 27-21B）[221]。必要时可在外部导管和右心房之间开窗。其主要优点是可以在不停跳体外循环下完成手术。此外，支持者认为这可通过减少心房缝合，降低右心房压力，以及避免窦房结附近缝合、降低房性心律不齐的风险。尽管如此，对于首选分流方式是侧隧道还是心外管道技术仍有争议[222, 223]。

1. 选择标准

Fontan 和其他研究者最初列出了许多术式选择标准，这些标准是早期成功预后的重要决定因素，包括年龄 4—15 岁，低肺血管压力 < 4Wood U/m^2，平均肺动脉压 < 20mmHg，LV 射血分数 > 0.6，正常窦性心律，房室瓣膜功能正常，以及正常体肺静脉引流[207]。符合这些标准的三尖瓣闭锁患者手术死亡率 < 5%[224]。随着经验和外科技术的发展，过去几年对这些标准进行了修改[225, 226]。目前认为改良 Fontan 手术最好在 4 岁以下儿童进行，以便能够早期纠正慢性低氧血

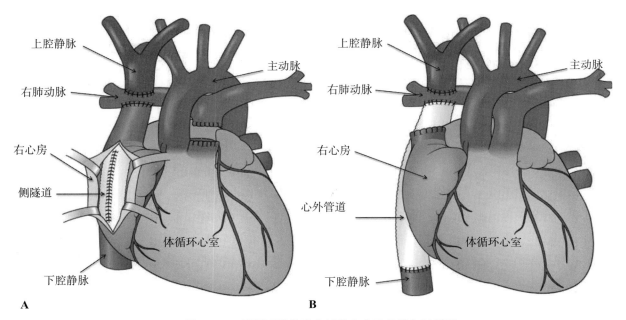

▲ 图 27-21　引导下腔静脉血液流入上腔静脉和肺循环

A. 侧隧道 -Fontan 全腔肺动脉连接，右心房内有聚四氟乙烯（PTFE）补片或管道；B. 心外管道 Fontan，PTFE 管在心脏外从分离的下腔静脉直接吻合至右肺动脉（经 Elsevier 许可转载，引自 Andropoulos 和 Gottlieb[359]）

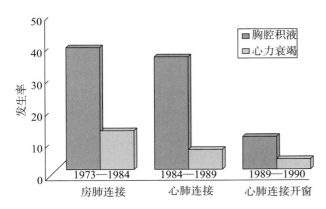

▲ 图 27-22　波士顿儿童医院早期改良 Fontan 手术发展过程中胸腔积液和心力衰竭（拆除或死亡）的发生率（经 **Wolters Kluwer** 许可转载，引自 Castaneda 等 [217]）

症，并限制与先前姑息治疗相关的潜在长期并发症。Fontan 手术也成功用于经筛选的 15 岁以上 CHD 患者，这些患者尽管长期姑息治疗，但仍能维持恰当的血流动力学。肺血管床血流畅通至关重要。平均肺动脉压 < 15mmHg 和肺血管阻力 < 2Wood U/m² 更为可取，因为它们与较低早期死亡率相关 [227]。需重点权衡的因素包括心室舒张功能不全，继发于心肌质量增加或流出道梗阻的舒张末压升高（如 > 12mmHg），这些会增加术后风险；同时需要较高的 SVC 和肺动脉压力维持跨肺梯度，如此方能保证这种情况下的肺血流。

2. 双向腔肺（Glenn）分流

对单心室生理患者而言，串联循环的好处包括改善体循环氧合，并减少心室必须承担的舒张负荷［需同时灌注体、肺循环（平行循环）］。因为平行循环中心室必然代偿性扩张，这使得其处于 Starling 曲线的不利位置，随着时间推移，将导致进行性心室功能障碍。如前所述，心室舒张末期容积增加，最终舒张末期压力增加，可能会严重损害 Fontan 生理学和有效肺血流 [228]。因此，在单心室生理患者的分期治疗中，早期姑息和减轻 LV 容量负荷是一个重要过渡步骤。对于大多数患者，这可以通过婴儿期（通常 3—6 月龄）进行双向腔肺连接或双向 Glenn 手术来实现。体循环心室容量和压力负荷得以部分缓解，有效肺血流量得以维持，并且成功转为完全腔肺静脉吻合或改良 Fontan 手术的机会得到提高。

双向 Glenn 术后，因为肺血流仅来源于 SVC，Q_p/Q_s 降低。手术时通常结扎无名静脉，以防止静脉血从 SVC 减压引流至膈下和下腔静脉，这可能导致动脉血氧饱和度较低。术后动脉血氧饱和度应在 80%～85% 范围，肺静脉血与经 IVC 回流的体循环静脉血在共同

心室混合以维持体循环心室的前负荷。由于心室容量输出仅须满足体循环需求，因此舒张末期容积（end-diastolic volume，EDV）大为降低。随着 EDV 减少，心室几何结构发生改变。在某些儿童中，由此产生的小而肥厚的心室表现出舒张功能障碍，而在较高的 EDV 时则不会出现 [228, 229]。在其他患者中，术前通畅的跨球室孔可能出现主动脉瓣下梗阻。

双向 Glenn 手术通常在不停跳体外循环、中度低温下进行。因此，体外循环和主动脉阻断相关的并发症极少，患者术后可早期撤离机械通气和拔管。术后体循环高血压比较常见，其病因尚待确定，但可能与心室容量负荷降低后收缩力和心搏量改善，以及继发于体循环和中心静脉压升高的脑干介导机制等有关。必要时需要血管扩张药物治疗。脑血管对高二氧化碳升高的反应（血管舒张）超过肺血管反应（血管收缩），因此，轻度高碳酸血症会增加脑和肺血流量，术后允许性高碳酸血症将增加体循环氧供 [230]。

3. Fontan 手术后的理想生理状态

Fontan 术后有效肺血流量和心输出量的维持取决于肺动脉和肺静脉心房的压力梯度差。腔肺连接成功与否的影响因素见表 27-9 所示。理想情况是体静脉压力是 10～15mmHg，LA 压力 5～10mmHg，即跨肺梯度为 5～10mmHg。

维持血管内容量并及时治疗低血容量。静脉容量增加，同时随着患者术后复温和血管扩张，通常需要大量补液。如果遵循患者筛选标准，则改良 Fontan 手术患者的 PVR 较低，没有不稳定的肺动脉高压。因此，过度通气和诱发呼吸性和（或）代谢性碱中毒以进一步降低 PVR，在这类患者通常收效甚微；相反，机械通气需求的增加可能会引起呼吸性碱中毒，对肺血流产生不利影响。目标是维持 pH 正常、PaCO₂ 40mmHg，且依赖于跨开窗 R–L 分流量，维持动脉血氧饱和度在 80%～90%。但术后 PVR 可能会增加，尤其是存在酸中毒、低温、肺不张、通气不足、血管活性药物输注和应激反应时。

任何酸中毒都必须及时治疗，如为呼吸原因必须调整通气。代谢性酸中毒表明心输出量降低，短期内可用碳酸氢盐纠正，减少相关的 PVR 增加，但治疗应针对潜在的原因，包括 LV 前负荷减少、收缩力减弱、后负荷增加和窦性心律消失。

自主呼吸对 Fontan 患者血流动力学的有益影响一直被高估 [231]。虽然正常吸气的 Fontan 患者可见肺血流量瞬时大幅度增加，但整个呼吸周期肺血

表 27-9 改良 Fontan 术后管理注意事项

	目 标	管 理
板障压 10～15mmHg	• 静脉回流通畅	• →或↑前负荷 • 低胸腔内压力
肺循环	• PVR < 2Wood U/m² • 平均 PA_p < 15mmHg	• 避免 PVR 增加，如酸中毒、肺通气不足和过度膨胀、体温过低及过度交感刺激
左心房压 5～10mmHg	• 肺血管通畅 • 窦性心律 • 正常的房室瓣 • 心室 　－ 正常舒张功能 　－ 正常收缩功能 　－ 无流出道梗阻	• 早期恢复自主呼吸 • 维持窦性心律 • →或↑ HR 以增加 CO • →或↓后负荷 • →或↑心肌收缩力 • PDE 抑制药有血管舒张、正性肌力和心肌松弛特性作用

CO. 心输出量；HR. 心率；PA_p. 肺动脉压；PDE. 磷酸二酯酶；PVR. 肺血管阻力；→. 保持 / 正常；↑. 增加；↓. 减少

流量改善非常有限。事实上，在全腔肺静脉（total cavopulmonary connection，TCPC）连接的成人患者，大约 30% 流向肺动脉的静脉血流为呼吸依赖性，而在正常双心室患者只有 15%。此外，尽管吸气增加了 TCPC 患者的肺血流，但主动脉血流量（心输出量）实际上在呼气期间更高。这与正常双心室患者相同。在双心室患者，心室间依赖性导致右心室舒张末容量（RV-EDV）和搏出量在吸气期增加，同时左心室舒张末容量（LV-EDV）和搏出量降低。不受心室间依赖性影响的 TCPC 患者，主动脉血流量减少是由于肺血管系统充当了大容量血液储库。

鉴于胸内负压影响肺血流，正压通气对 Fontan 血流动力学的影响值得关注。然而，正压通气与自主呼吸对 Fontan 血流动力学的影响缺乏系统评价。但肺血流贯穿整个呼吸周期，采用最小平均气道压通气策略应该是一种基于生理学的合理方法。现有证据表明，平均气道压与心脏指数间存在近似线性的反比关系。PEEP 使用仍有争议。其有益效果包括 FRC 的增加、肺容积的维持和肺水的重新分配，但这些需要与平均胸腔内压增加可能产生的有害影响相平衡。然而，3～5cmH₂O 的 PEEP 很少对血流动力学产生影响或对有效肺血流产生实质性影响 [231-236]。Fontan 术后早期拔除气管导管通常在转入 ICU 前的手术室中可以安全地进行，并且自主呼吸的早期血流动力学优势可以加快恢复 [237]。

非特异性肺血管扩张药（如硝普钠、硝酸甘油、PGE₁ 和前列环素）已用于扩张肺血管，以改善 Fontan 术后的肺血流。但临床结果各不相同。虽然 PVR 可能会下降，但由于体循环后负荷下降继而降低了心室舒

张末期压力并改善心室功能，因此肺血流量也可能增加。吸入 NO 的反应也不一致，其改善可能与通气 / 血流比改变有关，而非直接降低 PVR。

左心房压升高可能提示收缩或舒张性心室功能不全、房室瓣反流或狭窄，以及出现窦性心律消失伴 a 波使左心房压升高。改良 Fontan 术后，由于心肌壁张力和舒张末期压力增加，后负荷对应激的耐受性差。虽然一定程度上肺血流是阶段性的，但舒张期也有相当一部分血流。心室舒张或松弛特性在肺血流量，以及由此所致的心室可接受前负荷中有重要作用。因此，低心排血量通常伴随着舒张功能障碍。

治疗舒张功能障碍的方法并非总是有效。正性肌力药和血管扩张药治疗的目的是增加右侧充盈压以维持跨肺梯度；然而，大剂量正性肌力药物可能会损害舒张功能，心输出量可能会恶化。谨慎维持和增加循环容量以免 EDV 进一步下降。磷酸二酯酶抑制药米力农尤其有益，它是一种具有肺和体循环血管舒张特性的弱正性肌力药物，能改善舒张期松弛和降低心室舒张末压，从而有效改善肺血流和心输出量。如果严重低输出量伴酸中毒持续存在，取消改良 Fontan 手术并转为双向 Glenn 吻合或其他姑息性手术可以挽救生命。

4. Fontan 术后早期并发症

并非所有患者都需要开窗才能成功进行简单的 Fontan 手术。术前血流动力学理想的患者通常无须板障开窗 R-L 分流，即可维持足够的肺血流量和心输出量。同样，并非所有开窗手术 Fontan 患者的 R-L 分流都会在术后立即起作用，此类患者术后已经完全饱和，并且右侧充盈压可能升高，但仍能保持足够的心输出量。问题是如何预测哪些患者 Fontan 术后会有低

心排风险，哪些患者将从开窗手术中获益。术前血流动力学良好的患者术后也可能出现明显的低心输出量状态。因此，波士顿儿童医院几乎所有患者都实施开窗 Fontan 手术。开窗过早关闭可能发生于术后即刻，导致低心输出量，伴有进行性代谢性酸中毒和高右侧静脉压引起的大量胸腔引流。患者对容量补充、正性肌力支持和血管扩张可能有反应，但如果低血压和酸中毒持续存在，需尽快急诊行心导管和血栓清除或开窗扩张术（表 27-10）[238]。

改良 Fontan 术后动脉血氧饱和度可能变化很大。持续性动脉血氧饱和度降低＜ 75% 的常见原因包括：心输出量低，混合静脉血氧含量低，开窗处有巨大 R-L 分流，或板障通道额外泄漏产生更多分流。其他原因包括肺内分流，以及 PA 到体循环静脉或体循环静脉到肺静脉系统的减压引流导致的静脉血混合[239]。这些需进行超声心动图和心导管再评估。

引入开窗 Fontan 技术以来，复发性胸腔积液和腹水发生率下降[240]。但对于某些患者来说，呼吸系统损害、低血容量和可能的低蛋白血症仍然是主要问题[241]。其原因通常与体循环静脉压持续升高有关，可能需要进行心导管检查。

心房扑动和（或）颤动、心脏传导阻滞及不太常见的室性心律失常，可能对早期恢复及长期预后产生重大影响。窦性心律的突然消失最开始会引起 LA 和心室舒张末期压力增加，心输出量下降，常通过补充容量增加 SVC 或 PA 压力以维持跨肺梯度，需及时使用抗心律失常药物、起搏或复律治疗。

5. Fontan 术后患者的麻醉注意事项

目前尚无前瞻性研究评估特定麻醉技术和药物对 Fontan 患者生理的影响。根据患者功能和临床状态及 Fontan 手术特有的并发症，麻醉管理因情况而异。手术后中晚期随访发现，Fontan 失败或再手术风险增加，后期功能状态下降，15 年生存率为 60%～73%[242-244]，但这些数据包括早年手术患者。随着手术技术改进和患者筛选，后续生存率有所改善[245, 246]。

Fontan 术后 10 年，有 20% 或更多的存活者出现心律失常，特别是心房扑动、病态窦房结综合征和传导阻滞。Fontan 术后 15 年（包括不同年代的手术患者）无心房扑动患者约有 40%[247]。诱发因素包括手术累及心房广泛缝合、窦房结血供中断、慢性心房扩张。此外，Fontan 手术时年龄越大，随访的时间越长，手术方式等与术后心房扑动的高发生率有关。复发性

表 27-10 Fontan 术后早期低心排血量患者的状态、病因和治疗方案

临床表现	病 因	治 疗
TPG 升高		
• 压差＞ 20mmHg • LAp ＜ 10mmHg • TPG 增加 ≫ 10mmHg • 临床状态 － 高 SaO_2/ 低 SvO_2 － 低血压 / 心动过速 － 外周灌注不良 － SVC 综合征伴胸腔积液和引流增加 － 腹水 / 肝大 － 代谢性酸中毒	• LA 肺血流和前负荷不足 － PVR 增高 － 肺动脉狭窄 － 肺静脉狭窄 － 开窗早闭	• 容量治疗 • 减少 PVR • 纠正酸中毒 • 正性肌力支持 • 体循环血管扩张 • 导管或外科干预
TPG 正常		
• 压差＞ 20mmHg • LAp ＞ 15mmHg • TPG 正常 5～10mmHg • 临床状态 － 低 SaO_2/ 低 SvO_2 － 低血压 / 心动过速 － 外周灌注不良 － 代谢性酸中毒	• 心室衰竭 － 收缩功能障碍 － 舒张功能障碍 － 房室瓣反流和（或）狭窄 － 无窦性心律 － 后负荷应力	• 维持前负荷 • 正性肌力支持 • 体循环血管舒张 • 建立窦性心律或 AV 同步 • 纠正酸中毒 • 药物支持 • 手术干预，包括拆除 BDG 和移植

BDG. 双向 Glenn 吻合；LAp. 左心房压；PVR. 肺血管阻力；SaO_2. 体循环动脉血氧饱和度；SVC. 上腔静脉；SvO_2. 上腔静脉混合血氧饱和度；TPG. 跨肺梯度

心律失常患者常需抗心律失常药长期治疗，经常需反复心脏复律，并且可能有心房颤动折返通路射频消融史 [194, 248, 249]。目前，不建议非心脏手术麻醉前预防性使用抗心律失常药如地高辛或胺碘酮，保证患者术中体外起搏或心脏复律设备随时可用更为重要。

Fontan 手术患者血栓栓塞的发生率增加，但是否应常规长期抗凝仍有争议。由于患者群体差异较大，很难确定血栓栓塞的实际发生率。儿童和成人不同节律状态混合队列中，Fontan 术后血栓栓塞发生率从 5%~33% [250, 251]。Fontan 循环静脉高压特性及流经右心房板障的血流淤滞、房性心律不齐、促凝血因子和抗凝因子的改变、患者可能增加的静息静脉张力等都是促发因素 [252, 253]。预防性抗凝治疗的作用和功效，在 CHD 尤其是 Fontan 人群尚不明确。阿司匹林抗血小板治疗通常在术后即刻和早期即开始使用，尽管长期使用的益处尚不明确 [254]。高危和有血栓形成病史的患者，常延长华法林的治疗时间。Fontan 生理患者在非心脏手术后，深静脉血栓形成、Fontan 板障或心耳内血栓形成风险可能增加。对于年龄较大的非心脏手术 Fontan 患者，应考虑预防性使用皮下肝素，维持充足容量和术后早期活动。

长期随访发现 3%~14%Fontan 患者有蛋白丢失性肠病 [255]。因其定义的实验室（血清白蛋白、血清蛋白、胎儿 α_1- 抗胰蛋白酶）和临床标准差异很大，所以确切发病率尚不清楚 [256]。随着体循环静脉压升高、心脏指数降低和心室舒张末期压力升高，患者的血流动力学储备往往有限。

稳定的单心室生理患者多数主观认为其运动耐量中等、生活相对正常。但根据纽约心脏协会分类，随着随访时间延长，其心脏功能逐渐恶化。运动试验客观评价显示许多 Fontan 患者心肺储备有限 [257, 258]。这些对后续麻醉药的影响尚无研究，但运动试验反应可能有助于评估患者对麻醉和手术应激的耐受能力。相比正常对照组，Fontan 生理患者常有最大运动负荷降低，耐力下降，停止运动后恢复时间延长，无氧阈和最大耗氧量降低。因为心脏指数增加欠佳，常见动脉血氧饱和度下降和动静脉血氧饱和度差增加 [259]。剧烈运动时无法增加有效肺血流量和搏出量，这凸显了肺血管床在心室充盈和依赖心率增加心输出量方面的重要性。

Fontan 生理患者在重大手术期间的监护必需详尽规划。SVC 置入中心静脉导管可以监测体循环静脉回流、肺动脉压和混合静脉血氧饱和度。但需特别考虑

血栓形成和静脉回流受阻风险。如果症状改变或功能恶化，提示术前应行心导管检查。如果预计有明显血液丢失，稳定患者大手术前进行血流动力学研究可能有益。除了评估基础血流动力学，也可将球囊导管插入肺毛细血管测量跨肺梯度。仅根据压力波形定位导管困难，因为无心房搏动压力波形且球囊不容易漂到肺段。最好透视直视下放置。此外，热稀释法测量心输出量也是不准确的。

（五）法洛四联症

1. 病理生理学

法洛四联症是一种发绀型心脏病，右心室流出道（right ventricular outflow tract，RVOT）梗阻将体循环静脉血经 VSD 分流到主动脉，导致低动脉氧饱和度（图 27-23）。TOF 的主要胚胎学是圆锥形隔膜前侧和头侧偏斜，导致多种畸形 RVOT、VSD 和主动脉骑跨，最终继发于 RV 高压、RVOT 和 VSD 发生 RV 肥厚形成四联症。

TOF 伴有肺动脉狭窄时，RVOT 有顺行性血流，但因固定的漏斗部狭窄而减少。动力性梗阻则是由出口隔膜肌束肥厚、RV 游离壁和室间隔缘小梁肥大引起。肺动脉瓣通常小而狭窄，分支性肺动脉梗阻且常与顺行肺血流量成正比。肺动脉压力正常或较低，对分流程度几无影响。VSD 位于动脉下通常为膜周缺损，与主动脉瓣和三尖瓣之间有纤维性连续，但也有其他类型的 VSD。VSD 大且无限制性，因此从 R-L 分流的血流量取决于固定和动态 RVOT。动态梗阻的程度取决于右心室流出道直径，后者受右心室流出道肥厚肌肉的交感神经张力和 RV 前负荷影响。

漏斗部肌肉痉挛增加右心室流出道梗阻或体循环血管舒张使 SVR 降低时，通常会出现严重发绀或缺氧发作。当更多的体循环静脉血通过 VSD 分流到主动脉时，低氧血症加重。手术矫正畸形之前任何时候均可能出现缺氧发作并可能危及生命。由于与反复出现的发绀现象相关的发生率很高，因此，许多医师认为，反复出现发绀现象是任何年龄段施行纠治手术的指征。

2. 麻醉管理

法洛四联症通过解除右心室流出道梗阻和修复室缺进行手术矫正。为使 VSD 经心房入路和 RVOT 经肺动脉入路在技术上可行，将一期修复推迟到 3 月龄进行 [260]。这种方法取得了良好的效果，减少了术中经肺动脉瓣环流出道补片（跨瓣补片）的需要。最近，鉴于肺动脉瓣反流的远期影响和房室结瘢痕所致的心律失常，人们采取了积极的措施保护右心室流出道和

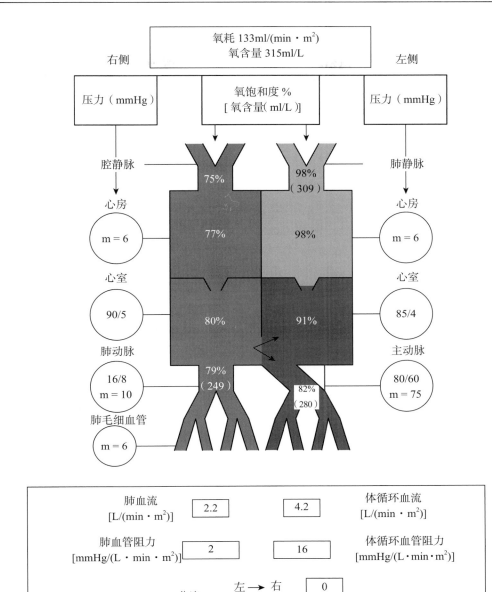

▲ 图 27-23　1 例法洛四联症患者导管检查结果

m. 平均压力（经 Elsevier 许可转载，引自 Nadas 和 Fyler [357]）

右心室肺动脉瓣 [261]。大约 8% 的患者，冠状动脉起源和分布异常影响 RV 流出道放置补片 [262, 263]，因此有必要从 RV 体部到肺动脉置入外部管道绕过狭窄。

对于有症状的年幼患者，初期采取主 – 肺动脉分流术或 RVOT 内放置支架来进行姑息性治疗。考虑到发绀风险和姑息性体肺分流相关的潜在并发症，有人认为，无论症状如何 TOF 都应尽早完全修复 [264]。根据梗阻程度和动脉血氧饱和度水平，可以对新生儿或幼儿施行此手术。新生儿和婴幼儿的完全修复通常需要经心室入路关闭 VSD，同时用心包扩大 RVOT。心

室切开术在右心室流出道进行，通常经肺动脉瓣环向远侧延伸直至超出肺动脉狭窄。然后用心包或合成材料扩大流出道，切除梗阻肌束以解除流出道梗阻。跨环切口和补片术后肺动脉瓣反流，加之心室切开可能在术后损害心室功能。

麻醉管理应该维持体循环血管阻力，尽量减少肺血管阻力，避免心肌抑制。非麻醉儿童缺氧发作的常规方法是面罩纯氧吸入，患者采取膝胸位，继之以硫酸吗啡治疗。这种方法通常可松弛漏斗部狭窄，同时保持体循环阻力。严重发绀和晕厥患者给予静脉输注

晶体液，以增加循环血容量并增加右心室流出道直径，减少右心室流出道梗阻。持续严重低氧血症用血管加压素（如去氧肾上腺素 1~2μg/kg）增加体循环阻力，有时静脉注射普萘洛尔或艾司洛尔减慢心率，后者延长充盈时间并松弛漏斗部。如果治疗后仍持续出现发绀症状，应考虑立即手术纠治。儿童可静脉注射阿片类药物和催眠药麻醉，但谨慎使用降低 SVR 的麻醉药。机械通气模式至关重要，因为吸气压力过大或呼气时间短将增加平均胸腔内压力，并进一步减少跨右心室流出道的顺行性血流。

通常在正性肌力药物支持下，如多巴胺 5~10μg/(kg·min)，患者能维持满意的血压，心房充盈压＜10mmHg 并撤离体外循环。治疗的目的是支持 RV 功能并尽量减少其后负荷，新生儿或小婴儿修复后这点尤为重要。新生儿心室切开术后可能出现右心室收缩功能障碍，但反映右心室顺应性和舒张功能降低的限制性生理更为常见[265, 266]。导致舒张功能障碍的因素包括心室切开、体外循环后肺水肿和心肌水肿、主动脉阻断期间肥厚心室的心肌保护不足、冠状动脉损伤、残余流出道梗阻、残余 VSD 对心室的容量负荷，或肺动脉瓣反流和心律不齐。新生儿在修复后的前 6~16h 可能发生低心排出量状态，其特点是舒张功能障碍引起右侧充盈压力增加。前 24~48h 维持持续镇静和肌松很有必要，以尽量减少应激反应及其相关的心肌做功增加。尽管右心房压力升高但仍须维持前负荷。除右侧充盈压增高外，胸腔积液和（或）腹水也可能出现。常需要大量正性肌力药物支持，磷酸二酯酶抑制药（如米力农）因其血管舒张属性尤其有益。由于是限制性缺损，术后早期阶段即便是残余 VSD 或肺动脉瓣反流引起的低度容量负荷也难以耐受。术后房室顺应性改善和心输出量增加可能需要 2~3 天。虽然大龄患者手术时卵圆孔或 ASD 通常已闭合，但新生儿修复后留下一个小的心房通道对患者有益。当舒张功能障碍和右心室舒张末压升高，心房水平的 R-L 分流可维持 LV 前负荷，保证心输出量。由于这种分流，患者术后初期可能会出现动脉血氧饱和度降低。但随着房室顺应性和功能的改善，分流量减少，顺行肺血流量和动脉血氧饱和度增加。

修复后的心律失常包括心脏传导阻滞、心室异位和交界性异位心动过速。重要的是维持窦性心律以避免额外的舒张功能障碍和舒张末压升高。心脏传导阻滞者需房室起搏。术后典型的心电图表现为完全性右束支传导阻滞。

大多数患者术后心室收缩功能恢复。但少数患者，尤其是手术年龄较大者仍有明显的心室功能不全。肺动脉瓣关闭不全可能导致残留心室收缩功能障碍[267]。TOF 修复后最常见的收缩功能障碍是遗留残余或有未发现的 VSD，LV 容量负荷和肥厚 RV 的压力负荷增加，导致 RV 衰竭和心输出量低[268, 269]。残余 VSD 合并残余 RV 流出道梗阻尤为有害。RV 可能出现高于体循环的压力，尤其是当肺动脉发育不良或狭窄时。在某些情况下，可通过部分打开 VSD 允许心室水平的 R-L 心内分流缓解这种情况，但将导致体循环低氧血症。

3. 右心室流出道重建术后的麻醉注意事项

RVOT 重建可能导致严重问题，从而影响右心室功能并可能发生心律失常。迄今，大多数远期数据来源于 TOF 修复患者，但类似并发症和风险也出现在广泛 RV 流出道重建患者，如 RV 和肺动脉间放置管道纠正肺动脉闭锁或动脉干，以及 Rastelli 肺动脉狭窄大动脉转位术。

完全外科修复 TOF 已成功实施了 40 多年，近期报道其 30~35 年生存率约为 85%。许多患者有相对正常的生活，但术后房室功能不全可能为进展性，仅在运动实验或超声心动图检查时才有明显表现。因为此类患者室性心律失常和晚期猝死风险增加，应维持对患者的持续评估。不利于远期生存的可能影响因素包括一期修复时年龄较大、姑息手术方式、残余慢性压力和（或）容量负荷，如肺功能不全或狭窄[270, 271]。患者可能会出现很多问题，从右心室扩张伴收缩功能障碍到顺应性差导致右心室舒张功能障碍（表27-11）。这些问题都需要在术前进行全面评估。

表 27-11 法洛四联症修复后的长期随访注意事项：右心室功能

临床状态	临床表现
收缩功能障碍：非限制性	• 右心室扩张：心脏肥大 • 严重肺动脉瓣反流 • 容量超负荷：↑RVEDV，↓RV 射血分数 • ↓最大运动能力和耐力 • ↑室性心律失常和猝死风险
舒张功能障碍：限制性	• ↓右心室顺应性：心脏肥大可能性低 • 肺动脉瓣反流有限 • ↑RVEDP，收缩力维持 • 运动能力增强 • 室性心律不齐风险较低

RVEDP. 右心室舒张末期压力；RVEDV. 右心室舒张末期容积；↑. 增加；↓. 减少

术后肺动脉瓣反流的残余容量负荷，可导致 RV 和 LV 收缩功能障碍，是法洛四联症术后晚期并发症的预测因素[270, 271]。肺动脉瓣反流引起右心室舒张功能障碍与室性心动过速和猝死之间也有关联[272]。慢性肺动脉瓣反流的后果主要表现为 X 线心影增大，超声心动图右心室舒张末期压力增加，以及运动试验无氧阈、最大运动能力和耐力降低[273]。术前运动试验可提供一些对血流动力学储备的了解。肺动脉瓣反流明显和右心室功能降低的患者麻醉期间有心输出量降低的潜在风险，特别是正压通气可增加右心室后负荷和肺动脉瓣反流量。此外，很难预测哪个患者在非心脏手术麻醉期间更易出现循环不稳定，也不可能制订出一种适合所有患者麻醉的统一"处方"。

也有一些患者因心室顺应性降低而出现限制性生理或舒张功能障碍，但这些患者通常无心脏肥大，具有较好的运动耐力，且室性心律失常风险可能降低。尽管右心室肥厚，但超声心动图通常提示心功能良好伴轻微肺动脉瓣反流[273]。

随着时间推移，严重右心室流出道梗阻的发生率较低。残余梗阻可导致术后第 1 年内早期死亡，但长期耐受性良好。右心室流出道压差超过 40mmHg 并不常见，右心室和左心室压力比通常小于 0.5。压差随时间推移可能变得明显，但由于进展通常很慢，右心室功能紊乱发生较晚。

随访研究报道的心室异位节律的发生率差异较大，近 15% 常规心电图患者和近 75% 动态心电图患者发生心室异位节律。主要风险因素包括手术时年龄较大、残余血流动力学异常和随访时长等[194, 259, 272]。这些因素的共同点可能是心肌损伤和慢性压力引起纤维化、容量超负荷及发绀。在动态 Holter 心电图监测和运动负荷试验中，无症状患者常发生心室异位节律，但其分级通常较低且未发现有猝死风险。持续性室性心动过速电生理诱导，尤其是单形性室性心动过速时，提示存在折返性心律失常通路[274]。尽管取决于诱发室性心动过速的刺激方案，但有晕厥和心悸症状患者出现单形室性心动过速很重要，提示适合射频消融或外科冷冻消融、抗心律失常药或植入心脏复律除颤器治疗[194, 249, 263]。麻醉期间室性心律不齐的风险未知。不建议术前预防性使用抗心律失常药物，但体外除颤和起搏必须随时可用。

4. 肺动脉瓣缺如的法洛四联症

功能性肺动脉瓣不全时，在宫内即可出现肺动脉瓣反流，导致肺动脉主干和分支瘤样扩张。气管支气管压迫可导致前纵隔肿物相关的症状，使 TOF 的病理生理学复杂化。这些患者机械通气通常也须保持侧卧位。手术前保持患者侧卧位，切皮之前改为仰卧，并迅速开始 CPB 手术。

（六）肺动脉闭锁

1. 病理生理学

TOF 伴肺动脉闭锁的心内解剖与单纯 TOF 相似，但右心室流出道闭锁。所有体循环静脉血都是通过 VSD 从右向左回流。因此，肺静脉和体静脉回流血液在 LV 和主动脉完全混合，导致动脉低氧血症。当修复手术从 RV 向主肺动脉建立顺行血流时，侧支 L–R 分流将对 LV 施加舒张负荷。术前可在心导管室介入封堵侧支血管，但术前数小时患者可能会出现更严重的发绀。最有效的临时治疗方法是减少耗氧量（如麻醉、机械通气），并增加其他体–肺交通的体循环灌注压。

肺动脉或主肺动脉闭锁形成一系列心脏缺陷，其处理取决于闭锁程度、RV 和三尖瓣大小、VSD 和侧支血管的存在、肺血管床表面积和冠状动脉解剖等多种因素。出生时，肺血流来源于未闭的动脉导管或其他体肺侧支血管。来自降主动脉并供应双肺的侧支丰富。RV 通常肥大，且术后初期恢复过程中限制性生理很常见。

严重肺动脉狭窄可伴有不同程度的 RV、三尖瓣和肺动脉发育不全，无 VSD。肺动脉瓣上有针样细孔，但 RV 发育不全通常比肺动脉闭锁少。所有体循环静脉回流血液被强制从 RA 回流到 LA，并在此与肺静脉血液完全混合。部分血液可能会流入 RV，但由于没有流出道，血液会通过三尖瓣反流，最终到达 LA 和 LV。肺血流主要来自未闭的动脉导管。这些患者通常没有丰富的体肺侧支血管，因此，出生后 PDA 关闭时常常会出现发绀。心导管球囊扩张可有效治疗严重肺动脉瓣狭窄。右心室流出道的前向血流可能不会立即改善，但随着右心室顺应性改善，前向血流会逐渐增加。

肺动脉瓣闭锁或短段主肺动脉闭锁伴 VSD 和正常大小的三尖瓣、RV 和肺动脉分支，可在新生儿期根治，通常需心包补片重建流出道。如有长段肺动脉闭锁，则需要同种移植管道重建右心室流出道。手术结束闭合胸骨时，管道可能受外部压迫或扭曲，导致部分右心室流出道梗阻或直接压迫冠状动脉导致缺血。

肺动脉闭锁伴 VSD、RV 和三尖瓣较小的患者可能无法耐受一期根治。RV 可能无法耐受全部心输出量，

653

导致低输出量和 RV 衰竭。可选择的姑息治疗策略包括通过分流和（或）右心室流出道补片改善肺血流，或通过 VSD 补片开窗 R–L 分流，修复流出道。双心室修复可能最终受到三尖瓣生长的限制。如果 RV 随后生长，可手术关闭分流和卵圆孔未闭 ASD 和 VSD。

肺动脉闭锁伴室间隔完整的患者 RV 和三尖瓣常较小，因而一般不适合施行远期双心室修补。主动脉 – 肺分流术是必要的初始姑息治疗，如果 RV 足够大则可进行双心室修复，也可以考虑用心包补片或管道重建右心室流出道。术前通常依据心导管确定冠状动脉解剖结构。穿过右心室流出道的较大的圆锥分支或左冠状动脉畸形可能限制心室切开的大小及补片或管道的放置。肺动脉闭锁、右心室发育不全伴室间隔完整的患者，其小而高压的右心室腔和冠状动脉之间可能有许多瘘管连接[275, 276]。因此，相当一部分心肌可能依赖直接来自 RV 的冠状动脉灌注。此外，如果近端冠状动脉狭窄甚至闭锁限制了主动脉根部的冠状动脉灌注，那么在重建 RVOT 后对 RV 进行减压可导致心肌梗死。

严重肺动脉闭锁可能与 RV 发育不全和肺动脉缩小有关，不适合进行一期修复[277]。通常首先需要姑息性手术 B–T 或中央分流改善肺血流，然后进行分期单心室修复。患者可能有多个体肺侧支，供应部分或全部肺段。它们可能与 L–R 分流量较大有关，导致容量负荷过大和肺动脉高压。手术建立右心室与肺小动脉之间的连接。供应肺主要部分的较大侧支血管可与原发肺动脉吻合，最终目的是建立足够的前向肺血流。可在心导管室栓塞某些肺段小血管，前提是这些肺段的前向血流来自原发肺动脉。导管室封堵侧支血管后可能发生发绀。治疗目的是降低肺血管阻力，改善肺血流。

当肺动脉偏小时，早期建立从 RV 到肺动脉的前向血流促进肺动脉生长，并为随后的球囊扩张建立通路很重要。如果肺动脉和 RV 很小，可能需要 B–T 分流术提供足够的肺血流。最初，VSD 可以保持开放，术后发绀或 CHF 的处理将取决于肺循环血管大小和阻力。

术后，主动脉血红蛋白完全饱和伴肺动脉血氧饱和度和左心房压升高，提示建立的 VSD 有 L–R 分流。这将对 LV 产生容量负荷，若无法耐受，可能需要关闭或修正 VSD。当患者主动脉未完全饱和，但术后左心室超容量负荷伴低心输出量和高左心房压，则其原因可能是体肺侧支血管丰富，需心导管封堵血管或立即再次手术。

2. 麻醉管理

肺动脉闭锁患者的麻醉处理与 TOF 相似，但不会出现与漏斗部痉挛相关的严重发绀现象。维持未闭动脉导管通畅对肺动脉闭锁和严重肺动脉狭窄新生儿围术期治疗至关重要。如果 RV 发育良好并且存在主肺动脉，则无须辅助体肺分流，就可以进行肺动脉瓣切开术并提供足够肺血流。治疗目的是改善氧合并降低 RV 后负荷。由于发育不全的 RV 顺应性差且需要较高的充盈压，因此可能会通过卵圆孔产生大量 R–L 分流，使这些婴儿术后早期缺氧。随着 RV 生长和顺应性提高，R–L 分流减少，婴儿氧合明显改善。如果低氧血症持续存在，应输注 PGE_1 增加经动脉导管的肺血流量，同时准备手术建立肺体动脉分流。

长段肺动脉闭锁患者的修复较复杂，需要管道桥接 RV 和肺动脉。此外，术后可能发生 RV 衰竭，特别是有残余 VSD 或流出道阻塞时。关胸时管道可能会发生严重梗阻，进一步升高 RV 压力。

关闭 VSD 且血流从 RV 流向肺动脉后，由于来自 RV 和主肺侧支的血流合并流入肺动脉，可能会出现肺动脉供血过多（$Q_p/Q_s > 1$）。如果发生这种情况，患者会发展为 CHF，术中需要正性肌力药支持并延长术后机械通气时间。侧支血流多、脉压大且舒张压低。患者可能需要手术结扎或在心导管室封堵侧支血管。

3. 修复后的麻醉注意事项

TOF 伴肺动脉闭锁患者与单纯 TOF 患者一样，会出现同样的晚期问题和并发症。此外，他们在术后可能出现进展性导管梗阻。

（七）三尖瓣闭锁

1. 病理学

三尖瓣闭锁表现为三尖瓣无孔和 RV 发育不全，常伴有大小不同的 VSD 和肺动脉狭窄（图 27–24）。所有体循环静脉血经固定的强制性分流从 RA 通过未闭卵圆孔或 ASD 回流进入 LA，并在此完全混合。低氧血症的严重程度取决于肺血流，而后者又受肺动脉狭窄程度的调节。限制性 VSD 或严重肺动脉狭窄引起肺血流量减少，因而患者常见的表现是严重低氧血症。

2. 麻醉管理

三尖瓣闭锁的修复手术是一种改良 Fontan 手术，但初期可能需要姑息性手术改善肺血流。肺血流量过多可能需要肺动脉环缩，或者肺血流量减少、严重低氧血症的患儿则需要手术建立分流。麻醉管理和并发症在分流术、环缩术和改良 Fontan 手术部分已讨论。

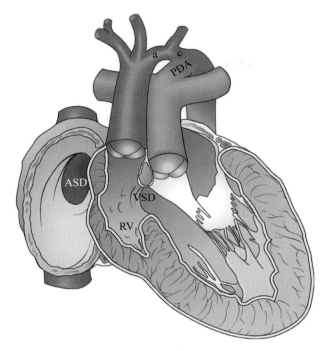

▲ 图 27-24　三尖瓣闭锁

在三尖瓣的位置有一板状梗阻。此为Ⅱc型变异（详见正文）：无肺动脉狭窄的大血管转位。ASD. 房间隔缺损；VSD. 室间隔缺损；RV. 右心室；PDA. 动脉导管未闭；a. 主动脉弓发育不全；c. 主动脉缩窄（经 Elsevier 许可转载，引自 Andropoulos 和 Gottlieb [359]）

患者也有慢性低氧血症和发绀的并发症。

（八）大动脉转位

1. 病理生理学

大动脉转位时主动脉起源于 RV（图 27-25）。转位的生理特点是肺动脉饱和度大于主动脉饱和度。近 50% 患者合并 VSD，其中一些患者有不同程度的肺动脉瓣下狭窄（图 27-25）。含氧肺静脉血返回 LA，然后再循环至肺动脉而非体循环。同样，体循环静脉血液返回右侧心房和心室，并再次泵入主动脉。除非出生时肺静脉和体静脉血通过动脉导管未闭或缺损房间隔或室间隔混合，否则无法生存。这些患者的生理障碍是肺血和体循环血混合不足，而不是肺血流不足。

房间隔球囊扩张术可以改善心房水平的血液混合。如果扩张术后低氧血症持续存在，达到危险水平并出现代谢性酸中毒，则输注 PGE_1 维持动脉导管开放，增加肺血流（增加跨 PDA 的 L-R 分流），从而增加含氧血流进入 LA。容量负荷过大时，LA 可能会将部分血流分流到 RA，从而改善主动脉血氧饱和度。与其他病变的动力学不同，麻醉期间血液分流增加可改善转位矫正前的动脉血氧饱和度。

根据特定解剖结构和 VSD 或肺动脉狭窄的存在，可使用三种纠治手术之一。不同手术的术中和术后问题不同。

2. 心房调转术（Mustard 和 Senning）

建立心房间隔或板障，使肺静脉血通过三尖瓣重新导向 RV，进而到达主动脉[278]。体循环静脉经房间隔回流至二尖瓣，进入 LV，然后进入肺动脉。尽管随后的肺循环和体循环是串联而非并联，但这种排列使患者 RV 和三尖瓣形态上与主动脉相连。因此，形态上 RV 必须对抗体循环动脉压和阻力。

心房板障的一个问题是其阻碍体循环和肺静脉回流[279]。出现这种情况时，患者表现为体静脉阻塞的症状和体征，如 SVC 综合征或其他体静脉高压症状。当肺静脉通路梗阻时，肺静脉高压可表现为呼吸衰竭、气体交换不良和肺水肿（见胸部 X 线片）。术中严重肺静脉梗阻表现为气管导管内有大量血性液体，低心排量和常见的氧合不良。残余的心房内部分流也可能导致术中或术后低氧血症。长期的节律紊乱，加上形态学 RV 和房室瓣的功能和长期局限性，该手术已几乎淘汰。20 世纪 80 年代以来，Mustard 和 Senning 手术很少实施，仅罕见解剖变异时可能需要这种手术，或者曾行该心脏修复手术的成人需再次心脏或非心脏手术。

3. 动脉调转术

纠治大动脉右旋转位（dextro-transposition of the great arteries，d-TGA）的动脉调转术（arterial switch operation，ASO）是过去 40 年先天性心脏手术的重大进步之一。Jatene 等探讨了通过将两条大动脉游离，并将它们重新连接到解剖正确的另一侧心室，以实现解剖救治是否可提高生存率[280, 281]。现在，这种手术实际上已用于几乎所有无流出道梗阻的患者。该手术需要切除冠状动脉并将其重新植入新的主动脉（以前的主肺动脉近端）。实际上，几乎所有冠状动脉类型的都适合 ASO（图 27-26）。

动脉调转术的成功取决于在冠状动脉修复和成功转移到肺动脉之前，LV 形态学是否能维持良好功能。大血管转位的解剖学纠治在新生儿期进行，此时 PVR（LV 形态学后负荷）和 LV 压力仍然很高，两个心室功能得以维持。出生后，随着 PVR 的下降，LV 质量逐渐减小。如果术前误判 LV 功能，患儿术后可能出现严重 LV 衰竭并需要正性肌力药物支持和减轻后负荷以提供正常的心输出量。

罹患 d-TGA、年龄超过几周且室间隔完整的婴

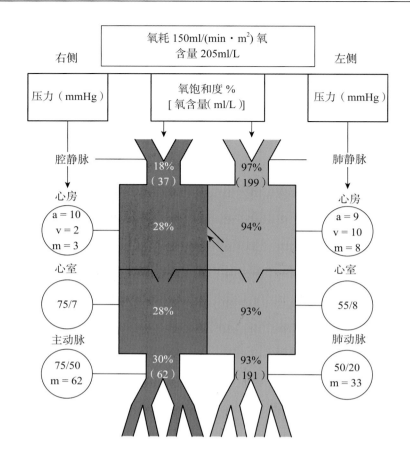

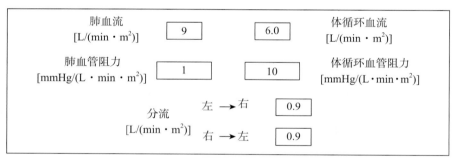

▲ 图 27-25　伴有限制性肺血流的大动脉右旋转位患者的导管检查结果

a. 动脉压；m. 平均压力；v. 静脉压力（经 Elsevier 许可转载，引自 Nadas 和 Fyler [357]）

儿，LV 及其压力下降。这种情况下，LV 可能无法耐受灌注体循环血管所需做的功。实施肺动脉环缩有助于增加 LV 的后负荷，并通过增加和重塑心室肌群使其作为体循环心室发挥作用。如果环缩导致无法接受的发绀，则用改良 B-T 分流增加肺血流。ASO 通常在心室发生肥厚和增生后 1 周完成[282]。然而，在这段时间内患者出现发绀，RV 容量负荷和 LV 压力负荷较大，可能需要大量的药物支持[283]。患有 d-TGA 伴非限制性 VSD 的婴儿 LV 已经适应高压，可以耐受动脉调转手术后做功增加，可在任何年龄段实施手术。

在经验丰富的医院，新生儿 d-TGA 修复的死亡率目前低于 3%，如果主动脉弓正常，大多数冠状动脉解剖结构排列正常者，死亡率可能低于 2%[284-286]。这些患者的中期随访预后良好。其他替代治疗手术仅用于冠状动脉解剖特别困难或肺动脉（新的主动脉）狭窄的患者。

冠状动脉游离和再植后，尤其是被拉伸或扭曲时可能发生心肌缺血或梗死。如果 LA 扩张，可能会发生这种情况。类似成人心肌缺血，肌力支持、维持冠状动脉灌注压、控制心率和血管扩张药治疗可能特别有用。由于有多条动脉吻合，该手术术后更常发生出血和填塞。

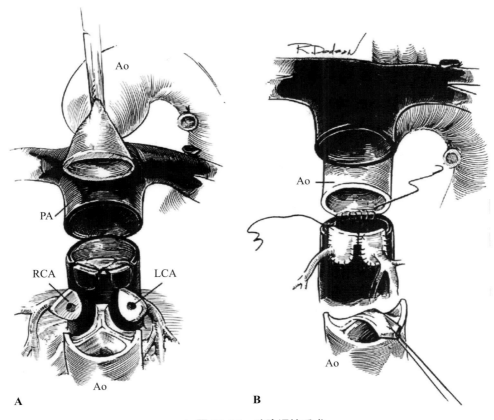

▲ 图 27-26　动脉调转手术

A. 主动脉和肺动脉被横断和移位；B. 冠状动脉被周围的组织包绕切除并重新植入新的主动脉部位。LCA. 左冠状动脉；RCA. 右冠状动脉（经 Elsevier 许可转载，引自 Castaneda 等 [360]）

4. 心室调转术（Rastelli 手术）

合并大的 VSD 和严重肺动脉瓣下狭窄的患者，可以斜向关闭 VSD，将 LV 血流引到主动脉。缝合肺动脉瓣，用管道连接 RV 和肺动脉 [287]。Rastelli 手术的并发症包括由于 VSD 补片导致主动脉瓣下狭窄而造成的左心室流出道梗阻。管道梗阻可能出现在术中或术后早期。这些患者心脏传导阻滞的发生率很低，但很严重，是一个很难解决的术后问题。为了减少并发症，涉及双心室流出道重建的其他外科手术方式，如主动脉根部移位（Nikaidoh）和 RV 分离（REV 或 Lecompte 手术）等已被陆续开发和改良 [288, 289]。

5. 修复后麻醉注意事项

保留形态学 RV 作为体循环心室（如心房内调转术）患者的双心室在生理学上已经修复但解剖学上还未纠正。20 年生存率高达 80%，但长期严重的功能恶化可能导致右心衰竭、猝死和心律不齐风险增加 [290-293]。这种情况在修复后很长时间内表现为体循环（右）心室功能障碍和三尖瓣反流，这正是前述问题的具体体现 [294, 295]。

心房转换术后，患者后期生活中出现进展性心律失常仍然是个问题。Mustard 和 Senning 术后非窦性心律的发生率逐渐增加。系列分析显示，术后 10 年 60%～70% 的患者静息状态时为窦性心律，术后 20 年降至 40%～50% [296-300]。另有研究发现，d-TGA 伴 VSD 患者接受 Senning 手术 15 年后，仅 7% 为窦性心律 [290]。大部分非窦性心律患者为交界性心律、无须起搏器。术后 5 年 8% 的患者出现心房扑动，术后 20 年时增加到 27% [300]。晚期发展为心房扑动 / 颤动可能是心室功能不全的标志，患者可能面临室性心动过速和猝死风险 [301]。

心房调转手术患者运动反应异常包括右心室功能不全、变时性损害，无法增加心室充盈量和搏出量，心血管功能失调和肺功能损害等。不能增加心室充盈是舒张性病变和跨重建心房内通路转运较差的结果 [302-305]。

ASO 的术后问题包括再植冠状动脉的长期通畅性和生长潜力。幸运的是，这些问题并未大量出现。绝大多数患者（95%）冠状动脉大小正常、通畅。近期大型队列研究表明，术后 25 年心血管不良事件发生率为 93%[306]。术前冠状动脉解剖复杂的患者发生延迟闭塞的风险增加[307]。

原生肺动脉瓣在修复手术后变成了新的主动脉瓣。长期随访发现，大约 50% 的患者出现主动脉瓣关闭不全，多数（93%）分级为轻微或轻度[294,308]。实践证明，主动脉瓣关闭不全是 ASO 后再手术的罕见发病原因或再次手术的指征[284,285]。

与心房调转手术相反，ASO 术后电生理异常少见。中长期随访发现，罕见的无症状房性和室性期前收缩，是最常见的异常[308-310]。

肺动脉瓣上狭窄是一种早期并发症，但因目前广泛松解、扩大和重建技术的应用，这种并发症已很少见。严重需再次手术的瓣上狭窄发生率约 10%（通常压差大于 50～60mmHg）[284,285]。为进一步降低这种并发症的发生率，外科技术仍在持续改进中[311]。

ASO 后使用超声心动图、心导管检查和运动试验评估心肌性能，证实其功能与同年龄对照组相同[312]。根据目前获得的临床、功能和血流动力学数据，既往有 ASO 手术史但无后续症状的患者，在接受非心脏手术时，应被视为心脏结构正常的患者。

（九）完全性肺静脉异位引流

1. 病理生理学

完全性肺静脉异位引流患者为发绀型，肺静脉与体静脉相连。静脉连接可能高于心脏水平（如引流到 SVC、无名静脉或奇静脉）的心上型，直接引流到 RA 的心内型，或低于心脏和膈肌水平（如引流到肝静脉）的心下型（图 27-27）。这类患者必须有未闭卵圆孔或允许血液流向心脏左侧的 ASD。部分患者可能有不同程度的肺静脉阻塞。

这种解剖结构使所有体、肺静脉血在 RA 完全混合。混合静脉血经心房部分分流至 LA 和体循环。大部分 RA 血通过 RV 进入肺动脉，增加了肺血流量。如果肺静脉回流明显受阻，则出现肺静脉充血增加，肺血流减少。

2. 麻醉管理

此类患者可能病情危重，有低氧血症、严重肺水肿和肺动脉高压。患者需机械通气，使用 PEEP 和正性肌力药物复苏治疗，以便随后早期外科手术干预，以减轻肺静脉梗阻。尽管有低氧血症，但患者主要病理是肺静脉回流受阻所致。增加肺血流的治疗（如 PGE_1）须避免。完全性肺静脉异位引流的外科修复需要将肺静脉汇合处连接或重新定向到 LA[313]。

术中和术后问题常与肺静脉残余或狭窄复发有关。肺静脉高压患者术前肺血管床反应性高。这种反应性可能会在 CPB 后和术后早期产生肺动脉高压和 RV 功能低下。这些患者修复完成后的麻醉管理强调 RV 正性肌力支持，避免使用心肌抑制药物，并尽量降低肺血管阻力。通常不宜早期拔除气管导管，需机械通气和过度通气及其他术后治疗来降低 PVR。吸入 NO 在此类人群中效果良好。

3. 修复后的麻醉注意事项

除了晚期可能出现肺静脉梗阻复发，这些手术患者一旦完全恢复，通常状况良好、心血管储备良好[314]。出生时肺静脉大小可能是晚期复发肺静脉狭窄并发症的预测因素[315]。

（十）房间隔缺损

1. 病理生理学

ASD 有三种解剖类型（图 27-28）。最常见的继发孔型 ASD 为原发隔，即通常覆盖卵圆孔区的膜缺损。原发孔型 ASD 是房间隔下部（心内膜垫）缺损，通常伴有二尖瓣前叶裂。静脉窦缺损位于 RA 与上、下腔静脉交界处，常伴有部分肺静脉连接异常，其中两条右侧静脉直接与上腔静脉相连。

ASD 的功能特点是简单 L-R 分流，导致 RV 低压容量负荷。肺血流量增加，但不足以使这些患者在儿童早期出现症状。生命后期 LV 顺应性降低，LA 压力升高。从 ASD 水平 L-R 分流，容量负荷增加，可能会出现 CHF 症状。肺血流量的长期增加很少进展为毛细血管前肺动脉高压。

2. 麻醉管理

继发性 ASD 有些可在心导管室使用微创经导管设备封堵。大的或多个缺陷及心房边界无法固定导管装置的房缺，需用缝合线用自体或合成材料补片直接闭合。与部分肺静脉连接异常相关的静脉窦缺损需要更大的补片，补片将部分异常肺静脉引流到 LA。

体外循环前 ASD 患者通常易于处理，由于体外循环时间短，患者可在 ICU 或手术室早期拔管。术后心血管功能和储备正常，很少需要正性肌力药支持。房性心律失常，包括心房扑动和心房颤动不常见。二尖瓣反流可能发生在原发性 ASD 修复的患者。残余 ASD 不常见，但偶尔可见未识别的部分肺静脉异位引流导致残余 L-R 分流。

（十一）室间隔缺损

1. 病理生理学

VSD 发生于分隔心室肌肉的多个位置（图

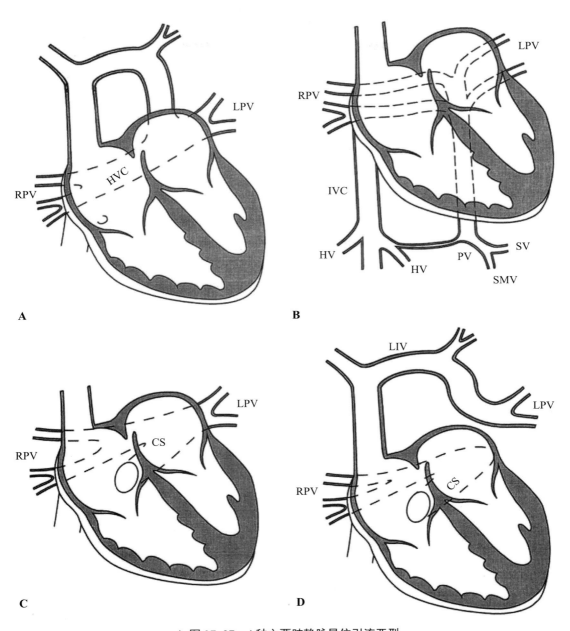

▲ 图 27-27　4 种主要肺静脉异位引流亚型
A. 心上型；B. 心下型；C. 心内型；D. 混合型。RPV. 右肺静脉；HVC. 水平肺静脉汇合；LPV. 左肺静脉；CS. 冠状静脉窦；IVC. 下腔静脉；HV. 肝静脉；PV. 门静脉；SMV. 肠系膜上静脉；SV. 脾静脉；LIV. 左无名静脉（经 Wolters Kluwer 许可转载，引自 Allen 等 [361]）

27-29），跨室间隔发生简单分流。肺血流量取决于 VSD 大小和肺血管阻力（图 27-30）[316]。非限制性缺损时，高 LV 流量和压力会传导到肺动脉。因此，外科修复的目的是防止出生后前 2 年肺血管闭塞性疾病的进展。如肺血管疾病已形成，缺损闭合后肺小动脉改变可能不会消退。肺血管床的生长和发育是影响患者术后肺血管血流动力学正常化的重要因素 [317]。当 PVR 接近或超过体循环血管阻力时，通过 VSD 发生 R–L 分流，患者发展为进行性低氧血症（Eisenmenger 综合征）[318, 319]。在这种情况下关闭 VSD 可能需要处理急性右心衰竭。

2. 麻醉管理

关闭缺损在体外循环下实施。最常见的膜部缺损常通过切开右心房和三尖瓣修复，但心尖肌部缺损或心室流出道高处病变可能需切开 LV 或 RV。如此则术后心室功能可能受损。

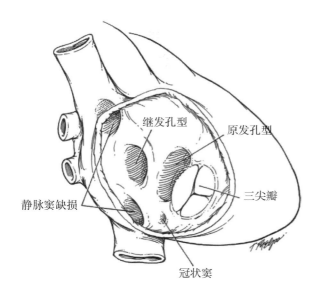

▲ 图 27-28　房间隔缺损的类型

经 Elsevier 许可转载，引自 Redmond 和 Lodge[362]

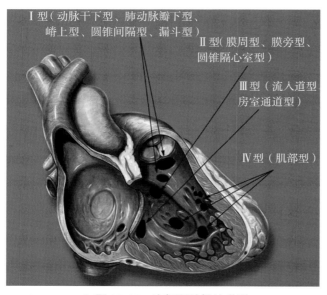

▲ 图 27-29　室间隔缺损的类型

经 CCBY 2.5 许可，引自 https://commons.wikimedia.org/wiki/File: Heart_right_vsd.jpg.

修复前，降低 PVR 可明显增加非限制性缺损患者 L-R 分流，并加重 CHF 程度。术后 RV 或 LV 衰竭可能是术前心肌状态的表现，跟心室切开和体外循环有关，或两者兼有。生长发育不良、营养不良、术前有明显 CHF 的小婴儿可能因肺水过多，术后需长时间机械通气。此类婴儿术中对抑制心肌的麻醉药或增加肺血流的操作耐受较差。

术后持续 CHF、杂音、低心排血量迹象，或术中需广泛正性肌力药物支持，这些都提示存在残余或未发现的 VSD，持续对心室施加容量和压力负荷。如术前 PVR 增加，可能无法耐受 VSD 闭合后 RV 后负荷增加，需强心支持和降低 PVR。室间隔补片偶尔会导致心室流出道梗阻。主动脉瓣脱垂引起主动脉瓣关闭不全可能发生于主动脉瓣型或肺动脉瓣下型 VSD。此外，补片修补 VSD 后发生心脏传导阻滞，可能需起搏器维持足够心率和心输出量。

3. 修复后麻醉注意事项

大多数患者，尤其是早期修复 VSD 后，可恢复正常心肌功能。术后并发症包括残余 VSD、流出道梗阻和心脏传导阻滞会延长恢复时间。小部分患者，尤其是缺损较大、儿童后期修复的患者，可能会有持续性心室功能不全和肺动脉高压。

（十二）房室通道缺损

1. 病理生理学

心内膜垫缺损是常见的房室通道缺损，由房间隔、室间隔及房室瓣组织缺损组成。所有四个腔室连通并共享一个共同 AV 瓣。心房和心室分流将容量和体循环压力传递到 RV 和肺动脉。心室分流孔通常为非限制性的（简单分流），因此，PVR 控制肺血流过剩的程度。二尖瓣反流和 LV 至 RA 的直接分流可能进一步导致心房高压和总 L-R 分流增加。

2. 麻醉管理

外科修复的方法包括一片法、改良一片法或双片法，主要是隔开共同房室瓣并关闭心房、心室缺损[320]。此外，对二尖瓣（有时三尖瓣）裂缺进行缝合、并置和重新悬吊。

此类患者术前 L-R 分流较大且肺血流过多，随着肺动脉高压进展可能发展为 CHF。对抑制心肌和降低 PVR 的治疗方法耐受性差。一些患者尤其是年龄较大儿童，可能有梗阻性肺血管疾病。ASD 和 VSD 关闭后所有潜在的并发症都可能在这些患者出现。此外，可能出现二尖瓣反流[321]。修复术中和术后需为衰竭心脏提供正性肌力药物支持、减少二尖瓣反流引起的后负荷和降低 PVR 的措施[322]。

唐氏综合征患者常伴完全性房室通道缺损，由于反应性气道和肺血管床的可能，缺损修复后须延长通气支持和治疗以降低 PVR。围术期常见问题包括巨舌症、上呼吸道梗阻和血管穿刺困难，但唐氏综合征并非死亡的危险因素，患者的早期术后问题多为非心脏来源[323]。

（十三）动脉导管未闭

1. 病理生理学

动脉导管是胎儿主肺动脉分叉和降主动脉 - 左锁

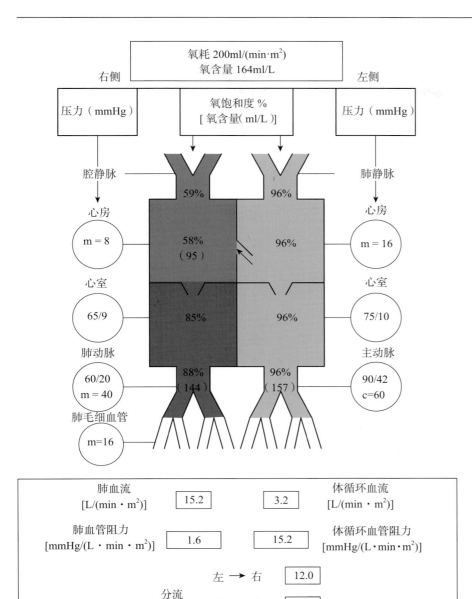

骨下动脉起点下方的血管交通。未闭动脉导管是体肺动脉间的简单分流。体肺血管间血流量和方向取决于两个血管床的相对流量阻力和导管直径（阻力）。如为非限制性且 PVR 较低，则肺血流过多、左心容量负荷过大。血流在收缩和舒张期以牺牲体循环灌注为代价流向低阻肺，是为肺窃血。此外，肺循环过度和 LA 压升高会增加呼吸做功。

2. 麻醉管理

早产儿 PDA 通常可用吲哚美辛或布洛芬关闭，但如有这些药物使用禁忌证（如颅内出血、肾功能不全和高胆红素血症），则需要外科手术封闭[324]。婴幼儿手术的标准方法是开胸并结扎动脉导管，目前一些医院采用经皮置入弹簧圈或封堵装置[325]，或通过电视

辅助胸腔镜手术（video-assisted thoracoscopic surgery, VATS）封堵导管[326]。VATS 与开胸手术相比的优势包括减少术后疼痛，缩短住院时间，降低胸壁畸形发生率[327]。

健康无症状患者麻醉后可在手术室苏醒，但有严重肺部疾病的早产儿结扎动脉导管后可能需要长时间机械通气。此类危重早产儿常用麻醉方案包括芬太尼、肌肉松弛药、氧气和空气。早产儿术中麻醉管理需要特别关注气体交换、血流动力学、体温调节、代谢、药物和氧毒性。开胸和肺压缩通常会降低肺顺应性，氧气和通气需求增加。结扎动脉导管诱发体循环血压短暂升高，可能增加 LV 后负荷或脑灌注压，导致早产儿心力衰竭或颅内出血。由于动脉导管粗细类似降

主动脉，所以有误扎左肺动脉或降主动脉的可能。

因后负荷明显增加，结扎动脉导管通常会在 24h 内出现 LV 功能降低，但 2～4 天后即可恢复到术前水平。

（十四）永存动脉干

1. 病理生理学

永存动脉干的特征是胚胎干不能正常分离成两条大动脉，导致一条大动脉离开心脏并发出冠状动脉、肺动脉和体循环（图 27-31）。动脉干横跨于巨大的 VSD 之上，接受来自两个心室的血液。

体循环和肺静脉血在单根大动脉中完全混合，导致轻度低氧血症。一条或两条肺动脉可能起源于动脉干升支，开口很少为限制性。出生后早期，由于肺血管阻力降低而产生的简单分流会导致肺血流过多，进一步发展为肺窃血时影响体循环血流。净体循环氧输送减少，发生乳酸酸中毒。儿童动脉干有早期肺血管梗阻性疾病的危险。通过动脉干瓣膜的血液反流会给心室带来额外的容量负荷 [328]。

2. 麻醉管理

应于新生儿发生不可逆性肺血管改变前完全修复。使用人工补片修补 VSD，并将肺动脉从动脉干分离。RV 和肺动脉间通过带瓣管道连接。如果大量血流通过动脉干瓣膜反流，则需要瓣膜成形术。

麻醉管理的核心是控制肺血流和支持心室功能。随着麻醉诱导、过度通气、碱中毒和给氧，肺血流量可能进一步增加，导致低血压、冠状动脉灌注减少和急性心室衰竭。如果增加 PVR 的措施不能减少肺血流，用止血带阻塞肺动脉的一个分支可以限制肺血流并恢复体循环灌注压，直到可以建立 CPB。患者常出现高输出量 CHF，因此应谨慎使用心肌抑制药。

修复后可能需要解决持续肺动脉高压和 RV 衰竭。应采取积极措施，使心肌功能正常化并降低 PVR。修复后血流动力学和氧合不良患者应考虑残留 VSD，残留 VSD 会增加两个心室的容量和压力负荷。动脉干瓣反流或狭窄可导致术后早期左心室功能衰竭。

3. 修复后麻醉注意事项

术后早期或晚期可能出现肺动脉导管阻塞和 RV 高压。晚期有进展为动脉干（体循环）瓣膜反流的可能，特别是婴幼儿后期修复的患者，残余肺动脉高压也有可能。

（十五）主动脉缩窄

1. 病理生理学

主动脉缩窄患者降主动脉变窄，位于动脉导管插入主动脉的位置附近（图 27-32）。主动脉缩窄有时与缩窄附近主动脉峡部发育不全有关，可能同时存在主动脉瓣、二尖瓣畸形、VSD。

降主动脉血流梗阻引起体循环灌注不足，可导致严重代谢性酸中毒。新生儿心脏对左心室后负荷增加的耐受性较差，左心室舒张末压升高可引起肺动脉高压。缩窄远端的体循环血流是经动脉导管由 RV 和肺动脉的 R-L 血流提供。可输注 PGE$_1$ 维持或重新开放动脉导管血流，同时降低 LV 后负荷。

轻度主动脉缩窄可以通过下半身侧支循环和增加 LV 肌群质量代偿。儿童晚期出现上肢高血压和左心室肥厚可能是缩窄的唯一表现。

2. 麻醉管理

新生儿、婴儿和儿童主动脉缩窄的最佳治疗是完全切除缩窄区域和周围导管组织，并进行端端吻合（图 27-32A）。也可施行锁骨下逆行修补，结扎并切断左锁骨下动脉，动脉近端部分用作皮瓣以扩大缩窄的面积。术后左臂脉搏将变弱或消失。现代外科手术已不再使用该技术。主动脉弓前移是一种有效的技术，将降主动脉与主动脉弓下侧吻合（图 27-32B）。也可采用后缩窄嵴切除涤纶补片主动脉成形术，但与端端吻合相比，该技术与晚期高血压和动脉瘤形成有关 [329]。

所有方法都需要在缩窄区域的上方和下方阻断主动脉 10～25min。在此期间可能发生酸中毒、高血压和脊髓缺血，截瘫是极为罕见但很严重的手术并发症。

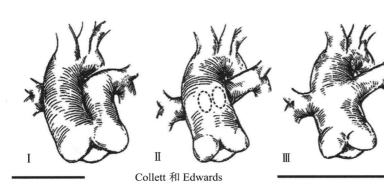

I   II   III

Collett 和 Edwards

◀ 图 27-31　永存动脉干的 Collett 和 Edwards 分类

Ⅰ型主肺动脉起源于动脉干（70% 的患者），Ⅱ型左肺动脉和右肺动脉分别起源于后干（30%），Ⅲ型左、右肺动脉起源于外侧干（＜1%）（经 Elsevier 许可转载，引自 Jacobs [363]）

上半身高血压可损害 LV 功能并降低心输出量,尤其是对下半身血供影响较大,因此必须治疗。如果头部动脉高压传导至脑脊液,升高 CSF 压力。升高的压力传递到缩窄水平下方的 CSF,降低脊髓净灌注压[330]。或者在主动脉阻断期间,因上半身高血压而过度使用血管扩张药,则由侧支供血的下半身体动脉压可能因血管扩张而降低。如发生这种情况,可能导致脊髓或肾缺血。术后腹痛和肠缺血的发生可能与肠系膜动脉血流不足有关。

这些并发症与近端主动脉压力或远端 CSF 压力的变化无关,而与远端灌注压,动脉侧支是否充分和阻断持续时间有关。监测下肢动脉压力可能有帮助,但阻断期间并不可行。阻断期间体温升高至 38℃ 和 40℃,与截瘫和短暂性肾衰竭发病率增加有关[331]。因此,一些医院主动脉阻断期间采用亚低温(32~34℃)作为预防措施。

主动脉开放及患者从麻醉状态苏醒时,可能会出现反弹性高血压。这种持续性高血压病因众多,收缩期 LV 顺应性降低及灌注动脉僵硬都与此有关[332]。普萘洛尔和水杨酸可能有助于治疗中度术后高血压,较严重者的最佳处理是术后前几小时使用硝普钠和艾司洛尔。

主动脉缩窄和主动脉弓重建术后主动脉弓的几何形态决定上半身血管的反应性、脉搏波流速和 LV 质量。相比低弓高宽比(城墙式和正常罗马式),弓高宽比(哥特式)较高时血管反应减弱、脉搏波速度增加、中心动脉僵硬和左心室质量增加有关[333, 334]。也有认为成功修复缩窄后,持续高血压的原因是压力感受器反射和肾素 – 血管紧张素 – 醛固酮系统异常。近有证据发现,新生儿缩窄修复前即已出现心血管反射异常[335-337]。

3. 修复后的麻醉注意事项

主动脉缩窄完全修复后,持续高血压和 LV 肥厚是 1/3 患者的麻醉管理难题[338]。如果用左锁骨下动脉进行修复,则左臂不能准确测量血压。缩窄再狭窄通常在介入心导管室进行球囊扩张术。

(十六)主动脉弓中断

1. 病理生理学

某些患者在主动脉沿着主动脉弓的一个或多个点完全中断(图 27-33)。绝大部分伴有 PDA 和 VSD。主动脉中断远端血流完全由动脉导管从 R-L 分流提供,而 L-R 血流则通过 VSD。通过 VSD 的 L-R 分流可能导致肺血流过多和呼吸功能不全。此外,也可能存在左心室流出道梗阻。导管闭合使下半身血液中断和导致代谢性酸中毒,需 PGE₁ 重新开放动脉导管。

2. 麻醉管理

新生儿主动脉弓中断修复包括修补 VSD 和直接吻合降主动脉与横弓下段。或者可以采取姑息性治疗,进行主动脉弓修复、肺动脉环缩,待患者生长后修补 VSD。有明显左心室流出道梗阻时可考虑采用 Ross-Konno 或 Yasui 等替代手术[339]。

PGE₁ 极大改善了术前复苏和围术期并发症,应持续输注 PGE₁ 直至 CPB 开始。中断远端长期灌注不良的残余影响可能加重术中和术后病程。CPB 后需要正性肌力药物支持相关的循环问题可能源于明显的残余 VSD、主动脉血流阻塞,或 VSD 闭合和主动脉

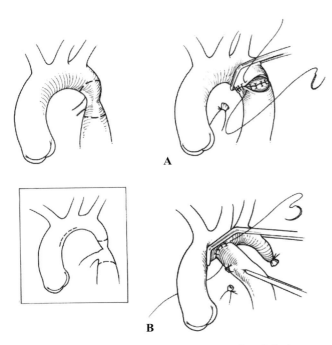

▲ 图 27-32　主动脉缩窄修复的 2 种手术方法

A. 缩窄切除伴端 – 端吻合;B. 端 – 侧或主动脉弓改进技术(经 Wolters Kluwer 许可转载,引自 Chang 等[364])

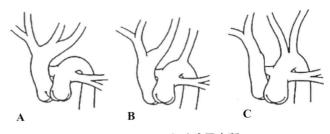

▲ 图 27-33　主动脉弓中断

A. A 型:左锁骨下动脉和动脉导管之间中断;B. B 型:左颈动脉和左锁骨下动脉之间中断;C. C 型:无名动脉和左颈动脉之间的主动脉弓近端中断(经 Wolters Kluwer 许可转载,引自 Chang 等[364])

瓣下狭窄引起。

后期问题与随患儿生长发生的降主动脉阻塞有关。这些与主动脉缩窄相似。主动脉瓣下狭窄也可能发生，并给手术缓解阻塞带来很大困难。

（十七）重度主动脉瓣狭窄

1. 病理生理学

重度主动脉瓣狭窄患者的主动脉瓣增厚且僵硬，且瓣膜连合有一定程度融合。患者瓣膜连合融合程度不同。新生儿瓣膜无定形，可能出现左心室心内膜纤维弹性增生和二尖瓣功能或解剖异常。

左心室流出道梗阻可致左心室衰竭、体循环灌注不良、低血压和肺充血，新生儿的耐受性较差。冠状动脉灌注压相对较低而心室内压较高，心肌灌注常处于临界状态。心脏手术操作可能引起发生心室颤动。重度主动脉瓣狭窄病例，若存在房间隔交通，体循环血流可部分由 RV 通过动脉导管 R-L 血流支持。输注 PGE_1 可增加体循环灌注，从而有助于稳定病情。

2. 麻醉管理

新生儿孤立性重度主动脉瓣狭窄可选用经皮球囊血管成形术和外科瓣膜切开术 [340]。无论哪种手术对心肌抑制和快速心率的耐受都很差。除颤仪应立即可用。术前复苏和 LV 功能优化为必需。梗阻未充分缓解和左心室衰竭持续存在，可能加重并延长病程。残余狭窄或血流动力学负担增加会进一步降低心肌功能。术中二尖瓣反流持续存在，瓣膜切开后可发生主动脉瓣反流。瓣膜切开后通常不会出现心肌缺血问题。如梗阻充分解除，减轻后负荷和正性肌力药物可改善术后常见的不良心肌功能，尤其是存在一定程度主动脉反流时。某些患者 LV 或二尖瓣相关的发育不良可能难以恢复，提示应实施左心发育不良的治疗方法。

（十八）左心发育不良综合征

1. 病理生理学

左心发育不全综合征（hypoplastic left heart syndrome，HLHS）是阻塞性左心病变最严重的形式，可导致单心室生理（图 27-34）。这是一种解剖性疾病。最严重和最常见的是主动脉瓣和二尖瓣闭锁或明显发育不全，并伴有严重 LA、LV 和升主动脉发育不良。1mm 或 2mm 的升主动脉在与动脉导管汇合之前分出冠状动脉循环和头颅血管，在那里主动脉变粗并为下半身供血。肺静脉回流至小的 LA，不能通过闭锁的二尖瓣，因而血流被导入 RA 和 RV，并在这里与体循环静脉回流血发生混合，所有血流随后被泵至肺动脉。然

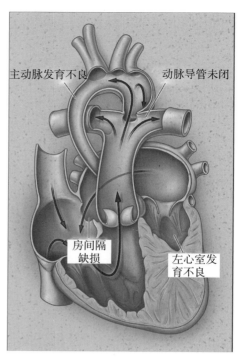

▲ 图 27-34 左心发育不全综合征（HLHS）

HLHS 有一个单独的体循环右心室。来自肺静脉的含氧血进入左心房，通过房间隔缺损进入右心房，与通过腔静脉回流的体循环静脉血混合。血液进入右心室从肺动脉泵出。部分血液从肺动脉流入肺，部分血液流经未闭动脉导管，通过降主动脉供应下半身，通过逆行血流供应上半身、大脑和冠状动脉。主动脉闭锁时主动脉瓣无前向血流，严重主动脉瓣狭窄时只有最低水平的前向血流（经 NEJM 许可转载，引自 Ohye 等 [344]）

后肺动脉通过 PDA 从右向左提供体循环血流。随着新生儿期 PDA 关闭，体循环血流量减少，所有心室输出量都被导向肺部。当 Q_s 接近零时，Q_p/Q_s 比值接近无穷大。出现一个矛盾现象，即高 PO_2（70~150mmHg）和严重代谢性酸中毒。用 PGE_1 重新开放动脉导管时体循环灌注重新恢复，酸中毒消失，PO_2 恢复到 40~60mmHg 范围，提示 Q_p/Q_s 比值介于 1~2。

如不治疗，HLHS 是一种致命疾病，选择分期姑息治疗、新生儿心脏移植还是舒适管理目前仍有争论 [341-343]。手术治疗结果因医院而异，主要取决于专业知识和经验，以及新生儿的临床情况和左心结构发育不全的程度 [344]。近年来的趋势仍倾向于实施 I 期姑息手术，即利用肺动脉瓣和肺动脉重建发育不良的主动脉，并通过体肺动脉分流术或 RV-PA 管道建立肺血流（图 27-35）[344]。HLHS 的 I 期姑息治疗现已成为胸外科学会先天性心脏手术数据库中最常进行的新生儿手术，该数据库包含 115 个先天性心脏手术项目，主要在美国和加拿大，占 2013—2016 年新生儿手术

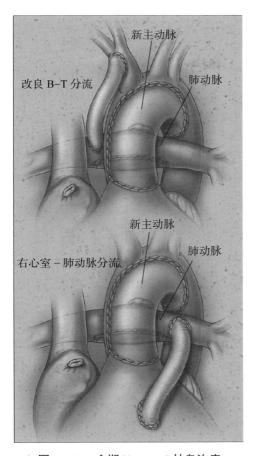

▲ 图 27-35　Ⅰ 期 Norwood 姑息治疗
A. 改良 Blalock-Taussig 分流术；B. 右心室 - 肺动脉分流术（经 NEJM 许可转载，引自 Ohye 等[344]）

的 11.2%。目前，大多数医院的术后即刻存活率超过 80%[345]。

2. 麻醉管理

术前充分 PGE$_1$ 复苏，纠正代谢性酸中毒和终末器官功能障碍对 HLHS 患者麻醉准备和管理至关重要。谨慎选用正性肌力药有助于恢复，优化心输出量和体循环器官血供。手术延迟将导致肺血管阻力在数天内逐渐降低，从而使肺血流量过多而导致体循环灌注不足。

目前姑息性治疗需三次手术，目的是在生命最初 2～3 年内重建主动脉弓和 Fontan 型单心室生理循环。重建的Ⅰ期（Norwood）手术在肺动脉分叉处将其横断，并吻合于（切开的）升主动脉，如此主动脉和肺动脉汇合作为新主动脉从单个 RV 发出，并采用同种移植材料延伸至其余自体主动脉。用 3.5mm 或 4mm 改良 B-T 分流或 5mm 或 6mm 无瓣 RV-PA 管道（Sano 分流术）建立肺血流。切除房间隔以确保肺静脉血流自由通过三尖瓣。除 HLHS 外，Norwood 手术还用于修复其他伴有体循环流出道梗阻或发育不全的复杂单心室缺损[346, 347]。

麻醉注意事项与单心室生理相同。术中、术后控制 PVR 和 SVR，以提供足够但不过量的肺血流和氧供，同时保持足够体循环和冠状动脉灌注。由于冠状动脉开口非常小并且非常接近缝合线，其危险性较大，因此，即使血流动力学的微小变化也可能损害心肌血流。心肌抑制药物的耐受性较差，心室衰竭和三尖瓣（体循环）反流不利于恢复。

作为肺血流来源，改良 B-T 分流和 RV-PA 管道的生理机制不同。B-T 分流在收缩期和舒张期将体动脉血输送到肺循环，RV-PA 管道是将 RV 血液输送到肺循环，然后进入体循环动脉（类似右心室双出口）。因此，限定心输出量和 Q$_p$/Q$_s$ 时，RV-PA 管道患者的脉压较窄，主动脉舒张压较高。RV-PA 管道分流术获得较高的舒张压，为脑、冠状动脉和内脏提供更好的灌注。RV-PA 管道需施行 RV 小切口。心室切开对体循环心室的远期功能影响尚不清楚。RV-PA 管道通常无瓣膜，会导致肺功能不全。该法所致 RV 容量负荷很小，并且相比 B-T 分流患者，Q$_p$/Q$_s$ 和容量负荷较低。

Norwood 姑息手术 CPB 后，PVR 短暂升高，如无 100% 氧过度通气、碱中毒和正性肌力药物支持体循环，B-T 分流术或 RV-PA 管道可能无法维持肺血流。PVR 通常在几分钟到几小时内下降，心肌功能恢复，肺血流量变得过多。这种情况下，用空气低通气和体循环血管扩张药并非总能有效逆转肺窃血。一些医院提倡更为激进的措施，如使用低氧气体混合或二氧化碳通气，但由于缺乏疗效和损害内脏血流分布，这些年已基本弃用[348-350]。

HLHS 患者Ⅰ期镶嵌手术可替代Ⅰ期 Norwood 手术。手术过程（图 27-36）包括动脉导管内置入裸金属支架、双侧肺动脉环缩和房间隔扩张 / 支架置入。新生儿期镶嵌手术无须体外循环也无须 DHCA 或 ACP。手术须在无菌、具备双向心血管造影心导管基础设施的手术室进行。经筛选的患者是否应该实施镶嵌手术，以及其是否为 Norwood 手术的整体低风险替代方案仍有待确定[351, 352]。除非肺静脉血输送到 RV 出现梗阻和早期发现肺静脉高压，房间隔球囊造口术一般在出院前进行。随后 3—6 月龄实施的 2 期手术（双向 Glenn 分流、Stansel 吻合、主动脉弓重建和确定性房间隔切除术）中，患儿将不得不面临Ⅰ期手术可能幸运避免的 CPB 和 DHCA 或 ACP 相关的生理负担。

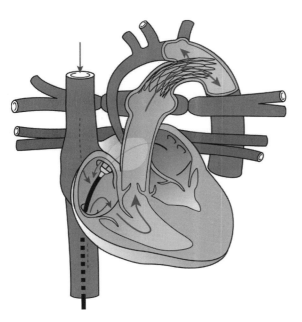

▲ 图 27-36 新生儿左心发育不全综合征的镶嵌姑息治疗，注意动脉导管内的支架和双侧肺动脉环缩

要点：特定病变和手术

- 过去数十年一直强调尽可能在婴儿早期完全修复先天性心脏缺陷，这极大地改变了先天性心脏缺陷手术人群。
- 新生儿大动脉转位动脉调转术和左心发育不全综合征 I 期姑息术占新生儿先天性心脏手术的 20% 左右。
- 单心室患者几乎占先天性心脏手术患者的 20%，几乎所有这些患者都将经历三期修复：新生儿期手术、3—6 月龄时的双向腔静脉肺动脉连接和 2—4 岁时完成 Fontan 手术。
- 曾采用老旧术式进行手术的大龄儿童、青少年和成人 CHD 患者，越来越多地接受后续手术以修正或修复残余缺陷。

病例分析

足月产 3 月龄男婴，体重 4.0kg，因患有二尖瓣和主动脉闭锁的 HLHS，于出生第 3 天行 I 期姑息手术治疗。当前需行经皮内镜胃造口置管术。父母要求麻醉期间同时施行包皮环切术。患者经口喂养耐受性差，体重增加和身高增长缓慢（身高和体重位于第 25 百分位），胃食管反流需药物治疗。口服药物为：阿司匹林每天 1 次，每次 0.5 片；呋塞米每天 3 次，每次 8mg；地高辛每天 2 次，每次 0.02mg；卡托普利每天 3 次，每次 1mg；雷尼替丁每天 2 次，每次 8mg。

1 周前超声心动图显示 Damus-Kaye-Stansel（DKS）吻合口未闭，非限制性房间隔，改良 Blalock-Taussig 分流通畅，峡部和降主动脉交界处主动脉狭窄，多普勒血流峰值压差 30mmHg，腹主动脉无持续血流迹象。有轻至中度三尖瓣反流和轻至中度 RV 功能不全。

左臂血压 70/30mmHg，窦性心律，心率 165 次 / 分，吸入室内空气时 SaO_2 为 75%。胸部 X 线显示心影增大，肺纹理增多。

问题

如何评价该患者的心血管状况？三尖瓣反流和 RV 功能不全在残余主动脉弓梗阻中的意义何在？三尖瓣反流（tricuspid regurgitation，TR）的可能机制是什么？肺纹理增多是由于心室功能不全，高 Q_p/Q_s，还是两者兼有？

更好地治疗患者的心力衰竭，是否必须胃造口置管？

本次手术前，患儿是否应该在心导管室扩张主动脉弓？是否考虑为患儿早期实施双向 Glenn 手术以降低 RV 容

量负荷和改善 TR？

你会让父母早上喂药吗？如果喂的话，应该喂什么药？患儿适合手术日上午入院还是应在术前一晚入院？术后需要去重症监护室吗？

你会给予何种术前药？你将如何进行麻醉诱导和维持？需要哪些监测？

麻醉诱导顺利，麻醉维持采用瑞芬太尼 0.5μg/(kg·min)，吸入 0.7% 异氟烷 +100%O_2。在内镜检查中，V_5 导联显示 ST 段压低。血压 60/25mmHg，心率 170 次 / 分，呼气末二氧化碳 35mmHg，血氧饱和度 75%。

问题

你将如何调整呼吸机（频率、潮气量、PEEP、FiO_2）？

是否需要输液？是否应该使用正性肌力药物支持？使用哪种正性肌力药？

如何评估体循环供氧是否充足？

心肌缺血的机制是什么？

一旦血流动力学稳定，缺血消失，手术应该继续吗？

讨论

单心室生理患者的主要治疗目标是优化体循环氧供和灌注压，防止终末器官（心肌、肾、肝、内脏）功能障碍和衰竭。该目标主要通过平衡体循环和肺循环实现。之所以使用"平衡循环"一词，是因为实验和临床研究都证明当 Q_p/Q_s 等于或略低于 1 : 1 时，如维持单心室输出量恒定可获得最大体循环氧供（= 体循环氧含量 × 体循环血流量）。这种关

系如图 27-37 至图 27-41 所示。Q_p/Q_s 增加超过 1：1 时，体循环氧供逐渐减少，因为随之出现的体循环氧含量增加被体循环血流量逐渐减少所抵消（图 27-37）。Q_p/Q_s 低于 1：1 时，体循环供氧急剧下降，因为随之出现体循环血流量增加被体循环氧含量急剧下降所抵消。

临床很难测量 Q_p/Q_s，脉搏血氧饱和度常用作评估平衡循环的替代方法。动脉饱和度 75%～80% 表明循环平衡（图 27-38）。但应注意，仅当肺静脉饱和度 95%～100%，混合静脉饱和度 55%～60% 时（图 27-39），动脉饱和度为 75%～80% 才表明 Q_p/Q_s 在 1：1 或接近 1：1。实际上，基于这些假设，用于单心室生理患者计算 Q_p/Q_s 的公式（$SaO_2-SsvcO_2$）/（$SpvO_2-SaO_2$）可简化为 25/（95-SaO_2）。该简化方程假定 $SpvO_2$ 为 95%，房室氧饱和度差为 25%。这个简化方程要求 FiO_2 等于或接近 21%，以忽略肺静脉血

溶解的 O_2 含量，并使用 95% 的 $SpvO_2$。然而，根据肺和体循环静脉饱和度，在 Q_p/Q_s 极值处可能存在 75%～80% 的动脉饱和度（图 27-40）。具体而言，在 Q_p/Q_s 较高的情况下，当动脉饱和度达到 75%～80% 时，仍可能存在体循环氧供不足（体循环静脉低氧饱和度、房室 O_2 差异大、代谢性酸中毒）。此外，临床未能识别的肺静脉缺氧（$SpvO_2 < 90\%$）进一步混淆了基于 SaO_2 的 Q_p/Q_s 评估。

单心室生理的数学模型提示，体循环氧供是心输出量、肺静脉氧含量、体循环氧耗和 Q_p/Q_s 的复杂函数。事实上，SaO_2 与 Q_p/Q_s 的相关性很差，测量 $SpvO_2$ 和 $SsvcO_2$ 可极大改善 Q_p/Q_s 预估。回归分析表明，SaO_2 占 Q_p/Q_s 估计误差的 8%，而 $SsvcO_2$ 和 $SpvO_2$ 分别占 48% 和 44%。这些数字说明了 CO[体循环血流量 450ml/（min·kg）vs. 300ml/（min·kg）]对 O_2 供、SvO_2、SaO_2 和 $Sa-vO_2$ 的影响，因为 Q_p/Q_s 随

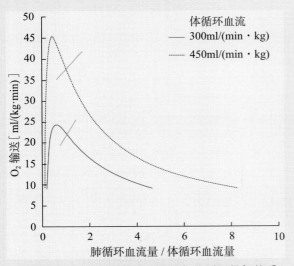

▲ 图 27-37　肺 / 体循环血流比与体循环供氧关系

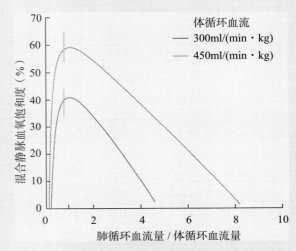

▲ 图 27-39　肺 / 体循环血流比与混合静脉血氧饱和度的关系

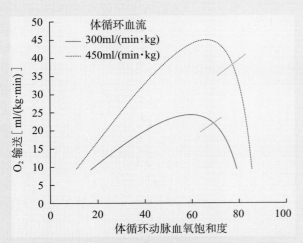

▲ 图 27-38　体循环动脉血氧饱和度与体循环氧输送的关系

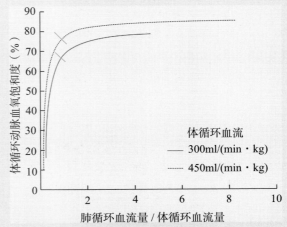

▲ 图 27-40　肺 / 体循环血流比与体循环动脉血氧饱和度的关系

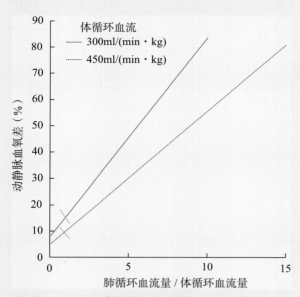

▲ 图 27-41 肺 / 体循环血流比与动静脉血氧差的关系

$SpvO_2$=95% 和 O_2 耗量 =9ml/（min·kg）而变化。很明显，尽管 SaO_2 在较宽的 Q_p/Q_s 范围内仍然令人满意，但在 Q_p/Q_s 接近 1.0 的狭窄范围外，O_2 供和 $SsvcO_2$ 急剧下降。当 SaO_2 达到 80% 时，氧供急剧下降。此外，$Sa-vO_2$ 随 Q_p/Q_s 的增加呈线性增加。产生 $SsvcO_2$ < 30% 的任何变量组合都可能导致无氧代谢形成。显然，较高的 CO 可以在更宽的 Q_p/Q_s 范围内维持令人满意的氧供和 $SsvcO_2$。

如何控制 SVR 和 PVR 平衡最为有效，目前仍有争论。提高 PVR 的方法包括吸入 N_2 以减少肺泡 O_2，肺泡低通气获得轻度高碳酸血症和轻度酸中毒的 pH，或吸入 CO_2 以达到轻度高碳酸血症和轻度酸中毒的 pH，同时维持分钟通气正常。

CHD 患者发生心内膜下缺血的风险比正常人高。某些先天性病变中冠状动脉循环异常易导致心肌缺血，但在很多其他情况下，缺血则是继发于心肌供氧 / 需求不平衡的正常冠状动脉。

心内膜下灌注主要决定于冠状动脉灌注压，即平均主动脉舒张压减去心室舒张末压。此外，可用于灌注的时间（主要是舒张期）至关重要。因此，心率、舒张压和心室舒张末压之间的关系将决定是否发生心内膜下缺血。

通常，新生儿和婴儿较低的主动脉舒张压在单心室生理病变会进一步受损，因为这些病变促使舒张期主动脉血流入低阻力肺循环。

心室舒张末压升高时，心内膜下压力升高且心内膜下灌注受损。心室舒张末压升高源于心室容量超负荷，而单心室病变、高 Q_p/Q_s 病变以反流性房室瓣和半月瓣病变常伴容量超负荷。

舒张期时间随心率增加呈几何级数递减，而收缩时间保持相对恒定。其直接后果是随心率增加，冠状动脉舒张期灌注时间呈几何级数下降。因此，较高心率下需要更高的舒张压以维持心内膜下灌注。可以推测，如心率较慢，则低舒张压下更可能维持心内膜下灌注。罹患 HLHS 和主动脉舒张压 25mmHg 的婴儿，可良好耐受 130～140 次 / 分的心率而无心内膜下缺血征象，但相同舒张压下，不可能耐受 170～180 次 / 分的心率。

第 28 章　先天性心脏病非心脏手术的麻醉

Anesthesia for Non-cardiac Surgery in Patients with Congenital Heart Disease

Erin A. Gottlieb　**著**

王妮莎　**译**　杨丽芳　**校**

一、概述

美国成活新生儿先天性心脏病的发病率为 8/1000，据估计，美国每年至少有 40 000 名婴儿受到先天性心脏病的影响[1]。有大约 25% 患有先天性心脏病的新生儿还合并有其他重要器官的畸形[2]。先天性心脏病患者麻醉并发症的发生率和死亡率都相对有所增加。对高危心脏病变的意识、对先天性心脏病变的解剖和生理异常的透彻理解及制订详细的围术期管理计划的能力，对取得最佳的麻醉结果至关重要。

本章介绍了与围术期最高并发症的发病率和死亡率相关的高危心脏病变的麻醉 / 围术期管理，以及先天性心脏病非心脏手术的麻醉管理。特殊检查及术前评估，包括内镜检查、与耳鼻喉相关的气道评估和需要麻醉或镇静的影像学检查。本章节围绕先天性心脏病这一复杂人群相关的问题展开讨论，包括风险分层、麻醉管理、手术地点等问题及目前对细菌性心内膜炎预防的建议也进行了梳理回顾。

二、先天性心脏病与围术期风险

先天性心脏病患者接受需要麻醉的手术，其围术期并发症的发生率和死亡率的风险都有所增加。根据美国儿科围术期心搏骤停（pediatric perioperative cardiac arrest，POCA）登记数据库的数据，34% 与麻醉相关的心搏骤停发生在心脏病患者身上。此外，心脏病患者围术期小儿心搏骤停的死亡率比非心脏病患儿要高（33% vs. 23%）[3]。所有进行麻醉的地点，包括心脏手术室、心内导管室、普通手术室和门诊手术室放射科，先天性心脏病患儿都存在麻醉的风险[4-7]。

公布的数据表明，某些类型的心脏病进行非心脏手术时也具有较高的围术期并发症的发生率和死亡率。对这些患者的辨识和术前周密的麻醉管理计划对降低麻醉风险至关重要。某些心脏病病变具有比较高的风险，如单一功能性心室、左向右分流病变、左心室流出道梗阻、心肌病和肺动脉高压（表 28-1）[3, 8, 9]，围术期心搏骤停后的死亡率也与心脏病类型相关，其中主动脉瓣狭窄（62%）和心肌病（50%）患者的死亡率最高[3]。

在接受非心脏手术的心脏病患者中，低龄也是围术期并发症的发生率和死亡率的危险因素。POCA 注册数据表明，2 岁以下儿童的风险更高[3]。Baum 等报道说，患有心脏病的新生儿和婴儿在接受非心脏手术时死亡率增加了 2 倍[4]。

随着对围术期并发症的发生率和死亡率风险较高的患者群体更好的定义，正在开发的风险分层评分和策略系统用来预估接受非心脏手术的心脏病儿童的麻醉风险。风险分层的目的是帮助确定患者应该在什么地方接受手术，需要什么样合适训练和经验的麻醉医师，术后看护的地点，以及麻醉和手术的风险是否大于益处[10-13]。

值得注意的是，患有先天性心脏病的成年人数量急剧增加。据估计，2000 年美国有 80 万成人患有先天性心脏病[1]。在接受非心脏手术时，患有先天性心脏病的成年人也有较高的围术期并发症的发生率和死亡率，为这一患者群体提供优化治疗，确定最佳治疗地点和手术团队往往是一项挑战。患有先天性心脏病的成年人可能在成人医院接受治疗，这些麻醉医师往往缺乏先天性心脏病专业知识和经验。或者，这些成年患者可以在儿科医院接受治疗，这些医院的医师有先天性心脏病方面的专业知识，但往往缺乏成年医学

本章译者、校者来自西安交通大学附属儿童医院。

表 28-1　麻醉导致最大死亡率和并发症发生率的心脏病类型

心脏病类型	病理生理因素	麻醉目标	麻醉时心搏骤停的风险	参考文献
持续肺动脉高压	浅麻醉引起儿茶酚胺释放、高碳酸血症、低氧血症、酸中毒，或全身低血压会导致肺动脉压升高、右心室衰竭、低心排血量和低氧血症	维持氧合、通气、冠状动脉灌注压和足够的麻醉深度，并使用包括一氧化氮在内的肺血管扩张药	重度肺动脉高压患者在麻醉时心搏骤停风险为 1.1%～5.7%	[9]
左心室流出道梗阻：主动脉瓣、瓣下或瓣上主动脉狭窄（如威廉姆斯综合征）	心动过速、低血容量、体循环低血压、过度心肌抑制或过高心肌收缩力会降低每搏输出量，导致冠状动脉缺血和低心输出量	保持心室充盈，全身血管阻力，正常心率或稍缓慢心率及正常心肌收缩力	占所有 POCA 注册的心搏骤停的 16%	[2]
婴儿单功能心室和体肺动脉分流	体循环和肺循环均由单功能心室排出；肺 – 全身血管阻力比决定体循环心输出量	避免高氧血症 / 过度通气，保持心室功能	占所有 POCA 注册的心搏骤停的 19%	[2]
扩张型心肌病	心室容积增加，射血分数 5%～25%，心输出量依靠接近正常的每搏输出量和心动过速来维持，对降低全身血管阻力、心肌收缩力和前负荷的储备非常有限	避免心肌收缩力下降，保持前负荷和全身血管阻力	占所有 POCA 注册的心搏骤停的 13%；1.7% 的麻醉患者伴有扩张型心肌病	[2, 13]

POCA. 小儿围术期心搏骤停

经 Wolters Kluwer 许可转载，引自 Gottlieb 和 Andropoulos[37]

专家的协助 [14-17]。理想情况是，这些患者应该在一家成人医院，由一个有成人先天性心脏病医疗知识的医疗团队来治疗。

> **要点：先天性心脏病与围术期风险**
> - 对高风险患者的辨识是降低并发症发生率和死亡率的关键，它使得患者在正确的地方用正确的资源进行治疗。
> - 心搏骤停相关的心脏病变包括左向右分流、左心室流出道阻塞、单心室和心肌病。
> - 肺动脉高压也与围术期并发症的发生率和死亡率相关，特别是系统性和持续性肺动脉高压。

三、高危病变

（一）左向右分流

左向右分流病变可发生在心房水平、心室水平和大动脉水平（图 28-1）。尽管有报道称左向右分流病变的患者围术期心搏骤停的比例最高，但他们在围术期心搏骤停后的死亡率却最低 [3]。肺血流量与全身流量之比（$Q_p : Q_s$）常被用来界定左向右分流的大小。$Q_p : Q_s$ 高的患者被称为"过度循环"，表明他们的肺血流量过高。

对于任何存在左向右分流的患者，都应避免气泡进入血液循环。气泡可以穿过全身循环进入冠状动脉引起缺血，或者进入大脑引起脑梗死。

房间隔缺损对血流动力学影响较小，患者可以耐受多年。分流的程度取决于右心房和左心房的压力差。右心血流增加多年以后会导致肺动脉高压，因此患者通常超过 40 岁时才会发生肺动脉高压。

室间隔缺损（VSD）的临床意义因缺损大小而异。缺损小、压力受限的室间隔缺损对血流动力学影响不显著。大的或多个室间隔缺损，心室间血液分流量大，对血流动力学影响较大。这些室间隔缺损出现在早期，与肺血流量过大引起的充血性心力衰竭有关。这些患者常常"生长发育不良"，由于心脏总输出量增加和肺过度循环所致的呼吸做功增加引起的高能量消耗，最终会导致患儿生长缓慢。这些婴儿体重低，喂奶过程中会出现多汗和疲劳。在修复 VSD 之前，通常使用利尿药对其进行治疗。当这些患者进行非心脏手术时，认识到肺过度循环的程度是很重要的，并采取干预措施来控制肺血流量。为了限制肺过度循环患者的 $Q_p : Q_s$，应增加肺血管阻力，使用低吸入氧浓度和避免过度通气。对于许多患者来说，维持低 $FiO_2 < 0.30$ 和 40～45mmHg 的呼气末二氧化碳就足够了。

大动脉水平的左向右分流包括动脉干、主动脉肺动脉窗和动脉导管未闭。动脉干和主肺动脉窗的患者通常在新生儿早期因严重的肺过度循环而进行手术修

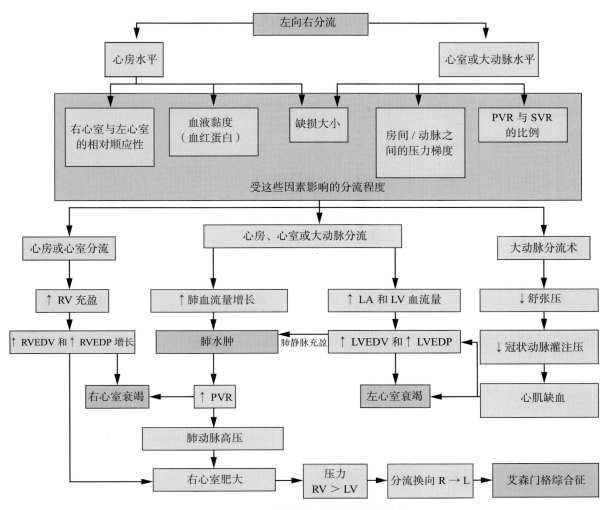

▲ 图 28-1　左向右分流病变的病理生理

流程图描述了在心房、心室和大动脉水平影响左向右分流的因素及由这些分流产生的病理生理。大分流会导致左心室衰竭、右心室衰竭和肺水肿。肺血流量和肺动脉压力增加会导致肺动脉高压，最终导致艾森门格综合征。这些最终的共同结果以粗体突出显示。详细讨论见正文。LA. 左心房；LVEDP. 左心室舒张末压；LVEDV. 左心室舒张末期容积；PVR. 肺血管阻力；RVEDP. 右心室舒张末压；RVEDV. 右心室舒张末期容积；SVR. 全身血管阻力

复，但在心脏修复前可能需要进行非心脏手术。这些患者的 $Q_p : Q_s$ 需要精心管理。肺血流管理不好可导致全身低灌注、冠状动脉缺血和心搏骤停。应注意增加肺血管阻力和减少 $Q_p : Q_s$，避免高 FiO_2 和过度通气。如果 PVR 维持良好，但舒张性低血压持续存在，可以使用加压素或去氧肾上腺素增加舒张性血压，避免冠状动脉缺血。此外，通过将红细胞比容增加到40%～45%，增加血液黏稠度也可降低肺血流量因而改善病理生理。虽然在大多数非心脏手术中，临时肺动脉束带的放置并不是第一选择，但它也可限制肺血流，因而机械地改善血流动力学。

要点：左向右分流

- 从左到右的分流病变可能位于心房、心室或大动脉水平。
- 大动脉水平的左向右分流病变患者有发生舒张性低血压和心肌缺血的危险。
- 增加肺血管阻力的方法包括使用低 FiO_2 和低通气量，使 $PaCO_2$ 达到 40～50mmHg。

（二）左心室流出道梗阻

有许多与左心室流出道阻塞（left ventricular outflow tract obstruction，LVOTO）相关的病理状态、病变和综合征。其特征是主动脉瓣下、主动脉瓣或主

动脉瓣上水平的梗阻。在某些情况下，如 Shone 复合畸形，左心室流出道阻塞发生在多个层面。根据 POCA 的数据，心脏病患儿围术期心搏骤停的 16% 发生在左心室梗阻性病变患儿身上[3]。不幸的是，这种诊断的患者是公认的难以复苏。主动脉瓣狭窄患者围术期心搏骤停的死亡率为 62%。LVOTO 患者心脏停搏的主要原因是心肌供氧 – 需氧失衡引起的心肌缺血。因此，在已知的这些损伤患者复苏困难的情况下，最好的方法是避免心搏骤停，并预先制订好骤停发生时的复苏计划。

主动脉瓣下狭窄可以是一个孤立的病变，也可以作为多节段 LVOTO 的一部分或与另一个病变并存，如完全性房室管（atrioventricular，AV）共存。肥厚型梗阻性心肌病（hypertrophic obstructive cardiomyopathy，HOCM）中肥厚的室间隔可引起动态的 LVOTO。主动脉瓣狭窄发生在瓣膜水平，根据瓣膜压力梯度可分为轻度、中度、重度或极重度。

与弹性蛋白动脉病相关的主动脉瓣上狭窄（supravalvar aortic stenosis，SVAS）可表现为 Williams 综合征、家族性和非症状性综合征或散发性病例。所有的变化都可能与围术期的猝死和心搏骤停有关。威廉姆斯综合征患者有着独特的外表和个性，并且有音乐天赋。弹性蛋白动脉病变的心脏表现包括 SVAS、周围性肺动脉狭窄和冠状动脉异常。有多个病例报道指出，SVAS 患者的心搏骤停与麻醉相关[18-20]，每个小儿麻醉医师都必须了解该疾病的病理生理特点和心搏骤停的原因。麻醉和手术的影响很容易破坏心肌氧供需之间脆弱的平衡[21]。由于冠状动脉异常和弹性蛋白减少导致的主动脉弹性降低，许多 SVAS 患者的心肌供氧已经处于发病的边缘状态。与麻醉药物（如丙泊酚和吸入性麻醉药）相关的全身血管阻力的降低，降低了冠状动脉灌注压，而冠状动脉灌注压是维持高危心室供氧所必需的，这些高危心室一般都有心室肥厚、舒张末压高、心肌需氧量高的特征。值得注意的是，诸如失血等手术因素也会破坏这种脆弱的平衡。与手术相关的血流动力学效应可导致心搏骤停。例如，有报道指出与计算机断层成像相关的对比剂过敏反应可引起威廉姆斯综合征患者心搏骤停（和死亡）[22]。与腹腔镜手术相关的血流动力学效应也被认为是导致这些患者心搏骤停的原因。与气腹释放相关的后负荷和前负荷的减少可导致 SVAS 患者的心肌缺血和停搏[23]。应考虑采取措施减少血流动力学改变的影响，如故意缓慢释放气腹。对后负荷和前负荷相关变化的

预测和准备可以预防这些患者的发病。

Matissoff 等开发了一个风险评估工具来指导 Williams 综合征患者的围术期治疗（表 28-2）[24]，Collins 等提供了一个非常全面的减少围术期风险的回顾和策略[25]。这些建议可能适用于所有弹性蛋白动脉病变和主动脉瓣上狭窄的患者。

心搏骤停的预防非常重要，因为如果发生心搏骤停，是很难复苏成功的。值得注意的是，体外膜肺氧合技术的应用，降低了 LVOTO 患者围术期心搏骤停相关的死亡率。因此，有人建议，对有明显左心室流出道阻塞的患者，应在能够快速提供插管和 ECMO 的机构进行麻醉和镇静[26]。

要点：左心室流出道梗阻
- LVOTO 患者不应该在诊断室或门诊手术中心进行麻醉及手术。
- 应避免术前长时间禁食，因为这可能导致诱导不稳定；术前如果患者不能服用透明液体，则先应开始静脉输液再诱导。
- 诱导的目标包括维持 SVR 和避免心动过速。
- 心脏停搏后 LVOTO 患者复苏困难。

表 28-2　Williams 综合征风险分类

低风险	中等风险	高风险
心电图正常	肺动脉分支轻度狭窄	重度 SVAS（> 40mmHg）
超声心动图正常	高血压	与缺血相一致的症状或心电图征象
最小心外畸形	<ul><li>轻度至中度 SVAS（< 40mmHg）</li><li>其他轻度心脏异常如室间隔缺损</li><li>已修复的 SVAS 或 SVPS</li><li>轻度左心室肥厚</li><li>轻度至中度 SVPS</li><li>严重的心外疾病，如困难气道或严重的胃食管反流病</li></ul>	<ul><li>冠状动脉疾病的影像学表现</li><li>严重左心室肥厚</li><li>双流出道疾病</li><li>心电图 QTc 延长</li></ul>

SVAS. 主动脉瓣上狭窄；SVPS. 瓣膜上肺动脉狭窄
经 John Wiley and Sons 许可转载，引自 Matissoff 等[24]

（三）单心室病变

单心室（single ventricle，SV）畸形患者是另一组患有心脏病的患儿，他们在接受非心脏手术时，并发

症的发生率和死亡率都会增加。根据 POCA 登记的数据，单心室占先天性心脏病围术期心搏骤停的 19%[3]。很明显，单心室姑息阶段是一个重要的考虑因素。在 24 例发生心搏骤停的单心室患者中，17 例尚未进行第二阶段单心室姑息手术（双向 Glenn 手术或上腔静脉肺动脉吻合术）。两名患者接受了 Glenn 手术，五名患者接受了第三期手术(Fontan 手术或全腔静脉吻合术）。Christensen 等报道了接受非心脏手术的左心发育不全综合征（包括所有阶段）患者中 15% 的不良事件发生率。值得注意的是，在上腔静脉肺动脉吻合术前（pre-superior cavopulmonary anastomosis, pre-SCPA） 有 40% 的患者存在不稳定的情形。在对接受非心脏手术的 pre-SCPA 单心室患者的回顾性研究中，Brown 等报道了 11.8% 的主要不良事件发生率[28]。为了降低围术期的风险，为单心室病变患者提供麻醉的麻醉医师应该对姑息的各个阶段有透彻的了解，有能力计划适当的麻醉方案，有能力快速评估和治疗血流动力学不稳定。这些患者可能需要在任何阶段进行非心脏手术，从刚出生到 Fontan 手术后，或两者之间的任何时间。

1. 外科手术 / 介入手术前

单心室病变包括三尖瓣闭锁、肺动脉闭锁、左心室双入口、房室管畸形、左心发育不良综合征（hypoplastic left heart syndrome, HLHS）和右心室双出口。出生后，应确定体循环和肺循环血流的来源。像 HLHS 这样的主动脉阻塞性病变可能需要前列腺素 E_1（prostaglandin E_1, PGE_1）来保持动脉导管通畅，以维持体循环的血流。其他如肺动脉闭锁也需要 PGE_1 来维持动脉导管开放，从而保证肺循环的血流。其他病变的体肺循环血流可能不受限制[29]。

单心室病变患者在治疗心脏病之前需要在全身麻醉下进行非心脏手术，其并发症的发生率和死亡率都很高。这类非心脏手术通常包括气管食管瘘 / 食管闭锁（tracheo-esophageal fistula/esophageal atresia, TEF/EA）、先天性膈疝、肛门闭锁、肠闭锁、脊髓脊膜膨出修补术、结肠造口术、坏死性小肠结肠炎剖腹探查术等。尽管已经报道了良好的预后[30, 31]，但也有许多关于患者不能存活到心脏修复的不良结果的报道[32-35]。在接受 TEF/EA 修复的先天性心脏病患者中，PDA 依赖型先天性心脏病患者的死亡率为 57%，而非 PDA 依赖型先天性心脏病患者的死亡率只有 10%。值得注意的是，所有没有先天性心脏病的 TEF/EA 患者都存活了下来[32]。在患有先天性膈疝的单心室患者中，仅有 16% 的患者存活出院，只有 5% 患者的心脏病得到

了治疗[33]。

单心室患者的非心脏手术需要提前制订麻醉方案并预测术中不稳定情形。因为这是一组广泛不同的病变，所以了解心脏解剖是非常必要的。对于 PDA 依赖型先天性心脏病患者，术中必须持续输注 PGE_1。对于大多数手术，尽管已有局部麻醉的报道[35]，但大多数手术仍需要全身麻醉。这些患者中许多人肺循环血流量过高（高 Q_p：Q_s），气管插管和控制通气也会加重这种情况。大多数单心室患者的合理氧合目标是脉搏血氧饱和度为 85%。为避免肺循环过度，应通过尽可能降低 FiO_2 来增加肺循环阻力，同时允许呼气末二氧化碳增加到 40～45mmHg。这个方法将减少肺血流量和增加体循环血流量。尽管采取了这些措施，但周围血氧饱和度（peripheral oxygen saturation, SpO_2）仍在 90% 的中值范围内，全身血压也很低，这种情况并不少见。在 PDA 依赖型患者中，舒张压可能由于舒张期的迅速分流而极低。低血压，特别是舒张性低血压，可导致心肌缺血。近红外光谱分析脑和躯体血氧饱和度（nearinfrared spectroscopy, NIRS）、动脉插管监测动脉压、心电图 ST 段监测都有重要意义。如果采用降低吸入氧气的浓度和降低通气的方法来增加 PVR 以后，血压和 NIRS 仍然很低，则可以采取其他措施。使红细胞比容在 40%～45% 可以增加携氧能力和血液黏度，从而减少左向右分流。此外，输注血管加压素 [0.01～0.02μg/(kg·h)]、肾上腺素 [0.02～0.04μg/(kg·min)] 或氯化钙 [10mg/(kg·h)] 会增加体循环血压。应多次评估动脉血气和乳酸水平，以管理氧合、通气和全身灌注。术后患者进入重症监护病房进行管理是必要的，而保守的术后通气方法，即不在手术室拔出气管插管，通常是谨慎的。

2. 第一次姑息手术后

其中许多患者在新生儿期需要心脏介入治疗。HLHS 患者采用一期手术姑息（Norwood 手术），包括 Blalock-Taussig 分流术（体动脉 - 肺动脉）、Sano 分流术（右心室 - 肺动脉导管）或混合手术治疗，包括 PDA 支架、双侧肺动脉带和房间隔支架（图 28-2）[36]。PDA 依赖型肺血流（如肺动脉闭锁）的患者需要一个稳定的肺血流来源，可以是外科的体肺动脉分流术（如改良的 B-T 分流术或中央肺动脉分流术），也可以在心内导管室经皮放置 PDA 支架。PDA 支架、中央分流术或 B-T 分流术的患者可能出现舒张期血流进入肺循环，从而导致冠状动脉灌注不足。因此，生理状态很脆弱且很容易受到干扰。其他肺血流不受限的患者

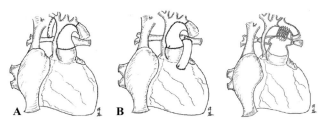

▲ 图 28-2　Norwood 手术后左心发育不良综合征

A. 标准 Norwood 手术示范，右改良 Blalock-Taussig 分流术从右锁骨下动脉至右肺动脉；B. 经修改的 Norwood 手术的图示，在该手术中放置一条右心室至肺动脉的导管（所谓的 "Sano"）以提供肺血流；C. 混合 Norwood 的表示，其中肺血流由双侧束带控制，动脉导管被放置支架以提供畅通的体循环血流（经 John Wiley and Sons 许可转载，引自 Petit [36]）

可能需要在手术室放置肺动脉限流束带，以帮助减少肺血流，直到第二阶段手术 [29, 37]。

使用分流术或 PDA 支架的患者生理状态易受影响，在上腔静脉肺动脉吻合术前可能需要进行非心脏手术或影像学检查。许多人同意这类患者的择期手术应该推迟到 SCPA 手术之后，这时患儿的生理循环也更加稳定 [27, 29, 37, 38]，否则术中分流消失 / 导管闭塞都会是危险因素 [39]。这些患者围术期并发症包括血流动力学不稳定和心搏骤停 [27-29, 37, 40-43]。

风险评估和术前准备，可降低血流动力学不稳定、冠状动脉窃血和（或）急性分流或 PDA 支架闭塞患者的风险。术前准备包括鼓励患者在术前 2h 饮用清亮液体或在手术前一天晚上入院，使患者有一个可控的有静脉补液的禁食阶段 [5, 37]。术前使用血管紧张素转换酶抑制药与麻醉诱导时低血压有关，一些机构在术前 24h 停用这些药物 [28, 41]。这些非心脏手术患者成功的管理策略包括维持红细胞比容在 40%～45%，有创动脉血压监测，通过减少分钟通气量增加 PVR，并允许 $PaCO_2$ 增加，使用最小的 FiO_2 维持基础氧饱和度，监测动脉血气，监测近红外光谱 NIRS，使用低充气压力（8～12mmHg）进行腹腔镜手术，术后机械通气，并在 ICU 复苏患者 [29, 40, 44, 45]。如果出现肺血流量过大和舒张性低血压可能导致心肌缺血，则应准备输注血管加压素、肾上腺素和钙 [29, 40]。

急性分流或动脉导管未闭支架阻塞的后果是灾难性的，可发生在非心脏手术和成像过程中 [46]。部分或完全闭塞的症状包括尽管提高了吸入氧浓度，但低氧血症恶化，扩张血管内血容量，体循环血压升高。呼气末二氧化碳水平也可能急剧下降。随后可能发生心搏骤停，应立即开始复苏。应听诊肺部，排除右主干

支气管插管或其他导致通气减少的原因，并立即进行心脏听诊，判断是否出现分流或动脉导管未闭支架阻塞。同时，应对分流或动脉导管未闭支架进行快速超声评估，召集心脏介入医师考虑在心导管室进行血管成形术、支架置入或溶栓治疗，并要求外科医师考虑是否有可能进行分流手术或 ECMO [47-49]，可以给予 100U/kg 的肝素静脉注射，也可以考虑全身性溶栓治疗 [50]。分流阻塞的易感因素包括术前脱水、红细胞比容升高和低血压 [39, 48]。

与 B-T 分流术相比，右心室 - 肺动脉通道的 HLHS 患者更不容易发生血流动力学不稳定和分流闭塞，但麻醉前应做好与单心室患者相同的准备工作。有肺动脉束带的患者通常有固定的肺动脉血流，可能不会有过度循环。但是必须维持心室功能。外周血氧饱和度以 80%～90% 为宜 [37]。值得注意的是，ECMO 已被用于抢救接受非心脏手术的 CHD 婴儿心搏骤停或严重血流动力学不稳定的多个病例 [28, 42, 43, 46, 49, 50]。当姑息期新生儿发生心搏骤停时，应考虑早期激活 ECMO，即自主循环无法恢复的 5～10min 就应激活 ECMO。如果没有 ECMO，这些病例报道中的许多患者都会死亡。

3. 第二阶段姑息术后

单心室病变的下一个姑息阶段是建立双向 Glenn 分流术或 SCPA（图 28-3）[36]。介入治疗后，肺血流由上腔静脉供应。与 PDA 支架、B-T 分流术、中心分流术或右心室 - 肺动脉导管提供肺血流量的情况相比，心室部分容积卸载负荷，冠状动脉低灌注的风险大大降低。这个阶段通常被认为是非心脏手术的最佳阶段，因为冠状动脉灌注不足的风险减少，心室容积过载减少，来自下半身的静脉血直接返回心房，在肺血流量减少的情况下保持前负荷 [27, 29, 37, 38]。此外，灾难性分流 /PDA 支架闭塞的风险不再存在 [39]。然而，与 SCPA 前的循环相比，这种循环的恢复能力虽然增加却并不能够使麻醉医师放松警惕。这些患者仍然只有一个功能性心室，他们仍然呈青紫状，血氧饱和度通常在 75%～85%。术前应复查超声心动图，注意心室功能和房室瓣反流的存在。心室功能低下和房室瓣反流是值得关注的问题，并增加了麻醉并发症的风险。心导管检查数据可以提供有关 PVR 和 SCPA 解剖的信息。应注意血氧饱和度基础值。

为 SCPA 循环患者提供麻醉时的血流动力学目标包括维持正常血压和避免与激动、疼痛和极度通气不足相关的 PVR 增加。在这一人群中，输送较高的氧气

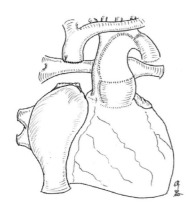

▲ 图 28-3　双向 Glenn（上腔静脉肺动脉吻合术）- 上腔静脉肺动脉连接术

经 John Wiley and Sons 许可转载，引自 Petit[36]

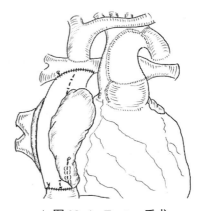

▲ 图 28-4　Fontan 手术

经 John Wiley and Sons 许可转载，引自 Petit[36]

浓度是无害的，因为舒张期窃血伴冠状动脉缺血的易感因素不复存在。脑 - 肺 - 心循环对有这种生理的患儿特别重要，40～45mmHg 的 $PaCO_2$ 可以使脑血流充足，肺灌注充足。过度换气适得其反，因为它会减少脑血流量，从而减少肺血流量，导致低氧血症[27, 29, 37]。应该维持心室功能，这些患者的气管插管通常在手术结束时拔除[38]。有这种循环的患者如果心功能正常则不需要术后 ICU 监护。

心功能减退、房室瓣反流的 SCPA 循环患者应密切监测。应该预见到血流动力学不稳定，并提供正性肌力和升压药支持。如果心功能极差，在麻醉诱导前就开始用正性肌力药物。有创动脉血压监测和近红外光谱监测可能会有所帮助。这些患者是高危患者，应考虑术后机械通气，并建议术后 ICU 监护。

4. 三期姑息术后

单心室姑息术的第三阶段是 Fontan 手术（全腔静脉肺动脉吻合术）（图 28-4）。手术后，所有的静脉回流直接流向肺动脉[36]。因此，肺血流是被动的。理想的 Fontan 循环需要足够的前负荷，中心静脉压约为 15mmHg，低 PVR，房室瓣无反流，以及正常的心室射血分数。这些患者有更高的心律失常风险，特别是那些有侧隧道或心房 - 肺 -Fontan 的患者（图 28-5）。由于血管扩张药使静脉扩张或交感神经张力降低，患者不能很好地耐受急性失血或脱水引起的中心静脉压降低[29, 51]。因此，麻醉诱导前应避免长时间禁食。在一些中心，通过进行静脉输液，在诱导前增加血容量[29, 52]。也有人使用升压药或小剂量正性肌力药来降低低血压风险，并避免过多血容量[29, 53]。因为患者对 PVR 增高耐受很差，因而建议维持正常的 $PaCO_2$。降

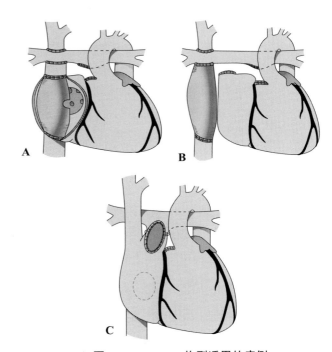

▲ 图 28-5　Fontan 构型适用的病例

A. 侧通道 Fontan；B. 心外 Fontan；C. 房肺连接 Fontan（经 Japanese Society of Anesthesiologists 许可转载，引自 Yuki 等[29]）

低 PVR 的药理学方法包括吸入前列环素类似物和米力农[54, 55]。术中可能需要正性肌力药物支持。正压通气使全身静脉回流减少，并可能减少 Fontan 循环中的每搏输出量和心输出量[56]；然而，控制通气参数以在最低平均气道压下实现适当的气体交换可以将这种影响降至最低[51]。另一方面，无效通气增加 PVR 也可以减少静脉回流到心室，减少心输出量。

在 Fontan 循环中，肺血流不足会导致体循环心室充盈减少，从而减少心输出量。有时，在 Fontan 挡板和心房之间可能会开一个窗口，以便在 PVR 增加的情况下进行心室充盈。如果没有开窗，患者不应该是青

紫。开筛孔手术后，血氧饱和度将根据从右向左分流的大小而变化。

Fontan 循环是单心室姑息治疗的第三阶段，但绝不是完全修复。Fontan 循环的患者可能会出现心功能下降、房室瓣反流、心律失常、血栓栓塞事件、蛋白缺失性肠病、肝硬化、下肢水肿、塑形性支气管炎和其他后遗症[57]。许多人需要额外的心脏手术，包括心脏移植。在进行术前评估时，应该评估这些情况。

随着年龄的增长，SV 患者将接受非心脏手术，并可能进行产科治疗。有一个优化的血流动力学状态和避免术中并发症发生的计划是非常重要的。应立即进行适量的静脉输液、输注血管加压药和正性肌力调节剂。手术室内应准备除颤器与适当大小的垫子以治疗心律失常。有起搏器和植入除颤器的患者术前应接受设备检查，还应了解患者潜在的心律变化。因为电刀的干扰，应禁用这些设备的除颤功能，并将起搏模式转换为非同步起搏模式。此外，还需征求患者心脏病医师的意见和建议。

单心室患者的监测可能包括使用有创动脉血压监测、中心静脉置管（将测量 Fontan 压力，而不是心房压力）和经食管超声心动图来评估心室充盈和房室瓣膜功能。心肺复苏通常对 Fontan 循环无效，ECMO 常因解剖学而复杂化。然而，Jolley 等报道，在进行必要的心肺复苏之前，先接受 ECMO 治疗，预后会有所改善[51]。

有许多关于 Fontan 循环患者进行非心脏手术的报道。在最大的系列中，Rabbitts 等回顾了 31 名接受非心脏手术的 Fontan 循环患者的 39 例全麻手术。围术期并发症发生率为 31%，术后死亡 1 例。术前射血分数低（低于 30%）与严重的不良后果（需要透析和死亡）相关[54]。成人 Fontan 循环患者围术期并发症的另一个预测因素是术前发绀程度，它可以作为 PVR 增加、心室功能受抑或右向左分流增加的标志[58]。这类患者进行腹腔镜手术时，推荐低气腹压力（8~12mmHg），并应避免高碳酸血症[52, 59]。

有几篇关于单心室进行脊柱侧弯手术的报道[60-64]。一般来说，建议进行有创性的动脉和静脉压力监测，推荐经食管超声心动图。高静脉压对肺血流是必要的，但它也增加了出血的风险，这些患者的异常凝血功能也增加出血风险。不建议通过控制性低血压的手段来减少失血。Fontan 患者脊柱侧弯修补术的失血量大于正常值，应采用自体血液回收和抗纤溶治疗[60-64]。在这一人群中，有开颅用于皮层脑电图和癫痫消融术的

报道[65, 66]，也有软脑膜血管成形术和血肿清除术的报道[53]。这类患者颅内血管解剖异常，出血量增多也有文献报道[53, 65]。

有趣的是，在 Fontan 循环人群中也有多个关于嗜铬细胞瘤的报道。所有患者都接受了有创动脉血压监测，大多数患者还放置了中心静脉导管。除 1 例外，其余均经为开腹手术，1 例为腹腔镜手术。1 例患者置入硬膜外导管。由于这是一个术中有高血压和低血压交替出现的病例，有创动脉血压监测非常有帮助，大多数病例都需要血管加压药、正性肌力调节剂和血管扩张药[55, 67-69]。

> **要点：单心室病变**
> - 未进行姑息手术的新生儿在非心脏手术中发生肺过度循环的风险很高，应采取增加 PVR 的措施。
> - 接受体肺动脉分流或 PDA 支架植入术的患者有舒张期低血压和心肌缺血的风险，也有灾难性支架故障或导管闭塞的风险。
> - 双向 Glenn 循环被认为是最有恢复能力的，因为心室部分载荷被卸载，心输出量并不完全依赖于肺血流。
> - Fontan 循环患者的肺血流量取决于跨肺梯度（体静脉压与左心室舒张末压之差）。

（四）肺动脉高压

肺动脉高压是成人和儿童麻醉并发症发生率和死亡率的已知危险因素[8, 70, 71]。在对 101 885 例全麻手术的回顾性研究中，vander Griend 等报道了心脏病儿童，特别是肺动脉高压儿童麻醉相关死亡率的增加。事实上，50% 的麻醉相关死亡发生在肺动脉高压患者中[8]。在一项对接受心导管置入术或非心脏手术的肺动脉高压儿童的回顾性研究中，肺动脉高压的严重程度也与麻醉风险增加相关——重度肺动脉高压的患者发生主要并发症的可能性是那些轻度肺动脉高压患者的 8 倍[9]。Taylor 等报道说，在接受非体外循环手术的儿科患者中，所有并发症，包括死亡，都随着肺动脉高压严重程度的增加而增加（表 28-3）[72]。Bernier 等报道说，不仅严重肺动脉高压的风险增加，而且手术类型与发生重大事件的风险也相关，如胸部手术的风险相对增加[73]。出现的症状可能与疾病的严重程度相关，有胸痛、晕厥和头晕为主诉的患者被发现有最高的不稳定性和心搏骤停的风险[74]。

表 28-3　不同程度肺动脉高压的并发症风险

	轻微并发症	主要并发症	死 亡
轻度 PHT	6/188（3.2%）	3/188（1.6%）	1/188（0.5%）
中度 PHT	2/50（4%）	2/50（4%）	1/50（2.0%）
重度 PHT	3/25（12%）	4/25（16.0%）	1/25（4.0%）
Cochran–Armitage 趋势测试	0.07	0.0006	0.09

PHT. 肺动脉高压
经 Wolters Kluwer 许可转载，引自 Taylor 等[72]

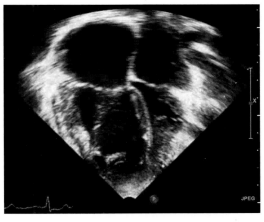

▲ 图 28-6　经胸超声心动图肺动脉高压收缩期心尖四腔视图
注意右心室严重扩张，心室室间隔从右向左弯曲，由于体表上肺动脉和右心室压力造成左心室受压

肺动脉高压定义为静息时平均肺动脉压大于 25mmHg，或运动时大于 30mmHg。肺动脉高压的原因可能是特发性的，也可能与其他病变相关，包括先天性心脏病、呼吸系统疾病和其他情况[75, 76]。应区分毛细血管前肺动脉高压和毛细血管后肺动脉高压。毛细血管后肺动脉高压是由于肺静脉压力升高所致，如肺静脉狭窄或左心功能不全或梗阻[77, 78]。与毛细血管后肺动脉高压相关的心脏病包括肺静脉阻塞或狭窄，以及与慢性左心房压力升高相关的病变，如心肌病、主动脉缩窄、HLHS 伴房间隔狭窄、Shone 复合畸形、二尖瓣狭窄、瓣膜上二尖瓣或三房心[76]。毛细血管前肺动脉高压的肺毛细血管楔压低于 15mmHg（特发性肺动脉高压和固有肺疾病或发育不良），毛细血管后肺动脉高压的 PCWP > 15mmHg[77]。两种类型的肺动脉高压治疗方案不同。在毛细血管后肺动脉高压患者的心脏病变修复前，降低肺循环阻力的治疗可增加肺血流量，这在下游阻塞固定不变的情况下，会造成肺水肿从而使气体交换更加困难[77, 78]。

术前评估应确定肺动脉高压的严重程度。肺动脉高压的症状可能包括劳累性呼吸困难、运动耐力降低、体位性呼吸困难、不典型胸痛、咯血、发绀和晕厥[76, 78]。晕厥是一种特别令人担忧的症状。应检查超声心动图。肺动脉高压的表现包括三尖瓣反流速度大于 2.5m/s 或肺动脉收缩压大于体循环收缩压的 50%。评估 RV 的扩张程度和心功能也是有益的。收缩不良、大幅度扩张的右心室导致室间隔向左心室突出，并使左心室受压，这是严重肺动脉高压的征象（图 28-6）。也可能遇到减压性分流，如房间隔缺损。在肺动脉高压危象情形下，这种房间隔缺损的"溢流"允许血液从右向左分流来填充左心，从而起到保留心输出量的作用[72, 78]。心导管检查数据也要复查，> 3Wood U 的 PVR 提示肺动脉高压[77]。关于肺动脉高压病因的信息也应该注意，PCWP 升高和（或）左心房内压升高提示毛细血管后原因。

患者可能正在服用治疗肺动脉高压的药物，也可能没有得到治疗。不幸的是，许多接受心导管检查诊断的肺动脉高压患者没有得到治疗。肺动脉高压的治疗包括内皮素受体拮抗药波生坦、钙通道阻滞药（如地尔硫䓬）、磷酸二酯酶 -3 抑制药（如米力农）、磷酸二酯酶 -5 抑制药（如西地那非）、家庭氧疗、吸入一氧化氮或前列环素类似物［曲前列尼尔（静脉或皮下）、环丙沙坦（静脉）、伊洛前列素（吸入）或贝前列素（口服）][72]。一些研究表明，如果患者接受了术前治疗时，则不良事件的风险会降低[73, 79, 80]，但另一些研究表明，情况并不总是如此[72]。

肺动脉高压患者麻醉时避免不良事件的关键是尽量减少 PVR 的增加，保持心肌收缩性，维持体循环血压，使冠状动脉灌注不受影响。要减少 PVR 升高的情形，则要尽量避免低氧血症、高碳酸血症、酸中毒和伤害性刺激。此外，及时诊断和处理肺动脉高压危象也是至关重要的。肺动脉高压危象的特征是 PVR 急剧增加，体循环动脉压下降，以及 RV 衰竭（图 28-7）。治疗包括药物治疗和减少 PVR 的方法。应维持全身血压，并保持心脏收缩力[81]。框 28-1 总结了治疗方案。

在治疗毛细血管后肺动脉高压患者时，应在保持右心收缩力和冠状动脉灌注的同时优化左心功能[77]。在某些情况下，如肺静脉狭窄或三房心，左心功能不

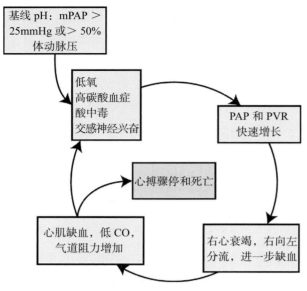

▲ 图 28-7　肺动脉高压危象的病理生理学

肺动脉高压患者因受到伤害性刺激，肺动脉压和阻力迅速增加，导致右心衰竭、右向左分流，造成进一步的低氧血症、低血压和低心输出量（CO）的恶性循环，最终导致心搏骤停。mPAP. 平均肺动脉压；PVR. 肺血管阻力（经 Wolters Kluwer 许可转载，引自 Gottlieb and Andropoulos[37]）

框 28-1　肺动脉高压危象的治疗	
降低 PVR	• FiO₂ 1.0 • 降低 PaCO₂ • 治疗酸中毒 • 避免伤害性刺激 • 米力农 • 吸入一氧化氮 • 前列环素类似物（雾化伊洛前列素）
增加右心室 收缩力	• 米力农 • 肾上腺素
支持冠状动 脉灌注压力	• 血管加压素 • 去甲肾上腺素 • 去氧肾上腺素

PVR. 肺血管阻力

能改善时，应将重点放在右心。

可以通过增加 FiO_2、改善通气、治疗酸中毒、减少对伤害性刺激的反应、吸入一氧化氮或雾化吸入伊洛前列素等抢救性肺血管扩张药来降低 PVR。应排除气道阻塞、声门上气道装置安放不当或气管插管堵塞导致通气不足的可能性，并及时纠正。吸入一氧化氮和伊洛前列素都是有效的肺血管扩张药[82-84]。这些药物直接输送到肺循环，不会引起明显的全身影响。这两种药物都需要专门的设备。吸入的一氧化氮可以连

续输送，也可以通过脉冲系统输送（图 28-8）。伊洛前列素通过喷雾器输送，需要一个专门的适配器插入呼吸机环路（图 28-9）。与吸入一氧化氮的情况不同，伊洛前列素与停药后 PVR 的反弹增加无关。然而，通过麻醉通气环路中的雾化器到达肺泡的药量可能不一致[83]。关于同时吸入一氧化氮和伊洛前列素是否比任何一种药物单独使用更有效，以及这两类药物在动物和儿童中是否有协同作用还是未知的[85-89]。

维持肺动脉高压患者的 SVR 是重要的，也是治疗肺动脉高压危象的关键目标。在没有肺动脉高压的患者中，与左心室情况相反，右心室灌注和心肌供应与需求相比是充足的。例如，右心室通常在整个心脏周期内得到灌注，而不像左心室在舒张期灌注。当右心室在高压情况下工作时，如肺动脉高压情况下，右心室血流灌注就像在左心室中所见的那样变得有阶段性，只有在舒张期才得到血流灌注。在肺动脉高压危象期

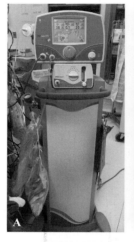
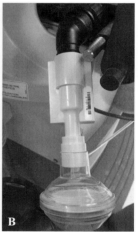
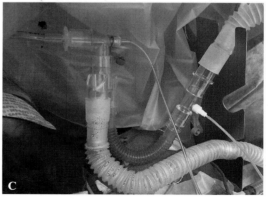

▲ 图 28-8　吸入一氧化氮输送系统

A. 显示 FiO_2、iNO（以百万分之几为单位）和二氧化氮浓度，可使用 0～80ppm iNO 进行运输；B. 放置在麻醉环路吸气分支近端的 iNO 吸入器；C. 放置在 Y 型近端吸气端的 iNO 取样 / 监测管线

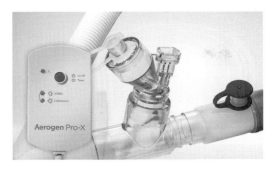

▲ 图 28-9　伊洛前列素雾化系统

振动筛网设计可产生最优的颗粒大小，可用于深度肺部穿透。该装置可与挥发性麻醉药和麻醉通气环路兼容（图片由 Aerogen, Galway, Ireland 提供）

间，当右心室后负荷急剧增加时，系统血压下降。这可能是由于通过肺床的血流量减少，从而导致左心充盈减少，以及右心室对左心室的压缩导致左心室形状的改变造成的。血压下降的同时，右心室的心肌耗氧量却在增加，这种情况通常会导致右心室缺血，心功能恶化，肺血流量和左心充盈减少，以及造成心搏骤停[81]。升高体循环血压的方法包括去氧肾上腺素、去甲肾上腺素和血管加压素。有证据表明，去氧肾上腺素和去甲肾上腺素都增加了体循环和肺血管阻力，而血管加压素只增加了 SVR 而不增加 PVR[90]。去甲肾上腺素的一个好处是，β 肾上腺素受体介导心肌收缩力增加，这在急性右心室功能障碍时可以有所帮助[91]。

维持或改善右心室收缩力对于避免肺动脉高压患者的不良事件和治疗肺动脉高压危象也很重要。肾上腺素滴注既能增加 SVR，又能对 RV 提供正性肌力支持。米力农也可以改善 RV 收缩能力，但该药可降低 SVR。在肺动脉高压危象中，肾上腺素是复苏的首选肌力调节药[91]。

在治疗这一高危人群时，应做好充足的准备工作。Chau 等强调了术前多学科讨论的重要性[77]。麻醉医师、呼吸科医师、心脏病医师、重症医师、外科医师或手术相关人员都应该参与进来。如果有需要，应制订 ICU 术后康复计划，并讨论体外循环支持的可能性。应继续进行肺血管扩张药治疗。患者不应该在没有静脉输液的情况下长时间禁食。择期手术应安排在正常工作时间内，以便专科和紧急会诊的援助随时可用。所有医师都应熟悉肺动脉高压、涉及的风险及发生心搏骤停或其他不良事件时的应对计划。在开始手术之前，应该准备好所有必要的设备，因为在患者麻醉后还未准备好抢救设备会给患者带来不必要的风险，使其遭受不良后果[77, 79]。

中度或重度肺动脉高压的患者麻醉时，麻醉医师应该预见到血流动力学的不稳定和肺动脉高压危象。应注意避免低氧血症和高碳酸血症，准备好肺血管扩张药。因为吸入一氧化氮和前列腺素都需要特殊的设备，所以应该提前准备好设备并可随时使用。一些医疗单位主张吸入一氧化氮预诱导，并在术中和术后继续使用[78]。另一些人主张术前使用伊洛前列素雾化治疗[91]。应准备肾上腺素、血管加压素或去甲肾上腺素和米力农的输注。一些麻醉医师会在诱导前开始输注[91]。有创动脉压和中心静脉压监测可能是有帮助的。儿童很少能耐受在诱导前放置有创导管。

所有种类的麻醉药都可以用于肺动脉高压患者。应选择不影响心肌收缩力，并避免引起 SVR 下降的药物。因此，通常避免使用丙泊酚或高浓度吸入性麻醉药[78, 79]。彻底了解与肺动脉高压相关的病理生理有助于麻醉方案的选择。

> **要点：肺动脉高压**
> - 重度肺动脉高压的患者围术期发生心搏骤停的风险很高。
> - 肺动脉高压危象的治疗包括降低 PVR，维持或改善 RV 收缩，增加 SVR 以维持冠状动脉灌注。
> - 降低 PVR 的策略包括高 FiO_2、过度通气、吸入一氧化氮、前列环素类似物和磷酸二酯酶抑制药。
> - 由于治疗方法不同，毛细血管前肺动脉高压和毛细血管后肺动脉高压应加以区分。

（五）心肌病

心肌病患者则是另一组心脏病患者，其围术期并发症的发生率和死亡率都很高。在 POCA 注册中心 2011 年的报道中，心肌病占心脏病患者围术期心搏骤停的 13%，而 50% 的心肌病患者死于心搏骤停[3]。Tabib 等的一项研究中，在 12 名围术期意外猝死的儿科患者中，75% 患有未诊断的心肌病[92]。了解不同的心肌病亚型和不同亚型的围术期处理目标对于降低围术期风险和提高心搏骤停后复苏的成功率非常重要[93]。

世界卫生组织将心肌病分为四种基本类型：扩张型心肌病、肥厚型心肌病、限制型心肌病（restrictive cardiomyopathy，RCM）和致心律失常性右心室发育不良（arrhythmogenic right ventricular dysplasia，ARVD）。

欧洲心脏病学会增加了第五个类别，其中包括"左心室致密化不全"（left ventricular noncompaction, LVNC），又称海绵状心肌[94]。许多心肌病是后天性的，如急性心肌炎和癌症治疗后暴露于蒽环素的心肌病，或与遗传性疾病或综合征有关（表 28-4）[95]。

1. 扩张型心肌病

儿童中最常见的心肌病是扩张型心肌病，占小儿心肌病的 50%[96]。大多数儿童 DCM 是特发性的或由于心肌炎产生，但它也可能与神经肌肉疾病、先天性代谢障碍或家族易感性有关[97]。婴儿的一个重要鉴别诊断是左冠状动脉起源于肺动脉（anomalous origin of the left coronary artery from the pulmonary artery, ALCAPA），因为出生后 PVR 减少会导致慢性心肌缺血，其表现可能与扩张型心肌病难以区分。超声心动图通常可以确定 ALCAPA 的诊断。

扩张型心肌病与心室扩张和心功能抑制有关。婴儿可能会出现心力衰竭的迹象，包括多汗或进食疲倦、生长发育迟缓或活动减少。年龄大些的患者可能表现为运动耐量降低、腹痛或胸痛。然而，许多早期症状是不明显的或非特异性的，患者经常出现晕厥、休克或心搏骤停。

在超声心动图上，射血分数（正常＞ 50%）或短轴缩短率（正常＞ 35%）可以指示心室功能不全的程度（图 28-10）[98]。功能障碍的严重程度与围术期并发症的发生率和死亡率相关。在 Kipps 等的一项回顾性研究中，正在进行非心脏手术的心肌病患者的所有并发症中，83% 的患者有严重心功能障碍，死亡率也是如此[99]。这项研究还发现，麻醉时间延长与并发症相关。最大限度提高麻醉效果策略包括术后 ICU 入院计划，有创动脉压监测以便于及时识别和治疗血流动力学不稳定，以及早期给予血管活性药物和正性肌力药物[99]。

重要的术前信息包括患者药物史服用史。一些 DCM 患者正在接受米力农治疗，以获得肌力支持和减轻后负荷。常见的药物包括利尿药、血管紧张素转换酶抑制药和 β 受体阻滞药。胸部 X 线片可能显示影响通气的肺水肿或心脏增大。还有些患者安装了用于心脏再同步治疗的双心室起搏器，围术期设备管理是必要的。越来越多的 DCM 患者接受左心室或双心室的机械支持，所有这些都需要抗凝。术前与患者的心脏病医师进行讨论有助于确定患者的状态是否得到了改善，或者病情是否发生了变化。还应确定术后 ICU 处

表 28-4 欧洲心脏病学会心肌病分类

	HCM	DCM	ARVD	RCM	未分类
家族性的	• 家族性的，未知基因 • 肌小节蛋白突变 • GSD（如 Pompe、PRKAG2、Forbes、Danon） • 溶酶体贮积症（如 Anderson–Fabry、Hurler） • 脂肪酸代谢紊乱 • 肉碱缺乏症 • 磷酸化酶 B 激酶缺乏 • 线粒体细胞病 • HCM 综合征（如 Noonan 综合征、LÉQPARD 综合征） • 家族性淀粉样变性	• 家族性的，未知基因 • 肌小节蛋白 • Z 线 • 细胞骨架蛋白 • 核膜蛋白 • 插入的盘状蛋白（细胞桥粒） • 线粒体细胞病	• 家族性的，未知基因 • 插入的盘状蛋白（细胞桥粒） • 心脏 ryanodine 受体 • 转化生长因子 β3 • 肌联蛋白 • 核纤层蛋白 A/C	• 家族性的，未知基因 • 肌小节蛋白突变 • 家族性淀粉样变性 • 结蛋白病 • 血色沉着病 • Anderson–Fabry 病 • GSD	• 左心室心肌致密化不全
非家族性的	• 肥胖 • 糖尿病母亲婴儿 • 运动训练 • 淀粉样蛋白	• 心肌炎 • 川崎病 • 嗜酸粒细胞 • 药物 • 妊娠 • 内分泌 • 营养 • 酒精 • 心动过速性心肌病	• 心肌炎	• 淀粉样蛋白 • 硬皮病 • 心内膜心肌纤维化 • 高嗜酸粒细胞综合征 • 药物 • 类癌性心脏病 • 转移癌 • 辐射	• Takotsubo 心肌病

ARVD. 心律失常性右心室发育不良；DCM. 扩张型心肌病；GSD. 糖原贮积病；HCM. 肥厚性心肌病；RCM. 限制性心肌病（引自 Konta 等[94]）

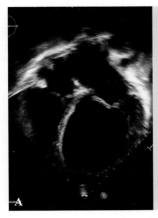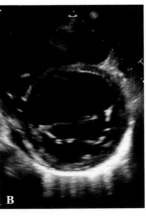

▲ 图 28-10　扩张型心肌病经胸超声心动图

A. 肋骨下四腔切面，显示左心室过度扩张，二尖瓣瓣叶关闭不全；B. 左心室扩张的短轴视图（经 Wolters Kluwer 许可转载，引自 Lee 等 [98]）

置的术前计划。此外，特别是对于有严重心功能障碍的患者 ECMO 和心脏移植候选，应该是多学科讨论的一部分。另外，还应仔细权衡该手术的益处与麻醉相关的风险 [100]。

扩张型心肌病患者的麻醉管理重点应放在维持足够的冠状动脉灌注压，保持足够的前负荷，避免心动过速，维持心肌收缩力，保持相对较低的 SVR，以保证严重抑制的心室能够射血 [101]。麻醉诱导时应预见血流动力学不稳定。由于这些患者经常接受利尿治疗，并且术前禁食水，因此与麻醉诱导相关的血管扩张和（或）心肌收缩力下降对血流动力学的影响会更加凸显 [100]。事实上，根据有关心肌病患者接受麻醉的一篇最大综述报道，低血压和（或）心动过缓为麻醉诱导时最常见的停搏原因 [102]。出于这个原因，应该及时使用急救药物和血管活性药物。对于心功能严重低下的患者，在诱导前使用小剂量正性肌力药物［如肾上腺素 0.02～0.03μg/(kg·min)］可有效预防低血压和低心排血量。此外，在这种情况下，诱导前或诱导后进行有创动脉监测有助于对血流动力学的监测。

诱导药物的选择是基于心室功能障碍的严重程度和麻醉医师的经验，目的是避免过度的血管扩张和心肌抑制。咪达唑仑、芬太尼、氯胺酮、依托咪酯、丙泊酚、七氟烷、硫喷妥钠及这些药物的组合使用都有介绍 [99, 102]。然而，重要的是，这些药物要谨慎斟酌剂量使用才能起到良好作用。在使用这些药物时，应考虑患者的循环时间，并可观察药物起效时间，直至诱导发生。高浓度的七氟烷或大剂量的丙泊酚或硫喷妥钠是患者不能耐受的。氯胺酮因为它的拟交感神经特

性而被选择，但它在儿茶酚胺耗竭状态的患者中也可以表现为对心肌直接抑制。依托咪酯在 DCM 患者中有保护心肌功能的好处，但即使在单次剂量使用后也会导致肾上腺抑制 [95]。

低血压可导致心肌灌注压降低、心肌缺血、心功能进一步受抑、心输出量减少和心搏骤停。因此，应及早预测和治疗低血压。有创动脉血压监测有助于早期识别和治疗。使用米力农或小剂量肾上腺素的正性肌力支持是有帮助的，使用小剂量血管加压素或去氧肾上腺素可以抵消麻醉药物相关的血管扩张，帮助维持足够的心肌灌注压。然而，严重功能障碍的心室不能耐受过高的 SVR。

2. 肥厚型心肌病

根据儿科心肌病登记处的数据，肥厚型心肌病占小儿心肌病的 42%。大多数病例是特发性或家族性的，但也有许多与先天代谢障碍或基因遗传综合征有关。HCM 是年轻人死亡的主要原因 [95]。肥厚型心肌病的特点是明显的心室肥厚，可以是均匀的，也可以是不对称的局灶性的。左心室肥厚导致左心室顺应性降低，心室充盈和每搏输出量减少，室壁厚易致心内膜下缺血，心肌耗氧量增加。不对称性室间隔肥厚可导致动态 LVOTO，而局灶性肥厚可导致心肌桥（在 28% 的 HCM 患者中存在）[103]。

左心室肥厚伴动态 LVOTO 是一种使正常生理易受影响的病理生理状态。由于心肌增厚，心肌供氧有限，有时存在心肌桥，会减少舒张期通过冠状动脉的血流量。由于心室肥厚，心肌需氧量增加。这种微妙的平衡可能会被患者的正常活动打破。例如，心动过速减少舒张期时间，减少了心肌供氧的同时，也增加了心肌的耗氧量。运动引起的严重的 LVOTO 会降低收缩压和舒张压，从而使问题恶化，导致心肌缺血，并最终导致心律失常，甚至心源性猝死。

肥厚型心肌病患者要限制运动量，使用 β 受体拮抗药减慢心率，增加舒张时间，改善舒张期间的充盈，降低收缩力，从而降低 LVOTO。心律失常的患者可能需要放置自动心脏除颤器，一些患者需要室间隔心肌切除术来改善症状 [95, 101]。

术前评估应包括超声心动图（图 28-11），不能仅仅依靠射血分数或短轴缩短率来衡量 LVOTO 的程度，这些指标在肥厚型心肌病患者中通常是正常的。在肥厚型心肌病中，更重要的是左心室的厚度。二维左心室质量指数是以 g/m² 为单位报告的，与正常值相比，它可以有效地评估肥厚程度 [104]。另一种表示左心室厚

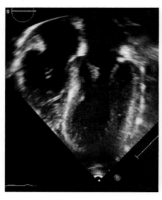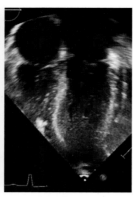

▲ 图 28-11　肥厚型心肌病经胸超声心动图
2 幅图像均为肋骨下四腔切面，显示左心室游离壁和室间隔增厚，导致左心室流出道梗阻（经 Wolters Kluwer 许可转载，引自 Lee 等 [98]）

度的方法是 Z 分数——一个 Z 分数是给定参数的特定大小或年龄的总体平均值之上或之下一个标准差 [105]。检查心电图是否有缺血迹象，并应了解心律失常、晕厥或猝死的病史。

麻醉 HCM 患者时的血流动力学目标应该是维持心室前负荷，维持 SVR（冠状动脉灌注压），避免心动过速，避免增加 LVOTO。LVOTO 随心动过速、内源性或外源性儿茶酚胺释放、血容量减少而增加。由于非顺应性左心室充盈不良，使得患者对快速性心律失常和无心房收缩（心房颤动、心房扑动）的特定节律的耐受性很差。

术前计划应确定患者术后进 ICU 监护。此外，ECMO 和心脏移植候选应该是多学科讨论的一部分，特别是对严重心肌功能障碍的患者。应仔细权衡手术的益处与麻醉相关的风险 [100]。由于猝死的倾向和对心律失常的耐受性差，应该提供大小合适的除颤垫或电击板。急救药物应该准备好，艾司洛尔和血管收缩药（去氧肾上腺素或血管加压素）应该准备好。应考虑诱导前放置或诱导时建立外周动脉血压监测。

LVOTO 麻醉诱导的主要目标是维持 SVR 和避免心动过速。可以使用咪达唑仑、芬太尼、依托咪酯、氯胺酮、丙泊酚、硫喷妥钠和七氟烷，但必须缓慢调节剂量并谨慎地给药。使用丙泊酚、硫喷妥钠和七氟烷时应谨慎，因为这些药物与前负荷和 SVR 的减少有关。血压降低时应该迅速使用去氧肾上腺素或血管加压素来治疗，以避免缺血和心搏骤停。艾司洛尔可改善冠状动脉灌注和充盈，降低 LVOTO。在整个麻醉过程中也可能需要这些血管活性药物来维持血流动力学稳定。

Pompe 病是一种 2 型糖原贮积性疾病，在婴儿早期与肥厚型心肌病相关。直到 1995 年酶替代疗法（enzyme replacement therapy，ERT）出现之前，这种疾病一直是致命的。随着 ERT 的到来，这些高危患者通常需要多次麻醉进行中央静脉置管，并进行多次肌肉活检以跟踪酶替代的反应。ING 等报道的 13 例麻醉中唯一的心搏骤停发生在七氟烷吸入诱导并连续输注丙泊酚维持的病例。心搏骤停归因于吸入麻醉药引起的心肌抑制和丙泊酚诱导的 SVR 减少和低血容量引起的低血压 [104]。

还应注意的是，蛛网膜下腔阻滞引起的交感抑制也可能导致 LVOTO 患者的缺血和心搏骤停。一些权威机构不提倡在肥厚型梗阻性心肌病患者中使用蛛网膜下腔阻滞麻醉 [106]。然而，如果预见并治疗了与蛛网膜下腔阻滞麻醉相关的并发症，则可以安全地实施蛛网膜下腔阻滞麻醉 [107]。在这些病例报道之后，还有更多关于硬膜外麻醉和蛛网膜下腔阻滞麻醉成功的报道。虽然在儿科文献中没有报道，但只要保证前负荷和 SVR，就可以成功地实施蛛网膜下腔阻滞麻醉。

与任何麻醉一样，LVOTO 患者可能会发生意想不到的术中事件，如过敏反应。Yee 等报道了一例成人 HCM 患者，他在诱导后不久就出现了过敏反应。与该反应相关的低血压和心动过速可迅速导致 HCM 患者心搏骤停。此外，虽然肾上腺素通常用于抑制肥大细胞脱颗粒，可以扩张支气管和维持血压，但 HCM 患者不能很好地耐受肾上腺素。作者描述了一次不成功的复苏，最终导致紧急插管搭桥 [108]。

手术后维持 HCM 患者前负荷也很重要。口服不足、液体移位、出血或术后恶心呕吐会导致低血容量，进而导致 LVOTO 增加、低血压、缺血和心搏骤停。术后监测和看护水平体现出这种病的严重的潜在风险。

3. 限制型心肌病

限制型心肌病占所有儿童心肌病的 2%～5%。这种心肌病与心内膜心肌纤维化、心肌顺应性降低和心室充盈不良有关。随着时间的推移，左心室舒张末期压力增加会导致左心房压力增加、肺静脉压力增加和 PVR 增加。RCM 患者通常表现为气道反应性增高、运动耐力下降、晕厥或血栓栓塞，到出现时，PVR 已经是 10～15 Woods U/m² [93, 98, 101, 109]。RCM 的超声心动图发现通常显示顺应性差的小心室和过度扩张的心房（图 28-12）[98]。

麻醉 RCM 患者时的血流动力学目标是保持心输

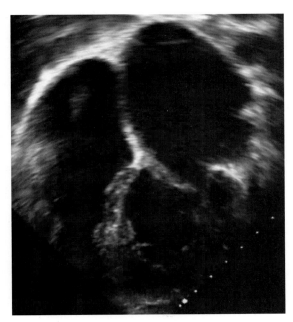

▲ 图 28-12　限制型心肌病经胸超声心动图
肋骨下四腔切面，显示左心房大量扩张，左心室大小正常，并未肥厚，但顺应性差并有严重的舒张功能障碍（经 Wolters Kluwer 许可转载，引自 Lee 等 [98]）

出量。这些患者对心动过速和心动过缓都不能很好地耐受。心动过速导致顺应性差的心室充盈不良，心动过缓由于每搏输出量相对固定而导致每分心输出量减少。应保持前负荷和心肌收缩力。注意避免 PVR 进一步增加，在 PVR 增加的情况下，应保持后负荷 [93, 101]。

4. 致心律失常性右心室发育不良 / 心肌病

致心律失常性右心室发育不良 / 心肌病（arrhythmogenic right ventricular dysplasia/cardiomyopathy, ARVD/C）是一种少见的心肌病类型。它与右心室纤维脂肪浸润、心律失常和异常心电图、右心室衰竭及偶尔的双心室衰竭有关 [101]。这种情况与不明原因和不可预知的围术期死亡有关。在对围术期不明原因死亡的 50 例患者进行的一系列尸检中发现，36% 的患者患有 ARVD/C。这些患者所接受非复杂的非心脏手术。其中 4 名患者在麻醉诱导时出现心搏骤停，9 名患者在手术过程中出现心搏骤停，5 名患者在手术后 2h 内出现心搏骤停 [92]。还有更多的病例报道，患者出现心搏骤停并在围术期死亡，尸检也发现他们患有 ARVD/C [110-112]。因此，了解这种疾病及其进程是很重要的。

ARVD/C 的临床表现常与心律失常或心力衰竭有关，常见的症状包括心悸、晕厥、不典型胸痛、呼吸困难、右心衰竭、心律失常或心源性猝死。ARVD/

C 的四个阶段包括：①伴有轻微右心室异常的"隐匿期"；②伴有症状性室性心律失常的"显性心律失常"；③孤立性右心衰竭；④类似扩张型心肌病的双心室衰竭 [113]。

ARVD/C 患者的心电图表现包括 V_1 导联 QRS > 110ms 的窦性心律、$V_1 \sim V_3$ 导联 QRS 终末偏转的 ε 波、$V_1 \sim V_3$ 导联 T 波倒置、完全性或不完全性右束支传导阻滞或无右束支传导阻滞时 $V_1 \sim V_3$ 导联 QRS 较 V_6 选择性延长（图 28-13）[114]。

ARVD/C 的治疗包括心律失常的治疗和心力衰竭的治疗。心律失常可以用抗心律失常药物，常用索他洛尔或胺碘酮。导管消融可用于诱发的单形性室性心动过速患者，不稳定性室性心动过速的高危患者可行植入式自动心脏除颤器 [115]。右心室隔绝术即建立全腔静脉肺动脉吻合术并切除右心室壁也已被描述过 [116-118]。限制运动也是治疗的一个组成部分 [119]。心脏移植适用于难治性心律失常或终末期心力衰竭 [115]。

由于 ARVD/C 在临床上可能是无症状的，应特别注意晕厥病史、继发性心源性死亡或心力衰竭家族史及术前心电图。出现与 ARVD/C 相关的症状需要进行超声心动图检查。

在已知 ARVD/C 的患者中，已有成功进行麻醉的报道 [120, 121]。围术期应继续使用抗心律失常药物。此外，还应提供适当的除颤电极。提高麻醉效果的策略还包括避免使用肾上腺素、避免伤害性刺激和交感神经刺激，以及使用大剂量布比卡因。对于心室功能不全的患者，使用经食管超声心动图和有创动脉血压监测会有帮助。放置肺动脉导管是相对禁忌证，因为有致心律失常和异常心室壁穿孔的可能性 [101, 115, 122]。为了避免心动过速，应避免使用泮库溴铵，泮库溴铵可引起心动过速。同时应避免在拮抗神经肌肉阻滞药时过量使用抗胆碱能药物 [101]。应在患者心脏病医师的参与下，对植入的起搏器和除颤器进行检查和管理。

> **要点：心肌病**
> - 麻醉医师应该熟悉心肌病的不同类型，并了解它们的麻醉要点。
> - 扩张型心肌病麻醉诱导应注重维持心肌收缩力和合适的冠状动脉灌注压。
> - 诱导肥厚型心肌病患者的目标包括维持 SVR 和避免心动过速。

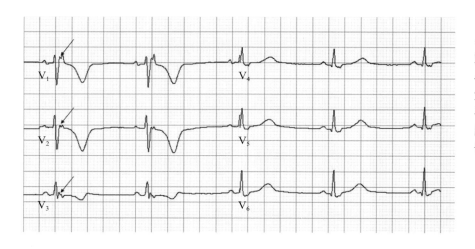

▲ 图 28-13　致心律失常性右心室发育不良 / 心肌病的心电图

心电图的胸前导联来自一位 44 岁的女性，记录于规律性窦性心律期间，导联 V₁～V₃ 为 ε 波（箭）。心电图显示右束支传导阻滞（经 Elsevier 许可转载，引自 Kies 等[114]）

四、特殊情况

（一）用于影像学诊断的麻醉和镇静

心血管疾病患者通常需要磁共振成像和计算机断层扫描检查来进行诊断，许多患者需要麻醉或镇静才能进行这些检查。和在手术室内进行麻醉一样，这些患者发生不良事件的风险更高[5, 123]。低血压、心搏骤停、快速性心律失常和分流闭塞都有相关病例报道[5, 46, 123, 124]。但是，通过仔细的准备和计划，这些风险是可以降低的[124, 125]。

MRI 和 CT 扫描仪通常位于远离手术室的位置。如果患者情况不稳定，这通常会让麻醉医师得不到额外的帮助。如果可能，为高危患者指派 2 名麻醉医师可以减低这种风险[124]。其他策略包括在 ICU、手术室或接近能够获得有效帮助的操作室或有外科团队参与下进行麻醉诱导和插管，然后再前往检查室。对于 ICU 患者，麻醉前 ICU 团队应该完整交接报告患者情况，因为住院患者和需要全身麻醉的患者发生不良事件的风险更高，在某些情况下，ICU 团队可以与麻醉团队一起运送高危患儿[123]。一些机构正在他们的心脏中心建造磁共振成像室，这样检查地点就不再偏远了。

MRI 环境通常很冷，一旦患者被放置在 MRI 线圈下方和扫描仪的内孔中，接触患者的通道就会受到限制。尽管现在许多 MRI 室都使用远程摄像机，但是生理学监测仍是主要的接触方式。在扫描过程中，麻醉医师经常和技术员一起在控制室，离患者很远，不能及时观察到患者生命体征的变化。当有两个麻醉医师在场时，一个可以和患者在房间里，调整麻醉深度并更密切地监测生命体征，而另一个与技术专家和放射科医师商量并传达扫描和屏气、心率控制和其他操作以改善图像质量的需要[124]。在 MRI 期间监测有创动脉压和中心静脉压力是可能的，但必须确认 MRI 监视器的压力监测电缆与来自 ICU 的患者传感器兼容。

目前心脏 MRI 的缺点是通常需要做多个序列，并且要求在几个心跳周期内屏气和信号平均，以减少呼吸引起的运动伪影，这就需要对年幼的儿童进行全身麻醉[126]。幸运的是，更快的采集技术、心电门控信号采集和重建策略正在开发中，可以将扫描时间从 60min 减少到 10min，并消除屏气要求[127]。

动态增强淋巴管造影也被用于单心室患者，以确定哪种淋巴管异常需要导管介入治疗[126]。这项研究包括在腹股沟淋巴结内注射钆，并进行 MRI 图像采集。该技术可用于指导经皮胸导管栓塞治疗乳糜性积液或肺淋巴管栓塞治疗塑形性支气管炎[128]。

CT 常用于心脏、心外血管和气道的成像。由于扫描时间短（通常为 30s 至 2～3min），许多患者不需要麻醉或镇静即可进行 CT 成像。但是，CT 涉及电离辐射。最新的扫描仪具有更高的机架转速、螺旋扫描和多个探测器，减少了扫描时间并降低了辐射剂量[129]。当麻醉风险较高时，没有镇静的 CT 可能会产生与 MRI 相似的信息。然而，CT 也不是没有风险的。对于生理脆弱的患者，静脉对比剂的严重反应可能导致心搏骤停[22]。对于过高的心率（> 120 次 / 分）和不能暂停呼吸的患者，冠状动脉造影的 CT 可能需要全身麻醉、心率控制和屏气以保证图像的清晰度。建议事先与放射科医师讨论，以便满足成功成像的要求。

人们对心脏病患者影像检查有一些误解。首先，许多为这些患者开影像学检查单的医师没有意识到患者可能需要全身麻醉才能进行检查，而且他们没有意识到麻醉这些患者的风险。对于高危患者，值得与外科医师和放射科医师讨论，以确定麻醉的风险是否大于检查的好处，或者是否有另一种检查（如 CT、超声心动图）可以在不需要麻醉的情况下也可获得相同或相似的信息。此外，在高危患者中通过麻醉进行成像的风险并不低，因为它不仅仅"只"是 MRI 而已。对于主动脉到肺动脉分流或病理生理类似于单心室的患者，术前入院进行静脉补液可降低诱导或分流闭塞时的不稳定风险，以及禁食时间过长导致的循环系统的风险 [5, 46]。类似的考虑也应该包括其他高危生理学特性的心脏病，如 LVOTO、HCM 或未修补的法洛四联症等。麻醉后治疗应该以患者的生理状态为指导，而不是以患者的手术类型为指导 [40]。在得克萨斯儿童医院，门诊单心室患者在心脏中心恢复室接受 6～8h 的有计划的观察，而不是在放射科麻醉恢复室进行复苏。经过延长时间的恢复期观察后，确定患者是否可以出院或应该收入院接受持续监测。

诊断成像的麻醉选择各不相同。一些年长的患者只使用咪达唑仑效果很好。其他患者可能需要轻度镇静和 MRI 兼容的视频护目镜（"咪达唑仑和一部电影"）。全身麻醉或深度麻醉的选择包括丙泊酚输注或丙泊酚 - 氯胺酮输注。使用吸入剂进行全身麻醉也是一种选择，可以使用声门上通气装置或气管内插管。在麻醉患者之前，应与放射科医师讨论屏气的需要。屏气技术包括使用肌肉松弛药、屏气前过度换气或丙泊酚推注。在选择屏气技术时应考虑患者的生理因素，因为过度换气会使存在分流的患者因为盗血导致冠状动脉低灌注。此外，丙泊酚推注用于高危病变的患者可导致低血压、缺血和心搏骤停。

避免镇静既可以避免心脏病患者相关的麻醉风险，也可以避免潜在的麻醉神经毒性 [130]。"喂食、包裹和睡眠"技术，即患者禁食 4h，由照顾者喂养，包裹，并放在固定器中，可以成功地用于新生儿和 6 月龄以内婴儿 [131, 132]。当然，对于不能耐受长时间禁食的患儿要尤其小心。持有证书的儿童生活专家（certified child life specialists，CCLS）通常能够帮助缓解图像扫描的焦虑，通过使用模拟扫描仪、玩具扫描仪、视频护目镜和其他方式，更多的儿童能够避免麻醉或镇静（表 28-5）[133-135]。这些策略涉及放射科医师、麻醉医师、技师、CCLS 和家属的合作和共同努力 [135]。扫描应该由放射科医师计划，以便在患者无法完成扫描的情况下对临床有用的序列进行优先排序 [131]。他们还可以在采集和处理中使用新技术，并优化 MRI 扫描程序以减少扫描时间 [136]。

> **要点：用于影像诊断的麻醉和镇静**
> - MRI 和 CT 扫描仪位于许多医院的偏远位置，这就需要在麻醉高危患者时进行仔细的准备和计划。
> - 动态增强淋巴管造影被用于绘制淋巴循环图，并对单心室生理学患者进行干预。
> - 用于影像学检查的全身麻醉和镇静具有与其他手术操作麻醉或镇静相同的风险，它不"仅仅是 MRI"。
> - 应在麻醉前与放射科医师讨论成像的要求，包括屏气或心率控制。

表 28-5　磁共振成像准备中儿童镇静药的替代品

选择性的	定义	最有效年龄范围*
模拟扫描仪	磁共振成像装置的复制品，用于在磁共振检查前与儿童练习	3—8 岁
MR 兼容视听系统	MR- 安全兼容耳机和护目镜允许孩子在扫描期间观看电影	3—10 岁
喂养 - 睡眠操作	白天让孩子保持清醒，晚上安排检查；禁食直到检查前；褪黑激素的使用	新生儿至 4 岁
游戏治疗	儿童生活专家 / 游戏专家与儿童一起进行游戏课程，为检查准备	4—12 岁
抚育箱 / 限动睡袋	婴儿被放在一个用于固定和促进睡眠的医用真空袋中，或放在一个带有内置头部线圈的 MR 兼容箱中，用于促进睡眠	新生儿
照片日记	预约前，家人会收到一本照片日记，向孩子解释磁共振成像程序	7—12 岁
蔗糖溶液	将口服蔗糖溶液放在安慰奶嘴上，给婴儿用于检查前安慰镇静	新生儿
引导想象	在检查期间，孩子听一段带有引导想象的放松录音	4—8 岁

*. 给予既往研究的估计（经 American Society of Radiologic Technologists 许可转载，引自 McGuirt [134]）

（二）气道手术的麻醉

由于先天性或获得性气道异常，气道手术在先天性心脏病患者中相当常见。事实上，一项对 162 名在三级医疗中心接受支气管镜检查的新生儿的回顾性研究中，30.2% 的新生儿有心脏缺陷。这些患者的常见体征包括支气管异常、支气管软化、气管狭窄、完全性气管环和血管环[137]。直接喉镜和支气管镜检查可以诊断，也可以同时进行治疗（去除黏液阻塞或凝块，扩张气管，激光治疗声门下狭窄，或移除支气管管型）。

接受心脏手术的患者也有声门下狭窄和声带麻痹的风险。这可能是由于与声门下狭窄相关的共存综合征，如唐氏综合征或腭心面综合征[138, 139]，也可能与先天性心脏病引起的低灌注和黏膜损伤有关，或者与长时间气管插管相关的损伤修复有关[140-143]。喉返神经损伤是主动脉弓及其分支手术的常见并发症。Kruse 等报道，在接受冠状动脉旁路移植术的婴儿和儿童中，声门下狭窄的发生率为 0.7%，声门下狭窄与低龄、搭桥时间延长和机械通气时间延长有关[144]。气囊扩张喉成形术（balloon dilation laryngoplasty, BDL）是声门下狭窄的一种治疗方法，可以避免气管切开（图 28-14）。Collins 等报道了 BDL 在声门下狭窄和先天性心脏病患者中的应用。在 5 名患者中，有 4 名患者避免了气管切开的需要，只有 1 名患者需要气管切开和喉气管切除术[143]。激光治疗声门下狭窄需要进行有必要的预防措施，如使用尽可能低的 FiO_2，患者和医师进行眼睛保护，患者面部和头部周围准备湿毛巾，以及应对气道火灾的准备工作。其他章节（见第 34 章）详细回顾了激光支气管镜和喉镜的有关内容。

直接喉镜和硬性支气管镜在先天性心脏病患者群中的另一种用途是评估和治疗塑形性支气管炎，通常是在有 Fontan 生理学特征的患者塑形性支气管炎通常表现为咳嗽和呼吸窘迫。治疗方法是硬性支气管镜检查和去除蛋白支气管管型（图 28-15）。在 3 例有 Fontan 生理和塑形性支气管炎的患者中，1 例在一次支气管镜检查后完全康复，2 例在 ECMO 氧合支持下 1 周内进行多次支气管镜操作[145]。

由于心脏异常的特殊生理和气道手术特殊要求，为先天性心脏病患者进行气道手术的麻醉是具有挑战性的。直接喉镜和支气管镜检查需要深度麻醉，因为它刺激性强。雾化或吸入方式的表面麻醉非常有效，但必须注意不要超过局部麻醉药的最大剂量。对于某些病例来说，患者的自主通气也是很重要的。有时候，

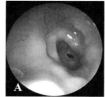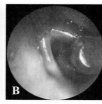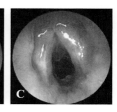

▲ 图 28-14 声门下重度狭窄气囊扩张

A. 球囊扩张术前声门下狭窄；B. 在气囊扩张期间；C. 气囊扩张后立即见效（经 JAMA Otolaryngology – Head & Neck Surgery – American Medical Association 许可转载，引自 Collins 等[143]）

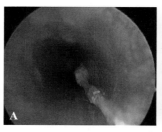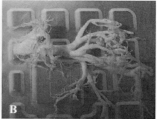

▲ 图 28-15 Fontan 循环患者的塑形性支气管炎

A. 支气管镜下移除支气管管型；B. 移出的管型树状分泌物（经 Elsevier 许可转载，引自 Preciado 等[145]）

患者也需要一段时间的呼吸暂停。在麻醉患者之前，与耳鼻喉科医师讨论需要怎样的呼吸条件，还要考虑患者的心肺功能耐受情况，判断哪些操作可以完成或不可能完成。此外，在麻醉患者之前，应确认手术所需的所有设备都在手术室内并已组装好（如支气管镜组件）。

PVR 对于许多病变的重要性已贯穿本章讨论，对于先天性心脏病严重且未修复的患者、有分流的患者或进行导管支架手术的患者及 Fontan 患者尤其重要。在气道手术的麻醉过程中，PVR 会发生很大的变化。通常在喉镜检查之前，患者在麻醉加深的同时进行预给氧。这可能会增加因肺血流量增加而导致的全身和冠状动脉低灌注的风险。然后，在手术过程中，患者可能会出现通气不足或呼吸暂停，并伴有 PVR 增加和肺血流量减少。针对 PVR 中的极端情况进行提前计划和及时识别对于维持生命体征的稳定至关重要。过度预给氧可导致心肌缺血和心搏骤停，故应慎重操作并密切关注体循环血压和心电图 ST 段改变。长时间的喉镜和支气管镜操作可能导致外周血氧饱和度迅速降低和肺血流量的急剧下降。患者可能无法耐受长时间的呼吸暂停。在两次观看之间可能需要使用面罩或气管插管进行通气，以便患者有时间进行再通气并恢复血氧饱和度。与耳鼻喉科医师的有效沟通至关重要。

具有 Fontan 生理特征的患者也面临气道检查血流

动力学不稳定的风险，因为他们被动依赖肺血流来维持心输出量。长时间呼吸暂停引起的 PVR 增加可能导致心室充盈减少和心输出量减少。血流动力学不稳定可能需要容量复苏、正性肌力支持、限制呼吸暂停，甚至需要 ECMO 支持[145]。

肺动脉高压患者的喉镜和支气管镜检查可能导致肺动脉高压危象和心搏骤停。喉镜检查中任何与低通气、呼吸暂停、低氧血症或麻醉不充分相关的 PVR 增加都可能导致右心衰竭和心搏骤停。此类手术前应进行多学科讨论，并做好预防和治疗肺动脉高压危象和心搏骤停的准备工作。

对对这些患者维持深度麻醉也是具有挑战性的。如前所述，表面麻醉非常有效地减低了对麻醉深度的需求。许多患者的心功能或生理功能不佳，不能耐受 SVR 的明显下降。对于这些类型的手术，并没有理想的麻醉药物。给这些患者使用高浓度吸入麻醉药或丙泊酚时应谨慎。氯胺酮或瑞芬太尼可能是有用的辅助药物。麻醉药物应精确调节输注剂量，复苏急救药物应随时可用。

同样重要的是，麻醉医师进行气管插管时也可能导致 PVR 和 SVR 的改变。限制喉镜检查时间及明晰 PVR 和 SVR 的变化都是至关重要的。已有喉镜检查期间心搏骤停的报道[28]。

要点：气道手术的麻醉
- 耳鼻咽喉科医师和麻醉医师之间的沟通，分享所计划的手术信息和如何管理患者的生理学变化信息，对患者的麻醉与术中管理都是非常重要的。
- 在气道检查过程中，肺血管阻力会迅速增加，可能需要暂停操作，恢复给氧和通气。
- 具有 Fontan 生理学特征的患者可以通过直接喉镜和支气管镜检查来去除支气管管型。

（三）腹腔镜手术的麻醉

与开腹手术相比，儿童腹腔镜手术可以缩短住院时间、减轻疼痛和早期进食[146-149]。有几个关于心脏病患儿进行腹腔镜胃底折叠术和胃造瘘管放置的安全管理的报道[44,45,150,151]，最近还有两项队列研究，使用的数据来自美国外科医师学会的"全国外科质量提高项目——儿科学"，报道了腹腔镜手术的一些优点，包括与开腹手术相比，腹腔镜手术治疗先天性心脏病患者术后住院时间更短[152,153]，并发症更少[152]，输血量[153]也更少。然而，在患有中度或重度先天性心脏病的患者中，腹腔镜方法在并发症的发生率和死亡率方面与开腹相当[153]。也有证据表明，先天性心脏病的严重程度与腹腔镜手术术后的并发症的发生率和死亡率相关[154]。注气和气腹对心肺储备减少的患者的影响仍然是受关注的问题[154,155]。

腹腔镜手术需要将二氧化碳注入腹部形成气腹。在健康儿童中，注气至 6mmHg 和 12mmHg 会导致 SVR 和平均动脉压的增加。注气至 12mmHg 可导致心脏指数减少 13%，超声心动图显示左心室收缩功能下降。这表明心血管储备受损的患者可能无法耐受腹内压的变化。此外，手术结束时气腹的释放可能导致 SVR 和平均动脉压的降低[156]。腹腔镜检查期间腹内压力增加会影响通气，导致肺不张，降低功能性残气量，增加胸腔内压和平均气道压。血液吸收二氧化碳也会导致高碳酸血症和 PVR 增加。二氧化碳栓塞也可能导致肺血流减少或反常栓塞[52]。

由于反流、误吸和发育不良，处于单心室姑息手术的第一和第二阶段的患者通常被安排在腹腔镜下进行胃底折叠术和胃瘘管放置术。健康儿童很容易耐受的如气腹相关的 SVR 下降，平均动脉压、心脏指数和收缩功能的下降，在心脏病患儿则可能会导致血流动力学不稳定和心搏骤停。二氧化碳吸收的增加会导致 PVR 的增加。高 PVR 加上体循环血压降低可导致体肺分流减少、分流血栓形成和心搏骤停[44,157,158]。

虽然这些严重的并发症可能会发生，但成功地处理这类患者是可能的。首先，注气压力应控制在 8～12mmHg。有创动脉压监测有助于快速识别和治疗血流动力学不稳定，采用液体治疗或血管活性药物改善血压或心功能。应该多次进行动脉血气分析，并根据 $PaCO_2$ 调整通气[44,45]。呼气末二氧化碳不能准确地反映接受腹腔镜手术的单心室患者的 $PaCO_2$[157]。拔管通常在手术后 24h 内进行，大多数患者应该在 ICU 进行术后监护[44,45]。标准化的围术期管理策略有助于提供一个整体工作框架以获得更好的临床疗效。

对具有 Fontan 生理学特征的患者进行腹腔镜手术也是一个挑战。正压通气和腹部充气的联合作用对于 Fontan 患者可能影响其肺部血流的跨肺梯度。跨肺梯度是中心静脉压与左心室舒张末压（left ventricular end-diastolic pressure，LVEDP）之差。在 Fontan 生理学患者中，中心静脉压的降低可在气管插管、正压通气、麻醉诱导引起的静脉扩张和气道管理时见到。LVEDP 的增加则可在腹腔充气（体动脉压增加、心脏指数下降和心肌收缩力降低）时见到。腹腔充气可能会显著减少 Fontan 患者的肺血流量和心室充盈。此外，CO_2 吸收可能增加 PVR，进一步限制肺血流和心室充盈。这些患者通常对二氧化碳栓子耐受性减低，而且通过缺损形成的反常栓子仍然是一个令人关注的问题 [52, 59]。

尽管具有挑战性，Fontan 患者的腹腔镜手术已经有介绍。建议通过增加前负荷、最小化通气压力、保持心肌收缩力和将腹腔冲气压力保持在 12mmHg 以下，以此来保持合理的跨肺梯度。有创动脉血压监测有助于及时发现和治疗血流动力学不稳 [52, 59]。动脉血气监测 $PaCO_2$ 可用于指导机械通气和 PVR 的管理。术中经食管超声心动监控也可以帮助指导治疗。在手术结束时恢复自主通气和拔管可以保护跨肺梯度、肺血流量和心输出量。术后患者收入 ICU 监护在某些情况下可能是必要的。

其他心脏病变的患者在腹腔镜手术时也可能有生理学失衡。冠状动脉灌注需要较高平均动脉压来维持的患者比如 LVOTO、冠状动脉异常和 HCM。这些患者可以很好地耐受腹腔注气，因为它增加了 SVR 和平均动脉压。然而，随着气腹的释放，这些指标的降低可能会导致冠状动脉供血不足和心搏骤停 [23]。这些变化应该是可以预见的，腹压的释放应该是缓慢和渐进的，应该考虑同时治疗 SVR 的下降。

要点：腹腔镜手术

- 先天性心脏病患者可以成功实施腹腔镜手术，了解患者的解剖学和生理学很重要。
- 先天性心脏病患者腹部充气压力应控制在 8～12mmHg。
- 充气后的血流动力学改变包括增加体循环血管阻力，减少心输出量，降低心肌收缩力；气腹的释放则有相反的效果。

五、感染性心内膜炎的抗生素预防

先天性心脏病患者有患感染性心内膜炎的风险。35%～60% 的感染性心内膜炎的儿童患有先天性心脏病 [159]。Rushani 等报道说，被发现患有感染性心内膜炎风险较高的 CHD 儿童包括发绀型 CHD 病变、左心病变和心内膜垫缺损，并且在心脏手术后 6 个月（假体材料内皮化需要的时间）和＜ 3 岁的儿童中，发生

感染性心内膜炎的风险相对增加 [160]。

美国心脏协会预防感染性心内膜炎的指南于 2007 年更新，限制在实施侵入性手术前进行抗生素的预防。对指南的修订是因为：①感染性心内膜炎更有可能是由随机的菌血症引起的，而不是与手术有关的菌血症；②预防措施只能预防极少数感染性心内膜炎病例；③抗菌药物相关不良事件的风险超过预防本身的益处；④日常生活中保持良好的口腔健康在减少菌血症的发生率方面比预防口腔手术的措施更有效。应接受感染性心内膜炎抗生素预防的高危人群组别显示在框 28-2。各种牙科手术的抗生素方案如表 28-6 所示。对于接受涉及呼吸道黏膜切开的呼吸道手术的患者，应给予预防。对于接受泌尿生殖道或胃肠道操作的患者，不推荐使用抗生素预防感染性心内膜炎。然而，如果患者已经有泌尿生殖道或胃肠道感染，加入一种对肠球菌有作用的抗生素是合理的。符合表 28-2 情况并有皮肤、皮肤结构或肌肉骨骼组织受感染的患者也可以接受针对金黄葡萄球菌和 β 溶血性链球菌的抗生素预防 [161]。

框 28-2　与心内膜炎不良预后相关的最高风险的心脏病，对其牙科手术进行抗生素预防是合理的

- 人工心脏瓣膜或用于心脏瓣膜修复的人工材料
- 既往感染性心内膜炎
- 先天性心脏病 *
  - 未修复的发绀型 CHD，包括姑息性分流和管腔成形术
  - 使用人工材料或装置（无论是通过手术还是通过导管介入）完全修复先天性心脏缺陷的前 6 个月以内 †
  - 修复 CHD，在修复贴片或修复装置的部位或邻近部位有残余缺陷（抑制内皮化）
- 发生心脏瓣膜病的心脏移植者

---

*. 除上述情况外，抗生素预防不再被推荐用于任何其他形式的先天性心脏病
†. 预防是合理的，因为修复材料的内皮化发生在术后 6 个月内（经 Wolters Kluwer 许可转载，引自 Wilson 等 [161]）

要点：感染性心内膜炎的抗生素预防

- 预防感染性心内膜炎需要良好的口腔卫生。
- 发生感染性心内膜炎的风险在心脏手术后的 6 个月内升高；假体材料内皮化需要 6 个月的时间。
- 2007 年 AHA 指南限制了牙科手术前需要抗生素预防的患者群体。

表 28-6　牙科手术用抗生素方案

途　径	药　剂	疗程：术前 30～60min 单次给药	
		成　人	儿　童
口服 无法口服药物	阿莫西林 氨苄西林 或者头孢唑啉 或头孢曲松	2g 2g IM 或 IV 1g IM 或 IV	50mg/kg 50mg/kg IM 或 IV 50mg/kg IM 或 IV
对青霉素或氨苄西林过敏，口服	头孢氨苄 *† 或克林霉素 或阿奇霉素或克拉霉素	2g 600mg 500mg	50mg/kg 20mg/kg 15mg/kg
对青霉素或氨苄西林过敏，不能口服	头孢唑啉或头孢曲松 † 或克林霉素	1g IM 或 IV 600mg IM 或 IV	50mg/kg IM 或 IV 20mg/kg IM 或 IV

*. 或者剂量与成人相当的其他第一代第二代口服头孢
†. 对青霉素或氨苄有过敏史或引起血管水肿、风团的患者不应使用头孢

六、围术期计划

（一）多学科讨论

接受非心脏手术的心脏病患者的治疗是一个由内科医师、心脏外科医师、麻醉医师、重症医师、呼吸科医师和手术相关人员（外科医师、放射科医师、胃肠病科医师等）共同努力的过程。这个小组应该讨论围术期的计划，包括术前和术后的患者的安置，确定哪些患者需要 ECMO，以及 ECMO 可用性的安排。此外，还应关注手术的风险、收益和手术时机。

（二）术前关注的问题

由于担心麻醉诱导时的低血容量和血流动力学不稳定，许多患者不能耐受长时间的禁食。本章已经讨论过，处于单心室姑息治疗第一和第二阶段的患者有血流动力学不稳定、分流血栓形成和死亡的风险[5, 46]。LVOTO 患者在麻醉诱导时也有较高的血流动力学不稳定和心搏骤停的风险，应注意预防低血容量。建议这些患者饮用清澈的液体直到麻醉前 2h，对于高危患者，应认真考虑在麻醉前收入院以便管理禁食期和静脉输液。手术应尽量安排在手术日的第一时间进行，以最大限度地缩短禁食时间。术前应禁用血管紧张素转换酶抑制药和利尿药。抗心律失常药物和 β 受体阻滞药要继续服用。

（三）术后安置

在手术前，应计划好患者的术后安置问题。对于高危患者，应该要求 ICU 床位。对于其他患者来说，普通病房就足够了。高危患者很少接受门诊手术。如果考虑出院回家，患者应该在手术后至少观察 6h。只有当患者完全从麻醉中恢复过来，血管容量充足，血流动力学稳定，不需要吸氧，呼吸和血氧饱和度达到基线水平，才允许出院。

（四）麻醉医师的选择

这些患者应该由熟练掌握 CHD 解剖和生理并对 CHD 麻醉管理感到自信的麻醉医师来进行麻醉操作。这包括具有儿科专业的麻醉医师、儿科心脏病学麻醉医师或者小儿麻醉医师。有些单位有明确的规定，规定什么样的患者该分配给具有儿科心脏学专业的麻醉医师管理，如术前诊断为单心室患者和 pre-SCPA 后的单心室患者。

（五）合适的手术地点

一般来说，高危心脏病患者不应该在手术室外或门诊外科中心接受麻醉，因为那里没有有创性监测、儿科专科护理、重症监护和 ECMO 支持。对于一些高危患者，像胃肠病内镜这样的远离中心手术室的操作可以移到有更多设备、资源和人员支持的主手术室进行。理想情况下，这些患者应该安排在正常的白天工作时间，并尽可能安排在早晨。

（六）患儿家长知情同意

术前与家长或监护人的讨论应包括麻醉方案、手术相关的风险和心脏病所带来的影响。如果患者血流动力学不稳定或心搏骤停，则要讨论合适的干预措施，如 ECMO 支持。应该给家人足够的时间提问，而且尽可能让多个学科一起参与讨论。

（七）准备和时机

对每个心脏病变的解剖学、生理学和每种不同心脏疾病的特点都有深刻的了解。对于可预期的术中问题提前有一个处理计划，如分流的单心室在接受 MRI 检查时的低血压，或威廉姆斯综合征患者在诱导期间的心搏骤停也是非常重要的。在进入手术室之前，应该向整个手术室团队简要介绍患者的病情和潜在的术中风险。在有这些病史的患者诱导之前，再次回顾一下紧急情况处理流程的辅助记忆卡片上有关心律失常和可能出现的不良事件的处理方法也是很有帮助的。

心脏病患者会发生意想不到的事件，如过敏反应。手术过程引起的血流动力学和生理变化可能导致心搏骤停。空气或二氧化碳反常栓子可导致冠状动脉缺血。

患者可能会经历突然的致命性的失血。流程辅助记忆卡片、床边可移动超声和经食管超声心动图等工具可以帮助诊断和治疗。

不幸的是，未确诊的心脏病患者有时也可能需要麻醉。重要的是询问病史，仔细了解运动耐量下降或心力衰竭的症状，检查生命体征，并听诊心肺。导致术中不稳定的因素应该包括未诊断的心脏疾病，了解如何治疗高危病变对这类患者的处理会有所帮助。

要点：围术期方案

- 多学科一起制订计划对于讨论某个特定手术的风险和收益会很有用。
- ECMO 使用应在进入手术室之前确定。
- 对于生理脆弱的患者，应尽量减少禁食时间和（或）提前进行静脉输液，以避免低血容量。

病例分析

在每周一次的心脏中心多学科讨论会议上，一名体重 3.6kg 的患有左心发育不良综合征的 2 月龄女孩，在 Norwood Ⅰ 期术后接受改良的 B-T 分流术治疗，由于进食困难和发育不良，建议进行开放式胃造口术。出席会议的有心脏内科、心脏外科、重症监护、麻醉科和普外科的代表。所有人都同意，虽然患者还没有接受上腔静脉肺动脉吻合术，但她生长发育不良，符合胃造瘘管放置的适应证。

婴儿足月出生，产前诊断为 HLHS。她在 7 天大时接受了 Norwood Ⅰ 期姑息手术，在此期间，她用前列腺素 E_1 维持了主动脉导管的通畅。第一阶段的姑息治疗进行得很顺利。本计划建立右心室到肺动脉的管道（Sano 分流术），但是冠状解剖排除了放置的可能性，改为放置了改良的右 Blalock-Taussig 分流术。婴儿已经拔管，正在重症监护室接受治疗。她的心率为 138 次 / 分，左臂无创血压为 66/30mmHg，SpO_2 为 89%，体温为 37.1℃。非经口禁饮食，静脉泵注 5% 葡萄糖生理盐水，速度为 14.4ml/h。她使用的药物包括阿司匹林、雷尼替丁和依那普利。查体发现，肺部听诊呼吸音清，有分流杂音。超声心动图显示，轻微的房室瓣反流和轻度的右心室功能减低。右前臂有 22Ga 的外周静脉，右侧隐静脉有一条新生儿 PICC 管。在讨论了麻醉方案并征得家属同意后，患者被送往手术室。

常规监测生命体征。心率为 144 次 / 分，窦性心律正常。左臂无创血压为 74/40mmHg，室内空气中脉搏血氧饱和度读数为 93%。麻醉诱导采用咪达唑仑 0.4mg，芬太尼 10μg，低浓度七氟烷空气 / 氧气混合吸入（FiO_2 0.5）。意识丧失后给予维库溴铵 0.4mg 进行神经肌肉阻滞。气管插管采用带套囊的 3.5# 支气管插管。插管后心率 130 次 / 分，血压 60/25mmHg，SpO_2 为 97%。FiO_2 降至 0.21，通气调整为 $ETCO_2$ 为 45mmHg。七氟烷降至 0.6% 吸入浓度。在超声引导下左桡动脉穿刺并置管。动脉血气结果为 pH7.32，$PaCO_2$ 49mmHg，PaO_2 46mmHg，乳酸 0.9mmol/L，碱剩余 −5.2，红细胞比容 32%。

当患者备皮为手术作准备时，心率增加至 155 次 / 分，动脉压降至 44/21mmHg，SpO_2 为 90%（FiO_2 为 0.21）。多导联心电图 ST 段与基线无明显变化。经新生儿 PICC 泵注肾上腺素 0.02μg/(kg·min)、加压素 0.02U/(kg·h)、氯化钙 10mg/(kg·h)。加压输注红细胞 10ml/kg。干预后血压升至 62/30mmHg。麻醉维持 1.4% 七氟烷，患者总共接受芬太尼 10μg/kg（包括诱导）。外科医师采用局部麻醉浸润，静脉注射对乙酰氨基酚 15mg/kg 进行镇痛。术后患者被送回 ICU，情况稳定，术后第 1 天拔除气管插管。

这个案例生动地诠释了本章中提出的一些重要观点。首先，高危患者必须术前识别。在这种情况下，一个多学科小组讨论了与该手术相关的风险和好处，并决定进行手术。术前血氧饱和度为 89%，可推测患者肺血流量稍大。事实上，在诱导和插管后，患者的全身血压很低，特别是舒张压，使患者面临心肌缺血的风险。通过降低 FiO_2 增加 PVR，降低分钟通气量，血气 $PaCO_2$ 到约 45mmHg，输注红细胞使红细胞比容提高到 40%～45%，并使用药物（肾上腺素、加压素、钙）以提高血压。在手术结束时，患者在气管插管的情况下被转移到重症监护病房，避免了术后立即出现血流动力学和呼吸不稳定。

第 29 章　小儿脊柱手术麻醉

Anesthesia for Spinal Surgery in Children

Joseph D. Tobias　著

刘赫琪　译　　张建敏　校

一、概述

脊柱和椎体手术是儿童患者最常见的骨科手术。先天性、获得性或创伤引起的脊柱畸形均需要外科干预。发生原因可能主要与脊柱结构缺陷（半椎体）、神经肌肉疾病（肌营养不良、脑瘫）、肿瘤、感染或治疗导致的相关并发症（肿瘤手术损伤或放射治疗）有关。无论什么原因诱发脊柱畸形，矫形手术过程中，有几种潜在的危险因素可能产生严重并发症甚至导致患者死亡，其中包括脊柱相关疾病进展、术中体位、失血及脊髓或内固定位移造成的神经损伤。儿童围术期心搏骤停协会最新数据表明，术中心血管事件是心搏骤停常见原因（41%），失血引起的低血容量和输血引起的高钾血症是导致心搏骤停最常见的心血管危险事件，该现象多见于颅面重建或脊柱手术[1]。除特发性脊柱侧弯外，儿童脊柱患者围术期风险因素较为复杂，其中包含较高的 ASA 分级（Ⅲ级相对于Ⅰ或Ⅱ级）、肌营养不良、脊髓性肌萎缩、脑瘫、癫痫、脊髓脊膜膨出、先天性中枢神经系统疾病。此外，患者需要长期护理可能会导致血管方面的问题。为了降低围术期并发症的发生率和死亡率，应尽量采用标准医疗治疗流程，包括术前评估确定疾病特征、制订相应麻醉方案、重点关注运动和体感诱发电位相关神经功能检测、患者术中摆放体位、维持体温、限制异体输血及大量输血时凝血功能检测；术后治疗方案包括维持血流动力学、呼吸功能稳定及术后镇痛。

小儿脊柱外科手术可能涉及一个或多个椎体，手术切口涵盖多个椎体节段（颈、胸、腰、骶）。手术多样性包括多种手术方式，如前路、后路或在胸椎和腰椎手术中的前后联合入路。大多数儿科患者胸腰椎多节段手术与神经肌肉疾病或特发性脊柱侧弯有关。在

本章中将介绍脊柱发育和大体解剖结构，详细介绍常见脊柱手术术前评估、术中麻醉管理，包括限制异体输血方法和脊髓神经电生理监测，为术后包括疼痛管理在内的患者护理提供不同选择。

二、脊柱发育和大体解剖

（一）概述

根据脊柱的 4 个生理性弯曲可以将脊柱分为颈椎、胸椎、腰椎和骶椎。这些生理性弯曲表现为脊柱后凸或前凸。正常胸椎、骶椎向后弯曲，颈椎、腰椎向前弯曲。颈椎和腰椎的前凸曲度因身体负重发育而来。当婴儿抬头动作发育后，颈椎形成前凸以支撑头部。约 1 岁时，开始直立行走从而腰椎出现了前凸曲线。颈椎和腰椎前凸是继发性弯曲，由生长过程中身体负重发育而来，目的是保持脊柱平衡，减少脊柱后部肌肉负荷。胸椎和骶椎后凸曲线是主要生理弯曲。正常颈椎前凸通常在 $20° \sim 40°$，而腰椎前凸则在 $30° \sim 50°$，可接受的胸后凸弧度为 $20° \sim 50°$。理论上，由于骶骨节段（$S_{1 \sim 5}$）与后棘突融合，骶骨弯曲范围更大。

脊柱异常弯曲包括脊柱侧弯和过度后凸[2, 3]。脊柱侧弯是一种复杂的三维畸形，涉及脊柱冠状面、矢状面和轴向排列的改变[2, 3]。结构变化包括楔形椎、椎体凸侧旋转及后柱畸形。这些结构异常在曲线的顶点处最为明显。椎弓根变短变厚，椎板变厚，棘突向侧弯凹侧位移。在脊柱生长过程中，由于压力的作用，椎体在凹侧形成楔形结构且变厚。在凸侧，椎体因膨胀而变薄。横突矢状面上向凸侧位移，冠状面上向凹侧位移。由于胸椎的旋转，在凸侧可见肋骨凸起。脊柱和肋骨结构的改变导致胸腔不对称，可能影响呼吸功

能，甚至引起限制性肺通气障碍。

脊柱侧弯潜在病因[2, 3]包括，由于椎体形成或分节失败引起的先天性脊柱侧弯。神经肌肉性脊柱侧弯可能由脑瘫、原发性肌肉萎缩、脊髓脊膜膨出、脊髓灰质炎和其他影响肌肉或神经系统疾病引起。特发性脊柱侧弯在所有脊柱侧弯中最常见，可根据年龄进行分类。与脊柱侧弯相关的疾病包括马方综合征、神经纤维瘤病和骨发育不良。

异常后凸也是一种脊柱畸形，通常分为姿势性后凸、先天性后凸或休门脊柱后凸。姿势性后凸，又称圆背畸形，是一种柔软的脊柱畸形，一般非手术治疗有效。先天性脊柱后凸不太常见，但症状更为严重。考虑到先天性脊柱后凸以每年 5°～7° 的速度快速进展，疾病进展引起的脊髓压迫可能造成的神经系统损害，通常建议在明确诊断为先天性脊柱后凸后立即进行手术治疗。先天性脊柱后凸与先天性脊柱侧弯类似，通常由部分或全部椎体形成失败，又或部分或全部椎体分节失败所致。

休门脊柱后凸可能累及胸椎、胸腰段和（或）腰椎。虽然已经提出了几种可能的病因，包括激素、营养、外伤、血管和遗传等原因，但尚未明确胸椎和腰椎休门畸形的确切病因，外伤是腰椎休门后凸的常见病因。这三种休门脊柱后凸的临床改变使得受累区域脊柱僵硬。其诊断标准为正侧位 X 线中至少三个相邻椎体 ≥ 5° 的楔形变。此外在 X 线中可以观察到，椎体终板不规则，椎间盘变窄，从变薄的终板上突出的椎间盘称为休门结节。根据症状和畸形程度，治疗包括非手术和手术两种方式。后凸畸形 ≥ 75° 的患者一般需要手术干预。

（二）脊神经和脊髓

共有 31 对脊神经，包括 8 对颈神经、12 对胸神经、5 对腰神经、5 对骶神经、1 对尾节。第一个颈神经根位于颅骨和 C_1 之间，而第 8 对颈神经根从 C_7 和 T_1 椎间孔穿出。此后，所有神经根都从相应的椎骨在同一水平面上方穿出。然而，随着脊柱生长超过脊髓生长，脊神经根从脊髓分出的部位高于其经椎间孔的实际穿出点[4]。因此，穿出椎间孔前，脊神经沿尾部方向移行。

神经管在中枢神经系统的胚胎发育中起着至关重要的作用，其中包括脊髓和脊神经[5]。神经管发育成为中枢神经系统，神经嵴分化成了大部分的周围神经系统。当神经管闭合时，神经嵴细胞在神经管和体节之间迁移。这些神经嵴细胞形成周围神经系统、施万细胞和黑色素细胞。神经管分化成为脊髓、大脑、周围传入神经和自主神经系统的节前纤维。

当神经管闭合时，背部区域形成翼板和基板两部分，被称为顶板和底板。翼板形成感觉通路（或后柱），而基板发展成为运动通路。运动通路（或腹角神经元）发出轴突形成脊神经前根。神经节细胞的轴突形成中枢突，移行为脊神经后根，后延伸为外周神经，结束于感觉细胞器。运动神经元发育早于感觉神经，自主神经功能最后建立。

通过大体解剖，我们发现运动纤维位于脊髓的前侧，而感觉纤维位于脊髓的后侧。因此运动纤维被称为腹根（前根），感觉纤维组成背根（后根）。感觉神经在脊髓外的胞体聚集组织，称为背根神经节，包含感觉（传入）神经的细胞核。神经节外侧、脊髓前侧和后侧（腹侧和背侧）的神经根连接共同形成脊神经，周围有硬膜鞘包绕，这是末梢神经的起始点。脊神经形成后立即分为较细小的背侧（后）支和大得多的腹侧（前）支。后支主要支配椎管两侧的肌肉和上部覆盖的一窄条皮肤。其他肌肉和皮肤一般由前支负责支配，形成颈、臂、腰、骶神经丛和肋间神经。

大体解剖可以看到脊髓的多层结构。脊髓由三层脑膜保护，包括硬脊膜、蛛网膜和软脊膜。硬脊膜由结缔组织构成，是最外层结构，呈灰色，通常容易在椎管内识别。一层薄薄的硬膜下空间将硬脊膜与蛛网膜分开。蛛网膜提供了脊髓大部分血液交换。蛛网膜层和最深层的软脊膜之间是蛛网膜下腔，里面储存脑脊液。脑脊液起减震作用保护脊神经。软脊膜与脊髓和单个神经根紧密相连。与蛛网膜相似，软脊膜层血管丰富，为神经提供额外血液供应。

根据不同年龄，脊髓从枕骨大孔延伸至 $L_{1\sim4}$。随着生长发育，脊髓末端从最初婴儿期的 $L_{3\sim4}$ 逐渐移动到成年时的 L_1 水平。脊髓末端是脊髓圆锥，厚而有弹性的硬脊膜囊中包有脊神经，统称为马尾神经。在马尾内有一条终丝，它从圆锥延伸到尾骨。终丝起到了锚定的作用，使脊髓末端保持正常的形状和位置。

（三）血管分布

脊髓循环由多条动脉和动脉分支提供（图 29-1）[6-9]。前动脉干和两条后外侧干是颈、胸、腰椎的重要血供来源。所有动脉均起源于椎体动脉。脊髓根动脉负责联通这些纵行动脉。脊柱前方有 17 条根动脉，后方有 25 条根动脉。胸、腰椎神经根动脉主要起源于主动脉，椎动脉主要参与颈椎根动脉供血。胸椎血管比颈椎或腰椎的更细，尤其是 $T_{4\sim9}$ 交界区域，此区域更容

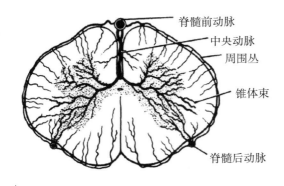

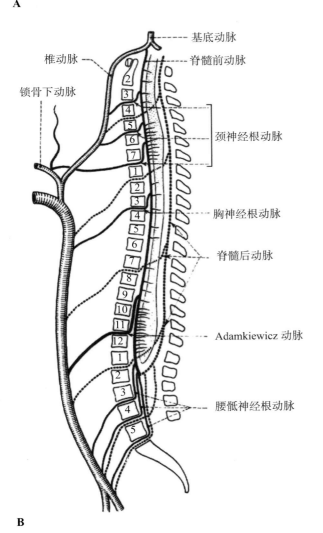

▲ 图 29-1　脊髓血供

A. 横切面；B. 矢状面。详见正文（A 经 American Society of Neuroradiology 许可转载，引自 Mawad 等[9]，图片由 Baylor College of Medicine 1990 提供；B 经 Elsevier 许可转载，引自 Connolly 等[8]）

易发生缺血性损伤。Adamkiewicz 动脉是脊髓腰段的重要的供血动脉。它通常位于左侧，在 $T_{9\sim11}$ 水平，是最大的神经根动脉，通过与前脊髓（纵）动脉交通，为脊髓供血。外伤或手术过程中损伤 Adamkiewicz 动脉可导致脊髓下段严重缺血，甚至截瘫。

每个椎体都有从主动脉发出的一对节段动脉为椎体内外结构提供血液，节段动脉在椎间孔处分为许多分枝。第二级动脉网络位于椎管内硬膜外间隙疏松结缔组织内，这一交通网络为脊髓提供双重保障，确保手术中结扎节段动脉后脊髓循环。

（四）骨骼组成

椎骨的外层是皮质骨，皮质骨是结构致密的哈弗系统构成的坚硬骨组织。椎骨内是多孔松散连接的松质骨。松质骨（或小梁骨）比皮质骨更脆弱，更容易发生疾病及发生骨密度损失。这两种类型的骨骼（松质骨和皮质骨）共同形成了椎体，椎体外形为沙漏状的柱体。外层皮质骨在椎体的上、下两端延伸，形成边缘。椎弓根是包绕髓管的致密皮质骨组织，两个短而圆的突起从椎体背侧起源沿外侧缘向后延伸汇聚。椎弓根的前 1/3 和椎体统称为前柱（图 29-2）[10]。

后柱直接与前柱横向相连，包括椎板、椎突（棘突、横突、上关节突）和椎弓根的后 2/3。椎板是两块从椎弓根向内侧延伸的扁平骨板，构成椎间孔后壁。位于上关节突和下关节突之间的椎板部分称为关节间部。峡部裂特指关节间部的缺陷，常见于 L_5 水平。

这三个脊柱骨性突起是肌腱和韧带的连接部位。确切地说，两个下关节突和两个上关节突从椎弓根和椎板的交界处延伸出来，下关节突与上关节突汇合形成小关节。小关节被含有滑液的关节囊膜包围，随椎间盘一起保持脊柱具有一定的活动能力。此外，两侧横突（椎弓根两侧各有一个）向外侧延伸，为韧带和肌腱提供连接点。棘突在后面从两个椎板的连接处发起，也是韧带和肌腱的连接点，成为椎体运动的杠杆。

其他骨成分包括终板和骨骺环。终板位于每个椎体边缘内的上部和下部。每个终板由一个外层软骨和一个骨质内层组成，为无血管的椎间盘提供血液。这些终板也是一个生长环，主要作用于椎体的生长，终板在 17—18 岁时关闭。皮质骨的骨骺环围绕终板下方椎体。在外科手术中，需要保留尽可能多的骨终板完整，防止植入物下沉到软松质骨内。终板血供良好，为融合植入物提供适宜的环境。骨骺环是放置椎体间融合器的理想部位。

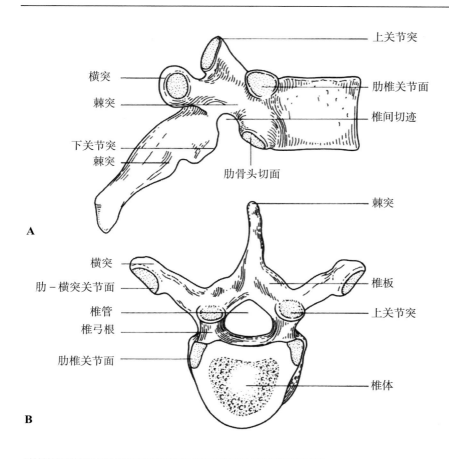

上关节突
横突
棘突
下关节突
棘突
肋骨头切面
肋椎关节面
椎间切迹

A

棘突
横突
肋 - 横突关节面
椎管
椎弓根
肋椎关节面
椎板
上关节突
椎体

B

要点：脊柱发育与解剖

- 开始直立行走，腰椎前凸大约在 1 岁时出现，颈椎前凸大约在 4 岁开始发展，到青春期完全形成。
- 脊柱侧弯的三种类型即先天性、神经肌肉性和特发性。
- 运动纤维位于脊髓前部，感觉纤维位于脊髓后部。
- 胸椎的血液供应比颈椎或腰椎较少，特别是在 $T_{4\sim9}$ 交界区域。
- $T_{9\sim11}$ 的 Adamkiewicz 动脉是脊髓腰段的重要血供。

三、小儿脊柱外科手术

脊柱侧弯主要指脊柱侧方和旋转畸形。病因学上最常见特发性脊柱侧弯（60%～70%）、神经肌肉疾病或先天性骨畸形相关（表 29-1）[11-14]。10—16 岁的儿童中，青少年特发性脊柱侧弯的发病率为 1%～3%。这些患者大多采用保守治疗，如观察或支具治疗。先天性脊柱侧弯在出生时可以确诊，由椎体或肋部发育

不良引起，大约每 1000 个婴儿中就有 1 例患有先天性脊柱侧弯。神经肌肉性脊柱侧弯可以由多种疾病引起，其中肌营养不良和脑瘫最常见 [14]。

表 29-1 侧弯分类和相关疾病

脊柱侧弯分类	相关情况
特发性	- 婴儿（0—3 岁） - 少年（4—10 岁） - 青少年（> 10 岁）
先天性	- 骨性畸形 - 神经管缺陷
神经肌肉性	- 脑瘫 - 脊髓灰质炎 - 肌营养不良 - 脊髓性肌萎缩 - 神经纤维瘤病

经 Elsevier 许可转载，引自 Glover 和 Carling

其他不常见脊柱侧弯病因包括创伤后损伤和治疗相关的损伤（肿瘤外科手术或放射治疗）。特发性脊柱侧弯多见于女性，男女比例为 1：（3～4）。手术适应证及时机取决于 Cobb 角，其计算方法是在侧弯曲线中识别出受影响最大的椎体，也就是我们所说顶椎（图

29-3）。顶椎是与理想排列方向相比旋转角度最大和位移最多的椎体。确定脊柱侧弯上方和下方椎体，这些椎体的倾斜度最大，旋转角度和位移最小。它们分别位于顶椎的上方和下方。在 X 线上，沿着这两个椎体上面或下面画一条线并向外延伸。沿上端椎的上终板及下端椎的下终板分别画线，然后画出这两条线的垂线，使它们在顶椎水平处相交。Cobb 角就是这两条垂线相交形成的角。脊柱侧弯治疗方案的制订以 Cobb 角为基础。如果 Cobb 角 ≤ 15°，则随访观察脊柱侧弯的进展。Cobb 角在 20°～40° 时一般采用支具固定治疗，当 Cobb 角位于腰椎大于 40° 或位于胸椎大于 50° 时则需要采取手术矫形。虽然手术可以一定程度上矫正侧弯的角度，但手术治疗的最主要目的是阻止侧弯进一步发展。在不处理的情况下，脊柱侧弯的进展将不可避免地导致身体畸形，影响外观，造成身体疼痛、功能限制和心肺功能障碍，后者包括进行性限制性通气障碍和呼吸功能不全，并可能导致严重的并发症（慢性低氧血症和高碳酸血症），并最终导致肺源性心脏病甚至死亡。

关于手术治疗方案的制订需要参考患者年龄、脊柱畸形潜在原因和畸形的严重程度。患有神经肌肉性脊柱侧弯的患者可以通过脊椎后路手术进行治疗，如果畸形较为严重，需要先进行前路松解术，再进行后路融合手术，以获得更好的矫正效果。虽然特发性脊柱侧弯最常采用后路入路（图 29-4），但一些医疗机构采用前路手术内固定治疗特发性脊柱侧弯（图 29-5）[15, 16]。畸形的原因、侧弯角度大小和患者的年龄都是影响手术方式的重要因素。

影响手术时机的关键问题是手术融合的节段将不再生长。因此，只有当脊柱生长接近完成时（一般 ≥ 12 岁），才进行完全融合手术矫正脊柱侧弯。当青少年特发性脊柱侧弯患者需要手术治疗时，可采用非融合技术，如后路生长棒技术（即生长棒）（图 29-6A）[17]。这种方法可以矫正脊柱侧弯，而不需要过度去皮质及多节段融合。此外不影响正常的生长发育。在使用生长棒的过程中，特定椎体需要皮质融合达到矫形目的，保证脊柱其余部位的正常生长。一般情况下，凸侧的去皮质融合，使凹侧继续生长保证椎体的正常发育。接受生长棒植入手术的患者需要间隔 4～6 个月进行重复手术干预，以调整生长棒（图 29-6B）[17]。为了避免反复在全身麻醉下对生长棒进行调整和延长的重复操作，现采用全新带有磁性生长棒，称为磁驱生长棒（图 29-7A 和 B）[17]。这种装置可以在不切开皮肤和全身麻醉的情况下延长生长棒的长度（图 29-7C）[17-19]。在定期调整生长棒后，一旦脊柱停止生长，进行脊柱后路融合术。这种方法最常用于先天性畸形或肌营养不良所导致的脊柱侧弯早期的患者（出生到 10 岁）。

最近，另一种用于儿童脊柱侧弯手术的方法是纵向可撑开性人工钛肋技术（vertical expandable

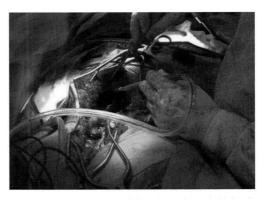

▲ 图 29-4 脊柱侧弯矫形内固定手术的标准后路垂直切口

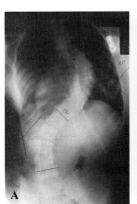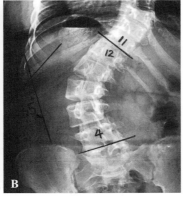

▲ 图 29-3 影像学辅助下测量 Cobb 角

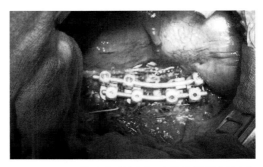

▲ 图 29-5 前路脊柱侧弯手术术野显露及内固定

借助单肺通气，外科医师易从前外侧进入进行胸腰椎手术

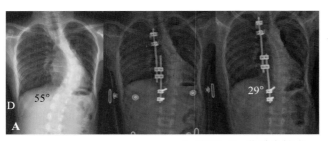

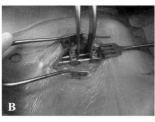

▲ 图 29-6 非融合技术

A. 胸壁肿瘤切除后青少年脊柱侧弯，由于支具不能减缓侧弯进展并可导致胸部变形，所以使用生长棒代替；B. 外科手术延长生长棒（经 Elsevier 许可转载，引自 Cunin [17]）

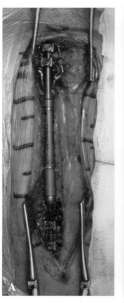

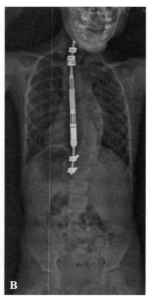

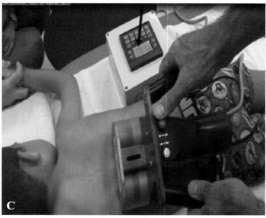

▲ 图 29-7 磁驱生长棒

A. 植入 Magec® 磁性生长棒；B. 神经纤维瘤病继发脊柱侧弯放置的 Magec 生长棒的 X 线；C. 可以在办公室非全麻下延长 Magec 生长棒，延长长度可以完全经体外操作控制（经 Elsevier 许可转载，引自 Cunin [17]）

prosthetic titanium rib, VEPTR）（图 29-8）[17]。这种材料最初设计用于治疗由先天性脊柱和胸壁畸形引起的胸廓功能不全综合征，椎体、肛门、心脏、气管食管、肾和四肢（vertebral, anal, cardiac, tracheoesophageal renal and limb, VACTERL）综合征患者的肋骨缺失或 Jeune 综合征。将 VEPTR 放置在肋骨周围，可以在随后的微创手术过程中撑开肋骨。随着材料和技术的发展，VEPTR 用于矫正脊柱侧弯。第二代 VEPTR 装置还可以根据所矫正畸形的需求，放置在脊柱或骨盆部位。

（一）前路脊柱侧弯手术

尽管特发性脊柱侧弯常用后路脊柱融合术治疗，但最近前路脊柱融合术也得到了发展 [15, 16]。前路手术支持者认为，前路融合手术在局限椎体融合的同时，可以成功地矫正脊柱弯曲，并不影响脊柱活动度和灵活性。用这种方法处理较高节段侧弯，可以因脊柱生理性代偿，使较低节段脊柱弯曲自然回归。该术式常用于特发性非神经肌肉性脊柱侧弯患者。前路手术可以通过一般切口（胸廓切开术）进行，也可以通过微创手术（微创胸腔镜技术）进行。

脊柱前路手术时，患儿采取侧卧折刀位。上臂向前放置并向脊柱后部旋转。放置腋窝垫以避免压迫损伤臂丛及其周围血管。根据脊柱侧弯的程度及位置（胸椎与腰椎），术中可能需要进入胸腔进行操作。进入胸腔时，采取单肺通气（one-lung ventilation, OLV）以尽可能配合外科医师在脊柱前侧进行操作，单肺通气在微创手术中常规应用。皮肤切开后，通过

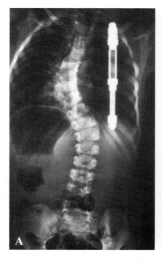

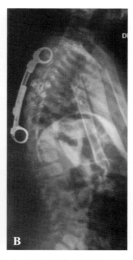

▲ 图 29-8 纵向可撑开性人工钛肋技术系统

A. 正位图；B. 侧位图（经 Elsevier 许可转载，引自 Cunin [17]）

侧弯凸面第 5 肋进入脊柱以暴露 $T_{5\sim12}$，或通过第 10 肋水平进入胸腰椎。初始切口可向前延伸至腹直肌鞘外侧缘，其长度取决于需要暴露的范围。所切除肋骨对应需要暴露的最上段椎体，例如进行 $T_{6\sim12}$ 节段前路融合时，切除第 5 肋，肋软骨向前分离，作为闭合伤口的标志。暴露脊柱后可以放置牵引器保护肺组织和腹膜。外科医师对椎间盘或椎体进行手术操作时，需要注意保护每一节段椎体血管（动脉和静脉）。必要时进行结扎，结扎单个甚至多个阶段的脊柱血管造成损害也较为罕见。

前路手术时，患者置于侧卧位，手术台弯曲。上臂向前移动并从脊柱后部旋转。放置腋窝卷以减少臂丛神经和血管结构的压力。

（二）电视辅助胸腔镜手术

电视辅助胸腔镜手术（video-assisted thoracoscopic surgery，VATS）技术广泛应用于脊柱侧弯外科治疗。与其他类型的 VATS 一样，该技术需要准备专门的手术设备，包括内镜、光源、摄像机、活瓣、显示屏和特定仪器。这类手术通常须进行 OLV，以便充分暴露脊柱。胸腔镜手术禁忌证包括不能耐受 OLV、严重呼吸功能不全、正压通气时过高的气道压力、既往开胸手术可能限制了手术入路及 OLV 期间肺萎陷能力，术前准备与开放性前路手术大体相同。套管和器械的体表标志为肩胛缘、第 12 肋和髂嵴。

第一个戳孔在靠近后腋窝线的 $T_{6\sim7}$ 肋间。切开皮肤后经过肋间肌进入胸腔。确认肺萎陷后，肋间隙制造一个戳孔置入戳卡套管。同时在胸椎旁插入一根钝头针，并在术中进行 X 线检查以确定椎间盘间隙位置。切除壁层胸膜而不结扎胸段血管，然后切除椎间盘及端板。切除完成后，通过孔道放置肋骨植入物。在闭合胸腔前，通过孔道置入一根胸腔引流管。胸膜关闭或开放状态时，将胸腔引流管与密闭引流瓶相连，麻醉医师膨肺进行肺部漏气检查。围术期可能出现的并发症包括出血、肺组织损伤、硬膜撕裂、淋巴损伤和术侧交感神经功能障碍。如果术中出现不能止血或胸腔镜暴露视野不佳，需要转换为前路开胸手术。术后可能发生肺部出血，引起复发性肺不张。

（三）后路脊柱侧弯手术

过去的 20 年里，脊柱侧弯的手术方法随着节段性后路脊柱内固定技术的进步而发展。因此，矢状面和冠状面脊柱畸形矫治手段较早期哈林顿棒等手术方案有所改善。后路手术是利用椎板钩、椎弓根钩、椎弓根螺钉、关节突螺钉和钢丝处理融合棘突、椎弓根、关节突和椎板调整椎体序列。

经典后路手术中，患者俯卧于脊柱手术床，腹部悬空避免压迫腹腔内下腔静脉，同时防止增加腹内压，降低静脉压力与硬膜外静脉压减少术中静脉出血，该体位还可以预防因为影响膈肌运动而导致的腹压升高。一般应用传统脊柱体位架或最新的 Jackson 手术台协助摆放患者体位（图 29-9）。患者面部应在得到良好支持的同时确保不压迫眼睛（图 29-10）。暴露整个脊柱更有利于手术操作，显露髂嵴备术中取髂骨。沿棘突做正中切口，剥离暴露棘突，横向游离出横突。插入定位针后，术中透视再次确认椎体。在完成每一节段的关节突切除及广泛松解后，放置内固定。外科医师将椎弓根钩、椎弓根螺钉、椎板钩和钢丝放置到需要手术矫正各节段。将第一根固定棒置于侧弯凹侧并旋转以矫正脊柱弯曲，这是内固定过程中最关键的一步，因改变脊髓弯曲的过程中可能发生脊髓灌注及其他灌注的改变。在手术操作时，相较于其他时间最可

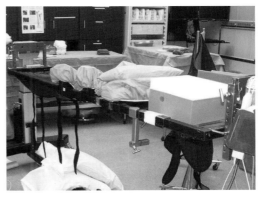

▲ 图 29-9　后路脊椎融合手术俯卧位 Jackson 手术台

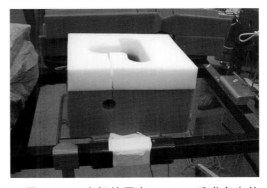

▲ 图 29-10　专门放置在 Jackson 手术台上的头垫
使用适当时，可以消除对于脸部及眼睛的压力。气管导管可以经头垫侧孔穿出，也可以经头垫底部穿出

能发生神经异常，应注意神经监测的数据变化。第一根固定棒校正后，放置第二根，然后是安装两根固定棒的连接杆，以防止两根固定棒相对位置发生扭曲，增加内固定的稳定性。后方椎板去皮质为脊柱融合提供良好的环境，完成植骨后逐层缝合肌肉、筋膜及皮肤。

要点：小儿脊柱外科手术

- 腰椎 Cobb 角大于 40°或胸椎 Cobb 角大于 50°时，需要手术干预。
- 骨骼发育成熟前使用生长期脊柱特殊技术即生长棒、磁调节棒和纵向可撑开性人工钛肋技术。
- 前路脊柱手术可纠正侧弯，同时限制融合范围保持脊柱活动性和灵活性。
- 开胸或电视胸腔镜可用于前路脊柱融合。
- 后路脊柱融合术是最常见的手术方式，相关器械的改进为患者带来更好的预后。

四、术前评估和术中管理

（一）术前评估

儿童脊柱患者围术期麻醉干预首要步骤是术前评估，应广泛了解手术相关疾病进展情况，最大限度地为患者做好术前准备，及时预防围术期并发症。评估准备接受脊柱手术儿童和青少年时，最重要的是评估原发病对气道管理和颈椎稳定性的影响。颈椎稳定性是指脊柱在正常生理负荷下抵抗移位的能力。颈椎手术患者，尤其是外伤患者，应假定颈椎不稳定，或当颈部屈伸时存在半脱位风险，并可能因此导致脊髓损伤[20, 21]。颈椎损伤与不稳定性可能与外伤或颈椎先天性综合征有关，如唐氏综合征、软骨发育不全或其他不常见的颅面综合征，如 Pfeiffer、Aperts 或 Crouzon 综合征[22-25]。30% 的 Pfeiffer 综合征患者存在颈椎半脱位和上颈部椎间融合，Crouzon 综合征和黏多糖病患者则有齿突发育不良及 $C_{1\sim2}$ 半脱位风险[23, 24]。唐氏综合征患者可能出现韧带松弛和潜在颈椎半脱位[25]。

儿童软骨发育不全患者部分伴有枕骨大孔狭窄，该情况可能影响麻醉气道管理和限制患者术中定位。枕骨大孔狭窄由枕骨大孔周围骨缘肥大引起，肥大的骨缘压迫颈髓或导致颈部椎管狭窄。儿童软骨发育不全患者神经或呼吸系统症状与枕骨大孔狭窄有关，相关研究指出软骨发育不全患儿的枕骨大孔直径与正常身高年龄对照组平均值相差 3 个标准差以上。

脊柱侧弯或脊柱后凸患者即使没有表现出相关临床症状，受累颈椎也可能存在限制性运动障碍，因此存在气管插管或体位摆放困难风险。考虑到这些因素，时间允许情况下，颈椎评估应作为此类患者术前准备的一部分。儿童颈椎患者术前评估应包括体格检查，确认是否存在颈部疼痛及颈部运动度（屈曲、伸展和侧方旋转）评估。当存在既往史或临床症状时，应辅以 X 线检查（屈/伸位）或计算机断层扫描。如果在评估过程中发现可能风险，可以在麻醉、镇静或清醒状态下采用多种方式进行气管插管[20, 21]。

颅面综合征患者也可能因颅面部解剖异常影响气道管理，包括面罩通气困难及气管插管困难[22, 23]。许多颅面综合征共同表现包括小颌畸形、小口畸形、面中部（上颌）发育不全和唇/腭畸形。神经肌肉异常或唐氏综合征患者可能出现舌体肥大，虽然这一问题不在本章讨论范围，但该现象同样存在直接喉镜暴露困难和气管插管的潜在困难的识别，应使用可视喉镜或纤支镜引导技术等多种备选插管方案。此外，还应准备好处理困难气道所需设备，包括各型号喉罩或类似的声门上通气装置。其他章节（见第 16 章）中将讨论管理儿童困难气道完整方案。

气管切开患者接受俯卧位脊柱手术的气道管理，是麻醉医师面临影响围术期气道管理另一情况。目前已经有一些关于气管切开置管患者，围术期气道管理建议，包括使用已有气切管、更换带套囊气切管、通过气管切开造口放置气管内导管、使用标准气管插管，上述气道管理方法缺乏权威指南[26]。虽然气管切开有利于手术前气道管理，但摆放手术体位或术中遇见突发情况可能会影响气道通畅。如果使用一般气切导管，由于受导管自身硬度和麻醉呼吸回路牵拉的影响，术中可能会产生气管插管移位风险，甚至发生气管堵塞现象。需要注意的是儿童脊柱侧弯或脊柱后凸患者，气管切开导管硬度较高可能会损伤气道解剖结构和影响气道完整性[27, 28]。通常可以通过更换合适口径的加强型气管导管避免上述问题，加强型气管导管能够避免因麻醉回路牵拉产生的气管导管移位。更换气切管可以采用颈部或前胸壁缝合技术固定加强型气管导管。考虑到从气管切开造口置入气管导管较经口气管插管更靠近隆嵴，因此插管过程需谨慎并听诊双侧呼吸音确认导管位置，避免将气管导管插入一侧支气管内，最后应确认气管导管在颈部弯曲保持正中位置。

全面评估气道和颈椎后，应依次对不同系统进行术前评估。脊柱外科儿童患者常见问题包括：中枢、外周神经系统相关并发症和肌肉相关并发症。这类患者可能伴有脑瘫、癫痫、静止性脑病或神经肌肉疾病。术前评估和记录神经及神经肌肉功能，有助于分辨围术期和手术过程中神经肌肉损伤及损伤发生部位，并有利于区分术中损伤及术前病理情况。术前评估时，应记录抗惊厥药物血清浓度，并告知家长在手术当天上午给予常规剂量抗惊厥药物，而暂不考虑术前禁食水问题[29]。如果手术当天上午漏服，可在术前等待区麻醉监测下补服。尽管许多新型药物半衰期较长，仍建议围术期用药以维持抗惊厥药物血浆浓度。术中可通过静脉给予抗惊厥药物，维持围术期药物治疗浓度。术后当患者情况允许时，可转为口服途径给药，或采用其他途径给药（静脉或直肠给药）。慢性抗惊厥药物影响肝药物分解酶活性，影响神经肌肉阻断药和某些静脉麻醉药物药代动力学和药效学。因此在使用抗惊厥药物时，需要增加术中 NMBA 和某些静脉麻醉药物剂量[30-32]。影响 NMBA 剂量的第二个因素是，许多抗惊厥药物具有较弱的神经肌肉阻滞作用，导致乙酰胆碱受体上调。因此，即使对顺式阿曲库铵这类不经肝脏途径代谢的药物，也需要增加术中剂量。

发育迟缓、视力障碍和听力障碍可能会对术前评估和围术期患者沟通提出巨大挑战。杜氏肌营养不良患者中有 30%～50% 存在一定程度智力障碍，脑瘫和其他综合征患者的比例更高。大多数患者在围术期会伴有高度焦虑和恐惧，为缓解不良情绪，可以术前给药或者父母陪伴麻醉诱导。智力障碍的患儿除了存在术前配合不良，也会影响术后疼痛评估。

根据脊柱侧弯程度和伴随症状，患儿可能存在一定程度的限制性通气功能障碍。进行性脊柱侧弯在不改变余气量的同时，引起肺活量、总肺活量和用力呼气量减少。与青少年型脊柱侧弯相比，先天性或婴儿型脊柱侧弯对呼吸功能影响更大[33, 34]。呼吸功能受损的严重程度与脊柱侧弯角度、受累椎体节段数、发生侧弯位置、生理性胸椎后凸弧度受损情况具有相关性。青少年脊柱侧弯与婴儿型或先天性脊柱侧弯对呼吸系统的影响会更为严重。Muirhead 和 Conner 发现 41 例婴儿型或先天性脊柱侧弯患者中有 14 例存在中度或重度通气功能障碍（40%～59% 是根据年龄预计值），与之相比，51 例特发性脊柱侧弯青少年患儿中发生了 4 例[33]。与成年人不同，中度呼吸功能障碍对于儿童影响较为有限，既往研究中发现，术前肺活量 ≥ 40% 脊柱侧弯儿童预计值的患者，术后并不需要呼吸支持。手术对术后呼吸功能的影响取决于手术方式和手术类型。涉及胸腔（脊柱前路融合）患者术后 3 个月时肺功能较术前受损，2 年后恢复到术前水平。标准后路手术分别在术后 3 个月和 2 年评估肺功能，结果发现患者术后呼吸功能较术前得到明显改善[34, 35]。

评估需要脊柱手术并发神经肌肉疾病患者，重点在于患者呼吸功能损伤是否存在脊柱侧弯手术禁忌。前路手术对于呼吸功能影响较大，因此与脊柱后路手术相比，前路手术对呼吸功能要求较高。成人研究表明，当患者用力肺活量或 1 秒用力呼气量低于 40% 预计值，可能会延长术后机械通气时间。然而儿童与成人不同，儿童心脏类基础疾病较少，成人术后呼吸功能预测标准并不完全适用于儿童。研究发现，在需要重复开胸切除转移瘤的儿童患者，术前肺功能检查并不能够预测术后情况[36]。调查发现 19 例小儿肿瘤患者共进行 32 次开胸手术，所有患者术后检查肺功能，肺功能参数较前降低，FVC（占预计值百分比）从 68%±3.6% 降至 60%±2.4%（$P < 0.01$），FEV$_1$ 从 69%±4.2% 降至 60%±3.8%（$P < 0.01$）；其中 5 例患者术前肺功能严重减低（≤ 40% 年龄预计值），但即使这些术前呼吸功能较差的患者也没有因手术引起永久肺部并发症。如果将肺部并发症的诊断标准定义为术后需要机械通气、吸氧治疗时间超过 12h、持续漏气，术前呼吸功能较差组患者占到 3/5，而轻中度肺疾病患者为 3/20（肺功能为预计值的 60%～80%），并未发现术后死亡或需要长期机械通气治疗的病例。在一项针对 45 例患有杜氏肌营养不良和呼吸功能障碍青少年研究中，也证实了类似的结论[37]，20 例术前 FVC ≤ 预计值 30% 的患者，尽管 FVC 较低，但术后气管插管时间、双侧正压通气支持时间、呼吸机辅助通气总时间和住院时间，较其他患儿没有统计学差异。然而两组均出现心肺并发症，这表明杜氏肌营养不良患儿可能是围术期并发症的高风险人群。FVC ≤ 30% 患者中有 5 例（25%）出现严重并发症，包括急性呼吸窘迫综合征、呼吸道感染，甚至气管切开，而术前 FVC ≥ 30% 患者中有 4 例（16%）出现严重并发症。该组中唯一死亡病例术前 FVC 为 18%，术后最初阶段并未出现严重并发症但后期逐渐进展为 ARDS。

虽然大多数接受脊柱手术（特发性脊柱侧弯）患者不需要术后机械通气，但由于并发症、术中出血量和手术时间等因素，少部分患者可能需要短时间术后机械通气以保证患者安全。术后除了恢复呼吸功能，气道相关损伤也需要术后机械通气。长时间俯卧位可能引起气道或舌水肿，因此部分患者术后需要保留气管插管。Almenrader 和 Patel 回顾了 42 例非特发性脊柱侧弯儿童患者[38]，通过术后 18 个月随访发现，23.8% 的患儿需要术后机械通气辅助治疗。该结果与 Harper 等[37] 研究结果一致，此外他们还注意到合并有杜氏肌营养不良患者和术前肺功能 FVC ≤ 30% 预计值患者，需要术后呼吸支持（40% 这类患者需要术后机械通气）的可能性更高。作者建议使用无创呼吸机帮助这类患者从机械通气过渡到自主呼吸，包括 BiPAP 在内的无创通气治疗可以极大程度地促进术后即刻拔管[39]。以上这些保护策略需要小儿麻醉、儿科重症监护室、小儿肺科及呼吸科医师共同合作完成。

脊柱侧弯手术患者除呼吸功能损伤外，围术期的发病率和死亡率也可能与继发性心脏受累有关。患者心功能障碍可能由原发病引起心肌营养不良，或较罕见的限制性肺疾病和肺源性心脏病产生的慢性低氧血症。限制性肺疾病的罕见发生原因是脊柱侧弯一般在慢性心血管事件发生之前就已经得到治疗。较为常见的神经肌肉疾病包括心肌营养不良、强直性肌萎缩引起导致的心肌收缩功能障碍或传导异常。在这些疾病中，以杜氏肌营养不良症最常见，男婴发病率为 1/3300[40]。虽然该疾病主要临床表现以骨骼肌受累为主，当这些患者生长到 20—30 岁时，可能出现进行性心肌受累影响心肌收缩功能、发生传导障碍和心律失常。这类疾病能够增加围术期并发症发生率甚至增加死亡率，已有研究证明儿童脊柱手术术前心脏功能缺陷明显增加患者麻醉期风险[41]。Sethna 等报道 25 例不同手术麻醉过程中 2 例患者发生术中心搏骤停和死亡[41]。为了评估心肌受累程度，术前评估中应包括经胸超声心动图和 12 导联心电图。也有人建议术前通过胸部 X 线片和心电图综合检查评估，筛查是否存在心肌功能障碍[42]。尽管 Clendenin 等研究发现在 255 例患者中，81% 患者存在胸部 X 线片异常（心影改变）和具有预测价值的心电图异常结果，但超声心动图仍是诊断心肌损伤的黄金标准[42]。

第二类脊柱外科手术数量逐渐增加人群为先天性心脏病患者。尤其是患有心脏残余病灶或单心室生理缺陷患者，完善的术前评估对指导术中管理至关重要。当确诊心肌功能障碍时，可能需要术中特殊监护（如经食管超声心动图）并请小儿心脏科医师会诊。此外，摆放体位时密切观察患者生命体征变化，这些患者可能因正压通气或侧卧位改变静脉回流或胸腔内压升高，

引起心脏病情迅速恶化。此外，对于这类患者一旦发生心血管系统严重并发症，心肺复苏成功率较未发生心血管病变患者减低。

术前评估和准备是减少术中输注同种异体血液制品的关键时期。基础措施包括择期脊柱手术前诊断并治疗贫血。成人患者年龄大于 50 岁、术前血红蛋白低于 12g/dl、融合超过两个节段、需要经椎弓根截骨等是围术期是否需要输血的独立危险因素[43]。多数情况下术前常规筛查和治疗贫血，适当补铁能够满足手术需求避免围术期输血，这些干预措施对营养不良患者或月经初潮后年轻女性患者尤为重要。相较于口服铁剂治疗，静脉途径补铁在 2～3 周内获得满意效果[44]，但后者花费和不良反应发生率较高。因此，选择静脉补铁前应仔细评估风险收益比。

更积极、更昂贵的术前减少输血方案包括使用促红细胞生成素增加术前自体造血，或进行术中等容性血液稀释。促红细胞生成素产生较高花费问题，大多数保险公司不能报销。此外，现有文献关于促红细胞生成素疗效存在争议，一些研究认为此类治疗措施不能使患者受益，影响因素包括不同给药方案、每周测定血红蛋白浓度和皮下注射必要性，并且促红细胞生成素治疗有增加术后深静脉血栓的风险。对 178 例接受脊柱手术儿童患者回顾分析发现，30.6% 未接受促红细胞生成素治疗患者需要输血，而接受促红细胞生成素治疗患者仅 17.5% 需要输血（$P < 0.05$）[45]。特发性脊柱侧弯手术患者亚组分析发现，接受促红细胞生成素治疗患者仅 3.9% 需要输血，而未接受促红细胞生成素治疗患者 23.5% 需要输血（$P=0.006$）。然而，相同研究者后续研究证实，61 例神经肌肉性脊柱侧弯手术患者术前促红细胞生成素在限制异体血液制品的需要方面没有任何益处[46]。其他研究者提出，联合使用红细胞生成素与自体输血将获得理想收益[47]。理论上这些技术在儿童患者中是可行的，但考虑到需要反复静脉穿刺和多次实验室检查，且自体血回输需要一定时间和较高花费，同时造成患者多种不适，因此这项技术并未受到广泛认可。目前认为书写错误仍然是导致输血相关死亡最常见原因，特别是儿童患者自体输血安全性可能与异体血输血并没有明显差异。另外使用促红细胞生成素减少输血时，应考虑形成血栓风险。Stowell 等报道，680 名成年患者使用促红细胞生成素，4.7% 发生深静脉血栓较普通患者血栓发生率升高了 2.1%[48]。

骨科手术患者可能由于某些并发症或营养状态影

响凝血功能。长期服用抗惊厥药物，包括苯妥英钠和卡马地平，也可能对凝血功能产生不利影响。营养不良和维生素 K 摄入不足可导致维生素 K 依赖性凝血因子缺乏，引起术前凝血功能障碍。术前监测凝血功能并补充维生素 K（口服或肌内注射）能够纠正以上问题。患有慢性骨病或慢性疼痛患者长期使用非甾体抗炎药，虽然阿司匹林会在血小板生命周期中不可逆地抑制环氧合酶和血小板功能，但 NSAID 会对血小板功能产生可逆抑制，这取决于血浆浓度以及非甾体抗炎药代谢半衰期。大多数非甾体抗炎药术前停药 2～5 天就能够恢复血小板功能。

要点：术前评估
- 必须对神经肌肉性和先天性脊柱侧弯患者的气道和颈椎稳定性进行全面评估。
- 肺、神经和心脏疾病术前药物治疗通常持续到手术当天，大多数非甾体抗炎药应在术前 2～5 天停用。
- 神经肌肉性脊柱侧弯患者常伴有呼吸系统受损，但即使对 $FEV_1 < 40\%$ 的患者，术后转归仍然可能良好。
- 神经肌肉性脊柱侧弯患者的心脏反应可能包括杜氏肌营养不良、心肌病或包含单心室的先天性心脏病患者等。
- 促红细胞生成素疗法或自体血液采集可减少术中输血的输注，由于流程复杂和提高的同种异体输血安全性的提高，目前已很少使用。

（二）术前用药、麻醉诱导和手术体位

接受脊柱手术患者术前可能需要术前药物干预。术前用药方案具体如下。

- 气道高反应性患者沙丁胺醇和抗胆碱药物（如异丙托溴铵）高流量雾化。
- 如果由于困难的气道情况而计划进行纤支镜引导气管插管，则局部或雾化给药利多卡因表面麻醉。
- 胃食管反流和具有较高误吸风险患者，胃肠道准备包括使用升高胃 pH 药物，如 H_2 拮抗药、质子泵抑制药或口服非微粒抗酸药，以及甲氧氯普胺等促进胃肠蠕动减少胃内容物药物。
- 地塞米松减轻气道反应，减少术后恶心呕吐。
- 格隆溴铵或阿托品等抗胆碱药物能够减少分泌物，降低胆碱受体过度激活引起的气道高反应性，同

时预防喉镜暴露时产生的心动过缓。

- 长期接受糖皮质激素治疗患者，术前也应给予适量氢化可的松，这类疗法经常用于杜氏肌营养不良症患者，有研究已经证明这类疗法能够减缓此类患者的疾病进展[49]。

- 抗焦虑药物，如口服咪达唑仑，适用于没有静脉通路或不能配合静脉注射咪达唑仑患者，也适用于已有静脉通路患者。

术前用药后，患者进入手术室，连接常规监护设施，麻醉开始后，应注意维持正常体温。低体温在脑瘫和体脂较低的患者中尤为常见且进展迅速。患有静息性脑病和其他相关疾病的患者可能伴有中枢性体温调节异常，存在体温持续降低风险。排除其他生理效应影响，围术期低体温是手术过程中增加术中出血的重要因素[50, 51]。维持正常体温的措施包括术前使用空气加压加热装置对患者进行保温，在患者铺单前保持适宜手术室环境温度，加热静脉输注液体、血液和血液制品，以及术中使用空气加压、加热装置。可以通过鼻咽、食管或膀胱对患者实施有创持续核心温度监测。内置温度探头 Foley 导管可以简单有效地监测术中体温。

麻醉诱导药物和诱导方式应取决于患者基础疾病、评估气管插管困难程度、患者的意见和人群特征（如患儿的年龄和认知功能）。脊柱前路或后路手术，可使用加强型气管内导管（endotracheal tube，ETT）防止手术操作或颈部极度屈曲导致意外造成的气道阻塞（图 29-11）。颈部长时间屈曲病例中，无加强型 ETT 导管可能会有发热、弯曲甚至阻塞的风险。8 岁以下患者使用无加强型 ETT 的传统做法已经改革，各年龄段患者都可使用加强型 ETT[52]。固定好 ETT 后，需将纱布卷放入口中，以防止运动诱发电位刺激期间发生咬管。

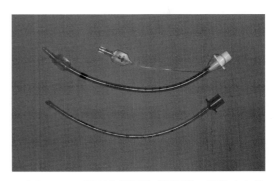

▲ 图 29-11　钢丝加强型气管导管，以防止在俯卧位头部屈曲或经气管造口放置时弯折

选择麻醉诱导药物时，须在不影响循环系统稳定前提下完成患者的麻醉诱导和维持。如未建立静脉通路患者，可通过吸入逐渐加大浓度的七氟烷或氧化亚氮与氧气混合气体进行麻醉诱导。或吸入 50%～70% 氧化亚氮 2～3min 后，建立外周静脉通路。对于已建立静脉通路患者，可以使用常用静脉诱导药物。如计划在手术室内或术后立即拔管，使用丙泊酚诱导可能比使用巴比妥类药物如硫喷妥钠，更易于术后苏醒和恢复。美国巴比妥类药物已经很少用于静脉诱导。依托咪酯虽然可能影响肾上腺功能，并需要重新评估药物安全性，但该药物仍是心肌功能减退患者的理想选择 [53, 54]。

一旦通过面罩加压通气获得足够的潮气量时，可在吸入或静脉诱导后使用非去极化肌松药。考虑到横纹肌溶解、高钾血症和心搏骤停等风险，各种神经肌肉疾病患者禁用琥珀酰胆碱。同时，脊髓损伤 48～72h 内禁用琥珀酰胆碱。如患者不存在气管插管困难，气管插管时可使用中效（维库溴铵、罗库溴铵、顺式阿曲库铵、阿曲库铵）或短效（米库溴铵）非去极化肌松药（neuromuscular blocking agent, NMBA）[55]。肌松药药物剂量应通过 TOF 进行监测，特别是在杜氏肌营养不良和其他肌病患者中，即使单次给予中效 NMBA 进行气管插管也可能导致神经肌肉接头长时间阻滞。单次给予满足气管插管需求的小剂量 NMBA（罗库溴铵 0.3～0.4mg/kg），如果术中需要进行动作诱发电位监测脊髓功能，此时药物导致的肌松效应通常已经消失。但极少数情况，可能出现维库溴铵或罗库溴铵的药效延长，如怀疑肌松药干扰 MEP 监测，可以使用新型肌松拮抗药舒更葡糖钠注射液拮抗肌松药物引起的肌肉松弛效应 [56, 57]。

固定气道插管后，应建立充足的静脉通道和有创循环监测。小儿脊柱手术过程中影响血流动力学可能因素包括术中并发症、体位和失血。一般来说，对于大型脊柱外科手术，建立 2 个大口径外周静脉通路能够用于快速输注药物、液体、血液和血液制品。根据患者一般情况和外科疾病特点，通过动脉置管和中心静脉进行有创血流动力学监测。有经验的外科医师完成该类型手术出血量通常较少（400～600ml），因此不一定需要建立中心静脉通路。此外，俯卧位中心静脉压显示数据的准确性存在争议，因此其临床应用有限 [58]。根据我们的临床经验，中心静脉通路在脊柱手术中不必常规使用。其适应证仅限于那些术后外周血管通路建立困难、计划使用某些血管活性药物及进行中心静脉饱和度监测的患者。可以通过超声辅助外周静脉和动脉通路穿刺困难患者完成定位，特别是对既往血管通路建立困难患者 [59]。

建立静脉通路并连接监护后，在手术床上将患者摆放合适体位。体位取决于手术类型，脊柱后路融合手术采用俯卧位，前路手术采用侧卧位。如果术野包括颈椎和上段胸椎，则需要将头部摆放在中间位置。另外，对于不涉及颈下段或胸上段脊柱后路融合术或单纯腰椎手术，患者可以俯卧并将头转向一侧，避免压伤眼睛和面部。脊柱手术可能需要持续 10～12h，所以无论采用何种体位，都需要仔细检查、缓冲受力位置。通过摆放患者体位尽量降低手术部位静脉压，以减少出血。通过特制手术床摆放头高足低位，放置拱形架从胸部到骨盆下方悬空腹部，可以减少脊柱手术术野静脉压。小角度头高足低体位有助于预防面部、舌头和上呼吸道水肿，并减轻俯卧位可能出现的眼压升高。通常使用专用 Wilson 支撑架或 Jackson 手术台辅助摆放患者体位，降低静脉压减少手术出血（图 29-9）。研究证明，纵向支撑杰克逊 Jackson 手术台对患者循环影响最小 [60]，在腹部不受压的同时有利于机械通气，防止体位造成的膈肌运动限制。

俯卧位手术另一个严重术后并发症是视力受损甚至失明 [61]。失明是俯卧位手术罕见但极严重并发症，原因之一可能是眼压升高 [62-64]。在 20 名成人患者的队列研究中，清醒状态下平均眼压为（19±1）mmHg，仰卧位麻醉诱导后下降到（13±1）mmHg，俯卧（320±107）min 后增加到（40±2）mmHg。术后视力受损（postoperative visual loss, POVL）可能由多种原因导致，目前尚无明确病因（缺血、血栓、肿瘤和栓塞）能够解释所有视力受损事件。考虑到术后视力受损造成的严重后果和潜在的不可逆损伤，1999 年开始记录并调查术后视力受损病例，试图寻找引起 POVL 相关因素 [65]。在登记册中，作者回顾了 93 例脊柱手术后自愿报告的 POVL 病例，其中 83 例缺血性视神经病有 96% 患者术中失血量超过 1000ml，手术时间 ≥ 6h。为了避免 POVL 风险，成年人手术一般不常规使用控制性降压预防术中出血。

脊柱前路手术中，可以侧卧位开胸暴露脊柱，现在也有越来越多胸腔镜辅助下进行的脊柱手术。无论采用何种入路（开胸或胸腔镜），OLV 都能很大程度上改善外科医师的手术视野。

- 术前用药的注意事项包括：用于抗焦虑的咪达唑仑、持续应用的呼吸和神经系统药物，按要求给予的应激剂量皮质类固醇和抑制腺体分泌的抗胆碱能药物，以及长效镇痛药，如美沙酮和可乐定。
- 预料困难气道，并提前做好所有必要的准备，包括诱导过程中所需的设备和人员。
- 当患者手术体位为俯卧位或颈部过度屈曲时，须使用加强气管导管以确保气道通畅。
- 按要求建立动脉和中心静脉通路，且安全的粗口径外周静脉通路是至关重要的。

（三）脊柱前路手术中的单肺通气

OLV 可选择方案包括双腔气管导管（double-lumen tube，DLT）、支气管封堵器或选择性单侧支气管插管[66-68]。在大多数国家，临床上可用的最小型号 DLT 为 26Fr，因此双腔气管导管最小允许用于 8—10 岁患儿。DLT 优势包括放置快速，肺隔离效果好，术侧肺塌陷良好，改善双肺灌注，必要时可迅速转为双肺通气，为改善氧合可以实施持续正压通气或复张术侧肺萎陷。不适用 DLT 患者，可以在纤维支气管镜引导下放置套囊支气管封堵器阻塞术侧支气管。支气管封堵器包括几种不同的型号，包括 Fogarty 栓塞器、房间隔导管、肺动脉导管、Arndt 支气管内封堵器（Cook Critical Care，Birmingham，IN，USA）和 Univent 气管导管（Fuji Systems，Tokyo，Japan）。这些导管的中央管允许某些型号的吸引管通过，但因中央管口径较小不足以清除肺部分泌物，其主要作用在于避免术侧肺膨胀，改善手术室视野，或供氧改善氧合或实施 CPAP。如果没有中心孔道，气囊充气后肺泡中的气体不能排出，肺部萎陷不完全，并可能导致外科手术术野受限。肺隔离技术最后一种备选方案是选择性支气管内插管。选择性支气管内插管的主要缺点是不能迅速从 OLV 转换为双肺通气，因此需要将 ETT 从支气管重新定位到主气管，反之亦然。此外，在移动 ETT 的过程中可能会发生意外脱管，尤其对于侧卧位的患者脱管之后更难以处理。由于左右支气管解剖方向不同，右支气管插管通常可以盲插完成，而放置左支气管导管则需要纤维支气管镜引导。关于单肺通气的更多讨论详见其他章节（见第 26 章）。

（四）减少异体输血的策略

越来越多的证据表明，使用异体血和血液制品可能产生不良预后[69-73]。这些不良反应包括传染病传播风险、免疫抑制、输血相关急性肺损伤、溶血性和非溶血性输血反应、输血相关循环超负荷和移植物抗宿主反应。大型骨科手术临床研究发现，异体血液制品可能与术后感染有关[70, 71]。限制围术期输血策略的重点是对患者进行充分的术前准备，以及严格遵守小儿麻醉术中管理的基本原则，如摆放患者到合适体位及术中保温。一般认为在围术期，可以大幅减少异体血制品输注的常用方法有优化术前血红蛋白水平，避免围术期应用非甾体药物造成凝血功能障碍，重视术中麻醉管理策略包括复苏液体的选择、患者的体位和术中保温[74, 75]。术前应用促红细胞生成素增加血细胞比容，也是限制围术期输血备选方案，但该技术花费较高，且大多数保险公司无法报销。此外，患者每周都要进行血红蛋白监测和注射且较为耗时，因此只在严格禁止进行异体输血的特定医疗情况下使用，如宗教信仰为"耶和华见证人"的患者[76]。另一种简单、经济且有效的方案是术前诊断并治疗贫血。刚开始月经的年轻女性中常发生贫血，其中的绝大多数可以通过口服铁剂治疗。

虽然确切的临床影响值得怀疑，但实验室研究显示，术中输注不同液体会影响凝血功能，其中包括影响血小板的功能等。通过补充晶体或胶体进行紧急血液等容稀释，以补充术中静脉切开造成血液丢失。当失血量达到 10～15ml/kg，补充晶体液会稀释抗凝血酶Ⅲ类的抗凝蛋白，从而引起凝血倾向[77]。而输注白蛋白或明胶对凝血功能没有影响，甚至可能改善凝血功能，而中分子或高分子羟乙基淀粉影响血管性血友病因子，从而抑制凝血，特别对血小板相关凝血功能产生不利影响[78]。

围术期并不是所有手术都需要常规应用血液和血液制品，应满足输注指征[79, 80]。当患儿没有危及终末器官氧合的疾病，或并发症不会抑制机体对贫血代偿的情况下，即使血红蛋白低至 7g/dl，患儿也都能很好地耐受。最新的一个前瞻性 ICU 成年患者的临床研究中，严格遵守输血指征（血红蛋白低于 7g/dl），与不限制输血（血红蛋白低于 10g/dl），对患者疾病转归无显著性差异[80]。55 岁以下疾病情况较轻的患者中，限制性输血组的 30 天死亡率显著减低。

除了术前准备阶段，还有一些策略或药物可以减少脊柱手术围术期异体血输注。

- 自体输血治疗具体如下。
- 术前使用促红细胞生成素后自体采血。
- 术中使用紧急等容血液稀释后自体采血。
- 术中及术后自体血回收。
- 应用触发凝血级联反应的药物。
- 抗纤溶药物：偏氨基己酸或氨甲环酸。
- 促凝药物：去氨加压素和重组因子Ⅶa（rFⅦa）。
- 控制性降压。

联合应用多种方案减少小儿脊柱手术中应用异体血制品对患者有益[81]。具体方案的选择取决于患者的并发症、手术类型及术中输血可能性。在脊柱手术中，增加输注异体血概率的因素包括椎体融合的数量和神经肌肉性脊柱侧弯的诊断[82,83]。根据外科医师的手术水平，特发性脊柱侧弯手术可能只需要采取很少的措施，而神经肌肉性脊柱侧弯手术则可能需要实施多种或者全部方案。

1. 术前自体采血

1937年，Fantus在美国建立第一个血库并首次提出术前自体采血，但这项技术直到20世纪80年代才得到临床普及。术前自体采血的优点包括减少异体血输注、为罕见血型患者提供血液、缓解血液短缺、避免输血引起免疫抑制[84]。在个别情况下，因为宗教信仰拒绝输血的患者可能会接受自体血输血，但当自体血采集到体外后，大部分人又拒绝再次输回。

根据患者的体重或年龄来进行自体采血是没有绝对禁忌证的。体重超过50kg的患者通常可以采1单位血液，而体重较轻的患者则根据体重和血红蛋白或血细胞比容，按比例采出更小血液量，采血前血细胞比容应大于33%。所有采自体血的患者都应补充铁剂以促进红细胞生成[85]。当不考虑经济成本与时间因素时，可在采血前应用促红细胞生成素。自体采血的特殊禁忌证与异体血采血相似，但一般来说，该技术不适用于患有终末器官疾病的患者或在贫血期间，维持组织氧供代偿机制受限的患者。

为防止患者出现术前贫血，自体采血的频率通常不超过每周1次，并且末次采血至少距术前5～7天，给血容量的恢复和红细胞的生成留出充足时间，以便患者在入手术室时不会处于贫血状态。尽管这项技术是避免异体输血最简单的方法，但在过去5～10年中却很少被使用。影响临床使用该技术的主要因素包括由于医疗机构的血库内可能存储有某种被传染病感染的血液制品，但是医疗机构又很少对这些血液制品进行统一的筛查。输注异体血导致死亡的主要原因是文书错误和血液制品误输，无论输注自体血或异体血发生这种错误的概率相同。另外，因缺乏采血标准化流程及指导原则，许多医疗机构采取的自体血并未使用，可能造成血液浪费。该技术额外限制包括所涉及的费用和时间，因为患者在手术前必须多次往返医院，加上建立婴幼儿静脉通路困难，因此目前大多数临床中心已很少使用这种方案。

2. 急性等容血液稀释

紧急等容血液稀释可能是一种更经济、更安全的获取自体血液的方法[86]。该技术包括麻醉诱导后手术开始前或术中取血。血液从粗大的静脉通路、动脉通路或中心静脉通路中抽取，抽出血液体积按1:3比例用胶体或晶体补充以维持正常血容量。血液收集到CPD-A（枸橼酸磷酸酯加腺苷）标准血袋中直至装满（450～500ml），或称重确保适量取血。

安全取血量 = 估计血容量 ×（初始红细胞比容 - 目标红细胞比容）/ 平均红细胞比容

平均红细胞比容是初始红细胞比容和目标红细胞比容的平均值。取出血液可在室温存放4h，这段储存时间不影响血小板和凝血因子的功能，因此紧急等容血液稀释较异体血、术前自体采血具有显著的优势。术中如有需要，应按照抽出血液相反的顺序回输，此方法便于将血细胞比容最高的血液保存至出血最少的手术结束时。在术中出血情况下红细胞比容降低，为了维持组织氧供的代偿生理机制包括：血液黏稠度降低，静脉回流增加，外周血管扩张，心输出量增加和血红蛋白氧解离曲线右移。同时随着氧供降低，组织水平会增加氧摄取，以维持正常氧耗[87]。

3. 术中血液回输

术中血液回输即回收术野内丢失的血液。收集的血液经过抗凝、过滤凝块和碎片，经过设备清洗，再输回患者体内。目前有三种术中血液回输方式。半连续回收是最早开始使用，尽管它操作最为烦琐，但仍是目前最常用的术中采血和回输方式。商用设备包括抽吸和抗凝装置、贮液器（根据患者体型有不同大小贮液器）、离心机、废液袋和管路。双路吸入器中包括一条抗凝液通路，肝素或枸橼酸钠以可控速度与吸入血液混合，抗凝血液经过过滤器储存在一次性容器中，之后泵入离心机中离心，经生理盐水清洗，回抽进入输液袋内。洗涤过程中，大部分白细胞、血小板、凝血因子、游离血红蛋白和抗凝药被洗脱去除，排到废液袋内。整个过程需要5～10min，产生50%～60%红细胞比容的红细胞悬液。儿科专用的血液回输设备允许处理小容量的出血。

第二种术中血液回输采用一次性无菌滤垫的回收罐。收集创口出血后以类似半连续回收的方式添加抗凝药，所收集血液流入含一次性滤垫的刚性塑料容器中。血液清洗后回输也可以不经过清洗。如果血液未经清洗，在一定程度上保留正常的血小板和凝血因子功能，但同时由于可能残留一些细胞碎片、游离血红蛋白、破碎的血液成分，回输会增加患者不良反应的风险。这种回输方案已很少在围术期使用。

第三种术中血液回输采用单一硬塑料储液器，采集流出的血液。抗凝药物（柠檬酸盐）在使用前放置在储液器中。这种仪器最常用于术后采血和回输。手术引流管与回收罐相连，每隔 4h 更换回收罐并重新吸入血液，同样凝血因子和血小板也存在储液器中。回输不良反应可能由细胞破裂和释放游离血红蛋白导致。

围术期血液回收的建议适应证包括患者预期失血量超过自身血容量 20%，或 10% 以上患者需要输血的手术。禁忌证包括采集的血液存在感染或非感染性介质（羊水、止血药如局部凝血酶或鱼精蛋白）污染的风险。潜在并发症包括空气和脂肪栓塞、溶血、肺功能障碍、肾功能不全、凝血障碍、低钙血症和脓毒症[88]。凝血功能障碍可能与仪器操作不当、输注血细胞碎片或洗涤后输注残留抗凝血药引发的弥散性血管内凝血有关[89]。如果负压吸引压力过高或吸入方法不当导致空气与血液过度混合，则可能发生溶血。在抢救和清洗过程中红细胞损伤，可能会释放较多游离血红蛋白。当游离血红蛋白水平超过 100mg/dl，结合珠蛋白结合力已经饱和，肾小管过滤游离血红蛋白超过自身滤过能力，因此该现象可能会导致血红蛋白尿和急性肾衰竭。同时血液回收会造成代谢问题，包括代谢性酸中毒和电解质改变（镁、钙、钾离子变化）。尽管存在潜在并发症风险及购买机器和一次性用品花费问题，但术中血液回输所产生不良反应较少，该技术仍是限制异体输血有效方法[90]。

4. 药物调控凝血级联反应

即使在凝血功能正常的患者中，预防性应用凝血药物也可以减少术中出血。虽然很多精心设计的前瞻性临床试验已经对这些药物的临床价值得出了结论，但研究结果存在冲突。在使用任何改变凝血功能的药物时，都需要考虑药物引起静脉或动脉血栓的可能。

精氨加压素（1-Deamino-8-D-arginine vasopressin, DDAVP）是一种合成的血管加压素，最初用于治疗糖尿病尿崩症。其止血作用是通过内皮细胞释放Ⅷ因子

和血管性血友病因子促进凝血的。Ⅷ因子是一种糖蛋白，可以加速Ⅸ因子激活 X 因子；而 vWF 可以促进血小板对血管内皮细胞的黏附，增强血小板之间分子桥的形成，增加血小板聚集，保护血浆中Ⅷ因子不受蛋白水解酶的影响，并促进Ⅷ因子的合成。尽管有证实去氨加压素对各种获得性和遗传性血小板功能障碍患者具有促凝血的作用，但前瞻性临床研究未能证实使用该药物影响小儿脊柱手术出血量[91]。虽然不推荐常规使用，且效用有限，但它可能更适用于凝血功能严重障碍或有特殊缺陷的患者。

氨基己酸（ε-Aminocaproic acid, EACA）和氨甲环酸（tranexamic acid, TXA）是赖氨酸的 γ- 氨基羧酸类似物，该药物通过阻止纤溶酶原转化为纤溶酶抑制纤溶过程。这些药物通过控制凝血级联反应限制异体输血常用于脊柱手术。血浆纤溶酶原被组织纤溶酶原激活物激活形成纤溶酶，纤溶酶裂解纤维蛋白，从而阻止纤维蛋白网的形成。这种纤溶系统是一种基本的防御机制，可以防止凝血级联反应激活后纤维蛋白的过度沉积。纤溶酶还可以水解活化 V 因子和Ⅷ因子。EACA 和 TXA 结合赖氨酸，然后结合纤溶酶原和纤溶酶到纤维蛋白原表面，从纤维蛋白原表面取代这些分子，抑制纤维蛋白溶解。

EACA 和 TXA 等药物在临床实践中的剂量与文献报道药物剂量存在显著差异[92]。总体来说，这两种药物都在术中以负荷剂量给药，然后持续泵注，有些研究还在术后会继续用药一段时间。90% 的 EACA 在给药后 4～6h 内随尿液排出。一般认为 TXA 药效较 EACA 高 7～10 倍，但一些研究推荐两种药物采用相同的剂量方案。EACA 或 TXA 的不良反应可能与其影响凝血功能和排泄途径有关。由于这些药物经过肾脏途径清除，如果用药期间发现泌尿道出血，则可能是由肾脏、输尿管或下尿路血栓形成导致。快速静脉给药期间，EACA 和 TXA 可能导致血压降低。已有报道表明，应用 TXA 药能够诱发癫痫，并且这种情况在心脏手术期间极为常见，但该药物在癫痫或接受抗惊厥药物治疗患者中没有使用限制[93]。鉴于在儿科患者应用该药疗效确切，不良反应较少，这些药物通常用于减少儿童脊柱手术出血[94, 95]。前瞻性随机试验报道，EACA 和 TXA 可以减少特发性或神经肌肉性脊柱侧弯的儿童和青少年，脊柱后路融合术中的出血量[95-97]。如前所述，在很多中心的临床研究中（包括作者所在研究机构），不同研究中心对这两种药物术中用药剂量存在较大差异，作者所在研究机构负荷剂量

为 50mg/kg，然后以 5mg/(kg·h) 泵注[98]。

5. 控制性降压

控制性降压（有意或控制性降低血压）是指人为将收缩压降至 80～90mmHg，将平均动脉压降至 50～65mmHg 或将基础平均动脉压降低 30%。后者主要针对基线 MAP 就在 50～65mmHg 范围内的患者。虽然使用控制性降压的主要目的是减少术中出血量，但另一个可能的好处是提高手术视野可视度，从而缩短手术时间。

临床药理的进展为临床医师提供了几种药物选择来控制儿童患者血压[99]。控制性降压策略可分为单独策略（主要方案）和以减少主要药物剂量，从而减少药物不良反应的辅助用药方案。主要方案包括局部麻醉技术（蛛网膜下腔和硬膜外麻醉）、吸入麻醉药物（氟烷、异氟烷、七氟烷）、硝基血管扩张药（硝普钠、硝酸甘油）、前列腺素 E₁ 和腺苷。钙通道阻滞药和肾上腺素能拮抗药可以作为主要药物，也可以作为辅助药物。用作辅助或二级药物的药理学分类包括血管紧张素转换酶抑制药和以可乐定为代表的非肾上腺素受体激动药。当使用神经监测时，必须考虑控制性降压对神经检测结果的潜在影响。

硝普钠（SNP）是控制性降压最常用的药物之一[100]，也是一种非选择性、直接作用于外周血管的扩张药。由于它主要扩张的是阻力血管，因此可以出现静脉淤血并降低全身血管阻力。起效迅速（约 30s），用药后 2min 内降压效果达到峰值，停药后 3min 内血压恢复到基线值。SNP 释放一氧化氮（内皮源性血管舒张因子），激活鸟苷酸环化酶，导致细胞内环磷酸鸟苷（cyclic guanosine monophosphate, cGMP）浓度增加。cGMP 通过以下两种机制降低胞内钙浓度：从肌质网释的减少和摄取的增加。最终结果是细胞质游离钙减少和血管平滑肌松弛。不良反应包括反弹性高血压、冠状动脉粥样硬化、颅内压升高、肺内分流增加伴低氧性肺血管收缩、血小板功能障碍和氰化物 / 硫氰酸盐毒性。直接的外周血管扩张也会导致压力感受器介导的交感反射，如心动过速和心肌收缩力增强。肾素 - 血管紧张素系统和交感神经系统激活，其结果是心输出量增加，可能抵消药物导致的早期 MAP 下降。血浆儿茶酚胺和肾素活性在停止应用 SNP 后可能持续升高，导致反弹性高血压。硝普钠因花费较高限制了它的应用，而作为替代药物的尼卡地平使用更为普遍。

尼卡地平是二羟吡啶类的钙通道阻滞药，能扩张全身、大脑和冠状动脉血管，但对心肌收缩力和每搏输出量的影响有限。与 SNP 不同，尼卡地平存在一定的负性时变效应，可抑制反射性心动过速。与其他直接作用的血管扩张药一样，尼卡地平和其他钙通道拮抗药可能具有升高颅内压作用。比较 SNP 和尼卡地平的研究已经证明尼卡地平的几个潜在优势，包括过度低血压的更低发生率，更低反射性心动过速的发生率，减少肾素 - 血管紧张素和交感神经系统的激活，以及在一些研究中发现可能减少手术失血[101]。尼卡地平的缺点在于其降压作用在停药后要持续 20～30min。最近，一种新的二氢吡啶类药物，即氯维地平加入术中血压控制药物名单[102]。其血流动力学效应与尼卡地平相似，但它可以被血浆组织酯酶快速代谢，药物半衰期仅为 2～3min。

虽然控制性降压可以有效减少术中出血，但必须警惕过度降低血压，以免增加脊髓缺血风险。脊髓监测必须仔细评估低血压的影响，如果在低血压时诱发电位降低，应立即升高血压。

> **要点：减少异体输血方案**
> - 术中可采取的措施包括紧急等容血液稀释、术中和术后血液回收、应用抗纤维蛋白溶解药（如 TXA 和 EACA）和促凝血药（如 DDAVP 和重组因子Ⅶa）。
> - 应用麻醉药、硝普钠、尼卡地平或氯维地平控制性降压。须注意不要过度，以免脊髓缺血。

（五）脊髓监测

在没有神经电生理监测的情况下，脊柱手术后神经功能损伤的发生率可高达 3.7%～6.9%。通过适当的监测则可以降低到 1% 以下[103]。美国神经病学学会发布的术中监测指南中总结到，虽然术中神经监测具有局限性，但研究证据支持当处于重大神经系统损伤风险的临床情况中，术中神经功能监测是一种安全有效的检测工具[103]。最近一项纳入了特发性脊柱侧弯手术的多模式脊髓监测的 7 项研究，2052 例患者的 Meta 分析[104]指出，同时使用体感诱发电位和经颅 MEP 监测，因手术导致的神经损伤发生率为 0.93%。19 例神经功能损伤患者的 SSEP 和（或）经颅 MEP 均存在参数变化，未发现神经监测正常的患者出现神经功能损伤。这两种神经功能损伤监测总体敏感性为 83%，特异性为 94%，阳性预测值为 12%，阴性预测值为

99.8%。主要局限因素，动物研究表明从监测参数发生变化到神经功能永久性损伤的机会窗口不到 10min。此外，当使用各种神经电生理监测如 SSEP 或 MEP 时，需要改进麻醉方案以有利于配合信号收集。

常见的四种术中监测技术包括：①踝关节阵挛试验；②唤醒试验；③ SSEP；④ MEP。踝关节阵挛试验是第一个用于术中评估脊髓完整性的试验[105]。清醒状态下，下行抑制性神经抑制踝关节伸展而产生阵挛。深度麻醉中这种反射被抑制，麻醉结束后，中枢下行抑制通路使足 / 踝关节背屈后诱发踝关节阵挛。但如果脊髓受损则出现弛缓性麻痹，背屈足 / 踝关节则不能诱发神经反射。术中测试踝阵挛，需要排除神经肌肉阻滞药物的干扰，减浅麻醉，术中唤醒患者，类似唤醒试验。但多数情况下，在患者恢复意识之前，减浅麻醉深度就可以完成踝关节阵挛测试，然后再次加深麻醉，不同于真正的唤醒试验[105]。该测试具有灵敏性良好和观察指标明确的特点。不足之处在于该检测不能提供连续脊髓功能监测，并且只能在特定麻醉深度下进行。

最初报道唤醒试验可以作为一种监测术中脊髓有无损伤的方法是在 20 世纪 70 年代。麻醉医师需要术前与患者充分沟通，详细解释并告知患者具体配合事项，包括唤醒试验的内容、目的、手术时间安排，以及试验期间可能发生术中知晓的风险。鉴于日益成熟的神经生理监测技术，唤醒试验已不再常规使用，只有当术中 MEP 或 SSEP 对干预持续无反应时才会启动试验。当麻醉科医师要实施术中唤醒时，应在必要的时候对神经肌肉阻滞药进行拮抗，并且减浅麻醉深度。使用短效麻醉药（地氟烷和瑞芬太尼）可加快患者对言语刺激反应的苏醒速度。当使用这些药物时，外科医师要求后，唤醒试验通常可以在 10min 内完成。尽管可以使用阿片类药物和苯二氮䓬类药物的拮抗药，但由于它们的药效时间可能较长并在唤醒后可能干扰麻醉的再次实施，因此并不建议在临床上使用这些拮抗药。然而，如果使用长效阿片类药物（舒芬太尼），则可能需要使用纳洛酮拮抗。麻醉深度和患者的苏醒也可以通过使用神经生理监测或麻醉深度监测仪进行判断。随着麻醉深度的降低，麻醉医师应站在床头，一只手放在患者头部，以减少患者突然无意活动造成的气管导管脱落的风险。另一只手握紧患者的手，感受其对口头指令的反应。当患者麻醉减浅到足够水平时，首先要求手术节段以上肢体进行自主运动（如手握紧），以确保患者足够清醒，能够配合语言指令进行

试验。然后要求患者活动下肢，检查运动功能。一旦患者下肢出现运动亢进，可以给予大剂量丙泊酚加深麻醉深度。唤醒试验存在一定的风险，包括让清醒患者俯卧在手术台上，无意或突然活动可能导致受伤、静脉或动脉管路脱出、血压升高伴出血加重。此外，同踝关节阵挛测试一样，该测试只能提供脊髓完整性的单一评估。大多数临床中心，仅在电生理监测出现问题时才进行唤醒试验。

电生理监测包括 SSEP 和 MEP。SSEP 通过刺激远端神经［通常在腿部（胫骨后段）］，通过记录标准脑电图电极测量颈椎和中枢神经系统的反应。所涉及的通路包括周围神经、脊髓背内侧柱（薄束和楔束）和大脑皮质。SSEP 不监测脊髓前角（运动）功能。由于脊髓运动神经束（运动神经束和感觉神经束）的距离很近，运动神经束的损伤通常会导致感觉神经束的损伤，因此 SSEP 是一种较为可靠的运动功能测试方法。然而，考虑到脊髓的背外侧束和脊髓前角的动脉血供并不相同，已有报道提示 SSEP 监测结果正常但单独运动束受损。

由于 SSEP 会受到麻醉药物的影响，在达到适当的麻醉深度后才能够进行基线记录[106]。在随后的麻醉管理中，维持稳定的麻醉深度有利于有效的电生理监测。虽然不同的药物对 MEP 和 SSEP 的影响不同，但最重要的原则是维持适当麻醉深度，防止麻醉深度过深最终影响有效的神经生理监测。考虑到这些问题，我们发现麻醉深度监测仪在神经生理监测中非常有用，建议将双谱指数（bispectral index，BIS™，Medtronic Corp.，Minneapolis，MN，USA）维持在 55～60[107]。

SSEP 测量的变量包括神经反应的强度（振幅）和反应从外周传导到中枢神经系统的时间（潜伏期）。显著变化包括振幅降低≥ 50% 或潜伏期增加≥ 10%。强效吸入麻醉药和氧化亚氮会导致 SSEP 振幅的降低和潜伏期的增加。0.5MAC（最小肺泡浓度）异氟烷、七氟烷或地氟烷对监测影响较小，虽然各个临床中心的做法各不相同，但为了监测结果准确通常避免使用一氧化二氮。同样研究证实静脉麻醉药对 SSEP 影响较小，因此使用丙泊酚或咪达唑仑联合阿片类药物的全凭静脉麻醉是一种有效且可行的方案。一般来说，丙泊酚或 0.5MAC 的吸入麻醉药，都可以与持续泵注的强效阿片类药物舒芬太尼或瑞芬太尼联合使用。肌松药对 SSEP 没有影响，但会明显抑制 MEP[107]。当选择 0.5MAC 挥发性吸入麻醉药地氟烷，根据 BIS 监测间断追加苯二氮䓬类药物可以确保患者意识的丧失，同

时在低浓度地氟烷维持麻醉状态下完成神经生理监测。

虽然 SSEP 监测结果正常，但仍有出现单独运动神经损伤的风险，因此大多数临床中心会同时监测 MEP 和 SSEP。与 SSEP 一样，MEP 同样受到所使用的麻醉药物的影响。各个临床中心采用的监测技术各不相同，但一般情况下麻醉方案与进行 SSEP 监测类似。右美托咪定也被推荐用于脊柱手术，因为它可以减少患者术中对吸入麻醉药和丙泊酚的需求，并减少术后阿片类药物使用剂量 [108, 109]。在维持一定麻醉深度的情况下，是否使用右美托咪定对 MEP 或 SSEP 的变化没有影响 [109, 110]。同时在 MEP 监测下，应保持神经肌肉阻滞水平稳定，保持 4 个成串刺激引起 1～2 个肌颤搐。关于肌松药的使用与作者临床使用习惯相同，仅在气管插管时使用短效肌松药，术中维持不再重复使用肌松药物。无论采用哪种麻醉方案，如果 SSEP 或 MEP 信号丢失，都应采取标准化流程（框 29-1）。图 29-12 [111] 给出了两个 MEP 信号突然丢失的例子及所采取的干预措施 [111]。表 29-2 概述了麻醉药物对神经监测参数的影响 [112]。

框 29-1　神经电生理监测无反应的处理方案

- 分析所有短时间手术操作，尝试恢复或撤销手术操作的影响，如移除定位针、金属丝、固定棒和螺钉
- 如果以下步骤无效，麻醉医师应准备唤醒试验，以确认 MEP 和 SSEP 结果
- 停止控制性降压
- 通过以下方法将 MAP 增加到 ≥ 90mmHg
  - 减浅麻醉深度
  - 输注晶体或胶体液增加血容量
  - 予血管活性药物（去氧肾上腺素）
- 增加血细胞比容至血红蛋白 ≥ 8g/dl
- 调整机械通气参数
  - 吸入 100% 纯氧
  - 维持参数正常
- 如果 MEP 或 SSEP 没有恢复正常，启动唤醒试验
- 如果唤醒试验证实存在神经功能受损
  - 制订脊髓损伤治疗方案，考虑使用甲泼尼龙（第一小时的负荷剂量 30mg/kg，然后在接下来的 23h 内以每小时 5.4mg/kg 的速度输注）
  - 考虑取出脊柱外科器械
  - 如果临床条件允许的进行紧急放射成像（计算机断层扫描或磁共振）

要点：脊髓监测

- 4 种脊髓监测技术，即踝阵挛试验、唤醒试验、体感诱发电位和运动诱发电位。
- SSEP 和 MEP 是标准监测项目对脊髓缺血检

测具有高度的敏感性和特异性。
- 唤醒实验仅适用于神经电生理监测持续异常的情况下。
- 挥发性麻醉药和氧化亚氮对 SSEP 和 MEP 有显著影响，应避免使用或仅使用较低浓度。
- 及时发现并处理 SSEP 或 MEP 快速变化，包括升高血压和血红蛋白、维持正常心率、减浅麻醉深度、取出内固定或植入器械，如果信号还未恢复立即开始唤醒试验。

（六）术中麻醉管理

各医疗机构麻醉方案具有较大差异，因此术中麻醉管理需要与神经电生理监测医师和技术人员配合。这些方案通常复合丙泊酚持续泵注、小剂量吸入麻醉药（0.5MAC）及强效阿片类药物泵注（瑞芬太尼或舒芬太尼）。有些临床中心避免使用吸入麻醉药而是使用全凭静脉麻醉。如前所述，右美托咪定可以作为辅助用药加入到麻醉方案中，以减少丙泊酚或吸入麻醉药用量。此外我们还发现，在不需要额外补充降血压药情况下，通过滴定这些药物就能满足术中控制性降压，大多数情况下，术中应用瑞芬太尼和右美托咪定维持麻醉时，仅需偶尔间歇给予拉贝洛尔就可以实现控制性降压。

虽然瑞芬太尼是脊柱手术麻醉中的常见药物，但瑞芬太尼可能会导致急性阿片类药物耐受反应 [113]，导致患者术后对阿片类药物的需求增加。Crawford 等研究了 30 名特发性脊柱侧弯青少年，经后路脊柱融合手术治疗，术后对阿片类药物瑞芬太尼需求的影响 [114]。研究发现术后 24h 内，于对照组相比瑞芬太尼组吗啡累积使用量增加了 30%。尽管观察到了明确的临床效果，但导致术后痛觉过敏的机制尚不明确。虽然有学者将其归因于瑞芬太尼作用于 N- 甲基 -D- 天冬氨酸受体，但使用氯胺酮并不能阻断该反应 [115]。考虑到术中使用瑞芬太尼后可能出现痛感过敏的可能性，一些临床中心选择在麻醉开始时单次给予大剂量美沙酮预防发生该现象 [116-118]。

静脉输注镁离子是另一种麻醉管理脊柱手术患者的辅助措施 [119, 120]。静脉输注镁离子可减低术中丙泊酚、吸入麻醉药和肌松药的需求，有效控制性降压，甚至减少术后阿片类药物的使用。在一项对 61 名接受脊柱融合术的脑瘫儿童前瞻性研究中发现，患者随机

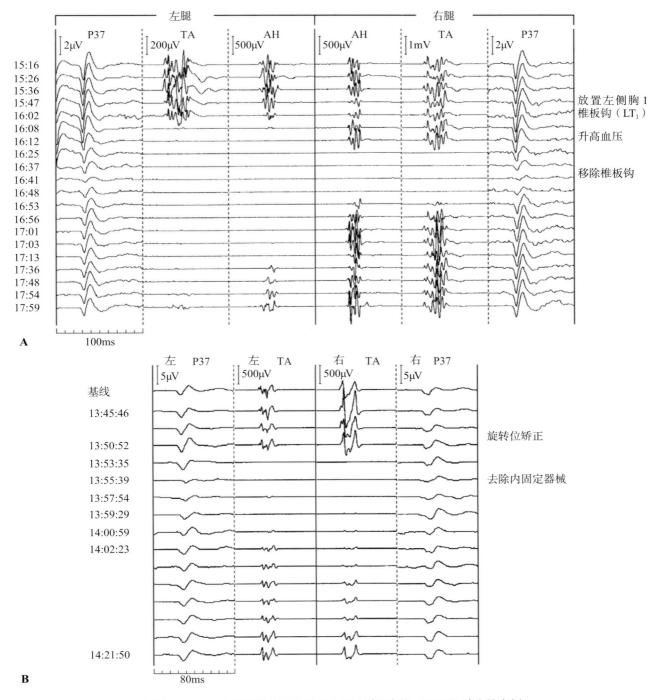

▲ 图 29-12　2 个干预脊柱侧弯手术中运动诱发电位（MEP）消失的实例

A. 放置椎板钩后突发左腿 MEP 消失，立即升高血压无改善，且逐渐出现右腿 MEP 消失及双侧 SEP 降低。最终去除椎板钩后诱发电位恢复，但左腿 MEP 消失延长（＞ 40min）。术后左腿瘫痪持续数日。手术中信号异常，立即取出椎板钩可能会更好。B. 在去旋转矫正过程中出现双腿 MEP 消失随后 SEP 下降后没有尝试升高血压而是立即去除内固定器械。术后无神经异常。AH. 跗趾外展肌；TA. 胫骨前部（经 Elsevier 许可转载，引自 Macdonald 等[111]）

接受镁离子［50mg/kg，随后注射 15mg/(kg·h)］或生理盐水安慰剂[121]。术后 24h 和 48h 镁离子治疗组的镇痛需求和疼痛评分呈现较低趋势。但作者临床实践发现，术中镁离子输注可能会影响 MEP 监测结果，因此

术中应谨慎使用镁离子。

术中管理应考虑包括治疗在内的其他因素，这些因素可能影响术后发生手术部位感染（surgical site infections，SSI）和术中急性事件的处理。尽管发生

表 29-2 脊柱外科手术中常用麻醉药品对神经监测的影响

药品名称	药品类别	SSEP 影响	MEP 影响	出现长度	第 2、4、6 小时大致 CST½（min）和挥发性物质的 B：GC	与术中神经监测有关的临床优势	缺 点
丙泊酚	GABA 激动药	↓	↓	+++	15/20/30	复苏平稳	蓄积，苏醒缓慢
依托咪酯	GABA 激动药	↑↑	−	++	5/10/20	可滴定，血流动力学稳定	肾上腺抑制，PONV，发作性肌阵挛
咪达唑仑	苯二氮䓬类药	↓	−	+++	40/60/65	遗忘	苏醒延迟
氯胺酮	NMDA 拮抗药	↑	−/↓	+++	15/30/40	镇痛，遗忘，拟交感作用，血流动力学稳定	幻觉
芬太尼	合成类阿片药	−/↓	↓	+++	40/160/240	镇痛	蓄积，呼吸抑制
瑞芬太尼	合成类阿片药	−/↓	−/↓	+	7/7/7	强效镇痛	停药后痛觉过敏
舒芬太尼	合成类阿片药	−/↓	↓	++	15/20/30	强效镇痛	呼吸抑制
右美托咪定	α₂ 激动药	−/↓	−/↓	+++		保留自主呼吸的镇静催眠作用，清醒插管	心动过缓，心脏传导阻滞
异氟烷	吸入药	↓↓	↓↓↓	+++	1.4	低成本	降低 CNS 的 CMRO₂
七氟烷	吸入药	↓↓	↓↓	++	0.65	面罩诱导	苏醒谵妄
N₂O	吸入药	↓↓	↓↓	+	0.47	快速清醒，镇痛	信号转导协同抑制，PONV
地氟烷	吸入药	↓↓	↓↓	+	0.42	快速滴定，快速清除	谵妄，支气管痉挛
罗库溴铵	非去极化肌松药	−	↓↓↓	N/A	N/A	半衰期相对较短，低剂量 IOA 后的快速淘汰	清除率个体差异大，NMB 残余风险
琥珀酰胆碱	去极化肌松药	−	↓↓↓	N/A	N/A	IOA 后快速清除	MH 及肌营养不良疾病禁用，假性胆碱酯酶缺乏症可致半衰期长

B：GC. 血气分配系数（值越高，溶解在血液中的药物越多，挥发性麻醉药清除所需时间越长）；CMRO₂. 脑氧代谢率；CNS. 中枢神经系统；CST½. 浓度敏感半衰期（与输注时间长短有关的消除半衰期）；GABA. γ–氨基丁酸；IOA. 麻醉诱导；MEP. 运动诱发电位；MH. 恶性高热；NMB. 神经肌肉阻滞药；PONV. 术后恶心呕吐；SSEP. 体感诱发电位（经 Elsevier 许可转载，引自 Rabai 等 [112]）

SSI 涉及多种因素，但最近研究多关注于术中 FiO₂ 潜在有益影响。嗜中性粒细胞需要氧气发挥杀细菌作用，因此有人推测，增加 FiO₂ 可能会降低 SSI 的发生率。在一项病例对照研究中，Maragakis 等对 104 例 SSI 成人患者的术中过程与随机对照组进行比较 [122]，发现术中 FiO₂ 小于 0.5 是 SSI 发生的危险因素（调整后的比值比为 12，95%CI 为 4.5~33，$P < 0.001$）。

不同手术操作可能会带来各种独特的术中并发症。脊柱手术切除大量的皮质骨和螺钉置入，术中血流动力学波动影响因素包括：栓子（空气、骨髓或脂肪）、失血、血栓或其他药物引起的类过敏反应 [123, 124]。早期识别此类事件非常关键，暂停手术操作和用盐水冲洗术野可以有效减少空气栓塞对血流动力学的影响。更极端情况下，可能需要采用俯卧位进行心肺复苏。虽然也可以将患者翻转到仰卧位，但关闭手术伤口和翻转所需的几分钟时间，可能损失最有效的最宝贵的心肺复苏时机。一些病例报道和动物研究发现，俯卧位也可以进行有效的心肺复苏 [125]。这种复苏需要将手放置在两侧肩胛骨上，并向手术台上或地板垂直方向进行按压。如果患者使用了特殊体位架，其下方的胸廓支撑会提供足够的反向作用力,按压可以有效改变胸内压力。如果患者俯卧在胸部和腹部悬空的体位架上,则另外需要有人在手术台下支撑胸部,以便进行有效的心肺复苏。

要点:术中管理

- 谨慎摆放患者体位避免神经和眼部压伤、避免气管导管移位及使腹部悬空减少出血。
- 瑞芬太尼可能造成痛觉过敏和加重术后疼痛;如果术中使用,术前应给予美沙酮一类的长效阿片类药物。
- 术后视力损伤是脊柱手术中罕见但非常严重的并发症,压迫眼球、头部俯位、手术时间过长及大量出血和液体管理都是相关危险因素。

五、术后管理及术后镇痛

成功管理儿童脊柱患者的关键之一是从手术室到ICU的平稳过渡。应从患者的术前教育和术前准备入手,如果条件允许的话可以带患者参观儿科ICU,术前指导使用吸气强化锻炼器和自控镇痛的患者,使其正确使用这些设备。

手术结束时,大多数患者都可以在手术室进行气管拔管。由于长时间俯卧位,患者可能出现舌部水肿并导致术后上呼吸道阻塞,术后严重舌水肿需要持续机械通气。当麻醉科医师将气管导管套囊的气体抽尽时,应在拔管前观察到有足量的气体泄漏。应待患儿恢复到适当的反应水平后,进行神经系统检查,确认上肢和下肢功能正常。在许多医疗机构中,特发性脊柱侧弯患者常规不转入儿科ICU而是返回普通病房,因此术后需要在PACU中观察2~4h,以确保血流动力学及呼吸稳定。

合并有循环或呼吸系统疾病的患者通常需要转入儿科ICU,并且根据患者个体情况决定术后是否需要继续机械辅助通气。某些患者术后可能使用机械通气或无创呼吸支持,应在术前与患者及相关医疗人员讨论是否需要机械通气,术后是否需要机械通气与患者自身情况(神经肌肉障碍、术前肺功能障碍)及手术过程(失血量大于1U)有关。一些特殊情况下,术后机械通气2~4h有利于维持呼吸、循环系统的稳定、恢复凝血功能和纠正代谢指标。患者情况稳定后在ICU内拔除气管导管。对于合并患有神经肌肉性

疾病患者,则考虑采用无创通气技术辅助气管拔管。BiPAP辅助通气能够预防肺不张或呼吸功能不全,大多数该类患者术后能够早期拔除气管插管。

脊柱手术切口长度不一、手术过程中不同程度剥离骨组织和软组织,都会产生明显的术后疼痛。有效的术后镇痛通常需要联合应用多种药物,包括止痛药、抗焦虑药和缓解肌肉痉挛的药物。脊柱手术引起的肌肉挛缩,对于可能合并有脑瘫或神经肌肉疾病的患者,肌肉痉挛可能会给他们带来特别严重的后果。术后镇痛方式包括静脉给药和(或)区域麻醉技术。静脉给药时,我们倾向于使用PCA模式。虽然年龄较小或发育障碍的患者可能无法自己使用该装置,此时可以由护士或家长辅助患者镇痛。PCA模式下管床护士可以随时为疼痛的患者提供安全剂量的阿片类药物进行镇痛。在实施PCA之前,必须谨慎滴定阿片类药物剂量以维持适当的镇痛水平,上述操作一般在手术结束时于手术室内完成。一旦神经电生理监测结束,即刻停止瑞芬太尼和丙泊酚泵注,通过地氟烷或七氟烷维持BIS在50~60。自主呼吸开始后,根据患者的呼吸频率滴定增加二氢吗啡($2\sim3\mu g/kg$)或吗啡($20\mu g/kg$),确定对患者有效且不影响呼吸循环的阿片药物剂量。一旦拔除气管导管后,对于患儿表述出的疼痛可以追加阿片类药物的剂量来进行治疗,并随后开启PCA仪器以维持镇痛。应用美沙酮麻醉的部分患者中,PCA镇痛装置通常调整到单次给药模式,不设置阿片类药物持续泵注背景剂量。不同患者之间术后镇痛存在显著个体差异,借助年龄相关疼痛反应量表,根据患者对PCA的反应滴定术后PCA镇痛剂量。

减少阿片类药物剂量可以有效减少阿片类药物引起的不良反应,并辅助其他药物进行术后镇痛。由于非甾体抗炎药是否影响骨形成仍存争议,因此许多医疗机构在选择小儿脊柱术后镇痛用药时,不考虑此类药物,或在术后24h内限制此类药物使用。而我们的习惯是每4~6小时静脉注射1次对乙酰氨基酚。考虑到这些患者可能会出现肌肉痉挛,还可能需要配合抗焦虑治疗,术后镇痛方案中可以根据需求或按固定时间间隔给予地西泮等苯二氮䓬类药物。此外,α_2受体激动药也可以提供抗焦虑和缓解肌肉痉挛的作用。右美托咪定对呼吸功能的影响较小,并能够增强阿片类药物的镇痛作用,在ICU中还可以为包括脊柱手术在内的大手术患者提供抗焦虑治疗。脊柱手术后,作为阿片类镇痛药的辅助药物,另一类广泛使用的药物是氨基丁酸类似物,如加巴喷丁和普瑞巴林[126-129]。一

项前瞻性研究发现 59 名 9—18 岁的患者接受后路脊柱融合术后，在 PACU 中或术后第一天使用加巴喷丁，能够显著降低吗啡总用量和疼痛评分[127]。除了术后急性期具有良好镇痛效果外，应用加巴喷丁术后 3 个月疼痛评分较对照组减低，且药物干预组术后神经功能恢复更好[128]。

鉴于区域麻醉技术在其他外科手术中取得的成功，该技术作为控制儿童脊柱术后疼痛的有效手段，引起了临床医师的极大兴趣。文献中关于脊柱手术区域麻醉技术应用的报道包括以下几种变化：①药物剂量；②输注途径（鞘内或硬膜外）；③给药方式（单次给药、间歇给药或连续给药）；④使用导管数量（1 个 vs.2 个）；⑤输注药物（阿片类药物、局麻药或两者兼用）；⑥阿片类药物（吗啡、芬太尼、氢吗啡酮）；⑦有对照组的镇痛方案（"根据需要"间断给予吗啡或 PCA）；⑧手术类型（短节段腰椎融合、短节段椎板减压、脊柱后路融合术、脊柱前路融合术）；⑨手术入路（开放式手术 vs. 胸腔镜）。详细内容，读者可参阅一篇关于儿童脊柱手术后局部麻醉技术使用的综述，以及最近一篇评估这些技术的 Meta 分析[130, 131]。如前所述，区域麻醉技术的疗效评估因技术的差异而难以界定。需要进一步临床试验来确定这些手术的最佳术后镇痛方案。

> **要点：术后管理**
> - 脊柱侧弯手术后，尤其是神经肌肉性脊柱侧

弯术后，部分患者需要转入 ICU 进一步观察。术后情况较为复杂的患者，患者的准备和与 ICU 的交接非常重要。

- 大多数患者可以在手术室内拔管，一些特殊情况需要术后机械通气 2～4h，有利于维持呼吸、循环的稳定，以及促进凝血功能和代谢指标的纠正。
- 对于肺部受累的神经肌肉性脊柱侧弯患者，拔管后辅助双相气道正压通气更为安全。
- 多模式术后镇痛方法，包括阿片类药物 PCA、预防肌肉痉挛、并联合 NSAID、α_2 受体激动药和 γ- 氨基丁酸类药物等。

六、结论

小儿脊柱手术麻醉面临诸多挑战。与其他外科手术一样，对于患者的麻醉管理应从全面的术前评估开始，明确患者并发症的病理特征。虽然特发性脊柱侧弯是一种常见疾病，但许多患者会伴有相关神经或肌肉疾病，影响麻醉管理。术中问题包括气道管理策略、血管通路、血液保护技术、患者体位、术中神经监测、血液和血液制品的输注及容量和电解质稳态的维持。为了平稳度过到术后阶段，应持续监测循环参数确保循环呼吸功能稳定，并采取积极有效的措施，最后提供充分的术后镇痛。

病例分析

一名 14 岁、72kg、特发性脊柱侧弯的青少年准备接受后路脊柱融合术。既往没有手术麻醉史。术前准备包括静脉补充铁剂，皮下注射促红细胞生成素 2 次。术前凝血功能（PT、PTT、INR）正常，血红蛋白 14.6g/dl。患者禁食水 6h 后进入手术室，连接 ASA 常规监测。放置 Foley 温度探头监测中心温度。在神经电生理监测期间，口中放置纱布卷，防止咬肌收缩咬伤舌头。吸入氧化亚氮 3min 后，建立充足的外周静脉输液通路，静脉推注咪达唑仑 2mg 缓解焦虑。丙泊酚 3mg/kg，芬太尼 5μg/kg 诱导，罗库溴铵 0.4mg/kg，肌肉松弛后行气管插管。

麻醉诱导后，吸入地氟烷（呼气末浓度 3%～4%）维持麻醉，间歇推注咪达唑仑，维持 BIS 波动在 50～60 区间，瑞芬太尼 0.1～0.3μg/(kg·min) 持续泵注，复合美沙酮

0.15mg/kg，减轻瑞芬太尼引起的痛感过敏并术后镇痛。建立第二路通畅的外周静脉通路，桡动脉穿刺置管。术中计划行躯体感觉和运动诱发电位监测，四肢和头皮适当位置放置电极。患者俯卧 Jackson 手术台，放置俯卧位衬垫减少眼睛和面部的压力。为利于 SSEP 和 MEP 监测准确，地氟烷浓度保持在 3%～4%，从患者转为俯卧位到测得第一组 MEP 前，不追加额外的肌松药。手术开始后将瑞芬太尼调整至 0.3μg/(kg·min)，必要时使用氯维地平控制性降压，维持平均动脉压 50～65mmHg。摆好俯卧位后，空气加温、加压装置保温。给予抗纤溶药氨甲环酸 50mg/kg 负荷剂量，5mg/(kg·h) 泵注直至缝皮。术中采用血液抽吸装置回收术中出血。在不影响 SSEP 和 MEP 有效监测的前提下联合地氟烷 - 瑞芬太尼维持麻醉。当神经功能学参数变化时行唤醒

试验或踝关节阵挛测试，当测试无反馈时开始执行本医疗机构对神经电生理监测无反馈的处理流程。术中定期监测动脉血气和血红蛋白。

手术器械清点结束后缝合伤口。在此期间，将 400ml 术中回收的血液洗涤后回输。停止监测神经功能后，关闭瑞芬太尼泵，地氟烷继续维持麻醉，BIS 波动在 40～60。当患者恢复自主呼吸后，滴定推注二氢吗啡 0.1mg 直到呼吸频率达到 8～12 次 / 分。昂丹司琼 4mg 和地塞米松 4mg，预防术后恶心呕吐。手术结束后，关闭地氟烷，将患者转为仰卧位。

当患者主动睁开眼睛，对口头指令有相应的反应，拔除气管导管。将患者送回 PACU 复苏后，转回骨科病房继续观察。术后镇痛采用二氢吗啡 PCA，对乙酰氨基酚每 6 小时静脉注射。术后第 1 天血红蛋白值为 11.6g/dl。院内其余治疗过程中无特殊。

本案例体现了脊柱手术麻醉中几个基本原则，最重要的是可以随时调整的麻醉方案，使用 SSEP 和 MEP 监测脊髓神经功能，当监测参数变化时立即启动快速唤醒试验。相应的麻醉方案通常为吸入地氟烷 0.5MAC，复合阿片类药物泵注（瑞芬太尼或舒芬太尼）。呼气末地氟烷浓度一般范围为 3%～4%，并单次推注适当剂量咪达唑仑，确保 BIS 维持在 50～60。神经电生理监测过程中，如果参数发生变化，必须立即与外科医师沟通，停止可能导致这些变化的外科干预，如取出刚刚放置的内固定器、钢丝或螺钉等。当外科干预、血流动力学变化（增加血压或提高血红蛋白）、机械通气（吸入 100% 纯氧并保证正常二氧化碳分压）神经电生理监测时，麻醉医师须准备做好唤醒试验。脊柱手术麻醉管理的第二个重点是采取措施限制术中出血，常规操作包括：患者合适的手术体位，避免腹部压迫硬膜外静脉扩张，以及维持术中正常体温。此外包括等容性血液稀释、使用抗纤溶药、术中血液回输和控制性降压。最后是通过多种途径提供有效的术后镇痛，包括患者自控镇痛并配合其他辅助药物（对乙酰氨基酚、非甾体抗炎药、右美托咪定和加巴喷丁）。

第 30 章　器官移植麻醉
Anesthesia for Transplantation

Manchula Navaratnam　Stephen A. Stayer　Glynn Williams　Dean B. Andropoulos　著

翟小竹　邹沅芫　范逸辰 译　　潘志英 校

一、概述

医学的发展使得器官移植成为治疗婴幼儿多种器官疾病的一种公认的方法。免疫抑制治疗、外科手术及器官保护的改进让更多的患者能够进行器官移植，尤其是儿童患者。对于患有潜在器官系统疾病的婴幼儿而言，其移植手术的范围和规模将给麻醉医师带来持续的挑战。此外，随着越来越多的儿童接受器官移植，麻醉医师必须时刻做好治疗准备，包括关注移植手术后并发症的处理及术后的各种操作。

器官移植麻醉管理需要理解器官衰竭的病理生理变化，以及手术的具体要求[1]。为了进一步讨论不同的儿童器官移植麻醉，如肝脏、肾脏、心脏、肺脏、心肺联合，以及多器官联合移植，具体内容将分章节论述。此外，患有特殊器官功能障碍的婴幼儿，其移植术将在其他章节介绍。

实体器官移植术的围术期麻醉管理有很多相似之处。由于种种安排协调方面的限制，如器官捐赠、等待移植患者入院等，留给麻醉团队准备的时间有限。在这期间，患者必须入院更新病史，完善体格检查和实验室检查。对于大多数患儿来说，术前准备时间太短会导致患儿的禁食禁饮时间不够，从而给麻醉医师带来困扰。麻醉前准备和计划还必须考虑到这些手术的规模。由于可能需要吻合多根血管，因此出血的风险很大，术前需准备足够的输液通路、有创监测及充足的血液制品。考虑到基础疾病的严重程度，它们引起的生理改变，以及术中患者病情变化的频率，在移植过程中需要经常进行动脉血气、pH、电解质及其他血液生化检查。当新的移植手术确定后，麻醉医师需要积极地进行术前准备，以帮助这些患者。大多数移植手术都非常紧急的，因此必须具备一个全天 24h 待命的麻醉团队。

二、脑死亡器官捐献者的管理

一旦捐献者发生脑死亡，并确定受体与供体器官的匹配程度，对供体的管理重点立刻转变为维持心输出量和组织氧供以进行器官保护。根据美国器官分享联合组织 UNOS 的等待名单列表进行器官分配后，由当地的器官获取机构选定采集团队和手术时间。麻醉团队需要维持供体足够的通气、心输出量、血红蛋白和血压在目标范围内以保证待获取器官的氧供。此时很容易出现尿崩症，需要密切关注尿量和电解质，补充流失的物质，以及使用 1- 脱氨基 -8-D- 精氨酸加压素（DDAVP）。由于供体失去了中枢神经系统分泌儿茶酚胺的功能，在准备获取期间，经常出现持续性低血压和心血管损害。与外科团队或多个器官采集团队的密切沟通可确保最佳的器官摘取时机。

已经发生脑死亡的供体在器官摘取时并不会感到疼痛，然而切皮刺激引起的脊髓反射可能引起血流动力学变化，应给予吸入麻醉药或阿片类药物。腹部充分暴露后，摘取团队会要求使用肝素（200~400U/kg）。器官摘除的时间一般根据器官对缺血的耐受性而定：心脏最先，肾脏最后。分离供体的心脏、大血管和肺然后夹闭主动脉，灌注心脏保存液，如标准晶体停搏液或 Celsior 液，确保心脏停搏并提供器官保护。随后器官被置入 4℃的冰水中进行运输。

三、心脏死亡后器官捐献

由于供体器官的持续短缺，因此有人提倡心脏死亡后器官捐献（organ donation after cardiac death,

---

本章译者、校者来自上海交通大学医学院附属仁济医院。

DCD）的概念。对于有不可逆的神经损伤但没有脑干死亡的适合捐赠的患者，家属可以在撤除机械通气支持后要求捐献患者的器官。

这种情况必须由患者的医师确认，并经患者的近亲同意。为了优化器官获取，通常需要将患者和家属一起带往手术室，然后撤除通气和循环支持。未参与器官获取的医师宣布呼吸和循环功能不可逆地停止，然后进行器官获取过程。从 2007 年开始，美国要求移植中心和器官获取组织为这一过程制定相应的政策和程序。在 2006 年，DCD 捐献者（成人和儿童）的数量增加了 600 多人[2]。尽管潜在捐献人数在不断增加（估计 6%～20% 的儿童死亡患者可能是 DCD 捐献者），最近一项关于心脏死亡后儿童器官捐献的综述表明，每年很少有 DCD 的供体器官被移植到儿童患者体内。例如，2010 年有 137 个儿童 DCD 供体器官，但这些器官中只有 9 个被移植给了儿童患者（3 个肝脏、5 个肾脏和 1 个心脏）[3]。伦理问题、医师之间潜在的利益冲突、法律问题，以及对热缺血时间的顾虑都限制了 DCD 供者移植手术的应用。心脏死亡供体的儿童肾移植和肝移植的预后与脑死亡供体的类似，但心脏和肺移植的相关数据很少。

四、儿童器官移植的免疫抑制

器官移植的综述表明，良好的预后离不开移植术后有效的免疫抑制。免疫治疗目的是为了将排斥反应和药物毒性的风险降到最低。目前儿童实体器官移植免疫治疗的诱导、维持和脱敏方案在各中心之间差别很大。即使是单器官移植团队在理想的免疫抑制方案上亦未达成共识[4]。常规策略如图 30-1[4] 所示。尽管近 20% 的儿童肝移植受体和一些肾移植受体在后期成功地脱离了免疫抑制治疗，但是大多数移植患者需要终生维持治疗[5]。图 30-2 揭示了免疫抑制药物的细胞靶点，并介绍了常用药物（表 30-1）[4, 6]。关于个例的讨论不属于本章的范围，最近的有关文献已经阐述[3, 7-12]。

该机制导致钙调神经磷酸酶激活，从而导致 IL-2 的产生。IL-2 的自分泌刺激通过雷帕霉素靶点和细胞周期蛋白 / 细胞周期蛋白依赖性激酶（CDK）途径引起细胞增殖。免疫抑制药可在许多不同的靶点上发挥作用，以防止 T 细胞增殖。CD80/CD86 和 CD28 的相互作用成为了特异性抗体（Co-stim-AB）阿巴西普和贝拉西普的靶点。巴利昔单抗和达利珠单抗（IL-2R

拮抗药）通过 mTOR 靶向拮抗激活细胞所需的 IL-2 受体发挥作用，而 mTOR 是西罗莫司和依维莫司的靶点。他克莫司和环孢素通过抑制活化 T 细胞（NFAT）的钙调神经磷酸酶核因子来干扰 T 细胞受体的信号转导。霉酚酸（MPA）、霉酚酸酯和硫唑嘌呤（AZA）干扰细胞周期，阻止 T 细胞和 B 细胞增殖。类固醇在药物相互作用中有多个靶点。阿仑单抗和莫罗莫那与淋巴细胞表面特定结构结合后诱导细胞溶解，与抗胸腺细胞球蛋白有相似的原理，但其表面上有多个靶点。

由于合并疾病和药物的相互作用可能导致药物浓度不达标或产生毒性作用，因此监测药物浓度水平非常重要。即使肾功能正常，也应避免使用肾毒性药物。囊性纤维化患者的胃吸收和肝清除能力不稳定，口服如环孢素等药物有发生急性中毒的风险。细胞色素 P_{450} 等肝酶常受免疫抑制药物影响，围术期用药（如甲氧氯普胺、胺碘酮、抗生素、巴比妥类、苯妥英钠）可通过诱导或抑制细胞色素酶 P_{450}，改变钙调磷酸酶和哺乳动物雷帕霉素靶蛋白（mammalian target of rapamycin，mTOR）抑制药的药物水平。幼儿使用的新型免疫抑制药通常不包含液态制剂，液态制剂必须由当地药店配制，因而保质期较短，这对于不在儿童医院附近居住的患者来说是很不方便的。此外缺乏婴幼儿药物吸收和药代动力学数据，因此对于那些治疗窗狭窄的药物，医师选择其治疗剂量时通常具有挑战性[13]。

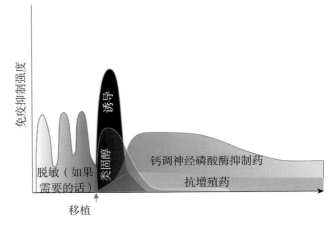

▲ 图 30-1　与移植时间相关的不同免疫抑制方法（彩图见书末彩插部分）

移植前的预案是保留给具有特定危险因素的患者（如 HLA 致敏或 ABO 不相容的移植），取决于不同的移植器官和移植中心，免疫抑制的诱导可能是 / 不是预案的组成部分。此外，小剂量类固醇可能仍是维持免疫抑制治疗方案的一部分，用以支持一种或两种不同类别药物的治疗。其他治疗方法用于治疗排斥反应（经 Elsevier 许可转载，引自 Urschel 等[4]）

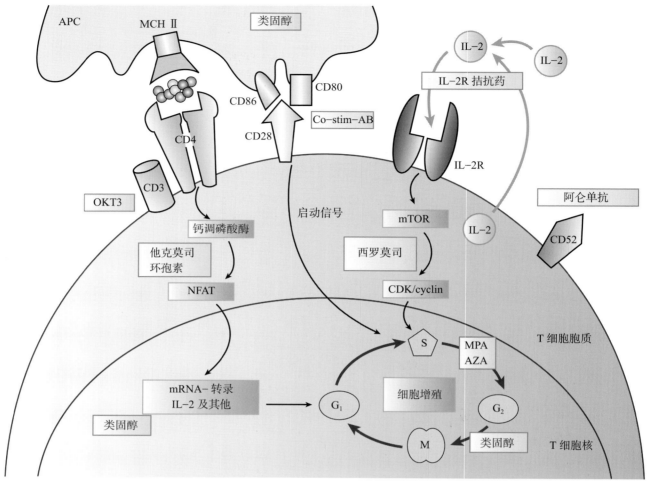

▲ 图 30-2 T 细胞活化和增殖源于抗原呈递细胞（APC）的主要组织相容性复合物 Ⅱ 类（MHC Ⅱ）中供体抗原的肽片段的呈递，以及来自 CD80/CD86 和 CD28 相互作用的共同信号。这种机制导致钙调神经磷酸酶的激活，从而产生白细胞介素 -2（IL-2），IL-2 的自分泌刺激通过雷帕霉素（mTOR）和细胞周期蛋白 / 细胞周期蛋白依赖性激酶（CDK）靶向通路导致细胞增殖。免疫抑制药在许多不同的靶点发挥作用，以防止 T 细胞增殖。阿巴西普和贝拉西普特异性靶向作用 CD80/CD86 和 CD28 复合体。巴利昔单抗和达利珠单抗（IL-2R 拮抗药）靶向 IL-2 受体。他克莫司和环孢素通过抑制活化 T 细胞的钙调神经磷酸酶核因子（NFAT）干扰 T 细胞受体的信号转导。霉酚酸（MPA）、霉酚酸酯和硫唑嘌呤（AZA）干扰细胞周期，阻止 T 细胞和 B 细胞增殖。类固醇以多个位点为靶点。阿仑单抗和莫仑单抗靶向特异性淋巴细胞表面结构，诱导细胞溶解；抗胸腺细胞球蛋白也采用了类似的原理，但其表面有多个靶点

经 Elsevier 许可转载，引自 Urschel 等 [4]

（一）诱导疗法

免疫诱导治疗是在器官移植的围术期早期进行强烈的免疫抑制，以减少术后早期急性排斥反应的发生 [5, 14, 15]。此外，由于移植物慢性失功和长期存活率下降与急性排斥反应的发生率相关，因此诱导免疫治疗还具有长期益处。然而免疫抑制药的不良反应很大（多克隆抗体、机会性感染、移植后淋巴组织增生性疾病、过敏反应、单克隆抗体和超敏反应），诱导治疗应缓慢和温和，以减少药物潜在的毒性反应（如肾损害）[16, 17]。

（二）维持疗法

1. 类固醇

皮质类固醇可用于大多数器官移植的诱导、维持和抑制急性排斥反应。其不良反应包括高血压、糖尿病、骨质疏松、伤口愈合不良、白内障、情绪不稳定、高脂血症、水钠潴留、库欣综合征、体重增加、多毛症、痤疮和发育迟缓。肝脏、心脏和肾脏移植已成功实施了无皮质激素的维持治疗，但在肺移植中尚未能实现 [18-20]。

表 30-1　器官移植术后小儿免疫抑制治疗

药物种类	免疫抑制药	作用机制	不良反应
钙调神经磷酸酶抑制药	他克莫司	钙调神经磷酸酶抑制药阻断 T 细胞活化和增殖	肾毒性、神经毒性、淋巴瘤和淋巴组织增生性疾病、心肌病、贫血、慢性腹泻、糖尿病发作、电解质紊乱
	环孢素	干扰 T 细胞的活性和生长	感染、恶性肿瘤、高血压、血脂异常、移植后糖尿病、肾衰竭、神经系统影响、牙龈增生、痤疮、多毛症、高钾血症、低镁血症
哺乳动物雷帕霉素靶蛋白抑制药	西罗莫司（雷帕霉素）	与 T 细胞中的 mTOR 结合，通过抑制细胞周期从 G_1 期到 S 期的进程来抑制 T 细胞增殖	高脂血症、蛋白尿、骨髓抑制、伤口愈合不良、肺炎、超敏反应
	依维莫司	西罗莫司的衍生物，其作用机制与西罗莫司相似	超敏反应
嘌呤合成抑制药	霉酚酸酯	有效抑制体内次黄嘌呤脱氢酶，阻断 DNA 的合成	胃肠道不良反应、中性粒细胞减少、机会性感染
	硫唑嘌呤	在体内转化为 6- 巯基嘌呤，阻止嘌呤代谢和 DNA 合成	感染、恶性肿瘤、移植后糖尿病、脱发、恶心、呕吐、骨髓抑制
	环磷酰胺	对淋巴细胞的细胞毒性作用	恶心、呕吐、骨髓抑制、脱发、关节痛、容易瘀伤和出血
单克隆抗体	OKT3（莫罗莫那）	与 T 细胞的 CD3 受体（抗 CD3 单克隆抗体）结合，导致外周血循环中功能性 T 细胞的消耗	细胞因子释放综合征、机会性感染、移植后糖尿病、胃肠道不适、骨髓抑制、输注相关反应
	巴西单抗和达珠单抗	与 IL-2 受体（抗 CD25 抗体）的 α 链结合，从而抑制 T 细胞活化途径的信号	感染、恶性肿瘤、移植后糖尿病、急性超敏反应（罕见）
	利妥昔单抗	抗 CD20 抗体可通过减少体内某些类型的白细胞（B 细胞）的数量起作用	严重的输注反应、心搏骤停、细胞因子释放综合征、肿瘤溶解综合征、引起急性肾衰竭、免疫毒性、恶性肿瘤、肠梗阻和穿孔
	贝拉他普（LEA29Y）	与抗原呈递细胞上的 CD86/CD80 具有结合亲和力的全人源融合蛋白，可导致 T 细胞活化被阻断	贫血、腹泻、尿路感染、周围水肿、便秘、高血压、发热、移植物功能异常、咳嗽、恶心、呕吐、头痛、低血钾、高钾血症、白细胞减少症
	依库丽单抗	完整的人源化 C5 单克隆抗体，可抑制补体因子 5a，阻断末端补体激活和膜攻击复合物的形成	威胁生命和致命的脑膜炎球菌感染、头痛和恶心或呕吐、发热
	阿列法西普	通过补体介导的裂解来中和表达 CD2 的 T 细胞的作用，中断 CD2 与 LFA-3 的相互作用，限制辅助 T 细胞对抗原呈递细胞的黏附，并破坏效应 T 细胞受体与抗原和主要的组织相容性复合物的结合	淋巴细胞减少、恶性肿瘤、感染、超敏反应、肝毒性
	阿仑单抗（Campath-IH）	针对 T 和 B 淋巴细胞，自然杀伤细胞和单核细胞上存在的 CD52 抗原的单克隆抗体	感染、恶性肿瘤、移植后糖尿病、胃肠道疾病
	硼替佐米	蛋白酶体抑制药	周围神经病变、中性粒细胞减少症、血小板减少症、胃肠道疾病
丙二腈	FK778（马尼迪莫斯）	通过阻断新生嘧啶的合成，抑制酪氨酸激酶活性，并抑制 IgG 和 IgM 抗体的产生同时抑制 T 细胞和 B 细胞的功能	贫血、心绞痛、高脂血症
Janus 激酶抑制药	托法替尼	通过干扰 JAK-STAT 信号转导途径抑制 Janus 激酶 3（JAK3）的活性	上呼吸道感染、腹泻、头痛
S1P-R 激动药	FTY720（芬戈莫德）	鞘氨醇 1- 磷酸受体调节剂。确切的机制尚不清楚，但据信可以通过在淋巴结中保留某些白细胞（淋巴细胞）来减少免疫系统对中枢神经系统的攻击	心动过缓、脑炎、黄斑水肿
多克隆抗体	抗胸腺细胞球蛋白	导致 T 细胞耗竭，调节各种淋巴细胞表面抗原，并干扰其他免疫效应细胞的功能	细胞因子释放综合征、骨髓抑制

经 Wolters Kluwer 许可转载，引自 Malik 等 [6]

2. 钙调磷酸酶抑制药

成人研究中，通过比较使用两种钙调磷酸酶抑制药（calcineurin inhibitors，CNI）的效果表明，同环孢素相比，他克莫司可能更有效地提高移植物存活率和预防急性排斥反应。两者皆可导致肾毒性，这也是器官移植儿童患者所面临的主要问题。急性中毒具有剂量依赖性，可导致慢性肾损害和肾移植。肾脏保护策略包括使用霉酚酸（mycophenlic acid，MPA）和 mTOR 抑制药。CNI 药物的不良反应相似，如多毛症、毛多、牙龈增生、高血压和高脂血症，后者更多见于环孢素的使用。其他不良反应还包括糖尿病、震颤、周围神经病变、脱发和胃肠道症状，其中胃肠道反应在他克莫司应用中更为常见。与 CNI 药物相关的癫痫可能与剂量有关，一般认为是由脑血管收缩引起脑缺血造成。自身免疫性溶血性贫血和白细胞减少都有报道，但换用其他 CNI 可能会有所改善。

3. 抗细胞增殖药物

硫唑嘌呤的主要不良反应是骨髓抑制。其他的不良反应还包括紫外线依赖的皮肤癌、胰腺炎和肝毒性的增加。硫唑嘌呤在很大程度上已被含 MPA 类药物如霉酚酸酯（mycophenolate mofetil，MMF）所取代，后者与硫唑嘌呤的作用机制相似，但作用更强，疗效更好[21]。MPA 类药物两个主要不良反应是胃肠道反应和骨髓抑制。

4. mTOR 抑制药

哺乳动物雷帕霉素靶蛋白抑制药（如西罗莫司和依维莫司）可导致细胞周期和细胞分化停滞。西罗莫司可抑制血管平滑肌增殖，因此对心脏移植中的冠状动脉血管病变可能具有保护作用[22]。mTOR 抑制药的不良反应包括肾功能不全、高脂血症（通常他汀类药物有效）、伤口愈合延迟、骨髓抑制、海绵状溃疡和全身炎症反应综合征（如肺炎）。可适当应用抗 CD20 单克隆抗体利妥昔单抗。

（三）急性排斥反应治疗

常用的一线治疗药物是类固醇，在排斥反应严重的病例中，还可加上多克隆抗胸腺细胞球蛋白（抗胸腺细胞球蛋白）。维持性治疗时免疫抑制可将环孢素换成他克莫司。抗体介导的排斥反应可通过血浆置换和 IV 型免疫球蛋白进行治疗。

（四）新药物

对自身抗原的正常免疫耐受涉及中枢和外周机制，这些机制可能被调控使得受体对同种抗原产生耐受[23]。抗 CD52 抗体可导致淋巴细胞大量耗竭，有望

成为一种免疫耐受诱导剂，但目前的临床研究结果并不理想。阿巴西普和贝拉西普通过与抗原呈递细胞的 CD80/CD86 结合，从而阻断 CD28 受体介导的 T 细胞共刺激信号传递，其维持方案的肾毒性可能更小。目前尚缺乏儿童有关数据。

> **要点：器官移植的免疫抑制**
> - 各移植中心的诱导、维持和脱敏方案差异很大，大多数受体需要长期维持治疗。
> - 免疫诱导是器官移植的围术期早期进行强烈的免疫抑制疗法，目的是为了减少移植后早期急性排斥反应的发生。
> - 维持阶段常用类固醇激素，但是钙调磷酸酶抑制药、抗细胞增殖药、mTOR 抑制药、单克隆抗体等多种药物也可以应用。

五、肝移植

1963 年，Thomas E. Starzl 为一名患有胆道闭锁的 3 岁儿童实施了人类首例肝脏移植术的尝试。但这一尝试最终因术中出血严重而失败，随后 Starzl 在 1967 年为一名儿童成功进行了首例肝移植手术。肝移植术后的 1 年存活率一直低于 50%，直到 1979 年环孢素应用。到 1983 年，小儿肝移植被认为是治疗肝衰竭或终末期肝病的标准方法[24]，到 2002 年，利用儿童终末期肝病（pediatric end-stage liver disease，PELD）和终末期肝病模型（model for end-stage liver disease，MELD）评分系统，将器官优先分配给病情最严重的患者，而不是像以前那样优先分配给等待时间最长的患者。此外，PELD 系统赋予儿童器官和受体特殊的地位和保护。小儿肝移植是当今最成功的实体器官移植之一。根据美国器官获取和移植网络（Organ Procurement and Transplantation Network，OPTN）/ 移植受体科学登记处的系统数据显示，患者的 1 年生存率为 88%～94%，具体取决于移植时的年龄[25]。在过去的 10～15 年里，美国每年儿童肝脏移植的数量保持稳定，平均每年约 600 例[25]。目前，在美国，儿童肝移植约占肝移植总数的 10%，而且这些患儿年龄大多数是在 12 岁以下。年龄小于 3 月龄的婴儿进行肝移植，其移植物存活率和患者存活率与老年患者相似[26]。有证据表明，小儿肝移植中心的手术量越大（即每年 10 例或更多），等待期间的患儿的死亡率就会越低，患儿

接受移植的机会越高，同时患儿移植后 5 年和 10 年的存活率越高（分别为 91% 和 89%）[27]。

（一）适应证

肝移植的适应证和临床特征见表 30-2 [25]，继发于肝衰竭或慢性终末期肝病的危及生命的并发症是移植的主要适应证。另一个适应证是在出现危及生命的并发症之前，对最大药物剂量治疗无效的进展性原发性肝病。少数肝移植用于治疗代谢性疾病及无法切除的原发性肝脏肿瘤。暴发性肝衰竭也是肝移植的，大约占小儿病例的 11% [28]，这些患儿病情通常进展迅速，且很快出现威胁生命的并发症，因此，对于可能出现爆发性肝衰的患者进行肝移植可能是行不通的。大约 13% 的患儿因代谢性疾病需要接受肝移植 [29-32]。这些患者的预后通常都很好 [31, 33]。而目前因患有肝脏肿瘤而需接受肝移植的儿科患者不断增多，其中肝母细胞瘤是最常见的小儿原发性肝脏肿瘤。手术切除联合全身化疗是这类患者首选的治疗方法。如果机体经过适当的化疗后肿瘤仍无法切除，若证实对治疗有反应，即使有肺转移，也可以进行肝移植 [34-36]。

对于 12—17 岁的患者，可采用 MELD 评分系统（血清肌酐、胆红素、血钠和国际标准化比值），而对于 12 岁以下的患者，则可采用 PELD 评分系统（白蛋白、胆红素、INR、生长障碍和年龄）。

（二）终末期肝病的病理生理学

由多种原因导致的终末期肝病患者表现出相似的病理生理学改变（表 30-3）。终末期肝病的临床症状是由肝细胞坏死和纤维化引起。肝细胞坏死导致凝血功能障碍、低胆固醇血症、低蛋白血症及肝性脑病的发生。肝细胞损伤导致门脉三合体的纤维化和破坏，引起肝血管阻力增加，门静脉压力升高，表现为静脉曲张（食管、肠）、痔疮、腹水、自发性细菌性腹膜炎、脾大伴血小板减少和肝性脑病等。

当儿童发展为肝硬化和终末期肝病时，心血管系统会发生显著变化。患者常出现高动力循环状态，即全身血管阻力降低、心输出量增加及动脉血压轻微下降。引起外周血管扩张的病理生理机制仍然不清楚，目前"体液因素"理论是普遍接受的观点 [37]。肝硬化时，肝内血管阻力增加诱导门体侧支形成，导致肠源性血管活性物质（内源性大麻素和一氧化氮）不经肝脏解毒而直接进入体循环。了解患者的高动力循环状态对麻醉科医师具有重要意义，包括对儿茶酚胺和缩血管药物的敏感性降低，混合静脉血氧饱和度增加，动静脉血氧分压差减小。由于血管扩张，麻醉药物可能导致这类患者出现严重的低血压。

终末期肝病患者还可引起呼吸系统的显著变化，常表现为低氧血症。许多慢性肝病患者存在呼吸力学异常和一定程度的肺泡通气不足。腹水的形成和腹内压的增加会引起呼吸力学的改变，并可导致功能残

表 30-2 2004—2006 年和 2014—2016 年小儿肝移植受者临床特征，用于 12—17 岁儿童候选者器官分配的终末期肝病或儿科终末期肝病评分模型

特 征	2004—2006		2014—2016	
	N	%	N	%
诊断				
其他胆汁淤积性疾病	213	12.3	157	9.3
肝母细胞瘤	505	29.3	544	32.3
代谢性疾病	219	12.7	221	13.1
急性肝衰竭	88	5.1	125	7.4
胆汁淤积性胆道闭锁	178	10.3	272	16.2
其他 / 未知疾病	523	30.3	364	21.6
血型				
A	582	33.7	553	32.9
B	209	12.1	232	13.8
AB	70	4.1	70	4.2
O	865	50.1	828	49.2
医疗条件				
重症监护病房	484	28.0	307	18.2
非重症监护病房	274	15.9	293	17.4
非住院	968	56.1	1073	63.8
住院情况未知	0	0.0	10	0.6
医疗紧急状态				
1A/1B	573	33.2	590	35.1
MELD/PELD ≥ 35	168	9.7	393	23.4
MELD/PELD30～34	192	11.1	181	10.8
MELD/PELD15～29	471	27.3	339	20.1
MELD/PELD < 15	315	18.3	178	10.6
未知	7	0.4	2	0.1
除外任何 MELD/PELD	419	24.3	673	40.0
所有受体	1726	100.0	1683	100.0

MELD. 终末期肝病模型；PELD. 儿童终末期肝病（经 John Wiley and Sons 许可转载，引自 Kim 等 [25]）

表 30-3　终末期肝病的病理生理学

器官系统	一般表现
心血管系统	高动力循环状态；心输出量增加，全身血管阻力降低，每搏输出量和射血分数增加
	血浆容量扩增
	动静脉分流
呼吸系统	腹水导致的限制性通气功能障碍
	通气/血流失调引发的低氧血症，缺氧性肺血管收缩受损，肺内分流
	肺动脉高压
	肝肺综合征
中枢神经系统	肝性脑病
	暴发性肝衰竭引起的脑水肿
胃肠系统	肝功能障碍：合成、代谢、排泄障碍
	门脉高压症（食管静脉曲张、门脉高压性胃病）
	胃排空延迟
肾	肾前性氮质血症导致的肾功能不全
血液系统	PT 时间延长
	血小板减少症
	贫血
	低纤维蛋白原血症，血纤维蛋白原异常
	纤维蛋白溶解
	弥散性血管内凝血
水电解质酸碱状态	有效血容量减少（继发于利尿药）
	低钾血症，低钠血症
	代谢性碱中毒
	代谢性酸中毒（特别是暴发性肝衰竭）

PT. 凝血酶原时间

气量下降。肺不张引起肺泡通气/血流比例失调，常见于腹水、肝大、脾大和（或）胸腔积液患者。肝肺综合征以肺内动静脉分流和肺内血管扩张引起的缺氧为主要特征[38]，其诊断依据为动脉血氧分压降低（$PaO_2 < 70mmHg$）或肺内血管扩张时肺泡 - 动脉氧分压差大于 20mmHg。对于肺内血管扩张最好的诊断方式是通过超声心动图或聚合白蛋白肺灌注扫描显像[39]。同引起心血管系统改变的原因一样，肝肺综合征的发生可能与肠道产生的一氧化氮未经肝脏降解而直接吸收入血有关。吸氧及高压氧治疗是主要的支持疗法，而最终的治疗方法只有肝移植。有关病例系列研究显示，7 例肝肺综合征并发严重低氧血症的患儿成功进行肝移植后，其平均恢复时间为 24 周[40]。

门脉高压相关性肺动脉高压是指在门静脉压力升高而肺毛细血管楔压正常的情况下，出现肺动脉压力增高（肺动脉收缩压≥ 25mmHg）[41]。PPH 在成人肝硬化患者中的发生率为 0.2%～0.7%，而在接受肝移植的成人中其发生率可达 3%～9%[42]。儿童的发病率可能较低，且仅限于个案报道。PPH 的症状和体征包括新出现的心脏杂音、呼吸困难和晕厥。超声心动图可诊断肺动脉高压，这也是对肝移植候选人进行常规筛查时需要包括超声心动图在内的原因之一[43]。对 43 例成人患者的回顾性研究发现，平均肺动脉压是预测患者预后的重要指标。MPAP < 35mmHg 的患者，原位肝移植术后其死亡率没有增加；MPAP 为 35～45mmHg 的患者，其死亡率为 50%；然而当 MPAP > 50mmHg 时，患者死亡率为 100%[44]。对于有 PPH 的患儿，早期诊断至关重要。如果超声心动图筛查提示 PPH，应行心导管检查以明确诊断，并测量肺动脉压，以及评估肺血管对一氧化氮和前列腺素的反应。对药物有反应的患儿可成为肝移植的候选人[45]。严重的 PPH 死亡率高，因此通常是肝移植的禁忌证。

肝性脑病是急性（如爆发性肝衰竭）或慢性肝脏疾病的一种重要的神经并发症。表 30-4 显示了肝性脑病的分期[46]。脑水肿是急、慢性脑病的共同特征，而在急性肝性脑病中病情更重，发展更快，通常可导致颅内压升高。其发病机制是高氨血导致通过血脑屏障的氨增加，星形胶质细胞肿胀，进而出现轻度脑水肿[47]。血氨水平会随着内源性蛋白质分解代谢加快和胃肠道吸收增加而升高。细菌分解肠道中含氮物质时形成氨，然后被吸收入血进入门静脉。因此，血氨水平升高的原因包括感染导致的分解代谢增强、高蛋白饮食使肠道对氨的吸收增加、消化道出血和肾衰竭。当动脉血氨水平超过 200μg/dl 时，可大幅度增加脑疝与死亡的发生率。其他可能导致脑水肿的原因包括苯二氮䓬类药物的使用、低钠血症和炎症因子的释放。临床治疗的重点是减少胃肠道对氨的分解和吸收。乳果糖具有渗透性利尿作用，并能酸化肠道，可阻止氨的吸收。然而，目前没有证据表明它能够提高存活率[46]。抗生素（如新霉素和甲硝唑）可用来杀死产氨的胃肠道细菌。

表30-4 急慢性肝性脑病严重程度的分类

0级	最轻微的肝性脑病，无法检测的性格或行为改变；没有扑翼样震颤
1级	轻微意识障碍，注意力持续时间缩短，睡眠干扰，情绪改变，思维减慢；扑翼样震颤可能存在
2级	嗜睡或意识冷漠，时间定向障碍，近事遗忘，简单计算能力损害，不当行为，言语含糊；扑翼样震颤
3级	嗜睡，定向障碍，行为奇怪，肌阵挛，眼球震颤，巴宾斯基征阳性；通常没有扑翼样震颤
4级	昏迷，对刺激缺乏任何反应

经 Wolters Kluwer 许可转载，引自 Zafirova 和 O'Connor[46]

随着肝性脑病的进展，应该仔细评估患儿的气道。肝性脑病严重程度为3级和4级的患儿通常需要气管插管，以保护气道，维持通气和氧合。38%～81%的暴发性肝衰竭的成人患者会出现颅内压升高[48]，因此对于肝性脑病严重程度为3～4级的患儿，建议使用脑计算机断层扫描。简单的治疗措施，包括将床头抬高30°，最大限度地减少外界刺激，适用于所有患者。而急性过度通气不能减少脑水肿的发生，也不能延缓脑疝的发生[48]。尽管目前存在争议，ICP监测可能有助于颅内高压诊断和优化患者管理[49, 50]。非随机试验并未显示出ICP监测的生存优势。降低颅内压的药物包括静脉注射硫喷妥钠或丙泊酚，以减少刺激和直接降低ICP。如果颅内压持续升高，则可以使用甘露醇。低温也可用于治疗颅内压升高。一项包含14名暴发性肝衰竭患者的临床试验提示，32～33℃的亚低温疗法可以显著降低ICP[49]。皮质类固醇在这种情况下没有作用[51]，原位肝移植仍然是最终的治疗方法。

处于终末期肝病阶段，患者胃肠道系统会发生许多变化，包括肝脏的合成、代谢和排泄功能异常及门脉高压。门脉高压的并发症包括：①肝脏和肠道淋巴回流减少和血浆胶体渗透压降低，促进腹水的形成；②食管胃底静脉曲张或门脉高压性胃病引起的消化道出血。

成人肾衰竭通常并发于急性和慢性肝病，而这种情况在儿科患者中却很少见[52]。常见的肾功能不全，可能是由肾前性氮血症、急性肾小管坏死或肝肾综合征引起。肾前性氮血症可能由使用利尿药、胃肠道出血、内脏水肿和脓毒症引起。上述诸多因素均可引起肾脏缺血，进而导致急性肾小管坏死。肝肾综合征是在肝衰竭和门脉高压的基础上，出现的肾功能不全或肾衰竭。肝肾综合征的病理生理变化是由于肾素–血

管紧张素、精氨酸–加压素及交感神经系统的激活，引起肾血管的强烈收缩[53]。肝肾综合征表现为肾前性氮质血症（肌酐升高，尿钠降低），液体治疗无法改善肾功能。肝肾综合征引起肾衰竭可分为Ⅰ型和Ⅱ型，其中Ⅰ型为急进型，其特征为肾衰竭进展迅速，在不到2周内肌酐升高至原水平的2倍，多见于急性肝衰竭患者；Ⅱ型为渐进型，其特征是肾衰竭进展缓慢，可能会持续数周至数月。多巴胺、利尿药和奥曲肽的应用可产生利尿效果并优化肾脏灌注。然而，原位肝移植仍然是最终的治疗方法，移植后肾衰竭是可逆的[54]。对于同时患有肝脏和肾脏疾病的患儿可进行肝肾联合移植。

由于肝脏是合成纤维蛋白原和凝血因子Ⅱ、Ⅴ、Ⅶ、Ⅸ和Ⅹ的主要场所，因此肝脏疾病常合并血液系统异常[55]。由于这些因子的合成减少，导致凝血酶原时间和部分凝血活酶时间延长。当患者因门脉高压出现脾亢时，通常可伴有血小板减少。此外，终末期肝病患者的抗凝血因子（蛋白C、蛋白S、抗凝血酶Ⅲ）也会减少。凝血功能异常不仅会增加穿刺和鼻胃管置入的风险，还会使术后伤口出血的风险大大增加。据报道，抑肽酶和氨基己酸等抗纤溶药可减少出血，但目前尚缺乏充分的证据来支持它们的临床应用。

慢性肝病患者由于肾功能不全和（或）利尿药的使用，常可出现水电解质失衡。而肾功能不全或通气模式的改变可导致该类患者出现酸碱失衡。由于腹水、外周及全身水肿，肝病患者的有效循环血容量通常难以估计。事实上其有效血容量往往不足，因此在移植术中需要监测中心静脉压以评估患者有效血容量。

（三）人工肝脏支持

近年来，人工肝系统作为肝移植前的过渡，已被应用于急性重度肝衰竭的儿童患者。常用的系统之一是使用白蛋白透析液的分子吸附再循环系统（Mars®, Gambro, Inc., Lakewood, Co, USA），该系统于20世纪90年代开始应用于成人患者[56]。

将类似于血液透析导管的大口径双腔导管置入中心静脉内，通过一个含有人血白蛋白透析液和两个特殊过滤器的回路，将患者血液引入MARS机器进行循环，从而清除体内因肝衰竭而蓄积的蛋白结合毒素和水溶性毒素。白蛋白透析液首先经过透析器直接透析清除掉水溶性毒素。然后经过活性炭和阴离子树脂吸附清除蛋白结合毒素，净化后的白蛋白透析液又进入到下一个循环中。成人和儿童（＜25kg）有不同型号的过滤器可供选择。MARS透析可以连续进行，也可

以每天 1 次，每次 8～10h。

MARS 治疗的适应证包括急性肝衰竭伴明显肝性脑病、高间接胆红素血症、凝血障碍、血流动力学不稳定、肝肾综合征、肝肺综合征及血氨＞ 200mmol/L [56]。一项包含 20 名平均年龄为 7 岁的儿童临床研究显示[57]：在这些等待肝移植或移植后发生急性移植物衰竭的患儿中，所有患儿均使用机械通气，其中有 19 或 20 例患者需要升压药。大部分患者会合并血小板减少和明显的出血症状，有 4 名患儿在移植前死亡，其中 2 人死于小脑疝，2 人死于心肺功能衰竭。接受 MARS 治疗的患者，其 3 个月存活率为 65%。这种方法可能在今后能更广泛地用于因急性肝衰竭而需进行肝移植的儿科患者。

> **要点：肝移植的适应证和病理生理学**
> - 胆道闭锁是小儿肝移植最常见的适应证。
> - 门静脉高压、凝血障碍、肝性脑病、高动力循环、腹水、高胆红素血症和肾功能不全在肝衰竭中均很常见。
> - 人工肝脏支持作为肝移植的过渡，越来越多地用于"肝透析"。

（四）麻醉管理

1. 术前评估

大多数移植中心采用综合方法对肝移植患者进行评估。实验室检查包括血型鉴定、血生化检测、肝肾功能、凝血功能和病毒血清学。通过心电图、胸部 X 线和超声心动图评估心肺系统。应仔细进行神经系统检查，以发现术前存在的问题。对肝脏的解剖评估包括腹部超声、CT 及磁共振成像。肝活检可用于明确诊断或了解肝脏疾病的严重程度。另外，对患者家庭的社会心理和经济状况也要进行评估。在初步评估完成之后，将患儿的病史和评估数据提交给选择委员会，由后者决定患者是否可以成为移植的候选人。一旦审批通过，移植中心随后会从受体名单上将患者身份激活。在急性肝衰竭或慢性肝病快速失代偿的情况下，评估过程可能会缩短到几小时。肝移植的禁忌证见框 30-1 所示[58]。

随后患者会转至移植中心成为移植候选人，这使得临床医师有机会在患儿等待移植期间优化治疗方案。首先采用药物治疗，目的是控制腹水、感染和肝性脑病。此外，也需要经常对患儿的营养状态进行评估并调整饮食结构。消化内镜下硬化剂注射可用于治疗消

化道出血。如果患儿合并呼吸和循环系统疾病，则需要进行动脉血气分析、吸氧和置入心导管等。维生素 K 可用于改善凝血功能。如有必要，可在移植和免疫抑制之前进行预防性拔牙、扁桃体和腺样体切除术。术前评估汇总在框 30-2 [58]。

框 30-1　小儿肝移植的禁忌证

- 进展迅速并伴有转移的肝细胞癌
- 肝外恶性肿瘤
- 全身性感染无法得到控制
- 严重的多系统线粒体疾病
- C 型尼曼 – 皮克病
- 对药物治疗无效的严重门肺高压
- 经过治疗后平均肺动脉压仍大于 35mmHg

经 Elsevier 许可转载，引自 Wasson 等 [58]

框 30-2　小儿肝移植术前评估汇总

- 肝衰竭和移植原因
- 凝血状态（凝血酶原时间、部分凝血活酶时间、国际标准化比值、纤维蛋白原、血小板）
- 门静脉高压的后遗症（如食管静脉曲张、腹水）
- 目前肝肾功能
- 心肺并发症：回顾最近的心脏评估结果和所有影像学资料（如超声心动图、应激测试）
- 酸碱平衡状态
- 电解质和血糖（如 Na^+/K^+）
- 体温波动
- 前期手术史
- 任何其他现有的并发症及其对麻醉的影响

经 Elsevier 许可转载，引自 Wasson 等 [58]

---

2. 围术期

一般情况下，当确定有合适捐赠者时，医院会通知患者入院。由于前面需要安排和实施供体手术、将供体器官运送到移植中心等多方面的协调配合协调，因此通常只能提前 8～12h 通知患者、家属和移植团队成员。患儿入院后再次进行病史询问和体格检查，评估患儿最近新的病理生理变化及并发症。只要有可能，患儿在手术前都要进行 NPO。除了常规血液检测外，还会采集多个血液样本进行血清学研究，并进行专门的免疫测试。术前置入外周静脉导管补充液体。特定疾病的麻醉注意事项参见表 30-5 所示[58]。

供体肝脏到达医院后需进行最后的检测，进行肝活组织检查及肝脏冰冻切片。当移植外科医师通知肝脏适合移植后，患儿将被送到加温的手术室。年龄较大的患儿可能需要静脉或口服咪达唑仑。合并肝性脑病的患儿不要使用术前药物，因为咪达唑仑可以显著

表 30-5　小儿肝移植特殊疾病的麻醉注意事项

诊　断	麻醉注意
自身免疫性肝炎	术前免疫抑制
Alagille 综合征	先天性心脏病
高草酸尿症	高血压、肾衰竭、心力衰竭
α_1- 抗胰蛋白酶缺乏症	肺部疾病
Wilson 病（WD）	对神经肌肉阻滞的敏感性增加
血色素沉着病	糖尿病、心肌病、贫血
家族遗传性肝内胆汁淤积	营养不良
囊性纤维化	肺部疾病、营养不良

经 Elsevier 许可转载，引自 Wasson 等[58]

抑制中枢神经系统，并可能导致 ICP 升高。麻醉诱导前应进行常规监测（脉搏血氧饱和度、ECG、动脉血压），经面罩吸入纯氧。饱胃患儿容易发生胃内容物的反流误吸，因此大多数患者需要快速序贯诱导和压迫环状软骨。因代谢性疾病行择期肝移植术的患者可以采用吸入诱导。合并大量腹水的患儿，其功能残气量下降，因此需要有足够时间的预充氧。一旦气管插管完成，确保气道安全后开始进行机械通气，此时可增加吸入氧浓度并适当给予呼气末正压。带套囊的气管导管可很好地封闭黏膜和导管之间的空隙，减少反流误吸的风险，并且可以发现导管周围有无漏气，因而广泛应用于临床。

气管插管后，建立静脉通路并置入监测导管。理想情况下，在上肢放置两根粗口径静脉导管（婴儿20～22 号，幼儿 18～20 号，年龄较大的患儿则使用口径更粗的号）。在肝移植手术中，足够的静脉通路是非常重要的，因为麻醉团队必须及时处理术中出血。输液通路必须有效控制小儿液体和血液制品的输入量和速度，以防止液体输入过多。有创动脉压监测首选在桡动脉置管，因为在肝动脉重建时，腹主动脉可能被夹闭。诱导后插入多腔中心静脉导管，一个管腔用于监测中心静脉压力，另一个管腔用于输注药物和（或）液体。如果术后需要长期使用，手术团队可能考虑置入隧道式中心静脉导管。监测肺动脉压力可能有助于合并心脏病或肺动脉高压患者的围术期管理。除了罕见的病例外，中心静脉压力监测对婴幼儿进行肝移植就已经足够。更多关于各种血管通路操作的细节参见其他章节（见第 19 章）。许多成人肝移植中心在术中会使用经食管超声心动图监测心脏功能和充盈情

况，然而在儿科手术中则较为少见[59]。

在小儿肝移植过程中，要特别注意保持体温正常。诸多因素可能引起低体温：腹腔脏器暴露时间过长、手术持续时间太久、快速输入低温液体和血制品、植入的供体肝脏温度太低，以及在器官再灌注期间，冰冷器官保存液冲出。严格控制手术室内温度并注意包裹暴露肢体，包括可使用充气式保温毯，湿化麻醉回路，对所有静脉输注液体进行加热。

目前尚未证实某一种麻醉方法在肝移植术中具有优越性。强效吸入麻醉药联合单次或持续输注阿片类药物，可使患者在肝移植期间获得相对平稳的麻醉效果。吸入麻醉药物浓度过高会使内脏血流减少，应避免使用。七氟烷、异氟醚和地氟醚联合阿片类药物的平衡麻醉，通常可获得满意的麻醉效果。术中应避免使用一氧化二氮，以免导致肠胀气。丙泊酚和异氟醚对肝移植患者右心室功能的影响无明显差异[60]。丙泊酚主要经肝脏代谢，也可以通过肺、肾肠等肝外途径代谢[61, 62]。

静脉注射阿片类药物也已广泛用于成人和儿童肝移植患者的麻醉管理。尽管终末期肝病可能影响阿片类药物的分布和血浆清除，但新移植的肝脏功能正常可增加阿片类药物的清除。阿片类镇痛药在肝脏内通过混合功能氧化酶（如芬太尼）和葡萄糖醛酸转移酶（如吗啡）进行生物转化。因为吗啡和芬太尼的肝脏摄取量高，同肝血流量变化相比，肝功能变化对血浆清除率受的影响较小。在终末期肝病患者中，吗啡、芬太尼和舒芬太尼的血浆清除率和分布容积似乎未受影响，这可能是由于该类患者的表观分布容积大，进而缓冲了药物代谢能力的下降。相比之下，阿芬太尼的分布容积约为其他阿片类的 1/4，因此在肝硬化患者中的血浆清除率低，药物的游离分数增加。在相对漫长的肝移植手术过程中，血容量的剧烈变化对药物代谢的影响尚不清楚。

肝脏疾病影响非去极化肌松药的作用时间。在肝病患者中，泮库溴铵的作用延长，维库溴铵作用的持续时间取决于肝病的严重程度及其使用剂量。维库溴铵 0.1mg/kg 在肝脏正常患者和肝病患者中的作用时间相同[63]。在晚期肝病患者中，0.2mg/kg 的维库溴铵，其作用时间可能会延长[64, 65]。同样，尽管首次给予罗库溴铵后其作用时间正常，但多次给药后其作用持续时间延长[66]。在肝病患者中，药物再分布对药物作用的消除可能很重要，但是当给药剂量较大时，肝脏代谢能力的下降变得更加明显。研究表明，功能正常的

移植肝可迅速恢复其药物代谢作用[67, 68]。尽管肝移植术后围术期麻醉药物代谢总体上存在不确定性，但很少出现因麻醉药物和神经肌肉阻滞的恢复延迟而引起的临床问题。各中心拔除气管导管的时间并不一致，然而大家目前普遍的做法是术后立即拔管。在作者的机构中，超过 50% 的患者在手术室内进行气管拔管。当然，是否实施术后早期拔管需要根据患者合并存在的其他疾病来决定。

由于手术持续时间长，患者可能存在皮肤和四肢灌注不足，体位是防止损伤的关键。四肢均需用软物垫衬，所有的连线和电线都需要包裹起来防止接触皮肤。头部应定期转动和复位，以防止压疮和脱发。

要点：肝移植术前评估及围术期处理
- 在移植手术之前，必须仔细进行体格检查、实验室检查、超声心动图、X 线摄影和超声/CT/MRI 检查。
- 肝移植手术必须建立动脉监测和中心静脉通道。
- 可以使用多种麻醉方案，重点是避免使用影响肝脏代谢的药物。

（五）外科手术

肝移植术通常分为四个阶段：分离期（无肝前期）、无肝期、再灌注期和胆道吻合期。在分离肝脏期间，通过一个大的双侧肋下切口移除肝脏（图 30-3）[69]。首先分离肝脏周围粘连组织，识别肝上下腔静脉和肝门内结构（门静脉、肝动脉和胆总管）。若患者既往有葛西手术史或经历过其他手术，那么手术区域内周围组织粘连可能会比较严重，通常会使分离时间延长，以及出血概率增加。在此期间，充分补充手术失血量是至关重要的。表 30-6 和框 30-3 总结了无肝前期的常见问题和管理目标[58]。

表 30-6   无肝前期常见并发症

问 题	危险因素	处 理
大量出血	• 肝脏合成功能受损 • 腹部手术史	必要时输血，血管活性药物
低血压	• 出血 • 大量腹水吸引 • 酸中毒	5% 白蛋白纠正腹水，可能需要输注血管活性药物

经 Elsevier 许可转载，引自 Wasson 等[58]

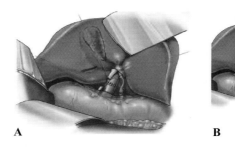

▲ 图 30-3   肝移植手术方式

A. 同种异体原位全肝移植及胆总管吻合术，显示完整的门静脉（中央）和肝动脉（右侧）吻合口。供体和受体胆管使用角部缝线对齐吻合。B. 同种异体原位全肝移植及肝空肠吻合术。胆道吻合在前，而门静脉和肝动脉吻合在胆道吻合后方，没有腔静脉吻合

经 Wolters Kluweri 许可转载，引自 Cotton 等[69]

框 30-3   无肝前期麻醉管理目标

- 维持血流动力学稳定
- 补充丢失的血液和体液
- 避免严重酸中毒
- 避免严重的电解质丢失（K^+ 或 Ca^{2+}）
- 维持正常体温和血糖

经 Elsevier 许可转载，引自 Wasson 等[58]

在移植之前，供体器官存放在保存液中，最常见的是威斯康辛大学保存液。由于保存液中钾含量高（120mEq/L），在肝脏植入前，供肝需要用冷晶体或胶体溶液进行灌注冲洗从而使器官保存液洗出。对于减体积肝移植，则需在移植前，在另外的手术台上进行供体肝脏部分切除术。当受体肝脏游离完成时，需要将供肝中的保护液冲洗出来，然而即使大量的液体冲洗也并不能完全去除供肝中的钾、空气和颗粒物质。因此当开放门静脉后供肝灌注恢复时，大量低温液体经供肝的肝静脉回流进入受体的下腔静脉，最后进入血液循环，同时供肝中的大量钾离子、血栓和空气栓塞也可能进入受体血液循环从而引起一系列表现，常见心动过缓和肺动脉压力升高。个别病例中，当供肝恢复灌注时会出现高钾性心搏骤停。

无肝期始于阻断肝上下腔静脉、肝下下腔静脉、门静脉和肝动脉。这种手术方式将显著降低前负荷。然而，慢性肝硬化患者存在侧支循环，通常可以耐受下腔静脉的阻断。当进行小体积肝移植或下腔静脉完全阻断造成血液循环不稳定时，可采用下腔静脉部分阻断。背驮式肝移植将肝脏从下腔静脉、肝短静脉、门静脉及肝左、肝右和肝中静脉分离出来[70]。供体肝下腔静脉血供丰富，将供体肝上腔静脉与肝静脉吻

合。另外，对于不能耐受门静脉阻断的患儿，可以采用门－腔静脉分流术，此类患儿通常没有继发于门脉高压的侧支循环形成（如代谢性肝病和急性暴发性肝衰竭）。在无肝期，移除受体病肝，肝后区创面仔细止血，将供肝原位缝合。门静脉血流是供肝最重要的再灌注血流，约占肝脏血流量的80%。无肝期随着新肝脏的血流恢复而结束。无肝期麻醉目标的总结参见表30-7所示[58]。

表30-7　无肝期麻醉目标

目　标	处　理
维持血管内容量和血流动力学稳定	Hct24%～27%（血红蛋白 8～9g/dl）
	CVP6～10mmHg
	必要时输注血管活性药物
维持血糖正常	可能需要输注右旋糖酐
维持正常体温	Bair Hugger™ 保温系统，输液加温，湿热交换器，低流量麻醉
维持酸碱平衡	过度通气
	输注碳酸氢钠（1～2mEq/kg）
维持正常钙离子浓度和中低水平钾离子浓度	必要时补充钙离子
	治疗高钾血症

经 Elsevier 许可，引自 Wasson 等[58]

新肝脏血流恢复后，手术的最后阶段——再灌注期开始。该期的手术目标包括完成肝动脉吻合和胆道重建。在婴幼儿中，肝动脉的重建可能更困难，通常采用受体主动脉或者供体隐静脉的补片移植物对受体的腹腔干、肝动脉或主动脉实施血管重建。胆道引流可通过胆总管直接吻合术实现，胆总管空肠 Rouxen-Y 吻合术常用于小儿肝移植。再灌注早期的主要目标是控制出血，这一时期外科医师需要和麻醉医师之间保持密切沟通，以区分到底是凝血功能障碍（常发生于再灌注早期）还是手术造成的活动性出血（常见于病肝切除后、多支血管吻合及既往有腹部手术史）。手术团队采用多项临床指标（供肝颜色、质地、胆汁生成量）及实验室指标（凝血酶原时间、代谢性酸中毒、钙、葡萄糖）来评估供肝的功能状态和质量。再灌注期的麻醉目标见表30-8所示[58]。

需要肝移植的婴儿有时可伴有心脏畸形和心内分流。这种情况特别危险，因为当移植物再灌注时，可能出现空气、血块及其他碎片进入体循环。这会增加

表30-8　再灌注期麻醉目标

目　标	处　理
维持正常钙离子浓度	氯化钙（中心静脉输注）10～20mg/kg
预防或治疗高钾血症：低－中等水平（K⁺3.5～4.0）	过度通气
	输注氯化钙
	碳酸氢钠
	胰岛素或葡萄糖
	吸入沙丁胺醇
	呋塞米
	肾上腺素
正常体温或低于正常1℃	提高室温
	Bair Hugger™ 保温系统
	输液加温
维持正常血压	备好血管活性药物，需要时输注
	多巴胺和（或）肾上腺素
维持正常心脏节律	处理如前
	贴除颤电极板，并连接到除颤器

经 Elsevier 许可，引自 Wasson 等[58]

冠状动脉或脑动脉栓塞的危险。一种降低风险的方法是先阻断肝脏上方腔静脉，打开肝下下腔静脉，让最初从门静脉进入肝脏的血液从腔静脉流出进入腹部。这意味着将有 1/4 到 1/3 的血容量通过这一途径流失，因此该阶段需要快速输血，但此举能有效降低全身栓塞的风险。

> **要点：肝移植的外科手术**
> - 手术分为四个阶段：无肝前期、无肝期、再灌注期和胆道吻合期。
> - 无肝期下腔静脉的阻断降低了前负荷，但下半身血流可以通过肝硬化引起的侧支静脉回流，一般患者通常可以耐受。
> - 再灌注导致含乳酸的血液、空气、颗粒物质进入受体循环。

（六）术中管理问题

1. 血流动力学

肝移植过程中，血流动力学不稳定很常见。在麻

醉的早期阶段（如在深静脉置管和备皮时），终末期肝病患者因体质衰弱及利尿药的使用会导致全身血容量减少，因此可能会削弱患者对麻醉药物引起的低血压的代偿能力。在受体切皮和肝脏周围进行组织分离时，麻醉过浅往往又会引起高血压和心动过速。

低血压在手术的不同时期均容易出现，在鉴别诊断中必须考虑到大量失血引起的低血压。手术区域、腹腔和腹膜后存在大量的侧支血管，既往手术可能引起周围组织粘连，因此分离期出血的风险很大。还应始终牢记分离脾脏很容易出现出血。无肝期血流动力学的变化常常是最复杂的。阻断门静脉、肝上和肝下下腔静脉后，右心的静脉回流锐减，随后流入左心的血流量也会减少。尽管血管阻断会导致出现短暂的低血压，但婴幼儿一般可以耐受中度下降的低血压，并维持正常的体循环动脉血压。如果麻醉太浅，手术刺激可能导致高血压和心动过速。反射性心动过速、中心静脉压低、正压通气期间出现动脉波形抑制和进行性加重的代谢性酸中毒都与明显的血容量减少有关，此外手术操作可导致下腔静脉或右心室受压，从而产生同样的血流动力学改变。

在成年患者中，阻断腔静脉时心脏指数可下降 30%～50%，但由于全身血管阻力的代偿性增加，收缩压仅轻微下降。可通过 CVP、收缩压和动脉压力波形指导无肝期的液体治疗。无肝期手术的重点是血管吻合，若肝后区域和其他侧支血流部位止血效果不佳可能造成大量出血。在极少数情况下，可能需要静脉注射后叶加压素（0.1～0.3U/min），以减少血管吻合期间的肝脏血流量。液体治疗可选择晶体、胶体或血制品，这取决于血红蛋白、PT 及外科医师和麻醉医师的偏好。在分离期末和无肝期，胶体溶液可能有益处。在无肝期应注意不要给予过多的液体，因为下腔静脉开放后，大量瘀滞的血液返回右心，导致中心静脉压升高，从而影响肝静脉回流。通常维持 8～10mmHg 的中心静脉压即可，几乎不需要使用升压药。

门静脉在无肝期处于夹闭状态，因此门静脉压力升高。由于静脉压力增高，无肝期容易出现液体外渗和肠道水肿。在分离期和无肝期给予胶体液可能减轻肠道水肿，以及有助于在手术结束时关闭腹腔。此外，肠道水肿也可能会延长术后肠道功能恢复时间。大量输注羟乙基淀粉可导致凝血功能障碍，因此围术期胶体液通常选择白蛋白。在此期间若患者出现持续的低血压可能需要多巴胺、肾上腺素等心血管活性药物的支持。

婴幼儿在无肝期通常能维持正常的尿量，这显然是因为静脉血可以通过其他侧支途径返回心脏进入体循环。由于 CVP 升高有诸多潜在不利影响，而且开放门静脉后尿量通常可以恢复，因此无肝期尿量少并不是补充液体的必要指征。CVP 是评估患者容量状态的较好指标。

无肝期结束后，下肢和内脏的静脉血流逐渐恢复，尽管血管内容量足够，但移植物再灌注后通常会出现低血压，许多因素均可造成再灌注时期的血流动力学变化。再灌注后可立即出现低血压、心动过缓、室上性和室性心律失常。再灌注前可给予少量液体以改善心室充盈，再灌注开始前 5～10min 检查患者的酸碱状态，可适当给予碳酸氢钠和钙，提高机体的 pH 和血钙水平。再灌注开始后，注意力必须高度集中，密切关注心电监护仪和术野，一旦出现危及生命的出血，立即输注血制品同时要求外科医师积极控制出血；时刻关注心电图，以便发现严重的心动过缓及高钾引起的 ECG 变化。心动过缓可能是由于静脉回流瞬间恢复牵拉心房引起，也可能是大量冷冲洗液进入循环引起体内 pH 和电解质变化所致。如果心率下降 30%～40%，应给予阿托品，并用温水冲洗腹腔。

高钾血症的心电图特征包括 T 波高尖（婴儿罕见）、QRS 增宽和出现正弦波。检查动脉波形轨迹有助于确认心脏机械活动是否丧失。出现高钾血症提示，再灌注时供肝的器官保存液未被彻底冲洗干净，保存液对循环系统的影响仍未消除。高钾血症的紧急处理措施包括给予钙剂和碳酸氢盐、循环支持、胸外心脏按压及肾上腺素。血清钾的突然上升是一过性，治疗的目的是降低血钾浓度并维持窦性心律。几乎所有患者在再灌注时钾离子浓度均可升高 0.5～1.5mEq/L。再灌注期血钾的增加是可预料的，因此在分离期和无肝期应谨防钾离子浓度升高。使用利尿药也有（使用多巴胺、非诺多泮、利尿药等）助于降低血钾水平。此外，胰岛素和葡萄糖能有效降低无肝期的血钾浓度。再灌注期钾离子浓度迅速升高，之后钾离子浓度逐渐下降。由于肌细胞和供肝细胞对钾的摄取、尿钾增多致使血清钾浓度下降，再灌注后期，如果血钾浓度进一步降低且尿量充足，则需适当补钾。

包括一过性低钙血症、酸中毒和低体温在内的诸多因素，均可导致移植物再灌注后低血压的出现。成人移植患者的研究表明，30%～40% 患者会出现"再灌注综合征"，表现为严重的动脉血压下降和外周血管扩张。经食管超声心动图研究发现，再灌注后可出现右心室功能不全（室间隔矛盾运动、右心房扩大、右向左分流）[70]。此外，肺循环对温度和 pH 的急剧变化很敏感。进入肺循环的血液温度过低、钾离子浓度过高、pH 过低均可使肺血管阻力增加，从而导致右心室功能障碍。移植物再灌注时，通过 TEE 可以观察到空气、血块和细胞碎片引起的肺栓塞。

再灌注引起的血流动力学紊乱可影响其他器官和系统。移植肝对中心静脉和肺动脉压力的升高很敏感，尤其当肝脏再灌注前 CVP 大于 10mmHg 时，很容易造成再灌注后肝脏充血水肿。由于肝脏的动脉供血还没有恢复（如在肝动脉重建期间），肝脏充血水肿可能会导致肝脏的某些区域缺氧，从而使移植肝的功能恢复不良。麻醉管理必须防止移植物充血。在体循环动脉压稳定的情况下，输注硝酸甘油可减少回心血量以缓解移植物肿胀。针对肺动脉高压的特殊治疗包括增加通气量、纠正酸碱失衡和维持正常的体温等。

2. 止血

原位肝移植术中止血是一个复杂问题[55, 68]。肝脏原发疾病和移植手术过程均可影响凝血功能。一些研究团队尝试通过术前诊断和凝血指标，来预测肝移植术中出血的风险[72]。然而，即便出血可能性的预测评分低，我们也不应该放松对于大出血的警惕，必须做好充分准备以防止大出血的出现，尤其是血液制品。应使用含钾量低的血制品（采集不到 2 周），或者通过洗涤红细胞以去除多余的钾。一旦确定手术及明确患者存在凝血障碍，应需要额外交叉配血和（或）制备新鲜冰冻血浆、冷沉淀、血小板。发生严重出血时，必须通知血库做好相应的血液制品准备。

麻醉团队负责在肝移植术中维持患者的凝血功能，核心要求是快速识别凝血异常，麻醉医师必须快速获得相应的凝血检查结果，以便立即纠正凝血功能异常。常规的凝血检查包括测定 PT、PTT、PLT、血红蛋白浓度和纤维蛋白原浓度。血栓弹力图和血栓弹力仪可用于全血黏弹性检测，已经被成功地应用于肝移植术中[73]。TEG 用于检测血凝块强度，需要 30～60min 来记录凝块的形成和溶解。它提供了凝血因子活性、血小板功能和纤维蛋白溶解等检测指标。由于显著的纤维蛋白溶解在儿童中较少见，大多数移植中心并不常规使用 TEG 进行监测[59]。

肝移植术中凝血功能障碍的处理措施包括血液制品的合理应用和药物治疗。FFP 是应对凝血功能障碍主要的血液制品，用来纠正患者凝血因子缺乏。术中根据出血量和出血的严重程度可适度输注 FFP，但要注意术后肝动脉血栓形成是小儿肝移植失败的最重要原因之一，因此应用 FFP 纠正和维持 PT 和 PTT，使其延长时间不超过正常值的 1.5 倍即可。当输入 FFP 不能提升纤维蛋白原浓度（< 100mg/dl）时，可给予冷沉淀。

由于术前门脉压力长时间增高，部分患者出现脾功能亢进，而脾亢进会导致血小板数量减少，因此血小板减少也是肝移植中常见的现象。血小板水平随着术中失血、大量补液等可能会进一步降低。在无肝期，血小板计数开始略有下降，但在移植物再灌注后血小板计数会出现显著下降。在猪的肝移植模型中已经证实，血小板会在移植肝脏中滞留。此外随着移植物的再灌注，血小板活化和消耗也相应增加。血小板计数通常可以达到为（50～100）×10⁹/L，在没有过量出血的情况下不需要输注血小板。血小板输注过多还可能增加肝动脉血栓形成的风险。如果存在血小板减少症，且临床上提示有凝血功能异常，则需输注血小板。

一些肝移植的患者再灌注后出现严重的凝血障碍，可能是继发于肝脏再灌注引发的弥散性血管内凝血。研究表明，在肝移植过程中，由于循环中组织型纤溶酶原激活物浓度的变化，可造成原发性纤溶亢进。ε- 氨基己酸（ε- aminocaproic acid，EACA）和抑肽酶都被用于缓解原位肝移植术中严重的纤溶现象。虽然 EACA 能够改善肝移植中纤溶酶的 TEG 表现，然而，预防性使用 EACA 的临床价值尚未被证实。应用抑肽酶（激肽释放酶的一种蛋白酶抑制药）能够纠正与纤维蛋白溶解相关的凝血异常，并减少肝移植期间的输血量[74]。但在 2008 年，由于成人心脏术后成年使用抑肽酶出现了严重并发症，包括血栓、脑卒中和肾衰竭，目前已暂停该药物的全球销售，而且在美国是禁止使用的。由于蛋白 C 和抗凝血酶Ⅲ的减少，肝移植后患儿的血液会呈现高凝状态[75]。他们可能更容易出现肝动脉血栓或栓子的形成[76-78]，因此大多数儿科移植中心并不常规使用抗纤溶药。

肝动脉血栓形成的原因可能由凝血系统的紊乱和（或）肝动脉重建的手术因素引起，因此术中和术后需常规使用多普勒超声检查肝动脉和门静脉血流。由于儿童肝移植术后存在移植物失去功能和血管血栓形成的风险，因此需采用一定程度的抗凝措施。其中包括：避免在术中完全拮抗肝素效应，维持略高的 PT，以及早期服用阿司匹林。在笔者所在的得克萨斯儿童医院，供肝灌注恢复后应仔细止血，确定无明显活动性出血后，在手术室内即可开始输注肝素，然后一直持续至术后几天。同时还应避免红细胞输注多引起血液黏度增加，将血红蛋白维持在 8～10g/dl 可提供足够的携氧能力。

3. 代谢管理（K^+、Ca^{2+}、酸碱、葡萄糖）

无论是肝移植前还是肝移植期间，酸碱状态、钾离子、钙离子和葡萄糖含量的急性变化都很常见。若合并肾功能不全，则可进一步加重酸碱失衡和水电解质紊乱。利尿药的使用也可导致电解质失衡（低钠血症、低钾血症、低钙血症）和肾前性氮质血症。大多数患者的水电解质紊乱模式是相对固定的，因此，可提前制订预期的治疗计划。术中应常规监测动脉血气、电解质和血糖，以便随时纠正。由于患者术中血流动力学变化、出血、手术干扰等多种因素均可对上述指标产生严重干扰，所以术中应严密监测血生化指标。

许多手术患者由于肾前性氮质血症和利尿药的使用而出现了低钠血症。在手术过程中使用含盐溶液、碳酸氢钠和血液制品时应避免血钠浓度的快速升高。此外，手术过程中经常会出现低钾和高钾血症。

肝移植患者术中特别容易发生低钙血症。虽然慢性肝病患者的钙总量降低，但离子钙浓度正常。术中给予血液制品会降低钙离子和镁离子浓度，因为库存血中的柠檬酸盐抗凝血药可与钙离子和镁离子结合。柠檬酸可由肝脏迅速代谢，正常患者只有在大量和快速给予血液制品后才会出现钙离子浓度降低。终末期肝病患者对使用含柠檬酸盐的血液制品特别敏感，输注一定量的 FFP 可显著降低钙离子浓度。特别是在无肝期，严重的低血钙可能导致心肌抑制和低血压。肝移植过程中，血钙浓度可能会发生大幅度变化，直接监测血钙浓度显得非常有用。在分离病肝阶段和无肝期可采用单次推注或持续输注的方式补充钙，氯化钙和葡萄糖酸钙均可，两者疗效无明显差别[79]。在无肝期，钙的需要量预计会增加（通常是显著增加），供肝恢复灌注后钙离子浓度会迅速降低。随着移植肝脏的血流恢复，新肝对于柠檬酸盐的代谢速度比先前的病肝及无肝期快得多，此阶段钙的需要量随着新肝功能的恢复会不断下降。如前所述，当开放门静脉时，正常的血钙浓度可对抗突然升高的血钾浓度对心血管的影响，因此建议在移植物再灌注前 5min 测量血钙浓度，并在再灌注前给予钙剂。

代谢性酸中毒在原位肝移植中极为常见，其原因包括：组织灌注不足，乳酸、柠檬酸和其他酸性产物的产生，血液制品的快速输注，肾损害，供肝开放后酸性代谢物质洗出。在病肝分离期间，酸中毒的出现

反应组织灌注不足，经过补充血容量、维持足够的血压和心输出量一般可以纠正。而在无肝期阶段，组织灌注减少（腔静脉和门静脉阻断）、病肝切除后肝脏解毒功能暂时丧失，因此患者可迅速出现代谢性酸中毒。此时利用碳酸氢钠治疗无肝期的代谢性酸中毒是合适的，其剂量取决于酸碱平衡变化速度和严重程度。在移植物再灌注前，如果碱缺失大于 5～8mEq/L，或 pH 小于 7.35（$PaCO_2 < 40mmHg$），应立即给予碳酸氢盐以纠正 pH，再灌注前约 5min 需再次进行动脉血气和 pH 测量，以确定所需的碳酸氢盐的量。

供肝恢复灌注后，代谢性酸中毒还会反复出现。在这个阶段，如果出现心肌抑制和（或）持续高钾血症时，需要及时处理严重的代谢性酸中毒。正常情况下，不断加重的代谢性酸中毒会在灌注恢复后迅速得到缓解，这种缓解是移植物开始发挥功能的早期迹象之一。同种异体移植肝脏通常能很快恢复其代谢功能，肝脏对乳酸盐和柠檬酸盐的代谢常导致手术后期和术后发生代谢性碱中毒。尽管其敏感性和特异性尚不清楚，但是代谢性酸中毒的缓解和碱中毒的出现提示移植物功能正常。需要注意的是，代谢性碱中毒的程度与术中输血量有关，而与碳酸氢盐的用量无关。

肝移植使葡萄糖平衡变得复杂。暴发性肝衰竭或严重慢性肝病患者可能出现低血糖，因此术前需输注含葡萄糖的液体。在移植物恢复灌注之前，通常有必要为该类患者输注葡萄糖。从理论上讲，无肝期发生低血糖的风险很高，因为此阶段肝脏的糖代谢功能丧失，但同时有不少因素有助于维持该阶段血糖的相对正常，如手术应激、类固醇激素的使用、含葡萄糖的血液制品、低体温导致葡萄糖利用减少。由于器官保存液和冲洗液常含有葡萄糖，因此血糖浓度通常在移植物灌注恢复后升高。再灌注期的高血糖也被认为是供肝功能恢复的一个标志。小婴儿的糖原储备明显不足，移植期间发生低血糖的风险较高，术前和术中需密切监测血糖，一旦出现低血糖，应及时补充葡萄糖。若高血糖持续存在，特别是当血糖大于 250mg/dl 时，需用胰岛素进行处理。

4. 保温

在肝移植过程中，尽管会采用多种方法保持体温，但低体温仍很常见。腹腔内手术过长、大量液体和血制品的输入及移植物的植入温度接近零，都会导致患者体温过低。当植入冰冷的供肝时，患者体温通常会下降 1～2℃。当移植物开始恢复灌注，冰冷的冲洗液也随之进入体循环，随后中心温度可能突然下降

1～2℃。严重的低体温对机体可造成严重危害，包括心脏抑制、心律失常、凝血功能异常和肾功能下降，因此维持患者中心温度正常非常重要。对小儿患者来说，手术室的保暖是必不可少的。常规在患儿身体下面放置充气式加温毯，并包裹暴露的四肢。对于体型较大的患者，充气式保温毯对腿部和（或）上肢温度的维持是非常有用的。所有输注的静脉液体和血液制品均需预先加热。降低麻醉机的新鲜气体流量及使用加湿器可减少因干冷气体吸入引起的热量丢失。

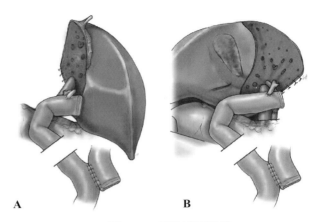

▲ 图 30-4　劈离式肝移植

A. 左外叶同种异体肝空肠吻合术。值得注意的是，在后方的门静脉吻合中包含了一段延伸的供体髂静脉。未见肝静脉吻合。
B. 右半肝三段同种异体肝空肠吻合术。值得注意的是，利用供体髂动脉将肝动脉流入延长（经 Wolters Kluwer 许可转载，引自 Cotton 等）

> **要点：肝移植围术期处理**
> - 由于大量失血、再灌注、高动力循环或一过性的肺动脉高压，血流动力学往往不稳定。
> - 由于肝脏生物合成功能下降和大量失血，围术期止血具有一定挑战性；由于存在肝动脉血栓形成的风险，应注意不要过度纠正凝血功能障碍。
> - 对机体代谢功能的调控可能具有挑战性，必须严密监测钾、钙、血糖及机体酸碱平衡状态。

（七）特殊技术

肝脏外科技术的三大进步为儿童患者扩大了移植物的量：减体积肝移植（削-减）、劈离式肝移植、活体肝移植。劈离式肝移植一般是在供体体内开始进行（供体的心脏仍跳动），还有一部分劈离式肝移植是在体外实施（将肝脏从供体移除后进行劈离）（图30-4）[69]。与后者相比，前者减少了冷缺血时间，有利于创面的止血。该技术提高了患者和供肝的存活率[80, 81]。儿童肝移植研究（Studies in Pediatric Liver Transplantation，SPLIT）小组为北美地区儿童肝移植提供了非常好的数据来源，这个小组包含了美国和加拿大的 46 个儿童肝脏移植中心，其数据具有强大的说服力。SPLIT 的回顾性研究显示，肝移植术后患者 1 年和 5 年存活率分别为 91.4% 和 86.5%[82]。

亲属活体肝移植极大地造福了小儿移植人群，特别是在那些由于文化甚至法律原因而无法获得遗体捐献肝脏的国家[83]。活体肝移植过程中，首先将供肝的左外侧段（2 和 3 段）切除，然后以类似整个器官移植的方式进行移植。每年大约有 300 例活体肝移植，其中 20% 的受体是儿童。尽管这项技术可挽救受体生命，但对供体来说却有一定风险。其并发症包括可能要暴露于血液制品、周围神经损伤、胆漏、腹壁缺损、

胸腔积液、肺炎、肺栓塞，甚至死亡[84, 85]。

（八）再次移植

再次肝移植目的为治疗原发性移植物无功能、肝动脉或门静脉血栓形成导致的移植物失功能、难治性急性排斥反应或者移植肝脏的复发性或原发性疾病。再次移植率目前为 10%～20%。再次肝移植手术时由于肝脏周围有致密的粘连，分离期可能会导致明显出血。此外，如果肝脏受到缺血性损伤、分离期间血管吻合口不慎破裂，则可能导致致命性的大出血。因此必须有足够的血管通路，以便进行大容量液体复苏，同时还须准备足够的血液制品，以便迅速及时输血。大多数研究显示，再次肝移植后的患者存活率比首次肝移植后患者的存活率低。然而 2010 年的一项研究发现表明，首次肝移植与再次移植后移植物和患者的存活率并无统计学差异[86]。

六、肾移植

（一）适应证

肾移植是儿童慢性肾功能不全和终末期肾病（end-stage renal disease，ESRD）的最佳治疗方法。尽管儿童可以进行透析治疗，但移植仍是 ESRD 患儿的首选长期治疗方法，因为肾移植可以让患儿获得正常生长、活动和发育的最佳机会。而且，透析的死亡风险是肾移植的 4 倍多[87]。目前，0—19 岁儿童 ESRD 的发病率为 5～12/1 000 000，且发病率随年龄增长而增加，

男性多于女性，合并先天性泌尿系异常患者发生率也更高。终末期肾病的病因及导致移植的疾病进展，因患者的年龄不同而有所差异：对于 5 岁以下儿童，先天性病变（肾发育异常 / 不全、尿道梗阻性疾病、泌尿生殖系统复杂性畸形、先天性肾病）构成了大部分移植手术病因；对于 5 岁以上儿童，肾小球肾炎（如局灶性肾小球硬化、膜增殖性肾小球肾炎）和复发性肾盂肾炎是 ESRD 的主要原因（图 30-5）。北美儿童肾脏试验和合作研究登记处的研究显示：1987—2013 年，12189 例肾移植患者中，12 岁以上患者占 47.2%，6—12 岁患者占 32.6%，2—5 岁患者占 14.7%，2 岁以下患者仅占 5.4%[88]。

儿童肾移植结局的改善和总体移植存活率的提高令人备受鼓舞（表 30-9）[88]。近年来，活体肾移植患者术后 3 年存活率可达 93% 以上，尸体肾移植患者术后 3 年存活率也可达 90% 以上。值得注意的是，目前已报道 64 例 ABO 血型不相容的儿童肾移植患者（占总数的 0.6%），其移植物 3 年的存活率为 78.2%，与 ABO 血型相容的存活率类似。在这 64 例肾移植患者中，50.3% 的移植肾是活体肾来源，而其中 80% 的活体肾来自父母，另有 2.6% 由非亲属供者。

（二）病理生理学

肾衰竭会显著改变患者的液体和电解质平衡。高

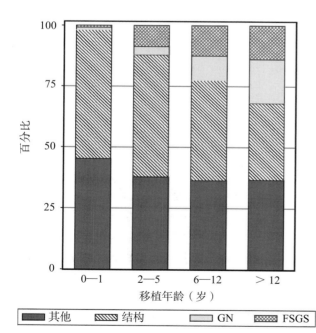

▲ 图 30-5　不同年龄段，小儿肾移植受者的初步诊断（彩图见书末彩插部分）

FSGS. 局灶性节段性肾小球硬化；GN. 肾小球肾病（改编自 North American Pediatric Renal Trials and Collaborative Studies[88]）

血容量、低血容量（透析后）、低钠血症、高钾血症、低钙血症、高磷血症和代谢性酸中毒等都很常见。由于肾脏衰竭无法排出体内多余的水分，因此普遍存在血容量过多的现象，这也是导致高血压的原因之一。而透析后又可出现低血容量。当水潴留超过钠潴留或者盐分丢失而肾脏又无法浓缩尿液时，就会发生低钠血症。高钾血症会对心脏传导系统产生严重影响，在全身麻醉诱导之前必须注意并积极处理。低钙血症常继发于高磷血症，高磷血症是由肾脏不能排泄磷酸盐引起的。代谢性酸中毒是因为衰竭的肾脏不能将体内每天代谢产生的有机酸排出体外。

ESRD 会影响体内许多器官和系统。心血管系统改变可表现为高血压、心输出量增加、心包炎、心律失常和心肌病。由于体液潴留或肾素 - 血管紧张素 - 醛固酮系统的激活可导致高血压的发生。贫血患者通过增加心输出量来代偿其携氧能力的下降，而重组促红细胞生成素的使用降低了 ESRD 患者严重贫血的发生率。由高血压和容量负荷过重引起的充血性心力衰竭，尿毒症引起的心肌病及心包疾病可能使 ESRD 患儿的治疗更加复杂化。体液潴留、低蛋白血症和肺毛细血管通透性改变可能引起肺水肿。

尽管网织红细胞计数正常，但红细胞生成素生成减少和红细胞寿命缩短会导致机体贫血。尿毒症毒素导致红细胞寿命缩短，骨髓造血功能受抑。尽管肾衰竭可引起叶酸和维生素 B_{12} 缺乏，但贫血类型通常为正细胞正色素性贫血。2, 3- 二磷酸甘油酸浓度增加，合并代谢性酸中毒，使氧 - 血红蛋白解离曲线右移。

表 30-9　比较儿童活体与尸体肾移植的移植物存活率

分组	移植物存活率					
	活体肾			尸体肾		
	1 年	3 年	5 年	1 年	3 年	5 年
1987—1991 年	90.3	82.4	76.3	76.4	65.3	56.9
1992—1996 年	92.1	87.0	81.6	87.0	77.9	70.9
1997—2001 年	95.4	91.4	86.3	93.1	84.5	78.3
2002—2006 年	96.3	92.0	86.4	94.4	84.1	79.2
2007—2013 年	96.4	93.4	—	95.8	90.4	—

改编自 North American Pediatric Renal Trials and Collaborative Studies[88].

解离曲线的右移和心输出量的增加部分代偿了贫血引起的携氧量减少。尿毒症患者经透析后，残余的肝素和血小板功能改变可影响患者的凝血功能。尿毒症患者血小板数量和寿命一般是正常的，但体内胍基琥珀酸的积累会引起血小板发生可逆性功能缺陷，因为胍基琥珀酸可抑制二磷酸腺苷诱导血小板因子Ⅲ活化，而血小板因子Ⅲ是正常血小板黏附所必需的[89]。

肾衰竭会对神经系统造成多方面影响。尿毒症性脑病表现为脑部功能广泛受抑，透析可逆转脑部功能受抑。未控制的高血压可能导致局部神经功能受损或癫痫发作，因此必须控制好高血压。电解质的快速变化也会引起癫痫发作（如低钠血症）。周围神经病变在肾衰竭患者中也很常见，包括轴索变性和节段性脱髓鞘，常累及正中神经和腓总神经。ESRD 患儿出现自主神经功能障碍可引起压力感受器功能异常并导致低血压，且这种低血压对术中容量治疗反应很差。

ESRD 患者的营养状况普遍较差。尿毒症引起厌食，导致热量摄入不足，生长发育迟缓。尽管机体需要蛋白质和热量，但必须小心控制蛋白质的摄入量，以防止其代谢性酸中毒。肾性骨病、铝中毒、生长抑素活性改变、胰岛素和生长激素抵抗都可导致与生长发育迟缓[90]。胃排空延迟在肾衰竭的患儿中很常见，因此接受肾移植的患者即使常规术前禁饮食，其误吸风险也可能较其他手术高。

> **要点：肾移植的适应证和病理生理学**
> - 在幼儿中，先天性畸形和病变是肾移植最常见的病因；在年长儿中，肾小球硬化和肾小球肾炎是最常见的病因。
> - 终末期肾病患者可出现水电失衡及肾素 - 血管紧张素 - 醛固酮系统的显著改变。
> - 与长期透析相比，移植可提供更好的生长、存活和生活质量。

（三）术前评估和准备

用于儿童移植的肾脏有两种来源：尸体和活体捐献。活体肾移植是择期手术，因此有足够的时间来优化患者的营养、水合和代谢状态。

对患者水电解质状况的评估是非常重要的。如果患者近期做过透析，有必要查看透析记录，应注意透析前后体重、血压和电解质浓度的变化。患者干体重是最小体重，与低血压或心血管不稳定无关，将前重量与干重量进行对比可提示患者的容量状态。由于透析后电解质（如 Na^+、K^+）变化明显，故应在透析后应测定血清电解质。ESRD 患者的高血压很常见，常提示血容量过多。然而，许多患者仍需要服用抗高血压药物直至手术前，以避免术中出现高血压反弹。

体格检查应评估患者的气道和心肺功能，并确定是否存在功能性动静脉分流。如果存在，则手术中应尽量避免加重分流的状况。患者长期使用激素或存在肾病综合征容易引起全身水肿，这或许会增加气管插管难度。由于 ESRD 患者胃排空延迟，在麻醉诱导前使用抑酸药或 H_2 受体拮抗药和甲氧氯普胺可能是有益的。

（四）手术方式

小儿肾移植的手术方式有多种。对于年龄较大的患儿（体重 > 20kg），标准的手术方式与成人相似，即下腹部切口，将供肾置于腹膜外髂窝。移植肾的血管重建，通常是将供肾静脉与受体髂静脉吻合（端 - 侧吻合），供肾动脉与髂动脉或髂内动脉吻合（端 - 侧或端 - 端吻合）。对于婴儿及小童（体重 < 20kg），采取腹部正中切口，将肾脏置于腹腔内，但也可置于腹膜外（图 30-6）[91]。将供肾静脉与动脉分别吻合至下腔静脉和下腹主动脉，在血管吻合完成之前，需阻断腹主动脉和腔静脉。此外，大多数幼儿的供体器官来自年龄较大的儿童或成人，因此供体可能会偏大，这也会给移植手术带来一定影响。

（五）麻醉管理

如果患者紧张焦虑，术前使用咪达唑仑是安全的，可以有效缓解紧张情绪。采用美国麻醉医师协会的标准麻醉监测措施。考虑到手术可能发生急性失血，因此需要建立粗口径的外周静脉通路和准备血液加温器。术中监测 CVP 有助于评估患者的容量状态，经中心静脉导管可抽取血液样本进行实验室检查，血管活性药物也可经中心静脉导管注入。然而，对于将来可能需要血液透析的患者，应考虑保留长期血管通路的部位，因此一般要避开锁骨下静脉。年龄较大的儿童通常只需建立外周静脉通道即可满足临床补液需求。成人或较大的儿童无须常规穿刺动脉行有创血压监测，但对于年龄较小的患儿则是有必要的，尤其是当主动脉被夹闭时。对于有动静脉瘘形成的患者，在进行动脉穿刺置管时注意避开此部位。

因为患者术前通常已经有静脉导管，因此肾移植的麻醉诱导方式通常采用静脉诱导。对于没有静脉导管的患者，则可选用吸入麻醉诱导。ESRD 患者麻醉药物的药代动力学和药效学均可发生改变，在麻醉诱

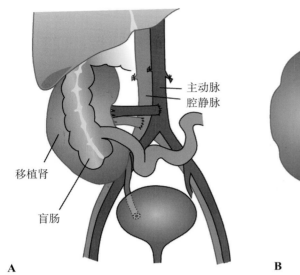

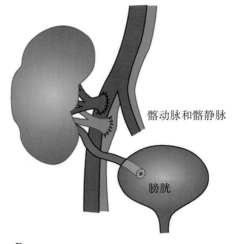

主动脉
腔静脉

移植肾

盲肠

髂动脉和髂静脉

膀胱

A

B

◀ 图 30-6 婴儿肾移植
鉴于移植肾体积较大，应将供肾放置在腹腔内而不是髂窝。在婴儿中，可以将移植肾放置在腹腔内（A）或腹膜外（B）（经 Springer Nature 许可转载，引自 Jalanko[91]）

导时必须考虑到这一点。丙泊酚具有血管扩张作用，术前容量不足的患者使用丙泊酚后可能出现低血压。氯胺酮也可用于静脉诱导，但其拟交感作用可能会加重患者原有的高血压。静脉给予阿片类药物或利多卡因可减弱喉镜置入和气管插管引起的神经反应。与所有其他患儿一样，使用这些麻醉药物时应采用滴定法，以达到最佳效果并减少药物不良反应。

大家对于气管插管时肌肉松弛药的使用仍有争议。胃排空延迟在肾衰竭患者中很常见，因此肾移植的患者反流误吸的风险增加。理论上可以使用琥珀酰胆碱进行静脉诱导，同时压迫环状软骨可防止反流误吸，然而，使用琥珀酰胆碱可导致正常患者血钾浓度升高 0.5～0.75mEq/L[92]。许多情况都可能导致血钾过度升高，继而出现高钾性心搏骤停。如果 ESRD 患者出现尿毒症神经病变或近期未做过透析治疗，则很可能会出现高钾血症[93]。为避免这种情况的出现，可采用改良的快速序贯诱导可用来替代琥珀胆碱的使用，即使用非去极化肌肉松弛药然后压迫环状软骨和控制性通气。使用的非去极化肌松松弛药最好不依赖于肾脏消除，符合这一要求的药物包括两类：分别为阿曲库铵 / 顺式阿曲库铵家族和甾体类肌肉松弛药维库溴铵和罗库溴铵。前者通过霍夫曼消除和假性胆碱酯酶水解，而甾体肌肉松弛药主要由肝脏代谢。甾体类肌肉松弛药维库溴铵和罗库溴铵在一定程度上依赖于肾脏功能，有 10%～25% 的维库溴铵和罗库溴铵经肾脏排泄，因此 ESRD 患者使用这些药物时，其起效时间和作用持续时间均可能延长。

肾移植期间，全身麻醉维持多采用强效吸入麻醉药与阿片类药物的合用，可以使用 N_2O，但 N_2O 可

能会使肠管膨胀，使手术结束时更难关闭腹部。从理论上讲，七氟烷的代谢物——化合物 A 可能影响肾脏浓缩功能，因此七氟烷虽然适用于吸入诱导，但不宜作为麻醉维持的首选药物[94]。如果采用七氟烷维持麻醉，新鲜气体流量应保持在 2L/min 以上。芬太尼是肾移植术中应用最广泛的阿片类药物，无活性的代谢产物通过肾脏排出，芬太尼广泛应用于儿童患者且无明显不良反应。吗啡的代谢产物由肾脏排泄，因此不宜作为术中镇痛的首选。

如果患者有动静脉瘘形成，术中合并有动静脉瘘的一侧肢体必须妥善放置以保护瘘管，使麻醉医师能够定期检查动静脉瘘功能是否正常。无创血压袖带不宜绑在该侧肢体，手术开始和结束时都应检查瘘管是否伴有震颤或杂音，并记录在麻醉单上。

由于术前肾功能下降、失血和术中第三间隙体液丢失，肾移植期间的液体管理具有一定挑战性。术前液体状态已在前面讨论过，组织间液丢失（第三间隙）和失血量计算按常规方式进行（见第 11 章和第 19 章）。按照患者实际需要量、临床指标（包括生命体征和中心静脉压）等进行补液。需要注意的是，液体管理应避免血容量不足，为了给新的移植肾提供更好的灌注压，可以通过积极补液使机体血容量正常甚至适当的处于高血容量状态。等渗晶体溶液就是一种合适的选择。理论上应避免使用乳酸盐林格液，因为它含有一定量的钾离子（4mEq/L）。另一方面，生理盐水的含钠量很高（154mEq/L），如果大量输注，可造成高氯性代谢性酸中毒。术中应间断测量血清电解质和血糖浓度，以了解患者代谢状况。如果需要输血，应首选洗涤红细胞或新鲜袋装红细胞，因

为它们容量小，含钾量极少。使用前还应利用放射线对血液进行辐照，以最大限度地减少移植物抗宿主反应。

为确保新肾有足够的灌注压，外科医师可能会要求患者的平均动脉压高于正常水平。当肾移植受体较小时（体重小于 20kg），动脉吻合时有可能需要先夹闭腹主动脉。随后当主动脉开放时，由于后负荷突然下降及下肢含有大量酸性代谢产物的血液回流入心脏，血压可能会急剧下降。此外，肾动脉开放后大量的血液转移至供体肾脏，此时若存在有效循环血容量不足，则会造成动脉压降低。这时候麻醉科医师必须积极补充容量，并使用血管活性药物，从而使血压升高。必须记住，以上这些病理生理变化多发生于术前合并高血压的患者。对于年龄较小的患儿，血栓形成是造成移植失败的主要原因之一，因此患者预后在一定程度上取决于再灌注后的管理。当血管吻合完成后，可给予甘露醇和呋塞米促进尿液排出。

麻醉医师或许要参与免疫抑制药、抗生素、利尿药及手术中的其他相关药物的管理使用。外科医师或肾内科病医师应告知麻醉医师这些药物的剂量和使用时间。由于这些药物可能会影响麻醉管理，因此有必要了解其常见不良反应。抗淋巴细胞抗体包括莫罗单抗 -CD3（OKT3）、阿仑单抗（Campath）、抗胸腺细胞球蛋白（ATGAM）和抗胸腺细胞球蛋白（胸腺球蛋白）（表 30-1）。这些药物会引起细胞炎性反应，包括：发热、寒战、僵硬和不适。预先使用对乙酰氨基酚、皮质类固醇和苯海拉明有助于预防这些不良反应[95, 96]。抗白细胞介素 -2 抗体包括巴利昔单抗和达利珠单抗等药物，不会引起细胞炎性反应。除了巴利昔单抗可引起急性超敏反应以外，抗白细胞介素 -2 抗体的其他不良反应与安慰剂类似[95]。

手术结束时应决定是否需要拔除患者气管导管。如果决定拔管，需要对残留的肌松药进行拮抗。肌松药作用的延长应当与逆转剂作用的延长相匹配。拔管时，患者应处于完全清醒状态。如果存在以下情况，可能需要延迟拔管：术毕出现肺水肿迹象、手术移植供肾较大而受体年龄较小。此类患者应送往儿科重症监护病房继续治疗。

术后疼痛治疗最常见的方式为通过静脉注射阿片类药物。硬膜外镇痛可以使用，但硬膜外麻醉引起的低血压及 ESRD 患者异常的凝血功能限制了其广泛使用。

> **要点：肾移植术的麻醉管理**
> - 密切关注最近的透析和实验室检查至关重要。
> - 年龄较大的儿童可以用口径套管针建立血管通路，而中心静脉和动脉穿刺置管仅用于特殊情况。
> - 避免使用主要经肾脏代谢的药物，维持移植肾较高的灌注压和容量。不断更新免疫抑制药和抗生素治疗方案也很重要。

（六）随访

随访方案因年龄和机构的不同而有一定差异，可采用肾脏超声、磁共振成像（包括弥散加权成像）、肌酐清除率及其他生化检测等技术手段[97]。超声引导的肾活检不是肾移植术后的常规监测项目，仅在移植物功能障碍时才实施。治疗排斥反应的方法主要通过增加皮质类固醇和其他免疫抑制药的剂量。术后还要注意监控机会性感染、继发性恶性肿瘤，包括移植后淋巴组织增生性疾病等[58]。

七、心脏移植

（一）历史

1967 年 12 月 6 日，就在 Christian Barnard 实施了震惊世界的首例人类心脏移植 3 天后，Adrian Kantrowitz 等[98]在纽约布鲁克林进行了首例儿童心脏移植手术。受体出生 17 天，患有 Ebstein 病，而供体是一个无脑儿。但受体只存活了几小时，最后死于严重的急性移植物失功[99]。1978 年环孢素问世，1984 年 Cooley 等在得克萨斯儿童医院成功实施了第 1 例婴儿心脏移植手术[99, 100]。20 世纪 80 年代和 90 年代初，全世界小儿心脏移植的数量增加到每年约 400 例，在 2009 年之前维持相对稳定的数量[101]。而在过去 10 年中，移植的数量逐渐增加，从 2004 年的 442 例增加至 2015 年的 684 例[102]。

（二）适应证

1. 心脏移植循证医学的适应证

根据美国心脏协会的工作评估，最新的儿童心脏移植适应证循证综述于 2007 年发表[103]。这些适应证以专家临床共识为主要依据并（C 级证据）包含了 A～D 小儿心力衰竭分期系统（表 30-10）[103]。Ⅰ 类（有用性和有效性的共识）包括心肌病或先天性心脏病患者的 D 期心力衰竭，生长及活动严重受限、危及生命的顽固性心律失常、限制性心肌病伴有可逆性肺动脉高压的患者进展为 C 期心力衰竭（表 30-11）[104]。

表 30-10　小儿心脏病的心力衰竭分期

分　级	含　义	临床举例
A	有发展为心力衰竭的风险	先天性心脏缺损
		心肌病家族史
B	心脏结构和（或）功能异常	蒽环类药物暴露
		单心室
	无心力衰竭症状	无症状性心肌病
		已修复的先天性心脏缺陷
C	心脏结构和（或）功能异常	修复和未修复的先天性心脏病
D	曾经出现或现有的心力衰竭症状	心肌病
	心脏结构和（或）功能异常	与 C 期相同
	需连续输注正性肌力药或前列腺素 E_1 以维持动脉导管的通畅	
	机械通气和（或）有创循环支持	

经 Wolters Kluwer 许可转载，引自 Canter 等 [103]

小儿心脏移植的禁忌证（Ⅲ类：风险大于益处）包括以前感染过乙型 / 丙型肝炎或人类免疫缺陷病毒、药物滥用史、严重行为或认知障碍、药物依从性差、家庭支持结构差、不可逆的多系统疾病，肺血管阻力严重升高，或肺动脉或静脉主干严重发育不良。

小儿心脏二次移植的适应证（表 30-12）主要基于非随机研究和登记（B 级证据）[104]。二次移植的禁忌证包括 6 个月内的首次移植和正在发生急性同种异体移植排斥反应。

2. 心脏移植的诊断指征

术前诊断是影响移植后存活率的重要因素 [102]。儿科（< 18 岁）心脏移植的诊断指征分为四大类：先天性心脏病、扩张型心肌病、二次移植、其他类型的心脏病（表 30-13）。先天性心脏病和扩张型心肌病是最常见的适应证，占儿科心脏移植的 80% 以上 [102]。虽然疾病诊断的分布在一段时间内保持相对稳定，但心脏移植的年龄（图 30-7）和地区分布（图 30-8）

表 30-11　小儿心脏移植适应证的循证医学

适应证	证据等级
Ⅰ类	
D 期心肌病或之前已修复 / 姑息治疗的小儿先天性心脏病患者心力衰竭伴有左心室功能障碍	B
C 期心力衰竭导致运动和活动严重受限。如果量化，则此类患者的最大耗氧量峰值 < 预期年龄和性别的 50%	C
C 期心肌病或之前已修复 / 姑息治疗的先天性心脏病患者，由心脏疾病引起明显的生长发育停止，且伴有左心室功能障碍	B
C 期合并猝死和（或）危及生命的心律失常，无法通过药物或植入式除颤器进行治疗	C
C 期由小儿限制性心肌病引起的心力衰竭，伴有反应性肺动脉高压	C
ⅡA 类	
C 期小儿心力衰竭伴有反应性肺动脉高压，且肺血管阻力升高后可能无法下降和逆转的风险，这可能会妨碍将来的原位心脏移植	C
某些解剖学和生理学状况可能会使合并功能性单心室的小儿先天性心脏病患者的自然病情恶化，这可能导致心脏移植作为主要疗法，包括：①冠状动脉近端严重狭窄或闭塞；②中度至重度主动脉瓣和（或）房室瓣狭窄和（或）功能不全；③严重的心室功能障碍	C
某些解剖和生理状况可能会加重 C 期心力衰竭儿科患者先前已修复或姑息治疗的先天性心脏病的自然病程，可能会考虑在没有严重左心室功能不全的情况下进行心脏移植，包括：①有肺动脉高压及肺血管阻力升高后可能无法下降和逆转的风险，将来可能会妨碍原位心脏移植；②严重的主动脉瓣膜关闭不全，不宜进行手术矫正；③严重的动脉血氧饱和度降低（发绀），不适合手术矫正；④尽管进行了最佳的医学 / 外科治疗，但蛋白丢失性肠病仍持续存在	C

经 Nancy International Ltd Subsidary AME Publishing Company 许可转载，引自 Thrush 和 Hoffman[104]

差异明显 [102]：在小于 1 岁的婴儿中，心脏移植最常见的诊断是先天性心脏病（55%），而在 11—17 岁年龄组中，最常见的诊断是扩张型心肌病（54%）。与欧洲（23%）相比，先天性心脏病在北美更常见（42%），而心肌病在欧洲（59%）和其他地区（71%）占大多数。图 30-9 所示为心脏移植患者的年龄分布情况 [102]。

3. 扩张型心肌病

在美国，扩张型心肌病占儿童心肌病的 50% 以

表 30-12　小儿二次心脏移植适应证的循证医学

适应证	证据等级
Ⅰ类	
患儿心室功能异常且移植血管病变至少为中度	B
ⅡA类	
患儿心室功能正常且移植血管病变至少为中度	B

经 Nancy International Ltd Subsidiary AME Publishing Company 许可转载，引自 Thrush 和 Hoffman [104]

表 30-13　小儿心脏移植的诊断分类

分类	诊断
先天性心脏病	先天性心脏缺损、未纠正的左心室发育不良综合征、手术或未手术、未知的前期手术或心脏瓣膜疾病
扩张型心肌病	阿霉素性、酒精性、家族性、特发性、心肌炎、产后、病毒性或其他原因引起的扩张性肌病
二次移植	因急性排斥反应、慢性排斥反应、冠状动脉疾病、超急性排斥反应、非特异性、原发性衰竭、限制性/收缩性原因或其他原因而进行再次移植
其他	致心律失常的右心室发育不良、癌症、冠状动脉疾病、心肌缺血、肥厚型心肌病、肌营养不良、反应性心肌病（任何原因）或其他心脏病

经 Elsevier 许可转载，引自 Rossano 等 [102]

上，其中大多数是特发性 [104]。小儿心肌病的其他病因包括病毒性心肌炎、神经肌肉疾病和遗传因素。与先天性心脏病或二次移植患者 [102] 相比，扩张型心肌病患者移植后总体存活率更高，预后也比其他形式的心肌病要好 [102, 104, 105]。扩张型心肌病患者在移植等待期死亡率相对较低（11%），但是机械通气和心律失常增加了等待期间死亡的风险 [106]。

4. 先天性心脏病

先天性心脏病组包括一系列不同的疾病（表30-14），这些疾病对围术期的影响和移植后进程的影响也不一样。移植的配型应考虑到同种致敏程度、肺血管阻力和肝脏功能储备 [107]。这些患者中约有 1/3 是单心室 [105]，此类患儿没有传统意义上的收缩期"心力衰竭"。单心室患儿需要心脏移植的原因包括：严重舒张功能障碍、肺循环阻力升高导致高 Fontan 压、发绀、蛋白丢失性肠病、腹水和支气管炎。最新的研究表明：对于未接受 Fontan 手术的单心室患儿，若其心室收缩功能良好，则易受 Fontan 循环生理的影响，因此其心脏移植术后的死亡率高于那些术前心室收缩功能不良的患儿 [108]。CHD 患者移植的适应证参见框 30-4 所示。

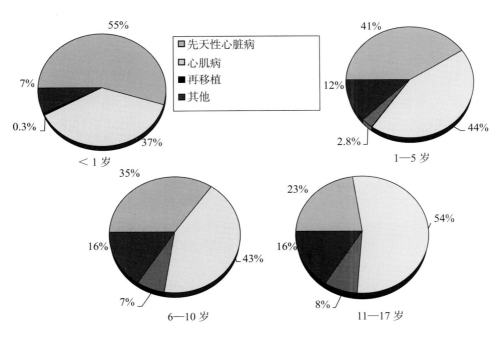

▲ 图 30-7　2009—2016 年不同年龄段心脏移植受者的疾病诊断
经 Elsevier 许可转载，引自 Rossano 等 [102]

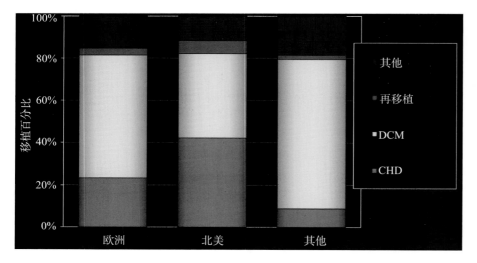

◀ 图 30-8 2004—2016 年儿童心脏移植的地区分布

CHD. 先天性心脏病；DCM. 扩张型心肌病（经 Elsevier 许可转载，引自 Rossano 等[102]）

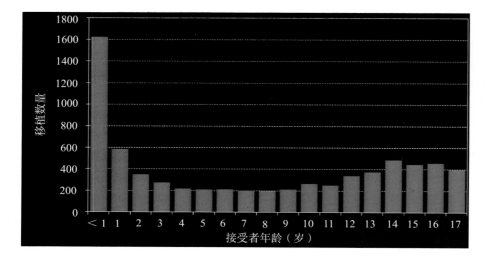

◀ 图 30-9 2004—2016 年儿童心脏移植受者的年龄分布

经 Elsevier 许可转载，引自 Rossano 等[102]

表 30-14 儿科心脏移植患者先天性心脏病的诊断

诊 断	n（488）	%
单心室	176	36
D- 大动脉转位（D-TGA）	58	12
右心室流出道病变	49	10
室间隔 / 房间隔缺损	38	8
左心室流出道病变	38	8
L- 大动脉转位（L-TGA）	39	8
完全性房室通道	37	8
其他	53	11

经 Elsevier 许可转载，引自 Lamour 等[105]

框 30-4 先天性心脏病患者心脏移植的一般适应证

- 药物治疗难以治愈的 D 期心力衰竭患者，且这类患者无法从手术，介入或电生理干预中明显受益
- 患有先天性心脏病，所有治疗方式均难以起效合并有猝死风险或危及生命的心律失常患者
- 伴有反应性肺动脉高压的 C 期心力衰竭患者，肺血管阻力升高后可能无法下降和逆转，将来可能会影响原位心脏移植
- 伴有左心室功能障碍的 C 期心力衰竭，之前接受过修复或姑息手术的先天性心脏病患儿，且心力衰竭引起生长发育停止
- 存在以下解剖和生理状况且不宜接受手术干预的心室功能正常的先天性心脏病患儿
  - 冠状动脉近端严重狭窄或闭塞
  - 中至重度房室瓣或主动脉瓣狭窄或功能不全
  - 有症状的动脉氧饱和度降低（发绀），不适合手术矫正
  - 尽管进行了最有效的医学和外科治疗，但仍持续存在蛋白丢失性肠病

经 SAGE 许可转载，引自 Kirklin 等[107]

5. 二次移植

冠状动脉血管病变是一种慢性排斥反应，其进展隐匿，可导致血管逐渐闭塞，移植受体其 5 年和 10 年发病率为 11% 和 17%[90]。如果冠状动脉血管病变导致心室功能恶化或出现明显的心律失常及心脏传导阻滞，则需要二次移植。由于移植心脏处于去神经状态，患者通常不会出现心绞痛，因而有猝死的危险。虽然心脏二次移植并不常见，但它可增加死亡率和发病率[101, 102]。

6. 其他

包括限制性心肌病、肥厚性心肌病和致心律失常性右心室发育不良。肥厚性心肌病仅占儿科心脏移植的 5%～6%，其病因多种多样，包括特发性、家族性和先天性代谢缺陷。限制性心肌病并不常见，常表现为舒张功能障碍，心室大小和室壁厚度正常，双房扩大。这些患者约占心脏移植的 5%[103]。限制性心肌病患者预后不良，肺动脉高压和猝死的发生率较高，一般的外科或内科治疗无效，因此建议限制性心肌病患儿尽早实施心脏移植[104]。

> **要点：心脏移植的诊断指征**
> - 先天性心脏病和扩张型心肌病是儿科心脏移植两个主要指征。
> - 术前诊断是影响移植术后存活率的重要因素。
> - 扩张型心肌病患儿的存活率优于先天性心脏病患儿，也优于其他形式的心肌病和二次移植患儿。

（三）移植前受体选择与优化

由移植团队、心脏病专家和外科团队共同组成的多学科小组将决定是否将患者列入心脏移植名单。评估侧重于四个主要方面[103]。
- 心血管解和血流动力学。
- 其他器官系统功能障碍。
- 人类白细胞抗原敏感性。
- 对患者及其家人进行社会心理评估。

1. 心血管解剖与血流动力学

心导管技术与 CT 或 MRI 联合使用可准确描述患者的心脏解剖。对于未经手术修补的先天性心脏病患者这是一个重要的参考指标。肺血管阻力是移植前需要评估的一个关键血流动力学参数。所有 PVR 升高（> 3Wood 单位的双心室患儿，> 2Wood 单位的单心室患儿）的患者在进行心导管检查时，应吸氧气、一氧化氮或其他肺血管扩张药。事实上，移植前患儿的 PVR 最好低于 6Wood 单位。但如果患儿对血管扩张药治疗反应良好，有经验的移植中心可能会在患儿 PVR 水平较高的情况下实施手术。而肺血管阻力不可逆性升高的患儿可能需要考虑心肺联合移植或异位心脏移植。

2. 合并其他器官系统功能障碍

其他器官系统功能障碍的严重程度可影响心脏移植后患者的存活率和预后，如移植期间需要采用肾透析治疗是 1 年死亡的风险因素[102, 109]，肾小球滤过率估值是 1 年、5 年和 10 年死亡率的持续风险因素[102]。对于终末期心力衰竭合并肾衰竭的患儿，目前的治疗趋势是进行心肾联合移植。同样，当此类患儿合并存在不可逆肝功能衰竭时，也可以使用类似的心肝联合移植策略。

3. HLA 致敏

进行群体反应性抗体（panel reactive antibody，PRA）筛查，以测定输血前红细胞抗原的抗体水平。高致敏患者（异体致敏）是指 PRA > 10% 的患者。高致敏患者心脏移植死亡率和并发症要高于其他患者[102]。如果患儿在以往的先天性心脏病矫正手术中使用过冷冻保存的同种异体移植物也会诱导 HLA 免疫反应。

针对特定抗原的高水平抗体可能会阻碍带有这些抗原的供体与受体之间的结合，因此，在移植之前，对供体和受体的红细胞抗原进行"虚拟交叉配型"。若特异性抗原交叉配型为强阳性，应避免接受来自此类供体的器官。对于群体反应性抗体滴度高的患者，术前可以采用血浆置换、胸腺球蛋白和环磷酰胺等方式降低抗体滴度[110]。由于时间限制和可获得的供体器官有限，HLA 前瞻性交叉配型并没有常规进行。

4. 患者及其家人的社会心理评估

心脏移植患者术后的治疗和恢复是一个漫长且复杂的过程，患儿和其家属必须具备很好的依从性[111]。药物滥用、社会心理问题、依从性差使成人心脏移植后的发病率和死亡率增加，而儿童有关这方面的研究有限[103]。发育迟缓在儿童移植患者中也很常见，尤其是先天性心脏病患儿。专家共识认为，应根据具体情况对这些患儿进行心脏移植的适应证遵循进行评估，而不是随意拒绝[103]。

5. 器官共享联合网络等候名单

美国器官捐献和分配由器官共享联合网络等候名单（United Network for Organ Sharing, UNOS）管理[112]。

UNOS 包含各种移植的等候名单，并根据患者的状况和与供体的匹配度，确定器官分配规则。一旦被列入移植名单，患者就被认为享有优先移植权（表 30-15）[113]。儿童心脏移植的平均等待时间为 60～80 天 [113]，其等待名单上患者的死亡率仍然很高。在等待移植期间，6 月龄以上婴儿的死亡率可高达 23% [114, 115]。其他一些增加等待期间死亡率的因素包括：需要体外膜肺氧合或机械通气，状态属于 1A 类的先天性心脏病，需要透析治疗，体重 < 3kg 等 [104, 114, 115]。

表 30-15　儿童心脏移植供体分配分级 *

状态 1A 至少符合以下 一条标准	状态 1B 至少符合以下 一条标准	状态 2
连续机械通气并住院的患者	需要一种或多种正性肌力药但未达到 1A 级	进入等候名单未满 18 岁但不符合到 1A 或 1B 要求
导管依赖的体循环或肺循环支持，且住院治疗的患者	合并肥厚性心肌病或限制性心肌病且年龄未满 1 岁	
血流动力学有显著改变的先天性心脏病患者，需要多种正性肌力药或高剂量单一正性肌力药的住院患者		
依赖有创循环支持		
对处于状态 1A 的新生儿必须每 14 天重新评估一次	状态 1B 可以在不重新评估的前提下持续	状态 2 不需要重新评估

*. 状态 7 指暂时不在移植名单上的患者，如因感染或其他可逆原因，一旦病情得到治疗，即可恢复（改编自 Organ Transplant and Procurement Network [113]）

要点：心脏移植受体的选择

- 在进行心脏移植登记之前，需要从四个主要方面对受体（心血管解剖和血流动力学、其他器官功能障碍、HLA 致敏及患者及其家人的社会心理）进行评估。
- 大多数中心在进行移植登记之前，需要 PVR < 6WU。高 PVRS 对肺血管扩张药的治疗反应良好。
- PRA > 10% 的高致敏患者其术后并发症较高。

（四）麻醉管理

1. 转机前

移植的一般麻醉准备与先天性心脏手术的正常准备没有区别（见第 27 章）。儿童心脏移植术中注意事项的总结见框 30-5 所示。术前进行全面评估，与患者和家属协商，并对麻醉操作进行解释。患儿术前的情况各不相同，状态处于 1A 的患儿需要依赖多种正性肌力药物或心室辅助装置，而状态处于 1B 的患儿可以从家里直接到达医院。由于在协调手术团队和捐赠医院手术时间方面存在困难，因此患者进入手术室的时间经常会有变化，因此必须提前计划和密切沟通。患儿进手术室的时间宁早勿晚，因为移植物缺血时间太长将影响移植功能和 1 年生存率 [102, 104]。在决定移植时间时，对于有多次胸骨切开手术史的患儿，应留有足够的时间放置有创监测及粘连松解的时间。在笔者所在的斯坦福大学 Lucille Packard 儿童医院，在将患者送进手术室之前，我们会组织一个多学科碰头会。这其中包括心力衰竭小组、移植外科团队、心血管 ICU 和麻醉团队，参会人员需讨论并核查患者目前的医疗状况，对围术期可能出现的问题给出预案：提前准备血管通路，心肺失代偿的抢救计划、肾脏保护、免疫抑制方案等。

心脏移植患儿的心肺储备能力有限，麻醉诱导应根据患者的具体情况和病理生理状况而定。虽然大多数患儿需要一定的抗焦虑治疗，但治疗的时机和用药方式应根据患者的心肺状态决定。免疫抑制疗法的时机因机构而异，有些在患者到达手术室后不久开始，有些是在出血得到控制且体外循环撤机后开始。虽然最好能够在麻醉诱导前建立有创动脉监测，但对于婴幼儿来说，这并不是必需的，因为诱导时标准的无创血压监测可能已经足够了。如有熟练的专业技术人员可以采集和说明图像，也可以考虑在诱导期间进行连续经胸超声心动图监测。经胸超声心动图监测可用于监测心功能、左心室流出道梗阻状况及麻醉诱导期间肺血管阻力的变化。在全身麻醉和正压通气的刺激下，大多数移植前患儿都有发生严重的心律失常或循环衰竭的风险。因此，需提前准备好抢救措施，包括心血管活性药物、电除颤及随时可以建立体外循环的能力。静脉诱导可通过缓慢注入咪达唑仑 0.05～0.1mg/kg，芬太尼 1～5µg/kg，随后给予肌松药。依托咪酯 0.1～0.3mg/kg 对血流动力学影响极小 [116]，可作为静脉诱导的另一种方案静脉注射。氯胺酮 1～2mg/kg 也可用于麻醉诱导。但对于持续输注 β 肾上腺素能激动

框 30-5　小儿心脏移植术中麻醉管理的总结

体外循环前

- 需考虑先天性心脏病的病理生理学和（或）心功能下降
- 诱导和维持药物需保护心脏功能
- 维持术前正性肌力药物的使用，需要时可在诱导前加大剂量
- 有创机械循环支持：机械循环辅助专家，诱导前动脉监测，以及如果没有搏动血流，需使用近红外光谱仪监测
- 急救药物、体外循环机器、灌注师和手术医师就位
- 按指示查询 / 转换起搏器 /ICD 的功能（DOO 模式，关闭自动除颤）
- 超声引导下建立有效血管通路，包括动脉通路、中心静脉通路、粗口径外周通路；缩短缺血时间
- 准备紧急股动脉插管以便建立体外循环
- 手术室内准备充足的血制品和肝素
- 抗纤维蛋白溶解：氨甲环酸或 ε– 氨基己酸
- 血栓弹力图 / 弹力仪监测凝血
- 经食管超声评估心脏功能、充盈程度、心脏内气体和术后解剖结构

体外循环期

- 对于 ABO 血型不相容或抗体反应性高的患者，体外循环开始前需进行血浆置换
- 根据手术需要降低患者体温：通常为中度低温
- 对于先天性心脏病患者的主动脉弓重建或肺静脉修复可能需要深低温体外循环或停循环
- 主动脉夹闭期间完成左心房吻合和主动脉吻合。供体缺血时间 < 5h 为宜
- 心室颤动可能需要使用利多卡因、硫酸镁或胺碘酮
- 正性肌力支持，通常使用小剂量肾上腺素、米力农和小剂量异丙肾上腺素
- 一氧化氮吸入治疗肺血管阻力升高
- 去神经支配的心脏需心房和心室起搏支持

停止体外循环后

- 多次胸骨切开术或心室辅助装置患者出血量大：通常需要血小板，冷沉淀 / 纤维蛋白原浓缩物和新鲜冷冻血浆 / 凝血因子浓缩物 / 活化的Ⅶ因子
- TEE 用以评估吻合口和心脏功能
- 如有需要，继续正性肌力药物支持，起搏和吸入一氧化氮
- 通常不在手术室内拔管，但是情况稳定的患者可在 12～24h 后拔管
- 麻醉 / 外科团队将完整的记录转交给 ICU

DOO. 双腔非同步起搏；ICD. 植入式心脏复律除颤器；ICU. 重症监护病房；TEE. 经食管超声心动图

药的患者，由于内源性儿茶酚胺储备耗竭，氯胺酮可能会产生直接的心肌抑制作用[117, 118]。由于丙泊酚具有血管扩张的特性，一般应避免使用。

采用面罩辅助通气，要注意限制胸膜腔内压以尽量减少肺血管阻力的变化。对于合并肺动脉高压患者，在气管插管前使用较大剂量的阿片类药物、100% 氧气和轻度过度通气以降低肺动脉压力。一旦出现肺动脉高压危象，应立即使用包括一氧化氮吸入在内肺血管扩张药进行治疗。

除了有创监测外（动脉和中心静脉）外，还应确保粗口径的静脉通道已经建立并数量足够，尤其是对于以往有胸骨切开手术史的患者。对于一些复杂的二次开胸手术，在胸骨切开之前，可能需要先行解剖游离股动脉或颈部血管，以便在必要时可以马上建立体外循环支持。许多患者尤其是先天性心脏病患者，可能已经安装了植入式起搏器或心脏复律除颤器，术前应对这些设备进行调试。

几乎 1/3 的儿童心脏移植患者需要采用机械循环辅助装置（mechanical circulatory support，MCS），通常是左心室辅助装置（left ventricular assist device，LVAD）。麻醉科医师必须熟悉这些相关设备，现场 MCS 专家对设备的操作和故障排除也是必不可少的。由于连续流动心室辅助装置的使用，患者的心脏和脉搏搏动可能减弱甚至消失，因此传统血氧饱和度和血压监测可能没有作用。在这些患者中，通常需要在超声或近红外光谱引导下行动脉穿刺置管，并使心室辅助装置的血流参数维持在正常范围内。

另外可使用 TEE，以评估移植后心脏功能及心脏和大血管吻合口的完整性。由于此类患儿心排量低，脑供氧不足的风险很高，因此笔者所在医院常规使用近红外光谱仪测量脑氧饱和度。通过持续监测脑氧饱和度，早期发现和治疗脑氧饱和度下降可改善神经系统预后。尽管心脏功能差的患者在接受移植时发生术中知晓的风险很高，但麻醉深度监测并不能减少术中

知晓的风险，因此不建议在这种情况下使用，特别是在幼儿中[119]。

这些患儿中有不少人有胸骨切开手术史，因此心脏移植围术期出血的风险很高，常用 6- 氨基己酸或氨甲环酸等抗纤溶药以减少术中和术后出血。对于不复杂的移植手术，可预防性应用抗生素，通常是头孢唑啉，在切皮前 30～60min 内给予，转流后再次给予，之后在手术室内每 3～4 小时使用 1 次。

一旦患儿进入手术室，应尽快完成体位摆放、器械准备、铺单和胸骨劈开，在供体器官到达之前抓紧进行对纵隔、心脏和大血管解剖分离，其目的是最大限度地缩短供体缺血时间。转流前的麻醉处理主要依据患者疾病的病理生理学变化及机体对手术和麻醉的反应而进行。维持麻醉通常需要大剂量的阿片类药物（如芬太尼）和镇静药（如咪达唑仑），也可采用低浓度的吸入性麻醉药，有数据表明，异氟醚对心脏收缩力的影响小于其他吸入性麻醉药[120, 121]。对于合并神经肌肉疾病的患儿（如杜氏和贝克肌营养不良症），由于其存在恶性高热或药源性横纹肌溶解的风险，对该类患儿，应避免使用可触发此类并发症的麻醉药。

2. 体外循环阶段

心脏移植采用标准心肺转流技术，包括使用肝素 300～400U/kg 进行抗凝，并通过硅藻土活化凝血时间、肝素水平测定、血栓弹力图等方式进行抗凝监测。多采用主动脉 - 上下腔静脉插管建立体外循环，体外循环具体管理方式详见其他章节（见第 26 章）。最近研究表明，血气和酸碱稳态管理及将血细胞比容维持在 30%～35% 的较高水平，可使患儿神经系统的远期预后更好[122]。对于 10kg 以下患儿，保持 150ml/(kg·min) 的 CPB 灌注流量；对于 10kg 以上患儿，保持 2.4～2.8L/(min·m²) 的 CPB 灌注流量也可改善预后[123]。通常采用 25～28℃ 的中低温，并尽量避免使用深低温（< 22℃）停循环（deep hypothermic circulatory arrest，DHCA），然而肺静脉或主动脉的复杂重建可能需要采用 DHCA。DHCA 时间尽量限制在 30min 以内，随后进行短时间的再灌注，然后重新开始 DHCA，期间可通过脑氧饱和度监测来指导体外循环的实施状况[123-127]。体外循环中的超滤技术可以清除血液中多余的液体和炎症介质，并可使血液浓缩；又或者使用改良超滤技术，也可以达到同样效果。

对 PRA$_s$ 水平较高或者 ABO 血型不相容的患者进行心脏移植，在 CPB 开始前应进行血浆置换。准备好双倍预充量，还要准备浓缩红细胞和新鲜冰冻血浆。CPB 开始时，将患者全血引入一个独立的收集袋，经过静脉贮血器转流后，将患者血浆舍弃。这一过程可降低红细胞抗体浓度，减少急性排斥反应发生的可能性[128]。

最常见的手术方式是原位移植[129]，除了包含四条肺静脉的部分左心房组织以外，供体心脏几乎被完全切除下来（图 30-10）[130]。理想的供体体重应是受体体重的 80%～160%。手术团队了解供者的死亡细节是很重要的（同时适当地保护供者的隐私），而对于供者心功能（射血分数）和正性肌力药物的应用，以及供体所有的结构异常，如房间隔缺损或卵圆孔未闭，也需要全面了解。受体心脏的右心房与上腔静脉和下腔静脉断离，以便受体腔静脉与供体心脏进行吻合。在供体心脏到达后，由包括移植外科医师在内的两人对供者和受者的 ABO 和 Rh 血型进行检查和独立核对。供体心脏通常用晶体心脏停搏液或 Celsior® 溶液保存，并放置于在 4℃ 的低温环境中。将心脏置于心包腔内，先进行左心房吻合，然后进行主动脉吻合术。完成主动脉吻合后松开主动脉阻断钳，以最大限度地缩短供体心脏缺血时间，并为供体心脏再灌注提供充分的时间。供体缺血时间定义为从取心时供体心脏血管被钳夹阻断到受体植入时钳夹移除的这一段时间。理想情况下供体缺血时间不超过 5h，因此供体器官的转运时间应限制在 4h 以内。虽然有报道称供体心脏可耐受较长的缺血时间，但一般认为缺血 5h 后移植物功能将恶化，移植物术后的长期功能可能受损[101, 102]。主动脉

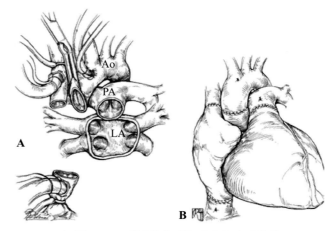

▲ 图 30-10 "双腔静脉" 吻合法心脏移植
A. 已经完成受体心脏切除术。需要注意的是，受体整个右心房已被切除。B. 心脏植入完成。吻合的顺序为：①左心房（LA）；②主动脉（Ao）（去除阻断钳，心脏灌注恢复）；③下腔静脉；④肺动脉（PA）；⑤上腔静脉（经 John Wiley and Sons 许可转载，引自 Rossano 等[130]）

钳夹移除后，由于缺血再灌注、电解质失衡等因素影响，供体心脏通常容易发生心室颤动，此时应立即电除颤（初始能量 2～10J），直至窦性心律恢复。主动脉钳夹松开前 5min，可在 CPB 回路中注入利多卡因，首次剂量为 2mg/kg。如果首次除颤未能成功，需再次或多次除颤时，利多卡因可重复给药，但剂量需减半。也可静脉给予硫酸镁 25～50mg/kg，或持续泵注利多卡因 20～40μg/(kg·min)，也有助于恢复窦性心律。在少数情况下可先给予胺碘酮 5mg/kg 的负荷量，最多重复追加 2 次。随着钳夹被移除，心脏开始复跳，紧接着完成腔静脉吻合和肺动脉吻合。外科医师必须特别注意先天性心脏病受体的解剖状态：部分患儿可能需要进行主动脉弓重建，合并左心发育不良综合征的患儿需要较长的供体主动脉，单心室患儿需要较长的供体上腔静脉，以便实施腔静脉 - 肺动脉吻合。

移植心脏窦性心律恢复，各个大血管吻合完毕，随后完成复温。这时需追加静脉麻醉药和肌松药。在此期间，根据各移植中心的习惯，结合移植物缺血时间、体循环和肺循环阻力、直视下心脏收缩情况及 TEE 表现，可给予正性肌力药物进行支持。常用的正性肌力药物为小剂量的肾上腺素 0.03～0.05μg/(kg·min)，还可以给予米力农 0.25～0.75μg/(kg·min)，或者可先在 15～30min 内给予米力农 25～75μg/kg 负荷剂量，该剂量的米力农具有正性肌力作用，同时可扩张肺血管和全身血管，且心律失常的发生率很低，因此非常适合此类患者。移植的心脏处于去神经支配状态，因此对心率的调节能力有限，而且水肿、炎症或低温症均可能影响供体心脏窦房细胞的电生理活动。静脉泵注小剂量的异丙肾上腺素 0.01～0.03μg/(kg·min) 对于维持适当心率非常有用。某些移植中心也通过放置临时起搏器来维持心率。当受体合并肺动脉高压，而供体比受体轻的情况下（体重较轻的供体右心可能无法克服受体的肺血管阻力），可通过静脉给予米力农或吸入一氧化氮（10～20ppm），支持右心功能恢复[131]。外科医师也放置一些其他的经胸监测导管，如右心房或左心房压检查导管，偶尔也放置肺动脉导管，以及置肺临时心脏起搏导线，支持去神经支配的心脏。心脏复跳后机械通气先使用 100% 纯氧，旨在产生轻度低碳酸血症，维持 $PaCO_2$ 32～35mmHg。一旦心率和心律、红细胞压积、通气状况和电解质达到最佳状态，体外循环可开始缓慢撤机，与此同时心脏容量负荷开始逐渐增加。使用 TEE 可以监测心脏内的气体栓子及心室功能。体外循环停止后，除了评估心功能以外，

TEE 还可以评估主动脉、肺动脉、腔静脉、左心房的吻合状况，特别要注意是否有肺静脉阻塞的情况。在确保一段时间内血流动力学和心脏功能稳定后，可注入适量的鱼精蛋白，每千克体重 1～1.3mg，以中和肝素的抗凝作用。一般需要输注血小板和冷沉淀（富含纤维蛋白原），特别是那些有过胸骨劈开手术史及对大血管实施过复杂重建的患儿[132]。在心脏移植前使用心室辅助装置的患儿，通常在术前需要强化抗凝治疗以预防血栓和栓塞，这类患者在体外循环停止后很容易出现无法控制的出血。尽管目前的研究资料有限，但已有越来越多的人开始使用凝血酶原复合物来控制心脏手术后的顽固性出血。

3. 体外循环停止后

少数病情不稳定的患者，尤其是小婴儿，可将胸骨暂时开放 24～48h，以观察出血和改善心肌功能，但免疫抑制治疗的这些患者必须尽快关闭胸骨，以降低感染风险。体外循环停止后应注意是否需追加抗生素或皮质类固醇/免疫抑制药。一般避免在手术室拔管，因为这些患者大多伴有心功能不全、心律失常、出血和肺动脉高压。如果患者病情稳定，到达 ICU 后的 12～24h 内通常可以将气管导管拔除。患者转到 ICU 时，需提供一份完整的患者移交报告，其内容包括：外科团队讨论的手术方面问题、麻醉团队向 ICU 主治医师提供完整的围术期报告、责任护士和心力衰竭治疗小组向患者家属阐明术后免疫抑制治疗。在转运这些病情复杂的患者时，推荐使用标准化的交接记录和口头交流，以及包括对所有问题的详尽回复。

要点：心脏移植围术期管理

- 多学科人员术前仔细的讨论、沟通和计划是手术成功的基石。
- 许多移植前患者心血管衰竭的风险很高，因此应制订明确的复苏计划和体外支持计划。
- 围术期并发症包括大出血、心功能不全和心律失常。
- 30% 的患儿移植前接受过机械循环支持，这些患儿围术期更容易发生出血和血管麻痹。

（五）移植后排斥反应监测

移植后排斥反应监测的主要方法是心肌活检，首次活检通常在移植后 7～10 天，以评估急性排斥反应。活检多在移植后第 1 年进行，对于病情简单的患儿通常每 3 个月进行 1 次。此后一般每 6 个月进行

1 次，同时利用热稀释法监测心排量。1～2 年后，在每年一次的随访方案中加入冠状动脉造影，以评估冠状动脉血管病变的发展情况。从右心室取活检组织 5～7 个，根据标本中淋巴细胞浸润和肌细胞损伤程度，依照国际心肺移植协会（International Society for Heart and Lung Transplantation, ISHLT）的评分[133] 来评估排斥反应。排斥反应分为细胞性或体液性，细胞性排斥反应主要表现为淋巴细胞浸润；体液性排斥反应主要表现抗体 - 抗原和补体复合物形成，常见于 PRA 滴度高的患者。急性排斥反应的症状包括低热、不适、胃肠道症状、心功能下降，甚至心血管衰竭。急性排斥反应的治疗方式通常从大剂量皮质醇激素冲击和高剂量免疫抑制药维持性治疗开始。根据各个医疗机构的经验习惯也可能会加入一些其他药物，如抗胸腺细胞球蛋白、抗淋巴细胞球蛋白或白细胞介素 -2 受体拮抗药。血浆置换可用于治疗体液性排斥反应，通过血浆置换降低抗体滴度，直到免疫抑制药发挥作用。发生急性排斥反应的患者可能还需要一些其他治疗，包括正性肌力药和通气支持，甚至是带有心室辅助装置的 MCS 或 ECMO。如果所有这些措施都不能逆转排斥反应，就只剩下二次移植这一个选择。

（六）心脏移植后的发病率和死亡率

1 岁以下婴儿，移植后中位生存期为 22.3 年，11—17 岁儿童为 13.1 年（图 30-11）[102]。年龄较大患儿的中位生存期下降受诸多因素影响，包括婴儿期免疫系统相对不成熟缺乏预先形成的抗体、既往心脏手术导致年龄较大患儿的敏感性增加及较大患儿冒险行为增加，如药物依从性差[104]。

移植后第 1 年死亡率最高[102]（图 30-11）。随着时代进步，手术后 5 年生存率正逐步改善（图 30-12），其主要原因是第 1 年早期生存率的提高[101, 102]。使用 ECMO 的患儿、先天性心脏病患儿、再次移植的患儿及那些在移植前需要通气支持的患儿，他们的早期死亡率明显升高（图 30-13）[102]。与 1 年死亡率相关的持续危险因素包括：供体缺血时间、供体 - 受体身高差、肾小球滤过率估值和前一年小儿移植例数（表 30-16）。前 30 天死亡的主要原因包括，移植失败占 35%，感染占 15%，多器官功能衰竭和急性排斥反应各占 12%。5 年、10 年和 15 年死亡率的分类风险因素分类包括 CHD、ECMO 使用和 PRA > 10%。表 30-16 还列出了导致远期死亡率增加的持续危险因素。

远期死亡的主要原因是移植物失功，在移植超过 3 年的患者中，30%～40% 的死亡与该原因有关[102]（图 30-14）。而再移植最常见的原因是严重的冠状动脉血管病变或移植物衰竭，此时死亡率较高，5 年生存率仅为 67% 左右，而首次移植的 5 年生存率可达 77%[134]。

移植后 5 年，心脏移植受体的并发症包括高血压（主要与糖皮质激素的使用有关）、高脂血症、CAV 及肾功能不全，分别占总数的 63%、26%、11% 和 9%[101, 102]。因此，这些患者中有相当一部分人将服用抗高血压药物，部分人会服用他汀类药物或其他降胆固醇药物。对于某些患者，麻醉前需要进行肾功能评估，以避免或尽量减少使用主要由肾排泄的药物。儿童心脏移植受体感染和淋巴瘤发生率很低。移植后前 3 年内早期 CAV 与排斥风险明显升高有关。

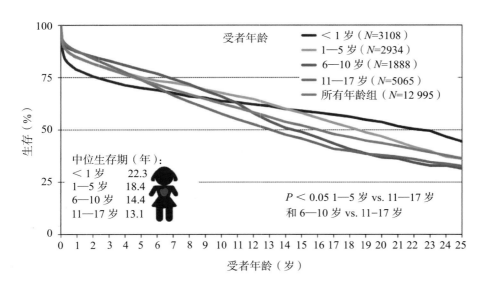

◀ 图 30-11　不同年龄组儿童心脏移植生存率（彩图见书末彩插部分）

经 Elsevier 许可转载，引自 Rossano 等[102]

要点：心脏移植死亡率
● 移植后的第 1 年死亡率最高。
● 死亡危险因素包括移植前使用 ECMO 或机械通气、CHD、再次移植、透析治疗、PRA > 10% 和供体缺血时间。
● 早期死亡的主要原因是移植物失功，晚期死亡的主要原因是冠状动脉血管病变。

（七）麻醉管理

1. 心内膜活检

所有心脏移植受体都需要心肌活检。可通过右侧颈内静脉或股静脉进入。颈静脉入路的一个优点是活检后可快速恢复，术后不需要强制卧床。而股静脉入路由于远离气道，可简化麻醉和镇静管理。一些年龄较大的青少年患者已经比较成熟而且能够配合，可以在静脉镇静和局麻实施下操作，而不

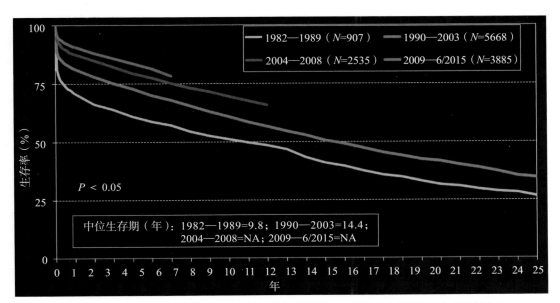

▲ 图 30-12　不同年代儿童心脏移植生存率（1982—2015 年）（彩图见书末彩插部分）

经 Elsevier 许可转载，引自 Rossano 等[102]

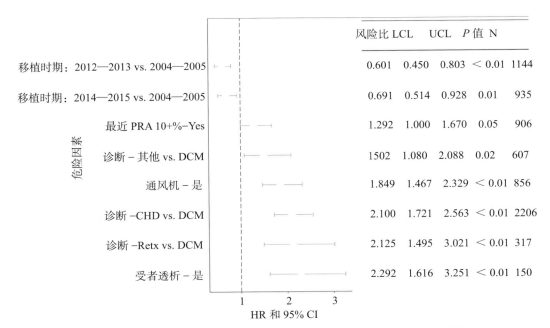

▲ 图 30-13　儿童心脏移植后第 1 年的死亡危险因素（2004—2015 年）

CHD. 先天性心脏病；CI. 置信区间；DCM. 扩张型心肌病；LCL. 置信区间下限；Retx. 再次移植；UCL. 置信区间上限（经 Elsevier 许可转载，引自 Rossano 等[102]）

表 30–16　小儿心脏移植术后死亡持续危险因素的多因素分析

变　量	P 值
1 年死亡率（移植日期：2004 年 1 月—2015 年 6 月）	
缺血时间	0.0003
受者 BMI	0.0072
供者表面积	0.0038
供者 – 受者身高差	0.0119
受者的肾小球滤过率估值	0.0117
移植中心容量：前一年儿童移植数量	0.0004
受者总胆红素	0.0170
5 年死亡率（移植日期：2001 年 1 月—2011 年 6 月）	
受者年龄	0.0002
供者年龄	0.0434
缺血时间	0.0048
受者体重	0.0403
受者的肾小球滤过率估值	0.0006
移植中心容量：前一年儿童移植数量	0.0026
10 年死亡率（移植日期：1996 年 1 月—2006 年 6 月）	
受者年龄	0.0010
供者年龄	0.0006
受者身高	0.0023
受者肾小球滤过率估值	0.0143
移植中心容量	0.0084
15 年死亡率（移植日期：1990 年 1 月—2001 年 6 月）	
受者年龄	0.0137
供者体重	0.0016
供者 BMI	0.0038
移植中心容量：前一年儿童移植数量	0.0236

经 Elsevier 许可转载，引自 Rossano 等 [102]

需要麻醉医师在场。但由于需要终生治疗，因此许多年龄较大的患儿感到非常焦虑，需使用更高剂量的镇静药物和在更深的镇静状态下才能完成导管置入。对于病情稳定、没有排异反应或 CAV 症状或体征门诊患者，可以使用多种药物实施中度或深度镇静，包括苯二氮䓬类药物、阿片类药物和丙泊酚。对于疑似有排斥反应或 CAV 的患者，则须非常小心，通过心肌灌注成像可以发现这些患者心功能明显受损或严重的

CAV。一旦心肌氧供需平衡被打破，这类患者的心肌储备非常有限。无论采用何种治疗方法，都不应明显降低患儿的前负荷或后负荷，因为心肌灌注需依赖血压。避免大剂量注入丙泊酚或硫喷妥钠，需密切监测血压，及时处理低血压，同时还要避免心动过速。如果选择全身麻醉，要注意正压通气对静脉回流的影响。全身麻醉过程中维持氧合的方式有鼻插管、面罩吸氧、喉罩或气管内插管。

2. 非心脏手术

心脏移植受体可能要接受与移植无关的其他手术或诊疗。除了评估心脏和非心脏问题外，麻醉医师应确认最近的心脏活检结果、心输出量、排异反应迹象及是否合并可疑 CAV。理想的情况下，应在手术后 6 个月内进行一次心脏病学评估，包括超声心动图检查。上述心内膜活检的血流动力学管理目标与非心脏手术相同。去神经支配的心脏对抗胆碱能药物没有反应，所以，这类患者出现心动过缓需要使用直接激动 β_1 受体的药物进行治疗，如异丙肾上腺素或肾上腺素。指南中对感染性心内膜炎的预防和治疗进行了重大修订，对合并瓣膜病的移植患者进行牙科或气道手术时，无须使用预防性措施来避免呼吸道黏膜受损 [135]。除非存在活动性感染，否则不再建议对胃肠道和泌尿生殖系统手术进行预防处理。使用新斯的明逆转非去极化肌松药物作用时应小心，移植心脏由副交感重新支配，加上存在的体液或细胞排斥反应，可能会对新斯的明和格隆溴铵产生不可预测的反应。据报道，新斯的明和格隆溴铵会导致严重的窦性心动过缓，甚至心搏骤停 [136]。在怀疑肾上腺皮质功能受抑的重大外科手术中，应酌情给予生理剂量的糖皮质激素。

（八）ABO 血型不相容移植

登记需要心脏移植的患儿数量与捐献者数量之比约为 3 : 1，因而等待移植期间死亡率很高。许多在移植后的第 1 年存活的婴儿心脏移植受体，没有明显的排斥反应。2001 年，West 和同事描述了一系列 ABO 血型不相容且年龄在 14 月龄以下的婴儿心脏移植手术 [128]。除了需要进行血浆置换以外（如前所述，通过 CPB 完成），ABO 血型不相容心脏移植的麻醉和手术管理没有什么特殊。此外，输注血制品需谨慎选择，以免抗体损伤移植心脏。ABO 血型不相容移植同常规移植相比，患者的中期存活率和排斥率并无明显差异，但移植等候名单上婴儿的死亡率从 58% 降至 7% [128]。目前，越来越多的机构开始采用 ABO 血型不相容移植技术。有证据表明，从长远来看，被列入移植名

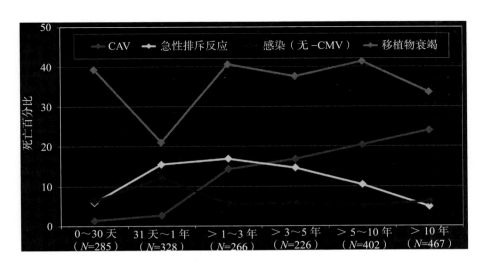

单的婴儿的总体存活率会得到提高 [137, 138]。UNOS 最近改变了 ABO 血型不相容心脏移植的优先顺序，使其与 ABO 血型相容的患儿享有同等的器官移植优先权 [111, 112]。近年来，ABO 血型不相容移植技术已经应用于 2 岁以下的患者。其预后与 ABO 血型相容移植技术相似 [139]。现在，许多移植项目都可使用这类移植方法，据报道，ABO 血型不相容移植技术已用于小儿肺、肝和肾移植。

（九）移植前的过渡

由于供体器官短缺，越来越多的患儿（约 30%）接受 MCS 作为移植前的过渡（图 30-15）[102]。在过去的 10～15 年，使用心室辅助装置（ventricular assist device，VAD）的移植患者比例增长了 2 倍。随着 VAD 支持技术和设备的改进，使用 ECMO 的患者比例显著下降，这是儿童心脏移植领域的最大变化。最近的数据显示，接受 VAD 或全人工心脏（total artificial heart，TAH）进行移植过渡的儿科患者总存活率与未使用 MCS 的儿科患者类似（图 30-16）[102]。然而，与采用 VAD/TAH 或未使用 MCS 的患者相比，采用 ECMO 进行移植过渡的患者生存率明显降低。ECMO 组移植后的前 6 个月的死亡风险最高 [102]。2011 年，PediMACS 注册中心发展成为儿科患者临时和永久 VAD 的综合注册中心。永久性装置分两类，即脉动流装置、连续流动式的左心室辅助装置，前者包括 Berlin Heart Excor®，后者包括 HeartMate®（Thoratec，Pleasanton，CA，USA）和 HeartWare™（Medtronic，MA，USA）。安装永久性装置患儿的 6 个月总体存活率约为 72% [140]，小于 1 岁的患儿为 47%，11—19 岁的患者为 81%。大约 50% 有心脏支持装置的患儿在 6 个月后接受了心脏移植，其中 81% 的患者仅使用了

LVAD 支持，而 15% 的患者需要双心室支持。VAD 植入后常见的不良事件包括出血、感染、装置故障和神经功能异常 [140]。MCS 的使用比例因移植指征的不同而有显著差异 [102]。2009—2015 年，47% 的扩张型心肌病患者需要某一种 MCS 作为移植过渡，大多数是 LVAD。ECMO 作为主要支持方式从 2005 年占 MCS 病例的 42% 降至 2015 年的 9% [102]。也许，在未来，随着技术进步和 MCS 存活率和使用率的提高，植入式装置可更多地作为一种长期的治疗选择，而不仅仅是移植的过渡方式。

八、肺移植

（一）历史

1963 年，密西西比大学的 James Hardy 在一名成人身上进行了首例人类肺移植 [141]。随后是成人肺叶移植（Shinoi，1966 年）和儿童心肺移植（Cooley，1968 年），但结果都不尽如人意。在接下来的 10 年里，环孢素的应用、外科技术及供体器官保存技术不断提高。1981 年，Reitz 在斯坦福大学首次成功地进行了成人心肺移植，这也是第 1 例长期存活的心肺移植患者 [142]。多伦多的 Cooper 及其同事在证实，支气管网膜固定术可以增强支气管吻合口血管的供应及其完整性，并随后报道了第 1 例长期存活的成年人（1983 年）和儿童（1987 年）肺移植 [99]。1990 年，Starnes 在斯坦福大学首先进行了活体肺叶移植。

来自全球许多中心的关于肺和心肺移植的数据由 ISHLT 定期更新，并可在其网站（www.ishlt.org/registries；accessed April 2019）上查看。2017 年，ISHLT 登记报告了 1988—2015 年的 2326 例小儿肺

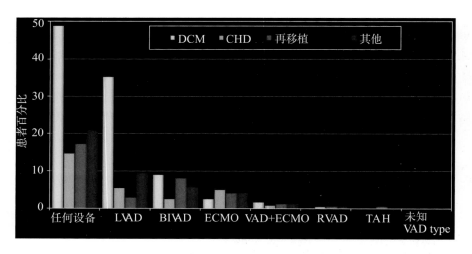

◀ 图 30-15 小儿心脏移植受者移植前机械循环支持及疾病种类（2009—2016 年）（彩图见书末彩插部分）

BIVAD. 双心室辅助装置；CHD. 先天性心脏病；DCM. 扩张型心肌病；ECMO. 体外膜肺氧合；LVAD. 左心室辅助装置；RVAD. 右心室辅助装置；TAH. 全人工心脏；VAD. 心室辅助装置（经 Elsevier 许可转载，引自 Rossano 等 [102]）

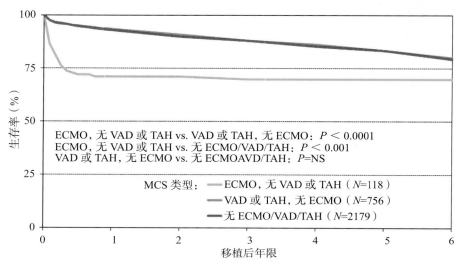

◀ 图 30-16 使用机械循环支持的小儿心脏移植受者生存率（2009—2015 年）（彩图见书末彩插部分）

ECMO. 体外膜肺氧合；TAH. 全人工心脏；VAD. 心室辅助装置（经 Elsevier 许可转载，引自 Rossano 等 [102]）

移植和 728 例小儿心肺移植手术[143]。值得注意的是，心肺移植手术在 20 世纪 80—90 年代初达到高峰，ISHLT 每年登记的有 50~60 例。而在过去 10 年中，由于过去存活率低，尤其是婴儿，每年大概只有 5~10 例心肺移植。

在过去 10 年中，有 40~50 个中心向 ISHLT 报告了儿童肺移植手术。其中，在过去 10 年中，只有 1~3 个中心每年报告 10~19 例移植，3~5 个中心每年报告 5~9 例移植。绝大多数（35~40 个）中心报告每年少于 5 例移植（图 30-17）[143]。在过去 10 年中，每年平均有 100~120 名儿童接受肺移植手术。患者多为青少年；婴儿移植的数量仍然很低，每年为 5~10 例（图 30-18）[143]。

除了儿童手术固有的挑战外，小儿肺移植还有许多独特的方面，包括各种肺部和非肺部疾病、供体 - 受体配型及移植器官的生长。儿童移植术后还要经受许多诊疗措施，经常需要镇静或全身麻醉。若想提供安全的围术期管理，则需要熟悉相关问题，包括肺部病理生理学和肺移植的实施和后续处理。

（二）适应证

一般来说，肺移植手术适用于患有任何终末期肺部疾病且药物治疗无效的儿童[144]。在所有 18 岁以下的儿童中，需要肺移植的常见主要诊断是囊性纤维化（56%）、特发性（10%）或与先天性心脏病相关（5%）的肺动脉高压[143]；而成人常见的诊断是慢性阻塞性肺疾病或间质性肺疾病。移植适应证因年龄而异，6 岁以上的儿童接受肺移植的主要原因是囊性纤维化（表30-17）。

1. 囊性纤维化

呼吸衰竭是这些儿童最常见的死亡原因。在肺移植前要进行呼吸系统方面的检查，如第 1 秒用力呼气容积下降速率、PCO_2 升高程度（＞50mmHg）、PO_2 下降程度（＜55mmHg）。此外，还要评估患儿的营养状况、是否频繁住院和 6min 步行试验[145]。围术期处理应针对囊性纤维化的非肺部表现，如严重营养不良、慢性感染、胰腺功能不全、糖尿病、胆石症、肝硬化、

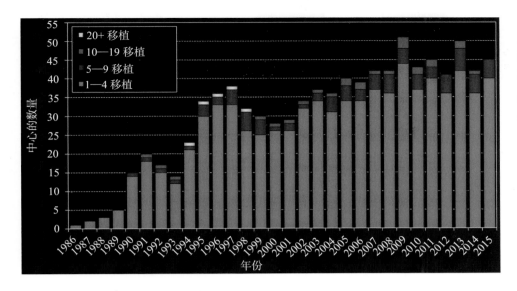

◀ 图 30-17　不同小儿肺移植中心的移植数量（彩图见书末彩插部分）

经 Elsevier 许可转载，引自 Rossano 等[102]

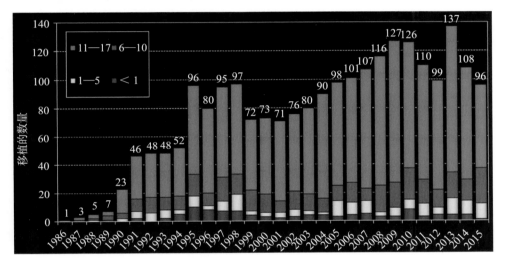

◀ 图 30-18　不同时期小儿肺移植受者的年龄分布（彩图见书末彩插部分）

经 Elsevier 许可转载，引自 Rossano 等[102]

远端肠梗阻综合征、鼻窦炎、鼻息肉骨质疏松症和泌尿生殖系统问题。如移植前需机械通气，则患者肺移植后 1 年生存率可能很低[148]。有可靠的数据表明，肺移植对患儿的机体功能状态、血流动力学和生活质量是有益的，但对儿童生存是否有利仍有争议[149, 150]。囊性纤维化的新疗法，如阿尔法链道酶和 Ivacaftor［一种口服的囊性纤维化跨膜电导调节因子（cystic fibrosis transmembrane conductance regulator，CFTR）增效剂，对于某些因 CFTR 基因突变导致细胞膜氯离子转运中断的情况有效］，有助于持续改善肺功能、增加体重、延长预期寿命和肺移植年龄[151, 152]。

2. 肺动脉高压

2008 年，在加利福尼亚 Dana Point 举行的第四届世界肺动脉高压研讨会上，提出了基于临床进展、组织病理学和治疗反应的肺动脉高压分级方法。原发性（或特发性）肺动脉高压是指在没有明确危险因素的情况下出现的肺动脉高压。家族性肺动脉高压与转化生长因子 β 超家族的受体突变有关，如 BMPR2（骨形成蛋白受体 2）和 ALK-1（活化素样激酶 1），它们会影响血管内膜增殖。与先天性心脏病相关的肺动脉高压是一组异质性疾病，已根据循环病理生理进行了分类[153]。

肺动脉高压的移植方案包括肺移植、心肺联合移植或肺移植同时进行心脏缺陷修补。已经有回顾性研究对这些方案的生存率进行了总结[154]。患者因室间隔缺损导致的艾森曼格综合征，选择心肺联合移植比单纯肺移植更有利于存活[155]。移植可改善艾森曼格综合征患者的生活质量，但似乎不能提高生存率，因为大多数未行修补术的艾森曼格综合征患者也能活到 40 岁[156]。许多合并肺动脉高压的患儿会使用内皮素受体拮抗药、磷酸二酯酶抑制药、前列环素类和一氧化氮等进行治疗。对于特发性肺动脉高压，现在指南建议将世界卫生组织功能评级为Ⅲ级或Ⅳ级的稳定患者

表 30-17　不同年龄组小儿肺移植适应证（2000—2016）

诊　断	<1岁		1—5岁		6—10岁		11—17岁	
	n	%	n	%	n	%	n	%
囊性纤维化	0		4	3.7%	116	50.0%	814	66.7%
非囊性纤维化支气管扩张	0		0		2	0.9%	23	1.9%
间质性肺炎	5	8.3%	9	8.3%	6	2.6%	37	3.0%
间质性肺炎，其他原因	6	10.0%	10	9.3%	21	9.1%	46	3.8%
肺动脉高血压 / 肺动脉高压	7	11.7%	28	25.9%	24	10.3%	100	8.2%
肺动脉高压，艾森曼格综合征	0		1	0.9%	2	0.9%	6	0.5%
肺动脉高压，其他原因	15	25.0%	21	19.4%	8	3.4%	20	1.6%
闭塞性细支气管炎（非二次移植）	0		10	9.3%	26	11.2%	58	4.8%
肺支气管发育不良	4	6.7%	4	3.7%	3	1.3%	3	0.2%
ABCA3 转运蛋白突变	5	8.3%	4	3.7%	1	0.4%	1	0.1%
表面活性蛋白 B 缺乏症	13	21.7%	4	3.7%	1	0.4%	0	
表面活性蛋白 C 缺乏症	0		1	0.9%	0		1	0.1%
二次移植（闭塞性细支气管炎）	0		4	3.7%	8	3.4%	41	3.4%
二次移植（非闭塞性细支气管炎）	0		4	3.7%	6	2.6%	41	3.4%
阻塞性通气功能障碍，合并 / 不合并 α_1-ATD	2	3.3%	1	0.9%	3	1.3%	10	0.8%
其他	3	5.0%	3	2.8%	5	2.2%	20	1.6%

α_1-ATD. α_1-抗胰蛋白酶缺乏症（经 ISHLT，2017 许可转载，引自 International Society for Heart and Lung Transplantation [143].)

或疾病快速进展的患者转诊到肺移植中心进行评估[157]。

3. 表面活性物质代谢障碍

小儿间质性肺疾病综合征包括表面活性物质代谢疾病，此类疾病不是肺移植的常见适应证[158]。表面活性物质蛋白 B、C 和 ABCA3 转运体是维持细胞表面活性物质稳态所必需的，编码这些蛋白的基因突变会导致表面活性物质的功能障碍，从而引起婴儿致命的慢性呼吸系统疾病。由于严重的呼吸衰竭，患者可能在婴儿早期就需进行肺移植。

4. 其他疾病

肺移植手术也适用于其他疾病，如支气管肺发育不良、先天性膈疝、含铁血黄素沉着症、闭塞性细支气管炎和肺气肿。

（三）列入标准和禁忌证

列入儿童肺移植手术名单的标准是根据病史、功能状态和生活质量的预期改善而定的。一般情况下，明确诊断预期寿命不足 2 年的患儿需列入肺移植名单。然而，很难为相对罕见的疾病建立生存模型。

肺移植的禁忌证列于表 30-18 所示[144]。移植前的机械通气治疗是年龄较大患儿发病和死亡的危险因

素，但不包括婴儿。囊性纤维化患儿体内存在多重耐药性细菌，如洋葱伯克霍尔德菌和唐菖蒲伯克霍尔德菌，大多数中心认为这是一个绝对禁忌证。囊性纤维化继发肝病的患儿是进行肝 - 肺联合移植的合适对象，且存活率高。患儿及其父母的社会心理问题可能会对移植带来很大挑战，因为如果患儿及其家庭不能就治疗期望和后续随访达成一致，则该患者被认为存在移

表 30-18　小儿肺移植禁忌证

绝对禁忌	相对禁忌
• 恶性肿瘤 • 败血症 • 活动性肺结核 • 严重神经肌肉疾病 • 依从性不佳 • 多器官功能障碍 • 获得性免疫缺陷综合征 • 丙肝且肝脏出现器质性改变	• 胸膜成形术 • 肾功能不全 • 体重指数明显异常 • 机械通气 • 脊柱侧弯 • 糖尿病控制不良 • 骨质疏松症 • 乙型肝炎表面抗原阳性 • 真菌感染 / 定植 • 慢性呼吸道感染伴多重耐药感染

经 John Wiley and Sons 许可转载，引自 Faro 等[144]

植的禁忌证[13]。

也许对于儿科肺移植医师来说，最困难的决定是确定接受器官移植的时机，因为患者原发疾病的自然病程变化很大（表 30-19），且肺移植后的 5 年生存率仅为 50%[13]。大多数移植中心需考虑多方面因素，包括移植等待患者的生存估计（如果有的话）、生长和营养状况、住院频率、在接受肺移植之前患儿改善整体生活质量的潜力。

表 30-19　关于转院至肺移植中心时机的建议

诊　断	转院时间
肺表面活性物质缺乏	• SP-B 缺乏和 ABCA3 缺乏并伴有顽固性呼吸衰竭的患者应立即转院
	• SP-C 缺乏症和 ABCA3 缺乏症较轻的患者可接受药物治疗，当病情持续恶化时应转院治疗
原发性肺动脉高压	• NYHA Ⅲ级、Ⅳ级或有右心衰竭证据的患者应立即转院
	• 对血管扩张药治疗无效的患者也应转院
艾森曼格综合征	• 肺动脉高压患者病情出现恶化，运动耐量受损，生活质量下降时
其他肺血管疾病（肺静脉狭窄、肺泡毛细血管发育不良）	• 这些患者应立即转院，因为他们通常对药物治疗没有反应，且有猝死的危险
肺囊性纤维化	• 患者 FEV$_1$ 低于 30% 的预计值，频繁住院，合并顽固性低氧血症或高碳酸血症应转院移植
肺支气管发育不良	• 患者存在反复发作或严重呼吸衰竭或肺动脉高压持续进展应及时转院
间质性肺病	• 患者合并系统性疾病且该疾病可能影响预后

FEV$_1$. 第 1 秒用力呼气容积；NYHA. 纽约心脏协会；SP. 表面活性蛋白（经 American Thoracic Society 许可转载，引自 Sweet[13]，©2019 版权所有）

（四）供体选择、可获得性和肺分配系统

与其他器官移植手术一样，供体不足一直是肺移植的一个限制因素。只有约 15% 的尸体捐献者的肺可以用于移植[159]。OPTN 在 2005 年实施了一项新的肺分配系统，该系统将医疗紧急程度作为器官分配的主要决定因素，而不主张使用等待时间[160]。在该系统下，12 岁以上的患者均需根据多个变量来计算肺分配评分，如年龄、功能状态、用力肺活量和需氧量等。新政策还规定，来自儿童捐献者的供体肺应优先给予

儿科患者。最近来自成人和儿科患者的数据表明，肺分配评分系统的实施减少了等待时间，增加了每年肺移植的手术量[160]。

然而，12 岁以下的患儿仍然是根据移植名单上累积的等待时间来进行器官分配。在所有移植候选人中，婴儿的等待死亡率最高。OPTN 最近批准了一项提案，将 11 岁以下捐赠者的器官优先移植给婴幼儿[161]。

捐献者的肺经过全面的医学筛选和多项实验室检查评估。在年龄较小的患儿中，年龄和身高相当（差异 < 20%）则认为肺容积匹配。理想的捐赠者年龄应在 55 岁以下，不吸烟，无心肺或重大神经系统疾病。供体肺在适当程度的通气支持下应有良好的气体交换能力（FiO$_2$ 为 1.0，PaO$_2$ > 350mmHg）。胸部 X 线片和支气管镜检查应排除所有明显的感染、实变和肿瘤。预期缺血时间以 < 6h 为宜。已有回顾性研究对优化供体肺管理方面进行了总结[162]。为了增加潜在供体数量，一些中心主张接受缺血时间较长和病变较轻且可逆的"边缘"供体肺[163]。检测供体肺支气管肺泡灌洗液中的生化标志物（如 IL-8、IL-6 和 IL-1b）水平，作为早期和晚期移植物功能障碍的预测因子[164]。此外，使用心脏死亡供体的肺进行移植是另一种替代选项，可用于缓解器官短缺[165]。

获取供体首选需要全身肝素化，然后将前列腺素 E$_1$ 输入肺主动脉。已经尝试了许多保存方案，但目前大多数中心使用的是 Euro-Collins 方案：供体肺通气时吸入氧浓度调至 40% 以下，并保持气道压力小于 20cmH$_2$O，随后连同胸主动脉、左心房袖和主肺动脉一起取出[162]。

> **要点：肺移植的适应证、禁忌证和移植名单**
> - 囊性纤维化和肺动脉高压是肺移植的主要适应证。
> - 禁忌证包括活动性恶性肿瘤、脓毒症、多重耐药细菌或真菌定植及严重的神经肌肉疾病。
> - 在列入肺移植名单之前，患儿的预期寿命一般少于 2 年。

（五）术前评估和准备

肺移植候选者需要接受全面的医学和社会心理评估。先天性心脏病患者可能需要进行胸部和肺血管的影像学检查，因血管系统异常可影响手术过程。合并肺动脉高压的患儿需接受诊断性心导管检查，以评估

血流动力学状态并检测对肺血管扩张药的反应。列入等待名单后，相关机构会定期监测患儿的临床进展，并可进行麻醉会诊。许多氧气需求量很小的患儿可以住在家里，但也有不少婴幼儿患者经常需要住院接受呼吸循环方面的支持治疗。近来促进气体交换的体外装置可用于肺移植的过渡阶段[166-168]。此外，对于那些年龄较大的患儿，目前也有一些关于等待肺移植期间在"清醒"状态下进行静脉 ECMO 治疗的报道[169-171]。这种方法可允许患者进食、物理治疗，甚至步行活动，并可改善术前的一般状态。

（六）麻醉管理

框 30-6 总结了小儿肺移植的术中管理。和其他实体器官移植一样，手术时间通常无法确定。大多数家庭都有一个医院提供的寻呼机，因为他们对手术已经期待许久。一旦接到手术通知后，患者常表现为既兴奋又恐惧。此时可使用像咪达唑仑这样的抗焦虑药物，通常可以安全地用于大多数儿童，但该药对上呼吸道控制、呼吸功能和血流动力学稳定性有一定影响，因此建议谨慎使用并进行监测。

必要时，术前应告知患者和家属，如果认为供体肺不合适，则手术可能临时取消。供体和受者团体之间保持良好沟通至关重要，各团队均应该明确麻醉诱导时间和供体器官到达的预计时间。麻醉准备与小儿低温心脏直视手术的麻醉准备相似。由于担心供体器官缺血时间过长，麻醉医师在工作时经常会有一种时间的紧迫感。

遵循标准的 NPO 指南进行禁食，以尽量减少新肺的误吸和污染的风险。麻醉诱导的方法和药物的选择将取决于患者的临床和 NPO 状态。血流动力学的目标是在不增加 PVR 的情况下保持稳定。吸入和静脉麻

框 30-6　小儿肺移植的注意事项总结

体外循环前

- 考虑肺部疾病的病理生理学：肺囊性纤维化、肺动脉高压、先天性心脏病、其他
- 按计划进行肺血管扩张治疗
- 根据术前计划使用免疫抑制诱导药和抗生素
- 多数病例使用标准单腔气管插管即可，但也要与外科医师做好气管切开的计划
- 血管通路：有创动脉压（如果需手臂抬起行蛤壳式切口，则考虑股动脉）、CVP、粗口径外周静脉导管
- 讨论手术路径：BSLT（蛤壳式切口，独立支气管吻合术）vs. 整体支气管血供重建术（胸骨切开，单气管吻合术）的比较
- 通气维持基础 $PaCO_2$ 值（如常见高碳酸血症）
- 婴儿可能需要 ICU 呼吸机通气或高频振荡通气
- 转流前维持肺的洁净状态：吸引器吸痰、支气管扩张药
- 准备好在直视后出现供肺不合适的可能性（限制药物用量，逆转肌肉松弛作用，唤醒患者，移除导线）

体外循环期

- 通常为轻至中度低温体外循环
- 修复先天性心脏病变，如房间隔缺损
- 通常不会阻断主动脉
- 气管内滴注抗生素治疗肺囊性纤维化患者
- 准备支气管镜以显示支气管 / 气管吻合，抽吸 / 冲洗血液、黏液、凝块
- 理想的肺缺血时间是小于 6h，直到肺再灌注（完成肺动脉吻合术）

体外循环结束后

- 将呼吸机设置与旁路分开，以尽量减少容量伤、气压伤、氧气毒性：6~7ml/kg（供体重量），峰值压力 < 25cmH₂O, PEEP 5cmH₂O, FiO_2 0.4~0.5 或更低
- 吸入性一氧化氮 20ppm，经常使用依前列醇
- 限制补液（无淋巴引流）：CVP4~6
- 米力农，视情况使用血管加压素（加压素、去氧肾上腺素）
- 用血小板、冷沉淀 / 纤维蛋白原浓缩物和新鲜冰冻血浆 / 凝血因子浓缩物 / 活化的Ⅶ因子治疗显著出血
- 除非需要心内修补否则通常不使用 TEE
- 早期移植物功能障碍（低氧血症、肺水肿）的治疗方法是增加 FiO_2、PEEP、吸入一氧化氮，以维持 SpO_2 不低于 90%；如有需要，静脉 - 静脉 ECMO
- 通常不会在手术室拔管，但稳定的患者可以在术后 12~24h 内拔管
- 麻醉 / 手术团队向 ICU 团队全面完整地报告患者情况
- 通过输注阿片类药物和右旋美托咪定及患者自控镇痛 / 护士控制镇痛进行疼痛管理

BSLT. 双侧序贯肺移植；CVP. 中心静脉压；ECMO. 体外膜肺氧合；FiO_2. 吸入氧分数；ICU. 重症监护病房；$PaCO_2$. 动脉血 CO_2 分压；PEEP. 呼气末正压；SpO_2. 外周毛细血管血氧饱和度；TEE. 经食管超声心动图

醉药均可使用，丙泊酚对血流动力学稳定的患儿（如大部分囊性纤维化患者）是安全的，而氯胺酮或依托咪酯可能是心脏储备差及肺动脉高压患者的首选药物。阿片类药物和苯二氮䓬类药物可用于麻醉深度维持，并辅以吸入或静脉全麻药[172]。最好避免使用 N_2O，因为它可能导致心肌抑制、肺动脉高压、空气栓塞及吸入氧浓度过高。麻醉、右心室舒张功能不全、正压通气等因素的协同作用可能会造成有效循环血容量相对不足，此时可通过静脉补液进行纠正。

大多数情况下，小儿肺移植是在体外循环的支持下进行的，因为不需要肺隔离，选择单腔气管内插管即可。偶尔可能需要气管切开，气道管理方案需要与外科医师一起制订，如从上方气管插管并暂时封闭造口，或经造口内气管插管改善通气，又或是使用已有的气管切开造口（见第 16 章）。建议经常清洁呼吸道，尤其是对囊性纤维化的患者。应使用支气管扩张药治疗。在 CPB 前期，患者充分的氧合和二氧化碳排出可能很困难，允许性高碳酸血症是可以接受的。应调整通气以最大限度地减少空气潴留，因为肺过度膨胀会阻碍静脉回心血量。对于气压损伤风险较高的患者，如限制性或慢性阻塞性肺病患者，建议采取限制气道压力的通气策略。有些情况下，特别是婴儿，手术室可能需要一个儿科重症监护室内的复杂呼吸机。许多终末期肺病患者合并有慢性的代偿性代谢性碱中毒。过度换气至正常 $PaCO_2$ 值可引起医源性碱中毒，脑血管收缩增强，进而导致脑缺血。

建立体外循环相应的有创监测。许多医院肺动脉导管持续测压仅限于移植前诊断为肺动脉高压的青少年患者[173]。肺动脉导管通过颈内静脉中的鞘管引入，并在患者脱离体外循环后进入肺动脉。对于年龄较小的患儿，可以由外科医师直接将导管经胸放入肺动脉。术中 TEE 有助于评估心脏解剖功能、肺动脉高压，排除肺静脉梗阻[174, 175]。

麻醉医师必须确保在适当的时间使用免疫抑制药和术前抗生素等非麻醉药物。对于合并肺动脉高压的患儿，转流前血管扩张药（如一氧化氮和前列环素）的使用不能中断，否则很容易出现反跳性肺动脉高压。

由于 CPB 及发绀引起的凝血功能障碍、胸壁粘连（感染、既往手术）或存在血管畸形（静脉 - 静脉或动 - 静脉畸形），肺移植患儿围术期出血的风险大大增加。使用抗纤维蛋白溶解的赖氨酸类似物进行治疗可能有助于减少失血，但关于其在幼儿中使用的有效性和安全性，目前研究还很少。

供体病理状况、缺血再灌注损伤、CPB、血制品输注、去神经支配、淋巴淤滞、正压通气、氧中毒和超急性排斥反应会导致移植肺的功能受损。缺血再灌注损伤是造成原发性移植物失功的最重要原因，并可增加急性和慢性排斥反应的风险。在缺血期，移植肺中代谢活跃的内皮细胞容易获得 O_2 并产生氧自由基，这使得肺比其他实质器官更容易发生移植失败。再灌注损伤分为两个不同的阶段。第一阶段，再灌注后立即发生，由供体巨噬细胞启动，包括释放超氧阴离子和炎性细胞因子，伴有肥大细胞脱颗粒和补体激活。这些因素可损伤血管内皮，导致液体向间质和肺泡腔流动[176]。由于受体中性粒细胞被细胞因子募集到受损的内皮细胞中，PGD 延迟阶段在灌注恢复后几小时内开始。这些中性粒细胞产生反应性超氧阴离子，使早期损伤成倍增加。减少再灌注损伤的策略包括改进肺保存液、更温和的再灌注技术、保护性通气策略和吸入性一氧化氮[177]。CPB 期间及 CPB 后的超滤可减轻炎症反应。然而，改良的超滤技术会增加受体右心室容量负荷，若合并肺动脉高压则可加速右心衰竭[178]。

在 CPB 停机之前，可通过定量吸入或雾化给予支气管扩张药，然后仔细地进行肺复张，检查有无支气管漏气，最后恢复通气。呼吸机参数应根据供体重调节。调整潮气量和气道压力使所有肺萎陷区域复张，但不能使其过度膨胀。新肺过度膨胀引起的损伤可引起内皮细胞通透性增加，加重原发性移植物功能障碍。利用纤支镜检查气道，评估支气管吻合情况，并在直视下清除双侧肺的血凝块和分泌物。如果可能，应降低吸入氧浓度，防止氧中毒和自由基损伤[179]。建议限制液体输入，因为肺移植对肺水肿非常敏感，但目前尚缺乏支持这一做法的研究试验。

肺动脉压升高时，吸入选择性肺血管扩张药治疗（如一氧化氮、依前列醇）。一些中心常规静脉注射前列环素或前列腺素 E_1 以降低肺动脉压和保护右心功能。必须预测肺动脉高压并小心处理[180, 181]。移植前后吸入一氧化氮可改善移植物功能[182]。右心室功能不全可使用正性肌力药进行支持，常用的药物有米力农，具有利尿和扩张血管的作用。

（七）体外循环

尽管存在争议，但有一些证据表明，CPB 是 PGD 的独立危险因素或影响因素[183]。因此，大多数成人双肺移植中心通过采用双腔气管导管进行单肺通气实施肺移植。然而，大多数儿童体型太小，根本无法容纳双腔管。另外一些患儿由于病情严重，无法耐受长时间的单肺通气。CPB 状态下可以同时切除病变双肺，从而将新肺交叉污染的风险降至最低。同时，在广泛的手术剖离过程中提供稳定的血流动力学，大大简化了麻醉和手术管理，从而减少肺缺血次数。因此，大多数小儿肺移植是在 CPB 下进行的。一项对儿童和成人肺移植中 PGD 发生率的大型单中心实验研究发现，两者 PGD 的发生率无明显差异，这表明 CPB 不会给儿童手术带来额外风险[184]。

（八）外科技术

大多数儿童接受经胸骨、蚌壳式切口的序贯式双侧肺移植（图 30-19）[185]。小儿很少进行单肺移植，因为原发疾病通常使双肺受累。一般采用中低温（28～32℃）心脏不停搏体外循环技术；如果同时存在的心脏缺损需要修复，则可能需要实施主动脉阻断和心脏停搏。一旦体外循环建立，切除双肺，并用抗生素溶液冲洗受体的气管残端。同时，另一组外科医师准备供体肺，然后进行支气管端 - 端吻合植入供体肺。因手术破坏了支气管的供血系统，在吻合口附近松松地缝合支气管周围组织即可，以便新血管长入提供血流。供体肺动脉与受体肺动脉主干吻合。利用供体的心房袖将供体肺静脉整块重新连接到受体的左心房，这种方法不仅减少了手术时间，而且最大限度地降低了发生肺静脉狭窄的风险。

另一种手术方法是整块双肺移植术，采用单肺移植技术，并利用供体主动脉袖行支气管动脉血管重建[186]。这种技术的理论优势是大大改善了移植物的灌注，因为在气道的双重血供中，支气管动脉循环通常可提供 50% 的血流。反过来，支气管动脉血管重建又可减少气道和感染并发症，延缓闭塞性细支气管炎综合征的发生。用部分阻断钳夹闭降主动脉，将支气管动脉与该区域吻合（图 30-20）。支气管动脉恢复灌注后，可观察到气管切缘出血，肺动脉和静脉中可见血液回流。这在理论上可防止移植物进一步的缺血。完成一侧气管端 - 端吻合后，由麻醉医师进行支气管镜检查，以去除血性分泌物。在主动脉阻断期间，进行一侧左心房吻合，同时处理其他心内异常。在移除主动脉阻断钳后，行肺动脉主干端 - 端吻合。这种技术的另一个优点是，它可以通过胸骨正中切口完成，以减少疼痛，同时可便于早期拔除气管导管。一个单中心研究对 88 例序贯式双侧肺移植和 31 例支气管动脉血供重建的整体肺移植进行了比较研究，发现两者在缺血或转流时间、早期或长期存活时间、移植物功能障碍或细胞排斥反应评分方面并没有显著差异，且序贯式双侧肺移植的缺血性损伤更严重，非气道并发症更多。

活体肺叶移植（living donor lobar transplant，LDLT）涉及两个活体供体，每个供体为受体提供一个下叶。LDLT 通常用来给非预期的病情进展迅速的囊性纤维化患儿提供器官。尽管结局与死亡供体移植相当[187]，但有证据表明，LDLT 受体闭塞性细支气管炎的发生

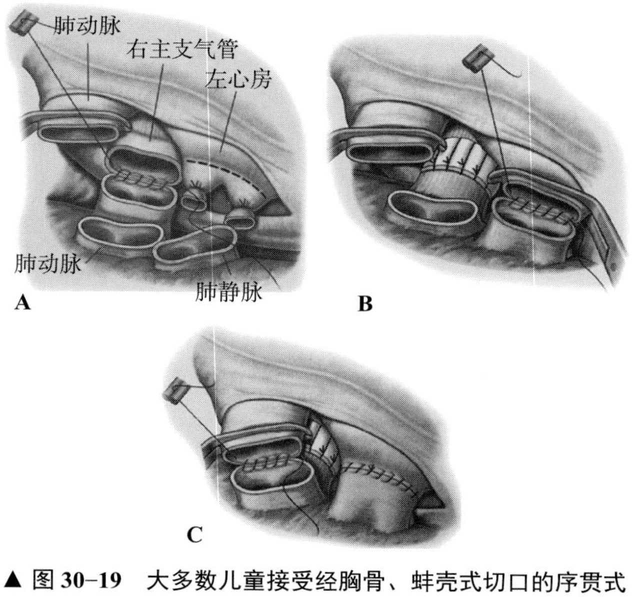

▲ 图 30-19　大多数儿童接受经胸骨、蚌壳式切口的序贯式双侧肺移植

A. 右支气管端 - 端吻合；B. 右肺静脉端 - 端吻合；C. 右肺动脉端 - 端吻合（经 John Wiley and Sons 许可转载，引自 Ren 等[185]）

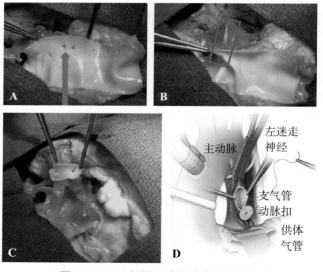

▲ 图 30-20　支气管动脉重建中的关键问题

A. 供体降主动脉沿长轴纵向切开；B. 从主动脉向上辨别支气管动脉；C. 主动脉扣包含两条支气管动脉的起源，供体食管已经被切除；D. 支气管动脉与主动脉的缝合（经 Elsevier 许可转载，引自 Guzman-Pruneda 等[186]）

率较低[188]。由于 10%～20% 的供体肺叶切除手术都有产生严重的并发症，因此该手术的实施需要大量供体并涉及一系列伦理问题[189, 190]。2017 年，ISHLT 的报告指出，儿科患者接受 LDLT 手术的数量在 1998—1999 年达到高峰，此后大幅下降，2013—2015 年未见报告[143]。

当受体胸腔太小无法容纳供体肺时，可将供体肺体积缩小。选择包括肺叶切除术（通常是右中叶或舌叶），用线性吻合器进行楔形切除，单叶移植或劈离肺"一分为二"进行移植（两个较小的"肺"来源于同一个死亡捐赠者）。有研究表明，儿童减体积器官移植与全体积器官移植相比，两者的愈后相当[191]。

要点：肺移植的术前注意事项和麻醉管理

- 有必要进行全面的移植前评估和准备，术前情况呈多样性，包括病情稳定的门诊患者，需要呼吸机支持的住院患者，甚至是装有 ECMO 却还可以走动的患者。
- 大多数儿童肺移植是通过蚌壳式切口、CPB 辅助的序贯式双侧肺移植。
- 在麻醉管理中，必须仔细注意容积伤和气压伤、氧中毒、液体超负荷和急性移植物功能障碍。

（九）术后早期管理

患者术后进入重症监护室需要镇静和呼吸支持。机械通气的持续时间因人而异，大部分患儿可在手术后 12h 内拔管。婴儿的临床情况往往很复杂，而且术前病情危重，与年龄稍大的囊性纤维化患儿（平均 3 天）相比，婴儿所需的机械通气时间更长（平均 24 天）[192]。

术后疼痛管理在某些情况下需要儿科疼痛专家的帮助。许多中心提供患者自控镇痛和阿片类药物输注。目前尚无关于儿童肺移植术后硬膜外镇痛和静脉镇痛的效果对比研究。连续硬膜外镇痛常用于成人和一些年龄较大患儿未使用 CPB 的移植手术。一份关于 58 例儿童肺移植病例在术前和 CPB 前置入硬膜外导管进行镇痛的研究报道显示，这种镇痛方法未见明显并发症，其拔管时间中位数为 19h[193]。行单侧或双侧肺移植的成年患者与因其他原因行胸廓切开的患者相比，前者的硬膜外镇痛效果不佳，原因可能是蚌壳式切口范围过大[194]。另一项针对成人的研究发现，肺移植后中度至重度持续性疼痛的发生率较低（5%～10%）[195]。

（十）移植肺的生理变化与生长

同种异体移植肺为去神经状态，但这对气道反射、黏液纤毛运动和支气管高反应性影响不大[196]。移植患者缺乏对呼吸中枢的传入刺激，导致胸肌和腹肌之间的协调性差。在成年患者中，二氧化碳刺激分钟通气量增加的效果低于正常水平[197]。由于缺乏淋巴引流，移植肺很容易出现间质水肿、肺组织含水量增加及顺应性降低的情况[198]。

目前还不能确定移植肺是否会继续生长。虽然肺移植后婴儿[197]和年龄较大儿童[199]肺活量测定值都（即 FEV_1 和用力肺活量）在正常范围内，但这些测量值只能表明每个肺泡单位的容积增加，而不能说明肺泡组织生长或气体交换的表面积增加。动物研究证实了肺组织的生长，而对人类的系列成像研究显示了气道生长[200]。一氧化碳弥散量（diffusing capacity for carbon monoxide，DLCO）的测定可提供气体交换表面积的估计值。对尸体和活体供体肺移植患儿的 DLCO 进行的一项单中心研究并未显示 DLCO 有明显增加。由此表明，在成熟肺叶中所见的肺容量增加是肺的过度膨胀引起的[201]。

（十一）肺移植并发症

常见并发症汇总见表 30-20 所示[143]。多达 70% 的肺移植存活者在 5 年后被诊断为高血压。

1. 气道并发症

一项包含 470 例高危支气管吻合口的单中心研究报告显示：42 例（9%）出现需要干预的气道并发症（狭窄，$n=36$；开裂，$n=4$；软化，$n=2$）。大多数（90%）并发症在移植后的前 3 个月内诊断。相关危险因素为术前洋葱假单胞菌感染、术后肺部真菌感染和机械通气时间延长[202]。婴儿易发生气管支气管软化和各种气道阻塞。常见问题不需要手术干预就能解决，但患者可能需要长期的通气支持。气道狭窄通常可在硬质支气管镜下反复机械球囊扩张得以成功治疗。对于气道有生长潜力的患儿，通常应避免使用支架，这是因为支架中可出现大量肉芽组织增生，导致这些装置可能很难取出。

2. 血管并发症

手术后早期通过灌注扫描以明确肺血流的分布。血管并发症较少，最常见的问题是肺静脉阻塞。如果怀疑有血管畸形，应进行心导管检查。任何明显的肺血流阻塞都需要通过外科手术或介入心导管进行紧急治疗[204]。

3. 神经损伤

在一组术后早期再次剖胸探查的病例中，11% 的患者最常见的原因是出血[204]。22% 的病例发生膈神经损伤（多数的是右侧），既往开胸手术史是一个危险因素。10% 的患者因左侧喉返神经损伤而出现声音嘶哑。大多数神经损伤在移植后的最初几个月内得到恢复，但一些患者由于呼吸功能差需行膈肌折叠术[204, 205]。

迷走神经损伤常导致胃咽反流和胃轻瘫。胃食管反流病和由此引起的反复不显性吸入与移植物功能恶化和闭塞性细支气管炎综合征有关[206]。严重胃食管反流的发生率很高（50%），尤其是在年轻人中[207]。对胃食管反流实施外科治疗有助于改善肺功能恶化患者的预后[208]。

4. 心律失常

需要治疗的心律失常包括心房扑动（占儿科移植的 11%）、心房颤动和室上性心动过速[209]。大部分心律失常可以通过药物治疗得到控制。左心房缝合线可能是其诱发因素。

（十二）原发性移植物失功

原发性移植物失功（primary graft dysfuntion，PGD）是同种异体移植物急性损伤的一种严重形式，其特征为肺斑片状浸润、动脉血氧与吸入氧浓度的比值低、肺的顺应性降低，病理表现为弥漫性肺泡损伤[210, 211]。在供体死亡、器官获取、同种异体移植物保存和移植的过程中，存在许多可能发生肺损伤的环节。许多因素均可能造成 PGD，而缺血再灌注损伤是它的主要原因[212]。原发性肺动脉高压是受体发生 PGD 的独立危险因素[213]。肺移植术后近一半的短期死亡率可能都由 PGD 导致[214]。PGD 患者的死亡风险甚至超过移植后第 1 年的死亡风险，并且 PGD 与随后发生的闭塞性细支气管炎综合征有关[214, 215]。

一旦发生 PGD，患者需要积极的心肺支持，包括机械通气或俯卧位无创通气[216]、强心药，偶尔使用静脉 - 静脉 ECMO。早期吸入一氧化氮可降低早期死亡率[217]。大多数患者 PGD 会在几天内好转，但若需要体外支持，则患儿死亡率明显增高。

降低 PGD 发生率的预防策略包括减少再灌注损伤、缩短缺血时间、改善供体管理及避免容积伤和气压伤。外科医师通常在血管重建后立即允许少量血液射入肺动脉。前列腺素 E_1 和前列环素可降低再灌注损伤的发生率和严重程度[218]。预防性使用一氧化氮的效果值得商榷[219]。

（十三）排斥反应

1. 超急性排斥反应

这种罕见的并发症可能导致早期移植失败，是由于循环、预先形成的受体血清抗体与供体组织抗原结合，补体介导引起的移植物损伤。这种损伤主要针对的新器官的血管内皮细胞。而预先形成的针对 HLA 或内皮抗原的抗体通常由既往输血、移植史或怀孕导致。为了评估这种并发症的风险，术前需要进行 PRA 测试。PRA 包含 60～100 个不同的样本，这些样本表达了用受体血清测试的多种抗原。PRA 滴度较高的患者可能需要接受专门的治疗，如术中和术后血浆置换、注射胸腺球蛋白和静脉免疫球蛋白[177]。

2. 急性排斥反应

急性细胞排斥反应是 T 细胞介导的，常见于肺移植后的第 1 年，尤其是前 3 个月。临床上，它可能很难与急性呼吸道感染相鉴别，组织病理学也并不能完全确诊。急性排斥反应的诊断通常是基于临床猜测而做出的，并通过治疗反应来证实。部分患者无临床症

表 30-20 小儿肺移植存活者的累积发病率（1994—2015 年）

结　果	1 年内	随访人数	5 年内	随访人数	7 年内	随访人数
肾功能障碍	9.7%	（n=815）	29.6%	（n=291）	42.0%	（n=169）
肌酐异常≤ 2.5mg/dl	6.4%		22.7%		30.8%	
肌酐＞ 2.5mg/dl	2.2%		4.5%		7.1%	
透析	0.9%		1.7%		1.8%	
肾移植	0.2%		0.7%		2.4%	
糖尿病 *	20.3%	（n=865）	30.1%	（n=336）	—	
闭塞性细支气管炎综合征	10.8%	（n=805）	38.2%	（n=259）	44.9%	（n=147）

*. 缺乏移植 7 年以后的数据（经 ISHLT，2017 许可转载，引自 International Society for Heart and Lung Transplantation[143]）

状，仅仅通过检测发现气流受限而得出急性排斥反应的诊断（FEV₁ 较基线下降 10% 被认为有意义）。部分患者表现为呼吸困难和缺氧，胸部 X 线片显示肺部有浸润影。婴幼儿患者免疫系统不成熟，急性排斥反应的发生率低于年龄较大的患儿[220]。接受肺－肝联合移植的患者发生急性排斥反应和闭塞性细支气管炎的概率较低[221]。急性细胞性排斥反应的病理诊断是基于肺组织活检中血管周围和间质的单核细胞浸润。组织学分类如下：急性排斥反应（$A_0 \sim A_4$），淋巴细胞性支气管炎（$B_0 \sim B_2R$，BX），闭塞性支气管炎（$C_0 \sim C_1$）[222]。呼吸道排斥反应主要表现为淋巴细胞性支气管炎。在成年人中，急性排斥反应和淋巴细胞性支气管炎一直被认为是慢性排斥反应的高危因素[223]，但在儿童肺移植中，这方面的证据并不充足[224]。目前，还不清楚抗体介导的体液排斥反应在肺移植受体中的发生程度[222]。

治疗急性细胞排斥反应的方法是甲强龙每日 10mg/kg 的剂量，冲击治疗 3 天，随后口服泼尼松。总的来说，这种治疗在几天内就可改善患者的症状及肺功能测试结果。对于激素抵抗性急性排斥反应的处理目前存在争议。体液性排斥反应的治疗选择包括血浆置换去除抗体，以及输注免疫球蛋白。

3. 慢性排斥反应

慢性排斥反应是影响肺移植长期预后的主要障碍（图 30-21）[143]。主要表现为闭塞性细支气管炎，其组织学特征为伴有细胞外基质沉积的纤维组织增生重塑，导致小气道阻塞和肺泡腔变小。由于病理表现呈斑片状分布，经支气管黏膜活检诊断的敏感性和特异性较低。因此，临床上用"闭塞性细支气管炎综合征"替代黏膜活检，作为是肺功能进行性恶化的诊断依据（表 30-21）[222, 225]。幼儿肺功能检测很具有挑战性。而肺功能检查的改变可能是闭塞性细支气管炎晚期的表现，其他诊断方式包括影像和呼气生物标志物都是非特异性的。

闭塞性细支气管炎综合征的病因尚不清楚。已明确的危险因素包括晚期或反复发作的难治性急性排斥反应、淋巴细胞性支气管炎、巨细胞病毒感染、缺血再灌注损伤（缺血时间延长）、HLA 不匹配、感染和吸入性胃食管反流。幼儿、LDLT 受体和肝肺联合移植受体面临闭塞性细支气管炎综合征的风险较低。

目前闭塞性细支气管炎综合征尚无有效的治疗方法。可用的治疗方案包括激素冲击疗法、甲氨蝶呤、环磷酰胺、细胞溶解疗法、吸入环孢素、全淋巴照射、

表 30-21 闭塞性细支气管炎综合征的分型

分 期	定 义
BOS 0	FEV₁ > 90% 基线值和 FEF 25%～75% > 75% 基线值
BOS 0-p	FEV₁ 相当于 81%～90% 基线值或者 FEF 25%～75% ≤ 75% 基线值
BOS 1	FEV₁ 相当于 66%～80% 基线值
BOS 2	FEV₁ 相当于 51%～65% 基线值
BOS 3	FEV₁ ≤ 50% 基线值

BOS. 闭塞性细支气管炎综合征；FEF 25%～75%. 用力呼气中段流量；FEV₁. 第 1 秒用力呼气容积
基线：移植后至少相隔 3 周的两个最高测量值的平均值（经 Elsevier 许可转载，引自 Estenne 等[225]）

光疗和采用另外的免疫抑制方案[226]。阿奇霉素和其他大环内酯类药物可能有效[227]。抗反流手术可逆转部分患者的肺功能下降，而他汀类药物具有良好的治疗潜力，因为它可诱导成纤维细胞凋亡。少数患者可能需要再次移植，然而其术后 1 年内死亡的风险接近 50%[143]。

4. 免疫抑制

与其他实体器官移植相比，小儿肺移植免疫抑制药的治疗剂量更大。目前约 50% 的受体接受免疫诱导治疗，约 10% 的受体接受多克隆抗淋巴细胞球蛋白治疗，40% 的受体接受 IL-2 受体拮抗药治疗[143]。大多数患者的免疫维持方案包含三种药物，其中包括钙调神经磷酸酶抑制药（他克莫司比环孢素更常用）、细胞周期抑制药（如硫唑嘌呤或麦考酚酯）及泼尼松。西罗莫司（雷帕霉素靶蛋白抑制药）在移植后第 1 年很少使用，但在 5 年随访中很常见。几乎所有患者的维持治疗都包括糖皮质激素的使用[143]。

（十四）感染

60%～90% 的受体会发生感染。感染的风险在很大程度上取决于三个因素的相互作用：①涉及移植手术本身的技术／解剖因素，围术期的护理，如血管通路、引流和气管导管的管理；②病原体的环境暴露；③患者的免疫抑制净状态[228]。细菌感染是最常见的，但真菌和病毒感染导致的死亡率较高。移植后低丙种球蛋白血症可导致感染增加[229]。

呼吸道病毒感染会导致移植后 1 年存活率下降[230]。常见的病原体包括腺病毒、鼻病毒、呼吸道合胞病毒和副流感病毒。真菌感染与移植后 1 年生存率下降的独立危险因素[231, 232]，因此大多数中心常规进

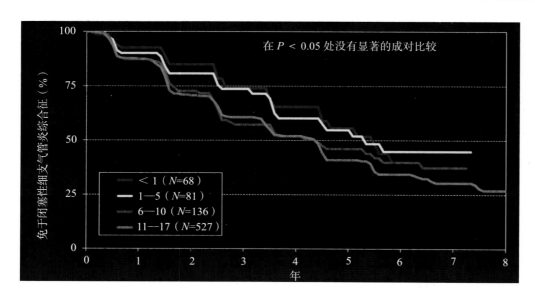

在 P < 0.05 处没有显著的成对比较

< 1（N=68）
1—5（N=81）
6—10（N=136）
11—17（N=527）

◀ 图 30-21 不同年龄组小儿肺移植受者闭塞性细支气管炎综合征的患病情况（1994—2015 年）（彩图见书末彩插部分）

经 Elsevier 许可转载，引自 Rossano 等 [102]

行预防性抗真菌治疗。肺移植患者侵袭性霉菌感染的风险也在增加 [233]。

肺移植后巨细胞病毒感染是一种严重的感染并发症，尤其是在巨细胞病毒阴性受体接受了巨细胞病毒阳性供体肺的情况下（即错配）。儿科患者 CMV 阳性率为 30%，也就意味着大部分患儿 CMV 是阴性，因此他们的错配风险更高 [234]。巨细胞病毒感染可导致小儿肺移植后死亡率的增加。通常表现为肺炎，但也可累及肝脏、小肠和视网膜。抗病毒预防（如更昔洛韦）有效，尽管最佳的预防时间并不确定。建议通过血液检测来确定病毒载量。

┌─────────────────────────────────────┐
要点：肺移植的并发症
● 术后早期移植物失功的治疗方法有机械通气、一氧化氮吸入和静脉 - 静脉 ECMO 等。
● 急性排斥反应通常使用大剂量激素进行冲击治疗。
● 慢性排斥反应包括闭塞性细支气管炎综合征，这种综合征在术后 1～2 年内发病，死亡率很高。
└─────────────────────────────────────┘

（十五）监测

肺移植受体应密切监测排异反应和其他并发症。排斥反应的常规监测包括每日家庭肺活量测定、定期肺功能检查、胸部 X 线片、支气管肺泡灌洗和经支气管肺活检（常规活检计划是在移植后 2 周和 6 周，以及 3 个月、6 个月、9 个月和 12 个月）[177]。由于肺活量测定不可行，幼儿经支气管活检是监测排斥反应的主要手段 [235]。婴儿肺功能检查（最大呼气峰流速）通过胸腹联合按压可以实现，但需要麻醉，且该检查不能诊断闭塞性细支气管炎综合征。幼儿有时很难通过支气管活检获得足够的组织，甚至有可能需要开胸取肺活检组织 [13, 199, 236]。

（十六）预后

1. 肺移植

肺移植后儿童和成人受体的存活率相似，且近年来有所提高。2008—2015 年移植儿童 1 年存活率为 84.1%，5 年存活率为 56.7% [143]。儿童肺移植受体的存活率低于其他儿科实体器官移植。6—10 岁年龄组儿童的远期预后比青少年好（图 30-22）。影响死亡率的重要危险因素包括术前需要通气支持治疗、移植时间太早、儿童肺移植中心年移植数小于 5 例，以及青少年患者。青少年的远期预后不良，这是因为他们对药物治疗的依从性差 [237]。法洛四联症合并肺动脉闭锁患儿肺移植后的预后比艾森曼格综合征或肺静脉狭窄患儿差 [238]。移植物衰竭、技术问题、心血管衰竭和感染是移植后早期死亡的常见原因，而感染、移植物功能衰竭和闭塞性细支气管炎综合征是晚期死亡的常见原因（图 30-23）[143]。再次肺移植的患儿预后很差（5 年生存率为 42%）。

2. 心肺移植

每年向 ISHLT 报告的心肺移植不到 15 例 [143]。大约 90% 的手术是针对先天性心脏病合并肺动脉高压、原发性肺动脉高压或囊性纤维化的患儿。与肺移植相比，年龄较小的患儿接受心肺移植的比例高，但大多数手术的患者为青少年。心肺移植后受体的存活率正在缓慢提高，2000—2015 年的 193 例移植中，受体的 5 年存活率为 50%。1 岁以下婴儿的存活率比 1 岁以

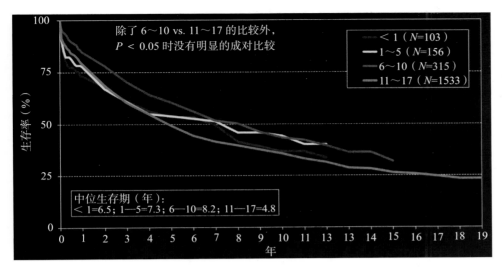

图 30-22　不同年龄组小儿肺移植生存率（1990—2015 年）（彩图见书末彩插部分）

经 Elsevier 许可转载，引自 Rossano 等[102]

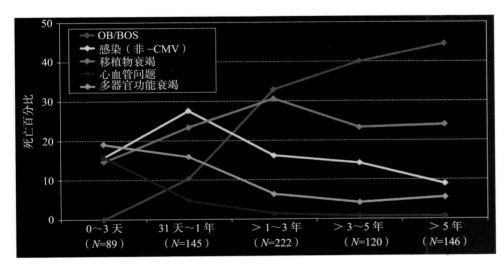

图 30-23　小儿肺移植主要死因的相对发生率（2000—2016 年）（彩图见书末彩插部分）

BOS. 闭塞性细支气管炎综合征；CMV. 巨细胞病毒；OB. 闭塞性细支气管炎（经 Elsevier 许可转载，引自 Rossano 等[102]）

上患儿的低，自 2007 年以来，ISHLT 没有收到这一年龄组的心肺移植报告。

九、肠、多器官和胰腺移植

（一）适应证

成功的肝脏、肾脏、心肺移植使外科医师试图治疗其他影响婴幼儿生长发育的疾病。儿童肠衰竭的最常见病因是短肠综合征，一般由坏死性小肠结肠炎引起；此外，肠旋转不良、肠扭转或先天性缺陷（肠闭锁、腹壁缺损）也可导致需要全肠外营养治疗（表 30-22）[239]。全肠外营养的长期后遗症包括肝脏脂肪变性和最终的肝功能衰竭，以及发生长期使用静脉通路的并发症。移植医师试图通过小肠移植、小肠 - 肝脏联合移植和广泛多器官移植［肝脏、胰腺、胃肠道（从胃到结肠）］治疗短肠综合征（图 30-24）[239]。在过去的 10 年中，肠移植的结果得到了改善。在肝衰竭之前进行小肠移植可改善受体的早期预后[240]。2016 年，国际肠移植登记处的报告对 2887 例肠移植手术的结果（来自 19 个国家的 82 个中心）[239] 进行了总结。最近的（2009 年后移植）队列研究结果显示，肠移植受体 1 年总生存率为 76%，接受 Tacrol 联合诱导治疗的受体其 1 年生存率超过 80%。最近，单中心的系列研究报道显示，受体和移植物的 1 年和 5 年存活率分别为 78%～85% 和 56%～61%。尽管免疫抑制方案各不相同[241]。存活下来的移植受体中，超过 80% 的患者可以免于肠外营养并恢复日常活动。肠移植手术在 2008 年达到高峰，国际肠移植登记处报告了 130 名儿童。近年来，这一数字已迅速下降至每年 50～60 人，原因可能是长期肠道康复方案的不断改进减少了移植的需要[239]。

胰腺移植多以肾胰腺联合移植的方式实施，用以治疗糖尿病合并终末期肾病患者，这些患者可能同时伴有其他终末器官功能障碍（视网膜病变、神经病变）。

表 30-22　小儿肠功能衰竭的原因

短肠综合征	先天性
	外科因素
	坏死性小肠结肠炎
	肠旋转不良伴中段肠扭转
	腹裂畸形
	肠闭锁
	炎症性肠病
	创伤
肠运动障碍	先天性巨结肠病
	假性肠梗阻
肠病	新生儿腹泻
	微绒毛包涵体病
	簇细胞肠病
	钠通道腹泻
	自身免疫性肠病
其他	肿瘤
	家族性息肉病
	炎性假瘤
	肠缺血

经 Springer Nature 许可转载，引自 Martinez Rivera 和 Wales 等 [239]

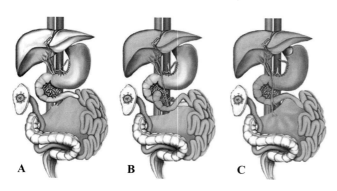

▲ 图 30-24　肠移植的类型

A. 单独小肠移植；B. 肝小肠联合移植，包括供体的十二指肠和胰腺；C. 多脏器移植，供体器官包括肝、胃、十二指肠、胰腺和小肠（经 Springer Nature 许可转载，引自 Martinez Rivera 和 Wales 等 [239]）

由于儿童胰岛素依赖型糖尿病和终末器官并发症之间的时间间隔较远，因此除了上述的多器官手术外，很少有儿童胰腺移植的报道。胰腺移植的数量在 2004 年达到高峰，2008 年开始稳步下降。尽管胰腺移植稳定

或改善了糖尿病患者的肾病、视网膜病变和神经病变，但是免疫抑制的失败导致单纯的胰腺移植无法取得成功，因此在儿童中只能进行肾和胰腺的联合移植 [242]。

（二）麻醉管理

肠移植的具体方式（即单独小肠移植、肝小肠联合移植或多器官移植）取决于肠衰竭和相关肠外器官受累的病因。在确定合适的供体后，受体需净化肠道。避免常规的术前用药，但可能需要在适当的监护下给药。麻醉方式选择全身麻醉下气管插管的快速诱导。尽管肝功能正常或只是轻度受损，但大量失血和出血的可能性还是很大。既往腹部手术史和广泛的解剖分离及内脏器官摘除延长了手术时间，从而使失血量增加。静脉通路的位置，尤其是中心静脉，可能会因之前 TPN 导管而无法使用。然而中心静脉通路是必不可少的。手术期间应直接监测动脉血压和中心静脉压。术中处理与肝移植相似，可能需要快速输注晶体、胶体或血液制品以维持血流动力学稳定，还需要频繁的血气分析监测机体水、电解质和代谢状况。

在多器官移植和胰肾联合移植中，需要特别注意维持正常的血糖。术中严格控制葡萄糖浓度可改善移植胰腺的功能。为了达到 80～150mg/dl 的血糖水平，术中需不停地监测血糖，以及定时使用胰岛素。胰腺移植物再灌注后通常会有一段时间的高血糖，因此需要额外注射胰岛素进行处理。

十、移植后并发症

（一）排斥

所有同种异体移植物移植的常见并发症是受体对移植组织的排斥反应。移植后早期的排斥反应可能是一个细微的过程，很难通过常规物理检查和实验室检查进行评估。排斥反应的临床症状也因移植器官的不同而各有差别，但多非特异性。因此需要对器官进行早期组织学评估，以诊断是否出现急性排斥反应。许多移植中心每周或每月会定期对移植器官进行活检，以便及时发现急性排斥反应。这通常是有创操作，需要对患儿进行麻醉或镇静。当出现急性排斥反应时，需改变常规免疫抑制方案，首先增加类固醇药物剂量，然后增加维持免疫抑制治疗的药物剂量。

（二）感染

免疫抑制导致感染的风险增加。各种形式的感染在不同时期非常常见 [228, 243, 244]。在移植后第 1 个月，有三种主要的感染原因：①移植前受者体内存在的感

表 30-23　根据移植器官类型所划分的慢性肾衰竭累积发病率

器官种类	移植后慢性肾衰竭累积发病率（%±SE）			慢性肾衰相对风险（95%CI）
	12 个月	36 个月	60 个月	
心	1.9±0.1	6.8±0.2	10.9±0.2	0.63（0.61～0.66）
心 - 肺	1.7±0.5	4.2±0.9	6.9±1.1	0.48（0.36～0.65）
肠	9.6±2.0	14.2±2.4	21.3±3.4	1.36（1.00～1.86）
肝	8.0±0.1	13.9±0.2	18.1±0.2	1.00（参考组）
肺	2.9±0.2	10.0±0.4	15.8±0.5	0.99（0.93～1.06）

经 Massachusetts Medical Society 许可转载，引自 Ojo 等[248]

染；②异体移植物被污染；③在免疫功能正常的患者中也可观察到典型的术后感染，如手术伤口感染、肺炎和感染的管路或引流管。

移植后 1～6 个月，免疫抑制作用越强，感染的风险越高。在此期间，两大类感染占主导地位：慢性病毒感染和机会性感染。病毒病原体，如 CMV、EB 病毒、人类疱疹病毒 6 型、乙型和丙型肝炎病毒，存在供体器官内，这些病毒可在新的宿主体内重新被激活，或者患者可能感染这些病毒的新毒株。在移植后 1～6 个月期间还观察到机会性感染，包括可导致单核细胞增生的李斯特菌等微生物、烟曲霉和耶氏肺孢子虫。

一旦患者移植超过 6 个月，他们的感染风险可以分为两类：移植效果良好的患者和移植效果较差的小部分患者。大多数患者移植物功能良好，且均处于维持免疫抑制治疗状态，这部分患者呼吸道合胞病毒等典型的社区获得性感染的风险最大。少数出现急性和慢性免疫抑制、移植物功能差、慢性病毒感染的患者，仍然经常出现与手术机械问题相关的复发性感染，以及发生与卡氏肺孢子虫、单核细胞增生性李斯特菌、新生隐球菌和星状诺卡菌等生物体相关的机会性感染。本章前面讨论了与肺移植相关的感染风险和结局。

（三）恶性肿瘤

实体器官移植后受体发生恶性肿瘤的风险为普通人群的 5～10 倍。接受移植的儿童在未来患恶性肿瘤的风险很大。癌症的累积风险随着年龄的增长而增加，移植后 20 年恶性肿瘤发生率超过 50%。

移植后淋巴增生性疾病（post-transplant lymphoproliferative disease，PTLD）是儿童实体器官移植后最常见的恶性肿瘤，占所有此类恶性肿瘤的 50%[245]，发病率为 5%～10%。移植受者淋巴细胞的增殖失控导致PTLD，这是该类人群远期发病率和死亡率增加的主要原因。在儿童中，大多数肿瘤的发生与 EB 病毒感染有关。而大部分时候 PTLD 是早期事件（即移植后 2 年内），这可能是因为诱导治疗使用了更强烈的免疫抑制药或 EBV 的原始宿主暴露于病毒，通常来自移植物中感染了 EB 病毒的淋巴细胞。PTLD 通常影响肺、淋巴组织、胃肠道和肝脏。胃肠道受累可导致死亡率增加[246]。PTLD 的治疗包括经验性减少免疫抑制药和抗病毒药物使用量，特异性针对 B 淋巴细胞抗原 CD20 的单克隆抗体（利妥昔单抗）或化疗[247]。皮肤癌和非典型实体肿瘤的发病率也明显高于普通人群。这类人群继发性恶性肿瘤的治疗结果通常比普通人群差。

（四）肾功能不全

肾功能不全是实体器官移植后最常见的并发症之一。Ojo 等发现，根据移植器官的类型，慢性肾衰竭的 5 年累积风险为 6.9%～21.3%，这种慢性肾衰竭指的是需要慢性透析或肾移植的情况。此项研究包括 69 000 多名非肾脏实体器官移植受体，他们主要是成年人，随着慢性肾衰竭的发生，死亡风险增加了 4 倍以上，且治疗费用也急剧增加[248]。表 30-23 显示了按器官移植类型划分的慢性肾衰竭累积发病率。

导致移植后肾功能不全的因素是多方面的。然而，CNI、环孢素和他克莫司是主要的致病因素。CNI 可产生急性和慢性肾毒性。急性肾毒性涉及入球小动脉血管收缩和肾血浆流量减少，并与药物水平相关。相反，CNI 诱导的慢性肾毒性不能通过药物水平进行预测，其特征是具有潜在的不可逆性结构改变，包括小动脉病、小管间质纤维化、肾小球硬化。移植后肾功能不全的管理策略主要集中于 CNI 最小化、替代或避免使用。

（五）生长发育迟缓

器官衰竭常常导致营养不良和生长停止。器官移植后，大多数患者表现出追赶性生长。但仍有很大一部的患者达不到预期的成年身高和体重。限制类固醇使用的免疫抑制方案似乎可以让受体耐受性良好，并获得更好的生长；然而，CNI 对生长的长期影响没有得到很好的研究，甚至也可能导致生长停止[250]。生长激素可以使用，但理论上存在引发排斥的风险[13]。

实体器官移植受体发育方面问题表现多样，从正常发育到明显延迟。导致发育不良的因素可能包括长期住院、移植前期间的慢性营养不良和手术并发症。发绀型先天性心脏病接受心脏移植的患儿术后认知功能的恢复比预期更好。肝、肾移植受体的认知功能可能也在改善，但仍有许多人需要特殊教育。需要小肠移植或肝小肠联合移植的婴儿出现认知功能发育迟缓的可能性最大，但缺乏证实这些迟缓的纵向研究[250]。在所有患者中，合并神经系统都会增加发育迟缓的风险。尽管最近已经取得了进展，但仍有相当一部分的肝脏和心脏受体存在严重的发育迟缓或神经功能损伤。

（六）心血管不良反应

免疫抑制药可产生心血管毒性，使高血压、高脂血症、高胆固醇血症和糖尿病的风险增加。62%～75%的患儿都合并有高血压（表 30-24）[251]。虽然他克莫司和环孢素均可引起高血压，但环孢素对血压的影响似乎更大[252]。

表 30-24　小儿实体器官移植后高血压的发病率

器　官	患病率			参　考
	2 年	5 年	7 年	
肾	75%	70%		北美小儿肾移植合作研究
肺	14.5%/15.7%			小儿肝移植研究进展
心 - 肺		71.6%	64.7%	国际心肺移植学会

经 Wiley-Blackwell 许可转载，引自 Dharnidharka 等[251]

这些不良反应可以通过改变免疫抑制方案或添加特定药物来进行治疗。由于类固醇和 CNI 是免疫抑制治疗的主要药物，因此一般不能停药。停止或减少类固醇的使用，以及使用他克莫司而不是环孢素，可降低高血压、血脂异常或糖尿病的风险[249]。所有类型的抗高血压药物均可使用，根据治疗情况进行选择优化。对于高危人群，除了监测他克莫司血药浓度外，对心脏功能进行长期监测。

要点：移植后的一般并发症
- 感染是移植受体的持续性威胁，可见慢性病毒感染，如 CMV、EBV、乙型肝炎和丙型肝炎，以及机会感染，如曲霉菌、肺孢子菌和李斯特菌。
- 5%～10% 的器官移植受体会继发恶性肿瘤，移植后淋巴组织增生性疾病最为常见。
- 肾功能不全、生长和发育迟缓及高血压在移植受者中很常见。

十一、移植后手术

随着移植接受者年龄的增长，他们很可能需要额外手术。在此之前，麻醉医师必须评估移植器官的功能，复查患者的免疫抑制状态，并对其他器官系统进行仔细评估。高血压和慢性肾功能不全是患者的常见表现，大多数患者长期服用类固醇，因此可能存在类固醇激素带来的一系列问题。

十二、生活质量

大多数实体器官移植术后长期存活者的日常功能状态良好，肾脏、肝脏、心脏和肺移植的 5 年生存者中，80% 以上存活者认为日常活动不受限制。尽管功能良好，但儿童可能会出现心理问题和生活质量下降[253]。关注移植后生活质量的研究仍然较少[253, 254]。目前研究显示，肾、肝、心、肺移植后患者的整体生活质量有所改善，不过对于囊性纤维化患者的争论仍在继续。小肠移植后患者的生活质量可能等于或优于肠外营养患者的生活质量。以往的研究报道移植后儿童的生活质量与学校的正常儿童相似。一项使用定性访谈调查囊性纤维化青少年肺移植后心理社会问题的研究报告称，患者能够制订长期目标，并希望尽可能恢复对自己生活的控制，适应新的生活方式；然而，常见的情绪反应包括对排斥反应的恐惧和焦虑，对未来的不确定性，以及对父母过度保护的挫折感[255]。有人建议将生活质量纳入移植获益的评估中[256]。目前，移植时机的选择主要是依据生存获益的估计，因为对儿童肺移植患者生活质量的评价缺乏全面客观的衡量标准。

病例分析

患儿，男，14 岁，体重 67kg，目前状态为 1A，准备进行原位心脏移植，入室时间为凌晨 2:00。患儿出生时诊断为"左心发育不全综合征"，经过第三阶段的矫正手术，建立 Fontan 循环，2 年前开始出现心力衰竭。患者最初在门诊接受口服药物治疗（依那普利、呋塞米、地高辛和阿司匹林），但在过去的 6 个月中临床状况明显恶化，尽管对治疗方案进行了调整，但最终还是被确诊为心力衰竭。2 个月前因乏力、食欲差、恶心、腹水加重入院。过去 1 个月患者一直在心血管 ICU 住院，依赖米力农和多巴胺等正性肌力药物。

1. 术前评估

患儿营养不良伴有中度腹胀，心率 116 次 / 分，血压 80/42mmHg。吸空气 SpO_2 为 86%，呼吸频率 28 次 / 分。患儿戒备心强，可以说话但呼吸急促，肢体末梢冰冷。

术前 5 天最近的超声心动图显示，右心室严重功能不全，合并中度至重度三尖瓣关闭不全，Fontan 通路似乎通畅。术前 1 个月的心导管数据（在开始使用正性肌力药物之前）显示 Fontan 压力为 23mmHg，左肺毛细血管楔压为 16mmHg，右心室舒张末期压为 16mmHg。肺血管阻力指数 2.3Wu，心脏指数为 1.9L/（min·m²）。术前实验室检查：HGB14g/dl，Na^+122mEq/L，K^+5.1mEq/L，Cr1.9mEq/L，INR1.6。

经双腔 PICC 输注米力农 0.75μg/（kg·min），多巴胺 5μg/（kg·min）。患者因病态窦房结综合征 5 年植入了心外膜起搏器，手术前 2 个月最后一次起搏器检查显示 80% 的心房起搏，心室感知节律，设定较低频率为 80 次 / 分，较高频率为 120 次 / 分。移植前 2 个月进行的 CT 血管定位扫描显示除了两条股动脉以外所有主要血管基本通畅。

2. 术前讨论

在移植前一天的晚上 8:00 举行了一场多学科的碰头会，参与人员有心脏移植医师、心脏麻醉医师和专培医师、CVICU 医师、心力衰竭医师、灌注医师及相关人员。考虑到受体脆弱的心血管状态及麻醉诱导期间极易发生心血管衰竭，决定进入手术后先行桡动脉穿刺置管连续监测动脉血压，然后在麻醉诱导之前泵注小剂量的肾上腺素 0.02μg/（kg·min）。此外，考虑到患者股动脉较细，患者万一在麻醉诱导或手术期间需要紧急 CPB 插管，需首选颈动脉。外科医师建议麻醉医师放置右侧颈内静脉导管时选择更高的穿刺点进行穿刺，以便为在颈动脉放置 CPB 灌注管留出空间。如有必要，可以在颈部较低位置直接做好切口，以便紧急 CPB 插管。此外还制订了一项方案，在腹部放置一根引流管，以便在麻醉诱导后进行可控的腹水引流。

小组讨论发现，供者心脏功能良好且体积与受者体型很匹配，供者死于癫痫持续状态，供者器官转运至本移植

中心需要 2.5h，缺血时间较短。受者对血细胞抗原高度敏感，且群体反应性抗体滴度较高，需要在体外循环下进行血浆置换。小组计划体外循环开始后按 1.5 倍体积交换，脱离 CPB 后使用甲泼尼龙，术中静脉注射免疫球蛋白，然后在 CVICU 使用胸腺球蛋白和他克莫司。

由于患儿先前存在肾功能不全，因此决定遵循医院最近制订的高风险肾脏保护方案，包括在 CPB 期间维持较高的平均动脉压（60mmHg），以及围术期输注氨茶碱。

3. 手术过程

患者于凌晨 2:00 进入手术室，并进行标准 ASA 监测。转运患者之前即泵注肾上腺素 0.02μg/（kg·min）。入手术室后静脉分次注射 2mg 咪达唑仑抗焦虑，然后在超声引导下桡动脉穿刺置管，有创血压 85/45mmHg。然后开始全身麻醉诱导，由于患者心排量低，因此需要小心、缓慢地注射芬太尼和依托咪酯，确保在给予后续剂量之前药物有足够的起效时间。总共给予咪达唑仑 4mg、芬太尼 250μg、依托咪酯 10mg，然后静注罗库溴铵 70mg 开始正压通气。注意通气压力不要太高、潮气量不要太大，因为这可能会阻碍 Fontan 循环血流和右心功能，同时应避免缺氧、高碳酸血症和肺不张。采用带套囊的 7 号气管导管进行插管，过程顺利，血流动力学始终保持稳定，心率在 115～120 次 / 分，收缩压 80～85mmHg。随后外科医师在腹部放置了一根引流管控制腹水引流。在超声引导下高位入路穿刺右侧颈内静脉，置入一根 5Fr 三腔导管。9Fr 鞘管在超声引导下置于左股静脉并连接快速灌注装置（Belmont Rapid Infuser®；Belmont Instrument Company，Billerica，MA，USA），同时在上肢放置两根 14Ga 外周静脉导管。由于最近的起搏器询问显示患者对起搏器有依赖性，80% 为起搏节律，起搏器被调整为双腔非同步起搏模式，避免外科电刀干扰。给予抗生素和诱导免疫抑制药。

胸部、颈部和右侧腹股沟消毒铺单，随后切开胸骨。患者先前多次心脏手术史造成组织粘连严重，分离非常困难，渗血严重。输注 2 单位 FFP、1 单位血小板和 1 单位袋装红细胞，外加预防性应用氨基己酸。经过 2h 的细致解剖分离，患者已准备好心肺转流插管，然后升主动脉、上腔静脉和下腔静脉插管并建立体外循环。在建立 CPB 后不久，患者完成血浆置换，并降温至 32℃。升主动脉夹闭后将左心房引流管插入右上肺静脉，供体心脏在旁边准备好后，受体心脏被取出。将受体上腔静脉从肺动脉上离断（患者有 Fontan 手术史存在腔静脉 - 肺动脉吻合），并以补片修补肺动脉。将供体心脏放入患者体内，吻合左心房随后吻合下腔静脉、肺动脉和主动脉。然后对供体心脏排气，先静注利多卡因和硫酸镁，然后松开主动脉阻断钳，并开始复温，复温

期间吻合上腔静脉。

供体缺血时间为 3h 10min，心脏再灌注 1h 后 CPB 停机，按照标准做法：CPB 辅助时间约为 1/3 供体缺血时间。患者随后脱离 CPB，脱机后静脉输注多巴胺、肾上腺素、钙剂、米力农以维持循环稳定，经食管超声心动图评估吻合口完整无狭窄，证实左右心室功能良好。用鱼精蛋白拮抗肝素，根据活化凝血酶原时间指导鱼精蛋白的使用剂量。CPB 停机后出现明显的出血，共输入了 20 单位冷沉淀、4 单位血小板、3 单位浓缩红细胞和 3 单位 10U/kg 剂量凝血酶原复合物。充分止血后合拢胸骨，患者被送往 ICU。在 ICU 病房进行多学科联合治疗，包括心胸外科医师、麻醉科医师、CVICU 医师、心力衰竭医师、床边护士和呼吸治疗师。患者于次日顺利拔管。

4. 结论

该病例说明，尽管进行原位心脏移植的患儿病情非常复杂，涉及复杂先天性心脏病和多器官功能障碍，但通过多学科的精心规划和沟通，可以成功应对并取得良好的结果。值得关注的问题包括围术期心血管衰竭、抢救方法有限、围术期出血、既往多次胸骨切开史、CPB 后右心功能障碍、肺动脉高压及肾功能障碍。

第31章　腹部手术麻醉

Anesthesia for Abdominal Surgery

Lena S. Sun　Neeta R. Saraiya　Philipp J. Houck　著

李　强　译　　胡华琨　校

一、概述

腹部手术麻醉是儿科麻醉中最常见的病例之一，其范围从简单的门诊手术，如腹股沟疝修补术，到复杂神经母细胞瘤或肝脏肿瘤的根治性切除术。腹腔镜技术的广泛应用极大地改变了腹部手术的麻醉方式，包括术后镇痛方式。本章首先介绍常见的腹部外科疾病，包括肠套叠、胆道闭锁、肠旋转不良和肠闭锁、炎症性肠病、腹部肿瘤、腹股沟疝、幽门狭窄和阑尾炎。然后，讨论特殊的检查和手术，如胃肠镜检查、胃造瘘术、Nissen 胃底折叠术。最后，对腹腔镜手术，包括气腹和体位改变带来的生理变化进行阐述。

二、腹部外科疾病

（一）肠套叠

肠套叠是 5 岁以下儿童肠梗阻最常见的原因[1]。该病在婴幼儿中的发病率为 1/2000，是一种真正的儿科急症。肠套叠发生在一段肠管（肠套叠套入部）内陷进入远端肠管（肠套叠鞘部）时，常为顺行性套叠，导致静脉回流受阻和肠壁水肿（图 31-1）[2]。如不及时诊断和治疗，可导致肠坏死、穿孔。其总体死亡率不足 1%，如能早期诊断，并在 24h 内予以治疗，则预后良好。

1. 流行病学

肠套叠主要发生在婴幼儿，男性发病率是女性的 2 倍。生后 5～9 个月是发病高峰，只有 10%～25% 的病例发生在 2 岁以后[3]。90% 的肠套叠是原发性的。淋巴组织增生被认为是肠套叠发病的"导火索"[4]。春秋季节发病率较高，表明肠套叠可能是病毒感染后的一个后遗症；腺病毒、轮状病毒和人类疱疹病毒 6 型都与肠套叠有关[5-7]。其他常见诱因有麦克尔憩室、肠息肉、淋巴瘤和阑尾残端内翻。患有过敏性紫癜、Peutz-Jeghers 综合征、家族性息肉病、肾病综合征和肠系膜结节等全身性疾病的患儿容易发生肠套叠[7-9]。1999 年，口服轮状病毒疫苗被纳入美国儿童免疫计划，随后发现该疫苗接种与肠套叠的发生有关。3 月龄以上婴儿在第一次接种轮状病毒疫苗后的 3～14 天内，肠套叠的发生率最高[10]。随后，该疫苗于 1999 年退出市场[11]。

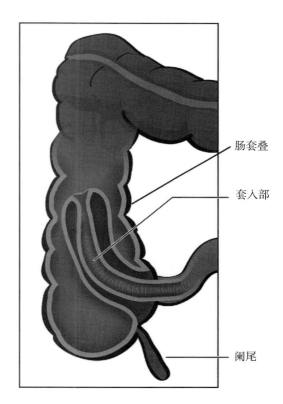

▲ 图 31-1　回肠结肠型肠套叠

经 Elsevier 许可转载，引自 Moses[2]，由 Colin Fahrion 插画

本章译者、校者来自南昌大学附属儿童医院。

复发性肠套叠并不常见，但有报道称手术复位后复发率为 1%～3%，水压灌肠复位后其复发率为 10%～15% [12]。

2. 病理生理学

回肠结肠型肠套叠占所有病例的 90% 以上。肠套叠发生时，肠套叠套入部沿肠蠕动方向不断向远端推进，血液供应也随之减少。最初，血管受压导致静脉回流受限和肠壁水肿。随着梗阻进行性加重，动脉受累导致供血不足，最终肠缺血和坏死 [3]。

3. 临床表现

肠套叠的临床表现包括典型和非典型表现，而大部分患儿的临床表现和体征为非特异性。典型的临床表现为幼儿近期有病毒感染史并伴有呕吐和（或）腹泻。在 7.5%～40% 的患儿可出现典型的临床三联征：阵发性腹痛、红色果酱样大便和可触及的腹部包块。20% 的患儿在初期无腹痛表现，30% 的患儿以腹泻为主要症状，因而常被误诊为胃肠炎 [13, 14]。体格检查发现右上腹可触及包块，通常呈腊肠样，界限不清，在腹痛发作时可增大。部分患者可出现晕厥、败血症或低血容量性休克。识别低血容量和休克是外科和麻醉团队的一项首要工作。

4. 诊断

目前尚无可靠的临床诊断模式能够准确诊断所有患儿的肠套叠。影像学检查对确诊至关重要。腹部平片、超声或计算机断层扫描都是确诊该病的手段，但近年来超声已成为首选的检查方法 [2]。典型的超声表现被称为"靶征"，在"靶征"中可见低回声和高回声的同心交替环，分别对应肠和肠系膜脂肪（图 31-2）。

5. 治疗

近年来，肠套叠的治疗方法已发生明显改变。肠套叠复位可采用钡灌肠、水灌肠或空气灌肠。其中空

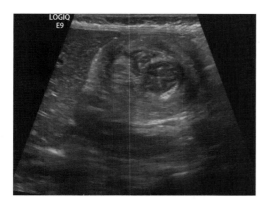

▲ 图 31-2 回肠结肠型肠套叠超声图像显示"靶征"

经 Elsevier 许可转载，引自 Padilla 和 Moses [2]

气灌肠复位成功率为 60%～90%，钡 / 水灌肠复位成功率为 60%～80%。如果非手术方式复位失败或是有禁忌证的患儿，则可能需要手术复位。放射学复位很少需要镇静或麻醉。如果非手术复位失败，这些患儿可能会出现严重脱水。因此，这类患儿术前往往需要积极地进行液体复苏，且必要时使用抗生素 [15, 16]。

肠套叠复位的标准手术方式是开腹手术，不过，近年来越来越多的外科医师采用腹腔镜手术。最近的一项回顾性研究发现，276 例腹腔镜下肠套叠复位术成功率为 71%，且并发症的发生率非常低 [1]。

建议气管插管时预充氧并使用丙泊酚和肌肉松弛药（琥珀胆碱或罗库溴铵）进行静脉快速序贯诱导，以最大限度地降低反流误吸的风险。危重患儿的麻醉维持可使用异氟烷、七氟烷和阿片类药物。需特别注意补充等渗液，以补充因肠道操作和可能的肠切除而造成的第三间隙液体的丢失，这是至关重要的。

> **要点：肠套叠**
> - 肠套叠是肠梗阻的常见原因之一，发病率 1/2000。
> - 典型的临床三联征是阵发性腹痛、红色果酱样大便和可触及的腹部包块。
> - 在体格检查中，右上腹常有明显的腊肠样包块。
> - 钡灌肠、水灌肠和空气灌肠属于非手术复位，如果灌肠不成功或是有禁忌证的患儿可能需要手术复位。
> - 术前往往需要进行积极的液体复苏。

（二）胆道闭锁

胆道闭锁是指肝外胆管闭塞，是新生儿和婴幼儿黄疸最常见的原因。如果不及时治疗，患儿在 2 岁以内即可出现肝硬化和肝衰竭。该病在活产儿中发病率为 1/16 700～1/10 000，其中女性略多 [17, 18]。胆道闭锁主要有三种类型：Ⅰ型，胆总管闭锁（11.9%）；Ⅱ型，肝管闭锁，此型相对少见（2.5%）；Ⅲ型，肝门部闭锁，是最常见的类型（84.19）[19]。10%～20% 的胆道闭锁患儿伴有先天性畸形，如多脾症、无脾症、下腔静脉畸形、肠闭锁、环状胰腺和泌尿生殖系统畸形 [19, 20]。

1. 病因学

胆道闭锁的确切病因仍不清楚，但围产期病毒感染（呼肠孤病毒 3 型、轮状病毒、巨细胞病毒、人乳

头状瘤病毒、呼吸道合胞病毒和 EB 病毒）与胆道闭锁的发生有一定关系 [21-25]。其发生也可能有遗传倾向。免疫缺陷、自身免疫性疾病和胚胎发育异常是胆道闭锁的其他可能病因。有证据表明，胆道闭锁病因学中的这些诱发因素，包括病毒、毒素和基因序列变异，会触发炎症反应，进而损伤胆管上皮细胞，导致快速进行性胆管疾病。这种免疫反应也会激活 II 型细胞因子的表达，促进非实质细胞的上皮细胞和细胞外基质增殖 [26]。这一新发现可能为该病的治疗带来新的突破，以减轻肝脏疾病的严重程度。

2. 病理生理学

无论什么原因，最终的结果是肝外胆管的完全闭塞和肝内胆管细胞的进行性炎症。肝内胆管受累是肝门空肠吻合术（Kasai 术）术后并发症出现的主要原因。

3. 临床表现

大多数患儿在出生后几周内开始出现黄疸、白陶土样大便、黄褐色尿、肝脏肿大、变硬，最终导致肝硬化和脾大。患儿常合并凝血功能障碍和门脉高压。脂溶性维生素的吸收障碍常导致贫血、营养不良和发育迟缓。Karrer 等报道，未接受有效胆道引流术的患儿其 3 年生存率不足 10% [17]。

4. 诊断

没有一个单一的检查能准确地诊断胆道闭锁。因此，建议结合体格检查、肝功能检验、超声检查和经皮肝活检，对疑似胆道闭锁的婴幼儿进行确诊。其中，经皮肝活检的准确率超过 90%，如果患儿年龄小于 60 天，其准确率可提高到 95% 以上 [27]。

5. 治疗

目前，胆道闭锁的治疗分为两个阶段 [28]。

第 1 阶段：尝试通过 Kasai 手术保护患儿自身的肝脏，即切除肝门部所有肝外胆管结构，再与空肠作 Roux-en-Y 肝门空肠吻合，将包在纤维组织横切面内的微小胆管引流入肠管。随着时间的推移，肠上皮和导管上皮之间会自动吻合，并提供胆汁引流。

第 2 阶段：如 Kasai 手术后患儿的胆汁引流未缓解或肝硬化进一步加重，则考虑进行肝移植（见第 30 章）。

婴幼儿胆道闭锁的麻醉管理具有一定程度的挑战性，因为这类患儿的营养状况往往不好。术前评估所有的实验室检查和其他诊断性检查是很重要的。应备好血液制品，尤其是浓缩红细胞和新鲜冰冻血浆，因为这些患儿可能存在凝血功能障碍。此外，由于手术在主要的腹腔内血管，如下腔静脉和肝动脉周围进行，

术中可能会出现失血。根据患儿情况和手术类型，手术可安排在入院当天或住院后进行。

这类患儿外周静脉通路的建立可能存在困难。可考虑为患儿建立动脉和中心静脉通路，以便密切监测动脉血压、反复抽血及提供安全可靠的静脉通路。

麻醉诱导常采用静脉注射丙泊酚和芬太尼，肌松药可选用罗库溴铵、维库溴铵或顺式阿曲库铵。麻醉维持通常使用异氟烷或七氟烷。最好有一条上肢静脉通路，以防大出血。手术期间有一条通畅的动脉通路是非常有帮助的。术中低血压常见于手术器械压迫 IVC 或突然出血。所有输注的静脉液体和冲洗液都应加热。术前制订术后呼吸和疼痛管理计划。一些患儿在 Kasai 术后出现胆管炎，且病情非常严重。

> **要点：胆道闭锁**
> - 胆道闭锁是 2 岁以内患儿肝硬化和肝功能衰竭的常见原因之一。
> - 肝外胆管的完全闭塞和肝内胆管细胞的进行性炎症是其共同的病理生理特点。
> - 这些患儿在出生后几周内开始出现黄疸、白陶土样大便、黄褐色尿、肝脏变大变硬。
> - 胆道闭锁的治疗分为两个阶段：第 1 阶段，Kasai 手术；第 2 阶段，肝移植。

（三）肠旋转不良和肠闭锁

肠梗阻可发生在任何年龄，但梗阻的病因根据患儿的年龄不同而不同。通常是由于胚胎学的异常引起，尤其是 1 岁以下的儿童。肠梗阻常见先天性原因包括肠闭锁 / 狭窄、肠旋转不良、先天性巨结肠、肛门闭锁和胎粪性肠梗阻。儿科患者中，先天性或获得性小肠梗阻比大肠梗阻更常见。疝、肠壁内外病变、肿瘤、炎症性肠病、肠扭转和粘连是小儿肠梗阻的常见原因。大约 60% 的小肠梗阻是由粘连引起 [29]。肠梗阻的早期诊断依赖于对症状的早期识别，如胆汁性呕吐、腹胀和压痛，以及影像学表现。

1. 肠闭锁

空肠回肠闭锁和狭窄是新生儿肠梗阻的常见原因。肠闭锁是一种肠腔完全闭塞的先天性畸形，占梗阻病例的 95%。狭窄是指部分肠腔闭塞，即不完全性肠梗阻。5% 的空肠梗阻由狭窄引起。空肠梗阻在活产儿中的发生率为 0.7/10 000。研究认为，宫内肠系膜血管受损是空肠闭锁的病因。另一方面，黏膜闭锁会引起十二指肠闭锁。

产前超声有助于诊断母体羊水过多的婴儿的肠闭锁。该类患儿常见的临床表现有母体羊水过多、新生儿胆汁性呕吐、腹胀及出生后第 1 天未能排出胎便[30]。通过影像学检查可以确诊。拇指大小的肠襻和气液平面的存在应高度警惕新生儿肠梗阻。

肠闭锁的治疗方法包括肠闭锁 / 狭窄段的手术切除和再吻合术。术后常见并发症包括吻合口梗阻和吻合口漏。影响这些患儿发病率和死亡率的因素包括伴发的畸形、呼吸窘迫、早产和短肠综合征。

2. 肠旋转不良

肠旋转不良是指围绕肠系膜上动脉的中肠旋转异常和腹腔内的肠管固定异常。有几种类型的旋转不良是由十二指肠和 Treitz 韧带的生长、旋转和位置错误造成的。这些异常旋转的范围从不旋转到反向旋转（图 31-3）[31, 32]。儿童肠旋转不良最常见的形式是附着于后腹壁的中肠肠系膜旋转和附着不全所导致的，易发生中肠旋转和扭转。旋转异常合并内脏异位，本例中是指人体内脏器官的解剖异常。主要是复杂的心脏畸形和其他胃肠道畸形（例如，胃、肝脏和胰腺异位，

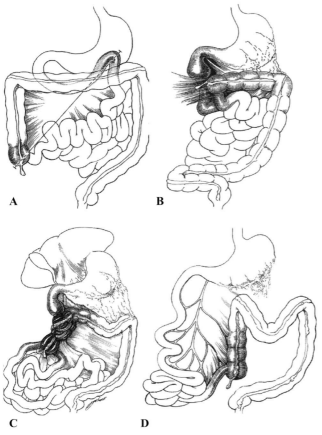

▲ 图 31-3　异常旋转的范围从不旋转到反向旋转
A. 正常的肠旋转；B. 无扭转的肠旋转不良；C. 有扭转的肠旋转不良；D. 肠不旋转（经 Elsevier 许可转载，引自 Langer[32]）

无脾或多脾），都与内脏异位有关[31]。

(1) 流行病学：肠旋转不良的确切发生率尚不清楚，在活产儿中的发病率大约为 1/500[32]。在内脏异位的患儿中发病率高达 40%～90%。这种病变无性别差异。肠旋转不良还与胃肠道的其他先天性或获得性病变（如先天性巨结肠、肠套叠、空肠闭锁、十二指肠闭锁和食管闭锁）有关[33]。由于肠道这种异常的旋转和附着，使得机体从胚胎发育的第 10 周开始直至出生后长大成年，期间的任何时候都可出现由此引起肠梗阻和肠绞窄。腹壁缺损如脐膨出、腹裂和膈疝等患儿也会出现肠旋转不良。

(2) 临床表现：60% 的患儿在出生第 1 个月即可表现出肠旋转不良的症状。20% 的患儿其症状在 1 月龄到 1 岁之间出现，其余患儿的症状在 1 岁以后出现。有些患儿无临床症状，只是偶然被发现存在肠旋转不良。新生儿最常出现的症状是胆汁性呕吐或中肠扭转[34]。在新生儿期之后，症状表现为不同程度的呕吐、间歇性腹痛、发育不良、腹泻、便秘、胃肠道出血（即呕血或便血）和急性肠梗阻[35]。在体格检查中常出现腹胀和腹膜炎的征象。

(3) 诊断：肠旋转不良的诊断需依靠放射学检查。如果存在内脏异位，则诊断可能会很困难，因为肝、脾和胃的位置通常不明确。腹部平片常无法诊断。但偶尔会出现"双泡"征（即上腹部有两个充满气体的结构——左侧是胃和右侧是十二指肠——远端几乎或完全无气体）。这一发现通常提示存在急性十二指肠梗阻。在上消化道造影的片子中，如果胶片上十二指肠空肠曲和空肠襻位于右侧腹部，而盲肠在延迟摄片上高于正常位置，则可诊断为肠旋转不良。而患儿腹部超声和 CT 扫描的阴性结果不能排除肠旋转不良的诊断。

(4) 治疗：肠旋转不良术前需要用平衡盐溶液进行液体复苏，以纠正呕吐引起的低血容量和脱水。鼻胃管引流也会增加容量丢失。抗生素应及早使用。有症状的中肠扭转患儿必须紧急治疗；延迟治疗可引起不可逆的肠缺血，导致严重的脓毒症甚至死亡。有些患儿由于血容量不足引起和肠缺血而导致严重酸中毒。如果酸中毒不能通过补液纠正，应考虑用碳酸氢盐或氨丁三醇部分纠正 pH。一旦患儿的血容量恢复正常，即进行 Ladd 手术，包括中肠扭转的矫正、膜状组织和粘连（如果存在）的分离及阑尾切除术。然后，将小肠置于右侧腹部，结肠置于左侧腹部（图 31-4）[32]。

这些患儿必须被视为饱胃状态。麻醉诱导前，应

评估患儿所有实验室和其他诊断性检查，以及酸碱失衡和电解质异常的纠正程度。需要足够的静脉和动脉通路。在麻醉诱导前，经口或鼻置入胃管进行胃肠减压，并预给氧。静脉给予丙泊酚 2~3mg/kg 或依托咪酯 0.2~0.3mg/kg，非去极化肌松药，如罗库溴铵 1~1.2mg/kg 或维库溴铵 0.1~0.2mg/kg，完成快速序贯麻醉诱导，以便于快速气管插管。术中通气采用空氧混合模式，同时吸入低浓度的七氟烷或异氟烷。静脉注射阿片类药物，如芬太尼，从小剂量开始逐渐增加至合适剂量。围术期液体复苏及补充丢失的细胞外液体是取得良好预后的关键。偶尔需要输注大量的胶体和血液制品。有时可能需要缩血管药物提供循环支持，尤其是在肠管矫正后。婴儿术后往往需要重症监护。根据患儿的稳定程度、手术大小及相关并发症的情况，有些患儿需要术后机械通气。肠道功能的延迟恢复使得患儿往往需要一段时间的肠外营养。

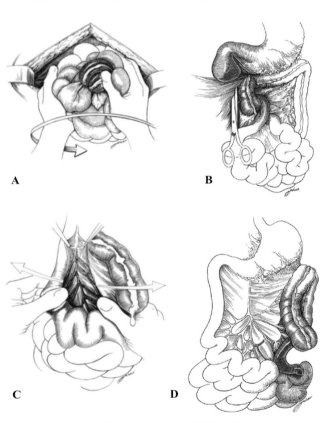

▲ 图 31-4　Ladd 术操作步骤

A. 检查肠管，如果存在扭转，则循逆时针方向轻轻转动（箭）；B. 将结肠与肝脏、胆囊或腹膜后相粘连的 Ladd 膜锐性分离或用电刀烧灼时；C. 与肠系膜的粘连被分开（箭），肠系膜根部变宽，从而使结肠位于患儿左侧腹部，小肠连接伸直的十二指肠位于右侧腹部；D.Ladd 手术完成时肠管的最终位置，为了避免之后与左腹部非典型阑尾炎相混淆，进行了阑尾切除术（经 Elsevier 许可转载，引自 Langer[32]）

对肠旋转不良无症状患儿的治疗存在争议，一些权威机构主张在确诊后择期行 Ladd 手术，而其他人则倾向于继续观察症状的发展[36-38]。腹腔镜检查也许有助于确定肠扭转的风险，如肠旋转不良伴有肠系膜根部狭窄，这类患者发生肠扭转的风险很高，而且这类手术的修复常可通过腹腔镜完成。而若该类患者合并复杂的、先天性的、单心室心脏疾病和内脏异位，则治疗可以等他们首次心脏手术之后再进行。当然，若想获得更明确的建议，还需通过额外的多中心研究来找到解决这个问题的方法。

3. 假性肠梗阻

如果外科医师找不到肠梗阻的原因，患者可能存在假性肠梗阻，在这种情况下，肠梗阻的症状和体征是存在的，但并不存在机械性损伤。假性肠梗阻在病因学上分为肌病性假性肠梗阻或神经性假性肠梗阻，且并不局限于小肠。假性肠梗阻的原因见框 31-1 所示。这类患儿的症状包括恶心、呕吐、腹胀、腹泻和便秘，而症状的持续时间和发作频率并不一定。假性肠梗阻的治疗困难，主要是药物治疗。红霉素和奥曲肽已被成功用于刺激肠道运动和收缩。针对肠 5- 羟色胺受体（如阿洛司琼）的新疗法正在临床试验中。手术只对有小段肠运动障碍的患者有帮助。

框 31-1　假性肠梗阻的原因
神经系统疾病
• 家族性自主神经功能障碍
• 神经纤维瘤病
• 自身免疫性疾病
• 副肿瘤综合征
• 先天性巨结肠
• Chagas 病
影响肌肉和神经的疾病
• 肌营养不良
• 系统性红斑狼疮
• 淀粉样变性
• Ehlers–Danlos 综合征
• 电解质紊乱
• 低钾血症
内分泌系统疾病
• 糖尿病
• 甲状腺功能减退
• 甲状旁腺功能亢进
药物
• 麻醉药
• 泻药
• 三环类抗抑郁药
• 吩噻嗪类

要点：肠旋转不良和肠闭锁

● 空肠闭锁和狭窄是新生儿肠梗阻的主要原因。

● 肠旋转不良患儿常伴有内脏异位，即肝、脾和血管结构异常。

● 新生儿肠旋转不良会出现胆汁性呕吐或中肠扭转体征。

● 可能需要输注大量的晶体、胶体和血制品，也可能需要缩血管药物提供循环支持。酸中毒很常见，需要通过扩容和补碱来进行纠正。

（四）炎症性肠病

炎症性肠病（inflammatory bowel disease，IBD）包括两种主要的慢性肠道炎症：克罗恩病和溃疡性结肠炎。两者的发病率都很高。及时准确的诊断和适当的治疗可以最大限度地减少 IBD 对患者生理和心理的短期和长期影响。

1. 流行病学

IBD 的发病率在稳步上升。美国的患病人数超过 100 万，其中包括 10%～25% 的儿科患者[39, 41]。在儿科患者中，克罗恩病每年的发病率为 2/100 000～7/100 000，而溃疡性结肠炎每年的发病率为 1/100 000～4/10 000[42]。男女患病率相当。北美和北欧的 IBD 患者数量最多。高加索人，尤其是德系犹太人，患此病的风险最高。然而，在不同的农村和城市及不同种族背景的人群中，该病的发病率一直在增加。

2. 病因学

IBD 的病因尚不清楚，但有许多危险因素似乎在其发展过程中起到一定作用。该病具有遗传倾向，19%～41% 的儿童 IBD 的发病呈家族性[42]。同卵双胞胎比异卵双胞胎更易患 IBD。环境因素、感染、免疫系统疾病和心理应激在 IBD 的发展中起一定作用。近年来，对肠道微生物的研究越来越多，发现克罗恩病与肠侵袭性大肠杆菌菌株的过度繁殖有关[42]。

3. 病理生理学

溃疡性结肠炎一般局限于结肠和直肠。但疾病严重程度在儿童和成人中是不同的。一般来说，儿科患者的病变更广泛，可能表现为全结肠炎。溃疡性结肠炎的微观病变仅限于黏膜，且由直肠向上呈连续性蔓延[43]。另一方面，克罗恩病可以累及从口腔至肛门的任何消化道部分。对克罗恩病患儿进行首次评估时，患儿常有广泛的回肠和结肠病变。炎性病变在位置和严重程度上呈灶性、不对称性和斑片状。在结肠中，克罗恩病可能很难与溃疡性结肠炎相鉴别。IBD 患者也有肠外表现，并且患结直肠癌的风险高于预期。

4. 临床表现

克罗恩病的典型表现是腹痛、腹泻和体重下降。黏液脓血便腹泻是溃疡性结肠炎的典型症状。肠外表现包括厌食、嗜睡、发热、关节痛、关节炎、结节性红斑、葡萄膜炎 / 虹膜炎和生长障碍。

5. 诊断

IBD 诊断的金标准是上消化道内镜检查、结肠镜检查和组织病理学检查。但是，完整的病史和体格检查也是必不可少的。

实验室筛查试验包括红细胞沉降率、C 反应蛋白[44]及粪便细菌和寄生虫检查。粪便炎症标志物也有助于 IBD 患者的筛查和检测。粪便标志物包括肠黏膜中活化中性粒细胞释放的蛋白质（如乳铁蛋白、钙卫蛋白、多形核粒细胞弹性蛋白酶和溶菌酶）[45]。

血清学生物标志物包括抗酿酒酵母（anti-Saccharomyces cerevisiae，ASCA）IgA 和 IgG、抗大肠杆菌外膜孔道蛋白 C、核周型抗中性粒细胞 IgG、抗荧光假单胞菌 CD 相关蛋白 IgA 和抗鞭毛蛋白。据推测，对菌体抗原有免疫反应的患者疾病更严重[46]。患有克罗恩病的成人和儿童，ASCA 水平越高，发病年龄越小，肠道结构改变越明显，肠穿孔和需要手术的可能性越大。放射学检查、CT 扫描、超声检查、磁共振成像和钡灌肠也可用于诊断 IBD 及其并发症（如脓肿），但是，每一种方法的作用是有限的。

6. 治疗

炎症性肠病会让患者变得非常虚弱。因此，治疗目标包括诱导和维持疾病缓解，以促进患儿正常的生长发育和改善患儿的生活质量。内科治疗由多种药物联合组成，包括在中重度活动性 IBD 患儿中使用糖皮质激素进行抗炎治疗。柳氮磺吡啶和 5- 氨基水杨酸是局部活性药物，有助于诱导缓解[47]。免疫调节药，如 6- 巯基嘌呤（6-mercaptopurine，6-MP）和硫唑嘌呤，是这些患儿最常用的药物。这些药物通过将 6-MP 的代谢产物 6- 硫鸟嘌呤核苷酸整合在白细胞的 DNA 中而起作用[48]。甲氨蝶呤是一种二线免疫调节药，IBD 患儿每周注射，可显著减少糖皮质激素的使用[48]。环孢素和他克莫司通过阻断强效促炎细胞因子 IL-2 的产生，可有效控制克罗恩病中严重的暴发性溃疡性结肠炎和瘘管的形成[49, 50]。

英夫利昔单抗是一种嵌合性单克隆抗体，是针对 TNF-α 的生物疗法，目前已广泛应用于 IBD 患儿[51]。最近，阿达木单抗已用于治疗 IBD 患儿[42]。抗生素 / 益生菌，尤其是环丙沙星（Cipro）和甲硝唑（Flagyl）可用于预防和治疗感染，如结肠袋炎[52]。要素饮食或全肠外营养的营养治疗有助于维持营养和促进生长，这一点很重要，因为营养不良是 IBD 患儿生长停滞的主要原因。最后，粪便微生物移植近年来已被用于治疗小儿 IBD，初步结果表明该方法应用前景广阔[53]。

由于治疗方案要求严格，疾病频繁复发，疼痛、腹泻、大便失禁及身体外观的改变，IBD 患儿普遍存在心理问题。这些患儿经常不会与同龄人讨论他们的问题。这类患者及其家人往往需要多学科的帮助，使他们能够应对 IBD 带来的身体和心理影响[54]。

IBD 患者罹患癌症的风险增加。据估计，溃疡性结肠炎患者的癌症风险在发病后的前 10 年内每年以 1% 的速度增加[55]。全结肠病变患者的风险最高。因此，在患病 8～10 年后，无论有无症状，患者都应每年进行肠道监测。由于内科和营养治疗的进步，这些患儿需要手术的比例正在下降。由于手术并不能治愈这种疾病，因此它只是作为内科治疗失败或疾病出现并发症时的一种备选方案。急诊手术适用于内科治疗难以控制的暴发性疾病，包括广泛的直肠出血或中毒性巨结肠。过去，结直肠切除术加回肠造口术是溃疡性结肠炎的标准治疗方法。自 20 世纪 70 年代以来，恢复性结直肠切除术加回肠 - 肛管吻合术已开始实施。有些患者会出现狭窄，需要通过手术来缓解。

IBD 患者的麻醉管理要从病史和体格检查入手。需要特别注意患者的容量和电解质状况。在进行择期手术前，优化液体和电解质状况是患者取得良好预后的关键。对于长期接受类固醇治疗的患者，建议预防性给予类固醇治疗。对接受全肠外营养的患者，需在围术期监测其血糖和代谢状态。突然中断富含高浓度葡萄糖的 TPN 溶液可能会导致患者出现严重的低血糖。对于腹部手术患者而言，没有哪一种特定麻醉方法是最好的。腹部手术应考虑全身麻醉联合硬膜外麻醉，因为硬膜外麻醉可显著缓解术后疼痛。手术范围决定了术中监测的必要性。如果患者需要行广泛的结肠切除术，则需建立合适的动脉和中心静脉通路进行监测。注意术中容量的补充，纠正失血、失液、电解质、葡萄糖和血流动力学紊乱是非常重要的。

术后疼痛管理是具有挑战性的，因为腹痛，许多患者在术前会接受麻醉镇痛治疗。患者静脉自控镇痛和区域镇痛能很好地缓解疼痛，现已常规用于腹部手术患者的术后镇痛。吻合口瘘和脓肿形成是术后最常见的并发症。介入放射科医师实施脓肿引流通常也需要全身麻醉。

要点：炎症性肠病

- 溃疡性结肠炎一般局限于结肠和直肠。
- 克罗恩病可以累及从口腔至肛门的整个胃肠道。
- 患有 IBD 和肠外表现的儿童罹患结直肠癌的风险更高。
- 诊断 IBD 的金标准是上消化道内镜检查、结肠镜检查和组织病理学检查。
- IBD 的治疗目标是诱导并维持疾病缓解状态。
- 内科治疗包含药物、糖皮质激素、抗炎药和针对 TNF 的生物制剂。
- 急诊手术适用于内科治疗难以控制的暴发性疾病，包括广泛的直肠出血或中毒性巨结肠。

（五）腹部肿瘤：主要的腹部 / 肝脏肿瘤和嗜铬细胞瘤

1. 主要的腹部肿瘤

神经母细胞瘤、肾母细胞瘤和肝癌是儿童最常见的腹腔内肿瘤。新生儿和婴幼儿患者常表现为腹部肿物和腹胀。儿童腹部肿物的鉴别诊断见框 31-2 所示。

框 31-2　儿童腹部肿物的鉴别诊断

新生儿	婴幼儿和儿童
肿瘤	**肿瘤**
● 畸胎瘤	● 肝细胞癌
● 肝血管瘤	● 肝母细胞瘤
胃肠道	● 神经母细胞瘤
● 肠重复畸形	● 肾母细胞瘤
● 肠系膜囊肿	● 畸胎瘤
● 胆总管囊肿	● 腹膜后副神经节瘤
肾脏	● 淋巴瘤
● 多囊肾病	● 横纹肌肉瘤
● 肾积水	**感染**
卵巢	● 包虫囊肿
● 卵巢囊肿	● 中毒性巨结肠
● 卵巢畸胎瘤	● 腹膜后 / 腹腔内脓肿
	其他
	● 嵌顿粪便
	● 肠系膜囊肿
	● 肠套叠
	● 肠扭转

实验室检查、放射学检查和影像学检查是确定患儿病因的常用诊断方法。框 31-3 列出了有助于患儿腹部肿物初步评估的检查。

框 31-3　评估腹部肿物的检查

实验室检查
- 特异性全血细胞计数
- 血生化
- 血清电解质水平
- 肝功能检测
- 血浆儿茶酚胺水平
- 血清 β- 绒毛膜促性腺激素
- 血清甲胎蛋白水平
- 尿液分析
- 尿酸和乳酸脱氢酶水平
- 尿香草扁桃酸和儿茶酚胺水平

影像学检查
- 腹部平片
- 腹部超声检查
- 腹部 CT 或 MRI
- MIBG（间碘苯甲胍）扫描

---

2. 神经母细胞瘤

神经母细胞瘤起源于神经嵴组织。腹部神经母细胞瘤来源于肾上腺和椎旁交感神经节。神经母细胞瘤是婴幼儿最常见的肿瘤，也是儿童最常见的颅外实体瘤。神经母细胞瘤的表现形式是多种多样，即使经过治疗，也会出现从完全退化到威胁生命的进展之间变化。

(1) 流行病学：神经母细胞瘤占 15 岁以下患者恶性肿瘤的 7% 以上，占所有儿童肿瘤死亡的 15% 左右 [56]。大约 40% 的病例在 1 岁前确诊，75% 的病例在 7 岁前确诊，98% 的病例在 10 岁前确诊 [57]。半数以上的患儿在 2 岁前确诊。神经母细胞瘤的发病率男孩略高于女孩（比例为 1.2 : 1.0）[57]。有 1%～2% 的患儿有神经母细胞瘤家族史，为常染色体显性遗传。家族性神经母细胞瘤确诊时的年龄中位数为 9 月龄，而散发病例的年龄中位数为 18 月龄 [56]。Maris 等发现，20% 的家族性神经母细胞瘤患儿有双侧或多灶性肿瘤，证实其位点在 16p 12～13 号染色体上 [58]。

大约 75% 的腹部神经母细胞瘤在确诊时已发生转移，最常见的转移部位是淋巴结、骨髓、肝脏和皮肤。在美国，神经母细胞瘤的总体发病率为 1/100 000，每年约有 700 例新增患者。患者的总体生存率为 65%，但大多数患者在发病时就合并有高风险的转移性疾病，尽管加强了化疗和侵入性外科手术，其生存率仍低于

50% [59]。与新生儿期后确诊的神经母细胞瘤相比，新生儿神经母细胞瘤所占比例不到 5%，通常会自行消退，或不经治疗也可完全消失。许多权威机构提倡对低风险新生儿采取观察和等待的方法，并减少对一些中等风险患者的治疗，以最大程度的降低化疗毒性和手术创伤对患者的影响 [60]。

(2) 临床表现：神经母细胞瘤的临床表现各不相同，取决于原发疾病的部位、转移的范围、肿瘤的大小及任何相关的副肿瘤综合征。患者在疾病早期可能有非特异性症状，如疼痛和全身不适。50%～75% 的患者会出现腹部肿物，并可能伴有腹痛和腹胀、体重下降、发育不良、发热和贫血 [57]。该肿瘤可产生儿茶酚胺，约有 25% 的患者可出现高血压。胸部肿瘤可能偶然在胸部 X 线片上发现，或者当患者病变一侧出现霍纳综合征（上睑下垂、瞳孔缩小、眼球内陷、无汗和虹膜异色）时发现。转移性神经母细胞瘤患者会出现眼球突出和眶周瘀斑，常被称为"浣熊眼"。患有神经母细胞瘤的婴幼儿会出现低钾血症和难治性腹泻，并伴有水样、喷射状大便。目前认为，腹泻可能是肿瘤产生血管活性肠肽引起的结果。

(3) 诊断：神经母细胞瘤可通过血清学和尿液检查及放射学和同位素检查来确诊。虽然没有神经母细胞瘤的特异性血清标志物，但通常存在高水平的铁蛋白、神经元特异性烯醇化酶和乳酸脱氢酶 [61]，偶尔合并有高水平的血清和尿儿茶酚胺。血清和骨髓免疫学分析对肿瘤细胞的检测是很敏感的。放射学检查包括腹部 X 线片、CT 扫描、螺旋 CT、MRI 和同位素骨扫描。一旦确诊，即根据国际神经母细胞瘤分期系统进行分期。INSS 评分是预测神经母细胞瘤患者预后的主要临床变量之一。越来越多的组织病理学特征被用来明确患者的风险和治疗策略。最后，基因组和生物学特征，如 DNA 变性、染色体改变和特定基因的扩增，现也被用于肿瘤分期和风险评估，以及确定治疗方案 [59]。

(4) 治疗：手术、化疗、放疗和免疫治疗是神经母细胞瘤的主要治疗方法。手术对肿瘤未出现转移的患者是有益的。然而，超过半数的神经母细胞瘤患者存在已经转移或无法切除的肿瘤。这种情况下，先行化疗，随后再进行肿瘤切除。高危神经母细胞瘤患儿接受多模式治疗，包括诱导化疗、手术切除原发肿瘤、放疗和巩固化疗。

(5) 手术切除肿瘤：当神经母细胞瘤患者需要手术时，完整的病史、体格检查及术前与患者主治医师沟通是非常重要的。评估全血细胞计数、血清电解质浓

度、超声心动图和放射学检查也很重要。了解化疗药和类固醇的使用是很重要的，因为这两种疗法都可导致并发症。术中麻醉管理包括全身麻醉、气管插管、标准监测及动脉和中心静脉监测。偶尔，患者在神经母细胞瘤切除术中会出现明显的血压波动，就像嗜铬细胞瘤一样。

3. 嗜铬细胞瘤

嗜铬细胞瘤的嗜铬细胞可产生儿茶酚胺，是一种起源于神经外胚层的肿瘤。这些细胞存在于交感肾上腺系统的任何位置，但最常见于肾上腺髓质。起源于肾上腺外交感神经节和副交感神经节的肿瘤被归为肾上腺外副神经节瘤。嗜铬细胞瘤和交感副神经节瘤可分泌儿茶酚胺，但大多数副交感副神经节瘤是不分泌儿茶酚胺的。嗜铬细胞瘤分泌大量肾上腺素、去甲肾上腺素和多巴胺，以及各种肽和异位激素：脑啡肽、生长抑素、降钙素、催产素、血管加压素、胰岛素和促肾上腺皮质激素[62]。有关儿童嗜铬细胞瘤的病因、诊断和治疗的数据资料有限。

(1) 流行病学：儿童嗜铬细胞瘤的发病率是成人的 1/10（儿童发病率为 1/500 000，成人为 1/50 000）[63]。嗜铬细胞瘤位于患者双侧肾上腺的约占 10%，位于肾上腺外的占 10% 的，10% 是恶性的，10% 是家族性的。在儿童中，70% 的嗜铬细胞瘤位于患者双侧肾上腺和肾上腺外，且大多数是良性的[64]。由于分子遗传学的进步，18 岁或 18 岁以下患者生殖细胞基因突变的检出率可达 59%，10 岁以下患者生殖细胞基因突变的检出率可达 70%。遗传倾向与 von Hippel–Lindau 基因突变有关，VHL 基因编码琥珀酸脱氢酶的 B 和 D 亚基，也与 RET 原癌基因有关，RET 原癌基因使患者易患 2 型多发性内分泌肿瘤（multiple endocrine neoplasia type 2, MEN2）或 1 型神经纤维瘤（neurofibromatosis type 1, NF1）。VHL 基因是嗜铬细胞瘤患儿中最常见的突变基因[65]。

新生儿嗜铬细胞瘤虽然罕见，但仍可能出现。然而，它们更常见于年龄较大的男孩。育龄期女性患此病的比例较高，说明它也受激素的影响。

(2) 临床表现：嗜铬细胞瘤的患者消瘦、厌食，且代谢亢进。最常见的症状包括头痛、面红、心悸、高血压和出汗。中枢神经系统表现包括震颤、紧张、焦虑、视觉障碍和精神失常。心血管症状包括高血压、室性心律失常、心肌病和心力衰竭。有些患者会有胃肠道紊乱的症状。

(3) 诊断：嗜铬细胞瘤的诊断主要通过生化检验和影像学检查。测定 24h 尿中的香草扁桃酸、总甲氧肾上腺素和儿茶酚胺的浓度具有诊断价值[66]。95% 的患者尿中甲氧肾上腺素水平升高，约 90% 的患者香草扁桃酸和儿茶酚胺水平升高[67]。高血压发作期间血浆儿茶酚胺浓度超过 2000pg/ml，则可诊断为嗜铬细胞瘤，正常水平则可排除该诊断。血浆儿茶酚胺水平在 500～1000pg/ml，提示可能存在嗜铬细胞瘤，但需要进一步检查[68]。CT 或 MRI 扫描及 123I 标记的间碘苯甲胍（metaiodobenzyl guanidine, MIBG）扫描也有助于诊断[69]。异常的神经外胚层组织吸收同位素，在扫描时产生一个吸收增强的病灶区。这些扫描有助于定位肾上腺外肿瘤。18F- 氟代脱氧葡萄糖或羟基麻黄碱的正电子发射断层扫描也可用于肿瘤定位[70]。

(4) 治疗：手术切除肿瘤是最终的治疗方法，术前对患者的病情状况需进行优化调整。调整治疗的目标包括动脉血压和心率恢复正常，维持血容量，预防高血压危象及其并发症。

患者的术前准备至少应从手术前 10～14 天开始。初始治疗包括使用 α 肾上腺素受体阻滞药，以减轻儿茶酚胺诱导的血管收缩及其并发症[71]。酚苄明是一种非竞争性非选择性 α 受体阻滞药，每天 2 次，口服，剂量为 0.5～1mg/kg。剂量可根据患者对药物的反应进行调整。酚妥拉明是一种竞争性非选择性 α 肾上腺素受体阻滞药，可作为辅助用药。血压正常或药物不良反应（如体位性低血压、心动过速、鼻塞和头晕）的出现，表明 α 受体已被充分阻滞[71]。α 受体阻滞后，未阻滞的 β 受体激动可引起心动过速和心律失常，可通过 β 肾上腺素受体阻滞药（如普萘洛尔或拉贝洛尔）进行控制。在 α 受体被完全阻滞之前，不应使用 β 受体阻滞药，因为未被阻滞的 α 受体激药可导致严重的高血压危象。有时，加用 α- 甲基 – 对酪氨酸（美替罗星），竞争性地抑制酪氨酸羟化酶（儿茶酚胺生物合成的限速酶）以减少儿茶酚胺在肿瘤中的储存[72]。

嗜铬细胞瘤患者通常血管内容量减少，且循环血容量比正常低 15% 左右。一旦药物的阻滞作用完全，就需要进行容量复苏。

嗜铬细胞瘤患者的麻醉管理包括提供平稳的麻醉和避免儿茶酚胺的激增。尽管有最佳的医疗处理，但在麻醉诱导和气管插管、术中操作和肿瘤静脉引流结扎时，患者可能也会出现突然的血压升高。术前口服咪达唑仑缓解患者的焦虑症状。全麻或全麻联合硬膜外麻醉已被成功应用于这些患者的术中管理。麻醉诱导常采用面罩吸入七氟烷或静脉注射丙泊酚或依托咪酯来进行。麻醉诱导后，置入粗口径静脉导管，并行动脉穿刺置管。使用非去极化肌松药，如罗库溴铵、维库溴铵或顺式阿曲库铵。如果患者术前没有中心静脉导管通路，则置入中心静脉导管。镇痛可使用芬太尼、舒芬太尼或持续输注瑞芬太尼。

术中高血压可通过输注硝普钠进行控制，硝普钠是一种强效的动脉血管扩张药。艾司洛尔常用于控制心动过速和高血压。一旦结扎肾上腺静脉并切除肿瘤，低血压就可能发生。此时通常给予补液并停用血管扩张药进行处理。有时可能需要使用缩血管药物，如去氧肾上腺素或去甲肾上腺素。

术后将患者送往重症监护室监测和控制高血压、低血压和低血糖。一旦肿瘤切除，胰岛 B 细胞抑制被解除，胰岛素水平升高，可导致低血糖。在肿瘤切除和 α 受体阻滞后，脂肪分解和糖原分解停止。残余的肾上腺素能阻滞作用可能会掩盖低血糖的症状和体征。因此，应密切监测血糖浓度。如果术后高血压持续存在，则很可能存在另一个未被发现的嗜铬细胞瘤。应确定所有患者的儿茶酚胺水平恢复正常。术后需要长期随访，以发现后续可能存在的异位瘤和其他部位可能出现的肿瘤。

4. 肾母细胞瘤

肾母细胞瘤是儿童最常见的肾脏肿瘤。肾母细胞瘤的诊断和治疗见其他章节（见第 32 章）。

5. 肝脏肿瘤

肝脏肿瘤占所有儿童肿瘤的 1%。肝母细胞瘤和肝细胞癌占儿童肝脏恶性肿瘤的大多数。约 2/3 的肝脏肿瘤是肝母细胞瘤。肝脏良性肿瘤包括血管瘤、错构瘤、腺瘤和局限性结节状增生。随着外科、麻醉和化疗技术的进步，肝母细胞瘤患者的 5 年生存率从 30 年前的 35% 提高到了目前的 75%[73]。然而，肝细胞癌患者的预后仍然很差。

(1) 流行病学：肝母细胞瘤和肝细胞癌多见于 0.5—3 岁的男性患儿，确诊的年龄中位数为 18 月龄。在 4 岁以上的儿童中，新诊断的肝母细胞瘤只占 5%。其他与肝母细胞瘤相关的疾病包括 Beckwith-Wiedemann 综合征、家族性腺瘤性息肉病、偏身肥大症和低体重儿。肝细胞癌一般出现在 10 岁以上患儿中，且该类患儿通常合并基础肝病，如肝硬化、酪氨酸血症和其他遗传代谢病[74]。已经证实，有几个染色体的基因突变使患者易发展为肝脏恶性肿瘤。

(2) 临床表现：大多数肝癌患儿表现为无痛的、可触及的腹部肿块，也可有腹胀、厌食、体重下降及乏力。偶尔出现腹痛、便秘、黄疸或性早熟。

(3) 诊断：实验室和影像学检查是诊断肝脏肿瘤的关键。实验室检查包括全血细胞计数、血生化、肝功能检验、凝血全套和血清甲胎蛋白浓度。血清 AFP 浓度测定是肝母细胞瘤和肝细胞癌最敏感的实验室检查，但该检查是非特异性的。有时，肝母细胞瘤分泌 β- 人绒毛膜促性腺激素。影像学检查，如腹部 CT、超声、MRI 和磁共振血管造影，也有助于诊断这些肿瘤。然而，最终要通过肝活检才可确诊。

(4) 治疗：在过去的几十年中，肝母细胞瘤的治疗有了显著的改善。肝脏良性肿瘤和 I 期肝母细胞瘤的一期切除是有效的治疗方式。不能切除的肿瘤在切除前先用长春新碱、顺铂和氟尿嘧啶进行化疗。如果肿瘤在化疗后仍不能被切除，且没有转移，则考虑进行原位肝移植。近年来，通过国际合作建立了一个更精确的分期和治疗系统，该系统基于肿瘤涉及几个肝区及其他特点，如 IVC、肝静脉和门静脉的累及等。对于高危型肿瘤，采用更加标准化的方法强化术前化疗和广泛的手术切除，该方法已将普通肝母细胞瘤患者的生存率提高到 90% 以上，将转移性肿瘤患者的生存率提高到 45%～80%。在最近的一系列研究中，多达 27% 的高危型肿瘤患者采用了肝移植治疗[75]。

术前评估包括确定肿瘤的范围，是否有转移，以及患者是否接受过化疗。应特别注意患者的实验室检查，肝功能、血细胞计数、凝血状况，以及肺功能、肾功能和心功能，尤其是化疗后。使用有心脏毒性的化疗药物后可能需要进行超声心动图检查。在术前和术中，应确定患者血型，并做交叉配血，准备好浓缩红细胞、新鲜冰冻血浆和血小板。

肝脏肿瘤患者的麻醉管理是具有挑战性的。应使用标准的麻醉诱导药物。肌松药有助于气管插管，最好使用顺式阿曲库铵，因为它经肝脏代谢少。通常使用标准监护仪，加上有创动脉和中心静脉压监测。建立粗口径的外周静脉通路，最好是在上肢。在大量失血的情况下，应努力维持组织灌注、体温及 pH 正常。在手术过程中，对发生急性、快速出血的患者进行迅速的容量复苏是必要的。肝脏切除术中出血的主要来源是无瓣膜的肝静脉。而静脉压力高会导致出血增加。因此，在切除阶段将 CVP 保持在 5mmHg 以下，可一定程度减少出血。在手术的某些阶段，可能需要缩血管药物（如去甲肾上腺素或血管加压素）来维持动脉血压。气管导管是在手术室还是 ICU 拔除，取决于肝脏切除的范围、术中失血量，以及是否需要进行容量复苏。采用患者自控或护士控制镇痛进行术后疼痛管理。

> **要点：腹部肿瘤**
> - 神经母细胞瘤、肾母细胞瘤和肝母细胞瘤是儿童最常见的腹腔内肿瘤。
> - 神经母细胞瘤约占15岁以下患儿恶性肿瘤的7%，占所有儿童肿瘤死亡的15%。
> - 神经母细胞瘤的诊断需要血清学和尿液检查及放射学和同位素检查。
> - 测定24h尿中香草扁桃酸、总甲氧肾上腺素和儿茶酚胺可诊断嗜铬细胞瘤。
> - 嗜铬细胞瘤手术的术前准备应在术前开始使用α受体阻滞药酚苄明。
> - 肝母细胞瘤和肝细胞癌是儿童最常见的肝脏恶性肿瘤。

（六）腹股沟疝

腹股沟疝是指肠管通过开放的腹膜鞘状突形成的隆起（图31-5）。嵌顿疝是一种不可复位的疝，不能还纳入腹腔。当肠管受压致使肠管血供受阻时，则被称为绞窄性疝。

1.流行病学

腹股沟疝修补术是儿科患者最常见的择期手术。在儿科患者中的发病率为4.4%，男性患儿更为常见。早产儿的发病率为10%~30%，足月新生儿的发病率为3%~5%[76, 77]。结缔组织病和囊性纤维化也会增加腹股沟疝的发病率。嵌顿疝在早产儿中更常见[78]。

2.临床表现和诊断

通过体格检查，在腹股沟内环的或外环可触及一隆起，则为腹股沟疝。大多数腹股沟疝无明显疼痛，但大的疝可能会引起疼痛。隆起常在睡眠或休息时消

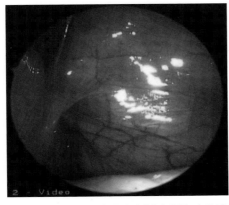

▲ 图31-5　2月龄婴儿右侧腹股沟疝的腹腔镜下视野

失。Valsalva动作（如哭闹）常可导致隆起反复出现。腹股沟疝的鉴别诊断包括鞘膜积液、可回缩睾丸、淋巴结病变和肿瘤。超声有助于诊断腹膜鞘状突未闭。嵌顿疝患者的腹股沟会出现一个有触痛的硬块。患者常无法安抚，且可能伴有食欲减退。"丝手套征"（在触诊时可以触及未闭且增厚的腹膜鞘状突呈丝质手套感）提示腹股沟疝[79]。

3.治疗

腹股沟疝不会自然愈合，但积液通常会在出生后的第1年消退。腹股沟疝需要手术修补，以降低其发展为嵌顿疝的风险。嵌顿疝一般可以通过手法复位。一旦复位，则应在接下来的24~48h内进行修补，以防再次嵌顿[80]。如果疝气无法复位，可能会发展为绞窄性疝、肠坏死和坏疽。绞窄性疝需要立即手术矫正。全身麻醉和肌肉松弛后可使无法复位的疝复位。有些绞窄性疝的患者可出现肠坏死，需要在疝修补术中行坏死肠管切除。表31-1详细列出了腹股沟疝的特点。小于6月龄的婴儿患绞窄性或嵌顿疝的风险增加[81]。因此，这部分疝一经发现应立即修补。是否对另一侧进行手术是有争议的，但28%的患者在早期只出现单侧、临床症状明显的疝气，随后另一侧也会出现疝气的症状[82]。50%的2岁以下儿童腹膜鞘状突未闭，这一点不应与腹股沟疝相混淆。腹腔镜下观察有助于确定另一侧是否存在腹股沟疝。即使手术主要是按传统方式进行修补，也可用腹腔镜检查对侧情况。

表31-1　腹股沟疝的特点

	单纯性疝	嵌顿疝	绞窄性疝
疝囊	随Valsalva动作疝出	可复位	可或不可复位
疼痛	无疼痛	触痛	触痛
血供	完好	完好	受损
手术紧急程度	择期	复位后24~72h内	紧急

早产儿常有双侧腹股沟疝。由于潜在的肺部并发症和手术修补可能较困难的事实，对于应何时进行疝修补尚存在争议。事实上，因为担心会发展成为嵌顿疝，大多数早产儿从新生儿重症监护病房出院前都要接受疝修补手术。

根据合并症和手术要求，轴索麻醉或气管插管全身麻醉、喉罩或面罩全身麻醉都适用。喉罩应慎用于早产儿。1号LMA可使无效腔量增加约100%，并使

$PaCO_2$ 显著升高。除非麻醉深度足够，否则在对疝囊进行手术操作期间可能发生喉痉挛。尽管存在这些问题，但一项新的随机对照试验显示，在 12 月龄以下婴儿中，LMA 与气管内插管相比，前者围术期呼吸道不良事件的发生率要低得多，包括喉痉挛和支气管痉挛（分别为 18% vs. 53%，共 177 名受试者，HR=2.94，$P < 0.0001$）[83]。骶管阻滞常作为全身麻醉的辅助措施。在年长患儿中，髂腹股沟和髂腹下神经阻滞是有帮助的。

在接受腹股沟疝修补术的健康早产儿中，术后呼吸暂停的发生率为 20%～30%[84]。术后呼吸暂停的风险随着出生后年龄的增加而降低[85]。对于这些患儿，麻醉科医师常采用脊髓麻醉，然而这并不能降低他们呼吸暂停和心动过缓的发生率[86]。矫正胎龄小于 60 周的早产出生的患儿和妊娠 45 周以内的足月新生儿常会留院过夜对呼吸暂停进行监测。最近的 GAS（全身麻醉与脊髓麻醉的比较）研究的主要目的是确定神经发育的结局，同时评估麻醉后的呼吸暂停。术后 0～30min 的早期呼吸暂停在脊髓麻醉下较少出现（脊髓麻醉与全身麻醉分别为 1% 和 3%，$P=0.04$），但两者 0～12h 内呼吸暂停的总体发生率相似（$P=0.21$），脊髓麻醉为 3%，全身麻醉为 4%。对呼吸暂停最有力的预测因素是早产，96% 的早产儿有呼吸暂停史[87]。关于 GAS 研究的进一步讨论和麻醉药的神经毒性参见其他章节（见第 46 章）。

4. 远期预后

在一项研究中，28% 的单侧的、有临床症状的腹股沟疝患者，后期另一侧也会出现有症状的疝气。早期行腹股沟疝修补术的婴儿其复发率低于 5%[88]。

> **要点：腹股沟疝**
> - 腹股沟疝常见于早产儿。
> - 重点是要确定疝是非嵌顿性的、嵌顿性的还是绞窄性的。
> - 脊髓麻醉不能降低早产儿术后呼吸暂停的发生率。

（七）幽门狭窄

1. 流行病学

先天性肥厚性幽门狭窄（idiopathic hypertrophic pyloric stenosis，IHPS）在活产儿中的发病率为（2～4）/1000，男女比例为 1:3。最近，一些国家的 IHPS 发病率有所下降。早产儿 IHPS 发病要晚于足月儿[89]。

2. 病因学

幽门肌肉肥厚的机制尚不清楚，但肥厚会导致胃肠梗阻（图 31-6）。在具有 IHPS 阳性家族史的男性和头胎婴儿中，这种疾病的发生率增加，表明该病变具有遗传倾向。喂养不当、环境因素、早产儿十二指肠喂养和红霉素的使用都被认为是 IHPS 的病因。幽门环肌肌纤维肥大（数量没有增加），出现明显增厚和水肿。幽门环肌切开术后，随着时间的推移，幽门肌细胞会完全恢复正常。

3. 临床表现和诊断

胎儿出生后 2～12 周（一般在 3～8 周），大多数 IHPS 患儿出现非胆汁性、喷射性呕吐。鉴别诊断包括过度喂养、幽门痉挛、胃轻瘫、胃食管反流和十二指肠束带。幽门狭窄患儿常表现为饥饿和易激惹。当脱水严重时，可表现为嗜睡。

IHPS 常通过超声确诊。若超声检查不能确定，可能需要进行钡餐检查。腹壁触诊时可触及肥厚的幽门。仔细观察进食后的患儿，常会发现上腹部存在特征性蠕动波。过去，患儿常在疾病进展至晚期后才能被确诊。现在，由于超声的广泛应用和儿科医师对该疾病认识的提高，患儿在疾病早期即可得到确诊。因此，很少有患儿在就诊时出现严重的电解质紊乱和脱水症状。如果未能及时诊断，患儿典型的临床症状为脱水、低氯、低钾和碱中毒。患儿可出现体重下降，并伴有胃炎和轻微的胃肠道出血。起初，这些患儿尿液呈碱性，钾钠丢失是肾脏对呕吐的代偿结果。之后患儿开始产生酸性尿液，进一步加重了代谢性碱中毒。这种反常性酸性尿常出现在钾和钠耗尽之后（图 31-7）。

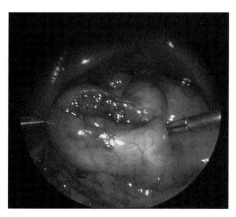

▲ **图 31-6 幽门环肌切开术**
注意，幽门环肌已经部分横断，并保持开放愈合。这样会增大幽门的开口

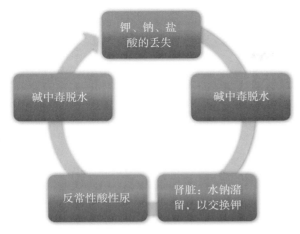

▲ 图 31-7　幽门狭窄的病理生理学

低钙血症常伴有低钠血症。如果任由这种恶性循环继续下去，且伴有额外的液体丢失，则很快就会出现肾前性氮质血症、低血容量性休克和代谢性酸血症。

4. 治疗

先天性肥厚性幽门狭窄伴低血容量是一种内科而非外科的紧急状态。在麻醉诱导前，必须纠正低血容量、酸碱失衡和电解质紊乱。IHPS 手术是需要抓紧时间进行的手术，但不是急诊手术。根据病理生理状态的严重程度，纠正可能需要 12～48h [90]。患儿术前应禁食禁饮，并予以胃减压。静脉输液治疗常包括生理盐水、含 5% 葡萄糖（dextrose 5%，D5）的 0.5%NS 或含 D5 的 0.25%NS，按维持液需要量的 1.5 倍予以输注。应注意不要输注过多的低渗溶液，以免导致癫痫发作甚至死亡。应给予足够的葡萄糖以维持正常的血糖水平。一旦达到满意的尿量，静脉输液中可加入钾。手术开始前应维持机体内环境稳定，如血清氯 > 100mEq/L 和血清碳酸氢盐 < 30mEq/L。尿氯 > 20mEq/L 表明血管内容量充分恢复，因为肾脏在尿液浓缩过程中会保留氯离子。由于葡萄糖醛酸转移酶的隐性缺乏，2% 的患儿会出现黄疸。

气管插管前，常给予阿托品以防止心动过缓，洗胃的同时将患者向四个不同方向倾斜，以尽可能彻底地将胃排空 [91]。有时需要洗胃以清除钡剂或乳凝块。这类患儿误吸胃内容物的风险高，气道管理时必须要谨慎，由于软组织损伤、屏气、喉痉挛、误吸及操作的伤害性刺激等潜在不良反应，近年来患儿清醒气管插管的传统做法已明显减少。更常见的是，使用丙泊酚和琥珀胆碱或非去极化肌松药进行快速序贯诱导或改良快速序贯诱导。术中，经口胃管注入空气，以检查十二指肠黏膜的完整性。术前脑脊液碱中毒增加

了呼吸中枢对阿片类药物的敏感性。因此，这类药物通常避免使用的，因为它们可能会导致患者麻醉苏醒延迟，并引起呼吸暂停。经直肠或静脉给予对乙酰氨基酚及切口的局部浸润麻醉，通常可以提供足够的术后疼痛。幽门环肌切开术可以在开腹或者腹腔镜下实施。没有哪种技术具有明显的优势，尽管最近的 Meta 分析显示，腹腔镜手术可以缩短术后进食时间和提供更好的美容效果，但幽门环肌切开不完全的比例也较高 [92, 93]。两种技术下患儿的住院时间和术后并发症相似。大多数患儿在手术结束后即可拔除气管导管。然而，代谢性碱中毒增加了术后呼吸暂停的可能性 [94]。幽门环肌切开术的其他常见并发症包括十二指肠黏膜穿孔（1%～2%）、切口感染、切口疝、幽门环肌切开不全及肠管损伤 [95]。通常，术后几小时内就可开始经口进食。一些患者术后因胃食管反流或幽门环肌切开不完全而出现持续性呕吐。

框 31-4 总结了幽门狭窄围术期管理的循证医学证据 [90]。

> **要点：幽门狭窄**
> - 幽门狭窄是一种内科紧急情况，而非外科紧急情况。
> - 留出足够的时间进行术前补液和纠正电解质紊乱。
> - 气管插管采用快速序贯诱导或改良快速序贯诱导。
> - 避免使用阿片类药物，因为它们会使麻醉苏醒延迟，并可能增加呼吸暂停和术后机械通气的可能。

（八）阑尾炎

1. 流行病学

急性阑尾炎是最常见的需要手术治疗的腹部疾病。14 岁以下患者中，阑尾炎的发病率为 4/1000，且这些患者一生中患阑尾炎的风险为 7%。该病以男性多见（55%～60%）[96]。没有任何一项单独的检验、检查或症状能够对所有病例进行确诊。0.2%～0.8% 的阑尾炎患儿死于该疾病的并发症。学龄前患儿仅占阑尾炎患者的 5%，但 4 岁以下患儿阑尾穿孔的发生率为 80%～100%，而 10—17 岁患儿阑尾穿孔的发生率为 10%～20%。年幼患儿阑尾炎的临床症状往往比较弥散 [97]，这使得诊断更加困难。由于临床症状不典型，儿童阑尾穿孔的发生率增加 [98]。

| 框 31-4 | 幽门狭窄的围术期管理总结 |

术前管理
- 胃液量与钡餐检查、术前鼻胃管抽吸和禁食时间无关
- 术前鼻胃管减压不能保证胃液排空
- 电解质紊乱的纠正应以血清氯＞100mEq/L 和血清 HCO_3^- ＜30mEq/L 为目标

术中管理
- 在麻醉诱导前有必要插入一根粗的（如 14Fr）多孔口胃管来抽吸胃内容物，避免误吸胃液
- 新生儿气管插管前应用阿托品预防喉镜操作期间的反射性心动过缓
- 清醒气管插管并不优于快速诱导插管（RSI）或改良 RSI
- 包括压迫环状软骨在内的经典 RSI 是有争议的，几乎没有证据支持这种方法在防止胃内容物误吸方面的作用
- 吸入诱导对接受幽门环肌切开术的患者可能是安全的
- 琥珀胆碱因起效快、作用时间短而被继续使用
- 小剂量罗库溴铵 0.3～0.45mg/kg）可达到神经肌肉阻滞效果，且持续时间较短，但起效时间可能会延迟
- 与七氟烷或异氟烷相比，地氟烷的恢复时间更短（首次体动、气管拔管等）

- 地氟烷或七氟烷在术后呼吸暂停的风险方面优于异氟烷
- 氧化亚氮有可能使肠内气体膨胀，应限制使用，特别是在腹腔镜手术中
- 术后镇痛通常可以采用局部浸润麻醉和使用非阿片类药物，如对乙酰氨基酚或非甾体抗炎药来实现
- 在腹腔镜手术期间，腹腔内压力应限制在 ≤ 10mmHg
- 对于幽门环肌切开术，没有明显的证据表明区域麻醉优于全身麻醉

术后管理
- 大多数患儿可以通过使用非阿片类镇痛药和局部浸润麻醉进行术后疼痛管理
- 区域阻滞可用于术后镇痛
- 对乙酰氨基酚可能是一种比酮咯酸更安全的术后镇痛药
- 矫正胎龄＜ 44—60 周的早产儿应接受适当的术后呼吸暂停监测
- 贫血可增加早产儿术后呼吸暂停的风险（血红蛋白＜ 10g/dl）

经 John Wiley and Sons 许可转载，引自 Kamata 等 [90]

2. 病因学和病理生理学

阑尾炎是由于水肿、炎症和粪便细菌过度繁殖引起阑尾管腔阻塞导致的（图 31-8）。淋巴增生、异物或粪便导致阑尾管腔阻塞。而如果水肿引起动脉血供减少，则阑尾可能会坏疽和穿孔。

3. 临床表现和诊断

阑尾炎的诊断往往具有挑战性，因为阑尾在腹部的位置会发生变化。仅一半的患者会出现食欲减退和脐周疼痛、恶心、呕吐和右下腹痛的典型症状。大约 1/3 的患儿症状不典型或无法描述自己的症状。这导致患儿假阴性阑尾切除率达 5%～25%。增强 CT 或超声检查可降低假阴性率。鉴别诊断包括胃肠炎、输卵管卵巢囊肿、肠系膜淋巴结炎、胆囊炎、憩室炎、盆腔炎、输尿管结石等。新生儿很少患阑尾炎，但如果真是阑尾炎，其症状与坏死性小肠结肠炎几乎没有区别[99]。

4. 治疗

需要液体复苏和静脉注射覆盖肠道菌群的广谱抗生素。阑尾穿孔患儿需要使用抗生素进行治疗，直到临床状况好转。治疗该病的临床目标是在阑尾穿孔前进行阑尾切除术，以防止腹膜炎、败血症和脓肿形成。如果阑尾未穿孔且患儿已接受适当的抗生素治疗，则无须立即手术[100]。不论是否进行间隔阑尾切除术，该方法在儿童急性、单纯性阑尾炎中的使用都越来越流行。阑尾结石的存在是抗生素治疗失败的一个危险因素[101]。在一项研究中，46% 的非手术治疗患者在阑尾炎首次发作后的第 1 年内进行了阑尾切除术[102]。

大多数阑尾切除术是通过腹腔镜实施的，因为切口较小，伤口感染风险较小，且肠梗阻的发生率较低。腹腔镜阑尾切除术的初步经验表明，腹腔内脓肿的发生率较高，但后期研究并未证实这一点。

5. 麻醉管理

儿童阑尾切除术的麻醉管理通常不复杂，包括气管插管全身麻醉。麻醉采用快速序贯诱导，避免误吸胃内容物。如果患者存在败血症和阑尾穿孔，常需进行积极的液体复苏。在感染的腹腔内进行手术操作可能会导致急性血流动力学恶化。酮咯酸加阿片类药物，复合局部浸润麻醉，一般情况下，可以为内镜手术后

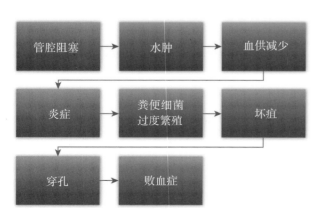

▲ 图 31-8 阑尾炎的病理生理学

患者提供良好的镇痛效果[103]。超声引导下的腹横肌平面阻滞作为是一种有效的疼痛管理策略，可减少阿片类药物用量、缩短禁食时间、减少止吐药的使用和缩短住院时间[104]。如果阑尾没有穿孔，患者很少需要自控镇痛。

> **要点：阑尾炎**
> - 为降低误吸胃内容物的风险，常需要快速序贯诱导。
> - 警惕阑尾炎诊断中给予的对比剂。
> - 阑尾穿孔的患儿可能需要额外的液体复苏。

三、特殊检查和外科手术

（一）胃肠镜/经内镜逆行性胰胆管造影/内镜手术

镇静能满足大多数成人内镜手术的需要，但儿童通常需要全身麻醉。由于许多手术都是在手术室外进行的，因此在这些区域为患者提供麻醉时，遵循手术室的标准是很重要的。这包括术前评估、术中监测、术后监护，以及在出现问题时可随时获得帮助。麻醉科医师必须对内镜手术的操作技术方面有所了解，其中一些需要在手术过程中多次切换内镜或超声检查、结扎曲张静脉、获取活检组织，以及进行其他干预措施。有时，内镜会完全压迫婴幼儿的气管和（或）气管导管，阻塞呼吸道。内镜充气压力过高会使胃肠过度膨胀从而影响通气。充气压力应保持在最低水平，通常为 $12cmH_2O$。在手术结束时，应进行胃内吸引，以尽可能多地排出气体和分泌物。插入肛管可有助于气体排出。如果要经过食管插入多种器械，或在手术过程中需将对比剂或其他液体注入食管或胃内时，建议气管插管以确保气道安全[105]。

1. 食管-胃-十二指肠镜检查

食管-胃-十二指肠镜检查的适应证包括胃食管反流和食管静脉曲张的硬化治疗。如果患者有轻至中度胃食管反流病，大多数麻醉科医师会采用吸入麻醉诱导。通常对年龄较小的患儿使用气管内插管能更安全、容易地控制气道，但对一些年龄较大的患儿可以采用静脉麻醉和保留自主呼吸进行麻醉管理。

将内镜插入食管是手术中刺激最强的部分，当保留自主呼吸进行手术时，需要更深的麻醉深度。颈部前屈可使内镜插入更容易。口咽部可用局部麻醉药进行表面麻醉，但这样做可能会使患儿术后的气道保护性反射消失，并增加咳嗽和（或）误吸液体的可能性。

大多数食管-胃-十二指肠镜检查只需几分钟。如果采用全身麻醉和气管插管，应避免使用肌肉松弛药，并给予瑞芬太尼等短效阿片类药物，进行麻醉的诱导和维持。气管插管的患者通常采用仰卧位进行食管-胃-十二指肠检查。嗜酸性食管炎患者必须反复接受食管-胃-十二指肠镜检查。这些患者通常对多种食物过敏，包括大豆和鸡蛋，因此禁忌使用丙泊酚。他们还可能患有哮喘和特应性皮炎，所以能引起组胺释放的药物也应避免使用[106]。

2. 经内镜逆行性胰胆管造影

经内镜逆行性胰胆管造影（endoscopic retrograde cholangiopancreatography，ERCP）用于胆总管结石、恶性或良性狭窄的支架置入和组织取样[107]。儿童行 ERCP 时通常需要气管插管，因为手术时间长，患儿处于半俯卧位，且可能需要使用多种内镜。这些患者常因急性胆汁淤积和胆囊炎而处于急性窘迫状态，也可能因长期厌食、恶心和呕吐而出现脱水。在手术增强胆道运动功能期间，可能需要增加胰高血糖素的注射剂量。

3. 经皮内镜下胃造口术

经皮内镜下胃造口术（percutaneous endoscopic gastrostomy，PEG）无须开腹即可置入胃造口管。PEG 通常用于长期营养支持或胃减压，但对胃减压的有效性可能有限。该手术进入胃的方法与食管-胃-十二指肠镜检查的相同，一些外科医师通过微型腹腔镜来确认胃造口的位置，以避免造成胃结肠瘘。与腹腔镜胃造口置管术相比，儿童 PEG 置管术出现并发症风险增高，特别是肠穿孔、感染和机械并发症，如过度渗漏[108]。

麻醉管理取决于患者所合并的基础疾病（脑瘫、代谢性疾病、先天畸形）。已有 PEG 置管的患者应在吸入麻醉诱导前和诱导期间进行胃减压。胃排气需要使用特定的排气管，喂养管不能有效地使空气从胃中排出。

4. 结肠镜检查

结肠镜检查通常用于炎症性肠病或下消化道出血的患儿。肠道准备是必需的，甚至可能导致脱水和电解质紊乱。对于年龄较大的患儿，通常不需要气管插管。

要点：胃肠镜/经内镜逆行性胰胆管造影/内镜手术

- 患者在手术室外的监测和管理标准应与手术室内相同。
- 当食管内插入器械时，对年幼患儿应使用气管内插管控制气道。
- 通过 PEG 排出气体需要特定的导管（不是喂养管）。

（二）Nissen 胃底折叠术和胃造瘘术

胃食管反流在一定程度上是一种生理机制。这种疾病在儿童中最常见的症状是呕吐和反流、肺部症状、吞咽困难、腹痛和出血[109]。严重时，可能发生威胁生命的胃内容物误吸。

胃底折叠术适用于有胃食管反流史且内科治疗失败、反复误吸胃内容物、间歇性呼吸暂停、发育不良和 Barrett 食管炎的患者。经历过威胁生命的事件和反复出现胃食管反流的婴幼儿，在排除导致这些问题的其他原因后，可接受胃底折叠术。在一系列病例研究中，大多数患者的生命威胁事件在手术后得以解决[110]。需要胃造口管喂养的神经功能受损的患儿可能也需要行胃底折叠术，以防止误吸胃内容物[111]。由于在反流症状和并发症方面缺乏明显的差异，以前在已接受胃造口术的神经功能受损的患者中实施"预防性"Nissen 胃底折叠术的做法已基本被弃用[112]。事实上，许多外科医师很少实施这种手术，因为其缺乏有效性，且手术失败率很高。

在 Nissen 胃底折叠术中，胃底围绕食管下端折叠360°，以恢复食管下段括约肌的功能。手术一旦完成，患者将不再呕吐。另一方面，前折叠术或 Thal 胃底折叠术仅需环绕270°，保留了患者的呕吐能力。开腹手术后肠梗阻很常见[113]。如果肠梗阻得不到迅速缓解，无法呕吐可导致进行性肠管扩张、缺血和坏死。需要行胃底折叠术的患者一般合并其他的基础疾病，如脑瘫、先天性代谢异常、唐氏综合征或其他神经功能缺陷。手术可以通过开腹或腹腔镜进行，必要时，可以同时行胃造口术。如果只是单纯进行胃造口而不行胃底折叠的情况下，则通常采用经皮内镜下胃造口术。

1. 管理

吸入性肺炎或哮喘的发作可能会使手术时机的确定变得困难。我们必须在保护患者肺部免受进一步的误吸伤害和改善患者的肺部状况之间取得平衡。麻醉一般采用快速序贯诱导。根据患者的术前状况，大多数患者可以在手术结束后即可拔除气管导管。

2. 术后问题

Nissen 胃底折叠术治疗复发性胃食管反流的再手术率高（6%～12%）[114]。

要点：Nissen 胃底折叠术和胃造口术

- 原发病常常决定麻醉管理。
- 麻醉诱导期间误吸胃内容物的风险高。
- 患者可能会因吸入性肺炎而使肺部状况变差。
- 需要实施胃造口术的患者常需行 Nissen 胃底折叠术，以防止胃内容物的误吸。

（三）腹腔镜手术

腹腔镜手术正在迅速取代许多开放式小儿外科手术（框 31-5）。腹腔镜手术的一些优点包括手术切口更小和术野显示更好（图 31-9）。腹腔镜手术的主要缺点是气腹相关的病理生理改变、手术时间较长、外科医师的机械限制及触觉反馈和三维视觉的缺乏。很多手术都可在腹腔镜下进行，但并没有证据表明其效果优于开放手术。

框 31-5　常见儿科腹腔镜手术

- 阑尾切除术
- 胆囊切除术
- 胃束带手术
- 胃旁路手术
- 结肠切除术
- 腹股沟疝修补术
- 肾切除术
- 幽门环肌切开术
- 先天性膈疝
- Nissen 胃底折叠术
- 睾丸固定术
- 幽门成形术

腹腔镜腹部手术一般需要经脐进入腹膜腔，并向腹腔内注入气体。通常，手术器械还需要至少一个额外的切口，尽管在各种腹腔镜手术中，甚至在新生儿和婴幼儿中，已经介绍了经脐单孔入路[115]。结扎、闭合、缝合和内脏操作需要各种器械，但有些器械因太大而不适合用于新生儿。

1. 病理生理学

腹腔内压力升高和二氧化碳吸收是腹腔镜手术的

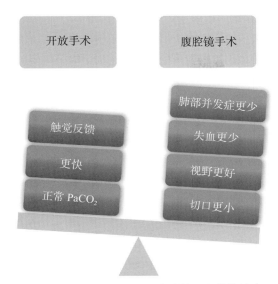

▲ 图 31-9　开放手术和腹腔镜手术的优缺点

两个主要病理生理变化。

2. 血流动力学改变

心输出量的变化取决于患者术中的体位。采用头低足高位的患者，如腹腔镜胆囊切除术，常会出现动脉血压、心输出量、右心房压和肺动脉楔压降低。气腹常使动脉血压、右心房压和肺动脉楔压升高到初始水平。心输出量也恢复到基线水平，体循环血管阻力轻度下降[116]。心输出量恢复正常的原因尚不清楚，但可能是由后负荷降低或二氧化碳吸收激活交感神经系统所致。当患者取头低足高位时，人工气腹期间心输出量与基线相比无变化或轻度增加。腹内压升高和重力的协同作用使心脏充盈减少。

动脉血压和肺血管阻力的变化与腹腔镜手术中患者的体位无关。人工气腹的建立会引起体循环血管阻力和动脉血压升高。心动过速和 SVR 升高使心肌耗氧量增加。不超过 $10cmH_2O$ 的气腹压力对儿童心率、动脉血压、血氧饱和度或碱剩余没有明显影响[117]。二氧化碳的吸收部分缓解了腹内压升高的影响。然而，腹内压升高也可能会一过性降低肾脏和其他内脏的血流量。下肢血液淤滞增加了深静脉血栓形成的风险。如果患儿卵圆孔未闭，当右心房压力升高时，发生异位栓塞和空气栓塞的可能性增加。腹膜牵拉也可能导致迷走神经介导的血流动力学变化。

3. 二氧化碳的吸收

腹腔内二氧化碳的吸收，可引起呼吸性酸中毒和心律失常（在某些患者中）。建立人工气腹时（如肾切除术），CO_2 吸收率升高[118]，当出现皮下气肿时，二氧化碳的吸收率会很高。分钟通气量可能需要增加

400%，以消除吸收的 CO_2[119]。有时，增加通气量却无法将 $PaCO_2$ 降低至可接受的水平。一旦出现这种情况，必须停止手术操作，待 $PaCO_2$ 恢复正常后重新开始手术。很少会因为高碳酸血症而将腹腔镜手术转为开放手术。

4. 肺部病理生理学

由于气腹使膈肌向头端移位，导致功能残气量进一步下降，加重了麻醉导致的功能残气量下降和肺通气血流比例失调。由于婴儿的胸腔结构（见第 7 章），婴儿通气更多地依赖膈肌运动，而不是肋间肌收缩。呼气末正压可对抗气腹对膈肌的压力，常可改善通气和氧合。当气腹建立时，气管导管的尖端会向隆嵴移动并进入一侧主支气管[120]。

尽管术中气腹可带来不利影响，但腹腔镜术后患者的肺部并发症较传统开腹手术少。另一方面，上腹部的开放手术可导致肺活量、第一秒用力呼气容积和功能性残气量减少。这些减少外加切口疼痛，进而抑制咳嗽和叹息。腹腔镜胆囊切除术患者术后很少出现肺炎[121, 122]。

5. 神经内分泌反应

腹腔镜手术引起的炎症和免疫抑制反应较少。与开放手术后相比，IL-1、IL-6 和肿瘤坏死因子 -α 的浓度降低。作为细胞免疫的一部分，单核细胞和多形核细胞的功能紊乱在腹腔镜手术中似乎不太严重。由于肿瘤的扩散是一个主要问题，所以炎症反应与肿瘤治疗过程密切相关。

并发症：与腹腔镜相关的严重并发症很少见。CO_2 是最常用的气体，如果不慎进入血管，则会被快速吸收。大量 CO_2 栓塞产生的后果与静脉空气栓塞所导致的一样[123]。未经处理的气胸和纵隔气肿可能会导致严重后果。皮下气肿通常无须治疗。CO_2 引起的高碳酸血症和酸中毒偶尔会引起心律失常。腹腔镜穿刺器的插入偶尔会引起出血和内脏损伤，尤其是对腹壁较薄但弹性更好的婴幼儿[124]。对三维腹腔镜（允许外科医师对手术区域进行三维观察）的研究表明，使用三维腹腔镜的手术时间更短，但其他方面的结果相似[125]。

> **要点：腹腔镜手术**
> ● 静脉通路应建立在膈肌以上，因为气腹可减少下腔静脉血流量，延迟药物和液体起效时间。

- 气腹期间的心脏充盈压更高，因为升高的腹内压可经胸腔传递。有效跨壁压力低于正常。

- 患者的体位会引起心输出量的变化。
- 尿量一过性减少。
- 不是所有的患者都能耐受高气腹压。

病例分析

患儿，男，8 月龄，体重 10kg，因食欲减退、呕吐、烦躁不安和哭闹被送入急诊室。患儿母亲自诉，患儿 2 天前出现腹泻，开始时呈水样便，但最近一次换尿布时发现大便呈黏液状并含有血丝。患儿最近 8～12h 内，尿量减少。发病以来精神反应差，嗜睡。

急诊科医师看过患儿及其母亲，并获得以下病史。患儿系正常足月顺产，出生前后均无异常。出生后即进入健康婴儿室，24h 后随母亲出院。喂养良好，正常接受预防接种，2 天前开始出现烦躁、呕吐和腹泻，且进行性加重。

入院时查体：患儿嗜睡，前囟和眼窝凹陷，口腔黏膜干燥。心率 160 次 / 分，动脉血压 80/40mmHg，吸空气时 SaO_2 99%。腹胀，腹部有压痛和肌紧张。腹部可触及一包块。外周静脉置管，以 60ml/h 输注含 5% 葡萄糖的 0.45% 生理盐水。抽血送检，行全血细胞计数和血生化检验。腹部 X 线片显示肠管少许积气和气液平面。白细胞计数 18 000/ mm^3、红细胞比容 40%、血小板计数 400 000/mm^3。血清钠 138mmol/L、血清钾 4.5mmol/L、血清氯 100mmol/L、血清碳酸氢盐 20mmol/L、血尿素氮和血肌酐分别为 20mg/dl 和 0.5mg/dl。外科会诊并插入鼻胃管。外科医师进行了肠梗阻或肠套叠的鉴别诊断，并安排患者行急诊剖腹探查术。

麻醉科医师与患者母亲共同回顾了患者病史并进行体格检查。患者呈嗜睡状态。液体经外周静脉输注。在获得知情同意后，患者被送入手术室。计划采用快速序贯诱导的气管插管全麻。连接标准监护仪，抽吸鼻胃管。预充氧后，给予丙泊酚 2mg/kg、罗库溴铵 1.2mg/kg 进行麻醉诱导。迅速完成气管插管。建立第二条外周静脉通路和动脉通路，并插入 Foley 导尿管。

麻醉维持采用七氟烷吸入和芬太尼静脉注射。术中发现患儿有回肠结肠型肠套叠，复位容易但部分肠管缺血坏死需要切除。患儿术中需要用晶体溶液进行额外的液体复苏。失血量极少，无须输血。

手术结束时，拔除气管导管，将患者转入重症监护室。患者术后采用持续输注吗啡进行镇痛，并由护士根据需要给予单次补救剂量来控制。

本病例说明了本章中阐释的概念。肠套叠是 1 岁以下儿童肠梗阻的常见原因之一，但 90% 的肠套叠病因不明。及时的诊断和治疗可降低肠套叠的死亡率和发病率。术前评估应包括脱水征象，如黏膜干燥、囟门凹陷、眼窝凹陷、少尿，这些均表明患儿已出现明显脱水。应立即开始液体复苏，以补充血容量。当容量恢复后，手术即可进行。术中，心率和动脉血压并不能真实反映患者的容量状态。患者血容量足够时，尿量应超过 0.5～1ml/(kg·h)，因为尿量是反映机体循环血容量状态的有效指标。谨慎的液体管理极其重要。输注的液体量等于每小时维持量、累计损失量和额外损失量，额外损失量 6～10ml/(kg·h) 是用以补充腹部开放性伤口造成的体液蒸发量。

根据患儿体重计算每小时的液体维持量（见第 9 章）。第一个 10kg 为 4ml/kg。体重 10～20kg，为 40ml+2ml/kg（超过 10kg 的部分）。如果体重 > 20kg，则需要量为 60ml+1ml/kg（超过 20kg 的部分）。必须密切关注补充失血。如果预计会有明显出血，则应计算允许失血量。最大允许失血量计算如下。

$$\frac{EBV \times （起始红细胞压积 - 最低可接受红细胞压积）}{起始红细胞压积}$$

估计血容量（EBV），早产儿为 95ml/kg，足月新生儿为 85ml/kg，婴幼儿和年龄较小的儿童为 70～75ml/kg，年龄较大的儿童和成人为 65ml/kg。可通过以下公式确定需要输注的浓缩红细胞量。

$$\frac{EBV \times （目标红细胞压积 - 实测红细胞压积）}{浓缩红细胞压积}$$

当血液制品用于新生儿和婴幼儿时，必须对其进行过滤和辐照，以预防血栓和移植物抗宿主反应。通过升高手术室温度和静脉输液加温，使用加热的冲洗液和充气加热装置来维持体温正常。因为肠管暴露在外，腹部手术中可能难以维持正常体温。

术后是否拔除气管导管取决于患者的清醒程度，肌松药作用被拮抗后患者是否恢复自主呼吸，以及患者的核心温度。持续静脉输液，直至患儿能经口摄入液体。

第 32 章　小儿泌尿外科手术麻醉

Anesthesia for Pediatric Urological Procedures

Laura N. Zeigler　Katharina B. Modes　Jayant K. Deshpande　著

马阳巍　译　　张建敏　校

一、概述

小儿泌尿外科手术是儿科麻醉医师最常遇到的手术。深入了解泌尿生殖系统发育异常的机制及手术过程对于麻醉医师为这些患者提供最佳麻醉管理是非常重要的。本章首先回顾了常见泌尿生殖系统异常的胚胎学发育过程。之后，将对这些异常的手术方式、麻醉注意事项，以及对这些异常的麻醉管理，包括疼痛管理进行讨论。此外，还将探讨泌尿外科机器人手术的相关问题。

二、泌尿系统发育异常

需要在麻醉下进行手术的泌尿生殖系统异常通常是由于宫内发育异常引起的。关于泌尿生殖系统发育的完整阐述不在本章的讨论范围之内。关于泌尿生殖系统发育的进一步内容详见其他章节（见第 9 章）。简要地回顾一下泌尿系统和生殖系统的紧密联系有助于本章内容的理解。正常发育受到遗传、激素及解剖学因素的影响。

泌尿系统和生殖系统都是从间介中胚层的第 7～28 体节发育而来的[1]。肾组织发生的细胞团（生肾索）起源于间介中胚层的后壁深入体腔的凸起，后者称之为尿生殖嵴，泌尿系统和生殖系统的结构也由此形成。第 7～14 体节水平的生肾组织分为 4 个节段：颈段、胸段、腰段和骶段。颈段生肾节最终形成肾小球。排泄小管起源于胸段、腰段和骶段。随后的发展形成原始前肾。在妊娠第 4 周，中肾作为肾脏发育的中间环节形成。在第 10 周左右，女性的中肾退化，而男性的则逐渐演变为输精管。永久肾或后肾在第 5 周早期开始发育，并在发育的第 11 周开始发挥功能。后

肾原基发育形成肾单位，包括肾小囊、近曲小管、髓襻和远曲小管。输尿管是前中肾管的延伸，形成肾大盏、肾小盏和集合小管。输尿管的末端成为膀胱壁的一部分。随着时间的推移，每条输尿管最终会形成一个独立的入口进入膀胱。输尿管芽与中肾原基的正常发育是紧密相关的。随着胎儿的成长，肾脏从盆腔上移到腹部。胎儿排尿对正常的羊水循环至关重要。羊水被胎儿吸入，吸收进入胎儿的血液中，然后排出到羊膜囊中。尿量不足会导致羊水过少和相关的异常。与羊水过少相关的一个重要异常为肺发育不全。

外生殖系统与内生殖系统的发育是同时进行的。泄殖腔形成于后肠的尾端。尿囊和中肾管开口于泄殖腔。在发育的第 4～7 周，泄殖腔再细分为背侧和腹侧，前者形成肛管，后者形成原始尿生殖窦。膀胱由原始尿生殖窦上段形成。最初，膀胱与尿囊相连。随后，尿囊腔闭塞形成脐尿管，连接膀胱的顶部和脐。脐尿管最终演变成脐中韧带。

生殖系统在发育的第 5～6 周出现。胎儿会经历一个性别尚不能确定的未分化期，生殖腺（睾丸和卵巢）由尿生殖嵴增厚形成的生殖腺嵴和原始生殖细胞组成。初级性索形成并发育成潜在的间充质。如果 *SRY* 基因存在（正常基因男性），分化将沿着形成睾丸的路径进行。而 *SRY* 基因缺失（正常基因女性）则会形成卵巢。外生殖器的发育是由基因和激素共同决定的。在正常睾丸存在的情况下，肾上腺产生雄激素刺激中肾管发育形成正常的男性外生殖器。在没有正常雄激素的情况下，中肾旁管发育，胎儿将发育为女性外生殖器。外生殖器发育首先经历未分化期，此时生殖结节在泄殖腔膜的上端形成。在男性，生殖结节之后伸长形成阴茎。阴唇阴囊隆起和尿生殖褶均在此时出现。在第 7 周左右泄殖腔膜分裂形成尿生殖孔和肛门开口。

本章译者、校者来自国家儿童医学中心（北京）首都医科大学附属儿童医院。

在男性，生殖结节伸长形成阴茎，尿生殖褶闭合。当尿生殖褶开始闭合时，将包绕尿道，尿道开口逐渐向阴茎末端移动。阴唇阴囊隆起融合形成阴囊。在女性中，生殖结节形成阴蒂。尿生殖褶不合并，形成小阴唇。阴唇阴囊隆起仅在末端融合形成大阴唇。

性腺发育异常可分为性染色体异常、真两性畸形和受体异常。性染色体异常包括 Turner 综合征（45，X）、Klinefelter 综合征（47，XXY）和其他 X 染色体多倍体综合征。真正的两性畸形是极其罕见的，患儿同时拥有真正的睾丸和卵巢。受体异常导致睾丸女性化综合征（XY，女性）。女性生殖系统的先天性异常包括卵巢发育不良、子宫发育不全、双角子宫、纵隔子宫及处女膜闭锁。男性生殖系统先天性异常包括睾丸发育不全、隐睾和尿道下裂。

要点：泌尿系统发育异常

- 泌尿生殖系统发育异常通常源于官内发育异常且需要手术治疗。
- 泌尿生殖系统发育是由基因及激素因素共同决定的。

三、膀胱外翻

膀胱外翻仍然是小儿泌尿外科医师面临的最具挑战性的情况之一。相当于心血管外科医师在修补单心室时所面临的挑战。虽然罕见，但这种疾病给患儿和家庭带来了巨大的生理、功能、社会、性功能和心理方面的负担。对于医疗保健系统来说，膀胱外翻的多阶段、漫长且复杂的手术过程消耗的大量资源与极少的患儿数量并不成比例[2]。该病非常罕见（在美国为 2.5/10 万活婴），因此，麻醉科医师和泌尿外科医师在手术开始前就需要进行沟通。矫正术式的选择和手术时机也在不断改进。虽然标准的做法是在患儿出生后几天内进行手术，但在一些医疗机构手术会被推迟至患儿出生后 4～6 周进行，两种方式的手术成功率没有区别[3]。

膀胱外翻重建术的目的是为了达到闭合膀胱、控制排尿、保留肾功能及使外生殖器外观和功能达到满意的效果。伤口裂开、膀胱脱垂、多次尝试膀胱闭合手术已被确认为是膀胱生长受限和不能控制排尿的危险因素[4]。

典型的膀胱外翻可以想象成一把剪刀的一个刀片穿过正常人体尿道进入膀胱，另一个刀片切开皮肤、腹壁、膀胱前壁、尿道及耻骨联合，而切口边缘如同一本打开的书向侧面展开（图 32-1）[5, 6]。在出生时，典型的膀胱外翻表现为不同程度的膀胱后壁外翻，并伴有耻骨联合分离。这种分离导致耻骨支在与坐骨和髂骨的连接处外旋和翻转[5, 6]。尿液可从外翻的膀胱后壁下缘漏出，但输尿管口通常不明显。脐位于膀胱板的上缘，通常可见小的脐疝或脐膨出。外露的膀胱黏膜可能正常或增厚。男婴会出现完全的尿道上裂及阴茎上弯，且阴茎长度大约是正常男孩的一半。阴囊通常与阴茎分开，且又宽又浅，常合并隐睾和腹股沟疝。女婴也存在尿道上裂，伴有阴蒂对裂、阴唇远离。无论男女，肛门均向前移位且可能出现直肠脱垂[5-7]。

在典型的膀胱外翻患儿中，伴随其他系统的异常发育是不常见的。然而，膀胱外翻可以被认为是一系列的解剖学变异，称为外翻综合征。这些变异包括膀胱外翻伴肛门闭锁和泄殖腔外翻。在经典膀胱外翻和泄殖腔外翻的极端病例中，脐膨出也会出现在外露的膀胱上方。在泄殖腔外翻中，几乎所有的患儿都存在包括脊髓拴系、脊髓脊膜膨出或脂肪瘤型脊髓脊膜膨出在内的某种形式的神经管闭合不全，最近报道的发生率为 64%～100%[8]。

外科重建有两种选择：一期膀胱闭合或有计划的分期修复[9-13]。无论选择何种策略，初始修复的失败都会降低膀胱后期自控能力发育的可能性。另外，在每一种方案中，常行骨盆截骨术来实现耻骨联合对合。术后 4～8 周常需行改良的 Buck 牵引（图 32-2）[14]。在一项最近的大型单中心系列报道中，对 67 例膀胱外翻的患儿进行了治疗，26 例新生儿在研究早期行一期修复，21 例手术成功，5 例因愈合不良或膀胱裂开而接受了进一步手术[6]。在研究后期，41 例患儿接受了分期修复手术，所有病例均未出现伤口裂开，实现了一期愈合。由于这些患儿中普遍存在的膀胱输尿管反

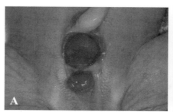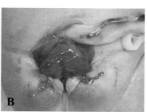

▲ 图 32-1 典型膀胱外翻的特征

A. 男性；B. 女性。脐低位、小膀胱及膀胱颈外露，耻骨分离，腹直肌及盆底肌裂开，肛门和（或）阴道前向异位，尿道上裂或阴蒂对裂

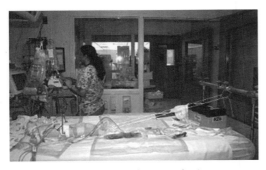

▲ 图 32-2　改良 Buck 牵引

借助重物牵引摆放患儿体位，保持双腿伸展并平行于床面（经 Elsevier 许可转载，引自 Kozlowski[14]）

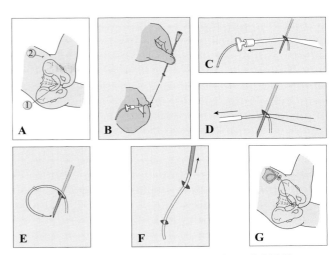

▲ 图 32-3　放置皮下埋入式骶尾部硬膜外导管

A. 在位置 1 处穿刺骶尾韧带，然后通过硬膜外穿刺针穿入 6~10cm 的硬膜外导管，达到胸椎 T$_{10~12}$ 节段。B. 隧道针（17 号或 18 号 Crawford 针或 Tuohy 针）自患儿侧方靠近髂后上嵴处穿入（A 中位置 2）。此处是导管最后穿出的位置，患儿仰卧时可见，以便在术后再次检查。C. 隧道针自硬膜外针穿刺处穿出（位置 1）。注意不取出硬膜外针以保护导管。11 号手术刀片切开两针间残余的皮肤和皮下组织。D. 取出硬膜外穿刺针，留置导管，如虚线所示。E. 取出隧道针针芯，将硬膜外导管远端穿入隧道针内。F. 拔除隧道针，硬膜外导管皮下部分，如虚线所示。G. 硬膜外穿刺部位和最后导管出口位置用无菌胶布固定，并覆盖透明敷料。将导管缠绕成环状固定以防意外脱出（经 Elsevier 许可转载，引自 Kost-Byerly 等[4]）

流，会导致尿路感染和肾脏瘢痕形成，因此，这组患儿在一期膀胱闭合时均实施了可以降低 UTI 发生率的输尿管膀胱再植术。

术前，应对所有器官系统进行评估，以确保没有相关的生理异常。特别是需要进行骨盆截骨时，建议术前应进行全血细胞计数、血型检测及交叉配型试验。采取适当措施避免损伤暴露的膀胱黏膜。术前及术后均应使用抗生素。由于手术操作时间长（5~7h），在麻醉诱导和气管插管后会出现不可预测的出血和体液再分布[15]。因此，应尽量在避开无菌区的上肢建立两条静脉通路。如外周静脉通路建立困难，可能需要建立中心静脉通路。此外，还需行动脉穿刺以监测血流动力学和血气、血红蛋白、凝血指标、电解质和血糖。

术前放置硬膜外导管有助于术中及术后的疼痛管理（图 32-3）[4]。穿刺骶尾韧带，将硬膜外导管穿入硬膜外穿刺针，达到胸椎 T$_{10~12}$ 节段。皮下隧道的穿刺针（17 号或 18 号 Crawford 针或 Tuohy 针）自患儿侧方靠近髂后上嵴处穿入。此处是导管最后穿出的位置，可在患儿仰卧时观察到，以便在术后进行检查。隧道针从硬膜外针穿刺处穿出。注意此时不要取出硬膜外穿刺针，留在原处保护硬膜外导管。用 11 号手术刀片切开两针之间的皮肤和皮下组织后，再拔出硬膜外穿刺针，留置导管，如图 32-3D 虚线所示。将隧道针针芯取出，将硬膜外导管远端穿入隧道针内，然后取出穿刺针。在硬膜外穿刺处和最后导管出口部位用无菌胶布固定，并覆盖透明敷料。将导管缠绕成环状固定以防意外脱出[4]。

手术时，患儿应进行充分的术前消毒准备，范围包括乳头水平以下的整个身体的腹侧和背侧，以确保将患儿转向手术体位时不会污染伤口[5]。手术后拔除气管导管的时机取决于患儿的年龄、手术时长和手术的复杂性，以及术中的输液和输血量。

术后，必须保证患儿制动、镇静和无痛状态，以防止患儿体动导致牵拉力量分散而影响修复效果。在此情况下，皮下埋入式硬膜外导管尤为有效。对新生儿而言，通过皮下埋入式硬膜外导管进行硬膜外镇痛能够提供长达 1 个月的有效安全镇痛。小儿泌尿外科和重症监护病房医师、小儿疼痛管理医师和经验丰富的护理人员之间的良好沟通是为新生儿提供有效镇痛和镇静，同时避免发生不当并发症的基础[4, 14]。

> **要点：膀胱外翻**
> - 膀胱外翻给患儿和患儿家庭带来了巨大的生理性、功能性、社会性、性功能和心理方面的负担，尽管此类患儿的数量较少，但也给医疗系统带来了巨大的负担。
> - 重建手术的目的是兼顾功能和外观两方面。
> - 麻醉方面的注意事项包括术后疼痛管理和术中体液再分布、失血和较长的手术时间等。

四、后尿道瓣膜

后尿道瓣膜（posterior urethral valves，PUV）是引起儿童严重梗阻性尿路疾病最常见的病因。尿道瓣膜是起自尿道前列腺部向外括约肌远端疝出的组织，瓣膜中间常有一裂口。瓣膜的胚胎学起源尚不清楚，且可引起不同程度的尿路梗阻。肾脏改变从轻度肾盂积水到严重的肾脏发育不良不等，其严重程度取决于梗阻的严重程度及其在胎儿发育期间的发病时间。与其他梗阻性疾病或肾发育不良的病例一样，也可能出现羊水过少和肺发育不全[16]。

如果血清肌酐水平保持正常，或在出生后无干预情况下恢复正常，则可在全身麻醉下通过内镜行经尿道瓣膜电切。如果尿道过窄，不能经尿道电切，则最好采用临时膀胱造口术，即将膀胱顶移出体外开口于下腹壁。待患儿稍大后，可行瓣膜电切及膀胱造口关闭[17]。

根据梗阻的类型和严重程度，该病分为不同级别。异常的分级变化可能代表不同程度的梗阻、梗阻的时间和其他基因型的危险因素。轻度梗阻可延迟至青春期才有表现。研究表明，不完全性出口梗阻可通过膀胱壁肥厚产生的高排空压力来克服[16, 17]。

患有严重 PUV 的患儿可能在新生儿护理部即表现为无尿，且膀胱可被触及。PUV 的临床后遗症可导致持续的双侧肾积水，其原因可能是膀胱输尿管反流或是膀胱压力升高[17]。当新生儿的情况特别严重，并伴有肺发育不全时，可进行经皮穿刺持续膀胱引流，以对膀胱进行减压，直至达到手术修复的最佳时机。

确诊后应仔细评估肾功能和上尿路的解剖结构。在健康的新生儿中，可使用小号聚乙烯（5Fr 或 8Fr）通过尿道置入膀胱几天。置入导尿管可能比较困难，因为导管头端可能盘绕在尿道前列腺部，导致尿液在导管周围，而不是通过导管排出。不应使用 Foley（气囊）导尿管，因为气囊可能引起严重的膀胱痉挛，从而导致严重的输尿管梗阻[18]。

现在，后尿道瓣膜通常可以在产前确诊。超声表现包括双侧肾盂积水、膀胱壁增厚及羊水过少[17]。PUV 的发病率是 1/5000 活产儿。在每年 500 例新发的 PUV 中，150 例将发展为终末期肾病（end stage renal disease，ESRD），在 18 岁前需要进行透析或移植治疗。一些机构实行宫内治疗。宫内干预可能获益的试验及临床证据尚不充分，且接受此类治疗的患儿数量较少。对于产前诊断的 PUV，特别是在妊娠中期确诊的患儿，其预后比生后确诊者要差[18]。虽然产前干预可以改善肺功能和恢复羊水量，但并不能保证改善肾功能不全[16, 17]。

对 PUV 的适当治疗是通过检查所有与之相关的因素来确定的。这些检查包括婴儿的整体状况、肾功能、水合状态和肺成熟度[17]。预防性抗生素在出生时就应开始使用，且可能需要膀胱减压。如果肌酐下降到 1mg/dl 以下，可能需要进行瓣膜切开。当肾功能不能持续改善时，通常会进行膀胱造口术，作为肾脏减压的第一步。如果是足月出生并在新生儿期行瓣膜切开的男性患儿，大多数预后良好。

新生儿期行 PUV 瓣膜切开的患儿可同时行包皮环切术，可以降低 UTI 的发生率[17]。对于非常小的婴儿，当膀胱镜不能通过尿道时，可以考虑行膀胱造口术，推迟行瓣膜切开术的时间。

这些婴儿也可能存在与少尿相关的一定程度的呼吸系统损害[18]。一般认为，宫内的尿路梗阻和排尿不足限制了胎儿吸入的液体量，而这些液体有助于发育中肺的扩张，吸入液体不足相应地导致了肺发育不全和呼吸窘迫综合征[19]。羊水由肾脏产生并以尿液形式排出，适量的羊水是支气管树和肺泡发育完全和正常分支所必需的。体格检查包括胎儿呼吸运动不良、胸腔小、腹水、肢体受压变形、Potter 面容（早衰面容）[16]。早衰面容为宫内发育时由于各种原因引起的羊水过少所导致的，特征包括小颌畸形、眼距宽、肺发育不全和铲形手[20]。肺发育不全的新生儿可能需要围术期机械通气。这些患儿可能需要较高的峰值气道压力，并耐受允许性高碳酸血症。病情严重者甚至可能需要使用高频震荡通气，直至肺发育更加成熟。

PUV 新生儿的术前评估应包含肾功能评估，包括尿潴留和液体超载程度。应行适当的实验室检查以寻找肾衰竭的证据。须在麻醉前进行诊断和治疗低钠血症、氮质血症、高血压和高钾血症。肾衰竭患儿必须采取适当的液体管理策略，并谨慎使用受肾脏代谢影响的麻醉药物。

当 PUV 只引起轻度梗阻时，相关并发症较少或不存在。手术时间一般小于 1h，麻醉方式包括气管插管全麻或喉罩全麻。膀胱镜检查和瓣膜电灼术术后疼痛程度一般较轻。

PUV 术后远期结果不一。如果存在以下危险因素，可能最终发展至肾衰竭：双侧 VUR、生后 1 年出现且至 5 岁时日间仍有尿失禁。这部分患儿可能需要肾移植[21]。其他可能受 PUV 修复影响的远期结果是性功能、生育能力和控制排尿能力[21]。

五、包皮环切术

包皮环切术是世界上最常见的外科手术。包皮环切术几乎没有绝对适应证，尤其是在新生儿中。美国儿科学会不建议对其他方面健康的男性儿童常规进行包皮环切术。在这个年龄段，如果出现肾积水，那么包皮环切可能有助于降低 UTI 的可能性[17]。在较大的儿童中，持续性包茎和反复的龟头炎是包皮环切术的适应证[17]。

新生儿的包皮环切术通常在床旁或作为门诊手术进行，常用塑料套环或 Gomco 夹。手术通常在新生儿护理部由儿科医师或产科医师完成。年龄较大的儿童通常需要在全身麻醉下进行包皮环切术。常见的手术并发症包括出血、感染、残余皮赘、尿道口狭窄和皮桥[22]。

当婴儿和儿童需要全身麻醉时，通常使用吸入麻醉诱导，建立外周静脉，用 LMA 或气管内插管建立气道。切皮前实施阴茎神经阻滞可以提供有效的术中镇痛和缓解术后疼痛[23]。虽然可选用硬膜外阻滞镇痛，但通常首选阴茎阻滞，局部麻醉药物应用量少，并且阻滞操作所需时间更短[24]。许多泌尿外科医师将这一典型的择期手术推迟到患儿 6 月龄时进行，以降低麻醉风险并免除住院治疗的必要。

六、尿道下裂

尿道下裂是由尿道发育不全而导致尿道口开口于阴茎腹侧的异常现象。异常开口可位于自龟头冠状沟至会阴部的任何位置[24]。因此，手术范围和是否分期修复取决于病变的复杂性[25]。尿道下裂通常在常规新生儿包皮环切术中或术后发现。尿道下裂的症状包括包皮异常分布、持续的阴茎腹侧弯曲（也被称为阴茎下弯）和向近端移位的尿道口，尿道口虽然很少阻塞，但常存在狭窄[17]。在 70%～80% 的病例中，尿道口位于龟头或阴茎体远端，20%～30% 位于阴茎体中部[17]。极少部分尿道口位于阴囊或更靠近会阴处。

尿道下裂可伴有腹股沟疝、隐睾和低出生体重。尿道下裂在有兄弟姐妹患病的患者中发生率较高[26]。

早期修复这一缺陷对于美学方面的考虑、如厕习惯的训练及长期的性心理教育都很重要[25]。经验丰富的小儿泌尿外科医师在健康足月儿 3 月龄时即可进行手术。延迟至 15 月龄后手术可能会增加患儿认知、情感、行为和性心理问题。此外，年幼的婴儿较年长者瘢痕组织可能更少，伤口愈合更好[17]。

手术修复的目的是矫正阴茎下弯，并向远处延伸尿道。既往多采用分期手术。目前，除非病情严重，否则大多数手术都是一次完成的。如果阴茎下弯角度大于 30° 则需分期手术。在 6 个月后的二期手术，可能需要颊黏膜移植物卷管成形新尿道[17]。最近一项对近端尿道下裂修复的大型系列综述报道，32%～68% 的患儿出现并发症，包括尿道瘘、尿道憩室、尿道口狭窄和龟头裂开[27]。近端尿道下裂一期修复的并发症发生率较高。远端尿道下裂修复的并发症发生率要低得多，为 5%～15%。

这些患儿通常是健康的。最常见的麻醉方法是喉罩全麻复合骶管阻滞或阴茎神经阻滞。术后应避免行尿道器械操作检查，因为对新形成的尿道进行置管操作可能会破坏修复。这些患儿术后通常会保留术中留置的导尿管约 1 周，以便尿液被动引流入新尿道[17]。术后用 Telfa® 垫和生物敷料轻轻包裹阴茎。尿道下裂的并发症包括尿道瘘、尿道口狭窄、尿道狭窄、伤口裂开和复发性弯曲[17]。

近年来，越来越多的人开始担心，与阴茎神经阻滞相比，采用骶管阻滞可能增加术后尿道瘘的发生率。其可能的机制是，血流量增加，阴茎充血缝线处张力增大，导致愈合不佳和瘘管形成。一项纳入 54 例受试者的前瞻性随机研究显示，骶管阻滞患儿阴茎体积增加了 27%，而阴茎神经阻滞患儿仅增加了 2.5%（$P < 0.001$）；阴茎神经阻滞的镇痛效果更好，持续时间更长 [28]。共有 5 例患儿出现了尿道瘘，均为骶管阻滞患者。随后，四项纳入 3300 例患儿的回顾性研究报道了不同的结果，其中两项显示，使用骶管阻滞增加了尿道瘘的发生率 [29, 30]，而另外两项研究则未发现差异 [31, 32]。

要点：尿道下裂
- 尿道下裂是尿道口开口于阴茎腹侧的异常现象，其开口可位于自龟头冠状沟至会阴部的任何位置。
- 尿道下裂可伴发腹股沟疝、隐睾和低出生体重，但通常是在健康患儿中单独发生。
- 尿道下裂手术常应用骶管阻滞，但最新的研究表明其可能与尿道瘘的发生率增加有关。

七、隐睾

隐睾（undescended testes，UDT），即未下降的睾丸，是最常见的性别分化障碍，男婴中发病率约 2%[33]。隐睾的影响包括睾丸退化、生育能力受损、睾丸生殖细胞肿瘤风险增加 [18]。尽管该病影响较大，但大部分患儿发生 UDT 的病因尚不明确。目前尚不清楚的是，隐睾患儿睾丸的病理改变是由疾病原发缺陷引起，还是因未下降睾丸受到高温影响而产生的继发变化 [18]。

2/3 的患儿表现为单侧异常，另外 1/3 表现为双侧异常 [17]。当隐睾为单侧时，多见于右侧。足月产男婴的发病率为 3.4%～5.8%。通常睾丸下降到阴囊的时间是在妊娠的第 7 个月。自然下降可能持续到患儿生后的前 6 个月。许多孕妇方面的危险因素已被认为是造成隐睾的原因之一。这些因素包括高龄产妇、肥胖孕妇、臀位、孕次较少、早产、低出生体重和孕期饮用含可乐的饮料 [17, 34]。

隐睾可作为一个单发的孤立异常发生于健康患儿，或与其他先天性异常伴随发生，如先天性腹肌缺如综合征、后尿道瓣膜、神经管畸形、腹裂和小头畸形 [35]。

治疗重点是预防不育、睾丸恶性肿瘤、睾丸扭转及与阴囊空虚相关的心理歧视。隐睾患儿的恶性肿瘤发生率约为 1%。目前尚不清楚是由于睾丸位置异常

还是睾丸自身异常所致 [17]。双侧隐睾患者的不育率为 38%，单侧者为 11%，正常男性为 6%。

治疗上需手术探查睾丸的位置。60% 的情况下，睾丸位于腹股沟管或腹部，40% 的情况下，睾丸缺失或由纤维组织组成。目前的治疗方法是睾丸固定术或将睾丸下降至阴囊。如果睾丸的位置不易确定，可通过输精管和睾丸血管来辅助定位 [24]。血管长度是行一期或二期手术的决定性因素。对于细而短的精索血管，如果不进行分期手术就将睾丸放置在阴囊内，会存在睾丸无法存活的风险。一期手术时游离血管，使睾丸尽可能靠近阴囊。1～2 年后行二期手术将睾丸移至阴囊。等待期使得睾丸血供范围扩大，形成侧支循环增加睾丸血供。

旨在刺激睾丸下降的激素治疗包括人绒毛膜促性腺激素、促性腺激素释放激素和促黄体激素释放激素。这些激素可刺激睾丸间质细胞产生雄激素，但睾丸下降的机制尚不清楚 [17]。最近有研究报道，激素治疗在刺激和维持睾丸下降方面并无效果，更加推荐在 3—12 月龄时行早期手术治疗 [36]。但目前已证实，应用激素治疗提高生育能力是有效的。

行睾丸固定术的患儿在其他方面通常是健康的。这些患儿需要行气管插管或 LMA 全麻来进行气道管理。骶管阻滞有助于减轻术后疼痛。手术可采用传统方式进行，或者如果怀疑睾丸位于腹部，通常可以行腹腔镜手术。如果麻醉深度不够，在进行睾丸操作时可能会发生喉痉挛。除此之外，麻醉后的过程一般无特殊。

要点：隐睾
- 隐睾或称睾丸未下降可能导致睾丸退化、生育能力受损、睾丸生殖细胞肿瘤风险增加。
- 治疗包括激素替代或手术探查和修复。
- 尽管隐睾常出现在其他系统健康的患儿，但也可能与先天性腹肌缺如综合征、后尿道瓣膜、神经管畸形、腹裂及小头畸形伴随发生。

八、睾丸扭转

睾丸扭转是真正的外科急症。常通过病史、体格检查和诊断性影像学检查来诊断。虽然彩色多普勒、同位素扫描和常规超声检查可能是有用的辅助检查手

段，但目前尚无明确的诊断性影像学检查[37]。睾丸扭转的最佳处理方法是早期探查、矫正扭转、在睾丸尚可修复时进行固定。若睾丸已不能修复，外科医师将行睾丸切除术。无论哪种情况通常都会行对侧睾丸固定术[17]。

正常情况下，睾丸鞘膜覆盖睾丸、附睾和精索的前表面，并与睾丸引带和阴囊壁相连，固定睾丸[17]。当这些附着不牢固时，可能发生扭转，导致血管损伤。该病的发生率呈双峰分布，即在新生儿期和青春期发生率增加。青春期睾丸质量的快速增长增加了扭转的机会。新生儿期刚刚下降的睾丸在阴囊内活动度较大，增加了精索整体扭转的风险[17]。

患儿的病史方面应重点关注其年龄、与疼痛的关系，以及是否有外伤史。疼痛的发作时间和严重程度有助于鉴别睾丸扭转和附睾炎。睾丸扭转引起的疼痛急性发作、程度剧烈，且为同侧扭转[17]。患儿还可能出现腹痛、下肢痛、恶心和呕吐等症状。此外还须评估睾丸在阴囊中的方向和位置。

睾丸扭转后几小时内即可发生睾丸梗死。疼痛开始 8h 后，睾丸挽救成功率急剧下降[38]。此外，对大鼠的研究证实，单侧扭转可引起双侧睾丸损伤和不育[17]。这可能是由反射性血管收缩、自身抗体的形成或其他化学物质介导的机制造成的[17]。因此，应尽快在全麻下行快速序贯诱导和气管插管实施手术。目标是尽可能在睾丸扭转后 4～8h 内开始手术，当临床已高度怀疑时，应避免为等待影像学检查结果或等待达到手术禁食时间而造成不必要的延误[39]。

要点：睾丸扭转
- 睾丸扭转是一种真正的外科急症，目前尚无确切的诊断标准。常采用的诊断方法包括彩色多普勒或常规超声，并结合病史及体格检查。
- 发病率呈双峰分布，新生儿期及青春期发病率增加。
- 手术探查和修复必须在症状出现几小时内进行，以使睾丸获得最佳的存活概率。

九、膀胱输尿管反流手术

膀胱输尿管反流是指尿液逆流通过输尿管膀胱交界处。该病家族性复发率高，提示存在遗传因素。该病的危险因素包括：UVJ 的解剖和功能异常、膀胱内高压和输尿管功能受损[17]。尽管大部分患儿身体健康，但如果 VUR 严重，术前即可能存在肾功能障碍和高血压。

尿液在正常输尿管中的单向流动依赖于主动因素和被动因素。通过膀胱壁黏膜下层的输尿管长度与 VUR 的发生率呈负相关。黏膜下段输尿管很短，当垂直于膀胱壁时，通常用于防止反流的活瓣机制就消失了。此外，膀胱内的压力必须低于输尿管内的压力，以便尿液顺流。发生 VUR 的常见临床情况是患儿有后尿道瓣膜，神经源性膀胱或输尿管蠕动异常[17]。

建议这些患儿长期预防性应用抗生素，特别是 8岁以下和频繁复发者[17]。这种情况应一直持续到反流自然消退或手术纠正为止。这种预防方法已被证明可减少反复感染造成的肾脏瘢痕和肾损伤，有助于减少进展为慢性肾功能不全和高血压的可能[17]。

VUR 的治疗包括手术或药物治疗。主要目的在于预防可导致上述并发症的肾盂肾病。治疗方案取决于性别、年龄、反流程度、有无合并 UTI、肾功能和治愈的可能性[17]。如果反流是无菌的，没有合并 UTI，则这种反流对肾脏无害，对肾脏功能没有显著影响，可行药物治疗。手术治疗适应证包括：尽管预防性地应用抗生素但 UTI 仍迅速进展，与 UVJ 先天性异常相关的 VUR，肾脏生长迟缓，以及发现肾脏瘢痕恶化。手术治疗的目标是恢复活瓣机制从而防止 VUR。该病治疗的金标准仍然是开放性手术修复，以为输尿管建立一个足够长的黏膜下隧道。

目前，有多种手术修复方案，但每种术式的主要步骤均为游·离输尿管，建立黏膜下隧道，再植输尿管，并将输尿管固定到新的位置[17]；也可采用微创技术行手术修复。无论是膀胱外还是膀胱内入路，均可行腹腔镜下再植术。内镜下注射治疗，最常用的是聚四氟乙烯或硅胶，在 UVJ 的 6 点钟位置经黏膜下注入[17]。通过在 UVJ 的开口处形成一个小丘，可以缩小输尿管口，从而减少反流。

对这类患儿的麻醉关注点包括手术持续时间和失血量，这在开腹手术时更为重要。在术中及术后可放置硬膜外导管或骶管硬膜外导管（置管或单次剂量）以补充麻醉。术后，患儿可能出现明显的膀胱痉挛。可通过多种方法进行有效治疗，包括应用颠茄和阿片类栓剂、口服或膀胱内注射奥昔布宁、酮咯酸或经硬膜外或在膀胱内注射布比卡因[22,23,40]。

要点：膀胱输尿管反流手术

- 膀胱输尿管反流是尿液通过输尿管膀胱交界处的逆行性流动，严重时可并发肾功能不全、高血压和长期肾脏感染。
- 膀胱输尿管反流可行手术或药物治疗，主要目的是预防肾盂肾病。
- 目前存在多种治疗方法，包括微创技术及开放手术。

十、肾盂输尿管连接处梗阻

肾盂输尿管连接处（ureteropelvic junction，UPJ）梗阻是儿童梗阻性尿路疾病最常见的原因，通常是由内在狭窄引起的。典型的超声表现为 3 级或 4 级肾盂积水，但无输尿管扩张。UPJ 梗阻最常见的表现是在孕期超声检查中发现胎儿肾积水，在新生儿或婴儿表现为可触及的肾区肿块，腹部、侧腹或背部疼痛，或因 UTI 发热，或在轻微创伤后出现血尿。约 60% 的病例发生于左侧，男女比例为 2∶1。10% 的 UPJ 梗阻为双侧。UPJ 梗阻患儿的肾脏，其肾功能可能因压力性萎缩而明显受损，但约有一半受累肾脏的肾功能相对正常[41]。

38%～71% 的 UPJ 梗阻患儿及 19% 的无 UPJ 梗阻患儿中存在异位血管[42]。异位血管被认为是加剧梗阻的因素，而不是初始因素[43]。如果没有发现，异位血管可能导致大量出血。这些血管不会在修复手术中切除，但是肾盂和输尿管可以通过肾盂成形术重新排列[44]。

UPJ 梗阻手术的目的是通过促进输尿管通畅引流尿液来维持肾脏功能。有两种常见术式：更为常用的离断性肾盂成形术和肾盂皮瓣法。前者需将输尿管与肾盂完全离断，然后再吻合；后者在保留完整输尿管的情况下来改良肾盂。

最常见的手术入路为肋下前入路、肌间入路和腰背部入路。肋下前入路采用改良仰卧位，即向同侧倾斜 15°～20°。手术床在患儿髂前上棘水平处弯曲，在患儿下方放置一个"腰垫"。腰背部入路患儿采用俯卧位。

肾盂成形术也可以通过应用或不应用机器人的腹腔镜进行。腹腔镜手术的潜在优点包括缩短住院时间，减少术后疼痛，减少皮肤瘢痕，以及更早地恢复正常

活动[45]。由于目前开腹手术切口小，且大多数患儿康复快，因此对于这一年龄段的儿童采用何种手术方式更有利尚存在争议。这可能取决于外科医师的偏好和经验。这两种方法都不会延长重度疼痛的时间。开放手术的平均住院时间为 25h[46]。

对大多数患儿而言，麻醉的风险相对较低。这些患儿通常是健康的，但也要谨慎识别可能存在的并发疾病。肾衰竭并不是患儿常见的主要问题，尤其对于单侧病变。由于手术体位、手术时间和是否采用腹腔镜手术方式的不同，气管插管通常是最安全的麻醉方法。非限制性液体管理策略可以保证尿液流动通畅。通过骶管进行局部麻醉药的区域阻滞，复合或不复合阿片类药物及可乐定均能提供有效的术后镇痛。由于平均住院时间约为 25h，所以通常不需要放置硬膜外导管[22]。Ben-Meir 等的研究证实，儿童行开放式肾盂成形术后使用阿片类药物和非甾体抗炎药镇痛，其疗效与硬膜外镇痛的效果相似[46,47]。

要点：肾盂输尿管连接处梗阻

- 肾盂输尿管连接处梗阻是儿童梗阻性尿路疾病最常见的原因，通常是由内在狭窄引起，可在孕期行超声检查时发现。
- 大部分发生于左侧，且女性多于男性。
- UPJ 梗阻手术的目的是通过促进输尿管通畅引流尿液来维持肾脏功能，可以通过多种术式来实现。

十一、肾母细胞瘤

Wilms 瘤或称肾母细胞瘤是儿童最常见的肾脏肿瘤，也是儿童第七常见的恶性肿瘤，约占儿童所有恶性肿瘤的 5%[48]。每年大约有 500 例新发肾母细胞瘤。75% 的新诊断患儿年龄在 5 岁以下，一般在 2—3 岁。肿瘤通常表现为无痛性肿块，因腹部隆起或可触及肿物而被家长发现。部分患儿可能会表现出不适、发热、体重减轻和明显的高血压等症状和体征。与肾母细胞瘤相关的典型并发症包括隐睾或尿道下裂、虹膜缺如和（或）偏身肥大[49]。表 32-1 列出了与不同类型肾母细胞瘤相关的特征。肿瘤常累及单侧肾脏，但在 5% 的病例中可能同时累及双侧。随着肿瘤的生长，可能通过局部浸润而扩散，12% 的病例可能出现血行播散至肺部，很少出现扩散至脑部的（0.5%）[50]。肿瘤是

表 32-1　肾母细胞瘤患儿特征性先天异常的发生率（依据国家 Wilms 瘤研究亚组的数据）

分　组	参与评估的患儿数量	组中患有下列疾病百分比			
		虹膜缺如	隐睾 / 尿道下裂 *	偏侧肥大	贝 - 微综合征
单侧单发	4165	1.3	5.0	2.6	0.5
单侧多发	516	1.0	8.6	6.2	2.3
双侧起病	315	1.3	16.8	8.6	1.6
迟发双侧	43	4.7	15.4	4.7	4.7
家族性肾母细胞瘤	61	1.6	5.1	3.3	0.0
ILNR（±）PLNR	552	2.0	12.2	4.2	2.5
仅有 PLNR	446	0.4	2.3	7.2	1.6
ILNR 及 PLNR 均无	1748	0.4	3.8	1.8	0.2

*.男性患儿的百分比

ILNR.叶内型肾源性残余；PLNR.叶周型肾源性残余（经 John Wiley and Sons 许可转载，引自 Breslow 等 [49]）

单发、单侧和低风险基因型的患儿预后良好。双侧肿块和高风险肿瘤（按基因型划分）与较高的发病率和死亡率相关。常见的情况包括肿瘤复发、放化疗引起的并发症，以及扩散至其他器官，特别是肺。分子生物学的最新进展提高了对影响肾母细胞瘤患儿预后的因素的认识。尤其是染色体 1p 和（或）16q 的杂合缺失（loss of heterozygocity, LOH）与间变性肾母细胞瘤相关，其预后比无 LOH 者更差。年龄较大的患儿也比年龄较小者更易存在 LOH，因此预后较差。在 1p 和 16q 位点存在 LOH 的患儿在治疗后出现复发的可能性显著增加，因此预后较差。流行病学和遗传因素已被用于指导肾母细胞瘤危险度分层。框 32-1 对这些进行了总结。目前肾母细胞瘤按分期的生存率见表 32-2[51]。

　　肾母细胞瘤患儿可能需要在各种情况下进行麻醉，包括原发肿瘤切除、放射成像（磁共振成像）、诊断性骨髓活检和腰椎穿刺、开放中心静脉通路（经皮置入中心导管）或放疗。通常情况下，患儿会被送到手术室进行手术切除和分期治疗。外科医师的主要职责是完整切除原发肿瘤，无肿瘤播散并种植并准确评估肿瘤扩散的程度，特别要注意充分评估淋巴结的受累情况。美国儿童肿瘤协作组（Children's Oncology Group, COG）的指导方针与欧洲国际儿科肿瘤学会（International Society of Pediatric Oncology, SIOP）的指导方针在初次手术时机上存在差异。美国的做法是在化疗前先进行初次切除和分期。SIOP 推荐术前化疗，

框 32-1　肾母细胞瘤分期系统

　Ⅰ期.肿瘤局限于肾脏，完整切除，包膜完整；术前或术中无肿瘤破裂，切缘无肿瘤残留

　Ⅱ期.肿瘤生长已扩展到肾脏之外，但已被完整切除。肿瘤有局部扩散，即穿透肾包膜外表面侵入肾周软组织。肾外血管被浸润或含有瘤栓。肿瘤有活检史，或肿瘤有局部溢出并被包裹在侧面。在切缘的边缘或边缘以外无肿瘤残余

　Ⅲ期.局限于腹部的非血行转移性肿瘤，出现以下任何一项或多项情况

　　a. 活检发现肾门、主动脉周围或更远处淋巴结受累

　　b. 肿瘤已在腹腔出现弥漫性扩散，如在术前或术中肿瘤溢出至腹侧，或者肿瘤生长穿透腹膜表面

　　c. 腹膜表面发现种植瘤

　　d. 显微镜下或肉眼可见切缘有肿瘤残余

　　e. 由于肿瘤局部浸润到重要结构，不能完整切除

　Ⅳ期.血行转移。范围超过Ⅲ期，即肺、肝、骨和脑转移

　Ⅴ期.诊断时双侧肾脏受累。在活检前，应根据上述标准，根据疾病范围，尝试对每侧肾脏进行分期

经 Wolters Kluwer 许可转载，引自 Davidoff [50]

因为这样肿瘤更容易切除，而且可能与肿瘤扩散的发生率降低及更低的死亡率和发病率有关 [50]。

　　通常情况下，原发肿瘤切除术的麻醉与任何大型剖腹手术或根治性肾切除术的麻醉相似。准确的术前评估是至关重要的。麻醉医师应了解肿瘤的范围及肿瘤是否与周围的器官粘连。肿瘤可累及肾脏大部、下腔静脉、肠系膜动脉和部分肝脏或右心房。有心房受累或心血栓的患儿在手术过程中可能需要体外循环支持。双侧肿瘤或超过腹部中线的肿瘤可能会影响大

表 32-2　儿童肿瘤协作组相关研究中的肾母细胞瘤生存率

研 究	患儿数量	化疗方案*	4 年 EFS/OS
极低风险，仅手术治疗，FH（研究 ARENO532）	116	无	EFS 89.7% OS 100%
Ⅰ期及Ⅱ期，合并 1p 及 16q，LOH 阳性 FH（研究 ARENO533）	35	DD4A	EFS 83.9% OS 100%
Ⅲ期，合并 1p 及 16q，LOH 阳性（研究 ARENO533）	52	M 加 XRT	EFS 91.5% OS 97.8%
Ⅳ期，肺结节，不完全起效（研究 ARENO533）	183	M 加 XRT	EFS 88% OS 92%
Ⅳ期，肺结节，6 周完全起效（研究 ARENO533）	119	DD4A	EFS 80% OS 98.3%
高风险，AH 　　Ⅱ期 　　Ⅲ期 　　Ⅳ期（研究 ARENO321）	23 24 46	改良的 UH-1 ±XRT	OS 85% OS 74% OS 46%

*. 化疗方案：DD4A= 长春新碱、放线菌素 D、阿霉素；M= 长春新碱、放线菌素 D、阿霉素、环磷酰胺、依托泊苷；改良的 UH-1= 长春新碱、放线菌素 D、阿霉素、卡铂、依托泊苷

AH. 间变型肾母细胞瘤；EFS. 无事件生存率；FH. 组织学分化良好的肾母细胞瘤；LOH. 杂合缺失；OS. 总生存率；XRT. 放射疗法（经 Elsevier 许可转载，引自 Irtan 等 [51]）

血管，增加大量失血的潜在风险。此外，麻醉医师应了解所有相关的异常和术前化疗或放疗的性质。化疗药物如放线菌素 D、阿霉素、长春新碱等常用于手术前后的治疗。这些药物可能与儿童的骨髓抑制、心脏毒性、肺部影响（胸腔积液、肺炎和间质性肺炎）、肝毒性和神经毒性有关 [52]。上述情况的发病率是不同的，可能取决于药物剂量和患儿对药物的反应 [52-54]。

麻醉方案取决于患儿的术前情况和手术方案。这些患儿需要在标准监护下进行气管插管和全身麻醉。建立两条静脉通路，一条用于提供维持的静脉液体输注，另一条用于快速输液或血液制品。如果心房受累或需要开胸或体外循环，建立有创动脉通路来密切监测患儿血压并获取血液样本进行检测是有帮助的。如果术前没有中心静脉通路，进行中心静脉置管以监测中心压力并提供长期的静脉输液通路是有益的。对于腹部入路，患儿采用仰卧位，手术入路通常是通过腹部横切口进入腹腔。硬膜外镇痛对于术中和术后的疼痛管理是非常有用的。硬膜外置管的水平由切口的位置决定。硬膜外导管尖端最好位于胸椎的中下段水平，以便提供足够的镇痛范围。即使谨慎恰当地进行操作，仍有高达 12% 的病例可能出现围术期并发症。表 32-3 列出了一些可能的手术并发症和已经报道过的并发症发生率 [55]。此外，麻醉医师应注意可能与患儿体位有关的损伤，并采取适当的预防措施以减少风险。

患儿术后可能会有明显的疼痛与不适感，这取决于手术切口的位置和手术剥离的范围。术后使用患儿或护士控制的硬膜外自控镇痛，可减少静脉注射阿片类药物镇痛的常见不良反应，从而使患儿更加舒适，并能尽早恢复活动。在没有手术并发症情况下，患儿通常在手术后 3~5 天恢复。术后治疗取决于肿瘤的分期及危险分层。

> **要点：肾母细胞瘤**
> - 作为最常见的儿童肿瘤之一，大多数患儿在 2—3 岁时因明显的腹部隆起而被家长发现。
> - 发病率由单侧或双侧决定，患有单侧肿瘤者预后良好，双侧患病者有潜在显著的发病率和死亡率。
> - 基因检测和分子生物学在肾母细胞瘤的研究中变得更加重要，并有助于确定潜在的化疗方案。

十二、慢性肾衰竭与透析

患有急性或慢性肾衰竭的儿童可能需要腹膜透析或血液透析。对于非危重患儿的置管操作通常在手术室内全身麻醉下进行。危重患儿在 ICU 进行连续肾脏

表 32-3　肾母细胞瘤术后并发症的发生率

并发症	n	%
肠梗阻	27	5.1
大出血	10	1.9
伤口感染	10	1.9
血管损伤	8	1.5
脾脏损伤	6	1.1
低血压	3	0.6
膈肌撕裂	2	0.4
肝脏损伤	1	0.2
乳糜性腹水	1	0.2
切口疝	1	0.2
肺栓塞	1	0.2
呼吸衰竭	1	0.2
胸腔积液	1	0.2
气胸	1	0.2
泌尿系统感染	1	0.2
胰腺炎	1	0.2
葡萄球菌脓毒症	1	0.2

534 名患儿中有 68 名发生 76 项并发症；12.7% 发生至少一项并发症（经 Elsevier 许可转载，引自 Ritchey 等 [55]）

替代治疗时，可能需要在手术室进行手术。本节将介绍可用的肾脏替代治疗的类型、透析的原理，最后讨论儿科患者透析导管的类型。此外，还将讨论需要行手术治疗的肾衰竭患儿的围术期管理。

透析疗法的定义是肾脏替代治疗。但一些学者认为，透析是一种肾脏支持治疗，因为其只完成了液体清除和过滤废物，并没有内分泌功能[56]。透析采用溶质和溶液的两种生理转运机制。这两种方法都需要将血液暴露在不同浓度透析液的半透膜中。无论采取何种方式，肾脏替代治疗的目标是精确控制血清电解质，清除毒素，并为肾衰竭患儿清除多余体液。

透析采用弥散清除，而血液滤过采用对流清除。血液透析和腹膜透析依靠溶质在浓度梯度上从高到低的转运进行弥散清除。透析液通过半透膜逆流进入血液，使血浆和透析液的溶质浓度达到平衡。根据透析液与血浆的组成不同，这一过程可以去除血浆中的溶质或添加等渗液中的溶质到血浆中。水也会随着溶质（超滤）沿着浓度梯度移动。弥散清除可有效清除小

分子溶质，包括血清离子和尿素，随后清除水分。此外，其他溶质如抗生素、麻醉药物和其他药物也会穿过半透膜。弥散梯度的变化取决于血液流速、透析液流速和初始浓度梯度。采用反流透析液进行溶质清除的 CRRT 称为连续型静脉 – 静脉血液透析[57]。

血液滤过使用流体运动的压力梯度来代替溶质浓度梯度，进行对流清除。它被认为是 CRRT 模式的一部分。一个正的静水压驱动水从半透膜的血浆侧运动到滤过液侧，溶质跟随水通过半透膜。由于在对流治疗过程中可能会发生较大的体积变化，因此通常使用滤过置换液来替代因对流而损失的液体。在接受 CRRT 的患儿中，碳酸氢盐在超滤液中丢失。因此，置换液通常是等渗的缓冲电解液。在置换液中使用的缓冲液可以是醋酸盐、柠檬酸盐、乳酸盐或碳酸氢盐。柠檬酸盐的使用率越来越高，因为它既可用作缓冲液，也可用作抗凝血药防止血液过滤器中形成血凝块[58]。血液滤过的类型有多种名称，包括低效延时血液滤过、缓慢连续超滤、连续静脉 – 静脉血液滤过和连续静脉 – 静脉血液透析滤过[57]。

急性肾衰竭的透析时机存在争议，尚无明确的结论[56, 59, 60]。肾脏替代治疗的适应证包括：容量超负荷，有高血压和（或）利尿药治疗无效的肺水肿，持续性高钾血症，药物治疗无效的严重代谢性酸中毒，神经系统症状（精神状态改变，癫痫发作），以及存在进行性氮质血症。炎症介质的调节导致的 ARF 合并脓毒症或多器官系统衰竭可能是另一个适应证。透析的另一个指征是因严格限制液体导致的营养摄入不足[61]。对于 ARF 患儿，可能需要几天或几周的透析支持[62]。

在慢性肾衰竭时，ESRD 是指患者已经发展到不能依靠原有肾功能和用最大程度的医疗措施来维持体内平衡和生存的状态。肾脏替代治疗的相关适应证包括体重减轻、营养不良、持续恶心和呕吐、顽固性代谢紊乱、顽固性高血压、液体超负荷、学校表现不佳和慢性疲劳。绝对适应证包括进行性尿毒症脑病、尿毒症相关的出血倾向、心包炎、肺水肿和危及生命的高钾血症[56]。患有 ESRD 儿童的最终目标是成功进行肾移植，因为它为患儿和患儿家庭提供了最正常的生活方式和康复的可能性。

在美国，75% 的 ESRD 患儿在肾移植前需要一段时间的透析。建议当患儿肾小球滤过率达到 29～50 ml/(min · 1.73m²) 时，开始实施肾脏替代治疗计划[62]。然而，实际开始透析的最佳时间需要综合考虑患儿的生化和临床特征，包括难治性液体超负荷、电解质失

衡、酸中毒、生长异常或尿毒症症状，如疲劳、恶心和学习能力下降[56]。一般来说，大多数肾脏科医师尝试尽早开始透析，以防止出现严重的液体和电解质异常、营养不良和尿毒症症状。有研究观察到越来越多的医师选择在透析开始前先进行肾移植[62]。肾移植的麻醉管理在其他章节（见第 30 章）进行讨论。

透析方式的选择必须考虑个体差异以适应每个患儿的需求。在美国，2/3 的 ESRD 患儿接受腹膜透析治疗，1/3 接受血液透析治疗。年龄是选择透析方式的决定性因素：88% 的婴儿和 5 岁以下的儿童接受腹膜透析治疗，而 12 岁以上的儿童接受血液透析治疗的比例是 54%[63]。在 ARF 中，每种方式都有其适应证、禁忌证和风险（表 32-4）[61]。

腹膜透析涉及溶质和水在腹膜中的转运。腹膜毛细血管中的血液暴露于腹膜腔内的透析液中，透析液通常含有钠、氯、乳酸、碳酸氢盐和葡萄糖，使透析液为高渗性。在腹膜透析留置过程中，三个转运过程同时发生：弥散、超滤和吸附。透析达到的量和清除

表 32-4　连续肾脏替代治疗、腹膜透析、间歇性血液透析的优缺点比较

可变因素	CRRT	PD	IHD
连续治疗	是	是	否
血流动力学稳定	是	是	否
达到液体平衡	是，泵控	是 / 否，可变	是，间歇性
容易实施	否	是	否
代谢调节	是	是	是，间歇性
最佳营养	是	否	是
连续毒素清除	是	否 / 是，取决于毒素性质，大分子不能很好清除	否
抗凝作用	是，需持续抗凝	否，无须抗凝	是 / 否，间断抗凝
快速清除毒素	是 / 否，取决于患儿的体表面积和体重	否	是
颅内压稳定	是	是 / 否，较 CRRT 难预测	是 / 否，较 CRRT 难预测
ICU 护理支持	是，高水平支持	是 / 否，适度的支持（如果频繁，需频繁的人力支持）	否，低水平支持
透析护理支持	是 / 否，取决于制度	是 / 否，取决于制度	是
患者流动性	否	是，如果使用 IPD	否
医疗费用	高	低 / 适中，随透析液用量增加而增加	高 / 适中
是否进入血管	是	否	是
近期腹部手术	是	否	是
VP 分流	是	是 / 否，相对禁忌	是
先天性腹肌缺如综合征	是	是 / 否，相对禁忌	是
超滤控制	是	是 / 否，可变	是，间歇性
PD 导管漏	否	是	否
潜在感染	是	是	是
用于 AKI 相关的先天性代谢异常	是	否	是
用于 AKI 相关的摄取	是	否	是

AKI. 急性肾衰竭；CRRT. 连续肾脏替代治疗；ICU. 重症监护病房；IPD. 间歇性腹膜透析；PD. 腹膜透析；IHD. 间歇性血液透析；VP. 脑室腹腔分流（经 Springer Nature 许可转载，引自 Walters 等[59]）

水分的程度取决于注入的透析液的体积（留置液）、透析液的更换频率和渗透液的浓度[64]。

腹膜透析对临床经验、设备资源和成本的要求不高，适用于所有儿科患者，包括新生儿和心脏术后病情稳定的患儿。它可以用于脑室腹腔分流和有先天性腹肌缺如综合征的患儿。腹膜透析提供平缓的溶质清除和超滤，从而避免血流动力学波动。缓慢的溶质清除和超滤对于需要精确液体平衡和可控超滤的严重液体超负荷或严重乳酸酸中毒患者来说，存在明显的缺陷，只能通过间歇性血液透析或连续肾脏替代治疗来完成[59]。腹膜透析可通过限制膈肌运动而加重呼吸窘迫。因此，膈肌缺损是腹膜透析的禁忌证。由于腹膜透析可以导致免疫球蛋白丢失，因此存在腹膜炎的风险。透析导管故障通常会导致渗漏、导管脱出及管路梗阻。

与腹膜透析或 CRRT 相比，间歇性血液透析具有快速超滤和溶质清除的明显优势。血液透析回路包括患儿的血管腔、手术放置的动静脉瘘或动静脉补片或静脉导管，以及患儿血液进出透析器的聚乙烯管道。透析液由高纯水组成，其中加入了钠、钾、钙、镁、氯化物、碳酸氢盐和葡萄糖。透析液中不含尿毒症血液中积累的小分子量代谢物。因此，当尿毒症血液暴露于透析液时，这些溶质从血液到透析液的弥散量比从透析液弥散回血液中的量大得多。在透析过程中，通过不断输入新的透析液补充透析液腔，用未透析的血液替代已透析的血液，防止浓度平衡，使血液与透析液之间的浓度梯度达到最大。正常情况下，透析液流动方向与血液流动方向相反。"逆流"流动的目的是使血液与透析液在透析装置各部位的废液浓度差达到最大[65]。

与腹膜透析一样，间歇性血液透析也可以在 ICU 外进行。这种模式适用于有毒物摄入、肿瘤溶解综合征和先天性代谢缺陷的患儿[66, 67]。间歇性血液透析快速清除溶质和液体可导致血液透析失衡综合征。为了防止危险的渗透压波动引起的相关并发症，需要谨慎地选择透析液类型和溶质配比，合理使用甘露醇，并进行监测[68, 69]。

CRRT 是指任何体外溶质或液体的连续清除方式。所有形式 CRRT 的共同特征是通过动脉或静脉导管与患儿相连的体外回路。各种形式的替代 CRRT 已被开发出来，以解决与上述间歇性血液透析和腹膜透析相关的许多问题。CRRT 能够在不影响血管内容量的情况下更好地控制氮质血症和液体清除，并促进危重患

儿的液体和电解质管理和营养支持。CRRT 是一种支持患有各种疾病的危重症儿童的有效治疗手段，包括 ARF、药物中毒、先天性代谢缺陷、肝功能衰竭和多器官功能衰竭。然而，应用这种技术的理想方法尚不清楚[70, 71]。在成功应用 CRRT 治疗 ARF 患儿的基础上，CRRT 现在偶尔也用于未发生肾衰竭但单独使用利尿药治疗不成功或禁忌使用利尿药患儿的液体清除[70]。

> **要点：慢性肾衰竭与透析**
> - 对于急性肾衰竭患儿，可能会需要紧急放置血液透析导管；而对于慢性肾衰竭患儿，可能会优先放置血液透析导管。
> - 无论采用何种方式，肾脏替代治疗的目标是精确控制血清电解质，清除毒素，并为肾衰竭患儿提供液体清除。
> - 患有 ESRD 儿童的最终目标是成功的肾移植，因为它为患儿和家庭提供了最正常的生活方式和康复的可能性。
> - 在美国，2/3 的 ESRD 患儿接受腹膜透析治疗，1/3 接受血液透析治疗。这也取决于年龄，绝大多数 5 岁以下的儿童接受腹膜透析治疗。

（一）手术室内放置透析导管

由于透析通路直接关系到患儿的健康和生活质量，因此，对于前期未接受肾移植或早期就患有 ESRD 的患儿来说，建立能够进行高流量透析的静脉通路就至关重要。关于血液透析，应尽可能建立一个原发性动静脉瘘。如果患儿没有合适的静脉，则需要移植聚四氟乙烯管道。因为先天性瘘管通畅率高，常作为首选，但需要选择有合适的静脉，因此不适用于婴儿及 20kg 以下患儿[65]。血管导管是儿童主要的血管通路。对于 ESRD 患儿，肾移植是一线疗法。由于建议将动静脉移植物用于长期透析，因此这种移植物不适合用于将在 1 年内接受肾移植的患儿[73, 74]。

国家肾脏基金会肾脏疾病预后质量倡议指南建议建立血管通路的顺序如下：右颈内静脉、右颈外静脉、左颈内和左颈外静脉、锁骨下静脉、股静脉，或经髂腰部血管进入下腔静脉。此顺序是基于并发症发生率由低到高排列[75]。此外，这些导管可能导致中心静脉狭窄和血栓形成，这可能使未来的永久性上肢血管通路更难以建立。

腹膜透析是在放置 Tenckhoff 导管后进行的。在

全身麻醉下，通过开放或腹腔镜手术置入双套囊腹膜透析导管。导管的回路放置在骨盆内。在手术过程中，重要的是要确保液体可以自由通过导管进出腹腔。

腹腔镜技术似乎对于术后早期导管功能的实现没有任何优势[76]。此外，其他不影响导管功能的因素包括既往 PD 管放置史、既往腹部手术史、导管类型或导管出口位置。然而，Arog 等证实使用腹腔镜技术对行脑室 - 腹腔分流术的患儿是有帮助的[77]。

导管故障最常见的原因是阻塞：由于内部纤维蛋白堵塞或是被网膜、肠管或其他组织阻塞。与阻塞风险降低相关的单一可控因素是同时行网膜切除术的效果。总体而言，体重小于 10kg 的儿童发生 PD 导管故障的风险高于体重大于 10kg 的儿童[77]。

年感染率随年龄增长而下降。Tenckhoff 直导管和 Tenckhoff 弯导管发生首次腹膜炎感染的时间相似。总体而言，第一次腹膜炎发生的时间，双腔导管比单腔导管要长，天鹅颈形导管比直导管要长，下出口导管比上出口和侧出口导管要长[63, 78]。

计划置入 PD 导管的儿童通常处于慢性肾衰竭的稳定期，并在肾移植前准备好导管进行肾脏替代治疗。偶尔会有患急性肾衰竭的儿童需要外科手术置入透析导管，如新发溶血性尿毒症综合征的患儿。

术前评估包括体格检查和检查患儿的代谢状况。患儿最近一次透析的时间（如果有的话）是非常重要的，尤为重要的是血钾浓度、容量状态和主要经肾脏清除的药物剂量。需要使用 PD 导管或血液透析导管的患儿需要标准 ASA（美国麻醉医师协会）监测，但通常不需要有创监测。在这些患儿中，通常要避免使用动脉导管，同时也要避免在存在动静脉瘘或移植物的肢体远端使用血压袖带。术前与患儿的肾脏科医师或外科医师讨论要避免使用的血管通路是至关重要的。在这些患儿中，保持大静脉和动脉的长期通畅非常关键，因为患儿可能在一生中经历多次的血管穿刺操作。同样重要的是，当麻醉存在透析瘘的患儿时，应监测麻醉期间的血流量，保持血压和血管内容积状态，以确保动静脉瘘或桥血管的通畅性。应谨慎行气管插管，因为许多急性和慢性肾衰竭患儿因胃排空延迟有误吸的风险。快速序贯诱导或改良的快速序贯诱导应以患儿为基础个体化实施。当血钾水平正常时，琥珀酰胆碱可作为快速序贯诱导的药物，罗库溴铵可能是更好的选择。罗库溴铵用于慢性肾衰竭患儿的神经肌肉阻滞持续时间与肾功能正常的患儿相似或仅略有延长[79]。芬太尼和氢吗啡酮不经肾脏代谢，是围术期镇

痛的合理选择[80]。

> **要点：手术室内放置透析导管**
> - 对于前期未进行肾移植或最初就患有 ESRD 的患儿来说，建立适合的透析通路至关重要，因为它直接关系到患儿的健康和生活质量。
> - 因自体瘘通畅率高因此为透析时的首选，但由于婴儿和 20kg 以下的患儿常缺乏合适尺寸的血管，这类患者通常选用血管导管。
> - 重要的麻醉考虑因素包括患儿最近的透析时间，这可能会影响血钾浓度、容量状态和主要经肾脏清除的药物剂量。

（二）手术室内连续肾脏替代治疗

大多数接受 CRRT 治疗的患儿病情危重，可能需要呼吸机支持，并且经常接受大量血管活性药物治疗。这些患儿存在的手术风险较大，他们可能有潜在的凝血障碍，CRRT 也需要抗凝来保持过滤通畅。因此，如果这些患儿需要手术，在大多数情况下，可以在术中中断 CRRT 治疗。然而，在一些手术（如肝移植）中，CRRT 可以在术中用于优化液体和电解质管理[81]。

大多数麻醉医师和手术室工作人员都不熟悉 CRRT 或提供治疗所需的设备。在手术过程中需要重症医学科医师、肾脏科医师和外科医师之间进行良好有效的沟通，协商制订患儿的术中管理策略。在 Vanderbilt 大学医学中心的 Monroe Carell Jr 儿童医院，一名熟悉 CRRT 设备的技术人员在手术室里管理着这些设备。仔细监测动脉血气和电解质对确保正常的酸碱平衡至关重要[72]。

> **要点：手术室内连续肾替代治疗**
> - 大多数接受 CRRT 治疗的患儿病情危重，可能需要呼吸机支持，并且经常接受大量血管活性药物治疗。这些患儿对我们具有挑战性，因为他们可能有潜在的凝血障碍，而 CRRT 需要抗凝以保证过滤器畅通。
> - 大多数麻醉科医师对 CRRT 并不熟悉，因此，重症科医师、肾脏科医师、麻醉医师和外科医师之间必须进行有意义的讨论是非常必要的，以便完善患儿的手术管理。

十三、阴茎异常勃起

缺血性（静脉闭塞、血流量降低）阴茎异常勃起是一种与性无关的持续性勃起，可导致筋膜室综合征，在任何持续 4h 以上的阴茎勃起都是病态的，有时是属于外科的紧急情况。患儿通常反应伴有相关的疼痛。在儿童中，病因包括镰状细胞病、肿瘤和抗精神病药物。阴茎异常勃起不同于阴茎海绵体和尿道海绵体充血后的正常勃起，阴茎异常勃起只出现阴茎海绵体的充血。

曲唑酮是一种三唑吡啶衍生物，因为它几乎没有抗胆碱活性和心血管不良反应，因此对治疗抑郁症和慢性疼痛有很大的优势。然而，曲唑酮具有显著的 α 受体阻断作用。曲唑酮导致的阴茎异常勃起类似于镰状细胞血红蛋白病引起的阴茎异常勃起[82]。

一般而言，无论病因如何，持续时间超过 4h 的缺血性阴茎异常勃起都意味着出现筋膜室综合征，因此，建议对阴茎海绵体进行减压以消除和预防缺血性损伤。明确的一线治疗包括放血和海绵体冲洗，同时在海绵窦内注射 α 肾上腺素能拟交感药物。通常在阴茎勃起前实施阴茎背神经阻滞或局部阴茎干阻滞。通过冲洗或不冲洗的吸引方法治疗阴茎异常勃起的比例约为 30%。

拟交感神经药可对海绵体组织产生收缩作用从而促进阴茎勃起症状消除。其中，去氧肾上腺素作为一个 α₁ 选择性肾上腺素受体激动药，是该方法的首选药物，因为相较于其他具有 β 肾上腺素受体激动作用的药物来说，它最大限度地减少心血管不良反应的风险。为使药物效果更佳，需要排出体内滞留的血液[83, 84]。

对于有潜在病因的患儿，在给予适当的全身治疗的同时，还应进行缺血性阴茎勃起异常的海绵窦内治疗。本建议适用于与镰状细胞疾病相关的阴茎异常勃起，以及与其他血液疾病、转移瘤或其他具有标准治疗疾病相关的阴茎异常勃起。有文献综述报道支持上述建议，在接受系统治疗的镰状细胞病患儿中，只有 37% 或更少患儿的缺血性阴茎异常勃起得到了解决，而针对阴茎的治疗则达到了更高的解决率[82]。因此，对于与镰状细胞病相关的阴茎异常勃起，可采用常规推荐的药物治疗，如镇痛、水化、氧化、碱化，甚至输血，但如果出现长时间的缺血，在进行这些干预的同时不应延迟对海绵窦内的治疗[84]。

一旦海绵窦内治疗失败，外科医师可能会进行手术干预[83]。手术分流的目的是促进血液从海绵体流出，避免血液淤积于这些闭塞的静脉[84]。手术矫正包括将膨胀的海绵体组织与龟头、尿道海绵体或背静脉或隐静脉吻合。这个手术建立的瘘管将血液从海绵体中引流出来，直到病理因素得到解决。理想情况下，手术建立的瘘管将在引起阴茎异常勃起的因素消除后自动闭合[85]。

> **要点：阴茎异常勃起**
> - 缺血性阴茎勃起是一种与性无关的持续性勃起，可导致筋膜室综合征，这是一种内科，有时是外科的紧急情况，每次发作持续时间超过 4h。
> - 在儿童中，病因包括镰状细胞病、肿瘤和抗精神病药物。
> - 明确的一线治疗包括排血和海绵体冲洗，同时在海绵窦内注射 α 肾上腺素能拟交感药物。如果药物治疗失败，则需手术干预。

十四、机器人手术

腹腔镜和机器人辅助腹腔镜手术在小儿泌尿外科手术中越来越受欢迎。与传统开放手术相比，微创手术具有住院时间短、术后镇痛药用量少、术后呼吸并发症少、切口小、美容效果好等优点[86]。

2001 年，Meininger 等报道了第 1 例儿童机器人手术，即机器人 Nissen 胃底折叠术[87]。与传统腹腔镜手术相比，机器人系统提供的改进包括更高的灵敏度、过滤手部震动、运动缩放和更好的深度感知和放大率（图 32-4）[88, 89]。其缺点包括触觉反馈较差、腹腔镜器械选择相对有限及成本问题[88, 90]。许多儿童泌尿外科手术已在机器人辅助下成功实施，包括肾盂成形术、输尿管再植术（膀胱内或膀胱外入路）、肾切除术或部分肾切除术、输尿管输尿管吻合术、睾丸固定术、膀胱扩大术和阑尾代尿道输出端造口术[91]。机器人辅助肾盂成形术的手术效果至少与开放或传统腹腔镜手术相当，而对于其他手术仍在评估中[92]。2013 年，Cundy 等的一篇关于儿童机器人手术的文献综述发现，机器人手术转向传统腹腔镜手术或开放手术的转化率约 2.5%[89]。与胃肠外科和胸外科相比，泌尿生殖外科的手术转化率最低，仅有 1.5%[89]。

由于部分患儿的并发疾病导致气腹耐受性下降和腹腔内压力增加，这使得机器人手术对一些患儿来说不

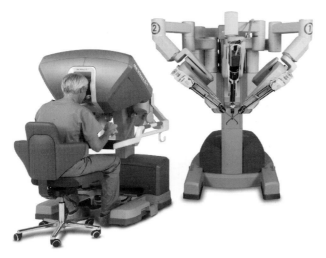

▲ 图 32-4 机器人手术系统

外科医师坐在远离手术区域的操作台上，可以在手术室内也可以在手术室外的控制室内（经 The DaVinci® Surgical System 许可转载 [90]，达芬奇手术经 CCBY SA 3.0 许可，引自 https：//en.wikipedia.org/wiki/Da_Vinci_Surgical_System#/media/File：Cmglee_Cambridge_Science_Festival_2015_da_Vinci.jpg）

太可行。这些并发疾病包括呼吸储备不足的支气管肺疾病、未矫正的先天性心脏病和肺动脉高压。虽然患儿体型较小可能导致手术切口位置具有挑战性且增加器械碰撞的风险，但这并不是机器人手术的禁忌证 [91, 92]。已有体重 2.2kg 的患儿和出生 1 天的新生儿行机器人手术的报道 [93]。既往的腹部手术史可能使孔道的建立更加复杂，但这也不是机器人手术的禁忌证 [91]。

机器人手术中的麻醉注意事项具体取决于手术类型。有些注意事项适用于每个病例，主要包括患儿的体位要求，以及建立气腹时伴随的呼吸系统、心血管系统和神经内分泌的变化。机器人的活动范围通常是一个限制因素，所以手术床可能需要侧倾至一个极端角度。有些手术需要极度的头低足高位或头高足低位。密切注意四肢的固定和软垫保护是至关重要的，以避免无意的运动或压伤。头部的位置也是如此，因为如果没有固定和监测，头部可能会从枕头上滑落（图 32-5）[94]。由于手术室的空间和布局的限制，麻醉医师与患儿的接触可能会非常受限。手术室团队应该有一个为确定机器人系统的最佳放置位置而制订的经过协调和实践的方案（图 32-6 和图 32-7），并允许在气道紧急情况下或需要迅速转为开腹手术的情况下可以快速移开机器人使医护人员到达患儿旁边 [95]。

经腹膜后或经腹腔内 CO_2 注气的影响包括高碳酸血症和腹腔内压力增高。高碳酸血症可增加全身血管阻力和平均动脉压 [96, 97]。如果不纠正，高碳酸血症会

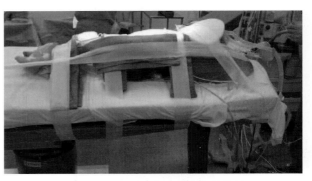

▲ 图 32-5 机器人手术患者的体位

在机器人对接前，体位确定及固定后，患者的侧视图。注意放置在患者背部和头部后面的宽大凝胶垫，以防手术台的侧向移动导致的患者移动（经 Wolters Kluwer 许可转载，引自 Muñoz 等 [94]）

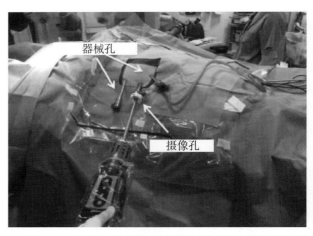

器械孔

摄像孔

▲ 图 32-6 儿童机器人辅助泌尿外科手术中摄像孔和器械孔的位置

许多手术可以用三孔完成，但更复杂的手术可能需要四孔（经 Wolters Kluwer 许可转载，引自 Muñoz 等 [94]）

导致酸中毒，酸中毒反过来又会降低心脏收缩力，增加心律失常的风险，并引起血管扩张 [96]。CO_2 增加了儿茶酚胺和血管加压素的释放 [97]。4 岁以下儿童由于吸收面积与体重比高、吸收膜与毛细血管距离较短，故 CO_2 吸收速率增加 [98]。吸入 CO_2 可降低核心体温，必须注意维持正常体温。

腹内压超过 15mmHg 可减少静脉回流，导致心输出量减少 [86, 98]。推荐气腹压力：婴儿（0—2 岁）8~10mmHg，儿童（2—10 岁）10~12mmHg，青少年（> 10 岁）15mmHg [99]。

在气腹建立过程中腹膜拉伸可能导致短暂的心动过缓，这在新生儿和婴儿的耐受性很差，因为他们的心输出量依赖于心率。膈肌在建立气腹时向头侧移位可使功能残气量低至闭合容积以下，引起肺不张，增

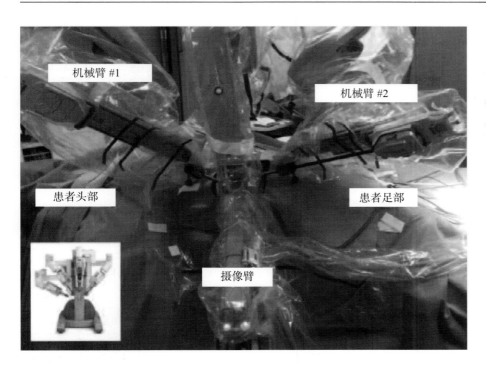

◄ 图 32-7　机械臂连接到手术机器人的腹腔镜接口（"对接"）后的手术区域

插图. 对接前可移动的 DaVinci® 机器人吊塔（经 Wolters Kluwer 许可转载，引自 Muñoz 等 [94]）

大无效腔 [96]。可能出现的后果包括低氧血症和从右向左分流 [96, 97]。腹腔内压力增加也可降低肾小球滤过压，并可暂时减少尿量 [96, 100]。这使得在机器人手术期间尿量不能很好地反映容量状态。表 32-5 和表 32-6 总结了气腹对呼吸系统、心血管系统和肾脏的影响 [94]。

用于儿童机器人辅助腹腔镜手术的监护仪包括标准 ASA 监护仪。增加了一个心前区听诊器，可早期识别气管插管误入支气管的情况 [95]。呼气末 CO_2 监测作为小婴儿 $PaCO_2$ 监测和根据呼吸病理进行参数设置，或因为腹内压增高进行调整的指标不一定可靠。放置动脉导管抽取血样进行血气分析对于特定患儿或手术时间较长者是有指导意义的 [97]。可选择静脉或吸入麻醉诱导。面罩通气时必须注意避免胃胀气。吸入或静脉麻醉维持都是很好的选择。一些资料显示，在气腹期间，全凭静脉麻醉可以增加血流动力学的稳定性 [87]。外周静脉通路最好置于上肢，因为在腹腔内压增加的情况下，通过下肢静脉通路给药可能会产生延迟。建议在手术开始前建立第二个外周静脉通路 [96, 101]。

大多数腹腔镜手术和几乎所有的机器人辅助腹腔镜手术都需要气管插管。首选带套囊的气管插管，以确保充分的控制通气。正确的气管插管位置必须在患儿完成体位摆放后重新确认，并在手术床将要摆放的极端位置处检查，以排除在此病例中气管插管尖端意外进入支气管内。面部周围的泡沫垫有助于防止机器

表 32-5　气腹对呼吸系统的影响

指　　标	变　化
吸气峰压	增加
胸壁机械阻力	增加
肺顺应性	降低
肺部无效腔	无变化或增加
功能残气量	降低
肺活量	降低
分流	增加
通气 / 灌注失调	增加

经 Wolters Kluwer 许可转载，引自 Muñoz 等 [94]

表 32-6　气腹对心血管系统及肾脏的影响

指　　标	变　化
心率	无变化或增加
平均动脉压	增加
外周血管阻力	增加
静脉回心血量	增加或减少
中心静脉压	增加
心输出量	增加或减少
肾小球滤过率	减少
尿量	减少

经 Wolters Kluwer 许可转载，引自 Muñoz 等 [94]

人或手术助手与气管插管接触[101]。肌肉松弛可以减小患儿移动的风险，并保证充分的 CO_2 气体注入[88]。它还可以改善控制通气的条件，以维持正常的血碳酸水平[88, 97]。

由于婴儿膀胱的位置更靠近腹部，因此建议在手术前进行膀胱减压，以减少膀胱损伤的风险，并在手术过程中使骨盆结构的显示更清楚[99]。膨胀的胃同样会阻碍外科医师对术野的观察。诱导后放置鼻胃管或口胃管可减小胃容量[95, 102]。通常会避免使用氧化亚氮，因为它存在肠扩张及增加术后恶心呕吐的风险[96]。

儿童机器人辅助腹腔镜手术的许多并发症都与气腹的建立有关。在戳卡放置时可能发生血管或肠道损伤。在儿童群体中，第一个戳卡的放置首选开放的"Hasson"技术[88, 97]。麻醉医师必须在戳卡放置后为隐匿性出血做好准备。由于儿童的腹壁较薄，在更换器械时维持足够的气体注入比成年患者更具挑战性[99]。切口疝是一种已被报道但罕见的并发症[88, 92]。皮下组织气肿、气胸和纵隔气肿可在气腹过程中发生。麻醉团队必须警惕静脉气体栓塞的发生（表 32-7），其可能表现为低血压、低氧血症或 $ETCO_2$ 突然下降[94, 96]。许多人认为 $ETCO_2$ 监测是一种灵敏、无创的监测气体栓塞的方法[103-110]，也有部分文献报道 $ETCO_2$ 可能突然升高[104]。然而，大多数文献表明，由于二氧化碳栓塞和心输出量降低，$ETCO_2$ 会出现明显降低[103-110]。组织损伤可能发生在器械退出、穿刺、更换器械及应用电烧灼设备期间[88, 92]。麻醉医师还必须做好紧急开腹处理急性血管损伤和出血的准备（表 32-8）[94]。

在婴儿中，仅有少量气体可以消散电灼设备产生的热量。应减少电灼设备的能量和有效烧灼时间[111]。

高碳酸血症增加脑血流[97]。有报道称，在腹腔镜手术中，脑室 - 腹腔分流术患儿的颅内压显著升高[112]。机器人故障是一种罕见的并发症，据报道发生率为 0.38%～0.5%[91, 92]。

机器人辅助腹腔镜手术已在肾盂成形术和输尿管再植术这两类常见的儿童泌尿外科手术中得到普及。这两种手术在技术上具有挑战性的部分，即肾盂成形术中的体内缝合和再植术中的膀胱切开、缝合，得益于机器人手术的技术改进，而不是传统腹腔镜[90, 92]。

传统上，肾盂成形术治疗肾盂输尿管连接处梗阻的金标准是切开肾盂成形术，成功率为 90%～100%[92]。已有经腹膜或更少见的腹膜后入路机器人手术的报道。在 2015 年的一项多中心观察性

表 32-7 CO_2 栓塞的检测和处理

症状和体征	治 疗
$ETCO_2$ 突然升高	告知外科医师并寻求帮助
急性低血压	缩小气腹
低氧血症	100% O_2 过度通气
心律失常	头低足高左侧卧位
肺水肿	心肺复苏
听诊时有"车轮"样杂音	放置中心静脉导管抽出 CO_2
头颈部发绀	如果上述治疗无反应则实施体外循环

$ETCO_2$. 呼气末二氧化碳（经 Wolters Kluwer 许可转载，引自 Muñoz 等[94]）

表 32-8 急性血管损伤或出血的检测和治疗

症状和体征	治 疗
急性低血压	告知外科医师并寻求帮助
心动过速	100% O_2
心律不齐	推注静脉液体：晶体或胶体
心血管衰竭	停用吸入麻醉药，考虑静注咪达唑仑或地西泮以防术中知晓
	升压药：参考平均动脉压使用麻黄碱、去氧肾上腺素或肾上腺素
	参考红细胞比容，考虑输注 O 型阴性血
	如灌注不足，则行心肺复苏
	如出血不易控制，则行开腹手术

经 Wolters Kluwer 许可转载，引自 Muñoz 等[94]

研究中，Avery 等报道了经腹膜机器人辅助手术降低或消除肾盂积水的成功率为 91%，并发症发生率为 11%[111]。机器人肾盂成形术具有较长的手术时间，但住院时间短，阿片类药物的总需求量小[113]。儿童通常在手术前 24h 开始接受清淡流食，年龄更小者则服用泻药或应用栓剂[114]。该手术通常包括逆行或顺行放置支架。通常在手术开始的膀胱镜检查过程中逆行放置支架[99]。机器人机械臂的定位需要将患侧抬高 20°～45°，同侧手臂伸展[111]。已阐述孔道位置的不同选择。三角形放置孔道包括在脐部、剑突和脐部之间及同侧下象限。在较小的婴儿（＜ 10kg）中，有时首选的是完全中线放置（剑突下、脐部和耻骨上）的方法[111]。术后并发症包括肠梗阻、肠损伤、尿漏和持续性肾积水[114]。

膀胱内或膀胱外输尿管再植术是膀胱输尿管反流的治疗方法之一。据报道，开放手术的成功率为 95%～98%[115]。机器人膀胱内入路手术受限于维持气腹的困难较大[90]。膀胱容量小于 130ml 的患儿不被认为是很好的候选者[90, 92, 102]。在一个小型系列报道中，Marchini 等发现与接受开放手术的患者相比，机器人辅助膀胱内输尿管再植的患儿，导尿管留置时间更短，膀胱痉挛发生率更少，住院时间更短[115]。

膀胱外机器人输尿管再植术比膀胱内机器人输尿管再植术更常见。成功率与开放输尿管再植术相似[90]。手术步骤与开放式 Lich-Gregoir 手术相同[102]。戳卡放置在脐和脐下约 1cm 的锁骨中线两侧。在小患者中，摄像孔必须置于脐以上，以避免器械碰撞[102]。机器人被放置于患儿足侧[102]。膀胱外输尿管再植术可导致术后排尿功能障碍。改进的机器人可视化技术有助于避免盆腔神经丛的损伤[101]。2008 年，Casale 等报道了 41 例机器人辅助膀胱外输尿管再植术，成功率为 97.6%，术后未发生尿潴留[116]。

> **要点：机器人手术**
> - 微创手术术后疼痛少、恢复时间短、美容效果好。
> - 机器人手术在技术上优于传统的腹腔镜手术。然而，空间要求、成本和缺乏儿科专用设备是其限制因素。
> - 手术团队、麻醉团队和手术护理人员之间的良好沟通至关重要。
> - 重要的麻醉关注点是与气腹相关的生理变化的管理、接触患儿受限和适当的患儿体位。

病例分析

一名 18 月龄，体重 11kg 的男婴，因左侧肾盂输尿管连接梗阻行机器人肾盂成形术。患儿为足月分娩的健康婴儿，无其他并发症。产前超声检查诊断为左侧肾盂积水，随后进行了一系列检查及超声检查随访，患儿无尿路感染。术前 1 个月肾脏超声检查发现左侧肾内集合系统明显扩张，符合 UPJ 梗阻。患儿未服用任何药物，也无药物过敏史。基本生命体征及体格检查均正常。

儿科麻醉医师向家长告知了麻醉方案，包括气管插管全麻、外科医师在手术切口部位的局部浸润麻醉和肠道外镇痛。以及发生率较低的严重麻醉并发症。由于手术预计持续时间超过 3h，因此麻醉医师向家长告知了 2016 年美国食品药品管理局关于 3 岁以下患儿接受长时间的麻醉，以及远期神经发育问题理论风险的警告。手术不能推迟到晚些时候进行，且家长已经收到了麻醉前宣教手册，其中包括 FDA 的警示信息，外科医师在安排手术时也与患儿家长讨论了这一问题。家长没有其他任何问题，同意进行手术，并签署了麻醉同意书。

在术前口服咪达唑仑后，按照 ASA 标准连接监测仪，采用七氟烷进行吸入诱导。开放 2 条 22Ga 的外周静脉通路，应用罗库溴铵后插入 4.0mm 带套囊的气管导管。在给予一剂头孢唑林后，仰卧位进行膀胱镜检查，确认膀胱和输尿管连接处解剖正常。左侧逆行输尿管造影证实 UPJ 梗阻。置入胃管行胃肠减压，置入 Foley 导管用于膀胱减压。然后，患儿仰卧，左侧置凝胶垫使其与手术台成 45°，之后放置右侧腋窝凝胶垫。包括头部在内的所有受力点均垫以凝胶垫，

用丝绸胶带横跨胸部、臀部和腿部将患儿固定在手术台上。随后将手术台右倾、左倾 45° 以确保患儿位置稳定，不会从手术台坠落。对接前要仔细检查气管插管的安全性和呼吸机管路的连接，因为手术机器人会限制麻醉医师接触患儿头部。最后手术台左倾 45°，允许手术机器人进入手术区域。

在无菌准备和消毒铺巾后，开放脐下孔，建立 CO_2 气腹。然后将机器人的摄像头放置在脐下孔，并开放两个额外的机器人孔道，一个在剑突下方的中线上，一个在左下象限。副腹腔镜孔位于右上象限。手术机器人随后被固定在手术部位。行离断式左侧肾盂成形术，并将支架管从肾盂置入膀胱。检查腹腔内无损伤后，取出机器人器械，断开机器人对接，缝合孔道。预计失血量 5ml。

麻醉过程并不复杂，七氟烷呼气末浓度在 2.6%～3.3% 维持麻醉，罗库溴铵维持肌松确保手术期间患儿无体动。为避免肠胀气没有使用氧化亚氮，应用总流量 2L/min 的空氧混合气体，FiO_2 在 0.4～0.5。通气采用压力控制模式，CO_2 气腹期间气道峰压为 24～25cmH$_2$O，潮气量为 65～75ml（6～7ml/kg），呼气末 CO_2 值为 52～57mmHg。患儿血流动力学状态稳定，心率 120～130 次/分，收缩压 75～90mmHg。手术开始时，给予酮咯酸 0.5mg/kg 及吗啡 0.2mg/kg，手术结束时，外科医师用 0.25% 的布比卡因对各切口浸润注射。总共输入 450ml 乳酸盐林格液，尿量 80ml。手术结束时用药物拮抗神经肌肉阻滞作用，患儿清醒后拔除气管插管。整个麻醉时间是 212min。

患儿被转送至麻醉后监护室，再给予 2 次 0.5mg 的吗

啡镇痛。在 PACU 停留 1h 后被转送到外科病房过夜。镇痛时先使用一次吗啡，然后口服氢可酮 – 对乙酰氨基酚和布洛芬。术后第二天早上，患儿恢复正常饮食，并于当天晚些时候出院回家，医师嘱其先用对乙酰氨基酚和布洛芬镇痛，只有严重疼痛时才使用氢可酮 – 对乙酰氨基酚。

这个案例说明了机器人手术的麻醉关注点：对于幼童的长时间麻醉，可能需要注意其潜在的麻醉神经毒性，还需非常小心的定位和放置体位垫，以确保患儿在手术台极端位置情况下的安全，应用带套囊气管插管维持气腹期间的通气，维持良好的肌松状态，警惕 CO_2 气腹期间的血流动力学变化或出血，一般不出现剧烈的术后疼痛，且可快速康复，术后住院时间不超过 24h 即可出院。虽然与传统腹腔镜手术相比，机器人手术时间可能更长，但对于有经验的术者而言差异很小。

第 33 章　骨科手术麻醉
Anesthesia for Orthopedic Surgery

Cathy R. Lammers　Cecile Wyckaert　Julianna Clark-Wronski　著

蒋一蕾　译　　胡智勇　校

一、概述

骨科手术麻醉是许多儿科麻醉医师最常实施的麻醉之一，包括了各种各样的手术和患者。这其中有许多患有严重神经肌肉疾病和多种疾病并存的患者，以及健康儿童骨折、非意外创伤造成的骨折及健康青少年运动员发生的运动损伤。本章介绍了导致患者需要骨科手术的主要神经肌肉和遗传疾病，还包括其他健康儿童的骨科手术，如骨折和化脓性关节炎。非意外创伤作为骨折原因也进行了讨论。脊柱手术麻醉在其他章节（见第 29 章）介绍。

二、马蹄内翻足

马蹄内翻足或先天性马蹄内翻足可分为位置型或僵硬型。僵硬型异常要么是可塑形的，要么是固定抵抗的。在美国，畸形足在正常分娩婴儿发病率为1/1000，但在某些种族（如波利尼西亚岛民）中可能更高。男性受到的影响是女性的 2 倍。30%～50% 的病例是双侧受累。育有马蹄内翻足的父母有 10% 的可能再生一个马蹄内翻足孩子[1]。病因往往未知，大多数婴儿没有明确的遗传综合征或外源性病因。外因包括羊水过少、先天性同心圆环和致畸物。病理生理学理论包括胎儿发育停止，软骨生成不良，神经支配改变导致瘫痪，肌肉和韧带纤维组织增加，肌腱附着异常，以及可能的产前脊髓灰质炎情况，后者基于脊髓中前角运动神经元变化[2]。

体格检查时，足内翻并内收（图 33-1），背屈受限。舟骨、距骨和跟骨前部向内侧移位[3]，足底内侧软组织挛缩，足跟又小又空。内踝触诊困难，常与舟骨接触。胫骨常内旋，腿部肌肉通常发生萎缩，尤其是腓骨肌群。虽然肌纤维数量正常，但它们体积更小。小腿通常很小，即使成功切除病灶后，小腿仍然很小[4]。

治疗目的是尽早纠正畸形并保持足部对齐，直到生长停止[5]。皮拉尼评分系统用于评估内翻足严重程度，其依据是外侧边界曲率，内侧折痕，距骨外侧头显露，隐性折痕，脚跟空度和背屈程度[6]。非手术治疗（夹板和石膏固定）在出生后 2～3 天开始，前足内收、后旋，矫正马蹄足[7]。对脚部进行轻柔操作，以避免导致摇椅底足。如果夹板和石膏固定不成功，就有手术指征，通常在 6 月龄时，解剖更容易识别时进行。对于 5 岁以下儿童，需要进行软组织手术。对于 5 岁以上儿童，可能需要进行骨重塑或跟骨截骨术。大于 10 岁儿童需要行外侧楔状跗骨切除或三次融合[8]。手术矫正的并发症有伤口破裂、感染、缺血性坏死、僵硬和残余畸形。

> **要点：马蹄内翻足**
> - 一种比较常见的疾病，需要早期治疗。
> - 初始治疗是在出生 2～3 天时使用夹板或石膏。
> - 石膏矫正失败需要手术治疗。
> - 需要避免采用股神经和坐骨神经阻滞，因为外科医师必须要在术后给患者做检查。

术前，检查患儿是否有并发症（如关节挛缩、脊髓脊膜膨出），包括心血管、呼吸系统、血液学和神经系统疾病等自身与麻醉相关疾病。虽然全身麻醉和区域麻醉都可以用于马蹄内翻足手术，周围神经阻滞如后坐骨神经阻滞和股神经阻滞需尽量避免，因为外科医师必须检查患者术后神经系统变化，以及石膏固定

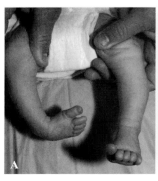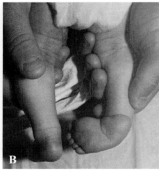

▲ 图 33-1 马蹄内翻足

A. 畸形足婴儿的前视图；B. 同一儿童的后视图

后可能出现骨筋膜室综合征。虽然脊髓和硬膜外麻醉已用于内翻足手术，但术后阿片类药物使用未见明显减少[9]。对于骨骼脆弱的患者，必须谨慎使用止血带。术后疼痛轻微，可接受标准剂量阿片类药物和对乙酰氨基酚。

三、髋关节发育不良 / 髋脱位

髋关节发育不良是指髋关节脱位或移位进入髋臼。髋关节脱位描述的是一种不可复位的髋关节，与肢体缩短、外展减少和皮肤皱折不对称有关。正常髋关节由股骨头和髋臼组成，它们由同一原始间充质细胞发育而来。在胎儿发育第 11 周，髋关节完全成形，如果倾向于发生这样问题，可能这时已经开始脱臼[10]。1%的新生儿髋部发生半脱位。髋关节发育不良或髋脱位患者股骨头与髋臼之间不存在正常的紧密连接。发育性髋关节发育不良或脱位常发生在一侧髋臼。髋臼的形状在大多数儿童 8 岁时就已确定。髋臼生长受到异常髋臼软骨影响，几个影响因素包括存在球形股骨头和髋臼头内间质生长、软骨膜下附着生长，以及邻近骨骼组织（回肠、坐骨、耻骨）的生长情况。发育不良髋臼在髋臼的上、后、下三面有一个脊（缘）。脊是由细胞状透明软骨构成，边缘是一个肥大的唇瓣[11]。

女婴、头胎、臀位分娩、羊水过少和有髋关节发育不良、持续性髋关节不对称、斜颈和下肢畸形家族史的女性儿童，其髋关节畸形风险增加。现在，所有新生儿都根据 Ortlani 和 Bartlow 体征接受了髋关节发育不良和脱位筛查[12]。当髋部外旋、股骨转子升高、股骨头滑入髋臼时有特征性"咔嗒"声，为 Ortlani 征阳性。当股骨头离开髋臼而屈曲内收时，Bartlow 征为阳性。超声有助于确诊，并确定更细分的发育不良类型或脱位。这些应该在疑似病例 4～6 周大时进行。如

果在出生时漏诊，会有 4 种可能的结果。髋关节可能会变得正常，半脱位或发生部分接触，完全脱位或仍位于髋关节内并伴有增生异常。晚期诊断的体检表现包括肢体缩短、臀、大腿或唇部皮肤皱褶不对称及髋关节外展受限。双侧受累患者步态蹒跚，脊柱前凸。

Pavlik 吊带是患有发育性髋关节发育不良或脱位的婴儿和新生儿的首选治疗方法。该装置由胸带、肩带和前后"U"型带组成，它们使得髋部保持屈曲和外展，同时限制其伸展和内收（图 33-2）[13]。

Pavlik 吊带治疗的禁忌包括：严重肌肉失衡（如脊髓脊膜膨出），严重僵硬（如关节挛缩），韧带松弛（如 Ehlers-Danlos 病），年龄大于 10 月龄的患者，以及缺乏家庭支持和护理。在临床、超声或影像学检查中无阳性发现之前，应一直佩戴好吊带。如果使用 Pavlik 吊带时髋关节仍然不稳定，建议使用髋关节外展支架。吊带并发症包括下位脱位、股神经麻痹和髋关节过度屈曲而导致缺血性坏死[14]。

对于 9 月龄以上婴儿，可以选择外展矫正器。在保持外展的同时，可以让孩子走路。对于那些髋关节脱位且无法使用 Pavlik 束带改善的年龄较大的婴儿，或 9 月龄以上儿童，建议使用皮肤牵引。皮肤牵引后进行内收肌腱切开术，畸形闭合复位，应用人字形石膏绷带[15]。2 岁以上的儿童采用原发性股骨短缩术、髋关节切开复位、关节囊缝合术（缝合撕裂的关节囊以防止脱位）和骨盆截骨术[16, 17]。在关节造影和闭合髋关节复位失败后在手术室做出是否行关节切开复位的决定[18]。

术前，重要的是要识别可能影响麻醉的并发症或潜在骨科病理学改变。基础实验室检查，如全血细胞计数、生化检查和凝血检查，对健康儿童来说不是必需的，但如果存在并发症，则将有助于识别异常。术中麻醉技术包括全身麻醉，如果没有禁忌证，在髋关节病理纠正过程中可以增加区域麻醉。脊髓或硬膜外麻醉有助于住院患者术后疼痛控制。如果放置硬膜外

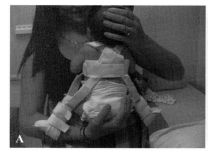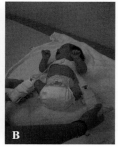

▲ 图 33-2 Pavlik 吊带的后面观（A）和正面观（B）

导管，必须注意在人字形石膏的后方开一个孔，以便从患者体内取出导管。当孩子在麻醉状态下放置人字石膏时，操作过程必须小心，确保手臂得到支撑，头部和颈部保持中立位，以防止重要神经损伤。术后，口服止痛药包括对乙酰氨基酚、阿片类药物和短效非甾体抗炎药。

> **要点：髋关节发育不良**
> - 出生时诊断（理想）：Pavlik 吊带，连续超声检查，不需要手术。
> - 超过 10 月龄：髋外展支撑，闭合髋复位合并使用人字石膏；如手术，之后再行皮肤牵引，内收肌肌腱切开术，闭合复位异常部位，人字形石膏。
> - 超过 2 岁：初期股骨缩短，髋关节切开复位，关节囊缝合，骨盆截骨术。
> - 如果闭合性髋部复位失败，应在手术室通过关节造影做出手术决定。
> - 麻醉：考虑使用脊髓或硬膜外麻醉来应对截骨术后的疼痛。

四、人字形石膏

人字形石膏可稳定并固定股骨骨折或髋关节异常（图 33-3）。

这些装置的禁忌证包括：不可接受的下肢缩短或成角、开放性骨折、胸腔或腹腔内创伤，以及体型较大或肥胖儿童[19]。应用人字形石膏通常需要麻醉。X线透视用于确定最佳位置，即患肢或髋部轻度外展。由于内收肌的牵拉，过多外展会导致股骨侧弯。髋关节屈曲、内收和外旋程度取决于股骨骨折或髋部异常位置[20]。在前胸和腹部放置折叠毛巾，并在毛巾上放置填充物和浇铸材料。取下毛巾时（在敷上石膏之后），石膏和胸腔 / 腹部之间就有了空间，从而可以自由呼

吸。放置两层棉纸衬垫，以确保石膏填充物可以拉过需要浇铸的边缘。Gore-Tex™ 软包常用于在胸部、骶骨、髂后上棘和髂前上棘上应用厚毡带之前。浇铸材料通常被放置在不受影响的一侧以保持稳定。两腿之间放置一根木棍，上面覆盖铸型材料。这可以加强石膏，并防止其在髋关节处破裂。在幼儿中，人字形石膏通常在一个可移动、可升高、狭窄的操作台上浇铸，仅可以提供非常小的头部支撑。

石膏放置过程中麻醉目标包括血流动力学的稳定，适当的遗忘和镇痛，以及患者安全的体位。麻醉技术的选择取决于患者的健康状况和任何并存的疾病。当患者从手术台上抬起时，要保持警惕，确保上肢和颈部与身体长轴保持一致，以防止神经损伤和瘫痪。

五、布朗特病

布朗特病是一种儿童胫骨内侧生长障碍。它导致双腿在膝盖以下向外弯曲[21]。正常的婴儿有少量的生理弓，通常到 2 岁时就会消失。在布朗特病中，腿持续保持弯曲，并且腿的内表面在膝盖以下向外突出。干骺端－骨骺夹角大于 11° 更能提示布朗特病[21]。随着胫骨内旋和不对称的腿部缩短，脚趾也开始指向内侧。大多数患者是健康的，没有先天性异常，可能不会经历太多的疼痛。如果出现疼痛，通常与膝关节有关。

布朗特病通常发生在 4 岁以下的儿童身上，在这种情况下，它被称为幼儿胫骨内翻。青少年胫骨内翻发生在 4 岁以后。布朗特病在非洲、西印度群岛和芬兰更为常见。60%～70% 的病例为双侧对称性[22]。布朗特病的危险因素包括女性、非裔美国人种族、肥胖、过早学习走路，以及有该问题的阳性家族史。布朗特病的病因尚不清楚，但可能与遗传、环境和机械因素的综合作用有关[23]。生长板内侧发育不正常，外侧生长正常，导致胫骨生长异常。如果不治疗，这种疾病会导致在生命的第 3 个 10 年开始出现骨关节炎。在美国，婴儿布朗特病的估计患病率不到 1%，青少年发病率为 2.5%。这种疾病在非卧床患者中是不存在的。青少年胫骨内翻与布朗特病的不同之处在于，内翻患者更常抱怨膝关节疼痛，80% 的病例有单侧受累，腿长缩短，还可能肥胖[24-26]。

建议对 2 岁以下的患者进行观察，并由骨科医师进行随访，以区分生理性弯曲和病理性弯曲。如果在 2—4 岁时持续弯曲，建议使用从大腿根部到脚趾尖的

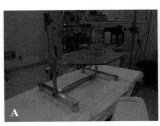
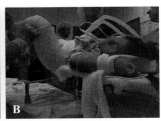

▲ 图 33-3　人字形石膏可稳定并固定股骨骨折或髋关节异常
A. 人字石膏台；B. 台上的患儿

803

矫形支架 [27]。弯曲严重或 4 岁以上的儿童，胫骨截骨和腓骨截骨是最常见纠正错位的方法 [28]。其他手术治疗包括切除骨骺以阻止异常生长，或截骨后进行外固定 [29, 30]。如果及早治疗，患者下肢功能将得到充分发展，活动能力不受限制。治疗的并发症包括下肢长短不一、血管损伤、病理性骨折和伤口感染。

> **要点：布朗特病**
> - 与肥胖 / 阻塞性睡眠呼吸暂停有关，与阿片类药物增加呼吸抑制风险有关。
> - 脂肪或静脉空气栓塞风险。

术前，必须考虑现有并发症对麻醉的影响。并发肥胖可导致困难气道、呼吸问题、阻塞性睡眠呼吸暂停、误吸风险增加和静脉导管置入困难。术中若无禁忌证，可采用全身麻醉和区域麻醉。如果患者在手术过程中发生急性失代偿，必须始终怀疑发生脂肪或静脉空气栓塞。全身麻醉下脂肪栓塞症状包括低氧血症、皮疹和低血压。全身麻醉下静脉性空气栓塞症状包括呼气末二氧化碳减少和低血压。手术失血量通常很少。术后，重要的是要进行神经血管检查，以确保在矫正修复过程中没有重要的血管或神经结构被破坏。疼痛控制可以通过静脉内自控镇痛或区域性阻滞来实现。无论是否被诊断为阻塞性睡眠呼吸暂停的肥胖症患者，服用阿片类药物都会增加呼吸抑制风险。除对乙酰氨基酚外，其他非甾体抗炎药，如酮咯酸和布洛芬，可在术后 24h 服用，以减少阿片类药物的累积剂量。

六、股骨头骨骺滑脱

股骨头骨骺滑脱（SCFE）是由股骨近端生长板缺陷引起，会导致股骨头不稳定。股骨头从股骨颈向后和向下移位。SCFE 表现为髋关节、大腿内侧和膝关节疼痛，髋关节活动范围受限，导致跛行。儿童 SCFE 发病率为 10.8/10 万。男性、非裔美国人、西班牙裔及生活在美国西部和东北部人群发病率较高 [31]。SCFE 平均发病年龄在 10—16 岁，20% 的患者双侧受累。高危患者包括肥胖、甲状腺功能减退、生长激素含量低、垂体瘤、颅咽管瘤、唐氏综合征、肾性骨营养不良、弗勒赫利希综合征等 [32-34]。左髋关节比右髋关节更容易受影响。5%～7% 的 SCFE 患者存在家族性聚集。10 岁以下患者中，SCFE 与代谢性内分泌疾病相关。不稳定 SCFE 会导致患者不能正常活动，发

生缺血性坏死的风险更高。体格检查时，患肢内旋时很痛。

紧急治疗是必要的。如果在发病后 24h 内进行手术矫正，则缺血性坏死风险降低。立即用螺钉内固定是首选治疗方法 [36]。SCFE 修复可使滑脱早期稳定，防止进一步滑脱，增加骨封闭，并改善症状 [37]。如果孩子生长超过了螺钉承受范围，就可能需要重新矫正固定。仅当患者患有内分泌或遗传代谢疾病时，才对未受影响髋关节行预防性固定，并且通常超过 10—16 岁这个年龄组 [38, 39]。可能需要施行股骨近端截骨术来重新定位股骨头，以改善运动功能活动范围。可以进行植骨术和骨融合术，但可能导致缺血性坏死、软骨溶解、初期固定不良、手术时间延长、术中出血量增加、骨骺位置丢失 [40]。

术前，详尽病史和体格检查可以明确可能影响麻醉的重要并发症。鉴于肥胖与 SCFE 密切相关，我们必须对气道阻塞、限制性肺部疾病和困难气道进行评估并做好准备。一些肥胖患者还患有 2 型糖尿病。在极少数情况下，一些患者还会出现甲状腺功能减退和肾性骨营养不良。术前检查应包括基线血细胞比容、血清电解质、血型和血液筛查。

术中患者可仰卧位或侧卧位。在摆放患者体位时，必须注意避免神经压迫或损伤，特别是肥胖患者。通常使用小鸡骨折台（图 33-4）或 Hana 骨折台（图 33-5），需要小心地将患者垫塞和固定在手术台上。手术过程中气道可能受到限制。气管插管通常是在转移到骨折台之前进行，这既是为了患者的舒适，也是为了能更好地接近床头进行插管操作。

麻醉方式选择受患者基本健康状况和并发症的影响。全麻和复合区域麻醉（如果正在进行开放性手术）可以在无区域麻醉禁忌证的情况下进行。一次性骶管注射局麻药可能有帮助，导管置入通常是不必要

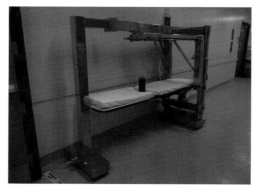

▲ 图 33-4 小鸡台

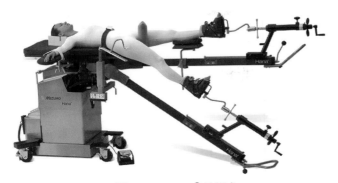

▲ 图 33-5 Hana® 骨折台

图片由 Mizuho OSI, Union City, CA, USA 提供

的。如果通过螺丝钉固定进行修复，疼痛控制一般较好，无须区域阻滞。如果患者肥胖或存在困难气道，可考虑改良快速诱导。第三间隙的液体损失通常为 3～6ml/(kg·h)。失血量通常很有限。术后疼痛通常用阿片类药物和对乙酰氨基酚来控制。短效非甾体抗炎药也可能有帮助，尚未显示出对骨骺生长有显著影响。

> **要点：股骨头骨骺滑脱**
> - 肥胖相关：服用阿片类药物会增加呼吸抑制和阻塞性睡眠呼吸暂停的风险。
> - 骨折台限制了患者的进入。
> - 紧急处理以降低缺血性坏死的风险。
> - 最常见的方法是用螺钉（钉扎）进行内固定：复杂 SCFE 需要开放修复。

七、手部外科手术

儿童时期存在许多不同类型需要手外科手术治疗的疾病（框 33-1），包括但不仅限于额外手指（多指型）、有蹼手指（并指型）、缺失手指（蹼指畸形：指手或手臂缺失）、异常拇指、僵硬关节及神经和骨骼损伤[41, 42]。在他们表现中，异常程度从轻微到严重不等。鉴于每种畸形复杂性和多样性，本文仅对其中少数畸形进行详细描述。虽然大多数手部畸形几乎不会造成功能缺陷，但手术通常在出生后 2 年内进行，以促进生长，减少瘢痕，减少心理创伤。早期手术也能提高对新形成部分的适应能力[43]。

并指手术在孩子 2 岁后进行，此时手部发育已经减慢[44]。并指畸形在男孩中的发病率是女孩的 2 倍，在正常分娩婴儿中发病率为 1/2000。通常中指和无名指受累[45]。部分患者需要皮肤移植修复手指分离造成

的皮损。一旦手部完全长大，大约有一半儿童在青春期需要接受进一步美容整形手术[46]。蹼指畸形指孩子出生时手指较小或缺失，前臂较短，或少了一只手。这是最常见手或手臂缺陷[47]。原因尚不清楚，也不归因于遗传基因。通常是单侧发病，健侧可能肌肉发达。尽管通常不需要手术，但是当使用骨移植时，它可以帮助加深手指间指蹼，并且稳定手指。拇指多指有多种形态，从宽指甲到完整双拇指[48]。重建手术有时会将两个不同拇指部分结合起来，形成一个功能性拇指。手术通常会推迟到拇指足够大，外科医师可以重建神经、韧带和骨头的时候进行。

拇指扳机指是指当肌腱上结节使拇指运动时，发生跳跃或锁定在一个弯曲位置。这种现象在出生后出现，正常分娩婴儿中 1 岁时发病率 3.3/1000。手外科医师必须及时评估和治疗这种情况，以防止发生挛缩，但 30% 的病例会自行消退。治疗包括手术扩大肌腱鞘，使肌腱运动更平稳。通常在 1—3 岁进行手术。

桡侧球棒手是前臂桡骨缺陷。在新生儿中，发病率为 1/3 万～1/10 万，包括桡骨缺失或不完整、拇指缺失或不完整、腕部向桡侧偏移及一定程度神经肌肉缺失。导致桡侧球棒手的病因尚不清楚，但有可能与辐射或环境和营养因素有关。桡侧球棒手可能与其他遗传综合征相关，如 VACTER 综合征（椎体、肛门、心脏、气管食管和肾脏异常）、Holt-Oram 综合征（心脏和手综合征）、伴有桡骨缺失综合征的血小板减少症和 Fanconi 贫血[49]。因此，必须对其他可能异常的器

官进行彻底检查。桡侧球棒手治疗从手夹板、石膏固定和非手术手法治疗开始。如果需要，手术一般在 6 月龄—1 岁进行。这个过程被称为尺侧骨骺上腕管中央化 / 放射状化，它将手移到尺骨上[50]。修复后患肢通常比对侧肢体短。如果太过严重，可以在 6—8 岁进行手术来延长肢体。如果拇指缺失或发育不全，手外科医师也可以将示指变成拇指（示指拇指化），以便抓握。

术前评估包括收集其他可能的并发症信息，评估儿童成熟度和社会环境。所有这些都可能影响所选择的麻醉方法。例如，必须确定患有先天性手畸形儿童是否与必须处理的心、肺、肾或气道问题有关。如果手有血管畸形，一定要怀疑是否有其他血管畸形（如口咽），孩子可能有高输出状态和心力衰竭。外伤患儿，需要处理可能饱胃误吸的风险。孩子成熟度也将决定手术是否应该进行镇静或区域麻醉，是否需要全身麻醉。如果是择期手术或亚急诊手术，如果怀疑贫血或凝血障碍，就要进行实验室检查。如果存在其他并发症，应在有指征时进行心电图和胸部 X 线检查。应进行基线神经血管检查，评估受累手感觉和灌注情况。检查阳性结果应记录在麻醉记录中。

术中采用区域麻醉和全身麻醉相结合可以改善术后恢复，并减少术后镇痛药需要。大多数接受手术的儿童需要全身麻醉。小的手术，如远端指尖截肢，如果患儿配合，可以在局部麻醉和镇静情况下进行。如果没有禁忌证，更广泛的情况适合使用区域和全身麻醉相结合。周围神经阻滞禁忌证包括手部感染、全身性败血症、凝血障碍、骨筋膜室综合征、父母 / 孩子有反对意见或外科医师需要在术后立即对肢体进行检查[51]。

手神经分布包括臂神经丛的三个主要分支（表 33-1）。正中神经起源于臂丛的外侧束和内侧束（$C_5 \sim T_1$），支配涉及捏和抓的肌肉（即桡侧腕屈肌、掌长肌、指浅屈肌、拇长屈肌、指深屈肌、旋前方肌），提供手掌桡侧皮肤感觉，包括鱼际隆起和桡侧三个半手指。尺神经起源于臂丛内侧束（$C_8 \sim T_1$）。运动分支位于尺侧腕屈肌、指深屈肌和小鱼际肌。这根神经为手的内背侧和最后一个半手指提供感觉。桡神经起源于臂丛后束（$C_{6\sim8}$），支配桡侧腕长伸肌，并为手的外侧背侧和前三个半指的近端提供感觉（图 33-6）[131]。

适用于手部手术的区域麻醉技术包括 Bier 阻滞（静脉局部麻醉）、腋神经阻滞（图 33-7）、锁骨下阻滞、腕部阻滞、肘部阻滞和指根阻滞（表 33-2）[51]。其中，锁骨下阻滞最适合放置导管，因为该区域通常比较干净，而且更容易固定导管。对于 1 岁以下儿童，由于局部麻醉药的全身毒性反应，区域麻醉相对禁忌，对易受止血带损伤的儿童（如成骨不全）亦是禁忌证。大多数手部手术需要使用止血带，止血带的反复充气和放气与高 / 低血压、呼吸和乳酸性酸中毒发生有关。如果使用不当，止血带会导致瘫痪、感觉丧失、严重水肿、皮肤问题和肌肉损伤。其他章节（见第 20 章）详细讨论了臂丛的区域麻醉方法，包括超声引导技术。

术后，重要的是确定是否有新的或更严重神经血管损伤。疼痛可以通过残留局部麻醉药、静脉患者自控镇痛和口服药物来控制。

八、股骨髁上骨折

髁上骨折占儿童股骨骨折的 12%，是 1 岁以下婴儿中最常见股骨骨折，通常是由非意外创伤（儿童虐待）所致[54]。虽然发病率略低，但在 1—4 岁的儿童中仍然很常见。美国骨科医师学会建议对 36 月龄以下发生股骨骨干骨折儿童进行非意外创伤筛查。在青少年中，机动车事故（汽车、自行车）是股骨干骨折的主要原因。股骨干骨折其他原因包括操场和接触性运

表 33-1 手部神经分布：臂丛神经的 3 个分支

	起 源	运 动	感 觉
正中神经	臂丛外侧束和内侧束（$C_5 \sim T_1$）	• 桡侧腕屈肌 • 指浅屈肌和指深屈肌 • 拇长屈肌 • 旋前方肌	• 手掌侧面 • 鱼际隆起 • 前 3 个手指背侧 • 第 4 个手指侧面
尺神经	臂丛内侧束（$C_8 \sim T_1$）	• 尺侧腕屈肌 • 指深屈肌 • 小鱼际肌	• 手掌内背侧 • 第 5 个手指 • 第 4 个手指的尺侧半
桡神经	臂丛后束（$C_{6\sim8}$）	• 腕长伸肌	• 手掌的侧背面 • 前 3 个半手指的近端

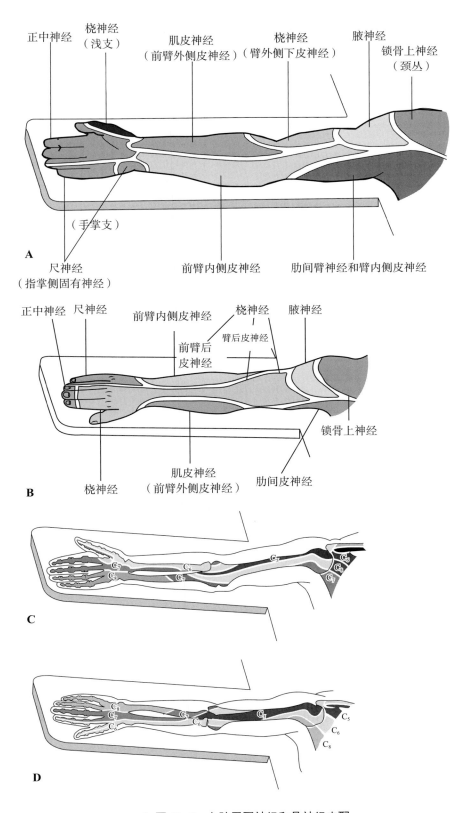

▲ 图 33-6　上肢周围神经和骨神经支配

A. 手臂俯卧在手臂板上周围神经支配；B. 手臂俯卧在手臂板上周围神经支配；C. 在手臂板上旋后手臂骨骼；D. 在手臂板上旋前手臂骨骼（经 Elsevier 许可转载，引自 Brown [131]）

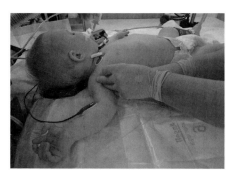

▲ 图 33-7 正在给患有多指的患儿行腋神经阻滞

表 33-2 适用于手部手术的区域麻醉技术

阻 滞	技术细节
Bier 阻滞（静脉局麻）	• 由于要使用大量局麻药，在儿科中使用受限 • 几乎不能提供术后镇痛
腋神经阻滞	• 有效阻滞取决于腋动脉与正中神经，尺神经和桡神经很接近 • 额外的肌皮神经 • 不存在不适合导管放置情况
锁骨下神经阻滞	• 臂丛神经在这个水平发出 3 个分支 • 导管置入位置固定
前臂阻滞	• 包括正中神经、尺神经和桡神经阻滞 • 麻醉手掌近端和手背皮肤神经 • 手肘部备用的伸肌 / 屈肌

动中摔倒。由骨折部位位置、骨折末端形状和骨折部位数量来描述骨折[55]。

部分股骨骨折非手术治疗包括闭合复位、Pavlik 吊带或人字形石膏（参见上文）[56]。由于异常骨骼脆弱性，经常用封闭方法治疗病理性骨骼。闭合性复位通常在镇静情况下进行，但如果患儿不配合或缺陷严重，则可能需要全身麻醉。Pavlik 吊带是一种环绕患者肩膀和身体的软性约束装置，它将患者的臀部固定在一个弯曲的位置。典型人字形石膏开始于或低于胸部乳头连线，并延伸至略超过骨折或缺陷的部位[57]。在骨折愈合过程中，它们把骨折线保持对齐。打石膏时，断骨重叠不应超过 2cm。受损股骨快速增长将抵消最初重叠导致的缩短[58]。如果石膏铸型有大于 3cm 骨骼缩短或发生骨骼错位，牵引可能有助于骨骼正确对齐。年龄较大、体型较大或肥胖、有多重创伤、头

部损伤和（或）软组织损伤的儿童通常需要手术固定骨骼。

近年来，由于动员较早、康复较快、住院时间较短，外科手术稳定性较前几年有升高趋势[59]。柔性髓内钉用于 6—10 岁儿童[60]。如果骨头断成许多块（粉碎性），其他选择包括用带螺钉固定骨折钢板、外部固定器或用股骨临时销钉进行长时间牵引[61]。一旦骨骼发育成熟（大约 11 岁），生长板血管损伤风险就会降低。此时治疗选择包括柔性或刚性锁髓内钉。使用刚性锁髓内钉可以马上行走。大多数儿童股骨干骨折会愈合，恢复正常功能，并且腿长相等。如果出现皮肤或组织刺激，可能需要在愈合后取出髓内钉[62]。如果存在明显的腿长差异、成角或发生旋转，或如果感染或不愈合持续，则需要进一步手术干预[63]。

术前注意损伤机制是很重要的，因为这可能为其他相关损伤（如颈部或颅骨损伤）提供线索。与骨骼脆弱相关情况使得需要在摆放患者体位时要格外小心，比较使用非侵入性和侵入性血压监测时要谨慎，同时小心使用止血带。除了进行彻底的气道、呼吸系统和心血管系统检查外，检查并记录神经血管的情况非常重要，这将为评估术后变化提供基线。由于股骨骨折可导致大腿出血，因此术前应进行血细胞比容检查，并进行血型和交叉配型检查。

术中可采用全身麻醉或区域麻醉。如果担心饱胃或困难气道，脊髓麻醉在年长、合作儿童中效果很好。周围神经阻滞加全身麻醉效果很好，但应事先与外科医师进行充分讨论，因为有很高的骨筋膜室综合征(可以被神经阻滞掩盖)和凝血障碍的风险。必须有足够的静脉通路来输注液体和血液制品。根据骨折位置和患者体型，可以使用止血带来限制失血量。麻醉医师必须为使用止血带时可能出现血流动力学改变做好准备。骨骼操作所致脂肪和静脉空气栓塞也可能造成不利的血流动力学效应。术后，患者通常会打上石膏以稳定骨折部位。阿片类药物和对乙酰氨基酚通常足以控制疼痛。

要点：股骨髁上骨折

• 术前血红蛋白、血型和交叉匹配的红细胞。

• 使用止血带以减少失血。

• 术前神经血管检查，可能会限制选择区域阻滞麻醉。

• 脂肪 / 静脉空气栓塞风险。

九、化脓性关节炎

化脓性关节炎通常发生在 3 岁前或青少年时期（淋球菌感染）。化脓性关节炎是一种真正的临床急症，因为它可能对未来关节活动和器官功能障碍产生严重影响[64]。被动运动引起疼痛是体格检查中最常见的症状。在引入抗生素之前，化脓性关节炎常常是严重致残和（或）致命的[65]。以前，b 型流感嗜血杆菌（Hib）是化脓性关节炎最常见的病原体，但自从 20 世纪 70 年代实施 Hib 疫苗接种以后，金黄色葡萄球菌成了罪魁祸首[66, 67]。其他较少见的病原体包括链球菌、铜绿假单胞菌、肺炎双球菌、脑膜炎奈瑟菌、大肠杆菌、克雷伯菌和肠杆菌。新生儿可从受感染产道获得淋病奈瑟球菌。Kingella kingae 是一种苛刻的革兰阴性需氧微生物，已迅速成为一种可怕病原体。它难以在培养皿中生长，但如果在 3 岁及以下儿童中存在化脓性关节炎，则必须对其进行怀疑和治疗[68]。

化脓性关节炎可在贯通伤、外伤、手术或邻近蜂窝织炎后发生。然而，最常见的原因是由一过性菌血症引起的血行播散。通常在健康人体内，菌血症会很快被固有免疫防御机制所消除。免疫功能低下和极年轻患者（新生儿）的防御机制过于脆弱或不成熟，无法消除感染。发育中儿童骨骼有血管环，为生长板干骺端提供营养。该区域血供相对缓慢，干骺端未被网状内皮系统很好地覆盖。这使得该区域容易受到感染。0—18 月龄，干骺区脓肿可通过跨越软骨的血管进入关节。这些血管在 18 月龄后消失。干骺端脓肿只会导致关节囊附着于干骺端部位感染性关节炎，如髋关节、肩关节、踝关节和肘关节[65]。

病原体和起抵抗作用的白细胞一旦进入关节，就会释放蛋白水解酶，从而降解关节软骨。损伤可在 8h 内发生，出现滑膜水肿、变厚，产生渗出液和脓量增加。关节内压力增加会中断对骨骺的血液供应，这将导致骨骼破坏、相邻生长板丢失、关节脱位及囊韧带损伤。滑膜破裂可导致囊外感染，如肌炎、软组织脓肿和菌血症。

需要怀疑化脓性关节炎的症状包括发热、全身乏力、红斑、肿胀和关节压痛。关节被动运动引起疼痛最为常见。当病灶在髋关节时，患儿将保持屈曲、外展和外旋，以减少疼痛并增加囊内容积。拒绝移动受影响关节被称为假性麻痹，这可能被误认为是神经问题。化脓性关节炎的鉴别诊断包括但不限于幼年型类风湿关节炎（更多是缓慢起病）、Legg-Calve-Perthes 病（股骨头近端缺血性坏死）、莱姆病、分枝杆菌或真菌感染、腰大肌脓肿（表现为膀胱易激惹或股神经神经失常[69]）或自限性病毒感染引起的短暂性滑膜炎，主要累及臀部[70]。新生儿和免疫功能低下患者必须高度怀疑，因为他们可能有多个感染部位，但没有发热和白细胞计数升高[71]。

化脓性关节炎是一种真正外科和（或）流程上的紧急情况。必须迅速在急诊室、介入放射室或手术室完成关节抽吸，以确保及时诊断和采取适当的治疗措施。通常情况下，这些病例会在被安排后的几小时内完成。在对抽吸液进行革兰染色和初步的病理评估时，通常需要保持患儿处于麻醉状态。治疗包括适当抗生素治疗和引流受影响关节，以防止关节和骨骼退化。如果髋关节、肩关节和周围关节对经皮抽吸无反应，关节开放引流比经皮抽吸更为有效。有全身性疾病、金黄色葡萄球菌感染和感染产生软骨破坏酶革兰阴性细菌是患者需要开放引流的指征。筋膜层有脓液的患儿死亡率很高，因为这些感染囊可导致静脉血栓形成。

术前评估包括对并发症评估。患者可出现多种败血症表现而变得病情严重。血行播散细菌可导致肺受累，表现为胸腔积液、肺囊肿（肺脓肿）、气胸、哮鸣、炎症和水肿引起喘鸣。如果出现呼吸系统症状，胸部 X 线检查可能有助于发现问题。心脏受累包括心包积液、心肌炎、心内膜炎和心包炎，这些均可限制心脏功能。对于有先天性缺陷、未解决的发热或长时间菌血症而病原来源不明的患者推荐使用超声心动图。通过血行播散感染、血管内容积减少或药物引起损伤可能会影响肾功能。基础实验室研究和凝血分析是有帮助的，因为它们可能受到感染的不利影响。慢性贫血患者可能需要输血。血小板和凝血因子可能减少。弥散性血管内凝血是弥散性感染的主要并发症，因此术前应准备好血液制品并在必要时使用。必须要有足够的静脉通路以提供容量支持、血液制品和必要时给予正性肌力药。

肩部或颈部感染性关节炎可导致颈部韧带松弛，在气管插管时可导致 $C_{1\sim2}$ 半脱位。麻醉前必须补充血容量，以避免低血压。慢性疾病引起内源性儿茶酚胺浓度下降，也可在麻醉诱导时引起急性生命体征失代偿。术中对感染关节操作可将病原体及其毒素释放入血流，引起急性血流动力学改变。这类手术一般需要全身麻醉，因为区域麻醉可能掩盖了可能的骨筋膜室综合征，或导致新感染点进入 / 扩散，或在存在凝血异常时形成血肿。虽然正压通气可能会导致气胸并降低静脉回流，但仍比自通主气好，后者可能与憋气、喉痉挛和支气管痉挛有关。

术中麻醉药物选择可能会有所不同。如果儿茶酚胺储备已耗尽或被怀疑已耗尽，应避免使用氯胺酮进行麻醉诱导，因为这会在麻醉诱导后引起低血压。如果存在肾功能不全和慢性疾病，也应避免使用琥珀酰胆碱，因为高钾血症可导致严重的损伤和（或）死亡。

要点：化脓性关节炎
- 紧急引流或手术保护关节。
- 诊断性关节吸引术。
- 等待革兰染色时，保持麻醉状态。
- 如果革兰染色阳性，通常采用切开引流。
- 可能有败血症和血流动力学不稳定。
- 新生儿和免疫功能低下者最需要被怀疑。

在引流和清除感染性物质后，术后大多数患者病情迅速好转。如有需要，应继续输注液体、血液制品和正性肌力药。疼痛可由阿片类药物和对乙酰氨基酚控制。当出现肾功能不全或凝血状态异常时，应避免使用非甾体抗炎药。尽管长期使用非甾体抗炎药被认为可以抑制成骨，但新证据表明，围术期使用这些药物 48h 可能不会显著影响成骨细胞和骨形成。这应该在个案基础上与外科医师讨论。

十、成骨不全症

成骨不全症（osteogenesis plasia，OI）又称脆骨病、蓝巩膜综合征、脆性骨病、Lobstein 病，是一种较为常见的骨骼发育不良。早在人类历史上就有记载，在埃及一具部分木乃伊化婴儿骨骼中发现了它。口述历史学家认为，一位名叫 Ivan the Boneless（公元 865 年）的维京酋长可能也患有这种疾病（图 33-8）。

成骨不全症最常见的有三个特征：蓝色巩膜、骨骼脆弱和听力丧失。较少见症状包括三角形面容、巨头畸形、牙列缺损、桶状胸、脊柱侧弯、关节松弛、生长迟缓、便秘和出汗。1 型胶原是骨、韧带、牙本质和巩膜的重要组成部分。在 OI 患者中，1 型胶原质量或数量都会下降。大多数 OI 病例为 1 型胶原编码基因常染色体显性突变[72]。数量上缺陷一般引起轻微临床疾病，而质量上缺陷则引起严重临床疾病。

成骨不全症（Ⅰ～Ⅳ型）的发生率为 1/20 000。OI 发病不存在种族、性别或年龄的区别。发病年龄越

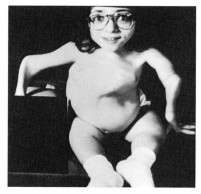

▲ 图 33-8 患有成骨不全的儿童，注意不正常的胸廓和四肢

小症状越重[73]。Ⅰ型和Ⅳ型临床表现较轻，而Ⅱ型和Ⅲ型临床表现较为严重（表 33-3）。

最近，双膦酸盐被用来增加骨量和强度。静脉注射帕米磷酸盐，合成一种焦磷酸盐类似物，通过与羟基磷灰石结合，来抑制破骨细胞介导的骨内表面骨吸收。这使得在骨膜表面形成无对抗成骨新骨，并增加皮质骨厚度。双膦酸盐通过增加骨密度来减少骨折次数[74]，这样可以减轻骨痛，增加身高。物理疗法配合双膦酸盐治疗，可以促进整体运动能力发展和功能最大化。双膦酸盐治疗的不良反应包括急性发热反应、白细胞减少症、骨痛一过性加重、轻度低钙血症和巩膜炎。其他正在研究的医学疗法包括生长激素、重组人甲状腺旁激素、骨髓移植和基因治疗。

成骨不全症骨科治疗的目标包括提高强度和预防骨折。外科干预的目的是改善功能[75]。解除下肢挛缩可以改善活动能力。骨畸形和骨折可以通过髓内稳定治疗，可以进行或不进行矫正截骨术[76]。金属杆、销钉和金属丝比钉子、钢板和螺钉更可取，因为前者较少出现骨折。金属杆的并发症包括断裂、旋转变形和移位。随着双膦酸盐的使用，非伸缩性金属杆比可伸缩金属杆使用得更频繁[77]。对于脊柱侧弯而言，后路脊柱关节固定术比无效支撑术更好。在曲率大于 45°轻度 OI 患者或曲率大于 35°的严重 OI 患者中进行关节固定术。

术前，重要的是确定 OI 类型和临床症状的严重程度。患者通常需要事先医疗护理。肺功能可能因胸壁畸形而受到限制。胸部 X 线和心肺功能测试虽然不是必需，但可能有助于预测术后呼吸衰竭。气道检查包括颈部活动度、牙列和张口度，因为由于颈部短、巨头畸形、巨舌和脆弱的牙列，气管插管困难的可能性很大。斜坡 -（枢椎）齿突复合体压迫腹侧脑干可能

使气管插管更加困难。因此，评估患者的上颈髓受压症状和颅颈交界处的 X 线检查有助于预防损伤。虽然与健康个体相比，心血管异常没有显著增加，但通常与主动脉根部扩张引起主动脉瓣关闭不全有关（如果存在）。如果出现杂音或怀疑主动脉瓣关闭不全，则需要进行超声心动图检查。OI 患者有更高出血体质风险[78]。血小板 - 内皮细胞相互作用中胶原蛋白异常，导致毛细血管脆性增加，小血管收缩功能缺陷，血小板聚集功能缺陷。标准的凝血研究（凝血酶原时间和部分凝血活酶时间）正常，但血小板功能异常。有风险的患者术前至少 7 天应避免使用非甾体抗炎药（表 33-4）。

术中放置和垫患者体位时必须十分小心，以免发生进一步的骨折。无创血压监测可能导致骨折[79]，因此较不频繁的监测或采用有创动脉血压监测是首选。止血带可能会导致骨折，应该放置在柔软的材料上，如 Kerlix™ 或 Coban™。面罩可能损伤脆弱的下颌骨和上颌骨。喉罩已被成功地用来代替面罩，以防止面部骨折。当患者牙列脆弱时，可使用牙齿保护装置。困难气管插管发生率增加，需要立即提供多种气道设备，包括多种尺寸气管导管、多个喉镜片、弹性橡胶探条、喉罩、视频喉镜和光纤喉镜。有关困难气道的管理的进一步讨论，请参阅其他章节（见第 16 章）。

OI 患者可能由于代谢率增加或伴有甲状腺功能亢进而出现体温升高和乳酸性酸中毒。体温过高通常与施予抗胆碱能药物和吸入麻醉药有关。应该使用冷却毯来治疗体温过高。琥珀酰胆碱应避免使用，因为理论上存在肌束震颤导致骨折的风险。

表 33-3　成骨不全症

	临床特征	骨脆性	表现
Ⅰ型	• 蓝色巩膜 • 出生体重正常 • 中度牙间骨缺损	• 骨脆性程度不一 • 当儿童开始学走路时发生骨折 • 到青春期骨折可能会减少	• 最轻的形式 • 有 20% 的人有脊柱侧弯 • 可能有牙本质不全
Ⅱ型	• 蓝色巩膜 • 侏儒症 • 出生时肢体弯曲	• 出生时多发骨折	• 最严重的形式 • 通常在围生期死亡（出生时或生后不久）
Ⅲ型	• 蓝色巩膜（成年时变成白色） • 身材矮小 • 肢体弯曲 • 被轮椅束缚 • 可能有轻度的鸡胸	• 骨骼非常脆 • 出生时骨折 • 日益增加的变形	• 表现严重 • 牙本质发育不全 • 胸肋骨受累
Ⅳ型	• 白色巩膜	• 轻度到中度的骨骼脆性	• 症状轻微 • 常见脊柱侧后凸

表 33-4　成骨不全症的术前考虑事项

器官系统	临床特征	考虑事项
气道：潜在的困难气道	• 颈短 • 巨头 • 巨舌 • 齿脆 • 颈部活动度降低	• 如果出现上颈脊髓压迫症状（枢椎复合），请考虑颅骨椎交界处的 X 线检查
肺	• 胸壁变形可能导致限制性肺疾病	• 考虑胸部 X 线检查和肺功能测试
心血管	• 少见，通常由于主动脉根部扩大导致主动脉瓣关闭不全	• 存在杂音，怀疑 / 已知有主动脉关闭不全是行心脏超声的指征
血液系统：出血性疾病的风险增加	• 胶原异常导致血小板 - 内皮细胞间相互作用 • 毛细血管脆性增加 • 血小板聚集功能缺陷 • 小血管收缩功能缺陷	• 凝血酶原时间正常 • 部分促凝血酶原时间正常 • 血小板计数可能正常 • 血小板功能异常

要点：成骨不全症
- 潜在困难气道。
- 限制性肺疾病。
- 小心垫充和摆放体位。
- 血压袖带和止血带可导致骨折。
- 代谢率增加 / 甲状腺功能亢进。
- 报道存在体温过高和代谢性酸中毒。

术后，患者也可能因代谢率增加或甲状腺功能亢进而出现发热反应。因为这些患者患有慢性疼痛，他们应该根据需要使用基础量阿片类药物加辅助性止痛药物进行治疗。术后应仔细评估患者呼吸状况，以发现由残留麻醉或限制性肺部疾病引起的高碳酸 – 低氧呼吸驱动力下降。从一张床转移到另一张床时必须小心，以防止发生其他骨折。

十一、关节挛缩症

关节挛缩症是一种临床发现，可分为两组，即先天性多发关节挛缩症和远端关节挛缩综合征。AMC 更为严重，往往涉及多个关节，并有其他并存综合征和疾病。它存在于 1/3000 的正常分娩婴儿中，在孤立人群中较常见，如芬兰和以色列贝都因社区[80]。男性和女性受到同等影响。30% 的病例有基因异常[81]。

导致关节挛缩的主要原因是胎儿运动障碍（胎动减少）[82]。关节挛缩症病因很多，常常是未知的，包括神经源性、肌肉、结缔组织异常、机械限制或母体因素，如感染、药物、创伤和其他疾病。中枢和外周神经系统畸形是关节挛缩最常见的原因[83]。胎儿运动减少还可引起羊水过多、肺发育不全、小颌畸形、眼距过宽和脐带过短。胎儿缺乏运动导致关节周围形成了额外结缔组织，限制了关节运动，使其固定在收缩状态[84]。与中枢神经系统异常相关的患者中，有一半在 1 年内死亡。患有营养不良性肌强直、重症肌无力或多发性硬化母亲所生的婴儿患难治性挛缩的风险很高。母亲暴露于高温，如用热水浴缸或长时间洗热水澡，可导致神经生长异常和胎儿活动减少。

关节挛缩患者四肢呈圆柱形，皮下组织减少，皮肤无皱纹。缺陷呈对称分布，在手和脚的远端更加严重。髋关节和膝关节可能发生关节脱位[85]。感觉存在，但深反射可能减弱或消失。肢体畸形包括缺失畸形、尺桡骨融合、并指和短指畸形。与胎儿运动障碍相关畸形包括子宫内生长迟缓、肺发育不全、短肠综合征、脊柱侧弯、生殖器畸形和疝气（腹股沟疝和脐疝）。可能存在先天性心脏畸形和心肌病，泌尿生殖系统可能有结构异常。肌肉骨骼畸形包括肌肉质量下降，肌肉质地变软，纤维束和腱附着异常。皮肤通常柔软，呈面团状，形成厚蹼，受累关节的皮肤成酒窝状。

关节挛缩症骨科治疗目标是下肢等长、行走稳定和能自我护理的上肢功能[86]。出生后早期对挛缩部位轻柔手法治疗有利于增加被动和主动活动范围[87]。物理治疗适用于大多数关节挛缩症，但是在拉伸后挛缩复发率很高，需要手术治疗。软组织手术应及早进行，当生长板融合后再进行截骨术。足部最常见畸形是僵硬型马蹄内翻足畸形。治疗目标是使足能够跖行并获得支撑。石膏固定治疗大多具有早期失败风险，通常情况下，患者必须在术后支撑下进行广泛踝关节内侧和外侧肌腱松解。马蹄内翻足复发是常见的，其他手术，如可能需要缩短侧柱（远端跟骨切除）。在骨骼发育成熟年龄较大儿童中，施行三关节融合术（跟距关节、距舟关节和跟骰关节融合）。在膝关节，屈曲性畸形比固定型膝关节畸形更常见，而且更难以治疗。20°～60° 的中度挛缩需要行软组织松解和后侧关节囊切开术。严重挛缩大于 60° 时，除软组织松解外，可能还需要缩短股骨。年龄较大且有严重畸形的儿童可能需要行膝关节离断术。伸展畸形，如果对物理治疗没有反应，且患儿不满 6 月龄，需要做股四头肌成形术。

髋部畸形应在足部和膝关节畸形矫正后进行处理[88]。改善髋部干预应在 1 岁前进行，以更容易行走。大于 35° 的髋部屈曲需要软组织松解。超过 35° 的双侧髋关节脱位并存在屈曲挛缩时应采用软组织松解术，但不能复位[89]。单侧髋关节脱位需要复位，以避免发生脊柱侧弯和骨盆畸形。上肢手术应在患者年龄大于 5 岁时进行。使用肘部矫正器时，目标是使手臂弯曲以便进食，为卫生需要而伸展。伸肌矫正可采用关节囊切开术或关节囊切开术加肱三头肌或胸大肌转移术。腕部畸形常伴有尺侧偏曲[90]。严重畸形需要行近排腕骨切除术，融合或不融合。对于严重手指畸形，可以进行软组织松解和近端指间融合。在脊柱侧弯中，弯曲度大于 35° 时采用脊柱融合术。

术前，必须明确任何可能影响麻醉的并发症（表 33-5）。术中需要注意摆放体位和使用止血带，因为这些儿童有骨发育不全，容易骨折。术中体温过高通常由于高代谢引起，而非恶性高热（HM），除非存在潜在诱发性神经肌肉疾病，如 King-Denborough 综合征[91]。不管使用何种麻醉，都可能发生体温过高，应该备有冷却毯。关节挛缩患者中存在关于 MH 的病例报道存在争议。大部分体温升高不是 MH，而是冷却毯反应。由于大量关节挛缩症病因往往诊断不清楚，我们对体温过高应该保持警惕，特别是对冷却毯无反应，应考虑 MH 其他诊断标准并继续治疗。对传统观念的挑战是，关节挛缩症患者体温过高发生率增加，最近对 369 例关节挛缩（264 例 AMC，105 例 DAS）使用麻醉药后进行的回顾性报道显示，AMC 组（10%）和 DAS 组（11%）体温过高发生率相似。此外，AMC 组麻醉药也与没有关节挛缩对照组进行了比较（n=222），结果显示与 AMC 组麻醉药相比，体温过高发生率没有增加[92]。

　　麻醉药选择取决于并发症。脊柱侧弯引起限制性肺疾病可能会影响通气。自发或机械通气期间发生气胸可能是肺发育不全的结果。术后，当关节挛缩症病因是神经性或肌肉性时，发生误吸风险会增加。因此，在麻醉苏醒和气管拔管之前，需要完全恢复神经肌肉基线功能和保护气道能力。术后，患者会使用石膏固定约 6 周。术前止痛药应持续到术后，并额外给予足够止痛药以治疗手术疼痛。这有助于防止阿片类药物停药反应和出现发条拧紧现象。

十二、脑性瘫痪

　　脑性瘫痪（cerebral palsy，CP）描述为由子宫内、出生时或出生后由脑损伤引起运动障碍所导致运动和姿势紊乱，存在于大约 2/1000 的新生儿中[93]。CP 的临床特征是根据运动障碍累及肢体数目（1、2、3 或 4）进行分类。身体一侧受累为偏瘫。痉挛性四肢瘫痪是 CP 最常见形式，需要多次手术。CP 病因有很多，但是确切病因在任何一个特定婴儿身上都很难确定。脑瘫功能限制包括肌张力低下或亢进，偶尔伴有锥体外

表 33-5　麻醉对关节挛缩的影响（考虑病因－神经源性对比肌肉源性）

器官系统	临床特征	考虑因素
气道	• 下颌运动受限 • 小颌畸形 • 颅面部畸形 • 喉／气管裂 • 气道狭窄 • 高腭弓	• 准备困难气道（装置）
脊柱不稳定	• C_1/C_2 颈椎发育不全 • 肌肉量减少	• 视频喉镜、光纤支气管镜或直接喉镜，保持中线位置稳定 • 尽可能减少颈部的延展和弯曲
肺	• 脊柱侧弯／限制性肺疾病 • 横膈膜发育不全	• 考虑胸部 X 线检查和肺功能测试
心血管	• 心肌病 • 先天异常	• 心脏超声
神经肌肉接头上调	• 肌肉量减少	• 对非去极化肌松药的敏感度增加 • 应用琥珀酰胆碱后产生高钾血症
发热（10% 的发生率）	• 代谢亢进 • 除非潜在病因容易诱发恶性高热（如 King-Denborough、中央核心疾病），否则通常与恶性高热无关	• 冷却毯 • 避免触发恶性高热
泌尿生殖系统异常	• 结构和功能	• 基本代谢小组 • 新陈代谢降低，对麻醉药排泄减少
挛缩导致变形	• 静脉穿刺困难	• 小心摆放体位
皮下组织减少	• 区域阻滞困难	• 用海绵垫
"面团样"皮肤		
胃肠道反流		

系症状，可以通过各种各样针对肢体的外科手术来改善功能。脊柱伸直手术有助于保持姿势和肺容量。在注射药物（如肉毒杆菌毒素 –A 或巴氯芬）来治疗痉挛和挛缩时，常常需要麻醉[94]。

由于大多数都是择期手术，因此术前应进行术前评估和医学优化（框 33-2）。麻醉方面的挑战包括与可能具有正常认知能力或严重发育迟缓儿童进行适当交流。CP 患者中特别富挑战性的是认知完整但不说话的患者。肌张力减低 CP 患者通常具有最严重的发育迟缓。与家人进行术前讨论时，应包括评估孩子的发育水平及与他们交流的最佳方法。理想情况下，应确定术后要使用的疼痛量表，以便孩子和家人熟悉其用法。

框 33-2 脑瘫的经典手术

- 跟腱延长术
- 挛缩松解术
- 肌腱延长 / 转移
- 肉毒杆菌注射
- 尼森胃底折叠术
- 胃造口术胃导管
- 脊柱侧弯矫正术

脑瘫患者也可能患有癫痫。尽管需要术前禁食，计划服用的抗癫痫药物不能因手术停药，如果错过，应在术前口服或转换成静脉剂量。此外，还需获得最近癫痫发作模式和频率的病史。许多抗癫痫药物增加细胞色素 P_{450} 降解途径活性，利用这些途径消除的药物，包括非去极化神经肌肉松弛药。由于非去极化肌松药作用时间可能会缩短，因此四个成串刺激监测和更频繁给药是达到预期麻醉效果的必要条件[95]。

肺部症状包括常见疾病（如反应性气道疾病），可能因解剖学上脊柱侧弯导致气道受限加重。喂养不当会增加误吸和反复呼吸道感染的风险。胃食管反流很常见，医学上难以控制，往往需要胃底折叠术；呼吸肌的力量也可能受到损害。口咽功能不全通常会导致口水分泌过多，可以通过止涎剂或唾液腺手术来控制。预先使用格隆溴铵，有助于气管插管和减少术中分泌物淤积。

严重 CP 患者可能长期缺水，因为他们中的大多数是通过导管喂养和按经验补水的，可能需要术前补液。由于该组患者 PT/PTT 延长发生率增加，对于潜在的大出血手术，应进行全血计数和凝血检查。

脊柱侧弯手术将在其他章节（见第 29 章）中讨论。

经常需要进行其他整形外科手术，包括针对挛缩和步态异常的四肢手术。从历史上看，这些手术随着孩子成长和运动评估后按顺序进行；现在，一些中心正在进行详细的步态和动作研究，以计划和实施单次手术可同时处理多个肢体。这样做的好处是，孩子可以更快地开始运动，并且只有一次而不是多次恢复过程。该方法的重要组成部分是与儿科急性疼痛服务密切配合，以优化术后疼痛管理，通常采用区域镇痛。

内翻足和髋关节脱位是 CP 中常见的后天性畸形，通常需要手术治疗。它们在本章前面已经详细地描述过了。跟腱延长术、内收肌切开松解术和腘绳肌延长术是最常见手术。对于马蹄内翻足，表现为脚掌向内旋转，脚跟后侧向上移动，前脚向内侧偏离。在新生儿时期，在局部麻醉下切断跟腱，下肢用连续石膏固定。对于马蹄内翻足外科矫正，通常使用全身麻醉，复合或不复合骶管阻滞。后天性马蹄内翻足是脑瘫所致。

实施挛缩松解可以提高患者舒适度、体位和活动度。Ober 筋膜切开术是为了髋部屈曲、外展、外旋而进行（青蛙腿外观）。切口在髂嵴前外侧和远侧。筋膜附件松解，获得中线伸长。髂胫束可能过紧，导致膝关节屈曲。Yount 手术在膝关节上方做远中外侧纵形切口，切除部分髂胫束和外侧肌间隔，并且不修复。肌腱延长 / 转移是为了释放挛缩。肌腱转移是为了改变肌肉力量方向，以补偿肌肉组织瘫痪或麻痹。

CP 术中需要注意事项包括维持体温，因为这些患者往往体温过低（表 33-6）。在术前使用复温毯和空气加热装置有助于静脉置管。无论是否使用慢性抗惊厥药，非去极化神经肌肉松弛药在 CP 患者中药效均较弱。挛缩引起体位摆放困难，使血管置管困难。

在 CP 患者使用琥珀酰胆碱是有争议的，最好避免使用。有报道称，琥珀酰胆碱可诱发 CP 患者发生心搏骤停[96]。此外，Theroux 等报道，CP 患者对琥珀酰胆碱敏感性增加，因为 CP 患者有效剂量（ED_{50}）较低[97]。CP 患者相对不动也可能上调其乙酰胆碱受体[98]。然而，Dierdor 确实报道，CP 患者和正常对照组在给予琥珀酰胆碱给药前后血浆钾浓度正常[96]。肌肉活检显示，接受脊柱融合术的 CP 患者存在可变的神经肌肉连接，与接受脊柱融合术正常对照患者相比，约 30% CP 患者乙酰胆碱受体连接异常[99]。当误吸风险增加时，考虑到高钾血症的潜在风险，可以使用足够的罗库溴铵进行改良快速诱导麻醉和气管插管。

术后关注问题包括恢复所有术前使用药物，密切关注抗癫痫药物的剂量和痉挛治疗方案。如果停药时间过长，就有测量血清药物水平指征。术后痉挛可能很痛苦，可能需要急性和慢性药物治疗。目前口服方案包括地西泮、巴氯芬、替扎尼定和丹特洛林。鞘内泵注巴氯芬用于慢性痉挛治疗。巴氯芬过量或剂量不足都会对生命构成威胁，特别是在突然撤药的情况下。补充区域麻醉在一些病例中可以减少痉挛。

> **要点：脑性瘫痪**
> - 可能会有慢性分泌物吸入。
> - 对非去极化肌肉松弛药不敏感。
> - 避免使用去极化肌肉松弛药，因为它们可能会提高血清钾离子。
> - 受到液体管理的限制，胃造口术管喂养的患者可能处于脱水状态。

十三、神经肌肉疾病

小儿麻醉中最常见难题之一可能就是神经肌肉疾病患者，包括病因不明低张力患者的麻醉选择[100-102]。尽管存在基于麻醉技术选择麻醉发生并发症的可能性，但是关于麻醉方法没有一致建议。每种技术都有自己

风险状况。此外，无论使用哪种麻醉技术，这些患者由于疾病对心肌存在影响，引起心肌病和心律不齐发生率较高。呼吸功能也可能受到损害，是受到呼吸肌肉力量下降及疾病进一步导致脊柱和肋骨畸形相关的功能限制所致。

神经肌肉疾病可分为肌营养不良（进行性和先天性）、发育性肌病和代谢性肌病。

（一）进行性肌营养不良

进行性肌营养不良包括肌营养不良症［营养缺乏或不足的肌营养不良，如 Duchenne 型肌营养不良（DMD）和 Becker 型肌营养不良］、肢带肌营养不良、颜面 - 肩胛 - 肱骨肌营养不良、眼咽肌营养不良。现在大多数专家意见一致认为，这类疾病患恶性高热的风险没有增加，但可能发生危及生命的横纹肌溶解。脆弱的肌膜暴露在卤化挥发性物质中会分解。因此，在临床实践中，许多麻醉医师仍然选择提供无触发麻醉药（即避免使用琥珀酰胆碱和挥发性麻醉药）。横纹肌溶解风险在肌肉量较多的儿童中最高，随着年龄增长和病情进展，肌肉含量下降，取而代之是纤维化。肌酸激酶升高在这组患者中很常见。

Duchenne 型肌营养不良是儿童时期最常见、最严重的肌肉疾病，由肌肉中完全缺乏肌营养不良蛋白引起。随着时间推移，疾病严重程度逐渐恶化。典型的

表 33-6　脑瘫患者围术期注意事项

器官系统	临床特征	关注点
肌肉	• 痉挛状态	• 巴氯芬，肉毒杆菌注射剂，地西泮 • 术后疼痛来源
肺	• 脊柱侧弯 / 限制性肺疾病 • 吸入性肺炎 • 反应性气道疾病 • 咳嗽无力	• 考虑胸部 X 线片和肺功能测试 • 考虑术后转入 ICU • 阿片类药物呼吸抑制的风险
神经肌肉接头乙酰胆碱向上调节	• 肌肉量减少 • 相对固定	• 非去极化肌肉松弛药：四个成串刺激监测，如果抗癫痫药物影响 P450 的降解，则增加重复次数 • 琥珀酰胆碱存在争议：可能有导致血浆钾离子聚集的风险
挛缩	• 静脉置管困难 • 神经阻滞困难	• 小心摆放体位
神经学	• 癫痫	• 确保已给晨间口服或静脉药
误吸风险	• ± 胃食管反流	• 考虑使用非去极化肌肉松弛药进行快速诱导考虑使用格隆溴铵
口咽共济失调	• 大量的分泌物	• 考虑甘草酸
静脉液体	• 慢性缺损	• 根据禁食方案继续使用胃造口术管给予清洁液体
血液学	• ±PT/PTT 延长	• 预计患者失血量增加时进行全血细胞计数和凝血检查

ICU. 重症监护病房；PT. 凝血酶原时间；PTT. 部分凝血活酶时间

表现发生在蹒跚学步的儿童或学龄早期的男孩，他们有行走迟缓或全身运动迟缓。发病率约为每 10 万新生儿中有 30 例[103]。患者有进行性下肢无力，小腿假肥大，CK 水平明显升高。蹒跚步态和近端肌肉无力是标志性的症状。Gower 征很常见，它描述了患儿依靠手臂支撑从地板上站立起来的过程。大约 1/3 的人会在 14—18 岁时患上心肌病和（或）心律失常。然而，心脏疾病并不一定与骨骼肌疾病严重程度相关。

心电图和超声心动图检查可以确保早期干预和监测心脏状况。心脏磁共振成像还可用于评估心功能和心律失常的可能性，并且可能比超声心动图更为敏感。大约在 10 岁时，无论心脏功能状态如何，通常都开始经验性使用血管紧张素转换酶抑制药来降低后负荷。一旦诊断出收缩或舒张功能障碍，每 6 个月对患者进行一次评估。另外，可以添加螺内酯或依普利酮来改善心脏重塑效果。在严重心功能障碍患者中，可能需要卡维地洛或地高辛。动态心电图监测适用于中度至重度功能障碍。严重功能障碍和有扩张的患者也可能需要接受阿司匹林治疗。与心脏组专家合作制订麻醉前计划对于在麻醉前优化患者心脏功能至关重要。一些团队选择允许有中度至重度心功能障碍患者在术前开始使用米力农，有时也为肌肉营养不良患者开具皮质类固醇激素处方，不考虑它们对疾病的有益作用，必须在术前评估其不良反应。地夫可特是噁唑啉类固醇类杂环糖皮质激素前体药。在 196 例 5—15 岁患 DMD 的男孩中，进行地夫可特、泼尼松和安慰剂随机对照试验，地夫可特和泼尼松在增加肌肉力量方面同样有效，但是地夫可特与体重增加较少相关[104]。

从历史上看，患者通常在成年早期（20 岁中期）死于心脏病和心力衰竭。在过去 20 年中，通过加强多学科临床管理和使用皮质类固醇（泼尼松、泼尼松龙、地夫可特），一些患者预期寿命已经延长到 30 岁以上（框 33-3）[105-115]。

框 33-3　皮质类固醇激素疗法和肌肉营养不良症

- 皮质类固醇激素改善并延长了患有 Duchenne 型和 Becker 型肌营养不良症患者下床活动时间
- 皮质类固醇激素降低了脊柱侧弯的发生率和严重程度
- 皮质类固醇激素增加了病理性骨折的发生率
- Duchenne 型营养不良症患者更容易出现脂肪栓塞综合征
- 皮质类固醇抑制下丘脑 - 垂体 - 肾上腺轴
- 地夫可特于 2017 年 2 月获准在美国使用

Becker 型肌营养不良症临床表现与 DMD 相似，

但由于肌营养不良蛋白部分损失，因此在青春期出现且进展较慢。这种病不太常见，每 100 000 例婴儿中 3～6 例发病。心肌病通常出现 30 岁左右，大多数患者存活到 30—60 岁。

进行性肌营养不良的麻醉风险，除了琥珀酰胆碱引起高钾血症和横纹肌溶解外，还与心脏和呼吸功能损害程度有关。术前准备包括对心肌病和（或）心律失常年度心脏评估和肺功能测试。麻醉和外科手术前应对心脏状况进行医学上优化。术后规划应包括术后较长时间的观察，以及在重症监护环境中可能需要辅助通气。

要点：Duchenne 和 Becker 肌营养不良

- 走路延迟。
- 肌酸激酶基线水平升高。
- DMD 主要见于男性。
- 考虑使用无触发麻醉药。
- 与心脏病专家和肺疾病专家密切配合非常重要。
- 术后需要密切观察。

（二）先天性肌营养不良

这些患者以婴儿早期出现症状和进展缓慢为特征，有时与中枢神经系统异常有关。每 10 万个婴儿中仅有 4 例发病。因此，对于先天性肌营养不良患者首选的麻醉技术知之甚少，相关著述也少得多。先天性肌营养不良肌酸激酶水平通常升高。有一个病例报道，使用挥发性药物时有未确诊的高代谢反应，并有横纹肌溶解。

（三）先天性肌病（中央轴空病和线状体肌病）

这些婴儿主要有挛缩，表现为肌肉力量下降，诊断基于肌肉组织活检组织学。肌酸激酶水平正常或轻度升高，病情进展缓慢。患有中央轴空病和线状体肌病患者是恶性高热高危人群。其他先天性肌病患者与恶性高热轻度相关或不相关。然而，由于麻醉医师难以追踪和解释特定基因测试，因此，对于已知的或疑似先天性肌病的患者，出于谨慎，应选择使用无触发的麻醉药。

（四）肌强直

肌强直有几种变体，包括常染色体显性遗传和隐性遗传，它们分为营养不良型和非营养不良型。肌强直是一种非营养不良型，所有肌强直患者的主要症状是突然收缩后肌肉松弛受损。

强直性肌营养不良是一种慢性、进展缓慢的肌营养不良，其特征为肌强直、后虹膜白内障、心脏传导缺陷和内分泌紊乱[116-118]。该病因骨骼肌症状（远端骨骼肌萎缩）而闻名，是成年后最常见的肌营养不良症类型，估计发病率为 1/8000。临床表现差异很大，其中Ⅰ型比Ⅱ型更为严重。心脏受累始终存在，是列于呼吸衰竭之后的常见死亡原因（表 33-7），主要依靠对症治疗。

表 33-7　Ⅰ型营养不良性肌强直特征

特 征	
发病年龄	
先天型	• 出生时出现严重的肌张力减退 • 运动和语言发育落后 • 低张力通常会改善 • 多数患者最终能够走路
儿童型	• 1—10 岁发病 • 新生儿期无症状，可能有轻度的肌张力低下 • 面部和颈部肌肉无力 • 早期运动发育正常或稍落后
成人型	• 10—40 岁出现症状 • "经典"形式的营养不良性肌强直
非骨骼肌症状	
肺	• 低氧血症，对 CO_2 的反应发生改变 • 呼吸肌无力 • 呼吸中枢调节异常 • 睡眠呼吸暂停 • 麻醉相关肺部并发症风险高
心脏	• 传导异常 • 扩张型心肌病 • 心脏受累程度和周围肌肉疾病之间的相关性很小 • 建议每年进行 1 次心电图检查 • 有症状的患者可能会受益于超声心动图，动态心电图监测，电生理研究
内分泌	• 胰岛素抵抗，葡萄糖耐受不良 • 甲状腺功能障碍（通常是甲状腺功能减退） • 性腺功能减退
胃肠道	• 吞咽困难和胃排空延迟 • 假性梗阻 • 肠梗阻时间延长的发病率增加

强直性肌营养不良患者对催眠/镇静类药物及阿片类药物极为敏感，可能会使清醒时间延长，应逐渐增加药物剂量以达到起效浓度[117]。丙泊酚相关注射痛可引起肌强直。关于依托咪酯和氯胺酮使用的报道很有限。抗胆碱酯酶药物有引起持续收缩的报道，给药后不良反应很难预测。因此，如果必须要神经肌肉阻断，则首选使用短效非去极化肌肉松弛药。剂量应根据肌肉萎缩严重程度进行调整。不要使用琥珀酰胆碱，因为它可能导致全身收缩和（或）咬肌僵硬。卤代烷已经在这些患者中得到了安全应用，但也有一些出现代谢亢进反应的病例报道。神经轴技术已成功应用于强直性肌营养不良患者，并提供了术中和术后镇痛。使用鞘内添加的局麻药时需要权衡增加的呼吸/镇静不良反应风险。

> **要点：Ⅰ型营养不良性肌强直**
> • 存在呼吸系统无力和中枢性呼吸暂停。
> • 避免使用琥珀酰胆碱和新斯的明。
> • 已使用挥发性药物和丙泊酚。
> • 与恶性高热不相关（报道有高代谢反应）。
> • 挥发性药物可能会导致长时间的镇静/虚弱。
> • 误吸风险，考虑使用快速诱导插管。
> • 发抖，丙泊酚引起疼痛等，可以引起肌张力障碍。
> • 心脏传导延迟/心律不齐，考虑使用起搏器。
> • 确保有麻醉后监护室。

（五）King–Denborough 综合征

这种罕见的常染色体显性遗传疾病与恶性高热有很高的相关性，所以要避免使用琥珀酰胆碱和卤化剂。这种肌肉疾病是非特异性和轻微的。这些患者的特点是身材矮小、鸡胸、驼背、腭裂、耳位低、上睑下垂、睑裂下斜、运动发育迟缓。

（六）代谢性肌病（线粒体和肉碱紊乱）

线粒体疾病与肌肉的能量供应（腺苷三磷酸的合成）或与参与收缩和松弛过程的离子通道相互作用。这些患者在诸如大脑和肌肉等需要高能量器官中出现进行性功能障碍。所有麻醉药都会干扰线粒体功能，因此对这些患者来说没有理想的麻醉药[119-122]。然而，已使用所有麻醉药进行了许多安全麻醉。越来越多的证据表明，丙泊酚输注综合征由线粒体功能障碍引起，因此，在患有线粒体疾病患者中应避免或谨慎使用丙泊酚[120]。这些患者与恶性高热没有明确遗传或临床联系，尽管有个别病例报道了可能发生了恶性高热[121, 122]。一种建议的麻醉方法是使用氯胺酮和低剂量挥发性药物，并避免使用丙泊酚。右美托咪定也可以作为另一种辅助药，使用时需仔细缓慢增加剂量并延长术后观察时间。氯胺酮、咪达唑仑和右美托咪定合用于肌肉活检时，可缓慢增加剂量到足够深度，使肌肉活检术无须使用挥发性麻醉药，也可采用脊髓、骶管或硬膜外麻醉。

肉毒碱缺乏或其运输上的任何问题使患者依赖于葡萄糖来提供能量需求。这些罕见疾病中最常见肉毒碱 - 棕榈酰转移酶Ⅱ缺乏，这也与压力、运动或麻醉后横纹肌溶解有关。有 1 例病例报道发生了恶性高热。

其他形式的代谢性肌病包括与钾相关周期性瘫痪、糖原累积病和脂质肌病。

（七）未诊断的肌张力减退

临床经验和最近一项回顾性研究表明，对于需要进行肌肉活检的未诊断肌张力减退新生儿或婴儿，其大脑原因比周围神经肌肉原因更为常见 [100–102, 123]。由于许多未进行肌肉活检的婴儿 / 儿童均未得到诊断，因此，最好麻醉选择难以确定 [124, 125]。仔细询问家族病史并回顾遗传或神经病学咨询及实验室结果都至关重要。肌酸激酶升高可能表示存在未诊断的进行性肌营养不良症，如 DMD 或 Becker 肌营养不良症。最近一篇综述文章建议对所有在 18 个月还不会行走的运动发育迟缓儿童在全身麻醉或镇静之前应接受神经系统评估和（或）基因评估 [125]。血清乳酸浓度升高可能提示有代谢性肌病，如线粒体疾病。与婴儿或儿童儿科医师或神经科医师进行讨论，除了获得肌酸激酶和乳酸水平外，还可能有助于阐明更准确的临床怀疑或诊断，从而有助于指导用于诊断性检查和择期外科手术的麻醉计划。

（八）与神经肌肉疾病相关的麻醉并发症

尽管 1992 年美国食品药品管理局发出了黑盒警告，但仍有对患有神经肌肉疾病患者使用琥珀酰胆碱，最终导致高钾性心搏骤停的事件（框 33-4）。高钾血症反应与烟碱乙酰胆碱受体上调成正比。用非去极化神经肌肉松弛药进行预处理不能预防琥珀酰胆碱引起高钾血症。因此，对于患有与这些受体上调有关已知疾病任何的患者及患有肌无力和（或）肌张力低下患者而未诊断的患者，都应避免使用琥珀酰胆碱。

急性横纹肌溶解症是由于肌肉表面破坏而发生的，并导致肌红蛋白、钾和肌酸激酶的释放。这可能会危及生命，并且难以与恶性高热区分开。

不明原因的高代谢反应可模拟恶性高热，但以无酸中毒和肌酸激酶正常为特征。这类情况已经分别在原发性神经肌肉疾病麻醉和骨科综合征（如成骨不全症和关节软化症）麻醉中描述。

恶性高热（见第 45 章）与大多数神经肌肉疾病

框 33–4　与麻醉并发症有关的神经肌肉和骨科疾病

琥珀酰胆碱引起高钾性心搏骤停（nAChR 上调）
- 肌营养不良症
- 急性烧伤
- 去神经支配
- 肌肉萎缩

横纹肌溶解
- Duchenne 型和 Becker 型肌营养不良
- 营养不良（缺乏或不足）

高代谢反应伴不明原因发热，但无酸中毒或肌酸激酶升高
- Duchenne 型肌营养不良
- 成骨不全
- 关节挛缩

恶性高热
- 中央轴空病（和线状体肌病）
- King–Denborough 综合征

有关，但大多数专家现在只将中央轴空病和 King–Denborough 综合征列为恶性高热高风险疾病。

十四、幼年型类风湿关节炎

幼年型类风湿关节炎（JRA，也称为 Still 疾病）在每 10 万 15 岁以下儿童中约诊断 3 例，其中约 70% 为女性 [126]。除了常见儿童手术外，JRA 患者还需要全身麻醉以对多个受累关节进行手术和诊断检查。年幼孩子在关节腔内注射皮质类固醇也可能需要全身麻醉。

通常表现出 JRA 的年龄为 2—4 岁。这是一种全身性疾病，以发热、皮疹、关节发红、白细胞增多和红细胞沉降率增加为特征。它影响胶原蛋白及关节和器官结缔组织。约 36% 的 JRA 患者有心脏受累，其中心包炎是最常见的心血管表现。严重的疾病还包括脾大、淋巴结炎和多发性关节炎。JRA 是一种自身免疫性疾病，可导致自身抗体（抗核抗体和类风湿因子）在受影响的关节内沉积。反应性溶酶体酶被释放并最终损伤关节。

术前准备包括仔细评估颈部和下颌的灵活性来评估气道，因为可能存在颞下颌关节僵硬、下颌发育不全和环杓软骨关节炎，可能提示需要用纤维支气管镜进行气管插管。JRA 患者可能有寰枢椎或低位颈椎半脱位，因此应限制或避免颈部伸展。此外，贫血也很常见。患儿可能正在接受多种药物治疗，包括类固醇、非甾体抗炎药和甲氨蝶呤。

由于先前存在慢性疼痛，术后镇痛可能具有挑战性。连续区域麻醉已被用于为较大手术如髋关节置换术，以提供急性疼痛缓解。

十五、遗传综合征和骨科手术

伴随骨科问题的综合征有很多，表 33-8 列出了这些症状。读者可以参考其他章节（见第 43 章）来讨论有这些情况的患者的麻醉方法。

十六、健康儿童骨折：肱骨髁上骨折

最常见的需要手术干预的骨折是肱骨髁上骨折，占所有儿童骨折的 3%，最常见于跌倒时手肘着地（97%～99% 的病例）[127]。根据位移程度，这些骨折被划分为 Gartland Ⅰ～Ⅳ型：对于 Ⅰ 型非移位性骨折，采用非手术治疗法（图 33-9A）；Ⅱ 型骨折有轻微移位，可以手术治疗；而 Ⅲ 型和 Ⅳ 型骨折通常采用手术治疗。标准治疗方法是 K 线内固定闭合复位，并需要全身麻醉。由于这些患者通常被认为是饱胃患者，因此必须采取适当预防措施来保护气道，并经常建议采用快速诱导气管插管或改良快速诱导来实施麻醉诱导。研究

表 33-8　具有潜在麻醉意义的骨科综合征

综合征	潜在影响麻醉的因素
软骨发育不全	慢性呼吸道感染，脑积水，长而狭窄的嘴巴和高腭弓，头部伸展受限，下颌骨和前额突出，胸廓狭窄，发绀和呼吸暂停发作，侏儒症
Apert 综合征	颜面部，肢体和心脏畸形，脑积水，鼻后孔闭锁，颅缝早闭
Arnold–Chiari 综合征	声带麻痹，喘鸣，呼吸窘迫，呼吸暂停，吞咽异常，反复发生吸入性肺炎，可能发生颅内压增高，血压不稳定，虚弱→瘫痪
Cri du chat 综合征	小头畸形，小下颌，面部不对称，高拱状腭，唇 / 腭裂，喂养和吞咽困难伴随慢性误吸，先天性心脏结构缺损，癫痫，发育严重落后
Crouzon 综合征	颜面部和眼睛畸形，上气道梗阻，鼻后孔闭锁，癫痫，颅缝早闭，智力低下
Cornelia de Lange 综合征	颜面部和心脏畸形，小下颌，癫痫，鼻后孔闭锁，挛缩，肌张力亢进
Ehlers–Danlos 综合征	关节松弛，血管脆弱，心脏瓣膜脱垂，青光眼
Ellis van Creveld 综合征	颜面部和心脏畸形，小胸部
Freeman–Sheldon 综合征	"口哨脸" 伴小口畸形，肌张力增高，椎骨畸形，肌强直
Goldenhar 综合征	喉、眼、心脏和肾脏畸形，颈椎融合，半面部小颌畸形，青光眼，脑膨出
Holt–Oram 综合征	心脏、椎骨、上肢和肩带畸形，远端血管发育不全
Hurler 综合征	面部畸形，巨舌症，慢性呼吸道感染，生长和智力缺陷，关节僵硬，心力衰竭，脑积水
Lesch–Nyhan 综合征	自残，气道扭曲 2° 至瘢痕化，智力低下，痉挛，舞蹈手足徐动症，癫痫，挛缩，高血压，吸入性肺炎
马方综合征	关节松弛，椎骨和眼部畸形，二尖瓣脱垂，升主动脉扩张或夹层合并主动脉瓣关闭不全
Möbius 综合征	小口畸形，小颌畸形，肢体和大脑畸形，脑神经麻痹
Morquio 综合征	齿突发育不全，椎骨畸形，生长落后，主动脉瓣关闭不全，关节挛缩
多发性神经纤维瘤病	脑、椎、皮肤和心脏畸形，皮下肿瘤易恶变，心理缺陷，脊柱后凸
Noonan 综合征	颜面部、脊椎和心脏畸形，小颌畸形，心理缺陷，胸廓畸形
桡骨发育不良 - 血小板减少症（Tar）	颜面部、脊椎、心脏和肾脏畸形，小颌畸形，重度血小板减少症，贫血，颅内出血
Robin（Pierre–Robin）综合征	重度小颌畸形，腭裂，喉畸形，婴幼儿期随年龄增长下颌骨也跟着生长
Treacher Collins 综合征	重度小颌畸形（在婴幼儿期无改善），颜面部、耳和心脏畸形，鼻后孔闭锁，小口畸形，气道发育不全
唐氏综合征	齿突发育不全，巨舌症，心脏缺陷，关节松弛，轻度心理缺陷
Turner 综合征（XO）	小颌畸形，颈短，生长迟缓，心脏畸形
VATER 联合征	脊椎、心脏、肾脏和肢体畸形，气管食管瘘，食管闭锁，先天性脊柱侧弯，肛门闭锁

改编自 Benumof[132] 及 Katz 和 Stewart[133]

报道显示，虽然这些骨折常被当作紧急情况处理，但如果没有神经血管损害，骨折当时与延迟 24h 再手术预后没有结果差异。镇痛可使用阿片类药物或非甾体抗炎药。在 221 例儿童骨折手术修复的回顾性研究中，使用酮咯酸与骨折不愈合或延迟愈合、感染或出血的风险无关[128]。

全麻诱导后在超声引导下行锁骨上神经阻滞可用于术中和术后镇痛。对于肱骨髁上骨折（或其他长骨骨折）进行区域麻醉前，必须对上肢进行完整神经血管检查，包括感觉、手和手指运动、桡侧和尺侧脉搏的评估及手部灌注情况（颜色、毛细血管再充盈时间）。接下来还应该与外科医师进行讨论。肱动脉、桡动脉和尺动脉及尺神经、正中神经和桡神经位置邻近，清楚地表明这些结构损伤风险（图 33-9B）。任何神经血管并发症迹象都是区域麻醉禁忌证。开放性髁上骨折并不常见，但 12%～20% 的开放性骨折存在血管和神经损伤。神经血管损害在闭合性骨折中较少见。如果诊断或怀疑有神经血管损害，则应立即减压；在大多数情况下，血管损害将在几分钟内改善——如果没有迹象表明需要进行血管修复开放性探查。骨筋膜室综合征是一种罕见但严重并发症，每 1000 例骨折中有 1～3 例发生。疼痛和焦虑加重，伴随肢体苍白、麻痹和无脉搏，这是骨筋膜间室综合征的症状，需要行紧急筋膜切开术。正是由于对骨筋膜室综合征的担忧，一些骨科医师不同意区域麻醉，因为他们担心预示这种并发症的疼痛被掩盖。关于锁骨上神经阻滞的详细讨论参见其他章节（见第 20 章）。

十七、青少年运动员的运动医学

女孩和男孩参与青少年体育活动显著增加促进了青少年体育医学的发展，儿童和青少年运动损伤导致的骨科手术也显著增加。例如，1990—2009 年，美国小于 20 岁患者前交叉韧带（ACL）手术增加了 3 倍[129]。

关于运动损伤手术完整讨论超出了本文范围，但由于 ACL 手术是青少年最常见运动外科手术，因此关于该损伤的信息和儿科麻醉医师的操作流程非常重要。历史上，对骨骼发育不成熟患者进行非手术治疗是很常见的，将修复延迟到骨骼发育成熟再进行。这种方法可能会导致半月板、关节软骨损伤及其他问题，包括放弃运动，所以早期手术修复是目前的标准方法。在骨骼成熟之前（在女孩 12—13 岁，男孩 14 岁）使用不同技术。流行病学研究表明，在男孩中 ACL 撕裂

总发生率更高，而女孩在每次运动暴露中 ACL 损伤发生率是男孩的 2～8 倍。

ACL 修复有多种方法，但大多数是针对青少年的关节镜检查。麻醉技术可采用全麻或镇静联合区域麻醉，也可以由外科医师将局部麻醉药灌注在关节间隙内。股神经或股神经坐骨神经联合阻滞可用于术中和术后镇痛，可以放置股神经留置导管，门诊手术后，患者可通过一次性输液泵注入局麻药。由于对股神经

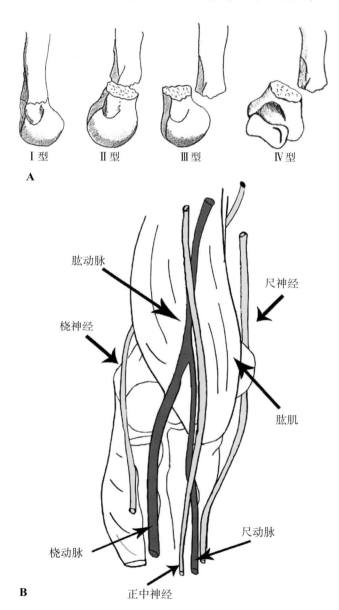

▲ 图 33-9 肱骨髁上骨折分型及相关解剖

A. 肱骨髁上骨折的 Gartland 分类。B. 神经血管束和髁上区的解剖关系。肱动脉由肱肌的前内侧表面浅表下降，提供深的侧支动脉向下延伸至肱骨的前侧。正中神经与肱动脉一起下降，桡神经沿着肱肌和桡肌之间的肱骨外侧向下延伸，尺神经穿过内侧上髁的肘管向下沿后内侧延伸（经 Springer Nature 许可转载，引自 Zorrilla 等[127]）

阻滞导致股四头肌无力增加，并可能延迟功能恢复报道的关注，限制了该技术在一些机构中的应用[130]。在

使用这些技术之前，与外科医师交流非常重要。其他章节（见第 20 章）详细介绍了下肢神经阻滞。

病例分析

4 岁男孩进行肌肉活检。该患者 20 月龄开始走路，并注意到是用脚趾走路。他的父母发现他需要用上肢使自己离开地面。该患者运动耐力与同龄人相同，但父母说他经常摔倒。父母不知道任何肌肉营养不良家族史。在 18 月龄时，他接受了挥发性麻醉药麻醉下脊椎 MRI 检查，以评估他行走延迟的症状。脊柱 MRI 正常。关于麻醉并发症家族史，患者有一位叔叔在小儿扁桃体切除术麻醉期间死亡。他没有心脏或呼吸道疾病。

在体格检查中，他的身体发育适当，体格检查完全正常，只是小腿肥大。

术前准备包括高度怀疑 Duchenne 型肌营养不良，这是基于他的性别、脚趾行走和存在 Gower 征（由于下肢近端无力，从下蹲到起立的姿势需要用手和手臂支撑起自己的身体）。此外，通过家族麻醉史，我们怀疑男性亲属具有高钾性心搏骤停风险。

在这个年龄，心脏和呼吸系统常常不受影响；尽管在某些情况下，心脏症状可能较早发生。对于已知 DMD 患者，无论患者是否已记录有心脏功能障碍，均应在术前进行心脏方面会诊。现在推荐对这些患者使用血管紧张素转化酶抑制药进行医学治疗，甚至在心力衰竭发作之前就可以开始。因此，在整个治疗早期阶段就让心脏病专家介入是理想的。由于这个孩子很小，没有症状，也没有确诊为 DMD。因此，对于这个较小手术，大多数麻醉医师都不会进行超声心动图检查。如果诊断为 DMD，则应在所有之后的麻醉之前进行心脏病会诊，包括使用药物优化心脏功能、ECG、超声心动图和动态心电图检查（如果有提示）。心脏 MRI 也广泛用于评估心脏功能和心律失常的风险。如果已知心脏功能下降，

则会诊和超声心动图检查应在计划麻醉时间附近进行（3～6 个月内，具体取决于严重程度）。可能出现基础心动过速，而与心脏功能无关，如果在术前进行记录会很有帮助。当心脏问题进展，通常会出现低血压。在没有呼吸道症状的情况下，在这种情况下并不建议进行肺部会诊，但是会作为对有症状肌营养不良患者进行常规麻醉前评估，以在术前优化肺功能并制订术后护理计划。

麻醉前应进行实验室检查，包括基础代谢检查、肌酸激酶（在进行性肌肉疾病如肌营养不良的情况下，肌酸激酶和钾可能升高）及乳酸水平（在代谢性肌病中升高），因为这个孩子的诊断还不明确。

由于高度怀疑 DMD 诊断，麻醉医师采取了无触发麻醉药以避免横纹肌溶解和心搏骤停风险。但是，这些患者没有发生恶性高热的风险。之前接触到恶性高热触发剂安全麻醉，并不能预测未来麻醉结果。因此，在口服咪达唑仑和用一氧化二氮镇静后放置静脉输液导管。计划将手术安排为首台手术，以减少接触挥发性麻醉药时间，并在出院回家之前留出足够观察时间。制造商对如何最好地为无触发麻醉药准备麻醉机的建议有所不同，多数建议更换 CO_2 吸收剂并用高流量新鲜气流冲洗。活性炭过滤器（Vapor-Clean™，Dynathetics, Salt Lake City, UT, USA）现可用于有恶性高热或横纹肌溶解风险患者。过滤器连接到回路的进气端和出气端，以过滤麻醉气体。丙泊酚、小剂量阿片类药物和一氧化二氮可维持全身静脉麻醉。活检后镇痛采用局部麻醉药浸润、对乙酰氨基酚和酮咯酸。

术后观察患者 2h，在麻醉后复苏室中无须额外使用阿片类药物，出院回家。患者肌肉活检结果与 DMD 一致。

第 34 章　耳鼻喉科及牙科手术麻醉
Otolaryngological and Dental Surgery

Olutoyin A. Olutoye　Arvind Chandrakantan　Mehernoor Watcha　著

张　勇　余高锋　译　　宋兴荣　校

一、概述

每年有超过 1 000 000 的儿童接受外科手术治疗，其中 1/3 是耳鼻喉（ear, nose, or throat, ENT）的手术。本章中，我们将讨论头部和颈部常见手术的麻醉注意事项和麻醉管理，包括以下内容。

- 治疗慢性中耳炎的鼓膜切开置管术。
- 中耳手术。
- 腺样体及扁桃体切除术治疗睡眠呼吸暂停综合征或复发性咽炎。
- 气道手术评估声门下狭窄与喉乳头状瘤切除。
- 气道及食管异物取出术。

许多计划进行头颈部手术的患儿会出现鼻腔分泌物增多的情况，这提示可能存在过敏性鼻炎或上呼吸道感染。合并上呼吸道感染（upper respiratory infection, URI）患者的围术期呼吸道不良事件（perioperative respiratory adverse events, PRAE）的发生率明显增高，如屏气、喉痉挛、支气管痉挛、氧饱和度下降和喘鸣[1-3]，可能是因为这些患儿同时合并了下呼吸道异常及气道高反应性。上呼吸道感染引起功能残气量及弥散功能的下降，同时导致闭合气量和呼吸道阻力的增加[4-8]。这解释了为什么合并 URI 的儿童在窒息或麻醉状态下，血氧饱和度会迅速降至 95%[9]。有些延迟的气道并发症甚至可能在术后 18h 出现[10]，并且 90% 接受 ENT 手术的患儿是非住院患者[11]。因此，准确鉴别过敏性鼻炎和 URI 是非常重要的。Tait 等描述了一个积分系统来帮助区分过敏性鼻炎和真正的 URI，但也有人指出，父母提供的病史同样准确[12, 13]。

二、上呼吸道感染儿童的处理

在面对 URI 的患儿时，麻醉医师常常感到进退两难：实施麻醉还是推迟手术？麻醉医师必须权衡喉痉挛、支气管痉挛、血氧饱和度下降及插管后喉炎的风险，而事实上，这些风险在等待 4～6 周或更久的时间内并不会明显下降。在这段时间内，患儿可能发生另一次 URI[14, 15]。对于急诊，无论存在怎样的医疗风险都应及时手术，择期手术则应该谨慎。如果有明显的脓性分泌物，一般建议将择期手术延期，但具体应该延期多久则没有共识。气道高反应性会持续 4～6 周。Empey 等[16]发现，存在 URI 的成人在吸入组胺后，气道阻力上升 200%，而对照组只上升 30%。即使在 URI 结束后，气道阻力的上升仍将持续 6 周之久。Nandwani 等[17]研究了非吸烟、合并 URI 的成人在吸入氨蒸气后上呼吸道敏感性的变化。该研究发现，URI 患者的气道反应性比正常人高 2～2.5 倍，在 URI 结束后 2 周内反应性恢复正常。大多数儿童每年经历 6～10 次 URI，这使得将手术安排在气道反应性正常的时间段内十分困难。此外，等待 6 周并不一定能降低全身麻醉气道并发症的风险[14]。但是有确凿的证据指出，2 周内或正经历 URI 的患者发生 PRAE 的风险更高[15]。合并大量气道分泌物、鼻充血的 URI 幼儿发生 PRAE 的风险会更高。其他危险因素包括：哮喘、囊性纤维化、支气管肺发育不良、二手烟暴露（被动吸烟）和气道的手术[18, 19]。在决定是否推迟手术时，应该认真考虑是否存在这些危险因素。

麻醉药物和气道设备的选择也可能会影响 PRAE 的发生率。吸入诱导、地氟烷维持麻醉和实习生进行的麻醉管理将增加 PRAE 的发生率[15]。当合并 URI 的儿童接受一些不需要气道设备的小手术时，全身麻醉

本章译者、校者来自广州市妇女儿童医疗中心。

不会增加并发症的风险[12, 20]。但是，无论喉罩还是气管插管都将增加 PRAE 的风险[1, 21, 22]。近期合并 URI 的患儿接受气道手术时，喉痉挛的发生率将翻倍[23]。气管插管引起的强烈气道反应使功能余气量进一步降低[24]。Ghareai 等[25] 发现，静脉注射利多卡因可以缓解这些生理变化。气管插管时的强烈生理、药理刺激将使哮喘患者出现明显的气道高反应。对于合并哮喘的 URI 患者，麻醉诱导前建议给予沙丁胺醇[26]。即使没有潜在的支气管痉挛性疾病，病毒感染也会使气道反应性暂时升高，并可能增加喉痉挛和支气管痉挛的风险。

喉痉挛是 URI 患者最常见的呼吸道并发症，特别是在儿童接受气道手术和麻醉医师经验不足时[23]。喉痉挛是因为真声带或真声带与假声带同时关闭引起声门紧闭，导致通气困难或不能通气[27]。主要参与喉痉挛的肌肉为环杓侧肌、甲杓肌（声门收肌）和环甲肌（声带张肌）。

喉痉挛常常发生在气道操作（插管、拔管）、喉部有异物刺激（分泌物）和未气管插管的浅麻醉患者。喉痉挛和不完全气道梗阻的临床表现为不规则呼吸、声调和强度变化的呼吸音，常为高调的哮鸣音。当喉痉挛发作时，可将下颌托起或给予持续正压通气 30～45s。如果喉痉挛没有缓解，则需要使用丙泊酚或利多卡因来加深麻醉[28-31]，或者给予快速起效的肌肉松弛药，如琥珀胆碱。发生喉痉挛时应使用纯氧通气。喉痉挛及其治疗在其他章节（见第 17 章）也有讨论。

喉痉挛引起的完全性气道梗阻在缓解后，可能出现急性阻塞性肺水肿[32, 33]。喉痉挛发作时，患者试图通过关闭的声门来呼吸，这将产生 30～60cmH$_2$O 的胸膜内负压。在喉痉挛缓解后，气道内压将突然下降。增加的胸膜负压和突然下降的气道内压一起引起肺水肿[34]。增加的胸膜内负压使回心血量增加（前负荷），同时损伤毛细血管。增加前负荷和血管通透性将使液体移出血管，引起间质水肿与肺水肿。胸膜内负压还使左心室的跨壁压增加（后负荷）[35]，影响心脏泵血功能。作用于肺泡 - 毛细血管呼吸膜的机械应力被认为是引起肺水肿或肺出血的原因。肺出血可能是由急性呼吸道梗阻引起的[36]，但应首先排除其他病因[37]。对于喉痉挛引起的肺水肿，应该紧急气管插管，同时持续气道正压或呼气末正压通气。利尿药、吗啡及镇静药物也有利于肺水肿的治疗。如果患者没有基础心肺疾病，肺水肿将很快得到缓解，气管导管也可以在几小时内拔除。

支气管痉挛是术中威胁生命安全的紧急情况，常

发生于合并 URI 的儿童，无论有无哮喘病史。病毒感染引起免疫因子和炎症因子的释放，这些因子会导致气道的高反应性。病毒感染还会损伤上皮细胞，引起气道受体敏化和对速肽类物质（如 P 物质）的异常反应。在感染了副流感病毒 3 的豚鼠中，P 物质和辣椒素引起的支气管收缩反应更加强烈。预先给予组胺 H$_1$ 和 H$_2$ 受体拮抗药、毒蕈碱受体拮抗药、五羟色胺受体拮抗药或 α 肾上腺素受体拮抗药，并不能消除 P 物质的作用[38]。预先给予沙丁胺醇也不能降低 URI 儿童支气管痉挛的发生率，因为这些支气管痉挛并非由于胆碱能受体的激活引起[39]。阿托品能降低迷走神经活性，从而抑制乙酰胆碱引起的支气管痉挛[40]。阿托品不仅抑制乙酰胆碱引起的平滑肌收缩，还减少迷走神经末梢乙酰胆碱的释放[41]。因此高选择性的毒蕈碱 -3 受体（引起支气管收缩）拮抗药，而非毒蕈碱 -2 受体（激活时抑制神经末梢释放乙酰胆碱）拮抗药，能更加有效地预防支气管痉挛。

URI 期间，病毒还能产生其他引起气道高反应性的物质。副流感和流感病毒含有神经氨酸酶，这种物质能将毒蕈碱 -2 受体激动药结合位点上的唾液酸残基裂解，从而增加乙酰胆碱的分泌。研究发现，使用神经氨酸酶或使豚鼠感染副流感病毒后，卡巴胆碱与受体的亲和力发生改变。神经氨酸酶阻断药能抑制病毒引起的这些改变[42]。

相比气管插管，喉罩对呼吸道的刺激更小，气道并发症的发生率也更低[22]。一些研究发现，喉罩可以安全用于接受择期手术的 URI 儿童。但也有一些研究发现，喉罩与呼吸道并发症有关，特别是在合并活动性 URI 或 2 周内存在 URI 的儿童中[43, 44]。最近一项关于婴儿的随机对照研究发现，相对于气管插管，喉罩的呼吸道并发症更少[45]。

麻醉药物的选择也会影响 URI 患儿 PRAE 的发生率。由于血气分配系数低（0.45），地氟烷麻醉的患者苏醒迅速，同时也更容易导致拔管或移除喉罩时的喉痉挛、屏气及咳嗽[46, 47]。深麻醉只能降低喉痉挛的发生率，并不能完全阻止其发生。最近的一项研究发现，在给予高浓度七氟烷时（4.7% ED$_{95}$ 插管）喉痉挛仍会发生[48]。早发现、早处理是治疗喉痉挛的重要原则。

总之，合并 URI 的儿童更易发生围术期呼吸道不良事件。URI 被认为是单一的疾病进程，常常有相同的临床症状。但在疾病的不同阶段（初期、中期、恢复期），即使病原体相同，病理生理和临床表现也可能出现巨大差异。已经有相关流程能帮助麻醉医师在面

对这些患者时做出正确决策，也有基于循证医学的管理方案[49]。这些方案包括：诱导前吸入沙丁胺醇、α_2 受体激动药（可乐定、右美托咪定），使用静脉麻醉药如丙泊酚诱导、七氟烷维持麻醉（避免地氟烷），以及使用气道侵入性最小的设备（面罩优于喉罩，喉罩优于气管内插管）。在进行气道操作前，麻醉医师应该考虑静脉给予利多卡因或丙泊酚，并且在患儿深麻醉时拔除气道设备。如果可能，应该安排有丰富小儿麻醉经验的医师管理这些患儿[15]。麻醉医师必须随时准备去积极处理支气管痉挛，并且在患者从手术室转运至复苏室和整个复苏的过程中提供充足的氧供。在麻醉后恢复室中，应监测呼吸模式和血氧饱和度，以保证充分的通气和氧合，直到患者返回病房或家中。

要点：上呼吸道感染儿童的麻醉

- 近期上呼吸道感染的儿童更容易发生喉痉挛和支气管痉挛。
- 是否进行手术取决于病情紧急程度。
- 确保在深麻醉下使用刺激性最小的气道设备。
- 经验丰富的麻醉医师可以降低近期 URI 患者呼吸道不良事件的发生率。

三、特殊手术操作的麻醉

对于头颈部手术，麻醉医师气道的管理与外科医师手术的操作常位于相同区域内，气道手术甚至会"共享"气道。这就需要麻醉医师与外科医师及时有效地沟通。整个手术团队应在术前进行讨论，确定最佳的配合方案。术前讨论包括手术具体步骤、患者体位、术中是否需要移动气管内插管、肌松药对神经传导监测的影响和气道火灾的预防。

四、耳部手术

（一）鼓膜切开置管术

中耳炎是中耳的炎性疾病，常伴随上呼吸道的细菌或病毒感染。中耳炎在儿童中十分常见，会在中耳产生浓稠、胶状液体，若治疗不及时，将导致传导性聋。当抗生素治疗不能缓解中耳炎的症状时，应采用外科引流的方法排出中耳内积聚的液体。单纯鼓膜切开术是指将鼓膜切开，使中耳内积聚的液体流出。但

这一引流通道会自动愈合，中耳炎的症状将再次出现。在鼓膜放置引流管可使中耳内的液体持续引流 6～12 个月，且引流管一般会自动脱落。

鼓膜切开置管术通常在 5～10min 内结束，只需通过面罩给予吸入麻醉药即可。在一些特殊儿童（如唐氏综合征、Apert 综合征），由于耳内骨性通道变窄，手术操作将更加困难。对于这些儿童，建议使用喉罩通气维持麻醉。喉罩能提供更好的氧供，也能为外科医师创造更好的操作条件[50]。腭裂患者由于咽鼓管周围软骨及肌肉的异常，常并发中耳炎。这些患者的手术时间更长，但面罩通气能满足该类患者的气道管理需求。

在鼓膜切开置管术中，通常只需短时间给予强效吸入麻醉药（一般为七氟烷）、氧化亚氮和氧气。为了维持良好的通气，可放置口咽通气道来缓解或解除气道梗阻。若麻醉过深引起呼吸暂停，则应辅助通气。在健康儿童中，临床医师通常不留置静脉通道，但对于存在基础疾病的患者，则应该留置静脉通道。麻醉诱导前找到一条易于建立静脉通道的血管非常重要，手术室中应具备随时建立静脉通道的条件。这样可以在发生紧急情况时减少寻找静脉的时间。

处理鼓膜切开置管术引起的轻度术后疼痛有多种方法。最常用的方法是术前口服对乙酰氨基酚（15～20mg/kg）或术中使用对乙酰氨基酚栓剂（40～45mg/kg）。术中给予酮咯酸、布托啡诺滴鼻或者芬太尼（2μg/kg）也可以减少术后止痛药物的使用[51-53]。手术结束时使用芬太尼滴鼻能减少七氟烷麻醉后苏醒期躁动的发生[54]。肌内注射吗啡（0.1mg/kg）在缓解术后疼痛和预防苏醒期躁动方面与静脉或鼻内给予芬太尼效果相当[55]。一项研究比较了右美托咪定、对乙酰氨基酚和芬太尼滴鼻的效果。由于右美托咪定延长患者在恢复室的滞留时间，该研究已提前结束[56]。另一项研究中，迷走神经耳支阻滞和芬太尼滴鼻的术后疼痛评分相似，但神经阻滞组术后呕吐更少[57]。

要点：鼓膜切开置管术

- 鼓膜切开置管为中耳分泌物提供引流（6～12 个月）。
- 面罩给予吸入麻醉药、不建立静脉通道是最常用的麻醉方法。
- 镇痛药物可通过滴鼻（芬太尼、右美托咪定）、肌内注射（酮咯酸、吗啡）或直肠（对乙酰氨基酚）给药。

（二）中耳和乳突手术

大多数鼓膜切开放置的引流管会自动脱出，只有少数需要手术取出。拔管术一般在门诊实施，但对于无法配合的幼儿则需要全身麻醉。鼓膜切开术造成的缺口通常会自己愈合，但也有少数患者无法自愈。这时就需在全身麻醉下通过外科手术将纸质补丁或脂肪填充至缺口处。脂肪填充术的麻醉药物使用和鼓膜切开术稍有不同。在放置鼓膜移植物前，应停止使用氧化亚氮，或将其限制在 50% 以内，以预防移植物移位。氧化亚氮在血中的溶解度是氮气的 34 倍，这就使得氧化亚氮进入中耳的速度大于氮气移出中耳的速度。咽鼓管在鼓室压力达到 20～30cmH$_2$O 时开放，使用氧化亚氮时在鼓室内会产生更大的压力。这时，患者感到疼痛，同时可能引起移植物移位[58]。

反复的中耳感染会引起乳突炎，并导致较大的鼓膜穿孔。这时很难通过耳道对其修补，常需要耳后途径进行手术治疗。鼓膜外表面的表皮也可通过穿孔进入中耳，形成破坏性、扩散生长的胆脂瘤。胆脂瘤的患儿需要接受手术，甚至是多次手术治疗。

中耳手术的麻醉药物通常包括吸入麻醉药和阿片类药物。静脉给予丙泊酚辅助气管插管，也可在喉部使用利多卡因。气管插管后，手术床通常需要旋转 90° 或 180°，使患者头部远离麻醉机。患者头部置于低于手术床平面的柔软头枕上。外科医师有时要求将手术床尽量侧转，以便更好地暴露手术部位。必须保证患者的神经组织、肌肉组织和骨性组织得到了足够的垫衬，以免造成损伤，同时也要注意避免在摆放体位过程中造成气管导管意外脱出。当患者的头部远离麻醉机时，应使用加长的麻醉回路。手术铺巾的放置应方便麻醉医师管理气道。对于唐氏综合征和软骨发育不全的儿童，要格外注意头颈部的保护，这些儿童容易发生寰枢椎半脱位[59, 60]。实施中耳和乳突手术时，面神经与手术区域极为贴近。为了监测神经完整性，要避免使用肌松药，或者当手术开始时，肌肉收缩功能至少要恢复 70%。

外科医师术中通过显微镜观察手术部位。中耳手术的出血量一般很少，这是因为外科医师会在鼓膜周围注射肾上腺素使血管收缩。使用肾上腺素时要注意剂量，避免造成心律失常和血压波动。在术中可通过控制性降压（平均动脉压下降基础值的 25%）来减少出血。

氧化亚氮可造成中耳和鼻窦内气体过量。当停止使用氧化亚氮时，中耳内的氧化亚氮被迅速吸收，使中耳产生负压，从而引起鼓膜补片移位。术中有时会切

断镫骨，这会使听力受损约 6 周。氧化亚氮还增加接受中耳手术儿童术后恶心呕吐的发生率。在麻醉的复苏阶段，氧化亚氮吸收造成的负压会牵扯圆窗。这会造成咽鼓管周围顺应性好的组织塌陷，塌陷的咽鼓管无法调节中耳内压力[61]。年长儿童（大于 8 岁）咽鼓管周围组织顺应性差，所以中耳内的负压不明显，术后恶心呕吐也较少。3—8 岁的儿童这种效应最明显[62]。建议预防性使用一些止呕药，如地塞米松或昂丹司琼[63]。与术毕前 1h 阻滞相比，超前镇痛（术前阻滞耳大神经）并不能进一步降低术后镇痛药物的需求量[64]。但是超前镇痛能减少术后阿片类药物的用量，同时减少约 66% 的恶心和呕吐[65]。

对于中耳手术，平稳的、不伴有咳嗽的麻醉苏醒十分重要。在手术即将结束时，应该调整阿片类药物用量以减少术后疼痛，同时保证患者恢复自主呼吸。大于 1 岁的儿童，静脉注射利多卡因 1～1.5mg/kg，同时轻柔吸引口咽部能最大程度预防拔除气管导管引起的呛咳。

（三）人工耳蜗植入术

早期植入人工耳蜗作为重度听力受损患儿康复的一种方法正在迅速得到认可，因为其能够促进听觉、发音、语言技能的发育，也能促进患儿和正常同龄人的融合。年龄小至 6 月龄的婴儿已经成功接受了人工耳蜗植入。人工耳蜗植入需要对软组织进行谨慎的分离、止血及在骨头上钻孔，而骨髓出血有时很难控制。人工耳蜗通过刺激听觉神经使人产生听觉。人工耳蜗刺激的强度是根据电诱发镫骨肌反射阈值（evoked stapedius reflex thresholds，ESRT）和电诱发复合动作电位两个参数来确定的，后者不受麻醉药物的影响，但吸入麻醉药会使 50% 的患儿镫骨肌反射消失[66]。麻醉药物也会使 ESRT 出现剂量依赖性的升高。这将会高估患儿的适宜刺激强度，继而导致患儿术后难以适应人工耳蜗。因此，在术中调试阶段不推荐使用吸入麻醉药，而丙泊酚对 ESRT 并没有影响。与外科医师充分、适当的交流能使手术更加成功。

> **要点：中耳和乳突手术**
> - 乳突手术中必须谨防气管导管脱出。
> - 氧化亚氮会使耳内压力升高和脂肪移植物移位。
> - 面部手术避免使用肌肉松弛药，预防面神经损伤。

五、鼻和咽部手术

（一）腺样体切除术和扁桃体切除术

腺样体切除术可以单独实施，或与扁桃体切除术、鼓膜切开置管术联合实施。单纯腺样体切除术的适应证为腺样体增生引起中耳积液的慢性中耳炎、慢性鼻窦炎、慢性或复发化脓性腺样体炎。严重的腺样体增生会使鼻咽部阻塞、强迫性张嘴呼吸、发育停滞和言语障碍。长期存在的腺样体增生性梗阻还将导致上呼吸道狭窄和牙齿异常发育（腺样体面容）。

在美国，扁桃体切除术或扁桃体腺样体联合切除术是最常见的非住院儿科手术 [67]。最常见的两个适应证为：①耐药的慢性或复发性扁桃体炎；②阻塞性腺样体扁桃体增生和阻塞性睡眠呼吸暂停。因扁桃体炎反复发作而接受扁桃体切除术的儿童通常年龄较大，并且存在更少的围术期并发症；因为扁桃体肥厚阻塞气道而接受手术的儿童一般年龄较小，围术期并发症也更多。后者可能伴随发育停滞、吞咽困难、言语障碍、口臭、颈部淋巴结炎和持续存在的咽炎。严重的气道梗阻会引起二氧化碳潴留、肺血管收缩、右心室肥厚和心力衰竭（肺心病）。小于 3 岁的儿童接受腺样体扁桃体切除术时要格外小心，这些儿童围术期呼吸系统并发症的发生率最高 [68, 69]。

1. 术前评估

不伴有气体交换改变的习惯性打鼾在儿童中十分常见。这种习惯性打鼾并不会引起睡眠中断，也不会导致病理改变。相反，OSA 的儿童会在睡眠中出现呼吸紊乱，其特点如下：长时间的上气道部分阻塞伴有间断性的完全性阻塞，从而改变了正常的呼吸和睡眠模式 [70]。睡眠呼吸紊乱和 OSA 概念类似。OSA 的特征在儿童与成人中不尽相同。在儿童中，OSA 最常见于 2—6 岁，男性和女性发病率相同。腺样体扁桃体切除术对于治疗儿童 OSA 效果十分明显。但随着越来越多肥胖儿童的出现，儿童 OSA 和成人 OSA 也越来越相似 [71]。OSA 发生于快速动眼（rapid eye movement，REM）睡眠期，特征为打鼾和持续性的部分上呼吸道梗阻，导致反常呼吸、无效通气、高碳酸血症和低氧血症 [72]。

打鼾、屏气、发育停滞和反复呼吸道感染常常提示 OSA 的存在，建议行多导睡眠监测。在过去，确诊 OSA 必须要进行多导睡眠监测。现在，一些患儿在术前并不需要进行多导睡眠监测。因为父母可以使用智能手机将孩子打鼾或呼吸暂停的视频或音频提供给医师，医师以此做出诊断。多导睡眠监测图记录的呼吸事件见表 34-1 所示。

通过统计阻塞性呼吸不足发生的次数可以得到呼吸暂停低通气指数（apneahypopnea index，AHI）。AHI 是指每小时发生的阻塞性呼吸事件的次数。许多睡眠实验室报道的 AHI 或呼吸紊乱指数包括每小时中枢型呼吸暂停的次数。然而，中枢型呼吸暂停在儿童中是正常现象，并不代表呼吸功能受损。儿童的 OSA 诊断必须基于和呼吸功能受损有关的阻塞性呼吸事件 [73, 74]。当 AHI ≥ 10 或血氧饱和度最低值 ≤ 80%，可以诊断为严重 OSA。OSA 的严重程度需要根据患者的整体临床情况确定，包括窒息期间血氧饱和度下降的频率和幅度、高二氧化碳血症持续时间及每小时阻塞性呼吸事件的发生次数 [75-78]。

表 34-1　多导睡眠监测期间可能出现的呼吸事件

事　件	定　义
中枢性呼吸暂停	呼吸气流中断且无呼吸动作，其持续 > 20s 或 2 次无呼吸，或血氧饱和度下降 > 3%
阻塞性呼吸暂停	有呼吸动作，但连续 2 次呼吸气流减少 > 90%
阻塞性呼吸不足	有呼吸动作，但连续 2 次呼吸气流减少 > 50% 或血氧饱和度下降 > 3% 或觉醒
混合性呼吸暂停	连续 2 次呼吸气流减少 ≥ 90%，无呼吸动作（中枢性呼吸暂停），继之呼吸动作恢复但不伴有气流恢复（阻塞性呼吸暂停）
阻塞性通气不足	呼气末 CO_2 > 50mmHg 的时间占总睡眠时间的比例 > 25%，伴有反常呼吸运动、打鼾，无基础肺部疾病

经 Wolters Kluwer 许可，引自 Schwengel 等 [225]

患有严重 OSA 的儿童在接受腺样体扁桃体切除术前，有时需要提前住院以调整至最佳状态。状态优化调节包括吸氧、经鼻无创 CPAP 维持气道开放、防止气道塌陷，以及增加功能余气量。双相气道正压通气也有助于状态优化调节。这种通气模式被证实有助于改善肺动脉高压，减少术后并发症 [79, 80]。

要点：腺样体切除术和扁桃体切除术

- 腺样体切除术和扁桃体切除术是十分常见的门诊手术。
- OSA 发病率很高，常伴有二氧化碳潴留、低氧血症和肺动脉高压。
- 父母可在术前用智能手机记录孩子的呼吸情况供麻醉医师参考。

2. 儿童腺样体扁桃体切除术的特殊情况

在面对接受腺样体扁桃体切除术的孩子时，我们可以遇到各种各样有挑战性的情况，包括：头面部畸形、唐氏综合征、镰状细胞贫血及凝血异常。这些患者的麻醉风险在其他章节（见第12章和第43章）中有讨论。麻醉医师应该为可能发生的困难情况做好准备，包括无法维持气道通畅、气管插管困难及无法维持通气。在有头面部畸形的患者中要格外小心上述情况的发生。例如，黏多糖病Ⅰ型（Hurler综合征）和Ⅱ型（Hunter综合征）患者在上呼吸道和喉部有异常黏多糖的弥漫性浸润，这些患者容易出现上呼吸道梗阻和气管插管困难。黏多糖病Ⅰ型的患者可能在早期伴有心脏瓣膜和冠状动脉的异常；黏多糖病Ⅱ型患者可出现严重脊柱后凸和侧弯畸形使气管插管时体位摆放困难。

唐氏综合征的患者颜面中部发育不全，会出现口腔和鼻腔狭窄及舌后坠。不仅如此，该类患者还存在咽下肌张力减退，导致麻醉诱导时咽下部塌陷、闭合。这时面罩通气往往比较困难，需要置入口腔或鼻腔通气装置辅助通气。这些患者还合并有舌扁桃体肥大。因为舌扁桃体位于舌后部，口腔检查时不易发现肥大的舌扁桃体（图34-1）[81]。舌扁桃体肥大可能是腺样体扁桃体切除术后OSA仍然持续存在的原因[82]。当发生"无法通气－无法插管"的紧急情况时，麻醉医师必须意识到可能是因为舌扁桃体肥大[83-85]。

反复发作的扁桃体炎患者若合并镰状细胞贫血，则容易发生败血症。缺氧可诱发镰状细胞危象。因此，反复发作的扁桃体炎（大于6次/年）和腺样体肥大导致上呼吸道梗阻的患者若合并镰状细胞贫血，必须

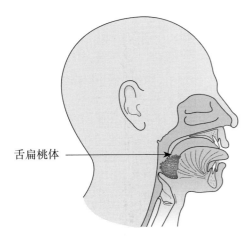

▲ 图34-1　舌扁桃体肥大，在口腔检查时很难发现
经 Wolters Kluwer 许可转载，引自 Olutoye 等[85]

积极给予治疗。根据血液科医师的建议，镰状细胞贫血患者围术期应接受特殊的评估和管理。主要目标包括预防围术期缺氧；维持充分的水化来降低血液黏度，进而降低镰状细胞的浓度；通过输血维持血红蛋白>10g/dl，进一步降低镰状红细胞的浓度。对于接受小手术的镰状细胞贫血患者，血红蛋白低至多少应该输血仍然存在争议。但是，大多数医院对接受手术的镰状细胞贫血患者有严格的管理规定，包括体温维持、输液治疗、氧疗及疼痛管理。这些措施的有效性并没有得到证实[86-91]。由于存在慢性疼痛，镰状细胞贫血患者需要充分的术后镇痛[92]。治疗这类疼痛是有挑战性的，因为即使中等剂量的阿片类药物也会导致浅慢呼吸和缺氧，特别是在患者合并OSA时。这使得此类患儿的疼痛管理尤为困难。在手术前，请血液科专家和疼痛科专家会诊有助于患儿的围术期管理（见第12章和第37章）。

> **要点：合并遗传综合征儿童的腺样体扁桃体切除术**
>
> ● 对于合并某些综合征的患者，维持气道通畅和气管插管可能存在困难。
> ● 腺样体扁桃体切除术中发生低氧可能诱发镰状细胞危象。
> ● 镰状细胞贫血患者的疼痛必须妥善处理。
> ● 在为镰状细胞贫血患者实时麻醉前，应向血液科医师进行咨询。

3. 凝血状态

腺样体扁桃体切除术的特别之处在于术后留存一个大的、开放性的手术创面，创面边缘互不接触，无法起到止血作用。因此，术前应该详细询问病史，找出可能存在的出血高危因素。术前停用可能影响凝血功能的药物，如阿司匹林、非甾体抗炎药和丙戊酸钠。但是注意，停用这些药物可能使患者的基础疾病控制出现问题。例如，停用阿司匹林会增加Blalock-Tausig分流术后血栓形成的风险。术前应和患者的心脏病医师沟通，评估出血和血栓形成的相对风险。

对于个人史和家族史中有出血性疾病的患者，术前应该请血液科医师会诊。并不是所有的患者都要进行常规凝血功能检测，除非存在明确的出血性疾病个人史或家族史。实验室检查应该包括凝血酶原时间和活化部分凝血活酶时间，前者反映外源性凝血途径，后者反映内源性凝血途径。此外，还应检测出血时间

和血小板功能。有些接受腺样体扁桃体切除术的儿童存在遗传性凝血障碍，例如血管性血友病，即一种由于缺乏血管性血友病因子引起的遗传性疾病，会导致出血时间延长；还有血友病 A 和血友病 B，病因分别是缺乏凝血因子Ⅷ和Ⅸ。术前应咨询血液科医师，确定这些患者的管理方案（见第 12 章）。

4. 术中管理

腺样体扁桃体切除术一般会在 15～30min 内完成。很多麻醉药物都能提供满意的麻醉效果，常规流程包括面罩麻醉诱导、建立静脉通道、置入加强型钢丝气管导管和吸入麻醉药物维持。加强型气管导管便于外科医师放置自动开口器。不仅如此，这种气管导管还能与麻醉回路在远离术野的部位连接（图 34-2）。也有少数外科医师更喜欢普通气管导管，还有一些医疗中心常规选择使用喉罩。建议使用带套囊的气管导管，可以减少麻醉气体和氧气向咽部的泄漏，降低气道起火的风险。气道起火在腺样体扁桃体切除术中风险很高，这是因为手术室起火的三要素在该手术中都存在 [93]，包括火源（电刀）、助燃剂（喉部高氧、氧化亚氮）、易燃物。使用电凝的过程中，吸入氧浓度最好≤ 30%。带套囊的气管导管允许低流量麻醉，减少了麻醉气体向手术室的泄漏 [94]。目前还没有随机对照试验比较喉罩和带套囊气管导管在此类手术中的安全性。

手术结束时可在患者清醒状态下拔除气管导管，也可在患者呼吸恢复的情况下于深麻醉拔除气管导管。研究显示这两种拔管方法都是安全的，低血氧饱和度、屏气、喉痉挛、紧急气道救援的发生率均相似 [95, 96]。麻醉医师的经验也有助于降低 PRAE [15]。

麻醉的目标是使这些儿童患者尽量舒适，同时不

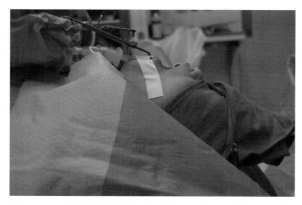

▲ 图 34-2　儿童行扁桃体切除术和（或）腺样体切除术
气管导管固定在下颌骨上，远离术野。需确保气管导管没有被开口器压扁或缠绕

会出现术后的呼吸道梗阻。为了达到这一目标，通常需要在术中使用阿片类药物。然而，OSA 患者对阿片类药物更加敏感，为了预防术后呼吸抑制，应该酌情减量 [15]。对于严重的 OSA 患者，则要在苏醒后滴定法使用阿片类药物。扁桃体切除术中，可给予对乙酰氨基酚来提供术后镇痛。但是，单独经肠道给予对乙酰氨基酚往往镇痛强度不足，这是由于吸收缓慢及血药浓度过低 [98]。术中使用多模式镇痛（对乙酰氨基酚 + 阿片类药物）能够有效抑制疼痛，减少术后镇痛药物用量。因为减少了阿片类药物的用量，因此不良反应更少，复苏更快，医疗费用更低 [99]。

一些外科医师会在术中使用局部麻醉药对扁桃体床进行浸润，以此来降低术后并发症的发生率 [100-102]。各种外科手术技术也被用于腺样体扁桃体切除术，试图寻找术后疼痛最轻微的手术方式 [103-106]。

α_2 受体激动药右美托咪定被证实能减少成人住院患者术后阿片类药物的用量 [107]。在腺样体扁桃体切除术中给予 0.75～1µg/kg 的右美托咪定，可以在 PACU 复苏阶段提供轻度的镇痛效果，无呼吸抑制作用，并且能延长术后首次使用镇痛药物的时间 [108]。对于接受腺样体扁桃体切除的 OSA 儿童患者，与吗啡相比（0.1mg/kg），右美托咪定（0.1µg/kg）引起更少的呼吸抑制，但镇痛效果相对较差 [109]。

在过去，美国常常使用可待因联合对乙酰氨基酚为腺样体和（或）扁桃体切除术提供术后镇痛。可待因在体内通过 CYP2D6 酶转化为吗啡起到止痛作用，但 CYP2D6 基因存在高度多态性。因此，患者中存在慢代谢型、快代谢型或者超快代谢型。慢代谢型患者不能将可待因有效地转化为吗啡，因此可待因对这些患者无效。超快代谢型患者过快地将可待因转化为吗啡，引起吗啡过量反应、呼吸抑制，甚至围术期死亡。因此，美国食品药品管理局在 2012 年发布黑框警告：绝对禁止可待因用于儿童 [110, 111]。这一举措导致 NSAID，如布洛芬在扁桃体切除术后的大量应用。在 FDA 发布黑框警告前，对 NSAID 可能影响凝血功能的担心限制了该类药物围术期的使用 [112]。有很多关于在扁桃体切除术后使用 NSAID 的出血风险的研究。一项 Cochrane 系统性综述回顾了这些文章，但并没有得出令人信服的结论。关于腺样体扁桃体切除术后应用 NSAID 类药物是否会造成术后出血量增加，最新的综述并没有给出明确的结论 [113, 114]。有研究显示，术后使用对乙酰氨基酚和布洛芬并不会增加出血风险 [115, 116]。根据这些研究，再结合 FDA 的黑框警告，

美国目前的方案是对于腺样体和（或）扁桃体切除术术后出院的患者，给予布洛芬或对乙酰氨基酚。

术中给予地塞米松也能减轻术后疼痛、水肿，并预防恶心和呕吐。地塞米松 0.5mg/kg 能减少阿片类药物用量，当剂量增加至 1mg/kg 时能改善疼痛评分[117]。有人批评了该研究，认为使用地塞米松使大出血发生率和当天二次手术率增加[118]。然而，长期的随访研究和 Cochrane 系统性综述均没有发现使用地塞米松会增加出血率[119]。地塞米松也是有效的止吐药，建议在术中联合使用地塞米松和 5- 羟色胺拮抗药（如昂丹司琼）来预防术后呕吐[63]。

5. 并发症

术后出血和呼吸抑制是腺样体扁桃体切除术后最常见的并发症。这些并发症的发生率与患者年龄及医疗条件密切相关。10 岁以上的儿童术后出血更常见[120]，而气道并发症（上呼吸道梗阻、屏气、气道紧急救援）更多见于小于 3 岁的儿童[75, 121, 122]。在许多情况下，小于 3 岁或合并基础疾病（唐氏综合征、发育迟缓、OSA）的儿童需在医院过夜观察。

其他不太常见的并发症包括悬雍垂水肿、悬雍垂断裂、腭咽闭合功能不全和鼻咽狭窄。喉咙疼痛、耳痛、不愿进食在出院后比较常见。

6. 扁桃体切除术后出血

扁桃体切除术后的原发性出血通常发生在术后 1h 内，常需要再次手术治疗。伤口的焦痂脱落后新鲜的黏膜暴露，这时将发生继发性出血，一般在术后 2 周内出现，发生率为 0.5%～2%。轻微出血可以采取保守治疗，但 41% 的轻微出血会在 24h 内进展为大出血。这时需要再次手术，烧灼出血部位。

术后出血更多见于年长儿童。当发生扁桃体出血后，儿童首先会将血液咽下，出血量多时才会将血液吐出。因此，麻醉诱导时这些儿童处于饱胃状态，要采取相应的应对措施。少数患者会产生明显的贫血。术前应对血红蛋白含量进行检测，必要时给予输血治疗。因为该类患者喉咙疼痛，很可能长时间没有喝水。体格检查可以判断脱水的程度，并据此确定需要的补液量。严重的脱水表现为黏膜干燥、眼眶凹陷、皮肤张力减退，有时伴有心动过速和低血压。如果出血和脱水严重，建立静脉通道往往比较困难，这时可建立骨髓内输液通道。因为可能需要输注大量晶体液和胶体液，建议使用大口径的留置针。

备好两套负压吸引器，最好是稳固的 Yankauer 吸引器，以及快速诱导所需的药品，预充氧后采取快速诱导。外科医师操作其中一条吸引管，另外一条应放置在方便麻醉医师使用的地方。当有血液吐出时，要快速吸引。出血严重时，可能无法看到声门。这时可让助手轻微按压前胸廓，使气流从声门喷出。气流喷出时麻醉医师可看到声门打开，趁机插入气管导管。喉镜暴露时要轻柔，以免损伤扁桃体床，加剧出血。由于患者处于饱胃状态，推荐使用带套囊的气管导管。通常情况下，出血点可以被很快找到，灼烧止血只需大约 20min。当出现休克，应在术中或术后输注血制品。拔除气管导管前要充分吸引胃部，确保胃内没有血液残留。

> **要点：腺样体扁桃体切除术中和术后管理**
> - 腺样体扁桃体切除术是气道起火的高风险手术，吸入氧浓度应≤ 30%。
> - 由于气道高反应性，在气管插管时容易发生喉痉挛和支气管痉挛。
> - 术后气道并发症在幼儿更常见，术后出血在年长儿更加常见。
> - 术后急性出血发生在术毕 2h 内，继发性出血则发生在术后 1～2 周。

（二）内镜鼻窦手术

慢性鼻窦炎的特征为鼻窦的慢性炎症和窦口的闭合。后者阻止了鼻窦内分泌物向鼻腔的正常引流。有些鼻窦炎患者在接受腺样体切除术后症状好转，但内镜鼻窦手术才是治疗慢性鼻窦炎的主要手术方式，特别是在抗生素和腺样体切除术无效时。通过内镜在直视下解除鼻窦的梗阻，还能保证鼻黏膜的完整。患有囊胞性纤维症的儿童由于黏膜纤毛功能受损和慢性感染，常常要接受鼻内镜手术。对于此类患者，麻醉医师要确保他们的肺功能在术前处于最佳状态。

出血会使术野模糊。为了减少出血，经常在鼻腔内填塞浸润了血管收缩药物的纱布。常用的药物有 0.025%～0.05% 的羟甲唑啉，0.25%～1% 的去氧肾上腺素，4%～10% 的可卡因和 2% 的利多卡因混合 1∶100 000 或 1∶200 000 的肾上腺素。麻醉医师要清楚所使用药物的种类和剂量，确保浓度和用量处于安全范围。这些药物会从创面快速吸收，引起心动过速、心动过缓和高血压[123, 124]。当使用了抗胆碱能药物时，这些效应更加明显。高血压会在短时间内自行缓解，去氧肾上腺素的儿童最大剂量是 20μg/kg。有研究显示，可卡因会造成心肌梗死[125]。可卡因还会阻滞鼻睫神经节，造成术后短时间内瞳孔不等大[126]。

鼻窦内镜手术中建议使用经口型预成型（ring-adair-elwyn，RAE）气管导管，并稳定地固定于下颌骨上。这种做法便于外科医师暴露上颌骨和鼻窦。带套囊的气管导管能减少气体泄漏，从而防止外科器械镜头雾化。该类手术常常会填塞喉咙，防止麻醉气体和氧气泄漏至手术区域。在拔除气管导管前必须确保已将喉咙的填塞物取出，否则容易引起气道梗阻，甚至导致患者死亡。术中给予类固醇激素能预防术后气道水肿。手术结束时，外科医师常会在鼻窦内放置填充物。这会使患者感到不舒服或产生呼吸困难的感觉。因此，麻醉方法的选择不仅要考虑提供足够的镇痛，还要保证术后能够快速的苏醒。

如果使用的填充物不可吸收，一般在 6 周后需要进行第二次手术取出鼻窦填充物，并察看鼻窦内情况。二次手术一般时间较短，喉罩通常可维持气道。

六、喉部、气管及支气管的内镜检查

气道内镜检查的主要难点在于维持充足的肺泡通气和充分的氧合，并且使外科医师看到清晰、稳定的手术视野。由于在术中麻醉医师和内镜医师共同控制气道，手术团队在术前要充分沟通，使每个人明白手术目的、操作步骤、需要的器械、特殊关注点和特殊的需求。例如，是否需要保留自主呼吸，肺部通气的方式和气道起火的风险。

需要通过内镜进行诊断的疾病包括喉软化或气管软化、血管异常引起的气管支气管压迫、先天性或获得性声门下狭窄、声带麻痹、气道内赘生物（乳头状瘤、血管瘤、囊肿和肉芽肿）和异物[127, 128]。治疗性的支气管镜检查则是为了取出气道异物或吸引支气管内的黏液栓[29]。

术前评估应详细询问患者在睡眠、哭闹或进食时气道梗阻的情况，还要了解呼吸窘迫（辅助呼吸肌、呼吸急促）的程度，以及缓解或加重呼吸窘迫的体位和方法。麻醉医师要仔细查看胸部 X 线片、头颈部 CT、MRI 检查、肺功能及血气分析结果，充分了解病情。

（一）光导纤维或直接喉镜及支气管镜检查

由于光导纤维内镜的体积越来越小，各年龄段儿童均可通过相应型号的内镜设备做气道的直视检查[132]。支气管镜的外径范围为 2.2～6.3mm（内径 1.2～3.2mm），越来越普遍地用于危重患者和年龄小

的儿童。内镜气道检查安全、方便、有效，能为疾病诊断提供巨大帮助[133]。对于 ICU 的患者，常常在床旁完成气道内镜检查。少数情况下，婴儿和年长儿童可在表面麻醉和轻度镇静下完成该检查，大多数时候则需要全身麻醉。对气道损伤患者要谨慎使用镇静药和阿片类药物，并且由拥有丰富高级气道管理经验的人密切监护。建议使用抗胆碱药物来减少气道分泌物[134-136]。

若检查在手术室内进行，可使用咪达唑仑、丙泊酚，或联合使用七氟烷（与地氟烷相比对气道刺激更小），同时给予纯氧吸入。右美托咪定也是可选择的药物，但在给予负荷剂量时，要小心血流动力学的大幅变化。向声带喷洒局部麻醉药（2%～4% 利多卡因，总量 3～5mg/kg）能对喉部和气管产生良好的麻醉效果。充分的局部麻醉还能减少吸入麻醉药用量，同时使患者保留自主呼吸。自主呼吸有助于外科医师更好地观察声带运动。右美托咪定还能使下颌松弛，为外科医师提供满意的操作条件[137]。丙泊酚 [150～200μg/(kg·min)] 联合吸入麻醉也能产生相同的效果，还有一部分医师选择丙泊酚联合瑞芬太尼。

纤维支气管镜可通过以下 6 种途径的任一路径进入气道，包括口、鼻、面罩、喉罩、气管插管及气管切口。有些装置会在管腔引导下将支气管镜置入气道。纤维支气管镜检查主要用来评估上呼吸道的气道动力学和解剖结构。经口或经鼻能清楚地看到上呼吸道结构，经喉罩引导则只能看到下呼吸道。

喉软化是支气管镜检查的常见适应证。支气管镜检查可以对该病进行诊断，同时确定 CPAP 是否改善患者的呼吸动力学。这些信息可直接指导患者的长期管理。

其他适应证包括囊性纤维化、呼吸机相关性肺炎、吸入性肺炎和支气管肺泡灌洗。其他疾病有时也需要进行支气管镜检查，包括朗格汉斯细胞增生症、肺泡微结石病和肺泡蛋白沉积症；还可通过支气管镜行经支气管（肺）活组织检查，对肺结节、浸润性疾病（肺移植术后）、感染、气道病变和肿瘤进行评估。

美国胸科协会发布了儿童纤维支气管镜检查的技术标准，包括设备、人员和能力要求[133]。该协会还发布了纤维支气管镜的检修、维护、保存和清洗的指导意见，以及手动或自动处理纤维支气管镜的方法，旨在控制感染，预防患者交叉感染[133]。

在保证患者有效通气和换气的前提下，检查过程中可保留患者的自主呼吸。但是呼吸运动会影响某些

操作的完成，如激光治疗。若在检查过程中血氧饱和度下降，应立即停止操作并给予正压通气，直到血氧饱和度恢复正常。当使用硬质支气管镜时，操作全程均可给予正压通气。对于年长儿童，术中可使用喷射通气。但幼儿不适合使用这种通气方法，会造成气道创伤。检查结束时确保患者能够有效地自主呼吸，所以肌松药的使用需谨慎，并要确保儿童在清醒前肌松药已被充分逆转。

（二）硬质支气管镜

当病变区域位于舌后、颈段气管，或操作过程要置入多种器械时，硬质支气管镜是更好的选择。支气管镜扩张或置入支架可以治疗大气道的局部狭窄。由于可能产生创伤，此类操作只能由经验丰富的人员施行，并且要严格筛选患者。

小儿通气型硬质支气管镜包含冷光源窥镜和纤维光源。当冷光源窥镜与 Storz 小儿支气管镜（德国）配合时，能提供高分辨率、高放大倍数和广角视野[129]。微型抓钳和活检钳可通过支气管镜置入。该装置是封闭性的，当外科医师观察术野时，允许使用麻醉气体和实施正压通气[129, 136]。取出冷光源窥镜后，可通过支气管镜取出气道异物。侧口的设计能和麻醉机相连，用来维持麻醉、保证氧合、辅助或控制通气（图34-3）。

对于小号的硬质支气管镜，置入冷光源窥镜几乎占据了整个管腔，使得通气面积减小，气流阻力显著增加，气体呼出受限。这可能导致肺的过度膨胀和通气不足[138]。胸膜腔内压的持续增加会产生气压伤，并且影响心输出量[138]。保证足够的呼气时间能使气体更充分的呼出。2.8mm 冷光源窥镜配合 3.5mm 支气管镜能维持良好的通气，即使使用正压通气也不会引起肺的过度膨胀[136]。在使用更小号的支气管镜时，内镜医师需要间断地将光纤镜取出，并手动封堵管腔。这样麻醉医师就可以间断给予安全的正压通气[138]。如果支气管镜检查持续时间较久，则需要测定 $PaCO_2$，根据

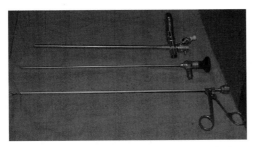

▲ 图 34-3　通气型支气管镜，冷光源窥镜和异物抓钳

结果判断通气是否充分。当使用 2.5mm 的支气管镜为婴儿检查时，应该更频繁的中断操作，给予正压通气，维持通气量。

如果在支气管镜检查中发生血流动力学的剧烈波动，应首先考虑张力性气胸的发生[139]。只要出现气胸的临床症状，就可实施胸腔穿刺，不必等待胸部 X 线片检查结果。若喉镜观察到声带运动，这表明麻醉较浅，此时可给予利多卡因表面麻醉，预防喉痉挛的发生。

在进行气道内镜检查时，首选软镜还是硬镜一直存在争议，但硬质支气管镜仍是治疗儿童气道异物的首选[140]。

> **要点：直视下喉镜和支气管镜检查**
> - 纤维支气管镜检查可通过面罩、喉罩、气管内插管或气管切开导管进行，也可直接经口腔或鼻腔完成。
> - 硬质支气管镜可有效取出气道异物。
> - 硬质支气管镜可以在检查时维持患者通气。
> - 小型号硬镜更易引起肺过度膨胀和气胸。
> - 肺过度膨胀可能导致心输出量下降，引起低血压。

（三）喘鸣

喘鸣是指气体在狭窄的气道内产生湍流而引起的嘈杂呼吸音，吸气和呼气时均可发生。吸气性喘鸣是由于胸廓入口以上的气道出现狭窄，病因包括囊肿或包块、喉软化、声带麻痹、血管瘤、喉囊肿、乳头状瘤、腺样体扁桃体肥大、面中部发育不全及喉炎。呼气性喘鸣则是由于胸廓入口以下的气道发生梗阻，病因包括囊肿、血管瘤、血管环、异物和支气管软化[35, 128]。双相喘鸣也很常见，特点是中段气管的异常，病因包括气管软化、气管狭窄和肿瘤。为了确定喘鸣的病因，常需进行喉镜或支气管镜检查及各种影像学检查，而儿童完成这些检查需要镇静或麻醉。麻醉医师需要了解喘鸣的生理和临床意义。

当胸外气道出现部分狭窄时，吸气使气道内的压力低于大气压。负压使气管管腔进一步变窄，加重喘鸣。呼气时，胸腔外气道的压力高于大气压，使狭窄的呼吸道扩张，缓解了喘鸣。胸腔内气道出现狭窄时情况则正好相反，吸气时胸腔内负压增加，牵拉气道扩张，缓解喘鸣；呼气时呼吸道变窄，喘鸣加重[35, 128]。

要详细的询问病史，包括喘鸣的严重程度和持续时间、年龄、发作是否剧烈及气管插管或麻醉史。新生儿喘鸣一般是因为先天性气道异常；3 岁儿童突然出现喘鸣则很可能是异物或感染性的原因；在 PACU 或 ICU 中的儿童拔除气管导管后出现喘鸣，常常是因为气道水肿。症状的严重程度和进展速度有助于指导诊断和制订治疗计划。

45%～60% 的婴儿喘鸣是由于喉软化（排除拔管后喘鸣）[128, 141]。喉软化患者出生就存在喘鸣症状，必须和其他先天性疾病鉴别。喉软化患者很少出现喂养困难，但声门或口咽部病变、气管食管瘘常同时出现喘鸣和喂养困难。喉软化的婴儿哭闹或平卧位时喘鸣加重，俯卧位时症状减轻。很多喉软化患儿的健康状况良好，且随着年龄增加临床症状会得到缓解。少数儿童喘鸣会持续 4～5 年[141]。

喉软化并不会增加气道感染的风险。合并 URI 时，呼吸道梗阻症状会更加严重[141]。当喉软化合并 URI 的患者需要在气管插管全身麻醉下做手术时，建议推迟手术。如果是紧急手术，建议插入较细的气管导管（直径减少 0.5～1.5mm）。在吸气压力达到 20～25cmH$_2$O，如果能听到气体泄漏的声音，说明导管选择较为合适。PICU 能提供紧急气道和通气支持，此类患者术后应该进入 PICU 加强监护。

神经系统存在异常的婴儿也会出现喘鸣，但这种情况并不常见。生产时损伤导致喉神经麻痹、心脏畸形影响左侧喉返神经、动脉导管未闭术后的并发症均可引起喘鸣。实际上，大多数时候无法确定神经损伤的原因。单侧声带麻痹常由外周神经病变引起，婴儿患者会出现喘鸣、声音嘶哑、喂养困难。双侧声带麻痹则常由中枢神经病变引起，如脑积水、脑膨出、小脑扁桃体下疝畸形、Dandy Walker 囊肿、颅后窝血肿或受到虐待[142-146]。一些专家认为，神经系统病变与声带麻痹引起的喘鸣和颈静脉孔内的迷走神经受到牵拉有关。双侧声带麻痹患儿如果合并严重的呼吸道梗阻或反复发作的肺炎，建议行气管切开。随着年龄增长，喘鸣常会得到缓解。

无论引起喘鸣的病因是什么，该类患者使用麻醉药物时的原则是相似的。自主呼吸时通过面罩给予 CPAP，可以逆转上呼吸道的压力梯度，解除气道梗阻。麻醉前准备好各种型号的气管导管。该类患者由于气道梗阻，常常需要较小型号的气管导管。声带麻痹是例外，虽然存在喘鸣但气道并没有狭窄。当吸气压力达到 20～25cmH$_2$O，如果能听到气体泄漏的声

音，说明导管选择较为合适。选择较细的气管导管是为了避免进一步损伤气道。

拔管后喘鸣是指儿童长时间机械通气后出现的喘鸣。机械通气使喉部和气道水肿，气道变窄，继而出现喘鸣。气道手术也是喘鸣的常见原因。

在过去，人们认为拔管后喉喘鸣与使用高压套囊气管导管有关。现在，新型的低压套囊气管导管并不会增加喘鸣的发生率，并且能减少尝试插管的次数[147]。这具有重要的临床意义。因为儿童的声门下黏膜是血管丰富、疏松的结缔组织，重复插管会引起明显的水肿。在 5 岁以下儿童，环状软骨是上呼吸道的最狭窄处。气管导管型号过大、烧伤或其他创伤会使环状软骨处的直径变窄。环状软骨还限制了水肿向外扩散，只能向管腔内延伸。这使得环状软骨处更易发生水肿，特别是长时间气管内插管后。

雾化吸入外消旋肾上腺素，氦氧混合气或者类固醇激素可治疗喘鸣。每 5 分钟给予 1 次外消旋肾上腺素（2.25% 的外消旋肾上腺素 0.5ml 加生理盐水 2.5ml）雾化吸入能减轻气道水肿，但要注意心率不宜超过 200 次 / 分，治疗过程中还要监测血氧饱和度。如果治疗时间较长，应检测动脉血气，避免出现通气不足。这一点对于呼吸做功增加的患儿尤为重要。

氦氧混合气（70% 氦气，30% 氧气）可以改善喘鸣患者的通气。氦氧混合气的密度较低，会使狭窄呼吸道内的气体以层流的形式进入肺内，减少湍流，降低呼吸做功。为了避免缺氧，吸入氧浓度必须大于 30% 的患者不宜使用氦氧混合气。

类固醇激素也可以用来治疗喘鸣。由于激素会延迟伤口愈合，因此在使用时要权衡利弊。当患者出现不明原因的撤机困难，可给予 48h 试验性的激素治疗。这样做有利于减轻气道水肿，促进顺利撤机。常见的用药方案为每 6 小时给予地塞米松 0.25～0.5mg/kg。

要点：喘鸣

- 喘鸣的病因多种多样，必须明确鉴别。
- 胸腔外的病变，喘鸣在吸气时明显。
- 对于胸内病变，呼气时喘鸣最明显。
- 经面罩 CPAP 能改善喘鸣。

（四）声门上喉炎

急性声门上喉炎（以前称为会厌炎）以声门上的严重水肿为特征，可能导致上呼吸道梗阻，威胁生命安全（图 34-4）。患儿常有流涕、咳嗽、喉部剧烈疼

痛及发热等症状。随着症状进展，患儿会出现言语含糊，常通过身体前倾（三角架体位）来缓解呼吸困难。在大范围接种疫苗前，B 型流感嗜血杆菌是 2—6 岁儿童急性声门上喉炎的主要病原体。由于疫苗的接种，Hib 的感染率已经大幅下降[148, 149]，取而代之的是 A 类链球菌[150]、脑膜炎双球菌和白色念珠菌[151, 152]。声门上喉炎起病急骤，鉴别诊断包括喉气管支气管炎（义膜性喉炎）和气管炎（表 34-2）。

声门上喉炎的患者有突发完全性气道梗阻的风险。患者一旦就诊，应立即组织多学科的治疗团队。医疗场所应制订治疗声门上喉炎的标准流程，治疗团队的人员要能够随时到位。当高度怀疑声门上喉炎时，首要目标是维持气道通畅。与气管切开相比，气管内插管更加安全有效，是维持气道通畅的首选。很多医疗中心采用下述接诊流程[153]。

当声门上喉炎患儿到达急诊室，应立即通知儿科医师、小儿气道管理经验丰富的麻醉医师和熟悉小儿气管切开术的外科医师。快速、全面地了解患儿心肺疾病史，并做出评估。气道检查重点关注呼吸频率、呼吸模式、呼吸做功和呼吸窘迫程度。任何引起患儿躁动的操作均应在手术室内进行，例如口腔和口咽部

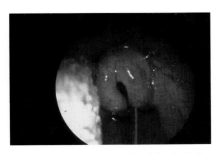

▲ 图 34-4　急性水肿性声门上喉炎
图片由 Deidre Larrier MD 提供

表 34-2　声门上喉炎、喉气管支气管炎、气管炎的鉴别

	声门上喉炎	喉气管支气管炎	气管炎
年龄	2—6 岁	2 月龄—3 岁	2—6 岁
疾病进展	十分迅速	缓慢	缓慢
病因	细菌	病毒	细菌
声音	沉闷	嘶哑	嘶哑
分泌物	口水	口水	无
发热	> 38.5℃	37~38℃	> 38.5℃
呼吸窘迫	焦虑，坐位	正常	中毒面容，坐位

的检查、留置静脉通道，以及抽取动脉血气。患儿应由父母或熟悉的人进行安抚，同时给予吸氧。医疗团队要严密监护患者的血氧饱和度。

如果患儿呼吸窘迫程度较轻，可考虑行单侧颈部 X 线检查，明确诊断。前往放射科途中，患儿应坐在转运床上吸氧。必须有熟练掌握气管内插管技术的医务人员随行。如果呼吸窘迫严重或诊断已经明确，应该立即将患儿在坐位下转运至手术室。转运途中需吸氧并监测血氧饱和度。在这种情况下，X 线检查会延误患儿治疗。陪同患儿前往手术室的医务人员要熟悉儿童气道管理和心肺复苏。

提前准备好气管切开器械，外科医师要在患儿到达手术室前就位。患儿在监护人的安抚下坐位吸入七氟烷可实现平稳顺利的麻醉诱导，将气道刺激程度降到最小[154]。没有七氟烷时，可使用氟烷代替。医护人员要视具体情况来决定麻醉诱导时监护人是否在场。

麻醉起效后，将患者置于平卧位或半坐位。此时应托起下颌，通过面罩给予 CPAP 克服上呼吸道梗阻。在麻醉深度足够时，建立静脉通道。气管导管外径应比患者年龄和体型小 0.5~1.5mm。此类患者术后通常需要留置气管插管数天。有些麻醉医师喜欢将经口气管插管改为经鼻气管插管，使导管固定更牢固，增加患者耐受性。

在麻醉下取得血液标本和喉部拭子标本，同时输注抗生素。抗生素的种类和剂量要根据当地主要的病原类型和患者具体情况确定（如免疫功能受损、HIV 感染）。如果检查发现患者不是声门上喉炎，而是气管炎，则要选择不同的抗生素。要咨询小儿感染科专家的意见。在优质护理下，气管插管 24~48h 很少引起并发症。因此，很多耳鼻喉科医师选择气管内插管而不是气管切开。一旦出现气体从气管导管周围泄漏（代表气道水肿消退），应再次对患者进行气道内镜检查。

> **要点：声门上喉炎**
> - 声门上喉炎是威胁生命安全的感染性疾病，可由多种病原体引起。
> - 声门上喉炎的成功救治需要儿科医师、麻醉医师、外科医师和护士组成的专业救援团队。
> - 紧急气管插管应在手术室内完成。
> - 在监护人安抚下坐位吸入七氟烷进行麻醉诱导。
> - 选择比正常外径小 0.5~1.5mm 的气管导管。

七、异物吸入

（一）气道异物

气道异物在 5 岁以下，特别是 1—2 岁儿童中的发生率和死亡率很高[155-159]。这些异物包括食物、玩具部件、电池、硬币和针帽等（图 34-5）。根据异物种类及异物位置的不同，患者症状可轻可重，有时是致命的[160]。在术前，麻醉医师、外科医师和护士团队进行详细的讨论会使配合更加流畅，手术更加顺利。

详细的询问患者病史有助于气道异物的诊断。有些父母曾亲眼见到患儿被"噎住"，但很快缓解，并未引起重视。这种情况常常延误诊断。异物吸入的临床表现主要取决于位置、大小和异物吸入的时间长短。严重时，会出现声音嘶哑、喘鸣、呼吸困难、单向通气减少或喘息[161-164]。如果异物位于声门入口附近，则会出现呼吸窘迫[160]。常规听诊和体格检查并不能确定是否存在气道异物。有研究发现，体格检查正常的患者中，14%~45% 在行支气管镜检查时会发现异常[165-167]。异物位于喉部或主气道时的死亡率高达 45%[168]。一项研究报道，只有 50% 的异物吸入患者能在 24h 内得到诊断。余下的患者中，常常被误诊为喉炎或气道反应性疾病。这些患者由于治疗无效或情况恶化，才逐渐在 1 周内被诊断为气道异物[163, 169]。当异物较小，造成气道部分性梗阻时可能数周都无法确诊，直到反复出现肺炎或造成支气管扩张[170]。有些患者异物吸入时没有被他人发现。因此，当遇到无感染或创伤史的幼儿出现呼吸窘迫时，要高度怀疑异物吸入可能。X 线检查发现肺部慢性改变时要考虑异物吸入性肺炎的存在。

有些异物射线无法穿透，如硬币，可以在 X 线下清楚地看到。有些塑料玩具部件包含显影标记，也可在 X 线下看到。不幸的是，最常见的异物（食物）无法在 X 线下看到。在这些患者中，侧卧位 X 线检查可以确定是否存在异物引起的下呼吸道梗阻。4 种主要的呼吸道梗阻类型如下（图 34-6）[171, 172]。

(1) 旁通阀阻塞：包括吸气和呼气相，胸部 X 线检查多正常。虽然气流减弱，但阻塞部位以下仍能通气。

(2) 单向阀阻塞：特点是吸气正常，呼气受阻，导致相应肺段过度膨胀。由于儿童呼气相不好捕捉，常拍摄侧卧位影像。当异物存在时，纵隔向健侧移位。当两侧肺内气体量差异大时，纵隔移位更明显。当一个健康的儿童左侧卧位时，纵隔会向左侧偏移；右侧卧位时，纵隔向右侧偏移。如果异物阻塞了右主支气管，在右侧卧位时会看到右肺过度膨胀。

(3) 球形阀阻塞：特点是病变间断性地部分阻塞相应支气管。胸部 X 线片可以看到纵隔向患侧移位。这是因为患侧肺气体量减少，肺不张或肺萎陷。

(4) 停止阀阻塞：特点是支气管的完全堵塞，既无吸气，也无呼气。相应的支气管肺段发生实变。

是否需要马上将异物取出取决于呼吸窘迫的严重程度及异物的位置和性质。异物的位置可能发生变化，突然引起完全性呼吸道梗阻。理想情况下，异物应该被尽快取出，减少肺炎和其他并发症的发生率。在可能的情况下，对于准备充分的患者，异物取出是一个紧急手术而非一个急诊手术[161, 173, 174]。支气管镜下取出异物的总体成功率为 95%~98%。少数患者由于无法找到异物或未完全取出，需要多次支气

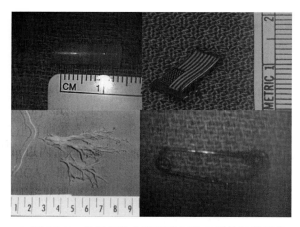

▲ 图 34-5　从患者体内取出的各种各样的气道异物
从左上顺时针分别为塑料管、玩具旗帜、安全别针及口香糖（图片由 Ellen Friedman MD 提供）

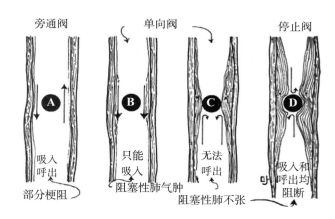

▲ 图 34-6　异物引起气道梗阻的不同类型
A. 旁通阀阻塞；B 和 C. 单向阀阻塞；D. 停止阀阻塞（图片由 Ellen Friedman MD 提供）

管镜检查[161, 174]。极少数患者需要通过开胸手术取出异物[174, 175]。

支气管镜下气道异物取出术的麻醉方法有多种[176, 177]。选择何种麻醉方法取决于多种因素，如患者病情、异物位置、麻醉医师或外科医师的习惯。如果术前建立了静脉通道，可给予抗胆碱药物。抗胆碱药物能减少呼吸道分泌物，预防纤维支气管镜置入时的迷走神经反射，抑制气道内操作时乙酰胆碱介导的支气管痉挛；也可给予类固醇激素，减轻气道水肿。由于镇静药物会加重上呼吸道梗阻，术前是否使用镇静药物仍存在争议。实际上，父母的安抚是最好的"镇静药物"。

吸入诱导能够避免正压通气，预防异物在气道内的位置发生改变。但当患儿处于饱胃状态时，自主呼吸无法避免胃内容物误入气道。对于有呼吸窘迫的婴儿或不确定异物位置时，很少有麻醉医师会建议采取快速序贯诱导。如果患者呼吸状态平稳，可按普通患者实行术前禁食。

一旦完成麻醉诱导，手术床头部会旋转 90°，远离麻醉医师。这时，手术医师会占据手术床头进行操作，麻醉医师需要在手术床两侧管理气道。在口腔放置湿纱布或塑料护具能保护牙龈（婴儿）或牙齿。首先将喉镜置入会厌谷，暴露会厌、扁桃体和声襞，查看是否存在黏膜损伤或异物，接着置入硬质支气管镜观察远端气道。当通气型支气管镜进入声门下时，将麻醉回路与支气管镜连接来进行通气，必要时可给予正压通气。

关于麻醉维持，大多数麻醉医师选择折中的办法。同时给予氧气和强效吸入麻醉药，直至轻微的正压通气便可将肺部充分扩张。这时要决定是否给予肌松药。如果不使用肌松药，则需要维持足够的麻醉深度来避免纤维支气管镜检查时出现呛咳。辅助表面麻醉能进一步减轻气道反射。无论采取何种麻醉方式，在手术医师取出纤维支气管镜或冷光源窥镜时，气道都将数次直接暴露于空气。因此，全凭静脉麻醉能减少空气污染，并减少麻醉中断的次数。

理想情况下，应保留患者的自主呼吸。至少，在确定异物种类和位置前要保留自主呼吸，特别是在 X 线无法确定异物位置时。即使在 X 线下看到了异物，其位置也可能发生变化。

氧化亚氮会降低吸入氧浓度，因此禁用于此类手术。如果有大量气体被异物堵塞在受累肺段内，氧化亚氮会进一步增加受累肺段内的压力。当异物位于主气道时，可将其推入支气管内来增加通气量，缓解严重的呼吸窘迫，待患者稳定后再将异物取出。

有时，异物体积会大于支气管镜的内径。这时可将异物、抓钳和支气管镜一同取出[173]。给予小剂量的短效非去极化肌松药能使异物取出更加顺利。若异物在取出过程中掉落，应立即检查咽部，以免发生完全性气道梗阻。当无法找到掉落的异物时，应重新置入支气管镜检查喉部和气管。如果异物到达主气道内且无法立即取出，应将异物推进到原始位置，使肺能够进行通气。尽量避免将异物推进至新的肺段，这可能会引起通气不良。异物取出后，内镜医师必须再次检查气道，确保没有其他异物或异物碎片残留，并且充分吸引异物远端气道内的分泌物。检查的过程可能要数次置入支气管镜。这会造成气道黏膜水肿和术后呼吸窘迫。类固醇激素、加温加湿氧气吸入、雾化吸入肾上腺素均可缓解这些症状。极少数患者需要气管插管辅助呼吸，直至水肿消退[178]。最常用的药物为地塞米松，起始剂量 0.5～1.5mg/kg，并以较小的剂量维持 2～3 天。外消旋肾上腺素（2.25%）以 1∶6～1∶10 稀释，使用雾化装置经面罩吸入，必要时每 2 小时给予一次雾化吸入。使用外消旋肾上腺素时要监测心电图[178]。一些患者使用外消旋肾上腺素后水肿会出现反弹，使气道梗阻更加严重。因此，在使用消旋肾上腺素后的 3～4h 内要密切监护。

当吸入的异物是植物类物质（如花生）时，可能在取出过程中碎裂，增加手术难度。体积较大的异物可能同时阻塞左、右主支气管，需要胸廓切开才能取出。3 号 Fogarty 取栓套囊导管可能有助于紧塞在内的异物的取出[129, 173]。

虽然硬质支气管镜是治疗气道异物的主要方法，纤维支气管镜仍然能在某些时刻起到作用[179-181]。当病史、体格检查、X 线检查都不能确定是否存在异物时，有些外科医师会在表面麻醉和镇静下行纤维支气管镜检查以明确诊断，这是因为纤维支气管镜对患者呼吸道的损伤作用较小[180]。当纤维支气管镜看到异物时，再使用硬质支气管镜将异物取出。存在呼吸窘迫的儿童并不建议先使用纤维支气管镜进行检查。是否使用纤维支气管镜进行诊断性评估取决于每个医院具体的情况。先用纤维支气管镜进行检查存在 2 次手术（纤维支气管镜检查和硬质支气管镜取异物）的风险。

要点：气道异物
- 若出现呼吸窘迫，应紧急实施异物取出术。
- 确定异物的种类和位置前，最好保留自主呼吸。
- 在使用硬质支气管镜时，可同时给予吸入麻醉药和辅助呼吸。
- 取出异物最有效的方法是硬质支气管镜检查。
- 有机物在取出过程中可能破碎。
- 反复多次置入支气管镜会导致气道黏膜水肿，通常使用类固醇激素、外消旋肾上腺素来治疗，严重时需要气管插管。

（二）食管异物

每年有超过 10 万的儿童由于误食了各种各样的异物来看急诊。这些异物包括硬币、纽扣、弹珠、纽扣电池、瓶盖、玩具部件、玻璃、螺丝、钉子和橡皮。别针已经越来越少见到，纽扣电池卡在食管内并腐蚀食管是十分危险的情况。食管异物患者常出现吞咽困难、呕吐、腹部疼痛、咳嗽和异物感。异物通常会卡在食管的三个狭窄处，即咽部进入食管处（C_6 水平）、心脏食管水平（T_4 水平）和胃食管连接处。胸部 X 线正侧位检查有助于诊断不透射线的异物（如硬币）[182]。硬币进入气道常呈矢状位，而在食管中常呈冠状位。如果异物没有进入胃内，使用内镜是取出异物的首选方法。

在取出食管异物前，应该进行气管插管保护气道。这是因为食管异物有可能在取出过程中掉落在喉部，引起气道梗阻[169]。内镜可以取出约 98% 的上消化道异物[181]。取出异物后，应该立刻进行二次检查，确定是否损伤食管、有无其他异物存在或有无先天性畸形（憩室、食管狭窄）。进入小肠或大肠的异物通常会随粪便排出体外，无须手术治疗[183]。残留的食管异物会引起很多并发症，如气管食管瘘、主动脉食管瘘、纵隔炎、食管憩室及大叶性肺不张。极少数情况下需要开胸手术取出食管异物[184]。

要点：食管异物
- 食管异物在儿童中很常见。
- 误食纽扣电池要尽早取出，否则有生命危险。
- 进入小肠的异物通常会随粪便排出体外，无须手术治疗。

八、喉显微外科激光手术

喉显微外科激光手术在儿童中最常见的适应证为复发性喉乳头状瘤和青少年喉乳头瘤病。乳头状瘤是慢性、消耗性疾病，对生命安全造成威胁。人类乳头状瘤病毒是这些喉部肿瘤的致病菌，通常在怀孕时从母亲传播给孩子。肿瘤位于声带、会厌、喉部或气管内（图 34-7），可导致失声、声音嘶哑、喘鸣或呼吸窘迫。大块的乳头状瘤如果长期存在，还可能引起右心室肥厚和肺心病。通过外科显微镜使用二氧化碳激光对肿瘤进行切除或消融是治疗喉乳头状瘤的标准方法[185]。CO_2 激光仪的一端具有全反射镜，另一端具有半反射镜。当谐振腔内的工作物质被外源性能量激发时，会发射一束能远距离传播的单色光。二氧化碳激光能被所有生物组织吸收，并迅速蒸发细胞内液体，继而使蛋白质变性。激光能够轻易地聚焦于目标组织，包括毛细血管，使其蒸发且不影响周围组织。这种特性使激光拥有极好的止血效果，并且在术后不易水肿和形成瘢痕。二氧化碳激光可以治疗很多疾病，且治疗效果极好[186, 187]。这些疾病包括口腔、鼻或喉部的乳头状瘤、声门下狭窄、声门下血管瘤、后鼻孔闭锁、插管后肉芽肿、声带小结和淋巴管瘤。激光的这些优点使患者康复更加迅速，且不会影响正常发声[187, 188]。

在最近的一项对儿童耳鼻喉科医师的调查中发现，约 50% 的医师放弃了 CO_2 激光仪，转而选择吸切钻来治疗喉乳头状瘤[189]。吸切钻利用负压吸引和旋转的冷刀，能更加精确地切除乳头状瘤。吸切钻拥有一个轻微成角的尖端，能够将活动的乳头状瘤组织吸到刀片上，同时使固定的正常组织保持完整。一项前瞻性研究发现，CO_2 激光仪和吸切钻手术的术后疼痛强度相似，但吸切钻使患者术后发声质量更高，手术时间更短，医疗费用更低[190]。吸切钻还降低了激光的使用频率[189]。

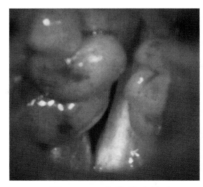

▲ 图 34-7　声带乳头状瘤
图片由 Deidre Larrier MD 提供

越来越多的人使用药物来辅助治疗乳头状瘤，如西多福韦和干扰素对于一些儿童的乳头状瘤有效。由于西多福韦有致癌作用，对于每年要接受大于 4 次手术的患儿才考虑使用。并且，目前没有可靠的证据支持其疗效[191]。也有报道称，接种 HPV 疫苗能缓解或治疗儿童的喉乳头状瘤[192]。在 2006 年，有人建议美国的女孩子应该接种 HPV 疫苗。这也许能降低未来儿童喉乳头状瘤的发生率[193]。

无论使用 CO_2 激光仪还是吸切钻，均需要支撑喉镜、颈部过伸体位和术野绝对静止（放松的声带），以此来避免损伤周围健康组织。术毕，应使患者的意识和气道保护性反射快速恢复。

> 要点：喉显微外科激光手术
> ● 引起气道息肉的病毒可由母亲传给胎儿。
> ● CO_2 激光仪和吸切钻常被用来治疗气道息肉。
> ● 患者在术中必须保持静止，避免损伤正常组织。
> ● 乳头瘤病患儿通常需要多次手术，这可能加剧了患者的恐惧感，但术前服用镇静药物可能加重呼吸道梗阻。

（一）喉显微外科激光手术的麻醉

复发性乳头状瘤患儿常常需要接受多次手术。唯一能保持气道"无瘤"的方法就是反复手术治疗。青春期后，肿瘤逐渐消退[194]。由于多次手术，患儿术前焦虑十分常见，建议在术前使用镇静药物。麻醉医师术前访视时和患者认真交流、耐心安抚也能产生很好的镇静效果。当患者上呼吸道梗阻严重时，要谨慎使用镇静药物。使用时必须严格监护，给氧装置、吸引装置、正压通气装置必须备齐，同时要有擅长高级气道管理的麻醉医师或外科医师在场。带蒂的乳头状瘤可在特定位置造成呼吸道的单向阻塞。在外科医师检查气道确定病变的位置和范围前，尽量不要使用肌松药，保留患者的自主呼吸。麻醉诱导和其他气道严重梗阻的患者相似，同时吸入七氟烷和纯氧，避免患儿烦躁加重气道梗阻。维持 $5\sim10cmH_2O$ 的 PEEP 有助于开放气道，使面罩通气更加顺利。在确保正压下能顺利完成肺通气后，可酌情给予肌松药。

激光手术在自主呼吸或呼吸暂停时均可完成。喷射通气技术和耐激光气管导管是这类手术的主流选择，但正被越来越多的人放弃。目前，只有 10% 的耳鼻喉科医师通过使用耐激光气管导管来保护气道[189]。部分原因是即使氧浓度很低，当激光意外照射到耐激光气管导管时，仍有气道起火的风险[195]。

不插管、保留自主呼吸的方法不会打断外科医师的手术进程。否则，外科医师必须间断地取出和放置气管导管来进行正压通气。丙泊酚 $200\sim300\mu g/(kg\cdot min)$ 联合间断给予吗啡 0.5mg/kg，芬太尼 $2\sim3\mu g/kg$ 或瑞芬太尼 $0.1\sim0.25\mu g/(kg\cdot min)$ 能使患者实现深度麻醉。雾化吸入利多卡因能降低气道应激性。静脉注射类固醇激素减轻术后水肿。缺氧时可通过面罩给予正压通气，或让手术医师重新置入气管导管。喷射通气联合间歇呼吸暂停可以提供通气和静止的术野。但是，喷射通气可能会将乳头状瘤推进至气道深部，还有可能引起气压伤，再加上无法监测呼气末二氧化碳压力，喷射通气的使用已经越来越少。

如果在术中通过自然气道保留了自主呼吸，可在患者完全清醒前置入气管插管；或停用吸入麻醉药，将患者送至麻醉恢复室吸氧，直至完全清醒。有些患者术后会出现喘鸣，可使用外消旋肾上腺素治疗。

> 要点：喉显微外科激光手术的术中管理
> ● 喉乳头状瘤的患者需要多次手术来移除病变。
> ● 对于完全性气道梗阻患者，麻醉诱导期间需要 CPAP 来维持气道通畅。
> ● 手术可在自主呼吸或间断停止呼吸下完成。
> ● 由于可能将肿瘤推向远端气道，喷射通气很少使用。

（二）激光手术时的安全注意事项

激光手术主要的风险是起火、误射或在光滑的器械表面反射，继而对患者和手术室人员造成伤害。在红色橡胶气管导管外覆盖金属胶带能使激光束改变方向，避免起火。但声带以下的气管导管部分无法覆盖，使该段气管导管容易受损汽化。还有一些气管导管使用非橡胶材料制造，专门用于激光手术。但与常规的聚氯乙烯导管相比，这些特制的导管更加昂贵且外径更大。因此，此类导管不适用于幼儿或气道明显狭窄的患者。

激光能使被照射的目标温度升高而产生火灾，因此要避免激光照射易燃物品（如手术铺巾）。在激光手术中应使用最少量的手术铺巾，铺巾起火不仅会伤害患者，还会产生大量烟雾，对手术室工作人员造成危害[196]。可在患者头部、颈部和肩部放置潮湿的铺巾，以此来吸收激光束的能量，预防火灾。

CO₂ 激光束不会穿透角膜，但手术室工作人员应该佩戴眼镜（普通眼镜即可）或护目镜，并用潮湿的纱布覆盖患者眼部。氩和钕：钇铝石榴石晶体（Nd：YAG）激光主要用于眼科手术、支气管病变切除和消化道出血的治疗。Nd：YAG 激光能穿透角膜并损伤视网膜，还能穿透玻璃。因此在使用 Nd：YAG 激光时，手术室的玻璃应由特殊材料制成，并且手术人员必须佩戴特制的护目镜。

气管导管表面覆盖特殊材料和导管套囊内填充盐水都有预防火灾的作用。在导管套囊上覆盖浸泡过盐水的脱脂棉也能起到一定保护作用。拔除气管导管前一定要取出脱脂棉，避免将其吸入气道引起呼吸道梗阻。

术中使用的气体成分也会对起火产生影响。氧浓度 > 30% 或使用氧化亚氮会产生助燃作用，且两者的效应会叠加[198]。氦气能抑制燃烧，但是将氮气换成氦气并没有明显的临床意义[197]。

即使采取了各种预防措施，有时仍会起火。如果发生起火，应立即停止给氧，将气管导管与呼吸回路断开并拔除气管导管。气管导管在空气中不易燃，因此要尽量将空气作为运载气体[188]。麻醉医师要确保气管导管已被完全移除。胸部 X 线片和支气管镜检查能确定肺部和气管的烧伤范围，以及是否有异物残留。根据烧伤严重程度治疗相关并发症，可给予类固醇激素、吸入温暖潮湿的气体、气管切开或机械通气。气管狭窄可能会成为后期并发症[188]。

> **要点**：显微外科激光手术火灾的预防和治疗
> - 激光手术治疗喉乳头状瘤时，可能发生气道火灾。
> - 激光手术中使用的吸入气体应该尽量接近空气，以减少气管导管火灾的风险。
> - 合并使用氧气和氧化亚氮将大大增加气道火灾的风险。

九、声门下狭窄和气道重建术

声门下狭窄是指声带至环状软骨下缘之间的气道出现狭窄，内镜检查是诊断声门下狭窄的金标准。声门下狭窄可以是先天性的，也可由后天疾病引起。先天性疾病均可引起声门下狭窄[199, 200]，如 22q11 缺失综合征、唐氏综合征、CHARGE 综合征（C. 大肠癌；H. 心脏缺陷；A. 后鼻孔闭锁；R. 生长发育迟缓；G. 生殖器发育不良；E. 耳朵异常/耳聋）。新生儿的先天性声门下狭窄多表现为双向喘鸣、胸壁凹陷和犬吠样咳嗽，类似于喉气管支气管炎。与 URI 相关的气道炎症通常会加重这些症状。如果喉炎长期治疗无效，要考虑声门下狭窄的存在。幸运的是，先天性声门下狭窄一般会随着年龄增长而消失。获得性声门下狭窄则不同，需要手术治疗才能康复。获得性声门下狭窄通常由长时间气管插管或喉部的损伤引起。这些患者在发生损伤后 2～4 周出现逐渐加重的声音嘶哑、呼吸困难、喘鸣和喂养困难。存在声门下狭窄或损伤的儿童易于发生 URI。损伤部位一般要经过内镜检查才能确定[201]。

Myer–Cotton 分级系统对声门下狭窄进行了分类，根据狭窄的程度分为 4 级：1 级，管腔狭窄小于 50%；2 级，管腔狭窄 51%～70%；3 级，管腔狭窄 71%～99%；4 级，完全性阻塞[202]。可通过置入不同管径的气管导管来确定狭窄程度，最大管径的气管导管是指能顺利置入，且在给予正压通气（小于 20cmH₂O）时有一定量的气体泄漏。1 级和 2 级可在内镜下治疗，3 级和 4 级则需要开放手术。

大约 50% 的声门下狭窄患者需要气管切开，此比例在严重的获得性声门下狭窄患者中更高（见第 16 章）[203]。气管切开能大幅改善声门下狭窄患儿的生活质量，随着年龄增长，很多儿童不再需要呼吸支持。虽然有很多好处，但气管切开的并发症很多，死亡率也很高。每年有 1%～2% 的气管切开患者由于各种并发症而死亡[204]。

定期行内镜检查可以评估狭窄的具体情况。此类检查需要在深麻醉下使用支撑喉镜完成，整个过程中患儿保留自主呼吸。重新确定最大管径气管导管可以帮助医师判断狭窄是否有所缓解，以及是否能关闭气管造口。如果不能关闭气管造口或狭窄大于 50%，则需要进一步治疗。进一步治疗包括内镜下球囊扩张或内镜下 CO₂ 激光瘢痕切除，还使用丝裂霉素来抑制瘢痕的产生[205]。对于瘢痕坚硬、软骨性狭窄、气管环结构异常的患者，球囊扩张往往没有效果。这些患者需要开放性的气道重建，包括前路环状软骨切开和喉重建术。

（一）环状软骨前切开术

环状软骨是呼吸道内唯一的闭环结构，环状软骨前切开术的目的是通过打开软骨环降低声门下区域内的压力。在环状软骨切开时，应该经鼻插入尽可能大的气管导管。选择垂直于环状软骨的正中切口，从甲状软骨切迹下缘 2mm 处至第二气管环。切口完成后置入气管导管（图 34-8）[206]。和气管切开术一样，留置悬吊缝线于环状软骨上，最后缝合皮肤。气管导管可能要留置 2 周之久，能起到支撑切口、促进环状软骨纤维生长的作用，还能预防气道被肉芽组织堵塞。这段时间内黏膜水肿将逐渐消退，环状软骨也将愈合。在使用类固醇激素治疗后，可尝试拔除气管导管。

（二）喉部重建术

当球囊扩张治疗声门下狭窄无效，或狭窄十分严重时就需要喉重建术。使用肋软骨或甲状腺软骨作为重建材料时，喉重建术的总体成功率高达 90%[207]。手术时在患者肩膀下放置肩垫使头部过度伸展。麻醉的诱导和维持可选择静脉麻醉药，也可选择吸入麻醉药。术中，将气管导管从气管切开口置入，并用缝线

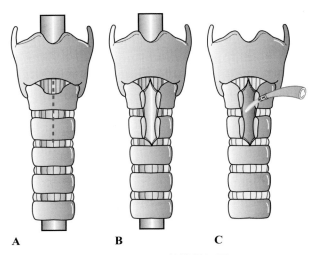

▲ 图 34-8　环状软骨切开

A. 垂直于环状软骨的正中切口，从甲状软骨切迹下缘 2mm 处至第二气管环；B. 置入尽可能大的气管导管；C. 留置悬吊缝线于环状软骨上，缝合皮肤（经 Elsevier 许可转载，引自 Zalza 和 Cotton[206]）

对其固定。为了防止气管导管进入支气管内，可将其变短后再插入。喉重建或喉气管成形术使用正中线的水平切口，从甲状腺切迹上端至第三或第四气管环的下端（图 34-9）[203]。通过前路正中垂直切口进入狭窄的管腔，后声门下或后联合狭窄的切口则需要经后路进入。肋软骨在被塑形后缝入正中切口内，增加气道管腔的空间。术后常需放置支架来支撑切口处的气道，有时会将支架与气管造口管连接。在移植的软骨生长牢固后，可去除支架，同时将气道内的肉芽组织切除。如果未放置支架，在手术结束前应将经口型 RAE 气管导管换成经鼻型气管导管 RAE。在气道管腔恢复至足够大后，方可拔除气管导管。喉重建术后常需带管 2 周。

全凭静脉麻醉或吸入麻醉均可为喉重建术提供满意的手术条件。由于麻醉医师和外科医师共用气道，保持术野绝对静止使得麻醉管理面临挑战。手术团队在围术期持续有效的沟通非常重要，特别是在外科操作或支架放置需要拔除气管导管时。手术人员应了解该手术的关键步骤和注意事项，包括：①气管切开和可能出现的呛咳，气管导管套囊破损，空气进入纵隔；②心包积气和气胸；③将经口气管插管变为经鼻气管插管时可能无法成功置入；④损伤胸腺、无名静脉或甲状腺血管引起大出血；⑤气管切开口插管过深进入支气管；⑥气管导管被血液、黏液阻塞或打折，由于通气阻力增加导致通气不足；⑦更换气管导管时对手术切口造成损伤[208]。在整个手术过程中都必须要采取预防措施以避免手术引起的火灾。

术后要给予足够的镇静和肌松，防止咳嗽或气管导管移位。两者均可影响患者康复。

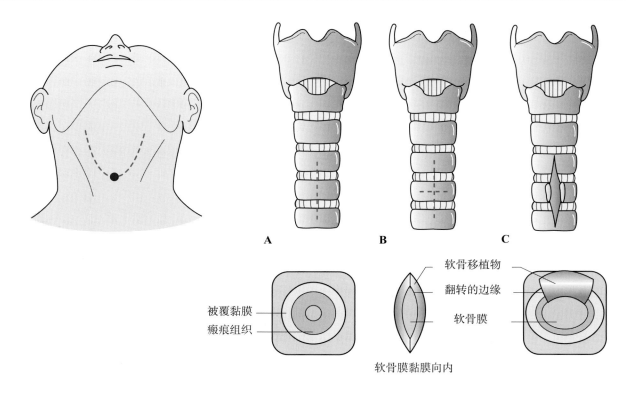

▲ 图 34-9 喉气管成形术

A. 覆盖气管切开口以上部位的水平切口，从环状软骨前联合下缘至上气管环的正中切口；B. 管腔内狭窄段的瘢痕和被覆黏膜被切除；C. 将肋软骨塑形为椭圆形，软骨膜朝内置于切口处（经 Elsevier 许可转载，引自 Cotton 和 Myers [203]）

十、牙科手术

儿童的牙齿手术通常在局部麻醉下完成，且手术地点多为牙科医师的诊室。存在行为障碍，如重度自闭症、发育迟缓，合并多种基础疾病和需要广泛牙齿修复的儿童则需要在全身麻醉下完成手术。全身麻醉能为手术提供更好的操作条件，也避免了使用过量的局部麻醉药和镇静药。

（一）镇静与麻醉

儿童牙科的镇静有时会产生严重并发症，甚至造成患者死亡。气道的相关并发症是最常见的严重术后并发症[209]，多与阿片类药物[210, 211]、局部麻醉药过量、镇静药物和止痛药物有关，在监护不到位或医务人员缺乏经验时发生率更高[212]。越来越多的肥胖儿童也使牙科镇静更加危险：如果按照实际体重计算药量，可能造成过度镇静和气道梗阻；如果按照去脂体重，镇静深度则无法达到操作要求[213]。由于镇静相关不良事件的增加和颜面部手术操作死亡率的上升，使得人们越来越重视门诊手术患者镇静状态下的监护[217]。美国儿科协会麻醉专业药物委员会发布了修订版的建议[218]，内容如下。

1. 必须建立相关的文书记录，包括术前知情同意书。

2. 术前对患者进行医学评估，确定无潜在的不适合镇静的情况，并记录相关内容；还应对气道进行检查，确定是否存在扁桃体肥大或畸形等气道梗阻的高危因素。

3. 镇静前应适当禁食。

4. 在没有禁食的紧急情况下，应该权衡镇静深度与反流误吸的风险。

5. 必须了解所使用镇静药物的药代动力学和药效动力学，以及各种药物的相互作用。

6. 准备合适的镇静药物及其拮抗药。

7. 镇静药物必须由熟练掌握气道管理和心肺复苏的人员使用，或其在场的情况下使用。建议使用紧急情况核对表。

8. 术前备好适合患者年龄与形体特征的气道管理设备和静脉穿刺设备。

9. 术中和术后对患者进行适当的监测。

10. 对于深度镇静的患者，应配备足够的手术人员和监护人员。监护人员必须为专业人员，每 5 分钟记录一次生命体征。

11. 建立严格的出院及合适患者的陪同人员标准。

目前，对于门诊患者的清醒镇静并没有清楚的定义。传统上认为清醒镇静是这样一种状态：患者对于物理刺激或语言命令能给予适当回应，如"睁开眼睛"。这表示患者保留了与医务人员交流的能力。单纯的反射性活动，如呕吐反射、疼痛回避和胡言乱语并不属于该定义内的"适当回应"。如果患儿只有这些反射性活动，说明处于深度镇静状态。药物委员会认为应该用"适度镇静"代替"清醒镇静"[219]。

（二）牙科手术的注意事项

为牙科手术的患者进行麻醉准备时，必须关注是否合并有其他疾病。很多患者合并有心脏畸形，需要预防细菌性心内膜炎的发生（见第 27 章）；一些患者面部和气道存在畸形，使喉镜暴露困难，需要准备特殊的插管设备；发育迟缓或严重行为障碍的儿童由于存在运动控制不良、不自主动作、强直状态和攻击性行为（尖叫、咬人、踢人），使治疗过程更加困难。当患者身处陌生环境时更容易出现行为异常，使建立静脉通道和麻醉诱导十分困难。面对这种情况，可肌内注射氯胺酮 3～5mg/kg，复合阿托品 10～20μg/kg 和咪达唑仑 0.1mg/kg[220, 221]。这些药物能使患者产生适度镇静，便于转运、建立静脉通道、麻醉诱导和气管插管。对于癫痫患者，手术当天应该继续服用控制癫痫的药物。氯胺酮不会增加癫痫患者的癫痫发作概率。

（三）牙科手术的麻醉

广泛牙齿修复最好使用经鼻气管插管，并用一种织物管架将气管导管固定在患者前额。对于一些不适合经鼻插管的患者，如以前有腭裂修补或合并表皮溶解水疱症者，可放置经口型 RAE 气管导管。对于经口插管的患者，要随时警惕导管意外脱出。经口气管插管可固定在一侧口角，术中根据手术进程固定至另一侧口角。

预先向鼻孔内滴注羟甲唑啉可以使黏膜血管收缩，减少经鼻气管插管引起的出血；使用鼻咽通气道扩张鼻腔可以使经鼻气管插管更加容易；使用温水浸泡气管导管能使其更加柔软，减轻对鼻黏膜的损伤；要尽量选用带气囊的气管导管。减少尝试插管的次数能降低鼻出血的发生率。鼻出血会使声门模糊，增加插管的难度。

吸入麻醉药复合丙泊酚 2～3mg/kg，可以获得良好的插管条件。看到声门后，将气管导管插入鼻孔并穿过声门，在有无导管钳辅助的情况下均可完成气管插管。牙科手术中常经鼻插入 RAE 气管导管，这样手术医师可在术中使用橡皮障（一种口腔科隔水装置），方便操作[222]。将导管预先弯曲塑形，能使导管更加稳固，避免导管打折、损伤鼻腔，也能最大程度方便手术操作。但这样做的缺点是导管弯曲处和导管尖端的距离固定。对于大多数儿童，导管尖端位于气管中部。但对于少数儿童，该距离有时过长使导管进入支气管；有时该距离又过短，导管尖端刚刚越过声带。弯曲的导管也使吸引更加困难。仰头时导管深度变浅，弯曲头部时导管深度变深。

在手术开始前通常会在喉部放置纱布垫，避免血液或拔除的牙齿进入气道或食管。手术结束前要仔细检查，以确保纱布被取出，否则可能引起患者气道梗阻，造成严重后果。术中保留自主呼吸或机械通气均可。

术后常发生苏醒期躁动，有时合并恶心呕吐，应该妥善处理这些并发症。

要点：牙科手术的镇静和麻醉

- 在牙科门诊为患者实施麻醉时，应备齐相关物品：吸引装置、氧源、监护设备、镇静药物、心肺复苏药物和设备。
- 向鼻腔内滴注血管收缩药物能减少经鼻气管插管的鼻腔出血。
- 牙科手术的患儿常合并其他疾病，在镇静或麻醉前必须充分了解病史。
- 拔除气管导管前确保取出了喉部的纱布，避免出现气道梗阻。

病例分析

一名居住在儿童福利院的 13 岁男性肥胖患儿，由于严重龋齿准备在门诊接受牙齿修复。他的病史包括严重的发育迟缓和偶尔出现的攻击性行为。其他的相关病史还包括阻塞性睡眠呼吸暂停，他的儿科医师建议使用 CPAP 呼吸机。看护人员反映他并不配合使用 CPAP 呼吸机。

1. 术前注意事项

该患者存在中度至重度的 OSA（表 34-3）。该病史对于制订麻醉计划有重要指导意义，如术中是否该使用阿片类药物。第一个挑战是如何将其与看护者分开并带入手术室内，他看起来不愿和麻醉医师单独进入手术室。我们决定让与他关系亲密的看护人员陪同他进入手术室，麻醉诱导完成后再将其分开。这样能最大程度避免患者哭闹、激动。

表 34-3 基于多导睡眠监测结果的 OSA 严重程度分级 *

	呼吸暂停指数	氧饱和度最低值
正常	0～1	> 92%
轻度 OSA	2～4	
中度 OSA	5～9	
重度 OSA	> 10	< 80%

*. 在评估 OSA 的严重程度时，应考虑呼气末二氧化碳最大值及其 > 50mmHg 的持续时间（经 Wolters Kluwer 许可转载，引自 Schwengel 等 [225]）

另外一个能减轻分离焦虑的方案是肌内注射氯胺酮（4mg/kg）、咪达唑仑（0.1mg/kg）和格隆溴铵（0.01mg/kg），后两个药物是用来消除氯胺酮引起的幻觉和抑制气道分泌物的。考虑到该患者存在攻击性行为，经口给予咪达唑仑 0.5～1mg/kg 可能存在困难。由于 OSA 的存在，有些麻醉医师会减少咪达唑仑的用量至 0.25mg/kg。肌内注射氯胺酮安全、便捷，避免了经口途径患儿的哭闹。

2. 术中注意事项

由于患者肥胖并且存在睡眠呼吸暂停，气管插管是最安全的气道管理方式。经鼻气管插管能为手术医师提供最佳的手术条件。吸入麻醉诱导后，静脉给予短效肌肉松弛药。肌松药的使用能最大限度优化手术条件。不需要再使用其他药物即可完成经鼻气管插管。地氟烷的血气分配系数很低，脂肪组织对其吸收有限。这使得术后苏醒更加迅速，有利于此类患者的康复。尽管对气道有刺激性，地氟烷仍然是该患者麻醉维持的首选。由于不会拔除牙齿，术中可不给予阿片类药物。当有牙齿被拔除时，可在患者恢复自主呼吸后缓慢调节给予阿片类药物的剂量，使患者的呼吸频率维持在

16～20 次 / 分。由于该患者存在 OSA，最好在清醒状态下拔除气管导管，之后再给予阿片类药物。术中使用小剂量的右美托咪定（0.25μg/kg）也可以降低术后疼痛导致躁动的发生率。拔管后可根据需要给予镇痛药物。

术中心率逐渐从 110 次 / 分降至 60 次 / 分，患者血压仍保持正常。一些医师在手术开始时会给予格隆溴铵来控制心率、减少分泌物，但在本病例中我们并没有这样做，而是在术中发生低血压时给予格隆溴铵 5～10μg/kg。必须注意，使用格隆溴铵治疗右美托咪定导致的心动过缓时，可能会导致严重高血压 [223]。手术结束时，肌松药的作用已经被完全代谢，患者完全苏醒后我们拔除了气管导管。

3. 术后注意事项

整个复苏过程中保持患者半坐位，同时身体向一侧倾斜。这样能避免气道梗阻，改善呼吸，使血液和分泌物流出体外。

尽管在拔除气管导管时患者已经完全清醒，拔管后仍然需要吸氧。该患者的血氧饱和度间断降至 85%～88%，持续约 10s。置入患者耐受的口腔通气道，同时给予肩垫，可以避免头部弯曲引起气道梗阻，但这些措施不能根本解决问题。病史提示患者能耐受经面罩的 CPAP。在使用 CPAP 后，心动过缓和血氧饱和度下降得到了缓解，同时呼吸状态得到了改善。约 6h 后，患者的血氧饱和度能维持在正常水平，只在入睡后才继续使用 CPAP。

大部分牙齿修复手术在门诊完成。由于合并其他疾病，本例患者在医院度过了一个晚上。做出这一决定的部分原因是无法确定患者在福利院能得到适当的看护（现场是否有护士及所需的监管 / 护理程度）。福利院的一位员工在医院陪伴患者，使他度过了一个平静的夜晚。

由于该患者最后决定在医院过夜，所以没必要在 PACU 内停留过长时间。但如果患者术后回家，则需要在 PACU 中观察足够长的时间，特别是对于 OSA 患者。这也是美国麻醉医师协会的建议 [224, 225]。OSA 患者的复苏质量部分取决于阿片类药物的用量。为了减少相关并发症，术后的止痛药物可优先考虑非甾体抗炎药或非甾体抗炎药联合小剂量阿片类药物，如对乙酰氨基酚联合二氢可待因。通常情况下，术后复苏阶段有熟悉的看护人陪伴能减少躁动的发生，也能减少镇静药物和阿片类药物的用量。

OSA 患者术后应该进入重症监护病房还是返回普通病房，目前并没有形成共识。然而，有一点是一致的，即该类患者术后需收治入可监测血氧饱和度的监护病房 [222]。

手术结束 24h 后，患者完全清醒并恢复到术前状态，继而顺利出院。

第 35 章　眼科手术麻醉
Anesthesia for Ophthalmological Surgery

Julia Chen　Olutoyin A. Olutoye　著

范艳婷　余高锋　译　　宋兴荣　校

一、概述

儿童眼科手术是小儿麻醉实践中较常见的手术。患者类型包括接受相对简单手术（如斜视矫正术）的健康门诊患者，有症状需行白内障摘除术的复杂综合征患者，以及需要激光光凝治疗早产儿视网膜病变的早产儿。本章首先回顾眼外疾病，包括鼻泪管阻塞和斜视；然后讨论眼内疾病，包括青光眼、开放性眼球损伤、白内障、视网膜母细胞瘤和早产儿视网膜病变；最后，介绍视网膜母细胞瘤的病例，该病例综合了许多本章节中的概念进入到现实生活中。

二、常用眼科药物对麻醉的影响

有一些医学问题与先天性或获得性的眼部异常和病理有关。麻醉医师必须对相关医学对象及明显影响眼部生理的不同麻醉药和麻醉操作有充分的了解。麻醉医师需对眼压及其控制、眼科医师常用的眼科药物的药理学及这些药物与麻醉药的潜在相互作用有一个基本的了解，这是为患者在眼科手术期间提供合适的麻醉管理所必需的（表 35-1）。

三、眼外疾病

（一）鼻泪管阻塞

高达 6% 的健康新生儿患有先天性鼻泪管阻塞，伴有溢泪或持续流泪。在没有感染的情况下，保守治疗是合适的，其方法是持续几个月，观察鼻泪管是否会随着时间推移而最终开放。但是，如果鼻泪管狭窄持续存在，则需要实施一系列增加侵入性的手术操作。首次干预包括探查和冲洗鼻泪管。根据患者的年龄及

外科医师的偏好，鼻泪管探查可以在诊疗室进行，也可在全身麻醉下在手术室中进行。后者使用标准的面罩吸入麻醉气体进行麻醉诱导和维持，可以提供满意的手术条件。部分麻醉医师使用喉罩气道以确保气道安全。如果简单的探查和冲洗不能解决问题，患者可能需要进行球囊扩张和（或）硅胶管留置，这些操作可以在首次探查后实施，也可以在后期的手术室治疗中进行。

极少数患者的鼻泪管阻塞可能会持续存在并可能导致泪囊感染。这需要进行侵入性更大、时间更长的手术，如泪囊鼻腔吻合术，在泪囊和鼻腔之间建立连接。该手术的麻醉管理应包括气管插管以确保气道安全，因为手术期间气道通气会受到限制。此外，还应该使用镇痛药物。除非患者有其他并发疾病需要留院进行术后观察，否则上述所有程序均在门诊进行。

（二）斜视

斜视矫正术是最常见的眼科手术之一。其特点是视轴错位，可能是先天性的，也可能是后天获得。2%~7% 的儿童患此病。先天性原因可能是神经支配异常的结果，而后天获得的斜视可能发生在创伤性神经麻痹之后。斜视可能出现在健康儿童中，但也可能发生在与先天性综合征和神经系统功能紊乱有关的儿童中。早期进行手术可取得满意的矫正效果。麻醉医师在管理小儿斜视手术麻醉时，主要关注点包括术前滴眼液对心血管系统的影响、眼心反射及术后恶心呕吐。

1. 眼科药物

斜视矫正术前使用去氧肾上腺素滴眼以利于散瞳和止血。但是，眼部去氧肾上腺素的吸收会引起明显的全身性血管收缩和高血压。一个推荐预防继发性全身性高血压的方法是，每只眼睛只滴 1 滴去氧肾上腺

表 35-1　常用眼科药物对麻醉的影响

药　物	剂量（mg/ 滴）	眼科作用	麻醉的影响
阿托品（1%）	0.5	瞳孔散大、睫状肌麻痹	心动过速、潮红
可卡因（1%）	0.5	血管收缩	高血压、心律失常、体温过高
环戊酸酯（0.5%）	0.25	瞳孔散大、睫状肌麻痹	抽搐（不常见）
环戊酸酯（1%）	0.5		
乙膦硫胆碱（0.25%）	0.1	抗青光眼	抗胆碱酯酶（长效）
肾上腺素（0.25%）	0.1	抗青光眼	高血压、心律失常
去氧肾上腺素（2.5%）	1.2	瞳孔散大、血管收缩、减轻充血	高血压
东莨菪碱（0.25%）	0.1	瞳孔散大、睫状肌麻痹	中枢神经系统兴奋
替莫洛尔（0.25%）	0.1	抗青光眼	β 受体阻滞药，非选择性
替莫洛尔（0.5%）	0.25		
托吡卡胺（0.5%）	0.25	瞳孔散大、睫状肌麻痹	心动过速
托吡卡胺（1%）	0.5		

素滴眼液（2.5%）[1, 2]。其他药物（0.5% 环戊酸酯，0.5% 托吡卡胺）可用于散瞳而不引起高血压。

2. 眼心反射

在斜视手术中不可避免地会出现对眼外肌的牵拉，通过三叉神经 - 迷走神经反射（也称为眼心反射）产生迷走神经刺激（图 35-1）。这种反射的传入途径涉及三叉神经眼支，传出途径涉及迷走神经。眼心反射可以发生在任何对眼外肌或眼睑牵拉的手术。有研究表明，刺激内直肌时眼心反射发生频率更高，然而，其他研究报道不同眼外肌间潜在的反射触发可能没有差别[3, 4]。温和的手术操作可以防止眼心反射。如果确实发生该反射，提示外科医师减轻对眼直肌的牵拉或减轻对眼睛的压力通常可以缓解症状。其他可能触发这种反射的情况包括球后阻滞、眼球摘除及颌面部或内镜下鼻窦手术。对眼睛或空眼球上的压力也可能引起这种反射。眼心反射可导致多种心律失常，包括窦性或交界性心动过缓、房室传导阻滞、二联律、多源性室性期前收缩、室性心动过速或窦房性停搏[5]。

这些心律的变化可能会随着手术的进展而减少，因为反射可能会疲劳，或者随着持续的间歇性牵拉而减弱。药物治疗（如抗胆碱药物）可能是必要的。预防性使用格隆溴铵或阿托品可能有助于降低这种反射的频率、强度和持续时间。但是，这种做法仍存在争议，因为心律失常与使用抗胆碱药物有关，且无论是否经过预处理，反射都有可能发生[6]。如果进行球后阻滞时对眼球施加中度压力，可能会触发眼心反射，但当阻滞生效时，它可以通过阻滞该反射的传入支来防止眼心反射的发生。

LMA 为接受择期斜视手术的健康儿童提供了一种有效的气管插管替代方法[7]。在不存在胃食管反流的情况下，LMA 可为眼部肌肉手术的患者在术中保持自主呼吸提供良好的气道保障。高碳血症可能加重眼心反射[8]，因此，在 LMA 全身麻醉中为了治疗或预防高碳酸血症，麻醉医师可能会考虑使用不超过 25mmHg 的正压机械通气或压力支持通气。

3. 术后恶心呕吐

50%～80% 的斜视手术患者在术后一段时间内可发生恶心和呕吐，并可能会延迟出院。最近的一项综述显示，术后恶心和呕吐是 50% 的斜视患者术后计划外住院过夜的原因[9]。

已观察到的斜视术后恶心呕吐易感性增加的确切机制尚不清楚，但可能与视觉感知改变和术后不同的视觉传入有关，或者可能是继发的类似于眼心反射的眼胃反射。值得注意的是，尚未发现斜视手术期间使用防治眼心反射的抗胆碱药（阿托品或格隆溴铵）可降低恶心呕吐的发生率[10]。大量研究考察了术后恶心呕吐的一般处理。根据门诊麻醉协会的共识声明，明确指出要使用一种以上的药物来预防性治疗术后恶心呕吐[11]。然而，没有单一药物、联合用药或麻醉技术可以彻底解决这个问题。

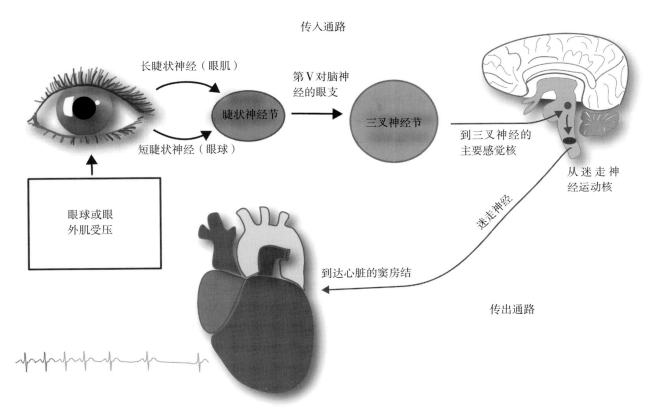

传入通路

长睫状神经（眼肌）

第 V 对脑神经的眼支

睫状神经节

三叉神经节

短睫状神经（眼球）

到三叉神经的主要感觉核

从迷走神经运动核

眼球或眼外肌受压

迷走神经

到达心脏的窦房结

传出通路

▲ 图 35-1　眼心反射通路（图片由 Mark Mazziotti MD 提供）

尽管这个问题一直存在，但丙泊酚可以降低术后 PONV 的发生率 [12]，研究表明，它对斜视术后的 PONV 具有一定的预防作用 [13-16]。抗多巴胺能药物氟哌利多和甲氧氯普胺通过作用于多巴胺能部位而减少恶心和呕吐 [17, 18]。但是，氟哌利多目前在美国很少使用，因为美国食品药品管理局对其进行了黑框警告（强烈禁忌）禁止使用。该警告指出，氟哌利多会延长 QTc 间期而导致严重的心律失常，如果给患者使用氟哌利多，建议在术前 1h 和术后 2～3h 行 12 导联心电图监测 [19, 20]。因其比同类 5- 羟色胺拮抗药便宜，氟哌利多过去曾作为止吐药而受到青睐。但是，它的使用也与偶发的镇静时间延长有关。甲氧氯普胺也被用于治疗 PONV 多年。与同样用于 PONV 治疗的 5- 羟色胺拮抗药昂丹司琼相比，甲氧氯普胺对斜视术后患者的恶心呕吐缓解程度远低于昂丹司琼 [21, 22]。

目前，减轻斜视患者 PONV 的策略围绕在 5- 羟色胺拮抗药上。地塞米松通常与此类药物联合使用。研究发现，剂量为 50μg/kg 的地塞米松与更高剂量的 250μg/kg 一样有效 [23]。氧化亚氮和阿片类药物的使用与 PONV 的发生有关。因此，避免使用氧化亚氮作为麻醉维持药物及使用非甾体药物（如酮咯酸）等有助

于降低斜视手术后的 PONV 发生率。已发现 PONV 高风险患者（如斜视矫正手术患者）能够从联合止吐疗法中受益 [24-26]。

4. 恶性高热注意事项

在过去，斜视患者被认为是恶性高热易感人群，因为大多数恶性高热患者都伴有包括斜视和上睑下垂在内的肌肉骨骼疾病。随后对 2500 名接受恶性高热敏感性测试的患者进行回顾性分析，结果未显示其与斜视手术有任何关联。此后，恶性高热不再被认为是儿童斜视的一个风险，这些患儿现在常规使用吸入麻醉药进行麻醉，并未观察到恶性高热的发生率增加 [27, 28]。咬肌痉挛也与斜视手术有关，特别是在使用了氟烷和琥珀酰胆碱的患者中 [5]，尽管另一项研究与该发现相矛盾 [29]。在使用琥珀酰胆碱初期可观察到下颌张力增加，同时无法将上下颌骨分开以便置入口咽通气道，这现象现在被认为是琥珀酰胆碱给药后的正常临床状态 [27, 28]。琥珀酰胆碱在美国 FDA 有一个黑框警告，禁止其用于儿童的选择性气道管理，因此，这个问题与现今麻醉实践的临床相关性不大。

总而言之，斜视和恶性高热之间没有关联 [30]；然而，如果怀疑患者有咬肌痉挛特别是年幼或青春期前

的孩子，认识到患者可能容易发生恶性高热这点很重要[27, 31, 32]。但也不能过分强调详细了解麻醉家族史的重要性。

要点：眼外疾病

- 鼻泪管阻塞手术包括简单探查、置管或不置管的球囊扩张或泪囊鼻腔吻合术，气道管理技术包括面罩、LMA 和气管内插管。
- 斜视手术药物的相互作用，如吸收 2.5% 的去氧肾上腺素引起的高血压可通过将剂量限制在每只眼睛 1 滴来预防。
- 眼心反射是由牵拉眼外肌或眼球的压力产生的，并且由三叉神经的眼支（传入）和迷走神经（传出），可通过轻柔的手术操作和预防性使用抗胆碱能药来预防其发生，该反射在反复刺激下容易疲劳。
- 术后恶心呕吐在斜视矫正术后很常见，多模式止吐疗法包括昂丹司琼、地塞米松，避免一氧化二氮和阿片类药物的使用，对防治术后恶心呕吐有效。

四、眼内疾病

在深入讨论眼内疾病之前，必须了解眼球房水的产生和调节，以及眼压的变化和不同麻醉药物可能对眼压的影响。

（一）眼压的控制

眼球前房和后房都存在房水。房水大部分是在后房通过主动分泌产生，从血液过滤、扩散供应到睫状体（图 35-2）。房水从后房流出，通过虹膜后面的睫状体到晶状体，然后通过瞳孔进入前房（图 35-3）。前房最外侧的部分称为房角，包含到达巩膜静脉窦之前过滤房水，并最终排入巩膜静脉的组织网。这种液体没有血细胞，蛋白质浓度只有血浆的 1%。因此，房水是透明的，允许光线透射到视网膜上[33]。

正常眼内压通过房水的产生和引流，脉络膜血容量、眼外肌压力和玻璃体容量之间的平衡维持在 10~21mmHg[34]。眼压突然增加可能导致急性青光眼。如果这种情况发生在眼球开放的情况下，可能会发生虹膜或晶状体脱垂和（或）血管出血。因此，麻醉医师在眼科手术中维持正常的眼压是非常必要的。喉镜暴露和气管插管、咳嗽、呕吐或麻醉诱导或苏醒时用

力，都可显著增加 IOP 值，可高达 40mmHg[35]。虽然喉镜检查气管插管对眼内压正常患者的影响是短暂的，不会导致严重后果，但这种压力的升高可能对青光眼或其他眼部病变的患者产生严重影响。已发现在气管插管前静脉给予利多卡因可以预防眼压升高[36-38]。插入 LMA 比气管插管引起的 IOP 变化小[39]。

咳嗽会引起静脉压升高，从而增加眼内血容量，对眼压有显著影响。在全身麻醉期间可能会发生代谢或酸碱平衡紊乱，也可能影响眼压。缺氧和高碳血症可引起视网膜静脉舒张和眼压升高[40]。轻度低碳酸血症或高碳酸血症在临床上均无显著影响[41]。体温过低会降低眼压，降低房水产生的速度。动脉压变化对 IOP 的影响不大[34]。

（二）麻醉药对眼内压的影响

一般而言，除氯胺酮外，镇静催眠药、吸入麻醉药和阿片类药物会降低 IOP[34, 42]。早期有关氯胺酮的使用和眼压的报告，通过 Schiotz 眼压计测量角膜可压

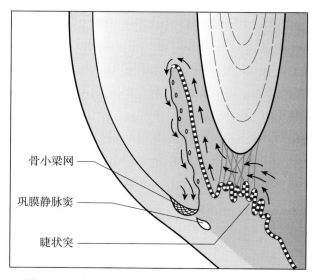

▲ 图 35-2 睫状体的放大图显示房水的产生和循环模式

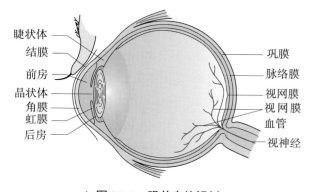

▲ 图 35-3 眼前房的解剖

缩性来检测眼压，表明氯胺酮可导致 IOP 的升高[43]。目前，压平式眼压测量法是 IOP 测量的常规方法，这种方法被认为可以更准确地测量 IOP。虽然氯胺酮不会降低 IOP，但给药后测得的 IOP 更多地反映了清醒状态下的 IOP，而不是增高的 IOP。当需要精确测量 IOP 时，氯胺酮的使用可能比其他药物更可取，对于疑似青光眼的儿童，只有在麻醉下才能准确测量 IOP[44, 45]。与氯胺酮使用相关的眼球震颤和眼睑痉挛阻碍了该药物在儿童开放性眼外伤的使用。

非去极化肌松药减轻眼球的压力，可降低眼内压[34]。琥珀酰胆碱是一种去极化肌松药，通过诱导眼外肌强直性挛缩、脉络膜血管扩张和眼眶平滑肌松弛来增加 IOP。在正常的眼睛中观察到，使用琥珀酰胆碱后眼压增加了约 7mmHg[46]。这种眼压轻度的升高是短暂的，对正常 IOP 的患者影响很小。但是，如果患者眼压的基础值较高，琥珀酰胆碱用药引起的眼压增加的程度在这种情况下可能更大，并且任何升高都可能是显著的。对于开放的眼球，眼内压升高可能会导致玻璃体损伤。虽然有相反的报道，但没有一种方法被证明可以通过静脉注射琥珀酰胆碱来预防眼内压升高[47-49]。有报道指出，在开放性眼球损伤的患者中使用琥珀酰胆碱进行麻醉并无不良事件发生[50]，但在这种情况下仍应谨慎使用该药。大剂量罗库溴铵为改良的快速顺序诱导提供了一种可行的替代方案，这种方法无须担心急诊手术患者的眼压升高问题。除此之外，舒更葡糖可逆转短时间手术后密集的神经肌肉阻滞作用，在这种情况下使用琥珀酰胆碱的必要性进一步降低[51]。

> **要点：眼内压**
> - 喉镜暴露和插管、咳嗽、呕吐或用力都可显著增加眼内压，眼压升高的患者应尽量减少这些因素的刺激。
> - 镇静催眠药，吸入麻醉药和阿片类药物均可降低 IOP；氯胺酮除外，它可以维持基线 IOP。
> - 非去极化肌肉松弛药可降低 IOP；琥珀酰胆碱会增加 IOP，对于 IOP 升高或眼球开放性损伤的患者应避免使用。

（三）青光眼

任何原因引起房水外流受阻，都会使眼内压升高并导致青光眼。原发性先天性青光眼包括新生儿型青光眼和婴儿型青光眼，分别在出生时或出生后 2 年内出现。青少年青光眼通常出现在儿童晚期，不伴角膜肿大（牛眼征），多见于有开角型青光眼家族史的儿童中。继发性青光眼与潜在的眼部或全身状况（如 Sturge–Weber 综合征、神经纤维瘤病、中胚层发育不全）相关[52]。

成功手术治疗原发性先天性青光眼需要及早发现问题。确诊那些有多泪、畏光、烦躁和牛眼征病史的婴儿，通常需要在全身麻醉下测量 IOP。如果经过眼科检查和眼内压测量确诊，则接着可以进行手术治疗。小儿青光眼的早期手术包括角膜切开术或小梁切开术，创造一条通过巩膜静脉窦排出房水的通路。如果不成功，则其他手术选择包括小梁切除术，放置青光眼引流装置或破坏睫状体，减少房水产生的睫状体破坏性治疗[53]。

青光眼患者手术的麻醉注意事项包括对相关医学问题的认识和处理，特别是如果青光眼作为某种综合征的一部分存在时，以及使用合适的药物治疗和方法 / 药物来防止 IOP 的进一步升高。

（四）开放性眼球损伤的饱胃患者

眼外伤在儿童中很常见。手术探查眼部伤口，清除所有异物，并在受伤后数小时内缝合伤口，是发生外伤后挽救眼睛的最佳机会。贯穿伤后，眼内压等同于大气压。眼睛的外部压力或内部压力升高可能会使晶状体、虹膜或玻璃体脱出，并显著降低视力恢复的机会。防止患儿咳嗽、哭泣和呕吐是术前和麻醉诱导期的目标，因为这些动作都会增加眼内静脉血容量。眼内静脉血容量增加和 IOP 升高可导致对眼内容物的挤压。

防止眼压升高很重要，但很难实现。孩子在术前应保持平躺和安静，固定眼睛以最大限度地减少眼球运动（这可能会让年幼的孩子感到恐惧和困惑）。如果患者太小无法合作，即使细心温和地解释仍无法使患者理解，则需要在缝合眼睛之前给予镇静。给予幼童咪达唑仑（0.5～0.75mg/kg，口服）或地西泮（0.2mg/kg，口服）可提供足够的镇静。鼻内给予咪达唑仑可引起患者哭闹和应激，应避免在开放性眼球损伤的患者中使用。鼻内给药时，α_2 受体激动药右美托咪定是一种有效的术前用药，比鼻内给予咪达唑仑有优势，因为它通过这种途径给药时不引起疼痛[54-57]。右美托咪定可减少与琥珀酰胆碱使用相关的 IOP 升高[58]。

对于安静、镇静的孩子，使用 EMLA（局部麻醉药共晶混合物）乳膏可为置入静脉留置针提供足够的局部麻醉。EMLA 乳膏应用在可见静脉（或可能存在）的部位，并覆盖干净的密闭敷料。45～60min 后，皮肤被麻醉，静脉留置针可被无痛置入。血管通路一旦建立，后续剂量的镇静药就可以滴定生效，并可以很容易地完成快速顺序麻醉诱导。麻醉医师应假定所有出现眼部穿透伤的儿童都是饱胃。创伤后，胃排空时间非常不稳定且不可预测，因此将手术延迟 6～8h 并不能可靠地降低胃内容物吸入的风险。

对于开放性眼外伤，麻醉医师必须给患者预充氧，注意不要用力把面罩压在受伤的眼睛上。预充氧后，经快速流动的静脉留置针的注射口注入镇静催眠药和肌松药。减少喉镜刺激反应和插管对 IOP 影响的方法包括：在使用丙泊酚（2mg/kg）或硫喷妥钠（4～6mg/kg）之前，静脉注射利多卡因（2mg/kg）、芬太尼（2～3μg/kg）或硫酸吗啡（0.05～0.1mg/kg）。给予镇静催眠药后立即注射琥珀酰胆碱（2mg/kg）或大剂量罗库溴铵（1～1.2mg/kg），进行快速诱导。大剂量罗库溴铵比琥珀酰胆碱具有优势，因为罗库溴铵可提供快速的神经肌肉阻滞作用且不影响眼压。只有在肌松药起效后才可以尝试气管插管，这样可以防止喉镜暴露声门引起的咳嗽对眼压的不良影响。

传统上，在麻醉诱导过程中通过压迫环状软骨来阻塞食管，预防胃内容物被动反流入肺，该操作应持续至气管插管成功。在首次尝试插管失败，伴或不伴血氧饱和度降低的情况下，再次气管插管前需要轻柔地手控正压通气，环状软骨压迫也可降低胃扩张的可能性。尽管是否实施环状软骨压迫仍有争议，但它仍然是保护潜在饱胃患者气道的传统方法[59]。

对儿童来说，建立麻醉诱导用的静脉通路是有挑战性的。对于没有可见静脉的普通肥胖幼儿，在留置静脉通路时，哭泣、挣扎和 IOP 升高产生的风险可能比使用吸入麻醉药和环状软骨压迫麻醉诱导过程的误吸风险更大。

（五）白内障

儿童白内障可能是先天性的，也可能是后天性的。先天性白内障有两种类型：特发性白内障和伴有综合征的白内障。有几种综合征（如 Stickler、Hallermann–Streiff、Laurence–Moon–Biedl、Lowe、cerebrotendinous xanthomatosis 和马方综合征）有较高的白内障发生率（见第 43 章）。代谢性疾病如半乳糖血症和染色体异常如唐氏综合征也与白内障有关。白内障也可能与全身性疾病、类固醇诱导或放疗的并发症有关。

对于其他方面健康的儿童或相关并发症较少的儿童，白内障手术可作为门诊手术。虽然这个手术在儿童中常规是在全身麻醉及阿片类药物镇痛下进行的，但一项研究表明全身麻醉联合区域阻滞（囊下阻滞）可减轻术后疼痛，并且减少术后使用抢救性镇痛药的需求[60]。和其他外科手术一样，白内障手术麻醉给药时必须考虑相关并发症或疾病情况。手术过程中，所有患者都需要维持深度麻醉，以减少在眼球上切口后出现咳嗽、紧张、玻璃体或其他眼内容物丢失的可能。如果患者的心血管系统无法耐受深麻醉，应给予神经肌肉阻滞药作为全身麻醉的补充。琥珀胆碱不应在眼球切开后使用，因为使用琥珀胆碱后引起的眼外肌收缩可持续 15～20min，还可能会增加 IOP，使眼内容物通过手术切口明显地突出。

理想状态下，白内障手术患者术后不应过度哭泣或挣扎。在患者仍处于深麻醉状态时拔除气管导管或 LMA 将有助于实现这一目标。

> **要点：青光眼，开放性眼球损伤和白内障**
> - 青光眼涉及房水流出障碍；麻醉下的眼科检查可能会发现 IOP 升高，随后可能进行前房角切开术或小梁切开术作为外科治疗。
> - 对于开放性眼外伤，避免增加 IOP 至关重要；对于哭闹的儿童，饱胃吸入诱导可能比多次尝试开放静脉通路诱导更可取；如果可能，应避免使用琥珀酰胆碱。
> - 白内障手术患者经常伴有遗传综合征，需要进行深麻醉以防止体动、用力或咳嗽。

（六）视网膜母细胞瘤

视网膜母细胞瘤是视网膜的恶性肿瘤，是最常见的儿童原发性眼内恶性肿瘤[61]。但是，在所有小儿恶性肿瘤中，视网膜母细胞瘤是很罕见的，并且仅占所有儿科癌症的 3%～4%[62]。视力下降、眼睛朝不同方向凝视（弱视）、瞳孔光反射异常或白瞳症（白色瞳孔）是其主要症状。这种情况通常是由儿科医师在例行眼科检查中发现，或由父母在使用闪光灯摄影时注意到瞳孔颜色不同时发现。白瞳症通常与视网膜母细胞瘤有关（图 35-4）。

视网膜母细胞瘤的治疗正在持续进步。目前的治疗方法是根据诊断时肿瘤的分级来确定的，包括单独使用局部治疗（激光光凝或冷冻疗法）或联合全身静脉化疗、动脉内化疗和（或）玻璃体内化疗[63]。全身化疗与特异性的不良作用有关，包括脱发、卡铂治疗后的听力下降或依托泊苷治疗后可能发生继发的恶性肿瘤。多种形式的化疗包括动脉内治疗，均可能与骨髓抑制有关[64]。其他视网膜母细胞瘤的替代疗法，如放疗、放射性斑块治疗和眼球摘除只用于特定情况[63]。虽然外照射放疗法已被用于视网膜母细胞瘤的治疗，但因与继发性恶性肿瘤有关，目前在治疗中很少使用。患有视网膜母细胞瘤的儿童需要频繁地在麻醉下进行检查，以监测肿瘤的生长或消减，以及进行外科治疗。平稳的吸入麻醉诱导并置入喉罩能够为简短的检查提供适宜的麻醉，如果计划进行外科治疗，则可能需要使用镇痛药。在手术过程中可能触发眼心反射，需要妥善处理。

动脉内化疗，也称为眼动脉化学外科，是视网膜母细胞瘤的一种局部治疗方法，该手术是经股动脉入路置入导管到眼动脉（颈内动脉分支），以便在透视的指导下将化疗药物直接送到眼部（图 35-5）[65]。关于这种治疗的长期不良反应的公开资料有限。因此，到目前为止，专家还没有报告任何重大并发症，如静脉化疗可能导致的继发性肿瘤或放疗后可能导致的面部骨缺损。动脉内化疗术通常在气管插管全麻下在介入放射科进行，由于该手术是眼球摘除术的一种替代

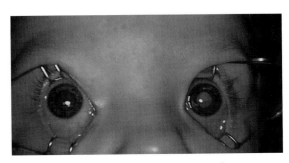

▲ 图 35-4　左眼白瞳症的儿童
图片由 Dan Gombos MD 提供

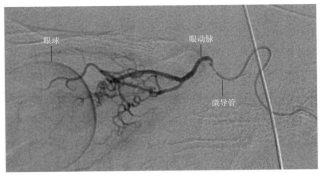

眼球　　　　　　　　　　眼动脉

微导管

▲ 图 35-5　眼动脉的超选择性注射显示了化疗药物输注之前的眼部血管

经 Journal of Neurosurgery 许可转载，引自 Jabbour 等[65]

治疗方法，也可以保留视力，因此越来越受欢迎（图 35-6），并且该手术的 5 年生存率达到 70%[63, 66, 67]。术前关注点包括使用术前药物进行抗焦虑治疗，因为这些患者在肿瘤治疗过程中可能经历了几种不同的手术，以及因化疗引起低血细胞（中性粒细胞减少）的替代治疗。虽然动脉内化疗迄今为止还没发现远期并发症，但在术中经常发生呼吸道和血流动力学的不良事件。典型的呼吸道不良事件表现为肺顺应性急剧下降，特点是潮气量减少，偶有低氧血症。这种情况可能发生在向眼睛注射任何物质之前，即在注射生理盐水、对比剂或化疗药物之前[68]。当微导管置入颈内动脉和眼动脉之间时也可能发生[69]。

采用压力控制通气在术中是有帮助的，仅 10ml 的潮气量减少就可预示即将发生的呼吸道不良事件。这种通气模式还可以防止伴随肺顺应性下降而出现的胸腔压力急剧升高，从而使静脉回心血量减少[68]。尚未发现呼吸力学中这种急性代偿失调的发生与动脉内化疗次数的相关性，它可能发生在首次动脉内化疗时或后续治疗期间。这种急性呼吸道代偿失调的确切病因还未明确。它可以发生在肌肉完全松弛时，与喘息发作无关，并且没有观察到重复发作的情况。急性呼吸失代偿在发生即刻可以通过静脉注射肾上腺素 0.5～1μg/kg 来缓解。在此过程中可能发生血流动力学变化，包括心动过缓和低血压。研究发现，在注射化疗药物美法仑的过程中及在球囊扩张期间，可能发生心动过缓[70-72]。血流动力学变化通常发生在上述呼吸道不良事件之后[72]，但如果已使用肾上腺素来治疗，则可能无法观察到上述变化。肾上腺素也可用于治疗从头开始的血流动力学事件。由于这两个事件通常在此过程中同时发生，因此，潜水反射被视作是触发呼吸和血流动力学急剧变化的潜在机制[68]。这种反射由三叉神经的眼支通过筛前神经介导。在动物中，刺激筛前神经可导致心动过缓、低血压和呼吸暂停[73]。眼动脉或颈内动脉置入导管的操作可能会刺激血管中的三叉神经传入，导致类似于潜水反射时的肺部和心血管系统反应，该反射部分由迷走神经介导。

> **要点：视网膜母细胞**
> - 视网膜母细胞瘤是最常见的小儿眼内恶性肿瘤。
> - 初始治疗可包括激光光凝或冷冻疗法、全身静脉化疗、动脉内化疗和（或）玻璃体内化疗。

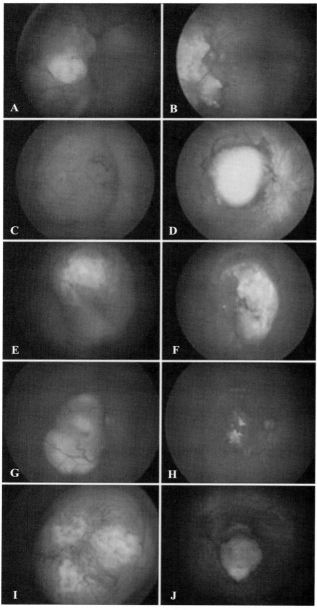

▲ 图 35-6　在 5 例病例中获得的图像显示了实体视网膜母细胞瘤在进行动脉内化疗前（A、C、E、G 和 I）和化疗后（B、D、F、H 和 J）的反应（彩图见书末彩插部分）

经 Journal of Neurosurgery 许可转载，引自 Jabbour 等 [65]

- 放射治疗、放射性斑块治疗和眼球摘除术只用于特定情况。
- 动脉内化疗涉及眼动脉导管置入术，并在透视引导下将化学治疗药物直接递送至眼睛，可能会出现不伴支气管痉挛的呼吸顺应性急性下降、心动过缓和低血压，治疗采用肾上腺素静注。

（七）早产儿视网膜病变

早产儿视网膜病变以前称晶体后纤维组织增生症，是一种早产儿血管增生性疾病，可能导致失明。该病第一阶段的特征是高氧抑制血管内皮生长因子，导致正常的视网膜血管形成停滞；第二阶段的特点是由缺氧触发的刺激作用于血管内皮生长因子，从而引起血管增生。因此，高氧和缺氧都在 ROP 的发病机制中起作用 [74, 75]。已知 ROP 与多种危险因素有关，这些因素包括低胎龄（最高危险因素）、低出生体重、产后体重增加、高血糖、胰岛素治疗和新生儿并发症 [75, 76]。

吸氧及氧浓度波动也与 ROP 有关。早产儿的最佳氧饱和度指标仍是持续争议和研究的主题。最近有多项研究比较了低目标氧饱和度（85%～89%）和高目标氧饱和度（91%～95%）对小于 28 周的早产儿的影响，衡量结果的指标包括死亡、严重的 ROP、支气管肺发育不良、坏死性小肠结肠炎、神经发育障碍和听力损失 [77, 78]。尽管 91%～95% 的高目标氧饱和度与 ROP 严重程度增加有关，但通常仍推荐此范围，因为 85%～89% 的低目标氧饱和度患儿在出院时和纠正胎龄 18—24 月龄时死亡相关风险增加 [79]。然而，争议仍在持续，临床医师会将氧饱和度维持在 85%～95%。

早产儿视网膜病变可根据疾病的病变程度、严重程度和病变部位进行分类。分期如图 35-7 所示 [80]。严重的病变可导致视网膜剥脱、视力丧失或失明，因此提倡早期干预。与冷冻疗法相比，激光治疗可以更好地保留视力，是一种被普遍接受的 ROP 治疗方式 [81, 82]。激光光凝可将相对缺氧的视网膜转化为缺氧的视网膜，减少对新血管形成的刺激和延缓疾病进展。这种疗法的缺点是破坏了视网膜，可能导致严重的视野损失。这就是通过玻璃体内注射抗血管内皮生长因子治疗已经成为 ROP 的有效治疗方法的原因。但是，这些药物的安全性和远期疗效仍然是正在研究的主题 [83, 84]。对于已发生视网膜剥脱的晚期 ROP，可行巩膜扣带术或玻璃体切割术，但这些手术通常无法提供有效的视力 [85]。

ROP 患者更容易发展为斜视、白内障和青光眼，应事先安排随访检查，以预防和治疗这些疾病。

这类患者的麻醉管理是具有挑战性的，因为他们常常同时存在多种医学并发症，包括早产儿呼吸暂停、先天性心脏病和支气管肺发育不良，这些疾病可能与氧气需求有关。另外，当通过眼部检查诊断 ROP 或发现 ROP 病情进展时，通常需要紧急安排尽快实施激光光凝术，以便通过干预尽快延缓病情的发展。对于进

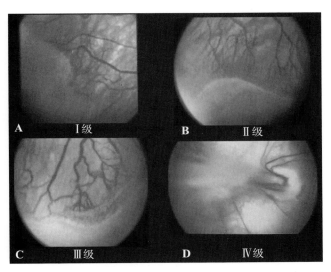

▲ 图 35-7　早产儿视网膜病变（彩图见书末彩插部分）
A. Ⅰ级：在有血管和无血管视网膜之间可见一条分界线。它是位于视网膜平面内的一种很薄的结构。B. Ⅱ级：分界线逐渐扩大并占据一定体积，在视网膜平面上方形成具有一定高度和宽度的脊。C. Ⅲ级：在此阶段，可见视网膜外纤维血管组织从脊进入玻璃体。它可能是连续的，也可能是不连续的，位于脊的后面。D. Ⅳ级：可见视网膜部分剥脱，可能是渗出性或牵引性的。Ⅴ级（未显示）：由于患儿通常表现为白斑（白瞳反射），因此可见全部视网膜剥脱（改编自 Vision Research Ropard Foundation，www.ropard.org，Shah 等描述[80]）

行 ROP 手术的地点，可能存在制度上的差异，但其目标是为患者提供舒适的、心肺呼吸功能影响最小和安静的手术环境。如果新生儿肺部情况允许将其转运到手术室，则激光手术在手术室中进行。全身麻醉会提供更好的手术条件和疼痛管理。对于偶有轻度至中度肺部疾病的早产儿，术前不需气管插管，放置合适的 LMA 是气管插管的可行替代方法。在某些医疗机构，

这些操作是在重症监护室进行的，这样可以不间断地进行术后监测[86]。如果患者在外科干预时需要辅助或机械通气支持，还可以避免呼吸支持的中断。静脉镇静药、镇痛药和表面麻醉已被用于机械通气或自主呼吸的新生儿中[87~89]。ROP 的视网膜检查和手术干预过程可能很痛苦，非药物治疗手段对于疼痛管理可能无效。然而，如果在手术过程中怀疑有疼痛，药物治疗必须谨慎使用，尤其是术后计划拔管的新生儿[90, 91]。

在给进行其他手术的早产儿实施麻醉时，预防 ROP 或其进展是重要的考虑因素。如前所述，预防 ROP 的最佳氧饱和度范围目前是有争议的，但这些婴儿一定不要给予不必要的高 FiO_2，谨慎的做法是在减少吸入氧浓度的同时又尽可能使 SpO_2 达到 95% 左右。术前未插管且需要气管插管进行手术的 ROP 患者，可以在术后立即拔管，但在许多这样的新生儿中有显著的麻醉后呼吸暂停风险，因此在新生儿重症监护病房进行仔细的监测是必要的。进一步关于麻醉后呼吸暂停的讨论参见其他章节（见第 22 章和第 23 章）。

要点：早产儿视网膜病变
- ROP 危险因素包括早产、高氧、缺氧和新生儿并发症。
- ROP 的病变始于血管增生，如果不及时治疗，可能会加重并导致部分或全部视网膜剥脱和失明。
- 激光光凝术可阻止疾病的进展，通常是在床旁或在手术室内在气管插管全身麻醉下进行的紧急手术。

病例分析

一名 2 岁患有单侧视网膜母细胞瘤的患者拟行动脉内化疗术。患儿既往体健，最近出现单侧斜视和白瞳症。麻醉下进行眼科检查提示，单侧多灶性肿瘤伴视网膜下播散。患儿手术当天从家中到介入放射科就诊。术前评估和检查无明显异常。父母注意到患儿非常焦虑。

1. 术前注意事项

视网膜母细胞瘤患儿经常到手术室在麻醉下行检查和手术治疗，并到非手术室区域行影像诊断和治疗。由于年龄小和反复麻醉，该患儿可能有分离焦虑的风险。麻醉医师在术前评估后应与家人讨论对于术前焦虑可能有效的行为干预

和（或）药物干预。儿童生活人员可以帮助减少儿童的焦虑，如果术前儿童能充分参与。或者，由于该患儿从家里直接到医院，没有静脉通路，应该考虑口服、经鼻，或更少见的肌内途径给药。如果没有明显的呼吸问题或阻塞性睡眠呼吸暂停的顾虑，口服咪达唑仑 0.5~1mg/kg 是合理的术前用药选择。如果患儿不耐受口服给药，可以考虑鼻内给予右美托咪定 1~2µg/kg。鼻内给予右美托咪定比咪达唑仑更有优势，因为后者会产生疼痛。右美托咪定 1µg/kg 滴鼻的中位起效时间比口服咪达唑仑慢，但是，其在给药后 25min 内有效地缓解了焦虑，同时呼吸抑制作用最小。

由于视网膜母细胞瘤患儿常需反复麻醉，回顾过去的麻醉记录很重要。一些视网膜母细胞瘤患儿之前可能接受过全身化疗，应系统评估相关的全身毒性反应及实验室检查结果。

2. 术中注意事项

介入放射科的麻醉要与手术室提供的麻醉设备相同，包括标准化麻醉设备和应急设备（气道和急救车）。麻醉医师应熟悉非手术室地点的环境、设备和支持服务。动脉内化疗是在气管插管全身麻醉下，在能够进行双平面血管造影的介入放射科进行的。诱导和维持麻醉的精确用药取决于麻醉医师和患儿。推荐压力控制通气模式，以便充分监测呼吸动力学，因为呼吸不良事件经常在此过程中发生。麻醉诱导和消毒铺巾后，进行股动脉置管并静脉注射肝素。然后，在透视下微导管被引导至眼动脉的起始部。

在术中操作微导管时，潮气量突然减少。血氧饱和度也降低到88%，而呼气末二氧化碳保持不变。患儿血流动力学保持稳定。双肺听诊呼吸音清，无喘鸣音。

呼吸不良事件通常发生在微导管进入颈内动脉和眼动脉之间。神经潜水反射型机制被视作一种可能的原因。肺顺应性下降，可观察到潮气量减少，可发生缺氧。治疗包括用纯氧进行手控通气并增加吸气压力，通知介入神经放射科医师停止导管操作，并静脉注射肾上腺素 0.5～1μg/kg。虽然事件的发生可能类似于支气管痉挛，听诊却极少听到喘鸣音，而二氧化碳图形也不是典型的梗阻图形。用抗组胺药、类固醇或吸入性支气管扩张药进行预处理是无效的。血流动力学问题，如心动过缓和低血压，在此过程中也有报道。已有报道心动过缓发生在球囊辅助操作和注射化学药期间，治疗包括静注肾上腺素 0.5～1μg/kg。

呼吸不良事件解决后，手术通常可以重新开始，因为与导管操作相关的呼吸系统不良事件复发的机会很少。麻醉医师还应排除引起呼吸系统和血流动力学不良事件的其他原因，如严重的支气管痉挛、肺水肿和类过敏反应。导管位置确定后，可注射化疗药物，如美法仑、拓扑替康和（或）卡铂。股动脉导管拔除及手法按压腹股沟止血后，气管导管可以拔出。应优先保证平稳的复苏。在手术期间预防性使用止吐药，因为术后恶心呕吐通常与手术有关。

3. 术后注意事项

患儿应该在恢复区保持很长一段时间的平卧，因为腹股沟部位有可能再次出血。与术中操作相关的呼吸系统不良事件在恢复区复发并不常见。动脉内化疗术中可能出现眶周和眼睑浮肿或发红，但这通常是短暂的。严重的眼、神经系统和股动脉置管并发症少见。患儿通常需要在恢复区观察较长时间，是否过夜取决于医疗机构和患儿本身。

视网膜母细胞瘤患儿可能需要多周期的动脉内化疗。后续操作中发生的与导管位置有关的呼吸事件与初始操作中发生的事件无关。因此，麻醉医师应在所有动脉内化疗过程中保持警惕。

第 36 章　颅面整形手术麻醉
Anesthesia for Plastic and Craniofacial Surgery

Ehrenfried Schindler　　Markus Martini　　Martina Messing-Jünger　**著**

莫晓飞　余高锋　**译**　　宋兴荣　**校**

一、概述

自 19 世纪中叶麻醉技术推行以来，全身麻醉使外科医师能够纠正婴儿和儿童的颜面部畸形。唇腭裂修复术是最早应用全身麻醉的儿科手术之一[1]。1847年，John Snow 在《柳叶刀》杂志上首次报道在乙醚麻醉下对一名 7 岁男孩进行的唇裂修复术。随后，在1847—1858 年，他在为年龄主要集中在 3—6 周龄的唇裂婴儿实施的 147 次重建术中，采用了氯仿麻醉。唇腭裂修复术也推动了婴儿麻醉管理的其他创新，这些创新包括 1924 年 Ivan Magill 首次对婴儿使用气管内麻醉，以及 1937 年 Philip Ayre 引入 T 型回路[2]。现代麻醉和整形外科的发展使越来越复杂的婴幼儿面部畸形修复成为可能。过去的 10 年见证了我们对面部畸形发生发展的认知、诊断及治疗技术的巨大进步。本章重点介绍包括唇腭裂修复术在内的主要颅面整形手术所遇到的麻醉挑战。

二、颅面胚胎学

（一）正常发育

胎儿的基本结构形成于妊娠的胚胎期，即在受孕后第 2~8 周。头部的骨骼由脑颅骨（颅盖骨或颅顶）、面颅骨（面部骨骼）和颅底组成。这些结构高度融合，其形成和发展紧密交织。颅底是颅骨的基础，其形成和发育对其他部分的形态有很大影响。在胚胎学上，颅底和面部复合体来自神经嵴组织，脑颅骨来自中胚层[3,4]。

神经管在妊娠第 3 周闭合。多能组织广泛迁移到间脑和心脏凸起之间的间质，形成神经管的背嵴。迁移的神经嵴细胞分化为多种细胞类型，形成颅底和面部区域的软骨、骨、韧带、肌肉和动脉。

1. 颅底

颅底从枕骨大孔延伸至额鼻交界处，由蝶骨、颞骨岩部和筛骨的颅面组成。斜坡基底部和枕骨也是颅底的一部分。从系统发生学的角度来看，颅底是颅骨最古老的部分，它的发育似乎是由基因决定的。骨性结构是由软骨组织发育而来的，即软骨颅，它最早出现在妊娠第 6 周。在软骨形成之前，血管、脑神经和脊髓在大脑和颅外部之间形成。妊娠第 8 周出现骨化中心。与颅顶主要起源于由间充质直接骨化的膜内成骨不同，颅底是由软骨原型形成的软骨内骨。其接缝处为软骨关节（软骨结合），由软骨细胞有丝分裂形成。蝶枕软骨联合是儿童时期颅底生长的主要部位。

颅底是颅顶与面部重要的共同连接处。其内表面与大脑相连，外表面与鼻咽及面部复合体相连。它的形状和大小很大程度上影响颅骨最终的形态。颅底生长的主要刺激因素是大脑的生长。额叶和颞叶的腹侧部决定了颅底的大小和排列，即颅前窝和颅中窝[5]，而颅底则是上面部发育的模板。颅底与面部骨骼之间的各种连接，尤其是鼻上颌复合体，决定了颅底对面部生长的影响。颅前窝在空间上与鼻上颌复合体有关。颅中窝与咽腔和气道有关。三组占据空间的感觉器官的介入使这两个颅骨组件的连接变得复杂，尤其会影响面部骨骼的生长。这些相互作用在大多数颅面畸形中变得明显，如眼距过宽或过窄可能与颅顶、颅底畸形相关，也可能与斜头畸形伴单侧冠状缝早闭合并面部侧突有关。

2. 颅顶

颅顶由额骨、顶骨、颞骨和枕骨组成。位于颅顶或脑颅骨的间充质来源于轴旁中胚层，最初在发育中的大脑周围排列成囊膜。颅骨膜内骨的骨化需要大脑的存在。根据功能矩阵概念，骨骼的生长是对功能需求的反应。颅骨缝可被视作连接对侧骨表面的骨间韧带。颅骨被扩张的大脑向外推移，并在骨缝接触的边缘沉积新骨[5]。因此，颅顶的最终大小和形状是由扩增的脑实质和脑脊液的脉动波施加在颅缝上的内部流体静压力决定的。这种刺激促进了骨缝间骨骼的代偿性生长。

3. 面部

头部和面部的发育发生在妊娠第 4~10 周，融合了 5 个面部隆起：单个额突和成对的上下颌突（图36-1）。这取决于前脑和菱脑器官形成中心的诱导活动，而这种诱导活动则受在神经底板细胞中，由 sonic hedgehog 基因所表达出的信号蛋白调控[6, 7]。头端前脑中心诱发视觉和内耳、面部的上 1/3 和脑颅骨的发育。尾端菱脑中心则负责面颅骨（即面部的中下 1/3）。来自器官形成中心的化学和物理物质的浓度梯度调节颅面形成的过程[8]。这五个面部隆起围绕形成一个中央凹陷，称为口凹或原口，即原始口腔。

额突包围前脑，从前脑衍生出成对且增厚的外胚层表面基板（鼻和视基板）。鼻板内陷形成鼻道。表面脊状突起或鼻内突和鼻外突形成鼻子、上唇的人中部分和原发腭。鼻复合体是额隆凸与颅底的鼻囊融合形成的，鼻囊是颅底的一部分。鼻囊包裹嗅觉器官，形成鼻腔和鼻中隔的软骨。鼻中隔软骨位于上方的颅底和下方的上腭之间，并在随后面中部的发育中起着重要作用。视基板最终发育成眼睛，由来自前脑的外侧视憩室诱导。大脑半球的扩张产生了向额部位置的内侧迁移。

上颌和下颌的突起来自第一鳃弓。鳃弓是咽前肠五个节段的双侧隆起，由被神经嵴组织包围的中胚层核心组成。鳃弓外部由鳃沟分隔，内部由咽囊分隔。第一鳃弓的软骨骨架，即 Meckel 软骨，为下颌骨的发育提供了模板。耳朵和听觉器官来自第一和第二鳃弓、第一鳃沟和咽囊。外耳部分从最初的颈部位置迁移。内耳部分来自耳板，其由前庭耳蜗神经诱发形成。其余的鳃弓、鳃沟和咽囊形成咽和喉的不同部分。

面部突起及其骨骼软骨、间充质和神经血管束在一系列关键时刻的事件中经历细胞增殖、肿胀、迁移和融合。在中线的双侧下颌突的融合提供了下颌和下唇的连续性。双侧上颌突和下颌突的横向融合形成了口腔的连合。鼻内突和上颌突的融合提供了上颌和上唇的连续性，并将口凹分离为单独的口腔和鼻腔。双侧鼻内突在中线的融合形成了中央上唇、鼻尖和原发腭（图 36-1）。

在发育的第 6 周，继发腭由腭架发育形成，腭架最初从上颌突向下生长至口凹，并向舌侧生长。最初，由于这些腭架垂直生长于舌的两侧，所以它们与原发腭广泛分离。在妊娠的第 7~8 周时，随着胚胎的纵向生长和拉直，以及舌头从腭架之间的回抽，双侧腭架旋转成水平位置并相互融合。之后，腭架间质在对应硬腭和软腭的位置分别分化出骨骼和肌肉的成分。除了在中线相互融合外，继发腭还与原发腭及鼻中隔融合。这些融合过程在胚胎发生的第 10 周完成。至此，哺乳动物继发腭的发育将口鼻腔分隔成单独的口腔和鼻腔，使咀嚼和呼吸得以同时发生[9]。尽管张口反射，涉及面部从心隆起的反向回缩与舌头从垂直生长的腭架之间的回抽相关，但是导致这种重新定向生长的"内架力"的本质是什么，我们尚不清楚。

神经嵴组织形成面部骨骼，中胚层形成面部肌肉。目前的研究表明，颅底可以根据其所处的结构环境对自身进行调整，并为其与颅顶和面部的发育及结构整合提供额外的支持[10]。在面部发育过程中，基因调控通路对细胞进行监控，并调节其增殖、凋亡和增生的速度，以最终形成预设大小的器官[11]。下颌骨的向前伸长使舌头也向前迁移。在发育的第 12 周，前腭的成功融合，需要腭架发育，舌回缩和下颌生长的同步完成。至此，脸部初具形态。

> **要点：颅面胚胎学**
> * 颅底是颅顶与面部之间的重要连接处，内表面与大脑相关，外表面与鼻咽及面部复合体相关。
> * 颅顶的最终大小和形状取决于扩增的脑实质和脑脊液脉动波在其内部对颅缝施加的静水压。
> * 鼻中隔软骨位于颅底之上，腭部之下，对面中部的发育起着重要作用。

（二）异常发育

多种遗传和环境因素可以导致颅面部发育异常[12]。颅面综合征和颅缝早闭的病因是多方面的。遗传性畸形可能是由单基因缺陷或染色体畸变引起的。一些常染色体显性颅面畸形的基因最近被确定：调节纤维生长因子受体（FGFR-1、FGFR-2、FGFR-3、FGFR-4）和转化生长因子（TGF-1、TGF-2、TGF-3）及 MSX2 和 TWIST 基因的基因突变[13-15]。与唇腭裂

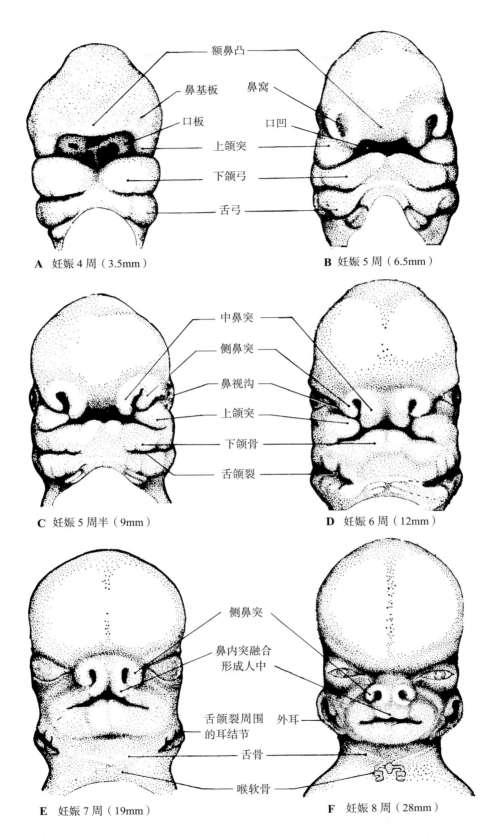

▲ 图 36-1　胚胎面部发育的各个阶段
从上唇到前额的正中和旁正中结构来源于额鼻凸。上颌和下颌区、耳、咽和喉结构均起源于鳃弓
（经 McGraw-Hill Companies 许可转载，引自 Patten[182]）

相关的基因位点包括常染色体 1、2、4、6、14、17、19 和 X 染色体上的区域（*MHFR*、*TGFA*、*D4S175*、*F13A1*、*TGFB3*、*D17S250*），基因产物（如 *TGFA*、*TGFβ3*、*MSX1*、*IRF6*、*TBX22*、*GSTM1*）也常常作为生长因子 [16, 17]。目前，还没有针对口面裂的遗传易感性的特异性检测方法。环境因素包括先天性感染、辐射和化学致畸剂接触，如苯妥英钠、维生素 A 类似物和酒精。很多畸形的病因尚不清楚。

畸形发生的机制有很多。与胎儿期后期发生的畸形不同，胚胎期发生的畸形可能随着出生后的追赶性生长得到自我纠正 [6]。胎儿期或产后头部束缚也会导致颅缝过早融合 [15]。畸形可以起源于神经嵴细胞的异常，这些细胞可能数量不足，可能无法完全迁移，或者不能进行细胞分化。神经嵴组织也构成了大部分的心脏圆锥隔膜，在神经嵴缺陷造成的综合征中，颅面畸形和心血管畸形存在相关性 [18, 19]，如维 A 酸综合征、DiGeorge 综合征、CHARGE 综合征 [C. 眼部缺损 / 中枢神经系统异常；H. 心脏缺陷；A. 后鼻孔闭锁；R. 生长发育迟缓；G. 生殖和（或）泌尿系统异常；E. 耳畸形和（或）耳聋] 及半侧颜面短小的一些变异疾病。妊娠早期胚胎宫内受压也可导致畸形。例如，在羊膜带序列征中，羊膜的早期破裂导致胚胎受压后的形态发生缺陷。此外，羊膜带与正常发育中的胚胎结构粘连，可能会干扰胚胎正常发育，导致从轻微到严重的畸形，而这些畸形与胚胎正常发育过程中，不同部位的融合无关。

畸形可能源自于宫内血管发育异常。例如，在妊娠第 7 周，面部血液的供应从颈内动脉向颈外动脉转变，此时正常的镫骨动脉萎缩。这种转变发生在面中部和上腭发育的关键时期，一旦异常，就可能造成面中部、上唇和上腭的血液供应不足。畸形也可继发于大脑发育缺陷，因为颅骨的所有组成部分的发育都依赖于大脑发育 [12-15, 20, 21]。下面介绍几种综合征。

要点：*颅面结构异常发育*

- 上腭在第 12 周的成功融合需要腭架发育与舌回缩及下颌生长的同步。至此，脸部初具形态。
- 基因异常导致的畸形可能源于单基因缺陷或染色体畸变。
- 神经嵴组织也构成了大部分的心脏圆锥隔膜，在神经嵴缺陷造成的综合征中，颅面畸

形和心血管畸形之间存在关联，如 DiGeorge 综合征和 CHARGE 综合征。
- 宫内血管发育异常也可能导致畸形。例如，妊娠第 7 周，胎儿面部血液供应从颈内动脉向颈外动脉转移。血液供应不足可能导致面中部及上唇和上腭发育的缺陷。

1. 颅缝早闭

大脑发育早熟表现为从妊娠早期开始，一直持续到产后 1 年的头部迅速增大。颅缝早闭或颅缝过早闭合，限制了受影响区域的颅骨生长。单缝融合可以导致特征性的颅骨畸形，因为融合骨缝的生长受到限制，而未受累区域颅骨生长代偿性增加（表 36-1）。颅骨畸形的程度取决于累及骨缝的数量和融合开始的时间。颅缝越早闭合，畸形越严重，可能导致颅内容积减少的可能性就越大。如果扩增的脑组织与受限的脑容量不匹配，可能会导致颅内高压。颅缝早闭可以由多种机制造成 [12-15]。

表 36-1　颅缝早闭的命名法

受影响的颅缝	传统名	直译
矢状缝	舟状头畸形	舟状颅
额缝	三角头畸形	三角颅
单侧冠状缝	斜头畸形 *	斜颅
双侧冠状缝	短头畸形	短颅
多条颅骨缝	尖头畸形 †	尖高颅
	塔头畸形 †	塔颅
	尖头	尖颅
	三叶草头畸形	三叶草颅

*. 斜头畸形并不一定等同于单侧冠状缝早闭
†. 有些作者将尖头和（或）塔头作为同义词来表示双侧冠状缝融合导致的短头畸形（经 Elsevier 许可转载，引自 Marsh [181]）

原因可以是多方面的。非综合征性颅缝早闭可能由多胎妊娠和其他胎儿头部受限的情况导致，但也可能由代谢性疾病、贮积病或血液疾病及遗传缺陷（框 36-1）造成。已有 180 多种与颅缝早闭相关的综合征被阐述，多达 57 个相关基因被确认。在 85% 的样本中发现了单基因背景，主要是单基因的多重突变。只有 15% 的颅缝早闭是由染色体畸变引起的，可能是数个染色体畸变或者染色体的缺失和重复。*FGFR2* 基因

最常受影响（56.3%），其次是 *FGFR3* 基因（24.4%）。非综合征性颅缝早闭也可能部分由遗传改变引发。全基因组关联分析可以确定染色体的易感位点[22-24]。

框 36-1　颅缝早闭的外因和诱发条件

- 先天性感染
- 辐射暴露
- 产前 / 产后压力引起的颅骨发育受限
- 化学致畸剂
  - 苯妥英钠
  - 维生素 A
  - 酒精
- 黏多糖贮积症（Hurler、Morquio）
- 代谢性疾病
  - 佝偻病
  - 甲状腺功能亢进
  - 低磷酸酯酶症
- 血液病
  - 真性红细胞增多症
  - 珠蛋白生成障碍性贫血

经 Springer Nature 许可转载，引自 Messing–Jünger 和 Martini[26]

典型的颅缝早闭综合征遵循孟德尔遗传模式，其涉及的基因和染色体定位是众所周知的（表 36-2）。Crouzon 综合征、Apert 综合征、Pfeiffer 综合征和 Jackson Weiss 综合征，曾被认为是独立但又相互重叠的综合征，但现在已明确是由相同基因的不同突变导致的[25]。在这些综合征中，有些成员表型正常，但不同的个体可能有不同的骨缝受到影响。继发性颅缝早闭可以由小头畸形和早产儿早期脑脊液分流导致，同时，也可能由致畸物如苯妥英钠、氨基蝶呤、甲氨蝶呤、维 A 酸、羟甲唑啉和丙戊酸造成（框 36-2）[26]。

颅缝早闭可能是一种孤立的畸形或畸形综合征的一部分。每 10 000 个新生儿中有 6 例孤立性非综合征性颅缝早闭。矢状缝早闭是最为常见的，在所有颅缝早闭中占比超过 50%，其次是额缝早闭和单侧或双侧冠状缝早闭，人字缝早闭非常罕见。最近，观察到三角头畸形显著增多，但其根本原因并不清楚[27]。在单一颅缝早闭中，只有颅骨变形比较明显，但是最近也有报道称大脑结构也有轻微变化。综合征性颅缝早闭最常影响颅底、面部结构和其他骨性部分。

2. 单一颅缝早闭

单一颅缝早闭的典型颅骨畸形是代偿性生长的结果（图 36-2）。头指数（最大双顶径乘 100 除以最大前后径）由瑞典解剖学家 Anders Retzius 提出，用来横量畸形的程度及随访后续的头部发育情况。并不是

表 36-2　颅缝早闭综合征

综合征	染色体定位	基　因
Apert 综合征	10q25.3～q26	*FGFR2*
Crouzon 综合征	10q25.3～q26	*FGFR2*
Jackson–Weiss 综合征	10q25.3～q26	*FGFR2*
Beare–Stevenson 皮肤旋纹综合征	10q25.3～q26	*FGFR2*
Pfeiffer 综合征	10q25.3～q26 8p11.2～p12	*FGFR2* *FGFR1*
致死性发育不全	4pl6	*FGFR3*
Crouzonodermoskeletal 综合征	4pl6	*FGFR3*
Muenke 颅缝早闭	4pl6	*FGFR3*
颅缝早闭 Boston 型	5qter	*MSX2*
Saethre–Chotzen 综合征	7p21～p22	*TWIST*

表格由 M. M. Cohen, Jr 提供

框 36-2　继发性颅缝早闭

黏多糖贮积病
- Hurler 综合征
- Morquio 综合征

代谢性疾病
- 佝偻病
- 甲状腺功能亢进

血液病
- 真性红细胞增多症
- 珠蛋白生成障碍性贫血

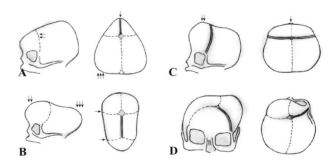

▲ 图 36-2　单一颅缝早闭可导致特定的颅骨畸形

A. 三角头畸形是由于额缝早闭造成的，其典型特征是前脊（↑）、冠状缝前移（↑↑）和顶骨人字缘的代偿性凸起（↑↑↑）。B. 舟状头畸形的特征是双侧颞骨或双侧顶骨狭窄（↑）及额部（↑↑）和枕部（↑↑↑）的代偿性隆起，头骨的形状类似于船的龙骨或马鞍。C. 短头畸形是指头骨短，是双侧冠状缝早闭的结果。额区变平（↑），部分病例出现早期代偿性尖头畸形（↑↑）。D. 前斜头畸形是由单侧冠状缝早闭引起的额眶区不对称和旋转畸形，并伴有面中部和颅骨畸形

所有的早期颅缝早闭都会导致明显的颅骨畸形。典型的类人头骨类型有长头型（长头）、短头型（宽头）和中头型（中等头）。

3. 矢状缝早闭

这是颅缝早闭最常见的形式，表现为典型的舟状颅骨，其前后径拉长，双顶径变窄。融合的矢状缝常形成骨脊，类似于船的龙骨。双顶骨区域特别狭窄，有时会降低（图 36-3）。额部和（或）枕部的隆起可能非常突出，是颅骨代偿性生长的结果。头围一般增大，呈长头型。在 11% 的病例中，磁共振成像发现了额外的脑形态学改变。

4. 单侧冠状缝早闭

单侧眶上嵴向后回缩，对侧有时可代偿性生长而突出。在大多数情况下，面部不对称由单侧面中部受累引起，这种畸形被称为前斜头畸形。患者可能会出现斜视和代偿性头部倾斜（图 36-4）。

5. 双侧冠状缝早闭

该疾病可能是一种综合征，提示需要进行基因检测。头围变小的主要原因是前额明显变平（图 36-5）。眼眶和颞骨鳞部突出，还可能会出现代偿性的塔头畸形。文中是典型的短头畸形图片。有时早期手术对于治疗颅内压升高是必要的。该畸形也经常累及面中部。

6. 额缝早闭

额缝早闭的颅骨畸形表现为从额嵴到严重的三角头畸形不等，三角头畸形表现为额部区域变窄，前额成龙骨状，额部间距过窄和内眦赘皮（图 36-6）。它可能与遗传综合征有关，如 Opitz C 综合征或 11 三体综合征，头围通常会缩小。

7. 人字缝早闭

人字缝早闭通常不单独出现，仅占所有颅缝早闭的 3%。大多数临床上的后斜头畸形是体位性畸形，不需要手术矫正。在真性人字缝早闭中，对侧前额会向前隆起。如果是体位性的斜头畸形，则为同侧膨出。

8. 综合征性颅缝早闭

颅缝早闭综合征常合并手足畸形，被称为尖头并指（趾）畸形。

（1）Apert 综合征：Apert 综合征是几种颅缝早闭综合征中最严重的一种，累及所有颅面结构，包括颅顶、颅底和面部。由于 10 号染色体上 *FGFR2* 基因突变，大约每 5.5 万名新生儿中就有 1 个患有 Apert 综合征[22]。虽然遗传方式是常染色体显性遗传，但大多数病例是散发的。Apert 综合征的特征是颅缝早闭，面中部发育不良和后缩，以及手和足对称性并指（趾）畸形（图 36-7）。框 36-3 列出了畸形特征。

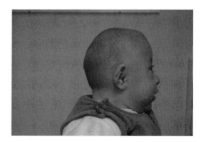

▲ 图 36-5　由双侧冠状缝早闭导致的短头畸形

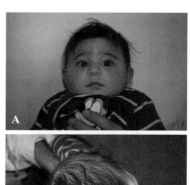

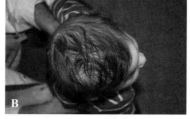

▲ 图 36-6　额缝早闭

A. 额缝早闭导致的额部间距缩短；B. 前脊

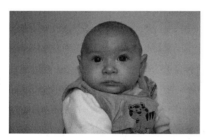

▲ 图 36-3　典型的双顶骨狭窄导致头部扁平的舟状头患儿

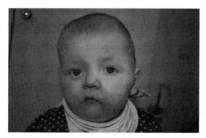

▲ 图 36-4　前斜头畸形造成面部不对称的患儿

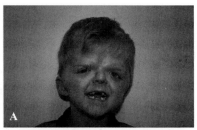
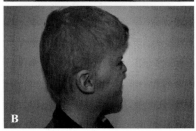

▲ 图36-7 6岁男性患儿典型的 Apert 综合征特征

A. 睑裂下斜、鼻梁低平和牙齿错𬌗；
B. 面中部发育不全所致的面部扁平

在 Apert 综合征中，颅缝早闭涉及多个颅缝，但最常见的是导致短头畸形的冠状缝。枕骨通常是扁平的，颅底宽、平、短，伴有骨缝早闭。颅前窝明显缩短，限制了鼻上颌复合体的发育。鼻腔、上腭和上颌骨缩短、变窄并向后移位。面中部发育不全和短头畸形导致眼球突出，因为眼眶太浅，不能容纳眼球。颅中窝被旋转到一个比正常位置更垂直的位置，这就间接缩小了咽的尺寸。眶间距往往较宽，有时眼眶会发生偏离。缩短的颅底导致形成了一个拱形的颅骨和一个深凹的前额。扁平颅底、Chiari 畸形和脑积水相对常见。严重的咬合不正是其典型特征。侧颅底畸形是导致听力障碍高发的原因。相当数量的患者智力低下，大多数患儿的智商都在 80 以下。

(2) Saethre-Chotzen 综合征：由于临床表现多样，相对常见的 Saethre-Chotzen 综合征常常被误

框 36-3 Apert 综合征的特征	

颅面畸形
 • 颅缝早闭
    – 冠状缝早闭最常见
    – 过分饱满的前额（额前隆起）
    – 枕骨扁平
    – ± 脑积水
 • 上颌后缩（面中部发育不全）
    – 平面
 • 眼眶浅
    – 突眼
 • 下颌相对前突
 • 面部不对称
 • 眶上水平沟
 • 眼距过宽
 • 眼裂下斜
 • 斜视
 • 鹦喙状鼻
 • 鼻梁低平
 • 腭裂或悬雍垂裂
 • 梯形（弓形）唇
 • 高腭穹
 • V 形上颌牙弓
 • 严重牙列拥挤
 • 咬合不正
 • 鼻咽缩小
 肢体畸形
 • 并指
    – 骨性和（或）皮肤性
    – 手指和足趾
    – 总累及第 2、3、4 指 / 趾
    – 对称
 • 大拇指 / 大𧿹趾畸形
	偶发异常
	 • 心血管
	    – 房间隔缺损
	    – 主动脉骑跨
	    – 室间隔缺损
	    – 肺动脉狭窄
	    – 主动脉缩窄
	    – 心内膜弹力纤维增生症
	    – 肺动脉萎缩
	 • 骨骼
	    – 关节发育不全或强直
	    – 桡骨肱骨融合
	    – 短肱骨
	    – 颈椎融合
	 • 肺部
	    – 肺发育不全
	    – 软骨异常
	    – 气管食管瘘
	 • 胃肠道
	    – 幽门狭窄
	    – 异位肛门
	 • 肾脏
	    – 多囊肾
	    – 肾积水
	 • 中枢神经系统
	    – 智力低下
	    – 听力障碍

诊。因为轻微的异常可能不容易被识别，其真实的发病率尚不清楚。典型特征是短头和尖头畸形，主要是由于双冠畸形和斜头畸形（图 36-8）。发际线低，面部外形宽、平、不对称，鼻子呈喙状，可能有眼睑下垂。遗传方式为常染色体显性遗传。

(3) Pfeiffer 综合征：Pfeiffer 综合征的临床表型多种多样。患者通常表现为塔短头畸形，这主要是由双侧冠状缝发育异常造成的。三叶草头畸形也有报道，也会发生眼距过宽、眼球突出、上颌发育不全、下颌前突和咬合不正。关节强直是典型的骨骼表现。严重的颅底畸形与颅底扁平和 Chiari 畸形有关，也与脊柱畸形和椎体融合有关。这种综合征的发病率约为 1/210 000，遗传方式为常染色体显性遗传。如果大脑发育没有受损，早期手术矫正受限的颅骨结构可使神经认知发育正常。

(4) Crouzon 综合征：该综合征的表型特征是由于双侧冠状缝早闭、上颌发育不全及导致眼球突出和鸟嘴状鼻的眼眶变浅引起的短头畸形。除了冠状缝早闭外，还可能存在舟状头、三角头和三叶草头畸形。研究还发现颅底异常伴有颅底扁平和 Chiari 畸形。由于面中部畸形，常见鼻咽气道阻塞，并可能导致睡眠呼吸暂停和经鼻呼吸受限。这使得在面罩诱导期间，如果患者嘴巴闭合，可能产生呼吸不畅。Crouzon 综合征在活产婴儿中的患病率为 1/25 000，其中约 2/3 为家族性（常染色体显性遗传），1/3 为散发型。神经认知发育很少受到影响。

(5) 三叶草头畸形（Kleeblattschädel）：三叶草头畸形是颅骨狭窄最严重的一种形式，通常与 Pfeiffer 综合征有关。涉及所有主要的颅缝和颅底，导致颅内组织明显受限，包括快速发育的大脑及其血管，尤其是重要的静脉组织。为了保护大脑，必须早期手术。Chiari 畸形和脑积水是这种病变的常见并发症，需要及早治疗。其他畸形包括眼距过宽、眼眶突出伴视力

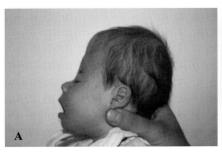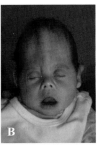

▲ 图 36-8　Saethre-Chotzen 综合征婴儿
A. 短头畸形；B. 由于颅缝早闭和尖头导致的额脊

损害、颅底发育不良和导致上呼吸道问题的面中部发育异常。

其他相对常见的颅面综合征是 Jackson-Weiss、Carpenter 或 Antler-Bixler 综合征。

三、面部畸形

（一）鳃弓畸形

鳃弓畸形是由鳃弓发育不良引起的综合征。它们在病因学上和病理遗传学上都是多样化的[12]，在表达上具有广泛的变异性。外耳缺损、副耳、持续性鳃裂或囊肿是常见的鳃弓异常。小口或大口畸形是由上颌和下颌突的融合异常所致。这些畸形都是第一鳃弓异常的表现。小颌畸形也是一种第一鳃弓异常的表现，是由任意机制导致的下颌发育迟缓的结果，它可能是一种由内因造成的畸形，也可能是胎儿在孕后期下颌被胸部压迫而导致的畸形。

Treacher-Collins 综合征（下颌骨 - 面发育不良综合征）：Treacher-Collins 综合征在活产儿中的发病率为 1/50 000，累及来自第一和第二鳃弓的结构[12]。主要的面部特征包括面中部发育不全、小颌畸形、小耳畸形、传导性听力丧失，以及由上颌和鳃弓间质缺陷引起的腭裂（图 36-9）。该综合征可以是一种具有表达变异性的常染色体显性遗传疾病，但高达 50% 的病例是由新的突变导致的。引发此病的基因已经被定位在染色体 5q31.3～32。这种突变引起一种名为 treacle 的核蛋白的异常表达。畸形通常为双侧、对称性的，局限于颅面复合体（框 36-4）。除面部特征外，常伴有后鼻孔闭锁、小眼症、腮腺缺失、先天性心脏病等。智力缺陷并不常见。

其典型面部特征是由颅底异常、下颌骨异常和上颌 - 颧骨复合体畸形共同形成[28]，具体表现为面部狭窄，眼裂下斜，颧骨凹陷，嘴巴大且向下。颅底角（鼻 - 鞍 - 颅底角）减小，使后咽部前移。咽部在所有的维度上都被数个发育不良的骨性部分限制，进而缩小[28-31]。一些患者还在靠近舌根处出现一个不连续的狭窄区域，例如一位 11 岁的患儿，他的咽腔宽度为 5mm。咽部发育不全的严重程度与面部畸形的严重程度之间没有明显的相关性。该病还可能存在颧骨发育不全，眶壁缺损。下颌骨在所有维度都出现畸形。

Nager 综合征和 Miller 综合征的表现是，类似于 Treacher-Collins 的面部特征加上肢体畸形。

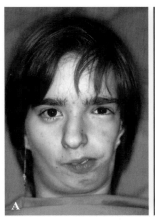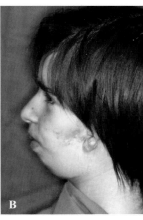

▲ 图 36-9　15 岁女性患者，下颌骨颜面发育不全

患者无智力缺陷，但有颧骨缺陷、耳郭畸形、小耳畸形和下颌后缩畸形

框 36-4　Treacher-Collins 综合征的特点

面部畸形

- 骨骼发育不全 / 未发育
  - 颊部和颧骨
  - 眶上嵴
  - 下颌骨
- 面部肌肉发育不全 / 张力减退
- 眼
  - 下眼睑缺损或凹陷
  - 下睫毛部分缺失
  - 睑裂下斜
- 耳
  - 耳郭畸形、错位
  - 耳道缺损、传导性耳聋
  - 内耳畸形
  - 非气化型乳突
- 咽发育不全
- 咬合不正
- 高腭穹
- 头发生长延伸至两颊
- 在耳朵和嘴角之间出现瘘管、凹痕、皮赘

偶发异常

- 巨口畸形
- 小口畸形
- 腭裂
- 腭咽闭合不全
- 上睑缺损
- 后鼻孔闭锁
- 小眼畸形
- 腮腺缺失
- 先天性心脏病
- 智力缺陷不常见

---

1. Robin 序列

Pierre Robin 序 列（PRS-MIM 261 800）是唇裂和（或）腭裂人群中一个定义明确的亚群，其鳃弓病因不明。PRS 在新生儿早期以腭裂、小颌、呼吸困难（由于舌后坠）为特征，常被视为其他孟德尔综合征的一部分，如 Stickler 综合征、Velofacial 综合征和Marshall 综合征或胎儿酒精综合征[32, 33]。PRS 也是短指发育不良（MIM 114 290）的一部分，包括长骨弯曲、骨盆和脊柱畸形、肋骨畸形、畸形足、肩胛发育不全、小颌畸形和腭裂[34]。在一个序列中，一些异常是继发于一个主要异常，而在一个综合征中，多个异常有一个单一的发病机制。PRS 可能是对 *SOX9* 和*KCNJ2* 失去调控的结果[35]。Robin 序列的发病机制是多样的，但共同的特点是下颌发育不良和由此继发的舌从腭架之间下降的失败。当其孤立出现时，可能是由宫内下颌发育受限导致的。此时，下颌骨本质上是正常的，也将在产后经过追赶性生长而恢复正常[6]。如果 Robin 序列与下颌发育不良的综合征相关，则下颌骨依旧保持短小。

2. 眼 - 耳 - 脊柱畸形谱：Goldenhar 综合征和半侧颜面短小畸形

眼 - 耳 - 脊 柱 畸 形 谱（oculo-auriculovertebral spectrum，OAVS）又称第一二鳃弓综合征、半侧颜面短小畸形、Goldenhar 综合征或面 - 耳 - 脊柱综合征。该综合征是由第一和第二鳃弓发育不良引起的，表现复杂而多样。面部发育缺陷包括耳朵、眼睛、颧骨、下颌骨、腮腺、舌头和面部肌肉。发育不良不局限于面部结构，还包括心脏（法洛四联症、室间隔缺损）、肺（肺发育不全或未发育）、肾、骨骼（椎体畸形，通常是颈段）、中枢结构（脑神经畸形）和其他畸形，喉畸形也会发生。畸形见于各种组合，往往是非对称的，70% 的病例为单侧[20]。外耳畸形或小耳畸形是 OAVS 的固有特征，可能单独出现（人群发生率为 0.03%），或与其他畸形如下颌骨发育不全、眼球外层皮样囊肿和脊柱椎体缺陷相关。这些畸形的同时出现表明它们起源于妊娠期的 30～45 天。

有研究表明，对鳃弓或神经嵴细胞的干扰会影响邻近组织的发育。镫骨动脉系统发育时，血肿形成导致的血管源性发病机制已经在动物身上得到证实[36]。在这个模型中，局灶性出血和增大的血肿破坏了耳朵和下颌区域的组织。据报道，有三名无血缘关系的儿童患有类似的单侧颅面缺损和其他结构异常，他们都有一种已知的破坏性的血管源性发病机制[37]。新生儿发病率为 1/3000～1/5000。虽然有家族性病例报道，但这种情况通常是散发的。一些染色体异常与这种情况相关，发生在母亲服用了沙利度胺、普利酮或维 A 酸的婴儿身上，在同卵双胞胎中通常是不一致的。

上颌、下颌和耳郭发育不全是该综合征的主要特征。大口畸形是由口的连合处产生的面侧裂的结果。所有患者均存在下颌髁突畸形，从轻度发育不全到髁突完全缺失，并伴有上升支发育不全。当上述表现伴有眼球外层皮样囊肿和椎体异常时，称为 Goldenhar 综合征；当主要累及单侧时，被称为半侧颜面短小畸形。这些患者大多智力正常。

> **要点：颅缝早闭和鳃弓畸形**
> - 矢状缝早闭是最常见的一种颅缝早闭，表现为典型的舟状头，前后径拉长，双顶径变窄。
> - Apert 综合征是几种颅缝早闭综合征中最严重的一种，涉及所有颅面结构：颅顶、颅底和面部。困难气道是常见的。
> - 多种面部异常，包括 Pierre Robin 序列、Goldenhar、Treacher Collins、Crouzon 和 Apert 综合征，可能会使气管插管变得极其困难，因为下颌骨存在多维度畸形，且常伴有下颌后缩。

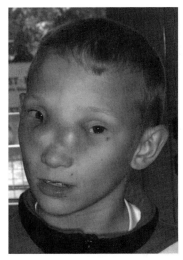

▲ 图 36-10　12 岁男性患儿，额筛脑膨出伴上颌受累和眶距增宽

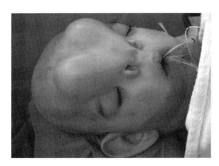

▲ 图 36-11　额鼻裂及相关脑膨出和眼距过宽的婴儿

（二）眼距增宽与眼眶错位

眼眶错位可能发生在任何方向，并且在两个眼眶可能出现不同方向的错位。构成眶壁的骨和骨缝可能是主要受累部位。错位也可能是颅缝早闭或颅面裂畸形的结果。它可能与脑膨出、肿瘤或其他颅眶畸形有关。其他颅 - 眶畸形包括涉及颅面结构的脑膨出，以及累及额筛或前额及基底的亚型（鼻额、鼻筛、鼻 - 眶和鼻筛窦）[38]。这些畸形可导致严重的鼻眶畸形（图 36-10 和图 36-11）。造成眶区形态缺陷最严重的肿瘤之一是与 I 型神经纤维瘤病相关的丛状神经纤维瘤。单纯的眶距过宽是一种包括眼眶骨性结构的偏侧化和筛窦扩大化的骨骼畸形。鼻子可能轻微受累，也可能严重扭曲，这种畸形可能很难矫正。常见上睑、眼外肌和泪腺系统功能障碍，眼距过窄不常见，也很少作为单一畸形出现。常见于额缝早闭。

1. 面裂

当骨骼或软组织发育中断时，就会发生面裂。当胚胎发育面部突起无法融合时就会出现裂隙。裂隙无法通过胚胎学进行解释时，可能就是由其他干扰因素导致的[12]。大多数裂隙形成原因尚不清楚，并且面裂多为散发。颅面裂的解剖学缺陷是骨与软组织发育不全或未发育，可能累及头面部的所有部分。各种眼、

耳和中枢神经系统的混合畸形都与裂隙相关。

Tessier 设计了一种解剖学和描述性分类体系，将临床表现与解剖学发现相关联[39]。该系统命名了 15 个面裂的位置（编号从 0 到 14），并描述了它们各自穿过骨骼和软组织的路线（图 36-12）。许多综合征，包括发育不全的面部畸形都被按照这个命名系统归类为面裂。Treacher-Collins 综合征包括完整形式的 6 号、7 号和 8 号面裂（图 36-9）和不完整形式的 6 号面裂。面裂 6 号是眼睑缺失，面裂 7 号为颧弓缺失、头发前移和下颌骨畸形，面裂 8 号为外侧眶缘缺陷。眼 - 耳 - 脊柱畸形谱（颜面巨大畸形和 Goldenhar 综合征）属于面裂 7 号。

2. 唇腭裂

唇裂和（或）腭裂是最常见的先天性颅面畸形。在美国，每 700 个新生儿中就有 1 个患该病，而且存在明显的种族倾向。发病率最高的地区是拉丁美洲和亚洲部分地区（中国、日本），最低的是以色列、南非和南欧。单纯腭裂的发生率在加拿大和北欧部分地区

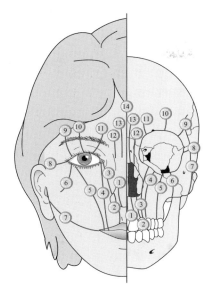

▲ 图 36-12　Tessier 的面裂分类系统
左. 面裂位置；右. 骨骼通路

较高，而在拉丁美洲和南非部分地区较低[9]。面裂可能是散发的，家族性的，或者是综合征的一部分。超过 400 种综合征与面裂有关[12]。唇裂、腭裂或唇腭裂都可能是综合征的一部分，但更多的综合征与腭裂有关，而非唇裂。它们构成了一个面裂畸形的多样性群体，因为面裂形成的程度有很大变异性（图 36-13）。唇裂可能是完全性的，不完全性的，或者只是一个微小的朱红色缺口。伴有牙槽骨和上腭骨性缺陷的完全性唇裂患者的牙弓不稳定，有时会出现牙槽外侧节段的塌陷。对于腭裂的分类，Kriens 基于相关解剖结构提出了 LAHSHAL 编码，来表示左右唇裂（L）和牙槽突裂（A），以及硬腭（H）和软腭（S）裂[40]。

　　面裂的病因是多因素的，包含有遗传和环境因素的影响。迄今发现的与面裂相关的基因为非综合征型唇腭裂的 *MSX1*（染色体 *4p16.1*）和 *TXB22*（染色体 *Xq12q21*）。腭裂基因位于 14 号染色体上，唇裂基因（*IRF6*）位于染色体 1q[41, 42]。上唇和上腭的发育在孕 7~9 周完成。在这段时间内母亲吸烟会导致唇腭裂的风险增加大约 1.3 倍。

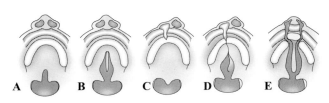

▲ 图 36-13　不同程度的腭裂和唇裂
A. 软腭裂；B. 硬腭和软腭裂；C. 唇裂和牙槽突裂；D. 完全单侧裂；E. 完全双侧裂

　　在母亲吸烟的一些人群（如美洲印第安人 / 阿拉斯加原住民）中，发生唇腭裂的风险可能高达 20%。饮酒、营养不良（叶酸和维生素 A 缺乏）、病毒感染、医用药物（如抗惊厥药物、地西泮、苯妥英钠、苯巴比妥、卡马西平、维 A 酸类药物、全身用糖皮质激素）、糖尿病和致畸剂（有机溶剂、农药）也会增加唇腭裂的风险[43]。

　　上唇裂和鼻裂是中鼻突与上颌突融合失败（外侧唇裂，单侧或双侧）或两侧中鼻突融合失败（罕见的正中唇裂或鼻裂）造成的。腭裂是由腭架发育不全或双侧腭架升高不同步造成的。未能从双侧腭架之间移出舌头，腭架的升高和融合失败可能是大多数人腭裂的原因[19]。妊娠期可能存在一个关键期，如果超过这个时期，双侧腭架就不能相遇和融合。如果腭架从垂直向水平发育的时间延迟，而头部继续生长，那么在腭架之间就会产生一个越来越大的裂隙，它们就不能相遇融合。腭裂可能与上唇裂有关，也可能无关，因为这是两个独立发育的部分。然而，唇融合失败可能影响其后的腭架融合。

> **要点：面裂**
> - 面裂如果无法经胚胎学进行解释，就可能是由其他干扰因素导致的。大多数面裂的原因是未知的，多为偶发的。
> - 唇裂和（或）腭裂是最常见的先天性颅面畸形。在美国，每 700 个新生儿中就有一个患该病，而且有明显的种族倾向。
> - 在孕妇吸烟、饮酒、营养不良（叶酸和维生素 A 缺乏症）、病毒感染、药物治疗等人群中，发生唇腭裂的风险可能高达 20%。

四、颅面畸形的生理后遗症

（一）脑积水与颅内压

　　在对 1727 例接受治疗超过 20 年的患者的回顾性研究中，非综合征性颅缝早闭（1447 例）患者出现脑积水的比例与正常人群（0.3%）相似[44]。综合征性颅缝早闭的患者脑积水发病率为 12%。Kleeblattschädel 畸形和 Crouzon 综合征患者比其他综合征患者更易罹患脑积水。颈静脉孔狭窄和颅后窝拥挤是导致综合征性颅缝早闭患者脑积水的两个主要因素[44]。颅底软骨联合的融合会导致颅底的改变和颈静脉孔的狭窄，由此产生的静脉高压会增加脑脊液的静水压力。如果主要的颅缝是开放的，头部将逐步扩大，脑室和蛛网膜下腔也将扩大。如果颅缝是融合的，颅内压将增加，但脑室的扩大可能要在手术解除融合后才会发生。当颅后窝狭小而拥挤时，特别是当人字缝融合时，小脑扁桃体疝或基底池受压可引起梗阻性脑积水。

颅缝早闭患者可以出现颅内压升高而没有脑积水。据推测，受限的颅骨是一个因素。Renier 监测了 350 例非脑积水合并未经手术纠正的颅缝早闭患者睡眠期间的 ICP（表 36-3）。患者的年龄从 6 周龄—15 岁不等，44% 的患者不到 1 岁。颅内高压的总发生率为 23%，但这一比例因颅缝早闭类型和年龄而异。对于单纯的矢状缝早闭（三角头和舟状头畸形），其发生率分别为 6% 和 8%。单侧冠状缝早闭的发生率为 12%（前斜头畸形）。其他研究者也曾报道过单一颅缝早闭伴 ICP 升高，这在整形美容考量之外，还为手术矫正颅缝早闭提供了理论依据 [46, 47]。

表 36-3 术前颅内压

畸形	患者总数	基线颅内压（mmHg）		
		≤ 10	11 ～ 15	> 15
三角头畸形	31	21	8	2
舟状头畸形	118	76	33	9
斜头畸形	65	40	17	8
短头畸形	34	17	8	9
尖头畸形	66	23	7	36
Crouzon 综合征	9	3	0	6
Apert 综合征	16	3	6	7

经 Wolters Kluwer 许可转载，引自 Renier [45]

在 Renier 的研究中，26% 的双侧冠状缝早闭患者（短头畸形，不包括 Apert 和 Crouzon 综合征）有颅内高压。通常在累及双侧冠状缝和矢状缝（尖头畸形）的多发颅缝早闭中，54% 的患者发生颅内高压。在本研究中，颅内高压的发病率也随着年龄的增长而增加。1 岁以后，舟状头畸形颅内高压的发生率是正常人的 4 倍，斜头畸形颅内高压的发生率是正常人的 2 倍。短头畸形的患者，颅内压升高的更早：1 岁以下的儿童 22% 有颅内高压，而 1 岁以上的儿童 31% 有颅内高压。尖头畸形通常在 3 岁之前不会出现，但也可以在非常小的婴儿中出现，如在某些综合征中。85% 的尖

头畸形患儿有颅内高压，但是颅内高压的症状和体征却不常见。尽管颅内容积明显减少确实增加了颅内压升高的可能性，但通过计算机断层扫描计算出的颅内容积并不是颅内压的可靠指标 [46]。在矫正术后及颅骨的异常生长过程中，颅内压升高是一个值得关注的问题，应在患者中进行监测，并定期进行眼科检查以排除视盘水肿，至少要持续到患者 8—10 岁。有时，虽然颅内压显著升高，但可能并未出现视盘水肿。对于没有视盘水肿的患儿，测量 ICP 可以用来排除颅内高压，尤其是在经常抱怨慢性头痛的年龄稍长的患儿中。

对于畸形局限于颅骨的非综合征型颅缝早闭，颅顶扩张的影响是可预测的。但是，在复杂的颅缝早闭中，其影响不确定。在 Renier 的研究中，对 54 个患者进行了术后 ICP 监测。术前 74% 的患者颅内压升高，11% 的患者颅内压达到颅内高压边界值。术后有 7% 的患者 ICP 升高，20% 的患者 ICP 达到颅内高压边界值。在另一项研究中，22 例患者进行了术后 ICP 监测。其中 45% 的患者颅内压升高，32% 的患者达到颅内高压边界值 [48]。在该系列研究中，我们对 34 例复杂颅缝早闭患者进行了术后长达 8 年的头颅 MRI 检查。发现 52% 的患者出现小脑扁桃体疝，41% 的患者出现脑积水，其中超过半数的患者是在术后即出现脑积水。在随访期间，颅内空间不足可以导致小脑扁桃体疝或 Chiari 畸形。另一份涵盖 20 年随访的报道指出，术后脑积水的发病率在合并综合征性颅缝早闭患者中为 45%，在单纯颅缝早闭患者中为 4%。分流管放置的比例在两类患者中分别为 22% 和 1% [49, 50]。

（二）上呼吸道梗阻

严重的面部和颅底畸形是上呼吸道阻塞和未被发现的阻塞性睡眠呼吸暂停的高危因素。近 50% 的颅面骨发育不全患者会发展为 OSA，有时需要进行气道干预 [51-53]。根据 OSA 的严重程度和病因，可通过药物治疗、非手术治疗（如持续气道正压通气和鼻咽通气管）或手术治疗 [17, 54]。50% 的颅面骨发育不全患者最终接受了气管切开治疗，但近 7% 的患者在术后早期，5% 的患者在术后晚期出现并发症 [55-59]。除了有较高的气管软骨假膜、喉软化、气管软化和支气管软化的发病率外，缩小的颅基底角使咽壁前移，鼻、口气道前后径缩短 [30]。此外，颞下颌关节被拉向后方，使下颌骨位置后缩 [31]。当下颌骨小且后缩（如 Pierre Robin 序列），舌头则会后移而阻塞口咽和喉咽 [28]。面中部发育不全和位置后缩也会缩小鼻气道的大小。神经功能障碍，如咽部低张力或咽部运动失调，可加重

解剖异常儿童的气道梗阻[60]。其他骨骼异常，如鼻甲肥大、鼻中隔偏曲、后鼻孔狭窄或闭锁（如 CHARGE 综合征），也可导致上呼吸道梗阻。

阻塞性睡眠呼吸暂停在颅面综合征中很常见[29, 30, 61-64]。Sher 和他的同事们[60] 使用柔性光纤鼻咽镜来确定 OSA 的咽部阻塞病因。明确了 4 种机制。

1. 舌向后运动紧贴咽后壁（图 36-14）。

2. 舌向后运动使软腭或裂腭组织向后压迫咽后壁，舌、软腭和咽后壁会聚于口咽上部。

3. 咽外侧壁向内侧的移动，彼此贴合。

4. 咽部以环形或括约肌的方式进行收缩。

Chiari 畸形患儿可能会由于脑干受压而导致睡眠呼吸暂停。

一些患儿在睡眠期间通过经鼻 CPAP 成功得到治疗[63]。其他严重气道梗阻的患儿可能需要气管切开。在 251 例接受手术 5 年以上的颅面畸形患者中，有 20% 的患者在围术期需要气管切开以缓解慢性气道阻塞或帮助进行围术期气道管理[65]。颅缝早闭（Crouzon、Pfeiffer 或 Apert 综合征）患者的气管切开率最高（48%），下颌面部发育不良（Treacher Collins 或 Nager 综合征）的患者次之（41%），22% 的 OAVS 患者（Goldenhar 和半侧颜面短小畸形）需要气管切开。婴儿期和儿童早期的平均带管时间为 4 年。4 岁以后进行气管造口术的患儿带管时间均少于 6 个月，60% 的患儿在气管造口术后 1 周拔除气管套管。

颅面手术前建议进行耳、鼻、喉科会诊，以决定是否需要在颅面手术之前进行腺样体或扁桃体切除。一部分睡眠呼吸暂停的患儿可以通过扁桃体腺样体切除得到有效治疗。

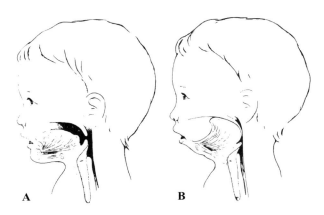

▲ 图 36-14 喉部的解剖特征

A. 正常儿童。B. 下颌骨发育不全的儿童。舌后移使喉部位置看起来比正常位置更靠前（经 SAGE 许可转载，引自 Handler 和 Keon[183]）

Robin 序列患者，尤其是非综合征患者，俯卧或侧卧位无法缓解气道梗阻，只有通过置入鼻咽通气管 / 经鼻气管插管或唇舌粘连术缓解气道梗阻。这些操作通常在出生后的前几个月缓解气道梗阻，与此同时患儿下颌骨也在生长，气道也在扩展[60, 66, 67]。在某些综合征（如 Treacher-Collins 和 Apert）中，内在的解剖关系逐渐扭曲变形，气道梗阻可能恶化而非改善[28, 61, 68]。为了降低气道梗阻发病率，应首先采用创伤最小的治疗方法。如果保守治疗，包括佩戴软腭板（如 Tübinger 型）[69]在内的保守治疗；如不能解决问题，则应根据血氧饱和度、喂养困难和内镜检查结果进行进一步治疗。一些患儿会进行唇舌折叠术维持 6～9 个月，使舌头远离咽部，为下颌生长争取时间。一种更积极的方法是舌 - 唇粘连或下颌周围固定牵引装置。牵张成骨术可用于年龄较大的儿童[70]。最后，如果其他方法都失败了，可能需要气管切开。

（三）伴发畸形

对于综合征性颅面畸形，可能导致多个系统出现异常，特别是中枢神经系统，心脏和呼吸系统。头颅感觉和语言器官也可能出现异常，听觉、视觉和语言能力可能受损。颈椎异常，包括椎间融合，通常在 Goldenhar 综合征和颅缝早闭综合征，如 Crouzon、Apert 和 Pfeiffer 综合征中发生[71-73]。

要点：颅面畸形的生理后遗症

● 非综合征性颅缝早闭的脑积水发病率没有增加，综合征性颅缝早闭的发病率增加到 12%。

● 6%～12% 的单一颅缝早闭患儿存在颅内高压，而复杂的颅缝早闭患儿颅内高压发病率增加到 26%～74%。

● 阻塞性睡眠呼吸暂停在面部和颅底畸形患者中出现比例较高，这些患者有时需要进行 CPAP 和气管切开。

五、颅面重建：手术方式

1967 年，Paul Tessier 在巴黎展示了颅面外科大手术。他进行了有史以来首例颅面分离术，即通过颅内和颅外两种入路将面部从颅底分离[74, 75]。在过去的 50 年里，这些技术一直用于治疗各种复杂的先天性和获得性的包括创伤和肿瘤导致的面部和颅骨畸形[76]。该手术的成功需要多学科配合。进行这项手术的原因有很多，包括改善神经、眼、鼻、牙和听觉功能，以及改善外观的美容功能和改善心理健康的功能等[76]。颅面手术的基本目标是先矫正骨骼畸形，再矫正软组织畸形。改变骨骼形状的基本方法包括切割、剥离、移动、重新定位、增强和固定相关的骨结构。需要进行广泛的骨骼暴露，因此，包括眼眶内容物在内的软组织从其骨骼附着处被广泛解剖和移位。采用颅内和颅外入路，选择头皮、耳前和口内切口可以避免在面部产生瘢痕。对于颅内和上、中面部手术，手术入路是通过从一侧耳到另一侧耳的头皮双侧冠状切口，将头皮和面部的软组织从切口向前翻转至面部（图36-15）。这就使面部骨骼从切口向下到上牙槽得到广泛暴露。开颅手术之后，牵拉大脑额叶，即可暴露前颅底。为了有效地为颅面大手术提供麻醉，麻醉科医师必须清楚地了解病变和既定手术方案。

（一）颅面重塑

颅面重塑的手术目标是使患儿的外观恢复正常，确保头部容量足够和正常生长，并建立功能正常的颅骨结构和确保相关器官功能正常。在大多数情况下，这些目标无法完全实现，但病情得到显著改善是可能的。过去，外科手术术式的采用通常没有考虑到相关病理及患者年龄和外科手术团队水平等方面的本质变化。所采用的第一种术式是打开融合的骨缝，希望这能使颅骨正常生长。在过去，这种方法并不成功，但最近 Jimenez 使用这种术式取得了成功[77]。自从明确了颅骨的生长遵循内在的机制而不是机械得规则，整个颅顶，包括颅底的问题都可以通过手术解决。当涉

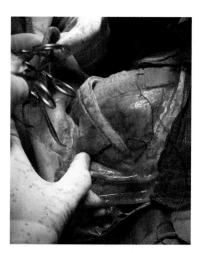

▲ 图 36-15　在颅内上面部和中面部手术行双侧冠状切口后，面部被剥离以广泛暴露面部骨骼

及额眶区时，如额眶前移术等其他措施就被实施，以改善颜面外观并扩大颅内和眼眶容积。在多发颅缝早闭中，颅骨生长受限及潜在的大脑和眼眶受限是其早期手术的主要原因。除了额眶前移术和颅顶改建术之外，后牵引术也是一种选择。

原则上，这些患者的主要手术目标包括三个步骤：打开颅顶以允许大脑生长，前移额眶以确保额部大脑扩张和眼睛保护，面中部前移以改善鼻咽通路和牙齿排列。眼眶错位和面裂可能需要其他手术干预。

冠状切口是用于颅骨或颅面重塑的典型皮肤切口。切口可以是直的，弯曲的和锯齿形的，以防止产生可见的瘢痕。分离帽状筋膜时应尽量减少不必要的失血[78]。

1. 手术时机和一般术前准备

颅面修复的手术时机通常存在争议。同大多数单一颅缝早闭和其他不涉及颅顶的颅面疾病一样，只要头部尚且得以正常生长，手术可以安排在出生后第 1年的下半年，通常在 6—8 月龄时进行。那时，患儿的血流动力学状态稳定，骨结构比早些时候更牢固，更容易重塑。要对其进行全身系统检测以最大程度的降低手术的总体风险。

多缝颅缝早闭可导致严重的颅骨狭窄，需要尽早甚至急诊手术来降低 ICP。颅内压升高会显著增加手术和麻醉的风险。需要对这些患儿的心脏、肾脏、气道和血液系统疾病进行早期评估。

必须告知家长关于颅面手术的所有相关信息：包括患儿的早期和晚期容貌变化，潜在的外科手术风险（主要是失血及需要输注血液和凝血因子）及感染的可能性。他们应该为术后最初几天严重的面部肿胀做好心理准备，也应被告知尽管手术范围很广，单脑损伤和严重并发症还是罕见的。长期随访对于及时发现晚期颅内高压或畸形复发很重要，这两种情况都可能需要再次手术。

2. 颅骨切除术

颅骨切除术的原理是去除部分颅骨以允许颅骨定向扩张。在舟状头患者中，有几种形式的颅骨切除术，从简单的颅缝切开术、颅骨切开术，到部分颅骨切除。楔状口和侧方颅骨切开术被用于促进侧方颅骨扩张。在某些案例中，颅顶完全切除产生了较好的结果。但是，由于颅骨切开术需要自发的骨骼再生才能重塑颅骨保护大脑，因此这些手术不建议用于 8—10 月龄以上的患儿。

带状颅骨切除术仅可改善单纯矢状缝早闭的颅面外形。对于其他颅缝早闭，去除、重塑和重新定位骨

髂可完成颅骨重塑。颅骨重塑可能涉及颅骨的任何部分或整个颅骨顶。对于涉及颅底和面部的复杂颅缝早闭，所涉及的颅缝通常是前颅顶（冠状缝、矢状缝或额缝）及前颅底（额蝶缝、额筛缝和蝶颧缝）。手术可以松解骨缝，将面上半部向前推进（额眶前移术）远离颅底（图 36-16）。手术的主要功能性目标是打开颅

骨以允许大脑得以正常生长，打开鼻咽气道，为眼睛提供更强的支持和保护，并实现上下牙弓的正确对齐。该手术通常需要至少两个步骤：①额颅重塑，同时松解颅缝和前移额眶上区；②面中部前移。迁移的骨骼用钢丝或可吸收 / 不可吸收微型钢板固定在恰当的位置，并用移植骨填充间隙。在一些病例中，不固定额骨使前额处于"浮动"状态，并留有较宽的骨间隙。

3. 微创带状颅骨切除术

在过去的 20 年中，微创带状颅骨切除术的各种技术已被报道，它最初只被用于单纯矢状缝早闭，而最近也被用于多缝和综合征性颅缝早闭。这些技术包括只有一个或两个较小切口的内镜辅助带状颅骨切除术，以及弹簧辅助颅骨切除术（图 36-17 和图 36-18 ）[79-81]。这种方法的主要优点是减少了出血和输血，缩短了手术和麻醉时间，也缩短了术后住院时间。长期预后研究表明，在头部形状、大脑生长、颅内压控制、神经发育和社会效益方面具有和颅骨切除术等价的效果。但是，对于最佳术式仍存在很多争议。微创方法的主要不同点在于，最好在 3—6 月龄的年幼患儿中使用，此时的颅骨更柔软、更易移动，因此更适合这种方法。

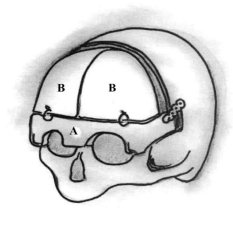

▲ 图 36-16　额眶前移术

双侧额骨瓣（B）或一个连贯的双额骨瓣与额眶带（A）一起向前移位。用微型钢板、钢丝环或紧密缝合进行固定，以保持骨段在合适的位置

◀ 图 36-17　单切口内镜辅助的矢状缝带状颅骨切除术

上图描述了在手术过程中，在直视情况下，用咬骨钳在靠近前囟的位置进行初步的骨移除（绿色）。下图描述了使用刚性内镜进行的术中设置和定位，该内镜通过平行于矢状缝的由压电设备产生的侧切口提供帽状腱膜下的视野（插图由 Ian Suk, Johns Hopkins University 提供，经 Springer Nature 许可转载，引自 Iyer 等 [79] ）

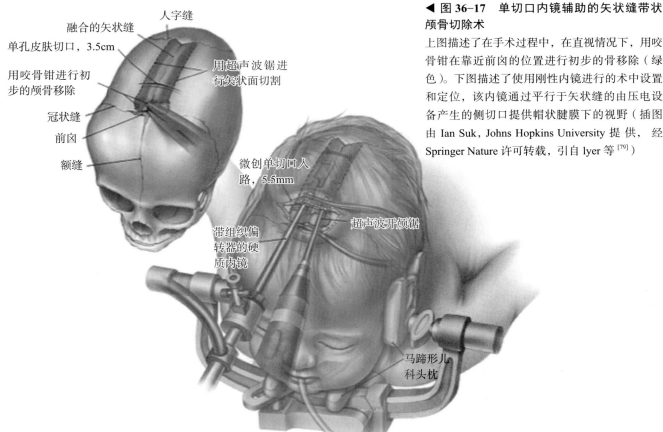

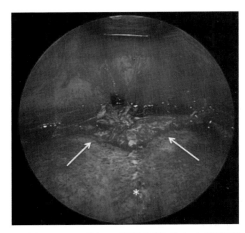

▲ 图 36-18　单切口颅骨切除术中内镜视图
显示了中线两侧暴露的人字缝，三角形的人字缝尖（白箭），矢状窦（*）标记中线（经 Springer Nature 许可转载，引自 Iyer 等[79]）

4. 颅顶重建

当手术的目标是重塑颅骨形状和稳定颅骨时，可以选择完全或部分颅顶重建。这时我们可以行颅顶切除术，同时对颅骨板进行改造和移位以重塑颅骨。用钢丝圈、缝线或微型钢板（钛或乳酸聚合物）妥善固定骨骼在手术中起重要作用。微型钛板有向内生长倾向，在 3 个月后必须移除。颅顶重建的另一个目的是扩大颅腔。虽然随着颅骨板的切除、移位和重新固定，会在骨边缘之间留下潜在间隙，但颅内容积得以扩大[82]。该技术适用于多个骨缝受累或继发性颅内高压的患儿，如继发于舟状头矫正后。较大的骨缺损（＞ 2cm）在出生后第 2 年不会自然闭合，因此有必要在此之前实施该手术。颅骨缺损可以用自体骨填充，如颅顶骨骨片移植。严重的枕骨畸形或扁平患儿，如短头畸形儿，需要进行枕骨移位，包括枕下骨瓣成形。由于机械原因，必须进行刚性固定。

有报道称，新兴的外科手术设计技术包括 CT 扫描所得的 3D 重建图及目标颅顶形状的 3D 打印技术，可用于制作无菌的丙烯酸模型，作为术中最终截骨和重建的模板（图 36-19）[83]。这些技术及立体摄影测量等定量摄影技术使颅顶重建患儿的手术和随访更加精确和客观[84]。

5. 额眶前移术

对于前颅扩大和眼眶部分的矫正，额眶前移术已成为标准操作，该技术由 Tessier 首次提出，并由 Marchac 改良[85, 86]。首先，切除双侧前额皮瓣，然后切除额眶带，以榫槽法切割边缘。在三角头畸形或前斜头畸形中，额眶带和额骨会被重塑，通常会对其进

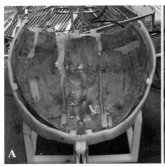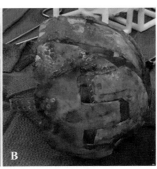

▲ 图 36-19　术中 3D 打印头颅模型
A. 在扩大的标准颅骨模型指导下切割骨段并对齐，用可吸收的钢板和螺钉固定；B. 最后扩大的颅骨结构（颅顶的中部和后部）（经 Journal of Neurosurgery 许可转载，引自 LoPresti 等[83]）

行旋转，以形成所需的额眶形状。年龄较大的儿童使用钢丝环、微型钢板或紧密缝合来固定骨骼。对于多缝颅缝早闭患儿，当主要目的是扩大颅腔时，采用额眶前移与全颅顶重建两种术式相结合。眼眶过浅常常需要扩大眼眶以保护眼睛（图 36-20）。

6. 牵张成骨术

另一种扩大颅内容积的方法是基于 Ilizarov 原理的骨骼牵张。对于面中部和下颌的矫正，牵张成骨术已成为标准术式，但将牵张装置应用于横断颅顶骨缝或部分骨瓣以进行动态颅骨扩张的方法尚不成熟。

7. 其他神经外科手术

脑积水在多缝或综合征性颅缝早闭中相对常见，且导致 ICP 升高。脑室 - 腹腔分流术是这些病例的治疗选择，但在颅骨成形术后很长一段时间，该分流术可能会对颅缝或新形成的颅骨间缝隙的长时间开放形成持续干扰。另外，在经过选择的病例中，可以实施内镜下第三脑室造瘘术。

由于颅骨生长不足，正在扩展的大脑可能向下移动，导致 Chiari 畸形，伴脑干受压和继发性脑积水。对于一些受影响的患儿，有必要进行颅颈减压（Gardner 减压）。

8. 面中部前移

20 世纪初，法国外科医师 Renéle Fort 发现上颌骨、鼻眶复合体和颧骨在薄弱点（即抵抗线）以可预测的方式断裂患者至少要到 4 或 5 岁后再行颅骨面骨分离和面中部前移术。特定的适应证或者个人偏好导致外科医师选择特定的术式，通常包括 Le Fort 截骨术（图 36-21）。20 世纪初，法国外科医师 Renéle Fort 发现上颌骨、鼻眶复合体和颧骨在骨骼薄弱点以固定的方式断裂，即小线性骨折线[87]。这些骨折线被用于进行可

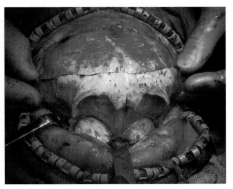

▲ 图 36-20　额眶前移术的主要目的是扩大颅腔，并与整个颅顶重建相结合，之后两个眼眶都显露出来

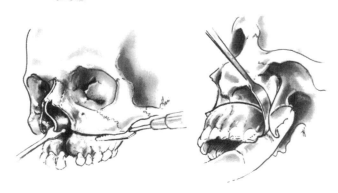

▲ 图 36-22　Le Fort Ⅰ型截骨术
经 Elsevier 许可转载，引自 Bardach 和 Salyer[184]

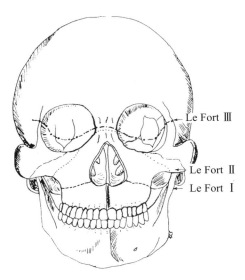

▲ 图 36-21　Le Fort Ⅰ、Ⅱ、Ⅲ型截骨术

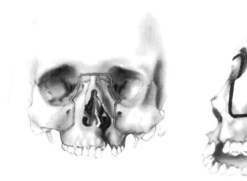

▲ 图 36-23　Le Fort Ⅱ型截骨术
经 Elsevier 许可转载，引自 Bardach 和 Salyer[184]

控的截骨术，来矫正骨骼异常。

Le Fort Ⅰ型截骨术是最常见也是最有用的面中部截骨术（图 36-22）。牙齿咬合不正一直存在，并且由颌面外科医师和正畸科医师组成的跨学科团队进行治疗。手术通过口内切口进行。水平切口穿过鼻底，上颌骨前部并经过翼上颌交界处。上颌骨被向下，向前移动并固定。牙弓夹板和牙夹板可以确保牙齿闭合。由于术中需要进行上颌间固定，所以需要行经鼻气管插管。骨段之间的间隙可以用移植骨进行填充。

Le Fort Ⅱ型截骨术较少使用，其主要用于下颌骨和整个鼻子的前移（图 36-23）。通常，将头皮冠状切口和软组织翻转与口内切口结合以暴露面中部。面中部截骨术有很多不同的方法。截骨术横穿鼻梁然后沿着两侧鼻骨外侧通过眶下缘，然后经上颌骨到达翼上颌连接处。这个被截断的部分是活动且前移的。因此，

需要将骨缺损用移植骨填充，并采用刚性微型钢板或钢丝固定整个节段。当使用刚性内固定板时，实际上不需要颌间固定。

面中部发育不全通常会导致 Angle Ⅲ类咬合不正（相对的下颌前突）并发前覆咬合。需要行 Le Fort Ⅲ型截骨术，但通常需要附加 Le Fort Ⅰ型截骨术以获得稳定的颌间关系，从而实现稳定的咬合。Le Fort Ⅲ型截骨术（图 36-24）用于完全性面中部发育不全，其常出现于 Apert、Crouzon、Pfeiffer 和类似综合征。整个面中部分离后使得鼻子，上颌骨和眼眶得以前移。行头皮冠状切口，将软组织向前翻折到面中部，并分离眶内容物。截骨术基本从额颧缝开始，然后经过眶上缘下方穿过眼眶，最后横穿鼻梁。之后分离翼上颌交界，鼻中隔从颅底剥离。经过向下折断，左右移动及旋转操作后，分离下来的面中部被整体前移（图 36-24）。遗留的空隙用移植骨填充，将骨骼固定在适当的位置。使用刚性内固定板，从而避免需要颌间固定。

额面部的整体前移使额部和眶部同时向前移动。尽管早期功能效果良好，但并发症发生率较高，术后

面中部生长不良使二次手术难度加大[88]。眶上区域和面部结构被整体向前移动。必要时，如在眼球突出的情况下，需要重建额骨瓣。

这些截骨术的各种组合和改良可以同时进行，也可以分期进行。上颌骨横向截骨术（Le Fort Ⅰ型和 Le Fort Ⅱ型）通常推迟到青春期进行，以避免对恒牙的破坏。

儿童颞下颌关节（temporomandibular joint，TMJ）功能障碍由软组织或骨骼疾病引起，可能是先天或后天的。TMJ 疾病的诊断和分类决定了治疗方案[89]。在外伤后 TMJ 重建或下颌骨非连续性缺损的病例、为切除肿瘤实施的半下颌切除术、髁突损伤伴幼年特发性关节炎或先天性疾病（如半侧面部发育不良）中，治疗的目标是最大限度地恢复功能和外貌、维持生活质量，恢复咀嚼、言语功能和外观[90]。治疗包括自体骨、软骨、髁突移植、游离带血管蒂皮瓣或同种异体 TMJ 假体，直至骨骼成熟稳定[91-94]。为达到这一目的，可能会用到许多供区，包括髂骨、桡骨、肩胛骨和腓骨。生长过程中发生的 TMJ 疾病会导致牙面畸形，需要重建咬合平面。在单颌或者双颌的正颌截骨一期手术中，可以同期进行全关节假体外科矫正[95]。手术期间必须检查咬合情况。

（二）眼距过宽和眼眶错位的手术矫正

手术矫正眼眶错位有助于矫正斜视，使面部外观正常化，并可能实现双眼视力正常。除症状有所缓解之外，手术通常在 5 岁左右进行。眼眶被认为是容纳眼球的组织。为了纠正眼距过宽或者其他的眼眶错位，将眼眶从邻近骨组织分离并重新定位（图 36-25）。中重度眼距增宽采用颅内入路：采用头皮冠状切口，包括眼眶内容物和鼻黏膜在内的软组织被翻折至面中部，行额部开颅术，牵拉大脑额叶，暴露颅前窝。眶内、眶外截骨术将前眶变成一个活动的盒子。从眼眶之间取出一块中央骨块（额骨、鼻骨和筛骨）。然后，向内侧移动眼眶、眼球和其他软组织并固定（图 36-26）。移植骨被植入眶外侧壁的间隙中。必要时用移植骨重建鼻子。对于轻度眼距增宽可采用颅外入路，这样可以避免额骨开颅和大脑牵拉。虽然仍然需要剥离较广泛的软组织，但是截骨术的范围缩小。手术过程中仍存在穿透筛板并引起脑脊液漏的风险。

（三）面裂重建：主要的面部和下颌畸形

面部和下颌畸形综合征的主要解剖学缺陷是骨骼和软组织的发育不全。这种发育不全可能会累及面部

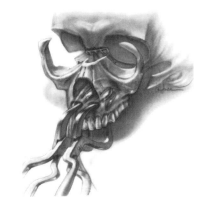

▲ 图 36-24　Le Fort Ⅲ型截骨术

罗氏骨折嵌入拔出钳用于将上颌骨后壁经"向下折断"方式分离，使面中部前移（经 Wolters Kluwer 许可转载，引自 Persing[185]）

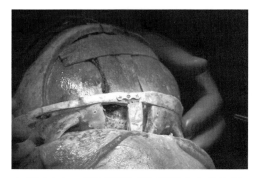

▲ 图 36-25　通过截骨术和移除中心骨块后，眼眶向中间移位，眼眶可以看作是容纳眼球的组织，可以在任意平面上移动

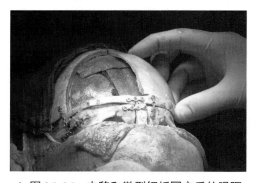

▲ 图 36-26　内移和微型钢板固定后的眼眶

和颅骨的任何部分。这些病变部位的重建通常需要多次手术。为了成功重建，骨骼必须恢复正常位置，软组织必须有效扩增，耳朵和鼻子也要进行重建，必要时需要全面部重建。对于发育不全的骨骼，通过截骨移位，将骨头重新固定在更合适的位置，之后用颅骨移植骨来增加修复表面积及进行空隙填充。

软组织发育不全包括皮肤、皮下组织、软骨、咀

嚼肌和面部表情肌。可以采取多种方法来增加和重建软组织，可使用邻近或远隔部位的皮瓣和黏膜瓣。为了增加体积和合适的轮廓，可以将腹股沟的真皮脂肪移植于皮下。移植骨镶嵌也可以改善外形。颞肌转移到面部也可以增加体积。这些手术可能需要对软组织进行范围较广的剥离。面神经麻痹可通过三叉神经运动支的神经移植得到代偿，如果是单侧畸形，可以尝试面神经交叉移植、面－神经舌下神经吻合术和微神经肌肉移植。

传统上，下颌骨重建遵循与其他颅面部手术相同的原则：切开、移动、重新定位、填充和固定。在过去，移动下颌骨要经口内切口加双侧矢状截骨术，然后旋转并且前移到正常位置。现在，牵张成骨在许多情况下已经正式取代传统的方法。新的下颌骨部分由移植的肋软骨和劈裂颅骨移植骨组成。这种手术通常在恒牙萌出前进行。

（四）牵张成骨

与传统截骨术相比，需要在骨骼发育成熟前进行早期手术矫正畸形的重度颅面骨发育不全患儿，明显受益于牵张成骨术[96]。牵张成骨是通过产生骨痂（通过截骨术）然后牵引骨痂的近端和远端来完成的。多年来，一些骨科医师一直用它来延长四肢，但是因为相关并发症，该手术并未被普遍接受。1988 年，俄罗斯骨科医师 Ilizarov 提出了只需要切开骨皮质和最小限度破坏骨膜和骨内膜的牵张成骨术，该方法减少了并发症的发生率，并得到广泛的应用[97]。

Rosenthal 在 1930 年首次描述了牵张成骨术用于拓宽下颌骨[98]。它在颅面外科的主要应用是延长下颌[99]。这项技术包括经皮将螺钉固定于下颌骨骨皮质切开处的近端和远端。将螺钉固定在一个延长的外固定器装置上，通过旋动螺栓使下颌骨每天延长 1mm。据报道下颌骨可延长 18～24mm。

这种手术方式是微创的，与传统手术相比，进步了 2～3 倍。采用常规截骨术治疗骨骼已经成熟的患者，具有疗程短、患者舒适度高的优点；而牵张成骨术通常有失血少、组织暴露少、无须植骨的优点。牵张成骨术的采用，使得患者术后并发症减少，手术时间缩短，并且可应用于低龄患儿。一些研究者认为下颌骨牵张也能诱导面部软组织生长[100-102]，而这种技术的缺点是需要患者具有较高的依从性和心理素质[103]。口外固定的主要并发症是针在皮肤内移动时产生的增生性瘢痕。

从被介绍至临床以来，下颌牵张术越来越多地用于治疗下颌发育不全和不对称[102-104]。口内（内部）牵张器可以避免面部瘢痕的产生，且不易松动或移位。下颌骨牵引也被成功地用来缓解呼吸窘迫和阻塞性睡眠呼吸暂停的症状。气管造口（如果有的话）可以被移除。下颌牵引已经应用于年龄小至 14 周大的婴儿[105]。内部和外部的延长装置都已被用于面中部的牵引[103]。

唇腭裂患者在垂直、水平和横向维度上都常存在严重的上颌骨发育不良。传统的治疗方案依赖于外科－正畸联合治疗，包括 Le Fort Ⅰ型上颌前移、上颌和牙槽骨移植及刚性内固定。这种方法的远期疗效一直不佳，因为超过 20% 的患者会复发。经鼻窦下颌骨牵引器（trans-sinusoidal mandibular distractor，TS-MD）置入是唇腭裂患者的另一种选择。TS-MD 的主要部分位于上颌窦内，在牵引和维持期间不会干扰其功能，也不会影响患者的社交生活。与基于头架的口外面中部牵引装置相比，TS-MD 对患者来说使用更为方便，且在移除装置后不会留下口外瘢痕。三维设计可以使外科医师在三维空间中规划牵引向量，但是无法通过牵引对该向量进行校正，就像使用头架设备一样（图 36-27）。

（五）唇腭裂修复术

唇裂、腭裂和（或）鼻裂的外科重建是为了达到容貌、心理和功能恢复的目的。功能恢复的目标是分离鼻腔和口腔，以改善语言和吞咽功能，防止中耳疾病，提高听力，并使牙齿咬合恢复正常（图 36-28）。

唇腭裂患儿的治疗从出生后第 1 周的术前矫形开始，如术前鼻牙槽塑形器（presurgical nasal alveolar molding，PNAM）（图 36-28）[106]。PNAM 装置与传统的口内牙槽塑形装置的不同之处在于，其具有作为装置一部分的短鼻氧气导管[105]。正畸医师通过每周增加和移除上颌骨前缘的材料来调整丙烯酸装置。虽然缺乏远期效果研究，但是 PNAM 被很多综合学科唇腭裂研究团队用于缩小牙槽裂和相应的唇裂软组织的宽度[107]。

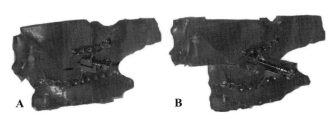

▲ 图 36-27　面中部立体光刻模型上的经鼻窦下颌骨牵引器
A. 牵引前；B. 牵引后

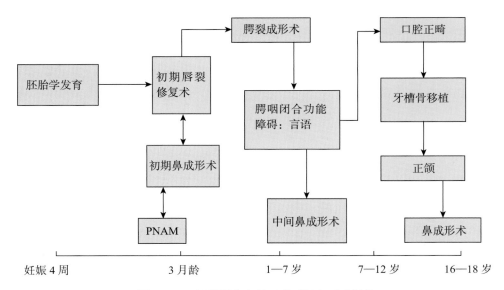

▲ 图 36-28　唇腭裂患者的手术时机和手术操作

PNAM. 术前鼻牙槽塑形（经 JAMA Facial Plastic 许可转载，引自 Tollefson 等 [105]）

　　一期唇裂修复术通常在患儿 3—6 月龄时进行，通常包括一期鼻成形术（图 36-29）[106]。腭裂修复术在 6—12 月龄时，患儿开始学习说话之前完成 [108]。唇裂修补术的手术方式有很多种，可以达到良好的术后效果，但各有优缺点。最终结果取决于原发畸形程度、瘢痕（外科技术）、外科医师的经验和手术时间 [109]。组织缺损和移位可能导致解剖缺陷。外科修复术包括解剖组织，游离解剖结构，去除冗余组织，将相关肌肉复位到正确的解剖位置，并为嘴唇的旋转和前移制作皮瓣。硬腭的重建需要造骨或黏膜骨膜瓣，还需要植骨。例如，黏膜骨膜瓣可以使用腭架制作，然后向

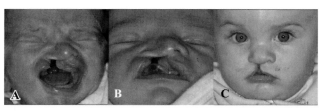

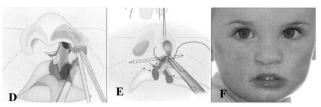

▲ 图 36-29　一期鼻成形术

A. 单侧唇裂患者；B. 鼻牙槽塑形前；C. 鼻牙槽塑形后；D. 唇裂闭合（Tennison Randall）；E. 一期鼻成形术（Sayler）；F. 手术后 1 年（经 Georg Thieme Verlag KG 许可转载，引自 Daratsianos 等 [106]）

内移动来填满腭裂的缝隙，也可以通过犁骨制作，将其翻转之后连接在骨裂之间以关闭骨裂。如果裂隙足够狭窄，修整腭裂内侧边缘，抬高鼻黏膜和腭黏膜可使腭裂闭合。通常，牙槽嵴在正畸性扩弓（8—11 岁）后是需要移植游离骨的。这一般发生在 30%～60% 的尖牙牙根发育完成，但在牙齿萌出进入裂隙之前进行。骨头通常取自髂骨。

（六）咽部皮瓣手术

　　腭咽闭合不全是指在说话和吞咽过程中，软腭和咽后壁不能适当闭合或接触。腭裂修复后，10%～30% 的患者发生腭咽闭合不全。如果上腭或咽部有任何解剖或神经肌肉异常，也会发生这种情况 [110]。腭咽闭合不全可引起鼻音过重、发音错误。吞咽时发生食物和液体的鼻反流。

　　通过可视荧光吞咽摄影检查和鼻内镜检查，对腭咽功能不全的诊断有了很大的提升，这两种检查提供了腭咽结构的动态图像。直视下可以识别软腭、咽侧壁、咽后壁和 Passavant 嵴的闭合模式和作用 [111]。这种缺陷的外科矫正通常是通过建立一个咽瓣来实现的，其中黏膜和肌肉瓣从后咽部被提起并固定在软腭上（图 36-30）。这导致腭和后咽部之间中线的永久连接。另一种方法是进行括约肌咽成形术，将小的咽外侧瓣塞在宽的内侧瓣下，在后咽部形成一个巨大的横向卷，使咽部变窄，并可与软腭接触。

　　这些手术的结果是鼻咽穹隆变窄和潜在的鼻腔气流阻塞。咽瓣形成后，阻塞性睡眠呼吸暂停并不少见，尤其是 Robin 序列患儿 [112—114]。腭心面综合征是

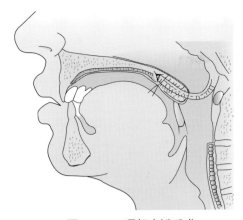

▲ 图 36-30　咽部皮瓣手术

黏膜和肌瓣从咽后壁被提起并固定在软腭上

（经 the American Cleft-Craniofacial Association 许可转载，引自 Shprintzen 等[186]）

引起腭裂和腭咽闭合功能不全最常见的综合征。它与增加咽部成形术风险的颈动脉内移有关[115]。腭咽闭合功能不全可通过鼻内镜检查而非口内检查来确诊。对于有咽瓣的患者，不应尝试经鼻盲探气管插管或插鼻胃管。然而，Kopp 报道了首先通过一根柔软的吸痰管来确定每个鼻孔的通畅性，并确定咽部皮瓣通道的通畅情况后，对咽瓣患者行经鼻气管插管的方法[116]。当吸痰管穿过由皮瓣形成的通道时，用止血钳固定住吸痰管，在吸痰管引导下轻轻将气管导管穿过吸痰管。有时，由于严重的术后气道阻塞需要拆除皮瓣。

要点：颅面重建手术

- 颅面重建的手术时机存在争议。同大多数单一颅缝早闭和其他不涉及颅顶的颅面疾病一样，只要有足够的头部生长空间，手术可以选择在出生后第 1 年的下半年进行，通常在患儿 6—8 月龄时。
- 更广泛的面中部和眼眶前移手术，以及下颌手术，一般在年龄较大时进行，通常为 4—5 岁或更晚
- 一期唇裂修复通常在 3—6 月龄时进行，腭裂修复通常在 6—12 月龄时进行。
- 后期可能需要咽部皮瓣手术来治疗腭咽闭合功能不全，此手术后经常会出现鼻咽气道阻塞。

六、颅面重建的麻醉

（一）术前评估

许多因素都会影响面临颅面部大手术的患者及其家人的情绪状态[117-120]。有颅面畸形的患者普遍存在行为问题、自我形象差、焦虑、内向及消极的社会经历。这些问题很少造成严重影响，一般是局限性的，不是严重的精神病理学问题[120]。大多数有颅面畸形的儿童都会对自己的外表进行社会和心理上的调整，不会出现社会心理的不正常。手术会对患者和家长都产生压力[121]。因为手术范围很广，有可能危及生命，所以他们会害怕疼痛和身体出现危险。年龄较大的患者可能会担心因为外貌的变化导致自我身份的丧失。父母可能会很有保护患儿的欲望。许多患者多年来经历了多次手术，患儿和家长在这个过程中投入了大量的感情。

建立融洽的关系，获得患者和家长的信任和认可是很重要的。在讨论畸形时，当事人可能既敏感又坦率。鼓励孩子和父母表达他们的担心和期望是非常有帮助的。患儿可能有视力、听力或语言方面的问题，这些问题必须在术前准备期间得到处理。各种各样的医院活动项目，如木偶戏、电影、故事书和其他游戏治疗，可能为孩子应付即将来临的手术做好准备。

因为手术为患者及家属带来了希望，且大部分手术效果不错，所以让患儿和家长适当的放松是恰当的。87% 的患者在术后认为外观得到改善[122]。除了对身体形象的满意度提高和情绪状态的改善外，一些患者的行为问题和学习成绩也有所好转。91% 的幼儿家长和 77% 的青少年患者愿意再次接受手术[118, 123]。

完备的术前医学评估是必要的，颅面手术和单独的颌面手术之间是存在潜在差异的。接受颅面手术的患者应该进行包括睡眠研究等方面的术前评估。术前应该告知家长颅内压监测的必要性。颅面异常患者常合并综合征和其他系统异常。有关罕见病的相关信息和全面信息可以在互联网的网站上找到，如 Orphanet，即罕见病和罕见药的门户网站（www.orpha.net）。相关的中枢神经系统及心肺异常尤其值得注意。由于手术的性质和范围，应该详细了解出血倾向相关的病史。20%～37% 接受颅面外科手术的患者有气道问题[124, 125]，65% 的下颌发育不良患者（Treacher Collins、Goldenhar 综合征或半侧颜面短小畸形）和 53% 的颅缝早闭的患者都存在气道问题。

对气道进行彻底和全面的评估是非常重要的，因

为不是所有的气道异常都显而易见。患者一般经历了多次手术，所以应该了解上次手术过程中气道问题的相关病史，以及当时是如何处理的。如果预期气道管理困难，可能需要行气管切开，应该在术前告知患儿及其父母。

某些面部、上呼吸道和颈部异常会造成通过面罩和气管插管进行气道管理的困难。面部不对称、颧骨发育不全或鼻畸形可能造成面罩难以贴紧面部，并形成良好的封闭空间。解剖学上的异常，如后鼻孔闭锁或狭窄、巨舌、小颌畸形、鼻咽间隙缩小，可导致气道梗阻。分泌物和腺样体肥大可进一步阻塞小气道。清醒的患者可能有呼吸道梗阻的症状，如张口呼吸，其他像打鼾、呼吸作响及呼吸暂停的症状可能只在睡眠状态时才出现。在睡眠期间出现打鼾伴频繁的睡眠觉醒和睡眠时异常运动、白天嗜睡、夜间遗尿和早起头痛都是呼吸睡眠暂停的症状。睡眠呼吸暂停的病史可以通过询问患儿是否有打鼾和打鼾之间屏气来推断。注意力不集中、在校表现和（或）性格及行为改变也是阻塞性睡眠呼吸暂停的症状。在严重的情况下，患儿可能出现体重不足，并伴有肺动脉高压和肺心病。心前区听到增强的第二心音伴肝大，这些都表明右心压力明显升高。睡眠中有上呼吸道梗阻的患儿，可能会在术前用药诱导嗜睡、麻醉面罩诱导和气管拔管后出现上呼吸道梗阻。

气道异常可能导致直视下喉头暴露困难或无法暴露。下颌骨发育不全或小颌畸形、小口畸形、巨舌、牙关紧闭、颞下颌关节运动受限都可能使喉镜暴露变得困难。对下颌骨的形状、大小和对称性，从下颌到舌骨的前后距离，舌头的大小、腭的形状、张口时和下颌前移时颞下颌关节的运动度、张口度，这些解剖学特点应该仔细进行检查。应确认颈部的活动范围，特别是颈部的伸展度。椎体异常，如 Goldenhar、Apert、Crouzon 等颅缝早闭综合征患者的颈椎融合，可能限制颈部活动[126]。在气管插管时可能需要头后仰。Chiari 畸形患者在颈部屈曲或过度伸展时脑干可能受压。术前应该和家属及外科医师讨论气管插管可能导致的后果。这类患者用纤维支气管镜进行气管插管可能会得到更好的效果，因为这样可以避免头部移动，保持在中立位。建议每个麻醉科室都有处理这类患者的已成文的标准操作流程来处理意料之内和意料之外的困难气道。此外，纤维支气管镜插管术应该定期进行模拟训练，以确保每个麻醉科医师都能掌握这项技能。

（二）实验室评估

预计有大出血可能时，在除畸形之外健康的儿童中，实验室检查最少应该包括血红蛋白、血细胞比容、血型及交叉配血。也应该行凝血试验（如凝血酶原和部分凝血活酶时间、血小板计数和出血时间），特别是对小婴儿。其他的实验室评估如胸部 X 线、心电图、肺功能检测、动脉血气和电解质也可能根据患儿的身体状态按需检测。如果存在肺动脉高压的证据，则需要行超声心动图检查。

（三）术前用药

术前用药可以辅助但不能代替心理准备。术前用药必须同时考虑镇静的需求、并发症及气道异常情况。例如，ICP 增高或潜在气道梗阻的患者对于呼吸抑制的耐受差，可能造成危险。最佳的镇静方式应该使得诱导变得更加顺畅。口服苯二氮䓬类药物通常能够很好地达到这一目的。苯二氮䓬类药物、戊巴比妥和水合氯醛可口服或经直肠给药。芬太尼可经黏膜给药。应当尽可能避免肌内注射引起的注射痛。在静脉穿刺点上方放置一个局麻药凝胶贴片，可以减少静脉置管时的疼痛。贴片通常在穿刺前 1h 拿开。高分辨率超声可能有助于这些患儿的外周静脉通道建立。抑制腺体分泌的药物可以和术前口服药一起使用，但是要谨慎使用，因为它们可能会导致术后口干和发热。

（四）术中麻醉管理

成功的麻醉管理需要外科医师和麻醉科医师密切沟通，特别是当外科医师在气道附近操作或快速失血出现时。麻醉管理受到患者合并情况、气道异常和颅面手术特殊性的影响。一般来说，由麻醉科医师和外科医师一起编写的标准操作流程有助于规范患者术中管理，也有助于确保最佳的监护质量。

（五）伴发疾病

相关的呼吸、心脏和神经系统异常或紊乱将影响麻醉管理。颈椎异常会影响头的位置或正在进行的操作。如果患者有复杂的颅缝早闭，必须考虑到前面提到的 ICP 升高的可能性。ICP 升高的症状和体征并不常见。即使颅内压是正常的，如果颅顶不能充分的，在所有维度上容纳大脑，在某些区域也可能发生颅内并发症。对于这些患者，应该选择降低而不是升高 ICP 的麻醉诱导和维持的技术及药物。

（六）气道异常

在麻醉诱导的过程中可能发生意料之外的气道梗阻。外观不一定是潜在气道梗阻的可靠提示，既往麻醉过程顺利也并不能排除本次气道意外发生的可能性，特别是此前完成了腭裂修补术和咽部皮瓣手术的患者。当困难气道可能出现时，应该提前制订处理问题的总体解决方案——没有哪种单一的技术是万无一失的。该方案应包括提供几种替代技术，并准备好各种所需要的设备，特别是喉罩气道和小号气管导管。建议增加有管理困难气道经验的人员。应该谨慎行麻醉诱导。保留自主呼吸的通气更安全。在没有确认控制通气是可行且容易建立之前，允许自主呼吸可以避免气道灾难性事件的发生。

面罩与面部贴合的困难可以通过在面部覆盖纱布，在整个面部扣上一个大的面罩，并使用高流量气体来克服。带有可塑气垫的透明面罩通常是最合适的，但是应该注意保证气垫不会压到眼睛或阻塞鼻孔。有些患者在浅麻醉时会出现气道梗阻。可以通过在麻醉诱导前清除鼻腔分泌物，保持嗅物位，打开口腔，施加轻度的气道正压（5~10cmH$_2$O），当患者麻醉到可以耐受时使用托下颌来预防或减轻气道梗阻。放置鼻咽或口咽通气道也可能是有帮助的。

对于下颌骨发育不全和其他的口腔和颈部畸形，直接喉镜可能无法或者只能够通过非常规方法才能暴露咽喉。这些患者喉的位置通常被描述为"前位"。相对于其他颈部结构，这些患者的喉实际上处于正常位置，但与发育不全的下颌骨相连的舌头比正常情况下更靠后，更靠近喉部，给人一种喉前移的观感[127]。这种情况下，通常不能通过充分张口和充分移动舌头来暴露喉部。

喉罩和纤维支气管镜是颅面部畸形患者气道管理的重要工具。喉罩可插入清醒婴儿（表面麻醉）或在婴儿和儿童麻醉诱导后置入，以辅助盲探或光纤喉镜引导下气管插管。建议使用可移动的"困难气道"急救车，车上需包含所有用于意外或预期内困难气道处理的设备（见第16章）[128-130]。

许多报道描述了颅面部畸形患者气道管理的困难之处。在喉罩和纤维支气管镜可用之前，一些非常规的可以维持气道开放的操作被描述，例如用缝线、镊子或特制拉钩强行拉出舌头，或者使用带有"光学管芯"的Jackson前连合喉镜进行气管插管。使用或不使用光源引导的盲探或者利用触觉插管也有报道[131-134]。如今，视频辅助硬质内镜可以方便困难气道患者进行气管插管。在视频辅助气管插管过程中，可以通过连接管吸入氧气，以防止低氧血症。在置入硬质内镜前使用喉镜打开气道也是有帮助的（图36-31）。

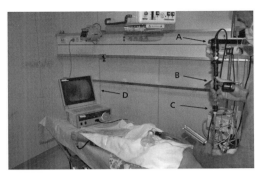

▲ 图 36-31　在困难气道情况下单手使用 Bonfils 硬质光学镜行气管插管
A. 光学单元；B. LED 光源；C. 充氧管接头；D. 监护屏

有些患者需要气管切开来进行气道管理。在有的医学中心，当计划对年幼患儿实施大面积面部截骨术或者术中需要重新气管插管气道将难以控制时，就会实施择期气管切开[135]。当使用钢板行刚性内固定而不是颌间固定时，有时可以避免气管切开。一些患者已经实施了气管切开术来治疗严重的呼吸梗阻。小儿气管切开的并发症和危险包括意外拔管、管道阻塞、出血和气体泄漏（气胸、纵隔气肿、皮下气肿）。其他章节（见第 16 章）对困难气道的管理进行了深入的讨论。

> **要点：颅面重建术前评估**
> - 有颅面异常的儿童常有视力、听力或语言方面的问题，这些问题必须在术前准备中考虑到。
> - 颅面手术和单独的颌面手术之间存在潜在差异，颅面异常患者常有综合征和（或）其他系统异常。
> - 气道异常可能使喉部的直接暴露变得困难或不可能，下颌骨发育不全或小颌畸形、小口畸形、巨舌和牙关紧闭，可能使喉镜检查非常困难。
> - 应确定颈部的活动范围，特别是伸展范围，并需要与外科医师讨论。气管内插管时，Chiari 畸形患者在颈部屈曲或严重伸展时可能会压迫脑干。
> - 颅内压升高或潜在气道梗阻的患者可能不能安全地耐受术前抗焦虑药物的呼吸抑制作用。

七、颅面手术的特征

颅面外科手术影响麻醉管理的几个特点：手术过程可能很长，有大面积的组织暴露；可能会出现大出血；操作可能累及颅内；气道可能在术野范围内。

（一）手术时间长和大面积组织的暴露

颅面大手术平均需要 4～5h 完成，但也有持续超过 12h，经验丰富的外科医师团队手术时间相对会缩短[136, 137]。在长时间手术中，要注意保护被麻醉的患者，包括合适的体位，关节处于舒适的弯曲度，保护外周神经和受压部位，如头部要放置充足的保护垫。患者的手术体位可能是仰卧、俯卧或改良俯卧位（图 36-32）。

长时间大面积组织暴露导致大量的身体热量丢失。需要通过保存和供给热量的措施来维持体温稳定，包括尽量减少患者盖被服前暴露在冷空气中的时间，将房间温度升高到 23～24℃，以及在盖被服前使用加热灯加热被服。应使用保温毯或暖风机及给患者身体覆盖保温材料（塑料或布罩）。应加热冲洗和静脉注射的液体和血液，进入气道的气体也应加温加湿。当大部分颅骨暴露在外时，颅骨应反复用温水冲洗。通常在颅面外科手术前使用皮质类固醇，以减少术后面部肿胀，但缺乏相应的证据支持。

（二）失血过多

失血量的大小与手术的范围和持续时间有关，对于颅面大外科手术来说，失血量可能是患者血容量的数倍。据报道，失血量会随着团队经验的增加而减少[136, 137]。在一项研究中，接受颅缝早闭修复的患者平均估计红细胞丢失量为总估计量的 91%（范围

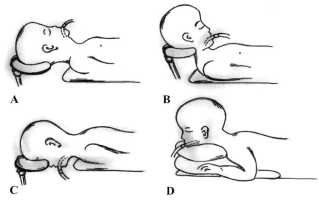

▲ 图 36-32　颅缝早闭手术中的体位
A. 额部、额顶部和眶面部病变取仰卧位；B. 额叶、顶叶和额基底叶病变取仰卧位，头部倾斜；C. 枕部和枕下损伤时取俯卧位；D. 全颅穹隆暴露时取俯卧位且头部倾斜

5%～400%）[138]。对于 6 月龄以下的婴儿，接受复杂颅缝早闭修复的患者相对于单纯颅缝早闭修复的患者，接受复杂颅顶重建的患者相对于行额部重建或带状颅骨切除术的患者，红细胞的损失更大。带状颅骨切除术患儿血容量丢失约为其总血容量的 60%[139]。

骨静脉丛的出血通常是持续性出血，在截骨和骨移植过程中出血可能非常快。大量血液的快速丢失可发生于未能控制的动脉出血或意外受损的硬膜窦出血。例如，在下颌骨截骨术中，上颌内动脉可能被切断，而腭动脉可能会在 Le Fort I 型手术中被切断。被切断的动脉如果回缩到难以触及的位置，可能难以识别和钳夹。颅骨内表面不规则（如骨刺刺破硬脑膜窦）可导致硬脑膜窦撕裂和出血，这种出血往往无法迅速控制。其他大量出血的来源还可能是硬膜外大静脉和咽静脉。瘢痕和粘连增加了持续出血，并使大动脉、血窦和静脉在再次手术中出血的可能性更大[140-143]。

婴儿失血时应该用等量的血液积极补充。因为可能出现突发快速失血，所以血液补充滞后是不明智的。对于较大的儿童和青少年，在血液稀释达到一定程度之前，可使用适当的晶体或胶体溶液进行初步的失血补充。很多失血量是无法测量的，因为很多丢失的血液隐藏于术野和手术铺单中。所以，和外科医师密切沟通出血的速度及密切监测患者的血容量是非常必要的。可以通过联合输注红细胞和新鲜冰冻血浆来维持正常的血容量。因为儿童患者的血容量少，应该行连续的血气分析，包括血细胞比容和乳酸的水平来检测组织灌注的不足。

全血和成分血应提前准备好放在手术室附近。至少有两个相对大口径的静脉通路以便可以快速输血。术中可能会需要快速大量输血，并且伴随出现相关的问题（如低钙血症、高钾血症和凝血障碍）。当血液替代超过一个血容量时，需要补充凝血因子，特别是血小板。截骨术，特别是上颌骨截骨术，术后可能会继续渗血，所以离开手术室前应该保证患者有足够的血细胞比容。控制性低血压被用于减少失血，从而为外科医师创造一个比较清晰的术野，但是对于该方法的运用还没有达成共识，也没有客观的数据支持其被应用于颅骨手术。

控制性低血压和过度通气都会导致脑缺氧[144, 145]。因此，两者结合可能并不明智。即使全身灌注正常也可能发生局部脑缺氧（如当牵拉额叶时）。由于这些原因，尽管控制性低血压在颅内和颅外手术中都得以应用，但是它可能更适合颅外手术，而不是颅内手术。

现在很少使用这些技术。其他用于减少或避免颅面外科手术中输注异体血的技术包括：术前应用促红细胞生成素和术中自体血回收[146]。促红细胞生成素的治疗费用使其常规使用受到限制。术中自体血回收在儿童中的作用是有限的，因为通常需要回收足够多的自体血才能进行回输。现有设备的进一步小型化可能使这项技术更具吸引力。

多年来，抗纤溶药物如抑肽酶和氨甲环酸（tranexamic acid，TXA）被用来减少术中失血[147]。自抑肽酶退出市场后，只有 TXA 和 ε- 氨基己酸（ε-aminocaproic acid，EACA）达到这一目的。一项对46 名接受颅缝早闭手术的 2 月龄—6 岁儿童使用 TXA的随机、双盲、安慰剂对照研究显示，TXA 显著减少了失血量（65ml/kg：119ml/kg，$P < 0.001$）和输血量（33ml/kg：56ml/kg，$P=0.006$）[148]。最近发表了关于 TXA 在颅面外科中应用新的药代动力学数据[149]。数据来源于 23 例接受 TXA 治疗的随机对照试验的患者，设计了二室药代动力学模型，在最终的模型中同时考虑了体重和年龄作为协变量。TXA 的负荷剂量为10mg/kg，之后按照 5mg/(kg·h) 维持输注，预计可以达到并维持血浆浓度在 16μg/ml 以上，即可以充分地抑制纤溶和纤溶酶原活性。这种方案避免了高负荷剂量时出现的高血药浓度，并可能降低癫痫发作的风险。从小儿颅面外科手术围术期多中心数据库收集的一份关于 1638 例进行了颅顶重建术的患者数据显示，癫痫发生率为 0.6%。其中 36% 的患者使用了 TXA，23% 使用了 EACA，40% 没有使用抗纤溶药，而使用了 TXA患者和未使用的患者之间的癫痫发生率并无差异。

最近有使用即时血栓弹力图（TEG®，Haemonetics Corp.，Braintree，MA，USA）和血栓弹力图（ROTEM®，Instrumentation Laboratory，Bedford，MA，USA）进行大于 60ml/kg 的显著失血风险的预测，以指导凝血因子输注[151, 152]。值得注意的是，TEG 的最大振幅 < 55mm 是大量失血的最佳预测指标；而 ROTEM测量的纤维蛋白原浓度、FibTEM、血块最大硬度< 8mm，作为输注纤维蛋白原浓缩物的触发点，显著降低了 FFP 的输注和输血成本。

如出血过多，可给予重组人凝血因子Ⅶa。该因子未被批准用于术中凝血功能障碍的治疗，但该药物常被超说明书使用。这是一种有趣的药物，对难治性非手术性出血有很好的疗效[153]。其他章节（见第 12章）对术中出血、输血和凝血因子治疗进行了全面的讨论。

（三）颅内手术

颅内手术应采用能够减少颅内容物体积的麻醉技术。额眶部手术需要对脑组织进行操作和牵拉，以充分暴露颅前窝和面骨。减少大脑体积可减少对大脑的牵拉。因此，应避免使用增加颅内容物体积的麻醉药，如氯胺酮。而选择阿片类药物、苯二氮䓬类药物、硫喷妥钠、丙泊酚、异氟烷、七氟烷和地氟烷，以及进行轻度过度通气（呼气末测量的二氧化碳浓度在30～35mmHg）是比较合适的。其他减少颅内容积的措施还有将头部抬高 20°～30° 和使用利尿药（甘露醇和呋塞米）[154, 155]。选择机械通气的呼吸模式时，不应选择抑制颅内脑脊液和静脉回流的模式。因此，应避免设置呼气末正压通气，而且可以通过延长呼气时间，使得平均气道压尽可能低，同时又可以达到充分氧合。

颅内手术过程中的潜在危险包括硬脑膜窦撕裂、脑水肿和静脉空气栓塞。硬脑膜窦撕裂可能导致快速、大量的失血。对脑组织的操作和牵拉可能导致大脑损伤和水肿。空气栓塞由静脉开放引起，因为打开颅骨的位置通常位于大脑中央循环的上方[155-157]。精细的外科操作可以预防该并发症的发生。

（四）术中气道管理

在 Le Fort 面中部前移手术中，外科医师必须在气道周围操作。在上颌截骨术和向下折断操作中，经鼻气管插管可能被划破、切断或从气管中拔出。气管套囊的导气管也很容易被切断。外科医师和麻醉科医师应该提前制订必要情况下更换气导管的方案。通常外科医师会立刻用无菌单覆盖术野，从而使麻醉科医师可以接触气道。必须随时准备好备用气管导管和导管芯及其他更换插管的设备。

当气管导管在术野时，尽管麻醉科医师无法接触面部，但也必须小心确保气道通畅。麻醉呼吸回路应该是轻质的，而且需确保所有的接头牢固结合。术中可能需要手术台的头部从麻醉机处转离 180°，因此必须有足够长的气道回路。如果外科医师需要在手术过程中移动头部，必须确保气管导管和呼吸回路不受影响。在最初固定气管导管时必须注意，避免在颈部伸展或上颌骨前移时拔出气管导管，或在颈部屈曲时气管导管进入支气管内。颈部屈曲时，上颌骨或下颌骨会向前移动 3cm。气管导管需要用金属丝或者缝线固定于牙齿周围、鼻中隔、下颌骨或牙槽嵴周围。当需要进行口内操作或颌间固定时，需要进行经鼻气管插管。增强型气管导管可以防止手术操作对气道的挤压。在气管插管前，外科医师和麻醉科医师要密切沟通，以确保气管导管的位置最佳。在放置经鼻气管导管数小时后，必须注意预防鼻坏死。咽下部应填塞，以防止术中误吸血液、骨碎片和组织。手术结束时，应清理鼻、口、咽，并将胃内气体、血液和其他物质吸出。

术后面部和头皮肿胀可能很严重。双侧面中部发育不全和下颌骨截骨术后的肿胀可能要求保留气管导管 12～48h。尤其是在颌间固定和口腔内假体妨碍麻醉科医师进行再次插管时。持续的口咽出血、脑水肿或肺部疾病也可能延迟气管拔管。气管拔管应在患者完全清醒、气道反射完整、空腹并能听从指令时进行。确认气囊放气后气管导管周围存在漏气，是预测拔管后气道通畅的常用方法。如有必要，应立即重新建立人工气道（包括准备用于松解颌间固定线的钢丝钳）。

（五）其他麻醉注意事项

麻醉药品的选择应当综合考虑以上因素。麻醉深度可与肌松程度相平衡，以防止因不同程度的外科刺激引起咳嗽、弓背或患者体动。最好在手术结束时保持患者清醒和舒适，以便进行神经学评估。这可以通过使用强效麻醉药或"平衡"技术来实现，或者通过患者从麻醉中苏醒时调整麻醉药剂量来实现。颅外取移植骨的部位（肋骨或髂嵴）发生术后疼痛程度较头部手术部位严重。

为患者提供其需要的液体，补充间质和蒸发损失，并保持尿量在 0.5ml/(kg·h) 以上。达到这些目标所需的确切液体量取决于组织剥离和暴露的程度。对于小婴儿，电解质溶液可以保持合适的体液平衡及维持最佳的血糖浓度，如含 1% 葡萄糖的醋酸林格液；同时应放置导尿管，以防止膀胱过度充盈并可用于监测血容量；而且应该行连续的血气分析，检测动脉 pH、血气、血红蛋白、电解质、电离钙、葡萄糖和凝血参数。

患者需要高水平的生理监测。常规实施麻醉监测，如 ECG、血氧饱和度、体温、气道气体和压力监测。除此之外，动脉置管以监测直接动脉压和进行血气分析。放置中心静脉导管以监测血容量和快速输液及用药。中心静脉血氧饱和度可以用来估计患儿的心输出量。当中心静脉血氧饱和度低于 60% 时，应详细评估患者的循环状况。动脉血压和波形是血容量的良好监测指标。如果出现宽基底的动脉压波，波形降支的上半部分有两个切迹，与呼吸相关的波形变异很少或没有变异，这是血容量正常的良好指标。在颅内手术过程中，应该仔细通过二氧化碳波形图和心前区多普勒超声来寻找静脉空气栓塞发生的证据，因为开放的头部术野通常高于心脏平面。偶尔也可通过中心静脉导

管吸出已经进入循环的空气，但早期监测和阻止空气进入比试图吸出空气更重要。

（六）围术期风险、并发症和转归

尽管大量的颅面外科手术证明了手术的相对安全性，但仍有可能会出现显著的并发症发生率和死亡率[158]。术中死亡常由于大量失血和空气栓塞。术后死亡常因脑、呼吸、循环等系统的问题造成（如脑水肿、大量硬膜外出血、呼吸骤停、呼吸阻塞或气管导管脱出、气管造口堵塞和出血等）[159-161]。最近的一项研究分析了 8101 例颅面部手术病例，并明确了主要的并发症和死亡率。研究者发现严重的并发症已经显著减少，并提出气道管理、血液回收和置换、年龄适宜的深静脉血栓预防措施和颅底面中部前移手术的时机等规范化方案的出现可能在未来进一步降低死亡率[162]。

其他报道的术中并发症包括严重失血导致的心搏骤停、空气栓塞、纵隔气肿（气管切开的并发症）、肋骨移植造成的气胸、硬膜下血肿、眼心反射引起的心动过缓[163-165]。刺激三叉神经的任何感觉支（上颌、下颌、眼支）均可引起反射性心动过缓和心搏骤停。在颌面部和颞下颌关节手术中也发现了反射性心动过缓和心搏骤停[165]。应避免眼球压迫，因为它也会引起严重的心动过缓。

与气管导管相关的几种并发症已有报道，包括术中气管导管脱出（通常在面中部发育不全手术前移时）、气管导管因扭曲而堵塞（也在面中部发育不全手术前移时）和气管导管破裂[127]。套囊充气管也可能被撕裂。有几例关于术中紧急更换气管导管的相关报道。气管切开的并发症包括导管打折、气管后壁撕裂、食管穿孔和气腹导致的心搏骤停[127, 166, 167]。帽状腱膜下或硬膜外引流需要特别护理，尤其是放置在静脉窦附近的引流管。用于引流的负压球与所用的帽状腱膜下或硬膜外引流管的大小有关。快速的开放式抽吸积血可造成显著失血。非致命性的术后并发症包括气管拔管后的呼吸道阻塞、肺水肿、脑水肿、硬膜外血肿、帽状腱膜下出血、癫痫、感染、失明、脑脊液漏、面神经损伤、骨吸收和脑积水[168]。

最近，一份关于 1223 例复杂颅顶重建的儿童颅面外科围术期注册研究全面反映了麻醉科医师在管理这些患者时所面临的挑战（表 36-4）[169]。该研究还报道了对内镜与开放的颅缝早闭修复进行比较的病例对照研究结果[170]。通过倾向评分匹配，开放手术与内镜手术按照 2：1 分组纳入 933 例患者，术中主要参数（如输血量、麻醉及手术时间）和术后观察指标（包括术

后带管时间、重症监护室停留时间和住院时间）在内镜组显著改善。术中重要事件，如低体温、需要升压药治疗的低血压、静脉空气栓塞和心搏骤停的发生率，在两组间无明显差异。

（七）颅面外科大手术的术后管理及转归

许多接受颅面外科手术的患者需要在 ICU 监护 1 天到数天。ICU 的转入标准因医疗机构不同而异，但 Goobie 及其同事最近根据 225 名在一个单中心行开颅手术修复颅缝早闭的患者，研发了一个风险预测模型，用于预测术后有临床意义的心肺和血液事件，如再插管风险或术后大量输血风险[171]。在这个队列研究中，15% 的患者发生心肺事件，30% 的患者发生血液相关事件。主要危险因素是体重＜ 10kg，美国麻醉医师协会一般状况评分（physical score，PS）为 3 分或 4 分，术中输注血液制品＞ 60ml/kg，或未使用 TXA（图 36-33）[171]。

> **要点：颅面手术的特点**
> - 颅面手术平均时长为 4～5h，但也可持续 12h 以上。所以，必须注意将患者体位摆放合适，将关节置于舒适的弯曲位，保护周围神经，保护受压部位，包括头部放置充足的保护垫。
> - 对于小于 6 月龄的婴儿，复杂手术要比简单手术失血量多，复杂颅顶重建要比前额重建和带状颅骨切除术失血更大。但是，即使是进行带状颅骨切除的婴儿，他们的失血量也可能达到血容量的 60%。
> - 尽管大量颅面外科手术证明了它的相对安全性，但仍会出现显著的并发症发生率和死亡率。大量失血和空气栓塞常导致术中死亡。
> - 近期注册的大样本单中心研究说明了术中不良事件、大量出血和需要 ICU 监护的风险类型，这些风险包括体重低于 10kg，ASA PS 评分 3 分或 4 分，术中输血＞ 60ml/kg，以及术中未使用 TXA。

八、唇腭裂修复术的麻醉

（一）术前评估

麻醉科医师对唇腭裂患者的管理方法与前文对其他颅面畸形患者的管理方法相似，只是该手术范围较

小。当 3 月龄的唇裂患儿来手术时，父母已经克服了他们对孩子颅面畸形的最初反应，并希望通过手术能够使患儿恢复正常的外观和功能。术前准备应该调整以适应由于语言和听力问题而存在沟通障碍的年龄较大的腭裂儿童。应该尽一切努力确保麻醉不给父母和孩子带来不愉快的体验。

对此类患儿应进行完备的医学评估，需要特别注意有没有其他畸形和综合征的存在。所有腭裂患者均有咽鼓管功能障碍，且常伴有慢性浆液性中耳炎和明显的鼻漏。如有急性耳感染应在手术前治疗。术前镇静适用于无气道风险的患儿。

（二）术中麻醉管理

1. 诱导

大多数单纯的唇腭裂患者在气道管理方面没有困难。800 例唇腭裂修复患者只有 3% 存在喉镜暴露声门困难[172]。那些困难气道的患者一般合并下颌后缩和（或）年龄小于 6 月龄[173]。前上颌骨前突和广泛双侧唇裂及牙槽突裂相关，有时会妨碍喉的暴露。虽然插管失败率很低[167]，但确有发生。因此，麻醉诱导时保留患儿自主呼吸是明智的。同时，有第二位麻醉科医师协助气道管理也是有帮助的。应该在患者呼吸停止前，对气道管理的难度进行评估。如果舌头卡在腭裂当中，就可能会发生气道阻塞。一旦意识到这一点，就很容易进行补救。行喉镜暴露声门时，必须小心以避免损伤突出的前上颌骨。抑制唾液分泌的药物在口腔手术中是有益的。插入预先塑形的气管导管（Ring-Adair-Elwyn 管），平放在面部，这样可以最大限度地减少气管导管扭曲和移位的可能。必要时，可以放入管芯以方便气管插管。在确保嘴唇不移动和不变形的情况下，导管应该固定在其中线上（图 36-34）。

2. 麻醉维持

在唇腭裂修补术中有几个特殊的麻醉方面的考虑。首先，和外科医师共用气道。因此，必须将气管导管固定好，以防止气管导管不慎脱落。应该持续评估气道情况，特别是在摆放患者体位及在放置了开口器和咽腔填塞后。对于上腭和咽部手术，合适的手术体位可能需要颈部过度伸展，这样可能会向上向外将气管导管从气管内拉出。开口器可以为外科医师暴露术野，并且能够固定气管导管，但也可能会压迫以至于阻塞气管导管（图 36-34）。放置咽腔填塞是为了防止血液误吸。在这些操作中可能会发生气管导管的受压或扭曲。外科医师应注意避免将电刀接触气管导管，因为这可能会导致气道着火。FiO_2 应尽可能＜ 0.3。

表 36-4 研究中的不良事件、并发症和异常值结果（所有年龄）

（续表）

	n	%
心血管系统		
术中输注升压药	89	7.3
术中低血压	65	5.3
静脉推注肾上腺素注射液	39	3.2
需要处理的心动过缓	19	1.6
术后输注升压药	7	0.6
疑似静脉空气栓塞	7	0.6
疑似 VAE 同时伴有呼气末 CO_2 和血压变化	6	0.5
疑似 VAE 同时伴有循环衰竭	1	0.1
术后低血容量性休克或低血压	6	0.5
术中心搏骤停	3	0.2
术后心搏骤停，呼叫心肺复苏小组或快速反应小组	2	0.2
呼吸系统		
计划外的术后气管插管 / 机械通气	29	2.4
困难气道	27	2.2
术后呼吸衰竭	16	1.3
术中意外脱管	13	1.1
术中支气管痉挛	11	0.9
再插管（手术室拔管失败）	10	0.8
术后再插管	4	0.3
术后肺炎	3	0.2
术后肺水肿	2	0.2
神经系统		
术后癫痫发作	9	0.7
低钠血症引起的癫痫发作	2	0.2

	n	%
输血		
术中输注含红细胞的血液制品		
＞ 40ml/kg	328	26.8
＞ 60ml/kg	115	9.4
＞ 80ml/kg	50	4.1
围术期总共接受的血液制品的献血者 ≥ 6 人	46	3.8
疑似输血反应	2	0.2
血液系统		
术后初始 INR ＞ 1.5，PTT ＞ 45s，或纤维蛋白原＜ 100mg/dl	59	4.8
术后初始血小板计数＜ 100 000/μl	41	3.4
术后初始血红蛋白＜ 6.5mg/dl	7	0.6
电解质		
低钠血症：$[Na^+]$ ＜ 135mEq/L	251	20.5
高钾血症：$[K^+]$ ＞ 5.5mEq/L	3	0.2
其他		
术中低体温（＜ 35℃）	35	2.9
非计划二次手术	8	0.7
脑脊液漏	7	0.6
手术部位感染	5	0.4
尿崩症	1	0.1
中心导管相关血流感染	1	0.1
深静脉血栓形成	1	0.1
败血症	1	0.1
停留时间		
ICU 住院时间 ≥ 6d	39	3.2
总住院时间 ≥ 9d	46	3.8

ICU. 重症监护病房；INR. 国际标准化比值；PTT. 部分凝血活酶时间

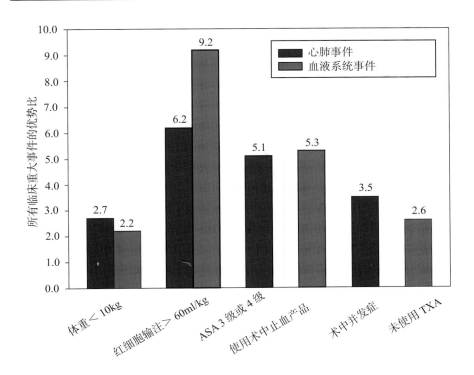

◀ 图 36-33　所有需要 ICU 住院的临床显著性术后事件的 6 个多变量预测因素的优势比
这些风险因素包括体重＜10kg，红细胞输注＞60ml/kg，ASA 分级 3 级或 4 级，止血性血制品输注 [血小板、新鲜冰冻血浆和（或）冷沉淀]，术中并发症出现及未使用氨甲环酸（经 Wolters Kluwer 许可转载，引自 Goobie 等 [171]）

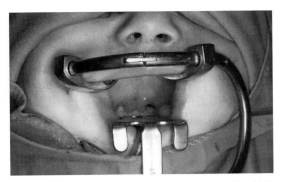

▲ 图 36-34　Pierre Robin 序列（悬雍垂裂）患儿行腭裂修复术时，放置好的 "Kilner Dott" 开口器，金属加强导管固定在开口器下半部分的下方

其他麻醉注意事项就是常规的项目。保持体温和液体平衡。失血量很少达到需要进行输血治疗的程度，尽管在腭和咽部手术中，尤其是当术前血红蛋白浓度低于 10g/dl 时，偶尔需要输血。吸入麻醉是常用的麻醉方法，但只要考虑到以上的因素，麻醉药的选择并不重要。

要点：唇腭裂手术麻醉
- 腭裂患者存在咽鼓管功能障碍，常伴有慢性浆液性中耳炎并伴有明显的鼻漏。
- 大多数单纯的唇腭裂患者在气道管理方面没有困难。
- 对于上腭和咽部手术，手术体位可能需要颈

部过度伸展，这样可能会把气管向上向外牵拉甚至脱管。
- 最常见的术后并发症是出血和气道梗阻。

九、术后管理

最常见的急性术后问题是出血和气道阻塞。在腭咽部手术结束时，必须检查是否有出血，是否有咽腔填塞。当拔除气管导管时，咽腔内留有填塞物是非常危险的。一些外科医师用一条丝线将舌头缝合固定在面部，这样可以通过缝线牵引舌头使舌根前移，以便快速开放气道。将婴儿或儿童置于侧卧位，以便于血液和分泌物从咽部流出。需等待患者完全清醒，神经肌肉功能恢复正常后再拔除气管导管，应尽量减少因解剖原因或出血引起的潜在气道阻塞。使用面罩或人工气道可能会破坏唇或鼻的修复效果，因此建议延迟拔管，直到患者可以在无呼吸设备支持的情况下也可以保持气道通畅时再拔管。在唇部手术后，用臂板约束患儿的上肢，以防止他们干扰修复。

在腭成形术或咽成形术后，婴儿或儿童从麻醉中醒来，上呼吸道发生改变。收缩的皮瓣和鼻咽水肿会压迫鼻气道，可能立刻使患儿转化为经口呼吸。这个问题在 Pierre-Robin 综合征患者中更明显。咽成形术后，10% 或更多的患者出现暂时性的阻塞性睡眠呼

吸暂停[173]。当手术技术得到改进，并在术后的 48h 内一直使用鼻咽通气道后，睡眠呼吸暂停现象就完全消除了。57% 的患者在腭成形术或咽成形术后主要或完全依靠经口呼吸[174]。高达 72% 的患者在咽成形术后出现睡眠呼吸暂停。

咽部畸形常见于颅面部综合征，这使患者处于气道阻塞的高风险中，尤其是在咽部成形术后[174]。畸形可能是结构性的［与颅底畸形有关的咽腔缩窄（Treacher-Collins 综合征）或下颌畸形（Robin 序列）］，也可能是功能性的，如腭心面综合征的咽肌张力降低。

有 1 名患者在手术后 4 周死亡[175]。

腭成形术后并发严重舌肿胀引起的急性气道阻塞也有报道。拔管前应仔细检查口、舌，尤其是当开口器放置时间超过 2h 时。如果开口器必须放置 2h 以上，应该取出几分钟，使舌头恢复灌注。舌肿胀通常是再灌注损伤的结果。

局部浸润麻醉可减小术后镇痛药的需求量。首选非麻醉性镇痛药，但当需要使用麻醉性镇痛药时，应该滴定给药直至产生镇痛效果[176, 177]，可采用疼痛量表指导术后疼痛治疗[178-180]。

病例分析

男性患儿，2 岁，体重 10.8kg，身高 84cm，计划同时行鼻部先天性皮毛窦和颅底的颅内胆脂瘤切除术（图 36-35A）。手术计划是颅整形手术，需要行额眶前移术。患者无先天遗传性疾病，但因先天性心脏病经历了多次手术。该患儿为早产儿（妊娠 34 周产，出生体重 2200g）。当时的主要诊断为三尖瓣闭锁 I b 型。患儿在 5 月龄时接受了腔静脉肺动脉吻合术（"Glenn" 手术）。在随后的常规心脏随访中，血流动力学检查结果正常。另一个问题是，患儿有多次误吸以及病因不明的慢性肺炎。患儿体重增加和整体发育正常。基线血氧饱和度在 79%～85%。他正在接受抗充血性药物和小剂量的阿司匹林治疗。术前心超显示：心肌功能正常，无二尖瓣反流和腔静脉肺动脉吻合通道。

1. 麻醉注意事项

由于患者术中存在大出血的风险，所以术前准备了 4 单位红细胞和 2 单位 FFP。另外，患儿正在服用抗凝药物，所以也准备了血小板。拟使用一种抗纤溶剂，如 TXA［初始剂量为 10mg/kg，其后为 5mg/(kg·h)］。由于发绀型先天性心脏病的存在，麻醉的目标是在整个过程中保持高血红蛋白水平（14～15g/dl）。麻醉科医师决定在早期给予全血和成分血，以防止血红蛋白过低，从而维持患者调整后的"正常"携氧能力。因为腔静脉肺动脉吻合术后的患者更得益于自主呼吸而不是机械通气，所以尽早拔管是麻醉的首要目标。通常情况下，优选在年幼患儿中进行经鼻插管，因为这样改善了导管的固定方法和患者苏醒时机械通气的撤离。预防和检测静脉内空气栓塞对于所有的颅面外科手术都是非常重要的，对于发绀型先天性心脏病患者更是如此。在这类患者中，空气可从手术部位静脉进入循环，流入上腔静脉直接进入肺部动脉，可能造成栓塞。空气不会在动脉循环中形成栓塞。

2. 麻醉诱导

用丙泊酚（2.5mg/kg）和瑞芬太尼（1μg/kg），吸氧下行麻醉诱导。术中特别注意保证尽可能低的胸膜腔内压，以确保静脉回流到心脏通畅无阻。给予肌松药罗库溴铵（1mg/kg）帮助直接喉镜下气管插管。该患者之后不需要进一步追加肌松药。麻醉诱导后放置口胃管、在膀胱内置入尿管和体温探头。麻醉维持采用七氟烷和 0.3～0.5μg/(kg·min) 瑞芬太尼。吸入氧浓度为 0.3 以保持 SaO₂ 在 75%～85%。手术结束前 30min 联合使用长效阿片类药物和 NSAID。

3. 心血管系统监测

在右股静脉插入双腔 4Fr 中心静脉导管，连续测量心血管系统压力。没有采用颈内静脉置管，是因为颈内静脉与肺动脉相通，其静脉压较高与肺动脉压相等，所以要避免任何可能导致脑静脉引流不畅的可能。诱导后留置一个大口径的外周静脉通道。右桡动脉留置 22Ga 的动脉导管，以持续监测动脉压和进行动脉血气分析。围术期连续行动脉和静脉压力、温度（通过导尿管）、脉搏血氧饱和度、呼气末二氧化碳和尿量的监测。根据需要，每小时或更频繁地测量一次血气、pH、电解质、葡萄糖和乳酸浓度。静脉血氧饱和度是通过中心静脉血样测定的，用于评估心输出量和血容量状

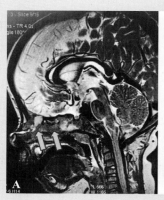
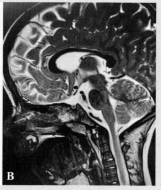

▲ 图 36-35　皮毛窦和颅底胆脂瘤的 MRI 扫描
A. 术前，肿瘤（箭）；B 术后

态，但必须记住，在股静脉导管末端位于下腔静脉的患者中，测量的静脉血氧饱和度不等于上腔静脉的中心静脉血氧饱和度，监测值通常较高。在这种情况下，重要的是随时间变化的趋势，而不是绝对值。

4. 气道管理

术前不必担心经口气管插管存在困难。患者的张口度不受限制，所以比较容易实施气管插管。因此，这类患者并不一定要经纤维支气管镜插管。从患者之前的麻醉记录中我们得知，患者行面罩通气是没有问题的。在额眶前移术中（图 36-20），由于患者处于俯卧位，无法随时接近鼻子和气道，因此采用加强型气管导管经口插入。注意用液态黏合剂和胶带将气管导管牢固地固定在患儿面部，以避免术中意外脱管。因为手术要持续几小时，所以当患者处于俯卧位时，要非常小心地预防面部软组织（眼睛、鼻子）受压（图 36-32）。

5. 体温

出于以下几个原因，我们要注意预防术中低体温。第一，防止凝血系统受到抑制；第二，防止灌注不足和局部缺血（如代谢性酸中毒和乳酸生成）；第三，防止在恢复自主呼吸并且拔管后，患者出现通气不足和呼吸性酸中毒。预防低体温也可以避免术后寒战及循环系统受到抑制所产生的不良影响。

6. 术中管理

麻醉诱导和气管插管之后，根据手术需求，外科医师和麻醉科医师一起摆放患者体位。术中采用含 1% 葡萄糖的醋酸林格液，按照 4ml/(kg·h) 的速度输注，以维持患儿血糖正常。根据需要，最初用 4ml/(kg·h) 无葡萄糖的林格液补液，纠正体液丢失。在头皮剥离过程中，输注红细胞和 FFP（各 5ml/kg），主要是为了维持血红蛋白浓度高于 14g/dl，这是要满足先天性心脏病矫正后的要求。待头皮和颅骨翻转完成并成功止血后，按需输注 PRCB 和 FFP 以维持血红蛋白浓度，并且预防出血。尽管已经预防性使用了 PRBC，血红蛋白浓度仍低于初始值（表 36-5）。估计手术中失血 340ml，约占患者血容量的 40%。为纠正这些血液丢失，先对患者输注了林格液，其后在手术末期用 PRBC 和血小板（15ml/kg）补充。为了防止热量丢失，用棉被包裹了患者的四肢，并用加热毯和加热的湿化空气对患者进行主动保暖。尽管如此，患儿体温还是下降了 1℃。如前所述，使用七氟烷和瑞芬太尼维持麻醉。

因为手术顺利，术后患者自主呼吸恢复正常且潮气量足够，按照计划苏醒，所以在手术室拔除了气管导管。拔管后 15min 患儿血氧饱和度为 90%。患儿被转入 PICU，监

表 36-5　1 例先天性心脏病术后行广泛颅面外科手术的患者，在颅面外科手术术前及术中每小时的实验室指标

	术　前	1h	2h	3h	手术结束时	PICU
血红蛋白（mg/dl）	15.2	14.4	12.4	13.7	15.3	14.2
PaO$_2$（mmHg）	68.3	79.3	87.1	79.5	80.3	87.8
PaCO$_2$（mmHg）	44.1	43.2	39.8	42.1	49.3	41.5
SaO$_2$（%）	77	70	75	75	90	82
pH	7.39	7.41	7.40	7.39	7.29	7.35
BE（mEq/L）	0.9	1.0	0	0	-3.6	-2.0
国际标准化比值	1.0	1.2	1.5	1.2	1.2	1.0
凝血酶原时间（s）	12.0	13.3	16.5	13.4	13.2	13.1
活化部分凝血酶原时间（s）	36.2	40.1	43.2	41.0	40.9	37.2
血小板计数（×10^9/L）	352	205	168	210	289	301
乳酸（mmol/L）	0.9	0.9	1.0	1.2	0.9	0.9
中心体温（℃）	36.5	35.5	35.9	36.1	36.4	36.3
输注 PRBC（ml）	—	50	60	50	20	40
输注 FFP（ml）		25	25	25	20	20
输注血小板（ml）					70	50	20

BE. 碱剩余；PRBC. 浓缩红细胞；FFP. 新鲜冰冻血浆；PICU. 儿科重症监护室

测是否存在出血或颅内压升高。术后出血量为 75ml，输注 PRBC 进行补充。手术结束后立即拔管的原因包括：①在确保腔静脉 – 肺动脉吻合术后患儿静脉回流畅通方面，自主呼吸优于正压通气；②当患儿处于清醒并自主呼吸状态时，更容易监测颅内压升高的体征。切记，由于腔静脉肺动脉吻合处压力相应升高，所以允许颅内压升高的安全范围缩窄。患者的头部抬高 30° 以减少水肿和出血，并易化通过腔静脉 – 肺动脉连接的静脉回流。术后严格限制液体用量，以维持尿量在 1ml/(kg·h) 以内，这样可以降低颅内压升高和肺水肿的可能性。手术后第 1 天，由于患者状态良好，停用了所有监测，患者被转入普通病房。几天后患者出院回家，恢复良好。术后几个月的 MRI 显示手术效果良好（图 36–35B）。

7. 结论

这个案例说明了几个要点。

● 由于潜在的先天性心脏缺陷，需要在整个手术过程中维持好血氧含量。麻醉科医师需要注意，由于先天性心脏病及其纠正手术，患者的血红蛋白"正常"范围的下限被上调（> 14g/dl），需要按此标准维持患者血红蛋白水平。根据以往手术经验，这类患者术中失血很常见，二次手术更严重。尽管在手术开始时就输注了 PRBC 和血浆以试图维持正常凝血，但该患儿术中失血量仍达到 340ml。术中给予了足够的液体和血液制品以维持正常的动脉和中心血压，并预防代谢性酸中毒。

● 发绀型心脏病患者可能因血小板功能障碍而出现凝血障碍（见第 27 章）。在此情况下，建议使用抗纤溶剂，如氨甲环酸[初始剂量为 10mg/kg，随后为 5mg/(kg·h)]。此外，因为患者在术前使用了抗凝血药，所以血小板必须提前准备好。在此需要精细地平衡各个方面。因为我们既不希望患者失血过多，同时也不希望出现凝血亢进，因为由此可能形成过多血栓堵塞患儿的腔肺分流通路。

● 在手术过程中采取措施以保持体温正常是很重要的，特别是在手术结束拔管的时候。低体温可能导致通气不足、血二氧化碳增加及颅内压升高。如果手术持续时间足够长，低体温甚至可能导致凝血异常，增加术中出血。要在保持正常体温与大脑温度降低 1～2℃ 具有神经保护作用的事实之间进行权衡（见第 8 章）。

● 术中监测血管内压力和尿量有助于了解液体和血液制品补充是否充分。本病例中多次测量了尿糖浓度，因为即使在低血容量的患者中，也可能出现由于高血糖引起渗透性利尿，造成尿量正常的假象。

第37章 儿童疼痛管理
Pain Management in Children

Christine Greco Charles Berde 著

秦霈 译 杨丽芳 校

一、概述

疼痛及疼痛相关症状的管理是儿科、儿科麻醉和儿科重症监护日常工作的一部分。在本章中，我们将概述疼痛体验如何随着年龄变化，镇痛药在不同年龄段如何发挥作用，以及如何治疗儿科一些常见的急慢性疼痛。

二、疼痛的发育神经生理学

Fitzgerald 等的研究表明，在妊娠中晚期，对于伤害性刺激传导所必需的外周神经、脊髓和脊髓上神经通路就已经相当成熟了[1]。虽然感觉神经系统一般结构在妊娠中期就已经形成，但神经连接模式和功能的成熟是发生在出生后的最初几个月，因此，早产儿和足月新生儿与月龄较大的婴儿相比存在一些差异[2]。与成年动物相比，幼龄动物伤害性感受所涉及的外周感觉纤维感受野更大，覆盖区域更多，冲动激活阈值更低。而下行疼痛抑制通路，如背外侧索[3]，往往在胎儿出生后才会发育。这就可以解释，与神经系统更成熟的月龄较大的婴儿和儿童相比，新生儿和月龄较小的婴儿对疼痛的感知更加强烈或对疼痛的反应更强烈。

许多这些初步的研究强调外周和脊髓机制的成熟及简单的退避反射。而最近，研究人员的注意力则集中在新生儿和婴幼儿对损伤反应的皮质代表区[4]。通过使用近红外光谱对大脑激活的研究表明，对新生儿足跟实施伤害性刺激会引起对侧大脑皮质上信号的增加[4]。这意味着对伤害性刺激的反应存在一种特定的激活模式，而不是自主唤醒时出现的整体的、非特定的激活模式。尽管对于新生儿来说，这些证据并不能证明疼痛是一种有意识的体验或者痛苦感受，但各种证据表明，疼痛刺激能够到达婴儿大脑皮质。尽管脊髓下行通路和神经递质的发育有一定延迟，但通过硬膜外或脊髓途径给予 α 肾上腺素能激动药和阿片类药物，无论是对于新生动物[5, 6]还是对于新生儿[7, 8]，均能产生一定的镇痛作用。成人功能性磁共振成像（fMRI）对疼痛所涉及脑皮质网络的研究，强调了两种躯体感觉通路，以及涉及显著性、注意力、情感、学习和恐惧的神经通路的激活。关于伤害性事件引起大脑激活的最新 fMRI 研究发现，大脑激活存在广泛的区域性重叠，但存在一定差异[9-11]。

目前，已有一些研究结果表明，婴儿能够形成对疼痛的内隐记忆，并且婴儿未经治疗的疼痛可能会对其行为产生负面影响。Taddo 经研究发现，与未做过包皮环切术或在包皮环切术中接受过充分镇痛的婴儿相比，术中接受过少量或没有应用镇痛药实施包皮环切术的婴儿，在 2 个月、4 个月和 6 个月的疫苗接种时，其疼痛行为显著增加[12]。对成年大鼠的研究显示，从出生开始就一直接受伤害性刺激的成年大鼠，其脊髓背角神经元突触结构和疼痛功能已发生了长期变化[13]。对接受大手术的新生儿随机采用相对较浅和相对较深的镇痛方法，结果表明，采用较深的镇痛方法可更好地抑制新生儿的疼痛应激反应，且其术后并发症发生率也更低[14-17]。相反，对行机械通气的危重新生儿的研究发现，同对照组在实施吸痰或其他产生疼痛的操作过程之前间歇性接受吗啡注射相比[18]，常规的吗啡输注并没有显示出明显的益处。

三、婴幼儿疼痛评估

婴幼儿疼痛评估不仅是儿科诊疗的一个基本方

本章译者、校者来自西安交通大学附属儿童医院。

面，同时也是疼痛治疗的基础。目前，大多数针对婴儿、学步儿童和学龄前儿童的疼痛评估工具都是根据儿童的发育年龄而定，通常需要结合婴幼儿的行为表现和生理指标，因为自我报告的测量方法在学龄前儿童中不太可能实现，也不适用于住院的幼儿。对这方面感兴趣的读者可以参考儿科疼痛评估的专家共识[19]。研究表明，与父母或孩子自我的疼痛评级相比，医疗服务提供者所进行的观察性评估往往会低估实际疼痛的等级。由于生病、住院和面对陌生人，儿童可能不愿意或无法自我报告评估疼痛程度，这种情况下，为年幼儿童设计的疼痛评估工具可能更为有用。

对婴儿和早产儿进行疼痛评估尤其具有挑战性，这是因为婴儿只能依靠看护人来解释他们的行为或其他迹象以判断他们是否疼痛。目前，已有多项研究对婴儿的疼痛反应进行了调查分析，结果显示，婴儿表现出可预测的疼痛反应模式，包括应激激素水平、行为模式、心率、氧饱和度、血压和其他生理模式的变化。对反复需要足跟采血进行血液分析的新生儿，不断地用手拍打穿刺侧的足部可以看出，他们有定位疼痛部位的能力。接受不同强度的疼痛刺激，婴儿心率、血压和血氧饱和度的变化，表明他们有区分疼痛严重

程度的能力。然而，生理参数是疼痛的非特异性指标，它们不单单只是反映疼痛，也可以反映恐惧、饥饿、焦虑、情绪困扰[20]。这些研究和其他研究结果表明，婴儿的疼痛评估工具通常是综合的疼痛评分，需要将观察到的痛苦行为，如面部表情、睡眠-觉醒周期和身体姿势，与包括心率、血氧饱和度和血压在内的生理参数结合起来进行综合评估。另外，早产儿对疼痛的行为反应可能比足月婴儿表现得更为复杂。除此之外，行为和生理疼痛量表并不适用于患有败血症、血流动力学不稳定或需机械通气的危重婴儿。而早产儿疼痛评分简表（premature infant pain profile，PIPP）是一种对操作性疼痛进行疼痛评估的工具，其效果早已在早产儿和足月儿中得到证实（表 37-1）[21]。其中，PIPP 的独特之处在于，除了包括痛苦行为、心率和血氧饱和度以外，该评分系统还将胎龄也纳入其中。FLACC 量表结合了五种类型的疼痛行为，包括面部表情、腿部动作、活动度、哭闹和可安慰性，并已被证明在儿童中的评分者信度和效度良好（表 37-2）[22]。这一量表之所以能够得到广泛使用，是因为它操作简易、内容全面，并可适用于婴儿和年龄较大的儿童，其中包括那些存在发育障碍的儿童[23]。

幼儿和学龄前儿童在具体思维、认知和语言发育

表 37-1　早产儿疼痛评分简表 *

指　标	0	1	2	3
孕周	≥ 36	32 ≤孕周< 36	28 ≤孕周< 32	< 28
观察 NB 行为状态 15s	活跃	安静	活跃	安静
	清醒	清醒	睡眠	熟睡
	睁眼	睁眼	闭眼	闭眼
	出现面部活动	无面部活动	出现面部活动	无面部活动
记录 HR 和 SpO$_2$				
最大 HR	↑ 0～4 次 / 分	↑ 5～14 次 / 分	↑ 15～24 次 / 分	↑≥ 25 次 / 分
最低血氧饱和度	↓ 0%～2.4%	↓ 2.5%～4.9%	↓ 5%～7.4%	↓≥ 7.5%
观察 NB30s†				
皱眉	无	少量	中等	大量
挤眼	无	少量	中等	大量
鼻唇沟	无	少量	中等	大量

*. 在此量表中，评分为 0～21。评分≤ 6 分表示无疼痛或轻微疼痛，> 12 分表明存在中至重度疼痛
†. 无：定义为占观察时间的 0～9%；少量：定义为占观察时间的 10%～39%；中等：定义为占观察时间 40%～69%；大量：定义为占观察时间的 70% 或更多
HR. 心率；NB. 新生儿

表 37-2　面部表情、腿部动作、活动、哭泣和可安慰性（FLACC）量表

分　类	评　分		
	0	1	2
面部表情	无特定表情或笑容	偶尔做鬼脸或皱眉，孤僻，冷漠	下巴持续抖动，牙关紧咬
腿部动作	正常姿势或放松状态	不安，焦虑，紧张	踢腿或腿曲着
活动度	安静平卧，放松状态，活动自如	扭动，翻来覆去，紧张	身体屈曲、僵硬或急扭
哭闹	没有哭泣（醒着或睡着）	呻吟或鸣咽，偶尔抱怨疼痛	不断哭泣，尖叫或抽泣，经常抱怨疼痛
可安慰性	满足，放松	偶尔的抚触、拥抱、交流或转移注意力即可放松	很难安慰或放松

面部表情（F）、腿部动作（L）、活动度（A）、哭闹（C）和可安慰性（C）5 个类别中的每一个都从 0 到 2 进行评分，总分为 0～10

方面的差异使该年龄段儿童的疼痛评估充满了挑战。尽管学龄前儿童通常能够给出简单的疼痛自我描述报告，如疼痛的部位，但不能提供更多与疼痛相关的细节，如疼痛的性质。在询问年幼孩子的疼痛情况时，让父母或熟悉的看护人陪同通常是有用的。截至目前，针对幼儿人们已经开发了各种疼痛评估工具。研究表明，许多儿童倾向于使用面部表情量表作为疼痛评估工具，量表中不同的面部表情图代表不同程度的疼痛。虽然幼儿看到面部表情图时能够区分疼痛的强度，但是，5 个以上的选择似乎会影响孩子准确表达疼痛的能力。目前，对于 4 岁以下的儿童进行疼痛评估时，效果已经被广泛认可的面部表情量表有 Oucher 量表（图 37-1）、Wong-Baker 量表（图 37-2）和 Bieri Faces 量表（图 37-3）。其中，Oucher 量表适用于所有种族的儿童，它使用儿童真实的照片，并根据儿童种族量身定制了几种不同的版本。在不同的面部表情量表中，我们认为 Hicks 等修订的面部疼痛量表具有一定的心理测量优势[24]。父母的反应可能会影响所能观察到的孩子的行为痛苦程度，而父母焦虑的增加往往与孩子经历疼痛操作后自我报告的疼痛评分水平增加有关。年龄较大的学龄儿童和青少年的情感和认知及语言发育已经相对成熟，因此可以使用自评量表。尽管由于存在行为控制和自尊方面的问题，该年龄段的自我报告有时可能并不准确。疾病、住院和与父母分离可能会导致一些年长儿和青少年情感上的退化，此时，他们可能更适合使用为年幼儿设计的疼痛量表。由此可见，孩子对于疼痛的定义也会影响他们的自我报告。颜色模拟评分（图 37-4）是一种滑尺装置，它用色阶来表示疼痛的程度，这种方法已被证实可用于 5 岁以下儿童[25]。

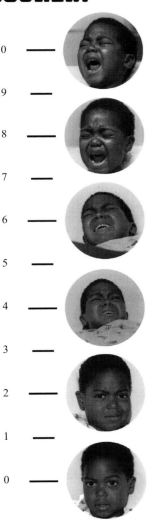

▲ 图 37-1　Oucher 疼痛量表

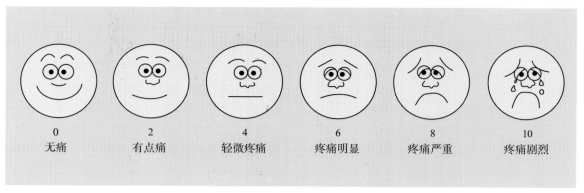

0　　　　2　　　　4　　　　6　　　　8　　　　10

无痛　　有点痛　轻微疼痛　疼痛明显　疼痛严重　疼痛剧烈

▲ 图 37-2　面部（Wong-Baker）疼痛量表

▲ 图 37-3　面部表情疼痛量表修订版（FPS-R）

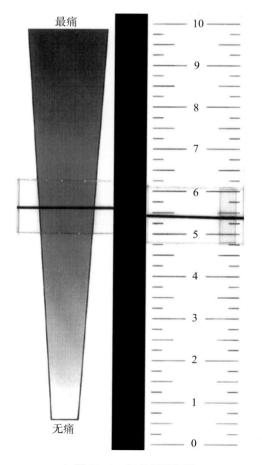

▲ 图 37-4　颜色模拟评分

疼痛评估应成为住院患儿日常护理工作的一部分。一个成功的、全院范围内的疼痛评估项目需要一支由医务人员组成且工作敬业的多学科协作团队、标准化评估方法和医疗文书、工作人员和父母的教育项目、疼痛治疗干预后再次评估的方案。疼痛评估的关键是使用经过确认有效的、适合患者年龄的疼痛评估工具，同时也要考虑患儿发育水平、可能存在的恐惧和焦虑、父母因素及患儿疼痛出现的背景。

要点：儿童疼痛评估
- 对于还不会说话的患儿进行疼痛评估应以发育年龄为基础，并结合行为和生理指标。
- FLACC 量表和 PIPP 量表已被证实适用于小婴儿。
- 包括 Oucher、Wong Baker 和 Bieri 在内的面部表情疼痛量表已被证实适用于 4 岁以下的儿童。
- 视觉模拟评分和颜色模拟评分适用于年长儿。

四、婴幼儿发育期镇痛药理学

许多药代动力学和药效学因素会导致患者对镇痛药的反应出现与年龄相关的差异[26]。在新生儿和小婴儿中，参与镇痛药物结合、葡糖醛酸化和硫酸化的肝酶系统发育并不成熟，因此很容易导致药物消除半衰期延长及药物蓄积风险增加，如阿片类药物和酰胺类局麻药。尽管个体的肝酶成熟速率存在一定差异，但对于大多数镇痛药而言，人体的新陈代谢在 6 月龄左右就已经成熟。人们发现，肾小球滤过和肾小管分泌在出生后的前几周是减少的。除了一些主要依赖于肾脏清除的天然药物其消除速度减慢以外，肾脏不成熟还会导致对吗啡和氢吗啡酮中的葡萄糖苷酸（产生镇痛、镇静、呼吸抑制和兴奋性作用）消除减慢，以及对利多卡因的主要代谢产物 MEGX 的消除减慢，后者可引起癫痫发作。新生儿和小婴儿的 α_1- 酸性糖蛋白和白蛋白水平较低，从而导致许多药物的血浆蛋白结合力降低，而游离的、具有药理活性的、未结合的药物浓度升高。婴儿对缺氧[27, 28]和高碳酸血症[29]的呼吸反射还不成熟。在临床病例系列研究中观察到，婴儿对阿片类药物引起的通气不足风险增加[30]，可能反映了药代动力学和药效学不成熟的综合效应，以及疾病状态在住院患儿中比例过高的影响。

（一）非阿片类镇痛药

非阿片类镇痛药指的是对乙酰氨基酚、阿司匹林、非甾体抗炎药（NSAID）及选择性环氧合酶 2（cyclooxygenase 2，COX-2）抑制药。COX 酶能够将花生四烯酸转化为各种具有不同生理作用的前列腺素，这些前列腺素对于疼痛、超敏反应、炎症、体温调节、血管舒张和保护胃黏膜完整性均具有一定作用。COX 同工酶在外周组织和中枢神经系统中的分布和功能不同。阿司匹林和 NSAID 可广泛作用于 COX 酶谱。阿司匹林对血小板中 COX-1 的不可逆抑制作用与 NSAID 的可逆作用相反，这也解释了为什么阿司匹林止血作用的持续时间更长。人们开发 COX-2 抑制药是为了特异性地抑制 COX 同工酶亚型 2，这种亚型主要在白细胞和其他炎性细胞及外周和中枢神经系统中的神经元和胶质细胞中表达。虽然这类药物通常被认为是"外周"镇痛药，但它们镇痛作用的产生是外周神经和中枢神经系统综合作用的结果[31]。

（二）前列腺素类物质的生物合成及环氧合酶的个体发育

Ririe 及其同事经研究表明，给予 COX-1 抑制药并不能有效降低幼鼠对机械刺激的超敏反应。这种 COX-1 抑制药在幼年大鼠中的有效性缺乏可能是由于脊髓中 COX-1 的表达存在发育差异所致[32]。这些数据引发了一个问题，即由于脊髓小胶质细胞中 COX 介导过程的延迟成熟，常用的作用于 COX 亚型的镇痛药是否可能对婴儿无效。

（三）对乙酰氨基酚

对乙酰氨基酚是临床上使用最广泛的镇痛药之一，且在儿科患者中具有良好的安全性。它经常与阿片类药物联合应用以提供辅助镇痛作用。除此之外，对乙酰氨基酚有时也与布洛芬交替使用，尽管目前还没有临床试验验证这种方法的有效性。虽然镇痛和退热的有效机制尚有争议，但对乙酰氨基酚对 COX-3 同工酶、内源性大麻素受体和 TRPV1（瞬时受体电位阳离子通道亚家族 V 成员 1）受体具有一定的影响[33]。大麻素受体 1（Cannabinoid receptor type 1，CB1）和 TRPV1 受体参与疼痛和体温调节通路。相关研究发现，对乙酰氨基酚可能主要通过中枢神经系统内的位点发挥镇痛作用，尽管对于中枢神经系统内 COX-3 抑制在对乙酰氨基酚镇痛作用中的重要性存在争议[34]。与 NSAID 相比，对乙酰氨基酚外周抗炎作用非常小，这与胃病、血小板功能障碍和抗炎作用显著降低相关。在被机体摄入后，大约 90% 的对乙酰氨基酚经过硫酸化和葡糖醛酸化反应生成水溶性产物，然后被肾脏清除。一小部分对乙酰氨基酚会被 CYP450 系统分解成有毒的代谢产物，该代谢产物能与谷胱甘肽结合形成无毒的复合物。但是，如果使用剂量错误导致对乙酰氨基酚摄入量过多，以至于超过现有肝脏储存的谷胱甘肽的结合能力时，则可能会导致婴儿和儿童出现暴发性肝坏死和肝衰竭。对乙酰氨基酚的口服治疗剂量为 10～15mg/kg，用药 2～3h 后可达到血药浓度峰值。药代动力学研究表明，与口服给药相比，静脉给予对乙酰氨基酚的脑脊液渗透作用良好，血药浓度峰值出现的更早也更高[35, 36]。由于减少了不良事件的发生，缩短了麻醉后恢复室的停留时间及住院时间，静脉注射对乙酰氨基酚对于儿科扁桃体切除和特发性脊柱侧弯手术具有明显的成本效益[37, 38]。

由于直肠吸收效率低且易受影响，因此直肠给药后，对乙酰氨基酚血浆浓度峰值的出现通常需要70min，且差异较大。一些研究建议使用大剂量对乙酰氨基酚：经直肠首次给予 30～45mg/kg，然后每6～8 小时给予 20mg/kg，通常可达到治疗效果的血药浓度[39]。尽管经直肠给药的对乙酰氨基酚，其总体生物利用度大约是口服制剂的一半，但美国儿科学会之前在对乙酰氨基酚的每日最大使用剂量方面，建议的口服和直肠给药的剂量是相同的。

目前，临床对照试验尚未确定对乙酰氨基酚在新生儿中的镇痛效果。一项关于婴儿大手术后直肠给予对乙酰氨基酚的研究发现，对乙酰氨基酚没有明显的镇痛作用 [40, 41]。而同一组研究人员随后的一项研究则发现，在类似人群中静脉注射对乙酰氨基酚则能够产生镇痛 / 阿片类药物作用 [42]。

目前尚不清楚上述阴性结果的产生是否反映了由于以下原因导致的真正缺乏疗效：对乙酰氨基酚镇痛靶点延迟成熟，吸收多变，所用疼痛模型敏感性不足，对所使用的疼痛评估量表不敏感，或因选择过于积极的镇痛方案而掩盖了药物本身的镇痛作用 [43]。

（四）非甾体抗炎药

鉴于 NSAID 使用的普遍性和良好的安全性，该药物在儿童中已被广泛用作解热、镇痛和抗炎。除此之外，它们还可以与阿片类药物联合使用，以增强镇痛效果，并减少阿片类药物使用的不良反应。它们通常是炎性疼痛的一线治疗药物，可逆地抑制 COX-1 和 COX-2 同工酶，以及抑制花生四烯酸向前列腺素的转化，从而产生抗炎作用。与成人相比，几种 NSAID 在新生儿和婴儿体内的清除速度较慢，但在 3—10 岁的幼儿中的清除速度较快 [44]。一项患者术后随机接受 NSAID 或安慰剂，静脉给予阿片类药物进行补充性镇痛的研究结果显示，NSAID 组患者的疼痛评分通常较低，且阿片类药物用量减少了 30%～40%。其他研究表明，在成人术后给予标准剂量的 NSAID 能够提供比 30～60mg 可待因更好的镇痛效果 [45]。

在 6 月龄及 6 月龄以上患儿中，NSAID 严重不良反应的发生率非常低，尤其是短期使用。一项针对 2 岁以下儿童服用布洛芬治疗的大规模研究显示，布洛芬治疗过程中严重不良反应的发生率非常低 [46]。不过，目前有关新生儿应用 NSAID 的有效性数据很少。很多关于新生儿药代动力学和安全性的数据都来自使用布洛芬和吲哚美辛治疗动脉导管未闭的临床实践。研究人员发现，与吲哚美辛相比，对于处于该年龄段的患儿，布洛芬的肾毒性更低且低钠血症风险更小。目前，长期使用 NSAID 的很多安全性数据都是根据青少年类风湿关节炎的治疗经验得出的 [47]。虽然儿童经常反映长期使用 NSAID 引起的轻度胃肠道不适，但严重的胃病、胃肠道出血和肾毒性在儿童中的发生率似乎要低于成人。然而，当儿童出现脱水或同时使用其

他肾毒性药物用于治疗已存在的肾脏疾病和低血压时，NSAID 引发肾毒性的风险可能会增加。

在过去的 10 年里，进行扁桃体切除术的患儿使用 NSAID 的情况越来越普遍。对于扁桃体切除术后，使用阿片类药物可能导致气道阻塞或通气不足的 OSAS 患者而言，NSAID 是一个极具吸引力的选择。此外，大量扁桃体切除术后的镇痛试验和 Meta 分析显示，NSAID 能为患者提供良好的镇痛效果。以前，人们一直担心 NSAID 会造成扁桃体切除术后患者出现即刻和延迟出血。虽然最初的 Meta 分析结果给出了相互矛盾的结果，但随后的 Meta 分析并没有发现 NSAID 会对临床严重出血事件产生显著影响 [48-50]。与美国各地许多儿科中心一样，波士顿儿童医院已开始将 NSAID-对乙酰氨基酚联合作为扁桃体切除术后疼痛的常规镇痛方案。COX-2 抑制药在扁桃体切除术中的应用将在接下来的章节中进行阐述。

目前，围绕 NSAID 使用的另一个争议是，这类药物对于术后需要活跃骨形成患者的骨愈合问题，如接受后路脊柱融合和内固定的脊柱侧弯患儿。对于不同类型骨科手术的研究表明，NSAID 和 COX-2 抑制药显然能够提供良好的镇痛作用，并减少术后阿片类药物的需求 [51]。不过，有人认为 NSAID 会干扰骨愈合，因为由成骨细胞产生的前列腺素类物质不仅与新骨形成有关，并参与骨形成和骨吸收之间的平衡。而对病例对照和队列研究的 Meta 分析表明，在大多数患者群体中，短期使用 NSAID 对其骨愈合的临床影响很小 [52]。而对成人髋关节置换术后异位骨形成的研究表明，使用 NSAID 后患者骨不连的发生率较高，但该类研究所涉及的患者数量很少，且可能存在其他骨不连的风险。对成人脊柱融合患者使用 NSAID 影响的 Meta 分析显示，脊柱融合术后，患者短期内使用正常剂量的 NSAID 似乎是安全的，但大剂量的酮咯酸会增加患者发生骨不连的风险，这一结果提示这类风险的发生在一定程度上与所给予的药物剂量有关 [53, 54]。总体而言，在使用 NSAID 进行镇痛的情况下，儿童术后出现骨折愈合受损的可能性比成人要小得多。在许多儿科中心，由于阿片类药物的抑制作用及 NSAID 在加速康复外科（enhanced recovery after surgery，ERAS）中的重要作用，包括脊柱侧弯手术在内的大多数整形外科手术，术后使用 NSAID 的趋势越来越明显 [55, 56]，这一点将在本章后面进一步讨论。

这些作者的建议是，在临床结果和风险方面获得更具体的数据之前，采取折中的办法。对于存在

骨不连或骨融合受损的高危患儿，尽可能避免使用 NSAID。相反，对于骨不连风险相对较低、使用阿片类药物不良反应严重且难以控制，或阿片类药物风险显著增加的患儿，NSAID 或 COX-2 抑制药可在手术后 1~2 天内使用。一些研究表明，与传统的 NSAID 相比，选择性 COX-2 抑制药对骨形成的影响更小。

酮咯酸是一种常用的注射用 NSAID 药物，常作为术后阿片类药物的辅助用药。尽管普遍认为静脉给予 NSAID 具有"神奇的"效果，但相关研究发现，给予推荐剂量或等毒性剂量时，酮咯酸提供的镇痛作用并不比其他 NSAID 更强。酮咯酸的标准使用剂量为 0.25mg/kg，每 6 小时 1 次，最长使用时间约 5d。推荐的时间为 5 天，这是根据关键的成人研究而确定的，这些研究用于获得美国食品药品管理局（FDA）对于术后用药的批准，且如果长时间使用酮咯酸，还会进一步增加患者出现不良事件的风险，尤其是胃病。在一项对接受心脏手术的婴儿和儿童进行的随机对照试验中，酮咯酸不会增加手术出血或消化道出血的风险 [57]。小规模病例系列研究尚未报道新生儿和婴幼儿术后使用 NSAID 的危害 [50, 51]，但我们仍然需要更大规模的前瞻性研究以更好地确定这些年龄组患儿使用 NSAID 的风险。

COX-1 同工酶产生的前列腺素类物质与胃黏膜保护和血小板聚集有关。成年患者的随机对照试验表明，COX-2 抑制药具有传统 NSAID 的抗炎作用，但胃肠道症状和出血的发生率较低。COX-2 抑制药的抗炎作用、镇痛效果及肾毒性的发生率与其他 NSAID 相当。NSAID 和 COX-2 抑制药均能改变花生四烯酸促凝和抗血栓产物之间的平衡。但对于有冠心病、外周血管疾病和颈动脉疾病危险因素的成年人，COX-2 抑制药似乎会增加心血管事件发生的风险。由于成年患者心血管并发症的出现，罗非昔布及戊地昔布已经退出了美国市场，塞来昔布和美洛昔康在美国仍可使用，但对这些潜在风险相关机构已提出了警告。除了少数例外（如患有遗传性高凝状态的儿童和患有烟雾病的儿童），几乎没有依据可以预测在儿童中使用 COX-2 抑制药的严重心血管风险 [44]。我们认为，对于那些存在炎性疼痛，且使用传统 NSAID 出现严重胃肠道反应的患儿或存在潜在出血性疾病的患儿（如血友病患儿），这类药物具有潜在有利的风险 - 效益比。某些改良的非乙酰化水杨酸盐对胃的影响相对较轻，如双水杨酯、二氟尼柳或水杨酸胆碱镁，也可考虑用于服用 NSAID 后出现胃肠道反应的患儿。由于 COX-2 抑制药的抗血小板 / 止血作用极小，因此，原则上它们是接受扁桃体切除术患儿的理想镇痛药。关于 COX-2 抑制药有效性的现有研究结果并不一致，一些试验发现 COX-2 抑制药的镇痛效果与 NSAID 相当，且优于安慰剂 [52]；而另一些试验发现，COX-2 抑制药的作用不如 NSAID，或者与安慰剂没有区别 [53, 57]。由于上述研究所涉及的患者总数很少，且由于 II 型错误的存在，或者由于研究设计使用了其他镇痛药导致洗脱效应，从而无法确定镇痛效果。因此，我们可能无法通过 Meta 分析来确定 COX-2 抑制药在扁桃体切除术患者中出血的比值比及其置信区间。

常用非阿片类镇痛药的剂量指南参见表 37-3 所示。

> **要点：非阿片类镇痛药**
> - 非阿片类镇痛药指对乙酰氨基酚、阿司匹林、NSAID 和选择性 COX-2 抑制药。
> - 对乙酰氨基酚影响 COX-3 同工酶、大麻素受体和 TRPV1 受体，抗炎作用最弱，静脉注射剂量对轻度或中 - 重度疼痛有效。

表 37-3 非阿片类镇痛药的剂量指南

镇痛药	体重＜ 60kg 的剂量	体重＞ 60kg 的剂量
对乙酰氨基酚	10~15mg/kg，q4h，PO/IV	650~1000mg/kg，q4h，PO/IV
萘普生	5mg/kg，q12h，PO	250~500mg，q12h，PO
布洛芬	6~10mg/kg，q6~8h，PO	400~600mg，q6h，PO
塞来昔布	2~4mg/kg，q12h，PO	100~200mg，q12h，PO
酮咯酸	0.5mg/kg，q6~8h，IV，使用不超过 5 天	30mg，q6~8h，IV，使用不超过 5 天

本表所列剂量指南供 1 岁以上儿童参考使用。在足月儿和早产儿及婴儿中使用这些药物时，还需要进一步调整剂量。正文中有详细的修订
IV. 静脉注射；PO. 口服；q. 每

> - NSAID 酮咯酸和布洛芬可逆抑制 COX-1 和
>   COX-2 同工酶，对中度疼痛有效，不良反
>   应风险低，但不良反应包括肾功能障碍、胃
>   病、出血和骨不连。
> - 塞来昔布和美洛昔康是不良反应风险低的
>   COX-2 抑制药，对有胃肠道和出血不良反
>   应的患儿的炎性疼痛有效。

（五）阿片类药物

阿片类药物广泛用于婴幼儿中重度疼痛的治疗，尤其是在术后早期。想要安全有效地使用阿片类药物，首先需要对患者进行仔细筛选，了解与患者年龄相关的代谢差异、剂量滴定，同时积极治疗阿片类药物引起的不良反应。在过去的 30 年里，为儿童开具的阿片类处方经历了周期性波动。20 世纪 60 年代和 70 年代的一系列病例表明，儿科患者，特别是婴幼儿，在手术后或癌症晚期接受阿片类镇痛药的剂量不足，造成这一现象的部分原因是人们缺乏对阿片类药物代谢过程的了解，以及评估儿童疼痛的能力有限。随着对阿片类药物的药代动力学、发育神经解剖学和有效的疼痛评分的深入了解，促使更合适剂量的阿片类药物及其在婴幼儿疼痛管理中的广泛应用。20 世纪 80 年代和 90 年代，阿片类药物在许多发达国家已广泛用于治疗术后疼痛和癌症疼痛。不过，在过去的 15 年里，阿片类药物滥用已经成为一个主要的公共卫生问题，特别是在美国。除了阿片类药物滥用的问题外，由于阿片类药物在患者术后恢复期的不良反应，减少阿片类药物用量已成为术后疼痛管理的一个重要主题[58, 59]。

目前，人们越来越关注儿童多模式疼痛管理办法和 ERAS 方案。已有很好的证据表明，对乙酰氨基酚 -NSAID 联合区域麻醉有助于减少阿片类药物的用量并增强术后镇痛效果[60, 61]。但加巴喷丁和小剂量氯胺酮作为多模式疼痛管理方案组成部分的研究却显示了不同的结果[56, 62-65]。虽然对儿童进行的多组分 ERAS 研究有限，但有研究结果显示，特发性脊柱侧弯的青少年患者接受后路融合术后，采用集束化护理，患者术后可早日实现下地活动并缩短住院时间[55, 66]。

1. 阿片作用的个体发生

阿片受体在妊娠中期广泛分布于前脑、脑干和脊髓。其功能随着胎儿的发育和出生而逐渐成熟。例如，相关研究发现，虽然幼年大鼠（出生后第 5 天）的脑干和前脑中分布有大量的阿片受体，但根据脑纹状体中三磷酸鸟苷与脑啡肽结合比例的测定，幼年大鼠脑标本中 Gi/o 偶联蛋白所占比例不到成年大鼠的 5%[67]。

关于急性或慢性阿片类药物使用对生长发育的影响，目前已有一系列广泛的动物研究。例如，人们发现，在大鼠出生前和出生后早期长期接触阿片类药物，可导致大脑体积、神经元存储密度和树突状细胞发育减少，从而引起学习和运动功能障碍[68]。另外，幼年大鼠如果长期接触阿片类药物，可产生耐受性、戒断症状及阿片类药物诱发的痛觉过敏[69]，且阿片类药物、氯胺酮和其他药物对发育中动物的影响也会因疼痛、损伤和（或）炎症的存在而发生改变[70]。在一些模型中，在损伤或炎症之前使用阿片类药物具有明显的长期益处。因此，基于动物研究对接受重症监护的新生儿使用镇痛药的好处或危害进行推断应非常谨慎，部分原因是大多数动物模型不能完全模拟人类在长期重症监护情况下出现的所有情况。

对于接受重症监护的新生儿而言，他们会经历大量损伤性操作和机械通气，这本身就会给患儿带来巨大的应激和痛苦。已有一些研究就阿片类药物对机械通气新生儿的镇痛、不良反应和潜在的长期影响进行了调查分析，这些阿片类药物包括按计划给予和在进行特定损伤性操作时给予。在 NEOPAIN 试验中，与对照组相比，长期接受吗啡注射的婴儿并没有表现出更长时间的神经损害，但基本上也没有证据表明采取上述措施对患儿疼痛带来任何益处，且在开放性试验中，不定期的增加吗啡治疗剂量可能会导致更糟糕的结果[71]。除此之外，吗啡对早产儿疼痛过程中疼痛行为指标的影响很小[72]。目前，关于在危重症新生儿中使用阿片类药物或镇静药的利弊仍未达成共识[73]。危重症新生儿和儿童长期接受阿片类药物治疗通常容易产生阿片类药物耐受；当中断或停止使用阿片类药物时，患儿还有可能会出现戒断症状[74]。

在选择具体的阿片类药物时，应考虑多种影响因素，包括对口服和肠道吸收的耐受性、药物不良反应、疼痛的严重程度及疼痛是否加剧。例如，对于能够耐受口服且胃肠道吸收功能良好的儿童而言，口服给药是治疗轻度至中度疼痛的首选。对于疼痛严重需要迅速控制、疼痛极速加剧或口服给药无法耐受的患儿，则应采用静脉途径给药。

可待因作为一种弱阿片类药物，常与对乙酰氨基酚联用以改善镇痛效果。除此之外，它也被用作止咳药；不过，FDA 最近限制了成人使用任何含有阿片类药物的止咳药。与其他阿片类药物相比，可待因导致

患者出现恶心的风险更高。虽然可待因的药代动力学和药效学均存在显著差异，但该药的镇痛作用是通过肝脏 CYP2D6 将可待因转化成吗啡后实现的。英国一项关于可待因的儿童研究显示，对一组即将接受手术的患儿注射可待因后，47% 的患儿在注射 1.5mg/kg 的可待因后，其体内 CYP2D6 酶浓度降低，而 36% 的患儿没有检测到吗啡或吗啡代谢产物[75]。需要注意的是，在酶缺乏或酶含量显著降低的儿童中，可待因基本无法激活，因而无法产生镇痛作用。相反，对于 CYP2D6 基因重复或具有超快代谢等位基因的患者，使用可待因可能会导致患者出现呼吸抑制或死亡[76]。早在 2012 年，美国 FDA 就开始了一系列的论证，随后给出了 "黑框警告"，禁止将可待因用于儿童镇痛。因此，波士顿儿童医院和其他许多儿科医院，都不再使用可待因。2015 年和 2017 年，FDA 先后两次发布了有关儿科使用曲马多的警告，原因是使用后出现了少量有关药物的不良事件。曲马多是一种具有多种作用的复杂药物。它部分通过单胺途径发挥作用，部分作为前体药，通过转换成为阿片类药物激动药发挥作用。该药物的代谢需要 CYP3A4 和 CYP2D6 的参与，因此，即使遗传变异可以改变药物活性产物的生成，但总体而言，与可待因相比，它不易受到极端药物基因组效应的影响。

羟考酮是一种口服阿片类药物，常用于治疗儿童轻度到中度疼痛，通常用于术后从肠外过渡到肠内阿片类药物。虽然羟考酮过去用于治疗中度疼痛的剂量相对固定，但对成人的研究表明，像吗啡一样，对于中度至重度疼痛，羟考酮的使用剂量需逐步增加。人体中，绝大多数羟考酮通过 CYP3A 酶在肝脏内代谢为去甲羟考酮，少量通过 CYP2D6 酶转化为羟吗啡酮。由于羟考酮主要通过 CYP3A 途径转化为去甲羟考酮，因此与可待因相比，CYP2D6 酶的遗传变异对羟考酮的镇痛和不良反应的影响较小[77]。羟考酮在婴儿体内的药代动力学研究表明，不同个体间的清除率和消除半衰期的差异很大，尤其是新生儿[78]。对于无法吞咽药片的患儿来说，羟考酮是一种 "灵丹妙药"，对于小部分患有严重或长期术后疼痛的年长儿，如癌症或其他严重疾病引起的疼痛，羟考酮控释剂可提供良好的镇痛效果。速释型羟考酮的使用剂量为 0.1~0.2mg/kg，根据需要每 4 小时可重复用药 1 次。

氢可酮是一种治疗轻度至中度疼痛的口服阿片类药物，通常与对乙酰氨基酚组成复方制剂，主要通过 CYP2D6 和 CYP3A4 途径代谢，分别转化为氢吗

啡酮和去氢可酮，少量通过非 CYP 途径代谢。尽管 CYP2D6 酶的基因多态性导致 "慢代谢者" 氢吗啡酮的峰值浓度比 "快代谢者" 低，但根据 CYP2D6 表型是否可以预测镇痛反应和潜在毒性，目前尚缺乏有效证据[79-81]。

吗啡通常是静脉使用的一线阿片类药物。吗啡经肝脏代谢，主要通过葡萄糖醛酸化作用生成具有神经兴奋作用的吗啡 -3- 葡糖苷酸和具有镇痛、镇静和呼吸抑制作用的吗啡 -6- 葡糖苷酸。这两种葡糖醛酸类物质均被肾脏清除，并可在肾衰竭患者体内蓄积，这解释了为什么肾衰竭患者该药的作用时间延长和不良反应增加。吗啡 -3- 葡糖苷酸蓄积可导致神志不清、肌阵挛、躁动和癫痫发作。有一些证据表明，吗啡在新生儿中优先被代谢为吗啡 -3- 葡糖苷酸，因而在这个年龄段癫痫发生的风险增加[82]。相关研究显示，吗啡在新生儿和幼儿中的消除半衰期是年长儿的 2 倍多，在早产儿中甚至更长[82]。早产儿体内吗啡的清除速率不到成人的一半。吗啡对新生儿的疗效研究出现了不一致的结果，一些研究表明，对机械通气的新生儿进行气管内吸痰时，注射吗啡并没有产生明显的镇痛作用。由于吗啡在患者体内的药代动力学差异明显，因此药物剂量应根据年龄、体重、不良反应及谨慎的剂量滴定确定[82]。虽然吗啡静脉给药部位有时会出现红斑和局部荨麻疹，但这并不意味着人体对吗啡过敏。在盲法研究中，一般情况下，机体对吗啡的耐受性良好，输注过程中血流动力学变化非常小[83]，但快速给药可能会导致患者出现低血压症状。吗啡和其他阿片类药物能够通过降低脑干对缺氧和高碳酸血症的反应，以及干扰呼吸中枢而产生剂量依赖性的呼吸抑制。同时，吗啡可缓解癌症和终末期肺部疾病患儿的通气不足的症状，在这种情况下，与口服给药相比，舌下给药既简单方便又起效更快。吗啡的剂量指南见表 37-4 所示。

氢吗啡酮的作用时间与吗啡相似，常用于患者自控镇痛（PCA）和硬膜外镇痛。与吗啡一样，它通常可口服和静脉注射，虽然目前还没有长效制剂可用。它与吗啡的不同之处在于，氢吗啡酮的脂溶性稍强，在稳定状态下，静脉给予该药物后氢吗啡酮的效力约为吗啡的 5 倍[84]。和吗啡一样，它主要由葡萄糖醛酸代谢。氢吗啡酮通常用于肾功能不全的患者，但这种做法没有证据支持。有研究显示，肾功能不全患者中吗啡或氢吗啡酮的兴奋作用与血浆中葡萄糖醛酸浓度之间并不存在明显的相关性[85]。虽然个别患者可能会

表 37-4　1 岁以上患者阿片类药物初始剂量指南 *

药　物	等效剂量和间隔		常规开始静脉或皮下注射剂量		胃肠外：口服剂量	常规开始口服剂量和间隔	
	胃肠外	口　服	儿童＜ 50kg	儿童＞ 50kg	比　例	儿童＜ 50kg	儿童＞ 50kg
吗啡	10mg	30mg（长期剂量）60mg（单次剂量）	推注：每 2～4 小时 0.1mg/kg 输注：0.03mg/（kg·h）	推注：每 2～4 小时 5～8mg/kg 输注：1.5mg/h	1 : 3（长期剂量）1 : 6（单次剂量）	速释型：每 3～4 小时 0.3mg/kg 缓释型：20～35kg：每 8～12 小时 10～15mg；35～50kg：每 8～12 小时 15～30mg	速释型：每 3～4 小时 15～20mg 缓释型：每 8～12 小时 30～45mg
羟考酮	NA	15～20mg	NA	NA	NA	每 3～4 小时 0.1～0.2mg/kg	每 3～4 小时 5～10mg
美沙酮 †	10mg	10～20mg	每 6～12 小时 0.1mg/kg	每 6～12 小时 5～8mg	1 : 2	每 6～12 小时 0.1～0.2mg/kg	每 6～12 小时 5～10mg
芬太尼	100mg（0.1mg）	NA	推注：每 1～2 小时 0.5～1.0μg/kg 输注：0.5～2.0μg/（kg·h）	推注：每 1～2 小时 25～50μg 输注：25～100μg/h	NA	NA	NA
氢吗啡酮	1.5～2mg	6～8mg	推注：每 2～4 小时 0.02mg 输注：0.006mg/（kg·h）	推注：每 2～4 小时 1mg 输注：0.3mg/h	1 : 4	每 3～4 小时 0.04～0.08mg/kg	每 3～4 小时 2～4mg

*. 剂量适用于 6 月龄以上的患者。对于 6 月龄以下的婴儿，每千克的初始剂量约为本文推荐剂量的 50%。接受机械通气的患者通常需要较高的剂量。所有剂量都是近似的，应根据临床情况加以调整。该建议改编自以前的汇总表，包括世界卫生组织和国际疼痛研究协会的共识声明
†. 美沙酮需要额外注意，因为它可以在体内蓄积并产生延迟性镇静作用。如果产生镇静作用，在镇静作用消除之前应停止使用该药。之后，剂量应大幅度减少，给药间隔应延长至 8～12h，或两者同时进行
NA. 不适用

报告吗啡和氢吗啡酮在镇痛或不良反应方面存在差异，但随机盲法研究发现，在不良反应发生率方面，两者的差异几乎没有任何临床意义 [86]。

美沙酮是一种长效阿片类药物，主要由 d- 异构体和 l- 异构体构成。其消除半衰期较长，因此可以达到长时间镇痛的目的。然而，美沙酮的消除半衰期个体差异明显，为 6～30h。但该药的生物利用度较高，为 70%～90%。由于这些药理特性，美沙酮可以间歇口服或静脉注射，都能像其他阿片类药物的持续输注或控释剂一样，提供长期并稳定的镇痛效果。

美沙酮的 l- 异构体作为一种 μ 型阿片类药物发挥作用，而 d- 异构体则可作为大脑、脊髓和外周神经中兴奋性氨基酸受体 N- 甲基 -D- 天冬氨酸（NMDA）亚群的非竞争性拮抗药。其中 NMDA 受体拮抗药可产生镇痛、减轻痛觉过敏和部分逆转对 μ 型阿片类药物的耐受性 [87]。美沙酮 μ 型受体激动药和 NMDA 拮抗

药的联合作用导致不完全交叉耐受，因此美沙酮和其他阿片类药物之间的剂量转换一定程度上取决于患者对阿片类药物的耐受程度 [88]。在未使用阿片类药物的患者中，静脉给予美沙酮的平均日需求量约为相应静脉给予吗啡需求量的 30%。然而，在阿片类药物耐受的患者中，平均每日美沙酮的需求量低至每日吗啡需求总量的 10%。当阿片类药物耐受的患儿，以及非机械通气的婴幼儿需停止长期使用的阿片类药物，用美沙酮代替吗啡进行治疗时，这一点显得尤为重要 [89]。由于不完全交叉耐受，消除半衰期长和变化范围大，以及血浆浓度的变异，美沙酮给药需要仔细滴定和反复多次评估呼吸抑制状况。此外，美沙酮可导致 QT 间期延长，特别是当与其他已知可导致 QT 间期延长的药物联合使用时。对于表现出过度镇静或轻度通气不足的患者，有必要进行多次给药，而不能通过少量增加药物剂量来延长药物的作用持续时间。

对于未使用阿片类药物的患者，术后使用美沙酮进行疼痛治疗时，一种方法是按"比例增减"方式给药，每 4 小时 1 次，其中，重度疼痛的剂量为 0.075mg/kg，中度疼痛的剂量为 0.05mg/kg，轻度疼痛的剂量为 0.025mg/kg。经过这种给药方案治疗 24h 后，患者将接受一个更有规律的给药方案，并使用作用时间更短的阿片类药物，如吗啡或羟吗啡酮作为疼痛的补救治疗。美沙酮对患有伤害性疼痛和神经病理性疼痛特别有效。它也可以用于患有慢性疼痛而又无法吞咽缓释片的幼儿。

芬太尼是一种高亲脂性的阿片类药物，其单次给药的效力是吗啡的 70～100 倍，连续静脉输注的效力是吗啡的 30～50 倍。由于芬太尼起效快，作用时间短，常用于简短的疼痛性操作，如腰椎穿刺、骨髓活检、换药或与苯二氮䓬类药物或全身麻醉药联合使用。研究显示，对非机械通气患者，芬太尼 0.5～1μg/kg，每 1～3 分钟滴定 1 次，实施简短的疼痛性操作时，其镇痛效果良好。芬太尼主要通过肝脏转化成为无药理活性的代谢产物，因此它对肾衰竭患者依旧有效。单次静注芬太尼的作用时间短暂，很大程度上是由于药物的快速再分配导致的[90,91]。然而，在重复给药或持续输注的情况下，芬太尼作用的消退则更多地取决于药物清除而不是再分布，从而导致药物作用时间延长。相关研究发现，在接受芬太尼持续输注的新生儿中，芬太尼的即时半衰期明显延长[92]。除此之外，快速给药还可能引起患者声门紧闭和胸壁僵硬；治疗措施包括使用肌松药、辅助通气，在某些情况下可以使用纳洛酮拮抗。

芬太尼口腔黏膜贴同样也可用于简短的疼痛操作[93]及癌症患儿爆发性疼痛的治疗。这种口腔黏膜贴的部分剂量通过口腔黏膜吸收，部分剂量会被吞咽，因此，其总体生物利用度约为 50%。其镇痛作用在用药后的 30～45min 达到最大。大多数患儿对芬太尼口腔黏膜贴的耐受性良好，但近 90% 的患儿使用后出现了面部瘙痒。

芬太尼透皮贴剂适用于某些患有癌性疼痛的儿童[94]。它也可用于少数因患有慢性疼痛而需要长期服用阿片类药物的儿童，且不良反应更小。除此之外，芬太尼透皮贴剂也适用于口服阿片类药物有困难或静脉通路受限的患者。在首次使用后或随着剂量的增加，芬太尼开始在皮肤内蓄积，需要 12～24h 才能达到稳态血浆浓度。这也解释了在除去芬太尼透皮贴剂后，药物浓度在逐渐下降，但蓄积在皮下的芬太尼还在持续吸收。由于这些特性，芬太尼透皮贴剂对疼痛剧烈波动的患者无效。初次使用和提高单次给药剂量时需要增加额外的短效阿片类药物。患者的许多因素均可影响该药物的吸收，包括皮肤温度、皮肤厚度、肥胖和炎症。芬太尼透皮贴剂仅限于对阿片类药物耐受良好且患有持续性疼痛的患者。而且已有报道发现，对于未使用阿片类药物的成人和儿童，使用芬太尼透皮贴剂治疗急性术后疼痛，可能会导致一些不良事件发生，包括死亡。

哌替啶的效力大约是吗啡的 10 倍。它在肝脏中通过水解和 N- 去甲基化代谢为去甲哌啶，然后经肾脏消除。其消除半衰期为 3～4h。去甲哌啶蓄积可引起反射亢进、躁动、谵妄和癫痫。在服用单胺氧化酶抑制药的患者和未经治疗的甲状腺功能减退症的患者中，使用哌替啶已出现过危及生命的不良事件。在上述情况下使用哌替啶会导致患者代谢和血流动力学改变、兴奋、癫痫发作及死亡。哌替啶是唯一一个可减少由全身麻醉和输血引起寒战的阿片类药物。除了小剂量用于寒战或颤抖外，我们不建议将哌替啶用于儿童镇痛。

表 37-4 给出了阿片类镇痛药的初始剂量指南。

> **要点：阿片类药物**
> - 可待因和曲马多因 CYP2D6 基因多态性导致的代谢变化而被美国 FDA 限制使用。
> - 羟考酮和氢可酮更依赖于 CYP3A 通路，代谢变化较小，是适合口服的阿片类镇痛药。
> - 吗啡是阿片类肠外镇痛药的一线药物，小婴儿的吗啡代谢率低，脑内吗啡水平升高快，因此必须减少用量。
> - 氢吗啡酮、美沙酮和芬太尼也是标准的阿片类肠外镇痛药，且美沙酮可使 QT 间期延长。

2. 阿片类药物的给药方法

(1) 阿片类药物间歇推注：阿片类药物间歇性推注可用于阵发性疼痛或急性疼痛治疗的首次负荷剂量。特别是在给药间隔较长的情况下，这种方法会导致血浆阿片类药物浓度、不良反应及疼痛强度的大幅波动。为了避免这种波动，阿片类药物通常采用持续输注和患者（或护士）自控镇痛的方式给予，而不是进行肠外的间歇性推注。

(2) 阿片类药物持续输注：相关研究证实，阿片类药物持续输注有助于维持稳态血浆药物浓度[82, 95, 96]。这种方法通常适用于机械通气状态下疼痛程度相对恒定的 ICU 患者，当疼痛程度增加时，如气管内吸痰，可间断推注阿片类药物以缓解疼痛。尽管阿片类药物持续输注可以使血浆药浓度和镇痛作用保持相对稳定，但却不能轻易地解除患者疼痛过程中出现的波动，如咳嗽、胸部物理治疗或下床。这种情况下，需要额外推注阿片类药物。吗啡持续输注的标准起始剂量为 0.025mg/(kg·h)。由于患者阿片类药物代谢和疼痛强度的差异，有效起始剂量差别较大。新生儿和小婴儿需要较低的起始剂量，剂量范围从早产儿的 0.005mg/(kg·h) 到 2—6 月龄的婴儿的 0.015mg/(kg·h)。

（3）患者和护士自控镇痛：患者自控镇痛将阿片类药物药代动力学的个体差异和疼痛强度个体波动考虑在内，因为这些是通过间歇性推注阿片类药物或持续输注阿片类药物均无法解决的[97-100]。PCA 内存在药物输注系统，当患者按下按钮时，该系统会通过静脉注射的方式给予患者预设的小剂量阿片类药物。该系统有一个预设锁定时间，在此期间，即使按下按钮也不能再次给药。除了间歇给药外，PCA 还可以持续性输注阿片类药物。

目前已证明，PCA 对 7 岁及 7 岁以上的患儿安全有效。一些 4 岁或 5 岁以下的患儿也能够有效地使用 PCA。然而，在年龄较小的患儿中，该系统失败的发生率较高，因为他们无法理解按下按钮和获得止痛药物之间的因果关系。PCA 广泛用于各种疼痛类型，如术后疼痛、血管闭塞危象和癌性疼痛。目前，有关 PCA 与持续输注阿片类药物镇痛效果的比较研究，其结论并不一致。一些研究表明，与持续输注相比，使用 PCA 能够减少患者阿片类药物的总体用量和不良反应，且疼痛评分相似或更低。一些研究却发现，使用 PCA 并不能减少患者阿片类药物总体量。需要注意的是，许多比较研究是在多模式镇痛以实现阿片类药物集约效应（对乙酰氨基酚、NSAID、区域麻醉、加巴喷丁等）广泛使用之前进行的。在作者目前的临床工作中，除长时间接受机械通气的患者外，术后通过持续输注方式进行镇痛的情况已不多见。

护士控制镇痛（nurse-controlled analgesia，NCA）通常用于缺乏认知能力或身体限制而无法按下 PCA 按钮的婴幼儿。研究结果表明，在儿童中使用 NCA，患者、护士和家长的满意度高且安全有效[99, 100]。NCA 通常在儿科医院中为手术后幼儿提供阿片类药物镇痛。

无论是在家还是医院，家长控制镇痛已被广泛用于患儿晚期癌性疼痛和姑息性治疗。然而，对于未使用过阿片类药物的患儿或是患儿在术后出现急性疼痛，大家对这种情况下采用家长控制镇痛始终存在争议。赞成者认为，父母最了解他们的孩子，特别是有发育障碍或身体残疾的孩子。反对者认为，家长不是护士，他们没有接受过培训，也没有相关专业知识，无法有效评估阿片类药物使用或潜在呼吸抑制的风险。目前，因为使用家长控制镇痛引发了几起严重不良事件，包括死亡。我们的观点是，对于未使用过阿片类药物的患儿，家长控制镇痛应仅限于在家长接受过正规项目培训、有严密的护理观察和评估程序及具有监护设备的医院中进行[100]。

PCA 常用阿片类药物包括吗啡、氢吗啡酮和芬太尼。一些研究表明，手术后患者在夜间增加持续背景输注剂量可改善睡眠质量和疼痛评分。一些研究表明，利用 PCA 进行持续背景输注会增加血氧饱和度下降的风险，特别是在晚上。因此，是否增加持续背景输注取决于多种因素，其中包括疼痛的严重程度，患者对阿片类药物的耐受性，以及可能增加通气不足或气道阻塞风险的患者的相关情况。一般来说，对于轻度至中度疼痛的患者，只需要提供 PCA 患者即可获得良好的镇痛效果。我们的做法是，对于术中接受外周神经阻滞的患儿，呼吸系统损害风险增加的患儿，以及那些可能有轻度至中度手术疼痛但不严重的患儿，推荐使用无持续背景输注情况下 PCA 单次给药。我们更倾向于对患有癌性疼痛或血管闭塞危象疼痛的患儿提供 PCA 持续背景输注。对于这些患儿，我们通常通过持续背景输注提供每日所需阿片类药物总量的 40%～50%，以提供有效的镇痛，而无须频繁地单次推注。对于那些接受可能导致严重术后疼痛的手术患者，如脊柱侧弯或髋关节手术，我们通常会在术后 1～2d 内添加持续背景输注。当芬太尼用于 PCA 时，如患者对其他阿片类药物有不良反应，则通常使用背景输注速度，因为芬太尼的作用时间比吗啡或氢吗啡酮短。PCA（和 NCA）的标准起始剂量列在表 37-5 中。

表 37-5　患者自控镇痛和护士控制镇痛的标准起始剂量

药物	单次剂量（μg/kg）	持续输注剂量（μg/kg）	4h 限制剂量（μg/kg）
吗啡	20	4～15	300
氢吗啡酮	5	1～3	60
芬太尼	0.25	0.15	4

3. 阿片类药物的不良反应及其治疗

使用阿片类药物可能会引起一系列不良反应，包括恶心、呕吐、便秘、尿潴留、瘙痒、镇静和呼吸抑制。虽然某些患儿可能会因为使用的阿片类药物不同而产生不同的不良反应，但很少有数据表明常用阿片类药物的不良反应存在很大差异。对大部分患儿而言，阿片类药物的严重不良反应，如持续恶心或瘙痒，可能与疼痛一样令人痛苦。术后镇痛应考虑减少阿片类药物用量，包括使用 NSAID，以避免阿片类药物在术后恢复过程中产生不利影响[101]。

阿片类药物的不良反应可同时通过作用于外周和中枢部位产生[102]。例如，阿片类药物引起的恶心和呕吐涉及化学受体触发区和胃肠道内受体激动药的活性。一些阿片类药物通过外周组胺释放产生瘙痒，然而，鞘内小剂量吗啡注射可导致患者出现严重瘙痒，这就意味着脊髓角和尾状核的信号和神经传递是一个重要原因。

阿片类药物不良反应应积极预防并治疗。制订一个包括不良反应管理方案在内的主动程序有助于治疗的快速实施。对使用阿片类药物后出现不良反应患者的评估应包括不良反应的严重程度、患者的不适程度、阿片类药物治疗的预期持续时间，以及仔细鉴别可能被误认为是阿片类药物不良反应的其他因素。例如，严重瘙痒可能是由于阿片类药物的使用，但也可能是对其他药物的过敏反应。

在接受阿片类药物治疗的患者中，几乎普遍存在便秘现象，即便是患者短期使用。因此，对于预计需要超过 1～2 剂阿片类药物的患者应常规使用刺激性泻药。甲基纳曲酮不易透过血脑屏障，可用作外周型阿片受体拮抗药[102]。该药物已被用于治疗阿片类药物引起的难治性便秘。儿童服用甲基纳曲酮的剂量是从成人研究中推算得来。

对某些患者来说阿片类药物引起的瘙痒症状和疼痛一样使人痛苦不堪。在接受肠外阿片类药物治疗的患者中，瘙痒的发生率约为 13%，而在接受鞘内或硬膜外阿片类药物治疗的患者中，瘙痒的发生率可达 20%～80%。阿片类药物引起的瘙痒可能是通过激活大脑和胶状质中的阿片受体而产生的。虽然人们习惯使用抗组胺药物来治疗瘙痒，但研究证据显示，使用 μ 受体拮抗药，如纳洛酮注射液，既可以治疗阿片类药物引起瘙痒，也可以治疗该类药物引起的恶心。除此之外，抗组胺药物会加重阿片类药物引起的镇静、便秘和尿潴留。在一项前瞻性随机试验中，46

名儿童术后使用吗啡自控镇痛同时接受小剂量纳洛酮［0.25μg/(kg·h)］输注，结果表明，阿片类药物引起瘙痒和恶心的发生率和严重程度均显著降低[103]。且口服小剂量纳洛酮后，患者的疼痛评分和吗啡使用量也并没有增加。超低剂量纳洛酮输注显示，阿片受体与 G- 刺激蛋白和 G- 抑制蛋白的结合存在差异，因此不会导致镇痛作用逆转。纳布啡是一种广泛使用的 μ型受体拮抗药，用于治疗阿片类药物引起的恶心和呕吐，但该药物在儿科患者中的疗效，其结果显示并不一致[104]。

恶心和呕吐是患者不适的主要来源，特别是发生在术后期间。相关研究证实，术后恶心呕吐的发生与术后阿片类药物用量密切相关[105]，但也应考虑电解质紊乱或肾功能损害等其他原因。昂丹司琼是一种选择性的 5-HT$_3$ 受体拮抗药，常用于治疗恶心和呕吐。吩噻嗪类、丁酰苯类和甲氧氯普胺也常用于止吐，但这些药物存在锥体外系反应的相关风险。目前，已有充分的证据支持使用小剂量纳洛酮治疗阿片类药物引起的恶心呕吐。其中，小剂量纳洛酮治疗阿片类药物引起的瘙痒和恶心的标准剂量为 0.25μg/(kg·h)。

患有晚期癌症的儿童通常会感到疲倦和困乏，而阿片类药物的使用往往会加重这些症状。除此之外，还应考虑其他引起疲劳的可治疗的病因，如贫血、睡眠障碍和抑郁。一项针对 141 名死于癌症的儿童父母的横断面研究提示，近 96% 的患儿感到疲劳，近 50%的患儿感到非常疲劳[106]。但这其中只有 13% 的患儿接受了直接治疗。使用阿片类药物过于积极地治疗疼痛可能会进一步加剧疲劳和困倦[107]。哌甲酯是一种肾上腺素受体激动药，其可间接增加多巴胺和去甲肾上腺素的释放。成人研究支持使用哌甲酯对抗阿片类药物引起的镇静和疲劳。此外，哌甲酯还可以提供部分镇痛，并具有抗抑郁作用，这对晚期癌症患儿尤其有益。

常见阿片类药物不良反应的处理见表 37-6 所示。

> **要点：阿片类药物剂量及不良反应**
> - 治疗急性疼痛采用间歇性推注阿片类药物有效，但持续静脉输注阿片类药物能够更有效地维持稳态血药浓度。
> - 儿童阿片类药物的自控镇痛和护士控制镇痛都是安全有效的，由父母控制的镇痛适用于晚期癌性疼痛和疼痛的姑息治疗。

表 37-6　常见阿片类药物不良反应的处理

不良反应	建　议	药物剂量 *
恶心	• 考虑换一种阿片类药物 • 使用止吐药 • 排除其他原因（如肠梗阻）	• 昂丹司琼 10～30kg：1～2mg，IV，q8h；＞30kg：2～4mg，IV，q8h • 注射纳洛酮 0.25μg/（kg·h） • 甲氧氯普胺 0.1～0.2mg/kg，PO/IV，q6h
瘙痒	• 排除其他原因（如药物过敏） • 考虑换一种阿片类药物 • 使用止痒药	• 纳布啡每剂 0.01～0.02mg/kg，IV，q6h • 纳洛酮输注 0.25μg/（kg·h） • 苯海拉明 0.25～0.5mg/kg，PO/IV，q6h
镇静	• 增加非镇静性镇痛药（如酮咯酸）并减少阿片类药物剂量 • 考虑换一种阿片类药物	• 哌甲酯 0.05～0.2mg/kg，PO，bid（上午和中午剂量） • 右旋安非他命 5～10mg/d，适用于 6 岁以上的儿童
便秘	• 常规使用刺激性泻药和大便软化剂	• 纳洛酮输注 0.25～1μg/（kg·h） • 多库酯：儿童 10～40mg，PO，每天；成人 50～200mg，PO，每天 • 双醋苯啶：儿童 5mg，PO/PR，每天；成人 10mg，PO/PR，每天 • 甲基纳曲酮（成人）0.15mg/kg

*. 在缺乏更具体的数据的情况下，体重为＞60kg 的患者应按 60kg 体重按比例给药
bid. 每天 2 次；IV. 静脉注射；PO. 口服；PR. 直肠；q. 每

> • 阿片类药物的不良反应包括恶心、呕吐、便秘、尿潴留、瘙痒、镇静和呼吸抑制，应积极预防和治疗。

五、局麻药与区域麻醉

（一）局麻药的发育药理学

氨基酰胺类局麻药，包括利多卡因、布比卡因、左旋布比卡因和罗哌卡因，在新生儿和小婴儿肝脏中的代谢较慢，基于体重的药物清除一般在出生后 6 个月左右基本达到成熟[108]。除此之外，肾脏对相应代谢产物（如利多卡因的主要代谢物单乙基甘氨酸二甲苯胺，MEGX）清除率降低会使新生儿癫痫发作的风险增加。而另一项研究则发现，尽管参与氨基酯类局麻药代谢的血浆酯酶在新生儿体内数量较少，但氯普鲁卡因在新生儿中的清除速度非常迅速[109]。新生儿局麻药的表观分布容积大，蛋白结合率低[108]。目前，新生儿、婴儿和儿童中可产生心脏毒性或癫痫风险的血浆药物浓度是从病例报道、成人病例系列研究及成人临床前毒理学研究中推断出来的[110]。而根据体重计算，幼年大鼠对布比卡因或罗哌卡因的耐受性比成年大鼠更高（LD$_{50}$ 更高）[111]。在我们看来，得出这样的结论似乎是合理的，因为布比卡因、左旋布比卡因、罗哌卡因或利多卡因的单次最大安全剂量直接与体重成正比，并且新生儿和 3—5 月龄以下小婴儿的每小时

最大输注速率相对于大婴儿和儿童的推荐速率降低了约 50%。

（二）表面麻醉药

表面麻醉药广泛用于儿童免疫接种、静脉穿刺、留置中心静脉导管及其他类型的穿刺痛[112, 113]。表皮的角质层对局麻药来说是一个相对不易渗透的屏障，为此，人们已经研究出多种方法，允许局麻药透过这一屏障从而被局部组织吸收。

（三）利丙双卡因乳膏

利丙双卡因乳膏（EMLA，利多卡因和丙胺卡因）是第一个可用于无损皮肤的表面麻醉药，目前已被广泛使用和研究[114, 115]。这类混合物的理化性质是，它使这种不带电荷的结构水溶性更高。这一物理特征使得角质层的有效药物浓度更高且吸收速率加快。一项针对儿童和成人对照试验的 Meta 分析显示，EMLA 减少了 85% 的患者与静脉穿刺相关的疼痛[114]。

临床实践提示，增加涂层厚度并延长涂敷时间至 90～120min，可提高其表面麻醉效果。与 EMLA 的薄层（0.5mm）相比，EMLA 厚层（2mm）能够使静脉穿刺的疼痛最大程度缓解。即使涂药时间较长，表皮的吸收深度也不会超过 6mm。如果 ELMA 的涂药时间少于 45min，其表面麻醉的失败率较高，在涂药时间较短的情况下，丁卡因凝胶表面麻醉的效果要优于 EMLA[115]。由于对浅层毛细血管的血管收缩作用，使用 EMLA 处通常会出现皮肤发白。

相关临床试验表明，EMLA 可减轻大部分常见儿科操作引起的疼痛或痛苦，如静脉置管、静脉穿刺、

包皮环切、尿道切开、免疫接种、过敏测试、置入中心静脉导管和撕裂伤修复。

（四）利多卡因乳膏

4% 利多卡因乳膏是一种局部麻醉制剂。一项随机交叉试验表明，在减少静脉穿刺相关疼痛方面，LMX与 EMLA 一样安全有效[116]。与 EMLA 相比，LMX的优势包括血管收缩作用小和起效时间短，且不需要封闭敷料[117]。除此之外，使用 LMX 不会导致高铁血红蛋白血症。

（五）利多卡因 + 丁卡因贴剂

S-Caine patch™（SYNERA®）为一种药物输送装置，由利多卡因（70mg）和丁卡因（70mg）的共晶混合物与氧活性加热元件组成。该加热元件增强了局部麻醉药穿透表皮的能力。当本品从包装袋中取出时，加热元件激活，贴片就开始加热，用药处皮肤温度升高。一项在儿童和成人中进行的对照试验表明，S-Caine 贴敷 20min 为静脉穿刺提供良好的皮肤镇痛作用[118]。一项关于 S-Caine 贴的随机、安慰剂对照试验表明，在使用 S-Caine 贴后，大多数患者血管穿刺时的疼痛感明显减轻。最常见的不良反应是局部一过性皮肤反应，如局部瘙痒和红斑。与 EMLA 不同的是，由于利多卡因的血管扩张作用及加热元件对皮肤的轻度升温，使用 S-Caine 贴会造成局部血管的轻微扩张。

（六）脉冲给药注射器

脉冲给药注射器（J-TIP System® 和 Powerject）是一种不需要注射器的装置，它利用压缩气体，通常是二氧化碳，以快速推动预定剂量的局麻药穿透皮肤角质层。这种类型的设备之所以对大家有吸引力，是因为使用该设备给药时，局麻药几分钟之内即可起效，且皮肤上不会留有针眼。不过，使用这种设备的效果并非总能令人满意。例如，一项针对成人患者的随机试验表明，利多卡因皮下浸润在减轻静脉置管的疼痛方面明显效果更好。其他成人随机研究则发现，使用脉冲给药注射器，患者表面麻醉失败的发生率约为10%，用药部位轻微出血的发生率为 17%。一项比较J-TIP 系统和 EMLA 的儿童研究发现，对于静脉置管引起的疼痛，前者的镇痛效果更好[119]。

（七）电离子透入法

电离子透入法是指在电场驱动作用下使电离子形式的药物透过皮肤角质层的一种技术。因此，电离子透入法产生皮肤表面麻醉作用的时间更短。这种方法最常用的麻醉药是含 1：100 000 肾上腺素的 2% 利多卡因。皮肤镇痛起效时间为 10～15min，作用时间通常持续 15min。电离子透入法可以使更深层次的皮肤麻醉，并可能渗透到足以使皮肤和静脉产生麻醉作用，从而减轻静脉置管的疼痛感。一项儿童随机前瞻性研究，采用电离子渗透法，比较了 EMLA 与含1：100 000 肾上腺素的 2% 利多卡因的表面麻醉效果。结果表明，在减轻静脉置管疼痛方面两者没有显著差异。据报道，利多卡因经皮电离子导入过程中，如导入区域皮肤破损或所使用的电流过强，会造成皮肤浅Ⅱ度烧伤。因此，给药过程中患者经常会有轻微的刺痛感。如果给药过程中，患者感到疼痛而不是刺痛，则建议停止使用该方法。当使用弱电流时，虽然所需给药时间延长，但同时也会使患者的刺痛感消失。

（八）硬膜外镇痛

硬膜外镇痛可以为接受各种外科手术的婴幼儿提供良好的术后镇痛，包括胸部、会阴部、下肢和腹部手术（见第 20 章）。除此之外，硬膜外镇痛也用于某些慢性疼痛的治疗，如复杂性区域疼痛综合征，特别是作为强调积极主动的康复计划的一部分（图 37-5）。

成人与儿童放置硬膜外导管的主要区别在于，大多数儿童硬膜外导管是在麻醉状态下放置[120]。大多数儿科麻醉医师认为，儿童在麻醉下进行膜外导管置入比在清醒、活动的状态下置入更为安全。然而，由于担心神经系统并发症，特别是婴儿，人们对胸椎进行直接穿刺置管的安全性仍有一些争议。已发表的系列病例研究和前瞻性临床研究结果显示，儿童硬膜外置管总体安全性良好，尽管从现有数据中很难确定麻醉状态下不同年龄组胸椎穿刺风险的可信区间[121, 122]。为了避免潜在的风险，另一种方法是将导管从骶尾部开始置入，然后向上推进至胸椎节段。这种导管置入可以通过盲穿进行，也可以通过 X 线、超声[123]、神经刺激仪[124] 或心电图[125] 辅助进行。几份针对婴儿的报告显示，这些技术可以安全地替代直接穿刺，成功率约为 80%～98%。在体重大于 5kg 的婴儿中，盲穿置管失败的发生率更高。同年长儿相比，婴幼儿对酰胺类局麻药的代谢速度相对较慢，因此要减慢输注速率。同时，局麻药的重复给药很容易使婴幼儿产生药物蓄积，从而导致全身毒性反应。由于对使用局部麻醉药安全输注速率的限制，在婴幼儿中将硬膜外导管尖端放置在正确的手术部位显得至关重要。当硬膜外导管直接置入胸部皮肤时，或将硬膜外导管头侧推进胸部区域时，我们可以通过放射学、超声或电刺激确认正确的位置。将导管从腰椎水平"盲"推进到胸部水平，失败率约为 30%。一种用来确定硬膜外导管尖端位置是否合适的影像学检查方法是硬膜外造影，通过硬膜外导管注射少量（0.5～1ml）的放射性对比剂，在 X 线上即可显示导管尖端位置（图 37-6）。

在 X 线引导下，导管也可以从腰部或骶尾部向前推进，导管尖端的位置可以通过对比硬膜外造影来确认。根据我们的经验，如果导管放置在 $L_{1\sim2}$ 而不是更低的水平，并且硬膜外穿刺针向头侧倾斜而不是垂直于脊柱，则从腰部往胸部置管会更容易成功。值得注意的是，$T_{12}\sim L_1$ 和 $L_{1\sim2}$ 节段皮肤到硬膜外间隙的距离比 $L_{3\sim4}$ 或 $L_{4\sim5}$ 的短得多，因而这可能更容易穿破硬脊膜。在我们的日常工作中，我们广泛使用带有电刺激仪的硬膜外导管[126]，当导管从腰段和尾侧向胸段区域推进时，以确定导管在硬膜外间隙的位置，或可用来确认导管方向没有偏移（直接指向手术侧的对侧）。在这种方法中，当导管在向硬膜外间隙推进时，需要向内部充满盐水、外部被钢丝缠绕的硬膜外导管施加少量电流。在 2～15mA 的电流范围内，我们通常可以在导管尖端的肌节水平观察到抽搐。随着导管的推进，可以观察到硬膜外、血管、鞘内或硬膜外置管的特有反应模式。这项技术还可以从侧面提供有关硬膜外导管位置的信息，如在单侧手术过程中检测到非手术侧的主要肌肉抽搐，则提示我们需重新放置导管。该方法的操作成功率为 98%，镇痛成功率为 85%。我们发现，即使是年长的青少年和成人，在清醒或轻度镇静状态下进行区域麻醉时，只要逐渐增加电流，神经刺激对于他们来说是可以耐受的且疼痛程度是最低的。

有时有必要在术后确认硬膜外导管的正确位置，例如，在硬膜外输注药物剂量足够但疼痛仍然持续存在的情况下。我们通常的做法是使用"氯普鲁卡因负

荷剂量"，特别是对婴儿和无法用语言交流的儿童。因为氯普鲁卡因是一种可由血浆胆碱酯酶代谢的酯类局麻药。尽管婴儿的血浆胆碱酯酶水平降低，但氯普鲁卡因仍能被迅速代谢。由于考虑到酰胺类局麻药在婴幼儿体内蓄积的毒性，我们倾向于使用氯普鲁卡因替代利多卡因或其他酰胺类局麻药来检查硬膜外导管的放置情况。由于大多数患者在术中会接受酰胺类局麻药的输注，所以一次性给予氯普鲁卡因避免了通过额外输注酰胺类局麻药，从而导致局麻药物中毒的可能性。我们通过硬膜外导管在约 2min 的时间内逐步给予 3% 氯普鲁卡因的负荷剂量。对于这个负荷剂量，婴儿所需的注药体重 - 容积比青少年的更大。例如，一个 8kg 婴儿的总负荷剂量可能为 5ml（0.62ml/kg），一个 30kg 的 7 岁儿童的总负荷剂量可能为 12ml（0.4ml/kg），而对于体重大于 50kg 的患者，其总负荷剂量可能为 15ml。在这样的负荷剂量下，如果导管放置在硬膜外间隙内的位置正确，就会有明显的感觉和运动阻滞的临床体征。疼痛缓解的行为表现，如姿势放松和停止哭闹，有助于确定幼儿患者的症状是否正得到缓解，但应提供客观测量指标，如运动障碍和生命体征恢复到基线值。

硬膜外注射药物的选择应个体化，并根据手术部位、硬膜外导管尖端的位置及患者的具体危险因素而有所不同。对于大多数术后儿童，我们建议局麻药与阿片类药物、可乐定或两者联合输注，而不是单独使用局麻药，因为局麻药与佐剂联合使用具有协同作用。布比卡因的作用时间长，且对感觉神经的阻滞作用比对运动神经强，是硬膜外区域麻醉中常用于输注的酰胺类局麻药。如前所述，布比卡因和其他酰胺类局麻药在新生儿和小婴儿中的清除率降低。测定游离布比卡因浓度的药代动力学研究显示，对于经硬膜外持续输注布比卡因的婴儿，其体内具有药理活性的血浆布比卡因浓度在最初 48h 后升高，一些婴儿的血浆布比卡因浓度已接近甚至超过安全水平。尽管大多数婴儿术后血清 α_1- 酸性糖蛋白浓度升高，但这种升高并不能完全缓冲血浆中游离的布比卡因。因此，根据这些研究，对于新生儿和 4 月龄以下婴儿，其硬膜外持续输注布比卡因速度应控制在 0.2mg/(kg·h)，即使在这样低的输注速度下，超过 72h 的持续输注仍有可能发生药物蓄积和中毒[127]。对于 6 月龄以上的患儿，硬膜外布比卡因 0.4mg/(kg·h) 的持续输注速度似乎是安全的。

罗哌卡因是一种酰胺类局麻药，成人的相关研究

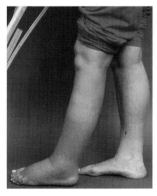

▲ 图 37-5 复杂性区域疼痛综合征

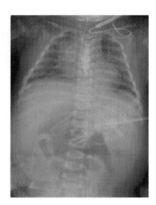

▲ 图 37-6 置入硬膜外导管后的硬膜外造影图，注意胸段区域的染色

发现它比布比卡因更安全，且对感觉神经的阻滞效果更好。对成年志愿者进行罗哌卡因静脉注射的研究显示，与布比卡因相比，罗哌卡因对中枢神经系统和心血管系统的毒性更小。双盲比较试验结果显示，罗哌卡因和左旋布比卡因可产生与外消旋布比卡因相似的镇痛作用，但运动阻滞范围更小[128]。婴幼儿的药代动力学数据显示，布比卡因在所有年龄段中的清除率略高于罗哌卡因，但与布比卡因一样，与年长儿相比，新生儿和小婴儿的罗哌卡因清除率更低[129-131]。我们的做法是对小于 6 月龄的婴儿，罗哌卡因的持续输注速率可达 0.3mg/(kg·h)，对于年长儿，持续输注速率可达 0.5mg/(kg·h)。

利多卡因在一些医疗中心被用作新生儿和婴儿的硬膜外局麻药，理由是利多卡因的血药浓度监测相对容易，且与布比卡因相比其心脏毒性较小。不过需要注意的是，即使利多卡因浓度在安全范围内，由于 MEGX 的蓄积，仍有可能出现癫痫发作[132]。

如前所述由于其毒性风险增加，婴幼儿硬膜外输注酰胺类局麻药的速率受到一定限制。氯普鲁卡因的持续输注可作为酰胺类局麻药持续输注的一个替代方案，因为它既能够保证足够的硬膜外输注速度，又不会出现酰胺类局麻药相关的毒性问题。对硬膜外持续输注氯普鲁卡因的研究表明，手术麻醉效果良好且未出现神经毒性[109]。不过，为了达到与布比卡因和罗哌卡因相似的感觉阻滞程度，氯普鲁卡因按体重计算的输注速率可能更高。我们的经验是，对在重症监护病房接受监护的新生儿和小婴儿使用 1.5% 氯普鲁卡因，输注速率为 0.5ml/(kg·h) 用于中胸段硬膜外导管，下胸段和腰部硬膜外导管的输注速率为 0.6～0.8ml/(kg·h)。

由于局麻药输注速率会受到体重的限制，因此将阿片类药物、可乐定或两者联合与局麻药进行硬膜外输注的一个基本原则是，在保证局部麻醉药量范围安全的同时，提供更强的镇痛效果。阿片类药物的加入，无论是椎管内给药还是全身性应用，其镇痛作用都会得到增强，同时不良反应的发生频率也会增加。氢吗啡酮和芬太尼是硬膜外阻滞中最常用的阿片类药物。成人研究显示，氢吗啡酮的镇痛效果与吗啡相似，但瘙痒的发生率更低。氢吗啡酮的亲水性导致该药向头侧扩散的范围更广，这对于覆盖多个皮肤切口的广泛手术是非常有用的。但这同时也增加了患者发生呼吸抑制的风险，因此，对于大于 4 月龄、阿片类药物耐受及术后一段时间内需要通气支持的婴儿，我们将限

制氢吗啡酮硬膜外途径的持续输注。而对于年长儿，相比其他辅助药，我们更倾向于使用氢吗啡酮，特别是对于那些创伤大且疼痛严重的手术，或既往有慢性疼痛和痛觉过敏的患者，以及大多数癌症手术患者。对于 4 月龄以下的婴儿，以及手术皮肤切口范围小或疼痛强度相对较轻的患儿，利用芬太尼进行硬膜外持续输注是合适的选择。一般来说，当硬膜外导管尖端位于胸椎区域或使用亲水性阿片类药物时，应使用稍低的起始输注速率。椎管内阿片类药物的使用都会引起类似阿片类药物的不良反应，其治疗方法与全身使用阿片类药物引起的不良反应的处理大致相同。瘙痒是椎管内使用阿片类药物后最常见的不良反应之一。这很可能是脊髓背角和三叉神经尾侧核之间神经传递调节的结果。小剂量纳洛酮以 0.25μg/(kg·h) 的速度进行静脉持续输注可有效治疗阿片类药物引起的瘙痒和恶心，且不会逆转阿片类药物的镇痛作用或诱发戒断症状。

可乐定可增强和延长局麻药的镇痛效果，且不会引起呼吸抑制、恶心、尿潴留、瘙痒及其他阿片类药物不良反应。经硬膜外途径给予阿片类药物后，对于那些虽经过标准治疗，但阿片类药物不良反应仍持续存在的患者，我们倾向于使用可乐定。但该药物可能会引起低血压，特别是在青少年或存在血容量不足的患者中。

硬膜外持续输注速率的详细介绍参见表 37-7 所示。

> **要点：局麻药与硬膜外麻醉**
> - 布比卡因、左旋布比卡因、罗哌卡因或利多卡因应按体重给药，小于 5 月龄的婴儿每小时最大输注率应降低 50%。
> - 局麻药利多卡因、丁卡因和丙胺卡因联合使用是有效的，但需要足够的时间才能起效；丙胺卡因与高铁血红蛋白血症有关。
> - 硬膜外镇痛是治疗围术期疼痛的一种有效方法，将导管尖端放置在疼痛部位，并将稀释的局麻药与阿片类药物和可乐定一起注入，可有效缓解疼痛。

（九）外周神经阻滞和神经丛阻滞

在过去的 15 年里，儿科医师为尽可能地减少阿片类药物的用量，不断增加外周神经阻滞以对患儿术后急性和慢性疼痛进行治疗。大量数据已经证实，对麻

表 37-7　推荐的硬膜外药物持续输注速率 *

药物溶液	＜1 月龄	1～4 月龄	＞4 月龄 †
0.1% 布比卡因和（或）芬太尼 2µg/ml 和（或）可乐定 0.4µg/ml	很少使用	0.2ml/（kg·h）	0.4ml/（kg·h）
0.1% 罗哌卡因和（或）芬太尼 2µg/ml 和（或）可乐定 0.4µg/ml	很少使用	0.3ml/（kg·h）	0.4～0.5ml/（kg·h）
0.1% 布比卡因和氢吗啡酮 10µg/ml	很少使用	很少使用	0.3～0.4ml/（kg·h）
0.1% 罗哌卡因和氢吗啡酮 10µg/ml	很少使用	很少使用	0.3～0.4ml/（kg·h）
1.5% 氯普鲁卡因和芬太尼 0.2µg/ml 和（或）可乐定 0.04µg/ml	0.5ml/（kg·h）（中胸段）0.6～0.7ml/（kg·h）（腰部和下胸段）	0.5ml/（kg·h）（中胸段）0.6～0.7ml/（kg·h）（腰部和下胸段）	很少使用

*. 输注速度和溶液应根据临床情况进行调整。目前，关于如何根据早产程度来最好地调整这些药物速率的研究还很少。此表显示的速率反映的是常规输注速率的上限，主要根据局麻药的全身蓄积和预期的感觉和（或）运动阻滞程度。含有亲水性阿片类物质（如氢吗啡酮）的溶液可能有较高的发生延迟性呼吸抑制的风险，因此建议对该类患者保持适当的观察频率和持续的设备监测。对于阿片类药物耐受的患者，可以考虑使用更高浓度的阿片类药物
†. 体重比输注速率应稳定在 45kg 左右患者的推荐值，即体型较大患者的最大输注速度一般不应超过 15ml/h

醉患儿实施外周神经阻滞是一项非常安全的干预措施，且并发症的发生率非常低 [122, 133]。最近的一项 Meta 分析结果表明，在儿童中使用超声可提高神经阻滞的成功率并延长阻滞时间 [134]。在过去的 10 年里，我们的做法已发生转变，在四肢和单侧胸腔手术中主要放置外周神经导管，在双侧胸腔手术或涉及多个部位的手术中放置硬膜外导管，因为在这些部位经硬膜外导管注入安全剂量的局麻药，可避免使用多个外周神经导管。其他章节（见第 20 章）对外周神经和神经丛阻滞进行了详细的讨论。

六、急性疼痛治疗

在过去的 30 年里，人们一直非常关注急性疼痛治疗的发展，部分原因是人们认识到对术后急性疼痛治疗不足，尤其是对儿童。联合委员会对医疗机构中疼痛和相关症状的治疗制订了具体标准。有证据表明，急性疼痛治疗减少了患者自述的疼痛强度，缩短了严重疼痛的缓解时间，但对其他方面的影响，如不良反应的发生率、危机事件和住院时间，其结果则是不确定的。然而，其他研究结果也并没有显示类似的一致性。疼痛管理项目的具体组织形式取决于多种因素，包括术后患者的平均数量、外科手术的类型及是否有专科医师参与。虽然每个医院的疼痛管理方案的具体模式都是独一无二的，但在组织急性疼痛服务时应考虑到一些医院间的共同特征。

- 致力于疼痛管理的多学科临床医师小组，包括麻醉科医师、护士、外科医师、儿科医师和药剂师。
- 指定相关人员提供 24h 的疼痛管理服务。
- 全院范围的疼痛评估、疼痛治疗、疼痛和生命体征监测、不良反应治疗及疼痛相关信息的记录。
- 全院范围内更专业化的疼痛治疗管理标准，如硬膜外导管、患者硬膜外自控镇痛、蛛网膜下腔导管、外周神经导管、巴氯芬泵和植入式蛛网膜下腔 / 硬膜外港。
- 临床医师的教育方案计划（包括测试前和测试后）。
- 为父母和孩子提供有关风险、益处和治疗选择的教育活动。
- 质量保证计划和结果跟踪系统。
- 疼痛管理实践的持续评估。

应定期评估疼痛强度的正规测量方法，并将其作为生命体征测量一样常规记录。正如上面关于婴幼儿疼痛评估部分中所详细介绍的那样，具体的疼痛评估工具需要根据患者的年龄和认知以及情感能力来进行选择。一般说来，7 岁及以上的儿童通常可使用视觉模拟量表或数字评分量表进行疼痛评级，而诸如 Bieri 量表或 Wong-Baker 量表之类的面部评分量表则适用于 3—7 岁的年幼儿童。理想情况下，在术前访视时应与儿童及其父母，对有关使用适当疼痛评估工具的宣教活动进行回顾。另外，包括行为观察在内的复合疼痛评分量表，如 FLACC 量表，用于蹒跚学步的幼儿

和无法用语言表达的儿童。FLACC 量表和 PIPP 量表分别是婴儿和早产儿常用的疼痛评分量表。

众所周知，疼痛和症状管理方案是制订并执行全面疼痛管理计划的基础。根据手术类型、患者的病情和术后疼痛的程度，大多数术后疼痛都采用 NSAID、阿片类药物和区域镇痛的联合治疗。对于术后疼痛轻微的患者，短效阿片类药物（如羟考酮）与 NSAID 的交替使用通常能够很好地缓解疼痛。当患者术后能够耐受口服给药时，首选口服方案。而当患者疼痛严重或口服给药受到限制时，则可选用肠外途径给予阿片类药物。PCA 或 NCA 在患有术后急性疼痛且需要肠外阿片类药物干预的婴幼儿中得到了广泛应用。区域镇痛，包括外周神经导管输注和硬膜外输注在内，不仅可提供良好的术后镇痛效果，还能够有效减少阿片类药物的使用，从而减少阿片类药物引起的不良反应。镇痛给药方案包括标准化的 PCA、硬膜外和周围神经导管的医嘱套餐，以保证阿片类药物和局部麻醉药的剂量范围标准化，并在一定程度上独立于处方。然而，剂量参数和具体的阿片类药物或局部麻醉药 / 阿片类药物联合方案的选择应是个体化的，并根据患者先前使用的阿片类药物及其不良反应、疼痛的严重程度、手术疼痛的部位、医疗条件和心理状态来确定。疼痛管理方案中已经包含的治疗不良反应的医嘱套餐和处理程序，使患者在常见不良反应的治疗方面不会受到延误，如瘙痒、恶心和呕吐。

所有接受阿片类药物治疗的患者，无论是通过全身给药，还是区域导管联合局部麻醉药，都应接受评估以判断是否有呼吸抑制的迹象。监测意识水平和呼吸抑制的方案应包括在定期进行的护理评估和镇静水平的文件记录中。我们的做法是为所有 PCA 中设有持续背景输注的患者、对阿片类药物存在呼吸抑制危险因素的患者，如某些气道疾病或神经损伤的患者，以及对阿片类药物存在呼吸暂停风险的小婴儿提供心电监护。有报道称，在术后接受硬膜外镇痛治疗的健康患者中，即使他们在硬膜外输注中所使用的阿片类药物是芬太尼，患者也有可能出现通气不足和危机事件。因此，我们常规对所有接受硬膜外输注的患者进行心电监护。虽然血氧饱和度在检测通气不足方面可能并不完善，特别是在吸氧的情况下，但在许多情况下，它可能有助于在严重损害发生之前及时对患者进行抢救 [135]。其他常规护理评估和文件记录应包括对不良反应的定期评估，使用区域导管患者的感觉和运动阻滞程度，以及每天应用阿片类药物的总量，以便进行日常比较。

提供急性疼痛服务的医院应配备危机事件的应急反应系统。各医院应急反应系统的结构各不相同，但重要的是要有临床医师参与，他们具有小儿气道管理方面的专业知识，并且对局部麻醉药、阿片类药物和镇静药的药理学知识也非常熟悉。

质量保证计划应分析与临床实践有关的数据，包括 PCA、硬膜外和其他区域阻滞技术的一般测量结果，同时也应对不良事件的数据进行定期分析。在数据分析基础上，质量保证计划可以审查机构政策和实践并提出实践指南建议，以提高医疗安全性和患者满意度。

七、婴幼儿疼痛现状

（一）癌性疼痛

癌症患儿会经历各种各样的疼痛，这与他们的疾病过程和癌症治疗有关 [136]。对儿童癌性疼痛的研究表明，随着癌症成功治疗方案的发展，与癌症治疗相关的疼痛是患儿痛苦的主要来源，包括黏膜炎疼痛、截肢后疼痛和外周神经病变 [137]。除此之外，反复的穿刺操作，如骨髓活检、腰椎穿刺和反复静脉穿刺，也会给患儿带来巨大的痛苦。肿瘤相关疼痛通常在首次确诊时出现，但也可以是来源于肿瘤扩散到骨、脊髓和神经丛的疾病进展引起。恶性血液病患儿常表现为肿瘤细胞骨髓浸润引起的骨痛和肝脾包膜牵张引起的腹痛，那些对诱导化学疗法有良好反应的患者，其疼痛随着治疗通常能够得到缓解。然而，小部分患儿将继续遭受躯体、内脏和神经性疼痛。

癌症患儿在治疗过程中通常需要频繁的进行诊断性影像检查、放射治疗及简短的穿刺操作。积极主动的治疗将有助于减少患儿与这些操作相关的疼痛和焦虑。认知行为疗法，如引导性想象法，对患儿操作性疼痛的缓解是有用的。而小的穿刺操作则可常规应用表面麻醉药以缓解疼痛，如输液港或静脉内导管置入。根据年龄、相关医疗问题、疼痛和其他症状的严重程度，对侵袭性很强的穿刺操作，如骨髓活检和腰椎穿刺，则需要采用全身麻醉或中度镇静。美国儿科学会已经制订出一套安全的镇静方案，并作为肿瘤医师和其他专科医师程序性镇静的指南。清醒镇静存在危险因素的患儿或先前尝试清醒镇静未能成功的患儿则需要联系儿科麻醉医师进行会诊。日常放射治疗或诊断成像，如磁共振成像，通常不会引起疼痛，但需要儿童保持不动，因此通常需要对患儿进行短暂的全身麻醉干预。

黏膜炎是一类由化疗或放疗引起的黏膜疼痛性炎症。在接受化疗的患儿中，这是一种常见的不良反应，而在实施骨髓移植的患者中，其疼痛程度尤为强烈和持久。表面麻醉药经常用于缓解黏膜炎引起的轻度疼痛，但关于其治疗有效性的数据仍十分有限。通过 PCA 或 NCA 输注阿片类药物通常用于黏膜炎引起的中度到重度疼痛。不过，医师并不推荐患儿口服阿片类药物，因为大多数患儿口腔和食管的吞咽会给患儿带来强烈的疼痛感。由于许多儿童因黏膜炎而遭受数周的严重疼痛，我们的做法是，通过添加背景输注提供大约每日阿片类药物总量的 60% 进行持续镇痛，而不需要患者日夜反复使用 PCA 按钮进行手动输注。对于使用阿片类药物实施标准 PCA 或 NCA 但疼痛控制不佳的黏膜炎患者，最近的一项试验表明，在药液中添加小剂量氯胺酮可能有效[138]。

几乎所有接受过截肢手术的儿童都经历过幻肢感，还有很多患儿经历过截肢后幻肢痛[139]。与外伤不同，人们发现，因癌症而截肢的患儿更容易发生截肢后疼痛，而化疗的实施可能是导致幻肢痛发生的危险因素。临床实践证实，包括硬膜外和周围神经导管在内的区域镇痛，可以为截肢术后患者提供非常有效的镇痛治疗。尽管截肢术后早期疼痛的严重程度可能与慢性疼痛有关，但针对几种区域麻醉方法进行的超前镇痛研究并没有得到一个确定性的结果。尽管抗抑郁药、抗惊厥药、NMDA 拮抗药、加巴喷丁、阿片类药物和可乐定的治疗已显示出一定的效果，但还缺乏大型临床对照试验。镜盒治疗和其他形式的视觉反馈疗法已经在截肢后疼痛的治疗中取得了一些成功[140]。利用放置的镜子使他们残肢的反射和运动看起来就像健侧肢体一样是完整的。

世界卫生组织提出的癌症阶梯式镇痛治疗方案，可以很好地治疗成人晚期癌症患者的疼痛，而且大多数患者不会产生难以耐受的不良反应。类似的阶梯式镇痛治疗方法也已被推荐用于儿童癌性疼痛的治疗，其中 NSAID、对乙酰氨基酚和低剂量阿片类药物，如羟考酮，最初用于轻度疼痛的治疗。随着疼痛加剧，吗啡、氢吗啡酮和其他阿片类药物会被逐级纳入以产生更好的镇痛效果。如情况允许，尽可能使用口服阿片类药物。对于持续疼痛的患者，有效的阿片类药物治疗方案包括使用长效阿片类药物，如美沙酮或吗啡或羟考酮的缓释剂。对于患者的爆发性疼痛，

可在此基础上加入短效吗啡、羟考酮、氢吗啡酮或其他阿片类药物进行治疗。对于无法吞下药片的患儿，美沙酮口服浓缩液可作为他们的长效镇痛药。由于前面提到的不完全交叉耐受，镇痛治疗药物从吗啡和其他短效阿片类药物到美沙酮的转换需要遵循个体化原则，并对患者保持密切观察。相关指南请访问 www.globalrph.net/narcoticConverter。几种阿片类药物缓释剂中含有微珠，通常的做法是在使用前打开胶囊并将微珠洒在食物中。然而，如果这些微珠被咀嚼或长时间与食物接触，它们就会释放出其中的内容物。这不仅会逆转药物的缓释性能，还会增加服药过量的风险。当疼痛迅速加剧，口服阿片类药物无效，或患者因恶心、呕吐、胃肠道反应或吞咽困难而无法耐受口服阿片类药物时，可静脉使用阿片类药物。在这种情况下，可采用 PCA 或 NCA 进行镇痛，且通常会需要增加背景输注。对于阿片类药物的不良反应应给予积极治疗，如果出现无法忍受的不良反应，更换阿片类药物可能会有所帮助。

虽然阿片类药物的标准剂量〔如 500mg/(kg·h)〕足以治疗大多数患儿的癌性疼痛，但仍有小部分癌症患儿会出现持续且剧烈的疼痛[141]。尽管患儿已经摄入了大量的阿片类药物，但由于肿瘤已经转移至脊髓和主要神经，从而引起持续的神经病理性疼痛。对其中一些患者输注小剂量氯胺酮和静脉给予利多卡因，将可能为患儿提供一个更好的治疗窗口[142-144]。

许多对阿片类药物产生耐药且癌性疼痛又非常严重的患儿可以通过使用区域麻醉技术，如在鞘内或硬膜外置入导管或港，使疼痛得到缓解[145, 146]。镇痛药物的选择应遵循个性化原则，同时需要考虑其他决定因素，如疼痛的位置和性质、肠道和膀胱功能，以及警觉性水平。大多数情况下，局麻药和阿片类药物的混合稀释液可以产生很好的镇痛效果，有时还可以加入其他药物，如可乐定或氯胺酮。大部分时候，我们更喜欢将导管置入鞘内而不是硬膜外，因为随着时间推移，疼痛会逐渐升级，经鞘内可给予不同剂量的局麻药，而经硬膜外给予不同剂量的局麻药常易导致快速耐受和全身毒性反应。我们通常更喜欢放置植入式静脉穿刺系统输液端，以便于皮肤护理，减少感染的风险，并减少患者离院后发生导管脱出的机会。这些手术是在全身麻醉和透视引导下进行的。这中间涉及许多技术和管理问题，我们鼓励临床医师咨询作者或其他在这一领域有经验的人，因为许多问题的答案都无法轻易从围术期区域麻醉或成人慢性疼痛管理中推

断出来。对于极少数患有晚期疾病和顽固性疼痛或终末期呼吸困难的患儿来说，输注镇静药物可能会起到一定的疼痛缓解作用。然而，我们认为，在生命接近尾声时不应常规使用镇静药，应尽一切可能努力保持患者感官的清晰度和互动能力[147]。双重效应伦理原则通常用于指导终末期患者阿片类药物和镇静药的使用。虽然这一原则几乎被普遍接受，但批评人士也指出了其正当性和应用上的一些难点[148]。

除了疼痛，癌症患儿还会出现一系列其他症状，如疲劳、嗜睡和情绪低落。一些数据表明，与血液系统恶性肿瘤患儿相比，正在接受化疗、住院和实体瘤患儿的症状更为普遍。一项研究表明，随着阿片类药物对疼痛治疗的力度加大，疲劳和嗜睡的发生率也会增加[107]。成人研究显示，可使用兴奋药，如哌甲酯来消除阿片类药物引起的嗜睡。

要点：癌性疼痛

- 癌症儿童经常接受穿刺和诊断性影像检查及放射治疗，认知行为疗法、表面麻醉和适度镇静／全身麻醉可用于预防和治疗疼痛。
- 黏膜炎通常需要通过 PCA 注射阿片类药物，而幻肢痛可以通过区域麻醉、镇痛药或视觉反馈疗法进行治疗。
- 对阿片类药物产生耐受的严重癌性疼痛可通过植入区域麻醉技术得以改善。

（二）镰状细胞病的血管闭塞

血管闭塞引起的疼痛是镰状血红蛋白病患儿最常见的疼痛原因[149]。其他急性过程也可伴有疼痛，如肺炎、脑卒中、阴茎异常勃起、急性胆囊炎、脾隔离症及缺血性坏死。发热可能与单纯的疼痛发作有关，也可能是肺炎、阑尾炎或其他感染的征兆。血管闭塞性危象导致的疼痛在严重程度、部位和频率上是不可预测的——从偶尔、轻微发作到频繁发作，再到需要反复住院治疗的严重甚至长时间发作。大约 5% 镰状细胞病的患儿占到总住院数的 30%，这些疼痛发作和住院率最高的患者死亡率也最高[150]。由于胎儿血红蛋白的保护作用减弱，6 月龄的婴儿就可能出现疼痛性血管闭塞危象。指炎是一种累及手足的疼痛发作，其在幼儿中更为常见。青少年则往往容易出现背部、四肢和胸部疼痛，尽管疼痛的部位可能会有所变化。阴茎勃起是由于阴茎窦内的血红蛋白镰状体引起阴茎内血流减少，而导致长时间的疼痛性勃起。

偶尔出现轻度至中度疼痛的患儿通常在家口服 NSAID 和阿片类药物进行治疗。疼痛严重且疼痛程度不断加重的患儿通常需要在医院使用 NSAID 和 PCA 持续背景输注进行治疗。其中，需要对阿片类药物的剂量进行滴定，并密切观察有无通气不足和镇静过度的迹象。不过相关调查显示，即使 PCA 剂量很大，患儿的疼痛评分仍然很高，而且有相当一部分急性血管闭塞的住院患者会经常出现疼痛[151]。对于一些严重胸痛的患者，治疗疼痛所需的大剂量阿片类药物可能会导致嗜睡、通气不足、无力进行有效咳嗽和激励性肺活量测定，这将导致患儿的低氧血症加重和肺功能进一步下降。一些研究表明，输注小剂量的氯胺酮可提供有效镇痛并减少阿片类药物的用量[152, 153]。在选定病例中，使用小剂量氯胺酮进行硬膜外持续镇痛或外周神经持续输注可以有效改善镇痛效果，减少患者对阿片类药物的需求，进而减少阿片类药物引起的嗜睡。

（三）囊性纤维化

囊性纤维化（cystic fibrosis，CF）患者在生命的最后 1 年会经历一系列反复或持续的疼痛，特别是胸痛和头痛[154]。其他常见的疼痛部位包括腹痛，有时与关节炎有关的复发性肢体疼痛，以及多因素引起的背痛[155, 156]。胸痛通常是 CF 患者中最常被报告的疼痛，无论其肺部疾病的严重程度如何。咳嗽和呼吸做功增加引起的胸壁肌肉疲劳会导致慢性肌肉与骨骼的胸痛。严重的咳嗽会导致肋骨骨折或骨膜撕裂，检查时可产生明确的压痛和严重的胸膜炎胸痛。

头痛可能由一系列原因引起，包括骨骼肌肉劳损、慢性鼻窦炎、偏头痛、缺氧和高碳酸血症。超过 50% 的 CF 患者报告称有慢性头痛。肌肉收缩和劳损引起的头痛非常常见，咳嗽剧烈则会让情况进一步恶化，从而导致呼吸辅助肌的做功增加。大多数 CF 患者伴有鼻窦疾病，而这是引起头痛的原因之一。在某些情况下，手术可减轻鼻窦相关性头痛引发的痛苦。偏头痛很难治疗，尤其是对于 CF 患者；许多患者使用标准的偏头痛治疗方法，如 NSAID 或 5-HT_1 受体特异性激动药，依旧未能很好地缓解疼痛。随着病情的进展和肺功能的持续恶化，高碳酸血症和缺氧的致病作用更为明显。

CF 患者还经历了许多其他肌肉骨骼慢性疼痛的情况。慢性背痛通常是严重咳嗽引起的慢性肌肉劳损导致的，然而，胸椎和腰椎压缩性骨折也有可能引起背痛，而这一点经常容易被忽视。儿童 CF 相关的阵发性关节炎的发病率与老年 CF 患者相似，而肺性肥大性骨关节病在成人患者中更为常见。

对 CF 患儿慢性疼痛的治疗部分取决于疼痛的部位和严重程度、肺部疾病的严重程度、疼痛对患者生理影响程度及患者对阿片类药物的反应。尽管许多患者发现针灸、生物反馈和其他认知行为疗法对疼痛的缓解有所帮助，但目前还没有针对 CF 患儿非药物治疗的临床对照试验[157]。NSAID 通常单独使用或与阿片类药物联合使用，且不会导致呼吸抑制、嗜睡或便秘，并可减少阿片类药物使用量。COX-2 抑制药可能对那些使用传统 NSAID 产生胃肠道不良反应的患者有效，并且不太可能会导致患者咯血。如果 CF 患者术后接受阿片类药物的治疗，那么患者出现便秘的可能性就会非常高；因此，应考虑提前对患者使用刺激性泻药。目前，大家对儿童和成人 CF 患者进行长期阿片类药物治疗的适应证仍有争议。多个医疗中心的 CF 患者，其中位生存期超过 40 岁，因此进行长期阿片类药治疗应该考虑对患者的长期影响。对于 CF 患者，尤其是接受肺移植的患者，我们通常采用胸部硬膜外镇痛或胸椎旁神经阻滞进行胸腹部手术。而 CF 患者可能会从中受益，原因之一就是肋骨或胸骨骨折会使患者产生严重胸痛；另一个原因是发生与胎粪性肠梗阻类似的假性肠梗阻[158]，会使患者产生难以忍受的腹痛。对于出现胎粪性肠梗阻的 CF 患者而言，胸部硬膜外持续镇痛可以为患者带来以下几个好处：它能够有效缓解疼痛并减少对阿片类药物的需求，从而减缓肠蠕动，同时它又能实现阻滞胸部交感神经的作用，进而直接加速肠蠕动。许多接受肺移植的患者在移植前就有慢性、严重的胸痛，我们发现，有时需要输注高浓度的局麻药（如 0.2% 罗哌卡因）联合氢吗啡酮才能达到满意的镇痛效果。

> **要点：镰状细胞病与囊性纤维化疼痛**
> - 镰状细胞病的疼痛性血管闭塞性危象通常包括背痛、四肢痛和胸痛，可口服 NSAID 或阿片类药物进行治疗。
> - 含有阿片类药物的 PCA 联合小剂量氯胺酮输注对严重的镰状细胞性疼痛有效，也可以使用硬膜外导管或神经阻滞导管。
> - 胸痛、头痛和鼻窦性疼痛是囊性纤维化的常见症状，NSAID 和 COX-2 抑制药通常有效。

（四）神经病理性疼痛

神经病理性疼痛是指与外周或中枢神经系统的损伤或兴奋性改变有关的疼痛。与伤害感受性疼痛不同，神经病理性疼痛可以独立于持续的组织损伤或炎症而长期存在。Aδ 和 C 神经纤维可以通过一系列机制被激活，包括感染、炎症、缺血和横断性损伤。其他原因包括肿瘤累及神经、代谢紊乱和长春新碱等化疗药物。神经元重组和中枢敏化是由于 C 神经纤维持续放电和脊髓背角神经元的"上扬"。一系列复杂的机制引起中枢神经的改变，包括脊髓背角神经元的异位放电，镁离子对 NMDA 受体阻断作用的降低，以及传入神经纤维 Aδ 的改变[159]。含有阿片受体和内源性阿片、5-羟色胺和去甲肾上腺素的传导通路投射到延髓头端腹内侧核和脊髓背角神经元，而来自下丘脑、杏仁核、前扣带回和岛叶皮质的输入调节这一通路，并可促进或抑制疼痛信号的传递。

成人常见的神经病理性疼痛，如糖尿病神经病变、中枢性脑卒中后疼痛和三叉神经痛，在儿童中非常罕见。神经系统对多种类型神经损伤的反应可能与年龄有关。例如，创伤导致的臂丛损伤在成人中通常会产生严重的疼痛，但围产期新生儿臂丛神经损伤却很少引起疼痛，除了一部分随后接受神经移植手术的婴儿[160]。在两种外周神经损伤的疼痛模型中，与老年大鼠相比，幼鼠的异常性痛觉和其他疼痛行为明显减少[161]。并且相关研究还发现，神经病理性疼痛的年龄依赖性可能部分与小胶质细胞对神经损伤产生的炎症反应有关[162-164]。

成人神经病理性疼痛的典型描述是灼痛、投射痛或针刺痛，有时在儿童中也会出现，但幼儿往往难以描述这些疼痛。系统的神经学检查有助于发现潜在疾病，并应评估是否有皮肤缺陷。物理检查的特征性改变包括痛觉超敏和痛觉过敏。异常性痛觉指无害刺激，如轻微触摸皮肤即可引起疼痛。异常性痛觉意味着感觉信息处理异常，是神经病理性疼痛的重要临床表现。痛觉过敏指有害的刺激，如轻微针刺，会产生异常明显的疼痛。病史和体格检查应与其他可能的疾病相鉴别，如甲状腺功能障碍、维生素 B_{12} 缺乏或重金属毒性。肌电图可以监测肌肉中去神经支配的迹象，神经传导研究有助于客观评估有髓粗神经纤维功能，但这些研究对常见的参与神经病理性疼痛传导的细胞和 Aδ 神经纤维功能无法进行测量。神经病理性疼痛可能发生在儿童时期一系列静态或进行性神经系统疾病中，包括线粒体疾病。杂合子法布里病产生的疼痛性小纤维神经病变可能始于儿童后期或青春期[165, 166]。定量感觉测试是一种评估大小感觉神经纤维功能的非侵入性方法。与神经传导检测不同的是，儿童对定量感觉测试的耐受性良好，且不需要镇静。

患有神经病理性疼痛的成人通常使用抗惊厥药和抗抑郁药进行治疗。虽然随机对照试验显示上述药物对带状疱疹后神经痛和糖尿病神经病变等疾病有效，但需要注意的是，这些研究（基于疼痛评分变化）的效应量相对较小，而且要达到这种治疗效果，所需剂量通常容易导致许多患者出现明显的嗜睡或认知障碍[167]。

治疗儿童神经病理性疼痛所使用的药物是根据成人研究推断得出的，因为很少有儿科前瞻性试验[168, 169]。三环类抗抑郁药是治疗成人糖尿病神经病变、带状疱疹后神经痛和中枢性脑卒中后疼痛最成熟的止痛药之一，而且三环类药物也有助于改善患者因疼痛引起的睡眠障碍。对于患有神经病理性疼痛的儿童和青少年，我们通常将三环类药物和抗惊厥药物作为治疗的一线药物。除此之外，最常用的药物还有加巴喷丁、奥卡西平、去甲替林和阿米替林。在一项随机对照研究中，34 名患有神经病理性疼痛的儿童和青少年使用加巴喷丁和阿米替林进行治疗，结果显示，两种药物在减轻疼痛强度和改善睡眠方面效果相似，且没有出现明显的不良反应[170]。三环类药物通常每天服用 2 次，大部分的药量是在睡前服用。建议患者在开始用药前做 1 次基线心电图。去甲替林的标准起始剂量为 0.2mg/kg，每 3 ~ 5 天进行 1 次剂量滴定。常见的不良反应与该药物的抗胆碱能作用有关，包括口干、镇静、心动过速、便秘和尿潴留。目前，没有足够的证据支持选择性 5- 羟色胺再摄取抑制药用于儿童神经病理性痛的治疗，但该药通常作为相关情绪障碍的辅助治疗药物。总体而言，与成人相比，包括 SSRI 在内的抗抑郁药对儿童重度抑郁症的治疗效果较差。在随机试验中，安慰剂效应普遍存在且数量众多；相对于安慰剂而言，抗抑郁药所需的效应量相对较小，平均需治数（numbers needed to treat，NNT）为 8 个或更高[171]。在治疗儿童焦虑症方面，抗抑郁药的 NNT 表现更好[171, 172]。目前广泛使用加巴喷丁和普瑞巴林，部分原因是前期人们担心抗抑郁药会增强自杀意念或自杀企图。然而，抗惊厥药物临床试验的 Meta 分析提示，即使对没有癫痫或不存在已知严重情绪障碍的患者，许多抗惊厥药物也可能增加患者自杀的风险[173]。另外，麻醉医师

应该注意到，用于治疗布比卡因心脏毒性的脂肪乳剂，似乎也能有效治疗几种抗抑郁药和抗惊厥药的心脏毒性[174]。尽管抗抑郁药或抗惊厥药引起严重情绪或行为改变的总体风险似乎相对较低，但我们认为，临床医师使用这些药物时应从小剂量开始，逐渐增加至合适剂量；同时，应提醒患儿父母报告任何有关行为或情绪的变化，并应使用电话和基于临床的随访系统来监测这些药物的不良反应。

5% 利多卡因透皮贴广泛用于神经病理性疼痛和其他形式疼痛的治疗，同时利多卡因的血浆浓度相当低。尽管这些制剂看起来似乎相当安全，并且有研究支持该药在成人多种类型的神经病理性疼痛中的疗效，但我们认为，安慰剂效应可能对患者所报道的疗效产生了实质的影响[175]。

大家对阿片类药物用于治疗与生命限制性疾病无关的慢性疼痛仍有争议。在过去的 30 年里，用于治疗成人慢性疼痛的阿片类药物用量大幅增加；紧接着，由于阿片类药物明显的非医疗用途增加或阿片类药物的滥用，成人和青少年因药物过量而导致死亡的人数也随之增加。在青少年中，阿片类药物滥用问题增长迅速，但最新数据表明，青少年中阿片类药物的医疗和非医疗使用均呈下降趋势[176, 177]。近年来，海洛因和含芬太尼毒品的使用量已远远超过所开具的阿片类药物用量，成为用药过量致死的主要原因。在慢性非癌性疼痛的成人研究中，使用阿片类药物对疼痛评分的长期改善较为有限，大多数研究表明，长期使用阿片类药物并没有改善功能或残疾的测量评分。因此，疾病控制和预防中心的慢性疼痛治疗指南强调使用非阿片类药物进行治疗[178]。对于患有非生命限制性慢性疼痛疾病的儿童和青少年来说，还有其他的担忧。首先，如上所述，与成年人相比，儿童对阿片类药物产生耐受的速度可能更快。其次，青春期似乎是一个特别容易对多种物质上瘾的时期。儿童长期使用阿片类药物情况相对较少[179]。在多学科治疗背景下，美沙酮和丁丙诺啡可能在少数难治性神经病理性疼痛的患者中发挥一定作用。

要点：神经病理性疼痛

- 神经病理性疼痛可以独立于组织损伤或炎症而持续存在。
- 异常性痛觉和痛觉过敏是神经病理性疼痛的组成部分。

- 三环类抗抑郁药、抗惊厥药、加巴喷丁、阿片类药物和利多卡因透皮贴剂都可用于治疗神经病理性疼痛。

（五）复杂性区域疼痛综合征

复杂性区域疼痛综合征 1 型（Complex regional pain syndrome type 1, CRPS1）以神经性肢体疼痛为特征，伴有感觉异常、神经血管改变和发汗症状。CRPS1 这个术语与之前的反射性交感神经营养不良综合征或反射性神经血管营养不良综合征重叠[180]。用于临床和研究目的的诊断标准已经得到改进[181]。对于该类患儿而言，尽管临床表现可能差异很大，但其典型的临床表现包括手臂或腿部灼痛，伴有异常性痛觉、痛觉过敏、花斑、发冷、肿胀和异常的发汗行为。除此之外，该类患儿还有可能出现各种运动症状，如震颤、肌纤维抽动和肌张力障碍。而对于复杂性区域疼痛综合征 2 型，即 CRPS2，其特征是存在具体的外周神经损伤表现，这与传统上所说的灼性神经痛相似。我们认为，尽管 CRPS 的出现，外周和自主神经机制可能起主要作用，但至少部分原因是大脑中异常的信号处理。这些功能性大脑异常并非单纯的感觉异常，还涉及痛觉调制[182]和运动表征[183, 184]。

CRPS 在儿童中其具有独特的流行病学特征。多个系列病例研究发现，女性患儿的患病率要比男性患儿的高得多 [（5~8）∶1]，并且以下肢受累多见（75%~90%）[180, 185, 186]。该疾病的发病高峰年龄为 10—12 岁。而 6 岁以下的患儿很少见。在 CRPS 的儿科患者中，20% 的患儿其受累肢体的远端或对侧肢体会受到影响。大约 90% 的患儿能够回忆起一次不愉快的痛苦经历，但记忆通常模糊不清且创伤造成的损伤一般也很轻微。部分患儿可能会留下重度残疾，无法正常入学，不能独立行走，然而残疾程度似乎存在很大差异。人们发现，利用 fMRI 技术可以对 CRPS 患儿的中枢神经系统激活进行深入研究[187, 188]。结果显示，CRPS 的疼痛缓解后，神经系统某些部分功能和结构上的改变可以恢复正常，而某些改变则无法恢复正常[187–190]。

对儿童的回顾性系列病例研究和前瞻性研究表明，大多数 CRPS 患儿在不使用神经阻滞或药物的情况下，通过积极的康复训练也能够在功能和疼痛方面获得明显改善[191, 192]。临床实践显示，20%~50% 的病例会出现复发，不过大多数复发症状似乎比初始发作要轻，

且通过积极的物理治疗、职业疗法和认知行为治疗患者的功能也更容易得到恢复。我们治疗 CRPS 患儿的方法中包括使用这些疗法的康复计划。该方法的一个重要方面是要对患儿及其家长进行关于神经病理性疼痛的非保护性本质的教育，使他们能够识别加重残疾和疼痛恐惧的因素。物理和职业治疗的目标是积极活动患肢，恢复独立负重和积极地脱敏治疗[172, 192]。对于某些患儿而言，这一计划可以在门诊完成，但对于那些疼痛严重且持续存在以及伴有肢体功能障碍的患儿，则可能需要住院或去日间门诊才能进行。一项跨学科日间医院治疗计划的结果显示，CRPS 患儿经过包含物理、职业和认知行为治疗及医疗和护理服务在内的治疗后，该类患者在疼痛、功能障碍、情绪功能和辅助设备的使用方面都有显著改善[192]。在出院后 10 个月的随访中，研究人员发现，患儿的肢体功能能够保持或进一步改善[192]。对于小部分康复治疗效果不佳的患儿，或在经过积极的多学科治疗后仍存在严重肢体肿胀或肌张力障碍的患儿，可经硬膜外或外周神经持续输注局部麻醉药进行治疗[193]。如果患儿疼痛、异常性痛觉及自主神经异常的分布范围有限，使用外周或神经丛导管将对该类患儿有益。我们的做法是将导管连续留置几天，而不是重复单次注射。我们倾向于在治疗下肢 CRPS 时放置连续的腘窝–坐骨神经导管，在治疗上肢 CRPS 时放置锁骨上或锁骨下导管[194]。然后患者住院并接受局麻药罗哌卡因的持续输注。在住院 3~5d 期间，他们每天接受包括 2 次物理治疗和认知行为治疗在内的高强度功能训练。一项针对 102 名 CRPS 患儿接受区域持续镇痛和住院进行疼痛康复的回顾性研究显示，75% 的患儿明显受益，包括疼痛缓解和功能改善[193]。

> **要点：复杂性区域疼痛综合征**
> - CRPS 的表现包括手臂或腿部灼痛并伴有痛觉过敏、花斑、发冷、肿胀和异常的发汗行为。
> - CRPS1 发生之前没有外周神经损伤（反射性交感神经营养不良），CRPS2 与外周神经损伤（灼痛）有关。
> - CRPS 治疗包括一种积极的康复方法，小部分患儿可经硬膜外或外周神经持续输注局麻药进行治疗。

（六）背痛

成人背痛是工作相关残疾造成痛苦和经济损失的主要原因。而在儿童和青少年中，非致残性阵发性背痛相对常见，但日常持续性背痛的总体人数要比成人少得多[195]。由于持续的严重背痛在幼儿中相对少见，因此患儿如果出现严重背痛，我们需要对其中可能的原因进行分析评估，包括感染（骨髓炎、椎间盘炎、肾盂肾炎）、肿瘤、良性异常（如骨样骨瘤）及先天性异常，如脊髓拴系和脊髓纵裂。

我们在转诊工作中发现，背痛在青少年竞技运动员中更常见，如体操运动员、跳舞者和啦啦队员。因此，有必要对患者进行完善的神经学和肌肉骨骼检查，以确定背痛是否来源于腰椎间盘疾病、腰椎峡部裂、脊椎滑脱、骶髂关节炎和肌肉劳损等情况。对不是由神经根病变引起的肌肉疼痛患者，采用核心强化和减少重复压力和创伤的运动方案进行治疗。如果患者选择得当，那么在透视引导下经硬膜外注射类固醇能够让患有神经根型腰椎病的成人患者获得良好的中期收益。我们最近通过对透视引导下经硬膜外注射类固醇治疗儿童和青少年神经根型腰椎病的经验进行回顾性分析发现，大多数患者的疼痛均能够得到显著缓解，且安全性极佳。在为期 2～5 年的随访中，我们发现，只有不到 40% 的患者需要进行椎间盘切除术[196]。在成年患者中，与伸展相关的背痛通常与小关节病有关。而在青少年中，这种疼痛常见于腰椎峡部裂和腰椎滑脱。这些情况通常需要采用支具治疗。颈椎或腰椎小关节病的成人患者通常接受腰神经背内侧支神经阻滞，如果患者只是想获得短期缓解，可以接受神经射频损毁手术进行治疗[197]。根据我们的经验，对于该类患者，我们采用注射局麻药和低剂量的类固醇药物进行治疗。到目前为止，除特殊情况外，我们尽可能不对脊柱发育中的患者实施神经射频损毁手术。

（七）功能性胃肠痛

功能性胃肠疾病在儿科患者中较为常见，包括恶心、呕吐、便秘和疼痛等一系列症状[198, 199]。功能性腹痛是指发生在儿童和青少年中的持续性或发作性腹痛，且症状不能归因于其他疾病[198, 200]。功能性腹痛的类型有多种，最近根据罗马 IV 标准分类，包括功能性消化不良、肠易激综合征、腹型偏头痛和其他未指定的功能性腹痛[198]。在美国，这类患儿的儿科门诊就诊率很高，因该疾病导致患儿缺课的天数占美国儿童缺课总天数的 20%。不过，大多数出现功能性腹痛的患儿其医学健康状况良好，只有极少数的患者最终被

发现患有结构性或炎性疾病。

功能性腹痛存在一些相同的临床特点。大多数患儿年龄在 4—16 岁，常伴有阵发性、弥漫性或脐周疼痛。对于年龄在 4 岁以下的该类患者，应进行进一步的检查，以找出造成疼痛的潜在原因。在其他方面，这类患儿一般医疗状况良好，不存在系统性疾病迹象。且这类患者很少出现夜间被疼醒的状况。社区医疗的诊断方向应以详细的病史和体格检查为指导，并应避免在基础研究之外进行无重点的实验室检测，如血常规和尿常规，并在适当情况下进行谷蛋白敏感性、乳糖不耐受、淀粉酶、脂肪酶和粪便检查[201]。心理社会史对于识别强迫性疼痛行为和其他暗示疾病的行为很重要。一般说来，缺乏针对性的检查、常规的放射检查和无重点的实验室检查对该类患者疾病的诊断没有帮助，还可能会增加父母和患者的焦虑。对于发热、体重减轻或发育不良、有炎性肠道疾病家族史，以及在脐周以外的区域存在局部疼痛的患儿，这些都是值得关注的迹象，需要进一步评估。另外，如果体格检查存在异常的患儿也应进行进一步的检查。

人们对功能性腹痛的治疗在一定程度上取决于患者临床表现的模式及患者痛苦或残疾程度。根据病史和检查结果，一些临床医师倾向于采用治疗便秘的经验对该类患者进行实验性治疗，同时避免摄入乳糖或补充乳糖酶，改变饮食，如 FODMAP（可发酵的寡糖、双糖、单糖和多元醇）饮食，或抑酸[202-204]。对父母和患者的教育应包括关于疼痛的非保护性特点讨论，并应防止疾病恶化和过度用药。相关研究表明，应早期采用认知 - 行为干预对此类患儿进行治疗[205]。在我们看来，药物治疗只是疾病诊疗的一部分，不应用来取代改变生活方式、康复干预和认知 - 行为干预对疾病的治疗作用。而阿米替林等药物的对照试验既有阳性结果，也有阴性结果[206]。许多药物的使用通常是根据无病例对照的儿科系列病例研究或成人研究推断而进行的[207, 208]。

（八）头痛

阵发性头痛在儿童和青少年中很常见。偏头痛和紧张型头痛发生率在整个儿童时期都在增加。在青春期之前，男孩和女孩头痛的发生率并无明显差别。不过随着青春期的开始，女孩患病率明显高于男孩，尤其是偏头痛。患儿及其家长经常担心头痛与肿瘤等严重疾病有关。就像腹痛和胸痛一样，诊断性评估应该注重包括社会心理史在内的病史询问，以及包括系统的神经学检查在内的体格检查。目前关于反复头痛患

儿的成像参数已经公布。如果没有能提示更高风险的临床表现出现，单凭影像学检查能对该病确诊的可行性通常较低[209]；又或者通过影像学检查偶然发现的一些有关疾病诊断[210]，但这只会进一步增加患者的担忧，其临床意义通常有限。

虽然反复发作的紧张型头痛或阵发性偏头痛很常见，但对于普通人群中的大多数儿童来说，它们并不会明显损害机体的日常功能。而那些转诊至儿科神经科医师或疼痛科医师进行治疗的患儿，或者是那些确定患有病理性头痛但却不易"治愈"的患儿，其头痛往往发作频繁或头痛非常严重。后者的例子包括头部外伤后的头痛或多次脑室分流手术后的头痛。有研究发现，在某些生活方式中，包括肥胖、吸烟和缺乏体育锻炼，还有一些心理上并发症，包括焦虑和抑郁，以及过度使用止痛药，均更容易出现致残性复发性头痛[211]或慢性每日头痛[212]。

对于偏头痛发作不频繁的儿童，相关研究证实，对常规治疗无效的患儿可间断性使用 NSAID 和几种曲坦类药物进行治疗[213]。我们认为，对于患有致残性复发性头痛或慢性每日头痛的儿童和青少年，治疗应从确定触发因素、改变生活方式及避免过度频繁使用对乙酰氨基酚和 NSAID 开始。研究发现，一些认知 – 行为疗法对偏头痛和紧张型头痛的治疗很有效[214]。

需要注意的是，儿童偏头痛预防药物的使用通常是基于个人习惯或根据成人研究的推测得出。例如，尽管目前依旧缺乏对照试验，但是赛庚啶仍被广泛用于儿科患者。虽然一些抗惊厥药物已被广泛使用，但能证明这些药物临床疗效的证据很少[215]。在最近一项预防儿童偏头痛的安慰剂对照试验中，人们发现托吡酯具有一定的效果[216]。阿米替林、曲唑酮和几种钙通道阻滞药研究也得到了阳性结果，而关于普萘洛尔的临床研究结果既有阳性也有阴性[213]。阿米替林和托

吡酯预防儿童偏头痛的双盲安慰剂对照试验显示，与安慰剂相比，两者在头痛频率或致残方面没有显著性差异[217]。但接受阿米替林和托吡酯治疗的患者不良事件发生率较高。枕部神经阻滞和痛点注射等神经阻滞常用于小儿头痛治疗，但关于疗效的证据目前较为有限[218]。根据成人研究，在患有持续性转化型偏头痛的年轻患者中，我们偶尔会通过皮内注射肉毒杆菌毒素进行治疗[219]。

八、结论

在过去的 30 年里，人们对于儿童急性、复发性和慢性疼痛的治疗已取得了十分显著的进步。虽然疼痛评估在婴儿和幼儿中更具挑战性，但现在对所有年龄段的患者都有可以进行评估的措施。治疗方案应该个体化，其中可能涉及药理学、区域阻滞、康复医学和认知 – 行为干预。除此之外，多中心临床试验将有助于对儿科多种形式的急慢性疼痛治疗提供重要的指导。

> **要点：背痛、功能性胃肠痛和头痛**
> - 青少年腰痛常见于椎弓峡部裂和腰椎滑脱，透视引导下经硬膜外注射类固醇对神经根型腰椎病患者有效。
> - 功能性胃肠道疼痛主要通过认知 – 行为干预治疗。
> - 肌肉紧张性头痛可通过认知 – 行为干预和适当的镇痛药治疗；偏头痛需要避免诱因、使用曲坦类药物和其他预防性药物，偶尔需要通过皮内注射肉毒杆菌毒素。

病例分析

当你在儿科慢性疼痛诊所工作时，急诊室的 1 名医师呼叫你，询问你是否愿意对 1 名足部严重疼痛的患者进行紧急评估，而该患者目前正在急诊科就诊。你同意后，患者很快来到你的办公室。患儿是 1 名 11 岁的竞技体操运动员，由母亲陪同就医。患儿自诉于 8 周前意外被体操垫绊倒，导致足部出现轻微撕裂和扭伤，之后左足一直疼痛。该患儿摔倒后有一名整形外科医师对其情况进行了评估。X 线显示无明显的骨折，但患儿仍旧穿了 4 周的石膏靴，只是疼痛并未得到明显缓解。最近的一次骨扫描结果提示，患肢骨质减少。但磁共振结果未见明显异常。患儿昨晚上楼时左足再次受伤，其疼痛明显加重。患儿告诉你，她的足部经常出现问题，而且常常感到无力。其他方面未出现明显异常，既往身

体状况良好。患儿自诉整个左足都有一种麻木的、烧灼的感觉，且小腿下部有刺痛感。左足偶尔会红肿，并伴有无意识颤抖。因为疼痛，患儿入睡困难，甚至都不敢用足踩在毯子上。患儿及其家属泪流满面地向你解释说，如果左足不能完全恢复，她将无法出席 1 个月后的州际比赛。患儿的母亲还告诉你说，自 2 个月前女儿左足开始疼痛以来，她一直请假在家照顾，目前家庭负担很重。学校老师理解患儿情况，同意患儿恢复好了之后再去上课。

体格检查显示，患儿身材矮小，行走时需要拐杖辅助。左足外侧有一个 3cm×3cm 大小的轻微瘀斑和水肿，患儿自诉这种情况反复出现。患儿左足颜色不均，当你轻轻触碰她的足部时，患儿立刻将足收回，接着开始哭泣，并告诉你她感到一种强烈的灼烧痛和针刺痛。患儿左足至小腿部分皮温低，腓肠肌明显萎缩。检查过程中，患儿拒绝把身体重心放在足上，也不愿意把左足放在地板上。根据上述情况，你向患者和家属解释，患儿的病史和体格检查结果与 CRPS 的诊断比较符合。患儿的异常性痛觉和非皮节分布的疼痛是 CRPS 的典型症状。神经血管和运动表现，如水肿、间歇性皮肤颜色和温度变化，以及不自主地痉挛和震颤，均与 CRPS 的症状相一致。骨扫描和磁共振已经排除了其他令人担忧的情况，如骨髓炎或隐匿性骨折。

你向患者及其母亲详细介绍了 CRPS 及其相关治疗方案。她们了解到，CRPS 发病高峰在 12~13 岁，很少见于 8 岁以下的患儿。而且，女孩 CRPS 的患病率是男孩的 6 倍，常累及下肢，下肢与上肢受累的比例为 8∶1。由于中枢敏感化，其中 20% 的患儿其疼痛症状还会扩散至对侧或远端肢体。大多数儿童都存在陈旧性损伤，尽管在大多数情况下这些损伤都非常轻微且可能都是不经意间发生的，如磕碰。研究表明，与其他患有慢性疼痛的患儿相比，CRPS 患儿在抑郁和焦虑测试中的得分与他们相似。CRPS 患儿的 X 线表现多种多样，可以显示为弥漫性骨量减少，也可以表现为正常，即使患儿长期合并有 CRPS。骨扫描也会显示不同的结果，因此，在 CRPS 中几乎也没有预测价值，但可以用来排除患者身体的其他病变，如感染。虽然 CRPS 是一种临床诊断，但感觉定量测试已用于儿童，为客观的感觉异常提供证据。它可用于评估皮肤躯体小神经纤维的功能，由于无痛也无须要镇静，因此特别适用于儿童。

在讨论治疗方案时，你解释说，对 CRPS 患儿的研究表明，通过积极物理治疗、职业治疗和认知 - 行为治疗，大多数 CRPS 患儿在功能和疼痛强度方面都有很好改善。在某些情况下会使用神经阻滞，以便患儿能够参与物理治疗或者如果母亲担心肢体灌注问题。为了让女儿可以参加州际体操比赛，患者母亲要求给患儿服药，如羟考酮，以迅速缓解女儿的疼痛。你认为，针对该类疾病，目前尚缺乏能够支持相关药物疗效的数据，而且没有"速效疗法"。由于患者有睡眠

问题，你建议患者晚上服用 10mg 去甲替林。另外，由于服用三环类抗抑郁药有一定风险，因此你给患者进行了心电图检查以排除潜在的心律失常；向患者家属解释，大部分情况下，不建议 CRPS 患者使用阿片类药物进行镇痛；并强调生物反馈等认知 - 行为方法对整体康复很重要，这些治疗的目的为了提高她的应对能力，保持正常的学校出勤率，促使疼痛行为反应正常化。患儿需要积极参与物理治疗，特别是在体力恢复方面，要让她能够在不使用辅助设备和不需要脱敏治疗的情况下行走。除此之外，还向家属介绍了神经病理性疼痛的非保护性本质，与具有保护作用的伤害性疼痛不同，神经病理性疼痛源于神经信号的异常处理，因此疼痛并不意味着组织损伤。如果门诊治疗无效，建议患儿住院或去日间门诊以强化功能锻炼。

在进行 3 周物理治疗和认知 - 行为治疗后，患者及其母亲返回医院进行复诊。患儿的症状几乎没有任何改善，因为疼痛剧烈，她拒绝参加任何物理治疗。事实上，她现在几乎完全依赖于轮椅，且不允许任何人或任何东西触碰到她的足部，甚至不允许医师进行检查。在整个评估过程中，患儿泪流满面，膝盖始终呈弯曲状以保护她的足部。经检查，患儿足和小腿下部颜色较深，呈弥漫的斑片状外观，伴有肌肉萎缩且程度明显恶化。由于患儿拒绝参加任何物理治疗，而且存在严重的神经血管问题，你向患者提供了部分住院疼痛康复计划，该计划将在 3 周内提供给她。另外，在患儿进行疼痛康复计划之前，经过患者及其母亲的同意后，为患儿办理了住院康复治疗并实施了神经阻滞。由于她的疼痛是在一侧肢体，并累及足部和足踝，你建议先放置一根腘窝 - 坐骨神经外周导管。

全麻后，在超声引导下，为患者置入了一根腘窝 - 坐骨神经导管。注射 0.2% 的罗哌卡因 7ml，以阻滞运动和感官反应。随后患儿送入恢复室，通过坐骨神经导管持续输注 0.1% 罗哌卡因，起始输注速率为 8ml/h。患儿被收治入院，预计住院时间为 4~5 天。住院期间，将接受每天 2 次物理治疗及日常认知 - 行为治疗，并且每天根据安排好的康复日程严格执行，包括物理治疗、心理治疗、"家庭"锻炼和学校辅导。患儿每天早上起来需穿平常穿的衣服、鞋和袜子。住院期间患儿进展顺利，在治疗和活动中表现出来的依从性越来越好。在此期间，你并没有让患儿再使用任何新药。当患儿在医院接受心理治疗的期间，由于她崇尚完美主义，你明显感觉到学校和竞技体操的要求给她带来了很大的压力。在住院的第 5 天，神经导管拔除。尽管她依旧存在明显的异常性痛觉和神经血管症状，但感觉她的总体症状已经好转。患者出院回家后继续接受物理治疗和心理随访，并计划在空闲时参加部分疼痛康复计划。

2 周后，患儿接受了部分住院疼痛康复计划。住院期间，患儿接受了密集的多学科治疗，其中包括每天 8h 的物

理治疗、职业疗法和心理治疗，并有护理人员和医师参与。尽管存在疼痛，这些康复的重点是学习积极地应对技能，进行家庭和个人教育，脱敏，独立行走，并恢复全部功能。在部分训练计划的第 1 周结束时，她已经能够承受鞋子、袜子和左腿的部分重量了。到第 2 周结束时，在没有拐杖支撑的情况下，她也完全可以负重，并且能够在跑步机上行走。通过使用认知 – 行为疗法的睡眠策略，患儿的睡眠质量也得到了极大改善，并停用了去甲替林。不过，脱敏仍然非常痛苦，尽管各方面都取得了较好效果。她的部分住院疼痛康复计划延长了 2 周。因此，患者在力量恢复和体型方面取得了很好进展。她的足和足踝看起来是粉红色的，且血流灌注情况良好。通过心理医师的家庭治疗，我们决定让她参与体操运动，但不是竞技级别。神经心理测试结果表明，患儿存在轻度学习障碍，当她回到学校时，将为她提供合适的住宿。出院前，她的学校和她的团队在部分计划中为她制订了重新融入学校计划。尽管她的左足和足踝仍有一些疼痛，但在出院时，她已经可以跑步、跳舞和度过一个完整的学校日。

在 4 周后的预约随访中，这名女孩已经能够穿鞋子和袜子，并在没有任何辅助设备的情况下走进你的办公室。患儿及其母亲告诉你，她已经能够正常上学，不再因疼痛而缺课或提前下课，能够积极参加社交活动，并参与了一场即将上映的校园话剧。女孩表示，肢体功能方面已经不存在任何问题。

教学要点

1. 在对疼痛进行评估时，对患者进行详细病史询问和全面体格检查非常重要，可发现潜在的或容易忽视的致病因素。例如，导致上述患者出现疼痛原因还可能是因跌倒或骨髓炎引起的独立神经损伤，这是因为在疼痛部位还伴有红斑和肿胀，而这些症状在开放性撕裂和骨折中十分常见。尽管大多数患有运动和神经血管改变非皮节型异常性痛觉的患儿都会有 CRPS。然而，潜在的恶性肿瘤压迫神经也可以引起类似的神经病理性疼痛，因此详细的病史询问及仔细的体格检查，同时注意神经系统症状、淋巴结肿大和疼痛分布将有助于识别导致疼痛发生原因。

2. 用于治疗慢性疼痛药物种类繁多，其中包括三环类抗抑郁药、抗惊厥药和 5- 羟色胺再摄取抑制药。我们有必要了解这些药物的不良反应，以及不同类别药物联合使用时可能发生的相互作用。我们的做法是不使用阿片类药物治疗慢性疼痛。

3. 目前有证据表明，大部分患儿不需要神经阻滞，大多数 CRPS 患儿对保守的高强度物理疗法和认知行为疗法表现出良好的反应。然而，每个患者必须接受个体化治疗。如在本案例中，这名 11 岁女孩首先在门诊接受了短时间的物理治疗和认知行为治疗。而在她第 1 次的随访时，她根本无法积极参与到康复所需的物理治疗和认知行为治疗之中。因此，医师决定让她接受部分住院疼痛康复计划，以接受更密集的治疗。在她入院之前，医师为她实施了神经阻滞，并在医院开始更为积极的物理治疗和认知行为治疗。由于她当时仍存在严重的功能缺陷，所以她有必要继续部分住院疼痛康复计划。

第 38 章　门诊麻醉
Outpatient Anesthesia

Joseph A. Scattoloni　　Olubukola O. Nafiu　　Shobha Malviya　　Dean B. Andropoulos　著

党杨杰　秦霈　译　　杨丽芳　校

一、概述

在过去的 20 年中，医学领域最重要的变化之一就是门诊手术得到了快速而长远的发展。本章主要介绍日间手术或其他手术，即在当天完成手术和出院，但不包括所谓的短时间住院，即在医院过夜并接受护士护理的"23h 入院"手术。医疗费用的不断增长及有效利用日益短缺的医疗资源的迫切需求在很大程度上推动了这一增长。门诊手术的优点包括：对患者家庭安排的干扰很少，减少了给患者带来的不便，让患者心理上的不适更少，降低了院内感染风险，以及患者满意度更高，以上原因又进一步推动了门诊手术的发展，并且成人和儿童都受到这种改变的影响。实际上，在 2006 年，美国 15 岁以下的儿童接受了超过 230 万例门诊麻醉手术。仅在美国，每千名儿童就有 38 例接受了门诊手术，比 1996 年的手术量增加了大约 50%[1]。到 2010 年，这一数字增加到 290 万，其中约有一半的手术是在医院门诊诊室中进行的，一半是在门诊手术中心进行的（表 38-1）[2]。得州儿童医院门诊和住院手术记录显示，2017 年共有 45 663 例手术麻醉，其中门诊手术麻醉量为 33 786 例（74%）（图 38-1）。

对门诊手术的首次报道可以追溯到一个多世纪前的 1909 年[3]。1918 年，第一家门诊手术中心在爱荷华州的苏城成立[4]。但是直到 1984 年，人们才公认门诊麻醉为一个专业，并成立了门诊麻醉协会。门诊麻醉专业的发展伴随着麻醉技术的巨大进步，例如能让患者快速恢复的先进麻醉药物的应用，而改良的镇痛药和区域镇痛技术的应用使患者可以舒适的出院，或仅有轻度至中度的疼痛，但可在家中接受适当的治疗。这些进步再加上包括微创手术等外科技术的改进，使手术从住院部转移到门诊部成为可能。此外，这些进步目前也可以让具有复杂并发症的患者通过评估后在门诊接受手术。然而，目前面临的挑战却是如何为有复杂病史的患者在不同场所接受各种外科手术时提供有效、高质量和安全的围术期治疗，因此，需要对现有体系持续改进并对预后进行严苛的持续评估，从而制订一个安全、有效、以患者为中心，并且在门诊手术室内能够高效指导治疗的原则。

表 38-1　2010 年美国 0—15 岁儿童门诊手术和门诊其他手术的估计值

手　术	数　量
所有手术	2 916 000
眼科手术	93 000
耳科手术	847 000
鼓膜切开置管术	699 000
鼻、口腔和咽部手术	903 000
伴或不伴腺样体切除的扁桃体切除术	289 000
不切除扁桃体的腺样体切除术	69 000
泌尿系手术	67 000
肌肉骨骼手术	173 000
骨折复位术	52 000
皮肤科手术	131 000
其他诊断和治疗手术	228 000

估计值是院内门诊手术和门诊手术中心实施的手术总和（数据引自 US Centers for Disease Control Ambulatory Surgery Data[2]）

本章译者、校者来自西安交通大学附属儿童医院。

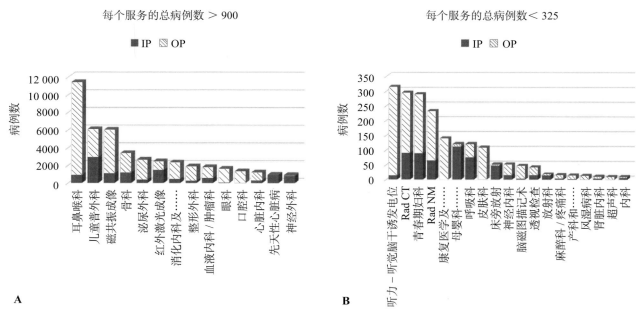

▲ 图 38-1   2017 年得克萨斯儿童医院住院麻醉例数（**IP，灰色条形**）与门诊麻醉例数（**OP，白色条形**）
A. 总数＞ 900 例的病种；B. 总数＜ 325 例的病种。CT. 计算机断层扫描；NM. 核医学；Rad. 放射学

二、门诊手术的制订与环境

儿童患者的门诊手术可以在多种环境条件下安全有效地进行。这类环境包括院内相关的门诊治疗场所，如院内的手术室或远程手术中心、非附属的独立场所及医师个人的办公室，而实施门诊手术或日间手术最重要的原因之一是在降低成本的同时最大限度地提高效率。先前的研究人员已表明，与住院部手术室相比，门诊手术中心（Ambulatory Surgery Center，ASC）的优势在于其容量大，能以更低的成本提供更高效、更高质量的治疗 [5]，并且美国国家医学院已将高质量治疗定义为安全、有效、以患者为中心、及时、有效和公平的治疗 [6]，而这些目标可以通过重点选择那些复杂病史尽可能少的人群来实现。

为了确保最高效的实施手术，应专门为儿童患者和门诊手术或日间手术配备医疗设备和医护人员，从而使医疗中心的行政人员和医务人员能够制订出一项有效的个体化治疗方案，但当这类儿童与成人或一个病情复杂的住院患儿混在一起时，这个方案可能会受到阻碍，处于不利地位甚至难以制订。然而，资源和空间的限制可能会迫使不同的患者聚集在唯一的手术室内。在这种情况下，应特别关注患儿和父母的需求，将住院部（医院）与门诊等待区和恢复区分开是非常必要的。同样，在儿童和成人患者混合的情况下，应特别注意将儿童生活专家、娱乐设备、换药室、喂养

的注意事项及分级护理制度纳入到术前和术后中来。

一般而言，门诊手术需要的麻醉和恢复设备可能与所有住院手术的患者相同，但在门诊独立的手术室或医师办公室中，还应配备其他一些具有最基本功能的设备：如能够进行基础检验的设备，用于医疗设备消毒灭菌和维护的设施及适合病历记录的信息系统；此外，还必须具备针对所有年龄段儿科患者的标准复苏设备，以及处理困难气道患者的手推车；另外，手术室内至少还要准备某种视频或光纤辅助设备及行紧急环甲膜切开术的工具。最后要说的是，必须要制订明确的方案和相关应急预案，以用于所有出现并发症患者的进一步治疗，包括紧急转运和住院治疗 [7]。

美国儿科学会儿科麻醉分会发布了有关实施儿童麻醉和手术的围术期工作环境建议 [7]。该建议指出，儿科麻醉和围术期环境应有一个独立的术前区域或在一个普通术前区域中单独划分出一个独立的区域以专供儿科患者和陪护人员使用，并且在该区域内应备有各种型号并适合不同年龄婴儿或儿童术前评估和准备的儿科设备。在手术室和麻醉准备间，应为各年龄段的儿科患者提供用于麻醉各个阶段的全套儿科设备，包括各类气道工具和监测设备及配药车和抢救车。此外，儿童困难气道手推车内各种型号的设备在需要时都应该可以使用。另外，还需要配备有复温设备，如强制空气加热系统和加热灯。而术后恢复室应同样配备有各种型号的儿科设备和适合儿科患者的恢复床，

如保障儿童安全、带有高护栏的婴儿床，以及一套纸质版的儿科治疗指南和专门针对儿科患者的药物剂量信息表。负责儿科麻醉管理的医师应接受过大量培训，并在儿科患者的治疗方面具有丰富的经验；高风险的患者则应由接受过研究生医学教育认证委员会培训，但最好是由获得美国麻醉学委员会认证的儿科麻醉医师进行管理，而麻醉科医师应达到儿童麻醉最低病例数的标准。同样，各个治疗阶段的护理人员也都应接受过针对儿童的专业培训并有治疗儿科患者的经验。另外，在独立的 ASC 手术室内，还必须制订出一份详细、具体的转运流程，从而可以将患儿转运到具有收治能力的医院。

最近，美国外科医师协会与儿科麻醉学会和美国儿科学会合作，建立了一项自愿儿童手术验证（children's surgery verification，CSV）项目，其目标是改善儿科手术、流程和围术期治疗[8]，而该项目提出的标准适用于在各种临床环境下实施的儿童麻醉。表 38-2 总结了麻醉医师的执业范围要求。"儿科麻醉医师"的定义是指获得 ABA 儿科麻醉学认证或符合 ABA 认证要求或同等资格的人员，即接受过 ACGME 培训的人（表 38-3），但这种非传统的培养方式需要大量持续的儿科麻醉实践和进一步的继续医学教育要求，而对"具有儿科专业知识的麻醉医师"的定义则

是指获得或符合基本 ABA 认证要求的人员，且每年至少对年龄小于 24 月龄的患者实施过 25 次麻醉。然而，值得注意的是，在该项目的 III 级医疗中心内，只有超过 6 月龄，并符合美国麻醉医师协会身体状况 1 级或 2 级的患者，才能在这个指定的医疗机构中接受诊疗。而对该验证项目还需要进行广泛的应用，并且也需要对纳入的患者进行现场调查。截至撰写本文时，美国仅有 7 个 ACS CSV 中心，并且全部为 I 级医疗中心。因此，这个项目是否会被广泛采用，尤其是潜在的 II 级和 III 级医疗中心，还有待观察。另外，该计划可能还对美国门诊的儿科临床麻醉具有重要意义。

三、适合的手术类型

门诊手术或日间手术应仅限于既能快速有效完成，又能保障患者安全，而不需要长时间观察或住院的手术。此类手术必须满足以下最低标准[9-11]。

- 手术时间相对有限（通常少于 4h，但这可能因所在的州或机构的不同而不同）。
- 手术风险或麻醉并发症低。
- 对生理干扰最小或生理紊乱易于调节的手术（包括出血最少的手术）。
- 术后出现轻或中度疼痛，并且这些疼痛很容易

表 38-2　美国外科医师学会儿童手术验证项目实践范围总结

等级	I 级医疗中心	II 级医疗中心	III 级医疗中心
年龄	各个年龄	各个年龄	> 6 月龄
ASA	1~5	1~3*	1~2
疾病的多学科管理	有多个内科和外科专科；有儿科麻醉	通常只有一个外科专科；有新生儿科；有儿科麻醉	无
治疗的疾病†	严重的先天性畸形和复杂疾病，包括罕见或需要多学科协作的疾病	大多数儿童外科专家通常能够治疗的常见畸形和疾病，并不需要多学科协作	常见的畸形，通常低风险的手术都是由单一的专科实施的
门诊‡	ASA 1~3　根据负责围术期治疗的儿科麻醉医师制订的书面指南，将足月儿和早产儿作为门诊患者进行麻醉。但机构指南通常要求对胎龄小于 44 周的足月新生儿或孕后胎龄小于 50 周的早产儿进行至少 12h 的术后监测	ASA 1~3　根据负责围术期治疗的儿科麻醉医师制订的书面指南，将足月儿和早产儿作为门诊患者进行麻醉。但机构指南通常要求对胎龄小于 44 周的足月新生儿或孕后胎龄小于 50 周的早产儿进行至少 12h 的术后监测	其他系统健康（ASA 1~2），年龄超过 6 月龄的患儿

*. 某些 ASA > 3 级的患者，如患坏死性小肠结肠炎的新生儿可能适合实施急诊患者
†. 根据患者的年龄，并发症和多学科手术的需要，这些手术可以在 I 级或 II 级医疗中心实施
‡. 当门诊手术团队具备必需的儿科培训和经验时，这些医疗机构的推荐等级中包含了门诊手术室。门诊手术室可以附属于或整合到医院中，也可以是提供这些所定义资源的综合医疗保健服务系统的一部分
ASA. 美国麻醉医师协会（经 Wolters Kluwer 许可转载，引自 Brooks Peterson 等[8]）

表 38-3　美国外科医师协会儿科手术验证项目对儿科麻醉医师分类的总结

麻醉医师的类型	委员会认证和执业资格要求	儿科病例 / 年	其他要求
儿科麻醉医师	• 儿科麻醉学认证或有儿童麻醉学认证资格 前提条件是经过 ABA 认证）		
具有儿科专业知识的麻醉医师	• ABA 认证或有资格获得 ABA 认证	• 每个麻醉科医师每年要完成 25 名患者麻醉（患者小于 24 月龄）	• 对 18 岁以下的患者持续进行治疗 • 每年有≥ 10 个的儿科 CME 学分（1 类学分）
为儿科麻醉医师制订的非传统培养方式	• 完成麻醉科住院医师实习并附信详细说明针对儿科的训练内容 • 获得行医执照，并获得医院颁发的治疗 2 岁以下患儿的资格证书	• 在过去 5 年中，平均有 30% 或更多的病例是儿科病例，包括新生儿、2 岁以下的患儿、高风险的患者	• 获得 PALS 认证 • 在 3 年内有 48h 的麻醉相关 CME 学分 • 作为会员或出席者参加儿科麻醉会议 • 提交报告期内 2 岁以下患儿的麻醉病例列表

ABA. 美国麻醉学委员会；CME. 继续医学教育；PALS. 儿科高级生命支持（经 Wolters Kluwer 许可转载，引自 Brooks Peterson 等 [8]）

得到治疗并最终可以通过口服止痛药来控制的手术（需要在术后即刻恢复口服液体或营养物质的能力）。

总体而言，大多数常见的儿科手术都符合以上所描述的门诊手术条件（框 38-1）。需要注意的是，尽管大多数成人不需要，但麻醉科医师却常需要对儿童某些短小检查、小手术或浅表手术，实施深度镇静或全面监测下的麻醉。因此，临床医师通常都会将鼓膜切开术、包皮环切术、膀胱镜检查、活检和眼科检查安排在门诊实施。而对独立 ASC 的最新研究数据表明，在 ASC 实施儿科手术的前三名分别是：鼓膜切开术（699 000 例）、有 / 无腺样体切除术的扁桃体切除术（289 999 例）和腺样体切除术（69 000 例）（表 38-1），这些数据也印证了人们思想上的转变，即只要有适合的手术都会安排在门诊实施[8]。

耳鼻喉科手术

过去，由于考虑到出血和气道损伤问题，儿童耳鼻喉科手术（最常见的是腺样体扁桃体切除术）需要在院内停留一晚，因此，门诊手术针对的是年龄相对较大且健康的 ASA PS1 和 2 级，无阻塞性睡眠呼吸暂停的患者。目前，尽管事实上 OSA 已成为这些手术的主要指征，但为了推动这些手术在效率、成本控制和更好地利用资源方面取得优势，又使得门诊手术更具吸引力了[12, 13]。

最近的研究证实了 4 岁及以上儿童的腺样体扁桃体切除术是安全的[13, 14]。对全国儿科门诊耳鼻喉科手术数据的分析也证实了此类手术的相对安全性，其中轻微并发症的发生率约为 1%。然而，小于 4 岁患者的并发症发生率明显升高，其中 2.5%（$P < 0.001$）的患者返回手术中心，9.3%（$P < 0.011$）的患者非计

框 38-1　常见的门诊外科手术

耳鼻喉科
- 鼓膜切开置管术
- 腺样体切除术
- 扁桃体切除术和腺样体切除术（除非有禁忌证）
- 舌系带切除术
- 喉镜检查
- 鼻骨骨折闭合复位术
- 异物取出术
- 唇腭裂
- 内镜鼻窦手术
- EUA 包括一些 DL/ 支气管镜检查

眼科
- EUA
- 眼部肌肉手术（斜视）
- 鼻泪管探查
- 睑板腺囊肿切除术
- 晶状体或假体植入
- 小梁切除术

口腔科
- 拔牙
- 口腔修复

骨科
- 关节置换
- 关节镜
- 骨折闭合复位
- 骨折手法复位
- 内固定取出术
- 经皮肌腱切断术
- 关节造影

泌尿外科
- 膀胱镜检查
- 尿道口切开术
- 睾丸固定术
- 包皮环切术
- 囊肿切除术
- 睾丸活检
- 尿道下裂修复术

普外科
- 疝气修补术
- 囊肿切除术
- 腱鞘囊肿切除术
- 皮肤病变活检术
- 撕裂伤缝合术
- 拆线
- 换药
- 肌肉活检
- 乙状结肠镜检查
- 支气管镜检查
- 食管镜检查
- 脓肿切开引流术
- 直肠和阴道手术

整形外科
- 耳整形术
- 鼻中隔成形术
- 瘢痕修复术
- 唇裂和腭裂修复术
- 扩张器植入术

DL. 直接喉镜检查；EUA. 在麻醉下的检查

划入院[15]。同样，一项系统综述指出，在 3 岁以下儿童中，并发症的发生率（OR=1.64）和非计划入院率（OR=1.71）均显著增加且有统计学意义[13]。

由于 OSA 的儿童在耳鼻喉科临床手术中所占的比例越来越高，因此，这些患者发生危险的情况也就增加了。对于易感患者，扁桃体或腺样体手术本身就有可能导致术后气道阻塞或肺部并发症的进一步加重，并且研究数据也表明，OSA 可能会大幅度提高风险的发生率。然而，人们很难单独将 OSA 导致的影响与明确的年龄因素分开，但无论如何，文献支持 3 岁及 3 岁以下行扁桃体切除术和腺样体切除术（tonsillectomy and adenoidectomy，T & A）并患有 OSA 的儿童住院治疗[16]。而实际上，对于这个年龄段的儿童，门诊实施 T & A 的成本效益不如择期住院治疗[17]。

有择期耳鼻喉科手术适应证的患者可能也合并有使风险增加的病理情况，因此，不论是患有 OSA、肥胖、中枢性睡眠呼吸暂停、面部或口腔畸形、甚至是反复或持续的上呼吸道感染的患者，在考虑把他们的手术作为日间手术时，尤其是在独立的 ASC 中实施手术的患者，都必须对其进行个体化评估。此外，4 岁以下或有多种并发症的患儿应集中在医院就诊，这是由于他们可能需要长时间观察或入院治疗。

目前，接受门诊手术的耳鼻喉科患者数量不断增加，而一项最近的综述也得出了结论，乳突切开鼓室成形术及 2 岁以上儿童的耳蜗植入术，都可以作为门诊手术安全地进行[18]。

> **要点：门诊手术的制订，环境和适合的手术类型**
> - 理想情况下，应针对儿科患者和门诊手术专门配备医疗设施。
> - 适宜的手术包括时间一般小于 4h、手术或麻醉并发症的风险低、出血少和对生理影响小，并且疼痛易于管理的手术。
> - 耳鼻喉科手术约占门诊外科手术的 1/3。

四、患者的选择

为了在门诊手术中实现完整的工作流程目标，患者的选择（和准备）至关重要。总体健康的 ASA1 级和 2 级并且手术后可以很快回家的儿童是理想的门诊手术患者，而最初的门诊手术对象也主要是这些患者。但是，随着医疗（药物、设备、干预措施）的发展，

合并有轻度全身疾病的 ASA3 级的儿童现在可能也会在门诊手术室接受手术。因此，与其他患儿相比，应该对这些儿童进行严格的筛查，并事先获得外科医师和麻醉科医师的同意。

（一）先天性心脏病

近年来，随着先天性心脏病术后生存率的提高，意味着这些患者越来越多地需要门诊麻醉。CHD 的人口发病率约为 1/100，也就是在美国大约有 100 万儿童患有 CHD。虽然这些患者可以安全地接受门诊手术，但一般来说，他们应该是经手术解剖校正后的双心室患者，没有或仅有少量残余分流[19]。而麻醉科医师应把这类患者的 ASA 分级视为 2 级，与没有 CHD 的其他 ASA2 级患者相比，风险相当。但如果患者在修复手术的各个阶段都只有一个心室有功能，或手术后未修复两个心室间的缺损或残留有严重的心脏疾病时，必须高度谨慎的对其评估，并与患者的心脏科医师取得联系，复查超声心动图和其他检查[20]。麻醉科医师应将大多数这些患者的 ASA 分级视为 3 级，而他们也不应该在门诊接受手术，尤其是在独立的 ASC 中，因为有研究表明麻醉并发症的风险会增加，对于 CHD 患者需要格外小心心搏骤停的发生，最好是在具有相关专科支持的三级医院进行手术。如果决定继续进行门诊麻醉，则需要考虑预防感染性心内膜炎。有关 CHD 的更多信息，请参见其他章节（见第 27 章和第 28 章）。

（二）资源管理

门诊或门诊设施的重点在于资源分配。即使是一个需要提高警惕或非计划手术的患者都有可能会影响整体的工作流程或门诊手术室的运转。这样的患者可能是一个正常健康的儿童，但有哮喘病史，并且最近还合并有易诱发喉痉挛和术后支气管痉挛的 URI；或其他健康状况良好但有小颌畸形和插管困难病史的儿童；或患有已知 OSA 并且术后可能需要长期监测生命体征，甚至需要进行正压通气的肥胖儿童。然而，并不是说这些患者不能得到安全的治疗，而是他们的诊疗可能会更适合在一个拥有更多资源、入院更加便捷的大型医疗中心进行。因此，在这些患者到达门诊治疗场所之前对其进行识别和分类至关重要。

表 38-4 列举了一家大型三级儿童医院的耳鼻喉科手术安排系统[21]。分级为 I 类的患者可安排在外围的门诊手术中心进行，并且在过去的 12 个月的 8478 例手术中，有 3454 例患者（48%）是作为 I 类患者而在 ASC 中接受的手术，但实际上，在 3454 例患者中只有 93% 是在 ASC 中实施的手术。另外，遗憾的是，

表 38-4　耳鼻喉科手术安排系统

类　别	ASA*	说　明
Ⅰ	1 级或 2 级	4 月龄或 4 月龄以上的足月婴儿根据麻醉标准，必须符合全身麻醉的要求 †
Ⅱ	1 级或 2 级	由于家庭 / 社会问题，Ⅰ类患者必须在中心手术室接受手术
Ⅲ	1 级或 2 级	由于有并存疾病，Ⅰ类患者必须在中心手术室接受手术
Ⅳ	2～4 级	根据麻醉标准不符合在手术室外实施麻醉的患者 † 或符合排除标准的患者 ‡

*. 美国麻醉医师协会身体状况分类：ASA1. 无全身性疾病；ASA2. 患有一种系统疾病（轻度或控制良好）；ASA3. 患有两种或多种系统性疾病或只患有一种控制尚可的系统疾病；ASA4. 系统性疾病控制不良
†. 控制良好的胃食管反流疾病，发育迟缓，或轻度脑瘫而没有并发症；控制良好的哮喘；血流动力学影响最小的心脏病变（房间隔缺损、室间隔缺损、动脉导管未闭）；癫痫控制良好或已稳定；恶性肿瘤缓解期；简单无并发症的糖尿病；血管性血友病的患者
‡. 已知或预期有困难气道；直系亲属或一级亲属有恶性高热病史；可能需要输血的出血性疾病；小于 1 岁且是胎龄小于 35 周的超早产儿；已纠正的复杂心脏病（经 Elsevier 许可转载，引自 Gantwerker 等 [21]）

该文献并未对患者的预后进行报道[21]。

要点：患者的选择

- 通常，门诊患者应为 ASA1 级或 2 级，但有时患有轻度全身疾病的 ASA3 级的儿童也可以在门诊接受麻醉。
- CHD 患者可以在门诊接受麻醉，但他们必须是 ASA Ⅰ 级或 Ⅱ 级的患者，并且是接受过修复手术或双心室仅有轻微心脏病的患者。
- 明确有手术风险增加的患者，例如哮喘合并近期 URI、困难气道或已知严重的 OSA 患者，应住院接受治疗。

五、术前评估 / 筛查

虽然有一些特定的疾病或病理情况可能会让患者不适合在门诊接受手术，但是否要制订一份完整的疾病列表现在仍有争议。这在很大程度上取决于手术室的具体环境 -ASC 或医师办公室与医院或三级医疗机构的环境。同样，做出这种决定还必须了解指定的专科临床医师或麻醉科医师的临床水平。而框 38-2 所列出的疾病都需要麻醉科医师进行详细术前评估和筛查，从而决定患者是否适合在门诊手术。另外，这些疾病也提供了一个框架，医务主任可以根据该框架制订适合他们工作地点的指导方针。

通常在这样的医疗中心里，很显然有一些疾病是应该避免的——既往曾有困难气道病史的患者，或既往需要输注大量血液制品的凝血功能障碍的患者，或

框 38-2　门诊手术需要特别考虑的患者并发症

- 早产 / 早产出生的患儿
- 阻塞性睡眠呼吸暂停
- 肥胖
- 未矫正或血流动力学出现显著改变的先天性心脏病
- 已知的困难插管，气道阻塞
- 肌肉疾病
- 遗传性代谢病
- 恶性高热病史
- 唐氏综合征
- 已知的凝血功能障碍
- 镰状细胞病
- 糖尿病

患有一种不稳定的先天性心脏病患者。但是，即使患有此类疾病的患者也可能出现在门诊中，因此，在评估此类患者时，有两个关键点需要注意。首先并且也是最重要的，即是患者的安全。例如，如果 ASC 或门诊没有获取或管理血液制品的能力，那么血友病或脆性镰状细胞贫血的患者可能就不适合在这里手术。

如上所述，在确保患者安全之后，门诊手术的目标是提高手术量和效率，而各种可能增加患者围术期复杂性的疾病，也都会增加门诊手术资源的潜在消耗。此外，由于严重自闭症或发育迟缓的儿童在手术前后通常需要更多的资源或关注，因此，这也影响了门诊手术室的正常运转。但困难在于确定在什么情况下，出现意外状况的可能性会超过在门诊治疗这样的患者所带来的益处。

（一）婴儿呼吸暂停

患者的年龄并不是门诊手术的限制因素。然而，由于担心胎儿和新生儿的生理功能向更成熟的体内稳态过渡所引发的问题，因此，需要对出生后 4～6 周的

足月新生儿给予特别的关注。最重要的是，这些婴儿的脑干呼吸调节中枢仍然不成熟，因而在麻醉后发生呼吸暂停的风险也就增加了。

随着新生儿重症监护条件的改善，越来越多的早产儿（妊娠期少于 37 周）可以存活到新生儿期，在婴儿早期接受手术的早产儿比例也相应增加。对于这些婴儿，有研究明确指出，早产出生的婴儿麻醉后呼吸暂停的风险增加，并且风险是按照孕后胎龄来划分的。一项最重要的（结合了八项前瞻性研究）分析表明，孕周为 32 周的婴儿在孕后胎龄 56 周时接受手术，可将麻醉后的呼吸暂停风险降至 1% 以下（95%CI）；而孕周为 35 周的婴幼儿，需要在孕后胎龄为 54 周时再手术[22]。尽管有文献表明采用区域阻滞技术可以减少或消除这种风险[23-25]，但也有文献对蛛网膜下腔阻滞后呼吸暂停的病例进行了报道[26,27]，并且一项 Cochrane 综述证实，没有可靠的证据表明与全身麻醉相比，蛛网膜下腔阻滞能够降低既往早产儿术后呼吸暂停的风险[28,29]。

如上所述，即使是健康的足月婴儿也可能会出现呼吸暂停的情况，因此，谨慎的做法是延迟此类患者的门诊手术。而大多数医疗机构对足月婴儿门诊手术的年龄要求是 4～6 周[30]。或者，如果有必要，可以将这些患者的手术安排在早上进行，这样也可以延长观察时间。对于既往早产儿，建议实施门诊手术的胎龄至少在 46 周[9,31,32]。当然，也必须对所有复杂的疾病进行评估，并且胎龄越小的早产儿，越需要入院治疗。同样，如果在麻醉恢复期间发现了呼吸暂停，应将患者收入医院观察，而由于这些患者可能需要入院观察及对呼吸暂停进行连续心肺监测，因此他们不适合在独立的门诊中心接受手术。

（二）阻塞性睡眠呼吸暂停

除了知道 OSA 是 T & A 的主要适应证外，还必须重视和了解各类儿科手术中的 OSA 及其相关的风险。该病的发病高峰期在 3—6 岁，但由于小儿肥胖症的迅速增加，其患病率也在不断上升。在患有呼吸系统疾病、早产、颅面畸形、肌张力减退、脊髓脊膜膨出、脑瘫和其他疾病，如唐氏综合征和 Arnold-Chiari 畸形的儿童中，OSA 的发生更为普遍。在这些疾病当中，OSA 最重要的表现是神经认知和行为功能障碍及心肺后遗症，包括肺动脉高压和肺心病[33]。

OSA 患儿的围术期风险明显增加，而对患有严重 OSA 的患儿必须在术前进行仔细评估[34,35]。美国儿科学会发布的临床诊疗指南阐述了接受扁桃体腺样体切除术治疗的 OSA 儿童呼吸系统并发症的危险因素，包括：年龄 < 3 岁、多导睡眠监测记录到有严重 OSA 的出现、有 OSA 的心脏并发症（如右心室肥大）、发育不全、肥胖、早产、近期呼吸道感染、颅面畸形和神经肌肉疾病等[36]。尽管这些指南没有明确对多导睡眠监测表明手术风险高的标准做出规定，但他们也推荐将扁桃体腺样体切除术作为严重 OSA 儿童的一线治疗方法。最后要说得是，这些指南建议在扁桃体腺样体切除术后要将高风险的患者收住入院进行监测。

多导睡眠监测是公认的诊断和量化 OSA 严重程度的金标准，但是，它却不能预测术后的临床转归。而一项研究发现，其对呼吸系统并发症的阳性预测价值仅为 25%[37]。OSA 患儿的术后并发症不仅有喉痉挛、呼吸暂停、肺水肿、肺动脉高压和肺炎[38]，甚至这些儿童的呼吸系统并发症的发生率也明显高于普通儿童（21% 和 1%～2%）[37]。

研究还表明，中重度的 OSA（SpO_2 最低 < 85%）儿童对阿片类药物的敏感性也增加，并且更容易发生术后呼吸暂停[39]。虽然应根据具体情况来具体评估这些患者，但应将症状明显或重度的 OSA 患儿视为所有门诊手术的一项禁忌证，而不仅仅只限于耳鼻喉科的病例。

（三）肥胖症

在过去 30 年中，肥胖症的患病率增长了 3 倍，达到了目前的 16%。它不仅在儿童中受到越来越多的关注，并且也是儿童门诊手术中的一个重要危险因素[40,41]。另外，与非肥胖儿童相比，肥胖儿童更容易并发哮喘、高血压、胃液反流、2 型糖尿病和 OSA 这些疾病。此外，更重要的是，肥胖也会增加围术期呼吸系统不良事件的发生率，包括面罩通气困难、气道梗阻、支气管痉挛、严重的血氧饱和度下降和各种危急事件[42]。各种研究已经表明了肥胖患者围术期风险的发生率都是相似的，且确定了肥胖是扁桃体腺样体切除术后可能导致入院的独立预警因素[43]。麻醉科医师要将这些问题牢记于心，因此，必须在安排门诊手术之前仔细评估有各种并发症的肥胖患者。实际上，在考虑将肥胖患者安排在独立门诊中心进行手术之前，应由麻醉科医师或医疗中心的主任进行评估和批准。

（四）恶性高热

疑似或确认有恶性高热易感性的儿童对门诊麻醉提出了特殊挑战[44]。毫无疑问，对这些儿童应使用不会诱发恶性高热的麻醉药，并连续监测体温和呼气末二氧化碳。而要治疗罕见的 MH 病例，必须应用动脉血气监测和丹曲林。此外，MH 易感儿童可能还需要在 PACU 中进行温度和心率的长期监测。但在门诊手术中心，一个重要的问题是，MH 的易感儿童在使用不会诱发恶性高热的麻醉药后，是否应常规入院接受通宵监护。一项对 285 名 MH 易感儿童接受 406 次手术的回顾性研究表明，未发现术中发热的病例[44]，并且在这些儿童中还有 25 名经活检证实为 MH 的儿童，他们也无一例出现发热；然而，25 例儿童中有 6 名儿童按常规接受了术前丹曲林治疗，而在 10 名出现术后发热的儿童中，尽管有 4 人在发热前已预防性地接受了丹曲林的治疗，但没有人认为这 10 名儿童发生了 MH，因此，也没有儿童接受了丹曲林的治疗。这些数据表明，使用不会诱发恶性高热的麻醉药后，让 MH 易感儿童出院回家可能是安全的，但是，医疗机构也必须做好对其进行长时间（4h 或更长时间）监测的准备，并在罕见的情况下，有能力将意外发生 MH 的病例转运到住院部。另外，考虑到 ASC 的周转，因此，是否最好将这些患者的手术安排在院内手术室而不是在独立的 ASC 实施，目前仍存在疑问。

（五）上呼吸道感染

在门诊手术中心，麻醉科医师面临的最困难病例之一是既往体健但近期有 URI 的儿童。由于非致命性、反复发作的病毒性疾病在学龄前儿童和小学生中普遍存在，因此，并不一定要延迟手术。但如果出现更严重的症状，包括发热、嗜睡、脓性分泌物、咳嗽有痰或肺部受累，则应将手术推迟至少 4 周。同样，对于可疑的细菌感染可能需要使用抗生素。另外，在手术之前，也可以由其内科医师对患者进行评估。但现实的困难在于 URI 的患者介于有症状的儿童和无症状的儿童之间。

无论是病毒还是细菌引起的感染，都可能在一定程度上增加气道炎症、气道高反应性和呼吸道分泌物，而持续时间更可长达 6 周；并且在麻醉期间，这种气道高反应性也会导致呼吸系统不良事件的发生，延长麻醉恢复时间，甚至需住院治疗。事实上，有关该主题的许多文献都证实，症状明显的或近期的儿童 URI 都会增加围术期并发症的风险，包括肺不张、低氧血症、喉痉挛和支气管痉挛[45-49]。此外，当 URI 的儿童合并气管插管、早产史、反应性气道疾病史、气道手术、存在大量分泌物、鼻塞和被动吸烟时，这些因素也会导致围术期的风险增加[48]，尽管这些风险增加了，但几乎没有研究表明这些风险会导致长期的后遗症。而在经验丰富的医护人员的管理下，绝大多数不

良事件都是可以控制的[50]。

是否对 URI 的患者进行择期手术应基于详细的病史和体格检查的结果。患者父母通常能够明确地辨别其子女的"典型的流鼻涕"与"过敏症状"，另外，他们也应该能够对慢性疾病的症状和急性病的恶化进行清晰的辨别。事实上，以前的研究者已经发现，由父母确认的 URI 比单独参照症状标准能够更可靠地预测喉痉挛[51]。一名反复耳部感染的 3 岁儿童在接受鼓膜切开和置管术前可能会出现发热和充血等症状，但考虑到患者的病理变化过程（如进展为中耳炎），等待他们无症状后再安排手术可能是不现实的，而在详细了解有关症状发生频率的病史及听诊没有发现异常情况后，在这种情况下进行手术可能就是合理的。如果这些症状仍然反复出现，则应将此类患者转运至观察和入院更加便捷的医疗中心。

术前评估或电话交流可能有助于慎重地确定那些需要推迟择期手术的 URI 患者。而在这些患者到达医院或 ASC 之前就推迟他们的手术，不仅可以避免家庭交通费用的虚耗，而且也可以防止对门诊手术室手术安排的干扰。对于单纯性鼻咽炎，择期手术通常会延迟 2~4 周；对于使用抗生素的更严重的感染，手术通常要推迟 4 周；对于合并有下呼吸道感染（支气管炎、肺炎、哮喘加重等）的所有上呼吸道感染者，以及在重新安排手术前由内科医师负责随访的患者，择期手术都至少要延迟 4~6 周。最重要的是，麻醉科医师必须对这些患者进行个体化评估，牢记他们症状的严重程度、择期手术的紧急性、合并的明确危险因素。然而，参与手术的麻醉科医师的医疗水平和经验才是决定性因素。对于因父母陈述不明确或合并多种危险因素而难以诊断的儿童，当考虑要在独立的手术区域或医师办公室进行手术时，应采取更为谨慎的方法。

（六）哮喘

哮喘是儿童期最常见的严重疾病，并且也是导致校内学生缺勤的主要原因。美国则约有 9% 的儿童都是哮喘患者，而在严重的情况下，它的患病率和死亡率都很高。另外，哮喘患者约占所有儿童医院入院和急诊就诊患者的 3%[52]。尽管存在相关的危险，但在患者没有活动性喘息及在完善的评估、准备和围术期治疗的情况下，可以在门诊手术室安全地对哮喘患儿进行麻醉。

在评估患有哮喘的儿童时，病史是至关重要的。哮喘的严重程度必须通过发作的频率来进行评估，例如，儿童喘息发作或加重的次数和（或）严重程度

如何？多长时间去一次急诊室？曾经是否入住过重症监护室？目前的药物治疗方案是什么？而门诊手术应只考虑那些控制良好的轻度至中度反应性气道疾病的患儿。

患有轻度或不需要药物连续治疗间断发作的儿童，以及可能只需要偶尔抢救治疗的儿童，通常都是门诊手术的最佳人选。而需要常规药物治疗以控制症状的中度哮喘患者，必须在其手术的整个上午继续使用这些药物或治疗。另外，吸入类固醇药物和其他治疗方法（如白三烯抑制药或色甘酸钠）必须持续使用才能发挥作用。此外，在择期手术的前一天，为既往需要全身性类固醇治疗的患者实施全身性类固醇药物的短期治疗可能是比较适宜的。而术前预防性应用 β 受体激动药可能会减轻气管插管引起的气道阻力增加。

由于独立的 ASC 或医师办公室的孤立性，因此，有人建议对以下表现良好但有证据表明疾病控制欠佳的患儿采取谨慎的方法：例如，在预约手术的 3 个月内因哮喘住院治疗；1 个月内病情加重；运动时喘息；在过去的 12 个月内，出现了 3 次以上的喘息发作；1 个月内需要全身性类固醇药物治疗；或吸入空气时，血氧饱和度 < 96% 的患者[9, 49]。对于喘息症状明显的患者，尤其是合并 URI 或其他呼吸系统症状（如咳嗽或呼吸急促）的患者，要格外谨慎。此外，临床医师也应推迟这些患者的择期手术，待他们无症状或症状完全缓解时再重新安排手术。尽管专科诊疗及主动进行术前治疗，如全身性类固醇药物和强效支气管扩张药的使用，都可以改善这些症状，但严重哮喘患者（静息状态下有喘息的患者）的风险却仍在增加。即使采用积极的围术期管理方案，也只能在病情加重需要入院的情况下，才会安排他们入院治疗。

要点：术前评估 / 筛查

- 4～6 周龄或 6 周龄以上，但有呼吸暂停的足月儿不适合在门诊接受麻醉；而孕后胎龄在 46～60 周的超早产儿也不适合在门诊接受麻醉。
- 症状明显或患有严重 OSA 的患儿是门诊麻醉的禁忌证。
- 应取消反复发生 URI 患儿的择期手术，或急性感染伴有发热症状患儿的择期手术，而 URI 症状改善且不伴有发热的患儿可以考虑在门诊接受麻醉。

六、术前准备

即将进行的各类外科手术及手术过程本身都会引起患儿内心深处的紧张和焦虑。而某个儿童所经历的潜在创伤可能会传递给医护人员或其家人，但实际上，通过尽量减少父母与儿童之间的分离时间及避免不必要的住院时间，门诊手术是可以减轻这种创伤的。然而，门诊手术非常重视效率和手术量，可能最终会限制我们准备、理解及接受围术期预期体验所需的时间与付出。此外，门诊手术室实施的快通道手术也限制了临床医师满足每个患者心理需求的能力，这可能在年幼的儿童中表现得更为明显。但最重要的是，为这些不同儿童 / 家庭的需求（以家庭为中心的诊治的基础）着想才是门诊手术成功的必要条件。另外，术前等待区的患儿及其家人对手术和麻醉的不了解、焦虑及疑惑可能会引发迷茫、患儿躁动、手术延误和（或）工作人员需实施加剧手术中心资源紧张的干预措施。此外，有证据表明，患儿术前焦虑也可以导致苏醒期谵妄（躁动）、疼痛加剧（由此导致的阿片类药物需求量及其带来的不良反应也会增加）及术后行为问题[53, 54]，而这些不良后果可能会延迟患儿出院，并进一步使 ASC 的手术安排和医疗资源不堪重负。

缓解手术焦虑最常用的方法是术前使用镇静药，父母陪同诱导，以及为儿童及其父母制订个体化的术前准备方案。

（一）术前用药

术前镇静药可有效降低大多数患儿的术前焦虑，改善围术期的记忆及术后躁动或不良行为。而口服咪达唑仑是最常用的药物，它具有起效相对较快且效果可靠的特点，在患儿进入手术室之前 20～30min，可以按照 0.25～0.5mg/kg 的剂量口服咪达唑仑（较低的剂量需要更长的时间才能达到效果）。另外，为了能够及时给予术前用药及缩短因术前用药所致的麻醉诱导延迟，应制订用药方案，并且手术等候区的家长和手术室工作人员还应保持沟通。此外，在门诊手术室需要特别注意的是，镇静作用的延长可能会导致患者延迟出院。尽管有研究表明，大剂量应用镇静药物会延长镇静作用，但大多数研究已经证明镇静作用的延长并不会推迟患者出院时间[55, 56]。然而，不管怎样，为了能够减轻患儿出现的各种心理创伤，大多数父母和麻醉科医师都会认同这种偶尔的短暂推迟。

除了咪达唑仑外，也可以使用其他药物实施镇静，如口服氯胺酮（5mg/kg）或给予芬太尼（15～20μg/kg），尽管这些药物有时会导致苏醒延迟（氯胺酮）、恶心、呕吐、瘙痒（芬太尼）等不良反应。对于那些无法配合口服给药的患儿，可以通过经鼻或起效更快的肌内注射（5～10min）给予咪达唑仑（0.2mg/kg）。对于极度不合作的患儿，通常可以肌内注射氯胺酮（3～4mg/kg）、咪达唑仑和格隆溴铵，但这种方法会引起眼球震颤，可能并不适合斜视手术的患儿。然而，由于大多数儿童都对针头具有天生的恐惧感，因此，在其他镇静方式失败后，才可以采用肌内注射。对于不接受口服术前药物的患儿，在诱导前 30min 经鼻给予 0.5～2μg/kg 的右美托咪定是一种有效的方法[57]。而儿童生活专家的参与及使用注意力转移方法可以让高度焦虑的儿童配合临床医师的治疗。

（二）父母参与的诱导

很多父母和儿童的焦虑主要来自于儿童进入手术室时与父母的分离。但事实上，术前使用镇静药就是在一定程度上能够帮助儿童与其父母分离。直观地说，在儿童诱导过程中允许父母陪同有助于安抚儿童，同时也能减轻父母对手术和麻醉的疑惑和恐惧感，并且还能提高整个围术期患儿的配合度和父母的满意度。虽然这种方法还存在一些争议，但已经获得了很多人的支持，并且许多机构和手术中心都已经采用了这种方法。然而，最新的证据并不支持诱导时父母在场[55, 58]，因为父母在场并不能有效地减轻大多数患儿或其父母的焦虑。事实上，对于父母陪伴可以使儿童和父母得益的那些病例，术前使用镇静药也是一种可行的替代方法，并且同样有效。

显然，确实有一些父母陪同诱导能够带来益处的病例，但是，这取决于对个人性格的准确评估及患儿与父母 / 医护人员之间的互动。而经验丰富的麻醉科医师可以快速评估患儿个性，并与患儿及其家长建立融洽的关系。但是日间手术的流程所要求进行的简短术前互动却不利于明确或有效地评估这种复杂互动，也不利于评估支持或反对父母在场的这种方法。尽管得益于这种方法的可能都是性格上冷静或活泼的大龄儿童，但他们的父母往往更为镇定，并且在应激的情形下也能够重视术前准备工作和应对的技巧[59]。

（三）术前准备方案

以家庭为中心的治疗模式受到人们越来越多的重视，这种模式通常都会包含一些术前准备方案。该方案整合了旨在缓解儿童焦虑和减轻父母担忧的各种技术和活动，而在这些活动中，适宜于儿童的有非医学游戏、医学游戏、参观手术室和 PACU、观看与围术期有关的视频或电影及讲授放松或应对的技巧。在这些活动的整个过程中，鼓励父母全程陪同患儿。此外，可能还需要带领父母参观手术室，父母陪同诱导及尽早进入 PACU 陪伴患儿。

如果术前准备不充分，会导致父母焦虑增加[60]，而父母焦虑与儿童焦虑、术后躁动和适应性不良行为的风险增加之间似乎存在着联系[53]。因此，术前准备这种可以减轻父母焦虑的方法，可能会加快并辅助患儿的治疗和门诊流程。此外，通过将这些方案纳入到需要进行术前评估和教育、记录和财务 / 保险信息的行政采购的门诊手术中，可以获得额外的收益。

由于人们越来越关注以家庭为中心的治疗模式，因此，许多医疗机构和以儿科为中心的机构已经启动了各种形式的准备方案。虽然有迹象表明，这样的方案可以使患儿和家属的总体体验有实质性的不同，并可以将 ASC 工作流程的简便性和工作效率联系起来，但尚不清楚它们在专门解决患者焦虑和随后的后遗症方面的效果如何。在评估各种措施的有效性时，虽然研究结果参差不齐，但即使患者的焦虑减轻了，也有证据表明术前的获益并没有转化到诱导期或术后恢复期[61]，这可能是由于无序与片面地执行了许多依赖于特定或者缺乏全面考虑的方案而造成的。

最近的证据表明，高度整合和完善的术前准备方案可以成功地降低术前焦虑（与对照组和家长陪同组相比明显降低，与术前用药组相似），并且改善了术后效果（减少镇痛药用量，降低谵妄发生率，缩短离院时间）[54]。但是，这样一个完善和成熟的方案需要大量的人力资源和专业知识，因此实施和运行起来可能非常昂贵。同样，这种方案要想发挥作用，还需要家长的参与和大量的时间投入。但这些制约因素可能会将这种方案的应用限制在大型医院，而有充足资源的医院则可以从规模经济中受益。其他章节（见第 14 章）对术前准备进行了更深入的阐述。

> **要点：术前准备**
> - 术前用药可能会使短小手术出现苏醒延迟，但如果需要，可以将口服咪达唑仑作为首选，而右美托咪定滴鼻也可以作为另一种选择。
> - 诱导时父母陪同并不能有效地减少患儿的焦虑或改善诱导质量。
> - 麻醉前教育项目可以有效减轻某些儿童的焦虑。

（四）术前禁食

门诊手术需遵循标准的禁食指南[62]。2017 年，ASA 协会更新了指南，并且新指南适用于所有年龄段的患者，在接受全身麻醉、区域麻醉或操作镇静前 2h，允许患者摄入清饮料（水、不含果肉的果汁、碳酸饮料、富含糖类的营养饮料、清茶和黑咖啡）（表 38-5）[62]。手术前 4h 可以摄入母乳，手术前 6h 可以摄入婴儿配方奶粉或非母乳或清淡食物。摄入脂肪类食物、油炸食物或肉类可能需要禁食 8h。而胃肠道兴奋药（如甲氧氯普胺）、阻断胃酸分泌的 H_2 受体拮抗药（如法莫替丁）、抗酸药（如枸橼酸钠）和质子泵抑制药（如奥美拉唑）仅适用于有误吸风险的患者。如果患者正在服用这些药物，则应在术前继续服用。一般来说，没有胃肠道反流症状的肥胖儿童和青少年不需要使用预防性用药来降低误吸风险。

表 38-5　不同年龄的健康患者接受择期手术时的禁食指南 *

食物种类	最短禁食时间 †
清饮料 ‡	2h
母乳	4h
婴幼儿配方奶粉	6h
非母乳 §	6h
便餐 **	6h
油炸食品，高脂食品或肉类	需要追加禁食时间（如 8h 或更长时间）

*. 这些建议适用于接受择期手术的健康患者，但遵循指南并不能保证胃完全排空
†. 禁食时间适用于所有年龄的患者
‡. 清饮料包括水、不含果肉的果汁、碳酸饮料、清茶和黑咖啡
§. 由于胃排空非母乳类食物时类似于固体食物，因此在确定合适的禁食时间时必须考虑摄入量
**. 便餐通常包含烤面包和清饮料，含有油炸、高脂肪或肉类的食物可能会延长胃的排空时间（经 Wolters Kluwer 许可转载，引自 American Society of Anesthesiologists Task Force[62].）

在实际工作中，尽管患者可以而且应该在麻醉诱导前 2h 摄入饮料，但是由于考虑到手术安排，如前面患者的手术有可能取消或提前完成，因此可以将禁饮时间延长至 3~4h，这样就可以在必要时提前对下一个患儿实施麻醉。然而，在任何情况下对接受门诊麻醉的婴幼儿都不应长时间禁食，即超过 4h，因为虽然健康患儿可以耐受超过 4h 的禁食水，但是这对于患儿来说是非常不舒服的，并且也会引起医务人员的忧虑。如果患儿手术出现长时间推迟，则在等待手术开始的过程中，应向婴幼儿提供清饮料。

七、麻醉药物和方法

门诊手术和麻醉除了具有经济优势外，手术后在家恢复还能给儿童带来社会心理方面的好处。由于住院治疗会使患儿与父母分离及中断其家庭生活，有可能会导致患儿出现行为问题[63]。为此，人们已经研发出了起效迅速、作用时间短的麻醉诱导和维持药物，以加速日间手术后的早期康复。而门诊手术理想的麻醉药应具有诱导快速且平稳、迅速恢复、不良反应最小、具有镇痛作用且无术后恶心和呕吐的特点，但这样的药物并不存在。此外，由于麻醉诱导是整个门诊手术中非常重要的组成部分，因此，使用儿童最容易接受且痛苦最少的方法很重要。虽然麻醉诱导普遍都是采用吸入或静脉途径，但麻醉维持通常仅采用的是吸入方法。在美国以外的一些医疗中心，有时也采用直肠给药用于镇静或麻醉诱导[64]。

（一）监护

对所有接受麻醉的儿童都必须采用 ASA 的监测标准，无论手术是在何种环境下实施的，包括在医师办公室进行的手术。

（二）诱导技术

吸入诱导的全身麻醉是北美儿科麻醉医师最常用的方法，但什么才是儿童"最温和"的诱导方法目前尚不清楚[65]。通常，选择哪种诱导方法取决于麻醉科医师的个人喜好、院内诊疗或文化因素。例如，由于许多儿童普遍存在"针头恐惧症"，因此美国的麻醉科医师通常不选择静脉诱导[66]。然而，在美国以外的很多地区，如欧洲，静脉诱导似乎更受欢迎[67]。虽然很少有研究者比较静脉和吸入技术的诱导特点，但一些研究者认为，由于吸入诱导并不总是"平稳"的，因此吸入麻醉诱导可能会导致儿童出现长期的有害记忆，并且其父母产生的巨大压力可能也来源于此[65]。另外，也有一些人认为，如果在静脉穿刺部位涂抹局部麻醉药，并且由技术熟练的医师进行穿刺，那么静脉麻醉诱导对于儿童来说可能是一种愉快的体验[63]。

（三）吸入麻醉药

理想的吸入麻醉药应具有以下特性：易于吸入（诱导和苏醒平稳），强效（可以同时吸入高浓度氧气），诱导和苏醒迅速（低溶解度），并且易于调控和测定（红外线）。此外，这些药物还应在储存过程中性质稳定，

与钠石灰不发生反应或仅发生极小的反应，不在体内发生明显的生物转化，对心脏或呼吸系统的刺激或抑制很少或没有，并具有一定的镇痛作用。随着氟烷在发达国家的临床麻醉中的全部退出，七氟烷已成为主要的吸入麻醉药。

（四）七氟烷

由于七氟烷没有刺激性气味并且对气道的刺激相对较少，因此，现已成为儿童吸入麻醉诱导的首选药物。另外，七氟烷的血气分配系数低，诱导和苏醒迅速，使其特别适用于门诊手术室。它的其他优点还包括：没有严重的不良反应，单独使用就可以满足麻醉诱导和维持，为喉罩的置入可以提供更好的条件，以及可以在没有静脉通路的情况下完成麻醉诱导。然而，以七氟烷为基础的麻醉也有明显的缺点，包括麻醉诱导期间发生兴奋性躁动，以及增加手术室内的空气污染[68]。最近的一项 Meta 分析比较了七氟烷和丙泊酚的诱导特点，得出的结论是，两种药物在麻醉诱导上具有相似的功效，但七氟烷导致 PONV 的发生率更高[68]。另外，使用七氟烷诱导和维持还会在诱导期引起不协调的兴奋性运动和苏醒期躁动[69]。这些不良反应可能会使父母感到不安，并可能延迟离开 PACU 的时间。而密歇根大学的做法则是用七氟烷诱导麻醉，而改用异氟烷维持麻醉。在许多情况下，我们使用 N₂O/O₂ 混合气体进行吸入诱导，然后逐渐将七氟烷加入到混合气体中。已经证明，这种做法可以减轻七氟烷强烈的气味，并可以部分减少七氟烷诱导带来的焦虑和躁动[70]。

1. 异氟烷

异氟烷具有刺激性气味，会引起严重的呼吸道刺激，这使它不适合通过吸入途径进行诱导。事实上，以前的研究者已经报道了接受异氟烷麻醉诱导儿童的咳嗽、屏气、流涎过多和喉痉挛的发生率要高于那些采用氟烷诱导并接受鼓膜切开置管术的儿童[71]。由于异氟烷主要通过肺部排出，很少在肝脏进行生物转化，并且比七氟烷的花费更低，因此，它可能也是麻醉维持中最常用的吸入麻醉药。

2. 地氟烷

由于地氟烷的血气分配系数低（约 0.42，这个数值低于目前所有挥发性麻醉药的系数，比氧化亚氮还要略低），因此，麻醉诱导和恢复及保护性气道反射的恢复也很迅速[72]。然而，地氟烷的苏醒和恢复迅速也会导致儿童苏醒期躁动的频繁发生[73, 74]。某些出现严重躁动的患者可能还需要在 PACU 中追加镇痛药或镇静药物进行治疗，而使用这些药物又需要进一步延长观察时间，并使 PACU 的治疗复杂化从而延迟了出院。一些研究者证实，诱导后给予 2.5μg/kg 的芬太尼可以成功地降低地氟烷麻醉所致的严重躁动的发生率，并且不会出现苏醒延迟[75]。

地氟烷可能有益于超重和肥胖患者。最新的数据表明，在健康超重和肥胖的成年人中，地氟烷的使用可以使保护性气道反射更快恢复[76]。相似的数据表明在病态肥胖患者中，相比七氟烷，地氟烷的洗脱速度更快，并且研究人员也发表了这一结果[77]。由于儿童肥胖症在普通和儿童外科人群中患病率不断上升，因此，这个结果可能表明了地氟烷是接受长时间麻醉的肥胖儿童的首选药物，而开展比较肥胖儿童和正常体重儿童地氟烷苏醒特征的研究也是有必要的。

由于地氟烷具有刺激性气味和气道刺激性，因此该药物不适合吸入诱导。几项儿科研究已经证明[78-80]，地氟烷的气道刺激性和（或）气道反应性的发生率都很高，包括屏气、咳嗽、分泌物过多和喉痉挛。

（五）静脉麻醉药

虽然吸入诱导在门诊麻醉中更常见，但有时人们也会首选或建议使用静脉诱导和静脉维持（很少见）。而目前使用的这些静脉麻醉药都具有诱导过程平稳、意识消失快、苏醒迅速等特点。

1. 丙泊酚

由于丙泊酚具有理想静脉麻醉药的许多特性，因此已迅速成为最受欢迎的静脉麻醉诱导药物。它的麻醉诱导平稳，甚至在长时间输注后也可以迅速苏醒，因而也适合于全凭静脉麻醉。另外，丙泊酚也已成为大多数操作镇静的首选镇静药，并且尤其适合放疗或化疗这种需要重复进行的治疗。此外，它还是一种很好的止吐药（这是在门诊麻醉中另一个理想的特性），而且部分临床医师通常会选择丙泊酚 TIVA 用于有明确 PONV 病史的患者。但需要注意的是，由于丙泊酚的中央室分布容积大且消除迅速，因此儿童需要的诱导和 TIVA 剂量要比成人更高。儿童的丙泊酚常规诱导剂量为 2.5～3.5mg/kg。

使用丙泊酚的最大缺点也许是注射痛。其发生率可高达 70%[81]，目前人们已经尝试了使用各种方法来减少这种令人痛苦的不良反应。而这些研究者普遍采用的是利多卡因和丙泊酚的混合物（1mg 利多卡因加入到 1ml 丙泊酚中），并且缓慢地注射该混合物。

最近，一项包含 16 个临床试验，涉及 900 名儿童的系统综述对比了基于丙泊酚的 TIVA 与七氟烷在门诊儿科麻醉中应用。[82] 他们发现，丙泊酚 TIVA 可以显著降低 PONV 及术后行为障碍的风险（16.1% 和 32.6%）（11.5% 和 24.7%），而呼吸或心血管系统并发症的发生率、麻醉恢复时间或出院时间均无差异。

2. 右美托咪定

右美托咪定是一种突触前 α_2 受体激动药，它能与大脑的蓝斑和脊髓的受体结合从而发挥镇静、抗焦虑和部分镇痛作用。作为全身麻醉的辅助药，在保留正常自主呼吸的同时，它还可以减少阿片类药物和吸入麻醉药的剂量[57]。可以按照 $0.25\sim1\mu g/kg$ 的单次负荷剂量在门诊手术的麻醉开始时输注右美托咪定，然后采用吸入麻醉药或丙泊酚来维持麻醉。这种方法有效地降低了接受扁桃体腺样体切除术患儿的阿片类药物用量[83]。在门诊中，它还可以用于气道手术，如直接喉镜检查和支气管镜检查，单独应用于磁共振检查的镇静或与丙泊酚联合用于骨髓活检/鞘内化疗。

> **要点：麻醉药物和方法**
> - 七氟烷吸入诱导和维持是目前门诊麻醉最常用的方法，但如果不采取预防措施，幼儿出现谵妄的风险很高。
> - 采用丙泊酚的 TIVA 可以使患者平稳苏醒，并且也使 PONV 的发生率较低。
> - 右美托咪定作为门诊麻醉的辅助药物可降低阿片类药物的需求量及发生谵妄的风险。

八、苏醒期躁动和谵妄

使用短效麻醉药及避免阿片类药物，同时采用非甾体抗炎药和区域麻醉实施镇痛，这些措施常常会导致门诊手术患者苏醒期躁动的高发率，并可能出现谵妄[84]。苏醒期出现的躁动和谵妄是一个连续的过程，通常，前者出现在苏醒的早期阶段，而谵妄在苏醒 30min 后仍持续存在，并且这两个术语也经常互换使用。苏醒期谵妄是指儿童在麻醉后号啕大哭、烦躁不安的一种意识分离的状态，在这个时期他们通常不认识父母、医护人员或他们熟悉的物品，如他们最喜欢的毛绒玩具。这些患者普遍都是缺乏判断力、不能感知环境的学龄前儿童，并且很难或不可能对他/她进行安抚。苏醒期躁动一般发生在苏醒早期的 $5\sim15min$ 内，但大多数患儿都会自行消退，而持续超过 30min 的躁动就可以称之为谵妄。这些情况无疑会令父母和

医务人员感到非常不安，尤其是随着对麻醉的顺利恢复和出院及父母和家人对围术期治疗过程满意度的重视。因而，门诊手术需要尽力改善的一个重要预后就是最大限度减少谵妄的发生。

排除由疼痛或生理紊乱（如缺氧）等原因引起的谵妄是非常重要的。与谵妄相关的因素包括年龄 2—5 岁、术前焦虑和性格焦虑的患儿、疼痛和采用的麻醉方法。一项涉及 14 045 名儿童的 158 项研究的综合评述明确表明，七氟烷具有比氟烷或丙泊酚更高的谵妄发生率[85]，而地氟烷或异氟烷与七氟烷没有明显差异。能够减少谵妄发生率的有效辅助药物包括右美托咪定、可乐定、阿片类药物（芬太尼），麻醉结束时单次推注丙泊酚、氯胺酮或咪达唑仑。而父母陪同诱导和术前应用咪达唑仑并不能降低发生谵妄的风险。随后一项涉及 14 个随机研究，包含 1194 名患者的系统综述对地氟烷和七氟烷的谵妄发生率进行了 Meta 分析[86]，结果表明，两组谵妄的发生率和严重程度相同，但是地氟烷的苏醒和觉醒时间却缩短了 $2\sim3min$。对苏醒期谵妄的深入讨论，请参见其他章节（第 14 章和第 17 章）。

九、疼痛管理

术后疼痛管理策略是所有麻醉方案中不可缺少的组成部分。然而，为了确保家长能够在家对患儿的疼痛进行有效管理，这个策略对于接受门诊手术的儿童来说更为重要。由于在无痛儿童中维持镇痛要比在剧烈疼痛的儿童中实现镇痛更加容易，因此在理想情况下，术中镇痛方案应能使儿童在无痛的情况下从麻醉中苏醒。应用非阿片类和阿片类镇痛药，并根据手术和患儿并发症实施恰当的区域阻滞的多模式镇痛，就可以使镇痛效果达到最佳。对于接受门诊手术的儿童，除了详细向其父母和监护人告知所开镇痛药的服用时间和剂量外，还应就患儿出院后疼痛和镇痛需求的相关评估对他们进行培训，而这也是治疗的另一个重要方面。

（一）非阿片类镇痛药

非阿片类镇痛药可单独用于治疗轻度疼痛，或在中度至重度疼痛的多模式治疗中，作为重要的辅助药物与阿片类药物或区域阻滞联合应用。非阿片类镇痛药具有剂量-依赖性效应，但却受封顶效应的影响，即当浓度达到一定程度时镇痛作用不会随之增加。因此，中到重度疼痛很少单独使用这些药物。

1. 对乙酰氨基酚

对乙酰氨基酚是儿童最常用的解热镇痛药。推荐的口服剂量为每 4 小时 10～15mg/kg，而口服 30mg/kg 的负荷剂量，然后采用 10～15mg/kg 的维持剂量可能会使药物起效更快。另外，由于直肠给药在 60～180min 内可以达到不同的血药浓度峰值，因此很难预测它的吸收[87-89]。一项研究报告提示，与门诊手术期间接受 20mg/kg 对乙酰氨基酚或安慰剂的儿童相比，接受 40mg/kg 或 60mg/kg 直肠给药儿童的吗啡节约效应更大，并且在 24h 内追加补救性镇痛药的频率更少[90]。欧洲和澳大利亚应用对乙酰氨基酚及其前体药物丙帕他莫的静脉制剂已有多年，而静脉注射对乙酰氨基酚可以在 15min 和 30min 内发挥镇痛和退热作用[91, 92]。一项随机对照试验的结果表明，全麻诱导后按照 40mg/kg 和 15mg/kg 的剂量经直肠或静脉注射对乙酰氨基酚，可以在扁桃体和腺样体切除术后的前 6h 为患儿带来良好的镇痛[93]。但是，接受直肠给药的儿童需要补救性镇痛药的时间要晚于静脉注射组的儿童。此外，美国食品药品管理局已经批准，对 2—18 岁患者的镇痛和发热可以采用对乙酰氨基酚的静脉制剂，并且自 2010 年起，它也可以用于 0—2 岁婴儿的发热。但不管通过何种途径给予对乙酰氨基酚，儿童和婴儿的最大日剂量都不得超过 75mg/kg 和 60mg/kg。对乙酰氨基酚的口服制剂种类繁多，既有非处方药也有处方药，包括感冒药及阿片类药物的组合药，但后者可能会在无意中使儿童接受两种或两种以上的药物，从而面临用药过量的风险。为了将这种风险降到最低，需要仔细检查药物并对父母进行教育。此外，如果术中已静脉注射对乙酰氨基酚，必须与 PACU 人员沟通，以便术后不会过早使用含对乙酰氨基酚的药物或剂量超过建议的限值。

2. 非甾体抗炎药

非甾体抗炎药对手术，创伤和疾病引起的轻度至中度疼痛具有极好的镇痛作用。而布洛芬是最古老的口服非甾体抗炎药之一，已广泛用于治疗由各种病因引起的发热和疼痛，包括手术、外伤和关节炎。它的口服推荐剂量为每 6 小时 10～15mg/kg，但是美国 FDA 规定布洛芬的静脉制剂只可用于 6 月龄以上患儿的疼痛和发热治疗。一项涉及 161 名接受扁桃体腺样体切除手术儿童的随机、安慰剂对照试验表明，与生理盐水相比，静脉单次给予布洛芬 10mg/kg 可以显著降低术后芬太尼的总体消耗量及给药次数[94]，而包括出血在内的手术并发症则与安慰剂组并无差异。由于

它对出血及胃肠道、肾脏的影响很小，因此，布洛芬可能是一个不错的选择。

小手术后每 8 小时按照 1mg/kg 的剂量口服，灌肠或静脉注射双氯芬酸，也能为儿童提供有效的镇痛。在美国，它只有口服片剂；然而，其他国家还有直肠和注射剂。先前的研究表明，在儿童腹股沟疝修补术中，双氯芬酸、布比卡因骶管阻滞或静脉注射酮咯酸都具有相似的镇痛效果[95-97]。在接受扁桃体切除和（或）腺样体切除术的儿童中，双氯芬酸的镇痛效果要优于对乙酰氨基酚，并且还能够减少阿片类药物的追加，降低恶心和呕吐的发生率，更快恢复进食[98, 99]。但有文献报道，在扁桃体切除术中使用双氯芬酸可以导致患儿的出血发生率高于平均水平[100]。

酮咯酸可为所有年龄段的儿童提供与阿片类药物相似的术后镇痛效果，但它没有阿片类药物的不良反应，包括呼吸抑制、镇静、恶心和瘙痒，这使其成为治疗术后疼痛的上佳选择，尤其是在门诊手术中。但与其他 NSAID 药物一样，它确实也可以导致血小板功能障碍、胃肠道出血和肾功能障碍。一些评估酮咯酸在儿童扁桃体切除术中安全性和益处的研究表明，出血并发症增加了 2～5 倍，包括计算出的失血量、止血的容易程度及在 PACU 中发生的出血事件，某些患儿甚至需要再次手术或住院[29, 101-103]。有两项试验的初步分析因发现接受酮咯酸治疗的儿童具有无法接受的极高出血风险而中断了研究[29, 103]。

一项含有 25 篇有关 NSAID 治疗 T&A 疼痛的文献系统综述发现，与阿片类药物相比，NSAID 具有同等的镇痛作用，但恶心和呕吐的发生率明显减少，然而使用该药物的患者常会因出血而再次手术[104]。本研究发现，使用 NSAID 时，每 100 名患者中有 11 名患者避免了 PONV 及随后的并发症发生，但每 100 名患者有 2 名患者发生了术后出血需要再次手术。然而，一项含有 13 篇有关 NSAID 和扁桃体切除术围术期出血的 Cochrane 综述发现，出血风险没有统计学意义上的显著增加，但与其他止痛药相比，接受 NSAID 的儿童 PONV 的发生率显著降低[105]。这项研究的后续工作又挑选了 15 篇文献，涉及 1101 名儿童，再次确定了这些研究结果[106]。综上所述，在获得进一步数据之前，在扁桃体切除术期间或之后避免使用 NSAID 药物可能是明智的做法，而为了减少阿片类药物的需求，可以考虑使用对乙酰氨基酚和曲马多这种替代镇痛药作为辅助药物。

3. 皮质类固醇

在成人和儿童中，地塞米松作为辅助镇痛药的作用越来越受到认可[107]。另外，地塞米松的使用还具有良好的止吐作用，这在门诊手术中是非常需要的。类固醇镇痛的机制可能与其强大的抗炎作用和组织损伤部位前列腺素的减少有关[108]。最近的研究引起了人们对应用地塞米松可能增加扁桃体术后出血的关注，而一篇涉及 61 项儿科研究的系统综述和 Meta 分析对这种可能性进行了评估，结果表明无论是否使用 NSAID 药物，出血的风险都没有增加[109]。

（二）阿片类镇痛药

阿片类药物在术后疼痛的管理中发挥着重要的作用。但遗憾的是，使用它们会带来许多的不良反应，包括恶心、呕吐、瘙痒、镇静和呼吸抑制（在门诊手术中尤其不愿看到）。另外，PONV 发生率高及对呼吸抑制的担忧常常导致许多临床医师避免或很保守地使用阿片类药物[110]。

口服阿片类药物适用于轻度至中度疼痛的儿童，接受门诊手术的儿童或作为区域阻滞麻醉的辅助药物。实际上，在区域阻滞的效果逐渐消退之前或在 PACU 醒来时口服阿片类药物可提供一个几乎无痛的恢复期。如果剂量正确并按时服用，则口服阿片类药物可使血药浓度保持恒定。在恢复经口进食后，大多数患儿对口服阿片类药物都可以很好地耐受。虽然美国 FDA 目前对可待因发出了黑框警告，并禁止用于儿童 T&A 后，但可待因以前却是门诊患儿最常用的阿片类药物。另外，作为一种弱效的前体镇痛药，它需要转化为吗啡才能发挥作用。然而，由于肝脏代谢酶 CYP2D6 的多态性，对于大部分患儿，可待因不会发挥镇痛作用，或由于快速代谢为吗啡从而导致患儿发生呼吸抑制，因此，许多儿童医院已不再使用它了。而含或不含有对乙酰氨基酚的羟考酮是目前最常见的口服阿片类药物之一，由于它具有液体制剂，使其很容易为婴幼儿所使用。另外，羟考酮引起的恶心和呕吐也明显少于可待因，并且术后刚恢复进食的儿童似乎对羟考酮的耐受性更好。

从中度至重度疼痛中醒来的儿童可能需要静脉注射阿片类药物，如芬太尼或吗啡，以实现快速有效地缓解疼痛，但需要仔细计算剂量并反复对患儿进行评估，确保完善镇痛的同时不会发生阿片类药物过量的不良反应，如呼吸抑制、过度镇静或 PONV 等，这些不良反应可能会延长 PACU 的停留时间并延迟出院。由于患有阻塞性睡眠呼吸暂停的患儿对阿片类药物的敏感性增加，因此，研究人员建议，对术前睡眠监测脉搏血氧饱和度最低值 < 85% 并接受 T&A 的患儿，将吗啡的剂量减少 50%[39]。有关阿片类药物和疼痛管理的更多信息，请参见其他章节（见第 37 章）。

（三）区域阻滞

使用长效局麻药的区域阻滞为患者提供了良好的术后镇痛效果，并且这种方法尤其适合在门诊进行的泌尿生殖系统和骨科的手术。而麻醉科医师既可以实施外周神经阻滞，也可以采用椎管内麻醉（骶管阻滞或腰段硬膜外）。这些技术将在其他章节（见第 20 章）中详细讨论。外周神经阻滞和神经丛阻滞的持续时间可达 8～12h，有时候甚至可以超过 24h，因此能为大多数患儿带来相对较长的镇痛作用。根据手术的性质，这段时间可以使患儿在阻滞效果消退时改用非阿片类镇痛药，从而消除或减少阿片类药物的使用及其潜在的不良影响。但是，必须制订让父母在家中使用的恰当镇痛方案，以确保当神经阻滞作用消退时，儿童的舒适度不会降低。

实施区域阻滞的最佳时间仍然是一个有争论的话题。但在手术开始前实施区域阻滞却有几个优点[111]，除了具有预防性镇痛的潜在好处外，还可以在手术过程中评估麻醉诱导后区域阻滞的效果，以便在无效的情况下可以在手术结束时再次实施阻滞。而有效的区域阻滞可以降低对全身麻醉的需求，从而加速苏醒。另一方面，在手术结束时实施区域阻滞则需要维持较深的麻醉，因此会导致苏醒延迟。最后要说的是，在手术结束时进行神经阻滞可能需要一些时间才能起效，从而使患儿在疼痛中苏醒。另外，在切皮前实施的单次骶管阻滞并不会缩短时间不超过 1h 手术后的镇痛时间。研究人员发现，对于接受腹股沟疝修补术的患儿，不论是在切皮前还是手术后实施骶管阻滞，患儿从苏醒到首次需要镇痛药的时间都是相似的[112]。对于长时间的手术，可以在苏醒前使用第一次局麻药容量的一半进行第二次骶管阻滞。而用于门诊手术的椎管内麻醉，最好选用稀释浓度的局部麻醉药（0.1%～0.15%），这是因为低浓度的局麻药不仅可以提供有效的术后镇痛，还可以避免运动阻滞和尿潴留。此外，某些研究表明，添加可乐定等辅助药物可以延长"单次"椎管内麻醉和某些外周神经阻滞的作用，但另一些研究并没有获得相似的结果。

髂腹股沟 - 髂腹下神经阻滞可以为腹股沟疝修补术和睾丸固定术的泌尿生殖系统手术提供良好的术后镇痛，并且它们在技术上易于实施（见第 20 章）。其镇痛效果则与骶管阻滞相似，而当联合使用布比卡因和肾上腺素时，镇痛时间至少为 4h。一项随机双盲的研究结果表明，在接受睾丸固定术的儿童中，髂腹股沟神经阻滞与达到 T_{10} 平面的骶管阻滞一样有效[113]，但是骶管阻滞可以更好地抑制牵拉精索和睾丸及重要操作引起的术后疼痛。另外，阴茎阻滞对包皮环切术和开口位置在远端的单纯尿道下裂修复术都有效，而骶管阻滞可以为范围更大的阴茎手术带来更有效的镇痛，如阴茎 / 阴囊尿道下裂的修复术[114]。此外，使用局麻药在切口部位进行局部浸润可在术后 4～6h 提供有效的镇痛作用，并且在所有手术结束时都应采用这种方法[115, 116]。

近年来，随着超声引导下区域阻滞麻醉的广泛应用及越来越多的儿科麻醉医师对这项技术的熟练掌握，门诊手术中神经阻滞的范围有了很大的扩展[117, 118]，包括上肢神经阻滞：所有可以到达臂丛神经的入路，以及腋窝、肌皮神经、肘管和腕管阻滞。此外，下肢阻滞如腰丛 / 腰大肌间隙阻滞，以及髂筋膜、股筋膜、坐骨神经、腘窝和隐神经阻滞也都可以在门诊实施。而躯干阻滞，如腹横肌平面阻滞、腹直肌鞘阻滞、椎旁阻滞和腰方肌阻滞也已经在门诊手术中得到了应用。

在门诊手术室中，新进加入了一种区域镇痛技术是可移动式外周神经阻滞（peripheral nerve block，PNB）导管，一次性注射泵可通过该导管注入稀释浓度（如 0.1% 罗哌卡因或布比卡因）的局麻药，而这种导管术后可以留置 1～5 天，并且还可跟随患儿在家使用（图 38-2）[119]。几个大型研究也证实了这种方法的有效性和安全性，其中一项研究表明，在 1285 名放置 PNB 导管的患者中，有 35% 的患者在手术当天就可以出院[120]；82% 的患者是股神经或坐骨神经置管；大多数患者的年龄在 11—18 岁，并接受的是膝关节镜下前交叉韧带或半月板修复手术。输注时间的范围在 0～168h，中位数为 50h，并且这种方法的镇痛效果良好。有 13% 的患者无须使用阿片类药物，首次使用阿片类药物的时间中位数为 16h。虽然有 5% 的患者出现了并发症，但其中大多数都是意外脱管或药液渗漏过多。尽管有 5 名患者出现了局部麻醉药相关的不良反应，却也没有严重的并发症。另一项研究的结果表明，403 例留置臂丛或腰丛、股骨、坐骨或椎旁导管的患者疼痛也得到了缓解，并且患者 / 父母的满意度都很高，有 14.4% 的患者出现了并发症，但大多数为恶心 / 呕吐；然而，也有药液渗漏或意外脱管的患

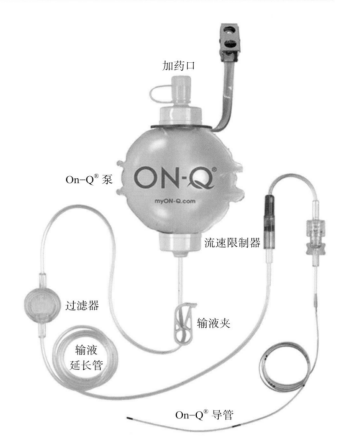

加药口

On-Q® 泵

流速限制器

过滤器

输液夹

输液延长管

On-Q® 导管

▲ 图 38-2　用于局部麻醉药输注的橡胶泵
图片由 Halyard Health 提供，On-Q® Pain Relief System

者[121]。这些研究的所有作者都强调了需要提供组织有序的医疗服务，包括对父母进行详细的教育及为其提供书面指导材料；此外，至少每天进行电话随访，并为出现问题返回医院和意外脱管制订流程。

长效局麻药是未来门诊区域阻滞的一个潜在发展方向，通过单次注射即可提供数小时甚至数天的局部阻滞作用。一种药物是布比卡因脂质体，它可通过局部关节内浸润用于膝关节手术，或作为区域阻滞的麻醉药用于腹横肌平面阻滞。有研究表明，它在成人中的安全性和镇痛的持久性等同于 PNB 导管[122, 123]，但目前还没有针对儿童患者的报道。第二种药物是新石房蛤毒素，它是一种作用于 1 位点的钠离子通道阻滞药，通过与电压门控钠离子通道的外孔结合，阻止动作电位的产生和传播，从而发挥局部麻醉作用[124]。一项对该药在皮肤麻醉中的剂量和安全性的 I 期临床试验表明，不论是否加入肾上腺素，新石房蛤毒素与布比卡因联合应用后作用时间都可以达到 30～47h。但在应用这种药物之前，还需要在儿科患者中进行进一步的临床试验。

数值约为成年人术后恶心呕吐发生率的 2 倍[129]。另外，扁桃体切除术后 PONV 率可能高达 50%～89%，这可能与吞咽血液、咽部刺激和阿片类药物的使用有关[130]。因此，PONV 的危险因素可以大致分为患者因素、手术因素和麻醉因素。患者因素包括年龄大于 3 岁、性别（女性＞男性）、PONV 的既往史及 PONV 的家族史和晕动病[129, 130]。常见的手术因素包括手术类型（斜视手术、扁桃体切除术、腹腔镜手术和某些泌尿外科手术）和长时间手术[131]。尽管麻醉因素得到了很好的阐明，但目前仍存在争议，包括氧化亚氮和阿片类药物的使用、面罩通气困难患者及拮抗神经肌肉阻滞药[132]。然而，许多研究者都一致赞同丙泊酚麻醉所致的 PONV 的发生率最低[68, 133]。图 38-3 列出了简化的儿童术后呕吐的风险评分[134]。

PONV 的治疗以一级预防和药物治疗为主。一级预防包括详细询问病史，发现危险因素，并根据患者和手术危险因素制订个体化麻醉方案。在扁桃体切除术和（或）腺样体切除术之后，确保足够的液体量和鼻胃管吸引是目前能够减少 PONV 发生率的其他非药物技术。

药物治疗

药物治疗可以分为预防性治疗和抢救性治疗。目前尚不确定是否需要对所有接受全身麻醉的患者进行常规预防，或是否需要根据危险分层进行预防。通常情况下，经济因素和风险 - 收益分析决定了 PONV 预防性药物的选择和使用[135]。在美国门诊麻醉协会的赞助下，一个国际专家小组就 PONV 的治疗编写了详尽的循证指南[134]。这些指南建议，预防性止吐药的使用应基于对术后呕吐危险因素的有效评估，而具体的计算方法则可参见图 38-4 所示[134]。另外，这些指南也建议，对 PONV 中度至高风险的儿童应采用 2 种或 3

要点：疼痛管理
- 非阿片类镇痛药是门诊手术的主要药物，而静脉注射对乙酰氨基酚、布洛芬和酮咯酸都可以使用。
- 阿片类镇痛药包括公认的术中药物，但可待因不可用于儿童；口服含或不含有对乙酰氨基酚的羟考酮是术后镇痛的上佳选择。
- 门诊麻醉越来越多地使用区域阻滞，而便携式外周神经阻滞置管非常有效且并发症的发生率也很低。

十、术后恶心呕吐

由于术后恶心呕吐可以增加患者的不适感，延迟患者出院，增加伤口裂开的发生率，增加患者医疗费用，因此，它已是目前儿童门诊手术中的主要问题[125]。另外，PONV 也是导致患儿从 PACU 延迟出院的最常见原因，并可能会使父母 / 医护人员感到失望。此外，它还是造成计划外入院或在术后早期因脱水和电解质紊乱而需入急诊室进行治疗的常见原因[126]。而许多成年患者将 PONV 列为他们希望避免的手术并发症之首[127]。

幼儿通常难以叙述恶心的发生或严重程度。因此，许多研究者将呕吐作为更明确的指标[128]。但年龄较大的儿童可能会在术前接受指导以告知他们术后出现的各种恶心情况。然而，尚不清楚这些"指导"是否会增加儿童报告的恶心发生率，因为这些儿童可能只是想答给出研究者想要的答案。尽管这类患儿并不多，但儿童术后呕吐的发生率仍在 8.9%～42%，并且这一

风险因素	分值
手术时间 ≥ 30min	1
年龄 ≥ 3 岁	1
斜视手术	1
亲属中有 POV 或 PONV 病史	1
总分 =	0～4

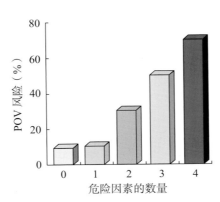

◀ **图 38-3　儿童术后呕吐（POV）危险因素简化风险评分表**
它可以预测儿童 POV 的危险。当存在 0 个、1 个、2 个、3 个或 4 个上述的独立预测变量时，POV 的相应风险约为 10%、10%、30%、55% 和 70%。PONV. 术后恶心和呕吐（经 Wolters Kluwer 许可转载，引自 Gan 等[134]）

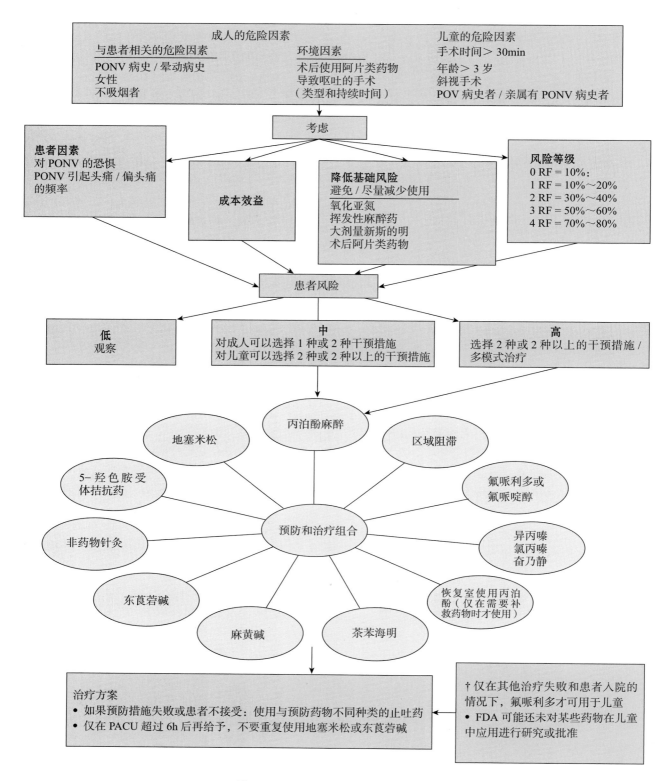

▲ 图 38-4 用于处理术后恶心呕吐的流程

FDA. 美国食品药品管理局；PACU. 术后恢复室；POV. 术后呕吐；PONV. 术后恶心和呕吐；RF. 危险因素（经 Wolters Kluwer 许可转载，引自 Gan 等[134]）

种不同类别的预防药物联合治疗。此外，由于在 6h 内再次使用同一种药物的初始剂量不会带来任何益处，因此，尽管进行了预防治疗，但对于仍出现 PONV 的患者应使用另一种药理机制的止吐药进行治疗。

常用的药物包括 5- 羟色胺受体拮抗药（昂丹司琼、格拉司琼、多拉司琼）、类固醇（地塞米松）、抗组胺药(异丙嗪、苯海拉明)、甲氧氯普胺和氟哌利多。但需要指出的是，由于有 QT 间期延长和尖端扭转型室性心动过速致命的病例，美国 FDA 对氟哌利多发出了黑框警告，禁止将其用于 PONV。此外，由于异丙嗪曾因呼吸抑制导致致死病例的发生，尤其是与阿片类药物合用时，因此，美国 FDA 也对异丙嗪发出了类似的警告，禁止将其用于 2 岁以下的儿童。一项系统综述表明，有充分的证据可以证明，地塞米松和 5- 羟色胺受体拮抗药昂丹司琼、格拉司琼和托烷司琼对于预防扁桃体切除术儿童的 PONV 都是有临床效果的，不论患儿是否切除腺样体[136]。此外，该综述还发现茶苯海明、奋乃静、氟哌利多、胃管吸引和针灸并不能有效降低该人群的 PONV。因此，5-HT₃ 受体拮抗药正迅速成为预防和治疗 PONV 最常用的处方药[130]。最近的数据表明，对于接受各种手术的患儿，昂丹司琼（0.1mg/kg，最大剂量 4mg）可以有效预防其早期和迟发的 PONV[137]；并且由于其有效性和安全性，昂丹司琼已成为预防和治疗 PONV 最常用的处方止吐药。尽管人们已经建立了昂丹司琼的安全记录，但重要的是要了解它的一些罕见但严重并可能致命的不良反应。最近的研究表明，昂丹司琼可能会引起 QT 延长，导致室性心动过速[138]。另外，在极少数情况下，它可能会导致肌营养不良患者发生 5- 羟色胺综合征[139] 和恶性高热不良反应[140, 141]。

目前有两种新型的止吐药，而它们在 PONV 的治疗中可能会发挥越来越重要的作用。帕洛诺司琼是第二代 5-HT₃ 拮抗药，于 2003 年 7 月获得 FDA 批准。由于其独特的结合特性和更强的受体亲和力，因此它的半衰期长达约 40h。一项对有 2 个或更多 PONV 风险因素并接受门诊腹腔镜手术的成人患者研究发现，与安慰剂相比，在诱导前单次静脉注射 0.075mg 帕洛诺司琼可以显著提高完全缓解率，既没有呕吐发生也不需使用补救药物[142]。此外，因 PONV 而接受帕洛诺司琼治疗的患者恶心的程度较轻，并且 PONV 对术后功能的干扰也很小。但儿童应用帕洛诺司琼的情况仅限于化疗引起恶心和呕吐时。一项研究将化疗前接受昂丹司琼的儿童与化疗前每 8 小时接受单次剂量的

帕洛诺司琼的住院儿童进行了对比，结果表明在 3d 的治疗中，帕洛诺司琼能够明显减轻恶心的程度和呕吐的发生，并且它的某些益处更可长达 7d[143]。而在高度致呕吐的化疗方案中，它对恶心和呕吐的预防也优于其他药物[144, 145]。虽然它的长效作用时间使它成为接受门诊手术患者的极佳选择，但还需要进一步研究以评估其在门诊手术中的益处。

阿瑞吡坦是一种神经激肽 -1 受体拮抗药，可穿越血脑屏障从而阻止 P 物质的催吐作用[146]。对成人的研究表明，它能够有效降低关节置换术和腹部手术后的 PONV[147, 148]。然而，还没有儿童的研究数据可以证实这一效果，但建议成人在手术前 1h 口服 40mg 的单次剂量。目前它的静脉注射制剂也在临床上得到了应用，但其唯一的适应证是化疗引起的恶心和呕吐。一篇最近的儿科文献综述表明，还没有开展它在 PONV 中的研究，但许多研究已证明阿瑞吡坦在高度致呕吐化疗方案中的有效性[149]。

> **要点：术后恶心呕吐**
> - PONV 的危险因素包括年龄＞ 3 岁，女性，有 PONV 家族史或既往有 PONV 史和晕动病史，耳鼻喉科、眼科和腹腔镜手术史。
> - PONV 的高危患者应接受地塞米松和昂丹司琼的预防性治疗。
> - 减少阿片类药物剂量及采用区域阻滞可以降低 PONV 的风险。

十一、恢复和离院

从麻醉中复苏是一个包含了多种因素的复杂过程，包括生理恢复正常、感觉和运动恢复正常，以及情绪和心理的恢复。而对门诊手术患者而言，复苏的评估主要是生理参数恢复满意，肌力和意识恢复以便患者可以安全地出院回家。为此，人们已经开发并测试了许多简单的临床评分系统以评估患者的恢复情况[150-154]。而使用最广泛的可能是 1970 年首次公布的 Aldrete 评分[150]。原始的 Aldrete 评分是一个 0～10 分的量表，包含 5 个恢复指标，而每个指标的分值范围为 0～2 分，这与 Apgar 评分很相似。随后，除了考虑到儿童的发育阶段外，人们还对该评分系统进行了许多修改，并纳入了快通道的标准和血氧饱和度。因此，识别低氧血症不用再观察肤色了[151, 153, 155]。表 38-6 的

内容是适用于儿童的 Aldrete 评分系统。

表 38-6　改良的儿童 Aldrete 评分

指　标		分值*
气道	可以按照吩咐咳嗽或哭泣	2
	可以维持气道通畅	1
	需要呼吸道支持	0
生命体征	稳定且符合年龄特征	2
	稳定但不符合年龄特征	1
	不稳定	0
活动能力	有目的地移动四肢	2
	无目的地移动四肢	1
	不能移动	0
意识	清醒	2
	对刺激有反应	1
	对刺激无反应	0
吸空气时的 SpO₂	> 95	2
	90～94	1
	< 90	0

*. 分数≥ 9 才符合出院标准（经 Wolters Kluwer 许可转载，引自 Patel 等[155]）

　　另一个非常适合儿童且易于使用的评分是 Steward 麻醉后恢复评分，该评分系统有三个恢复指标，每个指标的分值范围为 0～2 分，最大得分为 6 分（表 38-7）。除了监测生命体征、血氧饱和度和意识水平这些生理指标外，还应为每位患者在入室时，PACU 停留期间和出室时计算出标准化的恢复评分。而每个机构必须权衡评分系统的心理测量学特性和实用性，选择一个最适合其工作环境的评分系统，以利于重复使用。

　　最近，由于人们已经认识到这种评分系统在全面评估麻醉和手术及潜在的长期影响方面具有局限性[156, 157]。因此，为了评估包括认知、情绪恢复和日常生活活动在内的多个方面的早期和长期恢复，有几项研究在成人中对测量术后不同时期恢复结果的评分系统的可靠性、有效性、准确性和实用性进行了评估[156-159]。但这些试验所评估的评分系统是为成人设计的，其中大多数都不适合用于儿童。出院后行为问卷调查则纳入了 6 种焦虑的 27 项内容包括：一般性焦虑、分离焦虑、睡眠焦虑、进食障碍、攻击行为及冷

表 38-7　Steward 麻醉后恢复评分

患者体征	标　准	分　值
意识	清醒	2
	对刺激有反应	1
	对刺激无反应	0
气道	可以按照指令咳嗽或哭泣	2
	可以维持气道通畅	1
	需要呼吸道支持	0
运动能力	有目的地移动四肢	2
	无目的地移动四肢	1
	不能移动	0

经 Springer Nature 许可转载，引自 Steward[152]

漠 / 孤僻（框 38-3）[160]。而它是专门为评估儿童不良行为及消极的行为变化而设计的，并已广泛用于评估术后儿童行为的改变[53, 161, 162]。

（一）出院标准

　　ASA 实践指南建议所有治疗患者的机构都应制订适宜的恢复和出院标准，并为这些标准的制订提供指导（框 38-4）[163]。框 38-5 总结了 ASA 对特定出院标准的观点，在某些情况下，这些标准曾经都是需要强制执行的，例如要求患者离院前排便或者可以耐受口服液体，但这些做法延长了恢复时间，并且也没有足够的证据证明它们有助于减少不良后果。事实上，一项先前的研究表明，与那些在出院前必须先口服液体的儿童相比，可以自由选择喝水的儿童呕吐的发生率更低，在日间手术病房的停留时间更短[164]。两组中均没有儿童因呕吐或脱水需要重新入院。然而，除了维持量和术中丢失量外，静脉输液方案还应放宽补充计算出的 8h 的缺失量。对于在 PACU 中拒绝口服液体的儿童，应在出院前适当的静脉补液并纠正液体不足可能是明智的。

　　目前还没有发现在出院前未进行排尿的患者会在出院后因尿潴留的问题再次入院。在一项研究的 1719 门诊患儿中，有 30 名患儿虽未排尿，但符合出院的其他标准而出院回家，并随后由一名家庭护士负责护理[165]，在这些患儿中有 3 例患儿需要在家中留置尿管。这 3 名患儿均是在蛛网膜下腔阻滞下接受的直肠或腹股沟手术，然而，他们不需要再次入院。儿童术后尿潴留的危险因素包括有尿潴留或尿道手术史。如果患儿没有在规定的时间内排尿并且也没有这些危险

框 38-3　出院后行为调查表中包含的项目

I . 您的子女需要安抚奶嘴吗?

- 您的子女害怕与您一起离开家吗?
- 您的子女对他（或她）周围发生的事情不感兴趣吗?
- 您的子女会咬指甲吗?
- 您的子女是否会回避或害怕新事物吗?
- 您的子女在做决定时有困难吗?
- 您的子女排便不规律吗?
- 您的子女会吮吸他（或她）的手指或拇指吗?

II . 当你让子女独处几分钟，他（或她）会不高兴吗?

- 当有人提到医师或医院时，您的子女会感到不安吗?
- 您的子女是否在家里到处跟随您?
- 您的子女是否会花时间来吸引或保持您的注意力?
- 您的子女晚上是否会做噩梦并且醒来会哭泣吗?

III . 您的子女晚上睡觉时会吵闹吗?

- 您的子女怕黑吗?
- 您的子女晚上入睡有困难吗?

IV . 您的子女会在吃东西时大吵大闹吗?

- 您的子女是否总是坐着或者躺着，什么也不做吗?
- 您的子女食欲不佳吗?

V . 您的子女爱发脾气吗?

- 您的子女有不听您话的倾向吗?

VI . 您的子女晚上尿床吗?

- 您的子女在做事时需要很多帮助吗?
- 让您的子女对活动感兴趣（如玩游戏，玩玩具等）难吗?
- 让子女跟你说话很难吗?
- 您的子女对陌生人感到害羞或害怕吗?
- 您的子女会弄坏玩具或其他东西吗?

引自 Vernon 等[160]

框 38-4　恢复和出院标准的总结

一般原则

- 对恢复和出院的医疗监督是上级医师的责任
- 恢复室应配备相关的人员以及监测和复苏设备
- 应对患者进行监测，直到满足相关的出院标准为止
- 应定期记录患者的意识水平、生命体征和氧合水平
- 在达到出院标准之前，应当有护士或其他受过培训的医护人员在室内监护患者并识别并发症
- 在达到出院标准之前，有能力治疗并发症的专业人员应随时在岗

出院指南

- 患者意识和定向力恢复，而最初精神状态异常的患者应恢复到基础状态
- 生命体征稳定并在可接受的范围内
- 在患者达到出院标准后应准予其出院
- 使用评分系统可能有助于记录出院患者的健康状况
- 应由一个可靠的成人陪同门诊患儿出院回家，并且他/她能够告知医务人员患儿出现的各种术后并发症
- 应为门诊患儿提供有关术后饮食、药物治疗、活动的书面指导意见，以及在紧急情况下可以拨打的电话号码

经 Wolters Kluwer 许可转载，引自 American Society of Anesthesiologists Task Force on Postanesthetic Care[163].

框 38-5　出院建议总结

要求患者出院前排尿

- 不应将出院前排尿作为常规出院流程的一部分，而它可能只对某些患者有必要

要求患者在出院前饮用清饮料并且不会出现呕吐

- 不应将饮用清饮料而不呕吐作为常规出院流程的一部分，但可能适用于某些患者
- 建议静脉补液

需要一个可靠的人陪同患者回家

- 作为出院流程的一部分，应常规要求一个可靠的人陪同患者回家并对相关的并发症进行监测

要求在恢复室的最短停留时间

- 不应强制要求最短停留时间
- 应观察患者，直到抑制呼吸和循环系统的风险因素不再增加
- 应制订出院标准，以最大程度减少出院后中枢神经系统或呼吸和循环系统功能受抑制的风险

经 Wolters Kluwer 许可转载，引自 American Society of Anesthesiologists Task Force on Postanesthetic Care[163].

因素，就可以在排尿前出院，但需要对陪护人员进行指导以便于电话反馈。

PACU 的出院标准已在框 38-6 中列出。当患儿满足特定出院标准时，将患儿转回病房的责任可以委托给 PACU 的护士来进行。在美国，麻醉科医师必须根据美国医疗保险和医疗补助服务中心的指南对所有将要出院患者的意愿进行评估[166]。

（二）快通道

快通道是指不需要在 PACU 停留，而是将满足特定标准的患者直接转入到过渡病房或 II 期恢复病房。快通道的目标是在不损害患者安全或满意度的情况下提高效率。表 38-8 列举了包括充分镇痛的儿童快通道的入选标准[155]。一项随机研究发现，与那些转入 PACU 的儿童相比，快通道的儿童其苏醒时间要缩短 20min。尽管两组患儿在手术室中都达到了快通道标准[155]，并且快通道组的儿童术后使用镇痛药的可能性更小（41% 和 62%），但与送入 PACU 的儿童相比，快通道组的儿童在 II 期恢复病房中更容易发生躁动（为 16% 和 31%），但没有患儿发生临床显著的不良事件。先前的一项包含 12 岁以上患者的研究发现，与 ASA1，骨科和眼科手术相比，ASA PS3、年龄 > 60 岁、普外科手术都是不适合快通道的风险因素[167]。除了标准的入选条件外，还应考虑上述的这些因素以提高 PACU 资源的利用效率和成本效益。正如美国围麻醉期护士协会的标准所述，II 期恢复病房是体现治疗水平的地方，而不是一个康复的地方。决定是否对

框 38-6　麻醉恢复室的出室标准

转入普通护理住院病房的出室标准

- 呼吸系统稳定（气道通畅，呼吸功能良好，氧饱和度良好）
- 根据患者的年龄、疾病和术前状态，生命体征稳定并在可接受的范围内
- 患者清醒或易于唤醒，意识水平与术前患儿的发育年龄 / 精神状态相符合
- 手术区域无明显出血
- 充分的镇痛，医护人员可以在出室处轻松利用现有资源满足患儿的舒适需求
- 体温正常或体核温度不低于 36℃，或体温在术前可接受的范围内
- 接受蛛网膜下腔麻醉或硬膜外麻醉的患者感觉阻滞平面最高在 T_{12}，并且不会出现体位性低血压
- 接受消旋肾上腺素的患者需要住院或接受至少 8h 的监测

出院标准

- 耐受口服液体而仅有轻微的恶心或呕吐，或为了防止脱水已接受了充分的静脉补液
- 父母或陪护人员对出院指导有充分的了解，并能够实施术后护理
- 接受蛛网膜下腔阻滞或硬膜外麻醉的患者必须能够在协助下转移
- 如果接受区域阻滞的患者在 6h 内尚未排尿，则需要致电 PACU 或手术中心

表 38-8　儿童的快通道标准

标　准		分值*
意识水平	清醒并有定向力	2
	用最小的刺激就可唤醒	1
	手法刺激时才有反应	0
身体活动	活动与年龄和发育相符	2
	活动与年龄和发育不符	1
	无法移动四肢	0
血流动力学	BP ＜ MAP 基础值的 15%	2
	BP 在 MAP 基础值的 15%～30%	1
	BP ＞低于 MAP 基础值的 30%	0
呼吸的稳定性	咳嗽，哭闹，深呼吸	2
	哭泣或咳嗽时声音嘶哑	1
	喘鸣，呼吸困难，喘息	0
SpO_2	吸空气时 ＞ 95%	2
	吸空气时 90%～95%	1
	吸空气时 ＜ 90%	0
疼痛	无 / 轻度不适	2
	需使用静脉镇痛药控制的中至重度疼痛	1
	持续的剧烈疼痛	0

*. 快通道儿童的最低分数要求为 10（在任何单个类别中分数均不得低于 1）
BP. 血压；MAP. 平均动脉压（经 Wolters Kluwer 许可转载，引自 Patel 等[155]）

一个患者实施快通道应基于患者需求、临床评估和期望的患者预后[168]。

┌─────────────────────────────────┐
　要点：恢复和离院

- 改良的 Aldrete 评分系统是评估麻醉恢复最常见和最可靠的方法，也常用于儿童。
- 出院前并不一定需要口服液体及排尿。
- 由于快通道不用在 PACU 停留，因此，患者可以在 Ⅱ 期过渡病房恢复，从而提高效率并可以让患者尽早出院回家。
└─────────────────────────────────┘

十二、门诊麻醉并发症

术后不良结果通常是由多因素引起的，而患者的基础疾病、麻醉技术或外科手术本身都是导致其发生的原因。幸运的是，门诊麻醉后出现严重的患病率和死亡率是极其少见的，有报道表明手术的死亡率约为 2/100 000[169, 170]。但是，轻微的术后不良结果，如嗜睡、不受控制的 PONV、未缓解的疼痛、出血并发症和呼吸道并发症，可能会导致出院延迟、计划外入院

或出院后再次入院。

未缓解的疼痛是出院后父母反馈最常见的症状，发生率为 25%～91%[171-177]。一项研究发现扁桃体切除术是术后疼痛的一个相关因素，在这项研究中有 33% 的儿童疼痛持续了 7 天或更长时间，有 12% 的父母认为医务人员对在家中实施的术后疼痛管理的指导是不够的[172]。据报道，出院后 PONV 的发生率为 5.9%～59%[171-175, 178]。而 PONV 的预测因素包括医院内出现呕吐症状、在家中存在疼痛、年龄大于 5 岁及术后使用阿片类药物[172]。另外，出院后的其他症状还包括嗜睡、头痛、头晕、发热、声音嘶哑、轻度喘鸣和排尿困难。然而，家长 / 陪护人员的充分准备，以及就出院后可能出现的并发症和症状进行个体化培训，可以减轻出院后父母的焦虑并提高满意度。

非计划入院

门诊手术患者的计划外住院增加了资源的利用，给患者及其家人带来了不便，而人们已将它视为衡量术后转归和治疗质量的标准。先前的研究人员表明，拟择期进行门诊手术的儿童中约有 2% 的患儿需要住院治疗[179-181]。另一项研究发现，接受门诊手术的儿童中，将近 4% 的门诊手术患儿需要延长 PACU 的停留时间（＞3h），1.9% 的儿童需要住院治疗[179]。而延长 PACU 停留时间最常见的原因是 PONV（19%）或呼吸系统并发症（16%），包括支气管痉挛、氧饱和度降低、喘鸣和呼吸暂停。另外，呼吸系统并发症和手术原因，如实施了比原计划范围更广的手术，则是导致入院治疗的最常见原因。同样，其他研究者报告因 PONV、术后出血或手术难度超出预期导致的非计划入院率为 1.8%[181]。另一项研究的报道表面，儿童非计划入院率为 2.2%，而手术因素是导致儿童非计划入院的最常见原因，包括无法控制的疼痛、手术并发症、需要扩大手术范围和出血[180]，在这项研究中，研究人员发现入院主要是由以下原因引起的：PONV、氧饱和度下降、支气管痉挛和嗜睡等麻醉相关因素；社会原因，包括手术在当天较晚结束；以及医疗原因，包括基础疾病或未诊断出的疾病。但值得注意的是，在后两项研究中，睾丸固定术是导致非计划入院的最常见手术。对这些数据的综合分析表明，需要对门诊手术的选择标准进行仔细和反复的再评估，并在 PACU 中严密监测患儿可能出现的并发症。

近期一项对 21 957 例门诊手术患儿的研究表明，住院率为 0.97%。47% 的入院与麻醉有关[182]。而导致入院的因素包括年龄＜2 岁，ASA3 级，手术时间＞1h，手术在 15 点后结束，骨科、牙科和耳鼻喉科手术，OSA 和术中不良事件。由麻醉导致入院的主要因素则是疼痛控制欠佳和 PONV，比例分别为 24% 和 21%。

十三、结论

随着我们进入医疗改革的时代，实施低成本、高效和高质量手术治疗的压力将无可避免地变得越来越大。而门诊手术的实践将有可能进一步扩大，并以比过去 30 年更快的速度发展。但利用低成本的组织架构来开发创新运营模式，以及谨慎的管理资源，需要卫生保健专业人员和管理人员的智慧。在门诊手术室中，如何避免这些顾虑带来的压力将变得越来越重要，以免制约医师对患者最安全和最适宜治疗方式的临床判断。

病例分析

一名 22 月龄大的男孩拟在门诊接受尿道下裂修复术。

1. 病史

患儿既往体健并定期接受尿道下裂的随诊，此外，他按时接种了疫苗，并且生长发育也无特殊。父母主诉患儿在择期手术前 7 天开始出现"感冒"，症状则为流鼻涕和咳嗽，虽然患儿皮肤触之温暖，但在症状出现的第 1 天有食欲不振和活动减退。目前在没有任何治疗的情况下，大多数症状已经消失但偶尔还会咳嗽。这是他自从 6 个月前开始上幼儿园以来第 2 次上呼吸道感染。另外，患儿既往无用药史及手术史，对其他系统的病史回顾也均无异常发现。

患儿在妊娠 41 周时因胎心过缓而由急诊剖宫产分娩，并在新生儿期因高胆红素血症接受过光疗，使他在新生儿病房里多停留了 1 天。

家族史没有发现与麻醉有关的问题。患儿母亲在分娩时曾接受过硬膜外麻醉，并且手术麻醉均平稳；患儿父亲在儿童时期曾接受过扁桃体切除术，据其所述，麻醉与手术过程也均顺利。

2. 体格检查

患儿活泼机敏，可以在外科候诊室里玩玩具，但接受检查时却开始哭泣，同时紧紧抱着其母亲。此外，他的生命体征与年龄相符，体重为 13.2kg，也没有其他畸形的表现。虽然无法对气道进行详细的检查，但患儿的颈部活动度和解剖均正常，并且张口度也很好。起初听诊他的呼吸音很粗，但当转移患儿的注意力并等他停止哭泣后，此时听诊双肺呼吸音清。另外，患儿心音听诊正常，未闻及杂音，额外心音及喀喇音。

3. 麻醉管理

由于患儿害怕陌生人并拒绝更换医院的衣服，因此，患儿母亲担心他可能不会配合通过面罩实施的麻醉诱导。为此，术前给患儿口服咪达唑仑 7mg，同时为了超前镇痛，还给患儿口服了对乙酰氨基酚混悬液 200mg。15min 后，他明显平静下来，但拒绝麻醉科医师将其抱入手术间，随后医护人员使用转运车将其转运至手术室。入室后采用七氟烷诱导并在诱导后建立静脉通路。考虑到患儿近期有上呼吸道感染，可能会导致气道高反应，因此置入了喉罩，同时使用氧气，氧化亚氮和七氟烷维持麻醉。麻醉诱导后，麻醉科医师使用 0.125% 布比卡因 7ml 和 1∶200 000 的肾上腺素为患儿实施了骶管阻滞。手术顺利结束后，在手术室内拔除了 LMA 并将患儿转运到 PACU。

4. 术后管理

此时儿童仍处于睡眠状态，但到达 PACU 时医护人员很容易将其唤醒。同时，他的生命体征也比较稳定，开放吸氧时氧饱和度可以达到 98%，而不吸氧时，氧饱和度能维持在 95% 以上。根据 FLACC 评分量表，他的苏醒疼痛评分为 3/10（面部表情、腿部活动、体位、哭闹、可安慰度）。另外，医护人员在他首次服用对乙酰氨基酚的 4h 后，又让他口服追加了对乙酰氨基酚 150mg。随后其父母进入 PACU 陪伴患儿。在饮用苹果汁后，患儿在 PACU 出现了 2 次呕吐。因此，医护人员给予昂丹司琼 2mg，症状也随之缓解没有再发生呕吐。虽然患儿拒绝继续补充液体，但在 PACU 中却能够排尿。出院前，患儿完全恢复了运动功能并且能够站立。他在达到了医院的出院标准后，带着医护人员为其开具的羟考酮悬浮液回到了家中。第 2 天的电话随访显示，患儿术后在家中恢复顺利，并在当天早晨醒来时服用了一次羟考酮。

5. 结论

该病例讲授了接受常见泌尿外科手术患儿的围术期治疗。从中我们可以看到，术前镇静药的使用能够有助于患儿与父母分离，并且区域阻滞可以显著减少阿片类药物的需求，使患儿在舒适的情况下苏醒。

第 39 章　创伤儿童的麻醉
Anesthesia for Trauma

Monica S. Vavilala　Sarah A. Lee　著

赵龙德　译　费　建　校

一、概述

创伤是导致 1 岁以上儿童死亡的首要原因，在儿童的死亡病例中，创伤造成的死亡约占总死亡人数的 65%，并且在所有非致命性伤害中，35% 以上的病例是由创伤导致的（表 39-1）[1]。在 0—18 岁的各个年龄组中，创伤所致的男性死亡均高于女性，且几乎是女性的 2 倍 [2]。美洲印第安人的非致命损伤率最高，亚太地区最低，而白人和非裔美国人发生率相似 [3]。钝性创伤远比穿透性创伤多见，其中 80% 的儿童创伤是创伤性颅脑损伤（traumatic brain injury，TBI），其次是腹部创伤和胸部创伤。在所有年龄组和性别中，机动车所致创伤和其他交通事故造成的创伤（如骑自行车、行人等）是致命性损伤的根本原因，尤其在 15—18 岁的青少年中最为严重。根据美国疾病控制与预防中心的数据，坠落是导致 15 岁以下儿童非致命损伤的首要原因，主要发生在 4 岁及以下的儿童，其中 1 岁以内婴儿的发生率最高。穿透性创伤中，在 0—9 岁儿童中大量的非致死性穿透伤是动物咬伤所致，而在 15—18 岁的青少年中枪伤则更为常见。

表 39-1　2009 年在美国急诊科收治的儿童中导致非致命性意外伤害的 5 个主要原因和发生例数

排　名	年　龄				
	＜1 岁	1—4 岁	5—9 岁	10—14 岁	15—19 岁
1	坠落	坠落	坠落	坠落	机动车撞伤
	147 280（59%）	955 381（45%）	631 381（37%）	615 145（29%）	617 631（24%）
2	机动车	机动车	机动车	机动车	坠落
	31 360（13%）	372 402（18%）	406 045（24%）	574 267（27%）	468 967（18%）
3	咬 / 刺伤	咬 / 刺伤	切割伤	过劳	过劳
	10 922（4%）	137 352（7%）	104 940（6%）	276 076（13%）	372 035（14%）
4	异物	异物	咬 / 刺伤	切割伤	机动车事故
	8860（4%）	126 060（6%）	92 590（5%）	118 440（6%）	341 257（13%）
5	烧 / 烫伤	切割伤	骑单车	骑单车	切割伤
	7846（3%）	84 095（4%）	84 590（5%）	118 095（6%）	184 972（7%）

引自 Center for Disease Control and Prevention, National Action Plan for Child Injury Prevention, 2012. https://www.cdc.gov/safechild/pdf/national_action_plan_for_child_injury_prevention-a.pdf. Data source from the National Electronic Injury Surveillance System-All Injury Program（NEISS-AIP）from the Consumer Product Safety Commission；accessed through WISQARS.

本章译者、校者来自南京医科大学附属儿童医院。

二、院前急救

重症儿童约占急救运送病例的 10%。而送入急诊室后，他们往往比成人更为紧急，更需要迅速进行救治，并且住院率也更高[4]。"黄金时间"代表了创伤早期的关键时期，在此期间，关键的治疗措施可以直接增加患者的生存机会。

尽管目前急救系统在儿科创伤救治方面有了根本性的改善，但相比成人，儿科患者的院前救治质量仍有明显的差距[4]。Vella 等研究了 154 名在一级创伤中心就诊的创伤患儿，发现 70% 的患儿没有接受液体复苏或者液体复苏不足。根据高级创伤生命支持（advanced trauma life support，ATLS）指南，50% 的患儿没有建立第二条静脉通路，这可能是鉴于某些观点认为患儿不需要进行大量液体复苏[5]。接受院前救治的儿童即使由熟练的医务人员操作，其发生气管插管失败的概率也较成人更高[6]。同样，院前急救时患儿建立静脉通路时的并发症或失败率也较高[7]。另外，院前急救为儿童气管插管时，气管导管的位置不当和左侧肺不张的发生率较高，只有不到 1/3 的气管导管位置准确[8]。值得注意的是，Gausche 等对院前救治的随机对照实验证明，采取面罩通气与气管插管的创伤患儿在生存率或神经系统预后方面没有明显差异。他们的研究提出了这样一个问题：是否应该对院前急救人员进行面罩通气培训，以便他们知道如何使用合适的面罩来管理气道，从而避免让所有患者面临多次插管或气管导管位置不当的风险[9]。

在 15 岁以下儿童中，临床医师获得的生命体征数据会很少，而要获得 4 岁以下儿童完整的初始生命体征的可能性明显低于其他所有年龄组的总和。虽然血压和呼吸频率是现场分类评估的两个主要组成部分，用于确定患儿是否需要创伤中心资源，但这也是院前急救人员最常遗漏的生命体征，从而导致半数以上的创伤患儿未能及时分类[10]。IMPACT 前瞻性随机试验表明，在转运过程中接受加强监护的创伤患儿住院时间较短，多器官功能障碍的发生率也较低[11]。这些发现强调了重视对院前急救人员进行儿科专业教育和技能培训的必要性，尤其是针对那些不经常接触儿科患者的急救人员，而不经常在现场使用这些培训技能是造成创伤患儿预后出现差异的主要原因[12]。除了紧急医疗服务、医疗指导和监督、协议制订和实施之外，持续改进院前救治流程的教育也至关重要[13]。Baker 等证明，接受过小儿高级生命支持（pediatric advanced life support，PALS）培训的急救人员，其血管穿刺技术明显高于未培训者（静脉穿刺成功率 100% vs. 77%，骨髓穿刺成功率 100% vs. 55%）[14]。

三、创伤治疗机构

美国外科医师协会根据救治能力将创伤中心分为 I～Ⅲ级，而 I 级或 Ⅱ 级创伤中心可能会设立儿童创伤中心。I 级创伤中心需要具备持续待命的专业急救人员及 24h 开放的创伤手术室及辅助科室，如放射科和血库，Ⅱ 级创伤中心的要求是能够迅速提供这些服务[15]。随着院前急救的进步，早期识别和稳定重症患者及在"黄金时间"内将患者快速运送到专业的创伤中心已成为院前急救重点任务。创伤中心的区域化使得重伤儿童可尽早转入配备有儿科专业急救人员和设备的机构。然而，在美国当前的创伤救治系统中，儿童创伤患者在送往最终治疗中心的过程中因不当延误而使病情受到影响的病例数仍然出现了增长[16]。

此外，尽管存在区域转诊网络，但有证据表明，很可能由于这种专业人员和机构的地域限制，大量受伤的患儿并没能到儿科创伤中心治疗[17]。与非儿科创伤中心相比，儿科创伤中心采用非手术治疗方案来救治实质器官损伤的患儿比例较高，并且有数据表明，脾外伤的患儿在非儿科创伤中心接受脾切除术的概率是儿科创伤中心的 5 倍[18]。有证据表明，儿科创伤中心的治疗改善了重症患儿的功能预后，并且降低了死亡率，尤其是改善了重度颅脑损伤患儿的转归[20, 23]。美国国家创伤数据库 2007—2011 年的最新分析显示，对于年龄较大的儿童，与成人创伤中心相比，在儿科创伤中心接受治疗的严重创伤的青少年转归更好，且接受影像学检查和创伤性手术的比例更少[23]。不过，这些数据并不完全准确，仍然存在一定的争议。

四、初次评估和二次评估

ATLS 指南中对创伤患儿的初次评估主要涵盖两个方面，发现和稳定最危及生命的情况，采取的措施包括立即查看患儿的气道、呼吸、循环和伤残部位（airway，breathing，circulation，disability，ABCD）。有一种根据身高而设计的复苏尺，如 Broselow® 条带尺，可用于快速估算患儿体重，以便确定所用医疗设备的型号并计算出液体和药物的剂量（图 39-1）[24]。必要时，心肺复苏应按照 PALS 指南进行。值得注意

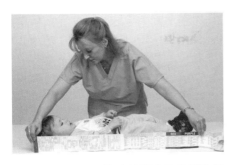

▲ 图 39-1　用于快速估算患儿体型和用药剂量的 Broselow® 条带尺

引自 Broselow, https://commons.wikimedia.org/wiki/File：BTape1.jpg. Licensed under CCBY 3.0.

的是，非医学专业人员的儿科基础生命支持建议，心肺复苏从评估气道和呼吸开始，并每 3～5 秒通气 1 次，如果患儿无脉搏或心率低于 60/min，则应以 100～120 次 / 分的频率进行胸部按压，而修改后的高级生命支持则将循环或灌注作为复苏的第一步，按照循环、气道和呼吸的顺序进行。因此，在建立高级气道前，医务人员应首先确定脉搏是否存在，并在必要时立即进行胸部按压。另外要注意的是，经历过心肺复苏的创伤患儿的生存率很低（8%～16%），而且在到达急救室时正接受心肺复苏的患儿并发症的发病率极高[25]。

以下所要深入阐述的是对气道、呼吸和循环的管理，临床医师应把患儿的生命体征维持在该年龄组儿童的正常范围内作为目标。ATLS 指南建议使用公式：收缩压（SBP）=（90+ 年龄 ×2）mmHg 来计算近似收缩压。尽快留置导尿管监测尿量，以评估终末器官的灌注及循环复苏是否充分。另外，留置导尿管还可以发现膀胱创伤并提高腹部体格检查的准确性。此外，特别要说明的是，因为婴儿和儿童的表面积 / 体积的比值更大，代谢率较高，皮肤较薄，皮下组织和脂肪较少，所以他们发生低体温的风险更高。因此，维持患儿体温正常也非常重要，应通过加温输液和输血、提高环境温度，以及使用加温毯和加热灯来维持患儿体温。对伤残部位的评估包括对神经功能的快速评估。需要强调的是，由于患儿的病情变化极快，因此在初步评估后应定期进行反复评估。

一旦初次评估完成后，临床医师的二次评估应包括对其他损伤的全身评估，并尽可能获得更详细的病史，包括患儿的过敏史、用药史、既往史、手术史、最近一次进食情况及与受伤有关的事件（包括受伤机制、时间及前期的药物治疗和复苏治疗）等。如

果患儿病情稳定，允许进一步评估，则应对体格检查时发现的严重损伤区域进行 X 线检查，初步的创伤检查包括胸部和患肢的 X 线检查。CT 是评估腹腔、胸腔和颅内出血的金标准，由于儿童暴露于 CT 辐射下存在导致恶性肿瘤的风险（单次 CT 扫描后，发病率大约为 1：10 000），因此，ATLS 指南建议 CT 扫描应仅限于损伤区域，尽可能地降低辐射量（as low as reasonably achievable，ALARA），并且要权衡其风险与其对预后和指导治疗的价值[26]。在二次评估时，不应忽视对疼痛的治疗，可连续或分次给予芬太尼（1μg/kg）以缓解疼痛，同时确保血流动力学稳定和呼吸平稳。需要注意的是，对疼痛的治疗不足会导致体格检查无法正常进行，并增加创伤后应激障碍的发生率[27]。

> **要点：初次评估和二次评估**
> - ALS 指南要求在建立高级气道之前先对心搏骤停患儿进行胸部按压。
> - 由于患儿的病情变化很快，所以在整个评估过程中对初次评估的内容应频繁反复进行。
> - 应尽可能降低 CT 检查的辐射量，以降低引发恶性肿瘤的风险。

五、气道管理

根据 ATLS 指南，麻醉科医师的当务之急是评估创伤患儿气道并在必要时进行气道管理。紧急气管插管的适应证包括缺氧、呼吸窘迫、血流动力学不稳定、气道或肺部损伤及意识障碍导致的气道自我保护能力受损等[28]。低氧血症既可通过脉搏血氧仪中的氧饱和度数值的降低来检测，也可通过患儿的肤色来观察，这在婴儿和新生儿中最为明显。呼吸窘迫的体征表现为呼吸做功增加，呼吸时使用辅助肌和肋间肌，肋间隙凹陷、鼾声、鼻翼扑动和呼吸急促等。如果由于气道水肿、血液或咽部肌肉张力降低而导致上呼吸道阻塞，则会出现胸骨上窝凹陷和喘鸣[29]。创伤患儿血容量不足和出血经常会发生血流动力学不稳定，而临床医师可以通过血压、心率、毛细血管充盈时间和黏膜湿润度的改变发现它。改良格拉斯哥昏迷量表得分低于 8 分的患儿由于气道反射减弱，自身无法对气道进行保护，因而有发生误吸的危险。

有许多因素使创伤患儿的气道管理特别具有挑战

性，从解剖学的角度来看，与成人相比，年幼的儿童和婴儿舌体较大，下颌较短，上腭和会厌较长，环状软骨较窄，并且发生喉痉挛的风险增加。当婴儿平卧时，头与身体的比例相对较大，导致仰卧位时颈部自然前屈，从而使"嗅物位"的摆放更加困难。此外，儿童气道的直径本来就较小，根据泊肃叶定律，这意味着无论是因化学损伤或烧伤引起的水肿，还是气道直接损伤引起的肿胀及血液或分泌物黏附，即使这些因素导致气道直径稍微变窄，都会使气道阻力大大增加。婴儿的呼吸常常以膈式呼吸为主，在呼吸窘迫的情况下，更容易产生疲劳。由于需氧量较高而氧储备较低（功能残气量降低），因此，健康的婴儿也极易发生缺氧，而婴儿发生迅速缺氧的体质在以下情况中可进一步加剧：肺部直接损伤或肺水肿引起的肺损伤、输血相关的急性肺损伤或急性呼吸窘迫综合征等。此外，在基础状态下，婴儿的胸壁顺应性增加，但肺顺应性降低，而直接或间接创伤均能导致肺顺应性的突然下降和通气障碍[30]。

在成人中，心脏问题仍然是心搏骤停的主要原因，而缺氧则是儿童最常见的原因。婴儿的头部和颈部的体位摆放非常重要，由于枕骨突出，为方便将颈部伸展为"嗅物位"，可以在婴儿的肩膀下方放一个小的毛巾卷（图 39-2）。由于许多婴儿存在或可能存在颈椎损伤，建议另一位麻醉科医师在气管插管前摘除颈托，并以图 39-2 所示的手法固定头颈部。因患儿氧气储备较少，如果有可能，气管插管前可进行 3~5min 的预给氧。与成人一样，创伤患儿应视为饱胃患者且发生误吸的风险也很高，因此，应进行快速顺序诱导插管及在可能的情况下（只要患儿血压能够维持）采用轻度的反 Trendelenberg 体位（头高足低位），并压迫环状软骨。压迫儿童环状软骨的力量应比成人小，因为儿童气管软骨比成人更软，更易塌陷，用力过大可能

会影响气管插管。为能尽快气管插管，可使用琥珀酰胆碱（2.0mg/kg），然而，琥珀酰胆碱和气管插管会刺激迷走神经导致突发心动过缓，这种情况在 1 岁以内的婴儿尤其常见，因此为了慎重起见，应提前准备好阿托品。

有创伤时，应使用带套囊气管导管代替无套囊气管导管。在儿童中，特别是在快速液体复苏的情况下，肺顺应性会随肺和气道的损伤而迅速降低，无套囊气管导管在机械通气时经常导致大量漏气。研究表明，使用无套囊气管导管导致二次插管和继发气道损伤的发生率增加[31]。为避免气道损伤和继发气道狭窄，当气管套囊充气压力在 20~25cmH$_2$O 时应能闻及漏气声。和所有可能存在插管困难的患者一样，为创伤患儿插管时应备好随时可用的急救和备用设备，这些设备包括合适的喉罩、口咽和鼻咽通气道、插管探条、可视喉镜和纤维支气管镜等。ATLS 指南建议，因口腔组织比较脆弱，容易造成损伤，放置口咽通气道时不应该使用反向旋转 180° 的方法。出于同样的原因，该指南不建议对创伤患儿行经鼻气管插管。

可视喉镜在手术室和急诊室的使用中已越来越多。多项研究表明，可视喉镜可改善困难气道或声门的显露，但与直接喉镜检查相比，前者的插管时间通常要长于直接喉镜[32]。当患者存在困难插管时，可以使用纤维支气管镜。但是，纤维支气管镜的选择取决于气管导管的型号，如果使用直径较小及小口径硬度差或"意大利面"式的可弯曲纤维支气管镜，将很难引导气管导管越过肿胀的咽部组织。创伤患儿的口咽部常有血和分泌物，它们会遮挡或模糊声门视野，堵塞小号气管导管（图 39-3）。虽然细纤维支气管镜不具有吸引、清除阻碍视野的分泌物和黏液的功能，但插管探条却有助于气管插管，尤其是在声门较高、张口度小或口咽间隙小的情况下；但它们可能导致极罕见但具有破坏性的并发症，如气管损伤或穿孔[33]。较小儿童的气管特别脆弱，因此在使用插管探条时应格外小心，

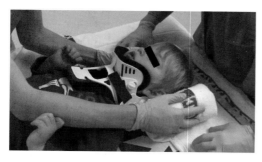

▲ 图 39-2　在插管前用于稳定颈椎的毛巾卷
图片由 Dr Sanjay Bhananker, University of Washington, Harborview Medical Center 提供

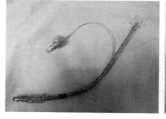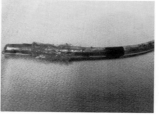

▲ 图 39-3　血液和分泌物会堵塞较细直径的气管导管，从而增加气道阻塞的风险

要确保其不会越过声带过深，并且置入时没有阻力。由于通气的变化是气管导管移位的早期指标，另一方面也为了确保通气维持在正常范围内，因此，应持续监测呼气末二氧化碳。婴儿的气管长度约 5cm，18 月龄时增长到 7cm，气管长度较短易导致导管移位。气管插管后，移动患儿后，重新摆放体位时或潮气量发生变化时，应再次评估和反复听诊气管导管的位置，因为患儿越小，发生未察觉的意外脱管或支气管插管的概率就越高。

> **要点：气道管理**
> - 缺氧是儿童心搏骤停最常见的原因。
> - 创伤患儿应首选带套囊气管导管而不是无套囊气管导管。
> - 气管导管固定后，移动患儿后，重新摆放体位或出现通气明显改变时，应进行重新评估和反复听诊气管导管的位置。年龄越小的儿童和婴儿，发生气管导管移位的可能性越大。

六、血管通路

无论是院前还是院内，建立静脉通路都是当务之急。婴幼儿血管较细且四肢皮下脂肪增厚给留置静脉通路带来挑战，当腹部或胸部疑似有创伤时，至少需要建立两条静脉通路，并应留置在上肢（最好在肘窝处），其他常见部位包括大隐静脉和颈外静脉，然而对使用颈托或存在气道受压体征的患儿应避免穿刺颈外静脉。由于小幅增加静脉留置导管的半径即可大幅度增加输液的流速（流量与半径的 4 次方成正比），因此，应放置尽可能粗的静脉留置导管，并且留置针的型号不应小于 20Ga（婴儿为 22Ga），从而实现快速输血和补液，达到最佳的复苏效果（表 39-2）。但有证据表明，快速输液系统并不能明显提高经 20Ga 或小于 20Ga 静脉导管输液的速度或对液体加温的效能[34]。

静脉通路建立困难时可能需要借助超声或盲穿大隐静脉技术，然而，休克患儿严重的低血容量和血管收缩，可能导致患儿在到达后几分钟内无法建立足够大小的静脉通路。如果在尝试 3 次或 90s 内无法成功建立静脉通路，应留置骨内通路。根据 ATLS 指南，婴儿骨内输液留置的导管型号应为 18Ga，幼儿为 15Ga。最常用的穿刺部位是胫骨前内侧，也就是胫骨粗隆的下

方（图 39-4），其次是股骨远端，但在长骨中穿刺置管也是可行的。骨内留置输液通路的并发症包括可能发生液体外渗。然而，有文献研究表明，尽管这种输液方法不经常使用，但它的并发症的发生率一直较低，并且骨内输液通路提供了一种快速、安全的液体复苏

表 39-2　各型外周静脉留置导管的流速 *[34, 124]

留置针型号	流速（ml/min）[124]	使用 Level 1 的流速（ml/min）[34]	使用 RIS 的流速（ml/min）
24Ga	17	未见报道	未见报道
22Ga	35	未见报道	未见报道
20Ga	60	140	144
18Ga	105	209	205
16Ga	220	368	412
14Ga	330	488	584
4Fr	286	450	516
5Fr	380	533	667
6Fr	480	548	702
7Fr		564	772
8.5Fr	674	596	857

*. 流速为输晶体液时的速度

Level 1. Level 1® Fast Flow Fluid Infuser, Smiths Medical, Dublin, OH, USA.

RIS. Belmont® Rapid Infuser, Belmont Instrument Corporation, Billerica, MA, USA.

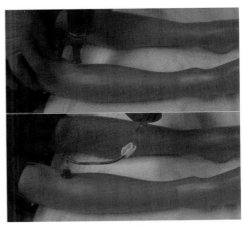

▲ **图 39-4　在胫骨前内侧放置骨内输液通路并通过对输液管路的回抽确认位置**

图片由 Dr Sanjay Bhananker, University of Washington, Harborview Medical Center 提供

方法[35]。

初步复苏后，可能需要建立中心静脉通路（股静脉或颈内静脉），因为骨内通路虽然可以挽救生命，但只能暂时使用。在重症监护室中开展的几项研究已经对中心静脉穿刺置管技术和其并发症的发生率进行了评估，在最近一项有 5000 多名患者参与的实验中，研究人员发现由麻醉科医师实施的中心静脉穿刺置管术的并发症发生率比较低（发生率为 1.3%），而小于 3kg 的患儿发生穿刺失败的可能性更高[36]。超声引导技术的使用提高了首次穿刺的成功率并降低了并发症的发生率。一项最新研究的证据表明，在体重超过 5kg 的患儿中，超声引导锁骨下静脉穿刺首次成功率达到98%，而 5kg 以下新生儿的首次成功率也可达到 92%，且穿刺时间的中位数为 40s[37]。如果可能，在使用中心静脉通路之前，应通过超声短轴和长轴扫描、X 线检查和压力换能器来确定导管放置是否正确。同样，为进行更加准确的血流动力学监测及间断抽血检查，并指导进一步的复苏和通气策略，在初步复苏后，也可能需要进行动脉穿刺置管。对于较小的婴儿和新生儿，使用内含纤细金属导丝的微创动脉穿刺设备可能会有所帮助。本书其他章节（见第 19 章）介绍了有关建立血管通路技术的其他信息。

> **要点：血管通路**
> - 至少应放置 2 个较粗的（至少 20Ga）静脉留置导管。
> - 如果经 3 次尝试或患儿到达后 90s 内无法建立静脉通路，应留置骨内通路。
> - 骨内通路可留置在任何长骨中，是一种安全有效的急救复苏方法。

七、大量输血和液体复苏

出血是导致创伤患儿伤后 24～48h 内死亡的主要原因[38]。虽然人们已经很好地定义了损害控制性复苏，而且有明确的证据表明它在临床中的广泛应用改善了成人的预后，但目前还没有制订针对儿童的大量输血指南[39, 40]。为儿童患者探寻最佳输血策略的困难在于，不同体型和年龄的儿童存在总血容量和生理功能方面存在差异，由于人们不断尝试对儿童患者大量输血的概念做出定义，因此也催生出了很多标准。其中一个标准为，3h 内的输血量在总血容量的 50% 以上，或 24h 内输血量超过总血容量 100% 以上，或持续失血导致每分钟需输注总血容量的 10% 以上。然而，美国国防部创伤登记处有一种常用且更简单的定义，他们将严重创伤定义为创伤后在第一个 24h 的任何时间内需要输注的所有血液制品总量达 40ml/kg[41]。

由于成人和儿童存在生理学差异，因此在没有 TBI 的成人中普遍采用的允许性低血压策略不能直接简单地用在儿童身上[42]。当发生大出血时，尽管儿童可以通过代偿机制维持血压，但如果等到出现相对低血压时再进行复苏为时已晚。一些学者认为，在血压维持正常期间，应慎重采取"允许性心动过速"策略，但相反，允许性心动过速作为一种维持灌注的机制，同时也能降低活动性出血患者因高血压所导致的出血[43]。然而，"允许性心动过速"的目标值和疗效尚待研究和证实。此外，要牢记一点，如果患者因其他部位的损伤需要紧急手术，则在早期可能不会做出 TBI 的诊断。

何时开始及如何指导输注红细胞悬液需要考虑几个因素，包括预估失血量占总血容量的比例，活动性出血的速度和确定输血阈值。输血不足可导致缺氧和终末器官缺血性损害，而输血过多则可延长重症监护病房的住院时间，增加呼吸机依赖及死亡率[44]。与成人重症监护的输血要求试验和其他类似研究相似，对非创伤危重症患儿的输血研究已得出结论，血红蛋白值高于 70g/L 时输血并不能改善预后，并可能增加并发症发生率和死亡率[45, 46]。另外，脓毒症休克的患儿、具有单心室生理特点的患儿及上消化道出血的患儿，当他们的血红蛋白浓度较高时，有文献支持临床医师应更严格的把握儿童输血指征[47, 48]。随着快速的体液转移及对创伤患者活动性出血必要的补液治疗，输血的决策对于临床医师来说会变得更加复杂。

ATLS 指南建议早期复苏使用 20～40ml/kg 等渗晶体液，而输血的时机需要考虑出血的速度，但活动性出血的患儿可能需要提早输血，并且限制晶体液的策略[49]。在持续出血的情况下，如果初始剂量的晶体液不足以维持生命体征稳定和充足的尿量（1～2ml/kg），则应按照 30ml/kg 的剂量输血，以达到符合该年龄的生理目标：合适的心率、血压和尿量。此外，还应利用床旁诊疗措施，例如动脉血气来帮助指导输血，并确保血红蛋白浓度保持在目标值范围内。在小于 4 月龄的小婴儿中，浓缩红细胞的新鲜程度是需要重点考虑的因素，这是因为年幼的儿童和婴儿肾脏发育尚未完全成熟，在输入大量存储时间较长的库存血后，肾脏不足以对过多的钾离子和酸血症做出调节。有研究已证明，输注储存超过 28 天的红细胞可延长 ICU 的住院时间，降低出院时 GCS 评分，并增加死亡率[50]。因此，对于更年幼的重症患儿，应尽可能优先输注"新鲜"血液；4 月龄以下的患儿应接受辐照且巨细胞病毒阴性的血液。

一旦达到大量输血阈值（＞40ml/kg），就必须考虑补充凝血因子和血小板，虽然人们目前尚未制订出儿童患者最理想的大量输血方案，不过普遍共识是将红细胞与新鲜冷冻血浆和血小板按照 1∶1∶1 至 3∶2∶2 的比例同时使用[51]。大量的研究结果表明，由于创伤患儿早期经常发生凝血障碍，因此，应当采取平衡输血的方法[52]。通常，每输注 1ml/kg 的血小板，血小板计数会增加 10000/dl，而输注 10～15ml/kg 的新鲜冷冻血浆将使凝血因子水平提高 15%～20%，纤维蛋白原水平低于 1g/L 时应输入冷沉淀，后者也可以补充Ⅷ因子和ⅩⅢ因子[53]。

创伤患儿的凝血功能障碍是由创伤和医源性凝血功能障碍共同作用的结果，而凝血因子的稀释、酸中毒和低体温之间的恶性循环是医源性凝血功能障碍发生的原因。创伤引起的凝血功能障碍表现为局部凝血系统的激活。许多研究表明，由于凝血因子的发育滞后和纤溶亢进的趋势增加，因此，儿童更容易发生凝血功能障碍和出血[54]。对阿富汗和伊拉克战地医院的创伤患儿及西方国家平民的研究表明，早期凝血功能障碍，其定义为国际标准化比值大于 1.5，是院内死亡率增加的独立预测因子[55, 56]。有文献表明，TBI 所致的早期凝血功能障碍的影响更为深远，可使死亡率增加 4 倍[57-59]。因此，作为复苏治疗，临床医师应尽早使用新鲜冷冻血浆、冷沉淀和血小板来纠正凝血功能障碍，这对于提高创伤患儿尤其是 TBI 患儿的生存至关重要。

如何优化成分输血及如何进行凝血因子的治疗，这两者所带来的困难引发了对黏弹性凝血检测试验，如血栓弹力图、旋转血栓弹性检测、阻抗法血小板聚集检测试验实用性的讨论。但作为一种快速的诊断试验，它可以发现早期凝血功能障碍并指导治疗[60]。在儿童心脏和肝脏移植手术的围术期使用床旁检测能更准确地显示血栓形成在各个阶段的变化，而传统检测仅能显示凝血起始阶段的变化[61]。抗纤维蛋白溶解药物，如氨甲环酸的使用也受到人们关注，尽管美国食品药品管理局尚未批准将其用于儿童，但在战争环境中开展的试验（766 例患者）表明，氨甲环酸的应用

与创伤患儿死亡率的降低独立相关，同时它也能改善患儿出院时神经系统的状况，降低呼吸机依赖性，并且目前还没有证据表明氨甲环酸与血栓栓塞并发症或心血管不良事件有关[62]。现已证明氨甲环酸可以减少小儿脊柱和脑外科手术的围术期输血量，因此它可能也会在儿童创伤出血中发挥重要作用。当然，这有待未来进一步的研究[63]。此外，其他章节（见第 12 章）已对输血和凝血功能监测的其他内容进行了阐述。

> **要点：大量输血和液体复苏**
> - 大量输血是指 24h 内输注的所有血液制品总量达到 40ml/kg 或更多。
> - 低龄和重症婴儿应首选新鲜红细胞（距采集时间＜28 天）。
> - 尽早纠正凝血功能障碍可以降低死亡率，尤其是 TBI 患儿。
> - 输血应以生理指标为导向，即心率、血压、尿量和床旁即时血细胞比容水平。

八、术中管理

保守治疗是儿童创伤最常用的治疗策略，仅约 15% 的创伤患儿需要手术治疗。开颅减压术和剖腹探查术是创伤患儿最常见的急诊手术，因此，接收创伤患儿的医院应能在 30min 内将患儿从门诊送到手术室。另外，重要的是，收治患儿的医院具有为创伤而设立的"急诊"手术室（图 39-5）。除了配备有标准的气道设备，如吸引器、监护仪和静脉通路穿刺器械外，创伤手术室还应配备液体加温仪、暖风毯、快

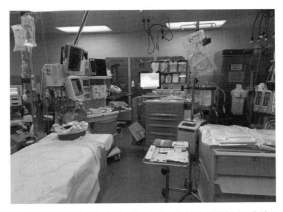

▲ 图 39-5　急诊创伤手术室应有快速输注系统、血管穿刺置管设备、液体加温仪、气道管理和通气设备、诱导和急救药物，以及对患者保温的设备等

速输液系统，如 Belmont® 快速注入器系统（Belmont Instrument Corp.，Billerica，MA，USA），以及用于超声引导下放置动脉和中心静脉穿刺置管的设备等。此外，如果需马上急诊手术，应该对房间进行提前升温，并配备一个血液冷藏箱，内有已经过交叉配型的血制品(如果有条件)或未交叉配型的 O 型 Rh 阴性血制品，以用于大量输血。

术中管理的目标是在保持全身和大脑血流动力学稳定的同时，实施平衡的全身麻醉，能引起血压降低的药物应减量使用，尤其是在低血容量和低血压患儿中。由于在血容量不足的情况下药物的分布体积降低，因此小剂量药物通常仍然可维持它的药效。血管活性药应常备，以防止发生诱导相关性的低血压。麻醉诱导通常采用联合用药，最常用的药物包括依托咪酯、适量的丙泊酚或氯胺酮。依托咪酯很少会引起血流动力学的波动，它的常用剂量为 0.2～0.4mg/kg 静脉注射；氯胺酮对血流动力学的影响要弱于丙泊酚，它的常用剂量为 1～3mg/kg；芬太尼的起效和作用持续时间均较短，因此是创伤患者常用的镇痛药，在整个手术期间，它的用药剂量范围通常在 25～100μg/kg。对血流动力学极不稳定的患儿，小剂量的咪达唑仑或东莨菪碱可产生遗忘和镇静作用，而不会导致血流动力学不稳定。麻醉维持通常采用七氟烷和异氟烷，但必须根据血流动力学的稳定程度来调整剂量。应避免对创伤患儿使用氧化亚氮，因为氧化亚氮不仅会引起腹部，胸部和颅腔的封闭腔隙扩大，也可能会极大地降低吸入氧浓度。琥珀酰胆碱应按照 2mg/kg 的剂量给药，但对于高血钾、有恶性高热家族史或个人史、长期不能活动、烧伤或未经治疗的去神经支配损伤超过 24h 的患儿都应避免使用。当使用琥珀酰胆碱时，是否需预先给予阿托品目前尚存争议，但如果同时伴有心动过缓，应立即给予 0.01～0.02mg/kg 的阿托品。关于是否使用缩血管药物，大型医疗机构间还存在差异。去氧肾上腺素、去甲肾上腺素和多巴胺仍然是维持血压最常用的药物，最近的一项研究发现，尽管与去氧肾上腺素和多巴胺相比，去甲肾上腺素可造成临床相关的高脑灌注压力和较低的颅内压，但三者的平均动脉压或脑灌注压无统计学显著差异[64]。

需时常监测的实验室检查包括动脉血气、全血细胞计数、凝血功能和电解质，另外，创伤导致的应激反应通常会升高血糖，常需要使用胰岛素，这在创伤性脑损伤的情况下尤为重要。然而，小婴儿的自身代谢需求高，使他们更容易发生低血糖，尤其是当他们

已经长时间禁饮食后，因而血糖的监测至关重要，并应根据需要为他们补充葡萄糖。由于库存血中的柠檬酸盐会螯合离子钙，因此当大量输血时必须补充离子钙，而输注氯化钙时应当首选中心静脉，剂量按照 10～20mg/kg 给予，直到纠正钙离子浓度。此外，为了避免发生静脉炎，当经外周静脉给予氯化钙时，应稀释至 10mg/ml。另外，亦可通过外周静脉给予 30mg/kg 的葡萄糖酸钙。如果尚未导尿，则应插入导尿管以监测尿量，后者也是容量状态和肾脏灌注的指标。放置胸腔引流并行胸腔吸引也非常重要，它可以改善肺功能并减少肺损伤。体温管理对于创伤患儿是重中之重，而维持组织热止血的能力与患者的体型成反比，这是因为儿童的表面积与体积之比更高，因而降低了对低体温的代偿能力。此外，低体温（温度低于 36℃）还会导致凝血功能受损，心输出量降低和苏醒延迟。因此，可通过使用充气式暖风毯、提高室温、加热灯、液体加温仪和反射头罩灯等措施将患儿体温维持在 36℃ 以上。相反，也应避免体温过高（温度高于 38℃），因为它会增加代谢需求，并破坏神经功能。

> **要点：术中管理**
> - 麻醉诱导药物的选择应考虑血流动力学状态和期望达到的目标。
> - 由于血容量不足时药物的分布容积减少，因此应减少麻醉诱导药物的剂量，必要时应立即使用血管活性药物。
> - 咪达唑仑和东莨菪碱可用于重度血流动力学不稳定患儿的镇静。
> - 低体温会导致凝血功能障碍、心排血量减少和苏醒延迟。

九、特定部位创伤的麻醉注意事项

（一）创伤性脑损伤

TBI 是 1 岁以上儿童死亡的主要原因。TBI 在男童中更为常见（男女比例为 3∶2），并且男童发生致命性脑损伤的风险也更高[65]，但脑损伤的流行病学机制因年龄而异。根据 CDC 数据，坠落是 TBI 最常见的因素，尤其是 1—4 岁的儿童。而随着年龄的增长，因骑自行车导致的事故和机动车碰撞引起的 TBI 越来越高，并且机动车碰撞是青少年 TBI 的主要原因。在 CDC 的报告中，TBI 所致各个年龄组的死亡率分别

是：0—4岁为4.3/100 000，5—14岁为1.9/100 000，15—24岁的死亡率则上升至15.6/100 000[66]。其他导致脑损伤的重要机制还包括运动相关的头部损伤，年龄较大的儿童因突然撞击或多次轻度重复性伤害的积累而引起的损伤，以及副驾驶侧的安全气囊对坐于副驾驶位的幼儿造成的损伤。医务人员应注意非意外所致的TBI的症状和体征，尤其是2岁以下的儿童，这将在本章后面进行讨论。

对于存在多发创伤、精神状态改变和头颈其他部位受伤的儿童，医务人员应高度怀疑存在TBI。婴儿由于前囟门未闭和颅缝活动性大，可以适应颅内出血或肿胀，导致症状出现延迟。虽然婴儿发生TBI时可能出现前囟门膨出，但检查时没有前囟门膨出并不能排除TBI的可能性。值得注意的是，儿童的头与身体比例更大，起保护性作用的颅骨更薄及有髓鞘组织少且脆弱等，使他们发生TBI的风险更大，随后也更容易出现颅内压增高，更重要的是，儿童大脑对氧和葡萄糖代谢率分别比成人高约50%和20%。原发性脑损伤是由最初的撞击直接造成的，而继发性脑损伤作为原发性损伤的结果，可能出现弥漫性脑肿胀、脑疝、局部缺血或感染等。原发性脑损伤包括轴外损伤（硬膜外血肿、硬膜下血肿、蛛网膜下腔出血和脑室出血）和轴内损伤（弥漫性轴索损伤、挫伤和脑出血）[67]。虽然颅脑CT扫描可以对TBI做出诊断（图39-6），但在颅内压增高和出现神经系统症状的情况下，弥漫性轴索损伤仍可表现出正常的CT影像[68]。

对于怀疑TBI的患儿，除了进行初步和二次评估外，还应使用改良的GCS量表进行神经系统评估（表39-3）。GCS得分小于9分时，必须进行气管插管，以保证足够的通气，防止误吸并通过控制通气对ICP进行治疗。此外，TBI患儿常合并有颈椎损伤，因此，

应首先对颈椎采取固定，并佩戴合适的颈托。对于小于6月龄的婴儿，可用胶带将脊柱固定板粘贴于前额上，并在颈部周围放置毛巾以固定颈椎。如果在直接喉镜检查期间需要移除C形颈托或胶带，可以采用双手纵向固定。

表39-3 适用于年幼儿童和婴儿的改良格拉斯哥昏迷量表

儿 童	婴 儿	评 分
睁眼	睁眼	
自主睁眼	自主睁眼	4
唤之睁眼	唤之睁眼	3
疼痛刺激时睁眼	疼痛刺激时睁眼	2
没有反应	没有反应	1
语言反应	语言反应	
微笑、可定向交流、互动	咿呀作声、互动	5
与年龄不符的交流	易怒	4
呻吟	疼痛而苦恼	3
易怒，无法安慰	因疼痛而呻吟	2
无语言反应	无语言反应	1
运动	运动	
按指令运动	自主运动	6
可辨别疼痛部位	碰触时回缩	5
因疼痛而屈曲回缩	因疼痛而屈曲回缩	4
异常屈曲	异常屈曲	3
异常伸直	异常伸直	2
没有反应	没有反应	1

足够的静脉通路和动脉置管对加快复苏是极其必要的。临床医师可以在常规监测项目之外加入ICP监测，但在置入ICP测压管之前纠正不同程度的凝血功能障碍是非常重要的（图39-7）。脑自动调节功能受损的程度与TBI的严重程度有关，且与不良预后也相关，因此，维持脑灌注压极其重要。在颅内高压时，CPP即为患儿的平均动脉压与ICP的差值，而CPP应至少保持在40mmHg以上。然而，根据患儿的年龄将CPP保持在40～50mmHg可能效果会更好。对于年龄较大的患儿，应将他们的CPP目标值维持在较高的范围内，虽然维持CPP的目标值常需要使用缩血管药物，但其剂量要远高于维持正常MAP的剂量。此外，TBI还可以导致心脏功能不全，因此，可能还需要使

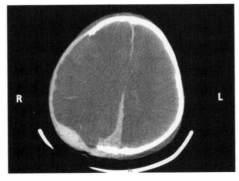

▲ 图39-6 一名18月龄的车祸患儿的头颅CT显示右侧硬膜外血肿多达17mm，并合并右颞顶叶蛛网膜下腔和脑实质内出血

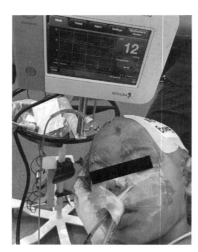

▲ 图 39-7　一名 2 岁患儿术后放置 ICP 监测

用升压药和正性肌力药来维持血流动力学的稳定[69, 70]。有观点认为氯胺酮能够升高 ICP，故传统指南反对在 TBI 患者中使用它，但是最近的研究结果表明，氯胺酮可以降低 ICP，同时保持 CPP 稳定[71, 72]。因此，更新后的脑创伤基金会指南认为，氯胺酮对于 TBI 患儿是一种安全有效的镇静药[73]。

ICP 升高是指 ICP 高于 20mmHg，ICP 升高时的处理措施包括头部抬高、使用高渗液体、放置脑室外引流管（难治性病例需再放置腰大池引流管）、大剂量巴比妥类药物和（或）开颅减压术等。高渗液体常使用高渗生理盐水（3%）或甘露醇；如果通过细小的外周静脉给药，可考虑使用 2% 高渗盐水，以避免静脉炎。高渗盐水可按照 6.5～10ml/kg 给予，然后以 0.1～1.0ml/kg 的速度连续输注，以确保血清渗透压不超过 360mOsm/L。甘露醇在儿童人群中的研究较少，但可以在 30min 内按照 0.25～1g/kg 输注，血清最大渗透压不宜超过 320mOsm/L。在输注高渗液体之前，应先留置尿管，并应通过补充晶体液来维持体液平衡。如果难治性颅内高压的患儿血压可以耐受药物治疗，则可以用巴比妥类药物，如硫喷妥钠或依托咪酯，但使用依托咪酯时必须权衡其抑制肾上腺的风险。由于存在丙泊酚输注综合征，所以酸中毒和心肌功能障碍的风险，因此 FDA 目前仍未批准丙泊酚在婴儿和儿童中的长期输注。早发型创伤性癫痫在儿童群体中的发生率更高，预防性使用苯妥英钠通常用于减少创伤后癫痫发作的风险，但有意思的是，尚未证明预防早发型癫痫发作可减少创伤后迟发型癫痫的发生率或预后[74]。发生 TBI 时是否需要使用皮质类固醇尚未明确。表 39-4 列举了儿童 TBI 管理的最新指南。

去骨瓣减压术可降低 ICP 并预防脑疝，因此，对昏迷患儿应实施开颅术以清除硬膜外血肿，特别是在

表 39-4　儿童创伤性脑损伤的急救治疗指南

生理参数	指南推荐
体温	在严重 TBI 后早期应避免出现中度低体温（32～33℃）
	在受伤后 8～48h 内，对于持续严重的 TBI 患儿，可考虑使用低温
	如果人为应用了低体温，则应避免以 > 0.5℃ /h 的速度再升温
过度通气	受伤后 48h 内应避免苛刻的预防性过度通气（PaCO$_2$ < 30mmHg）
	如果采用过度通气治疗严重难治性颅内高压，则应考虑采用先进的神经功能监测来评估脑缺血
脑灌注压	CPP 的最低值应维持在 40mmHg
	CPP 的阈值可以在 40～50mmHg，但根据年龄不同，婴儿可维持在 40mmHg，青少年则应维持在 50mmHg
高渗液治疗	可以采用 3% 高渗盐水治疗严重 TBI 患者，剂量为 6.5～10ml/kg 和（或）以 0.1～1.0ml/(kg·h) 持续输注
	输入的高渗液不应超过需要的剂量，以维持 ICP < 20mmHg
	血清渗透压应 < 360mOsm/L
	甘露醇的常用量为 0.25～1g/kg，尽管还没有研究能够用证据明确它符合治疗标准
预防癫痫发作	可以考虑预防性地使用苯妥英钠治疗以减少创伤后早期癫痫的发作
镇静药	可以使用依托咪酯或硫喷妥钠来控制严重的颅内高压（但需考虑依托咪酯抑制肾上腺功能的风险）
皮质类固醇激素	不建议使用皮质类固醇激素改善预后或用以降低 ICP

ICP. 颅内压；TBI. 创伤性脑损伤（经 Wolters Kluwer 许可转载，引自 Bell 和 Kochaneck 等[77]）

血肿较大且怀疑由动脉出血引起时，硬膜下血肿导致中线偏移 > 5mm 或血肿厚度大于 10mm 时也应予以清除。脑实质损伤造成神经系统功能、生命体征恶化或持续颅内压升高等情况，也应果断决定手术治疗。同样，2012 年脑创伤基金会对儿童严重 TBI 的管理指南建议，当患儿频繁发生弥漫性脑水肿，尤其是在生命体征恶化和 ICP 升高时，应进行开颅术和硬脑膜重建术。

影响 TBI 患儿预后的独立因素包括缺氧、高血糖、发热、低血压、低碳酸血症和高碳酸血症等（框 39-1）。对预后的研究表明，在治疗早期出现低血压会导致住院死亡率增加（有低血压表现的患者死亡率为 23%，未有低血压表现的患者死亡率为 8.6%）及出院时 GSC 预后评分的降低。及时治疗低血压可提高住院生存率（校正后 RR=0.46），此外，发生低血压且未及时复苏的患儿在医院内死亡的风险要比在送医院之前或在急诊室没有出现低血压的儿童高 77%[75]，而低氧血症、低碳血症和高碳血症也与不良预后独立相关。几项研究发现，入院时 PaO_2 较高（> 100mmHg）的患儿生存率更高，而与低碳酸血症或高碳酸血症的患儿相比，入院时 $PaCO_2$ 为 36~45mmHg 的患儿生存获益更大[76]。因此，目前的指南建议 TBI 的患儿在伤后 48h 内应避免过度通气，只有当患儿出现顽固性 ICP 升高时再考虑采用过度通气的办法，并且如果实施过度通气，应行神经功能监测以防止发生脑缺血[77]。

框 39-1　儿童创伤性脑损伤预后不良的预测因素

- 年龄小于 4 岁
- 经历过心肺复苏
- 多发性创伤
- 低氧血症（PaO_2 < 60mmHg）
- 通气不足（$PaCO_2$ > 45mmHg）
- 过度通气（$PaCO_2$ < 35mmHg）
- 高血糖（血糖 > 250mg/dl）
- 发热（体温 > 38℃）
- 低血压（血压 < 该年龄正常血压的第 5 个百分位数）
- 颅内压升高（ICP > 20mmHg）

经 Wolters Kluwer 许可转载，引自 Kanna 等[67]

（二）腹部创伤

腹部创伤是儿童第二常见的创伤性损伤，约 25% 的创伤患儿存在腹部创伤，而机动车碰撞是腹部创伤最常见的原因。由于儿童的胸壁和肋骨更加柔软，因此，这两种因素都使他们的内部器官更容易受到外力的影响。在腹部创伤患者中，85% 的患者均是由钝性损伤所造成，并且 95% 的钝性伤患者都无须手术治疗。相反，虽然穿透性创伤在儿童中较少见，但往往需要对他们实施损伤控制性剖腹探查术。脾脏是最常见受到损伤的器官，其次是肝脏，未被发现的腹部创伤可能会有致命的后果，对腹内脏器损伤的诊断最可靠的方法就是采用 CT 增强扫描。由于应用创伤重点超声评估（focused assessment with sonography for trauma，FAST）检查腹腔内的游离积液是诊断成人腹部创伤主要的方法，因此，很多学者也进行了大量的研究，并对它在儿童患者中的实用性做出了评价。不过，对于儿童来说，FAST 检查的敏感性要低得多，因为只有不到一半的患儿存在游离液体[78]。许多医院在 FAST 检查后再使用 CT，但最近几项研究的结果表明，FAST 检查的加入并不能改变治疗策略[79]。

一些特定的损伤模式应提示医务人员特定机械损伤的可能。机动车车祸导致的安全带损伤在儿童中十分常见，在安全带约束的腹部部位出现腹壁瘀伤或瘀斑及腹痛往往预示着潜在的腹部脏器损伤[80]。胃肠系膜或肠道损伤是最常见的安全带相关损伤，其次是脾脏和肝脏损伤[81,82]。自行车车把损伤是儿童腹部损伤的另一常见原因，其特征是车把在腹部边缘有明显的印记。最常见的与车把手损伤相关的腹部脏器损伤是肝挫裂伤[83,84]。

腹部创伤患儿应至少在上肢建立两条大口径静脉通路，并积极进行血型筛查和配血。腹部创伤的非手术处理包括早期液体复苏，对血流动力学不稳定的患儿进行生命体征监测，而连续血细胞比容检测可以发现不明原因的失血。此外，对一部分患儿还需行肝脏和胰腺酶（天冬氨酸转氨酶、丙氨酸转氨酶和淀粉酶）的监测。当穿透伤患儿出现腹腔内游离气体，实质器官损伤患儿出现腹腔内游离液体或血流动力学不稳定的患儿需要大量输血时，则需行损伤控制性剖腹探查术。如果仍然不确定是否存在腹腔脏器损伤，如在没有实质脏器损伤的情况下出现腹腔内游离液体，则可以实施诊断性腹腔镜手术[85]。

如需行急诊剖腹探查手术，应准备交叉匹配的血液制品。术中麻醉管理通常采用快速序贯诱导方法，因为即使患儿禁饮食时间已够，腹部创伤也会导致严重的胃动力异常。只要没有合并食管损伤，大多数患儿都需要经口或经鼻放置一根胃管，并连接好吸引器。与大多数创伤病例一样，应避免使用氧化亚氮，以防止肠内积气或未确诊的气胸加重。麻醉科医师必须要认识到，在腹部开放性手术中即使出血量很少，但由于切口大、肠管暴露及胃管引流，也会引起大量液体的不显性丢失。此外，剖腹探查术也能导致严重的热量丢失，因此，麻醉科医师必须格外注意，并可以通过提高室温、液体加温和充气式加温设备来维持体温的稳定，这对非常小的儿童尤其重要。

（三）脊柱创伤

脊柱创伤在儿童群体中的发生率相对较低，在创伤患儿中仅占不到 2%。这是由于儿童的棘间韧带和关节囊较柔韧，椎体前部呈楔形，易向前滑动并屈曲，小关节面扁平，因此他们发生脊柱骨折的风险较低，但更容易发生韧带和软组织损伤。尽管超过 20% 的脊柱创伤都是大龄儿童，并且是由运动所导致，但最常见的原因却是机动车事故（图 39-8）[86]。青春期前，儿童的颈椎支点主要位于 $C_{1\sim3}$，相比之下，青少年的颈椎支点则在 $C_{5\sim6}$，因此年龄小的患儿常发生高位颈椎损伤。对脊柱创伤的评估包括初步的体格检查，使用工具固定患者的脊柱，触诊脊柱的长度，并粗略评估疼痛或骨骼异常。如果怀疑存在损伤，则需行影像学检查，包括前后位图像、枢椎图像和颈胸交界处的侧位图像。当不合并骨折的脊柱韧带损伤出现无影像学异常的脊髓损伤（spinal cord injury without radiological abnormalities，SCIWORA）时，症状通常出现的都比较晚。最近的一项研究发现，在 3 岁以下患儿中，近 20% 的脊髓损伤是由 SCIWORA 引起的；3—12 岁患儿为 9.4%；13—20 岁患儿为 5%[87]。如果怀疑患儿存在 SCIWORA，则需要进行磁共振成像。

初步评估时，在没有排除颈椎损伤的可能性之前，应先对颈椎进行固定。需要注意的是，年龄较小的儿童发生 SCIWORA 的风险较高。对于麻醉科医师来说，

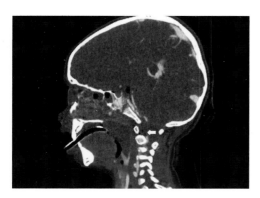

▲ 图 39-8 一名 18 月龄的婴儿在机动车高速碰撞后发生颈椎韧带损伤

左侧枕髁的关节间隙至 C_1 关节及 $C_{1\sim2}$ 关节间隙内可见空气，这是由颅内积气导致的，也是关节囊韧带断裂的表现

由于气管插管须在患儿佩戴颈托或在助手采取双手纵向固定颈椎的情况下实施，因此，这也意味着对气道管理难度的增加。在颈部伸展和张口受限的情况下，可视喉镜可使气管插管更加方便。脊柱损伤患儿的管理与 TBI 患儿的管理类似，但应特别注意要将患儿血压维持在该年龄正常血压的上限，以保证脊髓灌注。脊柱严重损伤的患儿可能会发生脊髓和（或）神经源性休克，因此，麻醉科医师须备好缩血管药物和正性肌力药以维持血压。对于甲泼尼龙的使用尚存争议，但有研究表明，使用甲泼尼龙并不能改善脊柱损伤的预后[88, 89]。它的常用剂量为 30mg/kg 静脉注射，随后以 5.4mg/(kg·h) 的剂量，持续输注 23h。

（四）心胸创伤

胸部外伤占儿童创伤的 5%～12%。但 2015 年美国国家创伤数据库儿童创伤报告表明，胸部外伤导致的死亡率最高，约为 7%[90]，并且胸部外伤患者的损伤评分通常较高。而胸部外伤合并腹部或头部创伤时的死亡率可达到 40%[91]。在所有的胸部创伤中，90%以上均是由钝性损伤所造成。另外，由于儿童的胸壁顺应性高及纵隔活动度增大，因此他们更容易发生潜在的软组织损伤。然而，与成人相比，他们肋骨骨折的风险较低。最常见的小儿胸部损伤包括肺挫伤、肋骨骨折、血胸和（或）气胸等[92]。

体格检查可发现患儿存在呼吸窘迫、反常呼吸或呼吸矛盾运动、皮下血肿和听诊时仅闻及单侧呼吸音。胸部 X 线检查是 ATLS 最初诊断筛查的一部分，可判断患者是否存在血胸、气胸和纵隔增宽。另外，胸部 X 线无异常时，多项研究发现，CT 扫描在寻找孤立的胸部损伤时几乎没有用处[93]。肺挫伤可在损伤后 48～72h 出现，通常采取对症治疗即可。外伤性气胸需要在腋中线前的第 5 肋间隙穿刺，然后放置胸腔引流管。如 CT 扫描可见气胸，但 X 线片未见时，一般无须放置胸腔引流管[94]。当发生持续漏气时，胸腔引流管应连接持续负压吸引装置。在 X 线检查中，如果患者持续性气胸合并大量漏气，则应使用另一根胸腔引流管进行处理。血胸时需将胸腔引流管连接至负压吸引装置，以排出血液。

肺损伤患儿的麻醉管理包括优化气体交换并减轻额外的肺损伤。当麻醉科医师为肺损伤患儿实施全身麻醉时，应避免使用氧化亚氮，以防止加重已确诊和未确诊的气胸。在术中机械通气期间，对术前已放置胸腔引流管，但血 / 气胸情况仍未改善的患者应当将其胸腔引流管连接负压吸引器。如果存在严重的肺实

质损伤，应考虑采取保护性肺通气策略（潮气量设定为6ml/kg），以避免进一步的气压伤。对于严重的肋骨骨折和胸骨外伤，一方面，仔细定位非常重要；另一方面，在必要的时候，尤其是俯卧位的患者，可能需要辅助支具或固定架对胸部进行固定。如果机械通气的参数设定困难，那么术前放置有创动脉测压以指导氧供和通气就是明智之举。在这些病例中，备有大小合适的纤维支气管镜将有助于明确通气困难是由于分泌物堵塞、插管误入一侧支气管或气管导管打折引起的，还是由于肺部病理生理恶化导致的。

不到3%的创伤患儿会发生钝性心脏创伤，其中95%以上为心脏挫伤[95]。前肋骨或胸骨骨折的患儿更有可能发生心脏损伤，并可能伴有不明原因的低血压。对高度怀疑有心脏损伤的患儿，可以进行12导联心电图检查以发现存在的心律失常，而心肌酶的数值对监测心脏损伤的恢复情况也有帮助。如果存在持续性低血压，超声心动图可用于诊断心脏功能不全，以及明确是否由心脏压塞所致。除心脏压塞需行心包穿刺术外，其余大多数的钝性心脏创伤都可采用支持疗法，包括远程监测及使用正性肌力药和血管升压药。大血管损伤，如主动脉损伤，在儿童创伤中是非常罕见的，它可通过胸部增强CT进行诊断。

（五）骨科创伤

临床医师对骨科创伤的评估是二次评估的一部分，但在初次的创伤X线扫描中，也往往会加入骨科方面的影像学检查。尽管骨科创伤很少威胁生命，但它们常导致终身残疾，因此应尽早处理。骨科急诊包括因挤压伤引起的出血和肿胀而导致的骨筋膜室综合征，血管损伤导致肢体缺血及不稳定骨盆骨折导致的大出血，前者通常是由于高能撞击导致间质组织压力增加，进而造成血管的损伤。当损伤引起的疼痛与患者对阿片类药物的极高需求量不成比例时，应该高度怀疑患者存在骨筋膜室综合征[96]。骨盆骨折也是高能创伤的结果，尽管大多数骨盆骨折属于稳定型骨折，但不稳定型的骨盆损伤可能会导致内脏受损，从而引发出血。因此当为患儿进行复苏时，应立即进行临时固定。血管损伤的表现有患肢无脉搏、肤色苍白、疼痛、感觉异常和体温降低等。因此，如果存在血管损伤，应在初步复苏后优先考虑通过外科手术恢复灌注，挽救肢体[97]。

开放性骨折约占儿童多发伤骨折的10%，治疗的首要目的是清创并覆盖骨折区域以防止感染[98]。儿童骨骼生长速度快，骨生长出现在靠近关节面的骨骺处，

该区域的损伤将会影响骨骼生长，导致肢体的生长异常，并影响患儿的肢体功能和长期生活质量。因此，闭合性骨折最好在受伤后48~72h进行手术矫正[99]。骨科创伤患儿的术中麻醉管理需要合理摆放体位，而麻醉科医师和骨科医师之间对最佳摆放体位的方案进行沟通和协作非常重要的。股骨和骨盆骨折可能导致大量失血，应进行血型筛查并备血。与成人一样，年龄较大儿童的骨折发生脂肪栓塞和肺栓塞的风险增加，对于持续性心动过速、缺氧及$P_{ET}CO_2$与$PaCO_2$的差值急剧升高但又无法解释的患儿，应高度怀疑脂肪栓塞和肺栓塞。

（六）颌面创伤

在16岁以下的骨折患儿中，面部骨折的患者占比为1%~14%。高能骨折最常发生在面中部和下颌区域。由于儿童前额突出明显，因此，额骨骨折在儿童中最为常见，当发生外伤性视神经病变和球后出血时，需要及时手术治疗[100]。而儿童的下颌骨骨折比成人更为常见，可能给面罩通气和气道管理带来困难。此外，口腔血性分泌物增多可能会加大气道管理的难度。因此，麻醉科医师也要做好应对困难气道的准备，如有必要，应在整个插管过程中保留自主呼吸，以避免灾难性的后果。

> **要点：特定部位创伤的麻醉注意事项**
> - 前囟未闭和颅缝活动度大的婴儿会发生症状延迟出现的颅内出血或脑肿胀。
> - 不建议早期对TBI的患儿实施过度通气，它应作为严重和难治性病例治疗方法，如果实施过度通气，应同时行神经功能监测。
> - 腹部创伤通常采取非手术治疗。
> - 年龄较小的儿童在没有影像学异常的情况下发生脊髓损伤的风险较高，并且在CT影像中的表现也往往并不明显。
> - 损伤造成的疼痛与镇痛药的异常高需求不成比例时，应怀疑患儿存在骨筋膜室综合征。

十、虐童与创伤

虐童造成的人为损伤或创伤性损伤，约占儿童创伤的8%。2012年，仅在美国就有2.2/100 000的儿童死于虐待，其中44%的儿童遭受了身体伤害。2012年，每1000名儿童的受害率如下：非洲裔美国人为

14.2 人，美洲印第安人 / 阿拉斯加土著人为 12.4 人，多种族混血为 10.3 人，太平洋岛民为 8.7 人，西班牙裔为 8.4 人，非西班牙裔白人为 8.0 人，亚洲人为 1.7 人[101]。分析美国国家创伤数据库发现，男性中的非意外伤害的发病率上升（58.3%），并且非意外伤害的发生与年龄成反比，而大多数受害者的年龄都在 3 岁以下。另外，社会经济地位较低的儿童面临的风险更大，在该数据库中，64.4% 的患儿为接受医疗补助的人群[102]。总体上来讲，非意外伤害患儿的创伤危重评分和死亡率总体要高于意外伤害的儿童（死亡率非意外伤害为 8.9%，意外伤害为 1.4%）[103]。特别令人担忧的是，多达 1/3 遭受人为伤害的患儿未被认定是虐待所致，且在没有 ACS 认证的儿科创伤中心中，漏检率更高。

通常在患儿病史中发现人为伤害的迹象包括受伤时间与就医时间的间隔延长，多次急诊就诊史及父母或监护人之间病史叙述不一致等。体格检查提示有人为伤害的征象包括：与病史不成比例的创伤，在不同的愈合阶段存在多处创伤以及儿童的年龄与造成创伤的机制不一致等[104]。与人为创伤高度相关的特征性表现已在表 39-5 中列出。瘀伤的类型和分布是一个重要线索，当出现以下情况时，人为伤害的风险就很大，如会走路前的儿童出现瘀伤，瘀伤成簇，脸颊、颈部、背部和非骨骼突起区域出现瘀伤及瘀点。大部分的儿童烧伤也是由虐待造成的，最常见的是化学性烧伤、接触性烧伤，烫伤及对手、足、臀部和会阴部的特征性烧伤。此外，人为的 TBI 与硬膜下血肿、缺氧缺血性损伤和视网膜出血高度相关。空腔脏器损伤，特别是 4 岁以下儿童的十二指肠损伤也是人为伤害的征兆[105]。人为伤害造成的常见骨折包括肋骨骨折、干骺端角骨折、肩胛骨骨折、胸骨骨折、棘突骨折，以及尚未学会走路的儿童发生骨折[106]。

更具体地说，人为 TBI 是导致受虐儿童死亡的主要原因，约占所有受虐儿童死亡的 1/3[107, 108]。它可以造成颅骨骨折、硬膜下血肿、蛛网膜下血肿和弥漫性轴索损伤，与意外所致 TBI 相比，人为 TBI 引起的重度脑水肿、缺氧缺血性损伤和视网膜出血的发生率更高。虽然遭受毒打的大龄儿童会存在多处局灶性损伤，但新生儿更易因"摇晃婴儿综合征"而出现弥漫性轴索损伤（图 39-9）[67]。一项比较人为 TBI 与意外所致 TBI 的研究发现，医务人员从家中将人为 TBI 的患儿转运的比例更大（60% vs. 33.5%，P < 0.001），出现呼吸暂停（34.3% vs. 12.3%，P=0.002）和癫痫发作的

表 39-5　人为伤害与体格检查结果的相关性

与人为伤害高度相关的体格检查结果	OR	CI
会走路前的儿童身上有瘀伤		
瘀伤成簇	4.0	2.5～6.4
瘀点	9.3	2.9～30.2
化学烧伤	24.6	4.94～13.5
接触烧伤	5.2	1.6～22.9
烫伤	17.4	6.4～7.2
手部灼伤	1.8	1.3～2.6
脚部灼伤	6.3	4.6～8.6
臀部灼伤	3.1	2.2～4.5
会阴部灼伤	2.5	1.7～3.7
硬膜下血肿	8.2	6.1～11.0
缺血缺氧性损伤	4.2	0.6～2.7
视网膜出血	14.7	6.4～33.6
空腔脏器损伤，尤其是十二指肠损伤 < 4h	未知	

经 Wolters Kluwer 许可转载，引自 Escobar 等[105]

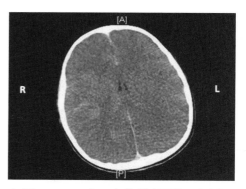

▲ 图 39-9　一名 1 岁的"摇晃婴儿综合征"患儿的头部 CT 影像，可见弥漫性轴索损伤，脑沟弥漫性消失和脑室狭缝样改变

比例也更高（28.6% vs. 7.7%，P < 0.001）。人为 TBI 与意外所致 TBI 的人口统计数据也不同，前者的受害者往往比后者的受害者年龄更小 [（1.7 ± 0.32）岁 vs.（92.3 ± 0.39）岁，P < 0.001]。然而，与意外所致 TBI 的受害者相反，女性的人为 TBI 的发病率要比男性更高（54.3% vs. 34.8%，P = 0.032）[109]。在美国，法律要求医务人员要举报涉嫌虐童的案件，在大多数医院中，此事通过其社会工作部门上报。在被虐待致死的儿童中，约有 50% 是以前未曾报告的虐待受害者[24]。

十一、术后管理与 ICU 转运

手术患儿的死亡率较高，因此，他们对儿科重症监护的需求也增加。儿童气管拔管的标准与成人相似，患儿只有在血流动力学稳定、无明显酸碱紊乱、无明显氧合或通气紊乱、呼吸肌力充分恢复、气道反射完全恢复时才可以拔除气管导管[110]。然而，需要注意的是，在心脏手术后，要想尽快拔除病史较长和年龄较小患儿的气管导管的可能性并不大[111]。最近的研究表明，危重症儿童气管拔管失败最常见的原因是神经肌肉无力[112-114]。

在危重症患儿的治疗过程中，术后将其转运到儿科 ICU 或医院的其他地方（如 CT 室或血管造影室）是一段非常危险的时期，必须格外小心，以免造成意外的生命危险事故。但是在许多医院，PICU 和放射科距离手术室很远，这只会增加此类事件发生的可能性。因此，在可行的情况下，实施术中 CT 扫描可以减少转运及转运相关并发症的发生。另外，临床医师在搬动患儿过床期间，应按照脊柱的保护措施来小心移动患儿。此外，也必须注意避免静脉和动脉通路的意外脱落，应该对患儿的 ABCD 进行持续监测，并使用转运监护仪连续监测生命体征。转运携带的物品应包括合适的面罩、用于再插管的设备、复苏药物和肌松药，以及带有呼气末正压阀门的呼吸皮囊，而对于使用转运呼吸机转运的患儿也需要携带以上物品。另一方面，在转运途中，PetCO2 的监测应作为通气是否良好的标准。放置脑室外引流管的颅脑创伤患儿，如果引流管处于开放状态，应特别注意要确保在转运途中引流管置于恰当的位置。而无论脑室外引流管是否夹闭，均应连接换能器，以便于临床医师在转运过程中可以频繁或连续地监测 ICP。如果在转运过程中需要进一步的液体复苏或药物治疗，应有一条方便给药的延长管连接到静脉输液通路上。如果患儿需要依靠大剂量的血管升压药来维持血流动力学稳定性，则建议使用专用通路来输注心血管活性药物，因为这些药物的短时间中断或大剂量使用都会造成灾难性后果。由于低体温是在转往 ICU 途中的常见问题，因此保暖非常重要，在转运过程中应将患儿包裹在复温毯中，并要特别注意头部保暖，也可以将患儿包裹在塑料薄膜中以助于减少热量丢失。

在 ICU 内，对患儿病情的交接应在负责患儿手术的麻醉科医师和手术团队的主要成员、PICU 责任医师、护士和呼吸治疗团队到齐的情况下进行，以利于信息的准确性，并推动治疗的连贯。交接内容应包括患儿的病史、创伤导致患者的受累情况总结及术中不良情况的详细概要。如果患儿出现肺部损伤的症状和体征，应采用肺保护性通气策略。患儿的肺损伤通常都是由创伤相关的肺损伤、输血相关的肺损伤，以及误吸和感染引起的。肺保护性通气策略包括维持潮气量在 6ml/kg，并使用较高的呼气末正压来改善氧合，从而避免气压伤和容积伤，必要时可能还需要采用允许性高碳酸血症策略。如果肺部损伤严重，上述治疗均无效，则可能需要实施体外膜氧合。一旦患儿转入 PICU，应对持续或暂未发现的出血灶实施不间断监测。另外，还应观察是否存在骨折的情况，因为隐匿性骨折或儿童交流能力的不足可能会导致在创伤早期对骨折的漏诊。制订和实施创伤患儿的 PICU 指南，很可能对坚持循证医学治疗指南和改善预后具有重要意义。对 TBI 患儿在 PICU 的治疗，实施医疗机构标准流程，可以提高医务人员对循证医学指南的依从性，从而改善患儿出院时的结局[115]。

十二、儿童创伤的宣教和预后

预防儿童创伤越来越受到大家的重视，因为不断有数据表明，儿童的大多数致命和非致命伤害是可以预防的[116]。美国政府资助的项目包括国家儿童健康与发展研究所儿童创伤和危重症分会，该分会主要扶持的是以预防和治疗儿童创伤、损伤和危重症为重点的研究和培训项目。此外，CDC 还有一个专门负责儿童安全和预防伤害的部门，在美国国内，该部门有 9 个受资助的组织。国家儿童伤害预防行动计划的目的是提高对儿童伤害的认识，并强调应采取相关的预防措施，包括减少火灾和烧伤、溺水、坠落所致的伤害、机动车所致的伤害、运动和娱乐所致的伤害、窒息及中毒伤害。另外，该中心还着重于动员国家和地方政府采取行动以减少儿童伤害[117]。虽然提高公众认识的宣传活动，包括脑震荡知识的普及及人们对相关防护装备如头盔、安全带正确使用的提高都卓有成效，但用于这些活动的资源却是有限的，也没有平均分配到社会经济的各个群体中。由于预防损伤资金的短缺主要发生在低收入群体中，这也造成了儿童创伤的发病率在高收入群体和低收入群体间出现了巨大的差异[118]。

旨在明确和监测儿童创伤救治质量指标的大数据收集系统（如使用登记系统）的持续发展和改进，对于提高救治质量和评判住院期间详细的救治过程与临床预后的变化是不可或缺的[21, 119]。此外，已有研究表明 TBI 对儿童的行为，认知和社会心理的最终结局具有深远影响[120, 121]，并且遭受过创伤的儿童更易患创伤后应激障碍[122, 123]。与此同时，将创伤后对预后影响深远的因素，如行动、行为、认知和精神健康等问题作为研究重点，对于改善儿科创伤救治至关重要。

病例分析

一名既往身体健康的 1.5 岁男性患儿 1 天前发生坠落。根据病历记录，患儿受伤前健康如常，次日才有人发现他躺在地上，失去反应。患儿的监护人拨打紧急医疗服务电话，并开始进行心肺复苏。到达现场后，医务人员发现患儿呈被动体位，GCS 评分 5 分，血压 49/20mmHg，心率为 155 次 / 分。医务人员在现场给患儿插入一根 4.0mm 带套囊气管插管，并使用 22Ga 穿刺针于右上肢开放一条静脉通路，然后将患儿放置在脊柱板上，并用颈托将颈椎固定。在转运过程中，医务人员为其静脉输液 120ml 并使用了肾上腺素。根据患儿父亲的叙述，患儿无其他相关病史，生长发育正常，无已知过敏史。

到达急诊室后的初步评估显示，患儿血压 110/56mmHg，心率 146 次 / 分，在吸纯氧的情况下血氧饱和度为 95%，使用 Broselow 条带尺估计患儿的体重为 12～14kg，神经系统检查提示 GCS 评分为 5 分，体格检查发现患儿左侧腰部有血肿但无其他异常。使用 22Ga 穿刺针在患儿的左上肢再开放一条静脉通路，并进行实验室检查，包括全血细胞计数、急诊出凝血检查、基础代谢功能检查和血型筛查。由于急诊科医师考虑到患儿存在颅内高压的情况，因此呼叫了值班的神经外科住院医师会诊，对患儿行头部、腹部和骨盆 CT 扫描。

CT 扫描的初步报告显示，右枕骨骨折和硬膜外血肿及左肾周围积液和陈旧性未移位的股骨骨折。胸部影像学检查提示双肺基底部有胸腔积液并实变，提示可能为误吸所致，但无颈、胸、腰椎损伤的证据。实验室结果显示，乳酸值为 3.9，天门冬氨酸转氨酶和丙氨酸转氨酶升高，血细胞比容为 31%，INR 值为 1.5。留置 10Fr 导尿管后未见有血尿流出，

在为患儿输注 65ml 的甘露醇后，急诊科医师将其送往 PICU 进行进一步监护治疗。

到达 PICU 时，患儿 ICP 为 18mmHg，但在 1h 内 ICP 上升至高达 20mmHg。复查 CT 扫描显示，右硬膜下积液间隔增加 11.8cm，同时中线向左偏移 6mm，并伴右额叶镰下疝和脑皮质沟回弥漫性消失。此外，CT 报告还表明，除急性出血以外，还存在陈旧性出血，提示该患儿头部曾有多次损伤。神经外科主治医师在咨询儿科麻醉主治医师后，将患儿立即送至 OR 进行紧急开颅手术。

患儿到达 OR 时，血压 79/53mmHg，心率 138 次 / 分，血氧饱和度波动于 78%～95%。值得注意的是，随着肺顺应性的降低，患儿的氧饱和度已经开始有周期的快速下降。在手术室内，麻醉科医师为患儿连接监护仪后，给予罗库溴铵 20mg 静脉推注，然后将气管导管与麻醉机连接，PetCO$_2$ 显示为 30mmHg，给予芬太尼 20μg、咪达唑仑 0.5mg 和头孢唑啉 400mg 静脉推注。在患儿的左侧大隐静脉置入一根 20Ga 的静脉留置针，将输液管路连接至液体加温仪后，再将后者连接到大隐静脉的输液管路上。在超声引导下使用 22Ga 穿刺针行左桡动脉穿刺置管。通知血库，将 3 单位已交叉配型的浓缩红细胞和 3 单位的新鲜冷冻血浆，以及 1 单位的血小板送入手术室。动脉血气显示 PaCO$_2$ 为 45mmHg，PaO$_2$ 为 70mmHg，血细胞比容为 29%。随后麻醉科医师提高每分通气量，并尝试轻柔膨肺，但却可闻及双肺干啰音。通过温液仪向患儿输注 100ml 的勃脉力，并推注去氧肾上腺素以维持 MAP 高于 70mmHg。在超声引导下使用 18Ga 穿刺针在患儿的右肘前静脉建立第三条静脉通路。

铺好无菌手术单后，打开置于下半身和身体下面的空气暖风毯。在开始切皮时，患儿的血压需要间断推注去氧肾上腺素 1～2μg/kg 才能维持。因此，输注红细胞悬液 1 单位和新鲜冷冻血浆 1 单位。然而，打开硬脑膜后，患儿的血压急剧下降至 50～59/30～39mmHg。随后，麻醉科医师与外科医师进行了沟通，外科医师答复他们看到了有活动性出血。麻醉科医师随即使用加压输血袋以全速输注新鲜冷冻血浆和红细胞悬液，并开始以 0.05μg/(kg·min) 的速度静脉输液肾上腺素，同时也通知了血库将更多的血制品及血小板送至手术室。神经外科医师指出，该患儿的横窦严重撕裂，并出现搏动性的硬膜下动脉出血。以 1∶1∶1 的比例持续大量输注浓缩红细胞、新鲜冷冻血浆和血小板，并多次推注肾上腺素和钙剂。该患儿共输入红细胞悬液 1L、新鲜冷冻血浆 1L 和血小板 300ml，由于距离受伤时间较长，因此没有使用氨甲环酸。尽管多次尝试止血，但颅内出血仍无法控制，随后神经外科医师决定关闭颅骨。在此之后患儿的血压上升到 126/85mmHg，心率下降到 60 次 / 分，这与库欣反射的表现是一致的。术中头颅 CT 显示硬膜下血肿持续增多。放置的 ICP 监测仪显示颅内压为 50～59mmHg。

使用转运呼吸机将患儿转运至 PICU，转运途中的监测包括心率、有创动脉压、ECG、SpO$_2$、呼气末 CO$_2$ 和 ICP 等。转运过程中使用复温毯包裹患儿的整个身体及头部。在 ICU 内的交接人员包括麻醉科主治医师和住院医师、神经外科手术团队、PICU 主治和住院医师、PICU 护士和呼吸治疗团队。在 PICU 中，为方便进行神经功能检查，给予了肌松拮抗药，检查发现患儿瞳孔散大、固定，无角膜或吞咽反射，对伤害刺激无明显肢体反应。对该患儿的颅内高压依然采用的是持续输注 3% 的氯化钠进行高渗治疗，并在超声引导下行股静脉置管，滴注肾上腺素，以维持 MAP 在 90mmHg 以上。脑电图监测显示，在接下来的 2 天内，患儿出现严重的弥漫性慢波和电压衰减，并逐渐恶化。由于他的颅内高压难以控制，因此采取了低温治疗，将他的体温降至 35℃。随后每小时对该患儿进行一次神经系统检查，发现患儿的症状和体征毫无改善，在术后第 3 天，医务人员对其进行了经颅多普勒检查，发现颅内血流速度较低。

入院时，因怀疑发生虐童，急诊医师咨询了社工。社工称，发现该名患儿时，其已发生坠落，尽管随后出现日间嗜睡状态，但并没有将患儿立即送往医院，直到受伤后的第 2 天患儿没有了反应才送。X 线检查结果显示，无移位的股骨骨折发生在此损伤之前，所以他们高度怀疑发生了虐童事件。随着调查的继续，该患儿同父异母的兄弟姐妹被带离，并安置到看护中心，而患儿在入院的第 3 天被宣告脑死亡并停止了治疗。

第 40 章 烧伤儿童的麻醉
Anesthesia for Burns

Gennadiy Fuzaylov 著

赵龙德 译 费 建 校

一、概述

烧伤是导致儿科患者发病和死亡的重要原因，对麻醉管理有许多重要的影响。在美国，儿童患者占烧伤总人数的 30%[1]，而这些患儿每年所产生的医疗费用超过 20 亿美元[2]。烫伤是 5 岁以下儿童烧伤最常见的原因，除此之外，火灾或火焰灼伤几乎是其他所有年龄段儿童最常见的原因[1]。其他类型的烧伤还包括电灼伤（通常是由直接热损伤和相关损伤而导致组织破坏）及化学灼伤（其严重程度取决于化学物质的性质、浓度和暴露时间）[3]。

烧伤的严重程度取决于烧伤的深度、位置、烧伤部位所占的总体表面积（total body surface area，TBSA），以及是否合并吸入性损伤。框 40-1 总结了重度烧伤的定义。需要注意的是，由于器官系统发育不成熟及难以维持后续的体内稳态，因此即使 TBSA 较小，也会导致婴儿和新生儿的重度烧伤[4]。

框 40-1 重度烧伤的定义

- 大于 10% TBSA 的Ⅲ度烧伤
- 大于 20%～25% TBSA 的Ⅱ度烧伤
- 大于 15%～20% TBSA 的婴幼儿Ⅱ度烧伤
- 面部、手部、足部或会阴部的烧伤
- 吸入性烧伤
- 化学或电灼伤
- 烧伤伴创伤
- 环形烧伤，特别是胸部的环形烧伤
- 烧伤并伴有严重并发症的儿童

TBSA. 总体表面积

估算烧伤部位占 TBSA 的比例是治疗烧伤患儿的关键，不准确的估算可能会导致不恰当的液体复苏[5, 6]。此外，与成人相比，儿童头部所占身体的比

例较大，所以传统的九分法不能准确地估算患儿的 TBSA。图 40-1 列举了估算不同年龄段儿童 TBSA 的方法。

烧伤患儿的麻醉管理使麻醉科医师面临诸多挑战，例如困难气道和血管通路建立困难、液体和电解质失衡、药代动力学和药物需求量的改变、体温调节受损等。而麻醉科医师也很可能会参与危重烧伤患儿的早期复苏、手术及重症监护治疗病房的管理，因而本章将讨论烧伤相关的病理生理和药理变化，以及术中管理和疼痛治疗的指南。

二、病理生理学

皮肤是保护人体免受感染、减少热量和体液丢失的屏障，由此可以预见的是，烧伤会破坏皮肤的屏障作用，增加感染风险，并导致热量和液体调节功能的改变。由于儿童的体表面积与质量的比值高，因此这

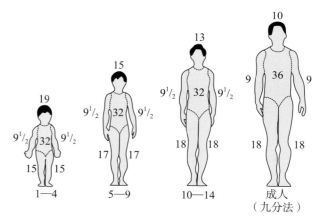

▲ 图 40-1 各个年龄段的儿童和成人的总体表面积的近似值。图下方的数字表示年龄（岁）；邻近身体区域的数字表示该区域占总体表面积的百分比

经 Elsevier 许可转载，引自 Carvahal[200]

本章译者、校者来自南京医科大学附属儿童医院。

些变化对他们来说尤为明显。

严重烧伤还可导致局部和全身性炎症介质释放，局部炎症介质包括前列腺素、白三烯、缓激肽、一氧化氮、组胺和氧自由基等，它们均能引起局部和全身毛细血管渗漏，从而导致水肿[7]。全身性炎症介质包括 IL-1、IL-6、IL-8、IL-10 和 TNF-α 等，它们在烧伤后几乎可立即引起全身性炎症反应[8]。另外，这些炎性细胞因子也可引起应激激素的释放，最后造成机体的高代谢状态，但这种高代谢状态在烧伤后 3～5 天才开始[9]，其程度则与烧伤的程度相关[10]。

严重的烧伤最终会导致全身所有器官和系统发生病理改变，而烧伤又可以分为急性期（24～48h 内消退）和高代谢期或晚期（持续时间更长）。表 40-1 对这些病理改变进行了汇总，并将在下文中讨论。

（一）心血管系统

烧伤急性期，由于血容量的不足使静脉回流减少，引起心肌功能抑制；此外，血液黏度增加及血管活性物质释放引起全身血管阻力增加，这些都会造成患儿的心输出量暂时降低[8]，并且重度烧伤的患儿由于血管内容量减少和血管外水肿引起的血容量不足在烧伤早期还可以发展为休克[10, 11]。同时，炎症反应也可以直接产生心肌抑制的作用，而这些因素均可能导致严重的心力衰竭[12]。

在高代谢期，心排血量急剧增加，全身血管阻力降低，患儿可能出现持续性心动过速和全身高血压[13]，尽管某些全球性证据表明，长期的应激反应最终会导致心肌病变[8]，但在烧伤患儿中却尚无确切的证据。然而有数据表明，因烧伤而住院的患儿在康复和出院后的数年内心血管疾病和缺血性心脏病的发生率可能会增加[14]。另外有研究证实，在高代谢期间或之后使用普萘洛尔这类药物可降低烧伤患儿的心脏指数和心脏做功[8, 13, 15]，从而有助于更好地保护心肌细胞及其收缩力[8]，但尚无研究结果能对此类干预是否可以降低烧伤患儿远期心脏事件的风险做出定论。

（二）肺脏

发现烧伤患儿的吸入性损伤极为重要，因为它预示着复苏的需求及发病率和死亡率的增加[16-18]，而吸入性损伤和烧伤的全身作用都可以直接或间接损伤肺的生理功能。此外，一氧化碳中毒和氰化物毒性也是损伤肺生理功能的独立因素[19]。

1. 直接吸入性损伤

吸入性损伤引起的肺功能障碍可由多种因素引起，包括直接的黏膜水肿和脱落、黏膜纤毛清除功能受损、

表 40-1　烧伤造成的病理生理变化

	早期改变	后期改变
心血管系统	• 低血容量 • 心输出量↓ • 全身血管阻力↑	• 心输出量↑ • 心动过速 • 系统性高血压
肺	• 气道阻塞和水肿 • 肺水肿 • 一氧化碳中毒 • 氰化物毒性	• 胸壁挛缩 • 气管狭窄 • 肺炎 • 急性呼吸窘迫综合征
肾	• 肾小球滤过率↓ • 肌红蛋白尿	• 肾小球滤过率↑ • 肾小管功能障碍↑
内分泌及代谢		• 代谢率↑ • 体核温度↑ • 肌肉分解代谢↑ • 脂肪分解↑ • 糖酵解↑ • 无效的底物循环↑ • 胰岛素抵抗↑ • 高血糖 • 甲状腺激素↓ • 维生素 D↓ • 甲状旁腺激素↓
肝脏	• 灌注不足 • 细胞凋亡伴 AST↑、ALT↑、胆红素↑ • 脂肪肝和水肿 • 蛋白质合成受损	• 灌注不足 • 代谢↑
胃肠道	• 灌注↓伴黏膜损伤 • 肠道通透性增加 • 内毒素血症	• 应激性溃疡 • 麻痹性肠梗阻 • 结石性胆囊炎 • 腹腔间隔室综合征
血液系统	• 血液浓缩 • 溶血 • 血小板减少	• 贫血 • 可能会出现高凝状态
神经系统	• 脑水肿 • 颅内压↑	• 幻觉 • 人格改变 • 谵妄 • 癫痫 • 昏迷
感染/免疫系统	• 内毒素血症	• 慢性免疫功能低下 • 烧伤创面感染 • 呼吸道感染 • 血液感染 • 泌尿道感染 • 内毒素血症 • 抗生素诱发的小肠结肠炎 • 耐药菌感染

ALT. 谷丙转氨酶；AST. 谷草转氨酶

支气管内渗出物管型的形成、表面活性物质失活和肺间质性水肿等[20-22]。由于呼吸道是一个高效的热交换器，因此通常仅上呼吸道（隆嵴及以上）会直接受到热损伤的影响，但吸入蒸汽就是个例外了，它可能导致隆嵴以下更远端气道的损害[23, 24]。

当患儿合并有面部烧伤、鼻毛烧伤、气道内有烟灰、喘鸣、声音嘶哑、呼吸困难或哮鸣音等体征时，应怀疑存在吸入性损伤[25, 26]，并且这些患儿在临床上也很可能会出现喘鸣、喉痉挛或支气管痉挛、肺炎、支气管炎、通气 - 灌注比例失调及肺顺应性降低的表现。而吸入性损伤最好通过支气管镜检查来确诊（图40-2），通过支气管镜检查，临床医师一方面可以观察气道黏膜红斑、水肿、溃疡及坏死的情况，另一方面也能发现气道内有无炭灰颗粒[27-29]。胸部 X 线在吸入损伤后短时间内不会出现异常改变，因此意义不大[25, 26, 30]。但如果计算机断层扫描显示存在毛玻璃样阴影、肺不张和肺实变，则提示存在吸入性损伤[31, 32]。

如果怀疑存在吸入性损伤或者面部、颈部存在严重烧伤，那么早期插管是最重要的治疗措施。如果推迟插管，可能会因为舌体、悬雍垂、会厌和声门下区域的严重水肿使插管更加困难，甚至导致插管失败（图40-3）[26]。而导管应优先选用带套囊气管导管，因为烧伤患儿的肺顺应性低，机械通气需要较高压力。如果选择不带套囊的气管导管，可能会导致呼吸回路泄漏。已有研究表明，后期为存在气道水肿和重症患儿更换气管导管是非常危险的，因此最好避免这种情况的发生[33]。

吸入性损伤后的最初 2～5 天，以及在出现支气管组织坏死脱落和肺内分流发生之前，可以采用标准的通气参数来对患儿进行机械通气。文献却普遍建议对吸入性损伤的患儿要采取保护性肺通气策略，其目的是以低潮气量和吸气压力来尽量减少气压伤[34, 35]，并

允许一定程度的高碳酸血症[36]。然而，值得注意的是，这些建议都是从成人急性呼吸窘迫综合征的研究中推测出来的，而低潮气量策略的益处尚未在儿童中得到证实[34]。甚至有数据表明，较高的潮气量通气可降低烧伤患儿的 ARDS 发生率和机械通气的总天数[37]。由于高频叩击通气能提供 450～600 次 / 分的高频通气范围，并且在常规呼吸周期内还能进行低潮气量脉冲式的气体供应，从而逐步实现肺的复张，因此它也可以作为一种替代性的通气策略[38]。此外，有研究表明 HFPV 可促进吸入性损伤患儿气道内碎屑的清除[37]，降低气道峰压和呼吸功，同时改善吸入性损伤患儿的氧合[37-39]，但目前尚未有研究表明它能改善严重并发症的预后，如肺炎、拔管时间或死亡率等[38]。除必要时进行气管插管和机械通气外，对吸入性损伤患儿的支持治疗还包括积极进行肺部灌洗、胸部物理治疗、强迫咳嗽、在恰当的时候进行支气管镜治疗、在可能的情况下及早下床活动等[35, 40]。

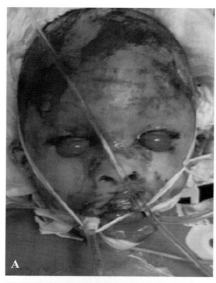
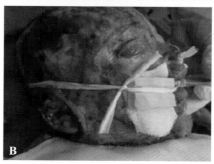

▲ 图 40-3　面部水肿
A. 烧伤患儿出现严重的面部水肿；B. 同一患儿经过初次清创后（经 John Wiley and Sons 许可转载，引自 Fidkowski 等[19]）

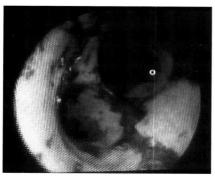

▲ 图 40-2　支气管镜检查图像显示吸入性损伤所致的支气管烧伤

对吸入性损伤患儿的药物治疗包括雾化吸入沙丁胺醇、肾上腺素、一氧化氮及肝素和 N- 乙酰半胱氨酸的联合吸入，然而吸入性损伤患儿应用糖皮质激素似乎并不能改善其肺功能[41]。雾化吸入沙丁胺醇是患儿出现支气管炎和气道高反应性时一种有效易行的治疗方法，并且研究人员已在动物模型中证实。它可以有效改善肺的顺应性，降低气道峰压，降低肺内分流比例，改善动脉 - 肺泡氧的浓度梯度[42]。虽然在这方面还没有前瞻性的人类研究数据，可它却是一种合理的干预措施。此外，雾化吸入消旋肾上腺素与吸入沙丁胺醇的效果相似，但前者不仅具有支气管扩张作用，还可以通过收缩局部血管来减轻黏膜水肿[35]，尽管这些数据主要来自于动物研究[43, 44]。另外，有研究表明，一氧化氮也可以减少吸入性损伤患儿的通气 / 灌注比例失调并改善氧合[45]。然而，可能由于样本量小的限制，研究并未证实一氧化氮能够改善生存率。也有研究表明，联合雾化吸入 N- 乙酰半胱氨酸与肝素能够拮抗纤维蛋白产生，防止气道渗出物管型的形成，从而降低吸入性损伤患儿的再插管率和死亡率[46]。最近的 Meta 分析还发现，这种联合吸入的抗凝治疗方案可在不引起全身性抗凝作用的情况下改善生存率，并降低并发症的发病率[47]。

总体而言，由于支持使用药物进行辅助治疗的证据普遍来自小样本研究或动物数据，因此难以凭经验推荐。然而，它们似乎确实具有一定的效果，也几乎没有不良反应，并且至少为更复杂的吸入性损伤患儿提供了一种有效的抢救策略。框 40-2 提供了得克萨斯州加尔维斯顿市 Shriner 医院用于治疗吸入性损伤的治疗方案。

框 40-2　吸入性损伤治疗方案

- 使用滴定法吸入湿化的氧气以维持氧饱和度 > 90%
- 每 2 小时进行一次咳嗽和深呼吸练习
- 每 2 小时对患者进行翻身
- 每 4 小时进行胸部物理治疗
- 每 4 小时用支气管扩张药和 20% 的 N- 乙酰半胱氨酸 3ml 进行雾化吸入
- 每 4 小时用 5000U 肝素加入 3ml 生理盐水雾化
- 必要时行经鼻气管插管并吸痰
- 术后第 5 天进行早期下床活动
- 每周一、周三和周五对插管患者进行痰培养
- 出院前进行肺功能检查和门诊就诊
- 对吸入性损伤的患者 / 家属进行宣教
- 该治疗方案应持续应用 7 天

经 Elsevier 许可转载，引自 Mlcak 等[35]

2. 一氧化碳中毒

吸入性损伤或明火烧伤的患儿均应考虑一氧化碳中毒的可能。CO 通过置换血红蛋白中的氧气，使氧解离曲线左移并减少氧气的释放，还能通过与细胞色素结合破坏细胞的代谢，最终影响组织的氧合[48, 49]。当临床上怀疑有 CO 中毒时，可通过碳氧血红蛋白监测技术来测定碳氧血红蛋白的水平，如果升高就可以确诊。由于传统的脉搏血氧饱和度监测仪器很难区分碳氧血红蛋白与氧合血红蛋白，因此血氧饱和度的测定并不准确，而数值也通常都是 100%[49, 51]。但是，许多新的脉搏血氧仪却可用于检测碳氧血红蛋白，并且这些仪器可能对诊断和监测治疗有所帮助[52-54]。另外，CO 中毒表现出的症状取决于碳氧血红蛋白的水平：轻度 CO 中毒（碳氧血红蛋白 < 20%），可有恶心和头痛；严重中毒（碳氧血红蛋白 60%～70%），可出现癫痫、昏迷甚至心搏骤停[49]。

如果怀疑有 CO 中毒，就应立即开始吸入 100% 的氧气，这也是除支持治疗外最重要的治疗方法，而吸入纯氧可以将碳氧血红蛋白的半衰期由吸空气时的 240～320min 降低到 40～80min[49]。对 CO 中毒的烧伤患儿采用高压氧治疗既尚存争议，同时也未有深入研究，但是高压氧治疗可进一步降低 CO 的半衰期却是众所周知的，并且有研究表明它可能还具有一定的免疫调节作用[55]。因此，在充分考虑患儿的其他损伤和治疗需求后，可以考虑在血流动力学稳定但有严重 CO 中毒症状患儿（如意识丧失、神经系统症状或持续酸中毒）中使用高压氧治疗。

3. 氰化物中毒

由于燃烧的塑料和胶黏剂可释放出氰化物，因而所有吸入性损伤的患儿也都应怀疑存在氰化物中毒[23, 56, 57]。氰化物通过破坏细胞代谢来损害组织氧合[58-60]，常导致静脉血氧饱和度升高和难治性乳酸性酸中毒，而血清氰化物的浓度是确诊氰化物中毒的主要依据，但该检测通常无法快速得出结果。因此，如果临床怀疑氰化物中毒时，则不应等待检验结果而应立即进行治疗。然而，对可能有氰化物吸入史但无中毒表现的烧伤患儿，文献通常都不推荐采用经验性的治疗[59]。

氰化物的中毒可用硫代硫酸钠、维生素 B₁₂ 前体 - 羟钴胺或亚硝酸盐（如亚硝酸异戊酯或亚硝酸钠）来治疗。其中，硫代硫酸盐作为硫酸盐的供体，能够促使体内的氰化物生成为无毒的硫氰酸盐[58, 59]，而羟钴胺通过与细胞内氰化物结合形成无毒的氰钴胺（即维

生素 B$_{12}$）而发挥作用[59, 61]。此外，亚硝酸盐通过增加可结合氰化物的高铁血红蛋白浓度来发挥作用[58, 61-63]，但将它用于合并有碳氧血红蛋白血症的吸入性损伤患儿则可能会很危险。此外，幼儿对高铁血红蛋白血症特别敏感，因为胎儿血红蛋白更容易转化为高铁血红蛋白，并且与成人相比，他们的高铁血红蛋白还原酶活性较低[58]。正因如此，鉴于医护人员可能会忽视幼儿高铁血红蛋白的增加，而亚硝酸盐引起的中毒又发病急速，因此治疗暴露在烟雾中的患儿可能应首选羟钴胺[59]。

（三）肾脏

在烧伤急性期，血容量不足，心输出量减少及循环中儿茶酚胺、血管加压素和肾素 - 血管紧张素 - 醛固酮系统的表达上调，引起代偿性的血管张力增高，从而导致肾小球滤过率降低[64]。随着高代谢期的发展和心输出量的增加，肾小球滤过率亦会增加，但是某些患儿可能会出现肾小管功能障碍，且肾脏损伤的程度因人而异。另外，要注意的是，电击伤或挤压伤的患儿可能由于横纹肌溶解和肌红蛋白尿使肾衰竭的风险增加[65]。

（四）内分泌和代谢

烧伤后 24~48h 出现高代谢状态是多种因素综合作用的结果，包括儿茶酚胺、血管加压素、肾素、血管紧张素、醛固酮、胰高血糖素和皮质醇等。而高代谢状态的程度与烧伤面积则成正比[10, 66]，其特征是能量消耗增加，核心体温升高，肌肉分解代谢增加，脂解增加，糖酵解增加，无效的底物循环和胰岛素抵抗等[67-69]。尽管最初认为这种高代谢状态会随着伤口愈合而消失，但有证据表明，高代谢状态会持续下去，并可能在受伤后的 9~12 个月内才能逐渐恢复到原水平[70]。

高代谢状态最重要的后果之一是皮质类固醇激增使肌肉组织对血液中的葡萄糖摄取减少，并且诱导胰岛素抵抗，最终引起高血糖[71]。此外，高血糖还会增加烧伤患儿的感染发生率、分解代谢率、死亡率，以及不利于植皮的存活[71]。但有实验表明，强化胰岛素治疗可提高烧伤患儿的瘦体重，降低感染率和多器官功能衰竭的发生率。然而，使用这种治疗方法需警惕低血糖情况的发生[72, 73]。由于低血糖本身也会增加并发症的发病率和死亡率的风险[74]，因此建议血糖控制在 130~150mg/dl 的范围内，以平衡高血糖和低血糖的风险[72]。

艾塞那肽是一种肠促胰岛素类药物，而研究人员

正在开展对它的研究用以替代强化胰岛素治疗。由于艾塞那肽需要在高血糖条件下才能发挥作用，因此发生低血糖的风险就比较低，并且有研究表明它可能还有其他的益处，如对缺血再灌注损伤有一定的保护作用[75]。然而迄今为止的研究仅能说明艾塞那肽和胰岛素联合使用时，总胰岛素的用药量减少了，但现有实验数据却不能确定它能否改善预后[75]。

其他内分泌紊乱包括甲状腺激素（T$_3$和 T$_4$）降低和继发于获得性甲状旁腺功能减退带来的维生素 D 水平降低[76-79]，而由此引起的低钙血症和低镁血症可导致心血管不良事件，因此应对这类患儿积极进行治疗。

减轻全身高代谢反应是目前正在研究的一项课题，而减轻全身高代谢反应的潜在益处包括减少心脏做功，减轻应激反应，能够更好地保持瘦体重和骨密度，改善其他组织对胰岛素的敏感性，使患儿更好的全面生长[8]。另外，抑制高代谢状态的非药物方法还有以下几种，如尽早切痂及闭合创面，积极治疗脓毒症，肠饲高蛋白和糖类，升高环境温度，制订带负荷的运动锻炼计划等[9]。目前研究最为透彻的可减轻高代谢反应的药物有胰岛素[80]、普萘洛尔[8, 13, 15, 85]及合成代谢类固醇——氧雄龙[81-84]。

（五）肝脏

烧伤急性期，组织灌注不足，局部缺血再灌注损伤和循环炎症细胞因子都可引起肝脏损伤和细胞凋亡[86]，临床表现为肝脏肿大和蛋白质合成受损。而转氨酶和胆红素在烧伤后立即升高，常提示肝脏发生了损伤，但在伤后的 2~6 周内就可以恢复到正常值[86]。其他病理生理改变包括脂肪肝和水肿引起的肝大，肝脏合成白蛋白和转铁蛋白减少，以及急性期反应物、结合珠蛋白、C 反应蛋白和补体的增加，并且这些后续的改变最长可持续到受伤后的 6~12 个月。

（六）胃肠道

灌注不足、局部缺血再灌注损伤和循环中的炎症介质也会损害肠道，削弱其黏膜屏障导致细菌和内毒素侵入[87]。此外，恢复期水肿及阿片类药物和镇静药物引起的便秘使患儿发生肠梗阻的风险也较高[88]。但是，这并不是急性期肠内营养的禁忌证（图 40-4）。相反，有研究已证实，早期肠内营养除了可减少营养不良的风险外，还可以减少黏膜损伤和肠梗阻的发生，并减少内毒素血症和 TNF-α 的水平，从而减少炎症和高代谢反应[88]。另外，也有研究表明早期肠内营养还可以显著减少住院时间和死亡率[89]。尽管有关"早期"肠内营养的定义在文献中有所不同，但一般认为损伤

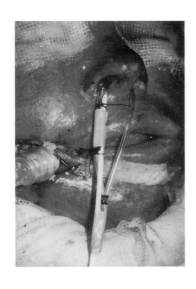

◀ 图 40-4　对于面部烧伤患儿可使用鼻悬吊线将鼻空肠营养管固定
经 Elsevier 许可转载，引自 Sefton 等[137]

后 6～12h 内就算极早期，并且也是理想的时间[88]。然而，如果喂养不足就会导致伤口愈合延迟和其他并发症，包括免疫抑制、败血症和瘦体重的减轻等[90]。

烧伤患儿存在发生胃和十二指肠应激性溃疡的风险，从而导致胃肠道出血。因此，除早期喂养外，使用 H₂ 受体拮抗药或质子泵抑制药进行预防性治疗可能也有益于患儿[88, 91]。此外，烧伤患儿还可能发生急性小肠结肠炎、结石性胆囊炎或需要进行胃肠减压的麻痹性肠梗阻[92]。

烧伤患儿的腹腔间隔室综合征（abdominal compartment syndrome，ACS）也是一个重要问题，如果未经治疗通常都是致命的[93]。ACS 的体征包括腹腔内压力升高，膀胱压力通常高于 25mmHg 并伴有器官功能障碍，如肺顺应性降低、少尿或血流动力学不稳定[93, 94]。腹腔内压力升高是由毛细血管渗漏和缺血再灌注损伤引起的腹部顺应性降低、腹水和肠道水肿所致。此外，大量的液体复苏也会引起腹水和肠道水肿，因此前者也会导致 ACS 的发生[95, 96]。尤其是在 12h 内液体复苏量超过 237ml/kg 时，并且这一数值也是经研究确定发生 ACS 的阈值[96]，然而这也不是绝对的。对于 ACS，开腹减压术不仅可以达到治疗的目的，也可以显著降低它所引起的死亡率[93]。

（七）血液系统

烧伤急性期，全身水肿和血管内容量减少会导致血液浓缩，从而使血细胞比容和血液黏度增加。然而，在经过早期复苏后，由于创面部位的失血，液体复苏所致的血液稀释和热损伤引起的红细胞溶血都会导致贫血的发生[97]。因此，在没有其他疾病的情况下，患儿可以耐受 20%～25% 这一相对较低的红细胞比容范围；但对于重度烧伤的患儿，需要将他们的红细胞比容维持在较高水平，以缓解持续失血导致的进一步降低。

脓毒血症、血液稀释和药物作用及血小板在创面处的聚集都会引起血小板减少[98]，并在随后可能发生凝血因子的代偿性增加，从而导致血液的高凝状态，某些患儿甚至有可能出现弥散性血管内凝血[97, 98]。因此，严重的血小板减少还会增加烧伤患儿的死亡率[98]。

（八）神经系统

烧伤患儿可能会出现许多不同类型的神经系统后遗症，例如脑水肿可导致颅内压升高[99]并可能引起抽搐的发生，但引起抽搐最常见的原因是发热或低钠血症[100]，其他危险因素还包括缺氧、脓毒血症及既往有癫痫病史的患儿[100, 101]。另外，烧伤患儿也可能会发生高血压脑病，后者也是引起抽搐发作的罕见原因之一[102]，而电灼伤患儿可能还会出现脊髓[103, 104]或脑的直接损伤[105]，这具体取决于电流入口和出口部位。

此外，严重烧伤的患儿可能会发生烧伤脑病，该病是一种表现为人格改变、谵妄、幻觉、抽搐发作和昏迷为主要特征的综合征。在严重烧伤患儿中，其发病率高达 1/7[105, 106]。引起烧伤脑病最常见的诱因是缺氧，其次是败血症、低钠血症、血容量不足和脑皮质静脉血栓等[106]。尽管我们对神经系统预后的了解还远远不够，但大多数出现烧伤脑病的患儿神经功能都恢复良好[106, 107]，然而最近的数据表明，如果烧伤时伴缺氧，康复后存在长期认知缺陷和情绪障碍的概率可能高达 33%[107]。

（九）免疫系统

烧伤患儿由于皮肤屏障的丧失、长期存在多种侵袭性的微生物、高血糖[108]、长时间机械通气[91]、免疫细胞功能障碍[92]和其他严重疾病等因素，所以特别容易发生感染。毫无疑问，感染绝对是烧伤患儿发病和死亡的主要原因[109, 110]。据报道，在所有因烧伤导致的死亡病例中，75% 的死亡患者与感染有关[111]，而革兰阳性菌、革兰阴性菌和真菌则是引起感染非常重要的病原体[109]。另外，在烧伤患儿中还尤其要关注铜绿假单胞菌和鲍曼不动杆菌等多重耐药菌，因此在选择抗生素时可能需要仔细斟酌[91, 109, 112]。此外，严重腹泻患儿应考虑梭状芽胞杆菌感染，因为它也可以导致烧伤患儿的死亡率增加[113]。但是，目前文献并不建议对烧伤的患儿预防性使用抗生素[111, 114]。尽管围术期使用抗生素仍是常用的治疗方案，但有研究表明，它们似乎并未减少植皮区或供皮区的感染发生率[92, 111]。

959

> **要点：烧伤的病理生理**
> - 烧伤导致的炎症可影响全身的所有器官系统，急性期为烧伤后的 24～48h，往后逐渐发展为持续的高代谢状态。
> - 烧伤患儿最初可能出现严重的低血容量和液体再分布性休克，需要积极的液体复苏和（或）升压药物的支持。
> - 吸入性损伤可引起气道水肿和困难气道，同时也可能发生一氧化碳中毒或氰化物中毒。
> - 早期肠内营养可以降低并发症的发病率和死亡率，因此应尽早实施。
> - 烧伤患儿由于皮肤屏障丧失和免疫系统功能障碍而存在感染的风险，并且，感染也是烧伤患儿死亡的主要原因。

三、烧伤急性期患儿的液体复苏

烧伤急性期伴有强烈的炎症反应，可引起大量的体液转移[96]。除此之外，由于儿童的体表面积与质量的比值更大，因此与成年人相比，儿童的蒸发量和不显性失水量会更多[115]。这些因素可能会导致烧伤患儿出现严重的低血容量和分布性休克，因而对他们进行适当的液体复苏在烧伤急性期的管理中至关重要。目前有许多不同的液体复苏量的计算公式和方法，但是关于哪种公式更能满足液体需求及应使用哪种液体（从晶体类型到是否应使用白蛋白或血浆），仍存在重大争议。

Parkland 公式仍然是计算烧伤患儿早期液体复苏量最常用的工具[94, 96, 116-118]，在 2009 年美国烧伤协会会议上，69% 的受访者倾向于使用此公式[119]。按照 Parkland 公式，每 24 小时液体复苏量按每 1%TBSA，每千克体重需补液 4ml 计算；其中前 8h 输注计算总量的一半，其余一半在随后的 16h 内输注。对于儿童，通常采用乳酸盐林格液来进行液体复苏，而对于低龄患儿，往往还要将每小时的液体维持量加入到液体复苏量中，以补充额外的显性液体丢失。尽管很少使用经改良的 Brooke 公式，但有时也会用它来计算液体复苏量[119]，该公式按照每 1%TBSA，每千克体重补液 2ml 计算复苏量[120]，补液的时间安排则与 Parkland 公式相似。此外，研究人员也正在开发和尝试用其他的方法来进行液体复苏，例如由护士主导的复苏方案和旨在根据尿量和（或）血流动力学参数调整复苏液体滴速的计算机程序[96]，但这些方法并未得到广泛使用。

复苏液体种类的选择是治疗的关键一环，在以前的临床工作中，按照 Parkland 公式，将使用胶体（尤其是血浆）视为液体复苏的重要组成部分。但是，在最近几版的 Parkland 公式中已将胶体排除在外，也许是因为有研究表明，胶体并没有带来比晶体更好的复苏效果，甚至有一篇综述（针对重症患者，包括少数烧伤患者）认为使用胶体可能会增加死亡率[96, 118]。但近期一些研究却发现，许多患儿复苏时液体的需求量远超过按照 Parkland 公式计算出的预计值，该现象称为"液体蠕变"[96, 117, 121-124]，这可能与胶体的使用相对不足有关，而这一发现不仅重新点燃了临床医师对胶体的兴趣，并且也增加了白蛋白在液体复苏时的使用量[118]。

在烧伤患者的液体复苏中胶体的使用仍然是一个有争议的领域，而争议的问题包括使用是否能带来益处，如果有益，应何时开始使用胶体。动物研究表明，使用胶体不会减少烧伤创面水肿的形成，但是会减少未烧伤软组织水肿的形成，并在减少液体复苏需求量的同时不增加液体在肺内的积聚[118]。人类数据也表明，使用胶体可减少烧伤患者复苏所需的液体总量[96, 123]。此外，还有几项研究证实了胶体还存在其他的益处，包括减少水肿形成，降低死亡率，降低四肢筋膜室综合征和肾衰竭的风险[96, 118, 123]。但是，这些研究的证据质量相对较低，因为当中的许多研究都是回顾性队列研究。另外，也有几项研究表明，液体复苏量的增加与并发症（如 ACS、四肢筋膜室综合征、机械通气时间延长、肺炎和败血症等）之间存在相关性[17, 96, 116, 125-127]，这表明降低总的液体复苏量可能有一定益处。总体而言，用白蛋白进行复苏可能有一定优势，既可以作为晶体需求增加的补救手段，也可以作为液体复苏常规治疗的一部分。然而到目前为止，还未有研究发现它具有明显的优势，因此对于液体复苏这一重要的课题还需要进一步的研究。

传统的复苏终点是在尿量达到 0.5～1ml/(kg·h) 后，而在儿童中则是以 1.5ml/(kg·h) 作为终点[117]。但是，目前判断液体复苏的终点除了使用动脉血压、动脉血压波形变异度和中心静脉压这些标准的血流动力学参数外，临床医师也正在使用其他的参数来确定终点，例如通过经肺热稀释法（transpulmonary thermodilution，TPTD）计算出的心输出量[128]。一项针对 76 名患儿的回顾性队列研究发现，与常规监测标准的血流动力学参数组一样，通过 TPTD 测定的心输出量来调整液体复苏量也可以使患儿获得复苏，并且输注的总液体量更少[126]。此外，TPTD 的另一个优势是它只需要一条中心静脉通路，而不需要肺动脉导管。随着这些心输出量监测仪的广泛使用，它们可能会在多种复苏容量的计算方法中扮演更重要的角色。

研究人员对其他的辅助治疗药物，如大剂量的抗坏血酸（维生素 C），在液体复苏当中的作用也已进行了研究。人们发现维生素 C 不仅是一种抗氧化剂，而且研究人员认为，其优势可能是因为它在烧伤早期能够降低炎症环境下的血管通透性。尽管也有人担心维生素 C 的潜在肾毒性[129]，但最近的一些数据表明，它既可以减少液体复苏的需求量，也没有带来严重的不良反应[130]。然而，这不是一个普遍的做法，因此，只有在获得大量的数据后才能常规推荐使用维生素 C，尤其是对于儿童群体。

要点：液体复苏

- 积极的液体复苏是烧伤早期治疗的基础，但是关于最佳方法仍有争议。
- 估算早期液体复苏量最常用的工具是 Parkland 公式：即每 24 小时液体复苏量按每 1%TBSA 补充液体 4ml/kg 计算，其中前 8h 输注总量的一半，其余一半在随后的 16h 内输注。
- 胶体的使用存在争议，但鉴于液体蠕变和过量晶体液复苏的实验结果，使它的使用再次受到重视。
- 虽然尿量是液体复苏的终点，但其他方法如心输出量监测和超声心动图在临床中的应用也日益广泛。

四、烧伤急性期手术的麻醉管理

烧伤患儿的麻醉管理给麻醉科医师带来了许多挑战。由于烧伤患儿可能处于多器官功能不全的危重状态，因此，对他们的麻醉管理需要比一般患儿考虑得更多，如液体复苏和体温调节。然而，不管这些患儿的病情有多危重，也应及时实施切痂手术。有研究表明，早期实施切痂可以减少失血，降低死亡率并缩短住院时间[131-133]。本节将讨论烧伤急性期患儿围术期麻醉管理的一般注意事项。

（一）术前评估与管理

烧伤患儿的术前评估包括烧伤类型、范围、深度及有无其他相关的损伤。严重烧伤或烧伤面积大于 30%TBSA 的患儿普遍需要进行正规的液体复苏，并且也会出现前文讨论的一些生理紊乱，而轻度烧伤或烧伤面积小于 10%TBSA 的患儿通常不需要液体复苏。但是，如果合并严重的内科基础疾病，那即使是轻度烧伤的患儿也可能需要更积极的治疗和复苏。因此，通过对某些指标的评估来全面了解患儿的整体生理状态是非常重要的，这些指标包括患儿当前的血流动力学指标和（或）升压药物的用量、肺的顺应性和呼吸机参数、容量状态及尿量。

体格检查应有一个完善的气道评估流程以筛查出那些气道解剖结构异常的患儿，而他们可能会存在通气或插管困难。即使这些患儿已行气管插管，仍应对气道进行评估，这是因为如果气管导管周围漏气或意外脱管，有时可能需要重新插管。此外，注意现有静脉通路和有创监测导管的留置部位也是非常重要的，如果需要额外建立血管通路，还要确定可用于穿刺的部位。

查看分析烧伤患儿的实验室检查结果也至关重要，如电解质、全血细胞计数、凝血指标及代谢和酸碱状态。此外，患儿还应当有一份有效的血型和筛查报告。对于合并吸入性损伤的患儿，胸部 X 线检查可能会很有帮助，如果怀疑患儿出现一氧化碳中毒的表现或存在其他一些吸入 CO 所致的病理改变，就应对其实施碳氧血红蛋白监测和评估。

鉴于烧伤患儿的高代谢需求，因此对于他们就有必要在禁食指南和术前禁饮禁食指南方面做出特殊考虑。通常，应在术前尽可能长时间的持续肠内营养，虽然有数据表明经鼻胃管肠内营养的患儿术前禁食 2h 就已经足够了[134]，但这些数据却非常有限[135]，甚至还有一些研究结果表明烧伤患儿可以发生胃潴留[136, 137]。因此，经幽门喂养就成为肠内营养的首选，因为在整个围术期内以这种方法持续喂养患儿似乎不会增加误吸的风险[136]。一般来说，鼻胃管应在术前放置并进行负压吸引，术中应持续依靠重力进行引流。另外，与肠内营养相比，肠外营养可导致肠道生理改变及黏膜通透性增加，也极大提高了脓毒血症和病死率的发生风险，因而肠内营养在临床工作中已成为首选[138, 139]。

麻醉科医师在转运危重患儿至手术室的途中应当采取适合他们的安全保障措施，这些措施（根据需要来选择）包括转运监护仪、呼吸机或面罩 + 呼吸囊、易于使用的抢救药物及气道管理工具，而是否给予患儿术前用药取决于他们的心理状态和焦虑程度、血流动力学和呼吸状态。

（二）监测

烧伤患儿围术期监测的一般原则与其他患儿无异，包括美国麻醉医师协会制订的监测标准及根据患者状态实施的进一步有创监测参数。然而，烧伤患儿的麻醉管理和监测的实施通常更为复杂。例如，大面积烧伤可能会使标准监护仪的导联难以安放，因此可能需要创造心电图导联的放置部位或使用食管心电图监护等替代方法[140]。在大面积烧伤、低体温或大剂量使用升压药等情况下，手指或脚趾的脉搏血氧饱和度监测可能会不太可靠，此时可通过耳朵、颊黏膜、舌体和食管等部位进行监测[141-143]。由于烧伤患儿会迅速丢失热量，因此体温监测尤为重要。若预期会有大量体液转移或失血，或者四肢受伤无法使用无创血压袖带时，则需要行有创动脉监测。中心静脉压和尿量可与血压一起用于评估患儿的容量状况和液体复苏需求量，但如果存在腹腔内压升高或 ACS 时，则指导意义不大[93]。

（三）静脉通路

由于切痂手术和植皮手术会造成大量体液转移和潜在失血，因此良好的静脉通路是进行液体复苏的必要条件。然而，如果缺乏可以留置静脉导管的正常区域，则很难在烧伤患儿中建立静脉通路。虽然普遍都会对这些患儿进行中心静脉穿刺置管，但是与短且口径较大的外周静脉导管相比，中心静脉导管的长度和阻力会限制补液的速度。而当急需静脉通路补液而又无法建立的情况下，可以暂时先迅速建立骨髓腔内血管通路进行输液，同时也可以把它作为备用通路[144]。

（四）麻醉诱导药物和维持药物的药代动力学

由于烧伤导致药物的分布容积、蛋白结合和代谢发生变化，因此许多麻醉药物的药代动力学也发生了改变[145]。一方面，毛细血管渗漏和液体复苏使得细胞外容积增加，造成药物的分布容积增加；另一方面，α_1- 酸性糖蛋白增加和白蛋白浓度降低，使药物的蛋白结合也发生改变[9]。在烧伤早期，肾脏和肝脏的灌注不足会减缓药物的代谢而减慢；但在高代谢时期，药物的清除率通常又高于正常水平。

通常，大多数常用的麻醉诱导和维持药物可安全用于烧伤患儿，包括丙泊酚、硫喷妥钠、氯胺酮、强效吸入麻醉药、氧化亚氮和阿片类药物等。其中麻

醉诱导可以采用吸入或静脉药物实施，如果患儿的气道和临床状况良好，甚至可以在将患儿转运到手术床之前就给予这些药物以减轻搬动时的痛苦。如果患儿的血流动力学不稳定，不能耐受强效吸入麻醉药，则可以采用氧化亚氮 / 镇痛药（复合或不合用氯胺酮）的诱导方法，而患儿往往都能很好地耐受这种方法。

肌肉松弛药的药效学在烧伤患儿中会发生明显改变，因为烧伤会导致接头外烟碱型乙酰胆碱受体显著上调。当使用去极化的肌肉松弛药琥珀胆碱时，将导致钾离子外流增加。此外，这些接头外受体还很不成熟因此开放时间更长，又进一步加剧了钾的外流，并引起潜在的致死性高钾血症[146, 147]。这种受体上调通常发生在烧伤 48～72h 后[147]，正因如此，我们认为在烧伤后 24h 内使用它通常都是安全的，但若在 24～48h 内使用它则出现高钾血症的风险就会增加。一般来说，在严重烧伤后的 1～2 年内也应避免使用琥珀酰胆碱，因为其药效学可能要等到患儿伤口愈合且功能性活动恢复后才能恢复正常[147]。

非去极化肌肉松弛药与去极化肌肉松弛药所存在的风险不同。然而，乙酰胆碱受体上调可导致非去极化肌肉松弛药的起效时间变慢，以及增加给予药物的总剂量[146]。表 40-2 列举了一项研究的数据，该数据表明罗库溴铵起效和恢复时间在烧伤患者和对照组之间存在明显差异。当需要使用肌肉松弛药时，应监测患儿的四个成串刺激，并以滴定的方式使用肌肉松弛药以达到肌肉松弛的效果。

（五）气道管理

烧伤患儿的气道管理可能极具挑战性（图 40-5）。这是因为面部和气道水肿会严重损伤正常的气道解剖结构，并且颈部活动度和张口受限又可能加重这种情况。因此，任何存在面部、颈部或上胸部烧伤的患儿均应当作潜在困难气道来处理，而麻醉科医师应对气道进行仔细评估，并制订明确的管理计划，包括在必要时由外科医师来实施气管切开手术。

保证困难气道安全的最重要的要素是确定患儿是否应在清醒、镇静状态或全身麻醉下实施气管插管；如果是全身麻醉，则应确定患儿能否使用肌肉松弛药还是要保留自主呼吸。尽管清醒气管插管可能适合于颅面部异常或面部烧伤而使面罩通气困难的患儿，但此方法可能仅适用于年长且配合的患儿。对于年幼患儿可采用保留自主呼吸的方法，尽管他们可能并不在清醒状态或也不能配合，但麻醉科医师可以使用不会

表 40-2　罗库溴铵在烧伤患者和对照组患者中的起效时间、肌颤搐恢复时间和插管条件优异率的情况

	对照组	烧伤患者	对照组	烧伤患者
罗库溴铵的剂量（mg/kg）	0.9	0.9	1.2	1.2
从推注到阻滞 95% 的神经肌肉所需的时间 平均值 ±SD（s）	68±16	115±58*	57±11*	86±20
TOF 恢复至≥ 0.8 时所需的时间 平均值 ±SD（min）	132±23	103±25*	162±28*	126±14*
插管条件的优异率（%）	65	38*	79	67*

*. 表示与相同剂量的对照组相比，$P < 0.05$
TOF. 4 个成串刺激（经 Wolters Kluwer 许可转载，引自 Martyn 等[146]）

显著抑制呼吸的药物，如氯胺酮、右美托咪定和吸入麻醉药等联合诱导，以达到深度镇静或全身麻醉状态，而这种方法为可能难以通气或插管的患儿提供了额外的安全保障。如果使用肌肉松弛药，则在选择药物和剂量时必须考虑目前距烧伤发生的时间。

可经口或经鼻行气管插管，但在某些患儿中可能只有一种选择。由于考虑到长期经鼻插管可能导致鼻窦感染，因此如果可能的话，通常首选经口气管插管。而气管导管的选择已从原来的无套囊气管导管改为具有低压高容套囊的气管导管，这是因为吸入性损伤患儿的肺顺应性降低，可能需要以较高的压力来行机械通气，此时无套囊气管导管的周围可能会出现漏气[33]。

（六）液体管理

在手术室中实施的切痂手术和植皮手术（图 40-6）会导致大量失血，但确切的失血量难以精确计量，而文献中的估计值差异很大。尽管有研究学者在使用了前文所述的血液保护技术后发现每切除 1%TBSA 的痂皮，其失血量大约是为总血容量的 0.84%；但他们通过对几个估计值的计算，发现每切除 1%TBSA 的痂皮，其平均失血量为总血容量的 5.48%[148]。另外，也有文献报道头部和面部的失血量可能还会更高[149]。虽然公式大多数情况下是有用的，然而在准确估计特定患儿失血量方面却作用有限。因此，在持续出血的情况下，实验室检查结果仍

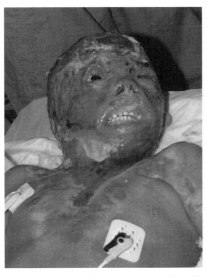

▲ 图 40-5　预期存在困难气道的烧伤患儿
注意患儿因颈部挛缩，颈部不能伸展，口周组织挛缩紧绷，使张口受限，并且存在烧伤导致的鼻孔狭窄

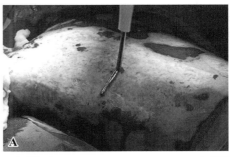
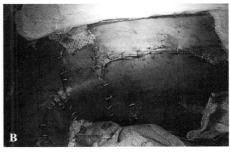

▲ 图 40-6　A. 使用水刀对大面积烧伤的患儿进行清创和切痂；B. 使用中厚皮片对同一个大面积烧伤患儿的烧伤部位进行覆盖
经 Elsevier 许可转载，引自 Fabia 和 Groner[90]

然至关重要。此外，根据患儿的实验室检查结果和预估的失血量，可以使用晶体液、胶体液或血液制品来补充术中失血量，但有研究表明，当要为烧伤患儿的切痂手术术中输血时，PRBC 和 FFP 按照 1∶1 的比例输血要优于 4∶1 的比例。这是因为前者可减少术后即刻的凝血功能障碍和酸中毒，并且可以降低输血总量[149]。

可以采用多种技术来减少术中失血，如使用电凝止血、肾上腺素局部或浸润注射、加压绷带和四肢使用止血带等[131, 132]。由于随着时间的延长，伤处会逐渐充血，因此早期切痂手术还可以显著减少失血[131, 132]。已有研究表明，阶段性大剂量肾上腺素盐水纱布外敷或皮下注射肾上腺素（平均剂量为 24.6μg/kg）可安全有效地减少患儿术中失血[150]。最近的 Meta 分析也表明，肾上腺素盐水纱布外敷可以减少输血量[151]。然而与使用任何肿胀液一样，应仔细监测患儿的容量状态，因为曾有患儿发生过因肿胀液摄入过量而导致并发症的报道[152, 153]。

（七）体温管理

烧伤患者皮肤的完整性因受到破坏使得术中热量的丢失格外严重，而儿童的表面积与体积之比又高于成人，因此更易受到影响。除了体温过低带来的常见危险外，创面愈合也会释放用于增加产热的代谢能[154]，而能够最大程度减少烧伤患儿热量丢失的策略有以下几种：提高手术间温度，对患儿使用加热灯或反射性屏障（如塑料板）充气式暖风毯，对输注的液体和血液制品进行加温，湿化麻醉吸入气体等。

> **要点：麻醉管理**
> - 术前进行气道评估，全面了解液体平衡、禁食禁饮状况，以及在可能的情况下继续营养是重点考虑的因素。
> - 大多数麻醉药物可安全用于烧伤患儿，包括丙泊酚、硫喷妥钠、氯胺酮、强效吸入麻醉药、氧化亚氮和阿片类药物等。
> - 琥珀酰胆碱在烧伤 24h 后应禁忌使用，因为接头外乙酰胆碱受体上调可能导致致命的高钾血症。
> - 非去极化肌肉松弛药可安全地用于烧伤患儿，并且这些药物的剂量需求通常也会明显增加。
> - 水肿、颈部活动和张口受限及瘢痕可能会造

> - 成烧伤患儿出现困难气道。
> - 切痂手术和植皮手术中可能会发生严重失血，因此麻醉科医师需要提高警惕。

五、疼痛管理

与术后急性疼痛的患者不同，二度和三度烧伤患儿在长期治疗过程中会经历慢性疼痛并叠加急性疼痛，但烧伤疼痛却经常得不到充分的治疗[155, 156]，并且不断还有文献报道烧伤患儿在换药和伤口护理时所出现的极度疼痛[157]。此外，烧伤疼痛治疗不足对患儿的身心健康有着明显的长期负面影响，生理方面包括神经体液应激反应导致伤口愈合较慢[158]、躯体感觉和疼痛感受的长期改变[159]，这可能导致患儿将来出现痛觉过敏[160]；心理方面，烧伤患儿住院期间的疼痛均可以直接导致各个年龄段的儿童出现创伤后应激障碍的各种症状[161]，但其实良好的镇痛可以明显减少这些症状的发生[162, 163]。正因如此，优化烧伤患儿的疼痛管理势在必行，而优化的方法之一是思考住院期间导致这些疼痛的原因，如静息疼痛、操作性疼痛（如换药）和围术期疼痛，并针对每个疼痛制订镇痛计划。图 40-7 总结了用于治疗各种类型疼痛的建议措施，以及需要进一步研究的治疗方案。

（一）静息疼痛和镇静

联合使用对乙酰氨基酚与阿片类药物（如吗啡）苯二氮䓬类药物（如咪达唑仑）是镇静烧伤患儿和治疗静息疼痛最常用的药物治疗方案之一[164-167]。但鲜有研究将该方案与其他治疗方案进行评估比较，也没有数据表明在治疗静息痛或镇静烧伤患儿时，某种阿片类药物或苯二氮䓬类药物优于另一种。有文献表明，在吗啡/咪达唑仑的联合应用中复合使用右美托咪定可以改善烧伤患儿的镇静效果[166]，但开始时应采用输注（不宜推注）的方式或减少其他镇静镇痛药物的剂量，以避免右美托咪定引起低血压[164]。另外，由于担心潜在的不良反应，特别是出血风险、胃肠道并发症和肾毒性，对烧伤患儿联合使用非甾体抗炎药和镇痛药尚未有深入研究[167, 168]。

加巴喷丁是一种抗惊厥药，已越来越多地用于慢性疼痛和神经病理性疼痛的治疗。虽然在成人烧伤患者中它已经作为一种辅助药物参与了静息疼痛的治疗，但在儿童患者中还未有相关应用。然而即使是成人研

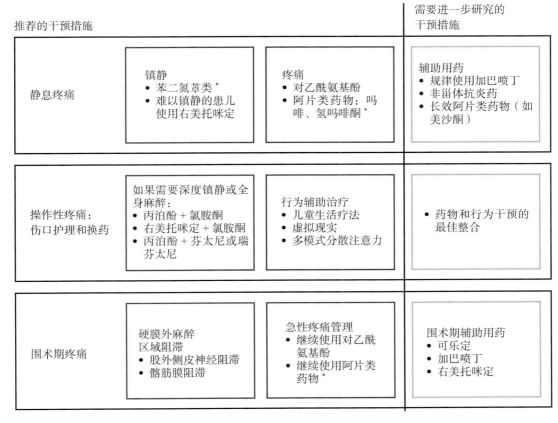

推荐的干预措施　　　　　　　　　　　　　　　　　　　　需要进一步研究的
　　　　　　　　　　　　　　　　　　　　　　　　　　　　干预措施

静息疼痛	镇静 • 苯二氮䓬类 * • 难以镇静的患儿使用右美托咪定	疼痛 • 对乙酰氨基酚 • 阿片类药物：吗啡、氢吗啡酮 *	辅助用药 • 规律使用加巴喷丁 • 非甾体抗炎药 • 长效阿片类药物（如美沙酮）
操作性疼痛：伤口护理和换药	如果需要深度镇静或全身麻醉： • 丙泊酚 + 氯胺酮 • 右美托咪定 + 氯胺酮 • 丙泊酚 + 芬太尼或瑞芬太尼	行为辅助治疗 • 儿童生活疗法 • 虚拟现实 • 多模式分散注意力	• 药物和行为干预的最佳整合
围术期疼痛	硬膜外麻醉 区域阻滞 • 股外侧皮神经阻滞 • 髂筋膜阻滞	急性疼痛管理 • 继续使用对乙酰氨基酚 • 继续使用阿片类药物 *	围术期辅助用药 • 可乐定 • 加巴喷丁 • 右美托咪定

▲ 图 40-7　在不同的治疗阶段，可对烧伤患儿实施的疼痛管理方法

该图总结了有证据支持的烧伤患儿疼痛的干预措施，以及在成为推荐治疗方法之前尚需进一步研究的药物和方法。考虑到总体数据匮乏，一些推荐的干预措施是基于不完整的数据，因此仍需要进一步评估，但这些措施都具有良好的文献基础。图中带有星（*）的药物是作者认为目前已在临床广泛使用的药物，而将其纳入推荐的干预措施是基于这种现状和观点，并非他们有明确的结论（经 Wolters Kluwer 许可转载，引自 Pardesi 和 Fuzaylov[191]）

究的结果也是好坏参半，两项较小的研究报道，入院后规律使用加巴喷丁可以减轻疼痛[169] 和阿片类药物的消耗[170]，但一项较大的对照试验却没有发现使用加巴喷丁会产生任何益处[171]。因此，我们尚不清楚常规使用加巴喷丁是否可以使患者受益。

（二）操作性疼痛

烧伤患儿换药时的镇痛和镇静通常使用的是丙泊酚、氯胺酮、右美托咪定和瑞芬太尼等几种药物的不同组合，以提供深度镇静。由于仅有一些小型研究对几种不同的药物组合进行了比较，因此根据目前的数据很难评估每种方案自身的优点，也很难确定一种方案明显优于其他方案。

治疗操作性疼痛时，有关文献推荐的镇静药物剂量为丙泊酚 1～2mg/kg、氯胺酮 1～2mg/kg 和右美托咪定 0.5～1μg/kg，并根据换药时间的长短泵注这些药物。同时，也可以静脉注射 0.1μg/kg 的瑞芬太

尼，然后按 0.05μg/(kg·min) 的剂量泵注[172-175]，但使用氯胺酮和右美托咪定的优点是不会引起严重的呼吸抑制。

操作性疼痛的非药物治疗也是一种很有价值的辅助手段，例如，儿童生活疗法可以显著减少换药期间的疼痛和焦虑评分[176]。另外，虚拟现实等新技术也在其医疗应用中迅速发展，它可以更换患者在医院住院期间的感官体验，并将患者沉浸在计算机生成的世界中，从而分散患儿的痛苦并明显改善其体验[177]。许多小型研究表明，与分散注意力疗法相比，使用虚拟现实技术可以显著降低成人和儿童换药期间的疼痛评分[178-181]。随着这些技术广泛使用，它们可能成为烧伤患者中经常使用的治疗方法。

（三）围术期疼痛

烧伤患儿的静息疼痛和围术期疼痛的管理存在相当多的重叠，因此，用于治疗静息疼痛的对乙酰氨基

酚和阿片类药物一般也要在围术期继续使用，而它们也是治疗术后急性疼痛的主要药物。尽管对儿科围术期辅助用于疼痛治疗药物的研究越来越多，但却几乎没有文献将烧伤患儿作为研究对象，这可能是由于烧伤患儿存在静息疼痛，而又不能确定围术期辅助药物的用药时机和使用哪种药物所导致的。目前已有研究表明，可乐定、加巴喷丁、右美托咪定和氯胺酮可作为围术期常规辅助治疗药物。

术前口服可乐定 4μg/kg 可显著降低儿童的术后镇痛药物需求和疼痛评分[182]，但其在烧伤患儿中的效果尚不清楚。加巴喷丁（15mg/kg）作为术前用药在缓解脊柱侧弯患儿的疼痛中具有不错的效果[183]，但根据这些数据来下定论还为时过早，且它也尚未有针对烧伤患儿的研究。右美托咪定（1μg/kg）[184-187]作为术前用药同样可以减轻术后疼痛[187, 188]，但唯一一项针对烧伤患儿的研究尚未得出清晰结论，这可能是因为该研究样本量较小所致[189]。在研究儿童围术期疼痛的文献中对术中使用氯胺酮的镇痛效果做出了评价，发现它仅能在术后前 6h 减轻疼痛，而且也不能减少阿片类药物的使用量[190]。因此，尽管有一些数据表明术前给予可乐定、加巴喷丁和右美托咪定可减轻儿科患者的术后疼痛，但在烧伤患儿中还未对这些药物的合理的给药次数和时机做出评估。

表 40-3 总结了烧伤患儿围术期疼痛的治疗方法[191]。

（四）区域麻醉

起初研究人员主要对区域麻醉在供皮区域的镇痛效果进行了评估，这是因为供皮区疼痛通常比受皮区疼痛更严重，但目前对区域麻醉在换药中的镇痛效果也进行了研究。另外，他们对神经阻滞的镇痛效果也进行了研究，而阻滞的神经主要是股外侧皮神经和髂筋膜阻滞。LFCN 支配大腿外侧的感觉，此处也是取皮最常用的部位[192, 193]，而髂筋膜阻滞可同时阻滞 LFCN 和股神经，并且由于阻滞范围还包括大腿前部，因此可以使临床医师切取更多的移植皮肤[192]。

有少量研究评估了区域麻醉在烧伤患者中的应用。迄今为止，仅有的一项针对儿童神经阻滞用于取皮术的前瞻性试验，19 名儿童被随机分配到局部麻醉组（对照组）和超声引导下单次 LFCN 阻滞或连续髂筋膜阻滞组。研究发现，接受任何一种神经阻滞的患儿均比接受局部麻醉的患儿术后疼痛更轻，并且接受 LFCN 阻滞的患儿在术后早期舒适度更高，而连续髂筋膜阻滞的患儿在术后的 48h 内更舒适[192]。对成年烧伤患者的研究还表明，神经阻滞可以减轻烧伤患者的术后疼痛，减少阿片类药物的用量及恶心呕吐的发生[194]。此外，正如在某些成人烧伤患者中所见的，神经阻滞也可以使成人患者换药更为舒适[195]。在这些研究中，区域麻醉并没有导致严重的并发症。

综上所述，这些数据表明区域麻醉在烧伤患者取皮术和换药的疼痛控制中具有重要作用，因此只要在

表 40-3 烧伤患儿围术期疼痛的治疗方法

治疗阶段	药物治疗 / 可采取的操作	说 明
术前（术前用药）	可乐定：4μg/kg	在以非烧伤患者作为研究对象的文献中有确凿证据表明它可以减轻术后疼痛
	加巴喷丁：15mg/kg	在以非烧伤患者作为研究对象的文献中有中等证据表明它可以减轻术后疼痛
	右美托咪定：1μg/kg	在以非烧伤患者作为研究对象的文献中有确凿证据表明它可以减轻术后疼痛，但有一项以烧伤患者作为研究对象的试验却得出了否定的结论
术中	氯胺酮	没有证据支持它可以改善术后疼痛
	右美托咪定：1μg/kg	在以非烧伤患者作为研究对象的文献中有确凿的证据表明它可以减轻术后疼痛，但还没有以烧伤患者作为研究对象的试验
术后	对乙酰氨基酚	它能有效地缓解术后疼痛，应继续作为治疗术后疼痛的基础药物
	阿片类药物：吗啡和氢吗啡酮	治疗急性术后疼痛的主要药物，但没有证据表明一种阿片类药物优于另一种阿片类药物
	外周神经阻滞：LFCN 和髂筋膜	可在术前或术中实施
		有很好的证据表明他们能够改善术后的镇痛效果（由儿童和成人试验得出的结论）

LFCN. 股外侧皮神经（经 Wolters Kluwer 许可转载，引自 Pardesi 等[191]）

可能和患者没有禁忌证的情况下，都应尽可能采用区域麻醉技术。

> **要点：疼痛控制**
> - 烧伤患儿的疼痛常常并未得到充分的治疗，这可能会造成生理和心理上的不良后果，可能会出现伤口愈合延迟及创伤后应激障碍。
> - 通常采用苯二氮䓬类和阿片类药物来治疗静息疼痛，但已有证据表明右美托咪定是很好的辅助药物。
> - 换药时的常用的镇静药物包括丙泊酚、氯胺酮、右美托咪定和（或）瑞芬太尼的组合；此外，非药物治疗亦非常有效，包括儿童生活疗法和虚拟现实这种分散注意力的技术。
> - 区域麻醉，如股外侧皮神经阻滞和髂筋膜阻滞应作为供皮区镇痛的一种方法。

六、修复手术的麻醉管理

在原发性烧伤创面愈合后，烧伤患儿通常会在手术室接受多次的修复手术，如修复瘢痕、再次切痂和植皮术等。而此时与烧伤的早期阶段不同，患儿通常将不再表现出极端的生理紊乱，并且药代动力学也逐渐恢复正常。

外科修复手术的麻醉通常与其他整形外科手术的麻醉类似，而既往麻醉记录是了解气道管理和镇痛药物需求的重要信息来源。另外，由于修复手术通常不会造成大量出血或体液转移，因此通常一条外周静脉通路和标准监护仪就足够了，但是要做到具体情况具体评估。还有一点需铭记在心，因为这些患儿常需反复接受手术，所以应格外注意抗焦虑治疗，并根据患儿的舒适度和喜好调整麻醉诱导方式，以最大限度地减少潜在的恐惧、焦虑和不适感。此外，还应适当关注患儿的经历，以避免频繁全身麻醉导致患儿出现不良心理后果[196]。

烧伤恢复期患儿的麻醉管理需要特别注意的是气道管理，例如头颈部烧伤的患儿可发展为重度挛缩，导致气道扭曲、张口受限、颈部屈曲及鼻孔阻塞[197]，

所有这些因素都会造成困难气道。由于瘢痕和挛缩还会阻碍托下颌和提颏等动作，因此这些患儿可能也存在面罩通气困难。另外，小口畸形或鼻孔瘢痕会妨碍经口或经鼻气管插管[197]。因此，如果评估时发现面罩通气困难，建议在整个麻醉诱导和气管插管过程中，或至少在确认可以进行面罩通气之前保持自主呼吸。另外，也可以使用困难气道辅助设备来对气道进行管理，包括喉罩、可视喉镜或纤维支气管镜。对于某些重度挛缩的患儿，为便于气管插管，患儿可能需要先行手术解除挛缩（图 40-8）。这种手术可以在保留自主呼吸的情况下，通过面罩或喉罩吸入挥发性麻醉药并辅以局麻来完成[198, 199]。如果恢复期的烧伤患儿存在有预计的困难气道，则需要有一名随时可以进行紧急气管切开的外科医师在场，记住这一点也非常重要。

> **要点：修复手术的麻醉管理**
> - 烧伤患儿在初次烧伤后很长时间内可能会多次在手术室进行修复手术，而这个阶段，他们一般不会再表现出极端的生理紊乱。
> - 气道评估至关重要，因为烧伤治疗不当会形成瘢痕和挛缩，可能会严重限制头颈部的活动度或张口度。
> - 当患儿存在困难气道时，应确保气道通畅，维持自主呼吸，使用氯胺酮和强效的吸入麻醉药物，而这些因素将为气道管理创造一个更易于掌控的局面。

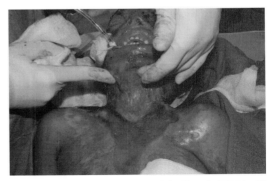

▲ 图 40-8　烧伤患儿的困难气道，为便于气管插管，需要在局部麻醉和保留自主呼吸的深度镇静下先实施颈部挛缩松解手术

病例分析

患儿，女，18 月龄，由农村转入烧伤医院。患儿 1 岁时因热油造成头部和胸部严重烫伤，而在烫伤前她的身体很健康。初次就诊时，由于口腔和面部广泛烫伤而无法安全地进行经口气管插管，因此为了保持气道通畅对她实施了气管切开术。而当她的颈部肿胀减轻且创面完全愈合后，外科医师在出院之前将气管切开套管拔除并关闭了切口，现患儿因颈部和口腔严重挛缩及面部畸形需接受治疗再次入院（图 40-9A）。

尽管烧伤部位已愈合，但面部、前颈部和肩部进行性的重度挛缩导致呼吸功能受损，包括阻塞性睡眠呼吸暂停伴心动过缓，氧饱和度降低，最低可至 70%～80%。仰卧位时更容易发生气道阻塞，因此，患儿需经常俯卧于其母亲的肩部和胸部睡觉。由于挛缩造成小口畸形，患儿只能进食流质食物。另外，瘢痕将患儿的下颌和两侧脸颊部向下牵拉并固定到患儿的胸骨上和上胸壁部，导致颈前结构（喉、气管、颈动脉）无法触及。患儿的鼻孔因完全阻塞，造成她即使在

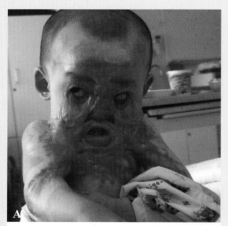

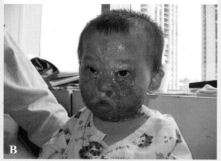

▲ 图 40-9 病例患儿
A. 烧伤患儿出现严重的面部、颈部和胸部挛缩，致使对气道的管理极度困难；B. 患儿经过第一次的多种修复手术后，瘢痕和挛缩得到了极大改善

哭泣时也无鼻涕。此外，患儿的面部皮肤和面部轮廓明显不规则，头部也不能屈伸。

由于极度小口畸形和患儿不能配合，不可能直接对口腔和咽部进行可视化检查。因此，耳鼻喉科医师试图通过纤维支气管镜来评估气道状况，但由于鼻孔阻塞所以未能成功，而头部和颈部 CT 扫描证实了患儿只是外鼻孔阻塞，口咽、声门和喉部结构则相对正常。

在儿科医师、烧伤科医师、心胸外科医师、耳鼻喉科医师和麻醉科医师进行深入讨论之后，他们联合制订了治疗计划。第一步是建立一种安全的气体交换方法作为预防措施，这一步可在氯胺酮镇静和镇痛下通过股静脉插管建立体外膜氧合来实现。第二步是在 ECMO 下进行全身麻醉。第三步是解除颈部挛缩，以便气管插管，以及在需要时进行紧急气管切开术。该患儿因 ECMO 而肝素化，因此手术时要注意避免对口周粘连处切开，因为任何粘连切开处的出血如果流进口腔都可能妨碍气管插管时视野的暴露，并导致误吸和（或）喉痉挛。最后一步是直接喉镜检查和气管插管。

手术前一天，开放外周静脉通路，术前 2h 开始预防性使用抑酸药泮托拉唑和雷尼替丁，而患儿需由母亲陪伴在麻醉诱导室接受麻醉科医师的再次评估。评估后可对患儿静脉注射东莨菪碱（0.1mg）和阿托品（0.2mg），以实施镇静并减少随后使用氯胺酮时可能出现的口腔分泌物增多。连接脉搏血氧仪后，静脉注射氯胺酮并逐渐增加推注剂量（剂量为 0.25～3.5mg/kg），直至将患儿镇静可与母亲分离，但推注时间应大于 30min。后将患儿仰卧安置于手术台上，并连接其他标准监护仪。出人意料的是，患儿使用氯胺酮后在仰卧位下并未表现出任何严重的气道阻塞情况。

追加氯胺酮（总剂量可达 5.5mg/kg）以加深镇痛和镇静作用，随后外科医师在腹股沟处进行局部麻醉，并静脉注射肝素用于抗凝，迅速完成股静脉穿刺和 ECMO 插管。此时，麻醉科医师使用麻醉面罩和七氟烷对患儿实施慢诱导全身麻醉，在面罩通气和呼吸面罩辅助通气能够顺利维持麻醉的情况下，外科医师对颈部瘢痕进行了部分松解，如果有必要，麻醉科医师此时就可以进行气管插管。在确认可以实施通气后，给予了肌肉松弛药（罗库溴铵 1mg/kg），并通过喉部压迫成功插入 3.5mm 带套囊的气管导管。术中采用七氟烷和氧化亚氮维持麻醉，并追加肌肉松弛药和阿片类药物。尽管气管切开术是保护气道安全的一种选择，但该患儿因肝素的抗凝作用可能会引起气管内出血而被放弃。

当气管插管成功后，外科医师对颈部的挛缩部位实施了进一步的松解和切开，而后逐步停用了 ECMO。当生命体征监测显示通气和气体交换正常后，就停止了 ECMO。在

整个手术过程中，为患儿输入乳酸盐林格液 500ml，并输注 ECMO 储血罐中的红细胞约 100ml。颈部植皮完成后，患儿生命体征平稳，随后带气管插管将其转运到儿科重症监护室，2 天后在重症监护病室中顺利拔管。

患儿随后又接受了多次修复手术，而这些手术均是在氯胺酮、七氟烷和肌肉松弛药进行麻醉诱导后，通过直接喉镜进行的气管插管。从图 40-9B 可以看到，患儿在经过修复手术后瘢痕挛缩得到了改善。

该病例表明，康复期的烧伤患儿要进行气管插管是非常困难的。在这种情况下，有许多因素可提示存在困难气道：严重挛缩、解剖结构难以识别、头部和颈部无法活动、小口畸形和鼻孔阻塞。另外，需要注意的是患儿有无阻塞性睡眠呼吸暂停，如果有，那么在麻醉诱导时就应格外注意。该病例中最具指导意义的关键之处是多学科协作在处理复杂患儿时的重要性，并利用该学科的专业知识来制订明确的患儿管理计划。通过适当的准备和周密的计划，即使是极具挑战性的气道管理也可以有条不紊地去处理。

第 41 章　手术室外麻醉与镇静
Anesthesia and Sedation Outside the Operating Room

Mohamed Mahmoud　Robert S. Holzman　Keira P. Mason　著
黄　磊　译　李　超　校

一、概述

在过去的 20 年中，麻醉技术的改进和先进科技的发展[1]使得大多数医疗机构手术室外实施的有创或无创儿科手术数量增加。在过去几年，波士顿儿童医院的手术室内麻醉数量增加了 250%，手术外麻醉数量增加了 350%（表 41-1）。2016 年，辛辛那提儿童医学中心的 32 476 例麻醉中有 10 200（31%）例是在手术室外完成的。尽管大部分病例是在放射科完成的，但是现在消化科、呼吸科、放射治疗学、牙科和肿瘤门诊都得到了麻醉科的支持（表 41-2）。在制订由麻醉科医师和非麻醉科医师提供的镇静和麻醉服务的指南和建议方面，麻醉科医师一直处于领导者地位[2-7]。在该章节我们将探讨在手术室外的不同临床诊疗场地提供麻醉和镇静服务的针对性建议，并将回顾常规的组织结构、设备、人员配备和策略制订。我们总结了质量改进和模拟在手术室外麻醉（Non-operating room anesthesia，NORA）定位中的作用，并且展望了手术室外儿童镇静的未来。

表 41-1　波士顿儿童医院手术室外的麻醉病例

年　度	1992	2008	2016
总麻醉病例	13 679	34 311	41 669
放射科：镇静 + 全麻	346	4129	5563
心导管室	900	1908	2355
消化内镜检查	0	918	2529
肿瘤诊所	0	528	806
放疗	1065	248	299
手术室外总计	2311	7731	11 552

本章译者来自昆明市儿童医院，校者来自玉溪市儿童医院。

二、不同的 NORA 场地

（一）放射诊断学
1. 计算机断层扫描

计算机断层扫描是 20 世纪 70 年代晚期被引入到临床实践中的。CT 可以鉴别高密度结构（钙、铁、骨骼、使用对比剂增强的血管和脑脊液腔隙）和低密度结构（氧气、氮气、空气中的碳、脂肪、脑脊液、肌肉、白质、灰质、含水病变组织）。由于扫描时间短，CT 更适用于病情不稳定及需要快速诊断的患者。理解每一项影像学检查的目的可以让镇静 / 麻醉医师选择最安全、最有效的方案，从而得到有意义的检查结果。例如，为了详细的评估肺实质，需要高质量"高分辨率"的 CT 图像，需要在吸气和呼气时取得无运动的静止图像。严重的肺不张可导致图像解读和诊断的困难。一致的麻醉方案可优化放射科医师对结果的解读[8]。麻醉诱导后 5min 内肺部相关区域出现肺不张[9]，不论选择何种麻醉方案或呼吸管理方案[10]。在"健康"肺中，如果气道压力超过肺泡开放压力，则肺塌陷区域可重新复张，并且功能残气量可恢复正常。人工肺复张被证明可改善动脉氧合和肺顺应性。需要重点关注的是，虽然大部分病例可使用较高的复张压力，但是高压力通气策略可导致血流动力学不稳定和塌陷肺区域的过度扩张引起的肺损伤[11, 12]。

鼻窦、耳朵、内耳道、颞下颌骨（如后鼻孔闭锁或颅面部畸形）等部位的 CT 扫描，为了得到更好的影像，需要极度头仰伸的冠状位影像或绝对静止的 3D 重建影像。经常涉及 3D 重建的影像学检查是心脏，颅面部和肺（喉、气管、支气管和肺实质）[13]。心脏检查通常要在能够对心脏的结构和功能进行评估的心脏病专家和放射科医师的配合下完成。这些扫描也是

表 41-2　涉及麻醉科的多学科项目：波士顿儿童医院

项　目	学　科
高级胎儿诊疗中心	麻醉、心脏病学、普外科、遗传学、内科、神经学、神经外科、新生儿医学、ORL、整形外科、放射科、泌尿外科
脑损伤项目	麻醉、普外科、神经学、神经外科、骨科、精神病学/心理学、运动医学
通气消化紊乱中心（CADD）	麻醉、胃肠科、ORL、呼吸科
唇腭裂项目	麻醉、听力、牙科、普外科、遗传学、护理、口腔颌面外科、ORL、病理学、整形外科、精神病学/心理学、社会工作
颅面部异常项目	麻醉、听力、牙科、遗传学、神经外科、护理、口腔颌面外科、ORL、病理学、整形外科、精神病学/心理学、社会工作
心脏移植项目	麻醉、心脏外科、心脏内科、心血管科、普外科、营养科、理疗科、病理学、放射学
肠和多脏器移植项目	麻醉、普外科、GI、营养科
肝移植项目	普外科、消化内科、营养中心、精神科
肺移植项目	麻醉、心脏外科、心脏内科、普外科、精神病学/心理学、呼吸系统疾病科
疼痛治疗服务	麻醉、物理和职业治疗、精神病学、风湿病学
创伤项目	麻醉、重症监护医学、急诊医学、普外科、神经外科、骨科、精神病学/心理学、放射学
血管异常中心	麻醉、心脏内科、心血管科、皮肤科、内分泌科、普外科、血液科、内科、神经内科、神经外科、护理、肿瘤科、口腔颌面外科、ORL、骨科、病理学

GI. 胃肠科；ORL. 耳鼻喉科

具有挑战性的，因为常常需要使用腺苷来短暂的停止心脏功能以便优化图像质量[14]。

任何存在颈椎不稳定风险的患者在进行颈部仰伸之前都应该进行合适的评估，如伴有唐氏综合征的儿童，颈椎不稳定的发生率为 12%～32%[15]。许多患有唐氏综合征的儿童在进行高阶运动之前需要进行颈椎的放射影像学检查。通常，父母对检查结果都很清楚。尽管如此，颈椎的影像并不能预测脱位的风险[16]。相反，神经系统的症状和体征，如步态异常、渐进的行动笨拙、步行乏力、新发的对坐着的游戏更感兴趣，才是风险的预测因素。存在颈椎不稳定影像学证据的无症状唐氏综合征儿童可以进行操作性的镇静，但是要避免没有必要的颈部活动。在神经外科或骨科会诊前，任何有神经系统症状和体征的患儿都不应该由护士或麻醉科医师单独进行镇静。

放射科医师在评估腹部包块常使用对比剂（泛影葡胺和泛影酸钠）。稀释到 1.5% 的泛影葡胺可认为是清亮液体，但是口服的剂量是不可忽略不计的。小于 1 月龄的新生儿口服剂量是 60～90ml，1 月龄—1 岁的婴儿最大口服剂量是 240ml，1—5 岁的儿童口服剂量是 240～360ml。在 CT 扫描时，为了达到造影的最佳状态，最好在检查前 1h 服用对比剂[17]。如在服用对比剂后等待几小时常常会导致小肠的显影不充分[17]。因为镇静或麻醉需要在服用对比剂后的 1～2h 内完成，这会违反大部分可供"选择"的禁食指南的规定。然而，扫描仍然必须在胃肠道内还存留有泛影葡胺时完成。目前还没有已发表的数据来指导最佳的诱导或镇静技术，因为它们与这些情况下的吸入风险有关。有些医师会选择使用快速顺序诱导的气管插管全身麻醉，而有些则使用没有气道保护的深度镇静[18, 19]。泛影葡胺原液（3%）是高渗性和高张力性液体。所有泛影葡胺都应该被稀释为浓度 1.5% 的等渗等张的中性液体。有病例报道了一个孩子误吸 1.5% 泛影葡胺但未发生不良后果[20]，因此，使用 1.5% 泛影葡胺的风险可能是较低的[21]。

长期以来，儿童接受 CT 扫描的辐射剂量一直是人们关注的问题。最近的 Image Gentley 运动通过标准化扫描技术及扫描本身的适应证，有效且显著地降低了儿童 CT 扫描的电离辐射暴露[22, 23]。另外，现代的多层 CT 扫描设备能够快速获取精细的影像，显著降低电离辐射的暴露，通常只需轻度镇静或不需镇静。伴随着磁共振成像数量的迅速增长，CT 扫描成像有所减少。但在现代，由于对幼儿长时间镇静和麻醉[24]（见第 46 章）的担忧，使得 CT 扫描重新成为一些适应证的可选择方式，包括一些先天性心脏病的研究[25]。

2. 磁共振成像

第一台商用 MRI 扫描仪于 1990 年问世。在过去的 30 年里，MRI 已经超越了诊断工具的范畴，在诊断和评估阻塞性睡眠呼吸暂停、发育迟缓、行为异常、癫痫发作、发育不良、呼吸暂停 / 发绀、肌张力降低和线粒体 / 代谢紊乱等方面发挥了更广泛的作用。核磁血管造影和静脉血管造影可评估血管的血流量，有时可替代有创的导管检查，对血管畸形、介入治疗或放疗进行随访或初步评估[26]。

功能性 MRI 是一种正在发展的技术，用于测量与大脑或脊髓的神经活动相关的血流动力学或代谢反应。血流动力学的变化（颅脑血流量、颅脑血容量、颅脑毛细血管和静脉血氧饱和度的增加）是 fMRI 成像对比的基础。fMRI 通常能够定位颅脑电活动部位，由于其侵袭性低且无辐射，目前在脑成像技术中占主导地位[27-29]。一些 fMRI 检查要求有认知功能，通常需要与有意识和反应的患者进行互动。目前儿童的 fMRI 主要用于难治性癫痫的术前语言和记忆功能的评估、颅脑损伤（肿瘤、海绵状血管瘤）的术前运动型语言中枢评估。目前 fMRI 是疼痛学公认的研究工具，最近也被用于麻醉机制、颅脑损伤和呼吸调控的研究[29]。需要患者保留意识反应的 fMRI 通常在未镇静的儿童中使用分散注意力的工具，最近使用最多的是视频护目镜（Resonance Technology, Northridge, California, USA）（图 41-1）。该护目镜是特别设计用于 fMRI 的，且可在 1.5 和 3.0T 的核磁环境中使用。它们能够传递听觉和视觉刺激，通过使用患者输入设备测量患者的反应，并且可追踪眼球运动。另外，该设备可避免年龄在 4—5 岁儿童行 MRI 检查时实施镇

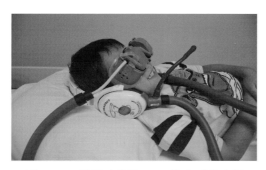

▲ 图 41-1　用于功能性 MRI 检查时的虚拟现实系统，可避免幼儿镇静
图片由 Cincinnati Children's Medical Center 提供

静。镇静儿童的 fMRI 检查是一个相对较新的领域，镇静提供者描述，使用丙泊酚和右美托咪定静脉输注的儿童在保留自主呼吸和静止的同时可对语言、触觉或听觉刺激有反应。在接下来的 10 年中，对需要镇静药来保持静止状态的儿童进行 fMRI 研究将是麻醉科医师面临的一个挑战。

麻醉科医师需要适应这些不断进步的科技。例如，磁共振肠动描记法是一种不使用电离辐射且新兴高效的方法，用于评估儿童炎症性肠道疾病。该技术需要口服对比剂，为了使对比剂充分附着于肠壁并使图像优化，口服对比剂后行检查的适当时机至关重要。这些研究者在气管插管后通过胃管给予对比剂，并且在完成检查后，先吸引胃内容物再使患者清醒，然后拔出气管导管[30]。

利用 MRI 的 3D 研究与 CT 研究同步发展。特别是气道检查，该方法可用于支气管镜和荧光透视法不能识别的气道受损和塌陷区域的诊断。为了气道塌陷的部位能够成像，检查的麻醉管理也有特殊的要求，即不能进行气管插管且患者需保留自主呼吸。在这些麻醉管理方案中，静脉使用右美托咪定可保证患者静止，模拟自然睡眠并保留自主呼吸。然而，对于伴有阻塞性睡眠呼吸暂停的儿童，如果在自然睡眠时也会出现气道梗阻，则麻醉科医师必须警惕在镇静过程中也有发生气道梗阻的可能[31-34]。

MRI 引导的手术操作，通常是磁共振治疗，在过去几十年里不断发展，让手术医师通过 MRI 实时或接近实时的成像而在手术过程中受益。但是，建立一个配有 MRI 扫描设备的手术室，在后勤方面面临巨大挑战。除了在典型的 MRI 检查区域中必须采取常规预防措施外，所有外科用品和设备必须是磁共振环境安全或兼容的。一般来说，只有精通 MRI 安全程序和指南的人员才能进入手术室。目前，磁共振治疗可用在神经外科手术中引导切除肿瘤、癫痫病灶和血管畸形[35]。它的其他应用已经扩展到耳鼻喉科、普外科和骨科的手术中[36]。

MRI 环境的特殊是因为其超强的静磁场、高频电磁（射频，radiofrequency RF）波和脉冲磁场。磁场强度单位是高斯（G）和特斯拉（T）：1T 等于 10 000G。1.5T 主磁场大约相当于地球磁场强度的 30 000 倍，3T 的主磁场相当于地球磁场的 60 000 倍。为了方便理解，汽车废弃回收站所使用的电磁吊车相当于 1.5～2.0T 的磁场强度。这种强度的磁场可以将静止的氧气钢瓶变成飞行的炮弹，飞行速度可接近每小时 64km。美国

放射协会制订了最小化 MRI 相关事故风险的指南[37]，但该指南并没有直接解决麻醉医师的独特需求。2008年，美国麻醉医师协会成立了一个由麻醉医师、有 MRI 专业知识的放射科医师和两位方法学家组成专家工作组，随后制订了磁共振影像学麻醉管理的临床实践建议[38]。这份文件为 MRI 环境下的安全操作及麻醉护理的一致性建立了重要的建议。2008 年，美国联合医疗机构认证委员会（联合委员会）认识到磁共振环境中存在现有和潜在的危险，他们发出预警[39]，明确指出了 8 种可能的伤害。

随着科技的进步，1.5T 核磁正逐步被 3.0T 取代。由于 3.0T 扫描仪产生的磁场强度和磁力，因疏忽或意外将含铁制品带入是绝对禁止的。在 MRI 扫描室外放置一个磁铁用于测试物品是否含铁是一种粗略且有时是不准确的方法。如果物品没有被磁铁吸引，不能肯定该物品中绝对不含铁；但是，如果物品被磁铁吸引，那么对麻醉科医师是重要的提示。但是，仍然会有一些不常见的物品会进入到 MRI 环境中而造成弹射风险，包括金属扇、血氧饱和度监测仪、弹片、轮椅、打火机、听诊器、传呼机、助听器、吸尘器、计算器、发夹、氧气罐、假肢、铅笔、胰岛素输注泵、钥匙、表、带金属的鞋跟[40]。小件物品能够轻易地从核磁设备上取下，由于 MRI 扫描设备所产生的强大吸力，大件物品是无法靠人力取下的。这种情况下，核磁失超可能是唯一能取下物品的方法。这个过程可能会有潜在的风险：设备内液氦泄漏，冷凝液和巨大的噪声将会充满房间，所有人员必须从房间撤离。因为在失超

过程中，液氦有可能意外泄漏到房间造成人员的缺氧。

需要谨记的是，磁共振是关闭不了的，电磁场所产生的危险也是随时存在的。美国放射医师协会建议将磁共振室划分为 4 个区域，当患者、医务人员和设备越接近核磁扫描设备，安全级别和通行级别就越高。核磁环境的安全区域划分强调在核磁环境中严格限制通行（表 41-3）[37]。该项安全制度被 ASA 的 MRI 专家工作组纳入到 2015 年的临床实践建议中[41]。因为 1.5T 和 3.0T 设备的磁场强度不同，所以在 1.5T 环境中安全的物品在 3.0T 环境中不一定安全。MRI 安全标签需对应不同的磁场强度。

随着 MRI 技术和临床经验的提升，MRI 的设备标签也经历了同样的发展，从 1997 年美国食品药品管理局建立最初的标准，到 2005 年美国国际检测与材料协会建立设备标签的现行标准（表 41-4）[42]。例如，磁共振兼容的术语已经被删除，因为"MR 安全"和"MR 兼容"这两个术语常常被混淆，并且经常被错误地或交替地使用[43]。需要带入到磁共振扫描室（区域Ⅳ）的移动便携设备应该确认其安全性并贴上绿色方块"MRI 安全"的标签。在磁共振扫描室内需要严格监管的设备使用黄色三角"MRI 条件"的标签。例如，麻醉机是属于 MRI 条件性设备，需要设置与核磁的最小安全距离，以确保安全和有效运作。需要在控制区域使用的含铁的移动便携设备应该使用红色圆圈"MRI不安全"的标签，并且严格禁止带入区域Ⅳ。在带入任何设备到磁共振控制区域之前都应该与 MRI 工作人员或安全核查员讨论。

表 41-3　MRI 安全区域

区　域	定　义	可进入的人
区域Ⅰ	该区域是指所有人可自由进入的区域。该区域通常位于 MR 环境之外，是患者、医务人员和 MR 部门的其他员工进入 MR 环境的区域	所有人
区域Ⅱ	该区域是所有人可自由进入的区域Ⅰ和严格控制的区域Ⅲ之间的过渡。通常情况下，患者可以进入Ⅱ区，但不能随意走动，除非得到 MR 工作人员的许可。通常在Ⅱ区询问病史，医疗保险以及 MRI 相关问题	未经筛查的 MRI 患者
区域Ⅲ	该区域是指未经筛查的非 MR 人员或铁磁类物体或设备如果自由进入该区域，由于个人或设备与 MR 的特定环境之间的相互作用，可能导致严重的伤害或死亡。这些相互作用包括但不限于 MR 静态和时变磁场的相互作用。进入区域Ⅲ的所有通道都受到严格限制，进入区域Ⅲ（包括区域Ⅳ）的通道由 MR 工作人员控制，并完全由 MR 工作人员监督	筛查过的 MRI 患者及工作人员
区域Ⅳ	这个区域是 MR 扫描室。根据定义，区域Ⅳ始终位于区域Ⅲ里面，因为正是 MR 磁体及其相关磁场才必须有第三区存在	在训练有素的 MR 人员的持续直接监督下通过筛查的 MRI 患者

MR. 磁共振；MRI. 磁共振成像（引自 Kanal 等[37]）

表 41-4　目前用于标记植入物和设备的术语 [42]

定　义	美国食品药品管理局	美国国际检测和材料学会	图标标签
MR 安全	该装置在 MRI 环境中使用时，已被证明对患者或其他个人没有额外的风险，但可能影响诊断的质量。设备被测试时的 MRI 条件应与术语 MR 安全结合，因为在一些条件下安全的设备在一些极端 MRI 条件下可能不安全	在所有 MRI 环境中不构成已知的危害。使用新的术语，MR 安全的条件包括不导电、非金属、非磁性物品，如塑料培养皿。一个物品的 MR 安全性是基于科学的理论而不是测试数据	绿边的白色正方形中印有绿色的 "MR" 字样，或绿框中有白色的 "MR" 字样
MR 条件		一种已被证明在指定的 MRI 环境中不构成已知危害的物品，具有指定的使用条件。定义 MRI 环境的现场条件包括静态磁场强度、空间梯度、dB/dt（时变磁场）、射频场和比吸收速率。附加条件包括物品的具体配置（如用于神经刺激系统的引线的路由），这可能是必需的。特别是，将物品放在 MRI 环境中的测试应该解决磁力所致位移力和扭矩以及 RF 加热。其他可能的安全问题包括但不限于热损伤、感应电流 / 电压、电磁兼容性、神经刺激、声噪、设备之间的相互作用、物品的运行安全和 MR 系统的安全运行	黑边的黄三角形中印有黑色的 "MR" 字样。标签必须包括足够的测试结果，以描述该装置在 MRI 环境中的状况
MR 不安全		已知在所有 MRI 环境中都会造成危害的物品。不安全物品包括磁性物品，如一把铁磁剪刀	红边的白色圆形中印有黑色的 "MR" 字样，圆圈中有红色的对角线

MR. 磁共振；MRI. 磁共振成像

　　MRI 环境对个人的风险适用于麻醉科医师和患者。麻醉科医师必须注意这些习以为常的个人物件——活页夹、笔、表、剪刀、夹子、信用卡、眼镜、回形针等 [44-46]。MRI 安全问题包括植入物（如心脏起搏器）、磁场吸引力导致的 "飞行物体"、噪声、磁场导致的生物学作用、热效应、设备问题和幽闭恐惧症。一些不锈钢可能包含铁素体、奥氏体和马氏体成分 [47-49]。马氏体合金包含有一定的结晶相成分称为马氏体，是一种向心集中的空间结构，这种结构容易发生应力腐蚀破坏，并且是铁磁性的。奥氏体是在低碳钢和合金钢的硬化过程中形成的，具有铁磁性质。铁、镍和钴也是铁磁性的。因此，在进入到磁共振室之前，任何置入物的成分都应该经过仔细的研究。不锈钢或外科不锈钢物品与外部磁场的互相作用可产生平移（吸引）和旋转（扭矩）力。耳蜗和镫骨置入物、弹片、眼眶内金属物和假肢可移动或脱位。需要注意的特殊情况是耳蜗置入物在 3.0T 环境的扫描设备中可能产生消磁作用 [50]。一些眼妆和文身可含有金属颜料，因此会刺激眼部、眼眶周围和皮肤 [51, 52]。一些在外科重建手术中使用的组织扩张器有一个磁性端口，它用来帮助确定间歇注入盐水的位置 [53]。Bivona® 气管切开导管（Smiths Medical, Kent, UK）通常有含铁成分（尽管在包装上没有明确说明），在进入 MRI 前应该置换为 Shiley® 气管切开导管（Covidien-Nellcor, Boulder Colorado, USA）。可在 2008 年 Joint Commission 出版的预警事件警告中查阅 MRI 环境的特殊风险 [39]。

　　心脏起搏器在 MRI 设备内或者周围都有危险，特别是依赖起搏器的患者。大部分起搏器的簧片继电器能够被足够强度的磁场激活 [54]。这种激活可使起搏器转变为非同步模式。目前，至少有 2 例已知的携带起搏器在 MRI 扫描设备内发生心搏骤停而死亡的病例。其中 1 例尸检证实死亡原因是在核磁环境中起搏器受到了干扰 [55]。起搏器除了存在功能障碍的风险，也存在起搏器或电极发生扭矩移位或微电击 [56]。置入心脏起搏器或心脏复律除颤器的患者，仅限于放射科医师和专科心脏科医师在场时进行扫描 [37]。通常情况下，置入电子设备的患者不应该进行 MRI 检查。当申请医师和会诊的放射科医师都认为 MRI 检查是必需的，那么申请医师、医务负责人或者当班放射科医师和相关专业人员（如患者的心脏起搏器专家、心脏病专家或设备制造商）应该联合制订该患者的 MRI 扫描管理方案。对于置入起搏器和心脏复律除颤器的患者，其行

MRI 检查时，心脏科医师必须在场以防检查过程中设备出现功能障碍[38]。完成 MRI 检查后，心脏科医师应确认设备的正常功能，并且在 1～6 周之内再次进行核查。2011 年后已有 MRI 兼容的起搏器可供使用[58]。这些设备是经特别设计可在 MRI 检查中和检查后维持起搏器的正常功能，并且有多个制造商可以选择。尽管有可供使用的兼容设备，但是都应该遵守上述注意事项，包括心脏科医师在场的要求。

如果家长里有孕妇，那么实施家长在场的麻醉诱导时应该考虑 MRI 的生物学效应。到目前为止，没有证据支持 MRI 导致人类染色体畸变的风险。两栖动物的研究显示，暴露于 4T 的磁场强度之下没有导致任何胚胎学发育的缺陷[52]。大部分医疗机构常规都不会允许孕妇陪伴患儿进入到 MRI 扫描室内。美国放射学会不建议在孕早期和中期进行 MRI 扫描，除非需要胎儿影像是必需的或者紧急医疗护理必须进行 MRI 检查[14]。

有些患者有幽闭恐惧症且不能配合完成检查。焦虑反应[59]估计可发生于 4%～30% 的患者[60]。伴有骨骼畸形的患者，如晚期脊柱侧弯或屈曲挛缩，尽管意识清楚，但有可能在扫描过程中不能在坚硬的没有靠垫支撑的 MRI 检查床上保持静止不动或仰卧。这些患者有可能需要全身麻醉以保持体位，或使用镇痛药以缓解疼痛。

目前 MRI 环境的监护仪和麻醉机的性能已经得到优化，可为麻醉的实施者在 MRI 场地提供安全的麻醉管理。无线的显示设备可以让麻醉科医师在非必需的情况下不用进入到 MRI 扫描室，除非在扫描过程中需要进行暂停呼吸或对比剂注射。Dräger Fabius® MRI（Dräger Medical AG, Lubeck, Germany）是特别针对 MRI 设计并且被 FDA 批准可在 1.5T 和 3.0T，最高到 400G 的磁场强度环境中使用（图 41-2）。Fabius 麻醉机装备有两个挥发罐，并且可提供多种通气模式。监护仪技术的进步能够在 1.5T 和 3.0T 的核磁环境中进行心电图和脉搏血氧饱和度的监测（Invivo Precess®, Invivo, Orlando, FL, USA and Medrad Veris® Monitor, Bayer, Indianola, PA, USA）（图 41-3）。传统 ECG 监护由于导联线穿过磁场时会导致图像退化，最重要的是，心电导联线会发热导致患者烧伤，因此不能用于核磁。纤维光学心电监护是必要的，以最大限度地降低患者烧伤的风险。然而，就算是使用光纤传导的电线，也要认识到 ECG 的电极和遥测盒之间仍然是硬连接，必须谨慎使用防止电线出现破损、折叠，导线暴

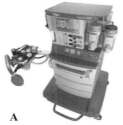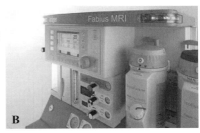

▲ 图 41-2　A. 现代 MRI 兼容麻醉机，有 2 个挥发罐，多种通气模式。该系统在 1.5T 和 3T MRI 中获得认证。机器必须位于 400G 磁场半径之外，才能正常工作。B. 磁场检测警报的近景，在 400G 或更高的磁场中触发警报
图片由 Drager Medical Inc., Telford, PA, USA 提供

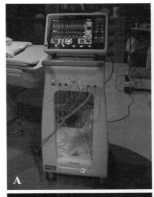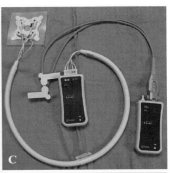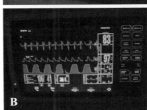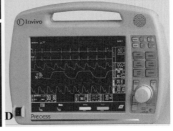

▲ 图 41-3　A. 位于 MRI 扫描室的现代 MRI 兼容监护仪，能够监测 ECG、SpO_2、血压的波动，通过鼻导管监测呼气末 CO_2、气管插管或喉罩气道、麻醉气体、温度和两种有创血压；B. 控制室的远程显示；C. 用于 ECG 和 SpO_2 监测的无线技术，它能够使伪影最小化并将信号准确传输；D. 显示所有参数的显示器屏幕特写
图片由 Invivo Corp., Orlando, FL, USA 提供

露，电线打结[61]。建议在 ECG 导联和皮肤之间增加隔绝面（如毛巾）。有报道指出，ECG 导联和皮肤表面汗液之间的作用会导致患者烧伤。脉搏血氧饱和度监测仪也是光纤传导的。由疏忽而未取下传统脉搏氧饱和度探头可导致二度或三度烧伤[61, 62]。呼吸和麻醉气体监测已达到手术室内的监护标准，这是现在 MRI 兼容麻醉机的常规配置。对于未使用气道工具的患者，使用既可提供氧气又可监测呼气末二氧化碳的鼻导管是非常重要的，既能监测气道梗阻又能够保证最佳通气。

尽管监护和麻醉设备在不断完善，但是 MRI 环境中的麻醉管理仍然存在局限。尽管有体温监测的导线可供选择，但是表面（皮肤）温度并不能代替直肠或食管的温度。核心温度监测可以通过 FDA 批准的生理设备和一次性温度探头来完成，这些探头可在 MRI 条件下使用并由 Invivo（Orlando，FL，USA）和 Philips Healthcare（Andover，MA，USA）生产。

随着针对丙泊酚等药物的特殊 MRI 兼容输液泵的出现，该泵可放置在扫描室，通过较短的输注连接管，精确地输注预定的药物或液体剂量，包括有 MRIdium®（iRadimed Corp.，Winter Park，F，USA）和 Medrad Continuum Infusion System®（Warrendale，PA，USA）（图 41-4）。这些输注泵有远程控制台，可以在 MRI 控制室通过无线通信算法改变输注速率。尽管有些传统输注泵（如 Medfusion® 3500 syringe pump，Smiths Medical，Kent，UK）声称在超出磁体指定距离的 MRI 环境中是安全的，但考虑到磁体的强度问题，不建议在扫描室使用这些设备。除了 MRI 安全性方面的问题，在标准系统磁场和射频可导致输注泵故障。替代的方案是在扫描室外使用普通输注泵，通过多个输液连接管从预留通道进入到核磁扫描室内，与患者连接。通常这种方案是接受血管活性药物而需要精确控制输注泵的患者使用，其缺点是延长的输液连接管可增加输注阻力，从而导致输注泵的功能异常。

磁场同样可影响 ECG。T 波的改变并不是由于磁场的生物效应，而是由于叠加的感应电压。磁场对 T 波的影响与心脏去极化无关，因为在暴露于 2T 以下磁场的患者中，P、Q、R 或 S 波均没有变化。目前，还没有 MRI 可影响心率[63]、ECG 的描记[64]、心脏收缩[65]或血压的报道[66]。然而，一项研究发现，人类在 2T 的磁场中暴露超过 10min 可导致心脏周期（cardiac cycle length，CCL，R-R 间隔时间）延长 17%。当患者离开磁场后，CCL 在 10min 内恢复到暴露前的时间长度[67]。这一发现的意义尚不清楚。虽然对于心脏功能正常的患者可能没有影响，但是对于易发的心律失常或病态窦房结综合征患者的影响仍然需要进一步讨论。

1.5T MRI 噪声的平均值是 95dB，与严重交通拥堵（92dB）或低公路流量（90～110dB）的噪声相当。每天低于 2h 暴露于这种强度的噪声对人体是没有伤害的[68]。然而，也有在 MRI 扫描后出现暂时性[69]和永久性[70]听力损伤的病例报道。3.0T 的 MRI 的优点是降低影像衰减，增加神经和肌肉骨骼的图像质量，但是磁场的增加也意味着噪声的增加[71]。事实上，3T 核磁的噪声峰值水平超过了国际电工委员会批准的 99dB。所有患者都应该在进行 MRI 检查时使用听力保护装置[37]。对所有患者或在 3T 核磁环境中的所有人员（包括患者家属）都强烈建议使用耳塞或 MRI 兼容的头戴式耳机。3T 核磁环境中的 fMRI 则更加具有挑战性：3T 核磁的噪声可与为获得 fMRI 而产生的声刺激相互干扰[72, 73]。

尽管对小鼠[74]和狗[75]的研究提示暴露在磁场中可导致体温升高，但在 1.5T 静磁场中不太可能对成人的核心体温产生任何影响[76]。但是，在婴儿和幼儿中可能需要更多关注，如心脏 MRI 需要很长时间的扫描，就需要考虑体温的问题[77]。比吸收率（specific absorption rate，SAR）使用 W/kg 为单位，用来测量 RF 发热的效应。FDA 允许的全身的 SAR 平均值是 0.4W/kg[78]。大型金属假肢在体外暴露于比 MRI 高 6 倍以上的磁场中，未发现任何明显的发热现象[79]。迄今为止，并没有可靠的证据证明在 3T 的磁场中 RF 会对临床结果带来显著的影响。相反，为了维持 MRI 的正常功能而降低室内温度，缺少 MRI 兼容的空气加热系统，加上经常需要对小婴儿进行 MRI 扫描，这些常常会导致低体温。通常，最佳的预防方法是在开始检查之前使用温暖的毯子将婴儿包裹起来以减少热量损失，如果患者使用气管插管或喉罩，可使用冷凝雾化加湿器。

静脉注射钆喷酸葡胺［钆（Magnevist®）］可用于增强 MRI 图像。其消除半衰期为 1.3～1.6h，与螯合剂形成络合物后由肾脏排出体外[80]。成人和儿童的消除半衰期类似，在 72h 内可排除 95%[81]。由于不含碘，不会产生渗透压的负担[82]。FDA 的重要警告提示，患

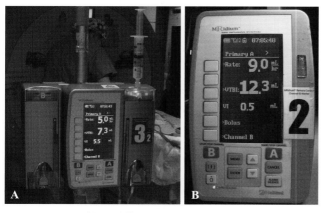

▲ 图 41-4 A. 位于扫描室的 MRI 兼容输液泵，7kg 的婴儿在输注丙泊酚；B. 远程无线显示和控制器

有终末期肾衰竭的患者，在使用钆对比剂进行 MRI 检查后，有导致肾源性全身纤维化或肾源性纤维化皮肤病的风险。FDA 在 2006 年 6 月首次向医疗专业人员和公众通报了这种风险。ASA MRI 专家小组的结论建议，麻醉科医师不应该对急性或严重肾功能不全的患者使用钆对比剂，因为可能会增加肾源性纤维化的风险。对于这类患者，使用钆对比剂的需要和实际的使用应该由放射科医师、肾脏科医师和其他相关专业的人员共同负责决定[37]。新研发的钆对比剂[钆特醇（如 ProHance®）、钆布醇（如 Gadavist®）、钆特酸葡胺（如 Dotarem®）] 的化学结构（大环状而不是开链）尽量降低钆的螯合作用而形成不会导致肾源性纤维化毒性的成分[83]，或者说，将钆从螯合物中分离成为无毒性钆的可能性降到最低，该结构是导致肾源性全身纤维化的原因。

要点：放射诊断学
- 谨记核磁是永远在运行的，电离磁场的危险是永远存在的。
- 移动设备在进入扫描室（区域 IV）之前应该核查是否有绿色方块"MRI 安全"或者黄色三角"MRI 条件性"标签。
- 美国放射学会建议 MRI 场地需要划分为 4 个区域，目的是增加安全性，当患者、工作人员和设备越接近核磁扫描室，通行级别的需求越高。
- 核心体温监测可使用 FDA 批准的监护设备完成，一次性的体温探头是 MRI 的条件性设备。
- 心脏起搏器在 MRI 扫描室内或周围都存在特殊的风险，特别是起搏器依赖的患者。

（二）介入放射学和血管造影

介入技术包括非血管和血管介入治疗[78]。栓塞术和硬化术可用于治疗血管畸形、动脉瘤、血管瘘和出血及肾消融术和巨大血管肿瘤手术的术前封堵。经皮腔内血管成形术和溶栓治疗是儿科医疗机构的新兴技术。即使在年龄最小的婴儿，也有成功的病例被报道，充分的镇静和镇痛对患者带来的积极预后已被公认[84, 85]。

血管畸形是先天性的血管连接异常，可由淋巴管、动脉和静脉组成。这些病变在出生时就存在，常常是非连续的不明显的，然而可能随着孩子的生长迅速

扩张（图 41-5）。这种快速增殖阶段可能是对激素变化（怀孕、青春期）、创伤或其他刺激的反应[86]，涉及不同的血管可导致高流量或低流量的病变。高流量的病变包括动静脉瘘、巨大血管瘤、动静脉畸形。高流量病变的患者应该警惕发生高输出的心力衰竭和伴有肺水肿的充血性心力衰竭。低流量的病变包括静脉、肌内静脉畸形和淋巴管畸形。在管理这类患者及处理意外的紧急情况时，制订详细的计划是必不可少的。Galen 静脉动脉瘤畸形（vein of Galen aneurysmal malformations, VGAM）占所有颅内血管畸形的 1%[87]。该病变实际上是大脑前脑正中静脉的动静脉瘘，它在胎儿时期没有退化。通常有多条动脉供血血管，可通过直窦和连续廉状窦引流（图 41-6）[88, 89]。面对这种具有挑战性先天性异常，麻醉管理需要熟悉介入放射学操作的性质和技术要求，以及潜在的解剖和生理学挑战和伴随的风险。这些患者发生心力衰竭的原因是，大量 VGAM 侧支的血流回流到右心房和肺循环，导致肺血管收缩和肺动脉高压，最后导致右心衰竭。早期识别和对侧支动脉和回流静脉的阶段性栓塞术，可减少血流量和显著提高生存率[90]。麻醉管理必须解决这一复杂的病理生理学和适应严重的心力衰竭和肺动脉高压[91]。这些患者中最危重的是接受呼吸支持治疗、血管活性药和吸入一氧化氮的新生儿。常常存在动脉导管和卵圆孔的右向左的分流，患者通常是青紫的，注射栓塞剂可穿过这些畸形到达右心室，使病理生理学情况恶化。通常需要进行多次阶段性的栓塞术来降低分流水平和稳定患者。最近的关于 VGAM 的血管内栓塞术的系统回顾和 Meta 分析记录了 34 个研究，涉及 667 名患者[92]。44% 的患儿是新生儿，41% 的患

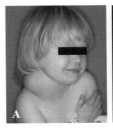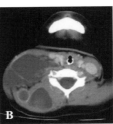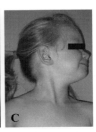

▲ 图 41-5 颈部和右上肢的巨大囊性淋巴管畸形，用乙醇直接注射，然后注射 4 次 OK-432 治疗
乙醇注射无效，但 OK-432 注射可让巨大包块完全回缩。A. OK-432 硬化治疗前的临床照片，显示右颈部巨大的局部肿块。B. 静脉对比剂注射后的轴向 CT 扫描显示右颈部巨大囊肿，以前注射乙醇导致囊肿壁增厚。C. 注射 4 次 OK-432 后 1 年拍摄的临床照片，显示包块完全回缩（经 Elsevier 许可转载，引自 Burrows 和 Mason[309]）

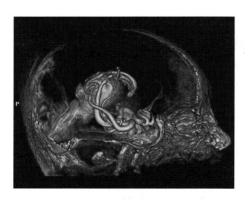

▲ 图 41-6 MRI 血管造影 3D 重建位于松果体区的巨大 Galen 动脉瘤畸形静脉，并伴有动脉瘤扩张

它主要接收椎动脉的血液，尽管也可能有一些前路供应。血流通过直窦引流至环状和双侧的颈内静脉（图片由 A. Prof Frank Gaillard, Radiopaedia.org, rID: 22778 提供）

儿是 1 月龄—2 岁。完全性的梗阻有 57%，部分梗阻有 43%，死亡率是 12%。死因包括难治性的心力衰竭、神经系统并发症和技术原因。颅内出血和静脉血栓形成的总并发症发生率最低的是在 3 次或 3 次以上的阶段性栓塞术（42% vs. 59% 单次栓塞）。该综述强调了 VGAM 治疗模式的复杂性，需要针对这些具有挑战性的患者制订全面的多学科的治疗方案。

由于血管畸形可随时间推移会逐渐增大，即使是无症状的病变也可能需要干预。有症状的患者可经历疼痛、组织溃疡、缺损、气道或心血管功能受损、肢体功能障碍、凝血功能障碍、跛行、出血和进行性神经退行性变或瘫痪。由于巨大的血管需要接受多次栓塞术，父母和患者经常通过看到熟悉的面孔而感到安慰，另一个好处是有一队麻醉科医师在放射科工作。序贯的血管栓塞术可作为手术切除的过渡。

巨大血管瘤与 Kasabach–Merritt 综合征的凝血功能障碍有关。在这种情况下，血小板和其他凝血因子被血管瘤牵绊并破坏，导致血小板减少症和增加出血的风险。随着血管瘤的消除，凝血功能得到改善[93]。大范围的血管畸形栓塞术后可发生系统性血管内凝血。这种情况以凝血酶原时间增加同时凝血因子和血小板减少为标志。

对血管畸形进行栓塞时，放射科医师不仅仅只针对营养血管进行栓塞，同时也会对含有丰富动脉分流的中心血管（病灶）进行栓塞。栓塞剂包括不锈钢迷你弹簧栓、可吸收明胶填充物和颗粒、可分离的硅胶球囊、聚乙烯醇泡沫、氰基丙烯酸酯胶和乙醇。栓塞

剂的选择需要根据临床情况和血管的大小。需要永久栓塞时，通常使用氰基丙烯酸酯胶和乙醇。两种栓塞剂同时在动脉和毛细血管水平进行栓塞。中等或小的动脉可使用弹簧栓，相当于手术结扎。如果是暂时性（几天）的栓塞，特别是创伤，可使用可吸收明胶填充物和颗粒[94]。

无水乙醇在血管畸形内注射可促进硬化形成。使用无水乙醇的硬化疗法或栓塞术增加了发生术后凝血功能异常的风险[95]，其特征是 d- 二聚体阳性、凝血酶原时间延长和血小板减少。乙醇损伤血管内皮细胞，导致血栓形成[96]，也可造成血液内的蛋白质变性。乙醇过量注射可造成血尿，需要放置尿管监测尿量、多尿和血尿。静脉液体置换疗法可确保在离院前血尿消失。如果注射的部位不准确，可造成神经病变和组织坏死。最后，乙醇可导致显著的血浆乙醇水平升高（图 41-7）。无水乙醇的最高剂量是 1ml/kg，血浆乙醇的含量比醉酒时的含量 0.008mg/dl 高[97]。高血浆乙醇含量的患者，根据对醉酒的不同反应，可表现出镇静或极度兴奋。

动静脉畸形、血管肿瘤、颅内动脉瘤和血管瘘所实施的栓塞术或球囊栓塞术，可带来严重不良后果的风险。这些风险包括急性颅内出血、急性脑缺血、导管或球囊的移位。如果患者在镇静状态下，可能需要紧急气道管理。长时间的病例需要放置尿管，特别是使用对比剂的患者。涉及头颈的 AVM 导管常常需要进入颈外动脉分支和甲状颈干。所有计划进行栓塞术的患者都应测定血型和交叉配血。经头颈部实施血管

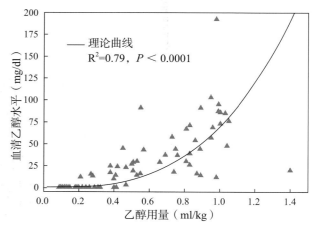

▲ 图 41-7 血清乙醇水平与乙醇用量之间呈显著正相关关系

实线表示理论曲线，其中 x 轴是乙醇用量，y 轴是预测的血清乙醇水平，三角形代表经验值（经 RSNA 许可转载，引自 Mason 等[97]）

栓塞术的 AVM 患者有可能发生脑卒中、脑神经麻痹、皮肤坏死、失明、感染和肺栓塞的风险[98]。重要的是在拔管后，详细评估并记录患者的神经功能已经完全恢复到基础状态。

随着技术的进步，在实施栓塞术之前使用颅脑影像学的激发试验可识别和保护脑的目标区域不受损害。激发性和高度选择性的 Wada 实验（异戊巴比妥钠实验）已经成为颅外和颅内血管内诊疗管理中的重要组成部分。这种实验可用于神经生理功能监测的患者，这些患者的配合和稳定程度在诊疗的过程中显得尤其重要[99]。然而，在神经生理监测反应不明确的情况下，清醒状态神经功能评估（觉醒测试）的价值不可低估。巴比妥钠、依托咪酯、丙泊酚和最近的右美托咪定可在维持镇静的同时保持患者的反应能力[100-105]。

麻醉科医师需要深入了解待治疗脑损伤的生理学、治疗成功的要求和所提议的治疗方案的潜在效果。颅脑血管造影需要在保持绝对静止的同时对通气进行精确控制。麻醉气体的选择、动脉血二氧化碳分压的调控都可能会影响脑血流量和容量，继而影响图像的质量。儿童脑血管造影可用于诊断或随访烟雾病，麻醉管理应使手术过程中短暂性脑缺血发作和脑卒中的风险降到最低[106]。这些短暂的操作过程通常不需要有创的动脉血压监测。大部分复杂的操作需要维持正常的血碳酸水平，任何时候发生低碳酸血症都应与操作者讨论。严重的出血虽然罕见，但是预留足够的血管通路是明智的选择。其他需要考虑的因素包括控制通气，以便放射科医师穿刺和使血管结构更好的显影。在发生血管痉挛或穿刺困难的情况下，放射科医师可使用小剂量的硝酸甘油（25～50μg）辅助血管显影和穿刺。闭塞静脉部分的 AVM 没有完全闭塞的动脉流入血管可能导致急性肿胀和出血。通过对主要营养血管的阻塞从而减少血管通路，是手术切除前使用血管栓塞术的目标。这可以在几天内分阶段完成，包括重复使用麻醉药。

使用胰高血糖素可增强血管造影成像。胰高血糖素对数字减影血管造影、内脏血管造影及选择性内脏动脉注射是有效的。必要时，胰高血糖素分次静脉注射 0.25mg 至最大 1.0mg。其风险包括胰高血糖素诱导的高血糖、呕吐（特别是快速给药）、胃张力低、嗜铬细胞瘤激发征[107-109]。使用胰高血糖素应该常规给予预防性的止吐药。

超声引导下的操作

穿刺活检和引流操作（肾脏、肝脏、肺、肌肉、性质不明的包块、性质不明的液体）可通过超声引导。超声对于困难的中心静脉穿刺和外周中心静脉置管是有用的。超声引导的操作选择全身麻醉或者镇静，取决于操作的时间、地点、穿刺风险和操作的需求。需要控制通气并屏气，可能需要气管插管和全身麻醉。在整体麻醉护理计划中，必须牢记终末期器官疾病的相关不良反应。

由于存在严重心肺并发症的风险，这对前纵隔肿块的组织活检提出了严峻的挑战[110]。通常建议保留自主呼吸，因为正压通气可进一步减少包块导致的肺血流量减少。仰卧位可加重血流动力学和呼吸生理的变化。俯卧位或者侧卧位可减轻梗阻症状和心脏功能的抑制。使用硬质支气管镜的耳鼻喉科医师，或者在某些情况下，具有启动体外循环能力的耳鼻喉科医师，应该在术前确认患者维持自主呼吸的能力。许多麻醉策略都可保证完成该目标，包括使用强挥发性麻醉气体的吸入技术或静脉麻醉技术，如使用氯胺酮/右美托咪定[111]。不管采取何种技术，麻醉深度不够使患者体动而意外穿破乳腺内血管，导致危及生命的出血[112,113]。关于前纵隔的进一步讨论见其他章节（见第 26 章）。

> **要点：介入放射学和血管造影**
> - 这些具有挑战性的血管畸形的麻醉管理要求麻醉科医师熟知介入放射学操作的技术要求和伴随疾病带来的特殊风险。
> - VGAM 导致新生儿严重的心力衰竭和肺动脉高压，需要足够的资源和多学科合作制订阶段性的介入操作方案，才能达到最佳的预后。
> - 巨大血管瘤与 Kasabach–Merritt 综合征的凝血功能障碍有关。
> - 前纵隔肿瘤的超声引导下的穿刺活检的麻醉管理通常需要保持自主呼吸，可使用挥发性或静脉麻醉药，包括联合使用具有镇痛作用的氯胺酮和具有镇静作用的右美托咪定。

（三）核医学

核医学是最古老的功能成像学科之一。这些扫描可用于识别难治性癫痫的病灶，评估脑血管疾病（烟雾病）及认知和行为障碍[114]。当病史提示程序性镇静不适合该患者时，麻醉科医师就会参与其中。为了完成检查，这些患儿需要保持绝对静止至少 1h。

两种最常见的需要实施麻醉的核医学扫描是单光子发射计算机断层扫描和正电子发射计算机断层扫描。SPECT 利用单光子 γ 发射放射性同位素和旋转 γ 照相机制作 3D 颅脑图像。SPECT 扫描使用放射性标记元素锝 -99（半衰期 6h），具有图像首次提取率高、与区域脑血量成比例关系的细胞内标记的优点[115]。这种扫描是一种定位癫痫病灶的理想方法，通常用于手术病灶切除前的病灶定位。锝是理想的核医学放射性元素，因为它可以停留在细胞内并且可以在癫痫发作后的几小时内在扫描时成像。理想情况下，患者应该在癫痫发作的 1～6h 内进行扫描。这种放射性元素对生理是无害的，并且不会引起过敏。尽管如此，操作者应该戴手套，以尽量减少与含有辐射物的分泌物的接触。

PET 扫描是利用 PET 和代谢活动（如氧或葡萄糖代谢）的放射性核素示踪剂来完成的[116, 117]。与 SPECT 不同，PET 扫描需要在癫痫发作时进行。其原因是葡萄糖示踪剂的半衰期很短（110min），扫描必须在癫痫发作时或发作后 1h 内完成。

PET 扫描除了在诊断性检查中使用外，核成像还被用作手术中识别肿瘤的辅助手段，这与 MRI 被纳入外科手术室的方式类似。目前正在建造配有 PET 扫描仪的手术室[118]。核医学环境对麻醉的影响主要是必须对放射性核素采取安全防护措施，所有体液（包括唾液、汗液和尿液）必须采取辐射安全防护措施处理。间碘苄胍（metaiodobenzyl guanidine，MIBG）是一种可与放射性碘元素（131I）联合进行靶向放射治疗高危神经母细胞瘤的化合物。MIBG 是一种可被神经母细胞瘤细胞吸收的化合物，当与 131I 结合时，靶向辐射神经母细胞瘤细胞，对正常邻近组织的损伤风险很低。

脑磁图描记术

脑磁图描记术（magnetoencephalography，MEG）是一种神经成像的方式，利用极度敏感的磁力传感器记录和定位大脑的电活动[119, 120]。该技术的信号是来源于超导量子干涉仪，并且在放大后被记录，通常用于癫痫手术前的癫痫病灶定位。MEG 是一种尽可能用于清醒患者的功能性影像模式，但一些年龄较小的儿童可能需要镇静来保持静止和维持头部长时间固定在线圈内的体位需求。目前，关于儿童 MEG 镇静技术的报道很少。得克萨斯儿童医院现行有效的操作方案是，右美托咪定 1μg/kg 负荷量 10min 后，0.5～2μg/(kg·h) 持续输注维持扫描过程，该方案既能保证有效的获取 MEG 信号，又能成功完成大部分年龄较小患者的高质量的诊断性检查。阿片类的辅助用

药，如芬太尼或瑞芬太尼是可用的，但是应该避免使用丙泊酚。扫描需要持续 1.5～2h，期间患者容易出现癫痫发作，如果癫痫发作是短暂的，一般不会影响气道，如有必要，可以使用咪达唑仑治疗。

（四）肿瘤放射治疗

放射肿瘤医师利用电离光子破坏儿童的淋巴瘤、急性白血病、肾母细胞瘤、视网膜母细胞瘤和中枢神经系统肿瘤。这种治疗通常是重复性的治疗，要求患儿保持静止，以便射线可以瞄准病变细胞同时保留健康细胞。正式的放疗开始之前，可以在模拟器上进行演练，以便可以绘制和标记待辐射部位场。

1. 放射治疗

放疗通常是非常短暂的和无痛的。关键问题是麻醉科医师接近患者是受限的。远程视频监控及 ECG 和脉搏血氧仪的使用是至关重要的。2 台或者在某些地方 3 台摄像机被用来观察监护仪，观察患者的胸部和面部。对幼儿来说，集中接触是非常有用的。重要的是谨记，在长时间禁食后进行放疗的患者可能有发生低血糖的风险，延迟苏醒或颤抖时应该考虑进行血糖测定。

分次放疗：分次放射治疗是将整个放射治疗过程分成离散的每日疗程，在疗程之间允许正常组织修复，同时减轻肿瘤的负担或破坏。高频次或每日多次的放疗主要用于成人患者的头颈部肿瘤。每日 2 次的分次放疗原因是，在大鼠的发育中骨骼的实验中，这种分次放疗可以使骨的生长缺陷下降 25%～30%。分次放疗可以让其他的正常组织在生长过程中也能得到同样的保护[121, 122]。一种成功的操作方法是，在第一次治疗前的 6h 给予一次配方奶，在第二次治疗前禁食 6h，直到患儿的第二次麻醉恢复[123]。随着目前禁食指南的放宽，我们在患儿第一次麻醉恢复时给予清饮料，保持禁食 4h 直到第二次麻醉开始。

2. 立体定向放射外科

立体定向放射外科（伽马刀）是治疗儿童选择性颅内动静脉畸形和肿瘤的重大进步[124]。这是一种聚焦的单次大剂量的照射，而不是小剂量的每日照射。立体定向放射外科治疗使用 201 个钴（60CO）源为能量的相对低强度 γ 射线，可以聚焦 201 个光束在单一定位点贯穿破坏肿瘤、血管畸形或异常脑组织病灶。异常组织周围的正常组织因此可以相对的不受放射治疗的影响。为了获得最佳的预后，理想的肿瘤体积必须较小（≤ 14cm³）[125]。

立体定向的操作首先使用 CT 或 MRI 扫描，然后

使用计算机计算照射光束的剂量和 3D 坐标。患儿被固定在立体定向的头架内，头架使用螺丝固定于患儿的颅骨上。大部分成人患者在局麻或镇静下能够耐受整个操作过程。仅接受镇静的成人或大龄儿童可能因为焦虑、头痛或者颅内肿瘤的位置而发生呕吐。计算完成后，患者被转移到放疗手术区域。在照射之后，患者从麻醉中苏醒[124]。最常见的围术期并发症是恶心和呕吐，可能是由于化学感受器触发区域对放疗的敏感性。由于头架非常笨重，呕吐的患者不可能将头转向一侧来保护气道。儿童（包括大部分青春期患儿）通常需要全身麻醉。气管插管全身麻醉需要在放置头架之前完成。拆卸头架的钥匙一般是粘贴在头架上的。在日常的麻醉中需要放置经鼻胃导管。

3. 立体定向放射治疗

立体定向放射治疗与传统的放射治疗相比，在相同的持续时间内对分割的放射剂量进行更精确的定位，并辅以头架。使用头架的注意事项包括：设备操作简便，具有可靠性，提供补充氧气的能力，在需要时可使用面罩辅助通气，以及在必要时可以迅速去除面部约束。

4. 全身放射治疗

全身放射治疗通常每天 2 次，持续 6 周为 1 个疗程，为骨髓移植做准备。随着患者 TBI 疗程的推进，免疫功能障碍越来越严重，在疗程中发生获得性疾病的风险增加。可能会发生呕吐、呼吸疾病、营养不良或低血容量。由于相关疾病而取消 TBI 治疗是不可取的，因为疗程的中断可导致患者预后不良。昂丹司琼复合地塞米松或丙泊酚的预防性给药应该作为儿童行 TBI 治疗的一线抗呕吐治疗方案[126]。尽管麻醉科医师对于误吸是非常谨慎的，但是镇静和气管插管全身麻醉被证明可降低 TBI 呕吐的发生率[127, 128]。

质子放射治疗是一种新型的方法可以避免照射正常组织，因为质子束是一种带电粒子，放射剂量可以定向到更小的区域，并且溢出的放射剂量最小。到 2017 年为止，世界上有大约 60 个这样的中心在运行，包括美国的 20 个[129]。适合这种方式治疗的儿科肿瘤包括颅内肿瘤、肉瘤、管膜细胞瘤、神经母细胞瘤和视网膜母细胞瘤[130]。治疗通常需要 30～90min，年龄≤ 4 岁的儿童通常需要麻醉或镇静。一项调查的数据显示，使用丙泊酚全凭静脉麻醉、鼻导管或面罩吸氧的麻醉方案占 57%，使用七氟烷和喉罩的全身麻醉方案占 36%，气管插管占 7%。值得注意的是，43% 的质子放疗中心没有麻醉废气排放系统[131]。对于这些人群

的麻醉管理的另一个难点是，这些中心都是相对独立的场所，通常远离医院或手术中心。

（五）牙科和口腔外科

儿童口腔疾病的高发病率，应对儿童行为困难可行的选择广泛和家长的期待等原因，都将导致并维持实施口腔操作的儿童对镇静 / 麻醉服务的需求[132, 133]。口服镇静药 ± 吸入氧化亚氮已经作为儿童口腔操作的主流镇静方案持续了很多年，尽管如此，近年来门诊患者的全身麻醉也逐渐被家长及操作者接受[134]。当患者有特殊需求，或牙科或外科手术的要求很复杂时，需要实施中度或者深度镇静或全身麻醉[135]。

单独使用咪达唑仑不能提供足够的镇静深度，而复合阿片类药物则可增加呼吸抑制或呕吐的风险。右美托咪定由于其镇痛、止涎、抗焦虑、抗交感神经和无呼吸抑制作用，为口腔镇静提供了一个很好的选择[136]。

最近的报道指出不良事件风险最高的人群是年龄小于 6 岁、由普通口腔科医师照顾的儿童[137, 138]。在这些报告中没有涉及单一的镇静药。这些结果已经导致公众和医疗界对儿童口腔镇静的仔细审查。美国每个州对牙医实施程序性镇静都有独特的要求，各州在培训标准、教育和证书方面存在很大差异。

口腔手术场地的设备要求与手术室内应该是一致的。麻醉和急救管理的耗材，药物和设备应该摆放于专一使用的设备车里。ASA 在 2003 年 10 月制订了 NORA 场地的声明，最后一次修订是在 2013 年 10 月[139]。如果不具备中心供氧，可使用移动式的氧气瓶。对于正在进行牙科修复且病情复杂的患者，如术前或心脏移植前的先天性心脏病、颅面部畸形和困难气道或复杂的遗传或代谢综合征，需要额外考虑。NORA 场地通常需要制订充分的术前计划，准备急救设备和药物及术后非计划入院的流程。

三、门诊和办公室操作

（一）内镜

由儿童胃肠病专科医师实施的胃肠镜检查在儿童检查中占很大比例[140]。根据患者的情况和计划进行的检查类型（治疗性的和诊断性的），患儿可能无须镇静，包括轻度、中度和深度镇静或全身麻醉。在过去的 20 年里，成人内镜检查量增加了 2～4 倍，儿童患儿内镜的增加量与成人相似[141]。

尽管有建议要求深度镇静必须由麻醉科医师实

施^[142-148]，但胃肠病专科医师报告称他们也能够安全的实施 / 监管镇静^[149]。ASA 对丙泊酚使用的声明强调，如果没有麻醉科医师在场，那么必须对使用丙泊酚的医师进行授权。当镇静深度意外加深，可能转变为全麻的时候，该医师应具备处理的能力^[150]。据估计有 1/4 的成人内镜使用丙泊酚镇静^[141]，但是儿科患者的实践中有很大的差异^[151]。有较复杂的医学问题、预期的气道困难、病态肥胖或行为问题的儿童可以在手术室进行手术。不管操作场地在何处，所有行内镜镇静的患者都必须在操作前进行评估，以确定他们是合适的人选。除此之外，麻醉方案的选择应该根据操作、患者和内镜医师的技术水平、内镜场地的局限性和容纳能力来制订。

（二）胃十二指肠镜

一旦经口的内镜置入，对气道的控制就会受到限制。在深度镇静时保持自主呼吸是非常重要的，因为任何气道干预都需要取出内镜。EGD 刺激性最强的两个部位是内镜通过口咽和经过幽门的通道。在口咽部辅助使用局麻药表面麻醉可以抑制呛咳和呕吐，以帮助内镜顺利地进入。

目前为止，没有一种标准的气道管理方案能够在 EGD 过程中完美达到最大限度地减少呼吸并发症和提高效率之间的平衡。经鼻咽通气道吸入七氟烷会增加气道并发症的风险，但不会增加效率^[152]。与气管插管相比，使用丙泊酚维持麻醉且保留自主呼吸，呼吸并发症发生率更高，但效率没有任何提高^[153]。但最近的研究显示，实施 EGD 时，使用丙泊酚而不使用任何气道干预工具是可行的，且不增加呼吸并发症的风险^[154]。健康儿童的常规 EDG 检查，使用 LMA 是一种可接受且安全的气道管理方案^[155]。

与结肠镜相比，大部分的内镜相关呼吸系统并发症发生在 EGD 检查期间，特别是婴幼儿。复合的危险因素包括：内镜的管径大、气道部分梗阻、胃内充气导致的腹部膨胀和镇静导致的低通气量。这导致多组选择 6 月龄作为气管插管全身麻醉的界限，因为这个年龄组的呼吸系统并发症发生率较高^[145, 147]。靶控输注丙泊酚，复合或不复合右美托咪定，保留自主呼吸的无气管插管方案，已经有效应用于儿童（3—10 岁）EGD 检查的麻醉。复合使用右美托咪定时，丙泊酚的量 - 效曲线并没有受到影响^[156]。

（三）结肠镜

结肠镜检查不会影响气道的管理。深度镇静的实施更为便捷，如果发生呼吸并发症，气道的干预措施很容易管理。患者在进行结肠镜检查时可能会经历几个刺激严重的部位，如穿越横结肠到脾曲和回盲瓣。肠腔内注气可帮助内镜的置入，同时腹腔压力也会升高，麻醉的深度也应该相应进行调整。

（四）经内镜逆行胰胆管置管术

许多机构报告了在接受内镜逆行胰腺插管的儿科患者中程序镇静的成功^[157, 158]。尽管如此，气管插管全身麻醉可使操作更容易实施，特别是长时间的操作，患者有严重的合并疾病或者患者采用俯卧位。

> **要点：门诊和办公室操作**
> - 目前为止，没有一种标准的 EGD 气道管理技术能够平衡呼吸并发症最少和效率最高之间的关系。
> - 与结肠镜检查相比，大多数内镜相关的呼吸并发症发生在 EGD 期间，特别是在婴幼儿中。
> - 对原本健康的儿童接受常规 EGD，喉罩通气似乎是一种可接受和安全的气道技术。

四、NORA 操作的麻醉管理

自从首个手术室外的儿童镇静指南出版的几十年来^[159]，不仅有许多医疗组织参考该指南来制订自己的标准，而且在不同程度上承认并在许多情况下公开授权非麻醉科医师给予镇静和镇痛药，制订自己的标准、指南和政策声明，有时还会引用相关的同行评议进行补充。另外，美国每个州的政策环境都不一样（表 41-5）。作为镇静和麻醉学领域的专家，我们有时会发现自己处于一种认知上、临床上和沟通上的紧张和不确定状态，而这些最终只能通过医疗机构层面的教育、合作和政策的一致性来解决。然而，这些政策的范围之广泛也是让人吃惊的。

（一）标准

在 20 世纪 90 年代以前，镇静的实施者主要是麻醉科医师、放射科医师、牙科医师和急诊科医师。现在则包含了其他专业，如胃肠病医学、重症医学、医院医学、儿科学和护理学^[160-162]。然而，在世界范围内，主要的儿童镇静的实施者还是麻醉科医师。镇静实施者面对的挑战是在技能、培训、实施资格、镇静药物、生理功能监测、禁食指南、给药途径和急救流程等方面缺乏对标准的共识。纵观全球的镇静指南，

表 41-5　来自不同地区的关于镇静服务的文件

所有 50 个州的国家护士条例	http://www.sedationfacts.org/sedation-standards/nursing-sedation-regulations
美国胃肠病学学院实践指南	https://gi.org/guidelines
美国胃肠病协会	www.gastro.org
内镜镇静（8/07）（医疗立场申明）	
内镜镇静，胃肠科医师实施丙泊酚麻醉管理，非麻醉科医师（4/10）（医疗立场申明）	
美国胃肠病协会内镜镇静综述	Gastroenterology 2007；133：675–701
诊所胃肠镜治疗的 AGA 标准	Gastroenterology 2001；121：440–3
美国胃肠镜学会实践指南	
胃肠镜麻醉和镇静指南	Gastrointest Endosc 2008；68：815–26
立场申明：非麻醉科医师管理的丙泊酚麻醉下胃肠道检查	Gastrointest Endosc 2009；70：1053–9
胃肠病学护士协会	立场申明：关于胃肠镜中使用镇静和镇痛的声明（2007 年）
牙医使用镇静和全身麻醉指南	2007 年 10 月，美国牙医协会制订牙医镇静和全身麻醉指南，2016 年 12 月通过
美国急诊医师协会：急诊科程序性镇静和镇痛的临床政策	Ann Emerg Med2014；63：247–58
美国急诊医师协会儿科委员会：儿科镇静和镇痛	Ann Emerg Med1994；23：237–50
联合委员会：适度镇静药治疗和患者监测	https://www.jointcommission.org/standards_information
美国心脏病协会：心导管室临床专家共识	J Am Coll Cardiol 2001；37：2170–4
美国放射学协会：儿科镇静／镇痛指南	Revised 2005（Res. 42）
美国外科医师协会［ST-46］：关于诊室中使用中度镇静／镇痛、深度镇静／镇痛或全身麻醉的手术患者的安全原则声明	Bull Am Coll Surg 2004；89（4）

所有网站均于 2019 年 5 月访问

缺乏一致性的现象，不仅在同一个大洲内部如此，在大洲之间也同样存在。美国及世界范围内的不同专业的学会都出版过指南、政策和建议，大部分都不一致[163]。在美国，针对使用咪达唑仑镇静死亡的牙科患者，美国国立卫生研究院与美国儿科学会在 1985 年出版了两份几乎一致的关于镇静的共识文件[164-167]。镇静的深度是连续的过程，分成三个阶段：意识镇静（清醒镇静）、深度镇静和全身麻醉。最近，这个术语已经发展到包含四个不同的深度（轻度、中度、深度和全身麻醉），取消了"意识镇静（清醒镇静）"[4, 168, 169]。该术语已经被医院联合委员会和世界范围内的学会所接受。连续性的镇静深度的分类法也存在局限性，特别是根据患者对语言和刺激反应的主观判断来识别镇静深度的方法。未来的研究方向应该是制订客观的评分标准来识别镇静深度，更为重要的是，识别不良事件的风险[170]。

（二）组织

安全的患者管理的最低要求包括：合适的麻醉设备、监护设备，充足的空间，经验丰富的辅助医疗人员。辅助医疗人员具备专业知识，能够在需要的时候提供有利的帮助。每一个区域都应该有其需求、目标和指南。理想的情况是建立一支能够提供 NORA 麻醉管理和解决不同手术地点的后勤保障问题的麻醉团队。队伍里的每一个成员都应该在不同的 NORA 地点进行轮转，以熟悉每一个点的操作流程，建立与其他专业医师和辅助医疗人员的联系，理解每一个地点特殊的麻醉需求及最新进展。放射学领域的技术进步日新月异，复杂的影像学检查也对麻醉科医师提出了挑战，他们必须了解这些检查需要的独特需求。

过去，NORA 场地的设计不会考虑麻醉科医师。因此，在设计之初就没有考虑麻醉的需求，只是因为在过去的几十年里对麻醉的需求才有了实质性的扩大。所以，大部分 NORA 场地没有支持麻醉的相应配置。理想情况下，最好在场地设计之初就让麻醉科医师参与进来，以确保该场地能够满足麻醉实施的最低要求，解决麻醉相关工程问题，并倡导为麻醉诱导和苏醒提供足够的空间[159, 171]。对于 MRI 场地的设计已经在前面描述过了[160]。当有麻醉需求时，如果这些场地满足不了最低的标准[161]，则需要重新设计改造以满足 ASA 的标准。麻醉机应该配备充有氧气和氧化亚氮的 E 氧气瓶备用。如果没有中心供氧，则应该使用 H 氧气瓶（6600L）而不是 E 氧气瓶（659L）。特别是在 MRI 室，麻醉或镇静诱导通常最好在扫描室外的诱导区完成，以便于完全不受限制地接近患者，或使用非 MRI 兼容的设备，如喉镜。如果发生气道梗阻等紧急状态或需要抢救的情况，最好在诱导室进行。

NORA 场地的废气排放系统也应该进行详细的评估。不像手术室，有些场地可能不具备被动废气排放系统。在安全的情况下，可以使用设备带的中心吸引或吸引器进行主动的废气排放。用于废气排放的装置应该独立专一的使用。许多 MRI 扫描室内不具备设备带，因为 MRI 兼容的设备带并没有广泛使用。如果吸引装置在 MRI 扫描室外，需要在 MRI 扫描室的墙上选择一个合适的区域开一个小孔，以便吸引管进入 [172]。标准的麻醉车需配置在每一个涉及麻醉的场地，配置物品包括基本药物、急救简易呼吸器（Ambu®）、气管插管、喉罩、吸引管、静脉开放耗材、喉镜柄和镜片、各种型号的口咽和鼻咽通气道（图 41-8）。

即使插座接地并达到医院的标准，NORA 场地的电路和照明也可能不符合手术室的标准。尽管一些 NORA 场地发生触电或者电击死亡的风险很小，但是由于这些场地没有配置线路隔离监视器，所以也不会对电流过度泄漏发出警告。用于记录保存、标签识别、建立静脉通路和查看患者的辅助照明至关重要。就算是在最好的条件下，MRI 扫描室内的照明条件也是不足的，通过最简单的临床观察进行的监测也可能会受到限制。视频监控或者通过墙壁的增强光纤连接到移动的视频设备可显示患者和生理功能的监护。

储藏区域应有足够的空间放置麻醉设备和耗材，

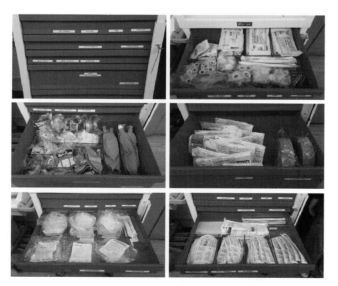

▲ 图 41-8　MRI 麻醉安全车，包括鼻咽通气道、口咽通气道、喉罩、鼻导管、面罩、吸痰管等

且必须保证能够方便快速地获取。这个区域应该常规每天进行核查、补充，当不需要麻醉服务时保持锁定。对非一次性用品的配备需求是需要深思熟虑的。两个喉镜够不够，需要第三个喉镜吗？一个 ECG 监护仪够不够，还是应该准备一台电池驱动的监护仪用于备用或转运患者？药物的管理需要参照手术室的常规管理，过期药物需要及时更换。氧气瓶必须绝对可靠，特别是在没有中心供氧的场地。急救车应该放置于所有医护人员和辅助人员都知晓的区域。急救车必须常规检查和补充。对于患者流量很大的场地，强烈建议准备一个困难气道专用车。

最后，通常情况下 NORA 场地距离手术室比较远。患者有可能需要在麻醉状态下从手术室转运出或者转运到手术室内。在这种情况下，必须要确保电梯在紧急情况下可以使用钥匙来控制。所有在 NORA 场地的麻醉科医师必须熟知周围环境。核查清单对于保证同质化的患者管理、麻醉监护、设备、文书记录和备用辅助方案是非常有用的。

（三）从业人员

学科专业之间在合作上的分歧是常见的，对领导力的需求依然是至关重要的。NORA 场地的麻醉和镇静主任需要能够统筹安排、促进和协调这些服务，并对所有参与者和公众进行宣教。ASA 为几个标准提供了具体的指导，特别是"关于给予非麻醉专业医师实施中度镇静的授权声明"和之后的"镇静深度的连续性：全身麻醉的定义和镇静 / 镇痛深度"。通过回答问题、提供现场咨询、评估患者、提供支持或紧急气道专业知识，麻醉科医师还可以指导护士实施镇静方案。在主管医师的监管下，实施镇静的护士应该具备儿科高级生命支持和基础生命支持的资质。2012 年 10 月，ASA 通过了一项非麻醉科医师实施深度镇静建议的修订："由于接受深度镇静的患者进入到全身麻醉状态的风险很高，只能对接受过深度镇静培训的能够识别和对发生全身麻醉的患者进行急救的非麻醉科医师，进行深度镇静的授权"。联合委员主张麻醉科在发展镇静培训和特权项目中发挥作用，但是麻醉科不再负责实施镇静工作。JC 同时也要求镇静的实施者应该对任何深度的镇静和麻醉的患者有急救能力，不管镇静或麻醉的深度是有意的还是无意的 [39]。这是 ASA 制订这个声明的前提条件。最近的文章表达了对镇静深度连续性的关注，并赞赏了将客观评估指标转化为一致的可衡量的生理指标的作用 [173]。无论预期的镇静水平或给药途径如何，儿童患者的镇静都有可能导致患者发生呼吸抑制、喉痉挛、气道梗阻、呼吸暂停和心血管系统不稳定（表 41-6）。镇静相关的安全性和有效性取决于环境条件和专业人员的技能，而不仅是由所选镇静药特有的药理特性决定的。因此，明智的做法是针对不同的镇静水平（一方面是轻度镇静，另一方面是中度至深度镇静），根据从业人员的职业技能和水平制订单独的建议[174]。

根据 JC 的建议，镇静相关的政策或操作流程应该作为医院质量保证体系的一部分贯穿医院所有的镇静项目。理想状态下，不良事件如镇静失败或苏醒延迟、异常反应、缺氧、呕吐、非计划入院、心脏或呼吸系统不良事件，都应该进行识别诊断，并记录到电脑数据库中。除此之外，NORA 的护士应在 24h 内联系所有患者及家属进行随访，以跟踪患者预后并确定任何迟发的不良事件。

（四）患者的预约安排和准备

适合的麻醉计划起始于对操作的熟悉程度。申请科室（如神经科、外科）提出操作的申请，然后由 NORA 相关科室（如放射科、麻醉科）进行预约安排。放射科医师应知晓麻醉可增加操作的总时间，然后相应地控制一天中可完成的量[175, 176]。一个良好的临床协调机制对于评估筛选患者是非常重要的。经验丰富的医务人员来进行初步的生命体征检查，最好是有儿科护士资质的人员来回顾近期的病史，如有必要开放静脉通路，帮助患者家属熟悉即将要进行的操作，包括麻醉。

对 NORA 患者的筛查程序是具有挑战性及消耗时间的。许多儿童患有慢性疾病，存在营养障碍，医疗状况复杂。这些问题需要详细的询问病史、体格检查、阅读既往病历、院外会诊、详细的与其他相关医务人员的交流来仔细解决。可能需要多位医师的会诊商议才能对患者的现有的健康状况有全面的了解。不是所有手术都是择期的，有可能需要进行紧急治疗，不管患者是否伴有上呼吸道感染、持续的肺炎、生理状况恶化、未治疗的胃食管反流、脓毒血症或血流动力学不稳定。在这种状况下，麻醉科医师、主管医师和放射科医师应该一起会诊以确认紧急情况。麻醉计划应该根据手术的要求（如胸部 CT 扫描时的需要屏气）和患者的身体状况来进行调整。

在患者流量非常大的医院，麻醉科医师不可能为每个儿童提供镇静或麻醉。一个结构良好的护士镇静程序可以提供安全有效的镇静。在许多医院，某些科室承担"外部"责任为另一个科室实施镇静，这些科室包括儿科、内科、麻醉科、重症监护或急诊科。患者筛查后，通常的结果是转诊进行全身麻醉或操作时的镇静。由于 MRI 环境的特殊性，在检查之前或当

表 41-6　连续性镇静深度：全麻的定义和镇静 / 镇痛水平*

	轻度镇静 抗焦虑	中度镇静 / 镇痛 "清醒镇静"	深度镇静 / 镇痛	全　麻
反应能力	对语言刺激有反应	对语言或触觉刺激有目的+的反应	对反复刺激或疼痛刺激有目的+的反应	对疼痛刺激无反应
气道	不影响	不需要干预	可能需要干预	常需要干预
自主呼吸	不影响	通气充分	可能不足	经常通气不足
心血管功能	不影响	可维持	可维持	可能受影响

*. 监护麻醉管理没有连续性的镇静深度的描述，而是描述为"一种特殊的麻醉服务，在这种服务中，麻醉科医师被要求参与到患者正在进行的诊断性或治疗性操作的诊疗管理中"。由于镇静是一个连续的过程，不可能对每一个患者的反应做出正确的预测。因此，从业人员在实施镇静前会设定一个预期的镇静深度，当实际的镇静深度超过预期镇静深度时，从业人员应具备处理和抢救该患者的能力。当预期镇静深度为中度镇静 / 镇痛，从业人员应具备处理和抢救处于深度镇静 / 镇痛状态患者的能力。当预期的镇静深度为深度镇静，则应具备处理和抢救处于全身麻醉状态患者的能力

+. 不认为对疼痛刺激的收缩反射属于有目的性反应

轻度镇静（抗焦虑）是一种药物诱导的能够对声音指令做出正常反应的状态。在此期间，尽管认知功能和身体协调功能有可能受影响，但是气道反射、通气功能和心血管功能未受影响

中度镇静 / 镇痛（"清醒镇静"）是一种药物诱导的意识抑制状态，在此期间，患者对声音指令可做出有目的的反应，可仅表现为该种指征，或伴有轻微的触觉刺激。无须干预措施来维持气道的通畅，自主呼吸通气量充足，心血管功能可维持

深度镇静 / 镇痛是一种药物诱导的意识抑制状态，在此期间，患者不能被轻易唤醒，但是对持续的或疼痛刺激做出有目的的反应。维持自主呼吸的能力可能受影响。患者可能需要辅助措施来维持气道通畅。自主呼吸通气量可能不充足。心血管功能通常可维持

全身麻醉是一种药物诱导的意识丧失状态，在此期间，患者即使在疼痛刺激下也不能被唤醒，维持自主通气的能力通常受影响。通常需要辅助措施维持气道通畅，由于自主通气功能受抑制和药物引起的神经肌肉功能抑制，而需要使用正压通气。心血管功能可能受影响

天，由放射科护士进行筛查评估是更高效的。为了确保决策的一致性，麻醉科和放射科应该共同制订一套指导方针和能够简便识别的"红旗"（危险信号）（表 41-7）以帮助筛查过程的顺利进行。如果有任何问题，或者需要提供额外的病史或检查，护士和麻醉科医师必须协商后才能决定是否使用全身麻醉或操作时的镇静。除此之外，患有慢性疾病的儿童通常伴有电解质紊乱、凝血和血液系统异常、血流动力学不稳定。实施全身麻醉或操作时的镇静需要签署知情同意书，与手术麻醉同意书相同。

由于胃食管反流在婴儿中常见，应该详细了解反流的发生频率和时间的病史。如果反流是有规律可循的（如仅在进餐时或进餐后不久），儿童可进行操作时的镇静。禁食时间也应该进行相应的调整，以最大程度的降低反流的风险。举例，如果婴儿反流在进食固体食物 2h 内，但未超过 3h，那么这个婴儿的禁食时间应该延长至进食固体食物后 6h。

（五）麻醉后管理

NORA 场地的复苏标准和 PACU 的环境应该与手术室内麻醉后管理相同，必须具备补充氧气的来源、提供正压通气的能力、可用的吸引设备和监测、接受过麻醉后管理培训的护理人员，配备阿片类和苯二氮䓬类药物的特异性拮抗药。如果使用拮抗药，可能需要持续的观察和监护时间延长。离室标准应该由 NORA 的麻醉科医师和护理人员一起制订。美国麻醉医师协会在 2013 年 10 月出版的 NORA 场地的声明中强调了复苏期的重要性——期望有一个专门设计的麻醉后复苏区域，有资质的医务人员可以转运和进行患者的复苏[139]。

镇痛药在术后的需求存在巨大的差异。腹股沟穿刺的疼痛对成人仅仅是轻微的不适，但是保持静止和皮下血肿分解的疼痛对儿童可造成严重不适。血管造影术后，所有儿童应在复苏室至少停留 4h 以确保穿刺点没有出血或发生血肿。理想状态下，患者应该没有疼痛，保持仰卧位和绝对的静止以将腹股沟穿刺点出血和血肿的风险降到最低。经验丰富的护理人员在遇到意外的躁动、谵妄或精神状态的意外变化时，能够识别、管理并请求额外的帮助。

栓塞术后，患者通常会经历疼痛和肿胀，其严重程度取决于栓塞术的范围、所使用的栓塞剂、栓塞后组织水肿和组织坏死的量。目前，有各种各样的镇痛方案，手术期使用类固醇类药物并不能直接减少疼痛，但是可以减轻水肿和栓塞后神经炎。头颈部栓塞术后的水肿可能影响围术期的气道管理。这些手术后儿科患者可能需要继续插管，特别是当口腔壁、舌、口咽部或颈前部位发生水肿可能危及气道时。

恶心和呕吐可由于 Valsalva 动作而升高血压，可加重头颈部操作后穿刺点的出血和水肿。低体温在某些 NORA 场地是一个风险，因为 MRI、CT 和放射介入设备需要凉爽的环境。在安全和适当的前提下，可

表 41-7 镇静的"红旗"指标

1. 呼吸暂停	如果通过睡眠监测、明确的临床病史或常规使用呼吸暂停监测器，有明显呼吸危险可能性——必须考虑转入 ICU 的可能性
2. 不稳定心脏疾病	如果发绀、心肌功能低下或明显的狭窄或反流性病变——可能需要制订详细的计划，请心脏病专家或心脏麻醉科医师会诊，以及考虑转入 ICU 的可能性
3. 呼吸系统疾病	最近（＜8 周）的肺炎、支气管炎、哮喘或呼吸道感染——如果镇静一定要做，考虑插管全麻来控制咳嗽，联系 ICU 备用
4. 颅脑颜面畸形	有困难气道的可能——应在手术间里备好困难气道设备或气道装置（插管和拔管）
5. 困难气道病史	有困难气道的可能——应在手术间里备好困难气道设备或气道装置（插管和拔管）
6. 活动性胃食管反流或呕吐	如果控制不良，无论是否进行药物或手术治疗，都应该采用快速序贯诱导下全麻插管
7. 肌张力低和头控制不足	如果患者在没有辅助设备的情况下无法维持自己的气道——恰当的围术期计划必须包括气道支持和 ICU。潜在的肌肉或线粒体疾病患者可能有特殊的麻醉风险
8. 巴比妥类药物过敏	常用镇静药的主要成分——必须考虑交叉过敏
9. 镇静失败病史	之前镇静失败或因为体动太明显而未完成图像扫描——可能需要全身麻醉才能达到最佳效果
10. 震颤	不太可能在镇静下消除——可能需要全身麻醉才能达到最佳效果

ICU. 重症监护室

使用加热灯和空气加温器。最后，在使用含碘放射对比剂和硬化栓塞剂时，必须考虑足够的容量复苏和发生对比剂过敏的风险，并且可放置尿管用于观察少尿、多尿或血尿的发生。

> **要点：NORA 操作的麻醉管理**
> - 镇静相关的制度和流程应该是所有镇静方案质量保障的重要组成部分。
> - 镇静相关的安全性和有效性取决于环境和专业技能，而不是所选择的镇静药的药理特性。
> - 仍然需要以证据为基础的指南，以解决目前在禁食指南、镇静深度的评估及特殊群体之间不良事件定义的标准化方面的差异。
> - 在 NORA 场地的恢复标准必须与手术麻醉后 PACU 的标准一致。

五、急救

当涉及急救时，每一个 NORA 场地都有特殊之处。额外的监护仪和设备是关键，每一个地点不应该只有唯一的监护仪或设备，因为急救时可能会出现故障。伴有多重过敏、贝类过敏或特应性疾病的患者，对碘对比剂过敏的风险是增加的，这些患者提前给予类固醇药物和抗过敏药是有益的。进入受限区域，特别是 MRI 区域，应该指定邻近区域进行全面急救。这些场地需要配备有壁氧、吸引设备、全面的监护和急救功能。硅胶成分（无含铁成分）的简易呼吸器或无含铁成分的 Jackson Rees 回路应该在 MRI 扫描室内随时备用。

医师、护士、麻醉科医师、技术人员和辅助人员必须知道能够快速取得急救车的位置。另外，在心肺复苏期间，在患者身体下垫的硬板应该随时可用。应该定期开展急救演练以确保在紧急情况时有完善的流程、团队合作和职责划分。MRI 扫描室内的心搏骤停是非常特殊的紧急情况。目前为止，还没有符合 FDA 标准的能够进入 MRI 环境的除颤仪。ASA 关于 MRI 的麻醉管理建议在将患者转移到专门的急救场地的同时应启动心肺复苏，该场地应该配备有除颤仪、生理功能监护仪和急救车[38]。不应在 MRI 扫描仪中进行长时间的复苏，因为急救人员冲进去协助时，身上含铁的物品会变成为弹射物，可能造成更危险的情况。

核磁失超不是一种好的选择，因为失超过程最少需要 3min 才能消除磁场。除此之外，失超过程中核磁扫描室内的液氦排除不充分可能导致缺氧，已经报道过导致一个患者死亡。"黑色失超"（液态冷却剂缺失而导致线圈融化）可能需要更换扫描仪，这是一项既昂贵又费时的工作。

六、NORA 场地的困难气道管理

如果患者是已知的困难气道，需要气管插管来完成预定的手术，那么明智的做法是在手术室进行麻醉诱导，因为在手术室可以获得困难气道设备和更多人员的帮助。尽管麻醉科医师对 NORA 环境是非常适应和熟悉的，困难气道管理的设备级别与手术室内是不一致的。与患者共同讨论困难气道管理方案，在麻醉诱导前制订一个清晰的麻醉诱导计划也很重要。纤维支气管镜、视频喉镜和困难气道车应确保可以使用。

非固定场地的非预期困难气道可造成不良的后果。因此，在所有 NORA 场地的麻醉车上配备完善的气道管理工具是非常重要的，包括不同型号的面罩、口咽或鼻咽通气道、气管插管、喉镜片和镜柄、适合型号的 LMA。如果不能气管插管或面罩通气困难，LMA 可以提供一个成功的选择。许多病例报道描述了 LMA 成功应用于有颅面部畸形插管困难的儿童，包括 Goldenhar 综合征[177, 178] 和 Pierre Robin 综合征[179]。类似的是，使用光棒也可辅助困难气道的患儿进行气管插管[180]。最近引进的可视喉镜（如 Glidescope®），其大小从婴儿到儿童都可使用，应该强烈建议在 NORA 场地配备。

重要的是要认识到，在酒精硬化治疗和随后的组织水肿后，在诱导时正常的气道在苏醒期则有可能会变成困难气道[181-183]，特别是在舌底、颈部和纵隔处。这些患者需要在 ICU 进行几天的气道支持和持续的评估，直到组织水肿和气道梗阻消除。

七、手术室外的失血管理

NORA 场地对输血的需求很少，但是手术前的贫血、血管意外穿破或医疗性输血要求（如镰状细胞病或早产）可能需要输血治疗。麻醉科医师所熟悉的设备与手术室中使用的设备相同，有利于在危及生命的紧急情况下的抢救。寻求他人帮助、开通额外的静脉通路与血库协调是至关重要的。如果没有巡回护士，设置一个联络员是很重要的。可能有必要紧急请外科医师一起将患者转运到手术室，在准备转运患者到手术室的同时，手术室内另一队麻醉科医师准备迎接该患者进入手术间。

八、麻醉方式和麻醉药物的选择

麻醉方式的选择，在任何情况下，取决于患者的疾病情况、年龄、药物耐受程度和预期的操作。当之前的镇静失败时，一般会寻求麻醉科的协助[184]，需要麻醉或深度镇静来提供理想的条件，使手术顺利完成。最终的麻醉管理计划是根据医疗机构的期望、患者的疾病情况和麻醉科医师的喜好来综合制订的。

禁食的准备和误吸的预防在急诊病例（不符合 NPO 指南）或者病史提示有误吸风险时需要特别关注。如果使用 H_2 受体阻滞药，伴有哮喘的患者可能会发生支气管痉挛，因为该药也同时增加了 H_1 受体的作用。H_2 受体阻滞药可抑制同时使用的药物的代谢。甲氧氯普胺可加速胃排空和增加食管下段括约肌张力，但是与儿童锥体外系不良反应的发生率显著相关。昂丹司琼通过其在胃肠道中的迷走神经阻断作用及通过 5- 羟色胺受体拮抗药抑制化学受体触发区与其他药物协同工作，特别适合接受放疗的患者进行脉冲化疗[185, 186]。

气道管理可能被操作本身及预期的术后要求的影响。在手术室外场地对患者的气道管理通常是受限的——MRI 扫描仪有一个很长的孔，患者在麻醉科医师的视线之外。放疗加速器和 TBI 设备放置于一个带锁的房间。介入操作通常会使用双翼荧光造影设备用于成像，这些物理设备通常是用来辅助成像，而不是根据麻醉的需求。所以，是否有气道梗阻、喉痉挛，分泌物的存在都比较难判断。通气不足和呼吸暂停很困难或不可能通过直接观察来识别。并没有证据支持某一项特定标准对气道管理是有利的，只需要选择适合的麻醉方案及适合的监测措施。

为需要实施的操作选择合适的药物，包括对所选镇静 / 麻醉药的药代动力学和药效动力学及药物相互作用的清楚了解，对于安全的儿科操作时镇静实践是必不可少的。我们将会在下面讨论目前镇静实施者所使用的镇静 / 麻醉药。

巴比妥类药物可单独用于镇静。例如，戊巴比妥（戊巴比妥钠）镇静的优点明显，呼吸和循环抑制微弱，相关不良事件很少[187]。巴比妥类药物没有镇痛作

用，但可产生异常兴奋作用，特别是在儿童。另外，巴比妥类药物没有拮抗药，所以使用剂量应仔细滴定。放射科医师通过静脉滴定成功使用戊巴比妥，同时监测经口或经鼻空气流量，脉搏血氧仪测量血氧饱和度、呼气末二氧化碳、心率和心律。有报道指出，患者出现一过性的氧饱和度降低 7.5%，可以通过刺激或重新摆放头的位置进行干预[188, 189]。其他研究报道了口服和静脉注射戊巴比妥的使用[104, 190]。对于 1 岁以下的婴儿，口服戊巴比妥比水合氯醛更成功，不良事件发生率更低[190]。戊巴比妥的长半衰期（接近 24h）需要谨慎和保守的复苏和离室指南。戊巴比妥的使用剂量是 2～6mg/kg 口服，接受戊巴比妥治疗的患者中最高剂量可达 9mg/kg。

丙泊酚（2，6- 二异丙基苯酚丙泊酚）是美国 FDA 批准的用于麻醉诱导和维持的静脉催眠药，说明书特别强调"仅允许经过全身麻醉培训的人员使用"[191]。尽管丙泊酚说明书并没有年龄低于 3 岁的适应证，但它已被广泛用于这一年龄段的镇静或麻醉。丙泊酚负荷量推注或持续输注可为颅脑 MRI 提供良好的成像，但有需要气道干预和呼吸抑制的风险[192]。最近的一项在伴有或不伴有阻塞性呼吸暂停的儿童中使用右美托咪定和丙泊酚的对比研究提示，右美托咪定对保留呼吸驱动力更有利，有更少的人工气道支持和更低的气道梗阻发生率[31, 193]。

更严重罕见的并发症是丙泊酚输注综合征（propofol infusion syndrome，PRIS），常见于长时间（＞ 48h）大剂量［＞ 4mg/(kg·h)］输注。PRIS 的特征是代谢性酸中毒、骨骼肌和心肌的横纹肌溶解、心律失常（心动过缓、心房颤动、室性和室上性心动过速、束支传导阻滞、心搏骤停）、心肌衰竭、肾脏衰竭、肝脏肿大和死亡[194-198]。1992 年，有 5 例接受长时间大剂量的丙泊酚输注的儿童死亡。这些儿童死于心肌相关原因，推测可能与丙泊酚相关，同时伴有高脂血症、代谢性酸中毒、肝脏肿大或脂肪肝[199]。这种综合征起始于电子传输链的干预和线粒体代谢紊乱。丙泊酚在重症儿童和成人应谨慎使用，在健康儿童长时间的麻醉中，应避免长时间使用剂量超过 4mg/(kg·h) 长时间（＞ 48h）输注[200-202]。目前有 150 例报道发生 PRIS 的病例，其中 36% 是儿童病例[203]。PRIS 可发生在麻醉过程中，最近报道的病例使用低剂量和更短的持续输注时间，20% 的病例输注时间低于 20h。77% 的患者伴有代谢性酸中毒，2/3 的患者有 ECG 缺血性改变和心律失常。56% 的患者伴有横纹肌溶解。近年来在已报道的病例

中死亡率下降到 51%[203]。对于这种罕见但致命的并发症，必须警觉丙泊酚输注时间超过 6h 的患者。

非麻醉科医师使用丙泊酚引起了巨大的争议。ASA 指南明确规定该药物仅限于被授权有全身麻醉资质的人员使用。丙泊酚镇静实施者必须有能力识别呼吸抑制并熟练掌握高级气道管理技能。最近对 100 000 万名儿童进行的大型、前瞻性、观察性研究表明，镇静药提供者精通的镇静管理和气道救援，在各种环境下使用丙泊酚都是安全的[204-206]。另一项最近的多中心研究检查了儿科医师在 36 516 种操作时镇静中使用丙泊酚的安全性和有效性，结果显示，儿科医师可以安全使用丙泊酚。该研究还强调，适当的培训以提高儿童操作时镇静安全性的重要性[207]。

阿片类药物降低了麻醉和手术前后对镇痛药的需求，可被纳洛酮拮抗。阿片类药物可不用于没有疼痛的诊断性检查，但是对于治疗性的干预措施，特别是有操作后疼痛的患者可能非常有用。在蒽环类化疗后，当患者有心肌功能受损的记录时，它们也很有用[208]。因为阿片类药物可抑制对二氧化碳的通气反应，对于伴有颅内压增高的儿童需要特别注意这种呼吸抑制。阿片类药物可加剧原有的恶心和呕吐反应，特别是接受肿瘤治疗的儿童。需要特别警惕阿片类药物与其他镇静药联用，因为呼吸抑制的风险很大。

苯二氮䓬类药物具有抗焦虑、呕吐发生率低、呼吸循环抑制小的优点。地西泮（Valium®）有注射痛且可引起血栓性静脉炎；咪达唑仑（Versed®）是水溶性药物，因此更适合于静脉和肌内注射。消除半衰期与地西泮的 20～70h 相比，咪达唑仑只有 2.5h[209, 210]。低年龄患者或伴有严重肝脏疾病的患者，苯二氮䓬类药物的作用时间可显著延长，作用效果显著增强。

氯胺酮由于其对心血管和呼吸系统的支持作用，在过去的 30 年或更长的时间里被广泛用于镇静、镇痛或手术室外麻醉。氯胺酮引起的噩梦、幻觉、妄想和激惹在儿童中是很少见的[211, 212]。氯胺酮和丙泊酚联合应用（keto-fol）的频率正在增加。丙泊酚可抑制氯胺酮产生的呕吐和心理认知功能作用，同时，氯胺酮的协同作用可降低丙泊酚相关的呼吸抑制和低血压[213]。氯胺酮的镇静程序由注册护士管理，介入放射科医师监督，并由麻醉科医师针对选择性的患者和程序制订[187, 214]。这种方案使得以前需要全身麻醉的患者能够耐受有疼痛的操作，甚至器官活检[187, 215]。

右美托咪定（Dexmedetomidine，DEX）是一种高选择性的 α_2 肾上腺素受体激动药，具有一些无与伦比的特性。DEX 被批准通过静脉输注或负荷剂量用于成人镇静（说明书仅限于美国）和静脉输注（说明书限于美国和欧盟）[216, 217]。尽管说明书缺少儿童用药的提示，但是 DEX 已被用于不同途径的镇静、抗焦虑、镇痛，以及作为麻醉辅助药物。这种新型镇静药的重要特点是具有神经保护作用，尤其是在儿童[218]。DEX 的特别之处在于能够模拟自然睡眠的状态[219, 220]。动物模型证明，这种镇静可模拟内源性睡眠通路，刺激蓝斑核[221]。对儿童的研究提示，内源性睡眠通路也可能受到类似的刺激。使用 DEX 镇静的儿童脑电图显示与自然非快动眼睡眠的脑电图相似[222]。特别是对于放射科影像学检查的儿童镇静，单独大剂量使用 DEX 就可以完成 MRI 和 CT 的检查[223-225]。同时，DEX 对呼吸驱动力和 CO_2 反应曲线的影响最小，但是可伴有心动过缓、低血压和高血压[223, 224, 226]。

DEX 的诱导剂量是 2～3µg/(kg·min) 输注超过 10min，然后以 1.5～2µg/(kg·min) 持续输注，MRI 检查的成功率可到达 97.6%。在这个剂量范围内，心动过缓的发生率是 16%，平均动脉压在年龄矫正的正常范围的 20% 以内[226]。如果给正在服用地高辛或因迷走神经反应导致晕厥的患者使用，可发生严重的心动过缓，这些在文献和说明书中都有报道[227-229]。此外，不建议使用格隆溴铵来治疗心动过缓，因为可能导致严重的高血压[230]。最近的一项回顾性研究显示，影像学检查的儿童，在使用 DEX 前预防性使用抗胆碱能药物除了引起一过性的心动过速和收缩压升高外，没有任何其他优势[231]。DEX 和静脉氯胺酮的联合使用可成功用于有创性操作，具有起效迅速和遗忘、镇静、镇痛和血流动力学稳定的优点[232, 233]。这个用药方案可用于成人和儿童的体外冲击波碎石[234]、腰椎穿刺[235]、骨髓活检、烧伤换药[236, 237]、胸腔置管和股静脉切开中心静脉穿刺置管。

目前，所有儿童镇静中所使用的标准麻醉药和镇静药，包括丙泊酚、依托咪酯、七氟烷、地氟烷、异氟烷和氯胺酮，在实验室动物中可产生明确的神经毒性作用[238]。而 DEX 在动物试验中没有发现神经毒性[239]。但是，仍然需要进一步的研究来检验 DEX 对神经发育结局的影响。另一个有待解决的问题是，镇静药的联合使用和神经认知功能的结局。

经黏膜使用的镇静药和新型的药物给予方法

经鼻给药（intranasal，IN）后药物快速进入血液和中枢神经系统，具有独特的优势，可以使镇静快速起效，提高了患者和镇静实施者的满意度[240]。目前咪达唑仑是这一给药途径中研究最普遍的药物，然而最近的数据显示，芬太尼、氯胺酮、舒芬太尼、DEX 和这些药物的联合应用都可使用这种给药途径[241]。报道显示，咪达唑仑 IN 发生鼻腔烧灼感和刺激的患者最多可达 66%。DEX 滴鼻可避免这种不适感，使其成为最有利的替代方案。近年来，DEX 的非传统途径（经鼻和颊黏膜）使用被报道。DEX 滴鼻的生物利用度大约为 65%（35%～93%），经颊黏膜给药 DEX 的生物利用度大约为 81.8%（72.6%～92.1%）[242, 243]。儿童 DEX 滴鼻镇静的给药剂量是 1～4μg/kg[244, 245]。低剂量的氯胺酮和 DEX（1mg/kg+1μg/kg）联合雾化吸入与单独使用氯胺酮（2mg/kg）或 DEX（2μg/kg）比较，可提供更高的镇静满意度和更平稳的全麻诱导[246]。在临床实践中氯胺酮 IN 的使用剂量范围较广。需要更多的研究来确定氯胺酮最佳的剂量范围，并确定可能需要高剂量氯胺酮才能产生足够的镇静或用于健忘的患者人群[247]。

靶控输注（target-controlled infusion，TCI）系统是根据某一种药物，如丙泊酚或瑞芬太尼的药代动力学模型，用于更精确的药物输注。TCI 设备先给予一个负荷剂量，然后减少输注速率快速达到和维持稳态的血浆药物浓度或效应部位的浓度[248]。这种药物输注方法与非模型输注方法的恒定输注速度产生血浆浓度升高相反，产生的血浆浓度是恒定的。目前，TCI 输注系统在世界范围内被广泛使用，但在儿科领域并没有广泛使用。TCI 在美国还未被批准，或者说不可用。重要的是意识到，没有任何一种先进的科技能够代替镇静实施者对镇静患者的监护。

一些患者因为之前镇静失败，需要全身麻醉，需要气道的干预或程序性操作。较新、溶解度较低的麻醉药，如七氟烷或地氟烷，其药代动力学特性在成人中比丙泊酚更有利[249]。同样，这种情况似乎也适用于儿童，尽管儿科麻醉医师经常避免使用地氟烷，因为它的辛辣气味和相关的气道刺激性。自从 20 世纪 90 年代中期引入临床以来，七氟烷就成为儿童挥发性麻醉药的首选。七氟烷由于其无气道刺激性，能够提供稳定的血流动力学功能，起效和消除迅速的特点使其成为一种广泛使用的药物[187]。

已有挥发性气体的挥发罐在 MRI 场地使用的研究。Fortec Ⅱ® 挥发罐（Fraser Harlake，Orchard Park，NY，USA）的输出根据挥发罐的位置和磁场中双金属片的方向而不同[250]。在磁场中双金属磁铁温度补偿器的移动可改变挥发罐的输出，最大可达设定输出浓

度的 91%。其他被检验的挥发罐（Ohio Forane®，Ohio Medical Products，Madison，WI，USA；Ohmeda Isotec IV® vaporizer，Ohmeda，Steeton，UK；and the Forane Vapor 19.1®，Dragerwerk AG，Lubeck，Germany） 是 MRI 环境不兼容的，因为包含有强磁铁零件或温度补偿器内的磁铁弹簧。在 MRI 环境中使用挥发性麻醉气体，应该监测吸入和呼出的挥发性气体的水平。现代 MRI 兼容的麻醉系统具有磁场探测系统，当机器离磁场的距离太近从而影响挥发罐和设备的功能时，可提醒麻醉科医师。通常，在扫描室内，将机器和挥发罐放置于离核磁越远的位置，机器越可能正常运转。需按照说明书来操作机器，保证设备的最佳状态和挥发罐内麻醉气体的准确性输送。

区域麻醉虽然在手术室外很少使用，但在某些情况下是很实用的选择。肋间神经阻滞对于肺或肋骨的活检、胸腔置管、胆道或隔下引流及胆道支架的放置是非常有用的。据报道，通过臂丛神经阻滞的腋路、肌间沟和锁骨上途径可用于肱动脉导管置入术[251, 252]，下肢轴索阻滞可用于经股动脉导管置入术和经皮肾脏手术[253]。腰麻与局部热疗和四肢放血相结合，可成功用于下肢重复性疼痛的放疗[254]。绝大部分放疗患者会置入中心静脉导管，可用于麻醉的诱导和维持、抽血、静脉液体管理和化疗。更换敷料时需要辅助镇静或麻醉。注射部位的无菌准备是至关重要的。在操作结束后应该谨慎使用肝素盐水冲管。可使用带肝素帽的外周静脉通路代替中心导管，每周更换，并就使用方法对家长进行详细的宣教。血管造影术后平稳的苏醒期是非常重要的，因为穿刺部位可发生栓子脱落或出血的风险。有些患者肝素化，但没有使用鱼精蛋白进行拮抗。不像成人，沙袋和重物一般不应常规用于儿童血管造影置管部位。

最后，在某些情况下，镇静时失去自我控制能力可导致躁动，这些患者在完全清醒时情况会好一些。对于不能耐受麻醉或镇静的伴有复杂或不稳定病情的患者，尽量少用药。一些操作（单侧颈动脉巴比妥类药物注射或 Wada 测试）在进行过程中可能需要患者的对话、互动和反应。这些需要患者合作的操作是具有挑战性的，特别是当患者使用过传统镇静药物，如芬太尼、咪达唑仑和（或）丙泊酚。除此之外，这些药物都是具有公认的呼吸抑制作用的。DEX 镇静可模拟自然睡眠，具有抗交感神经作用，保留麻醉作用但无相关的呼吸抑制[216, 217]。

要点：麻醉方式和麻醉药物的选择

- ASA 指南明确指出，只有有资质实施全麻的人员才可以使用镇静药。
- 联合使用右美托咪定和氯胺酮可能是一种不错的选择。
- 和咪达唑仑滴鼻相比，右美托咪定滴鼻更舒适，这使得它在一些非有创性的儿童镇静检查中成为更有吸引力的选择。
- 右美托咪定是一种适用于各种儿童镇静检查的新药。

九、安全问题

当麻醉科医师发现自己参与管理的患者需要越来越精细化的影像学技术时，有必要检查暴露于各种高能环境和对比剂下的患者和医护人员的安全性。

（一）电离辐射

辐射暴露与操作时间成正比，与辐射源的距离成反比。Henderson 等对 16 位儿科麻醉医师进行为期 2 个月的辐射暴露追踪[255]。被分配到心导管室医师的平均荧光造影暴露时间为每个病例 14～85min，每天 2～3 例。这些麻醉科医师的辐射能量读数是每月 20～180 毫雷姆。所有非心导管室麻醉科医师的辐射水平是未探测到（每月 < 10 毫雷姆）。所有医师都穿铅裙，50% 穿戴甲状腺保护罩，其中 1 人在每次暴露时离辐射源至少 3m 远。尽管待在导管室的时间是 26h，但是辐射能量的读数只有 30 毫雷姆。非辐射工作人员的年最大允许剂量（maximum permissible dose, MPD）是 100 毫雷姆或 1mSv。作为比较，辐射相关工作人员的 MPD 是每年 50mSv，累计为 10mSv 乘年龄。怀孕的辐射人员（一次孕期）的 MPD 是 5mSv。所有麻醉相关人员的安全预防措施包括在荧光造影区域严格按要求穿戴铅裙和甲状腺保护罩，并且佩戴辐射探测装置，定期检测，尽可能远离辐射源，使用移动、透明、含铅的塑料"墙"作为额外的保护装置（图 41-9）。

美国放射学会提高了公众和专业人员对电离辐射风险的认识和个体化儿童剂量需求的重要性。儿科放射学会建立了"温和影像运动"，旨在寻求儿童影像学检查时降低辐射暴露的替代方案（www.imagegently.org）。这项运动已经从 CT 影像检查发展到介入放射

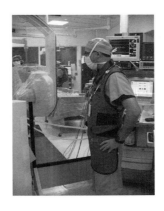

◀ 图 41-9　在心导管室中使用具有适当电离辐射防护和安全预防措施的麻醉科医师
注意戴有甲状腺防护罩和全铅围裙，辐射探测器和浸有铅的塑料墙。他站在离辐射源有一定距离的地方，而不是在辐射发射的直线上

学[256-258]，开发了基于网络的培训和教育，为儿童 CT 检查安全性提供了一个质量改进的模型。

（二）高强度磁场

磁共振影像将患者（及患者周围的医务人员）暴露于一个静态磁场、一个快速切换的空间梯度磁场和射频磁场中。静力磁场会引起未配对的组织质子排列整齐，可能会导致含磁铁装置的移动，如血管夹、心室封堵器、心脏起搏器外壳和起搏器的控制装置。位于其他区域的金属设备，特别是包裹于纤维材质内的物品，产生的问题很少[61, 260]。本文之前提到过，组织扩张器含有磁铁端口，能够帮助识别注射部位。尽管质量很小，但在强磁场内也可产生力矩和移位，所以在进入 MRI 扫描仪之前应确定组织扩张器的具体类型[53]。对带有植入物或其他可能含铁的装置或物品风险的患者的评估包括详细的病史、穿透伤、体格检查，以寻找瘢痕，如有疑问可进行平片扫描[261]。其他方面的关注点还包括血压升高、心律失常和精神功能异常。这些通常是根据经验基础的描述或理论化，但几乎没有临床文献可用。

磁场产生的电流比除颤仪小 2～3 个数量级（10mA/m² vs. 1000～10 000mA/m²）。然而，这种电流强度可能会使程控起搏器重新编程，并干扰其功能[56]。暴露于强的外部磁场或电磁场可导致脉冲发生器的模式从同步转变为非同步，损伤簧片开关（激活固定速率脉冲发生器），改变起搏器参数，使电极产生电流或替代脉冲发生器本身。实际上，一些簧片开关本身的灵敏度决定了其"安全范围"为 5G（5×10^{-4} T）。带有植入式除颤仪 / 复律器、输注泵（如胰岛素）、人工耳蜗和神经刺激器的患者，在暴露于核磁环境时，这些设备都有参数改变的风险。在 MRI 环境中除颤仪失效的病例已有报道[262]。如前阐述，现在已有 MRI 兼容的条件安全的起搏器可用于临床[58]。

如果射频脉冲绕成圈并平铺在患者身上，则会在

金属置入物和线圈（如 ECG 导线或脉搏血氧仪导线）中产热。伴有体温调节中枢功能障碍的患者，如有心脏病、发热或服用某些药物的患者，可能面临特别的风险。这组有风险的人群还包括婴儿，由于体表面积与体重的比例较成人高，所以 SAR 也比成人高，并且在全身麻醉下体温调节中枢可能受到干扰[76]。SAR 是指随 RF 能量吸收总量增加而产生的能量吸收（如升高体温）[263]。

当人体暴露于 4T 磁场（全身扫描设备）时，产生眩晕、恶心和闻到金属气味的报道也在增多[264]。受精的青蛙胚胎暴露于 4T 磁场中，在发育早期未出现任何不良反应[52]。在 2T 环境下，健康志愿者暴露 10min 后，心动周期延长了 17%，这一结果引起了 2T 环境对窦房结影响的猜测[67]。需要特别关注伴有心律失常病史的患者。对于儿科患者需要重点关注的是低体温，因为气流直接穿过磁体腔，不能控制房间温度或使用辐射加热设备。使用加热的静脉液体、保暖片、毯子可减少热量损失。有很多关于 MRI 环境中的监护重点和设备选择及患者安全原则的优秀综述可供参考[46, 70, 261, 263, 265, 266]，美国放射学会（代表 ASA）发表了一篇关于磁共振安全的白皮书[37]。

磁共振检查和光谱学不会产生电离辐射。但是，也应该关注可能出现的二次伤害，如磁场内的含磁物体在接近磁腔时变成弹射物，存在潜在的伤害[267, 268]。使用金属植入物（如血管夹、止血夹、牙科材料、人工心脏瓣膜、血管弹簧栓、过滤器和支架、眼部植入物、骨科植入物、耳科植入物、弹片、阴茎植入物和静脉输液港等）的患者（和麻醉医师）必须单独评估其在 MRI 环境中的风险[269, 270]。

（三）使用血管内对比剂

在一项全面的综述中，Goldberg 注意到大约 5% 的放射对比剂（radiocontrast media，RCM）检查伴有不良反应，其中 1/3 是严重的并发症，需要立即治疗[271]。麻醉期间的过敏反应最近已成为几次共识会议的主题[272-274]。对比剂反应通常发生在 20—50 岁的患者，在儿童患者中罕见。男女性比例大约是 1:2.5，与其他过敏的性别相同，如乳胶、阿司匹林和神经肌肉阻滞药。如有特异反应或过敏史，对比剂反应风险的发生率从 1.5 增加至 10 倍。对比剂反应有不同表现，从轻度主观的不安、恶心和呕吐，到快速发展的血管性水肿，并伴有呼吸窘迫、支气管痉挛、心律失常和心搏停跳。由于对比剂的摩尔浓度很高（通常 > 1000mOsm，有时可能 > 2000mOsm），对心血管功

能储备受限的患者应谨慎使用，如充血性心力衰竭或心肌病的患者。此外，容量不足的低年龄儿童（长时间的 NPO，胃肠道准备）在实施 RCM 之前应该补充液体容量。因为对比剂是高渗性的，最初的高血压反应通常在 10min 内与细胞外液平衡，预示着利尿的出现。需要特别关注伴有充血性心力衰竭的儿童使用含碘 RCM。伴有肝脏或肾脏功能不全的患者应该密切观察对 RCM 的排除情况。在镰状细胞病中，血浆渗透压的突然升高可能导致红细胞收缩、凝结，最后镰状红细胞堵塞血管。已知镰状细胞与暴露于其上的外部磁场对准，目前尚不清楚这种理论上的担忧是如何与通过血管树在正常过程中对镰状细胞病患者的红细胞施加的正常变形力等情况进行比较的[70]。这些患者依赖于完全的血管内容量状态（镰状细胞疾病患者、伴有限制性肺循环容量的青紫型先天性心脏病患者、动静脉分流的患者等）应该仔细监测充盈压力和血管内容量的初始升高，以及渗透性负荷后的利尿。伴有排泄功能障碍的患者，如肾衰竭，必须严密观察继发的高渗性负荷。低渗 RCM 对危及生命的反应是相对安全的，然而，一般不危及生命但需要治疗的反应的发生率是 0.2%～0.4%，严重危及生命反应的发生率是 0.04%[275]。非离子型对比剂产生对比剂反应的风险是罕见的。最近，一项对 12 494 例患者的综述报道，对比剂反应的总发生率是 0.46%，且均为轻到中度反应，无一例为严重反应[276]。

二乙烯三胺五乙酸钆是一种用于 MRI 的低渗性离子对比剂，新生儿和婴幼儿的清除率比成人慢，可显影的时间更长[277]。游离钆在肾脏和肝脏吸收和排泄，生物半衰期可达数周。不幸的是，游离钆具有毒性，因此需要螯合为另一种能够限制离子形式的结构，并降低其毒性。最常见的不良反应是恶心、呕吐、荨麻疹和头痛。注射部位局部的反应包括刺激、局部烧灼感或冷感。有报道一过性的血清胆红素升高（3%～4% 的患者），在使用 Magnevist® 和 Omniscan® 时，会出现一过性的铁离子升高（15%～30%），这些反应往往在 24～48h 内自行逆转[278]。过敏样反应发生率在 1:100 000～1:500 000，在儿童更罕见（< 1:100 000）。

较早的文献报道，对贝类过敏的患者对 RCM 发生过敏反应的风险更高。这些报道可能是正确的，但是没有明显的证据。最初的理由是贝类含有高剂量的碘，因此猜测可能存在交叉反应的风险。然而，贝类过敏和 RCM 过敏都不是碘造成的。特异性体质本身

就是一个危险因素，因此，特异性体质和对贝类的过敏反应与可能发生 RCM 反应之间的关系也许才是合理的。

严重过敏反应的治疗，无论是过敏还是类过敏反应，与其他过敏反应的治疗没有区别。肾上腺素、氨茶碱、阿托品、苯海拉明和类固醇激素都被用于控制不同程度的不良反应。需要使用 RCM 且之前有 RCM 过敏病史的患者，再暴露后发生反应的风险增加（35%～60%）。对于这些高风险的患者，在使用 RCM 前 1h 使用泼尼松和苯海拉明预处理可将发生反应的风险降低到 9%，RCM 给药前 1h 再添加麻黄碱可进一步降低到 3.1%[279-281]。

口服对比剂很少发生过敏反应。胃肠道使用对比剂的严重过敏反应发生率是大约 0.004 : 10 000，并且原因未知。胃肠道不良反应包括恶心、呕吐和腹泻。防止过敏反应的因素之一是口服含碘对比剂吸收不良。实际上，胃肠道黏膜的破坏是引起口服对比剂吸收增加的原因，而胃肠道对比剂的尿排泄是一个公认的标志，但很少会伴有支气管痉挛、潮红、眼眶周围水肿、瘙痒、皮疹、鼻炎和荨麻疹。

（四）麻醉和镇静药潜在的神经毒性

在新生儿和婴儿早期暴露于麻醉或镇静药的动物模型一致证明，神经细胞凋亡和其他形式的神经细胞退行性疾病患病率增加，以及长期的神经行为作用，这些药物的作用机制与 γ- 氨基丁酸和 N- 甲基 -D- 天冬氨酸的受体有关，包括所有挥发性麻醉气体、丙泊酚、巴比妥类药物、氯胺酮、苯二氮䓬类药物和依托咪酯[282]。人类试验数据的证据则不足，短时间内的麻醉药物暴露对长期的神经发育结局没有明显的影响[283, 284]。然而，一些回顾性的队列研究发现，重复性的或长时间的麻醉与学习障碍、认知和语言功能障碍及其他神经发育的不良结局发生率的升高有关[285, 286]。

2016 年，美国 FDA 发布了一份药物安全的通知，警告"年龄小于 3 岁或处于妊娠晚期的孕妇在手术或操作过程中反复或长时间接触全身麻醉药或镇静药，可能会影响儿童的大脑发育"[287]。FDA 同时提示临床医师与患者家属沟通这个潜在的问题，并讨论镇静或麻醉下的手术操作应该现在进行，还是可以推迟到 3 岁以后。此外，根据 FDA 的建议，麻醉药的持续时间及可能需要反复使用麻醉药都应该被讨论。这份警告引起了巨大的争议[288]，引发了对某些医疗操作检查必要性的重新审视，包括对无症状患者神经发育迟缓的 MRI 检查[24]。最近，一项对 2299 名接受脑部 MRI 检查的发育迟缓儿童的 29 项研究的系统综述发现，只有 7.9% 的 MRI 扫描能够确定导致发育迟缓的病因[289]。在改变临床诊疗实践之前，这方面需要更多的数据支持，因为颅脑 MRI 一直是诊断发育迟缓的主要检查方式[290]。其他章节（见第 46 章）有关于麻醉神经毒性更详细的讨论。

3 月龄以下的婴儿避免镇静的一种策略是"喂奶和包裹"技术，包括喂奶后协调扫描时间、使用毯子包裹婴儿、使用噪声衰减装置、使用睡袋轻柔包裹婴儿（图 41-10）[291]。小婴儿的短时扫描最适合使用这种技术，这一过程需要 MRI 技术人员、父母和护理人员的协调和配合。降低噪声是这项技术的关键。其他提高成功率的方法包括针对临床问题和减少扫描序列来减少扫描时间，以及使用运动校正软件来减少扫描时间。为了避免镇静和麻醉带来的风险，包括呼吸和心血管并发症的风险，以及可能存在但尚未被证实的婴幼儿神经毒性风险，这种技术已经变得越来越常用。

十、NORA 的质量改进和模拟教学

在高质量护理的背景下，控制成本和提高效率的经济压力越来越大，NORA 场地中镇静 / 麻醉的实施者不仅需要关注医疗专业知识，还需要将质量改进原则应用于临床实践。质量改进需要领导层面的支持和团队公开透明的交流的支持。在一些儿科中心，NORA 场地的质量改进方法学的引用提高了麻醉下放射学检查操作患者的安全性，并改善了工作流程。在第一个质量改进项目中，在改进项目开始前，第一个患者在 MRI 中进行全身麻醉成功按时开始的百分比为 36%。项目结束时，准点率提高到 84%。这个项目的

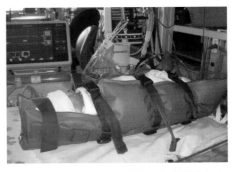

▲ 图 41-10 婴儿非镇静下通过喂养和包裹技术行 MRI
新生儿用毯子和睡袋包裹，使用噪声衰减器后准备将患儿送到 MRI 扫描仪（经 Springer Nature 许可转载，引自 Barkovich 等[291]）

关键干预措施主要集中在影像学检查前评估和麻醉诱导流程的标准化[292]。

许多在放射科用于镇静/麻醉的静脉输注药物（丙泊酚、右美托咪定等）在设置参数或操作时的相关的差错可导致灾难性的结果[293]。造成静脉药物输注错误的常见原因是：错误的体重或剂量参数设置，错误的药物选择，操作者删除设备警报时未发现错误。通过使用计划－行动－学习－执行的循环，第二个质量改进项目显示，在放射科实行简单的两人核对制度可减少输液设备设置错误导致的用药差错[294]。

医护人员愿意提出对患者安全问题的关注是患者安全的重要组成部分，这在手术室内和手术室外具有同等的重要性。第三个项目是对在独立的儿科门诊手术中心行 MRI 检查的患者，实施提出和反馈核查清单的干预措施来预防差错。作者得出结论，这种方法能够在手术室和放射科显著的提高团队合作和患者安全[295]。

最后，最近的一项质量改进项目是新生儿重症监护室 MRI 检查后低体温的相关变量分析，结论是，推行质量改进项目后在这组特殊患者中最大程度降低了低体温的发生[296]。

医学模拟是一种新兴的功能强大的教育工具，能够探索医疗健康行业的技术、行为和系统问题[297, 298]。模拟教学是一场以学习、练习、评估、测试和理解人类行为为目的的参与性临床活动[297]。医师可以在不涉及患者安全风险的前提下进行模拟学习，还可对教学内容进行回顾，并通过由专家主持的学习任务汇报来推动学习[297]。最近的研究探索模拟教学如何增强儿科镇静实践。最近的研究也支持这种观点，将模拟教学整合到由儿科医师实施的镇静项目的培训中时可增加患者的安全性[299]。模拟教学也提出对"潜在差错"的识别，如在复杂医疗环境中患者的脆弱性[300]。评估儿科实习医师表现的研究表明，他们在抢救能力存在明显缺陷，如心肺复苏和气道管理方面[301, 302]。

> **要点：NORA 的质量改进和模拟教学**
> - 改进需要领导巨大的支持和团队合作，其中包括公开透明的沟通。
> - 在 NORA 区域使用质量改进方法可以改善工作流程和安全性。
> - 模拟教学可以解决威胁患者安全的系统性漏洞，并可提供一个独特的工具，探索复杂医疗环境中患者的脆弱特性。

十一、儿科镇静的未来发展方向

随着影像学技术和手术室外无创或微创手术的发展，作为辅助措施的儿科镇静也相应地发生质和量的改变。这些改变也会在不断强调效益、效率、安全和患者满意度的环境中不断发展。新的更安全的镇静药物，先进的药物输送系统，非麻醉科医师从业人员范围和培训的扩张，增加高质量数据库的部署，提供质量改进方法，不同从业人员和不同区域的不良事件定义的标准化，推进资格审查的需求，这些将会在未来的儿科镇静临床实践中得到改进。

在过去的 10 年中，介入性的手术有了显著的发展并正在取代许多外科手术。NORA 场地的治疗需求正在增加，需要越来越多的非麻醉科医师来提供相应的管理。儿科麻醉医师在与非麻醉科医师合作检查临床实践和结果时应发挥关键作用。这些将会影响且促使儿科镇静实践的发展。例如，麻醉科医师、重症科医师、急诊科医师和医院住院医师与超过 130 000 名患者的成功合作结果显示，各个专科医师之间并发症的发生并没有差异[303, 304]。

以前，镇静深度都是以患者对语言或触觉刺激的反应来定义的。最近，国际镇静工作组（世界静脉麻醉学会）制订了一个镇静报告工具，这是一个是开放访问的在线的《健康保险可移植性和责任法案》标识符，是在全世界所有专家之间收集和共享数据的一种方法（www.AESedationReporting.com）[305]。这个 AE 镇静汇报工具已经被世界范围内多个学科的专家采用和推广，用于成人和儿童的镇静研究[306-308]。

> **要点：儿科镇静的未来发展方向**
> - 需要大量的前瞻性研究来寻找最佳的镇静方法。
> - 随着镇静需求不断增加，镇静提供者必须继续创造性地寻找新颖、安全、有效和高效的方法来提供服务。
> - 需要多学科专业团队合作分享结果，并制订以证据为基础的指导方针，以解决当前在培训、设备、技术和预后方面的差异。

十二、结论

手术室外麻醉和镇静的医疗服务需求正在持续增

长。NORA 场地为患者提供的医疗服务是具有挑战性的，且所致的风险是传统手术室内不存在的。随着科技的进步，麻醉 / 镇静的实施者必须对这些进步的技术及操作保持持续更新的理念，才能制订出合适的麻醉 / 镇静方案；也必须保持全方位的能力，以适应

NORA 场地中针对不同临床需求而实施的麻醉 / 镇静。提供 NORA 镇静和麻醉医疗服务的所有参与者必须认识到，随着对这些需求服务的增长，他们在选择患者和制订个人及机构的管理计划时，能够了解具体的操作环境并进行仔细的风险分析。

病例分析

一名 18 月龄、18kg 的男孩被安排进行颅脑 MRI 检查，以评估新发的癫痫大发作、畏光和渐进的易怒等症状。此前，他病情稳定控制良好。目前正在服用苯巴比妥和苯妥英钠。

这类影像学检查儿童的麻醉前评估与需要手术儿童的评估是非常相似的。这个大婴儿的麻醉前评估必须考虑其抗惊厥治疗效果，因为他正在服用两种药物。强直 - 阵挛发作通常是最容易控制的，特别是如果它们起源于单一的癫痫灶，但与进行性代谢性疾病或复杂的部分发作相关的全身性强直 - 阵挛性发作就比较难控制。在这种情况下，患儿往往需要进行多模式治疗。因此，患儿的病史就非常重要，因为癫痫发作阈值可能受到全身麻醉药的使用或消除的影响。前者，癫痫发作的阈值会被提高；后者，可能会降低癫痫发作的阈值。因此，在麻醉苏醒过程中，患者抽搐的风险是升高的。

我们可考虑的诱导方案有多种。由于患儿的大小（18 月龄、18kg，相当于一个 4 岁儿童的平均体重），随着开通静脉的多次尝试及压力的增加，在诱导前开通静脉通路可能是非常困难的。同时，患儿也会出现哭闹、吞气症等表现。如果需要全麻，我们倾向于实施家长参与的面罩吸入诱导。大多数影像学检查只需要保证身体的静止，而不伴有刺激。镇静水平可以迅速变化，从轻度镇静转变为全身麻醉。因此，JC 的期望是，预期深度镇静的患者如果发生全身麻醉，那么我们有能力处理和抢救该患者。如果深度镇静是一个很好的策略，并且静脉顺利的开通，那么我们可能会计划使用戊巴比妥镇静，而不是通常使用的右美托咪定。右美托咪定对癫痫发作阈值的影响是有争议的。一些（早期）研究表明，它可能降低癫痫发作的阈值，尽管在这些研究中，安氟烷和七氟烷被用作麻醉管理的一部分。另一方面，戊巴比妥可以提高癫痫发作的阈值，并可能为这个癫痫控制不良的幼儿提供更大的安全空间。如使用这种方案，我们会考虑保留自主呼吸及吸氧的组合方式，不使用任何辅助通气设备。在这些患者中，使用能够监测呼气末 CO_2 的分离型鼻咽通气道是早

期发现气道阻塞的重要监测技术。在扫描设备仓内对患者进行视频图像监测，有助于发现镇静不足时患者的体动情况或气道阻塞。保留咽肌张力的同时最小限度的减少自然气道梗阻，使检查在合适的镇静深度下顺利进行。如果出现明显的上呼吸道梗阻，头部、颈部和胸部的摇摆可能会干扰扫描图像的质量，因此需要修改麻醉计划，因为该检查需要患者保持绝对静止的状态。

也可以选择使用丙泊酚进行全凭静脉麻醉。通过鼻导管吸氧，放置垫肩和（或）口咽通气道有助于保持气道通畅。如果气道仍然梗阻，则可以通过喉罩或者气管插管进行全身麻醉（静脉或吸入）。

磁场环境中的安全问题是至关重要的。重要的是要记住，磁场是不能关闭的，因此电磁场的危险总是存在。为了患者的安全及检查结果的准确，必须消除麻醉设备中含有亚铁的元素。含铁材料在 MRI 扫描仪中会变成弹射物，依照铁的含量和质量，磁引力遵循平方反比定律，它越接近核磁机器的孔，吸引力就越大。氧气罐、桌子和麻醉机已经被"吸入"核磁机器的孔中。对于麻醉科医师和其他医务人员来说，口袋里装着含铁的任何东西都可以变成弹射物，如听诊器或剪刀。此外，医院就诊卡和信用卡等个人身份证中的信息可能会失效，传呼机和电话的射频芯片也会因为消磁而变得无用。在紧急情况下，将患者从磁共振室转移到较安全的环境是首选的初始行动方案。

PACU 停留的时间将取决于患者每天的癫痫平均发作次数、父母处理癫痫发作的能力及某种程度上开车回家的风险（如到家的距离、到最近医院的距离）。我们可能会让患者在 PACU 中保持无癫痫发作状态 4～6h，恢复他以前的口服药物治疗，咨询他的神经内科医师，以及评估术后的容量水平，这些应该是很容易获得的。扫描完成后，我们会重新给他服用抗惊厥药。如果几小时后恢复他的正常口服药物后，药物半衰期足够长，发病时间足够久，他体内的药物水平不会下降，也不会急剧增加，这可能就没有必要给他静脉注射同等剂量的苯巴比妥或苯妥英钠了。

第 42 章 儿科重症监护
Pediatric Intensive Care

Rajeev Wadia   Becky J. Riggs   Dheeraj Goswami   Jamie McElrath Schwartz   Melania M. Bembea 著

颜璐璐 译   屈双权 校

一、儿科重症监护团队

儿科重症监护病房（pediatric intensive care unit，PICU）是一个复杂的系统，能为多种不同的内外科疾病提供多学科治疗。这支医疗队伍不仅庞大而且多样，包括且不限于医师、护士、呼吸治疗师、社工、出院规划员、营养师、儿童生活专家及患儿的家庭成员。儿科重症监护的亚专科化正在增强，包括心脏和神经重症监护。儿科重症监护床单位在不断增加，而普通住院病床的数量却在减少，这反映了住院患者病情复杂性和严重性的增加。PICU 中尽管也有慢性危重症及长期器官功能衰竭的患儿，但大多数为仅合并单器官 / 系统功能障碍的内科或外科患儿。由于社区医院无法提供康复治疗、慢性疾病照护和安宁疗护服务，因此 PICU 通常还会负责此类工作。本章概述了 PICU 中与围术期患儿相关的疾病处理流程和治疗方法。

二、PICU 与手术室的关系

PICU 是儿科围术期医疗整体服务的一部分。PICU 患儿对镇痛的需求很高，因此麻醉医师和重症监护医师需要紧密合作，才能更好地服务危重患儿。由于合并器官系统功能障碍，危重患儿围术期的麻醉风险增加，有时甚至还需要紧急手术[1,2]。儿科重症医师和麻醉医师之间的沟通和协作是改善患儿术前情况和制订手术及麻醉决策的关键。麻醉医师最好掌握一些危重症问题处理的实用知识，重症监护医师亦然，才能优化围术期医疗质量。

麻醉医师和 PICU 医师之间的患者移交十分常见，应成为优质医疗的重点。PICU 与儿科手术室的标准化交接可明显提高交接的信息质量，保证抗生素和镇痛药的及时使用，并减少交接过程中的错误和疏漏[3,4]。

三、PICU 中以家庭为中心的医疗服务

以患者和家庭为中心的医疗服务机构（The Institute for Patient-and Family-Centered Care）将以"家庭为中心的医疗服务"定义为四个核心理念，即尊重和尊严，信息共享，参与医疗服务和决策，患者、家庭与医疗团队的协作[5]。在 PICU 中，这些理念是通过优先考虑家庭需求的结构设计和系统来实现的。在 PICU 内设置一些可供患儿父母使用、具有家庭功能的区域（如候诊室、浴室、厨房区域和患者房间）是非常重要的[6]。家庭成员参与查房非常重要，因为他们可以共享信息并参与决策[7-9]。尤其是对发育障碍的患儿而言，父母参与、基础知识或沟通技巧，以及症状阐述的方式都十分重要。ICU 中以家庭为中心的医疗服务核心就是，认识并支持患者家庭在治疗和康复中发挥关键作用。

PICU 以家庭为中心的医疗服务对麻醉医师的工作方式会带来一定影响，因为这需要麻醉医师向家属和患者演示手术室与 PICU 之间如何协作与沟通。麻醉医师支持 PICU "以家庭为中心医疗服务"的方式有：允许家庭参与围术期的讨论和决策，解释不同部门间如何进行沟通和有效交接，尊重家庭和患儿在治疗过程中所处的角色。

四、PICU 中的持续质量改进

提供优质医疗是 PICU 的总体目标，但"优质"既不好定义也不易衡量。在儿科重症监护初期，患者预后的评估手段仅限于死亡率。由于在 PICU 中的

本章译者、校者来自湖南省儿童医院。

患者死亡率一直保持在 2%～3.3% 的较低水平，因此质控的评估手段转向发病率和护理并发症[10, 11]。重症监护中常见的质控指标包括院内获得性疾病，如中心静脉导管相关性血液感染（central line-associated bloodstream infection，CLABSI）、导管相关性尿路感染、呼吸机相关事件和压疮。针对每种发病率，人们都制订了不同的 PICU 操作预防手册和培训对策，其改善效果也不尽相同[12-14]。而通过首页显示的方式，电子病历触发器则可提供另一种监测和质量改进的方法[15, 16]。

CLABSI 是对患者和医疗系统而言花费最高的质控标准，也是研究得最好的质控标准，可对经济成本和住院时间产生明显影响[17]。CLABSI 的风险因素包括多腔中心静脉导管及导管位置，股静脉导管留置风险最大，锁骨下静脉风险最小[18, 19]。一项大型多中心数据回顾和许多单中心报道证实[20]，实施 CLABSI 预防、中心静脉导管置入及管理的操作规范可降低 CLABSI 发生率。由于麻醉医师经常要置入和管理侵入性装置，认识并坚持现行规范对于预防这些代价高昂的并发症至关重要。

其他最近提出的 PICU 质控指标则侧重于预防谵妄和早期活动及康复治疗。越来越多的人认识到，以往的镇静和制动措施可能对患儿的身体及心理治疗产生负面影响，同时还有增加并发症的风险，如睡眠剥夺和谵妄[21, 22]。除 CLABSI 和呼吸机相关肺炎的经典护理手册外，还有减少谵妄及鼓励早期活动及康复的护理手册[23, 24]。了解 PICU 所做的这些工作，可影响麻醉的医疗管理方式，如告知家长可供选择的麻醉技术、镇痛及镇静管理方式。

要点：PICU 团队、OR、家庭为中心的医疗服务，持续质量改进

- PICU 团队涉及的学科众多，包括医师、护士、呼吸治疗师、营养学家和许多其他学科。
- PICU 患者对镇痛和围术期服务的需求很高，良好的沟通和协作在医疗及交接过程中至关重要。
- 以家庭为中心的医疗服务包括尊重和尊严、信息共享、参与医疗服务和协作。
- PICU 的死亡率一直很低，因此质控评估转向了发病率和护理并发症，包括 CLABSI、呼吸机相关性肺炎和压疮。

五、器官系统功能衰竭

儿童多器官功能障碍综合征（pediatric multiple organ dysfunction syndrome，MODS）是一系列生理功能紊乱的连续过程，这些生理功能紊乱在早期可能可逆，但到达一定临界点[25]时则有可能变得不可逆。超过 25% 的 PICU 患儿存在 MODS[26-28]，与年龄较大的儿童相比，MODS 在新生儿和婴儿中更常见[29, 30]。它是各种因急性损伤（如败血症、创伤、烧伤、急性呼吸窘迫综合征、先天性心脏病、先天性代谢缺陷、移植等）导致危重患儿死亡的主要最终途径[31, 32]。不管是何种诱发事件，MODS 儿童的死亡率基本都在 10%～57%[26, 27, 29, 31, 33-35]。

根据 Wilkinson 等[36, 37] 提出的标准，人们首次于 1986 年将 MODS 定义为同时存在两个或多个器官功能障碍。近年来，儿童 MODS 的定义标准和监测经历了数次更新[38-41]。最近发表的一项研究比较了最新的两个儿科 MODS 定义标准。Goldstein 等[41] 和 Proulx 等[40, 42-44] 在 2009—2010 年采用队列研究的方法，对同一家医院收治的 842 名长期 PICU 住院患者进行的研究表明，在同一人群中应用两种定义标准可得出不同的 MODS 发生率，分别为 21.4% 和 37.3%[26]。这两个标准得出的 PICU 中合并 MODS 的患儿 90d 死亡率也不同（11.5% vs. 17.8%，$P=0.038$），但无 MODS 患儿的 90d 生存率相似（98.9% vs. 98.6%，$P=0.73$），其采用的标准分别为 Goldstein 标准和 Proulx 标准[26]。

虽然尚未普遍纳入临床医疗常规，但儿科 MODS 评分的一系列评估手段已成为儿科危重症临床研究的重要组成部分。一些已完成或正在进行的儿科重症监护临床研究建议，将新发和进行性 MODS（new and progressive MODS，NPMODS）代替死亡率，作为主要的预后指标[45-47]。因为大多数死亡患者都出现了 NPMODS，而幸存者功能性预后变差也与其显著相关[31, 45, 46, 48, 49]。NPMODS 的定义为入院后出现两个或多个器官系统的功能障碍，或以单个或多个器官功能障碍进行性加重为表现的进展型 MODS[45]。

目前已发布的儿科 MODS 评分有三种：儿童器官功能障碍（pediatric logistic organ dysfunction，PELOD）评分（最近更新为 PELOD-2 评分）[40, 44, 50, 51]、儿科多器官功能障碍评分（pediatric-multiple organ dysfunction score，P-MODS）[52] 和儿童序贯器官功能障碍评估（sequential organ failure assessment，SOFA）评分修订版[53, 54]。PELOD-2 评分由 5 个器官系统中

的 10 个测量指标组成，包括神经系统（Glasgow 昏迷评分、瞳孔反应）、心血管系统（血乳酸值、平均动脉压）、呼吸系统（PaO$_2$/FiO$_2$、PaCO$_2$、机械通气）、肾脏（肌酐）和血液系统（白细胞计数、血小板计数）[44]。分值范围为 0~33，以整数计量[44]。P-MODS 评分由五个器官系统的指标组成，包括心血管系统（乳酸）、呼吸系统（PaO$_2$/FiO$_2$ 比值）、肾脏系统（尿素氮）、血液系统（纤维蛋白原）和肝脏系统（胆红素）[52]。每个指标分值范围为 0~4，P-MODS 评分是 5 个指标评分的总和[52]。根据 PICU 期间的整体数据，人们制订并验证了 P-MODS 评分[52]。最后，尽管有人提议使用修订版儿童 SOFA 评分，但只有一个心脏术后患者的小样本研究（n=142）将其用于评估该院的 PICU 住院患者，在 PICU 停留期间单个时间点（入院初始、术后 12h 及 36h）的病情严重程度[54]。经前瞻性多中心队列研究验证，在这些评分中，PELOD 评分及其更新版 PELOD-2 评分（表 42-1）是唯一在 PICU 住院期间可以连续测量的评分。

表 42-1 儿童器官功能障碍 2（PELOD-2）评分点

系 统	评分指标
神经系统	Glascow 昏迷评分
	瞳孔反应（双侧）
心血管系统	血乳酸值（mmol/L）
	平均动脉压（mmHg）
肾脏系统	肌酐（μmol/L）
呼吸系统	PaO$_2$（mmHg）/FiO$_2$
	PaCO$_2$（mmHg）
	无创通气
血液系统	白细胞计数（×10^9/L）
	血小板计数（×10^9/L）

经 Wolters Kluwe 许可转载，引自 Leteurtre 等[39]

六、心血管疾病

（一）心血管功能评估

重症监护病房患者心血管状况评估方法包括体格检查、生理监测和实验室数值。心电图可对心率、节律及形态进行评估，如出现心律失常则提示可能有心肌问题，而心动过速、频繁室性期前收缩和 ST 段压低或抬高则是氧供需不平衡的表现。呼末二氧化碳、

脉搏血氧饱和度、血压、脉压、中心静脉压、脑血氧和外周血氧异常则有助于发现潜在的心血管问题。体格检查中一些症状和体征也能提示心输出量低下，如呼吸困难、湿啰音、肝缘下移、外周水肿、中心及外周脉搏微弱、毛细血管充盈时间延迟、皮温低并花斑、腹痛、第三和第四心音异常。一些评估末梢器官功能的实验室研究可以检测灌注状态的程度，如国际标准化比值、肝酶、尿素氮、肌酐、乳酸、脑钠肽和肌钙蛋白。

当基础病因不明或需要进一步明确心血管衰退机制时，需要超声心动图来获取心脏解剖及功能的详细信息。经胸超声心动图是非侵入性的，通常不需要镇静，可在床旁快速完成。超声床旁检测方法的最新进展是，将便携式超声设备放在 PICU，供受过培训的重症监护医师使用，这极大地提高了该技术的时效性[55]。在儿科中，二维超声可用于测量左心室功能，正常的缩短率为 28%~44%，正常的射血分数为 55%~65%。M 型超声心动图更多用三尖瓣环收缩期位移来评估右心室整体功能，即测量三尖瓣侧瓣环在收缩期向心尖方向下移的距离（图 42-1）。这与放射性同位素测定的 RV 射血分数具有良好的相关性[56]。有研究报道了不同年龄儿童的正常值变化[57]。通过多普勒血流分析可以计算出三尖瓣和 RV 之间的压力梯度。超声多普勒可以测定血流通过瓣膜或心室的速度（velocity，V），而根据 Bernoulli 简化方程式，可用该速度（V）（用 cm/s 表示）来计算压差（ΔP）（用 mmHg 表示）。

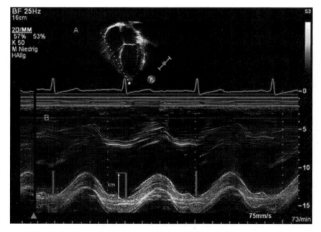

▲ 图 42-1 经胸超声心动图心尖四腔心切面评估右心室

A. 白色虚线表示 M 超模式下光标位于三尖瓣外侧环。B. 典型的三尖瓣环收缩期偏移成像，显示患者右心室和左心室功能正常。绝对纵向位移量（cm）用红线表示。黄箭标记了上下测量点（经 Elsevier 许可转载，引自 Koestenberger 等[57]）

$$\Delta P = 4 \times V^2 \text{（Bernoulli 简化方程式）}$$

举个例子，如果多普勒超声心动图测出血流在主动脉瓣的速度是 3m/s，则主动脉瓣的跨瓣压 ΔP 为 $4 \times 3^2 = 36mmHg$。同样，如果有足够的三尖瓣跨瓣血流以测量流速，也可以此估算出 RV 压力。然而，估算 RV 压力时必须考虑流入心室的 CVP 反向血流（从 RV 到心房的三尖瓣反流）。因此，右心室压力是三尖瓣跨瓣压加上 CVP（或右心房收缩压）。简单起见，如果没有留置 CVP 测压管，则多假定 CVP 为 5～7mmHg。因此，当三尖瓣反流速度为 2.4m/s 时，RV 压力为 $4 \times (2.4)^2 + 5mmHg = 28mmHg$（译者注，此段原文有误，已修改）。

计算心输出量通常是非常重要的，而心输出量的计算方式也很多。最常用的是无创方式，包括超声心动图、磁共振成像和无创多普勒设备；然而，许多 PICU 仍采用有创性热稀释法和 Fick 方法。超声心动图计算心输出量需要测量左心室流出道直径和多普勒信号在 LVOT 上的速度时间积分（图 42-2）。当 LVOT 速度时间积分（LVOT VTi）乘流出道面积时，可以利用以下公式可以很好地估算每搏输出量。

$$SV = LVOT\ VTi \times LVOT\ 横截面积$$

横截面积可通过测量 LVOT 直径计算，因为面积 $= \pi \times (直径/2)^2$。计算出的每搏输出量乘心率即为心输出量。该多普勒测量方法假定血流以层流状态通过 LVOT，即便患有严重心脏病时也可应用此方法[58]。一般认为该法优于用射血分数和多普勒法计算的心排血量[59]。磁共振也可以测定心输出量，它是测量 RV 功能的常用选择。然而，其缺点是和 PICU 的转运距离较远及幼儿需要镇静（否则不能保持静止的时间以获取所需图像）。2001 年，无创经皮多普勒超声设备引入，这是一种有着广泛应用前景的辅助评估手段，它可用于评估各种患者的心血管状态。例如，超声心输出量监测器（USCOM，Sydney，Australia）使用高清连续多普勒来测量心脏血流，方法是将探头置于左胸骨旁或胸骨上切迹测量主动脉血流。与前文所述的多普勒超声心动图的同样原理，通过测量主动脉瓣横截面积的诺莫图可以连续测量心输出量。由于能连续提供相关信息，术者可借助该设备来评估患者对药物治疗的反应和效果。该设备的准确性依赖于是否获得准确的 LVOT VTi，因此连续多普勒监测仪假定探头发出的超声波与血流保持在同一平面，并保持固定。与多普勒超声心动图测量心输出量一样，主动脉反流、升主动脉动脉瘤和心律失常是其误差的主要原

因。该设备的进一步验证还在进行中，最近的研究让人们看到了一些前景[60-62]。

床旁心输出量还可以通过 Fick 方法测量，这种方法还可以估算氧耗（oxygen consumption，VO_2），或者用肺动脉（pulmonary artery，PA）导管行热稀释法测量。这两种方法都需要建立中心静脉进行有创监测。此外，留置 PA 导管需要在静脉中置入鞘管，而这可能会造成不必要的伤害，因此该方法很少用于儿童。Fick 方法指出，单位时间内的人体氧耗等于动脉血氧含量减去静脉血氧含量乘以心输出量。因此，心输出量（CO）可按下列公式计算。

$$CO = VO_2 / (C_aO_2 - C_VO_2)$$

其中 C_aO_2 为动脉血氧含量，C_VO_2 为混合静脉血氧含量（O_2/dl，ml）。氧耗通常难以测量，因此需要估计。而 Fick 法的准确性依赖于氧耗估计的正确性，因此容易出错。正常的静息 VO_2 为每平方米体表面积（body surface area，BSA）125ml O_2/min。对于 BSA 为 $2m^2$ 的正常成年人来说，即为 250ml O_2/min。理想情况下，在吸空气时可以从患者动脉和混合静脉血样本中测量 C_aO_2 和 C_VO_2。血液含氧量是指与血红蛋白结合的氧气量加上溶解在血液中的氧气量，如公式所示。

$$血氧含量（O_2/L，ml）= (1.34 \times Hb \times 氧饱和度 \times 10) + (0.003 \times PO_2)$$

其中 Hb 代表血红蛋白（g/dl），PO_2 代表部分氧分压（mmHg），1.34 代表每克血红蛋白结合的氧气量（ml/g），10 代表由 dl 转为 L。例如，一名体表面积为 $1.5m^2$ 的儿童，Hb 浓度为 14g/dl，外周动脉血气测得 P_aO_2 90mmHg、S_aO_2 100%，颈内静脉的中心静脉血气测得 $P_{mv}O_2$ 35mmHg、$S_{mv}O_2$ 70%，根据上述公式算得 C_aO_2 为 187.87ml O_2/L，C_VO_2 为 131.43ml O_2/L。假定 VO_2 为 125ml O_2/（min·m^2），则心输出量 = （125ml O_2/min $\times$ 1.5m^2）/（187.87ml O_2/L － 131.43ml O_2/L）= 187.5/56.44 = 3.32L/min。

热稀释法通过 PA 导管计算心输出量，该方法将一定量的指示剂（常温或冰的无菌晶体液）注射入右心房，再测量 PA 末梢血管的温度变化。利用软件可以将 PA 导管末端热敏电阻探测到的温度随时间变化绘制成图形（图 42-3）。曲线图绘制后，曲线下的面积（area under the curve，AUC）即可反映心输出量。心输出量与 AUC 成反比，因此 AUC 越小则心输出量越高，因为心排血量越高，热敏电阻记录温度变化需要的时间就越少。相反，当血液缓慢流过热敏电阻（心排血量低）时，则温度变化更大，AUC 也更高。热稀

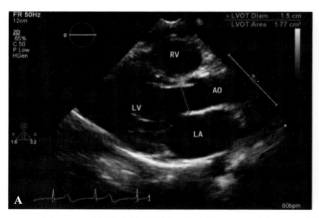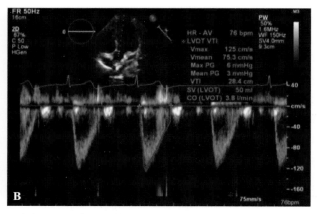

▲ 图 42-2　胸骨旁的长轴切面测量 LVOT 直径；B. 心尖五腔心切面用脉冲多普勒测量 VTi。心输出量（CO）= SV×HR，SV=VTi×LVOT 横截面积。LVOT 横截面积 = $\pi \times$（直径 /2）^{2}

引自 Gaspar 和 Morhy [334]. Gaspar, https://www.hindawi.com/journals/bmri/2015/596451/abs/. Licensed under CC BY 3.0.

释法的准确性依赖于适当的温度和指示剂的注射体积，避免同时进行静脉输液（干扰温度的精确测量），避免呼吸干扰（最好是在呼气末注射完毕），合适的 PA 导管位置及无心内分流和右心瓣膜反流。由于置入和管理存在一定风险及新的无创方法的出现，PA 导管在 PICU 中的使用逐渐减少。有关心血管监测的进一步讨论参见其他章节（见第 19 章）。

要点：心血管功能评估

● 体格检查、心电图、动脉及中心静脉测压，以及外周、混合静脉、大脑和躯体氧饱和度测定都可用于评估心脏和循环功能。

● 超声心动图，包括床旁超声在评估心功能、充盈情况、解剖结构异常和心包积液方面非常有用。

● 可选择一些 PICU 患者中可以进行肺动脉导管置入术，心输出量测量，肺毛细血管楔压及氧供的测量和计算，但一般很少使用。

（二）休克的定义

　　休克是一种不稳定状态，其特征是无法提供足够的组织灌注以满足细胞的需要，从而导致组织功能异常。细胞低灌注导致组织缺氧、细胞内环境破坏、细胞内酸中毒和细胞功能异常。虽然最初的影响可以逆转，但长期低灌注会导致不可逆转的器官损伤和死亡。必须承认，即使在组织灌注足够的情况下也可以发生休克，细胞功能仍然会出现异常。在这种情况下，如果不能逆转的话，细胞对氧的吸收和（或）利用会受到损害，导致靶器官衰竭和死亡。因此，早期识别和

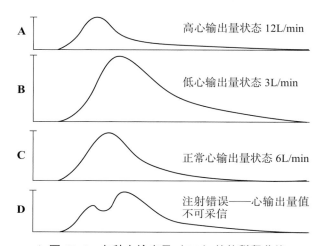

▲ 图 42-3　各种心输出量（CO）的热稀释曲线

温度变化量沿 y 轴绘制，时间沿 x 轴绘制。冷示剂注入的时间在曲线开始上升之前。正常心输出量（曲线 C）可见曲线上升平稳，并逐渐下降至基线。当 CO 值较高时（曲线 A），升高幅度小于正常值，因为流经肺动脉导管热敏电阻尖端的血流量较大，从而导致温度变化较小。相反，当 CO（曲线 B）较低时，上升幅度增大，因为流经热敏电阻的血流较慢，故温度变化较大。注射不当时（曲线 D），曲线通常会呈现不均匀的上升笔画，要求重复注射（经 Elsevier 许可转载，引自 Cruz 和 Franklin [335]）

干预一直是休克治疗的主要内容。

　　有效的休克管理需要了解氧供（oxygen delivery, DO_2）和 VO_2。氧供包括动脉血氧含量（C_aO_2）及心输出量（CO），如下所示。

　　DO_2（O_2/min，ml）= $CO \times C_aO_2 \times 10$dl/L

　　如前所述，心输出量（L/min）依赖于心率和每搏输出量，C_aO_2（ml O_2/dl）包括氧饱和度和血红蛋白水平。组织需氧量决定 VO_2。VO_2 等于 DO_2 乘氧摄取率：

$VO_2=DO_2 \times$ 氧摄取率。从方程中可以看出，当在休克早期组织最初 DO_2 缺乏时，机体通过增加氧摄取率维持 VO_2，从而维持有氧代谢。在大多数情况下，增加氧气的摄取率对维持有氧代谢是有效的。此外，通过交感神经刺激，机体可将血液重新分配到氧储备少的器官，如大脑和心脏。然而随着休克的继续，会出现一个临界点（DO_2crit），此时机体的氧摄取率会停止增加（图 42-4）。此外，DO_2 的进一步减少导致 VO_2 减少，氧储备耗尽后转向无氧代谢，导致血清乳酸上升。如果干预措施不能成功地将 DO_2 提高到临界点以上，循环系统就会随之崩溃。

休克的有效管理需要采取干预措施以提高 DO_2 及减少 VO_2。可以通过镇静和麻醉来减少 VO_2，采用一些干预措施改善 CO 和 C_aO_2 以提高 DO_2。最简单的方法是增加吸入氧气浓度，维持适当的血红蛋白水平，并保证适当的心率和前负荷。复苏的初始阶段包括通过快速静脉输液达到足够的循环血量。虽然晶体液没有携氧能力，但在心功能正常的情况下，它可以改善 CO 和微循环灌注，从而改善 DO_2。液体复苏可以改善 CO，因为随着中心静脉系统的液体增加，更多的血流可以沿着中心静脉和右心房之间的压力梯度向下流动，导致 RA 压力升高从而改善心室充盈（前负荷）和心肌细胞牵张力，获得最佳收缩力（根据 Frank-Starling 原理）。当最终到达临界点，即输液增加 RA 压力并不会进一步改善 CO 时，提示患者不再

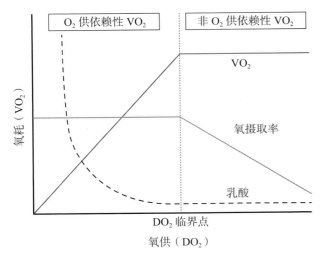

▲ 图 42-4 氧供（DO_2）和氧耗（VO_2）曲线

随着 DO_2 的减少，由于摄氧率提高，VO_2 保持恒定。在这段时间 VO_2 不依赖于 DO_2。一旦到达 DO_2 的临界点，摄氧率就不再增加了。此时 DO_2 进一步降低则会导致 VO_2 降低，从而使机体转为生产乳酸的无氧代谢。如果干预措施不能提高 DO_2，使之回到或高于临界点，循环系统最终会崩溃

"对输液有反应"。因此，可能有必要给予肾上腺素能药物以改善 CO。肾上腺素受体激动药通过刺激 α 和 β 肾上腺素受体影响收缩力、心率和全身血管阻力（表 42-2）。

休克有几种不同的分类。最常见的分类包括低血容量性休克、分布性休克、心源性休克和梗阻性休克。每个类别并不互相排斥，一种疾病状态可以包括不止一种的休克状态。

低血容量性休克由出血（如外伤、外科手术或消化道出血）或非出血原因造成的血容量减少所致。非出血原因包括血管内容量损失（如胃肠炎、尿崩症、糖尿病、中暑、烧伤或液体摄入量减少）或液体重新分配到组织间隙（如败血症、外科手术、烧伤、肠梗阻、肾病综合征、过敏反应或外伤）。

分布性休克由周围血管张力的异常丧失，导致血管舒张和体循环血管阻力（SVR）下降所致。由于有效循环血量不足，脏器血流分布不均匀，导致相对血容量相对较低。血压下降，而 CO 可以升高、不变或降低。常见原因包括败血症、过敏反应、神经损伤和药物相关原因。脓毒症可能是目前研究得最好的一种疾病，这是一种对感染反应失调的全身炎症状态。

心源性休克以心肌收缩障碍为特征。没有先天性心脏病儿童的（心源性）休克最常继发于心肌炎或心肌病，因心律失常和心肌梗死引起的（心源性）休克则较成人少见。体外循环下的先天性心脏病术后患儿可出现低心排综合征。一些患有先天性心脏病的儿童，特别是那些接受姑息性手术治疗的儿童（如 Fontan 手术），也可能因慢性瓣膜功能不全或阻塞而发展为心室衰竭，以及因残余分流或未修补的分流造成慢性容量超负荷。

当流经心脏的前向血流受到阻碍时，就会发生阻塞性休克，这种阻碍可能来自于先天性病变或获得性病变。常见的原因包括心脏压塞、张力性气胸引起的胸膜腔内压升高、大面积肺栓塞、肺动脉高压、肥厚性阻塞性心肌病、主动脉瓣狭窄、主动脉夹层和纵隔肿块。

儿童休克的表现因年龄而异。成年人和大龄青少年通常表现为暖休克状态——灌注下降伴毛细血管再充盈时间增快，由于 SVR 下降或正常导致 CO 增加，外周血管搏动增强。婴幼儿则常表现为冷休克状态——灌注下降伴毛细血管再充盈时间延迟，外周血管搏动减弱，由于 SVR 增加及 CO 下降，患儿四肢多冰冷或潮湿。这种差异反映了婴幼儿无法像成人一样

表 42-2 血管活性药物维持

药 物	剂 量	α受体	β₁受体	β₂受体	作 用	备 注
多巴胺	1～10μg/(kg·min)	0	++	++	低剂量β效应主要在会增加 HR，改善心肌收缩力，降低全身血管阻力	由于它能提高 CO 和降低 SVR，所以适用于低排高阻的冷休克
	10～20μg/(kg·min)	+++	++	0	高剂量时血管收缩作用更强（α > β）	剂量越大时发生心律失常的可能性越大。吸入药物可增强 DA 的致心律失常作用
多巴酚丁胺	1～20μg/(kg·min)	+	+++	++	β受体兴奋主要增加 HR 和心脏收缩性，同时减少 SVR	对心源性休克有用（CO 下降，由于 SVR 正常或增加，BP 可正常）。它也可以与 NE 一起来改善心肌收缩力或者抵消 NE 的血管收缩作用
肾上腺素	0.05～0.1μg/(kg·min)	++	++	++	低剂量时有部分β₂作用	低动力型冷休克的一线选择药物。即使 Bp 和 CO 升高，低剂量肾上腺素也可降低 SVR，使血液从内脏循环中流出
	0.1～0.3μg/(kg·min)	+++	++++	++	高剂量表现为更强的血管收缩力（α）和心肌收缩（β₁）	肾上腺素可导致乳酸增加，但与脏器灌注不足引起的乳酸变化无关
去甲肾上腺素	0.05～0.5μg/(kg·min)	++++	++	0	增加 SVR（α）的作用远强于增加 HR 和心肌收缩力（β）的作用	有人主张将其作为灌注再分布、低血压、高动力型休克（即以脉压差增大为特征的低阻状态，其 DBP 小于 SBP 的一半）的一线药物
去氧肾上腺素	0.1～2μg/(kg·min)	++++	0	0	直接α兴奋作用导致强烈的动静脉血管收缩，反射性降低 HR	特别适用于有神经创伤的休克，可以改善 MAP（从而改善脑灌注）而不增加脑代谢和血糖
米力农	0.25～1μg/(kg·min)	N/A	N/A	N/A	选择性磷酸二酯酶Ⅲ抑制药，可阻止 cAMP 水解	心源性休克时多巴酚丁胺的替代药物。与β受体激动药有协同作用（增加 cAMP），可增加心肌收缩力。建议谨慎使用，因为它可以减少 SVR，从而导致低血压
血管加压素	0.1～2mU/(kg·min)	N/A	N/A	N/A	其作用与儿茶酚胺受体兴奋无关	通过增加 SVR 增加 MAP，而不显著增加 PVR。可用于儿茶酚胺抵抗的血管扩张性休克

BP. 血压；cAMP. 环磷酸腺苷；CO. 心输出量；DBP. 舒张压；HR. 心率；MAP. 平均动脉压；NE. 去甲肾上腺素；PVR. 肺血管阻力；SBP. 血管收缩压；SVR. 体循环血管阻力

将心率和 SVR 提高到相应水平[63]。因此，儿童感染性休克 CO 下降的主要反应为血管收缩导致的冷休克，而低血压表现在幼儿中出现较晚[64]。

（三）休克的治疗

儿科休克的治疗指南包括治疗病因、恢复机体组织适当的 DO₂，清除机体无氧代谢过程中产生的代谢产物。一般来说，对于其他类型休克而言，既定的小儿感染性休克复苏指南是最佳的范例。2008 年和 2012 年的脓毒症生存指南（Surviving Sepsis Campaign Guidelines，SSCG）详细讨论了儿童脓毒症的处理，但 2016 年的最新指南没有对脓毒症管理增加其他具体的建议。而其中大部分的建议都是基于专家的共识和成年患者的临床证据。

针对疑似脓毒症患者，SSCG 在 2012 年提出了一套处理流程[65]，包括了很多的建议，但重点强调在初始复苏早期，抗生素治疗前先进行血培养，以便明确可能的感染源；在识别严重脓毒症的 1h 内早期经验性使用广谱抗生素，尽早积极控制感染源。对儿童的初步评估从灌注状态的评估开始，如果灌注受损，则尽快建立静脉通路并予静脉液体治疗，目的是在前 6h 内恢复组织 DO₂。同时应进行实验室检测，包括：全血细胞计数、C 反应蛋白、血生化检查（含肝功能和肾功能）、凝血全套、纤维蛋白原、乳酸及其他体液的细菌和真菌培养。实施一系列复苏措施可以提高指南的依从性，缩短治疗时间，改善感染性休克的预后[66, 67]。例如，脓毒症复苏方案的实施将急诊室收治的重症脓毒症或脓毒性休克患儿使用抗生素的中位时间从130min 提高到 30min（$P < 0.001$）[66]。

小儿败血症初步复苏的第一步是在 5～10min 内输注 20ml/kg 的等渗晶体，滴定式改变低血压，增加尿量，恢复正常的毛细血管充盈、外周搏动，改善意识水平，同时避免引起肝脏肿大或肺水肿。如果在 5min 内不能迅速建立静脉通路，建议留置髓内针，防止复苏措施进一步延误，因为用它输液和用药与外周静脉一样有效。这一点很重要，因为如果在诊断后 1h 内没有达到 40ml/kg 的输液量，或者在诊断 30min 内没有开始治疗，则患儿的死亡率可能会更高（图 42-5）[68]。

液体复苏的初始选择一直是近来许多争论的主题。

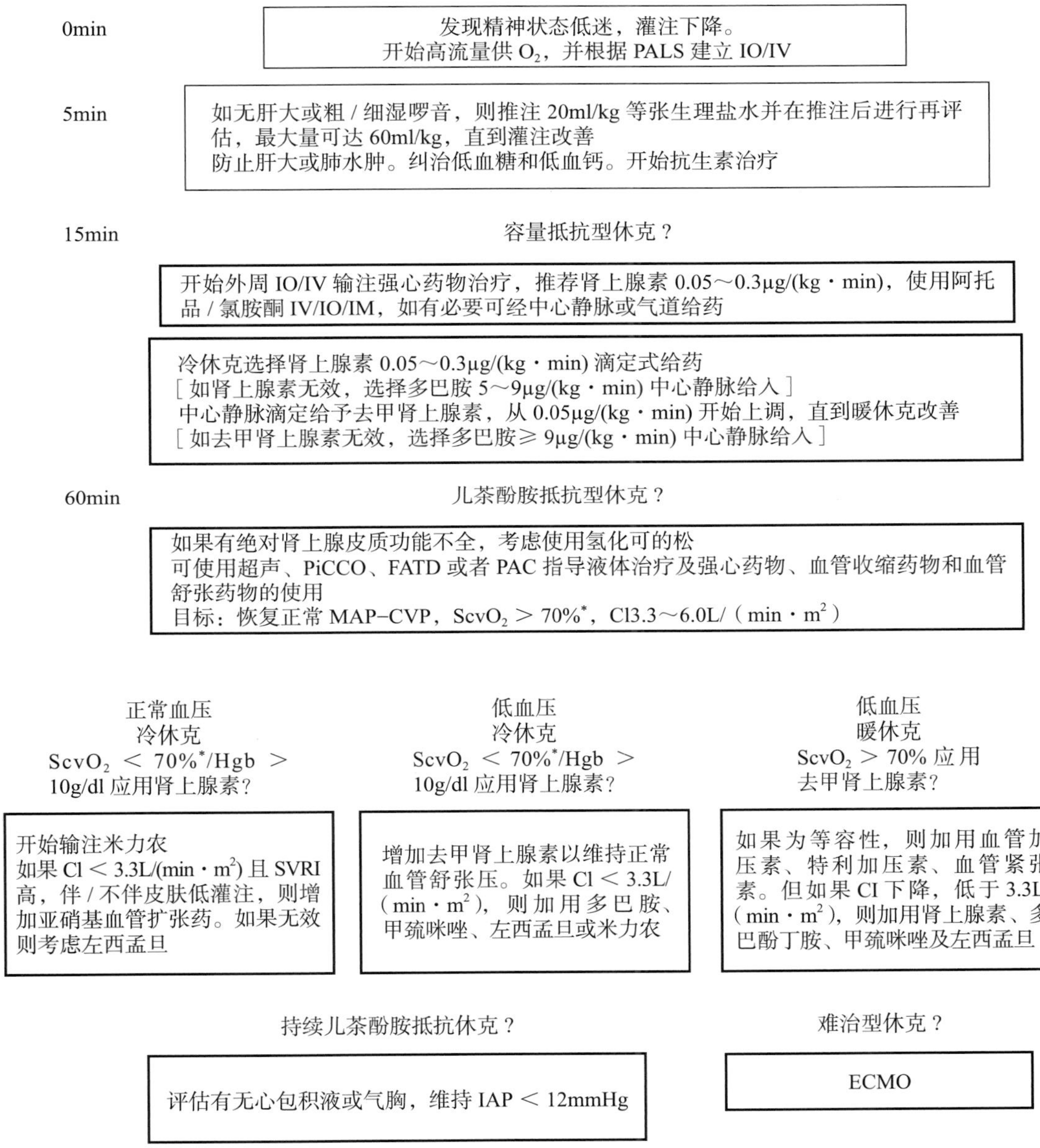

时间	
0min	发现精神状态低迷，灌注下降。 开始高流量供 O_2，并根据 PALS 建立 IO/IV
5min	如无肝大或粗 / 细湿啰音，则推注 20ml/kg 等张生理盐水并在推注后进行再评估，最大量可达 60ml/kg，直到灌注改善 防止肝大或肺水肿。纠治低血糖和低血钙。开始抗生素治疗
15min	容量抵抗型休克？
	开始外周 IO/IV 输注强心药物治疗，推荐肾上腺素 0.05～0.3μg/(kg·min)，使用阿托品 / 氯胺酮 IV/IO/IM，如有必要可经中心静脉或气道给药
	冷休克选择肾上腺素 0.05～0.3μg/(kg·min) 滴定式给药 ［如肾上腺素无效，选择多巴胺 5～9μg/(kg·min) 中心静脉给入］ 中心静脉滴定给予去甲肾上腺素，从 0.05μg/(kg·min) 开始上调，直到暖休克改善 ［如去甲肾上腺素无效，选择多巴胺 ≥ 9μg/(kg·min) 中心静脉给入］
60min	儿茶酚胺抵抗型休克？
	如果有绝对肾上腺皮质功能不全，考虑使用氢化可的松 可使用超声、PiCCO、FATD 或者 PAC 指导液体治疗及强心药物、血管收缩药物和血管舒张药物的使用 目标：恢复正常 MAP-CVP，$ScvO_2 > 70\%^*$，CI 3.3～6.0L/(min·m²)

正常血压
冷休克
$ScvO_2 < 70\%^*$/Hgb > 10g/dl 应用肾上腺素？

开始输注米力农
如果 CI < 3.3L/(min·m²) 且 SVRI 高，伴 / 不伴皮肤低灌注，则增加亚硝基血管扩张药。如果无效则考虑左西孟旦

低血压
冷休克
$ScvO_2 < 70\%^*$/Hgb > 10g/dl 应用肾上腺素？

增加去甲肾上腺素以维持正常血管舒张压。如果 CI < 3.3L/(min·m²)，则加用多巴胺、甲巯咪唑、左西孟旦或米力农

低血压
暖休克
$ScvO_2 > 70\%$ 应用去甲肾上腺素？

如果为等容性，则加用血管加压素、特利加压素、血管紧张素。但如果 CI 下降，低于 3.3L/(min·m²)，则加用肾上腺素、多巴酚丁胺、甲巯咪唑及左西孟旦

持续儿茶酚胺抵抗休克？

评估有无心包积液或气胸，维持 IAP < 12mmHg

难治型休克？

ECMO

▲ 图 42-5 美国危重医学学会发布的以时间与目标导向的婴幼儿童血流动力学支持管理流程

如果休克持续，则进行下一步。1. 第 1 小时目标——在到达急诊科的第 1 小时内恢复并维持基础心率，毛细血管充盈时间 ≤ 2s 及正常血压。2. 重症监护病房的后续治疗目标——如果休克没有逆转，则继续恢复并维持年龄相关正常灌注压（MAP-CVP），$ScvO_2 > 70\%$（*. 合并多种病变的先天性心脏病患者除外），PICU 心脏指数 3.3～6.0L/(min·m²)。CVP. 中心静脉压；ECMO. 体外膜氧合；FATD. 股动脉热稀释法；Hgb. 血红蛋白；IAP. 腹内压；IM. 肌内；IO. 髓内；IV. 静脉注射；MAP. 平均动脉压；PAC. 肺动脉导管；PALS. 儿童高级生命支持；PiCCO. 脉搏指数连续心输出量；SVRI. 外周血管阻力指数

晶体是儿童容量复苏的首选，因为晶体方便易得、成本低而且公认安全。然而，必须认识到晶体在输注后30min 内可迅速在血浆和细胞外液之间重新分布，而且几乎没有胶体渗透压的作用，需要持续输注。最近人们对 0.9% 盐水（一种非缓冲／非平衡盐溶液）的使用产生了一定担忧，与成人中使用的平衡溶液（乳酸盐林格液或复方电解质注射液）相比，生理盐水可使体内氯离子超生理性增加而促进肾脏损伤，加重全身炎症[69, 70]。虽然没有进行大型随机前瞻性研究，我们应认识到其中的临床相关性，考虑使用平衡盐溶液。然而，Weiss 等通过对一个大型的儿科管理数据库的研究发现，与 0.9% 生理盐水相比，乳酸盐林格液与小儿脓毒症复苏与改善的预后无关[71]。在不推荐使用0.9% 的生理盐水之前，我们还需要对其进行更多的研究，使得任何随手可得的晶体液都可满足初步液体复苏的需要，但如果动脉 pH 低于 7.20 或血清氯升高到110mmol/L 以上，则应考虑改用平衡的盐溶液[63]。胶体液是晶体液很好的替代物——它们可以提高血浆胶体渗透压，更好地恢复血容量；但在存在毛细血管渗漏的情况下，它们可能会加剧间质水肿。文献对胶体和晶体用于初始复苏的观点不一，直到确凿数据出现之前，复苏指南仍继续推荐晶体液用于初始复苏，但也会承认对持续休克并低白蛋白血症的患儿（血清白蛋白＜ 3g/dl）而言，在给予 60ml/kg 0.9% 生理盐水或乳酸盐林格液后，再应用胶体（如 5% 白蛋白）也是一种合理的选择[65]。

2001 年首次发现成人的早期目标导向治疗（early goal-directed therapy，EGDT）可显著降低成人感染性休克的死亡率（30.5% vs. 46.5%，P=0.009）[72]。从那时起，儿科在治疗儿童患者容量抵抗性休克时，开始在强心药物和（或）血管活性药物治疗的同时提倡积极的液体复苏。EGDT 有助于指导复苏朝向改善生理参数方向努力。多种临床参数、血流动力学监测和实验室数据可用于评估患者对液体治疗的反应，包括心率、血压、毛细血管再充盈时间、中心／外周脉搏性质、精神状态、尿量〔目标值 ≥ 0.5ml/（kg/h）〕、CVP、中心静脉氧合（$S_{CV}O_2$）及血清乳酸值[63]。在一项成人 EGDT 的标志性研究中，将 $S_{CV}O_2 > 70\%$ 作为连续目标，同时予红细胞输注[72]。当进行持续 $S_{CV}O_2$ 监测（39.2% vs. 11.8%，P=0.002）[73]或间断 $S_{CV}O_2$ 监测（33% vs. 55%，P=0.02）[74]时，儿科脓毒症患儿的死亡率也有下降。因此儿童的 EGDT 需要建立有创中心静脉通路，然而这可能不容易建立，并可能消耗医

护人员的复苏力量。此外，最近的一项大样本成人研究显示，与 EGDT 及持续 $S_{CV}O_2$ 监测相比，常规医疗监护同样有效[75-78]。这种改变是可能存在的，因为早期表明 EGDT 对死亡率（的降低）具有显著益处的脓毒症试验，多因样本量小、非随机化及没有完全按照流程操作而存在局限性[79]。而参与最新研究的患者可能受益于脓毒症诊断的优化、早期的抗生素使用和积极的液体复苏，而这些措施自从最初的 EGDT 文章发表以来，已被确立为诊疗常规。因此，仅当中心静脉通路因其他原因已经建立时才推荐使用监测 $S_{CV}O_2$。

血乳酸水平监测可以替代 $S_{CV}O_2$ 监测，因为它是组织缺氧和无氧代谢的产物。成人的乳酸初始水平与死亡率增加相关[80]，而儿童在治疗 4h 内如果血清乳酸水平趋向正常（＜ 2mmol/L），则其 48h 的器官功能障碍发生率降低[81]。值得注意的是，血清乳酸水平升高并不等于没有严重脓毒症，因为并不是所有脓毒症患者的血清乳酸水平都升高。因此，在乳酸没有升高的情况下也应该积极复苏。

在感染性休克中，强心药和血管活性药物都是恢复组织灌注所必需的。如果在 15min 给予 60ml/kg 等渗性液体后仍持续休克，则应开始给药（容量抵抗型休克）。理想情况下，每予 20ml/kg 时，应评估患者的临床参数变化，如果出现液体超负荷的征象（如肝大、啰音、低氧血症、呼吸急促），应继续使用强心药进行复苏。此外，对于怀疑或已知有心源性休克存在的患者，容量复苏时应谨慎推注（每次 5～10ml/kg），必要时应使用多巴胺或去甲肾上腺素强心治疗。

儿童患者中血管活性药物的选择取决于基础的临床表现。如果存在低 CO 和高 SVR（冷休克），则应使用多巴胺或肾上腺素[82]，而如果存在高 CO 和低 SVR（热休克），则应使用去甲肾上腺素[65]。由于患儿可能会在不同休克状态之间转换，因此血管活性药物也需要随之调整。

小儿感染性休克的替代血管活性药物包括米力农和血管加压素。米力农是一种磷酸二酯酶-3 抑制药，最常用于心源性休克，因为它可以改善心肌收缩力和舒张力，并降低 SVR。在一项儿童感染性休克的随机对照试验中，将米力农和儿茶酚胺一起用于容量复苏患者时，可以改善心血管功能（心脏指数、心搏指数和 DO_2），而 SVR 指数显著下降[83]。在患有儿茶酚胺抵抗的血管舒张性（暖）休克的成人中，血管加压素可作为一种恢复理想组织灌注的替代方法[65]。然而，在 2017 年一项针对接受血管加压素或特利加压素治疗

儿童的系统综述中，并没有观察到其在死亡率和缩短 PICU 停留时间方面的益处，只观察到其有增加组织缺血风险的趋势[84]。这种疗效上的差异是由于感染性休克儿童中的抗利尿激素及其前体和肽素水平多变，而成人相对则不足[85]。

休克时是否使用皮质激素存在争议。2012 年，SSCG 只推荐以下两种情况的儿童使用类固醇：①容量抵抗、儿茶酚胺抵抗型休克；②怀疑或已证实存在肾上腺功能不全的[65]。应尽早给予氢化可的松单次压力性剂量［50～100mg/(m^2·d)］。应在给药前进行测定血清皮质醇水平，因为如果水平较低，则表明正在进行的替代治疗可使患者受益。直到患者血流动力学恢复稳定，不再需要泵注血管活性药物时，也可以继续使用类固醇替代治疗；然而，没有足够的证据提示，何时需要停用类固醇。另外，没有证据表明类固醇对危重症所致的肾上腺功能相对不全患者有益[86, 87]。

在感染性休克的初期治疗中，建议将维持血红蛋白 10g/dl 作为输注红细胞的目标，然而，如果没有心血管不稳定或 DO$_2$ 下降，人体也可以耐受较低的血红蛋白水平。在一项研究中，与开放输血组（Hb < 9.5g/dl）相比，随机分配到限制输血组（Hb < 7g/dl）的危重儿童输血量减少了 44%，而两组在新发或进展性多器官功能障碍方面相比没有显著差异[45]。

静脉注射免疫球蛋白是一种已被建议用于某些脓毒症患者的辅助药物，但除非是考虑到中毒性休克综合征，该药对儿童患者益处的研究结论并不一致[88, 89]。其他一些治疗方法，如血浆置换和免疫调节疗法也可用于治疗某些类型的休克，但不建议广泛使用。

要点：休克的定义和治疗

● 休克的特点是无法提供足够的组织灌注和氧合以满足细胞的需要，从而导致组织功能异常。

● 休克可为低血容量性、分布性、心源性或阻塞性。

● 休克的治疗取决于病因，但包括增加氧供及维持或减少氧耗。

（四）心律失常

与正常患儿相比，心律失常在 CHD 患儿中更常见[90]。CHD 患儿终身有发展为心律失常的风险。心律失常可继发于电解质异常、心肌缺氧、儿茶酚胺水平升高（如疼痛、焦虑、发热）或医源性原因（如中心

静脉导管、药物诱导）。当心室功能受损时，心律失常易影响血流动力学。值得庆幸的是，由不稳定性心律失常引起的紧急情况在儿童中很少见[90]。

心律失常多起源于心室以上（心房或室上）或心室。即使经常发生，房性期前收缩通常是良性的。室性期前收缩有更宽的 QRS 波群，随后有间歇，如果频繁发生需要做检查，因为它们可能导致左心室功能障碍。纠正电解质异常和筛查潜在的心脏疾病是必要的。

心律失常也可分为快速性心律失常和缓慢性心律失常。心动过速可缩短心脏舒张时间，从而使得心肌供血相对不足，导致心肌缺血。这对有心脏基础疾病的儿童来说是个大问题。然而，婴幼儿和儿童的心动过缓更令人担忧，因为心率低下时，其每搏输出量并不会增加以维持 CO[91]。

室上性心动过速（supraventricular tachycardia，SVT）是指所有起源于房室束之上的窄 QRS 波群（QRS < 120ms）心动过速。SVT 是由于存在折返通道或自律性增加所致。由折返引起的心动过速起源于旁路内的传导回路（房室折返性心动过速）、房室结内（房室结折返性心动过速）或在心房内（心房扑动或心房颤动）。由自律性增强引起的心动过速起源于心房内的异位起搏点（异位性房性心动过速、多源性房性心动过速）或异位性交界性起搏点。

房室折返性心动过速是儿童最常见的 SVT 类型，多见于婴儿[90]。经典 SVT 包括顺行传导至房室结再通过房室结外的旁路逆行传导回心房。然而，当窦性心律顺行传导同时经过房室结和旁路时，会产生特征性预激 QRS 波（"Δ 波"）。该 ECG 发现被称为 Wolf-Parkinson-White 波形，而发展为 SVT 的则被称为 Wolf-Parkinson-White 综合征。房室结折返性心动过速是大龄儿童和青少年中最为常见的一种 SVT[90]。当房室结内有两条通路，且每条通路的传导和不应期不同时，就会发生房室结折返性心动过速。AV 折返性心动过速和 AV 结折返性心动过速的处理相似。如果血流动力学稳定，可以尝试刺激迷走神经（面部冰敷）或用腺苷（初始剂量 100μg/kg，后续可增加 100μg/kg，直到单次最大量达到 400μg/kg）等药物来终止 AV 结传导。如果腺苷治疗不成功或患儿血流动力学不稳定，应给予同步直流电（direct current，DC）复律（0.5J/kg）。如果再次复发，可能需要给予索他洛尔、氟卡尼或胺碘酮[90]。维拉帕米是一种钙通道阻滞药，与腺苷酸相比，其房室结阻滞时间更长，但由于其在小于 6 周龄的婴儿中存在循环崩溃的风险，因此 2 岁以下的婴儿

禁止使用[92]。

心房扑动和心房颤动是儿童少见的快速心律失常。心房扑动通常发生于新生儿期，此外还有部分 CHD 术后患者（法洛四联症、房间隔缺损或 Fontan 手术）。这是由于三尖瓣周围有一个折返通路。腺苷不能将心房扑动或心房颤动转复为窦性心律，可能导致严重的心律失常甚至死亡。急性心房扑动或心房颤动可通过药物（静注胺碘酮）或直流电复律终止。如果持续时间长，在心脏复律前应考虑评估心房血栓。或者也可以用 β 受体阻滞药或钙通道阻滞药在不转复心律的前提下降低心率。

异位性房性心动过速（ectopic atrial tachycardia, EAT）和多源性房性心动过速（multifocal atrial tachycardia, MAT）是由自律性增加引起的。当 EAT 出现时，药物和心脏电复律很难控制。治疗可选择胺碘酮、索他洛尔、氟卡尼、地高辛或导管消融[90]。早期识别和治疗是很重要的，因为长期 EAT 会导致心动过速性心肌病。MAT 通常是 CHD 基础疾病或代谢异常所致[91]。应用 β 受体阻滞药和钙通道时，也可能需要电复律来治疗 MAT[90]。

交界性心律失常是起源于房室结附近、房室束上方的室上性心律失常。不像起源于窦房结的节律，它们的特征是具有窄 QRS 波群及规律的 R-R 间期，没有或无传导性 P 波。交界性心律可以是缓慢的（交界性心动过缓），也可以是快速的（交界性心动过速）。儿童最常见的交界性心律是交界性异位性心动过速。多在 CHD 修补术后出现（如室间隔缺损、法洛四联症等），并可导致血流动力学的损害。它发生于心室率超过心房率的房室分离（例如，如果 QRS 波频率为 > 170 次 / 分，则 P 波频率 < 170 次 / 分）。治疗包括通过纠正发热并降温至 32~34℃ 以降低心室率，纠正电解质，治疗低血容量和贫血，停止或减少强心药，合理镇静（即右美托咪定）和肌松，静注胺碘酮和（或）控制心率。

室性快速心律失常的 QRS 波形变宽（≥ 120ms），可起源于心室以上（即通过旁路异常传导或相关传导束支阻滞的 SVT）或心室（即室性心动过速）。无论如何，首先评估和治疗所有室性心动过速 (ventricular tachycardia, VT) 是很重要的，这可能是潜在的生命威胁[91]。室性心动过速（连续出现 ≥ 3 次）起源于房室束以下。如果持续时间超过 30s，则视为持续 VT。单态 VT 的 QRS 波群形态相同，而多态 VT 的 QRS 波群具有变化性。VT 的发生机制与 SVT 相似，兼有折返

旁路和自律性提高机制[90]。可见于器质性心脏病、心肌缺血、心肌病、心肌炎、药物毒性、电解质紊乱、遗传性离子通道病等[90]。如果患者血流动力学稳定，可用胺碘酮（5mg/kg，30~60min，单次最大剂量 300mg）或普鲁卡因胺（15mg/kg，30~60min），密切监测血流动力学[90]。同步心脏复律（0.5~1J/kg）是必要的，无论何时发生血流动力学不稳定，如果患者无脉搏，都应立即电除颤（2~4J/kg）。尖端扭转型室性心动过速（宽大 QRS 波群围绕 ECG 轴"扭转"）的治疗选择硫酸镁（25~50mg/kg）。

增加心源性猝死风险的疾病包括心脏结构性疾病，如肥厚性心肌病和致心律失常性右心室心肌病，以及非结构性心脏病疾病，如遗传性通道病（Brugada 综合征、Lev-Lenegre 综合征、长 QT 综合征、短 QT 综合征和儿茶酚胺敏感型多态性 VT）[93, 94]。这类患者需要接受严密的心内科监护，而有室性心动过速恶化的高风险患者应收入 ICU 以策安全。

当窦房结冲动减少或其在房室结的传导中断时可发生缓慢性心律失常。它们通常是良性的，很少需要急救治疗；然而，它们可能反映一些需要及时干预的、危及生命的情况，如颅内压升高、药物作用 / 过量、心肌缺血、严重低体温和急性全身性低氧血症[90]。儿童在心脏手术后也会出现由于窦房结损伤，需要临时起搏的情况。Ⅱ度和Ⅲ度房室传导阻滞分别由 AV 结不完全传导阻滞或完全传导阻滞所致。有症状的婴儿在临床上可能表现为严重的疾病。此外，在病态窦房结综合征中，可交替出现心动过缓和心动过速，即 Tachy-Brady 综合征。在这种情况下，可能需要植入临时或永久性起搏器[90]。

要点：心律失常

- 心律失常在 CHD 患儿中更为常见，当基础心室功能受损时，心律失常经常会对血流动力学产生影响。
- 心律失常可以是室上性或室性的，也可以是心动过速或心动过缓。
- 早期快速用药物或心脏复律治疗血流动力学不稳定的心律失常，以及用药物或起搏治疗心动过缓，对防止病情进一步恶化至关重要。

（五）先天性心脏病

对 CHD 患儿的护理从出生时就开始了，此时胎

儿的血液循环发生了转变。如果在产前就已诊断有心脏基础疾病，则通常在婴儿出生之前就会预先做好准备和计划。然而，如果没有产前诊断，则需要及时识别，稳定其生命体征并转运至合适的有监护的地点。CHD 儿童的治疗需要许多不同专业人员的合作，儿童医院则可以很好地完成这一任务。心外畸形也可以在儿童医院中得到最好的治疗。

最初疑似 CHD 的新生儿是在 NICU 或 PICU 进行治疗。对新生儿 CHD 的识别首先是要明确该病是否依赖于动脉导管。动脉导管相关性心脏疾病需要保持动脉导管通畅以提供足够的肺循环或体循环血流（图 42-6）。当动脉导管开始闭合时，肺循环依赖动脉导管的新生儿会出现明显的青紫，而体循环依赖动脉导管的新生儿则会出现全身低灌注的休克表现。尽快恢复动脉导管血流通畅则可使生理功能恢复稳定。可予前列腺素 E_1 持续输注，并尽量选择可靠的静脉通路，如经脐静脉中心静脉置管。危急情况下，不应为留置中心静脉导管而延迟 IV 或 IO 的留置。

通常我们只需要经胸超声心动图就能观察到心脏的结构。然后再根据基础病变，进行必要的手术或介入治疗。新生儿外科或介入治疗（诊断性或姑息性）是为了提供更可靠的血流来源。在等待治疗的同时，需要经常监测氧合及全身灌注情况。对于可能发生分流的复杂心脏畸形，应尽量使肺循环血流量和体循环血流量达到平衡。这通常需要插管及呼吸机控制通气支持，或血管活性药物的正性肌力支持。当出现危及生命的发绀或肺动脉高压的情况时，应在超声引导下行床旁房间隔球囊造口术。这可以增加心房水平的混合血量（大动脉转位时），或减轻新生儿肺动脉高压时增高的右心压力。当这些干预措施失败时，可能需要机械循环支持，如体外膜肺氧合（ECMO）。在进行外科手术或介入手术之前，治疗的目标是提供足够的末梢器官灌注。观察反应 / 意识水平、心肌功能（与充分冠状动脉灌注相关）、尿量、近红外光谱法监测大脑和躯体血氧、毛细血管再充盈时间和血清检验值（乳酸、肾功能和肝功能检查），这些都是很好的监测方法。

术后的外科护理几乎都在专科 PICU。近年来，

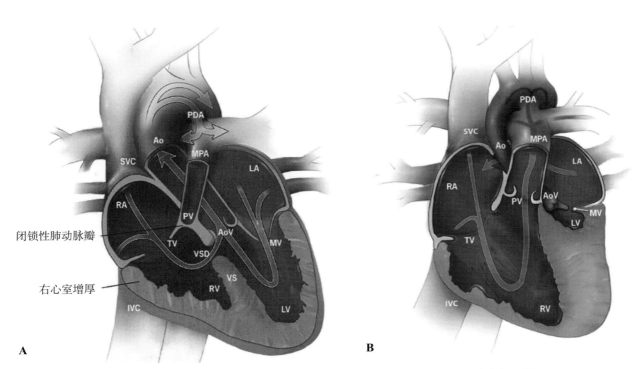

▲ 图 42-6 许多先天性心脏病疾病是导管依赖性的，动脉导管内血流方向不同

A. 严重法洛四联症 / 肺动脉闭锁：左向右分流，从主动脉到肺动脉（导管依赖性肺循环）；B. 左心发育不全综合征：从肺动脉到主动脉的右向左血流（导管依赖性体循环）。肺循环导管依赖性先天性心脏病有肺动脉闭锁、严重肺动脉狭窄、三尖瓣闭锁、严重法洛四联症和严重的 Ebstein 畸形。体循环导管依赖性先天性心脏病有主动脉严重狭窄、主动脉弓中断和左心发育不全综合征。RA. 右心房；RV. 右心室；LA. 左心房；LV. 左心室；SVC. 上腔静脉；IVC. 下腔静脉；MPA. 肺动脉主干；Ao. 主动脉；PDA. 动脉导管未闭；TV. 三尖瓣；MV. 二尖瓣；PV. 肺动脉瓣；AOV. 主动脉瓣（图片由 the Centers for Disease Control and Prevention，Division of Birth Defects and Developmental Disabilities 提供）

PICU 的治疗水平有了显著提高，这主要（至少部分）归功于诊断方式、手术技术、体外循环支持、麻醉管理、术后护理和改善术后心功能障碍的 ECMO 应用[95]。在患者交接过程中，外科医师、麻醉医师和 ICU 团队之间必须进行系统、全面的交接。标准的治疗一般包括对体外循环下行修补术的儿童进行持续的动脉和 CVP 监测。虽然在许多情况下早期拔管是安全的，但许多儿童术后仍需要机械通气。心肺相互作用的影响有助于指导呼吸机通气的策略和设置。需要反复评估术后出血情况，幼儿通常需要输注血制品。最后，术后心功能至关重要。低心排血量综合征常见于体外循环后 6～12h，发生率为 25%，需要强心药物支持[95]。此外，临时起搏器可用于增加心输出量或发生传导异常时（如交界性节律、房室传导阻滞）。随着心肌功能的改善，可以停用强心药和临时起搏器。如果传导异常持续存在，则可能需要植入永久性起搏器。

虽然大多数患者的心功能可以恢复，脱离体外循环，但也有些不能。这种情况就需要 ECMO 进行机械辅助循环。如果患者不能恢复足够的心功能，也可以在 ICU 启动 ECMO。如果出现这种情况，则需要立即对心功能和实验室指标进行评估。当心功能改善时，可以停用 ECMO。如果没有，则提示可能需要进一步心导管检查或再次外科干预。然而，如果所有的努力都无法使其心功能恢复，则需要考虑移植前的过渡支持或者终止晚期支持治疗。

（六）心脏内科疾病

心脏解剖结构正常的儿童和 CHD 儿童都可能发生心力衰竭。非外科手术、心脏解剖结构正常的儿童出现心功能障碍的原因多种多样：感染、自身免疫性疾病、染色体异常、慢性心律失常、肺动脉高压、代谢性疾病、毒素暴露等。本节将重点介绍两个最常见的导致心力衰竭且需要 PICU 收治的疾病：心肌炎和心肌病。

1. 心肌炎

心肌炎是一种导致心肌损伤的炎性疾病。它的临床表现非常广泛，从全身乏力到一些可迅速发展为心搏骤停的非特异性症状。在发达国家，病毒是最常见的病因（腺病毒、柯萨奇病毒、细小病毒 B19、Ebstein–Barr 病毒、人疱疹病毒 -6、巨细胞病毒、流感病毒）[96]。一般认为心肌损伤由病毒直接入侵及宿主免疫反应所致[96, 97]。心肌的钆剂延迟增强 MRI 正越来越多地用于评估疑似心肌炎的儿童，但需要进行心内膜心肌活检或血清病毒聚合酶链反应研究来明确病

因[96]。儿童的预后明显好于成人，在一个多中心儿科数据库中，儿童的总死亡率为 7.2%[98]。治疗方式取决于疾病的严重程度。急性处理可包括静脉注射免疫球蛋白、皮质类固醇、正性肌力药物，甚至机械辅助循环支持作为恢复或移植的过渡（即 ECMO 或心室辅助装置）[96]。亚急性和慢性治疗还包括利尿药、血管舒张药、血管紧张素转换酶抑制药、β 受体阻滞药、醛固酮拮抗药和阿司匹林。据报道，心肌炎患儿的功能超声心动图恢复率可高达 70%，心脏移植需求高达 23%[99]。

2. 心肌病

儿童心肌病是一组影响心室心肌的疾病，与容量异常或 CHD 无关[100]。根据国际心脏和肺移植学会统计，心肌病是 1 岁以上儿童心脏移植最常见的原因，近 40% 有症状的心肌病儿童要么接受心脏移植，要么在 2 年内死亡[101]。儿童时期主要的心肌病有扩张型心肌病、肥厚型心肌病、限制性心肌病、左心室心肌致密化不全及混合型心肌病（图 42-7）。儿童心肌病是一种多基因异质性疾病，其致病基因多种多样，每个基因都存在多种突变[100]。此外，可能存在导致或促进心肌病形成的环境和感染因素，特别是在扩张型心肌病的患儿中，多可发现病毒性心肌炎[100]。

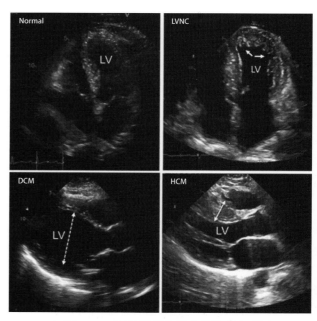

▲ 图 42-7 三种常见心肌病的超声心动图
右上角显示左心室心肌致密化不全（LV non-compaction cardiomyopathy, LVNC）（箭表示左心室增深的小梁）。扩张型心肌病的定义是左心室直径增大（双向虚箭）。肥厚性心肌病以左心室增厚为特征，包括室间隔（双头箭）（经 Wolters Kluwer 许可转载，引自 McNally 和 Mestroni[336]）

基于多因素病因学观点，对疑似心肌病儿童的评估可能需要大量的检查，包括基因和代谢检查。超声心动图和心脏 MRI 可以明确诊断并提供风险分层。虽然由于基础病理生理学不同，治疗方法具有一定疾病特异性，但治疗目标是相同的：改善症状并逆转进行性心力衰竭相关心室重构进程[102]。这些儿童可能需要植入型心律转复除颤器、机械辅助循环支持或心脏移植。

（七）心室辅助装置

衰竭心脏的机械辅助循环支持（mechanical circulatory support，MCS）的出现有助于心力衰竭的治疗。MCS 可用于短期（如急性手术后心力衰竭或急性移植物排斥反应），预期恢复几天或几周内可恢复的患儿，也可用于长期，基础疾病状态不太可能恢复。

MCS 种类包括 ECMO、主动脉内球囊反搏泵和左心辅助装置（left ventricular assist devices，LVAD）。ECMO 能提供短期心肺支持，可经皮穿刺置管紧急启动；然而，其局限性在于行动不便、并发症风险高、无法提供长期支持。与 ECMO 类似，主动脉内球囊反搏泵也可以快速经皮置入，但无法提供长期支持。此外，儿科医护人员对球囊的熟悉程度低、心率加快和心律失常发生时会干扰球囊充气及排气的协调性，这些也常妨碍了主动脉内球囊反搏泵在儿童中的使用[103]。LVAD 可用于短期和长期治疗，具有较低的感染和炎性反应风险，可允许早期拔管、促进活动和康复，达到出院标准[104]。后来，药物治疗无效的晚期心力衰竭患者在进行心脏移植之前大多选择 LVAD 作为过渡治疗。

左心室辅助系统的工作原理是减轻衰竭左心室的压力，并将血液泵入全身循环，以恢复末梢器官的功能。第一个研制出的 LVAD 可模仿自然心脏的搏动，然而，它们大多被更小、更耐用、几乎完全内置的连续流式装置所取代[104]。BSA < 0.7m² 的婴幼儿仍可使用搏动式心室辅助装置。搏动式 LVAD 可维持动脉搏动，因为每次放电时，它可以喷射预定量的血液到动脉循环中。柏林心 EXCOR®（Berlin Heart AG）心室辅助装置由一个大型外置式气动隔膜组成（图 42-8）。这一大型的外置设备使患者无法出院，而其较高的不良反应也使得人们更倾向于尽可能选择连续流式装置。

美国最常见的连续流式 LVAD HeartMate II™ 轴流式 LVAD（Abbott Laboratories）和 HeartWare™ 离心式 HVAD（Medtronic）。最新的 HeartMate 3™ 离心式 LVAD（Abbott Laboratories）目前仅对参与临床试验

的成年人开放（图 42-9）[105]。HeartMate II 可用于体重 > 45kg 或 BSA > 1.3m² 的儿童，其应用已被更小的可用于 BSA > 0.7m² 患者的 HVAD 人工心脏系统取代。连续流式 LVAD 持续性引流左心室可使动脉脉搏减弱或完全消失。只有在左心室收缩且主动脉瓣开放时，才能产生可触及的脉搏。测量血压时，可将多普勒超声放置在肱动脉，再使上肢的血压袖带慢慢放气。第一个听到的声音是平均动脉压。另外也可用动脉置管持续监测 MAP，当预计可能发生较大的血管内容量转移或容量丢失时（如重大手术），首选动脉置管测压。有效的血压控制和血容量可保障 LVAD 的有效运转。LVAD，尤其是连续流式 LVAD，是"容量依赖"和"压力敏感"的。左心室流入道的通畅依赖于

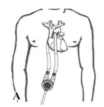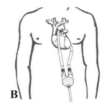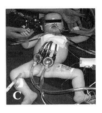

▲ 图 42-8 左心室型（A 和 B）及双心室型（C）Berlin Heart EXCOR® 小儿心室辅助装置的置入

该装置是一种外置的、气动的、压缩机运作的隔膜泵。根据泵腔大小和泵速不同，它提供的心输出量范围可以从 0.4L/min 到大于 5L/min。泵室容量可提供 10~80ml 的每搏输出量。A 和 B. 装置的流入管道可置入左心房（A）或左心室心尖部（B）。首选左心室心尖部置入，因为它能更好地减轻左心室压力。C.该装置也可以用于双心室支持（经 Elsevier 许可转载，引自 Hetzer 等[337]）

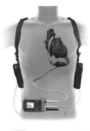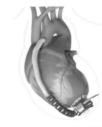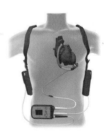

A. HeartMate II™ (Abbott)　B. HeartWare™ (Medtronic)　C. HeartMate 3™ (Abbott)

▲ 图 42-9 目前在美国可用的连续流式 LVAD

A. HeartMate II™ 系统采用轴流泵设计，泵位于腹腔内；B 和 C. HeartWare™ 和 HeartMate 3™ 系统采用离心泵设计，泵位于心包内。所有设备可提供高达 10L/min 的流量（图片由 Thoratec 和 Medtronic websites 提供）

心室的充盈度（前负荷）。左心室到主动脉的流出道血流受后负荷的影响。在后负荷（高血压）增高的情况下，LVAD 需要增加更多的工作才能满足系统的需要。这些更高的工作需要更快的 LVAD 速度，产生更大的功率（W），而这可能导致流量需求更大并使得红细胞溶血增加，反过来又会增加右心的压力。

LVAD 患者需要抗凝和抗血小板治疗，以防止设备内血栓形成，降低动脉栓塞性脑卒中的风险。因此，出血是 LVAD 成年患者中最常见的不良事件，占与之相关总死亡率的 9%[106]。因 AV 畸形进展随之出现的消化道出血并不少见，血管脆弱易出血[107]。因此，需要一个更周全的方法来调整抗凝和抗血小板治疗。需要在出血风险和血栓形成之间为每位患者找到正确的最佳平衡点，尤其是在需要有创治疗的情况下。其他章节（见第 27 章和第 28 章）阐述了先天性和获得性心脏病的其他相关信息。

要点：先天性心脏病、心脏疾病、心室辅助装置

- 了解新生儿 CHD 的早期常规手术，以及体外循环对心脏、呼吸系统和神经系统的影响是 ICU 心脏手术术后管理的基础。
- 心肌炎引起的心力衰竭和心肌病很常见，必须积极利尿，予以血流动力学和呼吸支持及增加氧供，从而防止多器官衰竭和心搏骤停。
- ECMO 及心室辅助装置支持已越来越多地用于心力衰竭，应在心搏骤停或病情严重恶化之前尽早应用。

七、呼吸系统疾病

（一）呼吸监测

危重患儿的临床体格检查仍然是呼吸评估和监测的基石，应包括视诊（如肤色和灌注情况、呼吸速率和模式、鼻翼扇动、收缩、使用辅助肌肉呼吸）和听诊以评估异常呼吸音的存在（如哮鸣气喘、湿啰音、干啰音）。即将停止呼吸的儿童可出现呼吸暂停、发绀或苍白、心动过缓，以及与严重低氧血症和（或）高碳酸血症相关的意识水平下降。

PICU 患者的呼吸频率可通过阻抗充气造影术进行连续监测。动脉氧合的百分比也使用脉搏血氧仪进行持续监测。现在的脉搏血氧仪会比过去的更可靠，能

够抵抗外部光源（如手术灯）或运动造成的人为干扰。脉搏血氧仪在低心排血量、静脉搏动增加、胎儿血红蛋白、碳化血红蛋白（如烟雾吸入）、高铁血红蛋白（如吸入 NO 治疗期间）或亚甲蓝治疗时的读数可能不准。氧饱和度降到 60% 以下时，脉搏血氧仪也会失去其准确性。脉搏血氧仪主要用于检测低氧血症，一般定义为 $SpO_2 < 90\%$ 或下降 $> 10\%$。脉搏血氧仪也可用于指导 FiO_2 的供给，从而减少反复抽血查血气的次数。不同类型无创输氧方式所提供的 FiO_2 的也不同（表 42-3）。

表 42-3 各种无创输氧方式

装 置	FiO_2	流 量
鼻导管	最高可达 40%	< 5L/min
普通面罩	最高可达 60%	6～10L/min
高流量湿化鼻导管	接近 100%	1～30L/min
带储氧袋的无重复呼吸面罩	接近 100%	6～15L/min
CPAP 或 BiPAP 治疗	100%	根据需要输送压力

BiPAP. 双相气道正压通气；CPAP. 持续气道正压通气

可通过 CO_2 监测仪及经皮 CO_2 监测仪对危重患儿进行无创通气监测。CO_2 监测仪在现代 PICU 中已经成为一种常规。它可以测量并根据时间变化描记 CO_2 在呼吸周期中的变化浓度。操作者对 $ETCO_2$ 监测或基于时间的 CO_2 监测仪基本都熟悉。除了 $ETCO_2$ 监测外，基于容积的 CO_2 监测仪还可用于监测解剖性无效腔和肺毛细血管灌注。$ETCO_2$ 体现的是呼气末 CO_2 的分压，健康孩子的 $ETCO_2$ 通常比 $PaCO_2$ 低 5mmHg。这种差异在心输出量减少、右向左心内分流、肺血管异常和肺过度膨胀导致无效腔增加等状态下增加。基于容积的 CO_2 监测仪可测量肺泡分钟通气量，以及相对无效腔（V_d）与潮气量（V_t）之比：$V_d/V_t = (PaCO_2 - ECO_2)/PaCO_2$，$ECO_2$ 为平均呼气末 CO_2。

经鼻导管接入旁流式检测装置，可以在非插管、自主呼吸的儿童中应用 CO_2 监测仪。在机械通气患者中，$ETCO_2$ 监测是通过旁流式，但更多是通过低流量主流式监测装置进行的。CO_2 监测波形的出现和形状及 $ETCO_2$ 的数值可为各种临床场景提供有价值的信息：气管导管放置的确认、呼吸机故障或电路断开的及时警报、呼吸的速率和类型、无效腔估计、心输出量的变化，以及是否存在阻塞性气道疾病。

导致 ETCO$_2$ 突然下降或消失的机械原因包括气管导管移位或堵塞、呼吸机功能不正常、呼吸机回路断开或故障（如泄漏）。ETCO$_2$ 下降的病理原因包括过度通气、心输出量减少，或由于肺动脉栓塞或肺动脉高压导致的肺毛细血管血流量减少。高 ETCO$_2$ 提示通气不足、心输出量增加或肺毛细血管血流量增加。

经皮 CO$_2$ 监测主要用于新生儿，以减少反复抽血采样[108]，且当年龄增大时准确性会下降。在 PICU 中，经皮 CO$_2$ 监测可用于观察一些无法使用 CO$_2$ 监测仪的患者（如高频振荡通气、无创正压通气而不能使用旁流式 ETCO$_2$）的 CO$_2$ 变化趋势。

食管测压法用于测量呼吸周期中胸膜或跨肺压力的变化。食管压力监测可以作为拔管准备测试的补充，但因其有创性（即需将球囊导管置入食管下 1/3 处）和人为因素干扰，以及在儿童期测量的准确性不足，存在一定局限性[109, 110]。

气道图形分析的连续监测和显示是现代机械通气设备的常规特征。除了测量 Vt、气体流量和气道压力外，流量、压力 - 容积曲线、流量 - 时间曲线、压力 - 时间曲线和容积 - 时间曲线还可以指导临床医师为每个患者选择最佳的支持参数，以期尽量减少呼吸做功并优化人机同步性。呼吸力学测量的正常值见表 42-4 所示。关于呼吸监测的更多讨论见其他章节（见第 19 章）。

最后，影像学是呼吸监测的重要组成部分，胸部 X 线片是评估的主要依据。PICU 插管的患者或发生重大病情变化时，通常每天都需要影像学评估。近年来，肺部和气道的床旁超声（point of care ultrasound, POCUS）越来越多地应用于床旁，它能快速判断导致呼吸系统恶化的病因，如肺实变、肺炎、气胸、胸腔积液、肺水肿、气管插管位置等[111]。随着越来越多的危重症医师接受 POCUS 技术的训练，床旁超声将在临床中得到越来越多的使用，甚至可能在某些情况下取代胸部 X 线片[112, 113]。关于 POCUS 的进一步讨论参见其他章节（见第 19 章）。

（二）哮喘持续状态

1. 流行病

哮喘是世界范围内一个重要的公共卫生问题。在美国，0—17 岁儿童的哮喘患病率约为 8.4%，而且随着时间的推移，这一比例有所上升[114, 115]。哮喘是儿童慢性疾病的主要原因，哮喘加重导致急诊科哮喘就诊率为 10.7%，住院率为 2.1%[115]。哮喘死亡率约为 100 000 : 3（每 100 000 名哮喘患者中就会有 3 例死

表 42-4 呼吸力学

	婴 儿	成 人
呼吸频率（次 / 分）	30～40	12～16
吸气时间（s）	0.4～0.5	1.2～1.4
吸呼比	1 : 2～1 : 1.5	1 : 3～1 : 2
吸气流量（L/min）	2～3	24
潮气量		
ml	18～24	500
ml/kg	6～8	6～8
功能残气量（FRC）		
ml	100	2200
ml/kg	30	34
肺活量		
ml	120	3500
ml/kg	33～40	52
肺总量		
ml	200	6000
ml/kg	63	86
呼吸系统总顺应性		
ml/cmH$_2$O	2.6～4.9	100
ml/（cmH$_2$O · ml FRC）	0.04～0.06	0.04～0.07
肺顺应性		
ml/cmH$_2$O	4.8～6.2	170～200
ml/（cmH$_2$O · ml FRC）	0.04～0.07	0.04～0.07
比气道传导率（ml/s : cmH$_2$O/ml FRC）	0.24	0.28
气道隐性失水（ml/24h）	45～55	300

亡）[115]。死亡的危险因素包括既往 PICU 住院史或需要插管的呼吸骤停病史。

2. 病理生理学

哮喘是一种多因素影响的疾病，会受到遗传和环境的影响。它是一种慢性炎症性疾病，以支气管收缩、气道高反应性和气道水肿为特征，并伴有黏液分泌增多和黏液堵塞[116]。随着时间的推移，哮喘患者气道发生重构，会出现基底下纤维化、上皮细胞损伤、平滑肌肥大和血管生成[116]。典型的哮喘症状包括咳嗽、气喘、胸闷和呼吸困难[116]。哮喘状态表现为这些症状的加重及不同程度的呼吸窘迫。哮喘状态的常见诱因是

接触过敏原和病毒感染。严重的气道阻塞会导致空气滞留于气道，无效腔量增加，在胸部 X 线片上的表现为膈变平。由于需要主动（而非被动）呼气以对抗增加的气道阻力，呼气时间随之延长。

由于通气 / 灌注不匹配，哮喘状态早期即可出现缺氧。最初的代偿性呼吸急促在血气中的表现为低碳酸血症。随着时间的推移，患者会出现呼吸肌疲劳，如果不及时处理，会导致高碳酸血症和呼吸衰竭。

哮喘状态下的血流动力学受多种因素影响。肺的过度膨胀导致肺血管张力增加，增加的肺血管阻力继而导致右心室压力增加。此外，胸膜腔内压的大幅波动导致左心室后负荷增加，回流到右心房的静脉血液减少，出现奇脉，即在吸气时收缩压大幅下降，可通过脉搏触诊、脉搏血氧仪监测或动脉波形诊断。

3. 治疗

出现哮喘状态的儿童需要立即就医，以避免呼吸衰竭和呼吸骤停。缺氧可通过鼻导管或面罩吸氧解决。应及早使用吸入型支气管扩张药和全身性糖皮质激素。没有改善迹象的患者应考虑转移到 PICU 接受进一步治疗，包括加用吸入型支气管扩张药、全身支气管扩张药、氦氧混合气、无创及有创通气、吸入麻醉药和 ECMO。表 42-5 总结了哮喘持续状态治疗的药物剂量、生理作用、潜在收益、不良事件及风险[117]。

儿童出现喘息、咳嗽和呼吸窘迫并不等于哮喘加重。首次喘息发作的鉴别诊断包括新发哮喘、异物吸入、充血性心力衰竭和肺炎。然而，当哮喘状态严重时，诊断检测不应耽误治疗和（或）PICU 的转诊。在时间许可时，可通过动脉血气或静脉血气判断气体交换异常的程度，通过全血细胞计数判断感染情况，通过基础代谢功能检查和乳酸值判断电解质异常、脱水程度和无氧代谢情况，并进行胸部 X 线片检查。多数情况下，哮喘状态儿童的胸部 X 线片表现为肺部的过度膨胀。所有严重病例均应进行胸部 X 线片检查，以排除上述鉴别诊断，并明确与哮喘状态相关的并发症（如气胸）。关于哮喘的病因学、病理生理学和治疗的进一步讨论参见其他章节（见第 7 章）。

（三）儿科急性呼吸窘迫综合征

1. 定义

儿童急性呼吸窘迫综合征（acute respiratory distress syndrome，ARDS）的病理生理学、并发症、临床实践和预后与成人 ARDS 的差异[118, 119]推动了小儿专科 ARDS 定义的发展，该定义在 2015 年于儿童急性肺损伤共识会议（Pediatric Acute Lung Injury Consensus

Conference，PALICC）（表 42-6）后公开发表[120]。同时还明确了儿童 ARDS 风险的定义，以提高人们对有呼吸衰竭风险患者的警惕（表 42-7）[121]。PALICC 对 ARDS 的定义解释了以下情况，即儿童无创机械通气使用的增加，儿童有创监测（包括动脉置管）的减少，重症监护病房特殊儿童患者（如发绀性心脏病、慢性肺病、左心室功能障碍）的护理[121]。儿科 ARDS 是一种无法完全用心力衰竭或容量超负荷来解释的进展型呼吸衰竭，多在明确病因的 7d 内出现，同时有新增的符合急性肺实质病变表现的渗出性影像学改变，以及需要无创或有创机械通气的低氧血症[121]。机械通气患者的缺氧程度可用氧合指数（OI= 气道平均压 +PaO$_2$/FiO$_2$ 比）定义，轻微为 OI 4～8，中度为 OI 8～16，重度为 OI ≥ 16，或是在全面罩双水平正压通气或持续气道正压通气（压力 ≥ 5cmH$_2$O）时 PaO$_2$/FiO$_2$ ≤ 300 或 SpO$_2$/FiO$_2$ ≤ 264[121]。虽然儿科 ARDS 没有年龄限制，但围产期相关肺部疾病的患者是除外的[121]。

2. 病理生理学

ARDS 表现为内皮细胞与肺泡上皮细胞渗透屏障失去完整性，以及富含蛋白质的渗出液进入肺泡。免疫激活和严重的炎症反应，凝血激活同时纤溶抑制，以及表面活性物质的消耗及衰竭——这就是导致肺上皮和血管内皮细胞损伤的一系列病理生理过程[119]。这些病理生理变化的临床表现为低氧血症、功能余气量下降、生理无效腔增加、肺顺应性下降和影像学双肺透亮度下降[119]。ARDS 的治疗应从早期开始，包括治疗炎症反应、修复肺上皮和内皮和清除渗出液[119]。

3. 治疗

2015 年 PALICC 发表了儿科 ARDS 的治疗建议[120]，并提出了支持论点[122-126]。PICU 中儿科 ARDS 管理的目标是支持氧合、通气和呼吸做功，同时使气压伤、肺萎陷伤和容积伤最小化，治疗基础病因，并使并发症最小化的同时提供一般的 ICU 支持性护理。儿科 ARDS 的治疗方式多样，包括使用高流量鼻导管、CPAP 或双水平正压通气的无创性支持和通气及机械通气支持。一些肺部的药物治疗如 NO 吸入（iNO）、外源性表面活性剂或抗炎药（如皮质类固醇）不推荐常规用于儿科 ARDS[120]。iNO 可用于严重 ARDS 或有肺动脉高压或严重右心功能障碍病史的儿童[120]。其他肺部辅助治疗包括谨慎吸痰以肺塌陷的风险，以及对于严重 ARDS 的患儿中采用俯卧位方式以改善氧合[120]。非肺部相关的治疗方法有：①提供最少但有效

表 42-5　哮喘持续状态的辅助治疗

治　疗	建议剂量	生理作用	潜在收益	不良反应风险	潜在风险（程度）
异丙托溴铵	250μg/6h	支气管扩张和减少黏液分泌	如在急诊室及早用药可无须入院治疗；入院后继续治疗无明显益处	无不良事件报告	轻度（少见）
β 受体激动药（静脉）	特布他林静脉注射：10μg/kg 静脉注射，然后 0.2μg/(kg·min)；滴定速度 0.2~1μg/(kg·min)	通过 β 受体扩张支气管，松弛平滑肌	静脉注射可改善远端气道的输送，β 受体激动药吸入治疗没有明显的额外益处	心动过速、心律失常、舒张功能减退	中度（常见）
茶碱类	氨茶碱：6mg/kg 单次静脉注射，然后 1mg/(kg·h)；滴定目标为血清水平 5~15μg/ml	扩张支气管/松弛平滑肌，磷酸二酯酶抑制药	与静脉 β 受体激动药的作用相似；不减少 ICU 或住院时间	心动过速、恶心	中度（常见）
镁剂（静脉）	25~75mg/kg 单次静脉注射（最大剂量 2.5g）	通过改变钙离向肌质网扩张支气管/松弛平滑肌	如在急诊室及早用药可无须入院治疗	乏力、恶心	轻度（少见）
镁剂（喷雾）	吸入硫酸镁 150mg（2.5ml 250mmol/L 溶液）		与吸入性 β 受体激动药合用可以改善严重哮喘患者的肺功能；不可与静脉用镁剂添加使用他不优于静脉用镁剂	无不良事件报告	轻度（少见）
抗生素	阿奇霉素 10mg/kg，每 24 小时口服或静脉注射一次	伴有细菌感染的治疗，具有大环内酯类抗炎作用	长期使用大环内酯类药物对肺功能有潜在改善作用，但在哮喘发作时尝规使用抗生素则无明显益处	无不良事件报告	轻度（少见）
氯胺酮	1mg/kg，静脉滴注 0.75mg/(kg·h)	周围神经系统通过释放儿茶酚胺产生支气管扩张作用	立即降低气道阻力，改善肺功能；没有关于患者预后的数据	心动过速、支气管出血、幻觉，喉痉挛	中度（常见）至重度（少见）
氦氧混合气	目标吸入氧气 ≥ 50%（即 FiO$_2$ < 50%）	通过降低气体密度促进层流	立即降低呼吸做功和 PaCO$_2$	无不良事件报告	轻度（少见）
无创通气（NIV）	N/A	气道正压可对呼吸肌提供支持，并可扩张开放小气道；HFNC 可有助于 CO$_2$ 排出	NIV 导致呼吸做功减少，同时改善氧合；没有关于 HFNC 的其他预后或益处的数据	口罩不耐受，有漏气现象	轻度（少见）
吸入性麻醉药	吸入气体浓度：七氟烷 0.5%~3%	扩张支气管/松弛平滑肌	立即降低 PaCO$_2$ 和气道阻力	低血压、呼吸暂停、恶性高热	中度（常见）至重度（少见）
体外膜氧合	N/A	通过人工膜肺进行气体交换	当减少机械通气支持时可替代氧合及通气	出血、脑卒中、血管损伤、机械故障	中度（常见）至重度（少见）

ICU. 重症监护病房；HFNC. 高流量鼻导管（经 Daedalus Enterprises Inc. 许可，引自 Rehder[117]）

表 42-6　儿童急性呼吸窘迫综合征定义

年龄	围产期相关肺部疾病患者除外			
发病时间	明确病因后 7 天内			
水肿原因	不能完全用心力衰竭或容量超负荷解释的呼吸衰竭			
胸部影像	影像学有新增的符合急性肺实质疾病的表现			
氧合	无创机械通气	有创机械通气		
	PARD（无重度患者）	轻度	中度	重度
	全面罩双水平正压通气或持续气道正压通气压力 $\geqslant$ 5cmH$_2$O†	$4 \leqslant OI < 8$	$8 \leqslant OI < 16$	$OI \geqslant 16$
	PF 比 $\leqslant$ 300	$5 \leqslant OSI < 7.5^*$	$7.5 \leqslant OSI < 12.3^*$	$OSI \geqslant 12.3^*$
	SF 比 $\leqslant$ 264*			
特殊人群				
发绀型心脏病	基本标准包括上述年龄、时间、水肿原因，以及无法用基础心脏疾病解释的、与急性恶化的氧合程度相符的胸部影像学改变			
慢性肺部疾病	基本标准包括上述年龄、时间和水肿原因、与新发渗出病灶及急性恶化的氧合程度（由基线开始，与上述氧合标准相符）一致的胸部影像学改变			
左心功能障碍	基本标准包括上述年龄、时间和水肿来源，以及不能用左心室功能障碍来解释的、与新增渗出病灶及急性恶化的氧合程度（由基线开始，与上述氧合标准相符）一致的胸部影像学改变			

*. 尽量使用基于 PaO$_2$ 的测量方式。如果 PaO$_2$ 未知，不要依赖 FiO$_2$ 维持动脉 SpO$_2$［2×（平均气道压力 ×100）/SpO$_2$］或动脉 SpO$_2$：FiO$_2$（SF）比

†. 对于需要吸氧或鼻导管方式通气的无创通气模式的非插管患者，参见表 41-7 所示的"风险"标准。

以 OI［（FiO$_2$× 平均气道压力 ×100）/PaO$_2$］或 OSI 分级的 ARDS 危重分级不适用于通常需要接受有创机械通气的慢性肺部疾病儿童或发绀型先天性心脏病儿童

OI. 氧合指数；OSI. 氧饱和度指数（经 Wolters Kluwer 许可转载，引自 Khemani 等[121]）

表 42-7　儿童急性呼吸窘迫综合征危险因素的定义

年龄	围产期相关肺部疾病患者除外		
发病时间	明确病因后 7d 内		
水肿原因	不能完全用心力衰竭或容量超负荷解释的呼吸衰竭		
胸部影像	新增渗出性胸部影像学改变与急性氧合恶化程度一致		
氧合	无创机械通气		有创机械通气
	鼻罩 CPAP 或 BiPAP	通过面罩、鼻导管或高流量给氧	提供氧气以维持动脉 SpO$_2$ $\geqslant$ 88%，但 OI $<$ 4 或 OSI $<$ 5*
	FiO$_2$ $\geqslant$ 40% 以达到 SpO$_2$ 88%~97%	用最小氧流量维持氧动脉血氧饱和度 88%~97%†	
		＜1 岁：2L/min	
		1—5 岁：4L/min	
		5—10 岁：6L/min	
		＞10 岁：8L/min	

*. 如果 PaO$_2$ 未知，不要依赖 FiO$_2$ 维持动脉 SpO$_2$

†. 由于缺乏数据支持，对于使用混合氧气的患者，采用风险流量值的计算公式 =FiO$_2$× 流速（L/min）（例如，流量为 6L/min、FiO$_2$ 为 0.35 的风险流量值 =2.1L/min）

BiPAP. 双水平气道正压通气；CPAP. 持续气道正压；OI. 氧合指数；OSI. 氧饱和度指数（经 Wolters Kluwer 许可转载，引自 Khemani 等[121]）

的镇静，以便耐受机械通气，优化氧供、氧耗及呼吸做功；②当镇静不足以保证有效机械通气时，增加肌松药；③营养以满足代谢需要、维持生长和促进恢复为目的；④目标导向的液体管理旨在维持足够血容量同时防止液体正平衡，保障末梢器官灌注和理想氧供；⑤除发绀型心脏病、出血及严重低氧血症外，病情稳定、氧供充分儿童的输血阈值为血红蛋白 7g/dl[120]。

4. 预后

随着时间的推移，儿科 ARDS 的死亡率已经下降，目前的死亡率估计在 21%～45%[127, 128]。对需要重症监护的 ARDS 儿童在出院后存在肺功能异常的风险，表现为阻塞性和限制性肺部疾病[128]。目前的建议包括使用呼吸症状调查问卷和脉搏血氧测定法进行筛查，在发育充分时进行肺活量测定，并将任何有明确肺功能缺陷的患者转诊给儿童肺科医师[120]。儿童 ARDS 的随访还应包括出院后 3 个月内及入学前对患儿的身体、神经认知、情感、家庭和社会功能进行评估[128, 129]，越来越多的证据表明，机械通气的患儿在功能状态、健康相关生活质量和创伤后应激障碍风险方面存在长期障碍[130]。

> **要点：呼吸系统疾病**
> - 监测手段，如体格检查、二氧化碳波形、流量－压力环、胸部 X 线片和肺部超声是重要的评估工具。
> - 需要立即转移到 PICU 的严重哮喘状态，进一步治疗包括吸入及静注支气管扩张药物、无创及有创通气、氦氧混合气、吸入麻醉药物、ECMO。
> - ARDS 是一种呼吸衰竭发展的过程，不能完全用心力衰竭或容量超负荷来解释。治疗应包含无创及有创通气、iNO、肺灌洗、营养及血流动力学支持，以最大限度地提供氧气。

八、体外循环支持

（一）支持模式与回路结构

儿童体外生命支持（extracorporeal life support, ECLS）主要以 ECMO 的方式进行。ECMO 多用于对传统治疗和支持方式无反应的严重顽固性心肺衰竭或心搏骤停儿童。它需要选择一个或多个大血管置管。

最常见的两种循环结构是：静脉－静脉循环，血液从静脉系统流出并返回静脉系统；静脉－动脉循环，血液从静脉系统流出并直接返回动脉系统。VV-ECMO 主要用于呼吸衰竭，而 VA-ECMO 主要用于心力衰竭和体外心肺复苏（ECPR）。VV-ECMO 与心脏和肺是串联关系，而 VA-ECMO 与心脏和肺是并行关系，可为其提供部分旁路功能。

婴儿用于 ECMO 插管的血管多为右颈内静脉，通过置入双腔管进行 VV-ECMO 支持，或通过右颈内静脉和右颈总动脉置入两根单腔插管进行 VV-ECMO 支持。年龄较大的儿童和青少年可通过股静脉置管，既可用于 VV-ECMO，也可用于 VA-ECMO 支持。所有年龄段儿童都可以从中心入路（即心脏或主要血管直接置管）经胸廓切口（通常是胸骨正中切口）进行置管。未经氧合的血液通过引流管从患者体内进入人工回路、泵、膜肺和热交换器。然后，氧合后的血液直接经主动脉进入患者的动脉循环，或进入静脉循环，经肺部循环再进入体循环（图 42-10）。可在引流管和泵之间选择性加入静脉贮血室作为辅助室，以便进行无创测压。

ECLS 使用两种泵：滚轴泵和离心泵（图 42-11）。滚轴泵是一种密封泵，它主要通过泵速主动驱替血液。离心泵是一种非密封泵，它利用组合叶轮通过旋转动能产生流体动力梯度。这两种类型的泵都可用于儿童，但近年来离心泵越来越多地取代了滚轴泵[131]。据体外生命支持组织报道，2009—2015 年，向登记处报告的儿科 ECLS 和新生儿病例中，有 55%～60% 的心脏及

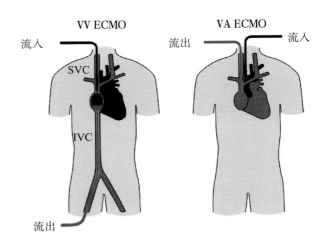

▲ 图 42-10 静脉－静脉（VV）和静脉－动脉（VA）体外膜氧合（ECMO）

IVC. 下腔静脉；SVC. 上腔静脉（经 Wolters Kluwer 许可转载，引自 Thiagarajan[338]）

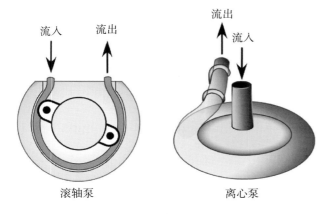

▲ 图 42-11 滚轴泵和离心泵

经 Wolters Kluwer 许可转载，引自 Thiagarajan[338]

ECPR 患儿使用离心泵，54% 呼吸系统疾病相关的新生儿使用滚轴泵[131]。

膜肺通过在血流和气流之间的膜扩散来转运 O_2 和 CO_2。现在大多数膜肺使用中空纤维，毛细管外为血流，管内为气流。最常见的两种膜材料是聚甲基戊烯和聚丙烯。吹气是用于膜肺氧交换的一种气体，通常是 O_2 和 N_2 的混合物，有时加入 CO_2 或 NO。吹气入口氧浓度（O_2 fraction，FsO_2）由气体混合器控制，范围为 0.21～1.0。

热交换器在血流和水流之间传递热量，采用热交换材料完全隔开水流。回流到患者体内的血液温度可完全达到预先设定的目标值。现代膜肺有集成热交换器。ECMO 桥是回路中连接输出管及输入管的选择性管道，靠近患者端。VA-ECMO 患者在脱机试验期时，可自 ECMO 桥的接口钳夹输出管和输入管，使血液在回路中循环。用于给药和输注血液制品的端口、抽血端口及肾替代治疗或血浆分离设备都可以加入 ECMO 回路中，这对于动静脉通路建立困难的婴幼儿来说可能是必需的。ECMO 回路还配备了保护装置，包括在回路的回输端放置气泡传感器以检测和避免空气栓塞，以及放置压力变化报警器。压力监测通常在泵的入口、氧合器前及氧合器后。氧合器前后压力梯度的增加通常提示氧合器中血栓的形成。最后，现代 ECMO 回路还包含了可监测和显示血流流速、血红蛋白、血细胞比容、PO_2、PCO_2 和混合静脉血氧饱和度等的无创设备，并进行了表面涂层或材料的改进以提高生物相容性，减少血栓形成[132]。

（二）一般指征及禁忌证

自 1972 年 ECMO 技术首次用于重症监护病房以来，ECMO 的一些适应证已经发生了变化[133]。虽然

ECMO 最初主要用于呼吸系统疾病的新生儿，近年来新生儿 ECMO 的使用率趋于平稳，同时用于主要呼吸、心脏和 ECPR 用途的儿科 ECMO 增多[131]。

新生儿 ECMO 支持的呼吸适应证包括新生儿原发性肺动脉高压、胎粪吸入综合征、先天性膈疝和其他较少见的肺部疾病。其中，先天性膈疝的出院生存率最低（50%），而胎粪误吸综合征的生存率最高（93%）[131]。儿科 ECMO 支持的呼吸适应证多种多样，包括 ARDS、感染（如毛细支气管炎，百日咳，细菌、病毒或真菌性肺炎）、异物吸入和哮喘。VV-ECMO 作为肺移植的一种过渡方式在文献中也有越来越多的报道[134]。需要 ECMO 支持的呼吸衰竭患儿总生存率为 60%[131]。

ECMO 支持的心脏适应证包括围术期支持和非外科情况支持。稳定术前循环（如严重的发绀、心源性休克或严重的肺动脉高压）、无法脱离体外循环、术后低心排综合征和术后心搏骤停都可能需要围术期儿童心脏支持。可能需要 ECMO 支持的非手术心脏问题包括心肌炎和心肌病、肺动脉高压、心律失常和血流动力学损害（包括中毒）、感染性休克、心脏创伤、移植心脏排斥反应。新生儿心脏 ECMO 术后总生存率为 45%，儿童心脏 ECMO 术后总生存率为 57%[131]。

ECPR 是 ECMO 快速发展的体现，用以支持传统心肺复苏失败的心搏骤停儿童。ECPR 项目的可持续性发展需要专业的多学科团队和全院的系统协作。新生儿和儿童 ECPR 的总生存率为 43%[131]。

ECMO 支持的禁忌证也随着时间发生变化。一般的相关禁忌证包括早产（< 34 周）、低体重（< 2kg）、初步诊断预后差、严重脑损伤、无法控制的出血、不可逆的器官衰竭、医疗条件限制[135]。ECMO 支持的风险和收益应根据每个患者的疾病和预期与患者家属进行讨论。

（三）新生儿和儿童 ECMO 患者的管理

在启动 ECMO 团队前，多学科团队通常会讨论置管的血管部位及根据预计血管的大小和所需的流量选择合适的套管。儿科患者的置管通常由儿童普外科医师或心脏外科医师进行。插管前会先予 75～100U/kg 普通肝素。可以通过 X 线、透视和（或）超声心动图来确定插管位置是否正确。ECMO 回路可由晶体液（一般为 > 20kg 的儿童）或血液预充，血液预充多用于有血液稀释风险的婴幼儿。床旁应配备足够的急救人员、设备和药物，以便对接受 ECMO 插管的危重患儿进行连续支持，包括在需要时进行精准心肺复苏的能力。

神经系统监测。由于存在危重症相关及 ECMO 相关的危险因素，神经系统损伤在 ECMO 支持治疗的儿童中经常发生。多达 1/3 的儿童 ECMO 患者都存在各种形式的神经损伤，如颅内出血、血栓栓塞性脑卒中或缺氧脑损伤[131,136,137] 等。ECMO 患者最好尽量减少镇静和肌松药的使用。如果必须使用（如严重的肺动脉高压危象），则通常会用脑氧监测、脑电图和持续颅脑超声等方式进行神经监测[138]。

呼吸支持。ECMO 期间呼吸支持的目标是避免肺不张，同时减少呼吸机导致的肺损伤，清除分泌物及治疗肺水肿。在可能的情况下，尽量减少或停止使用镇静药物，使其在压力辅助下或拔管后进行自主呼吸。如需机械通气，则多采用压力控制模式，同时予 $10cmH_2O$ 以内的呼气末正压，呼吸频率为 10 次 / 分，吸气峰压 $18\sim20cmH_2O$[135]。

心血管支持。VV-ECMO 期间的心血管支持是根据 ICU 的标准操作执行的，因为患者的心输出量完全依赖于自身的心功能。V-VECMO 可通过回路膜肺改善氧合，降低右心室应力，通过减少呼吸支持降低平均气道压力，继而降低胸内压力，这些都有利于改善患者的血流动力学。必要时，可以而且应该在 VV-ECMO 期间使用血管活性药物。在 VA-ECMO 患者中，其总的心输出量为自体心输出量与体外循环之和[135]。通常在 VA-ECMO 启动前应立即泵注血管活性药物，一旦 ECMO 循环建立，则可迅速减少和（或）停止其使用。在 ECMO 过程中，血管麻痹患者可能需要持续泵注缩血管药物（如感染性休克、中毒）。

肾支持疗法。60%～74% 的 ECMO 患儿在 ECMO 启动后达到急性肾损伤的标准，86%～93% 的患者在 ECMO 启动 48h 后达到 AKI 标准[139]。利尿药和 RRT 常以连续静脉 - 静脉血液滤过或血液透析的方式应用于 ECMO 患者。而容量超负荷已被证明与 ECMO 患者的不良预后相关[140]，故应避免。关于 ECMO 期间启动 RRT 的最佳时间及其液体清除率仍然存在争议。

营养。ECMO 儿童通常按照与其他危重症儿童一样的营养指南进行营养管理。早期肠内营养可能是有益的，没有证据表明其与不良事件相关[141,142]。

感染监测。ECMO 患者的院内感染患病率为 10%～12%[143,144]。由于患者体温通过回路的热交换器来控制，因此 ECMO 团队需要依靠感染的其他症状和体征及实验室数据的提示来判断是否存在新发感染。没有数据支持 ECMO 时需常规血培养或预防性使用抗生素，尽管这两种做法都相对常见[145]。

抗凝和血液制品管理。当血液暴露于人工 ECMO 回路时常会出现全身炎症反应，包括毛细血管渗漏、多器官功能障碍、凝血途径及血细胞（白细胞、血小板）激活[132]。其结果是导致回路高凝状态，需要进行抗凝治疗，这种平衡的危险系数很大，既要维持回路的通畅，避免管路形成血栓导致阻塞，又要避免患者出血[132]。尽管新一代的 ECMO 回路、泵和氧合器具有更好的生物相容性和更低的血栓形成概率，但血栓和出血仍然是 ECMO 过程中重要的并发症[131,146]，需要密切监测和抗凝治疗。通常 ECMO 插管后就应以 $10\sim40U/(kg \cdot h)$ 的速度输注普通肝素。在儿科 ECMO 期间，激活凝血时间仍然是抗凝监测的主要床旁检验，一般目标值为 180～220s。其他的凝血检查包括抗 X a 因子、活化部分凝血活酶时间、凝血酶原时间、INR、抗凝血酶Ⅲ、血栓弹力图或旋转血栓弹性仪，这些可以被大多数 ECMO 治疗方案根据不同的频率或组合使用[147]。以联合血浆抗凝血酶或重组抗凝血酶形式给予抗凝血酶已成为许多 ECMO 中心的普遍做法，但其药代动力学、药效学和安全性方面的数据仍存在争议，需要进一步研究[148-151]。

在面临出血、弥散性血管内凝血或因剪切伤继发溶血性贫血和血小板减少症时，ECMO 患者需要大量的血制品。据估计，接受 ECMO 治疗的儿童每天需要输注 $40\sim105ml/(kg \cdot d)$ 的红细胞[152,153]。通常 ECMO 中心设定的血红蛋白目标值为 10g/dl，以优化氧供。血小板计数的目标根据出血的风险及其基础疾病不同而有所差异，但一般在 50 000～100 000/mm³[147]。术前可输注血浆和冷沉淀以达到 100mg/dl 或 150mg/dl 的纤维蛋白原目标浓度。严重顽固性出血可能需要使用活化因子Ⅶ[154,155]。

（四）ECMO 患者的手术

如果预计需要给 ECMO 患者进行手术，如留置胸管、留置血管导管或复杂的手术（如先天性膈疝修补术），则通常需要降低肝素输注率。如果患者循环回路采用了抗血栓表面修饰材料，也可以暂时停止肝素输注，同时密切及反复检查，以监测血栓形成和（或）凝血障碍。术前可能还需要一些纤溶药物（如 ε- 氨基己酸）及血小板、血浆或冷沉淀以优化血小板计数和纤维蛋白原。

（五）ECMO 脱机

ECMO 期间需每天评估呼吸和心脏功能的改善情况。氧合和通气的改善及心功能指标（如脉压、$EtCO_2$、混合静脉氧饱和度增加）的改善是呼吸和心功能恢复的指标。从 VV-ECMO 脱机需要降低 FsO₂（吹入气体氧浓度），并最终停止向氧合器供气。新生儿和儿童从 VA-ECMO 脱机通常需要逐渐减少体外循环血流，同时优化通气支持，必要时增加血管扩张药物、肌松药或肺血管扩张药。脱机试验是这样进行的：钳夹靠近套管端回路的输出管和输入管，以阻断流入及流出患者体内的血流，同时打开 ECMO 桥以维持回路中的血液流动。通过临床评估及超声心动图检查数据评估患者脱机需要的血流动力学支持量，患者可能仍然需要体外膜肺移植是。经过 30min 左右，可以判断患者是否可以安全脱机，还是需要持续的体外支持。

要点：体外生命支持

- VA-ECMO 可用于严重心力衰竭伴或不伴呼吸衰竭，VV-ECMO 可用于无严重心力衰竭的原发性呼吸衰竭。
- ECMO 的呼吸适应证包括 ARDS、感染、败血症、哮喘和肺移植。
- ECMO 的心脏适应证包括心脏术后、心肌炎、心肌病、肺动脉高压和心律失常。

九、神经系统相关疾病

（一）神经系统检查

神经系统检查的目的是评估和监测中枢和外周神经系统的完整性。这在婴儿中是个挑战，他们在该发育阶段通常不能说话或服从基本的指令。一个完整的病史，需要按时间顺序明确疾病的发生及其伴随症状，包括频率、持续时间和对患儿的影响，这是确诊的必要条件。通常情况下，患儿的病史是由其父母、监护人或照顾者提供的，他们会考虑孩子的最大利益，但在虐待性头部外伤的情况下，病史提供者也可能是患儿的施虐者。作为神经系统检查的一部分，询问早产、既往史、外伤史、手术史、住院史、药物治疗史、家族遗传史以确定患儿的发育情况是很有必要的。与同龄人相比，患儿在幼儿园或学校的表现也可作为神经系统检查的一部分[156]。大多数 4 岁及以上发育正常的儿童都可以准确地描述他们的病史[157]。

问诊非常重要，可以了解神经障碍是否影响和如何影响认知、行为和语言，以及其影响日常生活的程度。熟练的临床医师在病史采集时会进行重点鉴别诊断，并使用体格检查进一步缩小及明确诊断，确定损

伤程度。由于 PICU 儿童的病情通常严重且不稳定，所以其神经系统检查常常会受到镇静药、肌松药、疾病严重程度或近期创伤的限制。所有儿童进入 PICU 后都会进行神经系统检查，一些新发神经系统损伤或精神状态改变的儿童大多每 1～3 小时会进行 1 次神经系统检查。至少应对所有儿童的意识水平、舒适度、脑神经功能（包括瞳孔光反射、呼吸力、运动功能、感觉功能、张力和条件反射）进行评估。

1. 意识评估

当婴儿和儿童的意识水平严重改变时，可根据格拉斯哥昏迷量表（Glasgow Coma Scales, GCS）明确及评估其意识水平。GCS 是一种可重复量表，有 40 多年的发展历史。它可供多名医护人员在一段时间内持续评估和监控患者的意识水平[158]。作为多数创伤性颅脑损伤临床指南的核心部分，GCS 可以影响最初决策、手术治疗，还可以提醒危重症医师及时关注神经系统恶化多患者。儿童急性 TBI 治疗与决策的大型多中心最新临床研究结果表明，早期 GCS 评分与儿童 TBI 患者的死亡率密切相关[159, 160]。用于成人的 GCS 也同样适用于儿童，还有一种适用于语言能力尚未发育的婴儿改良量表（表 42-8）。成人和儿童的 GCS 总分范围在 3～15 分，根据患者对语言及身体刺激的运动、语言和睁眼反应来计算。许多神经专科监护医师认为，纳入瞳孔反应评估可改善 GCS 总分较低的成人及儿童评分[161]。

2. 舒适度评估

通常由于发育不完善、认知能力变化、使用镇静药或气管内插管等原因，危重症婴幼儿常无法自我反馈其疼痛水平。因此，PICU 会使用一些有效的、标准化的疼痛评估工具。例如，Wong-Baker 面部表情疼痛量表是一款针对有互动能力的、3 岁及以上患者的可视化量表，它使用一系列卡通面孔，从 0 分时的快乐表情到 10 分时悲痛欲绝、哭泣的表情。患者选择最能描述当前疼痛程度的面部表情（图 42-12）[162]。面部、腿部、活动、哭泣和可安慰性量表（FLACC 量表）是一种有效的测量方法，可用于评估 2 月龄—7 岁婴幼儿或所有存在语言障碍、发育迟缓患者的疼痛。FLACC 评分基于 5 个标准，每个标准的得分为 0～2 分，总分为 0～10 分[163]。镇静行为量表（state behavioral scale, SBS）是一种有效的镇静评估工具，它对机械通气支持下的婴幼儿镇静 – 躁动的连续状态进行了系统描述。SBS 有 6 级评分，分值范围为 –3～+2 分，监测频率通常与生命体征相同（图 42-13）[164]。新生儿婴儿疼痛量表(neonatal infant pain scale，NIPS）是一种有效的、标准的新生儿疼痛评估工具，包括 5 项行为测量和 1 项生理测量，总分为 0~7 分（表 42-9）[165]。常规使用简单、有效、可靠的观察工具来评估 PICU 患者的疼痛对确保危重患者的疼痛管理是非常必要的。

3. 脑神经

入 PICU 时应进行基本的脑神经检查，如果发现有任何损伤，应每天甚至每小时进行检查。如果发现

表 42-8　成人及儿童格拉斯哥昏迷量表

活　动	成人 / 儿童反应	婴儿反应	分　值
睁眼（E）	自主睁眼	自主睁眼	4
	语言刺激有反应	语言刺激有反应	3
	疼痛刺激有反应	疼痛刺激有反应	2
	无反应	无反应	1
语言反应（V）	有条理，得当	咿呀作声	5
	应答有些混乱	烦躁哭吵	4
	可说出单字	因疼痛哭吵	3
	可发出声音	因疼痛呻吟	2
	无反应	无反应	1
肢体反应（M）	可听从指令	正常自主活动	6
	可定位刺激部位	触碰时肢体有回缩动作	5
	疼痛刺激时肢体有回缩动作	疼痛刺激时肢体有回缩动作	4
	疼痛刺激时肢体有弯曲动作	疼痛刺激时肢体有弯曲动作	3
	疼痛刺激时肢体有伸直动作	疼痛刺激时肢体有伸直动作	2
	无反应（肌肉弛缓）	无反应（肌肉弛缓）	1

总分为 E+V+M 之和，最低分值 1E+1V+1M=3，最高分值为 4E+5V+6M=15

有损伤或患者有较高的损伤风险，就会请儿科神经专家进行更全面的脑神经检查。重症监护医师很少评估第Ⅰ对脑神经。在清醒及合作的患者中，第Ⅱ对脑神经（即视神经）多通过 Snellen 表测试视力来评估其功能。在深度镇静的患者中，通过眼底镜检查视盘水肿或视盘苍白情况，可快速评估颅内高压或视神经炎。对 3 岁以下以头部外伤为表现的幼儿，必须进行眼底镜检查以评估视网膜出血情况，明确有无与虐待性头部外伤相关的视网膜病理表现[152]。如发现有视网膜病变，需要请小儿眼科医师行进一步调查、记录和监测[152]。床边超声测定并监测视神经鞘直径对儿童颅内高压的诊断具有较高的准确性[166]。

第Ⅲ、Ⅳ和Ⅵ对脑神经。眼外肌由第Ⅲ、Ⅳ和Ⅵ对脑神经控制。让孩子在不移动头部的情况下，眼球跟随手指朝 6 个主要方向运动，可以快速评估眼外肌运动。第Ⅲ脑神经麻痹可导致上睑下垂、瞳孔散大、眼球向下向外偏离。第Ⅳ对脑神经障碍会导致眼球向上及向外偏离，经常引起患儿头颈部代偿性倾斜，以矫正复视。第Ⅵ对脑神经损伤导致眼球向内侧偏斜，不能外展超过中线。眼球震颤是一种不自主的、节律往返性的眼球运动，运动方向可以是垂直、水平、旋转或混合性的。水平性眼球震颤通常是苯妥英钠等药物的不良反应，也可能是因为小脑或脑干前庭系统的损伤。结构异常或脑干功能障碍可导致垂直震颤。应检查瞳孔的大小、是否对称及其对光反射。瞳孔反射迟钝可能提示预后不良，而瞳孔缩小表明可能有阿片类或巴比妥类药物的作用，但也可能是因为存在脑桥受损。瞳孔放大可能是由阿托品、三环类抗抑郁药或药物戒断所致。昏迷的儿童，如果无法评估眼外肌运动，可以而且应经常进行瞳孔检查。

第Ⅴ、Ⅶ、Ⅷ、Ⅳ、Ⅹ和Ⅻ对脑神经。第Ⅴ对脑神经的感觉分支支配着面部的眼、上颌及下颌部分，可为轻微触碰或疼痛刺激。失去知觉的患者可用棉花

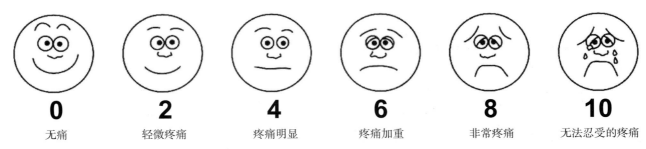

0	2	4	6	8	10
无痛	轻微疼痛	疼痛明显	疼痛加重	非常疼痛	无法忍受的疼痛

▲ 图 42-12　Wong-Baker 面部表情疼痛量表

经 Elsevier 许可转载，引自 Jacob[162]

项目	分级
呼吸运动	1. 无自主呼吸动作 2. 有自主呼吸但无呼出潮气量（＜ 4ml/kg） 3. 有自主呼吸及呼出潮气量（＞ 4ml/kg）
对呼吸机的反应	1. 无自主呼吸 2. 轻微自主呼吸（可与呼吸机完全同步） 3. 难以与呼吸机同步 4. 无法与呼吸机同步，通气 / 氧合受损
咳嗽反射	1. 吸痰时无咳嗽反射 2. 只有吸痰时有咳嗽 3. 改变体位时有咳嗽 4. 偶尔有自发咳嗽 5. 频繁的与呼吸无关的自发咳嗽 6. 支气管痉挛或阻塞
对刺激的最佳反应	1. 对伤害性刺激无反应 2. 对伤害性刺激有反应 3. 对触碰有反应 4. 对声音有反应 5. 不需要外部刺激来引起反应
对护理人员的关注	1. 无法关注护理人员 2. 能够关注到护理人员，但刺激停止后逐渐消失 3. 可以自发关注护理人员（婴儿表现为目光固定并跟随移动） 4. 对护理人员保持警惕或眼神跟随关注 5. 当护理人员走近时会高度警惕或恐慌
对护理治疗的耐受	1. 对包括伤害性刺激在内的任何操作都无痛苦表现 2. 对伤害性刺激可能会有痛苦表现 3. 对操作有痛苦表现（如体位改变） 4. 病情痛苦（如导管不耐受、拉扯约束带） 5. 偶尔有危险行为（如抓咬气管导管） 6. 时常有危险行为（如试图拔除气管导管或导管，不能独处）
可安抚性	1. 可自我约束或规范行为 2. 没有刺激时可被轻柔的触摸或言语可安抚，注意力可被转移 3.5min 的安抚仍然不能安静下来 4. 无法被安抚
安抚后的举动	1. 安静不动 2. 翻身或四肢偶尔活动 3. 动作增加（不安、扭动） 4. 剧烈动作（翻滚扭动、踢腿、弓身、僵直） 5. 具有攻击性

NRS：

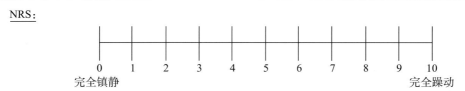

| 0 | 1 | 2 | 3 | 4 | 5 | 6 | 7 | 8 | 9 | 10 |

完全镇静　　　　　　　　　　　　　　　　　　　　　　完全躁动

▲ 图 42-13　状态行为量表：机械通气下婴幼儿镇静评估工具

NRS. 数字等级量表（经 Wolters Kluwer 许可转载，引自 Curley 等[164]）

轻触其角膜引发角膜反射，观察其是否闭眼。第 V 对脑神经的运动功能是咀嚼和下颌运动（水平和侧向）。第Ⅶ对脑神经控制味觉、听觉和面部力量。面部不对称是第Ⅶ对脑神经功能障碍最明显的表现。很少在危重症儿童中测试第Ⅷ对脑神经（即听觉神经）。导致脑神经功能障碍的常见危险因素有早产、窒息、高胆红素血症、耳毒性药物暴露、先天性风疹、疱疹或巨细胞病毒感染。在昏迷患者中，可用冷热试验来评估第Ⅷ对脑神经的前庭功能。可通过呕吐反射测试第Ⅸ对脑神经，声带麻痹可反映第 X 对脑神经的损伤。通过让患儿头颈部自主有力地旋转以对抗测试者的手掌，可检测第ⅩⅠ对脑神经功能；然而，危重症专科医师很少评估第ⅩⅠ、ⅩⅡ对脑神经功能。第ⅩⅡ对脑神经支配舌头。

表 42-9 新生儿疼痛量表

条 目	临床表现	分 值
面部表情	放松（表情安静，自然）	0
	皱眉（面部肌肉紧张，眉头、面颊、下巴紧皱）	1
哭吵	无哭吵（安静，不哭）	0
	呜咽（轻微间歇的呻吟）	1
	大哭（大声、尖锐、连续的尖叫）。如果婴儿为气管插管状态，则根据面部运动评分为无声哭泣	2
呼吸形态	放松（患儿平常的状态）	0
	呼吸变化（不规则，比平时快，窒息，憋气）	1
手臂	放松（没有肌肉僵硬，手臂偶尔随意活动）	0
	弯曲/伸展［紧张，手臂伸直，僵硬和（或）快速伸展，弯曲］	1
腿	放松（没有肌肉的僵直，偶有随机的运动）	0
	弯曲/伸展［紧张，直腿，僵硬和（或）快速伸展，弯曲］	1
觉醒状态	睡觉/醒来（安静，平和，睡着或警觉而安定）	0
	躁动（紧张、局促不安：易激惹）	1
心率	基线值10%内	0
	基线值的11%～20%	1
	>20%基线值	2
氧饱和度	无须吸氧维持氧饱和度	0
	需要吸氧维持氧饱和度	1

局限性：不适于病情危重无法应答或正在接受镇静治疗的婴儿评分，可能会得出错误的低分。大于3分提示存在疼痛（引自 Witt et al[163]. Witt2016, https://link.springer.com/article/10.1007/s40138-016-0089-y. Licensed under CC BY 4.0.）

4. 运动功能、感觉功能、肌张力和条件反射的评估

肌力评定有 5 个等级：0 级（无收缩）、1 级（快速或微弱的收缩）、2 级（减重状态下可主动运动）、3 级（可主动对抗重力运动）、4 级（可主动对抗重力和阻力）及 5 级（正常肌力）。感觉检查通过痛觉或轻微刺激对婴儿全身进行测试，从脚趾一直到颅顶。通过

感觉缺失检查通常能确定外伤、感染或脊髓肿块导致的脊髓损伤的部位。

肌张力的评估根据单个关节被动运动时所感受到的阻力来判断。肢体痉挛常伴自主运动减少、萎缩、深部腱反射亢进和足底伸肌反射。当弯曲和伸展肢体时，一开始是运动受限，随后是"折刀反射"——释放对痉挛的肢体施加的拉力。深部腱反射的分级分 0（无）～4 级（明显增加）。上运动神经元损伤引起深部肌腱反射增加，反射不对称提示偏侧病变。反射减弱或缺失与神经病、肌肉疾病和小脑疾病有关。肌肉强直是指肌肉对被动的屈伸运动存在持续抵抗力，通常由基底神经节的病变引起。肌张力减退常见于大脑皮质、小脑、脊髓或周围神经的损伤。

（二）神经影像学

在精神状态改变的儿童中，快速和准确识别损伤可以指导临床的医疗和手术决策，任何延误都可能导致发病率和死亡率增加。头部外伤可分为两类：一类是外伤时发生的原发性脑损伤，另一类是外伤后的继发性脑损伤。原发性脑损伤的例子有颅骨骨折、硬膜下及硬膜外血肿、出血性脑挫伤和弥漫性轴索损伤。继发性脑损伤的病因通常为缺氧、缺血、代谢紊乱、炎症和脑水肿。原发性脑损伤常通过快速头部计算机断层扫描来识别，而继发性脑损伤通常通过脑 MRI 来识别。

婴儿颅骨骨折的诊断常常比较复杂，因为婴儿正常的颅缝结构容易被误认为是骨折（图 42-14）。真正的骨折通常为线状，没有明确固定的边界，常与相邻的骨缝线交叉而不是合并[167]。脑外出血按其发生部位——硬膜外、硬膜下和蛛网膜下腔来分类。硬膜外出血呈双凸形，不跨越颅缝边界，但可跨越中线（图 42-14B）。硬膜外出血是硬膜外动脉或静脉损伤的结果，常伴有其上方的颅骨骨折[168]。硬膜下血肿的特点为半月形及其可与颅缝交叉（图 42-14C）。硬膜下出血以大脑镰为界，是桥静脉撕裂的结果[168]。CT 上蛛网膜下腔出血的表现为脑沟及脑脊液池信号的衰减增加（图 42-14D）。创伤后常可有蛛网膜下腔出血，然而在非创伤性情况下，则通常与动脉瘤破裂或动静脉畸形有关。

脑皮质挫伤更容易通过头颅 MRI 发现，常为双侧性，发生在额下叶和颞前叶，多因大脑直接撞击坚硬骨骼所致。观察头皮软组织是很重要的一点，因为在损伤部位或其对侧经常存在脑实质挫伤。皮质挫伤多发生在灰质，除非出血较多，否则一般不累及邻近的

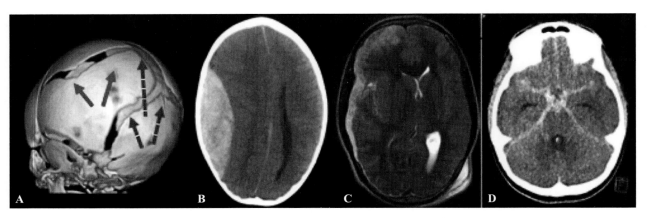

▲ 图 42-14　A. 头颅 CT 三维重建，左侧巨大顶骨骨折（实箭），颅缝加宽（虚箭）；B. 无对比剂头颅 CT 显示右侧硬膜外血肿伴肿块效应及中线偏移；C. 头颅 T$_2$ 加权 MRI 显示右侧硬膜下出血伴肿块效应及中线偏移；D. 无对比剂头颅 CT 显示蛛网膜下腔出血

皮质下白质[169]。小儿弥漫性脑水肿呈对称性，灰白质界限消失，脑室、脑池、脑沟消失。中脑和小脑是最不容易出现缺氧损伤和弥漫性脑水肿，常常导致预后不良的"白色小脑征"[170]。弥漫性轴索损伤是由旋转加速及减速引起的大脑剪切应变变形所致。弥漫性轴索损伤在头颅 CT 上不常见，但可通过头颅脑 MRI 磁化率加权成像和弥散加权成像明确[171]。

虐待性头部创伤或"摇晃婴儿综合征"包括任何非意外的、对儿童头部和身体造成的伤害，其特征通常是（但不限于）伴或不伴钝性头部撞击的反复加速 - 减速力。同时存在硬膜下血肿、弥漫性轴索损伤和视网膜出血的婴儿或儿童出现虐待性脑外伤的概率为 91%[172]。所有考虑存在虐待性头部创伤的患儿都应进行彻底的头颅成像检查——最好是头颅 MRI、视网膜检查、骨骼检查、凝血检查，并转介儿童保护服务和当地执法部门。及时明确脑损伤的部位和严重程度可以挽救危重患儿的生命。

（三）近红外脑血氧监测及连续脑电图监测

近红外脑氧饱和度监测技术可用于监测大脑额叶皮质样本中的氧合。具有多个波长和空间分辨算法的新型监测器更有可能代表真实的脑组织氧饱和度。这些监护仪现已广泛用于心血管 ICU，在 42 个欧洲的小儿心血管 ICU 中，已有 65% 的 ICU 常规使用近红外光谱仪[173]。相关信息将在其他章节（见第 19 章）中介绍。

连续脑电图可在 PICU 中用于监测癫痫持续状态和其治疗效果，以及用于其他癫痫发作高风险患者，如 TBI、心搏骤停、ECLS 或心脏术后的患者[174]。另外，在昏迷患者中，这种方式可用于监测新发的、缓慢进展的偏侧病灶或爆发抑制。这种监测技术可以让我们早期识别癫痫发作并进行治疗，使患者预后改善，这可能会使 EEG 得到更为广泛的应用。它的缺点包括费用高及使用复杂，且需要受过专业培训的人员或计算机来监控 EEG 并通知临床医师。

> **要点：神经学检查和神经影像学检查**
> - 格拉斯哥早期昏迷量表评分与脑外伤后神经系统疾病的发病和死亡密切相关。
> - 神经系统评估的重要组成部分包括舒适度、疼痛和镇静等级。
> - CT 扫描、MRI、头颅超声、近红外脑氧监测和连续 EEG 监测是重要的神经监测方式。

（四）颅脑外伤

2003 年人们首次发布了针对小儿严重脑外伤（traumatic brain injury，TBI）的循证指南[175]，并于 2012 年予以修订[176]（图 42-15 和图 42-16）。ADAPT 试验是一项大型的多中心观察性队列研究，旨在制订新的循证医学建议，这些建议将逐步发展为儿童 TBI 的通用治疗标准[177]。我们应使用婴幼儿 GCS 来准确评定患儿的 GCS 评分。当前的指南支持行静态头颅 CT 以排除所有 GCS 评分≤ 8 的 TBI 患者的神经外科紧急情况。以下几种情况需放置 ICP 监护仪：① GCS 评分始终≤ 8；②无论 GCS 评分如何，患者要求延长手术干预时间；③由于神经肌肉阻滞或长效镇静药而无法进行神经系统检查。患有 TBI 和其他形式急性脑损伤儿童的气管插管指征包括：吸氧无效的低氧血症、呼吸暂停、高碳酸血症（PaCO$_2$ > 45mmHg）、GCS

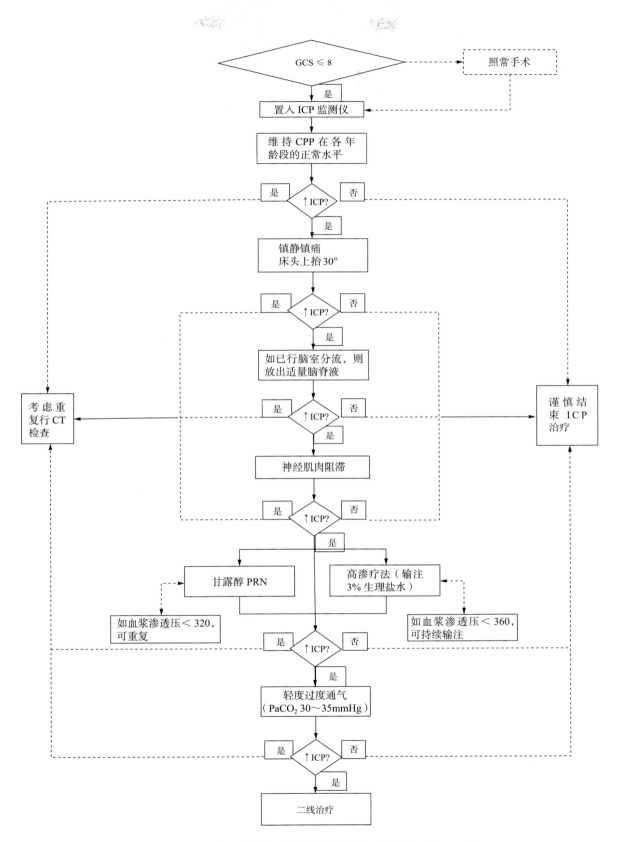

▲ 图 42-15　小儿创伤性脑损伤颅内高压治疗的临床路径：一线

CPP. 脑灌注压；CT. 计算机断层扫描；GCS. 格拉斯哥昏迷评分；ICP. 颅内压；PRN. 根据需要（经 Wolters Kluwer 许可转载，引自 Adelson 等[175]）

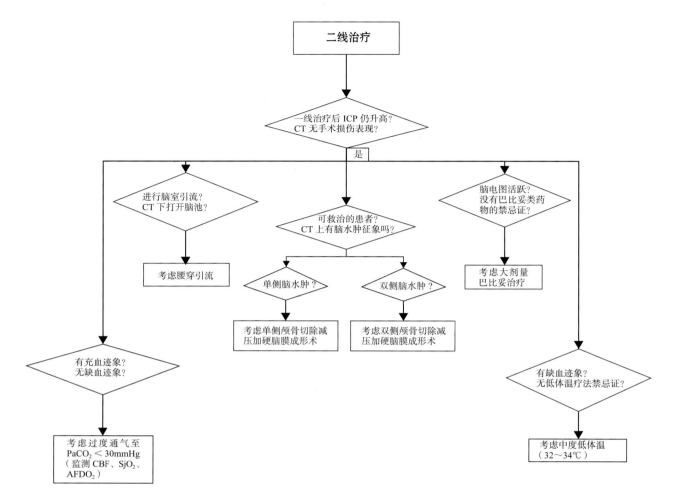

▲ 图 42-16　小儿创伤性脑损伤颅内高压治疗的临床路径：二线

AFDO₂. 动静脉血氧含量差；CBF. 脑血流量；CT. 计算机断层扫描；ICP. 颅内压；SjO₂. 颈静脉血氧饱和度（经 Wolters Kluwer 许可转载，引自 Adelson 等[175]）

评分≤ 8、GCS 评分快速下降＞ 3 分、瞳孔不等大相差＞ 1mm、危及通气的脊柱损伤、无法保护气道或出现任何脑疝的临床体征[178]。

1. 神经保护性插管及镇静

大约一半颈椎损伤的儿童会同时发生 TBI[179]。儿科高级生命支持指南建议，对患有 TBI 的儿童进行插管，插管过程应保持脊柱固定，使用带套囊的气管导管[180]。一项多中心随机对照试验表明，使用带套囊气管导管，不会增加拔管后喘鸣或长期并发症[181]。在插管前，均需假定患儿处于饱腹状态，预充氧，按压环状软骨，选择有脑保护作用的快诱导。由于 6 月龄以内的婴儿在用纯氧进行面罩通气（理想条件下）时的缺氧耐受性低于 100s[182]，许多儿科麻醉医师采用改良的快速顺序诱导方式和较低压力的压控面罩通气方式（10～12cmH₂O）进行麻醉诱导后予 100% 纯氧，避免低氧血症[183]。

所有儿童[184]预先给予利多卡因（1.5mg/kg，IV，最大剂量 100mg），≤ 1 岁儿童[185]预先给予阿托品（0.02mg/kg，IV，最小剂量 0.1mg，单次最大剂量 0.5mg）。对于血流动力学不稳定的患儿，常采用依托咪酯（0.2～0.6mg/kg）联合肌松药（如罗库溴铵 1mg/kg 或依库溴铵 0.3mg/kg）静脉给药。应避免使用琥珀酰胆碱，因为存在一定风险，如恶性高热、颅内压（ICP）升高[186]、高钾血症、未知潜在及致命的与代谢或神经肌肉疾病相关的并发症[187, 188]。镇痛药物可选择静脉注射芬太尼（2～4μg/kg）或氯胺酮（1～2mg/kg）。最近的儿科研究表明，氯胺酮不会增加 ICP，而且可能具有神经保护作用[189-191]。如血流动力学稳定，可联合使用咪达唑仑（0.1～0.2mg/kg）。插管成功后，应通过动脉血气分析确认氧饱和度为 100% 且 CO₂ 分压处于正常水平（35～39mmHg）。除非患儿出现脑疝表现，否则应避免过度通气（PaCO₂ ＜ 35mmHg）[192]。

使用镇静药时必须保持血流动力学稳定，以确保足够的脑灌注压。建议婴儿和儿童的脑灌注压（CPP）维持在 45～65mmHg[193, 194]。总的来说，在患有急性脑损伤的儿科患者中使用镇静药、镇痛药和肌松药的相关证据目前仍然有限。连续输注丙泊酚，特别是在 24h 内，可能引发致命的丙泊酚输注综合征（代谢性酸中毒和死亡）。因此，不建议在儿童 TBI 治疗中或急性脑损伤的儿童中连续使用丙泊酚[195, 196]。对于已插管的 TBI 患儿，理想的用于维持镇静的药物是瑞芬太尼［0.05～1μg/(kg·min)］，因为它起效快且作用时间短，停药后只需短暂时间即可进行神经系统检查。如果无法使用瑞芬太尼，可选择连续输注芬太尼［0.5～5μg/(kg·min)］。对于难以纠正的颅高压，我们目前更多的是使用巴比妥类药物来替代频繁的过度通气。在吸痰前，均先静脉予以利多卡因 1mg/kg，并在必要时采取其他镇静措施来防止 ICP 升高。

2. 颅内压和脑灌注压

为使 ICP 达到正常水平并确保足够的 CPP，连续的 ICP 监测至关重要。CPP 的计算公式为 CPP= 平均动脉压 – 颅内压（CPP=MAP–ICP）。理想情况下，ICP 应保持 < 20mmHg，CPP 应保持在以下范围内：0—1 岁 ≥ 45～50mmHg、1—12 岁 ≥ 50～60mmHg、超过 12 岁 ≥ 65mmHg[193, 197]。可通过增加 MAP 来确保足够的 CPP，提高 MAP 的方式有：在 CVP 为 5～10mmHg 的前提下进行快速液体复苏，使用升压药 / 正性肌力药或输血以保持血红蛋白 > 8g/dl[198]。小儿 TBI 患者理想的升压药是去氧肾上腺素［0.1～0.5μg/(kg·min)］，主要兴奋 α 受体。如果存在由创伤或镇静药物引起的心肌抑制，则通常使用多巴胺［3～20μg/(kg·min)］或肾上腺素［0.05～0.2μg/(kg·min)］。

ICP 应保持 < 20mmHg。如果 ICP > 20mmHg，首先要确保患者处于 30° 的头高足低位，颈部居中，改善颈静脉回流。接下来，加强镇静和镇痛，通过对血流动力学的调节来确保足够的 CPP。如果这些措施仍不能使 ICP 达到正常水平，则应进行脱水治疗，同时考虑是否需要重复行头部 CT 排除新的颅内病变或脑电图来监测癫痫发作情况。高渗盐水的配比有 2%、3%、7%、9% 和 23%[199, 200]。小儿首选 2% 或 3% 的高渗盐水。快速静脉输注 3% 高渗盐水（5ml/kg，最大剂量为 500ml）或 2% 高渗盐水（10ml/kg），之后可连续输注 3% 高渗盐水［0.1～2ml/(kg·h)］，使血清钠维持在 150～160，ICP < 20mmHg，达到目标即可停

止高渗盐水的输注。如果血清渗透压 > 360mOsm/L，则不应使用高渗盐水。如果高渗盐水不能将 ICP 降低至 20mmHg 以下，则应考虑在 20min 后推注甘露醇（0.25～1g/kg）[199]。为了最大限度地降低脑代谢需求，需避免核心温度过高，使体温维持在 35.5～37℃，预防癫痫发作，维持血糖正常（80～180），避免低氧或高氧血症（PaO_2 75～125mmHg），避免高碳酸血症（$PaCO_2$ 35～45mmHg）[176]。如果 ICP 始终保持 > 20mmHg，要是患儿已行脑室分流，可以放出适量脑脊液来降低 ICP，如果临床可疑或 EEG 监测出癫痫发作，则应对癫痫进行治疗。

3. 创伤后癫痫发作

当前有关儿童创伤后癫痫发作的循证指南没有 I 级或 II 级建议，但 ADAPT 试验的报告显示，大多数儿科创伤中心都有为 TBI 儿童提供癫痫预防和积极的癫痫治疗[201]。创伤后癫痫发作最常用的两种预防药物是左乙拉西坦［20～60mg/(kg·d)，每日 2 次］和磷苯妥英［相当于苯妥英钠 4～8mg/(kg·d)，每天 2 次］[201]。创伤后癫痫发作的一线治疗药物是苯二氮䓬类，通常是劳拉西泮（0.1mg/kg，婴儿最大量为 2mg，儿童最大量为 4mg）或咪达唑仑（0.15mg/kg，婴儿最大量为 3mg，儿童最大量为 6mg）。如癫痫持续发作，则应采取二线治疗：苯妥英钠［负荷量 20mg/kg，最大输注速率为 1mg/(kg·min)］、磷苯妥英钠［负荷量 20mg/kg，最大剂量为 1500mg，最大输注速率为 3mg/(kg·min)］、苯巴比妥（20mg/kg）或左乙拉西坦（60mg/kg，最大剂量为 4500mg）[202]。如果在使用 2～3 次足够剂量药物后癫痫仍持续发作，则应开始大剂量静脉输注咪达唑仑或戊巴比妥。输注时必须进行连续 EEG 监测，当 EEG 监测到有爆发抑制时即代表癫痫发作停止。如果使用咪达唑仑，则静脉注射负荷量为 0.2mg/kg，维持量为 0.1mg/(kg·h)，每 5～15 分钟将输注量增加 0.1mg/(kg·h)，直到癫痫发作消退或剂量达到 2mg/(kg·h)[203]。如使用戊巴比妥，则给予 1～5mg/kg 的初始负荷量，维持量为 1mg/(kg·h)，每 15～30 分钟逐渐增加至 3mg/(kg·h) 的最大剂量[203]。大剂量输注这些药物的局限性主要是可能导致血流动力学的不稳定，且液体复苏和血管活性药物难以纠正。

4. 难治性颅高压

用去骨瓣减压术治疗严重 TBI 导致的难治性颅高压仍存在争议。减压颅骨切除术是治疗严重 TBI 后难治性颅内高压的有争议的紧急手术。对于小儿 TBI，如患者有早期脑疝体征，或在治疗的早期阶段出现难

治性颅高压，可以考虑行大面积去骨瓣减压术 + 硬膜成形术。去骨瓣减压术虽然可以挽救生命，但并发症发生率很高，超过 70% 的患者需要多次手术，长期后遗症包括神经系统破坏、脑积水、感染、癫痫，与没有减压的患者相比，总体 GCS 通常并没有得到改善[204]。研究表明，去骨瓣减压术对严重的 TBI 患儿术后效果良好[205-207]，对不严重的 TBI 患儿预后却不佳[208-211]。

尽管有各种内科及外科的治疗方法，对于血流动力学稳定的难治性颅高压患者，仍可考虑采用连续 EEG 监测下的大剂量巴比妥类药物疗法。常见潜在的心肺不良反应包括心输出量减少、低血压、全身血管阻力降低、左心室每搏量减少，以及肺内分流增加导致的 CPP 降低和缺氧。当使用大剂量巴比妥类药物治疗难治性颅高压时，需要连续动脉血压监测和循环支持以确保足够的 CPP[175]。大剂量的巴比妥降低 ICP 的方式是通过抑制代谢和调节血管紧张度，导致脑氧合增加同时脑血流量下降，减少脑血容量以降低 ICP[212]。巴比妥的剂量水平与脑电活动的相关性很差。因此，监测脑电图波形直到出现爆发抑制比药物剂量水平更能反映治疗效果[176]。开始戊巴比妥治疗时，首先缓慢静脉推注负荷剂量 1~5mg/kg，然后持续输注 0.5~1mg/(kg·h)。之后每 30~60 分钟缓慢推注 1~5mg/kg，直至将戊巴比妥输注速度增加至最大 3mg/(kg·h)。由于戊巴比妥可产生沉淀物，应通过专用的外周静脉而不是中心静脉来进行输注[175]。在爆发抑制出现时，脑代谢和脑血流几乎减少到了最大限度。临床医师至少需等 ICP 控制超过 24h，无持续刺激及升高，才能逐步减少巴比妥的输注[176]。

尽管没有证据支持，对于极个别儿童外伤引起的难治性颅高压，可以考虑采用低体温疗法和过度通气。过度通气通过引起脑血管收缩来降低 ICP，导致脑血容量减少，也可能同时减少脑氧从而诱发脑缺血。如果采用过度通气，还必须考虑使用更高级的神经监测来进行脑缺血评估[213]。过度通气可降低脑脊液的缓冲能力，并与儿童不良预后相关。重度 TBI 患儿的治疗原则之一就是避免高碳酸血症（目标 $PaCO_2$ 35~45mmHg）。虽然不支持轻度（$PaCO_2 < 35$mmHg）和中度（$PaCO_2 < 30$mmHg）过度通气，但在紧急时候过度通气却可以挽救生命[212]。大型的多中心儿科试验显示，低体温疗法（32~33℃）治疗儿童 TBI 难治性颅高压没有益处，也没有潜在危害[214-216]。从理论上讲，低体温疗法可以通过减少脑

代谢需求、炎症反应、脂质过氧化、兴奋性损伤、细胞死亡和癫痫发作来减轻继发性损伤[58]。如果有任何征象提示体温过低，应避免以 > 0.5℃/h 的速度复温。在低体温疗法中，应避免将核心体温定义为 35.5~37.0℃，从而导致体温过高，该方法已得到了大量文献支持并已成为常规做法[175-177, 215]。

（五）小儿脑死亡

1987 年，一个由多学会组成的专家组公布了小儿脑死亡的确诊指南，并于 2011 年进行了修订[217]。由于种种原因，及时诊断脑死亡非常重要，包括分配医疗资源、推动器官捐献[218]及减轻家庭成员决定放弃治疗时的痛苦。脑死亡的定义为包括脑干在内的整个大脑功能不可逆转的终止[217]。儿童患者脑死亡的诊断通常依据两项标准的神经学检查，这两项检查包括了呼吸停止的检查，呼吸停止的原因应与已知的、不可逆的昏迷导致的神经功能丧失相吻合[217]。仅当医疗条件导致无法完成完整的临床检查、检查结果不确定、药物影响或为减少检查间隔时间时，才使用辅助方法来确认脑死亡。评估脑死亡的首要条件就是有急性危重脑损伤的临床或影像学证据，排除药物、癫痫发作、代谢紊乱（Na^+、BUN、NH_4^+、血糖）等干扰因素，无麻醉药物过量或中毒，核心体温 > 35℃，并且平均动脉压处于各年龄段的正常水平[217]。2011 年工作组提供有力证据建议如果可能，在最后一次心肺复苏后，应至少等待 24h 再进行最初的脑死亡评估[217]。脑死亡检查应由 2 名合适年资的主治医师分别进行（2 次检查之间有等待间隔），而自主呼吸激发实验可以由同一位医师进行[217]。胎龄小于 37 周的新生儿不能进行脑死亡检查。对于胎龄大于 37 周的新生儿，2 次脑死亡评估之间必须至少间隔 24h[217]。如果患儿年龄介于 30日龄到 18 岁，则 2 次评估之间必须至少间隔 12h。在患儿身体状况不足以完成所有检测时，可以使用辅助方法来帮助诊断；如果患儿条件允许，则应避免采用辅助方法。

自主呼吸激发试验需要与神经检查所需相同的生理参数，此外还要尽可能地使 pH 和 $PaCO_2$ 达到正常生理值[217]。建议行动脉穿刺置管，以进行血流动力学监测和频繁动脉血气分析。在进行自主呼吸激发试验之前，通过呼吸机预充氧 10~60min，在整个测试过程中，不进行机械通气，使用纯氧，观察有无自主呼吸。判定标准为在 $PaCO_2 \geq 60$mmHg，且在基线上增加 ≥ 20mmHg 时，仍然没有观察到自主呼吸[217]。在整个自主呼吸激发试验中，每 5~10 分钟应进行一次

动脉血气分析，以记录 $PaCO_2$ 的升高。

（六）虐待性头外伤

对于 3 岁以下的 TBI 患儿，尤其伴有硬膜下出血的 TBI 患儿，应考虑有虐待性头外伤并进行相关检查。虐待性头外伤（abusive head trauma，AHT）是美国受虐儿童死亡的主要原因，每位 AHT 患儿死亡花费为 720 万美元[219]。首次就诊时，至少有 1/3 的 AHT 患儿未被诊断[220-221]。AHT 通常为（但不仅限于）反复的加速或减速力所致，伴或不伴钝性头部撞击，死亡率约为 30%，幸存者中 80% 的患儿有永久性神经系统损害[221-223]。AHT 的眼部临床表现需通过眼科检查来明确，眼底检查显示视网膜大量出血，多层分布并向周围延伸[224]。强力晃动婴儿时，会导致其广泛的视网膜损伤。对于不能表达的婴儿，这种视网膜损伤能让我们在早期明确 AHT 诊断，与意外性头外伤进行鉴别。发现患有头外伤及视网膜出血的婴儿发生 AHT 的可能性为 91%，OR 为 14.7[225]。因此美国儿科学会建议在怀疑 AHT 的最初 24～72h 内进行眼科检查[226]。

虐待性头外伤的常见临床表现为 TBI，同时合并视网膜病变、肋骨骨折和干骺端骨折，而患儿身体却几乎没有明显的伤害痕迹[221]。与颅脑外伤最相关的颅内损伤为硬膜下出血、蛛网膜下腔出血、弥漫性轴索损伤和缺血缺氧性脑损伤。如果怀疑 AHT，首先要进行的检查包括脑成像、眼底检查和全身骨骼放射学检查，同时紧急联系受虐儿童保护小组，咨询儿童保护服务机构。如果有证据表明患儿有 AHT，儿童保护服务机构还可能需要进一步的遗传、代谢、凝血功能和放射学检查结果。

> **要点：颅脑外伤**
> - GCS ≤ 8 分提示严重的颅脑外伤；保护性气管插管，神经影像学检查，进行 ICP 监测以确保 CPP，必要时采用去骨瓣减压术来挽救尽可能多的脑组织。
> - 治疗癫痫、使 CO_2 分压达到正常或轻度的过度通气、升压药维持循环及渗透性利尿都可用于治疗创伤性脑损伤。
> - 对于任何年龄 < 3 岁、有颅脑外伤，尤其是有硬膜下出血的患儿，应考虑接受虐待性头外伤检查。

十、肾脏疾病

（一）急性肾损伤

急性肾损伤（acute kidney injury，AKI）在 PICU 中很常见。据估计，入住 PICU 时有近 6% 的儿童患有一定程度的 AKI，多达 30%～70% 的重症儿童在住院期间会发生 AKI[227-230]。AKI 与不良预后相关，包括死亡风险增加、使用机械通气和 RRT[229]。重症儿童 AKI 的发病机制牵涉多个方面。其发展涉及多种危险因素，包括肾前性（如低心排量、暖休克和脱水时可见的全身血管阻力降低）、肾性（如氨基糖苷类毒性所致的急性肾小管坏死、药物毒性或毒素摄入引起的急性间质性肾炎及慢性肾病）和肾后性（如尿路梗阻、机械阻塞）。心脏手术、实体器官移植、骨髓移植、败血症、休克和多器官功能障碍都证实与 AKI 的进展有关。

住院患儿 AKI 的诊断一直是多学科联合研究的主题。过去用于诊断 AKI 的血清肌酐升高（即使只有轻微上升）与死亡率正相关。依赖血清肌酐只会妨碍早期 AKI 的识别。在过去的 10 年中，已经使用了三种 AKI 的诊断标准，包括：①肾损伤风险期、损伤期、衰竭期、失功能期和终末期（pRIFLE）；② AKI 网络标准（AKIN）；③改善全球肾脏疾病预后组织（Kidney Disease Improving Global Outcomes，KDIGO）标准[230]。将这三个标准应用于同一队列的住院患儿，可能会导致 AKI 发病率和严重程度分级的差异[230]。KDIGO 指南是目前 AKI 诊断的最新标准，包括血浆肌酐值、尿量、肾小球滤过率和启动肾脏替代疗法（表 42-10）。

Schwartz 公式估算肾小球滤过率如下。

$$eGFR（ml/min/1.73m^2）=k × 身高（cm）/ 血浆肌酐（mg/dl）$$

其中，k 是一个常数，小于 1 岁的婴儿 k 为 0.45，儿童和青春期女性为 0.55，青春期男性为 0.70。

可在床旁整合以下数据来评估 AKI，包括血清肌酐、肌酐清除率、肾小球滤过率、BUN、尿量、液体总出入量比值及血清电解质，最好先有个基数值，然后在 PICU 停留期间连续监测。实验室和影像学检查可用于检测 AKI 的可能病因，包括尿液分析是否有菌尿、蛋白尿、血尿、管型尿；肾脏超声检查是否有引起 AKI 的肾脏血管问题或梗阻，以及计算滤过钠排泄分数（FENa）。

$$滤过钠排泄分数 = [（尿钠 × 血肌酐）/（血钠 × 尿肌酐）] × 100\%$$

表 42-10　KDIGO 急性肾损伤定义和分期

	血肌酐	尿 量
定义	48h 内升高 ≥ 0.3mg/dl（≥ 26.5μmol/L）或升高超过基线 1.5 倍（确认或推测 7 天内发生）	尿量＜ 0.5ml/(kg·h)，且持续 6h 以上
分期		
1 期	超过基线 1.5～1.9 倍或升高 ≥ 0.3mg/dl	尿量＜ 0.5ml(kg·h)，且持续 6～12h
2 期	超过基线 2.0～2.9 倍	尿量＜ 0.5ml(kg·h)，且持续 12h 以上
3 期	血肌酐超过基线 3 倍或血肌酐＞ 4.0mg/dl 或开始肾脏替代治疗 或在年龄＜ 18 岁的患者中，eGFR 下降到＜ 35ml/（min·1.73m^2）	尿量＜ 0.3ml(kg·h)，且持续 24h 以上或无尿持续时间 12h 以上

eGFR. 估算肾小球滤过率（经 American Society of Nephrology 许可转载，引自 Sutherland 等[230]）

通常，FENa＜ 1% 代表肾前性 AKI，≥ 2% 代表肾性或肾后性 AKI。值得注意的是，应用利尿药可使尿钠排除增多，故此时不可依靠钠排泄分数作为诊断依据。现今许多 PICU 都有 AKI 的监测系统，该系统有自动监控程序，可整合电子病历中收集的临床和实验室数据。重点放在及早发现和治疗 AKI 病因，清除或置换出肾毒性药物。在怀疑或已诊断 AKI 时应调整药物剂量并监测药物不良反应。目前人们正在开展一项关于危重患儿 AKI 预测的新项目，将早期损伤表现征象（即肾绞痛）和一系列疾病风险相关的尿液标志物（如中性粒细胞明胶酶相关脂质运载蛋白、肾损伤分子、白介素 -18、肝型脂肪酸结合蛋白）引入未来的评分系统[231]。

（二）肾替代疗法

PICU 中有 3%～5% 的患儿需要接受肾脏替代治疗（renal replacement therapy，RRT）[228, 232]。重症患儿 RRT 的主要适应证是严重 AKI、体液超负荷、酸碱失衡及电解质和（或）代谢紊乱[232]。转入 PICU 的慢性肾衰竭患儿，在病情稳定的情况下，可行间断血液透析。但在 PICU 中更常见的情况是危重患儿因病情需要而进行连续 RRT（CRRT），包括血液透析、血液滤过、血液透析滤过、腹膜透析等。PICU 的腹膜透析主要用于心脏手术后的新生儿和婴儿[232]。

在开始 RRT 时，肾内科及重症监护科通常会一起协作。尽管有数据显示，当出现较大的体液超负荷才

开始 CRRT 时，会使包括死亡率在内的结局更糟，但在 PICU 中开始 CRRT 的时机尚无一致定论[233]。普遍认为应该在液体超负荷＞ 20% 时开始 CRRT，而是否在液体超负荷在 10%～20% 时开始 CRRT 则需要更多的研究来确认[234]。

CRRT 通过跨膜静水压力梯度缓慢去除水，通过对流和弥散去除溶质。一般来说在 CRRT 过程中都需要抗凝来防止滤器和管道凝血，可采用局部枸橼酸盐抗凝法和全身肝肾抗凝法。有数据表明，小儿局部枸橼酸盐抗凝法可能优于全身肝素抗凝法，但枸橼酸盐对无法充分代谢的小婴儿可能构成安全隐患[235]。通过在后置过滤器内注入钙剂（柠檬酸盐注入预过滤器）可以避免枸橼酸盐引起的低钙血症。如果发生滤器或管道的凝血，会导致 CRRT 中断、血液丢失和治疗费用的增加[235]。接受 CRRT 的患儿有发生血容量变化（血容量不足过血容量过多）、电解质失衡、酸碱失衡、体温过低和枸橼酸盐中毒的风险。因此，对在进行 CRRT 的危重患者，需严密监测，并进行严格的出入量测定，行持续心电监护，监测生化指标、红细胞计数及凝血功能的变化，以避免并发症的发生。

> **要点：肾脏疾病**
> - AKI 很常见，PICU 中多达 30%～70% 的儿童患有 AKI。
> - 血尿素氮 / 血肌酐、肌酐清除率、AKI 分期、滤过钠排泄分数及诸如中性粒细胞明胶酶相关脂质运载蛋白等生物标志物可用于监测肾损伤。
> - 有 3%～5% 的严重肾功能不全、电解质异常或严重液体超负荷的患者可以进行肾脏替代疗法。通过腹膜透析，连续静脉血液滤过或连续静脉 - 静脉血液滤过的方式来进行血液透析或血液透析滤过。

十一、血液学／肿瘤疾病

（一）肿瘤疾病

在小儿肿瘤患者中，有 15%～40% 需要重症监护[236]。据报道，PICU 的肿瘤患儿死亡率高达 35%[236]。死亡的危险因素包括入院时患儿的高死亡风险评分、败血症或败血性休克、中性粒细胞减少、衰竭器官的数量、使用机械通气和正性肌力支持[236]。事

实证明，住院儿童延迟转至 PICU 与较低的 1 个月内生存率有关[236]。

小儿肿瘤患者接受 PICU 治疗的主要原因是原发疾病相关的并发症、化疗相关不良反应及肿瘤疾病和（或）其治疗引起的免疫缺陷。肿瘤引起的危急情况包括气道和呼吸系统损害（如纵隔肿块、感染、咯血），神经系统影响（如脊髓压迫、ICP 增加、癫痫发作、脑卒中、可逆性后部脑病综合征），心力衰竭（化疗不良反应引起），代谢、电解质紊乱（如肿瘤溶解综合征、高钙血症、尿崩症、脑性耗盐综合征）和出血［严重的血小板减少症和（或）凝血病］。虽然有新疗法的出现和发展，但其也引起了新病症的出现。最近，有 46% 的复发和（或）难治性前体 B 淋巴细胞白血病患儿，在接受 CAR-T 细胞免疫疗法时出现细胞因子释放综合征[237]。细胞因子释放综合征可导致极速进展的休克和 MODS（多器官功能障碍综合征）[237]。

（二）小儿造血干细胞移植

在过去的几十年中，小儿造血干细胞移植（hematopoietic stem cell transplantation，HSCT）的总体预后有所改善，最近几年的研究表明，小儿重症监护与预后的改善相关。2013 年发表的一项多中心研究结果显示，和非强化支持治疗相比，患者在 HSCT 期间接受心肺强化支持治疗［包括持续的正压通气，多巴胺输注 $\geq$ 10μg/(kg·min) 或使用任何其他的血管活性药物］与较低的 1 年生存率、移植物抗宿主病发病率、肌酐水平、分钟用力呼气量、左心室缩短分数及运动状态无显著相关性，强化心肺支持治疗[239-241]。儿童及成人 HSCT 患者中均有心肺强化治疗的报道（包括高频振荡通气和 ECLS），但结论不一[239-241]。

在 PICU 中，有多达 73%～88% 的 HSCT 患儿存在肺部并发症[242]。小儿同种异体造血干细胞移植接受者中，存在急性呼吸衰竭并需机械通气的患儿死亡率为 60.4%[241]。在一项包括了美国 12 个重症监护病房 222 名 HSCT 患儿的队列研究中，在插管前使用无创通气及延迟高频振荡通气与死亡率增加相关[241]。研究者得出的结论为，有必要对因急性呼吸衰竭入院的 HSCT 患儿行更早、更积极的干预，并有可能提供改善预后的机会[241]。在同一组 HSCT 患儿队列中，通过二次分析显示，在机械通气的第 1 周内，有 91.5% 的患儿达到符合 PALICC 定义的小儿 ARDS 诊断标准（轻度 11%，中度 28%，重度 61%）[242]。小儿 ARDS 的严重程度及最大氧合指数都与死亡率相关[242]。

（三）镰状细胞病

镰状细胞病（sickle cell disease，Hb SS）是 PICU 中最常见的血红蛋白病，因镰刀状红细胞而得名。由于较高的发病率和死亡率，Hb SS 患儿难以存活至成年，镰状细胞病一直被认为是儿科疾病。然而，随着医学的进步，镰状细胞病患儿现在有望活到成年[243-245]。随着这些患儿死亡率的降低，治疗重点已转移到降低发病率及生活质量的改善，主要为治疗血管闭塞性疼痛、急性胸部综合征、脑卒中、败血症、阴茎勃起异常、突然性聋及急性贫血（再生障碍性贫血危象和脾隔离症引起）。Hb SS 的临床表现可以从无症状到多种致命并发症，因此需要基于指南来制订个性化的治疗方案[246, 247]。

1. 预防性治疗

镰状细胞病唯一有效的治疗方法是造血干细胞移植[248, 249]。有效的预防是处理镰状细胞病急性及慢性表现的最佳方法。由于功能性无脾，一经诊断，Hb SS 患儿需每天接受青霉素预防，并在适当年龄接种脑膜炎球菌和肺炎球菌疫苗，此外还需常规免疫接种，以增强对荚膜细菌的免疫力。使用羟基脲预防脑卒中和经颅多普勒超声监测输血过程可显著降低脑梗死发生率并改善生活质量[250]。然而，反复输血也有可能发生不良反应，最明显的是铁超负荷、免疫反应和输血反应。经常使用诱发性肺量计、优化疼痛管理和水化是预防有血管闭塞性疼痛患儿发生急性胸部综合征的有效措施[251, 252]。

2. 急性治疗

镰状细胞病的危急情况可以通过对症治疗来缓解。例如，可以采用热敷、水化和止痛药（从非甾体抗炎药到阿片类药物）来治疗疼痛危象。对于脾隔离症，严重的急性贫血可危及生命，可通过输血和脾切除来进行治疗。脑卒中的治疗和非镰状细胞病患者一样，除此之外，还需紧急换血，使 Hb S 浓度迅速降低至 < 30%。严重细菌感染按常规治疗方案，并尽可能避免使用糖皮质激素，还应警惕由 Hb SS 引起的出血风险增加。

3. 急性胸部综合征

急性胸部综合征的临床表现、病程、病因和死亡率差异很大，且差异随着年龄的增长而增大。重要的是，幼儿的急性胸部综合征很少导致死亡（<发作的 1%）；而在成年人中，约有 9% 发作会导致死亡[253]。儿童最常表现为发热和咳嗽，体格检查可能一切正常，最初在胸部 X 线上没有明显的浸润[254]。儿童发生急

性胸部综合征最可能的原因是感染[253]。

急性胸部综合征的治疗包括使用对肺炎链球菌有效的广谱抗生素，使用大环内酯类药物治疗肺炎衣原体或肺炎支原体感染[255]。使用诱发性肺量计，吸氧，无创（BiPAP）和有创正压（插管）通气及输血和（或）交换输血来提高携氧能力。如果患者当前的血红蛋白水平＜ 9g/dl，可输血将血红蛋白浓度提高到大约 10g/dl[256]。如果当前 Hb ≥ 9g/dl，则采用交换输血以防止血红蛋白浓度增加到 10g/dl 以上，同时将 Hb S 浓度降低到＜ 30%[256]。交换输血常见风险是可逆性后部脑病综合征、免疫反应、脑卒中及动静脉置管引起的医源性并发症。可能会使用其他呼吸支持措施，如 BiPAP 设备，但这些措施不能替代输血疗法。如果患者出现胸部疼痛，则应提供止痛药以消除疼痛引起的通气减少。

要点：血液学 / 肿瘤学

- 败血症、神经系统突发事件、凝血功能障碍、化疗不良反应、细胞因子释放综合征和气道 / 呼吸系统疾病可危及肿瘤患儿生命。
- 在 ICU 的干细胞移植患儿，如果发生呼吸困难、败血症、血流动力学紊乱或有神经系统改变，其死亡率明显较高。
- 镰状细胞病中急性胸部综合征的支持治疗包括抗生素和胸部理疗、吸氧（包括无创通气）、疼痛管理及输血或交换输血。

十二、容量治疗

输血是 PICU 一种常见的治疗手段。PICU 的患者估计每 1000 例中就有 304 例接受过输血治疗[257]。输血是重症监护中必不可少的能挽救生命的有效措施。然而，输血是引起 PICU 患者发病和死亡的独立变量，这一发现导致过去 10 年来输血方式发生了显著改变[257-261]。越来越多的证据表明，限制性红细胞输注策略对 PICU 患者有益[45, 262-265]。而关于其他血液制品输注的证据有限。

必须评估每位 PICU 患者接受输血治疗的收益和潜在危害之间的平衡。这种平衡很少是静态的，甚至每分钟都有可能发生变化。在 PICU 中，不同疾病的患者，不同的生理状况都使该过程进一步复杂化。发绀型先天性心脏病患者就与脑外伤患者对输血治疗有

不同的需求。当这些患者同时在 PICU 接受治疗时，不同的输血策略可能会给护理人员及专业人士带来困惑。

（一）红细胞输注

PICU 中有多种原因可导致贫血，包括由于外伤或手术引起的出血、频繁抽血、溶血或凝血功能障碍。贫血在 PICU 十分常见，PICU 住院期间有 74% 的患者发生贫血[266]。治疗贫血最简单的方法是输注 RBC，但是存在输血风险，包括感染和非感染性风险，如溶血、输血相关循环超负荷、输血相关急性肺损伤和免疫反应等[267]。包括随机前瞻性试验在内的许多研究都在试图解答危重患者输血的最佳阈值问题。

1999 年发表了 TRICC 试验[45]的结果，这一试验主要针对 ICU 的患者[268]。该研究得出结论为，血红蛋白的输血阈值 7g/dl 可以减少输血需求，而不会增加血流动力学稳定的危重患儿的不良后果[45]。在 TRICC 试验后首次提出的限制性输注策略已普及所有的 ICU 中。

心脏外科手术患者是一特殊人群，许多关于 PICU 输血的初始研究和试验对象并未包括这些患者。尤其是发绀型先天性心脏病患者由于生理上需要更高的 Hb 供氧而被排除在招募之列。在过去的几年中，有设计许多前瞻性研究来解决这一问题，这些研究结果表明，设定适应先天性心脏病患者生理需求的 Hb 阈值，根据此阈值实行限制性输血策略可以减少输血次数、供血者暴露和潜在风险[264, 265, 269]。

（二）血浆和冷沉淀

关于在小儿危重人群中使用血浆和重组凝血因子的证据有限。在许多疾病的治疗过程中，血浆被当作扩容剂用于交换输血、弥散性血管内凝血，以及纠正凝血因子缺乏症。然而，支持在这些情况下使用血浆的证据有限[270]。美国血库协会制订的血浆输注实践指南建议，应在有限的适应证中输注血浆：需要大量输血的创伤患者和与华法林抗凝相关的颅内出血[271]。

由于没有临床研究评估冷沉淀在危重患儿中的使用，输注冷沉淀更加缺乏临床证据支持。冷沉淀中含有大量Ⅷ因子，血管性血友病因子（vWF），ⅩⅢ因子和纤维蛋白原。因此，其使用仅限于需补充上述成分的疾病。

（三）血小板

在 PICU 中输注血小板主要用来预防或治疗持续失血。预防性输血主要用在肿瘤患者，预防自发性出血[272]。现在认为预防性血小板输注的阈值为 10 000/mm³。与成人相比，儿童自发性出血的风险更高[272]。对于某些

需行外科手术和有出血的患者，通常建议的血小板计数是 > 50 000/mm³，而对于神经外科手术和 ECMO，推荐的目标是在 75 000～100 000/mm³ [273-275]。

（四）目前 PICU 的液体治疗

表 42-11 列出了血液制品的常规剂量。最近，由于缺乏 PICU 血制品管理适应证的确切证据，人们一直在推动目标导向的输血策略。这种转变不仅仅是根据实验室数据，而是使用血栓弹力图（thromboelastography，TEG）和血栓弹性测定法进行功能研究。这两种方法均使用凝块的形成和强度来评估潜在的出血原因。最近的一项研究表明，有 47% 的患者在使用 TEG 的情况下治疗方案发生了变化[276]。这些检查已成为具有重大出血风险的外科手术的例行检查（如新生儿心脏手术、肝移植），PICU 将来的应用也可能会增加。

表 42-11 成分输血

血制品	剂量	注释
红细胞	10ml/kg	升高血红蛋白 2～3g/dl
随机供者血小板	1 单位 /10 千克或 5～10ml/kg	来自多个献血者的集合
单采血小板	10ml/kg	来自同一献血者
新鲜冰冻血浆	10～15ml/kg	提供 20%～30% 的凝血因子，一般可使凝血功能正常
冷沉淀	1 单位 /10 千克或 5～10ml/kg	含大量纤维蛋白原（60～80mg/dl）

PICU 沿用了手术室的大量输血方案，通常应用于一些创伤患者，还有外科手术后大量渗血的患者，这些患者中有大多数需往返于急诊室、手术室和 PICU。当前大量输血方案的主要研究方向是制订策略及如何实施，在大规模应用之前必须进行更多的探讨。一般认为，血小板、血浆和红细胞的比例应为 1∶1∶1 或 1∶1∶2，但目前尚无针对儿童的前瞻性研究及随机对照试验。

从手术室转移到 PICV 后，大量输血方案的应用属于另一个概念范畴。通常，根据这些方案治疗的患者是创伤患者，但他们也可能是因手术而大量失血的患者。这些患者中的许多人经常进出急诊室、手术室和 PICU。目前对大量输血方案的研究主要是关于实施和政策，在此类方案得到广泛实施之前还需要进行更多的研究[277-279]。一般认为，血小板、血浆和红细胞的比例应按 1∶1∶1 或 1∶1∶2 的比例进行输注[280]，但目前尚缺乏针对儿童的前瞻性随机对照试验。

十三、危重患儿凝血功能障碍

凝血功能障碍定义为血液形成血凝块的能力受损。尽管许多 PICU 住院患儿的实验室检查都提示有凝血功能异常，但实际上很少有患儿发生活动性出血。他们在 PICU 中发生出血的原因有很多，但只有少数是由于真正的凝血病。

（一）弥散性血管内凝血

人体的凝血和纤溶系统始终处于平衡状态。当这种动态平衡被打破，血液内凝血机制被弥散性激活，就会发生弥散性血管内凝血（DIC）。随之而来的是凝血因子和血小板的消耗，引起全身性出血倾向[281]。儿童 DIC 的最常见诱因是败血症、肝脏疾病和创伤[282, 283]。无论何种病因，DIC 病死率高达 56%，合并 MODS 时死亡率高达 66%[284]。

DIC 需结合多种实验室检查来进行诊断，包括血小板计数、纤维蛋白原、凝血酶原时间、纤维蛋白降解产物和 D- 二聚体（表 42-12）[282]。治疗方面主要包括基础疾病的治疗及血液制品的应用。血液制品的使用应个体化，需根据 DIC 的病因及患者的身体情况来定。

表 42-12 弥散性血管内凝血诊断的实验室检查

实验室检查	诊断值
血小板计数	< 80 000～100 000 或比基础值降低 > 50%
纤维蛋白原	< 100mg/dl 或比基础值降低 > 50%
凝血酶原时间	延长超过正常上限的 3s 以上
纤维蛋白降解产物	> 80mg/dl
D- 二聚体	适度增加

经 Elsevier 许可转载，引自 Parker[333]

（二）肝脏疾病

肝脏在凝血过程中有不可取代的作用。它是凝血因子 Ⅱ、Ⅴ、Ⅶ、Ⅸ、Ⅹ 及纤维蛋白原的合成器官。急性和慢性肝病可能导致功能紊乱，并引起凝血酶原时间，部分活化凝血酶原时间和 INR 升高。功能紊乱和出血之间并没有一定的相关性，在没有活动性出血的情况下，没有证据支持为有肝功能障碍和凝血功能异常的患者使用血液制品。由于肝脏在维持出凝血平衡中的独特作用，有学者建议使用功能研究（如 TEG）作为评估凝血级联反应中各成分的一种方法[285]。

（三）获得性凝血因子缺乏

获得性凝血因子缺乏症相对罕见。这些因子中最常见的是缺乏 vWF——一种在血管破裂时促进血小板相互黏附的大糖蛋白。PICU 患者中获得性 vWF 缺乏通常是由心室辅助装置或 ECMO 装置造成的剪切应力引起。vWF 缺乏也可出现在患瓣膜病的儿童中[286]。有研究表明，大多数接受心室辅助装置或 ECMO 支持的患者都有 vWF 缺乏[287]。常规凝血功能检查并不能诊断这种疾病，诊断需要多因素分析。给予浓缩 vWF 需要进一步研究证实其安全性和有效性。

（四）血栓

血栓已逐渐成为 PICU 中的关注点，并与发病率和费用的增加有关[288-290]。在预防血栓药物的类型和使用上几乎没有共识，这可能是由于难以建立一个有效的风险评估体系而使情况复杂化[288, 291]。最常用的药物有阿司匹林、氯吡格雷、普通肝素、低分子量肝素（LMWH）和华法林。这些药物在凝血级联过程中有不同的靶点和不同的逆转治疗方法，可能会对那些在 ICU 住院时间较长、需要多次往返手术室的患者产生影响。

尽管对血栓形成的关注度越来越高，但由于导管相关血栓的形成，越来越多的儿童患者正在接受长期抗凝治疗[292]。一般来说，在术前停止长期抗凝治疗，应进行风险评估。虽然在小儿患者中没有证据支持，但许多医师建议仅在手术或操作出血风险高的情况下才维持长期抗凝治疗。大多数患者都会在术前给予普通肝素或低分子肝素，直到手术当天，但各医院的做法不尽相同。关于术后再行抗凝的时间，即使在数据通常更为可靠的成人研究中也有很大的差异[293]。

> **要点：危重患儿的凝血功能异常和输血治疗**
> - 输血很常见，可挽救生命，但也是 PICU 发病率和死亡率的一个独立变量。
> - 对血流动力学稳定的 PICU 患者采用限制性的 RBC 输血方案，以 7g/dl 为阈值，可减少输血需求，不会产生不良后果。
> - 血浆、冷冻沉淀物和血小板的输注指征是凝血因子缺乏、血小板减少、术后出血和维持 ECMO 患者的凝血功能。

十四、内分泌疾病

（一）血糖控制

低血糖和高血糖在 PICU 中都常有发生，并与危重患儿的不良结局有关[294-296]。一项双中心研究对 980 名 0—26 月龄的心脏手术患儿进行了术后严格血糖控制与标准护理的对照试验，结果显示，与标准护理相比，血糖控制［使用胰岛素剂量算法，以 80～110mg/dl（4.4～6.1mmol/L）为目标］并没有显著改善感染率、死亡率、住院时间和器官衰竭指标[297]。该试验的一项次要结果显示，与标准护理相比，严格的血糖控制并不影响神经系统发育，但提示中度至重度低血糖与 1 年后较差的神经发育结局之间可能存在关联[298]。最近，一项涉及 35 个 PICU 的临床研究将 713 名未接受心脏手术且确诊为高血糖的重症患儿随机选入较低的目标血糖组（80～110mg/dl 或 4.4～6.1mmol/L）和较高的目标血糖组（150～180mg/dl 或 8.3～10.0mmol/L）[299]。两组间 ICU 的住院天数没有明显差异，在低目标组中观察到住院相关感染和严重低血糖［定义为血糖水平低于 40mg/dl（2.2mmol/L）］的发生率增加[299]。由于可能对患儿产生不良影响，且收益较小，该试验被提前停止[299]。考虑到这些结果，临床医师应避免在危重患儿中出现低血糖，对高血糖也应进行治疗。值得注意的是，为避免患儿输注胰岛素时因低血糖造成不良后果，应制订最佳血糖、血糖控制的时间和方法（如持续血糖监测）。但目前还没有研究得出数据来制订上述方案。

（二）糖尿病酮症酸中毒

在美国约有 20 万儿童受到 1 型糖尿病影响[300]。尽管在过去 40 年中，糖尿病患儿的死亡率已经显著下降，但其仍有可能出现危及生命的并发症，包括低血糖和糖尿病酮症酸中毒（diabetic ketoacidosis, DKA）[300]。死亡率的下降归功于多管齐下的干预措施，包括提高对糖尿病症状的认识和教育、早期治疗和 DKA 的治疗等[300]。胰岛素泵的利用率提高和技术进步也可能是导致糖尿病急性并发症发生率下降的原因[301]。在 2011—2015 年对 30 579 名儿童进行的一项基于人种的多国队列研究表明，与胰岛素注射治疗相比，胰岛素泵治疗发生严重低血糖和 DKA 的风险较低，且血糖控制较好[301]。

DKA 的诊断包括临床表现和生化检查。DKA 的临床表现包括脱水、心动过速、呼吸频率增快、Kussmaul 呼吸、恶心、呕吐、腹痛、神志不清、嗜睡，最终丧失意识[302]。生化检查包括高血糖［血糖＞11mmol/L（约200mg/dl）］、静脉血 pH ＜ 7.3 或碳酸氢盐＜ 15mmol/L、酮血症和酮尿[302]。

DKA 是由于胰岛素绝对缺乏、应激、感染或胰岛素摄入不足引起，血液循环中的反调节激素如胰高血糖素、皮质醇、儿茶酚胺、生长激素等水平升高，进而导致脂质分解增加，葡萄糖利用减少，糖原分解增加，蛋白分解增加，蛋白质合成减少，其级联后果如图 42-17 所示[302]。

DKA 治疗需及时而谨慎。治疗的目标是根据小儿高级生命支持指南使患儿状态初步稳定，治疗脱水、纠正酸中毒、逆转酮症，缓慢恢复渗透压和血糖至接近正常水平，监测并治疗 DKA 并发症，去除诱发因素[302]。实验室检查包括血糖、血气、血酮体或尿酮体、血清电解质、全血细胞计数等。这些检查都要连续重复进行，以指导治疗。如果出现外周循环障碍，可使用等渗液进行扩容，计算补液量及补液速度，在48h 内持续输注，纠正脱水[302]。当血糖下降到250～280mg/dl 时，需在注射液中加入葡萄糖。胰

岛素治疗应在液体替代治疗开始后，以 0.05～0.1U/(kg·h) 的速度静脉持续泵注。对于在输液速度＞10ml/(kg·h)[302] 且有尿的患者，需静脉补钾，补钾浓度为 20mmol/L 或 40mmol/L，出现高钾血症的患者，应推迟补钾。发生低磷血症，可静脉补磷。除了治疗高钾血症，不推荐使用碳酸氢盐。

脑水肿是 DKA 的一种严重多因素并发症，医护人员应高度重视其体征和并发症。临床上 0.5%～0.9% 的糖尿病患儿可发生明显脑水肿，病死率为 21%～24%[302]。脑水肿表现为头痛、精神状态下降（烦躁不安、易怒、嗜睡、大小便失禁）和神经系统检查改变（脑神经麻痹）、心动过缓、高血压和呼吸抑制[302, 303]。对于神经系统状态的急性恶化，建议及时用甘露醇或高渗盐水进行干预[214]。对即将发生的脑疝应采取标准措施（高渗疗法、床头抬高 30°、气管插管和机械通气）。只有在急性期稳定后，才可做脑 CT 检查[302, 304]，以确定水肿程度，并发现是否有其他急性颅内病变（如颅内出血、脑卒中、静脉窦血栓等）。脑水肿的发病机制和危险因素仍有争议，包括血脑屏

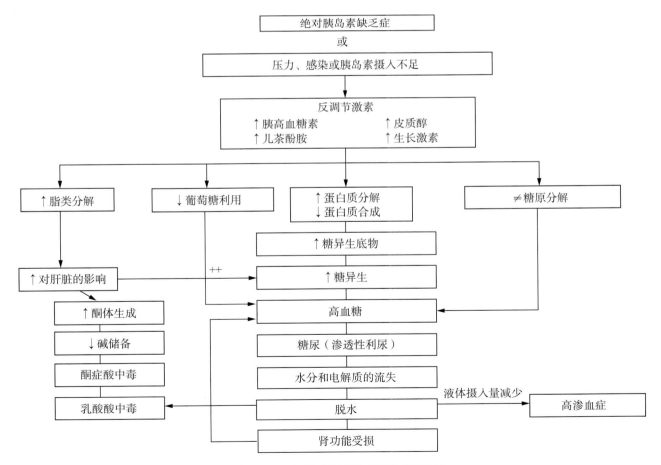

▲ 图 42-17　糖尿病酮症酸中毒的病理生理

经 American Diabetes Association 许可转载，引自 Wolfsdorf 等[339]

障破坏、脑灌注不均 [部分脑组织高灌注，部分脑区（多见于脑干）低灌注]，以及渗透压迅速降低导致脑脊液转移（为 DKA 治疗后的不良反应）[302, 303]。

对于 DKA 的诱因，包括病毒和细菌感染，应进行相关检查（如呼吸道病毒检测、血液、尿液或咽喉细菌培养）和治疗（怀疑有细菌感染时，应使用抗生素）。

（三）肾上腺功能减退

在危重症期间，下丘脑 - 垂体 - 肾上腺轴调节失调、皮质醇代谢改变和组织对糖皮质激素抵抗导致了危重症相关皮质醇不足（critical illness-related corticosteroid insufficiency, CIRCI）[305]。CIRCI 的病理生理机制参见表 42-13 所示[305]。

CIRCI 可广泛出现于各种危重病中，包括败血症、ARDS、外伤、烧伤和大手术等[306]。在危重病期间，CIRCI 可随时发生，因此，临床医师在患者住院期间应保持警惕，识别其体征和症状（表 42-14）[307]。关于 CIRCI 的最佳诊断检查方法尚无共识[307]。目前两种标准可用于诊断 CIRCI：随机的血浆皮质醇浓度 < 10μg/dl，或使用 ACTH（促肾上腺皮质激素）250μg 后的皮质醇水平（60min 时的皮质醇基线水平改变 < 9μg/L）。

目前，成人循证指南推荐，对液体复苏及中至高剂量血管紧张素治疗无反应的脓毒性休克患者，以及早期中重度 ARDS 患者使用皮质类固醇，对无休克的重大创伤患者和脓毒症患者（成人）不使用皮质类固醇[307]。对重症患儿的皮质激素治疗尚无定论，一些观察性研究提示既无任何益处也无潜在危害[308]。对于儿童来说，指南建议皮质类固醇的使用只针对脓毒性休克：如果患儿有绝对肾上腺功能不全或有肾上腺垂体轴功能衰竭风险（如暴发性紫癜、先天肾上腺皮质增生症、类固醇接触史、下丘脑 / 垂体功能异常、依托咪酯诱导的气管插管），或尽管使用了肾上腺素、去甲肾上腺素后仍处于休克状态，则可给予皮质类固醇治疗。最好在获得血样后再给予氢化可的松，以便测定基线皮质醇浓度[82]。氢化可的松的应激治疗剂量为 50～100mg/(m² · d)，可在内分泌科的指导下，持续用药 5～14 天后逐渐减量。

表 42-13　危重症相关皮质醇不足主要病理生理机制

缺　陷	主要机制	关键因素
皮质醇分泌减少		
肾上腺皮质醇合成改变	• 坏死 / 出血 • 酯化胆固醇利用率降低 • 抑制类固醇生成	• 急性肾衰竭 • 低凝 • 弥散性血管内凝血 • 心血管衰竭 • 酪氨酸激酶抑制药 • 受膜联蛋白 A1 甲酰肽受体调节的肾上腺储备消耗 • 清道夫受体 B1 下调 • 免疫细胞 /Toll 样受体 / 细胞因子 • 药物（如镇静药、皮质类固醇） • 类 ACTH（如皮质抑素）
CRH/ACTH 的合成方法改变	• 坏死 / 出血 • 抑制 ACTH 合成	• 心血管衰竭 • 弥散性血管内凝血 • 血管升压药治疗 • 胶质细胞 / 一氧化氮介导的神经元凋亡 • 促肾上腺皮质激素非依赖性皮质醇合成机制上调后，循环皮质醇的负反馈增加 • 药物（如镇静药、抗感染药、兴奋药） • 不当停止糖皮质激素治疗
皮质醇代谢的改变	• 皮质醇转运减少 • 皮质醇分解减少	• 下调肝脏皮质醇结合球蛋白和白蛋白的合成 • 肝脏中糖皮质激素诱导的 5- 还原酶的表达和活性降低，被认为是胆汁酸的作用 • 肾组织中羟类固醇脱氢酶的表达和活性降低
靶组织对皮质醇的抵抗	• GR-α 活性不足	• 多因素病因包括 GR-α 密度和转录减少及 NFκB 过度激活等

ACTH. 促肾上腺皮质激素；CRH. 促肾上腺皮质激素释放激素；GR-α. 糖皮质激素受体 α；NFκB. 核因子 κB（经 Springer Nature 许可转载，引自 Annane 等[305]）

表 42-14　危重症相关皮质醇不足的体征和症状

全　身	发热、乏力
神经系统	意识模糊、谵妄、昏迷
心血管系统	低血压对液体复苏无效、儿茶酚胺敏感性降低、高心脏指数
消化系统	恶心、呕吐、肠内营养不耐受
呼吸系统	持续缺氧
实验室检查	低血糖、低钠血症、高钾血症、代谢性酸中毒、嗜酸细胞增多
影像学	下丘脑、垂体或肾上腺出血或坏死

经 Springer Nature 许可转载，引自 Annane 等[305]

> **要点：内分泌疾病**
> - PICU 中严格的血糖控制不能改善预后，低血糖会造成伤害；临床医师应避免低血糖的发生并对高血糖进行治疗。
> - DKA 的治疗方法是纠正休克，注射胰岛素以降低血糖，大部分患者都应补钾，警惕脑水肿。
> - 肾上腺功能不全可能是引起休克患者儿茶酚胺耐药性低血压的原因，可给予应激剂量的氢化可的松。

十五、胃肠疾病和营养

机体对危重疾病的反应表现为蛋白质分解增加及糖脂不耐受，导致高代谢状态及体重下降。PICU 的营养支持包括提供足够的营养以平衡和满足患者需求。

危重症儿童之间的营养支持方案差异很大。一项面向世界儿童重症监护联合会成员（包括 52 个国家，156 个 PICU 的 189 名受访者）的世界性调查显示，其中 52% 的 PICU 有营养方案，57% 的 PICU 有营养支持团队[309]，而其在总体营养目标、能量估算公式、营养起始时间和肠外营养的阈值方面也存在巨大差异[309]。

通常营养启动可能遇到的障碍主要来自持续的液体复苏和需要经常纠正电解质异常。尽管在 2004 年（n=52）和 2016 年（n=339）发表的两项单中心研究表明，持续输注血管活性药物的儿童肠内营养与不良事件无关，可能与生存率的提高有关，与血管活性

药物输注相关的安全问题仍然阻碍了肠内营养的早期启动[310, 311]。

2017 年美国重症监护医学学会与美国肠外肠内营养协会联合发布了《危重症儿童营养治疗最佳实践建议》[312]，对保障危重症儿童的基础营养状况，以及营养支持的时间、类型和数量方面提供了指导[312]。许多基于观察性研究提示营养不良与预后不良相关，其中包括更高的院内感染风险、更长的上机时间、更长的 PICU 及住院时间、更高的死亡率，因此建议 PICU 患者在入院后 48h 内进行详细的营养评估[312]。

危重症患者的静息能量消耗或 24h 非活动性热量需求是增加的。临床指南推荐使用间接热量测定法来测量能量消耗，并指导每日能量目标的制订[312]。然而，间接量热法对于 PICU 患儿（如插管、体温不稳定、不同镇静和活动程度的患儿）在技术上存在一定难度。当间接热量测定法不可行时，可利用 Schofield 方程或粮食农业组织 / 世界卫生组织 / 联合国大学方程估算能量消耗（无应激因素下）[312]。

在进入 PICU 的第 1 周内，应至少提供每日能量需求预计量的 3/2。蛋白质摄入量应至少为 1.5g/(kg·d)，因为较高的蛋白质摄入量可防止累积性负氮平衡。为了达到正氮平衡，婴幼儿可能需要摄入更多的蛋白质。负氮平衡可导致肌肉减少，而在危重症患者中，肌肉减少也是一个预后不良的预测因子[312]。

近年来越来越多的证据表明，早期肠内营养与改善患者预后相关（至少在某种程度上减少了肠外营养相关并发症）[313, 314]。目前临床实践的建议是将肠内营养作为危重症儿童营养支持的首选方式。肠内营养应及早开始（即在入 PICU 后 24~48h 内），并遵循分步计算法，其标准为：①肠内营养的启动指征；②肠内营养的启动时机；③肠内营养不耐受的监测和处理；④肠内营养的最佳增长速度[314]。除了高误吸风险及不耐受胃饲的患者外，通常经胃给予肠内营养优于经幽门的肠内营养途径[314]。

（一）肝衰竭和体外肝脏功能支持

肝功能障碍在 PICU 中很常见，常常是多因素的。因脓毒症、心源性因素、复苏后肝损伤等导致的休克状态是常见的病因。肝衰竭可导致肝肾综合征和肝性脑病。晚期肝病和体外肝支持的病因和病理生理（"肝透析"）将在其他章节（见第 30 章）讨论。

（二）胰腺炎

急性胰腺炎可与多种危重疾病相关，且在儿童中的死亡率较低（与成人不同），但可增加 ICU 监护难

度并延长 ICU 住院时间。一个大型回顾性多中心队列研究回顾了 2009—2013 年超过 360 000 例的 PICU 住院患者，发现有 2076 例出院患者（0.58%）被诊断为急性胰腺炎[315]。其中 16% 为原发诊断，84% 为继发诊断。与继发性急性胰腺炎相关的常见诊断是细菌感染 / 脓毒症、低血压、癫痫、肺炎 /ARDS/ 急性肺损伤和外伤，占所有病例的 50% 以上。原发性急性胰腺炎的死亡率为 0.3%，继发性胰腺炎的死亡率为 6.8%。治疗原发疾病同时予肠道休息和适当肠外营养通常是有效的。

十六、免疫与感染

（一）危重症患儿的免疫功能障碍

免疫功能障碍在 PICU 中很常见。儿童可能因原发性免疫缺陷而出现危及生命的感染，因医疗条件或治疗出现继发性免疫缺陷，或因疾病危重出现免疫麻痹。

18 岁以下儿童原发免疫疾病的发病率为 2000 : 1[316]。主要的免疫功能紊乱分为抗体缺陷（B 细胞病）、T 细胞功能障碍、T 细胞及 B 细胞合并功能障碍、吞噬细胞或补体疾病。原发性免疫缺陷的儿童表现为典型的机体反复感染或罕见的机体严重感染。当发现或怀疑某种免疫系统疾病时，可以适当调整抗生素的选择和其他治疗方法。通常为原发性免疫缺陷患者选择经验性或治疗性抗生素时需要咨询传染病专家。

继发性免疫功能缺陷在 PICU 中更常见，且原因多样。由于药物治疗，如肿瘤疾病治疗、移植免疫抑制药、体外循环或长期使用类固醇等，患者往往出现免疫抑制。人类免疫缺陷病毒等疾病也可能导致继发性免疫缺陷。这类患者的感染可能比较严重，建议选择经验性抗生素时需谨慎考虑。

PICU 特有的另一种继发性免疫缺陷是与危重症相关的免疫麻痹。伴随危重症而来的炎性反应由机体的抗炎反应相平衡。当抗炎反应比例失调或持续时间过长时，则可导致免疫抑制，即所谓的"免疫麻痹"。免疫麻痹的程度可以通过血液检查来确定。免疫麻痹常的治疗通过刺激免疫反应及停止现行的免疫调节治疗。关于该类患者抗生素使用范围和免疫调节治疗的决策相对复杂，建议多协商讨论[317]。

（二）细菌耐药性和抗生素经验治疗

由于大多数患者存在多种医疗问题及医疗风险，PICU 患者的抗生素耐药细菌定植率很高。PICU 患者

中万古霉素耐药肠球菌的定植率高达 5%[318]。同样，4%～10% 的 PICU 患者发现耐甲氧西林金黄色葡萄球菌（methicillin-resistant Staphylococcus aureus，MRSA）的定植。既往有住院病史或家中有家庭成员从事医学工作的患者，其 MRSA 的定植率而增加[319, 320]。

由于存在器官功能障碍、对医疗设备依赖和血流动力学普遍不稳定，PICU 患者的感染较为常见。其感染或脓毒症可为原发疾病或继发于重症或 PICU 干预措施。经验性抗生素治疗很常见，但抗生素的选择也很具挑战性。经验性抗生素治疗应考虑的因素有：疑似感染的位置、患者的免疫状态、症状的程度（如血流动力学不稳定、既往细菌培养敏感性、抗生素暴露及定植）。许多 PICU 已经开发了抗生素管理程序，以改进经验性抗生素选择及治疗方案。抗生素的规范使用、电子病历风险分层和抗生素管理程序，与优化抗生素选择和治疗时机、缩短抗生素使用时间和降低细菌耐药性风险相关[321, 322]。当在 OR 中监护 PICU 患者时，与 ICU 医师讨论当前的抗生素并根据推荐经验性用药可能会有帮助。

十七、危重患儿的转运

麻醉医师在患者转运方面具备专门知识，对危重患者转运风险有着充分的认识。监测和药物维持都不如患者稳定的生命体征可靠，因为存在维生治疗脱落或中断的风险。在单中心研究中，PICU 患者的院内转运（如进出手术室、治疗区或影像检查中心）与显著的不良事件发生率相关：需要干预的血流动力学变化（13.9%），设备相关不良事件（10%），紧急插管（5%），气管导管脱落（3.75%）或中心静脉导管脱落（3.75%），或心肺复苏（7.5%）[323, 324]。提前规划、对可能存在的问题进行预测、确保患者在转运前的最佳状态及充分人力保障是管控风险及院内转运相关事件预后的关键。

由于儿童专科护理的集中化，院际转运（通常从转诊医院到儿童专科附属医院）在危重儿科患者中很常见。危重儿科患者的转运是一项庞大的工作，需要在资质、专科方向、团队组成、研究和经济方面都达成一致共识[325, 326]。儿童专科团队可给儿科患者带来危重护理技能和专业知识，与非儿科专科团队相比，儿科专科团队转运患者时的意外事件发生率更低[327]。当儿科患者需要紧急手术治疗时，麻醉医师可能会在转运过程中与儿科转运团队进行沟通合作，有时患者会直接转入手术室。同样，当医疗资源无法满足患者

的病情或需求时，非儿童专科医院的麻醉医师也可以直接将患者从手术室转运到转诊中心。

十八、PICU 预后

PICU 的入院生存率在过去几十年间有了显著提高，最近的报告显示，出 PICU 的患者生存率为 98%，出院生存率为 97.6%[328]。在需要进入 PICU 治疗的危重患儿中，4.8% 患者出现新发疾病，3.4% 出现整体认知功能障碍，10.3% 的患儿根据儿科脑功能分类及儿科整体表现分级诊断为获得性综合功能障碍[328, 329]。认知功能障碍的干预危险因素包括机械通气、RRT、

心肺复苏和 ECMO[329]。PICU 停留时间越长，神经功能预后越差[330]。

> **要点：胃肠病学与营养，免疫与感染及预后**
> - 入院后第 1 周应通过肠内或肠外营养给患者提供至少 3/2 的能量需求及足够的蛋白质摄入。
> - 危重疾病导致的免疫麻痹和经验性抗生素使用导致的细菌耐药是感染的重要原因。
> - PICU 生存率已明显提高，出院生存率为 97%～98%；然而，约有 10% 的患者出现综合功能障碍。

病例分析

女性患儿，6 岁，20kg，有严重的支气管哮喘病史，每天吸入 β 受体激动药、皮质类固醇激素（吸入型）及 montekulast 治疗，由急诊室收入 PICU。患儿在上呼吸道感染后出现严重的哮喘加重，包括吸气 / 呼气时有哮鸣音，吸气费力，胸部 X 线片示双肺提示过度膨胀，吸空气时有轻微发绀，SpO_2 85%，使用无重复呼吸氧面罩，氧流量 10L/min 时可提高到 90%[331]。

鼻腔分泌物快速检测可发现副流感病毒抗原。予 β 受体激动药治疗吸入、糖皮质激素、硫酸镁静脉注射无明显改善，遂予 BiPAP 鼻面罩，100% 纯氧吸入，压力设置为 $12/6cmH_2O$。予桡动脉置管，测得该治疗下的动脉血气为：pH 为 7.15，$PaCO_2$ 90mmHg，PaO_2 65mmHg。予沙丁胺醇持续吸入。但患者病情在接下来的 4h 内逐渐恶化，呼吸辅助肌增加做功，疲累达到呼吸停止的临界点。予纯氧面罩通气，氯胺酮 2mg/kg、罗库溴铵 25mg 静脉注射，ID4.5mm 带囊气管导管经口气管插管。插管后胸部 X 线片示 ETT 位于气管中段，肺部严重过度充气伴右下叶及左上叶肺不张，未见气胸或纵隔积气。持续使用沙丁胺醇、静注皮质激素及镁剂，但气体交换持续恶化，插管后 4h ABG 提示 pH 为 7.05，$PaCO_2$ 为 105mmHg，PaO_2 为 50mmHg。压力控制通气下吸气峰压 $38cmH_2O$，呼气末正压 $10cmH_2O$，I ∶ E 比为 1 ∶ 4，呼吸频率为 20/min，FiO_2 为 1.0。CO_2 波形图显示呼气时 CO_2 急剧上升，流量 - 容量曲线提示严重的呼气阻塞，呼气量仅为 65ml（3.25ml/kg）。心率 175/min，血压 75/45mmHg，外周循环灌注异常伴花斑，毛细血管充盈时间 3s。超声引导下于股静脉置入三腔中心静脉导管，予 20ml/kg 生理盐水输注，低剂量肾上腺素 0.03μg/(kg·min) 强心及扩张支气管。氯胺酮、右美托咪定和芬太尼已用于镇静。ICU 团队在讨论了挥发性麻醉药与 VV-ECMO 哪个方法更

合适之后，决定咨询麻醉医师，使用吸入七氟烷[332]。

根据医院 PICU 内哮喘的吸入药物治疗相关政策，PICU 中配置了一台连接有麻醉气体呼出及回收管道的新型麻醉机。由于这种麻醉机的呼吸机是无风箱活塞式驱动的，内部无效腔小，驱动压高，所以与 ICU 呼吸机相似的参数设置可维持同样的气体交换，尽管效果不理想。开始时吸入七氟烷的浓度为 0.5%，在随后的 2h 内逐渐增加至 3.5%。逐渐减少沙丁胺醇及氯胺酮的用量直至停药。严密监控血压及心率，逐渐增加肾上腺素至 0.05μg/(kg·min)，使其血压高于 75mmHg，HR 低于 180 次 / 分。目标是在 4h 内将呼气末七氟烷浓度保持在 3%～3.5%，随后在通气及流量 - 容积曲线改善的情况下逐渐降低浓度。每 30 分钟评估一次 ABG。患者 $PaCO_2$ 逐渐降至 55mmHg，PaO_2 增至 205mmHg，pH 提高到了 7.30。呼气末 CO_2 波形也得到了改善，只有轻微的上升，听诊潮气量也有改善，吸气和呼气时的哮鸣音也减少了。最后，流量 - 容积曲线改善，提示呼气阻塞大大减少，PIP 值降至 $30cmH_2O$，而呼气时潮气量增至 140ml（7ml/kg）。在维持七氟烷吸入 4h 后，逐渐降低浓度直至停药（> 2h），同时严密监测呼吸及血流动力学，确保通气及呼吸力学没有恶化。七氟烷吸入接近结束时，持续输注沙丁胺醇及氯胺酮，转为 ICU 呼吸机通气，病情好转，48h 后拔管。患者于次日出院，3d 后出院回家。

本例提供了一种伴呼吸衰竭的严重哮喘状态的治疗方法，采用多种方法来增加支气管扩张，以及多学科讨论决策，最终决定选择吸入性麻醉药物进行治疗。在 ICU 医疗护理中，无论是面对手术患者还是内科疾病患者，儿科麻醉医师都应作为主要成员参与其中，与 ICU 医师的协作沟通和规划有助于患者的治疗。

第43章　遗传综合征患者的麻醉
Anesthesia for the Patient with a Genetic Syndrome

David Mann　Priscilla J. Garcia　Dean B. Andropoulos　著

刘立飞 译　叶 茂 校

一、遗传综合征患者的一般处理方法

综合征是指一个以上可识别的表型特征在特定联合征中同时出现，其病因被认为来自特定的遗传缺陷。遗传学家或畸形学家通常能够从患者的表型确定诊断，但随着分子遗传学的发展，更多的此类综合征具有已知的遗传学病因和遗传方式。据推测，许多未知病因患者的遗传学基础在不久的将来会得到确定。更多遗传病的最终诊断通常是通过外周血淋巴细胞常规的核型分析、染色体微阵列或荧光原位杂交来完成的（fluorescence *in situ* hybridization，FISH）。随着如全外显子组测序和全基因组测序等较新的基因检测技术因成本降低而越来越多地用于临床，基因诊断的准确性和"个性化医疗"的潜力也在不断提高[1, 2]。在新生儿和儿童重症监护病房，全外显子组或基因组测序的诊断率为30%～60%，并可能改变50%～70% 的临床处理，时间为几天到两周。未来几年，这种方法的临床应用可能会扩大[3]。

联合征是几个可识别的表型特征的集合，要么没有已知的遗传学病因，要么有各种遗传学病因。综合征和联合征之间的区别通常不是很清楚，本章将交替使用这两个术语。"序列征"这个词也经常被使用，如"皮尔罗宾序列征"，但在现代术语中，这个术语通常也被"综合征"所取代。由于这些儿童中的大部分在诊断或治疗过程中需要麻醉或镇静，儿科麻醉医师通常几乎每天都会遇到综合征患者。本章将首先回顾遗传综合征患者的一般处理方法，然后更详细地回顾对麻醉带来挑战的一些最常见综合征。最后，将按字母顺序列出与麻醉管理相关的120 种综合征（附录43-1）。

（一）气道的注意事项

气道管理一直是儿科麻醉医师考虑的中心问题，许多有遗传综合征患者伴有气道异常。最常见的是下颌发育不全综合征，包括皮尔罗宾序列征、特雷彻柯林斯综合征和 Goldenhar 综合征（半侧颜面发育不全综合征）。其他表现包括唇腭裂、高腭穹合并张口受限、颈椎融合限制颈部活动、大舌或其他原因造成的软组织阻塞。详细的术前气道病史，包括询问打鼾、睡眠中气道阻塞和急性生命威胁事件是很重要的。了解以前的麻醉用药和气管插管的病史很重要，如果有可能调取以前的麻醉记录，或与患者以前的麻醉医师、耳鼻喉科医师或颅面外科医师交谈也是很重要的。仔细检查张口度，并观察咽喉、软腭和检查颈部活动度。最后，复习所有影像学资料，如胸部、颈部和面部的 X 线、计算机断层扫描或磁共振成像扫描，应对困难气道管理制订计划。其他章节（见第 15 章）详细介绍了困难气道管理，文中（见第 35 章）详细介绍了颅面外科的麻醉管理。附录 43-1 列出了每种综合征的气道注意事项。

（二）心脏的临床表现

许多遗传综合征有心脏的表现，全面询问心脏病史和体格检查再怎么强调都不过分。在心脏检查中，最常见的是收缩期和（或）舒张期杂音，因此必须了解心脏解剖和病理生理学，并且必须复习最近的如超声心动图等诊断报告。若没有行心脏病诊断的新生儿需行某些类型的手术，如 VACTERL 联合征患者行气管食管瘘修补术，由于心脏畸形的发生率高达30%～40%，应尽可能请心脏科会诊和行超声心动图检查[4]。其他行非心脏手术的 CHARGE 综合征、13 三体综合征、18 三体综合征、唐氏综合征及腭心面综合征等常见综合征患者，也常合并心脏疾病。对于病

本章译者、校者来自重庆医科大学附属儿童医院。

情严重的患者，建议与心脏病专家进行讨论。心脏发育的细节在其他章节（见第 5 章）回顾，心脏疾病的麻醉管理和病理生理学将也在其他章节（见第 26 章和第 27 章）讨论。

（三）神经发育异常

许多有遗传综合征的患者存在中枢或外周神经系统畸形，许多无明显畸形的患者存在相关的神经发育迟缓，可能表现为一般智力滞后、粗大或精细运动问题、讲话和语言发育迟缓及行为问题。了解所有遗传综合征患者的神经发育状态是很重要的，实际年龄可能与发育年龄有很大差异，因此术前准备、沟通、术前用药和父母在场的方式可能需要相应改变。这些患者中有许多经历了多次医疗处理和干预，可能在麻醉前非常焦虑。

（四）血管通路

患有遗传综合征的患者可能会出现肢体异常，无法常规建立静脉通路，因此可能需要选择替代部位。如果四肢外周静脉难以建立，可选择建立颈外或颈内静脉通路。此外，患有遗传综合征的患者往往需要多次住院和手术，建立外周静脉通路可能非常困难，中心静脉也可能因为以前置管而形成血栓。典型的表浅静脉的缺失，以及皮肤侧支血管的存在，会增加困难穿刺的可能。如果有指征，可能需要进行额外的检查（如超声、MRI 或 CT 扫描）来制订建立血管通路计划。超声引导建立血管通路，包括外周静脉通路，可以极大地方便这些患者的治疗。其他章节（见第 18 章）包含了详细的讨论。

（五）骨关节的注意事项

脊柱侧弯、髋关节发育不良和肢体挛缩在遗传综合征患者中很常见。应加强对严重的脊柱侧弯患者呼吸和心脏功能状态的评估，可能改变术后通气和重症监护计划。有这些问题的患者麻醉后摆放体位时必须非常小心，以免伤害到受影响的区域。其他章节（见第 28 章和第 32 章）介绍脊柱和骨科的注意事项。

（六）其他注意事项

特别是对于罕见的疾病，或麻醉医师不熟悉的疾病，尽可能的查阅参考资料、熟悉特定综合征的基本问题和制订合理的麻醉计划是很重要的。附录 43-1 列出了从最常见的（胎儿酒精综合征、唐氏综合征、自闭症谱系障碍）到最罕见的 120 种综合征。另一个很好的来源是美国国立卫生研究院 MedGen 网站：https://www.ncbi.nlm.nih.gov/medgen/ [5]。美国国立卫生研究院在线孟德尔人类遗传数据库（www.ncbi.nlm.

nih.gov/omim）和美国国立卫生研究院遗传和罕见疾病信息中心（https://rarediseases.info.nih.gov/）也有很好的信息，包括已知的基因图谱位点 [6-7]。还有许多其他出版物和电子资源，包括一般性综述文章 [8] 和教科书 [9]。儿科麻醉医师需要掌握这些资源，因为这类患者在手术日经常出现，而没有足够的时间来搜索信息。此外，家长和其他护理人员通常非常了解患者和病情，可以提供有关患者过去对特定干预措施反应的宝贵信息。当接触有遗传综合征的患者时，倾听父母和患者的要求和关注点是很重要的。

> **要点：遗传综合征患者的一般处理方法**
> - 原位荧光杂交、染色体微阵列或更新的基因检测，如全外显子组或全基因组测序，可大大提高诊断率。
> - 气道和心脏异常在大量的遗传综合征中出现，对这些器官系统进行仔细的评估是必要的。
> - 神经发育和骨科的问题也经常出现在遗传和畸形综合征患者。

二、常见重要综合征的处理

（一）唐氏综合征

唐氏综合征（Down syndrome，DS）是最常见的精神发育迟滞的遗传综合征类型，也是特定出生缺陷和医学情况的主要遗传学病因 [10]。约 95% 的 DS 患儿由于配子形成过程中染色体异常分离而多出一条 21 号染色体，约 4% 的 21 号染色体易位，1% 的 21 号染色体体细胞嵌合 [10]。美国年龄校正的 DS 患病率估计为每 10 000 活产 14 例（732/1），表明每年约有 5400 名新生儿患有 DS。高龄产妇是目前为止 DS 最重要的危险因素。

DS 患者出于诊断和治疗的原因给麻醉医师出了很多难题，共同特征是每个问题都是对麻醉医师的挑战 [11]。所有 DS 患者均具有典型的睑裂上斜、面部轮廓平坦、舌大、智力迟钝、张力减退等特征 [12]（图 43-1）。约 50% 的 DS 患者有先天性心脏病，大多数患者为完全性房室通道，但是室间隔缺损、法洛四联症和其他病变也多见。患有 DS 的新生儿应进行先天性心脏病（CHD）筛查，在进行任何麻醉前应询问其父母心脏病史。特别值得注意的是，DS 患者比没有

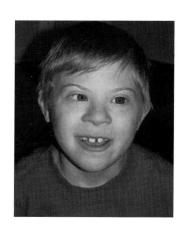

◀ 图 43-1　DS 的典型面部特征

注意内眦赘皮、睑裂上斜、平坦的面部轮廓和相对较大的舌头（经 Elsevier 许可转载，引自 Davidson[12]）

DS 的患者更早出现肺动脉高压，而且程度更严重，但原因不完全明确。特别是在未修复的 CHD 中，应该考虑评估其肺动脉压力，超声心动图通常足以达到这一目的。DS 患者即使没有 CHD，也更容易在七氟烷诱导时出现心动过缓，谨慎监测和使用像阿托品或甘溴酯这样的抗胆碱能药物[13]。其他章节（见第 26 章和第 27 章）讨论 CHD 的麻醉管理。

呼吸道梗阻在 DS 患儿中很常见，原因为中脸相对扁平合并口咽腔狭窄，鼻道狭窄，舌、扁桃体和腺样体较大[14]。这些可能导致阻塞性睡眠呼吸暂停，这又可能进一步加重肺动脉高压。DS 患儿常行扁桃体切除术和腺样体切除术，可能需要特殊的诊断性检测及术后住院监测。尽管这种患者有上呼吸道阻塞的倾向，绝大多数 DS 患者仍适合简单的面罩通气和气管插管。

多达 15% 的 DS 患者寰枕关节不稳定，其定义为颈椎屈伸 X 线片中过度运动[14]。然而，这些患者中的绝大多数是无症状的，许多需要麻醉的 DS 婴儿有颈椎骨化不完全，而影像学不可靠。因此，无症状的 DS 患者在麻醉前颈椎片中没有表现。详细的颈部疼痛史或神经系统症状，以及既往的麻醉或气管插管病史对每个 DS 患者都很重要。如果有这样的阳性病史，择期麻醉应该推迟到彻底评估以后，通常包括颈椎摄片、CT 扫描或 MRI。在气道管理过程和摆放手术体位时都要非常小心地保护颈椎，包括避免极端的屈曲、伸展和旋转，并尽可能将颈椎保持在一个中立的位置。在此基础上，大部分 DS 患者可容易地通过直接喉镜插管。

约 10% 的 DS 患者存在胃肠道问题，其中大部分为十二指肠闭锁和环状胰腺[10]。食管闭锁 / 气管食管瘘也可能出现在 DS 患者中。这些情况往往导致 DS 新生儿因十二指肠闭锁需要紧急手术，仔细检查相关的疾病对这些患者来说是很重要的，特别是 CHD。

DS 患者经常有甲状腺功能异常，约 2% 的患者患有先天性甲状腺功能减退症，多达 25% 的患者从出生到 10 岁都患有代偿性甲状腺功能减退症，伴有促甲状腺激素水平升高，T$_4$ 水平正常低值[14-16]。这些 DS 患者往往由于其他的特征而未被发现，如发育迟缓、低张力和肥胖等。甲状腺功能减退症在心脏手术或其他大手术中尤为重要，亚临床状态造成心脏对内源性和外源性儿茶酚胺不敏感来影响心肌功能，在围术期巨大应激下出现临床表现。因此，建议 DS 患者在大手术前进行甲状腺功能筛查。

DS 儿童患急性白血病的风险增加，包括髓细胞性白血病（acute myeloid leukemias，AML）和淋巴细胞性白血病（acute lymphocytic leukemias，AML）[17]。与非 DS 儿童相比，DS 儿童在治疗结果、治疗反应、治疗毒性和不良反应方面存在差异。DS 患者 AML 的生存率和预后有提高，但在 ALL 患者中与非 DS 患者相当。不良反应特别是黏膜炎和严重感染在 DS 患者接受强化化疗诱导方案中更为常见。麻醉医师必须评估 DS 患者合并白血病的所有上述表现。最后，DS 患者建立血管通路可能是具有挑战性的，外周静脉因脂肪组织增加而难以穿刺，颈内静脉因颈部短、脂肪组织增加而难以穿刺，桡动脉因细小而难以穿刺[18]。超声引导可以使外周静脉、中心静脉和动脉通路的建立更为简便。

美国一家大型儿童医院最近的一项研究显示，479 例有复杂特殊医疗需求的麻醉病例中有 9% 为 DS 患儿，占所有麻醉病例的 1.25%[19]。这项研究指出，儿科麻醉医师都有遇到 DS 患者的可能，而对上述 DS 疾病的了解对于为这些患者提供恰当的麻醉处理是很重要的。

（二）18 三体和 13 三体

18 三体综合征［爱德华综合征，活产发生率为 1 :（6000～8000）］和 13 三体综合征（帕陶综合征，发生率为 1 : 10 000）是活产新生儿中第二和第三常见的常染色体三体疾病，仅次于 DS[20]。这两种综合征都有发育迟缓、小头畸形、小颌畸形、肌张力减退和 CHD 高发病率（大约 90%）（图 43-2）。房间隔缺损、室间隔缺损和动脉导管未闭，这三种病变常同时出现，占 CHD 的大多数，为 60%～70%[21]。剩下的大部分 CHD 存在于两心室解剖中，包括主动脉瓣疾病、主动脉缩窄、右心室双出口、法洛四联症和完全性房室通道。单心室疾病占 CHD 病例的不到 10%，如左心发

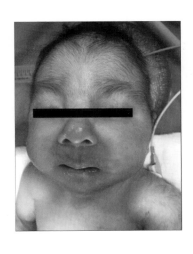

◀ **图 43-2　一名 3 月龄的 18 三体婴儿（爱德华综合征）**

注意小眼畸形、小颌畸形、短颈和发育不良。婴儿也有低张力和畸形足，并有室间隔和房间隔缺损（经 Turk J Anaesthesiol Reanim 许可转载，引自 Bali 等[25]）

育不全综合征。其他多种器官系统的疾病常见，包括胃肠道、泌尿生殖系统、骨科和神经系统疾病。两种综合征的总体预后均较差，据报道，两种综合征的中位生存期均为 1～2 周。镶嵌或易位型 18 三体和 13 三体相对于完全三体存活率更高。

18 三体综合征和 13 三体综合征患者最常见的死亡原因是肺炎、呼吸暂停和 CHD。最近有许多关于更长的生存期的报告，包括关于 10%～12% 的 18 三体和 13 三体患者的 5～10 年生存期的大量报告。虽然许多患者将只接受舒适治疗，但越来越多的患者正在接受积极的治疗，需要麻醉处理[22]。胃造瘘和心脏修复是最常见的手术，但基本上每个器官系统都有大、中、小手术的报道。这包括胃肠、泌尿、脊柱、颅面（唇腭裂、上颌重建）、气管切开术、脑室 – 腹腔分流术、鼓膜切开术、扁桃体切除术和其他很多手术。在最近的一系列研究中，加拿大安大略省有 400 多名 18 三体和 13 三体患者，有 18% 至少接受过一次外科手术；第 1 次手术后 1 年生存率为 70% 左右[23]。其中，20%～40% 的儿童一生中接受过 4 次或 4 次以上的外科手术。在一项对 1480 例 18 三体和 13 三体患者的大型数据库研究中，90% 的患者有 CHD，7% 的患者接受了 CHD 修复术。未手术的 CHD 患者住院期间的死亡率为 48%，而修复术后的患者为 21%（$P < 0.03$）[21]。麻醉注意事项包括深入评估所有相关的缺陷，要特别关注心脏和气道[24-27]。因为小下颌畸形发病率高，要做好应对困难气道的相应准备。与外科医师详细讨论手术计划，与家长详细讨论麻醉的过程和风险、围术期主要并发症和死亡率增加的可能性，这些都是至关重要的。理解父母的期望和愿望在处理 18 三体综合征和 13 三体综合征时也是至关重要的。

> **要点：21、18 和 13 三体综合征**
> - 常见的 DS 的问题包括心脏病、寰枕关节不稳定、肺动脉高压、甲状腺功能减退、十二指肠闭锁和白血病。
> - 18 三体和 13 三体综合征患者的早期婴儿死亡率非常高，但越来越多的人因各种外科情况接受手术治疗，先天性心脏病占 90%。

（三）VACTERL 联合征

VACTERL 联合征于 1972 年首次提出，首字母缩写包括：V 表示椎体缺陷，A 表示肛门或其他肠道闭锁，C 表示心脏缺陷，TE 表示气管食管瘘，R 表示肾畸形，L 表示肢体缺陷。它最初被提议称为 VATER 联合畸形，现在仍偶尔使用；频繁的心脏和肢体缺陷使改变成为必要[28]。据估计，该发病率为 1∶10 000～40 000 活产儿。这种疾病的遗传学是复杂的，但患者和动物模型中的候选基因包括 7 号染色体上的 *sonic hedgehog* 基因、16 染色体上的 *FOX* 转录基因簇、2 号染色体上的 *Gli2* 基因的缺陷或缺失[29, 30]。并不是所有的患者都具有这种联合征的所有特征，但是气管食管瘘（tracheoesophageal fistula，TEF）通常被认为是诊断的必要条件，同时在 5 个附加表现中至少有 1 个其他的主要缺陷。最近的研究报道表明，随着能诊断更细微畸形复杂的成像技术的应用，这些类别的异常诊断率增加[31, 32]（图 43-3）。在其他类型中，心脏病变最常见，在 40%～80% 的患者中存在[29]。室间隔缺损和法洛四联症是常见的，大多数 CHD 就诊时无发绀表现。在 VACTERL 联合征合并复杂 CHD 合并动脉导管依赖的全身或肺循环的病例中，TEF 修复后的死亡率超过 50%[33]。60%～90% 的患者存在椎体异常，包括半椎体、融合或蝶形椎体或额外椎体。50%～80% 的患者存在泌尿系统异常，包括马蹄肾、肾脏发育不全、膀胱输尿管反流、尿道下裂、肾脏发育异常和隐睾。胃肠道闭锁和其他肛门直肠畸形占 55%～90%，其中绝大多数为肛门闭锁。肢体畸形占 40%～55%，以指形畸形和桡骨缺如为主。

VACTERL 联合征常见且显著的缺陷意味着这些孩子往往因诊断和治疗需要反复使用麻醉药，需要围绕病变的所有类别、孩子的发育和情绪状态进行彻底的术前评估，因为他们常经历了许多医疗干预。这些孩子通常发育正常。

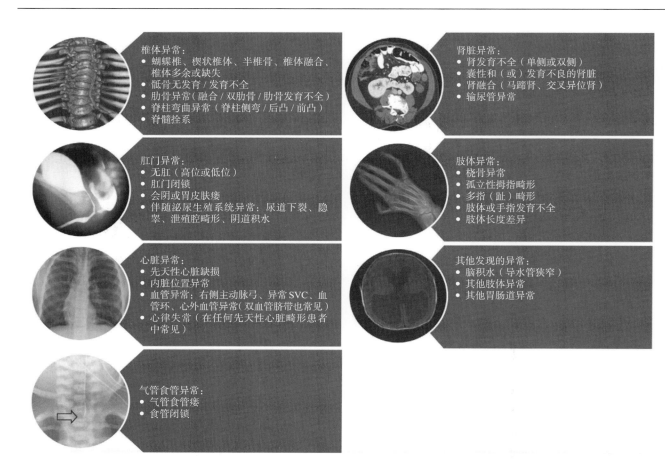

▲ 图 43-3　VACTERL 联合征例子

圆圈里的图像代表了放射学的例子。脊柱畸形：3D CT 重建显示胸段异常；肛门异常：对比成像显示肛门直肠畸形患者直肠 - 前列腺 - 尿道瘘；心脏异常：患者胸部 X 线片显示内脏位置异常，其心脏位置为中位，作为 VACTERL 联合征的一部分；气管食管异常：X 线显示气管袋引起的饲管放置位置（箭）；肾脏异常：腹部 CT 显示马蹄形肾的轴位图；肢体异常：骨骼异常影响桡骨、手腕和拇指；其他发现的异常：脑 MRI 轴位显示脑积水（由于导水管狭窄）。SVC. 上腔静脉（经 Elsevier 许可转载，引自 Solomon 等[31]）

（四）CHARGE 综合征

CHARGE 综合征在 1979 年被描述，它的首字母缩写为 C 代表眼部缺损，H 代表心脏缺损，A 代表后鼻孔闭锁，R 代表生长发育迟缓，G 代表生殖器发育不全，E 代表耳朵异常 / 耳聋[34、35]（表 43-1）。1998 年进一步改进诊断标准，将大多数 CHARGE 综合征患者中常见但在其他患者中少见的主要特征定义为 4 个：①虹膜或视网膜的缺损合并小眼畸形（80%）；②后鼻孔闭锁 / 狭窄，单侧或双侧或膜质或骨质；③脑神经异常——嗅束、面神经麻痹、感音神经性聋、吞咽不协调；④典型的耳畸形包括杯状耳（80%～100% 的患者）。次要的标准，在 CHARGE 综合征中较少见和特异性较少，包括心脏畸形（75%～80% 的患者），最常见的是圆锥动脉干畸形，如法洛四联症、主动脉弓异常和房室通道；生殖器发育不全，如小阴茎和隐睾；唇腭裂；TEF；独特的 CHARGE 外表和特征（前

额倾斜、鼻尖扁平）；生长迟缓和发育延迟[34-35]。典型的 CHARGE 综合征临床特征如表 43-1 和图 43-4 所示。

据估计，CHARGE 综合征的发生率约为每 10 000 个活产婴儿中有 1 例[34, 35]。最近发现的一个主要的候选基因是 8 号染色体长臂上的基因染色质解旋酶 DNA 结合蛋白 7（CHD7）。这导致在早期发育过程中参与染色质重构的一种蛋白的表达，并允许对来自头神经嵴的间充质细胞中表达的目标基因进行一定程度的表观遗传控制[36]。在 60%～65% 的 CHARGE 综合征患者中发现这种基因突变，发现超过 150 个突变为编码短，无功能 CHD7 蛋白质。

CHARGE 综合征患者在麻醉之前需要对其所有器官系统进行全面评估。新生儿后鼻孔闭锁或狭窄可能特别具有挑战性，需要在影像学检查、修复、再评估和随访过程中反复使用麻醉药。心脏手术尤其常见。

表 43-1　CHARGE 综合征的表型特征

特　征	详　情	发生率
残缺	• 虹膜、视网膜、脉络膜、视盘或小眼畸形	75%～90%
后鼻孔闭锁 / 狭窄	• 单侧或双侧，骨性或膜性	65%
脑神经异常	• 面神经麻痹、听觉、前庭神经或迷走神经（吞咽问题） • 中枢神经系统异常还包括无嗅脑、前脑无裂畸形、前脑和后脑异常	面部：50%～90%； 中枢神经系统异常：55%～85%
典型的耳朵异常	• 外耳呈对称畸形，位置低，前倾，杯状，宽，垂直高度降低 • 三角形外耳常见 • 也可见小耳畸形、耳道发育不全和耳前结节 • 中耳：听骨畸形 • 耳蜗：Mondini 畸形 • 颞部：半规管缺失 / 发育不全；高度预测 CHD7 突变的存在	外耳：95%～100%； 内耳：90%
生殖器发育不良	• 男性：小阴茎 / 隐睾 • 女性：阴唇发育不全 • 青春期延迟	50%～70%
发育迟缓	• 超过 70% 的人智商＜ 70	70%
心血管畸形	• 通常为圆锥动脉干、房室管和主动脉弓异常	50%～85%
生长发育迟缓	• 下丘脑 - 垂体功能障碍导致矮小和青春期延迟 • 通常，出生时的百分位数是低正常值，大约是 10 百分位	70%～80%
先天性唇腭裂	• 唇腭裂	15%～20%
独特的面部特征	• 方脸，前额突出，鼻梁和鼻小柱突出，中脸平坦	NA
附加特性	• 脐膨出和脐疝 • 骨性脊柱侧弯 / 半椎体 • 肾脏异常，发育不良或马蹄型 / 异位肾 • 37% 的手和四肢畸形：多指畸形，J 形 "曲棍球棒" 手掌屈曲皱褶 • 短颈、斜肩、乳头异常 • 免疫缺陷	NA

NA. 不适用（经 John Wiley and Sons 许可转载，引自 Hsu 等[35]）

随着人工耳蜗的出现和更广泛使用，许多 CHARGE 综合征患者也会接受这个手术。虽然智力迟钝和其他发育迟缓是常见特征，但也是可变的，有些患者可能有正常的智力。在这些患者中发现越来越多自闭症谱系障碍行为症候群[34, 35]。

（五）小颌畸形综合征

小儿患者困难气道管理和困难气管插管最常见的原因之一是小颌畸形，需对每个患者进行评估。有许多颅面综合征导致小颌畸形，包括皮尔罗宾序列征、特雷切尔柯林斯综合征和半侧颜面发育不全综合征（Goldenhar 综合征）。

1. 皮尔罗宾序列征

皮尔罗宾序列征（Pierre Robin sequence，PRS）定义为小下颌或下颌后退、舌后坠和软腭裂。单独的

PRS 没有已知的遗传原因，也与其他综合征无关；大约一半的患者为单独型，但发表的数据从 11% 到 81% 不等。发病率约为每 8500 名活产婴儿中有 1 例，儿童期死亡率为 2.2%～26%[37]。与 PRS 相关的遗传综合征通常有施蒂克勒综合征、特雷彻柯林斯综合征和腭心面综合征[38]。轻度影响的患者可能需要最小的医疗干预，而严重影响的患者在新生儿期表现出气道症状。上气道异常经常导致阻塞性呼吸暂停，医疗干预的强度与上气道阻塞的程度成正比。对于有显著影响的新生儿，可能需要气道干预，如俯卧位、经鼻持续正压通气、气管插管或气管切开。喂养困难是常见的，可能需要胃造瘘喂养。可能需要气道手术，包括腭裂修复、腭帆成形术、舌唇粘连和下颌手术[38]（图 43-5）。可能需要喉罩、视频喉镜、纤维镜插管或经磨牙置入

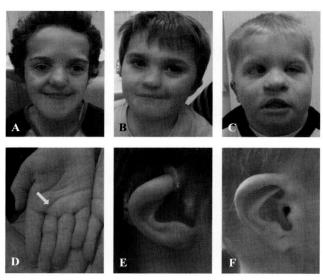

▲ 图 43-4　CHARGE 综合征的临床特征

A. 一名 10 岁女孩的唇腭裂修复术、轻微的左侧面瘫和宽前额；B. 一名 6 岁男童患有唇腭裂和方脸，伴有轻度右侧面神经瘫痪；C. 一名 2.5 岁男孩，左侧小眼畸形，植入原位假体，方脸，宽前额，宽鼻根；D."J"形曲棍球掌纹（黄箭）；E. 典型的 CHARGE 耳，具有发育不全、过度卷曲的耳缘和耳垂，以及三角窝；F. 不太典型的耳朵，耳轮上方呈方形，耳垂上有褶皱（经 John Wiley and Sons 许可转载，引自 Hsu 等 [35]）

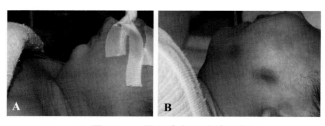

▲ 图 43-5　婴儿皮尔罗宾序列征

下颌骨牵张的临床结果：A. 牵张前；B. 牵张后（经 Wolters Kluwer 许可转载，引自 Cladis 等 [38]）

喉镜等气道管理技术 [39]。其他章节（见第 15 章）详细介绍了困难气道管理。

2. 特雷彻柯林斯综合征

特雷彻柯林斯综合征（Treacher Collins syndrome，TCS）是一种双侧面部发育的常染色体显性遗传疾病，大约每 5 万例活产中就有 1 例受到影响；然而高达 60% 的病例似乎是一种新的基因突变。TCS 是一种发生在第一、第二鳃弓的遗传性发育障碍，导致广泛的神经嵴细胞异常发育。TCS 表型包括上颌骨、颧骨和下颌骨发育不全、外眦下斜、下眼睑缺损、外耳和中耳缺损、感音神经性聋（图 43-6）。该基因编码的蛋白质被称为 Treacle，其假说是在胚胎发育的特定阶段，特别是在头部和面部的结构发育阶段，它协助核

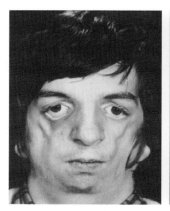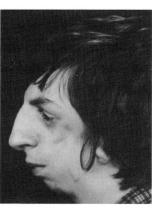

▲ 图 43-6　青少年特雷彻柯林斯综合征

注意上颌骨、颧骨和下颌骨发育不全，外眦下斜，下眼睑缺损，以及外耳和中耳的缺损（引自 Marszalek 等 [39]）

糖体 DNA 转录 [39, 40]。这些患者可能需要通过多个处理进行广泛的面部骨性和软组织重建，包括 10 岁前的眶部和颧骨重建、外耳重建及骨生长完成的青少年下颌前移。麻醉医师在气道管理上的困难来自于 TCS 患者中经常遇到的下颌发育不全和高拱形上腭。已有视频喉镜成功应用于这一综合征气道管理的报道 [41]。

3. Goldenhar 综合征

Goldenhar 综合征，也被称为眼-耳-脊柱发育异常综合征或半侧颜面发育不全综合征，是一种第一和第二鳃弓发育障碍，大约每 5600 个活产婴儿中就有 1 个受到影响。最常见的为单侧，其特征为外耳和中耳畸形 / 发育不全，常伴有感音神经性聋、下颌发育不全、眼睛异常，如小眼球和眼球上皮样囊肿、椎体异常（包括颈椎畸形和脊柱侧弯）[42]（图 43-7）。大多数病例为偶发性，表型的异质性表现较为常见，从非常轻微的半面不对称、耳前皮赘或耳凹，到严重的畸形和下颌发育不全。约 1/3 的患者存在先天性心脏病，最常见的是间隔缺损和圆锥动脉干畸形 [42]。发育迟缓和自闭症谱系障碍见于一些患者 [43]。由于下颌骨发育不全和缺乏直接喉镜检查的空间，气道管理困难和气管插管困难在该综合征中很常见。这些患者经常因诊断和治疗耳、面部和心脏异常需要麻醉和镇静。光纤或视频辅助喉镜等技术常用于气道管理 [44, 45]。在 13 个接受心脏手术的 Goldenhar 综合征患者中，6 例插管困难：2 例在多次插管失败后需要手术气管切开，1 例需要逆行插管，其他 3 例需要 2～5 次直接喉镜插管尝试 [46]。应该注意的是，在这些病例报道时视频喉镜还未问世，如前所述它可能有助于气道管理。

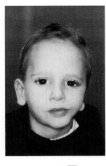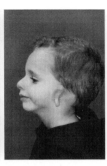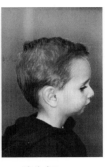

▲ 图 43-7　7 岁男童的 Goldenhar 综合征

注意面部不对称、下颌骨发育不全、左侧耳朵畸形（经 Wolters Kluwer 许可转载，引自 Vendramini-Pittoli 和 Kokitsu-Nakata[42]）

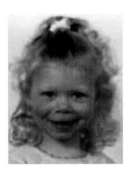

◀ 图 43-8　幼童 Williams 综合征

眼眶周围水肿、鼻梁扁平、长人中、笑容灿烂、面颊饱满和下唇饱满（经 SLACK Incorporated 许可转载，引自 Waxler 等[48]）

> 要点：VACTERL、CHARGE 和小下颌综合征
>
> ● VACTERL 联合征差异很大，但必须存在气管食管瘘加上其他一种主要缺陷，心脏病占 40%～80%。
>
> ● CHARGE 综合征的主要标准是眼部缺损、后鼻孔闭锁、脑神经异常和杯状耳。
>
> ● 小颌综合征是造成气管插管困难的最常见原因之一。

（六）心脏综合征

1. 威廉姆斯综合征

威廉姆斯综合征是一种遗传综合征，表型包括主动脉瓣上狭窄和特征性面部特征包括眼眶周围浮肿、平鼻桥、长人中、面颊和下唇饱满（图 43-8）。其他特征包括发育迟缓、友好或外向性格、高钙血症、肌张力减退、关节松弛和高血压。威廉斯综合征影响了大约 1/10 000 的活产儿，并已定位到 7 号染色体上位于 q11.23 的一个 1.5Mb 碱基对缺失涉及 26～28 个基因，包括弹性蛋白基因[47]。这种缺失可能来自于自然突变，也可能是作为常染色体家族形式显性遗传的。威廉斯综合征患者中有 50%～75% 患有心脏病，最常见的是主动脉瓣上狭窄和外周肺动脉狭窄。这些改变的特征是弹性蛋白动脉病变，通常存在于大动脉内层的大量弹性蛋白缺失，导致动脉的扩张受限和狭窄。此外，主动脉瓣叶边缘与狭窄的窦管交界处粘连可能导致冠状动脉阻塞，导致冠状动脉血流受损[48]。正是这一特点导致威廉斯综合征患者在麻醉和镇静下的诊断和治疗过程中突然死亡[49]。麻醉风险最高的患者有严重的主动脉瓣上狭窄（平均梯度＞40mmHg）、心电图表现或冠状动脉缺血症状、影像学上冠状动脉疾病、严重的左心室肥厚、双室流出道

阻塞、校正 QT 间期延长[50]。

谨慎的麻醉管理以平衡心肌氧供和氧耗，包括避免过度的心动过速、低血压和低血容量是重要的原则。外周肺动脉狭窄常在婴儿期出现，但随着时间的推移逐渐改善。左心梗阻性病变的麻醉处理细节在其他章节（见第 26 章和第 27 章）中介绍。

2. 努南综合征

努南综合征的特征是心脏疾病和独特的面部特征，包括眼距增宽伴有睑裂下斜、上睑下垂和低位后旋耳。心血管最常见的表现是，约 60% 有肺动脉瓣膜狭窄，约 20% 有肥厚性心肌病，约 10% 有房间隔缺损，约 5% 有室间隔缺损，约 3% 有动脉导管未闭[51]。其他缺陷包括颈蹼、盾状胸、淋巴引流异常导致淋巴性水肿。这种综合征在活产儿的发生率为 1/(1000～2500)，可能是偶发的，也可能是常染色体显性遗传，主要是通过母婴传播。在大约 50% 的病例中，12 号染色体上的 PTPN11 基因发生了错义突变，该基因编码蛋白质酪氨酸磷酸酶 SHP-2。这种酶参与激素、细胞因子和生长因子受体的各种信号级联，并参与许多发育过程[51]。需要麻醉介入最常见的是肺动脉瓣狭窄的球囊成形术或外科手术。

3. 腭心面综合征

腭心面综合征（velocardiofacial syndrome, VCFS）也被称为 DiGeorge 综合征或序列征、22q11 缺失综合征、CATCH22，以及圆锥动脉干异常面容综合征。该疾病有广泛的表型和超过 180 个临床特征。它是最常见的多重异常综合征之一，发病率估计约为 1∶2000 活产。VCFS 是一种常染色体显性遗传疾病，由染色体 22q11.2 处的微缺失引起[52]。表型极其多变，在 100% 的病例中不存在单一的临床特征，因此诊断是由染色体缺陷本身决定的。先天性心脏病在 70% 的病例中存在，占所有圆锥动脉干心脏异常很高的比例，包括主动脉弓中断占 50% 以上，法洛四联症的 15% 以上，永存动脉干病例占 50% 左右，以及后侧对位不

良室间隔缺损约占 1/3。*TBX1* 基因的半合子状态是导致心脏缺陷的原因。其他常见的缺陷是腭裂，最常见的是黏膜下裂隙，面部异常经常与高拱形腭、低位耳有关，偶尔与不同程度的小颌有关（图 43-9）。在不同比例的患者中存在的其他重要特征是部分甲状旁腺功能低下导致的新生儿低钙血症，以及淋巴细胞功能异常导致的相对免疫缺陷。尽管有些患者智力正常，发育迟缓在 VCFS 中很常见。全量表的平均智商为 70～75，其中约 55% 的人智商为 70～100，45% 的人智商为 55～70，少数人有中度到重度的智力障碍[53]。患有 VCFS 的人罹患多种精神疾病的风险增加，包括注意力缺陷多动障碍、自闭症谱系障碍、焦虑和情绪障碍，以及精神障碍和精神分裂症。上述心脏疾病患者应使用 FISH 或染色体芯片检测 22q11.2 的缺失。其他缺陷，特别是低钙血症和免疫功能障碍，导致感染风险增加，应该考虑到这些可能影响麻醉管理。对于 CHD 和 VCFS 较简单形式的患者，如法洛四联症、室间隔缺损和简单动脉干疾病，手术结果并不比没有染色体缺陷的患者差。然而，主动脉弓断伴有 22q11.2 缺失的手术结果更差。最后，伴有 22q11.2 缺失的心脏病手术后 1 年或更长时间后的神经发育明显更差[54, 55]。尽管在该综合征中已知的颅面轻度异常，但气道管理和气管插管通常是简单的。

> **要点：心脏综合征**
> - 威廉姆斯综合征主动脉瓣上狭窄是麻醉中引起的冠状动脉缺血而导致心搏骤停和死亡的常见原因。
> - 努南综合征多数伴有肺动脉瓣狭窄，肥厚性心肌病也可见。
> - 腭心面（或 DiGeorge）综合征是圆锥动脉干畸形的常见原因，这些患者可能有轻微的小颌，但通常气管插管没有问题。

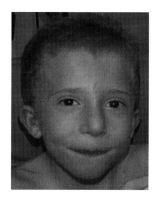

◀ **图 43-9　腭心面综合征的面部特征**
注意小的低置后旋转耳和轻微下颌后缩，患者也有高拱形的上腭和黏膜下裂（经 John Wiley and Sons 许可转载，引自 Shprintzen[53]）

（七）自闭症谱系障碍

自闭症谱系障碍（autism spectrum disorder，ASD）是一种逐渐被认识的移情性神经发育障碍，它包括自闭症、阿斯伯格综合征、非典型自闭症和其他未作特别说明的广泛性发育障碍。ASD 的特点是不同程度的社交和互动障碍，还包括限制性和重复性的行为和想象思维的障碍[56]。仪式性和重复性的行为包括对固定程序和恒定环境的需求、刻板的重复动作（如拍手）和强烈的特殊兴趣[56]。这些行为可能是为了给他们的内心世界强加秩序，但是对于不同的孩子，潜在的原因可能不同。如果 ASD 患儿的日常行为或重复行为被打断，他们更容易焦虑并表现出不必要的行为。从积极的方面来说，为 ASD 儿童引入事件和环境的可预测性可以减少不必要的行为，增强互动。自闭症儿童可能在管理感觉输入方面有问题。他们可能对感官刺激反应过度或不足，包括触觉、听觉、视觉、味觉和前庭或本体感受输入。另一方面，一些感官体验可以唤起强烈的快感，如有旋转灯光玩具的视觉输入。父母可能会报告说他们的孩子听觉过敏，有些人可能会觉得一些日常的声音难以忍受，如吸尘器或吹风机的声音。孩子可能不喜欢被触摸，如来自父母或兄弟姐妹的拥抱。有些织物的质地可能会引起不适。随着 ASD 诊断标准的扩展，长期以来认为绝大多数患者有明显的智力障碍的观点，即智商＜70，受到了挑战。最近的一份报告评估 156 名 10—14 岁患有 ASD 的儿童。他们发现，在 75 名自闭症患儿中，55% 的人智商低于 70，只有 16% 的人有中度至重度的智力缺陷（智商低于 50），28% 的人为平均智商（智商 85～115），3% 的人智商高于平均水平（智商＞115）[56]。约 30% 的 ASD 患者存在癫痫。

目前美国疾病预防与控制中心估计，美国每 68 名儿童中就有 1 名患有 ASD，其中男孩患病的概率是女孩的 4.5 倍（男孩 1∶42，女孩 1∶189）[57-58]。欧洲、亚洲和北美的研究表明其患病率也介于 1% 和 2% 两者之间。越来越多的证据表明 ASD 有遗传基础，数据表明兄弟姐妹的相对风险比一般人群高出 25 倍，双胞胎研究表明相似双生的相对风险更高。基因组关联研究已经在不同的染色体区域确定了几个候选基因，包括 *2q*、*7q*、*15q*、*15p14.1* 和 *X*。此外，脆性 X 染色体、唐氏综合征、腭心面综合征等占 ASD 患者的 1%～2%[55]。ASD 患者已经采用了多种行为治疗方法，也有证据表明药物干预可以有效地减少一些不良行为[56]。药物治疗可能包括用于急躁和攻击性行为的利培酮；选择性 5- 羟色胺再摄取抑制药 / 选择性去甲肾上腺素再摄取抑制药，如用于重复行为的氟西汀，用于注意缺陷多动症状的哌甲酯，以及用于多动和易怒的可乐定[56]。

ASD 患者的麻醉管理，尤其是术前准备、用药前和麻醉诱导，是这一人群特有的问题[59]。在可能的情况下，应在麻醉前与 ASD 患者的父母联系，了解他们的 ASD 程度、特殊行为和需要避免的干预措施。对于 ASD 患者来说，尽可能接受门诊手术、尽快让患者回到他们的家庭环境和日常生活中是非常重要的。据报道，父母在场和（或）口服咪达唑仑、氯胺酮、可乐定或某些情况下肌内注射氯胺酮等术前用药对这一人群有效。ASD 人群最常见的诊疗包括牙齿修复手术、耳鼻喉科手术、脑电图和脑 MRI 扫描检查[59]。据报道，将这些患者安排在一天中的第一台，在麻醉诱导前短时间让他们进入一个安静隐蔽的恢复区，尽早移除静脉导管，让父母在诱导室和恢复室中陪同，尽快出院回家，都有助于最大限度地减少对自闭症患者的行为干扰。ASD 患者术前准备建议如表 43-2[56, 60] 所示。尽管有充分的理由担心自闭症儿童在门诊手术后会有更大程度的焦虑和行为改变，但最近对 60 名儿童（32 例 ASD，28 例正常发育）进行的一项前瞻性对照研究显示，仅在等待区患者焦虑程度更高，诱导时依从性较差，术后 1 天和 7 天消极行为变化无差异[61]。ASD 患者无特殊的准备，但有更多的 ASD 患儿接受了术前药（87% vs. 64%），而且更有可能接受非常规药物治疗，通常是肌内注射氯胺酮。

（八）大疱性表皮松解症

大疱性表皮松解症（epidermolysis bullosa，EB）是一组遗传性大疱性皮肤疾病，以机械创伤所致的水疱形成为特征。虽然 EB 有 20 多种亚型，但可分为三种主要类型：单纯型 EB（角质蛋白 5 和 14 基因突变），仅影响表皮；交界型 EB（层粘连蛋白 5 或 XⅦ 型胶原蛋白基因突变），涉及基底膜；营养不良型 EB（Ⅶ型胶原基因突变），其中真皮主要受累。另外 10 个编码基底膜蛋白组分的基因突变也与 EB 的不同亚型有关[62]。临床表现由轻到重，营养不良 EB 最严重，最常需要手术和麻醉干预[63]（图 43-10）。大多数营养不良型 EB 患者在出生时或出生后不久就出现水疱和创口，并伴有各种大小的水疱，这些水疱会愈合并伴有收缩引起的萎缩性瘢痕[64]。这些通常发生在手、脚、肘部和膝盖背部，划痕或其他机械力引起的摩擦对 EB 患者是非常有害的。EB 患者口腔、咽部和食管的起

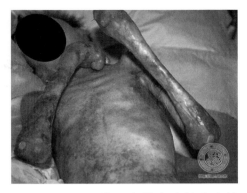

▲ 图 43-10　营养不良性大疱性表皮松解症

在腋窝和肘前窝有严重的水疱，伴有增生性瘢痕和挛缩，严重的慢性挛缩也可见假并指（引自 DERMIS Dermatology Information System[64]）

疱是常见的，导致嘴和舌头的挛缩。与这些水疱相关的疼痛会导致口服摄入量减少和营养不良。食管狭窄、龋齿和牙龈疾病在营养不良型 EB 中也很常见。四肢挛缩可导致严重的瘢痕形成，甚至形成假并指。角膜瘢痕也会发生。EB 的一般管理包括教导家庭成员避免摩擦和剪切力、特殊的穿衣和喂养技术、去除水疱并使用磺胺嘧啶银处理大的感染水疱、使用涂有硅酮涂层的水纤维泡沫的特殊敷料和局部使用皮质类固醇。胃造口术进行喂养、牙科治疗、镇痛及多学科协作对改善这一复杂患者群体的预后至关重要。

所有这些问题导致诊断和治疗过程中需要麻醉和镇静，这可能是非常具有挑战性的，最好在一个处理大量此类患者的专业中心进行。然而，这些患者可能出现在许多场景中，可能需要紧急干预，因此儿科麻醉医师必须熟悉他们的治疗。EB 常见的手术包括换药、铸型、挛缩和假指间关节的修复、牙体修复、食管镜和食管扩张、胃造口术、长期留置中心静脉通路、皮肤活检和眼部手术[64]。

小儿 EB 麻醉护理最重要的是避免摩擦力和剪切力，它们是导致新大疱形成的原因，而不是直接的压力[65]。气道管理问题是常见的，其次是颈部挛缩和咽大疱。在充分评估术前情况后，如果需要可以给予口服术前药。静脉在这些患者中很易察和穿刺置管，通常是术前药和麻醉诱导的一种选择方式。转移患者的次数应该尽量减少，例如在担架床和手术床之间滑动会产生剪切力，可能会导致大疱的形成。对于监测、静脉导管或气道设备的固定，应尽量避免使用含胶黏剂物品。通常更可取的是用单缝线固定外周静脉

表 43-2 自闭症谱系障碍的常见表现及其围术期处理

行 为	对麻醉的影响	管 理
长期缺乏社交能力	无法准确理解事件和传达他们的恐惧	使用简单明了的语言，视觉辅助，社会故事
限制和重复的兴趣、行为和活动	会因日常生活的改变而变得易怒	对激励感和舒适感特别感兴趣，尤其是电脑 / 平板
感觉过敏		
触觉	可能对病员服 / 局部麻醉药膏感觉不适	换衣服可能会带来压力，避免任何会引发挑衅行为的事情
味觉	可能不能耐受口服术前用药，特别是苦味的咪达唑仑和氯胺酮	先给可乐定，它没有味道，可以和水一起服用。其他的预防用药可以推迟（15～30min 后）
光	会发脾气（无法表达的光引起的疼痛感）	避免使用荧光灯，入住半暗、安静的房间，在相同的环境中苏醒。平静、低刺激
噪声	如上所述，孩子哭泣的声音尤其令人痛苦	在一间安静的房间里收治，苏醒
相关心理健康问题		
焦虑	可能不想去医院，不信任	术前准备至少一周的社交故事，内容真实平静，包括应对 / 放松技巧
愤怒	破坏性和激动	术前用药法包括抗精神病药物。准备如上所述
智力缺陷	无法理解和沟通	使用简单的语言 / 视觉帮助并重复
癫痫	围术期可能存在的风险	确保癫痫得到很好的控制

经 John Wiley and Sons 许可转载，引自 Taghizadeh 等[57]

留置针管。使用夹式脉搏血氧测量探头。心电电极可将粘连部分去除，仅将凝胶部分贴于皮肤上，或用石蜡纱布或凝胶垫覆盖皮肤。可使用无创血压监测，但皮肤应首先垫好 Webril® 软纱布。可塑形的泡沫敷料，如 Mepilex®（Mölnlycke Health Care，Norcross，GA，USA）也可用于保护面部及其他敏感区域，以防止监测设备的伤害。避免使用鼻咽和直肠温度探头。可以使用吸入诱导，但面罩必须用凡士林油充分润滑或用 Mepilex 保护，并应非常小心，以避免对面部和颈部皮肤的剪切力。一般来说，气管插管是首选的气道管理方法，管径比正常情况下小半号；在轻柔使用咽喉镜的情况下，新的喉或咽大疱的发生率较低[64]。

如果预期有因挛缩或严重的口内大疱而导致的困难气道，必须制订一个详细的计划，包括准备可视喉镜、纤维支气管镜和喉罩。喉罩也可以成功地用于气道维持，发生新的严重口内大疱的风险很小，但应避免长时间使用面罩维持气道。可以使用非去极化的肌肉松弛药，但应避免使用琥珀胆碱。标准的静脉诱导药、维持药、阿片类药物和区域麻醉药可以安全地用于这些患者。从麻醉中拔除气管导管时一定要小心，再次避免对面部的剪切力；必须轻柔地进行口腔内吸引。在麻醉后恢复过程中避免使用常规氧气面罩是重要的，使用 22mm 氧气螺纹管对着面部吹湿氧气来增加氧气浓度是一种有效的方法。

评估新的大疱，并与皮肤科医师沟通患者在麻醉后治疗中的任何变化是非常重要的。气道损伤尤其具有挑战性，多达 10%～40% 的交界性 EB 患者可见喉狭窄、阻塞或受限[66]（图 43-11）。有一个病例报道使用视频喉镜抢救成功一位 13 岁患有营养不良性的 EB 儿童，其择期行并指和牙科手术时使用纤维支气管镜气管插管失败[67]。在使用纤维支气管镜观察声带是极其困难并最终插管失败的患者中，用配 3 号叶片的 Glidescope® 视频喉镜（Verathon Medical，Bothell，WA，USA）能够直接观察声门（直接喉镜检查已达 Cormack–Lehane 四级），并成功使用纤维镜经鼻将气管导管插入气道。其软组织非常脆弱，导致能见度很低。

最近的单中心 14 名营养不良的 EB 儿童经历 148 次麻醉的报道是有启发性的[68]。常见的手术有食管扩张（38%）、并指（9%）、经皮内镜胃造瘘术（6%）或这些手术的联合（26%）。55% 的病例采用全身麻醉，其中 81% 是直接喉镜气管插管，15% 是纤支镜插管，

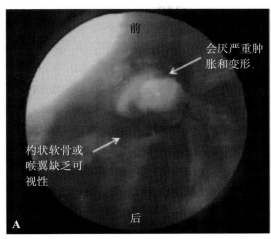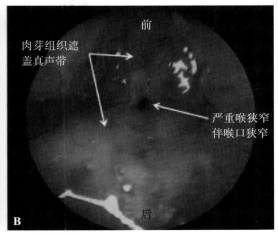

▲ **图 43-11 大疱性表皮松解性喉部狭窄**（彩图见书末彩插部分）
A. 显微喉镜下；B. 支气管镜下（经 Wolters Kluwer 许可转载，引自 Aronson[66]）

4% 是喉罩通气。1/3 的全麻患者存在插管困难。45% 的病例使用镇静（创面换药和食管扩张是最常见的手术），最常用的药物为咪达唑仑和氯胺酮。在 10% 接受全身麻醉的患者中发现新的口咽水疱，接受镇静的患者为 1/67。同一组报道了 19 例并指手术中 9 例 EB 患儿采用镇静加超声引导腋路臂丛阻滞，术中及术后镇痛效果良好[69]。

病例分析

一名 6 月龄的女婴接受了脑部、脊椎和心脏的磁共振成像检查。她在妊娠 39 周时出生，体重 3.4kg，有羊水过多和多种先天性异常。由于胃管不能通过，但在 X 线上仍有腹内气体，故诊断为 C 型食管闭锁合并远端气管食管瘘。她没有呼吸窘迫，室内空气下氧饱和度为 92%。其他发现包括收缩期 II/VI 心脏杂音，超声心动图显示右心室双出口，有大的主动脉下室间隔缺损、动脉导管未闭及主动脉弓发育不全。肾脏超声上的发现是双侧肾积水，有多囊且发育不良的右肾和一个扩大且位置不正常的左肾。她还有肛门闭锁和双性外生殖器。胸部和腹部 X 线显示，她有明显的椎体异常，包括 C_5 和 C_6 椎体部分融合，$L_{3\sim4}$ 椎体完全融合，骶椎在 S_4 水平开始发育不全。此外，她还有摇椅底状足。

患儿诊断为 VACTERL 联合征。新生儿期开始输注 PGE1，在出生第 1 天通过右胸切开首先矫治 TEF。术中未出现通气困难，一小段 TEF 分离出并结扎，食管闭锁一期修复基本无问题。然后，进行结肠造瘘术和喂养用胃造瘘术，也无事故发生。患者保留气管插管，5 天后被送往心脏手术室行通过胸骨正中切口体外循环下主动脉弓修复术和肺动脉环缩术，手术做得很好，术后室内空气下氧饱和度 80%~85%，超声心动图肺动脉环缩处平均血流速度为 3.5m/s，提示压差适当。心脏修复术后 10 天，由于进展性肾盂积水，她接受经皮左肾造瘘管的放置以保护肾功能，直到可以进行最终手术。经过 4 周的住院治疗，患者出院回家了。

MRI 检查当天，患者唯一的药物治疗是预防尿路感染的甲氧苄啶 / 磺胺甲噁唑。她接受了 3 次额外的麻醉来更换肾造瘘管，均无发生意外。磁共振成像计划对她的脊柱缺陷进行详细成像，并排除任何大脑异常。她反应敏捷，吸室内空气下氧饱和度为 76%，心率 135 次 / 分，呼吸 24 次 / 分，无发热，体重 6.5kg（第 10 百分位）。气道检查未见异常，下颌骨正常大小。她的脖子稍短，但活动正常。双侧听诊肺清，无呼吸窘迫症状。右胸骨边缘有一个长而粗糙的 IV/VI 收缩期杂音。有愈合良好的右胸切开术和胸骨正中切开术瘢痕，以及纽扣式结肠造瘘和胃造瘘，经皮肾造瘘管。她有明显的脊柱后凸。1 周前在心脏科诊所做的超声心动图显示双心室功能良好，一个大的主动脉下室间隔缺损测量值为 12mm，肺动脉环缩处流速 4.8m/s。已经计划当她 8—9 月龄的时候行完全的双心室修复术或双向腔肺静脉连接术。当时的实验室研究包括血红蛋白浓度 17g/dl、正常的电解质、尿素氮 11mg/dl 和肌酐 0.3mg/dl。心脏 MRI 被要求进一步确定左心室的大小，以及 VSD 与大血管的解剖关系，以帮助确定是否可以进行完全的双心室修复。

由于计划扫描时间约 3h，患者的年龄、心脏病变和需要呼吸暂停进行心脏成像，因此选择全身麻醉气管内插管。紧急药物备用，包括肾上腺素、去氧肾上腺素和阿托品，以及等渗晶体溶液和 5% 白蛋白用于扩张血管内容积。标准监测后，在 MRI 的扫描室外使用七氟烷进行吸入诱导。儿科麻醉专培医师管理气道，而麻醉主治医师试图建立外周静脉通路。吸入诱导缓慢进行 FiO$_2$ 为 1.0 和增加吸入七氟烷浓度到 5%。经过 3 次尝试后，超声引导下在踝关节上方的左大隐静脉开放了一个 22Ga 的外周静脉通路。诱导期收缩压 60～80mmHg，心率 120～150 次 / 分，窦性心律。SpO$_2$ 在一开始哭泣时有 65%，但很快就提高到了 80%～85%。给予罗库溴铵 1mg/kg，用 3.5mm 带囊气管导管插管。经过 5min 的观察，其情况稳定，她被转移到 MRI 机器上在 MRI 匹配监测仪的监测下扫描。首先完成脑部和脊柱扫描，扫描时间为 90min。脑 MRI 正常，椎体异常，脊髓拴系。呼气末 1.5%～2% 的七氟烷麻醉维持，FiO$_2$0.5。通过减少吸入麻醉药和多次注射 10ml/kg 乳酸盐林格液处理轻度低血压和 70%～75% 动脉血氧饱和度。由于考虑到她的肾功能，在这

个阶段没有使用静脉对比剂。在心脏 MRI 检查中，患者的 SpO$_2$ 稳定在 80%～85%。用 FiO$_2$1.0 预充氧和人工过度换气完成进行 2 次 30s 的呼吸暂停要求。使用低剂量的钆磁共振对比剂，在患者稳定的情况下，获得了良好的心脏图像。麻醉 3h 10min 后，用新斯的明 70μg/kg 拮抗神经肌肉阻滞和格隆溴铵 14μg/kg，清醒后拔出气管导管。患者在苏醒区 3h，恢复到室内气下氧饱和度 75%～80% 的基线，反应灵敏，无痛苦，并恢复了经胃造瘘口喂养和母乳喂养。

心脏手术后，计划进行结肠造瘘口还纳、肛门闭锁矫治和输尿管积水矫治术。目前还没有计划对脊柱或足部进行干预。这名患者具有 VACTERL 联合征的所有表现，说明了一些综合征患者疾病的复杂多系统的特性，以及治疗和诊断需要多次麻醉。对所有系统进行彻底的评估，包括获得所有以前的医疗记录，对于计划这些患者的治疗非常重要。

儿科麻醉医师遇到的 120 个综合征列表

附录 43-1 列出了儿科麻醉医师遇到的 120 种综合征。请参考本书产品页面上的下载链接 www.wiley.com/go/gregory，有本附录的完整版本，包括器官系统注意到的麻醉注意事项，强调呼吸道、心脏、肺和神经系统疾病的相关性。

附录 43-1　120 个遗传与畸形综合征

编号	综合征	别称、遗传、发病率、基因位点、基因产物
1	软骨发育不全	常染色体显性遗传，但几乎 90% 是自发突变；染色体 4p16.3 突变；1∶25 000；成纤维细胞生长因子受体 3（fibroblast growth factor receptor, 3FGFR3）
2	肾上腺脑白质营养不良	X 连锁隐性遗传；男性 1∶42 000；染色体 Xq28 突变；ABCD1 转运蛋白
3	艾欧吉勒综合征	常染色体显性遗传；1∶70 000；染色体 20p12 微缺失
4	天使症候群	快乐木偶综合征；母体遗传的 15 号染色体缺失；染色体 15q11～13 缺失；1∶（10 000～20 000）；UBE3A 泛素途径
5	安特利 - 比克斯勒综合征	常染色体隐性遗传；非常罕见的障碍；染色体 10q26；成纤维细胞生长因子受体 2（fibroblast growth factor receptor 2, FGFR2）
6	阿佩尔综合征	尖头并指（趾）综合征；Apert-Crouzon 综合征；沃格特尖头并指（趾）；1∶（160 000～200 000）；散发的 / 常染色体显性遗传；染色体 10q26；成纤维细胞生长因子受体 2（FGFR2）
7	Arnold-Chiari 畸形	Chiari Ⅱ畸形；1∶（1000～5000）；与结缔组织疾病、脊髓脊膜膨出有关
8	先天性多发性关节挛缩症	先天性关节肌肉发育不良；先天性多发性关节挛缩症；多关节纤维性强直；Guerin-Stern 综合征；盖林斯特恩综合征；胎儿肌营养不良畸形；奥托综合征；Rocher-Sheldon 综合征；罗西综合征；可为常染色体隐性遗传或显性遗传；偶发性，或非遗传性；1∶3000；多种原因
9	共济失调毛细血管扩张症	Louis Bar 综合征；AT1；常染色体隐性遗传；1∶300 000；染色体 11q22.3ATM 基因突变
10	自闭症谱系障碍	阿斯伯格综合征；非典型自闭症；广泛性发育障碍；男孩 1/68～1/42；女孩 1/189；候选基因位于 13、15、17、3、7、1、21、16 号染色体或其他染色体上
11	贝克肌营养不良	良性假性肥厚性肌营养不良；X 连锁隐性遗传；男性 1∶（20 000～30 000）；肌营养不良蛋白基因突变；Xp21.2

（续表）

编号	综合征	别称、遗传、发病率、基因位点、基因产物
12	贝威二氏综合征	突眼巨舌巨体症；1 : 13 700；染色体 11p15.5 突变，多变异；胰岛素样生长因子 II（IGF2）可能参与其中
13	卡彭特综合征	尖头多指（趾）并指（趾）畸形 II 型；Summitt 综合征；常染色体隐性遗传；1 : 100 000 000；染色体 6p11
14	猫眼综合征	22 号染色体三体；Schmid-Fracarro 综合征；22 号染色体部分四体；零星或自发短臂和部分长臂 3 或 4 倍复制；1 : 50 000～1 : 150 000；猫眼综合征关键区基因 -7（CECR7）蛋白
15	Catel-Manzke 综合征	X 连锁隐性遗传；罕见；约 30 例报道
16	肌中央轴空病	中央核心肌病；常染色体显性遗传或隐性遗传；染色体 19q13.1；雷尼丁受体 -1 基因突变
17	脑肋骨下颌综合征	小颌肋骨裂隙缺陷；常染色体显性遗传和隐性遗传；报道的病例少于 100 例；染色体 20p13 SNRPB 基因杂合突变
18	Charcot-Marie-Tooth 病	遗传性感觉运动神经病变；腓骨肌萎缩症；多种遗传模式；1 : 2500；染色体 17p12 重复 75%）；PMP22；神经元蛋白的其他 38 种基因突变；髓鞘或轴突
19	CHARGE 联合征	某些病例父母性腺嵌合；自发突变；1 : 10 000；染色体 8q12CHD7 基因杂合突变；染色质解旋酶 DNA 结合蛋白 7（CHD7）基因；神经嵴表观遗传染色质重塑
20	科克因综合征	Weber-Cockayne 综合征；Neill-Dingwall 综合征；常染色体隐性遗传；1 : 250 000；染色体 5q12 突变；10q11.23（80%）
21	科妮莉亚德兰格综合征	德兰格综合征；Brachmann-de-Lange 综合征；德兰综合征；散发突变或常染色体显性遗传；1 : 30 000；染色体 5p13.1 突变
22	克斯提洛综合征	面肌肉骨骼综合征；自发突变；300 例病例报道；突变染色体 11p15.5；Harvey 大鼠肉瘤病毒癌基因同源基因（HRAS）突变；控制细胞生长和分裂的蛋白质
23	猫叫综合征	染色体 5p 缺失综合征；5p- 综合征；Lejeune 综合征；零星缺失；新突变（88%）；1 :（20 000～50 000）；染色体 5p15.2 缺失
24	克鲁松综合征	颅面骨发育不全症；常染色体显性遗传；有些是高龄父辈的新突变；1 : 60 000，染色体 10q26 上编码成纤维细胞生长因子受体 -2（FGFR2）的基因发生杂合突变；成纤维细胞生长因子受体 2（FGFR2）
25	囊胞性纤维症	囊肿性纤维化；常染色体隐性遗传；1 : 4000
26	骨畸形性发育不良	畸形性侏儒症；畸形矮小；常染色体隐性遗传；1 : 100 000；染色体 5q32 DTDST 基因（SLC26A2）的纯合或复合杂合突变
27	迪乔治（22q11）综合征	腭心面综合征；CATCH-22；圆锥动脉干异常面容综合征；散发的或常染色体显性遗传；1 : 2000；染色体 22q11.2 半合子缺失 1.5～3.0Mb；1TXB1 的缺失导致大多数心脏缺陷和其他表型特征；T-box 基因是参与调控发育过程的转录因子
28	唐氏综合征	唐氏综合征；减数分裂错误导致 21 三体的绝大多数是母系起源的；只有大约 5% 发生在精子形成过程中；1 :（650～1000）
29	杜氏肌营养不良	假性肥厚性进行性肌营养不良；隐性 X 连锁遗传；男性 1 : 3500；染色体 Xp21 突变；没有抗肌萎缩蛋白
30	Dutch-Kentucky 综合征	Hecht-Beals 综合征；先天性挛缩细长指；牙关紧闭假屈曲指综合征；远端关节卷曲病 7 型；散发遗传；非常罕见综合征
31	埃莱尔-当洛综合征 EDS）	EDS- 经典型
		EDS- 高活动性型：肌腱蛋白 X 基因常显性或隐性突变
		EDS- 血管型：III 型胶原蛋白基因显性突变；1 :（100 000～250 000）
		EDS- 脊柱后侧弯型
		EDS- 关节病理性松弛型：I 型胶原基因突变；少于 30 例
		EDS- 皮肤瘙痒型：报道 10 例；2017 年重新分类的 13 个亚型

（续表）

编号	综合征	别称、遗传、发病率、基因位点、基因产物
32	埃利斯范科勒维特综合征	软骨外胚层发育不良症；外胚层发育不良；常染色体隐性遗传；1:60 000；染色体 4p16 EVC 或 EVC2 基因突变
33	大疱性表皮松解症（EB）	EB 单纯型：角蛋白 5 和 14 基因突变
		EB 交界型：层粘连蛋白 5 或 XⅦ型胶原蛋白基因突变
		EB 营养不良型：总发病率 1:50 000
34	法布里病	安德森 – 法布里病；弥漫性全身血管角质瘤糖脂沉积症；α 牛乳糖酶缺乏；X 连锁隐性遗传；男性 1:55 000；突变染色体 Xq22；α 牛乳糖 A
35	家族性自主神经失调症（赖利 – 戴综合征）	遗传性感觉和自主神经病变，Ⅲ型；常染色体隐性遗传；德系犹太人血统 1:3700；突变染色体 9q31~33
36	家族性周期性麻痹（FFP）	常染色体显性肌病；可变的外显率
		FFP：低血钾型，突变染色体 1q32；HOKPP 基因
		FFP：高血钾型，17 号染色体钠通道基因 SCN4A 突变
		FFP：安德森综合征、Anderson–Twail 综合征、长 QT 综合征 7 型、心脏节律障碍及周期性瘫痪症候群；染色体 17q23.1~24.2 突变
37	进行性骨化性纤维发育不良（肌炎）	常染色体显性遗传；完全外显；1:150 000；染色体 2q24.1 上 ACVR1 基因的杂合突变
38	胎儿酒精综合征	宫内暴露致畸综合征；GABA 受体结合和神经细胞凋亡被认为是病因；1:100
39	脆性 X 综合征	X 连锁精神发育迟滞；标记 X 染色体综合征；Martin–Bell 综合征；X 相关震颤 – 共济失调综合征；X 连锁显性遗传；男性 1:3600；女性 1:4000~6000；突变染色体 Xq27.3
40	弗雷泽综合征	隐眼 – 并指（趾）综合征；隐眼综合征；常染色体隐性遗传；1:230 000；FRAS1 或 FREM2 基因（细胞外基质蛋白）；突变染色体 13q13.3 或 4q21
41	弗里德赖希共济失调	常染色体隐性遗传；1:50 000
42	糖原沉积病（GSD）	GSD 0 型：糖原合酶缺乏
		GSD Ⅰ型：冯•吉尔克病；葡萄糖 –6– 磷酸酶缺乏症；1:（50 000~100 000）
		GSD Ⅱ型：蓬佩病，酸性麦芽糖酶缺乏症；1:（60 000~140 000）
		GSD Ⅲ型：脱支酶缺乏（Cori 或 Forbes 病），糖原脱支酶缺乏；1:100 000
		GSD Ⅳ型：分支酶缺乏（安德森病）；糖原分支酶缺乏症；1:100 000
		GSD Ⅴ型：原发性醛固酮增多症，肌糖原磷酸化酶缺乏；1:100 000
		GSD Ⅵ型：赫氏病；肝糖原磷酸化酶缺乏；1:（65 000~85 000）
		GSD Ⅶ型：磷酸果糖激酶缺乏（垂井病），肌肉磷酸果糖激酶缺乏症；非常罕见
		GSD Ⅷ（Ⅸ）型：磷酸化酶激酶缺乏症；非常罕见
43	Goldenhar 综合征	半侧颜面发育不全，眼 – 耳 – 脊柱发育异常综合征，颜面 – 听 – 脊柱异常综合征；大多数病例是散发突变；常染色体隐性遗传或常染色体显性遗传；1:5600；部分患者染色体 14p32 半面体短小基因突变
44	Hajdu–Cheney 综合征	关节 – 齿 – 骨发育不良；切尼综合征；肢端骨溶解综合征；常染色体显性遗传；罕见；50~100 例病例报道；染色体 1p12 NOTCH2 基因杂合突变
45	Hallermann–Streiff 综合征	Francois 运动障碍综合征；常染色体隐性遗传；200 例病例报告；基因缺陷未知
46	Hallervorden–Spatz 病	伴有脑铁积聚的神经退行性变；泛酸激酶相关神经退行性变；常染色体隐性遗传或 X 连锁显性遗传；（1~3）:1 000 000

（续表）

编号	综合征	别称、遗传、发病率、基因位点、基因产物
47	血友病	血友病 A：X 连锁隐性遗传；男性 1∶5000；染色体 Xq28 突变；Ⅷ因子基因
		血友病 B：圣诞病；X 连锁隐性遗传；男性 1∶30 000；染色体 Xq27.1 和 27.2 突变；Ⅸ因子基因
48	遗传性血管性水肿（C1 酯酶抑制物缺乏）	遗传性血管神经性水肿；常染色体显性遗传；1∶（10 000～50 000）；缺乏 C1 酯酶抑制物基因
49	Holt–Oram 综合征	心手综合征；心血管 – 肢体综合征；心房 – 手指发育不良；常染色体显性遗传；1∶100 000；染色体 12q24.21 上 TBX5 基因的杂合突变
50	高胱胺酸尿症	胱硫醚 β– 合酶缺乏症；常染色体隐性遗传；1∶344 000；染色体 21q22.3 突变
		Ⅰ型和Ⅱ型：B₆（吡哆醇）反应型和非反应型
		Ⅲ型：四氢叶酸还原酶缺乏
51	亨特综合征	Ⅱ型黏多糖病，X 连锁隐性遗传；男性 1∶（110 000～320 000）；染色体 Xq28 上编码艾杜糖 –2– 硫酸酯酶（IDS）的基因突变；缺失酶，即艾杜糖 –2– 硫酸酯酶，参与了糖胺聚糖硫酸乙酰肝素和硫酸皮肤素的溶酶体降解
52	贺勒症	Ⅰ型黏多糖病；常染色体隐性遗传；1∶100 000；染色体 4p16.3 编码 α–L– 艾杜糖醛酸酶（IDUA）的基因纯合或复合杂合突变；艾杜糖醛酸酶缺乏症；水解糖胺聚糖硫酸乙酰肝素和硫酸皮肤素末端 α–L– 艾杜糖醛酸残基；Hurler–Scheie 和 Scheie 是较轻的类型
53	Jeune 综合征	窒息性胸廓营养不良、短肋胸廓发育不良、胸廓 – 骨盆 – 指骨营养不良；常染色体隐性遗传；非常罕见的；15q13 突变；多个基因都可能受到影响
54	歌舞伎综合征	歌舞伎化妆综合征、Niikawa–Kuroki 综合征；常染色体显性遗传；日本人 1∶32 000；染色体 12q13 上 MLL2 基因的杂合突变；赖氨酸（K）– 特异性甲基转移酶 2D
55	卡塔格内综合征	原发性纤毛运动障碍；纤毛不动综合征；右位心、支气管扩张和鼻窦炎；波利尼西亚支气管扩张症；Siewert 综合征。常染色体隐性遗传或异质遗传；罕见；文献中没有发病率的估计；初级纤毛器的动力蛋白臂
56	Kearns–Sayre 综合征	线粒体细胞病；眼肌麻痹附加病；眼颅疾病；眼头颅躯体神经肌肉病伴有破碎红色纤维；自然遗传；1∶125 000；从母亲传来的各种线粒体 DNA 缺失
57	King–Denborough 综合征（KDS）	恶性高热易感性 1；King 综合征；常染色体显性遗传；儿童 1∶（5000～15 000）
58	Kleeblattschladel 综合征	三叶草状头颅综合征；常染色体显性遗传的或散发的；基因位点未识别
59	克兰费尔特综合征	47，XXY，XXY 三体；具有 XXXY，XXXXY 和 XXYY 核型的变体
60	Klippel–Feil 综合征	常染色体显性和隐性形式；部分散发；1∶1500～5000；突变染色体 8q22.1 或 12p13（显性）；或 17q21 或 22q12（隐性）或 GDF6 或 GDF3 基因（显性）或 MEOX1 或 MYO18B 基因（隐性）；软骨和骨生长因子蛋白
61	Klippel–Trenaunay–Weber 综合征	血管性肥大综合征；散发性遗传；染色体 8q22.3 突变；罕见，数百例报道；AGGF1：可能与血管生成因子 1 基因有关
62	拉森综合征	常染色体显性；也存在隐性形式
63	豹皮综合征	多发性黑子综合征；心肌病性着色斑病；常染色体显性遗传；非常罕见；约 100 例病例报告；染色体 12q24.13 上 PTPN11 基因杂合子突变；蛋白酪氨酸磷酸酶，非受体 11 型（PTPN11）：调节细胞间信号传导
64	肢带型肌营养不良	常染色体隐性或显性遗传；（1～9）∶100 000
65	Loeys–Dietz 综合征	Furlong 综合征；常染色体显性遗传
66	长 QT 间期	QT 延长综合征包括 Jervell–Lange–Nielson、Romano–Ward 和 Andersen 综合征；常染色体显性或隐性遗传；约 1∶10 000；至少 12 种不同的突变，主要是钠和钾通道蛋白基因

（续表）

编号	综合征	别称、遗传、发病率、基因位点、基因产物
67	马方综合征	可变遗传；常为常染色体显性遗传；1:（3000～10 000）；纤维蛋白 -1 基因突变：结缔组织蛋白
68	Maroteaux–Lamy 综合征	黏多糖病Ⅵ型；芳基硫酸脂酶 B 缺乏症；常染色体隐性遗传；1:（238 000～433 000）；染色体 5q14.1 上 ARSB 基因的纯合子或复合杂合子突变缺乏芳基硫酸酯酶 B；从糖胺聚糖硫酸皮肤素和硫酸软骨素的非还原末端的 N- 乙酰半乳糖胺糖残基中除去 C4 硫酸盐酯基的溶酶体酶
69	McCune–Albright 综合征	体细胞嵌合体，非遗传性；罕见，(1～9):1 000 000；编码鸟嘌呤核苷酸结合蛋白，α- 刺激性多肽；刺激性 G 蛋白参与许多腺苷酸环化酶介导的细胞内功能，包括 ACTH、TSH、FSH
70	MELAS 综合征	自然遗传；罕见疾病；从母亲传来的各种线粒体 DNA 缺失
71	Menkes 卷发综合征	卷发综合征，Menkes 综合征；钢丝样头发综合征；铜转运病；X 连锁隐性遗传；1:（254～357 000）；突变染色体 Xq21.1
72	MERFF 综合征	肌阵挛性癫痫伴破碎红纤维综合征；自然遗传；1:400 000；母亲传递的各种线粒体 DNA 缺失
73	Miller 综合征	轴后性肢端面骨发育不全综合征；Genee–Wiedemann综合征；常染色体隐性遗传；极其罕见；染色体 16q22.2 上 DHODH 基因的复合杂合子突变
74	莫比乌斯综合征	可变遗传；1:50 000；染色体 13q12.2～13 突变；基因产物未知
75	莫基奥综合征	黏多糖病Ⅳ型，黏多糖病ⅣA 型，半乳糖胺 -6- 硫酸酯酶缺乏症；常染色体隐性遗传；1:（216 000～640 000）（A 和 B）；突变染色体 16q24.3；半乳糖胺 -6- 硫酸酯酶缺乏症；参与角质素和硫酸软骨素分解代谢的溶酶体酶
		黏多糖病 IVB 型；常染色体隐性遗传；1:（216 000～640 000）（A 和 B）；突变染色体 3p22.3
76	强直性肌营养不良Ⅰ型	Steinert 病；先天性强直性肌营养不良；常染色体显性遗传，外显率可变；所有类型 1:8000，先天性变异比例小；DMPK 基因：强直性肌营养不良蛋白激酶
77	Nager 综合征	下颌骨面骨发育不全伴近端肢体畸形；常染色体显性和隐性报道；非常罕见的疾病；约 100 例报道；染色体 1q21.2 上 SF3B4 基因杂合突变；ZFP37 候选基因；软骨发育蛋白
78	神经纤维瘤	神经纤维瘤Ⅰ型：von–Recklinghausen 病；常染色体显性遗传；50% 作为新突变出现；1:3500；突变染色体 17q11.2；神经纤维蛋白基因 1：GTP 酶激酶
		神经纤维瘤Ⅱ型；常染色体显性遗传；50% 作为新突变出现；1:（50 000～120 000）；突变染色体 22q12.2；神经纤维蛋白 2 基因；Merlin 蛋白：细胞骨架蛋白
79	努南综合征	男性特纳综合征；女性假特纳综合征；正常核型的特纳表型；常染色体显性遗传；1:1000～2500；染色体 12q24.13 上的 PTPN11 基因杂合子突变（约 50% 的患者）；广泛的基因型和表型变异性；PTPN11 基因：蛋白酪氨酸磷酸酶 SHP-2：调节包括表皮生长因子受体在内的细胞间信号转导
80	口 - 面 - 指综合征 OFDS）	OFDS Ⅰ型：Papillon–Leage 综合征；Psaume 综合征；X 连锁隐性遗传；非常罕见；突变染色体 Xp22.2；CXORF5 基因：未知基因产物
		OFDS Ⅱ型：Mohr 综合征；散发性遗传；非常罕见；染色体缺陷未被识别
81	奥斯勒 - 韦伯 - 伦杜综合征	遗传性出血性毛细血管扩张症；常染色体显性遗传；1:5000～8000；HHT-1；染色体 9q34.1 突变；ENG 基因：内皮素，TGF-β₁ 受体；染色体 12q11～14HHT2 突变；ACVRL1 基因：编码 Alk-1，为 TGF-β₁ 受体
82	成骨不全	脆骨病；常染色体显性遗传；1:20 000；染色体 17q21.31～22，7q22.1 突变；COL1A1 或 1A2 基因：Ⅰ型胶原蛋白含量异常
83	帕利斯特 - 霍尔综合征	下丘脑错构瘤；垂体功能减退；肛门闭锁；轴后多指畸形；常染色体显性遗传；非常罕见；染色体 7p14.1 GLI3 基因杂合突变；GLI3 基因 Gli-Kruppel 家族成员 3）：蛋白质控制基因表达；锌指转录因子在刺猬信号转导通路中起作用
84	Cantrell 五联症	胸腹综合征；Cantrell 五联征；散发性；一些病例 X 连锁；非常罕见，550:1 000 000；一些患者的突变染色体 Xq25～26.1

（续表）

编号	综合征	别称、遗传、发病率、基因位点、基因产物
85	菲佛综合征	尖头并指综合征 V 型；诺阿克综合征；常染色体显性遗传；1:100 000；部分患者染色体 8p11.23 突变；*FGFR1* 基因：成纤维细胞生长因子受体 1；部分患者染色体 10q26.13 突变；*FGFR2* 基因
86	PHACE 联合畸形	颅后窝畸形 - 血管瘤 - 动脉异常 - 心脏缺陷 - 眼部异常 - 胸骨裂和脐上缝综合征
87	皮尔罗宾综合征	罗宾序列征；散发性非综合征，家族性综合征；1:（8500～14 000）；部分患者染色体 17q24.3～25.1 突变；候选基因：*SOX9*、*KCNJ2*、*KCNJ16*、*MAP2K6*
88	波特综合征	羊水过少序列征；波特序列征；散发性；羊水过少多病因综合征
89	普拉德 - 威利综合征	散发性或常染色体显性遗传；1:（16 000～45 000）；染色体 15q11～13 段没有父系基因；SNRPN、P、UBE3A 和 necdin 基因参与
90	早衰症	Hutchinson-Gilford 综合征；散发性；1:1 800 000；染色体 1q22 层粘连蛋白 A 基因（LMNA）的新杂合子突变；层粘连蛋白 A 基因：核膜成分
91	普罗特斯综合征	手和脚部分巨大畸形、痣、偏身肥大和巨头综合征；散发性；非常罕见，约 200 例报告病例；染色体 14q32.33 上 *AKT1* 基因体细胞激活突变的嵌合性；*AKT1* 基因；内源性 PI3K 和 MAPK 信号通路
92	腹肌发育缺陷综合征	Eagle-Barrett 综合征；常染色体隐性遗传或散发；1:29 000；CHRM3；毒蕈碱乙酰胆碱受体 3
93	Rett 综合征	孤独症、痴呆、共济失调和手刻板动作综合征；X 连锁显性遗传；男性 1:（15 000～20 000）；存活的男性有 Klinefelter 合征（XXY）；染色体 Xq28 突变
94	鲁宾斯坦 - 泰比综合征	巨指（趾）症；大拇指和大脚趾，特征性相貌和智力低下；大多是散发新发突变；也有常染色体显性遗传报道；1:（100 000～125 000）；染色体 16p13.3 上编码转录辅活化因子结合蛋白（*CREBBP*）基因的杂合子突变；CREB 结合蛋白：参与 cAMP 共同调控基因表达的核蛋白
95	拉塞尔 - 西尔弗综合征	拉塞尔 - 西尔弗矮小；西尔弗 - 拉塞尔矮小症；散发或单亲二倍体 10%）；1:（300～100 000）；染色体 11p15.5 突变（20%～60% 病例），双亲二倍体 7p11.2（10% 病例）；基因：DNA 低甲基化的表观遗传变化
96	Saethre-Chotzen 综合征	尖头并指畸形，III 型；头颅畸形，颅骨不对称，轻度并指畸形；常染色体显性遗传；染色体 7p21 上的 TWIST1 基因杂合突变，或染色体 10q26.13 上的 FGFR2 基因突变；一类转录调节因子，它识别 E-box 的 DNA 元件
97	Schwartz-Jampel 综合征	软骨营养不良性肌强直；强直性肌病、侏儒症、软骨营养不良和眼面部畸形；常染色体隐性遗传；非常罕见；染色体 1p36.12 上编码基底膜聚糖（*HSPG2*）的基因突变；编码基底膜聚糖（硫酸肝素蛋白多糖）的 *HSPG2* 基因
98	镰状细胞病	常染色体隐性遗传；染色体 11p15.4 突变；β- 珠蛋白
99	Smith-Lemli-Opitz 综合征	Rutledge 致死性多发性先天畸形综合征；多指畸形、性反转、肾发育不全和单叶肺；致死性顶体发育不全综合征；常染色体隐性遗传；1:（20 000～40 000）；染色体 11q13.4 上编码固醇 δ7 还原酶（*DHCR7*）基因的纯合或复合杂合突变
100	索托斯综合征	巨脑综合征；染色体 5q35 缺失综合征；散发性，常染色体隐性或显性遗传；（1～9）:100 000
101	脊髓性肌萎缩症（SMA）I 型 和 II 型（Werdnig-Hoffmann 病）	常染色体隐性遗传；所有类型：总发病率 1:10 000
		SMA I 型：急性 Werdnig-Hoffman 病，急性婴儿 SMA；常染色体隐性遗传；1:25 000；基因：*SMN1*；调节端粒
		SMA II 型：慢性 Werdnig-Hoffman 病，中间型 *SMA*；染色体 5q13.2 上 SMN1 基因的复合杂合突变
102	脊髓性肌萎缩症（SMA）III 型 Kugelberg-Welander 病）	青少年脊髓性肌萎缩症；轻度 SMA；Kugelberg-Welander 病；常染色体隐性遗传；基因：SMN1；调节端粒
103	斯蒂克勒综合征	遗传性进行性关节眼病；常染色体显性遗传；1:7500～9000；染色体 12q13.11 突变；基因：*COL2A1*、*COL11A1*、*COL11A2*、*COL9A1*；II 型和 XI 型胶原异常

（续表）

编号	综合征	别称、遗传、发病率、基因位点、基因产物
104	斯特奇 – 韦伯综合征	脑三叉神经血管瘤病；散发性；部分由染色体 9q21.2 上的 GNAQ 基因体细胞镶嵌突变引起；1∶50 000
105	血小板减少 – 桡骨缺失综合征	TAR 综合征；遗传不清，部分常染色体隐性遗传；1∶250 000；染色体 1q21.1 缺失
106	特雷彻 – 柯林斯综合征	下颌面骨发育不全；Franceschetti-Klein 综合征；常染色体显性遗传，50% 为新突变；1∶50 000；染色体 5q32～33.1 突变；TCOF1 基因（treacle 蛋白）：核糖体 DNA 转录
107	13 三体综合征	帕托综合征；散发性；减数分裂未分离；1∶10 000；13 号染色体三体
108	18 三体综合征	爱德华兹综合征；散发性；减数分裂未分离；1∶（6000～8000）；18 号染色体三体
109	结节性硬化	常染色体显性遗传；1∶（12 000～14 000）；染色体 9q34（TSC1）或 16p12（TSC2）突变；基因：TSC1– 错构瘤蛋白，TSC2– 薯球蛋白 – 肿瘤抑制蛋白
110	特纳综合征	XO 综合征；性腺发育不全；减数分裂未分离，嵌合体；女性 1∶2500；单体 X 染色体；一半患者为嵌合体（45XO/46XX），表现较轻
111	Uhl 畸形	心律失常性右心室发育不良；常染色体显性遗传
112	VACTERL/VATER 联合征	散发性遗传；1∶17 000；2、7、16 号染色体可能存在缺陷（动物模型）；候选基因：SHH、FOX-gli
113	冯希佩尔 – 林道综合征	常染色体显性遗传；1∶（36 000～45 000）；染色体 3p25.3 上 VHL 基因杂合子突变；肿瘤抑制基因
114	韦弗综合征	Weaver-Smith 综合征；散发性遗传；非常罕见综合征；染色体 7q36.1 上 EZH2 基因杂合子突变；组蛋白甲基转移酶启动决定细胞命运相关基因的表观沉默
115	吹口哨样面容综合征	弗里曼 – 谢尔登综合征；颅腕跗发育不良；吹口哨面容 – 风车翼样手综合征；颅腕跗营养不良；远端关节挛缩综合征 2A 型；散发或常染色体显性遗传；非常罕见综合征；突变染色体 17p13.1；基因：肌球蛋白重链三
116	威廉斯综合征	Williams–Beuren 综合征；常染色体显性遗传或自发遗传；1∶10 000；染色体 7q11.23 缺失；基因：弹性蛋白
117	威尔逊病	肝豆状核变性；常染色体隐性遗传；30∶1 000 000
118	Wiskott-Aldrich 综合征	湿疹 – 血小板减少 – 免疫缺陷综合征；免疫缺陷 2；IMD2；X 连锁隐性遗传；男性 1∶250 000；染色体 Xp11.23 突变；基因：Wiscott-Aldrich 综合征蛋白
119	沃尔夫 – 帕金森 – 怀特综合征	WPW；预激综合征
120	Zellweger 综合征	脑肝肾综合征；常染色体隐性遗传；非常罕见的疾病；染色体 1p36.2，1q22，6p，6q，7q21，8q，12 突变；基因：多个过氧化物酶体基因，PEX1 最常见

ACTH. 促肾上腺皮质激素；FSH. 促卵泡激素；GABA.γ- 氨基丁酸；IM. 肌内注射；TGF. 转化生长因子；TSH. 促甲状腺激素；VSD. 室间隔缺损［基因定位、基因产物、发病率和遗传的参考文献引自 United States National Institutes of Health Mendelian Inheritance in Man database，www.ncbi.nlm.nih.gov/omim（accessed May 2019）；Orphanet：the portal for rare diseases and orphan drugs，http://www.orpha.net/consor/cgi-bin/OC_Exp.php?lng=EN&Expert=905（accessed May 2019）.］

第 44 章　发展中国家的小儿麻醉
Pediatric Anesthesia in Developing Countries

Adrian T. Bosenberg　**著**

高玉华　**译**　　倪新莉　**校**

一、组织

在许多发展中国家，15 岁以下的儿童占人口的一半以上[1-3]。这些儿童中有许多是环境的受害者，他们因为人类免疫缺陷病毒[3, 4]、自然灾害、战争、社会动荡、经济危机和饥荒而成为孤儿。为发展中国家的儿童提供麻醉是非常具有挑战性的，因为在很大程度上，麻醉实施并没有跟上发达国家的发展步伐。我们对发展中国家麻醉的理解基于个人经验或当地医疗工作者和医学访问学者发布的个案报道。这反映出面对沉重的临床工作量和人员短缺，人们发表论文的积极性很低。

许多发展中国家有殖民历史，原材料被剥削。基础设施的发展是为了殖民国家的利益，而不是为了被殖民国家或地区的利益[2, 3]。其结果是，许多这样的国家现如今的特征仍是贫穷、住房和教育水平低、卫生资源和社会服务有限（图 44-1 和图 44-2）[1, 5, 7-13]。在世界上最贫穷的国家中，70% 位于撒哈拉以南的非洲地区，该地区饱受获得性免疫缺陷综合征、疟疾和结核病的摧残[4]。

围术期的麻醉安全和减轻疼痛是一项基本人权。世界麻醉医师协会联盟（World Federation of Societies of Anaesthesiologists，WFSA）通过的关于麻醉安全实践的国际标准在发展中国家很少付诸实施[5, 14]。就在 2015 年，世界银行、《柳叶刀》全球外科手术委员会和世界卫生大会还将低收入国家（low income countries，LIC）[15, 16]和中低收入国家（low middle income countries，LMIC）的外科手术列为优先。这与全球疾病负担从传染性疾病向非传染性疾病[17]的转移相一致。手术和麻醉也首次在世界卫生大会上受到重视[15]。

基本的手术需要安全实施。安全的麻醉需要训练有素的麻醉医师、必要的设备、耗材和药物[18-23]。在发展中国家的手术室中[20-23]，这些必要物资并不能常规配备。过去几十年提出的许多问题仍然存在，而且在许多情况下与今天看到的问题非常相似[2, 13, 22-25]。在世界范围内提高手术和麻醉的安全性，尤其是在发展中国家，已经成为世界卫生组织、世界麻醉医师协会联盟和其他组织关注的焦点[19-23]。

不同的国家有不同的问题，需要不同的解决方案。同一国家的情况甚至可能有很大差异[2, 5]。本质上的差异包括医务人员及其培训水平、疾病谱和性质、设施（包括电力、自来水和氧气）、现有设备及可获得的廉价的、仿制药、或许是过时的药物（图 44-3）[8, a17, 24-26, 28-30]。麻醉医师的占人口比变化很大（图 44-4）。以发达国家的标准评判，发展中国家的围术期死亡率和发病率很高，与麻醉人力一点也不奇怪地呈负相关（表 44-1）[31]。当地居民的期望往往与现有的医疗设施和质量相一致。患者可能会拒绝手术，原因仅仅是因为手术的费用与微薄的工资相比太昂贵，难以从家庭或社区借钱或者需要帮助其他需要的孩子[32]。

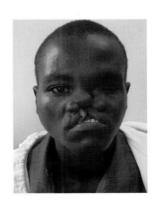

◀ 图 44-1　战争受害者
20 多年前在卢旺达种族灭绝期间造成的毁容伤残只得到基本治疗。在经济、卫生、社会和教育基础设施全面崩溃的国家，儿童幸存者面临流离失所、与父母分离或失去亲人、贫困、饥饿和疾病等严重生存问题

本章译者、校者来自宁夏医科大学总医院。

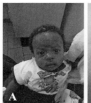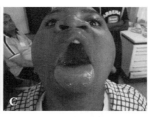

▲ 图 44-2　传统治疗师和部落习俗，传统治疗师在医疗保健中扮演着重要的角色

A. 治疗师在这个婴儿的囟门上放了一瓶土药水使其闭合；B. 受伤或部落划痕后形成广泛的瘢痕疙瘩是非洲常见的并发症，患者小时候在部落里穿耳洞导致了这个毁容瘢痕疙瘩的形成，获得专家治疗的机会是有限的；C. 这名儿童接受了悬雍垂切除术，以避开"恶灵"来治疗喉咙痛

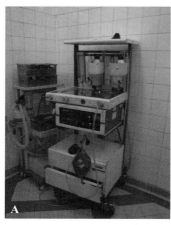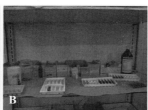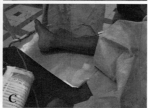

▲ 图 44-3　麻醉设备

A. 波义耳机。在许多发达国家，这台机器被认为是过时的，曾用于新生儿麻醉。T 形管上的 2L 储气囊用氧化锌胶带打补丁，笔者用它成功地给一名紧急剖宫产的新生儿复苏。B. 药品柜。麻醉药品是一些基本的，标签很差、几乎难以辨认的相似颜色的玻璃安瓿。因此，错误使用药物的风险很高。C. 透热疗法。连接不良的钢板会使孩子有触电的危险

在发展中国家，麻醉不受重视，缺乏对获取麻醉资源的呼吁[17]。对于很多本科医师[33-35] 来说，麻醉被认为不是一个有吸引力的职业，因为他们很少（如果有的话）接触到这个专业[36-38]。事实上，即使在今天，也许除了在主要医院[14, 15, 29, 39, 40]，也很少有发展中国家能负担得起培养专业麻醉医师的费用。"儿科麻醉医师"通常是对儿童有特殊兴趣或亲和力，或者是因为当时没有别人，只是这一天简单分配去做儿科麻醉。儿科麻醉医师本身就是一种奢侈品。

大约 20 年前，WFSA 的教育委员会开始建立儿科麻醉奖学金培训项目。其目标是在医疗条件较先进的国家，训练来自医疗条件较差的国家人员，最好是用他们自己的语言对他们进行培训。这种培训是在一个

特定国家的现场进行，还是在一个国外的既定项目进行，一直是近期争论的话题[38-49]。

通过 WFSA 赞助项目，一群儿科麻醉医师正在智利、突尼斯、南非和肯尼亚[21, 41, 44] 接受培训。此外，许多机构和组织在 LIC 和 LMIC 国家建立了伙伴关系，以提高外科和麻醉医疗方面的教育和培训，以实现可持续性的总体目标[45]。这种培训的优点是受训人员所面临的问题与他们在自己国家所遇到的问题类似。完成培训后，他们必须返回原籍国，并倡导将小儿麻醉作为一门专业去发展[2, 21, 41]。在那些已经制订了培训计划的国家，一个儿童麻醉医师的价值是巨大的[21, 44]。

绝大多数麻醉药仍然是由非医师人员实施的，这一事实在过去几十年里一直保持不变。对"非医师麻醉师"[2, 5, 13, 50-52] 或"麻醉学徒"的指导总是不充分，他们查阅教科书、期刊或其他医学文献的机会也很有限[2, 5, 13]。因特网的接入和通信使得获取教育资料变得容易，但不可靠的电力供应和电信网络阻碍了这一进程。

一些国家，如尼日利亚、肯尼亚和印度，已经培训了大量的医师作为麻醉医师，但这些医师倾向于在城市地区的大型医院执业[2, 6, 39]。农村社区麻醉药仍以护士或医疗背景较低的无资质人员实施为主，上岗后才进行培训。在许多非洲[17, 39, 55] 和亚洲国家里医师 /患者的比例是如此之低，以至于雇佣专门提供常规麻醉的医师是不可能的[2, 31, 34]。薪金不足以吸引经过适当训练和合格的从业人员长期执业。而极少数训练有成人员移民到发达国家寻求更好的工资和改善生活方式加剧了这些短缺形势[2, 33, 34, 57]。

> **要点：麻醉服务组织**
> - 大多数发展中国家的孩子在麻醉时由训练不足的人员实施。
> - 一些组织正在努力提高经过训练的麻醉医师数量，但要花很多年才能实现。
> - 受过训练的麻醉人员通常会为了更好的机会离开去发达国家。

二、设备采购与维护

为儿童特别是新生儿提供安全麻醉的必要设备常常是缺乏的（图 44-3）[2, 12-14, 20, 30, 39, 50, 58-63]。除了主要的中心医院，新生儿或儿童呼吸机几乎不存在。在电

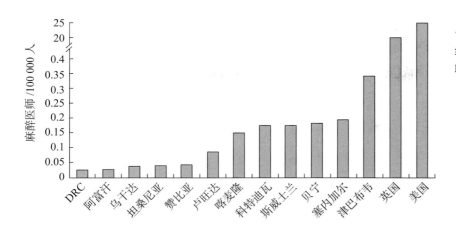

◀ **图 44-4 麻醉医师人数 /10 万人**
经 Springer Nature 许可转载，引自 Dubowitz 等[31] 和 Bridenbaugh[133]

表 44-1 每 10 万人的麻醉死亡率

年 份	国 家	麻醉死亡率	医院设置	参考文献
1987	赞比亚	1 : 1925	大学 / 教学	[25]
2000	马拉维	1 : 504	中心	[25]
1994—2001	津巴布韦	1 : 482	地方	[25]
2006	尼日利亚	1 : 387	教学	[25]
2005	多哥	1 : 133	教学	[25]
2007	巴基斯坦	1 : 5556	大学	[25]
2002	加纳	1 : 1250		[121]
2007	贝宁	1 : 103	大学	[130]
1996—2004	巴西	1 : 1020	职业教育	[131]
1992—2006	巴基斯坦	1 : 2888	大学 / 教学	[132]
1987	英国	1 : 185 000		[25]

力供应不稳定的环境中，使用注射泵和其他控制装置不切实际的。喉镜，通常使用的是金属和塑料材质的，但通常维护不佳，甚至电池也可能供应不足，灯泡光源也不可靠。儿童适用的各个型号气管内导管很少有，因此，由于几乎没有或没有替换导管[18, 63]，导致一次性气管内导管被回收。适用于小儿尺寸的喉罩气道被认为是一种奢侈品。如果不是在当地生产，那么静脉输液就很昂贵，而且许多发展中国家没有任何当地的生产设施。因此，静脉输液的选择是有限的，供应相对不足。

不可靠的电力供应增加了发展中国家面临的挑战。在许多医院，特别是农村地区，既没有主要的电力供应，也没有可靠的、功能齐全的备用发电机[2, 5, 14, 17, 61, 64]。尽管在许多国家[5, 13, 18, 65]重复使用一次性设备是"正常"做法，但如自来水、消毒剂或手套（无菌或非无菌）等用于感染控制的一般设施并不经常可用。

麻醉机分为两类：现代精密机械或简单的低维护设备。由好心的国际捐助者提供的现代电子设备，在严峻的环境中[1, 2, 12, 13, 18]有着不良的记录。复杂的设备需要理解，但用外语提供的操作手册没有任何好处。复杂的机器需要经过培训的技术人员来维修。服务合同被认为是不可行的。不幸的是，当第一个故障发生时，这些机器就会被丢弃。质保不太可能得到兑现，因为费用昂贵，故障出现后，往往而无法修理。使用维护不善的设备会带来危险，在未经培训的人员手中甚至危及生命。

对于发展中国家的麻醉设备而言，简单和安全一直是关键[6, 13, 18, 66-68]。理想的麻醉机应该是便宜的、多功能的、坚固的，能够承受极端的气候条件［温度

（热或冷）、湿度、灰尘和海拔]，即使气瓶或电力供应中断也能够工作，对于通过有限训练的人员易于理解和操作，经济实用，并在当地的技术条件[68-70] 下容易维护保养。最便宜、最实用、使用最广泛的麻醉是吸入麻醉，通过 EMO（Epstein Macintosh Oxford）或 OMV（Oxford miniature vaporizer）蒸馏汽化器[18] 进行的。氧气浓缩器补充氧气输送，并消除了对昂贵氧气瓶的需求，因为在恶劣的环境中，氧气瓶的减压阀经常出现故障或损坏。最合适的呼吸机是 Manley 型多管呼吸机，其基本功能类似于 OIB（Oxford inflating bellows）的机械版本，并可与蒸馏系统[70] 一起使用。

发展中国家吸入性麻醉的一般方案是由 EziAshi 等[72] 首先提出（图 44-5[71]）。它有四种不同的模式，并可以根据可用的供应和服务条件进行修改。基本模式 A 是在没有电和没有压缩气体供应的情况下使用。该设备由一个低阻蒸发器通过阀门与患者相连，是一个以室内空气作为载气的蒸馏系统。自动充气袋或手动风箱使得在蒸发器作为蒸馏器时能够提供人工通气。在吸入气体（模式 B）中添加低流量氧气取决于氧气瓶的可用性。在回路中增加一段储氧管道，使得氧气可以在呼出时储存，可以在下一次吸气时使用，从而大大提高了经济性[73]。当有电时（模式 C），麻醉装置的操作允许扩展：①使用空气压缩机来提供连续的气体流动（这反过来将允许使用波义耳装置和高压汽化器）；②氧气浓缩器；③呼吸机。当氧化亚氮可用时（模式 D），目前在发达国家中所有类型的吸入麻醉都

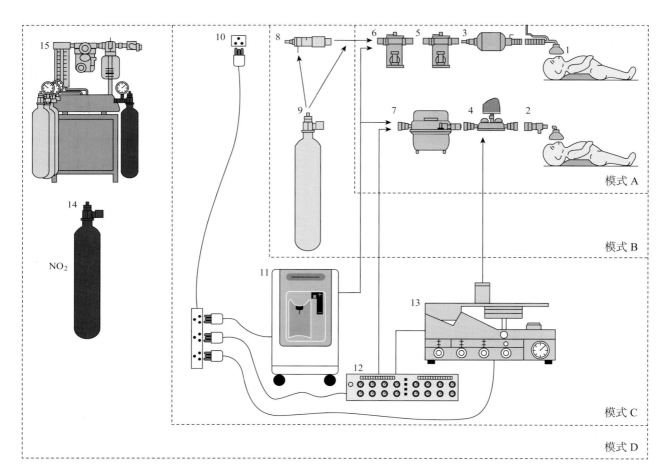

▲ 图 44-5　可使用的麻醉系统示意图，视可用资源而定

模式 A 提供基本的吸入麻醉，有空气、自然通气或自充气袋。蒸馏挥发器是必需的。模式 B 提供充足的氧气，但需要保证氧气瓶可用。可以使用高压挥发器。模式 C 需要电力来驱动氧气浓缩器、空气压缩机和（或）呼吸机。机械通气（如曼利）不需要电力。模式 D 需要一个波义耳机和一氧化二氮钢瓶。1. 带有储氧管道和面罩的 T 形管；2. 自动充气袋儿童阀门；3. 自动充气袋（Ambu）；4. 牛津充气风箱；5. 带有氟烷的牛津小型汽化罐；6.OMV 与三氯乙烯；7. 带有乙醚的 EMO（Epstein Macintosh Oxford）蒸发器。这些电路和手动呼吸机是可互换的，乙醚、氟烷和三氯乙烯可以单独或串联使用。8 和 9. 配有氧气瓶的法曼驱动器，可以补充氧气；10. 带有电源；11. 氧气浓缩器；12. 空气压缩机；13. 曼利呼吸机；14. 一氧化二氮；15. 波义耳装置。这些可让发展中国家麻醉实践等同于发达国家

可以实施。在服务和供应中断的情况下，可以从一种模式转换到另一种模式，而不需要其他麻醉设备。

蒸馏麻醉是以大气压下空气为载气[18]进行吸入麻醉。该系统的基本特征是有一个校准的蒸发器，其阻力足够低（EMO 和 OMV），以允许患者在自主呼吸期间通过吸气作用力产生的负压，借由蒸发器吸入室内空气。正压通风可以通过一个自充气气囊或折叠风箱（OIB）和一个阀门连接，防止混合气体重新进入蒸发器，也可以用单向阀门使患者气道中的呼出气体直接排到大气中，防止复吸入（模式 A）（图 44-5）。通过这种方式，在没有压缩气体的情况下就可以进行麻醉。蒸发器有一个补充氧气的入口，可以连接在氧气浓缩器的氧气输出管上，或者连接在氧气瓶上（模式 B 和模式 C）（图 44-5）。

EMO 和 OMV（Penlon Ltd，Abingdon，UK）是较常用的低阻汽化器[18]。EMO 只对乙醚进行校准，但对其他麻醉气体的性能是线性关系。OMV 是针对不同麻醉气体校准的，虽然缺乏温度补偿，但在大多数情况下，其性能是稳定的。这两种汽化器都已成功地应用于小儿麻醉实践中。但是为了更大的安全性，建议将它们转换成 T 形管。

OMV 已被评估为一种简单的儿科麻醉蒸馏系统。Wilson 和 Walker[58]的研究表明，当一个自充气气囊被用于蒸馏模式时，尽管汽化器冷却，汽化效率却更高。然而，新生儿或虚弱的婴儿的呼吸作用力不足以操作自动充气囊的阀门机制，如 Ambu-bag，即使乙醚会刺激通气，在乙醚存在的情况下也需要持续的辅助通气。

正如 Fenton[58]首次描述的那样，氧浓缩器可以改善氧的效能，将氧浓缩器与麻醉蒸馏装置连接起来，可以不依赖于压缩气体和电力供应。维护要求较低，建议仅在使用约 10 000h 后进行维护保养。优点是巨大的但可靠的电力供应。

浓缩机的功能是利用压缩机将环境空气交替地泵入两个装有分子筛的气罐之一，分子筛中含有可从压缩空气[70, 75]中可逆地吸收氮气的沸石颗粒。控制简单，包括一个压缩机的开启 / 关闭控制开关和一个提供 0～5L/min 流量的控制旋钮。氧气的气流是不间断的，因为气罐是自动交替的，这样在另一个气罐更新时，当前的气罐是可使用的。内置的氧气分析仪上有一个警示灯，当氧气浓度低于 85% 时发出警报，当氧气浓度低于 70% 时，氧气浓缩器自动关闭。这是通过视觉和听觉警报来警示。空气随之作为废气被排出。

现代麻醉机相对来说是无声的。

浓缩器的出氧量取决于机组的大小、氧流量、分钟通气量和通气方式。在出口增加无效腔（或节氧管）可以改善性能，并且可以获得可预测浓度＞90% 的氧气，流量在 1～5L/min，与通气模式无关。当无效腔管道被省略时[73]，氧浓度更低且可预测性差。如果氧气浓缩器放置在手术室中，则可避免吸入区域受到污染，那么它的潜在危害就很小。电源故障或沸石罐故障将导致环境空气的输入。在出口安装一个细菌过滤器，同时使用无尘沸石，可以防止输送的气体受到污染。脏的内部空气过滤器可能产生较低的氧浓度，必须进行检查。储氧罐和增压泵可以防止电力供应的不稳定。

静脉输液也必须仔细考虑[2]。小型静脉套管是一种珍贵的物品，蝶型针仍然在应用（在某些情况下被重复使用）。在电力供应不稳定的环境中[2]，使用注射泵和其他控制装置是不切实际的。静脉通路不监管可能会造成灾难性的后果，包括过量输液、败血症、组织坏死、筋膜间隔综合征，甚至丧失肢体。静脉用液体的选择常常受限且供应不足。

要点：设备

- 药物、氧气和设施（如重症监护病房）经常短缺。
- 为儿童麻醉提供的设备（面罩、气管导管等）经常没有。
- 监测仪一般不能用，如果能用，又因为损坏未修理或电力不可靠而不能工作。
- 许多发达国家捐赠的设备，无法使用且无法修理。

三、评估患者

最贫穷国家的疾病负担令人生畏。发展中国家的儿童是环境、自然灾害、战争、社会动荡和经济危机的受害者[8, 12, 79-82]。据估计，每年有 1000 万儿童在 5 岁前死亡[5, 81, 83]；也就是说，每 6 个出生在非洲的儿童中就有 1 个死亡，每 12 个出生在南亚的儿童中就有 1 个死亡[5]。其中约 50% 的死亡发生在新生儿期[5]，新生儿窒息、早产、败血症和破伤风是主要原因。在年龄较大的儿童中，腹泻、肺炎、疟疾、获得性免疫缺陷综合征、麻疹和创伤是主要原因。

对于农村地区的许多人而言，及时获得医疗服务的可能性极小（图 44-1 和图 44-6）[76, 77]。恐惧、理解贫乏和缺乏教育常导致他们向医疗机构报告的延误 [13, 85-87]。农村地区的文盲可能根本不知道外科治疗。迷信也使得麻醉风险增加。通常，好心的传统治疗师会事先介入，使孩子面临额外的风险（图 44-2），包括土药水的肝、肾毒性或灌肠剂引起的肠穿孔。当患者不得不长途跋涉去医院时，就会造成进一步的延误。结果是脱水、感染、败血症和并发症出现加重了手术困难和麻醉风险。通常是患者已经出现并发症时才进行三级转诊 [8, 12, 13, 50, 64, 90-92]。

一些发展中国家的围产期死亡率 10 倍于发达国家 [5, 59, 60, 83]。共同的特征包括早孕、孕产妇健康状况不佳，最重要的是缺乏适当、高质量的医疗服务。1/3 的孕妇在孕期仍然无法获得医疗服务，近 50% 的孕妇无法获得分娩医疗服务 [12, 78, 82]。大多数产妇都是在家中或农村卫生中心分娩，那里没有或缺少基本的新生儿复苏设备。那些需要手术的患者可能需要转移，但根本没有专业的转运团队。

麻醉的安全管理应考虑到患儿的既往情况。术前的检查通常是有限的，可能涉及血红蛋白和疟疾寄生虫的筛查。农村地区实验室很少，受过培训的技术人员几乎不存在。同样，放射学研究通常是初级的，质量差 [2, 9, 18]。即使是有经验的麻醉师，在极少实验室或放射学检查及复苏液的选择受限的情况下，也很难管理这些儿童。

在择期手术前，需排除或治疗并发症。结核病仍然是导致发病率和死亡率的重要原因 [50, 93]。儿童结核病的流行病学受到年龄、种族、移民、贫困、过度拥挤和获得性免疫缺陷综合征等危险因素的影响 [65, 93-96]。

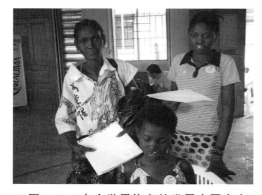

▲ 图 44-6　在全世界许多的发展中国家中，没有外科医疗服务可能导致终身残疾、社会排斥，甚至过早死亡。这个家庭都有一个孤立的唇裂，一直没有修复，直到他们在"微笑南非手术"的志愿者项目中被成功治疗

耐药结核病的出现加重了负担，并对一般医疗工作者，尤其是麻醉医师构成了持续的危险。在营养良好的免疫接种儿童中，原发性结核感染通常不会产生临床疾病，而复发的肺结核是一种慢性或亚急性疾病，这可能给麻醉师带来各种挑战，包括需要防止麻醉回路的污染传播造成胸膜积液、肺空化和支气管扩张风险。纵隔和肺门淋巴结病可严重损害气道。原发性结核病及其并发症在儿童中比成人更常见。幼儿一旦感染，有发展为肺外结核病的危险 [93, 94]。结核分枝杆菌可在任何器官有症状的发病，通常是潜伏感染部位的重新激活。最常见重新激活的是淋巴结、骨骼、关节和泌尿生殖道。较少部分可能涉及胃肠道、腹膜、心包或皮肤。结核性脑膜炎和粟粒性结核在儿童中更为常见，死亡率很高。鉴于结核病儿童中 HIV 病毒感染率很高，应该对所有结核儿童进行 HIV 病毒检测；反过来，应在所有 HIV 病毒阳性儿童中排查结核 [95]。

在许多发展中国家，风湿性心脏病比先天性心脏病更常见，这反映了贫困、过度拥挤、营养不良和缺乏抗生素等社会经济问题。儿童常因反复感染和叠加性心内膜炎而出现危及生命的症状。心内膜炎引起的急性恶化可能是促使人们寻求医疗救助的因素。更换瓣膜可以挽救生命，但如果附近没有实验室，抗凝治疗的长期随访无法实现。

疟疾是由四种疟原虫中的一种引起，包括恶性疟原虫、间日疟原虫、卵形疟原虫和三日疟原虫。对疟疾的有效而安全的预防变得越来越困难，因为导致最严重疾病的物种是恶性疟原虫，它已对氯喹产生广泛耐药性，在一些地区还对其他抗疟药物产生耐药性 [97]。即使得到最佳治疗，严重疟疾的死亡率也达到 10%~25% [97]。及时诊断和早期治疗是预后的重要决定因素。非复杂性疟疾通常表现为流感样症状（发热、头痛、头晕和关节痛）。胃肠道症状可能占主导地位，包括厌食、恶心、呕吐、类似阑尾炎的腹部不适或疼痛。儿童疟疾可表现为急性危及生命的疾病，或出现慢性病程的急性加重。急性表现包括三种重叠综合征：继发于严重代谢性酸中毒（pH < 7.3）的呼吸窘迫，通常为高乳酸血症，可在数小时内迅速发展为低血容量的严重贫血（血红蛋白 < 5g/dl）[98]，以及作为脑型疟疾表现的神经功能障碍。癫痫发作是 60%~80% 病例的重要表现特征。难以治疗的长时间癫痫发作和抗疟治疗后出现的长时间癫痫发作是不祥之兆，通常与神经后遗症或死亡有关 [98]。

患有慢性疟疾的儿童在生理上可适应低血红蛋白

水平，但在遇到发热性疾病或手术挑战时可能会迅速失代偿。严重贫血儿童的特征性生理表现为呼吸窘迫和高动力循环状态。因为大多数患儿循环衰竭，患有代谢性酸中毒的儿童可能需要迅速输血。尽管存在争议，但交换输血已被提倡用于治疗严重的疟疾。不幸的是，许多疟疾流行地区也有很高的HIV病毒感染率，这大大增加了输血的风险。

慢性复发性疟疾感染可表现为脾大。这可能导致胃排空延迟，并增加麻醉诱导时的误吸风险。在咳嗽、呕吐或排便时，脾脏也可能剧烈增大或自行破裂。也有描述心外按压时出现破裂。在儿童感染者中，疟疾可引起便血，并伴有大量类似痢疾的液体流失。严重疟疾并发肾衰竭并不少见。疟疾可在术前出现，也可使术后病程复杂化。流行地区术后高热的儿童必须进行疟疾筛查。如果他们输过血，这一点尤其明显。

> **要点：患者评价**
> - 发展中国家的疾病负担很大，使手术和麻醉变得复杂。
> - 饥饿、慢性感染（HIV病毒/获得性免疫缺陷综合征、结核病）和疟疾很常见，而且往往未经过治疗。
> - 风湿性心脏病仍然存在，并经常影响手术和麻醉的结果。

四、手术类型

估计在发展中国家的85%儿童，在他们15岁生日之前需要进行某种形式的手术[4]。先天性异常、创伤（道路交通事故、人身攻击、跌倒、烧伤、咬伤、骨折）和感染（脓肿、骨髓炎）是外科手术的主要内容[11-13, 85, 89]。在许多发展中国家[77]，尤其是儿童，烧伤会影响资源，但是在撒哈拉以南非洲地区尤为严重[76, 79]。

疾病负担主要是感染和营养不良[65]，而且关于儿科创伤的宣传力度较低，因此很少受到重视[5, 12, 50, 85]。一些国家的社会经济进步反而带来了一种新的危险，汽车速度更快、马力更大，但没有必要的养护文化和交通规则。尽管创伤对任何国家的经济都有公认的影响，但创伤预防策略的优先级别较低。因此，道路交通事故是不可避免的。此外，许多发展中国家处于战争状态，这对儿童造成了巨大的创伤和伤害，他们既是战争的参与者，又是无辜的旁观者。很难找到处理多发伤患者的有效系统。即使是简单的骨折也可能有灾难性的后果。传统接骨师的不当处理可导致骨筋膜室综合征，甚至坏疽[88]。

许多在工业化国家很少见到的病态，如健康教育不良、营养不良、牲畜与人类的亲密接触、被泥土覆盖的房屋、糟糕的卫生条件和受污染的水供应等因素，在发展中国家更为普遍。

在一些医院，因为持有"他们总是会死"[73]的想法，认为新生儿不适合手术。而在其他医院，新生儿在无麻醉[100]或局部麻醉[101]下手术，因为他们认为"这样更安全"，而且有些人仍然相信新生儿不会感到疼痛。当对新生儿进行手术时，尤其是在紧急情况下[78]，会遇到额外的挑战。不仅因为缺少合适大小的设备，而且即使在相对温暖的气候中也极难维持正常体温，更不用说进行通气支持了。

遗憾的是，即使麻醉和手术技术熟练，新生儿也可能因术后护理[13, 102]不足而死亡。压倒性感染、脓毒症、呼吸功能不全和手术并发症是发病和死亡的主要原因[12, 78]。高度专业化的新生儿麻醉和外科服务的发展对于新生儿手术后的良好预后至关重要[12, 50, 78]，但优先级低。

> **要点：手术种类**
> - 已实施的手术中，大部分都是先天性畸形、创伤（车祸、袭击、跌倒、烧伤、咬伤、骨折）和感染（脓肿、骨髓炎）。
> - 创伤（尤其是战争所导致的）很常见，需要手术治疗。由于缺乏基础设备，预后可能不理想。
> - 在一些国家，新生儿不接受手术，因为人们认为他们会"全部死亡"。

五、麻醉监测及药物

最近的调查显示，发展中国家的许多麻醉医师无法为儿童提供安全的麻醉[2, 30, 61-63, 103, 104]。麻醉的最低要求是供氧、吸引器、脉搏血氧计、倾斜的手术台、小儿呼吸回路、喉镜、面罩、气管导管、口咽通气道和儿童用静脉留置套管针。尽管对那些没有经历过发展中国家某些地区严峻条件的人而言，这些发现似乎是不可信的，但许多最近和过去的报告都证明了这一残酷的现实。

因此，监测是非常基本的，用一个心前区听诊器或用手指触摸脉搏[6]。心电图监测是可用的，但也依赖于持续的供电、心电图电极片和适当的维护。合适尺寸的测血压袖带稀缺，更不用说无创血压监测器了。尽管脉搏血氧饱和度监测已经被证明是最有用的监测手段，并且应该在所有进行小儿外科手术的中心[6, 12]使用，但理想和现实差距很远。作为世界卫生组织组织新方案（Millennium Goal 4，千年目标 4）[5, 24]的一部分，Lifebox 项目在全球引入脉搏血氧饱和度测量已经证明是有效的[105, 106]。

麻醉气体和药物的供应，特别是对农村医疗单位的供应，既不稳定又不可靠[5, 18]。此外，许多药物的费用，特别是新型药物的费用，已经超出了大部分卫生预算的能力。因此，发展中国家的麻醉医师不得不使用更便宜的药物或仿制药。氟烷在许多国家仍然是麻醉的主要用药[2, 9, 13, 27, 75]，然而有人主张继续使用更便宜的乙醚[107]。不幸的是，乙醚及更近的氟烷，实际上已经从发达国家的手术室中消失了。所以对这些廉价药物的需求已经下降，以及一些制造商声称的缺乏盈利能力已经威胁到氟烷的生产。虽然这可能具有商业意义，但这些药物维持着发展中国家数百万患者的麻醉服务，而他们的损失将产生巨大的负面影响[1, 18]。

在许多偏远的农村地区，即使有氟烷或乙醚，儿童麻醉仍然主要以氯胺酮为基础[5, 13, 18, 100, 108, 109]。缺少如气管导管、面罩或呼吸回路等气道设备及认为不需要静脉通路，是氯胺酮在这种情况下盛行的原因[5, 86, 110]。氯胺酮使用简单，相对便宜，具有麻醉、镇痛和心血管稳定性，并可保留一定的气道反射[2, 6, 86]。理想情况下，氯胺酮应与咪达唑仑一起使用，以减少其幻觉的不良反应。然而在那些地区，苯二氮䓬类药物并不常见。

对于发展中国家来说，考虑到储存、不稳定的运输和预算限制因素[72, 74]，一氧化二氮的成本是令人望而却步的。在供氧不确定[57]、无麻醉气体监测[18, 64]的情况下，封闭或半封闭麻醉系统是危险的。不稳定的碱石灰和压缩气体钢瓶供应进一步限制了一氧化二氮的使用。因此，低流量麻醉的潜在效益和成本节约不存在[72]。废残气体清除几乎不存在。

肌肉松弛药的选择也是有限的[13]。琥珀胆碱、加拉明、箭毒、阿库溴铵或泮库溴铵是最可能的选择，而选择取决于药物本身和逆转药物的可用性。由于这个原因，肌肉松弛药并不常用。其他麻醉基础的药物

在发展中国家很少有[2, 513, 27]。这些药物包括诱导药物（丙泊酚）、镇痛药（吗啡、哌替啶）、逆转药（纳洛酮）和长效局麻药（布比卡因、罗哌卡因）。对于某些文化而言，可能不允许使用阿片类药物镇痛。治疗并发症的能力，如恶性高热，实际上是不存在的。丹曲林价格太贵且保质期太短，不划算。

区域麻醉在安全性、成本节约和术后即刻镇痛方面有很多优点[6, 12, 50, 53, 78, 102, 111-114]。一般来说，发展中国家的儿童非常接受这种镇痛方式。然而，在发达国家的一些机构中，似乎普遍不愿对儿童实施区域麻醉[13, 50, 53, 115]。可能的原因包括缺乏培训或专业知识，害怕失败，以及无法使用药物、一次性用品和其他辅助设备（神经刺激器、便携式超声）[53]。即兴发挥可能是关键，如果没有合适的设备，可以使用一种在儿科硬膜外穿刺针进入临床应用之前的技术来获得进入硬膜外腔的通道。通过静脉套管针，导管可以很好地穿入新生儿和小婴儿[116]的骶管裂孔，插入尾侧间隙的硬膜外间隙。此外，当没有更昂贵的绝缘针时[117]，便宜的非绝缘针可以与神经刺激器联合用于周围神经阻滞。

> **要点：麻醉监测和药物**
> - 一些国家不能持续提供（或者曾经）氧气、吸入设备、脉搏血氧饱和度仪、小儿呼吸回路、喉镜、面罩和气管内导管、口咽通气道和适用于儿童的静脉套管针。
> - 麻醉选择往往局限于单纯的氟烷或氯胺酮。
> - 因为许多原因，区域麻醉并不常用。

六、术后镇痛

儿童手术后疼痛管理是区分发达国家和发展中国家的另一个因素。当面临有限的资源、有限的止痛药（如果可用）和训练不足的工作人员，提供止痛是一个挑战[2, 13, 18]。试图将应用在复杂单位里的相似标准来照搬是困难的。文盲、营养不良、认知发展差、应对策略不同、药物遗传、文化和语言差异都增加了问题的复杂性[118, 119]。

发展中国家的孩子们学会了处理截然不同的问题。他们对待痛苦的态度和忍受痛苦的态度是不同的。来自贫困家庭的孩子似乎更有忍耐力，甚至对严重的疼痛也很淡漠。例如，在心脏手术后，一些患者似乎需

要很少的镇痛，而棒棒糖或游戏疗法很容易缓解疼痛。贫困家庭儿童的疼痛评估是困难的，也可能是不准确的。许多患急性疼痛的儿童没有面部表情。这是坚韧表现吗？还是营养不良、缺乏社交刺激、疾病严重程度甚至文化态度的简单反映呢？语言障碍、文化障碍、分享信息的意愿、情感表达能力和看护者过时的态度可能会导致这种困境。一些社会很容易表达痛苦，而另一些社会则教导说，表达痛苦是不恰当的。在非洲的许多地方，认为男孩不应该表达痛苦。例如，如果男孩只和他的母亲生活在一起，报告睾丸扭转的疼痛可能会被推迟或被视为禁忌。

虽然目前有许多可用的疼痛评估工具，但在发展中国家的儿童中很少得到核实[118, 119]。现在迫切需要的不仅是使全世界都能得到止痛药，而且还要制订能够安全适用于生活在这些地区的儿童的策略。当地情况将决定它们的使用和适用性。简单的疼痛管理策略可能产生最大的效益和最小的风险，而更复杂的技术，提供最大的效益，需要最低标准的监测和定期重新评估，以允许个性化滴定的镇痛。这些东西很少有。不幸的是，镇痛的最终选择取决于经济压力或现有的设施，而不是为了孩子的最大利益。在许多环境中，家庭成员必须购买所使用的止痛药。财政上的限制常常使其变得困难或不可能。然而，尽管我们的世界存在着巨大的不平等，为儿童提供有效的镇痛，从道德、伦理和生理方面都是有益的。

> **要点：术后镇痛**
> - 儿童术后镇痛常常是无效的。
> - 一些人仍然认为儿童感觉不到疼痛。
> - 护士经常很少或没有接受过麻醉药品使用的培训，把病房监护工作留给家长。因此，麻醉药品很少被使用。

七、随访治疗

按照发达国家的标准[5, 13, 64, 66, 109]，围术期发病率和死亡率高是可以理解的。儿童手术治疗的强制性设施，如术后提供足够的镇痛、可立即观察的恢复区、通气支持或高水平护理[9, 12, 13, 18]，但在许多发展中国家这些设施不充分或不存在。在一些国家，儿科手术本身费用太昂贵而无法证明这些额外需求的合理性[12, 13]。

关于发展中国家麻醉发病率或死亡率的资料非常

少[13, 66, 68, 120]。Fisher 等报道了在发展中国家工作的志愿服务人员收集的 18 个月[66]麻醉相关问题的发生率，这反映了在发展中国家工作的经过培训的麻醉实施者提供的质量保证数据。这与手术和麻醉相关的风险差异巨大的现实情况有天壤之别（表 44-1）[26, 31]。例如，在加纳，近期报道的择期手术死亡率为 0.08%[121]，而尼日利亚一家教学医院的新生儿肠梗阻死亡率为 20%[122]。

我们对非医师、护士或"接受过上岗培训"的无资格人员[13, 26, 123, 124]所提供的麻醉相关问题的发生率知之甚少。在某些地区，甚至在今天，仅仅是为了尝试改善预后[122, 125, 126]，新生儿手术也可能在无麻醉的情况下进行[102]，或仅在局部浸润的情况下进行。可以理解的是，迟发的呼吸衰竭、感染或麻醉并发症[102, 125, 126]仍然是导致不良结局的主要原因。

随访治疗一般较差。随访访视通常因为增加财政负担被认为不值得实施。路途遥远、缺乏交通工具和通讯不畅，使患者无法复诊。即使是附近的患者也会失访，很少复诊，除非有并发症出现。

> **要点：随访治疗**
> - 由于缺乏患者护理人员和缺乏设备和设施（如没有术后恢复单元），大多数发展中国家的围术期死亡率 / 发病率往往很高。
> - 大多数发展中国家缺乏死亡率 / 发病率的围术期统计数字，这使我们很难知晓并改进。
> - 术后随访很差，原因有很多。

八、结论

在发展中国家，麻醉的实施总是具有挑战性的，特别是对那些为儿童实施麻醉的人而言。挑战千变万化，我们应该未雨绸缪，灵活应变，以应对不断变化的世界，包括饱受饥荒、战争、暴力、自然灾害和政治动荡的折磨。不同社区实践的细微差别将不可避免地有所不同，甚至可能挑战儿科麻醉中一些坚定的信念。

世界各地可能会出现不同的标准。这样的标准不一定被认为是低劣的，但很可能为吸收新思想开辟道路[127]。安全的麻醉药不一定是最昂贵的。毕竟，决定结果的通常不是我们使用的药物，而是我们使用药物的技巧。永远都没有必要背离基本原则。简单可能是关键，但不存在双重标准。随着时间的推移，英国、美国和澳大利亚制订的指南[127, 128] 在世界许多地方可能是站不住脚的，但应按预期尽一切努力在发达国家实行相同的护理标准。孩子们不应该得到更少！

我们可以做些什么来改善发展中国家接受麻醉的儿童的命运呢？发病率和死亡率的审计是走向改善的第一步，只要采取行动解决所发现的问题。反映发展中国家成果的出版物在过去 10 年中有所增加（表 44-1）[129, 132]。捐钱是另一种建议[129]，但不幸的是，世界上所有的善意并不能保证钱会送到正确的人手里，并得到最好的利用。购买设备而不进行后续维护是一种浪费。一次性用品即使是回收使用的，使用期限也很短。更需要人力资源。

吸引训练有素的麻醉医师到发展中国家工作是一个挑战[1, 132-134]。志愿医疗组织的短期逗留最能起到激励作用，但这些志愿者中很少（如果有的话）愿意较长时间停留，更别说永久待下去。是环境问题吗？是因为没有居家的舒服吗？是家庭感到困难吗？政治不确定性的影响有多大？不幸的是，在这些问题和其他许多问题得到解决之前，发展中国家的麻醉，尤其是儿童麻醉，不太可能得到发展[1]。

世界卫生组织也认识到手术是一个公共卫生问题，并启动了"安全手术拯救生命"计划。世界卫生组织还强调，如果没有安全的麻醉[2, 23-25]，安全的手术是不存在的。对麻醉医师进行儿科麻醉所需技能的培训是一个缓慢的过程。人们希望 WFSA 项目[129, 134]、世界银行、《柳叶刀》委员会及许多参与低收入国家卫生保健工作的大学和组织能够建立可持续的项目，从而使发展中国家接受手术的儿童能够受益。

病例分析

一名 1.8kg 患有腹裂症的新生男婴被送入当地的医院急救室。这名婴儿是 5h 前在一个偏远村庄的一间小屋里出生的。他的母亲是一个 18 岁的初产妇，没有去过产前诊所，因为她住的地方离最近的诊所至少有 1h 的步行路程。她的 HIV 病毒状况未知。这名婴儿的胎龄不详，是由一位"传统助产士"接生的。经过抢救后，这位助产士用毛巾包裹婴儿，并将其送到最近的诊所进行进一步治疗。走了 1h 的路来到诊所时，婴儿明显体温过低，有微弱的哭声，肠道突出更明显，覆盖着一层绿色薄膜，能看到胎粪染色。此时，婴儿的下半身被放在一个塑料袋里，当地救护车司机接到通知，婴儿需要被送往当地医院。救护车正在修理，1h 后才能修好。诊所没有静脉液体或抗生素。没有检查血糖、血细胞比容、电解质或酸碱状态的实验室设施，那瓶"血糖检测试纸"已经过期了。由于另一次临时停电，最初的检查是在昏暗的环境下进行的。2h 后，救护车终于到达，途中需要加油。在抵达地区医院时，婴儿的体温是 34.1℃。血糖测定 25mg/dl，尿素升高，血细胞比容 54%。没有保温箱，但头顶上的辐射式加热器使孩子暖和起来。腹裂用保鲜膜包裹着，孩子准备接受手术。但由于医师忙于处理宫外孕，无法立即赶来。

启动外周静脉输液管，给予 10ml/kg 乳酸盐林格注射液进行复苏。初始复苏后加用葡萄糖。静脉注射抗生素氨苄西林和庆大霉素。这个普外科医师一直工作了一整夜，在宫外孕手术完成后，可以为这个患儿手术了。将患儿送入手术室，实施氟烷麻醉，给予琥珀酰胆碱后行气管插管。没有其他肌肉松弛药可用。这名刚完成了 6 个月"工作训练"的麻醉师用改良过的 Ayre T 形管路对肺部进行人工通气。没有废气清除系统或合适的呼吸机用于术后通气支持。外科医师准备一期修复目的是为了提高患者的生存率。由客座麻醉医师使用 22Ga 头皮静脉针穿刺，使用浓度 0.25% 的布比卡因，用量为 2.5ml/kg，混合 1 : 40 万肾上腺素进行骶管阻滞。为了减少肠管容量，外科医师通过雅克红橡胶导管使用生理盐水冲洗，成功"挤出"了大约 30ml 的大便（图 44-7）。因为没有导尿管可用，使用克雷德的方法，清空膀胱（3ml）。

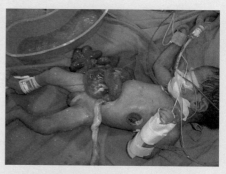

▲ 图 44-7 腹裂是发展中国家的一个主要问题
因为缺乏新生儿的专用设备，预后很差。这个胎儿有明显的宫内发育迟缓，在产前未被诊断，而且胎儿发育迟缓。败血症的风险很高。尽量排空肠内容物（见肾形盘中），以方便闭合。术后无通气支持

如果不能完全闭合，外科医师就会用静脉注射袋中取出的"硅橡胶"袋。幸运的是，这次无须要这样处理。

虽然困难重重，但一期缝合成功了。患儿腹部紧张，但足背搏动明显，双足毛细血管充盈良好。婴儿能够自主呼吸，但无法测量气道压力增加、血气，也无法通过二氧化碳图形来评估呼吸功能。骶管麻醉的残留效应提供了镇痛和一定程度的运动阻滞，但无呼吸抑制。理想情况下，骶管置管可以提供持续或间歇的阻滞，但骶管导管和功能性输液泵都无法用。

缝合在生产后 9h 内完成。虽然手术已尽快完成，但由于脓毒症的高风险，延误预计会对预后产生负面影响[102, 135]。母亲的 HIV 病毒阳性状况变得明显，母亲和孩子都开始接受抗逆转录病毒治疗。HIV 病毒状况预计不会影响婴儿的预后[96]。

早期开始全肠外营养本来是理想的，但由于地区医院的预算限制，不可能实现。此外，中心静脉通路和外周插入的中心导管都无法使用，而且这些措施也不能在这家医院进行。10% 的葡萄糖加入正常浓度 1/4 的生理盐水中是唯一可以提供一些热量的静脉液体，但它的使用使婴儿处于低钠血症诱发抽搐的显著风险中。

术后病程风波迭起，不时出现与周围静脉渗漏、伤口脓肿和伤口轻微裂开相关的脓毒症。28 日龄时，婴儿可以耐受肠内营养。婴儿在医院住了 40 天后出院，随后转到外科和 HIV 病毒诊所进行随访。

第四篇

小儿麻醉的质量、结局和并发症

Quality, Outcomes, and Complications in Pediatric Anesthesia

第 45 章　小儿麻醉的临床并发症 ································ 1070

第 46 章　小儿手术和麻醉对大脑发育的影响 ················ 1102

第 47 章　患者模拟技术在儿科麻醉中的应用 ················ 1132

第 48 章　儿科麻醉中的数据库、注册中心和临床结果研究 ··········· 1154

第 49 章　电子化的麻醉记录：麻醉信息管理系统 ·············· 1173

第 50 章　手术室安全、沟通与团队合作 ···················· 1187

第 45 章　小儿麻醉的临床并发症
Clinical Complications in Pediatric Anesthesia

Randall Flick　Christina M. Pabelick　Tracy E. Harrison　Kara A. Bjur　Elena Ashikhmina　著

戚文宇　译　尹　红　校

一、概述

小儿围术期出现的并发症可轻可重，严重时可威胁生命。本章节介绍了在小儿围术期内，麻醉科医师可能遇到的一些最常见及最严重的并发症。由于篇幅有限，无法进行详尽的专题综述，许多并发症及其数据，尤其是有关儿童并发症的具体数据，不是缺乏就是不足，尚不能为读者提供详尽的指导。尽管如此，在儿科麻醉中仍有许多常见和严重的并发症的数据值得借鉴，使麻醉科医师能够尽量降低风险，并在围术期内为接受麻醉的儿童尽可能带来最优化的管理。本章涉及的儿童围术期并发症包括：心搏骤停、体温控制、恶性高热、丙泊酚输注综合征、局麻药毒性反应、体位性周围神经损伤、围术期视力丧失、严重过敏反应、乳胶过敏。

二、心搏骤停

在过去的 100 年里，接受全身麻醉的成人和儿童发生并发症和死亡的风险在急剧下降。图 45-1 表明在过去 50 年中，接受全身麻醉的儿童死亡率的下降，这是儿科麻醉最大的突破[1-14]。在过去的几十年里，儿科麻醉的安全性得到了提高，这要归功于全面的监测、精良的设备、易于掌控的麻醉药，以及儿科麻醉管理的日益专业化和区域化[15, 16]。尽管取得了上述进展，但儿科麻醉相关并发症的发生率仍高于成人[17]。特别是 3 岁以下婴幼儿及有其他并发症的儿童，全身麻醉相关并发症的发生率更高[17-19]。据报道，麻醉相关的儿童心搏骤停的发生率为 0.7~8/10 000，与年龄成反比[13, 18, 20, 21]。一项回顾性研究对某三级医疗中心 1988—2005 年超过 9 万的麻醉患者进行了回顾

分析，发现其中进行非心脏手术的新生儿围术期心搏骤停发生率为 39.4/10 000、< 1 岁的儿童发病率为 8.7/10 000、> 10 岁的儿童发病率为 1.9/10 000[13]。另一家三级儿童医院对 2000—2011 年超过 28 万名接受麻醉的儿童进行了一项前瞻性队列研究，该研究发现：与其他年龄组相比，< 1 岁的婴幼儿麻醉相关心搏骤停的发生率更高，而 < 6 月龄的婴幼儿的发生率在所有年龄组中是最高的[20]。上述发现与 Odegard 等在波士顿[22]、Tay 等在新加坡[23]、Braz 等在巴西[24-26]、Sanabria-Carretero 等在西班牙[27] 得出的结论是类似的。

现如今，对手术期间小儿心搏骤停有关的重要认知都要归功于儿童围术期心搏骤停登记署数据库的贡献。POCA 登记署数据库于 1994 年在华盛顿大学创建，它也是美国麻醉医师协会结案索赔项目（Closed Claims Project）的延伸，并得到了美国儿科麻醉与疼痛医学学会的支持。1985 年，ASA 专业责任委员会在

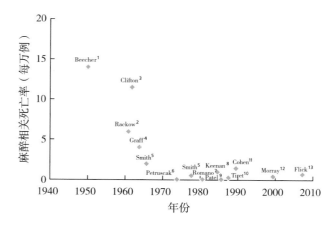

▲ 图 45-1　1950—2010 年发表的儿童麻醉相关死亡率[1-13] 出版年份由作者姓氏表示（经 Elsevier 许可转载，引自 Morray[14]）

本章译者、校者来自中国医科大学附属盛京医院。

28 家保险公司的协助下，开始收集全美国已结案的医疗事故案例。1993 年，Morray 和他的同事对儿童和成人已结案的索赔进行了比较，发现涉及儿童的索赔案例往往不成比例，其中包括有婴幼儿、健康儿童（ASA 身体状况分级 1 级）、死亡、永久性损伤及麻醉管理缺陷[17]。因涉及儿科治疗的医疗事故所支付的赔偿金额往往比成人的要高。

为了进一步研究儿科麻醉管理过程中可能出现的并发症，POCA 登记署随后提供了关于儿童围术期心搏骤停相关危险因素及结果的宝贵结论[12]。虽然 POCA 的登记工作现已关闭，但他们的数据库里却收集了美国和加拿大各地的儿科麻醉临床数据，并将这些结果公之于众。初次报告于 2000 年提出，提供了从 63 个机构收集的 289 例小儿心搏骤停的病例数据[12]。2007 年发表了后续报告，其中包括 79 家学术机构的心搏骤停数据，涵盖了 7 年 397 例病例的信息[28]。

POCA 登记署的报告将病例分为与麻醉相关 / 无关病例，并将分析重点集中在那些被判定为与麻醉相关的病例上。对第一份报告（289 例，1994—1997 年）和第二份报告（397 例，1998—2004 年，193 例麻醉相关病例）的数据进行比较时，发现被判定为麻醉相关病例的比例相似，分别为 52% 和 49%。当 Flick 等按照 POCA 登记署对麻醉相关心搏骤停的定义在梅奥诊所的数据库进行检索时，他们发现麻醉相关心搏骤停的比例仅为 18%，低于之前的 52% 和 49%[13]。同样，在接受心脏手术的儿童中有 41 名儿童发生了心搏骤停，Odegard 等[22] 发现其中 26.8% 与麻醉有关，而 Braz 等[24] 却发现只有 20% 是与麻醉有关[29]。显然，关于麻醉相关心搏骤停的定义是主观的，但是定义不严可能会让研究人员在回顾病例时排除掉那些罕见却重要的病例、引起心搏骤停的危险因素和导致心搏骤停的病因。

Morray 等[12] 和其他研究者[13, 23, 28] 已经对发生心搏骤停的高危儿童做出了归纳，包括：ASA PS 分级较高的儿童、婴幼儿（新生儿和婴儿）、合并先天性心脏病及需要急诊手术的儿童。在 POCA 登记署的第一份报告中，ASA PS1 级和 2 级的儿童麻醉相关心搏骤停的发生率为 32%；而在第二份报告中，PS1 级和 PS2 级儿童的心搏骤停率下降至 25%[12]。在类似的时间段内，Braz 等[24] 发现，在所有 35 例儿童心搏骤停事件中，其中只有 4 例（11%）是健康的儿童。另外，Flick 等[13] 发现，在接受非心脏手术的儿童患者中，26 例心搏骤停的患儿仅有一半发生在 ASA PS3 级或 3 级以下的儿

童。显然，ASA PS 分级越高，发生各种并发症的风险就越大，包括心搏骤停[10]。与过去相比，健康儿童发生心搏骤停的概率似乎在下降。有人认为这与儿童首选的吸入麻醉药从氟烷转变为七氟烷有关[14, 30]。

正如 ASA PS 分级所反映的，并存疾病无疑是心搏骤停和死亡风险最重要的影响因素，特别是对于那些患有先天性心脏病的儿童[31, 32]。心脏病患者即使在进行非心脏手术时，麻醉相关心搏骤停的发生率也很高[33-35]。在梅奥诊所的一项超过 15 年的队列研究[13] 中发现接受心脏手术的儿童心搏骤停发生率的下降，是因为对于体外循环失败的病例更积极的使用体外膜肺氧合[36]。以前可能在心脏手术中发生心搏骤停的患儿，现在都使用 ECMO，并且在围术期心搏骤停事件分析中不会体现出来心搏骤停，因此，心搏骤停的发生率出现了下降。2007—2012 年，胸外科医师协会先天性心脏外科数据库的 97 个中心对 7 万多名年龄在 18 岁以下的患者进行了研究，结果发现 2.6% 的患者术后出现了心搏骤停，而病例数少的中心心搏骤停后的死亡率也较高[37]。

毫无疑问，新生儿和婴儿心搏骤停的风险更大。在 Olsson 和 Hallen[38] 的研究中，婴儿心搏骤停的发生率为 17/10 000，是年长儿童的 3 倍多，是 60 岁以下成人的 6 倍多。最近的研究表明，这一比例出现了略微下降，每 10 000 例中发生 9~15 例[13, 24]。在 2007 年 POCA 登记署的报告中，超过 50% 的心搏骤停发生在 6 月龄以下（43%）的婴儿身上[28]。而在新生儿中，心搏骤停的发生率急剧上升至 200/10 000[24]，但大于 1 岁的小儿，其发病率似乎又迅速下降到与年轻人相似的水平。

一些研究发现，急诊手术会增加心搏骤停和其他严重并发症的发生风险[13, 23, 38]。此外，Morray 等[12] 在 POCA 注册中心的首份报告中表明，心搏骤停导致的死亡率在急诊手术中几乎增加了 4 倍。同样，在一些研究中，一天中的不同时段似乎也会影响心搏骤停的发生风险。比如，在下班时段（通常是下午 5 点之后）和周末进行手术的儿童，发生心搏骤停的风险更高[39]。这种风险升高的原因尚不明确，但是可以推测出可能原因：在这些时段内，疾病的危急性增高及缺乏医疗资源（如经验丰富的医务人员和设备）[13]。最近开展了一项关于儿童院内心搏骤停后存活率的研究，该研究共纳入了从 2000 年 1 月 1 日—2012 年 12 月 12 日先后加入了美国心脏协会复苏指南改良计划项目的 354 家医院，对这些医院的研究表明夜间发生的心搏

骤停的存活率低于白天或傍晚[40]。

儿科麻醉学界最关心的问题是麻醉医师和心搏骤停风险的关系。经过专业培训的儿科麻醉医师的优势已经得到了评估，而正在接受培训的儿科麻醉医师同样也受到了评估，但是这些数据不足以得出明确的结论。Sprung 等[14]在一项针对成人和儿童的研究中发现，心搏骤停时实施抢救的医师是否是儿科专科麻醉医师并不能用来预测术中心搏骤停后的最终生存率。但是，Olsson 和 Hallen[38]却认为心搏骤停的发生率与专科麻醉医师是否参与麻醉管理成反比。在一项儿科研究中，Keenan 等[42]细致的研究了麻醉学的亚专业——儿科麻醉管理对婴儿发生心搏骤停的影响。他们发现队列中观察到的 4 例心搏骤停均发生在非儿科麻醉医师管理组（发病率 19.7/10 000，P=0.048）。一项后续研究[43]对儿科和非儿科麻醉医师管理的儿童患者心动过缓的发生率进行了比较，发现两者也具有类似的关系。但 Mamie 等的一项大型研究[44]表明，由儿科麻醉医师实施管理的儿童较少发生危急事件，尤其是在耳鼻喉科手术中。

对导致心搏骤停的病因进行分析和纠正，可能会促进麻醉质量的改善。在 20 世纪 50 年代，报道了与注射筒箭毒碱有关的死亡病例，这也导致了麻醉管理的变革[1]。在 20 世纪 60—70 年代后期，气道梗阻和误吸成为导致心搏骤停的常见因素[3, 4]。在随后的几十年里，围术期麻醉管理的改善降低了心搏骤停的发生率，特别是通气不足和麻醉药物过量等常见原因导致的心搏骤停[8, 38]。20 世纪 90 年代已结案索赔项目的数据[17]表明，由呼吸原因导致的心搏骤停的发生率有所下降；随后对 POCA 登记署的数据库和其他机构的数据库进行分析，也证实了这一下降[12, 14, 28, 45]。这种变化可能是由于引入了脉搏血氧监测和后来的呼气末二氧化碳监测。药物相关的心搏骤停在 20 世纪 90 年代末有所下降，并反映在 POCA 登记署的第二份报告中[14]，这可能与临床所用的吸入麻醉药从氟烷转变为七氟烷有关。

在 POCA 登记署 Bhananker 等报道的数据中[28]，在呼吸和药物所致的心搏骤停发生率下降的同时，与心血管原因有关的心搏骤停的比例也随之上升。这主要与失血和输血有关（大量输血引起的高钾血症）。在梅奥诊所发表的一系列报道[13]中也观察到了类似的结果。这些研究结果为血流动力学和电解质监测的必要性提供了更多的证据，同样，在麻醉管理中也应尽可能避免使用全血、辐照血及库存血（图 45-2 和表 45-1）。

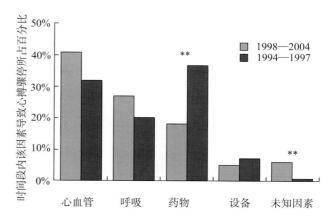

▲ 图 45-2　来自 POCA 注册中心的心搏骤停原因分析 1994—1997 年和 1998—2004 年（经 Wolters Kluwer 许可转载，引自 Bhananker 等[28]）

表 45-1　1998—2004 年 193 例心搏骤停原因

原　因	例数（%）
• 心血管因素	79（41）
－ 失血性血容量减少	23（12）
－ 电解质紊乱	10（5）
－ 低血容量（非失血性）	5（3）
－ 空气栓塞	4（2）
－ 其他心血管因素	11（6）
－ 推测的心血管因素机制不明	26（13）
• 呼吸因素	53（27）
－ 气道梗阻 - 喉痉挛	11（6）
－ 气道梗阻 - 其他	5（3）
－ 通气或氧供不足	9（5）
－ 意外脱管或过早拔管	7（4）
－ 插管困难	4（1）
－ 气管插管误入食管或支气管	3（2）
－ 支气管痉挛	4（2）
－ 气胸	2（1）
－ 误吸	2（1）
－ 其他	1（1）
－ 推测的呼吸因素机制不明	5（3）
• 药物	35（13）
－ 氟烷引起心血管抑制	5（5）
－ 七氟烷引起心血管抑制	6（3）
－ 其他单一药物	9（5）
－ 组合药物	7（3）
－ 过敏反应	2（1）
－ 局麻药物血管内注射	2（1）
• 设备	9（5）
－ 中央导管	5（3）
－ 气管内导管弯曲或堵塞	2（1）
－ 外周静脉导管	1（1）
－ 呼吸回路	1（1）
• 多个事件	3（2）
• 混杂因素	2（1）
• 未知	12（6）

经 Wolters Kluwer 许可转载，引自 Bhananker 等[28]

在导致心搏骤停的因素中，由呼吸引发的心搏骤停已成比例的减少，但它仍然是儿童心搏骤停的一个重要原因。而喉痉挛是 POCA 登记署经研究发现导致心搏骤停最常见的诱发因素。另外，这个结果也得到了许多对不良事件大型研究的支持，如 Mamie 等[44]、Tay 等[23] 和 Murat 等的研究结果[45]。此类心搏骤停可能是由在出现心动过缓前未能对喉痉挛迅速发现及及时处理所致。

围术期儿童心搏骤停的预后取决于诱发因素。以下是现有文献中报道的总体存活率：Flick 等[13] 报道为 21%，Bhanker 等[28] 报道为 28%，Braz 等[24] 报道为 37%，Tay 等[23] 报道为 57%，Odegard 等[22] 报道为 92%，而 Odegard 等[22] 所报道的高生存率的患儿均接受的是心脏外科手术，并且这些患儿当中还不包括那些未能脱离 CPB 或直接放置 ECMO 的病例。最近一项大型多中心研究发现，患有心脏病的儿童发生心搏骤停后只有半数的患儿能够存活到出院[46]。一般来说，儿童院内心搏骤停的预后优于成人。此外，在手术环境中发生的心搏骤停比在医院其他地方发生的骤停预后好[47]。而院外儿童心搏骤停的预后相对较差，Donoghue 等在 2005 年发表的 Meta 分析表明，这类儿童只有 12% 的出院存活率[48]。另有研究报道了心源性心搏骤停的存活率要低于呼吸原因导致的心搏骤停[49]。

随着收集临床不良事件的方法更加稳固并在临床中广泛应用，以及儿科麻醉学会和其他机构的发展，跨机构获取这些数据得以实现，而研究人员对罕见不良事件的量化和研究能力、对患儿的麻醉管理也都将得到提高和改善。有关数据库和预后研究的进一步讨论（见第 48 章）和有关心搏骤停的治疗（见第 13 章）参见其他章节。

要点：心搏骤停

- 儿童在围术期极少发生心搏骤停。
- 在过去的几十年里，儿科麻醉的安全性得到了提高，这要归功于完善的监测、精良的设备、易于掌控的麻醉药，以及儿科麻醉管理的日益专业化和区域化。
- 在围术期内，小儿发生心搏骤停的高危因素包括：ASA PS 分级高、低龄（新生儿和婴儿）、合并先天性心脏病及因病情需要而实施的急诊手术。

三、体温调节

（一）体温调节的生理学

在儿科患者的麻醉管理过程中，体温管理是至关重要的。与成年人相比，儿童的体温调节更容易受到环境温度变化和麻醉药的影响。人类同哺乳动物一样，属于恒温生物，因此体温始终维持在一个很窄的范围内。人类的体温调定点为 37℃，并通常会保持在 ± 0.2℃之内。为了实现这种精确的体温控制，需要许多复杂且尚未完全了解的体温调节过程。根据早期应用全身麻醉得出的经验，人们已经认识到全身麻醉会削弱正常的体温调节机制，并无可避免地会导致各个年龄和各种体型的患者出现低体温。Pickering[50] 在 1958 年给英国皇家内科医师协会的讲座中，论述了低温疗法的许多潜在优点（除此之外也论述了低温的弊端），他指出："降温的实际困难在于打破了人体的防御机制；而最有效的方法就是给予麻醉药，已经证明全身麻醉（正如我们之前看到的）可以阻断预防冷刺激的反射弧上的某个靶点或多个靶点，尤其是阻断引起寒战的反射弧。"虽然围术期低体温可能会为某些特定患者和临床治疗带来益处，但低温更可能会产生深远的负面影响，包括增加出血、感染、肾功能障碍的风险，以及导致麻醉药和其他药物的药理学改变[51-54]。体温急剧升高虽然相对罕见，但是对于患者和麻醉医师来说，它比低体温更难忍受和处理，例如患者发生了恶性高热，如果没有得到有效治疗，死亡就不可避免。在这一节中，我们将论述体温调节的生理学、围术期体温监测和麻醉科医师会遇到的体温异常情况。

恒温动物的体温调节高度复杂，人们对它尚未完全了解。很显然，体温调节是所有生理过程中最严密的调节功能之一，它涉及广泛分布于整个机体的外周和中枢感受器与调节器之间的相互作用。体温的控制是不对称的，与中枢性低体温相比，体温调节中枢对中枢性体温升高的控制要大得多。44℃是人类生存的上限，然而，在手术期间，当体温低至 30℃时也不会产生严重的影响[55]。这种不对称性很可能与高温会破坏蛋白质的三级结构有关（图 45-3）。

视前区 – 下丘脑前部（preoptic Anterior Thalamus, POAH）是体内控制体温的主要部位，而丘脑背内侧核、中脑导水管周围灰质、延髓中缝苍白核也发挥着重要作用[56]。在最常见的描述模型中，POAH 位于负反馈回路的中心，负反馈回路接收来自浅层和深层温度感受器传入信号，并把传出信号输入到汗腺、血管

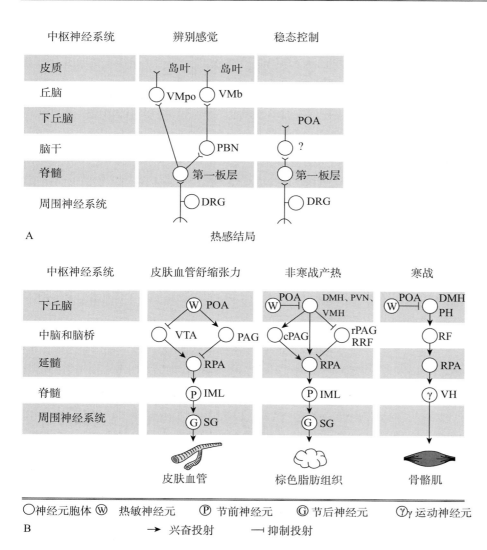

图 45-3　A. 用于辨别感觉 / 定位的热刺激传入和体温稳态控制的神经通路；B. 大鼠中控制皮肤血管舒缩、褐色脂肪组织的非寒战性产热和寒战的传出神经通路

DRG. 背根神经节；PBN. 臂旁核；POA. 视前区 - 下丘脑前部；VMb. 丘脑腹内侧核基底部（以前被称为腹后内侧核的小细胞部分）；VMpo. 丘脑腹内侧核后部；?. 延髓、脑桥、中脑的未知部分。DMH. 下丘脑背内侧核；IML. 脊髓中外侧柱；PAG. 导水管周围灰质；cPAG.PAG 尾侧；rPAG. PAG 头侧；PH. 下丘脑后部；PVN. 脑室旁核；RF. 网状结构；RPA. 延髓中缝 / 锥体周围区域；SG. 交感神经节；VH. 前角；VMH. 下丘脑腹内侧核；VTA. 中脑腹侧被盖区（经 The American Physiological Society 许可转载，引自 Romanovsky [55]）

（导致扩张 - 收缩）、肌肉（出现寒战）、棕色脂肪组织（引起非寒战产热）和呼吸中枢（出现喘息）中的效应器内。丘脑的功能很像一个恒温器，当冷刺激传入时，它就调节机体通过增加产热减少散热来升高体温；相反，当热刺激传入时，它就调节机体通过减少产热增加散热来降低体温，以此来严格的控制机体的核心温度 [57]。尽管存在性别、昼夜变化、女性生理期等差异，但丘脑感知正常温度的范围在 36.8～37.2℃。当丘脑感受到正常体温范围之外的温度变化时，会启动负反馈调节机制，使核心温度恢复到体温调定点。

POAH 含有热敏神经元、冷敏神经元及对温度不敏感的神经元，其中热敏神经元的数量远远多于后两者，表明了预防高热的重要性。热敏神经元通过整合外周的温度传入和直接感知丘脑温度发挥重要的体温调节作用 [58]。这些热敏神经元的树突靠近第三脑室，因此可以直接感知脑脊液温度 [59]。当体温升高时，热敏神经元放电频率增加并启动自主调节反应以降低核心温度，同时对冷敏神经元具有紧张性抑制作用。同样，减少对热敏神经元的信号传入是引起交感神经兴奋，导致产热增加和保暖的重要机制。冷敏神经元的数量相对较少，在 POAH 的体温控制中就没那么重要了。对温度不敏感的神经元的功能是抑制热敏神经元对外周热感受器传入的信号做出反应，并激活冷敏神经元。POAH 对三种神经元传入信号的整合，为核心温度对温觉和冷觉传入的反应建立了独立但高度整合的机制。对寒冷的反应主要依赖于皮肤感受器的信号传入，以抑制热敏神经元的活动为主，而不是减少中枢冷敏神经元的放电频率。当体温比正常体温低 0.5℃ 时，热敏神经元基本上停止放电 [60]。相比之下，对核心温度升高的反应主要依赖于热敏神经元放电频率的增加，而不是靠外周感受器的信号传入。

体温调节中枢通过分布在全身的各个感受器的信号传入来对体温进行调节，而这些感受器主要在皮肤、口腔和泌尿生殖黏膜中。与中枢感受器不同的是，外周感受器主要是以冷觉感受器为主（外周感受器和中枢感受器的比例约为 10:1）[60]。历来认为皮肤感受器只向中枢感受器提供输入信号，而后者将这些输入信号整合后使效应器做出反应。但是这种负反馈理论在一定程度上已经受到了质疑，因此有人推荐了另一种替代模型，该模型表明皮肤传感器可能会直接激活前馈调节中的效应器，而不是反馈回路中的效应器[61]。虽然直接激活可以预先控制温度，但主要还是让机体能够抵御寒冷。这种体温调节模型表明，寒冷感是体温调节所带来的不良反应，并且它也不是效应器所产生的结果。冷觉感受器的激活产生冷的感觉和效应反应，这两者的发生是一个平行的过程，而不是一个连续的过程。

不管其机制如何，皮肤中的外周感受器（主要是冷觉感受器）的信号都是通过细的有髓鞘 Aδ 神经纤维经脊髓丘脑束传入到丘脑和其他参与体温控制的脑区。这些传感器的放电频率在 25～30℃ 时可以达到峰值。皮肤中的外周感受器非常灵敏，可以对小至 0.0003℃ 的体温变化做出反应。此外，它们对体温的快速变化而不是逐渐变化最为敏感，并且也是外周感受器温觉传入的主要来源[62]。

中枢感受器（主要是热敏感受器）位于体内核心的深层组织中，并通过无髓鞘 C 类神经纤维投送传入信号。在 40～50℃ 的温度下，它的放电频率可以达到峰值[63]。中枢感受器主要是对温度的变化量做出响应，而非温度的值。另外，中枢感受器的放电频率随着温度的升高或降低而增快，随后适应新的稳定温度[55]。这种现象既解释了中枢感受器对体温变化的适应，也解释了当体温变化迅速发生时，它对体温变化的反应最强烈的现象。

体温调节的方式分为行为性和自主性。在人类中，行为性体温调节要么直接占据主导地位，要么就幼儿而言，通过护理人员的行为间接占据主导地位。通过行为性体温调节，人类可以在低于 -100℃ 和高于 2000℃ 的温度下生存（月球表面及重返地球时航天飞机周围的温度）[55]。通过行为性体温调节，我们可以实现深低温停循环及在恶性高热后存活下来。在围术期对儿童进行管理时，儿科麻醉医师必须对体温进行间接调节，以避免体温过低和过高所带来的不良后果。

自主性体温调节是通过热效应器来实现的，包括汗毛竖立、出汗、皮肤血管收缩或舒张、寒战、棕色脂肪代谢（非寒战性产热），以及小幅度的深快呼吸。根据机体的具体需求，这些效应器可以保存或散发热量。对效应器的传出信号由 POAH 及脊髓整合发出，也可能通过更直接的机制。显然，最有效的非行为性保存和散发热量的方法是通过皮肤血管的收缩和舒张。成人体温升高时，皮肤血流量可增加至 6～8L/min，与出汗相结合是最有效的散热方法[57]。由于婴儿的体表面积与体重之比很大，因此热量的增加和丢失要比成人快得多。正常新生儿和成人的表面积与体积比分别约为 1 和 0.4。在适中温度环境中，成人皮肤血流量约为 250ml/min，热量丢失约为 90kcal/h。当核心温度升高时，在核心温度和皮肤温度之间会产生一个梯度，导致外周冷觉感受器活性降低，随后皮肤血管扩张，而血流量也会增加数倍，然后将热量有效地从核心部位转移至外周，然后重新确定体温调定点。在寒冷的环境中，机体会关闭在适中温度环境中最大限度开放的动静脉分流，减少了皮肤血管内的血流量，而当血流量减少 10 倍时，热量损失可减少 50%[64]。

寒战会使成人的产热量在短时间内增加 5 倍，而在长时间内产热量仅会以极小的倍数增加。寒战是一种不自主的肌肉活动，起源于体温调节中枢，当下丘脑（具体说应该是 POAH）的温度降低时，寒战能够反复出现。在新生儿和幼儿中，人们通常认为不会发生寒战，然而很难找到具体的参考资料，也很难确定开始发生寒战的年龄。虽然寒战对于新生儿的热量生成只起到辅助作用，并且其效率还远低于非寒战产热，但 Darnall[65] 等的研究表明，新生儿其实是能够发生寒战的，只是极少能观察到。当给豚鼠注射 β 受体阻滞药抑制非寒战产热时，研究人员发现在高于正常温度的情况下，豚鼠也会表现出寒战[66]。不管怎样，即使在婴儿期能够发生寒战，它的产热作用也微乎其微，而新生儿和婴儿在很大程度上依靠的是非寒战产热。

主要由棕色脂肪代谢引起的非寒战性产热是冬眠动物及新生儿和婴儿抵御寒冷的最重要手段。棕色脂肪度被认为只存在于婴儿身上，但现在已经在成人身上发现了，在未来的体重管理研究中可能具有重要意义[67]。棕色脂肪是富含线粒体的脂肪组织，具有独特的解偶联氧化磷酸化的能力，从而能够产生大量的热能，而不是产生直接供能物质腺苷三磷酸。氧化磷酸化的解偶联依赖于解偶联蛋白1，一种发现于棕色脂肪线粒体内膜的分子量为 33kDa 的蛋白质[68]。棕色脂肪组织占新生儿体重的 2%～6%，见于纵隔、肩胛间区、肾上腺周围和腋窝。非寒战性产热是由寒冷刺激交感神经介导的，如前所述，该过程可被 β 受体阻滞药抑制。除去甲肾上腺素和肾上腺素外，甲状腺素和糖皮质激素也可能刺激棕色脂肪的分解。与白色脂肪组织相比，棕色脂肪分解导致脂肪细胞内脂肪酸的氧化量约为白色脂肪分解的 3 倍（30% 和 10%）。相当比例的游离脂肪酸被释放到血液中，在身体的其他部位被氧化。最终，最大限度氧化棕色脂肪的结果是产热量增加近 1 倍，而耗氧量从 5.4 增加到 9.3ml/（kg·min）[70]。通过非寒战产热产生大量热量的能力在出生时就存在，并持续到生命的第 2 年。

在动物中，过度呼吸对体温调节，尤其是大脑的温度调节起着重要作用。而在人类中，喘吸的作用并不明显，但是仍然很重要。喘吸分为两个阶段。第一阶段为热性快呼吸，其特点是呼吸频率增加、潮气量减少，导致热量损失，但二氧化碳分压没有变化[71]。这种模式使包括鼻咽在内的生理无效腔优先通气，选择性地大脑降温。第二阶段为热性慢喘息，其特点是呼吸频率降低、潮气量增加，导致肺泡过度通气、低碳酸血症和碱中毒。在人类中，热性慢呼吸占主导地位，有时可占头部热量损失的 46%[72]。考虑到婴儿颅骨的相对大小，可以假设这个数字可能更大，尽管没有数据支持这一假设。

一个有趣的理论是关于打哈欠在体温调节中的作用，特别是关于选择性大脑降温的作用[73]。在一个由大学生组成的研究小组中，通过对前额进行选择性降温，可以消除传染性打哈欠[74]。在早产儿和近足月儿中，大约在 20 周时开始打哈欠，在 31~40 周频率下降，这与体内体温稳态控制的发展相一致[75]。同样有趣的是阿片类药物在打哈欠中的作用。阿片类药物是通过激活 κ 受体使机体温度降低并抑制打哈欠。此外，给予纳洛酮会增加阿片药物成瘾的人打哈欠的次数[76]。最后，打哈欠对人类，尤其是对新生儿和婴儿的重要性还不确定。

（二）热量损失的机制

麻醉医师需要重点关注意外出现的低体温，它促使我们在本文及儿科麻醉的任何教材中都讨论了体温调节。虽然热量是以类似的方式从体内丢失和获得，但麻醉医师对热量的获得并未给予足够的关注，而避免热量丢失是每个患儿麻醉管理的重要部分。掌握热量丢失的重要机制是预防意外低温的关键。低温在少数几种特定的临床情况下，如缺血缺氧性脑损伤、CPB 和深低温停循环中有大有裨益，但对于大多数日常围术期管理来说，它具有明确的负面影响。低温会抑制免疫反应，是肾功能不全和凝血异常的原因之一。另外，它也会影响包括肌松药在内的多种麻醉药物的

药效发挥，以及用于成人和儿童麻醉的众多麻醉药物的成分。

手术室的热量丢失方式按重要性排序为辐射、对流、蒸发和传导。辐射散热是指环境中两个物体之间发生的热丢失。手术室里的所有物体，无论是有生命的还是无生命的，都在一个过程中相互获得或传递热量。在没有干预的情况下，这个过程最终会达到平衡。太阳的热量和红外线暖光产生的热量是辐射热源的典型例子。辐射散热不太容易想象，但在手术室里非常重要。辐射热在红外光谱中以电磁波的形式传递，不受气流、空气温度或辐射表面之间距离的影响。随着周围物体和表明温度的降低，辐射散热成为热丢失的重要来源。在适中温度下，辐射散热约占总热量丢失的 39%，而在 22℃时，辐射散热在总热量丢失的占比可接近 80%[69]。

使用简单的覆盖物，如衣服、床单或毯子，可以大大减少辐射散热。即使是轻便的衣服也能显著减少辐射散热。在无法使用以上物品覆盖患儿的情况下，维持体温的最有效方法是提高环境中物体的温度（如给手术室升温），或者提供一个热能辐射源，如红外线灯或其他辐射加热器。在这个例子中，将环境温度提高到 30℃将减少近 50% 的辐射散热，同时要记住要实现这一点，环境内的温度必须处于平衡状态。单纯地提高空气温度几乎没有效果，而只有当环境中的所有物体都有足够的时间达到平衡时才有效。

在手术室环境中，对流散热是仅次于辐射散热的热能丢失方式。在适中温度下，它约占热量丢失的 34%。对流是由流体（通常是空气或水）的质量运动而造成的热量丢失。而散热量取决于空气（水）运动的速度及物体（人）与周围流体的温差。对于那些生活在北纬地区的人来说，风寒的概念是一个对流效应的常见实例，它表明风所产生的对流可以让物体向周围空气中散热或者在其中冷却（称为强制对流）。虽然手术室内几乎没有气体流动，但是要记住：温暖的物体会加热周围的空气（称为自然对流）。较热的空气密度较低，并从较热的物体下方上升，从而产生一股气流，促进对流散热。即使是覆盖一层薄膜，也会抑制这种气流，减少对流散热。对流传热速率（Q）由以下公式计算：$Q = hA（T_s - T_b）$。其中 h 是流体的恒定传热系数，而在上述这种情况下，流体就是空气；A 是表面积，单位是平方米；T_s 是表面温度；T_b 是流体（空气）的温度。根据环境的不同，传热系数也会发生改变，必须要根据具体的环境来计算，这给临床中的使

用带来问题。

当身体直接接触静止的冷物体（空气或水是运动的物体）时，如手术台或其他固体时，会发生传导散热。与对流相似，热的传递依赖于两个物体之间的温差，物体的密度和接触面积。接触的面积越大，冷物体的密度越大，传递的热量就越多。软床垫比固体表面（如 X 线检查床）传递的热量少。传导的数学表达式与对流的数学表达式相同：即 $Q = hA(T_s - T_b)$。而这里，h 表示固体的导电性或热特性，A 表示接触面积，而 $(T_s - T_b)$ 是体温（T_s）与接触物（T_b）之间的差值。由传导引起的散热通常很小，并在适中温度下约占总散热量的 3%。

蒸发散热是指当液体从物体表面蒸发时导致的热量丢失，如使用聚维酮碘溶液消毒的患者腹部。当体温超过 37℃ 时，蒸发是身体降温的重要手段。通过发汗，皮肤上外来液体（如皮肤消毒液），或者通过开放性的腹部创口或呼吸道的不显性丢失而引起散热，而这种散热的方式依赖于皮肤和周围空气的蒸汽压力梯度及空气运动的速度。计算蒸发的传热速率公式与前面的类似，然而，在蒸发散热的情况下，$(P_s - P_a)$ 不是温度的差值，而是皮肤和周围空气之间的蒸汽压差，即：$Q = hA(P_s - P_a)$。其中是以瓦特为单位的热传递；h 是蒸发系数，由液体汽化潜热和气流速度决定；A 是液体覆盖的面积，单位为平方米；P_s 和 P_a 是皮肤表面的液体和周围空气的蒸汽压。

蒸发散热约占总热量丢失的 25%，其中约一半是由呼吸道丢失的。在婴儿中，考虑到每千克体重增加的分钟通气量，呼吸道所引起的丢失可以设定的更大。吸入温暖潮湿的气体可以消除这种热和水的丢失。表 45-2 总结了麻醉中儿童热量丢失的机制及预防和治疗措施。

（三）麻醉药与体温调节

麻醉药对婴儿、儿童和成人的体温调节产生的影响是一致的。所有药物都是通过提高阈值上限和降低阈值下限来增加阈值范围，从而使机体不启动体温调节机制的体温范围变得更宽。在正常情况下，变温范围限制在 0.2℃。在麻醉下，该范围根据所使用药物的不同增加到 2~4℃。阈值下限是通过测量血管收缩和寒战开始时的温度确定的，而上限是通过出汗开始时的温度确定的。而无论麻醉效果如何，血管收缩时的体温和寒战开始时的体温差值始终保持在 1℃ 左右，即血管收缩开始时的体温比寒战开始的温度始终高 1℃。

表 45-2 麻醉中婴幼儿热量散失的机制

机 制	相对百分比	原 因	预防 / 治疗机制
辐射	NTE 下 39%（22℃ 时 80%）	室温低	术间温度高达 26℃；加热灯、覆盖衣物、床单、毯子、帽子；用塑料、棉絮包裹四肢
对流	NTE 下 34%	空气 / 液体的流动	覆盖衣物、床单、毯子、帽子；用塑料、棉絮包裹四肢；加温空气；加温静脉输液
蒸发	NTE 下 25%	呼吸损失；液体在干燥的皮肤上蒸发	将气体加温加湿；加温皮肤消毒液
传导	NTE 下 3%	直接与不运动的冷物体接触，如手术台	加温毯，加温空气

NTE. 适中温度

麻醉药物对阈值范围的影响是不对称的。阈值的上限仅增加 1.0~1.5℃，而下限降低约 2.5℃。其结果是低温比高温更容易发生，尤其是在大多数手术室的温度下。此时，能够意识到行为性体温调节是对体温过高和过低最有效的办法也非常重要，而在全身麻醉下，患者无法进行行为性体温调节。虽然在麻醉下体温阈值范围变大，温度在该范围的变化不会使机体做出相应的反应，但机体对阈值范围之外的温度变化所做出的反应强度却没有任何增加。在异氟烷麻醉下的健康志愿者中发现，当体温在 34.6℃ 时，皮肤血管发生收缩，而机体反应的强度与清醒志愿者相似。尽管在麻醉患者中也可以观察到寒战的出现，但是它并不常见，因为寒战发生时的体温要比血管收缩时的体温低 1℃。另外，与观察到的血管收缩一样，低温引起机体的寒战程度也没有变化。

非寒战产热是新生儿和婴儿主要的产热方式。在全身麻醉时，非寒战产热也会被抑制。吸入 1.5% 的氟烷可以使啮齿类动物的非寒战产热受到 70% 的抑制[77]。虽然 Ohlson 等[79]的研究未能表明丙泊酚对仓鼠的非寒战产热有抑制作用，但在丙泊酚和芬太尼麻醉下的人类婴儿中发现，尽管体核温度比血管收缩阈值低 2℃，但代谢率却未能增加，表明在全身麻醉下非寒战产热不能发挥作用[78]。

吸入性麻醉药对婴幼儿和儿童体温调节阈值的影响与成人相似。Bissonnette 和 Sessler[80]发现氟烷和一氧化二氮使儿童的体温调节阈值降低到 35.7℃，而在之前的研究[81]中，他们发现异氟烷使小儿的体温调节阈值进一步降低到与成年人相似的水平（34.4～35.3℃）。在这两项研究中，儿童都按体重进行了分组，而在这两项研究中，机体对阈值变化所做出的反应都没有随体重而发生显著变化。尽管，地氟烷可以降低低温引起的血管收缩强度及增益[82-85]，这也是它的独特之处，但研究人员业已证明，七氟烷和地氟烷在体温调节中也会带来前述的类似变化。氙气对体温调节的抑制作用比异氟烷更强，而一氧化二氮对体温调节的抑制作用较弱[85]。一般来说，吸入性麻醉药对成人和儿童体温调节的影响具有相似性，且不由体重或年龄决定。除一氧化二氮外，其他的吸入性麻醉药似乎都会抑制非寒战产热[79]。

静脉麻醉药对体温调节的影响各不相同。正如 Matsukawa、Kurz 和他们的同事所证明的那样，丙泊酚会使血管收缩和寒战的阈值温度直线下降，但又轻微升高人体出汗的阈值[86,87]。与吸入性麻醉药不同，丙泊酚似乎不能抑制非寒战产热。Ohlson 等[79]比较了不同麻醉药物对棕色脂肪代谢的影响，发现丙泊酚和氯胺酮对仓鼠非寒战产热没有抑制作用。与丙泊酚等麻醉药相比，咪达唑仑对体温调节的影响微乎其微[88]。

尚未对阿片类药物的个体化体温调节作用进行广泛研究。Spencer 等[89]表明，不同的阿片受体激动药因激活受体类型（μ、κ、δ）不同而对大鼠体温调节产生不同的影响，μ 受体激动药升高体温调定点，而 κ 和 δ 受体激动药则降低调定点。Kurz 等[90]研究了阿芬太尼对志愿者体温调节的影响，发现出汗的体温调定点略有增加，而血管收缩和寒战的调定点呈线性、血清浓度依赖性下降，这与观察到的其他全身麻醉药类似。哌替啶同样也降低调定点，并且通过对 α₂肾上腺素受体的影响，似乎也降低了非寒战产热的阈值[91-93]。可乐定和右美托咪定作为 α₂受体激动药，降低了血管收缩和寒战的阈值，但对出汗的阈值几乎没有影响[94]。

术后寒战主要影响年龄较大的儿童和成人，它可以分为两种类型：体温调节型和非体温调节型。体温调节型寒战与体温过低有关，与其他环境下的寒战相似。非调节性寒战的病因似乎与调节性寒战不同，因为它既可见于术后体温正常的患者中，也见于如未接触麻醉药且没有发生低温的分娩女性患者中。这种寒战的确切机制还不完全清楚，但是临床表现很独特，因为它主要是阵挛性发生，类似于脊髓损伤患者的阵挛[95]。大约 50% 的低温患者及 27% 的非低温患者会出现术后寒战，其中 15% 的患者主要表现为阵挛型寒战[96]。疼痛似乎也是一个影响因素，疼痛评分较低的患者发生术后寒战的可能性较少[97]。

目前对儿童寒战的研究还不够充分，但仍有几篇已经发表的研究论述了这个问题。Akin 等[98]在麻醉恢复室对 1500 多名儿童进行了前瞻性的随访，发现寒战发生率为 3.5%。年龄较大、手术时间长和诱导时使用静脉麻醉药的儿童有更大的风险，而全麻复合骶管阻滞的儿童风险相对较低。Lyons 等[99]在一项规模较小的研究中发现，儿童寒战的发生率接近 15%，并发现使用抗胆碱能药物也是一个危险因素。

寒战主要是给心血管功能储备不足的患者带来负面影响，由于寒战可能会导致耗氧量增加 380%，因此他们无法耐受[100]。寒战还可能增加眼内压和颅内压，如果发生这种情况就需要对患者进行治疗。儿童的大多数寒战发作是短暂的，不需要除了外部保暖以外的其他治疗。若为了提高患者舒适性或安全性需要进行药物治疗时，哌替啶似乎是最有效的药物，这可能是基于它的阿片活性也使它可以作为 α₂肾上腺素受体激动药的结果。有鉴于此，其他 α₂受体激动药，如右美托咪定和可乐定也已经在临床中成功应用。也有人将阿片类药物用于治疗寒战，但效果参差不齐，没有一种药物具有哌替啶的效果。

（四）体温调节和区域麻醉

与成人不同，儿童区域麻醉几乎总是与全身麻醉联合使用。区域麻醉的体温调节作用主要局限于椎管内技术，因为椎管内阻滞影响的肢体和其他部位的阻滞不会涉及太大的区域，因此不会严重影响体核温度。Sessler 和其他学者已经广泛的研究了椎管内麻醉对体温调节的影响，但研究对象大多数是成年人[101-111]。Bissonnette 和 Sessler 在两项研究[80,81]中研究了儿童区域阻滞联合全身麻醉对体温调节的影响，这样更接近儿科临床麻醉。在第一项研究[81]中，异氟烷与骶管阻滞联合使用，作者发现儿童的体温调节反应与成人相似，且与体重和年龄无关。这说明椎管内麻醉和全身麻醉联合使用不是影响体温调节的重要因素。在第二项研究[80]中，氟烷与阴茎背神经阻滞或骶管阻滞联合使用。两组之间的体温调节反应没有差异，并且与无区域麻醉仅全身麻醉下的成人和儿童相似。从这些研究中可以看出，区域麻醉与全身麻醉相结合对儿童的体温调节影响不大。

（五）体温监测

ASA 要求所有麻醉患者均进行体温监测。手术期间体温的准确测量主要是为了监测低体温。体温明显升高的病例虽然不太常见，但同样需要引起重视，尤其是与 MH 有关的病例。使用多种技术在多个位置测量温度，其准确度差异很大。以摄氏度作为测量单位是比较合适的，由于华氏单位烦琐且已过时，因此像华氏及美国惯用单位制（采用"英制单位"）中的多数单位，都应当在临床工作中摒弃。

丰富且充满吸引力是温度测量发展史的特点，而本文无法全部涵盖。Rhomer 于 18 世纪初发明了最早的温度计之一，他使用红酒作为温度变化的指标。Fahrenheit 于 1714 年发明了水银温度计，后来又建立了华氏温标，至今仍在美国和其他一些国家使用。摄氏温标最早将水的沸点规定为 100°，冰点规定为 0°。在 18 世纪中叶，Linnaeus 将温标转换成现在的形式，此后这种温标开始广泛流行，人们称其为"centigrade scale"，在 1948 年它被命名为"Celsius scale"。官方的温度公制单位是开尔文，它是在 1848 年由开尔文勋爵发明的。开氏温标以绝对零度为基础，以水的三相点（273.16°K）为参考。物质的三相点是所有三种状态同时处于平衡状态的温度。

体温监测要求在恰当的位置使用精确的仪器来反映目标温度。现代温度计使用热敏电阻、热电偶、红外线和液晶技术。尽管热敏电阻可能是最精确，而液晶温度计是最不精确的，但是对于大多数应用场合来说，所以这些仪器都是足够准确的。

通常，在手术过程中我们想要测量的是体核温度，但是测量体核温度的能力往往受到恰当部位和可用仪器的限制。目前，尚未对体核温度做出定义，但它代表了体温调节的主要传入信号，因此测量核心温度是重中之重。通常来说，鼓膜、膀胱、食管、鼻咽和直肠等部位可以代表体核温度，但是每个部位都有它的局限性。有人认为核心温度就是丘脑的温度。实际上，体核温度可以更恰当地描述为丘脑做出反应的温度，而不是其自身的内在温度。丘脑仅仅是接收来自全身的传入信号，所以体核温度和丘脑温度可能是不同的。

外周体温随时间和部位的不同而发生很大的变化，因此，以外周体温来评估体温调节的输入或体温状况非常有限。皮肤温（包括腋窝测量），通常是最简单和最容易监测的部位。当正确放置温度传感器后，婴儿的腋窝温度与体核温度有很好的相关性，这在短小手术中是很有用的，而麻醉医师可以利用它来监测手术中突发且显著的体温变化 [112]。婴幼儿和低龄儿童可采用颈动脉皮肤温度测量，而它也是一种非侵入性测量

体核温度的方法 [113]。应牢记的是，将皮肤温度探头放置在皮肤表面的其他位置不能反映体核温度。图 45-4 显示了 5～30kg 体重的儿童不同部位与体温的相关性。鼻咽、食管和直肠的温度测量结果相似，但前臂和指尖的温度要低得多，不能明确地反映体核温度 [112]。鼻咽探头的最佳深度很重要，因为位置不当的探头会受到周围空气和通气气体的影响 [114, 115]。

（六）低温、高温和内部热传递

手术过程中的热量丢失或增加导致热量传递到核心或从核心传递出来。再分布性低温通常是由麻醉药引起血管舒张，继而导致热量从核心转移到外周引起的。这种热传递是造成麻醉开始 1h 内体温下降 1.0～1.5℃的原因。这个过程一旦开始就很难逆转，但是可以通过在麻醉诱导后立即使用预保暖或主动保温来预防 [116-120]。主动保暖可以通过加热吸入气体，暖风供暖，采用加热灯、加热垫或对静脉输注液进行加温来实现，这些措施都可以有效减缓或消除术中的热丢失。其中，限制热损失最有效手段是升高手术室的环境温度。

对静脉注射液实施加温是治疗或预防体温过低的相对无效的手段，除非在快速失血或 CPB 在极短时间内将大量血液转回给患者体内的情况下。除此以外，以下几个原因真实说明了液体加温的无效性：首先，

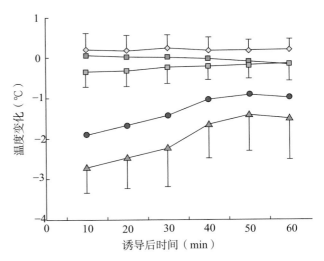

▲ 图 45-4　20 名 5～30kg 儿童 5 个不同测量点的平均温度与鼓膜温度的差异（彩图见书末彩插部分）

中心部位 [食管（◇）、直肠（▣）、鼻咽（◨）] 无明显差异，而外周皮肤表面 [前臂（●）、指尖（▲）] 温度明显低于中心部位。竖条表示标准差。直肠温度的标准差（为清晰起见省略）与食管和腋窝温度的标准差相似。指尖温度的标准差与前臂温度的标准偏差相似（经 The American Physiological Society 许可转载，引自 Bissonnette 等 [112]）

只能把液体的温度加温到略高于核心温度，以防止溶血；其次，常规的手术需要的液体量相对较少；最后，输液袋中加热的液体在到达患者体内时通常会变得更冷，对于需要静脉滴速慢的小孩、婴儿和新生儿更是如此。虽然温热的液体不是恢复常温的有效手段，但冷的液体却是非常有效的冷却方法，主要是因为冷或凉的液体（室温下的液体温度低于体核温度 15℃）比温热液体（温度比体核温度高 1～2℃）具有更大的温度梯度。因此，当预期会出现严重低体温时，加温液体是很重要的，但是当只有轻度低体温时，加热液体不是治疗低温的有效手段。

使用加热加湿的呼吸回路也只是在预防或治疗术中低体温方面略有成效，因为通过呼吸道的热量损失仅占总热量损失的 10% 左右。在这 10% 中，大约 2/3 是在给吸入气体加湿的过程中造成的，这表明在大多数情况下使用被动加热和气体湿化交换器（人工鼻）可能就足够了。儿童（特别是婴儿）的分钟通气量远高于成人，所以呼吸道在热丢失中的作用可能更大。温度和气体湿化交换器会增加吸入气体的温度和湿度，当回路中的新鲜气体流量较低时，它也是麻醉状态下婴幼儿和低龄儿童保存热量和湿度的有效方法[121]。Bissonnette 和 Sessler[122] 在一项比较对婴儿实施主动加热和加湿与无干预或被动加湿的研究中发现，在麻醉诱导后 2h 各组间直肠温度有显著差异。这种差异表明，对于婴儿、新生儿主动加热和加湿可能是有用的，至少它对于婴儿、新生儿的长时间或范围广泛的手术来说，主动加热和加湿是有用的。对于不涉及重要体腔的较短手术，使用人工鼻（冷凝加湿器）即可以保持足够的气道湿度，使其超过黏液纤毛功能所需的 50%。

使用温暖的、充满液体的床垫进行表面加热可有效减少传导散热，但这些丢失对整体热量丢失的影响很小。与加热气道气体和静脉液体一样，表面加热的主要限制是加热装置的温度与患者体温之间的微小增量。使用外部高温加热会造成无法接受的热损伤，因此在手术室内，使用传统的热水毯作为小儿低体温管理的一项措施效果是很有限的。目前，新型循环水装置已经研制出来，由于流体传递热量的能力增加及与皮肤接触的表面积增加，因此它比旧系统或现有的强制送风系统更有效[123]。Skube 等[124] 最近报道了 10 例接受非开颅手术的患儿，通过在头部应用液体加热帽来保持理想的体核温度。

使用最广泛、最有效的外部加温措施是强制送风（对流）加温装置[125, 126]。尽管有儿童烧伤的报道[127]，但它们已经使用了 10 多年，并拥有良好的安全记录。当身体表面有足够的区域被覆盖时，这些系统可以消除皮肤的热量丢失。2016 年 Cochrane 数据库系统综述[128] 评估了体表主动加温系统对预防成人意外低体温的作用，结果发现，与不使用任何体表主动加温装置相比，强制送风加温对降低手术部位感染和改善患者舒适度都有益处。

虽然新技术不断发展，但是防止术中体温过低最有效的方法仍然是保持较高的环境温度和使用简单的绝缘体，如塑料布或布罩等覆盖物。没有数据表明哪种类型的覆盖物更有效，但它们都是减少表面热丢失的高效措施，而且成本最低。为了维持婴儿的正常体温，需要 29℃ 的环境温度，但这对于手术团队来说是非常不舒服的[129]。对于显露重要体腔的长时间手术或创伤更大的手术，主动加温可能是必须采取的措施，而使用强制送风对流系统既是主动加温的有效措施，同时也兼顾了患儿的舒适度，可以说是一举两得。

与低体温相比，手术环境中体温过高的情况比较少见。温度超过 38℃ 可能是由感染、药物热、输血反应或 MH 等内在过程引起的，也可能是过度升温的结果。儿童（尤其是婴儿和新生儿）最容易因过度的温度升高而导致体温升高。发现和消除体温过高的原因是管理的重点，而不是简单地用退热药进行治疗。众所周知，在手术中引起体温升高原因是 MH，这也是最令人担忧的。另外，发热也与感染性休克、急性呼吸窘迫综合征、心力衰竭、急性脑损伤和院外心搏骤停的预后差相关，因此对出现这些疾病的患者要在手术室中保持警惕以避免体温升高[130-132]。

要点：控制体温

- 全身麻醉药影响正常的体温调节机制，导致各个年龄和各种体型的患者发生低体温。
- 非寒战产热是新生儿和婴儿主要的产热方式，而全身麻醉可以抑制它。
- 手术室环境中的热量丢失的方式按重要性排序为：辐射、对流、蒸发和传导。
- 低体温会抑制免疫反应，是肾功能不全和凝血异常的病因之一。
- 虽然新技术不断发展，但是防止术中体温最有效的方法仍然是保持较高的环境温度和使用简单的绝缘体，如塑料布或布罩等覆盖物。

四、恶性高热

（一）历史

恶性高热是一种药物遗传综合征，以骨骼肌的高代谢状态为特征，通常是由于暴露于特定的麻醉药（包括所有卤化挥发性麻醉药及去极化的神经肌肉松弛药——琥珀胆碱）引起的。MH 患者典型表现为高碳酸血症（呼气末 CO_2 升高）和心动过速，随后出现肌肉强直、体温过高、横纹肌溶解、严重酸中毒，如不治疗则会死亡[133, 134]。

恶性高热首次提出是在 1960 年写给《柳叶刀》杂志编辑的一封信中，随后 Denborough 等在《英国麻醉学杂志》上发表了一篇题为《家族式麻醉死亡》的文章[135]。在那篇文章中，作者描述了一名年轻男子及其几位家庭成员的 MH 症状，这几位家庭成员以前都出现过无法解释的麻醉死亡。这位年轻人在氟烷麻醉中幸存下来，但表现出的症状就是现在已知的 MH 经典体征和症状。Wilson 等[136] 在 1966 年的一篇论文中首次使用了术语"恶性高热"，该论文论述了磷酸化缺陷是 MH 的可能机制。随后 1972 年的报道发现了一些受影响个体的特征表型[137]，称为 King-Denborough 综合征，而 Britt 等[138] 在 1969 年的一篇论文中证实了该综合征的遗传性。对于人类的这种疾病，动物模型也具有相似性，因此，了解 MH 的关键是早期发现动物模型中的变化，如肌肉苍白、柔软、液体渗出或者猪应激综合征。

（二）遗传与病理生理学

骨骼肌的收缩和舒张都是需要能量的过程，这依赖于乙酰胆碱介导的肌膜和肌质网去极化的兴奋收缩偶联（图 45-5）。去极化导致储存在肌质网内的钙释放。释放的钙与肌动蛋白的细丝蛋白结合，激活肌球蛋白，最终引起肌肉收缩。而 Ca^{2+} 的回收是主动转运的过程，对于肌肉的舒张是很必要的。MH 时，细胞内持续存在高浓度的 Ca^{2+}，导致骨骼肌细胞持续收缩、持续消耗 ATP 以恢复 Ca^{2+} 稳态。ATP 的异常消耗会导致大量的热量，最终导致肌肉溶解，这是 MH 的特点。丹曲林是一种肌质网 Ca^{2+} 释放抑制药，其治疗目的是减少细胞内游离 Ca^{2+}，从而使肌肉松弛，并消除不受控的 ATP 代谢。如果没有丹曲林迅速逆转这种高代谢状态，MH 几乎总是致命的[134]。

从首次提出 MH 到现在的几十年里，MH 的药物遗传学起因在现存的文献中得到了越来越多的叙述。Ryanodine 受体基因（ryanodine receptor，*RYR1*）和 L

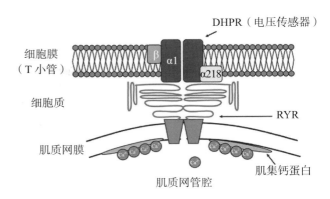

▲ 图 45-5 兴奋收缩偶联中关键结构示意图，包括位于肌质网膜上的 ryanodine 受体（RYR）

DHPR 表示二氢吡啶受体（经 Oxford University Press 许可转载，引自 Hopkins[256]）

型电压依赖性钙离子通道 α1S 亚单位基因（*CACNA1S*）的突变是导致大多数已报道的 MH 病例的原因，其中 *RYR1* 基因占 70%，*CACNA1S* 基因仅占已知病例的 1%[139]。最近，在美国东南部患有肌病的 Lumbee 印第安人的一个孤立种群中报道了 *STAC3* 的突变，而该基因的突变也增加了 MH 的易感性[139, 140]。其余病例还未进行基因鉴定，有无遗传基础尚无定论[134]。

RYR1 和 *CACNA1S* 的基因产物均通过骨骼肌兴奋收缩偶联复合物控制细胞内钙代谢。*RYR1* 基因编码肌质网膜 Ca^{2+} 通道 ryanodine 受体。*CACNA1S* 基因编码构成 Ca^{2+} 通道感受电压变化的 $α_1$ 亚单位，它也存在于 T 管上的 L 型 Ca^{2+} 通道（二氢吡啶受体，DHPR）上[134]。通过 DHPR Ca^{2+} 通道感受电压变化的 $α_1$ 亚单位与 RyR Ca^{2+} 通道的物理相互作用，发生兴奋收缩偶联（图 45-6）。*RYR1* 和 *CACNA1S* 中的遗传变异可导致 Ca^{2+} 通道疾病，在卤代烷挥发性麻醉药或琥珀胆碱存在的情况下，可导致肌质网中 Ca^{2+} 释放失调、不可控的骨骼肌收缩和 MH 特征性的高代谢状态（图 45-7）[134]。有研究发现在 MH 患者中，挥发性卤代烷麻醉药消除了 Mg^{2+} 对 RYR Ca^{2+} 通道的抑制作用，并激活肌质网中 Ca^{2+} 依赖性 ATP 酶[134]。琥珀胆碱作用于乙酰胆碱受体 Na^+ 通道，与挥发性卤代烷麻醉药联合使用可加重 MH 临床症状[134]。截至本书发表，至少有 34 个已知的致病 RYR1 突变和两个 CACNA1S 突变用于诊断 MH。

MH 是常染色体显性遗传，但是相当比例的个体似乎遵循着隐性或不明确的遗传方式。这可能是由于受影响的家庭内部和之间基因表达变异或外显率降低的结果。北美诊断 MH 的金标准是咖啡因－氟烷收缩试验（caffeine-halothane contracture test，CHCT）[133]。在

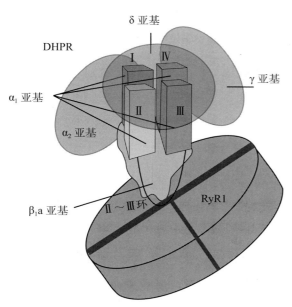

▲ 图 45-6　二氢吡啶受体的电压门控钙通道 α_1S 亚基（彩虹块）与 1 型 ryanodine 受体通道（紫）的亚基结构和 Ⅱ～Ⅲ环偶联

电压依赖的 α_1 亚基构象变化通过 Ⅱ～Ⅲ环 –β_1a 亚基复合物传递，并通过与 RyR1 的直接相互作用促进兴奋收缩偶联（经 The American Physiological Society 许可转载，引自 Beam 等 [134]）

欧洲，诊断试验称为体外收缩试验（in vitro contracture test，IVCT）[141]。CHCT 开展于近 40 年前，它需要进行新鲜肌肉活检，并在受控条件下将肌肉暴露于氟烷和咖啡因中 [142, 143]。有严格的标准来定义阳性、阴性和可疑 [144-147]。灵敏度和特异度分别约为 100% 和 80%。CHCT 的视频可以在以下链接中找到：http://www.mhaus.org/videos [133]。该实验仅限于少数几个中心（美国有四个中心），并且只能使用成人和 6 岁以上儿童的新鲜肌肉来进行准确的检测 [148]。而欧洲恶性高热小组（European Malignant Hyperthermia Group，EMHG）最近修订了 IVCT 用于儿童 MH 易感性检测的要求，尽管新指南明确提出对 10 岁以下儿童的检测必须要有相关的管理数据，但还是将受检儿童的最低年龄定为 4 岁。由于这种检测具有创伤性，而且费用高昂（包括患者的交通费用），所以基因检测正变得越来越流行，在某些情况下，基因检测是替代肌肉活检的首选方法。框 45-1 和框 45-2 分别总结了美国恶性高热协会（Malignant Hyperthermia Assocation of the United States，MHAUS）CHCT 和基因检测的适应证。值得注意的是，近期一项单中心对 MH 易感患者进行分析后发现，患者的组织形态学与之前研究所得出的结论并不一致，但却发现了一些 MH 易感患者患有其

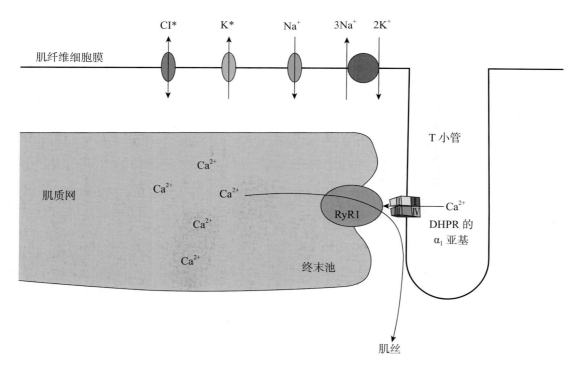

▲ 图 45-7　Ca^{2+} 通道二氢吡啶受体和 1 型 ryanodine 受体的病变增加恶性高热易感性

CACNA1S 编码的 DHPR α_1S 亚基（彩虹块）作为电压传感器与 RyR1（紫）相互作用激发兴奋收缩偶联（经 The American Physiological Society 许可转载，引自 Beam 等 [134]）

他肌病的证据[149]。

框 45-1　咖啡因 – 氟烷收缩试验适应证

- 有 MHS* 亲属的患者（由肌肉收缩试验阳性确诊）
- 有 MHS 亲属的患者（由过去可疑的 MH 事件确定，但没有已知的 *RYR1* 致病基因突变）
- 既往疑似 MH 事件的患者（事件发生后随访 3～6 个月，视横纹肌溶解程度而定）
- 在触发药物麻醉期间出现严重 MMR 的患者
- 轻中度 MMR 合并横纹肌溶解的患者
- 术中、术后出现原因不明横纹肌溶解的患者（可能因高钾血症导致心搏骤停）
- 运动诱发横纹肌溶解表现但没有明确诊断的患者
- 有 MH 表现但不满足诊断的患者
- 需要入伍的疑似 MHS 患者

---

*. 恶性高热易感人群：患者 / 家庭中有可疑 MH 事件及 MH 易感因素

MH. 恶性高热；MHS. 恶性高热易感性；MMR. 咬肌僵硬（经 MHAUS 许可转载，引自 http//www.mhaus.org。）

框 45-2　美国 MH 基因检测适应证

- 临床上有确定或疑似 MH 症状的患者
- CHCT 阳性的患者
- 患者有亲属 CHCT 阳性的亲属
- 患者有临床上有确定或疑似 MH 症状的亲属
- 患者有已知 RYR1 致病基因突变的亲属 *

---

*. 如果可能的话，先证者或索引案例应该首先进行测试

CHCT. 咖啡因 – 氟烷收缩试验；MH. 恶性高热（经 MHAUS 许可转载，引自 http//www.mhaus.org）

（三）流行病学

恶性高热是一种罕见的疾病，仅有不到 1：50 000 的成年人和 1：3000 的儿童受到影响[150]。2005 年，美国 MH 发病率约为 13/1 000 000（出院患者）[151]，纽约约为 1/100 000[152]。尽管最近尚未进行大规模的流行病学研究，但随着人们对该综合征认识的提高，以及明确了诱发该综合征的相关药物，似乎使 MH 的发病率出现了下降。尽管 MH 在儿童和年轻人中最常见，但任何年龄段都可能发病，而婴儿和老年人却鲜有报道[153,154]。MH 病例主要集中在大家族、封闭或相对封闭的社区成员中。在最近对美国恶性高热协会汇编数据的回顾中，Larach 及其同事[155] 发现，1987—2006 年报道的 286 例病例中，75% 为男性，大多数为年轻且（中位年龄 22 岁）肌肉异常发达的人（29%），大多数是白色人种（70%）。在最近的一项对北美恶性高热登记处（North American Malignant Hyperthermia Registry，NAMHR）现有报告数据的研究中，肌肉发

达型和男性性别是恶性高热易感性的独立因素[156]。

（四）严重的临床表现

过去，我们仅知道氟烷和恩氟烷可以诱发 MH；而目前，我们也已知七氟烷、异氟烷、地氟烷和琥珀胆碱也会诱发 MH。地氟烷和七氟烷并不是诱发 MH 的强效药物，因此与传统的药物以及琥珀胆碱相比，它们诱发的重症 MH 的病例并不常见[157, 158]。而其他因素，包括使用非去极化肌肉松弛药、巴比妥类药物和体温过低也可能使地氟烷和七氟烷诱发的 MH 缓慢发生甚至不发生[159]。然而，在易感人群中，不使用明确的诱发药物也会引发 MH。Carr 等[160] 在 2000 多例活检确诊的 MH 患者中发现，尽管使用了非诱发麻醉药，MH 发生率仍达到 0.46%。

MH 的临床表现千差万别，有时可能与横纹肌溶解等疾病混淆。该疾病的典型特征是非特异的，与其他疾病相关联时才会被发现。这一罕见疾病，不易掌握的临床表现与非特异体征、症状的结合，解释了其不良预后（包括死亡）及不易鉴别诊断的原因。为了辅助 MH 的临床诊断，Larach 及其同事[161] 建立了一种临床分级量表。

MH 的临床表现与暴露于诱发药物（如挥发性麻醉药或琥珀胆碱）后的潜在高代谢状态有关。骨骼肌的高代谢导致心动过速、呼吸急促、发热、肌肉强直、酸中毒（呼吸性和代谢性）及继发于横纹肌溶解后的高钾血症所致的心律不齐，最终导致心力衰竭和死亡。每种症状都可以追溯到骨骼肌内钙离子诱发的高代谢状态。在 Larach 等[155] 的文章中，约 40% 的患者肌肉持续收缩出现强直，导致肌肉溶解和大量钾的释放。严重酸中毒时钾的释放往往是导致室性心律失常、心搏骤停和死亡的直接原因，除非心肺复苏成功。需要注意是，MH 的表现包括急性高钾血症、发热、酸中毒等，也可以由其他疾病引起，且容易与 MH 混淆，但是不论病因如何，治疗方法都是相同的。表 45-3 列出了 Larach 等[155] 报道的 255 例患者中 MH 临床症状的出现顺序。

MH 的实验室证据反映了潜在的病理改变。因此，除了上述的高钾血症和酸中毒（代谢性和呼吸性）外，肌酸激酶的迅速升高和肌红蛋白尿的出现也反映了肌肉的破坏。凝血障碍常见于肺水肿和心脏、肝功能障碍。急性期的幸存者可能有急性肾衰竭的演变证据，并伴有血清肌酐升高、少尿或无尿[155]。

MH 症状的出现也难以预料，可能在几分钟内发生，有时也会延迟数小时[162-164]。许多 MH 患者在

表 45–3　255 例 [b] 恶性高热事件中临床表现 [a] 出现的顺序

临床症状	顺序编号 [c] 的中位数（第 1、第 3 四分位数）	顺序编号的范围	患者数（%）
咬肌痉挛	1.00（1.00，1.00）	1.00～4.00	68（26.7）
高碳酸血症	2.00（1.00，2.00）	1.00～8.00	235（92.2）
窦性心动过速	2.00（1.00，2.00）	1.00～7.00	186（72.9）
全身肌肉强直	2.00（1.00，3.50）	1.00～6.00	104（40.8）
呼吸急促	2.00（1.00，3.00）	1.00～6.00	69（27.1）
其他	2.00（1.00，4.00）	1.00～7.00	43（16.9）
发绀	2.00（2.00，4.00）	1.00～7.00	24（9.4）
皮肤瘀点	2.00（1.00，3.50）	1.00～7.00	16（6.3）
体温迅速升高	3.00（3.00，4.00）	1.00～7.00	165（64.7）
高温 [d]	3.00（3.00，4.00）	1.00～8.00	133（52.2）
出汗	4.00（3.00，5.00）	1.00～7.00	45（17.6）
室性心动过速 [d]	4.00（2.00，5.00）	1.00～7.00	9（3.5）
可乐色尿	5.00（3.00，5.00）	2.00～9.00	35（13.7）
心室颤动 [d]	5.50（4.00，8.00）	1.00～8.00	6（2.4）
出血过多	6.00（5.00，6.00）	4.00～8.00	7（2.7）

a. 表格列出了恶性高热事件期间异常的临床表现出现的顺序（由主治麻醉医师或其他医师判断是否为异常表现）。最早出现的排在前，最晚出现的排在后（以下不良表现：发绀、皮肤斑点、出汗、出血过多等，不参与临床分级评分）

b. 有 31 例临床表现出现顺序未知

c. 顺序编号是临床症状出现顺序的数字，如 MH 事件期间出现的第一个临床表现分配的顺序编号为 1，第二个临床表现分配的顺序编号为 2，依此类推

d. 早期版本的 AMRA（对麻醉的不良代谢 / 肌肉骨骼反应）报道在 1 例最高体温 41℃ 的致命病例中没有体现这些表现，但在 AMRA 报道的其他地方有所记录，所以在此表中进行了统计（经 Wolters Kluwer 许可转载，引自 Larach 等 [155]）

过去曾安全地接受过麻醉药，30% 的患者接受过多达 3 次的麻醉而没有发生。心动过速通常是最初的症状（自主呼吸的患者呼吸急促最先出现），并且几乎存在于每一位 MH 的患者，而缺乏心动过速就应怀疑 MH 的诊断。一般来说，发病越快，症状越严重。然而，已报道的重症 MH 病例的首发症状都是在麻醉恢复室甚至麻醉后数小时才出现 [163, 164]。准确及时的发现 MH 需要高度的责任心和诊断能力。首发症状后平均 13h 内，多达 20% 的患者会出现症状复发。复发风险最高的是那些延迟发病和肌肉发达的患者 [165]。

（五）高危人群

对 MH 的识别必须从发现高危患者群体开始。自从第一个 MH 病例报道后，有关易感人群的探讨就争议不断。在 1985 年的一篇论文中，Britt [166] 指出了一系列提示易感人群的潜在特征：“虽然有的患者非常健康，但另一部分患者则有其他疾病：儿童时期的上睑下垂和斜视、脊柱后凸或腰椎前凸、马蹄内翻足、各种类型的疝、关节过度活动、隐睾、钙结石、牙釉质差……” [166]，在这篇文章中，作者在列表中列举了众多疾病反映了当时缺乏对 MH 的认识。目前认为 MH 仅与少数几种疾病相关，包括金 - 登堡综合征、埃文斯肌病、中央轴空病、多轴空病和微轴空病、先天性肌纤维类型比例失调、核心杆肌病、中央核肌病 [13, 139, 167, 168]。斜视、脊柱侧弯或其他非特异性的表现不能有助于识别高危人群。

琥珀胆碱诱发的咬肌痉挛和 MH 易感性是相关的。使用氟烷和琥珀胆碱来麻醉接受耳鼻喉科手术的儿童，可以观察到约 1% 的儿童发生咬肌痉挛 [169]。Larach 等 [155] 指出，他们的数据库里疑似或确诊 MH 的患者中，20% 的患者在 MH 期间出现了咬肌痉挛。在出现咬肌痉挛的患者中，与 MH 的相关性在很大程度上取决于其咬肌的表现。下颌微硬的人对 MH 的敏感性仅略有增加，而那些表现出所谓“钢铁下颌”的人与 MH 的一致性高达 80%。咬肌痉挛并伴随 CK 升高至 20 000U/L 以上的患者已被证明与 MH 的易感性 100% 一致 [170]。随着琥珀胆碱的使用减少（尤其是在儿童中），咬肌痉挛的发生率也减少了。然而，琥珀胆碱仍在紧急气道管理广泛应用，因为它可以挽救生命 [171]。

对于临床医师，必须决定在患者出现咬肌痉挛后是否继续手术。一些人主张暂停手术 [170]，而另一些人则建议更换为不诱发 MH 的麻醉药，然后继续进行手术，但是前提是没有 MH 的进一步证据 [170, 172]。虽然没有明确的指南，但应该根据咬肌痉挛的严重程度、手术的紧急程度、手术室环境及在使用了不诱发 MH 的麻醉药的情况下仍然发生重型 MH 时可提供的医疗资源来决定是否继续手术。患有咬肌痉挛的儿童在做任何手术之前一定要住院观察并确定血清 CK 水平，以确定将来发生 MH 的风险。Weglinski 及其同事 [173] 证实，在 CK 特发性升高且无咬肌痉挛病史的儿童中，49% 的儿童经活检和 CHCT 检测后确诊为 MH 的易感人群。如前所述，咬肌痉挛加上 CK 高于 20 000U/L 实际上可以诊断 MH 高危人群。咬肌痉挛儿童的随访应该包括以下方面：咨询 MH 的风险，诊断性试验，

儿童和一级亲属应在未来避免使用诱发药物，以及转诊至儿童神经内科以评估其他可能原因导致的咬肌痉挛（如先天性肌强直）。

各种肌病和 MH 之间的关系仍然是一个有争议的话题。具体而言，未确诊肌病的儿童患病风险是否增加？那些患有杜氏肌营养不良症的患者风险增加吗？如前所述，只有少数肌病与 MH 明显相关，过去认为其他肌病也与 MH 相关，但尚未明确关联。表 45-4 给出了异常疾病中 MH 的风险 [174]。

表 45-4　恶性高热（MH）的风险 *

疾　病	MH 风险
杜氏肌营养不良症	没有比一般人群更高风险。MH 的弱证据
贝克营养不良	没有比一般人群更高风险。MH 的弱证据
Noonan 综合征	MH 弱证据。比营养不良症更接近于零
成骨不全	MH 弱不足。比营养不良症更接近于零
关节挛缩	MH 弱不足。比营养不良症更接近于零
金 - 登堡综合征	MHS
肉碱棕榈酰转移酶 Ⅱ 缺乏症	MHS 合理但未经证实。横纹肌溶解的风险增加，但 MH 的风险低于肌营养不良症。弱证据
肌磷酸化酶 B 缺乏症（McArdle 综合征）	MH 弱证据。横纹肌溶解的风险增加但较少；发生 MH 的风险高于营养不良性疾病
肌腺苷酸脱氨酶缺乏症	MH 弱证据。横纹肌溶解的风险增加但较少；发生 MH 的风险高于营养不良性疾病
布罗迪病	弱但不为零。可以治疗患者的 MH，因为细胞内 Ca^{2+} 异常。与营养不良症相比，患 MH 的风险更低
无症状高钾血症	MH 弱证据。横纹肌溶解的风险增加但较少，发生 MH 的风险高于营养不良性疾病
先天性肌强直	没有比一般人群更高风险
先天性副肌强直	没有比一般人群更高风险
钾加重的肌强直	没有比一般人群更高风险
波动性肌强直	没有比一般人群更高风险
永久性肌强直	没有比一般人群更高风险
Aceta/olamide 反应性肌强直	没有比一般人群更高风险
高钾性周期性麻痹 ± 肌强直	没有比一般人群更高风险

（续表）

疾　病	MH 风险
Ⅰ 型肌强直性营养不良（Steinert 病）	没有比一般人群更高风险
Ⅱ 型强直性肌营养不良	没有比一般人群更高风险
低钾性周期性麻痹	不清楚，也许比一般人群风险更高，但是发生 MH 的风险低于营养不良性疾病
中心核肌病	MHS
RYR1 突变的多空和微空病	MHS
没有 RYR1 突变的多空和微空病	发生 MH 的风险低于营养不良性疾病
没有 RYR1 突变的线状体肌病	没有比一般人群更高风险
RYR1 突变的线状体肌病	尚未确定

*. 参考文献 [1, 3–5, 7] 中有所描述
MHS. 恶性高热易感性（经 Wolters Kluwer 许可转载，引自 Davis 和 Brandom [174]）

有报道阐述了已知患有肌营养不良症的儿童突发心搏骤停而死亡，并将这些事件归因于重症 MH。然而，已经有分析清楚地表明，这些事件是横纹肌溶解及随后的血钾升高导致 CA 的结果，而不是真正的 MH。现在的问题是挥发性麻醉药是否导致其横纹肌溶解症的病因，这些患者是否需要避免使用。显然，琥珀胆碱与这种表现有关，不应用于已知或疑似营养不良（或肌病）的患者。在患有杜氏肌营养不良症的年轻男孩中，避免琥珀胆碱和挥发性药物的决定是相对简单的，因为有很多的替代药。然而，如何麻醉患有未确诊的肌病的儿童还不太清楚，因为替代药通常是丙泊酚，它在患有线粒体疾病的儿童中是禁忌使用的 [13, 168, 175, 176]。

（六）急性 MH 的治疗

有效的治疗急性 MH 有赖于早期发现和迅速启动治疗方案，并且术前就应该对治疗方案进行深思熟虑。图 45-8 是美国恶性高热协会关于如何治疗重症 MH 的海报 [133]。

具体的处理包括停用诱发药物和使用丹曲林进行治疗。非特异性治疗旨在治疗酸中毒、发热、横纹肌溶解和随之而来的高钾血症，其中用过度通气和碳酸氢钠纠正酸中毒；主动降温，维持尿量，用碳酸氢盐、葡萄糖和胰岛素治疗高钾血症。针对心律失常，抗心

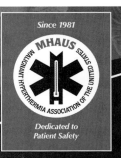

MH Hotline: 1-800-644-9737 · Outside the US: 001-209-417-3722

恶性高热紧急治疗

警示：此规程不适用于所有患者，只为特殊需求提供指导　　2015 年 2 月

鉴别诊断

MH 体征：
- $ETCO_2$ 升高（尽管过度通气）
- 躯干或全身僵硬
- 咬肌痉挛或牙关闭合
- 心动过速 / 呼吸急促
- 混合性酸中毒（MH 可无典型代谢性酸中毒）
- 体温升高（早期或晚期）
- 肌红蛋白尿

年轻男性患者突发 / 不可预期的心搏骤停
- 预测高钾，并给予治疗（见第 6 条）
- 测量血气和电解质
- 测量 CK、肌红蛋白、ABG，直至正常
- 通常继发于隐匿性肌病（如肌肉萎缩症）
- 复苏是艰难而漫长的
- 常见肌红蛋白尿

琥珀胆碱导致的牙关紧闭或咬肌痉挛：
- 许多患者出现 MH 的早期症状
- 如果肢体肌肉僵硬，开始使用丹曲林处理
- 紧急情况下，继续使用非触发药物，评估和监测患者，考虑使用丹曲林
- 立即查 CK，每 6~8 小时查 1 次直至正常。观察尿液是否成深色或咖啡色。如果是，放开液体摄入并检查血清和尿液肌红蛋白（见下述 D）
- 如果出现 MH 特征性代谢表现，在 PACU 或 ICU 至少观察 24h

急性期治疗

① 寻求帮助，取得丹曲林，提示外科医师，呼叫 MH 热线
- 停止使用触发剂
- 用 10L/min 的纯氧过度通气，去冲洗挥发性麻醉药并降低 $ETCO_2$。如果条件允许，可将活性炭过滤器插入呼吸回路的吸气端和呼气端。过滤器 1h 后会饱和，因此每小时更换一套过滤器
- 尽快停止手术；如果无法停止手术，则必须使用非触发麻醉药
- 不要浪费时间更换呼吸回路和 CO_2 吸收剂

② Dantrium®/Revonto®/Ryanodex® 2.5mg/kg 快速静脉注射，尽可能大内径静脉注射

将丹曲林的量从千克转换为磅，给患者 1 毫克 / 磅（2.5mg/kg ≈ 1 毫克 / 磅）
- Dantrium/Revonto——每瓶（20mg）应使用至少 60ml 注射用无菌水（不含抑菌剂）重新配制。每瓶 Dantrium/Revonto 中含有 3g 甘露醇。
- Ryanodex——每瓶（250mg）应使用至少 60ml 注射用无菌水（不含抑菌剂）重新配制，摇晃混合均匀、不透明橙色悬浊液。每瓶 Ryanodex 中含有 125g 甘露醇
- 重复以上操作，直至 MH 体征恢复
- 有时需要超过 10mg/kg（甚至 30mg/kg）的丹曲林

③ 碳酸氢盐治疗代谢性酸中毒
- 1~2mEq/kg（如果血气值尚未获得）

④ 降温
- 如果核心温度 > 39℃，敷冰块降低体表温度
- 静脉注射冷盐水
- 灌洗开放体腔
- 其他降温措施也可应用于临床决策
- 体温 < 38℃停止降温，防止体温过低

⑤ 心律失常
通常对酸中毒和高钾血症的治疗有反应
- 使用标准药物治疗

应注意避免使用钙通道阻滞药（使用丹曲林时钙通道阻滞药可能会引起高钾血症和心搏骤停）

⑥ 高钾血症
使用过度通气、碳酸氢盐，葡萄糖 / 胰岛素和钙治疗
- 碳酸氢盐 1~2mEq/kg IV
- 小儿，0.1U/kg 常规胰岛素和 2ml/kg 25% 葡萄糖；成人，10U/kg 常规胰岛素和 50ml/kg 50% 葡萄糖
- 有威胁生命的高钾血症时，氯化钙 10mg/kg IV 或葡萄糖酸钙 IV
- 每小时检查 1 次血糖水平

⑦ 关注
持续关注 $ETCO_2$、电解质、血气、CK、核心温度、尿量和颜色、凝血检查。如果 CK 和（或）K^+ 持续升高，或者尿量 < 0.5ml/（kg·h），则应诱导利尿至尿量 > 1ml/（kg·h），并给予碳酸氢钠碱化尿液，以防止肌红蛋白尿引起肾功能障碍（见下述 D）
- 静脉血气（如股静脉）的值比动脉血气更早反映高代谢状态
- 中心静脉或者 PA 监测是必需的
- 放置导尿管监测尿量

急性期后

Ⓐ 患者 MH 症状消失后仍要持续观察 24h，以防止复发。25%MH 会复发，一旦复发，应立即治疗，否则这将是致命的。MH 复发迹象为：
- 不寒战但肌肉持续僵硬
- 不适当的高碳酸血症伴呼吸性酸中毒
- 无原因的代谢性酸中毒
- 不适当的体温升高
Ⓑ 给予丹曲林，1mg/kg IV 每 4~6 小时 1 次，或者 0.25mg/（kg·h）持续输注至少 24h，有临床指征时可延长。满

足以下所有标准，可以停掉丹曲林治疗，或者给药每间隔延长为 8h 或者 12h：
- 代谢稳定 24h
- 核心温度低于 38℃
- CK 下降
- 无血红蛋白尿
- 肌肉不再僵硬
- 关注上生命体征和实验室检查（见上述 7）
- 根据临床症状反复检测血气

- 每 6 小时检测 1 次 CK，随着数值下降频率可以降低
Ⓓ 持续关注肌红蛋白尿并治疗，以预防横纹肌溶解症肾病。CK 超过 10 000U/L 是横纹肌溶解症和肌红蛋白尿的可能体征。通过水合作用和利尿剂对急性横纹肌溶解和肌红蛋白尿进行标准温化治疗 [尿量维持 > 2ml/（kg·h），碳酸氢钠输注以碱化尿液，并注意监测血清 pH]
Ⓔ 就 MH 和进一步预防措施向患者及其家庭提供咨询，并将其转介给 MHAUS。填好寄回麻醉不良代谢检查（AMRA）表格（www.mhreg.org/registry），并给患者及其医师写信。转介患者到北美 MH 登记处和最近的活检中心进行随访

Non-Emergency Information:

MHAUS
1 North Main Street
PO Box 1069
Sherburne, NY 13460-1069

Phone:
1-800-986-4287
(607-674-7901)

Fax:
607-674-7910

Email:
info@mhaus.org

Website:
www.mhaus.org

▲ 图 45-8　美国恶性热疗协会制作的海报，指导临床医师治疗恶性高热（MH）

经 The American Physiological Society 许可转载，引自 http://medical.mhaus.org.

律失常治疗可能是有效的，但是心律失常几乎肯定是继发于高钾血症之后出现的，所以治疗应以降钾为主。

丹曲林于 20 世纪 60 年代末首次作为口服肌肉松弛药用于痉挛患者。1975 年，Harrison 发现丹曲林是治疗猪 MH 的有效药物[177]。2 年后，Austin 和 Denborough[178] 将丹曲林用于人类。由于需要口服给药，所以该药物对急性 MH 的治疗价值有限。当溶解性问题得到解决后，它于 1979 年开始用于静脉注射。丹曲林通过抑制肌质网内钙离子释放，抑制骨骼肌兴奋收缩偶联。当静脉注射剂量为 2.5mg/kg 时，它能使人的痉挛强度降低 70% 以上。曾经有一个令人非常关注的问题是口服制剂的生物利用度，其实它与静脉制剂的生物利用度是非常相似的[179]。丹曲林在体内通过肝脏转化为有活性的 5- 羟基代谢物，并通过尿液排出，半衰期约为 9h，代谢物的半衰期约为 15h[180]。丹曲林的新型制剂纯度更高、无须花费大量时间即可快速给药，鉴于及时治疗的重要性和已明确的疗效，这一点至关重要[133]。丹曲林是非常有效的，当在急性 MH 的早期使用足够剂量时，几乎可以 100% 的避免死亡。Strazis 和 Fox[181] 阐述了截至 1993 年与急性 MH 相关的死亡率趋势，在使用丹曲林的几年里，死亡率急剧下降，从 60% 以上降至 10% 以下。目前，死亡率进一步下降至 5% 以下。

较早的丹曲林制剂含有 20mg 冻干丹曲林和 3000mg 甘露醇。每瓶用 60ml 无菌水溶液重新配制。对于 70kg 的患者，2.5mg/kg 的初始剂量就需要 9 瓶，且给药前还必须完全溶解。所有参与此药物制备的人（无论是在实际的 MH 病例中还是在模拟培训中），都证明了要快速完成这项工作是很困难的，以及需要多少团队成员来参与这项工作。一种新型制剂 Ryanodex®（Eagle Pharmaceuticals，Inc.，Woodcliff Lake，NJ，USA），将 250mg 丹曲林装在 20ml 的小瓶中，并用 5ml 无菌水重新配制，可以在不到 1min 的时间内溶解。新的制剂每瓶内含 125mg 的甘露醇，25mg 的聚山梨酯 80 和 4mg 的聚维酮 K12。一个人就可以只用一瓶药剂为体重高达 100kg 的患者配制 2.5mg/kg 的负荷剂量。鉴于治疗 MH 这种快速进展的高代谢状态的紧急性，在可能的情况下利用新的制剂是更有效的。

（七）易感患者的术前准备和管理

发现有 MH 风险的患者并为他们制订安全、不使用诱发药物的麻醉方案是麻醉科医师进行麻醉管理的主要目标。先前已经讨论过有 MH 风险的患者，无论他们是否经过检测，都应像 MH 确诊患者一样进行管理。

对于确定有风险的患者，不应使用诱发药物并避免使用挥发性麻醉药和琥珀胆碱。区域麻醉是一个很好的选择，因为关于酰胺类局部麻醉药的安全性，无论是在动物模型中还是在临床麻醉中都没有发现任何风险。麻醉机应根据特定制造商的说明进行准备，要更换 CO_2 吸收剂，而相关麻醉药物和挥发罐应拿走或拆下或者使其无法使用。可以在呼吸回路的吸入端和呼出端安装活性炭过滤器来减少某些麻醉机的准备时间，而在某些工作区域，麻醉机的准备时间可能还是需要的，因此要保证有一台无污染的麻醉机随时可用。另外，可以将 MH 易感患者的手术安排在第一台进行，以避免耽误时间。

（八）总结

总而言之，MH 是一种罕见的药物遗传学疾病，鉴于对它的认识提高，弱效诱发药物的使用愈来愈多和琥珀胆碱的使用愈来愈少，它可能会变得越来越罕见。及时发现和早期使用丹曲林治疗使其严重的发病率或死亡率极为罕见。随着基因诊断的敏感性提高及在临床中的应用逐渐增多，我们可以乐观地认为这种疾病在未来将更容易诊断、预防和有效治疗。

> **要点：恶性高热**
> - 恶性高热是一种药物源性综合征，其特征是骨骼肌的高代谢状态，通常由暴露于特定的麻醉药引起，包括所有卤化挥发性麻醉药及去极化的神经肌肉松弛药琥珀胆碱。
> - MH 的治疗包括终止触发剂和给予丹特洛林的特异性治疗，以及旨在纠正酸中毒、发热、横纹肌溶解和高钾血症的非特异性治疗，并提供心肺支持。
> - 少数几种肌病与 MH 有明确的关联：金-登堡综合征、埃文斯肌病、中央轴空病、多空和微空病、先天性肌纤维类型不均匀、轴空-棒状体肌病和中心核肌病。
> - 现在有一种新的丹曲林制剂，它只需要 5ml 无菌水和 1min 的时间，就可以为体重高达 100kg 的患者配制 2.5mg/kg 的负荷剂量。

五、丙泊酚输注综合征

丙泊酚是一种用于儿童和成人全身麻醉诱导和维持的静脉麻醉药。因其起效快、代谢快，是机械通气患者的理想镇静药物。该药物研发于 1980 年，在成人和儿童中已使用多年而没有严重不良事件的报道。1992 年，Parke 等 [182] 报道了 5 名儿童在输注丙泊酚后出现代谢性酸中毒和心肌衰竭的死亡事件。所有这些儿童都有上呼吸道感染，年龄从 4 周到 6 岁不等，丙泊酚注射速度在 66～178μg/(kg·min)［4～10.7mg/(kg·h)］，持续输注时间在 66～115h。这些患者的典型表现是代谢性酸中毒、缓慢性心律失常和心力衰竭。输注的剂量范围在英国医学协会当时推荐的剂量范围内：150～2500μg/(kg·min)［9～150mg/(kg·h)］。Parke 是第一个提出丙泊酚输注尽管在成人患者中是安全的，但也许不应该用于儿童镇静的人。

在 1998 年，Bray [183] 通过对文献的回顾从中收集了 18 名因输注丙泊酚并导致类似不良反应的儿童的信息，进一步将这些症状定义为丙泊酚输注综合征（propofol infusion syndrome, PRIS）。尽管也有其他学者随后报道了其他的相关因素 [184]，但大多数受影响的患者都有呼吸道感染。PRIS 还在某些年轻健康的患者中出现，他们遭受头部创伤，并且接受了静脉内的类固醇药物和血管升压药的治疗。在 Bray 的系列研究中，终末事件是心肌衰竭、室性心律失常，或在某些情况下出现顽固性进行性心动过缓，而根据这些临床表现可进一步确定为 Brugada 综合征 [184]。尸检结果常见脂肪肝、心肌纤维坏死、代谢性酸中毒，而血浆表现为脂质。根据 Bray 的研究结果 [183]，PRIS 与高于平均剂量 67μg/(kg·min)［4mg/(kg·h)］并持续 48h 或更长时间的丙泊酚输注有明确的关联。

Bray [183] 提出的限制剂量虽提供了一定的指导，但由于对该药物耐受的人群快速增加，因此需要增加丙泊酚的输注速率以保持足够的镇静作用，而 Bray 建议的相对低剂量通常不能满足镇静需求。儿茶酚胺激增存在于急性神经系统疾病或其他各种应激模型中，这可能导致交感神经过度活动，并继发内源性儿茶酚胺毒性，进而导致丙泊酚的麻醉作用减弱及儿茶酚胺直接造成心肌细胞溶解 [185]。

丙泊酚长时间给药的肌细胞毒性作用机制尚未完全阐明。众所周知，丙泊酚能使线粒体氧化磷酸化解偶联并限制能量生成、抑制氧的利用、妨碍线粒体电子传递链的电子流动 [186, 187]。这些细胞效应导致在临床上会出现心室功能下降。此外，丙泊酚还可以直接阻碍 β 肾上腺素受体的结合，并且直接作用于钙通道蛋白，导致心肌收缩力减弱 [185]。

尸检通常会发现心脏和周围肌肉坏死，这可能是能量供需失衡的结果 [185]。脂肪组织脂解的游离脂肪酸是禁食状态下心肌和骨骼肌最重要的供能物质 [185]。线粒体内的氧化反应是产生电子的关键过程，随后这些电子会转移到呼吸链上。丙泊酚会妨碍线粒体电子传递链的电子流动，进而使游离脂肪酸积累，最终导致不同程度的心肌细胞溶解。此外，未消耗的游离脂肪酸的累积还具有致心律失常的作用，这些都符合在 PRIS 中观察到的心律失常和心肌衰竭的整体临床表现（图 45-9）[185]。目前的实验数据表明，呼吸链的抑制可能导致 PRIS 的早期出现剂量依赖性的临床表现（心力衰竭、代谢性酸中毒、发热、低血压），而后期由于继发脂肪酸氧化抑制，可能会出现时间依赖性的临床表现（横纹肌溶解症、高甘油三酯血症、心律失常）[187]。

虽然 PRIS 最常见于长时间输注丙泊酚后，但也有一些报道表明，在小儿患者持续输注丙泊酚仅几小时后也出现了该综合征（表 45-5）。Koch 等在 2004 年 [188] 报道了儿童短时间内输注丙泊酚后首例 PRIS 的疑似病例。该患者是 1 名 5 岁女孩，因高输出动静脉畸形血管内栓塞而入院。丙泊酚输注初始剂量为 250μg/(kg·min)［15mg/(kg·h)］。入院后 6h 内血清乳酸逐渐升高，考虑诊断为 PRIS。丙泊酚输注逐渐减少至停止后，乳酸性酸中毒迅速消退，随后患儿康复。

有人提出，频繁监测接受丙泊酚输注患者的酸碱状态和乳酸水平可能会提醒临床医师 PRIS 的早期发病 [189]。Veldhoen 及其同事 [189] 叙述了 1 名在机动车事故中多处颅骨骨折的 17 岁男孩，入院后采用丙泊酚输注以便实施气管插管，并在随后的几小时内，发现他需要逐步增加输注剂量才能维持足够的镇静深度，在入院早期的 14h 内丙泊酚的最大输注剂量为 8mg/(kg·h)。在第 4 天，观察到患者出现进行性乳酸酸中毒，遂停止输注丙泊酚。尽管连续监测了酸碱状态和乳酸水平，并且在观察到乳酸略有升高后便终止了丙泊酚的使用，但该患者随后还是出现了心搏骤停，最终因严重的心肌衰竭而死亡。尽管医务人员已经严密监测了代谢参数并在出现乳酸水平升高后迅速停止了丙泊酚使用，但这是第 1 例由 PRIS 导致死亡的案例。值得特别注意的是，该患儿虽以超过推荐剂量 67μg/(kg·min)［4mg/(kg·h)］的剂量持续输注，但持续时间未超过 48h [189]。图 45-10 详细介绍了该患者的入院治疗过程。另外，也有文献表明，即使使用中等剂量的丙泊酚［< 4mg/(kg·h)］或短时间内输注，PRIS 也可能发生 [187]。

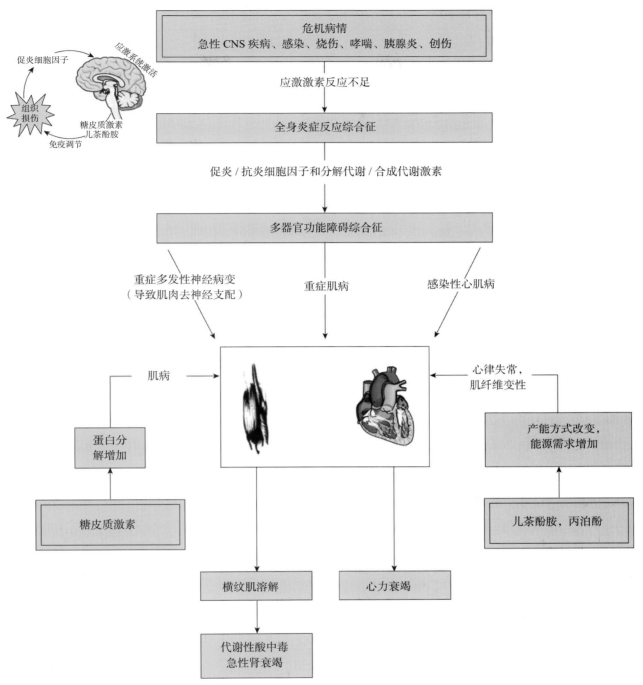

▲ 图 45-9　丙泊酚输注综合征是一种危重疾病，心力衰竭和横纹肌溶解与高剂量丙泊酚、儿茶酚胺或糖皮质激素有关

CNS. 中枢神经系统；FFA. 游离脂肪酸（经 Springer Nature 许可转载，引自 Vasile 等[185]）

在疑似 PRIS 患者中，已确认某些因素能够预示死亡，其中包括[190]：小于 18 岁、男性、丙泊酚输注超过 48h、同时接受儿茶酚胺治疗的患者。出现心脏症状、低血压、横纹肌溶解、肾脏受累、代谢性酸中毒或血脂异常也预示着这些患者的死亡率增加。

儿童患者应当在推荐剂量内输注丙泊酚且不应超过 48h[191]。在一项回顾性研究中，研究人员发现 142 名危重症儿童以低于 3mg/(kg·h) 的剂量在不到 24h 内持续输注丙泊酚，未观察到 PRIS 的发生[192]。另一项回顾性研究发现，在重症监护治疗病房使用丙泊酚持续输注来对 200 多名危重儿童实施镇静［平均输注速率的中位数为 2.7mg/(kg·h)，四分位间距为 1.9～3.6mg/(kg·h)，平均输注时间为 10.3h（标准差 6.7h）］，未发现这些患儿发生 PRIS，因此研究人员得

表 45-5　丙泊酚剂量和酸碱状态（入院后数小时）的演变

剂量和状态	入院时	入院后						
		2	4	6	8	10	18	24
丙泊酚 [mg/（kg·h）]	15	15	15	15	6	6	0	0
pH	7.45	7.38	7.31	7.34	7.33	7.36	7.39	7.37
PaCO₂（mmHg）	33	36	42	36	41	41	40	39
碳酸氢盐（mmol/L）	22.8	20.9	20.7	19.1	21	23.1	23.7	22.1
乳酸盐（mmol/L）	1.8	3.4	4.6	5.3	3.9	1.9	1.4	1.3
碱剩余（mmol/L）	−0.7	−3.4	−4.5	−5.6	−4	−1.6	−0.6	−2.4

经 Springer Nature 许可转载，引自 Koch 等[188]

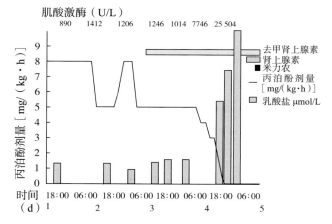

▲ 图 45-10　丙泊酚剂量和实验室结果的时间概述
详细说明请参见文本（经 Wolters Kluwer 许可转载，引自 Veldhoen 等[189]）

出结论：尽管仍需监测不良反应，但按照当前指南推荐的丙泊酚输注剂量似乎是安全的[193]。对于患有线粒体肌病或已知患有线粒体缺陷的患者，可使用辅助药物来辅助镇静，或者输注低剂量的丙泊酚，如果确实没有可行的替代方案再考虑单用丙泊酚。无论如何，我们都会毫不犹豫地推荐定期（每 6 小时）监测酸碱状态和乳酸水平，以最大程度减少 PRIS 发生的机会。在排除了其他原因所导致的代谢性酸中毒或乳酸升高的情况下，应停止丙泊酚输注，并给予其他镇静药物。发生过 PRIS 的患者应进行线粒体疾病的筛查[194]。

要点：丙泊酚输注综合征
● PRIS 的特征是与剂量相关的临床表现（心力衰竭、代谢性酸中毒、发热、低血压）和与时间相关的临床表现（横纹肌溶解症、高

甘油三酯血症、心律失常）。
● 丙泊酚阻碍线粒体的氧化磷酸化与能量生成、抑制氧利用、妨碍线粒体电子传递链的电子流动。
● 疑似 PRIS 患者的死亡预测因子为：小于 18 岁、男性、丙泊酚输注超过 48h、同时接受儿茶酚胺治疗的患者。

六、局部麻醉药物的毒性反应和脂肪乳的治疗作用

世界各地的医院和门诊手术中心的儿科患者每天消耗的局部麻醉药数以千计。局部麻醉药不仅可以作为镇痛的唯一药物，还可以作为区域麻醉联合全身麻醉的重要组成部分。

19 世纪 60 年代，德国化学家 Albert Niemann 从古柯叶中分离出了第一个局部麻醉药——可卡因。1884 年，Sigmund Freud 首次使用可卡因帮助患者戒除吗啡。同样是 1884 年，William Stewart Halsted 首次将可卡因用于神经阻滞以进行手术麻醉。20 世纪 40 年代研发的第一种现代所使用的局部麻醉药是利多卡因[195]。

局部麻醉药通过抑制快速钠通道及抑制位于大脑皮质的通路中的 γ-氨基丁酸来阻止神经传递[196]。局部麻醉药分为酰胺类和酯类，它们通过不同的机制代谢。酯类通过血浆中假性胆碱酯酶代谢，酰胺类通过肝脏代谢。重要的是要明白局部麻醉药的毒性是累加的。因此，当要联合使用两种局部麻醉药时，必须仔细确定局部麻醉药的最大剂量，同时记住每种药物的

总比例。

自从第一次将可卡因用于医学以来，就有关于其对神经系统、呼吸系统和循环系统不良反应的报道。1885 年，发表了 4 篇严重不良事件的文章，其中包括死亡。1924 年，Mayer [197] 发表的 1 篇文章提高了医务人员对局部麻醉药毒性反应的认识，这篇文章报道了 40 例与局部麻醉有关的死亡事故。

在儿科患者中，局部麻醉药毒性相对少见。在一项大规模的系列研究中，研究人员回顾了在儿童群体中所出现的局部麻醉药的并发症，Giaufre 等 [198] 指出硬膜外注射局部麻醉药后并发症发生率为每 10 000 例有 4 例发生全身毒性反应。在这个研究中，没有发现全身毒性与周围神经阻滞相关。

在更严重的心脏毒性出现之前，通常会先出现神经毒性。在清醒的患者中，耳鸣、口腔中的金属味和外周刺痛是常见的初始症状。随着局麻药血液浓度的增加，一些患者会出现运动性抽搐，随后某些患者还会发生癫痫。在那些进展为心脏毒性的患者中，通常表现为心律失常和低血压，最终导致循环系统衰竭 [199]。1955 年，McClenahan [200] 报道了第 1 例儿童在服用地布卡因片剂后出现局麻药中毒死亡的病例。该儿童出现一种复杂而广泛的心动过缓，并对碳酸氢钠和其他药物的常规治疗无效。

2006 年，Rosenblatt 等 [201] 报道了 1 例可能由布比卡因所致的心搏骤停患者中，在复苏期间首次使用了 20% 脂肪乳剂，并获得成功。Weinberg 等在 1998 年提出了使用脂质乳剂的基本原理 [202]，并在大鼠和随后的狗中进行了初步研究，证明输注脂质物质既提高了心脏毒性的阈值，又增加了接受大剂量单次静脉注射布比卡因的啮齿动物的存活率。Ludot 等 [203] 报道了第 1 例儿童局麻药中毒后成功复苏的病例报告，这名 13 岁的儿童在全身麻醉下接受了腰丛神经阻滞，在注射利多卡因、罗哌卡因、肾上腺素后 15min 出现室性心动过速。在早期复苏期间检测血浆局部麻醉药浓度后，发现该患儿是局部麻醉药中毒。在给予脂肪乳剂 2min内，心律恢复到正常的窦性心律 [203]。动物和人类的临床经验证明，全身性局部麻醉药过量后，静脉注射脂肪乳剂可升高致死阈值并降低死亡率 [204]。这一发现在成人和儿童麻醉管理方面是一个重要进展，而以往 CPB 一直是成人和儿童局部麻醉药过量后继发 CA 的最后治疗手段 [205]。

（一）脂质乳剂的作用机制

Weinberg 的"脂质库"理论认为，脂肪乳剂可将局部麻醉药隔离在血浆脂质组分中，从而将组织与毒性作用隔离 [205]。另外，脂肪乳剂还可以逆转布比卡因引起的心脏抑制作用，对心脏产生直接的正性肌力作用（图 45-11）[205]。

显然，已有文献都支持早期使用脂肪乳剂治疗局部麻醉药中毒。与其坐等病情发展到心律失常，还不如尽快使用脂肪乳剂治疗。Weinberg 建议脂肪乳剂应在局麻药中毒的最早期症状出现时使用，如在出现神经系统体征和症状时及在出现更严重的心脏表现之前 [205]。随后，Shah 等 [206] 报道了 1 例脂肪乳剂成功应用的案例，患者是 1 名骶管阻滞后推测发生局部麻醉药毒性反应的 40 日龄婴儿。

2010 年，美国区域麻醉和疼痛医学学会发布了预防和治疗局部麻醉药毒性反应的指南。根据 Weinberg 的建议 [205]，在最初的 30min 内可以重复给予 20% 的脂肪乳剂 1.5ml/kg，最大剂量可达 10ml/kg [207]。在恢复窦性心律后，应继续输注 20% 脂肪乳剂，速率为 0.25ml/(kg·min)，直至血流动力学恢复。由于局部麻醉药全身毒性的后遗症可能会持续存在或在最初给予局部麻醉药后仍会复发，因此常常需要输注脂肪乳剂。鉴于这种可能性，对患者的监测应至少持续 12h，特别是在有证据表明存在严重的心血管损害的情况下。

在挽救生命的同时，静脉脂肪乳剂的不良反应也有报道。最近，一篇涉及 100 多项研究的系统综述表明，与静脉注射脂肪乳剂相关的不良反应包括急性肾损伤、心搏骤停、通气 / 血流比例失调、急性肺损伤、静脉血栓栓塞、超敏反应、脂肪栓塞、脂肪超载综合

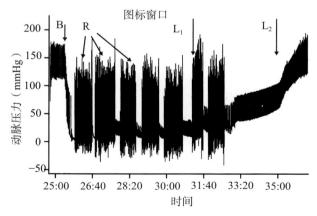

▲ 图 45-11　脂质乳剂输注的血流动力学反应

显示了大约 12min 的大鼠动脉压变化。B 表示在 20s 内静脉注射布比卡因 20mg/kg。R 表示通过闭合胸腔按压进行复苏。L₁ 表示注射 30% 脂质乳剂 5ml/kg，持续 10s。血流动力学的恢复发生在第二次脂质注射后，即 L₂ 处（经 Wolters Kluwer 许可转载，引自 Weinberg [205]）

征、胰腺炎、体外循环机回路阻塞、过敏反应和感染易感性增加 [208]。不良反应似乎与输注脂肪乳剂的总剂量和输注速度成正比 [208]。

研究人员对局部麻醉药过量后在复苏期间使用的传统药物的作用进行了研究并得出了结果。有证据表明，单剂量 10μg/kg 或更大剂量的肾上腺素会阻碍基于脂肪乳剂的复苏。剂量反应试验表明，小剂量肾上腺素（1～2.5μg/kg）可能有利于快速复苏，但是较大剂量的肾上腺素似乎对代谢和血流动力学恢复均产生不利影响。尽管用大剂量肾上腺素治疗的实验动物比盐水或脂质治疗的对照组更早地恢复循环，但这种早期的循环恢复并未转化为持续的血流动力学稳定性，事实上，这反而促进了它们的死亡 [209]。同样，在猪身上进行的研究表明，给予血管加压素、肾上腺素及脂质治疗后，肾上腺素组的猪并未提高生存率 [210]。尽管丙泊酚是用 10% 的脂质乳剂配制而成，但不应将其用作脂肪乳剂的替代品，因为致命剂量的丙泊酚才可能达到脂肪乳剂的治疗剂量。另外，丙泊酚还会引起剂量相关的心动过缓和低血压，在局部麻醉药中毒的情况下会进一步加重心肌损害 [196]。

局麻药毒性反应的预防是至关重要的，预防手段包括：仔细选择局麻药种类和剂量、注射前回抽、分次给药、使用超声来预防血管内注射 [211]。

（二）结论

局部麻醉药毒性反应虽然罕见，但是后果很严重。有人建议，每一个给患者使用局部麻醉药的医疗机构都应该确保可以迅速获得用于毒性治疗的脂肪乳剂 [201]。脂肪乳剂应在治疗早期，甚至在心脏毒性的致命影响发生之前使用。如前所述，20% 脂肪乳剂的初始剂量为 1.5ml/kg。在最初的 30min 内，可以将按照该剂量重复给药直至最大剂量 10ml/kg，而更新、更浓缩的制剂已经让给药更加便利。在恢复血流动力学稳定性后，应以 0.25ml/(kg·min) 的速率持续输注。因为即使在血流动力学稳定后局部麻醉药毒性反应仍可能复发，如果有心血管损害的证据，患者应至少监测 12h。此外，在复苏过程中，必须注意标准的心肺复苏，包括提供足够的氧合和通气、终止癫痫发作和维持血液循环，其中可能包括尽早实施体外循环支持。肾上腺素以大于 10μg/kg 的剂量与脂肪乳剂联合治疗可能无法改善生存率，甚至可能导致更高的死亡率。在复苏期间机体能够很好地耐受较低剂量的肾上腺素，限制在 1～2.5μg/kg。尽管更多的传统治疗与脂肪乳剂联合使用的效果可能需要进一步研究才能充分阐明，

但我们还是不建议在该方案中添加血管加压素。

> **要点：局麻药物毒性反应和脂肪乳剂治疗作用**
> - 局部麻醉药通过抑制快速钠通道及抑制位于大脑皮质的通路中的 γ- 氨基丁酸来阻止神经传递。
> - 脂肪乳剂应在治疗早期，甚至在心脏毒性的破坏性影响发生之前使用。
> - 局麻药毒性反应的预防是至关重要的，预防手段包括：仔细选择局麻药种类和剂量、注射前回抽、分次给药、使用超声来预防血管内注射。

七、体位性周围神经损伤

麻醉科医师对患者手术期间安全舒适的体位负主要责任。尽管对此问题已做出了很好的管理和关注，但神经损伤仍时有发生，并可能导致暂时性或罕见的永久性残疾。围术期周围神经病变是指与周围神经损伤有关的术后体征和症状（如臂丛神经、坐骨神经、股神经），表现为感觉异常、肌无力、刺痛或疼痛。

很少有资料直接涉及儿童的体位性损伤。因此，儿童临床管理的经验主要依据从成人研究结果中类推得出的儿童群体数据。尽管文献仅限于少数病例报道，但儿科患者外周神经损伤的发生率似乎远低于成人。Morray 等 [17] 使用 ASA 结案索赔数据库发现，儿童外周神经损伤仅占所有索赔案例的 1%，而成人却为 16%。考虑到接受麻醉的儿童患者在所有的麻醉病例中只约占 10% 的比例，这些数据更像是证实：发现儿童体位性损伤的概率低于成人。

Welch 等 [212] 评估了 10 年内总共 380 680 例成人麻醉案例，只有 112 例与神经损伤相关（0.03%）。在这项研究中，研究人员将神经损伤定义为一种新的感觉和（或）运动障碍，而手术本身造成的神经损伤被排除在外。在所有对围术期发生的各种周围神经损伤开展的研究中，该研究是迄今为止纳入病例数最多的。而这项研究 [212] 和其他研究一样，很难定义与体位相关的神经损伤，因为患者先前已有的感觉或运动障碍、术后发生的损伤和易感因素使诊断具有挑战性。在这项研究中，最常见的体位相关性神经损伤是尺神经损伤 [212]。表 45-6 展示了发现各种神经损伤的简化指南 [213]。

表 45-6　发现重要的周围神经损伤的简化临床指南

神　经	损伤后表现
上肢	
正中神经	示指麻木；拇指外展无力
尺神经	小指麻木；手指外展和（或）内收无力；如果病变在肘部，小指和无名指远端指间关节屈曲无力
桡神经	拇指远端指间关节、手腕和手指伸肌的伸展无力
肌皮神经	肘关节屈曲无力
回旋神经	肩外展无力
臂丛神经	正中神经、尺神经、桡神经、肌皮神经及旋回神经损伤的各种表现组合
下肢	
股神经	髋关节屈曲无力；大腿麻木
闭孔神经	髋关节内收无力
坐骨神经	踝关节背屈和跖屈无力；如果病变在近端，膝关节屈曲无力；膝盖以下麻木
腓总神经	踝关节和趾背屈无力
胫神经	踝关节和趾跖屈无力

经 John Wiley and Sons 许可转载，引自 Sawyer 等[213]

ASA 在 2011 年发布的关于预防围术期周围神经病变的最新实践指南为临床提供了指导，虽然主要针对成人，但也可用于儿童[214]。而即使遵循了 ASA 指南，继发于易感因素的所有患者的损伤也可能无法预防。Welch 等[212]研究表明，某些人群可能因为并发症而更容易出现围术期体位性神经损伤。该研究指明了体位性神经损伤与以下外科的关联：神经外科、心脏外科、普通外科和骨科。高血压、吸烟和糖尿病等内科并发症也与围术期周围神经损伤有关。值得注意的是，这项研究[212]并未表明长时间的截石位会增加周围神经损伤的发生率，而之前的研究[215]表明截石位超过 2h 是周围神经损伤发生的主要危险因素。上肢神经损伤较下肢神经损伤更为常见。在这项研究中收集了三个数据库的数据来进行分析[212]，在一个数据库中，感觉障碍的发生率稍高一些；在另一个数据库中，运动障碍的发生率则较高，而毫不奇怪的是，运动损伤的患者更有可能采取法律措施。

缺血和梗死是接受麻醉的患者周围神经局部损伤的机制。Winfree 和 Kline[216]指出，神经血供的中断是损伤机制中不可或缺的一部分。因此，我们有理由

认为，患有影响神经血供疾病的患者发生体位性神经损伤的可能性更大。而儿科患者，他们不太可能有上述的共存疾病，所以体位性神经损伤的发生率很低。

虽然很少见，但也不应忽视儿童神经损伤的可能性。注意患者体位，特别注意高风险患者的体位，要意识到神经损伤是术后疼痛和活动受限的原因。面对不会说话或不能明确表达的儿童，我们更应该保持谨慎。

> **要点：体位性神经损伤**
> - 麻醉医师对患者手术期间安全舒适的体位负主要责任。
> - 围术期周围神经病变是指与周围神经损伤（如臂丛神经、坐骨神经、股神经），表现为感觉异常、肌无力、针刺感或疼痛。
> - 虽然很少见，但也不应忽视儿童神经损伤的可能性。时刻注意患者体位，即使那些高风险的人也可以避免神经损伤。

八、围术期视力丧失

除了周围神经病变和随后的神经功能障碍外，在某些手术中，术后视力丧失的发生在某些手术过程中是特别需要关注的。POVL 是一种极具毁灭性但罕见的并发症，主要发生在心脏、脊柱、头颈部、某些骨科手术术后及 Trendelenburg 体位后。当角膜至枕叶的视觉通路的任何部位发生损伤后，都可以出现 POVL，而它的症状可轻可重，从短暂的视觉模糊、视觉丧失到永久性双目失明。POVL 的确切发病率尚不清楚，在美国，按手术类型估算的 POVL 发生率介于阑尾切除术的 0.12/10 000 到心脏手术的 8.64/10 000 之间[217]。POVL 的病因有三：缺血性视神经病变（包括前部、后部两种类型）、视网膜中央动脉闭塞和皮质盲[218]。已经确定麻醉科医师术中管理的众多要素都与 POVL 的发生有关，包括患者体位、术中低血压和失血。与视网膜中央动脉闭塞患者相比，缺血性视神经病变患者俯卧位时间更长，估计失血量更大。大多数缺血性视神经病变患者双眼受累，而视网膜中央动脉闭塞几乎都是单侧的。缺血性视神经病变患者视力恢复的可能性更大（44% 患者可恢复视力），而视网膜中央动脉闭塞患者的恢复率为 0[219]。缺血性视神经病变的病因不明，前部和后部的病因也可能不同，但它们通常

与大量失血、低血压、贫血、俯卧位和（或）血管闭塞性疾病相关[220, 221]。相反，人们普遍认为视网膜中央动脉闭塞的病因是：当患者俯卧时，面罩或软垫对眼球的直接压力导致栓塞或视网膜内的低灌注压[220]。

出现 POVL 后需要紧急眼科会诊，以诊断和治疗潜在的可逆性视觉丧失，此外应当立即对患者进行疼痛、视力障碍和瞳孔对光反射的评估。管理 POVL 的最佳策略是尽一切努力预防它。术中要维持稳定的血流动力学并使用有创监测（动脉穿刺置管）、将头部固定于略高或平齐于心脏水平、定期检查眼睛情况，这些都应该是麻醉科医师术中管理的目的的。

对于缺血性视神经病变相关的 POVL 尚无有效的治疗方法，目前主要是通过恢复血流动力学和纠正血红蛋白浓度来治疗。在面部明显水肿的情况下，例如在脊柱融合手术后，抬高头部只具有理论上的益处。高剂量类固醇、高压氧和甘露醇的疗效并没有得到一致结果[222]。类似的是，某些未确定疗效的保守治疗方法也用于对视网膜中央动脉闭塞的治疗，包括吸入 95% 氧气和 5% 二氧化碳的混合物、前房穿刺和服用乙酰唑胺。另外，动脉内溶栓也存在争议，因为其风险很大[223]。通常认为，POVL 的发生与脊柱手术有关，但是其他外科手术也可能会遇到长时间脊柱手术过程中所遇到的问题而变得复杂，进而与这种并发症有关。事实上，Lee 等[224] 报道了第 1 例儿童颅骨穹隆重建手术所导致的前部缺血性视神经病变引起的 POVL（图 45-12）。由于颅骨穹隆重建手术有可能会发生大出血及在俯卧位下接受长时间的手术，并且偶尔又需要控制性降压，这些情况都增加了缺血性视神经病变的可能。Lee 等[224] 在文献中所论述的患儿麻醉过程平稳，

且术后苏醒也很快，但术后第 6 天就因双目失明再次入院。

> **要点：围术期视觉丧失**
> - POVL 是一种极具毁灭性但罕见的并发症，主要发生在心脏、脊柱、头颈部、某些骨科手术术后及 Trendelenburg 体位后
> - 当角膜至枕叶的视觉通路的任何部位发生损伤后，都会出现 POVL
> - POVL 的最佳策略是尽一切努力预防它。术中维持血流动力学稳定、使用有创监测（动脉穿刺置管）、将头部固定于略高或齐平于心脏水平、定期检查眼睛情况，这些都应该是麻醉科医师术中管理的目的。

九、过敏反应及其治疗

过敏反应是可威胁生命的速发型超敏反应，世界卫生组织将其归类于变态反应性（免疫因素引起），而不是非变态反应性（类过敏性反应），它会导致肥大细胞和嗜碱性粒细胞释放介质[225]。此外，过敏反应也是一种进行性的、潜在致命性的由免疫球蛋白 E 介导的反应，与组胺释放进入体循环有关。组胺释放后，可出现低血压、水肿、缺氧，甚至循环停止和死亡。为了提高生存率和改善预后，快速诊断和治疗是很重要的。多种因素都可以导致过敏反应（如食物过敏、昆虫叮咬、药物），然而，多达 20% 的过敏反应患者没有明确的原因[226]。本节主要讨论在围术期由药物引起的过敏反应。

（一）定义

2006 年，第二届过敏反应定义和管理研讨会提出了以下定义：过敏反应是一种严重的变态反应，发病迅速，可导致死亡[227]。由于组胺释放到体循环会引起严重的后果，所以立即诊断和治疗至关重要。过敏反应是由 IgE 介导的速发性超敏反应，导致肥大细胞和嗜碱性粒细胞迅速释放强效化学介质，而组胺是释放的主要介质，其次是前列腺素 D_2、白三烯、血小板活化因子、类胰蛋白酶、嗜酸性粒细胞和中性粒细胞趋化因子。相反，类过敏反应不由 IgE 介导，不需要先前与过敏原接触，因此临床上不能与过敏反应区分[225]。受过敏反应影响的最重要的器官和系统是皮肤、呼吸系统、心血管和胃肠道系统[228]。

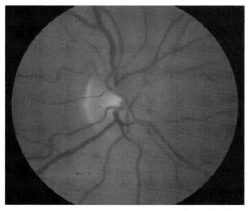

▲ 图 45-12 急性（非动脉炎性）前部缺血性视神经病变（彩图见书末彩插部分）

视盘边缘的模糊是水肿所致，外周出血在椎间盘的上方和右侧（经 Wolters Kluwer 许可转载，引自 Lee[257]）

（二）流行病学

围术期严重过敏反应的发生率从 1/10 000 到 1/20 000 不等[229]。不幸的是，由于报道的数据不足，发病率往往被低估。90% 的严重过敏反应发生在麻醉诱导期间。据报道，死亡率为 3%～9%。大多数与过敏反应相关的死亡是药物引起的，其次是与食物和昆虫叮咬相关。美国儿童过敏反应的数据因儿童人群的报道不足和对过敏反应定义的差异而有所不同。2004 年的数据估计，儿童和青少年的过敏反应年发生率为 10.5/100 000[230]，低于一般人群的发生率。

总体而言，美国过敏反应的终生患病率据报道为 1.6%，而在其他工业化国家则为 0.05%～2%[231]。与其他国家相比，美国人口的过敏反应发生率似乎更高。这一发现可以归因于饮食习惯的扩大和食品中花生制品的增加。患有遗传性过敏症疾病的儿童和青少年过敏反应的风险增加。遗传学和种族差异似乎对过敏反应没有影响，但是任何有过过敏反应的患者复发的风险都会增加。先前过敏反应的严重程度不能预测复发的严重程度[228]。

对于围术期内的过敏反应，非去极化神经肌肉阻滞药和抗生素是最主要的致敏剂。麻醉期间过敏反应的发生率在各地区之间差异很大，而报道的发病率从 1/1200 到 1/20 000 不等，不同药物或物质的地理差异也很大[225, 232]。虽然乳胶曾是围术期过敏反应的常见过敏原，但随着意识和预防策略的提高，对乳胶的过敏反应正在减少[232]。

过敏反应导致的死亡很少见，但由于缺乏报道和死亡后难以通过任何特特异性检测来诊断，使得发病率和死亡率并不准确。

（三）病因学

虽然本节的重点讨论的是围术期药物的过敏反应，但食物过敏和药物过敏反应之间存在一定的关系。过敏反应的发生率，特别是食物诱发的过敏反应，在发达国家持续升高，对 5 岁以下儿童的影响最大[233]。食物实际上是儿童过敏反应最常见的原因，其次是药物、昆虫叮咬、血液制品、乳胶、疫苗和对比剂[230, 234]。虽然儿童长大后对许多食物不会再出现过敏（如牛奶、鸡蛋、大豆），但对某些食物的过敏仍然存在。引起持续性过敏的食物包括花生、坚果和贝类。这些食物会引起更严重的、危及生命和致死性过敏反应[235]。

在药物引起的过敏反应中，对青霉素过敏是最常见的[230]。在青霉素过敏患者中，4%～10% 的患者会对某些青霉素相关的药物发生交叉反应[234]。有些药物含有食物相关物质，因此对食物过敏的人可能也会对这些药物发生过敏反应。丙泊酚商品名得普利麻（AstraZeneca，Wilmington，DE，USA），可以用于儿童镇静和全身麻醉，因其含有鸡蛋卵磷脂和大豆油而禁用于对鸡蛋或大豆过敏的患者[236]。虽然丙泊酚是以鸡蛋和大豆为基础的脂质溶剂，人们认为它不会引起过敏反应，但这些脂溶剂可能与鸡蛋或大豆蛋白出现交叉污染。有报道表明，丙泊酚在某些对蛋类和大豆过敏患者的 IgE 介导反应中发挥了作用，但是许多此类病例报道中尚缺乏确切的证据[236]。相反，一些研究表明丙泊酚可安全用于对鸡蛋和大豆过敏的患者[237]。最近一项单中心，回顾性研究对 1300 多名有鸡蛋或大豆过敏或患有嗜酸性粒细胞性食管炎的患者接受食管胃十二指肠镜检查的资料进行了观察分析，结果发现患者的过敏反应发病率没有差异[236]。

（四）病理生理学

过敏反应可以用经典的 IgE 介导的超敏反应来进行阐述（图 45-13）。人体通过不同的途径接触到过敏原，如摄入、皮肤接触、静脉注射或输液。接触少量的过敏原足以使细胞发生反应。初次接触过敏原时，IgE 同型抗体和位于肥大细胞、嗜碱性粒细胞质膜中的高亲和力受体 FcεR I 结合。而淋巴细胞、嗜酸性粒细胞和血小板通过低亲和力受体 FcεR II 与 IgE 抗体结合。这种最初的抗原致敏出现的临床症状并不明显。再次接触后，上皮细胞和内皮屏障会破裂，这使得抗原与其特异 IgE 抗体接触。多聚体过敏原交联两种特异性 IgE 受体，从而在两种 IgE 之间建立桥梁。这两种 IgE 受体聚集并诱导信号转导级联，释放免疫系统预先形成的生化介质。组胺主要由组织和血液细胞内的细胞内颗粒释放，然后是释放中性蛋白酶（胰蛋白酶、糜蛋白酶）和蛋白多糖（肝素）。接着，脂类炎症介质很快被释放，包括前列腺素 D_2、白三烯、血栓素 A_2 和血小板活化因子。肥大细胞随后释放大量趋化因子和细胞因子，导致更多的炎症细胞聚集和激活。

这些介质的释放引起过敏反应的症状，即血管通透性增加伴红斑、水肿和瘙痒、血管扩张、支气管痉挛和平滑肌张力增加。肥大细胞和嗜碱性粒细胞的激活引起随后的化学介质释放，而这些化学介质也可由补体系统的激活或对肥大细胞和嗜碱性粒细胞的直接作用来触发。然而，这些症状与通过 IgE 引发的症状是无法区分的。

（五）反应时间

虽然大多数过敏反应发生在接触过敏原后几分钟

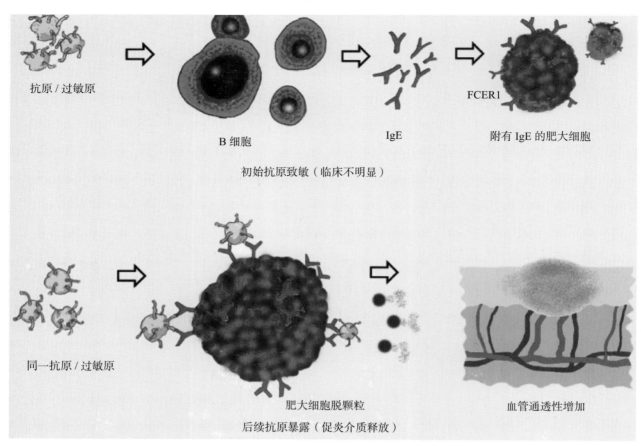

▲ 图 45-13　最初的抗原致敏和随后的抗原暴露于免疫球蛋白 E 介导的过敏反应中（插图引自 John Swan II）

内，但也有可能出现额外的迟发反应。迟发反应可在初始反应后 72h 内发生。此外，对初始反应的治疗不充分可能使个体易于发生迟发反应[238]。抗原的接触途径、数量和类型似乎不影响迟发反应的发生。初始反应的严重程度也不能影响迟发反应的发生。

（六）围术期过敏反应的原因

围术期过敏反应最常见的原因是 NMBA，40%～70% 的麻醉相关过敏反应是 NMBA 所致[226-230, 234, 235, 238-241]，其次是抗生素[242]。过敏反应通常发生于麻醉诱导后不久，对于 NMBA 和抗生素引起的过敏反应尤其如此，但也可以发生在接触所有过敏性药物的任何时候[242]。乳胶过敏曾在围术期引起大量的过敏性反应，本章将对此进行单独讨论。

在 NMBA 中，NMBA 上的季铵基团（NH_4^+）引发过敏反应。食品、化妆品和药物中也存在季铵基团。先前接触过食品、化妆品和药物中含有的季铵基团，在随后接触 NMBA 时可能会导致过敏反应。此外，NMBA 可能通过激活细胞表面的烟碱型乙酰胆碱受体引发肥大细胞脱颗粒[226]。60%～70% 的受试者发生 NMBA 之间的交叉反应[242]。

抗生素也会引起过敏反应，特别是在围术期，尤其是 β 内酰胺类抗生素（如青霉素和头孢菌素），而万古霉素似乎也会引起过敏反应[243]。万古霉素可能通过直接激活肥大细胞导致过敏反应。β- 内酰胺类抗生素皮肤试验的特异性为 97%～99%，敏感性约为 50%[229]。

对丙泊酚过敏反应的报道并不多见，而对依托咪酯和氯胺酮过敏反应的相关报道则更是少见[240, 242]。同样，对阿片类药物的过敏反应也很少见[240, 242]。

局部麻醉药的过敏反应并不常见，并且酯类局麻药使用的减少降低了过敏反应的发生率。大多数过敏反应可归因于酯类局麻药的常见代谢产物——对氨基苯甲酸[240, 242]，这也导致所有酯类局部麻醉药间的交叉反应。而对酰胺类局部麻醉药的过敏反应仍然只是传闻，目前还尚无报道。另外，局部麻醉药溶液中的抗氧化剂或防腐剂，包括焦亚硫酸钠和对羟基苯甲酸酯，也可能引起过敏或不良反应[243]。交叉反应在酯类局部麻醉药间很常见，酰胺类局部麻醉药中则很少见，而酯类和酰胺类局部麻醉药之间的交叉反应则不存在。

（七）诊断

由于过敏反应可能在几分钟内迅速发展到危及生命的状态，因此快速的诊断至关重要。诊断过敏反应的首要证据包括临床症状的特征和严重程度，以及接触可疑过敏原和症状发作的时间间隔。治疗药物的剂量由过敏反应的严重程度决定[242]。

Dewachter 等[244]采用 Ring 和 Messmer[245]的临床严重程度量表阐述围术期速发性超敏反应。虽然该量表没有考虑到病理生理机制，但适用于对临床严重程度进行分级并指导速发性超敏反应的临床治疗[242]。Ⅰ级和Ⅱ级指的是皮肤和皮肤－黏液症状。虽然皮肤症状（如潮红、瘙痒或荨麻疹）可能是过敏反应的首要征兆，但在手术室中通常会用敷料和厚毯将患者覆盖，因此常常会忽略这些症状。此外，麻醉后的患者不能语言表达瘙痒或恶心。据报道，支气管痉挛是在手术室内发生过敏反应后出现的首发症状，其次是低血压、低氧血症和血管源性水肿，这些Ⅲ级的相关反应[226]。出现 CA，即为Ⅳ级反应。Ⅰ级和Ⅱ级通常不会危及生命，而Ⅲ、Ⅳ级则是需要迅速复苏的紧急情况。

在疑似过敏反应的病例中，症状出现的时间很重要。麻醉诱导后几分钟内出现症状提示静脉注射药物过敏。诱导后 15min 或更长时间出现症状，提示皮肤或黏膜接触了过敏原。有报道称，6%～23% 的过敏反应患者出现双相反应，即先出现初始反应，然后出现迟发反应[228]。迟发反应可在初始反应后 72h 内发生。初始反应过程中，肾上腺素没有达到治疗剂量会增加迟发反应的风险。

框 45-3 列举了诊断严重过敏反应的临床标准。本表由第二届过敏反应定义和管理研讨会的参与者制订，至少可以诊断 95% 的严重过敏反应[227]。重点要注意的是，所列标准是针对怀疑有过敏反应但未接受麻醉的患者。

麻醉期间过敏反应的表现可能不同于与麻醉无关的过敏反应，这使得围术期过敏反应的诊断更具挑战性。例如，在无意识的患者中难以表达诸如不适、瘙痒、头晕和呼吸困难等症状。最常报告的客观表现包括脉搏消失、通气困难、呼气末二氧化碳和氧饱和度降低[246]。

（八）实验室检查

在过敏反应的急性期治疗过程中，不需要通过检测来确认诊断。但是，如果诊断不确定，组胺和（或）血清类胰蛋白酶的水平升高都可能有助于诊断[228]。组胺和类胰蛋白酶是肥大细胞脱颗粒过程中释放的主要

框 45-3　诊断严重过敏反应的临床标准

满足以下标准中的任何一个，即可诊断严重过敏反应

- 在较短时间内（数分钟至数小时）突发累及皮肤和（或）黏膜组织的疾病，如全身性荨麻疹、瘙痒、潮红和唇、舌、悬雍垂肿胀等，以及至少下列两项中一项
  - 突发呼吸道症状和体征，如气促、喘息、哮喘、咳嗽、呼气峰值流速下降、低氧血症等
  - 突发血压下降或终末器官功能障碍症状，如肌张力减退（虚脱）、晕厥、大小便失禁等
- 易感个体暴露于可能的过敏原或其他激发因素后，突然发生（数分钟至数小时）至少 2 个下列情况
  - 突发皮肤和（或）黏膜组织的疾病，如全身性荨麻疹、瘙痒、潮红和唇、舌、悬雍垂肿胀等
  - 突发呼吸道症状和体征，如气促、喘息、哮喘、咳嗽、呼气峰值流速、低氧血症等
  - 突发血压下降或终末器官功能障碍症状，如肌张力减退（虚脱）、晕厥、大小便失禁等
  - 突发胃肠道症状，如痉挛性腹痛、呕吐等
- 易感个体暴露于已知过敏原后突发血压下降（数分钟至数小时）
  - 婴幼儿和儿童：低收缩压（年龄特异性）或收缩压*下降超过 30%
  - 成人：收缩压低于 90mmHg 或血压下降超过基线值30%

*. 儿童低收缩压的诊断标准是：1 月龄—1 岁收缩压低于 70mmHg；1—10 岁收缩压低于 70mmHg+（2× 年龄）；11—17 岁收缩压低于 90mmHg（经 Elsevier 许可转载，引自 Sampson 等[227]）

成分。虽然组胺是过敏反应中释放的主要化合物，但由于它的血浆半衰期短只有 15～20min，因此检测极为困难。应在Ⅰ级或Ⅱ级反应后 30min 内抽取用于组胺检测的血样。而严重反应（Ⅲ级和Ⅳ级），反应后 2h 组胺仍可能增加。组胺代谢酶的饱和状态是测定组胺水平的潜在机制，它可以使医务人员在过敏反应后较长时间内仍能检测组胺水平的升高[247]。

类胰蛋白酶是肥大细胞中性丝氨酸蛋白酶，也是一种预先形成的酶。已经明确它有两种主要形式：α-类胰蛋白酶和 β-类胰蛋白酶[240]。α-类胰蛋白酶升高可作为肥大细胞增多症的指标，而 β-类胰蛋白酶前体可作为测量肥大细胞质量的指标。成熟的 β-类胰蛋白酶优先储存在肥大细胞颗粒中，当 β-类胰蛋白酶的水平显著升高时表明肥大细胞已活化并释放了介质。血清类胰蛋白酶浓度在 15～60min 达到峰值，半衰期约为 2h[240, 242]。Ⅰ级或Ⅱ级反应时，可以在 15～60min 内抽取血样，而Ⅲ级或Ⅳ级反应时应在 30min～2h 内抽取血样[242]。总类胰蛋白酶浓度（即 α-类胰蛋白酶和 β-类胰蛋白酶的总和）的增加高度提示过敏反应中肥大细胞活化，但其缺失并不排除诊断。一些研究表明，类胰蛋白酶水平在过敏反应诊断中的敏感性较低[240]。

对于立即发生的非过敏反应（如组胺释放），组胺可能增加，但类胰蛋白酶保持正常。由于组胺和类胰蛋白酶浓度与过敏反应的严重程度相关，因此建议联合检测组胺和类胰蛋白酶来诊断速发性过敏反应，但有些研究者建议只检测类胰蛋白酶[240, 242]。

对于除出现皮肤症状以外还出现其他症状的患者，应该进行更具体的检测。特异性 IgE 检测可以在过敏反应后 2～3 周进行。皮肤检测比特异性 IgE 抗体检测更敏感，通过将先前出现过过敏反应患者的皮肤肥大细胞与疑似过敏原接触来检测 IgE 介导的过敏反应，这种方法仍是检测 IgE 介导的免疫反应的金标准[229]。

尚未证明预先使用 H$_1$ 受体拮抗药或 H$_2$ 受体拮抗药、皮质类固醇或联合使用这些药物可预防过敏反应[242]。所以，应该通过皮肤测试发现过敏原并证明过敏反应的病理生理机制（过敏性与非过敏性），然后持续观察 4～6 周，以避免由于肥大细胞耗竭而导致假阴性检测结果[242]。在最终测试结果出来后，患者应在未来接受麻醉之前向麻醉科医师提供一份详细的报告。

十、过敏反应患者的管理及治疗

在围术期治疗发生过敏反应的患者是一个挑战。此类患者大多数会接受多种药物治疗并出现更严重的症状，并且他们的病情进展快于其他疾病。麻醉期间的过敏反应尤其具有挑战性，因为患者被敷料覆盖而观察不到荨麻疹或红斑之类的初始症状。重要的是，所有参与救治患者的医护人员都要帮助查找病因，以避免将来的再次接触[226]。

由于过敏反应是可危及生命的，所以对它的诊断和治疗应当同时进行。治疗的方向是处理最严重的症状，包括心血管衰竭、支气管痉挛和气道水肿。静脉注射肾上腺素、其他支持治疗及迅速解除疑似过敏原的接触必须同时进行。除了 100% 纯氧通气外，还需要采取补液和正确的气道管理[226]。患者应仰卧并采用 Trendelenburg 体位，如有可能，在术中发生过敏反应时，尽可能缩短手术时间。

静脉注射肾上腺素和扩容治疗对过敏反应的围术期处理至关重要[240, 242]。肾上腺素的 α 受体激动作用可逆转血管舒张，而 β 受体激动作用可治疗支气管痉挛和抑制炎症介质的释放。因为肾上腺素的半衰期很短，所以可能需要重复给药或持续输注。在过敏反应中使用肾上腺素没有绝对禁忌证，因此应常规早期给药[240, 242]。

由于血管通透性增加，应立即给予晶体或胶体溶液进行液体治疗。而支气管痉挛可吸入 β$_2$ 受体激动药（沙丁胺醇）来治疗[240, 242]。由于心血管衰竭和支气管痉挛常常同时发生，而肾上腺素既能纠正心血管紊乱又能舒张支气管，因而它仍然是一线治疗药物。尽管皮质类固醇药物的益处至少要延迟 4～6h 才会显现，但由于它们的抗炎作用，我们还是推荐在治疗早期同时静脉注射皮质类固醇[242]。通常还推荐在过敏反应的治疗中使用皮质类固醇药物、H$_1$ 受体拮抗药或两者联合使用，但它们的成功率各不相同[240, 242]。

发生过敏反应的患者有时对儿茶酚胺类药物没有反应，这可能是肾上腺素受体脱敏所致。此时可以使用精氨酸加压素进行替代治疗，因为其血管收缩作用是由非肾上腺素能血管精氨酸加压素 V$_1$ 受体介导的[248]。

结论

围术期过敏反应是一种严重而发展迅速的临床疾病，即使是既往健康的患者也可能会死亡。由于其并不常见且临床表现多变，因此可能无法立即诊断。症状的严重性及症状进展的快速要求麻醉科医师必须立即采取积极的治疗措施。临床、生化和皮肤试验证据的结合可确定致敏药物，而未来可以此为据以避免患者接触此类药物。

> **要点：严重过敏反应患者管理及治疗**
> - 过敏反应是可威胁生命的速发性超敏反应，世界卫生组织将其归类于变态反应性（免疫因素引起），而不是非变态反应性（类过敏性反应），它会导致肥大细胞和嗜碱细胞释放介质。
> - 围术期严重过敏反应最常见的原因是 NMBA。
> - 围术期严重过敏反应的诊断具有挑战性，因为无意识患者难以表达如不适、瘙痒、头晕和呼吸困难等初始症状。最常报告的客观表现包括无脉动、通气困难、呼气末二氧化碳减少和去饱和。

十一、乳胶过敏

天然橡胶胶乳（natural rubber latex，NRL）是从巴西橡胶树中提取的，巴西橡胶树是大戟科 200 多种分泌乳状汁液的植物中的一种[249]。在 NRL 释放的众多化合物中，保留在 NRL 中的热稳定蛋白是造成不良事件的原因。虽然乳胶导致的超敏反应及过敏反应的风险广为人知，但在过去几年中，通过提高认识和采取预防措施才使发病率有所降低[225, 232]。除了医护人员外，患有遗传性过敏症、先天性脊柱裂及那些需要频繁使用含乳胶的手术器械来实施手术的儿童也面临着更高的风险。在含有 NRL 的所有医疗用品中，由 NRL 制成的无菌手套致敏率最高。总体而言，乳胶的持续使用及由此产生的过敏反应后遗症增加了患者、手术医师、医疗保健系统的经济负担[250]。

（一）历史

乳胶制品的使用可以追溯到公元前 1600 年的远古中美洲，但是外科手套在 20 世纪早期才开始普遍使用。NRL 过敏反应的报道最早出现在 1927 年的医学文献中，但对 NRL 速发性过敏反应的报道直到 1979 年才发表。自 1980 年以来，NRL 的致敏潜能得到了更广泛的认识，并采取了不同的方法来研究乳胶的致敏性[251]。

（二）流行病学

由于所研究人群和用于验证致敏性方法的差异，在一般人群中，文献报道的乳胶过敏的患病率差异很大，为 < 1%～6.7%[250]。法国在 1989—2001 年进行的一项调查显示，乳胶是围术期不良事件的第二大原因，约占 27%。医疗环境对乳胶的敏感性最高，为 3%～17%[252]。麻醉科医师自身对乳胶过敏的发生率就很高[253]。如上所述，NRL 制成的手套与医疗环境中乳胶的高致敏率相关。

（三）致敏机制

频繁接触是致敏的主要原因，所以建议需要频繁手术的儿童（如患有先天性脊柱裂的儿童），应该从一开始就对其进行无乳胶管理。由于这一举措，这些孩子被自动列为乳胶敏感患者。此外，患有遗传性过敏症的儿童风险更高，尤其是对鳄梨、猕猴桃和香蕉等热带水果过敏的儿童。某些研究表明，遗传特性可能会增强乳胶对橡胶蛋白的反应（HLA-DR 表型）[250]。接触途径也可能发挥着作用。在 NRL 病例中，皮肤接触和吸入接触更为常见。皮肤接触尤为重要，因为它可能导致气道高反应性，从而导致过敏性哮喘[254]。另外，与接触无关的是，乳胶敏感患者的血清乳胶蛋白特异性 IgE 升高，这是造成临床症状的原因，而 IgE 水平可能随着接触频率的增加而升高。

（四）识别高危患者

高危患者的筛查主要依赖于病史，但可以通过使用专门研发的问卷来帮助筛查这些患者。虽然有些患者最初仅出现皮肤症状，但心血管症状和支气管痉挛是常见的临床表现。由于手术室的患者常常被敷料覆盖，皮肤表现通常不明显。因此，最初的表现可能是气道阻力增加，表现为高气道压和呼吸急促，随后心血管衰竭。通常，这些表现发生在诱导后 30～60min 内[240]。

（五）诊断方法

虽然完整的病史可以提示乳胶过敏，但还需要具体的实验室检查来确认诊断。目前有两种确诊方法：皮肤点刺试验和乳胶蛋白特异性 IgE 检测（放射过敏原吸附试验）。皮肤点刺试验价格低廉、敏感且特异。但是，由于存在过敏反应的风险，所以必须在内科医师的诊疗室内进行并采取适当的预防措施。乳胶特异性 IgE 的测定灵敏度低于皮肤点刺试验，只有 60%～90% 的致敏患者呈阳性[250]。第一次接触时，患者产生乳胶特异性 IgE，并随着随后的每次接触而增加。乳胶特异性 IgE 测定的灵敏度取决于先前接触的次数。

（六）高危患者的预防措施

预防的第一道防线是筛查高危儿童。推荐并鼓励在围术期创造无乳胶或乳胶敏感的环境。完全避免乳胶制品可防止严重过敏反应。事实上，De Queiroz 等[250] 报道称，自 2002 年在一个医疗机构的所有手术室内建立围术期无乳胶环境以来，5 年多的时间里进行了 2.5 万多次手术，没有人员发生乳胶过敏反应。

无乳胶方案应包括一份如何管理乳胶过敏患儿的清单，而在每个涉及患儿救治的科室都应有一份这样的清单。不仅要为手术室，还要为术后恢复室和术后管理安排一个无乳胶的环境。不同的救治团队（麻醉科医师、外科医师、护士）之间的沟通至关重要。在手术室里，应该有一辆手推车，车上应备有无乳胶设备，随时可供这些患者使用。框 45-4 总结了预防乳胶过敏的建议[250]。

雾化处理先前患者的乳胶过敏原至少需要 90min 才能清除。因此，建议将乳胶敏感患者安排在择期手术的第一台，这也是由于第一台手术经雾化处理的乳胶过敏原水平处于最低水平。如果无法安排首台手术，应间隔 90min 以进行雾化处理来降低乳胶过敏原水平[250]。

预防性地使用药物来减少过敏反应是有争议的。尽管有人建议预防性使用苯海拉明、西咪替丁和泼尼松等药物，但目前的观点是不建议这样做。预防性用药不一定能成功预防乳胶过敏反应，反而有可能掩盖最初的免疫反应[250]。

框 45-4　关于乳胶过敏一级预防的建议（减少接触乳胶以防乳胶过敏）

- 术间备有无乳胶推车
- 使用无乳胶储物袋、气道、气管导管和喉罩
- 使用带有塑料面罩和包装的非乳胶呼吸回路
- 呼吸机必须有非乳胶波纹管
- 使用没有乳胶端口的 IV 管；如果可以，请使用旋塞
- 用胶带盖住 IV 袋上的所有橡胶注入口，并按以下方式贴上标签：不要通过乳胶端口注入或抽出液体。注意：肺动脉导管（特别是球囊），中心静脉导管和动脉线都可能含有乳胶成分
- 使用非乳胶手套
- 使用非乳胶止血带、电极和检查手套
- 请直接从打开的药瓶中抽取药物（取下塞子），除非是从安瓿中抽取
- 使用无乳胶注射器、膀胱导管和鼻胃管
- 使用旋塞注射药物而不是乳胶端口
- 尽量减少在橡胶塞的药瓶中混合 / 搅拌冻干药物

IV. 静脉注射（经 John Wiley 和 Sons 许可转载，引自 De Queiroz 等 [250]）

当患儿无法完全避免接触乳胶接触时，脱敏可能是一种选择。舌下、皮下或经皮脱敏可改善皮肤反应、鼻炎和哮喘。

（七）预防：完全避免

在围术期的管理范围内，完全避免接触乳胶是预防乳胶致敏的最有效方法。美国过敏、哮喘和免疫学学院发布了在医疗机构避免使用乳胶材料的建议 [255]。事实上，由于高危儿童得到更好的筛查，乳胶过敏的发生率已经明显降低。随着围术期无乳胶环境的实施，有许多关于减少乳胶致敏的报道。此外，避免使用乳胶可以降低患者的乳胶特异性 IgE 并阻止症状进展。

尽管目前乳胶在医疗设备和器械中无处不在，但一次性无乳胶物品的制造已得到了极大改善。此外，制造商更重视用标签来注明乳胶含量。为了保持围术期无乳胶环境，需要所有参与的医护人员不断做出细致的努力，并要求医护人员接受完整的教育。毕竟，乳胶过敏反应最常见于围术期。

要点：乳胶过敏
- 虽然乳胶过敏反应的风险已得到充分认识，但在过去几年才通过提高认识和采取预防措施，发生率有所降低。
- 围术期完全避免乳胶是预防乳胶致敏的最有效方法。
- 接受频繁外科手术（如脊柱裂、膀胱外翻）的儿童应该从一开始就进行无乳胶处理。

病例分析

患儿为 6 月龄、7.5kg 的健康男婴，在全身麻醉联合骶管阻滞麻醉下实施远端尿道下裂修补术。连接标准监护后，使用七氟烷和氧气进行吸入诱导，置入 22Ga 静脉留置针，静脉注射 1.5mg/kg 的丙泊酚后在不使用肌肉松弛药的情况下，顺利置入 3.5mm 带套囊的气管插管。将患者转至右侧卧位，经检查及触诊确认骶骨区域解剖正常后，用 2% 氯己定溶液消毒骶部皮肤。在无超声引导的情况下，通过触诊解剖位置后，使用 22Ga 穿刺针进行穿刺。第二次尝试时穿刺成功，整个过程遵循无菌原则。当针刺破骶尾韧带时有明显落空感。将导管送入骶管腔内，分次注射 7.5ml0.25% 布比卡因，每次 1～2ml。轻柔回抽后 T-piece 管内未见血和脑脊液。

在尾侧注射约 5min 后和手术野准备期间，心电图呈现广泛复杂的心动过缓，呼气末二氧化碳从 35mmHg 降至 6mmHg，无创血压读数无法获得。脉搏摸不到。无皮肤改变，通气量和压力不变。麻醉科医师怀疑发生了局麻药全身毒性反应，并指导麻醉同事开始胸外按压，巡回护士寻求其他医师的帮助。此时，停用七氟烷，将 FiO₂ 调至 1.0，并指导巡回护士将 20% 的脂肪乳剂和急救车推至手术室外。她还查阅了麻醉机附带的认知辅助卡片，以确保没有遗漏任何治疗策略（儿科麻醉学会，https://www.pedsanesthesia.org/critical events checklist/ ）。

随后，经外周静脉注入 20% 的脂肪乳剂，注射时间超过 1min，每 3 分钟重复 1 次，共 4 次，总剂量达到 7.5ml/kg。患者身下放置坚固的背板，继续进行高质量的胸部按压，每 5 分钟注射肾上腺素 7.5μg，共 3 次。由于 5min 后仍未恢复循环，将 ECMO 小组和外科医师呼叫至手术室。在第 5 次注射脂肪乳剂及持续 15min 的胸部按压后，心率恢复至窦性心律（100 次 / 分），呼气末二氧化碳增加至 24mmHg，脉搏可触及，无创血压为 55/42mmHg。通过肋下四腔心切面对心脏成像显示左心室收缩不良，无心包积液。通过第二个外周静脉输注低剂量的肾上腺素 0.02g/（kg·min）。在超声引导下使用 22Ga 穿刺针进行右桡动脉穿刺，并监测有创动脉压为 60/43mmHg；动脉血气的 pH 为

7.15，$PaCO_2$ 为 35mmHg，PaO_2 为 325mmHg（FiO_2 为 1.0 时），碱缺失值为 −15。电解质、离子钙和葡萄糖值正常，乳酸为 10.5mmol/L。给予 15mEq 碳酸氢钠输注，时间超过 10min。

以 0.25ml/（kg·min）开始输注 20% 的脂肪乳剂，在超声引导下经右颈内静脉置入 4Fr 双腔 8cm 导管。初始中心静脉压为 14mmHg，输液通路改为中心静脉。血压提高到 84/52mmHg，心率增加到 125 次 / 分，并且是正常窦性心律，生理监护仪记录多导联心电图正常。再次超声检查发现左心室收缩力改善。放置导尿管，当患者出现肢体自主活动（没有证据表明是癫痫）时，静脉注射咪达唑仑 0.05mg 实施镇静，并重复 2 次。将患儿送往儿科 ICU，并向儿科 ICU 治疗团队转交一份完整详细的术中报告。机械通气、脂质乳剂和肾上腺素注射已持续使用 12h，无 LAST 复发的迹象，停止输注药物，入儿科 ICU 2h 后拔除气管插管。患儿神经系统完好，第 2 天转出至外科病房，48h 后出院回家，没有神经或心脏症状，出院当天超声心动图和心电图正常。麻醉科医师每天都会和患儿父母见面，解释 LAST，并回答他们的问题、了解他们的担忧。患儿在儿科医师随访后，计划在 6 周内择期进行尿道下裂修补术。

这个病例阐述了罕见事件 LAST 的快速诊断和治疗，包括分次注射局部麻醉药时未怀疑血管内注射这一事实。在这个病例中未使用含有肾上腺素的试验剂量，因为这种做法通常对婴儿无效。也没有使用超声引导进行骶管阻滞，超声可以看到局麻药沉积在骶管内，理论上可以确定注射位置不正确（见第 20 章）。排除过敏反应后，迅速诊断 LAST 并开始高质量的心肺复苏（见第 13 章），因为不是心室颤动或无脉室性心动过速，所以没有除颤。手术室的复苏车可提供 20% 的脂肪乳剂，能够迅速获取并注射，可以每 3 分钟重复 1 次，直到窦性心律和循环恢复；继续持续输注脂肪乳剂 12h，以防止 LAST 复发。复苏过程中使用较低剂量的肾上腺素（1μg/kg），而不是标准的 10μg/kg，因为有证据表明后者可能有害而无利。在手术室里可以随时获得认知辅助卡，并且可以随时查阅，以便对这种罕见但可致死的并发症进行充分的治疗。复苏早期呼叫 ECMO 小组，以备不时之需。通过肋下四腔心切面对心脏成像，并快速检测有创血压。患儿被转移到儿科 ICU 进行持续的救治和监测直至完全康复。麻醉科医师应与父母保持密切联系，向父母交代患儿病情，解除父母疑虑。

第46章 小儿手术和麻醉对大脑发育的影响
Impact of Pediatric Surgery and Anesthesia on Brain Development

Andreas W. Loepke　Sulpicio G. Soriano　著

于　洋　王瑶琪　译　谢克亮　校

一、概述

药理学观点认为，全身麻醉药物和镇静药能够减轻有害刺激对患者产生的应激反应，是近代医学最伟大的发现之一。毫无疑问，外科手术能够帮助人们应对生命威胁，而外科手术只能通过现代麻醉药物精细管理和精密生理监测发挥作用。虽然全身麻醉药产生的镇静、镇痛和遗忘效应，具体分子机制至今未知，但研究认为麻醉药物在中枢神经系统发挥生理作用的可能机制是，药物增强 γ- 氨基丁酸受体神经元活性或抑制 N- 甲基 -D- 天冬氨酸或两者产生的混合效应。

全球范围内，每年有数百万儿童通过 GABA$_A$ 受体激动药或 NMDA 受体拮抗药减轻有害刺激所诱导的应激反应，这类药物能够降低医疗检查中的疼痛体验和影像学检查中潜在应激反应发生率。然而，近期实验动物研究表明出生早期麻醉药物干预影响大脑正常结构，例如：出生早期接受此类药物干预能够导致广泛脑细胞凋亡和树突细胞结构变化。此外，一些动物研究发现，出生早期麻醉药物干预可能是成年后持续性神经认知障碍的发病原因。这些基础医学研究结果引起了儿科麻醉医师、政府机构和公众的极大关注。考虑到生命早期进行常规外科手术可能出现的长期神经系统后遗症和后遗症所带来的严重后果，本章将动物研究结果和人类临床研究数据汇总，向儿科麻醉医师介绍本研究领域的相关发展概况，通过回顾麻醉药物的神经保护作用缓解人们对于麻醉药物可能影响大脑认知功能的担忧。此外，本章将围术期并发症如疼痛、应激、炎症、缺氧缺血、遗传易感性长期影响神经功能等纳入讨论。最后，我们向读者介绍引起该现象的可能机制和改善策略。

历史观点

全身麻醉药广泛使用近 170 余年，每年数以万计的儿童接受全身麻醉[1]。20 世纪 80 年代之前，人们认为新生儿无法耐受当时麻醉药物产生的心肌抑制作用，为了避免药物对血流动力学的不良影响，针对血流动力学不稳定的早产儿和足月儿停止使用全麻药物。然而停止足够剂量的麻醉药或镇痛药的做法，忽略了一个事实：早产儿和新生儿的中枢神经系统能够在手术刺激过程中感知疼痛并产生应激反应[2]。Robinson 和 Anand 研究表明，危重新生儿阿片类药物干预能够减弱新生儿对手术应激的生理反应，这些药物并不影响血流动力学，同时研究发现阿片类药物能够显著降低围术期并发症的发生率[3-5]。目前基础研究、血流动力学监测和机械通气技术的进步，推动了包括重症新生儿患者在内的儿童患者手术期和术后得到麻醉及镇痛干预，这些干预措施更加人道。

二、新生儿的伤害感受与应激

动物研究发现动物出生时经历应激和反复疼痛刺激影响神经系统，有害刺激引起新出生动物神经细胞广泛凋亡并导致神经系统不良后果[6]。当发育期大脑受到躯体、内脏有害刺激时，神经系统在成年后会改变对传入性伤害刺激的处理。因此，新生儿期大脑损伤与痛觉过敏或痛觉减退具有相关性，影响程度取决于损伤类型、严重程度和不同感觉测试方式[7]，除了改变疼痛感受过程外，新生儿期反复或持续性疼痛刺激可能会改变大脑发育。研究认为广泛动物行为、认知功能的改变，增加应激反应、焦虑障碍或慢性疼痛综合征的易感性[6, 8, 9]。具体表现为，幼年大鼠反复注射弗氏佐剂诱导的炎性疼痛会产生成年期痛觉过敏和脊髓后角伤害性回路的持续变化[10]。反复福尔马林足底注射的幼年大鼠表达全身性热痛觉减退[7]。此外，出生早期不良情绪体验能够引起年龄、大脑区域和特异性神经元亚群抑制性神经系统失衡[11]，进一步破坏发育中的伤害感受系统，引起行为长期改变[12]，并产生持续学习障碍[13]。动物新生期反复疼痛刺激会降低感受疼阈，增加焦虑易感性[8, 14, 15]。除了影响中枢神经系统外，反复皮肤撕裂痛诱导局部感觉神经长期过度激活[16]。综上，胎儿和新生儿经历疼痛相关过程和应激会产生长期不良后果。

另外，研究发现预先给予镇痛药和镇静药，如吗啡或氯胺酮，可以缓解疼痛对新生动物的有害影响[6, 13, 15]。同时疼痛刺激反过来又消除了动物新生期吗啡干预导致的成年期行为异常[13]。

与动物研究类似，临床研究显示新生儿和幼儿期的患者，经历围术期应激和疼痛刺激能够增加儿茶酚胺、皮质醇、β- 内啡肽、胰岛素、胰高血糖素和生长激素的分泌[17-19]。其中一些标志物（如皮质醇）会持续升高 1 年以上，这可能是出生早期多次手术相关疼痛应激的积累效应[20]。已有研究证明强效麻醉药、阿片类药物和局部麻醉可以抑制术中应激，减少脓毒症、弥散性血管内凝血和总凋亡率[5] 改善术后患者的转归[4, 18, 21]。未镇痛情况下进行包皮环切术等微创手术会增强术后疼痛反应[22]。相比之下，包皮环切术中表面或局部麻醉不仅抑制了即时体液应激反应[23]，同时消除长期痛觉过敏[22]。

早产儿研究发现，早期疼痛刺激与随后的认知、运动功能下降具有相关性[24]。对小于 32 周胎龄、无明显新生儿脑损伤或严重感觉神经损伤的早产儿和足月出生儿童比较 1 岁后认知和运动发育功能，结果表明，从出生到足月的破皮次数（包括足跟采血、肌内注射、胸导管置管和中心静脉置管）可以预测未来认知和运动发育功能的降低（Bayley 婴幼儿发育评估量表Ⅱ）。值得注意的是，控制病情进展与静脉注射吗啡、地塞米松干预天数与出生时胎龄、认知、运动功能下降没有相关性。这些发现表明，反复疼痛应激而非早产是导致神经发育不良的原因[24]，该研究没有观察疼痛刺激期使用麻醉药或镇痛药对后续症状的影响。但一项回顾研究发现，疼痛刺激期麻醉药干预能够改善后续症状。该研究中，腹裂患儿在无麻醉的情况下进行肠疝手术的疼痛刺激比在全身麻醉下接受同样手术的患儿更容易发生严重不良反应，如肠缺血、全肠外营养、计划外再次手术[25]。尽管在新生儿群体进行

了大量应激和疼痛研究，但现有数据表明，这些孩子多数情况下并没有得到镇痛治疗[26]。

要点：新生儿伤害与应激

- 动物和人类研究数据表明，生命早期发生与疼痛相关应激，特别是重复发生的疼痛相关应激，整个过程损伤神经系统发育。
- 镇静药和镇痛药减轻多种神经退行性危害。
- 儿童的疼痛仍然没有得到充分治疗。

三、麻醉药发展产生的神经毒性

临床应用麻醉药物 1 个多世纪后，人们开始关注全麻药物对神经功能的潜在不利影响。幼儿使用乙烯基醚、环丙烷或乙基氯进行耳鼻喉科手术后，表现出长期人格变化，如夜惊、尿床和增强的恐惧反应[27]。然而，这些症状却被解释为患者在麻醉诱导和住院期间受焦虑情绪影响产生的心理后遗症。20 年后，对麻醉药物可能有害影响的研究重点转移到女性医护人员的长期职业接触方面[28-31]。大鼠孕期长期接触亚麻醉药量的氟烷，所繁育后代表现突触形成延迟和行为异常。该研究发表 20 年后，研究关注点转向产后早期麻醉药接触情况，这使得研究更接近儿科麻醉工作实践。在一些开创性研究中，人们发现新生幼鼠长时间暴露氯胺酮后表现出广泛的神经元变性[32]。研究人员将这一现象解释为：胎儿酒精综合征患者人群中观察到的类似异常情况，其是由母亲孕期摄入乙醇引起，乙醇兼有 GABA$_A$ 激动药和 NMDA- 拮抗药的作用[33-35]。于是，通过联合使用 GABA$_A$ 激动药 - 咪达唑仑、GABA$_A$ 激动药和 NMDA 拮抗药 - 异氟醚、NMDA 拮抗药 - 一氧化二氮，对这些发现进行了后续研究。研究发现新生啮齿类动物，暴露不同药物组合 6h 即造成大量脑细胞凋亡。如新生儿期暴露于该药物组合，动物成年后则会发生神经密度长期下降、突触功能改变和神经认知功能受损[36, 37]。大量研究证实，未成年动物模型中常规使用全身麻醉药均能造成大脑结构急性改变及长期认知障碍[38]。

然而，任何快速大脑结构异常和长期认知障碍之间是否存在因果关系至今未明。早期接触镇静药或麻醉药后，潜在长期认知缺陷所产生的严重不利影响，迫使美国食品药品管理局与 2016 年 12 月发出警告（2017 年 4 月更新），"3 岁以下儿童长时间、多次手

术、医疗操作暴露麻醉药可能会影响大脑发育产生负面影响"。同时，FDA 认为"需要接受手术或经历疼痛、紧张医疗操作的患者包括幼儿和孕妇，需要全身麻醉药和镇静药物干预"（https://www.fda.gov/Drugs/DrugSafety/ucm554634.htm，2019 年 5 月访问）。

（一）麻醉药物神经毒性实验证据

截至目前已有超过 500 项动物研究证实，所有临床使用的镇静药和麻醉药对未成年动物大脑结构和相关功能存在影响，包括雏鸡、小鼠、大鼠、豚鼠、猪、绵羊和恒河猴（图 46-1）。反复观察到结构异常和（或）功能损害被称为"麻醉药神经毒性"，该研究引起的科学报道及讨论呈指数增长[38]。虽然麻醉药提供治疗效果的确切分子机制尚未阐明，但两个主要假设靶点包括：谷氨酸能 NMDA 受体和 GABA 受体，成为未来探索药物作用机制的研究重点。表 46-1 已发表麻醉暴露后非人灵长类动物和人类神经培养文章数量。

1. NMDA 拮抗药

谷氨酸是哺乳动物中枢神经系统中最普遍的兴奋性神经递质。临床使用的麻醉药和镇静药主要通过抑制 NMDA 离子型谷氨酸受体发挥催眠作用，药物包括氯胺酮和一氧化二氮[39]，以及较少使用的惰性气体氙气[40]。20 年前动物研究表明，反复服用氯胺酮后，新生幼年大鼠中枢神经系统普遍退化[32]。随后其他几个实验室多次验证并详细探讨了这些发现[38, 41]。多数研究表明，caspase-3 激活并表达增加会引起细胞凋亡。而在幼年啮齿动物中，这一现象在单次给予高剂量氯胺酮 75mg/kg 时未出现，但多次给予高剂量氯胺酮 75mg/kg 引起广泛神经细胞凋亡[42]。不幸的是，氯胺酮引起的剂量依赖效应在非人灵长类动物身上产生

了类似神经退行性变[43, 44]。在这些研究中，氯胺酮［20～50mg/(kg·h)，药物干预 24h］显著增加，出生前（雌性动物孕 122 天）或新生（5 日龄）恒河猴的浅皮质神经元凋亡。连续药物干预 3h 不会增加新生儿神经变性，甚至连续药物干预 24h 也不会引起 35 日龄动物皮质神经元变性。然而，研究发现与未接受药物干预的同龄动物相比，试验动物新生期进行 24h 氯胺酮输注并监测操作 - 组合（operant test battery, OTB）测试，药物干预动物 7 个月后表现出认知和动机功能持续缺陷[45]。啮齿动物研究中，新生小鼠输注 50mg/kg 的氯胺酮会导致发育期行为异常及青春期学习和记忆能力损伤[46]；另一项研究证实，虽然没有测试学习能力，但在新生鼠单次高剂量氯胺酮 40mg/kg 干预 7 天后，没有发现明显神经性行为异常[47]。此外，成年大鼠每天注射 1 次较小剂量的氯胺酮（5mg/kg），持续 4 天，在随后的学习和记忆测试中的表现与未注射同龄大鼠类似[6]。临床麻醉和镇静过程中常用的 GABA 类兴奋药物，如咪达唑仑、硫喷妥钠或丙泊酚，加剧了氯胺酮的不利影响[48, 49]。

为了更好地明确潜在发生机制，研究者使用了来自新生啮齿动物和恒河猴几种体外制剂明确氯胺酮的神经毒性[50-52]。当在氯胺酮中培养 6h 或更长时间时，这两个物种的原代皮质细胞均产生神经变性，而较短时间暴露不会引起神经变性。然而，低浓度氯胺酮可以减少中分化神经细胞的树突分支[53]。显微图像显示氯胺酮干预减少原代神经元神经突长度和分支点数量（图 46-2）。目前尚不清楚包括氯胺酮在内的小型动物使用大剂量麻醉药，是否可以直接与临床中使用的低剂量麻醉药相比（后面将作为种间比较的一部分进行

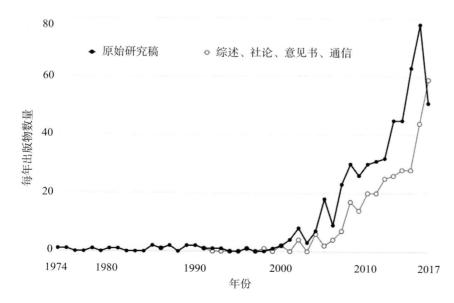

◀ 图 46-1　43 年麻醉药暴露影响大脑发育的动物研究文章和综述发表数量增加

1974—2017 年 10 月已出版体内和体外动物研究（黑实圈）数量及与该主题相关综述、社论观点、评论、意见书和信件（空红圈）（经 PubMed and Scopus databases 进行文献检索确定），包含个人检索记录。发表文献已经扩展到麻醉学最深入的研究领域之一，从 2000 年发表的 2 篇文章增加至 2016 年约 80 篇（经 Elsevier 许可转载，引自 Lin 等[38]）

表 46-1　麻醉药暴露后非人灵长类动物和人类神经元培养影响脑结构和功能

麻醉药	剂量和持续时间	物种，年龄	病　理	参考文献
右美托咪定或氯胺酮	右美托咪定 3 或 30μg/kg 复合 3 或 30μg/（kg·h）持续 2h，或氯胺酮 20mg/kg，IM，复合 20～50mg/（kg·h）持续 12h	束尾猕猴 E120	氯胺酮给药后额叶皮质有明显的神经元生成，但低剂量或高剂量右美托咪定给药后无明显神经元生成	Koo 等 [294]
异氟醚	1.6% 持续 5h	恒河猴 P5	新皮质细胞增加凋亡	Brambrink 等 [67]
异氟醚、N₂O 或异氟醚 + N₂O	1%、70% 或 1%+70%，持续 8h	恒河猴 P5	组合给药后额叶皮质、颞回和海马神经元细胞凋亡，但单独使用异氟醚或 NO 无此现象	Zou 等 [295]
异氟醚	0.7%～1%，持续 5h	恒河猴 P5～6	神经元和少突胶质细胞的广泛凋亡	Brambrink 等 [68]
异氟醚	丙泊酚 2mg/kg，异氟醚 5h，母猴提供中等程度的麻醉深度	恒河猴 E120	神经细胞凋亡，小脑、尾状核、豆状核、杏仁核和皮质中较为明显；白质中弥散分布的少突胶质细胞凋亡	Creeley 等 [118]
异氟醚 + 锂	1.5%～3% 持续 5h 以维持手术麻醉深度	恒河猴 P5～7	共同给药改善神经元和少突胶质细胞变性	Noguchi 等 [139]
异氟醚	维持手术所需麻醉深度 5h，或 3 次 / 天，间隔 3 天	恒河猴 PP6、P9、P12	单次暴露后无异常，但三次暴露后，1 个月出现运动反射缺陷，12 个月焦虑增加	Coleman 等 [69]
异氟醚	手术麻醉深度 3h	恒河猴 P6	白质和皮质、尾状核、豆状核和丘脑，少突胶质细胞和神经元广泛凋亡	Noguchi 等 [66]
异氟醚	1.3%～2.5% 维持手术麻醉深度 5h	恒河猴 P20 或 P40	弥漫性神经元和少突胶质细胞凋亡	Schenning 等 [70]
异氟醚	2% 持续 3h 或 6h	人神经胶质瘤细胞	激活 Caspase-3，ROS 积累，细胞 ATP 减少，生理性富氢盐稀释	Li 等 [296]
氯胺酮	1～20μmol/L，2～24h	恒河猴 前脑神经元	长时间高剂量药物干预 DNA 片段增加，线粒体功能降低	Wang 等 [52]
氯胺酮	20～50mg/（kg·h）持续 24h	恒河猴 E122、P5、P35	年龄较组中神经变性增加，氯胺酮血浆水平高于人类	Slikker 等 [43]
氯胺酮	20～50mg/（kg·h）持续 24h	恒河猴 P5、P6	操作测试中的动机和认知行为受损，从 10 个月开始并持续到 3.5 岁	Paule 等 [45]
氯胺酮	20～50mg/（kg·h）持续 3～25h	恒河猴 P5、P6	暴露 9h 或更长时间后新皮质神经元变性，深部脑区无变性	Zou 等 [44]
氯胺酮	10mg/kg 复合 10～85mg/（kg·h）持续 5h（胎儿），或 20mg/kg 复合 20～50mg/（kg·h）持续 5h（新生儿）	恒河猴 E120 或 P6	暴露后神经元细胞凋亡；胎儿期间暴露比新生儿期间暴露凋亡率增加 2.2 倍	Brambrink 等 [297]
氯胺酮	100μmol/L，24h	人类神经元干细胞	细胞凋亡 caspase-3 表达增加	Bai 等 [298]
吗啡	1～100μmol/L，5 天	人类胎儿小胶质细胞、星形胶质细胞和神经元细胞	暴露 2 天神经元细胞凋亡逐渐增加，3 天小胶质细胞凋亡逐渐增加，星形胶质细胞无此现象	Hu 等 [299]
丙泊酚	7～10mg/kg 复合 350～450μg/（kg·min）持续 5h（胎儿），或者 3mg/kg 复合 300～400μg/（kg·min）持续 5h（新生儿）	恒河猴 E120 或 P6	广泛神经元和少突胶质细胞凋亡，胎儿的皮质下和尾侧及新生儿新皮质和尾侧脑区	Creeley 等 [74]

（续表）

麻醉药	剂量和持续时间	物种，年龄	病 理	参考文献
七氟烷	3 次 4h 暴露的校准疼痛刺激调整剂量	恒河猴 P6～10 P20～24 P34～38	6 个月开始，人类入侵试验中焦虑增加	Raper 等 [63]
七氟烷	剂量调整 2%～2.6%，提供手术麻醉深度 5h	束尾猕猴 P6	行为学（3～7 个月）和认知评估（7 个月）或脑蛋白分析（10 个月）无异常	Zhou 等 [300]
七氟烷 + 左旋肉碱	2.5% 持续 8h	恒河猴 P5～6	额叶皮质神经元变性增加。左旋肉碱的联合给药可暂时减少额叶和颞叶上 ^{18}F-FEPPA 示踪剂对 PET 的摄取	Zhang 等 [301]
七氟烷	3 次 4h 暴露校准疼痛刺激调整剂量	恒河猴 P6～10 P20～24 P34～38	6～10 个测试的视觉识别记忆无差异，12～18 个月和 24～30 个月时观察到视觉识别记忆缺陷	Alvarado 等 [65]

ATP. 腺苷三磷酸；E. 胚胎年龄（天）；IM. 肌内；P. 出生后天数；PET. 正电子发射断层扫描；ROS. 活性氧

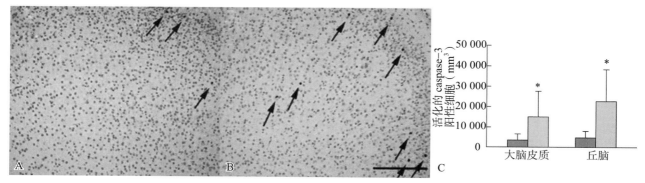

▲ 图 46-2　氯胺酮在体内诱导 caspase-3 活化（彩图见书末彩插部分）

P7 大鼠幼仔 90min 接受 20mg/kg 盐水或氯胺酮，大脑皮质切片用 caspase-3 的抗体免疫织化染色，持续 6h。A. 氯胺酮处理的大脑皮质切片的免疫组化；B.（比例尺 =200μm）；C. P7 幼鼠大脑皮质和丘脑中活化的 caspase-3 免疫反应细胞定量。数据表示为平均值 ± 标准差；* 与盐水组相比 *P < 0.05。caspase. 天冬氨酸特异性半胱氨酸蛋白酶（图片由 Soriano laboratory 提供）

讨论）。需要注意的是，小型啮齿动物的研究表明物种之间存在不同剂量易感性，新生小鼠受氯胺酮和丙泊酚产生的不利影响的所需剂量比大鼠更低 [48, 54]。

关于 NMDA 拮抗药一氧化二氮或氙气影响大脑发育报道较少。一氧化二氮即使在高压条件下，可能不会增加神经细胞凋亡 [36, 55]；但氙气于一氧化二氮作用不同，一项研究证明氙气对神经系统具有不利影响 [56]，而另一项研究中则出现相反结果 [55]。然而，当氙气、一氧化二氮与异氟醚共同干预，这两种化合物作用不同；一氧化二氮会增强异氟醚引起的神经毒性 [36, 37, 55, 57]，而氙气则减弱异氟醚的细胞毒性作用 [55, 56]。

2. GABA$_A$ 激动药

γ- 氨基丁酸是成人中枢神经系统中主要的抑制性神经递质，同时对发育中的大脑具有兴奋作用 [58]。迄今为止，这种麻醉药物的作用开关是否对发育中大脑存在害影响的确切机制仍然未知。几种 GABA$_A$ 受体调节剂常用于幼儿麻醉药或镇静药，动物研究表明，若在大脑发育早期接触这些化合物，包括丙泊酚、氯硝西泮、地西泮、咪达唑仑、硫喷妥钠、戊巴比妥、水合氯醛、异氟醚、七氟烷、氟烷和恩氟烷，则会改变大脑结构（表 46-1）。

Jevtovic Todorovic 实验结果揭示了 GABA$_A$ 激动药 - 咪达唑仑、GABA$_A$ 激动药和 NMDA 拮抗药 - 异氟醚及 NMDA 拮抗药 - 一氧化二氮的联合给药潜在机制。暴露上述药物组合 6h 后，新生动物脑细胞退化率在暴露后短期内显著增加 [36, 59-61]。除了对大脑结构产生短时不利影响外，暴露于麻醉复合物的成年大鼠与出生期小鼠类似，同样观察到长期空间学习任务异常、海马突触功能变化和神经元细胞密度减低 [36, 37]。研究证实小儿麻醉中最常用的吸入麻醉药七氟烷诱导新生动物神经细胞凋亡，并损伤学习功能、引起情绪异常和改变社交行为[62-65]。最广泛研究的吸入麻醉药是异氟醚，幼年小型啮齿动物长时间暴露异氟醚会发生急性广泛性神经细胞凋亡（图46-3），随后在青年期出现认知功能异常。新生恒河猴在接触临床常用剂量（0.75%～1.5%）异氟醚3h后出现神经元或少突胶质细胞急性凋亡[66]，并发现其损害长期运动功能和行为发育[67-70]。虽然早期研究集中在出生后第1周啮齿动物未发育成熟的大脑上，但最近的研究表明，幼年动物长时间接触异氟醚引起神经细胞凋亡，特别常见于持续神经发生的脑区中[71]。此外，在吸入麻醉药和丙泊酚干预期间，大于2周龄的小鼠观察到树突结构破坏[72, 73]。丙泊酚作为具有代表性GABA$_A$特异激动药，诱导小鼠和非人灵长类动物神经细胞凋亡[74-77]。

3. 其他麻醉药和镇静药

α$_2$肾上腺素受体激动药右美托咪定在临床儿科的镇静作用尤为突出。Sanders探索了右美托咪定对发育中大脑的影响，发现该药物没有神经毒性作用，并能够抑制异氟醚对新生儿大脑结构和成年学习能力的不利影响[57]。新生大鼠的最新实验数据证实：右美托咪定对神经元的损伤作用明显低于七氟烷[78, 79]，相较吸入麻醉药，右美托咪定麻醉深度更低。另一项啮齿动物研究表明，右美托咪定可能在不同脑区诱导细胞凋亡，这些脑区较氯胺酮受右美托咪定的影响更加广泛[80]。研究右美托咪定药物剂量试验认为，只有累积剂量超过治疗剂量才会增加幼鼠神经细胞凋亡，人类临床使用剂量并未增加神经变性程度[81]。

4. 阿片类镇痛药

阿片类镇痛药是另一类经常在术前、术中和术后给予儿童患者的药物，常与麻醉药和镇静药联合使用[81, 82]。联合使用阿片类药物可以降低麻醉药和镇静药物剂量，从而产生潜在抑制麻醉药细胞毒性作用。然而，一些动物研究报道，阿片类药物可能对发育中的大脑产生不利影响（表46-1）。此外，阿片类药物

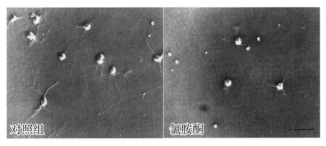

▲ 图46-3 氯胺酮干预抑制原代神经元中神经轴突、树突分支

（比例尺=100μm）（图片由Soriano laboratory提供）

联合使用增强其他诱导凋亡药物引发的未成熟脑细胞凋亡[83]。具体表现为，围产期长期吗啡、芬太尼或美沙酮暴露引起新生动物脑内神经元急性变性[84]，同时改变中枢神经系统阿片受体密度[85-87]，损伤神经生长因子、多巴胺能、去甲肾上腺素能、5-羟色胺能和胆碱能活性[88, 89]。相反，Vutskits等证明，在出生第7日或第15日单次注射吗啡（1或10mg/kg）不会引起幼鼠大脑皮质神经元细胞凋亡。同样，这两个其中任意时间点每天给药9次，没有损伤树突棘分支或兴奋性突触[90]。然而，其他研究证明，围产期使用阿片类药物导致成年动物对阿片类镇痛药物长期去抑制[91]，并诱发长时间行为改变、认知功能损伤和直至成年期的学习能力减低[13, 92-96]。相反，如前所述，镇痛药可以减少生命早期疼痛刺激的有害影响。

（二）药物神经毒性的可能机制

发育中大脑暴露麻醉药、镇静药和镇痛药期间产生不利影响的确切机制仍未知。明确这些机制对评估儿科麻醉和新生儿重症监护相关药物毒理作用，并在必要时制订缓解毒性疗法至关重要。"麻醉药物神经毒性"表型至今没有准确系统描述，因此目前这一研究领域较为复杂。虽然营养因子减少[60, 97]、突触和树突畸变[72, 98]、神经元[32]、神经胶质[99]和少突胶质细胞[68]活力受损、认知异常可能都属于麻醉药影响发育大脑作用的一部分，但目前尚不清楚它们是否存在剂量和暴露时间依赖性。例如，较低剂量和较短时间的暴露会导致营养因子、突触和树突改变，当超过一定毒性阈值时，这些改变会引起细胞凋亡，但不同剂量和暴露时间是否产生不同影响仍然未知。

目前人们较为接受的假说是，暴露于GABA$_A$受体激动药和（或）NMDA受体拮抗药会引起神经元异常抑制，从而诱导易感神经元结构异常，最终引起成年期学习障碍和神经元低密度表达[36, 37, 100]。细胞凋亡或程序性细胞凋亡，是一个固有的、消耗过程，该过程在物种间高度保守，最终导致细胞自我毁灭，并利用天冬氨酸特异性半胱氨酸蛋白酶消除功能上多余或潜在威胁生物体的细胞[101]。因此，细胞凋亡是正常器官发育的组成部分，如手指间和脚趾间间充质的胚胎期细胞凋亡及两栖动物变形的一部分的蝌蚪尾部组织的正常消融。大脑发育过程中，无论啮齿动物、灵长类动物或人类，都产生过量的神经元，发育过程中消除率高达50%～70%[102, 103]，生理性细胞凋亡过程建立了适合的中枢神经系统结构和功能，任何对这一过程的破坏都会引起严重脑发育畸形和宫内凋亡[104]。

然而，病理性损伤也可引发细胞凋亡，如缺氧、缺血[105]。目前尚不清楚麻醉药诱导的细胞凋亡是否会加速生理性神经细胞消除。

激活 GABA$_A$ 受体减低大脑神经元活性，但同时该作用强化发育中神经元的兴奋性[58]，因此该发现将神经元沉默是神经元凋亡潜在发生诱因假说复杂化。此外，七氟烷的神经毒性与幼鼠兴奋性和癫痫发作具有相关性[106]，异氟醚通过幼鼠体内和体外肌醇 1，4，5- 三磷酸受体（InsP3R）的过度激活引起内质网中 Ca^{2+} 释放过量[107]，相似机制可能与阿尔茨海默相关的 β 淀粉样蛋白增加有关[108]。此外，虽然氙气和低温会抑制神经元活性，但它们可能并没有强化异氟醚诱导的神经元细胞凋亡，正如氙气和低温对神经元抑制的累积效应，该效应却显著减少了神经元细胞凋亡[55, 56, 109]。

研究的另一方向证实，麻醉药阻断 NMDA 受体激活并上调了谷氨酸 NR1 亚基促进病理性钙离子进入神经元，致使核因子 κB（nuclear factor κB，NFκB）产生兴奋性损伤和核转位[43]。然而，当人们试图将 NMDA 受体过度激活与神经毒性作用联系起来时，离体研究却出现了矛盾结果。一项研究发现比较氯胺酮和 S（+）氯胺酮，这两种药物对细胞凋亡的诱导作用仅具有微弱空间结构异构性[110]，这说明氯胺酮引起的神经毒性作用可能并非激活 NMDA 受体。而另一项研究证实，激活谷氨酸受体 NR1 亚基能够逆向阻断氯胺酮的神经毒性作用，该实验表明氯胺酮诱导细胞凋亡的基础是激活 NMDA 受体[50]。合用 GABA$_A$ 受体拮抗药 gabazine 不能抑制异氟醚诱导神经细胞凋亡，研究认为药物联合干预是引起抑制 GABA 受体诱导麻醉神经毒性作用可能原因[57]。出生 15 日幼鼠研究证明，麻醉药可能更多破坏兴奋性神经元和抑制性神经元间平衡，而不仅仅是抑制神经元活动[72, 73]。如预期神经元抑制和结构损伤之间的因果关系一样，虽然在这些动物中通过河豚毒素同时阻断神经细胞的兴奋性和抑制性不会影响细胞结构，但给予 GABA$_A$ 激动药或 NMDA 拮抗药确实影响了突触传导效率[72]。

一项令人振奋的研究结果表明，麻醉药物诱导凋亡可能的细胞机制是，异氟醚抑制新生小鼠突触纤溶酶原（tPA）释放和增强 proBDNF/p75NTR 介导的细胞凋亡。另一麻醉药物神经毒性假说认为，麻醉药物毒性作用可能与蛋白激酶的细胞内信号传导有关。Straiko 报道，氯胺酮和丙泊酚均可单独抑制幼鼠细胞外信号调节蛋白激酶和丝氨酸 / 苏氨酸特异性蛋白激酶 473（pAkt473）磷酸化过程[76]。此外，神经变性实

验证实有丝分裂后神经元会重新进入细胞周期，导致细胞凋亡。因此，其中一位作者推测可能正是氯胺酮诱导异常细胞周期重新进入，导致大鼠发育中大脑的细胞凋亡[111]。

目前尚不清楚麻醉药物暴露发生的急性细胞凋亡能否预测随后可能发生的认知功能障碍。即使出生动物暴露异氟醚、七氟烷或咪达唑仑后发生了急性广泛性神经元变性，但这并不是引起长期认知功能障碍的直接原因（图 46-4）[112-114]。暴露期间大量脑细胞凋亡可能并不会长期减少神经元密度[112, 114]。例如，新生儿暴露麻醉药期间抑制 p75 神经营养因子受体能够减弱神经元细胞凋亡，并逆转成年期认知功能损伤[115]。此外，保留自主呼吸的小型啮齿动物长时间麻醉暴露常发生高碳酸血症[112, 116, 117]，未接触麻醉药的情况下高碳酸血症即可自行诱导神经元细胞凋亡，然而高碳酸血症并不是引起神经系统长期认知功能障碍的原因[117]。综合起来，这些研究结果表明，整体神经元细胞凋亡的数量可能并不是认知功能损伤的关键，但并不排除作为新生儿神经修复机制的一部分某些神经元亚群或大脑结构变化引发的损伤，可能于长期神经认知障碍具有相关性。重要的是，尽管小型啮齿动物模型具有局限性，进行插管和机械通气的非人灵长类动物中观察到的损伤模式于保留自主呼吸的小型啮齿动物模型相似[67, 118]，这表明啮齿类动物仍然是研究麻醉药影响发育大脑神经机制的经济性模型。

尽管结果有些矛盾，但已有多个实验室证明麻醉暴露对细胞的保护效应超过了神经元的凋亡。新生动物突触可塑性的改变包括麻醉暴露减低突触密度[98]。然而，在出生后第 15 天年龄稍大的小鼠中，麻醉药暴露却增加了树突棘密度[72, 73, 119]。这些矛盾的结果可能说明麻醉药对树突形态影响具有年龄依赖性。

上述原因可以通过不同神经元群体对麻醉药的不同易感性解释。齿状颗粒细胞在青年期细胞和未成熟神经元期易受异氟醚诱导的细胞凋亡作用的影响，但异氟醚对未成熟青年期细胞或成熟神经元具有不同影响，且与被试动物年龄无关[120]。因此，虽然新生儿期麻醉暴露增加含有未成熟神经元大脑区域退化易感性，但对易感性的影响在成年期仅扩展到具有连续神经发生的大脑区域[71]。这些发现表明，麻醉药物影响不同大脑区域易感时期可能发生在不同发育阶段和不同年龄，并解释了未成熟大脑易感性的发生原因，即在这个发育阶段有大量未成熟神经元。然而，进一步研究结果表明，对于齿状回和脑室下区，人类的损伤易感

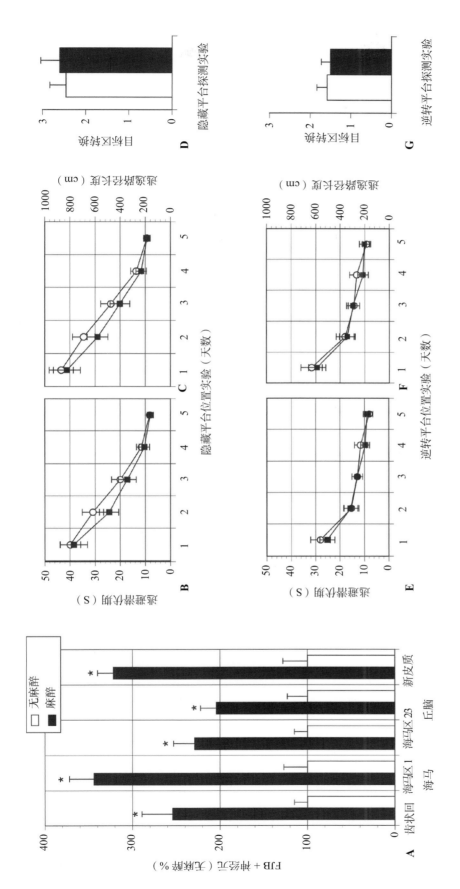

▲ 图 46-4　A. 新生小鼠异氟醚暴露显著增加新生小鼠脑中凋亡或濒临凋亡的神经元细胞数量。B 至 G. 新生小鼠异氟醚暴露后发生的急性神经元细胞凋亡并不会导致成年期空间学习和记忆受损

柱代表每个脑区细胞凋亡标记 Fluoro-Jade B（FJB+）染色阳性的脑细胞的平均数目，在小鼠暴露于 0.6MAC 异氟醚（麻醉，黑条）下 6h 后 2h，与禁食 6h 的同窝小鼠（无麻醉，白条）比较。成年小鼠水迷宫定位和探测试验使用隐藏平台（B 至 D）或更难逆转的平台范式（E 至 G），这些成年小鼠先前作为新生儿暴露于 6h 禁食（无麻醉，空圈）或 0.6MAC 异氟醚（麻醉，黑方块）中。两组小鼠在 5 天实验期内均有显著改善，并且在记忆保持任务中表现同样。数据表示为平均值 ± 标准差；每组 n=8~26；*P < 0.05（经 Wolters Kluwer 许可转载，引自 Loepke 等[112]）

性可能会从新生儿或幼儿期，延伸至年龄较大的儿童期甚至青年期。哪些急性结构异常与长期神经功能障碍是否存在因果关系仍未明确，并且已成为将研究成果应用于缓解策略和更安全麻醉方案的重要障碍。显然，迫切需要明确麻醉药如何影响发育大脑结构，并进行深入实验研究。

（三）性别差异

几项动物实验报道了性别差异对麻醉药暴露发育中大脑结构的潜在影响。新生大鼠无论是哪种性别，异氟醚暴露 4h 后几个脑区的神经元细胞凋亡均增多[121]。然而，随后在雄性大鼠中出现学习和社交行为受损，而在雌性大鼠中没有观察到类似现象，这表明雄性动物行为更容易受到麻醉药暴露的影响。同样，新生儿期七氟烷 6h 暴露或丙泊酚 5h 暴露，仅在成年雄性大鼠中观察到神经行为和内分泌的异常[122, 123]。与成年雌性大鼠相比，出生后短暂异氟醚暴露对成年雄性大鼠认知能力的损害更大[124]。然而，氯胺酮暴露后，雌性胎鼠在子宫内的运动活动在成年期增加，而雄性胎鼠成年后未出现类似行为[125]。相反，成年期认知障碍较新生期使用异氟醚麻醉，更易影响成年雌性大鼠空间学习任务中的表现[126]。同样，氯胺酮暴露引起的脑结构变化中，新生雌性大鼠较雄性大鼠更明显[127]。因此，目前尚不清楚这些性别相关的行为差异是否因物种、接触麻醉药的年龄或是特定药物组合差异所致。

> **要点：麻醉药神经毒性试验证据**
> - 所有常用的麻醉药可以在长时间暴露后改变发育中大脑结构。
> - 难以进行不同麻醉药毒性比较，没有获得结论性结果。
> - 虽然测试了多种化合物以减轻不利影响，但现在用于临床实践还为时过早。
> - 长期认知障碍的急性脑结构改变尚未确定。
> - 目前，最可行的选择是减少药物剂量和暴露时间。

四、更安全的麻醉技术与可能的缓解策略

虽然人类是否存在动物身上观察到长时间麻醉药暴露引起的结构改变尚未得到证实，动物研究有临床转化的一个重要问题是：能否确定某种麻醉药的毒性低于其他麻醉药，进而推荐临床研究和麻醉实践应用。

虽然有一些研究已经解决了这个问题，但是到目前为止人们还没有达成共识：一项在新生小鼠进行的吸入麻醉药实验研究发现，与异氟醚相比，吸入七氟烷 6h 后所引起的神经元凋亡更少，而两种麻醉方案对长期认知能力的影响没有差异[128]。另一项小鼠研究表明，吸入七氟烷和异氟醚 6h 后对脑造成类似程度影响，但并不会引起长期功能障碍，同时确定地氟烷在使用后急性期对大脑结构的损伤更大，并会影响后续认知功能[129]。一项未成年大鼠对比研究证明，吸入异氟醚或七氟烷 1h 后前额叶皮质树突棘密度增加，而吸入地氟烷 2h 后才能出现类似效果[73]。另一项研究中，新生儿吸入 4h 异氟醚会导致成年期短期和长期记忆功能损伤，吸入七氟烷仅损伤长期记忆功能[130]。一氧化二氮本身不会引起神经元变性[36]，但在新生动物中，它会加剧异氟醚或七氟烷暴露后动物成年期产生的认知功能异常[36, 131]。最后 Loepke 研究，等剂量使用所有三种常用的吸入麻醉药地氟烷、异氟醚和七氟烷 0.6MAC（最低肺泡浓度）后，会立即出现相似程度的神经变性和 caspase-3 表达（图 46-5 和图 46-6）[132]。

综合这些比较性研究表明，目前还没有足够的动物研究证据能够推荐一种吸入麻醉药用于临床。此外，虽然在小型啮齿动物中横向比较静脉麻醉药和吸入麻醉药较为困难，但非人灵长类动物中独立研究表明，恒河猴输注 5h 丙泊酚或吸入 5h 异氟醚，这两种方法引起的神经细胞凋亡虽未进行定量分析，但在性质上具有可比性[118]。

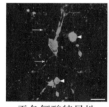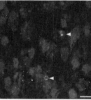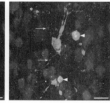

天冬氨酸特异性半胱氨酸蛋白酶　　神经元核　　合并

▲ 图 46-5　用激光共聚焦显微镜获得的具有代表性的高倍放大显微照片（彩图见书末彩插部分）
证明了新皮质中凋亡细胞凋亡标志物活化的 caspase-3（绿色）和有丝分裂后神经元标志物 NeuN（红色）的共定位。在暴露于 0.6MAC 异氟醚 6h 后，从 7 日龄的小鼠幼崽获得脑切片，显示了经过每个细胞体的活化 caspase-3（左）染色的 9μm 图像叠加和 NeuN 染色的单个光学切片，以示清晰（中）。凋亡神经元，表现为 caspase-3 和 NeuN 在右侧合并图像中的共定位，表现出退行性改变，如树突状萎缩（箭）、树突状串珠（*）和致密神经元（箭头），并被未受影响的神经元包围（比例尺 =10μm）（经 Wolters Kluwer 许可转载，引自 Istaphanous 等[132]）

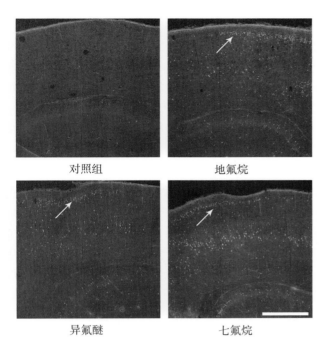

▲ 图 46-6　与禁食、未麻醉的同窝小鼠（对照组）相比，暴露于地氟烷、异氟醚或七氟烷 6h 增加新生小鼠细胞凋亡（彩图见书末彩插部分）

用激光共聚焦显微镜获得有代表性的冠状脑切片的低倍放大显微照片证明了凋亡神经元细胞凋亡的模式。（对照组）或 0.6MAC 地氟烷、异氟醚或七氟烷暴露 6h 后，分别对 7—8 日龄的小鼠脑切片进行细胞凋亡标志物活化 caspase-3 染色。箭标记新皮质层 Ⅱ / Ⅲ 中垂死神经元的簇（比例尺 =500μm）（经 Wolters Kluwer 许可转载，引自 Istaphanous 等 [132]）

目前所有使用的全身麻醉药及许多镇痛药都会在未成年动物大脑中引起结构和功能改变，因此研究替代麻醉技术十分必要。然而，疼痛和痛觉缓解不足可能同样会有引起神经退行性变。因此，研究过程中应在保证充分镇痛前提下对比麻醉状态。根据动物研究，通过联合几种麻醉药的方法减少总麻醉药摄入剂量可能不会消除神经毒性，反而产生更严重影响 [36]。因此，一些动物研究已经在探索其他的麻醉技术和缓解麻醉药有害影响的药物。右美托咪定应用前景充满希望，因为它不参与促进毒性作用有关的 NMDA 和 GABA 受体的调节。因此，作为单一药物给药时，小型啮齿动物中右美托咪定似乎不像常用的全身麻醉药那样表现相同程度毒性 [78-80, 133]。右美托咪定可以预防氯胺酮诱导的结构和认知异常 [134] 及异氟醚引起的细胞凋亡作用 [135]。然而，这些研究都没有证实右美托咪定于麻醉药物具有类似的镇静作用。

两个研究小组最近进行了一项共同研究，该研究在两个独立的动物实验室中同时进行，利用各自方法，明确长时间暴露于七氟烷、右美托咪定及组合用药对新生啮齿动物镇静水平和大脑结构的不同影响 [78, 79]。两项研究证实，与单独使用右美托咪定相比，七氟烷在各脑区都会引起更高程度的神经细胞凋亡，同时伴随更深麻醉程度和更少疼痛刺激。然而有趣的是，这些发现右美托咪定的保护作用存在显著差异，其中一项研究表明，七氟烷配合低剂量右美托咪定能够减少神经元变性 [78]，而另一项研究则未发现右美托咪定的神经保护作用 [79]。这些不同的结果，可能是实验方法差异、生理紊乱，如低氧血症；同时这些研究结果指向一个重要观点，即需要首先对不同实验室的研究结果进行确认。

与右美托咪定类似，惰性气体氙在新生大鼠中没有神经毒性并可以防止异氟醚诱导的神经细胞凋亡 [55, 136]，而两项体内和体外研究中却发现了氙的神经毒性作用 [56, 137]。氙联合锂制剂作为动物研究保护策略，因为发现联合应用可减轻新生小鼠中丙泊酚或氯胺酮引起的 [76]、新生大鼠中七氟烷引起的 [138] 及在非人灵长类动物中异氟醚引起的神经变性 [139]。有趣的是，即使用异氟醚进行短暂的预处理也可以防止更长时间异氟醚暴露引起的神经变性 [140, 141]。全身低温 24℃用于减少异氟醚在新生小鼠中引起的神经细胞凋亡 [109, 142]。此外，发现布美他尼通过抑制钠 - 钾 - 氯跨膜转运蛋白 NKCC1，减轻七氟烷引起的神经毒性作用 [106]。

天然激素如雌二醇 [60, 143] 和褪黑素 [61]，通过体内和体外制剂的成功测试，证明其能够缓解长时间暴露于咪达唑仑、异氟醚和一氧化二氮或氯胺酮引起的神经元损伤。Head 证实，给予 tPA 或纤溶酶，或在药理学上抑制神经营养受体 p75NTR，均缓解异氟醚对新生小鼠的神经毒性作用 [98]。然而，同一研究小组最近的数据显示，抑制 p75 受体虽然成功地减少了麻醉药暴露后急性神经细胞凋亡，但无法预防新生儿期暴露异氟醚后成年期产生认知功能障碍 [115]。一氧化碳和氢气已成功用于预防异氟醚和七氟烷引起的大脑结构和认知功能障碍 [144-146]。

同时多种抗氧化剂，可以减轻麻醉暴露对未成年动物的脑结构影响，包括维生素 C [147, 148]、左旋肉碱 [149, 150]、辅酶 Q10 [64] 和白藜芦醇 [151]。此外，线粒体稳定剂普拉克索已成功用于预防雌性大鼠麻醉暴露引起的长期认知功能障碍 [126]。

动物研究中采用的神经保护策略应用到儿科麻醉管理中还为时过早，尤其是这些措施对人类的适用性仍然存在争议，并且一些疗法的安全性尚未在幼儿中进行测试。例如，雌二醇对儿童青春早期或对男性可能并不适用；锂对人类胎儿有害[152]，并可能引起幼儿神经认知障碍[153, 154]；24℃ 低温只有在涉及低温体外循环手术中才具有可行性，但在常规儿科麻醉或重症监护期间并不适用。氙气的稀缺性使其成为一种非常昂贵的治疗方法，但右美托咪定可能是一种有效选择，可以作为单一药物轻度镇静或减少全身麻醉药剂量"毒性反应"药物。

五、种间比较

虽然未成年动物研究中有大量研究证据表明麻醉药和镇静药能引起大脑急性结构改变和长期认知功能障碍，但这些发现于临床实践的相关性仍不清楚。与动物研究不同，临床儿科药物中麻醉药和镇痛药几乎总是与外伤性刺激同步发生，如在引起疼痛的操作和外科手术中使用麻醉或镇痛药物。这种情况下，一些动物研究证明，镇痛药或镇静药可以预防疼痛引起的神经毒性反应[6, 13]，而疼痛刺激可以减少麻醉药的神经毒性[155]。有研究发现麻醉药的神经毒性会加重同时发生的有害刺激[156]，而另一项研究则没有发现疼痛与麻醉诱导的细胞凋亡之间存在交互作用[157]。小型啮齿动物和人类中，麻醉药暴露差异影响代谢和呼吸，如在一些动物研究中发生广泛的高碳酸血症、代谢性酸中毒和低血糖[112, 116, 117]。许多小型啮齿动物研究发现，仅暴露治疗剂量的麻醉药 2～4h 即可致死[112, 117]。此外，引起动物神经元变性所需的注射型麻醉药的剂量明显高于临床使用的剂量。动物研究表明，根据体重给药，氯胺酮的毒性剂量是临床使用剂量的 10 倍，丙泊酚的毒性剂量是临床使用剂量的 20～30 倍。因此，小型啮齿动物和非人灵长类动物身上测得的氯胺酮引起神经毒性剂量的血浆浓度大约是在人类临床实践中测得浓度的 3～10 倍[43, 158]。其中一些差异可能与物种间体型和全身代谢差异有关，相比于较大型动物，上述情况导致较小型动物根据体重计算需要更高的药物剂量[159]。然而，在动物研究中即使采用异速生长律解释体型差异[160]，几种麻醉药的毒性剂量仍然高于临床使用剂量（表 46-2）。

虽然小型啮齿动物实验结果不能直接应用于临床儿科麻醉实践，但在生物学原则基础上，人类绝对不会发生在动物中未观察到的结构异常。重要的是，麻醉药暴露后发生的急性神经元变性在小型啮齿动物及气管插管和机械通气的非人灵长类动物中性质上相似，这表明更经济的小动物模型在提供重要数据进一步促

进相关领域发展具有实用性。

动物研究的另一个重要发现是找到了动物麻醉药物易感性窗口。长时间暴露氯胺酮或异氟醚会损伤 5—7 日龄啮齿动物、妊娠晚期或 6 日龄或日龄更小的非人灵长类动物的未成熟皮质神经元，但对于年龄较大动物则未发现明显损伤（图 46-7）[32, 34, 43, 59]。鉴于动物研究中观察到大脑新皮质的退行性作用易感窗口期极短，所以明确人脑相应发育状态，能够帮助预测人类的年龄易感范围。以前，用脑细胞数量和髓鞘形成程度的简单估计方法，评估大鼠从妊娠最后 3 个月一直到出生第 3 年的脑发育成熟状态过于简化[100, 161, 162]。经过现代神经信息学方法推算，大鼠和猴子大脑皮质神经毒性敏感期分别相当于人类胎儿孕期 3 个月和 5 月龄［计算工具可从 http://www.translatingtime.net 获取（于 2019 年 5 月访问）][163]。虽然很难将小动物发育阶段转化为人类相应阶段，但这些对比表明，皮质神经元易感期可能与早产、新生儿联系最为紧密。例如，胎儿手术期间或新生儿重症监护期间及较大儿童儿科麻醉期间，这些时期的皮质神经元易感性较小[164]。重要的是，其中一个研究小组发现，不同脑区易感性窗口差异和麻醉诱导小鼠神经细胞凋亡，能够延伸到青年期有持续神经发生的脑区[71]。这些易感性窗口与自然发生未成熟细胞凋亡平行，麻醉药可能在祖细胞 / 未成熟神经元晚期，神经发育的特定时间干扰神经发生[120]。推测长时间或反复麻醉暴露儿童，各种神经和认知能力，如语言、运动技能或执行功能，通过增加神经发生得到积极发展时期可能同样脆弱。然而，如果该推论正确的话，这将大大延长易感性窗口时间，可能扩展至青春期或成年期，并解释在多个年龄段进行临床研究鉴别儿童麻醉暴露后受影响的神经表型所遇到的困难。

> **要点：种间比较**
> - 大脑区域对结构异常易感性取决于暴露期年龄。
> - 研究表明，发育中脑细胞成熟阶段有关。
> - 易感性窗口可能会超过儿童早期延伸到青春期或青年期。

六、麻醉药神经毒性的临床证据

虽已从未成年动物中获得麻醉药神经毒性研究证

表 46-2　注射性麻醉药的毒性和非有害剂量的种间比较

	小　鼠	大　鼠	猴	人　类
毒性氯胺酮剂量	20～40mg/kg 或 50mg/kg [46, 48]	14～17mg/(kg·h) 持续 11h [32, 42, 158]	5 日龄的猴中 20～50mg/(kg·h) 持续 24h [43, 44]	
估算等效人体剂量	1.6～3.3mg/kg 或 4.1mg/kg	2.3～2.7mg/(kg·h) 持续 11h	6.5～16mg/(kg·h) 持续 24h	
安全氯胺酮剂量	10mg/kg [48]	75mg/kg 或 17mg/(kg·h) 持续 6h [42]	35 日龄的猴中 20～50mg/(kg·h) 持续 24h [43]	
估算等效人体剂量	0.8mg/kg	12.2mg/kg 或 2.7mg/(kg·h) 持续 6h	6.5～16mg/(kg·h) 持续 24h	
				0.5～2mg/kg 或 0.1～1.2mg/(kg·h)
毒性丙泊酚剂量	60mg/kg [49]	25mg/kg [302]		
估算等效人体剂量	4.9mg/kg	4mg/kg		
安全丙泊酚剂量	10mg/kg [49]	n.s.		
估算等效人体剂量	0.8mg/kg			
				2～3mg/kg
毒性地西泮剂量	n.s.	10～30mg/kg [34, 303]		
估算等效人体剂量		1.6～4.9mg/kg		
安全地西泮剂量	5mg/kg [46]	5mg/kg [303]		
估算等效人体剂量	0.4mg/kg	0.8mg/kg		
				0.1mg/kg
毒性咪达唑仑剂量	9mg/kg [48]	n.s.		
估算等效人体剂量	0.7mg/kg			
安全咪达唑仑剂量	n.s.	9mg/kg [36]		
估算等效人体剂量		1.5mg/kg		
				0.1mg/kg

n.s. 未具体说明

据，但想要得到麻醉暴露后儿童神经系统异常的临床证据十分困难。出于伦理考虑，无法将幼儿随机分配到有或没有麻醉和镇痛的实验中接受手术。此外，如果没有任何手术或诊断指征，幼儿不能长时间接受麻醉药暴露。因此，麻醉药和镇静药对幼儿神经系统影响的临床证据主要来自因疏忽造成的用药过量病例报道、术后行为研究、流行病学分析，或来自对年龄更小患儿进行挽救生命手术和重症监护期间使用麻醉药和镇静药进行的长期神经学研究[38, 41]。

（一）术后行为异常

尽管许多调查全麻行为改变的研究在术后罗列出所使用的麻醉药物，并且包含大量健康患者，但以往他们的神经系统评估仅包括短期、由父母叙述的行为问卷或观察量表（表 46-3），近期才出现标准化认知评估工具。人们普遍认为，幼儿手术和麻醉会导致长期行为异常[27, 165-174]。据报道，麻醉后早期 50% 的儿童出现行为异常，如寻求关注、哭泣、发脾气、睡眠障碍和焦虑，并在术后第 1 个月后显著减少。这些症状常与患者年龄较小、术后疼痛严重程度及麻醉诱导前缺乏镇静药具有相关性[27, 167, 169, 172, 174]。虽然该现象的确切机制尚不清楚，但心理因素而非结构性脑异常，通常是潜在发生原因[165, 166, 175]。全身麻醉前给予苯二氮䓬类药物并不像细胞毒性学说所预期的那样加剧术后行为异常，反而显著减少术后异常行为[176]。然而，由于大多数术后行为研究依赖于父母对儿童的评估，因此行为研究和长期神经认知评估均未纳入观察，麻

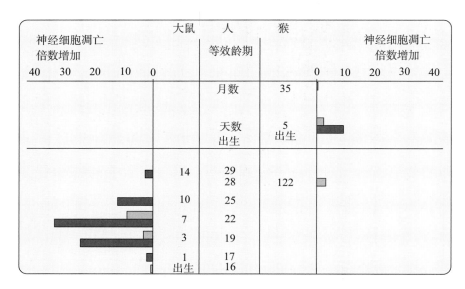

▲ **图 46-7** 麻醉诱导神经细胞凋亡的数量和发育时机

棕色条表示与给予异氟醚后生理细胞凋亡（倍数增加）相比，神经细胞凋亡相对增加。黄色条表示氯胺酮暴露。年龄表示大鼠出生后天数（左），恒河猴胚胎期和出生后天数（右），以及估计人类等效孕周（中）。数据来源于参考文献 [32、43、60、67]，使用参考文献 [163] 估算人类发育的等同性（引自 Istaphanous 等 [368]）

醉药物引起神经异常的持久性仍然不确定。

（二）危重症新生儿神经系统的结局

之前的危重症新生儿研究限定在一定患者群体，针对这些特定患者测试了标准化神经发育量表。许多患者在出生早期接受了全身麻醉下的外科手术，如动脉导管未闭结扎、食管闭锁修复、腹股沟疝修补、神经外科手术、剖腹手术或气管切开术 [177-186]。然而，这些研究并不是为了观察麻醉药暴露带来的长期影响，因此，这些研究没有详细记录所使用的麻醉药，并且研究结果受几个强有力因素干扰，如早产、较长呼吸机支持时间、严重疼痛和不良应激、严重并发症和潜在缺氧或缺氧缺血、大型外科手术术后典型炎症反应（表 46-4）。发生上述情况，患者常会观察到长期神经系统发育障碍，如智商降低、脑瘫、耳聋、增加的失明发生率 [180-184, 186]，伴随发生的疾病、先天性异常于较差神经结果相关 [178, 183]。为了部分控制不同疾病的干扰，一些病例研究了坏死性结肠炎和动脉导管未闭手术术后患者与仅接受药物治疗患者对神经系统发育的影响。研究人员注意到，同一研究中于同龄对照组或接受药物治疗组相比，接受剖腹手术或开胸手术术后患者神经认知功能受损 [180-182, 184, 186]，而对照组没有产生明显差异 [177, 179, 185]。然而，这些研究仍然难以区分应激和手术中麻醉药对新生儿神经系统的影响。此外，研究未包含随机对照组，而是采用队列研究或病例对照研究的方法。因此可能存在选择偏倚，即一些需要手术的极早产新生儿并发更多伴随疾病，因此实验组较对照组病情更重。一些研究强调这些患者术后普遍出现较长时间低血压，需要正性肌力药物干预及全胃肠外营养 [180, 182]。因此，一项前瞻性随机试验观

察了 117 名早产儿，分别行剖腹手术或腹膜引流术治疗坏死性结肠炎，结果未发现这两种治疗方法对患者生存率和早期神经系统影响存在差异 [187]。

接受先天性心脏手术的新生儿和婴儿，是生命早期接受外科手术并进行长期神经认知发育评估的另一类特殊患者群体，如左心发育不良综合征、大动脉转位或法洛四联症 [188-198]。该类患者常需反复或长时间麻醉干预，与正常人群 [188-196, 198] 或 "best friend" 对照组相比 [197]，此类患者中较多发生神经认知障碍。然而，在这些研究中没有具体说明麻醉方案，对研究结果干扰因素包括：术前神经系统疾病，之前获得或围术期发生的缺氧和低血压，术后慢性低氧血症。有趣的是，研究对动脉转换术后患者 8 年随访发现，这些患者在新生儿期麻醉暴露并接受大型心脏矫正手术（大规模波士顿循环骤停试验），但患者术后神经发育量表测试结果均在正常范围 [196]。初步研究报道中，Garcia Guerra 等观察了 95 名正常染色体心内直视术后新生儿患者 [199]。记录重症监护病房每位患者接受阿片类药物、苯二氮䓬类药物、氯胺酮和水合氯醛的累积剂量、每日剂量和天数。18—24 月龄时，低得分 Bayley 婴儿发育测试、行为测试和词汇测试患者，与多种镇静药物干预没有相关性 [199]。然而 4 岁时随访发现，水合氯醛与智力减低有关，苯二氮䓬类药物的高累积剂量与视觉运动异常有关 [200]。虽然该研究未记录术中接触麻醉气体和其他药物的情况，但在得克萨斯儿童医院进行新生儿复杂先天性心脏矫正手术回顾研究中发现，当患者 12 月龄时，较多接触挥发性麻醉药与较低 Bayley 婴儿发育测试表现具有相关性 [201]。

表 46-3　儿童早期麻醉暴露后的行为或认知评估 *

麻醉药	剂量或持续时间	研究设计	研究数量	暴露期间的年龄	测试中的神经系统后遗症	症状和结果的持续时间	参考文献
咪达唑仑（加芬太尼）	0.07~0.94mg/(kg·h)，最长38天	病例对照	45	0.03~19.2 岁	停用镇静药后，社交互动不良、视力下降，肌张力异常和舞蹈手足徐动症的比例占11%	停药4周后无后遗症	Bergman 等[304]
咪达唑仑（加戊巴比妥）	1~17天	回顾性队列研究	40	0.5~14岁	停用镇静药后，躁动、焦虑、肌肉抽搐，出汗，震颤占35%。咪达唑仑剂量>60mg/kg与症状密切相关	戊巴比妥治疗消除症状	Fonsmark 等[305]
咪达唑仑（加阿片类药物）	1.5~4mg/h，连续10天	病例分析	6	1~6岁	多灶性肌阵挛，肌张力障碍，舞蹈症、面部痛苦表情，舌抽搐，脑电图无癫痫发作。中枢神经系统恶性肿瘤化疗，MRI异常	3~7天	Khan 等[306]
咪达唑仑（加吗啡）	0.025~0.72mg/(kg·h)，持续1~18天	队列研究	53	6日龄~11岁	停药后，8%的患者长时间镇静长达1周。定向障碍，幻觉和行为异常的发生率高达11%	0.13~7 天	Hughes 等[307]
咪达唑仑（加阿片类药物）	0~0.014mg/(kg·min)，持续4~18天	队列研究	15	6周龄~2.3岁	停药后，失眠、震颤、焦虑、运动障碍高达50%。症状最迟出现在开始减量后6天	3天	Franck 等[308]
劳拉西泮（加阿片类药物）	0.1~0.4mg/(kg·h)，持续11~30天	前瞻性开放性研究	29	0.2~3岁	在减少药物剂量期间，24%的人经历过焦虑、易怒，异常运动或幻觉	未具体说明	Dominguez 等[309]
戊巴比妥（加咪达唑仑）	1~17天	回顾性队列研究	40	0.5~14岁	停用镇静药后，躁动、焦虑、肌肉抽搐，出汗，震颤占35%。戊巴比妥>25mg/kg与症状相关	戊巴比妥治疗消除症状	Fonsmark 等[305]
戊巴比妥（加苯二氮䓬类和阿片类药物）	1~5mg/(kg·h)，持续0.6~49天	病例分析	8	0.4~7岁	在镇静期间，一名患者（12.5%）经历了舞蹈样运动，具有动脉粥样硬化特征，共济失调，面部抽搐；同时接受美沙酮和苯巴比妥治疗	1周	Yanay 等[310]
戊巴比妥	1~4mg/(kg·h)，持续4~28天	病例分析	6	0.17~1.4岁	未报告	不适用	Tobias 等[311]
苯巴比妥（加苯妥英）	对母体给予20~1800mg/天	病例对照	172	胎儿暴露	与对照组相比，胎儿暴露后成年期对特殊教育的需求增加，学习困难，智力低下（WAIS），对D-2的注意力减少。记忆任务（DS，ALT）无差异	不适用	Dessens 等[312]

（续表）

麻醉药	剂量或持续时间	研究设计	研究数量	暴露期间的年龄	测试中的神经系统后遗症	症状和结果的持续时间	参考文献
苯巴比妥	2.5~50mg，持续1~540天	横断面病例对照	28	新生儿	苯巴比妥和"最佳朋友"对照组新生儿治疗后的8岁和14岁儿童在考夫曼ABC智力和D-2测试无差异	不适用	Gerstner 等[313]
氯胺酮	13~56mg/kg	病例分析	18	0.07~7岁	任无意中过量服用，长时间镇静和呼吸抑制后	镇静3~24h，随访时无神经系统后遗症	Green 等[314]
丙泊酚	200mg/h，宫内48h	病例报道	1	早产新生儿33周	长时间镇静，无其他神经系统后遗症的报告	12h	Bacon 等[315]
丙泊酚	10.9mg/（kg·h），持续11天	病例报道	1	23月龄	躁动不安，四肢肌肉抽搐，功能性失明	运动功能受损2周，失明33天	Lanigan 等[316]
丙泊酚	输注量中位数2.7mg/（kg·h）>24h	病例分析	20	年龄中位数3.3岁	无神经系统后遗症	不适用	Macrae 和 James[317]
丙泊酚	6~18mg/（kg·h），持续2~4天	病例报道	2	2.5岁和4岁	肌肉无力，抽搐	9~18天，完全康复	Trotter 等[318]
丙泊酚	10mg/（kg·h），持续54min	病例报道	1	6岁	丙泊酚停药44h开始癫痫发作，共济失调，幻觉	5天，恢复后无明显的长期后遗症	Bendiksen 等[319]
异氟醚	13~497MAC-h	队列研究	10	0.06~19岁	50%的患者出现焦虑，无目的的运动；接受>70MAC-h时的异氟醚，加上苯二氮䓬类药物和阿片类药物	症状对提倡停用阿片类药物的治疗有反应	Arnold 等[320]
异氟醚	0.25%~1.5%持续1~76h	病例分析，病例对照	12	0.5~10岁	异氟醚给药>24h后出现短暂性共济失调，躁动，幻觉和混乱，苯二氮䓬类药物和阿片醚<15h无症状	出院后4~6周进行正常随访检查	Kelsall 等[321]
异氟醚	81MAC-h	病例报道	1	2.5岁	肌无力患者的自限性细微震颤	46h	McBeth 等[322]
异氟醚	0.4%~0.9%，持续6~8天	病例分析	3	4~11岁	暂时性不自主运动，肌阵挛，短暂性癫痫发作和共济失调	4~5天内症状消失	Sackey 等[323]
异氟醚（咪达唑仑和吗啡）	0.5%~1%，持续4天	病例报道	1	7岁	定向障碍，幻觉，焦虑，癫痫发作	5天，报告行为正常	Hughes 等[324]
七氟烷	诱导期间8%	前瞻性研究	20	1.1~8.4岁	癫痫样运动和癫痫样脑电图占10%，无神经系统检查	不适用	Conreux 等[325]

（续表）

麻醉药	剂量或持续时间	研究设计	研究数量	暴露期间的年龄	测试中的神经系统后遗症	症状和结果的持续时间	参考文献
七氟烷	诱导期间 8%	前瞻性研究	31	2~12 岁	88% 的癫痫样放电有控制性通气，20% 有自主呼吸。未进行神经系统检查	不适用	Vakkuri 等[326]
七氟烷	诱导期间 7%	前瞻性随机试验	45	2~12 岁	诱导时无癫痫发作活动。未进行神经系统检查	不适用	Constant 等[327]
七氟烷	硫喷妥钠 IV 后给予 2%	前瞻性研究	30	3~8 岁	无癫痫样脑电图活动。未有进行神经系统检查	不适用	Nieminen 等[328]
七氟烷	未具体说明剂量	单中心前瞻性研究的 Meta 分析	791	(3.3±2.1) 至 (6.9±2.4) 岁	儿童的"适应不良"行为增加，这些儿童年龄较小，父母对诱导更加焦虑	术后 14 天评估	Kain 等[172]
七氟烷或氟烷	2%~4% 持续 (22±17) min/1%~2% 持续 (22±15) min	前瞻性随机试验	120	(3.3±2.6) 至 (4±2.9) 岁	负性行为改变，如负性睡眠，食欲不振或睡眠障碍，持续 30 天，占 38%；七氟烷或氟烷之间无差异	术后 30 天评估	Keaney 等[171]
七氟烷或氟烷	未具体说明剂量；门诊手术	双盲，随机，对照试验	102	3~10 岁	PHBQ：两种麻醉药在术后焦虑，睡眠或食欲障碍，体力和精力方面无差异	术后 1 周内	Kain 等[173]
戊巴比妥、东莨菪碱、乙醚、一氧化二氮和（或）环丙烷	未具体说明剂量；耳鼻喉科手术	调查研究	612	2~12 岁以上	家长评估：3 岁以下组（57%）与老年组（8%）相比，夜间恐惧、脾气暴躁，恐惧和尿床等负面行为改变最为普遍	术后 2 个月那寄给家长的问卷	Eckenhoff[27]
戊巴比妥、东莨菪碱、吗啡、乙醚或一氧化二氮	未具体说明剂量；耳鼻喉科，牙科或眼科手术	调查，病例对照	290	1~15 岁	与兄弟姐妹或健康对照组相比，麻醉，手术和住院后心理不适无差异	术后 2 周对患者母亲进行访谈	Davenport 和 Werry[329]
氟烷或氯胺酮	未具体说明剂量；预定和紧急手术	前瞻性随机研究，调查	103	1~12 岁	家长评估：4 岁以下儿童对陌生人，睡眠障碍，噩梦或尿床的恐惧率为 38%，4 岁及以上儿童为 16%	术后 1 个月进行家长评估	Modvig 等[166]
硫喷妥钠、氟烷或美索比妥诱导，氟烷和一氧化二氮的维持	美索比妥 15mg/kg PR，未另作说明，常规日间耳鼻喉科手术	调查研究	86	2~10 岁	PHBQ：术后 1 天 51% 和 1 个月 34% 的行为改变产生问题。粗暴诱导后脾气暴躁比平静诱导更常见	给予家长的问卷，以报告术后 1 天，1 周和 1 个月的行为	Kotiemi 等[168]
硫喷妥钠或丙泊酚，异氟醚或氟烷诱导或氟烷。咪达唑仑或地西泮洋预处理	未具体说明剂量；耳鼻喉科或眼科手术，平均麻醉时间为 (32.8±17.9) min	多中心调查	551	0.3~13.4 岁	PHBQ：47% 的患者在手术当天出现行为问题，9% 的患者在术后 4 周后出现尿床等问题，包括寻求注意力，哭泣，发脾气，睡眠问题和焦虑	给予家长的问卷，以报告术后 1 天，以报告术后 4 周内的行为	Kotiemi 等[169,170]

（续表）

麻醉药	剂量或持续时间	研究设计	研究数量	暴露期间的年龄	测试中的神经系统后遗症	症状和结果的持续时间	参考文献
氟烷/一氧化二氮	未具体说明剂量；择期小头颈部手术	调查研究	122	1—8 岁	家长评估：高达 88% 的儿童在诱导期间清醒，58% 的儿童在诱导期间入睡	问卷在术后 1 个月内邮寄给家长	Meyers 和 Muravchick[167]
主要是氟烷、一氧化二氮、氯胺酮和（或）硫喷妥钠	未具体说明剂量，按大多数耳鼻喉科和普通外科手术的暴露次数分层	回顾性流行病学研究	5357	0—4 岁	对医疗和教育记录的回顾表明，与未有或一次暴露相比，两次或多次麻醉超过 2h 的外科手术后学习障碍的风险增加了 1 倍	麻醉暴露儿年后对教育档案的回顾	Wilder 等[211]
主要是硫喷妥钠，一氧化二氮和氟烷	未具体说明剂量，剖宫产与自然阴道分娩的全身或局部麻醉	记录回顾性调查	5320	围产期	无麻醉阴道分娩和全麻剖宫产的儿童学习障碍发生率相似，但区域麻醉剖宫产的儿童学习障碍发生率较低	审查学校档案	Sprung 等[210]
无数据	无数据	流行病学病例对照研究	5050	0—3 岁	与未携带腹股沟疝补账单代码的儿童相比，3 岁以前携带账单代码的儿童发育问题诊断代码的数量加倍	存在发育或行为障碍，智力低下，自闭症及语言或言语问题的诊断代码	DiMaggio 等[206]
无数据	无数据	荷兰青年双胞胎登记单卵双胞胎数据回顾	1143	0—3 岁	与未暴露的双胞胎相比，暴露于麻醉的双胞胎的教育得分较低。然而，在不一致暴露对中，两张双胞胎的教育成绩无差异	教育成绩（12 岁时进行 Cito 测试）和康纳纳教师评定量表	Bartels 等[286]
无数据	无数据	兄弟姐妹病例对照研究	10 450	0—3 岁	发育或行为障碍的风险在 2 次手术后增加到 2.9（95%CI 2.5~3.1），在三次手术后增加到 4（95%CI 3.5~4.5）	发育或行为障碍的诊断，用账单单代码评估	DiMaggio 等[330]
无数据	无数据	匹配队列研究	1050	0—2 岁	多次暴露使学习障碍的风险增加 2.1（95%CI 1.3~3.5），但无需进行教育干预	调整健康状况后诊断学习障碍	Flick 等[214]
无数据	无数据	匹配队列研究	4684	围产期	不增加椎管内分娩镇痛（校正 OR=1.05，95%CI 0.9~1.3）	学习障碍的诊断	Flick 等[331]
苯二氮䓬类药物，水合氯醛，阿片类药物，氯胺酮，挥发性麻醉药	累积和每天	前瞻性随访研究	95	新生儿复杂心脏手术	镇静/镇痛变量与 18~24 月龄的行为或认知问题之间无关	Bayley-Ⅱ/Ⅲ，ABAS-GAC 和 LDS	Garcia Guerra 等[199]

（续表）

麻醉药	剂量或持续时间	研究设计	研究数量	暴露期间的年龄	测试中的神经系统遗症	症状和结果的持续时间	参考文献
苯二氮䓬类药物，水合氯醛，阿片类药物，氯胺酮，挥发性麻醉药	累积和每天	前瞻性随访研究	91	婴幼儿复杂的心脏手术	水合氯醛服用天数与（54±5）月龄时低性能智商，苯一氮䓬累积剂量和低VMI评分相关	WPPSI Ⅱ，VMI-Ⅴ，ABAS-GAC	Garcia Guerra 等[200]
无数据	无数据	全国病例对照研究	17 264	婴幼儿腹股沟疝修补术	在调整干扰因素后，暴露和未暴露之间的得分无差异；暴露和未暴露达到率更高	九年级义务考试的学业成绩和教师评分	Hansen 等[220]
无数据	无数据	全国病例对照研究	17 264	幽门成形术<3月龄	调整干扰因素后，暴露和未暴露之间的分数无差异；未达到率更高	九年级义务考试的学业成绩和教师评分	Hansen 等[221]
无数据	无数据	全国病例对照研究	15 655	胆脂瘤切除<15岁	暴露和未暴露之间的分数无差异，除了重复暴露后第一次外活分数较低；暴露时未达到的比例较高	九年级义务考试的学业成绩和教师评分	Djurhuus 等[332]
一氧化二氮，氟烷，硫喷妥钠，异氟烷，吗啡，七氟烷和（或）芬太尼	持续时间 0.8~3.8h	回顾性观察研究	58	婴幼儿腹股沟疝修补术，睾丸切除术，幽门成形术或包皮环切术	学业成绩无差异，但分数低于第 5 百分位的比例较高；麻醉持续时间与分数呈负相关	全州学业成就测验分数（爱荷华州基本技能和教育发展测验）	Block 等[333]
无数据	无数据	病例对照研究	208	GA < 30 周出生的早产儿的手术	与非手术组相比，足月暴露的婴儿大脑和深部灰质体积更小，白质损伤更大；调整干扰因素后 PDI 和 MDI 相似	足月 MRI 的体积分析，2 岁时测试 Bayley-Ⅱ	Filan 等[334]
无数据	无数据	出生队列病例对照研究	2608	手术<3 岁	调整人口统计学后，10 岁时出现语言和抽象推理缺陷的风险更高	CELF，CPM	Ing 等[335]
无数据	无数据	病例对照研究	5357	手术<2 岁	调整干扰因素后，与 ADHD 风险增加相关的是多次而不是单一的暴露	ADHD 临床诊断记录回顾和至少一种支持性证据	Sprung 等[215]
无数据	平均持续时间 51min	前瞻性纵向研究	21	5—10 岁的斜视手术	术前和术后表现无差异，除了立体视觉下降患者的手眼协调能力下降	在手术前和手术后 4 周进行夫兰斯曼 ABC 测试	Yang 等[336]

（续表）

麻醉药	剂量或持续时间	研究设计	研究数量	暴露期间的年龄	测试中的神经系统后遗症	症状和结果的持续时间	参考文献
七氟烷，硫喷妥纳或丙泊酚	30～120min 的手术	病例对照研究	100	婴幼儿手术	总分无差异，但暴露后学习障碍诊断的概率高 4.5 倍	新加坡小学 12 岁离校考试	Bong 等[337]
无数据	无数据	前瞻性随访研究	27	新生儿肠梗阻剖腹术	运动功能和注意力异常，未有其他认知领域受到影响	Movement-ABC，简称 WISC-Ⅲ，TEA-Ch，NEPSY-Ⅱ 和 AVLT 的视觉运动整合部分	Elsinga 等[338]
七氟烷，芬太尼	平均麻醉时间（67±10）min	前瞻性纵向研究	72	4—7 岁的斜视手术	未观察到对认知功能的不良影响	手术前，术后 1 个月和术后 6 个月的 WPPSI Ⅲ	Fan 等[339]
阿片类药物，苯二氮䓬类药物，挥发性麻醉药	2～4 次暴露（4.4±3.1）MAC-h	前瞻性观察研究	59	婴幼儿复杂先天性心脏病变的修复	较高的挥发性麻醉药暴露与较低的认知评分相关	1 岁时的 Bayley-Ⅲ	Andropoulos 等[201]
无数据	无数据	病例对照研究	781	手术＜3 岁	测量语言障碍和 ICD-9 识别障碍的风险增加，但学业成绩无变化	CELF，符合 ICD-9 规范的精神、行为、神经发育障碍、学业成绩分数	Ing 等[340]
无数据	无数据	病例对照研究	2868	3—10 岁的手术	3—5 岁暴露后运动障碍的风险更高	CELF，Raven 彩色矩阵，Peabody 图片词汇测试，MAND，CBCL	Ing 等[341]
无数据	无数据	病例对照研究	16 465	手术＜3 岁	暴露与未暴露之间 ADHD 的诊断无差异	ICD-9-CM 代码 314.01 用于诊断 ADHD ＞3 岁	Ko 等[342]
无数据	无数据	病例对照研究	20 788	手术＜2 岁	暴露与未暴露之间自闭症的诊断无差异	根据 ICD-9-CM 代码 299.00 诊断自闭症	Ko 等[343]
丙泊酚，一氧化二氮，七氟烷，异氟烷或氟烷	麻醉药量中位数 203MAC-min（两个异常值＜60MAC-min）	病例对照研究	28	婴儿，主要是泌尿外科手术	认知记忆障碍，智商无差异	WASI，在 6—11 岁时测试认知记忆任务	Stratmann 等[344]
椎管内麻醉	平均手术时间（40±13）min	回顾性观察研究	265	婴儿包皮环切术，幽门肌瘤切除术或腹股沟疝修补术，椎管内麻醉＜5 岁	暴露组阅读和数学分数下降；与手术持续时间无关	新标准准参考成绩和新英格兰共同评定大纲考试	Williams 等[345]

（续表）

麻醉药	剂量或持续时间	研究设计	研究数量	暴露期间的年龄	测试中的神经系统后遗症	症状和结果的持续时间	参考文献
氯胺酮 8mg/kg, IM	1~3 次曝光	观察研究	49	3~22 月龄的儿童 1~3 次激光切除面部鲨疣生物	第 3 次暴露后 MDI 减少	Bayley-Ⅱ	Yan 等[346]
依托咪酯复合丙泊酚 [5~10μg/(kg·min)] 或七氟烷（1%~3%）	无数据	前瞻性纵向研究	60	7~13 岁腹股沟疝修补术	丙泊酚暴露患者术后 7d 观察到短暂性记忆力障碍，但七氟烷暴露后无此现象	术前和术后 7d 或 3 个月 Wechsler 记忆量表	Yin 等[347]
氟烷，一氧化二氮，七氟烷	0.2~3.8MAC-h	配对病例对照研究	53	手术 <4 岁，大部分足耳鼻喉科	听力理解障碍和表现智商降低，与枕叶皮质和小脑灰质密度降低有关	WISC/WAIS, OWLS, MRI5~18 岁	Backeljauw 等[348]
无数据	无数据	全国病例对照研究	536 673	围产期剖宫产儿	与局部麻醉或阴道分娩相比，全麻剖宫产后发生自闭症的风险增加	ICD-9-CM 代码 299.0 用于随访定平均 4.3 岁的自闭症诊断	Chien 等[349]
氟烷 ± 一氧化二氮 ± 硫喷妥钠	持续时间 65~317min 累积持续时间	配对病例对照研究	30	手术 <2 岁	反应抑制试验期间同与未暴露受试者的小脑，扣带回和中央小叶激活有差异	10~17 岁时血氧依赖性 fMRI	Taghon 等[350] Clausen 等[351]
七氟烷与椎管内麻醉	持续时间 41~70min（中位数 54min）累积 0~35.3MAC-h	随机对照试验	532	小儿腹股沟疝（修补术）	全身麻与局部麻醉的认知功能无差异	2 岁时 Bayley-Ⅲ	Davidson 等[226]
地氟醚，氟烷，异氟醚和（或）七氟烷	平均新生儿时长 145min（95%CI 115, 175min），累积时间 268min	回顾性观察研究	96	HLHS 或变型婴儿手术	MAC-h 与全量表和语言智商智商得分之间呈负相关	4~5 岁时 WPPSI Ⅲ	Diaz 等[352]
无数据	无数据	双向病例对照研究	40	新生儿胃肠道畸形手术	语言能力受损导致智力发展指数下降	Bayley-Ⅱ	Doberschuetz 等[353]
无数据	无数据	回顾性配对队列研究	18 056	手术 <4 岁	单次接触在 2~4 岁，但不在 0~2 岁，与缺陷有关	5 岁时的 EDI 评估	Graham 等[223]
无数据	范围从 20~240min（中位数 80min）	基于人群的队列研究	188 557	手术 <4 岁	2 岁后首次暴露会引起早期发育易感性，但 2 岁以前暴露则无此现象	5~6 岁的 EDI 评估	O'Leary 等[222]
无数据	累积剂量中位数为 1905mg/kg	双向同胞配对队列研究	210	腹股沟疝修补 <3 岁	与兄弟姐妹对照相比，平均智商得分无差异	8~15 岁时 NEPSY-Ⅱ	Sun 等[228]
吗啡	累积麻醉时间为 0.8~22.4h	前瞻性队列研究	136	极早产新生儿（24~32 周龄）	与吗啡累积剂量相关的小脑体积减小，认知和运动能力减退	Peabody 发育运动量表，Bayley-Ⅲ，系列 MRI 扫描	Zwicker 等[354]

（续表）

麻醉药	剂量或持续时间	研究设计	研究数量	暴露期间的年龄	测试中的神经系统后遗症	症状和结果的持续时间	参考文献
无数据	无数据	回顾性队列研究	87	7 岁之前唇裂和（或）腭裂修复	言语智商降低和额叶体积增加与麻醉手术次数相关	WISC-Ⅲ 或 WAIS-Ⅲ, 脑 MRI	Conrad 等 [355]
丙泊酚, 异氟醚或七氟烷, 芬太尼, 舒芬太尼或阿芬太尼	无数据	回顾性队列研究	3441	5 岁之前进行麻醉手术	暴露组智商得分较低	Snijders-OomenNiet- 普通智力测验 -Revisie	De Heer 等 [356]
无数据	持续时间 65~317min, 累积持续时间	全国队列研究	196 773	4 岁以前的手术	与未暴露的相比, 暴露儿童的学校成绩低于 1%	16 岁时学业成绩, 18 岁时军事征兵的智商测验	Glatz 等 [224]
无数据	无数据	回顾性队列研究	1036	3 岁以前的手术	学习障碍和注意力缺陷 / 多动障碍的发生概率增加, 暴露后学业成绩下降。单次暴露后阅读和语言成绩下降	医疗和学校记录审查	Hu 等 [216]
一氧化二氮, 氟烷, 异氟醚或恩氟烷, 以及硫喷妥钠, 丙泊酚或苯二氮䓬类药物	无数据	基于人群的队列研究	1622	3 岁之前用挥发性物质麻醉	暴露超过 35min 后, 总言语和表达语言得分较低, 语言持续时间较短	CELF, CPM	Ing 等 [357]
无数据	无数据	回顾性配对队列研究	230 958	5 岁之前单次麻醉药暴露	在无年龄影响的情况下, 精神障碍、发育迟缓和多动症的诊断风险增加	存在 ICD-9 编码的精神障碍诊断	Ing 等 [209]
无数据	曝光时间（124±137）min	双向病例对照研究	31	婴儿包皮环切术, 幽门成形术, 腹股沟疝, 睾丸固定术或致膜造口术	多个区域的全脑白质体积减小和白质完整性降低	12-15 岁男孩的结构 MRI	Block 等 [358]

*. 测试和评估缩写: ABAS-GAC. 适应性行为评估系统 —— 一般适应性综合; ALT. 相关学习任务; AVLT.Rey 听觉言语学习测试; Bayley.Bayley 婴幼儿发展评估量表; CBCL. 儿童行为检查表; CELF. 语言基础临床评估; CPM. 彩色渐进矩阵; CPT. 持续注意力的持续表现任务; D-2. 选择性注意力测试; DS. 数字广度记忆测试; EDI. 早期发展工具; Kaufman-ABC. 考夫曼儿童成套评估测验; LDS. 语言发展调查; MAND. 麦凯伦神经肌肉发育评估; MDI.Bayley 心理发育指数; Movement-ABC. 儿童运动发育评估; NEPSY. 发育神经心理学评估 —— 第 II 版; OWLS. 口语和书面语言综合量表; PDI.Bayley 精神运动发育指数; PHBQ. 术后行为量表; TEA-Ch. 儿童日常注意力测验; VMI.Beery-Buktenica 视觉运动发育整合测试 —— 第 5 版; WAIS.Wechsler 成人智力量表; WASI.Wechsler 缩写智力量表; WISC.Wechsler 儿童智力量表; WPPSI.Wechsler 学龄前儿童智力量表 —— 第 2 版和第 3 版

ADHD. 注意力缺陷多动障碍; CI. 置信区间; CNS. 中枢神经系统; EEG. 脑电图; ENT. 耳鼻喉科手术; fMRI. 功能磁共振成像; GA. 胎龄; HLHS. 左心发育不良综合征; ICD-9. 国际疾病分类 -9 版; IM. 肌内注射; IV. 静脉注射; MAC. 最小肺泡浓度; MRI. 磁共振成像; OR. 比值比; PR. 直肠给药

表 46-4　新生儿和婴儿大型手术后的结局研究

研究设计	研究小组	对照组	研究对象数量	暴露对象的年龄	神经评估期间的年龄	神经评估工具*	研究组的神经系统后遗症	参考文献
病例对照研究	PDA 结扎术，腹股沟疝修补术，胃肠外科手术，神经外科手术，气管切开术	无手术干预	221	首次住院＜27 周 PCA, ELBW	5 岁	神经系统检查, WPPSI-R	脑瘫，失明，耳聋，WPPSI-R ＞3SD 的发生率平均低于平均水平	维多利亚婴儿合作研究小组[181]
病例分析	食管闭锁修补术	无，与一般人群比较	36	新生儿	10.2 岁	WISC-RN, ADQC, CBCL, TRF	智商下降 10%；接受特殊教育的次数增加 5 倍；没有严重相关先天性异常的亚组智商正常	Bouman 等[183]
病例分析	食管闭锁修补术	无，与一般人群比较	34	新生儿	12.7 岁	WISC, HFT, Rohrschach 测试	与年龄和性别匹配的一般人群相比，智商没有统计学差异	Lindahl 等[177]
队列研究，病例对照研究	PDA 结扎术	吲哚美辛治疗	340	84% 新生儿（25～29 周 PCA）, ELBW	18 月龄	神经系统检查, BSID2	脑瘫，认知迟缓，听力下降，双侧失明增加	Kabra 等[186]
队列研究，病例对照研究	剖腹手术	腹膜弓流管放置	3725	新生儿, ELBW	18～22 月龄	神经系统检查, BSID2	盲法评估者：脑瘫发生率较高，BSID2 较低；有或无 NEC 的药物治疗患者之间无差异	Hintz 等[184]
病例对照研究	剖腹手术	腹膜弓流管放置	78	29 周 PCA, ELBW	术后 18～22 月龄	神经系统检查, BSID2	神经发育障碍减少和凋亡率降低	Blakely 等[185]
病例对照研究	NEC	无 NEC	802	30 周 PCA, VLBW	术后 20 月龄	SBIS, BSID	无盲法评估者：BSID 评分无显著差异；损伤在最严重的 NEC 幸存者中更为普遍，但未通过手术或医疗管理分层	Walsh 等[178]
病例对照研究	NEC 需要剖腹手术	无 NEC 或 NEC 管理医疗	115	26～27 周 PCA, VLBW	12 月龄, 3 岁, 5 岁 PCA	GMDS, SBI	无盲评估者：神经发育障碍的发生率较高；剖腹手术后使用正性肌力药和 TPN 依赖更为普遍	Tobiansky 等[180]
病例对照研究	NEC 需要剖腹手术	胎龄和出生体重匹配的对照组	30	26 周 PCA, ELBW	5 岁和 7 岁	GMDS, SBIS, CBCL, Peabody 测试	无盲法评估者：70% 的 NEC 幸存者有 NDI，照组有 25%。NEC 剖腹手术后 NDI 为 66.6%，NEC 医疗管理后为 9.1%；剖腹手术后需要正性肌力药的低血压更为普遍	Chacko 等[182]

（续表）

研究设计	研究小组	对照组	研究对象数量	暴露对象的年龄	神经评估期间的年龄	神经评估工具*	研究组的神经系统后遗症	参考文献
病例对照研究	NEC 需要剖腹手术	NEC 医疗管理	18	新生儿, VLBW	术后 8 月龄, 15 月龄, 24 月龄	BSID, INFANIB, DDST	非盲评估者：术后早期运动迟缓的患病率较高，2 岁时未发现差异	Simon 等 [179]
前瞻性随机试验	ASO 与 DHCA	有 LF-CPB 或一般人群的 ASO	155	新生儿	1 岁, 2.5 岁, 4 岁和 8 岁	WISC-Ⅲ, WIAT, TRF, CBCL, WCST, TOVA, Mayo 言语失用症测试, Goldman-Fristoe 发音测验	全量表智商，知觉组织和无分心分数，WIAT 阅读和数学综合，记忆筛选指数，WCST 和 TOVA 分数降低。多数差异 <1SD	Bellinger 等 [190,192,196]
队列研究	心脏直视手术	无	59	新生儿	≥2 岁	SBI 或 BSID	脑瘫占 22%，平均智商为 90，但高度取决于先天性心脏病的类型	Miller 等 [188,189]
病例分析	ASO	无，与一般人群比较	60	新生儿	3—14 岁	Kiphard 和 Schilling 身体协调性测试，Kaufman 儿童评估量表，口部肌肉言语运动控制测试，Nayo 言语和口腔失用症测试	非盲评估者：神经功能障碍（27%），言语障碍（40%），运动功能障碍和语言障碍的患病率增加；智力无差异	Hövels-Gürich 等 [198,359]
病例对照研究	有限 DHCA 的 ASO	"最佳朋友"对照组或一般人群	148	0~118 日龄（中位数 9 日龄）	9.1±2.9 岁	WPPSI-R 或 WISC-Ⅲ, CBCL, Movement-ABC	智商低于对照组，但仍高于一般人群平均水平；行为，语言表达和理解问题的患病率较高	Karl 等 [197]
病例分析	心脏直视手术	无，与一般人群比较	98	婴儿期	1—3 岁	PDMS, GMDS	盲法评估者：神经系统检查异常 41%，运动迟缓 42%，全身发育迟缓 23%	Limperopoulos 等 [360]
病例分析	HLHS	无，与一般人群比较	28	新生儿和幼儿期的儿顶手术	8.6±2.1 岁	WISC-Ⅲ, WJPB, VMI, CELF-R, CBCL	非盲评估者：智力低下的患病率为 18%，临界智商为 36%。超过 14% 的幸存者学习障碍。表现智商得分低于言语智商得分	Mahle 等 [194]
队列研究, 病例对照研究	宫内暴露于一氧化二氮	无宫内暴露	159	产前：妊娠晚期	产后 5 天	Prechtl 神经学和 Brazelton 行为评估	声音习惯性较弱，肌肉紧张和拥抱抵抗力较强，微笑较少	Eishima [205]
病例对照研究	全身或局部麻醉药	无麻醉药暴露	39	产前：第 1~3 季度	产后 0.8—6 天	视觉模式偏好的测量	延长视觉模式偏好	Blair 等 [203]

（续表）

研究设计	研究小组	对照组	研究对象数量	暴露对象的年龄	神经评估期间的年龄	神经评估工具*	研究组的神经系统后遗症	参考文献
病例对照研究	全身或局部麻醉药	无麻醉药暴露	14	产前：第1~3季度	(4±0.08)岁	PPVT、WPPSI和SBIS的部分汇总	PPVT智商分数较低，WPPSI或SBIS无差异	Hollenbeck等[204]
前瞻性病例对照研究	硫喷妥钠、一氧化二氮复用于全身麻醉	1.5%利多卡因硬膜外镇痛	30	围产期剖宫产儿	1~7日龄	根据Prechtl和Beintema进行神经学评估	盲法评估者：无论组别分配如何，47%的患者神经活动异常持续达7天	Hollmen等[202]
队列研究	需要麻醉的选择性手术	无，一些兄弟姐妹的对照组	340	2~13岁	暴露后2周	PHBQ、CBCL	行为异常占34%，尤其是年龄<5岁，术后疼痛或恶心、诱导期间焦虑、扁桃体切除术后、既往住院	Karling等[361,362]
调查研究	普通外科、耳鼻喉科、胃肠病学、塑料和矫形外科的全身麻醉	无镇静或镇痛	1027	3~12岁	麻醉后3日龄和30日龄	PHBQ	手术后第3天行为改变占24%，第30天行为改变占16%，包括焦虑和退化、冷漠或退缩及分离焦虑	Stargatt等[174]
基于人群的前瞻性研究	重症监护中的长期镇静和（或）镇痛	无，与一般人群比较	1345	新生儿：PCA出生22~32周的早产儿	最多5岁	Kaufman儿童评估量表MPC	在调整疾病严重程度后，残疾无差异（无法确定认知组差异<10%）	Rozé等[217]
回顾性队列研究	泌尿外科手术全身麻醉	无，与一般人群比较	243	0~6岁	手术后1年	CBCL/4~18	2岁以下儿童行为障碍发生率高于2岁以上儿童	Kalkman等[218]
前瞻性纵向研究	全身麻醉，重症监护矫正先天畸形	健康对照组和需要重症监护的新生儿	101	新生儿期	最多2岁	BSID、MDI	精神发育正常，但发育不良精神运动发育迟缓	Gischler等[363]
前瞻性纵向病例对照研究	大型腹部急诊手术后的全身麻醉，重症监护、呼吸机支持	1.5%利多卡因硬膜外镇痛	19	新生儿期	最多11岁	GMDS、Reynell言语发展量表、英国图片词汇量表、WallinB木插板测试、国家义务课程考试	需要长期护理的既往危重病患者的表现持续损害，医疗组有显著改善，但手术患者无显著改善，特别是在初次做手术后	Ludman等[364-367]

* 测试和评估缩写：ADQC.儿童自我评估抑郁问卷的缩写；BSID.Bayley 婴幼儿发展评估表；CBCL.Achenbach 儿童行为评估表；CELF-R.语言基础临床评估 - 修订版；DDST.Denver 发展筛选测试；GMDS.Griffiths 精神发育评价量表；HFT.人体图形绘制；INFANIB.婴儿神经国际量表；Movement-ABC.儿童动作测验；MPC.Kaufman 儿童成套评估测验的心理综合评分；PDMS.Peabody 发展运动量表；PHBQ.术后行为量表；PPVT.Peabody 图片词汇测验；SBIS.Stanford-Binet 智力量表；TOVA.注意力变量检查；TRF.教师报告表；VMI.B 视觉运动发育整合评估；WCST.Wisconsin 卡片分类测验；WIAT.Wechsler 个人成就测验；WISC.Wechsler 儿童智力测试；WJPB.Woodcock-Johnson 教育心理测试；WPPSI.Wechsler 学龄前儿童智力量表；ASO.大动脉转换术；DHCA.深低温停循环；ELBW.极低出生体重（<1000g）；ENT.耳鼻喉科；GI.胃肠道；HLHS.左心室发育不全综合征；LF-CPB.低流量体外循环；NDI.神经发育障碍；NEC.坏死性小肠结肠炎；PCA.孕后周数；PDA.动脉导管未闭；SD.标准差；TPN.全胃肠外营养；VLBW.极低出生体重（≤1500g）

一些病例研究也试图明确产前麻醉暴露对神经认知功能的影响[202-205]。分娩后新生儿早期观察到异常神经活动包括运动张力增加、相互作用减少[205]、视觉测试异常[203]和运动障碍[202]。有趣的是，剖宫产术后新生儿期接受全身麻醉（包括硫喷妥钠和一氧化二氮）神经系统异常的发生率，与孕期接受利多卡因硬膜外镇痛分娩出的婴儿没有差异。一项为期 4 年产前牙科手术麻醉药物暴露研究发现[203]，孕期麻醉药物暴露儿童智力低于未暴露儿童，词汇测试中两组表现没有差异[204]。然而，该研究未明确麻醉药物剂量，研究范围从妊娠的第 1 个 3 个月到第 3 个 3 个月，并且麻醉药物由美索比妥、硫喷妥钠、利多卡因和甲哌卡因等多种药物组成。

> **要点：麻醉药神经毒性队列研究证据**
> - 队列研究表明，早产和足月新生儿期需要全身麻醉完成大型外科手生术后的生长期会有神经发育受损，但这些研究均未具体说明使用的麻醉技术。
> - 区分不同基础疾病、外科手术于麻醉的影响。

（三）重点流行病学研究

一些研究小组利用回顾性研究方法，通过大规模流行病学数据，调查生命早期手术和麻醉对神经发育的影响（表 46-3）。其中一项研究使用账单编码识别纽约州医疗数据库中出生后 3 年内接受腹股沟疝修补术的儿童，并将这些患者与 5000 多名没有相同账单代码的同龄儿童进行比较[206]。将性别和出生相关并发症，如出生低体重等变量纳入控制，具有 ICD-9 编码需进行腹股沟疝修补术的儿童与没有该编码同龄人相比，发生发育或行为障碍诊断编码的可能性高出对照组 2 倍以上。有趣的是，该研究强调在回顾性数据中共同发病的重要性，手术患者更有可能进行多次诊断，包括：先天性中枢神经系统异常（占患者人数 10%）、出生体重小于 2500g（占 32%）或围产期缺氧（17%）。研究发现，男性和非裔美国人发生概率更高。因此，正如作者所述，该研究人群的健康医疗保健使用率及精神疾病的发病率与普通人群不同[207, 208]，这增加了将研究结果推广到所有接受麻醉手术患者的复杂性。同一小组对纽约和得克萨斯州医疗数据库进行后续分析证实，儿童 5 岁前接受手术会增加精神障碍、发育迟缓和注意力缺陷障碍的发生率；2 岁左右接受手术，

这些疾病的发生率于 5 岁组相同，从而否定了推迟手术可能减少潜在神经认知功能障碍的做法[209]。

多种患者群体的流行病学研究调查了剖宫产期间或 4 岁前儿科手术麻醉暴露对随后学习能力的影响[210, 211]。研究调整胎龄、性别、出生体重和美国麻醉医师协会的身体状况分级后，发现在 4 岁前多次经历全身麻醉手术的儿童增加学习障碍风险（占所有孩子的 35%），而仅经历一次全身麻醉手术的儿童与未经历全身麻醉手术儿童没有差异（21% 学习障碍）[211]。虽然主要麻醉方案包含氟烷、一氧化二氮和氯胺酮，但该研究无法对具体麻醉药物可能引起的学习障碍进行分析。该研究患者队列中共病是重要干扰因素，几乎一半先前诊断为发育性残疾的麻醉患者在 4 岁之前曾患有分泌性中耳炎。将分泌性中耳炎作为神经认知障碍的预测因素充满争议，在没有学习障碍儿童中只有 1/3 曾经历过慢性耳部感染[212, 213]。因此需要进一步分析未麻醉儿童以评估潜在关联性。

第二次回顾性研究中，研究小组收集了近 5000 名正常分娩出生儿童学习和健康数据，与 200 名通过硫喷妥钠、氟烷和一氧化二氮组成的全麻剖宫产分娩新生儿或 300 名通过区域阻滞麻醉剖宫产分娩新生儿进行比较[210]。实验人群中发现潜在学习障碍总体发生率为 26%，无论分娩期是否使用麻醉，分娩出儿童间学习和健康数据没有差异。该实验很难预测分娩期麻醉对儿童未来的影响，因为全身麻醉组新生儿具有较低的出生体重、胎龄、Apgar 评分。此外，全身麻醉新生儿组更常见于出血、子痫 / 先兆子痫，大多在紧急情况下进行。重要的是，其他于麻醉药暴露的独立影响因素，包括男性性别和母亲受教育状况，与随后出现的学习障碍密切相关。只接受高中教育的母亲所生的孩子获得学习障碍的可能性是受过大学教育母亲所生孩子的 3 倍，这表明存在遗传和（或）社会经济因素的影响。有趣的是，区域阻滞麻醉下出生的婴儿比没有麻醉自然分娩婴儿，发生后期学习障碍的可能性更小，可能的原因是区域阻滞分娩孩子的父母接受过更好的教育。该研究小组随后报告表明，反复手术和麻醉是增加学习障碍[214]和注意缺陷多动障碍风险比例的影响因素[215]。值得注意的是，这些报告研究时间范围为 1976—1982 年患者，因此该研究反映的是当时的麻醉现状。最近的 1996—2000 年类似分析证实，目前麻醉管理技术对学习障碍和 ADHD 的风险比例与之前研究结果类似[216]。

Kalkman 等初步研究试图阐述这样一个事实，即

手术与随后神经发育的可能影响导致行为和学习障碍之间的因果关系，与麻醉药暴露无关[217]。他们调查了 2 岁之前或之后儿童进行相似类型泌尿外科手术后的行为表现。在这项少于 300 名患者的小型回顾性研究中，父母对子女能力和行为 / 情绪问题的评估源于孩子活动、社交关系和学校表现。即使调整了干扰因素，如父母教育程度、麻醉药暴露总量、胎龄和出生体重后，手术时机与发生行为偏差可能性间没有显著联系。然而，作者在讨论中指出，可能手术适应证或手术时机并不是于影响神经行为发展的独立因素，如共患病。换句话说，2 岁之前儿童是否需要进行手术取决于解剖异常引起疾病的严重程度，这种解剖异常可能独立于麻醉药暴露对神经发育行为的影响。

大脑发育不成熟时，最容易受到长期麻醉药和镇静药影响的患者群体，并不是身体较为健康只接受过短暂选择性手术的患儿，而是需要新生儿重症监护的早产儿[164]。在这个特别易感群体中，Rozé 及其同事采用基于人群的前瞻性研究方法，通过权威神经认知评估工具，观察长时间镇静和镇痛对患者长期神经结果的影响[218]。使用 Kaufman 成套儿童评价量表，评估出生小于 33 周胎龄、出生时接受机械通气和（或）手术的早产儿，在患儿成长到 5 岁时进行评估。使用镇静药和（或）镇痛药治疗小于 7 天或没有使用相关药物患者中未发生神经功能损伤占总人数的 74%，但接受药物干预大于 7 天的患者中未发生神经功能损伤占总人数的 58%。然而排除出生体重、畸形、妊娠并发症、分娩医院的特点、新生儿并发症、是否需要手术和产后使用皮质类固醇等干扰因素后，这种关联不存在统计学差异。虽然该研究无法分辨小于 10% 的残疾差异，但长期暴露表明，相对较短的手术麻醉过程对预期结果影响更微弱。

（四）大数据分析

在同质人群中应用了统一教育评估工具的国家，能够完成较为独特的对比研究，即比较未接受治疗患儿和接受手术患儿之间手术干预和同时麻醉对学习的影响（表 46-3）。丹麦出生登记处，Hansen 及其同事调查了 1977—1990 年 1 岁前接受过外科手术的 45 000 名儿童，比较接受手术儿童学习成绩和丹麦普通人群学习成绩。该研究通过将全国人口统计数据库、全国医院出院登记数据和义务教育毕业考试成绩联系起来完成。虽然这种方法受到流行病学回顾性和相对过时麻醉方法限制，但该研究的庞大样本规模有助于控制本综述中讨论的许多干扰因素[219]。研究完成的三份

单独报告中，其中比较了婴儿期接受腹股沟疝修补术、幽门成形术或腭裂修补术儿童于相同年龄对照组。限定已知干扰因素后，接受过麻醉与手术儿童较未接受儿童之间没有统计学差异[220, 221]。

随后研究通过加拿大和瑞典的接受过外科手术的大量人群队列研究表明，2—4 岁后接受手术和麻醉增加儿童认知缺陷的概率[222-224]。这些大数据研究结果提示，幼儿接受耳鼻喉手术学习成绩较低[224]。该研究结果表明，早期听力和语言障碍可能会影响在校表现和认知水平[225]。

（五）前瞻性临床研究

两个高水平多中心临床试验，GAS 和 PANDA 最近发表了他们的研究结果（表 46-3）。GAS 试验采用随机对照试验方法，结果表明在婴儿期进行 1h 的麻醉暴露不会导致 2 岁时显著神经功能缺陷[226]。随后 5 年评估与 2 年评估结果一致[227]。然而，2 岁和 5 岁时评估对预测长期认知不敏感，因此该试验不排除对更高神经执行功能、认知和记忆的影响。此外，相对短暂约 1h 暴露时间无法评估剂量 - 反应关系，该研究提供了强有力研究证据。

PANDA 试验采用前瞻性研究方法，观察了 3 岁前接受腹股沟疝手术对多种神经认知量表测试的影响[228]。3 岁前接受腹股沟疝手术患儿与未进行手术和全身麻醉的同龄人群相比，两组患儿神经认知功能未发现显著差异。该研究手术时间相对较短，仅限于小于 2h 的麻醉暴露，但这代表了典型儿童外科手术时长。此外，测量结果并未区分手术和麻醉的独立影响。因此，这两项阴性试验都研究了相对短时间的暴露于全身麻醉和手术的影响，上述研究无法排除长时间麻醉暴露对神经系统的影响，重要的是，动物实验中观察到短时间暴露于麻醉药对实验动物没有产生毒性反应和神经行为缺陷的情况一致。

Mayo 儿童麻醉安全（Mayo Anesthesia Safety in Kids，MASK）测试研究针对两个年龄组（8—12 岁和 15—19 岁）的受试者进行了神经心理学量表测试：1994—2007 年，3 岁前接受全身麻醉。各年龄组 250 名受试者中，150 名仅接受过单次麻醉药暴露，100 名接受 2 次或多次暴露。每个年龄组 250 名未暴露对照组采用倾向原则匹配（通过年龄、早产、父母教育、性别等特征的匹配协变量减少干扰）[229]。初步分析结果未能证明各实验组存在明显智力缺陷[229]。然而，多次暴露患者亚组的二次分析发现了一些神经心理学测试中的缺陷[230]。OTB 测试可以检测暴露氯胺酮的

非人灵长类动物缺陷[231]。MASK 研究中的患者使用 OTB 测试方法，初步分析并未发现对照组和实验组之间的评分差异[232]。

要点：流行病学、大数据和前瞻性临床研究

- 儿童早期手术麻醉长期影响流行病学研究结论尚不明确。
- 早期唯一使用 1h 暴露前瞻性研究结果显示，除了局部麻醉手术外，没有发现全身麻醉药物的任何影响。
- 长时间或反复暴露对长期认知结果的影响需要进一步研究。

七、干扰因素与麻醉保护

接受手术和麻醉的婴儿和儿童中存在围术期强干扰因素，而动物研究中缺乏强干扰因素，因此直接将临床前研究结果应用于人类受到严重限制。鉴于绝大多数证据表明全身麻醉药物能够干扰中枢神经系统正常发育，并且缺少没有细胞毒性的麻醉药物，人们可能会尝试在生命早期的医疗干预期限制这些可疑药物的使用。然而，临床前和人体研究证明，经历剧痛和应激的动物和儿童，会增加相关并发症发病率和发育异常情况。在有害情况下，麻醉药表现出保护作用。同样，麻醉药可能减轻围术期应激因素，如炎症和缺氧缺血等不利因素的影响。

（一）炎症反应

身体创伤或手术后，除疼痛刺激外，婴儿的神经损伤可能受创伤引起的炎症反应或随后长期细菌感染有关。炎症在脑缺血和创伤性脑损伤后的演变过程中起主要作用。数小时内，转录因子在脑组织中局部激活并上调促炎基因，包括细胞因子、肿瘤坏死因子 α、IL-1β 和趋化因子如 IL-8、干扰素诱导蛋白 10、单核细胞趋化蛋白 1 和不规则趋化因子[233]。产生的炎症细胞因子促进了脑实质中炎症细胞迁移。局灶性脑缺血动物脑卒中模型研究表明，白细胞在急性中枢神经系统损伤后的继发性损伤发展中起重要作用[234]。

动物研究中，新生儿局部炎症会引起成年期过度的痛觉过敏[235]。在发育早期经历慢性持续炎性反应能够改变成年之后生活行为和疼痛敏感性，特别对复发性炎症事件更加敏感[236]。新生动物注射细菌小鼠模型中，全身感染会持续增加中枢神经系统小胶质细胞活

化[237]。成年期免疫系统过度激活后会引起细胞因子升高，该作用可能导致记忆功能受损[237]。出生后关键时期注射脂多糖会影响成人期感觉和疼痛反应[238]，也可能增强长期癫痫易感性[239]。

已经发现几种注射性和吸入性麻醉药影响免疫功能。吸入麻醉药，如异氟醚和七氟烷干扰白细胞介导的免疫反应，这可能是外科手术后免疫抑制的发生原因[240]。氯胺酮和丙泊酚能够调节炎症或免疫系统功能[241, 242]。然而，术后免疫功能受多种因素干扰，其中包括：麻醉药物剂量和时间、疼痛、心理状态、围术期失血或低体温综合征[243]。同样，阿片类镇痛药（如吗啡）抑制自然杀伤细胞活性，同时抑制炎症细胞因子和有丝分裂诱导的淋巴细胞增殖[244-246]。然而，这种反应受到存在或不存在有害刺激和不同类型阿片类药物调节。

成年小鼠内毒素血症模型中，与未麻醉动物相比，注射致死量的大肠杆菌脂多糖后立即进行异氟醚麻醉可显著提高实验动物 300% 存活率[247]。动物给予异氟醚、戊巴比妥或氯胺酮 / 甲苯噻嗪，减低了炎症标志物 TNF-α、IL-10 和 IL-6 的血清水平。这些发现表明，内毒素血症期间进行麻醉药干预不仅可以提高存活率，还能够减轻炎性反应过程。

儿童研究中，腹部手术可导致细胞因子 C 反应蛋白和 IL-6 的血液水平显著增加[248, 249]，这与成年患者并发症发生率增加有关[250]。此外，儿童创伤性手术也表现出患者免疫系统抑制[248, 251]。心脏直视术后 6 个月的神经运动异常与术后即刻血浆 IL-6 水平相关[252]。这些发现进一步证明麻醉药对细胞因子水平长期影响及其改善不良结果的潜力。

（二）缺氧与缺氧缺血

大脑耐受缺血时间非常有限，无论是否暴露麻醉药物，即使短暂血氧或营养供应不足也会导致重症儿童长期神经功能障碍。较高神经系统后遗症风险患者，如患有先天性心脏病婴儿和接受外科手术早产儿。其中许多研究表明，很多患者都表现出神经行为异常、运动缺陷和智力下降[181, 195, 253-255]。然而，这些研究都没有详细记录所用麻醉药和镇静药方案或讨论它们对随后不良神经系统结果的影响。相反，新生动物模型反复证实麻醉药在脑缺氧缺血发作期间的保护作用[256-262]。幼年动物研究表明，在临床神经损伤情况下，重症新生儿患者从这些麻醉药物的保护特性获益。

八、共患病与环境因素

即使患者没有危及生命的疾病也可能发生并发症，或暴露于围术期以外的其他环境因素可能干扰神经发育过程。

（一）慢性中耳炎

相对较小的医学问题，如慢性中耳炎，被认为与疾病神经功能障碍具有相关性。虽然对这种影响作用存在争议，并且确切发生机制尚未明确，但一些研究表明，3 岁前患有中耳积液的慢性中耳炎儿童的语言能力、读写能力和在校表现不佳；而另一些研究则无法证明两者存在联系[212, 213, 263-266]。最近对幼儿进行麻醉药暴露的流行病学回顾表明，4 岁之前浆液性中耳炎与随后学习障碍之间存在关联趋势[211]。

（二）慢性气道阻塞

于慢性中耳炎争议性结论不同，已充分证明睡眠呼吸障碍对神经认知功能产生不利影响。与呼吸功能正常的儿童相比，阻塞性睡眠呼吸暂停的儿童可能会出现行为异常、智力低下和学习成绩下降[267-269]。在这些患者中，通过麻醉药干预对阻塞进行矫正的腺扁桃体切除术，能够改善生活质量、行为和认知功能[270]。有趣的是，即使预先存在神经系统疾病的儿童，如多动症儿童，全身麻醉下接受手术矫正，术后改善注意力并减轻多动症[271]。

（三）环境因素

手术室外环境因素和暴露会严重干扰人类的正常大脑发育。孕期可能对随后的神经认知产生负面影响的环境因素包括：农药[272]、甲基汞、锰、铅和多氯联苯等多种物质[273]。胎儿接触处方药也会导致随后的神经系统后遗症，如治疗痤疮的药物[274]、抗高血压药物[275]和抗凝血药[276]。产前摄入酒精和可卡因会损害儿童的说话能力、语言、听力和认知发育功能[277]。宫内暴露类似麻醉药具有共同药效学特性的抗癫痫药时，该作用能够可能引起成年后脑结构异常[278]。

已知影响儿童学习和行为的其他“环境”因素不能通过主观标准衡量。家庭动态、社区和学校环境有关的社会经济因素都有助于儿童的成长和学习。在这种情况下，对神经发育产生负面影响的因素包括经济匮乏、少数族裔和（或）移民身份、暴力暴露和长期贫困[279]。即使提供有力社区支持和积极家庭支持情况下，学校教学质量差异及与教师和（或）同伴的消极接触也会极大影响成长和学习成绩[279]。此外，过度娱乐活动对神经认知功能存在负面影响，如长时间看电视或玩视频游戏[280-282]。麻醉药暴露潜在有害影响的研究需要考虑众多社会经济和环境影响因素。

（四）遗传易感性

遗传因素影响神经发育的作用比环境混杂因素影响程度更大。遗传因素和认知能力存在密切联系，包括阅读、数学和智力[283]。此外，遗传易感性受环境应激因素的影响[284]，如先天性心脏缺陷、除心脏异常外的先天性异常和神经发育障碍婴儿突变基因混合表达[285]。这种具有争论性发现表明，无论是否需要手术或麻醉干预，接受先天性缺陷和异常矫正的患者都有较高的神经发育障碍易感性。

一项双胞胎研究调查了麻醉药暴露对幼儿学习能力的影响，重点是遗传易感性，发现麻醉药暴露与认知障碍之间没有因果关系[286]。荷兰双胞胎注册研究对来自 1000 多对同卵双胞胎的数据进行综述表明，尽管 3 岁之前接触麻醉药的儿童与未接受麻醉的儿童相比教育成绩测试得分显著降低，并且会经历更多的认知问题，但未暴露的双胞胎的认知表现与暴露的同卵双胞胎相比没有差异[286]。虽然该研究没有解决麻醉药物多次暴露的影响，但没有发现麻醉药物暴露与后来学习相关表现存在因果关系，数据支持 3 岁以下进行麻醉药暴露是后续学习问题的标志，而这与麻醉药暴露无关。

九、目前和今后的研究

尽管动物研究明确表明，麻醉药暴露后会立即出现大脑结构有害变化，但长期的神经系统异常并不普遍存在。此外，人类流行病学研究对发育结果的研究得出了模棱两可的结论。麻醉药和镇静药潜在神经毒性对儿童健康的巨大影响促使人们对这一现象进行大量后续研究。这些工作应当包括确切的结构变化、潜在的分子机制和受影响神经元和胶质细胞种群的临床前研究，以及精心设计的人类易感性临床研究，同时将上述围术期干扰因素纳入考虑。鉴于麻醉药物对儿科患者潜在神经毒性对公共卫生的影响，美国 FDA 和国际麻醉研究协会创建了一个名为 SmartTots 的公私合作平台，以支持该领域临床研究。该平台为正在进行的研究（如 GAS 和 PANDA 研究）提供了资金，通过额外资金促进发现和提高小儿麻醉的安全性。

十、结论

总之，新出生动物暴露常用的全身麻醉药会以剂量和持续时间依赖的方式，引起广泛神经变性改变大脑结构，并可能导致成年后的长期神经功能障碍。该现象的确切机制尚未确定，虽然麻醉药物可能影响了几种信号通路，但并不能完全通过麻醉药物诱导的神经元抑制解释。重要的是，实验动物相当于人类早产儿和婴儿大脑发育阶段的皮质结构改变最为明显，后期其他大脑区域易受影响，并且存在持续神经发生的脑区可能终生受损。虽然这些临床前研究结果与小儿麻醉的相关性仍不清楚，出于谨慎，美国 FDA 发布 3 岁及以下患者长期和反复使用麻醉药和镇静药警告。新的人类流行病学研究无法排除麻醉药作为一种独立因素，影响外科手术后引起学习和神经发育受损。目前回顾性流行病学研究中观察到的神经系统后遗症间接出现，并且不会对所有暴露的个体产生相同程度的影响，这表明这种关联可能受遗传或其他因素的影响。此外，流行病研究不能确定影响因素间的因果关系或

区分手术和麻醉对神经学结果的不同影响。因此，需要进一步设计临床前和临床实验明确该现象的可能机制，评估其临床相关性并制订缓解策略。该领域唯一的随机对照试验表明，婴儿期暴露七氟烷 1h 进行腹股沟疝修补术对 2 岁和 5 岁时的神经认知功能几乎没有影响[227, 287]。此外，鉴于非对抗性疼痛对发育中的大脑造成严重后果，目前还没有改变现行麻醉方法的建议[288]。但是，我们鼓励临床医师及时了解该领域的科学发展。

要点：总结

- 目前所有全身麻醉药在新生动物研究中均具有神经毒性。
- 该现象的临床相关性尚不清楚。
- 动物研究中观察到急性结构异常和长期认知障碍之间缺乏因果关系，限制了研究成果向人类的转化。
- 缺少麻醉干预的未成年动物于人类，经历疼痛和应激同样会导致大脑结构和功能异常，该研究结果使麻醉药物神经毒性作用进一步复杂化。
- 改变目前麻醉方法和镇静管理之前，需要对动物和人类进行更深入研究。

病例分析

一名 2.5 岁男孩患有室间隔缺损，其中主动脉瓣的右冠状动脉小叶脱垂进入缺损，并引起轻度主动脉瓣关闭不全。心脏病主治医师建议在接下来的几个月内进行修复手术，以防止 AI 病情进展。这名男孩身体健康，发育正常，18 月龄时经历一次短暂的全身麻醉，经历鼓膜切开术并进行了气管插管，耐受良好。该男孩的父母查到美国 FDA 的警告，即未满 3 岁儿童长时间（＞ 3h）或反复麻醉会可能对大脑发育产生长期影响，包括"认知、学习和行为缺陷"[289]。他们已经联系过您询问他们是否应该现在进行手术和麻醉，或者是等到孩子 3 岁生日之后。他们还了解到右美托咪定可能是一种不会对人体造成脑损伤的药物，并想知道该药物是否应该将添加到麻醉方案中。

您的回答涉及两个主要问题：手术时机和用于手术麻醉药物类型。首先，应权衡进行心脏手术利弊与长期麻醉

暴露理论的"毒性"效应。在实验室模型中，有三个因素似乎会诱发麻醉药引起神经毒性：①发育/年龄易感性；②高剂量麻醉药物；③长时间暴露。然而，动物神经行为异常与人类相应指标没有关联性，因为目前的临床研究结论模棱两可。如果延迟该心脏病变手术修复，对婴儿生理和神经发育都会产生重大影响。此外，非麻醉药物相关事件对发病率有直接影响。对 33 个欧洲国家 261 家医院超过 30 000 种麻醉药的 APRICOT 研究显示，严重围术期呼吸或心脏事件发生率为 5.2%，婴儿和新生儿发生率为 10%～15%[290]。另外，对 453 名 6 月龄以下接受非心脏手术的婴儿进行红外脑血氧饱和度测量研究显示，脑氧饱和度明显下降的发生率非常低（2%），发生时间窗非常短暂以至于不太可能造成任何长期影响[291]。最后，在前面提到的 GAS 研究中，七氟烷全身麻醉引起显著低血压风险是蛛网膜下腔阻滞的 2.8 倍[292]。然

而，各组之间的神经发育结局没有差异[226, 227]。虽然需要额外的数据，但生理紊乱似乎不太可能是麻醉药神经毒性的主要解释。

尽管临床前报告表明特定的麻醉药物类别，如GABA受体激动药和NMDA受体拮抗药，具有神经毒性并会导致神经认知缺陷，但临床研究仍不明确。右美托咪定可以减轻异氟醚诱导的神经毒性，并且作为啮齿动物的单一麻醉用药时毒性较小[57, 78, 217]。一项比较右美托咪定和七氟烷对神经认知结果影响的多中心人类随机对照试验正在进行[293]。

第 47 章　患者模拟技术在儿科麻醉中的应用
Patient Simulation and its Use in Pediatric Anesthesia

Anita Honkanen　Michael I. Chen　David A. Young　著

黄小聪　译　王　晟　校

一、概述

模拟成为医疗机构培训人员的一部分由来已久，并涵盖了大多数医疗学科和场所。为什么这种教学、评估和研究方法在医药领域上如此流行？在改善对患者的儿科麻醉护理方面，它能为我们提供什么帮助？我们如何利用它改善培训模式、护理系统，或许还包括改善患者治疗的结果？

现有许多类型的模拟技术，应用许多类型的设备和设施，但是这些都可以简洁地描述为创建一个人造环境，复制真实世界的情况以实现特定目标（图 47-1）。在事后重建危急事件时，其目标可能是使人能更好地理解导致不良结果的因素。为假想患者制订危急情景是培训新住院医师处理某些医疗事件的常用方法。这些预期目标同人类想象力一样无限。

当今整体医疗预算紧缩，受训人员工作时间有限，住院患者被分散到门诊，医学受训人员接触多种类型患者及危急情况的程度正在逐步降低。确保住院医师、医学生拥有所需基本手段以应对危急情况、做出适当反应或诊断罕见疾病是一项与日俱增的挑战。私人医疗保险购买者、政府和公众都在注视着医疗系统，要求其改善患者安全，减少医疗差错，并提供一种衡量医师和综合团队培训表现的方法。

通过模拟，我们可以给住院医师、护士、员工和学生集中的培训时间，使其最大限度地接触特定类型的患者和事件，这是在任何特定领域完成全面培训的关键。美国医学研究生教育认证委员会在通信、职业化、患者服务和医疗知识方面所需的技能可以进行练习和测试。团队可以在关键行动上进行演练，确保他们在实际情况出现时以适当的方式共同行动。这种方式可以使我们发现医疗环境中潜在的有害问题，从而

调整所使用的流程、方案和设备，避免将患者暴露于不完善的医疗系统。我们还可以研究不同情况、设备、环境和人员配备模式的影响，以了解它们如何影响实施。

很明显，医学模拟将会继续存在。好好利用它，最终不仅会让患者受益，而且还会提高医学工作者的专业技能。这一章中我们将探索多种模拟及其应用方式，以及模拟在儿科麻醉中许多应用实例及其发展现状。它将展示应用模拟技术理论案例，突出其中挑战和可能的解决方案，希望这能帮助读者将模拟技术推广到他们自己的机构中去。

二、模拟的发展历史

（一）模拟在航空业中的发展

人们经常将麻醉实践比喻成航空。两者都需要高度警惕，注意细节，且在关键时刻中间都存在相对不活跃状态，这时必须迅速有效地做出反应，以避免糟糕的结果。在这两个领域，如果发生错误或参与者不能做出适当的反应，都会使人的生命处于危险之中。因此，这有助于了解航空领域模拟的发展，并了解这些方法如何适应麻醉环境（图 47-2）。

在航空业，早在 1920—1927 年制造第一架飞机时，就使用了模拟飞机控制的形式。1929 年，Edwin Link 发明了一种更复杂的、气动驱动的飞行模拟器（图 47-3）[1]。随着时间的推移，现代计算机辅助模拟器不断改进，其中包括使现代模拟器创造出驾驶舱外真实世界的高保真计算机图形[2]。这些模拟器通常用于培训新飞行员和审查有经验的飞行员如何应对危急情况。然而，并不是所有的航空模拟器都是用于飞行训练的，还有一些模拟器专用于探索在最恶劣的情

本章译者、校者来自广东省人民医院。

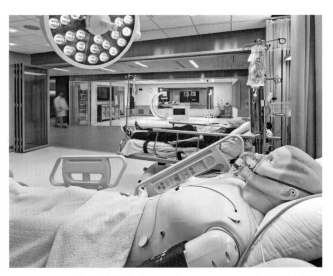

▲ 图 47-1　多舱模拟中心——由 **Paul Lukez** 建筑公司设计的医药公司模拟中心

经 Paul Lukez Architecture 许可转载，由 Robert Benson 拍摄

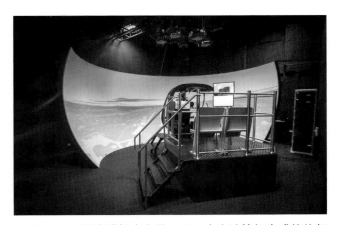

▲ 图 47-2　航空模拟中心展示了一个由计算机生成的外部环境的模拟驾驶舱，用于模拟着陆和起飞

图片由 Aerospace Industries 提供

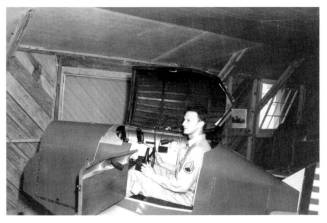

▲ 图 47-3　由 **Edwin Link** 建造的用于飞行模拟的 **Link** 训练器

引自 https://commons.wikimedia.org/wiki/File：LinkTrainerSeymourIndiana. jpg（public domain）

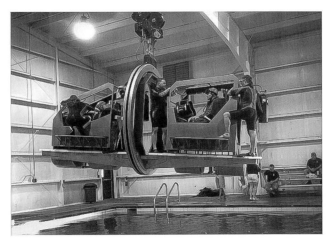

▲ 图 47-4　为航空技能而设的灌篮训练

Survial Systems 公司提供的 Apache 模块训练模拟器（Apache METS®）

况下生存所需的身体条件。在军队中，通常使用坠落训练，即一种模拟飞机坠入水中的训练，来训练新兵在这种坠机中做出恰当反应以求存活，且可用于淘汰那些不能掌握所需技能并在这种情况下不能精神集中来做出恰当反应的人（图 47-4）。部队航空军医培训包括一天的模拟水上演习、在游泳池里穿着全套飞行装备进行长时间比赛、从高台跳入水中，以及从模拟在水下翻转的"被击落的直升机"中逃脱（个人经历 1988，Army Aviation Medicine Course，Ft. Rucker，AL，USA）。其他训练中心也为私人和商业用途提供类似的培训。

在 20 世纪 70 年代发生了一系列明显与技术或设备故障无关的坠机事件。此后，航空团队训练正式开始。坠机事件中最著名的是 1977 年发生的特内里费空难，两架喷气式客机在起飞时在跑道上坠毁，总共造成 583 人死亡。坠机事件的调查显示出其为多重原因导致的事故，包括沟通和团队合作问题[3]。机组资源管理训练，即教成员在模拟环境中团结合作共渡危急，作为减少这些复杂环境中固有的系统和通信错误的一种方法而逐渐发展起来[4]。

（二）模拟在医学和麻醉学中的起始

如同在航空中一样，医学上的模拟从简单的任务训练器开始，然后发展到复杂的高保真模拟环境。患者模拟最先是由 Asmund S.Laerdal、Peter Safar 和 James Elam 一起在医学领域探索出来的，他们创造了一个人体模型 Resusci®Anne，用于人工呼吸的训练（图

47-5)[5]。1960 年，该模型作为第一个患者模拟器问世，她的脸是基于世纪之交从塞纳河上扒出的一个年轻女孩的尸体制作的[6]。这些最初的模拟系统很简单，一般以任务为导向，用于教授个人医疗技能。使用交互式人体模型，复制真实世界环境的高保真患者模拟，在 1967 年由 Denson 和 Abrahamson 用 Sim One 麻醉模拟器引入麻醉应用[7]。Dave Gaba 在 1986 年创建了虚拟麻醉学培训仿真系统，它是第一个以中心为基础的高保真麻醉模拟器环境，可进行全方位的个人和团队培训，并可用来研究模拟的使用和对人体性能的评估[8]。

在航空领域，一系列的灾难促进了模拟的使用，并催生了机组资源管理培训。在医学方面，美国国家医学院在 2000 年发布的一份震惊医学界的关键报告后，促进了模拟的广泛使用。它公开揭露了美国经常发生的严重医疗差错，称每年有 4.4 万～9.8 万名患者在美国医院死于本可避免的医疗差错。该报告继续推荐基于航空的机组资源管理计划和基于模拟的医学教育和培训的团队培训，以此作为创造更安全的医疗环境的一种手段[9]。哈佛的医疗事故保险公司采取的方法是为接受模拟培训的员工提供折扣保险费率，证明了这些技术及在发展和维护关键技能方面的效用。这使得波士顿儿童医院的所有麻醉医师都参加了定期的模拟培训[10]。此后，其他医疗事故责任人也采取了这种做法。

三、创建模拟教学方法

以下将作为模拟项目的示例，指导您在自己的机构中进行自主开发。本章剩余部分中的主要问题，是帮助您建立所需的关键领域，以支持您完成机构中儿科麻醉模拟项目的临床应用及教学目标。

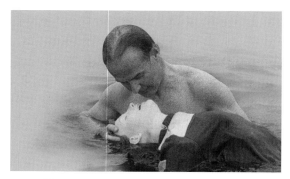

▲ 图 47-5 **Asmund Laerdal** 与 **Resusci Anne**
图片由 Laerdal Medical 提供，版权所有

你是儿科麻醉学质量改进委员会的积极成员。在上次会议中，有报道称，在过去的 6 个月里，你们部门平均每月遇到 1 次心搏骤停案例。你还记得几个参与这些案例的人发现，这些事件看起来非常混乱和没有组织。此外，似乎很多医护人员对除颤器的使用并不熟悉。

你问到的大多数人都会说，大多数问题似乎都与团队合作和沟通方面的问题有关（但通常不是知识问题）。此时，您是否希望找到一种方法来提高遇到心搏骤停案例时医护人员的反应能力？

儿科麻醉科主任要求你开发针对这些问题的教学培训课程。医院最近购买了几个医学人体模型，虽然你没有医学模拟的经验，但你相信它可能对你的项目有用。然后，你将与来自医院模拟中心的医疗主任会面，以探讨这一模拟项目。您有几个问题可以帮助你更好地理解医学模拟，并决定这是否适合你的教学项目。

四、模拟的应用

主要问题如下。

● 如何及在哪里使用医学模拟？与其他教学工具（如对案例的讨论）相比，它有没有好处？

随着医学上对模拟的需求的增长，其使用已经从专门的模拟中心转移到实际的患者护理领域，如医院和诊所。它也从专注于单一的医学专业，发展到涉及协同工作的各级医疗专业人员和学科。在接下来的部分中，回顾了模拟在教学、研究、团队培训、专业评估、继续医学教育和系统评估中的应用。

（一）教学

医学院现在将模拟作为其课程的常规内容，部分解决了让新学生在真实患者身上进行技术实践的伦理困境。从作为学生进行静脉输液或缝合等的部分任务训练器，到成为教学生接近患者、沟通和进行体检的标准化患者扮演者，模拟已经成为医学生教学中不可或缺的一部分。Issenberg 和 Gaba 列举了在医学院课程中增加使用模拟的五个原因："①临床教学中存在问题；②它是诊断和管理的新技术；③可用于评估专业能力；④可用于医疗差错、患者安全和团队培训；⑤刻意练习的作用[11]。"

这种以模拟为基础的培训并不局限于医学生。住院医师培训时间的持续减少是世界范围内的趋势[12]。在美国，ACGME 将每周休息时间限制在 80h 以内，对轮班之间的休息时间有严格的规定[13]。虽然这似乎有足够的时间让住院医师接触到许多病例，但所有医学学科都感受到了缺少培训带来的不足。这还反映在住院医师项目中，该项目在目前普遍实行的"学徒"模式外，也在寻找加速学习的方法[14-19]。模拟被逐渐用来填补这一空白。

在麻醉培训中，这些方法已经使用多年。手术室代表了一个独特的医学环境。它充满了响应迅速的复杂技术，当患者状态发生变化时，通常需要在多个团队成员之间进行协调。大多数医学生在住院医师培训之前对这种环境的接触非常少，这强有力地推动了模拟在麻醉教学中的应用，以帮助发展学员的技能，无论是在对设备的基本理解方面，还是在作为团队成员应对危急事件方面都是如此[3, 14]。在斯坦福大学，如同许多其他项目一样，麻醉住院医师有定期的模拟培训，每级培训中呈现的情景的难度都会增加。受训者可能会在模拟中心逗留上 1 天，通过一系列的模拟场景和汇报会议，检查自己及同等资历的同行的表现[15]。包括短时、集中的模拟活动在内的现场培训，也变得越来越普遍（图 47-6）。

自从 20 世纪 70 年代航空业一系列严重事故的评估重点开始以来，试图了解在危机情况下取得积极结果的关键因素——人的行为因素就一直受到广泛赞赏。这些关键的人类行为因素已被大量的研究和描述[16]。在认识了它们对医学上各种情况的重要性后，许多因素也被 ACGME 列入了所有住院医师的必备能力要求中[17]。Gaba 还引入了一套与模拟麻醉危急情况下的成功操作相关的技能（麻醉危急资源管理或 ACRM）[18]。Flin 及其同事在《尖端安全：非技术技能指南》一书中将多种个人技能描述为非技术技能，这些技能也被认为是在多个行业的危急情况中有效团队合作的关键[3]。从 ACGME、ACRM 和非技术团队技能，这三

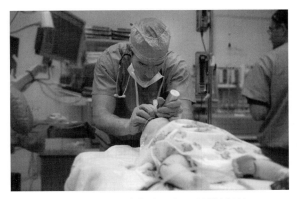

▲ 图 47-6　麻醉住院医师现场模拟培训

个系统中列出的一些因素中可以明显看出这些技能描述是相通的（表 47-1）。它们都将人类行为和沟通的各个方面视为关键部分，以便团队在复杂的情况下能够更好地合作。由于模拟具有将团队成员聚集在一起积极解决问题的独特能力，因此可以用其他学习方法（如桌面案例讨论）无法实现的方式来训练及审查团队沟通和合作的技能。医学模拟课程，如基于航空机组资源管理原则的 ACRM 课程，旨在教授这些关键的个人行为因素[11, 19]。参加模拟训练，并参与聚焦于这些非技术技能的汇报会议，可以帮助受训人员提高整体能力，同时提高他们对这些关键的团队合作技能的认识[20]。

大多数麻醉住院医师在儿科麻醉培训上花费的时间可能很少：在他们 3 年的住院医师期间，通常只有 2～4 个月。在处理患者和家属、围术期镇静和准备、诱导技术和危象类型等方面，儿科与成人麻醉有很大不同。这种有限的临床时间加上所需的广泛的行为知识，为应用模拟训练提高相关人员的专业技能创造了理想的环境。

模拟作为一种有效医学教育工具的原因已有研究，但结果并不一致。Issenberg 等搜索文献以确定与有效学习相关的模拟的关键因素[11]。表 47-2 列出了他们查阅的 47% 的期刊文章，最常见的因素是"提供反馈"。在高保真患者模拟期间，这通常是在紧随模拟场景之后的汇报会议期间完成的。有效的任务汇报使学员对场景事件进行反省回顾，并征求所有参与者的意见。其他共同因素中，39% 的期刊文章涉及"重复练习"，25% 的文章涉及"课程整合"。这两个因素要求对情景开发进行标准化设计，要求重复训练并将其纳入标准课程，以实现一致的要求和目标[21]。

设计模板是为了促进场景的标准化开发和保证各重复使用的场景的一致性[22]。

在正常的测试情况下，很难观察和评估这些动态的、交互的和人际交往的行为技能表现。模拟提供了展示或练习这些技能的场所，通过它对人的领导能力、沟通能力和决策能力的有效性进行反馈[23, 24]。长期以来，人们对于利用模拟来评估受训人员的表现方面一直兴趣不减[25]。虽然很难令人信服的将模拟环境中的性能测量与真实的临床情况联系起来，但专家已经开始研发工具来证明它的可靠性和提高它的有效性[26, 27]。最后，在医学教育中常用模拟的另一个原因是人们普遍感到该学习方法本身的有效性。通过使用高保真的患者模拟，学习者逐渐沉浸在教学领域中，主动参与

表 47-1　来自 Flin 等描述的非技术性团队技能、ACRM 绩效目标和 ACGME 学员的绩效标准这三个系统的非技术性和团队技能特征的比较

非技术技能	表现	ACRM 关键点	表现	ACGME 能力范围*	解读：斯坦福大学麻醉住院医师的示范行为
态势感知	• 收集信息 • 解读信息 • 预测未来趋势	• 保持态势认知	• 预期并计划 • 保持警惕 • 了解环境 • 如果涉及任务，则指派团队成员 • 监测患者情况	• 系统的实践 • 患者关怀	• 有效地提供麻醉服务 • 能够召集系统资源 / 供给来改善关怀 • 收集充分的术前信息，如果准备不足还需推荐适当的诊断步骤 / 咨询
交流	• 清晰、简明地递送信息包括信息交换期间的上下文和意图 • 接收信息，尤指通过倾听 • 识别和解决沟通障碍	• 有效沟通	• 清楚地表述请求和命令 • 避免表述变成"子虚乌有" • 促进团队成员之间的开放式交流 • 处理冲突：什么对患者是正确的，而不是谁是正确的	• 人际交往和沟通技巧	• 有效倾听，允许患者 / 家属提问 • 医疗团队的领导 • 适当地解释程序和麻醉计划以征得同意 • 与患者建立良好的关系
团队合作	• 支持他人 • 解决冲突 • 交换信息 • 协调活动	• 发挥适当的领导作用	• 确保队员知道谁是负责人 • 确定任务优先级并分配任务 • 做出决定	• 专业性	• 勇于承担责任，适当自信 • 尊重、礼貌和富有同情心 • 坚持职业道德，尊重患者隐私
领导能力	• 使用权力 • 维持标准 • 规划和预备准备 • 管理工作量和资源		• 吸引参与 • 既要自信又要尊重他人		
决策制订	• 定义问题 • 考虑选项 • 选择和实施选项 • 结果审查	• 利用所有可用资源	• 所有团队成员 • 设备 • 认知辅助 • 外部资源：呼叫求助	• 照顾患者	• 选择适当的药物 / 技术实施安全合理的麻醉，并对麻醉过程中的变化做出适当的反应
管理压力	• 识别压力症状 • 认识到压力的影响 • 实施应对策略	• 分配工作量	• 根据个人技能适当分配任务 • 除非需要特殊技能，否则委派手动任务 • 查看团队成员是否超负荷或疲劳	• 照顾患者	• 在气道（面罩，ETT, LMA, FOB）和血管通路 IV, CVP/PA、动脉管道）方面拥有适当的技术技能
应对疲劳	• 识别疲劳症状 • 认识疲劳的影响 • 实施应对策略				

*. 仅包括 ACRM 和 ACGME 区域的内容，这些区域与所记录的其他系统行为有一定的相关性

ACGME. 医学研究生教育审评委员会；ACRM. 麻醉危急资源管理；CVP. 中心静脉压；ETT. 气管内插管；FOB. 纤维支气管镜；IV. 静脉注射；LMA. 喉罩气道；PA. 肺动脉（经 Taylor 和 Francis 许可转载，引自 Flin 等[3]）

表 47-2　与有效学习相关的因素

因　素	综述文章的相对被引频次	描　述
提供反馈	15.6	教学反馈
重复练习	13	反复实践的行为
课程整合	8.3	将模拟练习整合到标准医学院或研究生教育课程中
难度范围	4.6	任务难度水平范围高保真模拟对多种学习策略的适应性
多元学习策略	3.3	
捕捉临床变化	3.3	发现各种各样的临床情况
受控环境	3	受控环境，学习者可以在此环境中犯错误、检测和更正错误，而不会产生不良后果
个人学习	3	可重复的、标准化的教育体验，学习者是积极的参与者，而不是被动的旁观者
确定的效果	2	明确的目标和具体的成果衡量标准，培训水平相适应
模拟器有效性	1	实现程度

经 Taylor and Francis 许可转载，引自 Issenberg 等 [11]

到学习环境中，而不是像传统的讲座那样被动地接受信息。已有研究证实，这种类型的学习方式对成人学习更有效，并且信息的保留率比被动学习课程传授的信息更高 [28, 29]。情绪反应的唤起也改善了学习过程，并增加了记忆力 [30]。模拟就提供了这样的一个学习环境。

（二）研究

人们正在逐渐认识模拟在研究中的适用性。从回答人体性能的基本问题，到梳理出改进实验方案、技术、系统和设备的方法，模拟不仅可用于培训，还可用于回答医疗保健系统内的多个类型问题。

模拟的使用促进了对于人为因素及性能的研究。这是一个成果颇丰的调查研究领域，因为模拟可以为多个参与团队的测试创造相对统一的环境 [31]。从理论上讲，关于实践性能的问题是可以回答的，否则可能需要使用回顾性调查的多种图表，从而包括了许多不可控的假设。已有实验对人类与环境的相互作用、疲劳因素及在危急期间护理患者所固有压力源的反应进行了调查 [32, 33]。例如机组人员的协作及应对任务的能力，如果不使用高保真的模拟环境来创建危急情景并引发团队响应，我们很难，甚至是不可能看到他们的表现 [34]。

最后，高保真的患者模拟不仅有助于获得许多主要研究问题的答案，还被研究人员用来提高他们临床试验的有效性。它可以在试验开始之前暴露方案设计、程序和数据收集工具中的问题，从而节省时间和降低成本。还可以利用模拟来培训评估者和协调者，以减少试验开始时的错误，并确保能更好地遵守试验规则 [35, 36]。

（三）团队训练与 ACRM 原则

主要问题如下。

● 什么是危机资源管理？

麻醉危机资源管理是指团队和个人对患者麻醉状态下的危机做出适当反应的系统。该系统基于航空衍生的原理和技术：机组资源管理。这些技术培训教授机组人员在模拟环境中共同应对航空危机，并逐渐发展为减少复杂航空环境中固有的系统及通信错误的一种方法 [37-40]。危机管理的主要目标是在事物发展的早期发现问题，然后组织动员做出适当的反应，以防止产生不利后果。

ACRM 的许多关键都与保持态势感知和有效动态决策有关。领导能力和团队成员之间的沟通是必不可少的，这也是有效利用所有可用资源的关键。图 47-7 是认知辅助的一个例子，它包括与 ACRM 中所教授的改善团队应对危机相关的行为 [23]。

帮助创建高效率团队的机制之一是"共享心理模型"的概念，即团队成员共同探讨一些知识和流程，用于解释或预测事件，以安全有效地实现某些目标 [41, 42]。虽然团队训练始于 20 世纪 50 年代和 60 年代的军队中，但基于共享心智模型概念的团队训练最早开始于 20 世纪 90 年代 [26]。机组资源管理在航空中使用多年，其使用了共享心理模式，包括各种模拟在内的多种培训方法，以传授适当的团队技能。专注于实现执行复杂任务时的有效团队管理所需的宏观认知技能逐渐优化，使团队合作功能得以充实 [43]。其中包括领导力和沟通技能，如表 47-1 列出的技能和其他一些技能，如适应性、后备行为、相互信任和团队导向。模拟是一种可以用来创造场景，并使上述技能得到梳理和练习的有效工具 [44]。

（四）专业评估

长期以来，对医学上的表现进行评级一直困难重重。大量侧重考查医学知识重现能力的考试忽视了对于影响医师在真实患者治疗过程中表现的多种技能的考查，这些技能包括沟通技能和专业技能，以及在团队结构内应对危机的能力。模拟已被用于整个医疗保健学科的培训和评估，因为它能够为学习者提供展示这些关键技能的机会 [44]。标准化患者和基于人体模型的模拟活动都可用于总结性评估，在某些情况下，成了必要的认证和许可要求 [45, 46]。

麻醉学的专业评估采用了各种模拟形式，从部分任务训练器和人体模型到基于计算机的病例管理场景 [47]。通过模拟，可以重建特定场景的测试能力。对于特定的情况，专家们聚集在一起制订检查表，用于测试可靠性和有效性，从而允许对特定情况进行"认证" [37, 48, 49]。由于缺乏一个被广泛接受的评估工具，扩大评估范围以评价从业者的实践能力充满了困难 [50]。尽管存在这些挑战，但一些国家已启用了某些模式，例如通过大量认证考试，进行专业认证 [51]。研究人员正在研究和开发多个学科的住院医师培训测试系统，其中包括麻醉学 [52]。

虽然不用于评估，但美国麻醉委员会将医学模拟暴露作为麻醉学资格考试 ® 第 4 部分：委员会重新

认证的医疗实践改进中的一部分 [53]。根据 ABA 的说法，在一个认可的中心进行的模拟活动"提供了真实地复制临床情景的模拟，使参与者可以以类似于他们在临床实践中经历的方式工作"。此外，2018 年，ABA 在应用考试中增加了客观结构化临床考试。ABA OSCE 类型的考试将致力于考查在几种围术期技术和沟通技能。医学模拟中强大的主动学习组件使其成为优秀的辅助工具，使学习者为这些类型的考试做好准备 [53]。

（五）系统评估

模拟方法已经被用来评估医院系统的有效性，允许针对系统性威胁。在多名患者到达急诊科的危急情况下，可评估团队的医疗能力和团队对医院中紧急情况做出适时适当反应的能力 [46, 54]。现在有些模拟能够对使用体外膜肺氧合抢救新生儿的危急情况进行评估（图 47-8）[55]。在用于患者护理之前，模拟已被用在一些新领域，以确保有足够的设备、空间、工作流程及熟悉环境的员工 [56]。在于斯坦福大学帕洛阿尔托的 Lucile Packard 儿童医院开设新的手术室之前，我们创建了复杂信息技术系统的模拟，以协助手术病例安排和记录手术护理和麻醉文件。在使用新的手术室之前，这些模拟也测试了执行预期手术病例的能力。所有手术服务都安排在模拟会议上，会中安排了测试案例，所有团队成员都在场，在安排第一个患者之前，所有设备和用品都经过检查，以确保没有重大失误。暴露的问题包括找到丢失的关键设备，干扰有效沟通的流程和政策问题，以及解决患者人流不畅。这些问题随后被积极处理，消除了它们对实际患者的可能影响（图 47-9）。

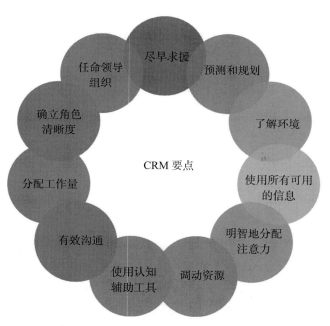

▲ 图 47-7　斯坦福大学沉浸式和基于模拟的学习中心（CISL）的危机资源管理（CRM）课程中使用的认知辅助工具

引自 2008 Diagram by S. Goldhaber-Fiebert, K. McCowan, K. Harrison, R. Fanning, S. Howard, D. Gaba. Creative commons 3.0.http://emergencymanual.stanford.edu/images/7.png.

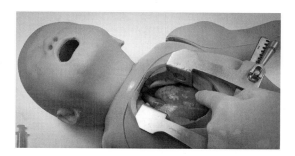

▲ 图 47-8　外科 Sam 团队训练器是一个开放心脏模拟器，也可用于 ECMO 培训，由 Chamberlain Group 和波士顿儿童医院（SIMPeds 项目）共同开发

引自 2017, The Chamberlain Group, LLC.

要点：模拟的应用
- 由于标准教学课程及与接触患者的时间有限，模拟可以用来填补医学院和住院医师层面的巨大教学空白，能够针对特定的学习者群体、患者类型、治疗程序和疾病状态。
- 团队培训尤其适用模拟模型，使危机资源管理技能的实践、团队技能的评估得以实现，并加强整体团队合作。
- 模拟可用于评估所有方面能力，从影响患者的护理系统，到团队成员共同有效地反应，再到个人在提供护理时整合知识和实践的能力。
- 通过模拟研究影响护理表现的人为因素和环境是非常有效的。

五、模拟的类型

主要问题如下。
- 我应该计划什么样的教学活动？

（一）部位任务训练器

程序的执行依赖于灵活性的技术。通过使用部位任务训练器，可以了解基本的机械性步骤；该训练器通常是整个患者的一部分，代表患者的某个部位或生理状况。例如，一个带有管子（代表血管）的模拟臂，可以用来练习静脉注射所需的步骤。一个有舌头、咽、声门、喉和气管的人体头部模型可以用来练习面罩通气和插管。这些训练器可以简单到用一块被明胶包围的目标物来练习从超声引导下区域阻滞到在复杂的计算机驱动传感器加载系统中模拟练习腹腔镜手术操作 [57, 58]。复杂的触觉设备正在研发中，这类设备将把计算机的虚拟模拟和设备的实际操控结合起来 [59, 60]。

就像成人模拟高科技人体模型已经"进化"成更小的儿科模型一样，部位任务训练器也正在被创建用来模拟儿科患者。肢体血管通路，"可插管的"新生儿头部，和超声引导下中心静脉通路训练器只是目前可用的一些项目。图 47-10 至图 47-14 展示了目前市场已有的一些儿科任务训练器和模拟婴儿部件。随着人们对这些产品的兴趣与日俱增，现有产品的种类和规模也显著增加。

（二）基于计算机的模拟系统

复杂的计算机程序已经被编写出来，使得各种麻

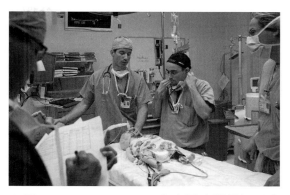

▲ 图 47-9　Lucile Packard 儿童医院斯坦福手术室的现场模拟——提高对关键事件反应时间的团队培训

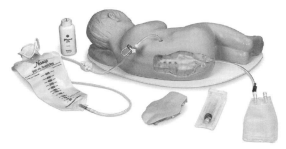

▲ 图 47-10　婴儿骶尾部训练器
图片由 Enasco, Inc 提供

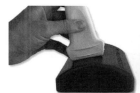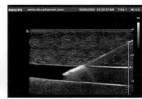

▲ 图 47-11　超声模拟器
图片由 Blue Phantom 提供

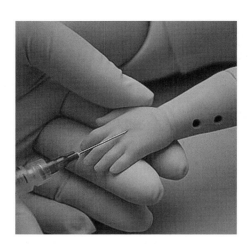

▲ 图 47-12　静脉注射模拟——Gaumard Premie HAL 模拟器
图片由 Gaumard Medical 提供

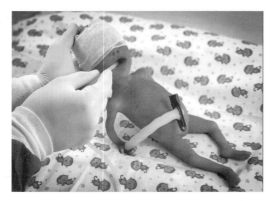

▲ 图 47-13　展示口腔 - 胃操作的极早产儿模拟器

图片由 Medical X 提供

醉任务的实践和医疗危急的场景在虚拟形式下得以实现。这些类型的系统优点是可以随时使用，让学习者有机会随时练习（图 47-15）[61, 62]。通过从磁共振成像和人体解剖模型等系统中输入大量的数据，根据不同患者的不同特点，该技术最终可以为学习者提供实践中可能遇到的多类情况[63, 64]。一些基于互联网的系统，通过虚拟化身，使多个用户在虚拟世界中作为团队成员出现在不同临床场景中。这样可以降低设备和材料的成本，但需要对参与者进行适当的安排，并提供多个可用的访问端口，而且要有一名导师 / 引导者来指导行动[65]。

其他一些系统允许实时融合模拟的透明功能，使人能够更深入地理解机械的麻醉系统和模拟的患者生理[66]。将虚拟系统和任务训练器，通过模拟器将两者全方位相结合，可以从另一个角度来提高所描述场景的感知真实性[67, 68]。目前，美国麻醉医师协会与 CAE Healthcare 合作开发了一种虚拟的、基于麻醉学的 CME 产品。

现有的产品信息目前尚没有发布的时间表，并提示该产品将侧重于成人围术期场景[69]。

（三）高保真患者模拟

高保真患者模拟是指逼真地复制真实患者和临床情况的模拟场景，通常使用交互式人体模型作为模拟患者，使参与者更容易相信所描述的情况的真实性，从而表现出真实的反应。在任何高保真模拟中，都会选择一个学习或评估目标，并开发一个场景来为目标的实现创造条件。使用模拟的环境和工具，如高科技人体模型，将场景演绎出来，既模拟患者对干预的反应，又能实现参与者和患者之间各种程度的互动。扮演不同角色的专业辅助训练器鼓励参与者对场景中的提示做出反应和实时反馈。

1. 高科技人体模型

已有几家公司研发出用于医学模拟的高科技人体模型。这些人体模型代表不同年龄阶段的患者，从新

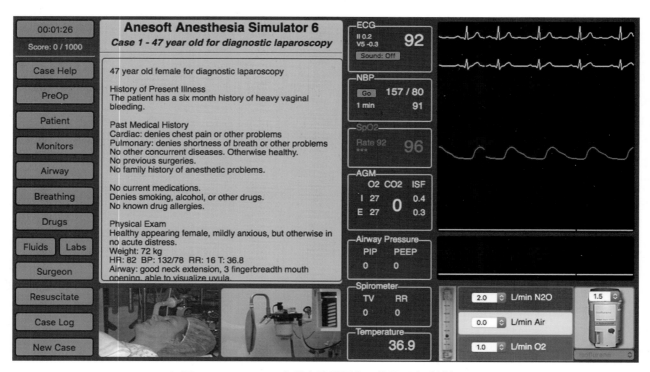

▲ 图 47-14　Anesoft 儿科麻醉模拟交互软件（麻醉模拟器 6）

图片由 Anesoft 提供

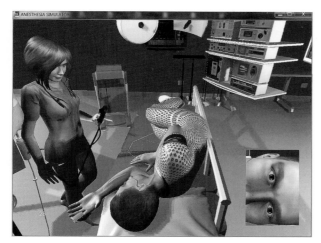

▲ 图 47-15　**Chao Mei** 的麻醉模拟项目
图片由 Chao Mei PhD 提供

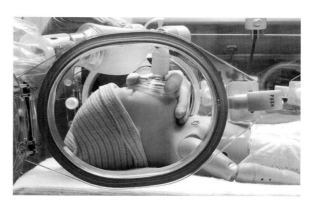

▲ 图 47-16　新生儿模拟器
图片由 Gaumard Medical 提供

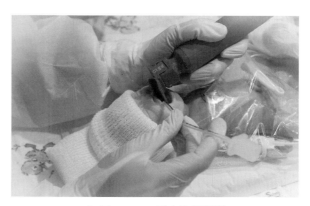

▲ 图 47-17　早产儿模拟器
图片由 Laerdal Medical 提供

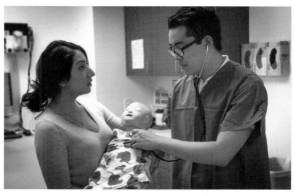

▲ 图 47-18　在医学生训练演习中扮演模拟婴儿母亲的邦联人员

生儿到成年人，并配备了机械和电气部件，用以产生咳嗽、喘息、低血压和发绀等各种效果（图 47-16 和图 47-17）。心音、胸壁运动、可触摸的脉搏和气道的闭合等情况都可以被模仿。模型上可以实现包括面罩通气、插管、静脉置管、除颤等在内的干预措施，在某些情况下还可以进行胸导管置入或环甲膜切开术。生命体征监视器用于显示患者的当前状态，技术人员可以根据对模拟参与者的干预做出反应。

有些软件可用于对干预措施（包括胸部按压、通气和用药）提供自动、真实的反应，一些模拟系统就搭载着这样的软件。

表 47-3 回顾了目前常见的儿科人体模型的特点。许多人体模型都有共同的特征，可发生一些基本的反应来控制气道和呼吸。一些人体模型提供了执行各种侵入性干预的能力。"可消耗"部分，如皮肤和骨骼等，在使用一定次数后往往需要更换。在开始模拟之前，为学员设置一些与人体模型接触的规则，既可以减少不必要的人体模型部件更换，又能使学员体验近乎真实的模拟。通常可以购买保修，来保护这笔可观的投资。

2. 标准化患者扮演者

ACGME 将人际交往和沟通技能作为核心能力之一，强调了清晰有效的沟通在医学中的核心重要性。团队沟通非常重要，且其可以在涉及人体模型的模拟场景中进行练习，但使用这些工具无法很好地模拟与患者或其家人的有效沟通。因此，标准化的患者扮演者进入了医学院和其他教育场所的许多模拟情况中并投入使用（图 47-18）[70]。使用患者扮演者可以让学习者与"患者"或"家庭成员"互动，这些"患者"或"家庭成员"能够根据学习者的反应即时调整他们自身的反应，从而唤起令人信服的情绪。这种类型的高保真模拟还可以创建复杂而微妙的交互，展现医学最基本特征：有效记录病史或体现关怀和同理心。在汇报过程中，将互动记录下来以供回顾，也有助于学习者了解自己是如何与他人沟通的，并看到他们可能不自觉时地使用的非语言交流线索。

表 47–3　不同厂商的高保真儿科模拟器可提供带有各种功能特点的早产儿、新生儿、婴儿、蹒跚学步儿童和小儿等不同尺寸大小的产品 *

基本特征	高级特征
气道 / 呼吸道	
能够进行正压面罩通气	呼出二氧化碳与呼吸声同步测量
能够进行气管插管	内置式空气加压机
用于不同通气 / 插管的右 / 左主干支气管	能够进行气管切开术
自主呼吸	胸部针刺减压检测
鼻插管	伴有液体流出的胸导管置入术
喉痉挛	带有真实患者监护仪的可测量脉搏血氧仪
气道封堵，右或左	能够监测动态气道压力的通气
逆行插管	
舌水肿	
咽部水肿	
肺部呼吸音	
心血管	
能够进行胸部按压	改进的除颤和起搏功能
心音	用实际患者袖带测量血压并听到 Korotkoff 声音
颈动脉和桡动脉搏动	胸外按压和人工通气的测量
可触及的肱动脉和股动脉搏动	股骨入路部位
骨髓通路	皮下注射
有血管走行和静脉回流的外周静脉通路部位	
能够在脐带血管内放置导管	
肌内注射	
神经病学	
癫痫样活动	可调囟门
声音	眨眼时瞳孔大小可变
四肢肌张力	
胃肠道 / 泌尿	
能够放置 OG/NG 管	膀胱可充盈，可放置 Foley 导尿管
听诊肠音	灌肠给药
胃胀气伴食管插管	

（续表）

基本特征	高级特征
其他	
颜色随情况变化（发紫）	耳朵、眼睛和嘴巴的分泌物
可更换部件	能够跟踪某些用药情况
	可清洗 / 可重复使用的部件

*. 并非所有功能在每种型号中都可用，不同的制造商选择突出不同的功能特点。由于大小的原因，早产儿模型在特征的类型和数量上有限制。大多数制造商对高级功能的收费更高

此类型的模拟现已被纳入美国医学专业学生的医学执业资格考试 ® 中，是该考试的第 2 步。学生必须有效地与训练有素的患者扮演者互动，得到其病史并对其进行体检，这一过程中不仅展示医学技术知识，而且能体现出对一名医师十分关键的有效沟通和互动技能 [44, 71]。此外，ABA 增加了一项 OSCE 类型的考试，作为获得麻醉学初始委员会认证的一部分。

3. 混合模拟

混合模拟指的是任意两种类型的模拟的组合，可以是使用部位任务训练器和人体模型相结合，也可以是使用患者扮演者和模拟的身体部位相结合（图 47–19）。例如，部位任务训练器手臂可以连接到患者扮演者的手臂上，并进行静脉输液；分娩任务训练器可以与患者扮演者组合，以模拟婴儿分娩过程。然后，当参与者试图提供指定的程序性护理时，患者扮演者可以向他们提供积极和真实的反应。这种任务训练和与"患者"的沟通相结合，如缝合伤口或注射局部麻醉药，为学习者创造了一个更有启发性和更有意义的情景，并使评估者对参与者的技能和患者管理风格有更多的了解。在患者身上需要完成的任务绝不会再发

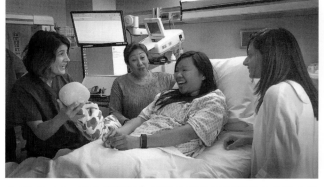

▲ 图 47–19　婴儿模拟器与标准化患者母亲相结合的混合模拟，用于协助斯坦福儿童医院的产科模拟

生在真空中。学会处理患者对程序操作的反应是有效护理患者的关键。这种混合模式可以将这些部分集成在一起，以实现更真实、更有效的培训方案[72]。

> **要点：模拟类型**
> - 现有许多类型的模拟，它们都服务于特定的学习目标，包括部位任务训练器、标准化的患者扮演者、基于计算机的模拟、虚拟现实模拟和高保真模拟。
> - 高保真模拟试图使用交互式患者人体模型来尽可能创建真实的体验，这些人体模型显示出多种"生理"特性，可以以真实的方式（如插管）进行操作，并且可以对学习者的操作做出响应。
> - 混合模拟将模拟方法组合，如具有标准化患者扮演者的部位任务训练器，全方位增强学习者在整个场景中真实方式交互的能力。

六、组织和运行高保真模拟会议

主要问题如下。
- 使用医学模拟时的常见挑战是什么？
- 哪些类型的学员应该参加此会议？
- 如何用医学模拟设计有效的教学活动？
- 在使用医学模拟之前，学习者应该先进行哪种类型的定位？

（一）高保真患者模拟的要素

1. 准备

在开始场景模拟之前，参与者应熟悉模拟环境、要使用的工具及他们将扮演的角色，这些要素对于得到积极的学习经验至关重要。同样重要的是确保所有学习者了解练习的目标，以及评估他们的表现方式。要点包括会议的目标、谁将参加、谁将提供帮助，以及如何在其中参与及表现。

当模拟场景侧重于形成性评估而不是总结性评估时，消除威胁感将有助于确保积极的学习心态。许多模拟中心要求参与者签署一份同意书，强调对会议要素（包括场景和个人表现）保密的重要性。这可以帮助减少人们对"不适当"表现会在事后被谈论的担忧。在这些类型的学习会议中，参与者被告知在危机模拟中"失败"不会受到惩罚，允许他们在场景期间的交互和行动中承担风险，这将使他们的学习成为可能。

2. 场景

创建一些能为模拟会话设置框架，类似电影情节的场景，这些场景是根据目标和预期的参与者设置的。内容专家对真实且相关的模拟场景的设计至关重要。无论为这种情况设定了什么框架，会议期间参与者都会将自己的经验和知识基础带到对情景的解释中，并经常会以使人意想不到的方式做出反应。因此，内容专家可保证对患者的体征信号的合理控制，使得参与者对此做出合理反应，这在场景运行过程中也十分关键。

3. 汇报

主要问题如下。
- 任务报告部分的目的是什么？
- 有效进行任务报告会议的关键因素是什么？
- 运行模拟和任务报告是否存在固有风险？

可以说，从模拟会议中学到的最好的东西在最后一部分，称为任务报告。任务报告源于军队和航空，在这些领域，小组领导人在事件或任务结束后将部队召集在一起，回顾积极和消极的结果，并总结一些经验教训，应用于下一次任务。同样，在医学模拟中，会议的这一部分用于团队讨论场景中发生的事情，并理解危机或状况是如何发生的（图 47-20）。汇报任务报告会议的目的可能有所不同，但在 ACRM 中，这项技术用于让团队成员有机会回顾自己的表现，评估团队的表现，了解导致危机的因素，并学习一些危机应对的一般原则，未来他们可以在关键事件处理中更有效地使用这些原则[35, 73]。

做简化的任务报告是从模拟场景中实现学习目标的关键。在危机事件期间，人们的注意力集中在应对危机和完成必要的任务上。只有在后面的分析中，才

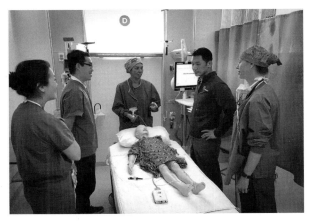

▲ 图 47-20　斯坦福儿童医院恢复室模拟后的现场小组任务报告

能评估对影响结果的各因素的理解。然后，这将使参与者从事件、管理及发生的意外中吸取教训。引导员在指导任务报告和制订学习要点方面非常重要。理想情况下，引导员鼓励参与者进行反思性分析，在整个过程中引导参与者，使他们自主应对突发事件，从而帮助他们形成自己的分析。在小组讨论中涉及的内容比在课堂式陈述中被动获得的内容更易被学习记忆。此外，当参与者提出他们自己的见解和观察时，他们会觉得自己的意见得到了倾听，在讨论中也会更加投入，继而努力使自己的想法成为探讨结论的一部分。然后，这些结论变得更容易被参与者接受和信任。协助做好任务报告需要花费时间以及练习。表 47-4 列出了一些有助于学习会议顺利进行的做法，以及几项可能阻碍小组形成自己结论的行为。

表 47-4 汇报"要做的事"和"应避免做的事"——这些因素可以提高或降低模拟会议任务报告部分的有效性

要做的事	应避免做的事
设定团队参与者的期望值	不要说教
吸引团队参与并促进实现这些期望	在经团队分析得到"发现"之前，不要提供您自己的分析
涵盖所有关键主题	不要让别人以为你的观察最重要
平衡讨论：吸引安静的人参与进来	减少团队讨论的中断
涵盖教学要点，在适当的时候融入讨论	不要制造审问的氛围
讨论正确的做法及其对结果的影响	避免刻板的议程
考虑使用视觉提示来跟踪主要讨论点	不要在讨论结果积极的时候缩短会议

当团队成员根据自己的观察结果产生自己的意见时，任务报告会最有效，引导员可以通过设定目标来发起讨论，并只对讨论进行最低限度的引导。

以前没有参与过此类分析或小组讨论的团队需要引导员更多的指导。

在任务报告会议初始时，应概述对会议的期望及团队成员的参与方式，并允许成员对会议的框架有适当创新。然后，制订流程，帮助团队制订会议议程。引导员应确保所有关键项目都列入议程。使用 ACRM 的基本原则来构建分析和评估框架，可以帮助参与者转移因其表现不佳而产生的畏难情绪。最后，如有

可能，应明确地总结和概括从此次会议中吸取的经验教训。

关于如何鼓励团队成员积极参与和深入分析事件，有一些技巧如下：①提出问题，如什么、为什么及如何；②让所有团队成员参与讨论；③重新提问而不是给出回答，让团队成员来回答问题；④允许停顿和沉默，以鼓励深思熟虑的分析和时间来回答问题。

总而言之，任务报告为参与危机情况的团队成员提供反思其表现的机会，回顾在危机时期的活跃因素，分析这些因素如何影响结果，并得到一些经验教训，以便在未来的情况下进行总结和使用。此外，可以在报告期间强调对处理任何危机情况有用的基本概念，使团队成员回顾并提高一些重要的技能，从而更广泛地提升参与者的表现。

（二）创建场景

主要问题如下。

● 如何着手创建一个场景？

● 场景应该包括哪些因素以确保所有团队成员有效地学习？

● 如何证明机组资源管理学习对围术期团队的效用？

创建场景的第一步是明确参与者和学习目标。还必须考虑所需运行模拟的资源：从模拟的地点到设备，再到人员配备和引导员。然后可以设置特定的临床情况。模拟中的关键要素包括确定场景的简单故事情节、参与者和引导员 / 协作者将扮演的角色，进行基本临床情况的概述，说明要处理的危机，以及引导参与者掌握患者的关键特征。尝试预测参与者的反应类型，并通过生命体征识别出可能的患者反应，这都是很有帮助的。因此，我们创建了一张图，协助运行人体模型及其连接的监视器，以营造场景展开的适当环境（图 47-21）。

场景的发展依赖于能介绍临床情况的内容专家，以确保在相关背景下的患者反映与真实情况一致。此外，场景的运行必须有同行专家作为合作伙伴，以便团队根据参与者的表现来自主修改场景响应。因此，创建适用于各类从业者的场景，特别是出于评估目的，面临的挑战之一是如何将专家的专业知识转化为模拟中期望的场景。围绕场景和性能目标，双方必须达成共识。

（三）创建环境：模拟运行的地方

医学模拟训练通常是在模拟中心进行的。这些中心旨在重建特定的患者环境，如手术室。它们通常带

场景中的关键步骤

患者状况	生理参数：未使用阿托品	生理参数：使用阿托品	时间	需要执行的步骤	发生时间：h/min
清醒	HR 120 BP 90/50 RR 25 SpO$_2$ 99%	HR 120 BP 90/50 RR 25 SpO$_2$ 99%	t = −x	步骤 1 世卫组织 儿科检查	
感知	HR 140 BP 80/40 RR 35 SpO$_2$ 100%	HR 140 BP 80/40 RR 35 SpO$_2$ 100%	t = 0	放置监视器	
喉痉挛	HR 160 BP 100/60 RR 0 SpO$_2$ 95%	HR 160 BP 100/60 RR 0 SpO$_2$ 95%	t = 1	持续正压通气，使护士意识到存在问题	
呼吸暂停	HR 160 BP 70/40 RR 0 SpO$_2$ 90%	HR 160 BP 70/40 RR 0 SpO$_2$ 90%	t = 2	静脉注射 /肌内注射药物	
无法使用呼吸面罩	HR 120 BP 70/40 RR 0 SpO$_2$ 80%	HR 160 BP 70/40 RR 0 SpO$_2$ 80%	t = 3	呼叫帮助，启动应急方案	
无法使用呼吸面罩	HR 100 BP 65/35 RR 0 SpO$_2$ 70%	HR 130 BP 65/35 RR 0 SpO$_2$ 70%	t = 4	尝试二次插管	
无法使用呼吸面罩 / 插管	HR 80 BP 65/35 RR 0 SpO$_2$ 50%	HR 100 BP 65/35 RR 0 SpO$_2$ 50%	t = 5	尝试 LMA	
无法使用呼吸面罩 / 插管	HR 60 BP 50/20 RR 0 SpO$_2$ 40%	HR 70 BP 50/20 RR 0 SpO$_2$ 40%	t = 6	需要手术气道，开始心肺复苏	
结果 1：获得手术气道	HR 80 BP 70/40 RR 0 SpO$_2$ 85%	HR 80 BP 70/40 RR 0 SpO$_2$ 85%	t = 8	置入导管	
结果 2：未获得手术气道	HR 0 BP 0 RR 0 SpO$_2$ 0	HR 0 BP 0 RR 0 SpO$_2$ 0	t = 8	心肺复苏继续，t=15时急救	

▲ 图 47-21　高保真患者模拟期间用于规划和运行生命体征响应的模板示例

有观察室和任务报告会议室，用于提供场景音频视频来进行事后回顾，以及讨论受训者的表现[74]。许多大型学术中心现在包括一个独立的教学模拟中心，它融合了多学科的方法，并可使各受训阶段的医务人员得到培训。从最先开发麻醉培训模拟应用的斯坦福大学，到北卡罗来纳州的杜克大学，再到杰克逊维尔的佛罗里达大学等，这些中心现在是医学教学结构中不可或缺的一部分[75, 76]。其中一些中心的使用并不局限于医师教学，还包括护理教学，部分是为了应对护理人员培训期间与患者接触有限的问题。由于医院和医师对

可重复、可靠的培训和测试的需求日益增长，私立中心也开始出现。许多医院系统也在针对其他系统可能涉及不到的特定人群开发自己的模拟中心。几家独立的儿科医院已经开发了自己的模拟中心（图 47-22）。

将模拟带到提供实际患者护理的各领域称为现场模拟，它不仅可以检出工艺和设备缺陷，还可以查看团队在其日常环境中的工作情况。这有助于为培训创造一个高度真实的环境，并消除许多影响参与者正常反应的混杂因素。然而，在成熟的模拟中心还原可用的真实场景（包括音频视频捕获和场景的回放），可能

是一个技术挑战。通过使用移动视听车，模拟可以在任何工作环境中使用，而无须放弃以仿真场景为中心，利用视频辅助分析的任务报告。在对几个模拟雏形进行实验后，斯坦福儿科麻醉组在 2006 年儿科麻醉学会年度冬季会议上展示了其开发的一个系统（图 47-23）[77]。商用移动视听系统现在也已在其他一些中心使用，并取得了积极的效果 [77]。然而，儿科麻醉的现场模拟也有一系列必须考虑的挑战，包括与真实患者护理的争

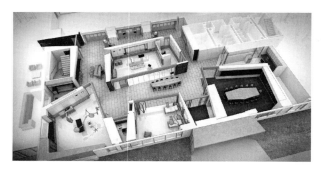

▲ 图 47-22　模拟中心的三维模型——医药公司模拟中心，由 **Paul Lukez Architecture** 设计

图片由 Paul Lukez Architecture 提供

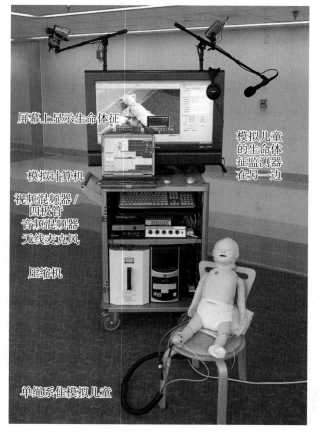

▲ 图 47-23　**Lucile Packard** 儿童医院开发的现场模拟装置。它包含用于高保真模拟器的机械元件，该模拟器带有视听系统，用于记录和显示多个视频和音频通道

执、保密问题，还或许有些培训场景需要患者父母 / 家人在旁边。

（四）协助：运行场景

在开始场景之前，必须向参与者简要介绍基本设置，帮助他们对于自己在场景中的表现设置适当的心理框架。应为每个参与者分配特定的角色，使他们作为救治团队的一分子参与场景。例如，当目标是改善手术室罕见医疗危机的医疗管理时，学员可能会被分配到麻醉医师、急救组成员或第二麻醉医师应答员的角色。然而，如果目标是培养对手术室中团队动态的理解，参与者可能会被要求承担团队中的其他角色，如擦洗技术员，这将使他们在危急期间对事件有不同的视角。或者，一组学习者可能会被"紧急"召集到一个模拟场景，其中一个目标是看看团队如何分配领导和其他团队角色。

在场景展开时，教学引导员将在临床团队中扮演其他角色，如外科医师或巡回护士，向学习者提供适当的提示，这些由教职员工扮演的角色被称为"盟友"。盟友在适当的时机向学习者提供信息，指导参与者了解情况，或者在必要时限制他们的行动。

技术人员通常需要在整个场景中运行控制人体模型的计算机，使得"患者"对参与者的行为做出真实的反应。场景中的盟友和控制人体模型的技术人员之间的沟通对于确保人体模型适时适当的响应非常重要。

一个熟练的引导员负责管理整个场景的流程，可能会在环境线索不明确时回答参与者的询问，并提供与最初为场景制订的目标一致的有关情况的附加信息。

要点：组织和运行高保真仿真会议

● 运行高保真仿真需要准备好空间、设备、主持人和学员。

● 模拟环境是实现学习目标的关键，并对按计划完成模拟的能力有很大影响，模拟中心往往有定期、安排良好的会议，而当临床空间可用时，现场模拟可能需要"在飞行中"进行。

● 汇报是促进学员充分汲取经验教训的关键步骤；理想情况下，它会在确保讨论学习目标的主持人的指导下，引发学习者的自我反思反应。

● 场景的创建和模拟活动的运行都需要内容专家来确保患者参数设置真实，参与者动作的反应在临床正常范围内，并且背景场景故事对学习者群体具有医学意义。

七、儿科麻醉模拟

（一）儿科麻醉模拟的应用

以儿科麻醉护理为重点的模拟场景可用作多种途径：医学生或麻醉住院医师的基本培训，儿科麻醉研究员的高级培训，以及非儿科麻醉医师、儿科麻醉医师或可能被要求给儿科患者镇静或复苏的非麻醉提供者的进修培训。随着将儿科患者的外科治疗集中到大型儿科中心的趋势持续存在，社区医院的麻醉医师接触到的儿科患者越来越少[78]。这可能会增加对与儿科护理相关的模拟需求，以保持工作人员在真实护理儿科患者时的信心。在这种情况下，设置常见的危机场景，描述常见或潜在的危机事件，可能会对其有所帮助。

（二）当前使用和进展：儿科麻醉模拟中心及其活动

在过去的 10 年里，提供儿科麻醉模拟体验的中心数量增加了 1 倍。全国各地的学术中心都建立了以儿科为重点的小组，可进行员工、住院医师、手术团队和辅助人员的培训。儿科麻醉学团队训练包括不同程度的模拟训练。随着过去 10 年新生儿急诊手术数量的逐渐下降，一些中心开始制订有针对性的方案，让儿科麻醉学研究员接触一些罕见的病例，这些病例经验对于成为称职的儿科麻醉顾问至关重要。医学模拟可以在许多方面得到有效利用，以弥补学习差距，指导研究，并推动形成安全意识[79]。

（三）创建儿科专用麻醉模拟的影响因素

与成人麻醉模拟相比，有六个主要因素影响儿科麻醉模拟类型的创建：解剖学、心理学、生理学、程序、所需手术类型及父母的参与。第一个主要与患者的大小有关：儿童的形体大小千差万别，这是生长发育正常功能。这需要一系列完全不同的设备，包括专门为婴儿和年幼孩子设计的人体模型。第二个影响因素是，儿童在静脉注射、合作和躲避创伤的心理方面存在挑战。因此，他们经常使用面罩吸入麻醉诱导，而不是静脉注射。第三个影响因素与儿童在生理上表现出快速反应和失代偿的倾向有关，例如，由于有效储备能力低和代谢率高，喉痉挛后出现快速低氧血症。这些反应给管理带来了挑战，儿科麻醉所特有的挑战。第四个影响因素是，儿童无法配合手术或在影像诊断时保持静止不动，因此通常会在相对广泛的不同地点给予麻醉药物在这些不同地点可用的设备和支持系统有限，促使我们要建立更多有趣的场景。第五个

影响因素与婴儿所需的手术类型有关，这些手术通常很少见，但需要高超的技能和专业的知识才能很好地掌控。最后，第六个影响因素指出了父母与孩子的关系和在孩子生活中的角色：他们对孩子有法律上的权威，且与孩子有牢固的情感纽带。这种关系为模拟学习创造了一个理想的场景。有关辛辛那提儿童医疗中心创建的场景示例，请参见框 47-1（个人交流，Paul Samuels）。

框 47-1　辛辛那提儿童医疗中心使用的儿科麻醉模拟场景一览表

• 室上性心动过速	• 氯胺酮反应
• 室性心动过速	• 阿片类药物摄入
• 心室颤动	• 钙通道阻滞药过量
• 失血性休克	• 恶性高热（PACU 特异性）
• 心源性休克	• TCA 过量
• 无脉搏电活动（未使用 CPR）	• 高血压性脑病
• 低血容量——基础（ECMO）	• 癫痫
• 感染性休克	• 儿童烧伤患者
• 脑膜炎球菌病	• 烟尘吸入
• 过敏反应	• 溺水
• 儿童糖尿病酮症酸中毒	• 头部损伤需要 RSI
• 持续性哮喘，气喘危象	• 儿童枪伤
• 自发性气胸	• 小儿钝性创伤
• 气道危象	• 婴儿钝性挫伤
• 异物阻塞气道	• 婴儿多发伤
• 喉痉挛所致肺水肿	• 头部损伤需要 RSI——并发症
• 气胸（ECMO）	
• 呼吸衰竭	• 婴幼儿中暑
• 芬太尼反应	

CPR. 心肺复苏；ECMO. 体外膜肺氧合；PACU. 麻醉后监护病房；RSI. 快速诱导（顺序）插管；TCA. 三环抗抑郁药（由 Paul Samuels MD 提供）

早期的患者模拟人体模型是参照成人模型开发的。这不仅针对其所提供的绝大多数医疗服务，而且更大的人体模型有更多的空间来放置机械和电子部件，以创造更多理想的生理效果。随着计算机技术的进步和元件的小型化，生产更小的高科技人体模型已经成为可能。为会议的学习目标选择最合适的设备将促进学员参与方案[80]。几家公司现在提供儿科、新生儿甚至早产儿大小的人体模型，这些模型具有各式各样的生理效果和广泛的交互功能。表 46-3 列出了一些不同的人体模型、建模的年龄范围及每个模型可获得的模拟品质，将其作为这项技术发展进程的一个范例。例如，Guamard 的新生儿模拟器不仅提供心音、呼吸声、外周脉搏和患者发声，还将展示自主或正压通气下的胸壁运动，模拟各种病理条件时增加的吸气峰值压力，

以及模拟癫痫发作时的肢体随意快速运动。无线电信号的进步使得这类人体模型可以不接电线，易被拿起和移动，从而在创造场景时增加了真实性和灵活性。在此期间，婴儿通常可能会在照顾者的怀中从一个位置移动到另一个位置（图 47-24）。

场景模拟只能使用这些大小适中的人体模型来逼真地创建。随后，场景中所有东西都被适当地调整大小，让参与的学习者更容易地"停止怀疑"，并对危机做出反应。事实上，设备和材料的大小，如真正的喉镜和气管插管，是在任何儿科环境中有效作业的关键因素之一。对于学习或检查熟练程度这两方面应用来说，型号大小问题在儿科模拟场景可行性上，是一个无法回避的障碍。

解剖学、心理学和生理学影响着儿科麻醉的另一个基本方面，那就是麻醉诱导技术。儿科患者的静脉很细，且经常被丰富的皮下组织掩盖，使得静脉注射很困难。他们没有能力理解导致他们就医的情况，也没有能力合作和听从指示。使得孩子在清醒状态下进行静脉注射时，可能会变得焦躁和好斗。此外，他们代谢率高、心率和呼吸频率快等生理情况使吸入麻醉药可被快速吸收，也就可以应用呼吸面罩进行快速麻醉诱导。由于这些原因，对年幼孩子进行麻醉时通常选择吸入麻醉方法。由于目前还没有静脉给药途径，也造成了一些特殊的情况，麻醉诱导过程中可能会发生难以治疗的危象。模拟在麻醉诱导期间出现喉痉挛、支气管痉挛、氧饱和度下降、心动过缓和低血压并进行治疗的儿科场景既真实又常见，且在过程中又可以梳理出技术性与非技术性的技能，可供报告和学习。对模拟场景中所涉及的关键步骤对于一名经验丰富的

儿科麻醉师来说是很简单的，由他们在模拟场景中同不常照顾儿童的麻醉医师或受训人员一起完成这些反应和步骤，这对后者是非常有帮助的。

如前所述，儿童的基本生理条件在许多方面与成人有本质的不同。在新生儿，特别是早产儿，生理上的气道反射是不成熟的，使其在无明显刺激时也易发生呼吸暂停、喉痉挛和支气管痉挛等。由于有效储备能力有限、代谢率高，血氧饱和度下降发生得非常快。儿童血氧饱和度下降后常继发心动过缓，与成人不同，由于仍在发育中的心脏射血分数固定，儿童心动过缓通常伴有明显的低血压。这些综合情况使得在模拟场景中可处理各种不同的危机，而通常只需简单地改变患者的生命体征就可以创建非常真实的序幕。此外，在这些模型中，健康患者可能在很小的刺激下就诱发危象，从而实现患者完全康复的快速、丰富的情景，这为学习者创造了一种积极的参与感和增强感。

在设计儿科麻醉方案时，可以利用医院所有的地方。与成人不同，儿童通常需要麻醉才能进行无痛影像检查和微创手术（图 47-25）。因此，儿科患者麻醉在各种场所都很常见，如 MRI、放疗室、内镜室和牙科诊室。其中一些偏远位置的场景可以利用各种可用的设备、不熟悉的临时人员及独特的环境。例如，一个常见的场景是在 MRI 仪器中麻醉患者，这需要对磁场周围等采取特殊的预防措施。磁场内不能进行复苏治疗，因此必须将模拟患者移至邻近位置进行治疗。在这些远距离地带，一旦发生危机，可获得的后备支持或帮助与实际可能有很大不同。在汇报这些场景时，重点关注这些地点的系统要求，可以让学员深入了解他们在日常工作环境中已经实施的保障措施，以及可

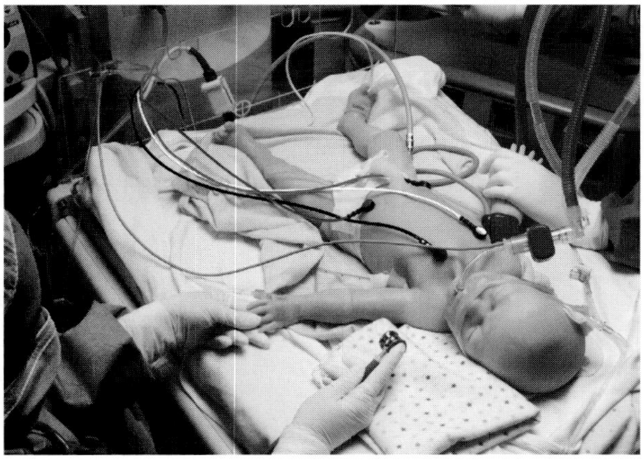

▲ 图 47-24 Guamard 的 Super Tory 新生儿模拟器——具有"肺动态顺应性"的无线功能，可支持真实的呼吸机

图片由 Gaumard Medical 提供

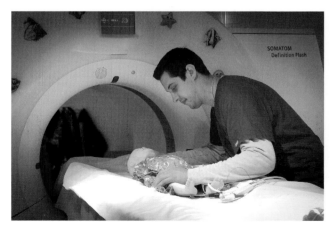

▲ 图 47-25 对婴儿模拟器使用计算机断层扫描仪的现场模拟

能存在的不足。

儿科患者要经历许多与成人不同的手术和操作。其中一些手术正变得越来越罕见。因此，要成功获得麻醉操作所需的技能、理解常见的生理异常，可能会更加困难。新生儿的急诊手术，如气管食管瘘修补术、先天性膈疝修补术、脐膨出和腹裂修补术等变得越来越少（图 47-26）。这一点和日益增多的胸腔镜和腹腔镜手术给麻醉管理增加了额外的挑战，也为模拟训练的使用创造了一个理想的环境。用于模拟这些罕见手术的模拟场景可以同样用于其他受训人员和高级教员的技能复习。使用高保真模拟对于改善跨学科的沟通和协调非常有用，它是成功处理这些类型的病例的关键。任务报告的主题可能包括直接喉镜和支气管镜检查期间，或者在单肺通气情况下决定行间歇双肺通气时与耳鼻喉医师分享如何共享气道；或为稳定患者而暂停手术时，应如何与耳鼻喉科医师进行沟通。

最后，由于儿童是未成年人，在没有成人或合法监护人的情况下他们无法为自己的医疗护理签署同意书，所以与患者监护人沟通是每个儿科麻醉医师正常工作内容。患儿术前评估必须与父母当面进行并签署同意书，有时父母在麻醉诱导过程中也要在场。他们本身在面对孩子的手术时往往有很严重的焦虑，这可能会影响到孩子的反应。包含父母在场的模拟场景大大提升了儿科模拟真实感，这种危机场景可以用来设为此类场景的学习目标。无论这是在事件发生前、期

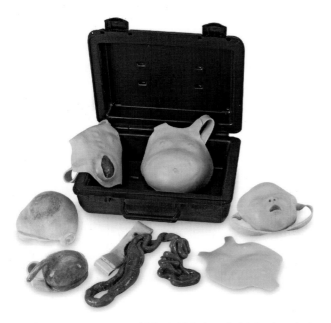

▲ 图 47-26　Simulaid 新生儿创伤包，包括腹裂和脐膨出伤口
图片由 Simulaid 提供

间或之后的有效沟通，还是选择在危机出现前时就使患儿与父母分离，都有很多工作要做。场景开发通常基于现实世界专业人员的经验。有一个涉及父母在场的麻醉诱导的例子，孩子在麻醉时出现了喉痉挛，父母变得惊慌失措，然后带着孩子逃离手术室。这催生了一幕手术室中婴幼儿麻醉诱导时父母在场手术室中在场的模拟场景：婴儿在麻醉时，出现了喉痉挛和低血压，父母采取行动"保护"他们的孩子。这迫使我们参与的学员与家长进行有效沟通，让团队成员协助管理危机，并指导团队成员帮助家长离开房间，并同时开始有效管理患者。

（四）儿科专用麻醉模拟设备

高保真患者模拟的一个基本要素是使用适当的设备和道具创建真实的环境。儿科麻醉模拟首先必须要制造出大小接近儿科年龄范围的人体模型。1999 年，METI（Medical Education Technologies Inc., Sarasota, FL, USA；acquired by CAE Healthcare in 2011）率先开发并推出了名为 PediaSIM® 的儿科人体模型。这个人体模型大约有一个 5～7 岁的儿童大小。开发足够小的部件以适应较小尺寸的婴儿人体模型带来的挑战，使得婴儿人体模型的问世推迟了很多年。2005 年，Laerdal Medical（Stavanger, Norway）和 METI 都将婴儿人体模型推向市场[78]。这些模型有许多功能，并有能联网的生命体征监视器，能用于创建复杂而真实的场景。

现在，其他公司，如美国佛罗里达州迈阿密的 Gaumard Science 公司，开发出婴儿和新生儿模型（图 47-27）。表 47-3 列出了当前人体模型系统中可用的许多功能。

（五）创建儿科麻醉场景

虽然有些场景可以通过各种途径获得，如"卫生保健模拟学会杂志""儿科麻醉学会模拟兴趣组"或"儿科麻醉紧急情况管理"网站，但大多数人可能更希望创建适合自己特定需求的模拟场景。选择参与的团队后，创建场景的第一步是确定学习或评估目标。目标可以基于整体团队动态，侧重于一些 ACGME 核心领域或团队技能或学习者小组所需的医学领域知识，例如用于危重婴儿麻醉诱导的合适药物；或技术技能，如有效的球囊 - 面罩通气或心肺复苏中的按压，或以上各项的任意组合。学习者团队制订目标前应该进行需求评估，以推动目标的选择。

一旦确定了目标，就必须设置适宜场景来支持它们。可用的资源，包括人员、时间、设备及供应，对

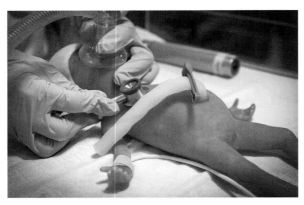

▲ 图 47-27　极早产模拟器人体模型正在接受复苏检查
图片由 Medical X 提供

于场景运行的地点和时间十分重要。而场景运行反过来又会影响具体场景元素的选择。例如，影响团队危机场景的运行能力的可能是引导员的数量，而不是个人的医学知识和技能学习的机会。现有的人体模型将决定年龄范围与运行场景是否匹配。

已有各种模板用来管理和组织创建高保真患者模拟场景所需的所有不同元素。所有模板都包括场景的基本前提，其中描述了患者的情况、发现患者的过程或情况，以及计划发生的事件顺序。创建此计划的目的是针对特定的学习目标，测试模拟场景中参与者的专业技能和团队协作能力。此外，还必须仔细界定引导员和参与者的角色。创建真实环境或适当响应场景所需的支持设备必须列出。对模拟场景样本的预期反应和典型的生理反应也应计划好，这样参与者采取的任何行动都会得到逼真的反应。图 47-28 描述了一个场景的典型简短模板，列出了所需的所有关键元素。模型使用较长的格式为每个元素添加了详细信息，或者有对场景各个步骤中应对措施的参考信息。还有为技术人员准备的患者生命体征图，以帮助指导他们在模拟场景中对不同步骤的预期生理现象做出反应（图 47-21）。阐明学习目标，以确保在模拟的任务报告部分包含这些目标。

要点：儿科麻醉模拟
- 在儿科麻醉中使用医学模拟可以实现许多应用，包括程序培训、复杂的医疗情景会话、危机管理 / 团队合作操作培训及管理专业问题。
- 许多不同的学习群体可以参加儿科麻醉医学模拟活动，包括正在接受培训的医师、主治

医师（麻醉医师和外科医师）、麻醉护士、护士和辅助人员。
- 开发儿科麻醉医学模拟场景需要一个经过深思熟虑的过程，特别要注意课程关键学习目标的确定。
- 通过改进设备、模拟方法和教学方法，可以在不同的场所实现学习目标。

八、衡量模拟学习的有效性

主要问题如下。
- 你如何知道医学模拟课程是否有效？
- 您将如何利用这些信息对未来的医学模拟课程进行改进？

教育工作者想要了解医学模拟活动的真正影响。然而，真实地展现模拟场所与实际医疗环境的关系是一个挑战[81]。从程序开发的角度来看，这是有重大意义的，因为模拟教育需要大量资源。当涉及团队培训时，需要做大量的协调和预先计划，以确保所有团队成员都在场并做好充分的准备。将整个临床单元在教学会议中定期展示，既关乎时间，也关乎成本，通常令人望而却步。相比之下，与模拟相关的活动更有优势，因为它们更强调使用主动学习的形式[82]。因此，衡量相对罕见事件的一般患者结果与单位团队的具体训练基本无直接联系。然而，当较小的小组，如急救团队，被部署到整个医院协助复苏管理时，集中培训是可能实现的。Knight 等证明，经过模拟心肺复苏团队培训项目后，患者存活率及急救团队遵守标准程序对心搏骤停患者进行操作的依从性方面都有改善[83]。虽然在概念上令人兴奋，但不能将因果关系完全归因于培训项目。

那么，应该如何衡量模拟培训课程的效果呢？过去广泛使用的三种方法：回顾参与者调查数据，对培训前后的团队合作评分，以及比较培训前后在完整的程序和流程中的计时 / 测量行动，如儿科高级生命支持或高级心脏生命支持。用于自我评估和（或）考查知识的测试问卷通常被用来衡量模拟课程的教育效果。这些通常在教育干预之前或紧随教育干预之后进行，也或许在未来的某个时间再次进行，以确定教育干预结果的可持续性或持久性以及知识和（或）心理活动技能的提高。

案例标题 （不能读给参与者听）	先天性心脏病患者疝修补术中过敏反应的处理：不准确的文字说明导致对过敏的混淆，并且错误用药 注：该场景是后续场景的起始，在该场景中，麻醉医师需要将发生的情况告知患者母亲		
患者信息	姓名：Baby Sim Packard	年龄：13 月龄	性别：男
MRN（将更改）	体重：14kg	身高：90cm	种族：高加索人
案例演示（读给参与者听）	13 月龄的男孩，计划在困难复位嵌顿疝后 1 周进行疝修补术		
既往内科 / 外科 / 家族病史	原本计划了疝修补手术的日期，但由于患者有唐氏综合征，h/o 房室通道修补术伴卵圆孔未闭，轻度神经痛，因此手术推迟，等待心脏科会诊。现在 1 周后，会诊结果称患者病情稳定，没有心脏症状影响，可以手术，应"避免低血压和缺氧"；2 周前上呼吸道感染和中耳炎，没有其他就医史，家族史无麻醉不良情况		
诊断工具	ASA 显示器		
叙述性案例描述（描述案例如何展开，包括主要的患者趋势和干预的后果）	当参与者进来接手时，急性重症（胸痛、晕厥前兆）患者在手术室的麻醉诱导已经完成。病情严重（胸痛、晕厥前兆）。患者在交接时病情稳定，但插管后立即出现状况；外科医师急于开始，消毒铺单完成后立即要求使用抗生素，这些抗生素已经准备好（头孢唑林），参与者进行抗生素给药。外科医师强调切皮时有体动需及时加深麻醉，不久就发生了血氧饱和度下降和低血压 先天性心脏病，在手术中造成即时诊断的混乱。在接下来的几分钟内会出现皮肤发红 / 多因素、气喘、气道峰压值增加和荨麻疹 继而进行过敏治疗，患者已完全没有反应，需要升压 / 保留插管，转到 ICU 观察治疗；主要巡回护士此时不在室内，而是"中场休息"导致向团队传达新的过敏信息延迟。当她提供这些信息时，患者已明显出现过敏反应。护士询问给了什么抗生素，这些信息与麻醉术前评估表上的信息无关。手术取消，但皮肤上已有切口，患者被转到 ICU。医疗团队将患者送往 ICU，外科医师将与患者母亲交谈		
临床诊断与"正确"治疗	1. 识别过敏反应的体征和症状 2. 了解先天性心脏病的可能表现 3. 控制通气、低血压 4. 启动术后护理计划		
教学目标 （如果适用，请参考核心能力）	1. 了解休息程序的重要性 2. 提高对先天性心脏病的认识 3. 回顾过敏性反应的表现和治疗 4. 理解关键行为，对团队在 ACRM 表现的效用，以及在危机情况下保持领导力和沟通（对于沟通和系统的练习）		
3～5 个教学 / 总结要点（含参考文献）	休息的正确步骤（世界卫生组织核对表？） 混合信息中的文书 / 系统问题 危机管理 – 过敏反应中的团队角色 整理先天性心脏病患者的鉴别诊断		
人员（角色——需要重演案例的参与者）	模拟引导员（运行计算机） 巡回护士 外科医师 交接麻醉师（成为计算机协导员）		
学员 （医学生、住院医师等）	参与者：SPA 参与者	1. 主要参与者 2. 第 1 个响应者 3. 技术人员 4. 第 2 循环护士	
需要的道具	SimBaby、麻醉机、静脉输液杆 / 套、静脉输液材料 / 用品、药物的注射器和针头、气道设备、吸引器、除颤仪（？）、听诊器、窗帘 / 手术器械		
计时	场景：20min 汇报：20min		

▲ 图 47-28　用于捕获和组织场景中的关键元素的模板示例，从基本临床情况的简短描述到人员和设备需求及学习目标和目的

改编自 the Duke University Simulation Scenario Development Template available at http://simcenter.duke.edu/support.html and the Scenario Preparation and Script by P. Dieckmann and M. Rall，TuPASS Germany，published in the IMSH 2008 Instructor Training Course manual.

医学模拟中用于确定培训有效性的评估工具通常包含 Kirkpatrick 模型中四个级别中的一个或几个[84]。医学模拟中使用最常见的 Kirkpatrick 级别包括级别 1（反应）和级别 2（学习）。级别 1 可以通过调查学习群体对培训的反应来实现，而级别 2 则通过培训后的测试来衡量每个学习者的知识水平。医学模拟社区的理想目标是达到 Kirkpatrick 4 级（结果）。它包括呈现目标效果（如患者结果），这是接受医学模拟培训的直接结果。要达到这种级别非常困难，过程非常复杂。

医学模拟参与者经常报告称，在接受了基于沟通和危机资源管理场景的针对性培训后，在工作时的自信心和舒适感都有所提高。事实上，当高保真模拟用于高度灵敏环境下的团队时，如重症监护病房、手术室和急诊科，经常有参与者培训后提供类似的反馈。参与者感受到模拟培训给予了他们更好地应对此种场景的能力[85, 86]。此外，我们可以以此来推断出模拟危机资源管理培训中的共有特点，供学员将来使用（如与特定角色分配中涉及的领导技能和领导职责）。

最常见的情况是，团队工作评分是作为一系列模拟教育活动的一部分实现的。在这些活动中，研究人员观看现场或录制的模拟场景，并使用标准评分系统对各种团队合作技能进行评分，如闭环沟通、明确指定急救负责人和有效委派任务。

Gilfoyle 等使用临床团队协作量表，对多学科团队进行了全天的模拟的培训项目后，展示了在团队协作有效性和复苏中使用临床表现参数的有效性方面取得的明显进展[87-89]。临床表现评分的有效性需要一个人观察模拟或真实事件，这个人需接受过全面的标准方案关键部分培训和模拟场景指定学习目标的培训。通常，使用带有关键要素的评估工具来确定评分（表47-5），其中许多要素对时间有严格要求。在模拟事件中，这相对容易执行，但对于真实临床环境中的意外事件，预定流程以保证培训过的观察者一直在场并持续提供信息，是十分具有挑战性的。

对医学模拟活动的评估可以通过几种能力来实现。评估可以是形成性的，也可以是终结性的。形成性评价侧重于改进未来的表现，可能包括一般性的评论或意见；然后，这些评价结果可能被用来促进任务报告会议期间的讨论。总结性评估主要用于给先前的表现进行各种类型的评分。这些分数可能与各种各样的特征有关，如个人表现、团队表现、团队特征、医学知识、心理活动技能和专业属性。这些分数可以分配给各个独立步骤（如中心静脉导管放置的 10 个步骤）和

表 47-5　困难气道团队培训中的核对表范例，给出了麻醉医师的行为参数（斯坦福儿童医院手术室团队培训的一部分）

麻醉医师行为参数	最高分	未完成	完成 / 延时	在期限内完成
1. 参与核对表 / 暂停	10	0	5	10
2. 认识到面罩通气困难伴有呼吸暂停	5	0	2	5
3. 应用 CPAP/ 口腔气道	5	0	2	5
4. 与团队沟通：患者气道处遇到困难	5	0	2	5
5. 呼救	20	0	10	20
6. 将 DL 限制到 2 次（将无法插管）	5	0	n/a	5
7. 尝试放置 LMA（将无法实现通气）	5	0	2	5
8. 提醒外科医师可能需要气管切开	10	0	5	10
9. 指导团队成员开始 CPR	5	0	2	5
10. 停止所有麻醉药物并尝试唤醒患者	10	0	5	10
11. 确保静脉输液线已开始	5	0	2	5
12. 提醒外科医师可能需要气管切开	10	0	5	10
13. 要求将环甲切开术工具带到房间	5	0	2	5
总计	100	0	44	100

CPAP. 持续气道正压通气；CPR. 心肺复苏；DL. 直接气道；LMA. 喉罩

（或）作为所有总体评分的一部分[90, 91]。可以为单个模拟场景分配分数，也可以将其作为长期课程中的一部分[92]。来自总结性评估的分数也可以用于几个目的，例如提供 PALS 认证及用于研究项目。

评估数据的分析是维护模拟程序有效性和可持续性的另一个关键因素。模拟教育者应该是思维开放的，并且愿意从多个方面接收有关其模拟活动的持续反馈。回顾和反思学员的评估数据应该成为寻找待改进领域的一个必需的、自发的过程。对学习者评价数据的审查将从学习者的角度提供有价值的见解。此外，与模拟讲师和辅助人员一起进行的课后报告将从另一个角度提供更多重要信息。所有的观点都可以用来对教育活动进行有意义的调整，使其尽可能有效。

医学模拟活动的有效性可以而且应该通过几种不

同方式来确定。学习者评估提供了一个视角，而讲师的解读则增加了不同层面的洞察。此外，坚持原来的学习目标是另一个需要考虑的问题。坚持预先制订的标准或指南（如 PALS）也可以对教学有效性提供额外指导。最后，学习者的长期满意度、成绩的改变是另一个需要追求的主要目标。未来模拟课程的改进可能会体现几个要素的变化，包括学习目标、学习者水平或背景、技术进步和医学知识的变化。

> **要点：衡量模拟学习的有效性**
> - 尽管现阶段模拟中患者护理效果和教育结果的预测困难重重，模拟教育者仍应该尝试确定其所提供医学模拟活动的真正影响。
> - 在医学模拟中用来确定模拟培训有效性的最

> 常用的评估工具是针对个人和团队的学习者调查及行为表现的检查表。
> - 医学模拟中使用的评估工具通常评估几类表现，包括医学知识、心理技能和团队表现。

九、结论

医学模拟已经成为医学院医学教育和住院医师培训的标配，用于研究、系统评估和人类行为评估。随着儿科大型化设备的发展，模拟技术在儿科麻醉领域的应用范围不断扩大，应用领域也越来越广泛。很明显，这些工具将在医学领域被继续开发和扩展，以改善教育，并最终改善患者的治疗。

第48章 儿科麻醉中的数据库、注册中心和临床结果研究

Databases, Registries, and Outcome Research in Pediatric Anesthesia

Joseph Cravero 著

韩 园 译 李 军 校

一、概述

日常生活中我们经常使用数据的集合来判断发展趋势、关联因素和预测结果，这种数据处理方式也被称为"大数据"分析。我们只需打开浏览器即可看到个性化的广告，这些广告是根据您以往的浏览历史及对拥有相似浏览历史的其他个人购买情况分析来进行选择推送的。同样，体育管理人员，尤其在棒球运动领域，也会使用运动员以往表现的数据集合来推测某场比赛的可能结果。将相同类型的数据库创建和分析应用于医学，包括儿科麻醉学，也就不足为奇了。

对医疗保健结果进行大数据分析并不是什么新鲜事。美国有许多国家注册机构，包括国家手术质量改善计划（National Surgical Quality Improvement Program，NSQIP）[1-3]、胸外科医师协会（Society of Thoracic Surgeons，STS）国家数据库[4, 5] 和麻醉科医师长期使用的结案索赔登记（Closed Claims Registry）[6, 7]。在英国，相似的大数据分析由国家健康服务机构（National Health Service）[8] 和欧洲更大的合作机构[9]开发。虽然麻醉专业需要一些时间才能将大数据用作于主要的分析工具，但当前的环境已将这种趋势加速到狂热的地步。全球（几乎）普遍采用的电子病历和术中记录，接近无穷的围术期数据收集已经变得成本低廉，而且相对简单。数据共享合作机构的创建进一步扩大了数据收集分析的范围[10, 11]。其结果是数据集合的规模超过了 20 年前的想象。

儿科麻醉的产出数据研究发展更进一步受到伦理、经济和监管压力的激励而优化对患者的治疗和预后水平。大数据分析最适合于评估多种受到关注的预后情况及治疗因素与预后之间的关联。尽管随机对照试验仍然是判断所有健康结果研究的标准，但当前的财务或资金环境使这些试验的执行比以往更加困难。随机对照试验的执行成本昂贵，而且通常基于伦理原因难以获得批准。此外，用随机对照试验研究儿科麻醉实践的所有不同方面是根本不可能的。最后，有证据表明，与对照试验相比，实施良好的大数据观察试验得到了相似的研究结果[12, 13]。

本章回顾了与麻醉和儿科麻醉有关的各种注册中心和大数据研究。此外，还强调了大数据研究的优势、贡献及常见错误。

二、数据注册中心的结果研究

（一）为什么进行大数据分析？

结果分析对于改善医疗质量至关重要。儿科麻醉在结果分析时面临独特的挑战，因为它涉及一个时间点的治疗合作，因此工作流程无法向治疗提供者细节反馈。此外，在尝试建立基准点时，儿童的结果评估必须考虑患者的年龄、发育和潜在疾病。包括术前、术中和术后数据在内的"大数据"的部署，提供了创建大数据集的机会。这些数据集具有足够的包容性，可以提供有关最紧迫结果的性质和发生率的有用信息。考虑到在任何一家大型儿科医院中，一个麻醉医师至少可以使用 10 种不同的方法进行气道管理、麻醉的维持（如静脉麻醉相较于吸入麻醉）和拔管或复苏的选择。他们提供的治疗是由个人经验和提供者的"选择"确定的，而"选择"是基于他们对一大堆令人困惑的

本章译者、校者来自温州医科大学附属二院育英儿童医院。

证据的理解。实际上，麻醉医师每天面对的许多选择几乎没有证据依据。相反，其他涉及相似风险程度和复杂程度的工商业领域则不允许这种自由形式的流程。为了持续改善结果，麻醉科医师需要根据以患者为中心的围术期结果、质量改善、资源利用、风险调整后的结果及临床预测模型等方面来评估治疗情况。这些概念与"围术期外科之家"（见第 15 章）的概念完全相符，在这一概念中，麻醉医师以患者为中心的结果评估为手术患者创建安全有效的治疗系统。

如前所述，随机对照试验在围术期的儿童患者中特别难以实现。取而代之的是，使用观察性注册研究（数据库）来评估手术和麻醉的结果这一方法，在过去的 10 年中爆炸式增长。对于围术期的儿童，由于伦理问题，许多治疗和暴露不能随机化。例如，没有人可以随机选择接受大手术和不接受手术。许多机构同样相信，他们为儿童提供术后镇痛的特定方法是最好的，并且认为对患者使用其他替代方法是不合适的。鉴于此，由多个机构建立的数据库是评估接受检查或手术的儿童质量结果的下一个最佳机制。比较使用不同方法完成相同治疗机构的综合结果，可用于模拟随机试验 [14]。此外，来自不同地域的大量数据使得大型注册数据成为麻醉卫生服务研究的主要来源（主要评估成本与结果之间的关系）。

（二）鉴于数据的考虑

实施良好的大数据研究可以推出与随机对照试验相关的风险分层 [12, 15]，尽管它们倾向于高估治疗效果。尽管如此，用来自大型观察性试验的数据来指导临床治疗是合理的。为此目的，采用电子病历获得的大量数据资源已证实是这种结果分析的主要来源。然而，为临床治疗目的所收集的数据被用作"研究数据"并不总是可靠。当数十个或数百个机构参与数据收集时，这些问题就被放大了。例如，当临床医师说病例发生"喉痉挛"时是如何定义的 [16]？关于这个临床定义，不同临床医师可能有不同的想法，从而导致来自不同中心的数据具有不同的含义。鉴于此，在考虑来自观察研究的数据时，至关重要的是，收集数据者必须对结果进行明确的定义并达成一致。当考虑到严重的不良事件（如死亡或收住重症监护病房）时，来自临床的大数据报告是最准确的，这些不良事件无法被忽略（也较少需要解释）。这样，与不会导致患者状态变化的小事件相比，它们更有可能被准确地记录。

大数据注册机构和合作组织将重点放在"有意义

的"结果上时最有帮助。适当的分析结果通常不清楚。例如，许多麻醉或镇静技术的研究都报告了轻微氧饱和度降低的发生率 [17]。然而，由于短暂的缺氧对患者的整体健康和预后影响很小或没有影响，因此这类事件的重要性不确定。只有当这些发现的频率与更多有关不良事件相关时，这些结果才是有意义的，但这种联系几乎从未被建立。另一方面，严重的长时间缺氧事件（如意外的气管再插管或收住 ICU 等）则重要得多，应慎重考虑。

（三）回顾性和前瞻性队列研究

大型注册数据最常用于回顾性队列研究或病例对照研究。这些方法非常适合用于研究罕见的问题或不可调整的患者因素。回顾性队列研究检查了一种特异性疾病或长期干预相关的结果，并且（通常）涉及了相当大的总人数 [6]。一篇左心发育不全患者接受非心脏手术的结果报告属于此类。另一方面，病例对照研究将确定两个队列，一个具有待研究的特征，而另一个则不具有该特征。然后，这些研究以回顾性方式针对一定的干预或暴露下，研究这两个队列的结果。这种研究的一个例子是扁桃体切除术后疼痛的评估（特征），涉及各种暴露因素（年龄、种族、手术方式和麻醉管理）。

大数据注册也用于进行前瞻性的队列研究。在这些情况下，除了特定的暴露因素外，相似的队列都以前瞻性的方式进行比较。这样的研究比回顾性分析更可取，因为关注的结果可以被明确定义，并以预定的方式干预，这在回顾性设计中是不可能的。来自儿科区域麻醉网络（Pediatric Regional Anesthesia Network，PRAN）或其他类似合作机构的研究都适合这种研究设计类型。

大数据质量改进和研究工作可以大致分为三组：①数十或数百调查人员或机构收集的数百万患者的数据，大量患者的治疗可以被评估，但是数据的密度和质量相对较低；②更加严格的收集工作，使用更详细和更具体的数据收集策略汇总来自单个或较少数量机构（20 个或更少）的数据；③来自单个机构的非常全面的数据收集，包括较少数量患者的大量数据。这些策略之间的优劣势是很明显的，较大的数据收集工作量可以收集到较少发生的问题信息且通常可以准确评估结果发生率。不幸的是，美国医疗保险和医疗补助服务中心（Centers for Medicare and Medicaid Services，CMS）数据库等非常庞大的国家资源，通常仅包含基本的人口统计学信息、计费代码、住院时长和死亡率数据。非常大的数据的收集会牺牲数据的质量和细节。当涉及的站点总数很大时，记录的准确性也会不可避免地会发生变化。

要点：注册数据的结果研究

- 现在无处不在的麻醉电子病历中的"大数据"为创建数据集提供了机会，以提供最紧迫围术期的关注结果的性质和发生率的有用信息。
- 随机对照试验难以完成且费用昂贵；在过去的 10 年中，用于评估手术和麻醉结果的观察性注册数据研究（数据库）呈爆炸式增长。
- 大型注册数据最常用于回顾性队列研究或病例对照研究。

三、麻醉研究中的"大数据"

在麻醉学领域中，电子病历（EMR）协作产生大数据协作的例子数不胜数。麻醉质量协会（Anesthesia Quality Institute，AQI）成立于 2008 年，旨在提高使用麻醉的患者的临床麻醉质量和安全性。为了实现这些目标，AQI 于 2010 年创建了国家麻醉临床结果注册中心（National Anesthesia Clinical Outcomes Registry，NACOR）。该中心自从当时到现在一直是麻醉领域最大和最具雄心的数据收集组织[10, 18, 19]（有关信息请访问 http://aqihq.org）。NACOR 旨在自动获取麻醉病历的电子数据。数据是从计费系统、医院电子医疗记录和麻醉信息管理系统中收集的。该数据库用于多种方面。首先，它是所有参与的中心机构的质量改进工具。数据初始输入后，通过门户进行验证检查和反馈。一旦完成此步骤，就可以将数据发送到中央数据库进行处理和分析。该注册中心汇集了数百个机构的数据，这些机构容纳了数以千万计用于回顾的患者诊疗记录。然后 NACOR 以报告的形式向成员组织反馈信息，便可以对提供者的因素和结果进行基准化分析。从概念来看，用于此项工作的数据收集是在日常临床活动的"后台"中进行的，对于治疗人员来说是不可见的[20]。给定机构从不良事件的发生率到进行手术患者的年龄，所有类型的因素或结果的数据都可以被收集和分析。这种数据收集的便利性是不可否认的，并且已经受到了全球临床研究人员的追捧（图 48-1）。

由于 CMS 是合格的临床数据注册中心，同时也是 NACOR 中合格的成员，因此数据也与其共享。NACOR 中合格的注册中心有 31 个基于成果的奖励性薪酬制的测量项目。来自中心的数据可以自动与 CMS 共享，以补充符合特定条件的结果情况。NACOR 报告了 26 种医师质量报告系统指标和 19 种美国麻醉医师协会质量临床数据注册指标。这些指标包括围术期死亡率和使用联合疗法预防围术期恶心和呕吐等项目。

通过 NACOR 的工作收集到的数据也被用于研究。AQI 的报告列出了麻醉临床中涉及的广泛且（有时）有争议的问题。已经发表了关于多个主题的论文，包括进行全膝关节置换术的患者在麻醉选择上的差异[21]。在本报告中，分析了超过 100 000 例膝关节置换手术，并指出了在区域麻醉（11%）、椎管内麻醉（31%）和全身麻醉（58%）下进行手术的百分比。最近的一份报告描述了剖宫产术中椎管内麻醉的使用率[22]。这项研究调查了近 220 000 例剖宫产术，发现全身麻醉仅在 5.8% 的择期手术和 14.6% 的急诊手术中使用。这些手稿指出了 NACOR 之类的数据库所具有的功能，可以用于调查手术和麻醉的人数统计和麻醉分娩的趋势。

根据 Flood 等调查了美国各地区分娩镇痛的持续时间[23]，NACOR 数据库的其他报告也追踪了基于治疗的支付组合的差异性。这些数据对于确定分娩麻醉的人数统计趋势也很有帮助，如椎管内麻醉分娩[24]。迄今为止，尚无有关该方面儿科麻醉问题的研究报告，但该数据库中可能存在有用的人群数据，关于麻醉转归和为儿童提供麻醉治疗表现的报告毫无疑问即将问世。

迄今为止，NACOR 收集和分析的数据大量涉及人口健康，并打算在此级别进行分析。为了满足对某种程度的个人患者数据的需求，AQI 创建了麻醉病例报告系统（Anesthesia Incident Reporting System，AIRS）。该系统旨在收集大量机构关于特定不良事件的信息报告，并将其用于随后的疾病分析。AIRS 中有一个儿科麻醉专业子模块。不过，所涉及的总体目的和方法将主要在本章稍后的"安全唤醒"方案中进行概述。

多中心围术期结果小组（Multicenter Perioperative Outcomes Group，MPOG）是麻醉学领域的另一个大型数据收集组织。该数据收集始于 2008 年，其任务是制定麻醉学合作结果研究所需的政策、程序和基础设施。该小组目前在美国和欧洲拥有 58 个合作医疗中心，并且已经积累了数百万患者情况，包括患者结果

全国患者的年龄分布与你的实践相比
[单击此处或图形数据点（条形图、楔形图等）查看与之对应的表格]

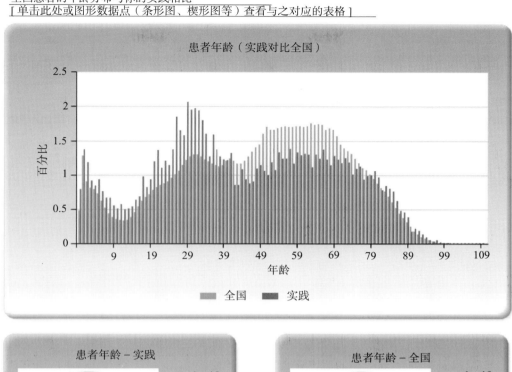

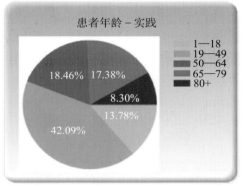 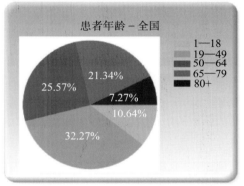

▲ 图 48-1　数据来自国家麻醉临床结果登记（NACOR）数据库的患者接受手术的年龄（彩图见书末彩插部分）

引自 Anesthesia Quality Institute，http://aqihq.org.

和管理结果。成员们在备受推崇的同行评议期刊上发表了多篇文章，并在多国会议上展示了成果。该小组还建立了一个临床表现改善部门（麻醉学临床改善和报告交换），该部门部分由密歇根州的 Blue Cross Blue Shield 资助，并基于 MPOG 的数据基础架构建成。该部门使用临床和管理信息数据来分析患者因素、手术步骤、麻醉技巧和围术期结果的关系。

为了帮助临床工作更好地开展，MPOG 成员发表了一些热点话题的文章，例如产妇进行椎管内麻醉后血肿形成率，并将该比例与血小板计数相关联，表明血肿形成率随着血小板计数减少而增加[25, 26]。其他低频率事件也得到了评估和报告，包括成人直接喉镜检查失败后气管插管抢救技术的成功[27]。这项研究记录了可视化喉镜技术的高使用频率和高成功率。MPOG

还出版了有关麻醉实践性质的出版物，包括麻醉泵警报设置与常规使用的输注速度之间的关系[28]、术中通气使用的肺保护策略[29]及面罩通气困难的发生率和预测因素[30]。

MPOG 在其第一篇有关儿科麻醉的出版物中，分析了来自 10 个机构的 116 362 例儿科病例中 ASA 身体状况为 Ⅰ 级和 Ⅱ 级患者的电子病历中的波法测量血压值[31]。该文章报道了诱导后和手术阶段的正常血压范围（图 48-2）。读了这篇文章，我们会惊讶地发现，对于没有或仅有极轻微并发症但麻醉效果良好的患者，麻醉状况下的正常血压范围是多么的低。例如，从出生到 3 月龄，低于 50%2 个标准差的平均动脉压为 18～22mmHg。这个示例说明了如何使用大数据集在日常临床治疗中建立血压规范，并开发用于临床治

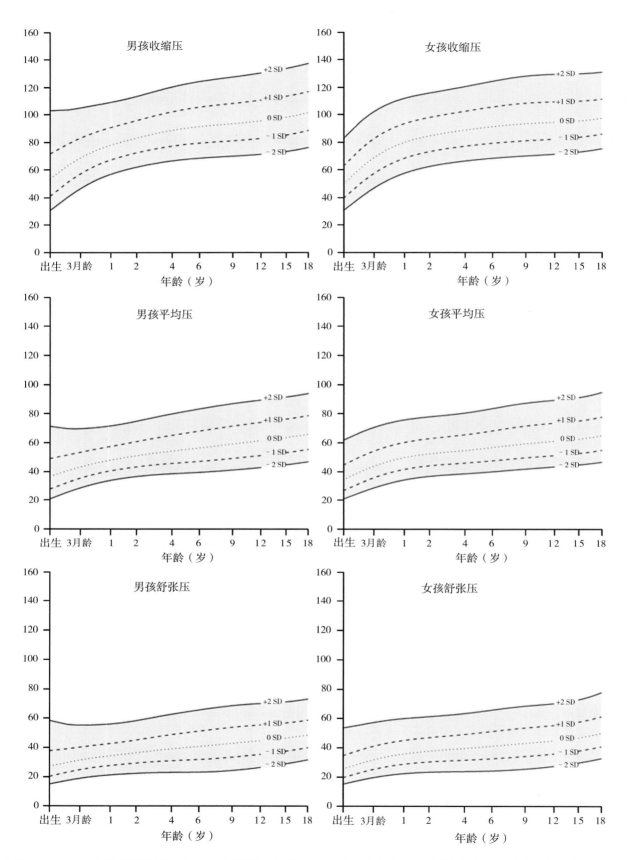

▲ 图 48-2　多中心围术期结果组（MPOG）注册中心的 116 362 名患者在麻醉手术阶段与年龄相关的标准示波血压范围
经 Wolters Kluwer 许可转载，引自 rde Graaff 等 [31]

疗和研究的工具，以快速筛查定义低血压和高血压的血压值。

AQI/NACOR 和 MPOG 数据方案均有助于描述麻醉实践，并将结果与患者特异性特征或麻醉技术相关联。大数据集合的强大功能显而易见。这些组织分析的数据无法由单个机构或少数机构收集到。另一方面，由大量不同地域的中心收集的数据非常难以审计，难以确保一致性或用于报告。分析仅限于有明确定义的结果，这些结果不是模棱两可的，或需要进行解释的。尽管观察性大数据集合的细节和准确性受到了限制，但他们描述实践模式和总体结果参数的能力有可能在将来彻底改变麻醉实践。这些工作才刚刚开始定义儿科特异性的实践参数，并且这些组织中有许多活跃的儿科工作小组，应会将这些大数据集合的力量逐渐带入儿科麻醉中[32]。

要点：麻醉研究中的"大数据"

- 麻醉质量协会创建了国家麻醉临床结果注册中心自动获取麻醉病例的电子数据。
- 可以从这种数据库中执行质量保证和研究，数百万的麻醉病例组成了丰富的数据来源，以供麻醉实践和结果相关的大量问题挖掘研究。
- 多中心围术期结果小组是由美国和欧洲的 58 个机构组成的联盟，直接从麻醉电子病历中收集数据，从而可以对麻醉实践和结果进行详细分析。他们的第一本儿科出版物建立了儿童患者的血压标准。

四、儿科麻醉特有的数据库和注册中心

（一）儿童区域麻醉网络

儿童区域麻醉网络（Pediatric Regional Anesthesia Network，PRAN）是 2007 年在美国由 6 个机构组成的联盟，该国常规进行儿童区域麻醉。他们的目标是为有关儿童区域麻醉的多中心合作研究项目收集前瞻性数据。这个小组现在有 22 个中心，数据库中有近 150 000 名患者病例，并且每天都在增长。最初的成员建立了数据收集和数据审核的指南，并开发了线上数据录入方法。该小组的第一份报告于 2012 年发表，概述了近 15 000 次儿童区域麻醉的结果，包括大量的椎管内神经阻滞（尤其是骶管阻滞）及周围神经阻滞（表

48-1）[33]。该报告大致地描述了用于儿童区域麻醉的技术和该人群的不良事件发生率，这是有史以来研究儿童区域麻醉病例的最大集合。最显著的发现包括未出现死亡或长期并发症，并且绝大部分患者在镇静或麻醉下进行阻滞。他们还注意到，在这些阻滞的进行几乎普遍使用了超声引导。这一信息加强了（有数据证明）在患者全身麻醉或深度镇静状态下进行神经阻滞麻醉这一普遍做法。

表 48-1　儿童区域麻醉网络对 14 917 例区域麻醉中单次注射阻滞和不良事件发生率的汇总

	总操作数	总不良事件数（%）	无后遗症	无后遗症 - 治疗后改变
椎管内				
骶部	6011	172 (3)	60	112
腰部	103	5 (5)	1	4
胸部	13	2 (15)	0	2
蛛网膜下腔	83	5 (6)	4	1
总数	6210	183 (3)	64	119
上肢				
肌间沟	80	0	0	0
锁骨上	164	6 (4)	2	4
锁骨下	40	0	0	0
腋路	99	2 (2)	1	1
肌皮	5	0	0	0
肘	1	0	0	0
腕	7	0	0	0
其他	58	0	0	0
总数	455	8 (2)	3	5
下肢				
腰丛	78	6 (8)	4	2
髂筋膜间隙	221	1 (0.5)	0	1
股神经	872	6 (0.7)	3	3
坐骨神经	413	14 (3)	3	11
腘窝	319	2 (0.6)	0	2
隐神经	78	0	0	0
其他	325	5 (2)	2	3
总数	2307	33 (1)	11	22

（续表）

	总操作数	总不良事件数（%）	无后遗症	无后遗症 – 治疗后改变
头颈部				
眶上 / 滑车上	58	0	0	0
眶下	139	0	0	0
耳大 / 颈浅	157	0	0	0
枕	101	0	0	0
腭大	11	0	0	0
其他	89	0	0	0
总数	556	0	0	0
其他阻滞类型				
肋间	39	0	0	0
髂腹下 / 髂腹股沟	737	3 (0.4)	1	2
腹直肌鞘	294	0	0	0
椎旁	14	1 (7)	0	1
阴部	230	0	0	0
经腹横肌	140	1 (0.7)	0	1
其他	395	0	0	0
总数	1849	5 (0.3)	1	4

经 John Wiley and Sons 许可转载，引自 Polaner 等 [33]

在过去的几年中，PRAN 继续生成有关儿童区域麻醉安全性的报告。关于肌间沟阻滞 [34]、骶管阻滞、连续外周神经置管、经横腹肌平面阻滞 [35] 和新生儿椎管内置管 [36] 相关的不良事件发生率进行了分类并发表论文。在每一个案例中，这项报告都表明这些阻滞的严重并发症发生率很低，尽管在某些情况下（如新生儿椎管内置管）轻微不良事件的风险发生率很高（13%）。更重要的是，PRAN 通过对神经阻滞应用频率的见解，帮助临床医师了解儿童区域麻醉的本质。

PRAN 允许开发有关周围神经阻滞的数据，在缺乏数据协作共享的情况下，这些数据是不可能获得的。涉及相对有限数量患者的 RCT 研究不能使人们对这项实践有广泛的理解，而该数据库可以做到。如果没有这种类型的数据累积和分析，那么既描述广泛的实践，又要了解罕见结果的性质和频率，是不可能的。该小组正在进行的工作已经改变了儿童区域麻醉实践，并将继续向前发展。

（二）儿科围术期心搏骤停注册中心

儿科围术期心搏骤停注册可能是最早组织起来的专门针对与儿科麻醉和围术期治疗有关问题的注册工作。它开始于 1994 年，用于追踪儿童在麻醉期间或麻醉恢复期间与麻醉有关的心搏骤停和死亡的情况，并确定与麻醉的儿科患者心搏骤停相关的临床因素和结果。在这种情况下，组织者没有从医疗记录中收集实践数据，而是寻求自愿并匿名同意将所有围术期心搏骤停的标准化信息发送到数据库的中心。每个参与组织的代表还提供了手术人群的年度人数统计信息。这样，POCA 注册中心可以提供严重不良事件的分析和这些事件预计的发生率。鉴于这种协作是在电子病历时代之前开始的，因此许多数据都是通过艰苦的病历审阅收集的。

这项合作的第一份报告中，收集了来自 63 个机构的数据，150 例心搏骤停被评估认为是与麻醉治疗有关 [37]。总的心搏骤停发生率经计算约为每 10 000 例麻醉中 1.5 例。氟烷单独使用或与其他药物合用引起的心血管抑制被认为占心搏骤停原因的 2/3。发现与心搏骤停分别相关的两个情况为 ASA 分级为 Ⅲ～Ⅴ级（RR=12.99）和急诊状态（RR=3.99）。1 岁以下的婴儿占所有与麻醉相关心搏骤停的 55%。该注册中心的后续报告追踪了儿童潜在心脏病患者心搏骤停的发生 [38]。该报道的数据来自 80 个机构，作者们评估了经历心搏骤停患者的潜在异常情况。单心室异常的患者最常见，但主动脉瓣狭窄或心肌病的患者死亡率最高（分别为 62% 和 50%）（表 48-2）。

表 48-2 儿童围术期心搏骤停注册中心与麻醉有关的心搏骤停患儿的心脏诊断

病灶	例数（127 例中的百分比）
单心室	24（19%）
左心发育不良综合征	9
右心室双流出道	5
非平衡房室管	4
三尖瓣闭锁	3
肺动脉闭锁	2
左心室双流出道	1
左向右分流	23（18%）
室间隔缺损	9
动脉导管未闭	5

（续表）

病　灶	例数（127 例中的百分比）
房室管	4
合并病变（ASD、VSD、PDA）	5
阻塞性病变	20（16%）
主动脉狭窄*	13
主动脉缩窄	6
主动脉阻塞	1
心肌病	16（13%）
扩张型	4
肥厚型	2
限制型	1
疾病特异性	
杜氏肌营养不良	4
肾病	2
AIDS	1
非特异性	2
法洛四联症	15（12%）
动脉干	6（5%）
杂项	23（18%）
肺动脉高压	4
心脏移植术后	3
心脏传导阻滞	3
预激综合征	2
其他†	11

*. 2 例威廉斯综合征，4 例肺动脉狭窄
†.其他包括肺静脉异常、冠状动脉疾病、Ebstein 畸形、主动脉弓离断、左心室肥厚、心肌炎、QT 间期延长综合征、病态窦房结综合征、全身性高血压、大血管转位和非特异性（各 1 例）
AIDS. 获得性免疫缺陷综合征；ASD. 房间隔缺损；PDA. 动脉导管未闭；VSD. 室间隔缺损（经 Wolters Kluwer 等许可转载，引自 Rammoorthy[38]）

POCA 注册中心的结果有助于整理有关罕见但非常重要的儿童围术期心搏骤停风险。如果没有所有相关人员的大量努力，这些数据将不可能被累积和分析。尽管在这项工作中分析的结果无疑是重要的，但 POCA 注册中心能力有限，只能分析儿科麻醉实践中最关键事件。目前的电子病历技术与数据共享网络的结合，可以也应该使研究者能够评估更细微的先兆事件，以及未来儿童围术期心搏骤停的发生率。自动化的数据收集使更全面且实时的数据收集成为可能，并且成本更低。

（三）先天性心脏麻醉学会数据库

为了更全面地了解先天性心脏病患儿麻醉结果的本质，先天性心脏麻醉学会（Congenital Cardiac Anesthesia Society，CCAS）创建了它自己的数据库来收集有关该人群治疗的数据。该注册中心的独特之处是与患者兴趣重叠的外科协会（STS）合作，以进一步分析这些患儿的治疗情况。

CCAS 和 STS 收集的数据有多种用途。这些组织采用 2010—2013 年从其合并数据库中提取的数据来描述右美托咪定在接受先天性心脏病手术的患者中的使用[39]。分析了 12 142 例手术结果，其中 3600 例（29.6%）接受了右美托咪定。接受该药物治疗的患者通常风险较低，并且（并不意外地）有较好的预后（表 48–3）。因此，该报告在某种程度上受到选择偏见的限制，但显示了麻醉和外科相关小组之间的合作努力的力量，其无疑将在不久的将来产生大量新的有用的结果数据。

（四）安全唤醒注册中心

儿童麻醉学会质量安全委员会于 2006 年启动了安全唤醒（Wake Up Safe，WUS）注册中心，以改善临床质量。该项目的目的是以一种非确定的方式建立一个严重不良事件登记中心。该小组的最终目标是通过分析各种不良事件数据来实施治疗过程的改变，从而改善患者的安全性和治疗质量。与 POCA 注册管理系统一样，WUS 的工作要求参与中心除了提交索引事件本身之外，还提供有关麻醉药物类型和剂量数据。每个不良事件的分析均由 3 名在事件中未介入的麻醉科医师进行审查。使用根本原因分析来确定因果关系[40]。

最近，Christensen 使用这一项目的数据，报告了在麻醉恢复室发生的心搏骤停的本质。该研究报告了 26 起此类事件，发现 67% 的事件是很可能可以预防的。在分析与这些事件相关的错误的同时，作者指出，与呼吸起因的事件相比，心脏起因的事件更可能导致永久性伤害或死亡。该组的另一份报告评估了用药错误[41]。该报告中有 32 个机构提交了 276 个用药错误事件。作者概述了这些事件发生时的药物输注阶段和错误的情况，如错误的给药剂量（30%）和注射器错换（18%）（表 48–4），以及这些错误所涉及的药物类型（框 48–1）。值得注意的是，80% 的错误实际发生在患者身上，50% 理论上会导致患者伤害，几乎所有

表 48-3 先天性心脏麻醉学会注册中心接受或未接受右美托咪定患者的非校正结果

变 量	水 平	总数 n=12 142（%, 95%CI）	未接受 DEX n=8542 （%, 95%CI）	接受 DEX n=3600（%, 95%CI）	P 值
住院死亡率	是	399 (3.3, 3.0~3.6)	351 (4.1, 3.7~4.6)	48 (1.3,1.0~1.7)	< 0.0001
任何并发症	是	4894 (40.3, 39.4~41.2)	3811 (44.6, 43.6~45.7)	1083 (30.1, 28.6~31.6)	< 0.0001
任何严重并发症	是	1474 (12.1, 11.6~12.7)	1193 (14.0,13.2~14.7)	281 (7.8, 6.9~8.7)	< 0.0001
心律失常	是	2236 (18.4, 17.7~19.1)	1779 (20.8, 20.0~21.7)	457 (12.7, 11.6~13.8)	< 0.0001
术后神经损伤	是	277 (2.3, 2.0~2.6)	231 (2.7, 2.4~3.0)	46 (1.3, 0.9~1.6)	< 0.0001
机械通气持续时间	中位数，95%CI（h）	16.0, 15.3~16.7	23.5, 22.8~24.1	6.0, 5.8~6.2	< 0.0001
患者 LOS	中位数，95%CI（d）	6.0, 6.0~6.0	7.0, 7~7	6.0, 5.0~6.0	< 0.0001

*. 利用百分位数的自由分布置信界限获得连续变量中位数的 95% 置信区间，利用二项比例的渐近 Wald 置信界限获得二元变量的 95% CI. 置信区间；LOS. 住院时间（经 Wolters Kluwer 许可转载，引自 Schwartz 等 [39]）

表 48-4 安全唤醒注册中心按阶段划分的用药错误

阶 段	错误类型	事件报道例数
制备（非预填充注射器）	小瓶或安瓿替换	25
	标记错误	5
处方（缺乏提供者知识）	剂量错误	42
	用药错误	14
	药物过敏	11
执行（偶然错误）	剂量错误	84
	注射器替换	49
	重复用药	13
	遗漏或未用药	11
	药物过量	7
	输注速度错误	5
	给药时间错误	4
	给药途径错误	4
	药品过期	1
	患者错误	1

经 Wolters Kluwer 许可转载，引自 Lobaugh 等 [43]

事件（97%）都可以预防。

与 POCA 注册中心一样，WUS 注册中心提供了评估多个机构事件的机会。这种类型的数据汇总和分析可以评估从大量病历中收集到的较少发生的事件。单中心的数据收集不可能生成这样的结果报告（包括影响因素和可能的纠正措施）。

（五）儿童脊柱融合手术术后疼痛发生率和发展轨迹的报告

最近发表的一个非常不同的项目涉及了儿童脊柱融合手术术后疼痛发生率和发展轨迹的报告[42]。这个多中心注册机构收集了关于特发性脊柱侧弯矫正术患者具体的疼痛问题的调查信息。该项目中，研究人员希望具体明确脊柱侧弯手术在术前和术后不同时间点疼痛的发生率。结果指标是脊柱侧弯研究协会问卷调查第 30 版，其中包括疼痛、活动、心理健康和自我形象量度量。在临手术前、手术后 1 年和手术后 2 年对患者进行评估。35% 的患者在术前有中度到重度的疼痛，11% 的患者在术后 1 年出现疼痛，15% 的患者在术后 2 年出现疼痛。不同疼痛轨迹的报告中，自我形象、心理健康和年龄指标存在显著差异。作者认为，确定导致儿童术后疼痛、长期预后不良的因素，可能会预防慢性疼痛在成年后发展。与之前提到的 PRAN 数据库不同，该报告没有详细说明这些患者的麻醉管理或与介入措施有关的任何不良事件。未来的包括这些患者的外科矫正和麻醉 / 疼痛管理的信息的数据注册中心，将为潜在的影响因素提供重要的信息。

（六）儿科颅面部手术围术期注册中心

儿科颅面部手术围术期注册中心是由儿科颅面部合作小组成立的，目的是促进对颅缝早闭儿童接受手术的实践和结果的理解。这些程序涉及复杂的颅穹窿重建，通常会导致大量失血和手术时间冗长。这项合作旨在通过共享有关患者管理的关键方面的数据来促进质量改善。在他们的第一篇同行评审出版物中，从注册中心提取了 2012—2015 年收集的数据，包括人数统计、围术期管理、住院时间和血液管理[43]。分析的结果包括术中和围术期的输血量和住院天数。分析了不良事件和重要的离群值。总共分析了 1223 例病例，其中超过 70% 的病例在进行手术时年龄不超过 24 月

框 48-1　安全唤醒注册中心涉及错误的药物类型

	N
• 阿片类	50
• 镇静药 / 催眠药	38
• 抗生素	29
• 血管活性药	26
• 非阿片类镇痛药	26
• 抗凝药 / 肝素 / 鱼精蛋白 / 血栓素	23
• 肌松拮抗药	16
• 局麻药	16
• 肌松药	13
• 晶体溶液（生理盐水 /LR/D5）	12
• 电解质 / 呋塞米 / 甘露醇 / 葡萄糖 / 胰岛素 / 营养素	9
• 止吐药	8
• 挥发性麻醉药 / 氧化亚氮	6
• 类固醇激素（非止吐药）	2
• 未知	2

经 Wolters Kluwer 许可转载，引自 Lobaugh 等 [43]

表 48-5　儿童颅面部手术注册中心小于或大于 24 月龄患儿选择的围术期结果 *

结　果	≤ 24 月龄（n=935）	> 24 月龄（n=288）	P 值 †
术中含红细胞的血液制品（ml/kg）‡	33.9 ± 27.2	21.9 ± 19.4	< 0.0001
> 40	30%	16%	< 0.0001
> 60	11%	3.5%	< 0.0001
> 80	5%	1.0%	0.003
围术期总血液制品（ml/kg）§	45.3 ± 41.6	26.7 ± 27.1	< 0.0001
围术期献血者总暴露量	1 (1～2)	1 (1～2)	0.01
≥ 1	95%	79%	< 0.0001
≥ 2	46%	43%	0.54
≥ 3	20%	19%	0.90
手术时间（min）	227 ± 85	268 ± 118	< 0.0001
术后首次血红蛋白（g/dl）‖	11.3 ± 2.3	10.9 ± 1.9	0.002
Δ 血红蛋白（g/dl）‖	0.5 ± 2.4	1.5 ± 1.9	< 0.0001
出院前末次血红蛋白（g/dl）	10.7 ± 1.8	10.4 ± 1.5	0.01
ICU LOS（d）	2 (1～3)	2 (2～3)	0.03
医院 LOS（d）	4 (4～5)	5 (4～6)	0.20

*. 输血量和手术时间的数据用平均值 ± 标准差表示，LOS 和围术期献血者总暴露量的数据用中位数（第 25～75 个四分位间距）表示
†. t 检验用于比较输血量、手术时间和出院前末次血红蛋白；Wilcoxon 秩和检验用于献血者总暴露量和 LOS 比较；卡方检验用于比较输血量的百分比和特定献血者暴露患者的百分比
‡. 术中含红细胞的产品包括包装的红细胞、全血和重组血液
§. 围术期的血液制品包括含红细胞的制品、新鲜冷冻血浆、血小板和冷沉淀
‖. 855 名 ≤ 24 月龄的患者和 266 名 > 24 月龄的患者可以进行术后首次血红蛋白测量（手术日），798 名 ≤ 24 月龄的患者和 253 名 > 24 月龄的患者可以进行术前和术后初始血红蛋白测量
ICU. 重症监护病房；LOS. 住院时间（经 Wolters Kluwer 许可转载，引自 Stricker 等 [43]）

龄（表 48-5）。结果显示，输血的发生率很高（95%为 2 岁以下），并且发生了许多重大不良事件，包括心搏骤停、癫痫发作、计划外通气和二次手术。与许多儿科麻醉注册中心的工作一样，这个项目允许临床医师了解为这些手术的患者所提供的治疗的本质，以及一些不良事件的频率和性质。这类数据不可能从单一机构的经验中收集，也不可能作为基准要素为那些为患者提供麻醉的医师所用。

（七）儿童镇静研究协会

儿童镇静研究协会（Pediatric Sedation Research Consortium，PSRC）是由医院和医疗中心组成的协会，致力于共享镇静相关的信息，以更好地了解对儿童镇静哪些有效，哪些无效。该小组由来自美国和加拿大 40 个机构的各种儿科专家组成，信息包括人口统计数据、手术方式、合并疾病、镇静的提供者、药物使用、监护仪和镇静的结果等。该数据库在某种程度上是独一无二的，因为它是麻醉学家与各种儿科专家之间的合作。经过十多年后，数据库中将近有 500 000 次镇静事件。2006 年 9 月，PSRC 的第 1 篇论文发表在 Pediatrics 杂志上 [44]，该文描述了协会收集的最初 30 000 例镇静中遇到的不良事件的类型和意外气道管理问题。严重不良事件很少发生，但该研究描述了气道干预和其他意外不良事件的发生率（表 48-6）。

作者认为这些数据有助于定义在提供程序性镇静时所必需的关键能力。这些能力包括呼吸暂停的识别、气道清理、气道辅助工具使用，以及提供正压通气。

随后的论文发表于 2009 年的 Anesthesia and Analgesia 杂志 [16]。该文讨论了主要使用丙泊酚的 49 836 例镇静的数据。数据用于评估的镇静并发症和有效性。研究结果显示成功率很高（超过 99% 完成镇静），而严重不良结果发生率低。该小组的其他论文包括不同专家对于不良事件的分析 [45]、镇静过程中呼末二氧化碳监测 [46] 的使用、禁食情况和不良事件的相关性 [47]、肥胖对不良事件发生率的影响 [48]、儿科医师使用的镇静 [49]、胃肠道手术的镇静 [50] 及其他 [51-53]。综上所述，来自 PSRC 的前瞻性队列研究已帮助研究人员用数据

表 48-6　儿童镇静研究协会关于儿童程序性镇静报告中的不良事件

	每 10 000 例的发生率	例 数	95%CI
不良事件			
死亡	0.0	0	0.0～0.0
心搏骤停	0.3	1	0.0～1.9
误吸	0.3	1	0.0～1.9
低体温	1.3	4	0.4～3.4
镇静期间（未预料的）癫痫发作	2.7	8	1.1～5.2
喘鸣	4.3	11	1.8～6.6
喉痉挛	4.3	13	23～7.4
喘息（镇静期间新发）	47	14	25～7.8
过敏反应（皮疹）	5.7	17	33～9.1
静脉相关问题／并发症	11.0	33	7.6～15.4
长期镇静	13.6	41	9.8～18.5
恢复延迟	22.3	67	173～283
呼吸暂停（非预期的）	24.3	73	19.1～305
分泌物（需要吸引）	41.6	125	34.7～49.6
术中呕吐（非胃肠道）	47.2	142	39.8～55.7
氧饱和度低于 90%	156.5	470	142.7～171.2
不良事件总数	339.6（1/29）	1020	308.1～371.5
计划外治疗			
需要拮抗药物（未预料的）	1.7	5	0.6～3.9
气道方面的急诊麻醉会诊	2.0	6	0.7～43
入院（未预料的，镇静相关的）	7.0	21	10.7～43
需要插管（未预料的）	9.7	29	13.9～65
气道（经口，非预期的装置）	27.6	83	22.0～342
球囊面罩通气（未预料的）	63.9	192	55.2～73.6
计划外治疗总数	111.9（1/89）	336	130.2～853
术中存在的疾病			
镇静不足，无法完成	88.9（1/338）	267	78.6～100.2

经 Pediatrics 许可转载，引自 Cravero 等[44]

描述了儿科镇静实践的结果。提供的信息有可能帮助制订未来的镇静建议和指南。

（八）儿科困难插管注册中心

为了解决与儿科困难插管的发生率和性质有关的问题，美国 13 家儿童医院组成了儿科困难插管注册中心。该团队已经建立了标准的数据收集方法，并成功建立了一个基于网络的注册中心以应对插管困难病例。正如上文提到的许多大型数据分析小组一样，这种协作的在报告相关结果（与困难气道管理相关的不良事件）和气道管理实践中均有优势，因为在它们各个参与的机构中都有实施。在一份已发表的报告中，研究者报告了涉及 1018 例儿童困难气管插管病例在内的儿童气道管理的多个方面（表 48-7）[54]。被证实为困难气道的患儿中，首次尝试插管使用直接喉镜的占 46%，纤维支气管镜占 28%，间接可视喉镜占 18%。成功率的差异很大，直接喉镜成功率为 3%，间接喉镜成功率为 55%。作者还将结果分为"严重"（3%）与"非严重"（30%）。他们能够描述最有可能与并发症相关的患者特征，包括体重小于 10kg、小下颌、尝试另一种插管方法之前尝试进行了 3 次以上的直接喉镜检查。

该注册中心进行分析得出的结果并不令人意外，但这种方法对于这项工作及其他类似工作的未来很有意义。对数据要素和所选结果的严格定义可以确保报告的一致性，而如果没有非常大量的数据收集工作来研究儿科麻醉实践的各个方面，这将是不可实现的。儿科困难插管小组正在进行的数据收集将有助于追踪不良气道事件的发生频率和性质，以及随着各类型的气道管理方法核心从直接喉镜向间接喉镜转变，气道管理的本质也在不断演变。

APRICOT 注册研究

APRICOT（Anaesthesia PRactice In Children Observational Trial）注册研究包括 33 个欧洲国家 261 家医院的 31 127 例麻醉，由各医院在 2014 年或 2015 年对所有 0—15 岁的患者超过 2 周时长的麻醉收集的详细前瞻性数据组成[55]。主要结果是围术期需要立即进行干预的严重危急事件的发生率。严重危急事件被定义为需要立即干预并导致（或可能导致）严重残疾或死亡的呼吸系统、心血管系统、过敏或神经系统并发症出现。这项研究表明，严重危急的围术期呼吸或心血管事件的发生率为 5.2%，婴儿和新生儿的发生率为 10%～15%（图 48-3）。严重事件的发生率很高，该研究还揭示了欧洲儿科麻醉实践及其结果的不稳定性。在实施有针对性的教育和质量改进策略之后，可

表 48-7 儿童困难插管（PeDI）注册中心 1018 名患者的气道管理技术与并发症之间的关联

	预期的困难气道 (n=821)			非预期的困难气道 (n=197)			总数 (n=1018)		
	无并发症 (n=664)	并发症 (n=157)	P 值	无并发症 (n=150)	并发症 (n=47)	P 值	无并发症 (n=814)	并发症 (n=204)	P 值
诱导技术			0.36			0.15			0.083
面罩诱导	430 (65%)	99 (63%)		93 (62%)	24 (51%)		523 (64%)	123 (60%)	
静脉输注诱导	180 (27%)	43 (27%)		53 (36%)	20 (43%)		233 (29%)	63 (31%)	
静脉注射镇静	36 (6%)	8 (5%)		2 (1%)	0 (0%)		38 (5%)	8 (4%)	
气管插管诱导	9 (1%)	1 (1%)		0 (0%)	0 (0%)		9 (1%)	1 (0%)	
NA	9 (1%)	6 (4%)		2 (1%)	3 (6%)		11 (1%)	9 (4%)	
麻醉方法			0.11			0.04			0.005
全身麻醉	610 (92%)	145 (92%)		145 (97%)	44 (94%)		755 (93%)	189 (93%)	
镇静	47 (7%)	7 (4%)		3 (2%)	0 (0%)		50 (6%)	7 (3%)	
苏醒	6 (1%)	4 (3%)		2 (1%)	0 (0%)		8 (1%)	4 (2%)	
无	1 (0%)	1 (1%)		0 (0%)	3 (6%)		1 (0%)	4 (2%)	
插管途径 *			0.12			0.22			0.088
经口	488 (74%)	109 (73%)		128 (90%)	40 (87%)		616 (77%)	149 (76%)	
经鼻	166 (25%)	37 (25%)		10 (7%)	5 (11%)		176 (22%)	42 (21%)	
外科	0 (0%)	1 (0%)		0 (0%)	1 (2%)		0 (0%)	2 (1%)	
其他	5 (1%)	3 (2%)		4 (3%)	0 (0%)		9 (1%)	3 (2%)	
首次尝试的设备 †			0.006			0.30			0.001
直接喉镜	220 (33%)	69 (45%)		128 (87%)	44 (94%)		348 (43%)	113 (56%)	
纤维支气管镜	226 (34%)	51 (33%)		5 (3%)	2 (4%)		231 (29%)	53 (26%)	
可视喉镜	158 (24%)	19 (12%)		5 (3%)	1 (2%)		163 (20%)	20 (10%)	
其他或联合	57 (9%)	15 (10%)		10 (7%)	0 (0%)		67 (8%)	15 (7%)	
成功使用的设备 †			0.06			0.49			0.037
直接喉镜	41 (6%)	17 (12%)		46 (34%)	17 (37%)		87 (11%)	34 (18%)	
纤维支气管镜	281 (43%)	69 (47%)		22 (16%)	6 (13%)		303 (39%)	75 (39%)	
可视喉镜	241 (37%)	42 (29%)		48 (36%)	13 (28%)		289 (37%)	55 (29%)	
其他或联合	89 (14%)	18 (12%)		18 (13%)	10 (22%)		107 (14%)	28 (15%)	
肌松药使用	268 (40%)	63 (40%)	0.96	72 (48%)	30 (64%)	0.06	340 (42%)	93 (46%)	0.32

除非另有说明，否则数据均为 n（%）

*. 19 例数据丢失

†. 8 例数据丢失

NA. 不适用（经 Elsevier 许可转载，引自 Fiadjoe 等[54]）

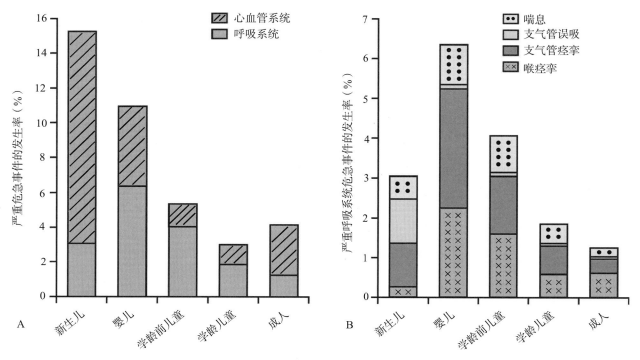

▲ 图 48-3　APRICOT 注册研究中严重危急围术期事件的发生率

A. 按年龄段划分的心血管事件；B. 按分类和年龄段划分的呼吸事件（经 Elsevier 许可转载，引自 Habre 等 [55]）

以重复进行该研究以评估它们是否与降低危急事件发生率相关。

> **要点：儿童麻醉专有的数据库和注册中心**
> - 注册中心收集有关目标麻醉的特异性特征数据，如区域麻醉、心搏骤停、用药错误、颅面病例、困难插管等。
> - 数据库收集有关特定领域中每一例麻醉更全面的信息，不考虑并发症的发生率，如儿童心脏病患者麻醉或手术室外儿科麻醉和镇静的数据库。

五、单中心儿科麻醉基于数据的结果分析

考虑大数据集可以以多种方式影响儿科麻醉实践。正如本章所概述的这样，使用这种方法的研究大大增加了在实践领域中收集到的关于不良事件（和总体上的安全性）的信息，而这些工作都是以这些信息为基础的。许多独立机构正在努力利用自身实践中的大量综合数据，建立有助于通过不断评估结果来评估治疗质量的系统。例如，波士顿儿童医院的系统将术前评估、术中护理、麻醉恢复室状态和远程术后信息的数据连续集成到一个关系数据库中（图 48-4）[56]。数据整合到应用程序后，它根据读者的不同需求有多种输出格式。对于此项目，有两种不同的策略可供选择。

1. 研究人员倾向于获得大量非常详细的有关特定因素 / 干预措施和结果的信息，该结果可以以列表的形式呈现（图 48-5）。使用清晰描述的方法分析关系以获得统计上的显著相关性。

2. 临床医师和管理人员希望获得大量信息以显示治疗或总体表现的趋势。他们需要一种查看信息的方法，以使趋势易于可视化。为此，已经开发了数据仪表板（图 48-6）。在这种情况下，数据可视化软件使个人可以选择他们想要分析的手术、年龄组、影响因素和结果。

通过数据导出（研究人员的详细视图）和数据仪表板（临床医师的观点反馈）可以实现这两种可视化方式。数据导出部分包含大量标准指标，但也允许研究人员从所存储的数据中指定特定的推导方式（例如，扁桃体切除术患者的严重疼痛发生率是多少）。或者，数据仪表板通过使用标准饼图显示综合数据库中集合数据的子集。这些集合数据被传输到缓存中，这将提高在仪表板中检索数据的性能。仪表板上的控件可以使临床医师轻松探索他们感兴趣的数据中的不同关系。

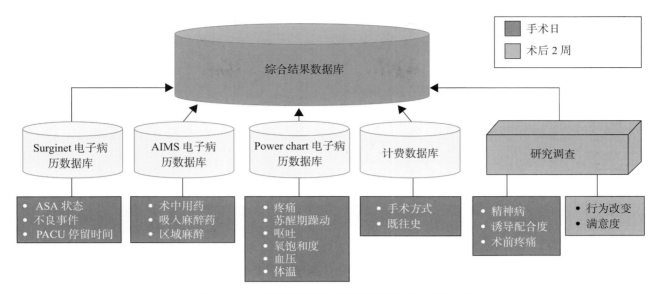

▲ 图 48-4　全面连续结果分析的数据采集和集成示意图

显示了来自术前病历（Surginet EMR）、术中病历（AIMS EMR）、术后麻醉恢复室（Power Chart EMR）、计费数据，以
及将添加的所有研究调查结果整合到可搜索的合并结果数据库中。AIMS. 麻醉信息管理系统；ASA. 美国麻醉学会；
PACU. 麻醉恢复室（数据引自 Boston Children's Hospital）

最终，所有数据都存储在由医院数据库管理员管理的数据库环境中。

这一系统的成果是一项持续的数据收集和报告策略，预期将满足该部门的研究需要和进行中的质量改进目标。

> **要点：单中心儿科麻醉基于数据的结果分析**
> - 许多独立的机构现在正在使用麻醉和医院电子病历中的数据来生成有关管理人员或临床医师感兴趣的结果的报告，以提高质量。
> - 研究人员还可以从电子病历和其他医院信息系统中收集非常详细的数据，以解决研究问题。

六、人工智能和机器学习

本章到目前为止概述的数据库工作主要集中在临床数据的汇总和分析上。无处不在的电子病历中大量数据从根本上改变了我们评估实践的方式。这场改革的下一个阶段将发生在我们处理所收集到的数据的方式上——通过使用人工智能（artificial intelligence, AI）和机器学习。AI 正在彻底改变大型和超大型数据集的使用。互联网搜索引擎和社交媒体公司利用此技术来增强数据处理的方式尤为明显。例如，AI 对于自然语言翻译及使用面部识别来搜索或存储照片的方式至关重要。用最简单的话来说 AI 使得计算机程序通过经验学习，以类似于人类智能的方式对数据做出反应。所有的 AI 都建立在机器学习平台上，该平台将大量匹配输入与输出数据[57]。AI 和机器学习在麻醉学中的应用已经落后于许多企业的商业领域，但是它正在发展，并将继续给我们的领域带来革命性的变化。

AI 和机器学习在麻醉学的应用的实例体现在许多领域。最好的一个例子之一是由 Lee 等[58]描述的，那就是利用 AI 的分析能力，在全凭静脉麻醉中分析作用剂量反应关系并建立优化的闭环麻醉算法。由于采用了机器学习技术，该模型无须对药代动力学或药效动力学进行编程，它仅使用了数百万个药物剂量与脑电双频指数读数相关的数据点，即可预测未来输注速度与脑电双频指数数值之间的关系。尽管这些研究人员能够描述的性能优于模型驱动泵，但仍不完美。未来的工作将包括更大数量级的数据以提高表现，并带来比想象中更好的性能。

AI 也将有助于提高临床决策支持软件的实用性。虽然已显示 CDS 工具有助于提醒麻醉提供者有关的常见任务（抗生素管理或血压管理），但它们也因为笼统而缺乏针对性、忽略了实际应用中患者之间固有的细微差别而受到了批评[59]。未来的 CDS 工具将使用机器学习来产生优化的预测分析。最终的临床路径将真正"基于证据"，因为它们是从对大量数据的分析中得

	总数	疼痛评分高的患者		单变量分析（P 值）
		患者数量	百分百及 95%CI	
性别				
男性	354	78	18（±3.1）	0.29
女性	237	61	20（±3.2）	
年龄（岁）				
0—2	263	65	20（±3.2）	0.59
3—6	85	22	21（±3.3）	
7—9	146	28	16（±3.0）	
10—15	91	22	19（±3.1）	
16—21	6	2	25（±3.5）	
体重				
＜25kg	252	62	20（±3.2）	0.57
≥25kg	339	77	19（±3.1）	
ASA				
1 级或 2 级	555	130	19（±3.1）	0.68
3 级或 4 级	34	9	21（±3.3）	
Dev 延迟				
否	501	121	19（±3.1）	0.45
是	88	18	17（±3.0）	
手术方式				
扁桃体切除术	355	108	23（±3.3）	0.000（系数 0.200）
其他	236	31	12（±2.6）	
丙泊酚				
否	501	121	19（±3.1）	0.452
是	88	18	17（±3.0）	
右美托咪定				
否	508	114	18（±3.1）	0.098
是	81	25	24（±3.4）	
诱导配合度				
否	132	34	20（±3.2）	0.947
是	213	50	19（±3.1）	
躁动				
否	258	44	15（±2.8）	0.000（系数 0.328）
是	165	66	29（±3.6）	
术后 2 天行为改变				
阴性改变	173	47	21（±3.3）	0.224
无改变	56	13	19（±3.1）	
术后 2 周行为改变				
阴性改变	140	41	23（±3.4）	0.000（系数 0.126）
无改变	129	22	15（±2.8）	
PACU 停留时长				
0～30min	9	1	10（±2.4）	0.000（系数 0.190）
30～60min	83	8	9（±2.3）	
60～120min	302	63	17（±3.0）	
120～180min	103	34	25（±3.5）	
180+min	94	33	26（±3.5）	

◀ 图 48-5 扁桃体切除手术结果数据的详细表格显示

引自 Boston Children's Hospital.

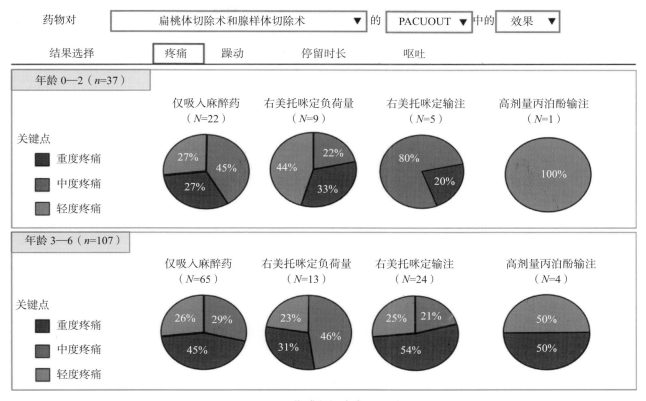

▲ 图 48-6　集成数据库中的数据显示

连续汇集的数据包括 0—2 岁和 3—6 岁年龄段的扁桃体切除术和腺样体切除术患者的疼痛情况。所提供的数据基于麻醉的类型——吸入麻醉药（仅）或吸入麻醉药联合右美托咪定。麻醉提供者日常选择要查看的手术、位置、年龄段和结果类型（引自 Boston Children's Hospital）

出，这些数据将随时针对治疗的患者的个体特征而不断更新和定制[60]。

　　回顾当前有关 AI 和机器学习的文献，我们可以合理预测出麻醉技术可能发生的指数型增长和半自主麻醉输注系统的最终成熟。尽管这一未来可能使某些人感到不安，但它将（毫无疑问）会提高工作效率，也会让麻醉医师有更多的与患者的个体互动（如直接治疗协调），这将大大提高围术期整体护理质量和患者满意度。而且，这些发展只有通过信息技术人员和临床科学家的合作才能实现，他们将构想并验证在麻醉学中使用 AI 的模型。

七、数据注册问题

　　当前大数据研究的爆炸式增长来自纸质记录到电子记录病历的转变。电子化收集的数据现在可记录患者有关的全面病史和治疗、手术室数据。可以将许多地理或时间上来源不同的数据包含到共同的以结果为导向的通用数据库中。这些数据的集合使研究人员能够评估在其他情况下不可能达到的患者接触总数（或 n）。本章介绍了儿科麻醉中一些最值得注意的数据相关研究。以数据库为中心的研究有很多优点。但是，也还有许多问题可能导致对数据的误解并影响对数据注册研究的正确使用和结论[61]。

（一）数据挖掘

　　在传统的临床研究中，研究人员从假设开始，然后通过比较不同患者群体的干预措施来检验其有效性。而另一方面，利用数据注册中心的研究本质上主要是观察性的，通过分析数据评估结果。人们倾向于搜索有趣的关联，然后进一步评估发现的相关数据元素。这通常是在没有严格定义数据关系假设的情况下完成的。在进行此类研究时，对于研究人员和临床医师来说至关重要的是要记住，"统计学显著性"一词意味着给定的结果不太可能是偶然发生的。然而，这种关系有可能是偶然的。如果只是简单地在大型数据库中搜索足够多因素之间的因果关系，而没有一个合理的假设，则即使在不相关的数据中也将发现"显著性"相关。例如，如果我们将 $P < 0.05$ 作为显著关联的阈值，

20 个随机数据关联中就有一个在统计学上似乎是相关的，即使这个发现只是偶然发生的。

许多方法都试图解决这个可能的错误。最简单和最常用的是 Bonferroni 校正[62-65]。使用 Bonferroni 法，每项额外的检验要求显著性达到仅验证一种假设的 $1/n$ 倍。例如，如果试图将肺损伤的发生率与新生儿的大手术联系起来，并考虑除主要因素外的五个可能因素（如胎龄），则有意义的阈值应保持在 $P < 0.05/5$，也即 0.01，而不是原始比较值 0.05。

数据挖掘是数据库研究中的主要问题。在考虑来自注册中心研究的结果时，分析需要以假设为依据并在数据分析前进行计划。

（二）数据质量

在临床护理过程中收集的数据从一个人（或机构）到另一个人（或机构）并不总是一致的。所有参与者都必须知情并同意对特异性结果和指标的严格定义。如果不这样做，收集的数据可能会不一致并且导致结论不准确。此外，数据注册管理机构应建立数据质量保证的程序框架[66]。这种框架中的步骤程序在协调中心层面及收集数据的机构当中都存在。需要进行数据审核以防止数据质量不足，检测出不完善的数据并定义要采取的纠正数据不足的措施。收集注册信息的数据系统应设计带有自动数据"检查"功能，以防止包含虚假数据。例如，应该不能输入比预期高或低一个数量级的数据。此外，处于预期值极端的数值应生成消息，以确保这是目标输入值。

就儿科患者的麻醉而言，可以考虑使用"呼吸窘迫""支气管痉挛"或"喉痉挛"等术语。每个术语的确切定义在每个临床医师之间可能差异很大。这些术语是否暗示着生理状态的改变，或者仅仅暗示了换气困难的表现或声音？例如，代表"喉痉挛"的临床实例在一个机构中可能为严重喘鸣，而在另一个机构中可能意味着完全气道梗阻和氧饱和度下降。除非注册管理机构明确定义了结果术语，否则遇到这些结果时将产生很多不确定性。注册中心将分析局限于相对明确的结果上可以在很大程度上避免这些问题。

（三）统计方法

将多变量回归与逐步变量选择结合使用会导致难以将一个大型数据集分析复制到另一个大型数据集中。回归技术将患者特征视为庞大人群的统计变量。风险计算根据其对给定目标结果的累积已知影响进行修正。更新和更复杂的方法包括倾向评分技术和混合效应模型，更适合于评估具有多个可能混杂因素的大型注册

机构的治疗效果[67-71]。从最一般的意义上讲，这些方法要求研究者确定具有共同特征的患者人群，如矫正胎龄、是否存在神经系统损害等，然后考虑不常见的一个变量对这个人群的影响，如麻醉暴露或手术干预。如前所述，在考虑这些复杂的统计方法时，重要的是只考虑可能影响最终结果并猜测会影响结果的混杂因素。

（四）混杂因素的缺失

结果研究者只能覆盖那些已知存在的或在过去的研究中已证明的混杂因素[68, 69, 71]。不幸的是，可能还有许多其他未知或尚未发现的影响。例如，研究者可能认为新生儿手术时的年龄是影响长期预后的主要因素。但在另一方面，可能无法完全了解和询问这些患儿出生后的生活环境，或者是患儿母亲在妊娠期间可能使用的药物，尽管这些因素可能会严重影响特定患儿的长期预后。已知因素（手术时的年龄）将用作结果分析的主要因素，而其他众多混杂因素（如环境和孕期药物摄入）在分析中将变得未知且未显现。由于观察注册集中的患者不是随机的，因此这些未知问题很容易对涉及的各组的结果产生不均衡的影响。许多作者会在手术结果分析中报告这些"已被控制的"的问题，就好像这些问题代表了所有可能产生影响的因素一样。事实上，混杂因素总是有可能存在的，在考虑到可能对手术结果的未知影响时，建议谨慎行事。

（五）混杂因素与中介变量

在任何注册中心中，区分潜在的混杂因素和中介变量两者间的不同是很重要的。混杂因素可以影响结果，但与目标主要因素无关[68, 71]，而中介变量实际上与目标主要因素有关，并且可以作为改变目标结果的机制[70, 72]。因此，中介变量必须与目标因素相关联，并在确定该属性或变量与目标结果之间的关系方面发挥作用。从统计上讲，控制已知的混杂因素是必要的。另一方面，调整因果关系中的中介变量可能减少或消除真正的关联。例如，糖尿病母亲（infants of diabetic mothers，IDM）的婴儿在新生儿期有多种异常，其中之一是低血糖的倾向。低血糖可能在手术过程中发生并对患儿造成伤害。如果研究者要考虑新生儿手术对 IDM 新生儿的结果，控制低血糖因素，这将低估糖尿病母亲对该队列的整体风险的真实影响，因为伴随 IDM 状况的低血糖作为一个因素被丢失。注册中心的研究人员应明确定义混杂因素和中介变量，并仅控制那些与患者状态或诊断的基本方面没有明确联系的因素。

（六）选择和测量偏倚

再一次从定义上说，注册中心不是可控的对照研究。当从注册人群中非随机选择或分布研究人群时会产生选择偏倚[73]。例如，如果一项研究希望考虑术后严重疼痛的发生率，并考虑特定区域麻醉干预对比全身镇痛的影响，那么术前疼痛或阿片类药物治疗可能会影响区域性或全身性镇痛的选择。如果研究人员要比较一个手术队列的疼痛结果，很可能患者在不同干预队列中的分布会因疼痛程度或存在的个性特征而有偏差。那么患者的疼痛程度或人格特征可能会导致患者进入不同干预组的分布产生偏差。这种偏差将构成对患者不同干预的选择，这些偏差很容易影响结果，但对研究者并不明显可见。

在大数据合作中跨机构比较数据时存在类似的偏差问题。公平的比较需要针对所执行的患者类型和病例进行准确的风险校正。在成人医学中有几种这种类型的工具，包括作为 NSQIP 数据库的一个产物而开发的风险量化指数[74]。该指数基于对当前程序术语代码的评估，并且在其用于分层风险的方法中是透明的。如 Lillehei 等在 2012 年所述[75]，另一种此类风险校正策略被设计出来以比较新生儿手术的结果。该评估中，ICD-9 代码被用来根据以往数据报道的手术结果将患者和手术分为四个风险类别。这个结果分类方案在三个不同的大型公共卫生数据集中得到了验证。所采用的具体风险分层策略并不特别重要，更关键的是必须做出一些努力来理解来自不同机构的数据。这些数据必须考虑到在每个地点接受治疗的患者类型，以及由于复杂性分布不均而存在的固有偏差。

（七）解读问题

有上万患者病例的大型观察试验往往会导致具有统计意义的结果，而临床意义不大[76]。例如，在评估 10 000 名术后儿科患者的数据库中，观察疼痛量表（0~10）的任一个时间点上 0.3 个单位的差异，其 P 值为 0.0001。同时，许多观察者可能会争辩说（尽管差异可能是真实的）这并不构成会影响临床治疗的差异。实际上，在 20 名患者中完全相同差异的 P 值大于 0.05。研究人员和临床医师需要在任何研究，特别是大型数据试验中报告的结果的临床和统计意义。给定的数据比较结果具有统计学意义，这一事实必须结合所述差异的临床重要性来考虑。

在评估来自大数据研究的结果数据时，还有其他方法可以考虑"统计学意义"问题。相对风险、需要治疗的人数（numbers needed to treat，NNT）和绝对危险度降低率（absolute risk reduction，ARR）的计算[77]都有助于将因素相关性的计算连贯起来。RR 是指一个特定结果在目标人群（通过干预或人口统计）与对照组的风险之比。重要的是要认识到 RR 与结果的发生率无关，因此（再次）可能会误导研究人员和临床医师。RR 值可能很大，但是如果一结果的发病率基线很低，则该作用的临床意义可能是微不足道的。例如，接受特定手术后的婴儿入住重症监护室的比例可能比青少年高出 5 倍。另一方面，如果青少年的入住率为 0.001%，即使对婴儿来说更高的 RR 仍然很低，不太可能改变治疗参数。ARR 和 NNT 之类的指标随人群结果发生率变化。ARR 为治疗组和对照组之间绝对风险率差异的计算。在以上的示例中，该值为 0.005%。NNT 是指为了观察一种不良结果的差异而需要接受特定干预治疗（或特定人群）的患者数量。这在数值上相当于 1/ARR。NNT 和 ARR 都可以被视为避免在大型注册研究中高估统计学而不是临床意义问题的方法。

任何关于结果的临床意义的讨论都必须包括所讨论结果的临床影响。能显著提高生存率的麻醉干预显然比那些稍微缩短麻醉恢复室停留时间的干预更令人感兴趣。

最后必须强调，在考虑来自数据集的研究时，观察数据产生的结果可以提示关联，但很少表明因果关系[78]。考虑到此类数据分析固有的所有缺陷和弱点，重要的是不假设它们是因果关系，除非它们在更多对照研究中得到了证明。提示关联的数据可能对非常罕见的疾病的研究非常有帮助，并且可能有助于设计对照试验。临床医师需要牢记此类研究的局限性（及优势），并在认真考虑此类数据的各个方面的基础上进行实践，但要用现有的最高质量数据来确认假设。

要点：数据注册问题

- 数据挖掘研究在没有事先严格定义假设的情况下会受到随机数据关联的影响，这些数据关联似乎在统计学上是相关的，尽管这一发现只是偶然。
- 数据质量，包括丢失的数据和不同机构之间不同的数据域定义，如果在建立数据库之前没有解决这些问题，则会使结论变得不明确。
- 混杂因素缺失、选择和测量偏倚及解释问题是使用数据注册进行研究时可能遇到的额外问题。

八、大型注册数据和结果分析的未来用途

一般而言，当对大量的患者进行研究以更好地了解治疗效果时，临床试验是最有价值的。收集和管理大量患者的数据传统上是通过直接观察并录入纸质病例报告表或 CRF 表来完成的。鉴于电子数据采集和分析已成为麻醉科日常操作的一部分，临床试验所需的数据通常在任何手术患者身上都很容易获得。因此，如果可以将这些数据提供给临床医师（在机构审查委员会批准之后），则几乎不需要在传统 CRF 表上记录数据。可以从根本上降低研究成本，因为该研究基本上仅需要获得同意和患者随机分组——所有后续结果都将自动包括在电子数据集中[6]。此外，这种试验与"反应适应性临床试验"的概念非常吻合，其目标是根据试验中已经产生的患者反应，让更多患者接受更好的治疗[79-81]。尽管在手动跟踪相对较小的同类研究时，这种类型的试验设计很困难，但是大数据和电子数据采集的出现使这种类型的试验变得更加可行，并且（可能）更为机构审查委员会所接受。

自动化研究设计的扩展包括基于自动决策支持技术的"实时"随机化。研究设计可以包括一种算法，该算法可以识别符合研究条件的患者（基于一组特定的特征，如低血压），然后实时为其分配某一种治疗。然后从术中或术后电子健康数据中收集结果。此类研究需要机构审查委员会的免除同意声明，但事实证明，当治疗手段被认为是平等的、无害的或可能有益时，这是可能的。这种策略已经被用于在低血压、低脑电双频指数和低最小肺泡分数事件的管理中研究临床警报[82]。结果分析的另一种创新策略是交替干预试验，即在一组操作场所中启动特定干预，然后在特定时间段后切换为其他干预。这种转换可以来回进行多次，通过电子记录自动收集结果数据，因此消除了大多数基于时间的试验固有的偏差。这样的设计已被用于评估吸入麻醉药对住院时间的影响[82, 783]。

九、结论

无论原始数据的绝对大小如何，大型数据登记中心都是麻醉学领域质量改进和研究的快速增长和不断发展的信息来源。随着未来收集和处理数据能力的提高，这种信息革命将有助于塑造专业发展。对儿科专业麻醉医师来说，了解这一资源的优势和缺陷并帮助应用这一技术，使我们能够改善对患者的治疗和预后，这一点至关重要。虽然数据管理令人振奋，但是必须可靠地记录数据，并且必须以临床上有意义的方式进行应用。这种手段不仅不会使人类麻醉医师变得无关紧要，反而能够形成适当的问题，了解信息的本质，并有效地将大量数据结果转化为临床改进，这将使儿科麻醉医师在决定儿科麻醉治疗的未来中变得前所未有的重要。

第49章　电子化的麻醉记录：麻醉信息管理系统
Electronic Anesthesia Records: Anesthesia Information Management Systems

Allan F. Simpao　Mohamed A. Rehman　著

王晓月 译　田 毅 校

一、概述

在过去的几十年里，医疗机构和医务工作者已经开始将电子病历系统用于电子化的临床文件、医嘱输入及其他的功能[1]。电子健康档案（Electronic Health Record，EHR）系统通过电子化的形式收集患者数据，通过对这些数据的研究和分析，来完善患者服务流程、优化资源配置和利用，从而促进临床决策和医疗机构的水平提升[1]。此外，计算机与网络技术、患者监护系统及 EHR 的发展，使医院能够收集和存储快速扩增的患者数量和种类繁多的患者数据[2, 3]。

与此同时，美国的医师和医疗机构都已经稳步地开展了 EHR 的应用，部分原因是美国联邦政府在 2009 年通过了卫生信息技术促进经济和临床健康法案，旨在推动 EHR 的"有意义的使用"，从而达到提高医疗质量和效率的目标[4-6]。因此，越来越多的麻醉科医师和其他医疗专业人员在为患者提供治疗的过程中把 EHR 作为他们日常工作的基础。

麻醉信息管理系统（Anesthesia information management systems，AIMS）可以是一个集成的 EHR 模块，也可以是独立的软件和硬件产品，旨在以电子方式来记录患者的麻醉过程和麻醉下生理状态的详细信息。本章将对 AIMS 及其部分特征进行定义和描述，探讨 AIMS 的优缺点，讨论 AIMS 数据的各种辅助用途，并介绍未来 AIMS 研究、应用和利用的方向。

从纸质麻醉记录到麻醉信息管理系统

虽然医疗记录的起源可以追溯到古希腊的希波克拉底时代，但直到 19 世纪 90 年代，随着 Cushing 和 Codman 医师在 1894 年设计出了著名的"乙醚表"记录患者的麻醉过程，用于记录患者麻醉期间生理状态的纸质档案才得以出现[7, 8]。此后，纸质麻醉记录的做法迅速得到推广，至今仍被广泛应用（图 49-1）[9]。然而，人工书写的纸质麻醉记录往往存在不准确、有偏倚、不完整和难以辨认等问题，且记录过程会转移麻醉科医师在更重要工作中的注意力（图 49-2）[10]。

人们越来越认识到，自动记录麻醉单可能会解决纸质记录中的易错性和固有的"修正性"[11]。因此，在 20 世纪 70—80 年代，随着微型计算机的成本变得越来越低和广泛使用，麻醉科医师试图使用这些设备来记录、存储和检索电子化的围术期数据[12]。最初，在 20 世纪 70 年代，计算机只是用来手动记录患者的生理数据，在 20 世纪 80 年代初，计算机首次被用来以自动模式记录监护仪上的患者数据[13]。这些尝试就是 AIMS 的前身，AIMS 起源于 20 世纪 80 年代，是一种简单的、基于计算机的术中记录保存器，用于补充或取代纸质的患者麻醉记录[14]。

随后的几十年，AIMS 逐渐被接纳，尤其是为教学医院所接纳。在 2014 年，75% 的教学医院麻醉科安装了 AIMS，预计在 2018—2020 年 AIMS 的使用率可以达到 84%[15]。与此同时，AIMS 已经从基本的麻醉文档记录软件工具发展到独立的软件产品，或是加上硬件组件和生理监测设备的接口作为医院 EHR 系统的一部分。目前，大多数 AIMS 提供的功能可以使麻醉科医师在整个围术期连续记录，查看和共享患者信息[16]。在过去的几年中，AIMS 最主要的变化之一就是更大程度上与 EHR 的整合，如 Cerner（Cerner, Kansas City, MO, USA）、Epic（Epic Systems, Verona, WI, USA）等[17, 18]。AIMS 不仅贯穿于传统手术室的整个医疗过程（即术前、术中、术后各时期），而且覆盖到整个医院急性疼痛服务的记录及在重症监护室和产房床旁实施麻醉的记录[19, 20]。

本章译者、校者来自海口市人民医院 / 中南大学湘雅医学院附属海口医院。

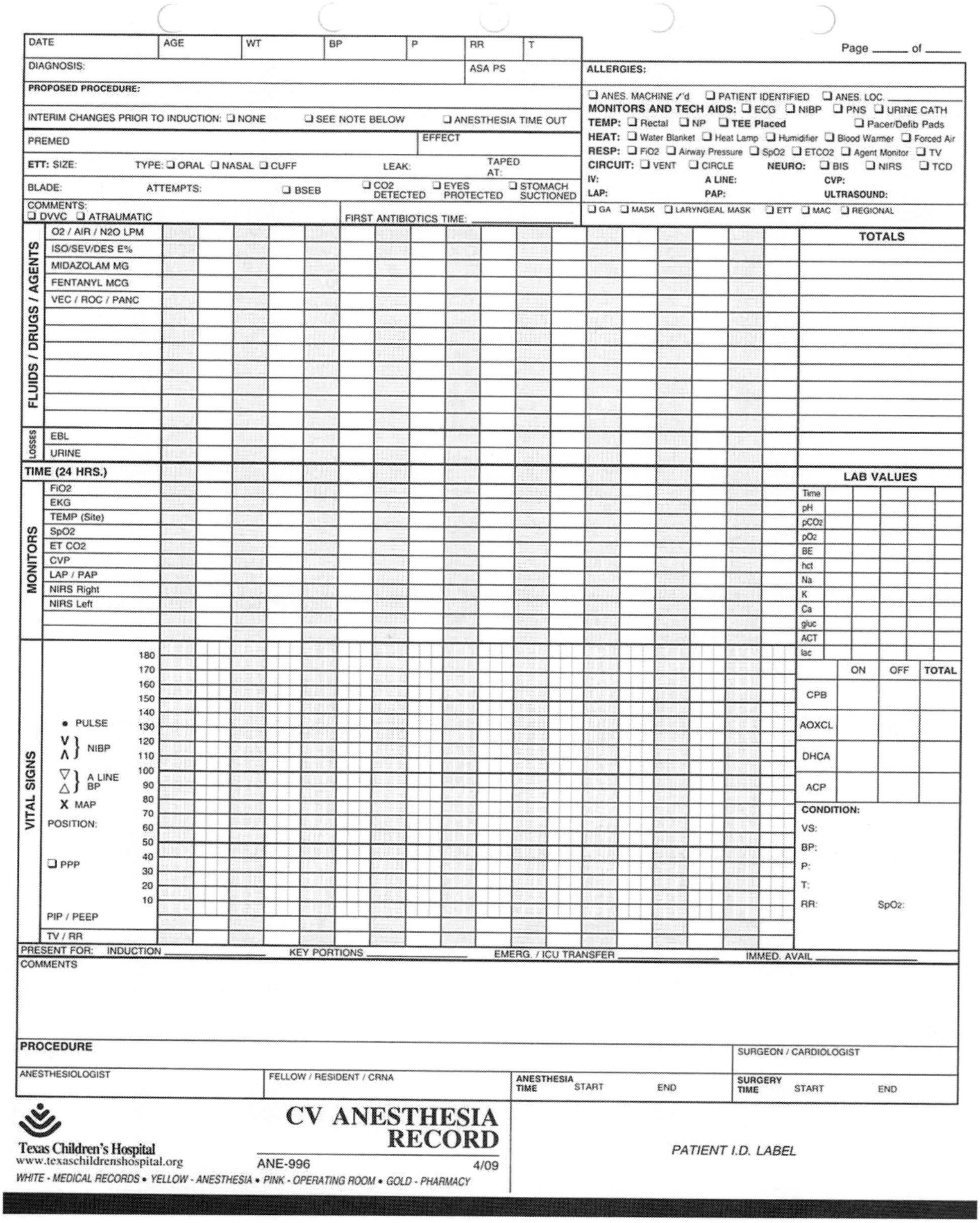

| DATE | | AGE | WT | | BP | P | | RR | T | | Page _____ of _____ |

DIAGNOSIS: | ASA PS

ALLERGIES:

PROPOSED PROCEDURE:

INTERIM CHANGES PRIOR TO INDUCTION: ☐ NONE ☐ SEE NOTE BELOW ☐ ANESTHESIA TIME OUT

☐ ANES. MACHINE ✓'d ☐ PATIENT IDENTIFIED ☐ ANES. LOC. _____
MONITORS AND TECH AIDS: ☐ ECG ☐ NIBP ☐ PNS ☐ URINE CATH
TEMP: ☐ Rectal ☐ NP ☐ TEE Placed ☐ Pacer/Defib Pads

PREMED | EFFECT

HEAT: ☐ Water Blanket ☐ Heat Lamp ☐ Humidifier ☐ Blood Warmer ☐ Forced Air
RESP: ☐ FiO2 ☐ Airway Pressure ☐ SpO2 ☐ ETCO2 ☐ Agent Monitor ☐ TV

ETT: SIZE: TYPE: ☐ ORAL ☐ NASAL ☐ CUFF LEAK: TAPED AT:

CIRCUIT: ☐ VENT ☐ CIRCLE NEURO: ☐ BIS ☐ NIRS ☐ TCD
IV: A LINE: CVP:

BLADE: ATTEMPTS: ☐ BSEB ☐ CO2 DETECTED ☐ EYES PROTECTED ☐ STOMACH SUCTIONED

LAP: PAP: ULTRASOUND:

COMMENTS:
☐ DVVC ☐ ATRAUMATIC FIRST ANTIBIOTICS TIME: _____

☐ GA ☐ MASK ☐ LARYNGEAL MASK ☐ ETT ☐ MAC ☐ REGIONAL

FLUIDS / DRUGS / AGENTS
- O2 / AIR / N2O LPM
- ISO/SEV/DES E%
- MIDAZOLAM MG
- FENTANYL MCG
- VEC / ROC / PANC

TOTALS

LOSSES
- EBL
- URINE

TIME (24 HRS.)

MONITORS
- FiO2
- EKG
- TEMP (Site)
- SpO2
- ET CO2
- CVP
- LAP / PAP
- NIRS Right
- NIRS Left

LAB VALUES
Time | pH | pCO2 | pO2 | BE | hct | Na | K | Ca | gluc | ACT | lac

	ON	OFF	TOTAL
CPB			
AOXCL			
DHCA			
ACP			

VITAL SIGNS
- • PULSE
- V ∧ } NIBP
- ▽ △ } A LINE BP
- X MAP
- POSITION:
- ☐ PPP
- PIP / PEEP
- TV / RR

180 170 160 150 140 130 120 110 100 90 80 70 60 50 40 30 20 10

CONDITION:
VS:
BP:
P:
T:
RR: SpO2:

PRESENT FOR: INDUCTION _____ KEY PORTIONS _____ EMERG. / ICU TRANSFER _____ IMMED. AVAIL _____
COMMENTS

PROCEDURE | SURGEON / CARDIOLOGIST

ANESTHESIOLOGIST | FELLOW / RESIDENT / CRNA | ANESTHESIA TIME START END | SURGERY TIME START END

Texas Children's Hospital
www.texaschildrenshospital.org
ANE-996 4/09
CV ANESTHESIA RECORD
PATIENT I.D. LABEL
WHITE - MEDICAL RECORDS • YELLOW - ANESTHESIA • PINK - OPERATING ROOM • GOLD - PHARMACY

▲ 图 49-1 纸质麻醉记录示例
经 Dr Andropoulos，chief of the Texas Children's Hospital department 许可转载

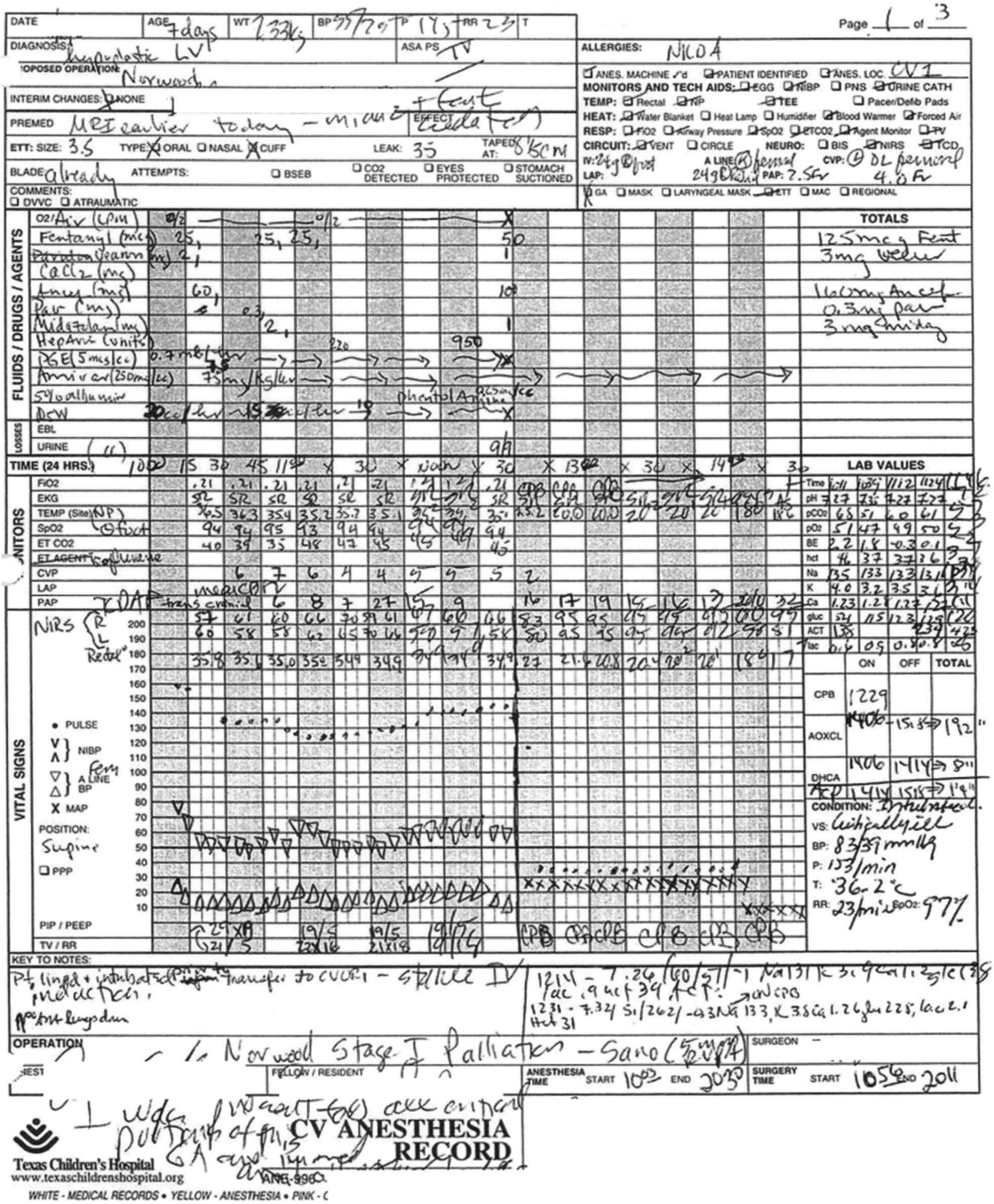

▲ 图 49-2　完整的纸质麻醉记录示例

经 Dr Andropoulos，chief of the Texas Children's Hospital department 许可转载

要点：概述
- AIMS 可以是集成的 EHR 模块，也可以是独立的软 / 硬件产品，以电子化的方式记录了患者在麻醉状态下的生理情况、术前和术后的数据。
- 在 2014 年，大约 75% 的教学医院麻醉科安装了 AIMS，预计 2018—2020 年 AIMS 的使用率可以达到 84%。
- 在过去几年中，将 AIMS 整合到广义的医疗电子病历的发展十分迅速，现在所有麻醉工作（包括疼痛医学和床旁手术病例）的数据均可以记录。

二、AIMS 的软件、硬件和人力资源

目前，大多数可用的 AIMS 软件都提供了术前患者评估文档工具，其范围涵盖以下几种功能，基础数据输入表单可以用来手写输入自定义文本，详尽的调查问卷中含有大量的可填写下拉菜单。另外，AIMS 还可以提供基于系统的评估功能，展示患者照片的功能及自带的绘图编辑工具，用以标注患者的牙齿和其他身体特征 [18, 19]。在此表单中输入数据可以创建麻醉前评估记录，麻醉前评估记录包括各种所需的资料，如美国麻醉医师协会对患者体格状态的分级（图 49-3）。可以通过访问医院 EHR 数据中的独立 AIMS 和作为医院 HER 组成部分的 AIMS，将患者的相关数据，如用药史、过敏史和病程等信息采集到术前评估和术中记录中 [19, 21]。术前 AIMS 模块的其他典型特征包括读取患者之前的麻醉记录、记录各器官系统和体格检查的概况以及麻醉评估和计划的录入 [19]。

每个 AIMS 的基本功能就是生成电子麻醉记录，以自动方式从麻醉机和监护仪等设备中获取数据，并允许用户手动记录各种数据：使用的药物、液体和血液制品；各种临床事件，如麻醉诱导、患者体位、导管放置、计费或核查所需的文件（如麻醉起止时间、手术要点）；其他自动模式无法获取的相关数据，如四个成串刺激的数值 [18, 19, 22]。为了完成这些任务，AIMS 将麻醉记录显示在一个用户界面中，临床医师通过该界面访问、浏览和编辑生成的记录。

目前大多数 AIMS 的术中用户界面是网格化的生命体征和用药记录，类似传统纸质麻醉记录，而其他

的患者资料会在生命体征网格线周围的界面获得（图 49-4）。不同的 AIMS 中患者数据的显示界面是不同的，但一般来说，都会显示的数据包括患者姓名、出生日期和病历的 ID 号码。而在另外一些 AIMS 中还会显示其他的关键信息，如过敏史和近期服用的药物。操作按钮和下拉菜单用于访问数据输入表单，记录给予的药物和血液制品。一些操作过程，如局部神经阻滞，也可以在 AMIS 界面输入（图 49-5）。如果 AIMS 是 EHR 的一个组成部分，那么通常情况下用户能够通过这个软件的界面访问患者完整的 EHR 记录。

大多数的 AIMS 允许用户使用患者复苏地点的计算机工作站来记录患者的术后状态，如麻醉后恢复室或 ICU。已经上传的患者术前和术中资料在患者交接过程中可以经由接诊的医师使用，并继续记录术后生命体征 [19]。AIMS 也可以记录术后 ICU 转运记录（图 49-6）。一些 AIMS 可以提示临床医师输入相关围术期事件的质量改进数据 [23]。自动文档检查可以通过实时报警或自动发送的邮件或短信发出提示，通知使用者存在需要纠正的任何缺陷 [24]。

AIMS 硬件组件包括一个计算机工作站和固定的设备和（或）轮式移动支架，可能还包括供应商特制的设备，如特殊的键盘、条形码扫描仪或注射泵 [19]。AIMS 硬件应符合医院的感染控制指南（即易于消毒），满足防水耐用的特点，设计上还应符合人体工程学，并可在多种环境中使用 [19]。根据 AIMS 的设置，设备数据流可以从设备到用户端再到服务器，或者是先到服务器然后再到用户端工作站。生理设备接口是至关重要的，它使患者的监护仪、麻醉设备、呼吸机及其他监护仪之间可以通过 AIMS 的软件和硬件自动交换信息和记录。

因此，可以将 AIMS 软件安装在各类麻醉医疗场所的 AIMS 硬件上，如连接 OR（图 49-7）和 PACU 麻醉设备的计算机，甚至是 ICU 里的移动工作站（图 49-8）[19, 20]。AIMS 软件和硬件通过监护仪的设备接口获取生命体征数据。工作站上的独立 AIMS 软件通常以"胖客户端"的形式将麻醉数据存储在该工作站上，然后这些数据定期存储到中央服务器中。而作为 EHR 组件的 AIMS，其工作站上的软件通常是前端用户界面（也被称为"瘦客户端"），其中大部分或全部数据直接提交到中央服务器 [18]。

AIMS 的成功实施不仅需要合适的硬件和软件，还需要大量的时间和人力资源的投入，也就是说，在科室内需要有丰富专业知识的临床医师负责 AIMS 安

ROS/MED HX
General: Patient has no history of anesthetic complications (no prior h/o surgery or GA; deny fmhx of GA issues) or fever (no recent illness).
Perinatal: Patient was preterm (36 WGA, prenatal dx of CHD, NICU x 44 days-did not require intubation and remained on CPAP as well as HFNC).
Cardiovascular: Patient has a murmur and hypertension (captopril). Patient has no cyanosis or syncope. Patient has dyspnea at rest. She has no diaphoresis. Patient has a history of congenital heart defect. She has tetralogy of Fallot (large perimembranous VSD, moderate valvar and supravalvar pulmonary stenosis, moderate ASD, mild override of the aorta, small PDA). It is unrepaired. Patient has tricuspid regurgitation (mild). She has congestive heart failure (Lasix). Patient has no decreased myocardial function (mild to moderate RVH).
Cardio comments:
-prenatal dx of large perimembranous VSD, moderate valvar and supravalvar pulmonary stenosis, moderate ASD, mild override of the aorta, small PDA
-CHF- Lasix TID
-+ suprasternal and subcostal retractions at rest
Respiratory: Negative respiratory ROS. Patient has no cyanosis or reactive airway disease. The patient does not snore. Patient has dyspnea at rest. The patient did not have a recent URI.
HEENT: Negative HEENT ROS.
Neurological: She has no seizures.She has developmental delays.
Musculoskeletal: She has hypotonia.
Integumentary: Patient does not have a rash.
Gastrointestinal: She has no diarrhea or vomiting. Patient has no esophageal reflux. Patient does not have liver disease. She has hyperbilirubinanemia (s/p phototherapy). She has failure to thrive (NGT feeds).
Genitourinary: She does not have chronic renal disease.
Endocrine/Metabolic: The patient does not have diabetes mellitus. Patient has no hyperthyroidism or hypothyroidism. Endo/other comments:
-NBS- normal per parents.
Syndromes: She has trisomy 21.
Hematological/Lymphatic: Patient does not have bleeding disorder or anemia.
Hematologic/Lymphatic comments:
-deny fmhx of bleeding of clotting issues
Additional ROS/Med Hx Findings:

Procedure: ASD/VSD Closure, PDA ligation, inspection of the PV,

3 mo former 36 wk'er female w/ Trisomy 21 and h/o:
-prenatal dx of large perimembranous VSD, moderate valvar and supravalvar pulmonary stenosis, moderate ASD, mild override of the aorta, small PDA
-CHF- Lasix TID
-+ suprasternal and subcostal retractions at rest

Non-cardiac issues:
-FTT- followed by GI, NGT feeds- EBM with Neosure to 27 kcal 65 ml for 8 feeds, recent visit to GI w/ increased wt gain, so now taking 24kcal Neosure
-chronic nasal congestion- seen by ENT, completed 2 weeks of nasal cipro and receives nasal saline
-s/p phototherapy for hyperbilirubinemia

Allergies: NKA
Meds:
-captopril PO SUSP 1 mg/mL (Compounded - TCH)Give 0.38 mL by mouth 2 times daily for 30 days.　22.8 mL　　　0
-furosemide PO SOLN 10 mg/mL　Give 0.4 mL by mouth 3 times daily for 30 days.　36 mL　　0
-multivitamins with iron (POLY-VI-SOL WITH IRON) PO DROP　Give 1 mL by mouth daily.
-potassium CHLORide PO SOLN 10% (20 mEq/15 mL)　Give 3.2 mL by mouth 2 times daily.

SOCIAL HISTORY: Lives in　　　　　with biological parents and two elder sisters aged 3 and 7 yrs. Both sisters are healthy.Pet dog, no smoke exposure, no daycare.

Studies:
ECHO
Follow-up study.
Small patent ductus arteriosus with continuous left to right shunting by color doppler(unable to obtain a peak velocity).
There is a prominent anterior ridge seen at the aortic isthmus with no obstruction to flow (image 118); normal color and pulsed wave doppler in the descending and abdominal aorta.
Large perimembranous ventricular septal defect with aortic outlet extension, low-velocity bidirectional shunting (predominantly left to right, with some right to left in diastole). Peak velocity <1.5 meters per second.

▲ 图 49-3　婴儿心脏手术术前评估的部分屏幕截图示例

图中黑色字体部分是从集成 EMR 的其他部分导入的，通过复制、粘贴或编辑脚本输入。图中的浅色字体均是由评估的医师填写的（经 Dr Andropoulos，chief of the Texas Children's Hospital department 许可转载）

装的决策和实施过程。AIMS 的实施成本取决于许多因素，这些因素包括其复杂程度，以及达到这种复杂程度所需的硬件和软件条件。而最重要的因素是实施团队的时间，这意味着需要从临床工作中将临床医师抽调出来，通过现场访问、会议和其他耗时的工作来指导 AIMS 的实施工作[18]。框 49-1 展示了成功实施基础和高级 AIMS 所需的人员和专业知识。

要点：AIMS 的软件、硬件和人力资源
- AIMS 软件各不相同，但所有软件至少均具备检索用药史、过敏史和病程信息以进行术前评估的能力。
- 每个 AIMS 的基本功能就是生成电子麻醉记录，从麻醉机和监护仪上获取数据，并支持手动输入药物、液体和病例的所有其他事件。
- AIMS 的成功实施也需要投入大量的时间及临床医师的专业知识去设计和实施该系统。

三、AIMS 和 EHR 中的临床决策支持

计算机辅助决策或临床决策支持系统已广泛应用于 EHR 系统，用以提高患者的治疗质量和安全性[25, 26]。一些系统综述报道了嵌入到医院 EHR 中的 CDS 警报和工具是如何提高临床工作效率、资源利用率及患者治疗率的[27, 28]。CDS 工具可以提供个体化的评估和建议，协助临床医师做出临床决策[29]。完善的

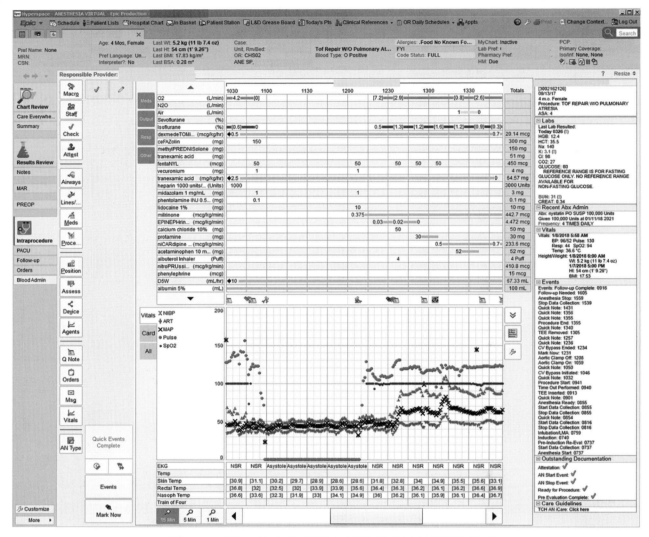

▲ 图 49-4　婴儿心脏手术病例术中麻醉记录的部分屏幕截图示例

即使是使用了多种药物和干预手段的复杂病例，病例信息也能被处理得条理清晰并且易读。其他参数可以通过滚动鼠标到记录的其他部分或点击屏幕两侧的图标来获取。图例中 AIMS 作为集成系统 EHR 的一部分展现，患者的整个医疗记录可以从这个屏幕上访问（经 Dr Andropoulos, chief of the Texas Children's Hospital department 许可转载）

CDS 系统所具备的重要特征被概括为五个"正确"：在工作流程中的正确时间，通过正确的渠道，以正确的干预方式，向正确的人，传递正确的信息 [30]。

为了达到相同或类似的目标，AIMS 中也加入了 CDS 系统，并且随着 CDS 系统工具逐步集成到 AIMS 中，这些工具可以为临床医师提供接近实时的警报和事后报告，以改进患者的治疗流程、文档的专业性和资源利用率 [31-33]。许多叙述性和系统性综述对基于 AIMS 的 CDS 进行了报道，描述了 CDS 工具对临床工作和患者治疗的各个方面的影响程度，特别是当 CDS 工具是基于循证医学的推荐而不是评估被顺利集成到临床工作流程中时 [4, 33-38]。基于 AIMS 的 CDS 系统的一些例子包括警报、提醒和通知，这些可以改进麻

醉从业人员的行为，从而达到加强各种围术期事件处理能力的目的 [39]：提高术中血糖的监测和管理 [40-42]，处理术中低体温 [43]，停止体外循环后恢复之前暂停的报警 [44]，纠正手术室的定位错误 [45]，提高 β 受体阻滞药的依从性，并告知临床医师术后最佳的恶心呕吐和抗生素预防方案 [46, 47]。CDS 还可以向临床医师提供事后报告，从而在临床治疗和文件记录的很多方面发挥作用 [33]。

四、AIMS：潜在的效益和已知的缺点

除了 CDS 之外，AIMS 还提供了许多其他的益处。框 49-2 列出了同行评议文献对 AIMS 在患者、麻醉科

Last edited 01/10/18 1221 by
_____

Anesthesia Line Placement - Right Internal jugularCVC
Procedure Note

☐ Hide copied text　∧
☐ Hover for attribution information

Location
　　Patient location during procedure:　OR
　　Start time:　1/10/2018 8:30 AM
　　End time:　1/10/2018 8:45 AM

Staff
　　Anesthesiologist:　　　　　　　　　**Fellow/Resident:**
　　Procedure performed by:　Fellow/resident

Anesthesia Checklist
　　Completed:　patient identified, IV checked, risks and benefits discussed, monitors and equipment checked, pre-op evaluation, anesthesia consent given and all elements of maximal sterile barrier technique followed

Line/Catheter
　　Non-tunneled single lumen CVC
　　Skin Prep:　Skin prepped with 2% chlorhexidine

Indications
　　central pressure monitoring

Sedation/Anesthesia

A

Procedure
　　Orientation: Right
　　Size:　3Fr
　　Location: Internal jugular
　　Patient position:　Flat
　　Pre Procedure:　Landmarks identified
　　Ultrasound Guided?　Ultrasound guided　Sterile gel and sterile probe cover used.
　　Number of Attempts:　1

Post Procedure
　　Placement Verification:　Guidewire, Blood Return and Ultrasound　Ultrasound guidance.　All relevant anatomy identified.　Needle position visualized.　Inadvertent cannulation of adjacent structures avoided.　An image was obtained and saved.
　　Secured with:　Clear adhesive and Sutured

Notes

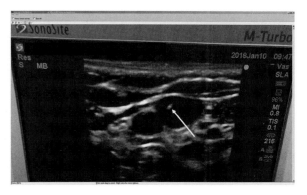

B

▲ 图 49-5　**A. 中心静脉置入术说明：通过下拉菜单可以获取更多信息；B. 图像储存在 AIMS 中，用于记录和计费**
在横截面中可观察到导丝在右颈内静脉（箭）（经 Dr Andropoulos, chief of the Texas Children's Hospital department 许可转载）

和医院系统发挥的积极作用[48]。

　　安装和使用 AIMS 存在几个明显的缺点：不愿舍弃熟悉的纸质麻醉记录表格，不可接受或是不可持续投入的安装和维护费用，电子化产品分散了麻醉科医师的注意力，由于 AIMS 自动记录所有生命体征数据而引起的医疗法律问题，医院、科室及医师对既定工作流程变化的抗拒[18, 49-51]。然而，研究表明，电子记录比纸质记录更准确可靠[52, 53]。实施 AIMS 确实需要大量的资金投入，而投资的回报取决于医疗机构的财务状况、营业额和管理实践。AIMS 可以通过四种方式产生净投资利润：①减少麻醉药品费用；②高效合理的人员管理降低人工成本；③加强收费和计费自动获取能力；④通过改进医院编码以增加医院报销[54]。有观点认为 AIMS 分散麻醉科医师在手术室的注意力，但有研究报告显示其对临床医师的警惕性并没有显著的影响[55-57]。关于医疗法律问题，确实有一些人认为，如果未发现数据没有输入到 AIMS 中，则可能会增加医师的医疗责任[58]。然而，在一项调查报告中，参与

Cardiovascular Anesthesia ICU Handoff Note

Pre-Op Diagnosis Codes:
* ASD (atrial septal defect) [Q21.1]
* VSD (ventricular septal defect) [Q21.0]
* PDA (patent ductus arteriosus) [Q25.0]
* FTT (failure to thrive) in infant [R62.51]
* Trisomy 21 [Q90.9]
Procedure(s):
ATRIAL SEPTAL DEFECT CLOSURE
PATENT DUCTUS ARTERIOSUS LIGATION
VENTRICULAR SEPTAL DEFECT CLOSURE
Surgeon(s) and Role:
*
*

Allergies
Allergen   Reactions
• No Known Drug Or Food Allergy

OPERATIVE COURSE
Anesthetic Induction:
Inhalational

Airway:
Endotracheal Intubation:
    ETT size/depth: 3.5 nasal cuffed at 12.5 cm; leak at 25 cm H2O with cuff down
    Intubation blade: Miller 1
    Difficulty: No

Mask Ventilation:
    Easy

Access:
PIV #1: VAT team 22g R wrist; R femoral 4 Fr DL 12 cm CVP, L fem art 2.5 fr 5 cm art line; could not access R or L radial arteries; perfusion to LLE good

Cardiopulmonary bypass
Times: CPB: 108 min, xclamp 70 min
Post-op TEE: No VSD or ASD; no PI, wide open RVOT, peak gradient about 1.8-2.1 m/sec across pulmonary valve. Good biventricular function.

Intraoperative Events
Post- CBP Filling Pressures: CVP 8-10 mm Hg
Pacing Wires: Yes - 2 atrial, 1 ventricular
Complications/issues: None

Ins/Outs
Inputs (including pump prime units):
  pRBC: 1 Unit(s), FFP 1 unit, platelets 40 ml after CPB.
UOP: 17 mL

PRESENT STATUS
General: Sedated and muscle relaxed
Airway: Nasally intubated
Current Rhythm:NSR
Plan for Extubation: Awaken and wean

MEDICATION INFUSIONS
Milrinone 0.375 mcg/kg/min

▲ 图 49-6 手术结束后与 ICU 交接的记录的部分屏幕截图示例
经 Dr Andropoulos，chief of the Texas Children's Hospital department 许可转载

研究的 24 个麻醉科中的大多数人认为，AIMS 对风险管理是有积极作用的，并没有出现 AIMS 对诉讼的辩护过程造成阻碍的案例[59]。

五、AIMS 数据的二次利用

不计其数的临床研究、质量改进及跨众多机构和麻醉实践的合作项目都使用了 AIMS 数据[60]。例如，已发表的研究使用了来自多机构参与的 AIMS 注册中心的数据，如麻醉质控学会的全美麻醉临床结局注册数据登记系统和多中心围术期预后学组[61, 62]。值得我们注意的是，即使收集了大量数据并不一定能确保数据是有效且高质量的，因为 AIMS 数据的质量和可靠性取决于记录的临床医师[63]。只有准确统一定义了围术期事件和结果，才能获得真正有效和可靠的围术期记录，而这些围术期记录可以提升计费效率、强化事件报告和临床决策支持流程。然而，麻醉事件的定义在各机构之间，甚至有时在机构内部都会有所不同。例如，不同的事件如催眠药的使用、给予镇静药物或预充氧的开始，这些都可以被认为是麻醉诱导[18]。基于 AIMS 数据所进行的研究、管理和质量改进措施，必须考虑到所有不一致的定义及其他存在的问题，如为了避免得出无效的、错误的结论而出现的生命体征监测伪值（垃圾输入、垃圾输出）[64, 65]。其他章节（见第 48 章）进一步讨论了如何利用 AIMS 数据为大型国家数据库和地方数据库提供质量、成果项目和研究的贡献。

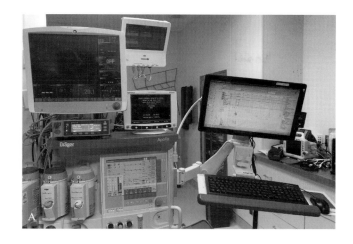

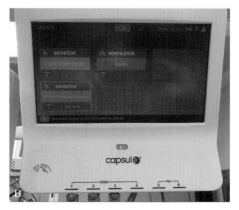

▲ 图 49-7　A. 某儿童医院的 AIMS 配置；B. 监护仪、麻醉机和 AIMS 之间的连接接口细节

来自监护仪和麻醉机的数据通过一个压缩装置集成到 AIMS 中。该计算机工作站上的软件（位于底部中央）是一个前端用户界面——也被称作"瘦客户端"，大部分乃至全部的数据都直接提交至中央服务器。可通过鼠标或者触摸屏功能输入药物、手术和其他附加参数数据，触摸屏功能录入所需的数据时需要打开另外一个窗口（经 Dr Andropoulos, chief of the Texas Children's Hospital department 许可转载）

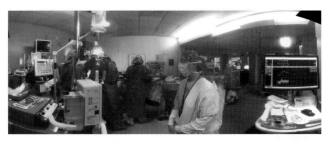

▲ 图 49-8　新生儿 ICU 病房床旁使用的 AIMS 无线便携工作站

床旁监护仪数据经无线传输至便携工作站，以创建麻醉记录（经 Wolters Kluwer 许可转载，引自 Simpao AF, Galvez JA, England WR, et al. A technical evaluation of wireless connectivity from patient monitors to an anesthesia information management system during intensive care unit surgery. Anesth Analg 2016; 122: 425–9.）

框 49-1　成功实施基础和高级 AIMS 所需要的人员和专业知识

基础 AIMS 实施的最低要求
- 一名或多名临床医学专家指导决策的制订过程，并告知 AIMS 安装团队临床工作流程的要求
- 生物医学工程和信息技术人员为设备、AIMS 和医院 EHR 系统之间软件和硬件接口提供技术支持

机构内高级 AIMS 实施的要求
- "最低要求"所列的要求
- 为描绘和预测 AIMS 的数据分析，需要在可视化和高级分析方面具有专长的数据分析专家[35, 38]
- 数据库系统管理员处理 AIMS 数据的查询以进行研究和质量改进
- 具有信息学专业知识的临床医师牵头制订临床决策支持和数据分析工作
- 由 EHR 和 AIMS 程序员操作临床决策支持工具
- 项目负责人

经 Wolters Kluwer 许可转载，引自 Simpao 和 Rehman[18]

六、AIMS 数据质量和结果

AIMS 收集的大量数据可用于改进质量和安全措施。其中一种方法是可视化分析，可视化分析是一类计算工具，它将数据分析与交互式视觉界面结合起来，可以用来浏览和处理大型数据[1]。像用药警报和滥用药物次数等这些人们比较感兴趣的参数，可以随着时间的推移进行追踪，以评估他们的合理性和使用的准确性。用户只需要点击便可以接近实时地访问数据，以便定期评估进展。图 49-9 展示了质量控制程序提高药物预警可靠性的案例[1]。术中输血是儿科麻醉工作中的另一个领域，对患者和医院来说意味着显著的不确定性、风险和成本，可以通过挖掘 AIMS 和 EHR 的功能，来显示关于这一重要实践方面的同期数据（图 49-10）[1]。

质量和不良事件报告是 AIMS 可以促进不良事件和结果报告及分析的另一个领域。费城儿童医院启动了一项质量改进计划，旨在改善应对麻醉紧急事件时的反应能力和报告能力。因为在发生紧急事件时，通常需要更多的人员来协助处理危急事件，如严重的喉痉挛。这些需要快速反应的事件称为"Anesthesia NOW（AN）!"，并被记录到 AIMS 中[66]。这项计划的目的是对这些紧急事件进行分类，然后针对紧急事件的预防和应急处理制订具体方案。作为整体质量改进方案的一部分，可以将比例和结果与国家数据进行比较。在这项研究记录的 213 个"AN！"事件中，67% 是气道紧急事件，喉痉挛是主要的原因（表

框 49-2　发表在同行评议文献中关于麻醉信息管理系统的益处

提高患者医疗行为的安全性和质量

- 自动记录生命体征减轻脑力劳动，使麻醉科医师能够专注于患者
- 自动报告手术室房间的错误
- 启用自动药物传递监测系统
- 警示使用者潜在的药物过敏和输血反应
- 促进实施和遵守科室规定（如围术期抗生素使用的预防管理）
- 提供即时的临床决策支持（如围术期血糖和胰岛素管理及呼吸机管理）
- 能够实时监测患者的监护仪
- 通过事后报告提供及时的临床反馈，以影响临床医师的诊疗行为

记录的改进

- 精确、准确地获取术中数据和患者对麻醉的血流动力学反应
- 生成了高分辨率的麻醉记录，比纸质记录更容易搜索、访问和用于事后分析
- 自动、实时或接近实时地提示缺失或不完整的文档
- 由于公正和准确的记录，增强了法律风险防御力
- 促进风险管理和质量保证活动

改进业务管理

- 改进计费人员在审查麻醉记录时的工作流程
- 加强麻醉科在围术期的行政管理作用
- 方便教职员工的工作安排
- 生成实时外科手术电子白板，以改善对手术的情景认知和工作流程
- 为行政决策支持提供手术室模型
- 便于追踪麻醉科医师个体和麻醉部门的绩效跟踪
- 允许研究生医学教育评审委员会核实住院医师和专科培训医师所分配的案例是否满足培训的要求
- 向住院医师提供事后报告，并记录他们的麻醉经历，以指导第 2 天的病例申请

改进成本控制和报销

- 准确核算麻醉用品和药物
- 降低麻醉药物和用品的成本和使用
- 促进手术室的资源管理
- 加强麻醉计费和收费信息获取
- 增加医院报销
- 合并财务系统和临床文件以提高效率

改进临床研究

- 使研究人员能够在大量病例中搜索出罕见事件或特发事件
- 通过已验证的临床实践数据集，帮助制订循证医学指南
- 便于将围术期数据与研究结果数据关联起来（如国家外科质量改进计划）
- 加强国内和国际联盟的数据共享（如多中心围术期预后学组或麻醉质控学会）

改编自 Ehrenfeld 和 Rehman [21]、Kadry 等 [22]、Epstein 等 [35]、Simpao 和 Rehman [18]、Simpao 等 [45]，以及 O'Sullivan 等 [54]

49-1）。"AN！"事件总体发生率是 1 : 234，紧急事件的发生率与年龄和 ASA 身体状况成反比。因为收集到这些数据，所以紧急事件响应程序得以设计出来，并以电子化形式供手术室使用。目前，正在使用这些应急程序和模拟方案来研究团队响应效能。

在美国的大多数州，收集数据用于质量和结果分析是受法律保护的，而不是用来达到发现医疗事故的目的。因此，质量和结果数据库不属于患者 EHR 的一部分。一些儿童医院解决这类问题的办法是在麻醉后屏幕上会出现电子化的质量改进报告单，在正式关闭该病例的麻醉记录之前必须填写此报告单。然而，这些报告单的数据会发送到一个单独的数据库用以之后的质量分析，而不是发送到 EHR（图 49-11）。

> **要点：决策支持、AIMS 的优缺点、AIMS 数据的二次利用**
>
> - 临床决策支持工具，如抗生素剂量的电子提醒，可以使合理的临床治疗过程得到提高。
> - AIMS 的缺点包括：成本高昂和不愿意改变已被广泛接受的纸质麻醉记录的工作流程。
> - 优点包括：清晰、准确的记录，以及获取与费用和医疗质量相关的大量数据的能力。
> - 二次利用 AIMS 数据进行质量和研究不会自动产生，数据的二次利用需要知识渊博的临床医师与信息技术人员的合作，共同确定如何挖掘这些数据。

七、AIMS 和儿科麻醉研究

通过使用适当的分析工具和程序，研究人员挖掘了电子麻醉记录并整理出一系列研究报告，这些研究报告记录了大量儿科麻醉的重要实践或特殊小儿患者群体的特征和结果。例如，一项研究报告了唐氏综合征的患儿在使用七氟烷诱导的过程中，心动过缓和低血压的发生率明显高于无唐氏综合征的患儿。研究选取了八年 AIMS 记录中的诱导期数据，纳入了 209 例唐氏综合征患者，其中有 57% 发生了心动过缓和低血压，而对照组 268 例患者中仅有 12% 发生了心动过缓和低血压（OR=9.56，95%CI 6.06～15.09），这与先天性心脏病、年龄、七氟烷浓度或发绀无关 [67]。

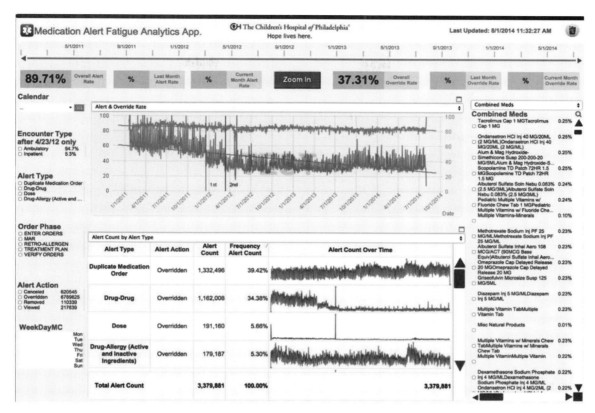

▲ 图 49-9 费城儿童医院的药物报警疲劳可视化分析操作界面的屏幕截图示例

这使用户能浏览电子健康记录的药物警报数据（经 Elsevier 许可转载，引自 Simpao 等[1]）

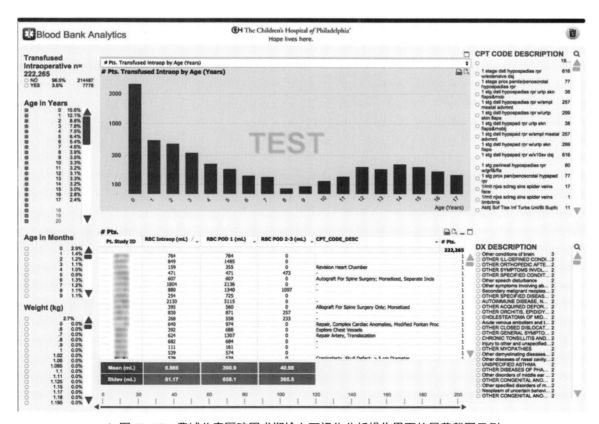

▲ 图 49-10 费城儿童医院围术期输血可视化分析操作界面的屏幕截图示例

这使用户能够浏览输血史的相关数据（基于患者特征和程序类型）（经 Elsevier 许可转载，引自 Simpao 等[1]）

表 49-1　不良事件分类

事　件	n（%）
呼吸系统	143（67.1）
喉痉挛 *	63（29.6）
支气管痉挛 *	20（9.4）
通气困难	18（8.5）
气道阻塞	12（5.6）
低氧血症	11（5.2）
拔管后呼吸衰竭	11（5.2）
呼吸暂停	7（3.3）
其他	5（2.3）
循环系统	23（10.8）
心动过缓	11（5.2）
心律失常	4（1.9）
心搏骤停	3（1.4）
低血压	2（0.9）
其他	3（1.4）
意外拔管	14（6.6）
出血	11（5.2）
呕吐	10（4.7）
困难气道	4（1.9）
过敏反应	3（1.4）
沟通失误	3（1.4）
空气栓塞	1（0.5）
高位脊髓麻醉	1（0.5）

*. 有 4 例病例合并喉痉挛 / 支气管痉挛

利用麻醉 EHR 进行儿科麻醉研究的潜力是巨大的，而且才刚刚开始被认识到。考虑到儿科前瞻性临床试验的高成本、耗时和复杂性等特点，在一些临床问题上可以利用储存在 AIMS 中的数据构建"数据库内试验"进行研究，这些临床问题包括两种药物的优越性对比或不同麻醉方法的结局。必须强调的是，通常来说，AIMS 是优秀的临床文件记录系统，但是通常不配备能够对以质量改进和研究为目标的数据进行

深度挖掘的分析程序。编写或运用分析程序需要具备出色的信息学专业知识，以及与临床研究相关的知识和经验，通过编写有意义的程序或是运用复杂的软件程序来提取和分析 AIMS 中复杂的数据集。

八、未来的方向

未来，AIMS 系统可以在用户界面，与 EHR 的互操作性或功能性方面继续提升。围术期安装在平板电脑和智能手机等便携式设备上有价值的 AIMS 功能应继续扩展（图 49-12）[68]。随着新的医院采用 EHR，集成化的 AIMS 应用也将变得更加普遍，并且在不断增加的一系列设备，如条形码药物标签系统和智能药物输注泵中，自动获取数据是可以实现的 [18, 69, 70]。

可视化分析、自然语言处理、机器学习等分析技术，未来将应用于大型 AIMS 数据库，这些分析技术可以帮助我们获得更有价值的信息，并推动质量改进和临床诊疗工作的改善 [1]。可视化分析由驱动分析推理的交互式视觉界面组成，并已用于提高医疗领域内大型复杂数据集的评估。AIMS 可以生成不可估量的大数据集，这些数据可以使用可视化分析软件工具在接近实时的情况下进行浏览和显示 [65]。可视化分析的一个应用领域是用于先进的集成实时临床显示，它使用复杂的计算机算法（人工智能）整合来自患者的临床病史、监护仪和麻醉机参数的当前状态和基于证据的临床决策支持来显示患者的"健康状况"的信息，这有点类似于目前商业航空公司飞行员看到的先进航空电子"座舱"显示器（图 49-13）[71]。在一项回顾性研究中，这种可视化分析显示方法被用于为决策支持算法提供信息，该研究将使用该系统的 7954 例成人手术麻醉患者，与平行对照组的 10 993 例和历史对照组的 7882 例患者进行了比较 [72]。经过倾向性评分调整后，试验组与平行对照组相比，运用决策支持系统与术中三种措施（过度补液、低血压持续时间、潮气量 > 10ml/kg，三者 $P < 0.0001$）的改善具有相关性，但应用决策支持系统并没有改善 30 天的死亡率、心肌和肾损伤的发生率及住院时间。另一个统计学上的显著差异是，应用决策支持系统试验组的住院费用降低了 3000 美元。

自然语言处理包括基于软件的检索和从非结构化、半结构化和结构化文本中提取信息，如运用 EHR 临床记录中的非结构化文本监测手术部位感染信息 [73, 74]。机器学习由计算机算法组成，通过训练可以在大数

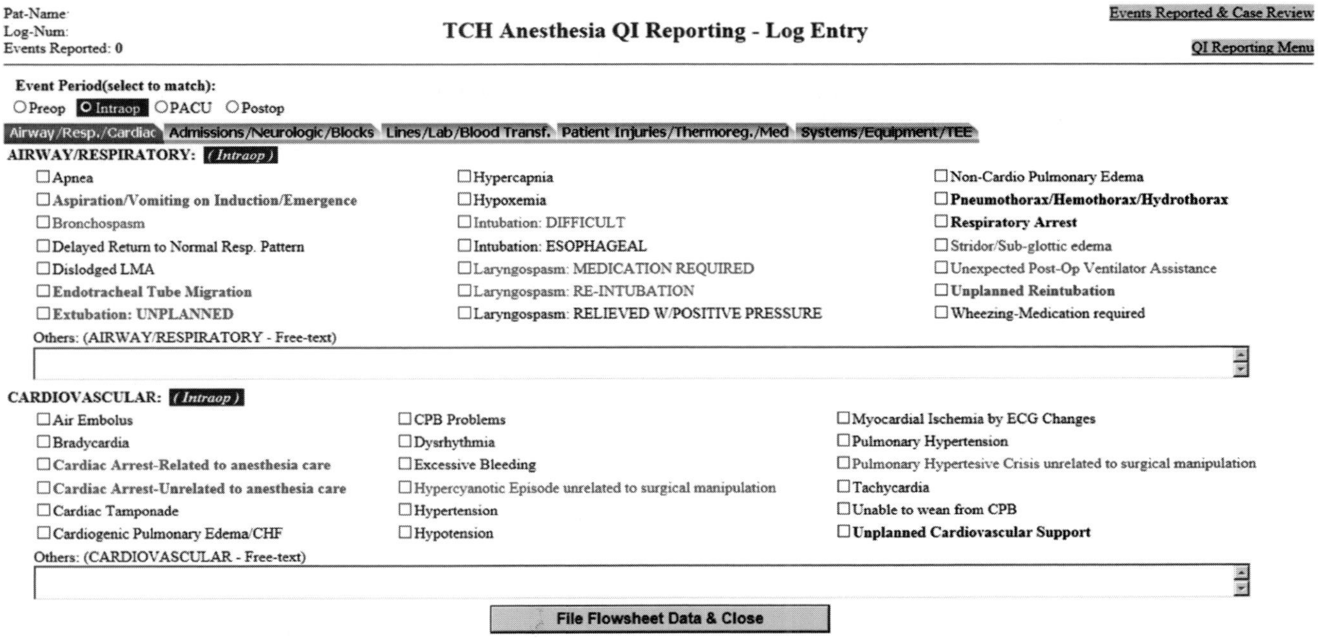

Pat-Name:
Log-Num:
Events Reported: 0
TCH Anesthesia QI Reporting - Log Entry
Events Reported & Case Review
QI Reporting Menu
Event Period(select to match):
Preop　Intraop　PACU　Postop
Airway/Resp./Cardiac　Admissions/Neurologic/Blocks　Lines/Lab/Blood Transf.　Patient Injuries/Thermoreg./Med　Systems/Equipment/TEE
AIRWAY/RESPIRATORY: (Intraop)
Apnea
Aspiration/Vomiting on Induction/Emergence
Bronchospasm
Delayed Return to Normal Resp. Pattern
Dislodged LMA
Endotracheal Tube Migration
Extubation: UNPLANNED
Hypercapnia
Hypoxemia
Intubation: DIFFICULT
Intubation: ESOPHAGEAL
Laryngospasm: MEDICATION REQUIRED
Laryngospasm: RE-INTUBATION
Laryngospasm: RELIEVED W/POSITIVE PRESSURE
Non-Cardio Pulmonary Edema
Pneumothorax/Hemothorax/Hydrothorax
Respiratory Arrest
Stridor/Sub-glottic edema
Unexpected Post-Op Ventilator Assistance
Unplanned Reintubation
Wheezing-Medication required
Others: (AIRWAY/RESPIRATORY - Free-text)
CARDIOVASCULAR: (Intraop)
Air Embolus
Bradycardia
Cardiac Arrest-Related to anesthesia care
Cardiac Arrest-Unrelated to anesthesia care
Cardiac Tamponade
Cardiogenic Pulmonary Edema/CHF
CPB Problems
Dysrhythmia
Excessive Bleeding
Hypercyanotic Episode unrelated to surgical manipulation
Hypertension
Hypotension
Myocardial Ischemia by ECG Changes
Pulmonary Hypertension
Pulmonary Hypertesive Crisis unrelated to surgical manipulation
Tachycardia
Unable to wean from CPB
Unplanned Cardiovascular Support
Others: (CARDIOVASCULAR - Free-text)
File Flowsheet Data & Close

▲ 图 49–11　强制质量改进的屏幕截图示例，其要求在麻醉记录关闭前记录不良事件

不良事件数据不作为病例的一部分，将传输到一个独立的并受法律保护的质量和结果数据库中（经 Dr Andropoulos，chief of the Texas Children's Hospital department 许可转载）

AT&T
12:48
90%
4m F
Anesthesia Preprocedure Evaluation
ANESTHESIA PREPROCEDURE EVALUATION
Tip: If needed, scroll horizontally
ROS/MED HX
General: Patient has no history of anesthetic complications (no prior h/o surgery or GA; deny fmhx of GA issues) or fever (no recent illness).
Perinatal: Patient was preterm (36 WGA, prenatal dx of CHD, NICU x 44 days-did not require intubation and remained on CPAP as well as HFNC).
Cardiovascular: Patient has a murmur and hypertension (captopril). Patient has no cyanosis or syncope. Patient has dyspnea at rest. She has no diaphoresis. Patient has a history of congenital heart defect. She has tetralogy of Fallot (large perimembranous VSD, moderate valvar and supravalvar pulmonary stenosis, moderate ASD, mild override of the aorta, small PDA). It is unrepaired. Patient has tricuspid regurgitation (mild). She has congestive heart failure (Lasix). Patient has no decreased myocardial function (mild to moderate RVH). Cardio comments:
-prenatal dx of large perimembranous VSD, moderate valvar and supravalvar pulmonary stenosis, moderate ASD, mild override of the aorta, small PDA
-CHF- Lasix TID
-+ suprasternal and subcostal retractions at rest
Respiratory: Negative respiratory ROS. Patient has no

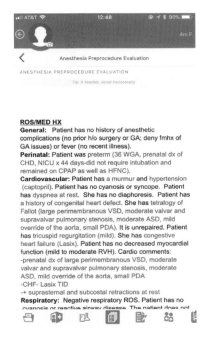

▲ 图 49–12　智能手机远程 EHR 访问应用程序的屏幕截图示例

该应用程序允许使用适当的访问凭证从手机或平板电脑查看病历（经 Dr Andropoulos，chief of the Texas Children's Hospital department 许可转载）

据中识别有意义的模式。因此，这些算法可以应用于 AIMS 数据分析，实现围术期事件自动标注，并探究生理数据和临床事件之间的相关性 [73]。

AIMS 数据的另一个有前景的技术应用是通过复杂的临床决策支持和监测系统，对各类健康信息系统中的患者数据进行实时分析 [74]。基于 AIMS 的临床决策支持系统将以更加精细和有意义的方式继续发展，以加强患者治疗的各个方面。随着 AIMS 在儿科麻醉医疗领域应用的进一步提升，临床医师有责任去思考，如何利用这些工具来改进临床工作流程和提高儿童医疗工作。

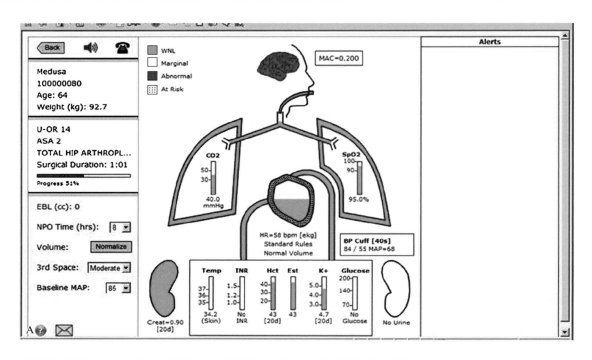

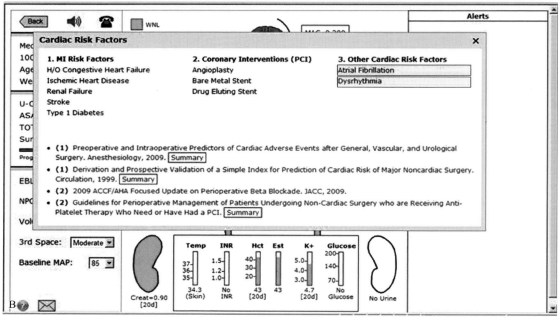

▲ 图 49-13 **A.** 一名患者的 **Alertwatch** 系统显示，每个器官的图标都非常明显，肺部随着呼吸向上和向下通气，心脏随着心搏跳动。**B.** 如果（在触摸屏幕上）点选了任何存在危险的器官，一个窗口将会打开

屏幕左侧显示了病例信息，包括当前手术的进展情况和完成的百分比、预计的失血量、禁食时间（小时）、术前基础的平均动脉压。纹理：■是正常（WNL），▢ 是临界值，■是异常值，▦ 表示器官系统处于危险状态。在这个病例中，患者的大脑部分是 ■ 的，表明他或她有脑卒中史；心脏是 ▦ 的，表示有心脏病史。图中的数字显示心脏容积很低，除非有客观的测量，如收缩压、中心静脉压或肺动脉楔压变化，否则心脏容积是基于输入 / 输出计算得出的。底部两个肾脏之间的方框显示了当前的实验室检查值和上一次采样的时间。屏幕右边还有一个警示部分。BP. 血压。在这个病例中，心脏是危险器官。在弹出窗口的左侧列出了心肌梗死的危险因素，冠状动脉介入治疗史位于中间，其他心脏问题列在右侧。如果患者有这些危险因素，则用 ▢ 突出显示。在窗口最下是心脏病治疗方面的相关参考资料和指南。本例患者有心房颤动病史。H/O. 病史；PCI. 经皮冠状动脉介入治疗术（经 Elsevier 许可转载，引自 Kruger 等 [71]）

第 50 章　手术室安全、沟通与团队合作
Operating Room Safety, Communication, and Teamwork

Thomas L. Shaw　Lauren M. Y. Lobaugh　Stephen A. Stayer　著

刘艳华　译　　薛荣亮　校

一、概述

"在个人或团队实践中，团队合作是麻醉医师工作的重要组成部分。无论是作为外科手术团队中的重要组成部分，还是作为疼痛门诊跨学科诊断小组成员，抑或是作为研究团队或教学团队的合作伙伴，麻醉医师一直在与各医疗专业人员合作。"

这句话摘自美国麻醉医师协会职业信息网，它总结了团队合作在所有麻醉医师日工作常中的重要性[1]。团队合作可定义为"团队成员相互合作，有效沟通，预测和满足彼此需求并激发信心，从而采取协调一致的集体行动的能力[2]"。2000 年，美国国家医学院发表了一篇题为《孰能无过：构建一个更安全的卫生体系》的报告，这份报告强调了这样一个事实，即大多数的医疗差错并非由医务人员个人过失所导致，而是由医疗服务的系统因素造成。该机构建议进行跨学科团队培训，以减少此类医疗事故的发生。有效的团队合作可以提供一个安全网，通常可以防止人为失误成为患者的安全隐患。本章回顾了手术室和麻醉安全中适用于儿科患者的基本原则，强调了沟通和团队合作的非技术技能对患者转归的至关重要。

二、非技术性技能

在 20 世纪 70 年代，对几起飞机坠毁事故调查表明：没有出现飞机机械故障或飞行员的技术失误。那为什么这些飞机坠毁了呢？调查人员将此归咎于非技术技能的其他人为因素缺陷[4]。非技术技能被定义为"可以补充技术技能，并有助于安全高效执行任务的认知、社会和个人资源技能"[5]。这些技能和医学知识、技术专长、药物或设备没有直接关系。例如，外科医师在截错肢体（缺乏态势感知）的过程中可能表现出出色的技术技能。越来越多的人意识到非技术技能是维持患者安全的关键。非技术技能可被分为：①认知和心理技能（如决策制订、计划和态势感知）；②社交和人际交往能力（如沟通、团队合作和领导能力）[6]。传统上，医疗培训并未正式教授这些技能，并且对于麻醉医师这些技能的不足已有报道[6, 7]。医疗团队培训的重点是这些非技术技能的培养。

三、医疗团队培训

临床培训通常侧重于个人任务的执行。患者安全有效地医疗服务需要医师、护士、呼吸治疗师、药剂师和其他医疗专业人员之间的协调配合。但是，所有这些团队成员很少一起接受培训。没有接受正规的培训和培养，就无法可靠的掌握有效的团队合作。团队培训教给大家一套如何从个人视角度向团队视角进行思维转换的工具和策略。

已经制订了几种不同医疗团队培训项目。医疗团队培训项目可分为基于高保真模拟器的培训项目和基于课堂的培训项目。基于高保真模拟器方案依赖于患者模拟器，并包括"麻醉危机资源管理"[7]和"面向团队的医学模拟"[8]等课程。以课堂教学为主的团队培训项目依赖于讲座、视频、演示和角色扮演。它包括 TeamSTEPPS®（team strategies and tools to enhance performance and patient safety，提高医疗质量与患者安全的团队策略和工具包）[9]、MedTeams®[10]、医疗团队管理、Lifewings 公司的 CRM 训练，以及老年医学多学科整合团队培训。

所有这些培训项目，他们之间有相当多的重叠，并且没有证据表明其中某一种培训项目或方法优于

本章译者来自西安交通大学第二附属医院，校者来自西安国际医学中心医院。

另一种。高保真模拟器项目的倡导者列举了几个优点[11]。模拟器提供在真实环境中的实际操作培训。这种环境要求临床医师将决策技能、手术技能和团队合作技能整合起来，以应对面临的实际挑战和压力。以课堂教学为主的项目倡导者则强调其成本低、机动性好，以及可同时培训大量学生的能力[12]。以下是关于ACRM 和 TeamSTEPPS 的详细讨论。

（一）麻醉危机资源管理

1989 年，斯坦福大学的 David Gaba 和他的同事与帕洛阿尔托退伍军人事务医疗中心率先将航空机组人员资源管理应用于麻醉实践，从而形成了麻醉危机资源管理[7]课程。在整个教学过程中，短语"机组资源管理""危机资源管理"和"驾驶舱资源管理"可互换使用。机组资源管理可以定义为一个管理系统，它能充分地利用所有可用资源（设备、程序和人员）来达到安全飞行的目的，并注重传授非技术性技能。ACRM 课程从关于麻醉安全、决策制订、特定的麻醉危机场景及影响患者安全和人员行为的系统相关故障案例演示开始，同时，课程参与者对一段航空事故视频进行批判性分析。该课程的大部分内容是场景模拟，然后是详细的任务报告。该模拟课程的特点是在手术室环境中有一个真实的模拟患者，其中每个参与者都是管理危机事件场景的主要麻醉医师。在此场景中，护理人员和外科人员（由指导人员扮演）之间需要进行明显的互动。这里重点是在于与不同领导者、配合者在不同沟通方式下更有效地合作。在指导人员的帮助下，模拟课程将会被录影，并由团队在任务报告中进行分析。ACRM 中强调的重点列于框 50-1。有关儿科麻醉模拟训练详细讨论，请参考其他章节（见第47 章）。

（二）TeamSTEPPS

TeamSTEPPS 是另一种用于培训医疗专业人员以实现更好团队合作实践的资源。美国国防部的患者安全计划与美国医疗保健研究与质量局合作了 20 年，以探索了医疗团队合作的领域。TeamSTEPPS 是一个基于证据的团队合作培训系统，专注于以下四个互补的能力领域：领导力、情境监控、相互支持和有效沟通[9]。这些都是可教可学的技能，不应被视为一个人"要么有，要么没有"的技能。TeamSTEPPS 提供了一个免费的公共领域工具包，它可以针对任何医疗环境进行设置[13]。TeamSTEPPS 网站上的免费教学材料包括文稿演示、小组练习和视频。美国医疗保健研究和质量局还提供免费的 TeamSTEPPS 讲师课

框 50-1　医疗中麻醉危机资源管理的关键点
• 了解环境
• 预测与计划
• 尽早寻求帮助
• 做有决断力的领导与下属
• 分配工作量
• 动用一切可用资源
• 有效沟通——大声说出来
• 利用所有可用信息
• 预防和控制固有错误
• 交叉检查和双重检查
• 使用认知辅助工具
• 反复的重新评估
• 进行优秀团队合作的执行原则——协助并支持他人
• 明智的分配注意力
• 动态地设置优先事物

经 Elsevier 许可转载，引自 Rall 和 Gaba[90]

程，以便机构可以开发有关团队培训的内部专业知识。TeamSTEPPS 可用于所有医疗机构和所有医学专业。这种开放的可用性可以使整个医疗领域开始使用通用的语言和方法进行团队培训。

TeamSTEPPS 教授了具体工具和策略，以克服团队效率方面的障碍。这些工具和策略与 TeamSTEPPS 框架的四个核心竞争力密切相关，即团队领导力、情境监控、相互支持和有效沟通（图 50-1）。

1. 领导力

"领导力是指具有指导和协调团队成员活动、评估团队表现、分配任务、开发团队知识和技能、激励团队成员、计划和组织并营造积极向上团队氛围的能力"[14]。高效的团队领导者能够快速组建团队，明确

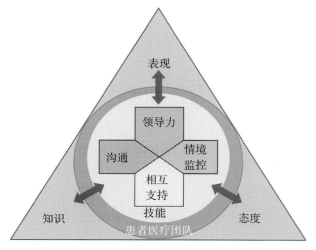

▲ 图 50-1　TeamSTEPPS® 的四个核心竞争力

经 AHRQ Publications Clearinghouse 许可转载，引自 Agency for Healthcare Research and Quality.

表达目标，并通过团队成员集体参与做出决策。他们还能够分配任务，鼓励成员发言和提问，积极促进和构建良好的团队合作，并善于解决冲突。领导者用来促进团队信息共享的三种策略是：简报、碰头会、任务汇报。

简报也称为小组会议，是为了制订计划目的而举行的，以便让团队中的每一个成员知道发生了什么及为什么会发生。这是一个简短计划会议，讨论的主题类似于患者的现状、诊断、团队成员的角色、团队目标、潜在并发症和后备计划。简报能够打开沟通交流的渠道，这样每个人都可以为这个任务贡献自己独特的认识。简报通常由团队领导人发起，但团队的任何其他成员也可以这样做。碰头会指的是专门讨论如何解决问题的一种临时性会议。碰头会为团队成员提供了一个相互交流患者情况变化的机会，以便所有团队成员都能适应这种变化。碰头会常用来重新建立态势感知，加强已经实施的计划，并对调整已制订计划做的必要性进行评估。任务汇报通常在一个操作或者事件之后举行，重点是过程改进。这是一个非正式的信息交流会议，旨在改善团队表现和提高团队效率。在一个坦诚自己错误被视为学习机会且重点并不是放在个人责备上的环境中，任务汇报是最有效的。

2. 情境监控

情境监控是指为了保持态势感知而不断进行环境观测和评估周围事件发生的过程[14]。态势感知是"知道你周围发生了什么"。当每个人都保持他们的态势感知并分享相关事实，从而确保所有团队成员进度相同，这样就会形成了一个共享心理模型。这是一个连续统一体，从情境监控的个人技能开始，到产生态势感知，以及最后对情境的共同理解（被称为共享心理模型）（图 50-2）。

如果团队成员没有分享信息、获取信息或将信息直接传递给特定团队成员，态势感知会就会被削弱。交叉监控包括监控其他团队成员的行为，并在团队内部提供一个安全网。它包括"互相监视"。交叉监控可以帮助我们及早发现危害患者安全错误。STEP 助记符（图 50-3）是一种情境监控的工具，它是一种心理提醒，可以帮助大家持续监测患者、团队成员及周围环境的状态，并促使大家不断朝着目标进展。

3. 相互支持

相互支持（或者支持行为）是指预测其他团队成员需求并在成员之间转移工作量以实现平衡的能力。任务协助是一种相互支持的形式，团队成员可以在超

负荷工作情况下相互保护。由于担心被认为缺乏知识或自信，一些医学专业人士习惯性地避免寻求帮助。高效的团队会将所有提供和请求帮助的提议置于建立在患者安全的背景下，同时团队成员也会营造一种渴望积极寻求和提供帮助的氛围。

反馈是另一种相互支持形式，它能够提供信息，以改善团队表现。有效反馈是及时的（行为在接受者的脑海中记忆犹新）、尊重的（不应该是个人的，应该关注行为而不是个性）、具体的（与具体情境有关）和有方向性的（目标是为改进而设定的）。反馈也可以用来强化积极的行为。私下提供个人反馈将更有效，因为它能降低接受者防御能力。

当团队成员和决策者观点不一致时，应使用倡导与坚持的工具和策略。这样，团队成员就有机会纠正错误或找回遗失的态势感知。既不倡导也不坚持通常被认为是导致医疗事故、前哨事件和航空灾难的主要

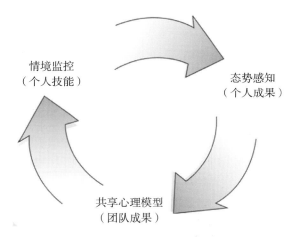

▲ 图 50-2　情境监控，态势感知和共享心理模型的连续统一体

经 AHRQ Publications Clearinghouse 许可转载，引自 Agency for Healthcare Research and Quality.

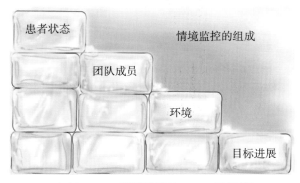

▲ 图 50-3　情境监控的 STEP 助记符

经 AHRQ Publications Clearingho 许可转载，引自 Agency for Healthcare Research and Quality.

原因。如果患者的安全受到威胁，即使是质疑权威的非主流观点，也应该被提倡。制定这两条质疑规则最初是为了帮助飞行员避免因一时判断失误而导致空难。这两条质疑规则指出，如果担心对患者造成潜在伤害，那么这种担心应该至少要被陈述两次。如果两次尝试后这种担心仍然被忽视，则应利用指挥链采取更强有力的措施。这就克服了一种相信团队领导者永远是对的天性。如果被质疑，承认安全问题并解决一切安全问题是被质疑者的责任。领导者必须营造一种环境，使团队所有成员在发现安全问题时都感觉到自己有权利说出来，并且让他们知道他们的发言是受欢迎的。

医疗环境容易发生频繁甚至是破坏性的冲突。这并不奇怪，因为这是一个由许多受过高等教育、经验丰富的人员组成的环境，这些人所接受的培训、身份背景及优先考虑处理的事情均不相同。TeamSTEPPS 使用两种不同的手册，教授了两种基本的冲突解决策略，以便在冲突期间帮助沟通。CUS 脚本（concerned, uncomfortable, safety）使用信号词来引起个人的注意。首先陈述一个担忧，然后发言者陈述他们为什么感到不舒服，最后陈述他们认为存在的安全问题。DESC 手册（describe, express, suggest, consequences）可用于在所有类型的冲突期间进行有效的沟通，描述具体情境，关注采取的行动，建议使用其他替代方法，最后陈述潜在的后果。发生冲突的个人之间的私下讨论使人们更多地专注于解决冲突，而不是维护面子。讨论的重点应该是什么是对的，而不是谁是对的。解决冲突时，目标应该是实现合作，这意味着需要双方共同努力以达成一个让双方都满意的解决方案，从而达到双赢。

4. 沟通

沟通包括与团队其他成员进行有效的信息交流和协商。沟通被定义为"发送方和接收方之间的信息交流……在两个或多个团队成员之间以规定的方式，使用适当的术语，清晰、准确交流信息的过程，以及能够阐明或确认所接收信息的能力"[15]。沟通是一支高效团队的生命线，是能将所有团队技能整合在一起的黏合剂。提高信息交流的质量可以减少与沟通相关的差错。为了使沟通更有效，沟通必须完整、清晰、简洁且及时。沟通与其他团队技能有什么关系呢？高效有力的领导者必须清晰传递信息，以便团队成员意识到自己的角色和责任。团队成员监控情境并交流变化，从而使整个团队都能了解情况。最后，沟通促进了一种相互支持的文化。

联合委员会（以前被称为医疗机构认证联合委员会）已经制订了与沟通相关的具体安全目标，其中包括需要进行有机会提出问题并回答问题的标准化交接。强烈推荐闭环沟通，它是一种信息交流行为，即发送方发出信息，接收方确认接收信息，然后由初始发送方再次验证所发送的信息。

TeamSTEPPS 教授四种可能减少与信息沟通不畅有关的错误的沟通策略和工具。据介绍，SBAR 沟通是一种交流患者状况的有效工具。SBAR 是一种助记符，代表现状、背景、评估和建议。SBAR 最初由美国海军开发，经过调整后用于医疗场所[16]。包括美国 IHI 和 TJC 在内的许多领先的医疗保健机构都支持 SBAR 的使用。SBAR 是一种标准化的沟通技术，它能使说话者的表达清晰而简洁。当团队成员口头陈述他们正在做什么、观察什么或思考什么时，大声回应是一种沟通策略。在危机中，大声回应用来传达重大或关键的信息，这样所有团队成员都知道发生了什么。使用大声回应的一个示例是患者心搏骤停期间，抢救人员在实施电除颤之前，需陈述患者呼吸道状态，陈述患者生命体征，或者宣布"离开"。复述确认（复读确认）是一个闭环沟通的过程，以确保发送者所传递的信息能够被接受者理解。复读确认不仅可避免命令下达后无人接收，并可确保接收者正确理解命令。交接被强调为重要沟通流程，如果对此执行不力，可能会对患者造成伤害。交接将在下一节中详细讨论。妨碍有效沟通的障碍很多，这些障碍包括语言障碍、干扰、沟通方式的差异、工作量及工作冲突。可以利用团队合作工具和策略来克服这些障碍，以实现有效沟通。图 50-4 总结了团队效能的障碍，消除这些障碍的工具和策略、TeamSTEPPS 教授团队培训的预期成果。

> **要点：非技术性技能和医疗团队培训**
> - 团队培训涉及多学科团队，包含模拟或课堂培训。
> - 麻醉危机资源管理是一种模拟培训，教授在危机中的领导能力，并专注于传授非技术性技能。
> - TeamSTEPPS 是一个基于课堂教学的系统，包括团队领导、情境监控、相互支持和有效沟通。

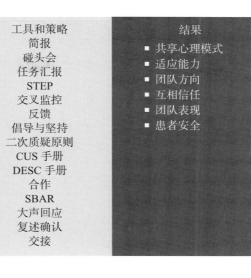

障碍	工具和策略	结果
■ 团队成员不一致	简报	■ 共享心理模式
■ 缺乏时间	碰头会	■ 适应能力
■ 缺乏信息共享	任务汇报	■ 团队方向
■ 等级制度	STEP	■ 互相信任
■ 防御	交叉监控	■ 团队表现
■ 惯性思维	反馈	■ 患者安全
■ 自满	倡导与坚持	
■ 沟通方式的差异	二次质疑原则	
■ 冲突	CUS 手册	
■ 缺乏与同事的协作与配合	DESC 手册	
■ 干扰	合作	
■ 疲劳	SBAR	
■ 工作量	大声回应	
■ 曲解线索	复述确认	
■ 角色不清晰	交接	

◀ **图 50-4**　团队效能障碍，克服这些障碍的工具和策略及预期的团队成果

经 AHRQ Publications Clearinghouse 许可转载，引自 Agency for Healthcare Research and Quality [13].

四、交接

联合委员会将前哨事件定义为"涉及死亡或严重身体或心理伤害的意外事件"[17]。前哨事件的示例包括手术部位错误或不小心将滞留异物（如手术器械）遗留在患者体内。联合委员会确信，在 1995—2006 年，近 70% 前哨事件几乎都是由沟通问题造成 [18, 19]（图 50-5）。在联合委员会分析的沟通问题中，有一半以上发生在交接期间。对一个结案索赔数据库的分析显示，40% 沟通问题发生在交接间 [20]。

交接（也称为移交、签退、转移或转交）是指将对患者的责任和义务从一个医疗服务提供者转交给另一个医疗服务提供者。联合委员会指出，"交接主要目的是提供有关患者护理、治疗和服务、当前状况及任何近期或预期变化的准确信息。为了满足患者安全这一目标，交接过程中信息的传递必须准确"[18]。麻醉科医师的日常工作流程包括和本科同事、外科医师、新生儿科医师、重症监护室医师、急诊科医师、呼吸治疗师及围术期护士之间的交接转入和交接转出。儿科患者由于缺乏自我表达及提供自己相关病史信息的能力，尤其容易出现无效交接 [21]。令人惊讶的是，麻醉医师很少被正式教导如何有效地履行这一职责。近期发表的一项术中麻醉完全交接的研究显示，30 多万例至少接受了 2h 麻醉的成年住院患者，其术后 30 天的死亡率和主要并发症从 29.1% 增至 35.9%（RR=1.23，95%CI 1.16~1.32）[22]。正如该研究作者所指出的，在这项研究中并未评估术中交接质量，但是"麻醉交接系统的改进（交接关键部分在一份核对表上列出并要求强制执行）可能会消除危险信号，同时使临床医师在日常工作受益"。

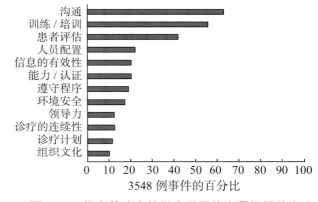

▲ **图 50-5**　作为前哨事件根本原因的沟通问题其出现的频率

经 Joint Commission Resources 许可转载，引自 Joint Commission on Accreditation of Healthcare Organizations [19].

包括麻醉科医师、外科医师、儿科医师、内科医师和急诊医师在内的许多专科医师，都对交接质量进行了评估，发现交接通常缺乏系统性。他们还注意到重要信息经常被遗漏和歪曲。一项研究指出，儿科实习医师高估了他们进行交接的有效性 [30]。该研究还显示，近 40% 接收者认为患者最重要的信息没有被交接。

联合委员会根据前哨事件的关联，对无效交接的不良后果进行了评论。结案索赔数据库分析也表明，无效交接容易导致手术部位错误、手术患者错误及外来物意外滞留患者体腔 [20, 32]。无效交接还会导致用药错误、诊断和治疗的延误 [33]、漏诊 [34] 及交接任务的遗漏 [26]。研究还标明，接班的医师经常无法通过病历找到遗漏的信息 [27]。

有效交接存在许多障碍。其中最重要的是缺乏对交接过程的正规教学。其他障碍包括中断、噪声、干扰，以及在繁忙的工作中进行交接的时间限制[21, 35, 36]。被接班医师的疲劳也可能降低交接的质量。社会等级制度可能会对交接质量产生负面影响。人们通常注意到，当从上级医师的手里接班时，下级医师不愿意提问题和要求说明[21, 35, 37]。这是因为下级医师担心自己被认为是在质疑上级医师。

麻醉科医师对于交接是否应该设置正规的形式存在争议。一项对麻醉科医师的调查反映了这样一种观点，即标准化的交接是一种负担，而且没有必要，额外的医疗文书工作会妨碍患者的临床诊疗[38]。另一组接受调查的麻醉科医师则认为标准化的交接很有价值的[39, 40]。不管对交接过程标准化的渴望与权衡需求程度如何，很明显，书面和口头内容交接的标准化可以减少遗漏、曲解，提高患者接收方对交接质量的满意度[23-26, 28, 29, 35, 41]。高质量交接另一个特征是复述（也称为确认）[21, 36, 42-45]。它指的是即将接班的医师（交接接收方）重复他们在交接过程中所听到的内容，而即将离开的交班医师对交接内容的准确性进行确认或对其中的错误进行说明。这种双向反馈技术会对信息准确性进行双重检查，并且确保接班医师在交接过程中确实在听。最后，由于非语言信息可以通过面部表情、肢体语言、手势和眼神交流来传达，所以在交接时进行面对面的沟通是最理想的。在此总结了文中描述的有效交接的特征[31, 36, 45]（框 50-2）。

框 50-2	有效交接的特征
• 格式标准化
• 包含口头和书面内容
• 用复述验证理解
• 提供提问的机会
• 强调进一步研究
• 弱化等级制度
• 互动
• 更新信息
• 讨论应急计划
• 随时中断
• 环境安静
• 面对面

医学文献中至少描述了 24 种不同的交接助记符[46]。建议每个机构在全院使用统一的助记符，这样当外科医师、护士、麻醉科医师、新生儿科医师、重症监护室医师和急诊科医师进行交流时，可以使用相似交流形式。

（一）I-PASS 系统

美国 9 家儿童医院研究了住院医师使用 I-PASS 助记符改善交接的效果[47]。I-PASS 是一种助记符，它代表着疾病严重程度、患者情况简要、需要采取的行动列表、建议和综合复述。I-PASS 的版权归波士顿儿童医院所有，但资料是免费提供的。在实施了基于 I-PASS 的交接改进方案之后，所研究医院的医疗差错减少了 23%，可预防不良事件发生率减少了 30%。框 50-3 列出了一个 I-PASS 格式的交接方案示例。

框 50-3	I-PASS 格式的交接方案示例	
I	疾病严重程度：患者的病情有多严重？ • 稳定型、观察型（可能会变得不稳定）、进展型（不稳定）	
P	患者情况简要：简要概括，一条主线 • 年龄、性别、既往史、手术史 • 主诉、重要的体征和症状、可能的诊断或鉴别诊断 • 饮食、药物、支持、途径、感染源 • 目前为止的就医情况 • 建议方案	
A	行动列表：需要采取的 • 做什么，什么时候做，怎么做	
S	建议：如果 / 然后 • 会发生的情况及需要采取的干预措施	
S	综合复述：信息接收者的综合复述	

（二）儿科麻醉协会的术中交接工具

儿科麻醉协会质量与安全委员会创建了一种术中交接工具并在网上发布（图 50-6）。该工具有助于促进麻醉科医师在术中进行临时性或永久性诊疗交接时保持良好的沟通。

高效的团队成员应确保在分享患者诊疗信息时，团队成员能被充分告知。提供一个有效的标准化的交接可防止可能导致医疗差错的信息丢失。

要点：交接
- 医疗过程中始终都存在交接环节，然而多达 40% 的沟通问题均发生在交接期间。
- 正规教学的缺乏和无效交接的存在是造成患者不良结局的重要错误来源。
- I-PASS 代表疾病严重程度，患者情况简要，需要采取的行动列表，建议和信息接受者的综合复述。

术中交接工具
□ 交接者自我介绍　　　□ 参与记录
□病案号 □年龄 □体重　□ ASA 分级
□过敏史　□隔离协议　　　□ 术前用药
□ 手术方式　　　　　□麻醉方式 　　　o 术后处理
□ 历史记录
呼吸 □ 型号 / 规格 / 困难 / 泄漏 □ 通气方式 　　o 拔管计划
心血管 □ 心率 / 血压 / 节律基线和趋势 □ 血流动力学问题 / 目标
药物 □ 管制药物 □ 肌肉松弛药 □ 局部麻醉药 / 区域阻滞药 □ 抗生素：最后一次 / 下一次 □ 外科医师用药 □ 止吐药 □ 输注时独立再次查验
液体 □ 静脉通路 □ 类型 / 液量总量 / 葡萄糖 □ 估计失血量 / 可用的血制品 / 血制品的位置 □ 尿量
监护仪 □ 侵入性导管 / 脑电监护仪 / 近红外光谱仪 / 颅内压监测 仪 / 多普勒超声 □ 体温 / 保暖设备 / 设置 □ 实验室数据
其他信息 　　o 患者的焦虑 / 昵称 / 发育情况 　　o 父母期望 / 焦虑
□ 并发症 / 未涵盖的问题 □ 确认 / 问题 　　o 文书记录完整

▲ 图 50-6　儿科麻醉协会术中交接工具
经 Society for Pediatric Anesthesia 许可转载

五、核查表

1978 年的一项研究表明，14% 的麻醉事故是由于麻醉机的故障造成的[48]。1987 年，ASA 和美国食品药品管理局合作制订了一份通用的麻醉设备核查表，以增加对麻醉机故障的检测。

核查表是一种简单的工具，旨在减少错误并鼓励遵循最佳实践方法。核查表是记忆辅助工具，它列出了对过程或程序至关重要的行动步骤或标准。的确，"好记性不如烂笔头"。在航空、核电、建筑和制造等行业中，核查表的使用被认为是安全的关键[49]。最近研究也证实了核查表应用于医疗领域的积极作用。核查表是干预措施中的有效组成部分，它可以减少中心静脉导管血液感染发生率，缩短重症监护病房住院时间，降低手术并发症发生率和死亡率。

与中心静脉导管相关的血液感染发生频繁，严重的甚至可导致死亡，而其中的大部分感染目前被认为是可以预防的[50]。2001 年，Pronovost 和他的同事进行了一项旨在降低导管相关感染发生率的质量改进项目[51]。该项目包括一份旨在确保遵守感染控制协议的核查表。核查表中包含的感染控制指南，大多数从业人员都认同但却很少遵守。使用核查表后，每 1000 根导管日平均感染发生情况从 7.7 例下降至 1.4 例。随后的研究也得出了相同的结论，即使用核查表后导管相关感染的发生率显著降低[52-56]。中心静脉导管置入核查表的标准组成部分如框 50-4 所示。

框 50-4　中心静脉导管置入核查表

- 操作开始之前，组装设备，检查物品
- 护士观察操作流程，并有权干预以确保依从性
- 操作者用抗菌肥皂或无菌洗手液清洁双手
- 操作者须戴帽子、口罩，穿无菌手术衣，戴无菌手套
- 穿刺部位用 2% 氯己定（年龄＞ 2 月龄）或聚维酮碘溶液（年龄＜ 2 月龄）消毒
- 患者从头到足用无菌单覆盖
- 操作完成后立即使用无菌敷料覆盖并注明日期

ICU 是一个多学科合作与沟通对患者安全和周转至关重要的环境。整个医疗团队必须清楚地了解临床诊治目标、任务清单和沟通计划。ICU 的每日目标管理清单是核查表的一种形式，旨在改善团队成员之间的沟通[57-59]。每日目标管理清单中最重要的两项分别是：患者从 ICU 转出所必需的条件和降低患者最大的安全风险。一些研究表明，使用这种核查表可以显著提高团队对患者日常目标了解的工作效率，并显著缩短患者的住院时间[57, 59, 60]。

世界卫生组织认识到，外科手术并发症很常见，且这些并发症通常可以预防。据估计，全世界每年重大手术超过 2.3 亿例[61]。其中有 700 万例出现术后重大并发症，这其中包括 100 万例死亡病例。专家组致力于创建一个核查表，用以改善团队合作和预防导致围术期并发症和死亡出现的常见原因。WHO 手术安全核查表如图 50-7 所示。

WHO 外科安全核查表通过利用麻醉诱导和手术切皮前的暂停，帮助团队行成一个共享的心理模式，从而推动和促进良好的团队合作。在操作之前，所有团队成员需做一个只包含姓名的自我介绍，以弱化等级制度。核查表还允许团队成员在注意到任何安全问

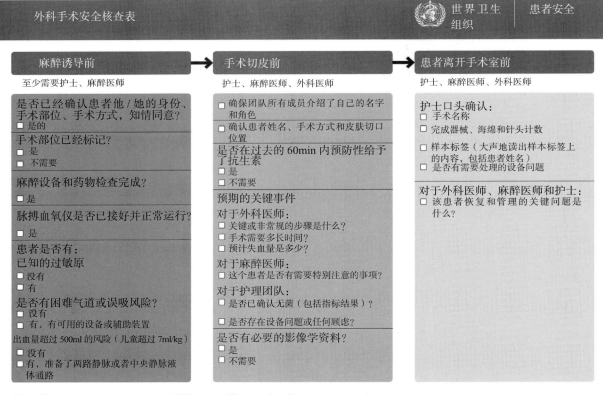

▲ 图 50-7　世界卫生组织手术安全核查表

经 WHO 许可转载，引自 World Health Organization Surgical Safety Checklist（www.who.int/patientsafety/safesurgery/en/index.html）.

题时大声说出来。核查表的几个组成部分与麻醉医师操作有关。该核查表特别鼓励提高对困难气道、误吸、大量失血、过敏及预防性使用抗生素情况的警惕。世界各地的八家医院对 WHO 外科安全核查表的应用效果进行了评估，其中包括几家发展中国家的医院，以及其他几个高度发达的学术教学机构。使用核查表以后，手术死亡率从 1.5% 下降到 0.8%，住院并发症从 11.0% 下降到 7.0%[62]。考虑到全球手术数量大，手术并发症发生率高[61]，全球实施 WHO 手术安全核查表，可大幅度降低手术死亡率和手术并发症的发生率。针对这项具有里程碑式意义的安全性研究，有人提出批评，尽管所有医院的情况都有所改善，但结果的改善更多应归功于发展中国家的医院。

最近在荷兰的 6 家干预医院、5 家对照医院针对围术期安全核查表进行了一项全面的研究，所有这些三级护理和高等教学医院之前都已被证实具有高水准和高质量的医疗[63]。在对应用核查表之前 3760 例患者和应用核查表之后的 3820 例患者中，并发症发生率从 27.3% 例下降至 16.5%（P < 0.001），住院死亡率从 1.5% 下降至 0.8%（P < 0.001）。这些结果在对照组医院没有变化。手术安全核查表应根据当地机构需求进行调整，包括一些儿童医院，可能需要在术前等候区和患儿在场的父母进行术前核对。其中的一个修改如图 50-8 所示。

核查表是全面患者安全干预措施的重要组成部分。但单靠核查表就能够减少中心静脉导管相关感染、ICU 住院时间和手术并发症，这种说法未免太过于简单化了[64]。团队教育必须首先进行，以建立对核查表所强化实践的信心。必须查明和消除使用核对表障碍，否则该表经常会被搁置不用。必须衡量结果并提供反馈。机构应自主定制核查表，以适应其自身的需求和文化。

一项调查显示，一些医师仍然对核查表是否能真的提高患者安全持怀疑态度。但如果是他们自己接受手术，几乎所有这些怀疑者都希望能够使用核查表，这一事实本身就说明了问题[49]。因此，使用已被证实能改善患者结局的核查表的建议，应该被大家所采纳。

儿科麻醉学会关键事件核查表

SPA 质量和安全委员会已经开发了一系列核查表和认知辅助工具，它们通常以 PDF 格式和移动应用

得克萨斯州儿童医院手术安全核查表—主手术室（7.4 版）

进入手术室前	切皮前	患者离开手术室前
术前报告（等候区或住院患者床前）	**暂停（手术室）**	**术后汇报（手术室）**
至少完成下列事项中的一项后报告才能开始：	<<<<<<<<<停>>>>>>>>>	外科医师和麻醉医师的汇报可以同时进行，也可以分开进行
	所有的操作都暂停 & 音乐静音	
• 外科医师到场（首选）	新来的外科医师 / 手术者重复暂停	
• 外科医师小结文书已完成	**外科医师：开启暂停**	巡回护士：与外科医师和麻醉科医师确认后开始汇报
• 巡回护士和麻醉科医师与外科医师讨论过病例（可用的无菌的植入物、设备、血液等）	□ 所有团队成员介绍自己的名字和角色或确认与之前的情况没有变化	□ 口述器械 / 海绵 / 针头计数结果
	外科医师：口头表述	□ 外科医师口头确认数量
麻醉科医师：当巡回护士将患者与病例及患者父母确认完成后开始报告	□ 谁确认了患者的身份	□ 确认和标记所有标本
（患者家属应积极参与）	□ 患者姓名、手术方式、哪一侧 / 部位（确认同意）	□ 外科医师和麻醉医师对估计失血量达成一致
□ 通过手腕带核对患者姓名	□ 陈述是否需要影像资料或影像资料是否可用	□ 外科医师、护士、器械护士和麻醉医师回顾患者康复和管理的关键问题
□ 核对手术医师姓名	□ 预期的紧急事件和重大问题	□ 是否有任何需要报告的事件？
□ 根据术前记录和手术知情同意书核对手术方式	**麻醉科医师：口头表述**	
□ 手术部位正确标记并确认患者知情同意，除非被免责的	□ 如需要，按时预防性使用抗生素	**外科医师：**
□ 了解禁食情况	□ 确认过敏状况	□ 在病史中记录手术过程和术后诊断
□ 了解过敏状况	□ 如需要，讨论神经阻滞 / 区域阻滞 / 硬膜外麻醉	□ 完成术后记录
□ 了解气道状况	□ 顾虑或预测的紧急事件（药物、病史、诱导、气道）	
□ 如果需要，确认签署输血同意书		<<<规则要求>>>
□ 是否已经回顾近期实验室检查？	**器械护士：口头表述**	在汇报 / 手术记录完成之前，不应进行下一阶段的治疗
	□ 确认器械和植入物无菌	
	□ 现场的药物和溶液均已被标记	
	巡回护士：口头表述	
	□ 火灾风险评估	
	□ 如需要，准备好可用的设备 / 装置 / 植入物 / 血液制品	
	□ 可用的特殊液体	
麻醉科医师 提问：是否有其他问题？是否同意？必须征得包括患者家属在内的所有人同意	介绍所有辅助人员及其角色	得克萨斯州儿童医院
	<<<<<<<<<停>>>>>>>>>	
团队成员和患者立即进入手术室	**外科医师：提问：是否有其他问题？是否同意？**（必须征得所有人的同意）	

版权归得克萨斯州儿童医院　　　　　　　　　　　　　　　　　　　版本：7.4　日期：2016 年 9 月 8 日

▲ 图 50-8　得克萨斯州儿童医院手术安全核查表

手术报告用以核对信息，它常在手术等候区或重症监护病房床旁进行，当着患儿家属面由麻醉科医师发起。报告时外科医师必须到场，或必须与麻醉医师口头或书面沟通他 / 她对患者的计划和关注（经 Dr Andropolous 许可转载）

程序的形式呈现，以促进对围术期常见紧急情况的优化管理[65]。一些机构已将这些核查表纳入其麻醉信息管理系统。这些核查表包含了最新的基于证据和专家意见的管理策略，可供给整个医疗团队实时使用，以实现最佳团队合作来帮助管理患者。建议在所有麻醉场所提供一份纸质版或电子版的核查表。如果发生紧急情况，麻醉科医师、护士或者房间中的任何其他人员应实时查看相应的核查表，并口头说出所列的推荐治疗方案或需要考虑的诊断。核查表的内容和针对过敏患者的核查表如图 50-9 所示。SPA 关键事件核查表可从 http://www.pedsanesthesia.org/critical-events-checklist/ 获得（2019 年 5 月访问）。

> **要点：核查表**
> • 核查表在高可靠性行业中使用已久，现在在医疗工作中也很常见；它可以降低不良事件的发生率，如中心静脉导管相关血液感染。

> • 手术安全核查表，包括术前报告、术中暂停和术中汇报，现在在大多数机构中都是必需的，它的使用可以减少围术期并发症。
> • 术中关键事件核查表或记忆辅助工具，可完整的纳入如过敏反应等紧急事件中所有的必要步骤。

六、用药安全

围术期的环境对于用药拥有其自身的特殊性，因为麻醉科医师独自开具处方、准备、给药和记录，而无第二个人进行交叉检查。除了安全麻醉患者所需的大量药物之外，当出现危及生命的情况时，麻醉科医师还必须能够立即获得急救药物。由于儿科患者使用的药物大多数是按体重给的，因此儿科患者尤其容易出现用药剂量错误的情况。体重测量、体重记录或者剂量计算错误都可能导致药物明显过量或药物不足。

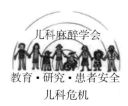

儿科麻醉学会

教育・研究・患者安全

儿科危机

关键事件卡片

```
                    呼救
    核心团队
    儿科重症监护病房　_____
    火灾　　　　　　_____
    广播紧急呼叫　　_____
    体外膜肺氧合　　_____
                    通知外科医师
```

A　　　　　　　　　Revision May 31, 2017

空气栓塞	2
变态反应	3
前纵隔肿块	4
心动过缓	5
支气管痉挛	6
心搏骤停	7～9
困难气道	10
火灾：气道 / 其他	11～12
高钾血症	13
高血压	14
低血压	15
缺氧	16
颅内压	17
局麻药中毒	18
诱发电位消失	19
恶性高热	20
心肌缺血	21
肺动脉高压	22
心动过速	23
张力性气胸	24
输血反应	25～26
创伤	27

◀ 图 50-9　A. 儿科麻醉学会关键事件核查表内容；B. 术中过敏反应核查表（彩图见书末彩插部分）

核查表可在 http://www.pedsanesthesia.org/criticalevents-checklist/（可于 2019 年 5 月访问）处免费获取资料来源（A 经 Dr Andropolous 许可）

变态反应　　　　　　　　　　　　　皮疹，支气管痉挛，低血压　　　3

- 将吸氧浓度调大至 100%
- 去除可疑的诱因
  - 如果怀疑是乳胶，彻底清洗接触部位
- 确保充分的通气 / 氧合
- 如果血压低，停止输注麻醉药

常见的过敏原
- 肌松药
- 乳胶
- 氯己定
- 静脉输注胶体液
- 抗生素

目的	治疗	用法与用量
恢复血容量	生理盐水或乳酸盐林格液	10～30ml/kg 静脉注射 / 骨内输液，快速
恢复血压减少炎症介质	肾上腺素	1～10μg/ kg IV/IO，如果需要，可静脉泵注，输注速度 0.02～0.2μg/（kg·min）
给予肾上腺素后血压持续降低	抗利尿激素	10μU/kg IV
减轻支气管狭窄	沙丁胺醇（β 受体激动药）	按需求喷 4～10 次
抑制炎症介质释放	甲泼尼龙	2mg/kg IV/IO 最大量 100mg
减轻组胺介导的作用	苯海拉明	1mg/kg IV/IO 最大量 50mg
抑制组胺的影响	法莫替丁或雷尼替丁	0.25mg/kg IV　1mg/kg iv

变态反应

B　如果需要，请在过敏发生后 2h 内利用肥大细胞类胰蛋白酶水平实验进行确诊

（一）发生率

不幸的是，用药错误在医疗保健系统中十分常见，据报道，它是第七大常见死亡原因。FDA 报告称，在美国每年约有 130 万人因为用药错误而受到伤害，每天有 1 人因用药错误而导致死亡[66]。有人认为，这些数据已经是被严重低估了，因为大多数数据都依赖于主动报告。一项从 2001 年开始对加拿大麻醉学家协会成员的调查报告显示，85% 受访者都经历过至少一次用药错误或未遂事件[67]。然而，另一项研究发现，大约每 20 例围术期用药中，就可出现 1 例用药错误或药物不良事件，且每个接受二次外科手术的患者，均会出现用药错误或药物不良事件[68]。超过 1/3 的用药错误对患者造成了伤害，剩余 2/3 有可能对患者造成伤害。需要注意的是，这项研究并未纳入儿科患者。

（二）用药错误类型

几个不同群体对用药错误进行了分类，表 50-1 是一个拟议的分类系统[69]。安全苏醒是一项由 SPA 赞助的多机构质量改善倡议，最初是用于报告和分析麻醉和手术中的安全事件。最近一份来自安全苏醒质量改善倡议的报告显示，用药错误最常见于麻醉的给药阶段，特别是给药剂量错误和注射器更换错误。报告的用药错误中有一半对患者造成了伤害，而大部分错误本来是可以预防的[70]。这些发现与 2010 年新西兰的一份报告一致，该报告还指出，剂量错误为最常见用药错误类型[69]。

表 50-1　用药错误的类型

用药错误	定　义
遗漏给药	没有给药
重复给药	给予预期药物的额外剂量
替代给药	给予错误的药物，而不是预期的药物；互换
多余给药	给予在特定的时间或任何时间都不打算使用的药物
剂量错误	所需药物的剂量错误
途径错误	所需药物的给药方式错误
其他	通常是更复杂的情况，不属于上述任何类别

（三）危险因素

新西兰一项大型研究评估了导致用药错误的因素，发现最常见的因素是没有核对（23%），其次是注意力分散（16%）、粗心（13%）、匆忙或工作压力（10%）[69]。有趣的是，其他几项研究对急诊手术这一风险也进行了评估，发现急诊手术似乎并不是用药错误的危险因素。

（四）预防

一项研究评估了两家医院基本用药错误的基线发生率，这两家医院的麻醉科医师都使用了药物的标准颜色编码标签系统[69]。为了减少其中一家医院的用药错误，研究人员建立了一个新系统。这项改进策略包括：①标签上带有每种药物的类别和通用名称，字体大而清晰，并附有条形码；②警惕已知的过敏药物和过期药物；③定制软件和条形码扫描仪，通过在计算机屏幕上重复显示药品名称及其国际颜色代码、计算机系统对药品名称的语音播报，每次给药前可以对药物进行交叉检查；④使用注射器托盘和彩色标记的药物托盘进行工作空间重组；⑤大部分常用的药物使用

预充式、标准化注射器；⑥一份完整、自动的麻醉记录；⑦为减少人为失误和促进安全实践而设计的操作规则。

两个主要操作规则是：在给药前扫描每种药物，并将用过的安瓿和注射器保留在新托盘内的指定区域，作为所给药物的实物记录；以及用于准备配制输注药物的附加标签系统，采用这种新策略的新系统使得用药错误相对减少了 35%。

2010 年 1 月 26 日，麻醉患者安全基金（APSF）召开了一次共识会议，该会议由 100 位来自不同背景的利益相关人员组成，其目的是为了制订新策略，从而"可预见地迅速改善"手术室用药安全。他们的建议摘要参见框 50-5[71]。

（五）药品标签系统

联合委员会要求每个药物注射器都要贴上标有药物的名称、浓度、准备时间和日期、过期时间和日期以及准备者的姓名缩写的标签。安全标签系统 SLS500i™（Codonics Inc.，Middleburg Heights，OH，USA）是一个计算机化的药品标签系统（图 50-10）。该系统扫描药物安剖上的条形码，提供听觉反馈以确认药物的名称和浓度，并打印彩色编码的注射器标签。这些标签不仅促进了对 TJC 条例的遵从，同时还实现了许多 APSF 建议的提高药物安全性的战略。有研究表明，这种药物标签系统的实施使工作人员贴标签的依从性从 36% 提高到 88%。

对于这些减少用药错误策略的有效性，还需要进一步的研究来确定。然而，就这样承认目前的用药错误率也是不能接受的。麻醉提供者必须时刻保持警惕，并继续努力以减少对患者伤害。培养关注围术期安全的文化和促进非惩罚性的、自愿的错误报告，对于更好地理解这个问题的真正范围是很重要的。

> **要点：用药安全**
> - 麻醉科医师是为数不多的在没有第二个人进行交叉检查的情况下独自准备、标记和频繁给药的医疗提供者。
> - 最近一项"安全苏醒"的研究记录了用药错误率大约为 1.2 例 /10 000 例，其中有一半的错误对患者身体会造成伤害。
> - 预防策略包括药物扫描和标记系统、可能的话使用药物预混和预充式注射器、高危警示药品的特殊程序。

框 50-5　提高手术室用药安全的共识建议

标准化

- 高危警示药物（如去氧肾上腺素和肾上腺素）应是药房制备的标准浓度 / 稀释剂，可同时适用于成人和儿科患者，以一种随时可用的形式（推注或输注）提供。输注应使用含有药品库的智能电子控制设备
- 即用型注射器和输液器应具有完全符合标准的机读标签
- 附加观点
  - 跨学科和统一的药物管理安全课程将适用于所有培训项目和设施
  - 手术室内不存在任何可能致命的浓缩制剂
  - 使用极高危警示药物（如肝素）时需要复述
  - 机构中所有麻醉工作站内的药品需标准化放置
  - 用便捷的方法保存所有使用过的注射器和药物容器，直到手术结束
  - 整个机构的输液库 / 输液方案标准化
  - 标准化的管路专用连接器（静脉、动脉、硬膜外、肠内）

技术

- 每个实施麻醉的地点都应有一个能在抽取或使用药物之前识别药物的机械装置（条形码阅读器）和一个能提供反馈、决策支持和文件记录的机械装置（自动化信息系统）
- 附加观点
  - 针对所有用户进行的技术培训和设备教学，可能需要正式认证
  - 改进和标准化输液泵用户界面
  - 安全核查表强制纳入所有手术室系统

药房 / 预填充 / 预混合

- 应尽可能停止由麻醉科医师准备药物的惯例
- 临床药师应该成为围术期 / 手术室团队的一部分
- 应尽可能使用按手术类型预先准备的标准化的药箱
- 附加观点
  - 为所有麻醉专业人员和药剂师提供跨学科和统一的药物管理安全课程
  - 加强手术室药剂师尤其是围术期咨询顾问的培训
  - 在手术室工作站中配置自动分发药品的机器（与中心药房及其信息管理系统通信）

文化

- 建立一种"公正文化"报告错误（包括未遂事故）并讨论吸取的经验教训
- 通过必修课程、继续医学教育和 APSF 实时通讯在教育视频中播放医疗故事，建立一种教育、理解和问责文化
- 在机构、专业组织和认证机构内部和他们之间建立一种合作文化，并承认标准化、技术和文化的好处

经 APSF 许可转载，引自 Eichhorn[71]

七、以价值为基础的项目

许多已知的以证据为基础的临床过程可以改善患者预后，但这些临床过程并没有坚持实施或是实施缓慢[73]。在美国，医疗保险和医疗补助服务中心和许多

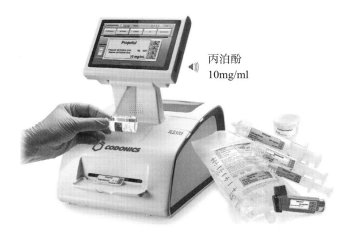

丙泊酚
10mg/ml

▲ 图 50-10　Codonics 用药安全系统

该设备可以读取药瓶上的条形码，并打印出带有颜色编码的药物标签，上面有所有需要的信息：药物名称、浓度、生产日期和过期日期，以及准备者的姓名缩写（图片由 Codonics, Inc 提供）

其他医疗保健计划，均已采用以价值为基础购买项目方法（也称为按绩效付费）来激励质量数据报告和实现质量目标。以价值为基础的采购新方案通过将部分报酬与质量数据报告和质量措施执行情况相挂钩，为医师完成质量目标的提供财政激励。CMS 于 2006 年建立了医师质量报告系统（PQRS）。2017 年，CMS 开始从 PQRS 过渡到基于绩效的激励支付系统（MIPS），这是 CMS 按质量支付计划的一部分。自 2019 年 1 月起，CMS 根据质量数据报告和实现质量目标的满意度，付款金额可出现 ±4% 的浮动。换言之，对某一项操作支付最多可以减少 4% 或增加 4%。到 2022 年，这一支付调整幅度将逐步增加至 ±9%[74]。为建立一个可以作为绩效评估基础的临床质量数据登记中心，ASA 已经与麻醉质量研究所合作[75]。MIPS 中与麻醉相关部分见框 50-6 所示。

以价值为基础的购买对医疗质量改进的实际影响目前尚不清楚。研究普遍表明，这些举措对质量措施改善没有效果或影响甚微[76-79]。尽管有许多第三方支付者正在推进以价值为基础的购买计划，但能证实该计划有效的数据很少，保持谨慎是有意义的。

八、手术室安全系统

通过技术和知识的应用，手术室安全性有可能得到提高。当前技术进步使传统外科手术室向更有效、更安全的方向发展。然而，大多数手术室操作与 50 年前并无太大差别。作为 2009 年《美国复苏与再投资法

框 50-6　与麻醉相关的基于绩效的激励支付系统

- 围术期体温管理
- 患者陈述麻醉体验
- 恶心 / 呕吐预防与联合治疗
- 预防中心静脉导管相关血液感染
- 中心导管的超声引导
- 使用核查表将患者转移至麻醉恢复室
- 使用核查表将患者转移至重症监护病房
- 睡眠呼吸暂停：评估睡眠症状
- 多模式疼痛管理
- 疼痛评估和随访
- 阿片类药物处方的安全操作
- 实施椎管内麻醉 / 镇痛或介入疼痛治疗时记录抗凝药和抗血小板药的使用

框 50-7　麻醉信息管理系统决策支持示例

质量保证
- 保持正常体温提示
- 术前抗生素管理提示

药物支持
- 药物 – 不同药物相互作用的检查
- 药物 – 剂量的计算
- 重复给药提醒
- 药物 – 过敏的检查

规则及其依从性支持
- 并行检查
- 确保电子记录包含账单所需的要素
- 主诊医师的证明声明
- 麻醉时间（麻醉开始时间，麻醉结束时间）
- 麻醉类型（全麻 / 监护下麻醉 / 局麻）
- 患者详细信息（美国麻醉医师协会身体状况）

围绕关键事件的支持
- 代码展示和指导（恶性高热、高级心脏生命支持、ASA 困难气道算法）
- 关键事件识别
  - 心电图杂乱 ＋ 无脉搏血氧饱和度波形考虑心室颤动
  - ↓血压 ＋ ↑心率 ＋ ↓呼气末 CO_2 考虑低血容量引起的低心输出量

案》的一部分，《经济与临床健康信息技术法案》承诺投入数十亿美元，通过技术改善数据的获取途径，以及提高整体医疗质量 [80, 81]。然而，迄今为止，电子信息系统还没有一个通用的平台，也不能有效地共享数据元素（相关的患者信息）。有效麻醉信息管理系统（AIMS）应该加强患者的诊疗，而不仅仅是提供一个清晰的记录。事实上，尽管字迹清楚，大多数目前的信息系统通过点击按钮即可自动添加数据和描述性文本。这样记录实际上可能会导致数据输入的不准确，或者产生一个冗长的记录，这就像为一大堆纸质图表进行低效排序一样，会使用户感到疲劳。同样，在 OR 中加入复杂技术会分散麻醉医师对患者和手术过程的注意力，从而增加危险。一个高效 AIMS 应该易于使用，并为用户提供决策支持，以提高患者的诊疗水平。有关电子麻醉记录更详细的介绍见框 50-7 所示 [82] 和其他章节（见第 49 章）。

为提高患者安全，OR 中正在测试的其他技术包括条形码的使用、射频识别（RFID）和智能成像。如前所述，条形码在药物管理中可用于二次检查。此外，条形码还可以追踪手术领域所使用器械。相比于在围术期中追踪供应和设备，大多数商业仓库和超市能更有效地追踪库存。零售业巨头能密切地跟踪其一美元纸巾库存的位置，但在标准的手术室中，主管护士不得不寻找价值 25 000 美元的超声仪器。RFID 用于跟踪、计划和发送用于 OR 手术的共享设备，从而提高效率。RFID 可便宜地整合到患者的手腕带中，这样当患者进入 OR 时，最新的实验室结果、影像、外科手术计划、预定的抗生素及既往的过敏史均可自动的在一个公共屏幕上显示。在外科纱布和器械上添加 RFID 标签可能会避免手术伤口中的异物残留，血液制品上的 RFID

标签可以帮助识别该血液制品而不使其误入其他手术间。在撰写本章时，这些技术仍然处于发展阶段。

麻醉和手术室环境中的干扰

对于病情复杂和病情不稳定患者，麻醉和 OR 环境通常要求麻醉医师将主要注意力都集中在患者身上：密切关注生理监测指标、麻醉药物输送、手术或程序的需求，以提供安全有效的麻醉管理。有时候，患者病情会有较长一段时间相对稳定和平静，这时很少需要麻醉医师进行干预。麻醉环境充满了潜在的干扰因素，分散了麻醉医师对患者的注意力。一项 30 例麻醉的观察性研究显示，其中包括超过 31h 的麻醉，共发生了 424 起注意力分散事件，约每 4 分钟 1 起 [83]。这些事件包括无关对话、音乐、房间外噪声、进入房间寻找设备的人员、OR 教学活动、麻醉科医师短暂离开房间寻找设备等。据判断，22% 的事件对患者治疗具有潜在的负面影响，包括生理参数恶化、手术延迟和再次手术。

近年来，麻醉工作领域中普遍使用计算机，包括用于 AIMS 工作站和个人笔记本电脑、平板电脑及目前随处可见的智能手机，增加了 OR 中电子干扰的可能性 [84]。目前关于麻醉环境中的电子干扰仅有少数已发表的研究，目前还没有明确的数据证实这些电子干扰对患者治疗有不良影响。在一项 1061 例的麻醉研究中，AIMS 计算机可以访问与病案没有直接关系的网站，有 16% 的麻醉时间计算机访问了非 AIMS 应用网络 [85]。在对这段时间内血流动力学不稳定性分析中，血流动力学异常或不稳定性没有增加。另一项 319 例麻醉中，以自发的非临床干扰为目标的大型观察性研究表明，54% 患者会出现这种情况 [86]。最常见干扰是个人使用互联网，但这些干扰只占麻醉时间的 2%，不被认为识任何不良事件的原因。值得注意的是，研究对象知道他们正在被观察，这篇最近发表的论文的数据来自 2007—2009 年，那时智能手机和社交媒体还没有在 OR 普遍存在。

在过去的几年中，功能强大、处理速度越来越快的智能手机的出现彻底改变了人们日常生活。它们已成为麻醉医师在专业和个人方面同他们重要的人或事保持联系的不可缺少的辅助工具。然而，访问互联网、社交媒体、电子邮件和短信应用程序的容易性使得一些麻醉医师在不进行麻醉操作时，很容易一直不间断地玩手机。现在，智能手机成瘾现在已经成为一个有验证标准的明确诊断，中国最近针对 1440 名医学生的进行的一项研究表明，手机成瘾的患病率为 29.8% [87]。土耳其针对 955 名各级麻醉提供者（其中包括麻醉护士、住院医师和主治医师）的调查显示，93.7% 的麻醉提供者在患者麻醉治疗期间使用了智能手机 [88]。使用频率最高的分别是电话（65%）、短信（46%）、社交媒体（35%）和互联网（34%）。97% 的受访者表示他们在麻醉治疗的关键阶段从不或者很少使用手机，87% 的受访者表示他们从来不会因为使用智能手机而分心，41% 人表示，他们至少见过一次自己的同事分心。

除了这些问题可明显干扰患者高质量的医疗外，对 OR 中其他人员来说（外科医师、护士、受训人员），麻醉科医师表现不专业；当发生不良事件时，如果麻醉科医师正在玩电子设备，这就有可能会引起法律问题，因此应该提醒麻醉医师限制这些活动，并在麻醉过程的所有阶段关注患者需求 [84]。尽管 ASA 对 OR 干扰（包括电子设备）有一项概括的声明，但是在提出具体建议之前还需要进行更多的研究，例如限制电子设备访问与患者医疗直接相关的事项 [89]。

> **要点：手术室安全系统**
> - 适当的麻醉信息管理系统可以改善医疗和麻醉记录。
> - 读取药品和器械的条形码，以及跟踪纱布和其他设备的射频识别，可以提高手术室的安全性。
> - 尽量减少干扰，包括个人电子设备的使用，可以使注意力集中并可能增加手术室的安全性。

九、结论

美国国家医学院在 2000 年首次发表的开创性报告《人非圣贤孰能无过》[3] 开启了医疗领域的患者安全革命，并延续至今。该研究使用了之前从大群体研究中收集到的数据，即在 20 世纪 90 年代的 10 年过程中，美国每年有 4.4 万到 9.8 万例可预防的医院内死亡，有超过 100 万例患者受到损伤。最近一份研究报告中，随机抽选了 10 家北卡罗来纳州的普通急症医院，针对其 2002—2007 年间发生的不良事件进行了回顾性研究，发现在研究的 6 年中，患者每年因医疗问题受到的伤害并没有减少 [82]，平均每 100 个入院患者中有 25.1 个受到伤害。围术期是患者伤害的重要来源。这些新数据表明，尽管近期所有的重点都放在了患者安全和改善预后上，但医疗差错仍然很常见，仍然还有大量的工作需要做。美国国家医学院提出将医疗差错减少 50% 的目标显然没有实现。尽管有关儿科医疗的具体数据很少，但儿科实践中也发现了与一般医疗救治相同的问题。儿科麻醉医师位置独特，他们与围术期医疗救治团队的所有成员交流，在团队合作、沟通和患者安全方面发挥领导作用，以防止儿科人群发生不良事件和死亡事件。

附录A 围术期儿科麻醉药物及其他治疗药物

Pediatric Anesthesia Drugs and Other Treatments in the Perioperative Period

Dean B. Andropoulos **著**

高嘉男 **译** 杨丽芳 **校**

药物剂量和治疗是通常推荐的，每个患者的治疗都必须是个体化的，药物剂量必须仔细检查以确保准确性，药物浓度和给药方式必须根据当地指南使用。信息在发表时是最新的，但是，临床医师必须始终了解新的建议，并负责确定最佳的治疗过程。有关这些药物和治疗的适应证、禁忌证、间隔给药方式和不良反应的完整列表，请查阅教科书、医院处方或权威的互联网资源。除非另有说明，所有药物均为静脉注射。剂量信息的来源是截至2019年11月的得克萨斯州儿童医院药物处方集，参考文献中另有说明的除外。

种 类	药物 / 治疗	单次剂量 / 负荷剂量	输注 / 持续剂量
麻醉药、镇静药和镇痛药			
阿片类	芬太尼	1～10μg/kg；总剂量50～200μg/kg	5～20μg/(kg·h)
	瑞芬太尼	0.25～1μg/kg	0.05～2μg/(kg·min)
	舒芬太尼	0.1～5μg/kg	0.1～3μg/(kg·h)
	吗啡	0.03～0.2mg/kg	0.01～0.05mg/(kg·h)
	哌替啶（寒战）	1～2mg/kg	NA
	美沙酮	0.1mg/kg	NA
	二氢吗啡酮	0.02mg/kg	0.006mg/(kg·h)
苯二氮䓬类	咪达唑仑 IV	0.03～0.1mg/kg	0.05～0.1mg/(kg·h)
	咪达唑仑 PO	0.5～1mg/kg	NA
	劳拉西泮	0.25～0.1mg/kg	NA
	地西泮 IV	0.05～0.3mg/kg，最大10mg	NA
	地西泮 PO	0.04～0.3mg/kg，最大10mg	NA
巴比妥类	硫喷妥钠	1～6mg/kg	NA
	戊巴比妥	1～6mg/kg	NA
	美索比妥	1～3mg/kg	NA
其他镇静 / 镇痛药物	氯胺酮 IV	1～2mg/kg	NA
	氯胺酮 IM	5～10mg/kg	NA
	依托咪酯	0.1～0.3mg/kg	NA
	丙泊酚	1～3mg/kg	50～200μg/(kg·min)
	东莨菪碱	10μg/kg	NA
	右美托咪定	0.3～1μg/kg	0.3～0.7μg/(kg·h)

（续表）

种　类	药物 / 治疗	单次剂量 / 负荷剂量	输注 / 持续剂量
神经肌肉阻滞药及其逆转药物	维库溴铵	0.1～0.3mg/kg	0.05～0.1mg/(kg·h)
	罗库溴铵 IV	0.6～1.2mg/kg	NA
	罗库溴铵 IM	2mg/kg	NA
	阿曲库铵	0.4～0.5mg/kg	NA
	顺式阿曲库铵	0.15～0.2mg/kg	NA
	泮库溴铵	0.1～0.2mg/kg	NA
	琥珀酰胆碱 IV	1～2mg/kg	NA
	琥珀酰胆碱 IM	4mg/kg	NA
	新斯的明	40～80μg/kg	NA
	格隆溴铵	8～16μg/kg	NA
	舒更葡糖钠 [1]	2～4mg/kg 16mg/kg 用于深度阻滞的紧急逆转	NA
血管活性药物			
正性肌力药 / 血管收缩药物	肾上腺素	0.5～10μg/kg	0.03～0.1μg/(kg·min)
	阿托品 IV	10～20μg/kg	NA
	阿托品 IM	20～40μg/kg	NA
	去氧肾上腺素	0.5～3μg/kg	0.05～0.5μg/(kg·min)
	麻黄碱	0.05～0.2mg/kg	NA
	氯化钙	10mg/kg	5～10mg/(kg·h)
	葡萄糖酸钙	30mg/kg	NA
	多巴胺	NA	3～20μg/(kg·min)
	多巴酚丁胺	NA	3～20μg/(kg·min)
	米力农	25～75μg/kg	0.25～0.75μg/(kg·min)
	去甲肾上腺素	NA	0.05～0.1μg/(kg·min)
	抗利尿激素	NA	0.02～0.05U/(kg·h)
	异丙肾上腺素	NA	0.01～0.1μg/(kg·min)
	左西孟旦 [2～5]	6～12μg/kg	0.05～0.2μg/(kg·min)
	三碘甲状腺原氨酸（T_3）[6]	NA	0.05μg/(kg·h)
血管舒张药 / 抗高血压药	硝普钠	NA	0.3～5μg/(kg·min)
	硝酸甘油	NA	0.3～5μg/(kg·min)
	前列腺素 E_1	NA	0.0125～0.05μg/(kg·min)
	依前列醇	100～500μg/kg	1～2ng/(kg·min)；每 4～8 小时增加一次至 25～40ng/(kg·min)
	曲前列环素		1～2ng/(kg·min)，每 8～12 小时增加一次至 20～40ng/(kg·min)
	奈西立肽	NA	0.01～0.03μg/(kg·min)
	非诺多泮	NA	0.025～0.3μg/(kg·min) 起始量，滴定到最大 1.6μg/(kg·min)

（续表）

种　类	药物 / 治疗	单次剂量 / 负荷剂量	输注 / 持续剂量
血管舒张药 / 抗高血压药	尼卡地平	NA	0.5～3mg/(kg·h)，最大 15mg/h
	氯维地平[7]	10～15μg/kg	0.5～7μg/(kg·min)
	肼苯达嗪	0.1～0.2mg/kg	NA
	酚妥拉明	CPB 0.1～0.2mg/kg	NA
	酚苄明	CPB 0.25～1mg/kg	NA
	拉贝洛尔	0.25～0.5mg/kg	NA
	依那普利	5～10μg/kg	NA
	西地那非[8,9]	0.35～0.44mg/kg 超过 1～3h	0.067mg/(kg·h)
抗心律失常药 / β 受体阻滞药	利多卡因	1～2mg/kg	20～50μg/(kg·min)
	普鲁卡因	10～15mg/kg	20～80μg/(kg·min)
	艾司洛尔	250～500μg/kg	50～300μg/(kg·min)
	普萘洛尔	0.01～0.1mg/kg	NA
	胺碘酮	5mg/kg 超过 10～15min，可以重复 2 次到最大 15mg/kg	NA
	维拉帕米	0.1～0.3mg/kg	NA
	腺苷	25～50μg/kg；无效则加倍	NA
	硫酸镁	25～50mg/kg 超过 30～60min	NA
	地高辛	8～10μg/kg 第一负荷剂量	NA
抗生素	头孢唑林	25mg/kg，最大 1g	NA
	氨苄西林	50mg/kg，最大 1g	NA
	万古霉素	15mg/kg，最大 1g	NA
	庆大霉素	2.5mg/kg，最大 120mg	NA
	萘夫西林	50mg/kg，最大 2g	NA
抗生素	克林霉素	10mg/kg	NA
	头孢呋辛	25～30mg/kg	NA
	头孢西林	30～40mg/kg，最大 2g	NA
	哌拉西林 / 他唑巴坦	100mg/kg 哌拉西林成分，最大 4g	NA
非甾体抗炎药 / 非阿片类止痛药	酮洛酸	0.5mg/kg，最大 30mg 每 6 小时	NA
	对乙酰氨基酚 PO	15mg/kg，最大 1000mg	NA
	对乙酰氨基酚 PR	20～30mg/kg（单次）	NA
	对乙酰氨基酚 IV	12.5～15mg/kg，最大 60～75mg/(kg·24h) 或 3000mg/24h	NA
	布洛芬 IV	5～10mg/kg，最大 400mg	NA
	布洛芬 PO	5～10mg/kg，最大 400mg	NA
恶性高热治疗	丹曲林（用 Ryanodex®；将 250mg 放入 5ml 无菌注射用水中稀释）	2.5mg/kg；可重复 3 次至 10mg/kg	NA

（续表）

种 类	药物 / 治疗	单次剂量 / 负荷剂量	输注 / 持续剂量
局麻药	利多卡因	最大 5mg/kg	NA
	布比卡因	最大 2.5mg/kg	NA
	左旋布比卡因	最大 2.5mg/kg	NA
	罗哌卡因	最大 2mg/kg	NA
	丁卡因（脊髓 – 婴儿＜ 6 月龄）	0.4～0.8mg/kg	NA
局麻药中毒	20% 脂肪乳剂 [10]	1ml/kg；重复 2 次至最大 3ml/kg	0.25ml/(kg·min)
激素	甲泼尼龙	1～30mg/kg 取决于适应证	5.4mg/(kg·h)×23h 治疗脊髓损伤
	地塞米松	0.25～1mg/kg，最大 20mg	NA
	氢化可的松	1～2mg/kg	NA
抗凝药	肝素	CPB：300～400U/kg	NA
	比伐卢定 [11, 12]	介入性心导管：0.75mg/kg CPB：1mg/kg；CPB 初期追加 1mg/kg	导管：1.75mg/(kg·h)
	阿加曲班	CPB：35～100μg/kg（ACT ＞ 400s）	CPB：2.5mg/(kg·h)
	抗凝血酶Ⅲ	50U/kg；目标水平为正常水平的 80%～120%	2～10μg/(kg·min)NA
止血药	ε– 氨基己酸 [13]	新生儿 0～4 周：40mg/kg 患者体重；在 CPB 初期 0.1mg/ml 新生儿＞ 4 周：75mg/kg 患者体重；CPB 初期 75mg/kg	30mg/(kg·h) 75mg/(kg·h)
	氨甲环酸 [14, 15]	5～10mg/kg	2.5～5mg/(kg·h)
	重组因子Ⅶ a	30～90μg/kg；可重复 2 次	NA
	纤维蛋白原浓缩液（RiaStap®）	70mg/kg	NA
止血药	4- 因子凝血酶原复合物 浓缩物 –（KCentra®）	25～50U/kg，最大 5000U	
	抗抑制药的凝血药复合物（FEIBA）	50～100U/kg	
利尿药	呋塞米	0.5～1mg/kg，最大 40mg	0.1～0.4mg/(kg·h)
	布美他尼	0.015～0.1mg/kg，最大 2.5mg	NA
	甘露醇	0.25～1g/kg	NA
围术期恶心呕吐 / 胃肠道预防	昂丹司琼	0.1mg/kg，最大 4mg	NA
	格拉司琼	10～20μg/kg	NA
	吡咯烷酮	0.1～0.2mg/kg，最大 10mg	NA
	异丙嗪（仅限 2 岁以上）	0.25～0.5mg/kg，最大 25mg	NA
	枸橼酸钠 PO	30ml	NA
抗组胺药物	苯海拉明	1～2mg/kg，最大 50mg	NA
	雷尼替丁	1mg/kg，最大 50mg	NA
	法莫替丁	0.5mg/kg，最大 40mg	NA
碱化剂	碳酸氢钠（新生儿用 1：1 无菌注射用水稀释）	1～2mEq/kg	NA
	三羟甲基氨基甲烷 (THAM) 0.3M 溶液	3～6 ml/kg	NA

（续表）

种　类	药物 / 治疗	单次剂量 / 负荷剂量	输注 / 持续剂量
			激发剂量
	七氟烷		1%～8%
	异氟烷		0.5%～3%
	地氟烷		2%～12%
	氧化亚氮 (N2O)		50%～75%
吸入麻醉药 / 支气管扩张药	一氧化氮 (iNO)		5～20ppm
	左旋沙丁胺醇	每 ETT8～12MDI 喷；0.075～0.15mg/kg 在 3ml 生理盐水中雾化	NA
	外消旋肾上腺素	0.25～0.5ml 2.25% 外消旋肾上腺素加入 3ml 生理盐水中	NA
	前列环素（伊洛前列素，PGI_2）[16]	2.5～5μg 在 3ml 生理盐水中雾化	NA
			输注 / 持续剂量
电解质 / 葡萄糖	25% 葡萄糖（50% 葡萄糖稀释 1∶1）	0.25～0.5ml/kg	NA
	氯化钾 (KCl)	0.5～1mEq/kg	NA
	3% NaCl	3～5ml/kg	NA
胰岛素（常规）	胰岛素（常规）：剂量根据血糖水平	0.02～0.1U/kg	0.02～0.1U/(kg·h)
镇静 / 镇痛逆转	纳洛酮	1～10μg/kg	NA
	氟马西尼	1～5μg/kg；根据需要重复，最大单次 1mg	NA
免疫抑制药（移植）	巴利昔单抗	＜35kg：10mg；＞35kg：20mg	NA
	麦考酚酯	15mg/kg，最大 1.5g	NA
其他药物	枸橼酸咖啡因	10～20mg/kg	NA
	浓缩红细胞	10～15ml/kg	NA
	全血	10～15ml/kg	NA
输注	血小板	1U/5kg 会使血小板计数增加 50 000；1 提取单位 =6 随机供体单位	NA
	冷沉淀	1U/5kg，最大 4U	NA
	新鲜冰冻血浆	10～20ml/kg	NA
血管内扩容	5% 白蛋白	10～20ml/kg	NA
	25% 白蛋白	2～4ml/kg；0.5～1g/kg	NA
直流电复律 / 除颤	体外同步心脏复律	0.5J/kg；增加至 最大 1J/kg；	NA
	体外除颤	2～5J/kg；若无效则增加；最大 200J 双相电流；360J 单相电流	NA
	体内除颤	5J；若无效则增至 10J	NA
	体内同步心脏复律	2J；若无效则增至 5J	NA

ACT. 活化凝血时间；CPB. 心肺转流术；ETT. 气管内导管；IM. 肌内注射；IV. 静脉注射；J. 焦耳；MDI. 定量吸入器；mEq. 毫当量；mg. 毫克；μg. 微克；ng. 纳克；NA. 不适用；PO. 口服；ppm. 百万分之；PR. 直肠给药

附录B 儿童正常检验值
Pediatric Normal Laboratory Values

Dean B. Andropoulos 著

高嘉男 译 杨丽芳 校

这些数值是得克萨斯州儿童医院临床实验室的参考值，参考期截至 2019 年 11 月。请所有执业医师参考当地实验室的正常值，因为这些数值可能与下面列出的值有所不同。建议大家不断更新正常化验值的参考范围。有关将常规（美制）单位转换为国际标准单位的信息，请参阅 http://www.soc-bdr.org/content/rds/authors/unit_tables conversions_and_genetic_dictionaries/e5196/index_en.html（2019 年 5 月访问）。

临床化学参考值（美国/常规单位）

项 目	参考范围	
白蛋白（CSF）	10～30mg/dl	
白蛋白（随机尿）	＜37mg/L 或＜3.7mg/dl	
白蛋白（S, P）		
年龄	男/女（g/dl）	
0—14 日龄	2.6～4.2	
15—364 日龄	2.3～4.8	
1—7 岁	3.5～4.7	
8—14 岁	3.7～5.0	
	男（g/dl）	女（g/dl）
15—18 岁	3.9～5.3	3.5～5.2
≥19 岁	男/女（g/dl）	
	3.5～5.0	
白蛋白/肌酐比值（随机尿）	＜16mg/g	
谷丙转氨酶（S, P）		
年龄	男/女（U/L）	
0—11 月龄	6～50	
1—3 岁	6～45	
4—6 岁	10～25	
7—9 岁	10～35	
	男（U/L）	女（U/L）
10—11 岁	10～35	10～30
12—13 岁	10～55	10～30

（续表）

项 目	参考范围		
14—15 岁	10～45	6～30	
16—18 岁	10～40	6～35	
≥19 岁	21～72	9～52	
碱性磷酸酶（S, P）			
年龄	男（U/L）	女（U/L）	
0—7 日龄	77～265	65～270	
8—30 日龄	91～375	65～365	
1—3 月龄	60～360	80～425	
4—6 月龄	55～325	80～345	
7—12 月龄	60～300	60～330	
1—3 岁	129～291	129～291	
4—6 岁	134～346	134～346	
7—9 岁	156～386	156～386	
10—11 岁	120～488	116～515	
12—13 岁	178～455	93～386	
14—15 岁	116～483	62～209	
16—19 岁	58～237	45～116	
≥20 岁	38～126	38～126	
变应原特异性 IgE kU/L			
等级评分 0：正常	≤0.34		
等级评分 1：低水平过敏	0.35～0.69		
等级评分 2：中度过敏	0.70～3.49		
等级评分 3：高度过敏	3.50～17.49		
等级评分 4：过敏程度非常高	17.50～49.99		
等级评分 5：过敏程度非常高	50.00～99.99		
等级评分 6：过敏程度非常高	≥100		
α_1- 抗胰蛋白酶（S）			
年龄	mg/dl		
0—1 岁	92～282		
1—4 岁	94～156		
4—13 岁	102～159		
>14 岁	97～203		
甲胎蛋白（S）			
年龄	ng/ml		
0—30 日龄	50～100 000		
1—3 月龄	40～1000		

（续表）

项　目	参考范围		
4 月龄—18 岁	0～12		
成人（≥19 岁）	＜10		
氨（P）			
年龄	µmol/L		
0—7 日龄	54～94		
8—30 日龄	47～80		
1—12 月龄	15～47		
1—15 岁	22～48		
≥16 岁	9～26		
淀粉酶（S，P）	30～115U/L		
淀粉酶（U）- 随机	无参考范围		
淀粉酶（U）- 定时	4～37U/2h		
天冬氨酸转氨酶（S，P）			
年龄	男 / 女（U/L）		
0—5 日龄	35～140		
6 日龄—3 岁	20～60		
4—6 岁	15～50		
7—9 岁	15～40		
	男（U/L）	女（U/L）	
10—11 岁	10～60	10～40	
12—15 岁	15～40	10～30	
16—18 岁	10～45	5～30	
≥19 岁	17～59	14～36	
β- 羟丁酸（S，P）	＜0.30mmol/L（12h 禁食）		
β₂- 微球蛋白	1.1～2.5mg/L		
胆红素（S，P）	早产儿（mg/dl）	足月儿（mg/dl）	
年龄	总量	总量	
出生至 23h	1～8	2～6	
24—48h	6～12	6～10	
3—5 日龄	10～14	4～8	
≥1 月龄	mg/dl		
Bu 间接胆红素	＜1.0		
总胆红素	0.2～1.0		
所有年龄段 　Bc 直接胆红素	＜0.3		
血气：pH			

项　目	参考范围		
毛细血管 / 动脉			
年龄			
新生儿	7.33～7.49		
1 日龄	7.25～7.43		
2—30 日龄	7.32～7.43		
1 月龄	7.34～7.43		
2 月龄—1 岁	7.34～7.46		
≥2 岁			
男	7.35～7.45		
女	7.36～7.44		
静脉			
所有年龄段	7.32～7.42		
血气：PCO_2			
毛细血管 / 动脉			
年龄	mmHg		
0—1 月龄	27～40		
2 月龄—1 岁	26～41		
≥2 岁			
男	36～46		
女	33～43		
静脉			
所有年龄段	40～50		
血气：PO_2	mmHg	mmHg	mmHg
年龄	毛细血管	动脉	静脉
0—1 岁	60～70	65～76	25～40
≥2 岁	80～90	88～105	40～47
血氧饱和度	85%～100%		
B 型利钠肽或 BNP（EDTA 等离子体）	0～100pg/ml		
BUN（见尿素氮）			
C_3，C_4（S）	C_3	C_4	
年龄	mg/dl	mg/dl	
0—30 日龄	54～128	8～28	
1 月龄	60～153	8～32	
2 月龄	66～134	10～31	
3 月龄	63～179	9～43	

（续表）

项　目	参考范围			
4 月龄	66～171	8～41		
5 月龄	75～176	10～48		
6—8 月龄	77～170	12～42		
9—11 月龄	86～179	14～45		
1 岁	83～174	10～39		
2 岁	78～176	12～41		
3—4 岁	89～170	14～36		
5—7 岁	90～160	14～36		
8—9 岁	92～200	12～45		
≥ 10 岁	86～182	17～51		
Ca^{2+}（电离）（WB）				
年龄	mmol/L			
0—30 日龄	0.90～1.45			
1—5 月龄	0.95～1.50			
≥ 6 月龄	1.10～1.30			
钙（S）				
年龄	mg/dl			
早产儿	6.0～10.0			
0—11 月龄	8.0～10.7			
1—3 岁	8.7～9.8			
4—11 岁	8.8～10.1			
12—13 岁	8.8～10.6			
14—15 岁	9.2～10.7			
≥ 16 岁	8.9～10.7			
钙（U）- 随机	无参考范围			
钙（U）- 定时	42～353mg/24h			
碳氧血红蛋白（WB）	＜总 Hb 的 1.5%			
血浆铜蓝蛋白（S）				
年龄	mg/dl			
0—1 月龄	3～25			
1—11 月龄	14～44			
1—9 岁	23～51			
≥ 10 岁	18～46			
氯化物（CSF）	122～132mmol/L			
氯化物（S，P）	95～105mmol/L			
氯化物（U）- 随机	无参考范围			

项　目	参考范围		
氯化物（U）-定时			
年龄	mmol/24h		
0—11 月龄	5～10		
1—15 岁	15～40		
≥16 岁	110～250		
汗氯试验（SWT）	排除囊性纤维化的指征：≤29mmol/L，中间指标：30～59mmol/L 囊性纤维化指征：≥60mmol/L		
胆固醇（S，P）			
年龄	男（mg/dl）	女（mg/dl）	
0—14 日龄	50～109	50～125	
	男 / 女（mg/dl）		
15—364 日龄	64～237		
1—18 岁	112～208		
≥19 岁			
正常指标	＜200		
高到接近临界值	200～239		
高于正常值	≥240		
胆固醇，HDL（S，P）			
年龄	男（mg/dl）	女（mg/dl）	
0—14 月龄	8～61	8～61	
1—5 岁	35～80	35～80	
6—15 岁	38～75	35～73	
≥16 岁	30～64	35～80	
胆固醇，LDL			
年龄	男（mg/dl）	女（mg/dl）	
0—14 月龄	32～117	32～117	
1—5 岁	38～140	38～140	
6—15 岁	64～130	60～140	
≥16 岁	65～145	60～155	
CO_2 含量（S，P）			
年龄	mmol/L		
0—15 岁	20～28		
≥16 岁	25～35		
皮质醇（S）			
年龄	µg/dl		
1—7 日龄	2～11		

（续表）

项　目	参考范围		
1—12 月龄	2.8～23		
1—16 岁（早上 8 时）	3～21		
≥ 16 岁（早上 8 时）	8～19		
（下午 4 时）	4～11		
C- 肽（S）			
年龄	ng/ml		
0—12 月龄	0.2～4.4		
1—5 岁	0.4～4.5		
6—18 岁	0.8～6.8		
≥ 19 岁	0.8～3.85		
C- 反应蛋白（S，P）	＜ 1.0mg/dl		
肌酸激酶（S，P）			
年龄	男 / 女（U/L）		
0—3 岁	60～305		
4—6 岁	75～230		
7—9 岁	60～365		
	男（U/L）	女（U/L）	
10—11 岁	55～215	80～230	
12—13 岁	60～330	50～295	
14—15 岁	60～335	50～240	
16—18 岁	55～370	45～230	
≥ 19 岁	55～170	30～135	
CKMB（S，P）			
正常值	＜ 5ng/ml		
中间值	5～10ng/ml		
异常值	＞ 10ng/ml		
CKMB 活性 - 仅西校区（P）	• CKMB 酶（CKMBE）：在疑似 ED MI 的情况下，CKMB 活性＜ 16U/L 应被视为阴性 • CKMB 百分比（CKMBP）：CKMB 占总 CK 活性的百分比小于 4% 或大于 25% 可能不是血浆 CKMB 增加的结果。阳性结果应通过主校区提供的 CK 指数（质量分析测试代码 CKMBI）来确认		
肌酐（S，P）			
年龄	男 / 女（mg/dl）		
0—14 日龄	0.3～0.9		
15 日龄—1 岁	0.1～0.4		
2—4 岁	0.2～0.4		
5—11 岁	0.3～0.6		
12—14 岁	0.5～0.8		

（续表）

项　目	参考范围		
	男（mg/dl）	女（mg/dl）	
15—18 岁	0.6～1.0	0.5～0.8	
≥19 岁	0.66～1.25	0.52～1.04	
肌酐（U）-随机	＜500mg/dl		
肌酐（U）-定时	0.8～2.8g/24h（800～2800mg/24h）		
肌酐清除率（U）			
年龄	ml/min		
0—30 日龄	25～55		
1—5 月龄	50～90		
6—11 月龄	75～125		
≥1 岁	90～150		
胱抑素 C			
年龄	mg/L		
0—3 月龄	0.8～2.3		
4—11 月龄	0.7～1.5		
1—17 岁	0.5～1.3		
≥18 岁	0.5～1.0		
脱酰胺醇溶蛋白肽 IgG 抗体	U/ml		
阴性值	≤6.0		
中间值	7.0～10.0		
阳性值	≥10.1		
DHEA-S			
年龄	男/女（μg/dl）		
0—59 日龄	＞1110.0		
2—5 月龄	30.0～600.0		
6—11 月龄	10.0～180.0		
1—5 岁	3.0～120.0		
6—8 岁	10.0～160.0		
9—12 岁	30.0～280.0		
13—15 岁	60.0～480.0		
	男（μg/dl）	女（μg/dl）	
16—18 岁	130.0～700.0	150.0～590.0	
≥19 岁	238.4～539.3	134.2～407.4	
雌二醇	男（pg/ml）	女（pg/ml）	
	11～44		
卵泡期	—	21～251	

（续表）

项 目	参考范围		
周期中期阶段	—	38～649	
黄体期	—	21～312	
绝经后阶段（无激素替代疗法）	—	＜10～28	
绝经期（激素替代疗法）	—	＜10～144	
铁蛋白（S）			
年龄	男 / 女（ng/ml）		
1 日龄—6 周龄	0～400		
7 周龄—12 月龄	10～95		
1—9 岁	10～60		
	男（ng/ml）	女（ng/ml）	
10—17 岁	10～300	10～70	
≥18 岁	18～464		
18—49 岁		6～137	
≥50 岁		11～264	
叶酸（S）	ng/ml		
缺乏	≤3.5		
中间值	3.6～5.9		
正常	≥6.0		
促卵泡激素（S）	男（mU/ml）	女（mU/ml）	
婴幼儿	＜10	＜50	
青春期前	＜7	＜11	
成人	1.6～17.2	0.4～15.1	
卵泡 / 黄体期	—	3.5～16.9	
中期	—	11.9～32.7	
卵泡期	—	1.98～11.6	
周期中期峰值	—	5.14～23.4	
黄体期	—	1.38～9.58	
绝经后期	—	21.5～131	
正常值（年龄 19—65 岁）	1.55～9.74	—	
γ- 谷氨酰转移酶（S，P）			
年龄	男 / 女（U/L）		
0—5 日龄	34～263		
6 日龄—2 月龄	10～160		
3—11 月龄	11～82		
1—3 岁	10～19		
4—6 岁	10～22		

（续表）

项　目	参考范围		
7—9 岁	13～25		
	男（U/L）	女（U/L）	
10—11 岁	17～30	17～28	
12—13 岁	17～44	14～25	
14—15 岁	12～33	14～26	
16—18 岁	11～34	11～28	
≥19 岁	10～78	10～78	
葡萄糖（CSF）	血糖的 50%～70%		
葡萄糖（S，P）（WB）			
年龄	mg/dl		
0—5 月龄	禁食 50～120		
≥6 月龄	禁食 70～100		
在 0—2 日龄的新生儿中 30～50mg/dl 的水平可能很常见			
葡萄糖（U）- 随机	＜30mg/dl		
葡萄糖（U）- 定时	＜500mg/24h		
结合珠蛋白（S）			
年龄	mg/dl		
0—1 岁	34～175		
2—3 岁	30～140		
4—5 岁	30～191		
≥6 岁	35～181		
HCG（S）	受孕后正态分布（mU/ml）		
1 周龄	5～50		
2 周龄	40～1000		
3 周龄	100～5000		
4 周龄	600～10 000		
5—6 周龄	1500～100 000		
7—8 周龄	16 000～200 000		
妊娠中期	24 000～55 000		
妊娠晚期	6000～48 000		
血细胞比容（B）			
年龄	%		
0—30 日龄	44～70		
1 月龄	32～42		
2—6 月龄	29～41		

项 目	参考范围		
7 月龄—2 岁	33～39		
3—6 岁	34～40		
7—12 岁	35～45		
13—18 岁 / 女	36～45		
13—18 岁 / 男	37～49		
≥19 岁 / 女	36～46		
≥19 岁 / 男	41～53		
血红蛋白（B）			
年龄	g/dl		
0—30 日龄	15.0～22.0		
1 月龄	10.5～14.0		
2—6 月龄	9.5～13.5		
7 月龄—2 岁	10.5～14.0		
3—6 岁	11.5～14.5		
7—12 岁	11.5～15.5		
13—18 岁 / 女	12.0～16.0		
13—18 岁 / 男	13.0～16.0		
≥19 岁 / 女	12.0～16.0		
≥19 岁 / 男	13.5～17.5		
糖化血红蛋白			
非糖尿病	≤ 5.6%		
糖尿病	≥ 6.5%		
糖尿病前期	5.7%～6.4%		
血红蛋白分离，HPLC（WB）	A	A_2	F
年龄	（%）	（%）	（%）
0—30 日龄	10～35	—	65～90
1—3 月龄	30～50	—	50～70
4—5 月龄	＞90	＜4	＜10
≥6 月龄	＞90	＜4	≤3
同型半胱氨酸			
年龄	男 / 女（μmol/L）		
0—2 月龄	3.0～8.5		
2 月龄—10 岁	3.3～8.3		
11—15 岁	4.7～10.3		
16—18 岁	4.7～11.3		
	男（μmol/L）		女（μmol/L）

项　目	参考范围		
≥19 岁	5.9～16.0		3.4～20.4
IgE（S）			
年龄	U/ml		
0—1 岁	＜15		
1—5 岁	＜60		
6—9 岁	＜90		
10—15 岁	＜200		
＞16 岁	＜100		
IgG（CSF）	0.4～5.2mg/dl （占总蛋白的 10%）		

IgG 亚类（S）	IgG$_1$	IgG$_2$	IgG$_3$	IgG$_4$
年龄	mg/dl	mg/dl	mg/dl	mg/dl
0—1 月龄	240～1060	87～410	14～55	4～55
1—4 月龄	180～670	38～210	14～70	3～36
4—6 月龄	180～700	34～210	15～80	3～23
6—12 月龄	200～770	34～230	15～97	3～43
1—1.5 岁	250～820	38～240	15～107	3～62
1.5—2 岁	290～850	45～260	15～113	3～79
2—3 岁	320～900	52～280	14～120	3～106
3—4 岁	350～940	63～300	13～126	3～127
4—6 岁	370～1000	72～340	13～133	3～158
6—9 岁	400～1080	85～410	13～142	3～189
9—12 岁	400～1150	98～480	15～149	3～210
12—18 岁	370～1280	106～610	18～163	4～230
＞18 岁	490～1140	150～640	20～110	8～140

免疫球蛋白（S）	IgG	IgA	IgM	
年龄	mg/dl	mg/dl	mg/dl	
0—30 日龄	252～909	10～50	18～80	
1 月龄	207～904	10～45	15～96	
2 月龄	177～583	10～43	22～82	
3 月龄	196～560	10～69	25～93	
4 月龄	173～817	10～80	30～99	
5 月龄	216～706	10～65	32～94	
6—8 月龄	218～907	10～85	31～116	
9—11 月龄	346～1217	13～100	40～159	
1 岁	425～1054	13～116	44～155	

（续表）

项　目	参考范围			
2 岁	442～1139	21～150	43～184	
3—4 岁	464～1240	22～146	40～180	
5—7 岁	635～1284	32～191	44～190	
8—9 岁	610～1577	42～223	48～222	
≥10 岁	641～1353	66～295	40～180	
胰岛素				
年龄	mU/L			
0—12 月龄	1.0～23.5			
1—5 岁	1.3～40.2			
6—18 岁	2.2～49.6			
≥19 岁	2.0～19.6			
铁，总量（S，P）	55～150µg/dl			
铁结合力（计算）	250～400µg/dl			
乳酸（P，WB，CSF）	mmol/L			
血浆（静脉）	0.2～2.0			
血浆（动脉）	0.3～0.8			
CSF	0.6～2.2			
全血	0.2～1.7			
乳酸脱氢酶（LDH）（S，P）				
年龄	男 / 女（U/L）			
0—5 日龄	934～2150			
6 日龄—3 岁	500～920			
4—6 岁	470～900			
7—9 岁	420～750			
	男（U/L）	女（U/L）		
10—11 岁	432～700	380～770		
12—13 岁	470～750	380～640		
14—15 岁	360～730	390～580		
16—18 岁	340～670	340～670		
≥19 岁	313～618	313～618		
脂肪酶（S，P）				
年龄	U/L			
0—9 岁	25～120			
10—13 岁	15～110			
14—18 岁	25～110			
≥19 岁	23～300			

（续表）

项 目	参考范围		
黄体生成素（S）	男（mU/ml）	女（mU/ml）	
婴幼儿（0—7 日龄）	＜ 5	＜ 5	
婴幼儿（2 周龄—1 岁）	3～22	1.8～13	
青春期前	1.0～3.5	1.0～3.5	
成人	2.0～9.0	—	
卵泡期	—	2.5～12.0	
周期中期峰值	—	27.0～97.0	
黄体期	—	0.8～16.0	
绝经后	—	13.1～86.5	
镁（S，P）			
年龄	mg/dl		
0—6 日龄	1.2～2.6		
7—30 日龄	1.6～2.4		
1 月龄—1 岁	1.6～2.6		
2—5 岁	1.5～2.4		
6—9 岁	1.6～2.3		
10—13 岁	1.6～2.2		
≥14 岁	1.5～2.3		
镁（U）- 随机	无参考范围		
镁（U）- 定时	12.4～191.9mg/24h		
高铁血红蛋白（WB）	占总血红蛋白的百分比＜ 2%		
微量白蛋白（随机尿）	0～30mg/L 或 0～3.0mg/dl		
微量白蛋白（U）- 定时	＜ 20μg/min ＜ 30mg/24h		
微量白蛋白 / 肌酐比值	＜ 30mg 微量白蛋白 /g 肌酐		
N 末端前激素 B 型利钠肽	＜ 125pg/ml		
渗透压（S，P）	275～295mOsm/kg H_2O		
渗透压（U）	300～1000mOsm/kg H_2O		
甲状旁腺激素（完整的 PTH）			
年龄	pg/ml		
0—5 日龄	无参考范围		
6 日龄—12 月龄	6.4～88.6		
1—8 岁	16.2～63.0		
9—16 岁	21.9～87.6		
≥17 岁	16.0～60.4		
磷，无机（S，P）			

（续表）

项　目	参考范围		
年龄	mg/dl		
早产儿	5.6～8.0		
足月儿	5.0～7.8		
0—3 月龄	4.8～8.1		
4—11 月龄	3.8～6.7		
1—4 岁	3.5～6.8		
5—7 岁	3.1～6.3		
8—11 岁	3.0～6.0		
12—16 岁	2.5～5.0		
≥17 岁	2.3～4.8		
磷，无机（U）- 随机	无参考范围		
磷，无机（U）- 定时	0.9～1.3g/24h（900～1300mg/24h）		
血浆血红蛋白（P）	＜ 30mg/dl		
钾（S，P）			
年龄	mmol/L		
0—30 日龄	4.5～7.0（静脉或动脉）		
	4.5～7.5（足跟血）		
1—2 月龄	4.0～6.2		
3—11 月龄	3.7～5.6		
≥1 岁	3.5～5.5		
钾（U）- 随机	无参考范围		
钾（U）- 定时	40～80mmol/24h		
钾（WB）			
年龄	mmol/L		
早产儿	4.5～7.0		
0—11 月龄	5.0～5.7		
≥1 岁	3.5～5.5		
前白蛋白（S）			
年龄	mg/dl		
0—6 日龄	4～20		
7—41 日龄	8～25		
≥ 42 日龄	18～44		
降钙素原（PCT）	0.05～2.00ng/ml		
黄体酮	男（ng/ml）	女（ng/ml）	
	0.0～0.2		
卵泡期	—	0.0～0.3	

（续表）

项　目	参考范围		
黄体期	—	1.2～15.9	
绝经后期	—	0.0～0.2	
妊娠期			
妊娠早期（妊娠 4—12 周）	—	2.8～147.3	
妊娠中期（妊娠 13—24 周）	—	22.5～95.3	
妊娠晚期（妊娠 25—36 周）	—	27.9～242.5	
催乳素（S）	ng/ml		
新生儿	＞10 倍的成人水平		
哺乳期女性	＜40		
卵泡期女性	＜23		
黄体期女性	5～40		
妊娠期			
妊娠早期	＜84		
妊娠中期	18～306		
妊娠晚期	34～386		
蛋白质（CSF）			
年龄	mg/dl		
早产儿	40～300		
0—30 日龄	＜100		
≥1 月龄	15～45		
蛋白质，总蛋白质（S，P）			
年龄	g/dl		
0—14 日龄	5.5～8.8		
15—364 日龄	4.5～7.4		
1—5 岁	6.3～7.9		
6—8 岁	6.7～8.1		
9—18 岁	6.8～8.5		
≥19 岁	6.3～8.2		
蛋白质，总蛋白质（U）- 随机	无参考范围		
蛋白质，总蛋白质（U）- 定时	28～141mg/24h		
肾素，直接	2.5～45.7pg/ml		
性激素结合球蛋白	nmol/L		
（SHBG）（S，P）			
男性	11.2～78.1		
女性	11.7～137.2		
钠（S，P）（WB）			

（续表）

项　目	参考范围		
年龄	mmol/L		
早产儿	132～140		
0—11 月龄	133～142		
≥1 岁	136～145		
钠（U）- 随机	无参考范围		
钠（U）- 定时			
年龄	mmol/24h		
0—11 月龄	0.3～3.5		
1—15 岁	40～180		
≥16 岁	80～200		
T_3（S）			
年龄	ng/dl		
脐带血	30～70		
0—7 日龄	65～275		
8 日龄—9 岁	90～260		
10—14 岁	80～210		
≥15 岁	115～195		
T_3 摄取率（S）	25%～35%		
游离 T_4（S）			
年龄	ng/dl		
0—3 日龄	2.0～5.0		
3—30 日龄	0.9～2.2		
31 日龄—18 岁	0.8～2.0		
≥19 岁	0.71～1.40		
妊娠期甲状腺功能正常的患者：甲状腺激素水平比参考平均值低 23%～38%，最低点通常发生在妊娠 34～36 周			
T_4（S）			
年龄	μg/dl		
0—3 日龄	8.0～20		
3—30 日龄	5.0～15		
31—365 日龄	6.0～14		
1—5 岁	4.5～11.0		
6—17 岁	4.5～10		
≥18 岁	5.0～12.0		
T_7（S）	$T_7 =（T_4 \times T_3$ 摄取率）$/100$		

（续表）

项　目	参考范围		
年龄			
0—7 日龄	9.1～26.6		
8 日龄—4 岁	5.5～16.6		
5—9 岁	5.1～14.7		
≥10 岁	4.0～13.3		
睾酮	男（ng/dl）	女（ng/dl）	
Tanner 分期 I 期	≤17.87	≤19.31	
Tanner 分期 II 期	≤24.50	≤19.88	
Tanner 分期 III 期	≤543.23	≤41.79	
Tanner 分期 VI 期	8.65～636.31	8.93～41.50	
Tanner 分期 V 期	99.71～759.65	3.75～49.57	
年龄			
4 日龄—5 月龄	8.65～298.85		
6 月龄—8 岁	＜35.73		
9—10 岁	＜23.34		
11—13 岁	＜38～444		
14—15 岁	36.02～632.28		
16—18 岁	147.84～793.95		
≥19 岁	250～1100		
4 日龄—8 岁		1.15～61.96	
9—12 岁		＜28.24	
13—14 岁		10.37～44.38	
15—18 岁		14.12～48.99	
≥19 岁		5～45	
游离睾酮指数			
年龄	男	女	
0—12 月龄	0.0～32.7	—	
0—8 岁	—	0.0～1.3	
1—8 岁	0.0～0.6	—	
9—13 岁	0.2～34.7	0.1～2.6	
14—18 岁	3.6～83.3	0.6～6.5	
≥19 岁	不详	0.7～13.5	
促甲状腺激素（TSH）（S）			
年龄	μU/ml		
脐带血	3～22		
0—3 日龄	1～20		

（续表）

项　目	参考范围		
4—30 日龄	0.5～6.5		
1—5 月龄	0.7～4.8		
6 月龄—14 岁	0.7～4.1		
15—18 岁	0.5～3.4		
成人（≥ 19 岁）	0.4～4.9		
妊娠、甲状腺功能正常的女性（≥ 19 岁）			
妊娠早期	0.1～2.5		
妊娠中期	0.2～3.0		
妊娠晚期	0.3～3.0		
甲状腺过氧化物酶抗体	≤ 5.6U/ml		
组织转谷氨酰胺酶抗体 IgA	U/ml		
阴性值	≤ 6.0		
中间值	7.0～10.0		
阳性值	≥ 10.1		
组织转谷氨酰胺酶抗体 IgG	U/ml		
阴性值	≤ 6.0		
中间值	7.0～10.0		
阳性值	≥ 10.1		
转铁蛋白（S）	169～300mg/dl		
转铁蛋白饱和度（S）			
年龄	%		
0—11 岁	15～39		
12—17 岁 / 男	16～44		
12—17 岁 / 女	11～44		
> 18 岁 / 男	21～52		
> 18 岁 / 女	11～44		
甘油三酯（S, P）			
年龄	mg/dl		
0—14 日龄	84～266		
15—364 日龄	54～265		
1—18 岁	45～203		
≥ 19 岁			
正常值	< 150		
临界高值	150～199		
高值	200～499		
异常高值	≥ 500		

（续表）

项　目	参考范围	
肌钙蛋白 I（S，P）	＜ 0.03ng/ml	
肌钙蛋白 I - 仅西校区	＜ 0.05ng/ml	
尿素氮（S，P）		
年龄	mg/dl	
0—15 岁	2～23	
≥16 岁	4～18	
尿素氮（U）- 随机	无参考范围	
尿素氮（U）- 定时	12～29mg/24h	
尿酸（S，P）	2.0～6.2mg/dl	
尿酸（U）- 随机	无参考范围	
尿酸（U）- 定时	250～750mg/24h	
维生素 B_{12}	pg/ml	
缺乏	≤ 212	
正常	213～816	
25- 羟基维生素 D		
年龄	ng/ml	
0—17 岁		
缺乏	0～20	
正常值	≥ 21	
≥18 岁		
缺乏	0～20	
不足	21～29	
正常值	30～80	
可能有毒性值	≥ 150	
1，25- 二羟维生素 D		
年龄	pg/ml	
0—12 月龄	NA	
1—9 岁	31～87	
10—13 岁	30～83	
14—17 岁	19～83	
≥18 岁	18～72	

CKMB. 肌酸激酶 MB 条带；CSF. 脑脊液；DHEA-S. 脱氢表雄酮 - 硫酸盐；ED. 急诊科；EDTA. 乙二胺四乙酸；Hb. 血红蛋白；HCG. 人绒毛膜促性腺激素；HLD. 高密度脂蛋白；HPLC. 高效液相色谱法；Ig. 免疫球蛋白；LDL. 低密度脂蛋白；MI. 心肌梗死；P. 血浆；S. 血清；SWT. 汗；U. 尿；WB. 全血

血液学参考范围（美国 / 常规单位）

项 目	参考范围						
白细胞（B）							
年龄	×10³/μl						
0—30 日龄	9.1～34.0						
1 月龄	5.0～19.5						
2—11 月龄	6.0～17.5						
1—6 岁	5.0～14.5						
7—12 岁	5.0～14.5						
13—18 岁	4.5～13.5						
≥19 岁	4.5～11.0						
年龄	Seg%	Band%	Lymph%	Monos%	Eos%	Baso%	ANC
0—30 日龄	32～67	0～8	25～37	0～9	0～2	0～1	6.0～23.5
1 月龄	20～46	0～4.5	28～84	0～7	0～3	0～1	1.0～9.0
2—11 月龄	20～48	0～3.8	34～88	0～5	0～3	0～1	1.0～8.5
1—6 岁	37～71	0～1.0	17～67	0～5	0～3	0～1	1.5～8.0
7—12 岁	33～76	0～1.0	15～61	0～5	0～3	0～1	1.5～8.0
13—18 岁	33～76	0～1.0	15～55	0～4	0～3	0～1	1.8～8.0
≥19 岁	33～76	0～0.7	14～54	0～4	0～3	0～1	1.8～7.7
红细胞（B）							
年龄	×10⁶/μl						
0—30 日龄	4.1～6.7						
1 月龄	3.0～5.4						
2—6 月龄	2.7～4.5						
7 月龄—2 岁	3.7～5.3						
3—6 岁	3.9～5.3						
7—12 岁	4.0～5.2						
13—18 岁 / 女	4.1～5.1						
13—18 岁 / 男	4.5～5.3						
≥19 岁 / 女	4.2～5.4						
≥19 岁 / 男	4.7～6.0						
血红蛋白（B）							
年龄	g/dl						
0—30 日龄	15.0～22.0						
1 月龄	10.5～14.0						
2—6 月龄	9.5～13.5						
7 月龄—2 岁	10.5～14.0						

（续表）

项　目	参考范围						
3—6 岁	11.5～14.5						
7—12 岁	11.5～15.5						
13—18 岁 / 女	12.0～16.0						
13—18 岁 / 男	13.0～16.0						
≥19 岁 / 女	12.0～16.0						
≥19 岁 / 男	13.5～17.5						
血细胞比容（B）							
年龄	%						
0—30 日龄	44～70						
1 月龄	32～42						
2—6 月龄	29～41						
7 月龄—2 岁	33～39						
3—6 岁	34～40						
7—12 岁	35～45						
13—18 岁 / 女	36～45						
13—18 岁 / 男	37～49						
≥19 岁 / 女	36～46						
≥19 岁 / 男	41～53						
平均红细胞体积							
年龄	fL						
0—30 日龄	86～115						
1 月龄	72～88						
2—6 月龄	72～82						
7 月龄—2 岁	76～90						
3—6 岁	76～90						
7—12 岁	76～90						
13—18 岁	78～95						
≥19 岁	78～100						
平均红细胞血红蛋白							
年龄	pg						
0—30 日龄	33.0～39.0						
1 月龄	28.0～40.0						
2—6 月龄	25.0～35.0						
7 月龄—2 岁	23.0～31.0						
3—6 岁	25.0～30.0						
7—12 岁	26.0～30.0						

（续表）

项　目	参考范围						
13—18 岁	26.0～32.0						
≥ 19 岁	27.0～31.0						
平均红细胞血红蛋白浓度							
年龄	g/dl						
0—30 日龄	32.0～36.0						
1 月龄	33.0～38.0						
2—6 月龄	28.0～36.0						
7 月龄—2 岁	30.0～34.0						
3—6 岁	32.0～36.0						
7—12 岁	32.0～36.0						
13—18 岁	32.0～36.0						
≥ 19 岁	32.0～36.0						
红细胞分布宽度、变异系数							
年龄	%						
0—30 日龄	13.0～18.0						
1 月龄	13.0～18.0						
2—6 月龄	13.0～18.0						
7 月龄—2 岁	11.5～16.0						
3—6 岁	11.5～15.0						
7—12 岁	11.5～14.0						
13—18 岁	11.5～14.0						
≥ 19 岁	11.5～14.0						
红细胞分布宽度、大小和分布							
年龄	fl						
0—30 日龄	38.5～49.0						
1 月龄	38.5～49.0						
2—6 月龄	38.5～49.0						
7 月龄—2 岁	38.5～49.0						
3—6 岁	38.5～49.0						
7—12 岁	38.5～49.0						
13—18 岁	38.5～49.0						
≥ 19 岁	38.5～49.0						
血小板计数（B）	150 000～450 000μl						
平均血小板体积（B）	6～10fl						
未成熟血小板分数（B）							
年龄	女性（%）	男性（%）					

（续表）

项　目	参考范围					
0—6 月龄	1.3～6.8	2.0～6.8				
6 月龄—＜2 岁	1.4～4.5	1.4～3.8				
2—＜6 岁	1.0～3.6	1.1～3.6				
6—＜12 岁	1.0～4.7	1.0～4.9				
12—18 岁	1.4～6.4	1.6～6.1				
≥18 岁	1.6～4.9	1.6～7.1				
网织红细胞计数百分比（B）						
年龄	%					
0—2 日龄	3.0～7.0					
3—4 日龄	1.0～3.0					
＞4 日龄	0.5～1.5					
网织红细胞绝对计数（B）						
年龄	×10^6/μl					
0—2 日龄	0.140～0.220					
3—4 日龄	0.040～0.110					
＞4 日龄	0.020～0.080					
网织红细胞血红蛋白含量（B）						
年龄	pg					
＜2 岁	24.5～35.2					
＞2 岁	27.1～35.4					
血沉速度（B）	0～20mm/h					
尿液分析（U）						
比重	1.001～1.035					
pH	4～9					
蛋白质	阴性					
葡萄糖	阴性					
酮体	阴性					
尿胆红素	阴性					
尿胆素原	0.1～1.0					
白细胞	0～4/HPF					
红细胞	0～4/HPF					
EPI（上皮细胞）	0～4/HPF					

ANC. 中性粒细胞计数；B. 血液；EPI. 上皮细胞；U. 尿

临床凝血实验室参考范围（美国 / 常规单位）　　　　　　　　　　　　　　　　　　（续表）

项　目	参考范围
ADAMTS13（P）	＞ 65% 的正常活性
抗 β₂ 糖蛋白 –IgG（S）	＜ 20.1SGU
抗 β₂ 糖蛋白 –IgM（S）	＜ 20.1SMU
抗 β₂ 糖蛋白 –IgA（S）	＜ 20.1SAU
抗心磷脂 IgG（S）	＜ 23.0GPL
抗心磷脂 IgM（S）	＜ 11.0MPL
抗凝血酶（P）	
成人	85%～130%
健康足月婴儿的正常范围	
1 日龄	63%（39%～87%）
5 日龄	67%（41%～93%）
30 日龄	78%（48%～108%）
90 日龄	97%（73%～121%）
180 日龄	104%（84%～124%）
D- 二聚体（P）	
成人	≤ 0.40μg/ml FEU
新生儿的参考值来自脐带血	≤ 3.40μg/ml FEU
稀释印度蝰蛇毒液时间（DRVVT）测试（P）	
DRVVT S/C 比值	＜ 1.17
DRVVT 结果	阴性
因子 2（P）	50%～150%
因子 5（P）	59%～150%
因子 7（P）	58%～150%
因子 8（P）	47%～169%
因子 9（P）	67%～141%
因子 10（P）	65%～142%
因子 11（P）	48%～139%
因子 12（P）	41%～140%
纤维蛋白原（P）	
成人	220～440mg/dl
新生儿的参考值来自脐带血	135～283mg/dl
INR（P）	
成人	0.8～1.2
新生儿的参考值来自脐带血	1.0～1.4
肝素（P）	
预防	0.20～0.40U/ml
治疗	0.50～1.00U/ml
血小板功能检测（WB）	84～183s
胶原蛋白 / 肾上腺素胶原蛋白 /ADP	69～126s
蛋白 C（P）	
成人	80%～175%
健康足月婴儿的正常范围	
1 日龄	35%（17%～53%）
5 日龄	42%（20%～64%）
30 日龄	43%（21%～65%）
90 日龄	54%（28%～80%）
180 日龄	59%（37%～81%）

请注意，这些参考范围不是使用 TCH 凝血实验室的当前参考范围和分析仪建立的 [1]

项　目	参考范围
蛋白 S（P）	
成人	58%～128%
健康足月婴儿的正常范围	
1 日龄	36%（12%～60%）
5 日龄	50%（22%～78%）
30 日龄	63%（33%～93%）
90 日龄	86%（54%～118%）
180 日龄	87%（55%～119%）

请注意，这些参考范围不是使用 TCH 凝血实验室的当前参考范围和分析仪建立的 [1]

项　目	参考范围
凝血酶原时间（P）	
成人	11.4～15.8s
新生儿的参考值来自脐带血	12.9～16.9s
部分凝血活酶时间（P）	
成人	24.8～34.4s
新生儿的参考值来自脐带血	28.7～53.7s
STACLOT 管 1- 管 2	＜ 9.8
结果	阴性
蛇毒凝血酶时间（P）	16.3～19.8s
ROTEM（WB）	
INTEM	
凝血时间（CT）	122～208s
血栓形成时间（CFT）	45～110s
α 角	70°～81°
A10	48～63mm
A20	51～72mm
最大血凝块硬度（MCF）	51～72mm
最大溶解度（ML）	7%～21%
EXTEM	
凝血时间（CT）	43～82s
血栓形成时间（CFT）	48～127s
α 角	65°～80°
A10	48～67mm
A20	50～70mm
最大血凝块硬度（MCF）	52～72mm
最大溶解度（ML）	8%～22%
FIBTEM	
A10 A20	8～25mm
最大血凝块硬度（MCF）	10～23mm
凝血酶时间（P）	15.0～19.0s
vWF 抗原（P）	56%～176%
vWF 利托菌素共因子（P）	48%～142%
vWF 活性 / 抗原比率	0.7～1.2
普通肝（P）	0.35～0.70U/ml

ADP. 二磷酸腺苷；FEU. 纤维蛋白原当量单位；INR. 国际标准化比值；P. 血浆；S. 血清；WB. 全血

附录 C 缩略语列表
List of Abbreviations

α_1–ATD	α1–antitrypsin deficiency	α_1– 抗胰蛋白酶缺乏症
AA	artery–to–artery	动脉到动脉
AAA	asleep/awake/asleep	睡眠 / 觉醒 / 睡眠
AAG	α1–acid glycoprotein	α_1– 酸性糖蛋白
AAGA	accidental awareness under general anesthesia	全身麻醉术中知晓
AAP	American Academy of Pediatrics	美国儿科学会
ABA	American Board of Anesthesiology	美国麻醉学委员会
ABC	ATP–binding cassette	ATP 结合盒式转运蛋白
ABP	arterial blood pressure	动脉血压
ACA	anterior cerebral artery	大脑前动脉
ACD	active compression–decompression device	主动压缩 – 解压装置
ACE	angiotensin–converting enzyme	血管紧张素转换酶
ACEI	angiotensin–converting enzyme inhibitor	血管紧张素转换酶抑制药
ACGME	Accreditation Council for Graduate Medical Education	医学研究生教育评审委员会
ACh	acetylcholine	乙酰胆碱
AChR	acetylcholine receptor	乙酰胆碱受体
ACL	anterior cruciate ligament	前交叉韧带
ACLS	advanced cardiac life support	高级心脏生命支持
ACO	accountable care organization	责任医疗组织
ACP	antegrade cerebral perfusion	顺行性脑灌注
ACRM	anesthesia crisis resource management	麻醉危机资源管理
ACS	acute chest syndrome/abdominal compartment syndrome/ American College of Surgeons	急性胸部综合征 / 腹腔间隔室综合征 / 美国外科医师学会
ACTH	adrenocorticotropic hormone	促肾上腺皮质激素
ADAPT	Approaches and Decisions in Acute Pediatric TBI (trial)	儿童急性 TBI 的治疗方法和决策（试验）
ADH	antidiuretic hormone	抗利尿激素
ADHD	attention deficit hyperactivity disorder	注意缺陷多动障碍
ADP	adenosine diphosphate	二磷酸腺苷
ADPKD	autosomal dominant polycystic kidney disease	常染色体显性遗传性多囊肾病
AED	automated external defibrillator	自动体外除颤器
aEEG	amplitude–integrated EEG	振幅整合脑电图
AFP	α–fetoprotein	甲胎蛋白
AGB	adjustable gastric band	可调胃束带
AGP	α_1–acid glycoprotein	α_1– 酸性糖蛋白
AHA	American Heart Association	美国心脏协会

AHG	antihuman globulin	抗人球蛋白
AHI	apnea–hypopnea index	呼吸暂停低通气指数
AHT	abusive head trauma	虐待性头部创伤
AI	artificial intelligence	人工智能
AICD	automatic implantable cardiac defibrillator	植入式自动心脏除颤器
AIMS	anesthesia information management system/s	麻醉信息管理系统
AIRS	Anesthesia Incident Reporting System	麻醉事件报告系统
AKI	acute kidney injury	急性肾损伤
ALARA	as low as reasonably possible	尽可能低到合理的水平
ALCAPA	anomalous origin of the left coronary artery from the pulmonary artery	左冠状动脉起源于肺动脉的异常
ALI	acute lung injury	急性肺损伤
ALL	acute lymphocytic leukemia	急性淋巴细胞白血病
ALS	Advanced Life Support	高级生命支持
ALT	alanine aminotransferase	丙氨酸转氨酶
AMC	arthrogryposis multiplex congenital	先天性多发性关节融合
AML	acute myeloid leukemia	急性髓系白血病
AMM	anterior mediastinal mass	前纵隔肿块
AMPA	α–amino–3–hydroxy–5–methyl–4–isoxazole–propionic acid	α– 氨基羟甲基噁唑丙酸
AN!	Anesthesia Now!	马上麻醉！
ANH	acute normovolemic hemodilution	急性等容血液稀释
ANP	atrial natriuretic peptide	心钠素
AoDP	aortic diastolic blood pressure	主动脉舒张压
AoV	aortic valve	主动脉瓣
AP	anterior–posterior	前后位
APCC	activated prothrombin complex concentrate	活化的凝血酶原复合物浓缩物
APL	adjustable pressure limiting	可调压力限制
APM	alternative payment model	替代支付模式
APRICOT	Anaesthesia PRactice In Children Observational Trial	麻醉实践在儿童观察性试验中的应用
APSF	Anesthesia Patient Safety Foundation	麻醉患者安全基金会
aPTT	activated partial thromboplastin time	活化部分凝血活酶时间
AQI	Anesthesia Quality Institute	麻醉质量研究所
AR	adrenergic receptor/anesthetic room	肾上腺素受体 / 麻醉室
ARB	angiotensin receptor blocker	血管紧张素受体阻滞药
ARDS	acute/adult respiratory distress syndrome	急性 / 成人呼吸窘迫综合征
ARF	acute renal failure	急性肾衰竭
ARPKD	autosomal recessive polycystic kidney disease	常染色体隐性遗传性多囊肾病
ARR	absolute risk reduction	绝对风险降低
ARVD	arrhythmogenic right ventricular dysplasia	致心律失常性右心室发育不良
ARVD/C	arrhythmogenic right ventricular dysplasia/cardiomyopathy	致心律失常性右心室发育不良 / 心肌病
ASA	American Society of Anesthesiologists	美国麻醉医师协会

ASC	ambulatory surgery center	门诊外科中心
ASCA	anti–*Saccharomyces cerevisiae*	抗酿酒酵母
ASD	atrial septal defect/autism spectrum disorder	房间隔缺损 / 自闭症谱系障碍
ASIS	anterior superior iliac spine	髂前上棘
ASO	arterial switch operation	动脉转换术
AST	aspartate aminotransferase	天冬氨酸转氨酶
AT	antithrombin	抗凝血酶
ATLS	Advanced Trauma Life Support	高级创伤生命支持
ATP	adenosine triphosphate	腺苷三磷酸
AUC	area under the curve	曲线下面积
AV	arterial–venous/atrioventricular	动静脉 / 房室的
AVC	atrioventricular canal	房室管
AVM	arteriovenous malformation	动静脉畸形
BBB	blood–brain barrier	血脑屏障
BC	bronchogenic cyst	支气管源性囊肿
BDG	bidirectional Glenn	双向腔肺分流术
BDL	balloon dilation laryngoplasty	气囊扩张喉成形术
BiPAP	bi–level positive airway pressure	双水平气道正压通气
BIS	Bispectral Index	双频谱指数
BMD	Becker muscular dystrophy	贝克肌营养不良症
BMI	body mass index	体重指数
BP	blood pressure	血压
BPCA	Best Pharmaceuticals for Children Act	最佳儿童医药品法案
BPD	bronchopulmonary dysplasia	支气管肺发育不良
bpm	beats/min	心跳 / 分钟
BPS	bronchopulmonary sequestration	支气管肺隔离症
BSA	body surface area	身体表面积
BSEP	bile salt export pump	胆盐输出泵
BT	bile salt export pump	出血时间
B–T	Blalock–Taussig (shunt)	分流术
BUN	blood urea nitrogen	血尿素氮
CA	cardiac arrest	心搏骤停
cAMP	cyclic adenosine monophosphate	环磷酸腺苷
CAS	central anticholinergic syndrome	中枢抗胆碱能综合征
CAV	coronary artery vasculopathy	冠状动脉血管病变
CBC	complete blood count	全血计数
CBF	cerebral blood flow	脑血流量
CBFV	cerebral blood flow velocity	脑血流速度
CBV	cerebral blood volume	脑血容量
CCAM	congenital cystic adenomatoid malformation	先天性囊性腺瘤样畸形
CCAS	Congenital Cardiac Anesthesia Society	先天性心脏麻醉学会
CCL	cardiac cycle length	心动周期长度
CCLS	Certified Child Life Specialist	儿童生命专家

CCTGA	congenitally corrected transposition of the great arteries	先天矫正型大动脉转位
CDC	Centers for Disease Control and Prevention	疾病预防控制中心
CDH	congenital diaphragmatic hernia	先天性膈疝
CDS	clinical decision support	临床决策支持
cEEG	continuous EEG	连续脑电图
CF	cystic fibrosis	囊肿性纤维化
CFTR	cystic fibrosis transmembrane conductance regulator	囊性纤维化跨膜电导调节因子
cGMP	cyclic guanosine monophosphate	环磷酸鸟苷
CGRP	calcitonin gene–related peptide	降钙素基因相关肽
CHCT	caffeine–halothane contracture test	咖啡因 – 氟烷骨骼肌收缩试验
CHD	congenital heart disease	先天性心脏病
CHEOPS	Children's Hospital of Eastern Ontario Pain Scale	东安大略省儿童医院疼痛量表
CHF	congestive heart failure	充血性心力衰竭
CIOMS	Council of International Organization and Medical Sciences	国际组织和医学科学理事会
CIRCI	critical illness–related corticosteroid insufficiency	与危重疾病相关的皮质类固醇激素不足
CK	creatine kinase	肌酸激酶
CKD	chronic kidney disease	慢性肾病
CLABSI	central line–associated bloodstream infection	中心线相关性血流感染
CLD	chronic lung disease	慢性肺病
CLE	congenital lobar emphysema	先天性大叶性肺气肿
cLMA	classic laryngeal mask airway	经典型喉罩
CM	cardiomyopathy	心肌病
C_{max}	maximum plasma concentration	最高血浆浓度
CME	continuing medical education	继续医学教育
cMEP	cortical motor evoked potential	皮层运动诱发电位
$CMRO_2$	cerebral metabolic rate of O_2	脑氧代谢率
CMS	Centers for Medicare and Medicaid Services	医疗保险和医疗补助服务中心
CMV	cytomegalovirus	巨细胞病毒
CN	cranial nerve	脑神经
CNI	calcineurin inhibitor	钙调神经磷酸酶抑制药
CNS	central nervous system	中枢神经系统
CO	cardiac output/carbon monoxide	心输出量 / 一氧化碳
COG	Children's Oncology Group	儿童肿瘤学小组
COX	cyclo–oxygenase	环氧化酶
CP	cerebral palsy	大脑性瘫痪
CPAM	congenital pulmonary airway malformation	先天性肺气道畸形
CPAP	continuous positive airway pressure	持续气道正压通气
CPB	cardiopulmonary bypass	心肺转流术
CPD	citrate, phosphate, dextrose	柠檬酸、磷酸、葡萄糖
CPOE	computerized physician order entry	计算机化医嘱录入
CPP	coronary/cerebral perfusion pressure	冠状动脉压 / 脑灌注压
CPR	cardiopulmonary resuscitation	心肺复苏

CrCL	creatinine clearance	肌酐清除率
CrCP	critical closing pressure	临界关闭压力
CRF	case report form/chronic renal failure	病例报告表 / 慢性肾功能衰竭
CRP	C-reactive protein	C 反应蛋白
CRPS	complex regional pain syndrome	复杂性区域疼痛综合征
CRRT	continuous renal replacement therapy	连续性肾脏替代疗法
CSF	cerebrospinal fluid	脑脊液
CSI	Cerebral State Index	脑状态指数
CSV	Children's Surgery Verification	儿童外科手术验证
CT	closure time/computed tomography	关闭时间 / 计算机断层扫描
CTFR	cystic fibrosis transmembrane conductance regulator	囊性纤维化跨膜电导调节剂
CUF	conventional ultrafiltration	常规超滤
CVA	cerebrovascular accident	脑血管意外
CVC	central venous catheter	中心静脉导管
CVP	central venous pressure	中心静脉压
CVR	CPAM volume ratio	CPAM 体积比
CXR	chest x-ray	胸部 X 线
CYP	cytochrome P450	细胞色素 P_{450}
DA	dopaminergic	多巴胺能
DAS	distal arthrogryposis syndrome	远端关节紊乱综合征
dB	decibel	分贝
DBS	double-burst stimulation	双爆发刺激
DC	direct current	直流电
DCD	cardiac (or circulatory) death/donation after cardiac death	心源性（或循环性）死亡 / 心脏死亡后的捐赠
DCM	dilated cardiomyopathy	扩张型心肌病
DDAVP	1-deamino-8-D-arginine vasopressin	1- 脱氨基 -8-D- 精氨酸加压素
DEX	dexmedetomidine	右美托咪定
DHCA	deep hypothermic circulatory arrest	深低温停循环
DHPR	dihydropyridine receptor	二氢吡啶受体
DI	diabetes insipidus	尿崩症
DIC	disseminated intravascular coagulation	弥散性血管内凝血
DILV	double-inlet left ventricle	左心室双入口
DKA	diabetic ketoacidosis	糖尿病酮症酸中毒
DLCO	diffusing capacity for carbon monoxide	一氧化碳扩散能力
DLT	double-lumen tube	双腔管
DMD	Duchenne muscular dystrophy	杜氏肌营养不良
DNA	deoxyribonucleic acid	脱氧核糖核酸
DORV	double-outlet right ventricle	右心室双出口
DPPC	dipalmitoyl phosphatidylcholine	二棕榈酰磷脂酰胆碱
DS	Down syndrome	唐氏综合征
DSMC	data safety monitoring committee	数据安全监察委员会
d-TGA	dextro-transposition of the great arteries	完全性大动脉转位

DUF	dilutional ultrafiltration	稀释超滤
EA	emergence agitation/esophageal atresia	苏醒期躁动 / 食管闭锁
EACA	ε-aminocaproic acid	ε- 氨基己酸
EAT	ectopic atrial tachycardia	异位房性心动过速
EB	epidermolysis bullosa	大疱性表皮松解症
EBV	estimated blood volume/Epstein–Barr virus	估计出血量 / 爱泼斯坦 – 巴尔病毒
ECC	emergency cardiovascular care	心血管急救
ECF	extracellular fluid	细胞外液
ECG	electrocardiogram	心电图
ECLS	extracorporeal life support	体外生命支持
ECMO	extracorporeal membrane oxygenation	体外膜肺氧合
ECoG	electrocorticography	皮层脑电图
ECPR	extracorporeal cardiopulmonary resuscitation	体外心肺复苏
ECW	extracellular water	细胞外水分
ED	emergence delirium/emergency department	苏醒期谵妄 / 急诊科
EDMD	Emery–Dreifuss muscular dystrophy	埃默里 – 德雷弗斯肌营养不良
EDV	end-diastolic volume	舒张末期容积
EEG	electroencephalography	脑电图
EF	ejection fraction	射血分数
EGD	esophagogastroduodenoscopy	食管、胃、十二指肠镜检查
EGDT	early goal-directed therapy	早期目标导向疗法
eGFR	estimated glomerular filtration rate	估计肾小球滤过率
EHR	electronic health record	电子健康记录
EMA	European Medicines Agency	欧洲药品管理局
EMG	electromyography	肌电图
EMLA	eutectic mixture of local anesthetics	局麻药共晶混合物
EMO	Epstein Macintosh Oxford	带挥发器空气麻醉机
EMR	electronic medical record	电子病历
EMS	emergency medical services	急救服务
ENaC	epithelial sodium channel	上皮钠通道
ENS	enteric nervous system	肠道神经系统
ENT	ear, nose, and throat	耳、鼻、咽喉
EP	evoked potential	诱发电位
EPA	Entrustable Professional Activity	可委托的专业活动
EPO	erythropoietin	红细胞生成素
ERAS	enhanced recovery after surgery	加速康复外科
ERCP	endoscopic retrograde cholangiopancreatography	经内镜逆行性胰胆管造影术
ERF	established renal failure	已确诊的肾功能衰竭
ESR	erythrocyte sedimentation rate	红细胞沉降率
ESRD	end-stage renal disease	终末期肾病
ESRT	evoked stapedius reflex threshold	诱发腓肠肌反射阈值
ERT	enzyme replacement therapy	酶替代治疗
ET	endothelin/end-tidal	内皮素 / 呼气末容积

$ETCO_2$	end-tidal carbon dioxide	呼气末二氧化碳
ETT	endotracheal tube	气管内导管
ETV	endoscopic third ventriculostomy	内镜第三脑室造瘘术
EVD	external ventriculostomy drain	脑室外引流
EXIT	*ex utero* intrapartum treatment	产时宫外治疗
Fa	alveolar fraction	肺泡分数
FAST	focused assessment with sonography for trauma	应用超声对创伤进行重点评估
FC	fibrinogen concentrate	浓缩纤维蛋白原
FCC	fetoscopic cord coagulation	胎儿宫腔镜脐带凝固术
FDA	Food and Drug Administration	美国食品药品管理局
FDAMA	FDA Modernization and Accountability Act	FDA 现代化和责任法案
FET	end tidal fraction	呼气末分数
FETO	fetal endoscopic tracheal occlusion	胎儿内镜下气管闭塞术
FEV_1	forced expiratory volume in 1 second	1s 内的用力呼气容积
FFP	fresh frozen plasma	新鲜冰冻血浆
FGFR	fibrous growth factor receptor	纤维生长因子受体
FHF	first heart field	第一心区
FHR	fetal heart rate	胎心率
FiO_2	fraction of inspired oxygen	吸入氧浓度
FISH	fluorescence in situ hybridization	荧光原位杂交
FLACC	face, leg, activity, cry, and consolability (scale)	面部、腿部、活动、哭闹和可安慰性（量表）
fMRI	functional MRI	功能磁共振成像
FNHTR	febrile non-hemolytic transfusion reaction	发热性非溶血性输血反应
FOB	fiberoptic bronchoscope	纤维支气管镜
FRC	functional residual capacity	功能残气量
FS	fractional shortening	缩短分数
FVC	forced vital capacity	用力肺活量
FVL	factor V Leiden	凝血因子 V
FWA	Federal Wide Assurance	联邦保险公司
G	Gauss	高斯
GA	gestational age/general anesthesia	胎龄 / 全身麻醉
GABA	γ-aminobutyric acid	γ- 氨基丁酸
GABAA	γ-aminobutyric acid receptor, A subunit	γ- 氨基丁酸受体 A 亚单位
GAS	General Anesthesia compared to Spinal Anesthesia (Study)	全身麻醉与腰麻的比较（研究）
GCP	Good Clinical Practice	良好的临床实践
GCS	Glasgow coma scale	格拉斯哥昏迷评分
GER	gastroesophageal reflux	胃食管反流
GERD	gastroesophageal reflux disease	胃食管反流病
GFR	glomerular filtration rate	肾小球滤过率
GH	growth hormone	生长激素
GI	gastrointestinal	胃肠

GP$_i$	globus pallidus internus	苍白球内核
HAV	hepatitis A virus	甲型肝炎病毒
Hb	hemoglobin	血红蛋白
HbF	fetal hemoglobin	胎儿血红蛋白
HBV	hepatitis B virus	乙型肝炎病毒
HCG	human chorionic gonadotropin	人绒毛膜促性腺激素
HCM	hypertrophic cardiomyopathy	肥厚型心肌病
Hct	hematocrit	血细胞比容
HCV	hepatitis C virus	丙型肝炎病毒
HES	hydroxyethyl starch	羟乙基淀粉
HFOV	high-frequency oscillatory ventilation	高频振荡通气
HFPV	high-frequency percussive ventilation	高频冲击通气
HHS	US Department of Health and Human Services	美国卫生与公众服务部
Hib	*Haemophilus influenzae* type b	流感嗜血杆菌
HIPAA	Health Insurance Portability and Accountability Act	健康保险携带与责任行为
HIV	human immunodeficiency virus	人类免疫缺陷病毒
HLA	human leukocyte antigen	人类白细胞抗原
HLHS	hypoplastic left heart syndrome	左心发育不良综合征
HME	heat and moisture exchanger	热湿交换器
HMWK	high-molecular-weight kininogen	高分子量激肽原
HOCM	hypertrophic obstructive cardiomyopathy	肥厚型梗阻性心肌病
HPV	hypoxic pulmonary vasoconstriction/human papillomavirus	缺氧性肺血管收缩 / 人乳头瘤病毒
HR	heart rate	心率
HSA	human serum albumin	人血清白蛋白
HSCT	hematopoietic stem cell transplantation	造血干细胞移植
5-HT3	5-hydroxytryptamine-3	5- 羟色胺 -3
HTLV	human T-lymphotrophic virus	人 T 淋巴细胞营养病毒
HTR	hemolytic transfusion reaction	溶血输血反应
HUS	hemolytic uremic syndrome	溶血性尿毒症综合征
IAP	intra-abdominal pressure	腹内压
IBD	inflammatory bowel disease	炎症性肠病
IBW	ideal bodyweight	理想体重
IC	*in vitro* contracture (test)	体外挛缩（试验）
ICD	implantable cardioverter-defibrillator	植入式心律转复除颤器
ICD-9	*International Classification of Diseases*, 9th edition	国际疾病分类（第 9 版）
ICF	intracellular fluid	细胞内液
ICN	intensive care nursery	加强监护婴儿室
ICP	intracranial pressure	颅内压
ICU	intensive care unit	重症监护病房
ICW	intracellular water	细胞内水分
ID	internal diameter	内径
IDMs	infants of diabetic mothers	糖尿病母亲的婴儿

I：E	inspiratory:expiratory	吸气：呼气
IE	infective endocarditis	感染性心内膜炎
Ig	immunoglobulin	免疫球蛋白
IHCA	in-hospital cardiac arrest	住院心搏骤停
IHPS	idiopathic hypertrophic pyloric stenosis	特发性肥厚性幽门狭窄
IIS	interictal spikes	发作间期棘波
IJ	internal jugular	颈内静脉
IJV	internal jugular vein	颈内静脉
IL	interleukin	白介素
IM	intramuscular	肌内注射
IN	intranasal	鼻腔给药
IND	Investigational New Drug	正在研究的新药
iNO	inhaled nitric oxide	吸入一氧化氮
INR	international normalized ratio/ interventional neuroradiology	国际标准化比值 / 介入神经放射学
INSS	International Neuroblastoma Staging System	国际神经母细胞瘤分期系统
IO	intraosseous	骨髓输液
IOP	intraocular pressure	眼内压
IPPV	intermittent positive pressure ventilation	间歇正压通气
IRB	institutional/investigational review board	机构 / 调查审查委员会
ISHLT	International Society for Heart and Lung Transplantation	国际心肺移植学会
ITD	impedence threshold device	阻抗阈值装置
IU	international unit	
IV	intravenous	静脉注射
IVC	inferior vena cava	下腔静脉
IVH	intraventricular hemorrhage	脑室出血
JRA	juvenile rheumatoid arthritis	幼年类风湿关节炎
JVP	jugular venous pressure	颈静脉压
LA	local anesthetic/left atrium	局麻药 / 左心房
LBW	lean bodyweight	瘦体重
LC	locus coeruleus	蓝斑
LCR	laryngeal chemoreflex	喉化学反射
LD50	median lethal dose	半数致死剂量
LDH	lactate dehydrogenase	乳酸脱氢酶
LDLT	living donor lobar transplant	活体肝叶移植
LED	light-emitting diode	发光二极管
LES	lower esophageal sphincter	食管下括约肌
LFCN	lateral femoral cutaneous nerve	股外侧皮神经
LHR	lung to head ratio	肺头比
LIC	low income countries	低收入国家
LiDCO	lithium dilution cardiac output	锂稀释心输出量测定
LITT	laser interstitial thermal therapy	激光间质热疗
LMA	laryngeal mask airway	喉罩

LMIC	low middle income countries	低中等收入国家
LMWH	low molecular weight heparin	低分子肝素
LOH	loss of heterozygosity	杂合性丢失
LOR	loss of resistance	阻力损失
LPS	lipopolysaccharide	脂多糖
LR	lactated Ringer's (solution)	乳酸林格液
L-R	left-to-right	左到右
LSMT	life-sustaining medical treatment	生命维持疗 法
LV	left ventricle	左心室
LVAD	left ventricular assist device	左心室辅助装置
LVEDP	left ventricular end-diastolic pressure	左心室舒张末压
LVMI	left ventricular mass index	左心室重量指数
LVNC	left ventricular non-compaction	左心室致密化不全
LVOT	left ventricular outflow tract	左心室流出道
LVOTO	left ventricular outflow tract obstruction	左心室流出道梗阻
MABL	maximum allowable blood loss	最大允许失血量
MAC	minimum alveolar concentration	肺泡最低有效浓度
MAP	mean arterial pressure	平均动脉压
MAT	multifocal atrial tachycardia	多灶性房性心动过速
MATE	multidrug and toxin extrusion transporter	多药及毒素外排转运蛋白
MCA	middle cerebral artery	大脑中动脉
MCS	mechanical circulatory support	机械循环支持
MDI	metered dose inhaler	计量吸入器
MDR	multidrug-resistant	多重耐药
MEG	magnetoencephalography	脑磁图
MELD	model for end-stage liver disease	终末期肝病模型
MEN2	multiple endocrine neoplasia type 2	多发性内分泌腺瘤病 2 型
MEP	motor-evoked potential	运动诱发电位
MER	microelectrode recording	微电极记录
MET	Medical Emergency Teams	医疗急救队
MH	malignant hyperthermia	恶性高热
MIBG	metaiodobenzyl guanidine	间十二苄基胍
MIPS	Merit-based Incentive Payment System	基于绩效的激励支付体系
MIS	minimally invasive surgery	微创手术
MMC	migrating motor complex/myelomeningocele	迁移运动复合体 / 脊髓脊膜膨出
MMF	mycophenolate mofetil	霉酚酸酯
MODS	multiple organ dysfunction syndrome	多器官功能障碍综合征
6-MP	6-mercaptopurine	6- 巯基嘌呤
MPAP	mean pulmonary artery pressure	平均肺动脉压
MPD	maximum permissible dose	最大允许量
MPOG	Multicenter Perioperative Outcomes Group	多中心围术期结果工作组
MPP	myocardial perfusion pressure	心肌灌注压
MR	magnetic resonance	磁共振

MRI	magnetic resonance imaging	磁共振成像
MRI/A	magnetic resonance imaging and angiography	磁共振成像和血管造影
MRP	multiple drug resistance-associated protein	多重耐药相关蛋白
MRSA	methicillin-resistant *Staphylococcus aureus*	耐甲氧西林金黄色葡萄球菌
MS	molar substitution	摩尔替代
MTD	maximal tolerated dose	最大耐受量
MTHFR	methylenetetrahydrofolate reductase	亚甲基四氢叶酸还原酶
mTOR	mammalian target of rapamycin	哺乳动物雷帕霉素靶点
MTP	massive transfusion protocol	大量输血方案
MUF	modified ultrafiltration	改良超滤
MVO_2	mixed venous oxygen saturation	混合静脉血氧饱和度
MW	molecular weight	分子量
NAC	N-acetylcysteine	N-乙酰半胱氨酸
NACOR	National Anesthesia Clinical Outcomes Registry	国家麻醉临床结果登记
NAD	nicotinamide adenine dinucleotide	烟酰胺腺嘌呤二核苷酸
NADPH	nicotinamide adenine dinucleotide phosphate	烟酰胺腺嘌呤二核苷酸磷酸
NAT	nucleic acid testing	核酸检测
NCA	nurse-controlled analgesia	护士控制镇痛
nCPAP	nasal continuous positive airway pressure	经鼻持续气道正压通气
NCS	non-convulsive seizures	非惊厥发作
Nd：YAG	neodymium:yttrium-aluminum garnet	钕：钇铝石榴石
NDA	New Drug Application	新药申请
NE	norepinephrine	去甲肾上腺素
NEB	neuroendocrine bodies	神经内分泌体
NEC	necrotizing enterocolitis	婴儿坏死性小肠结肠炎
NEHI	neuroendocrine hyperplasia of infancy	神经内分泌增生
NF	neurofibromatosis	神经纤维瘤病
NFκB	nuclear factor κB	核因子 κB
NGT	nasogastric tube	鼻胃管
NICU	neonatal intensive care unit	新生儿重症监护病房
NIPPV	nasal intermittent positive pressure ventilation	经鼻间歇正压通气
NIRS	near-infrared spectroscopy	近红外光谱分析
NMB	neuromuscular blocking drug	神经肌肉阻滞药
NMBA	neuromuscular blocking agent	神经肌肉阻滞药
NMDA	N-methyl-D-aspartate	N-甲基-D-天冬氨酸
NNT	number needed to treat	需要治疗的病例数
NO	nitric oxide	一氧化氮
NORA	non-operating room anesthesia	非手术室内麻醉
NPH	nephronophthisis/neutral protamine Hagedorn (insulin)	肾结核/中性鱼精蛋白锌胰岛素(胰岛素)
NPMODS	new and progressive multiple organ dysfunction syndrome	新发的进行性多器官功能障碍综合征
NPO	nil per os	禁食
NPPE	negative pressure pulmonary edema	负压性肺水肿

NRL	natural rubber latex	天然胶乳
NRP	Neonatal Resuscitation Program	新生儿复苏术
NS	normal saline	生理盐水
NSAID	non-steroidal anti-inflammatory drug	非甾体抗炎药
NSQIP	National Surgical Quality Improvement Program	国家外科手术质量改进计划
NTCP	Na$^+$/taurocholate co-transporting polypeptide	Na$^+$/牛磺胆酸共转运多肽
OAT	organic anion transporter	有机阴离子转运体
OATP	organic anion transporting polypeptide	有机阴离子转运体多肽
OAVS	oculo-auriculovertebral spectrum	眼 – 耳 – 颈椎畸形谱
OCT	organic cation transporter	有机阳离子转运体
OELM	optimal external laryngeal manipulation	最佳喉外操作
OHCA	out-of-hospital cardiac arrest	院外心搏骤停
OHRP	Office for Human Research Protections	人体研究保护办公室
OI	osteogenesis imperfecta	成骨不全
OIB	Oxford inflating bellows	牛津充气波纹管
OLV	one-lung ventilation	单肺通气
OMV	Oxford miniature vaporizer	牛津微型汽化器
OPTN	Organ Procurement and Transplant Network	器官获取和移植网络
OR	odds ratio/operating room	优势比 / 手术室
OSA	obstructive sleep apnea	阻塞性睡眠呼吸暂停
OSAS	obstructive sleep apnea syndrome	阻塞性睡眠呼吸暂停综合征
OSCE	Objective Structured Clinical Examination	客观结构化临床考试
PA	pulmonary artery/pulmonary atresia	肺动脉 / 肺动脉闭锁
PABD	preoperative autologous blood donation	术前预存式自体贮血
PAC	premature atrial contractions	房性期前收缩
PaCO$_2$	partial pressure of CO$_2$ in arterial blood	动脉血中二氧化碳分压
PACU	postanesthesia care unit	麻醉后恢复室
PAED	Pediatric Anesthesia Emergence Delirium (scale)	儿童麻醉苏醒期谵妄（量表）
PALICC	Pediatric Acute Lung Injury Consensus Conference	小儿急性肺损伤共识会议
PALS	pediatric advanced life support	儿科高级生命支持
PaO$_2$	partial pressure of oxygen in arterial blood	动脉血氧分压
PAS	periodic acid–Schiff	高碘酸 – 席夫
PBS	prune belly syndrome	先天性腹肌缺如综合征
PC	protein C	蛋白 C
PCA	patient-controlled anesthesia/postconceptual age	患者自控镇痛 / 孕后胎龄
PCC	prothrombin complex concentrate	凝血酶原复合物浓缩物
PCRA	patient-controlled regional anesthesia	患者自控区域镇痛
PCWP	pulmonary capillary wedge pressure	肺毛细血管楔压
PD	pharmacodynamic/peritoneal dialysis	药效学 / 腹膜透析
PDA	patent ductus arteriosus	动脉导管未闭
PDE	phosphodiesterase	磷酸二酯酶
PEA	pulseless electrical activity	无脉搏电活动
PEC	Program Evaluation Committee	项目评价委员会

PEEP	positive end-expiratory pressure	呼气末正压
PEFR	peak expiratory flow rate	最大呼气流速
PEG	percutaneous endoscopic gastrostomy	经皮内镜下胃造口术
PELD	pediatric end-stage liver disease	儿童终末期肝病
PELOD	PEdiatric Logistic Organ Dysfunction (score)	儿童器官功能障碍（评分）
PET	positron emission tomography	正电子发射断层扫描
PEVPPS	Preverbal, Early Verbal Pediatric Pain Scale	学龄前儿童疼痛评分量表
PFC	persistent fetal circulation	持续胎儿循环
PFIC	progressive familial intrahepatic cholestasis	进行性家族性肝内胆汁淤积症
PFO	patent foramen ovale	卵圆孔未闭
PFT	pulmonary function test	肺功能测试
PG	prostaglandin	前列腺素
PGD	primary graft dysfunction	原发性移植物功能障碍
PGE_1	prostaglandin E1	前列腺素 E_1
P-gp	P-glycoprotein	P-糖蛋白
PH	pulmonary hypertension	肺动脉高压
PHBQ	Post Hospitalization Behavior Questionnaire	住院后行为调查问卷
PICC	percutaneously/peripherally inserted central catheter	经皮/经外周置入中心静脉导管
PiCCO	pulse-contour analysis of the arterial waveform	动脉波形的脉搏-轮廓分析
PICOT	Population, Intervention, Comparison, Outcome, Timeline	人口，干预，比较，结果，时间轴
PICU	pediatric intensive care unit	儿科重症监护病房
PIPP	premature infant pain profile	早产儿疼痛量表
PIV	peripheral intravenous catheter	外周静脉导管
PK	pharmacokinetic/prekallikrein	药代动力学/前激肽释放酶
PKA	protein kinase A	蛋白激酶 A
PKC	protein kinase C	蛋白激酶 C
PLV	protective lung ventilation	保护性肺通气
P-MODS	Pediatric-Multiple Organ Dysfunction Score	小儿多器官功能障碍评分
PN	parenteral nutrition	肠外营养
PNAM	presurgical nasal alveolar molding	术前鼻-牙槽嵴泡塑形
PNB	peripheral nerve block	外周神经阻滞
PNEC	pulmonary neuroendocrine cells	肺部神经内分泌细胞
PO	per os	口服
POAH	preoptic anterior thalamus	下丘脑视前区
POCA	Pediatric Perioperative Cardiac Arrest (registry)	儿童围术期心搏骤停（登记处）
POCUS	point-of-care ultrasound	床旁超声
POLST	physician order for life-sustaining treatment	维持生命治疗的医嘱
PONV	postoperative nausea and vomiting	术后恶心呕吐
POV	postoperative vomiting	术后呕吐
POVL	postoperative visual loss	术后视觉丧失
PPH	portopulmonary hypertension	门脉性肺动脉高压

PPHN	persistent/primary pulmonary hypertension of the newborn	新生儿持续性 / 原发性肺动脉高压
PPIA	parental presence at induction of anesthesia	麻醉诱导时父母陪同
ppm	parts per million	百万分率
PPROM	preterm premature rupture of membranes	未足月胎膜早破
PPV	positive pressure ventilation	正压通气
PQRS	Physician Quality Reporting System	医师质量报告系统
PRA	panel reactive antibody	群体反应性抗体
PRAE	perioperative respiratory adverse event	围术期呼吸系统不良事件
PRAN	Pediatric Regional Anesthesia Network	儿童区域麻醉网络
PRBC	packed red blood cells	浓缩红细胞
PREA	Pediatric Research Equity Act	儿科研究平等法案
PRIS	propofol infusion syndrome	丙泊酚输注综合征
PRS	Pierre Robin sequence	皮埃尔·罗宾序列征
PS	protein S	蛋白 S
PSH	perioperative surgical home	围术期外科之家
PSRC	Pediatric Sedation Research Consortium	儿科镇静联合机构
PT	prothrombin time	凝血酶原时间
PTLD	post-transplant lymphoproliferative disorder	移植后淋巴细胞增殖性疾病
PTP	post-transfusion purpura	输血后紫癜
PTSD	post-traumatic stress disorder	创伤后应激障碍
PTT	partial thromboplastin time	部分凝血活酶时间
PUBS	percutaneous umbilical blood sampling	经皮脐血采样
PUV	posterior urethral valves	后尿道瓣膜
PV	postoperative vomiting/pulmonary valve	术后呕吐 / 肺动脉瓣
PVB	paravertebral block	椎旁阻滞
PVC	premature ventricular contractions/polyvinyl chloride	室性早搏 / 聚氯乙烯
PVO_2	pulmonary venous O_2 content	肺静脉氧含量
PVR	pulmonary vascular resistance	肺血管阻力
pVT	pulseless ventricular tachycardia	无脉性室性心动过速
QL	quadratus lumborum	腰方肌
$Q_p : Q_s$	ratio of pulmonary to systemic blood flow	肺循环血流量与体循环血流量的比值
RA	right atrium	右心房
RAE	Ring–Adair–Elwyn	预成型气管导管
RAP	right atrial pressure	右心房压
RBBB	right bundle branch block	右束支传导阻滞
RBC	red blood cell	红细胞
RCM	radiocontrast media/restrictive cardiomyopathy	对比剂 / 限制性心肌病
RCP	regional cerebral perfusion	局部脑灌注
RCT	randomized controlled trial	随机对照试验
RDS	respiratory distress syndrome	呼吸窘迫综合征
REC	research ethics committee	研究伦理委员会
REM	rapid eye movement	快速动眼睡眠运动

RF	radiofrequency/rheumatoid factor	射频 / 类风湿因子
RFA	radiofrequency ablation	射频消融
RFID	radiofrequency identification	射频识别
rF Ⅶ a	recombinant activated factor VII	重组活化人凝血因子Ⅶ
R-L	right-to-left	右向左
RLFP	regional low-flow perfusion	局部低血流灌注
ROP	retinopathy of prematurity	早产儿视网膜病变
ROSC	return of spontaneous circulation	自主循环恢复
RPGN	rapidly progressive glomerulonephritis	急进性肾小球肾炎
RR	relative risk	相对风险
RRT	renal replacement therapy	肾脏替代治疗
RSI	rapid-sequence induction	快速序贯诱导
RSII	rapid-sequence induction and intubation	快速序贯诱导插管
rSO_2	regional oxygen saturation	局部脑氧饱和度
RSV	respiratory syncytial virus	呼吸道合胞病毒
RV	right ventricle/residual volume	右心室 / 残气量
RVOT	right ventricular outflow tract	右心室流出道
RYGB	Roux-en-Y gastric bypass	Roux-en-Y 胃旁路术
SAE	serious adverse event	严重不良事件
SAFEKIDS	Safety of Key Inhaled Anesthetics in Children (study)	关键吸入麻醉药在儿童中的安全性（研究）
SAH	subarachnoid hemorrhage	蛛网膜下腔出血
SaO_2	percent arterial oxyhemoglobin saturation	动脉血氧饱和度
SAR	specific absorption rate	比吸收率
SCD	sickle cell disease	镰状细胞病
SCFE	slipped capital femoral epiphysis	股骨头骨骺滑脱
SCh	succinylcholine	琥珀酰胆碱
SCIWORA	spinal cord injury without radiological abnormalities	无影像学异常的脊髓损伤
SCPA	superior cavopulmonary anastomosis	上腔静脉肺动脉吻合术
SCT	sickle cell trait/sacrococcygeal teratoma	镰状细胞特性 / 骶尾部畸胎瘤
$SCVO_2$	central venous oxygen saturation	中心静脉血氧饱和度
SD	standard deviation	标准差
SFLP	selective fetoscopic laser photocoagulation	选择性胎儿内镜下激光电凝术
SGA	small for gestational age/supraglottic airway	小于胎龄儿 / 声门上气道
SGS	subglottic stenosis	声门下狭窄
SHF	second heart field	第二生心区
SIADH	syndrome of inappropriate secretion of antidiuretic hormone	抗利尿激素分泌不当综合征
SIDS	sudden infant death syndrome	婴儿猝死综合征
SIOP	International Society of Pediatric Oncology	国际儿科肿瘤协会
SIRS	systemic inflammatory response syndrome	全身炎症反应综合征
$SjvO_2$	oxygen saturation in jugular venous bulb	颈静脉血氧饱和度
SLC	solute carrier	溶质转运蛋白
SNP	sodium nitroprusside	硝普钠

SOFA	Sequential Organ Failure Assessment	序贯器官衰竭估计评分
SOS	Shikani optical stylet	视可尼可视喉镜
SPA	Society for Pediatric Anesthesia	儿科麻醉学会
SPECT	single photon emission computed tomography	单光子发射计算机断层扫描
SPLIT	Studies in Pediatric Liver Transplantation	儿童肝脏移植研究
SR	sarcoplasmic reticulum	肌质网
SSCG	Surviving Sepsis Campaign Guidelines	拯救脓毒症战役指南
SSEP	somatosensory-evoked potential	体感诱发电位
SSRI	selective serotonin reuptake inhibitor	选择性 5- 羟色胺再摄取抑制药
STN	subthalamic nuclei	丘脑底核
STS	Society of Thoracic Surgeons	胸外科医师协会
SV	single ventricle	单心室
SVAS	supravalvar aortic stenosis	主动脉瓣上狭窄
SVC	superior vena cava	上腔静脉
SVL	Storz video laryngoscope	Storz 视频喉镜
SVR	systemic vascular resistance	全身血管阻力
SVT	supraventricular tachycardia	室上性心动过速
T	Tesla	特斯拉
TA	tranexamic acid/tricuspid atresia	氨甲环酸 / 三尖瓣闭锁
T&A	tonsillectomy and adenoidectomy	扁桃体切除术和腺样体切除术
TACO	transfusion-associated circulatory overload	输血相关性循环超负荷
TA-GVHD	transfusion-associated graft versus host disease	输血相关移植物抗宿主病
TAH	total artificial heart	全人工心脏
TAP	transversus abdominis plane	腹横肌平面
TB	tuberculosis	肺结核
TBI	traumatic brain injury/total body irradiation	创伤性脑损伤 / 全身放疗
TBSA	total body surface area	总体表面积
TBV	total blood volume	总血容量
TBW	total body water/total bodyweight	总体水 / 总体重
TCD	transcranial Doppler ultrasound	经颅多普勒超声
TCI	target-controlled infusion	靶控输注
TCPC	total cavopulmonary connection	全腔静脉肺动脉连接术
TEE	transesophageal echocardiogram	经食管超声心动图
TEF	tracheoesophageal fistula	气管食管瘘
TEG	thromboelastography	血栓弹力图
TF	tissue factor	组织因子
TFPI	tissue factor pathway inhibitor	组织因子途径抑制药
TGA	transposition of the great arteries	大动脉转位
TGF	transforming growth factor	转化生长因子
THAM	tris(hydroxymethyl)aminomethane	三羟甲基甲胺
THRIVE	transnasal humidified rapid insufflation exchange	经鼻湿化快速吸入交换
TIVA	total intravenous anesthesia	全凭静脉麻醉

TLR	Toll-like receptor	Toll 样受体
TLV	total lung volume	总肺容积
T_{max}	time to maximum concentration	达到最大浓度时间
TMJ	temporomandibular joint	颞下颌关节
TNF	tumor necrosis factor	肿瘤坏死因子
TOF	tetralogy of Fallot/train-of-four	法洛四联症 / 四个成串刺激
TOI	tissue oxygenation index	组织氧合指数
tPA	tissue plasminogen activator	组织型纤溶酶原激活物
TPN	total parenteral nutrition	全肠外营养
TPTN	transpulmonary thermodilution	经肺热稀释
TRALI	transfusion-related acute lung injury	输液相关急性肺损伤
TRAP	twin reversed arterial perfusion (sequence)	双胎反向动脉灌注（序列征）
TRICC	Transfusion Requirements in Critical Care (trial)	重症监护室中的输血要求（试行）
TRIM	transfusion-related immunomodulation	输血相关的免疫调节
TSC	tuberous sclerosis complex	结节性硬化症复合体
TSH	thyroid stimulating hormone	促甲状腺激素
TT	thrombin time	凝血酶时间
TTN	transient tachypnea of the newborn	新生儿暂时性呼吸困难
TTP	thrombotic thrombocytopenic purpura	血栓性血小板减少性紫癜
TTTS	twin-twin transfusion syndrome	双胎输血综合征
TV	tricuspid valve	三尖瓣
TXA	tranexamic acid	氨甲环酸
UBF	uterine blood flow	子宫血流
UDP	uridine diphosphate	尿苷二磷酸
UDPGA	uridine diphosphate glucuronic acid	尿苷二磷酸葡萄糖醛酸
UDPGT	uridine diphosphate glucuronyltransferase	尿苷二磷酸葡萄糖醛酸转移酶
UDT	undescended testes	未降睾丸
UGT	UDP-glucuronosyltransferase	UDP- 葡萄糖醛酸转移酶
UNOS	United Network for Organ Sharing	器官共享联合网络
UPJ	ureteropelvic junction	肾盂输尿管连接部
URI/URTI	upper respiratory tract infection	上呼吸道感染
US	ultrasound	超声
UTI	urinary tract infection	尿路感染
UVJ	ureterovesical junction	输尿管膀胱连接部
VA	veno-arterial/ventriculo-arterial/Veterans Administration	静脉 – 动脉 / 脑室 – 动脉 / 美国退伍军人管理局
VACTERL	vertebral, anal, cardiac, tracheoesophageal, renal and limb anomalies	脊椎、肛门、心脏、气管食管、肾脏和四肢畸形
VAD	ventricular assist device	心室辅助装置
VAE	venous air embolism	静脉空气栓塞
VAS	vesicoamniotic shunt/visual analog scale	膀胱羊水分流 / 视觉模拟评分
VATS	video-assisted thoracoscopic surgery	视频辅助胸腔镜手术
VCFS	velocardiofacial syndrome	腭心面综合征

VEGF	vascular endothelial growth factor	血管内皮生长因子
VEPTR	vertical expandable prosthetic titanium rib	垂直可扩张钛肋骨假体
VF	ventricular fibrillation	心室颤动
VGAM	vein of Galen aneurysmal malformation	Galen 静脉动脉瘤样畸形
VHL	von Hippel–Lindau	逢希伯 – 林道综合征
VIP	vasoactive intestinal polypeptide	血管活性肠肽
VMI	visual motor integration	视觉运动整合
VO_2	maximum oxygen uptake	最大摄氧量
VSD	ventricular septal defect	室间隔缺损
VT	ventricular tachycardia	室性心动过速
VTi	velocity time integral	速度时间积分
VUR	vesicoureteric reflux	膀胱输尿管反流
VV	veno–venous	静脉 – 静脉转流
vWD	von Willebrand disease	血管性血友病
vWF	von Willebrand factor	血管性血友病因子
vWF：RCo	ristocetin co–factor assay	利托菌素辅助因子测定
WB	whole blood	全血
WBC	white blood cell	白细胞
WEB	wire–guided endobronchial blocker	钢丝引导支气管内封堵器
WFSA	World Federation of Societies of Anaesthesiologists	世界麻醉医师协会联合会
WHO	World Health Organization	世界卫生组织
Wu	Woods unit	伍兹单位
WUS	Wake Up Safe	苏醒安全
ZBUF	zero–balance ultrafiltration	零平衡超滤

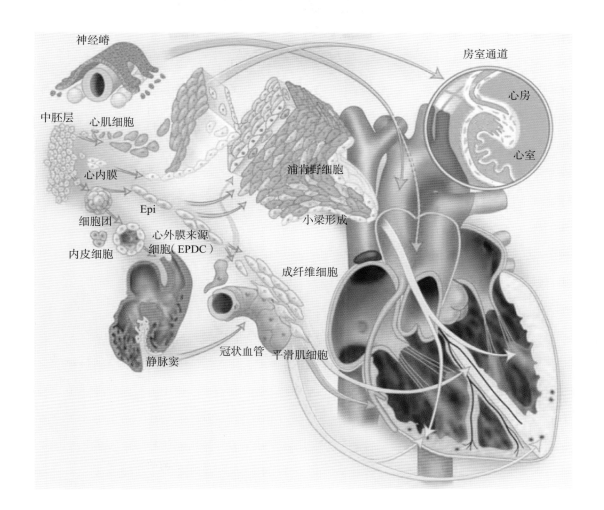

▲ 图 5-1　心脏发育发生始于中胚层（粉色）和神经嵴（NC，紫色）前体细胞

初级和次级心脏前体细胞聚集在一起，发育成心肌细胞（CM. 深粉红色）线、心内膜（EC. 浅蓝色）、PEO- 源性心外膜(Epi. 黄色)、血管内皮(END. 深蓝色）。心肌前体细胞形成心室致密的小梁状（Trab）心肌（PHF 源性左心室 . 银色）、SHF 源性右心室（金色）和心房（SHF 源性 . 金色），室间隔（银色和金色）及部分房间隔（未画出）。心肌壁内侧的心内膜由混合细胞群（EC、NC、EPDC）组成，发育成心内膜垫及之后的房室入口和半月瓣。心内膜垫在心腔分隔过程中也起作用（未描述）。心外膜（Epi. 黄色）覆盖心肌壁，发展为 EPDC，并分化为间质成纤维细胞（FB）和冠状动脉平滑肌细胞（SMC）。EPDC 可能有助于诱导心肌细胞分化为外周浦肯野细胞（P. 深绿色）。冠状动脉系统内皮细胞（深蓝色）主要起源于静脉窦 / 肝区（红色），进入心外膜下间隙发育为冠状微血管网络。在动脉极，内皮细胞进入主动脉壁形成冠状动脉口，并被 EPDC 衍生的 SMC 包裹形成冠状动脉。心脏神经嵴细胞（紫色）在咽管周围迁移，并入 SHF 后迁移至流出道、大动脉和半月瓣，也可能进入心脏静脉极（未图示）。最后，此图描述了传导系统的组成，如窦房结和束支（黑色）（经 Elsevier 许可转载，引自 Poelmann，Gittenberger-de Groot [9] ）

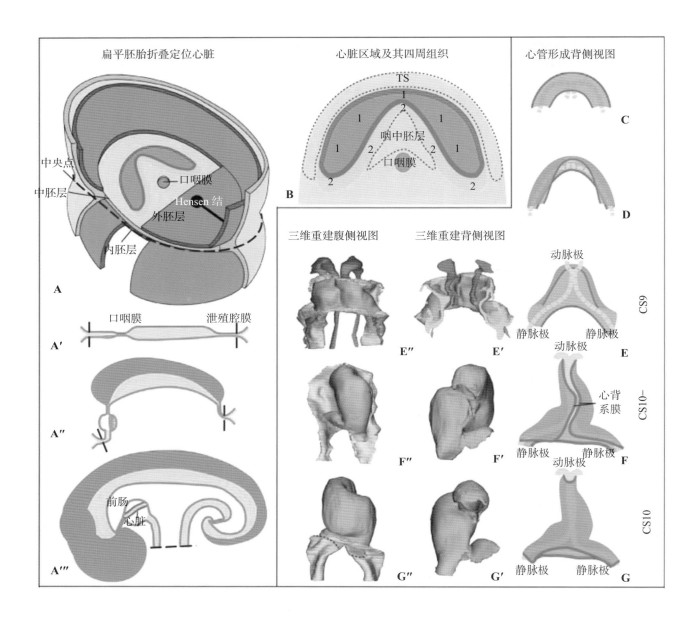

扁平胚胎折叠定位心脏　　　　心脏区域及其四周组织　　　心管形成背侧视图

三维重建腹侧视图　　三维重建背侧视图

▲ 图 5-4　胚胎折叠与心管形成

A. 胚胎初始为一扁平圆盘，含 3 个胚层，即外胚层（Ecto）、中胚层（Meso）和内胚层（Endo）。A 至 A‴. 随着胚胎不断折叠，肠胚胎形成，并从口咽膜（SM）处延伸到泄殖腔膜（CM）。心脏（HT）位于前肠（FG）腹侧，头部尾段，垂直脐带和横隔（TS）。B. 生心区分为可分化形成线形心管的第一生心区（1）和第二生心区（2），第二生心区与第一生心区发育呈连续性，同时心肌细胞迁移至发育中的心脏。实际上，此处划定的严格边界是逐渐形成的。C 至 G. 心管从浅马蹄形新月心至管状结构形成过程。胚胎的折叠使新月心（红线）侧面合在一起形成心管的腹侧部分，而新月心（蓝线）的内侧部分则形成心管的背侧部分，由心背系膜（DM）侧悬挂在前肠上。在 DM 闭合后，随之与前肠断开，第二生心区的细胞只能通过动脉和静脉极（AP 和 VP）迁移到心脏（经 John Wiley and Sons 许可转载，引自 Sylva 等 [27]）

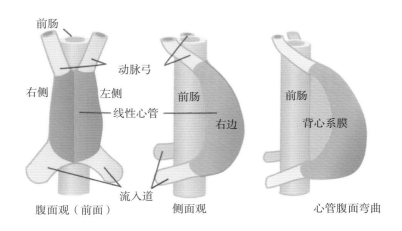

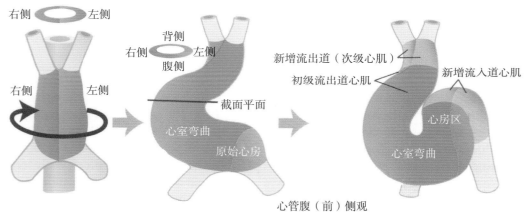

▲ 图 5-5 心脏襻化的步骤

心管在前肠的腹侧形成，并首先对前肠开放。然后，心管曲面由背心系膜悬挂在前肠腹侧，背心系膜会快速消失。首先，腹面弯曲，然后弯曲旋转至右边，使心管左边转到前面，内侧弯曲转到左边。襻化形成 S 形回路的后续环节包括细胞进入流入极和流出极（经 Oxford University Press 许可转载，引自 Kirby[34]）

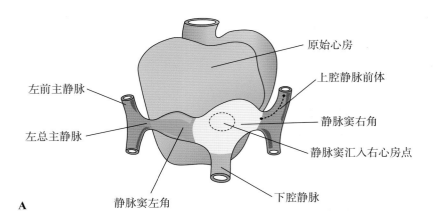

原始心房

左前主静脉

上腔静脉前体

左总主静脉

静脉窦右角

静脉窦汇入右心房点

下腔静脉

静脉窦左角

A

◀ 图 5-8　静脉窦的演变

A. 心脏背面观（胚龄约 26 天）示原始心房和静脉窦。B. 胚龄 8 周时，背面观示静脉窦右角并入右心房。静脉窦左角成为冠状窦。C. 胎儿右心房内面观：①右心房壁光滑部分（腔静脉窦）起源于静脉窦右角；②下腔静脉嵴和瓣膜及冠状静脉窦都起源于右窦房瓣。原始右心房成为右心耳，一个圆锥形的肌肉囊。箭示血液流动（经 Elsevier 许可转载，引自 Moore 等[115]）

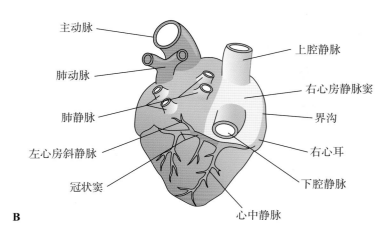

主动脉

上腔静脉

肺动脉

右心房静脉窦

肺静脉

界沟

左心房斜静脉

右心耳

冠状窦

下腔静脉

心中静脉

B

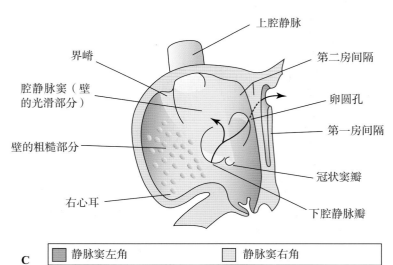

上腔静脉

界嵴

第二房间隔

腔静脉窦（壁的光滑部分）

卵圆孔

第一房间隔

壁的粗糙部分

冠状窦瓣

右心耳

下腔静脉瓣

C　　■ 静脉窦左角　　□ 静脉窦右角

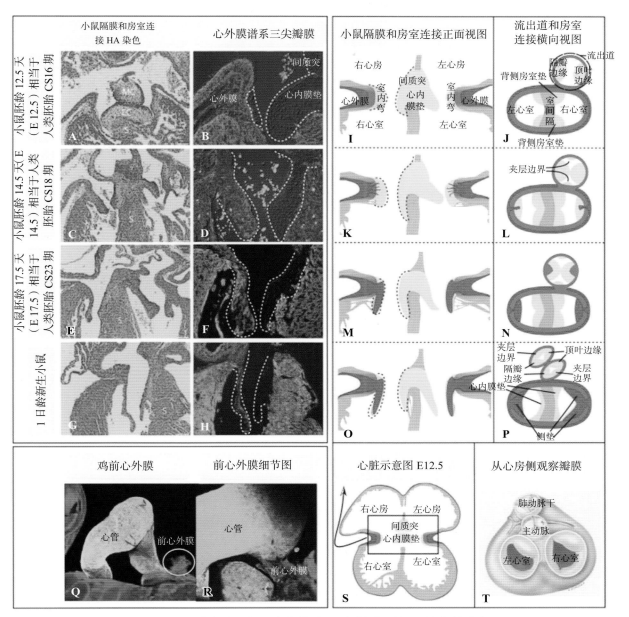

▲ 图 5-10　房室（AV）和流出道（OFT）瓣膜及其周围组织的发育

A 至 H. 小鼠心脏切片图，对应结构图见图（S）。B、D、F 和 H. 不同发育阶段心外膜的谱系示踪。心外膜谱系标记采用 WT1；红色为心外膜酶谱标记，绿色为心肌。I 至 P. 房室通道和流出道瓣膜发育示意图。红色为心外膜（Ep）；灰色为原始心肌；黄色为心内膜垫（EC）。需注意的是流出道的细胞主要来自神经嵴，而非如房室通道一样来自心内膜。P. 图示各种垫与嵴结构对最终的瓣膜（T）的作用。Q 和 R. 3 日龄鸡胚的前心外膜（PE）。R.PE 附在心管上向外扩张形成心外膜。图左数字已注明对应 Carnegie 分期（CS）（经 John Wiley 和 Sons 许可转载，引自 Sylva 等 [27]）

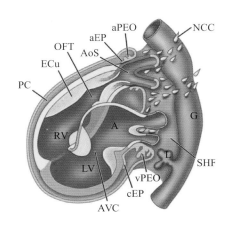

▲ 图 5-12　心管襻化示意图

第二生心区(SHF. 黄褐色)分化形成新心肌(黄色)、右心室(RV)和心房(A)。第一生心区(褐色)分化生成左心室（LV）心肌和房室通道（AVC）。神经嵴细胞（NCC）主要参与动脉极的发育，包括主动脉囊壁（AoS）和流出道（OFT）的心内膜垫（ECu）。静脉极也有部分神经嵴细胞位于 AVC 心内膜垫区。在心包腔（PC），心外膜前体结构突出于静脉极（vPEO），动脉极亦有同源结构（aPEO）。动脉极的心外膜（aEP）分布在 AoS 上，而来自静脉极的心外膜最终覆盖整个心脏心肌层（cEP）。NCC. 神经嵴细胞；SHF. 第二生心区；AVC. 房室通道；vPEO. 静脉极心外膜前体结构；cEP. 心脏心肌层；LV. 左心室；RV. 右心室；PC. 心包腔；ECu. 心内膜垫；OFT. 流出道；AoS. 主动脉囊壁；aEP. 心外膜；aPEO. 动脉极心外膜前体结构；A. 心房；G. 前肠；L. 肺芽（经 Elsevier 许可转载，引自 Gittenberger-de Groot 等[26]）

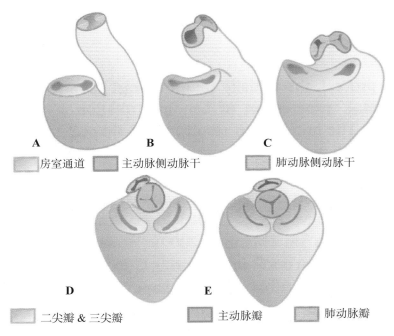

▲ 图 5-13　主动脉楔入步骤图示

流出道心肌重塑进程中，主动脉侧流出道沿中心聚拢于二尖瓣和三尖瓣之间（经 Oxford University Press 许可转载，引自 Kirby[34]）

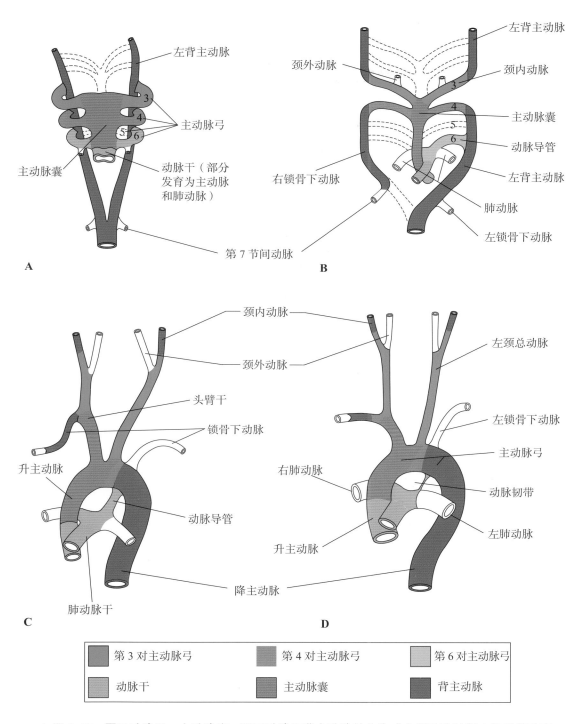

图中标注文字：

A.
- 左背主动脉
- 主动脉弓
- 3
- 4
- 5 6
- 主动脉囊
- 动脉干（部分发育为主动脉和肺动脉）
- 第7节间动脉

B.
- 颈外动脉
- 左背主动脉
- 颈内动脉
- 3
- 4
- 5
- 6
- 主动脉囊
- 动脉导管
- 左背主动脉
- 肺动脉
- 右锁骨下动脉
- 左锁骨下动脉

C.
- 颈内动脉
- 颈外动脉
- 头臂干
- 锁骨下动脉
- 升主动脉
- 动脉导管
- 降主动脉
- 肺动脉干

D.
- 左颈总动脉
- 左锁骨下动脉
- 主动脉弓
- 右肺动脉
- 动脉韧带
- 升主动脉
- 左肺动脉
- 降主动脉

图例：
- 第 3 对主动脉弓
- 第 4 对主动脉弓
- 第 6 对主动脉弓
- 动脉干
- 主动脉囊
- 背主动脉

▲ 图 5–15　图示动脉干、主动脉囊、咽弓动脉和背主动脉转化为成人型动脉过程中的动脉改变，未着色的血管不源于以上结构

A. 第 6 周时的胚胎咽弓动脉。在此阶段，前两对动脉已基本消失。B. 第 7 周时的胚胎咽弓动脉。背主动脉的一部分及咽弓动脉通常消失，以虚线表示。C. 第 8 周时动脉分布。D. 6 月龄婴儿的动脉血管示意图。注意，升主动脉和肺动脉在 C 图显示比 D 图小得多，意指这些血管在不同的发展阶段相对对血流量的多少。在 C 图可观察到大的动脉导管，它本质上是肺动脉干的直接延续。正常情况下，动脉导管在出生后几天内功能性闭合。最终，如 D 图所示，动脉导管变成动脉韧带（经 Elsevier 许可转载，引自 Moore 等 [115]）

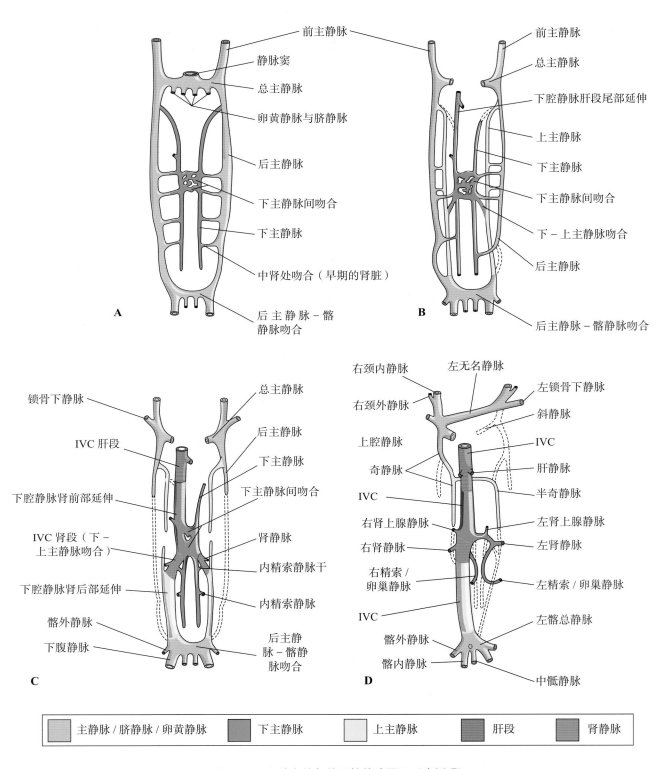

▲ 图 5-18　胚胎主体部的原始静脉图示（腹侧观）

最初，存在 3 种静脉系统，即源自绒毛膜的脐静脉、脐囊的卵黄静脉和胚体的主静脉。随后下主静脉出现，最后上主静脉发育。A. 6 周龄胚胎；B. 7 周龄胚胎；C. 8 周龄胚胎；D. 成熟期胚胎。本图阐明了成熟静脉模式的发育过程。IVC. 下腔静脉（经 Elsevier 许可转载，引自 Arey[116] 和 Moore 等[115]）

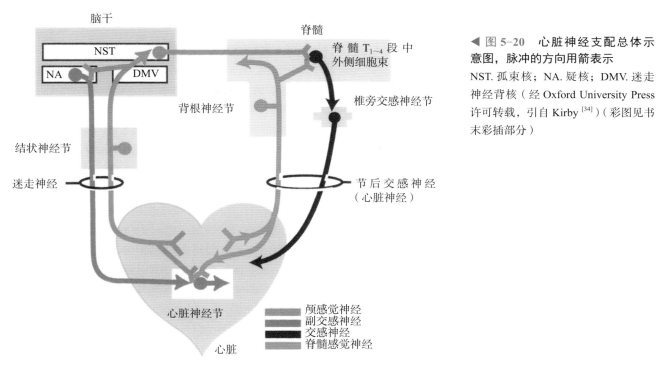

▲ 图 5-20 心脏神经支配总体示意图，脉冲的方向用箭表示

NST. 孤束核；NA. 疑核；DMV. 迷走神经背核（经 Oxford University Press 许可转载，引自 Kirby[34]）（彩图见书末彩插部分）

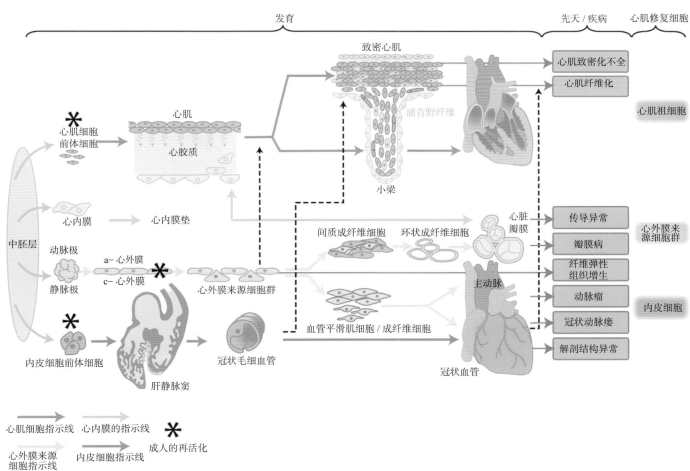

▲ 图 5-21 图示细胞对心脏发育的作用，尤其关注心外膜和心外膜来源细胞在心脏正常发育、疾病和修复过程中的作用

4 个中胚层细胞系（心肌细胞、心内膜、心外膜和内皮细胞）被认为是构成了心脏的主要结构单元。已描绘每个细胞系的分化及与其他细胞系的主要相互作用。绿色框显示了最常见的与心外膜来源细胞（EPDC）相关的先天性畸形和（后天性）疾病，最右侧显示了 3 个可能重新激活的心脏（干）细胞群（经 Elsevier 许可转载，引自 Gittenberger-de Groot 等[26]）

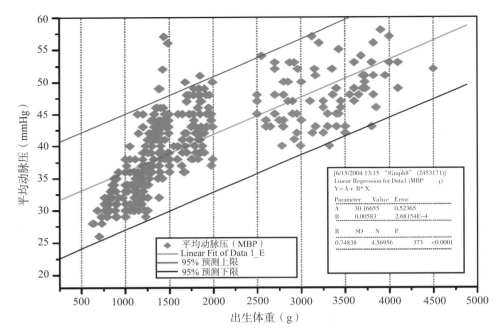

◀ 图 6-7　无心肺疾病的 1 日龄新生儿在清醒状态无创示波法测量平均动脉压的线性回归曲线

含 292 例早产儿和 81 例足月新生儿。绿线为 P₅₀，蓝线为 P₉₅，黑线为 P₅。注意，体重为 3kg 的足月新生儿正常平均动脉压范围为 37～56mmHg[40]。Linear Fit of Data 1_E. 数据线性拟合（MBP=30.16655+0.00583×体重）（经 Springer Nature 许可转载，引自 Pejovic 等[40]）

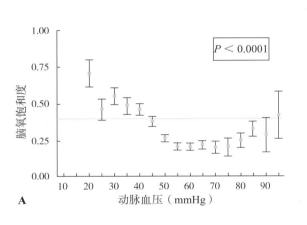

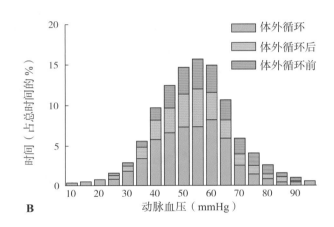

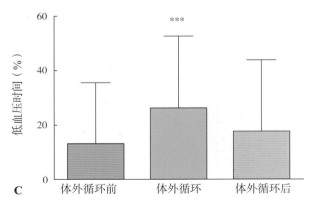

◀ 图 8-11　通过动脉血压（ABP）和脑氧饱和度（COx）之间的相关性，定量分析心脏手术期间儿童脑血管压力的自动调节情况，提示病理性压力被动调节，脑氧饱和度反而越来越高

A. 当血压正常时，观察对象表现出完好的压力自动调节能力，当血压进行性下降时逐渐出现功能紊乱；B. 记录期间，大部分时间血压正常、自动调节功能完好；C. 低血压与自动调节功能受损最常见于体外循环（CPB）期间

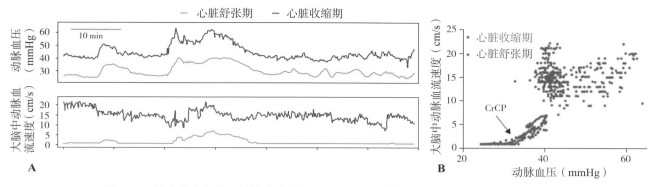

▲ 图 8-16　早产儿出生第 1 天的动脉血压（**ABP**）和大脑中动脉血流速度（**CBFV**）的监测

A. 心脏收缩期 ABP 和 CBFV 的时间趋势如紫色曲线所示，心脏舒张期 ABP 和 CBFV 的时间趋势如蓝色曲线所示；B. 当将 CBFV 绘制成 ABP 的函数时，对应的收缩期值（紫色）是自动调节的结果：CBFV 与 ABP 之间不存在相关性。然而，同一时间间隔对应的舒张期值（蓝色）显示，该新生儿的舒张期脑血流量为零或受压力被动调节。图片表示第一次出现脑血流的舒张期 ABP（箭），即此婴儿的临界闭合压（CrCP）

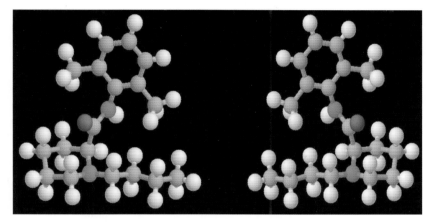

▲ 图 10-2　布比卡因的 2 个对映异构体

手性碳位于分子中心，许多药物（如吸入麻醉药、非甾体抗炎药、氯胺酮、依托咪酯和局麻药），都有不同的立体异构体，或是具有手性中心的对映体，或者是其他异构体

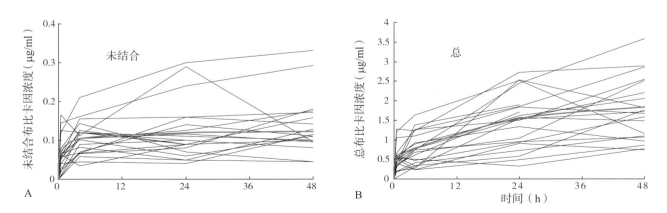

▲ 图 10-4　硬膜外给药后血浆未结合布比卡因（A）和总布比卡因（B）浓度 [T_0 时给药，然后连续输注 0.375mg/(kg·h)，持续 2 天]

黑线是个体数据，红线是使用 NONMEM 拟合的群体值。未结合浓度在 12h 内达到稳态，而输注 48h 后总浓度仍未达到稳态。炎症过程引起 α_1- 酸糖蛋白浓度持续升高增加了蛋白的结合，但由于肝脏固有清除率保持不变，因此，具有毒性的未结合浓度部分处于稳态（经 Wolters Kluwer 许可转载，引自 Meunier 等 [28]）

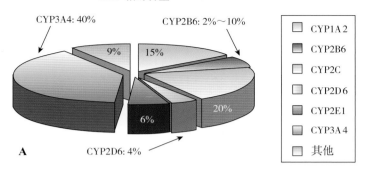

CYP 相对含量

CYP3A4: 40%　　CYP2B6: 2%～10%

- CYP1A 2
- CYP2B6
- CYP2C
- CYP2D6
- CYP2E1
- CYP3A 4
- 其他

CYP2D6: 4%

A

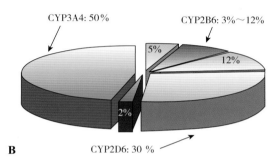

对药物代谢的贡献

CYP3A4: 50%　　CYP2B6: 3%～12%

CYP2D6: 30 %

B

◀ 图 10-5　肝脏中的细胞色素 P$_{450}$ 亚型

A. 相对含量；B. 对药物代谢的相对贡献（经 Bentham Science Pulisher 许可转载，引自 Wang 和 Tompkins）

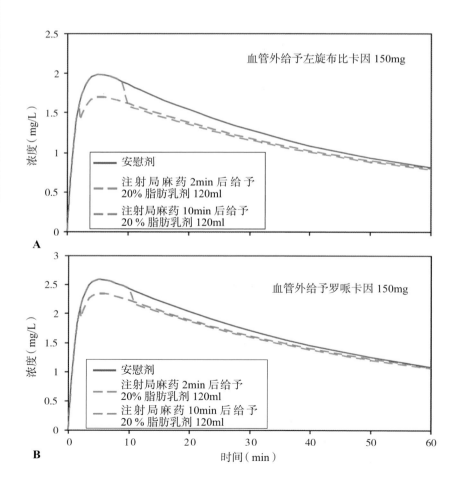

血管外给予左旋布比卡因 150mg

安慰剂

注射局麻药 2min 后给予 20% 脂肪乳剂 120ml

注射局麻药 10min 后给予 20 % 脂肪乳剂 120ml

A

血管外给予罗哌卡因 150mg

安慰剂

注射局麻药 2min 后给予 20% 脂肪乳剂 120ml

注射局麻药 10min 后给予 20 % 脂肪乳剂 120ml

B

时间（min）

◀ 图 10-16　血管外注射 150mg 左旋布比卡因（A）或罗哌卡因（B），随后推注 20% 的脂肪乳剂 120ml 后观察到的模拟血浆浓度变化

该模拟基于 16 名短期输注药物、脂肪乳剂或安慰剂志愿者交叉研究获得的药代动力学数据。脂肪乳剂可迅速降低药物峰浓度且效果稳定（经 Wolters Kluwer 许可转载，引自 Dureau 等[510]）

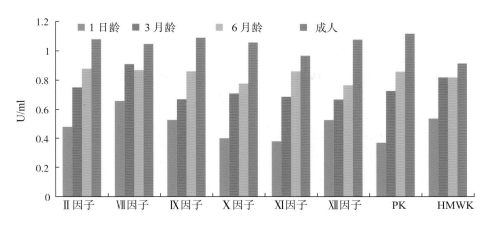

▲ 图 12-5 足月儿的凝血因子水平随年龄增长的变化

PK. 激肽释放酶；HMWK. 高分子激肽原（改编自 Andrew 等 [13]）

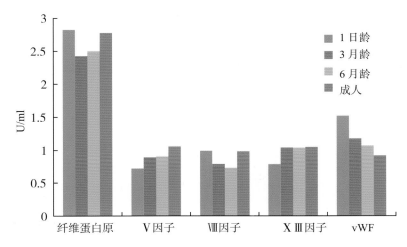

▲ 图 12-6 足月儿的凝血因子水平

vWF. 血管性假血友病因子（改编自 Andrew 等 [13]）

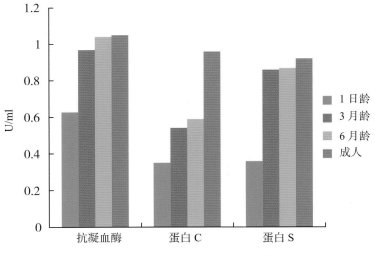

▲ 图 12-7 足月儿的凝血抑制物水平

改编自 Andrew 等 [13]

设备	灰色 * 3~5kg	粉红色 小婴儿 6~7kg	红色 婴儿 8~9kg	紫色 幼儿 10~11kg	黄色 幼童 12~14kg	白色 儿童 15~18kg	蓝色 儿童 19~23kg	橙色 大童 24~29kg	绿色 成人 30~36kg
复苏囊		婴儿/儿童	婴儿/儿童	儿童	儿童	儿童	儿童	儿童	成人
氧气面罩（NRB）		小儿	小儿	小儿	小儿	小儿	小儿	小儿	小儿/成人
口咽通气管（mm）		50	50	60	60	60	70	80	80
喉镜片（型号）		1号直	1号直	1号直	2号直	2号直	2号直或弯	2号直或弯	3号直或弯
ET导管（mm）†		3.5无气囊 3.0有气囊	3.5无气囊 3.0有气囊	4.0无气囊 3.5有气囊	4.5无气囊 4.0有气囊	5.0无气囊 4.5有气囊	5.5无气囊 5.0有气囊	6.0有气囊	6.5有气囊
ET管入深度（cm）	3kg 9~9.5 4kg 9.5~10 5kg 10~10.5	10.5~11	10.5~11	11~12	13.5	14~15	16.5	17~18	18.5~19.5
吸痰管（F）		8	8	10	10	10	10	10	10~12
BP袖带	新生儿 #5/婴儿	婴儿/儿童	婴儿/儿童	儿童	儿童	儿童	儿童	儿童	较年轻成人
IV导管（Ga）		22~24	22~24	20~24	18~22	18~22	18~20	18~20	16~20
IO（Ga）		18/15	18/15	15	15	15	15	15	15
NG管（F）		5~8	5~8	8~10	10	10	12~14	14~18	16~18
尿管（F）	5	8	8	8~10	10	10~12	10~12	12	12
胸腔引流管（F）		10~12	10~12	16~20	20~24	20~24	24~32	28~32	32~38

▲ 图 13-7 基于长度和颜色编码的小儿复苏卡片

*. 对于灰色栏，如果没有列出尺寸，则使用粉色或红色栏的器械尺寸

†. 根据 2010 年美国心脏协会指南，在医院中可使用带套囊或无套囊的导管

BP. 血压；ET. 气管内；F. 直径；IO. 骨髓腔内；IV. 静脉；NG. 鼻胃管；NRB. 无重复呼吸面罩（经 2015 American Heart Association, Inc 许可转载）

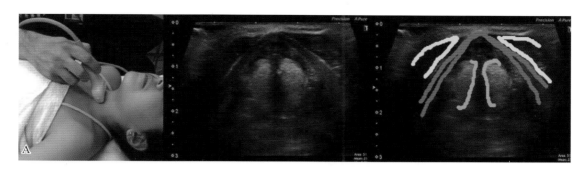

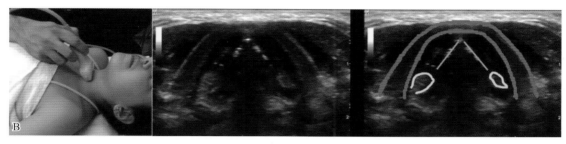

▲ 图 16-13　喉部的超声图像

A. 喉上水平的横向图像，显示低回声带状肌（黄色）、甲状软骨（蓝色）和超声波假声带影（橙色）；B. 将探头向尾侧稍稍滑动一点，即可到真正的声带水平，甲状软骨呈轻度回声（蓝色），声带真实的边缘（自由边缘）呈高回声（橙色），前部的微小回声代表前联合（红色），声带深部和侧面的回声区域是杓状软骨（黄色）（经 John Wiley and Sons 许可转载，引自 Stafrace 等 [83]）

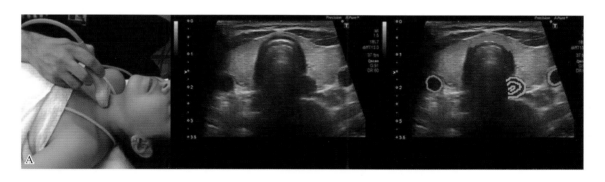

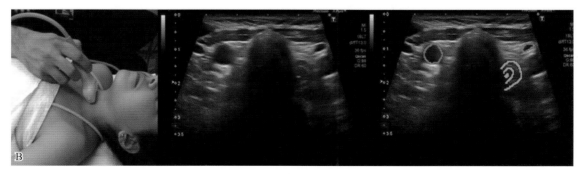

▲ 图 16-14　气管的超声图像

A. 将探头从喉下部向下缓慢移动，可见该图像。气管周围的甲状腺很容易被识别。每个气管环（蓝色）的低回声前部（呈黑色）很容易被识别，但在横切面上无法很好地识别气管壁，仅可以看见在中间气体中的环状声像。食管常见于气管的左后方，通常为多层结构（绿色）。颈动脉（红色）位于甲状腺侧叶后外侧。B. 探头的位置偏低，甲状腺不可见，但其余的上述结构仍清晰可见。可以看到颈动脉（红色）位于更前部和内侧的位置。结缔组织的超声显影填满甲状腺下方的空间。气管的外观没有改变。食管（绿色）的多层结构易于识别（经 John Wiley and Sons 许可转载，引自 Stafrace 等 [83]）

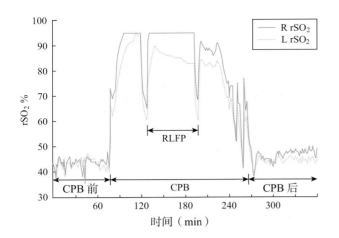

▲ 图 19-22　**1 例左心发育不良综合征的新生儿在行 Norwood Ⅰ 期心脏姑息手术期间，在体外循环、局部脑低流量灌注、深低温停循环下，局部脑氧饱和度（rSO₂）的典型变化**

注意 115min 开始 DHCA 行房间隔切开术时 rSO₂ 的急剧下降，以及 185min 更换主动脉插管时的再次下降。rSO₂：局部脑氧饱和度；Pre CPB：体外循环前；CPB：体外循环；Post CPB：体外循环后；RLFP：局部脑低流量灌注；R rSO₂：右侧 rSO₂；L rSO₂：左侧 rSO₂

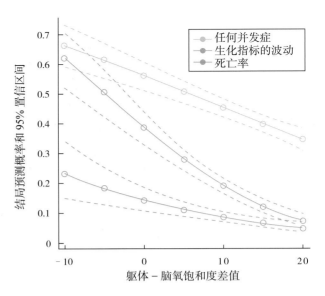

▲ 图 19-24　**79 例左心发育不良综合征患者 Norwood Ⅰ 期姑息术后 48h 内躯体 rSO₂- 脑 rSO₂ 差值与并发症发生率的关系**

经 Elsevier 许可转载，引自 Hoffman 等 [209]

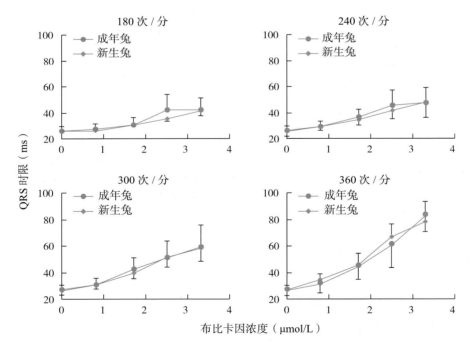

▲ 图 20-3　**QRS 随着灌流液中布比卡因浓度的增加而变宽**

这种阻滞是速率依赖性的，但成年兔和新生兔之间没有差异（经 Wolters Kluwer 许可转载，引自 Simon 等 [30]）

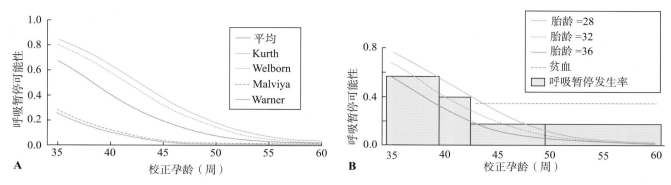

▲ 图 23-1　术后呼吸暂停风险

A. 显示了不同中心之间的差异；B. 显示了孕龄和胎龄对呼吸暂停的影响（经 Wolters Kluwer 许可转载，引自 Coté 等 [29]）

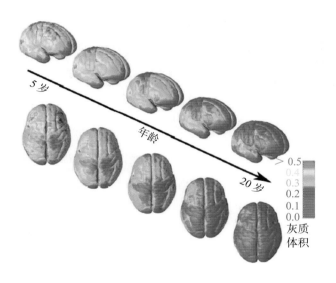

◀ 图 24-1　从儿童、青少年和年轻人的系列 **MRI** 研究中得出的灰质结构随时间的变化

皮质表面灰质成熟的动态序列的右侧视图和俯视图。侧栏显示为以灰质体积为单位的颜色表示。来自 13 名受试者的 52 次扫描，每位受试者每隔大约 2 年扫描 4 次。大脑皮质灰质的发育遵循一种特定模式，主要功能区域最早成熟，如运动和感觉系统，而整合这些主要功能的高级关联区成熟较晚。例如，在颞叶，达到成人发育水平的最后一部分是颞上回 / 沟，它集成了记忆、视听输入和物体识别功能（经 Elsevier 许可转载，引自 Lenroot 和 Giedd [5]）

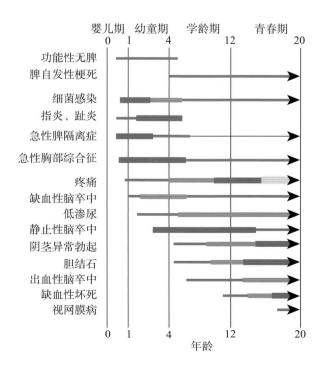

◀ 图 24-3　按年龄划分的镰状细胞病并发症

箭杆的宽度和颜色表示并发症的相对发生率（经 Elsevier 许可转载，引自 Redding-Lallinger 和 Knoll [75]）

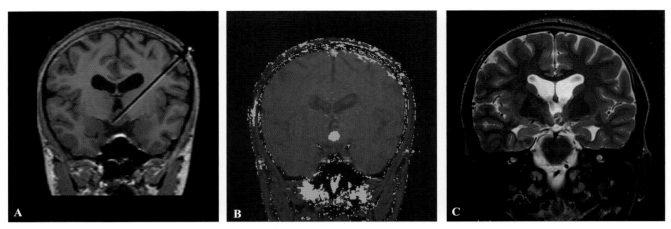

▲ 图 25-19　应用激光间质热疗，在 MRI 引导下立体定向激光热消融下丘脑错构瘤治疗癫痫

A. T_1 加权成像冠状面 MRI 显示消融前置管（左）；B. 不可逆损伤图（橙色）叠加相位扫描（中）；C. 3 个月后复查 T_2 加权 MRI 显示错构瘤热灼后影像（经 Elsevier 许可转载，引自 North 等 [206]）

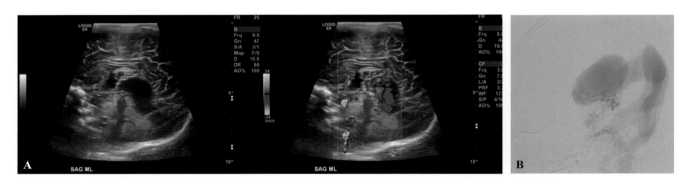

▲ 图 25-20　发生在婴儿和儿童的特定动静脉畸形涉及大脑后动脉和大脑大静脉

A. 头颅灰度及彩色多普勒超声矢状面图像显示小脑幕正上方中线内大血管瘤样血管结构，相邻多支血管扩张，符合大脑大静脉畸形；B. 介入治疗期间的透视图像，即大脑大静脉血管瘤的侧位图，主要的动脉贡献来自于大脑前动脉，扩张的大脑大静脉直接流入扩大的直窦

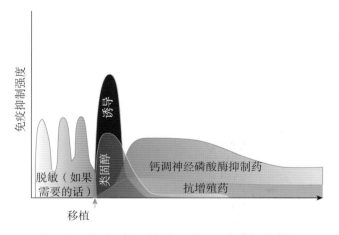

▲ 图 30-1　与移植时间相关的不同免疫抑制方法

移植前的预案是保留给具有特定危险因素的患者（如 HLA 致敏或 ABO 不相容的移植），取决于不同的移植器官和移植中心，免疫抑制的诱导可能是 / 不是预案的组成部分。此外，小剂量类固醇可能仍是维持免疫抑制治疗方案的一部分，用以支持一种或两种不同类别药物的治疗。其他治疗方法用于治疗排斥反应（经 Elsevier 许可转载，引自 Urschel 等 [4]）

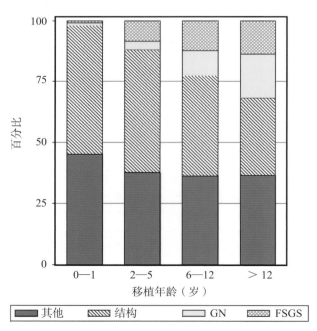

▲ 图 30-5　不同年龄段，小儿肾移植受者的初步诊断

FSGS. 局灶性节段性肾小球硬化；GN. 肾小球肾病（改编自 North American Pediatric Renal Trials and Collaborative Studies [88]）

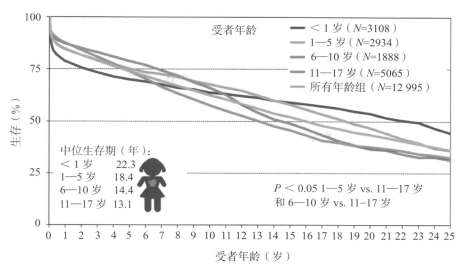

◀ 图 30-11　不同年龄组儿童心脏移植生存率

经 Elsevier 许可转载，引自 Rossano 等[102]

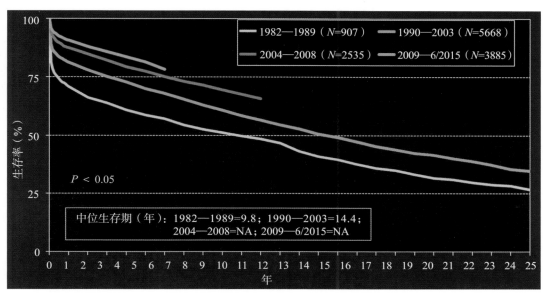

▲ 图 30-12　不同年代儿童心脏移植生存率（1982—2015 年）

经 Elsevier 许可转载，引自 Rossano 等[102]

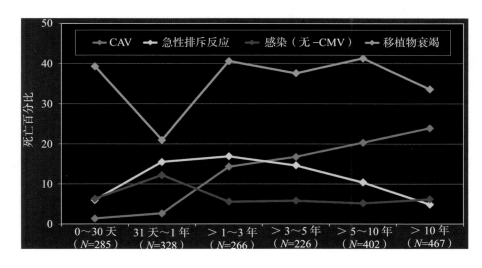

◀ 图 30-14　小儿心脏移植主要死亡原因的相对发生率（2004—2016年）

CAV. 冠状动脉血管病变；CMV. 巨细胞病毒（经 Elsevier 许可转载，引自 Rossano 等[102]）

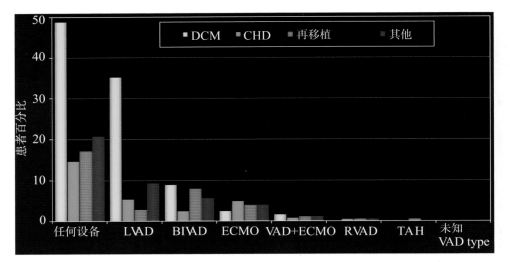

◀ 图 30-15 小儿心脏移植受者移植前机械循环支持及疾病种类（2009—2016 年）

BIVAD. 双心室辅助装置；CHD. 先天性心脏病；DCM. 扩张型心肌病；ECMO. 体外膜肺氧合；LVAD. 左心室辅助装置；RVAD. 右心室辅助装置；TAH. 全人工心脏；VAD. 心室辅助装置（经 Elsevier 许可转载，引自 Rossano 等 [102]）

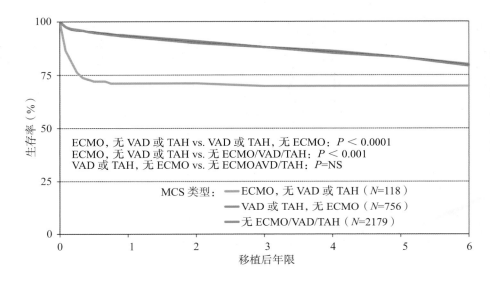

◀ 图 30-16 使用机械循环支持的小儿心脏移植受者生存率（2009—2015 年）

ECMO. 体外膜肺氧合；TAH. 全人工心脏；VAD. 心室辅助装置（经 Elsevier 许可转载，引自 Rossano 等 [102]）

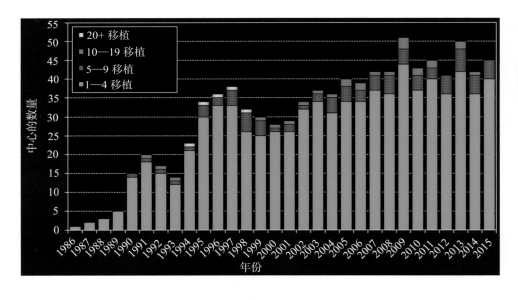

◀ 图 30-17 不同小儿肺移植中心的移植数量

经 Elsevier 许可转载，引自 Rossano 等 [102]

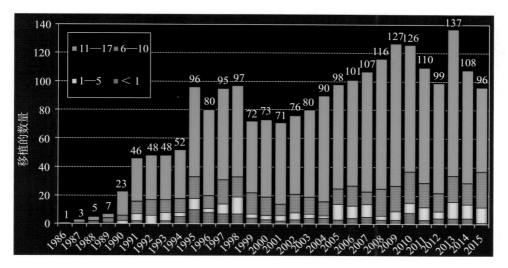

◀ 图 30-18　不同时期小儿肺移植受者的年龄分布
经 Elsevier 许可转载，引自 Rossano 等 [102]

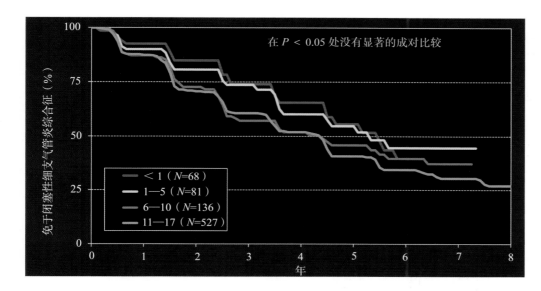

◀ 图 30-21　不同年龄组小儿肺移植受者闭塞性细支气管炎综合征的患病情况（**1994—2015 年**）
经 Elsevier 许可转载，引自 Rossano 等 [102]

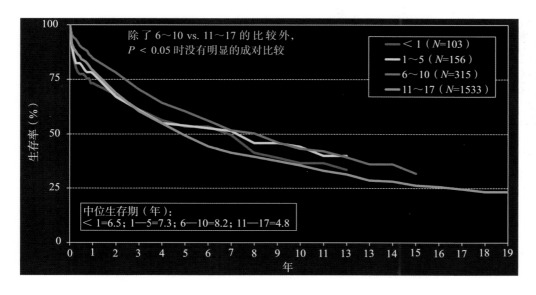

◀ 图 30-22　不同年龄组小儿肺移植生存率（**1990—2015 年**）
经 Elsevier 许可转载，引自 Rossano 等 [102]

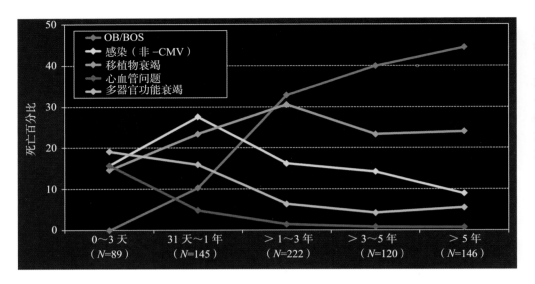

◀ 图 30-23 小儿肺移植主要死因的相对发生率（2000—2016 年）

BOS. 闭塞性细支气管炎综合征；CMV. 巨细胞病毒；OB. 闭塞性细支气管炎（经 Elsevier 许可转载，引自 Rossano 等 [102]）

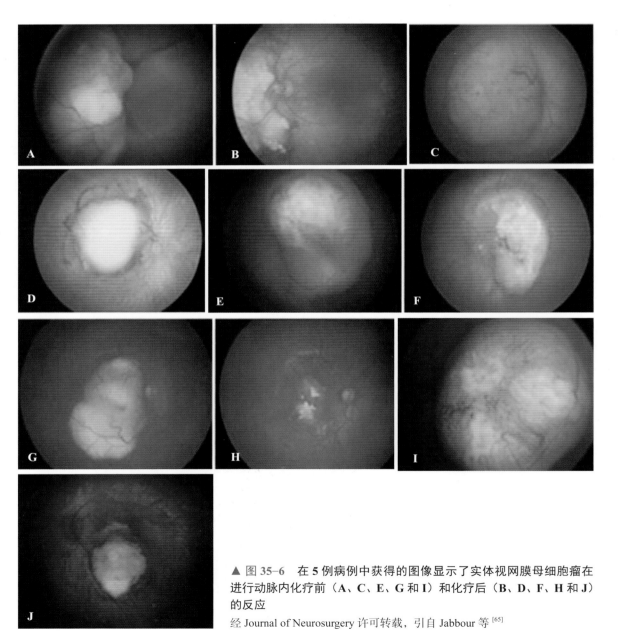

▲ 图 35-6　在 5 例病例中获得的图像显示了实体视网膜母细胞瘤在进行动脉内化疗前（A、C、E、G 和 I）和化疗后（B、D、F、H 和 J）的反应

经 Journal of Neurosurgery 许可转载，引自 Jabbour 等 [65]

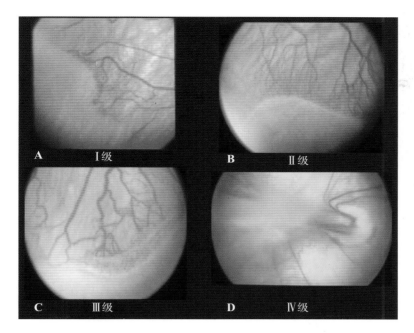

◀ 图 35-7 早产儿视网膜病变

A. Ⅰ级：在有血管和无血管视网膜之间可见一条分界线。它是位于视网膜平面内的一种很薄的结构。B. Ⅱ级：分界线逐渐扩大并占据一定体积，在视网膜平面上方形成具有一定高度和宽度的脊。C. Ⅲ级：在此阶段，可见视网膜外纤维血管组织从脊进入玻璃体。它可能是连续的，也可能是不连续的，位于脊的后面。D. Ⅳ级：可见视网膜部分剥脱，可能是渗出性或牵引性的。Ⅴ级（未显示）：由于患儿通常表现为白斑（白瞳反射），因此可见全部视网膜剥脱（改编自 Vision Research Ropard Foundation，www.ropard.org，Shah 等描述[80]）

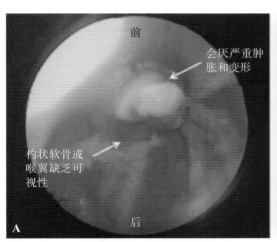

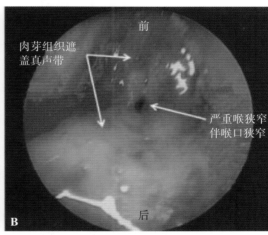

◀ 图 43-11 大疱性表皮松解性喉部狭窄

A. 显微喉镜下；B. 支气管镜下（经 Wolters Kluwer 许可转载，引自 Aronson[66]）

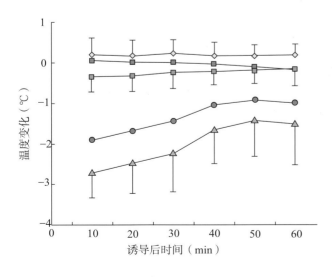

◀ 图 45-4 20 名 5～30kg 儿童 5 个不同测量点的平均温度与鼓膜温度的差异

中心部位［食管（◇）、直肠（■）、鼻咽（▪）］无明显差异，而外周皮肤表面［前臂（●）、指尖（▲）］温度明显低于中心部位。竖条表示标准差。直肠温度的标准差（为清晰起见省略）与食管和腋窝温度的标准差相似。指尖温度的标准差与前臂温度的标准偏差相似（经 The American Physiological Society 许可转载，引自 Bissonnette 等[112]）

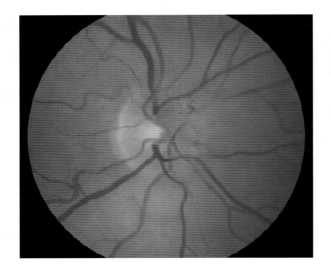

◀ 图 45-12 急性（非动脉炎性）前部缺血性视神经病变

视盘边缘的模糊是水肿所致，外周出血在椎间盘的上方和右侧（经 Wolters Kluwer 许可转载，引自 Lee[257]）

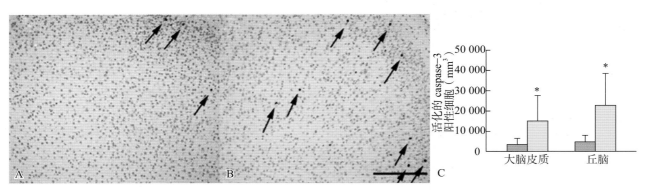

▲ 图 46-2 氯胺酮在体内诱导 caspase-3 活化

P7 大鼠幼仔 90min 接受 20mg/kg 盐水或氯胺酮，大脑皮质切片用 caspase-3 的抗体免疫织化染色，持续 6h。A. 氯胺酮处理的大脑皮质切片的免疫组化；B.（比例尺 =200μm）；C. P7 幼鼠大脑皮质和丘脑中活化的 caspase-3 免疫反应细胞定量。数据表示为平均值 ± 标准差；* 与盐水组相比 *$P < 0.05$。caspase. 天冬氨酸特异性半胱氨酸蛋白酶（图片由 Soriano laboratory 提供）

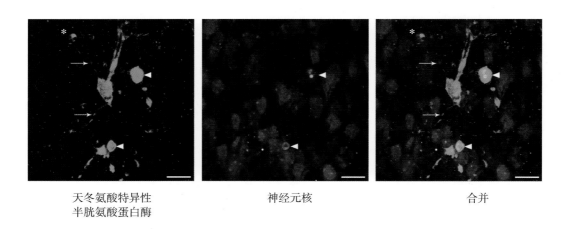

天冬氨酸特异性半胱氨酸蛋白酶　　　　神经元核　　　　合并

▲ 图 46-5 用激光共聚焦显微镜获得的具有代表性的高倍放大显微照片

证明了新皮质中凋亡细胞凋亡标志物活化的 caspase-3（绿色）和有丝分裂后神经元标志物 NeuN（红色）的共定位。在暴露于 0.6MAC 异氟醚 6h 后，从 7 日龄的小鼠幼崽获得脑切片，显示了经过每个细胞体的活化 caspase-3（左）染色的 9μm 图像叠加和 NeuN 染色的单个光学切片，以示清晰（中）。凋亡神经元，表现为 caspase-3 和 NeuN 在右侧合并图像中的共定位，表现出退行性改变，如树突状萎缩（箭）、树突状串珠（*）和致密神经元（箭头），并被未受影响的神经元包围（比例尺 =10μm）（经 Wolters Kluwer 许可转载，引自 Istaphanous 等[132]）

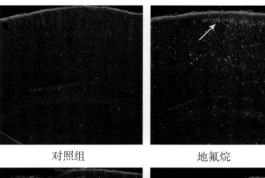

◀ 图 46-6　与禁食、未麻醉的同窝小鼠（对照组）相比，暴露于地氟烷、异氟醚或七氟烷 6h 增加新生小鼠细胞凋亡

用激光共聚焦显微镜获得有代表性的冠状脑切片的低倍放大显微照片证明了凋亡神经元细胞凋亡的模式。（对照组）或 0.6MAC 地氟烷、异氟醚或七氟烷暴露 6h 后，分别对 7—8 日龄的小鼠脑切片进行细胞凋亡标志物活化 caspase-3 染色。箭标记新皮质层 Ⅱ / Ⅲ 中垂死神经元的簇（比例尺 =500μm）（经 Wolters Kluwer 许可转载，引自 Istaphanous 等[132]）

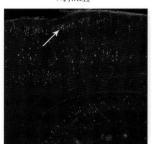

对照组

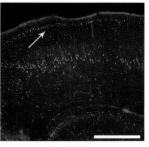

地氟烷

异氟醚

七氟烷

患者年龄

全国患者的年龄分布与你的实践相比

[单击此处或图形数据点（条形图、楔形图等）查看与之对应的表格]

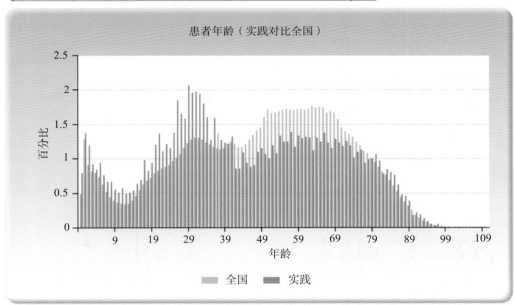

患者年龄（实践对比全国）

百分比

年龄

全国　实践

◀ 图 48-1　数据来自国家麻醉临床结果登记（**NACOR**）数据库的患者接受手术的年龄

引自 Anesthesia Quality Institute，http://aqihq.org.

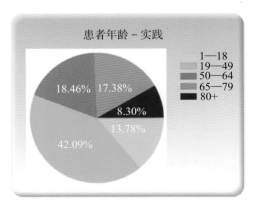

患者年龄 - 实践

18.46%　17.38%
8.30%
13.78%
42.09%

1—18
19—49
50—64
65—79
80+

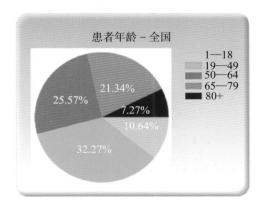

患者年龄 - 全国

21.34%
25.57%　7.27%
10.64%
32.27%

1—18
19—49
50—64
65—79
80+

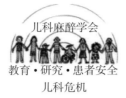

儿科麻醉学会

教育·研究·患者安全
儿科危机

关键事件卡片

呼救
核心团队 _____
儿科重症监护病房 _____
火灾 _____
广播紧急呼叫 _____
体外膜肺氧合 _____
通知外科医师

A

Revision May 31, 2017

空气栓塞	2
变态反应	3
前纵隔肿块	4
心动过缓	5
支气管痉挛	6
心搏骤停	7～9
困难气道	10
火灾：气道/其他	11～12
高钾血症	13
高血压	14
低血压	15
缺氧	16
颅内压	17
局麻药中毒	18
诱发电位消失	19
恶性高热	20
心肌缺血	21
肺动脉高压	22
心动过速	23
张力性气胸	24
输血反应	25～26
创伤	27

◀ 图 50-9　A. 儿科麻醉学会关键事件核查表内容；B. 术中过敏反应核查表

核查表可在 http://www.pedsanesthesia.org/critical-events-checklist/（可于 2019 年 5 月访问）处免费获取资料来源（A 经 Dr Andropolous 许可）

变态反应	皮疹，支气管痉挛，低血压	3

- 将吸氧浓度调大至 100%
- 去除可疑的诱因
  - 如果怀疑是乳胶，彻底清洗接触部位
- 确保充分的通气/氧合
- 如果血压低，停止输注麻醉药

常见的过敏原
- 肌松药
- 乳胶
- 氯己定
- 静脉输注胶体液
- 抗生素

目的	治疗	用法与用量
恢复血容量	生理盐水或乳酸盐林格液	10～30ml/kg 静脉注射/骨内输液，快速
恢复血压减少炎症介质	肾上腺素	1～10μg/kg IV/IO，如果需要，可静脉泵注，输注速度 0.02～0.2μg/（kg·min）
给予肾上腺素后血压持续降低	抗利尿激素	10μU/kg IV
减轻支气管狭窄	沙丁胺醇（β受体激动药）	按需求喷 4～10 次
抑制炎症介质释放	甲泼尼龙	2mg/kg IV/IO 最大量 100mg
减轻组胺介导的作用	苯海拉明	1mg/kg IV/IO 最大量 50mg
抑制组胺的影响	法莫替丁或雷尼替丁	0.25mg/kg IV 1mg/kg iv

变态反应

B　如果需要，请在过敏发生后 2h 内利用肥大细胞类胰蛋白酶水平实验进行确诊